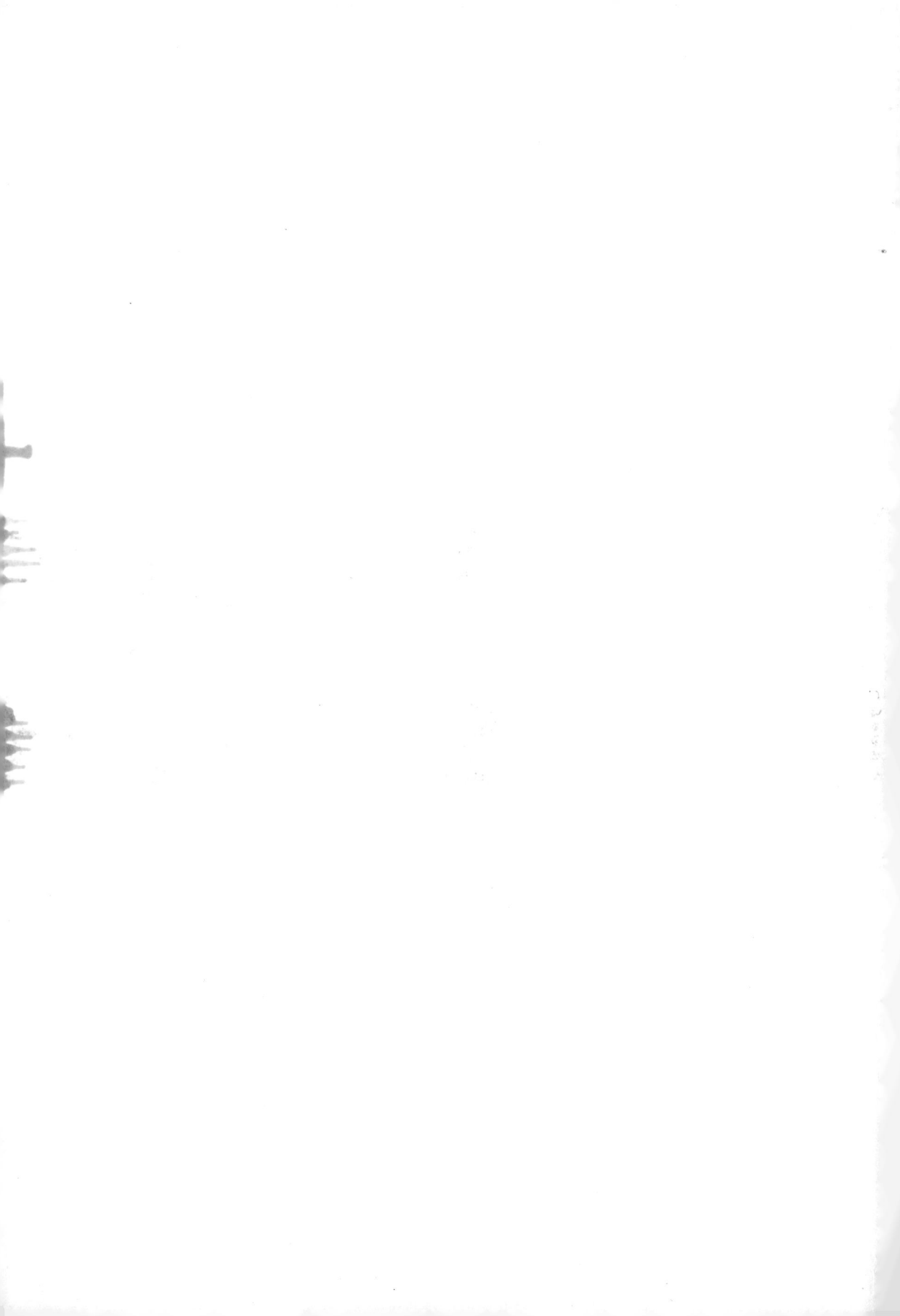

DICCIONARIO
ESPASA

DICCIONARIO ESPASA MEDICINA

FACULTAD DE MEDICINA
UNIVERSIDAD DE NAVARRA

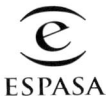
ESPASA

Director Editorial
Juan Ignacio Alonso

Directora de Diccionarios
Marisol Palés Castro

Coordinadora de la edición
Celia Villar Rodríguez

Editora
Lola Cruz

Diseño cubierta
Joaquín Gallego

© Instituto Científico y Tecnológico de la Universidad de Navarra, 1999
© De esta edición: Espasa Calpe, S. A., Madrid, 1999

Depósito legal: NA.2.570-1999
ISBN: 84-239-9450-3

Reservados todos los derechos. No se permite reproducir, almacenar en sistemas de recuperación de la información ni transmitir alguna parte de esta publicación, cualquiera que sea el medio empleado —electrónico, mecánico, fotocopia, grabación, etc.—, sin el permiso previo de los titulares de los derechos de la propiedad intelectual.

Espasa, en su deseo de mejorar sus publicaciones, agradecerá cualquier sugerencia que los lectores hagan al departamento editorial por correo electrónico: sugerencias@espasa.es

Impreso en España / Printed in Spain
Impresión: Gráficas Estella

Editorial Espasa Calpe, S. A.
Carretera de Irún, km 12,200
28049 Madrid

ÍNDICE GENERAL

Relación de colaboradores y especialidades	IX
Prólogo	XI
Siglas más utilizadas en Medicina	XIII
Abreviaturas y símbolos más frecuentes	XV
Prefijos griegos y latinos que modifican la significación del nombre al que se unen	XVII
Sufijos griegos y latinos más frecuentemente utilizados en Medicina	XIX
Advertencia	XXI
Estructura y organización de las entradas del diccionario	XXIII

RELACIÓN DE COLABORADORES Y ESPECIALIDADES

Coordinador

D. Luis M.ª Gonzalo Sanz

Consejo Editorial

D. Francisco J. García Bolao
D. Alfredo García Layana
D. Miguel A. Idoate Gastearena
D. Antonio Pardo Caballos

Abreviaturas	Especialidades	Colaboradores
ALERGOL.	Alergología	D. Alberto Oehling
ANAT.	Anatomía	D. Luis M.ª Gonzalo Sanz
ANATPATOL.	Anatomía patológica	D. Jesús J. Sola Gallego
ANEST.	Anestesia	D. Ignacio Fernández Liesa
ANTROPOL	Antropología	D. Luis M.ª Gonzalo Sanz
BIOÉT.	Bioética	D. Antonio Pardo Caballos
BIOQUÍM.	Bioquímica	D.ª María Iraburu Elizalde
CARDIOL.	Cardiología	D. Ignacio García Bolao
CIRGEN.	Cirugía general	D. Enrique Balén Rivera
CIRPLÁS.	Cirugía plástica	D. Antonio Bazán Álvarez
DERMATOL.	Dermatología	D. Emilio Quintanilla Gutiérrez
DIGEST.	Digestivo	D. Federico Conchillo Teruel
ENDOCRINOL.	Endocrinología	D. Francisco Javier Salvador Rodríguez
FARM.	Farmacología	D. Joaquín del Río Zambrana
FARMCLÍN.	Farmacología clínica	D. José Ramón Azanza Perea
FISIOL.	Fisiología	D. Luis M.ª Gonzalo Sanz
GENÉT.	Genética	D. Francisco Javier Novo Villaverde
GINECOL.	Ginecología	D. Guillermo López García
HEMATOL.	Hematología	D.ª Milagros Hernández González
HISTOL.	Histología	D. Alfonso Calvo González
INMUNOL.	Inmunología	D.ª Juana Merino Roncal
MEDLEGAL.	Medicina legal	D. Pedro de Pablo Contreras
MEDNUCL.	Medicina nuclear	D. José A. Richter Echevarría
MICROBIOL.	Microbiología	D. Ramón Díaz García
NEFROL.	Nefrología	D. Pedro Errasti Goenaga
NEUROCIR.	Neurocirugía	D. Julio Artieda González-Granda
NEUROL.	Neurología	D.ª Gloria Villares Gonzalo
OFTALMOL.	Oftalmología	D. Alfredo García Layana
ONCOL.	Oncología	D.ª Pilar Herranz Rodríguez
ORTOP.	Ortopedia	D. José Cañadell Carafi
OTORRIN.	Otorrinolaringología	D. Secundino Fernández González
PEDIAT.	Pediatría	D. Francisco Hermida Rubira
PNEUMOL.	Pneumología	D.ª Almudena Beltrán de Miguel
PSICOL.	Psicología	D. Ricardo Zapata García
PSIQUIAT.	Psiquiatría	D. Felipe Ortuño Sánchez-Pedreño
RADIO.	Radiodiagnóstico	D. Jesús Aquerreta Beola
UROL.	Urología	D. Juan Francisco Zudaire Bergera

PRÓLOGO

El diccionario debe ser compañero inseparable de los que no se conforman con conocer aproximadamente sino con exactitud el significado de los términos que oyen y que ellos mismos utilizan.

La necesidad del diccionario es todavía mayor cuando se trata de conocer con precisión nombres que corresponden a una determinada profesión. Qué duda cabe que un médico conoce con exactitud una gran parte de la abundantísima nomenclatura médica, pero hay también términos que solo conoce de forma aproximada y, por ello, se ve obligado a consultar un diccionario médico. Esta necesidad es todavía más evidente para un público no médico pero interesado por los problemas de la salud, público este cada vez más numeroso. La abundancia de diccionarios médicos es una prueba de que se utilizan mucho y por muchos, médicos y no médicos.

La mayor parte de los diccionarios médicos en español son traducciones de otros publicados en idiomas extranjeros. Si todo libro traducido pierde una parte de su valor por los errores cometidos por el traductor (recuérdese el juego de palabras en italiano *traduttore-traditore*), cuando se trata de un diccionario, las posibilidades de error, de cambio de sentido, etc., son mayores. La razón está en que, al definir los términos de la forma más condensada y científica posible, aumentan las probabilidades de hacer una mala interpretación, tanto más si el que hace la traducción no es un especialista, como suele suceder con frecuencia.

Ha sido, por ello, una feliz idea de Espasa Calpe editar un diccionario médico realizado por médicos españoles. Al encomendar esta labor a la Facultad de Medicina de la Universidad de Navarra, y poder contar así con especialistas de todas las disciplinas, se ha evitado otro peligro: la elaboración de un diccionario a cargo de muy pocos médicos. Estos han de redactar, además de los términos de su especialidad, otros de diferentes áreas en las cuales sus conocimientos no son tan específicos. En nuestro caso, los colaboradores con los que hemos podido contar han sido más de treinta.

En este diccionario no nos hemos propuesto exponer, de forma exhaustiva, todos los términos médicos, pues un buen número de ellos se utilizan muy escasamente, o bien han caído en desuso. Por esta razón, nos hemos centrado en los que son más habituales. Aun dentro de estos, hay unos de mayor importancia que otros, por lo que hemos procurado que la extensión de la definición guarde proporción con su importancia.

Todo diccionario profesional ha de estar redactado con rigor científico y con el estilo propio del lenguaje de esa profesión. En el diccionario que ahora presentamos, teniendo en cuenta que va dirigido a médicos, pero también a un público culto no médico, hemos procurado hacer compatibles el rigor científico con la facilidad de comprensión, evitando las expresiones excesivamente técnicas.

Otra ventaja del diccionario que presentamos es que, al no tratarse de una traducción y teniendo en cuenta la proximidad de su redacción, quedan incluidos en él los términos más recientes introducidos en medicina. Hay nombres que ya son clásicos y que figuran en todos los diccionarios, pero en los campos donde continuamente se hacen notables avances, como sucede en biología molecular, genética, bioquímica, etc., aparecen nuevos términos y a estos hemos prestado particular atención.

El diccionario comienza con dos breves secciones: una de siglas y otra de prefijos y sufijos. Las siglas acortan, evidentemente, nombres y grupos de palabras, pero son ya tantas las siglas que se emplean que incluso los especialistas no conocen o recuerdan todas, por lo que resulta útil agrupar, al menos las más corrientes, en una sección.

En cuanto a los prefijos y sufijos, que introducen matices importantes en los nombres a los que se unen, también es útil conocer su significación y procedencia para, de esta manera, explicarnos mejor la modificación que proporcionan a los correspondientes nombres.

Junto al texto escrito del diccionario, hemos seleccionado la información gráfica que creemos puede resultar útil para quien lo consulte, en forma de ilustraciones, esquemas y tablas, que aparecen distribuidas a lo largo de toda la obra.

Finalmente solo nos queda agradecer la colaboración a todos los doctores que han dedicado tiempo, dentro de su apretado horario de trabajo, a confeccionar el diccionario que ahora presentamos. También deseamos manifestar nuestra gratitud a la editorial Espasa Calpe, con tanta experiencia y autoridad en materia de diccionarios, por su ayuda y orientación en nuestro trabajo.

Universidad de Navarra

SIGLAS MÁS UTILIZADAS EN MEDICINA

ACh	acetilcolina
AChE	acetilcolinesterasa
ACTH	hormona adenocorticotropa
ACV	accidente cerebrovascular
ADA	adenosina desaminasa
ADH	hormona antidiurética
ADP	adenosindifosfato
AFP	alfabeta proteína
AGL	ácido graso libre
AIT	accidente isquémico transitorio
AMP	adenosinmonofosfato
ANCA	anticuerpos anticitoplasma del neutrófilo
ANOVA	análisis de la varianza
APT	activador del plasminógeno
ARN	ácido ribonucleico
ARNm	ácido ribonucleico mensajero
ATP	adenosintrifosfato
ATR	acidosis tubular renal
AV	auriculoventricular
BAAR	bacilo alcoholresistente
BHE	barrera hematoencefálica
CAE	conducto auditivo externo
CEA	antígeno carcinoembrionario
CS	capacidad inspiratoria
CID	coagulación intravascular diseminada
CMV	citomegalovirus
CO	monóxido de carbono
CO_2	dióxido de carbono
C_oA	coenzima A
CPH	complejo principal de histocompatibilidad
CPT	capacidad pulmonar total
CR	cociente respiratorio
CRF	factor liberador de corticotropina
CRM	capacidad respiratoria máxima
CV	capacidad vital
DDT	diclorodifeniltricloroetano
DE	dosis equivalente
DE_{50}	dosis eficaz media
DIU	dispositivo intrauterino
DLM	dosis letal media
DM	diabetes mellitus
DMID	diabetes mellitus insulinodependiente
DMNID	diabetes mellitus no insulinodependiente
DNA (ADN)	ácido desoxirribonucleico
DSA	angiografía de sustracción digital
DT	dosis tóxica
ECA	enzima convertidor de angiotensina
ECG	electrocardiograma
EDTA	etilén diamino tetraacetato
ELA	esclerosis lateral amiotrófica
ELISA	análisis de inmunoabsorción ligado a enzimas
EEG	electroencefalograma
EMG	electromiograma
EP	embolia pulmonar
EPO	factor activador de macrófagos
FADH	dinucleótido de flavina y adenina
FAH	factor antihemofílico
FAT	factor de angiogénesis tumoral
FEV	volumen espiratorio forzado (VRF)
FEVC	capacidad vital espiratoria forzada (CVEF)
FIV	fertilización *in vitro*
FCU	fenil cetonuria
FNT	factor de necrosis tumoral
FR	factor reumatoide
FSH	hormona foliculoestimulante
FSH-RF	factor liberador de la FSH

GABA	ácido gamma aminobutírico	PAC	poliposis adenomatosa del colon
GH	hormona del crecimiento	PAS	ácido paraaminobenzoico
Gn RH	hormona liberadora de gonadotropina	PCR	tasa de metabolismo proteico
		PE	potencial evocado
GH RF	factor liberador de GH	PET	tomografía por emisión de positrones
IAM	infarto agudo de miocardio		
Hb	hemoglobina	PFP	proteínas fijadoras de penicilina
HCS	somatotropina coriónica humana	PG	prostaglandina
HDL	lipoproteína de alta densidad	PL	punción lumbar
HLA	antígenos leucocitarios humanos	PRL	prolactina
HRP	peroxidasa de rábano	PSA	antígeno prostático específico
IAMICS	hormona estimulante de las células intersticiales	PTH	hormona paratiroidea
		PT	tiempo de protrombina
IA	inteligencia artificial	PTI	púrpura trombocitopénica idiopática
ID	lipoproteína de densidad intermedia		
IL	interleucina	PVC	presión venosa central
IM	infarto de miocardio	RH	hormona liberadora
IMB	índice metabólico basal	RIA	radioinmunoensayo
IMAO	inhibidor de la MAO	Rh	factor Rhesus
IRA	insuficiencia respiratoria aguda	RNA	ácido ribonucleico
IRM	imagen de resonancia magnética	RO	rehidratación oral
IV	intravenoso	RVP	resistencia vascular pulmonar
IG	inmunoglobulina	RVS	resistencia vascular sistémica
LAK	células asesinas activadas por linfocinas	SIDA	síndrome de inmunodeficiencia adquirida
LCR	líquido cefalorraquídeo	SAC	síndrome general de adaptación
LDH	lactato de deshidrogenasa	SAL	suero antilinfocítico
LDP	lipoproteína de baja densidad	SAR	sistema activador reticular
LEC	líquido extracelular	SIM	sistema internacional de medidas
LH	hormona luteinizante	SNC	sistema nervioso central
LMA	leucemia mielocítica aguda	SOD	serperóxido-dismutasa
LLA	leucemia linfocítica aguda	SPECT	tomografía computarizada de fotón único
LEOC	litotricia extracorpórea por ondas de choque		
		SRE	sistema reticuloendotelial
MAO	monoaminooxidasa	TAC	tomografía axial computarizada
MEB	microscopia electrónica de barrido	TB	tuberculosis
MO ab	anticuerpos monoclonales	TCE	tomografía computarizada por emisión
MSH	hormona estimulante de los melanocitos		
		TENS	estimulación nerviosa eléctrica transcutánea
MOR	sueño de movimientos oculares rápidos (REM)		
		TFG	tasa del filtrado glomerular
NADH	dinucleótido de nicotinamida y adenina	TI	trascriptasa inversa
		TIL	linfocitos intramusculares activados
NGF	factor de crecimiento nervioso		
NO	óxido nítrico	TSA	test de sensibilidad a la angiotensina
NTA	necrosis tubular aguda		
OMEC	oxigenador de membrana extracorpóreo	TSH	hormona estimulante del tiroides
		UCI	unidad de cuidados intensivos
OMS	Organización Mundial de la Salud	UI	unidad internacional
PAAF	punción-aspiración con aguja fina	UVI	unidad de vigilancia intensiva

UCE	volumen corriente (o tidal)
VBAD	vincristina, BCNU (carmustina), doxorrubicina, dexametasona
VBAP	vincristina, BCNU (carmustina), adriamicina, prednisona
VCE	volumen corpuscular medio
VCM	volumen respiratorio medio
VER	volumen respiratorio de reserva
VIH	virus de inmunodeficiencia humana
VLDL	lipoproteínas de densidad muy baja
VSG	velocidad de sedimentación globular

ABREVIATURAS Y SÍMBOLOS MÁS FRECUENTES

adj.	adjetivo
adv.	adverbio
cc	centímetro cúbico
cm	centímetro
f.	femenino
g	gramo
intr.	intransitivo
kg	kilogramo
l	litro
m	metro
m.	masculino
mg	miligramo
min	minuto
ml	mililitro
mm	milímetro
nm	nanómetro
p. ej.	por ejemplo
pl.	plural
tr.	transitivo
v.	ver

PREFIJOS GRIEGOS [G] Y LATINOS [L] QUE MODIFICAN LA SIGNIFICACIÓN DEL NOMBRE AL QUE SE UNEN

a (n) [L]	Indica CARENCIA, por ejemplo, *amelia* (sin brazos), *acéfalo, ataxia.*
ab [L]	Preposición que indica ALEJAMIENTO, SEPARACIÓN, por ejemplo, *abstemio, abductor, abstinencia.*
ad [L]	Preposición que indica APROXIMACIÓN: *adición, adventicia.*
ana [G]	Preposición, idea de MOVIMIENTO ASCENDENTE, por ejemplo: *anamnesis, anafilaxis, anabolismo, analéptico.*
anfi [G]	Preposición, UNO Y OTRO: *anfiartrosis, anfótero, anficéntrico.*
ante [L]	Preposición, DELANTE: *anteflexión, antebrazo, anteojo.*
anti [L]	OPUESTO: *antifebrífugo, anticongelante, antidepresivo.*
apo [G]	ALEJADO: *apófisis, aponeurosis, apomorfina.*
arqui [G]	PRINCIPIO, ANTIGUO: *arquicórtex, arquenterón, arquicerebelo.*
bi [L]	DOBLE: *bilateral, bipedestación, bicorne.*
blasto [G]	GERMEN: *blastocito, blastómeras, blastoma.*
bradi [G]	LENTO: *bradicardia, bradicinesia, bradipnea.*
braqui [G]	CORTO: *braquidactilia, braquicefalia, braquignatia.*
cata [G]	DESCENSO, BAJO: *catabolismo, catalepsia, catafasia.*
circum [L]	ALREDEDOR: *circunferencia, circulación, circunvolución.*
co (n) [L]	JUNTO CON: *coenzima, cohesión, congénito.*
contra [L]	OPUESTO, CONTRARIO: *contracepción, contrairritación, contralateral.*
de (s) [L]	ACCIÓN CONTRARIA: *desconexión, desinfectante, deformación.*
dia [G]	A TRAVÉS DE, MEDIANTE: *diálisis, diaforesis, diáfisis.*
dis [L]	ALTERACIÓN: *disfagia, dismenorrea, distrofia.*
e (x) [G]	DIRECCIÓN HACIA FUERA, ALEJAMIENTO: *eferente, excreción, exeresis.*
ecto [G]	LO DE FUERA, SUPERFICIAL: *ectodermo, ectoenzima, ectomorfo.*
endo [G]	LO INTERIOR, DE DENTRO: *endocardio, endoscopia, endocrino.*
epi [G]	LO QUE ESTÁ ENCIMA, LO SUPERFICIAL: *epidermis, epicardio, epicóndilo.*
eu [G]	NORMAL: *eutrófico, euprepsia, eurritmia.*
exo [G]	AFUERA: *exocrino, exoftalmos, exógeno.*
hiper [G]	POR ENCIMA: *hipertensión, hipertiroidismo, hiperfunción.*
hipo [G]	DEBAJO: *hipotálamo, hipófisis, hipotensión.*

in [L]	HACIA ADENTRO: *invaginación, intubación, inspección.*	**poli** [G]	MUCHO, VARIOS: *poliartritis, policitemia, polidactilia.*
infra [L]	DEBAJO: *infraglótico, infraorbitario, infrarrojo.*	**pos (t)** [L]	DESPUÉS, DETRÁS: *posnatal, posprandial, posmenopáusica.*
inter [L]	ENTRE: *intercostal, interespinal, interóseo.*	**pre** [L]	ANTES DE, DELANTE: *prenatal, precordial, prevertebral.*
intra [L]	DENTRO: *intracelular, intramural, intraperitoneal.*	**pro** [G]	ANTES, A FAVOR DE: *pródromo, proeritroblasto, progestágeno.*
mega [G]	GRANDE: *megacolon, megaloesplenia, megacariocito.*	**retro** [L]	ATRÁS, HACIA ATRÁS: *retroperitoneal, retroocular, retroflexión.*
meta [G]	DESPUÉS DE: *metacarpo, metafase, metanefros.*	**seudo** [G]	FALSO: *seudoembarazo, seudópodo.*
para [G]	AL LADO DE: *paravertebral, paraplejía, parametrio.*	**sin** [G]	CON, JUNTAMENTE: *sinóstosis, sindactilia, sinergia.*
per [L]	A TRAVÉS DE: *percutáneo, perfusión, peroral.*	**sub** [L]	POR DEBAJO: *subfrénico, subnormal, subcutáneo.*
peri [G]	ALREDEDOR DE: *pericardio, periostio, perilinfa.*	**super** [L]	POR ENCIMA: *superciliar, superfetación, superego.*
		supra [L]	SOBRE: *supracondíleo, suprarrenal, supraorbitario.*

SUFIJOS GRIEGOS [G] Y LATINOS [L] MÁS FRECUENTEMENTE UTILIZADOS EN MEDICINA

cele [G] | HERNIA: *menigocele, onfalocele, blastocele.*

dermo (ia) [G] | PIEL: *xerodermia, eslerodermia, ectodermo.*

estenia [G] | FUERZA: *astenia, psicastenia, cardiosténico.*

estesia [G] | SENSIBILIDAD: *anestesia, hiperestesia, parestesia.*

fagia [G] | COMER: *polifagia, disfagia, aerofagia.*

ferente [L] | QUE LLEVA: *aferente, eferente, deferente.*

fero [L] | QUE LLEVA: *seminífero, quilífero, somnífero.*

filia [L] | AFINIDAD: *eosinofilia, acidofilia, paidofila.*

fobia [G] | TEMOR: *claustrofobia, agarofobia, toxicofobia.*

fono [G] | VOZ, SONIDO: *audífono, magnetófono, afonía.*

frenia [G] | MENTE: *hebefrenia, oligofrenia, esquizofrenia.*

fugo [L] | QUE HUYE: *vermífugo, centrífugo, tenífugo.*

gamia [G] | MATRIMONIO: *monogamia, poligamia.*

gémino [L] | GEMELO: *trigémino, bigémino, cuadrigémino.*

génesis [G] | ENGENDRAR: *ovogénesis, espermiogénesis, embriogénesis.*

glía [G] | GLÍA, MATERIA QUE PEGA, PEGAMENTO: *neuroglía, oligodendroglía, microglía.*

gloso [G] | DE LA LENGUA: *hipogloso, palatogloso, hiogloso.*

gnatos [G] | MANDÍBULA: *prognato, ortognato, micrognato.*

grado [L] | PASO: *anterógrado, retrógrado, plantígrado.*

grafía [G] | ESCRITURA, REGISTRAR: *arteriografía, radiografía, ventriculografía.*

grama [G] | TRAZADO: *electrocardiograma, electroencefalograma, electromiograma.*

iatría [G] | CURACIÓN, TRATAMIENTO: *geriatría, pediatría, psiquiatría.*

itis [G] | INFLAMACIÓN: *arteritis, estomatitis, miocarditis.*

lalia [G] | PALABRA: *dislalia, bradilalia, rinolalia.*

lisis [G] | DISOLVER: *cromatólisis, hemólisis, proteólisis.*

melia [G] | EXTREMIDAD: *amelia, focomelia, micromelia.*

mero [G] | PARTE: *metámero, mielómero, polímero.*

metro [G] | MEDIDA: *diámetro, parámetro, perímetro.*

morfo [G] | FORMA: *amorfo, polimorfo.*

oide [G] | PARECIDO: *sirenoide, eunucoide, discoide.*

oma [G]	TUMOR: *sarcoma, mioma, lipoma.*	**ragia** [G]	RUPTURA: *hemorragia, gastrorragia, blenorragia.*
opsia [G]	VISTA: *anopsia, hemianopsia, biopsia.*	**rino** [G]	NARIZ: *otorrino, platirrino, macrorrino.*
osis [G]	CONDICIÓN: *osteoporosis, cirrosis, nefrosis.*	**rrafia** [G]	COSTURA: *tenorrafia, enterorrafia, fleborrafia.*
pago [G]	FIJAR, UNIR: *craniópago, pigópago, toracópago.*	**scopia** [G]	OBSERVACIÓN: *broncoscopia, gastroscopia, colonoscopia.*
para (o) [L]	PARIR: *primípara, multípara, ovíparo, nulípara.*	**sito** [G]	COMIDA: *parásito, supósito, apósito.*
patía [G]	ENFERMEDAD: *encefalopatía, cardiopatía, nefropatía.*	**taxia** [G]	MOVIMIENTO HACIA: *quimiotaxia, ataxia, angioataxia.*
pedia [G]	TRATAMIENTO, EDUCACIÓN: *ortopedia, farmacopedia, logopedia.*	**terapia** [G]	CURACIÓN: *farmatoterapia, reflexoterapia, crenoterapia.*
penia [G]	ESCASEZ: *lecuopenia, eritropenia, linfopenia.*	**timia** [G]	ÁNIMO: *distimia, ciclotimia, eutimia.*
pexia [G]	FIJACIÓN: *esplenoplexia, colecistoplexia, mastopexia.*	**tocia** [G]	PARTO: *distocia, eutocia, braditocia.*
plastia [G]	RESTAURACIÓN: *rinoplastia, artroplastia, heteroplastia.*	**trofia** [G]	NUTRICIÓN: *distrofia, eutrofia, atrofia.*
plejía [G]	PARÁLISIS: *hemiplejía, paraplejía, oftalmoplejía.*	**tropo** [G]	GIRO, HACIA, ESTIMULANTE: *hipofisotropo, tirotropo, adenocorticotropo.*
podo [G]	PIE: *artrópodo, tetrápodo, simpodio.*	**uria** [G]	ORINA: *hematuria, nicturia, polaquiuria.*
poyesis [G]	PRODUCCIÓN: *hematopoyesis, linfopoyesis, galactopoyesis.*		

ADVERTENCIA

Alfabetización
— La alfabetización de las entradas sigue el orden tradicional: primero minúsculas, luego mayúsculas; primero singular, luego plural; primero letras sin acento, después letras acentuadas.
— Alfabetizan todas las palabras, incluidas las preposiciones y las conjunciones, excepto la preposición **de** y los artículos **el, la, los, las.**
— En caso de que las entradas sean exactamente iguales, la alfabetización viene determinada por la especialidad.
— Las palabras compuestas separadas con guiones se ordenan como si se tratara de una sola palabra.
— Las entradas que van en plural se colocan al final.

Orden interno de las entradas
Siempre se repite el siguiente orden básico:
— Entrada.
— Traducción al inglés.
— Especialidad médica.
— Categoría gramatical.
— Contenido de la entrada, que puede consistir únicamente en una referencia directa a otra entrada.

Excepciones:
— No se incluye la categoría gramatical cuando se trata de una entrada compuesta, de siglas, de combinaciones de letras y números, etc.
— Las entradas que no tienen texto, es decir, que hacen referencia a otras, siguen el mismo orden interno general que se ha descrito, pero no indican la categoría gramatical.
— Las distintas acepciones y las subentradas se separan con dos barras verticales (||).

Las subentradas
— Suelen ser entradas compuestas y se agrupan según la especialidad.
— No se indica su categoría gramatical, pero sí su traducción al inglés.
— La voz principal (que se repite respecto a la entrada principal) se escribe abreviada, seguida de las palabras que forman el resto de la entrada (para el inglés también se sigue esta convención).
— Las subentradas siguen el orden alfabético general; las que van en plural ocupan el último lugar en la alfabetización.

Referencias
— Las referencias siempre van precedidas de Ver, en mayúscula o en minúscula, cuando se hace remisión a otras entradas, o (v.), cuando se remite a la palabra o palabras que preceden inmediatamente a esta marca.

ESTRUCTURA Y ORGANIZACIÓN DE LAS ENTRADAS DEL DICCIONARIO

entradas ordenadas alfabéticamente

especialidad médica a la que pertenece la voz

categoría gramatical a la que pertenece la voz

doble barra vertical que separa las diferentes acepciones de una misma entrada o sus subentradas

absceso *(abscess)*
ANATPATOL. m. Acumulación de pus en una cavidad previamente inexistente, revestida por un tejido de granulación denominado membrana piógena, que impide su propagación. Se forma a partir de un foco único o de varios pequeños (microabscesos) confluentes y suele tener una causa bacteriana (estafilococos, estreptococos, colibacilos). En ocasiones evoluciona hacia la formación de una fístula interna o externa (absceso fistulizado). || **a. amebiano** *(amebic a.)* Absceso producido de forma metastásica cuando existe infección intestinal por amebas *(Entoamoeba hystolityca)*. Su localización más frecuente es el lóbulo hepático derecho, debido al paso de los protozoos desde la luz intestinal a la circulación portal, y generalmente es único. Desde allí puede extenderse hacia el pulmón o el cerebro. El pus que contiene tiene el aspecto de pasta de anchoas, por la necrosis tisular producida por el protozoo. || **a. difuso** *(diffuse a.)* Absceso en el que su contenido o parte del mismo se extiende por los tejidos adyacentes sin llegar a las características de mala delimitación del flemón. || **a. gaseoso** *(gas a.)* Absceso en el que, además de las características típicas, se produce acumulación de gas como consecuencia de una infección mixta con gérmenes anaerobios y gérmenes piógenos.

traducción al inglés en todas las entradas y subentradas del diccionario

subentradas pertenecientes a la misma especialidad médica que la entrada principal. Si hubiera subentradas en plural aparecerán agrupadas y ordenadas alfabéticamente al final de la entrada

absceso abdominal *(abdominal abscess)*
CIRGEN. Colección purulenta localizada entre las vísceras del abdomen. || **a. abdominal isquiorrectal** *(ischiorectal a.)* Colección purulenta perianal, situada en la profundidad de la grasa subcutánea del periné, pero por debajo de los músculos del suelo pélvico. Habitualmente se extiende de forma bilateral alrededor del canal anal por detrás (absceso en herradura). || **a. abdominal pélvico** *(pelvic a.)* Colección purulenta de las vísceras de la pelvis, habitualmente localizada en el fondo de saco de Douglas. || **a. abdominal perianal** *(perianal a.)* Colección purulenta perianal no profunda, situada en las capas más superficiales de la grasa subcutánea del periné. Casi siempre se origina en infecciones de las glándulas del canal anal. || **a. abdominal pilonidal** *(pilonidal a.)* Colección purulenta causada por sobreinfección de quiste pilonidal.

subentrada como entrada principal, por pertenecer a otra especialidad médica con sus subentradas de la misma especialidad

paciente *(patient)*
BIOÉT. m. y f. Enfermo (ver **enfermedad**) en cuanto sujeto de la acción médica (ver **medicina**). || **p. capaz** *(competent p.)* Ver **consentimiento informado, incapacidad, paciente incapaz**. || **p. caro** *(expensive p.)* Ver **costo de la medicina**. || **p. como persona** *(p. as person)* Ver **apoyo moral, personalidad**.

remisiones a otras entradas o subentradas del diccionario

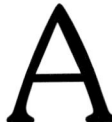

α
Alfa, primera letra del alfabeto griego. Ver **alfa.**

abandono *(abandonment)*
PSIQUIAT. m. Pérdida de afecto real o imaginaria que experimenta un individuo. Entre otras aportaciones psicoanalíticas sobre el abandono destaca la de R. Spitz, autor que enfatizó las graves consecuencias ulteriores que provoca en el niño la separación prolongada de su madre, especialmente si se produce durante el segundo semestre de vida. Según Spitz, si la separación dura más de tres meses, puede sobrevenir un grave cuadro que denominó depresión anaclítica (v.). Por su parte, la psiquiatra suiza G. Guex describió el síndrome de abandono como una alteración psicopatológica, cuya principal característica es la angustia que provoca el abandono materno y una fuerte necesidad de seguridad. El cuadro de síndrome de abandono es frecuente en personas recluidas en instituciones como hospitales, orfanatos, asilos, internados y prisiones. Por ello, también se utiliza el término abandono institucional.

abandono de ancianos *(abandonment of the elderly)*
BIOÉT. Fenómeno social derivado de la desintegración contemporánea de los lazos familiares. En medicina, se pone de manifiesto, por ejemplo, en el intento de ingresar en un hospital por causas banales con motivo de las vacaciones (ver **abandono**). ‖ **a. de pacientes** *(a. of the patient)* Ver **deber de atender.**

abarticulación *(abarticulation)*
ORTOP. f. Dislocación de una articulación.

abarticular *(abarticular)*
ORTOP. adj. Que no afecta a una articulación o está situado lejos de ella.

abartrosis *(abrathrosis)*
ORTOP. f. Diartrosis, articulación sinovial.

abasia *(abasia)*
PSIQUIAT. f. Incapacidad para la marcha por falta de coordinación motora, sin experimentar alteración de la fuerza ni de la sensibilidad. En general, este término se utiliza cuando el origen es psicógeno (p. ej., histeria o neurosis). Normalmente aparece combinada con la astasia (ver **abasia-astasia**). ‖ **a.-astasia** *(a.-astasia)* Incapacidad para la marcha y para mantenerse de pie.

abatimiento *(abaissement)*
PSIQUIAT. m. Término genérico que denomina una alteración de las fuerzas vitales. También se trata de un estado anímico caracterizado por la melancolía, la inhibición psicomotriz y la atención a ciertos aspectos desagradables de la propia existencia.

Abbot, Edville Gerardt
ORTOP. Cirujano ortopédico norteamericano (1870-1938).

abdomen *(abdomen)*
ANAT. m. Parte del cuerpo comprendida entre el tórax y la pelvis. Se distinguen dos zonas: pared y cavidad abdominal; esta última se encuentra separada de la cavidad torácica por el

abdomen

diafragma y contiene las vísceras abdominales. En la pared anterior del abdomen se diferencian seis regiones: en la zona media, el epigastrio, el mesogastrio y el hipogastrio; y a ambos lados, el hipocondrio, la región lateral y la región inguinal. En la porción posterior de la pared abdominal hay dos regiones, la vertebral y la lumbar.

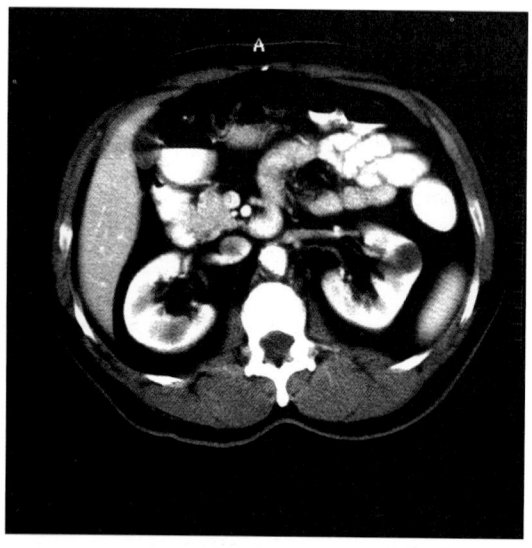
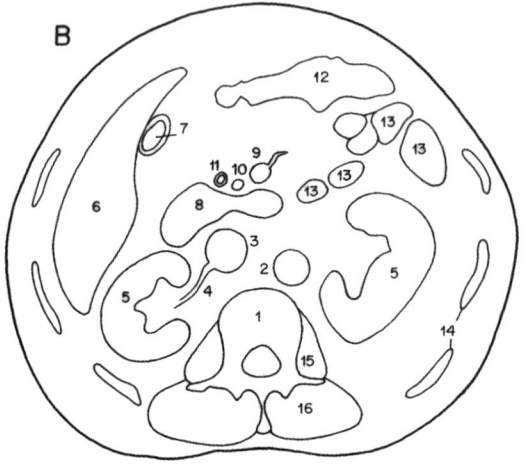

abdomen. Imagen obtenida por tomografía axial computarizada, que corresponde a un plano transversal que pasa por la segunda vértebra lumbar, y la representación esquemática de las estructuras de la figura A: 1) cuerpo de la 2.ª vértebra lumbar; 2) aorta; 3) vena cava; 4) vena renal derecha; 5) riñón; 6) hígado; 7) vesícula biliar; 8) duodeno; 9) vena mesentérica superior; 10) arteria mesentérica superior; 11) colédoco; 12) colon transverso; 13) asas del yeyuno; 14) costillas; 15) músculo psoas; 16) músculo erector de la columna

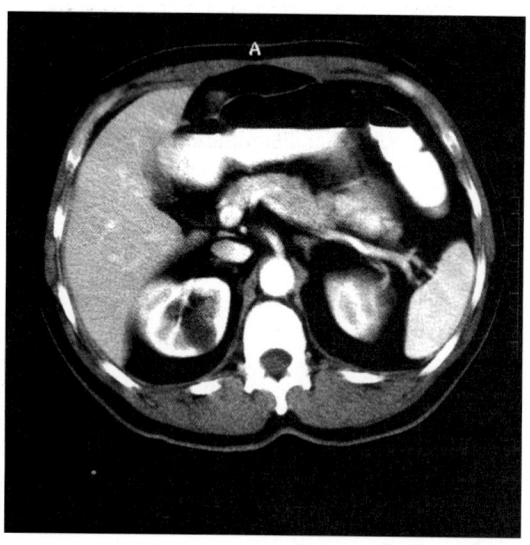
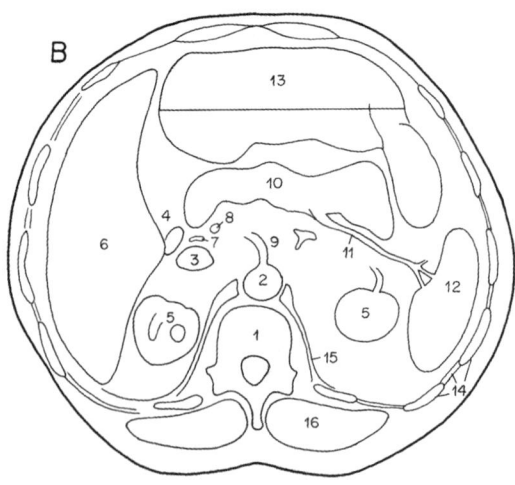

abdomen. Tomografía axial computarizada efectuada a nivel T12 y esquema donde se representan las estructuras que aparecen en la figura A: 1) cuerpo de la vértebra T12; 2) aorta; 3) vena cava inferior; 4) vena porta; 5) polo inferior del riñón; 6) hígado; 7) aorta hepática; 8) vena gástrica derecha; 9) aorta mesentérica superior; 10) páncreas; 11) vena esplénica; 12) bazo; 13) estómago con línea de nivel de la papilla radioopaca; 14) costillas y músculos intercostales; 15) pilar del diafragma; 16) músculo erector de la columna

abdomen agudo *(acute abdomen)*
CIRGEN. Cuadro clínico de dolor abdominal, que se presenta de forma brusca o aguda, con frecuencia causado por un proceso inflamatorio o perforativo de una víscera hueca intrabdominal. En muchos casos, el tratamiento es quirúrgico y urgente, para evitar o tratar la sepsis intrabdominal grave y diagnosticar la causa concreta del abdomen agudo. Casi siempre se acompaña de leucocitosis e hipersensibilidad a la palpación de la zona afectada del abdomen (por irritación del peritoneo visceral y, sobre todo, parietal). Con frecuencia hay fiebre y contractura muscular involuntaria del abdomen, por peritonitis difusa o localizada.
a) Causas de abdomen agudo que pueden precisar cirugía en algún momento:
Apendicitis aguda; colecistitis aguda; diverticulitis aguda; diverticulitis de Meckel; embarazo ectópico roto; enfermedad de Crohn complicada; hemoperitoneo; infecciones ginecológicas; isquemia mesentérica; megacolon tóxico; obstrucción intestinal; pancreatitis aguda; perforación de intestino delgado o grueso; perforación de úlcera gastroduodenal; rotura de aneurisma de aorta abdominal; rotura de tumores al peritoneo; rotura o torsión de quiste ovárico; traumatismo abdominal abierto o cerrado.
b) Causas de abdomen agudo que no requieren cirugía abdominal:
1) Frecuentes: cólico renal, dolor abdominal inespecífico, gastroenterocolitis.
2) Raras: cetoacidosis diabética, cistitis aguda, distensión hepática (hígado cardiaco, hematoma hepático, hepatitis viral o medicamentosa, infarto hepático), escroto agudo, hematoma del músculo recto abdominal, infarto agudo de miocardio, intoxicación digitálica, neumonía y pleuritis basal, pielonefritis aguda, púrpura de Schonlein-Henoch y otras enfermedades reumáticas, retención urinaria, úlcera gastroduodenal no complicada, uremia.

abdominocentesis *(abdominocentesis)*
CIRGEN. f. Paracentesis, extracción de contenido (habitualmente líquido) de la cavidad peritoneal, mediante punción.

abdominoplastia *(abdominoplasty)*
CIRPLÁS. f. Dermolipectomía de la pared abdominal. ‖ Resección de piel y grasa de la pared abdominal, que se realiza con una finalidad generalmente estética. En ocasiones se asocia a la plicatura de los músculos rectos abdominales, si están afectos de diastasis.

abducción *(abduction)*
ORTOP. f. Movimiento de un miembro o un segmento del miembro al separarse de la línea media del cuerpo. Se produce en el hombro, la cadera, la mano y el pie, y en las articulaciones metacarpofalángicas y metatarsofalángicas. En la mano y en el pie, la línea media empleada como referencia para los dedos es aquella que discurre a lo largo del dedo medio de la mano y del dedo medio del pie, respectivamente.

abductor *(abductor)*
ANAT. adj. Se dice de cada uno de los músculos que realiza una abducción, p. ej., el deltoides.

aberración *(aberration)*
OFTALMOL. f. Desviación de lo normal. ‖ **a. cromática** *(chromatic a.)* f. Visión de una imagen borrosa provocada por la distinta refracción de los diferentes colores. Así, los rayos de color violeta, al ser más refringentes que los rojos, forman un foco más cercano a la lente. ‖ **a. dióptrica** *(dioptrical a.)* Ver **aberración esférica**. ‖ **a. esférica** *(spherical a.)* Exceso de refracción de la parte más periférica de una lente convexa, como las que se usan en la corrección de la presbicia o de la hipermetropía, lo que produce un foco imperfecto y, por tanto, la visión de una imagen confusa.

abetalipoproteinemia *(abetalipoproteinemia)*
CARDIOL. f. Síndrome hereditario autosómico recesivo, poco frecuente, caracterizado por la ausencia de betalipoproteínas séricas, hipocolesterolemia, acantocitosis, esteatorrea por malabsorción, retinitis pigmentaria, ataxia y retraso mental.

abiotrofia *(abiotrophy)*
NEUROL. f. Degeneración o deterioro de células y tejidos. El término se refiere especialmente a la degeneración celular subyacente en las enfermedades degenerativas, muchas de ellas de origen genético.

ablación *(ablation)*
CARDIOL. f. Separación o extirpación de cualquier parte del cuerpo. ‖ **a. con catéter mediante radiofrecuencia** *(radiofrequency catheter a., RFCA)* Procedimiento terapéutico que consiste en la aplicación percutánea de energía

de radiofrecuencia para la eliminación y curación definitiva de diversos sustratos causantes de arritmias cardiacas.

ablutomanía *(ablutomania)*
PSIQUIAT. f. Ritual o compulsión de lavarse o bañarse repetidamente. Es una manifestación clínica característica del trastorno obsesivo compulsivo, que puede acarrear lesiones dermatológicas graves.

abogacía del paciente *(patient's advocacy)*
BIOÉT. Anglicismo por defensa del paciente (v.).

abordaje *(approach)*
ORTOP. m. Vía de acceso quirúrgico, disección específica por medio de la cual se expone un órgano o una estructura en la cirugía.

abortivo *(abortive)*
MEDLEGAL. adj. Se dice de cualquier sustancia que provoca el aborto. Algunos de los productos que la tradición popular ha reputado como abortivos, como el perejil, el azafrán, la ruda, la sabina, el enebro, el fósforo, el arsénico, las sales de plomo y mercurio, etc., en realidad actúan como tóxicos y provocan el aborto como una consecuencia más de la intoxicación de la madre.

aborto *(abortion)*
GINECOL. m. Pérdida del producto de la concepción antes de alcanzar la viabilidad extrauterina. Ver **aborto cervical, aborto provocado**. ‖ **a. cervical** *(cervical a.)* Retención de la placenta y el embrión muerto en el cuello uterino, que puede espasmodizarse e impedir la expulsión del producto del aborto. ‖ **a. completo** *(complete a.)* Expulsión completa del saco ovular (placenta y embrión). ‖ **a. complicado** *(complicated a.)* El que cursa con infección y/o hemorragia. ‖ **a. criminal** *(criminal a.)* El aborto provocado voluntariamente. ‖ **a. diferido** *(missed a.)* Expulsión del embrión y del feto algún tiempo después de la muerte embrionaria o fetal. ‖ **a. espontáneo** *(spontaneous a.)* Aborto involuntario que cursa de forma natural. ‖ **a. febril** *(septic a.)* El que cursa con infección de los órganos genitales y que puede evolucionar hacia el aborto séptico y hacia el *schok* endotóxico. ‖ **a. habitual** *(habitual a.)* Aborto de repetición (tres o más abortos). ‖ **a. incipiente** *(inevitable a.)* El que se encuentra en su fase inicial y se caracteriza por la aparición de pequeñas hemorragias uterinas y contracciones que inician la dilatación del cuello uterino. ‖ **a. incompleto** *(incomplete a.)* Retención de restos abortivos (habitualmente, restos placentarios) en la cavidad uterina. Precisa que se realice un legrado uterino. ‖ **a. inducido** *(induced a.)* Ver **aborto criminal**. ‖ **a. retenido** *(retained a.)* Aquel en que después de la muerte del embrión o feto no se expulsa ni la placenta, ni el embrión o feto. Requiere un legrado uterino. ‖ **a. tardío** *(fetal a.)* Aquel que tiene lugar después de la decimosexta semana de embarazo. ‖ **a. tubárico** *(tubarian a.)* Expulsión del embrión desde la trompa a la cavidad abdominal, o rotura del conducto tubárico en el embarazo ectópico.

aborto provocado *(induced abortion)*
BIOÉT. Intervención, generalmente realizada por medios médicos, encaminada a la eliminación del feto, sea por destrucción y posterior expulsión, sea por expulsión prematura con muerte posterior. Su práctica se halla despenalizada en la mayor parte de los países europeos y americanos, siempre que se lleve a cabo en determinadas condiciones, generalmente restrictivas, encaminadas a proteger el derecho a la vida. ‖ **a. provocado ético** *(ethical induced a.)* El que se realiza en un embarazo debido a la violación de la madre. Se encuentra despenalizado en España, siempre que la violación haya sido denunciada a las autoridades policiales al poco tiempo de producirse, antes de que se sepa si hay o no embarazo. ‖ **a. provocado eugenésico** *(eugenic induced a.)* El que se realiza cuando hay sospecha o certeza de que el feto sufre una enfermedad seria. El argumento principal que se emplea para realizarlo es que la vida de un niño con deficiencias será de muy baja calidad. Sin embargo, impedir que nazcan aquellos que tienen enfermedades no es una medida eficaz para la mejora del patrimonio genético humano. ‖ **a. provocado legal** *(legal induced a.)* El que se realiza dentro de las condiciones previstas por las leyes para no cometer delito. Puede ser, bien por despenalización (es un delito, pero no es castigado en ciertos supuestos), bien por aprobación legal (el aborto estaría considerado como una conducta no delictiva). En España el aborto legal está despenalizado. ‖ **a. provocado libre** *(free induced a.)* Figura legal del aborto por la cual su realiza-

ción no es delictiva, en cualquier circunstancia, siempre que se realice a petición de la madre. ‖ **a. provocado por peligro para la salud de la madre** (*a. to save maternal life*) El que se realiza para evitar que el embarazo perjudique la salud de la madre, en caso de que agrave una enfermedad previa o provoque la aparición de alguna. Dado el progreso actual de la medicina, no es preciso realizarlo nunca, sino que el perjuicio de la salud psíquica de la madre es la excusa principal para la práctica del aborto en los países en que, como España, la ley exige alguna causa, médica o no médica, para su despenalización. ‖ **a. provocado y ética** (*induced a. and ethics*) La realización de un aborto provocado supone, desde el punto de vista ético, eliminar una vida humana inocente y no puede considerarse nunca una decisión correcta. Esta circunstancia no impide que, en muchos casos, la actuación de la mujer esté sometida a fuertes presiones externas e internas, que justifiquen, aunque nunca totalmente, su conducta. Dichas circunstancias en ningún caso afectan a los médicos que practican el aborto. La alternativa ética al aborto sería prestar a la mujer el debido apoyo moral, económico y social, que en los países en los que el aborto está permitido son muy escasas.

abraquia (*abrachia, abrachiatism*)
ORTOP. f. Ausencia congénita de brazos.

abrasión (*abrasio, grinding*)
ORTOP. f. Desgaste de una superficie (como la piel o los dientes), mediante un proceso mecánico infrecuente o anómalo. ‖ Área de superficie corporal desprovista de piel o mucosa, como consecuencia de un proceso mecánico anómalo. ‖ Desgaste o pulido mediante fricción.

abrasión corneal (*corneal abrasion*)
OFTALMOL. Defecto en el epitelio de la córnea, producido por medios mecánicos. Se trata de un proceso muy frecuente, que se cura con la oclusión del ojo y la utilización preventiva de una pomada de antibiótico, cuyo fin es evitar la aparición de un absceso corneal infectado. Es sinónimo de úlcera corneal.

abrasivo (*abrasive*)
DERMATOL. adj. Se dice de la sustancia química o del procedimiento mecánico que produce abrasión.

abrasor (*abrasor*)
ORTOP. m. Instrumento quirúrgico que se emplea para efectuar la abrasión de una superficie ósea, dental o cutánea.

abreacción (*abreaction*)
PSIQUIAT. f. En la terapia psicoanalítica, proceso de descargar la tensión psíquica generada por una experiencia traumática, reviviéndola mediante su verbalización o a través de actos, en general en presencia del terapeuta. Es un término utilizado por Breuer y por Freud (1895). La abreacción puede suceder en el transcurso de una psicoterapia, en la hipnosis o espontáneamente. El término también se aplica dentro del método de la catarsis.

abrupción (*abruption*)
ORTOP. f. Rotura o separación violenta. ‖ Desgarro a pedazos. ‖ Fractura transversal de un hueso.

abruptio placentae (*abruption placentae*)
GINECOL. Desprendimiento prematuro de la placenta, normalmente inserta.

abscedens (*abscedens*)
DERMATOL. Participio latino que significa emergente. Se usa en oposición a *sulfodiens*.

absceso (*abscess*)
ANATPATOL. m. Acumulación de pus en una cavidad previamente inexistente, revestida por un tejido de granulación denominado membrana piógena, que impide su propagación. Se forma a partir de un foco único o de varios pequeños (microabscesos) confluentes y suele tener una causa bacteriana (estafilococos, estreptococos, colibacilos). En ocasiones evoluciona hacia la formación de una fístula interna o externa (absceso fistulizado). ‖ **a. amebiano** (*amebic a.*) Absceso producido de forma metastásica cuando existe infección intestinal por amebas (*Entoamoeba hystolityca*). Su localización más frecuente es el lóbulo hepático derecho, debido al paso de los protozoos desde la luz intestinal a la circulación portal, y generalmente es único. Desde allí puede extenderse hacia el pulmón o el cerebro. El pus que contiene tiene el aspecto de pasta de anchoas, por la necrosis tisular producida por el protozoo. ‖ **a. difuso** (*diffuse a.*) Absceso en el que su contenido o parte del mismo se extiende por los tejidos adyacentes sin llegar a las características de mala delimitación del

flemón. || **a. gaseoso** (*gas a.*) Absceso en el que, además de las características típicas, se produce acumulación de gas como consecuencia de una infección mixta con gérmenes anaerobios y gérmenes piógenos.

absceso abdominal (*abdominal abscess*)
CIRGEN. Colección purulenta localizada entre las vísceras del abdomen. || **a. abdominal isquiorrectal** (*ischiorectal a.*) Colección purulenta perianal, situada en la profundidad de la grasa subcutánea del periné, pero por debajo de los músculos del suelo pélvico. Habitualmente se extiende de forma bilateral alrededor del canal anal por detrás (absceso en herradura). || **a. abdominal pélvico** (*pelvic a.*) Colección purulenta de las vísceras de la pelvis, habitualmente localizada en el fondo de saco de Douglas. || **a. abdominal perianal** (*perianal a.*) Colección purulenta perianal no profunda, situada en las capas más superficiales de la grasa subcutánea del periné. Casi siempre se origina en infecciones de las glándulas del canal anal. || **a. abdominal pilonidal** (*pilonidal a.*) Colección purulenta causada por sobreinfección de quiste pilonidal. || **a. abdominal retroperitoneal** (*retroperitoneal a.*) Colección purulenta abdominal extraperitoneal localizada por detrás del peritoneo posterior. || **a. abdominal subfrénico** (*subphrenic a.*) Colección purulenta del interior de la cavidad peritoneal, situada por debajo del diafragma y por encima del hígado (subfrénico derecho), o entre el fundus gástrico, el diafragma y el bazo (subfrénico izquierdo). || **a. abdominal tubo-ovárico** (*tuboovarian a.*) Colección purulenta localizada alrededor del ovario y la trompa de Falopio, causada por la infección de los órganos genitales. || **a. de Bartholino** (*Bartholine's a.*) Colección de pus que afecta a la glándula de Bartholino, localizada en los genitales externos. || **a. mamario** (*breast a.*) Colección de pus en la glándula mamaria. || **a. ovárico** (*ovarian a.*) Afección purulenta del ovario con formación de una colección, que puede originarse por vía hemática o por vecindad a partir de la salpingitis, la peritonitis o la apendicitis.

absceso de Brodie (*Broedie's abscess*)
ORTOP. Forma monostótica y monotópica de osteomielitis crónica del niño, de localización metafisaria, generalmente en la tibia. ||

a. paravertebral (*paravertebral a.*) Absceso frecuente en la espondilitis tuberculosa.

absceso pulmonar (*lung abscess*)
PNEUMOL. Colección supurada dentro del pulmón, que se produce por necrosis del parénquima y conlleva la formación de una cavidad con paredes propias. Generalmente, viene desencadenado por la aspiración de un material contaminante.

absceso renal carbunco (*carbuncle abscess renal*)
UROL. Colección de material purulento confinado al parénquima renal. Antes de la era antibiótica la casi totalidad de los abscesos renales eran ocasionados por estafilococos, que, por vía matógena, procedían de lesiones localizadas en cualquier parte del cuerpo, especialmente la piel. En la actualidad, dos tercios de los abscesos renales son producidos por gram-negativos, se localizan en el aparato urinario y están asociados a litiasis o a riñones dañados. El diagnóstico de elección es el TAC abdominal, que pone en evidencia la lesión líquida. El tratamiento quirúrgico ha sido el más utilizado, pero actualmente la mayor parte de los abscesos son susceptibles de tratamiento mediante drenaje percutáneo.

abscesos cerebelosos (*cerebelli abscess*)
NEUROL. Colección de material purulento en los lobulos cerebelosos, que cursa con un síndrome de hipertensión intracraneal y/o cerebeloso. || **a. cerebrales** (*cerebri a.*) Colección de material purulento en los hemisferios cerebrales, que se comporta clínicamente como una masa intracraneal. Los abscesos cerebrales se diseminan por vía hematógena (atelectasias pulmonares), por contigüidad (desde senos paranasales), por traumatismo craneal abierto o por cirugía. Es más frecuente en el sexo masculino y los agentes aislados más habitualmente son el estreptococo y el estafilococo, que suelen ser pluribacterianos. El diagnóstico se realiza mediante TAC, en el que se observa una masa redondeada hipodensa con un halo de captación. El tratamiento actual es la antibioterapia empírica, según el factor de riesgo. || **a. epidurales** (*epidural a.*) Colección de material purulento entre la duramadre y el hueso que protege al sistema nervioso central. Suele haber un foco séptico próximo, cuyo tratamiento es quirúrgico. ||

a. intramedulares *(medullary a.)* Colección de material purulento en la médula espinal. Son poco frecuentes y están asociados a sepsis generalizadas, heridas penetrantes, cirugía o senos dérmicos congénitos. Los agentes causales más frecuentes son estafilococos, estreptococos y *E. coli*. El tratamiento es antibioterapia y cirugía. ‖ **a. subdurales** *(subdural a.)* Colección de material purulento entre la duramadre y la membrana aracnoidea, con frecuencia próximo a un foco infeccioso. El tratamiento es quirúrgico.

abscesografía *(abscessography)*
RADIO. f. Técnica radiológica que consiste en la opacificación de una colección abscesificada, mediante la introducción de un contraste por punción o a través de su comunicación a la piel, para obtener imágenes con fines diagnósticos.

absintismo *(absinthism)*
PSIQUIAT. m. Intoxicación producida por el consumo de absenta, licor verde que contiene esencia de ajenjo. Los síntomas característicos son la debilidad muscular generalizada, la neuritis, los trastornos mentales y las convulsiones.

absorbente *(absorbent)*
FISIOL. adj. Que es capaz de absorber, de incorporar una sustancia.

absorciometría *(absorptiometry)*
RADIO. f. Técnica que permite calcular la cantidad de fotones que han sido absorbidos por un material, teniendo en cuenta los emitidos y los que lo han atravesado, con lo que se puede deducir la calidad de dicho material.

absorciometría fotónica *(x-ray absorptiometry)*
ENDOCRINOL. Técnica empleada en la estimación de la densitometría ósea y de la composición corporal, que se basa en la atenuación de la emisión fotónica al atravesar los distintos tejidos.

absorción *(absorption)*
FISIOL. f. Interiorización de una sustancia en una célula o en un tejido. En ocasiones, lo absorbido no se queda en su interior, sino que pasa a través de la célula o tejido. ‖ **a. intestinal** *(intestinal a.)* Paso de los productos de la digestión a los capilares sanguíneos o linfáticos (según se trate de aminoácidos y azúcares, o de ácidos grasos, respectivamente), a través de la mucosa intestinal. ‖ **a. percutánea** *(percutaneous a.)* Absorción de productos aplicados sobre la piel.

absorción *(absorption)*
RADIO. f. Proceso de intercambio de energía mediante fenómenos de choque, o desviación que se produce entre partículas.

abstención *(abstention)*
PSICOL. f. Mecanismo de defensa por el que el individuo se enfrenta a conflictos emocionales y a amenazas de origen interno o externo, mediante el empleo de palabras o comportamientos con el propósito simbólico de negar o plantear enmiendas a pensamientos, sentimientos o acciones. Corresponde a un nivel defensivo de inhibiciones mentales o de formación de compromisos.

abstinencia *(abstinence)*
PSICOL. f. Privación voluntaria de la satisfacción de algún apetito. En términos de farmacodependencia, es el estado del sujeto sin la droga de la cual es dependiente.

abstinencia periódica *(periodic abstinence)*
GINECOL. Método natural de planificación familiar que evita las relaciones sexuales los días fértiles de la mujer.

abstracción *(abstraction)*
PSICOL. f. Operación intelectual que separa las cualidades de un objeto para considerarlas aisladamente o para analizar al objeto en su pura esencia o noción. Mentalmente se puede separar una propiedad de un objeto, aunque se retengan los caracteres generales de dicho objeto (abstracción representativa), o aislar, tras captar ciertas relaciones de semejanza entre los objetos, unos atributos comunes, unos contenidos generalizadores (abstracción simbólica). En psicología del desarrollo, la abstracción es el proceso mediante el cual el niño se separa de sus primitivos conceptos, intuitivos e individuales, y llega a los conceptos generales. J. Piaget sitúa dicho proceso al término de la infancia, coincidiendo con el comienzo de la adolescencia (a partir de los 12 años), en el «periodo de las operaciones formales».

abulia *(abulia)*
PSIQUIAT. f. Carencia de voluntad, incapacidad para ejecutar una acto voluntario o tomar una decisión. El paciente desea llevar a cabo un

acto, pero carece de la fuerza necesaria para hacerlo. No se refiere a una perturbación motora, sino de la voluntad. Según E. Bleuler, se trata de uno de los síntomas básicos de la esquizofrenia. También aparece en procesos orgánicos cerebrales generalmente localizados en el lóbulo frontal, así como en la catatonía, la histeria, la melancolía y la psicastenia.

abuso *(abuse)*
PSICOL. m. Mal uso o uso abusivo de cosas o personas. || **a. sexual** *(sexual a.)* Acto en el que una persona utiliza a otra, sin contar con su consentimiento, para satisfacer sus propias necesidades sexuales. Se presume la falta de libertad en el posible consentimiento cuando entre las personas implicadas en la relación sexual existen diferencias significativas de fuerza, poder o experiencia. En el caso de los niños y los adolescentes, incapaces por definición de otorgar un consentimiento libre para participar en actividades sexuales, se considera una forma de maltrato. Desde los puntos de vista social y legal, puede adoptar diferentes formas: *incesto*, abuso que lleva a cabo algún miembro de la familia; *violación*, abuso sexual realizado por una persona ajena al ámbito familiar; *vejación*, aquel que se limita a tocamientos; y *explotación sexual*, relacionada con la prostitución y la pornografía infantil. || **a. de sustancias psicoactivas** *(drug a.)* Uso patológico, continuado, excesivo y con propósitos diferentes a los genuinamente médicos, de una sustancia. El concepto de abuso viene definido por el hecho de que necesariamente no existe conocimiento de los efectos dañinos de la sustancia consumida y porque, en cualquier caso, no ha existido un intento serio de reducir o abandonar dicho consumo. El síndrome de abuso de sustancias *(drug abuse syndrome)* presenta un patrón desadaptativo en el consumo, que se manifiesta en consecuencias adversas significativas y recurrentes relacionadas con dicho consumo: incumplimiento de obligaciones importantes; consumo en situaciones físicamente peligrosas, como conducir o manejar una máquina, y problemas legales, sociales e interpersonales repetidos.

ABVD *(ABVD)*
ONCOL. Iniciales correspondientes a los agentes quimioterápicos adriamicina, bleomicina, vimblastina y dacarbacina, que se utilizan en el tratamiento del linfoma de Hodgkin.

acalasia *(achalasia)*
ANATPATOL. f. Trastorno que se caracteriza por la imposibilidad de relajar las fibras musculares de un esfínter. || **a. esofágica** *(esophageal a.)* Imposibilidad de relajación de las fibras musculares del esfínter esófago inferior, que se acompaña de ausencia de peristalsis esofágica. Con la evolución posterior se produce una dilatación masiva del esófago (megaesófago).

acampsia *(acampsia)*
ORTOP. f. Rigidez o falta de flexibilidad de un miembro.

acanto *(acantho)*
ORTOP. Prefijo de la palabra griega *akantha*, espina, pincho, que significa puntiagudo o espinoso. || Nombre antiguo de la columna vertebral. || Apófisis espinosa de una vértebra.

acantocito *(acanthocyte)*
HEMATOL. m. Hematíe con perfil dentellado y espinoso con espículas.

acantocitosis *(acanthocytosis)*
HEMATOL. f. Presencia de acantocitos en la sangre circulante, que se asocia sobre todo con la abetalipoproteinemia, en la cual hasta un 80% de los hematíes son acantocitos.

acantoma *(acanthoma)*
ANATPATOL. f. Tumoración cutánea que asienta en el estrato espinoso de la epidermis, produciendo un engrosamiento de la piel. En ocasiones se refiere también a lesiones no tumorales relacionadas con agentes virales (*Molluscum contagiosum, Verruca vulgaris*).

acantopélix *(acanthopelix)*
ORTOP. Ver **acantopelvis**.

acantopelvis *(acanthopelvis)*
ORTOP. f. Pelvis con la cresta del pubis muy aguda.

acantosis *(acanthosis)*
ANATPATOL. f. Engrosamiento de la epidermis por hiperplasia del estrato de las células espinosas. || **a. nigricans** *(a. nigricans)* Lesión cutánea que se caracteriza por la hiperpigmentación y el engrosamiento de la piel en áreas de flexión (cuello, axila, área genital, ingles). La piel muestra un aspecto plegado con un color de grisáceo a negruzco. Aunque la mayoría son lesiones benignas, en ocasiones puede presentarse como un síndrome paraneoplásico en tumores malignos de pulmón, mama o linfomas.

acarbia (*acarbia*)
PNEUMOL. f. Descenso de los niveles de bicarbonato en la sangre.

acarbosa (*acarbose*)
ENDOCRINOL. f. Fármaco inhibidor enzimático de las alfa-glucosidasas intestinales, que se emplea, por su efecto retardante de la absorción de glucosa, como elemento coadyuvante en el tratamiento de la diabetes mellitus.

acardia (*acardia*)
CARDIOL. f. Malformación congénita poco frecuente, que se caracteriza por la ausencia de corazón.

acariasis (*acariasis*)
DERMATOL. f. Dermatosis producida por ácaros. Ver **sarna**.

acarinosis (*acarinosis*)
DERMATOL. f. Dermatosis producida por ácaros.

ácaro (*mite*)
DERMATOL. m. Cualquier acárido, por lo general con cuerpo transparente, que es parásito del hombre y de los animales domésticos, y produce irritaciones en la piel.

acarodermatitis (*acarodermatitis*)
DERMATOL. f. Inflamación cutánea producida por la presencia de ácaros en la piel.

acarofobia (*acarophobia*)
DERMATOL. f. Temor patológico a padecer sarna. || Sarna imaginaria. Ver **fobia**.

acatisia (*akathisia*)
PSIQUIAT. f. Término acuñado por Haskovec (1901) con el que se define la incapacidad para permanecer sentado o de pie sin moverse. || Necesidad imperiosa y molesta de mover constantemente las extremidades superiores o inferiores. || **a. inducida por neurolépticos** (*neuroleptic-induced a.*) Aquella cuyos síntomas se manifiestan a las pocas semanas de iniciar una medicación neuroléptica, o bien al reducir la dosis de una medicación utilizada para tratar síntomas extrapiramidales.

acceso (*access*)
NEFROL. m. En medicina, tiene dos acepciones: ataque (*seizure*) (p. ej., ataque epiléptico) y vía de abordaje quirúrgico (*surgical access*). || **a. vascular** (*vascular a.*) Abordaje de un vaso sanguíneo para poder efectuar la alimentación parenteral, la introducción de sustancias de contraste (arteriografías, flebografías) o isótopos radiactivos, con fines diagnósticos o terapéuticos, realizar extracciones de sangre y también para hemodiálisis. Con esta última finalidad se practican fístulas arteriovenosas, generalmente en la muñeca, internas (ver **fístula de Cimino-Brescia**), o externas, interponiendo entre ambos vasos un puente de material sintético. Ver **shunt de Scribner**.

accesorio (*accessory*)
RADIO. adj. Se dice de cada una de las piezas o elementos de un equipo que pueden ser intercambiados.

accidente (*accident*)
ORTOP. m. Cualquier fenómeno o hecho traumático o morboso espontáneo que sobreviene en el individuo sano o en el curso de una enfermedad. || **a. de trabajo** (*labour a.*) Suceso imprevisto en el acto o con motivo del trabajo, cuya consecuencia es una lesión o perturbación funcional transitoria o permanente. || **a. de tráfico** (*traffic a.*) El que ocurre como consecuencia del tráfico urbano o por carretera.

accidente cerebrovascular (*stroke*)
NEUROL. Déficit neurológico focal agudo, debido a una causa vascular, generalmente, un infarto cerebral o una hemorragia cerebral intraparenquimatosa. || **a. isquémico transitorio** (*transient ischemic attack*) Trastornos episódicos y focales de la circulación cerebral, cuyo comienzo suele ser brusco. Determina la aparición de alteraciones neurológicas sub-

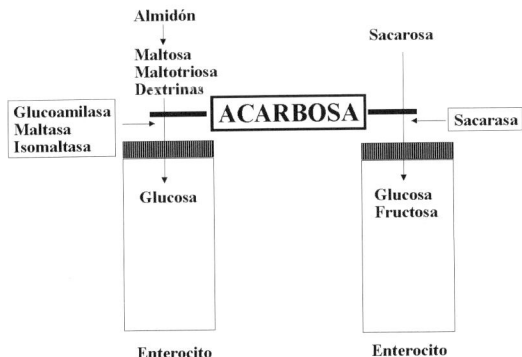

Efecto de la *acarbosa* sobre las alfa-glucosidasas intestinales

jetivas u objetivas de breve duración, generalmente unos minutos, con recuperación completa de la función neurológica en menos de 24 horas.

acción *(action)*
PSICOL. Ver **acto**.

acción refleja *(reflex action)*
FISIOL. Respuesta a un estímulo en la que no interviene la corteza cerebral, es decir, que se desarrolla al margen de la voluntad. Ver **reflejo**.

acebutolol *(acebutolol)*
CARDIOL. m. Fármaco beta-bloqueante que se emplea en el tratamiento de la angina de pecho y de la hipertensión arterial.

acefalia *(acephalia)*
ANAT. f. Ausencia congénita de la cabeza.

aceite *(oil)*
BIOQUÍM. m. Líquido combustible, no soluble en agua, formado por ésteres de ácidos grasos (predominantemente no saturados) y glicerol.

aceite iodado *(iodized oil)*
ENDOCRINOL. Vehículo graso que facilita, mediante su administración intramuscular, el tratamiento de la deficiencia de iodo en áreas de endemia bociosa.

aceite de silicona *(silicone oil)*
OFTALMOL. Sustancia empleada como sustitutivo del humor vítreo cuando este es eliminado quirúrgicamente durante una vitrectomía realizada con motivo de un desprendimiento de retina. Sirve para mantener la retina en su sitio hasta que se produce su adhesión definitiva, evitando así que se redesprenda en el postoperatorio inmediato. Al ser tóxico para el ojo, debe ser extraído en una segunda intervención.

aceleración *(acceleration)*
FISIOL. f. Incremento de la velocidad en la frecuencia cardiaca, respiratoria, etc.

acelerado *(accelerated)*
RADIO. adj. Que ha incrementado su velocidad. En las partículas, indica un incremento de su energía.

acelerador *(accelerator)*
RADIO. m. Equipo que aumenta la velocidad de las partículas y las dota de mayor energía o capacidad de penetración.

acelerina *(accelerin)*
BIOQUÍM. f. Proteína plasmática derivada de la activación del factor V, que interviene en la coagulación sanguínea.

acelular *(acellular)*
ANATPATOL. adj. Que carece de células.

acenestesia *(acenesthesia)*
PSICOL. f. Carencia o pérdida de la percepción normal del propio cuerpo. Conlleva la pérdida del conocimiento difuso, más o menos consciente, de la existencia, del estado general y del funcionamiento interno del organismo.

acéntrico *(acentric)*
GENÉT. adj. Se dice del cromosoma (o fragmento de cromosoma) que carece de centrómero.

aceptación incondicional *(unconditional acceptance)*
PSICOL. Actitud del terapeuta destinada a facilitar la interacción terapéutica. Se caracteriza por la existencia de los sentimientos de consideración y reconocimiento personal hacia el paciente, con independencia de las actitudes, sentimientos o acciones concretas que este pueda manifestar en un momento dado. Dicha actitud implica, además de escuchar atentamente y dispensar un trato personalizado, evitar juicios de valor relativos al contenido de la comunicación del paciente. Junto con la empatía y la autenticidad, forma parte de las características del estilo interactivo del terapeuta, que contribuyen más directamente al éxito del tratamiento.

acervo *(acervus)*
GENÉT. m. Conjunto de elementos que forman un conglomerado. || **a. génico** *(gene pool)* Conjunto de genes que poseen todos los miembros de una especie.

acetábulo *(acetabulum)*
ANAT. m. Cavidad del hueso coxal, en forma de media esfera, donde se introduce la cabeza del fémur (articulación coxofemoral).

acetabuloplastia *(acetabuloplasty)*
ORTOP. f. Reparación plástica del acetábulo, que tiene por objeto su ampliación, especialmente del techo del mismo, para mejorar la cobertura de la cabeza femoral que se aloja en él.

acetacetato *(acetoacetate)*
BIOQUÍM. m. Sal del ácido acetoacético. || Cuerpo cetónico producido por el hígado y utilizado

por algunas células como combustible, en ausencia extrema de hidratos de carbono. Es un sistema de transporte hidrosoluble de acetato y regulador de la lipolisis del tejido adiposo.

acetacetil-CoA (*acetoacetyl-CoA*)
BIOQUÍM. m. Compuesto que desempeña un papel importante en el metabolismo, ya que sirve como combustible en algunos procesos metabólicos que implican al cerebro y al tejido nervioso.

acetaldehído (*acetaldehyde*)
BIOQUÍM. m. Líquido volátil (CH_3CHO), con acción irritante sobre las mucosas. || **a. deshidrogenasa** (*a. dehydrogenase*) Enzima que cataliza la oxidación del acetaldehído a ácido acético.

acetalozamida (*acetalozamide*)
NEUROL. f. Fármaco diurético inhibidor de la anhidrasa carbónica.

acetato (*acetate*)
BIOQUÍM. m. Sal del ácido acético.

acetato medroxiprogesterona (*medroxyprogesterone acetate*)
ENDOCRINOL. Fármaco de potente efecto progestacional y antigonadotrópico, que se utiliza como gestagénico en patología ginecológica y se ha empleado con anterioridad en el tratamiento de la pubertad precoz. || **a. megestrol** (*megestrol a.*) Agente antineoplásico con efecto progestagénico, que mejora el deterioro del apetito que se produce en pacientes con neoplasias.

acetil-CoA (*acetyl-CoA*)
BIOQUÍM. m. Compuesto intermedio formado en la degradación de la mayoría de los combustibles metabólicos, que constituye un paso obligado para la entrada en el ciclo de Krebs. Sirve también como precursor para la síntesis de ácidos grasos y esteroides. || **a. sintetasa** (*a. syntetase*) Enzima de bacterias y plantas que cataliza la síntesis de acetil-CoA a partir de acetato y coenzima A, mediante una reacción dirigida por la hidrólisis de adenosintrifosfato.

acetilcolina (*acetylcholine*)
NEUROL. f. Neurotransmisor ampliamente distribuido en el sistema nervioso central y en el sistema nervioso periférico. Su función, al igual que la de otros neurotransmisores, es mediar la actividad sináptica del sistema nervioso.

acetilgalactosamina (*acetylgalactosamine*)
BIOQUÍM. f. Compuesto derivado del aminoazúcar galactosamina, que tiene un grupo acetilo en el nitrógeno amínico. Se encuentra en glicoproteínas, heteropolisacáridos y glicolípidos.

acetilglucosamina (*acetylglucosamine*)
BIOQUÍM. f. Compuesto derivado del aminoazúcar glucosamina, que tiene un grupo acetilo en el nitrógeno amínico. Se encuentra en glicoproteínas, heteropolisacáridos y glicolípidos.

acetilserina (*acetylserine*)
BIOQUÍM. f. Aminoácido poco frecuente, presente en algunas proteínas, que se forma por la acetilación de la serina una vez que la proteína ha sido transducida.

acetiltransacilasa (*acetyltransacylase*)
BIOQUÍM. f. Enzima que cataliza la transferencia de grupos acetilo de una sustancia a otra. Dicha actividad enzimática está presente en el complejo de la ácido grasosintasa.

acetiltransferasa (*acetyltransferase*)
BIOQUÍM. f. Enzima que cataliza la transferencia de grupos acetato de una sustancia a otra.

acetoheximida (*acetoheximide*)
ENDOCRINOL. f. Antidiabético oral del grupo de las sulfonilureas, que se emplea en el tratamiento de la diabetes mellitus tipo 2.

acetona (*acetone*)
BIOQUÍM. f. Líquido incoloro que se encuentra en pequeñas cantidades en la sangre y en la orina de individuos sanos, y en gran cantidad en la orina de los diabéticos o tras un ayuno prolongado.

acetonemia (*acetonemia*)
ANATPATOL. f. Presencia de cantidades anormalmente grandes de acetona o cuerpos cetónicos en la sangre. Puede observarse en situaciones en las que existe una oxidación incompleta de las grasas, como en la cetoacidosis diabética y en los estados de desnutrición o ayuno prolongado.

acetonuria (*acetonuria*)
BIOQUÍM. f. Presencia de grandes cantidades de acetona en la orina, que indican una oxida-

ción incompleta de los ácidos grasos. Se observa en la diabetes, la fiebre, el ayuno y el cáncer.

aciclovir *(acyclovir)*
FARMCLÍN. m. Antivírico que se utiliza en el tratamiento de las infecciones producidas por virus herpes simplex y varicela-zóster.

acidemia *(acidemia)*
FISIOL. f. Disminución del pH sanguíneo, es decir, aumento del número de hidrogeniones.

acidez *(acidity)*
FISIOL. f. Calidad de ácido o agrio, característica de las soluciones que tienen un pH bajo. ‖ **a. gástrica** *(gastric a.)* La que se produce en el estómago de un sujeto cuando aumenta la proporción del clorhídrico del jugo gástrico.

acidificación *(acidification)*
NEFROL. f. Acción de acidificar (disminuir el pH) un líquido. ‖ **a. urinaria** *(renal a.)* Contribución renal al mantenimiento del equilibrio ácido-base, mediante la reabsorción de todo el bicarbonato filtrado en el túbulo proximal y la excreción de hidrogeniones de origen extrarrenal en forma de acidez titulable (fosfato monosódico = PO_4H_2Na) o de amoniaco (NH^{4+}) en el túbulo distal, para regenerar el bicarbonato que se consume por procesos extrarrenales. El pH urinario varía entre 4,6 y 7,8 en función de la producción endógena o exógena (alimentación) de hidrogeniones, y su trastorno origina enfermedades. Ver **acidosis tubular renal distal**.

ácido *(acid)*
BIOQUÍM. m. Compuesto que libera iones de hidrógeno cuando se disocia en una solución. Los ácidos tienen propiedades químicas opuestas a las bases. ‖ **á. acetilmurámico** *(acetylmuramic a.)* Compuesto derivado del aminoazúcar glucosamina, que tiene un grupo acetilo en el nitrógeno amínico y ácido láctico unido al carbono 3. Se encuentra en las paredes celulares bacterianas. ‖ **á. adenílico** *(adenylic a.)* Mononucleótido constituido por ribosa, adenina y ácido fosfórico, también llamado AMP. Es el precursor del ADP y del ATP. En el metabolismo energético su elevada concentración intracelular indica la necesidad de sintetizar ATP. ‖ **á. araquídico** *(arachidic a.)* Ácido graso saturado de 20 carbonos. ‖ **á. araquidónico** *(arachidonic a.)* Ácido graso insaturado, que es un componente esencial de la estructura fosfolipídica de las membranas celulares y se sintetiza a partir del ácido linoleico. Es el precursor inmediato principal de las diferentes protaglandinas y de los leucotrienos. ‖ **á. ascórbico** *(ascorbic a.)* Vitamina C, hidrosoluble, que se encuentra en la mayoría de los alimentos vegetales, especialmente en las naranjas. Su deficiencia produce el escorbuto. ‖ **á. aspártico** *(aspartic a.)* Aminoácido dicarboxílico proteico no esencial, que juega un papel importante en el metabolismo de los aminoácidos. ‖ **á. cítrico** *(citric a.)* Ácido tricarboxílico que abunda en las plantas, particularmente en los frutos cítricos. Se utiliza como antioxidante en la alimentación.

ácido acetohidroxámico *(acetohydroxamic acid)*
UROL. Ácido hidroxámico de estructura molecular similar a la urea ($C_2NO_2H_5$), que es un potente e irreversible inhibidor de la ureasa, una enzima bacteriana responsable de la formación de los cálculos infecciosos. Se utiliza en el tratamiento de la litiasis infecciosa. No destruye ni disuelve los cálculos, pero evita su crecimiento. Ver **litiasis infecciosa**.

ácido-alcohol resistente *(acid-fast)*
MICROBIOL. Organismo que, una vez teñido de rojo con carbolfucsina, resiste la decoloración con mezclas de ácido y de etanol; p. ej., *Mycobacterium spp* y algunas especies de *Nocardia*. Así, en el diagnóstico clínico de *Mycobacterium spp* se hace uso de esta propiedad para identificar las micobacterias en muestras de esputo teñidas con tinción de Ziehl-Neelsen. Se piensa que la ácido-alcohol resistencia de estos organismos deriva de la peculiar composición lipídica de su pared celular y, específicamente, de la presencia de ácidos micólicos en ella. ‖ **á. teicoico** *(teichoic a.)* Estructura polisacárida, polímeros de glicerol o ribitol fosfato, presente en la pared celular de las bacterias gram-positivas, con funciones de adherencia.

ácido biliar *(bile acid)*
FISIOL. Ácido derivado del colesterol y segregado con la bilis en forma de sales biliares, que interviene en la digestión de las grasas. La mayoría de los ácidos biliares son absorbidos por la mucosa intestinal y van a parar nuevamente al hígado.

ácido clavulánico (*clavulanic acid*)
FARMCLÍN. Fármaco betalactámico, clavama, que se utiliza asociado a la amoxicilina o a la ticarcilina, ampliando el espectro de la penicilina frente a las bacterias que producen betalactamasas. Puede administrarse por vía oral o intravenosa. || **á. nalidíxico** (*nalidixic a.*) Compuesto antiséptico de primera generación. || **á. oxonílico** (*oxilynic a.*) Compuesto antiséptico de primera generación.

ácido clorhídrico (*hydrochloric acid*)
GENÉT. Uno de los componentes del jugo gástrico, cuya fórmula es ClH. Es el responsable del paso de pepsinógeno a pepsina y proporciona el pH adecuado para que esta proteolítica actúe sobre los alimentos. || **á. desoxirribonucleico** (*deoxyribonucleic a.*) Ver **DNA**. || **á. ribonucleico** (*ribonucleic a.*) Ver **RNA**.

ácido docosahexanoico (*docosahexanoic acid*)
ENDOCRINOL. Ácido graso de 22 carbonos, poliinsaturado, perteneciente al grupo omega-3, que se encuentra presente en los aceites de pescado. Posee un efecto reductor del nivel circulante de triglicéridos y de la insulinorresistencia, y adicionalmente favorece la síntesis de prostaglandinas antiagregantes y vasodilatadoras. || **á. esteárico** (*estearic a.*) Ácido graso saturado de origen animal de 18 carbonos. || **á. fíbrico** (*fibric a.*) Compuesto químico de donde derivan los fibratos, fármacos que se emplean en el tratamiento de las hiperlipoproteinemias. || **á. gammaaminobutírico** (*gamma-aminobutyric a.*) Componente habitual de los seres vivos, que participa, entre otras funciones, en la neurotransmisión. Las neuronas que lo utilizan como neurotransmisor se encuentran en todo el sistema nervioso central, por lo que es el más empleado. Se comporta como inhibidor y normalmente se le designa con la inicial de sus cuatro nombres en inglés: GABA. || **á. graso libre** (*free fatty a.*) Ácido graso no esterificado. || **á. graso omega-3** (*omega-3 fatty a.*) Cualquier ácido graso poliinsaturado esencial, entre los que se hallan el eicosapentanoico, el docosahexanoico y el linolénico, constituyentes fundamentales de las membranas celulares. Se encuentran en los aceites de pescado y poseen un efecto reductor del nivel circulante de triglicéridos, así como de la insulinorresistencia. Adicionalmente favorecen la síntesis de prostaglandinas antiagregantes y vasodilatadoras, lo que se encuentra en relación con la tasa disminuida de accidentes vasculares que muestran las poblaciones consumidoras de elevadas cantidades de estos ácidos grasos, como la esquimal. || **á. graso omega-6** (*omega-6 fatty a.*) Cualquier ácido graso poliinsaturado, entre los que sobresale el ácido linoleico, presente en los aceites vegetales. Desde el punto de vista terapéutico, estos ácidos provocan la disminución de colesterol, pero un excesivo aporte puede dar lugar a alteraciones en las membranas celulares y a la reducción de partículas HDL, fracción lipoproteica de conocido efecto protector vascular. || **á. hidroxiindolacético** (*hydroxyindoleacetic a.*) Metabolito de la serotonina cuya estimación urinaria posee utilidad diagnóstica para detectar el síndrome carcinoide. || **á. iopanoico** (*iopanoic a.*) Contraste iodado empleado para la realización de colecistografías orales, con un intenso efecto bloqueante de la desiodasa que convierte la tiroxina en triiodotironina. Desde el punto de vista terapéutico, puede utilizarse en el tratamiento de la crisis tireotóxica. || **á. láctico** (*lactic a.*) Es el producto final de la glucólisis que proporciona la energía para la contracción del músculo esquelético. Por esta razón, el ejercicio muscular intenso provoca un aumento del ácido láctico en la sangre. Interviene en numerosos procesos bioquímicos. || **á. oleico** (*oleic a.*) Ácido graso insaturado de 18 carbonos, conocido también como ácido 9-octadecenoico. || **á. palmítico** (*palmitic a.*) Ácido graso saturado de 16 carbonos, conocido también por ácido hexadecanoico. || **á. pirúvico** (*piruvic a.*) Compuesto formado en el metabolismo aeróbico de los carbohidratos. Es un precursor del acetilcoenzima A, al cual da lugar por acción de la enzima piruvato deshidrogenasa. || **á. tetraiodotiroacético** (*tetraiodothyroacetic a.*) Producto metabólico derivado de la desaminación y decarboxilación oxidativa de la tiroxina. || **á. triiodotiroacético** (*triiodothyroacetic a.*) Producto metabólico derivado de la desaminación y la decarboxilación oxidativa de la triiodotiroinina. || **á. úrico** (*uric a.*) Producto del metabolismo proteico que se encuentra en la sangre y la orina, cuyo incremento da lugar a la hiperuricemia, que puede desembocar en una crisis de gota por depósito articular de cristales de urato monosódico, tofos, nefropatía o nefroli-

tiasis; 2, 6, 8-trioxipurina. ‖ **á. vanilmandélico** (*vanillylmandelic a.*) Metabolito de las catecolaminas, cuya estimación urinaria posee utilidad en el diagnóstico de tumores cromafines, como los feocromocitomas y los paragangliomas.

ácido etilendiaminotetraacético (EDTA) (*ethylendyaminotetraacetic acid*)
HISTOL. Sustancia quelante de calcio, que se utiliza en numerosos estudios bioquímicos y de biología celular. ‖ **á. hialurónico** (*hyaluronic a.*) Glicosaminoglicano no sulfatado y no unido a proteínas, que posee alrededor de 2.500 unidades repetitivas de N-acetil-glucosamina y ácido glucurónico. Es el único glicosaminoglicano que no forma proteoglicanos. Contribuye a la hidratación de los tejidos y se sitúa fundamentalmente en la matriz extracelular del tejido conectivo. Es abundante en el cartílago y en los vasos sanguíneos, así como en el fluido sinovial y en el humor vítreo. Actúa como medio lubricante en las articulaciones y da plasticidad y turgencia a los tejidos conectivos. ‖ **á. siálico** (*sialic a.*) Azúcar que se incorpora a proteínas o lípidos durante el proceso de glucosilación en las células. Confiere carga negativa a las células y actúa como señalizador intercelular. También está presente en la pared bacteriana. Recibe el nombre de ácido N-acetil-neuramínico.

ácido fólico (*folic acid*)
HEMATOL. Una de las vitaminas del complejo B, intermediario principal en el metabolismo de los folatos. Las fuentes más importantes de ácido fólico en la dieta son las hojas verdes de las plantas, el hígado, la levadura y la leche materna (que cubre las necesidades del lactante). Su deficiencia causa anemia megaloblástica.

ácido folínico (*folinic acid*)
ONCOL. Fármaco utilizado para proteger a las células normales de la toxicidad que se genera con la administración de altas dosis de metotrexate, un fármaco anticanceroso. También se usa para aumentar el efecto antitumoral de los citostáticos 5-fluorouracilo y tegafur-uracilo.

ácido oxálico (*oxalic acid*)
NEFROL. Producto terminal principal del metabolismo del ácido ascórbico o del metabolismo intermediario de los carbohidratos. Se elimina por la orina y su exceso de eliminación (>50 mg/día o hiperoxaluria) puede generar la producción de cálculos por precipitación (cristales de oxalato cálcico) en el riñón, las vías urinarias y otros órganos (huesos, corazón, vasos, etc.).

acidofilia (*acidophilia*)
HISTOL. f. Propiedad que tienen algunas estructuras celulares y algunos tejidos para unirse a colorantes de tipo ácido, como la eosina.

acidosis (*acidosis*)
NEFROL. f. Disminución de la reserva alcalina, con aumento de hidrogeniones en la sangre y los tejidos. Las causas más frecuentes son: pérdida excesiva de bicarbonatos (diarrea, vejiga ileal, ureterosigmoidostomía, etc.), trastorno de la función del túbulo renal (ver **acidosis tubular renal distal)**, producción excesiva de ácidos orgánicos (acidosis láctica, cetoacidosis), etc. ‖ **a. compensada** (*compensated a.*) Aquella cuyos mecanismos mantienen el pH dentro de los límites normales. ‖ **a. diabética** (*diabetic a.*) La que se produce por acumulación de cuerpos cetónicos en los casos de diabetes mellitus no controlada. ‖ **a. hipercápnica** (*hypercapnic a.*) Ver **acidosis respiratoria.** ‖ **a. láctica** (*lactic a.*) La que es consecuencia de la acumulación de ácido láctico (superior a 5 mmol/l), como resultado de un aumento de su síntesis, de un defecto de su metabolismo o de ambas causas, debido a una alteración en la respiración celular. El ácido láctico es un producto terminal del metabolismo de la glucosa y su única vía de degradación es la oxidación hacia ácido pirúvico. Las causas son: hipoxia tisular (situación de *shock*, fallo agudo del ventrículo izquierdo, disminución del gasto cardiaco, anemia intensa o hipoxemia), intoxicaciones (alcohol, metanol, etilenglicol, salicilatos), enfermedades diversas tipo diabetes mellitus, sepsis, insuficiencia hepática, insuficiencia renal y déficit enzimáticos (p. ej., déficit de glucosa-6-fosfatasa). El objetivo principal del tratamiento es mejorar la oxigenación tisular mediante la administración de oxígeno, la restitución de la volemia y del gasto cardiaco, etc. ‖ **a. metabólica** (*metabolic a.*) Aparece cuando no se metabolizan o no se eliminan ácidos no volátiles. ‖ **a. metabólica hiperclorémica** (*hyperchloremic metabolic a.*) La que se produce como conse-

cuencia de la administración de sustancias ácidas del tipo cloruro amónico, clorhidrato de arginina, lisina, etc., que, al metabolizarse, producen ácido clorhídrico. || **a. respiratoria** *(respiratory a.)* Elevación de la concentración de iones hidrógeno (H$^+$) por un trastorno primario pulmonar asociado a la elevación de la presión arterial de CO_2 o hipercapnia y a un incremento del bicarbonato. Puede ser aguda o crónica y las causas principales son: enfermedades del sistema nervioso central (por parada cardiopulmonar, sobredosis de sedantes, tumor cerebral) y enfermedades típicas pulmonares (obstrucción aguda de las vías respiratorias, enfermedad pulmonar obstructiva crónica, cuadros de neumonía o edema pulmonar graves, neumotórax, enfermedades musculares respiratorias y enfermedades restrictivas del pulmón). || **a. tubular renal** *(renal tubular a.)* La que se origina por la existencia de defectos tubulares renales específicos en el transporte del bicarbonato o del ión hidrógeno, o de ambos. Difiere de la acidosis metabólica de la insuficiencia renal crónica severa en la habitual normalidad del filtrado glomerular. Hay dos tipos principales: distal (llamada también de tipo I o clásica o por limitación de gradiente) y proximal (de tipo II o por pérdida de bicarbonato). || **a. tubular renal distal** *(distal renal tubular a.)* Incapacidad del túbulo distal de la nefrona de mantener el gradiente transepitelial de la concentración de iones hidrógeno. Condiciona una disminución de la excreción de iones hidrógeno (H$^+$) con pH alcalino en la orina, que no se puede reducir ni incluso tras una sobrecarga ácida. Este defecto de acidificación de la orina cursa con acidosis metabólica, hipocaliemia, frecuente hipercalciuria, pérdida de la capacidad de concentración de la orina, etc. || **a. tubular renal hiperpotasémica** *(renal tubular hyperkalemic a.)* Acidosis tubular renal tipo IV, característica de pacientes de edad avanzada con insuficiencia renal crónica por diabetes mellitus, nefropatías intersticiales, nefroangioesclerosis, etc. Ocasionalmente se asocia a un hipoaldosteronismo hiporreninémico, que responde bien al tratamiento con un mineralocorticoide tipo 9-alfa-fludrocortisona que condiciona hiperpotasuria.

acil-CoA *(acyl-CoA)*
BIOQUÍM. m. Tioéster de un ácido graso con el coenzima A, que permite la activación de los ácidos grasos antes de su oxidación o de su transferencia a una molécula para formar un lípido complejo. Su síntesis está catalizada por la enzima acil-CoA sintetasa.

acilcoenzima A *(acyl coenzyme A)*
BIOQUÍM. Ver **acil-CoA**.

acilureidopenicilina *(acylureidopenicillin)*
FARMCLÍN. f. Cualquier miembro del grupo de penicilinas formado por azlocilina, mezlocilina y piperacilina, que se caracteriza por su mayor actividad frente a los bacilos gram-negativos. Se utilizan por vía intravenosa en el tratamiento de infecciones graves.

acinesia *(akinesia)*
ORTOP. f. Falta, pérdida o cesación del movimiento.

Acinetobacter *(Acinetobacter)*
MICROBIOL. Género de bacterias gram-negativas que, de forma habitual, se encuentra ampliamente distribuido en el ambiente, así como en la microbiota normal de una minoría (10%) de individuos. Puede causar infecciones nosocomiales (neumonía, bronquitis y septicemias por cateterización).

acinoso *(acinar)*
ANATPATOL. adj. Que tiene forma o estructura semejante a un racimo de uvas. || Relativo o perteneciente a un acino.

acipimox *(acipimox)*
ENDOCRINOL. m. Análogo del ácido nicotínico con efecto bloqueante de la lipólisis y efecto reductor de la concentración plasmática de ácidos grasos libres.

aclaramiento *(clearance)*
FISIOL. m. Extracción de una sustancia de la sangre en el glomérulo renal. La capacidad de aclaramiento de una determinada sustancia, como la inulina, sirve para valorar la función renal.

aclaramiento de agua libre *(free water's clearance)*
NEFROL. Cantidad de agua pura que es preciso añadir o extraer de la orina para que su osmolaridad sea idéntica a la del plasma (CH_2O). Se corresponde con la diferencia entre el volumen por minuto de la orina (v.) y el aclaramiento osmolar (COsm). Su fórmula es:

$CH_2O = V - COsm$. Para una carga osmótica variable, un mismo volumen de orina corresponde a orinas más o menos concentradas (aclaramiento de agua libre negativo) o más o menos diluidas (aclaramiento de agua libre positivo). ‖ **a. de creatinina** *(creatinine c.)* Volumen de plasma en mililitros depurada totalmente de esa sustancia en la unidad de tiempo (minuto). Su fórmula es: $C = U \times V / P$, en la que U es la concentración urinaria de la creatinina en mg/litro; P es la concentración plasmática de creatinina en mg/l, y V es el volumen urinario en ml/minuto. Se expresa siempre en ml/minuto y conviene ajustarla a la superficie corporal de 1,73 m². Sirve como medida de la tasa de filtración glomerular y su valor normal es aproximadamente de 100 ml/minuto. Su determinación es básica en el examen de la exploración clínica funcional renal, pues permite afirmar la integridad de la función renal o medir el grado de déficit funcional en el curso de la insuficiencia renal aguda o crónica. ‖ **a. de urea** *(urea c.)* Volumen de plasma depurado completamente de urea en una unidad de tiempo, que refleja el poder de depuración de la urea plasmática a través del riñón. Se calcula mediante una fórmula general de aclaramiento renal, su valor normal es del orden de 40-70 ml/minuto y está muy influenciado por el volumen de la diuresis y el régimen alimenticio. En la actualidad ya no se emplea como método de exploración de la función renal, y ha sido sustituido por la medida del aclaramiento de creatinina, que es mucho más fiable.

aclorhidria *(achlorhydria)*
ANATPATOL. f. Situación en la que, a pesar de la estimulación con histamina o pentagastrina, el estómago es incapaz de producir jugo gástrico con un pH menor de 6, porque tampoco produce ácido clorhídrico. Aparece con la gastritis atrófica crónica y en personas ancianas. Es un síntoma precoz casi obligado de la anemia perniciosa.

acné *(acné)*
DERMATOL. m. Afección dermatológica con clara influencia hormonal y patogenia multifactorial, que se caracteriza por: 1) obstrucción del canal pilosebáceo que da lugar a la formación del comedón; 2) aumento de la secreción de las glándulas sebáceas; 3) colonización del ducto por *Propionibacterium acné;* 4) inflamación del folículo pilosebáceo. Aparece fundamentalmente en la pubertad, con tendencia a la curación espontánea, y a veces provoca la aparición de cicatrices inestéticas, en especial si se manipulan e infectan. ‖ **a. conglobata** *(conglobata a.)* El de curso crónico, con fiebre intensa, malestar general y lesiones supurativas ‖ **a. inducido por fármacos** *(drug a.)* Acné ocupacional, producido por productos industriales (aceites, alquitranes). ‖ **a. de Mallorca** *(Mallorca's a.)* El que está ocasionado por la exposición excesiva al sol. ‖ **a. neonatorum** *(neonatorum a.)* El que aparece en niños de cuatro a seis semanas por la transmisión de andrógenos maternos.

acnegénico *(acnegen)*
DERMATOL. adj. Se dice de la sustancia que produce o favorece la formación de acné.

acneítis *(acneitis)*
DERMATOL. f. Vocablo en desuso que indica lesiones faciales, probablemente superponibles o tubercúlides papulonecróticas (forma de tuberculosis cutánea).

acoasma *(akoasm)*
PSIQUIAT. f. Alucinación auditiva, generalmente simple o elemental, que no consiste en percibir palabras o voces, sino sonidos (el enfermo oye crujidos, roces, pasos, truenos, ladridos, aullidos, etc.). Es frecuente que aparezca en la esquizofrenia, en el aura epiléptica o en las psicosis orgánicas.

acoluria *(acholuria)*
ANATPATOL. f. Ausencia de pigmentos biliares en la orina.

acomodación *(accommodation)*
FISIOL. f. Adaptación de un órgano u organismo a una nueva situación. ‖ **a. visual** *(visual a.)* Adaptación del ojo a la distancia (aumento de la capacidad dióptrica del cristalino y convergencia ocular) y a la luz (miosis cuando hay mucha luz y midriasis en la penumbra).

acondrogénesis *(achondrogenesis)*
ORTOP. f. Osteocondrodisplasia letal, que se caracteriza por enanismo por falta de osificación del aulage cartilaginoso.

acondroplasia *(achondroplasia)*
ANAT. f. Alteración congénita y hereditaria que da lugar al enanismo acondroplásico, caracteri-

zado por unas extremidades muy cortas, en tanto que la cabeza y el tronco tienen un desarrollo normal. La causa de esta malformación reside en el escaso desarrollo del cartílago epifisario, que es el que permite el crecimiento en longitud de las extremidades.

acontecimiento menor *(microevent)*
PSICOL. Suceso de ocurrencia cotidiana, más frecuente, más próximo al individuo y con menor grado de impacto sobre la persona que los sucesos mayores, pero que, en interacción con estos, tiene una influencia significativa en la salud y en la respuesta de estrés. Las contrariedades o fastidios *(hassles)* son sucesos negativos que se definen como demandas irritantes y frustrantes en la transacción cotidiana con el medio. Las satisfacciones *(uplifts)* son sucesos positivos: experiencias placenteras de aprecio, buenas noticias, etc. || **a. vital** *(life e.)* Cualquier experiencia objetiva extraordinaria que altera la actividad habitual del individuo y provoca un cambio y la necesidad de un reajuste orgánico o conductual.

acoplamiento *(coupling)*
ENDOCRINOL. m. Reacción bioquímica que posibilita la unión de monoiodotirosina y diiodotirosina para dar lugar a la síntesis de tiroxina y triiodotironina en las células foliculares tiroideas.

acra *(acral lesion)*
DERMATOL. adj. Se dice de la lesión localizada en las extremidades.

acral *(acral)*
DERMATOL. adj. Relativo a las extremidades.

acro- *(acro-)*
ANAT. Prefijo griego que indica el extremo de una cosa.

acroanestesia *(acroanesthesia)*
ORTOP. f. Pérdida de sensibilidad en las extremidades.

acroartritis *(acroarthritis)*
ORTOP. f. Artritis que afecta a las extremidades, especialmente en manos y pies.

acroasfixia *(acroasphyxia)*
ORTOP. f. Anestesia local que afecta a las extremidades, especialmente a los dedos de las manos y de los pies, y que probablemente es una forma leve de la enfermedad de Raynaud.

acroataxia *(acroataxia)*
ORTOP. f. Ataxia de las extremidades, especialmente de las manos y de los pies.

acrocefalia *(acrocephaly)*
CIRPLÁS. f. Malformación congénita del cráneo, en la que el cierre prematuro de las suturas coronal y sagital produce un crecimiento acelerado de la cabeza en sentido craneal, confiriéndole una apariencia estrecha, con una forma alargada o cónica.

acrocéntrico *(acrocentric)*
GENÉT. adj. Se dice del cromosoma en el que el centrómero está muy cercano al extremo de uno de sus brazos.

acrocianosis *(acrocyanosis)*
CARDIOL. f. Coloración azulada de manos y pies como consecuencia de una vasoconstricción cutánea que está producida por un escaso gasto cardiaco o un trastorno vasomotor local.

acrocontractura *(acrocontracture)*
ORTOP. f. Contractura muscular de las manos y de los pies.

acrodermatitis *(acrodermatitis)*
DERMATOL. f. Inflamación cutánea de las extremidades. || **a. de Hallopeau** *(Hallopeau's a.)* Forma grave de pustulosis, de carácter crónico, que se localiza preferentemente en las manos y los dedos. Para algunos especialistas es una forma de psoriasis grave.

acrodinia *(acrodinia)*
NEUROL. f. Alteración del sistema nervioso vegetativo, que aparece con frecuencia en la infancia y se caracteriza por tener dolor en las extremidades, taquicardia, trastornos tróficos y vasomotores, de la sudoración y psíquicos.

acrodisostosis *(acrodysostosis)*
ORTOP. f. Osteocondrodisplasia que presenta hipoplasia maxilar y manos y pies pequeños (con disostosis periférica y escasa repercusión en la talla y en el estado mental).

acrodolicomelia *(acrodolichomelia)*
ORTOP. f. Longitud anormal o exagerada (desproporcionada) de manos y pies.

acroesclerosis *(acrosclerosis)*
ANATPATOL. f. Esclerodactilia, tirantez y rigidez de la piel de los dedos, que se acompaña de pérdida de masa ósea de las falanges (osteoporo-

sis) y atrofia muscular. Se presenta en cuadros de esclerosis sistémica y en el fenómeno de Reynaud.

acroestesia *(acroesthesia)*
ORTOP. f. Dolor de las extremidades. ‖ Sensibilidad aumentada.

acrofase *(acrophase)*
ENDOCRINOL. f. Parámetro que define el momento de máxima elevación de una variable en un patrón optimizado de su ritmo cronobiológico.

acrofobia *(acrophobia)*
PSIQUIAT. Ver **fobia**.

acrogeria *(acrogeria)*
DERMATOL. f. Envejecimiento cutáneo de las extremidades.

acromacria *(acromacria)*
ORTOP. f. Longitud excesiva de las extremidades. ‖ Aracnodactilia.

acromasia *(achromasia)*
NEUROL. f. Pérdida de la visión de los colores.

acromatismo *(achromatism)*
OFTALMOL. Ver **acromatopsia**.

acromatopsia *(achromatopsia)*
OFTALMOL. f. Incapacidad absoluta para diferenciar los colores.

acromedermia *(achromedermia)*
DERMATOL. Ver **acromía**.

acromegalia *(acromegaly)*
ANAT. f. Enfermedad crónica del adulto, que viene causada por la hipersecreción de la hormona hipofisaria del crecimiento y que se caracteriza por un agrandamiento de muchas partes del esqueleto, especialmente de las porciones distales o prominentes: nariz, orejas, mandíbula, dedos de las manos y de los pies, etc. Es el fenómeno opuesto a la acromicria. La causa de esta enfermedad es un aumento de la secreción de la hormona del crecimiento (debida, generalmente, a un tumor hipofisario), después de la pubertad. Se manifiesta con dolor en las articulaciones, como consecuencia de la osteoporosis y de la artrosis.

acromegaloidismo *(acromegaloidism)*
ENDOCRINOL. m. Cuadro clínico de características idénticas a la acromegalia, en el que no se evidencia la hipersecreción de la hormona del crecimiento o IGF-I.

acromelalgia *(acromelalgia)*
ORTOP. f. Enfermedad que cursa con crisis paroxísticas y bilaterales de vasodilatación, que se manifiesta por dolor urente, eritema e incremento de la temperatura cutánea de las extremidades, especialmente de las manos y de los pies. También se la denomina eritromelalgia, enfermedad de Gerhardt, enfermedad de Mitchell o enfermedad de Weir-Mitchell.

acromélico *(acromelic)*
ORTOP. adj. Relativo o perteneciente al final de una extremidad o que la afecta.

acromía *(achromia)*
DERMATOL. f. Ausencia de la coloración normal de la piel o de cualquiera de sus componentes. También se denomina hipocromía.

acromial *(acromial)*
ORTOP. adj. Relativo o relacionado con el acromion y perteneciente al mismo.

acrómico *(achromic)*
DERMATOL. adj. Sin color, descolorido, incoloro.

acromicria *(acromicria, acromikria)*
ORTOP. f. Síndrome clínico opuesto a la acromegalia, caracterizado por la hipoplasia de las extremidades óseas, que se evidencia sobre todo en las manos, los pies, la nariz y la mandíbula. Se cree que puede ser debida a una falta de somatotropina. ‖ **a. congénita** *(cogenital a.)* Ver **síndrome de Down**.

acromioclavicular *(acromioclavicular)*
ORTOP. adj. Relativo o perteneciente al acromion y a la clavícula. Se aplica especialmente a la articulación existente entre estas formaciones óseas.

acromiocoracoide *(acromiocoracoid)*
ORTOP. adj. Relativo o perteneciente al acromion y a la apófisis coracoidea.

acromiohumeral *(acromiohumeral)*
ORTOP. adj. Relativo o perteneciente al acromion y al húmero. ‖ Se aplica al espacio que los separa.

acromion *(acromion)*
ORTOP. m. Apófisis del extremo de la espina del omoplato, que se articula con la extremidad externa de la clavícula para formar la articulación acromioclavicular.

acromioplastia *(acromioplasty)*
ORTOP. f. Extirpación quirúrgica del gancho anterior del acromion para aliviar la compresión

mecánica del manguito de los rotadores durante el movimiento de la articulación glenohumeral, también llamada acromioplastia anterior.

acromiotonía *(acromyotonia)*
ORTOP. f. Deformación espástica de una mano o de un pie, debida a una miotonía localizada en una extremidad.

acromopustulosis *(achromopustulosis)*
DERMATOL. f. Pustulosis localizada en las extremidades.

acromotriquia *(achromotrichia)*
DERMATOL. f. Falta de coloración del cabello. || Canicie en la especie humana.

acroneurosis *(acroneurosis)*
ORTOP. f. Cualquier neuropatía de las extremidades.

acrónix *(acronyx)*
ORTOP. f. Uña que crece hacia dentro. || Uña encarnada o encardinada. || Término poco usual equivalente a uña incarnata, crecimiento aberrante de una uña del pie con uno o, menos frecuentemente, ambos bordes laterales muy hundidos en las partes blandas adyacentes.

acropaquia *(digital clubbing)*
PNEUMOL. f. Agrandamiento bulloso selectivo del extremo distal de los dedos por proliferación del tejido conectivo. Para su definición se requieren cuatro criterios: a) uñas en vidrio de reloj; b) engrosamiento bulboso distal del dedo; c) desaparición del ángulo que forma la raíz de la uña con el dedo; d) sensación de esponjosidad al ejercer presión sobre la uña. Puede ser hereditaria o idiopática, o adquirida y asociada a trastornos pulmonares (bronquiectasias, abscesos pulmonares, carcinoma escamoso de pulmón y fibrosis pulmonar) y extrapulmonares (cardiopatías congénitas, endocarditis bacterianas subagudas, mucoviscidosis, cirrosis hepática, colitis ulcerosa y enteritis regional).

acroparálisis *(acroparalysis)*
ORTOP. f. Parálisis de las extremidades.

acroparestesia *(acroparesthesia)*
NEUROL. f. Sensación de hormigueo en las partes distales de las extremidades, habitualmente debida a lesiones de los nervios correspondientes a estos territorios cutáneos. Se observa frecuentemente en polineuropatías y compresiones nerviosas, como el síndrome del túnel carpiano.

acropatía *(acropathy)*
ORTOP. f. Término inespecífico que comprende cualquier enfermedad de las extremidades.

acropatología *(acropathology)*
ORTOP. f. Patología de las extremidades.

acropigmentación reticulosa de Kitamura *(Kitamura acropigmentation reticularis)*
DERMATOL. f. Pigmentación regional, de forma reticulada, localizada en las extremidades.

acroqueratosis *(acrokeratosis)*
DERMATOL. f. Aumento de la capa córnea localizada en las extremidades.

acrosfacelo *(acrosphacelus)*
ORTOP. m. Necrosis de los dedos. || Acroasfixia.

acroteriasis *(acroteriasis)*
ORTOP. f. Mutilación o amputación de una extremidad. || Ausencia congénita de una extremidad.

acrotérico *(acroteric)*
ORTOP. adj. Perteneciente o relativo a la periferia o a las partes más externas.

ACTH *(ACTH)*
FISIOL. Abreviatura de hormona adrenocorticotropa. Actúa sobre la corteza suprarrenal, especialmente sobre la zona fasciculada, y provoca un aumento de secreción de glucocorticoides.

actina *(actin)*
CARDIOL. f. Proteína filamentosa del protoplasma celular, que se encarga de conferir su forma a la célula, fijar las proteínas de membrana, participar en los movimientos celulares y, asociada a la miosina, causar la contracción de las células musculares.

actínico *(actinic)*
DERMATOL. adj. Relativo a la acción de los rayos solares.

actinodermatitis *(actinodermatitis)*
DERMATOL. Alteración inflamatoria cutánea atribuida a la acción de los rayos ultravioleta sobre la piel.

actinodermatosis *(actinodermatosis)*
DERMATOL. f. Afección dermatológica crónica atribuida a la acción de los rayos ultravioleta sobre la piel.

Actinomicetos *(Actinomyces)*
MICROBIOL. Género muy heterogéneo de eubacterias gram-positivas, con tendencia a desarrollar formas filamentosas. Incluyen miembros de la microbiota de la tierra (estreptomicetos, actinoplanáceas y otros), junto con otros patógenos humanos y animales (especies *Actinomyces, Mycobacterium, Nocardia* y *Dermatophilus*). Actualmente este género consta de una sola especie: *C. granulomatis*.

actinomicina B *(actinomycin B)*
HISTOL. f. Sustancia que produce inhibición de la síntesis de proteínas en los ribosomas, tanto de eucariotas como de procariotas. Se emplea en el tratamiento de algunas neoplasias malignas, como el rabdomiosarcoma en los niños.

actinomicina D *(actinomycin D)*
BIOQUÍM. f. Antibiótico y antineoplásico producido por una cepa de *Streptomyces*. Inhibe la síntesis de RNA mediante su intercalación entre las bases del DNA bicatenario molde. Tiene gran afinidad por las zonas del DNA ricas en citosinas y guaninas, y es un agente terapéutico eficaz para el tratamiento de algunos tipos de cáncer, debido a su eficiencia en la inhibición del crecimiento de las células en la división rápida.

actinomicosis *(actinomycosis)*
PNEUMOL. f. Infección pulmonar crónica con supuración, producida por una bacteria gram-positiva, generalmente el *Actinomyces israelii*.

actitud *(attitude)*
PSICOL. f. Disposición psíquica, relativamente estable, que predispone al individuo a reaccionar (pensar, sentir y actuar) de un determinado modo ante el ambiente (objetos, personas, hechos y situaciones). Las actitudes se consideran elementos básicos de la «personalidad profunda», que comprometen todas las dimensiones fundamentales del sujeto: cognitivas, afectivas y conductuales. Agrupadas en constelaciones, interaccionan entrelazadas unas con otras, en forma de convicciones, prejuicios y opiniones, y regulan conjuntos de conductas e influyen decisivamente en el acontecer social. Por un lado, cumplen funciones adaptativas, esto es, de economía cognoscitiva (categorizaciones, generalizaciones o estereotipos mentales, cómodos y útiles; resúmenes, síntesis o claves para comprender el mundo, y esquemas conceptuales que permiten abordar conjuntos amplios de fenómenos); funciones egodefensivas (racionalizadoras, transferenciales, proyectivas, etc.) frente a conflictos y amenazas de origen interno y externo, y funciones definitorias y confirmadoras de la propia identidad (describen el autoconcepto, revelan el propio yo ideal y manifiestan el proyecto de personalidad que tiene cada uno). Por otro lado, cumplen también funciones motivacionales (por su dimensión operativa anti/pro, que promueve la ruptura de la indiferencia); funciones orientativas (en cuanto facilitan la emergencia de la respuesta adecuada) y funciones estabilizadoras (conforman consistencias/rasgos de personalidad). Aunque no son entidades directamente observables, pueden ser evaluadas por inferencias a partir de la conducta y de las manifestaciones verbales, mediante cuestionarios y escalas, y a través de medidas fisiológicas del componente afectivo. ‖ **a. antálgica** *(antalgic a.)* Posición que espontáneamente adopta el enfermo para atenuar el dolor de una parte del cuerpo. ‖ **a. cerebelosa** *(cerebellar a.)* Contracción tónica generalizada, típica de las lesiones cerebrales, con opistotonos, rigidez de nuca, flexión de brazos y extensión de piernas. ‖ **a. fetal** *(fetal a.)* La propia del feto y que el recién nacido tiende a mantener. ‖ **a. de gatillo** *(trigger a.)* Flexión de la pierna sobre el muslo y de este sobre el tronco, típico de la meningitis. ‖ **a. disfuncionales** *(dysfunctionals a.)* En la teoría cognitiva de Beck, creencias tácitas y reglas vitales estables del individuo acerca de sí mismo y del mundo, de carácter rígido y poco realista, que impregnan y condicionan la construcción sesgada de la realidad, mediante un procesamiento distorsionado de la información (de arriba-abajo), de caracter simplificador, que elabora y codifica únicamente los estímulos consistentes con los esquemas mentales preconcebidos, ignorando y olvidando la información inconsistente con ellos. La eventual pérdida de información, o la distorsión de la misma que implica, da lugar a que en la depresión se establezcan contingencias casi imposibles para la autovalía, mientras que en la manía se exageren los aspectos positivos y se eleve la autoestima.

actitud de boxeador *(pugilistic attitude)*
MEDLEGAL. Flexión de las articulaciones de todas las extremidades de los cadáveres carbonizados por acción del fuego, debida a la desnaturalización de las proteínas de los músculos. ‖ **a. de Duvergie** *(Duvergie's a.)* Posición del cadáver en la que las manos, los codos y las rodillas están flexionados, mientras los pies se encuentran en extensión.

actitudoterapia *(attitudotherapy)*
ORTOP. f. Tratamiento de las deformidades, especialmente del raquis, por la adopción de actitudes propias para corregirlas.

activación *(activation)*
BIOQUÍM. f. Acción de activar. Normalmente la activación de las reacciones químicas de los seres vivos corre a cargo de las enzimas. ‖ **a. de aminoácido** *(amino acid a.)* Reacción previa a la síntesis de proteínas, catalizada por una aminoacil tRNA sintetasa específica, que une el aminoácido al AMP y posteriormente lo transfiere al extremo 3' del tRNA.

activación del complemento *(complement activation)*
NEFROL. Mecanismo defensivo del organismo en el que participa un complejo sistema multiproteico con más de 30 componentes, cuyas funciones principales son la defensa frente a las infecciones por microorganismos y la eliminación de los complejos antígeno-anticuerpo circulantes. La activación de la cascada del complemento puede efectuarse por la vía clásica (componentes C1-C4, C2 y C3) o por una vía alternativa (componentes C3, factor B, factor D y por las proteínas reguladoras factores H e I y properdina).

activación del espermatozoide *(sperm activation)*
HISTOL. Proceso por el cual el espermatozoide adquiere la capacidad de fecundar, introduciéndose en el ovocito. Incluye la maduración del espermatozoide en el epidídimo y el proceso de capacitación espermática. ‖ **a. del óvulo** *(ovum a.)* Proceso por el cual el óvulo aumenta su síntesis de RNA y proteínas, una vez que ha entrado en él el espermatozoide. Concluye cuando se fusionen los pronúcleos del espermatozoide y el óvulo. ‖ **a. del protooncogén** *(proto-oncogene a.)* Proceso por el cual un proto-oncogén se transforma en un oncogén desencadenando una división incontrolada de la célula. Este cambio tiene lugar mediante mutaciones, muchas provocadas por agentes químicos o por determinados virus.

activación monoclonal *(monoclonal activation)*
INMUNOL. Estimulación que provoca el antígeno en el clon linfocitario capaz de reconocerlo específicamente. ‖ **a. policlonal** *(polyclonal a.)* Estimulación de múltiples clones linfocitarios. Los mitógenos inducen una activación linfocitaria policlonal.

activador *(activator)*
RADIO. m. Elemento que pone en marcha un mecanismo mediante un proceso físico o químico.

activador tisular del plasminógeno (t-PA) *(tissue plasminogen activator)*
HEMATOL. Serina proteasa de síntesis endotelial, de PM 68000, que consta de 527 aminoácidos y es monocatenario en su forma nativa, si bien la plasmina puede transformarlo en bicatenario, siendo activas ambas formas moleculares. El gen que lo codifica se encuentra en el cromosoma 8. Es el principal activador fisiológico del plasminógeno. La afinidad del t-PA por el plasminógeno es muy baja en ausencia de fibrina, pero la presencia de esta facilita la formación de un complejo ternario t-PA-plasminógeno-fibrina, en el que un cambio conformacional de las dos primeras moléculas origina una estimulación espectacular en la activación del plasminógeno a plasmina.

actividad colinérgica *(cholinergic activity)*
ENDOCRINOL. Grado de función de las sinapsis o terminaciones nerviosas en las que la acetilcolina actúa como neurotransmisor sobre receptores nicotínicos o muscarínicos. ‖ **a. simpaticoadrenal** *(sympathoadrenal a.)* Función derivada de la secreción hormonal de la médula suprarrenal. La producción medular de catecolaminas forma parte de un sistema de respuesta al estrés que se encuentra coordinado con otras respuestas biológicas de tipo cardiovascular, hormonal, de conducta, etc.

actividad simpaticomimética intrínseca *(intrinsic sympathomimetic activity)*
OFTALMOL. Efecto buscado en ciertos colirios betabloqueantes que son utilizados en el tratamiento del glaucoma, lo que redunda en una

menor reducción de la frecuencia y la potencia cardiaca y en una menor broncoconstricción que la producida por otros colirios.

activímetro *(dose calibrator)*
MEDNUCL. m. Equipo destinado a medir la actividad de una muestra radiactiva.

activina *(activin)*
ENDOCRINOL. f. Proteína de estructura dimérica y origen gonadal, que posee tres formas moleculares, A, AB y B; un efecto modulador de la secreción de FSH hipofisaria y un papel autocrino y paracrino en otros tejidos, como el ovario y la placenta.

acto o **acción** *(act, action)*
PSICOL. m. Movimiento o serie de movimientos mediante los que el individuo lleva a cabo una finalidad en el ambiente. Frente al movimiento reflejo (el tipo más sencillo de actividad que nace del contacto con el ambiente y que obedece al principio de autorregulación), la acción se caracteriza por ser una respuesta intencional, propositiva (se orienta a la consecución de una finalidad), que está constituida como una configuración de movimiento (carácter de *gestalt*) de la totalidad psicosomática del individuo, ante una situación. Junto con los impulsos, las percepciones y los afectos, completa (como cuarto y último miembro de la vivencia) el círculo funcional de comunicación del ser vivo con el ambiente (Lersch). Según su grado de rendimiento (de adaptación al fin perseguido y a la situación dada), la acción puede ser neutra o estar adaptada a un fin, como ocurre en las acciones instintivas, experienciales o inteligentes. Según su grado de formalización voluntaria, la acción puede ser impulsiva o voluntaria. ‖ **a. experiencial** *(experiential a.)* Forma de acción que basa su rendimiento adaptativo en el aprendizaje (en la experiencia). Dado que la mayor parte de los comportamientos que sirven para la adaptación vital del hombre están basados en acciones experienciales, el estudio del aprendizaje ha sido uno de los aspectos básicos en psicología y sus aplicaciones han tenido gran importancia en la educación. Los animales superiores presentan, además de las acciones instintivas (fundamento básico de su comportamiento), formas de conducta basadas en la experiencia y en la recíproca influencia de esta con el instinto, que se conocen con el nombre de adiestramientos (producción metódica de formas de comportamiento mediante la doma o el amaestramiento). ‖ **a. fallido** *(failed a.)* Errores, equivocaciones, olvidos momentáneos, pérdidas de objetos, debidos generalmente a la distracción, el cansancio o la excitación. Según la teoría psicoanalítica, los actos fallidos son actos sintomáticos: el sujeto, por la influencia perturbadora de ideas o deseos inconscientes, expresa involuntariamente, de forma figurada, lo que en realidad intenta callar y encubrir. ‖ **a. impulsivo** *(impulsive a.)* El que se debe a la realización de un impulso, sin la adecuada reflexión ni una valoración previa de las consecuencias. Son actos impulsivos típicos los actos en cortocircuito, o reactivos, provocados directamente por impulsos emocionales, con una casi completa ausencia de examen y de intervención de la voluntad consciente, aunque pueden ser relativamente complicados (provocar un incendio, el suicidio, etc.). ‖ **a. indiferente** o **neutro** *(indifferent or neutral a.)* El que está constituido por la manifestación de afectos y emociones. Supone la realización del componente emocional (comportamiento virtual) contenido en los afectos (el ataque en el furor, el abrazo en la alegría, la defensa en el dolor, la agresión en la cólera, etc.). En cuanto manifestación emocional pragmática, no se orienta a un objetivo ni facilita la adaptación. ‖ **a. instintivo** *(instinctive a.)* Forma de acción, predeterminada en la constitución hereditaria del ser viviente, que se halla en condiciones de ejecución inmediata sin necesidad de experiencia previa ni habituación. Con una clara finalidad de adaptación biológica, el conjunto de pautas de reacción que en los animales contribuye a la conservación de la vida del individuo y de la especie tiene su origen en una determinada situación típica y es ejecutada de un mismo modo, relativamente estereotipado, por todos los individuos de la especie. Desde un punto de vista evolutivo, es la primera forma de comportamiento en la que tiene lugar una utilización del medio circundante al servicio de las tendencias. Proporciona una «económica» adaptación (piénsese en lo que supondría el aprendizaje de la construcción de un nido, o en tejer una tela de araña) al medio natural, relativamente permanente, y es para el animal la forma bá-

sica de comportamiento. Por extensión, se entiende por instinto el conjunto de pautas de reacción que en los animales contribuyen a la conservación de la vida del individuo y de la especie, y, coloquialmente, el móvil o motivo atribuido a un acto, un sentimiento, etc., que obedece a una razón profunda, sin que se percate de ello el que lo realiza o siente. ‖ **a. inteligente** *(intelligent a.)* Acción cuyo rendimiento (la adaptación al fin propuesto o a la situación dada) se halla basado en la intervención de la inteligencia. ‖ **a. voluntario** *(voluntary a.)* Acción en cuya estructura y curso interno interviene la voluntad, determinando la meta tendencial (qué impulsos a la acción contenidos en las tendencias y sentimientos y cómo y en qué medida han de actuar) y llevándola a cabo en contra de posibles resistencias.

acto médico *(medical act)*
BIOÉT. Acto en que el médico actúa como profesional de la medicina para prevenir, diagnosticar, pronosticar, tratar, etc. Su significado habitual se suele circunscribir a las actuaciones dirigidas al diagnóstico y al tratamiento de un paciente individual. ‖ **a. médico y ética** *(medical a. and ethics)* Su influencia en el modo de vida del paciente se refiere no solamente a cuestiones meramente sanitarias, sino que, como toda relación humana, influye decisivamente en el modo de concebir la vida, y más si se tiene en cuenta el prestigio profesional del médico. Ver **formación humana**. ‖ **a. negativo** *(negative a.)* Ver **decisión, omisión**.

actomiosina *(actomyosin)*
CARDIOL. f. Complejo molecular del músculo estriado, que está formado por filamentos de actina y de miosina, responsable de la contracción muscular.

ACTP *(PTCA)*
CARDIOL. Siglas de angioplastia coronaria transluminal percutánea.

actualización *(actualization)*
PSICOL. f. Proceso del desarrollo, paso de una función o capacidad virtual o potencial a su realización efectiva. ‖ Proceso por el que los contenidos psíquicos (pensamientos, recuerdos, esperanzas, planes, temores) y los deseos latentes se hacen actuales, presentes, pasando al campo de la conciencia.

acuagénico *(acuagenic)*
DERMATOL. adj. Se dice de lo que está producido por la exposición al agua.

acueducto *(aqueduct)*
ANAT. m. Cada uno de los conductos que ponen en comunicación dos cavidades; p. ej., el acueducto mesencefálico es el que comunica el III ventrículo con el IV.

acúfeno *(tinnitus)*
OTORRIN. Ver **tinnitus**.

acuminado *(acuminate)*
DERMATOL. adj. Puntiagudo, aguzado.

acuminata *(acuminate)*
DERMATOL. Ver **acuminado**.

acumulación *(accumulation)*
RADIO. f. Almacenamiento de sustancias en un órgano, en ocasiones de forma anómala, que puede cambiar las características del mismo en técnicas de imagen.

acumulado *(accumulated)*
RADIO. adj. Almacenado o depositado en una zona.

acúmulo *(accumul)*
RADIO. m. Aumento de la cantidad de una sustancia que está contenida en una víscera.

acupuntura *(acupuncture)*
BIOÉT. Ver **medicina alternativa**. ‖ **a. y ética** *(a. and ethics)* Ver **medicina alternativa y ética**.

acupuntura *(acupuncture)*
FISIOL. f. Técnica, de antigua tradición (más de tres mil años) y origen chino, que se basa en la introducción de agujas en determinados puntos de la superficie corporal, a las que se les hace vibrar (electroacupuntura) con intensidad y frecuencia determinadas, según los efectos que se desean obtener. Su acción se desarrolla en tres niveles: espinal, por el mecanismo del control de entrada *Gate control);* troncoencefálico, por estimulación de los núcleos del rafe y algunos reticulares, y diencefálico, por estimulación del núcleo arqueado del tuber, principal centro secretor de ß-endorfina. Su eficacia está comprobada en numerosas patologías: alivio de dolores, relajación muscular, impotencia, etc.

adactilia o **adactilismo** *(adactylia or adaptylism)*
ORTOP. f. Falta congénita de los dedos de la mano o del pie.

adamantinoma (*adamantinoma*)
ANATPATOL. Ver **ameloblastoma.**

adaptación (*adaptation*)
PSICOL. f. Capacidad de la persona para adecuar su conducta a las características del medio en que vive, consiguiendo el máximo aprovechamiento del mismo sin perder su equilibrio interno. Como proceso (proceso de adaptación), incluye mecanismos de asimilación (integración de nuevos datos a los patrones de conducta ya constituidos), acomodación (los nuevos datos transforman un patrón o esquema preexistente) y modificación del medio externo, que tienen como objetivo asegurar el equilibrio de la relación entre el organismo y su medio de vida. ‖ **a. social** (*social a.*) Capacidad de vivir y expresarse de acuerdo con las restricciones y las demandas culturales de la sociedad.

adaptación celular (*cellular adaptation*)
ANATPATOL. Adquisición de modificaciones que permiten que las células o los tejidos sobrevivan en un ambiente nuevo o en condiciones distintas a las habituales.

adaptación escotópica (*scotopic adaptation*)
OFTALMOL. Mecanismo por el cual la retina habitúa su sensibilidad a estímulos luminosos muy bajos, lo que permite obtener una visión reducida en condiciones de oscuridad. ‖ **a. fotópica** (*photopic a.*) Mecanismo por el cual la retina adapta su sensibilidad a un estímulo luminoso muy intenso para evitar el deslumbramiento.

Addison, Thomas
ANATPATOL. Médico inglés (1793-1860).

adelto (*adelt, archs fingerprint*)
MEDLEGAL. m. Huella dactilar o dactilograma formado solo por líneas, de forma más o menos curvada, que pasan transversalmente de lado a lado del pulpejo del dedo, sin que existan núcleos ni deltas. En algunas clasificaciones se les llama arco.

adenilación (*adenylation*)
BIOQUÍM. f. Proceso mediante el cual el grupo adenilo del adenosintrifosfato es transferido a una molécula aceptora. La adenilación en aminoácidos de tirosina es una de las modificaciones covalentes que afectan a la actividad de algunas proteínas. ‖ **a. ciclasa** (*a. ciclase*) Enzima situada en la membrana plasmática que transforma el adenosintrifosfato en 3´, 5´monofosfato cíclico de adenina (AMPc). Constituye un sistema biológico a través del cual se transmiten al interior de la célula las señales de numerosas hormonas. ‖ **a. quinasa** (*a. kinase*) Enzima que convierte dos moléculas de adenosindifosfato en una molécula de adenosintrifosfato y una molécula de adenosinmonofosfato.

adenilciclasa (*adenylate cyclase*)
ENDOCRINOL. f. Enzima intracelular que cataliza la conversión de adenosintrifosfato (ATP) en adenosinmonofosfato cíclico (AMPc), desempeñando un papel esencial en la activación de receptores de membrana.

adenina (*adenine*)
BIOQUÍM. f. Base nitrogenada derivada de la purina (6-aminopurina), que forma parte de los ácidos desoxirribonucleico y ribonucleico y de algunas coenzimas, como NAD+, NADP+, FAD y A. ‖ **a. desaminasa** (*a. deaminase*) Enzima que cataliza la desaminación de la adenina a hipoxantina. La inexistencia de este enzima causa una inmunodeficiencia severa, conocida como síndrome del ADA (niños-burbuja).

adenitis (*adenitis*)
ENDOCRINOL. f. Inflamación de una glándula.

adenitis mesentérica (*mesenteric adenitis*)
CIRGEN. Cuadro clínico de dolor abdominal en la fosa ilíaca derecha, semejante a la apendicitis aguda. Se diferencia de esta en que el dolor es menos localizado y selectivo, y que el estado del apéndice es normal, aunque hay múltiples adenopatías palpables en el meso del íleon terminal.

adenoacantoma (*adenoacanthoma*)
ANATPATOL. f. Lesión tumoral maligna que está constituida por un epitelio con diferenciación glandular (adenocarcinoma) y focos de metaplasia escamosa (áreas de diferenciación del epitelio a epitelio plano poliestratificado queratinizado). Su localización más habitual es el endometrio.

adenocarcinoma (*adenocarcinoma*)
ANATPATOL. f. Lesión tumoral maligna de naturaleza epitelial, con formación de estructuras glandulares reconocibles u originadas a partir de un epitelio glandular. Al igual que el adenoma (benigno), existen varios tipos según la estructura dominante.

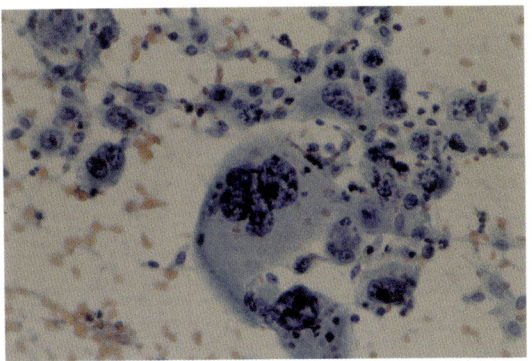

Citología de un *adenocarcinoma* poco diferenciado de pulmón, procedente de una punción-aspiración de una masa pulmonar. Las células tumorales se caracterizan por ser muy variadas en la forma y el tamaño, tener núcleos grandes y oscuros y nucleolos visibles. Todos estos datos, presentes en la imagen, permiten dar un diagnóstico rápido y preciso

adenocarcinoma hipofisario *(hypophyseal adenocarcinoma)*
NEUROCIR. Forma maligna de adenoma hipofisario, capaz incluso de dar metástasis a distancia. Las células tienen importantes atipias y no son secretoras. El tratamiento es quirúrgico, seguido de radioterapia. Es poco frecuente y muy agresivo en las proximidades.

adenocarcinoma de próstata *(prostate adenocarcinoma)*
UROL. El que se origina en las glándulas prostáticas. Constituye el 98% de los cánceres de próstata y es el más frecuente en el varón: la segunda causa de muerte en el varón y la primera en edades superiores a los 60 años. La incidencia y la prevalencia aumentan con la edad. El 27% de los varones de 40 años y el 60% de los mayores de 80 evidencian adenocarcinoma de próstata clínico o subclínico. Su etiología se desconoce, pero es más frecuente en la raza negra. El diagnóstico se basa en dos pruebas: el valor del PSA sérico y el tacto rectal. Si el PSA sérico adquiere valores superiores a 4 ng/ml o el tacto rectal es anormal, es preciso realizar una biopsia de próstata por punción transrectal o perineal. La confirmación histológica es requisito indispensable para el diagnóstico. *a) Estadiaje clínico:* los pacientes son calificados como T1 o T2, si el tumor está exclusivamente en la glándula, y como T3, si el tumor sobrepasa la cápsula prostática. Los T4 afectan a los órganos próximos. Si existe afectación de los ganglios regionales, se califican como N1 o N2. Si los ganglios regionales están libres, se les denomina N0. La existencia de metástasis a distancia (generalmente en los huesos de la pelvis o de la columna, con carácter osteoblástico) califica a los pacientes como M1. La ausencia de metástasis se denomina M0. *b) Tratamiento:* los pacientes T1 o T2 que tienen un tumor localizado reciben tratamiento de intención curativa, que consiste en la aplicación de cirugía radical, llamada prostatectomía radical o radioterapia radical. Los pacientes con adenocarcinoma diseminado reciben un tratamiento paliativo que consiste en bloquear la síntesis de testosterona, sustancia imprescindible para el metabolismo de la glándula prostática y sin la cual se atrofia. En el cáncer diseminado, el bloqueo hormonal produce una respuesta clínica y patológica objetiva en el 80% de los pacientes, pero siempre temporal y parcial. Todos, al cabo de un tiempo variable (el 50% a los dos años) padecen una progresión de la enfermedad que les conduce inexorablemente a la muerte por cáncer. Los métodos utilizados para el bloqueo hormonal son: quirúrgicos (orquiectomía bilateral) o médicos (utilización de análogos de LH-RH y/o antiandrógenos). Los resultados con un método y otro son similares. ‖ **a. renal** *(renal a.)* Tumor originado en las células del túbulo proximal, que constituye el 95% de los tumores malignos del riñón. Más común en el varón (2:1), se presenta sobre todo a partir de la quinta década de la vida. *a) Diagnóstico y estadiaje:* presenta un cuadro clínico variable, cuyo síntoma más común es la hematuria (20-60%). La sintomatología paraneoplásica que muestran entre el 10 y el 40% de los pacientes es: anemia (20-40%), eritrocitosis (3-4%), fiebre (20%), hipertensión (40%) e hipercalcemia (3-6%). El diagnóstico es radiológico y el casual ecográfico, cada vez más frecuente (50%). La ecografía renal es el método electivo; su fiabilidad es del 98%. El estudio se completa con TAC abdominal, radiografía de tórax y gammagrafía ósea, con el objeto de realizar el estadiaje clínico. Los pacientes cuyo tumor no sobrepasa los límites del riñón se califican como T1-T2; si el tumor alcanza la grasa que envuelve al riñón o crece en el interior de la vena renal o

cava se califica como T3A o T3B; si afecta a órganos vecinos, se denomina T4; si los ganglios regionales están afectados, se denomina N1-N2; si están indemnes, N0; y si existe o no metástasis a distancia se denominan M1 o M0. *b) Tratamiento:* la cirugía es el único tratamiento eficaz (incluye la extirpación del riñón, la grasa perirrenal y los ganglios regionales). Ocasionalmente, en tumores pequeños y bien seleccionados, se realiza una nefrectomía parcial. La radioterapia, la quimioterapia o la hormonoterapia son ineficaces. En la actualidad, en pacientes de pronóstico negativo, se utiliza, como tratamiento complementario, la inmunoterapia adoptiva con células LAK (células asesinas activadas por linfocinas), TIL (linfocitos intratumorales activados), interleuquina 2 o interferón alfa. Los resultados son mediocres (respuesta parcial y temporal en el 20% de los casos). *c) Pronóstico:* depende del estadio (T1 y T2: supervivencia del 70% en cinco años; T3, del 40%; N1 o N2, del 10 al 20%; M1, del 0%). || **a. de la rete testis** *(rete testis a.)* Tumor extraño, pero altamente maligno, que afecta exclusivamente a los adultos (20-80 años). Se presenta habitualmente como una masa escrotal, indolora, sólida, aunque asociada comúnmente a un hidrocele. El tumor procede de los túbulos de la rete testis. El tratamiento es quirúrgico (orquiectomía radical), y la mitad de los pacientes mueren dentro del año siguiente al mismo. La utilización de quimioterapia o radioterapia no consigue efectos positivos.

adenohipófisis *(adenohypophysis)*
ENDOCRINOL. f. Lóbulo anterior de la hipófisis, que segrega hormona de crecimiento, ACTH, prolactina, TSH y gonadotropinas. Se encuentra conectada con el hipotálamo mediante el tallo hipofisario, que a su vez sustenta el sistema porta, gracias al cual las hormonas hipotalámicas liberadoras e inhibidoras son transportadas para alcanzar las células hipofisarias, lo que posibilita la integración neuroendocrina.

adenoide *(adenoid)*
ANATPATOL. adj. Que muestra semejanza con una glándula, incluidos los ganglios linfáticos.

adenoidectomía *(adenoidectomy)*
OTORRIN. f. Extirpación de las vegetaciones adenoideas.

adenoides *(adenoids)*
ANATPATOL. f. pl. Hipertrofia de las amígdalas faríngeas, como consecuencia de un proceso inflamatorio crónico.

adenoiditis *(adenoiditis)*
OTORRIN. f. Inflamación aguda, subaguda o crónica de la amígdala faríngea o adenoides del niño.

adenoma *(adenoma)*
ANATPATOL. m. Lesión tumoral benigna de naturaleza epitelial, con formación de estructuras glandulares reconocibles. || **a. pleomorfo** *(pleomorphic a.)* Tumoración de naturaleza epitelial, generalmente benigna, que se caracteriza por la presencia, junto con el componente de glándulas, de un componente mesenquimal, habitualmente cartílago, derivado de un proceso de metaplasia de las células mioepiteliales. Se localiza habitualmente en las glándulas salivares mayores.

adenoma adrenal *(adrenal adenoma)*
UROL. Patología adrenal más frecuente, que clínicamente es asintomático y se diagnostica por TAC de forma casual. Es difícil distinguirlo del carcinoma suprarrenal. Se considera sospechosa de carcinoma la masa que supera los 5 cm de diámetro o aquella que en la resonancia nuclear magnética presenta una señal de alta intensidad. Histológicamente, a veces resulta difícil distinguir un adenoma de un carcinoma suprarrenal. || **a. nefrogénico vesical** *(nephrogenic a.)* Lesión vesical anómala que, en forma de tumor benigno, histológicamente remeda los túbulos colectores primitivos. Es una respuesta metaplásica del urotelio vesical a traumatismos, a una infección o a la radioterapia; su incidencia es mayor en los varones, aunque excepcionalmente se ha detectado en niños, y se trata mediante resección endoscópica. Existe una forma maligna, que se denomina adenocarcinoma mesonéfrico, cuyo tratamiento es similar al de los tumores malignos de vejiga. || **a. renal** *(renal a.)* Tumor renal benigno poco frecuente (1-2% de los tumores renales), constituido exclusivamente por células basófilas que forman estructuras papilares o túbulo-papilares. Se originan en el túbulo distal, y presentan una forma de nódulos de 1 a 3 cm, de carácter múltiple y de distribución cortical.

adenoma adrenocortical *(adrenocortical adenoma)*
ENDOCRINOL. Adenoma de la corteza suprarrenal. Puede ser no funcionante y secretor de cortisol, aldosterona, andrógenos o estrógenos. ‖ **a. de células de Hürthle** *(Hürthle cell a.)* Tumor tiroideo benigno de células oncocíticas, ricas en mitocondrias. Posee un comportamiento similar al adenoma tiroideo folicular. No cursa con invasión capsular ni vascular. ‖ **a. de células nulas** *(null cell a.)* Adenoma hipofisario constituido por células con muy escasa maquinaria secretora, que aisladamente pueden mostrar inmunohistoquímica positiva para gonadotropinas o sus subunidades. Se corresponden con adenomas clínicamente no funcionantes. ‖ **a. folicular** *(follicular a.)* Tumor tiroideo benigno formado por una proliferación encapsulada de células foliculares. Clínicamente se presenta como un nódulo tiroideo o en el marco de un bocio multinodular. ‖ **a. papilar** *(papillary a.)* Estructura adenomatosa de carácter benigno, cuyas células parenquimatosas forman procesos papilares. Constituye una causa del nódulo tiroideo. ‖ **a. paratiroideo** *(parathyroid a.)* Formación adenomatosa que se desarrolla en una glándula paratiroides. Constituye la causa más frecuente de hiperparatiroidismo primario. Habitualmente afecta a una única glándula, pero excepcionalmente puede ser múltiple. Su patrón bioquímico clásico es la hipercalcemia en presencia de concentraciones elevadas de parathormona. El diagnóstico morfológico se lleva a cabo mediante ecografía, tomografía axial computarizada o resonancia magnética y métodos isotópicos.

adenoma bronquial *(bronchial adenoma)*
PNEUMOL. Tumor pulmonar benigno de localización endobronquial.

adenoma de hipófisis *(hypophyseal adenoma)*
NEUROCIR. Tumor benigno originado en las células glandulares que componen el lóbulo anterior de la hipófisis. Constituyen un 10% de los tumores cerebrales. Si tienen menos de 10 mm se consideran microadenomas. Se manifiestan con un patrón endocrino (los secretores) o por invasión local, afectando al quiasma óptico. Forman parte del llamado MEN I. El tratamiento de elección es la resección transesfenoidal. ‖ **a. sebáceo** *(sebaceous a.)* Entidad que forma parte de las lesiones cutáneo-mucosas de la facomatosis esclerosis tuberosa de Bourneville. Son pápulas faciales blanquecinas de distribución simétrica bilateral por el surco nasogeniano. Están formadas por tejido fibroso, capilares dilatados e hiperplasia de folículos polisebáceos.

adenoma tóxico *(toxic adenoma)*
CIRGEN. Tumoración habitualmente benigna de la glándula tiroides, que provoca hiperfunción tiroidea.

adenomatoide *(adenomatoid)*
ANATPATOL. adj. Semejante a un adenoma. ‖ Relativo a un tumor benigno originado a partir de células mesoteliales, que semeja un adenoma.

adenomatosis *(adenomatosis)*
ENDOCRINOL. f. Formación de nódulos hipertróficos en una glándula. ‖ **a. endocrina múltiple** *(multiple endocrine a.)* Asociación de cuadros de hipersecreción hormonal, en la que se encuentran implicadas dos o más glándulas endocrinas, que se transmite genéticamente según una herencia autosómica dominante. El tipo I tiene asociado el hiperparatiroidismo, el adenoma hipofisario y los tumores pancreáticos (gastrinoma, insulinoma, glucagonoma). El tipo IIA, por orden decreciente de frecuencia, tiene asociado carcinoma medular de tiroides, feocromocitoma e hiperparatiroidismo primario. El tipo IIB cursa con carcinoma medular de tiroides y feocromocitoma, asociados a neuromas mucosos en los labios, los párpados y la lengua, así como a la hipertrofia de nervios corneales, hábito marfanoide y ganglioneuromatosis intestinal.

adenomectomía *(adenomectomy)*
ENDOCRINOL. f. Extirpación quirúrgica de adenoma.

adenomegalia *(adenomegaly)*
ANATPATOL. f. Aumento de tamaño de una glándula. Tradicionalmente se refiere al aumento que se observa en lesiones inflamatorias y tumorales de los ganglios linfáticos.

adenomiosis *(adenomyosis)*
ANATPATOL. f. Presencia ectópica de glándulas, generalmente entre los haces de un músculo liso. La localización más habitual es el útero, donde además de glándulas hay estroma endometrial en el seno del miometrio.

adenopatía *(adenopathy)*
HEMATOL. f. Agrandamiento de las glándulas, especialmente de los ganglios linfáticos.

adenosina *(adenosine)*
FISIOL. f. Nucleósido de purina (adenina ß-D-ribofuranósido).

adenosindifosfato (ADP) *(adenosine diphosphate, ADP)*
BIOQUÍM. m. Nucleótido constituido por adenina, ribosa y dos moléculas de ácido fosfórico, formado por la hidrólisis del fosfato gamma del adenosintrifosfato (ATP) con liberación de energía. Es un regulador de la actividad de numerosas enzimas implicadas en el metabolismo energético. Cuando se encuentra en una elevada concentración en la célula indica un agotamiento energético en la misma.

adenosinmonofosfato (AMP) *(adenosine monophosphate, AMP)*
BIOQUÍM. m. Éster formado por adenina, D-ribosa y ácido fosfórico. Interviene en la liberación de energía durante la contracción muscular. Se utiliza como antiarrítmico (arritmias supraventriculares). ‖ **a. cíclico (AMPc)** *(cyclic adenosine monophosphate, AMPc)* Nucleótido que funciona como segundo mensajero intracelular activando o inhibiendo enzimas. Se sintetiza a partir del adenosintrifosfato, mediante el sistema de la adenilato ciclasa, que es a su vez activado por hormonas como la adrenalina o el glucagón.

adenosintrifosfatasa (ATPasa) *(adenosine triphosphatase, ATPasa)*
BIOQUÍM. f. Familia de enzimas, situadas en las membranas, que acoplan la hidrólisis del adenosintrifosfato (ATP) al transporte de iones como Na^+, K^+, Ca^{2+} o H^+.

adenosintrifosfato (ATP) *(adenosine triphosphate, ATP)*
BIOQUÍM. m. Nucleótido constituido por adenina, ribosa y tres moléculas de ácido fosfórico. Es el transportador universal de energía química en todas las células. Se sintetiza a partir de ADP y de fosfato, bien a expensas de energía química (fosforilación oxidativa), bien de energía solar (fotofosforilación).

adenosis *(adenosis)*
ANATPATOL. f. Enfermedad de cualquier glándula, y en especial de los ganglios linfáticos. ‖ Desarrollo anormal o crecimiento de un tejido glandular (p. ej., adenosis mamaria, adenosis vaginal).

adenovirus *(adenovirus)*
MICROBIOL. m. Virus de la familia *Adenoviridae*, incluido en la clase I de la clasificación de Baltimore, cuyo genoma está constituido por un fragmento lineal de DNA bicatenario de 30-38 Kb. Los viriones son icosaédricos, sin envoltura, de 70-90 mm. La cápside está compuesta por 1.500 protómeros, organizados en 240 hexones y 12 pentones, que se localizan en cada uno de los vértices; a su vez, de los 12 vértices de la cápside se originan fibras proteicas. El virus entra en las células por endocitosis, libera su cubierta en el citoplasma y luego se replica en el núcleo. Los capsómeros del virión se sintetizan en el citoplasma y luego son transportados al núcleo celular para el ensamblaje de la partícula viral. Las células infectadas, especialmente las que revisten los órganos respiratorios e intestinales, liberan el virus tras su degradación y rotura. Las enfermedades más comunes producidas por los adenovirus son las infecciones respiratorias, la conjuntivitis, la cistitis hemorrágica y la gastroenteritis. Los adenovirus se aislaron por primera vez en cultivos de células adenoides humanas en 1953. Desde entonces se han descrito más de 100 serotipos distintos, de los cuales unos 42 infectan al ser humano. Todos los serotipos humanos se incluyen en el género *Mastadenovirus*. Aunque son capaces de infectar a un gran número de especies animales distintas, cada serotipo es altamente especie-específico. No se han relacionado con nigún tipo de cáncer humano, pero se ha descrito qué adenovirus humanos son capaces de transformar células de roedores. Los adenovirus humanos han sido ensayados como vectores en experiencias de terapia génica porque poseen las siguientes propiedades: 1) son capaces de infectar a un gran número de células de hospedadores diferentes; 2) pueden encapsular DNA de un tamaño superior al de su propio genoma; 3) pueden introducir genes en células no proliferantes; 4) pueden integrar su DNA de forma estable en algunos tipos celulares; y 5) poseen secuencias promotor muy activas que facilitan la expresión de proteínas virales.

adeps lanae *(adeps lanae)*
DERMATOL. Sustancia grasa purificada y anhidra, utilizada como base en formulaciones farmacéuticas tópicas.

adermia *(adermia)*
DERMATOL. f. Falta de piel. Aspecto que presentan algunos pacientes después de una avulsión traumática de la piel, o defectos cutáneos del recién nacido.

adherencia *(adhesion)*
CIRGEN. f. Reacción cicatricial patológica, habitualmente postoperatoria, por la que quedan adheridas vísceras abdominales o torácicas que en condiciones normales están en contacto, pero separadas por un espacio real o virtual.

adherencia celular *(cell adherence)*
HISTOL. Unión que presentan las células entre sí o para fijarse al sustrato. La adherencia celular requiere la presencia en la membrana celular de proteínas específicas para la unión, que a menudo se asocian entre sí formando complejos de unión proteica.

adherencia plaquetaria *(platelet adherence)*
NEFROL. Propiedad que tienen las plaquetas de adherirse a las estructuras subendoteliales que han quedado denudadas. El contacto se realiza mediante la glucoproteína de la membrana plaquetaria y el factor Von-Willebrand, que está presente en el plasma y en el subendotelio. La unión de las plaquetas entre sí y sobre las que ya están fijadas al subendotelio determina la formación de agregados plaquetarios (hemostasia primaria o provisional). ||
a. peritoneales *(peritoneal sclerosis)* Las que resultan de la peritonitis por perforación de órganos huecos, como el estómago, el colon, la vesícula biliar, etc., tras ser intervenidos mediante cirugía abdominal por causas diversas o relacionadas con la diálisis peritoneal, que se ve complicada con peritonitis única o recidivante. En esta última, los acúmulos de fibrina facilitan las adherencias peritoneales. Puede provocar la aparición de un cuadro de obstrucción intestinal que a veces remite espontáneamente, pero también puede requerir cirugía para liberar las adherencias causantes de la obstrucción aguda intestinal.

adherencia sinovial *(synovial adherence)*
ORTOP. Unión fibrosa en el seno de la membrana sinovial de una articulación, que limita su movilidad, bloqueando en mayor o menor medida la excursión articular. || **a. tendinosa** *(tendinous a.)* Unión anormal de un tendón a los planos vecinos, como secuela de una inflamación que bloquea el desplazamiento del mismo.

adhesina *(adhesin)*
MICROBIOL. f. Estructura superficial, normalmente referida a microorganismos, que le permite adherirse, con más o menos especificidad, a superficies inanimadas o a las células de los tejidos.

adhesión *(adhesion)*
ANATPATOL. f. Proceso de unión de dos superficies o partes, especialmente de las superficies opuestas de una herida. || Atracción molecular que existe entre las superficies de los cuerpos en contacto. || Adherencia conjuntiva de tipo inflamatorio, que se produce como consecuencia de la organización del depósito de fibrina entre superficies orgánicas recubiertas por serosa; p. ej., las adherencias pleurales después de un derrame, o las adherencias intestinales después de una peritonitis.

adiadococinesia *(adiadocokinesia)*
FISIOL. f. Incapacidad para realizar con rapidez movimientos alternantes; p. ej., la pronación y la supinación de la mano.

adicción *(addiction)*
PSICOL. f. Toxicomanía, drogodependencia o dependencia de sustancias psicoactivas (ver la tabla 1), necesidad fisiológica y/o psicológica de una sustancia química, que da lugar a la pérdida de control sobre su consumo. La dependencia puede manifestarse por síntomas de tolerancia (preocupación por la obtención y uso de la sustancia; utilización de la sustancia a pesar de la previsión de probables consecuencias adversas; esfuerzos repetidos para abandonar o controlar su consumo) y

	DEPENDENCIA	ABSTINENCIA
Alcohol	X	X
Alucinógenos	X	
Anfetaminas	X	X
Cannabis	X	
Cocaína	X	X
Fenciclidina	X	
Inhalantes	X	
Nicotina	X	X
Opioides	X	X
Sedantes	X	X

TABLA 1. *Sustancias químicas de mayor potencialidad adictiva*

por síntomas de abstinencia (retirada o supresión cuando deja de administrarse la sustancia). ‖ **a. no tóxica** *(non toxic a.)* Dependencia hacia una sustancia, objeto o actividad sin que exista ningún compuesto químico que ocasione cambios biológicos nocivos para el organismo. ‖ **a. psicológica** *(psycological a.)* Patrón de conducta persistente, que se caracteriza por: el deseo o la necesidad de continuar una determinada actividad que se sitúa fuera del control voluntario; una tendencia a incrementar la frecuencia o la cantidad de actividad con el paso del tiempo; la dependencia psicológica de los efectos placenteros de la actividad; y un efecto negativo sobre el individuo y la sociedad. Se han descrito adicciones psicológicas al juego (de apuestas o de azar, videojuegos), al trabajo *(workaholics* americanos), al sexo (erotismo, pornografía, etc.), a la televisión, a ciertos deportes, etc.

adición *(further)*
RADIO. f. Sumación. Ver **imagen de adición.**

adinamia *(adynamia)*
NEUROL. f. Dificultad o ausencia de la iniciación de una acción o de un movimiento. ‖ **a. episódica familiar** *(episodica hereditaria a.)* Entidad clasificada dentro de las parálisis periódicas discaliémicas, que se caracteriza por manifestar episodios de debilidad o pérdida de fuerza muscular tras realizar ejercicio físico o ayunos prolongados. Se acompaña de miotonía en la lengua, las manos o los párpados, y se ve favorecida por el frío.

adipocira *(adipocere)*
MEDLEGAL. f. Sustancia blanca o ligeramente amarilla, untuosa al tacto cuando es reciente y quebradiza si es antigua, en que se transforman los tejidos del cadáver sumergido en el agua o enterrado en lugares húmedos. Se conoce también con el nombre de grasa cadavérica.

adipocito *(adipocyte)*
HISTOL. m. Célula esférica o poliédrica de gran tamaño (hasta 120 mm de diámetro), presente en la grasa, cuya función principal es el almacenamiento de lípidos.

adipofibroma *(adipofibroma)*
ANATPATOL. m. Lipoma con gran cantidad de tejido fibroso.

adipogénesis *(adipogenesis)*
ENDOCRINOL. f. Fenómeno de formación de adipocitos.

adipólisis *(adipolysis)*
FISIOL. f. Desdoblamiento o descomposición de las grasas.

adiponecrosis *(adiponecrosis)*
DERMATOL. f. Necrosis del panículo adiposo. ‖ **a. neonatorum** *(neonatorum a.)* Enfermedad del recién nacido, que se caracteriza por la aparición de induraciones subcutáneas localizadas en el tórax, los brazos, la espalda, los glúteos y los muslos.

adiposis *(adiposis)*
DERMATOL. f. Infiltración de grasa difusa del tejido celular subcutáneo.

adiposis dolorosa *(adiposis dolorosa)*
ENDOCRINOL. Enfermedad que se caracteriza por la existencia de acúmulos grasos subcutáneos que producen dolor al ser presionados. Generalmente aparece tras la menopausia y también se conoce con el nombre de enfermedad de Dercum.

adipsia *(adipsia)*
ENDOCRINOL. f. Inhibición del deseo de ingesta hídrica.

adjunto *(adjuvant)*
RADIO. adj. Que está situado en la inmediación o la cercanía.

Adler, Alfred
PSIQUIAT. Psiquiatra austriaco (1870-1937). En los inicios de su carrera estuvo estrechamente vinculado a Sigmund Freud, con quien colaboró, junto a otros investigadores, en el estudio del inconsciente y el origen de las neurosis. Muy pronto se opuso a las ideas freudianas sobre el origen sexual de la histeria, así como sobre la influencia de traumas infantiles de naturaleza incestuosa relacionadas con el denominado complejo de Edipo. Fundó la psicología individual, con la que introdujo en psicología conceptos que han gozado posteriormente de gran aceptación y popularidad (como sentimiento de inferioridad, compensación y estilo de vida, entre otros). Sus postulados básicos sostienen que el instinto agresivo y el poder predominan sobre el resto de los instintos, incluido el sexual. En todo sujeto aparece tempranamente un sentimiento de inferioridad que suscita un ansia de superación compensatoria. Esta se manifiesta por conductas adecuadas o conductas patológicas de sobrecompensación. Para Adler, en el nú-

cleo de las neurosis se encuentran sentimientos de inferioridad y, asociadas a ellos, respuestas de ansiedad y conductas sociales patológicas. A sus continuadores se les llama adlerianos.

administración *(administration)*
RADIO. f. Término farmacológico asociado a la acción de introducir fármacos u otras sustancias en el interior de un organismo, por diferentes vías, para conseguir la opacificación de vísceras, alterar su función o tratarlas.

ADN *(DNA)*
BIOQUÍM. Siglas de ácido desoxirribonucleico. Ver **DNA**.

A-DNA
BIOQUÍM. Ver **DNA forma A**.

adolescencia *(adolescence)*
PEDIAT. f. Periodo comprendido entre el inicio de la pubertad y la terminación del desarrollo físico.

adquisición *(adquisition)*
RADIO. f. Acción por la cual se obtiene información en una técnica.

adrenal *(adrenal)*
ENDOCRINOL. adj. Relativo a la glándula suprarrenal.

adrenalectomía *(adrenalectomy)*
CIRGEN. f. Extirpación quirúrgica de la glándula suprarrenal.

adrenalina *(adrenaline)*
FARMCLÍN. f. Fármaco agonista α y β-adrenérgico muy activo, que se utiliza en el tratamiento del *shock* y en algunos tipos de paradas cardiacas.

adrenalitis *(adrenalitis)*
ENDOCRINOL. f. Inflamación de las glándulas suprarrenales, de frecuente etiología autoinmune, que constituye una de las causas más habituales de la insuficiencia suprarrenal primaria o la enfermedad de Addison.

adrenarquia *(adrenarchia)*
GINECOL. f. Aumento en la secreción de andrógenos por la corteza suprarrenal. Se inicia en la pubertad y estimula la aparición de vello axilar y pubiano.

adrenérgico *(adrenergic)*
FARMCLÍN. adj. Que tiene relación con la adrenalina. || Se dice del fármaco que produce la estimulación de la actividad del sistema nervioso simpático.

adrenocorticotrópico *(adrenocorticotropic)*
FISIOL. adj. Que ejerce un efecto estimulante sobre la corteza suprarrenal.

adrenocorticotropina (ACTH) *(corticotrophin, adrenocorticotrophin)*
FISIOL. f. Hormona secretada por el lóbulo anterior de la hipófisis, cuya función es activar la secreción de glucocorticoides por la corteza suprarrenal. A su vez, la secreción de ACTH está modulada por el correspondiente factor liberador del hipotálamo (ACTH RH).

adrenodoxina *(adrenodoxin)*
ENDOCRINOL. f. Proteína de la matriz mitocondrial, con funciones de transferencia de electrones a la enzima colesterol 20,22 desmolasa.

adrenoleucodistrofia *(adrenoleucodistrophy)*
NEUROL. f. Enfermedad desmielinizante metabólica con defecto enzimático peroxisomal, que impide la degradación de los ácidos grasos saturados de cadena muy larga y conduce a una desmielinización secundaria de los sistemas nerviosos central y periférico y a la insuficiencia adrenal con disminución de los niveles de cortisol, tras la administración de ACTH. Constituye la etiología más frecuente de la enfermedad de Addison en el colectivo de los varones jóvenes.

adrenomedulina *(adrenomedullin)*
ENDOCRINOL. f. Péptido de 52 aminoácidos y efecto hipotensor, aislado de la médula suprarrenal con acciones moduladoras de la esteroidogénesis cortical suprarrenal.

adrenomieloneuropatía *(adrenomieloneuropathy)*
ENDOCRINOL. f. Trastorno relacionado con la adrenoleucodistrofia, que cursa con paraparesia espástica, polineuropatía distal e insuficiencia suprarrenal. Afecta principalmente a los varones adultos y habitualmente el deterioro neurológico precede a la afectación hormonal, aunque puede ocurrir la secuencia inversa (10% de los casos).

adriamicina *(adriamycin)*
ONCOL. f. Antibiótico antraciclínico, que actúa incidiendo sobre el DNA fragmentando una de las cadenas, por medio del efecto de la antra-

ciclina sobre la topoisomerasa II. Está indicado en: tumores de mama, vejiga e hígado, gástrico y de tiroides, en el tumor microcítico de pulmón, en los sarcomas óseos y de partes blandas, en el linfoma de Hodgkin y no Hodgkin, en la leucemia, en el tumor de Wilms, en el neuroblastoma y en el rabdomiosarcoma de la infancia.

adsorción *(adsortion)*
FISIOL. f. Fijación de una sustancia a la superficie de otra.

aducción *(adduction)*
ORTOP. f. Movimiento por el cual un miembro o un órgano cualquiera se acerca al plano medio del cuerpo; en el caso de los dedos, a la línea axial del miembro, y en el caso del ojo, hacia la nariz. || Posición resultante de este movimiento.

aductor *(aductor)*
ANAT. adj. Se dice de aquello que aproxima. || Se dice de los músculos que realizan esta función: aductores del brazo, de la pierna, etc.

adyacente *(adjacent)*
RADIO. adj. Que está situado en la vecindad, al lado.

adyuvante *(adjuvant)*
INMUNOL. adj. Se dice de la sustancia que potencia, de forma no específica, la respuesta inmunitaria frente a un antígeno. Generalmente se administra a la vez que el antígeno, pero también puede administrarse previa o posteriormente a él. Estas sustancias constituyen un grupo heterogéneo, entre las que se incluyen los productos de origen microbiano, así como los sintéticos, con múltiples mecanismos de acción, no siempre bien conocidos. Algunos originan la aparición de un depósito del antígeno en un tejido, del que va siendo liberado lentamente, por lo que se prolonga el efecto inmunogénico. El adyuvante de Freund, por ejemplo, atrae a un gran número de células hacia el depósito antigénico. La utilidad más importante de los adyuvantes se desarrolla en el campo de las vacunas.

aeremia *(airaemia)*
MEDLEGAL. f. Accidente producido por la liberación de gases en la sangre, como consecuencia de un proceso de descompresión brusca después de haber permanecido durante algún tiempo en una atmósfera de aire comprimido. Son sinónimos los términos de neumatemia y parálisis de los buzos.

aerhemoctonía o **aeremoctonía** *(aerhemoctony)*
MEDLEGAL. f. Muerte debida a la entrada de aire en el torrente circulatorio.

aeróbico *(aerobic)*
FISIOL. adj. Se dice de los organismos que necesitan oxígeno para vivir. || Que requiere oxígeno para la respiración.

aerobilia *(air in the biliary tree)*
CIRGEN. f. Presencia de aire en las vías biliares, causada por una intervención quirúrgica en las mismas o por un proceso patológico. Se detecta en exploraciones radiológicas con rayos X o con ecografía.

aeroembolia *(aeroembolism)*
FISIOL. f. Embolia producida por la introducción de aire en el torrente circulatorio.

aeroembolismo *(aeroembolism)*
CARDIOL. m. Embolia gaseosa, aeroembolia.

aerófilo *(aerophile)*
MICROBIOL. adj. Que necesita aire, oxígeno, para vivir. Se emplea para denominar a los microorganismos que, en la respiración, utilizan el oxígeno molecular como aceptor final de electrones.

aerofobia *(aerophobia)*
PSIQUIAT. Ver **fobia**.

Aeromonas *(Aeromonas)*
MICROBIOL. Género que agrupa a bacterias gramnegativas bacilares o cocobacilares, que viven libres en el agua y que son con frecuencia patógenos de peces y, rara vez, del ser humano *(Aeromonas hydrophila)*. Además, las bacterias incluidas en este género se caracterizan por ser oxidasa positivas, es decir, capaces de reducir los nitratos a nitritos y de usar una amplia gama de azúcares y ácidos orgánicos como fuente de carbono. Dentro del género *Aeromonas*, se distinguen dos grupos: el que forman las bacterias psicrótrofas inmóviles (p. ej., *A. salmonicida*) y el constituido por las bacterias mesófilas móviles (*A. hydrophila*). El género *Aeromonas* se encuentra incluido actualmente dentro de la familia *Vibrionaceae*.

aeropiecismo *(aeropiesism)*
MEDLEGAL. m. Accidente que se produce en un organismo que respira en un lugar donde la presión del aire está aumentada o disminuida.

aerosol *(aerosol)*
PNEUMOL. m. Suspensión de pequeñas partículas líquidas o sólidas en un gas. Los aparatos utilizados para generar aerosoles de partículas sólidas se denominan inhaladores y los empleados para producir partículas líquidas, nebulizadores.

aeruginosa *(aeruginosa)*
ANATPATOL. adj. Relativo a la *Pseudomona*.

afalangia *(aphalangia)*
ORTOP. f. Desarrollo caracterizado por la ausencia de una o diversas falanges. || Ausencia de dedo.

afaquia *(aphakia)*
OFTALMOL. f. Ausencia de cristalino. Normalmente es consecuencia de una extracción quirúrgica, por haberse desarrollado en él una catarata. Solo se habla de afaquia en aquellos casos en los que tras la intervención no se ha introducido en el ojo un cristalino artificial o una lente intraocular, cosa poco habitual hoy en día. En cambio, hasta hace pocos años la técnica utilizada era la cirugía intracapsular, sin implante de lente intraocular, por lo que los pacientes quedaban afáquicos.

afasia *(aphasia)*
NEUROL. f. Defecto o pérdida de lenguaje como consecuencia de una lesión neurológica. Las afasias son trastornos de la capacidad de usar, en su compleja decodificación o codificación, los elementos significativos del habla (monemas y sintagmas) o sus componentes de función meramente distintiva (fonemas), por afectación de su selección y oposición en relación con su similaridad en el seno de un paradigma o de su combinación y encadenamiento en la continuidad de un contexto (en el decurso de un sintagma). Es consecuencia de la lesión de los centros del lenguaje o de sus conexiones, localizados en el hemisferio cerebral dominante. || **a. de Broca** *(Broca's a.)* Ver **afasia motora**. || **a. de conducción** *(conduction a.)* Forma de afasia que se caracteriza por el lenguaje fluido con afectación netamente preponderante de la repetición y la abundancia de parafasias fonémicas. Las lesiones que la provocan se sitúan en la zona de la ínsula. || **a. epiléptica adquirida** *(acquiered epileptic a.)* Síndrome que se caracteriza por la afasia de aparición subaguda, cuyo electroencefalograma muestra descargas punta-onda. Afecta a niños de distintas edades y en ocasiones cursa con crisis epilépticas convulsivas generalizadas o parciales, lo que provoca trastornos de la conducta y de la psicomotricidad. Se denomina también síndrome de Landau-Kleffner. || **a. motora** *(motor a.)* Afasia que se caracteriza por la pérdida manifiesta de la fluidez del lenguaje, la presencia de esterotipias, el agramatismo y la anartria. Las lesiones se suelen situar en la circunvolución frontal inferior (área de Broca) del hemisferio dominante (izquierdo en los sujetos diestros). || **a. nominal** *(nominal a.)* Tipo de afasia que presenta fluidez del lenguaje, comprensión y repetición positivas, pero con denominaciones de objetos defectuosas. || **a. sensitiva** *(sensory a.)* Forma de afasia que se caracteriza por el lenguaje fluido, con parafasias de distinto tipo y una severa afectación de la comprensión. Las lesiones causantes asientan en la parte posterior de la primera circunvolución temporal del hemisferio dominante. || **a. transcortical** *(transcortical a.)* Forma de afasia que se caracteriza por una adecuada repetición de las palabras acompañada de ecolalia. || **a. de Wernicke** *(Wernicke's a.).* Ver **afasia sensitiva**.

afectividad *(affectivity)*
PSICOL. f. Conjunto de estados y reacciones psíquicas en los que se experimentan y expresan la repercusión que para las necesidades del individuo tiene lo que es percibido en el mundo. Junto con los impulsos, la percepción y la conducta, constituye (como tercer elemento de la vivencia) el círculo funcional de la comunicación del ser vivo con el ambiente (Lersch). Incluye tanto los estados afectivos, de ánimo o de humor, como los movimientos afectivos o las emociones.

afecto *(affect)*
PSICOL. m. Tono emocional de la persona que refleja el interés, el agrado o el desagrado ante una situación determinada. La palabra afecto se utiliza con frecuencia como término genérico para referirse tanto a un sentimiento (modo de humor o de ánimo, de temple más bien estable y endógeno) como a una emo-

ción (más inestable y dependiente de estímulos ambientales). || **a. aplanado** *(flat a.)* Ausencia o práctica ausencia de cualquier signo de expresión afectiva; p. ej., una voz monótona o una cara inmóvil. || **a. embotado** *(blunted a.)* Reducción severa de la intensidad de la expresión emocional. || **a. inapropiado** *(inappropriate a.)* Discordancia entre la expresión afectiva (la voz y los movimientos) de la persona y el contenido del habla o la ideación. || **a. lábil** *(labile a.)* Variabilidad anormal del afecto, con cambios repetidos, rápidos y bruscos de la expresión afectiva. || **a. negativo** *(negative a.)* Estado afectivo que se caracteriza por la existencia de sensaciones de estados emocionales aversivos, como nerviosismo, miedo, disgusto, culpa, ira, etc. Se trata de una dimensión general de *distress* (malestar emocional) y participación no placentera. El bajo afecto negativo es un estado de calma y serenidad. || **a. positivo** *(positive a.)* Estado afectivo que se caracteriza por las sensaciones de entusiasmo y de estar activo y alerta. El alto afecto positivo es un estado de elevada energía, buena concentración y participación placentera. En el bajo afecto positivo predomina la tristeza y el letargo. || **a. restringido** o **constreñido** *(restricted or constricted a.)* Reducción ligera de la gama y la intensidad de la expresión emocional.

afefobia *(haphephobia)*
PSIQUIAT. Ver **fobia**.

afemia *(aphemia)*
NEUROL. f. Pérdida de la capacidad para hablar que se aplica tanto a los trastornos emocionales como a los causados por lesiones neurológicas.

aferente *(afferent)*
ANAT. adj. Se dice de lo que va de fuera hacia adentro, o de la periferia al centro. Así, el impulso nervioso aferente es el que camina hacia el cuerpo de la neurona, que es el centro de la célula.

aféresis *(apheresis)*
HEMATOL. f. Amputación, escisión. || Cualquier procedimiento por el cual se retira sangre de un donante y se separa y retiene una porción (plasma, leucocitos, plaquetas, etc.), devolviendo el resto al donante. Se realiza a través de separadores celulares, que permiten la obtención selectiva de alguno de los componentes de la sangre. Incluye también la citaféresis (separación y eliminación de cualquier tipo de células sanguíneas, con retorno de las otras y del plasma); la leucoaféresis (separación de leucocitos, generalmente granulocitos, y retorno de eritrocitos y del plasma); la trombocitaféresis (separación de las plaquetas y retorno de los eritrocitos y del plasma); la plasmaféresis (separación del plasma y retorno de las células).

afibrinogenemia *(afibrinogenemia)*
HEMATOL. f. Enfermedad caracterizada por la ausencia de fibrinógeno, que determina una incoagulabilidad en cualquier prueba global de la coagulación, la cual se normaliza al añadir pequeñas trazas de fibrinógeno. La forma congénita es muy infrecuente y probablemente se hereda de forma autonómica recesiva. La terapéutica sustitutiva es la de elección, con plasma o crioprecipitados; dos casos han presentado anticuerpos antifibrinógenos. Más frecuente es la hipofibrinogenemia congénita, en la que el nivel de la proteína coagulable es reducido (20-80 mg/100 ml). Sorprendentemente, aun en casos de afibrinogenemia, las alteraciones hemorrágicas pueden ser leves.

afiliación *(affiliation)*
PSICOL. f. Mecanismo de defensa por el que el individuo se enfrenta a conflictos emocionales y a amenazas de origen interno o externo, y acude a los demás en busca de ayuda o apoyo, lo que significa compartir los problemas sin tratar de atribuirlos a los demás. Se enmarca en un nivel de defensa adaptativo elevado.

afinidad *(affinity)*
INMUNOL. f. Fuerza de unión entre determinante antigénico y anticuerpo. Se representa por medio de la constante de asociación (Ka), que a su vez es la inversa de la constante de disociación (Kd); esta última es la concentración de antígeno que, en solución con moléculas de anticuerpo específicas frente a él, permite a la mitad de los anticuerpos estar unidos al antígeno, dejando libre la otra mitad.

afirmación de la capacidad *(capacity affirmation)*
PSICOL. Técnica directiva de intervención psicoterápica, que consiste en que el entrevistador pone de manifiesto, a través de un enunciado

verbal, la capacidad habitual del paciente para realizar una actividad concreta. Va dirigida a animar al paciente a realizar algo en aquellos casos en que carece de confianza o iniciativa; a ampliar la conciencia del paciente respecto de sus capacidades o habilidades y/o a poner en primer plano una acción potencialmente beneficiosa para el mismo.

aflicción *(grief)*
PSICOL. f. Respuesta emocional normal, apropiada, ante una pérdida externa conscientemente reconocida. En general, es autolimitada y cede gradualmente al cabo de un tiempo razonable. Debe distinguirse de la depresión.

afonía *(aphony)*
OTORRIN. f. Pérdida o disminución de la voz.

afrasia *(aphrasia)*
PSIQUIAT. f. Incapacidad para construir frases coherentes. ‖ Forma de afasia en la que se encuentran afectadas tanto la comprensión como la articulación de frases. El individuo puede comprender el sentido y significado de las palabras aisladas, pero no es capaz de unirlas y formar frases. Se produce en cuadros de esquizofrenia. Ver **alogia.**

afrodisiaco *(aphrodisiac)*
PSICOL. adj. Se dice de la sustancia, natural o artificial, que estimula el deseo sexual.

afrontamiento *(coping)*
PSICOL. m. Conjunto de esfuerzos conductuales y cognitivos que realiza el individuo para hacer frente a las situaciones estresantes, así como para reducir el estado de malestar que produce el estrés.

afta *(aphtha)*
DERMATOL. f. Lesión de la mucosa oral y/o genital, que se caracteriza por una vesículo-ulceración con sensación de quemazón y dolor.

aftoide *(aphthoid)*
DERMATOL. adj. Relativo o similar a las aftas.

aftosis *(aphthosis)*
DERMATOL. f. Cualquier estado que se caracterice por la presencia de ulceraciones generalmente dolorosas, localizadas en las mucosas oral y genital, de etiología viriásica.

agalactia *(agalactia)*
GINECOL. f. Disminución o falta de secreción de leche después del parto.

agammaglobulinemia *(agammaglobulinemia)*
INMUNOL. f. Denominación que se daba a la hipogammaglobulinemia cuando las técnicas de análisis de inmunoglobulinas no eran suficientemente sensibles como para detectar cantidades mínimas. Ver **hipogammaglobulinemia.** ‖ **a. congénita ligada al sexo** o **de Bruton** *(X-linked or Bruton's a.)* Enfermedad ligada al cromosoma X, que se origina por un defecto en el gen que codifica para la tirosín cinasa de Bruton, enzima implicada en el reordenamiento de las cadenas ligeras de las inmunoglobulinas. La ausencia de una forma funcional de dicha enzima origina un bloqueo en la maduración de las células pre-B de la médula ósea a células B, de modo que estos pacientes presentan un descenso muy importante o incluso una ausencia de las células B en la sangre periférica y en los tejidos linfoides, y, por tanto, unas concentraciones séricas extremadamente bajas o indetectables de inmunoglobulinas. Clínicamente, la enfermedad cursa con infecciones bacterianas piógenas de repetición y, en el caso de la infancia, puede conducir a la muerte si no se trata. El tratamiento consiste en inyecciones periódicas de gammaglobulinas.

aganglionosis *(aganglionosis, Hirschsprung's disease)*
CIRGEN. f. Enfermedad congénita de los niños, causada por la ausencia de células ganglionares del sistema nervioso intrínseco del intestino (plexo submucoso de Meissner y plexo mientérico de Auerbach), que se diagnostica en los recién nacidos por la ausencia de emisión de heces por el ano, sin que exista obstrucción mecánica. El cuadro de obstrucción de colon que produce puede causar enterocolitis del lactante. Ver **enfermedad de Hirschsprung, megacolon.**

agar *(agar)*
MICROBIOL. m. Polisacárido natural complejo, compuesto de galactosa y ácido poligalacturónico, que se obtiene de las algas rojas. Por sus propiedades, es el agente más empleado para solidificar medios de cultivo; p. ej., pocos microorganismos pueden degradarlo, ya que se funde en torno a los 100º C y permanece líquido hasta cerca de los 45º C, lo que permite verterlo o mezclarlo con un inóculo sin que la temperatura destruya los microorganismos.

agarosa *(agarose)*
INMUNOL. f. Polímero de galactosa que se utiliza en el laboratorio para la fabricación de geles, en técnicas tales como la inmunodifusión o la electroforesis.

agenesia *(agenesia)*
NEUROCIR. f. Ausencia completa y congénita de un órgano o miembro. ‖ **a. del cuerpo calloso** *(corpus callosum a.)* Defecto congénito de la conexión de ambos hemisferios cerebrales por alteración de la inducción ventral (holoprosencefalia). Aproximadamente tiene lugar en la cuarta semana de gestación y predomina la agenesia del genu con respecto al esplenium. Se detecta en uno de cada 3.000 exámenes neurorradiológicos, y puede asociarse a otras anomalías del desarrollo del sistema nervioso central, como el síndrome de Aicardi. ‖ **a. del sacro** *(sacrum a.)* Agenesia que presenta disrafismo espinal, defecto de cierre del canal raquídeo. Puede ser total o parcial y es más frecuente en los hijos de madre diabética. Se suele manifestar por problemas de esfinterianos. ‖ **a. del séptum pellucidum** *(septum pellucidum a.)* Ausencia de la formación del tabique triangular que separa las astas anteriores de los ventrículos laterales, localizadas en el ángulo que forman el cuerpo calloso y el trígono.

agenesia renal *(renal agenesia)*
NEFROL. Ausencia de riñón, que puede ser unilateral o bilateral. Predomina la forma unilateral, con una incidencia de un caso por cada 1.000 nacimientos, en la que el riñón contralateral suele sufrir un fenómeno de hipertrofia compensadora, tanto morfológica como funcional; sin embargo, presenta una mayor incidencia de litiasis e infecciones porque va asociada a ectopia y obstrucción. Habitualmente, el diagnóstico es casual y se efectúa mediante ecografía renal, urografía intravenosa o tomografía axial computarizada. Si no existen malformaciones asociadas, es posible llevar una vida totalmente normal. La agenesia bilateral es muy rara, con una incidencia de un caso por cada 5.000 nacimientos, y es incompatible con la vida.

agenesia vaginal *(vaginal agenesia)*
CIRPLÁS. Ausencia congénita del órgano sexual femenino externo (vagina) o de parte de él. Está producida por la falta de tejido primordial y por la falta de desarrollo en el embrión. Se encuentra presente en el síndrome de Rokitansky.

agenésico *(agenesic)*
DERMATOL. adj. Se dice de lo que presenta un desarrollo defectuoso. Es sinónimo de aplasia. ‖ Esterilidad o impotencia.

agente *(agent)*
BIOQUÍM. m. Sustancia que realiza una acción.

agente antineoplásico *(antineoplastic agent)*
ONCOL. Principio químico o sustancia capaz de actuar sobre la célula neoplásica para inhibir o prevenir su desarrollo.

agente bloqueante adrenérgico *(adrenergic blocking agent)*
FISIOL. Cualquier fármaco que inhibe selectivamente la respuesta adrenérgica por bloqueo de los receptores adrenérgicos α o β. ‖ **a. bloqueante ganglionar** *(ganglionic blocking a.)* Fármaco que bloquea el impulso nervioso vegetativo en los ganglios simpáticos o parasimpáticos. ‖ **a. bloqueante neuromuscular** *(neuromuscular blocking a.)* Fármaco que bloquea la liberación de acetilcolina en la placa neuromuscular, con lo que se impide la contracción del músculo.

agente quelante *(binding agent)*
NEFROL. Sustancia que impide o reduce la reabsorción intestinal, o incrementa el intercambio en la mucosa intestinal de, por ejemplo, fósforo, potasio, etc. Los agentes quelantes se utilizan en la insuficiencia renal crónica y en pacientes en programas de diálisis que tienen hiperfosforemia (que favorece la osteodistrofia renal) e hiperpotasemia. En la actualidad, los quelantes más utilizados son los que se basan en el calcio (acetato, carbonato o citrato de calcio) en vez de en el aluminio (hidróxido de aluminio e hidróxido de magnesio), que fueron los primeros en emplearse. La dosis habitual es de un gramo con las comidas y se ajusta según los niveles de fósforo y calcio de cada paciente. Para prevenir o tratar la hiperpotasemia, se utilizan como quelantes del potasio las resinas de intercambio catiónico (resín-calcio), que lo sustituyen por calcio en el tubo digestivo, y puede administrarse por vía oral o mediante enema.

agente teratógeno *(teratogenic agent)*
PEDIAT. Aquel que puede producir una malformación congénita. Consigue su máxima efectividad durante la organogénesis (de la 4.ª a la

9.ª semana del desarrollo intrauterino) y puede ser físico (radiaciones), químico (talidomida), vírico (como la rubeola), etc.

ageusia (*ageusia*)
OTORRIN. f. Pérdida o disminución del sentido del gusto.

agiria (*agyria*)
ANAT. f. Ausencia de las circunvoluciones cerebrales (*gyrus*) por escaso desarrollo de la corteza cerebral.

agitación (*agitation, restbessness*)
PSICOL. f. Desasosiego mental y físico. || **a. psicomotriz** (*psychomotor a.*) Cuadro psicopatológico que se caracteriza por una actividad motora intensa y sin finalidad productiva (moverse nerviosamente con incapacidad para mantenerse sentado, caminar velozmente o en círculos, frotarse las manos y la ropa, gritar y quejarse en voz alta, etc.). Normalmente se acompaña de ansiedad, irritabilidad y dificultad para reaccionar ante estímulos del exterior.

aglicona (*aglycon*)
BIOQUÍM. f. Porción de una molécula glicídica que carece de azúcar.

aglutinación (*agglutination*)
HEMATOL. f. Agregación de células, partículas o bacterias por la acción de anticuerpos específicos. || **a. fría** (*cold a.*) Anticuerpo que aglutina a los eritrocitos a temperaturas bajas, preferentemente a 4º C. Su presencia en el suero es un fenómeno inespecífico, que puede observarse en personas normales asociadas a un número elevado de enfermedades, como ciertas infecciones (*mycoplasma pneumoniae*, mononucleosis infecciosa, citomegalovirus, etc.), cirrosis hepáticas y síndromes linfoproliferativos crónicos. También recibe el nombre de crioaglutinina.

aglutinación (*agglutination*)
INMUNOL. f. Combinación de anticuerpos solubles con antígenos particulados, tales como eritrocitos o bacterias, en un medio acuoso que contenga electrolitos, con la consiguiente formación de un agregado visible, microscópica o macroscópicamente. La aglutinación es la base de múltiples técnicas serológicas, como la determinación del grupo sanguíneo o el diagnóstico de algunas enfermedades infecciosas.

aglutinación perceptiva (*perceptive agglutination*)
PSICOL. Percepción unitaria de sensaciones, que en la realidad se producen de forma diferenciada.

aglutinina (*agglutinin*)
INMUNOL. f. Anticuerpo que provoca aglutinación de las células; pertenece a las inmunoglobulinas.

aglutinógeno (*agglutinogen*)
HEMATOL. adj. Se dice de cualquier sustancia antigénica que provoca una aglutinación mediante la producción de una aglutinina.

agmantina (*agmantine*)
BIOQUÍM. f. Compuesto formado por descarboxilación del aminoácido arginina, que es un precursor de la espermina y de la espermidina.

agminado (*agminata*)
DERMATOL. adj. Agrupado. || Se dice del conjunto de varias lesiones próximas o que tienden a agruparse.

agnosia (*agnosia*)
NEUROL. f. Pérdida total o parcial de la capacidad para reconocer objetos, personas, sonidos, etc., a partir de estímulos sensoriales, como consecuencia de una lesión orgánica cerebral. Los órganos sensoriales y las vías nerviosas correspondientes son normales. || **a. auditiva** (*auditory a.*) Incapacidad para el reconocimiento de sonidos o de palabras (agnosia verbal), con audición normal, que se puede atribuir a una lesión cortical orgánica. || **a. visual** (*visual a.*) Pérdida total o parcial de la capacidad para reconocer visualmente imágenes u objetos. La alteración puede ser muy selectiva, por ejemplo, para el reconocimiento de caras (prosopagnosia), de colores (acromatoagnosia), etc. No se puede atribuir a una lesión oftalmológica o de la vía visual.

agonadismo o **agenesia gonadal** (*agonadism or gonadal agenesia*)
GINECOL. m. Falta de desarrollo de las gónadas y/o del aparato genital.

agonía (*agony*)
MEDLEGAL. f. Periodo que precede a la muerte cuando esta no es súbita. Puede ser lúcida, delirante o comatosa.

agonista (*agonist*)
ANAT. m. Lo que realiza la misma o parecida acción; p. ej., los músculos flexores del antebra-

zo son agonistas, pues todos ellos contribuyen a la flexión del codo.

agonista (*agonist*)
FARM. adj. Se dice de los fármacos que producen efectos similares.

agonista α-adrenérgico (*α-adrenergic agonist*)
ENDOCRINOL. Fármaco que interacciona con los receptores α-adrenérgicos y produce un efecto estimulador. ‖ **a. dopaminérgico** (*dopamine a.*) Fármaco que se une al receptor dopaminérgico y provoca su estimulación.

agonista β-adrenérgico (*β-adrenergic agonist*)
FARMCLÍN. Fármaco que estimula los receptores β del sistema nervioso simpático. A través de este mecanismo de acción, puede incrementar las cuatro propiedades del corazón: aumento de la frecuencia cardiaca, aumento de la contractilidad de la conductibilidad y de la excitabilidad, así como relajación del músculo liso bronquial y uterino. Contribuye al tratamiento de la insuficiencia cardiaca, el asma bronquial y la amenaza de parto prematuro.

agonista opioide (*opioid agonist*)
ANEST. Opioide que, unido a un receptor específico, es capaz de producir una respuesta, ya que presenta afinidad por el receptor y una alta actividad intrínseca (p. ej., la morfina). ‖ **a. parcial** (*partial a.*) Sustancia opioide con tendencia a unirse al receptor, pero que ocasiona una respuesta atenuada, dado que tiene gran afinidad pero menor actividad intrínseca (p. ej., la buprenorfina).

agorafobia (*agoraphobia*)
PSIQUIAT. Ver **fobia**.

agrafia (*agraphia*)
NEUROL. f. Dificultad o incapacidad para la escritura, que no se puede atribuir a la alteración motora central o periférica. Este trastorno neurológico es consecuencia de una lesión de los centros del lenguaje localizados en el hemisferio cerebral dominante.

agrafoestesia (*agraphesthesia*)
NEUROL. f. Pérdida de la capacidad para la lectura de signos gráficos «dibujados sobre la piel», atribuibles a defectos sensitivos elementales.

agramatismo (*agrammatism*)
PSICOL. m. Perturbación del lenguaje que se caracteriza por una dificultad para utilizar correctamente las reglas y las relaciones gramaticales. Constituye una forma de afasia.

agranulocitosis (*agranulocytosis*)
HEMATOL. f. Alteración sanguínea caracterizada por la disminución de la cifra de granulocitos, sin otras citopenias acompañantes, generalmente inducida por fármacos. Suele ser de instauración brusca, con fiebre alta, úlceras necróticas en las mucosas de la región orofaríngea, así como en la región anal y vaginal. En algunos casos, la enfermedad es bien tolerada. El tratamiento adecuado sería: en los enfermos afebriles y no infectados, estricto aislamiento, higiene cuidadosa de las mucosas y profilaxis de las infecciones digestivas; en el enfermo infectado, se tratará enérgicamente la infección con antibioterapia y G-CSF (factor estimulador de los granulocitos).

agregación en pilas de monedas (*rouleaux*)
HEMATOL. Observación microscópica de los eritrocitos acumulados en esta forma, que se produce por la acción de proteínas anormales, como ocurre en el mieloma múltiple o en la macroglobulinemia.

agresión (*aggression*)
PSICOL. f. Cualquier forma de conducta, física o verbal, realizada con la intención de dañar, ofender o destruir. El acto violento puede ir dirigido contra uno mismo (autoagresión) o contra otros (heteroagresión). Esta denominación engloba conductas muy diversas: actos verbales (insultos, comentarios sarcásticos) o acciones físicas lesivas (golpes, violaciones, torturas, asesinatos). ‖ **a. instrumental** (*instrumental a.*) Agresión en la que el propósito último no es lesionar. Puede ser obtener dinero, aprobación social, defenderse, etc. ‖ **a. pasiva** (*passive a.*) Forma de agresión que se manifesta mediante actitudes de oposición y resistencia indirecta (aplazamientos, descuidos, obstinación, ineficiencia intencionada, etc.) ante las normales y adecuadas demandas y expectativas de rendimiento. Como mecanismo de defensa, pertenece al nivel defensivo, que utiliza la acción o la retirada como estrategias, y se caracteriza por mostrar agresividad hacia los demás de forma indirecta y no asertiva. Tras una apariencia de abierta sumisión, se ocultan la resistencia, el resentimiento y la hostilidad. Suele manifestarse como respuesta a las demandas de ejecución o

cumplimiento independientes, ante la falta de gratificación de los deseos de dependencia, o como respuesta adaptativa para expresar autoafirmación.

agresión sexual *(sexual aggression, sexual ofence)*
MEDLEGAL. Atentado de carácter sexual, que se realiza sin consentimiento del que lo padece.

agresividad *(aggressivity)*
PSICOL. f. Tendencia o estilo de comportamiento que se caracteriza por la intención de hacer daño o perjudicar a las personas y a los bienes. Generalmente, se utiliza la fuerza y se violan los derechos de los demás o las reglas y las normas sociales. Entre los factores que predisponen a esta actitud destacan los trastornos emocionales y la acción de diferentes tóxicos, como el alcohol y ciertas drogas. También puede ser síntoma de diversos trastornos psiquiátricos de carácter afectivo, psicóticos o psicopáticos.

agripnia *(agrypnia)*
PSIQUIAT. f. Insomnio.

agua *(water)*
ENDOCRINOL. f. Líquido incoloro, cuya fórmula química es H_2O, que representa el 60-70% del peso corporal en el ser humano.

agua 0-15 *(0-15 water)*
MEDNUCL. Radiofármaco marcado con 0-15, que se utiliza en PET para la cuantificación del flujo sanguíneo regional, en órganos tales como el corazón o el cerebro.

agua corporal total *(total body water)*
NEFROL. Elemento que representa un 50-70% del peso corporal de los humanos y se divide en agua intracelular (2/3) y agua extracelular (1/3). El agua extracelular está dividida, a su vez, en volumen plasmático o intravascular (4% del peso corporal), volumen líquido intersticial (16%) y líquido transcelular (cefalorraquídeo, pleural, pericárdico, peritoneal, intraocular, sinovial y de las secreciones del tracto digestivo). Su distribución en un adulto joven normal es (porcentaje del agua corporal): agua plasmática (7,5%), agua en líquido intersticial y linfa (20%), agua en tejido conectivo denso y cartílago (7,5%), agua en hueso (7,5%), agua intracelular (55%) y agua transcelular (2,5%). || **a. corriente** *(normal w.)* Procede de la red pública y sirve para el consumo (potable) y el uso humanos. Es inocua para la salud y transparente, incolora, inodora e insípida. Su calidad es variable, atendiendo a los niveles de calcio, magnesio, sodio, aluminio, cloro, plomo, etc. No se puede utilizar para la producción de líquido de diálisis, ya que esta requiere un agua de gran pureza con una mínima contaminación, tanto química como microbiológica. Por ello, el agua corriente debe ser tratada previamente mediante filtros de sedimentación, membranas de ultrafiltración, filtros de carbón activado, ósmosis inversa o desionizadores. || **a. osmotizada** *(w. treated with reverse osmosis)* Agua de gran pureza que se obtiene mediante el tratamiento del agua corriente con ósmosis inversa y que se almacena en un gran depósito, cuya capacidad dependerá de las necesidades de la Unidad de Diálisis (número de máquinas de diálisis), lo que permite disponer de agua para por lo menos 24 horas, en caso de cortes del suministro de la red o avería de la planta. Ver **ósmosis inversa.**

agudeza *(acuity)*
OFTALMOL. f. Grado de discriminación. || **a. visual** *(visual a.)* Capacidad para distinguir como distintos dos puntos u objetos próximos. Para su determinación se utilizan pantallas iluminadas (optotipos), en las que figuran letras, números o figuras cada vez de menor tamaño. La agudeza visual corresponde a la fila más pequeña que cada persona es capaz de leer. Suele expresarse como la unidad, pero algunas personas pueden tener una capacidad visual superior (p. ej., 1,2 o 1,5), mientras otros tienen una capacidad visual inferior (p. ej., 0,7 o 0,5). Debe medirse siempre con las gafas puestas, si es que se usan, y ser evaluada tanto para visión próxima como para visión lejana. La agudeza visual depende de la zona de la retina central conocida como mácula, ya que en la retina periférica la capacidad discriminatoria disminuye considerablemente.

agudo *(sharp)*
ANATPATOL. adj. Se dice de la enfermedad o proceso orgánico de súbita aparición, curso rápido y duración relativamente breve.

aguja *(needle)*
CARDIOL. f. Instrumento metálico de pequeño calibre que se emplea para realizar punciones a

través de la piel, inyectar sustancias, permitir la introducción de guías o extraer muestras o fluidos. || **a. atraumática** *(atraumatic n.)* Aguja de sección circular (o cilíndrica), que en lugar de talón y ojo tiene el extremo proximal hueco y de él sale el hilo. Se emplea en suturas delicadas de cirugía vascular, nerviosa, abdominal, estética y ortopédica (para sutura tendinosa). || **a. de Brockenbrough** *(Brockenbrough's n.)* Dispositivo empleado para la punción del septo interauricular en los cateterismos cardiacos transeptales.

aguja de Chiba *(Chiba's needle)*
RADIO. Aguja larga y de fino calibre, que se utiliza para la obtención de muestras citológicas. || **a. de Colapinto** *(Colapinto's n.)* Aguja diseñada por Colapinto, que se utiliza para la punción hepática por vía vascular, con acceso desde la vena yugular derecha. || **a. gruesa** o **de corte** *(biopsy n.)* Aguja larga y de calibre mediano o grueso, que se utiliza para la obtención de muestras biópsicas.

aguja de inyección *(hypodermic needle)*
ANEST. Aguja formada por un tubo de acero delgado con la punta cortada en bisel, que se emplea para inyectar medicamentos en el organismo. Puede ser hipodérmica, intramuscular, intravenosa (o endovenosa). || **a. de Thuoy** *(Thuoy's n.)* Instrumento que se utiliza en la anestesia locorregional epidural. Contiene alas en el punto de unión del cuerpo de la aguja con el casquillo, lo que permite un control más fácil del avance de la aguja con la presión digital. El calibre es 16-18 y la longitud 7,5 cm, con bisel romo y una curva suave de 15-30 grados en la punta. El bisel romo y la curva permiten que la aguja pase a través del ligamento amarillo y se detenga contra la duramadre, empujándola, más que penetrando a través de ella. || **a. triangular** *(triangular n.)* Aquella cuya sección tiene esta figura geométrica y las aristas cortantes para la sutura de tejidos fibrosos duros.

agujero *(foramen)*
ANAT. m. Orificio que existe en una estructura. Así, en el cráneo se encuentran el agujero occipital, el auditivo interno y el externo, el oval, etc. También en estructuras blandas se habla de agujeros, como el interventricular, que pone en comunicación un ventrículo lateral con el III ventrículo del encéfalo. || **a. intervertebral** *(f. intervertebrale)* El que está limitado por las escotaduras del pedículo vertebral de dos vértebras contiguas y permite el paso del nervio espinal.

agujero de Botallo *(Botallo's foramen)*
ANATPATOL. Comunicación entre las dos aurículas cardiacas en el corazón fetal.

agujero estenopeico *(pinhole disc)*
OFTALMOL. Disco opaco que presenta un pequeño agujero en el centro y sirve para medir la agudeza visual. Da una idea aproximada de hasta dónde puede llegar a mejorar la agudeza visual de un paciente tras aplicarse la graduación correcta. || **a. macular** *(macular hole)* Enfermedad degenerativa de la mácula, en la que se produce una pérdida total o parcial del espesor del tejido retiniano. Puede ser intervenida quirúrgicamente mediante una vitrectomía y es posible recuperar parcialmente la agudeza visual.

agujero de Luschka *(Luschka's foramen)*
NEUROCIR. Agujero central del IV ventrículo, que comunica este con la cisterna magna.

agujetas *(stitches)*
ORTOP. f. pl. Dolores o punzadas de origen muscular que se sienten en el cuerpo, especialmente en las extremidades, después de efectuar ejercicios violentos, continuados o de extraordinaria energía.

ahogamiento *(drowning)*
FISIOL. m. Sofocación y muerte al impedirse la respiración externa, bien sea porque los alveolos quedan inundados de agua o de otra sustancia, bien porque el aire no puede llegar a los pulmones por obstrucción de la vía respiratoria.

ahorcadura o **ahorcamiento** *(hanging)*
MEDLEGAL. f. Muerte producida por la constricción del cuello, como consecuencia de la presión ejercida por un lazo que lo rodea y está sujeto a un punto fijo, sobre el que ejerce tracción el peso del propio sujeto que pende de él. Es un método muy común de suicidio y también se ha empleado como medio de ejecución de la pena de muerte. || **a. asimétrica** *(asymmetric h.)* Aquella en la que el nudo está situado lateralmente. || **a. atípica** *(atypical h.)* Toda ahorcadura en la que el nudo no se encuentra en la parte media de la nuca. || **a. completa** *(complete h.)* La que se produce cuando el

cuerpo de la víctima está completamente suspendido en el aire. ‖ **a. incompleta** *(incomplete h.)* La que tiene lugar cuando el cuerpo está parcialmente apoyado en una superficie, lo que representa una pérdida de peso del que está suspendido y, por tanto, una menor tracción del lazo sobre el cuello de la víctima. ‖ **a. ludendi causa** *(ludendi causa h.)* La que se produce no con intención de suicidio, sino por un motivo lúdico, por ejemplo, gastar una broma. También existió como ejercicio circense para crear en el público una angustia momentánea con final feliz, práctica que dejó de realizarse debido a la alta frecuencia de los accidentes mortales. ‖ **a. sexual** *(sexual h.)* La que tiene lugar accidentalmente cuando se pone en práctica la falsa creencia de que hay un aumento del placer sexual al simular una ahorcadura parcial. ‖ **a. simétrica** *(symmetric h.)* La que se produce cuando el nudo está situado en la parte media del cuello, de la nuca o de la región submentoniana. ‖ **a. típica** *(typical h.)* La que tiene lugar cuando el nudo se encuentra en la nuca.

aicmofobia *(aichmophobia)*
PSIQUIAT. Ver **fobia**.

AINES *(NSAID)*
ANEST. Siglas de antiinflamatorios no esteroideos, conjunto de sustancias químicas, de las que la más conocida es el ácido acetilsalicílico, que se caracteriza por su efecto antiinflamatorio y porque no derivan de moléculas orgánicas, como los esteroides. Poseen acción antiinflamatoria, antipirética y analgésica, y actúan inhibiendo la síntesis de las prostaglandinas. Se utilizan para el tratamiento del dolor moderado y las enfermedades inflamatorias, especialmente las músculo-esqueléticas. Como efectos secundarios pueden presentar alteraciones gastrointestinales, de la función plaquetaria y de la coagulación, y renales.

ainhum *(ainhum)*
DERMATOL. f. Estrangulamiento de los dedos de los pies o de las manos, totalmente asintomático, que se produce en la lepra y en varias enfermedades tropicales. También se denomina dactilosis.

aislada *(isolate)*
GENÉT. adj. Se dice de la subpoblación en la que los apareamientos se producen exclusivamente, o preferentemente, entre sujetos de esa subpoblación.

aislamiento *(isolation)*
PSICOL. m. Alteración de la conducta por la cual la persona deja de relacionarse normalmente con su entorno habitual. Muestra indiferencia afectiva y desinterés hacia lo que le rodea, y disminuyen o desaparecen las relaciones sociales. ‖ **a. afectivo** *(affective i.)* Mecanismo de defensa por el que el individuo se enfrenta a conflictos emocionales y a amenazas de origen interno o externo, mediante la separación de las ideas y de los sentimientos originalmente asociados a ellas. El individuo se aparta del componente afectivo asociado a una idea determinada (p. ej., un acontecimiento traumático), pero se mantiene apegado a sus elementos cognoscitivos (p. ej., detalles descriptivos). Se encuadra en un nivel de defensa de inhibiciones mentales o de formación de compromisos.

AIT *(TIA)*
NEUROL. Abreviatura de accidente isquémico transitorio.

ajmalina *(ajmalin)*
CARDIOL. f. Fármaco antiarrítmico de la clase I de Vaughan-Williams, que se emplea para el tratamiento de arritmias supraventriculares y ventriculares, y el diagnóstico de trastornos de la conducción auriculoventricular.

ajuste *(adjustment)*
PSICOL. m. Adaptación satisfactoria, modificación o acomodación funcional, a menudo transitoria, por la que el individuo se adapta mejor al ambiente inmediato o a su propio yo interno.

ajuste *(adjustment)*
RADIO. m. Proceso de puesta a punto o calibrado que se realiza en los equipos radiológicos.

akeidopeirastia *(cardiopuncture)*
MEDLEGAL. Ver **cardiopuntura**.

ala de mariposa *(butterfly wing)*
DERMATOL. Se dice del aspecto del eritema facial en el lupus eritematoso agudo, que, al localizarse en el dorso de la nariz y ambas mejillas, recuerda el aspecto de una mariposa.

alambre *(wire)*
RADIO. m. Elemento metálico de forma variable, que se utiliza para diversos usos en técnicas intervencionistas. ‖ **a. de embolización** *(embolization w.)* Trozo de alambre, habitual-

mente recubierto de otras sustancias, que puede ser introducido por el interior de un catéter y que, una vez liberado en la luz de un vaso o de un conducto, adopta una forma enrollada o espiral que genera la embolización o cierre de dicha estructura o trayecto tubular. || **a. guía** (*guide w.*) Alambre de calibre fino, frecuentemente recubierto de sustancias teflonadas, que es utilizado como guía para la introducción de catéteres más gruesos en el interior del árbol vascular, durante los procedimientos intervencionistas realizados con la técnica de Seldinger.

alambre de Kirschner (*Kirschner's wire*)
ORTOP. Alambre de acero para la transfixión y tracción esquelética de las fracturas, que se introduce a través de las partes blandas. También se utiliza para las osteosíntesis mínimas, especialmente en niños.

alanina (*alanine*)
BIOQUÍM. f. Aminoácido proteico, cuya cadena lateral está constituida por un grupo metilo. No es esencial en la dieta humana.

alantoína (*allantoin*)
BIOQUÍM. f. Sustancia derivada de la oxidación del ácido úrico, que está presente en el alantoides, el líquido amniótico y la orina fetal. Se utiliza para estimular la regeneración epitelial de heridas y úlceras.

alar (*alar*)
CIRPLÁS. adj. Estructura que se asemeja a un ala; como el *ala nasi,* pared cartilaginosa externa de cada ventana nasal, en donde se pueden distinguir tres regiones anatómicas: Crus Medialis, que forma el esqueleto cartilaginoso de la columnella; Crus Lateralis, o región lateral cartilaginosa de la ventana nasal; Crus Intermedia, que resulta de la unión de ambas estructuras.

alarma (*alarm*)
PSICOL. f. Reacción de miedo provocada por situaciones u objetos prepotentes o filogenéticamente preparados. Mediante experiencias directas o indirectas, pueden llegar a convertirse en alarmas aprendidas. Las alarmas, tanto las aprendidas como las no aprendidas, pueden ser exteroceptivas o interoceptivas.

alba (*alba*)
ANAT. adj. Adjetivo que indica el color blanco de una estructura. Así, se habla de *línea alba* para designar la aponeurosis que une los dos músculos rectos del abdomen.

albendazol (*albendazole*)
FARMCLÍN. m. Fármaco que se utiliza en el tratamiento de las infecciones por oxiuros, ascaris y trichuris.

albicans (*albicans*)
GINECOL. adj. Se dice del estado final de la evolución del folículo ovárico, después de pasar por la fase de cuerpo lúteo o amarillo.

albinismo (*albinism*)
DERMATOL. m. Ausencia congénita de pigmento en la piel, el vello y los ojos.

albinismo ocular (*ocular albinism*)
OFTALMOL. Ausencia congénita parcial o total del pigmento en las estructuras pigmentadas del ojo, como el iris y parte de la retina. Esto provoca una gran sensibilidad a la luz, produce deslumbramientos y una disminución de la agudeza visual por indiferenciación macular. Con frecuencia, los pacientes padecen nistagmo. || **a. oculocutáneo completo** (*oculocutaneous complete a.*) Enfermedad hereditaria que se caracteriza por un déficit absoluto de la enzima tirosinasa, por lo que los pacientes son incapaces de sintetizar la melanina, que es el pigmento que da color a la piel, el pelo y los ojos.

albino (*albino*)
DERMATOL. adj. Se dice del sujeto que padece albinismo.

albinoidismo (*albinoidism*)
DERMATOL. m. Grado menor del albinismo, que otorga cierta capacidad a la piel para broncearse levemente.

albopapuloide (*albopapuloide*)
DERMATOL. f. Lesión dermatológica de consistencia sólida y color blanco.

albúmina (*albumin*)
FISIOL. f. Proteína soluble en agua y soluciones salinas no muy concentradas, que se coagula por la acción del calor. || **a. sérica** (*serum a.*) Es la proteína plasmática más abundante (60%), utilizada para el transporte de proteínas, ácidos grasos, hormonas, fármacos, etc. Se sintetiza en el hígado.

albuminuria (*albuminuria*)
FISIOL. f. Presencia de albúmina sérica en la orina. || **a. fisiológica** (*physiological a.*) Presencia

de una pequeña cantidad de albúmina sérica en la orina de individuos sanos. ‖ **a. ortostática** (*ortostatic a.*) Albuminaria que se presenta al pasar a la posición bípeda.

albuminuria (*albuminuria*)
ENDOCRINOL. f. Eliminación aumentada de albúmina en la orina. Se cifra en tasas comprendidas entre 30-300 mg/24 horas. Puede constituir un síntoma de afectación parenquimatosa renal e incluso un indicador pronóstico de patología vascular. En este sentido, su valoración es útil en el despistaje de la nefropatía diabética e hipertensiva. Puede aparecer también, con carácter reversible, tras la realización de ejercicio o en el curso de infecciones urinarias o descompensaciones hiperglucémicas.

alcalinización (*alkalinization*)
ANEST. f. Acción y efecto de comunicar a una sustancia las propiedades de los alcalis, o de someter a un enfermo a la medicación alcalina. ‖ **a. respiratoria** (*respiratory a.*) Alcalosis debida a una presión parcial arterial de CO_2 disminuida. En general, aparece en situaciones de miedo, dolor, hipoxia, o durante la ventilación artificial excesiva. Se compensa inicialmente con la disminución del bicarbonato plasmático, debido a una menor formación y disociación de ácido carbónico.

alcalosis (*alkalosis*)
FISIOL. f. Condición en la que se reduce la concentración de hidrogeniones, lo que produce un pH superior a lo normal. ‖ **a. compensada** (*compensated a.*) Situación en la que, aun existiendo una mayor producción de bases, el organismo posee mecanismos de compensación y se mantiene el pH normal. ‖ **a. hipocalémica** (*hypokalemia a.*) La que se produce por la baja concentración de potasio en la sangre, lo que origina una retención de bases en el líquido extracelular.

alcalosis metabólica (*metabolic a.*)
NEFROL. Elevación de la concentración de bicarbonato plasmático en individuos que aparentemente no padecen enfermedad pulmonar. A grandes rasgos, y dependiendo de los mecanismos patogénicos, las causas pueden ser de dos tipos: las que responden a una dieta rica en cloruro sódico o a su infusión intravenosa (vómitos, aspiración gástrica, abuso de diuréticos, etc.), o aquellas que muestran resistencia al cloruro sódico (hiperaldosteronismo, síndrome de hipermineralocorticismo o síndrome de Cushing, deplección severa de potasio, síndrome de Barter). Se asocia de forma casi sistemática a la hipopotasemia.

alcaptonuria (*alcaptonuria*)
NEFROL. f. Error congénito del metabolismo que se transmite por herencia autosómica recesiva y se caracteriza por el déficit de la enzima homogentísica oxidasa, que condiciona una acumulación importante de ácido homogentísico, compuesto que procede de la vía catabólica de la tiroxina. Dicho ácido se acumula tanto en la sangre como en los tejidos, donde precipita, confiriéndoles una tonalidad oscura parecida a la del pigmento melánico, que vista al microscopio es de color ocre. Por ello, algunos autores la denominan también ocronosis. Otra forma de eliminación es la orina, a la que confiere un color que remeda a la melanina. Afecta a las conjuntivas, los tendones sinoviales, los cartílagos y la capa subendotelial de las arterias y del endocardio. El diagnóstico se fundamenta en el aspecto de la orina y la cuantificación del ácido homogentísico en la orina y los tejidos. El tratamiento consiste en la restricción dietética de fenilananina y de tiroxina.

alcohol (*alcohol*)
ENDOCRINOL. m. Derivado de hidrocarbono alifático, que contiene un grupo hidroxilo. Los alcoholes pueden clasificarse según el número de grupos hidroxilos. ‖ Etanol.

alcohol deshidrogenasa (*alcohol dehydrogenase*)
BIOQUÍM. Enzima que cataliza la oxidación del etanol a acetaldehído con la reducción concomitante de NAD^+ a NADH. Su actividad requiere la tiamina pirofosfato (vitamina B_1) como cofactor. En levaduras y otros microorganismos, la alcohol deshidrogenasa cataliza la reducción del acetaldehído a etanol, siendo esta una de las fases de la fermentación alcohólica.

alcohólica (*alcoholomania*)
PSIQUIAT. f. Cuadro psicótico del alcoholismo crónico, que se caracteriza por la existencia de alucinaciones auditivas muy reales e ideas delirantes de persecución, sin que exista alteración importante del nivel de conciencia. Según Bonhoeffer, se trata de una forma de reacción exógena. Según Bumke, es una forma de *delirium tremens*.

alcoholismo (*alcoholism*)
PSIQUIAT. m. Término general que agrupa a los diversos síndromes que provoca el consumo de alcohol. En la clasificación internacional de enfermedades (CIE-10) de la Organización Mundial de la Salud, se incluyen una serie de trastornos mentales y del comportamiento debidos al consumo de alcohol, cuya gravedad va desde la intoxicación aguda no complicada, hasta cuadros de psicosis (v.) y de demencia (v.). Como *intoxicación aguda,* el consumo reciente de alcohol se evidencia en alteraciones del comportamiento: desinhibición, actitud discutidora, agresividad, labilidad de humor, deterioro de la atención, juicio alterado, interferencia en el funcionamiento personal. También están presentes otros síntomas: marcha inestable, dificultad para mantenerse en pie, habla disártrica (farfullante), nistagmo, nivel de conciencia disminuido (p. ej., estupor, coma), enrojecimiento facial, inyección conjuntival. Como *intoxicación patológica,* esta categoría diagnóstica, actualmente en estudio, se refiere a un cuadro de intoxicación aguda que tiene lugar después de beber cantidades de alcohol insuficientes para causar intoxicación en la mayoría de las personas. Además, existe una conducta agresiva verbal o física. Tras la suspensión o disminución del consumo de alcohol después de un consumo repetido y habitualmente prolongado y/o a altas dosis de alcohol, aparecen algunos de los siguientes síntomas que, genéricamente, se denominan *síndrome de abstinencia:* temblor de piernas, párpados o manos extendidas, sudoración, náuseas o vómitos, taquicardia o hipertensión, agitación psicomotriz, cefalea, insomnio, malestar o debilidad, ilusiones o alucinaciones transitorias auditivas, visuales o táctiles; convulsiones, etc. El síndrome de abstinencia al alcohol puede acompañarse de delirium tremens (v.). El *síndrome de dependencia* se caracteriza por un deseo intenso de consumir alcohol, la disminución de la capacidad para controlar el consumo (unas veces para evitar el inicio del consumo, otras para poder terminarlo y otras para controlar la cantidad consumida), un cuadro fisiológico de abstinencia cuando se consume menos, o cuando se termina el consumo; tolerancia a los efectos del alcohol, preocupación por el consumo de alcohol y persistencia en el consumo a pesar de sus evidentes consecuencias perjudiciales.

aldehído deshidrogenasa (*aldehyde dehydrogenase*)
BIOQUÍM. Enzima que cataliza la conversión de un aldehído en su correspondiente ácido carboxílico.

aldolasa (*aldolase*)
BIOQUÍM. f. Enzima que cataliza una condensación aldólica reversible, en la que la fructosa-1,6-bisfosfato se rompe y da lugar a dos triosas fosfato diferentes: el gliceraldehído-3-fosfato y la dihidroxiacetona fosfato. También recibe el nombre de fructosa-1,6-bisfosfato aldolasa, e interviene en la glucólisis y en la gluconeogénesis.

aldosa (*aldose*)
BIOQUÍM. f. Grupo de azúcares monosacáridos que contienen un grupo aldehído. Uno de los más representativos es la glucosa (aldohexosa).

aldosa reductasa (*aldose reductase*)
ENDOCRINOL. Enzima que cataliza la conversión de glucosa en sorbitol. El acúmulo de sorbitol y la disminución de mioinositol en el tejido nervioso se ha sugerido como un factor coadyuvante al desarrollo de la neuropatía diabética, por lo que los fármacos inhibidores de la enzima aldosa reductasa pueden aplicarse en el tratamiento de esta condición.

aldosteronismo (*aldosteronism*)
FISIOL. m. Alteración metabólica motivada por un aumento de la secreción de aldosterona, bien por una hipertrofia de la zona glomerular de la corteza suprarrenal, bien por un adenoma de esta glándula. Los síntomas más importantes son: debilidad muscular, poliuria, polidipsia e hipertensión. Estos síntomas están motivados por la hipopotasemia y la alcalosis. || **a. primario** (*primary a.*) Producción excesiva de aldosterona por las células glomerulosas de la glándula suprarrenal, bien por un adenoma cortical (el 80-90% de los casos) o por hiperplasia bilateral (10-20%). Cursa con retención de sodio, hipercaliuria, hipertensión arterial, debilidad, polidipsia y poliuria. En la analítica se detecta hipocaliemia, moderada hipernatremia, alcalosis metabólica, disminución de la actividad de renina plasmática y, sobre todo, niveles elevados de aldosterona en el plasma y en la orina. El diagnóstico de localización se efectúa mediante técnicas de imagen y el tratamiento habitual, mediante espironolactonas o suprarrenalectomía unilateral, en los casos de

adenoma. ‖ **a. secundario** (*secondary a.*) Exceso de secreción de aldosterona en la glándula suprarrenal. Es un síntoma secundario a una estimulación excesiva de la corteza suprarrenal por activación del eje renina-angiotensina II. Cursa con una elevación de la actividad de la renina plasmática, de la angiotensina II y de la aldosterona en la sangre. Las principales causas son los procesos que cursan con edemas (síndrome nefrótico, insuficiencia cardiaca congestiva, cirrosis hepática con ascitis); los que cursan con hipertensión arterial reninadependiente (estenosis de la arteria renal, tumores renales secretores de renina, hipertensión maligna) y el síndrome de Bartter. El tratamiento debe ser causal, pero son eficaces la espironolactona y los inhibidores de la enzima de conversión de la angiotensina.

aldosteronoma (*aldosteronoma*)
ENDOCRINOL. f. Adenoma productor de aldosterona, causante de hiperaldosteronismo primario.

alelo (*allele*)
GENÉT. m. Cada una de las formas en que puede presentarse un gen en un determinado locus (v.). ‖ **a. silencioso** (*silent a.*) Alelo mutante que no produce ningún fenotipo.

alendronato (*alendronate*)
ENDOCRINOL. m. Fármaco perteneciente al grupo de los bifosfonatos, que posee un intenso efecto antirreabsortivo a nivel óseo, por lo que se emplea en el tratamiento de la osteoporosis. Irrita el esófago, por lo que su ingesta debe realizarse en posición ortostática.

alergeno (*alergen*)
NEFROL. m. Antígeno que estimula la formación de una respuesta de los anticuerpos IgE, causantes de las enfermedades atópicas. Los alergenos pueden ser proteínas o glucoproteínas que forman parte de productos naturales o de sustancias químicas. Según la puerta de entrada, se denominan *aeroalergenos* (p. ej., los pólenes, que originan rinitis y asma bronquial); *alérgenos por ingestión* (alimentos y aditivos) y *alergenos por inoculación* (fármacos, venenos de picaduras de insectos, etc.). Los agentes desencadenantes más típicos son los pólenes de diversas plantas, las descamaciones epiteliales de diversos animales, los restos fecales de ácaros procedentes del polvo doméstico, las esporas fúngicas y los productos de polvo industrial.

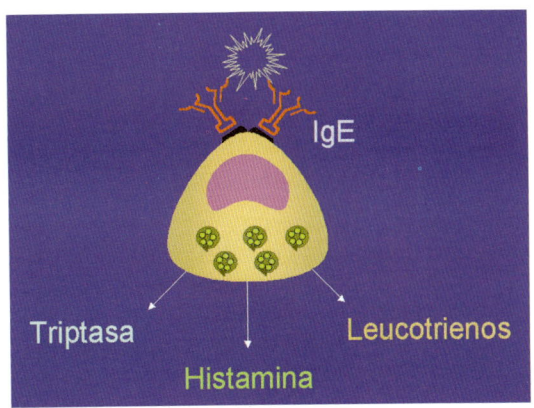

alergeno

alergia (*allergy*)
ALERGOL. f. Situación en la que se ve alterada la capacidad reactiva del organismo, el cual responde de una forma exagerada frente a una sustancia o alergeno a la que normalmente los demás individuos no reaccionan. Es en 1906 cuando Von Pirket, basándose en la clínica y en la experimentación, crea la palabra alergia (*allos-ergon,* reacción diferente) para definir aquella situación del organismo o del individuo en la cual la capacidad de reacción del mismo se encuentra modificada y da lugar a una reacción patológica a sustancias que para cualquier otro individuo resultarían inocuas. Aquí se engloban, por tanto, todos los fenómenos de hipersensibilidad.

alergia a la insulina (*insulin allergy*)
ENDOCRINOL. Reacción de hipersensibilidad a la administración de la insulina. Su prevalencia se cifra en el 3% de pacientes que reciben insulinas porcinas o bovinas, y disminuye la tasa cuando se emplean insulinas humanas. Habitualmente, se manifiesta en una zona de enrojecimiento que aparece a los 30 minutos de la inyección subcutánea de insulina y se resuelve de forma autolimitada. Más raramente puede manifestarse como una inflamación dolorosa que tiene lugar 4-6 horas después de la inyección, o como una reacción sistémica del tipo de la urticaria o de la anafilaxia, en cuyo caso puede tener consecuencias imprevisibles.

aleteo (*flutter*)
CARDIOL. m. Agitación, temblor. ‖ **a. auricular** (*atrial f.*) Arritmia supraventricular por reentrada en la aurícula, que se caracteriza por la

presencia de ondas auriculares F a una frecuencia aproximada de 300 por minuto, con respuesta ventricular variable.

alexia *(alexia)*
NEUROL. f. Incapacidad de origen neurológico para comprender las palabras escritas.

alexitimia *(alexithymia)*
PSIQUIAT. f. Incapacidad para percibir sentimientos en uno mismo o en los demás y para poder verbalizarlos. La alexitimia (término acuñado por R. Sifneos en 1967, que proviene del griego *alexia*, incapacidad para leer, y *thymos*, sentimiento) es característica del paciente psicosomático, en los procesos de adicción y en el trastorno de estrés postraumático. El concepto de alexitimia es idéntico al de pensamiento operativo (en francés, *pensée operative*) acuñado por Marty y De M'uzan en 1963.

alfa *(alpha)*
Primera letra del alfabeto griego (α).

alfa-1-antitripsina *(alfa-1-antitrypsin)*
ANATPATOL. f. Proteína del suero humano, que actúa como agente inhibidor de la tripsina y de la quimiotripsina. Su nivel normal (210-500 mg/dl) aumenta cuando existen inflamaciones y presenta un gran polimorfismo, que está determinado genéticamente (sistema Pi) con varios subtipos diferenciados por electroforesis. Su carencia, heredada con carácter homocigótico, suele ir acompañada de enfisema pulmonar y cirrosis hepática.

alfa-beta-bloqueante *(alfa-beta-blocker)*
NEFROL. m. Agente con actividad bloqueadora β-adrenérgica no selectiva y bloqueadora α-1-selectiva. Los más representativos son el labetalol y el carvedilol, y se utilizan como hipotensores.

alfa-fetoproteína *(alfa-fetoprotein)*
ONCOL. f. Proteína producida por tejidos inmaduros sanos o por tumores germinales no seminomatosos. Es un indicador diagnóstico de la posible existencia o del desarrollo de esta estirpe tumoral.

alfa-metildopa *(alfa-methyl dopa)*
ENDOCRINOL. m. Falso neurotransmisor que interfiere en la síntesis de las catecolaminas, reduciendo la generación de dopamina, noradrenalina y adrenalina. En la práctica clínica, se emplea como antihipertensivo. ‖ **a.-metil paratirosina** *(a.-methyl paratyrosine)* Falso neurotransmisor que interfiere en la síntesis de catecolaminas y reduce la actividad de la enzima tirosina-hidroxilasa. Se emplea como tratamiento médico de feocromocitomas inoperables. ‖ **a.-reductasa** *(a.-reductase)* Enzima de localización preferentemente intracelular que cataliza la conversión de testosterona en dihidrotestosterona, esteroide que posee mayor afinidad por el receptor androgénico. Esta reacción enzimática constituye, por tanto, una etapa fundamental en la acción androgénica sobre los tejidos diana. El desarrollo de fármacos con efecto bloqueante de la actividad 5-alfa-reductasa ofrece nuevas posibilidades para el tratamiento de síndromes andrógeno-dependientes, como el adenoma y el carcinoma de próstata y los síndromes virilizantes.

alfa-lipoproteína *(alpha-lipoproteins)*
CARDIOL. f. Lipoproteína de alta densidad, que es consecuencia de la alta proporción de contenido proteico que posee. Corresponde, en parte, a las lipoproteínas de alta densidad o HDL.

álgebra quirúrgica *(surgery algebra)*
ORTOP. En los siglos XVI y XVII comprendía el tratamiento de las fracturas y las dislocaciones, así como de otros quehaceres quirúrgicos. El estudio del álgebra en los textos quirúrgicos renacentistas incluye dos capítulos dedicados, respectivamente, a las fracturas y a las dislocaciones o luxaciones.

algebrar *(algebrate)*
ORTOP. adj. Se decía del acto de reducir una dislocación.

algebrista *(algebraist)*
ORTOP. m. Cirujano, generalmente empírico y de escasa formación, que se dedicaba especialmente a las fracturas o luxaciones de los huesos. Por tradición, en España su vigencia se mantuvo durante los siglos XVI y XVII.

algesia *(algesia)*
ORTOP. f. Sensibilidad al dolor, hiperestesia. ‖ Sensibilidad excesiva.

-algia *(-algia)*
ORTOP. Sufijo que indica trastorno doloroso, o dolor en una región sin modificaciones anatómicas apreciables.

algia facial atípica *(atypical facial pain)*
NEUROL. Síndrome doloroso que se caracteriza por un dolor profundo localizado en la región

maxilomandibular, que con frecuencia se irradia a la región cervical, el oído y la garganta. Es más habitual en las mujeres de mediana edad. La sintomatología puede ser bilateral y el diagnóstico definitivo se establece por exclusión de otros procesos.

algiomuscular *(algiomuscular)*
ORTOP. adj. Relativo o perteneciente a los movimientos musculares dolorosos o que los produce.

algofilia *(algophilia)*
PSIQUIAT. f. Inclinacion morbosa a experimentar dolor. Término escasamente utilizado como sinónimo de masoquismo. Ver **filia, masoquismo**.

algofobia *(algophobia)*
PSIQUIAT. Ver **fobia**.

algomelia *(algomelia)*
ORTOP. f. Dolor en las extremidades.

algopareunia *(algopareunia)*
GINECOL. f. Dolor durante el coito.

algoritmo *(algorithm)*
RADIO. m. Diagrama orientador que sirve para tomar decisiones diagnósticas o terapéuticas.

algoritmo de decisión *(decision tree)*
CIRGEN. Conjunto de esquemas de actuación diagnóstica y terapéutica que se emplean para simplificar la enseñanza de la medicina y se diseñan a modo de árbol con ramas distintas según las situaciones que se van planteando ante un caso clínico, un síndrome o una enfermedad.

algospasmo *(algospasm)*
ORTOP. m. Calambre o espasmo muscular doloroso.

alienación *(alienation)*
PSIQUIAT. f. Sentimiento de extrañeza o incapacidad para identificarse con la sociedad, la cultura o el grupo. En el siglo XIX se utilizaba este término como sinónimo de enfermedad mental. Para muchos psiquiatras continúa siendo sinónimo de enajenación.

alienista *(alienist)*
PSIQUIAT. m. Psiquiatra.

alimentación *(nutrition)*
FISIOL. f. Recepción de alimentos con los que se compensan los gastos energéticos, la reposición de los tejidos y el crecimiento.

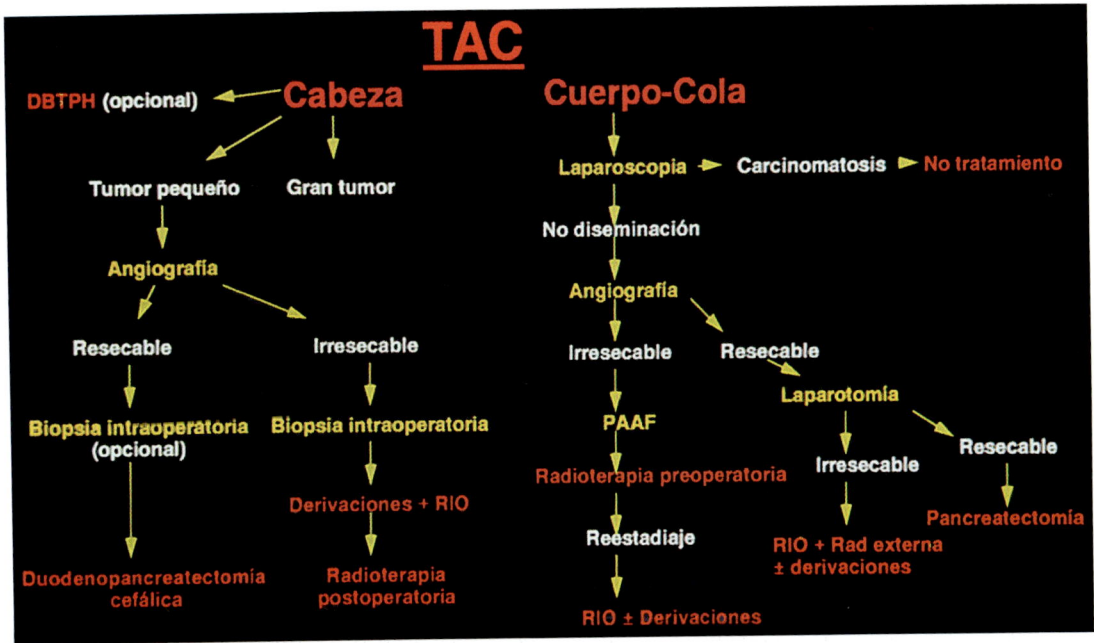

algoritmo. Árbol de decisión diagnóstica terapéutica, en este caso del carcinoma de páncreas, basándose en la localización por el TAC y en otros estudios de extensión y biopsia (laparoscopia, angiografía, PAAF, laparotomía, etc.)

alimentación con biberón *(bottle feeding)*
PEDIAT. Alimentación artificial del bebé con leches maternizadas que se suministran con biberón.

alimentación e hidratación *(nutrition and hydration)*
BIOÉT. Necesidades básicas del paciente, que solo se pueden omitir cuando molestan en sus últimos momentos al paciente terminal. Ver **eutanasia, tratamiento desproporcionado, tratamiento proporcionado.**

alimentación parenteral *(parenteral nutrition)*
ENDOCRINOL. Nutrición que se administra a través de una vía diferente al tracto gastrointestinal, generalmente por vía intravenosa, indicada para aquellas situaciones en las que no es posible alimentar al paciente por vía oral o nasogástrica.

alimento *(food, aliment)*
FISIOL. m. Todo lo que sirve para la nutrición de los organismos vivos.

alinfocitosis *(alymphocytosis)*
HEMATOL. f. Deficiencia de linfocitos en la sangre.

alivio *(relief)*
BIOÉT. m. Sensación subjetiva de mejoría en los síntomas molestos de una enfermedad. Es, junto con la curación (v.) y el apoyo al enfermo, uno de los objetivos de la medicina.

almohadilla *(pad)*
ANAT. f. Pequeña masa de escasa consistencia.

almohadilla de agua *(watterpad)*
RADIO. Bolsa de contenido acuoso o gelatinoso, que se utiliza en ultrasonografía para aumentar la distancia entre el transductor y la piel, sin que se generen artefactos por la interposición del aire.

aloanticuerpo *(alloantibody)*
INMUNOL. m. Anticuerpo que reacciona con un aloantígeno. El ejemplo más representativo son los aloanticuerpos que se generan en un paciente que ha sufrido un trasplante, los cuales reaccionan ante los aloantígenos del injerto.

aloantígeno *(alloantigen)*
INMUNOL. m. Antígeno presente en algunos miembros de una especie pero no en otros. Incluyen, fundamentalmente, los antígenos de grupo sanguíneo y los de histocompatibilidad.

alodinia *(allodynia)*
NEUROL. f. Desplazamiento de la sensopercepción dolorosa al lugar homólogo del otro lado del cuerpo.

aloerotismo *(aloereticism)*
MEDLEGAL. m. Sexualidad normal, contraria al autoerotismo.

alogénico *(allogenic)*
GENÉT. adj. Se dice de los individuos, tejidos, células, etc., de la misma especie pero con diferencias antigénicas.

alogia *(alogia)*
PSIQUIAT. f. Síntoma negativo de la esquizofrenia, que consiste en la ausencia de espontaneidad y en la disminución del flujo de la conversación.

aloinjerto *(allograft)*
CIRGEN. m. Órgano o tejido que se trasplanta a otro individuo de la misma especie.

alopecia *(alopecia)*
DERMATOL. f. Pérdida o caída de pelo de cualquier zona del tegumento. Existen formas congénitas (raras) y adquiridas; estas últimas son las más frecuentes. Pueden ser *no cicatriciales,* es decir, que cursan sin dejar cicatriz y son recuperables; o *cicatriciales,* que son irreparables. ‖ **a. areata** *(a. areata)* Variedad de alopecia que aparece en áreas bien definidas.

alopecia androgénica *(androgenic allopecia)*
GINECOL. Caída del pelo, habitualmente prematura, que aparece en personas con predisposición familiar y que se pone en relación con la superproducción de andrógenos. Afecta fundamentalmente a los hombres, aunque también aparece en la mujer. ‖ **a. climatérica** *(climateric a.)* Caída de pelo en la mujer posmenopáusica, como efecto secundario de las modificaciones hormonales (disminución de estrógenos y aumento de andrógenos). ‖ **a. posparto** *(postpartum a.)* Caída del pelo después del parto. Habitualmente se recupera en los meses siguientes.

aloplastia *(alloplastic)*
PSICOL. f. Adaptación que se consigue alterando el ambiente externo. Se opone a la autoplastia, que se refiere a la alteración de la propia conducta y de las reacciones.

alopsíquico *(allopsychic)*
PSIQUIAT. adj. Se dice del contenido de la conciencia relativo al mundo exterior. Se opone a los

contenidos de la conciencia del yo (autopsíquicos) y a los del propio cuerpo (somatopsíquicos).

alopurinol *(allopurinol)*
ENDOCRINOL. m. Fármaco inhibidor de la síntesis de ácido úrico, que actúa bloqueando la enzima xantino-oxidasa. Se emplea en el tratamiento de la hiperuricemia y posee efectos antioxidantes.

alostérico *(allosteric)*
FARM. adj. Que actúa en un lugar distinto de aquel en el que ejerce normalmente su efecto una determinada sustancia endógena, pero que puede dar lugar a un efecto similar o bien producir un efecto antagónico.

alosterismo *(allosterism)*
BIOQUÍM. m. Proceso por el que la unión de un compuesto a un sitio topológicamente distinto del centro activo de una proteína afecta a la actividad de la misma, generalmente por provocar un cambio conformacional.

alotipo *(allotype)*
INMUNOL. m. Conjunto de moléculas de anticuerpo que comparten un determinante alotípico concreto, entendiendo por este último a aquel epítopo presente solo en algunos miembros de una especie y no en otros. La mayoría de los determinantes alotípicos se localizan en las regiones constantes de cadenas pesadas y ligeras, y parecen carecer de implicaciones funcionales.

alotrasplante *(allotransplantation)*
CIRGEN. m. Homotrasplante. || Trasplante de órgano o de tejido entre dos individuos de la misma especie animal.

alotriofagia *(alotriophagia)*
PSIQUIAT. f. Término obsoleto para denominar la perversión en la conducta alimentaria, que consistía en ingerir sustancias no nutritivas, p. ej., la tierra (geofagia). Ver **pica.**

aloxana *(alloxan)*
ENDOCRINOL. f. Tóxico de los islotes de Langerhans, que se emplea en experimentación para inducir diabetes mellitus. Pirimidinetetrona.

alprazolam *(alprazolam)*
ANEST. f. Benzodiacepina de vida media corta, que se utiliza habitualmente como inductor del sueño.

alquilación *(alkylation)*
ONCOL. f. Reacción química que tiene como fin transferir de una molécula a otra un grupo hidrocarbonado o sustituto del mismo.

alquilante *(alkylating)*
ONCOL. adj. Que produce alquilación.

altruismo *(altruism)*
PSICOL. m. Actitud o comportamiento caracterizada por conductas prosociales que suponen entrega y consideración hacia los demás, con olvido o detrimento del interés propio. Cuando se utiliza como mecanismo de defensa, el individuo se enfrenta a los conflictos emocionales y a las amenazas de origen interno o externo, dedicándose a satisfacer las necesidades de los demás. Con ello obtiene una gratificación, bien de tipo vicariante, bien directa, por la correspondencia de los demás. Se encuadra en un nivel de adaptación elevado.

altruismo biológico *(biological atruism)*
BIOÉT. Hipótesis que atribuye la conducta altruista a razones de utilidad biológica para la especie: una especie cuyos miembros se ayudan mutuamente tendría mejor capacidad de adaptación al medio y más posibilidades de supervivencia, dentro de una explicación neodarwinista del mantenimiento y evolución de las especies. Esta teoría supondría que los hombres son exclusivamente biología (lo que no es cierto) y que el neodarwinismo es la única explicación de la evolución biológica (que tampoco lo es).

Alu *(Alu)*
GENÉT. Familia de elementos nucleares dispersos cortos (en inglés, SINE), que constituye el DNA repetitivo disperso más frecuente en el genoma humano (alrededor de 800.000 copias por genoma). Cada elemento consta de unos 300 pares de bases y puede comportarse como un retrotransposón.

alucinación *(hallucination)*
PSICOL. f. Trastorno cualitativo de la sensopercepción, consistente en la formación de una imagen sensorial en ausencia de un estímulo externo real que la produzca. Es una «percepción sin objeto». Las alucinaciones pueden ser *elementales* (luces, sonidos) o *complejas* (personas, frases) y pueden afectar a cualquiera de los sentidos, de forma individual o conjunta. Se diferencian de la ilusión en la

ausencia total de estímulo y en el convencimiento de que es real. A diferencia de la seudoalucinación, se produce en el espacio objetivo externo || **a. auditiva** (*auditory h.*) Alucinación que implica la percepción de sonidos o voces. || **a. autoscópica** (*autoscopic h.*) Alucinación en la que el sujeto se ve a sí mismo. || **a. cenestésica** (*cenesthesic h.*) Alucinación de movimiento; p. ej., tener la sensación de estar moviéndose cuando en realidad se está inmóvil. || **a. congruente con el estado de ánimo** (*mood congruent h.*) Alucinación cuyo contenido es plenamente coherente con los temas típicos de un determinado estado de ánimo. Si el ánimo es depresivo, el contenido de la alucinación consistirá en temas de inadecuación personal, culpa, enfermedad, muerte, nihilismo o castigo merecido. Si el ánimo es maniaco, el contenido incluirá temas sobre valor, poder, conocimientos o identidad exagerados. || **a. experimental** (*induced h.*) Alucinación provocada mediante sustancias (alucinógenos) o mediante la deprivación sensorial. || **a. extracampina** (*extrafield h.*) Alucinación que se experimenta fuera del campo sensorial plausible. Por ejemplo, alucinación visual en la que se cree percibir una imagen situada fuera del campo visual: a espaldas del que la padece, al otro lado de una pared, etc. || **a. funcional** (*functional h.*) Alucinación activada y/o desencadenada por un estímulo, el cual es percibido al mismo tiempo que la alucinación y en la misma modalidad sensorial. || **a. gustativa** (*taste h.*) Alucinación que implica la percepción de sabores. Habitualmente suelen ser desagradables. || **a. háptica** (*tactile h.*) Alucinación táctil. || **a. hipnagógica** (*hypnagogic h.*) Alucinación de significación no patológica que tiene lugar durante el estado de semiconsciencia que precede inmediatamente al sueño. || **a. hipnopómpica** (*hypnopompic h.*) Alucinación de significación no patológica, que tiene lugar durante el estado de semiconsciencia que precede inmediatamente al despertar. || **a. imperativa** (*imperative h.*) Alucinación auditiva en forma de órdenes (características de la esquizofrenia). || **a. macroscópica** (*macroscopic h.*) Alucinación que consiste en ver personajes de gran tamaño (alucinación gulliveriense). || **a. microscópica** (*microscopic h.*) Alucinación que consiste en ver personajes pequeños (alucinación liliputiense). || **a. negativa** (*negative h.*) Falta de percepción de ciertos estímulos reales. || **a. no congruente con el estado de ánimo** (*mood incongruent h.*) Alucinación cuyo contenido no es coherente con los temas típicos de un determinado estado de ánimo. || **a. olfativa** (*olfactive h.*) Alucinación en la que se perciben olores. || **a. onírica** (*oniric h.*) Alucinación generalmente visual, que aparece durante el sueño o en estados de somnolencia; a veces presenta una gran riqueza escénica. || **a. propioceptiva** (*proprioceptive h.*) Alucinación de los órganos corporales, como cuando un enfermo percibe que su intestino se está rompiendo. || **a. psicógena** (*psychogenic h.*) Alucinación inducida mediante sugestión. || **a. refleja** (*reflex h.*) Alucinación producida en una determinada modalidad sensorial que es desencadenada por la percepción (correcta) de un estímulo perteneciente a un campo sensorial diferente a aquel en que se produce la alucinación. || **a. somática** (*somatic h.*) Alucinación que implica la percepción de una experiencia física localizada en el cuerpo (p. ej., una sensación de electricidad). || **a. táctil** (*tactile h.*) Alucinación que implica la percepción de ser tocado o de tener algo bajo la propia piel. Son frecuentes las sensaciones de descargas eléctricas o de hormigueo. || **a. teleológica** (*teleologic h.*) Alucinación acústica que advierte al enfermo o le aconsejan sobre los objetos que se encuentra; p. ej., que se va a herir con un cuchillo. || **a. vestibular** (*vestibular h.*) Alucinación por la que parece que el individuo se está cayendo. || **a. visual** (*visual h.*) Alucinación que implica la visión de imágenes estructuradas —personas o cosas— o de imágenes informales, tales como destellos de luz.

alucinógeno (*hallucinogen*)
PSICOL. adj. Se dice del agente químico, natural o sintético, que produce alucinaciones o alucinosis. Son drogas psicotomiméticas o psicodélicas (alucinógenas) la mescalina, la marihuana, el LSD y la escopolamina.

alucinosis (*hallucinosis*)
NEUROL. f. Estado en el que la persona que experimenta alucinaciones las reconoce conscientemente como fenómenos sensoperceptivos y no los enjuicia como realidad objetiva corpórea. || Situación en la cual el paciente alucina en un estado de conciencia clara. || **a. pe-**

duncular *(peduncular h.)* Cuadro caracterizado por alucinaciones que tienen una orientación espacial natural (es decir, se mueven como un dibujo animado), y están motivadas por una lesión mesencefálica.

alufibrato *(allufibrate)*
ENDOCRINOL. f. Derivado del ácido fíbrico, útil en el tratamiento de las hiperlipoproteinemias que cursan con hipertrigliceridemia. Actúa reduciendo la síntesis de las partículas VLDL y activando la enzima lipoproteinlipasa.

alumbramiento *(delivery)*
GINECOL. m. Tercer periodo del parto en el que se expulsa la placenta.

aluminio *(aluminium)*
NEFROL. m. Elemento químico trivalente con un peso atómico de 26,98 y soluble en ácidos y sosa. En el organismo se halla presente en trazas y su incremento produce intoxicaciones, especialmente en pacientes con insuficiencia renal crónica terminal en programa de hemodiálisis (incapacidad de eliminación renal), por agua corriente no adecuadamente tratada o tras la ingestión prolongada de antiácidos tipo hidróxido de aluminio, que se utilizan como quelantes del fósforo. La intoxicación por aluminio puede evolucionar hasta una encefalopatía dialítica. Su símbolo es Al.

alveolitis *(alveolitis)*
PNEUMOL. f. Inflamación de los espacios aéreos y alveolares.

alveolo *(alveolus, socket)*
ANAT. m. Zona ahuecada, divertículo. Con este nombre se designan dos formaciones diferentes: los *alveolos dentarios* y los *alveolos pulmonares*. Los primeros son las cavidades existentes en el maxilar y la mandíbula, donde encajan las raíces de las piezas dentarias. Los alveolos pulmonares son los divertículos terminales del árbol bronquial, en los que tiene lugar el intercambio gaseoso entre el aire inspirado y la sangre.

alveolograma *(alveologram)*
RADIO. m. Imagen radiológica que indica opacificación del espacio aéreo distal, que consiste en la visualización de algunos sacos alveolares aireados, con forma de puntos oscuros, en el interior de una consolidación pulmonar que se muestra blanca.

amamantar *(breast feeding)*
GINECOL. tr. Alimentar con leche materna.

amanitina *(amanitine)*
HISTOL. f. Sustancia derivada del hongo *Amanita*, que produce inhibición de la síntesis proteica de las células eucariotas.

amantadina *(amantadina)*
FARMCLÍN. f. Fármaco útil en la profilaxis de la gripe.

amantadine *(amantadine)*
NEUROL. m. Fármaco con cierta acción dopaminérgica, que se utiliza en el tratamiento de la enfermedad de Parkinson y otros movimientos anormales.

amargo *(bitter)*
NEUROL. adj. Se dice de lo que tiene sabor desagradable.

amartritis *(amartritis)*
ORTOP. f. Inflamación simultánea de varias articulaciones.

amastia *(amastia)*
GINECOL. f. Falta de desarrollo mamario.

amaurosis *(amaurosis)*
GINECOL. f. Pérdida de la capacidad visual por afectación del nervio óptico, la retina o el cerebro. ‖ **a. congénita de Leber** *(a. congenita of Leber)* Enfermedad hereditaria caracterizada por la aparición de ceguera en el periodo neonatal o en la primera infancia, y que en los periodos iniciales puede presentarse con un aspecto normal del fondo de ojo, pero que en edades más tardías puede desarrollar alteraciones pigmentarias. Es característico el fenómeno óculo-digital, que consiste en que el niño ciego se frota constantemente los ojos tratando de provocar estímulos luminosos. ‖ **a. eclámptica** *(eclampsic a.)* Pérdida de la capacidad visual como consecuencia de la gestosis, que produce un vasoespasmo generalizado. ‖ **a. fugaz** *(fugax a.)* Fenómeno de pérdida de visión, generalmente monocular, de aparición brusca y cuya duración abarca desde unos minutos a pocas horas, debida generalmente a un déficit transitorio del riego vascular en la retina. En estos casos es importante descartar una ateromatosis en las arterias carotídeas mediante una ecografía Doppler, porque este signo puede constituir un preaviso de procesos más graves, como un accidente cerebro-

vascular ‖ **a. hipofisaria** *(hypophyseal a.)* Pérdida de la capacidad visual como consecuencia de una enfermedad de la hipófisis (tumores). ‖ **a. hipotalámica** *(hypotalamic a.)* Pérdida de la capacidad visual por enfermedades del hipotálamo.

amaxofobia *(amaxophobia)*
PSIQUIAT. Ver **fobia**.

ambisexualidad *(bisexuality)*
MEDLEGAL. f. Bisexualidad, condición común a ambos sexos o de sexo indeterminado.

ambivalencia *(ambivalence)*
PSICOL. f. Coexistencia de actitudes, ideas, sentimientos o deseos opuestos y contradictorios hacia una persona, un objeto o una situación particular: amor/odio, culpabilidad/justificación, orgullo/menosprecio de uno mismo, etc. Por lo general, no es completamente consciente y ese indicio de psicopatología solo se manifiesta de forma extrema, como suele ocurrir en la esquizofrenia.

ambliopía *(amblyopia)*
NEUROL. f. Disminución de la visión en un ojo, cuya estructura parece normal cuando es examinado con el oftalmoscopio.

ambliopía anisometrópica *(anisometric amblyopia)*
OFTALMOL. Déficit de agudeza visual que no se puede corregir con la utilización de lentes y que es debida a una diferencia de graduación significativa entre los dos ojos. La imagen procedente del ojo más hipermétrope es suprimida en el cerebro para evitar la distorsión, lo que conduce a que no se obtenga un adecuado desarrollo de la visión del ojo con más graduación. El tratamiento indicado es proporcionar la graduación completa a los dos ojos y tapar con un parche el que tiene mejor visión. ‖ **a. estrábica** *(strabismic a.)* Ambliopía que aparece en el ojo estrábico, de forma que la imagen procedente de dicho ojo es suprimida en el cerebro para evitar la visión doble, lo que impide que el ojo desviado desarrolle completamente su visión. El tratamiento es similar al de la ambliopía anisometrópica, aunque en algunos casos se requiera la práctica quirúrgica. ‖ **a. ex anopsia** *(ex anopsia a.)* Déficit en el desarrollo de la visión de un ojo debido a la existencia de un obstáculo que impide el enfoque de las imágenes en la retina. La alteración que origina el cuadro puede ser congénita o desarrollarse en la primera infancia, como, por ejemplo, una catarata congénita.

ambú *(ambú)*
CARDIOL. Acrónimo de *airway mask bag unit*, dispositivo de asistencia respiratoria manual portátil.

ambulancia *(ambulance)*
ORTOP. f. Vehículo (automóvil, helicóptero, vagón de tren, etc.) debidamente equipado para el transporte de enfermos o heridos.

ameba *(ameba)*
MICROBIOL. f. Protozoo perteneciente al filo *Protozoa*, subfilo *Sarcomastigophora* y orden *Amoebida*, que presenta seudópodos como orgánulos de locomoción y de captación de partículas alimenticias (fagocitosis). Si bien la inmensa mayoría de estas especies se distribuyen en distintos hábitat, algunas son patógenas para el hombre y el animal. Entre las principales especies de importancia médica destaca la *Entamoeba histolytica*, causante de la disentería amebiana aguda, con capacidad para producir lesiones (abscesos) de localización extraintestinal. Algunas especies, aunque son de vida libre, pueden producir un cuadro grave de meningoencefalitis (géneros *Naegleria*, *Hartmannella* y *Acanthamoeba*). Entre otras amebas intestinales apatógenas cabe mencionar la *Entamoeba coli* y la *Endolimax nana*.

amebiasis *(amoebiasis)*
CIRGEN. f. Infección parasitaria producida por amebas, habitualmente *Entamoeba hystolitica*. ‖ Disentería amebiana o bien absceso hepático amebiano (por diseminación desde el intestino).

ameboma *(amoeboma)*
CIRGEN. f. Absceso hepático causado por diseminación de amebiasis intestinal.

amegacariocitosis *(amegakaryocytic)*
HEMATOL. f. Nombre con el que se denominan las trombocitopenias centrales debidas a la desaparición o disminución del número de megacariocitos. Son de dos clases: congénitas o adquiridas. Las congénitas se pueden asociar a malformaciones, siendo la más frecuente la ausencia bilateral de los radios o síndrome TAR (trombocitopenia con ausencia de radios). La forma adquirida puede representar

la fase inicial de una aplasia medular o de una leucemia aguda. También pueden ser de índole adquirida idiopática o estar asociadas a una causa potencial, como el lupus eritematoso sistémico, o la administración de medicamentos.

amelanosis *(amelanosis)*
DERMATOL. f. Falta de melanina.

amelanótico *(amelanotic)*
ANATPATOL. adj. Que carece de melanina. || Referido generalmente a melanomas malignos sin producción de melanina.

amelia *(amelia)*
ANAT. f. Malformación congénita caracterizada por la falta de una o varias extremidades.

ameloblastoma *(ameloblastoma)*
ANATPATOL. f. Tumor epitelial odontogénico benigno, que simula el órgano del esmalte embrionario sin llegar a formar tejidos duros dentarios. Se localiza preferentemente en el área posterior del maxilar inferior, con notable tendencia a recidivar si no se hace una escisión correcta. || **a. de los huesos largos** o **adamantinoma** *(adamantoblastoma a.)* Tumor epitelial maligno, similar histológicamente al ameloblastoma, que se localiza en las porciones diafisaria proximal de la tibia y distal del peroné.

amencia *(amentia)*
PSIQUIAT. f. Término propuesto por la escuela vienesa (Meynert, 1890) para designar un trastorno psicopatológico que aparece en cuadros orgánicos, que se caracteriza por la presencia de síntomas de confusión, desorientación, trastornos del pensamiento (incoherencia, perplejidad), alteraciones sensoperceptivas (ilusiones y alucinaciones) e inquietud psicomotriz. Se incluyó dentro de las denominadas formas de reacción exógena de Bonhoeffer. En oposición a la demencia, en la que se produce un deterioro mental, la amencia implica que no es posible que se produzca un desarrollo mental normal.

amenorrea *(amenorrhea)*
GINECOL. f. Falta de menstruación. Puede ser *primaria,* cuando no ha aparecido la menstruación en la edad normal, o *secundaria,* cuando desaparece después de un periodo de menstruaciones normales. La *amenorrea fisiológica* es la que existe antes de la pubertad, durante el embarazo y la lactancia y en la posmenopausia. La *amenorrea patológica* puede ser consecuencia de enfermedades del hipotálamo, de la hipófisis, del ovario, del útero o de endocrinopatías variadas, así como de enfermedades médicas.

ametropía *(ametropia)*
OFTALMOL. f. Defecto en la graduación de un ojo, de tal forma que la imagen procedente del infinito no se enfoca correctamente en la retina. Incluye tanto la miopía como la hipermetropía y el astigmatismo.

amfotericina B *(amphotericin B)*
FARMCLÍN. f. Antifúngico poliénico, que se administra por vía intravenosa, activo frente a la práctica totalidad de hongos patógenos, excepto los que producen dermatofitosis. Produce nefrotoxicidad.

amiantácea *(amiantacea)*
DERMATOL. adj. Se dice de la descamación que por su aspecto recuerda al amianto.

amida *(amide)*
BIOQUÍM. f. Cualquier compuesto derivado del amoniaco por sustitución de un radical ácido por hidrógeno o bien del grupo -OH por -NH$_2$. || **a. sintasa** *(a. synthase)* Enzima que cataliza la formación de un grupo amida mediante la sustitución del OH de un ácido carboxílico por un grupo -NH$_2$.

amidasa *(amidase)*
BIOQUÍM. f. Enzima que cataliza la ruptura de una amida con la formación de un ácido carboxílico y amonio.

amielia *(amyelia)*
ORTOP. f. Ausencia congénita de la médula espinal.

amielínica *(unmyelinated)*
ANAT. adj. Se dice de la fibra nerviosa que carece de cubierta mielínica.

amígdala *(amygdala)*
ANAT. f. Nombre que se utiliza para designar aquellas estructuras que tienen forma de almendra. || **a. cerebelosa** *(cerebellar a.)* La que se encuentra en la cara inferior del cerebelo, a uno y otro lado de la úvula cerebelosa. Pertenece al paleocerebelo. || **a. cerebral** *(brain a.)* Centro nervioso formado por varios núcleos (por lo que frecuentemente recibe el nombre de complejo amigdalino), situado en el polo del lóbulo temporal. Interviene en el compo-

nente emocional de la conducta y en la memoria. || **a. palatina** (*tonsilla palatina*) Formación linfoide, del tamaño y forma de una almendra, que hace una ligera protusión entre los pilares del paladar. En la época adulta se reduce su tamaño.

amigdalectomía (*tonsillectomy*)
OTORRIN. f. Extirpación de las amígdalas palatinas.

amigdalitis (*tonsillitis*)
OTORRIN. f. Inflamación aguda o crónica de las amígdalas palatinas o linguales.

amikacina (*amikacin*)
FARMCLÍN. f. Antibiótico aminoglucósido. Es el fármaco del grupo que presenta mayor espectro antibacteriano.

amiláceo (*amylaceous*)
ANATPATOL. adj. Que es similar al almidón. Se refiere a las concreciones de la secreción prostática en la luz de las glándulas prostáticas (*Corpora amylacea*), que son similares histológicamente a los granos de almidón.

amilasa (*amylase*)
FISIOL. f. Enzima de la clase hidrolasa, que transforma el almidón en polisacáridos más simples. Se segrega en las glándulas salivales y del páncreas. || **a. alfa-amilasa** (*alfa-amilasa a.*) La que está presente en la saliva y en el jugo pancreático y transforma el almidón en dextrinas, maltosa y maltotriosa.

amilina (*amylin*)
ENDOCRINOL. f. Péptido de 37 aminoácidos coalmacenado y cosecretado con la insulina por las células beta de los islotes de Langerhans, cuyo papel en la patogénesis de la diabetes mellitus tipo 2 aún no se ha determinado. Sus niveles circulantes en la diabetes mellitus tipo 1 son prácticamente indetectables.

amiloide (*amyloid*)
ANATPATOL. adj. Se dice de la sustancia de carácter proteico que comparte propiedades tintoriales microscópicas con el almidón. || m. Conjunto de proteínas fibrilares de diferentes orígenes, que comparten las siguientes características: presentan un aspecto céreo o lardáceo y se tiñen con el lugol; forman una masa homogénea eosinófila amorfa extracelular, con afinidad por el rojo congo y con birrefringencia verde manzana bajo luz polarizada, y ultraestructuralmente presentan una estructura fibrilar cuaternaria característica. Desde el punto de vista bioquímico, tienen una configuración espacial beta.

amiloidosis (*amyloidosis*)
ANATPATOL. f. Enfermedad que se caracteriza por el depósito tisular de material amiloide. Dentro de este grupo se incluyen diferentes enfermedades, que tienen como rasgo común la presencia de material amiloide extracelular. Puede ser *localizada* o *sistémica*, y clásicamente se ha subclasificado en *primaria*, cuando no se conocía la causa de la producción de amiloide, y *secundaria*, cuando era consecuencia de enfermedades inflamatorias crónicas de larga evolución, como tuberculosis, artritis reumatoide, osteomielitis crónica, etc. Hoy en día se clasifican en función del tipo de fi-

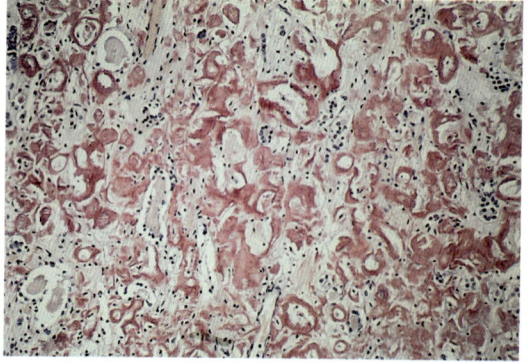
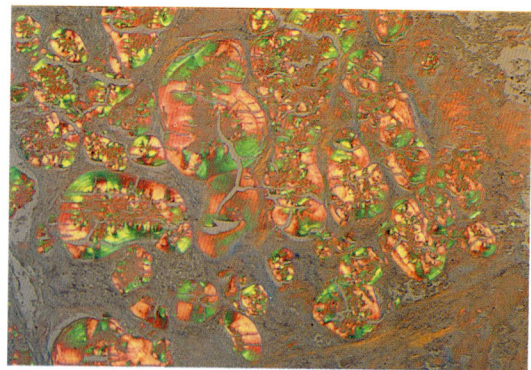

La *amiloidosis* consiste en el depósito de un material denominado sustancia amiloide, que, entre otras características, se define por teñirse de rojo con un colorante especial denominado rojo congo (figura de la izquierda) y que con luz polarizada presenta una birrefringencia color verde manzana (figura de la derecha). Ambas imágenes corresponden a una amiloidosis renal

brilla y de su origen, como las amiloidosis AA, AL, sistémica hereditaria, senil, cerebral, relacionada con la hemodiálisis, localizada y endocrina.

amiloidosis de diálisis *(dialysis-related amyloidosis)*
NEFROL. Enfermedad que se origina por el depósito de β-2-microglobulina (peso molecular de 11.800 daltons) en superficies que contienen colágena y con predominio en sinovial, tendones y articulaciones, así como en quistes óseos subcondrales. Pueden producir lesiones líticas óseas asintomáticas, síndrome del túnel carpiano, tenosinovitis, periartritis escapulohumeral, artropatías destructivas (muñecas, hombros, caderas, columna vertebral especialmente cervical, fracturas patológicas, etc.). Su incidencia se incrementa con la edad en los cuadros de diálisis y con el uso de membranas bioincompatibles, como las de celulosa regenerada (cuprofan).

amilopectina *(amylopectin)*
BIOQUÍM. f. Polisacárido ramificado compuesto por unidades de glucosa unidas por enlaces de tipo α1-4, con ramificaciones de glucosa unidas por enlace de tipo α1-6. Forma parte del almidón junto con la amilosa.

amilosa *(amylose)*
BIOQUÍM. f. Polisacárido lineal compuesto por unidades de glucosa unidas mediante enlaces de tipo α1-4. Forma parte del almidón junto con la amilopectina.

amimia *(amimia)*
PSIQUIAT. f. Incapacidad para expresarse mediante la mímica o los gestos (amimia motriz), o bien para comprender el significado de la mímica o los gestos de los demás (amimia sensorial).

amina *(amine)*
NEUROL. f. Todo compuesto orgánico que contiene nitrógeno. Muchas aminas intervienen como neurotrasmisores en los sistemas nerviosos central y periférico. La dopamina y la noradrenalina son monoaminas importantes en la neurotrasmisión cerebral.

amineptino *(amineptine)*
ENDOCRINOL. adj. Fármaco antidepresivo con mecanismo de acción dopaminérgico, que bloquea la recaptación de aminas biogénicas.

aminoácido *(amino acid)*
BIOQUÍM. m. Molécula orgánica que contiene un grupo amino (-NH$_2$) y un grupo carboxilo (-COOH), generalmente unidos al mismo átomo de carbono, llamado carbono alfa. Son los principales constituyentes de las proteínas, en las que pueden aparecer hasta 20 aminoácidos diferentes. || **a. aromático** *(aromatic a.)* Tipo de aminoácido que se caracteriza porque en su estructura posee un anillo de benceno. En las proteínas se encuentran la fenilalanina, la tirosina y el triptófano. Son relativamente apolares (hidrofóbicos). || **a. esencial** *(essential a.)* Cualquiera de los aminoácidos que no pueden ser sintetizados endógenamente por las células y, por tanto, debe ser suplementado en la dieta: isoleucina, leucina, lisina, metionina, fenilalanina, treonina, triptófano, valina y arginina e histidina (durante el crecimiento), en el ser humano. || **a. excitador** *(exciting a.)* Aminoácido que actúa como excitador de las neuronas. Es tóxico al alcanzar una elevada concentración. || **a. no esencial** *(nonessential a.)* Cualquiera de los aminoácidos que son sintetizados endógenamente por las células y, por tanto, no se requieren en la dieta. En el ser humano: alanina, asparragina, aspártico, glutámico, cisteína, glutamina, glicina, prolina, serina y tirosina.

aminoaciduria *(aminoaciduria)*
NEFROL. f. Presencia de aminoácidos en la orina en cuantía superior al 5% de la carga filtrada, por un exceso de producción (raro) o por un defecto de reabsorción en el borde en cepillo de las células del túbulo proximal. En condiciones normales se reabsorben más del 95% de los aminoácidos filtrados en el túbulo proximal. En ocasiones se asocia a una alteración de la reabsorción a nivel intestinal (ver **cistinuria**). Puede tratarse de aminoácidos aislados o categorías de aminoácidos y se clasifican en aminoacidurias de aminoácidos neutros (p. ej., la enfermedad de Hartnup), aminoácidos básicos y cistina (p. ej., la cistinuria y la lisinuria) y aminoácidos acídicos. Un ejemplo de exceso de producción es la homocistinuria.

aminoacil tRNA *(aminoacyl tRNA)*
BIOQUÍM. Molécula de RNA transferente que está unida a un aminoácido específico. || **a. tRNA sintetasa** *(a. tRNA synthetase)* Conjunto de enzimas que catalizan la unión de un ami-

noácido primero al adenosinmonofosfato (AMP), formando un intermedio aminoacil adenilato, que después se rompe. Entonces el aminoácido se transfiere al extremo 3' de una molécula de RNA transferente.

aminobencilpenicilina *(aminobenzylpenicillin)*
FARMCLÍN. f. Penicilina de espectro medio, como la amoxicilina y la ampicilina y sus ésteres: la metampicilina, la pivampicilina y la bacampicilina. Son ampliamente utilizadas en el tratamiento de las infecciones faringoamigdalinas. Su espectro antibacteriano incluye bacterias gram-positivas y algunas gram-negativas *(E. coli, Proteus y Salmonella)*.

aminoglucósido *(aminoglycloside)*
FARMCLÍN. m. Cualquier antibiótico antibacteriano que actúa sobre el ribosoma de la bacteria, inhibiendo la síntesis proteica. Producen un efecto bactericida y son especialmente activos frente a los bacilos gram-negativos. Se utilizan en el tratamiento de infecciones graves, generalmente asociados a fármacos betalactámicos. Son capaces de producir reacciones adversas auditivas (sordera o vértigo) y renales (insuficiencia renal) y no es conveniente administrarlos durante el embarazo.

aminoguanidina *(aminoguanidine)*
ENDOCRINOL. f. Inhibidor de la glicosilación proteica no enzimática.

aminooxidasa *(amine oxidase)*
BIOQUÍM. f. Enzima que oxida las aminas a aldehído.

aminotransferasa *(aminotransferase)*
BIOQUÍM. f. Conjunto de enzimas que catalizan la transferencia del grupo alfa-amino desde un aminoácido al átomo de carbono alfa de un cetoácido (generalmente, el α-cetoglutarato). Todas necesitan un grupo prostético común: el fosfato de piridoxal. Entre las más importantes cabe citar la alanina aminotransferasa (GPT) y la aspartato aminotransferasa (GOT). También reciben el nombre de transaminasas.

amiodarona *(amiodarone)*
FARMCLÍN. f. Antiarrítmico de la clase III, que se emplea en el tratamiento de arritmias supraventriculares y ventriculares. Su utilización crónica puede producir diversos tipos de reacciones adversas.

amioplasia congénita *(dysplastic myopathy)*
ORTOP. Anomalía congénita incapacitante del desarrollo muscular, que se caracteriza por la marcada rigidez y la grave deformidad de muchas articulaciones de los miembros; de aquí el término de artrogriposis (articulaciones curvadas), que también recibe. El defecto fundamental es la aplasia o hipoplasia de muchos de los grupos musculares (amioplasia).

amioso *(amyosus)*
ORTOP. adj. Que es deficiente en tejido muscular.

amiostasia *(amyostasia)*
ORTOP. f. Pérdida del equilibrio tónico muscular y, como consecuencia, dificultad para mantenerse de pie. Se acompaña de temblor muscular y es característico de la ataxia locomotriz.

amiostenia *(amyostenia)*
ORTOP. f. Deficiencia de la fuerza muscular; especialmente, sensación de debilidad en los brazos y las piernas.

amiostesia *(amyostesia)*
ORTOP. f. Anestesia muscular.

amiotrofia *(amyotrophy)*
ORTOP. f. Atrofia muscular. Macroscópicamente, presenta una disminución de la masa del músculo y una consecuente disminución o pérdida de su fuerza. Esta afección puede ser consecuencia de lesiones primitivas de la fibra muscular, de carácter hereditario o congénito (miopatías) o adquiridas: inflamatorias (miositis dermatomiositis) de los nervios periféricos (neuritis y polineuritis) de la médula espinal (poliomielitis), de la neurona central (lesiones de los centros encefálicos) y vías de la motilidad voluntaria (hemiplejía, paraplejía).

amistad terapéutica *(therapeutic friendship)*
BIOÉT. Relación de amor o de amistad que se establece entre el médico y el paciente. Es el motor ideal de la relación entre ambos. Si existe, provoca en el médico una inquietud por ayudar en los problemas de salud, y en el paciente, la confianza necesaria para atender a sus consejos. Simultáneamente, permite al médico aprender lecciones de humanidad de su paciente y madurar como persona. La amistad terapéutica propicia la actuación armónica de médico y paciente. (Ver **beneficencia, bene-**

volencia, solidaridad.) Si no existe, la práctica de la medicina queda abocada a la comercialización (v.) y a la medicina defensiva (v.).

amitriptilina *(amitriptyline)*
ENDOCRINOL. f. Antidepresivo tricíclico. Se encuentra indicado también en el tratamiento sintomático de la neuropatía diabética sensitiva.

amixia *(amyxia)*
ANATPATOL. f. Término antiguo utilizado para designar la ausencia de moco.

amlodipino *(amlodipine)*
FARMCLÍN. m. Antagonista del calcio, utilizado en el tratamiento de la hipertensión arterial y de la cardiopatía isquémica.

amnesia *(amnesia)*
PSICOL. f. Pérdida patológica de la memoria. Trastorno de la memoria que se caracteriza por la imposibilidad de retener o memorizar conceptos o experiencias nuevos y/o recordar o rememorar los adquiridos previamente. Puede ser de origen orgánico, emocional o mixto, permanente o pasajera, y total o limitada a un periodo de tiempo. || **a. anterógrada** *(anterograde a.)* Alteración de la memoria que se caracteriza por la incapacidad para recordar acontecimientos ocurridos hace mucho tiempo, pero sí rememorar los acontecimientos recientes. || **a. autohipnótica** *(autohypnotic a.)* Olvido por represión. || **a. catatímica** *(catathymic a.)* Ver **amnesia histérica.** || **a. dinámica** *(dynamic a.)* Lagunas de memoria que pueden ser recuperadas mediante hipnosis. || **a. disociativa** *(dissociative a.)* Amnesia funcional, generalmente parcial y selectiva, que se caracteriza por la incapacidad para recordar información relacionada con acontecimientos traumáticos o estresantes: accidentes, duelos inesperados, problemas insolubles o insoportables, relaciones interpersonales alteradas, etc. || **a. episódica** *(episodic a.)* Ver **amnesia global transitoria.** || **a. de evocación** *(evocation a.)* Imposibilidad para recordar hechos o sucesos ocurridos tiempo atrás. || **a. de fijación** *(fixation a.)* Imposibilidad de recordar hechos muy recientes y, por tanto, es imposible el aprendizaje. || **a. funcional** *(functional a.)* Pérdida de memoria que no tiene una etiología orgánica, siendo los factores emocionales los principales responsables de su ocurrencia. También se denomina amnesia psicógena. || **a. global transitoria** *(global transient a.).* Pérdida transitoria de la memoria, habitualmente de breve duración, seguida de una recuperación completa. No se acompaña de otras alteraciones nerviosas, y aunque su etiología no está exactamente determinada, se piensa que puede tratarse de una isquemia cerebral transitoria. || **a. grafocinética** *(graphokynetic a.)* Amnesia de los movimientos necesarios para escribir. || **a. histérica** *(hysterical a.)* Amnesia producida por procesos inconscientes. || **a. lacunar** *(lacunar a.)* Imposibilidad de recordar conceptos o experiencias correspondientes a un determinado periodo de tiempo, aunque pueden evocarse sin dificultad los sucesos anteriores y posteriores a ese periodo. || **a. logofónica** *(logophonic a.)* Imposibilidad de recordar palabras. || **a. parcial** *(partial a.)* Pérdida incompleta, limitada de memoria. || **a. periódica** *(periodic a.)* Tipo de amnesia propio de las enfermedades de doble personalidad, que se caracteriza por el olvido total de un complejo de recuerdos que comprende un periodo definido de la vida del paciente. || **a. postraumática** *(postraumatic a.)* Incapacidad de un sujeto de recordar hechos que concurrieron en el momento de sufrir un trauma craneal. || **a. progresiva** *(progressive a.)* Pérdida lenta pero constante de la memoria, originada por un debilitamiento simultáneo de las funciones del cerebro, común en las enfermedades seniles. Se caracteriza por el olvido sucesivo de distintos estratos de la memoria. Primeramente se pierden los recuerdos más recientes: los nombres comunes, los adjetivos menos usados, etc.; después, los recuerdos del pasado y los nombres propios. En los estados graves se producen perturbaciones del reconocimiento y alteraciones de los hábitos. || **a. retrógrada** *(retrograde a.)* Pérdida de memoria que afecta a los hechos que han ocurrido poco tiempo antes de la acción de un traumatismo que incide sobre los procesos cerebrales. El sujeto no recuerda qué le ha pasado ni qué estaba haciendo. No afecta a los recuerdos lejanos ni a los nuevos aprendizajes.

amnionitis *(amnionitis)*
GINECOL. f. Infección de la membrana amniótica.

amnios *(amnion)*
ANAT. m. Membrana fetal que reviste el corion y delimita la cavidad amniótica, donde se encuentran el feto y el líquido amniótico que lo baña.

amnioscopia *(amnioscopy)*
GINECOL. f. Visualización del líquido amniótico a través del amnioscopio. Se puede valorar el color y la cantidad del líquido amniótico.

amnioscopio *(amnioscop)*
GINECOL. m. Endoscopio que permite ver la cavidad amniótica a través del cuello uterino.

amniotomía *(amniotomy)*
GINECOL. f. Rotura de las membranas amnióticas.

amniocentesis *(amniocentesis)*
GINECOL. f. Punción de la cavidad amniótica, que puede hacerse a través del abdomen o del cuello uterino.

amok *(amuck, amok)*
PSIQUIAT. m. Voz malaya que significa furia y sirve para designar un trastorno caracterizado por agitación psicomotriz e impulsos homicidas. Los afectados destruyen todo y matan a quien encuentran a su paso hasta caer agotados. A este ataque sigue un proceso de amnesia. Su origen es desconocido, aunque una posible causa pueden ser los estados epilépticos.

amonio N-13 *(N-13 ammonium)*
MEDNUCL. Radiofármaco marcado con nitrógeno-13. En PET se emplea para la cuantificación del flujo sanguíneo regional en órganos tales como el corazón o el cerebro.

amoniuria *(ammoniuria)*
NEFROL. f. Exceso de amoniaco en la orina.

amor *(love)*
PSICOL. m. Necesidad básica del ser humano, que encuentra su satisfacción, placer y felicidad en colaborar o contribuir a la realización del bien deseado o, lo que es lo mismo, al bien de la realidad deseada. Como tendencia del yo a «salir de sí mismo» para ponerse al servicio de «lo bueno», forma parte, junto con la tendencia al conocimiento, de las tendencias trascendentes del psiquismo, las únicas que permiten superar a la persona las vivencias de soledad existencial de la fase individual del yo y las vivencias de finitud (limitación espacial) y de fugacidad (limitación temporal), características de dicha fase egocéntrica del ser humano. Gracias a ellas, la conducta deja de regirse exclusiva o preferentemente por tendencias vivenciales (sentir y moverse) o individuales (poder y valer) y se experimentan otras de interdependencia y solidaridad social.

amorfo *(amorphus)*
RADIO. adj. Que no tiene forma definida.

amorfognosia *(amorphognosia)*
NEUROL. f. Agnosia táctil caracterizada por la dificultad para el reconocimiento espacial y de las formas de los objetos mediante el tacto.

amoxicilina *(amoxicillin)*
FARMCLÍN. f. Penicilina del grupo de las aminobencilpenicilinas.

AMP *(AMP)*
FISIOL. Siglas de adenosinmonofosfato (v.)

AMPc *(cAMP)*
FISIOL. Siglas del adenosinmonofosfato cíclico, enzima de la clase hidrolasa: adenosinmonofosfato + agua = monofosfato de inosina + amoniaco. Se encuentra en proporción muy alta en el tejido muscular y es la principal fuente de iones amonio durante la contracción muscular. Ver **adenosinmonofosfato cíclico.**

ampicilina *(ampicillin)*
FARMCLÍN. f. Penicilina del grupo de las aminobencilpenicilinas.

amplificación *(amplification)*
GENÉT. f. Aumento del número de copias de una secuencia de DNA, bien mediante un proceso biológico en la célula, bien mediante técnicas de laboratorio.

amplificación *(amplification)*
RADIO. f. Aumento de la intensidad de una señal de sonido o eléctrica, que se emplea en algunos equipos de adquisición de imagen para mejorar la información que reciben.

amplificador *(amplifier)*
RADIO. m. Equipo o mecanismo que genera o permite una amplificación de las ondas eléctricas o sonoras, sin variar su forma.

amplitud *(amplitude)*
RADIO. f. Extensión o anchura de una cosa. || **a. de ventana** *(window a.)* Rango de unidades de densidad o brillo incluidas en una imagen.

amplitud de acomodación *(amplitude of accommodation)*
OFTALMOL. Diferencia en número de dioptrías que tiene el ojo entre su poder refractivo en reposo, es decir, mirando al infinito, y el punto de máxima acomodación, es decir, en visión próxima.

ampolla *(ampulla, blister)*
ANAT. f. Zona dilatada en una formación tubular.

ampolla *(ampulla, blister)*
DERMATOL. f. Lesión elemental dermatológica que consiste en una formación elevada llena de contenido líquido.

ampolla encapsulada *(encapsulated filtering bleb)*
OFTALMOL. Ampolla filtrante secundaria a una cirugía de glaucoma (trabeculectomía), que ha sufrido un proceso de proliferación fibrosa, lo que conlleva a un fracaso en su efecto de disminuir la presión intraocular. ‖ **a. de filtración** *(filtering b.)* Acúmulo de humor acuoso debajo de la conjuntiva, formando una pequeña ampolla. Es el resultado de una cirugía de glaucoma (trabeculectomía) cuando está funcionando correctamente. Se produce al drenar el líquido del ojo por una fístula creada quirúrgicamente, lo que conduce a una disminución de la presión intraocular. ‖ **a. quística** *(cystic filtering b.)* Ampolla filtrante secundaria a una trabeculectomía, que se caracteriza por el aspecto fino y traslúcido de su pared, formando pequeños quistes. Se trata de ampollas que reflejan un éxito quirúrgico consiguiendo una buena hipotensión ocular.

ampolla de Vater *(ampulla of Vater)*
ANAT. Porción dilatada de los conductos colédoco y pancreático, donde se unen en el duodeno.

ampolloso *(pompous)*
DERMATOL. adj. Relativo a la ampolla. ‖ m. Actínico producido por la acción de la luz. ‖ Impétigo de etiología microbiana.

ampulectomía *(ampullary resection)*
CIRGEN. f. Extirpación quirúrgica de la ampolla de Vater con reimplante del colédoco y del conducto pancreático en el duodeno; se emplea para el tratamiento curativo de pólipos benignos y paliativo de tumores malignos que asientan en la ampolla de Vater.

ampuloma *(ampullary tumor)*
CIRGEN. m. Tumoración epitelial, casi siempre maligna, que asienta en la ampolla de Vater. Suele presentarse por ictericia obstructiva, colangitis o hemorragia digestiva alta.

amputación *(amputation)*
ORTOP. f. Exéresis de una extremidad o de una parte de la extremidad, pero también de un órgano o de una parte cualquiera del cuerpo. Según el mecanismo de la exéresis, puede ser *espontánea, traumática y quirúrgica*. ‖ **a. circular** *(circus a.)* La que es perpendicular al eje de la extremidad. ‖ **a. elíptica** *(elliptical a.)* Aquella en que la sección no es perpendicular al eje de la extremidad. ‖ **a. en guillotina** *(guillotine a.)* Amputación sin colgajo, rápida, de una extremidad, cuando está contraindicado el cierre primario de la herida y con el fin de poder ampliarla posteriormente hasta el sitio de elección. ‖ **a. espontánea** *(spontaneous a.)* Pérdida de una parte sin intervención ni traumatismo. Se produce en la lepra, en la diabetes o en la gangrena. ‖ **a. de Lisfranc** *(Lisfranc's a.)* Desarticulación tarsometatarsiana. ‖ **a. traumática** *(traumatic a.)* Amputación de una parte por lesión accidental.

amputación abdominoperineal de recto *(abdominoperineal resection)*
CIRGEN. Intervención quirúrgica que consiste en la extirpación completa del recto y del ano, con su aparato esfinteriano, mediante un doble abordaje a través del abdomen y del periné, que se emplea para el tratamiento de los tumores del tercio inferior del recto. También se denomina intervención de Miles. Ver **colectomía**.

amrinona *(amrinone)*
ANEST. f. Fármaco inhibidor de la fosfodiesterasa III, enzima que metaboliza el adenosinmonofosfato cíclico, produciendo un incremento intracelular del mismo, lo que conlleva un incremento de la contractilidad cardiaca (efecto inotrópico positivo). Se utiliza en el tratamiento del fallo cardiaco congestivo.

amusia *(amusia)*
NEUROL. f. Alteración de la percepción, del recuerdo o de la ejecución de la música. También se utiliza para denominar la falta de emoción placentera que se deriva de la audición musical.

anabolismo *(anabolism)*
BIOQUÍM. m. Proceso del metabolismo mediante el que pequeñas moléculas se unen para generar moléculas mayores o macromoléculas. La energía que requiere este proceso es aportada por el adenosintrifosfato (ATP).

anaclasis *(anaclasis)*
ORTOP. f. Retracción. ‖ Flexión forzada de un miembro; rotura de una anquilosis.

anaclisis (*anaclisis*)
PSIQUIAT. f. Dependencia emocional, especialmente la del lactante hacia el pecho materno.

anaclítico (*anaclitic*)
PSICOL. adj. Relativo a la anaclisis. En terminología psicoanalítica, se denomina así al vínculo de dependencia que el lactante tiene respecto de la madre, o de quien haga sus veces, y que le proporciona sensación de bienestar.

anaerobiosis (*anaerobiosis*)
BIOQUÍM. f. Vida sin oxígeno libre.

anafase (*anaphase*)
GENÉT. f. Tercera fase de la mitosis, en la que las cromátides hijas se separan y migran hacia polos opuestos en la célula. Durante la anafase de la primera división meiótica se separan los cromosomas homólogos después de la recombinación. Ver **meiosis, mitosis.**

anafilaxia (*anaphylaxis*)
ALERGOL. f. Estado de hipersensibilidad del organismo a una sustancia que previamente ha sido administrada y que desencadena una respuesta hiperérgica violenta, con alteraciones en diversos órganos y sistemas; en grado extremo, pueden llevar al *shock* y la muerte. El término procede del griego *ana* y *filakos,* sin acción protectora, y fue empleado por primera vez en 1902 por Richet y Portier, quienes seguían sus investigaciones experimentales con perros. En clínica no es necesaria una inyección preparadora, ya que la inhalación o ingestión de un alergeno puede llevar a esta situación, desencadenando una respuesta hiperérgica violenta.

anafrodisia (*anaphrodisia*)
PSIQUIAT. Ver **frigidez.**

anagén (*anagen*)
DERMATOL. f. Fase de crecimiento del pelo que tiene una duración aproximada de tres años.

analgesia (*analgesia*)
ANEST. f. Eliminación de la sensación de dolor mediante el bloqueo artificial de las vías de transmisión del mismo y/o de los mediadores dolorosos, o por desconexión de los centros del dolor. ‖ **a. controlada por el paciente** (*patient controlled a., PCA*) Aparato que permite la administración de fármacos analgésicos mayores, como los opiáceos, por parte del propio paciente, ya que dispone de límites internos en cuanto a las dosis máximas que se deben administrar. Es muy útil en periodos postoperatorios, así como en situaciones de dolor crónico. ‖ **a. y ética** (*a. and ethics*) Aunque el enfermo, debido a sus convicciones, pueda preferir aceptar el sufrimiento (ver **sufrimiento como expiación**), el médico tiene la obligación de hacer llevadera la enfermedad del paciente mediante los cuidados paliativos adecuados. Ver **analgesia terminal y acortamiento de la vida.**

analgesia terminal y acortamiento de la vida (*terminal analgesia and shortening of the life*)
BIOÉT. Problema ético que se planteaba en la atención a los enfermos terminales: la administración de morfina en pautas de dosis separadas producía a veces depresión respiratoria y adelantaba la muerte del paciente. En dichos casos, la actuación del médico es moralmente correcta, siempre que no pretenda la muerte del paciente. Con las pautas modernas de administración de analgésicos, basados en sistemas de inyección controlados por el propio enfermo y regulados con microprocesador, este efecto es casi inexistente.

analgésico (*analgesic*)
FARM. adj. Relativo a la analgesia. ‖ m. Fármaco que alivia o suprime el dolor de cualquier etiología sin modificar otras sensaciones. ‖ **a. antiinflamatorio no esteroideo (AINE)** o **analgésico-antipirético** (*non-steroidal antiiflammatory agent*) Aquel que actúa fundamentalmente en la periferia, inhibiendo la síntesis de prostaglandinas. El prototipo es la aspirina. ‖ **a. opiáceo** o **narcótico** (*opiate a.*) El que actúa sobre los receptores opioides en el sistema nervioso central. El prototipo es la morfina.

análisis (*analysis*)
BIOQUÍM. m. Proceso por el que se separan los diferentes componentes de una sustancia.

análisis de Bayes (*Bayesian analysis*)
GENÉT. Método matemático basado en el teorema de Bayes, que se utiliza para calcular la verosimilitud de una hipótesis teniendo en cuenta la información condicional. Calcula la probabilidad posterior partiendo de la previa y multiplicándola por la probabilidad condicional, para hallar una conjunta. Se utiliza para estimar el riesgo que existe para que se desarrolle o se transmita una enfermedad.

análisis por dilución límite *(limiting dilution analysis)*
INMUNOL. Técnica que se basa en la realización de diluciones sucesivas de una suspensión celular, hasta conseguir una alícuota que contenga una sola célula. Se utiliza fundamentalmente en la fabricación de anticuerpos monoclonales.

analógico *(analogic)*
RADIO. adj. Que es similar a otro en aspecto o apariencia, pero no en origen.

análogo *(analog)*
ENDOCRINOL. m. Compuesto químico que estructuralmente es semejante a una sustancia bioactiva, pero que difiere funcionalmente de la misma, tanto por ser inactivo como por mostrar acciones opuestas o incrementadas respecto a la molécula original. ‖ **a. de GnRH** *(GnRH a.)* Fármacos derivados de la sustitución de aminoácidos en la estructura del decapéptido GnRH, lo que les confiere un incremento de la actividad biológica, así como mayor resistencia a la degradación por las endopeptidasas plasmáticas. Tras una fase inicial de agonismo manifiesto por estimulación de la secreción de gonadotropinas, inducen una situación reversible de hipogonadismo hipogonadotrópico, debido a fenómenos de regulación a la baja de los receptores hipofisarios de GnRH. Se emplean en el tratamiento de la endometriosis, el carcinoma de próstata, la pubertad precoz, el hirsutismo y en aquellas condiciones en las que interesa inhibir la secreción hipófiso-gonadal. Entre los más conocidos se encuentra la triptorelina, la buserelina y el leuprolide.

análogo clínico *(clinical analogous)*
PSICOL. Sujeto seleccionado para un experimento porque presenta una características psicológicas equivalentes (análogas) a las de los sujetos clínicos o pacientes (p. ej., puntuaciones elevadas en un cuestionario de ansiedad). Es sinónimo de sujeto subclínico, y en principio pertenece a la población normal (no clínica). ‖ **a. experimental** *(experimental a.)* Sujeto normal en el que se han inducido experimentalmente una serie de condiciones «análogas» a la conducta psicopatológica que se quiere estudiar.

anamnesis *(anamnesis)*
GINECOL. f. Recogida sistemática de datos, historia clínica. ‖ **a. ginecológica** *(gynecologic a.)* Elaboración de la historia clínica de la mujer, con especial referencia a las características del ciclo menstrual, leucorrea, dolor, así como los antecedentes obstétricos y ginecológicos. ‖ **a. obstétrica** *(obstetric a.)* Recogida de datos de edad, menstruaciones, embarazo actual, antecedentes de embarazos y partos, abortos, así como la historia familiar y social. Sirven para hacer el cálculo de la fecha del parto.

anancastia *(anancasm)*
PSIQUIAT. f. Estado psicopatológico en el que determinados pensamientos vuelven inevitable y repetitivamente al sujeto, o cuando este realiza determinados actos, aunque los considere innecesarios o absurdos.

anancástico *(anancastic)*
PSIQUIAT. adj. Relativo a la personalidad obsesivo-compulsiva.

anaplasia *(anaplasia)*
ONCOL. f. Alteración de las células que modifica su proceso de diferenciación y provoca que adopten un aspecto primitivo y desdiferenciado. Los procesos anaplásicos son frecuentes en los tumores malignos, aunque en grados variables. Se suele reservar a los tumores con pérdida casi total de la diferenciación celular y, por tanto, habitualmente agresivos.

anaplásico *(anaplastic)*
ANATPATOL. adj. Que tiene anaplasia.

anartria *(anarthria)*
NEUROL. f. Trastorno de la articulación de la palabra. Esta alteración se debe habitualmente a una lesión central o periférica del sistema motor que controla los músculos implicados en la articulación de la palabra.

anasarca *(anasarca)*
NEFROL. f. Edema generalizado que se caracteriza por una excesiva colección líquida en el espacio extravascular (intersticial). Hay extravasación en los lechos vasculares de la parte líquida de la sangre, y es típico en el abdomen (ascitis) y en el tórax (derrame pleural, derrame pulmonar o derrame pericárdico). Dependiendo de la naturaleza y la gravedad de la enfermedad subyacente (cirrosis hepática, insuficiencia cardiaca, síndrome nefrótico, etc.) y de las influencias posturales, puede tener una localización preferencial, como sucede en la ascitis de los pacientes cirróti-

cos. En pacientes encamados se localiza en la región presacra, el área periorbitaria (edemas palpebrales) o los dedos. Se asocia a la retención de sodio, al aumento del peso y a la fovea, zona deprimida o indentada que resulta de presionar con los dedos la piel y que persiste por pérdida de la elasticidad del tejido celular subcutáneo. Se trata con restricción salina y diuréticos.

anastigmático *(anastigmatic)*
OFTALMOL. adj. Se dice de lo que está corregido de astigmatismo.

anastomosis *(anastomosis)*
ANAT. f. Conexión entre dos vasos, que puede ser espontánea o como resultado de una intervención quirúrgica. En el cuerpo humano hay una gran cantidad de anastomosis, tanto entre arterias como entre venas, normalmente de pequeño calibre. Estas anastomosis permiten que, al inutilizarse uno de los vasos, el vaso indemne pueda suplir al ocluido o ligado y que no ocurra ninguna necrosis por falta de circulación. Hay algunos órganos donde esas anastomosis son escasas, como sucede en el corazón y el cerebro, por lo que la oclusión de una de las arterias da lugar a un infarto. Quirúrgicamente se realizan anastomosis para favorecer la circulación de un órgano, como sucede con los pontajes coronarios.

anastomosis microvascular *(microsurgical anastomosis)*
CIRPLÁS. Técnica quirúrgica mediante la cual se suturan dos cabos vasculares, ya sean arteriales o venosos, utilizando lentes de aumento, dado el tamaño milimétrico de dichos vasos.

anastomosis de Waterston-Cooley *(Waterston-Cooley's anastomosis)*
CARDIOL. Comunicación quirúrgica aortopulmonar empleada como tratamiento paliativo de algunas cardiopatías congénitas.

anastral *(anastral mitosis)*
HISTOL. adj. Se dice del proceso de división celular por mitosis, en el cual hay una carencia de centriolos y ásteres, aunque tienen uso y matriz centriolar. Esto ocurre, por ejemplo, en los vegetales superiores.

anatomía *(anatomy)*
ANAT. f. Ciencia que estudia la forma y la estructura de los seres vivos. Tiene íntima relación con la fisiología, ya que estructura y función nunca pueden tratarse independientemente.

anatomía patológica *(pathologycal anatomy)*
ANATPATOL. Rama de la medicina que se ocupa de las alteraciones estructurales del cuerpo y de sus órganos y tejidos, en relación con la enfermedad, incluyendo aspectos sistemáticos y topográfico-funcionales.

anatoni A y B *(anatoni A and B)*
NEUROCIR. División anatomopatológica de los neurinomas. El tipo A se refiere al predominio de células elongadas bipolares y el tipo B al predominio fibrilar, reticular.

anclaje *(attachment)*
ORTOP. m. Medio por el cual algo se mantiene fijo. ‖ **a. endóstico** *(endosteal implant a.)* Implante metálico en forma de ancla de barco, que se fija en el hueso para proporcionar un punto de retención de una prótesis o del cabo de una sutura tendinosa o ligamentosa.

Ancylostoma *(Ancylostoma)*
MICROBIOL. Género de helmintos pertenecientes al filo *Nematoda*, orden *Strongylata* y familia *Ancylostomatidae*, que se caracterizan por presentar la extremidad anterior curvada hacia la cara dorsal, una cápsula bucal bien desarrollada y una bolsa copuladora en la extremidad posterior del macho. El género incluye especies parásitas de animales y del hombre; entre ellas, la *Ancylostoma duodenale* es la más afecta a este último. Algunas especies parásitas de animales, como *A. caninum* (el más común entre perros y gatos domésticos), *A. ceylanicum* y *A. braziliense*, pueden producir el denominado «síndrome de larva migrans cutánea», cuando de modo accidental parasitan al hombre.

androblastoma *(androblastoma)*
GINECOL. m. Tumor de las células de Sertoli-Leidyc, que en el ovario deriva de los cordones sexuales de este órgano. Produce andrógenos y estrógenos.

androgenización *(androgenization)*
GINECOL. f. Aparición de signos de masculinización, como consecuencia de un aumento de los andrógenos.

andrógeno *(androgen)*
FISIOL. m. Nombre genérico de las hormonas sexuales esteroideas que estimulan el desarro-

llo de los caracteres sexuales masculinos. La más importante es la testosterona (VT).

andrógino *(male pseudohermaphroditism)*
GINECOL. adj. Relativo al seudohermafroditismo masculino.

andropausia *(andropause)*
GINECOL. f. Climaterio masculino.

androstanediol *(androstanediol)*
ENDOCRINOL. m. Metabolito androgénico reducido, que procede de la esteroidogénesis adrenal y testicular (3-α-androstane-17-β-diol). La estimación plasmática y urinaria del glucurónido de androstanediol se ha empleado para valorar la acción androgénica tisular.

androstano *(androstane)*
BIOQUÍM. m. Esteroide precursor de todas las sustancias androgénicas del organismo.

androstanodiona *(androstaneodiona)*
BIOQUÍM. f. Andrógeno producido por los testículos.

androstendiona *(androstendione)*
GINECOL. f. Andrógeno producido en la glándula suprarrenal y el ovario. Se puede metabolizar a estrona periféricamente en la grasa.

anecoico *(annecoic)*
RADIO. adj. Que no contiene ecos reflejados en su interior, generalmente porque presenta una buena transmisión de las ondas de ultrasonido. Se observa en las estructuras líquidas.

anejo *(adnexa)*
ANAT. m. Estructura en conexión anatómica o funcional con un órgano. Así, se habla de anexos del ojo para referirse a los párpados y a la glándula lagrimal, y anejos del útero, a los ligamentos de fijación del útero, aunque algunos también incluyen los ovarios y las trompas. Ver **anexo.**

anemia *(anemia)*
HEMATOL. f. Trastorno que se caracteriza por la disminución de la concentración de hemoglobina por debajo de unos límites que se consideran normales. Desde el punto de vista morfológico, las anemias pueden clasificarse en tres grandes grupos, atendiendo al valor corpuscular medio (VCM) de los hematíes: *microcíticas, normocíticas* y *macrocíticas,* según tengan el VCM bajo, normal o alto. Según la clasificación etiopatogénica, se divide a las anemias en hiperregenerativas (periféricas) e hipo o arregenerativas (centrales). Se entiende por anemia *hiperregenerativa* la que afecta a un paciente cuya médula ósea trata de compensar, mediante un aumento de su actividad, la disminución eritrocitaria que se produce en la periferia (generalmente por pérdidas hemorrágicas o hemólisis). Las anemias *arregenerativas o centrales* son las que se originan precisamente por un fallo en la producción de los hematíes. Los síntomas de la anemia son consecuencia de la hipoxia que se produce en los tejidos, de los mecanismos compensadores que el organismo pone en marcha y de la enfermedad responsable de la aparición de la anemia. No siempre los síntomas se manifiestan con la misma intensidad en pacientes con la misma cifra de hemoglobina, sino que dependen de la rapidez de instauración de la anemia, la edad del paciente o el estado previo de salud. Un joven sano de vida sedentaria con anemia crónica puede tener 5 g/dl de hemoglobina y prácticamente no manifestar síntomas, mientras que un paciente anciano y cardiópata puede entrar en insuficiencia cardiaca congestiva con 10 g/dl de hemoglobina. El síntoma más frecuente es la astenia, la sensación de cansancio ante esfuerzos menores. Normalmente, va acompañado de cambios en el humor, falta de capacidad de trabajo y concentración, irritabilidad y dificultad para conciliar el sueño, cefalea, vértigos, calambres en miembros inferiores, intolerancia al frío, así como la palidez del paciente. ‖ **a. aplásica** *(aplastic a.)* Insuficiencia medular global que origina una producción insuficiente de los elementos formes de la sangre, con la consiguiente pancitopenia: anemia, granulocitopenia y trombocitopenia. Este proceso se ha relacionado con numerosas causas: radiaciones ionizantes, fármacos, agentes químicos tóxicos, infecciones víricas, transtornos inmunológicos, etc., aunque existe también una forma idiopática o sin causa conocida. Las aplasias menos graves se tratan con anabolizantes, mientras la aplasia grave requiere el trasplante de médula ósea o la terapia inmunomoduladora. ‖ **a. atransferrinémica** *(atransferrinemic a.)* Enfermedad muy rara que se transmite con carácter autosómico recesivo. Se trata de una anemia intensa microcítica e hipocrómica, cuyo diagnóstico requiere la cuantificación de la transferrinemia, que resulta indetectable. La gravedad del cuadro clínico viene dada por la hemocroma-

tosis y la cirrosis hepática, que suele producir la muerte del paciente durante la primera infancia. || **a. de Cooley** (*Cooley's a.*) Ver **talasemia**. || **a. drepanocítica** (*drepanocytic a.*) Ver **anemia falciforme**. || **a. del embarazo** (*a. of pregnancy*) Situación del embarazo que se caracteriza por una disminución de la concentración de hemoglobina en la sangre. Puede ser fisiológica o patológica. En la *fisiológica* se produce una hemodilución debida al incremento del volumen plasmático en relación a la masa eritrocitaria. Esto ocasiona un ligero descenso del hematocrito (4-5%) durante los dos primeros trimestres del embarazo. La anemia *patológica* es una complicación frecuente del embarazo y aparece aproximadamente en la mitad de las gestaciones. Su prevalencia aumenta entre las mujeres de países en vías de desarrollo y en mujeres de bajo nivel socioeconómico, ya que está ligada a factores nutricionales y a la falta de asistencia prenatal. La hemoglobina puede verse disminuida debido a la alteración de la producción de eritrocitos o a la pérdida excesiva de estos por destrucción o hemorragia. || **a. esferocítica** (*spherocytic a.*) Enfermedad hereditaria, de transmisión autosómica dominante, que se caracteriza por cursar como una anemia hemolítica crónica con esplenomegalia, asociada a una microesferocitosis. Existe una gran variabilidad en la expresión clínica entre las familias afectadas de esferocitosis, lo que se ha atribuido fundamentalmente a la diferente penetrancia genética de la enfermedad. Las manifestaciones clínicas clásicas son: anemia en grado variable, ictericia y esplenomegalia. El examen morfológico revela la presencia de esferocitos y el tratamiento de elección es la esplenectomía. || **a. falciforme** (*sickle cell a.*) Anemia grave, crónica e incurable, que se produce en las personas homocigotas para la hemoglobina S (HbS). Es un trastorno frecuente en África central, el área mediterránea y el subcontinente indio. El cuadro se caracteriza por anemia hemolítica crónica y crisis oclusivas vasculares dolorosas, que se desencadenan por la hipoxia, ya que en estas condiciones la HbS tiende a polimerizarse, originando los típicos drepanocitos que obstruyen la circulación. Existe una asplenia funcional desde edades tempranas, por infartos repetidos y fibrosis posterior, que explica la susceptibilidad de estos pacientes a las infecciones. || **a. ferropénica** (*iron-deficiency a.*) Anemia hipocrómica microcítica, que se produce por la existencia de un aporte inadecuado del hierro necesario para sintetizar hemoglobina. Es la más frecuente en todo el mundo. La insuficiencia de hierro puede ser debida a una dieta escasa en este mineral, a que el sistema digestivo lo asimile mal, a una alteración en el transporte, a una pérdida crónica de sangre (fundamentalmente pérdidas del tracto digestivo o de origen ginecológico en la mujer), o a que se producen situaciones en que se requiere una mayor cantidad del mismo (embarazo, lactancia). Las manifestaciones clínicas son las propias del síndrome anémico y de la ferropenia: menor tolerancia al ejercicio, caída del cabello, estomatitis angular. Una vez diagnosticado el déficit de hierro, se inicia la administración de hierro oral, sin detener por ello el estudio de diagnóstico etiológico. || **a. hemolítica** (*hemolytic a.*) Aquella que presenta un conjunto de trastornos que provocan la destrucción eritrocitaria mediante mecanismos muy diversos. La hemólisis puede ser *intravascular,* cuando los hematíes se lisan en la circulación y su contenido se libera directamente al plasma, o *extravascular,* más frecuente, cuando los hematíes son lisados por los macrófagos del hígado o del bazo. La anemia depende de la intensidad de la hemólisis y de la capacidad compensadora de la médula ósea. || **a. hemolítica autoinmune (AHAI)** (*autoimmune hemolitic a.*) Tipo de anemia caracterizada por la producción de anticuerpos dirigidos contra uno o más antígenos de la membrana eritrocitaria. Según el tipo de anticuerpo implicado, se distingue entre AHAI por anticuerpos calientes y AHAI por anticuerpos fríos. La *AHAI por anticuerpos calientes* puede presentarse a cualquier edad, aunque hay un pico de incidencia a los 50 años. En muchos casos es idiopática, pero en el resto se asocia a trastornos inmunoproliferativos. La *AHAI por anticuerpos fríos* es más frecuente en las personas mayores. Las formas secundarias se han asociado a la infección por *Mycoplasma pneumoniae*. La presentación clínica es muy variable y depende de la rapidez de instauración del cuadro y la intensidad de la anemia, pudiendo oscilar entre una sintomatología muy leve, en los casos de hemólisis crónica, hasta la presentación de ictericia, orinas oscuras, fiebre, dolor lumbar y *shock* en los casos de hemólisis aguda. El tratamiento inicial es con glucocorticoides; si no hay respuesta positiva, se pueden utilizar otras terapéuticas, como esplenectomía, inmunosupresores o gammaglobulinas intravenosas. ‖ **a. hemolítica inmunomedicamentosa** *(drug-induced immune hemolytic a.)* Tipo de anemia poco frecuente, asociado principalmente a la administración de penicilina y de alfa-metildopa. La hemólisis se produce por la acción del anticuerpo IgG sobre el hematíe o por la acción del complejo medicamento anticuerpo. La hemólisis cesa con la suspensión del tratamiento. ‖ **a. hemolítica no esferocítica congénita** *(congenital nonspherocitic hemolitic a.)* Amplio grupo de trastornos hemáticos compuestos por varias enfermedades hereditarias, que se caracterizan por la deficiencia de una de las enzimas que intervienen en la glucólisis. El diagnóstico se basa en los análisis enzimáticos específicos. ‖ **a. hipocrómica** *(hypochromic a.)* Anemia que se caracteriza por la disminución de la concentración de hemoglobina en los hematíes. ‖ **a. hipoplásica** *(hypoplastic a.)* Amplio grupo de anemias que se caracteriza por una disminución de la producción de eritrocitos. Ver **anemia aplásica.** ‖ **a. hipoplásica congénita** *(congenital hypoplastic a.)* Ver **síndrome de Diamond-Blackfan.** ‖ **a. inflamatoria crónica** *(chronic inflammatory a.)* Anemia que suele aparecer en el curso de diversas enfermedades infecciosas crónicas, conectivopatías, neoplasias y lesiones hísticas extensas. En general, es una anemia moderada y prácticamente asintomática, por lo que, en principio, no requiere tratamiento. La etiología se atribuye a un mecanismo de activación inmune, que condiciona la liberación de citoquinas capaces de inhibir el crecimiento de los progenitores eritropoyéticos. ‖ **a. leucoeritroblástica** *(leukoerythroblastic a.)* Anemia que se produce por la presencia de eritroblastos y leucocitos inmaduros en la sangre, originados por la existencia de metástasis medulares. ‖ **a. macrocítica** *(macrocytic a.)* Anemia que se caracteriza por la presencia anormal de eritrocitos grandes. Existen varios tipos: *megaloblásticas,* normalmente producidas por deficiencias de ácido fólico o vitamina B_{12}, y *no megaloblásticas,* en las que el tamaño de los hematíes aumenta por causas exclusivamente dependientes de la formación de los hematíes o de sus membranas, como ocurre en procesos generales de cirrosis hepáticas o de hipotiroidismo, o por el aumento de los reticulocitos circulantes tras episodios de hemólisis o hemorragias agudas. ‖ **a. mediterránea** *(mediterranean a.)* Ver **talasemia.** ‖ **a. megaloblástica** *(megaloblastic a.)* Síndrome causado habitualmente por un déficit de folatos o de vitamina B_{12}, que se caracteriza por una morfología típica de las células hemopoyéticas. El síndrome parece tener su origen en una disminución de la síntesis de metionina por parte de las células de la médula ósea, lo que causa un trastorno en la síntesis de DNA en las células hemopoyéticas y provoca una alteración en el proceso de diferenciación y maduración celular, fundamentalmente de la serie eritroide. Ver **anemia perniciosa, anemia por déficit de ácido fólico.** ‖ **a. microangiopática** *(microangiopathic a.)* Rotura de los hematíes en la microvasculatura o pequeños vasos, producida por cizallamiento y por aumento de la turbulencia sanguínea, con formación de haces de fibrina que atraviesan la luz de los pequeños vasos. Este tipo de fragmentación mecánica de los eritrocitos es característico del síndrome hemolítico urémico y de la púrpura trombótica trombocitopénica. ‖ **a. microcítica** *(microcytic a.)* Anemia que se caracteriza por la presencia de eritrocitos anormalmente pequeños. Suele reflejar una síntesis anómala de la hemoglobina y, generalmente, se producen por defectos en la síntesis de globina (talasemias), defectos en la síntesis del heme (anemias sideroblásticas) o defectos en la incorporación del hierro a la molécula del heme (anemia ferropénica) o en la dificultad de movilización del hierro (anemia de los procesos inflamatorios crónicos). ‖ **a. nutricional** *(nutritional a.)* Trastorno caracterizado por la producción inadecuada de hemoglobina o eritrocitos, debido a deficiencia nutricional de hierro, ácido fólico o vitamina B_{12}, o a otros trastornos nutricionales. ‖ **a. perniciosa** *(pernicious a.)* Enfermedad crónica que afecta principalmente a los individuos mayores de 60 años, en la cual la vitamina B_{12} no se absorbe por ausencia de factor intrínseco (FI) en el jugo gástrico, como consecuencia de una posible predisposición genética. Asimismo, se ha sugerido una patogenia autoinmune por la presencia de anticuerpos antiparietales, la asociación con otras enfermedades autoinmunes y la presencia de anticuerpos antiFI. La anemia es macrocítica y en ocasiones se acompaña de trombocitopenia y, excepcionalmente, de leucopenia. La tríada clásica de palidez flavínica, glositis atrófica de Hunter y parestesias es la forma más habitual. ‖ **a. por déficit de ácido fólico** *(folic acid deficiency a.)* Anemia megaloblástica producida por un aporte insuficiente de ácido fólico, un aumento de la necesidad del mismo o por alteraciones en su utilización. ‖ **a. refractaria con exceso de blastos (AREB)** *(refractory a. with excess of blast)* Síndrome mielodisplásico que cursa con una anemia rebelde que se acompaña habitualmente de granulocitopenia y trombocitopenia, que son importantes y causan, con frecuencia, infecciones y hemorragias. En la sangre periférica, presentan una cifra inferior al 5% de blastos y en la médula ósea una cifra de blastos entre un 5-20%. Con frecuencia, el 30% desarrollan una leucemia aguda. ‖ **a. refractaria con exceso de blastos en transformación (AREB-t)** *(refractory a. with excess blast in transformation)* Anemia que constituye un 10% del total de los síndromes mielodisplásicos. Se caracteriza por la presencia de complicaciones, como hemorragias e infecciones derivadas de una trombopenia o una leucopenia. En la médula ósea la cifra de blastos es de entre un 20 y un 30%. Un 50% de los pacientes evoluciona hacia la leucemia. ‖ **a. refractaria sideroblástica (ARS o ASA)** *(refractory a. with ringed sideroblasts)* Anemia que constituye un 15-25% del total de los síndromes mielodisplásicos. Se caracteriza por la presencia en la médula ósea de una cifra superior al 15% de sideroblastos en anillo, con una cifra inferior al 5% de blastos. Hay una variedad pura que cursa con diseritropoyesis, y otra que se presenta con rasgos disgranulopoyéticos y distrombopoyéticos. La primera alcanza una supervivencia del 69% a los cinco años, con solo un 1,9% de transformación leucémica. La segunda tiene una supervivencia del 19% en el mismo periodo, con transformación leucémica en el 48% de los pacientes. ‖ **a. refractaria simple (AR o ARS)** *(simple refractory a.)* Síndrome mielodisplásico que presenta una anemia con un porcentaje igual o menor al 1% de blastos en la sangre periférica. En la médula ósea, la cifra es inferior al 5% de blastos y menos del 15% de sideroblastos en anillo. ‖ **a. sideroblástica** *(sideroblastic a.)* Grupo heterogéneo de trastornos hematológicos, cuya característica común es la acumulación de hierro intramitocondrial, que produce un aumento del hierro macrofágico (sobrecarga de hierro) y de los sideroblastos, la mayoría de los cuales son «en anillo». La inadecuada utilización del hierro puede producir una anemia microcítica e hipocroma. Clínicamente cursa con un síndrome anémico de evolución prolongada, cuyas características clínicas dependen del carácter congénito o adquirido del proceso, y, en este último caso, si es primario o secundario a otra enfermedad.

anemia gestacional *(gestational anemia)*
GINECOL. Anemia que aparece durante el embarazo y suele deberse al déficit de hierro y de ácido fólico.

anemofobia *(anemophobia)*
PSIQUIAT. Ver **fobia**.

anencefalia *(anencephaly)*
ANAT. f. Malformación congénita en la que falta el encéfalo o tiene un desarrollo rudimentario.

anencéfalos como donantes *(anencefalics like donors)*
BIOÉT. Por paralelismo con el diagnóstico de muerte cerebral (v.), algunos autores consideran que los niños anencéfalos son donantes *ipso facto*. No es así, ya que viven sin necesidad de medidas de soporte y, al fallecer, se precisaría al menos la voluntad explícita de donación de sus padres.

anergasia *(anergasia)*
PSIQUIAT. f. Término aplicado por A. Meyer para designar estados psicopatológicos producidos por lesiones orgánicas del sistema nervioso.

anergia *(anergy)*
INMUNOL. f. Estado de inactivación funcional linfocitaria, que condiciona una ausencia de respuesta ante el antígeno para el cual es específico. La anergia clonal es uno de los mecanismos responsables de la tolerancia periférica.

anestesia *(anaesthesia)*
ANEST. f. Ausencia de la sensibilidad al dolor en un determinado territorio. ‖ En sentido estricto, como transtorno de la sensibilidad, desaparición del sentido del tacto a consecuencia de una enfermedad o debido a la analgesia. ‖ Estado de insensibilidad frente a estímulos somatosensoriales o viscerosensoriales, inducido de forma farmacológica y reversible. Dentro de las técnicas de anestesia, se distinguen la anestesia *general balanceada* (aplicación de diversos fármacos, con el fin de reducir las necesidades de cada uno,

disminuyendo los efectos secundarios nocivos), y la anestesia *locorregional o de conducción,* basada en la administración de fármacos con efecto anestésico local, que interrumpen transitoriamente la conducción nerviosa en los plexos y en las ramas nerviosas periféricas o a nivel medular-perimedular. Dentro de este último grupo se pueden distinguir la *anestesia de campo* (infiltración anestésica en un área quirúrgica), la *anestesia caudal* (mediante la administración de anestésicos locales por el conducto sacro), la *anestesia epidural* (mediante administración en el espacio epidural) y la *anestesia intradural* (administración en el espacio subaracnoideo). ‖ **a. balanceada** *(balanced a.)* Técnica anestésica que consiste en la utilización de una combinación de agentes intravenosos e inhalatorios para la inducción y el mantenimiento de la anestesia general. Es una de las técnicas anestésicas más frecuentemente utilizadas en la práctica clínica habitual. El término se introdujo para definir la combinación óxido nitroso-narcótico, extendiéndose luego a las técnicas de anestesia inhalatoria que utilizan suplementos intravenosos de analgésicos o hipnóticos. Se denomina anestesia balanceada porque cada compuesto intravenoso se utiliza para un fin concreto, como la analgesia, la inconsciencia-amnesia, la relajación muscular o el bloqueo de reflejos autonómicos. ‖ **a. caudal** *(caudal a.)* Técnica anestésica regional que consiste en la inyección de anestésicos locales en el componente sacro del espacio epidural (ver **anestesia epidural**). Se accede a este a través del hiato sacro, puncionando el ligamento sacrococcígeo. La anestesia caudal está indicada para procedimientos quirúrgicos que afectan al periné y a la región ano-rectal. ‖ **a. disociativa** *(disociative a.)* La que está producida por la ketamina. La ketamina es un agente hipnótico intravenoso que produce una disociación funcional entre los sistemas límbico y tálamo-cortical: deprime la función neuronal en el córtex y en el tálamo, mientras que, simultáneamente, activa el sistema límbico. Esto produce amnesia y una profunda analgesia, mientras que el paciente puede tener los ojos abiertos y mantiene los reflejos protectores. ‖ **a. dolorosa** *(painful a.)* Dolor paradójico intenso en una área anestesiada o con importante pérdida de la sensibilidad. ‖ **a. epidural** *(epidural a.)* Técnica anestésica regional que consiste en la inyección de anestésicos locales en el espacio epidural, adyacente a la médula espinal. El espacio epidural es el que existe entre el ligamento amarillo y la duramadre. La punción se realiza a través del agujero vertebral, sin perforar la duramadre en la región tóraco-lumbar (lo más frecuente) o cervical, y el espacio epidural se identifica mediante la técnica de pérdida de resistencia, por la cual, apretando el émbolo de una jeringa, se localiza dicho espacio cuando cesa la resistencia. La anestesia epidural tiene aplicaciones múltiples: anestesia quirúrgica, analgesia para el parto y tratamiento prolongado del dolor postoperatorio. ‖ **a. inhalatoria** *(inhaled a.)* La que es resultado de la inhalación de un fármaco (gas o vapor), cuyo objetivo es producir una disminución del nivel de conciencia. Entre estos fármacos están el óxido nitroso (gas), el halotano, el isoflurano o el sevoflurano (vapores), que actúan a nivel cerebral. ‖ **a. local** *(local a.)* Pérdida temporal de la sensibilidad de un área pequeña del cuerpo (habitualmente la piel y las partes blandas, o las superficies mucosas) por instilación o inyección del área dolorosa a incidir o de nervios sensitivos de áreas pequeñas de la superficie corporal. ‖ **a. raquídea** *(espinal a.)* Técnica anestésica regional que consiste en la inyección de anestésicos locales en el espacio subaracnoideo, en el líquido cefalorraquídeo que baña la médula espinal. La punción se realiza a través del agujero vertebral, puncionando la duramadre en la región lumbar, por debajo de la primera vértebra, para evitar dañar la médula espinal. La anestesia raquídea se utiliza para las intervenciones en las extremidades inferiores, la cadera, el periné, el abdomen bajo y la columna lumbar. ‖ **a. regional** *(regional a.)* Conjunto de técnicas anestésicas en las que se inyectan anestésicos locales para bloqueos nerviosos centrales (adyacente a la médula espinal) o periféricos (adyacente a nervios o troncos nerviosos periféricos). Se opone al concepto de anestesia general, en que el paciente pierde la consciencia.

anestésico local *(local anaesthetic)*
ANEST. Cualquier fármaco que bloquea la generación y propagación de impulsos en tejidos excitables, como los nervios. Se administra

principalmente por infiltración local y actúa inhibiendo la entrada de sodio a través de la membrana neuronal. Incluye fármacos como la lidocaína, la mepivacaína o la bupivacaína. ‖ **a. volátil** (*volatile a.*) Fármaco anestésico en forma líquida, que se vaporiza para administrarse por vía inhalatoria. Ver **anestesia inhalatoria.**

anestesiología (*anesthesiology*)
ANEST. f. Rama de la medicina que estudia el manejo perioperatorio del paciente. Comprende también el proceso de valoración, consulta y preparación del paciente para la anestesia y la cirugía; la producción de insensibilidad al dolor en procedimientos quirúrgicos, diagnósticos, terapéuticos y obstétricos; la monitorización y restauración de la homeostasia durante el periodo perioperatorio, así como la homeostasia de pacientes críticamente enfermos; el diagnóstico y tratamiento de síndromes dolorosos; el manejo clínico y la enseñanza de la reanimación cardiopulmonar; la evaluación de la función respiratoria y la aplicación de terapias respiratorias en todas sus formas; y la realización de investigaciones básicas para la mejora de los cuidados del paciente.

anetodermia (*anetodermia*)
DERMATOL. f. Erupción de manchas atróficas diseminadas que pueden ser de dos tipos: de Scheweniger y Buzzr, nítidas, flojas y de color gris; y de Jodasson atrófico, que dan el aspecto de bolsas.

aneuploide (*aneuploid*)
GENÉT. adj. Se dice de la célula o el individuo con un número de cromosomas que no es múltiplo exacto del número haploide (en los humanos, el número haploide es N = 23 cromosomas). Los ejemplos más frecuentes son las trisomías o las monosomías. Ver **diploide, haploide.**

aneurisma (*aneurysm*)
NEUROCIR. m. Dilatación circunscrita a las paredes de una estructura vascular, generalmente arterial o miocárdica, lesionada. ‖ **a. aórtico** (*aortic a.*) Aneurisma localizado en la arteria aorta. ‖ **a. aterosclerótico** (*atherosclerotic a.*) Aneurisma de etiología aterosclerótica. ‖ **a. cardiaco** (*cardiac a.*) Aneurisma localizado en la pared miocárdica, generalmente ventricular. Suelen asentarse sobre las cicatrices de infartos miocárdicos antiguos. ‖ **a. disecante** (*dissecting a.*) Dilatación de la pared de una arteria, generalmente la aorta, complicada por la disección de la capa media arterial a través de la cual puede penetrar sangre («luz falsa»), además de presentar riesgo de rotura. ‖ **a. intracraneal** (*cranial a.*) Dilatación anómala de la pared de las arterias cerebrales. ‖ **a. micótico** (*mycotic a.*) Dilatación de la pared arterial, que surge como consecuencia de un proceso infeccioso (bacteriano, fúngico) o vasculítico. Se asocia a endocarditis, meningitis y tromboflebitis y se suele localizar en la arteria distal. ‖ **a. miliar de Leber** (*Leber's miliary a.*) Alteración vascular en la que aparecen lesiones telangiectásicas diseminadas o agrupadas y aneurismas de los pequeños vasos retinianos, generalmente en la zona próxima a la mácula. Estas alteraciones vasculares provocan exudación de líquido, lo que origina un edema macular con la consiguiente pérdida de visión. Las alteraciones vasculares deben ser tratadas con láser a fin de evitar la pérdida visual. ‖ **a. neoplásico** (*neoplastic a.*) Aneurisma causado por células tumorales embolígenas, de carcinomas metastásicos o mixomas cardiacos. ‖ **a. de Rasmussen** (*Rasmussen's a.*) Dilatación de una arteria normal en una caverna pulmonar, que determina un riesgo de hemoptisis en caso de ruptura. ‖ **a. sacular** (*saccular a.*) Es el aneurisma más frecuente, generalmente congénito, llamado así por su forma sacciforme, con las correspondientes capas arteriales. Asienta en las grandes arterias de la base del cráneo, especialmente en las ramificaciones anteriores del polígono de Willis. Se asocia a enfermedades del tejido conectivo, coartación de la aorta y enfermedad poliquística renal del adulto. ‖ **a. sifilítico** (*luetic a.*) Aneurisma, generalmente localizado en la arteria aorta ascendente, debido a una aortitis luética. ‖ **a. traumático** (*traumatic a.*) Se origina tras una mínima rotura traumática de la pared de las arterias meníngeas o corticales y la formación del hematoma que se organiza, creando así un seudosaco aneurismático en continuidad con la luz arterial. Este tipo de aneurisma es poco frecuente y puede provocar hemorragias diferidas tras un traumatismo craneal.

aneurismectomía (*aneurysmectomy*)
CARDIOL. f. Extirpación quirúrgica de un aneurisma.

aneurismoplastia (*aneurysmoplasty*)
CARDIOL. f. Restauración plástica de la arteria durante el tratamiento quirúrgico de un aneurisma.

aneurismorrafia (*aneurysmorraphy*)
CARDIOL. f. Sutura quirúrgica de un aneurisma.

aneurismotomía (*aneurismotomy*)
CARDIOL. f. Incisión en la bolsa de un aneurisma.

aneusomía segmentaria (*segmental aneusomy*)
GENÉT. f. Situación en la que se ha perdido un segmento de uno de los cromosomas homólogos de un par, habitualmente incluyendo varios genes. El sujeto queda, por tanto, con una sola copia de esos genes (en el cromosoma homólogo). Ver **síndrome de genes contiguos**.

anexitis (*anexitis*)
GINECOL. f. Inflamación de las trompas y los ovarios.

anexo (*appendage*)
DERMATOL. m. Nombre que reciben las uñas, el aparato pilosebáceo y las glándulas apocrinas y sudoríparas. También se denominan así los del ojo y los del útero.

anexo del globo ocular (*ocular adnexa*)
OFTALMOL. Parte contigua al globo ocular, compuesta por las cejas, los párpados, las pestañas y el aparato lagrimal.

aneyaculación (*anejaculation*)
UROL. f. Falta de emisión del semen por la uretra cuando concluye el coito. La causa más común es la eyaculación retrógrada que padecen los pacientes sometidos a una prostatectomía simple, como consecuencia de la resección y la apertura del cuello vesical. La eyaculación retrógrada ocasionalmente sucede en pacientes diabéticos. La aneyaculación suele ser secundaria a la cirugía retroperitoneal (linfadenectomía retroperitoneal o simpatectomía lumbar bilateral). Los pacientes con afectaciones medulares, que alteran la enervación del aparato génito-urinario padecen aneyaculación, aunque en el marco de actuaciones completas de la función sexual (disfunción eréctil, alteración de la sensibilidad, etc.). La eyaculación retrógrada puede tratarse con medicación (α-adrenérgicos), cuyos resultados son modestos; con electroestimulación transrectal o con estimulación vibratoria peneana.

anfetamina (*amphetamin*)
PSIQUIAT. f. Amina simpaticomimética (alfa-metilfenilamina o fenilisopropilamina) con propiedades que estimulan el sistema nervioso central. Entre sus efectos cabe mencionar: aumento de la actividad motora, disminución de la sensación de fatiga y de la necesidad de dormir; aceleración del curso del pensamiento; disminución de la capacidad de autocrítica; sensación subjetiva de mayor rendimiento y autoconfianza. Su consumo puede inducir diversos trastornos mentales: trastornos del sueño, ansiedad, síndrome de abstinencia, delirium, trastornos del estado de ánimo y cuadros psicóticos, entre otros.

anfiartrosis (*amphiarthrosis*)
ANAT. f. Articulación cuyas superficies están unidas por un fibrocartílago, por lo cual los movimientos que puede realizar son muy limitados. Un ejemplo de anfiartrosis es la articulación entre los cuerpos de las vértebras.

anfipática (*anphypatic*)
HISTOL. adj. Se dice de la molécula con grupos hidrófilos e hidrófobos, lo que la capacita para estar parcialmente diluida en agua o en disolventes orgánicos.

anfofilia (*anphophilia*)
ANATPATOL. f. Tendencia a captar colorantes basófilos y acidófilos por igual. Ver **acidofilia, basofilia**.

angiectasia (*angiectasia*)
CARDIOL. f. Dilatación de un vaso sanguíneo o linfático.

angina (*angina*)
CARDIOL. f. Inflamación, generalmente de origen infeccioso, de las amígdalas o zonas adyacentes, que cursa con odinofagia, signos de inflamación local y a menudo fiebre y afectación del estado general. || Enfermedad que habitualmente cursa con sensación de constreñimiento espasmódico. || **a. abdominal** (*abdominal a.*) Dolor abdominal cólico, que puede asemejarse clínicamente a un abdomen agudo, como consecuencia de una isquemia mesentérica, generalmente de etiología aterosclerótica. || **a. de esfuerzo** (*effort a.*) Angina de pecho cuyo desencadenante principal es el esfuerzo físico. || **a. estable** (*stable a.*) Manifestación de la cardiopatía isquémica, que cursa clínicamente con crisis de angina de pecho, cuyo umbral, duración y frecuencia de aparición no se ha modificado durante todo un mes. || **a. inestable** (*unstable a.*) Manifestación grave de cardiopatía isquémica, que cursa clínicamente con crisis de angina de reposo, cuyo umbral, duración o frecuencia de aparición ha empeo-

rado significativamente durante un mes. Presenta un pronóstico incierto y una elevada incidencia de complicaciones, como el infarto de miocardio o la muerte súbita. ‖ **a. intestinal** *(intestinal a.)* Síndrome agudo causado por isquemia del intestino delgado, que se acompaña de dolor abdominal intenso, a veces cólico; si no se restaura con rapidez el riego intestinal, evoluciona a infarto intestinal. Las causas son la trombosis y la embolia de la arteria mesentérica superior, y la hipotensión arterial con bajo gasto cardiaco. Hay formas crónicas, causadas por arteriosclerosis con estenosis de la arteria mesentérica superior, que se caracterizan por dolor cólico después de las comidas y pérdida de peso por disminución de ingesta y malabsorción intestinal. ‖ **a. de Ludwig** *(Ludwig's a.)* Inflamación purulenta alrededor de la glándula submaxilar. ‖ **a. de pecho** *(a. pectoris)* Síndrome caracterizado, en su forma típica, por la aparición paroxística de dolor precordial opresivo y constrictivo retroesternal, que se desencadena con frecuencia tras esfuerzos físicos o exposición al frío, y a menudo es irradiado, en forma de dolor franco o parestesias, a los brazos, los antebrazos, el cuello, la región interescapular o el epigastrio. La duración de estos paroxismos es muy variable pero con frecuencia ceden rápidamente, en unos 15 minutos, tras el reposo. Es una de las manifestaciones clínicas de la cardiopatía isquémica. ‖ **a. prolongada** *(prolonged a.)* Episodio de angina de pecho de duración superior a 30 minutos. ‖ **a. de reposo** *(a. at rest)* Episodio de angina de pecho que se desencadena en reposo físico y sin estrés emocional. A menudo es una manifestación de una angina inestable. ‖ **a. variante o de Prinzmetal** *(variant or Prinzmetal's a.)* Angina de pecho causada por un espasmo arterial coronario, que se caracteriza por episodios recurrentes de angina desencadenados en reposo o por exposición al frío, de frecuente aparición horaria (generalmente nocturna) y con alteraciones características en el electrocardiograma (lesión subepicárdica). ‖ **a. de Vincent** *(Vincent's a.)* Gingivitis ulcerativa necrotizante.

anginoide *(anginoide)*
CARDIOL. adj. Que es similar a la angina de pecho.

anginoso *(anginous)*
CARDIOL. adj. Relacionado con la angina de pecho.

angio- *(angio-)*
ANAT. Prefijo que significa relacionado con las estructuras vasculares.

angioblastoma *(angioblastoma)*
ANATPATOL. m. Tumor constituido por células endoteliales que forman vasos capilares. En el síndrome de Von Hippel-Lindau se suele localizar en el cerebelo.

angiocardiografía *(angiocardiography)*
CARDIOL. f. Método de diagnóstico de las cámaras cardiacas y los grandes vasos, que consiste en aplicar una inyección percutánea de contraste radioopaco hidrosoluble en la estructura a estudiar y realizar posteriormente la toma de imágenes radiográficas.

angiocardiopatía *(angiocardiopathy)*
CARDIOL. f. Término genérico que se emplea para denominar cualquier enfermedad del corazón y de los grandes vasos.

angiodisplasia *(angiodysplasia)*
CIRGEN. f. Malformación arteriovenosa submucosa adquirida, que se manifiesta habitualmente por sangrado en el colon derecho, aunque puede localizarse en otras áreas del colon y del intestino delgado. Desde el punto de vista patológico, consiste en un plexo venoso hipertrofiado en la submucosa del tubo digestivo. Presenta imágenes características en la endoscopia y en

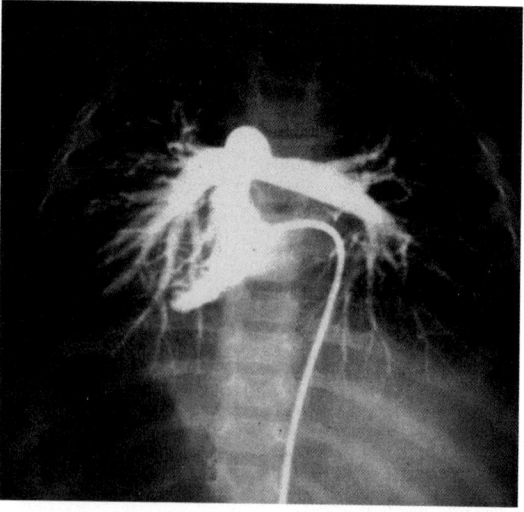

angiocardiografía. Angiografía del corazón derecho y de las arterias pulmonares con sus ramas. Pertenece a un niño pequeño

estudios mediante angiografía, que muestran una mancha de contraste que drena con rapidez a una gruesa vena anómala de drenaje.

angioedema *(angioedema)*
ALERGOL. m. Reacción vascular localizada, no pruriginosa, que afecta a la piel, al tejido celular subcutáneo y a las mucosas. Se manifiesta como una tumefacción simple o múltiple, indolora, circunscrita y transitoria, que se resuelve espontáneamente sin dejar secuelas.

angioendotelioma *(angioendotheliomatosis)*
ANATPATOL. Ver **hemangioendotelioma**.

angiogénesis *(angiogenesis)*
CIRPLÁS. f. Capacidad de inducir la formación de los vasos sanguíneos, situación que se produce con frecuencia en las tumoraciones malignas.

angiografía *(angiography)*
RADIO. f. Técnica de imagen que consiste en el estudio de estructuras vasculares mediante su

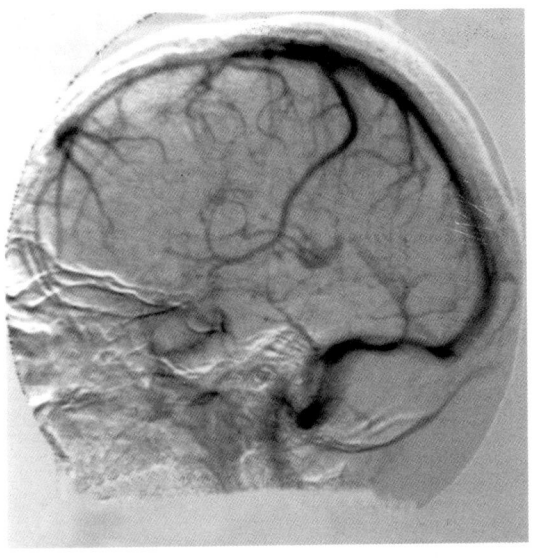

angiografía del retorno venoso del cerebro

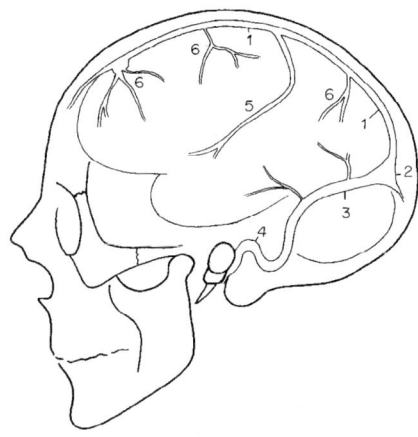

Esquema de la *angiografía* anterior, donde se distinguen: el seno longitudinal superior (1); con las venas que desembocan en él (5 y 6), la prensa de Herófilo (2), el seno transverso (3), el signoideo (4) y el comienzo de la vena yugular interna

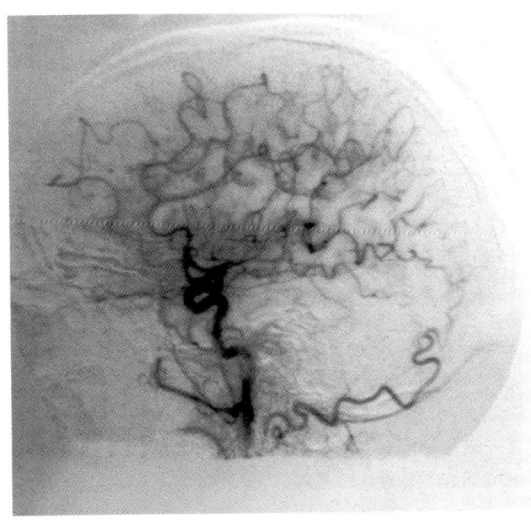

angiografía de la arteria carótida interna y de sus ramas cerebrales

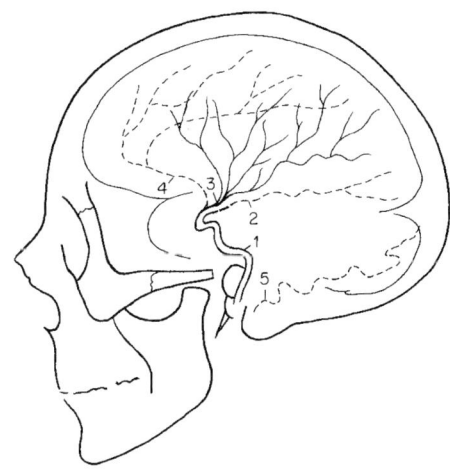

Esquema de la *angiografía* anterior: 1) arteria carótida; 2) arteria cerebral posterior; 3) arteria cerebral media; 4) arteria cerebral anterior; 5) arteria cerebelosa superior (rama del tronco basilar)

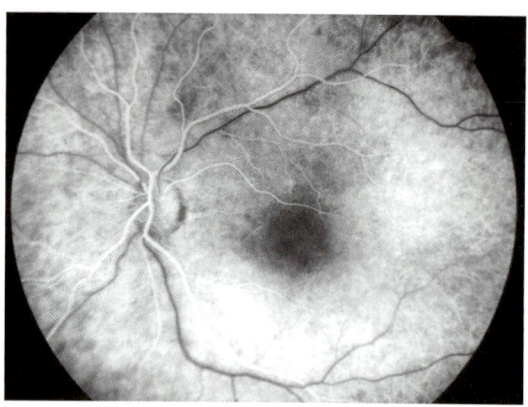

Fase precoz de una ***angiografía fluoresceínica***

opacificación por medios de contraste. Así se obtienen imágenes con fines diagnósticos, tanto analógicas como digitales, y aplicando diversas técnicas. || **a. con verde de indocianina** (*indocyianine green a.*) Prueba que consiste en la inyección de un contraste (verde de indocianina) en la vena del brazo, de tal forma que se puede observar su paso por los vasos coroideos del fondo de ojo. Es especialmente útil en el estudio de enfermedades como la degeneración macular asociada a la edad, ya que permite detectar membranas neovasculares subretinianas. || **a. fluoresceínica** (*fluorescein a.*) Ver **angiografía con verde de indocianina**. || **a. por sustracción digital** (*digital substraction a.*) Técnica de imagen que consiste en el estudio de estructuras vasculares mediante su opacificación por medios de contraste.

angiográfico (*angiographyc*)
RADIO. adj. Relativo a la angiografía.

angiohemofilia (*angiohemophilia*)
HEMATOL. Ver **enfermedad de Von Willebrand**.

angiolupoide (*angiolupoid*)
DERMATOL. m. Granuloma localizado en la nariz, de color violáceo, con telangiectasias que semejan al lupus.

angioma (*angioma*)
NEUROCIR. m. Tumor caracterizado por la hiperplasia de elementos vasculares y/o linfáticos. || **a. cavernoso** (*cavernous a.*) Malformación vascular (10% del total) bien circunscrita, compuesta por un endotelio grueso de forma sinusoidal, con lo que adquiere un aspecto de mora. Los angiomas cavernosos se suelen manifestar por crisis epilépticas secundarias a pequeños sangrados locales. Un 10% se producen en la fosa posterior, raramente afectan a la médula espinal y la mayoría son supratentoriales. No son visualizables con la angiografía, pero, sin embargo, la resonancia magnética es el método de diagnóstico más sensible. El tratamiento es quirúrgico. || **a. cirsoideo** (*cirsoid a.*) Ver **angioma racemoso**. || **a. racemoso** (*racemose a.*) Tumoración benigna retiniana, de localización unilateral y

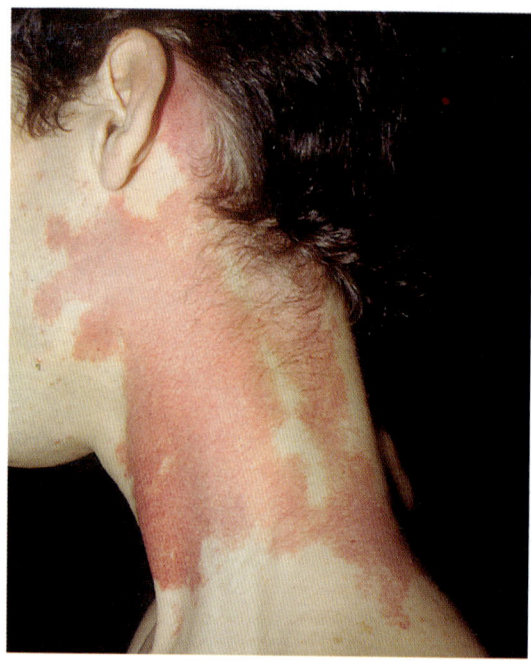

angioma plano

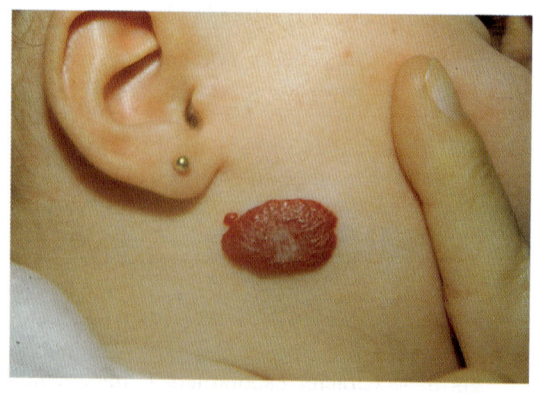

angioma tuberoso

aislada, que se caracteriza por la presencia de anastomosis arteriovenosas directas sin la existencia de lecho capilar. || **a. venoso** *(venous a.)* Vaso venoso dilatado, de forma y localización atípica, que separa tejido nervioso normal. Se visualiza como ausencia de señal lineal en la resonancia magnética cerebral y no tiene riesgo de sangrado.

angiomatosis *(angiomatosis)*
CARDIOL. f. Condición caracterizada por la formación de múltiples angiomas. || **a. cerebrorretinal** *(cerebroretinal a.)* Raro trastorno familiar, que se caracteriza por la presencia de hemangioblastomas en los hemisferios cerebelosos, con angiomas concomitantes en la retina y alteraciones quísticas en el riñón y el páncreas. También se denomina síndrome de Von Hippel-Lindau. || **a. cutáneo-meningoespinal** *(cutaneous-meningospinal a.)* Facomatosis caracterizada por la existencia de múltiples angiomas a nivel cutáneo y meníngeo. También llamado síndrome de Cobb. || **a. encefalotrigeminal** *(encephalotrigeminal a.)* Facomatosis que asocia lesiones angiomatosas en la cara (unilaterales, en el territorio de distribución de la primera rama del trigémino) y angiomas leptomeníngeos homolaterales, casi siempre en la región occipital. Existe atrofia cerebral subyacente y calcificaciones corticales que suelen producir crisis epilépticas. A veces hay hemangiomas en otros órganos, como la membrana coroides y las vísceras abdominales. Se transmite de forma autosómica dominante. También se llama enfermedad de Sturge-Weber. || **a. familiar hemorrágica** *(hemorrhagic familial a.)* Angioma que se caracteriza por la aparición de telangiectasias múltiples en la piel y las mucosas. Recibe el nombre de enfermedad de Rendu-Osler.

angiomiolipoma *(angiomyolipoma)*
UROL. m. Tumor benigno, generalmente localizado en el riñón, formado por células maduras de grasa, músculo liso y vasos anormales en proporciones variables. En el 50% de los casos se asocia a esclerosis tuberosa (enfermedad de Bournerville-Pringle), caracterizada por ser autosómica dominante y presentar hamartomas en la piel, el sistema nervioso central y las vísceras. En este caso, suele ser bilateral y múltiple. En el 50% de los casos, el angiomiolipoma tiene carácter esporádico. Clínicamente suele ser asintomático o presenta la sintomatología inespecífica de un tumor renal. El diagnóstico es patognomónico con la TAC. La evidencia de grasa de densidad radiológica muy baja califica perfectamente el tumor. La actitud terapéutica expectante está justificada.

angioneurosis *(angioneurosis)*
DERMATOL. f. Trastornos del sistema vasomotor, como angioespasmos, angioparesis y angioparálisis.

angiopatía *(angiopathy)*
NEUROCIR. f. En general, cualquier afectación del sistema vascular. || **a. amiloide** *(amyloid a.)* Degeneración de la pared de los vasos cerebrales por depósito de una sustancia amiloide, que se tiñe con rojo congo y es birrefringente con luz polarizada. Junto con la hipertensión arterial, es la causa más frecuente de hemorragia lobar cerebral en el anciano.

angioplastia *(angioplasty)*
CARDIOL. f. Dilatación intraoperatoria o percutánea de un vaso sanguíneo, habitualmente de una arteria coronaria (angioplastia coronaria), renal (angioplastia renal) o de las extremidades inferiores.

angioplastia transluminal *(intraluminal angioplasty)*
NEFROL. Ver **angioplastia transluminal percutánea**. || **a. transluminal percutánea** *(percutaneous transluminal a.)* Introducción en la luz vascular, por punción arterial percutánea, de un catéter con un balón dilatador en su extremo, que permite, bajo control radiológico, situarlo en los segmentos estenosados o con oclusiones segmentarias. Posteriormente se hincha el balón a una presión conocida (manómetro) durante un periodo de tiempo determinado. Se consigue así la fragmentación de la placa ateroesclerótica que condiciona la estenosis, que queda comprimida contra la pared de la arteria, lográndose la repermeabilización de la luz. Las complicaciones más frecuentes son la retrombosis, la hemorragia y con cierta frecuencia la reaparición de las lesiones en la misma localización en que se hallaban previamente. Es una técnica ampliamente difundida en los Servicios de Cirugía Vascular y Radiología intervencionista.

angioqueratoma *(angiokeratoma)*
ANATPATOL. f. Lesión dermatológica que se caracteriza por la presencia de un angioma en la

dermis, el cual se acompaña de una hiperplasia verruciforme de la epidermis. Hay diferentes formas clínicas (circunscrito neviforme, localizado y corporal difuso) en el síndrome de Fabry. ‖ **a. corporis difusum** *(Fabry's syndrome)* Enfermedad familiar que afecta solo a los varones, por déficit de un enzima que determina un trastorno en el metabolismo lipídico. Se manifiesta con angioqueratomas puntiformes diseminados y lesiones viscerales graves. También se denomina angioqueratoma corporal difuso o síndrome de Fabry.

angio-RM *(a.-MR)*
RADIO. Técnica radiológica que consiste en la opacificación de las estructuras vasculares mediante la introducción de contraste por vía intravenosa; el estudio con fines diagnósticos se realiza mediante la adquisición de cortes tomográficos o de forma volumétrica en resonancia magnética, con posterior reconstrucción tridimensional. ‖ **a.-TC** *(a.-CT)* Técnica radiológica que consiste en la opacificación de las estructuras vasculares mediante la introducción de contraste por vía intraarterial o intravenosa; el estudio con fines diagnósticos se realiza mediante la adquisición de cortes tomográficos o de forma volumétrica en tomografía computarizada, con posterior reconstrucción tridimensional.

angiosarcoma *(angiosarcoma)*
ANATPATOL. m. Lesión tumoral maligna sarcomatosa, originada en el endotelio de los vasos sanguíneos o de los vasos linfáticos (linfangiosarcoma). Su localización más habitual es la piel, aunque puede aparecer en la mama, las partes blandas y otros órganos. Morfológicamente, en los casos más diferenciados se ven canales vasculares irregulares, anastomosados entre sí y recubiertos por células endoteliales con grados variables de atipia.

angiosarcomatosis de Kaposi *(Kaposi's syndrome)*
ANATPATOL. f. Granulomas celulares con abundante neovascularización, con hemorragia y depósito de hemosiderina, que se extiende por crecimiento y formación de nuevos nódulos de forma abundante y simétrica en los pies y las manos, de consistencia semisólida, color rojo violeta y dolorosos, que en ocasiones se ulceran o producen metástasis después de varios años. Constituye una complicación del SIDA.

angioscopia *(angioscopy)*
CARDIOL. f. Técnica diagnóstica basada en la visualización directa de la luz de un vaso sanguíneo.

angiospasmo *(angioespasm)*
CARDIOL. m. Espasmo arterial.

angiotelectasia *(angiotelectasis)*
CARDIOL. Ver **telangiectasia.**

angiotensina *(angiotensin)*
ENDOCRINOL. f. Polipéptido que se forma por la acción de la renina sobre el angiotensinógeno. Produce aumento de la presión arterial y liberación de aldosterona por la zona glomerular de las suprarrenales. ‖ **a. I** *(a. I)* Decapéptido producido por efecto del enzima renina sobre la α-2-globulina, que a grandes dosis puede estimular la producción de catecolaminas por parte de la médula suprarrenal. ‖ **a. II** *(a. II)* Octapéptido derivado del efecto de la enzima conversora de angiotensina sobre la angiotensina I, de potente efecto vasoconstrictor, porque actúa directamente sobre las arteriolas y por la acción estimuladora de la secreción de aldosterona. ‖ **a. III** *(a. III)* Heptapéptido que difiere cuantitativamente de las acciones de la angiotensina II, cuyas concentraciones plasmáticas son inferiores a las de esta última.

angiotensinógeno *(angiotensinogen)*
FISIOL. m. Globulina α-2, que al ser hidrolizada por la renina se convierte en angiotensina. Se forma en el hígado y también recibe el nombre de hipertensinógeno.

angioterapia *(angiotherapy)*
ONCOL. f. Tratamiento en el que se utilizan las arterias como vía de administración de fármacos.

angiotomía *(angiotomy)*
CARDIOL. f. Disección o incisión sobre los vasos sanguíneos.

angor *(angor)*
CARDIOL. Ver **angina.**

ángulo *(angle)*
ANAT. m. Zona donde una estructura cambia de dirección. Así, se habla de ángulo costal, ángulo infraesternal, ángulo mandibular, etc.

ángulo de convergencia *(convergence angle)*
OFTALMOL. Ángulo formado por el eje visual y la línea media cuando se está enfocando un objeto. || **á. de desviación** *(deviation a.)* Ángulo que forma el rayo refractado y la proyección del rayo incidente. || **á. de incidencia** *(incident a.)* Ángulo formado por un rayo que penetra en un medio refringente perpendicularmente a la superficie de dicho medio. || **á. iridocorneal** *(iridocorneal a.)* Ángulo que forman la córnea, el iris y la esclera en la periferia de la cámara anterior. || **á. de reflexión** *(reflection a.)* Ángulo formado por una línea perpendicular a la superficie del medio y el rayo que se refleja o refracta en él. || **á. visual** *(visual a.)* Ángulo formado entre dos líneas que se extienden desde el punto de visión en la retina hasta los extremos del objeto que se visualiza.

ángulo pontocerebeloso *(cerebellopontine angle)*
NEUROCIR. Lugar anatómico ocupado por la cisterna aracnoidea del mismo nombre, donde se juntan el cerebelo y la protuberancia y por donde transcurren los pares VII y VIII hasta el poro acústico.

angustia *(anxiety)*
PSICOL. f. Afecto de temor o malestar difuso que se acompaña generalmente de un importante correlato somático: opresión o malestar torácico, taquicardia, palpitaciones, sensación de ahogo o de falta de aliento, sudoración, temblores, etc. Se interpreta como una reacción de alarma ante vivencias de riesgo o amenaza y se considera patológica cuando su intensidad no se corresponde con la gravedad del estímulo que la desencadena. Se emplea también como sinónimo de ansiedad o para referirse a la expresión más extrema de esta.

anhedonia *(anhedonism)*
PSIQUIAT. f. Incapacidad para experimentar placer en la realización de actividades que habitualmente generan sensaciones placenteras.

anhidrosis *(anhydrosis)*
NEUROL. f. Falta o disminución de la sudoración.

anhidrótico *(anhidrotic)*
DERMATOL. adj. Relativo a la anhidrosis. || Que no suda.

anillo *(annulus, ring)*
ANAT. m. Estructura de forma circular; como el anillo inguinal (superficial y profundo), el anillo linfoide de Waldeyer, etc. || **a. de Bandl** *(Bandl's r.)* Zona de contracción de la musculatura uterina que habitualmente tiene lugar en el segmento inferior del útero. || **a. de Cabot** *(Cabot's r.)* Línea muy fina en forma de anillo de color rosado en el hematíe. || **a. ecuatorial contráctil** *(equatorial r.)* Estructura anular que se produce como consecuencia del estrangulamiento de la zona intermedia del citoplasma de una célula al final de una división celular. || **a. glaucomatoso** *(glaucomatous r.)* Halo de color blanco amarillento que rodea el nervio óptico en algunos pacientes con glaucoma, debido a un proceso de atrofia coroidea. || **a. herniario** *(hernial r.)* Orificio fibroso cicatricial, habitualmente redondeado, a través del cual entra y sale del abdomen alguna víscera o grasa abdominal, por un defecto congénito o adquirido de la pared abdominal, el diafragma o el suelo de la pelvis. || **a. de Kayser-Fleischer** *(Kayser-Fleischer's r.)* Depósito de cobre que se localiza en la periferia de la córnea, en la membrana de Descemet, y que se produce en los pacientes afectos de la enfermedad de Wilson.

ánima *(anima)*
PSICOL. f. En la psicología de Jung, el ser interior de una persona en oposición al carácter o persona que se presenta al mundo. Además, el ánima puede ser el «alma» o yo interior más femenino de un hombre (como la contrafigura de su propia sexualidad), que tendría que ser tenida en cuenta por el individuo para evitar toda distorsión en su relación con el mundo de la mujer.

animales en enseñanza *(a. in teaching)*
BIOÉT. Ver **animales de experimentación**. || **a. de experimentación** *(experimentation a.)* Animales que se utilizan con fines de investigación o aprendizaje de técnicas médicas. Su empleo está justificado por el posible beneficio que puede reportar para el hombre. Sin embargo, esto no equivale a considerarlos mera materia al arbitrio del experimentador: se les debe respetar (ver **respeto**) en la medida que lo exige su naturaleza sensible y eludir todo sufrimiento innecesario; hay que evitar el uso de un número superior al imprescindible, y emplear preferentemente los seres inferiores en la escala filogenética a los superiores, así como proporcionarles los cuidados pertinentes. La ética del empleo de animales

de experimentación y entrenamiento se basa también en el cuidado que debe poner el propio experimentador para evitar insensibilizarse ante el sufrimiento, conservando en sí mismo la compasión (v.) ante el dolor. Existe normativa específica para proteger a los animales de experimentación de un empleo abusivo. || **a. de laboratorio** *(laboratory a.)* Ver **animales de experimentación.**

animales gnotobióticos *(gnotobiotic animals)*
MICROBIOL. Animales con una microbiota conocida, que se han obtenido a partir de animales libres de microorganismos. Se utilizan para el estudio de las funciones de la microbiota normal.

animus *(animus)*
PSICOL. m. En el psicoanálisis de Jung, el arquetipo de hombre que toda mujer lleva dentro de sí, la faceta masculina de una mujer. La proyección del animus sobre el hombre podría impedirle a la mujer un adecuado conocimiento de la personalidad de aquel y dar lugar a una distorsión de sus relaciones con él.

anión *(anion)*
NEFROL. m. Átomo que se obtiene al descomponer un cuerpo mediante una disociación electrolítica en solución acuosa. Está provisto de carga eléctrica negativa, y se dirige al polo positivo o ánodo; p. ej., el cloro (Cl-), el bicarbonato (CO_3H-), el fosfato, el sulfato o el lactato. || **a. gap** *(a. gap)* Concentración de aniones no medidos (iato aniónico) y que, por razones prácticas, equivale a la diferencia entre la concentración sérica de sodio y la suma de las concentraciones del cloro y del bicarbonato (CO_2 total). Su valor normal oscila entre 8 y 12 mEq/l. Es interesante conocer su valor en los trastornos del equilibrio ácido-base. Así, por ejemplo, en la acidosis metabólica asociada con un anión gap normal, las causas principales se concretan en pérdida de bicarbonato, trastornos de la función tubular renal o adición de ácido clorídrico a los fluidos del organismo. Por el contrario, la acidosis metabólica asociada con una elevación del anión gap resulta de una sobreproducción de ácido endógeno o por insuficiencia renal, aguda o crónica severa.

aniquilación *(annihilation)*
MEDNUCL. f. Proceso inverso a la creación de pares. En él desaparece un positrón y un electrón, obteniéndose la energía de su masa en reposo en forma de radiación electromagnética (dos fotones de 511 KeV).

aniridia *(aniridia)*
OFTALMOL. f. Ausencia congénita o adquirida del iris. Se acompaña de una gran fotofobia o deslumbramiento.

aniseiconia *(aniseiconia)*
OFTALMOL. f. Dificultad para fusionar las imágenes procedentes de cada ojo debido a que son de diferente tamaño. Se debe a que la graduación que posee cada uno de los ojos es muy distinta entre sí, por lo que las imágenes resultantes son de distinto tamaño y el cerebro no es capaz de fusionarlas para producir una sola, con lo que puede ocasionar visión doble.

anisocariosis *(anisokaryosis)*
ANATPATOL. f. Variación en el tamaño de los núcleos, superior a los valores normales para un determinado tejido. Suele ser un rasgo de atipia celular en las proliferaciones neoplásicas malignas.

anisocitosis *(anysocytosis)*
HEMATOL. f. Desigualdad en el tamaño de los hematíes.

anisocoria *(anisocoria)*
OFTALMOL. f. Desigualdad entre el tamaño de ambas pupilas. Una pequeña diferencia puede considerarse como normal, fundamentalmente en personas de ojos claros.

anisodactilia *(anisodatyly)*
ORTOP. f. Desigual longitud de los dedos correspondientes.

anisomelia *(anisomelia)*
ORTOP. f. Desigualdad entre miembros pares.

anisometropía *(anisometropia)*
FISIOL. f. Diferente capacidad de refracción de un ojo con respecto al otro.

anisopoikilocitosis *(anisopoikilocytosis)*
HEMATOL. f. Afección de la sangre caracterizada por la presencia de hematíes de formas distintas y de tamaño variable y anormal.

anisotropía *(annisotropy)*
RADIO. f. Refringencia variable según la dirección. Este fenómeno se observa en los estudios mediante ultrasonidos de algunas estructuras, en las que cambia la ecogenicidad dependiendo del ángulo de incidencia de las ondas de ultrasonido. Es consecuencia de que la reflexión

de las ondas se produce en dirección perpendicular a la superficie que refleja, por lo que, si la estructura es paralela al transductor-receptor, este podrá captar las ondas reflejadas y mostrar la ecogenicidad real del tejido. Si la estructura está situada en forma oblicua, al reflejarse las ondas en dirección perpendicular a la estructura y no volver hacia el transductor-detector, se manifiesta como ausente de reflexión (hipo o anecóica).

anisotrópico (*anisotropic*)
RADIO. adj. Que tiene la capacidad de generar anisotropía.

annulus (*annulus*)
HISTOL. m. Estrangulación del flagelo del espermatozoide en la zona situada entre la pieza principal y la pieza intermedia. También se denomina anillo de Jensen.

ano (*anus*)
ANAT. m. Orificio del tubo digestivo, situado en el polo aboral.

ánodo (*anode*)
MEDNUCL. m. En un tubo de rayos X, electrodo en el que usualmente se encuentra el blanco sobre el que impactan los electrones acelerados formando un haz.

anodoncia (*anodoncia*)
DERMATOL. f. Ausencia congénita de dientes.

anoftalmía (*anophthalmia*)
OFTALMOL. f. Falta de los globos oculares, adquirida o congénita. En los casos congénitos es frecuente la existencia de unos esbozos oculares rudimentarios.

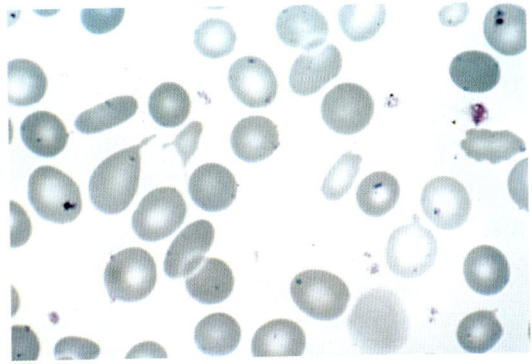

anisopoiquilocitosis. Frotis de sangre periférica, donde se aprecia con claridad la anisopoiquilocitosis

anomalía (*anomaly*)
OFTALMOL. f. Desviación de la forma y/o tamaño de una estructura anatómica. || Particularidad orgánica, micro o macroscópica, que presenta un individuo comparado con la mayoría de los individuos de su especie. || **a. de Axenfeld** (*Axenfeld's a.*) Proceso que se hereda con carácter autosómico dominante, que se caracteriza por la presencia en el ojo de embriontoxon posterior y línea de Schwalbe prominente, con adherencias del iris a esta línea y a la córnea, formando los llamados procesos irídeos. || **a. de Peters** (*Peters' a.*) Proceso que se hereda con carácter autosómico recesivo y que se caracteriza por la presencia a nivel ocular de una opacidad corneal, con glaucoma secundario a anomalías en el ángulo iridocorneal en un 50% de los casos, y en más raras ocasiones con esclerocórnea, microftalmia y defectos iridolenticulares y vitreorretinianos. || **a. de Rieger** (*Rieger's a.*) Proceso que se hereda con carácter autosómico dominante y que se caracteriza por la presencia a nivel ocular de embiontoxon posterior, anomalías a nivel del iris consistentes en hipoplasia del estroma, y en ocasiones la presencia de glaucoma, que se inicia generalmente durante la infancia.

anomalía de desarrollo (*development abnormality*)
ORTOP. Malformación, por exceso o por defecto, de tejidos o partes orgánicas, como resultado de una alteración evolutiva embrionaria.

anómero (*anomer*)
BIOQUÍM. m. Una de las formas isoméricas de un monosacárido que difieren entre sí únicamente en su configuración alrededor del átomo de carbono hemiacetálico (como la α-D-glucopiranosa) o hemicetálico.

anoniquia (*anonychia*)
DERMATOL. f. Falta congénita de uñas.

anorexia (*anorexia*)
PSICOL. f. Falta de apetito que origina una negativa del sujeto a tomar alimentos. Las causas son numerosas y variadas (todos los factores que pueden interferir en los mecanismos reguladores del hambre o del apetito pueden provocarla) y aparece en enfermedades que afectan a órganos y aparatos diversos. || **a. nerviosa** o **mental** (*a. nervosa*) Transtorno caracterizado por una pérdida deliberada de peso (mediante dietas restrictivas, ejercicio excesivo, vómi-

tos inducidos, abuso de laxantes, consumo de reductores del apetito y diuréticos), con desnutrición de grado variable y cambios endocrinos y metabólicos secundarios, y rechazo (por miedo intenso a ganar peso o a convertirse en obeso) a mantener el peso corporal en los valores mínimos que se aconsejan en atención a la edad y la talla (normalmente un índice de masa corporal, es decir, la proporción entre el peso y el cuadrado de la altura, de 16 o menos).

anorexiante (*anorexigen*)
ENDOCRINOL. m. Cualquier fármaco que inhibe el apetito o estimula la saciedad de acción adrenérgica y/o serotoninérgica, que puede desempeñar un papel coadyuvante en el tratamiento de la obesidad.

anorgasmia (*anorgasmy*)
PSIQUIAT. f. Ausencia de orgasmo en el coito.

anormal (*abnormal*)
PSICOL. adj. Que difiere de la regla o la norma. || Que se encuentra por encima o por debajo de la zona de promedio. || Infrecuente, raro, patológico.

anormalidad (*anormality*)
RADIOL. f. Alteración de la normalidad. Se dice de las alteraciones en la forma, la densidad o la función de un órgano o estructura.

anorquia (*anorchia*)
ENDOCRINOL. f. Ausencia de testículos.

anosmia (*anosmia*)
OTORRIN. f. Pérdida o disminución del sentido del olfato.

anovulación (*anovulation*)
ENDOCRINOL. f. Ausencia de ovulación.

anovulatorio (*anovulatory*)
GINECOL. f. Fármaco que inhibe la ovulación.

anoxia (*anoxia*)
FISIOL. f. Ausencia de oxígeno. A veces se designa como anoxia lo que no es sino hipoxia. Se habla de hipoxia o anoxia tisular cuando no existe aporte de O_2 a los tejidos, o se realiza en cantidad insuficiente. El daño tisular, si la situación anóxica se prolonga, conduce a la necrosis. || **a. de altitud** (*altitude a.*) Descenso de la oxigenación al disminuir la presión con la altura, lo que produce una hipoxia general.

anquilo- (*ankylo-*)
ORTOP. Prefijo que significa doblado, o que detona fusión o adhesión.

anquilobléfaron (*ankyloblepharon*)
OFTALMOL. m. Fusión de los bordes de los párpados, generalmente en la zona más próxima al canto externo.

anquilodactilia (*ankylodactyly*)
ORTOP. f. Malformación congénita que consiste en tener soldados algunos dedos de la mano o del pie. También se denomina sindactilia.

anquilodersis (*ankyloderisis*)
ORTOP. f. Término poco frecuente para tortícolis.

anquilofobia (*ankylophobia*)
ORTOP. f. Miedo morboso, patológico, a la anquilosis, en casos de fractura o de enfermedad de una articulación.

anquilopoyético (*ankylopoietic*)
ORTOP. adj. Que produce anquilosis o se caracteriza por ella.

anquilosis (*ankylosis*)
ORTOP. f. Abolición completa (o parcial) de los movimientos de una articulación móvil. Puede ser causada por rigidez de los tejidos intra o periarticulares o por la fusión de los huesos que constituyan la articulación. || **a. artificial** (*artificial a.*) Fijación quirúrgica de una articulación como medida terapéutica. Se le llama también artrodesis. || **a. extracapsular** (*extracapsular a.*) Anquilosis debida a la rigidez de las estructuras que existen fuera de la cápsula articular. || **a. intracapsular** (*intracapsular a.*) La que se produce por lesión o procedimiento quirúrgico en el interior de la cápsula articular. || **a. verdadera** (*bony a.*) Anquilosis ósea. || **a. falsa** (*false a.*) Anquilosis fibrosa.

anquilostomiasis (*hookworm disease*)
MICROBIOL. f. Enfermedad parasitaria producida por helmintos anquilostómidos (filo, *Nematoda*; familia, *Ancylostomatidae*). En el hombre es debida fundamentalmente a *Ancylostoma duodenale* y *Necator americanus*, cuyos adultos se localizan en las primeras porciones del intestino delgado (duodeno y yeyuno), donde producen multitud de pequeñas lesiones hemorrágicas en la mucosa. Considerando el hábito hematofágico de estos parásitos, la enfermedad produce anemia,

que puede ser importante en función de la densidad parasitaria (pérdida de >200 ml de sangre/día en infestaciones pesadas) y trastornos digestivos. El parasitismo se adquiere por penetración activa de larvas (filariformes o de tercer estadio) a través de la piel y, en menor grado, por ingestión, lo cual produce la fase cutánea o síndrome de la larva migrans cutánea. Antes de alcanzar su localización definitiva en el intestino, estas larvas, que son transportadas por la sangre, realizan un proceso de migración en los pulmones (fase pulmonar), donde atraviesan la pared vascular y la del alveolo. De allí pasan a la vía aérea, y tras ascender a los bronquios y la tráquea son deglutidas y alcanzan definitivamente el intestino. Simultáneamente a la migración visceral de las larvas, se va completando el desarrollo de las mismas hasta alcanzar el estado adulto. La migración pulmonar produce neumonitis con fiebre y síntomas respiratorios. El diagnóstico de esta parasitosis se realiza mediante estudio parasitológico de las heces, por demostración de los huevos presentes en las mismas.

ansamicina (*ansamycins*)
FARMCLÍN. f. Cualquier antibacteriano que actúa previa fijación a la RNA-polimerasa, impidiendo la formación de cadenas de RNA. Presentan actividad frente a bacterias gram-positivas y algunas gram-negativas. Tienen una gran actividad frente a las micobacterias, pueden producir toxicidad hepática e inducir el metabolismo microsomal de muchos fármacos.

anserina (*anserina*)
DERMATOL. f. Aspecto de la piel en determinadas circunstancias (frío, pavor, etc.), que le hace ser parecida a la del pato.

ansiedad (*anxiety*)
PSICOL. f. Estado emocional que presenta reacciones de miedo o aprensión anticipatorias de peligro o amenaza inespecíficos, acompañadas de una activación del sistema nervioso autónomo. || **a. aguda** (*panic attack*) Conocida también como ansiedad paroxística episódica o ataque de pánico, se presenta en forma de crisis recurrentes de ansiedad grave (no limitadas a ninguna situación y, por tanto, imprevisibles), que se caracterizan por la aparición repentina de palpitaciones, dolor precordial, sensación de asfixia, mareo o vértigo, sensación de irrealidad (despersonalización o desrealización) y el temor a morirse, a perder el control o a enloquecer. || **a. ante desconocidos** (*strangers a.*) Temor a los extraños que los niños suelen manifestar aproximadamente a los ocho meses de edad. || **a. de evitación** (*avoidance a.*) Ansiedad social que lleva a evitar de forma exagerada el contacto con personas desconocidas (no así con personas conocidas, como familiares o amigos), por miedo a la crítica, la desaprobación o el rechazo. Se considera una forma de fobia social. || **a. generalizada** (*widespread a.*) Ansiedad difusa y persistente, que no está limitada ni predomina en ninguna circunstancia ambiental en particular. || **a. de separación** (*separation a.*) Ansiedad excesiva e inapropiada para la edad, que se manifiesta en niños y adolescentes como respuesta a la separación del hogar o de las personas a las que se está ligado afectivamente.

ansiolítico (*minor tranquilizers*)
PSIQUIAT. adj. Que reduce la ansiedad. || m. Cualquier fármaco de estructura química heterogénea, que tiene la propiedad de aliviar la ansiedad. Se puede distinguir entre *ansiolíticos puros* y *ansiolíticos y sedantes*. Los primeros actúan sobre los receptores de la serotonina, mientras que los segundos lo hacen sobre los receptores del GABA. Actualmente, entre los ansiolíticos puros sólo está disponible la buspirona, y entre los ansiolíticos y sedantes existen diversos fármacos pertenecientes al grupo de las benzodiazepinas (v.). A los ansiolíticos también se les denomina tranquilizantes menores.

antagonista (*antagonist*)
NEFROL. m. Músculo que realiza una acción contraria a la de otro; p. ej., los músculos flexores son antagonistas de los extensores. || Fármaco que tiende a anular la acción de otro. || **a. de la aldosterona** (*aldosterone a.*) Compuesto que bloquea la acción de la aldosterona. El principal es la espironolactona, un derivado esteroideo, que se une a receptores citoplasmáticos de la aldosterona e inhibe su síntesis. Actúa en la vertiente sanguínea de las células del túbulo distal y sus efectos se dejan sentir en 24-48 horas. Se utiliza en la hipertensión arterial con aldosterona elevada, hiperaldosteronismo prima-

rio o secundario, hipertensión con renina baja, etc. Puede producir efectos secundarios, como somnolencia, confusión mental, cansancio, hiperpotasemia y ginecomastia. || **a. de la angiotensina II** (*angiotensin II a.*) Fármaco que bloquea los receptores de la angiotensina II y produce vasodilatación de algunos territorios vasculares. Se utiliza en el tratamiento de la hipertensión arterial, aunque su efecto beneficioso completo tarda en manifestarse entre tres y seis semanas. || **a. del calcio** (*channel calcium blocker*) Fármaco que inhibe la entrada del calcio en las células. Existen cuatro grandes tipos, atendiendo a la especificidad de la acción. || **a. dopaminérgico** (*dopaminergic a.*) Fármaco que se une al receptor dopaminérgico y bloquea su estimulación. || **a. de GnRH** (*GnRH a.*) Fármaco con capacidad de antagonizar el receptor hipofisario de GnRH, por lo que causa una situación de hipogonadismo hipogonadotrópico. A diferencia de los análogos agonistas, no causa fase de estimulación inicial. Cetrorelix y detirelix son dos ejemplos de fármacos antagonistas de GnRH. || **a. opioide** (*opioid a.*) Sustancia que se utiliza para suprimir los efectos tóxicos de los fármacos agonistas opiáceos con dos aplicaciones principales: reversión inmediata de la depresión del sistema nervioso central y prevención de los efectos subjetivos de los opiáceos en personas dependientes que desean iniciar la deshabituación. Entre estas sustancias existen la naloxona y la naltrexona; ambas antagonizan tanto la acción de los opiáceos como la de los péptidos opioides endógenos.|| **a. de los receptores H-2** (*H-2 receptors a.*) Antagonista competitivo reversible, altamente selectivo de las acciones de la histamina sobre los receptores H-2, especialmente en la mucosa gástrica. Los principales son la cimetidina y la ranitidina, que inhiben la secreción ácida gástrica provocada por la histamina, reducen el volumen de jugo gástrico secretado, la concentración de iones hidrógeno, el volumen de pepsina y la secreción de factor intrínseco. Se utilizan en la úlcera péptica (duodenal o gástrica), en el síndrome de Zollinger-Ellison, en la esofagitis por reflujo, en preanestesia, en úlceras por estrés, en estados hipersecretores, etc.

antebrazo (*forearm*)
ANAT. m. Parte de la extremidad superior comprendida entre el brazo y la mano (o bien entre la articulación del codo y la de la muñeca).

anteflexión (*anteflexion*)
ORTOP. f. Flexión anormal hacia adelante de un miembro (*antecurvatum*).

antena (*coil*)
RADIO. f. Estructura que permite la captación de señales u ondas de radiofrecuencia. Se utiliza en las resonancias magnéticas para captar la señal emitida por los tejidos. || **a. fase array** (*fase array c.*) Antena de superficie que permite el estudio de áreas más extensas, con mejor calidad de la imagen. || **a. flexible** (*flexyble c.*) La que, por su material, permite ser acomodada a diferentes áreas anatómicas. || **a. Helmholtz** (*Helmholtz c.*) Nombre de un tipo de bobina de superficie utilizado en resonancia magnética, que consta de dos elementos confrontados, entre los que se coloca la zona a estudiar, y que realiza tanto la función emisora como la receptora de las ondas de radiofrecuencia. || **a. de superficie** (*surface c.*) Antena que se emplea para la captación de la señal de resonancia de los tejidos, en los estudios de zonas pequeñas para mejorar la calidad de la imagen.

anteojo (*spectacles, glasses*)
OFTALMOL. m. Cristal graduado que se utiliza para corregir las ametropías. Ver **gafas**.

anterior (*anterior*)
ANAT. adj. Se dice de lo que está situado delante; p. ej., la pared anterior del abdomen es la que limita por delante la cavidad abdominal.

anterógrado (*anterograde*)
NEUROL. adj. Que se mueve o se extiende hacia adelante.

antero-posterior (*antero-posterior*)
RADIO. Ver **proyección antero-posterior**.

anteversión (*anteversion*)
ANAT. f. Inclinación de un órgano hacia adelante, girando en torno a un eje transversal.

anti D (*anti-D*)
GINECOL. m. Anticuerpo que se administra a las madres Rh (–) con hijos Rh (+), no sensibilizadas, en las primeras 72 horas después del parto. Protege a la madre de la sensibilización Rh.

antiácido *(antiacid)*
FARM. adj. Que contrarresta o neutraliza la acidez. ‖ m. Fármaco que actúa en este sentido.

antiagregante *(platelet aggregation inhibitor)*
NEFROL. m. Fármaco que inhibe la agregación plaquetaria (elemento clave en la génesis de la trombosis vascular) y puede actuar como inhibidor de la síntesis de prostaglandinas; también se utiliza en la profilaxis o terapéutica antitrombótica. Los antiagregantes más habituales son el ácido acetilsalicílico (aspirina, en dosis de 80-300 mg/día), el dipiridamol, la sulfinpirazona, la ticlopidina, la heparina, los cumarínicos, etc. Algunos hipolipemiantes y otros antiinflamatorios (indometazina, fenilbutazona, etc.) tienen efectos similares.

antiálgico *(analgesic)*
ORTOP. adj. Que evita o combate el dolor. ‖ m. Medicamento o agente que combate el dolor.

antiandrógeno *(antiandrogen)*
GINECOL. m. Fármaco que inhibe el efecto de los andrógenos sobre los receptores específicos.

antiandrógeno del cáncer de próstata *(antiandrogen in prostate cancer)*
UROL. Fármaco utilizado para bloquear la acción de los andrógenos en las células prostáticas de los pacientes que presentan cáncer de próstata diseminado. Estos fármacos se administran complementariamente con los análogos de la LH-RH, para producir un bloqueo hormonal completo. Hay dos tipos de antiandrógenos: los *esteroideos* (acetato de ciproterona) y los *no esteroideos* (flutamida, nilutamida).

antianémico *(antianemic)*
FARM. adj. Que contrarresta la anemia. ‖ m. Fármaco que actúa en este sentido.

antianginoso *(antianginous drug)*
FARMCLÍN. m. Fármaco utilizado en la prevención y tratamiento de la cardiopatía isquémica.

antiarrítmico *(antiarrhythmic)*
CARDIOL. m. Sustancia farmacológica empleada para la prevención y el control de las arritmias cardiacas.

antiartrítico *(antarthritic, antiarthritic)*
ORTOP. adj. Que se opone al artritismo. ‖ m. Fármaco que combate el artritismo.

Clase Ia	Quinidina, procainamida, ajmalina.
Clase Ib	Lidocaína, mexiletina, fenitoína, aprindina.
Clase Ic	Propafenona, flecainida.
Clase II	Bloqueantes β-adrenérgicos
Clase III	Amiodarona.
Clase IV	Antagonistas del calcio: verapamilo, diltiazem.
Otros	Adenosina, digitálicos.

TABLA 2. *Clasificación de los antiarrítmicos*

antiasmático *(antiasthmatic)*
FARM. adj. Que previene o cura el asma. ‖ m. Fármaco que actúa en este sentido.

antibacteriano *(antibacterial)*
FARMCLÍN. adj. Que destruye o impide el desarrollo de las bacterias. ‖ m. Antibiótico o quimioterápico utilizado en el tratamiento de las infecciones bacterianas. (Ver tabla 3.)

antibiograma *(antibiogram)*
MICROBIOL. m. Determinación in vitro de la sensibilidad de una bacteria a los antibióticos o a otros agentes antibacterianos.

antibiótico *(antibiotic)*
FARM. m. Sustancia antimicrobiana, producida por microorganismos o de origen sintético, que se utiliza en el tratamiento de enfermedades infecciosas. Los antibióticos son de espectro amplio o reducido, según sean eficaces frente a muchas o pocas clases de gérmenes, respectivamente.

anticanceroso *(anticancerous)*
FARM. adj. Que frena la proliferación de células cancerosas o las destruye. Se conocen distintos grupos de fármacos que actúan sobre macromoléculas o rutas biosintéticas esenciales para la replicación celular.

anticipación *(anticipation)*
PSICOL. f. Fenómeno por el cual algunas enfermedades hereditarias se presentan a una edad más temprana y con mayor gravedad en cada generación sucesiva de una familia. ‖ Mecanismo de defensa por el que el individuo se enfrenta a conflictos emocionales y a amenazas de origen interno o externo, experimentando las reacciones emocionales antes de que se produzcan los conflictos o las amenazas, o anticipando sus consecuencias y los posibles acontecimientos futuros, a la vez que considera de forma realista respuestas o solu-

Aminoglucósidos	Amikacina, estreptomicina, gentamicina, neomicina, paromomicina, tobramicina.
Ansamicinas	Rifampicina, rifabutina.
Betalactámicos	Penicilinas, cefalosporinas, cefamicinas, monobactames, penemes, clavamas, derivados del ácido peniciloico.
Fenicoles	Cloramfenicol, tiamfenicol.
Glucopéptidos	Teicoplanina, vancomicina.
Lincosaminas	Clindamicina, lincomicina.
Macrólidos	Azitromicina, claritromicina, diritromicina, eritromicina, espiramicina, josamicina.
Nitroimidazólicos	Metronidazol, ornidazol, tinidazol.
Quinolonas	Ácido nalidíxico, ácido oxonílico, ácido pipemídico, norfloxacino, enoxacino, ciprofloxacino, ofloxacino, pefloxacino, levofloxacino, trovafloxacino.
Sulfamidas	Sulfadiazina, sulfametoxazol, sulfasalacina.
Tetraciclinas	Doxiciclina, tetraciclina, oxitetraciclina, clortetraciclina, minociclina.
Otros fármacos	Nitrofurantoina, mupirocina, polimixina B, polimixina E, fosfomicina, espectinomicina, isoniazida, pirazinamida, etambutol, etionamida, cicloserina, capreomicina, dapsona, clofazimina.

TABLA 3. *Antibacterianos*

ciones alternativas. Se enmarca en un nivel de defensa adaptativo elevado.

anticoagulante *(anticoagulant)*
CARDIOL. m. Fármaco con efecto inhibidor sobre la coagulación sanguínea. || **a. lúpico** *(lupic a.)* Anticuerpo circulante que aparece en ciertas enfermedades autoinmunes, especialmente el lupus eritematoso sistémico, con capacidad para inactivar factores de la coagulación y, por tanto, provocar trastornos de la coagulación.

anticodón *(anticodon)*
BIOQUÍM. m. Secuencia de tres nucleótidos, situada en el RNA transferente, que es complementaria a un codón de una molécula de RNA mensajero.

anticolinérgico *(anticholinergic)*
FISIOL. m. Fármaco o sustancia que bloquea la acción de la colina, así como la transmisión sináptica de los nervios parasimpáticos.

anticolinesterasa *(anticholinesterase)*
FISIOL. f. Enzima que impide la hidrólisis de la acetilcolina por la acetilcolinesterasa, por lo cual se prolonga la acción de la acetilcolina.

anticoncepción *(contraception)*
ENDOCRINOL. f. Inhibición de la concepción.

anticonceptivo *(anticonceptive)*
GINECOL. m. Medio por el que se impide la fecundación del óvulo por el espermatozoide.

anticuerpo *(antibody)*
INMUNOL. m. Molécula de inmunoglobulina específica de antígeno, producida por un clon de linfocitos B en respuesta a su estimulación por dicho antígeno concreto. || **a. anticardiolipina** *(anticardiolipin a.)* Anticuerpo antifosfolípido dirigido contra un complejo β-2-glucoproteína I-fosfolípido. Estos anticuerpos no tienen efecto sobre los test de coagulación y se detectan por radioinmunoanálisis o ELISA. Se encuentran asociados al lupus eritematoso sistémico, al síndrome antifosfolípido y a otras enfermedades, así como a individuos sanos. || **a. anticentrómero** *(anticentromere a.)* Autoanticuerpo dirigido contra las proteínas del kinetocoro, estrechamente ligadas al DNA centromérico. El patrón de inmunofluorescencia es muy característico, observándose una serie de puntos fluorescentes bien definidos en el interior del nú-

cleo de las células Hep-2 (ver **anticuerpos antinucleares**), que se segregan con los cromosomas en las células en metafase. Este tipo de autoanticuerpos se presentan en el 70-80% de los casos de CREST, acrónimo que denomina a un síndrome caracterizado por calcinosis, Raynaud, alteraciones de la motilidad esofágica, esclerodactilia y telangiectasia. ‖ **a. anticitoplasma de neutrófilo (ANCA)** *(antineutrophil cytoplasmic a.)* Autoanticuerpo dirigido contra las proteínas presentes en los gránulos azurófilos de los neutrófilos. Los dos antígenos más frecuentes son la mieloperoxidasa (MPO) y la proteinasa 3 (PR3). Los anticuerpos anti-PR3 son altamente específicos de la granulomatosis de Wegener. ‖ **a. antiDNA** *(antiDNA a.)* Autoanticuerpo dirigido contra las moléculas de DNA de doble cadena. En inmunofluorescencia de células Hep-2 (ver **anticuerpos antinucleares**), presentan un patrón homogéneo con refuerzo periférico. Su identificación requiere la realización de enzimoinmunoensayo. Se consideran marcadores diagnósticos de lupus eritematoso sistémico, ya que se detectan en un 60-70% de los casos. ‖ **a. antigliadina** *(antigliadin a.)* Anticuerpo dirigido contra la gliadina, proteína presente en el gluten. Está asociado a las enteropatías inducidas por el gluten, como la enfermedad celiaca y la dermatitis herpetiforme, y se detecta por enzimoinmunoensayo. El isotipo con mayor relevancia clínica es la IgA. ‖ **a. antihistona** *(antihistone a.)* Anticuerpo dirigido contra las histonas, proteínas básicas que constituyen un componente fundamental del nucleosoma. Se detecta por inmunofluorescencia y se identifica por enzimoinmunoensayo. Algunos fármacos (procainamida, hidralacina, quinidina, clorpromacina, nitrofurantoína, etc.) inducen la producción de anticuerpos antihistonas, lo que origina un síndrome muy parecido al lupus eritematoso sistémico, que se denomina lupus inducido por fármacos. También está presente en algunas conectivopatías, acompañando a otros anticuerpos antinucleares, como en el propio lupus eritematoso, la artritis reumatoide, etc. ‖ **a. antiidiotipo** *(anti-idiotype a.)* Anticuerpo que interacciona con el determinante situado en la región hipervariable de otra molécula de anticuerpo. Los anticuerpos antiidiotipo interaccionan con los idiotipos y constituyen redes idiotípicas, que presentan una importante función reguladora de la respuesta inmunitaria. ‖ **a. antiJo1** *(antiJo1 a.)* Anticuerpo antinuclear dirigido contra la proteína Jo1 (histidil-RNAt sintetasa). Está asociado a la polimiositis (30% de los casos). ‖ **a. antiLa** *(antiLa a.)* Ver **anticuerpo antiSS-B**. ‖ **a. antimembrana basal glomerular** *(antiglomerular basement membrane a.)* Autoanticuerpo dirigido contra un componente de la membrana basal glomerular (MBG), que corresponde a una subunidad de dominio globular de la colágena de tipo IV. Condiciona una glomerulonefritis rápidamente progresiva con formación de semilunas. Dada la reactividad de los anticuerpos antiMBG contra las membranas basales alveolares del pulmón, se asocia con frecuencia a hemorragias pulmonares y hemoptisis recurrente. La afectación simultánea del riñón y del pulmón se denomina síndrome de Goodpasture. Por inmunofluorescencia se detectan depósitos lineales de IgG y C3 en las asas capilares glomerulares. ‖ **a. antimicrosomal** *(antimicrosomal a.)* Ver **anticuerpo antiperoxidasa**. ‖ **a. antimitocondrial (AMA)** *(antimitochondrial a.)* Anticuerpo dirigido contra los antígenos mitocondriales. Se han descrito nueve tipos de anticuerpos antimitocondriales, denominados desde M1 a M9. El tipo M2, que es específico de la cirrosis biliar primaria, se dirige contra el componente E2 del complejo piruvato deshidrogenasa, situado en la membrana interna de la mitocondria. No existe relación entre el título de estos autoanticuerpos y la evolución de la enfermedad, así como el tratamiento tampoco influye en sus niveles séricos. ‖ **a. antimúsculo liso (ASMA)** *(anti-smooth muscle a.)* Anticuerpo dirigido principalmente contra los filamentos poliméricos de actina de las fibras musculares lisas. A títulos altos (superiores a 1:80), son bastante específicos de la hepatitis crónica autoinmune tipo 1 (70-80% de los casos), aunque también están presentes en otras afecciones, como las hepatitis víricas, etc. ‖ **a. antiperoxidasa** *(antiperoxidase a.)* Previamente conocidos como anticuerpos frente a antígeno microsomal tiroideo. Se encuentran en títulos elevados en la enfermedad de Hashimoto, especialmente en la forma bociosa y en la enfermedad de Graves. Los pacientes con otras enfermedades autoinmunes, como la enfermedad de Addison, la anemia perniciosa o la diabetes mellitus tipo 1, muestran una tasa de prevalencia de este tipo de anticuerpos más elevada que la población general. En general, revela la existencia de una enfermedad tiroidea autoinmune. ‖ **a. antiRo** *(antiRo a.)* Ver **anticuerpo antiSS-A**. ‖ **a. antiSm** *(antiSm a.)* Subtipo de anticuerpos antinucleares que se dirige contra determinadas proteínas asociadas con moléculas de RNA nuclear. Son específicos del lupus eritematoso sistémico y no se han detectado en ninguna otra enfermedad, aunque solo están presentes en un 30% de casos. ‖ **a. antiSS-A** *(antiSS-A a.)* Anticuerpo dirigido contra dos proteínas nucleares concretas asociadas a RNA. Se detecta, junto a los anticuerpos antiSS-B, en un alto porcentaje (50-60%) de pacientes con síndrome de Sjögren, y en un bajo porcentaje de pacientes con lupus eritematoso sistémico. Los anticuerpos antiSS-A sin anticuerpos antiSS-B son típicos de ciertas variantes lúpicas, como el lupus cutáneo subagudo, el lupus asociado a déficit de complemento y el lupus neonatal. También reciben el nombre de anticuerpos anti-Ro. ‖ **a. antiSS-B** *(antiSS-B a.)* Anticuerpo dirigido contra una proteína nuclear concreta que se asocia a los transcritos de la RNA polimerasa III. Es propio del síndrome de Sjögren, en asociación con los antiSS-A (v.). También se denominan anticuerpo anti-La. ‖ **a. antitiroglobulina** *(antithyroglobulin a.)* Anticuerpo dirigido contra la tiroglobulina, que es una glicoproteína sintetizada por las células epiteliales tiroideas. Se detecta en más del 90% de los casos de tiroiditis de Hashimoto, en una menor proporción en la enfermedad de Graves y en un pequeño porcentaje de carcinoma de tiroides. ‖ **a. antitiroideo** *(antithyroid a.)* Anticuerpo relacionado con los fenómenos de autoinmunidad tiroidea. Bajo esta denominación se agrupan, entre otros, los anticuerpos antitiroglobulina y antiperoxidasa y las inmunoglobulinas estimulantes y bloqueantes del crecimiento y de la función tiroides. ‖ **a. caliente** *(hot a.)* Autoanticuerpo de clase IgG, que actúa a la temperatura del organismo (37° C) y que causa anemia hemolítica autoinmune. Se detecta en el suero del paciente y, mediante técnicas especiales (calor, disolventes orgánicos, etc.), se puede eluir o separar de los determinantes antigénicos del hematíe. Ello permite determinar su especificidad, tanto en el eluido como en el suero, y diferenciar los autoanticuerpos de los aloanticuerpos. Muy raramente la inmunoglobulina puede ser IgA o IgM. ‖ **a. citotóxico** *(citotoxic a.)* Anticuerpo que, combinado con epítopes de la superficie celular, y tras la fijación de complemento, provoca la lisis de la célula o un daño irreversible en su membrana. ‖ **a. eritrocitario** *(red cell a.)* Anticuerpo constituido por inmunoglobulinas, fundamentalmente IgG e IgM, y más raramente IgA. Estos anticuerpos reciben el nombre de aloanticuerpos cuando reconocen antígenos que no pertenecen al individuo que los ha producido, y autoanticuerpos cuando reaccionan contra antígenos presentes en los propios hematíes. ‖ **a. marcado** *(labeled a.)* Inmunoglobulina sintetizada en el sistema inmunitario como respuesta a una agresión antigénica, marcada con un isótopo radiactivo para fines diagnósticos o terapéuticos. Estas inmunoglobulinas se denominan monoclonales cuando actúan contra un solo determinante antigénico. ‖ **a. monoclonal** *(monoclonal a)* Anticuerpo producido por un hibridoma, que es el resultado de la fusión entre un linfocito B y una célula mielomatosa mutante incapaz de sintetizar inmunoglobulinas. El hibridoma, por tanto, produce anticuerpos con una única especificidad antigénica y además es inmortal. La tecnología de los hibridomas fue desarrollada en 1975 por Kohler y Millstein. Actualmente se fabrica una enorme variedad de anticuerpos monoclonales, que se utilizan fundamentalmente con fines diagnósticos, pero también terapéuticos. ‖ **a. antifosfolípidos** *(antiphospholipids a.)* Grupo heterogéneo de inmunoglobulinas, en su mayoría IgG, pero también IgM y/o IgA, que aparecen en diversas situaciones clínicas, como en el lupus eritematoso sistémico, la artrosis reumatoide, el síndrome de Takayasu, la aplasia medular, las neoplasias, la púrpura trombocitopénica idiopática, el síndrome de Raynaud, la colitis ulcerosa, el hipotiroidismo, las infecciones bacterianas o víricas, el SIDA, en pacientes en tratamiento con fenotiaínas, la procainamida, la hidralacina o la quinidina. Las complicaciones asociadas a la presencia de estos anticuerpos son trombosis, abortos de repetición, trombopenia y livedo reticularis. ‖ **a. antineutrófilos** *(antineutrophil a.)* Anticuerpos producidos contra el citoplasma (c-ANCA) (ver **anticuerpo anticitoplasma de neutrófilo**) o perinucleares (p-ANCA) de estos elementos sanguíneos. Su determinación es útil en el diagnóstico de varias enfermedades sistémicas ‖ **a. antinucleares (ANA)** *(antinuclear a.)* Anticuerpos dirigidos contra el DNA, el RNA, las histonas o las proteínas nucleares no histónicas, que están presentes en el suero de pacientes con determinadas enfermedades autoinmunes, principalmente conectivopatías. Se detectan por inmunofluorescencia indirecta y utilizan como sustrato células epiteliales humanas en cultivo (Hep-2). Los patrones de fluorescencia detectados varían en función de la especificidad antigénica contra la que se dirigen los autoanticuerpos.

antidepresivo *(antidepressant)*
PSIQUIAT. m. Nombre que reciben diversos grupos de fármacos químicamente heterogéneos, que tienen en común la propiedad de reducir los síntomas de depresión. En la década de los años cincuenta se descubrió de manera casual la eficacia antidepresiva de la imipramina, un antidepresivo tricíclico, y de la iproniazida, un inhibidor de la monoaminooxidasa. En los últimos años se han ido sintetizando fármacos de eficacia antidepresiva comparable, más seguros y tolerables que los antidepresivos de primera generación. Se pueden clasificar en: inhibidores no selectivos de la recaptación de aminas, dentro de los cuales se diferencian los antidepresivos tricíclicos (p. ej., la imipramina, la clomipramina y la amitriptilina) y los no tricíclicos (p. ej., la mianserina, la maprotilina y la viloxacina); inhibidores selectivos y reversibles de la monoaminooxidasa (RIMA) (p. ej., la moclobemida); inhibidores no selectivos e irreversibles de la monoaminooxidasa, dentro de los cuales se distingue entre los derivados hidrazínicos (p. ej., la fenelzina) y los no hidrazínicos (p. ej., la tranilcipromina); inhibidores selectivos de la recaptación de la serotonina (ISRS); inhibidores de la recaptación de la serotonina y la noradrenalina (p. ej., la venlafaxina); noradrenérgicos y serotoninérgicos específicos (NaSSA) (p. ej., la mirtazapina) y, finalmente, un grupo que incluye otros fármacos antidepresivos (p. ej., el L-5 hidroxitriptófano).

antidiabético *(antidiabetic)*
ENDOCRINOL. m. Fármaco o sustancia que reduce los niveles hemáticos de glucosa (ver **hipoglucémico**). Reciben esta denominación la insulina y los antidiabéticos orales. ‖ **a. oral** *(oral a. agent)* Fármaco oral que posee efectos reductores de la hiperglucemia en pacientes con diabetes mellitus. Este tipo de fármaco comprende las sulfonilureas, que estimulan la secreción endógena de insulina, las biguanidas, que reducen la producción hepática de glucosa, inhiben su absorción intestinal y aumentan la sensibilidad periférica a la insulina, y los inhibidores de las alfa-glucosidasas intestinales, que retardan la absorción de glucosa.

antidiarreico *(antidiarrheal)*
FARM. adj. Que reduce o suprime la diarrea.

antidifusor *(antidifusor)*
RADIO. m. Elemento utilizado para disminuir el efecto de la radiación dispersa sobre la generación de una imagen radiográfica. Consiste en una parrilla de varillas de plomo, alineadas en paralelo o focalizadas respecto a la distancia del tubo de rayos X, que permiten el paso de los fotones que inciden de forma perpendicular sobre ella y absorben los de incidencia oblicua.

antidiurético *(antidiuretic)*
NEFROL. m. Sustancia que inhibe la diuresis.

antídoto *(antidote)*
FARM. m. Sustancia que contrarresta el efecto tóxico de otra, ya sea de forma específica o inespecífica.

antidrómico *(antidromic)*
NEUROL. adj. Que se mueve o se conduce en el sentido contrario al fisiológico.

antiemético *(antiemetic)*
FARM. adj. Que detiene o previene los vómitos y las náuseas.

antiepiléptico
FARM. m. Fármaco que se utiliza para el tratamiento de la epilepsia.

antiescabioso *(anti scabiei)*
DERMATOL. m. Medicamento que sirve para tratar la sarna (escabiosis).

antiestrógeno *(antiestrogen)*
GINECOL. m. Fármaco que inhibe el efecto de los estrógenos sobre los receptores hormonales.

antifibrinolítico *(antifibrinolytic)*
FARM. adj. Que antagoniza la fibrinolisis. || m. Fármaco empleado para el tratamiento de las hemorragias con hiperfibrinolisis.

antiflogístico *(antiphlogistic)*
DERMATOL. m. Medicamento o procedimiento para tratar la inflamación.

antifúngico *(antifungal)*
FARMCLÍN. m. Antibiótico o quimioterápico utilizado en el tratamiento de las infecciones producidas por hongos.

antigenicidad *(antigenicity)*
HEMATOL. f. Capacidad de producir una respuesta inmune específica. El grado de antigenicidad depende de la cantidad y la clase de una sustancia determinada, de la sensibilidad del receptor al antígeno y de su capacidad de producir anticuerpos.

antígeno *(antigen)*
INMUNOL. m. Sustancia capaz de reaccionar con las moléculas específicas propias de una respuesta inmunitaria, es decir, anticuerpos y receptores de linfocitos T. || **a. CD** *(CD a.)* Molécula de superficie celular que identifica una estirpe celular o un estadio de diferenciación. Tiene una estructura definida y es reconocida por un grupo (en inglés, *cluster*) de anticuerpos monoclonales. CD son las iniciales de *clusters of differentiation,* en español, grupos de diferenciación. El término «grupos» alude al hecho de que una misma molécula puede ser identificada por un grupo de varios anticuerpos monoclonales. De hecho, el objetivo de la nomenclatura CD es adoptar un sistema que elimine los inconvenientes de referirse a los diferentes anticuerpos monoclonales que identifican cada molécula concreta. Los nuevos anticuerpos monoclonales que van apareciendo se intercambian periódicamente entre los laboratorios, y a los antígenos que reconocen se les asigna una estructura CD ya existente, si es el caso, o, si no lo es, se les incluye como nuevas moléculas a estudiar, que finalmente recibirán una nueva asignación CD. || **a. VLA** *(VLA a.)* Antígeno cuyo nombre son las siglas del inglés *very late antigens*. Corresponde al CD49a-f/CD29 de la clasificación CD.

antígeno carcinoembrionario (CEA) *(carcinoembryonic antigen)*
ANATPATOL. Antígeno glicoproteico que constituye el glicocálix del endodermo embrionario, ausente generalmente de las células adultas. Puede aparecer en algunas células tumorales del tipo de adenocarcinomas, en cuyo caso puede llegar a detectarse en el suero del paciente; como los adenocarcinomas de intestino grueso o de mama.

antígeno eritrocitario *(red cell antigen)*
HEMATOL. Cualquier glicolípido y glicoproteína que se expresa sobre la membrana de los eritrocitos, por lo que es el producto directo o indirecto de la actividad de los genes. Los antígenos eritrocitarios se mantienen inalterables durante toda la vida. Algunos pueden expresarse en células de diferentes tejidos o en líquidos corporales, y por su carácter antigénico son capaces de provocar la formación de anticuerpos e inducir una reacción inmune.

antígeno específico prostático (PSA) *(prostatic specific antigen)*
UROL. Glicoproteína de 35.000 daltons, descrita en 1981 por Walg como un antígeno asociado exclusivamente al tejido prostático. Ha sido localizado en el citoplasma de las células acinares, en el epitelio ductal y en el líquido seminal. Es una potente enzima proteolítica, y, aunque podría estar implicada en la licuefacción del coágulo seminal, su exacta función es desconocida. En los varones sanos, el 85% de PSA sérico está ligado a proteínas (alfa-antiquimotripsina, sobre todo, y α-2-macroglobulina) y el 16% está libre. Las cifras normales en el plasma del varón son inferiores a 4 ng/ml. En la actualidad, la determinación sérica de PSA es una prueba extraordinariamente útil en el diagnóstico del cáncer de próstata y el método más preciso de seguimiento y valoración de su tratamiento: los pacientes con PSA entre 4 y 10 ng/ml tienen un riesgo de padecer cáncer de próstata del 20%; en cifras superiores a 10 ng/ml, asciende al 60%. Las cifras de PSA determinan la indicación de biopsia de próstata: entre 4 y 10 ng/ml, la biopsia es electiva; por encima de 10 ng/ml, obligada. Con el objeto de mejorar la capacidad diagnóstica del PSA, se utiliza la proporción de

PSA libre. Los pacientes con cáncer de próstata tienen una proporción de PSA libre significativamente menor que los que padecen hiperplasia prostática benigna. Si la proporción es inferior al 15%, el riesgo de padecer cáncer de próstata aumenta. Los pacientes con PSA entre 4 y 10 ng/ml y un PSA libre menor del 15% deben ser sometidos a biopsia de próstata. La eficacia de la prostatectomía radical se evalúa mediante la determinación de PSA sérico en los pacientes intervenidos. Debe descender a cifras indetectables, ya que si supera los 0,5 ng/ml se considera que existe progresión bioquímica, que precede de 5 a 70 meses a la progresión clínica. El PSA sérico es el método de evaluación de la eficacia de los pacientes tratados con radioterapia radical, y debe mantenerse en límites inferiores a 1,5 ng/ml. Cuando el tratamiento fracasa, la elevación del PSA es progresiva.

antígeno de Frei *(Frei's antigen)*
DERMATOL. Material usado para la práctica de la reacción de Frei, específicamente en la linfogranulomatosis venérea. || **a. de Kwin** *(Kwin's a.)* Reacción diagnóstica en las sarcoidosis.

antígenos Lewis *(Lewis' antigens)*
NEFROL. Antígenos que pertenecen al sistema Lewis, que en las secreciones son glucoproteínas y en los hematíes, glucolípidos adquiridos a través del plasma. En sentido estricto, no constituyen un sistema de grupo eritrocitario. Los antígenos Le^a y Le^b no son productos de genes alelos y dependen del gen Le, cuyo alelo silencioso se denomina Le. Los anticuerpos del sistema Lewis son, en general, irregulares pero naturales, de clase IgM y pueden ser anti-Le^a, anti-Le^b y anti-Le^{a+b} o anti-Le^x. Actualmente tienen muy escasa relevancia clínica.

antigestágeno *(antigestagen)*
GINECOL. m. Fármaco que inhibe la acción de la progesterona sobre los receptores hormonales específicos.

antiglobulina *(antiglobulin)*
HEMATOL. f. Anticuerpo contra la globulina humana, obtenida tras la sensibilización de animales de laboratorio con globulinas. Se utiliza como reactivo de la prueba antiglobulínica, en los bancos de sangre.

antiglucocorticoide *(antiglucocorticoid)*
ENDOCRINOL. m. Efecto derivado de la inhibición de la síntesis o de la acción de los glucocorticoides. Entre los inhibidores biosintéticos destacan el cetoconazol y la metopirona. La mifrepistona posee un efecto bloqueante del receptor.

antigotoso *(antigoutous)*
FARM. m. Fármaco utilizado en el tratamiento de la gota. Puede reducir la inflamación aguda, inhibir la síntesis de ácido úrico o aumentar su excreción.

antihélix *(antihelix)*
ANAT. m. Relieve curvo de la cara externa del pabellón auricular, situado en posición anterointerior con respecto al hélix.

antihelmíntico *(antihelmintic)*
FARMCLÍN. m. Fármaco que destruye o promueve la expulsión de los helmintos.

antihemorrágico *(antihemorrhagic)*
FARM. adj. Que ejerce un efecto hemostático, que detiene una hemorragia.

antihidrótico *(antihidrotic)*
DERMATOL. m. Medicamento o procedimiento para provocar o mejorar la inhibición de las glándulas sudoríparas.

antihipertensivo *(antihypertensive)*
NEFROL. adj. Que reduce la presión arterial alta. Ver **fármacos antihipertensivos.**

antihistamínico *(antihistaminic)*
ALERGOL. m. Agente que bloquea la liberación de histamina en mastocitos y basófilos y es capaz de reducir los efectos fisiológicos y farmacológicos de la histamina. Se distinguen dos grupos: antagonistas (o bloqueantes) de receptores H-1 y antagonistas de receptores H-2. Los primeros antagonizan los efectos de la histamina liberada de los mastocitos y se usan para tratar trastornos alérgicos. Los segundos antagonizan la liberación por histamina de ácido gástrico y se usan para tratar la úlcera péptica.

antihormona *(antihormone)*
ENDOCRINOL. f. Sustancia que bloquea el efecto de una determinada hormona, generalmente a través de un mecanismo de competición del receptor.

antiinfeccioso *(antimicrobial)*
FARMCLÍN. m. Sustancia química capaz de erradicar agentes infecciosos. Atendiendo al tipo de mi-

antiluético

croorganismo, se clasifican en: antibacterianos, antifúngicos, antivíricos y antiparasitarios.

antiluético *(antiluetic)*
DERMATOL. m. Fármaco que se emplea para tratar la sífilis (lues).

antimaníaco *(antimaniac)*
PSIQUIAT. m. Agente eficaz en el tratamiento de la fase maníaca del trastorno bipolar (ver **manía**) y en su prevención. El único fármaco antimaníaco de eficacia constatada, y que está indicado para el tratamiento profiláctico del trastorno bipolar, es el litio (v.).

antimetabolito *(antimetabolite)*
FARM. m. Compuesto que reemplaza a un metabolito fisiológico esencial interfiriendo su acción.

antimicótico *(antimycotics)*
FARM. Ver **antifúngico**.

antimicrobiano *(antimicrobial)*
MICROBIOL. adj. Que destruye o impide el desarrollo de los microorganismos. Antimicrofito, antibacteriano.

antimigrañoso *(antimigrainous)*
FARM. adj. Que previene o contrarresta la migraña. Antijaquecoso.

antimitótico *(antimitotic)*
HISTOL. adj. Relacionado con la inhibición de la mitosis o la división celular.

antimoniato de meglumina *(meglumine antimoniate)*
FARMCLÍN. Fármaco utilizado en el tratamiento de las leishmaniosis.

antimuscarínico *(antimuscarinic)*
FARM. m. Antagonista de receptores colinérgicos muscarínicos, que se utilizan para tratar la hiperactividad gastrointestinal, la úlcera gastroduodenal y el mareo de los viajes (cinetosis). Entre sus efectos secundarios figuran la sequedad de boca y la retención urinaria. El prototipo es la atropina.

antineoplásico *(antineoplastic)*
FARM. Ver **anticanceroso**.

antioxidante *(antioxidant)*
ENDOCRINOL. m. Sustancia que retrasa o evita el proceso de oxidación.

antipalúdico *(antimalarial drug)*
FARMCLÍN. m. Fármaco que se utiliza en la profilaxis y en el tratamiento de la malaria.

antiparalelo *(antiparallel)*
BIOQUÍM. m. Orientación que llevan las dos cadenas polinucleotídicas complementarias del DNA, una de ellas 5'→3' y la otra 3'→5'.

antiparasitario *(antiparasitic)*
FARMCLÍN. m. Fármaco que se emplea en el tratamiento de las infecciones producidas por parásitos.

antiplasmina *(antiplasmin)*
HEMATOL. f. Cualquier inhibidor de la fibrinolisis, como la α-2-antiplasmina (α2-AP), o antiplasmina rápida, y la α-2-macroglobulina (α2-M). La α2-AP inhibe a la plasmina a concentraciones equimolares de forma rápida, intensa e irreversible. En esta molécula se distinguen funcionalmente dos regiones: una presenta residuos lisina y es capaz de unirse a los *lysing brinding siter* (LBS) del plasminógeno o de la plasmina, y en la otra se localiza el centro inhibidor propiamente dicho, que se une al centro activo de la plasmina. La α2-M es un inhibidor de la plasmina más lento que la α2-AP. A pesar de que la α2-M podría, en teoría, suplir el déficit de α2-AP, su lentitud de neutralización explica que los pacientes con déficit congénito de α2-AP presenten una clínica hemorrágica grave.

antiprogestágeno *(antiprogestin)*
FARM. adj. Que contrarresta la acción de los progestágenos.

antiprurítico *(antipruritic)*
DERMATOL. m. Fármaco que se emplea para tratar el prurito.

antipsicótico *(neuroleptic drug)*
PSIQUIAT. m. Nombre que reciben varios grupos de fármacos químicamente heterogéneos, que tienen en común la propiedad de reducir los síntomas perceptuales y cognitivos de las psicosis. También se les denomina neurolépticos. Los primeros antipsicóticos aislados fueron la clorpromazina y la reserpina, ambos en 1952. A partir de 1959 se introdujeron las butirofenonas y los tioxantenos, y posteriormente se han sintetizado diversos análogos de las fenotiazinas y otros fármacos, con el fin de mejorar la eficacia antipsicótica y de reducir sus efectos adversos. Se clasifican en: alcaloides de la rauwolfia (reserpina); tioxantenos (flupentixol, tiotixeno y flupentixol);

butirofenonas (haloperidol, trifluperidol, droperidol); difenilbutilpiperidinas (pimozide); fenotiazinas, dentro de las cuales se distingue entre alifáticas (levomepromacina, clorpromacina, trifluopromacina), piperidínicas (tiorodacina, pipotiacina, properacina) y piperacínicas (flufenacina, trifluoperacina, perfenacina, tioproperacina); compuestos indólicos (molindona), benzamidas sustituidas (sulpiride, tiapride); derivados del benzisoxazol (risperidona), análogos de las fenotiazinas, dentro de las cuales se encuentran las dibenzodiacepinas (clozapina), las dibenzoxacepinas (loxapina, clotiapina) y las dianobenzodiazepinas (olanzapina).

antipsoriásico *(antipsoriasic)*
DERMATOL. m. Fármaco que se utiliza para tratar la psoriasis.

antiRh *(anti-Rh)*
GINECOL. Ver **anti D.**

antirretroviral *(antiretroviral agent)*
FARMCLÍN. m. Fármaco antivírico activo frente al virus de la inmunodeficiencia humana (VIH).

antirreumático *(antirheumatic)*
FARM. adj. Que cura o previene los trastornos reumáticos.

antiseborreico *(antiseborreic)*
DERMATOL. m. Sustancia destinada a suprimir la seborrea.

antisepsia *(antisepsis)*
MICROBIOL. f. Eliminación o inhibición de microorganismos mediante el empleo de agentes químicos (antisépticos), que por su baja toxicidad pueden aplicarse en tejidos vivos, piel, mucosas, etc. Es un tipo concreto de desinfección empleado, habitualmente, en el tratamiento de heridas o en la limpieza de la piel previa a una operación.

antiséptico *(antiseptic)*
DERMATOL. m. Sustancia que actúa contra los gérmenes infecciosos destruyéndolos.

antisifilítico *(antisiphilitic)*
DERMATOL. Ver **antiluético.**

antisuero *(antiserum)*
MICROBIOL. m. Suero que contiene anticuerpos (inmunoglobulinas) específicos frente a un determinado antígeno o a varios.

antitiroideo *(antithyroid drug)*
ENDOCRINOL. m. Fármaco que inhibe la síntesis o la acción de las hormonas tiroideas. Se emplea en el tratamiento del hipertiroidismo.

antitoxina *(antitoxin)*
MICROBIOL. f. Suero que contiene anticuerpos específicos neutralizantes de una determinada toxina.

antitrago *(antitragus)*
ANAT. m. Prolongación frente al trago que limita la parte postero-interior de la cavidad externa de la oreja.

antitranspirante *(antitranspirant)*
DERMATOL. m. Fármaco o procedimiento para contrarrestar el exceso de sudor en la piel.

antitrombina III *(antithrombin)*
HEMATOL. f. Principal inhibidor de la trombina, con la que forma un complejo irreversible. Corresponde a la AT-III el 75% del efecto antitrombínico del plasma y también tienen un potente efecto antifactor Xa.

antiulceroso *(antiulcerative)*
FARM. adj. Que cura o facilita la cicatrización de una úlcera. Se aplica sobre todo a los fármacos que se emplean en el tratamiento de la úlcera péptica.

antivírico *(antiviral)*
FARMCLÍN. m. Quimioterápico que se utiliza en el tratamiento de las infecciones víricas.

antivitamina *(antivitamin)*
BIOQUÍM. f. Sustancia que tiene una estructura similar a una determinada vitamina e inactiva su efecto.

antraciclina *(anthracycline)*
ONCOL. f. Antibiótico antineoplásico producido por el hongo del grupo *Streptomyces.* Su estructura química se caracteriza por poseer un núcleo plano de antraquinona, unido a un aminoazúcar. Los derivados más conocidos son la daunorrubicina y la doxorrubicina. Se introduce en la base de DNA y, mediante una topoisomerasa, se produce una unión covalente de metabolitos activos al DNA y forma radicales libres.

antracosis *(anthracosis)*
ANATPATOL. f. Pigmentación exógena por partículas de carbón, que afecta a la piel o a la lengua. Es una variedad de neumoconiosis producida por la inhalación de polvo de carbón, que se

antracótico

deposita en los alveolos y en el intersticio pulmonar, y en ocasiones se acompaña de proliferación subpleural de tejido conjuntivo e hialinosis secundaria. El depósito masivo causa fibrosis pulmonar y cor pulmonale.

antracótico *(anthracotic)*
ANATPATOL. adj. Relativo a la antracosis o al ántrax, o que es afecto de él.

ántrax *(anthrax)*
MICROBIOL. m. Inflamación circunscrita, dura y dolorosa del tejido subcutáneo, con múltiples abscesos interconectados y con supuración por varias aberturas, acompañada de síntomas generales. ‖ **á. agudo** *(acute a.)* Forma fulminante y fatal de ántrax. ‖ **á. crónico** *(chronic a.)* Ántrax de curso benigno y localizado. ‖ **á. intestinal** *(intestinal a.)* Forma de ántrax maligno, localizado en el intestino. ‖ **á. maligno** *(carbuncle)* Enfermedad infecciosa del ganado, transmisible al hombre, producida por *Bacillus anthracis*. Se caracteriza por la formación de un edema duro y de úlceras en el punto de inoculación, y por fenómenos generales y de colapso. También se denomina absceso gangrenoso, acacántrax, ántrax contagioso, apoplejía esplénica, carbunco, enfermedad de los cardadores de lana, de los traperos, fiebre esplénica, mal de Chabert, plagas Ignis y pústula maligna. ‖ **á. pulmonar** *(pulmonary a.)* Ántrax maligno de localización pulmonar. ‖ **á. renal** *(renal a.)* Absceso embólico de la corteza renal.

antrectomía *(antrectomy)*
CIRGEN. f. Extirpación quirúrgica del antro gástrico. Puede completarse con un montaje Billroth I, Billroth II o en Y de Roux. Ver **gastrectomía**.

antro gástrico *(gastric antrum)*
CIRGEN. Porción más distal del estómago, responsable sobre todo de la secreción ácida del estómago y del vaciamiento hacia el duodeno.

antropofagia *(anthropophagy)*
PSIQUIAT. f. Canibalismo.

antropofobia *(anthropophobia)*
PSIQUIAT. Ver **fobia**.

antropoide *(anthropoid)*
ANTROPOL. m. Simio sin cola, con una morfología próxima a la del hombre; como el chimpancé, el gorila, el gibón y el orangután.

antropología *(anthropology)*
ANTROPOL. f. Ciencia que estudia el ser humano. Según los aspectos que trate se divide en antropología filosófica, antropología física, antropología cultural, etc.

antropometría *(anthropometry)*
ANTROPOL. f. Disciplina antropológica que estudia las proporciones y medidas del cuerpo humano.

anular *(annular, ring forming)*
ORTOP. adj. Que tiene forma de un anillo. ‖ Relativo o perteneciente al anillo. ‖ m. Dedo anular (cuarto dedo).

anuloplastia *(anuloplasty)*
CARDIOL. f. Técnica quirúrgica destinada al estrechamiento de un anillo valvular dilatado, generalmente el tricuspídeo o el mitral, mediante sutura o implantación de un anillo de teflón. ‖ **a. de De Vega** *(De Vega's a.)* Plastia de la válvula tricúspide mediante la sutura continua de su anillo, frecuentemente empleada en casos de insuficiencia tricuspidea.

anuria *(anuria)*
NEFROL. f. Ausencia total de orina o en cuantía inferior a 50 ml en 24 horas. Con frecuencia es secundaria a una obstrucción del bajo aparato urinario, fibrosis retroperitoneal y, más raramente, a un infarto renal o a una necrosis cortical bilateral. Su valoración requiere la realización de una ecografía abdominal para descartar la obstrucción.

años de vida ajustados según la calidad *(quality-adjusted life years)*
BIOÉT. Índice que se obtiene multiplicando el índice de supervivencia (v.) por alguno de los índices de calidad de vida (v.) existentes, aplicado al estado en que presumiblemente quedará el paciente después del tratamiento. De este modo, se pretende obtener un índice de supervivencia que la muestre no en términos meramente cronológicos, sino en términos de realidad vital, obtenida por el tratamiento para el periodo de vida restante. Así, es posible averiguar los resultados que se pueden obtener mediante una determinada intervención médica, y juzgar si merece o no la pena ponerla por obra. Ver **costo de la medicina, futilidad**.

aorta *(aorta)*
ANAT. f. La arteria de mayor diámetro del cuerpo. Nace del ventrículo izquierdo y termina dividiéndose en sus dos ramas terminales, las ar-

terias ilíacas primitivas. Se distinguen diversos tramos aórticos: aorta ascendente, cayado y aorta descendente, con sus porciones torácicas y abdominal. De la aorta parten todas las arterias que constituyen la circulación mayor.

aortocoronario (*aortocoronary*)
CARDIOL. adj. Relativo a la comunicación de la arteria aorta con las arterias coronarias.

aortografía (*aortography*)
CARDIOL. f. Angiografía de la arteria aorta.

aortograma (*aortogram*)
RADIO. m. Imagen obtenida de la aorta en una aortografía.

aortostenosis (*aortostenosis*)
CIRGEN. f. Estrechez o estenosis de la arteria aorta.

aortotomía (*aortotomy*)
CARDIOL. f. Incisión quirúrgica sobre la arteria aorta.

apagma (*apagma*)
ORTOP. m. Dislocación, fractura separación. Término poco usual.

apalestesia (*apallesthesia*)
NEUROL. f. Pérdida de la sensibilidad a las vibraciones, especialmente a las producidas por el diapasón.

apandria (*apandria*)
PSIQUIAT. f. Aversión al sexo masculino.

aparato (*apparatus*)
FISIOL. m. Conjunto de partes que actúan de consuno para realizar una función. || Conjunto de órganos de origen embrionario generalmente común, especializado para llevar a término una función determinada. Los aparatos difieren de los sistemas en su constitución histológica: el aparato está formado por diferentes tipos de tejidos y el sistema por uno solo. || Instrumento o conjunto de instrumentos usados en operaciones o experimentos. || Apósito, vendaje o máquina que se aplica al cuerpo con el fin de curar una enfermedad o lesión o corregir una deformidad. || **a. circulatorio** (*circulatory system*) Conjunto de órganos (corazón, arterias, venas y linfáticos) que permiten el aporte de oxígeno y nutrientes a las células y, por otra parte, la eliminación de los catabolitos generados en los tejidos. || **a. digestivo** (*digestive system*) Conjunto de órganos (boca, faringe, esófago, estómago e intestinos) encargados de digerir y asimilar los alimentos. || **a. génito-urinario** (*genito urinary system*) Conjunto de órganos genitales y urinarios, que tienen embriológicamente un origen en parte común, pero que al progresar el desarrollo cumplen funciones diferentes. El aparato genital está compuesto por las gónadas (testículo y ovario) y una vía genital (epidídimo, conducto deferente y eyaculador, en el caso del varón; y trompas, útero y vagina, en el caso de la mujer). El aparato urinario consta de riñón, pelvis renal, uréter, vejiga y uretra. || **a. respiratorio** (*respiratory system*) Es el encargado de la respiración externa. Consta de una vía aérea, que conduce el aire inspirado hasta los alveolos, y estos mismos, que constituyen el órgano de intercambio gaseoso entre el aire y la sangre. La vía aérea está formada por las fosas nasales, la faringe, la laringe y los bronquios. || **a. vestibular** (*vestibular a.*) El que está constituido por el vestíbulo del oído interno, que consta de utrículo, sáculo y conductos semicirculares. Los desplazamientos de la endolinfa, provocados por los movimientos de la cabeza, estimulan las manchas y las crestas acústicas, que proporcionan información de los desplazamientos lineales y angulares, respectivamente, de la cabeza. || **a. vocal** (*vocal a.*) Aparato de la fonación que se encuentra en la laringe; sus componentes esenciales son las cuerdas vocales y los músculos que actúan sobre ellas, tensándolas o destensándolas.

aparato yuxtaglomerular (*juxtaglomerular apparatus*)
NEFROL. Dispositivo estructural situado en el hilio del corpúsculo renal. Está constituido por tres partes distintas: células de la capa media de la arteriola aferente en su porción distal (células mioepiteliales); parte del túbulo distal (mácula densa) y células semejantes a las mesangiales, que se denominan células del lacis. Las células mioepiteliales tienen tres tipos diferentes de gránulos y sintetizan la hormona renina.

apareamiento cromosómico (*chromosomal pairing*)
HISTOL. Conjunto de eventos que ocasionan la unión de cromosomas homólogos durante la división meiótica de la célula, cuya conse-

cuenca es el intercambio de información genética mediante procesos de recombinación.

apatía *(apathy)*
PSIQUIAT. f. Indiferencia afectiva, ausencia de actividad espontánea. Se observan múltiples cuadros psicopatológicos; p. ej., depresión y esquizofrenia.

apego *(attachment)*
PSICOL. m. Vínculo o lazo afectivo que se establece entre el niño y su madre u otras personas del entorno del niño, basado en ciertas pautas de comportamiento genéticamente programadas (llantos y gritos que provocan cuidados, compañía y caricias; fuertes protestas si se deja al niño solo o con extraños), que constituye la base de la posterior capacidad del niño para crear vínculos afectivos. Según la teoría del apego, aunque la frecuencia y la intensidad con la que se exhiben estas formas de conducta disminuyen gradualmente con la edad, todas ellas persistirían formando parte importante del aparato conductual del hombre adulto y haciéndose especialmente evidentes cuando la persona está afligida, enferma o atemorizada. La alteración de la relación de apego (por carencia afectiva, por los efectos de una hospitalización o institucionalización precoz, o por cualquier otro motivo), antes de que la maduración pueda suministrar el ajuste de adaptación, podría estar en la base de algunos trastornos afectivos y ciertas alteraciones de la personalidad.

apéndice *(appendix)*
ANAT. m. Formación que pende de un órgano. || **a. epiploico** *(epiploic a.)* Saco de grasa que pende del colon y forma una hilera a lo largo de la tenia libre del colon. || **a. vermiforme** *(a. vermiformis)* Apéndice en forma de gusano, que pende del intestino ciego; tiene una longitud de unos 10 cm y un diámetro de 0,8 cm. || **a. xifoides** *(processus xiphoideus)* Porción terminal del esternón.

apendicectomía *(appendectomy)*
CIRGEN. f. Extirpación quirúrgica del apéndice cecal.

apendicitis *(appendicitis)*
CIRGEN. Ver **apendicitis aguda.** || **a. aguda** *(acute a.)* Inflamación aguda del apéndice cecal, que produce abdomen agudo en la fosa ilíaca derecha y tiende en su evolución a la perforación con peritonitis localizada o difusa. || **a. crónica** *(chronic a.)* Cuadro clínico que se caracteriza por episodios repetidos autolimitados de dolor en la fosa ilíaca derecha, causados por un apéndice cecal patológico pero sin inflamación aguda.

apercepción *(apperception)*
PSICOL. f. Percepción modificada e intensificada por la acción de las propias emociones, recuerdos y prejuicios.

aperióstico *(aperiostic)*
ORTOP. adj. Sin periostio. || Que se practica sin dejar periostio.

apertognatia *(apertognatia)*
CIRPLÁS. f. Posición retraída e hipoplásica extrema del maxilar superior. || Ángulo de la base del cráneo anormal y demasiado alto para su pequeña longitud.

apetito *(appetite)*
PSICOL. m. Deseo de comer, placentero, consciente, generalmente específico y relacionado con experiencias sensoriales, gustativas y olfativas anteriores.

ápex *(apex)*
ORTOP. m. Extremo superior. || Punta de un órgano, de una parte del cuerpo. || Vértice de una curva (escoliosis). || **a. auricular** *(a. auriculae)* Punta de la oreja, pequeña eminencia que a veces se encuentra en el borde libre del hélix. || **a. del corazón** *(a. cordis)* Punta o vértice del corazón. || **a. darwiniano** *(darwinian a.)* Ver **ápex auricular.** || **a. de la raíz de los dientes** *(a. cuspidis)* Extremo terminal de la raíz.

apexcardiograma (ACG) *(apexcardiogram)*
FISIOL. f. Gráfico que registra las pulsaciones de la punta del corazón.

apirógeno *(apyrogenic)*
FARM. adj. Que está libre de pirógenos, que no va a causar reacciones febriles.

aplasia *(aplasia)*
GINECOL. f. Desarrollo incompleto o defectuoso de un órgano o tejido. || Atrofia, agenesia. || **a. de células germinales** *(germinal cells a.)* Síndrome que presenta azoospermia con elevación del nivel circulante de FSH y producción androgénica testicular intacta, aunque a veces la respuesta de testosterona a la administración de gonadotropina coriónica

es ligeramente inferior a la normal. Provoca una reducción del tamaño de los túbulos seminíferos que no poseen células germinales. ‖ **a. cutis congénita** *(congenita a. cutis)* Ausencia de piel sobre el vértex, área bien delimitada, de tamaño variable, que en la mayoría de los casos solo afecta a la epidermis, la dermis y el tejido subcutáneo, pero puede también afectar a la galea, al hueso y a la duramadre, con lo que es posible que el cerebro quede al descubierto. El tratamiento varía en complejidad dependiendo del defecto. Suele asociarse a otras malformaciones. ‖ **a. gonadal** *(gonadal a.)* Falta de desarrollo de las gónadas. ‖ **a. mamaria** *(breast a.)* Presencia de la placa areolomamilar y ausencia del tejido glandular. La amastia y la aplasia de la mama son, por lo general, unilaterales y se acompañan, en ocasiones, de anomalías morfológicas del miembro superior del mismo lado del defecto mamario, en el contexto del denominado síndrome de Poland. ‖ **a. uterina** *(uterine a.)* Falta de desarrollo de los conductos del Miller, que originan el útero. Se suele asociar también a malformaciones vaginales. ‖ **a. vaginal** *(vaginal a.)* Falta de desarrollo de la vagina que se asocia con frecuencia a malformaciones uterinas.

aplastamiento *(crushing)*
MEDLEGAL. m. Traumatismo complejo de la víctima, que resulta comprimida entre dos superficies, irregulares o no, pudiendo ser activa una de ellas o las dos a la vez.

aplicación *(application)*
RADIO. f. Uso que se da de alguna cosa. Se denominan así los programas informáticos empleados para realizar las diferentes tareas en un ordenador.

apnea *(apnea)*
PNEUMOL. f. Interrupción completa del flujo nasobucal.

apnea central *(central apnea)*
NEUROL. Pausa respiratoria de más de diez segundos de duración, motivada por el cese de la contracción de los músculos respiratorios. Esta situación se debe a la existencia de alteraciones en los mecanismos y en los centros del sistema nervioso central implicados en la respiración.

apo- *(apo-)*
ORTOP. Prefijo griego que significa apartado de, separado de.

apodactilo *(apodactilic)*
ORTOP. adj. Sin el concurso directo de los dedos.

apodia *(apodia)*
ORTOP. f. Anomalía del desarrollo que se caracteriza por la ausencia de uno o de ambos pies.

apoenzima *(apoenzyme)*
BIOQUÍM. f. Parte proteica de una enzima que, para ser activa, requiere estar unida a la correspondiente coenzima. También se denomina apoproteína.

apoferritina *(apoferritin)*
BIOQUÍM. f. Proteína producida por la mucosa intestinal que capta el hierro contenido en los alimentos y permite su paso a través de la mucosa. Cuando lleva el hierro unido a ella recibe el nombre de ferritina.

apófisis *(apophysis)*
ANAT. f. Prominencia ósea. ‖ **a. espinosa** *(processus spinosus)* Apófisis posterior de las vértebras. Sus vértices son palpables en casi toda la longitud de la columna vertebral. ‖ **a. transversa** *(processus tranversus)* Apófisis que parte del arco de las vértebras en sentido transversal. En la región torácica forma con las costillas la articulación costotransversa. ‖ **a. vocal** *(processus vocalis)* La apófisis del aritenoides, dirigida hacia adelante. ‖ **a. articulares de las vértebras** *(processus articulares vertebrarum)* Dos pares de apófisis, superiores e inferiores. Las superiores de la vértebra inferior se articulan con las inferiores de la vértebra superior y tienen una configuración diferente según la región vertebral. ‖ **a. cigomáticas** *(processus zygomaticus)* Cada una de las dos apófisis, una en el hueso temporal y otra en el frontal, que se unen para formar el arco cigomático. ‖ **a. clinoides** *(processus clinoidei)* Prolongaciones curvadas del hueso esfenoides que limitan la silla turca, donde se aloja la glándula hipófisis. Son cuatro, una a cada lado, una anterior y otra posterior.

apofisitis *(apophysitis)*
ORTOP. f. Inflamación de una apófisis. Una forma particular es la apofisitis de la tuberosidad anterior de la tibia (enfermedad de Osgood-Schlatter).

apolipoproteína *(apolipoprotein)*
BIOQUÍM. f. Proteína que se une a los lípidos en la sangre (triacilgliceroles, fosfolípidos, colesterol y ésteres de colesterol) y los transporta a los diferentes órganos cuando carecen del componente lipídico. Se combina con varios lípidos para formar diferentes clases de partículas lipoproteicas (quilomicrón, HDL, LDL, IDL, VLDL).

apomorfina *(apomorphine)*
NEUROL. f. Alcaloide cristalino derivado de la morfina. Es un agonista dopaminérgico potente, con propiedades eméticas muy marcadas.

aponeurectomía *(aponeurectomy)*
ORTOP. f. Resección de una aponeurosis, como en la palmar, en la enfermedad de Dupuytren o en la plantar. ‖ Escisión de la aponeurosis de un músculo.

aponeurología *(aponeurology)*
ORTOP. f. Conjunto de conocimientos relativos a las aponeurosis y las fascias.

aponeurorrafia *(aponeurorraphy)*
ORTOP. f. Sutura de una aponeurosis o fascia, fasciorrafia.

aponeurosis *(aponeurosis)*
ORTOP. f. Membrana fibrosa (formada principalmente por fibras de colágeno), que sirve para la inserción de los músculos. Antes también se designaban con este nombre las cubiertas musculares, especialmente las más gruesas, pero en la actualidad se suelen denominar fascias. ‖ **a. plantar** *(plantar a.)* Lámina de la planta del pie que contribuye a mantener el arco longitudinal de este.

apoplejía *(apoplexy)*
ANAT. f. Hemorragia en el interior de un órgano. Casi se utiliza exclusivamente para la hemorragia cerebral.

apoplejía hipofisaria *(pituitary apoplexy)*
ENDOCRINOL. Hemorragia hipofisaria, que habitualmente ocurre en el seno de un adenoma hipofisario y que potencialmente cursa con un cuadro de irritación meníngea, efectos de compromiso de espacio con afectación quiasmática y consecuencias del hipopituitarismo resultante. Es un cuadro grave que precisa de medidas médico-quirúrgicas urgentes.

apoplejía útero-placentaria *(uteroplacental apoplexy)*
GINECOL. Desprendimiento prematuro de la placenta, que normalmente está inserta. Se produce fundamentalmente en la gestosis del tercer trimestre.

apoproteína *(apoprotein)*
FISIOL. f. Fracción proteica de una proteína conjugada.

apoptosis *(apoptosis)*
ONCOL. f. Proceso de muerte celular que envuelve cambios morfólogicos característicos, como la fragmentación nuclear, la condensación de la cromatina, la ruptura de la membrana plasmática y la desintegración de la célula en pequeños fragmentos denominados cuerpos apoptóticos.

aporrepresor *(aporepressor)*
BIOQUÍM. f. Proteína que interacciona con un represor y permite que este se una al operador y regule la expresión de un gen.

aposepsis o **aposepsia** *(aposepsis)*
MEDLEGAL. f. Putrefacción completa.

apósito *(dressing)*
ORTOP. m. Vendaje. ‖ Cualquier material (venda, grasa, algodón, etc.), a veces impregnado de algunas sustancias medicamentosas, que se coloca sobre una región enferma o herida para protegerla, absorber sus exudados, cohibir la hemorragia o facilitar su curación. ‖ **a. antiséptico** *(antiseptic d.)* Apósito impregnado de una sustancia antiséptica. ‖ **a. compresivo** *(pressure d.)* Aquel sobre el que se ejerce una compresión para evitar el edema o la acumulación de exudados; se utiliza especialmente en traumatología y en el tratamiento de las quemaduras y después de la colocación de injertos cutáneos. ‖ **a. oclusivo** *(occlusive d.)* El que mantiene una herida cubierta herméticamente.

apostema *(apostema)*
DERMATOL. f. Término en desuso, sinónimo de absceso.

apostematosa *(apostematosa)*
DERMATOL. adj. Relativa al apostema.

apotanasia *(apothanasia)*
MEDLEGAL. f. Prolongación de la vida o retardo de la muerte.

apotransferrina *(apotransferrin)*
BIOQUÍM. f. Porción proteica de la transferrina sin hierro.

apoyo moral *(moral support)*
BIOÉT. Parte de la atención de los cuidados paliativos, encaminada a conseguir que el enfermo asuma y acepte las limitaciones de su enfermedad de un modo digno de una persona. Aunque este resultado no se puede conseguir siempre, sí debe prestarse el apoyo necesario para que el enfermo pueda asimilar su situación y no se quede en las reacciones de negación, rechazo o depresión que pueden seguir a las malas noticias médicas. El apoyo moral debe prestarse también a la familia del enfermo. || **a. vital** *(vital s.)* Denominación genérica de las medidas de cuidados intensivos destinadas a mantener las funciones vitales básicas de los enfermos: respiración, circulación, etc.

apoyo social *(social support)*
PSICOL. Conjunto de recursos emocionales (p. ej., apoyo), instrumentales (p. ej., ayuda material) e informativos (p. ej., consejo), que nos aportan las demás personas.

aprehensión *(apprehension)*
PSICOL. f. Forma, actividad o proceso simple del pensamiento por el que se capta (se comprende y se convierte en contenido mental) la información percibida.

aprendizaje *(learning)*
PSICOL. m. Modificación relativamente permanente de la capacidad de un individuo para realizar una tarea, que se produce por la adquisición de conocimientos, competencias, aptitudes, destrezas o habilidades prácticas, o por la adopción de nuevas estrategias de conocimiento o acción, como efecto de una interacción con el medio (o experiencia), que puede adoptar la forma de estudio, instrucción, observación o práctica. || **a. latente** *(latent l.)* Aprendizaje que tiene lugar en ausencia de reforzamientos o recompensas y que solo se manifiesta en la conducta o en la actuación (de lo contrario permanece «latente»), cuando aparece el reforzamiento. || **a. vicario** *(vicarious l.)* También denominado aprendizaje observacional, modelado o aprendizaje social, es el aprendizaje que se obtiene por medio de la imitación de la conducta realizada por otro, que es el que recibe el refuerzo. En virtud del refuerzo administrado al modelo, se modifica la conducta de un observador sin tener que ajecutarla explícitamente.

aprindina *(aprindine)*
FARMCLÍN. f. Antiarrítmico de la clase Ib, que puede ser eficaz en el tratamiento de arritmias ventriculares refractarias a otros antiarrítmicos.

aprobación rápida compasiva *(compassionate quick approval)*
BIOÉT. Procedimiento de urgencia para la aprobación del uso de un medicamento, cuando este es el último recurso para algunos pacientes, omitiendo algunas de las fases habituales de los ensayos clínicos. Se ha llevado a cabo con combinaciones de medicamentos contra el SIDA tras una petición reiterada de los enfermos.

aprosexia *(aprosexia)*
PSIQUIAT. f. Incapacidad para fijar la atención.

aproximador *(adductor)*
ANAT. Ver **aductor.**

aptitud *(aptitude)*
PSICOL. f. Capacidad o habilidad potencial de acción. || Conjunto de condiciones psicobiológicas de un sujeto, necesarias para actuar con cierta eficacia en algún campo de la conducta.

APUD *(APUD)*
ANATPATOL. Siglas del inglés *amine and precursor uptake decarboxylation,* denominación propuesta para un grupo de células procedentes de la cresta neural y ubicadas en diferentes órganos secretores de hormonas polipeptídicas. Las células poseen características bioquímicas comunes, como la capacidad de captar *in vivo* aminas o sus precursores, y contienen enzima descarboxilasa.

apudoma *(apudoma)*
ANATPATOL. m. Tumor formado por células APUD. Se presenta como tumor secretor de distintas sustancias, tales como gastrina, calcitonina, etc.

aquilia *(achylia)*
FISIOL. f. Ausencia de clorhídrico y pepsinógeno en el jugo gástrico.

aquilobursitis *(achillobursitis)*
ORTOP. Ver **bursitis del Aquiles.**

aquilodinia (*achillodynia*)
ORTOP. f. Dolor en el tendón de Aquiles o en su bolsa.

aquilorrafia (*achilorhaphy*)
ORTOP. f. Sutura del tendón de Aquiles.

arabinosa (*arabinose*)
BIOQUÍM. f. Azúcar monosacárido de cinco carbonos (aldopentosa), presente en las gomas vegetales.

arabinósido de citosina (*cytosine arabinoside*)
ONCOL. Antimetabolito análogo a la pirimidina, cuyo mecanismo de acción consiste en bloquear la síntesis de DNA por inhibición competitiva de DNA polimerasa. Se utiliza en la leucemia mieloide aguda, la afectación meníngea tumoral, Hodgkin y LNH.

aracnodactilia (*arachnodactyly*)
ORTOP. f. Síndrome constitucional que se caracteriza por una serie de anomalías neuroectodérmicas heredadas, que afectan especialmente al esqueleto, sobre todo a la largura exagerada de los dedos de las manos y de los pies. En el pasado se la conocía también con el nombre de síndrome de Marfan. Asimismo, recibe la denominación de acromacria dolicoestenomelia y dedos de araña.

aracnoides (*arachnoid*)
ANAT. f. Cubierta del sistema nervioso central, que recubre por dentro a la duramadre y envía un gran número de trabéculas a la piamadre. Entre la aracnoides y la piamadre se encuentra el espacio subaracnoideo, ocupado por líquido cefalorraquídeo.

araña vascular (*vascular spider*)
DERMATOL. f. Pequeña formación telangiectásica, constituida por una pequeña elevación central de la cual parten radialmente finos vasos.

árbol (*tree*)
ANAT. m. Estructura que presenta una arborización semejante a la de los vegetales. ‖ **á. axónico** (*axonal t.*) Ramificación que aparece en la parte terminal del axón. ‖ **á. bronquial** (*brochial t.*) Cada una de las divisiones sucesivas que experimentan los bronquios: principales (derecho e izquierdo), lobares, segmentarios y otras diez divisiones más, hasta llegar a los bronquiolos alveolares, que son las más finas. ‖ **á. dendrítico** (*dendritic t.*) Ramificación que existe en las dendritas. ‖ **á. de la vida** (*arbor vitae*) Arborización de la sustancia blanca del cerebelo.

arbovirus (*arbovirus, arthropod-born virus*)
MICROBIOL. m. Término que describe cualquier virus de los vertebrados que es transmitido por un artrópodo. No tiene significado taxonómico. Dichos virus son capaces de infectar a vertebrados y a invertebrados, de iniciar una viremia en el hospedador vertebrado durante el tiempo suficiente como para permitir la infección del vector invertebrado, y de iniciar una infección productiva persistente en las glándulas salivales del invertebrado, para producir suficiente cantidad de virus como para poder infectar al hospedador vertebrado. Respecto a su distribución geográfica, suelen estar restringidos al nicho ecológico del vector invertebrado específico y del hospedador vertebrado. El más común de los vectores es el mosquito (*Culex*, *Aedes*), aunque algunos arbovirus también pueden ser diseminados por garrapatas (*Ixodex*). Los virus causantes de la fiebre amarilla, el dengue y algunas encefalitis son ejemplos de arbovirus.

arcada (*arch*)
ANAT. Ver **arco**.

arcada de Riolano (*arch of Riolan*)
CIRGEN. Arcada arterial situada en el meso del ángulo esplénico del colon, que une las arterias cólica izquierda y cólica media. Presenta un gran interés quirúrgico, ya que el ángulo esplénico del colon es un área mal vascularizada, debido a que no tiene arteria propia y su irrigación depende exclusivamente de esta arcada. Este hecho facilita que sea la zona más afectada por la colitis isquémica y que su vascularización se comprometa a veces en pacientes a los que en una intervención quirúrgica se les liga la arteria cólica media, la cólica izquierda o la mesentérica inferior.

archivo (*archive*)
RADIO. m. Lugar físico o elemento informático en el que se almacena información. Se aplica principalmente al almacenamiento de imágenes, y puede ser *analógico* (almacén de las imágenes en formato de placa) o *digital* (almacenamiento en soporte informático).

arco (*arch*)
ANAT. m. Estructura con silueta curva. ‖ **a. anterior del carpo** (*arcus anterior carpi*) Arco de

concavidad palmar que forman, al articularse entre sí, los huesos del carpo. ‖ **a. de la aorta** *(arcus aortae)* El formado por la aorta al pasar de aorta ascendente a descendente. ‖ **a. del atlas** *(arcus atlantis)* Cada uno de los dos arcos, posterior o anterior; el primero es equivalente al arco vertebral y el segundo necesario para articularse con la apófisis odontoides del axis. ‖ **a. del pie** *(arcus pedis longitudinalis)* El que forma la bóveda plantar cuando está excavada tanto en dirección antero-posterior (arco longitudinal) como transversal (arco tranversal). ‖ **a. palmar** *(arcus palmaris)* Concavidad palmar de la excavación que forman los huesos del carpo. ‖ **a. pubiano** *(arcus pubianus)* El formado por las ramas inferiores del pubis. En la mujer es más abierto que en el hombre.

arco de Cupido *(Cupid's bow)*
CIRPLÁS. Región anatómica en la parte media del labio superior, correspondiente al filtrum, donde la línea de separación cutáneo-mucosa realiza una incurvación más o menos acentuada.

arco reflejo *(reflex arc)*
FISIOL. Actividad nerviosa elemental que se desarrolla en la médula espinal o en el tronco del encéfalo. Intervienen: un receptor, un brazo aferente a la médula espinal, formado por una célula ganglionar; un brazo eferente, que corresponde a una neurona motora espinal y un órgano efector, que puede ser un músculo o una glándula. Este es el más simple de los reflejos (miotático). En la mayoría de los reflejos intervienen una o varias interneuronas que proporcionan mayores posibilidades para regular la respuesta. Ver **reflejo**.

arco senil *(arcus senilis)*
OFTALMOL. Anillo de color grisáceo que aparece en la periferia corneal, que es debido al depósito de sustancias lipoides. Se sitúa dejando un espacio no afectado respecto al limbo esclerocorneal. Casi todas las personas de más de ochenta años lo poseen, aunque en ocasiones puede aparecer mucho antes, incluso durante la infancia, en aquellos pacientes que tienen una hipercolesterolemia familiar.

área *(area)*
ANAT. f. Término muy utilizado en anatomía para designar una zona específica. Así, se habla de áreas de la corteza cerebral, área cribosa de la papila renal, área desnuda del hígado, etc. ‖ **á. de Broca** *(Broca's a.)* Ver **afasia motora, áreas del lenguaje**. ‖ **á. epileptógena** *(epileptogenic a.)* Zona concreta del córtex donde se supone se origina una crisis comicial. ‖ **á. motora** *(motor cortex)* Área 4 de Brodmann, en la que hay una somatopía, es decir, una representación de todo el cuerpo, que aparece en posición invertida (la cabeza ocupa la parte inferior). Cuando se estimula un punto concreto del área 4, se produce la contracción de un grupo muscular determinado. En condiciones normales, de esta área parten las órdenes motoras para los movimientos voluntarios. ‖ **á. postrema** *(a. postrema)* La que se encuentra en el vértice inferior del suelo del IV ventrículo, a uno y otro lado de la línea media. Sus neuronas son quimioceptoras y su estimulación produce el vómito. ‖ **á. premotora** *(premotor cortex)* Corteza situada delante del área motora, donde tiene lugar la integración de las órdenes motoras que se transmitirán al área motora. ‖ **á. preóptica** *(preoptic a.)* La que corresponde a la parte anterior del hipotálamo, se encuentra delante del quiasma óptico y regula la temperatura y la ingesta de agua. ‖ **á. sensitiva** *(somatosensory a.)* Área cortical donde termina toda la sensibilidad general. El área primaria es la 1 y las de asociación son la 2 y la 3. Todas ellas se encuentran en la circunvolución poscentral y la somatotopía corresponde a un homúnculo en posición invertida. ‖ **á. septal** *(septal a.)* La que se encuentra en la parte anterior de la circunvolución límbica, cuya estimulación produce una sensación placentera, mientras que cuando se lesiona aparece un síndrome de rabia (rabia septal). ‖ **á. acústicas** *(auditory a.)* La primaria es la 41 y las secundarias son la 42 y la 22. El área 41 recibe la información auditiva del cuerpo geniculado medial, y en las áreas 42 y 22 los impulsos correspondientes a los sonidos son integrados, adquiriendo un cierto significado. ‖ **á. de asociación** *(association cortex)* Término genérico referido a extensas áreas de la corteza cerebral sin actividad sensorial o motora, cuya función primordial parece ser la integración avanzada multisensorial o sensoriomotora, y el procesado avanzado de la información sensorial. ‖ **á. de Brodmann** *(Brodmann's a.)* Las 52 en que Brodmann dividió la corteza cerebral atendiendo a su citoarquitectonia. En

área

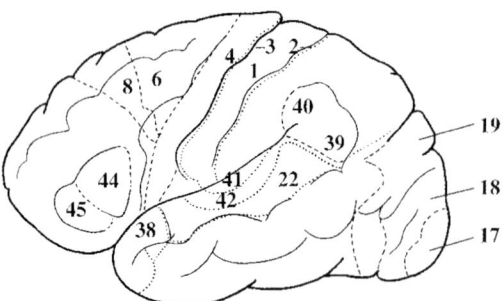

áreas de Brodmann. Cara lateral del hemisferio cerebral izquierdo en el que están representadas las principales áreas: 4) área motora; 6) área premotora; 8) área de los movimientos oculares conjugados; 44 y 45) áreas de la articulación de las palabras (área de Broca); 1, 2 y 3) áreas somestésicas; 17, 18 y 19) áreas visuales; 41, 42 y 22) áreas auditivas; 40 y 39) áreas del lenguaje (Wernicke); 38) área de asociación polimodal

muchos casos coinciden con un determinado significado funcional. || **á. del lenguaje** *(language a.)* La primera descrita fue el área motora del habla, también llamada área de Broca, en memoria de su descubridor. Corresponde al área 44 de Brodmann y, cuando se lesiona, produce la afasia motriz: el paciente es incapaz de articular las palabras, aunque el aparato de la fonación está indemne. Pocos años más tarde, Wernicke describió un trastorno del lenguaje provocado por la lesión del área 39, que se ha denominado jergafasia: el paciente utiliza palabras que no corresponden y construye palabras con sílabas de otras, por lo que su lenguaje resulta incomprensible. En los individuos diestros las áreas del lenguaje se localizan en el hemisferio cerebral izquierdo. || **á. somestésicas** *(sensory cortex)* La primaria es la 1, que recibe información de la sensibilidad general (táctil, de presión y dolorosa), la cual previamente ha hecho escala en la médula y el tálamo. Esa información se integra después en las áreas 2 y 3. A cada territorio corporal le corresponde una zona concreta en el área 1. || **á. visuales** *(visual cortex)* La primaria es la 17 y recibe información visual del cuerpo geniculado lateral. Esta información es integrada en las áreas 18 y 19.

área caliente *(hot area)*
MEDNUCL. Captación aumentada (por encima de lo normal) de una sustancia radiactiva de distribución difusa (área) o focal (nódulo), que, independientemente de su localización, destaca en su entorno. || **á. fría** *(cold a.)* Captación diseminada de forma difusa (área) o focal (nódulo) de un material radiactivo, que, independientemente de su localización, contrasta con su entorno. || **á. de interés (ROI)** *(region of interest)* Área o región de una imagen, delimitada por un contorno, sobre la que se evalúa un determinado parámetro.

areola *(areola)*
ANAT. f. Diminutivo de área. Se designa con este término la areola mamaria, aquella que, con un color más oscuro, rodea al pezón.

argentafín *(argentaffin)*
ENDOCRINOL. adj. Se dice de los tejidos o células con capacidad para teñirse con sales de plata.

arginina *(arginine)*
BIOQUÍM. f. Aminoácido presente en las proteínas y esencial en la dieta humana. Contiene un grupo guanidino en su estructura y carga neta positiva a pH 7.

arginina-vasopresina *(arginine-vasopressin)*
ENDOCRINOL. Ver **hormona antidiurética.**

argininosuccinato *(argininesuccinate)*
BIOQUÍM. m. Metabolito intermedio del ciclo de la urea, formado por la condensación entre el grupo amino del aspartato y el grupo ureido de la citrulina. Su acumulación en orina indica la existencia de una metabolopatía congénita (arginosuccinicaciduria), que se acompaña de retraso mental.

argiria *(argyria)*
DERMATOL. f. Coloración grisácea de la piel y de las mucosas producida por el uso continuado de compuestos de plata.

argirofilia *(argyrophilia)*
HISTOL. f. Propiedad que presentan algunas células o estructuras corporales para unirse a sales de plata; como las células del sistema neuroendocrino difuso, las neuronas y las fibras reticulares.

argumento de la pendiente deslizante *(slippery slope argument)*
BIOÉT. Argumentación moral sobre la inconveniencia de la legalización de algunas prácticas médicas incorrectas, como el aborto o la eutanasia, que razona apoyándose en su previsible o comprobada expansión al ser autoriza-

das, pues llegarían a realizarse con una frecuencia indeseablemente alta o se ejecutarían sin las precauciones que se desean establecer para ellas.

aritenoidectomía *(arytenoidectomy)*
OTORRIN. f. Extirpación del cartílago aritenoides, uno de los cartílagos pares de la laringe.

aritmomanía *(arithmomania)*
PSIQUIAT. Ver **manía**.

armas biológicas *(biological weapons)*
BIOÉT. Armas destinadas a producir daños a las personas por medios biológicos, sobre todo a través de la dispersión en el ambiente de microorganismos que producen infecciones graves, no muy frecuentes (para que no existan suficientes dosis de vacunas en depósito en el lugar atacado) y difícilmente controlables con los tratamientos existentes. Su desarrollo y fabricación son contrarios a la ética más elemental del científico.

armazón *(scaffold)*
GENÉT. m. Componente estructural de los cromosomas, formado por proteínas que no son histonas.

armónico *(harmonic)*
RADIO. m. Cada uno de los componentes frecuenciales simples en los que se puede descomponer un sonido complejo mediante un análisis espectrográfico. ‖ Relación existente entre los distintos tonos en función de sus frecuencias de oscilación respecto al tono basal, y que determinan la tonalidad. ‖ En ultrasonidos, adecuación de las frecuencias de ultrasonido emitidas por el equipo, para obtener la mejor señal de reflexión de determinadas estructuras.

ARN *(RNA)*
BIOQUÍM. Abreviatura de ácido ribonucleico. Ver **RNA**.

arnés de Pawlik *(Pawlik's harness)*
ORTOP. Dispositivo ortopédico hecho a base de cinchas, con el fin de mantener las caderas en flexión para el tratamiento de la cadera dislocable del recién nacido.

aromatasa *(aromatase)*
ENDOCRINOL. f. Enzima que se encuentra en las células de la granulosa del ovario y cataliza la conversión de testosterona en estradiol y de androstendiona en estrona.

aromatización *(aromatization)*
ENDOCRINOL. f. Efecto de la acción del enzima aromatasa.

arousal *(arousal)*
PSICOL. m. Nivel de activación cerebral. Implica tanto el ritmo de los procesos cerebrales como el nivel general de atención frente a los estímulos del medio y está regulado por el sistema de activación reticular. Puede variar desde un nivel de sobreactivación, como en el caso de emociones intensas o de estados de alerta, hasta un nivel atencional óptimo para la acción intencional, o hasta niveles de infraactivación, como en el caso de estados de relajación o de sueño.

arpón *(gaff)*
RADIO. m. Instrumento metálico con punta angulada, que permite su fijación al tejido una vez introducida. ‖ **a. localizador** *(localizator g.)* Aguja o fragmento de alambre con punta angulada, que se utiliza para la localización de lesiones en el interior de una víscera; se coloca por vía percutánea y es guiado mediante una técnica de imagen.

arqueobacterias *(archaeobacteriae)*
MICROBIOL. f. pl. Grupo de bacterias filogenéticamente antiguas que no contienen ácido murámico en su pared celular.

arquetipo *(archetype)*
PSICOL. m. Imagen o modelo primitivo, originario. Término utilizado por C. G. Jung para designar las imágenes o modelos primordiales de determinadas experiencias humanas, que se hallan en el inconsciente colectivo y son producto de la primigenia disposición del hombre a traducir en imágenes lo que ha tenido un efecto decisivo en su existencia. Los arquetipos vienen a constituir un fondo de símbolos vivos, común a toda la humanidad, cuyos contenidos reaparecen una y otra vez en los relatos mitológicos, en las fábulas, en los cuentos y leyendas y en las artes pictóricas, y se manifiestan en los sueños, en estados de relajación atencional, en los estados crepusculares y en los delirios.

arquicerebelo *(archicerebellum)*
ANAT. m. Parte filogenéticamente más antigua del cerebelo, que está formada por el nódulo, el flóculo, la língula y los núcleos del techo.

arquicorteza (*archicortex*)
ANAT. f. Parte más antigua de la corteza cerebral; corresponde al hipocampo y en vez de seis capas, como el neocórtex, sólo tiene tres.

arquipalio (*archipallium*)
ANAT. m. Sinónimo de arquicórtex.

arrancamiento (*avulsion, avulse*)
MEDLEGAL. m. Traumatismo por tracción violenta de la piel y tejidos subyacentes en un miembro o región corporal, que produce su separación. || Avulsión.

arreflexia (*areflexia*)
ORTOP. f. Ausencia de reflejos.

arrenoblastoma (*arrhenoblastoma*)
ENDOCRINOL. f. Tumor ovárico cuyas células semejan a las testiculares (tumor de células de Sertoli-Leydig). Produce andrógenos y habitualmente es unilateral y benigno.

arrinencefalia (*arrinencephalia*)
NEUROCIR. f. Defecto de la inducción ventral por el que no se desarrolla el rinencefalo (bulbo y tractos olfatorios y circonvolución subcallosa).

arritmia (*arrhythmia*)
CARDIOL. f. Alteración del ritmo cardiaco con trastorno en la sucesión regular de latidos, a consecuencia de trastornos en la conducción o formación del estímulo cardiaco. Se distingue entre *bradiarritmias,* o arritmias lentas (especialmente debidas a un bloqueo auriculoventricular o una disfunción sinusal), y *taquiarritmias,* o arritmias rápidas. Las taquiarritmias se dividen en: aquellas cuyo origen se sitúa por encima del haz de his, como las taquicardias supraventriculares (flúter y fibrilación auricular, taquicardias auriculares, intranodales y mediadas por vías accesorias), y las originadas por debajo del haz de his o taquicardias ventriculares. || **a. completa** (*atrial fibrillation*) Ver **fibrilación auricular.** || **a. sinusal** (*sinus a.*) Arritmia cíclica fisiológica provocada por un cambio en la frecuencia de los impulsos vagales sobre el nódulo sinusal.

arritmogénico (*arrhythmogenic*)
CARDIOL. adj. Que produce o induce a la arritmia.

arruga (*wrinkle*)
DERMATOL. f. Surco o pliegue de la piel por efecto de la edad o del fotoenvejecimiento.

arsenicismo (*arseniasis*)
DERMATOL. m. Conjunto de lesiones cutáneas producidas por la intoxicación aguda o crónica del arsénico o sus derivados.

artefacto (*artefact*)
RADIO. m. Alteración o distorsión de una imagen, que puede estar generada por múltiples causas (movimiento, superposición, defecto técnico, etc.) y que disminuye su calidad.

arteria (*artery*)
ANAT. f. Vaso que conduce la sangre en sentido centrífugo. La pared de las arterias tiene tres capas principales, que, de la más superficial a la luz del vaso, se denominan adventicia, media e íntima. Tanto el grosor como la estructura de la pared varían mucho según el diámetro del vaso: las arterias gruesas, como la aorta, presentan en su túnica media abundantes fibras elásticas y escasas fibras musculares, mientras que en las arterias de mediano y pequeño calibre el predominio se invierte y las fibras musculares son más numerosas. || **a. arciforme** (*arcuate a.*) Rama de las arterias interlobares (o interlobulares), que se incurva para discurrir entre la base de las pirámides y la corteza renal, siguiendo un trayecto arqueado. || **a. interlobar** (*interlobar a.*) La que surge de las arterias segmentarias (ramas de la arteria renal) y discurre por las columnas de Bertin hasta la base de las pirámides, zona donde da lugar a las arterias arciformes. || **a. interlobulillar** (*interlobular a.*) Rama de las arterias arciformes que, de forma perpendicular a la superficie renal, asciende por la corteza. Allí puede originar arterias colaterales antes de seguir su trayecto directo hacia la superficie. De ella nacen a diferentes intervalos las arteriolas aferentes. || **a. oftálmica** (*ophthalmic a.*) Una de las ramas de la arteria carótida interna. Se encarga de irrigar el globo ocular y las estructuras orbitarias. || **a. renal** (*renal a.*) La que nace de la aorta y alcanza el riñón por el íleo, e, inmediatamente, se ramifica en dos grandes ramas (anteropiélica y retropiélica), que antes de penetrar en el tejido renal se dividen en varias arterias segmentarias. Una vez que estas se introducen en el parénquima renal, se originan las arterias interlobares (o interlobulares). || **a. subclavia** (*subclavian a.*) Rama de la aorta (lado izquierdo) o del tronco braquiocefálico (lado derecho), que pasa por debajo de la clavícula y se continúa con la arteria axilar. || **a. tibial anterior** (*anterior tibial a.*)

Rama de la arteria poplítea, que irriga el grupo muscular anterior de la pierna y se continúa con la arteria dorsal del pie. ‖ **a. tibial posterior** *(posterior tibial a.)* Rama terminal de la arteria poplítea, que se encarga de irrigar el grupo muscular posterior de la pierna. Sus dos ramas terminales son las arterias plantar medial y plantar lateral. ‖ **a. surales** *(suralis a.)* Ramas de la arteria poplítea, que se dirigen hacia el músculo tríceps sural. ‖ **a. viscerales** *(visceral a.)* Ramas arteriales de la aorta abdominal, que irrigan las vísceras del abdomen: son las dos arterias renales, las arterias mesentérica superior e inferior y el tronco celíaco.

TABLA 4. *Arterias*
(El segundo nombre de cada arteria es el que se utiliza en la nómina anatómica.)

NOMBRE	ORIGEN	RAMAS	DISTRIBUCIÓN
Acromiotorácica V. **toracoacromial**			
Alveolar inferior *Alveolaris inferior*	Maxilar	Dentales, milohioidea y mentoniana	Piezas dentarias de la mandíbula, milohioideo y piel del mentón
Alveolares antero-superiores *Alveolares superiores anteriores*	Infraorbitaria	Dentales	Caninos e incisivos del maxilar, piel de esa región
Alveolar posterior-superior *Alveolaris superior posterior*	Maxilar	Ramas dentarias	Molares superiores y encía
Angular *Angularis*	Facial	Anastomosis con la arteria oftálmica	Saco lagrimal, piel del párpado inferior y nariz
Aorta *Aorta*	Ventrículo izquierdo	De ella parten todos los troncos del árbol arterial	Todo el cuerpo
Aorta abdominal *Pars abdominalis aortae*	Continuación de la aorta torácica	Parietales y viscerales	Paredes del abdomen y vísceras abdominales
Aorta ascendente *Pars ascendens aortae*	Ventrículo izquierdo	Coronarias derecha e izquierda	Corazón
Aorta, cayado *Arcus aortae*	Continuación de la aorta ascendente	Tronco braquiocefálico (dcha.) Carótida y subclavia (izda.)	Extremidades superiores y cabeza
Aorta torácica descendente *Pars thoracica aortae descendentis*	Continuación del cayado aórtico	Intercostales posteriores, esofágicas, bronquiales, pericárdicas, frénicas superiores	Pared torácica, esófago, bronquios, pericardio, diafragma
Apendicular *Appendicularis*	Ileocólica	Ramas apendiculares	Apéndice vermiforme
Arqueada *Arcuata*	Arteria dorsal del pie	Arterias metatarsianas dorsales y plantar profunda	Porción metatarsiana y digitales dorsales del pie
Auditiva interna V. **laberíntica**			
Auricular posterior *Auricularis posterior*	Carótida externa	Auriculares, occipitales, arteria estilomastoidea	Piel de la región auricular posterior, mucosa del oído medio y celdas mastoideas, músculo digástrico
Auricular profunda *Auricularis profunda*	Maxilar		Conducto auditivo, membrana del tímpano y articulación temporomandibular

arteria

NOMBRE	ORIGEN	RAMAS	DISTRIBUCIÓN
Axilar *Axillaris*	Continuación de la arteria subclavia	Ramas subescapulares, torácica superior, toracoacromial, torácica lateral, subescapular, circunflejas humerales anteriores y posteriores	Axila, hombro, parte lateral del tórax
Basilar *Basilaris*	Unión de las dos arterias vertebrales	Ramas pontinas, arterias cerebelosa antero-inferior y superior, arteria del laberinto, arterias cerebrales posteriores	Puente, cerebelo, mesencéfalo, lóbulo occipital y temporal del cerebro y oído interno
Braquial *Brachialis*	Continuación de la arteria basilar	Arterias braquial profunda, colaterales medial y lateral, y cubital y radial	Estructuras del brazo: músculos, piel, hueso
Braquial profunda *Brachialis profunda*	Braquial	Nutricia del húmero, rama deltoidea y colaterales medial y radial	Músculos extensores del antebrazo, húmero y piel de la región posterior del brazo
Bucal *Buccalis*	Maxilar	Ramas cutáneas y para la mucosa y músculo buccinador	Piel y mucosa de la mejilla y músculo buccinador
Callosomarginal *Callosomarginalis*	Cerebral anterior	Ramas frontales antero-medial, postero-medial e intermedio-medial, rama cingular	Superficie orbitaria del lóbulo frontal y cara interhemisférica del cerebro hasta el lóbulo occipital
Carótida común *Carotis communis*	Tronco braquiocefálico (dcha.) Cayado aórtico (izda.)	Carótidas externa e interna	Cuello y cabeza
Carótida externa *Carotis externa*	Carótida común	Tiroidea superior, faríngea ascendente, lingual, facial, esternocleidomastoidea, occipital, auricular posterior, temporal superficial y maxilar	Cuello y viscerocráneo
Carótida interna *Carotis interna*	Carótida común	Caroticotimpánica, del canal pterigoideo, hipofisaria superior, oftálmica, cerebral anterior, cerebral media, comunicante posterior	Oído medio, hipófisis, ojo, cerebro (excepto lóbulo occipital) y plexos coroideos
Cecal anterior *Caecalis anterior*	Mesentérica superior, a través de la ileocólica	Ramas cecales	Porción anterior del ciego
Cecal posterior *Caecalis posterior*	Ileocólica	Ramas cecales	Porción posterior del ciego
Central de la retina *Centralis retinae*	Oftálmica	Ramas temporales y nasales	Capas profundas de la retina
Centrales anteriores *Centrales anteriores*	Cerebral anterior	Ramas mediales y laterales	Núcleo lenticular y cabeza del caudado, cápsula interna, hipotálamo
Centrales posteriores *Centrales posteriores*	Cerebral posterior	Ramas mediales y laterales	Tálamo, mesencéfalo

NOMBRE	ORIGEN	RAMAS	DISTRIBUCIÓN
Cerebelosa inferior posterior *Cerebelli inferior posterior*	Vertebral	Rama coroidea (plexo del IV ventrículo), tonsilar del cerebelo y bulbares mediales y laterales	Plexo coroideo del IV ventrículo, parte postero-inferior del cerebelo, bulbo raquídeo
Cerebelosa infero-anterior *Cerebelli anterior inferior*	Basilar	Arteria del laberinto, ramas cerebelosas	Laberinto y porción antero-inferior del cerebelo
Cerebelosa superior *Cerebelli superior*	Basilar	Ramas cerebelosas y mesencefálicas	Parte superior del cerebelo, mesencéfalo, glándula pineal y plexo coroideo del III ventrículo
Cerebral anterior *Cerebri anterior*	Carótida interna	Arterias centrales, comunicante anterior, frontobasal medial, calloso marginal	Lóbulo frontal del cerebro, corteza de la cara interhemisférica hasta el lóbulo occipital, parte anterior de los ganglios basales, cuerpo calloso
Cerebral media *Cerebri media*	Carótida interna	Arterias centrales mediales y laterales, insulares, temporales: anterior, media y posterior, parietales	Parte lateral del lóbulo frontal, porción lateral del lóbulo temporal y parietal, parte posterior de los ganglios basales
Cerebral posterior *Cerebri posterior*	Basilar	Arterias centrales postero-mediales y laterales, ramales talámicos, coroideos posteriores, pedunculares, occipitales	Lóbulo occipital, 2/3 del temporal, porción posterior del tálamo y anterior del mesencéfalo, y plexo caroideo del ventrículo lateral
Cervical ascendente *Cervicalis ascendens*	Tiroidea inferior	Ramas espinales y musculares	Médula espinal, canal raquídeo y músculos del cuello
Cervical profunda *Cervicalis profunda*	Tronco costo-cervical	Ramas musculares	Músculos profundos del cuello
Cervical transversa *Transversa colli*	Subclavia	Ramas musculares	Músculos de la parte inferior del cuello y de la escápula
Ciática *Comitans nervi ischiadici*	Glútea inferior	Ramas para el ciático	Nervio ciático
Circunfleja de la escápula *Circunflexa scapulae*	Subescapular	Ramas musculares	Músculos de la escápula
Circunfleja femoral lateral *Circumflexa femoris lateralis*	Femoral profunda	Ramas ascendente, descendente y transversa	Articulación de la cadera y músculos del muslo
Circunfleja femoral medial *Circumflexa femoris medialis*	Femoral profunda	Ramas profunda, ascendente, transversa y acetabular	Articulación de la cadera y músculos del muslo
Circunfleja humeral anterior *Circumflexa humeri anterior*	Axilar	Ramas musculares y articulares	Articulación del hombro, cabeza del húmero, tendón del pectoral mayor
Circunfleja humeral posterior *Circumflexa humeri posterior*	Axilar	Ramas musculares y articulares	Músculos deltoides, redondo menor, origen del tríceps y articulación del hombro
Circunfleja ilíaca profunda *Circumflexa ilium profunda*	Ilíaca externa	Ramas ascendentes	Pared abdominal, parte profunda inferior

arteria

NOMBRE	ORIGEN	RAMAS	DISTRIBUCIÓN
Circunfleja ilíaca superficial *Circumflexa ilium superficialis*	Femoral	Ramas cutáneos	Pared abdominal, parte superficial
Cística *Cystica*	Arteria hepática		Vesícula biliar
Colateral cubital inferior *Collateralis ulnaris inferior*	Braquial	Ramas musculares y articulares	Articulación del codo y músculos del codo
Colateral cubital superior *Collateralis ulnaris superior*	Braquial	Ramas musculares y articulares	Articulación del codo y músculos del codo
Colateral media *Collateralis media*	Braquial profunda	Ramas musculares y articulares	Articulación del codo y músculos del codo
Colateral radial *Collateralis radialis*	Braquial profunda	Ramas musculares y articulares	Articulación del codo y músculos del codo
Cólica derecha *Colica dextra*	Mesentérica superior	Ramas para el colon ascendente	Colon ascendente
Cólica izquierda *Colica sinistra*	Mesentérica inferior	Ramas para el colon descendente	Colon descendente
Cólica media *Colica media*	Mesentérica superior	Ramas para el colon transverso	Colon transverso
Comunicante anterior *Communicans anterior*	Cerebral anterior	Ramas centrales	Parte anterior del putamen y cápsula interna
Comunicante posterior *Communicans posterior*	Carótida interna	Ramas quiasmática, del nervio óculo-motor, talámicos, y de la cola del núcleo caudado e hipotálamo	Las estructuras mencionadas
Coroidea anterior *Choroidea anterior*	Carótida interna	Ramas para el plexo coroideo del ventrículo lateral y III ventrículo	Las estructuras mencionadas
Coronaria derecha *Coronaria dextra*	Aorta ascendente	Ramas del cono arterioso, del nódulo sinusal, marginal derecha, auricular intermedia e interventricular posterior	Corazón derecho y nódulos sinusal y atrioventricular
Coronaria izquierda *Coronaria sinistra*	Aorta ascendente	Ramas interventricular anterior, del cono arterioso, lateral, septales, circunfleja, marginal, auriculares	Corazón izquierdo
Cremastérica *Cremasterica*	Epigástrica inferior	Ramas para el cordón espermático y el músculo cremater	Las estructuras mencionadas
Cubital *Ulnaris*	Braquial	Ramas recurrente cubital, interósea común, palmar del carpo, palmar profundo y superficial	Porción medial del antebrazo y mano
Del conducto deferente *Ductus deferentis*	Umbilical	Ramas deferenciales y uretéricas	Conducto deferente y porción inferior del uréter
Dentaria inferior V. **alveolar inferior**			
Diafragmática inferior *Phrenica inferior*	Aorta	Ramas suprarrenal superior, frénicos	Cara inferior del diafragma y parte de la glándula suprarrenal

NOMBRE	ORIGEN	RAMAS	DISTRIBUCIÓN
Diafragmática superior *Phrenica superior*	Torácica interna	Ramas pericárdicas y frénicas	Pericardio parietal y cara superior del diafragma
Dorsal del pene (o clítoris) *Dorsalis penis*	Pudenda interna	Ramas para el pene o clítoris	Las estructuras mencionadas
Dorsal del pie *Dorsalis pedis*	Tibial anterior	Tarsiana lateral, arqueada, maleolares, calcáneas	Dorso del pie
Epigástrica inferior *Epigastrica inferior*	Ilíaca externa	Ramas pubiana, cremastérica	Pared abdominal, zona inferior
Epigástrica superior *Epigastrica superior*	Torácica interna	Ramas musculares	Pared abdominal, zona superior
Escapular dorsal *Scapularis dorsalis*	Transversa del cuello	Ramas musculares	Romboides, trapecio y dorsal ancho
Esfenopalatina *Sphenopalatina*	Maxilar intera	Ramas nasales posteriores, laterales y del septo	Parte posterior de las fosas nasales
Espermática *Testicularis*	Aorta	Ramas espermáticas y testiculares	Cordón espermático y testículo
Espinal anterior *Spinalis anterior*	Vertebral	Ramas coronales y subcomisurales	Mitad anterior de la médula espinal
Espinal posterior *Spinalis posterior*	Vertebral	Ramas coronales	Mitad posterior de la médula espinal
Esplénica V. **lienal**			
Etmoidal anterior *Ethmoidalis anterior*	Oftálmica	Ramas meníngea anterior, septal anterior y nasal antero-lateral	Duramadre del lóbulo frontal, parte anterior de las fosas nasales y seno frontal
Etmoidal posterior *Ethmoidalis posterior*	Oftálmica	Ramas nasal postero-lateral, septal posterior	Fosas nasales (parte posterior), mucosa de las celdillas etmoidales
Facial *Facialis*	Carótida externa	Ramas palatina ascendente, tonsilar, submental, labiales y angular	La cara, amígdala y glándula submandibular
Faríngea ascendente *Pharyngea ascendens*	Carótida externa	Ramas meníngea posterior, faríngeas, timpánica inferior	Faringe, paladar blando, oído medio y porción occipital de la duramadre
Femoral *Femoralis*	Continuación de la arteria ilíaca externa	Ramas epigástrica superficial, circunfleja ilíaca superficial, pudenda externa, circunflejas femorales medial y lateral, femoral profunda, descendente de la rodilla. Se continúa con la poplítea	Extremidad inferior
Femoral profunda *Profunda femoris*	Femoral	Circunflejas femorales, perforantes	Porción medial y posterior del muslo
Gástrica derecha *Gastrica dextra*	Hepática	Ramas de la curvadura menor del estómago	Región del antro pilórico

NOMBRE	ORIGEN	RAMAS	DISTRIBUCIÓN
Gástrica izquierda *Gastrica sinistra*	Tronco celíaco	Ramas esofágicas y curvadura menor del estómago	Curvadura menor, zona superior del cuerpo del estómago y región cardial del esófago
Gastroduodenal *Gastroduodenalis*	Hepática	Ramas pancreáticoduodenal, gastroepiploica derecha	Páncreas, estómago (zona de la curvadura mayor) antro pilórico, duodeno, epiplon mayor
Gastroepiploica derecha *Gastroepiploica dextra*	Gastroduodenal	Ramas gástricas y omentales	Curvadura mayor del estómago (zona del antro) y porción derecha del epiplon mayor
Gastroepiploica izquierda *Gastroepiploica sinistra*	Esplénica	Ramas gástricas y omentales	Curvadura mayor del estómago (zona del cuerpo y fondo) y porción izquierda del epiplón mayor
Glútea inferior *Glutea inferior*	Ilíaca interna	Ramas ciática y musculares	Nervio ciático y región inferior de la nalga
Glútea superior *Glutea superior*	Ilíaca interna	Ramas superficial y profunda	Región media y superior de la nalga
Hemorroidal V. **rectales**			
Hepática común *Hepatica communis*	Tronco celíaco	Ramas gástrica derecha, gastroduodenal y hepática propia	Hígado, parte antral del estómago y duodeno
Hepática propia *Hepatica propria*	Hepática común	Ramas derecha e izquierda	Hígado
Hipofisaria inferior *Hypophysialis inferior*	Carótida interna	Ramas hipofisarias	Glándula pituitaria
Hipofisaria superior *Hypophysialis superior*	Carótida interna	Ramas hipofisarias y del infundíbulo	Porción inferior del hipotálamo, infundíbulo, hipófisis
Humeral V. **braquial**			
Ileocólica *Ileocolica*	Mesentérica superior	Ramas cecales, apendicular, cólica ascendente e ileal	Ciego, apéndice vermiforme, colon ascendente y porción terminal del íleon
Ilíaca común (primitiva) *Iliaca communis*	Aorta	Ilíacas externa e interna	Pelvis y miembro inferior
Ilíaca externa *Iliaca externa*	Ilíaca común	Epigástrica inferior, púbica, cremastérica, circunfleja, ilíaca profunda	Miembro inferior, porción inferior de la pared abdominal
Ilíaca interna *Iliaca interna*	Ilíaca común	Ramas parietales: iliolumbar, obturatriz, acetabular, glúteas superior e inferior, ramas viscerales para las vísceras pélvicas	Paredes de la región pélvica y vísceras pélvicas
Iliales *Ilei*	Mesentérica superior	Ramas para el íleon	Íleon

NOMBRE	ORIGEN	RAMAS	DISTRIBUCIÓN
Iliolumbar *Iliolumbalis*	Ilíaca interna	Ramas ilíaca y lumbar	Músculo psoasilíaco, huesos pélvicos, 5.ª vértebra lumbar y sacro
Infraorbitaria *Infraorbitaria*	Maxilar interna	Ramas alveolares antero-superiores	Maxilar, piezas dentarias, párpado inferior, mejilla
Intercostal suprema *Intercostalis suprema*	Costocervical	Ramas intercostales posteriores 1.ª y 2.ª, musculares, espinales	Pared torácica superior, médula espinal (mielómeros torácicos superiores)
Intercostales anteriores *Intercostales anteriores*	Torácica interna	Ramas mediastínicas, tímicas, pericardicofrénica	Pared anterior del tórax, timo y pericardio
Intercostales posteriores *Intercostales posteriores*	Aorta torácica	Ramas musculares dorsales, espinales, cutáneas lateral y medial	Pared torácica y los mielómeros correspondientes
Interósea anterior *Interosea anterior*	Interósea común	Ramas musculares y la satélite del nervio mediano	Músculos profundos región anterior del antebrazo y nervio mediano
Interósea común *Interosea communis*	Cubital	Ramas interóseas anterior, posterior y musculares	Músculos del antebrazo, plano profundo
Interósea posterior *Interosea posterior*	Interósea común	Ramas musculares / interósea recurrente	Músculos del antebrazo, plano profundo posterior
Interósea recurrente *Interosea recurrens*	Interósea posterior	Ramas articulación del codo	Parte profunda dorsal del codo
Laberíntica *Labyrinthi*	Basilar	Ramas vestibular y coclear	Oído interno
Labial inferior *Labialis inferior*	Facial	Ramas para el orbicular de los labios y piel del labio inferior	Labio inferior
Labial superior *Labialis superior*	Facial	Ramas para el orbicular de los labios y piel del labio superior	Labio superior
Lagrimal *Lagrimalis*	Oftálmica	Glandulares y palpebral lateral	Glándula lagrimal y parte lateral de los párpados
Laríngea inferior *Laryngea inferior*	Tiroidea inferior	Laríngeas, faríngeas	Porción inferior de la laringe y faringe
Laríngea superior *Laryngea superior*	Tiroidea superior	Ramas para la mucosa y músculos laríngeos	Parte superior de la laringe
Lienal *Lienalis*	Tronco celíaco	Pancreáticas, gastroepiploica izquierda, gástricas cortas y esplénicas	Bazo, cuerpo y cola del páncreas, fondo y cuerpo del estómago, epiplón mayor
Lingual *Lingualis*	Carótida externa	Suprahioideas, sublingual, linguales	Lengua, glándula sublingual zona epiglótica
Lumbares	Aorta abdominal	Dorsal, espinales	Pared abdominal (zona posterior), médula (porción inferior)
Mamaria externa **V. torácica lateral**			
Mamaria interna **V. torácica interna**			

arteria

NOMBRE	ORIGEN	RAMAS	DISTRIBUCIÓN
Maxilar *Maxillaris*	Carótida externa	Auricular profunda, timpánica anterior, alveolar inferior, meníngea media, masetérica, temporal profunda, pterigoideas, bucal, alveolares superiores, infraorbitaria, esfenopalatina, palatina descendente	Músculos masticadores, duramadre encefálica, cara en la zona maxilar
Meníngea media *Meningea media*	Maxilar	Ramas frontal, parietal, petrosa, timpánica superior	Duramadre frontal, parietal y temporal y los correspondientes huesos
Meníngea anterior *Meningea anterior*	Etmoidal anterior	Ramas durales	Duramadre de la fosa anterior del cráneo
Meníngea posterior *Meningea posterior*	Faríngea ascendente	Ramas meníngeas	Duramadre del surco interhemisférico y zona orbitaria
Mesentérica inferior *Mesenterica inferior*	Aorta abdominal	Cólica izquierda, sigmoideas, rectal superior	Colon descendente y sigmoideo y porción superior del recto
Mesentérica superior *Mesenterica superior*	Aorta abdominal	Pancreaticoduodenales inferiores yeyunales, ileales, cólicas derecha y media, ileocólica	Intestino delgado y grueso, hasta el colon descendente
Musculofrénica *Musculophrenica*	Torácica interna	Últimas ramas intercostales anteriores, ramas frénicas	Diafragma y espacios intercostales anteriores (a partir del 7.°)
Nasales anteriores *Nasales anteriores*	Etmoidal anterior	Ramas laterales y septales	Porción anterior de las fosas nasales
Nasales posteriores *Nasales posteriores*	Esfenopalatina	Ramas laterales y septales	Porción posterior de las fosas nasales
Nutricias de la tibia *Nutriciae tibiae*	Tibial posterior	Ramas ascendente y descendente	Diáfisis de la tibia
Nutricias del fémur *Nutriciae femoris*	De la 3.ª perforante	Ramas ascendente y descendente	Diáfisis del fémur
Nutricias del húmero *Nutriciae humeri*	Arterias braquial y braquial profunda	Ramas ascendente y descendente	Diáfisis del húmero
Nutricias del peroné *Nutriciae fibulae*	Peronea	Ramas ascendente y descendente	Diáfisis del peroné
Obturatriz *Obturatoria*	Ilíaca interna	Pubiana, acetabular, antero-posterior	Músculos obturadores y aductores, articulación de la cadera
Occipital *Occipitalis*	Carótida externa	Mastoidea, auricular, esternocleidomastoideas, occipitales, descendente	Mastoides, músculo esternocleidomastoideo, piel y músculos del occipucio
Oftálmica *Ophthalmica*	Carótida interna	Central de la retina, lagrimal, ciliares posteriores cortas y largas, conjuntivales, supraorbitaria, etmoidales anterior y posterior	Estructuras orbitarias, piel de la frente y celdillas etmoidales y porción antero-superior de las fosas nasales

NOMBRE	ORIGEN	RAMAS	DISTRIBUCIÓN
Ovárica *Ovarica*	Aorta abdominal	Ureteral, tubáricas y ováricas	Ovario, trompa, uréter
Palatina ascendente *Palatina ascendens*	Facial	Tonsilar, palatina, faríneas	Paladar blando, amígdala y pared faríngea adyacente
Palatina descendente *Palatina descendens*	Maxilar	Palatina mayor y palatinas menores	Paladar blando y duro
Pancreática dorsal *Pancreatica dorsalis*	Esplénica	Pancreática inferior, pancreática magna, de la cola del páncreas	Cuerpo y cola del páncreas
Pancreaticoduodenal inferior *Pancreaticoduodenalis inferior*	Mesentérica superior	Ramas pancreáticas y duodenales. Se anastomosa con la pancreaticaduodenal superior	Cabeza del páncreas y 3.ª y 4.ª porciones del duodeno
Pancreaticoduodenal superior *Pancreaticoduodenalis superior*	Gastroduodenal	Ramas pancreáticas y duodenales	Cabeza del páncreas y 2.ª porción del duodeno
Pedia *Dorsalis pedis*	Tibial anterior	Tarsal lateral, tarsales medias, arcuata	Piel, músculos y articulaciones del dorso del pie
Pericardicofrénica *Pericardicophrenica*	Torácica interna	Ramas pericárdicas y diafragmáticas	Pericardio, pleura mediastínica y diafragma
Perineal *Perinealis*	Pudenda interna	Musculares	Músculos bulboesponjoso e isquiocavernoso
Peronea *Peronea*	Tibial posterior	Perforante, comunicante, maleolares laterales, red calcánea	Músculos profundos de la pantorrilla, lado externo del tobillo
Plantar lateral *Plantaris lateralis*	Tibial posterior	Arco plantar, del que parten las arterias metatarsianas plantares	Piel, músculos y articulaciones de la porción lateral de la planta del pie
Plantar medial *Plantaris medialis*	Tibial posterior	Ramas profunda, rama superficial	Piel, músculos y articulaciones de la porción medial de la planta del pie
Poplítea *Poplitea*	Femoral (continuación)	Tibial posterior (su continuación) Tibial anterior, arterias de la rodilla superiores (medial y lateral) e inferiores (medial y lateral y media)	Por medio de sus ramas irrigan toda la extremidad inferior a partir de la rodilla
Pudenda externa *Pudenda externa*	Femoral	Ramas inguinales y escrotales	Genitales externos y región inguinal
Pudenda interna *Pudenda interna*	Ilíaca interna	Rectal inferior, perineal, ramas escrotales o labiales, uretral, del bulbo, profunda del pene dorsal del pene (o clítoris)	Genitales externos, canal anal, periné
Pulmonar (derecha e izquierda)	Tronco pulmonar	Arterias lobares	Pulmón y pleura visceral

arteria

NOMBRE	ORIGEN	RAMAS	DISTRIBUCIÓN
Radial *Radialis*	Humeral	Recurrente radial, rama palmar del carpo, palmar superficial, rama dorsal del carpo, ramas del pulgar	Región dorsal del antebrazo y lateral de la mano
Rectal superior *Rectalis superior*	Mesentérica inferior	Ramas derecha e izquierda	Porción superior del recto
Rectales (media e inferior) *Rectales (medialis et inferior)*	Ilíaca interna (la inferior de la pudenda interna)	Ramas rectales	Recto y canal anal
Renal *Renalis*	Aorta abdominal	Suprarrenal inferior, ramas renales anterior y posterior, ramas uretéricas	Riñón, pelvis renal, porción superior del uréter y parte de la glándula suprarrenal
Subclavia *Subclavia*	La derecha del tronco braquiocefálico y la izquierda de la aorta	Vertebral, torácica interna, tronco tirocervical, transversa del cuello, escapular dorsal. Se continúa con la arteria axilar	Extremidad superior, porción posterior del encéfalo y parte del cuello y tórax
Subescapular *Subescapularis*	Axilar	Toracodorsal y circunfleja de la escápula	Región escapular y porción lateral del tórax
Supraescapular *Suprascapularis*	Tronco tirocervical	Ramas musculares, rama acromial	Músculos retroescapulares y región acromial
Temporal (cerebral) *Temporalis*	Cerebral media	Temporal anterior, intermedia y posterior	La mayor parte de la convexidad del hemisferio cerebral y la ínsula
Temporal superficial *Temporalis superficialis*	Rama terminal carótida externa	Ramas parotídeas, transversa de la cara, auriculares anteriores, rama frontal y rama parietal	Región cutánea parieto-temporal
Temporales profundas *Temporales profundae*	Maxilar	Ramas musculares	Músculo temporal
Tibial anterior *Tibialis anterior*	Poplítea	Recurrentes tibiales anterior y posterior, maleolares medial y lateral (dorsal del pie: terminal)	Músculos del compartimento anterior de la pierna y piel de esa región. Parte anterior del tobillo
Tibial posterior *Tibialis posterior*	Poplítea	Circunfleja peronea, maleolares mediales, calcáneas (ramas terminales: plantar lateral y medial)	Músculos de la región posterior de la pierna y planta del pie. Piel de esas regiones
Tiroidea inferior *Thyroidea inferior*	Tronco tirocervical	Laríngea superior, glandulares para el tiroides, ramas faríngeas, traqueales, cervical ascendente	Glándula tiroides y estructuras vecinas
Tiroidea superior *Thyroidea superior*	Carótida externa	Infrahioidea, esternocleidomastoidea, laríngea superior, glandulares para el tiroides	Glándula tiroides y estructuras vecinas

NOMBRE	ORIGEN	RAMAS	DISTRIBUCIÓN
Torácica interna *Thoracica interna*	Subclavia	Mediastinales, tímicas, bronquiales, pericárdico-frénicas, esternales, intercostales anteriores	Pared torácica anterior, timo, bronquios, pericardio y diafragma
Torácica lateral *Thoracica lateralis*	Axilar	Ramas mamarias	Músculos pectorales y glándulas mamarias
Toracoacromial *Thoracoacromialis*	Axilar	Clavicular, pectoral, deltoidea, ramas acromiales	Región deltoide, clavicular y torácica
Toracodorsal *Thoracodorsalis*	Subescapular	Ramas musculares	Músculo dorsal ancho y redondo mayor
Uterina *Uterina*	Ilíaca interna	Vaginal, tubárica, ovárica	Útero, vagina, trompa, ligamento ancho
Vaginal *Vaginalis*	Uterina	Ramas vaginales	Parte superior de la vagina
Vertebral *Vertebralis*	Subclavia	Espinales, musculares, ramas meníngeas, espinal anterior, espinal posterior, cerebelosa postero-inferior	Tronco del encéfalo y cerebelo, parte posterior del cerebro; médula espinal (región cervical); músculos profundos del cuello
Vesical inferior *Vesicalis inferior*	Ilíaca interna	Ramas prostáticas y vesicales	Próstata y parte inferior de la vejiga urinaria
Vesicales superiores *Vesicales superiores*	Umbilical	Rama del conducto deferente, ramas uretéricas, ramales vesicales	Parte superior de la vejiga y conducto deferente

arteria epigástrica inferior *(arteria epigastrica inferior)*
CIRPLÁS. Rama arterial de la arteria ilíaca externa, que penetra en el músculo recto abdominal anterior por su cara dorsal. Aporta aproximadamente el 60% del flujo arterial a dicho músculo. En esta arteria se basa el colgajo de músculo recto abdominal con o sin piel (TRAM), de pedículo inferior, muy utilizado para la cobertura de distintos defectos. || **a. epigástrica superior** *(a. epigastrica superior)* Continuación de la arteria mamaria interna, que penetra a nivel superior por la cara dorsal del músculo recto abdominal anterior. Aporta aproximadamente el 40% de la irrigación arterial a dicho músculo. Es la arteria en la cual se basa el colgajo de músculo recto abdominal cuando se pedicula en la parte superior; este colgajo se utiliza mucho para cubrir distintos defectos, sobre todo para la reconstrucción mamaria.

arterial *(arterial)*
CARDIOL. adj. Relativo o referente a una arteria o arterias.

arterioespasmo *(arteriospasm)*
CARDIOL. m. Espasmo arterial.

arteriografía *(arteriography)*
RADIO. f. Técnica de imagen que consiste en el estudio de estructuras arteriales mediante su opacificación con medios de contraste. || **a. pulmonar** *(pulmonary a.)* Procedimiento radiológico, diagnóstico y en ocasiones terapéutico, por el cual se visualiza la vascularización pulmonar mediante la inyección directa y rápida de material radioopaco en la arteria pulmonar principal o en sus ramas, preferiblemente mediante un cateterismo cardiaco. || **a. renal** *(renal a.)* Técnica de inyección de contraste radiológico en las arterias renales para su visualización. Se realiza por vía femoral mediante la técnica de Seldinguer, introduciendo un catéter en la aorta o, selectivamente, en las arterias renales. Permite ver la vascularización arterial y venosa y valorar la existencia de estenosis, obstrucción (trombosis) o dilatación (aneurismas). Se indica ante la sospecha de lesiones vasculares rena-

les y, ocasionalmente, para obtener un mapa vascular cuando se plantean nefrectomías parciales. En casos de estenosis se puede tratar en el mismo acto mediante dilatación percutánea o la colocación de un *stent*.

arteriograma *(arteriogram)*
RADIO. f. Imagen obtenida en una arteriografía.

arteriola *(arteriole)*
ANAT. f. Cada una de las ramas arteriales de pequeño calibre que preceden a los capilares.

arteriola *(arteriole)*
NEFROL. f. Pequeña arteria que constituye el elemento anatómico intermedio entre las arterias y los capilares. || **a. aferente** *(afferent a.)* La que tiene su origen en las arterias interlobulillares a diferentes intervalos; al entrar en un solo corpúsculo renal (glomérulo) se divide entre cinco y ocho ramas cortas, cada una de las cuales origina un segmento capilar independiente. El conjunto de la red capilar constituye el ovillo o penacho glomerular, donde tiene lugar la ultrafiltración del plasma sanguíneo. || **a. eferente** *(efferent a.)* Aquella por la que la sangre abandona el glomérulo y a la que drenan los capilares glomerulares. Se ramifica muy pronto en otra red de capilares que discurre por el intersticio en íntimo contacto con los túbulos renales, lo cual facilita el paso a la sangre de sustancias reabsorbidas por las células tubulares. De las arteriolas eferentes de los corpúsculos yuxtamedulares emergen múltiples capilares que se denominan vasos rectos descendentes.

arterioplastia *(arterioplasty)*
CARDIOL. f. Reconstrucción o reparación quirúrgica de una arteria.

arteriorrafia *(arteriorrhafy)*
CARDIOL. f. Sutura de una arteria.

arteriosclerosis *(arteriosclerosis)*
CARDIOL. f. Degeneración crónica y progresiva de la pared de las grandes arterias con engrosamiento, pérdida de la elasticidad y reducción de la luz arterial. Es consecuencia de la aterosclerosis.

arteriotomía *(arteriotomy)*
CARDIOL. f. Sección quirúrgica de una arteria.

arteriovenoso *(arteriovenous)*
CARDIOL. adj. Relativo a una sección común arterial y venosa del sistema circulatorio.

arteritis *(arteritis)*
CARDIOL. f. Inflamación de la pared arterial. || **a. de células gigantes** *(giant cells a.)* Arteritis de la arteria temporal o de Horton, enfermedad inmunológica que se caracteriza por la inflamación granulomatosa de las arterias craneales. Cursa con cefalea, fiebre, aceleración de la velocidad de sedimentación globular, dolor en la región temporal, con claudicación intermitente de los músculos de la masticación, y en ocasiones polimialgia reumática. || **a. de Horton** *(temporal a.)* Ver **arteritis de células gigantes.**

articulación *(joint)*
ANAT. f. Zona de unión de dos o más huesos. Atendiendo al movimiento, las articulaciones se dividen en *diartrosis* (con movimiento) y *sinartrosis* (sin movimiento). A su vez, las diartrosis se clasifican según los ejes de los movimientos: con un eje, las articulaciones trocleares y trocoides; con dos, las articulaciones condíleas y en silla de montar, y con tres, las esferoideas, también llamadas enartrosis. Las *artrodias* son articulaciones con superficies planas, por lo que no tienen ejes de movimiento, simplemente se desliza un hueso sobre el otro. Las *anfiartrosis* son aquellas cuyas superficies articulares están unidas con abundante tejido fibrocartilaginoso. Las sinartrosis tienen unidas las superficies articulares por fibras colágenas muy cortas, por lo que no hay posibilidad de movimiento. Según la configuración de las superficies articulares, se dividen en dentadas, escamosas, armónicas y gónfosis. En las *diartrosis* se encuentran los siguientes elementos articulares: las superficies articulares, recubiertas de cartílago hialino; la cápsula, revestida interiormente por la membrana sinovial (encargada de segregar líquido sinovial) y los ligamentos de refuerzo.

articulación de Lisfranc *(Lisfranc's joint)*
ORTOP. Articulación tarsometatarsiana.

articulado *(articulated)*
ORTOP. adj. Que tiene articulaciones, que consta de segmentos independientes unidos por articulaciones y pueden moverse unos sobre otros.

artificial *(artificial)*
RADIO. adj. Creado o fabricado por el hombre, por medios no naturales.

artralgia *(arthralgia)*
ORTOP. f. Dolor articular acompañado o no de alteración de los tejidos.

artrectomía *(arthrectomy)*
ORTOP. f. Resección de una articulación.

artrestesia *(arthresthesia)*
ORTOP. f. Sensibilidad articular, percepción del movimiento de la articulación.

artrítico *(arthritic)*
ORTOP. adj. Relativo o perteneciente a las artritis. ‖ m. Individuo que sufre una afección de las articulaciones.

artritis *(arthritis)*
ORTOP. f. Inflamación de las articulaciones. ‖ **a. aguda** *(acute a.)* La que provoca dolor, calor, enrojecimiento y tumefacción por inflamación, infección o traumatismo. ‖ **a. aguda supurada** *(acute suppurative a.)* La que está provocada por microorganismos formadores de pus. ‖ **a. bacteriana** *(bacterial a.)* Artritis infecciosa, generalmente aguda, de la membrana sinovial, la mayoría de las veces ocasionada por estafilococos aureus, estreptococos y *Neireria gonorrhoeae* (piartritis, artritis séptica). ‖ **a. gonocócica** *(gonoccocal a.)* La que está provocada por la gonorrea. ‖ **a. gotosa** *(gouty a.)* La que se debe a la gota. ‖ **a. hemofílica** *(hemophilic a.)* Hemorragia en la cavidad articular. ‖ **a. juvenil crónica** *(juvenile rheumatoid a.)* Artritis reumatoide juvenil. ‖ **a. psoriasis** *(psoriatic a.)* Síndrome en el que la psoriasis se asocia a la artritis. ‖ **a. reumática aguda** *(acute rheumatic a.)* Fiebre reumática. ‖ **a. reumatoide** *(rheumatoid a.)* Enfermedad multisistémica de predominio en pequeñas articulaciones, con máxima incidencia entre los 40 y los 60 años, que presenta un curso crónico. Su etiología es desconocida, aunque se piensa que es el resultado de la acción de un antígeno en un individuo con una base genética determinada. El antígeno podría ser exógeno o autoantígeno. Su marcador serológico típico es el factor reumatoide. ‖ **a. reumatoide juvenil** *(juvenile rheumatoid a.)* Enfermedad multisistémica de predominio articular en pacientes menores de 16 años, que persiste un mínimo de tres meses. Al igual que en la artritis reumatoide del adulto, su etiología es desconocida, aunque se sospecha una etiología multifactorial, por un lado de factores genéticos y por otro de desencadenantes ambientales posiblemente infecciosos. Existen tres formas clínicas, dependiendo de cómo hayan comenzado y de la presencia o no de determinados autoanticuerpos: sistémico, oligoarticular y poliarticular. ‖ **a. tuberculosa** *(tuberculous a.)* Artritis que aparece de forma secundaria a la tuberculosis; a menudo es monoarticular, con evolución crónica, predominio en las grandes articulaciones y en el raquis, y con tumefacción generalmente sin rubefacción (tumor blando).

artritismo *(arthritism)*
ORTOP. m. Término que ha sido empleado para designar una predisposición del organismo a sufrir ciertas afecciones de etiología desconocida y larga evolución, como la obesidad, la diabetes, la gota, etc.

artro- *(arthro-)*
ORTOP. Prefijo de origen griego que significa articulación.

artrocace *(arthrocace)*
ORTOP. m. Necrosis de una articulación. Término poco usado.

artrocatadisis *(artrhokatadysis)*
ORTOP. f. Hundimiento del fondo del acetábulo y protrusión de la cabeza femoral dentro del mismo, que conduce a la limitación de la articulación coxofemoral. También recibe el nombre de enfermedad de Otto.

artrocele *(arthrocele)*
ORTOP. m. Tumefacción de una articulación. ‖ Hernia de la membrana sinovial a través de la cápsula articular.

artrocentesis *(arthrocentesis)*
ORTOP. f. Punción y aspiración de una articulación.

artroclasia *(arthroclasia)*
ORTOP. f. Tratamiento quirúrgico de una articulación anquilosada para obtener la movilidad libre de la misma.

artrocondritis *(arthrochondritis)*
ORTOP. f. Nombre que erróneamente recibe la inflamación de los cartílagos de la articulación, dado que al ser avasculares no pueden sufrirla.

artrodesis *(arthrodesis)*
ORTOP. f. Operación quirúrgica para conseguir la anquilosis de una articulación. Se la denomina también anquilosis artificial.

artrodia *(arthrodia)*
ANAT. f. Articulación de superficies articulares planas, que solo permite ligeros desplazamientos de un hueso sobre el otro.

artroendoscopia *(arthroendoscopy)*
ORTOP. Ver **artroscopia**.

artroereisis *(arthroereisis)*
ORTOP. f. Limitación quirúrgica del movimiento de una articulación anormalmente móvil por parálisis.

artrofito *(arthrophyte)*
ORTOP. m. Excrecencia anormal en una articulación (osteofito).

artrógeno *(arthrogenous)*
ORTOP. adj. Que tiene origen articular.

artrografía *(arthrography)*
RADIO. f. Descripción de las articulaciones. || Radiografía de una articulación. || Técnica radiológica que consiste en el estudio de una articulación, mediante la introducción de un contraste (positivo, negativo o ambos) que permita contrastar o diferenciar los componentes internos de la misma, para obtener imágenes con fines diagnósticos. Actualmente su uso se restringe a indicaciones muy concretas en la muñeca, el hombro y la cadera, asociándose frecuentemente a técnicas de obtención de imagen seccional (tomografía computarizada y resonancia magnética).

artrográfico *(arthrographyc)*
RADIO. adj. Relativo o relacionado con la artrografía.

artrografista *(arthrographyst)*
RADIO. m. y f. Técnico o especialista que realiza una artrografía.

artrógrafo *(arthrograph)*
RADIO. m. Equipo utilizado para la realización de artrografías.

artrograma *(arthrogram)*
RADIO. f. Imagen obtenida de la realización de una artrografía.

artrogriposis *(arthrogryposis)*
ORTOP. f. Rigidez permanente de una o varias articulaciones en flexión o en extensión. || **a. múltiple congénita** *(congenital a. multiplex)* Amioplasia congénita o síndrome de Guerin-Stern.

artrólisis *(arthrolysis)*
ORTOP. f. Operación que se practica en una articulación rígida, consistente en la liberación de las adherencias de la cápsula sinovial o ligamentaria (a veces con sección de estas estructuras) para el restablecimiento de la movilidad articular.

artrolito *(arthrolit)*
ORTOP. m. Cuerpo libre intraarticular que aparece a consecuencia de una lesión traumática o de un proceso patológico de la articulación, generalmente cartilaginoso u osteocartilaginoso (encondromatosis, osteocondritis disecante). Se conoce también como ratón articular.

artrología *(arthrology)*
ORTOP. f. Parte de la anatomía que estudia las articulaciones.

artrómetro *(goniometer)*
ORTOP. m. Instrumento para medir el grado de extensión de los movimientos de una articulación. || Goniómetro.

artronco *(arthroncus)*
ORTOP. m. Tumor articular. || Tumefacción de una articulación.

artroneumografía *(arthropneumoradiography)*
ORTOP. f. Radiografía de una articulación, previa inyección de aire u oxígeno.

artropatía *(arthropathy)*
ORTOP. f. Afección patológica de una articulación (enfermedad articular). || **a. de Charcot** *(neuropathic a.)* Artropatía neurogénica caracterizada por presentar alteraciones típicas ostearticulares secundarias a diversas enfermedades del sistema nervioso (tabes, siringomielia), que originan trastornos de la sensibilidad, etc. La articulación se destruye y la zona articular carece de sensibilidad dolorosa o propioceptiva. || **a. deformante** *(deforming a.)* Proceso degenerativo del cartílago articular con reacción ósea proliferativa y escasa participación sinovial (artrosis). Puede ser primaria (la que aparece en la menopausia y en la tercera edad) o secundaria a otros procesos articulares, y puede presentarse en adultos jóvenes. A diferencia de la artritis, no conduce a la anquilosis. || **a. inflamatoria** *(inflammatory a.)* Enfermedad de origen inflamatorio de las articulaciones. || **a. neuropática** *(neuropathic a.)* Ver **articulación de Charcot**. || **a. psoriásica** *(psoriatic a.)* Alteraciones articulares presentes en enfermos de psoriasis.

artropatología *(arthropathology)*
ORTOP. f. Estudio de los cambios estructurales y funcionales que se producen en las articulaciones por enfermedad.

artropiosis *(arthropyosis)*
ORTOP. f. Formación de pus en una cavidad articular.

artroplastia *(arthroplasty)*
ORTOP. f. Operación quirúrgica que tiene por objeto la reconstrucción de una articulación destruida o anquilosada, mediante la resección de las superficies articulares y la interposición de una prótesis para recuperar la función y suprimir el dolor. Las intervenciones más habituales que se realizan en las extremidades superiores son las de hombro y codo, y en las inferiores, las de cadera y rodilla. ‖ **a. de cadera** *(hip a.)* Operación en la que se emplea una copa para la reconstrucción del acetábulo y una esfera con vástago para reconstruir la extremidad superior del fémur. ‖ **a. de codo** *(elbow a.)* Parecida a la artroplastia de rodilla. ‖ **a. de hombro** *(shoulder a.)* Semejante a la de cadera, puede ser también parcial o total. ‖ **a. de rodilla** *(knee a.)* La artroplastia puede ser de recubrimiento de cóndilos y maleolo tibial, respetando los ligamentos (prótesis no constreñida) o prescindiendo de ellos (prótesis constreñidas). ‖ **a. total de cadera** *(total hip a.)* Operación en la que se sustituyen el acetábulo y el extremo superior del fémur con piezas de metal, polietileno o cerámica.

artro-RM *(arthro-MRI)*
RADIO. f. Artrorresonancia magnética, técnica de adquisición de imagen que combina la introducción de contraste en la articulación con la adquisición de imágenes mediante resonancia magnética. ‖ **a.-TC** *(a.-CT)* Artrotomografía computarizada, técnica que combina la introducción de contraste en la articulación con la adquisición de imágenes mediante tomografía computarizada.

artrorrafia *(arthroraphy)*
ORTOP. f. Sutura de los tejidos de una articulación.

artrorragia *(arthrorrhage)*
ORTOP. f. Salida de líquido, generalmente sinovial, del interior de una articulación.

artrorreumatismo *(arthrorheumatism)*
ORTOP. m. Reumatismo articular.

artrorrisis *(arthrorisis)*
ORTOP. Ver **artroereisis**.

artrosclerosis *(arthrosclerosis)*
ORTOP. f. Esclerosis o endurecimiento de las articulaciones, especialmente los producidos por la edad.

artroscopia *(arthroscopy)*
ORTOP. f. Examen del interior de una articulación mediante un instrumento (artroscopio), con el fin de efectuar un diagnóstico o un tratamiento dentro de la misma. Se denomina artroscopia *diagnóstica* a la que tiene por finalidad llegar a un diagnóstico y *quirúrgica* a la que está indicada como tratamiento.

artroscopio *(arthroscope)*
ORTOP. m. Endoscopio destinado al examen de las articulaciones y a efectuar procedimientos diagnósticos y terapéuticos dentro de las mismas.

artrosinovitis *(arthrosynovitis)*
ORTOP. f. Inflamación de la membrana sinovial de una articulación.

artrosis *(arthrosis, osteoarthritis)*
ORTOP. f. Artropatía crónica, no inflamatoria, constituida principalmente por alteraciones destructivas de los cartílagos y de los fibrocartílagos, osteoesclerosis subcondral, reacción osteofítica de los rebordes articulares y formación de cavidades fibroquísticas en las epífisis. Estas lesiones son consideradas de naturaleza degenerativa y están relacionadas con la edad. En cuanto a las causas, se supone que están en relación con las características físicas o bioquímicas del cartílago articular o de las condiciones mecánicas defectuosas a las que se encuentra sometido el cartílago. La artrosis aparece generalmente después de los cuarenta años y es más frecuente en el sexo femenino. El síntoma más importante es el dolor provocado por los movimientos. En general las articulaciones afectas no presentan signos inflamatorios (como ocurre con la artritis), aunque a veces la rodilla es una excepción. Las articulaciones artrósicas muestran una limitación de la movilidad y frecuentemente una actitud viciosa difícil de corregir.

artrosonografía *(arthrosonography)*
RADIO. f. Estudio de una articulación mediante ultrasonidos.

artrostomía *(athrostomy)*
ORTOP. f. Operación quirúrgica que consiste en la apertura de una articulación con el fin de drenarla o para introducir un artroscopio.

artrotomía *(arthrotomy)*
ORTOP. f. Incisión quirúrgica de una articulación.

artrotomografía *(arthro-tomography)*
RADIO. f. Técnica que combina la introducción de contraste en una articulación con la adquisición de imágenes radiológicas con técnica tomográfica.

artrotomográfico *(arthrotomographyc)*
RADIO. adj. Relativo a la artrotomografía.

artrotropía *(arthrotopy)*
ORTOP. f. Torsión de una articulación, torcedura o esguince.

artrotrópico *(arthrotropic)*
ORTOP. adj. Que tiene afinidad por las articulaciones o tiende a situarse en ellas.

artroxerosis *(arthroxerosis)*
ORTOP. Ver **osteoartritis crónica**.

artroxesis *(arthroxesis)*
ORTOP. f. Término antiguo para denominar el legrado de una superficie articular.

asa *(ansa, loop)*
ANAT. f. Estructura que describe una trayectoria curva. ‖ **a. aferente** *(afferent l.)* Tramo del intestino delgado que, tras una intervención quirúrgica, queda separado del tránsito de alimento y transporta exclusivamente secreciones biliares y/o pancreáticas a otro tramo del tubo digestivo que transporta el contenido alimentario, con el que se mezclan. Las intervenciones más comunes en las que existe asa aferente son la gastrectomía Billroth II y los montajes en Y de Roux para cirugía de estómago, derivaciones biliares o derivaciones pancreáticas. Ver **gastrectomía Billroth II, gastrectomía total, Y de Roux**. ‖ **a. de alambre** *(wire l.)* Lesión glomerular caracterizada por un engrosamiento, por depósito de inmunocomplejos, de la membrana basal glomerular, en la porción más periférica del ovillo glomerular. Es característica de la glomerulonefritis proliferativa difusa (tipo IV de la OMS) del lupus eritematoso sistémico. ‖ **a. cervical** *(a. cervicalis)* La formada por la unión de una rama del nervio hipogloso con otra del plexo cervical. Las ramas nerviosas que parten de esta asa inervan los músculos infrahioideos. ‖ **a. eferente** *(efferent l., efferent limb)* Asa intestinal en la que se vacía el contenido que llega por el asa aferente (biliar y/o pancreático) y el contenido alimentario que llega del estómago o de otro tramo de intestino delgado. Su función es recoger y mezclar ambos contenidos digestivos para hacerlos avanzar distalmente en el intestino y continuar la digestión. Ver **gastrectomía Billroth II**. ‖ **a. de Henle** *(Henle's l.)* Porción de la nefrona en forma de tubo en forma de U, que se localiza parcialmente en la corteza del riñón y parcialmente en la médula. En primer lugar, el asa consiste en una porción recta del túbulo proximal; en segundo lugar, en un segmento fino que se curva y, finalmente, en una porción recta del túbulo distal. El asa penetra en la médula a distintas profundidades, dependiendo de si la nefrona es cortical o medular. Esta estructura desempeña un papel importante en la concentración de la orina. ‖ **a. del hipogloso** *(hypoglossal a.)* Ver **asa cervical**. ‖ **a. intestinal** *(intestinal l.)* Cualquiera de los tramos del intestino delgado, de unos 20 cm de longitud, que, debido a su dependencia del mesenterio, tiene forma de asa y no alargada. ‖ **a. lenticular** *(a. lenticularis)* Haz de fibras pálido-talámicas, que pasan por delante del núcleo subtalámico hacia el núcleo talámico ventral lateral, constituyendo el campo H2 del Forel.

asbestosis *(asbestosis)*
PNEUMOL. f. Enfermedad pulmonar intersticial de etiología conocida, que se produce por la inhalación de partículas de asbesto.

ascaricida *(ascaricide)*
FARM. m. Sustancia que destruye los helmintos del género *Ascaris*.

Ascaris *(Ascaris)*
MICROBIOL. Género de helmintos perteneciente al filo *Nematoda*, orden *Ascaridata*, familia *Ascaridae*, cuyas especies se caracterizan por su gran tamaño y por tener tres labios bien patentes. Los adultos son parásitos del intestino delgado de numerosos vertebrados. La especie que parasita al hombre es *Ascaris lumbricoides* y la infestación se produce por ingestión de huevos embrionados que contienen la larva de segundo estadio en su interior (lo cual implica su desarrollo en el suelo durante un mínimo de 10-15 días). Estas larvas emergen en el duodeno y penetran en la pared, introduciéndose en los vasos sanguíneos y linfáticos; una vez que alcanzan la circulación

pulmonar, pasan a los alveolos, donde permanecen 15-20 días y completan el desarrollo. Más tarde ascienden hasta la glotis, son deglutidas y finalmente completan el desarrollo, a medida que alcanzan el intestino delgado. El diagnóstico de la ascaridiasis se realiza por la existencia de huevos (de morfología característica) en las heces. Los huevos son muy abundantes ya que cada hembra madura produce unos 200.000 huevos al día.

ascitis (*ascites*)
FISIOL. f. Acumulación de líquido ascítico en la cavidad peritoneal. Se produce cuando hay una inflamación del peritoneo o bien cuando aumenta la presión en el sistema de la vena porta.

asco (*ascus*)
MICROBIOL. m. Célula en forma de saco, característica de los hongos ascomicetos (*Ascomycotina*) en cuyo interior se forman las esporas (ascosporas), por un proceso de reproducción sexual.

ASD (*DSA*)
RADIO. Siglas de angiografía por sustracción digital.

asepsia (*asepsis*)
MICROBIOL. f. Ausencia de materia séptica; estado libre de infección. ‖ Método de prevenir las infecciones mediante la destrucción o la evitación de los agentes infectivos, en especial por medios físicos. También se denomina asepsis.

asertividad (*assertiveness*)
PSICOL. f. Habilidad para expresar con facilidad y sin ansiedad el propio punto de vista y afirmar o ratificar los propios intereses, sin negar los de los demás ni emplear modos socialmente inaceptables.

asesinato (*murder*)
MEDLEGAL. m. Homicidio en el que concurren algunas circunstancias agravantes, tales como alevosía, precio, recompensa, veneno, inundación, uso de explosivos, premeditación o ensañamiento. Es un concepto más jurídico que médico-legal.

asesoramiento (*guidance, assesment*)
PSICOL. m. Ayuda sistemática, en forma de orientación y consejo, que una persona cualificada presta a un sujeto. Dicha ayuda está dirigida a conseguir en el asesorado un conocimiento mayor de sus propias capacidades e intereses y a ayudarle a definir y a alcanzar con más claridad y seguridad sus objetivos. ‖ **a. psicológico** (*psychological g.*) Asesoramiento realizado por un profesional de la psicología, dirigido a analizar la problemática personal de un sujeto y a proporcionarle, directa o indirectamente, soluciones ajustadas a su caso concreto para que sea capaz de enfrentarse a sus problemas y logre así una mayor autorrealización y ajuste personal. ‖ **a. técnico** (*technical g.*) Asesoramiento técnico de algún especialista en alguno de los campos específicos de atención a la persona: médico, psicológico, jurídico, etc.

asexualización (*asexualitation*)
MEDLEGAL. f. Castración. ‖ Vasectomía.

asfixia (*asphyxia*)
MEDLEGAL. f. Estado provocado por la falta de oxígeno en el aire que se respira, al ser sustituido total o parcialmente por otros gases. ‖ **a. fetal** (*fetal a.*) Déficit de oxígeno con incremento de CO_2 en la sangre fetal, lo que produce acidosis intrauterina, que es la causa del sufrimiento fetal. Si no se trata adecuadamente, puede provocar lesiones cerebrales irreversibles. ‖ **a. mecánica** (*mechanical a.*) Asfixia producida por un mecanismo que impide la ventilación pulmonar. Este mecanismo puede ser interno (por cuerpos extraños o por sumersión) o externo (ahorcamiento, estrangulación, aplastamiento, sofocación facial, sepultamiento). ‖ **a. mecánica por cuerpo extraño** (*mechanical a. by foreing body*) Oclusión de las vías respiratorias por un cuerpo extraño o por el vómito. ‖ **a. mecánica posicional** (*positional mechanical a.*) La producida por un mecanismo postural, que impide la aireación pulmonar por insuficiente movilidad de la caja torácica.

asfixiología (*asphyxiology*)
MEDLEGAL. f. Parte de la medicina legal que estudia las asfixias.

asignación de recursos escasos (*assignment of scarce resources*)
BIOÉT. Problema ético con el que se encuentran cada vez con más frecuencia las autoridades sanitarias en el momento en que reparten los presupuestos en sus diversas partidas. Dada la creciente tecnificación y encarecimiento de la medicina, su solución pasa por la realiza-

asimetría

ción de estudios de rentabilidad de las distintas actuaciones sanitarias preventivas y curativas. Ver **justicia.**

asimetría *(asymmetry)*
ORTOP. f. Falta de simetría, especialmente de las partes y órganos opuestos al cuerpo, que normalmente son semejantes. ‖ **a. encefálica** *(encephalic a.)* Malformación en la cual los hemisferios cerebrales no tienen el mismo tamaño.

asimilación *(assimilation)*
FISIOL. f. Transformación de los alimentos digeridos en tejidos propios.

asimilación *(assimilation)*
PSICOL. f. Integración a estructuras previas, biológicas o psicológicas. ‖ Capacidad de una persona para comprender e integrar nuevas experiencias.

asimilación del atlas *(atlas assimilation)*
NEUROCIR. Fusión total o parcial de la primera vértebra cervical con el occipital. Algunos autores señalan una incidencia de hasta el 0,5% en la población general. Suele cursar con tortícolis, sobre todo hacia los 10 años, coincidiendo con la completa osificación de los elementos óseos de la región.

asinclitismo *(asynclitism)*
GINECOL. m. Presentación oblicua de la cabeza del feto en el parto. ‖ **a. anterior** *(anterior a.)* Acomodación de la cabeza fetal durante el parto, con presentación del parietal anterior en la pelvis, que suele ser estrecha. ‖ **a. posterior** *(posterior a.)* Similar al asinclitismo anterior, pero con presentación del parietal posterior.

asinergia *(asynergy)*
ANAT. f. Falta de coordinación. En el caso de los músculos, falta de coordinación entre agonistas y antagonistas.

asistencia religiosa *(religious assistance)*
BIOÉT. Derecho del enfermo, como así se recoge en una declaración de la Asociación Médica Mundial. Es parte del apoyo moral (v.) que debe recibir el paciente en sus últimos momentos. Debe realizarse siempre dentro del respeto a sus convicciones.

asistolia *(asystole)*
CARDIOL. f. Ausencia total de sístole cardiaca, con pérdida completa de la actividad. Es una de las formas de paro cardiaco.

asma *(asthma)*
ALERGOL. f. Enfermedad que se caracteriza por una dificultad respiratoria variable, debida a una obstrucción de los bronquios, que puede resolverse de manera espontánea o mediante tratamiento. Todo ello es consecuencia de una reacción inflamatoria con disnea, sibilancias respiratorias y discrinia del llamado por Hansen «aparato asmático», en el cual las diversas estructuras mucosas, musculares, conjuntivas, vasculares, linfáticas y nerviosas reaccionan con sus propias peculiaridades, esto es, secretoras, edematosas, espásticas y vasodilatadoras, respectivamente. Como factor causal, juegan un papel primordial los fenómenos inmunopáticos.

asociación *(association)*
GENÉT. f. Presencia en una población de dos rasgos fenotípicos con una frecuencia mayor a la esperada por el azar. ‖ **a. alélica** *(allelic a.)* Presencia en una población de dos alelos concretos, cada uno de un locus diferente, con una frecuencia mayor a la esperada. No se debe confundir con ligamiento (v.).

asociación *(association)*
PSICOL. f. Relación de carácter psicológico establecida entre dos elementos determinados. ‖ Principio por el cual las imágenes o ideas se unen o combinan en la experiencia, de acuerdo con las leyes de semejanza, contigüidad y contraste. ‖ **a. libre** *(free a.)* Técnica psicoanalítica establecida por Freud, que consiste en expresar todos los pensamientos que vienen a la mente de forma espontánea o a partir de un elemento o palabra determinada. Mediante la misma se conseguiría la abolición de la censura (o selección voluntaria del pensamiento), por lo que constituye, junto con el análisis de los sueños, una de las formas de llegar al inconsciente y de permitir la evocación de recuerdos traumáticos. La asociación libre es la base en la que se apoya el psicoanálisis en cuanto método terapéutico y de diagnóstico de la personalidad.

asociacionismo *(associationism)*
PSICOL. m. Teoría psicológica que explica el funcionamiento de la vida psíquica por un fenómeno de asociaciones sucesivas de ideas, que se originan por sus propiedades y se entrelazan en la conciencia en virtud de los principios de semejanza, contigüidad y contraste,

con independencia de la voluntad. Los principales representantes de esta orientación teórica son, entre otros, I. P. Pavlov, V. M. Bechterev y E. L. Thorndike.

asomatognosia *(asomatognosis)*
PSICOL. f. Forma de agnosia referida al reconocimiento del propio cuerpo, que se caracteriza por la incapacidad para reconocer, diferenciar e integrar las diferentes partes del esquema corporal, que suele estar asociada a lesiones en el lóbulo parietal. || En psicopatología, trastorno del esquema corporal, que se caracteriza por la sensación o convencimiento íntimo de la desaparición del propio cuerpo o de alguna de sus partes. Aparece con cierta frecuencia en los delirios de negación, que son característicos de los cuadros depresivos muy graves, y en algunas formas de psicosis esquizofrénicas.

asparragina *(asparagine)*
BIOQUÍM. f. Aminoácido proteico no esencial, muy abundante en los vegetales, como las semillas del espárrago y las raíces del regaliz. Es la amida del ácido aspártico.

aspartamo *(aspartame)*
ENDOCRINOL. m. Edulcorante acalórico para uso en pacientes con diabetes mellitus.

aspecto *(aspect)*
RADIO. m. Conjunto de los rasgos que presenta una estructura o lesión y que orientan a su diagnóstico.

Aspergillus *(Aspergillus)*
MICROBIOL. Género de hongos pertenecientes a los ascomicetos, que comprende aproximadamente un centenar de especies de distribución cosmopolita y que ocupan numerosos ambientes, tanto en el suelo como sobre diversos productos orgánicos. Unas veinte de estas especies pueden producir enfermedad al hombre y a los animales superiores. Las estructuras de reproducción asexual (conidióforos o cabezas aspergilares) están constituidas por un filamento modificado, con una vesícula terminal sobre la cual se disponen las fiálides, o células formadoras de las esporas. El elevado número de especies incluidas en el género hizo que se clasificaran en 18 grupos en función de las características morfológicas macro y microscópicas, especialmente del conidióforo. Los procesos patológicos causados por *Aspergillus* spp. comprenden micotoxicosis, enfermedades alérgicas e infecciones (micosis), tanto superficiales como profundas. Los procesos más graves corresponden a la aspergilosis pulmonar y diseminada, más frecuentes en enfermos inmunocomprometidos. Las principales especies implicadas causantes de enfermedad en el hombre son: *Aspergillus fumigatus, A. flavus, A. niger, A. nidulans, A. terreus* y *A. glaucus.*

aspergiloma *(aspergilloma)*
PNEUMOL. f. Masa redondeada de hifas de *Aspergillus,* situada dentro de un quiste o cavidad pulmonar, generalmente en el lóbulo superior.

aspergilosis *(aspergillosis)*
PNEUMOL. f. Trastornos patológicos causados por el hongo *Aspergillus.* || **a. broncopulmonar alérgica** *(allergic bronchopulmonary a.)* Enfermedad producida por la colonización y el crecimiento de *Aspergillus fumigatus* en el árbol bronquial. Se caracteriza por asma grave, infiltrados pulmonares recurrentes, bronquiectasias centrales, eosinofilia en sangre y esputo, reactividad cutánea (tipo I) a los antígenos del hongo y niveles elevados de IgE e IgG específicas contra el hongo.

aspermia *(aspermia)*
ANAT. f. Ausencia de espermatozoides.

aspiración *(aspiration)*
ORTOP. f. Extracción de líquido del cuerpo mediante succión. || **a. articular** *(joint a.)* Succión de líquido sinovial, sanguíneo o purulento de la cavidad articular.

aspiración de meconio *(meconium aspiration)*
PEDIAT. Inspiración de meconio en las vías aéreas del feto o recién nacido. Si no se elimina por la tos, puede producir atelectasia e infección pulmonar.

aspiración transtraqueal *(transtracheal aspiration)*
PNEUMOL. Técnica diagnóstica invasiva para la obtención de muestras del tracto inferior del aparato respiratorio, por medio de la inserción de una aguja a través de la tráquea. De este modo se evita la contaminación por material procedente de la orofaringe.

aspirador *(aspirator)*
PNEUMOL. m. Instrumento que extrae una sustancia de las cavidades corporales mediante suc-

ción, como las jeringas de lavado, las bombas de émbolo o las jeringuillas hipodérmicas.

aspirador ultrasónico (*ultrasonic suction*)
NEUROCIR. Tubo de succión conectado a un generador de ultrasonidos y a una fuente de suero, de tal forma que destruye y emulsiona el tejido antes de ser absorbido. Se utiliza en neurocirugía para la resección de tumores de consistencia blanda.

aspirina (*aspirin*)
HEMATOL. f. Nombre comercial del ácido acetil- salicílico. Fármaco analgésico, antipirético y antiinflamatorio, que tiene acción antiagregante por acetilación reversible de la ciclooxigenasa, por lo que bloquea la formación de tromboxano A_2. Su efecto secundario más frecuente es la alteración gástrica con dispepsia, gastritis y ulcus.

asplenia (*asplenia*)
ANAT. f. Ausencia de bazo, bien sea congénita o por extirpación.

asta (*horn*)
ANAT. f. Nombre que designa las formaciones que, por su forma, recuerdan un asta de toro. || **a. de Ammon** (*Ammon's h.*) Prominencia que el surco del hipocampo provoca en la prolongación temporal del ventrículo lateral. Corresponde al hipocampo. || **a. anterior de la médula** (*spinal ventral h.*) Prolongación anterior de la sustancia gris de la médula espinal, formada por grupos de motoneuronas. || **a. del cartílago tiroides** (*cornua cartilaginis thiroidei*) Dos pares de cuernos, uno superior y otro inferior; los superiores prestan inserción al ligamento tirohioideo y los inferiores se articulan con el cartílago cricoides. || **a. del hueso hioides** (*cornua osis hyoidei*) Dos cuernos, menor y mayor, que salen del cuerpo del hioides. || **a. posterior de la médula** (*spinal dorsal h.*) Prolongación posterior de la sustancia gris de la médula. Es de significación sensitiva.

asteatosis (*asteatosis*)
DERMATOL. f. Situación patológica producida por la escasa o nula secreción sebácea.

astenia (*asthenia*)
ORTOP. f. Estado de cansancio, debilidad y agotamiento general, físico y psíquico, que se caracteriza por la falta de energía vital necesaria para la realización de las actividades diarias más habituales. Se acompaña de una disminución en el dinamismo psicomotor, con reducción de la actividad psíquica, pérdida del entusiasmo, rápida fatigabilidad física y mental, y carencia de iniciativa por relajación de la atención y déficit de la voluntad. Esta situación genera un estado de disgusto y preocupación que se deja traslucir en la vida de relación, tanto familiar como sociolaboral. Puede tener su origen tanto en enfermedades somáticas como psíquicas. || **a. endocrina** (*endocrine a.*) Diabetes descompensada, hipotiroidismo, también llamada enfermedad de Addison. || **a. iátrica** (*iatric a.*) Causada por sedantes, diuréticos, etc. || **a. nerviosa** (*neurologic a.*) Astenia ocasionada por algunas enfermedades neurológicas como el Parkinson. || **a. orgánica** (*organic a.*) Astenia que puede ser anémica o circulatoria. || **a. psíquica** (*psychological a.*) También llamada neurastenia, es la incapacidad por miedo o por frustración, debido a causas familiares, exceso de trabajo, preocupaciones, etc.

astenia tropical anhidrótica (*tropical anhidrotic asthenia*)
DERMATOL. Pérdida de fuerza, a veces con apnea y vértigo, producida por la deshidratación.

astenopia (*asthenopia*)
OFTALMOL. f. Fatiga visual acompañada o no de cefalea frontal o periocular, que se produce en situaciones que requieren una fijación prolongada de la vista. Este cansancio visual se puede acompañar de visión doble e incluso de síntomas generales, como las contracturas musculares. || **a. acomodativa** (*accommodative a.*) Cansancio visual debido al trabajo continuado en visión próxima. || **a. muscular** (*muscular a.*) Cansancio visual debido a la presencia de una leve desviación de los ojos, que exige un esfuerzo continuado de la musculatura ocular para mantener la visión simultánea con los dos ojos. || **a. nerviosa** (*nervous a.*) Cansancio visual que se produce normalmente en jóvenes que, o bien no necesitan gafas o, si las necesitan y están correctamente graduadas, son incapaces de evitar el realizar un esfuerzo visual innecesario creyendo que ven mal. Esto conduce a un espasmo de acomodación y el ojo se seudomiopía, lo que conlleva visión borrosa y fatiga visual. Se produce sobre todo en épocas de un gran estrés emocional.

astenospermia (*asthenospermia*)
UROL. f. Disminución de la movilidad y de la progresión de los espermios en el semen. Cuando se presenta, rara vez lo hace aislada y se asocia a una disminución del recuento espermático. Es consecuencia de patologías múltiples (anomalías ultraestructurales, varicocele, anticuerpos, infección del tracto genital). Si la inmovilidad es completa y aislada, hay que sospechar un síndrome de Young o un síndrome de Cartagener. La astenospermia no tiene un tratamiento específico.

astereocognosia (*astereocognosy*)
NEUROL. Ver **astereognosia**.

astereognosia (*astereognosis*)
NEUROL. f. Agnosia táctil, dificultad para el reconocimiento táctil de los objetos.

asterixis (*asterixis*)
NEUROL. f. Pérdida momentánea de la postura, especialmente manifiesta en la extensión de los dedos y de la muñeca. Clínicamente se expresa como breves sacudidas de las extremidades, con inicio y final brusco del cese involuntario de la contracción muscular. Se observa en enfermedades metabólicas, especialmente en la encefalopatía hepática y en lesiones focales cerebrales.

astigmatismo (*astigmatism*)
OFTALMOL. m. Ametropía en la que existe una diferente refracción entre los principales meridianos de la córnea. La córnea no es exactamente esférica, sino ligeramente abombada, lo que produce una imagen desenfocada sobre la retina. En más raras ocasiones el astigmatismo se debe a irregularidades en la superficie anterior o posterior del cristalino. || **a. a favor de la regla** (*a. with the rule*) Astigmatismo en el que el meridiano vertical de la córnea es el más miope. || **a. compuesto** (*compound a.*) Aquel en el que ambos meridianos de la córnea presentan el mismo error refractivo (miopía o hipermetropía), pero en diferente grado. || **a. contra la regla** (*a. against the rule*) Aquel en el que el meridiano horizontal de la córnea es el más miope. || **a. corneal** (*corneal a.*) Aquel que se debe a la irregularidad en la curvatura corneal o en su poder refractivo. Es con mucho el más frecuente. || **a. hipermetrópico compuesto** (*compound hypermetropic a.*) Astigmatismo compuesto en el que ambos meridianos son hipermétropes, pero en diferente grado. || **a. hipermetrópico simple** (*simple hypertropic a.*) Aquel en el que un meridiano es emétrope y el otro hipermétrope. || **a. irregular** (*irregular a.*) Aquel en el que la curvatura corneal no es constante en uno o más meridianos, o bien cuando meridianos sucesivos difieren de manera irregular en su graduación. Suele deberse a irregularidades corneales, como cicatrices o queratoconos. || **a. lenticular** (*lenticular a.*) Aquel que se debe a la irregularidad en la curvatura del cristalino o en su poder refractivo. || **a. miópico compuesto** (*compound myopic a.*) Astigmatismo compuesto en el que ambos meridianos son miopes, pero en diferente grado. || **a. miópico simple** (*simple myopic a.*) Aquel en el que un meridiano es emétrope y el otro miope. || **a. mixto** (*mixed a.*) Aquel en el que un meridiano es hipermétrope y el otro miope. || **a. oblicuo** (*oblique a.*) Aquel en el que los meridianos principales no son el vertical y el horizontal, aunque mantienen una separación de 90 grados entre sí. || **a. regular** (*regular a.*) Aquel en el que la transición de la curvatura máxima a la mínima se hace de manera progresiva y la curvatura de cada meridiano es constante.

astigmatómetro (*astigmatometer*)
OFTALMOL. m. Instrumento empleado para detectar y medir el astigmatismo.

astragalectomía (*astragalectomy*)
ORTOP. f. Resección del astrágalo.

astrágalo (*talus, astragalus*)
ORTOP. m. Hueso del tarso que se articula con la tibia y el peroné para formar la articulación del tobillo. Es el único hueso del tarso que tiene contacto con los huesos de la pierna. Se articula también con el calcáneo y el escafoides.

astral (*astral mitosis*)
HISTOL. adj. Se dice de la división celular por mitosis, donde existe el centriolo y el áster. Ocurre, por ejemplo, en los animales o en el hombre.

astringente (*adstringent*)
FARM. adj. Que produce sequedad y constricción. || Que produce estreñimiento.

astroblasto (*astroblast*)
HISTOL. m. Célula de origen ectodérmico que se convertirá posteriormente en astrocito durante el desarrollo embrionario.

astroblastoma (*astroblastoma*)
NEUROCIR. f. Tumor raro de hemisferios cerebrales y de adultos jóvenes. Histológicamente, las células son pequeñas y con múltiples morfologías, y se disponen en torno a vasos sanguíneos de paredes delgadas. Los núcleos no son pleomorfos. Según los estudios de microscopía electrónica e inmunohistoquímica, son tumores de extirpe astrocitaria.

astrocito (*astrocyte*)
HISTOL. m. Célula de aspecto estrellado, que pertenece a la neuroglía del sistema nervioso central. Constituyen alrededor del 25 % de las células gliales. Sus funciones principales son el sostenimiento y la nutrición de las neuronas del sistema nervioso central.

astrocitoma (*astrocitoma*)
NEUROCIR. m. Tumor del sistema nervioso central formado por células de estirpe glial de tipo astrocito. ‖ **a. anaplásico** (*anaplastic a.*) Tumor astrocitario en el que se identifican signos histológicos de malignidad (alta densidad celular, pleomorfismo nuclear, frecuentes mitosis, alta vascularización con vasos anómalos). ‖ **a. de células gigantes** (*gigantocellular a.*) Ver **astrocitoma subependimario**. ‖ **a. de cerebelo** (*cerebelli a.*) Tumor astrocitario de localización cerebelosa, quístico de bajo grado y, con frecuencia, del tipo pilocítico. Suelen aparecer en gente joven. ‖ **a. cerebral** (*cerebral a.*). Ver **astrocitoma de hemisferios cerebrales**. ‖ **a. de la esclerosis tuberosa** (*tuberous sclerosis a.*) Tumor astrocitario, que se localiza en la pared de los ventrículos laterales, crece como una masa que protruye hacia la luz ventricular y puede llegar a obstruir el agujero de Monro. Las células son de gran tamaño, estrelladas o fusiformes, con abudantes fibrillas en su citoplasma. Los núcleos son pleomórficos. Su comportamiento es benigno. ‖ **a. de ganglios basales** (*basal ganglia a.*) Tumor astrocitario localizado en los ganglios basales y en el tálamo. Suele aparecer en adultos y ser maligno. ‖ **a. de hemisferios cerebrales** (*cerebral a.*) Tumor astrocitario, que se suele localizar en los hemisferios cerebrales. Es el más frecuente de los tumores intraaxiales. Existen varios tipos: fibrilares, gemistocíticos y protoplásmicos, según la variedad citológica. Según la malignidad, se dividen en tumores de bajo grado (I, II de Kernohan) y alto grado (III, IV de Kernohan). ‖ **a. hipotalámico** (*hypotalamic a.*) Tumor astrocitario situado en el hipotálamo. ‖ **a. maligno** (*malignant a.*) Astrocitoma que se caracteriza por su rápido crecimiento y su extensa invasividad. ‖ **a. medular** (*spinal cord a.*) El más frecuente de los tumores intramedulares. La incidencia es mayor entre la tercera y la quinta décadas de la vida. Tienden a ser benignos y quísticos. Se localizan preferentemente en la región torácica. ‖ **a. pilocítico** (*pylocitic a.*) Tumor constituido predominantemente por células de cuerpo fusiforme, que tienden a disponerse en forma paralela a las otras células vecinas. Son características las fibras de Rosenthal, que es un material cilíndrico eosinófilo intracelular Los núcleos son redondeados, sin pleomorfismo, y se distinguen dos tipos: el adulto y el tipo juvenil. Se cree que proceden de la glía más primitiva. Se considera un astrocitoma de bajo grado, cuya localización más característica es la línea media (cerebelo, hipotálamo, quiasma...). ‖ **a. subependimario** (*subependymal a.*) Ver **astrocitoma de la esclerosis tuberosa**. ‖ **a. del tronco cerebral** (*brain stem a.*) Tumor astrocitario situado en el mesencéfalo, en la protuberancia o en el bulbo. Suele ser de bajo grado y sólido. En un 80% de los casos aparece en niños y jóvenes. ‖ **a. de vías ópticas** (*optic pathways a.*) Astrocitoma que afecta a las vías nerviosas de transmisión de la visión. Constituye el 2% de los gliomas en adultos y el 7% en los niños. La incidencia es mayor en la neurofibromatosis. Es casi siempre de bajo grado y pilocítico. Se suele presentar con disminución de la agudeza visual.

atalamia (*athalamia*)
OFTALMOL. f. Contacto entre la córnea y las estructuras situadas en la cámara anterior del ojo, como el iris, el cristalino o la lente intraocular, si el paciente ha sido operado de cataratas. Sus causas más frecuentes son una bajada exagerada de la tensión ocular en el postoperatorio inmediato de la cirugía del glaucoma o una herida perforante de la córnea, que hace que el líquido intraocular, conocido como humor acuoso, salga del ojo y este pierda su tono y se produzca el citado contacto.

ataque (*stroke, attach*)
NEUROL. m. Aparición brusca de un trastorno de sintomatología muy llamativa e impresio-

nante, como pueden ser las convulsiones epilépticas.

ataque isquémico transitorio *(transient ischaemic attack)*
NEUROCIR. Accidente cerebrovascular agudo, que se produce por falta de aporte de sangre arterial momentánea y produce un déficit neurológico que se resuelve en menos de 24 horas.

ataraxia *(ataraxia)*
ANTROPOL. f. Según los epicúreos, imperturbabilidad del ánimo, serenidad y sosiego del espíritu, que proporciona el sometimiento de las pasiones al dictado de la sabiduría; es el estado de «tranquilidad del alma y ausencia de pasiones». Esta definición de ataraxia puede contradecirse con el principio del placer, que sería el primer objetivo del hombre. Epicuro, en su *Carta a Meneceo*, escribió: «Cuando decimos que el placer es el soberano bien, no hablamos de los placeres de los pervertidos, ni de los placeres sensuales, como pretenden algunos ignorantes que nos atacan y desfiguran nuestro pensamiento. El principio y a la vez el mayor bien es la sabiduría». En medicina se adopta este significado y, así, se habla de fármacos ataráticos refiriéndose a los tranquilizantes.

atavismo *(atavism)*
ANAT. m. Aparición de rasgos de antepasados no inmediatos.

ataxia *(ataxia, ataxy)*
NEUROL. f. Deficiencia de coordinación motora como consecuencia de una falta de sensibilidad profunda consciente (ataxia espinal) o del sistema cerebeloso (ataxia cerebelosa). También puede ser debida a lesiones polineuríticas que afectan a la sensibilidad o a la motilidad, o a ambas facultades, así como a múltiples nervios (ataxia periférica). ‖ **a. aguda** *(acute a.)* La que aparece de forma súbita, generalmente causada por una lesión cerebelosa de origen vírico (varicela), hemorrágico, etc. ‖ **a. de Friedreich** *(Friedreich's a.)* Enfermedad heredodegenerativa, que se caracteriza por ataxia, afectación piramidal y cordonal posterior. Se asocia también a escoliosis, pies cavos y cardiomiopatía. Es una enfermedad autosómica recesiva, cuyo gen se localiza en el cromosoma 9,13 o 21,1, y que codifica la frataxina. ‖ **a. hereditaria** *(hereditary a.)* Afección debida a la atrofia del cerebelo o de sus conexiones, que se acompaña de trastornos del lenguaje, nostagmus, hiperreflexia o palidez. ‖ **a. periódica familiar** *(periodic familial a.)* Enfermedad de carácter hereditario, que se caracteriza por episodios de ataxia de duración variable y aparición paroxística. ‖ **a. telangiectasia** *(a. telangiectasia)* Trastorno autosómico recesivo, que se caracteriza por ataxia cerebelosa y telangiectasias en la piel y en los ojos. Se acompaña de deficiencia inmunológica y una gran tendencia a presentar neoplasias, especialmente del tejido linfoide.

atelectasia *(atelectasis)*
PNEUMOL. f. Colapso pulmonar.

atelia *(athelia)*
CIRPLÁS. f. Ausencia de pezón. Es una anomalía rara, que puede asociarse a la amastia y, excepcionalmente, es una malformación congénita. En los casos de atelia asociados con ausencia de tejido mamario, el músculo pectoral puede estar ausente. Precisa un tratamiento quirúrgico similar al realizado en la reconstrucción del pezón en cirugía posmastectomía.

atelomielia *(atelomyelia)*
ORTOP. f. Desarrollo incompleto, congénito, de la médula espinal.

atelopodia *(atelopodia)*
ORTOP. f. Desarrollo incompleto, congénito, de un pie o de los dos.

ateloquiria *(atelocheiria)*
ORTOP. f. Desarrollo incompleto, congénito, de una mano o de las dos.

atelorraquidia *(atelorachidia)*
ORTOP. f. Atelorraquis, desarrollo incompleto congénito de la columna vertebral.

atención *(attention, assistance)*
ANTROPOL. f. Asistencia. ‖ Capacidad para centrarse de manera persistente en un estímulo o actividad concretos. ‖ Capacidad de concienciar una parte de la información que llega a nuestro cerebro. Se diferencia de la situación de alerta en que en esta la reacción no es consciente, sino refleja y, en la mayoría de los casos, automática. El sistema nervioso recoge constantemente una considerable información interoceptiva y exteroceptiva, y somos conscientes solo de una parte muy li-

mitada de esta información. En determinadas ocasiones polarizamos nuestra atención hacia un sector de la información sensorial (hacia un sonido, hacia algo que se mueve), o de nuestra imaginación o del recuerdo; hay, pues, dos planos en los que se va a polarizar la atención: el del mundo sensorial y el del mundo del pensamiento y la actividad mental, y tanto para uno como para otro es un acto volitivo, consciente. La atención es un proceso complejo: seleccionar un mensaje entre varios, seleccionar una interpretación entre varias o una acción entre varias. ¿Solo se puede atender un solo canal de información, como Broadbent sugería? Los múltiples trabajos realizados sobre este tema parece que llegan a la conclusión de que la atención, además de actuar de diversas maneras y a distintos niveles, puede concienciar la información de más de un canal, aunque uno solo sea el predominante. || **a. activa** *(active a.)* Atención empática, en la que el oyente se hace eco, reformula y aclara los mensajes comunicados. Es característica de la terapia centrada en la persona, de C. Rogers, y es un rasgo esencial de la comunicación terapéutica. || **a. selectiva** *(selective a.)* Concentración del conocimiento consciente en un determinado estímulo, dejando fuera de su campo de acción otra serie de estímulos ambientales.

atención médica *(medical assistance)*
BIOÉT. Conjunto de atenciones y ayudas que se proporcionan a los pacientes en caso de enfermedad. || **a. al suicidio** *(a. to suicide)* Ver **ayuda al suicidio**. || **a. primaria** *(primary a.)* Atención médica no especializada que constituye el escalón inicial de la atención al enfermo en los sistemas sanitarios estatales. || **a. terminal** *(terminal a.)* Conjunto de atenciones de analgesia y cuidados, tanto físicos como psicológicos y espirituales, que deben proporcionarse al paciente con pronóstico infausto a corto plazo.

atenolol *(atenolol)*
FARMCLÍN. m. Fármaco que antagoniza selectivamente receptores adrenérgicos β.

atenuación *(attenuation)*
MICROBIOL. f. Proceso por el que se reduce o disminuye la virulencia de un microorganismo patógeno.

atenuación de la radiación *(radiation attenuation)*
RADIO. Disminución de la energía que se produce en una radiación, al interactuar con el medio que atraviesa. La capacidad de atenuación de un material depende de la naturaleza de la sustancia del medio (su número atómico), de la densidad y del espesor del mismo y de las características de la radiación.

atenuado *(attenuated)*
RADIO. m. Disminuido en su energía, intensidad, capacidad o brillo.

aterectomía *(atherectomy)*
CARDIOL. f. Extirpación total o parcial de un ateroma. Generalmente se realiza de manera percutánea como complemento de la angioplastia coronaria trasluminal percutánea (aterectomía percutánea).

ateroembolismo *(atheroembolism)*
CARDIOL. m. Embolismo provocado por la rotura parcial o total de una placa de ateroma.

aterogénesis *(atherogenesis)*
CARDIOL. f. Formación de lesiones de ateroma en las paredes arteriales.

aterosclerosis *(atherosclerosis)*
CARDIOL. f. Conjunto de procesos que dan lugar, en una primera etapa, a una lesión proliferativa de la capa media e intimal de las arterias, y que, en etapas sucesivas, invade la luz arterial. Este proceso está provocado por el depósito focal de lípidos en la pared vascular, seguido de una reacción fibrosa e inflamatoria crónica, que acaba conformando un ateroma o placa ateromatosa. Su génesis comienza habitualmente en la niñez o en la adolescencia, con las lesiones ateroscleróticas iniciales (estrías grasas), que van creciendo de manera silente hasta que ocluyen más de la mitad de la luz del vaso, lo que provoca síntomas de isquemia crónica en el órgano afectado, ya en la cuarta o quinta décadas de la vida. En otras ocasiones, los síntomas son debidos a una isquemia aguda por la rotura del ateroma y los fenómenos tromboembólicos acompañantes. Las complicaciones y los síntomas más importantes de esta enfermedad constituyen una de las principales causas de mortalidad del mundo, especialmente: la cardiopatía isquémica, la arteriopatía de las extremidades inferiores y los accidentes cerebrovasculares. Los factores de

riesgo más importantes para su desarrollo son el tabaquismo, las hiperlipidemias, la hipertensión arterial y la diabetes mellitus, aparte del sexo masculino, la edad y factores constitucionales aún no bien conocidos.

aterotomo *(atherotome)*
CARDIOL. m. Dispositivo diseñado para extirpar ateromas.

atetosis *(athetosis)*
NEUROL. f. Distonía que afecta a las partes distales de las extremidades, lo que hace que muestren movimientos anormales, involuntarios, lentos y reptantes. El término está en desuso, siendo preferible utilizar el de distonía distal. Ver **distonía.**

atimia *(athimy)*
PSICOL. f. Alteración de la afectividad que se caracteriza por la indiferencia afectiva, el desinterés y la inactividad. Es frecuente en la esquizofrenia y en la depresión.

atípico *(atypical)*
ANAT. adj. Se dice del carácter o síntoma que no es habitual.

atireosis *(athyreosis)*
ENDOCRINOL. f. Ausencia de la glándula tiroides.

atlantoaxial *(atlantoaxoid)*
ORTOP. adj. Relativo o perteneciente a las vertebras atlas y al axis.

atlantomastoideo *(atlantomastoid)*
ORTOP. adj. Relativo o perteneciente al atlas y a la apófis smastoides. || m. Músculo oblicuo superior de la cabeza.

atlantoodontoideo *(atlanto-odontoid)*
ORTOP. adj. Relativo o perteneciente al atlas y a la apófisis odontoidea del axis.

atlas *(atlas)*
ANAT. m. Primera vértebra de la columna vertebral, sobre la que descansa la cabeza (articulación atlo occipital).

atleta *(athlete)*
ENDOCRINOL. m. y f. Individuo que habitualmente practica deporte.

atlético *(athletic)*
PSICOL. m. Biotipo de la tipología de E. Kretschmer, entre cuyas características sobresalen, desde el punto de vista físico, un buen desarrollo músculo-esquelético y, psicológicamente, el carácter «viscoso», esto es, temperamento activo, vigoroso, tenaz y seguro de sí mismo, falto de expresividad y flexibilidad, y conformista.

atloideo *(atlantal)*
ORTOP. adj. Perteneciente o relativo al atlas.

átomo *(atom)*
MEDNUCL. m. Partícula que consta de un núcleo central, de carga positiva, de diámetro del orden de 10^{-14} m, en el que se concentra prácticamente toda la masa del átomo. En la zona exterior se encuentran los electrones, que ocupan órbitas y tienen un diámetro aproximado de 10^{-10} m.

átomo social *(social atom)*
PSICOL. Término introducido en psicología social por J. L. Moreno, para designar el conjunto de relaciones de un individuo con los que le rodean, esquematizadas en forma de atracciones y repulsiones recíprocas.

atonía *(atonia)*
NEUROL. f. Ausencia de tono muscular.

atonía uterina *(atony)*
GINECOL. Falta de contracción de la fibra muscular uterina. Si ocurre durante el parto, prolonga la duración del mismo. Si se produce después del parto, en el alumbramiento, puede ser causa de hemorragia uterina.

atopia *(atopy)*
ALERGOL. f. Forma de alergia familiar que se acompaña de anticuerpos circulantes reagínicos (IgE). || Reacción inmediata, explosiva edematosa, reversible, de predominio familiar, con ciertas características raciales. Es sinónimo de alergia.

atorvastatina *(atorvastatin)*
ENDOCRINOL. f. Fármaco inhibidor del enzima hidroximetilglutaril coenzima A reductasa, que se encuentra indicado en el tratamiento de la hipercolestrolemia primaria y la dislipemia mixta.

atóxico *(atoxic)*
FARM. adj. Que carece de toxicidad. || Que no es venenoso.

ATP *(ATP)*
BIOQUÍM. Ver **adenosintrifosfato.** || **ATP sintasa** *(ATP synthase)* Complejo multienzimático, situado en la membrana interna de la mitocondria, que sintetiza adenosintrifosfato

atracurio

(ATP) a expensas del flujo electrónico (fosforilación oxidativa).

atracurio (*atracurium*)
ANEST. m. Droga bloqueante neuromuscular no despolarizante. Se administra a una dosis inicial de 0,3-0,6 mg/kg y hace posible la intubación orotraqueal a los noventa segundos. Puede provocar la liberación de histamina. A temperatura corporal se degrada espontáneamente a laudanosina, mediante eliminación de Hoffmann. Puede ser utilizada en enfermos con fallo hepático o renal.

atrapamiento (*trapping*)
ANAT. m. Proceso de sujeción de estructuras anatómicas habitualmente móviles por alteración y compresión de las estructuras circundantes.

atrapamiento de nervios periféricos (*peripheral nerve entrapment*)
NEUROCIR. Neuropatía periférica crónica, que se produce por la compresión de los nervios periféricos de las extremidades al pasar por ciertos canales naturales. Ver **síndrome del canal de Guyón, síndrome del canal del tarso, síndrome del túnel carpiano**.

atraumático (*atraumatic*)
ORTOP. adj. Que no causa o inflige daño o lesión.

atresia (*atresia*)
CIRGEN. f. Estrechamiento, y aun cierre completo, de una formación tubular. Dentro de la rareza de las atresias, las más comunes son las que afectan a las válvulas cardiacas, a las vías biliares (atresia biliar) y al tubo digestivo (atresia de esófago, de duodeno, de yeyuno e íleon, de colon y de anorrecto, ano imperforado). || **a. aórtica** (*aortic a.*) Anomalía congénita muy poco frecuente, en la que el comienzo de la aorta está estrechado. La causa parece ser la hipoplasia del ventrículo izquierdo. || **a. biliar** (*biliary a.*) Enfermedad congénita que se manifiesta en los primeros meses de vida con ictericia obstructiva por ausencia de desarrollo de la vía biliar extrahepática, lo que impide el paso de las secreciones biliares del hígado al intestino. En muchos casos, si no se resuelve con la intervención de Kasai, evoluciona hacia una insuficiencia hepática colostática, y por eso constituye una de las indicaciones más frecuentes de trasplante hepático en la infancia. || **a. duodenal** (*duodenal a.*) Oclusión congénita del duodeno. Al no poder pasar el alimento del duodeno al yeyuno, el lactante devuelve todo lo que ingiere. || **a. esofágica** (*esophageal a.*) Malformación congénita, que supone la ausencia de canalización del esófago e incluso la inexistencia de un tramo de esófago.

atriopeptina (*atriopeptin*)
ENDOCRINOL. Ver **péptido atrial natriurético**.

atrioseptopexia (*atrioseptopexy*)
CARDIOL. f. Reparación quirúrgica de un defecto en el tabique interauricular.

atrioseptostomía (*atrioseptostomy*)
CARDIOL. f. Ensanchamiento del foramen ovale mediante una dilatación percutánea con balón, para crear una comunicación interauricular en aquellas cardiopatías congénitas que lo precisan para su supervivencia. Se denomina también atrioseptostomia de Rashkind.

atriotomía (*atriotomy*)
CARDIOL. f. Auriculotomía, incisión quirúrgica en una aurícula.

atriquia (*atrichia*)
DERMATOL. f. Falta total de pelo, que puede ser congénita o adquirida.

atrium (*atrium*)
CARDIOL. m. Aurícula.

atrofia (*atrophy*)
NEUROL. f. Disminución adquirida del tamaño de un órgano o de un tejido. || **a. multisistema** (*multiple system a.*) Grupo de enfermedades del sistema nervioso, que se caracterizan por la degeneración progresiva de las neuronas de distintos sistemas. Comprende enfermedades como la atrofia olivopontocerebelosa, la degeneración estrionígrica o la enfermedad de Shy-Drager. || **a. muscular espinal** (*progressive muscular a.*) Enfermedad que en muchas ocasiones puede afectar a una familia, caracterizada por la pérdida de las motoneuronas espinales y del tronco cerebral, que producen el consiguiente déficit y atrofia muscular, sin que se acompañen de afectación de la vía corticoespinal o corticobulbar. || **a. muscular peroneal** (*peroneal muscular a.*) Ver **enfermedad de Charcot-Marie-Tooth**. || **a. olivopontocerebelosa** (*olivopontocerebellar a.*) Enfermedad de presentación esporádica o familiar, que se caracteriza por ataxia, hipotonía, disartria y cuadro rígido-

acinético. Se acompaña de degeneración del córtex cerebeloso, de los pedúnculos cerebelosos medios, de la oliva inferior y de los ganglios basales. En un proceso inicial, plantea, en ocasiones, problemas de diagnóstico diferencial con la enfermedad de Parkinson. Ver **atrofia multisistema.**

atrofia areolar (*areolar atrophy*)
OFTALMOL. Atrofia del conjunto coroides-retina, que afecta a la zona central del fondo de ojo. Puede constituir un cuadro hereditario o aparecer como manifestación clínica de la degeneración macular asociada a la edad en su forma seca. || **a. geográfica macular** (*macular geographic a.*) Ver **atrofia areolar.** || **a. gyrata** (*gyrate a.*) Degeneración de la coroides que se caracteriza por la presencia de grandes placas circulares de atrofia que van progresando desde la periferia hacia el centro. Es de carácter hereditaria y poco frecuente. || **a. óptica** (*optic a.*) Degeneración de las fibras del nervio óptico, entre la papila y la quiasma, de muy diversa etiología. Cursa con palidez de la papila y disminución de la agudeza visual. || **a. óptica de Leber** (*Leber's optic a.*) Ver **enfermedad de Leber.** || **a. papilar** (*papillar a.*) Atrofia de la porción intraocular del nervio óptico. Sus causas son variadas, aunque la más frecuente es el glaucoma, en el que, de forma característica, la papila tiene un aspecto excavado. También puede ser secundaria a procesos inflamatorios del nervio óptico (neuritis), consecuencia de fenómenos tóxicos (como en la neuropatía alcohol-tabáquica) o resultado final de un edema de papila crónico (provocado por una hipertensión intracraneal). La atrofia papilar o atrofia óptica implica una pérdida absoluta o casi absoluta de la visión de ese ojo.

atrofia gonadal (*gonadal atrophy*)
ENDOCRINOL. Alteración histológica que se caracteriza por la inviabilidad morfológica y funcional del tejido gonadal, que comporta insuficiencia de la gametogénesis y/o de la esteroidogénesis. Puede ser debida a un proceso primariamente testicular o gonadal o a la ausencia crónica de estimulación gonadotrófica.

atrofia parenquimatosa (*parenchymatous atrophy*)
NEFROL. Disminución del volumen, peso o actividad fisiológica del componente funcional o específico de un órgano determinado. Las causas pueden ser: defectos de nutrición (como en el caso del sistema nervioso central), bajo flujo sanguíneo con isquemia o hipoxia (como la atrofia renal en la estenosis de la arteria renal), falta de ejercicio físico (atrofia de músculo esquelético) o congénitas (ver **hipoplasia renal segmentaria o Ask-Upmark**). || **a. renal segmentaria** (*segmental kidney a.*) Atrofia que se localiza generalmente en el polo superior, con presencia de uno o más surcos en la superficie capsular, adelgazamiento de la cortical y cálices aumentados de tamaño. En la infancia, con frecuencia se asocia a la hipertensión y puede ser unilateral o bilateral. Es típica en la afección congénita denominada riñón de Ask-Upmark (v.).

atrofodermia (*atrophodermia*)
DERMATOL. f. Disminución del tamaño de algunas, varias o todas las estructuras que componen la piel. || **a. de Pierini-Pasini** (*Pierini and Pasini's a.*) Atrofodermia idiopática progresiva.

atropello (*pedestrian struck*)
MEDLEGAL. m. Choque violento de un vehículo o animal en movimiento contra un cuerpo humano.

atropina (*atropine*)
ANEST. f. Droga anticolinérgica utilizada para disminuir los efectos muscarínicos de los inhibidores de la acetilcolinesterasa, para premedicación preanestésica y para el tratamiento de la bradicardia y la asistolia. También se utiliza para disminuir la motilidad gastrointestinal y como midriático.

audiograma (*audiogram*)
OTORRIN. m. Examen paraclínico que permite cuantificar la agudeza auditiva en función de la frecuencia y de la intensidad del sonido.

audiometría (*audiometry*)
OTORRIN. f. Método para la medida y la objetivación de la agudeza auditiva, por medio de exámenes paraclínicos.

auditivo (*auditive*)
FISIOL. adj. Que está relacionado con la audición.

aumento mamario (*breast augmentation*)
CIRPLÁS. Aumento en el volumen de la mama, realizado con la finalidad de corregir una situación de hipoplasia o asimetría mamaria, o por

motivo puramente estético. Generalmente se realiza mediante la implantación de prótesis de diferentes materiales, como la silicona, el poliuretano y otros, aunque en algunas ocasiones también puede realizarse con tejidos autógenos, fundamentalmente grasa. Los tipos de incisiones más frecuentes son: incisión inframamaria, o en surco inframamario; incisión periareolar e incisión transaxilar. La colocación del implante puede realizarse en un plano subcutáneo, o en el plano submuscular. También recibe el nombre de mastoplastia aumentativa.

aura *(aura)*
NEUROL. f. Sensación subjetiva o fenómeno motor que precede el inicio de un ataque paroxístico, como una crisis epiléptica o un episodio de migraña.

auralitiasis *(auralitiasis)*
DERMATOL. f. Coloración de la piel producida por la ingesta de grandes cantidades de naranjas, zanahorias, tomates, etc.

aureoterapia *(aureotherapy)*
DERMATOL. f. Tratamiento con compuestos de oro.

aurícula *(auricle)*
ANAT. f. Cámara; antiguamente, aurícula del corazón. Hay dos aurículas, derecha e izquierda. La derecha recibe sangre venosa por las venas cavas superior e inferior y la envía al ventrículo derecho. La aurícula izquierda recibe sangre arterial procedente de las cuatro venas pulmonares y la envía al ventrículo izquierdo.

auricular *(atrial)*
CARDIOL. adj. Relativo al oído o a las aurículas cardiacas.

auriculopuntura *(auriculopuncture)*
BIOÉT. f. Variante de la acupuntura (v.), que aplica agujas o grapas a puntos determinados del pabellón auricular. En este existen terminaciones nerviosas, cuyas vías corren parejas a las otras vías nerviosas, lo que permite aliviar múltiples dolencias.

auriculoventricular *(atrioventricular)*
CARDIOL. adj. Relativo o perteneciente a las aurículas y los ventrículos.

auscultación *(auscultation)*
CARDIOL. f. Parte del examen físico, que consiste en la exploración de los fenómenos acústicos que se producen en los distintos órganos. Puede realizarse directamente (auscultación directa) o, más comúnmente, con ayuda de dispositivos, como el fonendoscopio o el estetoscopio. Es de especial interés en cardiología (auscultación cardiaca) para la auscultación de los tonos, los ruidos y los soplos cardiacos, y en pneumología, para la auscultación de los ruidos pulmonares.

ausencia *(absence)*
NEUROL. f. Crisis epiléptica generalizada, que se expresa por una pérdida o disminución corta y transitoria de conciencia, con inicio y cese brusco. Se puede acompañar o no de sacudidas musculares parcelares o automatismos motores. No hay caída al suelo. ‖ **a. atípica** *(atypical a.)* Crisis epiléptica de ausencia, que se acompaña en el electroencefalograma de ráfagas de actividad punta-onda a una frecuencia distinta a la de 3 Hz. ‖ **a. simple** *(simple a.)* Crisis epiléptica de ausencia, que se acompaña solo de la pérdida transitoria de conciencia sin ningún otro tipo de fenómeno motor o automatismo. ‖ **a. típica** *(typical a.)* Crisis epiléptica de ausencia, que se acompaña en el electroencefalograma de ráfagas generalizadas de actividad punta-onda a una frecuencia de 3 Hz.

ausencia mental *(mental absence)*
PSICOL. Alteración temporal de la atención, que se caracteriza por la máxima concentración en un estímulo o situación y la consiguiente ausencia o falta de conciencia para todo aquello que no esté relacionado con lo que se está atendiendo.

autenticidad del terapeuta *(therapeutic authenticity)*
PSICOL. Estilo interactivo del terapeuta, que se caracteriza por la congruencia (coincidencia entre sus palabras y sus conductas no verbales y sus sentimientos) y la fidelidad a su propia forma de ser (espontánea y sincera), que incide positivamente en la autorrevelación del paciente y en la profundidad de su autoexploración durante la entrevista. Junto con la calidez y la empatía, forma parte de las características del estilo interactivo de un entrevistador, que hacen efectiva la relación terapéutica y contribuyen más directamente al éxito del tratamiento.

autismo *(autism)*
ANTROPOL. m. Alteración psicoconductual poco frecuente (4™), que se produce principal-

mente en los varones (relación 4:1) y se suele manifestar antes de los dos años y medio de edad. Los rasgos más característicos son: aislamiento social, dificultades en la expresión (lenguaje, mímica) y pautas estereotipadas de conducta. El cociente intelectual, por lo general, es inferior al normal, si bien hay algunos casos en que es superior. No se conocen con exactitud sus causas: factores genéticos, influencia ambiental y alteración cerebral, esta última especialmente importante. Una buena parte de los autores se inclina por una lesión bilateral en el hipocampo. Las alteraciones en el electroencefalograma y en los potenciales evocados, así como la incidencia bastante alta de epilepsia en niños autistas, refuerzan la hipótesis de un origen orgánico cerebral de esta enfermedad.

autismo *(autism)*
PSIQUIAT. m. Síntoma de la esquizofrenia caracterizado por la tendencia al aislamiento, desinterés por el mundo exterior. Bleuler lo incluyó dentro de los síntomas fundamentales de la esquizofrenia.

autoafirmación *(self-affirmation)*
PSICOL. f. Actitud del propio yo, dirigida hacia la búsqueda de consideración y reconocimiento por parte de los demás (de lo que uno vale y del elogio de este valor). Cuando se utiliza como mecanismo de defensa, el individuo se enfrenta a los conflictos emocionales y a las amenazas de origen interno o externo expresando directamente sus sentimientos o pensamientos de forma no coercitiva ni manipuladora. Se encuadra en un nivel de adaptación elevado.

autoanálisis *(self-analyse)*
PSICOL. m. Investigación, por medio de procedimientos del método psicoanalítico (asociaciones libres, sueños, etc.), de los componentes psíquicos de uno mismo.

autoanticuerpo *(autoantibody)*
INMUNOL. m. Anticuerpo dirigido contra moléculas del propio organismo. Pueden ser específicos de moléculas ubicuas (como los anticuerpos anti-DNA) o de moléculas localizadas en distintos órganos o sistemas (como los anticuerpos antieritrocitarios). Su título se encuentra elevado en las denominadas enfermedades autoinmunitarias.

autoantígeno *(autoantigen)*
INMUNOL. m. Molécula del propio organismo que, a consecuencia de una ruptura de los mecanismos de tolerancia, es reconocida como extraña e induce la aparición de una respuesta inmunitaria, lo que puede conllevar la aparición de una enfermedad autoinmunitaria.

autocatarsis *(self-catharsis)*
PSICOL. f. Forma de psicoterapia que consiste en la descripción por el paciente de sus propios conflictos y dificultades.

autoclave *(autoclave)*
MICROBIOL. m. Aparato empleado para esterilizar mediante calor húmedo. Se basa en la acción letal del vapor de agua a presión. El vapor a sobrepresión alcanza temperaturas superiores a 100º C, y cuanto mayor es la presión más elevada es la temperatura del vapor. Es habitual esterilizar a una atmósfera de presión equivalente a 121º C durante 15-20 minutos. Cuando los objetos que se esterilizan son voluminosos, se requieren tiempos más largos para que el calor penetre en su interior hasta la zona más fría. En autoclave se esterilizan objetos muy diversos: instrumentos, ropa, alimentos o medios de cultivo.

autoconcepto *(self-concept)*
PSICOL. m. Opinión que tiene una persona sobre su propia personalidad y sobre su conducta. Normalmente lleva asociado un juicio de valor positivo o negativo.

autoconciencia *(self-conscience)*
BIOÉT. f. Percepción de la propia capacidad de percibir y sentir. Es un término ambiguo, porque no precisa si esta percepción es sensitiva (y así es común a todos los animales con memoria e imaginación) o intelectual (es característica del hombre). Ver **frontera hombre-animal**.

autoconciencia *(self-conscience)*
PSICOL. f. Estado transitorio y situacional de autofocalización. Cuando se habla de una tendencia estable a la autofocalización, se utiliza también el término autoconsciencia.

autocontrol *(self-control)*
PSICOL. m. Conjunto de procesos de regulación de la propia conducta, que implican la manipulación de aspectos situacionales y la disposición de contingencias y consecuencias alternativas para así obtener metas a largo plazo.

Esta capacidad del sujeto para modificar la probabilidad de aparición de su propio comportamiento implica la activación de los tres estadios de la autorregulación: autoobservación, autoevaluación y autorreforzamiento.

autodeterminación del paciente *(patient's self-determination)*
BIOÉT. Ver **autonomía del paciente.**

autodigestión *(autodigestion)*
MEDLEGAL. f. Alteración necrópsica, que consiste en la digestión post mortem de las paredes del estómago por el jugo gástrico del propio cadáver.

autoerotismo *(autoeroticism)*
PSICOL. m. Actividad sexual provocada por uno mismo, en solitario. Excitación de la propia sexualidad mediante la autoestimulación de las zonas erógenas (tocamiento genital, masturbación) o a través de fantasías o imágenes sexuales, sin relación con un compañero sexual.

autoesplenectomía *(autosplenectomy)*
HEMATOL. f. Disminución progresiva del tamaño del bazo por fibrosis, que puede originarse en la anemia de células falciformes.

autoestima *(self-esteem)*
PSICOL. f. Valoración, consideración o aprecio que una persona tiene de sí misma. Este juicio autoevaluativo, que es utilizado como criterio para la propia conducta, se va formando en el niño desde los primeros años de vida a través de un proceso de interiorización (asimilación y reflexión) de las opiniones de las personas socialmente relevantes para él (los padres, otros familiares, los profesores, etc.). La consideración de los demás y los refuerzos sociales gratificantes contribuyen a elevar el nivel de autoestima. Posteriormente, la autoestima se relaciona estrechamente con el propio autoconcepto y es el resultado o cristalización de sucesivas autoevaluaciones en las que el sujeto evalúa la diferencia entre los niveles alcanzados y los inicialmente pretendidos.

autoexperimentación *(autoexperimentation)*
BIOÉT. f. Experimentación médica en la que el investigador es también sujeto de la investigación. Suele llevarse a cabo en casos de riesgo elevado por científicos imprudentes, pero muy convencidos de su posible éxito. Está desaconsejada, y no suele ser aprobada por los comités de ética (v.) que examinan el protocolo del experimento (v.).

autoexploración de la mama *(self-examination of the breast)*
GINECOL. Visualización de la mama y palpación de la glándula por la mujer, lo que puede permitirle diagnosticar nódulos mamarios. No es un método muy eficaz de diagnóstico precoz de las enfermedades mamarias.

autofocalización *(self-focalization)*
PSICOL. f. Proceso que consiste en dirigir la atención sobre cualquier aspecto de uno mismo (p. ej., las propias sensaciones físicas, emociones o pensamientos, o las metas que uno se ha establecido) y ser consciente de la información generada internamente, en contraposición a dirigir la atención a los estímulos ambientales y tomar conciencia de la información del exterior obtenida a través de los receptores sensoriales.

autohemólisis *(autohemolysis)*
HEMATOL. f. Hemólisis de las células sanguíneas de una persona por el propio suero.

autohemoterapia *(autohemotherapy)*
HEMATOL. Ver **autotransfusión.**

autoinjerto *(autograft)*
ORTOP. m. Injerto de tejido obtenido de otro sitio del mismo organismo que lo recibe. También se denomina injerto autólogo.

autoinmune *(autoimmune)*
NEFROL. adj. Se dice del estado de inmunización bis a bis de los propios antígenos de un sujeto. Su expresión clínica son las enfermedades autoinmunes, que se caracterizan por ser poligénicas y multifactoriales, pues en su desarrollo intervienen tanto caracteres genéticos como factores no genéticos o ambientales. Entre los primeros cabe mencionar la raza o la etnia, su mayor concordancia en gemelos monocigotos y la asociación con ciertos alelos del sistema HLA, como sucede, por ejemplo, en los pacientes con espondilitis anquilosante (HLA-B27, presente en el 96% de los casos). Entre los factores ambientales hay que destacar, fundamentalmente, los agentes infecciosos, diversas sustancias químicas y factores hormonales, en especial las hormonas sexuales femeninas.

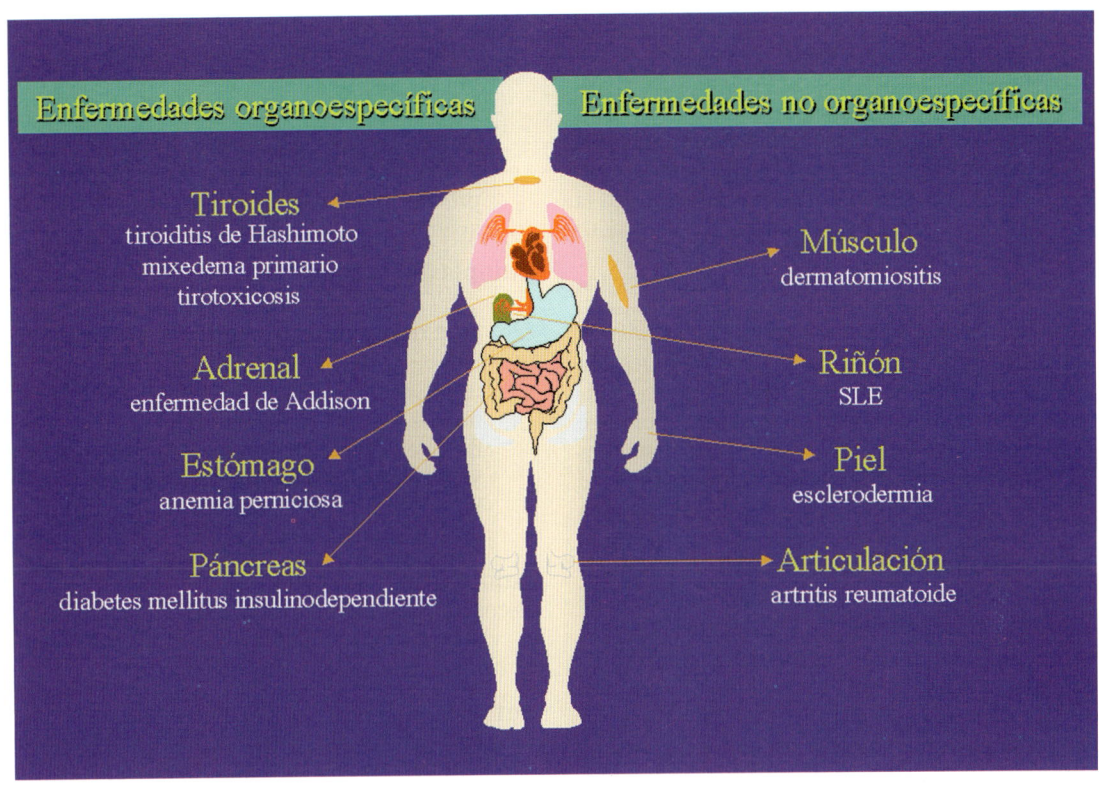

autoinmunidad. Enfermedades organoespecíficas y enfermedades no organoespecíficas

autoinmunidad *(autoimmunity)*
ALERGOL. f. Situación anómala en la que el organismo reacciona contra los elementos constituyentes de sus propios tejidos. || Reacción inmunológica que da lugar a la formación de anticuerpos.

autólisis *(autolysis)*
MEDLEGAL. f. Proceso anaeróbico de degradación de los constituyentes bioquímicos de la célula por la acción de las propias enzimas intracelulares.

autolisosoma *(autolysosome)*
HISTOL. m. Lisosoma que fagocita orgánulos o porciones citoplasmáticas de la propia célula.

automatismo *(automatism)*
NEUROL. m. Conjunto de fenómenos motores automáticos. Se suelen observar acompañando a algunas crisis epilépticas.

automatismo *(automatism)*
PSIQUIAT. m. Ejecución de actos sin la voluntad del sujeto, generalmente sin que sea consciente de ellos, ni los recuerde con posterioridad.

autonomía *(autonomy)*
BIOÉT. f. Capacidad de elección, libertad. En la bioética liberal, de corte kantiano, significa la elección de los fines vitales, pero sin referencia a una norma moral: autonomía es creación de los propios fines y determinación por ellos. || **a. económica del médico** *(physician's economic a.)* Autonomía médica con respecto al precio de las pruebas diagnósticas o tratamientos recomendados. Aunque dicha autonomía debe respetarse, el ejercicio de la medicina no puede obviar el gasto que provoca, sea público o privado (ver **costo de la medicina**). || **a. médica** *(physician's a.)* Capacidad de decisión del médico en el contexto de una relación terapéutica. La participación activa del paciente no convierte al médico en un mero servidor que obedece lo que el enfermo le impone dictatorialmente: el médico conserva su propia capacidad de decisión y puede negarse a realizar acciones que considere inadecuadas, sea por razones médicas (ver **futilidad, objeción de ciencia**), sea por razo-

nes morales (ver **objeción de conciencia**). ‖ **a. del paciente** *(patient's a.)* Capacidad de decisión del paciente en el contexto de su relación con el médico. El enfermo no es un simple objeto de la manipulación del médico, sino parte constitutiva de una relación terapéutica (ver **relación médico-enfermo**) en la que debe participar como persona y sujeto moral.

autonomía *(autonomy)*
PSICOL. f. Capacidad para actuar por uno mismo, para ser principio de las propias acciones, sin dependencia de otros. Tanto el proceso educativo como el proceso de socialización se orientan, en general, a desarrollar la autonomía con unas características que varían de una cultura a otra y aun de un medio social a otro. En la teoría de Beck, dimensión de la personalidad que incluye actitudes y creencias que implican una consideración muy elevada de la independencia, la libertad de acción, la autodeterminación y el logro de metas propias. ‖ **a. personal** *(personal a.)* Capacidad de la persona para realizar por sí misma, sin ayuda o vigilancia de otras, los actos cotidianos elementales de supervivencia, tales como la alimentación, el aseo, el vestido, el manejo de aparatos o dispositivos mecánicos sencillos, la realización de pequeños desplazamientos, etc. La autonomía personal se ve afectada en aquellas enfermedades somáticas que impliquen una grave alteración de la motilidad y también en enfermedades mentales que den lugar a una grave desorganización de la conducta o que estén definidas por profundos defectos de la inteligencia.

autónomo *(autonomous)*
ANAT. adj. Que se regula a sí mismo, que es funcionalmente independiente.

autoobservación *(self-observation)*
PSICOL. f. Observación que realiza un sujeto de su propio comportamiento. Cuando se utiliza como mecanismo de defensa, el individuo se enfrenta a los conflictos emocionales y a las amenazas de origen interno o externo reflexionando sobre sus propios pensamientos, sentimientos, motivaciones y comportamientos, y actuando de acuerdo con ellos. Se encuadra en un nivel de adaptación elevado. ‖ **a. introspectiva** *(introspective s.)* Tipo de introspección en la que el sujeto intenta analizar, de una manera objetiva, los procesos mentales implicados en una tarea propuesta por el experimentador, una vez que esta ha finalizado. ‖ **a. retrospectiva** *(retrospective s.)* Proceso por el cual el sujeto trata de recordar y analizar sus experiencias pasadas. Es el procedimiento que se utiliza al hacer la anamnesis en la entrevista clínica.

autoplastia *(autoplasty)*
ORTOP. f. Operación quirúrgica por la cual una región destruida es reemplazada por un tejido análogo procedente del mismo individuo. El tejido reemplazado, preferentemente piel o mucosa, puede proceder de cualquier parte del cuerpo, aunque es mejor cuanto más próxima esté a la zona que se va a reemplazar. Se recurre a ello en ulceraciones, quemaduras, etc.

autoplastia *(autoplastiy)*
PSICOL. f. Adaptación que se consigue modificando la propia conducta y controlando las propias reacciones.

autopsia *(autopsy)*
MEDLEGAL. f. Examen y disección de un cadáver para determinar las lesiones que provocaron la muerte. ‖ **a. médico-legal** *(medico-legal a.)* Examen y disección de un cadáver que presenta signos de violencia, en el que se sospecha una intoxicación, o que carece de certificado de defunción por no haber recibido atención médica. Tiene como objeto establecer las causas y circunstancias de la muerte para llevar a cabo una investigación judicial. También se llama necropsia médico-legal.

autopsia psicológica *(psychological autopsy)*
PSICOL. Evaluación post mortem de la psicodinámica que condujo al suicidio a una persona.

autopsia y ética *(autopsy and ethics)*
BIOÉT. Dado que la realización de una autopsia permite averiguar con certeza las causas de la muerte, siempre que existan dudas, la obligación de atender correctamente a los pacientes que vengan después obliga a su práctica si estas dudas son razonables.

autopsicosis *(self-psychosis)*
PSICOL. f. Término utilizado por Wernicke para designar las perturbaciones mentales caracterizadas por sugerir ideas relacionadas con la propia personalidad del individuo (pérdida de la orientación respecto a sí mismo y de la idea

de sí mismo) más que con ideas relacionadas con su medio.

autopunición *(self-punition)*
PSICOL. f. Mecanismo de defensa por el que el individuo se enfrenta a conflictos emocionales y a amenazas de origen interno o externo, infligiéndose a sí mismo un castigo para liberarse del sentimiento de haber cometido una falta. Dicho sentimiento puede variar desde la culpabilidad normal, que llevaría al alivio de la culpa mediante una pena más o menos proporcionada a la falta cometida (p. ej., en el caso de un niño que, por haber vulnerado un mandato de sus padres, se lleva él mismo al cuarto oscuro tirándose de la oreja), hasta la autoacusación delirante, que lleva a la automutilación y el suicidio.

autoridad de los comités *(authority of committees)*
BIOÉT. Peso moral de las respuestas que los comités de ética dan a las consultas que se les presentan. En algunos casos, dicha autoridad está reconocida legalmente, como sucede con los comités de investigación clínica, cuyo visto bueno a un protocolo de investigación es preceptivo para poder llevarla a cabo.

autoritarismo *(authoritarism)*
PSICOL. m. Conjunto de actitudes o comportamientos propios de personas que imponen sus ideas, intereses o deseos sin tener en cuenta las opiniones de los demás. La persona autoritaria se cree poseedora de la razón y de la verdad, no estima necesario justificar su actuación y expresa sentimientos de hostilidad hacia miembros de grupos a los que no pertenece.

autorradiografía *(autoradiography)*
RADIO. f. Técnica que obtiene una imagen radiográfica aprovechando la emisión de energía o fotones emitidos por el propio cuerpo, tejido u objeto.

autorradiográfico *(autoradiographic)*
RADIO. adj. Relativo a la autorradiografía.

autorrealización *(self-actualization)*
PSICOL. f. Desarrollo integral de todas las energías psicofísicas del ser humano. Es el postulado básico de la teoría de C. R. Rogers, según el cual existiría en el individuo una tendencia básica a la autorrealización, entendida esta como actualización, mantenimiento y desarrollo del propio ser.

autorrevelación *(self-revelation)*
PSICOL. f. Revelación a otros individuos de aspectos íntimos de uno mismo. La autorrevelación o relato de las propias vivencias constituye una de las fuentes de información más importantes para el clínico. Favorecen la autorrevelación del paciente aspectos generales tales como la voluntariedad de su participación en la entrevista y la seguridad en la confidencialidad de la misma, la acogida cordial y afectuosa por parte del médico y un estilo de comunicación abierto y libre. Como técnica de intervención verbal no directiva durante la entrevista, consiste en que el terapeuta comunica al paciente, de manera intencional, información sobre sí mismo. Las autorrevelaciones del médico, al evocar en el paciente información de tipo similar, facilitan también la comunicación, siempre que sean hechas en el contexto adecuado relacional y temático y con la exclusiva finalidad de favorecer la ventilación afectiva del enfermo. Nunca la autorrevelación debe ser para el médico una confidencia liberadora de las propias tensiones o desveladora de aspectos íntimos de su vida (en la que el paciente no tiene por qué participar). Estas confidencias serían, sin excepción, inadecuadas desde el punto de vista psicológico (productoras de discomunicación), cuando no claramente yatrógenas.

autosadismo *(masochism)*
MEDLEGAL. Ver **masoquismo**.

autoscopia *(autoscopy)*
PSICOL. f. Alucinación en la que el sujeto contempla su propia figura frente a sí mismo, como si se tratara de su doble. Pueden experimentarla sujetos sanos durante estados de fatiga excesiva, en el estado previo del sueño, en epilépticos durante el aura, en enfermos con tumores cerebrales y en intoxicaciones por drogas.

autosensibilización *(autosensitization)*
INMUNOL. f. Fenómeno por el que se desarrolla una respuesta inmunitaria contra moléculas presentes de manera natural en el cuerpo humano (autoantígenos).

autosoma *(autosome)*
GENÉT. m. Cualquier cromosoma nuclear que no es un cromosoma sexual. En los humanos hay 22 pares de autosomas.

autosugestión *(autosuggestion)*
PSICOL. f. Fenómeno de sugestión cuyo origen se encuentra en el interior del propio individuo. Es la sugestión aplicada a uno mismo, es decir, las ideas no sometidas a crítica surgen, nacen, dentro del propio sujeto, sin que le hayan sido sugeridas desde fuera. La autosugestión es la base de las técnicas de autorrelajación, en especial del entrenamiento autógeno de Schultz.

autotolerancia *(self-tolerance)*
INMUNOL. f. Término empleado para describir la tolerancia que el sistema inmunitario presenta frente a las moléculas del propio organismo, a las que reconoce como propias, de forma que no desarrolla respuesta frente a ellas.

autotopagnosia *(autotopagnosia)*
NEUROL. f. Incapacidad para reconocer o para localizar las diversas partes del cuerpo como consecuencia de una lesión orgánica cerebral.

autotracción *(self-traction)*
ORTOP. f. Tracción con la fuerza muscular propia o peso del cuerpo (se emplea en tracciones vertebrales).

autotransfusión *(autotransfusion)*
HEMATOL. f. Procedimiento mediante el cual se extrae sangre o alguno de sus componentes a un determinado paciente para su posterior reinfusión a él mismo. Es decir donante-paciente son la misma persona. Los beneficios que representa son evidentes: elimina el riesgo de aloinmunización, de reacciones hemolíticas, alérgicas o febriles; de transmisión de enfermedades infecciosas, como hepatitis y VIH; estimula la eritropoyesis por repetidas flebotomías y es aceptada en pacientes contrarios a recibir sangre homóloga por creencias religiosas, como los testigos de Jehová. Existen distintas modalidades de autotransfusión: *a) Donación autóloga preoperatoria:* es la modalidad más empleada. Consiste en la extracción al paciente de 450 ml de sangre, aproximadamente, con un intervalo de 3-7 días entre extracciones, realizando la última 72 horas antes de la intervención. El límite de intervalo entre la extracción de la primera bolsa y la fecha de la cirugía ha de ser, como máximo, de 35 días, si el conservante es CPDA, y de 42 días, si el conservante es SAG.M. Entre extracciones se administra hierro. *b) Hemodilución aguda normovolémica:* en función del hematocrito basal, inmediatamente antes o durante la inducción anestésica se extraen entre una y tres unidades de sangre, reponiendo el volumen extraído con soluciones cristaloides y/o coloides. Después de la intervención, el enfermo es transfundido con su propia sangre, que, al haber sido conservada solo unas horas, aporta plaquetas y factores lábiles de la coagulación. *c) Eritroféresis preoperatoria:* se realiza entre 18 y 24 horas antes de la intervención quirúrgica, a través de un procedimiento de féresis que recoge solamente concentrado de hematíes, devolviéndole el plasma al paciente. *d) Transfusión autóloga intraoperatoria:* mediante máquinas especiales se recupera la sangre del campo operatorio, y tras su procedimiento se reinfunde al paciente. *e) Transfusión autóloga postoperatoria y postraumática:* recuperación de la sangre acumulada en el postoperatorio. La sangre se recoge a través de los drenajes y se reinfunde antes de que hayan pasado seis horas, para evitar la proliferación bacteriana.

autotrasplante *(autotransplant)*
CIRGEN. m. Autoinjerto. ‖ Trasplante de un órgano o tejido del mismo individuo de un lugar a otro. Sobre todo, se emplea en cirugía plástica y reconstructora, que frecuentemente precisa hacer injertos de piel o colgajos miocutáneos. Ver **trasplante**.

autótrofo *(autotrophe)*
ANAT. adj. Se dice del ser que se alimenta de sus propias reservas. En embriología, la fase autótrofa corresponde al periodo en el que el cigoto se nutre del vitelo del óvulo.

autovacuna *(autovaccine)*
MICROBIOL. f. Vacuna que se inocula a un individuo, obtenida a partir del microorganismo infectivo que le produjo la enfermedad.

auxótrofo *(auxotroph)*
MICROBIOL. m. Microorganismo que ha desarrollado un requerimiento nutricional como resultado de una mutación. El fenotipo original, que no muestra ese requerimiento, se llama prototrofo.

AVAC *(QALY)*
BIOÉT. Acrónimo de años de vida ajustados según la calidad (v.).

avance *(advance, advancement)*
CIRGEN. m. Intervención quirúrgica que persigue la recolocación de una estructura anatómica en una posición más adelantada.

avance monobloque frontofacial (*frontofacial monoblock advancement*)
CIRPLÁS. Técnica quirúrgica maxilofacial que busca el desplazamiento hacia delante del macizo fronto-facial, en un nivel superior a la osteotomía de LeFort III, incluyendo las órbitas en su totalidad y el macizo facial. Se aplica para la corrección de las alteraciones morfológicas craneofaciales presentes en algunas malformaciones congénitas, fundamentalmente las craniofaciestenosis.

avascular (*avascular*)
RADIO. adj. Se dice del tejido que no contiene estructuras vasculares en su interior. En la imagen, es la estructura que no varía en sus características tras la administración de contraste intravascular.

avascularidad (*avascularity*)
RADIO. f. Propiedad de avascular.

avidez (*avidity*)
INMUNOL. f. Fuerza de unión entre un antígeno con múltiples determinantes antigénicos y su correspondiente anticuerpo multivalente. La intensidad de la unión entre antígeno y anticuerpo aumenta si existen múltiples lugares de conexión entre ambos, de forma que la fuerza global de unión (avidez) es mayor que la suma de las afinidades de cada uno de los sitios individuales.

avidina (*avidin*)
BIOQUÍM. f. Proteína, muy abundante en la clara del huevo, que se une a la biotina e impide la absorción de esta vitamina en el intestino, por lo que se produce su déficit en la célula.

avitaminosis (*avitaminosis*)
FISIOL. f. Estado carencial de vitaminas. Lo normal es que no se trate de una ausencia total, sino parcial, por lo que el término más adecuado es hipovitaminosis. Generalmente solo afecta a una o pocas vitaminas.

avolición (*avolition*)
PSICOL. f. Incapacidad para iniciar actividades dirigidas a un fin y persistir en ellas. Cuando es lo suficientemente grave como para ser considerada patológica, la avolición es generalizada, e impide que el sujeto complete distintos tipos de actividades (p. ej., trabajo, tareas intelectuales, autocuidado).

avulsión (*avulsion*)
ORTOP. f. Arrancamiento de parte de una estructura. ‖ **a. del nervio** (*nervous a.*) Arrancamiento de un nervio por tracción. ‖ **a. tendinosa** (*tendinous a.*) Arrancamiento de un tendón, habitualmente del pie, a consecuencia de un movimiento forzado.

avulsión del cuero cabelludo (*scalp*)
NEUROCIR. Disección traumática de la piel que recubre al cráneo y que se separa del periostio en la galea.

axial (*axial*)
RADIO. adj. Relativo o relacionado con un eje. ‖ Se dice del plano obtenido por una técnica de imagen, generalmente en cortes tomográficos, de tipo transverso o por su parte más estrecha.

axila (*axila*)
ORTOP. f. Región del cuerpo humano de forma piramidal, que está situada en la parte inferior de la unión del tronco con el brazo. Está limitada por el músculo pectoral mayor (por delante), por el músculo dorsal ancho (por detrás), por el músculo serrato anterior (internamente) y por el húmero (lateralmente). Contiene la arteria y la vena axilares, el plexo braquial en su porción infraclavicular, vasos y ganglios linfáticos y tejidos conectivo y adiposo. También se denomina fosa axilar (*foxa axilaris*).

axis (*axis*)
ANAT. m. Segunda vértebra cervical, que se articula con el atlas y con la tercera vértebra cervical. Lo más característico del axis es su apófisis odontoides (embriológicamente representa el cuerpo del atlas), que se articula con la faceta articular del arco anterior del atlas. Sirve de eje para los movimientos de rotación de la cabeza y de ahí recibe el nombre.

axolema (*axolema*)
ANAT. f. Cubierta del axón.

axón (*axon*)
ANAT. m. Prolongación del cuerpo de la neurona por la que el impulso nervioso camina en sentido centrífugo. Da muy pocas ramas colaterales y, en cambio, en su terminación suele formar una rica arborización. En algunos casos no posee envoltura mielínica (fibras amielínicas) y en otros posee una vaina más o menos espesa de mielina.

axonal *(axonal)*
NEUROL. adj. Relativo al axón.

axonopatía *(axonopathy)*
NEUROL. f. Enfermedad, lesión o degeneración de los axones.

axonopraxia *(axonopraxia)*
NEUROCIR. f. Bloqueo de la conducción nerviosa por causas bioquímicas y no estructurales.

axonotmesis *(axonotmesis)*
CIRPLÁS. f. Lesión nerviosa que conserva la continuidad del nervio; degeneran las vainas mielínicas y los axones, pero las estructuras conjuntivas del nervio permanecen intactas. Clínicamente se manifiesta con paresia completa de la corriente nerviosa. La continuidad del nervio no está interrumpida, sino que pueden producirse los fenómenos de degeneración y regeneración en su sección distal. El electromiograma presenta una típica reacción de degeneración, un alargamiento de la contracción muscular y una interrupción completa de la corriente nerviosa. Se consigue una regeneración completa del patrón neurofibrilar normal y una recuperación funcional del nervio sin intervención quirúrgica.

axoplasma *(axoplasm)*
ANAT. m. Contenido citoplásmico del axón.

ayuda al suicidio *(assistance to suicide)*
BIOÉT. Colaboración médica al suicidio del paciente, generalmente aportándole medicamentos en dosis suficiente como para provocarle una muerte sin dolor. Se diferencia de la eutanasia en que el médico no aplica personalmente dichos medios. Paradójicamente, su práctica no lleva al suicidio del paciente en la mayor parte de los casos, sino que le aporta la tranquilidad de que, en caso de empeorar su enfermedad, tendrá un recurso a mano. Una petición de ayuda al suicidio por parte del enfermo suele desvelar un sufrimiento inadecuadamente tratado. Así, es frecuente que el médico tenga miedo (injustificado) a recetar morfina; escatimarla es un error muy común, que solo produce sufrimientos inútiles.

ayuda ergogénica *(ergogenic aid)*
ENDOCRINOL. Complemento terapéutico que incrementa la potencia muscular. Con frecuencia, se refiere a tratamientos farmacológicos del tipo de los esteroides anabolizantes, como la eritropoyetina y la hormona de crecimiento, entre otros.

ayuda manual en el parto de nalgas *(assistance in breech delivery)*
GINECOL. Maniobra obstétrica que se emplea para ayudar al deprendimiento de la cabeza final en las presentaciones podálicas.

ayudar a morir *(helping to die)*
BIOÉT. Labor de atención del médico en los últimos momentos de la vida de un paciente. Incluye los cuidados paliativos necesarios para su alivio físico (dolor, molestias) y el apoyo y el consuelo moral necesarios (compañía, serenar inquietudes, asistencia religiosa).

ayudas de baja visión *(low vision aids)*
OFTALMOL. Dispositivos ópticos destinados a mejorar el rendimiento visual en pacientes con visión deficiente, en los que queda un resto visual que puede ser amplificado y aprovechado. Se basa en la práctica de la fijación excéntrica, es decir, tratar de enfocar los objetos con alguna parte del campo visual periférico, que, al estar preservado, se convierte en el punto de fijación. Existen dispositivos para la lectura y también para la visión lejana, como, por ejemplo, para ver la televisión.

ayuno *(fasting)*
ENDOCRINOL. m. Abstinencia de ingesta de alimentos sólidos y líquidos.

azasteroide *(azasteroid)*
ENDOCRINOL. m. Compuesto de estructura esteroidea, en que uno o más átomos de carbono han sido sustituidos por átomos de nitrógeno. A este grupo farmacológico pertenecen los fármacos inhibidores del enzima 5-alfa-reductasa.

azatioprina *(azathioprin)*
INMUNOL. f. Derivado de la 6-mercaptopurina, cuyo principal mecanismo de acción es la capacidad para interferir la síntesis de DNA. Se emplea como citostático, especialmente en el tratamiento de leucemias, y como inmunosupresor, en el tratamiento de diversas enfermedades autoinmunitarios y para evitar el rechazo de órganos trasplantados.

azitromicina *(azithromycin)*
FARMCLÍN. f. Antibiótico macrólido con elevada semivida de eliminación, que facilita la administración de un tratamiento de corta duración (de 3 a 5 días).

azlocilina *(azlocillin)*
FARMCLÍN. f. Penicilina del grupo de las acilureidopenicilinas.

azoospermia *(azoospermia)*
UROL. f. Ausencia de espermatozoides en el semen. Es debida a dos causas: la falta de espermatogénesis o la obstrucción del epidídimo, el deferente o los eyaculadores. La azoospermia con alteración de la espermatogénesis manifiesta habitualmente niveles de FSH en sangre dos o tres veces por encima de lo normal y testes de pequeño tamaño. En los casos de sospecha de obstrucción, el diagnóstico se realiza mediante deferentovesiculografía. La causa habitual de obstrucción radica en el epidídimo, y su tratamiento consigue buenos resultados en el 20% de los pacientes. La azoospermia secundaria a la alteración del espermatogénesis no tiene tratamiento.

azotemia *(azotemia)*
NEFROL. f. Elevación de la urea o del nitrógeno ureico y de la creatinina sérica, producidos, en el hígado y en el metabolismo muscular, respectivamente, por una disminución del filtrado glomerular (se puede medir por el aclaramiento de creatinina), consecuencia de una insuficiencia renal aguda o crónica de origen muy variado (hereditaria, inflamatoria, infecciosa, tóxica, obstructiva, vascular, neoplásica, por cálculos, etc.).

AZT *(AZT)*
INMUNOL. Siglas inglesas de *azidothymidin*. Ver **zidovudina.**

aztreonam *(aztreonam)*
FARMCLÍN. m. Antibiótico monobactámico.

azul alcián *(alcian blue)*
HISTOL. Colorante que se emplea para localizar oligosacáridos de tipo ácido en los tejidos.

B

β *(β)*
Beta, segunda letra del alfabeto griego. Ver **beta.**

β-2-microglobulina *(β-2-microglobulin)*
NEFROL. Polipéptido monomórfico, codificado fuera del complejo mayor de histocompatibilidad, que se asocia de modo no covalente con los polipéptidos codificados por el complejo mayor de histocompatibilidad de las moléculas de clase I. || Proteína de 11.800 daltons, que forma un heterodímero con las moléculas del complejo mayor de histocompatibilidad de la clase I y que se expresa en la mayoría de las células nucleadas del organismo. Se elimina por vía renal tras una filtración libre glomerular y es reabsorbida por el túbulo proximal. Aumenta en situaciones en las que existe una activación o destrucción de los linfocitos; p. ej., en síndromes linfoproliferativos, enfermedades autoinmunes e infecciones virales, y en pacientes con insuficiencia renal en programa de hemodiálisis (en estos puede condicionar una amiloidosis por precipitación de β-2-microglobulina).

β-HCG *(β-HCG)*
ONCOL. Subunidad β de la gonadotropina coriónica humana, que se produce fisiológicamente durante el embarazo o patológicamente en el cáncer de las células germinales o en coreocarcinomas. Es, por tanto, un indicador de que este tipo de estirpe tumoral puede estar desarrollándose.

Babesia *(Babesia)*
MICROBIOL. Género de protozoarios que vive en los eritrocitos de varios animales a los que parasita y en los que produce hemólisis masiva. Las especies principales son: *Babesia microti, B. bovis* y *B. caballi, B. canis,* entre otras. De ellas, pueden infectar al hombre *B. microti* y *B. bovis.* Su reservorio son ciertos animales, como los ciervos, las vacas y los roedores, mientras que el hombre es un huésped accidental. Los vectores son garrapatas ixódidas, donde ocurre transmisión transovárica. Deben su nombre a Victor Babes.

Babinski, Josep Francois Felix
ORTOP. Neurólogo polaco (1857-1932).

bacampicilina *(bacampicillin)*
FARMCLÍN. f. Éster de la ampicilina, que presenta mejor absorción cuando se administra por vía oral.

bacilar *(bacillary)*
MICROBIOL. adj. Relativo a la forma alargada, de bastoncillo, que tienen algunas bacterias.

Bacillus *(Bacillus)*
MICROBIOL. Género bacteriano de la familia *Bacillaceae.* Son bacilos gram-positivos formadores de endosporas, estructuras muy resistentes a condiciones adversas. Las especies del género están ampliamente difundidas y su hábitat principal es el suelo. Producen diferentes enzimas hidrolíticos extracelulares, con las que degradan sustratos diversos, como polisacáridos, lípidos, proteínas y ácidos nucleicos; además, algunas especies producen anti-

bióticos. Las únicas especies patógenas para el hombre son *Bacillus anthracis,* productor del carbunco, y *B. cereus,* que causa una intoxicación alimentaria; *B. polymixa* produce polimixina y *B. subtilis,* subtilina y bacitracina. Otras especies de interés son *B. stearothermophilus,* que, debido a su gran termorresistencia, se utiliza como indicador biológico de la esterilización en autoclave; *B. pumilus,* que se emplea como indicador de esterilización por radiaciones ionizantes, y *B. subtilis,* que se utiliza para comprobar la efectividad del óxido de etileno. La especie *B. thurigiensis* se emplea como insecticida para las plantas, debido a que produce unos cuerpos cristalinos tóxicos para las larvas de lepidópteros.

bacilo *(bacillus)*
MICROBIOL. m. Bacteria en forma de bastón.

bacilo de Koch o Mycobacterium tuberculosis *(Koch's bacillus)*
PNEUMOL. Agente causante de la tuberculosis, que pertenece al género *Mycobacterium,* integrado por más de treinta de ellos. Las micobacterias se distinguen por su propiedad ácido-alcohol resistente, de forma que no puedan cambiar de color con alcohol ácido una vez teñidas. La pared de esta micobacteria contiene multitud de sustancias inmunorreactivas que activan la inmunidad celular del huésped muy importante en la patogenia de la enfermedad. Ver **tuberculosis**.

baclofén *(baclofen)*
NEUROCIR. m. Droga que estimula los receptores gabaérgicos y produce una inhibición presináptica de las alfa-motoneuronas. Disminuye la nocicepción y se emplea en el tratamiento de la espasticidad. Se administra por vía oral o intratecal y es una droga de segunda elección en el tratamiento del dolor. Entre sus efectos secundarios están la sedación y las crisis comiciales.

bacteria *(bacteria)*
MICROBIOL. f. Organismo formado por una sola célula, de pequeño tamaño. La estructura celular bacteriana es procariótica y se caracteriza porque su región nuclear, nucleoide, no está rodeada de membrana, consta de una sola molécula de DNA y su división no es mitótica. Carece de estructuras citoplásmicas, por lo que los ribosomas están repartidos por el citoplasma y le confieren un aspecto granular. Además, el citoplasma puede contener gránulos o inclusiones con material de reserva de lípidos, glucógeno, azufre, etc. La pared celular rodea a la membrana citoplasmática y da forma, rigidez y resistencia a la célula; también puede contener peptidoglicano y lipopolisacáridos, compuestos que únicamente se encuentran en estos microorganismos. La estructura y la composición de la pared dividen a la mayoría de las bacterias en dos grupos: gram-positivas y gram-negativas (v.). Ciertas especies de bacterias producen en su interior estructuras especiales denominadas endosporas y la mayoría de las especies tienen una morfología celular característica: pueden ser esféricas, bacilares, helicoidales, con forma de coma e incluso cuadradas. Unas son móviles y otras no; algunas obtienen energía de los compuestos orgánicos; otras, mediante fotosíntesis, y las hay que utilizan compuestos inorgánicos, como azufre o hierro, como fuente de energía. Aunque la mayoría se multiplican a temperaturas medias, hay algunas que crecen a −20° C y otras se desarrollan en ambientes de 110° C. También la función de las bacterias en la naturaleza es muy diversa: unas especies son patógenas para el hombre y otras lesionan a las plantas. Un grupo de especies bacterianas interviene en la degradación de la materia, manteniendo el ambiente y la atmósfera en un equilibrio que permite la vida, y distintas especies participan en la producción de alimentos y bebidas fermentadas, así como en la obtención de productos químicos. Entre las distintas bacte-

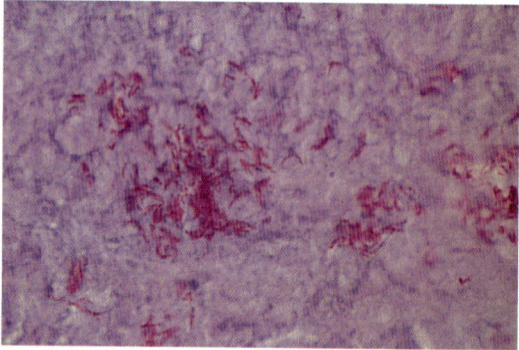

bacilos de Koch *(Mycobacterium tuberculosis)* teñidos de rojo púrpura en el centro de un granuloma con necrosis caseosa (tinción de Ziehl-Neelsen)

rias cabe mencionar a los *Mycoplasmas,* que carecen de pared; los flagelos, que intervienen en la movilidad; las fimbrias, que favorecen la fijación de bacterias sobre las superficies, y la cápsula, que también tiene funciones de adherencia.

bactericida *(bactericide)*
MICROBIOL. m. Agente que actúa destruyendo las bacterias.

bacteride *(bacteride)*
DERMATOL. f. Erupción cutánea producida por bacterias, generalmente a distancia de un foco principal.

bacteriemia *(bacteraemia)*
CIRGEN. f. Paso de bacterias al torrente sanguíneo, por inoculación directa, al puncionar venas o arterias, o espontáneamente, a partir de una infección de algún órgano o tejido del organismo. La diseminación sistémica de la infección suele producir fiebre alta y brusca y a veces situaciones de *shock* séptico, con alteraciones hemodinámicas que pueden requerir tratamiento intensivo. Ante la sospecha de que exista bacteriemia, se deben tomar muestras de sangre para su cultivo microbiológico y para determinar el germen responsable; además, es preciso iniciar un tratamiento antibiótico intravenoso durante al menos una semana.

bacteriocidina *(bacteriocidin)*
MICROBIOL. f. Proteína de origen bacteriano que es capaz de provocar la lisis de cepas bacterianas distintas de la productora. Normalmente están codificadas en plásmidos.

bacteriófago *(bacteriophage)*
MICROBIOL. m. Virus que se replica en el interior de las células bacterianas. También se denomina fago y, según su morfología, cabe distinguir los siguientes tipos: 1) Fagos con cola, que puede ser larga o corta y contráctil o no (fago λ o fago T). 2) Icosaédricos (ϕX174). 3) Filamentosos (fd). 4) Pleomórficos.

bacteriología *(bacteriology)*
MICROBIOL. f. Parte de la microbiología que se dedica al estudio de las bacterias, es decir, a las células procariotas.

bacteriostático *(bacteriostatic)*
MICROBIOL. m. Agente que inhibe el desarrollo de las bacterias y se basa en los mecanismos de defensa del huésped para la erradicación final de la infección.

bacteriuria *(bacteriuria)*
NEFROL. f. Presencia de bacterias en la orina. Clínicamente es significativa si en el cultivo de orina hay más de 100.000 unidades formadoras de colonias (UFC) por mililitro. Las tiras reactivas que detectan los nitritos dan positivo en la mayoría de infecciones por enterobacterias, que convierten los nitratos de la orina en nitritos. La prueba es negativa en infecciones con gram-positivos o seudomonas.

bacteriuria asintomática *(asymptomatic bacteriuria)*
UROL. Crecimiento superior a 100.000 UFC/ml en dos cultivos consecutivos, en cualquier paciente asintomático. Tiene una importancia clínica notable en las mujeres embarazadas. En otros casos, es de carácter leve y, generalmente, no requiere tratamiento. ‖ **b. significativa** *(b. significant)* Se define como el crecimiento de más de 100.000 UFC/ml en un paciente sintomático o no, como el crecimiento de 100 UFC en una mujer sintomática o el crecimiento de más de 1.000 UFC en un varón sintomático o cualquier crecimiendo de gérmenes en orina obtenida por punción suprapúbica. Se identifica con la infección urinaria. Cuando no existe bacteriuria significativa, no podemos decir que haya infección urinaria.

bacteriuria gravídica *(pregnancy bacteriuria)*
GINECOL. Presencia de bacterias en la orina recogida en condiciones de asepsia. Cuando la bacteriuria aparece en una mujer embarazada se denomina bacteriuria gravídica.

baja estatura *(short stature)*
ENDOCRINOL. Desarrollo estatural que se encuentra por debajo de los estándares de normalidad, de acuerdo a la edad cronológica, definidos en el colectivo al que pertenece el paciente.

baja visión *(low vision)*
OFTALMOL. Agudeza visual disminuida o campo visual alterado sin llegar a la ceguera completa.

Baker, William Morrant
ORTOP. Cirujano británico (1839-1896).

balance *(balance)*
ANAT. m. Relación entre las cantidades ingresadas y evacuadas de una sustancia por el organismo, un órgano, un tejido, etc.

balance glomérulo-tubular (*glomerulotubular balance*)
NEFROL. Fenómeno de regulación por el que la filtración pasiva a nivel glomerular se adapta a la reabsorción tubular activa. Así, en la insuficiencia renal aguda, secundaria a un daño primario de la función tubular (isquémico o tóxico), se reduce la filtración para la conservación del cloruro sódico y del volumen líquido, pero a costa de una retención de sustancias, como la creatinina y la urea. En su patogenia participa el aparato yuxtaglomerular, la renina y la angiotensina II, que provoca una intensa vasoconstricción renal. Si no funcionara este mecanismo de retroalimentación, se produciría un volumen urinario grande, con pérdida importante de sal y agua. ‖ **b. líquido** (*water b.*) Confrontación de los valores de ingreso (ingesta, sueros, etc.) y de la eliminación de agua (orina, sondas, pérdidas insensibles, etc.). Su equilibrio es importante para el mantenimiento de la isovolemia. Se debe realizar en pacientes graves, en el postoperatorio, en la Unidad de Cuidados Intensivos, etc.

balance nitrogenado (*nitrogen balance*)
FISIOL. Equilibrio entre el nitrógeno que se recibe en la dieta y el nitrógeno excretado.

balanitis (*balanitis*)
DERMATOL. f. Inflamación del glande que suele acompañarse con la del prepucio. También se denomina balanopostitis.

balanitis candidiásica (*candidal balanitis*)
UROL. Inflamación de glande muy frecuente, que afecta casi exclusivamente a pacientes no circuncidados y se trasmite por vía sexual o por autoinoculación. En principio, las lesiones se manifiestan como un eritema plano que después de transforma en pústulas, las cuales, al romperse, forman lesiones erosivas, rojas y brillantes. El tratamiento se realiza con antimicóticos locales y, ocasionalmente, con esteroides tópicos de baja potencia. ‖ **b. circinata** (*b. circinata*) Lesión erosiva circinada del glande, característica del síndrome de Reiter (v.), difícil de diferenciar de las lesiones psoriásicas. ‖ **b. xerótica obliterans** (*b. xerotica obliterans*) Liquen escleroso y atrófico que afecta al prepucio o al glande, con frecuencia envuelve el meato uretral y puede extenderse a la fosa navicular. Las lesiones son crónicas, blanquecinas, induradas y, en ocasiones, con erosiones o fisuras. Clínicamente, los síntomas incluyen dolor, disconfort peneano local, prurito, erecciones dolorosas y, si afecta al meato, obstrucción urinaria. Es una lesión premaligna, que se ha descrito asociada al cáncer escamoso de pene. El tratamiento consiste en esteroides tópicos o en excisión quirúrgica.

balanopostitis (*balanoposthitis*)
UROL. f. Inflamación del glande y de la piel del prepucio, habitualmente de carácter micótico y como consecuencia de una mala higiene, con frecuencia por existir dificultad para retraer la piel del prepucio. Normalmente la inflamación responde a un tratamiento local, aunque en ocasiones es necesario el tratamiento antibiótico por vía oral.

balanorrea o **balanoblenorrea** (*balanoblennorrhea*)
ANATPATOL. f. Eliminación abundante de pus o secreción mucosa densa por la uretra masculina, generalmente en el contexto de una infección gonocócica de las vías urinarias.

balismo (*balism*)
NEUROL. m. Enfermedad que se caracteriza por la ejecución de movimientos anormales involuntarios, de gran amplitud y muy bruscos, cuyo origen es una lesión del núcleo subtalámico de Luys o de sus conexiones. Habitualmente afecta a un hemicuerpo o a una sola extremidad.

balística médico-legal (*forensic ballistic*)
MEDLEGAL. f. Parte de la medicina legal que estudia el efecto sobre el cuerpo humano de los proyectiles disparados por las armas de fuego.

balistocardiografía (*ballistocardiography*)
CARDIOL. f. Método de exploración cardiovascular, actualmente en desuso, mediante el cual se registran gráficamente los movimientos producidos por el impacto de la sangre en el corazón y en los grandes vasos.

balneario (*seaside health resort*)
ORTOP. adj. Relativo a los baños, especialmente con finalidades terapéuticas. ‖ m. Establecimiento de baños minerales.

balneoterapia (*balneotherapy*)
ORTOP. f. Tratamiento de las enfermedaes por medio de los baños y aguas minerales. También se realiza con baños de lodos.

balón *(ballon)*
RADIO. m. Porción distensible de una sonda o catéter, que es utilizado para dilatar estructuras tubulares, generar taponamientos o anclar dichos catéteres.

balón de Fogarty *(Fogarty's catheter)*
CIRGEN. Catéter largo, de unos 2 mm de grosor, que en su extremo incorpora un pequeño balón hinchable con jeringa. Se emplea en cirugía vascular para realizar embolectomías y en cirugía biliar para extraer cálculos del colédoco. ‖ **b. de Sengstaken-Blakemore** *(Sengstaken-Blakemore's tube)* Instrumento que se emplea para el tratamiento de las varices esofágicas o gástricas sangrantes, en las que no se ha logrado detener la hemorragia por otros medios. Se introduce con endoscopia digestiva alta hasta el esófago y el fundus gástrico desde la nariz, y tiene dos balones que se hinchan una vez colocados a esos dos niveles, de manera que ocluyen la luz del esófago y del fundus, comprimiendo las varices para lograr detener la hemorragia.

bálsamo *(balsam, balm)*
DERMATOL. m. Preparación farmacéutica que contiene ácido benzoico o cinámico, así como preparados artificiales en excipiente alcohólico o graso para uso tópico.

banco *(bank)*
HEMATOL. m. Establecimiento destinado a determinados usos: de órganos y tejidos, depósito de material de tejidos humanos que serán usados posteriormente en otros individuos; de sangre, de huesos, de ojos, de piel, etc. ‖ **b. de sangre** *(blood b.)* Organización responsable de promocionar la donación de la sangre y de sus derivados, de forma altruista. Extrae, procesa y almacena los diferentes hemoderivados para su posterior transfusión.

banco *(bank)*
ORTOP. m. Estructura material fija de soporte, adaptada a finalidades diversas.

banco de embriones *(embryos bank)*
GINECOL. Almacenamiento de embriones sobrantes de las técnicas de reproducción asistida. En el momento actual la ley española permite la conservación de embriones en bancos durante cinco años. ‖ **b. de semen** *(semen b.)* Almacenamiento de semen de donantes, que puede ser utilizado en las técnicas de reproducción asistida, fundamentalmente en la inseminación artificial.

banda *(band)*
ORTOP. f. Parte delgada, estrecha y alargada. Es sinónimo de brida, cinta, faja, etc.

banda de los eritrocitos *(band of the eritrocyte)*
HISTOL. Estructura en forma de red, que aparece en la zona interna de la membrana de los eritrocitos y les permite mantener su forma y que realicen cambios en su morfología. ‖ **b. de la sarcómera** *(band of the sarcomere)* Cada una de las zonas paralelas entre sí, con aspecto microscópico distinto, que constituyen la estructura sarcomérica del músculo estriado. Las bandas de la sarcómera son la banda I o isótropa, la banda A o anisótropa y la banda H o de Hengen.

bandas G *(G bands)*
GENÉT. Bandas horizontales oscuras que se observan en los cromosomas tras el bandeo de Giemsa. ‖ **b. Q** *(Q b.)* Bandas cromosómicas generadas por una tinción con el fluorocromo quinacrina.

bandas de Ladd *(Ladd's bands)*
CIRGEN. Refuerzos congénitos del peritoneo posterior, que se asocian a una malrotación intestinal y constituyen una banda fibrosa que va desde la cara inferior del hígado hasta la raíz del mesenterio, de modo que rodean y a veces obstruyen el duodeno o tramos más distales del intestino delgado.

bandeleta *(bandeletta)*
ORTOP. f. Cinta o tira pequeña. ‖ Estructura anatómica parecida a una pequeña banda. ‖ **b. iliotibial** *(iliotibial b.)* Fascia lata.

bandeo *(banding)*
GENÉT. m. Técnica de laboratorio para la tinción de cromosomas, que genera un patrón de bandas característico. ‖ **b. de Giemsa** *(Giemsa's b.)* Técnica para la tinción de cromosomas, que se basa en el tratamiento con tripsina y la posterior tinción con el colorante Giemsa.

banding pulmonar *(pulmonary artery banding)*
CARDIOL. Intervención quirúrgica paliativa, que consiste en la constricción de la arteria pulmonar para eliminar el hiperaflujo pulmonar y sus consecuencias deletéreas, en ciertas cardiopatías congénitas.

baño *(bath)*
DERMATOL. m. Medida terapéutica que consiste en la inmersión del cuerpo o alguna parte del mismo en un medio sólido, líquido o gaseoso, para su curación.

barba *(beard)*
DERMATOL. f. Parte inferior de la cara, debajo de la boca. ‖ Pelo de la cara.

barbilla *(chin)*
ORTOP. f. Prominencia formada por la proyección anterior de la mandíbula (mentón).

barbitúrico *(barbiturate)*
FARM. m. Derivado del ácido barbitúrico, que tiene acción hipnótica y antiepiléptica.

barbotaje *(barbotage)*
DIGEST. m. Inyección de un agente anestésico en el espacio subaracnoideo y extracción de líquido cefalorraquídeo de forma repetida y alternante, volviendo a introducir el conjunto.

barestesia *(baresthesia)*
NEUROL. f. Sensopercepción del peso de un objeto.

bario *(barium)*
RADIO. m. Metal de símbolo químico Ba, de número atómico 56 y de masa molar 137, que es utilizado en forma de sulfato, como medio de contraste para el estudio del tubo digestivo. Se administra por vía oral o anal.

baritosis *(baritosis)*
PNEUMOL. f. Enfermedad pulmonar intersticial benigna causada por la acumulación de polvo de bario en los pulmones. Afecta con más frecuencia a las personas que trabajan en la extracción y procesamiento de baritina, un producto del bario utilizado en la fabricación de pinturas.

barognosis *(barognosis)*
FISIOL. f. Facultad que permite conocer el peso de los objetos. En este proceso intervienen receptores cutáneos, musculares y articulares.

barorreceptor *(baroreceptor)*
NEFROL. m. Mecano-receptor que se encuentra ubicado en la pared arterial del cayado aórtico y en el seno carotídeo, y que es estimulado por la dilatación de la pared. Sus aferencias actúan sobre los centros circulatorios, provocando el descenso de la tensión arterial, de la frecuencia cardiaca y de la fuerza contráctil del corazón.

barotrauma *(barotrauma)*
PNEUMOL. f. Complicación de la ventilación mecánica, en el que la aplicación de altas presiones produce un desgarro en el tejido pulmonar y la salida de gas fuera del espacio intraalveolar. Se puede manifestar como enfisema mediastínico, neumomediastino, enfisema subcutáneo o neumotórax. Generalmente es más frecuente en pacientes con patología estructural pulmonar subyacente.

barotraumatismo *(barotrauma, caisson disease, decompression sickness)*
MEDLEGAL. m. Lesión traumática que se produce al estar sometido quien la sufre a altas presiones. La alteración puede deberse a la misma alta presión o a una descompresión brusca posterior.

barrera *(barrier)*
ANAT. f. Obstáculo que impide el paso. ‖ **b. cutánea** *(skin b.)* Lámina que protege la piel del contacto con el esparadrapo de la superficie de adhesión de un drenaje. ‖ **b. hematoencefálica** *(blood-brain b.)* Pared de los capilares encefálicos, rodeada de glía, que dificulta o impide el paso de determinadas sustancias de la sangre al sistema nervioso. ‖ **b. placentaria** *(placenta b.)* Pared que separa la sangre placentaria de la fetal. Está formada por la pared capilar y el sincitiotrofoblasto de las vellosidades coriales.

barrido *(scanning)*
ANAT. m. Técnica de examen que permite el reconocimiento de una superficie. Se aplica tanto al microscopio electrónico como a la radiología, seguida de tomografía computarizada.

barrido isotópico *(isotopic scan)*
ENDOCRINOL. Imagen gammagráfica que se obtiene tras la administración de un isótopo radiactivo. El rastreo que se realiza tras la administración de iodo radiactivo constituye uno de los elementos de seguimiento más importantes en el tratamiento del carcinoma diferenciado de tiroides.

bartolinitis *(bartholinitis)*
GINECOL. f. Inflamación de las glándulas de Bartholino (v.).

Bartonella *(Bartonella)*
MICROBIOL. Género de bacterias gram-negativas, patógenas pericelulares o endocelulares, que se transmiten por artrópodos parásitos. *Bar-*

tonella quintana (antes *Rochalimaea quintana*) es el agente etiológico de la fiebre de las trincheras y *B. baciliformis,* el de la fiebre de Oroya.

basaloma *(basaloma)*
ANATPATOL. m. Carcinoma de células basales de la epidermis, que presenta agresividad local, pero solo excepcionalmente produce metástasis. Existen muchos tipos dependiendo de su forma de crecimiento: plano, ulcerado, morfeiforme, adenoide, sólido, pigmentado. También se denomina carcinoma basocelular o epitelioma basocelular.

base *(base)*
RADIO. f. Material de soporte de la emulsión fotográfica, generalmente de poliéster, químicamente inactiva y resistente al daño físico.

base de Schiff *(Schiff's base)*
BIOQUÍM. Compuesto intermedio de vida media muy corta, que se forma durante algunas reacciones químicas por reacción de un grupo amino con un grupo carbonilo. || **b. nitrogenadas** *(nitrogenous b.)* Compuestos cíclicos nitrogenados de carácter básico, que se derivan de la purina o de la pirimidina. Derivados de la purina son la adenina y guanina; derivados de la pirimidina son la timina, citosina y uracilo. No se encuentran libres, sino combinadas con pentosa y fosfato, por lo que dan lugar a los nucleósidos y los nucleótidos.

basofilia *(basophilia)*
HISTOL. f. Propiedad que presentan algunas células y tejidos para unirse a colorantes básicos, como la hematoxilina. Presentan basofilia algunas estructuras celulares, como los ácidos nucleicos.

basófilo *(basophil)*
HEMATOL. m. Leucocito del grupo de los granulocitos, que constituye el 1% o menos del total de los leucocitos y se caracteriza por presentar un núcleo segmentado y gránulos citoplásmicos, los cuales se tiñen de color azul cuando se exponen a un colorante básico.

bastón *(cane)*
ANAT. m. Vara de madera u otro material empleado como ayuda para caminar.

bastón de Auer *(Auer's rod)*
HEMATOL. Inclusión anómala azurófila, acicular o redondeada, del citoplasma de los mieloblastos y los promielocitos, en la leucemia mieloide aguda o mielomonocítica.

bastoncillo *(rode cell)*
HISTOL. f. Célula fotorreceptora de la retina, de morfología polarizada, con su segmento externo (o parte apical) rodeado por células epiteliales pigmentadas y la zona basal haciendo sinapsis con las células subyacentes de la capa bipolar. Se estima que hay entre 100 y 120 millones de bastoncillos, los cuales solo se activan con luz tenue y no perciben el color. Inician la fotorrecepción al absorber la rodopsina, molécula constituida por la opsina ligada al cis retinal, que es una forma aldehídica de la vitamina A. La absorción de la luz produce una disociación de esta molécula, lo que posibilita la excitación de la célula.

batianestesia *(bathyanesthesia)*
ORTOP. f. Pérdida de la sensibilidad profunda.

batiestesia *(bathyesthesia)*
ORTOP. f. Sensibilidad profunda.

batofobia *(batophobia)*
PSIQUIAT. Ver **acrofobia**.

bazo *(spleen)*
ANAT. m. Víscera abdominal, de naturaleza hemopoiética (linfocitos), situada en el hipocondrio izquierdo. Tiene un gran número de folículos linfoideos y, además de producir linfocitos, es el cementerio de los glóbulos rojos, es decir, es el encargado de destruir los eritrocitos viejos.

BCG *(BCG)*
ANATPATOL. Abreviatura de bacilo de Calmette-Guérin, variante del tipo bovino del *Mycobacterium tuberculosis,* obtenida por cultivo en un medio biliado. Se caracteriza por ser apatógena y servir, por tanto, para la preparación de la vacuna BCG, que consiste en una suspensión líquida o liofilizada del germen. Se aplica por escarificación o multipuntura. También se utiliza en el tratamiento local de tumores uroteliales.

BCNU *(BCNU)*
ONCOL. Iniciales por las que se identifica a la carmustina, agente antineoplásico del grupo de la nitrosoiurea. Actúa formando enlaces covalentes con el DNA y con los grupos amino y produce una carbamoilación. Se utiliza en los tumores del sistema nervioso central.

bebé *(baby)*
PEDIAT. m. Lactante, niño que todavía no anda. ||
b. azul *(blue b.)* Niño nacido con cianosis, debida a una insuficiencia respiratoria o circulatoria.

bebé de colodión *(collodion baby)*
DERMATOL. Persistencia de la capa epitelial, que en circunstancias normales se repara en el séptimo mes del embarazo. El recién nacido aparece cubierto de grandes láminas finas.

Bechterew, Vladimir Mijailovic
ORTOP. Neurólogo ruso (1857-1927).

becquerelio *(becquerel)*
MEDNUCL. m. Unidad para la medida de la actividad radiactiva. Su símbolo es Bq, y corresponde a una desintegración radiactiva por unidad de tiempo (desintegración/segundo).

behaviorismo *(behaviorism)*
PSICOL. Ver **conductismo**.

bejel *(bejel)*
DERMATOL. m. Treponematosis causada por un treponema indistinguible del treponema pálido. Es una enfermedad no venérea, que aparece en forma endémica en los países del norte de África.

bencilpenicilina *(benzylpenicillin)*
FARMCLÍN. f. Denominación química genérica de las penicilinas más antiguas. Se incluyen dos fármacos: penicilina G, de uso exclusivo por vía parenteral, y penicilina V, que se administra por vía oral. Son activos frente a las bacterias gram-positivas, aunque en algunas especies son frecuentes las resistencias. La penicilina G puede administrarse combinada con benzatina o con procaína, para retrasar su absorción.

beneficencia *(beneficence)*
BIOÉT. f. Parte de la amistad que lleva a realizar acciones en favor de la persona que se estima. || En sentido liberal, realizar las acciones que el otro desea que le sean realizadas, con independencia de lo que considere el agente sobre su corrección o incorrección. || **b. del médico** *(physician's b.)* Parte de la amistad terapéutica (v.) que lleva al médico a actuar para ayudar al paciente. Desde el punto de vista de la bioética liberal, son las acciones realizadas por el médico para satisfacer las decisiones autónomas del paciente, entendidas estas como desligadas de cualquier baremo moral; según esta consideración, el médico estaría obligado a realizar una intervención si el paciente así lo quiere, aunque considere que no es la más conveniente.

benevolencia *(benevolence)*
BIOÉT. f. Parte de la amistad, incluida la amistad terapéutica (v.), que inclina al médico a prestar atención a las necesidades del paciente.

benignidad *(benignity)*
RADIO. f. Lesión que presenta rasgos de evolución lenta o sin cambios.

benigno *(benign)*
ANATPATOL. adj. Se dice de todo proceso patológico que carece de agresividad, que tiene curso favorable o sin complicaciones. || Aplicado al tumor, se caracteriza por un crecimiento expansivo local, sin producir metástasis, y por estar formado por células relativamente maduras.

benzazeprilo *(benzazepril)*
FARMCLÍN. m. Inhibidor de la enzima convertidora, útil en el tratamiento de la hipertensión arterial.

benzocaína *(benzocaine)*
ANEST. f. Anestésico local de uso fundamentalmente tópico en pomadas al 20%.

benzodiazepina *(benzodiazepine)*
PSIQUIAT. f. Fármaco que tiene un efecto ansiolítico (v.) o hipnótico, miorrelajante y anticonvulsivante. Al ser sustancias muy lipofílicas, producen un rápido efecto sobre el sistema nervioso central y presentan un alto volumen de distribución. La metabolización es hepática y la eliminación renal. Actúan sobre el complejo receptor benzodiazepínico-receptor GABA, potenciando la actividad de este último neurotransmisor, de carácter inhibitorio, sobre la neurotransmisión. Pueden producir depresión respiratoria y amnesia anterógrada, y se clasifican, en función de la duración de su efecto, en *benzodiazepinas de acción corta* (p. ej., midazolam, triazolam), *intermedia* (p. ej., alprazolam, bromazepam, lorazepam) y *larga* (p. ej., clorazepato, diazepam, flurazepam).

Bergey
MICROBIOL. Ver **manual de Bergey**.

beriberi *(beriberi)*
DERMATOL. m. Enfermedad debida a la carencia de tiamina (vitamina B$_1$), que provoca la aparición en la piel de un intenso edema.

beriliosis *(berylliosis)*
PNEUMOL. f. Enfermedad pulmonar intersticial de etiología conocida, que se debe a la exposición múltiple a polvos, sales o humos de berilio (presente en la fabricación de aleaciones, cerámica, electrónica de alta tecnología, etc.) y provoca una respuesta inflamatoria que conduce a la formación de granulomas no caseificantes en las vías respiratorias inferiores.

bertillonaje *(Bertillon's system)*
MEDLEGAL. m. Método de identificación de las personas ideado por Alfonso Bertillon, que se basa en la medición reglada de varios caracteres morfológicos.

bestialismo *(bestiality)*
PSIQUIAT. Ver **zoofilia**.

beta *(beta)*
Segunda letra del alfabeto griego, representada por la letra β.

beta oxidación *(beta oxidation)*
BIOQUÍM. Proceso metabólico por el que los ácidos grasos se degradan en la mitocondria, mediante la eliminación oxidativa de unidades sucesivas de dos átomos de carbono, en forma de acetil-CoA, a partir del extremo carboxilo de la cadena hidrocarbonada del ácido graso. En esta fase se genera gran cantidad de poder reductor en forma de FADH$_2$ y NADH, que posteriormente donarán sus electrones a la cadena transportadora mitocondrial (fosforilación oxidativa).

betabloqueante *(beta blocker)*
NEFROL. m. Agente bloqueante de los receptores β-adrenérgicos (β$_1$, β$_2$). Se utiliza en el tratamiento de la hipertensión arterial, la angina de pecho y las arritmias cardiacas, y tiene un efecto cardioprotector en pacientes con riesgo, ya que propicia la disminución de la recurrencia del infarto de miocardio y la mortalidad súbita postinfarto. El primero de estos agentes fue el propanolol, y actualmente se dividen en *no selectivos* (propanolol, nadolol, oxprenolol, etc.) o *β-1-cardioselectivos* (metoprolol, atenolol, etc.). Algunos producen estimulación de receptores β (actividad simpaticonimética intrínseca) y, por tanto, producen menos bradicardia o espasmo bronquial. Se diferencian unos de otros en las propiedades farmacológicas, que incluyen la actividad estabilizadora de la membrana, la actividad agonista parcial y la capacidad para penetrar en el sistema nervioso central. Los mecanismos más plausibles para el efecto hipotensor son la reducción del volumen/minuto, la inhibición de la renina y el efecto sobre los receptores β del sistema nervioso central.

betametasona *(betametasone)*
ENDOCRINOL. m. Antiinflamatorio sintético de elevada potencia glucocorticoide.

betatromboglobulina *(betothromboglobulin)*
HEMATOL. f. Factor liberado de los gránulos α de las plaquetas, que interviene en la coagulación plasmática.

betaxolol *(betaxolol)*
FARMCLÍN. m. Fármaco que antagoniza receptores adrenérgicos β.

bezafibrato *(bezafibrate)*
ENDOCRINOL. m. Derivado del ácido fíbrico que estimula la actividad lipoproteinlipasa, por lo que se emplea como tratamiento de la hipertrigliceridemia y de las dislipemias mixtas.

bezoar *(bezoar)*
ANATPATOL. m. Agregado de material extraño, como pelos (tricobezoar) o material vegetal (fitobezoar), que se encuentra en el estómago o en el intestino de pacientes que, generalmente, tienen vaciamiento gástrico retardado y mala motilidad gástrica, así como alteraciones psicológicas. Puede disolverse con la administración oral de celulasa y N-acetilcisteína, pero a veces tiene que extraerse con gastroscopia o incluso con una intervención quirúrgica.

bicapa lipídica *(lipid bilayer)*
HISTOL. Doble capa molecular que forma la membrana plasmática. Está constituida por lípidos anfipáticos, entre los cuales se sitúan las proteínas de la membrana. Estos lípidos se orientan de tal manera que la zona apolar de una hoja de la membrana está en contacto con la zona apolar de la otra hoja, quedando ambas zonas polares hacia los extremos de la bicapa. Ver **modelo de mosaico fluido**.

bicarbonato (*bicarbonate*)
ANEST. m. Sal del ácido carbónico, en que solo un átomo de hidrógeno ha sido sustituido por una base. Constituye un elemento tampón de la reserva alcalina sanguínea, que permite mantener la homeostasis del equilibrio ácido-base en un estrecho margen fisiológico.

bicarbonato sódico (*sodium bicarbonate*)
ENDOCRINOL. Sal sódica del ácido carbónico.

bíceps (*biceps*)
ANAT. m. Músculo del brazo, con dos porciones (de ahí su nombre), que produce la flexión del antebrazo y, en menor medida, la del brazo sobre el hombro.

BICI (*continuous subcutaneous insulin infusion*)
ENDOCRINOL. Abreviatura de bomba de infusión continua de insulina. Ver **bomba de infusión de insulina.**

bicipital (*bicipital*)
ORTOP. adj. Que tiene una extremidad dividida en dos partes o cabezas. || Relativo o perteneciente al músculo bíceps.

bidelto (*whorl, bidelt*)
MEDLEGAL. m. Dactilograma que presenta dos deltas. En algunas clasificaciones se le conoce como vorticilo.

bidimensional (*bidimensional*)
RADIO. adj. Se dice de la imagen que está representada por un plano.

bienes (*goods*)
BIOÉT. m. pl. Objetivos de la acción que constituyen una perfección o enriquecimiento para el agente (ver **valores).**

bienestar del enfermo (*well-being of the patient*)
BIOÉT. Parte del objetivo de la atención médica, que no solo trata de curar, sino de hacer llevadera la enfermedad mientras esta dura, o, si es crónica, de proporcionar el alivio (v.) y el apoyo moral (v.) necesarios. La Organización Mundial de la Salud lo equipara erróneamente con la salud.

bífido (*bifid*)
ANAT. adj. Que está dividido en dos.

bifocal (*bifocal*)
RADIO. adj. Se dice del elemento que contiene dos focos. Los tubos generadores de rayos X contienen un ánodo bifocal, siendo cada uno de ellos de diferente tamaño.

bifonazol (*bifonazole*)
FARMCLÍN. m. Antifúngico imidazólico de uso tópico en el tratamiento de la dermatofitosis y de las infecciones cutáneas por *Candida*.

bifosfonato (*biphosfonate*)
ENDOCRINOL. m. Análogo sintético de pirofosfato inorgánico, con potente efecto antirreabsortivo, que se emplea en el tratamiento de la osteoporosis y de algunas dolencias que cursan con hipercalcemia. Entre los más empleados se encuentran el etidronato, el pamidronato y el alendronato.

bifurcación (*bifurcation*)
ANAT. f. División en dos ramas, como ocurre con los vasos, los bronquios, etc.

bigamia (*bigamy*)
MEDLEGAL. f. Situación del hombre casado simultáneamente con dos mujeres, o de la mujer casada a la vez con dos hombres.

bigeminismo (*bigeminy*)
CARDIOL. m. Ritmo cardiaco, que se caracteriza por la sucesión de un extrasístole y un latido sinusal. El extrasístole puede ser de origen ventricular (bigeminismo ventricular) o supraventricular (bigeminismo supraventricular).

biguanida (*biguanide*)
ENDOCRINOL. m. Antidiabético oral que actúa reduciendo la producción hepática de glucosa y su absorción intestinal, e incrementando la sensibilidad de la insulina en los tejidos diana. Los compuestos más utilizados son la metformina, la butformina y la fenformina.

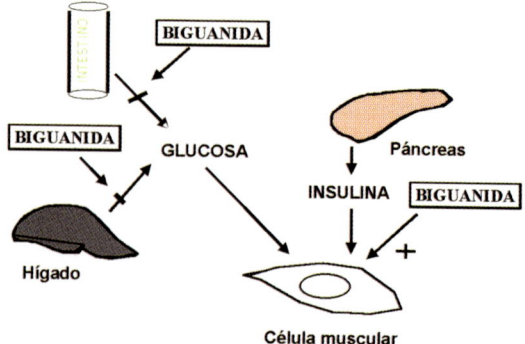

Las *biguanidas* reducen el nivel de glucosa a través de inhibir su producción hepática y su absorción intestinal y de potenciar la insulinosensibilidad

bilateral *(bilateral)*
ANAT. adj. Que camina o afecta a los dos lados; p. ej., la sensibilidad nociceptiva va por los dos lados de la médula, por lo que la sección medular afecta a la sensibilidad y motilidad de ambos lados del cuerpo.

bilharziasis vesical *(bilhalzial bladder)*
UROL. Infección vesical por esquistosoma hematobium. El parásito penetra a través de la piel y pone los huevos en la pared vesical, produciendo una cistitis hemorrágica y una irritación crónica vesical. Los huevos se calcifican en la pared vesical, que adopta radiológicamente una forma característica. La irritación crónica que provoca determina con frecuencia la aparición de un tumor vesical escamoso. Es una enfermedad limitada geográficamente al territorio de Egipto y Asia Menor, espacios en los que vive la especie de caracol *bulinus,* responsable de la transmisión.

biliar *(biliary)*
FISIOL. adj. Relacionado con la bilis; p. ej., vesícula biliar, secreción biliar, etc.

bilirrubina *(bilirrubin)*
FISIOL. f. Pigmento biliar de color anaranjado, que se produce por reducción de la biliverdina. Cuando su nivel en la sangre es alto, provoca la aparición de ictericia.

bilirrubinemia *(bilirubinemia)*
FISIOL. f. Nivel de bilirrubina en la sangre.

bilis *(bile)*
ANAT. f. Producto de secreción hepática, de un color dorado, ligeramente verdoso. Está formada por sales biliares, colesterol, fosfolípidos y bilirrubina. Es recogida por el conducto hepático y en los momentos interdigestivos se almacena en la vesícula biliar. Cuando el quimo pasa del estómago al duodeno, la bilis se vierte, por medio del conducto colédoco, en el duodeno. Sus funciones principales son formar micelas para la absorción de las grasas, junto con las que se absorbe el calcio, el colesterol y las vitaminas liposolubles, y la excreción del colesterol y la bilirrubina. Además, interviene en la saponificación de las grasas y en la neutralización del pH ácido del quimo.

biliverdina *(biliverdin)*
FISIOL. f. Pigmento biliar producido por catabolismo de la hemoglobina, que primero se convierte en bilirrubina y luego, por oxidación, en biliverdina.

bilobulado *(bilobate)*
ANAT. adj. Que está formado por dos lóbulos; p. ej., el pulmón izquierdo.

binario *(binary)*
ANAT. adj. Se dice del sistema numérico con base dos.

binifibrato *(binifibrate)*
ENDOCRINOL. m. Derivado del ácido fíbrico que estimula la actividad lipoproteinlipasa, por lo que se emplea como tratamiento de la hipertrigliceridemia y de las dislipemias mixtas.

biocida *(biocide)*
MICROBIOL. f. Agente que mata a un organismo. Es un término genérico, ya que normalmente se emplean palabras más específicas, como bactericida, cuando destruye bacterias; fungicida, si son mohos, o virocida, cuando la acción letal afecta a un virus.

biodisponibilidad *(bioavailability)*
FARM. f. Fracción o porcentaje de fármaco administrado que llega a la circulación general.

bioensayo *(bioassay)*
FARM. m. Determinación de la acción o de la concentración de una sustancia por medio de la respuesta biológica observada en las células, los tejidos o los animales.

bioequivalencia *(bioequivalence)*
FARM. f. Equivalencia en la fracción de fármaco que llega a la circulación general tras la administración de dos formulaciones distintas de un medicamento.

bioestadística *(biostatistics)*
ANAT. f. Nombre que recibe la estadística aplicada a los fenómenos biológicos: experimentos en los que es necesaria una valoración estadística, datos numéricos de enfermedades, etc.

bioética *(bioethics)*
BIOÉT. f. Término difundido a partir de los años setenta para referirse a la ética biomédica (v.). || En el contexto de la filosofía política liberal, discusión política acerca de las medidas públicas que deben adoptarse para proteger al hombre de la manipulación de las técnicas biomédicas (ver **comités de ética**). || **b. civil** *(secular b.)* Modo de hacer bioética que pretende la erradicación de toda creencia particu-

lar a la hora del razonamiento bioético: solo serían válidos los argumentos seculares o civiles, es decir, los que no estén ligados a ninguna creencia religiosa. Argumentando que deben tolerarse las opiniones minoritarias, ataca directamente toda pretensión basada en las creencias religiosas y reduce la ética a una cuestión de consenso social (ver **desacuerdo en bioética, diversidad cultural, ética de mínimos**). ‖ **b. especial** *(special b.)* Parte de la bioética que se dedica al estudio de cuestiones particulares, aplicando los principios de la bioética general y buscando soluciones prácticas a los casos concretos. ‖ **b. general** *(general b.)* Parte de la bioética que se encarga de estudiar los fundamentos filosóficos y los principios básicos de la actuación correcta en biomedicina. ‖ **b. liberal** *(liberal b.)* Modo de hacer bioética que considera la medicina como un intercambio comercial entre personas insolidarias, interesadas solo en su propio provecho y en la realización de planes personales, y no como relación de amistad para la ayuda al enfermo (ver **conflictos de intereses**). ‖ **b. principlista** *(principlist b.)* Modo de hacer bioética, muy difundido, que basa el análisis de la moralidad de las acciones médicas en la aplicación de los principios de la bioética: autonomía (v.), beneficencia (v.) y justicia (v.). Habitualmente, estos principios son tomados en su versión más liberal (ver **bioética liberal**), carecen de una fundamentación sólida y se emplean solo por su utilidad pragmática para resolver casos que puedan causar perplejidad ética a los médicos. ‖ **b. secular** *(secular b.)* Ver **bioética civil**.

biofarmacia *(biopharmacy)*
FARM. f. Ciencia que estudia la influencia de las propiedades químicas y físicas de la formulación de un medicamento sobre la acción y el destino del mismo en el organismo.

biofase *(biophase)*
FARM. f. Lugar biológico en el que un fármaco ejerce su acción.

biofísica *(biophysics)*
ANAT. f. Nombre que recibe la física aplicada al estudio de los fenómenos biológicos: circulación sanguínea, radiaciones, etc.

biogénesis *(biogenesis)*
ANAT. f. Teoría que sostiene que un ser vivo solo puede proceder de otro ser vivo. También se da este nombre al estudio del origen de la vida y de los seres vivos.

bioincompatibilidad *(bioincompatibility)*
ANAT. f. Cualidad de algunas sustancias que provocan reacciones indeseadas si están en contacto permanente con el medio interno del organismo.

bioincompatibilidad de membrana *(membrane bioincompatibility)*
NEFROL. Efecto del contacto de las membranas de diálisis con la sangre del paciente, lo que produce una activación de los factores inflamatorios, como la cascada del complemento (anafilactoxinas) y la cascada de la coagulación y los efectos adversos que se derivan de tal activación (inestabilidad hemodinámica, hipotensiones, dolor torácico, dolor lumbar, disnea, etc.). Se puede definir también como la falta de interacción entre la sangre y sus componentes con biomateriales. Junto a los mecanismos humorales ya citados (complemento, coagulación y factores de contacto), participan elementos formes como los leucocitos (neutrófilos, monocitos, linfocitos), plaquetas y hematíes.

bioingeniería *(bioengineery)*
ANAT. f. Ciencia que aplica los métodos de ingeniería a la resolución de problemas biológicos, bien sea en el campo de la electrónica, de la ingeniería química, etc. Este trabajo conjunto entre biólogos y médicos con los ingenieros ha dado lugar a un considerable avance técnico, como el descubrimiento de nuevas técnicas exploratorias (escáner, resonancia magnética, PET, etc.). Dado el desarrollo de este campo de la ingeniería, algunas universidades han creado una carrera especial.

biología *(biology)*
ANAT. f. Ciencia que estudia a los seres vivos. ‖ **b. celular** *(cell b.)* Parte de la biología que estudia los fenómenos celulares. ‖ **b. molecular** *(molecular b.)* Parte de la ciencia biológica que estudia los procesos celulares a nivel molecular.

biológico *(biological)*
RADIO. adj. Relacionado con la biología o el estudio de los seres vivos. Propiedad o efecto de las radiaciones al actuar sobre los seres vivos.

bioluminiscencia *(bioluminiscence)*
ANAT. f. Emisión de luz por organismos vivos, como consecuencia de una reacción química, en la cual una sustancia bioquímica, la luciferina, sufre una oxidación que es catalizada por el enzima luciferasa. Se trata de una conversión directa de la energía química en energía luminosa.

biomarcador *(biomarker)*
ONCOL. m. Indicador biológico que sirve para detectar la exposición a un proceso carcinogénico; pueden clasificarse en diagnósticos o pronósticos.

biomecánica *(biomechanics)*
ORTOP. f. Estudio de las diversas estructuras de tipo mecánico que existen en los seres vivos. || Aplicación de las leyes mecánicas a las estructuras vivas, en especial al aparato locomotor del cuerpo humano. || Enfoque de la biología que busca la aplicación mecánica, o más exactamente física, de los fenómenos vitales.

biomicroscopía *(biomicroscopy)*
OFTALMOL. f. Examen del segmento anterior del ojo, que normalmente se realiza mediante un instrumento denominado lámpara de hendidura.

biónica *(bionics)*
ANAT. f. Ciencia que aplica la electrónica al estudio de los problemas médicos.

biopsia *(biopsy)*
ANATPATOL. f. Extracción de una muestra de tejido de un organismo vivo para su estudio y análisis microscópico posterior, con la ayuda del instrumento adecuado en cada caso: trócares especiales, incisiones quirúrgicas, pinzas quirúrgicas, sondas, agujas finas o gruesas. Dependiendo de la situación y del órgano, puede hacerse con la observación directa quirúrgica de un órgano interno (biopsia abierta), con control radiográfico, a ciegas, etc. || **b. en cuña** *(wedge b.)* La que se realiza en un órgano interno (hígado, riñón). Recibe su nombre de la forma de la muestra, en cuña, para facilitar el cierre quirúrgico de la herida producida. || **b. negativa** *(negative b.)* Aquella que en el examen posterior microscópico no muestra alteraciones patológicas. || **b. por escisión** *(excision b.)* Aquella que coincide con la escisión completa de la lesión que se pretende examinar y el tejido sano adyacente; generalmente es quirúrgica. || **b. por punción** *(needle b.)* Aquella en la que se extrae tejido a través de unas agujas huecas especiales (de Menghini, de Hausser), que permiten la obtención de un cilindro fino de tejido que conserva la arquitectura tisular. Generalmente se realiza en órganos internos, como el pulmón o la próstata, con o sin control radiográfico. || **b. por punción-aspiración con aguja fina** *(fine-needle aspiration b.)* Toma de muestras de tejido con una aguja fina, que permite la obtención de muestras celulares para su examen citológico posterior. A diferencia de la biopsia por punción, en este procedimiento se puede o no utilizar un mecanismo de aspiración, y la muestra obtenida generalmente no conserva la arquitectura tisular. El menor calibre de la aguja facilita que se pueda realizar sin aditamentos especiales y sin anestesia, así como evitar complicaciones, como hemorragias o hematomas. Puede realizarse de forma ambulatoria o con control radiológico de los órganos internos. || **b. positiva** *(positive b.)* Aquella que en el examen posterior microscópico muestra alteraciones patológicas suficientes como para establecer un diagnóstico de seguridad del proceso patológico existente, generalmente de tumores malignos.

biopsia cerebral *(cerebral biopsy)*
NEUROCIR. Muestra de tejido cerebral para realizar un análisis anatomopatológico. Puede ser abierta (craneotomía) o dirigida por estereotaxia. Ver **estereotaxia**.

biopsia coriónica *(chorionic biopsy)*
GINECOL. Obtención de vellosidades coriales para realizar un estudio histopatológico. Se hace mediante la punción con control ecográfico para el diagnóstico de embriopatías. || **b. del cuello uterino** *(cervix uterinic b.)* Obtención de muestras del cuello del útero para realizar un estudio histopatológico. Se suele hacer con control colposcópico cuando se trata de estudiar enfermedades cervicales, fundamentalmente el cáncer de cuello uterino. || **b. del endometrio** *(endometrium b.)* Obtención de una muestra de la mucosa endometrial para su estudio histopatológico. Puede hacerse mediante histeroscopia o mediante legrado uterino. Permite diagnosticar enfermedades funcionales, inflamatorias y tumorales de la mucosa endometrial. || **b. del mioma** *(myo-*

biopsia

ma b.) La que permite establecer el diagnóstico de las características histopatológicas de los tumores derivados de la fibra muscular uterina (mioma). || **b. del ovario** *(ovary b.)* Estudio histopatológico del ovario. Se realiza fundamentalmente para el diagnóstico de los tumores del ovario. || **b. de la vagina** *(vagina b.)* Obtención de una muestra para realizar un estudio histopatológico del epitelio vaginal. Permite establecer el diagnóstico de las características de los tumores de la vagina. || **b. de la vulva** *(vulva b.)* Estudio histopatológico de una muestra de tejido vulvar. Se realiza para diagnosticar enfermedades de la vulva.

biopsia ósea *(bone biopsy)*
NEFROL. Biopsia que se realiza con fines diagnósticos de diversas enfermedades óseas (tumores, infecciones, etc.) y en pacientes en diálisis, para valorar la severidad del depósito de alumnio a nivel óseo, investigar la hipercalcemia antes de efectuar la paratiroidectomía y valorar el dolor óseo no definido con otras pruebas. Permite determinar: el número de osteoclastos y de áreas de resorción, el número y el tamaño de los osteoblastos, la extensión de la fibrosis medular, la cantidad y el grosor de la matriz ósea no mineralizada (osteoide), el porcentaje de formación ósea valorada con tetraciclina marcada y la cuantía de la superficie ocupada por aluminio. Los resultados pueden corresponder a: una enfermedad ósea por hiperparatiroidismo, una enfermedad ósea por aluminio o una enfermedad ósea adinámica. || **b. renal percutánea** *(percutaneous renal b.)* Toma de una muestra del tejido renal mediante punción percutánea, preferentemente del riñón izquierdo, para el diagnóstico anatomopatológico de las nefropatías. Sus indicaciones fundamentales son las glomerulonefritis primitivas o secundarias, la insuficiencia renal aguda de origen desconocido, las vasculitis, etc. || **b. renal transvenosa** *(transvenous renal b.)* Toma de tejido renal, empleando como acceso la vía venosa || **b. renal transyugular** *(transyugular renal b.)* Ver **biopsia renal transvenosa**.

biorritmo *(biorhythm)*
FISIOL. m. Fenómeno biológico que se desarrolla con una cierta periodicidad; p. ej., el ritmo nictameral, el ritmo circadiano, etc.

biotecnología *(biotechnology)*
BIOÉT. f. Conjunto de técnicas que tienen en común la manipulación de los organismos de los seres vivos. Esta se puede realizar por medios mecánicos, químicos, físicos, genéticos, etc. || **b. médica** *(medical b.)* Biotecnología aplicada para la consecución de la salud (v.). || **b. mejorativa** *(improvement b.)* Aplicación de la biotecnología no para curar enfermedades, sino para intentar mejorar algún aspecto biológico previamente sano. Su aplicación a animales o plantas, para la mejora del rendimiento en la producción de alimentos, no ofrece inconvenientes éticos serios, pero respecto al hombre atenta contra la dignidad humana (v.): el hombre tiene derecho a sus peculiaridades orgánicas personales (estatura, color de piel o cabello, etc.), aunque estas no sean especialmente apreciadas por los demás en ese momento histórico. Los fines de la biotecnología mejorativa aplicada al hombre son necesariamente fruto de la moda y de la arbitrariedad.

biotina *(biotin)*
BIOQUÍM. f. Vitamina del grupo B, que funciona como coenzima en diversas reacciones de carboxilación. Abunda en muchos alimentos y es sintetizada por las bacterias intestinales. Su deficiencia es rara, aunque puede aparecer cuando se consumen muchos huevos crudos, debido a la presencia en ellos de la proteína avidina.

biotipo *(biotype)*
PSICOL. m. Concepto ligado al endocrinólogo italiano N. Pende, que lo define como «la resultante morfológica, fisiológica y psicológica —variable de individuo a individuo— de las propiedades celulares y humorales del organismo». La constitución general del biotipo resultaría, según Pende, de cinco componentes: base hereditaria, aspecto morfológico, aspecto dinámico-humoral, aspecto intelectual y aspecto moral o caracterológico.

biotipología *(biotypology)*
PSICOL. f. Sistema de clasificación de los individuos según su constitución; conjunto de rasgos diferenciales biológicos, característicos de los diversos grupos.

biotransformación *(biotransformation)*
ANAT. f. Conjunto de cambios químicos que una sustancia sufre en el organismo por la acción de enzimas, microorganismos, etc.

biotropismo (*biotropism*)
DERMATOL. m. Activación de la acción patogénica de microorganismos latentes (virus) por diversos agentes: drogas o agresiones traumáticas, electromagnéticas o lumínicas.

bipedestación (*orthostatism*)
ORTOP. f. Posición bípeda. || Actitud normal en el hombre, apoyado sobre los pies.

bípedo (*biped*)
ORTOP. adj. Que tiene dos pies. || Se dice de todo animal que tiene dos patas.

bipolar (*bipolar*)
PSICOL. adj. Que tiene dos polos o prolongaciones; p. ej., las neuronas bipolares. || Se dice de la evolución alternante de la psicosis maníaco-depresiva, trastorno afectivo importante en el cual hay episodios tanto de excitación (maníaca) como de depresión (melancólica). || **b. 1** (*b. 1*) Trastorno bipolar caracterizado por episodios hipomaníacos o maníacos de moderados a graves, que requieren tratamiento u hospitalización. || **b. 2** (*b. 2*) Trastorno bipolar que se caracteriza por la hipomanía leve, que generalmente no requiere tratamiento.

bipotencial (*bipotential*)
FISIOL. adj. Que puede dirigirse o desarrollarse en ambos sentidos.

birrefringencia (*double refraction*)
ANATPATOL. f. Característica óptica que consiste en la separación de un rayo luminoso en dos, dependiendo del ángulo de incidencia, compartida por estructuras cristalinas anisotropas no cúbicas y estructuras biológicas semejantes. Ambos rayos separados se propagan con velocidad y longitudes de onda diferentes.

bisegmentectomía (*bisegmentectomy*)
CIRGEN. f. Extirpación quirúrgica de dos segmentos de un órgano. Por su anatomía segmentaria, se suele aplicar al hígado (bisegmentectomía hepática) o al pulmón (bisegmentectomía pulmonar).

bisexualidad (*bisexuality*)
PSICOL. f. Presencia de órganos o caracteres sexuales de ambos sexos en un mismo individuo. En este sentido, es sinónimo de hermafroditismo. Desde un punto de vista no científico, también se emplea para designar la tendencia a la atracción sexual hacia sujetos tanto del mismo sexo como del sexo opuesto.

bisinosis (*byssinosis*)
PNEUMOL. f. Enfermedad pulmonar intersticial de etiología conocida, originada por la exposición al algodón.

bisoprolol (*bisoprolol*)
FARMCLÍN. m. Fármaco que antagoniza receptores β-adrenérgicos.

bisturí (*scalpel, knife*)
CIRGEN. m. Instrumento quirúrgico cortante que, aplicado sobre un mango, se emplea para realizar incisiones quirúrgicas. || **b. eléctrico** (*electrocautery k.*) Instrumento quirúrgico de corte y coagulación de tejidos, que funciona con corriente de alta frecuencia.

biuret (*biuret*)
FISIOL. m. Derivado de la urea, que equivale a dos moléculas de urea menos una de amoniaco.

bivalente (*bivalent*)
GENÉT. adj. Se dice de cada par de cromosomas homólogos que están asociados formando una sinapsis durante la primera división meiótica.

bizarro (*bizarre*)
ANATPATOL. adj. Se dice de las estructuras que muestran variaciones extremas en su forma, tamaño o características tintoriales.

bizco (*squint*)
FISIOL. Ver **estrábico**.

BK (*BK*)
ANATPATOL. Ver **bacilo de Koch**.

blanco (*target*)
ANAT. m. Punto de destino de una acción. Se refiere al objetivo de la aplicación de radiaciones o al órgano especialmente afectado por un agente biológico o un medicamento.

blanco con presión (*white with pressure*)
OFTALMOL. Aspecto blanquecino de la retina periférica, que aparece cuando se aprieta el ojo desde fuera (indentación). || **b. sin presión** (*w. without pressure*) Aspecto blanquecino de la retina periférica que aparece sin necesidad de apretar el ojo desde fuera (indentación). Se trata de una degeneración de la retina, frecuente en miopes y que, por lo general, no precisa de tratamiento.

blast *(blast)*
MEDLEGAL. m. Anglicismo por síndrome explosivo o de explosión (v.).

blastema *(blastema)*
ANAT. m. Matriz o células indiferenciadas que, al diferenciarse, forman un tejido o un órgano.

blástico *(blastic)*
RADIO. adj. Que genera o ha generado mayor cantidad de tejido. Es un término generalmente utilizado como sinónimo de hiperdenso o con mayor capacidad de atenuación de los rayos X, en las estructuras óseas.

blasto- *(blast-)*
HEMATOL. m. Prefijo que significa estado embrionario del desarrollo.

blastocele *(blastocoele)*
ANAT. m. Cavidad llena de líquido que se forma en la mórula, que desde ese momento se denomina blastocisto.

blastocisto *(blastocyst)*
ANAT. m. Embrión formado por un conjunto de células (el embrioblasto del que derivarán todos los tejidos) y una cavidad rodeada por el trofoblasto.

blastogénesis *(blastogenesis)*
GINECOL. f. Desarrollo del cigoto hasta que comienza la embriogénesis.

blastómero *(blastomere)*
GINECOL. m. Cada una de las células en las que se divide el cigoto.

blastomicosis *(blastomycosis)*
ANATPATOL. f. Enfermedad causada por hongos del género *Blastomyces*, dimórficos, que varían de morfología según las condiciones del medio de crecimiento. La lesión que provocan suele consistir en una inflamación granulomatosa. Las blastomicosis más habituales son la brasileña (paracoccidiomicosis), la europea (criptocosis) y la americana.

blástula *(blastule)*
GINECOL. f. Vesícula germinal en la que se desarrolla la cavidad del blastocisto.

blefaritis *(blepharitis)*
OFTALMOL. f. Inflamación del borde libre de los párpados. Es una de las patologías más frecuentes de los ojos y, debido a que generalmente tiene un carácter benigno, se cura sin ser diagnosticada y tratada. Los síntomas más importantes son escozor y picor ocular, enrojecimiento del ojo y del borde de los párpados, y la aparición de costrillas a modo de caspa en la base de las pestañas. Puede originar la caída de las pestañas e incluso que luego crezcan hacia dentro, provocando el roce con la córnea, circunstancia que empeora los síntomas. También es frecuente que aparezcan procesos de conjuntivitis y orzuelos de repetición y chalación. El tratamiento básico es la limpieza diaria del borde de los párpados con un champú de pH neutro o algún gel específico de los que existen en el mercado. Se trata de un proceso crónico con periodos de mejoría y empeoramiento, pero en el que la higiene de los párpados ayuda a que los periodos asintomáticos sean más largos. ‖ **b. escamosa** *(squamous b.)* Aquella en la que predominan las escamas adheridas a la base de las pestañas y en el borde de los párpados. Ver **blefaritis seborreica**. ‖ **b. estafilocócica** *(staphylococcic b.)* Aquella que es debida a la infección del folículo piloso por un germen conocido como estafilococo y en la que, al despejar las costras, aparecen pequeñas úlceras. Su curación precisa higiene y antibióticos. ‖ **b. seborreica** *(seborrheic b.)* Aquella que cursa con la presencia de abundante contenido graso en los párpados y que generalmente se encuentra asociada a la dermatitis seborreica. Ver **blefaritis escamosa**.

blefarocalasia *(blepharochalasis)*
OFTALMOL. f. Proceso de origen desconocido que cursa con brotes recurrentes de inflamación y edema en los párpados, dejando como secuela una laxitud de la piel del párpado superior con pérdida de la grasa orbitaria y, en ocasiones, la caída del propio párpado (ptosis).

blefaroclono *(blepharoclonus)*
OFTALMOL. m. Temblor a modo de fibrilación, generalmente del párpado inferior, causado por fenómenos de estrés, cansancio, errores de refracción o tics. Normalmente es benigno y desaparece de forma espontánea.

blefaroconjuntivitis *(blepharoconjunctivitis)*
OFTALMOL. f. Inflamación simultánea de la conjuntiva y el párpado. Ver **conjuntivitis**.

blefaroedema *(blepharoedema)*
OFTALMOL. Ver **edema palpebral**.

blefaroespasmo *(blepharospasm)*
CIRPLÁS. m. Espasmo del párpado. || **b. reflejo** *(reflex b.)* Manifestación de diferentes enfermedades oftalmológicas y de las afecciones de las celdas maxilares y etmoidales, como consecuencia de cuerpos extraños o de un excesivo estímulo luminoso. || **b. simpático** o **esencial** *(sympathetic b., essential b.)* El que se produce en la vejez o en la neuroastenia. || **b. sintomático** *(symptomatic b.)* El que se produce en las enfermedades del sistema nervioso central, como sucede después de una encefalitis, por irritación de los nervios faciales.

blefarofimosis *(blepharofimosis)*
OFTALMOL. f. Disminución del tamaño de la apertura palpebral. Suele ser bilateral y se puede acompañar de otras anomalías de los párpados, como ptosis y epicantus.

blefaroplastia *(blepharoplasty)*
CIRPLÁS. f. Técnica que pretende el rejuvenecimiento de la región periorbitaria. Básicamente consiste en la eliminación del exceso de piel de los párpados, la corrección de las herniaciones de la grasa orbitaria que conforman las típicas bolsas parpebrales, o de ambos aspectos simultáneamente. En el párpado superior, las incisiones se emplazan ocultas en el pliegue palpebral, mientras que la blefaroplastia inferior puede efectuarse por vía transcutánea o por vía transconjuntival.

blefaroplasto *(blepharoplast)*
ANATPATOL. m. Corpúsculo basal que forma parte del cinetoplasto, de donde nace el axonema de los flagelos en los protozoos. || Estructura basal de los cilios de las células ependimarias, especialmente visible en los ependimomas.

blefaroptosis *(blepharoptosis)*
OFTALMOL. f. Posición anormalmente caída del párpado superior. Puede ser congénita o adquirida. La causa más frecuente es la desinserción de la aponeurosis del músculo elevador del párpado, lo cual sucede casi siempre asociado al envejecimiento. El tratamiento es quirúrgico y consiste en reinsertar la aponeurosis del músculo. Cuando es congénita, el párpado caído puede ocultar el eje visual y provocar una ambliopía, por lo que si esto sucede se debe operar precozmente. La intervención consiste en acortar el músculo para elevar el párpado.

blefarospasmo *(blepharospasm)*
OFTALMOL. m. Cierre involuntario de los párpados por contracción tónica o clónica del músculo orbicular. En ocasiones es bilateral, con lo cual el paciente es incapaz de abrir los ojos y se obstruye la visión. En estos casos, se puede proceder a la inyección de la toxina botulínica, lo que impide la contracción de los músculos.

blefarostato *(blepharostat)*
OFTALMOL. m. Instrumento que se utiliza para mantener abiertos los párpados y exponer el globo ocular. Se utiliza generalmente para realizar intervenciones quirúrgicas.

blenorrea *(blenorrhagia)*
DERMATOL. Ver **gonorrea**.

bleomicina *(bleomycin)*
ONCOL. f. Antibiótico antineoplásico producido por el hongo *Streptomyces verticillos*. Su mecanismo de acción se caracteriza por unirse a la cadena de DNA, produciendo una escisión de la misma e impidiendo, posteriormente, la síntesis de proteínas del DNA y el RNA.

Bleuler, Eugene
PSIQUIAT. Psiquiatra suizo (1857-1939) que propuso la sustitución del término demencia precoz (ver **Kraepelin**) por el de esquizofrenia. Elaboró una célebre descripción de la esquizofrenia, que la define como un grupo de enfermedades, y distinguió en ella los síntomas fundamentales *(Grundsymptomen)* de los accesorios.

blindaje *(shielding)*
MEDNUCL. m. Material que limita la extensión del haz de radiación o lo atenúa o absorbe con fines de protección.

bloqueante α-adrenérgico *(α-adrenergic antagonist)*
FARMCLÍN. Fármaco que antagoniza los receptores adrenérgicos α. Produce vasodilatación arterial y venosa y relajación del músculo liso de la vejiga urinaria, y puede producir retención hidrosalina e hipotensión arterial postural.

bloqueante β-adrenérgico *(β-adrenergic antagonist)*
FARMCLÍN. Fármaco que antagoniza receptores adrenérgicos β, reduce la frecuencia cardiaca y la contractilidad miocárdica, así como la liberación de renina. Es útil en el tratamiento

de la hipertensión arterial, de las arritmias supraventriculares y de la cardiopatía isquémica. Además, se ha utilizado con sedantes y en el tratamiento del temblor esencial. Puede producir broncoespasmo, cansancio muscular y reducción de la respuesta adrenérgica ante la hipoglucemia.

bloqueante neuromuscular *(neuromuscular block)*
FARM. Fármaco que bloquea la transmisión nerviosa entre los nervios motores y el músculo esquelético al antagonizar los receptores colinérgicos nicotínicos. Se utiliza para conseguir la relajación muscular en las intervenciones quirúrgicas, lo que permite reducir la dosis de anestésico.

bloqueantes de los canales de calcio *(calcium channel blockers)*
FISIOL. Grupo de fármacos que bloquean la entrada de calcio a las células. Esta acción, a nivel cardiaco, da lugar a una conducción más lenta de los impulsos en el sistema de excitoconducción y una relajación del músculo liso. Se utilizan en casos de hipertensión y de arritmias cardiacas.

bloqueo *(block, blocking)*
CARDIOL. m. Interrupción o impedimento para el desarrollo de un fenómeno biológico, o del paso de un impulso o flujo. Así, se habla de bloqueo cardiaco auriculoventricular, bloqueo de los canales de calcio, etc. ‖ Interrupción súbita del flujo espontáneo del pensamiento o del habla, percibida como una ausencia o privación del pensamiento, que se presenta habitualmente en los trastornos esquizofrénicos. ‖ **b. anestésico** *(anestetic b.)* Técnica anestésica que consiste en inyectar un fármaco anestésico para bloquear la conducción nerviosa en aquellos nervios que transmiten la sensibilidad de la zona en la que se va a intervenir. Esta zona queda insensibilizada durante un periodo de tiempo, recuperándose progresivamente a medida que el fármaco va cesando su acción. Se denomina anestesia troncular y de plexos cuando el fármaco se inyecta en la proximidad de troncos nerviosos aislados o de grupos nerviosos, respectivamente. Cuando el anestésico se inyecta en la proximidad de la médula espinal, se habla de anestesia espinal o raquídea y de anestesia epidural (o peridural).

Durante un bloqueo también puede producirse la pérdida de la motilidad en la zona anestesiada. ‖ **b. auriculoventricular** *(atrioventricular block)* Imposibilidad o trastorno en la conducción del impulso eléctrico desde las aurículas a los ventrículos por afectación del sistema específico de conducción cardiaco. Se clasifica en tres grados, según el electrocardiograma convencional. En el bloqueo auriculoventricular de primer grado existe únicamente un retraso en la conducción auriculoventricular, objetivado por una prolongación del intervalo PR. El bloqueo auriculoventricular de segundo grado se caracteriza porque algunos estímulos auriculares alcanzan el ventrículo mientras que otros no, y se subdivide en tipo Mobitz I o Wenckebach, en el cual el impulso auricular bloqueado viene precedido por una prolongación progresiva del intervalo PR, y Mobitz II, en el cual no sucede este fenómeno. En el bloqueo auriculoventricular de tercer grado o completo ningún estímulo auricular alcanza los ventrículos, dependiendo la estimulación de estos de un marcapasos subsidiario y objetivándose la disociación auriculoventricular en el electrocardiograma. El nivel del bloqueo para cada uno de estos grados puede ser supra o infrahisiano. La etiología es muy variada; con frecuencia son de etiología degenerativa, aunque existen algunos casos congénitos. Los síntomas dependen de la frecuencia ventricular resultante: si es alta pueden ser asintomáticos o cursar con mareos; si es baja, puede provocar síncope (ver **crisis de Stokes-Adams**), *shock* e incluso muerte súbita. ‖ **b. de Bier** *(Bier's b.)* Bloqueo regional intravenoso. Es una técnica anestésica locorregional, que se utiliza en el bloqueo de las extremidades y consiste en la administración por vía intravenosa de anestésicos locales previa colocación de un manguito de presión en la raíz de la extremidad. El bloqueo anestésico se produce por difusión retrógrada de la sustancia anestésica local a los capilares venosos y a los troncos nerviosos. ‖ **b. cardiaco** *(cardiac b.)* Ver **bloqueo auriculoventricular**. ‖ **b. emocional** o **afectivo** *(affective b.)* Mecanismo de defensa por el que el individuo se enfrenta a conflictos emocionales y a amenazas de origen interno o externo mediante el rechazo de los afectos que provocan ansiedad o culpabilidad. Es una forma de represión. ‖ **b. intraventricular** *(intraventricular b.)* Trastorno parcial o total de la conducción del impulso eléctrico cardiaco a nivel ventricular, por alteración de alguno de los fascículos o ramas del haz de His (bloqueos de rama derecha, de rama izquierda, de la subdivisión anterior de la rama izquierda y de la subdivisión posterior de la rama izquierda). Pueden ser unifasciculares o bifasciculares, dependiendo del número de fascículos afectados. Si se presentan de manera aislada, cursan sin síntomas, aunque frecuentemente son consecuencia de alguna patología estructural cardiaca. ‖ **b. mental** *(mental b.)* Dificultad para que los procesos psíquicos (atención, memoria, pensamiento, etc.) evolucionen con normalidad; especialmente, imposibilidad para recordar datos o hechos que producen ansiedad. ‖ **b. neuromuscular** *(neuromuscular b.)* Interrupción del impulso nervioso en la unión mioneural. La causa más frecuente es la falta de liberación de acetilcolina por la terminación motora. Esta puede estar provocada por los fármacos curarizantes (pues tienen la misma acción paralizante muscular que el curare), como la tubocurarina. La miastenia gravis también tiene un efecto paralizante, ya que impide la acción de la acetilcolina por destrucción de los receptores de la placa neuromuscular. ‖ **b. paravertebral** *(paravertebral b.)* Técnica anestésica locorregional, que consiste en administrar sustancias con efecto anestésico local en el espacio paravertebral, lo que provoca un bloqueo de la transmisión nerviosa en la salida de los nervios espinales fuera del agujero de conjunción de las vértebras. ‖ **b. de rama** *(bundle branch heart b.)* Ver **bloqueo intraventricular**.

Blount, Walter P.
ORTOP. Ortopeda norteamericano (n. 1900).

BMP *(BMP)*
CIRPLÁS. Siglas de *bone morphogenenetic protein*, proteína morfogenética ósea, no específica de la especie, que constituye una familia de sustancias con propiedades osteoinductoras. Fue descubierta por Urist en 1961 y en la actualidad sigue en estudio, ya que se han descubierto nuevas estructuras proteicas. Para ejercer su efecto osteoinductor no precisa que las células del injerto sean viables, sino que sirve de estímulo a las células del receptor siempre que exista un ambiente tisular favorable hacia su transformación en células osteoformadoras. La BMP está presente tanto en autoinjertos frescos como procesados, y estimula las células del tejido conectivo perivascular del lecho para que se incorporen a la vía osteoformativa en desarrollo.

bobbing ocular *(ocular bobbing)*
NEUROL. Serie de movimientos intermitentes, bruscos y de descenso de los globos oculares, que retornan a la posición primaria mediante un movimiento más lento. Se observa en las lesiones de la protuberancia.

bobina *(coil)*
RADIO. f. Término utilizado para denominar la antena en resonancia magnética.

boca *(mouth)*
ANAT. f. Abertura, especialmente la cavidad oral, por lo que, si no se especifica, se entiende que se refiere a ella. Es el primer órgano digestivo. En él tienen lugar dos actos de la función digestiva: la masticación y la insalivación. Por tanto, los elementos principales de la boca son los dientes, las glándulas salivares, anexas a la boca, y la lengua. La apertura labial comunica la cavidad bucal con el exterior, y el istmo de las fauces, con la orofaringe. Además, la boca interviene en la pronunciación de las palabras.

boca saburral *(saburral mouth)*
ANATPATOL. Ver **lengua saburral**.

bocio *(goiter)*
CIRGEN. m. Enfermedad endémica por déficit de sales yodadas en la dieta, que produce crecimiento patológico de la glándula tiroides, generalmente con un patrón quístico y multinodular.

bocio endémico *(endemic goiter)*
ENDOCRINOL. Aumento del tamaño del tiroides, que afecta a una proporción significativa de la población, como consecuencia de la deficiencia en el aporte nutricional de yodo.

bociógeno *(goitrogen)*
ENDOCRINOL. m. Alimento o compuesto químico que provoca la aparición de bocio.

bolo *(bolus)*
FISIOL. m. Masa más o menos esférica y de diverso tamaño, que ingiere o se administra a un individuo. ‖ Forma de administración de un

bolsa *(bursa)*
ANAT. f. Saco pequeño relleno de líquido. ‖ Saco, funda dentro de un cuerpo, especialmente la bolsa sinovial. Ver **bursa**.

bolsa de aguas *(amniotic sac)*
GINECOL. Cada una de las dos membranas amnióticas que contienen el feto y el líquido amniótico.

bolsa de Aquiles *(Achilles bursa)*
ORTOP. Bolsa sinovial situada debajo del tendón de Aquiles. ‖ **b. bicipital** *(bicipital b.)* Prolongación de la bolsa sinovial de la articulación escapulohumeral, que acompaña al tendón de la porción larga del bíceps. ‖ **b. del calcáneo** *(subcalcaneal b.)* La que se sitúa entre el calcáneo y la piel. ‖ **b. infrarrotuliana profunda** *(deep infrapatellar b.)* La que se sitúa entre el tendón rotuliano y la tibia. ‖ **b. sinovial** *(synovial b.)* Saco tapizado de endotelio y lleno de un líquido claro y viscoso, interpuesto en los sitios donde una superficie se desliza sobre otra, especialmente en las musculares o tendinosas, o encima de prominencias óseas. Su número puede pasar de mil, pero muchas de ellas son inconstantes. Con frecuencia reciben su nombre atendiendo a la situación: infraespinosa, glútea, subclavicular rotuliana, olecraniana, subacromial, etc.

bolsa de Indiana *(Indiana pouch)*
UROL. Derivación urinaria continente, que utiliza el íleon terminal y el colon ascendente. La continencia se obtiene mediante la plicatura del íleon terminal que se aboca a piel y el reservorio se vacía mediante autosondaje. ‖ **b. de Kock** *(Kock's p.)* Derivación urinaria continente realizada con el íleon, que fue descrita por Kock en 1975. El reservorio se crea con unos 70 u 80 cm de íleon detubulizado y tiene dos válvulas que se realizan por intosuspección de los extremos. En la valva aferente terminan los uréteres y la valva eferente se avoca a piel; ambas determinan la continencia y la ausencia de reflujo vésico-renal. El vaciamiento se realiza mediante autosondaje intermitente. En manos expertas, los resultados son buenos (85-90% de continencia; reintervenciones, el 7%; y complicaciones tardías que implican ingreso, el 13%). Esta misma técnica puede utilizarse en pacientes sometidos a una sustitución vesical ortotópica. En este caso, la valva aferente se avoca a la uretra. ‖ **b. de Mainz** *(Mainz's p.)* Derivación urinaria continente, que utiliza el ciego y el íleon. Fue descrita en la Universidad de Mainz en 1983. Utiliza de 10 a 15 cm de ciego y de colon descendente y 30 o 40 cm de íleon terminal. Requiere que el íleon y el ciego se detubulicen y se reimplanten los uréteres con trayectos mucosos en la pared de intestino grueso; el íleon y el colon detubulizado se cierran con forma esférica. El vaciado de la bolsa se realiza mediante sondaje. La capacidad del reservorio es de 500-800 cm^3 y la continencia se alcanza en un 80-85% de los casos. El índice de complicaciones oscila entre un 15 y un 30%. ‖ **b. de Mainz 2** *(Mainz's p. 2)* Técnica de ureterosigmoidoestomía, por la cual, en la zona de sigma, utilizada para el reimplante uretral, se abren longitudinalmente entre 10 y 20 cm, que se cierran de forma transversal, de manera que queda una bolsa que facilita el acúmulo de orina, disminuye la incontinencia fecal y el número de complicaciones, como consecuencia de una significativa disminución de la presión intracolónica.

bolsa sanguínea *(blood bourse)*
MEDLEGAL. Colección de sangre en el tejido celular subcutáneo, de grandes proporciones, lo que forma una prominencia en la piel. Se produce a consecuencia de una contusión simple y mantiene la integridad de la piel.

bomba *(pump)*
ANAT. f. Cualquier sistema de transporte de líquidos, gases o sustancias que se realiza de modo forzado, con consumo de energía.

bomba de calcio *(calcium pump)*
FISIOL. Mecanismo de transporte activo de calcio a través de las membranas celulares, favorecido por la hidrólisis de la adenosintrifosfato (ATP) que se realiza mediante la ATPasa. ‖ **b. de sodio-potasio** *(sodium-potasium p.)* Mecanismo de transporte activo de sodio hacia afuera de la célula y de potasio hacia el interior de la misma. Es activado por la adenosintrifosfatasa (ATPasa) de la membrana celular.

bomba de infusión de insulina (*insulin infusion pump*)
ENDOCRINOL. Dispositivo que permite la administración continua de insulina, además de ofrecer la posibilidad de inyectar dosis supletorias preprandiales. Con frecuencia se inyecta subcutáneamente, pero puede hacerse por vía venosa o peritoneal. En determinados casos, favorece la optimización del control metabólico de la diabetes mellitus. || Sistema que permite la administración continua de insulina regular de forma programada, manteniendo una liberación permanente durante las 24 horas del día. Puede conectarse al compartimento subcutáneo —que es el más usado—, intraperitoneal o intravenoso. Se emplea en la optimización del control metabólico de pacientes con diabetes mellitus insulindependiente.

bomba iónica (*ionic pump*)
NEFROL. Mecanismo de transporte iónico activo, que consume energía a través de una membrana en contra de un gradiente electromecánico. Mantiene las diferencias características en la concentración iónica entre el espacio intracelular y el extracelular. || **b. de protones** (*proton p.*) Bomba de transporte activo de membrana (H+, K+-ATPasa), que intercambia iones hidrógeno (H+) con iones potasio (K+). Es típica de las células parietales del estómago que secretan ácido clorhídrico, y puede ser inhibida por el omeprazol, prototipo de los inhibidores de la bomba de ácido, que se utiliza en el tratamiento de la úlcera péptica. || **b. de sangre** (*blodd p.*) Es uno de los componentes de las máquinas de diálisis modernas y su misión es movilizar la sangre desde el acceso vascular hasta el dializador, y retornarla al paciente. El flujo habitual de sangre en los pacientes adultos es de 250 a 350 ml/min, y se puede incrementar hasta 500-600 ml/min para las diálisis de alta eficiencia. Este tipo de bomba se utiliza también para movilizar la sangre en cirugía extracorpórea a corazón parado.

bomba de morfina (*morphine pump*)
NEUROCIR. Reservorio de morfina conectado a un catéter intradural, para liberar el fármaco de forma controlada.

bombear (*to pump*)
CARDIOL. tr. Introducir o extraer líquidos o gases de una manera activa.

bombesina (*bombesine*)
ENDOCRINOL. f. Tetradecapéptido distribuido en el tejido nervioso y las células endocrinas gástricas e intestinales, que participa en diversos fenómenos biológicos, como la hipotermia, la regulación de la secreción de gastrina y colecistoquinina y la motilidad intestinal. Además, estimula la contracción de la musculatura lisa uterina, ureteral y bronquial, la secreción pancreática exocrina y endocrina y la liberación de la hormona de crecimiento, la prolactina y la renina.

boquera (*perleche*)
DERMATOL. f. Proceso inflamatorio, generalmente microbiano o micótico (candidiásico), que se localiza en los ángulos de los labios. También se denomina angulus infecciosus.

borborigmo (*borborigmus*)
DIGEST. m. Ruido abdominal, a veces sordo y prolongado, que se produce en el intestino como consecuencia de la mezcla de gases y líquidos en su interior. Su ausencia sugiere un íleo paralítico.

borde (*border*)
RADIO. m. Límite de una estructura o lesión.

Bordetella (*Bordetella*)
MICROBIOL. Género que agrupa a bacterias gram-negativas cocobacilares, quimioorganotrofas y aerobias estrictas, capaces de parasitar y causar enfermedades en el tracto respiratorio de mamíferos y aves. Además, las bacterias incluidas en este género se caracterizan por ser inmóviles (*Bordetella pertussis* y *B. parapertussis*) o móviles con flagelación perítrica (*B. bronchiseptica* y *B. avium*), ser incapaces de fermentar los azúcares y por usar aminoácidos como fuente de carbono. Las bordetelas son capaces de alternar entre varias fases fenotípicas de manera reversible (en respuesta a cambios medioambientales) o irreversible.

Borrelia (*Borrelia*)
MICROBIOL. Género que comprende los agentes etiológicos de la fiebre recurrente y de la enfermedad de Lyme. Pertenece a la familia *Spirochateceae* y al orden *Spirochaetales*. Son espiroquetas (bacterias helicoidales) con un tamaño de 0,2-0,5 × 5-20 μ y con 3-10 espiras muy irregulares. Reciben el nombre de borrelias y en su organización básica hay que distinguir la membrana externa y la membra-

na citoplasmática o interna; entre ambas se encuentra el peptidoglicano. Todo lo que hay debajo de la membrana externa se denomina cilindro protoplasmático, y de 15 a 20 flagelos que se encuentran debajo de dicha membrana se insertan en los dos extremos de la bacteria. Estas bacterias se tiñen fácilmente con colorantes de anilina y son gram-negativos. Su crecimiento es lento, son aerobias y se pueden cultivar en medios artificiales.

borreliosis *(borreliosis)*
MICROBIOL. f. Enfermedad producida por espiroquetas del género *Borrelia,* que se adquiere al entrar en contacto con vectores (garrapatas o piojos) que a su vez han sido parasitados, como consecuencia de su alimentación hematófaga, a partir de un reservorio (hombre o roedores). Las garrapatas infestadas son a su vez reservorios, porque en ellas las borrelias se transmiten verticalmente. En contraste con la *fiebre recurrente,* para su diagnóstico hay que recurrir a pruebas de laboratorio más complicadas (bacteriológicas, serológicas y moleculares). Se distinguen dos tipos de fiebre recurrente: 1) fiebre recurrente transmitida por piojos (enfermedad de Obermeyer), que se adquiere por contacto con el piojo del cuerpo *Pediculus humanus),* y 2) fiebre recurrente transmitida por garrapatas del género *Ornithodoro.* En nuestro medio los casos de fiebre recurrente transmitida por piojos han desaparecido, pero siguen diagnosticándose casos de fiebre recurrente por *Bordetella hispanica,* transmitida por el *Ornithodoro erraticus.* En ambos casos la enfermedad se caracteriza por la aparición de una espiroquetemia masiva, acompañada de un acceso febril que remite espontáneamente, pero que puede recurrir cuatro o cinco veces. La espiroquetemia se manifiesta mediante la tinción de una gota de sangre (gota gruesa) con el Giemsa, que sirve de prueba diagnóstica. La *enfermedad de Lyme* está producida por *B. burgdorferi,* y la transmiten garrapatas pertenecientes al género *Ixodes.* Esta dolencia, en contraste con la fiebre recurrente, puede convertirse en una enfermedad crónica incapacitante, si no es diagnosticada con rapidez. La enfermedad en el estadio I se caracteriza por sus manifestaciones cutáneas *(erytema migrans);* en el estadio II, por sus complicaciones neurológicas y cardiacas, y en el estadio III, por sus complicaciones músculo-esqueléticas. La infección respiratoria que el *B. pertussis* causa en el ser humano (su único hospedador conocido) se denomina tos ferina y se caracteriza por los frecuentes y violentos ataques de tos que sufre el enfermo. El *B. pertussis* no es un patógeno invasivo y la patología que provoca es consecuencia de su capacidad para producir un variado número de toxinas. La enfermedad puede ser muy grave, o incluso mortal, especialmente en niños. El *B. parapertussis* es responsable de una forma menos grave de tos ferina. La vacunación con los preparados clásicos (células completas inactivadas) o con los que se han desarrollado en la actualidad (vacunas acelulares) previene eficazmente esta enfermedad.

borrosidad *(turbidness, blurring)*
RADIO. f. Pérdida de los contornos, falta de nitidez. ‖ **b. cinética** *(kinetic b.)* Falta de nitidez debida al movimiento del objeto o del paciente durante la exposición. ‖ **b. fotográfica** *(photographic b.)* Falta de nitidez debida a factores dependientes del chasis, del material fotográfico o de su procesado. ‖ **b. geométrica** o **de foco** *(phocus b.)* Falta de nitidez en relación con el tamaño de la mancha focal o del punto emisor de rayos X en el ánodo, con la inclinación del ánodo y con la distancia del objeto a la placa. Cuanto mayor sea la mancha focal, mayor inclinación tenga el ánodo y mayor sea la distancia objeto-placa, mayor halo se creará en cada punto, disminuyendo la nitidez.

bostezo *(yawning)*
NEUROL. m. Acto involuntario de apertura amplia de la boca, con inspiración profunda. Se produce cuando la persona está aburrida, adormilada o deprimida.

bota de Unna *(Unna's boot)*
DERMATOL. Apósito oclusivo, que consiste en una gasa impregnada con una mezcla de gelatina y pasta de óxido de zinc.

botón mamario *(mammary button)*
GINECOL. Primera fase del desarrollo de la mama. Correspondería al estadio I de Tanner.

botón de Oriente *(Oriental sore, Oriental button)*
DERMATOL. Forma clínica determinada por la leishmania tropical, frecuente en países tropicales

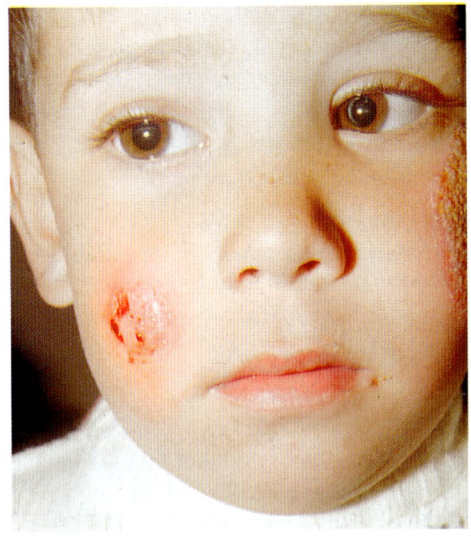
botón de Oriente

y subtropicales. Es habitual en la costa mediterránea, y se han descrito focos autóctonos en el interior de la península. Desde el punto de vista clínico, se caracteriza por una lesión papulosa que se localiza en las zonas de acceso al mosquito vector. Especialmente en la cara, la escama se cubre de una costra adherida por medio de formaciones espinosas (en clavo de lapicero).

botriomicoma *(botryomycoma)*
DERMATOL. m. Pequeño tumor pediculado en forma de fresa, de naturaleza vascular y origen infeccioso.

botulismo *(botulism)*
NEUROL. m. Intoxicación alimentaria, a menudo mortal, causada por una endotoxina producida por el bacilo *Clostridium botulinium,* aunque no es necesaria la presencia del bacilo en los alimentos contaminados. El botulismo se desarrolla sin molestias gástricas y puede ocurrir hasta una semana después de la contaminación. Se caracteriza por la fatiga y la debilidad muscular, debida a la alteración de la placa neuromuscular, y por los trastornos visuales, como consecuencia de las alteraciones en la acomodación.

bowenoide *(bowenoid)*
DERMATOL. adj. Se dice de cada uno de los cambios histológicos que se producen en la epidermis, que recuerdan a la enfermedad de Bowen.

bowenoide papulosis *(bowenoide papulosis)*
UROL. Conjunto de lesiones papulosas, con frecuencia pigmentadas, que se producen en la piel del pene y en la vulva de la mujer, habitualmente en la segunda o tercera década de la vida. Histológicamente, dichas lesiones contienen todos los criterios de carcinoma in situ, pero clínicamente el curso de la enfermedad es benigno. La etiología más probable es viral (HPV 16) y el tratamiento incluye excisión, 5-fluoracilo tópico, fulguración con láser, crioterapia, etc.

boxel *(boxel)*
RADIO. m. Término inglés para denominar a cada uno de los pequeños volúmenes de material que, situados en una matriz, aportan información en las imágenes de resonancia magnética. Es sinónimo de pixel.

braceo *(arm swing)*
NEUROL. m. Movimientos alternantes de ambos brazos en sentido antero-posterior, que acompañan al mismo ritmo a los movimientos de las piernas durante la marcha.

bradiarritmia *(bradyarrhythmia)*
CARDIOL. f. Cualquier tipo de trastorno del ritmo cardiaco, que se caracteriza por una disminución de la frecuencia cardiaca a menos de 60 latidos por minuto. Ver **arritmia, bradicardia.**

bradicardia *(bradycardia)*
CARDIOL. f. Disminución de la frecuencia cardiaca por debajo de 60 latidos por minuto. Puede ser un fenómeno fisiológico y asíntomático en casos de vagotonía, en los deportistas, etc., siempre que el impulso se genere en el nodo sinusal (bradicardia sinusal). Sin embargo, es un signo que con frecuencia corresponde a trastornos patológicos en la formación (disfunción sinusal) o en la conducción del estímulo (bloqueo auriculoventricular).

bradicárdico *(bradycardic)*
CARDIOL. adj. Relativo a la bradicardia.

bradicinesia *(bradykinesia)*
NEUROL. f. Lentificación de los movimientos, especialmente de los movimientos voluntarios complejos. Es característica de las alteraciones de los ganglios basales, especialmente del sistema nigroestriado, y propia de la enfermedad de Parkinson.

bradicinina *(bradykinin)*
NEFROL. f. Nonapéptido que provoca la contracción del músculo liso, aumenta la permeabilidad capilar y reduce la presión arterial. Se forma en la sangre a través de un precursor inactivo, el bradicininógeno, por la acción de enzimas proteolíticas (p. ej., la tripsina o el veneno de la serpiente) o por calicreína sérica activada.

bradiestesia *(bradyesthesia)*
FISIOL. f. Embotamiento o lentitud en la sensibilidad.

bradilalia *(bradylalia)*
NEUROL. f. Lentificación anormal del habla.

bradipnea *(bradypnea)*
PNEUMOL. f. Frecuencia respiratoria anormalmente baja.

bradipsiquia *(bradypsychia)*
PSIQUIAT. f. Enlentecimiento de las facultades psíquicas.

bradiquinina *(bradykinin)*
ENDOCRINOL. f. Péptido derivado del efecto de la calicreína sobre un quininógeno de alto peso molecular, que posee un potente efecto vasodilatador y actúa como mediador en múltiples fases del proceso inflamatorio.

braditrófico *(bradytrophic)*
ANATPATOL. adj. De ritmo metabólico o trafico lento. ‖ Relativo a los tejidos con metabolismo disminuido, como la córnea, el cartílago o el cristalino, generalmente por ausencia de una red vascular bien desarrollada.

braguero *(truss)*
ORTOP. m. Dispositivo destinado a mantener reducidas las hernias. Los bragueros se utilizan habitualmente para mantener reducidas las hernias umbilicales y las puntas de hernia inguinal congénita de los recién nacidos y de los niños, y excepcionalmente en el caso de los adultos, como medida de previsión preoperatoria y también en los casos en que no es posible la intervención quirúrgica (viejos, obesos, etc.).

braille *(braille)*
OFTALMOL. m. Sistema de lectura utilizado por personas invidentes, que se basa en el reconocimiento de signos impresos en relieve mediante el tacto con las manos.

branquial *(branchial)*
ANAT. adj. Perteneciente, relativo o derivado de uno de los arcos branquiales o faríngeos.

branquiógeno *(branchiogenic)*
ANAT. adj. Perteneciente, relativo o derivado de los arcos branquiales o faríngeos.

braqui-, braquio- *(brachy-)*
ORTOP. Prefijos procedentes de la palabra latina *bracchium,* que significan brazo.

braquial *(brachial)*
ANAT. adj. Relativo al brazo.

braquialgia *(brachialgia)*
ORTOP. f. Dolor neurálgico en uno o en ambos brazos. Una forma especial es la *braquialgia estática parestésica,* parestesia dolorosa del brazo y de la mano, que se presenta durante la noche por compresión de las estructuas vásculo-nerviosas en el decúbito.

braquiametacarpia *(brachiametacarpia)*
ORTOP. f. Cortedad anormal de los huesos metacarpianos.

braquiametatarsia *(brachiametatarsia)*
ORTOP. f. Cortedad anormal de los huesos metatarsianos.

braquibasia *(brachybasia)*
NEUROL. f. Marcha a pequeños pasos.

braquidactilia *(brachydactyly)*
ORTOP. f. Cortedad anormal congénita de los dedos de las manos o de los pies.

braquifalangia *(brachyphalangia)*
ORTOP. f. Cortedad anormal congénita de una o más falanges de los dedos.

braquimorfo *(brachymorphic)*
ORTOP. adj. Se dice del tipo de constitución que se caracteriza por la cortedad y la anchura de la figura. Es sinónimo de pícnico y de brevilíneo.

braquiocilosis *(brachiocyllosis)*
ORTOP. Ver **braquiocirtosis.**

braquiocirtosis *(brachiocyrtosis)*
ORTOP. f. Encorvadura del brazo.

braquiocubital *(brachiocubital)*
ORTOP. adj. Relativo o perteneciente al brazo y, simultáneamente, al codo o al antebrazo.

braquiomionia *(brachiomionia)*
ORTOP. f. Limitación anormal de los movimientos como consecuencia de la cortedad muscular.

braquioplastia *(braquial dermolipectomy, brachioplasty)*
CIRPLÁS. f. Tratamiento quirúrgico para reparar la flacidez de los brazos y de las áreas vecinas, que básicamente consiste en la extirpación del exceso de grasa y del tejido cutáneo en determinadas zonas del brazo, como la región postero-interna. Existen factores que favorecen la flacidez de los mismos: la pérdida de elasticidad en los tejidos propia del aumento de la edad, el acúmulo de grasa, los cambios hormonales y fisiológicos o la excesiva exposición solar. En general, se realiza con una finalidad estética.

braquiorradial *(brachioradial)*
ORTOP. adj. Se dice del músculo supinador largo.

braquiplexo *(brachial plexus)*
ORTOP. m. Plexo braquial.

braquisquelo *(brachyskelous)*
ORTOP. adj. De piernas cortas.

braquiterapia *(brachytherapy)*
ONCOL. f. Aplicación terapéutica de fuentes radiactivas a corta distancia de la zona tumoral a tratar.

brazal *(bracelet)*
ORTOP. m. Pieza que se amolda al brazo, como la que forma parte de los aparatos que miden la tensión sanguínea, o el manguito neumático que se usa como torniquete en las intervenciones quirúrgicas del brazo.

brazo *(arm)*
ANAT. m. Extremidad superior, que consta de hombro, brazo, antebrazo y mano. || Porción del miembro superior comprendida entre el hombro y el codo.

bregma *(bregma)*
ANAT. m. Punto donde coincide la sutura interparietal con la frontal. También se denomina sutura frontoparietal.

bretilio *(bretilium)*
ANEST. m. Fármaco antiarrítmico de la clase III, que se utiliza en la reanimación cardiopulmonar avanzada, como tratamiento de la taquicardia ventricular y la fibrilación ventricular refractaria a lidocaína y desfibrilación, en dosis de 5-10 mg/kg intravenosos.

brevilíneo *(brevityline)*
PSICOL. adj. Se dice del tipo constitucional que se caracteriza por ser más corto y más ancho que el tipo normal. La relación talla-diámetro biaxilar es inferior a 5,6.

brida *(adhesion)*
CIRGEN. f. Lámina o tracto de tejido fibroso vascularizado, que une superficies orgánicas serosas que en condiciones normales no están adheridas entre sí.

brida amniótica *(amniotic band)*
GINECOL. Cada una de las bridas que, desde el amnios, pueden comprimir las extremidades fetales y producir extrangulamientos de las mismas.

brillo *(brightness)*
RADIO. m. Capacidad de un punto o conjunto de puntos en una imagen para mostrar luminosidad con mayor o menor intensidad.

bromhidrosis *(bromhidrosis, fetid sweat)*
DERMATOL. f. Olor fétido de la piel, debido a alteraciones de las glándulas sudoríparas. También se denomina sudoración fétida.

bromidrosifobia *(bromidrosiphobia)*
PSIQUIAT. Ver **fobia.**

bromismo *(bromism)*
PSIQUIAT. m. Término que denomina los cuadros de intoxicación crónica por bromuro. El cuadro clínico de bromismo se caracteriza por: signos dermatológicos (lesiones tipo acné), digestivos (anorexia, gastralgias), neurológicos (temblores, disartria) y síntomas psicopatológicos muy diversos (apatía, astenia, enlentecimiento del pensamiento, agitación maníaca —también llamada bromomanía—) y síntomas psicóticos, como alucinaciones y delirios (psicosis brómica).

bromocriptina *(bromocriptine)*
NEUROCIR. f. Derivado ergótico con propiedades de agonista dopaminérgico, que inhibe selectivamente la secreción de prolactina y desciende los niveles plasmáticos de la hormona del crecimiento, si están anormalmente elevados. Desde el punto de vista terapéutico, se usa en los prolactinomas, en algunos casos de adenomas secretores de STH, en la inhibición de la lactancia y en la enfermedad de Parkinson.

bromodermia *(bromoderma)*
DERMATOL. f. Afección cutánea producida por el bromuro o sus compuestos. También se denomina bromide.

bronceado *(tanned, bronzed)*
DERMATOL. m. Pigmentación cutánea por exposición al sol.

broncoadenitis *(bronchoadenitis)*
PNEUMOL. f. Inflamación de los ganglios bronquiales.

broncoaspiración *(bronchoaspiration)*
ANATPATOL. f. Procedimiento terapéutico o diagnóstico que sirve para extraer el contenido de la luz del árbol bronquial. El paso del material sólido (generalmente, el que contiene el estómago) al árbol bronquial es consecuencia del desarreglo de los reflejos de cierre de la glotis, en pacientes con alteración del nivel de conciencia. Esta circunstancias puede ocasionar espasmos bronquiales e incluso el desarrollo de neumonías de carácter necrotizante.

broncocandidiasis *(bronchocandidiasis)*
PNEUMOL. f. Infección del árbol bronquial producida por un hongo de la familia *Candida*.

broncoconstricción *(bronchoconstriction)*
FISIOL. f. Reducción del diámetro bronquial por constricción de la musculatura lisa de su pared. Los que proporcionalmente reducen en mayor escala su diámetro son los bronquiolos finos, pues poseen una túnica muscular más gruesa. Esta acción broncoconstrictora corresponde al vago.

broncodilatación *(bronchodilatation)*
FISIOL. f. Aumento del diámetro de los bronquios. Se produce al disminuir la contracción (si existía) o la tonicidad de los músculos bronquiales, por la acción del simpático.

broncoespasmo *(bronchospasm)*
PNEUMOL. m. Espasmo de los músculos de las paredes bronquiales, que produce un estrechamiento de la vía aérea.

broncofibroscopio *(fiberoptic bronchoscope)*
PNEUMOL. m. Tubo flexible de calibre reducido, que, al ser introducido por vía nasal u oral, permite la visualización de las cuerdas vocales, la tráquea, los bronquios principales y hasta los bronquios segmentarios de tercer o cuarto orden. Su finalidad es obtener muestras para realizar análisis anatomopatológicos o microbiológicos.

broncofonía *(bronchophony)*
PNEUMOL. f. Signo de la exploración física del aparato respiratorio, que consiste en el aumento de la resonancia normal de la voz a la auscultación. Es propio de los casos de condensación pulmonar (neumonía, bronconeumonía, tumores sólidos de pulmón).

broncografía *(bronchography)*
PNEUMOL. f. Técnica de diagnóstico, que consiste en el relleno del árbol bronquial con contraste radioopaco, para poder visualizar el mismo mediante rayos X.

broncograma *(bronchogram)*
RADIO. Ver **signo del broncograma aéreo**.

broncolitiasis *(broncholithiasis)*
PNEUMOL. f. Presencia de uno a más cálculos calcificados en el interior del árbol traqueobronquial.

broncomalacia *(bronchomalacia)*
PNEUMOL. f. Debilidad de las paredes bronquiales, con el consiguiente peligro de insuficiencia respiratoria por espasmo bronquial.

bronconeumonía *(broncopneumonia)*
PNEUMOL. f. Infección pulmonar que afecta a los alveolos contiguos a los bronquios.

broncopatía *(bronchopathy)*
PNEUMOL. f. Patología que afecta a los bronquios pulmonares.

broncopulmonar *(bronchopulmonar)*
RADIO. adj. Perteneciente o relativo a las estructuras bronquiales y alveolares.

broncoscopia *(bronchoscopy)*
PNEUMOL. f. Técnica diagnóstica invasiva, que consiste en la visualización directa y toma de muestras de la tráquea y de las vías aéreas, mediante un fibrobroncoscopio.

bronquiectasia *(bronchiectasis)*
PNEUMOL. f. Dilataciones anormales y permanentes de los bronquios, producidas por la destrucción de los componentes musculares y elásticos de la pared bronquial.

bronquio *(bronchus)*
ANAT. m. Cada una de las divisiones que suceden a la tráquea. Se denomina *bronquios principales* a los que proceden de la división traqueal; *lobares* a los destiandos a cada uno de los lóbulos pulmonares, y *segmentarios* a los que van a los segmentos de los lóbulos. Después siguen otras subdivisiones hasta llegar a los bronquiolos. Poseen una pared cartilaginosa discontinua, una mucosa y entre ambas (en

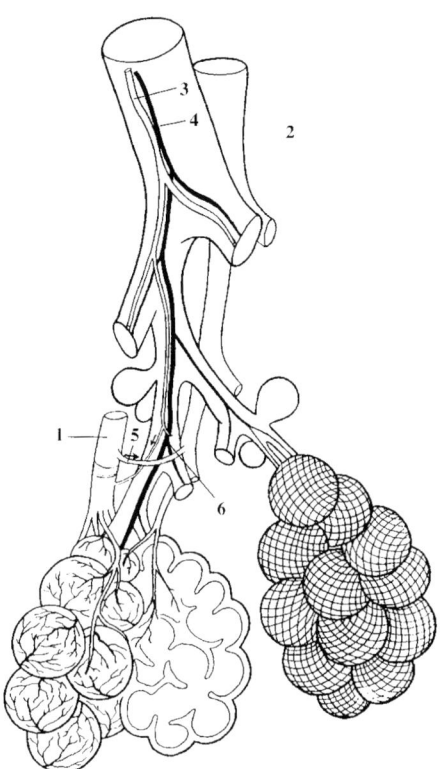

bronquio. Esquema de un bronquiolo terminal que se divide en bronquiolos respiratorios y estos en sacos alveolares. En el saco alveolar de la derecha se ha representado la malla de fibras de reticulina que los envuelve. En el de la izquierda aparecen seccionados algunos alveolos para ver las cavidades alveolares; en otros se puede observar la red capilar que los envuelve. Acompañando al bronquiolo terminal y sus divisiones aparecen vasos y nervios: 1) vena pulmonar; 2) arteria pulmonar; 3) nervio; 4) arteriola bronquial; 5) anastomosis arteriovenosa; 6) anastomosis arterioarterial

los bronquios de pequeño calibre) una capa muscular que permite graduar la amplitud del diámetro bronquial.

bronquiolitis *(bronchiolitis)*
PNEUMOL. f. Enfermedad respiratoria que afecta a las pequeñas vías aéreas con inflamación de las mismas, produciendo obstrucción del flujo aéreo. ‖ **b. obliterante** *(b. obliterans)* Afectación de las pequeñas vías aéreas del pulmón, con ocupación de la luz por tejido inflamatorio y de granulación, el cual, sin tratamiento, es sustituido por tejido de fibrosis, hasta producir una obstrucción bronquial irreversible.

bronquiolo *(bronchiolus)*
ANAT. m. Cada uno de los bronquios más finos, que termina en los bronquiolos alveolares, y estos, en los sacos alveolares.

bronquitis *(bronchitis)*
PNEUMOL. f. Inflamación de las vías aéreas superiores, con presencia de tos y expectoración, pero sin fiebre. ‖ **b. crónica** *(chronic b.)* Enfermedad pulmonar obstructiva crónica, que se caracteriza por la presencia de tos productiva o expectoración durante al menos tres meses al año, durante más de dos años consecutivos.

brote *(bout)*
ANATPATOL. m. Cualquier formación que crece a partir de otra de mayor tamaño. ‖ Reagudización de un proceso patológico que se encontraba en remisión.

Brucella *(Brucella)*
MICROBIOL. Género de cocobacilos gram-negativos, aerobios estrictos, que pertenece al grupo α-2 de las proteobacterias. Para identificar las especies y biovariedades de este grupo es preciso emplear métodos complejos. Existen tres especies patógenas para el hombre: 1) *Brucella melitensis,* responsable de la

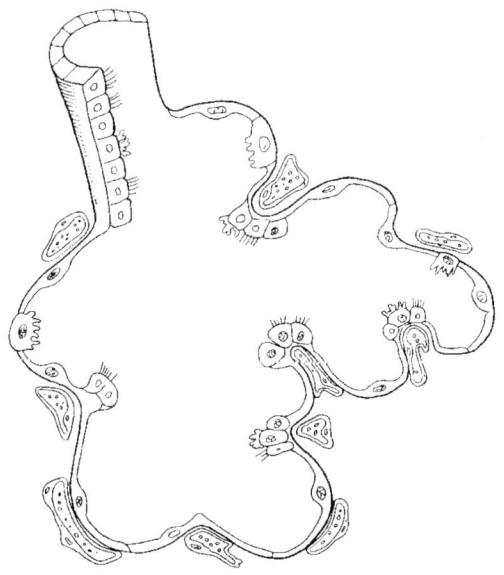

Esquema de un *bronquiolo* respiratorio y de dos sacos alveolares, con los diferentes tipos de células que los delimitan y sus relaciones con los vasos capilares

fiebre de Malta. Sus huéspedes habituales son las cabras y ovejas; 2) *Bruecella abortus,* cuyo huésped habitual es el ganado bovino, que produce una infección en el hombre similar a la fiebre de Malta, aunque con síntomas y signos más leves; y 3) *Brucella suis,* cuyo huésped habitual es el cerdo. El hombre se infecta por contacto directo con estos animales o por la ingestión de productos lácteos no pasteurizados. Las otras dos especies, *Brucella ovis* y *Brucella canis,* producen, la primera, infecciones en los carneros (epididimitis contagiosa del carnero), y la segunda, cuadros septicémicos y abortos en los perros.

brucelosis *(brucellosis)*
MICROBIOL. f. Término que se refiere a diversas enfermedades, como la fiebre de Malta, que padecen el hombre y algunos animales, provocadas por distintos biotipos de *Brucella* (v.). Generalmente, la infección se contrae por contacto o por ingestión de productos infectados, especialmente la leche, y se caracteriza por fiebre ondulante, hepatosplenomegalia y, a veces, afectación neurológica o renal.

brujería *(witchcraft)*
BIOÉT. Ver **curanderismo.**

bruxismo *(bruxism)*
NEUROL. m. Rechinar de los dientes inconsciente y compulsivo, que se manifiesta especialmente durante el sueño. Es frecuente en situaciones de estrés o de tensión y también en los niños. Puede producir alteraciones dentales, cefaleas y dolor mandibular y constituye una verdadera parasomnia.

buba *(buba, yaws)*
DERMATOL. f. Término originario de Sudamérica para designar la leishmaniasis (v.) cutánea mucosa.

bubón *(bubo)*
ANATPATOL. m. Ganglio linfático con notable aumento de tamaño, lo que permite detectarlo en la exploración física. En general, se localiza en la ingle y está asociado a enfermedades venéreas, como la sífilis y el linfogranuloma venéreo. Es característico de la peste bubónica en cualquier grupo ganglionar superficial (ingle, axila).

bubonalgia *(bubonalgia)*
ORTOP. f. Dolor en la ingle.

bubónico *(bubonic)*
DERMATOL. adj. Perteneciente o relativo a las bubas.

bucal *(buccal)*
ANAT. adj. Relativo a la boca.

bucky *(bucky)*
RADIO. f. Voz inglesa que da nombre a la parrilla o rejilla antidifusora de la radiación en honor de uno de sus inventores.

bucle *(ringlet)*
RADIO. m. Forma en espiral. Estructuras que adoptan esta forma.

buena muerte *(good death)*
BIOÉT. Ver **eutanasia.**

buftalmos *(buphthalmia)*
OFTALMOL. m. Agrandamiento del globo ocular en los niños, como consecuencia de un glaucoma congénito. El aumento de la presión intraocular produce una distensión de las paredes del ojo, que en el niño son especialmente distensibles. Este fenómeno no se produce en el glaucoma que afecta a los adultos.

bulbar *(medullar)*
NEUROL. adj. Referente al bulbo raquídeo.

bulbo *(bulb)*
ANAT. m. Masa redonda o abultamiento.

bulbo de pelo *(hair bulb)*
DERMATOL. Porción distal del folículo piloso.

bulbo raquídeo *(medulla)*
ANAT. La división más caudal del tronco del encéfalo. Se encuentra entre la médula y el puente y por él pasan todos los haces que desde la médula ascienden a los centros superiores, así como los haces descendentes, que desde los centros superiores han de alcanzar la médula. Además de los haces (sustancia blanca), hay núcleos (sustancia gris) que continúan el asta posterior de la médula (núcleos sensitivos), el asta anterior (núcleos motores) y la porción intermedia de la médula (núcleos vegetativos).

bulbo vestibular *(bulbus vestibuli)*
GINECOL. Órgano formado por dos cuerpos eréctiles que se encuentran en la base de los labios menores de la vulva y están cubiertos por los músculos vulvocavernosos.

bulimia *(bulimia)*
PSIQUIAT. f. Apetito exagerado e insaciable. || **b. nerviosa** *(nervous b.)* Trastorno de la conducta

alimentaria, que se caracteriza por episodios frecuentes de hiperfagia, en los que el paciente consume grandes cantidades de alimentos en periodos largos de tiempo; la preocupación persistente por la comida junto a un deseo intenso o un sentimiento de compulsión al comer; los intentos de contrarrestar la repercusión de los atracones en el peso mediante el vómito provocado; el abuso de laxantes, el ayuno o los fármacos (anorexígenos, diuréticos, etc.), y la autopercepción de estar demasiado obeso.

bulla *(bulla)*
ANATPATOL. f. Término latino que significa ampolla. ‖ Espacio de gran tamaño lleno de aire, cuya formación es resultado de la rotura de las paredes alveolares. Implica la insuflación y distensión de los tabiques pulmonares y puede ser congénita, por alteraciones del desarrollo, o adquirida, como consecuencia de procesos obstructivos crónicos pulmonares. Su rotura espontánea puede causar neumotórax espontáneos.

bullosis *(bullosis)*
ENDOCRINOL. f. Lesiones ampollosas tensas, estériles desde el punto de vista bacteriológico, que aparecen sin traumatismo previo en los dedos de los pies, en las piernas, las manos o los antebrazos, en pacientes con diabetes mellitus. Su etiología es desconocida.

bultoma *(bulge)*
ANATPATOL. m. Argot médico referido a toda lesión de aspecto tumoral, sea esta o no su naturaleza.

BUN *(BUN)*
NEFROL. Siglas inglesas de *blood urea nitrogen* (nitrógeno ureico plasmático), que corresponde a la cantidad de nitrógeno que forma parte de la urea plasmática. Es una medida imprecisa de la función renal. Su valor es aproximadamente la mitad del de la urea (BUN = = urea/2,14) y su concentración sérica varía entre 5-20 mg/dl. Su valor puede elevarse por insuficiencia renal, una ingesta proteica elevada, el aumento del catabolismo proteico, la presencia de sangrado gastrointestinal y los estados de deshidratación.

buniectomía *(bunionectomy)*
ORTOP. f. Excisión de la prominencia anormal de la cabeza del primer meta por desviación del primer dedo.

bunio *(bunion)*
ORTOP. m. Prominencia, con o sin higroma, de la articulación metatarsofalángica del dedo gordo del pie, por desviación de este hacia afuera *(hallux valgus)*, lo que hace que la cabeza del primer meta sobresalga del borde interno del pie.

bupivacaína *(bupivacaine)*
ANEST. f. Anestésico local del grupo aminoamidas. Es cuatro veces más potente que la lidocaína y dura cinco veces más. Tarda veinte minutos en iniciar su efecto, que dura entre dos y tres horas. Produce un bloqueo diferencial, con un predominio del sensitivo, asociado o no al motor, según su concentración. Se puede administrar localmente o por vía epidural o intratecal. Dependiendo de su nivel en el plasma, puede producir toxicidad sistémica.

buprenorfina *(buprenorphine)*
ANEST. f. Fármaco agonista parcial de los receptores opiáceos, con una potencia analgésica de 3,5 a 7 veces mayor que la de la morfina. Aparentemente presenta menos posibilidad de depresión respiratoria, si se compara con otros fármcos opiáceos. Puede administrarse por vía intramuscular, intravenosa y sublingual.

burbuja *(bubble)*
ANAT. f. Pequeña cantidad de gas, de forma generalmente esférica, rodeada de líquido.

burbuja de aire *(venous air trap)*
NEFROL. Sistema para atrapar aire, especialmente perfeccionado en el circuito extracorpóreo de tratamiento mediante diálisis, para evitar el paso inadvertido de aire al torrente sanguíneo del paciente (embolismo aéreo). Dispone de un detector de presión venosa, una burbuja con detector y atrapamiento de aire y una pinza que se cierra automáticamente y detiene la bomba de sangre, si detecta aire en el circuito de retorno de sangre al paciente.

bursa *(bursa)*
ORTOP. f. Bolsa. ‖ Saco o cavidad semejante a un saco, lleno de líquido viscoso y situado en regiones de los tejidos donde puede producirse fricción.

bursectomía *(bursectomy)*
ORTOP. f. Extirpación, excisión de una bolsa serosa.

bursitis *(bursitis)*
ORTOP. f. Inflamación de una bolsa serosa, también llamada higroma. ‖ **b. del Aquiles** *(Achilles' b.)*

bursografía

Bursitis de la bolsa serosa del tendón de Aquiles. || **b. escapulohumeral** (*scapulohumeral b.*) Ver **periartritis escapulohumeral**. || **b. iliopectínea** (*b. iliopectinea*) Higroma de la bolsa serosa del músculo. || **b. olecraniana** (*olecranal b.*) Bursitis de la bolsa serosa del olécronon, que también se denomina del estudiante o del minero. || **b. poplítea** (*popliteal b.*) Ver **quiste de Baker**. || **b. prerrotuliana** (*prepatellar b.*) Inflamación de la bolsa serosa situada delante de la rótula, cuya aparición es habitual en personas que pasan muchas horas arrodilladas (llamada también mal de monta).

bursografía (*bursography*)
RADIO. f. Opacificación de una estructura sinovial, quística o receso (bursa), mediante la introducción de contraste en su interior.

bursográfico (*bursographyc*)
RADIO. adj. Relativo a la bursografía.

bursograma (*bursogram*)
RADIO. f. Imagen obtenida en una bursografía.

bursopatía (*bursopathy*)
ORTOP. f. Nombre genérico para designar las afecciones de la bolsa sinovial.

bursotomografía (*bursotomography*)
RADIO. f. Imagen tomográfica en el transcurso de una bursografía.

burst-supression (*burst-supression*)
NEUROL. f. Voz inglesa que se emplea para designar el patrón electroencefalográfico consistente en la alternancia de periodos de aplanamiento completo del electroencefalograma con brotes de ondas agudas o lentas. Esta alternancia es periódica y se observa en comas de distinta etiología, habitualmente producidos por anóxicos o barbitúricos.

buscapina (*buscopan*)
ANATPATOL. f. Nombre comercial de un fármaco que contiene N-butibromuro de hioscina, con un efecto relajante del músculo liso visceral, especialmente de los tractos digestivo y urinario.

buserelina (*buserelin*)
ENDOCRINOL. f. Análogo de la hormona liberadora de gonadotropinas, que se emplea por su efecto antigonadotrópico en el tratamiento de la pubertad precoz verdadera.

BUT (*BUT*)
OFTALMOL. Tiempo de ruptura de la película lagrimal. Se explora midiendo el tiempo que tarda en resquebrajarse la lágrima teñida de fluoresceína sobre la córnea. En personas con sequedad ocular o con lágrimas de mala calidad, este tiempo se acorta, lo que produce irritación crónica de los ojos.

butformina (*butformin*)
ENDOCRINOL. f. Antidiabético oral del tipo de las biguanidas, que se emplea en el tratamiento de la diabetes mellitus tipo 2.

butirofenona (*butyrophenon*)
PSIQUIAT. f. Cada uno de los fármacos de este grupo, que tienen propiedades antipsicóticas (ver **antipsicótico**) y neuroleptoanalgésicas, entre otros, el haloperidol y el droperidol. Se utilizan en el tratamiento de la psicosis; en cirugía, asociados a analgésicos potentes, y en ciertos movimientos anormales, como el corea de Huntington y los tics del síndrome de Gilles de la Tourette

bypass (*bypass*)
CARDIOL. m. Derivación, anastomosis realizada para desviar el sentido del flujo, especialmente en aquellos casos en los que es conveniente salvar una obstrucción o estenosis en la zona nativa. || **b. aortocoronario** (*aortocoronary b.*) Intervención quirúrgica destinada a salvar las lesiones coronarias, desviando el flujo sanguíneo mediante el implante de injertos entre la arteria aorta y la parte distal de las arterias coronarias. El injerto aortocoronario habitualmente es de la vena safena, aunque pueden emplearse otros métodos de derivación coronaria, como el injerto de la arteria mamaria interna. Ambas técnicas se emplean en el tratamiento de la cardiopatía isquémica. || **b. aortofemoral** (*aortofemoral b.*) Comunicación quirúrgica entre las arterias femorales y la arteria aorta en su porción infrarrenal, mediante prótesis vasculares, para el tratamiento de la arteriopatía de las extremidades inferiores. || **b. cardiopulmonar** (*cardiopulmonary b.*) Derivación de la circulación menor a un dispositivo de circulación extracorpórea, que permite oxigenar la sangre y mantener el flujo sanguíneo sistémico durante las intervenciones de cirugía cardiaca.

bypass yeyuno-ileal (*yeyuno-ileal bypass*)
ENDOCRINOL. Intervención quirúrgica que favorece la malabsorción intestinal, por lo que constituye uno de los ultimos eslabones del tratamiento de la obesidad mórbida resistente a la terapéutica convencional.

C

C1q *(C1q)*
ANATPATOL. Uno de los factores del complemento, conjunto de proteínas séricas con capacidad proteasa, que se activan de manera secuencial en presencia de complejos antígeno-anticuerpo y otras sustancias relacionadas con los fenómenos de citólisis, opsonización, fagocitosis, quimiotaxis, etc. Ver **complemento**.

C3 *(C3)*
NEFROL. Factor C3 del complemento, componente mayoritario y más importante del sistema del complemento, sobre el que actúa la C3-convertasa para producir la activación de este por vía directa o alternativa. Su cuantía en sangre se puede medir, y su disminución indica consumo (p. ej., en la glomerulonefritis aguda, en el lupus eritematoso diseminado, etc.), falta de síntesis o inmunodeficiencia.

C4 *(C4)*
NEFROL. Factor C4 del complemento, molécula de la vía clásica de activación del complemento, cuya activación libera el fragmento C4a, una de las anafilatoxinas del complemento. El fragmento C4b posee un lugar de unión para el C2. El complejo formado (C4b,2) es escindido por el C1s en C2b y C2a, formándose la C3-convertasa de la vía clásica (C4b, 2a). Su medición en sangre es muy útil, pues su disminución indicaría consumo por activación de la vía clásica, falta de síntesis, etc.

CA-15,3 *(CA-15,3)*
ONCOL. Antígeno tumoral circulante que se halla presente en el cáncer de mama. Su valor es de 25-40 U/ml, que puede verse aumentado en otras patologías, como las hepatopatías o la enfermedad autoinmune.

CA-19,9 *(CA-19,9)*
ONCOL. Antígeno de la superficie celular carbohidratado, que se utiliza como marcador tumoral en los tumores de tracto digestivo. Su valor normal está por debajo de 37 UI/ml.

CA-125 *(CA-125)*
ONCOL. Glicoproteína asociada al epitelio celómico, que se utiliza para el diagnóstico y el seguimiento de los tumores de origen ovárico. Su valor normal es de 35 U/ml.

cabello *(hair)*
DERMATOL. m. Pelo que cubre la bóveda del cráneo. || **c. en bambú** *(bamboo h.)* Aspecto patológico del cabello, en el que se alternan zonas de aspecto normal con otras fracturadas.

cabestrillo *(sling-scarf)*
ORTOP. m. Vendaje que pasa por el cuello y cae sobre el pecho para sostener el antebrazo o la mano enfermos. También recibe el nombre de charpa.

cabeza *(head)*
ANAT. f. Extremidad cefálica del hombre. Comprende el cráneo y la cara. Cuando la cabeza viene calificada por un adjetivo, indica la extremidad ensanchada de un hueso o de otra formación anatómica: cabeza femoral, cabeza del núcleo caudado, etc.

cabeza de Medusa *(Medusa's head)*
ANATPATOL. Venas varicosas que irradian del ombligo en pacientes con cirrosis hepática y

marcada hipertensión portal, como consecuencia de la recanalización de la vena umbilical. || Dilatación de las arterias ciliares que rodean al limbo escleral en la rubeosis del iris.

cabezal *(detector head)*
MEDNUCL. m. Extremo de los aparatos productores de radiación o ultrasonidos por donde se emiten o reciben las ondas. En un tomógrafo está compuesto del conjunto detector de radiación, del colimador y del blindaje del detector.

Cabot, Arthur
ORTOP. Cirujano estadounidense (1952-1912). A él se debe el diseño de la férula moldeable para extremidades inferiores que lleva su nombre, que se coloca en ángulo recto en el tobillo y en ángulo obtuso abierto en el hueco poplíteo.

cacolalia *(cacolalia)*
PSIQUIAT. Ver **coprolalia**.

cacosmia *(cacosmia)*
OTORRIN. f. Percepción anómala de olores desagradables.

cadasil *(cadasil)*
NEUROL. m. Acrónimo de *cerebral autosomal dominant arteriopathy with subcortical infarts and leukoencephalopathy*, arteriopatía cerebral autosómica dominante, que se caracteriza por los infartos subcorticales y las leucoencefalopatías.

cadáver *(cadaver, body, corpse)*
ANAT. m. Palabra formada por la primera sílaba de *caro data vermibus*, 'carne para los gusanos'. Es el cuerpo de una persona o animal que ha fallecido.

cadáver *(corpse)*
BIOÉT. m. Resto material de una persona tras su muerte. No es una cosa, sino que, por haber sido parte de una persona, merece un respeto (v.) proporcionado. Esto incluye los casos en que el finado ha expresado su voluntad de donación de su cuerpo con fines de trasplante, investigación o docencia médica.

cadaverina *(cadaverine)*
MEDLEGAL. f. Diamina alifática del grupo de las ptomaínas, de muy mal olor, que empieza a producirse unos 14 días después de haber comenzado la putrefacción del cadáver.

cadena *(chain)*
GENÉT. f. Conjunto de elementos unidos de manera lineal. || **c. antisentido** *(antisense strand)* Hebra o cadena de DNA complementaria al RNA mensajero, que resultará de la transcripción. También se denomina cadena no codificante o cadena molde. || **c. con sentido** *(sense strand)* Hebra o cadena de DNA con la misma secuencia que el RNA mensajero, que se transcribe (excepto por la presencia de timinas en vez de uracilos) en sentido 5' a 3'. También se denomina cadena codificante.

cadena invariante *(invariant chain)*
INMUNOL. Ver **CD74**.

cadena ligera *(light chain)*
BIOQUÍM. Conjunto de dos proteínas dispuestas en forma lineal y unidas a las cadenas pesadas, que forman parte de una molécula de inmunoglobulina. Su extremo amino terminal es específico para cada antígeno (región variable); el extremo carboxilo terminal (región constante) se presenta según dos modelos, tipo kappa y lambda. || **c. pesada** *(heavy c.)* Conjunto de dos proteínas dispuestas en forma lineal, que forman la parte interna de la molécula de inmunoglobulina. Su extremo amino terminal es específico para cada antígeno (región variable); el extremo carboxilo terminal (región constante) se presenta según cinco tipos: α, δ, ε, ι y μ, que determina las cinco clases de inmunoglobulinas. || **c. respiratoria** *(respiratory c.)* Conjunto de proteínas transportadoras de electrones en la membrana interna mitocondrial, con grupos prostéticos capaces de aceptar y donar uno o dos electrones. Cada componente de la cadena puede aceptar electrones del transportador precedente y transferirlos al siguiente en una secuencia específica, hasta llegar al oxígeno y reducirlo a agua. Este flujo electrónico permite a la ATP sintasa sintetizar ATP.

cadera *(hip)*
ANAT. f. Región donde el fémur se articula con el hueso coxal (articulación de la cadera o coxofemoral).

cadherina *(cadherin)*
ENDOCRINOL. f. Cada una de las glucoproteínas responsables de los mecanismos de adhesión celular dependientes del calcio, que promueven la adhesión celular a través de un mecanismo homofílico. Se dividen en las subclases E, P y N.

caduca (*decidua*)
GINECOL. adj. Relativo a la capa funcional endometrial que se desarrolla durante el embarazo. También se denomina decidua.

CAF (*CAF*)
ONCOL. Siglas que resultan de la unión de tres citostáticos: ciclofosfamida, adriamicina y 5 fluorouracilo, conocida sobre todo por su actividad en el carcinoma de mama. Esta combinación también recibe el nombre de CEF o FEC.

cafeína (*caffeine*)
FARM. f. Base xántica procedente del café, el té y otras plantas. Tiene propiedades estimulantes del sistema nervioso central y diuréticas. Se utiliza en terapéutica asociada sobre todo a fármacos analgésicos.

caída (*tumble*)
MEDLEGAL. f. Desplome de una persona en el mismo plano de sustentación, a diferencia de la precipitación, en la que la víctima pasa a un plano de sustentación inferior.

caja (*box*)
ANAT. f. Estructura continente. || **c. torácica** (*thoracic cage*) Estructura constituida por las costillas, el esternón y la columna torácica, con los músculos que rellenan los espacios óseos. Está separada de la cavidad abdominal por el diafragma y sirve de protección a las vísceras que alberga: el corazón, los pulmones y los grandes vasos.

caja CAAT (*CAAT box*)
GENÉT. Dominio de DNA con la secuencia consenso GGCCAATCT, que se encuentra a unos 75 pares de bases en sentido 5', al inicio de la transcripción en algunos genes de eucariotas. || **c. TATA** (*TATA box*) Dominio de DNA con la secuencia consenso TATAAAA, que se encuentra unos 25 pares de bases en sentido 5', al inicio de la transcripción en la mayoría de los genes de eucariotas que se expresan con especificidad de tejido.

calabar (*calabar*)
DERMATOL. m. Parasitosis endémica en Nigeria. Toma su nombre de la ciudad de Calabar.

calambre (*cramp*)
ORTOP. m. Contracción espasmódica, involuntaria, dolorosa y transitoria de un músculo o músculos, especialmente de la pantorrilla. ||

c. del escribiente (*writer's c.*) Distonía focal de la mano, que aparece durante la acción de escribir. || **c. profesional** (*professional c.*) Espasmo de un grupo muscular debido al trabajo excesivo en la ocupación o profesión diaria; recibe distintos nombres según esta, y así existe el calambre del escribiente, de la costurera, del músico, etc.

calasia (*chalasia*)
FISIOL. f. Relajación del esfínter que ocluye un orificio corporal.

calcáneo (*calcaneus*)
ANAT. m. Hueso del tarso que se articula por arriba con el astrágalo y por delante con el cuboides. La tuberosidad de su cara inferior se apoya sobre el suelo. || **c. plantar** (*calcaneoplantar*) Relativo o perteneciente al calcáneo y a la planta del pie.

calcáneo cavo (*talipes calcaneus*)
ORTOP. Hueso en el que se combina la exageración del arco longitudinal del pie y la verticalización del calcáneo. También se llama talo cavo.

calcaneoapofisitis (*calcaneoapophysitis*)
ORTOP. f. Inflamación de la parte posterior del calcáneo en el punto de inserción del tendón de Aquiles.

calcaneodinia (*calcaneodynia*)
ORTOP. f. Dolor localizado en el talón o calcáneo.

calcar (*calcar*)
ORTOP. m. Espolón o estructura semejante a un espolón. || **c. femoral** (*c. femorale*) Cortical interna del cuello femoral, que es de mayor grosor que la cortical externa y refuerza el cuello.

calcarino (*calcarine*)
ANAT. adj. Que tiene forma de espolón.

calcemia (*calcemia*)
FISIOL. f. Nivel de calcio en sangre.

calcidiol (*calcidiol*)
ENDOCRINOL. m. Derivado hidroxilado de la vitamina D, que se emplea en el tratamiento de la hipocalcemia crónica a dosis de 75 a 225 microgramos diarios administrados por vía oral. También se denomina 25-hidroxicolecalciferol.

calciferol (*calciferol*)
FISIOL. Ver **ergocalciferol**.

calcificación (*calcification*)
ORTOP. f. Proceso fisiológico que se produce en el curso de la osificación. || Depósito de calcio en diversos tejidos orgánicos, como los ligamentos, los tendones, etc., a consecuencia de un proceso degenerativo o inflamatorio de los mismos: del cartílago de la rodilla (condrocalcinosis) o gota cálcica; de las estructuras periarticulares del hombro; del ligamento de la rodilla *(pelegrini-stieda),* etc.

calcifilaxis (*calciphylaxis*)
NEFROL. f. Presencia de úlceras cutáneas y necrosis tisular de origen isquémico, debido a la existencia de calcificaciones vasculares. Aparece en pacientes en diálisis y con historia larga de insuficiencia renal crónica, y más raramente tras el transplante renal. Se presenta en forma de *livedo reticularis* o moteado violáceo doloroso de la piel, que progresa dando lugar a úlceras. La localización más frecuente son las puntas de los dedos de los pies y las manos. Entre los mecanismos implicados se encuentran el hiperparatiroidismo secundario severo. Su diagnóstico diferencial incluye las vasculitis, la arteriosclerosis y los embolismos. El tratamiento de elección es la paratiroidectomía y la suspensión de la vitamina D.

calcinosis (*calcinosis*)
DERMATOL. f. Depósito de calcio en los tejidos.

calcio (*calcium*)
FISIOL. m. Metal cuyo símbolo es Ca, con número atómico 20 y peso atómico 41. Existe en todos los tejidos, pero especialmente en los huesos, donde constituye el principal componente inorgánico. Interviene en múltiples procesos, por lo que es muy importante que su nivel en sangre se mantenga constante. Su metabolismo está regulado principalmente por la parathormona, la vitamina D y la calcitonina. || **c. ionizado** (*ionized c.*) Calcio sérico, biológicamente activo, una de cuyas misiones más importantes es el control de las membranas celulares.

calcio no difusible (*calcium bound to protein*)
NEFROL. Fracción del calcio sérico que se encuentra unido a proteínas. Constituye el 47% del calcio sérico total; el resto está libre o ionizado (50%) y unido a citrato o fosfato (5-15%). Solo es fisiológicamente activo el calcio libre o ionizado.

calcioantagonista (*calcium channel blocker*)
NEFROL. Fármaco que disminuye el calcio intracelular por inhibición de los canales lentos del calcio, produciendo vasodilatación en la musculatura lisa arteriolar. Hay dos grandes tipos de calcioantagonistas: 1) *Tipo nifedipino* (amlodipino, felodipino, nifedipino, nitrendipino, etc.), que no producen bradicardia ni descenso del gasto cardiaco y provocan una ligera natriuresis. 2) *Tipo verapamilo* (verapamilo, diltiazen), que, además de disminuir las resistencias periféricas, producen bradicardia y disminución del gasto cardiaco, y son fármacos alternativos de los betabloqueantes. Se utilizan, fundamentalmente, como hipotensores.

calcipenia (*calcipenia*)
FISIOL. f. Nivel de calcio por debajo del normal.

calcipotriol (*calcipotriol*)
ENDOCRINOL. m. Análogo de vitamina D de rápido aclaramiento metabólico, que posee efectos mínimos sobre la homeostasia del calcio y es empleado como agente antipsoriático.

calcitonina (*calcitonin*)
FISIOL. f. Hormona secretada por las células claras del tiroides. Es un polipéptido formado por 32 aminoácidos, cuya acción es favorecer el depósito de calcio en los huesos, por lo que disminuye la calcemia.

calciuria (*calciuria*)
FISIOL. f. Eliminación de calcio por la orina.

calcosferito (*calcospherite*)
ANATPATOL. m. Cuerpo de psamoma, laminado concéntrico, que contiene depósitos de sales cálcicas, junto con material celular necrótico. Se observa con frecuencia en determinados tipos de tumores, como el carcinoma papilar del tiroides y del ovario.

cálculo (*calculus*)
NEFROL. m. Concreción o pequeño acúmulo formado por sustancias minerales (sales de calcio) o de otra naturaleza (ácido úrico, ácidos biliares, xantina, cistina, struvita, etc.). Los de calcio contienen sales cálcicas (carbonato, fosfato, oxalato o sulfato). Aparecen en distintos órganos y lugares, como el riñón, las vías urinarias, las vías biliares, la vesícula biliar, el páncreas, las parótidas, etc. || **c. de ácido úrico** (*urate c.*) Concreción dura de color amarillo parduzco, redondeada, lisa o poca

granulosa, de ácido úrico puro, de urato sódico o amoniaco, que se origina por saturación úrica de la orina. Aparece en la hiperuricemia o gota, las hiperuricosurias, las colectomías, etc., y su formación está facilitada por la orina ácida o por un bajo volumen urinario. Se trata mediante la alcalinización de la orina, el incremento de la ingesta líquida y la administración de inhibidores de la síntesis de ácido úrico (alopurinol). ‖ **c. de oxalato cálcico** (*calcium oxalate c.*) Concreción urinaria, de color amarillo, lisa o rugosa, de color pardo oscuro cuando adquiere el aspecto de una mora, dura y opaca a los rayos X, formada por monohidrato o dihidrato de oxalato cálcico. Se produce en caso de aporte continuo y abundante de oxalato, hiperoxaluria primaria u oxalosis, hiperparatiroidismo, etc. Aparece en el sedimento en forma de cristales de monohidrato. ‖ **c. renal** (*renal c.*) Ver **litiasis renal**. ‖ **c. ureteral** (*ureteral c.*) Ver **litiasis ureteral**. ‖ **c. vesical** (*bladder c.*) Ver **litiasis vesical**.

cálculo biliar (*gallstone, biliary calculus*)
CIRGEN. Concreción mineral formada en la vesícula biliar o en la vía biliar, por precipitación de sales biliares y de colesterol, generalmente con calcio. Ver **coledocolitiasis, colelitiasis**.

cálculo de consecuencias (*calculation of consequences*)
BIOÉT. Parte del análisis de las acciones que debe tenerse en cuenta para saber su corrección ética. Ver **consecuencialismo, efectos tolerados, tratamiento desproporcionado, tratamiento proporcionado**. ‖ **c. de costos y beneficios** (*c. of costs and benefits*) Evaluación de los beneficios que aporta la realización de una determinada técnica diagnóstica o terapéutica en relación con su costo económico y humano. Ver **cálculo de consecuencias, costo de la medicina, futilidad**. ‖ **c. de riesgo** (*c. of risk*) Ver **cálculo de consecuencias**.

calendario menstrual (*menstrual calender*)
GINECOL. Ritmo con el que aparecen las menstruaciones, así como la duración de las mismas.

calibración (*calibration*)
RADIO. f. Acción de calibrar.

calibrado (*calibrated*)
RADIO. m. Estructura que ya ha sido medida o ajustada en su nivel adecuado.

calibrar (*to calibrate*)
RADIO. tr. Medición y ajuste del valor basal de una estructura o mecanismo, para poder determinar posteriormente sus variaciones.

calicreína (*kallicrein*)
NEFROL. f. Cininogenasa (enzima) que actúa sobre los cininógenos para dar lugar a las cininas, la bradicinina y la lisil-bradicinina (calidina). Hay dos tipos de calicreínas: la *plasmática* y la *tisular* o *glandular*. La calicreína plasmática (36 Kd) actúa sobre el cininógeno de alto peso molecular para producir el nonapéptido bradicinina, y la calicreína tisular (29 Kd) puede actuar sobre los cininógenos de alto y de bajo peso molecular, dando lugar al decapéptido lisil-bradicinina. La actividad de la calicreína surge por la acción de las proteasas sobre las precalicreínas inactivas. La proteasa que activa la precalicreína plasmática es el factor Hageman. A su vez, este factor se activa por contacto con superficies moleculares cargadas negativamente. También la calicreína puede activar al factor Hageman, cerrando un mecanismo de retroalimentación. No se conoce la proteasa que activa la precalicreína tisular.

calidad (*quality*)
RADIO. f. Conjunto de condiciones valoradas en la cadena de trabajo, para obtener el mejor resultado o para detectar las posibles deficiencias.

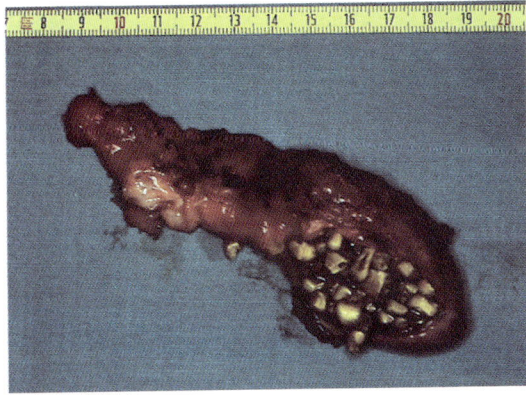

Pieza de colecistectomía que ha sido abierta para mostrar que está repleta de múltiples *cálculos biliares* facetados

calidad del acto médico *(quality of the medical act)*
BIOÉT. Grado de correspondencia entre la práctica de un acto médico y la *lex artis* (v.). ‖ **c. de atención** *(q. of assistance)* Calidad del servicio sanitario, que se puede evaluar mediante sistemas similares a los aplicables a otras profesiones del sector servicios. Incluye la calidad del acto médico (v.), junto con otras cuestiones de organización del trabajo y relaciones humanas, especialmente en hospitales, que permiten una atención no solo correcta desde el punto de vista médico, sino eficaz en cuanto a tiempo y costo. ‖ **c. de vida** *(q. of life)* Conjunto de aspectos que determinan el grado de limitación de la vida personal que provoca una enfermedad. Puede entenderse de modo objetivo (ver **índice de calidad de vida**) o de modo subjetivo, como conjunto de factores deseados para la vida personal sin referencias objetivas (ver **autonomía**), que están satisfechos en la presente condición de salud. Este segundo modo de entenderla permite establecer, erróneamente, vidas que no merece la pena vivir (ver **eutanasia, valor de la vida humana**).

calidez interactiva *(interactive warmth)*
PSICOL. Atributo de la relación terapéutica, de dimensión afectiva, que, junto a la empatía y a la autenticidad del terapeuta, constituye una de las pautas del estilo interactivo de un entrevistador que más directamente contribuyen al éxito del tratamiento. Se identifica con la aceptación incondicional del paciente —constancia de los sentimientos de respeto y apoyo del entrevistador con independencia de las actitudes, sentimientos o acciones concretas del paciente, en un momento dado—, y con la consiguiente actitud de permisividad hacia él.

cáliz *(calyx)*
ANAT. m. Término que designa aquellas formaciones anatómicas que tienen forma de cáliz o, al menos, recuerdan esa forma; p. ej., los cálices renales, cáliz (o botón o corpúsculo) gustativo, etc.

callo *(callus)*
ORTOP. m. Dureza circunscrita de la piel por hipertrofia de la capa córnea, como consecuencia de una fricción, una presión o cualquier otra irritación. Aparece sobre las manos y los pies. ‖ **c. central** *(central c.)* El que tiene carácter provisional y se ha formado dentro de la cavidad medular de un hueso fracturado; a partir de las células que cubren las superficies endósticas y trabeculares cerca de la fractura. También se denomina callo endostal o medular. ‖ **c. externo** o **perióstico** *(periostic c.)* El que, como un collar de origen perióstico, cubre el foco de una fractura. ‖ **c. exuberante** o **hipertrófico** *(exuberante or hypertrophic c.)* El que presenta un exceso de tejido óseo. Es frecuente en huesos fracturados, que también manifiestan un compromiso neurológico. ‖ **c. hipertrófico** *(hypertrofic c.)* Ver **callo exuberante**. ‖ **c. óseo** *(fracture c.)* Neoformación ósea para unir los extremos de un hueso fracturado. La fractura da lugar a un hematoma que se transforma en un coágulo, el cual se convierte en tejido después de sufrir un proceso de metabolismo conectivo y tejido cartilaginoso y tejido osteoide, sobre el que se deporta calcio formándose tejido óseo maduro. La consolidación de una fractura puede ser anormal, y es posible que se forme un callo hipertrófico, vicioso, etc.

callosidad *(callosity)*
ORTOP. f. Callo, induración circunscrita de la epidermis. Está formada por la acumulación de células estratificadas de la capa córnea, a consecuencia de una fricción o una presión prolongada o repetida.

callosotomía *(callosotomy)*
NEUROL. f. Intervención quirúrgica que consiste en la sección total o parcial del cuerpo calloso.

calmodulina *(calmodulin)*
FISIOL. f. Proteína ligadora de calcio, presente en todas las células. Es, posiblemente, un mediador en las acciones del calcio a nivel celular.

calomanía *(callomania)*
PSIQUIAT. Ver **manía**.

caloría *(calorie)*
ENDOCRINOL. f. Cantidad de calor necesaria para elevar la temperatura de un gramo de agua de 14,5 a 15,5º C, a presión atmosférica. Se emplea como unidad de energía en la valoración de sistemas físicos o biológicos, con especial aplicación al aporte alimentario y al consumo energético del organismo.

calorimetría *(calorimetry)*
FISIOL. f. Medida de calor emitido o absorbido, que se utiliza para conocer el calor producido por

el metabolismo. ‖ **c. directa** *(direct c.)* La que mide el calor producido por el sujeto encerrado en un pequeño habitáculo. ‖ **c. indirecta** *(indirect c.)* Medida del calor producido por un individuo, basada en la cantidad de oxígeno consumido y en la cantidad de dióxido de carbono y de nitrógeno eliminados.

calorímetro *(calorimeter)*
FISIOL. m. Instrumento para medir el calor producido por un individuo.

calostro *(calostrum)*
GINECOL. m. Secreción de las glándulas mamarias que puede aparecer al final del embarazo y en los primeros días del posparto. Contiene una gran concentración de proteínas y vitaminas, fundamentalmente A y C.

calota *(calotte)*
CIRPLÁS. f. Parte corporal en forma de gorro. ‖ **c. craneal** *(c. or cranial bone)* Bóveda craneal constituida por huesos, cuya formación embriológica es simultánea a los de la cara, aunque sufren un proceso de osificación membranosa. Con frecuencia se utilizan para realizar injertos óseos, especialmente en cirugía reparadora craneofacial, ya que presentan como ventaja fundamental, respecto de los demás huesos de origen endocondral, su menor reabsorción, hecho este que se ha relacionado con su específico origen embriológico membranoso.

Calve, Jacques
ORTOP. Cirujano ortopédico francés (1875-1954).

calvicie *(baldness)*
DERMATOL. f. Falta de cabello, especialmente la que tiene carácter definitivo.

calvo *(bald)*
DERMATOL. adj. Se dice del sujeto que padece calvicie.

Calymmatobacterium *(Calymmatobacterium)*
MICROBIOL. Género que agrupa a bacterias gram-negativas pleomórficas, capsuladas e inmóviles, que dan lugar a patologías (p. ej., el granuloma inguinal) en el ser humano. En exudados de tejidos enfermos, las bacterias aparecen en el citoplasma de grandes células fagocíticas mononucleares. Estos microorganismos pueden ser cultivados en embrión de pollo o en medios complejos que contengan yema de huevo.

cama *(bed)*
ANAT. f. Estructura para soporte del cuerpo. Existen diferentes tipos, según la situación del paciente: cama flotante (con colchón hidrostático), cama para fracturas, cama oscilante, etc.

cámara *(chamber)*
ANAT. f. Nombre que reciben tres espacios del ojo: la *cámara anterior*, limitada posteriormente por el iris; la *cámara posterior*, situada entre el iris y el cristalino (ambas ocupadas por el humor acuoso) y la *cámara vítrea*, situada detrás del cristalino y ocupada por el humor vítreo.

cámara caliente *(hot laboratory)*
MEDNUCL. Sala destinada a la manipulación y almacén de las sustancias radiactivas.

cámara hiperbárica *(hyperbaric camara)*
FISIOL. Habitáculo en el que se puede aumentar la presión del aire por encima de la presión atmosférica. Se utiliza, entre otras cosas, para el estudio del efecto de descompresión en animales y humanos.

cámara de ionización *(ionization chamber)*
RADIO. Aparato utilizado para determinar la cantidad y calidad de una radiación mediante la valoración del poder de ionización de la misma. Ver **detector de radiación.** ‖ **c. oscura** *(darkroom)* Habitación diseñada o preparada para el revelado de material fotográfico.

cámara posterior *(posterior chamber)*
OFTALMOL. Parte media del ojo que comprende desde la cara posterior del iris hasta el cristalino, la zónula y el cuerpo ciliar.

cambio *(change)*
ANAT. m. Cualquier tipo de alteración o transformación.

cambio de clase *(isotype switching)*
INMUNOL. Proceso por el cual el linfocito B maduro deja de sintetizar inmunoglobulinas del isotipo o clase IgM, para sintetizar IgG, IgE o IgA. El cambio afecta únicamente a la región constante de la cadena pesada y, por tanto, no varía la especificidad antigénica. Es un proceso dependiente de citoquinas de origen T: la interleuquina 4 induce el cambio de clase a IgE; el TGFβ, a IgA y el IFNγ, a IgG2a. Ocurre durante la respuesta primaria, con la finalidad de producir anticuerpos dirigidos frente

cambio

al mismo antígeno, pero con una función efectora más adecuada para ese antígeno concreto que la IgM inicial.

cambio de sexo *(sex change)*
BIOÉT. Ver **transexuación**.

cambios mínimos *(minimal change lesions)*
NEFROL. Ver **glomerulonefritis de cambios mínimos**.

campilodactilia *(campylodactyly)*
ORTOP. f. Flexión permanente e indolora de una o diversas articulaciones de los dedos.

campilorraquia *(campylorhachia)*
ORTOP. f. Deformidad de la columna vertebral.

campimetría *(campimetry)*
OFTALMOL. f. Medición del campo visual y sus defectos. ‖ **c. computarizada** *(automated c.)* Aquella que se realiza presentando estímulos luminosos generados por un ordenador, en un número predeterminado de puntos del campo visual. El propio ordenador analiza los resultados y los compara con los de otras personas de la misma edad que se pueden considerar como sanas, ofreciendo así una información mucho más precisa del campo visual. ‖ **c. por confrontación** *(confrontational c.)* Estudio aproximado del campo visual mediante la comparación con el del examinador, para determinar la capacidad de ver un objeto en las posiciones periféricas. Tanto el paciente como el examinador deben mirarse a los ojos, mientras el examinador mueve un objeto hacia los lados. Si el examinador es capaz de ver un objeto más allá que el paciente, puede ser que este tenga un defecto campimétrico.

campímetro *(campimeter)*
OFTALMOL. m. Instrumento utilizado para la exploración del campo visual.

campo *(field)*
RADIO. m. Área o espacio. ‖ **c. de irradiación** *(irradiation f.)* Área del organismo limitada por la apertura del tubo o su diafragmación, expuesta a la irradiación. ‖ **c. magnético** *(magnetic f.)* Área de influencia de un imán, que varía dependiendo de su intensidad. ‖ **c. de radiación** *(radiation f.)* Volumen de materia o vacío, afectado por una radiación. ‖ **c. de visión** *(f. of view, FOV)* Tamaño del área anatómica incluida en un estudio.

campo de atención *(span of apprehension)*
PSICOL. Número máximo de elementos que un individuo puede percibir o atender al mismo tiempo.

campo visual *(visual field)*
OFTALMOL. Espacio en el que un objeto puede ser visto, mientras la mirada permanece fija en posición primaria. Existen muchas enfermedades en las que el déficit se manifiesta en el campo visual mucho antes que en la agudeza visual, como en el glaucoma.

camptocormia *(camptocormy)*
ORTOP. f. Actitud encorvada del tronco por flexión de la columna vertebral hacia adelante. Generalmente, es de origen histérico. También recibe el nombre de camptoespasmo.

camptodactilia *(camptodactyly)*
ORTOP. f. Flexión permanente e irreductible de uno o más dedos.

Campylobacter *(Campylobacter)*
MICROBIOL. Género que agrupa a bacterias gramnegativas bacilares, curvadas helicoidalmente, microaerófilas y dotadas de movilidad en «sacacorchos», mediada por un flagelo único, unipolar o bipolar. Además, las bacterias incluidas en este género se caracterizan por poseer metabolismo respiratorio, ser oxidasa positiva, reducir los nitratos a nitritos y usar aminoácidos (o intermediarios del ciclo TCA), pero no carbohidratos, como fuente de carbono. *Campylobacter spp* coloniza los tractos intestinal y genital del hombre y de muchos animales domésticos, aunque solo algunas especies son patógenas. *Campylobacte jejuni* y *C. fetus* son probablemente responsables de la mayoría de los casos de diarrea en los niños. Además, *C. fetus* produce septicemia en pacientes inmunodeprimidos o de edad avanzada. El género *Campylobacter* se encuentra incluido en la familia *Spirillaceae*.

canal *(channel)*
ANAT. m. Cauce o ranura excavada en la piel o en otro tejido. ‖ Lugar por el que fluye algo, corte o surco. En ocasiones, se utiliza con el mismo sentido que conducto, por lo que una misma formación puede aparecer designada de ambas formas: canal o conducto lagrimal, canal óseo o conducto óseo (de Havers), etc. Otras veces, se utiliza con la acepción propia de surco: canal bicipital, canal nasal, etc. ‖ **c. aductor** *(ad-*

ductor c.) El que está formado por los músculos aductores del muslo y la fascia vasto-aductoria. Por él pasan la arteria y la vena femorales y el nervio safeno interno. ‖ **c. de Havers** (*Havers' c.*) El que está delimitado por las laminillas óseas y por el que caminan los vasos nutricios. ‖ **c. infraorbitario** (*infraorbital c.*) El que está situado en el suelo de la órbita, por donde caminan los vasos y los nervios infraorbitarios. ‖ **c. inguinal** (*canalis inguinalis*) Canal localizado en las capas inferiores de la pared abdominal, por el cual atraviesa el canal espermático en el varón y el ligamento redondo en la mujer. ‖ **c. del parto** (*birth c.*) El que se extiende entre los dos estrechos, superior e inferior, de la pelvis, que forma el marco óseo. El orificio vaginal superficial es el que constituye el final de este conducto, por donde ha de pasar el feto en el momento del parto.

canal anal (*anal canal*)
CIRGEN. Tramo de 3 cm de longitud, entre la ampolla del recto y el ano, recubierto de epitelio y responsable de la continencia fecal y de la defecación voluntaria, gracias a la musculatura esfinteriana y a los músculos del suelo pélvico.

canal de calcio (*calcium channel*)
NEFROL. Conjunto de poros de naturaleza proteica, presentes en las membranas celulares, que permiten el paso del calcio al interior de la célula para participar en diferentes procesos intracelulares (contracción muscular, cambios de potencial de la membrana, liberación de neurotransmisores, etc.). Los canales de calcio se clasifican en los tipos L, T, N y P, de acuerdo con su cinética de activación, la especificidad de los iones y la sensibilidad a fármacos y a toxinas. Según el estímulo que permite la entrada del calcio, pueden ser voltaje-dependientes o receptor-dependientes. Los fármacos denominados «antagonistas del calcio» se fijan a estos canales e interfieren la entrada del calcio en la célula.

canal cervical (*cervical canal*)
GINECOL. Corresponde al orificio cervical que se dilata en el parto. ‖ **c. cérvico-vaginal** (*cervicovaginal c.*) Canal del parto formado por el orificio cervical, que se continúa con la vagina.

canal espinal (*spinal canal*)
NEUROCIR. Conducto que se forma por la superposición de los cuerpos y los arcos posteriores de las vertebras. En él están contenidos la médula espinal con sus cubiertas y sus raíces nerviosas, así como los vasos y la grasa epidural.

canal iónico (*ionic channel*)
FARM. Poro existente en la membrana celular por el que circulan los iones. Pueden depender de un ligando o de voltaje, atendiendo a si su apertura viene determinada por la fijación de un ligando o por cambios de voltaje.

canaliculitis (*canaliculitis*)
OFTALMOL. f. Inflamación generalmente infecciosa y crónica de los canalículos lagrimales. Se suele producir por gérmenes anaerobios muy difíciles de eliminar, por lo que generalmente hay que operar para drenar el absceso infeccioso.

cáncer (*cancer*)
ONCOL. m. Tumor de características malignas, que se caracteriza por el crecimiento incontrolado de las células, la infiltración de los tejidos adyacentes y su crecimiento a distancia (metástasis). Ver **carcinoma.**

cancerígeno (*oncogenic*)
ONCOL. adj. Se dice del agente físico, químico o biológico que induce al desarrollo del cáncer.

cancerofobia (*cancerphobia*)
PSIQUIAT. Ver **fobia.**

cancerólogo (*cancerologist, oncologist*)
ONCOL. m. y f. Médico especializado en el estudio y el tratamiento del cáncer.

canceroso (*cancer patient*)
ONCOL. adj. Que pertenece al cáncer.

candidiasis (*candidiasis*)
MICROBIOL. f. Infección por el hongo *Candida albicans*.

candidiasis vaginal (*candidiasis vaginal*)
GINECOL. Infección vaginal producida por el hongo patógeno *Candida albicans*. ‖ **c. vulvar** (*vulvar c.*) Infección vulvar producida por *Candida albicans*. ‖ **c. vulvo-vaginal** (*vulvo vaginal c.*) Infección simultánea de la vulva y la vagina por *Candida albicans*.

canicie de las uñas (*canities unguium*)
DERMATOL. Nombre que reciben las manchas blancas que aparecen en las uñas. También se denomina leuconiquia.

canino *(canine tooth)*
ANAT. m. Cada uno de los cuatro dientes que tienen la corona en forma más cónica que el resto de los dientes, apta para el desgarro de los alimentos.

cannabismo *(cannabism)*
PSIQUIAT. m. Término obsoleto para referir la adicción a los productos derivados del *cannabis*.

canrenona *(canrenone)*
ENDOCRINOL. f. Compuesto sintético con actividad antialdosterónica y antiandrogénica.

canto *(canthus)*
ANAT. m. Ángulo formado por los párpados superior e inferior al unirse, tanto en el lado nasal como en el temporal.

cantopexia *(cantopexy)*
CIRPLÁS. f. Cirugía correctora encaminada a reposicionar el tendón cantal del párpado, bien sea el interno o el externo, en el mismo plano horizontal que el tendón cantal contralateral. Las causas que producen la desinserción pueden ser traumáticas, oncológicas o quirúrgicas. Puede suturarse al periostio.

cantoplastia *(cantoplasty)*
OFTALMOL. f. Cirugía plástica de la apertura palpebral, con el fin de reparar un canto defectuoso.

cantorrafia *(canthorraphy)*
CIRGEN. f. Sutura del párpado superior con el inferior.

cantotomía *(canthotomy)*
CIRGEN. f. Incisión en el ángulo externo del ojo o en la comisura labial.

cánula *(cannula)*
CARDIOL. f. Tubo abierto por ambos extremos, que se introduce, generalmente ayudado por un trócar en su interior, en un conducto o cavidad. Suele emplearse para administrar líquidos o gases (cánulas venosas, palomitas, etc.), mantener cavidades abiertas o permeables (cánulas de traqueostomías) o aspirar contenido líquido o gaseoso.

cánula de Guedel *(Guedel's cannula)*
ANEST. Tubo orofaríngeo curvo y semirrígido, que se usa para mantener expedita la vía aérea, impidiendo que la lengua y la musculatura faríngea la obstruyan. También se denomina cánula de Mayo o tubo de Mayo.

canulación *(cannulation)*
CARDIOL. f. Introducción de una cánula.

canular *(to cannulate)*
CIRGEN. tr. Introducir un catéter en un conducto generalmente vascular, arteria o vena, para la infusión de líquidos, la extracción de sangre o para pruebas diagnósticas.

CAP *(CAP)*
ONCOL. Siglas correspondientes a la combinación de los agentes citostáticos ciclofosfamida, adriamicina y cisplatino, conocida especialmente por su actividad en tumores de pulmón no microcíticos.

capa *(layer)*
ANAT. f. Lámina formada por células en una estructura estratificada. ‖ **c. basal** *(basal l.)* Estrato más profundo de la piel, cuyas células, activamente mitóticas, se encargan de sustituir a las que se van queratinizando y desprendiendo en el estrato superficial. ‖ **c. córnea** *(horny l.)* Estrato superficial de la piel formado por células queratinizadas. ‖ **c. cortical** *(cortical l.)* Cada una de las seis capas que se encuentran en el neocórtex; desde la superficie hacia las zonas más profundas son las siguientes: molecular, granular externa, de células piramidales, granular interna, de células piramidales grandes y de células polimorfas. Se suelen denominar con números romanos del I al VI, de las más superficiales a las más profundas.

capa fasciculada de la corteza suprarrenal *(zone fasciculata of the adrenal cortex)*
ENDOCRINOL. Capa media de la corteza suprarrenal, que está constituida por células ricas en lípidos y con aspecto vacuolado, ordenadas radialmente en cordones paralelos. Ocupa el 75% de la totalidad de la corteza adrenal. Desde el punto de vista funcional, se encuentra relacionada con la síntesis de cortisol. ‖ **c. glomerular de la corteza suprarrenal** *(z. glomerulosa of the adrenal cortex)* Zona de la corteza suprarrenal localizada bajo la cápsula granulosa, que está constituida por células de pequeño volumen citoplasmático y escaso contenido lipídico, las cuales se agrupan en acúmulos mal definidos. Interesa al 15% del total de la corteza adrenal y produce aldosterona. ‖ **c. reticular de la corteza suprarrenal** *(z. reticularis of the adrenal cortex)* Zona de la corteza suprarrenal que está compuesta por cé-

lulas de apariencia granular y compacta, relativamente libres de contenido lipídico. Ocupa el 10% del total de la corteza y desde el punto de vista funcional se encarga de la producción de los andrógenos adrenales: dehidroepiandrosterona y su sulfato y androstendiona.

capa hemirreductora (CHR) *(semireductive layer)*
RADIO. Espesor de un material, capaz de reducir la intensidad de una radiación a la mitad.

capacidad *(competency)*
BIOÉT. f. Cualidad de la persona que le permite entender y decidir con autonomía (v.). En el ámbito judicial, cuando alguien pierde la capacidad por enfermedad, física o psíquica, las terceras personas afectadas pueden solicitar la declaración jurídica de incapacidad para el enfermo.

capacidad *(ability, capacity)*
PSICOL. f. Aptitud o habilidad para realizar un acto físico o mental, ya sea innato *(capacity)* o alcanzable por el aprendizaje ‖ **c. metarrepresentacional** *(metarepresentational c.)* Operación cognitiva implicada en atribuir creencias o estados mentales a los demás, diferentes de los propios. Permite concebir una clase de representaciones internas (metarrepresentaciones), que son necesarias para explicar y predecir la conducta de otra persona.

capacidad de difusión *(diffusion capacity)*
FISIOL. Capacidad de los alveolos para realizar el intercambio gaseoso. También se denomina así a la cantidad de gas que desde los alveolos pasa a los capilares sanguíneos alveolares en un minuto, dividida por el gradiente de presión del gas en alveolos y capilares. ‖ **c. inspiratoria** *(inspiratory c.)* Volumen de aire que puede inspirarse a partir de la posición inspiratoria de reposo. Equivale al volumen respiratorio más el volumen de reserva inspiratorio. ‖ **c. oxigenadora de la sangre** *(oxygen c. of blood)* Cantidad de oxígeno que se puede combinar con la hemoglobina en una unidad de sangre, excluyendo el oxígeno disuelto físicamente. ‖ **c. pulmonar total** *(total lung c.)* Cantidad de aire contenido en los pulmones tras una inspiración máxima. Equivale a la capacidad vital más la capacidad residual. ‖ **c. respiratoria máxima** *(maximal breathing c.)* Volumen de aire inspirado en un minuto, respirando con la máxima frecuencia y profundidad. ‖ **c. vital** *(vital c.)* Volumen de aire que puede expulsarse de los pulmones partiendo de la posición de inspiración completa. Corresponde a la capacidad inspiratoria más el volumen de reserva espiratoria.

capacidad residual funcional *(residual functional capacity)*
PNEUMOL. Medida espirométrica pulmonar, que se define como el volumen de gas que queda en los pulmones al final de una respiración normal. ‖ **c. vital forzada** *(forced vital c.)* Volumen de aire expulsado durante la maniobra de espiración forzada.

capacitación *(capacitation)*
GINECOL. f. Conjunto de modificaciones que tienen lugar en el espermatozoide para que este pueda fertilizar al óvulo.

capilar *(capillary)*
ANAT. m. Conducto de muy pequeño calibre. ‖ **c. arterial** *(arterial c.)* Cada uno de los vasos finos que conectan las arteriolas y las vénulas, formando una fina red en todos los tejidos del cuerpo. En ellos se produce el ultrafiltrado (paso del suero y el O_2 al espacio tisular) y permiten la nutrición celular. Su pared está constituida por un endotelio, al que rodea una red de pericitos, que pueden modificar el calibre del capilar. ‖ **c. biliar** *(bile c.)* Cada uno de los conductos que recogen la bilis formada por los hepatocitos. También se denominan conductillos biliares. ‖ **c. linfáticos** *(vasa linfaticocapilaria)* Vasos semejantes a los capilares venosos, que absorben parte del líquido tisular y lo conducen hacia los vasos linfáticos de mayor calibre.

capilar peritubular *(peritubular capillary)*
NEFROL. Cada una de las ramificaciones, tanto en corteza como en médula, de la arteriola eferente que abandona el glomérulo. Las arteriolas eferentes que nacen de los glomérulos profundos o yuxtaglomerulares tienen un trayecto más largo, irrigan la región medular y se llaman vasa-recta.

capilitis *(capilitis)*
DERMATOL. f. Inflamación de los capilares.

capnógrafo *(capnograph)*
ANEST. m. Aparato utilizado para medir la concentración de dióxido de carbono en el medio ambiente. Utilizando una sonda, permite conocer la concentración de CO_2 en la mezcla

gaseosa administrada a los pacientes durante la anestesia general, lo que resulta muy útil en ciertas situaciones clínicas (dificultad de intubación, estados de hipercarpnia, embolia pulmonar, hipertermia maligna, etc.).

capnometría *(capmometry)*
FISIOL. f. Medición del CO_2 en el aire alveolar, en la sangre, etc.

capreomicina *(capreomycin)*
FARMCLÍN. f. Quimioterápico antituberculoso, que se utiliza solo en formas resistentes.

capsaicina *(capsaicin)*
NEUROL. f. Neurotoxina que, aplicada tópicamente, depleciona las terminaciones nerviosas que utilizan como neurotrasmisor la sustancia P. Se utiliza en el tratamiento de ciertos dolores neurálgicos.

cápside *(capsid)*
MICROBIOL. f. Capa protectora de naturaleza proteica, que rodea al ácido nucleico de la partícula viral, cuya simetría puede ser icosaédrica, helicoidal o compleja. En algunos tipos de virus, puede estar rodeada por una envoltura de naturaleza lipoproteica. A la estructura formada por la cápside y el ácido nucleico se le denomina nucleocápside. La cápside está formada por unidades visibles en el microscopio electrónico, que están constituidas por grupos de proteínas denominados capsómeros. Las subunidades proteicas que forman un capsómero se denominan protómeros. En las cápsides con simetría icosaédrica, los capsómeros situados en los vértices reciben el nombre de pentámeros, por estar rodeados de cinco capsómeros, y el resto, hexámeros, ya que están rodeados de seis.

cápsula *(capsula)*
ANAT. f. Cubierta que envuelve y protege diferentes estructuras del cuerpo. ‖ **c. adiposa del riñón** *(c. adiposa renis)* La que rodea al tejido adiposo que recubre el riñón, aunque no completamente, pues queda abierta en la porción del polo inferior del riñón. ‖ **c. articular** *(articular c.)* Funda fibrosa que, revestida de una membrana sinovial, envuelve una articulación y se fija en el borde del cartílago articular de los huesos que la forman. Está constituida por tejido conectivo denso, con abundantes fibras de colágena y fibras elásticas ‖ **c. de Bowman** *(Bowman's c.)* Aquella que, formando una doble pared, rodea el glomérulo renal y se continúa con el túbulo contorneado. ‖ **c. externa** *(c. externa)* Lámina de fibras nerviosas que limitan por fuera el núcleo lenticular. ‖ **c. de Glisson** *(Glisson's c.)* Recubrimiento fibroso de tejido conjuntivo que rodea y contiene el parénquima del hígado. ‖ **c. interna** *(c. interna)* Lámina de fibras nerviosas (más gruesa que la lámina externa), que limitan por dentro al núcleo lenticular.

cápsula bacteriana *(bacterial capsule)*
MICROBIOL. Capa externa de material, aunque contigua, que se localiza en la pared celular de muchas bacterias y hongos. El término engloba cualquier capa superficial polisacarídica y/o proteica (incluyendo la capa-S de eubacterias), pero excluye las capas-S que constituyen la pared celular de las arqueobacterias (ver **glicocálix**). De mayor a menor espesor, las cápsulas se clasifican en: *macrocápsulas* (visibles con el microscopio óptico en células tratadas con tinción negativa), *microcápsulas* (solo visibles con el microscopio electrónico o con técnicas serológicas) y *capas mucosas* (*slime-layers*), capas difusas débilmente asociadas a la superficie celular. La mayoría de las cápsulas se componen de polisacárido, ya sea homopolisacárido (p. ej., celulosa, dextrano, levano) o heteropolisacárido (p. ej., alginato, ácido colánico, ácido hialurónico). Se ha descrito que las cápsulas pueden desempeñar, entre otras, las siguientes funciones: servir de barrera de permeabilidad (p. ej., frente a metales pesados), evitar la desecación, impedir la fagocitosis (de protozoos o fagocitos del sistema inmune), bloquear la infección de bacteriófagos, promover la adhesión bacteriana a superficies (p. ej., placa dental y otros *biofilms*), mediar el reconocimiento y la interacción con otros organismos (p. ej., simbiosis *Rhizobium* —raíces de leguminosas—), servir como reservorio de nutrientes (p. ej., *Xanthobacter*) y actuar como sistemas de intercambio de iones. Tras el cultivo prolongado en el laboratorio, con frecuencia los microorganismos pierden la cápsula. Las colonias de los microorganismos capsulados poseen una apariencia mucosa típica.

capsulectomía *(capsulectomy)*
ORTOP. f. Resección de la cápsula, generalmente de la articular, aunque también del cristalino o de la renal.

capsulitis *(capsulitis)*
ORTOP. f. Inflamación de una cápsula, generalmente la articular. ‖ **c. adhesiva** *(adhesive c.)* La que afecta a la articulación escapulohumeral, con aparición de adherencias en la cavidad articular y/o la bolsa serosa subdeltoidea, que cursa con dolor de comienzo gradual y mucha limitación de la movilidad. Se conoce también como una forma de periartritis escapulohumeral que se llama hombro congelado.

capsulorrafia *(capsulorrhaphy)*
ORTOP. f. Sutura de una cápsula, generalmente articular, de práctica común en el tratamiento de la luxación recidivante del hombro.

capsulorrexis *(capsulorrhexis)*
OFTALMOL. f. Apertura circular de borde continuo, que se realiza en la cápsula anterior del cristalino, por donde se extrae la catarata y se introduce la lente intraocular.

capsulotomía *(capsulotomy)*
OFTALMOL. f. Apertura en la cápsula del cristalino. Puede ser anterior o posterior, dependiendo de si se realiza en la cápsula anterior o posterior, respectivamente.

capsulotomía *(capsulotomy)*
ORTOP. f. Incisión de una cápsula articular, generalmente para el drenado de la cavidad articular o el abordaje de la misma.

captación *(captation, uptake)*
RADIO. f. Capacidad de los tejidos para atraer y retener o asimilar sustancias. ‖ Incorporación de una sustancia por un tejido. Se utiliza esta propiedad para el diagnóstico, por ejemplo, la captación de iodo radiactivo por el tiroides y por posibles metástasis de un adenoma tiroideo. ‖ Incorporación de un material radiactivo o no radiactivo en un órgano o tejido, que se puede valorar cualitativa o cuantitativamente. ‖ **c. precoz** *(early e.)* Capacidad de una lesión para mostrar cambios en sus características, de forma rápida tras la administración de una sustancia (contraste). ‖ **c. tardía** *(later e.)* Escasa capacidad de una lesión para mostrar cambios en sus características, tras la administración de una sustancia (contraste), siendo estos lentos o tardíos.

captopril *(captopril)*
CARDIOL. m. Fármaco que inhibe de manera competitiva la enzima conversora de la angiotensina. Se emplea como antihipertensivo y vasodilatador en el tratamiento de la insuficiencia cardiaca.

captura *(adquisition)*
RADIO. f. Adquisición o recogida de información para la elaboración de una imagen.

caquexia *(cachexia)*
ONCOL. f. Estado de hipermetabolismo de origen no conocido, que se caracteriza por la pérdida de peso a expensas del consumo proteico. ‖ **c. tumoral** *(tumoral c.)* Caquexia inducida por el cáncer.

cara *(face)*
ANAT. f. Esplacnocráneo, porción antero-inferior de la cabeza, en la que se encuentran las cavidades de la boca, la nariz, la órbita y el oído externo. Cuando esta palabra viene calificada, significa superficie de una localización determinada; así, se habla de cara anterior y caras laterales del fémur, cara posterior del húmero, cara diafragmática del hígado, cara mediastínica del pulmón, etc.

cara de luna *(moon facies)*
DERMATOL. Aspecto de la cara de pacientes sometidos a tratamientos prolongados con corticoides.

carácter *(character)*
PSICOL. m. Conjunto o trama de cualidades psíquicas, heredadas y adquiridas, que dan especificidad al modo de ser de un individuo. ‖ Conjunto de rasgos propios y diferenciadores de un sujeto o grupo. ‖ Modo habitual de ser y comportarse de una persona que la hace ser ella misma y específica (distinta de las demás).

caracteres sexuales *(sexual characters)*
GINECOL. Rasgos que distinguen fenotípicamente al hombre y a la mujer. Los caracteres sexuales *primarios* incluyen los testículos y el aparato genital masculino en el varón, y los ovarios y el aparato genital femenino en la mujer. Los caracteres sexuales *secundarios* incluyen el desarrollo del vello y la voz en el hombre, y en la mujer, el desarrollo del vello y de las mamas, así como el tono de voz. Los caracteres sexuales *terciarios* hacen referencia al desarrollo fenotípico masculino o femenino.

caracterización *(caracteritation)*
RADIO. f. Tarea de búsqueda y descripción de signos que orienten hacia la naturaleza de una lesión.

caracterización de manchas *(spots caracteritation)*
MEDLEGAL. Procedimiento muy empleado en criminalística para la reconstrucción de los hechos en el lugar del crimen y para la identificación del delincuente. Tienen especial interés las manchas de líquido seminal y las de sangre. Para las primeras se emplea fundamentalmente la determinación de la fosfatasa ácida prostática, y para las segundas, la de las peroxidadas. En ambos casos, al diagnóstico de certeza se llega demostrando la presencia de espermios o de células sanguíneas con el empleo del microscopio de luz o con el electrónico. 1) Técnicas de orientación propuestas para la investigación de las manchas de esperma, actualmente en desuso: la prueba de Florence, basada en la reacción con una solución yodo yodurada, que da origen a placas de color pardo en caso positivo; la prueba de Barberio, que consiste en la formación de un precipitado de cristales aciculares amarillos y muy refringentes al reaccionar con el ácido pícrico; y la prueba de Lecha-Marzo, que consiste en la formación de cristales hexagonales amarillos o amarilloverdosos con ácido fosfomolíbdico. 2) Para las manchas de sangre, basadas en la presencia de peroxidasas, se han usado las siguientes técnicas: la prueba de Adler (color verde o azul, con bencidina y ácido acético glacial), la de Van Deen (con tintura de guayaco y agua oxigenada, color azul), la de Thevenon y Roland (con piramidón, color violeta), la de Kastle y Meyer (con fenolftaleína, color rojo), la de Kohn-O'Kelly (con ortotoluidina, color verde azulado), la de Medinger (con verde de malaquita, forma leuco, recuperación del color verde) y la técnica de Teichmann, que se considera prueba de certeza y consiste en la formación de cristales romboidales de hemina al calentar la muestra sospechosa con ácido acético glacial. 3) El diagnóstico de la especie a la que pertenece la sangre se estudia mediante una reacción antígeno-anticuerpo, enfrentando la muestra sospechosa a un anticuerpo específico *(Uhlenhutt)*.

caracterología *(characterology)*
PSICOL. f. Ciencia que tiene por objeto determinar la esencia, la génesis y la forma estructural de los distintos caracteres de las personas.

carate *(carate, pinta)*
DERMATOL. m. Treponematosis causada por el *T. carateum*.

carbamacepina *(carbamazepine)*
NEUROL. f. Fármaco útil para el tratamiento de la epilepsia (especialmente en las crisis parciales), el tratamiento de la neuralgia del trigémino, el espasmo hemifacial y otras alteraciones del sistema nervioso central y periférico.

carbamilaspartato *(carbamyl aspartate)*
BIOQUÍM. m. Compuesto orgánico formado por la condensación entre el carbamilfosfato y el aspartato, en el primer paso de la síntesis de las bases nitrogenadas pirimidínicas.

carbamilfosfato *(carbamyl phosphate)*
BIOQUÍM. m. Compuesto orgánico formado por la reacción entre NH_4^+, bicarbonato y ácido fosfórico. Está implicado en la biosíntesis de la urea y las bases nitrogenadas pirimidínicas.

carbapeneme *(carbapenem)*
FARMCLÍN. m. Antibiótico betalactámico de muy amplio espectro.

carbenicilina *(carbenicillin)*
FARMCLÍN. f. Penicilina del grupo de las carboxipenicilinas.

carbenoxolona *(carbenoxolone)*
ENDOCRINOL. f. Fármaco derivado de la raíz del regaliz, que antiguamente se empleaba en el tratamiento de la úlcera péptica. Su administración induce un síndrome que remeda el exceso de mineralcorticoides, caracterizado por hipertensión arterial e hipopotasemia, con niveles suprimidos de renina y aldosterona.

carbidopa *(carbidopa)*
ENDOCRINOL. f. Inhibidor del enzima dopa-decarboxilasa, que no cruza la barrera hematoencefálica, favorece la disponibilidad neuronal de levodopa e incrementa su eficacia en el tratamiento de la enfermedad de Parkinson.

carbimazol *(carbimazole)*
ENDOCRINOL. m. Agente antitiroideo de estructura imidazólica, que inhibe la oxidación y la organificación del iodo, así como el acoplamiento de iodotirosinas. En el organismo es metabolizado a metimazol, y se utiliza en el

tratamiento del hipertiroidismo, debido al aumento de la síntesis de hormonas tiroideas.

carbohidrato *(carbohydrate)*
ENDOCRINOL. m. Molécula de tres o más átomos de carbono, combinados con hidrógeno y oxígeno en proporción de dos átomos de hidrógeno por uno de oxígeno. Los más importantes incluyen a los pequeños azúcares y las grandes moléculas de almidón, celulosa y fibra. En general, su aporte dietético se deriva hacia la obtención de energía. Su combustión produce cuatro calorías por gramo.

carbón *(charcoal)*
BIOQUÍM. m. Producto sólido negro resultado de la transformación, natural o artificial, de madera y otros materiales orgánicos.

carbón activado *(charcoal or activated carbon)*
NEFROL. Método de purificación del agua para hemodiálisis, que consiste en eliminar los contaminantes no iónicos, como la cloramina. En general, antes de seguir este paso, el agua es purificada mediante ósmosis inversa (v.) y resinas de intercambio iónico. Se ha utilizado también por vía oral para tratamiento del prurito en pacientes con diálisis o en intoxicaciones.

carbonato *(carbonate)*
BIOQUÍM. m. Sal del ácido carbónico.

carbonato cálcico *(calcium carbonate)*
ENDOCRINOL. Sal cálcica del ácido carbónico, que se emplea, por vía oral, en situaciones de hipocalcemia crónica y posee efectos bloqueantes de la absorción de fosfato.

carbonización cadavérica *(cadaveric carbonization)*
MEDLEGAL. Proceso que tiene lugar en un cadáver humano, en el que su materia orgánica se ha transformado parcial o totalmente en carbón por efecto del fuego.

carbono *(carbon)*
BIOQUÍM. m. Elemento tetravalente, de símbolo C y número atómico 6, presente en el diamante, el carbón, el grafito y en los compuestos orgánicos.

carbono 11 *(carbon 11)*
MEDNUCL. Isótopo radiactivo del carbono. Decae con un periodo de semidesintegración de 20 minutos y 48 segundos, mediante la emisión de positrones con una energía máxima de 960 KeV. Tras su incorporación a diversos radiofármacos, se utiliza con fines diagnósticos en tomografía de emisión de positrones.

carboplatino *(carboplatin)*
ONCOL. m. Complejo coordinado del platino con propiedad antineoplásica. Su mecanismo de acción se caracteriza por producir enlaces cruzados en las cadenas de DNA. Se utiliza en tumores de ovario, endometrio, pulmón y tubo digestivo.

carboxihemoglobina *(carboxyhemoglobin)*
FISIOL. f. Hemoglobina en la que el monóxido de carbono (CO) ha desplazado al oxígeno. Si la cantidad de carboxihemoglobina es grande, el sujeto, por anoxia, puede perder el conocimiento e incluso producirle la muerte.

carboxipenicilina *(carboxipenicillin)*
FARMCLÍN. f. Penicilina formada por carbenicilina y ticarcilina, que tienen una importante actividad frente a los bacilos gram-negativos. Se utiliza en el tratamiento de infecciones graves, por vía intravenosa.

carboxipeptidasa *(carboxypeptidase)*
BIOQUÍM. f. Enzima producida por las células exocrinas del páncreas, que digiere las proteínas en el intestino delgado y libera sus aminoácidos del extremo carboxilo.

carbunculosis *(carbunculosis)*
DERMATOL. f. Enfermedad relacionada con el carbunco, que se manifiesta en pacientes con estados carenciales y bajo nivel de vida.

carbunco *(anthrax)*
DERMATOL. m. Infección de la piel causada por el *Bacillus anthracis*, que provoca lesiones características en el punto de entrada y cuya difusión a todo el organismo puede producir edemas y hemorragias graves.

cárcel *(prison)*
BIOÉT. Ver **huelga de hambre en la cárcel, médico asalariado**.

carcinogénesis *(carcinogenesis)*
ONCOL. f. Proceso evolutivo que desemboca en el desarrollo de cáncer.

carcinógeno *(carcinogen)*
ONCOL. m. Compuesto capaz de inducir tumores en animales de laboratorio o humanos.

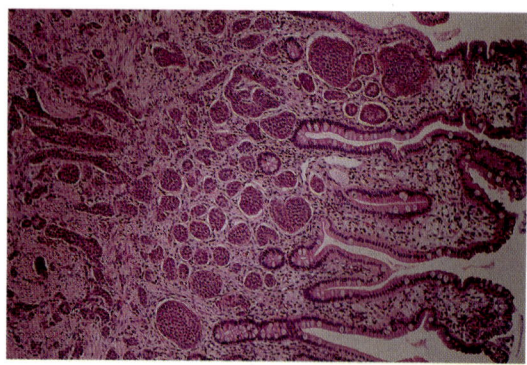

Los tumores *carcinoides* se originan en las células endocrinas dispersas por diferentes órganos, y son más frecuentes en el tracto gastrointestinal y en el pulmón. Aunque son tumores de baja malignidad, pueden infiltrar todo el tejido normal, como muestra esta imagen, en la que se ven nidos de células tumorales de tamaño variable dispersos por toda la pared del intestino delgado

carcinoide (*carcinoid*)
ONCOL. m. Tumor circunscrito de color amarillo que se da en el intestino y otros lugares. Ver **carcinoide bronquial.**

carcinoide bronquial (*bronchial carcinoid*)
PNEUMOL. Tumor benigno pulmonar de crecimiento endobronquial, constituido por células neurosecretoras. Las sustancias producidas por las células tumorales determinan lo que se ha venido en llamar síndrome carcinoide (sofocación intensa, taquicardia, palpitaciones, ansiedad, edema facial, diarrea y broncoespasmo).

carcinoma (*carcinoma*)
NEUROCIR. m. Neoplasia maligna constituida por células epiteliales anáplasicas con capacidad metastásica. ‖ **c. de la base del cráneo** (*cranial base c.*) Proceso expansivo de extirpe epitelial que crece e invade las estructuras osteomusculares, viscerales y nerviosas de la base craneal. ‖ **c. hipofisario** (*pituitary c.*) Ver **adenocarcinoma hipofisario.** ‖ **c. de plexos coroides** (*choroid plexus c.*) Tumor de escasa incidencia, más frecuente en la infancia, que se localiza con preferencia en los ventrículos laterales y tiene capacidad de diseminación a lo largo del neuroeje. Deriva del epitelio del plexo coroide. Su variedad histológicamente benigna se denomina papiloma de plexo coroide (v.), y se trata con cirugía y radioterapia.

carcinoma adrenocortical (*adrenocortical carcinoma*)
ENDOCRINOL. Carcinoma de la corteza suprarrenal, que puede ser no funcionante y secretor de cortisol, aldosterona, andrógenos o estrógenos. En la mayoría de los casos no cursa con clínica de hipersecreción hormonal, por lo que se descubre como hallazgo radiológico incidental o como consecuencia de la aparición de una sintomatología derivada del compromiso del espacio abdominal. El examen celular no permite establecer el carácter maligno, por lo que, para confirmar este extremo, es necesario identificar la invasión vascular o la existencia de metástasis a distancia. ‖ **c. anaplásico** (*anaplastic c.*) Carcinoma indiferenciado de tiroides, cuya incidencia es máxima en edades avanzadas y cuyo patrón de crecimiento se caracteriza por la capacidad invasiva local y de diseminación a distancia. Su tratamiento se basa en la cirugía paliativa y en la aplicación de radioterapia y quimioterapia. La administración de iodo radiactivo carece de efecto terapéutico. ‖ **c. de células de Hürthle** (*Hürthle's cells c.*) Tumor tiroideo maligno, variante del carcinoma folicular, que está constituido por células oncocíticas. A diferencia del adenoma de células de Hürthle, cursa con invasión capsular y/o vascular. Su pronóstico es peor que el carcinoma folicular, y metastatiza por vía hematógena al pulmón, el hueso y el cerebro. Su capacidad de concentrar el iodo radiactivo es inferior al de otros carcinomas diferenciados de tiroides. ‖ **c. endometrial** (*endometrial c.*) Neoplasia maligna derivada de la mucosa endometrial, que puede progresar hacia la invasión del miometrio y las metástasis a distancia. El tipo histológico más frecuente es el adenocarcinoma. ‖ **c. folicular** (*follicular c.*) Tumor tiroideo maligno de estructura similar al adenoma folicular, del que se diferencia por la existencia de invasión vascular y/o capsular. Además de inducir la invasión tisular local a nivel cervical, habitualmente metastatiza por vía hematógena al pulmón, el hueso y el cerebro. Su tratamiento consiste en realizar una tiroidectomía total y administrar posteriormente iodo radiactivo. ‖ **c. medular de tiroides** (*medullary thyroid c.*) Tumor tiroideo maligno derivado de las células parafoliculares o células C. Junto con el hiperparatiroidismo y el feocromocitoma, puede formar

parte de la adenomatosis endocrina múltiple tipos IIA y IIB, que se transmiten según un patrón autosómico dominante, heredarse sin otras asociaciones o presentarse de forma esporádica. Producen calcitonina, cuya estimación en plasma (tanto basal como tras la estimulación con pentagastrina y calcio) constituye un parámetro básico en su diagnóstico y seguimiento.
‖ **c. papilar** *(papillary c.)* Neoformación de carácter maligno, cuyas células forman procesos papilares. Es el tipo de carcinoma de tiroides más frecuente. ‖ **c. paratiroideo** *(parathyroid c.)* Tumor maligno de las glándulas paratiroides, causante potencial de hiperparatiroidismo primario. ‖ **c. de tiroides insular** *(insular thyroid c.)* Carcinoma de tiroides de comportamiento agresivo, que ocupa una posición intermedia, en cuanto a sus características morfológicas y biológicas, entre los carcinomas diferenciados y el carcinoma anaplásico. Está constituido por islotes de células tumorales, con un número variable de pequeños folículos.

carcinoma bronquio-alveolar *(bronchoalveolar carcinoma)*
PNEUMOL. Tumor pulmonar, incluido en los adenocarcinomas, que asienta sobre las paredes alveolares. ‖ **c. de células pequeñas** *(small cells c.)* Tipo histológico específico de cáncer de pulmón. ‖ **c. epidermoide** *(epidermoid c.)* Tipo histológico de tumor pulmonar, que suele asentar en los grandes bronquios con crecimiento intraluminar. Microscópicamente se caracteriza por la presencia de queratinización, con puentes intercelulares o sin ellos. ‖ **c. oat-cell** *(oat-cell c.)* Tipo histológico de carcinoma pulmonar de células pequeñas, en el que estas guardan un aspecto muy similar al de los granos de avena.

carcinoma de células germinales de testículo *(germ cells neoplasms)*
UROL. Tumor que afecta al 1 o 2% de todos los carcinomas que sufre el varón, cuya mayor incidencia tiene lugar entre los 20 y los 40 años y es la primera causa de muerte por cáncer entre los 29 y 35. Aunque es un tumor originario del testículo, puede existir en el mediastino, el retroperitoneo y la glándula pineal, permaneciendo los testículos indemnes. Es el tumor sólido de mejor pronóstico, por su gran sensibilidad a la quimio-radioterapia. El 60-80% de los tumores diseminados y el 90-95% de los localizados se curan con tratamiento. Etiológicamente, la única relación conocida con este cáncer es la criptorquidia (afecta a un 7-12% de los pacientes), y el riesgo no desaparece aunque la criptorquidia haya sido intervenida. Estos tumores se caracterizan por su rápido desarrollo y su capacidad metastásica (30-50% son metastásicos en el momento del diagnóstico). La diseminación es típicamente linfática, por lo que el drenaje linfático testicular depende de los ganglios preaórticos, precava e intraortocava, que se ven afectados. Excepcionalmente, se produce afectación inguinal y, cuando sucede, tiene relación con manipulaciones quirúrgicas del escroto. La diseminación metastásica es típicamente pulmonar, aunque el hígado y el sistema nervioso central también pueden verse afectados. Desde el punto de vista del diagnóstico clínico, el crecimiento de una masa testicular indolora y no transparente a la transiluminación nos debe sugerir siempre un cáncer de testículo, que se confirmará mediante una ecografía testicular (con fiabilidad del 90-95%). Desde el punto de vista histológico, los carcinomas de células germinales se diferencian en dos tipos: *seminomas* y *no seminomas*. Los no seminomas incluyen el carcinoma embrionario, el coriocarcinoma, el teratocarcinoma y el tumor del seno endodérmico. Todos los carcinomas de células germinales, sean seminomas o no seminomas, se tratan de manera unitaria. Dichos carcinomas atraviesan tres estadios: a) Estadio I: el tumor se localiza en el testículo y no existen evidencias de afectación metastásica; b) Estadio II: considera aquellos tumores que afectan a los ganglios retroperitoneales; c) Estadio III: incluye a aquellos pacientes con afectación ganglionar supradiafragmática o metástasis a distancia. El 60-80% de los pacientes con carcinoma no seminomatoso presentan una elevación en sangre de las cifras de α-fetoproteína y β-1-gonadotrofina coriónica. Estos marcadores tienen un carácter pronóstico. El tratamiento que corresponde a cada uno de los estadios es el siguiente: a) Estadio I: orquiectomía por vía inguinal, actitud expectante y vigilancia intensa con el objeto de dar tratamiento con quimioterapia a aquellos pacientes que presentan recurrencia. En general, entre el 90 y el 95% alcanzan la curación. b) Estadio II: orquiectomía por vía inguinal, linfadenectomía retroperitoneal y quimioterapia sistémi-

ca. En la actualidad, algunos grupos no realizan linfadenectomía retroperitoneal y los resultados no son peores. El 90% sobrevive cinco años. c) Estadio III: quimioterapia sistémica. Los pacientes que no obtienen remisión completa son sometidos a cirugía de rescate. La supervivencia alcanza el 60-80% en cinco años. Algunos pacientes con seminoma puro, que son estadio II, pueden ser tratados con orquiectomía por vía inguinal y radioterapia retroperitoneal. ‖ **c. escamoso de pene** *(scamous cell c. of penis)* Tumor que afecta al glande y el prepucio, consecuencia probable de la irritación crónica de ambas zonas. Se manifiesta únicamente en pacientes no circuncidados y constituye el 1% de los cánceres del varón en Occidente. Se inicia con una placa dura o ulcerada y crece lentamente en forma papilar o ulcerada. Metastatiza en ganglios inguinales y en el momento del diagnóstico del 1 al 10% de los pacientes tienen metástasis viscerales. El tratamiento básico es la penectomía parcial o total. La linfadenectomía inguinal debe realizarse en pacientes con ganglios palpables y en aquellos que, sin serlo, presentan un grado tumoral superior a 1, o tumores que atraviesan la membrana basal. La radioterapia sobre los ganglios inguinales no es tan efectiva terapéuticamente como la linfadenectomía quirúrgica. Puede ser utilizada de forma paliativa cuando los ganglios son inoperables. El tratamiento con bincristina, bleomicina y metodrexate o 5-Fu y cisplatino puede ser alentador. El factor pronóstico más importante es la afectación ganglionar. Los pacientes con ganglios negativos tienen una supervivencia que oscila entre el 60 y el 90%. Con afectación ganglionar solo sobreviven en cinco años el 30-40%. ‖ **c. in situ de pene** *(c. in situ of penis)* Se denomina eritroplasia de Queyrat si afecta al glande, al prepucio o al pene, y enfermedad de Bowen si afecta al resto de genitales o a la región perineal. Son lesiones rojas, aterciopeladas, bien delimitadas, que pueden ulcerarse y producir molestias. Histológicamente, la mucosa normal está reemplazada por células hiperplásicas atípicas, con mitosis a todos los niveles. La submucosa muestra proliferación capilar y está rodeada por infiltrado inflamatorio, rico en células plasmáticas. La asociación de la enfermedad de Bowen a tumores viscerales nunca se ha confirmado. El tratamiento incluye la excisión local, si las lesiones son pequeñas; de lo contrario, la radiación o la aplicación tópica de 5-fluoracilo son eficaces. ‖ **c. in situ vesical** *(c. in situ of bladder)* Carcinoma de urotelio superficial (TIS), que se define como un carcinoma anaplásico, no infiltrante, exclusivamente localizado en la mucosa vesical. El diagnóstico es endoscópico y anatomopatológico. Su comportamiento biológico es significativamente más agresivo que el resto de los tumores superficiales de vejiga (el 30-60% progresan a profundos). El tratamiento consiste en la resección transuretral y las instilaciones endovesicales con BCG. ‖ **c. de urotelio** *(urothelial c.)* Tumor que procede y afecta al urotelio, epitelio de transición que va desde los cálices renales hasta la uretra. El 90% corresponden a tumores vesicales y el 10% a tumores de uréter, pelvis renal o uretra. Ver **carcinoma vesical, tumor de pelvis y uréter**. ‖ **c. verrugoso gigante de pene** *(verrucous c.)* Ver **tumor de Buschke-Löwenstein**. ‖ **c. vesical** *(bladder c.)* Tumor que afecta al urotelio y tiene mayor incidencia en el hombre que en la mujer (9 y 4% de los tumores, respectivamente). En algunos casos, puede ser consecuencia de la exposición a la naftilamina y a otras aminas aromáticas, así como al tratamiento con ciclofosfamida, y los fumadores presentan un riesgo mayor que los no fumadores. Solo en un 1-3%, se trata de un cáncer escamoso, y entonces va asociado típicamente a la esquistosomiasis, siendo excepcional el adenocarcinoma (1%). En cuanto al diagnóstico, la hematuria es el signo *princeps,* ya que aparece en el 85% de los casos; después se realiza una cistoscopia. Aunque histológicamente se trata de tumores de la misma naturaleza, desde el punto de vista diagnóstico y terapéutico, se dividen en dos grupos: *superficiales* y *profundos.* Los primeros afectan a la mucosa vesical y los segundos a la muscular de la vejiga. Los superficiales se tratan mediante resección transuretral endoscópica y, ocasionalmente, se añade quimioterapia endocavitaria con quimioterápicos (tiotepa, adriamicina, mitomicina C) o BCG. El tratamiento complementario tiene por objeto disminuir las recidivas y la progresión. Los tumores superficiales deben ser minuciosamente seguidos mediante controles endoscópicos, por su tendencia a la recidiva (en el 40-70% de los pacientes así sucede) y a la progresión (en el 20-40% de los casos progresan a profundos). El tratamiento estándar de los profundos es la cistectomía radical (extirpación de la vejiga, la próstata y las vesículas seminales), asociado a tratamiento con quimio o radioterapia, con el objeto de mejorar el control local, facilitar la cirugía y mejorar la supervivencia global. Los profundos tienen una supervivencia con tratamiento del 50% en cinco años.

carcinoma del cuello uterino *(carcinoma, cervix uterine)*

GINECOL. Tumor maligno de origen epitelial, formado en el cuello del útero. Puede iniciarse en el epitelio plano estratificado del exocérvix o en el epitelio cilíndrico endocervical (adenocarcinoma). || **c. embrionario** *(c. embrionic)* Tumor de origen ovárico derivado de las células germinales. Es sólido y aparece en mujeres jóvenes. || **c. endometrial** *(c. endometrial)* Carcinoma del cuerpo uterino que deriva del tejido endometrial. || **c. in situ** *(carcinoma in situ)* Carcinoma que no invade la membrana basal del epitelio (preinvasivo). Si la atraviesa, se denomima carcinoma invasivo. || **c. de mama** *(breats c.)* Tumor maligno de la mama. Es el cáncer más frecuente en la mujer. || **c. de ovario** *(ovary c.)* Tumor maligno derivado de este órgano. Los más frecuentes son de origen epitelial (serosos, mucinosos, endometriodes, y células claras); otro tipo deriva del mesénquima y otros de las células germinales, lo que da lugar al desarrollo de teratomas, tumores dermoides, tumores derivados del saco vitelino y corioepiteliomas; y otros derivan de los cordones sexuales (tumor de células de la granulosa) o de la Eca. Además, en el ovario puden aparecer tumores metastásicos de otros órganos (aparato digestivo o mama). || **c. de útero**

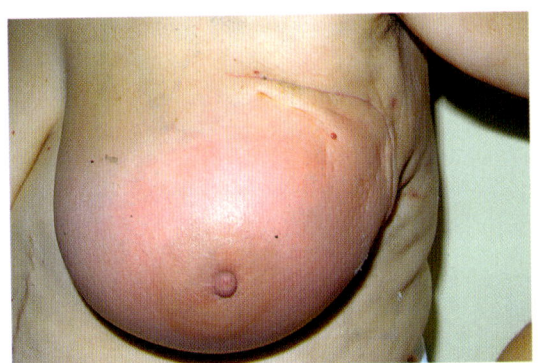

carcinoma de mama. Cáncer de mama inflamado

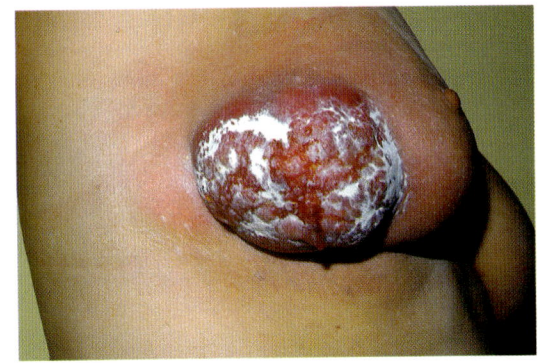

carcinoma de mama. Cáncer de mama ulcerado

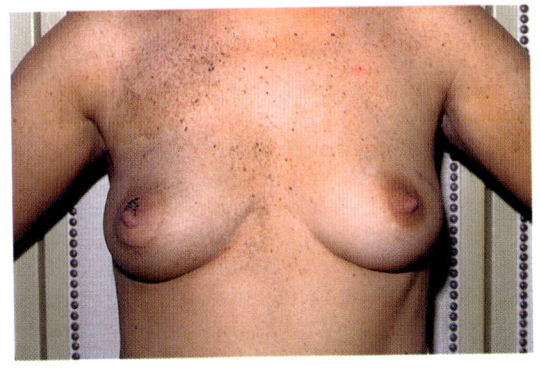

carcinoma de mama. Resultados de la cirugía conservadora

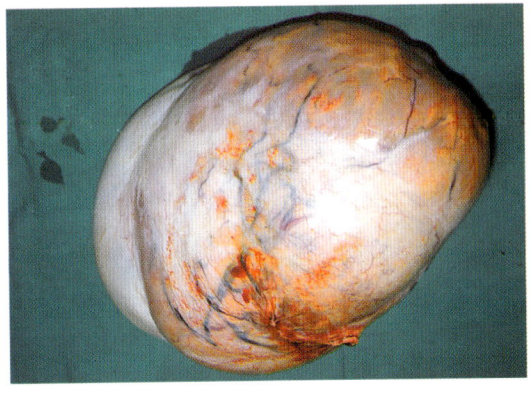

carcinoma de ovario

carcinoma

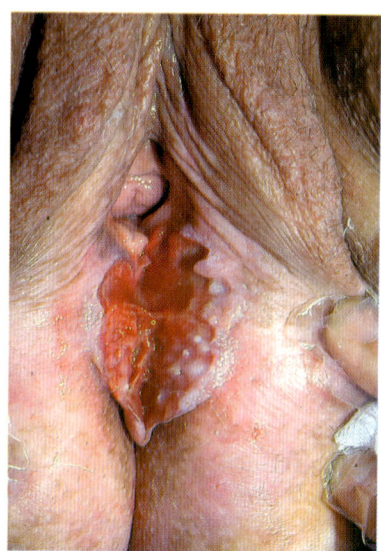

carcinoma de vulva

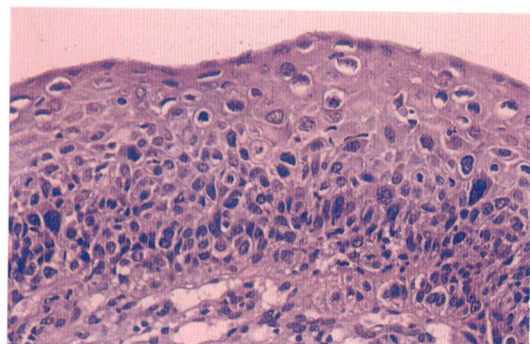

carcinoma in situ. Los tumores malignos originados en las células epiteliales pasan por una fase inicial denominada carcinoma in situ, en la que todavía no se ha producido la invasión de los tejidos vecinos. En este caso, correspondiente a un cérvix uterino, las células tumorales han sustituido a las células normales de todo el grosor del epitelio. Se ven alteraciones en la forma y el tamaño de los núcleos y en la disposición poco ordenada de las células

(*c. uterine*) Carcinoma uterino que puede afectar al cuello (carcinoma cervical), al cuerpo (carcinoma de endometrio) o a las trompas (carcinoma tubárico). ‖ **c. de vagina** (*c. vagina*) Tumor maligno derivado del epitelio plano poliestratificado de la vagina.

carcinoma de las glándulas sebáceas (*basal cell carcinoma*)
OFTALMOL. Tumor maligno de los párpados, formado por células de crecimiento lento, que puede ser confundido con una chalación.

carcinoma microcítico de pulmón (*non-microcytic lung carcinoma*)
ONCOL. Tumor de diferenciación neuroendocrina, frecuentemente asociado a síndromes paraneoplásicos, que se caracteriza por su rápido crecimiento y diseminación sanguínea y su asociación a la inactivación o delección de los genes supresores p53, el retinoblastoma y el localizado en el cromosoma 3p. A pesar de su enorme quimio-radiosensibilidad, la curación es poco frecuente. ‖ **c. no microcítico de pulmón** (*microcytic lung c.*) Tumoración maligna originada en el pulmón, compuesta por células grandes. Puede ser de diferenciación glandular (adenocarcinoma), epidermoide (carcinoma epidermoide) o desdiferenciado. Se caracteriza por la activación de los oncogenes Mic y K-ras.

carcinomatosis (*carcinomatosis*)
ONCOL. f. Afectación extensa y difusa por células cancerosas.

carcinomatosis meníngea (*meningeal carcinomatosis*)
NEUROCIR. Enfermedad clínico-patológica que se origina por la diseminación de células tumorales en las membranas meníngeas y el líquido cefalorraquídeo. La diseminación tiene lugar a través de los vasos aracnoideos y por contigüidad desde el parénquima cerebral; luego, a través del líquido cefalorraquídeo, las células se extienden en forma de sábana por toda la superficie del sistema nervioso central, donde también pueden agruparse formando nódulos. Se manifiesta con un cuadro meníngeo y de hipertensión intracraneal.

carcinomatosis peritoneal (*peritoneal carcinomatosis*)
CIRGEN. Diseminación múltiple y nodular hacia la cavidad peritoneal de carcinomas del aparato digestivo (tumores de esófago, estómago, intestino delgado y grueso, páncreas, hígado, vía biliar, vesícula y apéndice), del aparato genital femenino (ovario, trompas y útero) o urológico (vejiga, próstata, uréteres). Su pronóstico es negativo y casi siempre es incurable, ya que no puede ser tratada con cirugía y en muy pocos casos se ob-

tienen resultados positivos de la quimioterapia.

cardenal (*bruise*)
MEDLEGAL. m. Denominación vulgar de la equimosis.

cardiaco (*cardiac*)
ANAT. adj. Relativo al corazón: cavidades cardiacas, circulación cardiaca, malformaciones cardiacas, etc.

cardias (*cardia*)
CIRGEN. m. Término anatómico que se refiere a la porción del estómago que se une con el esófago. Contiene fibras especiales de músculo liso, que constituyen el esfínter esofágico inferior, elemento anatómico y funcional esencial que se relaja coordinadamente con la deglución y se contrae después para evitar el paso del contenido gástrico de vuelta al esófago (reflujo gastroesofágico).

cardioacelerador (*cardioaccelerator*)
CARDIOL. m. Sustancia que acelera el corazón. También se denomina cronotrópico positivo.

cardiocirculatorio (*cardiocirculatory*)
CARDIOL. adj. Referente o perteneciente al corazón y al sistema circulatorio.

cardioesclerosis (*cardiosclerosis*)
CARDIOL. f. Induración fibrosa del corazón. ǁ Conjunto de alteraciones que se producen como resultado del envejecimiento fisiológico del corazón.

cardioespasmo (*cardiospasm*)
CARDIOL. m. Acalasia del esófago.

cardiofobia (*cardiac phobia*)
PSIQUIAT. Ver **fobia**.

cardiogénesis (*cardiogenesis*)
CARDIOL. f. Desarrollo embriológico del corazón.

cardiogénico (*cardiogenic*)
CARDIOL. adj. Con origen o provocado por el corazón.

cardiografía (*cardiography*)
CARDIOL. f. Estudio gráfico de los fenómenos cardiacos.

cardiolipina (*cardiolipin*)
BIOQUÍM. f. Tipo de glicerofosfolípido, muy abundante en la membrana interna mitocondrial, formado por una molécula de glicerol unida a dos moléculas de ácido fosfatídico.

cardiología (*cardiology*)
CARDIOL. f. Rama de la medicina que se ocupa del estudio del corazón y de las enfermedades cardiocirculatorias.

cardiólogo (*cardiologist*)
CARDIOL. m. y f. Médico especializado en la profilaxis, el diagnóstico y el tratamiento de las enfermedades cardiacas.

cardiomegalia (*cardiomegaly*)
CARDIOL. f. Aumento del tamaño cardiaco por hipertrofia o dilatación. Suele ser un signo de enfermedad cardiaca.

cardiomiopatía (*cardiomiopathy*)
CARDIOL. Ver **miocardiopatía**.

cardiomioplastia (*cardiomioplasty*)
CARDIOL. f. Intervención quirúrgica que consiste en la envoltura de la pared cardiaca con el músculo dorsal ancho, al que se le puede acoplar o no un mioestimulador sincronizado con la sístole cardiaca (cardiomioplastia dinámica). Se emplea en la miocardiopatía por enfermedad de Chagas, asocida a la aneurismectomia ventricular, o en pacientes con disfunción ventricular izquierda.

cardiopatía (*cardiopathy*)
CARDIOL. f. Cualquier trastorno o enfermedad cardiaca. ǁ **c. coronaria** (*coronary c.*) Conjunto de afecciones cardiacas provocadas por la enfermedad aterosclerótica de las arterias coronarias. Clínicamente cursa como una cardiopatía isquémica. ǁ **c. isquémica** (*ischemic c.*) Término genérico que engloba aquellas afecciones cardiacas cuyo mecanismo fisiopatológico fundamental es la isquemia miocárdica, generalmente causada por una enfermedad coronaria aterosclerótica. Comprende enfermedades como la angina de pecho, el infarto de miocardio, la insuficiencia coronaria o la miocardiopatía de origen isquémico. ǁ **c. tireotóxica** (*tirotoxic c.*) Conjunto de alteraciones cardiacas provocadas por el hipertiroidismo.

cardioplejía (*cardioplegia*)
CARDIOL. f. Cese de la contracción cardiaca, generalmente inducida por agentes farmacológicos o por frío, para realizar cirugía cardiaca con circulación extracorpórea.

cardiopulmonar (*cardiopulmonary*)
CARDIOL. adj. Relativo al corazón y a los pulmones.

cardiopuntura (*cardiopuncture*)
MEDLEGAL. f. Método para el diagnóstico de la muerte cierta, que consiste en introducir una aguja en el corazón a través del V o VI espacio intercostal izquierdo, junto al esternón, y observar si se mueve la aguja o sale sangre a presión.

cardiorrafia (*cardiorrhaphy*)
CARDIOL. f. Sutura de una herida en el miocardio.

cardiotocografía (*cardiotochografic*)
GINECOL. f. Registro simultáneo de la frecuencia cardiaca fetal y de las contracciones uterinas. Puede ser *externa*, cuando se registran la dinámica uterina y la frecuencia cardiaca fetal a través de la pared abdominal de la madre, o *interna*, cuando se realiza el registro a través del electrodos colocados en el interior de la cavidad uterina. La cardiotocografía permite controlar el bienestar fetal durante el parto y valorar objetivamente las contracciones uterinas (intensidad, frecuencia y duración de las mismas).

cardiotomía (*cardiotomy*)
CARDIOL. f. Incisión quirúrgica en el corazón o en el cardias del estómago.

cardiotónico (*cardiotonic*)
CARDIOL. m. Sustancia que posee un efecto tónico sobre el corazón.

cardiotóxico (*cardiotoxic*)
CARDIOL. m. Sustancia con propiedades tóxicas para el miocardio.

cardiovascular (*cardiovascular*)
ANAT. adj. Se dice del aparato formado por el corazón y los vasos sanguíneos.

cardioversión (*cardioversion*)
CARDIOL. f. Restablecimiento del ritmo cardiaco normal. ‖ **c. eléctrica** (*electric c.*) Cardioversión mediante la aplicación de una corriente eléctrica. ‖ **c. farmacológica** (*pharmacologic c.*) Cardioversión realizada mediante la administración de fármacos antiarrítmicos.

carditis (*carditis*)
CARDIOL. f. Inflamación del corazón, especialmente referida a la de origen reumático (carditis reumática). Habitualmente, afecta de forma independiente a cada una de las partes del corazón (pericarditis, miocarditis o endocarditis).

carfología (*carphology*)
MEDLEGAL. f. Movimiento involuntario de las manos que realizan las personas próximas a morir, de tal forma que se llevan al rostro o intentan coger las ropas de la cama o algún objeto suspendido en el aire. También se denominan movimientos carfológicos.

carga (*load*)
ANAT. f. Cantidad de algo material que es llevado o soportado por el organismo; p. ej., trabajo, agua, sal, calor.

carga energética (*energetic charge*)
BIOQUÍM. Valor que indica el estado energético de una célula. Se mide como la suma de la concentración total de ATP más la suma de la mitad de la concentración de ADP, dividido entre la suma de las concentraciones totales de ATP, ADP y AMP. Su valor oscila entre 0 (todo AMP) y 1 (todo ATP).

caries (*caries*)
ORTOP. f. Destrucción de una parte de un hueso o de un diente. ‖ Tipo de necrosis ósea que generalmente se presenta en inflamaciones crónicas con producción de absceso. ‖ **c. dental** (*dental c.*) Proceso destructivo de un diente, provocado generalmente por la fermentación de azúcares que, como restos de comida, quedan durante largo tiempo en contacto con el esmalte. ‖ **c. seca** (*dry c.*) Caries tuberculosa de las articulaciones y los extremos de los huesos.

carilla articular (*facet*)
ANAT. f. Superficie recubierta de cartílago hialino, que establece contacto con otra superficie equivalente de otro hueso.

carina (*carina*)
ANAT. f. Estructura en forma de quilla, que se encuentra en la zona en que la tráquea se divide en los dos bronquios principales.

cariocinesis (*cariocynesis*)
HISTOL. f. Fase del proceso de división celular (mitosis o meiosis), por la cual se divide el material nuclear de la célula, dotando a las células hijas del mismo número de cromosomas que la progenitora (en la mitosis) o la mitad de estos (en la meiosis).

cariometría (*charyometry*)
ANAT. f. Medida del tamaño del núcleo de las células. Es un método que se utiliza con frecuen-

cia para conocer el estado funcional de las células, ya que hay una estrecha relación entre tamaño y actividad.

carion (*karyon*)
ANAT. m. Núcleo de una célula. Esta voz forma parte de un gran número de palabras relacionadas con el núcleo celular: cariolisis, carioquinesis, pericarion, cariometría, etc.

cariopicnótico (*cariopicnotique*)
GINECOL. adj. Relativo a la proporción entre el número de células vaginales con núcleo picnótico y las células que tienen núcleo vesicular.

cariorrexis (*karyorhexis*)
ANAT. f. Ruptura del núcleo celular.

cariotipo (*karyotype*)
GENÉT. m. Dotación cromosómica completa de un individuo o de una especie, tal y como se observa durante la mitosis. También recibe este nombre la presentación gráfica de los cromosomas, ordenados en pares de homólogos.

carminativo (*carminative*)
DIGEST. m. Sustancia que previene la formación de gases en el tubo digestivo y facilita su expulsión, aliviando la distensión del abdomen y la flatulencia. Generalmente, su procedencia es vegetal (menta, hinojo, anís, etc.).

caroteno (*carotene*)
DERMATOL. m. Pigmento de color amarillo que se encuentra en zanahorias, patatas, tomates, yema de huevos, etc.

carotenoide (*carotenoid*)
BIOQUÍM. m. Cualquier grupo de pigmentos lipídicos de color amarillo, rojo o púrpura, ampliamente distribuidos en la naturaleza, que son sintetizados por las plantas.

carótida (*carotid*)
ANAT. f. Arteria que nace del cayado de la aorta, en el lado izquierdo, y del tronco branquiocefálico, en el derecho. Para distinguirla de sus ramas, se la denomina carótida primitiva. || **c. externa** (*external c.*) Rama externa de la bifurcación terminal de la carótida primitiva. Con sus múltiples ramas se encarga de irrigar el esplacnocráneo. || **c. interna** (*internal c.*) Rama interna de la bifurcación carotídea. Solo tiene ramas en el interior del cráneo, irrigando una buena parte del encéfalo y de las meninges.

carótida cavernosa (*cavernous sinuscarotid*)
NEUROCIR. Porción de la carótida interna a su paso por el seno cavernoso, donde se angula y está en íntima relación con los pares III, IV, V y VI.

carotídeo (*carotic*)
ANAT. adj. Relativo a la arteria carótida, como surco carotídeo, bulbo carotídeo, etc.

carotidinia (*carotidynia*)
NEUROL. f. Dolor cérvico facial, que puede ser producido por presión de las arterias carótidas primitivas.

carotinemia (*carotinemia*)
DERMATOL. f. Presencia de caroteno en la sangre.

carotinosis (*carotinosis*)
DERMATOL. f. Pigmentación amarillenta de la piel, más intensa en las palmas y las plantas, por presencia de carotenos en los tejidos.

carpectomía (*carpectomy*)
ORTOP. f. Escisión de parte o de todos los huesos del carpo. Se ha utilizado como parte de la resección artroplástica de la muñeca.

carpiano (*carpale*)
ORTOP. adj. Relativo o perteneciente al carpo. || m. Hueso situado en el carpo.

carpitis (*carpitis*)
ORTOP. f. Sinovitis de la articulación del carpo, que afecta a algunos animales domésticos y les produce dolor, hinchazón y cojera.

carpo (*carpus*)
ANAT. m. Esqueleto proximal de la mano, situado entre los huesos del antebrazo y el metacarpo, que está formado por dos filas de huesos: la primera toma parte en la articulación de la muñeca, y la segunda, en la carpometacarpiana.

carpocifosis (*carpus curvus*)
ORTOP. Ver **deformidad de Madelung**.

carpofalángico (*carpophalangeal*)
ORTOP. adj. Relativo o perteneciente al carpo o a las falanges.

carpometacarpiano (*carpometacarpal*)
ORTOP. adj. Relativo o perteneciente al carpo y al metacarpo.

carpopedal (*carpopedal*)
ORTOP. adj. Relativo o perteneciente al carpo y al pie; en especial, referido al espasmo carpopedal.

carpoptosis (*carpoptosis*)
ORTOP. f. Muñeca caída como resultado de la parálisis de los músculos extensores de la mano y de los dedos (parálisis radial).

carteolol (*carteolol*)
FARMCLÍN. m. Fármaco que antagoniza receptores adrenérgicos β.

cartilaginoso (*cartilaginous*)
RADIO. adj. Que contiene cartílago.

cartílago (*cartilage*)
ANAT. m. Tejido conectivo de sostén, avascular, constituido por células (condrocitos y/o condroblastos) rodeadas por abundante matriz extracelular de consistencia firme y a la vez flexible, sin mineralizar. Se localiza principalmente en las superficies articulares, la porción esternal de las costillas, la laringe, la tráquea, la nariz y el pabellón auricular. Se distinguen tres tipos de cartílago: elástico, fibroso e hialino. ‖ **c. aritenoides** (*arytenoid c.*) Ver **cricoides**. ‖ **c. de la concha** (*conchal c.*) Lámina delgada, flexible y elástica, que ocupa la extensión de la concha auricular, excavación limitada por delante por el trago y por detrás por el antihélix y el antitrago; el cartílago se prolonga hacia dentro y forma la pared anteroinferior del conducto. Se trata de una zona que habitualmente actúa como donante de injertos de cartílago para diversos propósitos reconstructivos. ‖ **c. costal** (*cartilago costalis*) El que forma la parte anterior de las costillas y se articula con el esternón (articulación condroesternal) ‖ **c. cricoides** (*cricoid c.*) Ver **cricoides**. ‖ **c. elástico** (*elastic c.*) Tejido conectivo cartilaginoso de color amarillento y de características elásticas (debido, principalmente, a la presencia en su matriz de numerosas fibras elásticas), que se encuentra en las orejas, el conducto auditivo externo, la epiglotis y la laringe (cartílago cuneiforme). ‖ **c. fibroso** (*fibrocartilage c.*) El que posee abundantes fibras de colágena y es capaz de soportar fuertes tensiones. A diferencia de los otros dos tipos, no posee pericondrio (v.) y se localiza en la inserción ósea de los tendones, en los discos intervertebrales, en la sínfisis del pubis y en los discos articulares. También se denomina fibrocartílago. ‖ **c. hialino** (*hyaline c.*) Cartílago de aspecto semitranslúcido, de color gris azulado, el más abundante en el cuerpo, que se encuentra presente en la nariz y la laringe, en los extremos ventrales de las costillas (se articulan), en los anillos traqueales y bronquiales y en las superficies articulares de las articulaciones móviles del cuerpo. Además, constituye el esqueleto durante el desarrollo embrionario, por lo que actúa como un molde para la formación de la mayoría de los huesos (menos los planos) y constituye la placa epifisaria de los huesos en crecimiento. ‖ **c. tiroides** (*thyroid c.*) Cartílago mayor de la laringe, constituido por dos láminas que se unen formando un ángulo diedro abierto hacia atrás. En él se insertan los músculos y las cuerdas vocales.

carúncula (*caruncle*)
ANAT. f. Pequeña prominencia carnosa. ‖ **c. himenal** (*c. hymenal*) Pequeña prominencia, resto del himen desgarrado, que se encuentra en el orificio vaginal. ‖ **c. lagrimal** (*c. lacrimalis*) Pequeña eminencia en el ángulo interno del ojo. ‖ **c. mirtiforme** (*c. myrtiforme*) Resto de la membrana himeneal en la mujer que ha tenido partos. ‖ **c. sublingual** (*c. sublingualis*) Pequeña prominencia coniforme, a uno y otro lado del frenillo de la lengua, en cuyo vértice se encuentra la desembocadura del conducto submandibular (conducto excretor de la glándula submandibular).

cascada (*cascade*)
ANAT. f. Cada uno de los procesos que se desarrollan en fases, dependiendo cada una de ellas de la precedente.

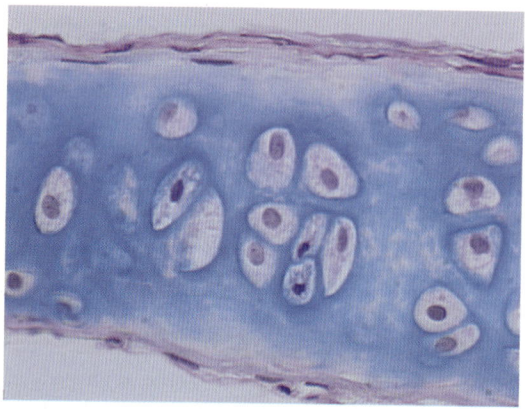

cartílago

cascada del complemento (*complement cascade*)
FISIOL. Proceso bioquímico en el que los componentes del complemento interactúan siguiendo la secuencia que va desde C1 a C9. El efecto final de este proceso es la lisis de la membrana celular y la muerte de la célula.

caso (*case*)
ANAT. m. Incidencia individual de un hecho; en medicina, de una entidad patológica.

caso aislado (*isolated case*)
GENÉT. Único miembro de una familia con una enfermedad genética. Se denomina también caso esporádico.

caso índice (*index case*)
GENÉT. Primer individuo en mostrar una enfermedad genética en una familia. Se denomina también probando.

casos (*cases*)
BIOÉT. Ver **casuística, enseñanza de ética médica.**

caspa (*dandruff*)
DERMATOL. f. Descamación fina, normal o patológica, localizada persistentemente en el cuero cabelludo y las áreas pilosas.

castigo (*punishment*)
PSICOL. m. Cualquier procedimiento de presentación de un estímulo aversivo (castigo positivo) o retirada de un estímulo positivo (castigo negativo), que genera en el organismo conductas de escape o evitación (supresión o eliminación) de una determinada respuesta.

castración (*castration*)
BIOÉT. f. Extirpación quirúrgica de los testículos o de los ovarios, que puede ser necesaria en ciertas enfermedades de dichos órganos. De lo contrario, constituye una lesión que el médico nunca puede infligir. || **c. por orden judicial** (*c. for judicial order*) Pena que, en algunos países, se propone como la más apropiada para los violadores. Su aplicación sería contraria a la ética médica, pues el médico que la practicara estaría lesionando o mutilando al reo, yendo así contra el principio básico de su profesión: la ayuda al enfermo.

castración (*castration*)
GINECOL. f. Extirpación de las gónadas (ovario o testículo), anulando así su función. El mismo efecto se puede conseguir con radiaciones (actualmente en desuso) o con fármacos.

casuística (*casuistics*)
BIOÉT. f. Registro y estudio de los casos de una enfermedad. || Método de estudio basado en la exposición de casos paradigmáticos de diversas situaciones clínicas, que pueden causar perplejidad ética. A partir de las soluciones a dichos casos, los médicos pueden adquirir una orientación ética para desenvolverse en otros similares. Su utilidad es limitada, ya que el objetivo de la formación ética del médico es hacerle adquirir los hábitos de razonamiento para resolver las situaciones que se le presenten, no proporcionar un recetario que, aunque útil, es insuficiente.

catabasia (*catabasis*)
FISIOL. f. Periodo de declinación de una enfermedad.

catabolismo (*catabolism*)
BIOQUÍM. m. Secuencia de reacciones mediante las cuales se degradan los nutrientes orgánicos y se transforman en productos simples, con el fin de extraer de ellos energía química y convertirla en una forma útil para la célula.

catabolito (*catabolite*)
FISIOL. m. Producto de desecho del metabolismo, que se elimina por alguna de las vías de excreción.

catacalcina (*katacalcin*)
ENDOCRINOL. f. Péptido C-terminal del precursor alfa de la calcitonina. Se segrega equimolarmente con la calcitonina, y aunque posee efectos biológicos en cultivos de tejido óseo, no se han esclarecido las acciones que ejerce en el organismo humano. Puede constituir una alternativa a las estimaciones plasmáticas de calcitonina en el diagnóstico y seguimiento del carcinoma medular de tiroides.

catagen (*catagen*)
DERMATOL. m. Fase de reposo en el ciclo evolutivo del pelo, cuya duración es de tres semanas.

catágeno (*catagen*)
DERMATOL. adj. Se dice del pelo que se encuentra en fase de catagen.

catalasa (*catalase*)
BIOQUÍM. f. Enzima antioxidante, presente en los peroxisomas, que descompone el peróxido de hidrógeno en agua y oxígeno, protegiendo a la célula de su efecto tóxico.

catalepsia (*catalepsy*)
PSIQUIAT. f. Rigidez extrema, aumento del tono muscular y ausencia de la movilidad voluntaria, que constituye un síntoma de la catatonía (v.). Implica la presencia de flexibilidad cérea (v.) o el estado de pasividad absoluta con ausencia de movimientos espontáneos. Este síntoma aparece en casos graves de esquizofrenia catatónica.

catamnesis (*catamnesis*)
ANAT. f. Historia clínica del paciente desde el comienzo de la enfermedad.

cataplejía (*cataplexy*)
NEUROL. f. Pérdida brusca del tono muscular, total o parcial, que puede ser inducida por las emociones o por otro tipo de circunstancias que generen sobresaltos. Se debe a la entrada brusca en sueño paradójico o a movimientos oculares rápidos, y forma parte de la tétrada característica de la narcolepsia.

catarata (*cataract*)
OFTALMOL. f. Opacidad parcial o total del cristalino, que puede aparecer en cualquier momento de la vida, incluso en los recién nacidos, pero es mucho más frecuente a partir de los cincuenta años. Los síntomas iniciales son: visión borrosa de manera permanente, a modo de niebla; deslumbramiento en condiciones de alta luminosidad y, en ocasiones, necesidad de quitarse las gafas de cerca para leer. Por el contrario, no provoca dolor ocular o de cabeza. Constituye la principal causa de baja visión en el mundo y su cirugía es la que más se practica en oftalmología y una de las más frecuentes de todas las intervenciones que se realizan en medicina. La operación debe realizarse cuando la disminución de la agudeza visual impide que el paciente realice las actividades cotidianas. Asimismo, no es necesario esperar a que la catarata esté madura, ya que esta medida puede conducir a la pérdida completa de la visión, si bien, a diferencia de otros procesos, se puede corregir mediante una intervención quirúrgica. Ver **extracción extracapsular del cristalino, extracción intracapsular del cristalino, facoemulsificación, lente intraocular.** || **c. brunescente** (*brunescens c.*) Catarata muy evolucionada, de aspecto marronáceo y extremadamente dura. || **c. complicada** (*complicated c.*) Catarata que aparece como consecuencia de otra enfermedad que afecta al ojo, como un desprendimiento de retina o una uveítis. || **c. congénita** (*congenital c.*) Catarata de origen hereditario u ocasionada por elementos nocivos que actúan durante el desarrollo embrionario y están presentes en el momento del nacimiento. || **c. cortical** (*cortical c.*) Opacidad que afecta a la corteza del cristalino. No es necesario operarla cuando no evoluciona y, por tanto, no afecta al centro del eje visual. || **c. dermatogénica** (*dermatogenic c.*) Aquella que aparece asociada a una enfermedad de la piel. La causa más frecuente es una dermatitis atópica. || **c. morgagniana** (*morgagnian c.*) Catarata hipermadura, en la que se ha producido la licuación de la corteza del cristalino y el núcleo se asienta en el fondo de saco capsular. || **c. negra** (*c. nigra*) Ver **catarata brunescente.** || **c. nuclear** (*nuclear c.*) Catarata debida a la opacidad del núcleo del cristalino. Es la más frecuente y se asocia normalmente al envejecimiento. Suele producir una miopización progresiva del ojo. || **c. secundaria** (*secondary c.*) Nombre que recibe la opacificación de la cápsula posterior del cristalino tras la cirugía de catarata. La cápsula posterior se deja intacta tras la extracción extracapsular o tras la facoemulsificación del cristalino, para servir de apoyo a la lente intraocular. Esta opacificación sucede hasta en un 20% de los operados en los meses o años posteriores a la cirugía y se resuelve fácilmente mediante la realización de una capsulotomía con láser. || **c. subcapsular posterior** (*posterior subcapsular c.*) Catarata localizada en la corteza más proxima a la cápsula posterior del cristalino.

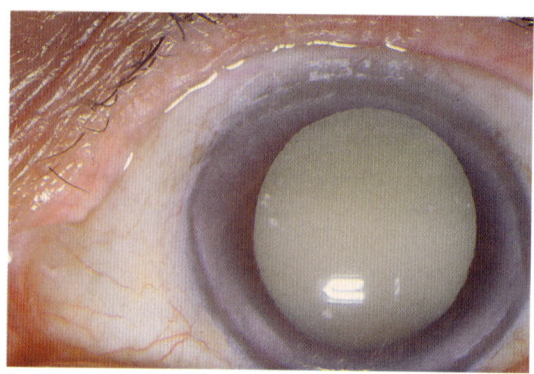

catarata

catarro *(catarrh)*
PNEUMOL. m. Coriza común. Comienza con malestar general predominante, que está asociado a cosquilleo, quemazón y sequedad de las fosas nasales y faringe. En pocas horas da paso a la fase catarra, en la que hay obstrucción nasal con secreción acuosa y empeoramiento de los síntomas generales. Por último, en pocos días se experimenta una mejoría en el cuadro general, con secreción nasal mucosa o mucopurulenta, si existe sobreinfección.

catatonía *(catatonia)*
PSIQUIAT. f. Trastorno mental descrito por Kahlbaum en 1863, que se caracteriza principalmente por la alteración de los movimientos voluntarios. Los síntomas incluyen catalepsia (v.), negativismo y ecosíntomas (ecolalia, ecopraxia y ecomimia). Según Kahlbaum, se trataba de una entidad nosológica independiente, y posteriormente Kraepelin la clasificó como un forma particular de demencia precoz (esquizofrenia).

catecol orto metiltransferasa (COMT) *(catechol O methyl transferase)*
ENDOCRINOL. f. Enzima clave en la degradación de las catecolaminas, cuya interacción con noradrenalina y adrenalina da lugar a la formación de normetanefrina y metanefrina, respectivamente, que después sufren la acción de la enzima monoaminooxidasa (MAO) y da lugar al ácido vanilmandélico. De forma alternativa, la COMT puede actuar sobre el ácido 3,4-dihidroximandélico, que se ha formado previa interacción de la MAO con nordarenalina y adrenalina.

catecolamina *(catecholamine)*
FISIOL. f. Compuesto de un grupo de aminas en el que la porción cromática de la molécula es catecol y la porción alifática es una amina. Todos los compuestos de este grupo son simpaticomiméticos: adrenalina, noradrenalina y dopamina.

catecolestrógeno *(catecholestrogen)*
ENDOCRINOL. adj. Se dice de las moléculas con estuctura 2 o 4-hidroxiestrógenos, que poseen un papel modulador de la secreción de gonadotropinas en los mamíferos. Su actividad biológica puede atribuirse a la acción estrogénica o a la interacción con los sistemas cateolaminérgicos.

catéter *(catheter)*
CARDIOL. m. Instrumento tubular flexible que se introduce en una cavidad u órgano hueco para drenar líquidos, efectuar lavados, introducir fármacos, alimentar a través de enterostomía, efectuar biopsias por aspiración, realizar tratamiento de estenosis vasculares o de otro tipo, como vía de acceso al torrente intravascular, para realizar técnicas de diálisis peritoneal, con fines diagnósticos, etc. Hay múltiples modelos dependiendo de los fines (catéter vesical, traqueal, endobronquial, cardiaco, para angioplastia, nasofaríngeo, vascular, arterial o venoso, ureteral, etc.). Pueden ser rígidos (tipo metal o vidrio) o flexibles (la mayoría de goma, látex, plástico o silicona), y transitorios o permanentes. Hay centenares de modelos distintos para las diversas indicaciones y algunos reciben nombres propios (de Foley, de Phillips, etc.). || **c. angiográfico** *(angiographic c.)* Catéter diseñado para la introducción de un medio de contraste radiológico, con el fin de visualizar el corazón o el sistema vascular de un órgano. || **c. coaxial** *(coaxial c.)* Tipo de catéter que, por su fino calibre, es introducido por el interior de otro de mayor calibre. || **c. de Cournand** *(Cournand's c.)* Catéter diseñado específicamente para la exploración del corazón derecho. || **c. endobronquial** *(endobronchial c.)* Catéter flexible empleado para la aspiración de secreciones bronquiales. || **c. endotraqueal** *(endotracheal c.).* Catéter empleado para la aspiración del árbol endotraqueal o la ventilación mecánica (tubo endotraqueal). || **c. de Foley** *(Foley's c.)* Sonda vesical que se mantiene en la vejiga mediante una balón inflado. || **c. de Grüntzig** *(Grüntzig's c.)* Catéter provisto de un segmento hinchable en su extremo (balón), diseñado para la dilatación de la estenosis y las oclusiones vasculares. || **c. nasofaríngeo** *(nasopharingeal c.)* Sonda flexible diseñada para ser ubicada en el estómago a través de la nariz y de la faringe con el propósito de administrar alimentación (alimentación enteral) o aspirar el contenido gástrico. || **c. de Swan-Ganz** *(Swan-Ganz's c.)* Catéter con un balón inflable en su extremo distal, que permite bloquear pequeñas arterias pulmonares para la medición de la presión capilar pulmonar. También se emplea para medir la presión en las cavidades del corazón derecho, controlar el gasto cardiaco, etc. Se emplea habitual-

mente con fines diagnósticos o para la monitorización hemodinámica de pacientes inestables. || **c. vascular** (*vascular c.*) Catéter diseñado para ser introducido y realizar manipulaciones dentro de la luz arterial y/o venosa. || **c. venoso central** (*central venous c.*) Catéter vascular que se coloca en la vena cava o en la aurícula derecha, empleado para tomar la presión venosa central o para la infusión de fármacos o fluidoterapia. || **c. vesical** (*vesical c.*) Catéter diseñado para el cateterismo de la vejiga urinaria, con fines diagnósticos o terapéuticos.

cateterismo (*catheterization*)
CARDIOL. m. Exploración realizada mediante el paso de un catéter por un conducto o cavidad, habitualmente con fines diagnósticos y/o terapéuticos. || **c. cardiaco** (*cardiac c.*). Cateterismo percutáneo de las distintas cavidades cardiacas con fines diagnósticos (toma de presiones y de parámetros hemodinámicos, inyección de contraste radiológico para realizar la angiografía, recogida de muestras sanguíneas para realizar gasometría, toma de biopsia, etc.) o terapéuticos (procedimientos intervencionistas, como valvuloplastia, angioplastia, implantación de marcapasos cardiacos, ablación mediante radiofrecuencia, angioplastia coronaria, Rashkind, etc.). El cateterismo cardiaco puede ser exclusivamente derecho (cateterismo derecho, mediante acceso venoso), izquierdo (cateterismo izquierdo, realizado mediante abordaje arterial retrógrado o punción transeptal) o de ambos lados, y asociado o no a la coronariografía. Su realización está indicada en un número importante de enfermedades cardiacas, como la cardiopatía isquémica, las miocardiopatías, las cardiopatías congénitas, las arritmias, las enfermedades valvulares, etc. || **c. ureteral** (*ureteral c.*) Cateterismo que se realiza a través de la vejiga urinaria con fines diagnósticos (prueba de permeabilidad, pielografía) o terapéuticos (drenaje, lavados piélicos o dilataciones ureterales). || **c. vascular** (*vascular c.*) Término general empleado para la introducción de un catéter vascular en una determinada vena o arteria, habitualmente con fines diagnósticos (angiografía) o terapéuticos (infusión de fármacos, alimentación parenteral, fluidoterapia, etc.).

cateterización (*catheterization*)
RADIO. f. Introducción de un catéter, sonda o aguja en el interior de una estructura vascular o cavidad, comunicándola con el exterior.

catión (*cation*)
FISIOL. m. Ion con carga positiva, por pérdida de uno o más electrones, que emigra hacia el cátodo.

catisofobia (*catisophobia*)
PSIQUIAT. Ver **fobia**.

cátodo (*cathode*)
MEDNUCL. m. En un tubo de rayos X, la fuente de los electrones.

cauda equina (*cauda equina*)
NEUROCIR. Ramillete de nervios espinales lumbosacros, que caminan hacia su foramen correspondiente una vez que se ha acabado la médula espinal en el cono medular de la vértebra L1, en el adulto.

caudal (*caudal*)
RADIO. adj. Que está situado en la porción inferior.

caudocraneal (*caudo-cranial*)
RADIO. adj. Se dice de la orientación de la visión de una imagen desde una posición inferior, es decir, en sentido ascendente respecto al cuerpo. Ver **proyección caudocraneal.**

causalgia (*causalgia*)
NEUROL. f. Dolor crónico y muy persistente de la piel, debido a un traumatismo o a una intervención quirúrgica que ha afectado a un nervio sensitivo. Puede acompañarse de cambios tróficos vegetativos del miembro doloroso.

causalidad (*causality*)
ANAT. f. Relación entre el fenómeno precedente y el subsiguiente, de tal forma que conociendo este se pueda inferir el precedente.

cáustico (*caustic*)
MEDLEGAL. m. Producto químico corrosivo de carácter fuertemente ácido o alcalino, que quema y desorganiza los tejidos orgánicos.

cauterio (*cautery*)
DERMATOL. m. Instrumento empleado para destruir los tejidos orgánicos por medio de calor.

cauterización (*cauterization*)
DERMATOL. f. Aplicación de un cauterio como agente terapéutico.

CAV *(CAV)*
ONCOL. Siglas correspondientes a la combinación de tres agentes citostáticos: la ciclofosfamida, la adriamicina y la vincristina, conocida especialmente por su actividad en los tumores de pulmón de células pequeñas.

cava *(cava)*
ANAT. f. Cada una de las dos venas, superior e inferior, que recogen la sangre venosa del cuerpo y la vierten en la aurícula derecha. ∥ **c. inferior** *(inferior vena c.)* Vena que recoge la sangre de las extremidades inferiores y de las vísceras pélvicas y abdominales. ∥ **c. superior** *(superior vena c.)* Vena que se forma al unirse los dos troncos venosos braquiocefálicos que recogen toda la sangre venosa de las extremidades superiores, la cabeza y el tronco.

caverna *(cavern)*
PNEUMOL. f. Cavidad patológica o excavación ulcerosa que queda después de la evacuación del pus de un absceso o del reblandecimiento de una masa tuberculosa, como las que se forman en los pulmones.

cavernomas *(cavernomas)*
NEUROCIR. Ver **angioma cavernoso**.

cavernoso *(cavernous)*
ANAT. adj. Que tiene cavidades anfractuosas, como el seno cavernoso (v.) y los cuerpos cavernosos (v.).

cavernosografía *(cavernosography)*
UROL. f. Exploración radiológica que se utiliza en los pacientes con disfunción eréctil, en los que se sospecha una fuga venosa. Consiste en la inyección de un radiocontraste en el cuerpo cavernoso, con el objeto de visualizar el drenaje venoso. Se realiza siempre después de haber activado el mecanismo veno-oclusivo mediante una inyección intracavernosa de una sustancia vasoactiva (papaverina o prostaglandina E1).

cavernosometría *(cavernosometry)*
UROL. f. Exploración que mide el flujo necesario para provocar y mantener una erección. Incluye la medida de la presión dentro del cuerpo cavernoso y se realiza inyectando suero salino intracavernoso a un flujo conocido. La exploración se hace indistintamente con la inyección previa de una sustancia vasoactiva intracavernosa o sin ella. Se utiliza en el diagnóstico de la disfunción eréctil de etiología vascular.

cavidad *(cavity)*
ANAT. f. Espacio cerrado. ∥ Espacio hueco en un órgano o en el cuerpo. ∥ **c. abdominal** *(abdominal c.)* La que está limitada por las paredes abdominales, el diafragma y el periné. Aloja las vísceras digestivas y genitourinarias, y se divide en *cavidad abdominal mayor* y *cavidad abdominal menor* (o pélvica). ∥ **c. bucal** *(buccal c.)* Cavidad oral. Está limitada por los labios, las mejillas, el suelo de la boca y el paladar. Por detrás comunica con la orofaringe. En su interior se halla la lengua, y en ella se distingue el vestíbulo y la cavidad bucal propiamente dicha. El vestíbulo está limitado, en el interior, por las arcadas dentarias y, en el exterior, por los labios y las mejillas. ∥ **c. cardiaca** *(heart c.)* Ver **corazón**. ∥ **c. craneal** *(cavitas cranii)* Cavidad del neurocráneo, que aloja el encéfalo. ∥ **c. pericardial** *(pericardial c.)* Espacio virtual, pues solo contiene unos mililitros de líquido pericárdico, comprendido entre el pericardio visceral y el parietal. ∥ **c. peritoneal** *(peritoneal c.)* Espacio abdominal, virtual en condiciones normales, revestido por el peritoneo posterior y por el peritoneo de la pared abdominal anterior, de la pelvis y de los diafragmas, que contiene en su interior el hígado, el bazo, el estómago, el colon, el yeyuno y el íleon, el apéndice, el epiplón y los órganos genitales internos femeninos. ∥ **c. pleural** *(pleural c.)* Espacio virtual comprendido entre la pleura visceral y la parietal, que se convierte en real cuando hay un derrame pleural. ∥ **c. torácica** *(c. thoracis)* Espacio limitado por la pared costal, el esternón y el diafragma. En ella se hallan los pulmones, el corazón, los grandes vasos y el esófago.

cavitación *(cavitation)*
RADIO. f. Creación de una cavidad en el interior de una lesión, con contenido necrótico, detritus, sangre o gas.

cavografía *(cavography)*
RADIO. f. Estudio radiológico de la vena cava, mediante su opacificación con medios de contraste, para obtener imágenes con fines diagnósticos.

CCNU *(CCNU)*
ONCOL. Lomustina, agente antineoplásico derivado de las nitrosiureas, cuyos metabolitos, por al-

quilación y carbamoilación, interfieren la síntesis y la función del DNA forma A y del RNA. Se utiliza en tumores pulmonares, de Hodgkin, LNH y tumores cerebrales.

CD1 *(CD1)*

INMUNOL. Molécula de la membrana, propia de los timocitos corticales, de la que existen cinco isotipos diferentes denominados CD1a, CD1b, CD1c, CD1d y CD1e.

CD2 *(CD2)*

INMUNOL. Molécula panlinfocitaria T, implicada en la activación del linfocito T.

CD3 *(CD3)*

INMUNOL. Molécula cuya presencia define a la estirpe T. Consta de tres cadenas (γ, δ, ε), que se presentan en la membrana del linfocito T en asociación con las dos cadenas ξ y con el heterodímero α/β del TCR. El conjunto de las siete cadenas constituye lo que se denomina el complejo funcional del TCR, y su función consiste en transmitir al citoplasma de la célula la señal de activación.

CD4 *(CD4)*

INMUNOL. Molécula presente en la membrana de la subpoblación linfocitaria T, cuya función fundamental es ayudar a otras células inmunitarias a ejercer sus funciones. La presencia de CD4 en esta subpoblación le confiere restricción MHC de clase II (ver **restricción MHC**).

CD5 *(CD5)*

INMUNOL. Molécula de la membrana expresada por todos los linfocitos T maduros y por la mayoría de los timocitos, así como por una subpoblación de linfocitos B, a la cual se ha implicado en una patología de tipo autoinmune. También se denomina VLA-6 ($\alpha 6\beta 1$).

CD8 *(CD8)*

INMUNOL. Molécula presente en la membrana de la subpoblación linfocitaria T de función principalmente citotóxica. Su presencia le confiere restricción MHC de clase I a dicha subpoblación (ver **restricción MHC**).

CD9 *(CD9)*

INMUNOL. Importante componente de la superficie plaquetar, que actúa como mediador en funciones de activación y agregación. Se expresa también en los linfocitos pre-B, donde se le ha atribuido un papel de adhesión célula-célula, así como en los eosinófilos, los basófilos y los linfocitos T activados. Probablemente participa en los procesos de señalización celular, por medio de la interacción con proteínas de unión a GTP.

CD10 *(CD10)*

INMUNOL. Proteína integral de la membrana con actividad zinc-metaloproteasa. Se expresa principalmente en linfocitos pre-B y en neutrófilos, y se denomina también endopeptidasa neutra o antígeno CALLA (antígeno de la leucemia linfoblástica aguda común).

CD11a/CD18 *(CD11a/CD18)*

INMUNOL. Molécula perteneciente a la familia de las integrinas $\beta 2$ (denominadas así porque su cadena beta es el CD18), cuya cadena α es el CD11a (o αL). Se expresa en todas las células hematopoyéticas y participa en su adhesión al endotelio por medio de su unión a las moléculas ICAM-1 e ICAM-2. Asimismo participa en las interacciones entre linfocitos T y B y monocitos. También se denomina LFA-1.

CD11b/CD18 *(CD11b/CD18)*

INMUNOL. Integrina $\beta 2$, cuya cadena α es el CD11b (o αM). Se trata de una molécula de adhesión propia de monocitos y neutrófilos, capaz de interaccionar con la molécula ICAM-1, induciendo de este modo la adhesión de dichos tipos celulares al endotelio, con su consiguiente extravasación. También recibe el nombre de CR3, por su capacidad de unir iC3b.

CD11c/CD18 *(CD11c/CD18)*

INMUNOL. Integrina $\beta 2$ cuya cadena α es el CD11c o αX. También se denomina CR4, ya que es capaz de unir iC3b. Se expresa principalmente en monocitos y neutrófilos, y participa en su adhesión al endotelio en lugares donde hay inflamación.

CD13 *(CD13)*

INMUNOL. Aminopeptidasa que se expresa en la membrana de los monocitos, los granulocitos y sus precursores. Actúa como receptor para coronavirus y está implicada en la interacción con citomegalovirus.

CD14 *(CD14)*

INMUNOL. Glicoproteína de membrana anclada por GPI, propia de los monocitos y de sus precursores. Asimismo, puede presentarse en forma soluble y actúa como receptor de lipopolisacárido.

CD15 (*CD15*)
INMUNOL. Antígeno de diferenciación que se expresa con alta intensidad en la serie granulocítica y con baja intensidad en los monocitos. Puede presentarse en forma sialilada, en cuyo caso se comporta como ligando para selectinas. También se denomina antígeno X de Lewis.

CD16 (*CD16*)
INMUNOL. Receptor tipo III para la fracción Fc de la IgG o FcγRIII (baja afinidad). Puede presentarse en dos formas, denominadas A y B. FcγRIIIA es una molécula transmembrana propia de las células NK y de los monocitos, implicada en la citotoxicidad celular dependiente de anticuerpos. FcγRIIIB es una glicoproteína de membrana anclada por GPI (glicosil-fosfatidilinositol), presente en los granulocitos.

CD19 (*CD19*)
INMUNOL. Molécula de membrana expresada por todos los linfocitos B, tanto precursores como maduros, implicada en la regulación de la activación y proliferación de la célula B.

CD20 (*CD20*)
INMUNOL. Molécula implicada también en la activación y proliferación B, presente en todos los linfocitos B maduros, así como en algunos estadios de las células precursoras B, siendo su aparición generalmente posterior a la de la molécula CD10.

CD21 (*CD21*)
INMUNOL. Molécula también denominada CR2 (receptor de complemento tipo 2), por tener como ligando a la molécula C3d. Se comporta, asimismo, como el receptor para el virus de Epstein-Barr. Se expresa en la membrana de los linfocitos B maduros, interviniendo en el proceso de su activación celular, tras la cual su expresión se negativiza. Es capaz de interaccionar con la molécula CD23, implicándose en la regulación de la producción de IgE. También se expresa en las células dendríticas foliculares.

CD22 (*CD22*)
INMUNOL. Molécula que se expresa en la membrana de los linfocitos B maduros y de las células precursoras B tardías, y en el citoplasma de las células precursoras B precoces. Su presencia define a la estirpe B.

CD23 (*CD23*)
INMUNOL. Molécula también denominada FcεRII, porque se comporta como un receptor de baja afinidad para el fragmento Fc de la IgE, participando en la regulación de la producción de dicho isotipo. Se expresa en la membrana de los linfocitos B maduros y de los monocitos. Puede presentarse en forma soluble, por clivaje proteolítico de la región extracelular de la molécula.

CD24 (*CD24*)
INMUNOL. Sialoglicoproteína de la membrana unida a GPI (glicosil-fosfatidilinositol), que se expresa a lo largo de todo el desarrollo B hasta el estadio de linfocito B activado, en que su expresión disminuye, para perderse totalmente en la célula plasmática. También lo expresan los granulocitos maduros.

CD25 (*CD25*)
INMUNOL. Molécula también denominada IL-2Rα o subunidad α del receptor para la interleuquina-2; se asocia con las subunidades β y γ para constituir el receptor de IL-2 de alta afinidad. Por sí solo es capaz de unir IL-2 con baja afinidad. Se expresa en células activadas, tanto si son linfocitos T y B, monocitos o células NK.

CD28 (*CD28*)
INMUNOL. Molécula coestimuladora de importancia fundamental en la activación del linfocito T virgen. Su interacción con las moléculas CD80 o CD86 ha de producirse de forma simultánea a la estimulación del TCR, para que el linfocito T virgen sea capaz de activarse.

CD32 (*CD32*)
INMUNOL. Molécula también denominada FcγRII o receptor tipo II para la fracción Fc de la IgG (baja afinidad). Se expresa en monocitos y neutrófilos, así como en linfocitos B. En estos últimos suministra una señal negativa que inhibe la síntesis de las inmunoglobulinas, mientras que en los primeros facilita la endocitosis.

CD33 (*CD33*)
INMUNOL. Molécula propia de la serie mieloide, de función no determinada.

CD34 (*CD34*)
INMUNOL. Molécula cuya presencia define a los progenitores hematopoyéticos. La posibilidad de cuantificar el número de células

CD34⁺ ha supuesto un gran avance en el trasplante de médula ósea.

CD35 *(CD35)*
INMUNOL. Receptor para C3b o C4b en neutrófilos y monocitos, también denominado CR1. Su principal función es facilitar la fagocitosis de inmunocomplejos o de partículas recubiertas por dichas fracciones de complemento.

CD36 *(CD36)*
INMUNOL. Molécula también denominada GPIIIb; en las plaquetas actúa como receptor para la trombospondina y participa en la adhesión y agregación plaquetar. Asimismo, actúa como receptor para las moléculas LDL oxidadas.

CD38 *(CD38)*
INMUNOL. Glicoproteína de la membrana, presente en las células precursoras T y B, en los linfocitos T y B maduros activados y en las células plasmáticas. En estas últimas, se caracteriza por presentar una altísima intensidad de expresión.

CD40 *(CD40)*
INMUNOL. Molécula de importancia crucial en la activación del linfocito B, ya que interacciona con la molécula CD40L (ligando del CD40) del linfocito T helper, suministrando una señal imprescindible para la activación, proliferación y diferenciación del linfocito B. Una mutación en el CD40L que impida su unión al CD40 origina una imposibilidad en el cambio de clase de las inmunoglobulinas, produciéndose únicamente el isotipo IgM (síndrome de hiper-IgM).

CD44 *(CD44)*
INMUNOL. Molécula de adhesión de muy amplia distribución entre las células hematopoyéticas, que participa en la migración linfocitaria a los tejidos, así como en procesos de interacción tanto intercelulares como entre las células y la matriz extracelular.

CD45 *(CD45)*
INMUNOL. Molécula también denominada antígeno común leucocitario, por el hecho de que la expresan todas las células hematopoyéticas, salvo los eritrocitos. Se comporta como una tirosín-fosfatasa, de importancia esencial en la transducción de señales originadas en el receptor para el antígeno del linfocito T durante la activación celular. La molécula CD45 se presenta en varias isoformas de distinto peso molecular, originadas por un proceso diferencial de corte y empalme en el RNAm que se origina a partir de un gen que posee varios exones. La forma de bajo peso molecular, denominada CD45RO, constituye en los linfocitos T un marcador de memoria inmunológica, mientras que la forma de alto peso molecular (CD45RA) se presenta en la membrana de las células vírgenes.

CD49a/CD29 *(CD49a/CD29)*
INMUNOL. Molécula perteneciente a la familia de las integrinas $\beta1$, compuesta de una cadena α (CD49a o $\alpha1$) y una cadena β (CD29 o $\beta1$), cuya función consiste en actuar como receptor para el colágeno I y IV, así como para la laminina. Se expresa en los fibroblastos, las células endoteliales, los linfocitos T activados y los monocitos. También se denomina VLA-1.

CD49b/CD29 *(CD49b/CD29)*
INMUNOL. Integrina $\beta1$, cuya cadena α es la molécula CD49b o $\alpha2$, que se comporta como receptor para los tipos I a IV de colágeno, así como para la laminina. Está presente en los fibroblastos, las células endoteliales y los linfocitos T y B. También se denomina VLA-2.

CD49c/CD29 *(CD49c/CD29)*
INMUNOL. Molécula de adhesión de la familia de las integrinas $\beta1$ (cadena α, CD49c o $\alpha3$), que actúa como receptor para la fibronectina, el colágeno y la laminina en los fibroblastos, los queratinocitos y las células epiteliales. También se denomina VLA-3.

CD49d/CD29 *(CD49d/CD29)*
INMUNOL. Integrina propia de los linfocitos y los monocitos, capaz de unirse a VCAM-1 y a la fibronectina, que participa en la migración linfocitaria a los sitios de inflamación. También recibe el nombre de VLA-4 ($\alpha4\beta1$).

CD49e/CD29 *(CD49e/CD29)*
INMUNOL. Integrina $\beta1$ con amplia distribución celular, que participa en múltiples procesos de adhesión celular a moléculas de la matriz extracelular, principalmente la fibronectina. También se denomina VLA-5 ($\alpha5\beta1$).

CD49f/CD29 *(CD49f/CD29)*
INMUNOL. Molécula de adhesión de distribución muy amplia, que se une a la laminina. También se conoce con el nombre de VLA-6 ($\alpha6\beta1$).

CD50 (*CD50*)
INMUNOL. Molécula también denominada ICAM-3; se expresa preferentemente en linfocitos, y se une al complejo CD11a /CD18.

CD54 (*CD54*)
INMUNOL. Molécula de adhesión que participa en la unión de leucocitos al endotelio, en caso de inflamación; en las interacciones entre los linfocitos T y las células presentadoras, así como en las interacciones entre linfocitos T y B. Se comporta como ligando para la molécula LFA-1. También se denomina ICAM-1.

CD55 (*CD55*)
INMUNOL. Glicoproteína de membrana anclada por GPI (glicosil-fosfatidilinositol), cuya función consiste en inhibir la formación de la convertasa de C3. También se denomina DAF.

CD56 (*CD56*)
INMUNOL. Molécula cuya presencia en ausencia de la molécula CD3 define a la estirpe NK.

CD58 (*CD58*)
INMUNOL. Molécula de adhesión que media la interacción entre el linfocito T y la célula presentadora, así como entre el linfocito T y la célula diana. También denominado LFA-3.

CD62 (*CD62*)
INMUNOL. Miembro de la familia de las selectinas, presente en los megacariocitos, las plaquetas activadas y las células endoteliales.

CD62E (*CD62E*)
INMUNOL. Selectina-E, presente en las células endoteliales sometidas a la acción de determinadas citoquinas. Media la unión de neutrófilos, monocitos y una subpoblación de linfocitos T memoria al endotelio activado por citoquinas. También se denomina LFA-3.

CD62L (*CD62L*)
INMUNOL. Molécula de adhesión presente en todos los leucocitos circulantes salvo en una subpoblación de linfocitos memoria. Participa en la migración linfocitaria a los sitios de inflamación. También se denomina selectina-L.

CD62P (*CD62P*)
INMUNOL. Molécula de adhesión propia de las plaquetas o el endotelio activados. Participa en la adhesión de las plaquetas a los monocitos y los neutrófilos, así como en la unión de leucocitos al endotelio activado. También se denomina selectina-P.

CD64 (*CD64*)
INMUNOL. Molécula también denominada receptor tipo I para la fracción Fc de la IgG o FcγRI (alta afinidad). Induce fagocitosis, generación de anión superóxido y producción de citoquinas en monocitos y macrófagos.

CD69 (*CD69*)
INMUNOL. Molécula que se expresa precozmente tras la activación celular en todos los leucocitos. También se denomina AIM.

CD71 (*CD71*)
INMUNOL. Receptor de transferrina, que está presente en las células en proliferación. Su función es importante en el metabolismo del hierro y, por tanto, en el crecimiento celular.

CD72 (*CD72*)
INMUNOL. Molécula propia de los linfocitos B, capaz de interaccionar con la molécula CD5, lo que ha hecho que se le atribuya un papel aún no bien delimitado en las interacciones entre linfocitos T y B.

CD74 (*CD74*)
INMUNOL. Proteína no polifórmica, que se asocia en el retículo endoplásmico a las cadenas α/β del MHC de tipo II recién sintetizadas, con el fin de ocultar el lugar de unión para el péptido, evitando así la unión de péptidos endógenos a las moléculas MHC de tipo II. Así mismo, dirige el movimiento de dichas moléculas hacia el compartimento endosómico, donde será liberada, y deja libre el sitio de unión para el péptido, que será ocupado por los péptidos exógenos existentes a este nivel. El CD74 está presente en todas aquellas células que expresan MHC de tipo II. También se denomina cadena invariante de las moléculas MHC de tipo II.

CD79 (*CD79*)
INMUNOL. Molécula compuesta de dos cadenas, denominadas Igα (CD79a) e Igβ (CD79b), que se asocian a la inmunoglobulina de membrana para constituir el receptor para el antígeno en la célula B. La función del CD79 consiste en transducir al citoplasma la señal generada en la inmunoglobulina por la unión del antígeno.

CD80 (*CD80*)
INMUNOL. Proteína coestimuladora, imprescindible para la activación del linfocito T virgen. Se expresa en células dendríticas no activadas,

así como en monocitos y linfocitos B activados. Su ligando principal es el CD28.

CD86 *(CD86)*
INMUNOL. Proteína coestimuladora, imprescindible para la activación del linfocito T virgen, similar al CD80. Su ligando principal es el CD28, pero varía su distribución celular, expresándose fundamentalmente en los monocitos y los linfocitos B activados.

CD89 *(CD89)*
INMUNOL. Molécula que se comporta como receptor para las formas monoméricas y poliméricas de IgA1 e IgA2, y es expresado principalmente por los neutrófilos y los monocitos. También se denomina FcαR.

CD95 *(CD95)*
INMUNOL. Molécula de la membrana que, típicamente, es expresada en altos niveles por los linfocitos T y B activados, cuya estimulación induce la apoptosis de la muerte celular programada. También recibe elnombre de Fas.

CD102 *(CD102)*
INMUNOL. Molécula de adhesión implicada principalmente en la recirculación linfocitaria y en su tráfico a los tejidos, así como en reacciones inflamatorias. Actúa como ligando para la molécula LFA-1 y también se denomina ICAM-2.

CD105 *(CD105)*
INMUNOL. Molécula que se comporta como receptor para TGFβ1 y TGFβ3. También recibe el nombre de endoglina.

CD106 *(CD106)*
INMUNOL. Molécula de adhesión implicada en la migración linfocitaria y en el reclutamiento de linfocitos al lugar de la inflamación. También se denomina VCAM-1.

CD114 *(CD114)*
INMUNOL. Molécula de membrana que se comporta como receptor para G-CSF.

CD115 *(CD115)*
INMUNOL. Molécula de membrana que se comporta como receptor para M-CSF.

CD116 *(CD116)*
INMUNOL. Cadena α del receptor para GM-CSF. Por sí solo se une a GM-CSF con baja afinidad. En combinación con CD131, constituye el receptor de alta afinidad para este factor de crecimiento.

CD117 *(CD117)*
INMUNOL. Glicoproteína de la membrana, propia de progenitores hematopoyéticos, que se comporta como receptor para el factor de crecimiento denominado *stem cell factor*. También se denomina c-kit.

CD119 *(CD119)*
INMUNOL. Molécula de membrana: es la cadena α del receptor para IFNγ.

CD120 *(CD120)*
INMUNOL. Molécula de membrana que se comporta como receptor para TNFα.

CD121 *(CD121)*
INMUNOL. Molécula de membrana que se comporta como receptor para IL-1.

CD122 *(CD122)*
INMUNOL. Subunidad β de los receptores para IL-2 e IL-15, se asocia con CD25 (subunidad α) y CD132 (subunidad γ) para constituir el receptor de alta afinidad para IL-2, y con IL-15Rα y CD132 para constituir el receptor de alta afinidad para IL-15. Su distribución es muy amplia, ya que está presente en los linfocitos T y B, en las células NK y en los monocitos. También se denomina IL-2Rβ e IL-15Rβ.

CD123 *(CD123)*
INMUNOL. Cadena α del receptor para IL-3, que por sí solo une IL-3 con baja afinidad y asociado con CD131 constituye el receptor de alta afinidad para IL-3.

CD124 *(CD124)*
INMUNOL. Molécula presente en los linfocitos T y B maduros, que actúa como receptor para la IL-4. Asociada a la molécula CD132, aumenta al doble su afinidad de unión para dicha citoquina. También es capaz de asociarse a la cadena α del receptor para IL-13, constituyendo el complejo del receptor para IL-13. Participa en la activación de linfocitos B, estimula la proliferación en linfocitos T y B previamente activados y está implicada en el cambio de clase a IgE.

CD125 *(CD125)*
INMUNOL. Constituye la cadena α del receptor para IL-5. Asociada a la molécula CD131, constituye el receptor de alta afinidad para dicha citoquina. Se expresa fundamentalmente en

eosinófilos, cuya proliferación y diferenciación induce, así como la activación de eosinófilos maduros.

CD126 *(CD126)*
INMUNOL. Receptor para la IL-6 que, asociado al CD130, constituye su receptor de alta afinidad. Se expresa principalmente en linfocitos B activados, cuya proliferación induce, y en hepatocitos, en los que promueve la síntesis de proteínas de fase aguda.

CD127 *(CD127)*
INMUNOL. Cadena α del receptor para la IL-7. El receptor de alta afinidad está constituido por su unión a la molécula CD132.

CD128 *(CD128)*
INMUNOL. Molécula de membrana que se comporta como receptor para IL-8.

CD129 *(CD129)*
INMUNOL. Molécula de membrana que se comporta como receptor para IL-9.

CD130 *(CD130)*
INMUNOL. Subunidad de los receptores para IL-6 e IL-11.

CD131 *(CD131)*
INMUNOL. Subunidad β de los receptores para IL-3, en asociación con CD123; IL-5, junto con CD125, y GM-CSF, con CD116.

CD132 *(CD132)*
INMUNOL. Subunidad de los receptores para IL-2, IL-4, IL-7, IL-9 e IL-15.

CD140 *(CD140)*
INMUNOL. Molécula de membrana que se comporta como receptor para PDGF.

CD141 *(CD141)*
INMUNOL. Glicoproteína de membrana que se comporta como cofactor en la activación de la proteína C por la trombina. También se denomina trombomodulina.

CD142 *(CD142)*
INMUNOL. Iniciador fisiológico de la coagulación. También se denomina tromboplastina.

CD152 *(CD152)*
INMUNOL. Molécula coestimuladora que, como el CD28 (con el que presenta una similitud de secuencia del 70%), se une al CD80 o al CD86. Se expresa en linfocitos T activados y también se denomina CTLA-4.

CD154 *(CD154)*
INMUNOL. Molécula presente principalmente en los linfocitos T CD4+, que interacciona con la molécula CD40 del linfocito B, induciendo la activación de este último. También se denomina ligando del CD40.

cDNA *(cDNA)*
GENÉT. DNA complementario, copia del RNA mensajero sintetizada en el laboratorio por medio de la transcriptasa inversa.

CEA *(CEA)*
ONCOL. Siglas inglesas de antígeno carcinoembrionario; marcador tumoral cuya elevación indica la presencia de un tumor de estirpe epitelial de localización preferentemente digestiva.

cebocefalia *(cebocephalia)*
NEUROCIR. f. Malformación congénita facial que se produce durante la inducción ventral. Consiste en nariz pequeña y aplanada con un solo orificio, agenesia de tabique nasal e hipotelorismo.

cecal *(cecal)*
ANAT. adj. Relativo al intestino ciego.

ceceo *(parasygmatism)*
OTORRIN. m. Incapacidad para pronunciar la letra *s*. ‖ Sustitución de la *s* por otras consonantes, como por ejemplo la *d*.

cecostomía *(caecostomy)*
CIRGEN. f. Ostomía que se realiza en la fosa ilíaca derecha con el ciego (el tramo más proximal del colon), habitualmente mediante un tubo introducido en el colon a través de la pared abdominal.

cefaclor *(cefaclor)*
FARMCLÍN. m. Cefalosporina de segunda generación de uso oral.

cefadroxilo *(cefadroxile)*
FARMCLÍN. m. Cefalosporina de primera generación de uso oral.

cefalalgia *(cephalalgia)*
NEUROL. f. Dolor de cabeza.

cefalea *(headache)*
NEUROL. f. Dolor de cabeza. ‖ **c. en acúmulos** *(cluster h.)* Cefalea que se caracteriza por las crisis de dolor paroxístico unilateral de localización fronto-orbitaria, con frecuentes irradiaciones del dolor hacia la región nasal. La crisis dura entre quince minutos y cuatro ho-

ras, y se acompaña de manifestaciones vegetativas locales, como congestión conjuntival, lacrimeo, taponamiento nasal y rinorrea. || Dolor paroxístico de breve duración (1-2 horas) en las regiones orbitaria y nasal, que se acompaña de rinorrea u otras alteraciones vegetativas en la zona. || **c. histamínica de Horton** *(Horton's h.)* Dolor frontal y ocular con irradiación nasal en un lado, agudo y breve (2-3 horas), pero muy intenso. Se acompaña de síntomas vegetativos, como rinorrea, obstrucción nasal, lacrimeo, ptosis y enrojecimiento conjuntival. || **c. por abuso de analgésicos** *(analgesic abuse h.)* Cefalea por uso continuado de preparados analgésicos que contienen derivados ergóticos. || **c. postejercicio** *(exertional h.)* Dolor de cabeza agudo que aparece tras el ejercicio extenuante. || **c. tensional** *(tension h.)* Dolor de cabeza crónico, recurrente y de distribución holocraneal, que aparece en personas sometidas a un estado de tensión o ansiedad. Se señala como mecanismo fisiopatológico que lo produce la contracción isométrica mantenida de los músculos de la nuca. || **c. tusígena** *(cough h.)* Dolor de cabeza que aparece de forma brusca durante los episodios de tos. En ocasiones se observa en el síndrome de Arnold-Chiari o en cuadros de hipertensión intracraneal.

cefalexina *(cephalexin)*
FARMCLÍN. f. Cefalosporina de primera generación de uso oral.

cefálico *(cephalic)*
ANAT. adj. Relativo a la cabeza o que está próximo a ella.

cefalohematoma *(cephalometome)*
GINECOL. f. Hematoma que aparece en la presentación cefálica del feto durante el parto.

cefaloideo *(cephaloid)*
ORTOP. adj. Que tiene forma de cabeza.

cefalometría *(cephalometry)*
GINECOL. f. Medida del diámetro de la cabeza fetal, que se realiza con ultrasonidos (ecografía).

cefalorraquídeo *(cerebrospinal)*
NEUROL. adj. Relativo al encéfalo, el espacio intracraneal y el canal raquídeo.

cefalosporina *(cephalosporin)*
FARMCLÍN. f. Antibiótico betalactámico, que se obtiene por primera vez desde un *Cephalospo-*

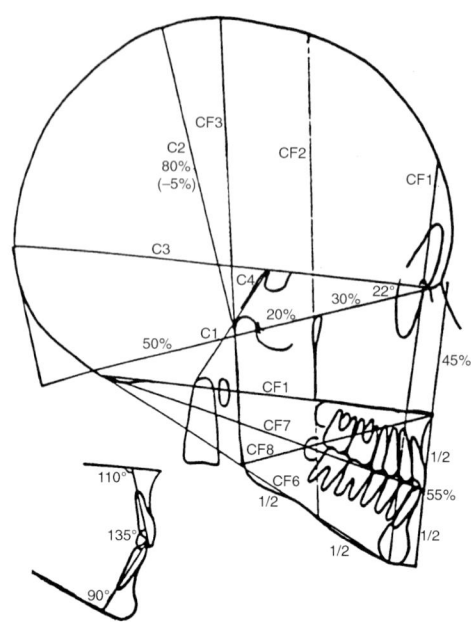

cefalometría. Estudio cefalométrico lateral de cráneo

rium. Actúa como inhibidor de la síntesis de la pared bacteriana, produciendo un efecto bactericida. Es bien tolerado, aunque puede producir efectos alérgicos si se administra con los restantes betalactámicos. En la actualidad, las cefalosporinas se clasifican atendiendo a su origen y fecha de desarrollo en generaciones (ver tabla). || **c. de cuarta generación** *(fourth generation c.)* Cefalosporina que supera la actividad de las de tercera generación frente a los microorganismos grampositivos. || **c. de primera generación** *(first generation c.)* La que se utiliza en el tratamiento y en la profilaxis de infecciones producidas por cocos gram-positivos. || **c. de segunda generación** *(second generation c.)* Cefalosporina que presenta un amplio espectro de actividad antibacteriana y se utiliza en el tratamiento de diversas infecciones, especialmente las que se localizan en las vías respiratorias. || **c. de tercera generación** *(third generation c.)* Tipo de cefalosporina en el que se pueden diferenciar dos subgrupos: las orales y las parenterales. Las orales se utilizan en el tratamiento de infecciones urinarias, mientras que las parenterales son muy activas frente multitud de bacterias y se utilizan ampliamente en el medio hospitalario.

> **Primera generación:**
> *Orales:* Cefalexina, cefradina, cefadroxilo
> *Parenterales:* Cefalotina, cefazolina, cefaloridina
>
> **Segunda generación:**
> *Orales:* Cefuroxima axetil
> *Parenterales:* Cefoxitina, cefonicid, cefmetazol, cefuroxima
>
> **Tercera generación:**
> *Orales:* Cefixima, cefprozilo, ceftibuteno
> *Parenterales:* Cefotaxima, ceftriaxona, ceftizoxima, ceftazidima
>
> **Cuarta generación:**
> *Parenterales:* Cefepima

TABLA 5. *Clasificación de las cefalosporinas*

cefalóstoto *(cephalostate)*
MEDLEGAL. m. Zócalo con una excavación central, que se utiliza para sujetar la cabeza al hacer la autopsia del cráneo.

cefalotina *(cephalothin)*
FARMCLÍN. f. Cefalosporina de primera generación de uso parenteral.

cefamandol *(cefamandole)*
FARMCLÍN. f. Cefalosporina de segunda generación de uso parenteral.

cefamicina *(cephamycin)*
FARMCLÍN. f. Antibiótico betalactámico semisintético con idénticas características que las cefalosporinas, resistente a las betalactamasas. Su estructura química tiene algunas peculiaridades, de las que procede su denominación genérica.

cefazolina *(cefazolin)*
FARMCLÍN. f. Cefalosporina de primera generación de uso parenteral.

cefepima *(cefepime)*
FARMCLÍN. f. Cefalosporina de cuarta generación de uso parenteral.

cefixima *(cefixime)*
FARMCLÍN. f. Cefalosporina de tercera generación de uso oral.

cefmetazol *(cefmetazole)*
FARMCLÍN. f. Cefalosporina de segunda generación de uso parenteral.

cefonicid *(cefonicid)*
FARMCLÍN. f. Cefalosporina de segunda generación de uso parenteral y larga semivida de eliminación, que permite la administración en una dosis única diaria.

cefotaxima *(cefotaxime)*
FARMCLÍN. f. Cefalosporina de tercera generación de uso parenteral.

cefoxitina *(cefoxitin)*
FARMCLÍN. f. Cefalosporina de segunda generación de uso parenteral, con actividad frente a las bacterias anaerobias.

cefpodoxima *(cefpodoxime)*
FARMCLÍN. f. Cefalosporina de tercera generación de uso oral.

cefradina *(cephradine)*
FARMCLÍN. f. Cefalosporina de primera generación de uso oral.

ceftazidima *(ceftazidime)*
FARMCLÍN. f. Cefalosporina de tercera generación de uso parenteral.

ceftibuteno *(ceftibuten)*
FARMCLÍN. f. Cefalosporina de tercera generación de uso oral.

ceftizoxima *(ceftizoxime)*
FARMCLÍN. f. Cefalosporina de tercera generación de uso parenteral.

ceftriaxona *(ceftriaxone)*
FARMCLÍN. f. Cefalosporina de tercera generación de uso parenteral y larga semivida de eliminación, que permite la administración en una dosis única diaria.

cefuroxima *(cefuroxime)*
FARMCLÍN. f. Cefalosporina de segunda generación de uso parenteral. ‖ **c. axetilo** *(c. axetilo)* Éster que se administra por vía oral.

ceguera *(blindness)*
OFTALMOL. Ver **amaurosis**. ‖ **c. cortical** *(cortical b.)* Amaurosis debida a una lesión en la corteza cerebral que se encarga de la función visual. ‖ **c. legal** *(legal b.)* Ceguera definida por ley, en la que se contempla una agudeza visual central menor o igual a 0,1 y una reducción del campo visual a 20 grados o menos.

ceguera verbal *(verbal blindness)*
NEUROL. Agnosia visual para los signos gráficos.

ceja *(eyebrow)*
ANAT. f. Arco de pelos cortos situado sobre el reborde supraorbitario.

celda *(cella)*
ANAT. f. Cada una de las pequeñas cavidades que hay en el interior de un órgano (celdillas etmoidales, mastoideas, etc.).

celdilla *(cellula)*
ANAT. Ver **celda**.

celíaco *(celiac)*
ANAT. adj. Perteneciente al abdomen.

celiprolol *(celiprolol)*
FARMCLÍN. m. Fármaco que antagoniza receptores adrenérgicos β.

celobiosa *(cellobiose)*
BIOQUÍM. f. Disacárido producido por la hidrólisis parcial de la celulosa, que está compuesto por dos residuos de glucosa.

celoma *(coelom)*
ANAT. f. Cavidad corporal comprendida entre el somato y la esplacnopleura. Al desarrollarse el diafragma, se divide en cavidad torácica y cavidad abdominal.

celotipia *(jealousy mania)*
PSIQUIAT. f. Forma de delirio por el cual un individuo está convencido de que es engañado por el cónyuge. Es característico de los cuadros delirantes de los alcohólicos.

célula *(cell)*
HISTOL. f. Unidad funcional de los tejidos vivos. Está constituida por el núcleo y el citoplasma; en este se encuentran diversas organelas, como las mitocondrias, el aparato de Golgi, el retículo endoplásmico y las ribosomas, encargadas de la síntesis y secreción de sustancias, cuyo control es ejercido por el núcleo. Dependiendo de su grado de especialización, las células poseen estructuras y funciones específicas. ‖ **c. acidófila** *(accidophil c.)* Célula que capta colorantes ácidos. En la hipófisis se relaciona con la producción de hormona de crecimiento. ‖ **c. adrenocortical** *(adrenocortical c.).* Célula de la corteza suprarrenal, que puede pertenecer a cualquiera de las tres capas de la corteza adrenal: glomerular, fasciculada y reticular. ‖ **c. alfa** *(alpha c.)* Célula endocrina del páncreas que secreta glucagón. Las células constituyen entre el 15 y el 20% de la población de los islotes de Langerhans y se localizan principalmente en la periferia de los mismos. Contienen gránulos de secreción de unos 200 nanómetros de diámetro, y tienen un tamaño más uniforme y están más densamente agrupados en el citoplasma que los gránulos de las células beta. ‖ **c. amacrina** *(amacrine c.)* Célula de asociación transversa en la capa nuclear interna de la retina. Hace sinapsis con las terminaciones axónicas de las células bipolares y las dendritas de las células ganglionares de la retina. ‖ **c. argirófila** *(argyrophilic c.)* Célula afín por las sales de plata, perteneciente al sistema neuroendocrino difuso y a las neuronas. También se denomina argentafín. ‖ **c. Askanazy** *(Askanazy c.)* Célula oxífila de gran riqueza en mitocondrias, que se encuentra presente en los bocios nodulares, las tiroiditis autoinmunes y los tumores benignos y malignos de las células de Hurthle. También recibe el nombre de células Hurthle u oncocitos. ‖ **c. beta** *(beta c.)* Célula endocrina del páncreas, que se encuentra en los islotes pancreáticos y segrega insulina. Las células beta contienen abundantes gránulos de secreción, con un diámetro alrededor

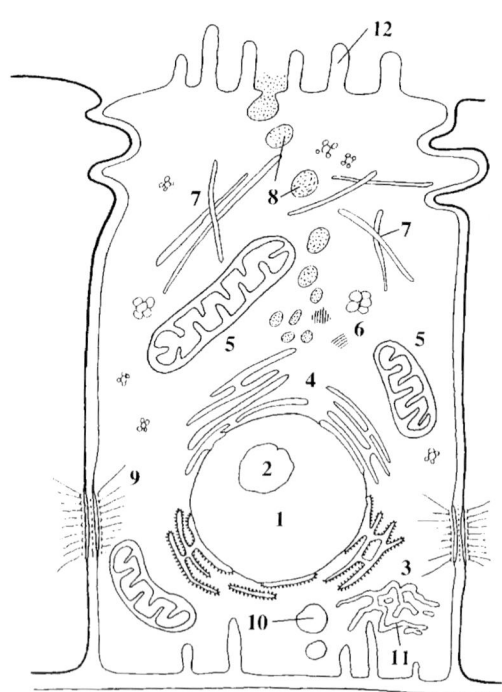

célula. Estructura de una célula: 1) núcleo; 2) nucleolos; 3) retículo endoplasmático rugoso; 4) aparato de Golgi; 5) mitocondria; 6) centriolo; 7) microtúbulos; 8) lisosomas; 9) desmosoma; 10) vesícula de digestión; 11) retículo endoplasmático liso; 12) microvellosidades

de 300 nanómetros. Contienen un centro poliédrico y una matriz pálida, y constituyen alrededor del 70% del total de las células endocrinas del páncreas. || **c. bipolar** *(bipolar c.)* Célula de la capa nuclear interna de la retina, que hace sinapsis con los conos y bastones, por un lado, y con las células ganglionares, por otro. || **c. caliciforme** *(Goblet c.)* Célula con forma de cáliz que presenta un núcleo basal y un citoplasma cargado de mucinas (componente principal del moco). Está presente en los epitelios de los aparatos respiratorio y digestivo, y su función principal es secretar moco, que protege y lubrica la superficie interna de dichos aparatos. || **c. ciliada** *(ciliated c.)* Célula que presenta cilios (v.), como las células de revestimiento del tracto respiratorio o del epitelio de la trompa de Falopio. || **c. de Clara** *(Clara's c.)* Célula epitelial del árbol bronquial. || **c. cromafín** *(chromaffin c.)* Célula de la médula suprarrenal, distribuida en acúmulos o cordones, que presenta afinidad con las sales de cromo. Teñida con dichas sales toma un color oscuro, lo que indica la presencia de catecolaminas (adrenalina y noradrenalina). También son cromafines las células de los ganglios suprarrenales, coccígeos y carotídeos, y las células de los paraganglios. || **c. cromófila** *(chromophilic c.)* Célula o tejido que tiene particular facilidad para teñirse con ciertos colorantes. || **c. delta** *(delta c.)* Célula del páncreas endocrino que secreta somatostatina. Estas células constituyen entre el 5 y el 10% del total de las células endocrinas, y se localizan en la periferia de los islotes. Poseen gránulos de secreción de unos 300 a 350 nanómetros de diámetro y tienen un material poco electrodenso. || **c. endotelial** *(endothelial c.)* Célula que tapiza la luz de los vasos sanguíneos y se interpone con una capa de tejido conectivo que la separa de las células musculares lisas de la túnica media. Realiza múltiples funciones metabólicas y endocrinas y su disfunción da lugar a enfermedades (hipertensión arterial, arteriosclerosis, etc.). Actúa como barrera permeable, secreta factores vasoactivos (óxido nítrico, endotelina), produce agentes antitrombóticos (PGI 2 o prostaciclina), anticoagulantes (factor tisular, plasminógeno), mediadores inflamatorios (interleuquina-1, moléculas de adhesión), factores de crecimiento (IGF, PDGF), etc. || **c. enterocromafín** *(enterochromaffin c.)* Cé-

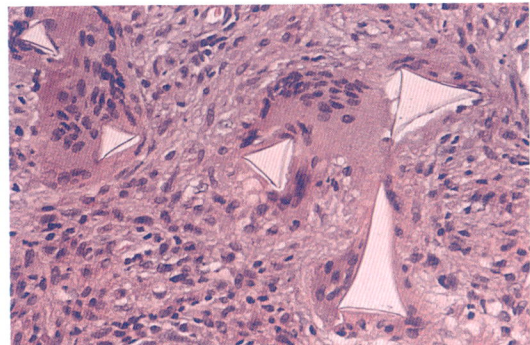

célula. Reacción de células gigantes de cuerpo extraño. El organismo tiende a aislar el material extraño que penetra en los tejidos y que, por la causa que sea, no es posible degradarlo; p. ej., material inorgánico o sintético. Un elemento esencial de la reacción inflamatoria que consigue ese aislamiento son las células gigantes de cuerpo extraño, macrófagos modificados que engloban ese material y lo aíslan. En este caso corresponde a partículas de plástico procedentes de una prótesis de mama rota

lula neuroendocrina (v.) del sistema gastricoenteropancreático, que segregan péptidos reguladores. || **c. folicular** *(follicular c.)* Célula que constituye parte de un folículo. Con frecuencia, el término hace referencia a las células del tiroides. || **c. folicular de los folículos ováricos** *(follicular c. of the ovaric follicles)* Célula que rodea al ovocito en su proceso de maduración y que lo acompaña y nutre hasta que está maduro. En el folículo más inmaduro (o folículo primordial), las células foliculares se disponen en una sola capa aplanada que rodea al ovocito. En el folículo primario, las células foliculares son de aspecto cúbico y forman varias capas, mientras que en el folículo secundario, la capa de células foliculares es muy ancha y además forma el líquido folicular o antral. En el folículo más maduro (o folículo de De Graaf), el desarrollo del tamano folicular y, por tanto, de las células foliculares es máximo. || **c. germinal** *(germ c.)* Célula del organismo que sufre el proceso de meiosis. Las células germinales más indiferenciadas son las espermatogonias y las oogonias, que se transformarán en espermatozoides y óvulos, respectivamente. Estas últimas células son haploides. || **c. de la granulosa** *(granulosa c.)* Célula que tapiza la superficie interna del folículo de Graaf en el ovario. Desempeña un papel esencial en la síntesis de estrógenos, que se lleva a cabo mediante la aromatización de los andrógenos por efecto de la enzima aromatasa, que es estimulada por la acción de la FSH hipofisaria. ‖ **c. híbrida** (*hybrid c.*) Célula resultante de la fusión de dos células diferentes y sus núcleos. ‖ **c. hiliar** (*hilius c.*) Cada una de las células situadas alrededor del hilio del ovario y cerca de la línea de inserción del mesovario. Estas células contienen abundante cantidad de pigmento lipocrómico, gotas lipídicas, túbulos de retículo endoplasmático liso y a veces pequeños cristaloides. Tienen, por tanto, características de células endocrinas y además se presentan junto a capilares y fibras nerviosas no mielinizadas. Participan en las secreción de hormonas androgénicas en la mujer. ‖ **c. lactotropa** (*lactotroph c.*) Célula de la hipófisis anterior, que sintetiza y segrega prolactina. Su población aumenta significativamente a lo largo del embarazo, como consecuencia del efecto estrogénico. Su proliferación adenomatosa da lugar al prolactinoma. ‖ **c. de Leydig** (*Leydig's c.*) Célula redondeada, poligonal o fusiforme, de aspecto acidófilo y un tamaño aproximado de 20 micras de diámetro, que se sitúa formando grupos entre los túbulos seminíferos y junto a capilares. El núcleo es excéntrico o central y pobre en heterocromatina, y posee uno o dos nucléolos prominentes. El citoplasma es abundante y contiene numerosas mitocondrias largas de crestas tubulares y un abundante retículo endoplasmático liso. Posee además cristales de Reinke agrupados en el citoplasma. Estas células producen testosterona después de la pubertad y tienen receptores para la hormona luteínica, que controla su crecimiento. La hormona luteínica o LH desarrolla el número y la función de las células de Leydig. ‖ **c. de Merkel** (*Merkel's c.*) Célula de aspecto claro, redondeado o elíptico, que se localiza en la zona basal de la epidermis. Este tipo de células es abundante en la zona de la dermis, tanto vascularizadas como inervadas. El citoplasma posee gránulos electrodensos recubiertos de una membrana cuyo tamaño aproximado es de 100 nanómetros, que se acumula fundamentalmente en la zona basal de la célula. Esta células están adheridas por numerosos complejos de unión con las células adyacentes y la superficie basal está asociada a fibras nerviosas aferentes no mielinizadas, las cuales contienen muchas mitocondrias y gránulos de glucógeno. Se cree que las células de Merkell son paraneuronas neurosensoriales modificadas. ‖ **c. mioepitelial** (*myoepithelial c.*) Célula que se localiza alrededor de las unidades secretoras de algunas glándulas, por su parte externa, cuya función contráctil facilita el proceso de secreción. Poseen una morfología estrellada con expansiones citoplasmáticas que rodean a la unidad secretora glandular. Su citoplasma cuenta con numerosos filamentos de actina y miosina, compartiendo, por tanto, características similares a las células musculares. Poseen desmosomas y uniones del tipo nexo. Su origen es epitelial y comparten algunos otros rasgos con este tipo de células; p. ej., la presencia de abundantes filamentos de queratina. ‖ **c. de Müller** (*Müller's c.*) Célula alta, de forma piramidal, característica de la zona comprendida entre la membrana limitante externa de la retina y la membrana limitante interna, donde desarrollan funciones estructurales y metabólicas. El núcleo es elíptico y está situado junto a la capa nuclear interna. La porción apical es muy estrecha y conecta con los fotorreceptores. Se las considera células astrocitarias especializadas ‖ **c. parietal** (*parietal c.*) Célula que forma parte de las glándulas fúndicas del estómago y participa en la secreción de ácido clorhídrico. Tiene forma piramidal, con un citoplasma rico en mitocondrias y pobre en retículo endoplásmico y aparato de Golgi; el plasmalema apical forma canalículos intracitoplasmáticos ramificados, cuya superficie interna está cubierta por microvellosidades que se abren a la luz glandular. La activación de la célula parietal se efectúa por la acetilcolina, gastrina e histamina y el ácido clorhídrico colabora en el proceso de digestión alimenticio, actúa como barrera contra la infección, pero puede colaborar también a veces en la aparición de úlcera (*ulcus péptico*). ‖ **c. de Sertoli** (*Sertoli's c.*) Célula que sirve de soporte para el desarrollo de las espermatogonias en el testículo. En la etapa fetal y neonatal producen la hormona antimulleriana, y en la etapa adulta segregan inhibina y globulina transportadora de hormonas sexuales. ‖ **c. tirotropa** (*thyrotrope c.*) Célula hipofisaria que produce la hormona estimulante del tiroides (TSH).

célula accesoria *(accessory cell)*
INMUNOL. Célula que facilita la generación de la respuesta inmunitaria mediante la presentación del antígeno a las células T Helper. Las células accesorias más importantes son las dendríticas, los monocitos y los macrófagos. ‖ **c. dendrítica** *(dendritic c.)* Célula de la epidermis que presenta largas y numerosas prolongaciones citoplasmáticas y pertenece al sistema retículo endotelial. Se localiza especialmente en el estrato espinoso, aunque también en otros epitelios estratificados, como el de la cavidad oral, el esófago y la vagina. Su citoplasma contiene unos gránulos característicos denominados gránulos de Birbeck. También reciben el nombre de células de Langerhans. ‖ **c. dendrítica de folículos linfoides** *(dendritic c. of the lymphoid follicles)* Célula perteneciente al sistema reticuloendotelial, que se localiza en el centro claro (llamado también centro germinal de los folículos linfoides) de los órganos linfoides periféricos. Tiene numerosas prolongaciones citoplasmáticas y participa en la respuesta inmune. No poseen receptores para el fragmento Fc de las inmunoglobulinas, pero sí para la proteína c3B del complemento. Tampoco poseen gránulos de Birbeck y no procesan ni presentan antígenos a los linfocitos T, por lo que no participan en la respuesta inmune primaria. En cambio, participan en la respuesta inmune secundaria. ‖ **c. diana** *(target's c.)* Ver **codocito**. ‖ Cualquier célula que posea un receptor específico capaz de reaccionar con una determinada hormona, antígeno, anticuerpo, antibiótico, célula T sensibilizada u otra sustancia. ‖ **c. efectora** *(effector c.)* Célula que actúa inmediatamente en la respuesta inmune frente a los antígenos, lo que da lugar a la denominada respuesta primaria. Estas células pueden ser plasmáticas o linfocitos B activados. ‖ **c. grande granular** *(large granular c.)* Ver **célula NK**. ‖ **c. de Kupffer** *(Kupffer's c.)* Célula localizada en los sinusoides hepáticos, pertenecientes al sistema reticuloendotelial. Las prolongaciones citoplasmáticas se extienden sin ninguna unión celular entre las células endoteliales del sinusoide hepático y frecuentemente cruzan hacia la luz del mismo. Las células de Kupffer contienen un núcleo oval, muchas mitocondrias, un aparato de Golgi desarrollado, un retículo endoplasmático rugoso y numerosos lisosomas. Su función principal es la fagocitosis de eritrocitos, del hierro y del pigmento derivados de las células sanguíneas. Se consideran un tipo especial de macrófagos ‖ **c. LAK** *(LAK c.)* Del inglés *lymphokine-activated killer cell*, célula linfoide derivada de las células NK y activada por IL-2, capaz de ejercer citotoxicidad sobre las células tumorales resistentes a las células NK. ‖ **c. LGL** *(LGL c.)* Ver **célula NK**. ‖ **c. NK** *(NK c.)* Del inglés *natural killer cell*, célula de estirpe linfoide con elevada capacidad citotóxica ante ciertas células neoplásicas o infectadas por virus. Estas células constituyen un importante componente del sistema inmunitario natural y, por tanto, no requieren contacto previo con el antígeno ni presentan restricción MHC. Asimismo, participan en el proceso denominado citotoxicidad celular dependiente de anticuerpo. También se denominan células LGL (del inglés, *large granular lymphocytes*, o linfocitos grandes granulares). ‖ **c. plasmática** *(plasma c.)* Célula caracterizada por tener un núcleo excéntrico con cromatina formando grumos periféricos y con un citoplasma basófilo. Proviene de la diferenciación de los linfocitos B activados, con capacidad para producir anticuerpos intracitoplasmáticos. ‖ **c. presentadora de antígeno** *(antigen-presenting c.)* Célula con capacidad para procesar una proteína antigénica, fragmentarla en péptidos y presentarla en la superficie celular en conjunción con moléculas del complejo principal de histocompatibilidad de clase II. Entre las más importantes destacan las células dendríticas, los monocitos, los linfocitos B, las células de Langerhans, etc. ‖ **c. reticuloendotelial** *(reticuloendothelial c.)* Célula derivada de monocitos con capacidad fagocítica, situada principalmente en el tejido conjuntivo. Actualmente no se emplea el término reticuloendotelial, sino que se encuadran en el llamado sistema fagocítico mononuclear.

célula espumosa *(foam cell)*
ANATPATOL. Célula con una apariencia vacuolada típica por la presencia de complejos lipoides. Estas células pueden ser macrófagas o células modificadas del músculo liso, que constituyen un componente significativo de las lesiones iniciales de la aterosclerosis. Se observan también en la lipidosis de Niemann-Pick (macrófagos llenos de esfingomielina y co-

lesterol en el hígado, ganglios, médula ósea, cerebro, etc.), en los xantomas, etc. || **c. falciforme** *(fickle c.)* Hematíe anormal en forma de media luna, que contiene hemoglobina S. Es característico de la anemia falciforme || **c. mesotelial** *(mesothelial c.)* Célula epitelial plana, de origen mesenquimal, que tapiza las cavidades serosas (peritoneal, pleural). Estas células forman una monocapa con aspecto de mosaico poligonal en el que afloran microvellosidades. Pueden dar lugar a tumores malignos denominados mesoteliomas, más frecuentes en la pleura y más raros en el peritoneo o en la túnica vaginalis de los testículos. Tienen una gran relación con la exposición al asbesto. || **c. de Schwann** *(Schwann's c.)* Célula que envuelve los axones de las neuronas en el sistema nervioso periférico (SNP). Cada axón es rodeado a lo largo de su trayecto por muchas de estas células. Según posean o no mielina, se habla de fibras nerviosas mielínicas o amielínicas. En el primer tipo, cada célula de Schwann rodea a la vez a varios axones, mientras que en el segundo solo a uno. En la fibra nerviosa mielínica, el plasmalema de la célula de Schwann rodea al axón envolviéndolo varias veces en forma de vaina, y entre una célula de Schwann y otra quedan los nódulos de Ranvier. || **c. de Stenberg** *(Stenberg's c.)* Célula propia de algunas formas de la enfermedad de Hodgkin, que se caracteriza por su tamaño grande y porque posee dos núcleos que a su vez tienen unos nucleolos centrales de gran tamaño.

celulitis *(cellulitis)*
CIRGEN. f. Inflamación cutánea de etiología infecciosa. Se manifiesta por edema, eritema y dolor de la zona afecta. Las causas más frecuentes son las heridas de la piel (incisiones, inyecciones, enfermedades cutáneas) y las infecciones subyacentes a la dermis. Los gérmenes causantes más frecuentes son los estreptococos y los estafilococos. Su tratamiento consiste en antibióticos y en el específico de la enfermedad causante. Este tipo de infecciones están facilitadas por la anulación del sistema linfático de drenaje de la zona cutánea afecta; p. ej., tras linfadenectomías por enfermedades tumorales.

celulitis orbitaria *(orbital cellulitis)*
OFTALMOL. Inflamación del tejido celular intraorbitario, que se suele acompañar de dolor, dis-

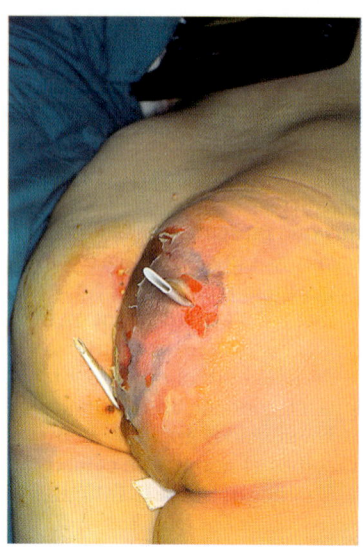

celulitis. Área glútea en una paciente neutropénica por leucemia, que ha desarrollado las lesiones características de una celulitis grave: dolor, eritema, aumento local de temperatura, ampollas y necrosis cutáneas y sepsis generalizada

minución de la agudeza visual, proptosis y limitación de la motilidad ocular. || **c. periorbitaria** *(periorbital c.)* Inflamación del tejido celular palpebral sin afectación del globo ocular, por lo que se mantendrán intactas la función y la movilidad ocular. || **c. preseptal** *(preseptal c.)* Inflamación de las estructuras anteriores de la órbita, que no penetra a través del tabique orbitario y se caracteriza por el dolor y la hinchazón. En ocasiones, existe un antecedente de una extracción dental, un flemón dental, una sinusitis o un traumatismo.

celulosa *(cellulose)*
RADIO. f. Sustancia orgánica que constituye el material de sostén de las células vegetales. Se obtiene sobre todo de la madera y del algodón.

cemento *(cementum)*
ANAT. m. Sustancia que sirve para unir con firmeza dos superficies. || **c. dental** *(dental c.)* Productos de diversa composición utilizados en odontología. || **c. del diente** *(tooth c.)* Tejido conectivo que cubre la raíz del diente y tiene una estructura semejante a la del hueso. || **c. tisular** *(tissular c.)* Sustancia que mantiene unidas las células entre sí.

cementoblasto *(cementoblast)*
ANAT. m. Célula formadora del cemento dental (que cubre la dentina del cuello y la raíz de los dientes).

censura *(censorship)*
PSICOL. f. Según S. Freud, actividad psíquica que tiende a impedir que los deseos inconscientes accedan al sistema consciente, rechazando de la conciencia aquellos impulsos que puedan resultar inadmisibles para el yo y estar en desacuerdo con las exigencias sociales interiorizadas en el superyo.

centigray *(centigray)*
RADIO. m. Centésima parte del gray.

centimorgan *(centimorgan)*
GENÉT. m. Unidad de distancia entre dos loci, que se utiliza en mapas de ligamiento genético. Equivale a la distancia que produce una fracción de recombinación del 1% (0,01) entre dos loci. Su símbolo es cM.

centrífugo *(centrifugum)*
DERMATOL. adj. Se dice de la afección que tiene tendencia a crecer del centro a la periferia.

centriolo *(centriole)*
HISTOL. m. Estructura perteneciente al centrosoma de la célula, que normalmente se encuentra formando un doblete en posición perpendicular al otro centriolo. Participa en los procesos de división celular y en la formación de cilios. Está constituido por proteínas, que se asocian entre sí formando una estructura cilíndrica con nueve dobletes de ejes paralelos entre sí.

centro *(center)*
FISIOL. m. Conjunto de neuronas que desempeña una función determinada. Existen diversos centros, cuya denominación depende de la función que regulan, pero todos ellos se encuentran en el bulbo raquídeo. También reciben este nombre las áreas corticales, como la de audición, la de visión, la del lenguaje, etc. ‖ **c. acústico** *(acustic c.)* Nombre que reciben no solo el área auditiva de la corteza (área acústica), sino también los núcleos donde hacen relevo los impulsos acústicos, como los núcleos cocleares, la oliva protuberancial y el cuerpo trapezoide, el tubérculo cuadrigémino inferior y el cuerpo geniculado medial. En todos ellos, el impulso nervioso puede ser modulado, generalmente para inhibirlo. ‖ **c. cardiovascular** *(cardiovascular c.)* Centro inhibidor del corazón por vía vagal, que se halla situado en el bulbo raquídeo. Influye en el ritmo cardiaco y en la presión arterial. ‖ **c. respiratorio** *(respiratory c.)* Cada uno de los centros que, situados en la formación reticular del bulbo, regulan el ritmo respiratorio. ‖ **c. termorregulador** *(thermoregulation c.)* Nombre que reciben varios centros implicados en la termorregulación. El hipotálamo anterior regula los mecanismos de pérdida de calor, y el posterior, la termogénesis. ‖ **c. del vómito** *(vomiting c.)* El que al ser estimulado causa vómitos. Se halla localizado en la formación reticular del bulbo, próxima al núcleo del tracto solitario y del núcleo del vago. Los estímulos que desencadenan el vómito son recogidos por el vago, hacen sinapsis en el núcleo del tracto solitario y de ahí pasan al centro del vómito, donde se integra la respuesta vómica. Esta tiene una doble vía eferente: la vagal y la espinal somática (pasa la prensa abdominal).

centro activo *(active site)*
BIOQUÍM. Región específica de una enzima donde interacciona o se une al sustrato, formándose un complejo enzima-sustrato. Generalmente está situado en las hendiduras de la enzima y contiene los residuos de los aminoácidos que participan en la formación y ruptura de enlaces, lo que origina la transformación del sustrato en el producto de la reacción. ‖ **c. alostérico** *(allosteric s.)* Región de una enzima donde interacciona una determinada molécula (efector alostérico), produciendo la activación o la inhibición de la enzima. ‖ **c. promotor** *(promoter s.)* Secuencia de nucleótidos característica de una molécula de DNA, que es reconocida por la RNA polimerasa o por los factores transcripcionales, y que marca el punto de comienzo en la transcripción de un gen.

centro germinal *(germinal centre)*
INMUNOL. Estructura de los órganos linfoides en la que se produce el proceso denominado maduración de la afinidad de los anticuerpos, que tiene lugar durante la respuesta primaria.

centro organizador de microtúbulos *(microtubule organizing centre)*
HISTOL. Cada uno de los lugares específicos del citoplasma de las células que posibilitan la

centrómero

formación de microtúbulos. Estos centros organizadores corresponden a zonas pericentriolares, cuerpos basales de los cilios, cinetocoros de los cromosomas y poros de la envoltura nuclear. || **c. de osificación** *(c. of bone formation)* Cada uno de los lugares donde tiene lugar el proceso de formación de hueso durante el desarrollo embrionario, en el caso de los huesos que presentan osificación endocondral. Existe un centro de osificación *primario* en el centro del molde cartilaginoso, que se transformará en hueso posteriormente, y centros de osificación *secundarios,* en los extremos del tejido cartilaginoso.

centrómero *(centromere)*
GENÉT. m. Región del cromosoma que separa los dos brazos y en la que se unen las dos cromátides. Es la región de unión a las fibras del huso acromático durante la división celular.

centrosfera *(centrosphere)*
HISTOL. f. Área clara a modo de estrella, que rodea los aros centriolos y forma parte del centrosoma de la célula. También se llama citocentro.

centrosoma *(centrosome)*
HISTOL. m. Orgánulo citoplasmático formado por el áster y los centriolos, localizado cerca del núcleo, que tiene capacidad autorreplicativa, actúa como centro organizador de microtúbulos y participa en la formación del huso mitótico durante la mitosis.

CEP *(CEP)*
ONCOL. Siglas del inglés *congenital erythropoietic porphyria,* pauta de intensificación con altas dosis de quimioterapia, que combina los agentes citostáticos ciclofosfamida, VP-16 y cisplatino, y requiere un soporte hematopoyético de células progenitoras de sangre periférica.

cera *(wax)*
ORTOP. f. Sustancia plástica que fabrican algunos insectos (cera animal) o que se obtiene de las plantas (cera vegetal). La cera que se emplea en cirugía para taponar el hueso esponjoso y suprimir su sangrado procede generalmente de las abejas. || **c. de Horsley** *(Horsley's w.)* Cera ósea formada por la mezcla de cera, fenol y vaselina, que se emplea para llenar pequeñas cavidades óseas e impedir que sangren, especialmente en los huesos del cráneo.

cerámico *(ceramic)*
RADIO. m. Material duro y buen conductor, que se emplea en la fabricación de diferentes equipos en electromedicina.

ceramida *(ceramide)*
BIOQUÍM. f. Compuesto formado por la esfingosina y un ácido graso de cadena larga, unidos por enlace amida. Es el constituyente básico de todos los esfingolípidos y su liberación a partir de los lípidos de la membrana está implicada en la señalización intracelular de algunas hormonas y factores.

cerclaje *(cerclage)*
ORTOP. m. Procedimiento terapéutico que consiste en cercar una parte del cuerpo, generalmente un hueso, con un hilo metálico o con una cinta metálica o plástica. Se emplea en traumatología para el tratamiento de algunas fracturas, especialmente de rótula y de olecranon, rodeando el hueso con un hilo metálico para mantener unidos los fragmentos fracturados. También se utiliza en ginecología para el tratamiento de la incompetencia del cérvix uterino durante el embarazo y en la cirugía del desprendimiento de retina.

cerclaje linfático *(linfatic cerclage)*
CIRPLÁS. Técnica quirúrgica, hoy en día en desuso, cuyo objetivo era evitar la progresión de los tumores. Consistía en extirpar una franja cutáneo-grasa hasta el plano fascial, con el fin de interrumpir el drenaje linfático.

cerebelitis *(cerebellitis)*
NEUROL. f. Inflamación del cerebelo.

cerebelo *(cerebellum)*
ANAT. m. Porción del metencéfalo, situada por detrás del tronco del encéfalo, que está compuesta por dos hemisferios y una parte central, el vermis. Tiene una corteza que, como la cerebral, es sustancia gris, y una parte central formada por sustancia blanca, en la cual se alojan los núcleos cerebelosos. Participa en diversas funciones, siendo la principal la coordinación de los movimientos voluntarios y la postura. Se halla separado del lóbulo occipital del cerebro por la tienda del cerebelo.

cereboloso *(cerebellar)*
NEUROL. adj. Referente o perteneciente al cerebelo.

cerebral *(cerebral)*
NEUROL. adj. Referente o perteneciente al cerebro.

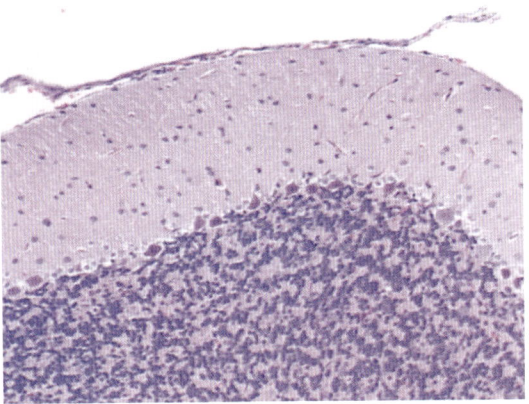

cerebelo

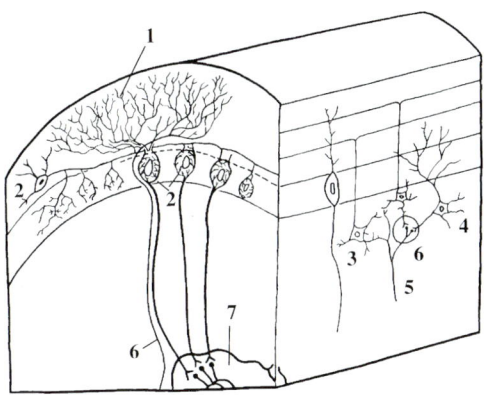

cerebritis *(cerebritis)*
NEUROL. f. Inflamación de cualquier tipo que afecte al cerebro.

cerebro *(brain)*
ANAT. m. Parte del sistema nervioso central, que comprende el telencéfalo (hemisferios cerebrales) y el diencéfalo. Se encuentra alojado en la cavidad craneana.

cerebelo. Pequeño bloque de una laminilla cerebelosa. La arborización de las células de Purkinje (1) se desarrolla en el plano perpendicular al eje de la laminilla. Su axón se dirige al núcleo dentado (7). Las células en cesta (2) tienen un axón que se extiende perpendicularmente a la laminilla y envía colaterales que envuelven el soma de las células de Purkinje. Los gránulos (3), que forman la capa tercera del córtex cerebeloso, envían su axón a la capa I, donde se divide en T, dirigiéndose ambas ramas paralelamente al eje de la alminilla. Las células de Golgi (4) son inhibidoras, su axón sinapta con las células de Purkinje, sus dendritas contribuyen a la formación del glomérulo cerebeloso (6), donde confluyen diversas fibras; (5) fibras musgosas; (6) fibra trepadora; (7) núcleo dentado

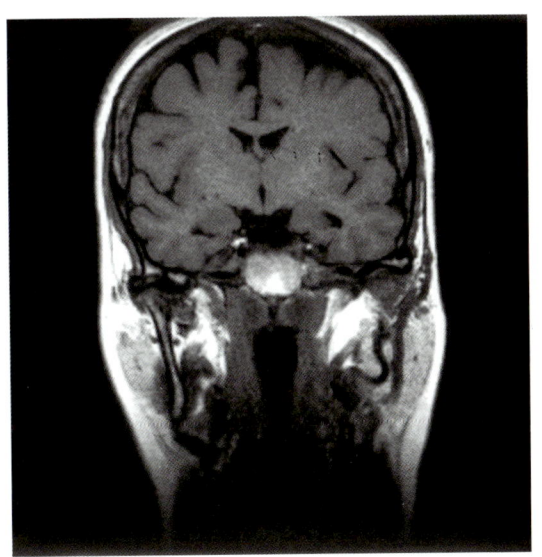

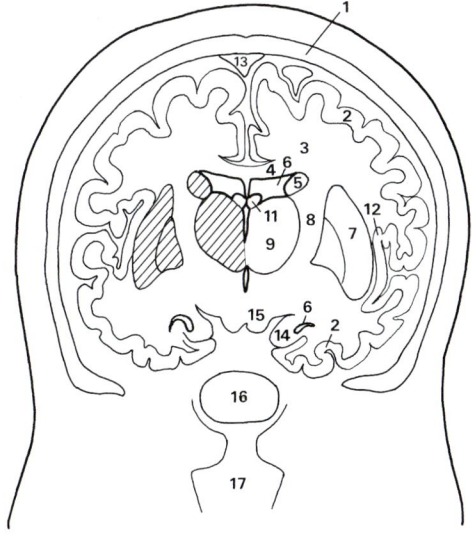

cerebro. Corte frontal del cráneo. La figura de la izquierda ha sido obtenida por resonancia nuclear magnética; la de la derecha es una representación esquemática de las principales estructuras que se pueden apreciar en la figura de resonancia nuclear magnética: 1) calota; 2) corteza cerebral; 3) cuerpo semioval; 4) cuerpo calloso; 5) núcleo caudado; 6) ventrículo lateral; 7) núcleo lenticular; 8) cápsula interna; 9) tálamo; 11) pilares del fórnix; 12) ínsula; 13) seno longitudinal superior; 14) circunvolución parahipocámpica; 15) cuerpo mamilar; 16) apófisis basilar del occipital; 17) rinofaringe

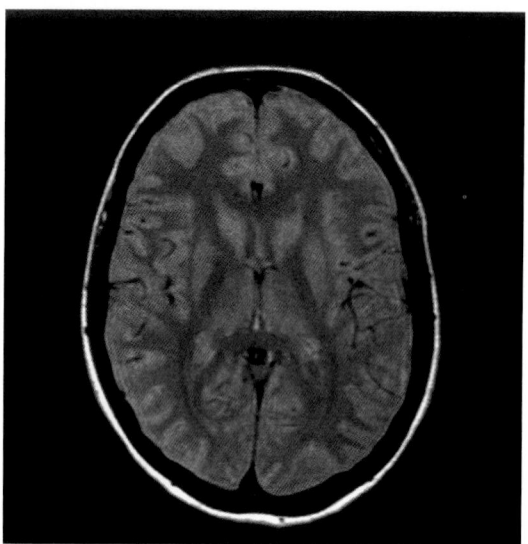
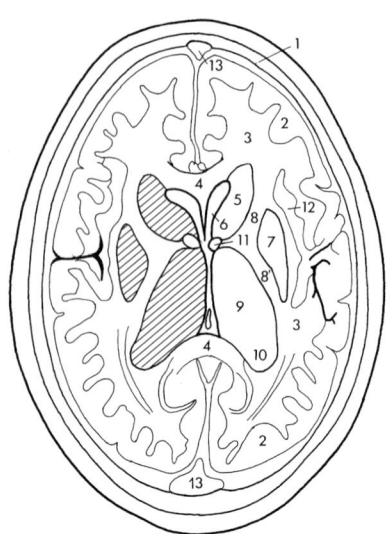

cerebro. Corte horizontal del cráneo. La figura de la izquierda corresponde a una resonancia nuclear magnética; la de la derecha es un esquema con indicación de las estructuras: 1) calota; 2) corteza cerebral; 3) centro semioval; 4) cuerpo calloso; 5) núcleo caudado; 6) ventrículo lateral; 7) núcleo lenticular; 8) cápsula interna (brazo anterior) 8') cápsula interna (brazo posterior); 9 y 10) pulvinar; 11) pilar anterior del fórnix; 12) ínsula; 13) seno longitudinal superior

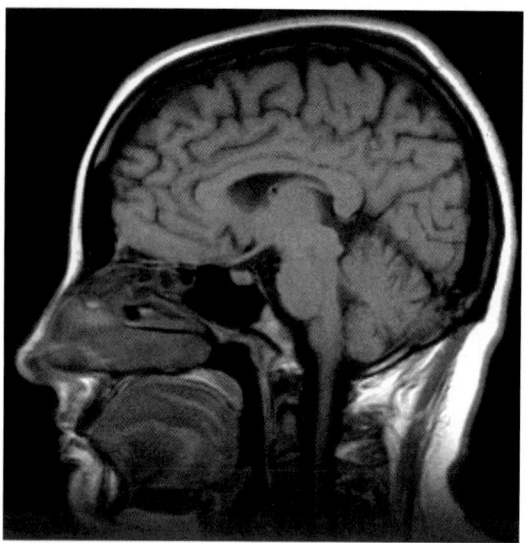
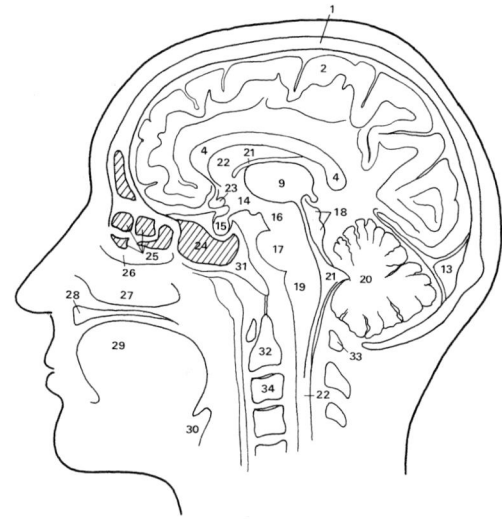

cerebro. Corte sagital de la cabeza. La figura de la izquierda es una imagen obtenida por resonancia nuclear magnética. A su lado, una representación esquemática de las estructuras que se pueden apreciar en la anterior: 1) calota; 2) corteza cerebral; 4) cuerpo calloso; 9) tálamo; 13) prensa de Herófilo; 14) hipotálamo; 15) hipófisis; 16 mesencéfalo; 17) puente; 18) lámina cuadrigémina; 19) bulbo; 20) cerebelo; 21) cuarto ventrículo; 22) médula espinal; 23) quiasma óptico; 24) seno esfenoidal; 25) celdillas etmoidales; 26) cornete medio; 27) cornete inferior; 28) paladar óseo; 29) lengua; 30) epiglotis; 31) apófisis basilar; 32) axis; 33) atlas (arco posterior); 34) cuerpo de la tercera vértebra cervical

cerebrósido *(cerebroside)*
BIOQUÍM. m. Tipo de esfingolípidos en el que la ceramida está unida a un monosacárido neutro, generalmente galactosa (galactocerebrósido). Abunda en las membranas plasmáticas de las células nerviosas.

cerebrotónico *(cerebrotonic)*
PSICOL. m. Uno de los tres tipos temperamentales descritos por W. H. Sheldon en su teoría constitucional, que se caracteriza por la tendencia al retraimiento, la introversión, el gusto por la intimidad, la soledad y la inhibición. El cerebrotónico prefiere la expresión simbólica o artística a la acción directa. Le corresponde una constitución física ectomórfica, que se caracteriza por una cierta fragilidad y un mayor desarrollo relativo del sistema nervioso y del cerebro.

cerebrovascular *(cerebrovascular)*
NEUROL. adj. Relativo o perteneciente al sistema vascular y al aporte de sangre al cerebro.

ceroidolipofuscinosis *(ceroid-lipofuscinosis)*
NEUROL. f. Cada una de las enfermedades hereditarias del niño y del adulto que vienen determinadas por un depósito de proteínas tóxicas. Desde el punto de vista clínico, se manifiestan con demencia, epilepsia, mioclonías, ataxia, síndrome piramidal, retinitis, etc.

certificado de complacencia *(certificate of indulgence)*
BIOÉT. Certificado médico que, faltando a la verdad, certifica una enfermedad inexistente para que el paciente pueda obtener beneficios de diverso tipo (indemnizaciones, ausencia del trabajo, etc.). Extender este tipo de certificados es contrario a la ética médica y puede constituir delito de falsedad en documento público. || **c. médico** *(medical c.)* Documento en que un médico, de modo oficial, expone aspectos de la salud de un paciente, generalmente a petición de este. Su contenido debe ajustarse a lo que el médico ha observado personalmente, debe ser verdadero (ver **certificado de complacencia**) y no debe entregarse a personas distintas del propio enfermo o de las implicadas en su cuidado (ver **secreto médico**).

cerúlea *(cerulae)*
DERMATOL. adj. De color azulado.

ceruloplasmina *(ceruloplasmin)*
ENDOCRINOL. f. Glucoproteína perteneciente a las α-2 globulinas, que transporta el cobre plasmático. Su concentración aumenta en enfermedades infecciosas graves y en el embarazo y disminuye en la enfermedad de Wilson.

cerumen *(cerumen)*
OTORRIN. m. Sustancia de color amarillo oscuro formada por la secreción de las glándulas ceruminosas y sebáceas, la descamación del epitelio del conducto auditivo externo, pelos y partículas externas.

ceruminosis *(ceruminosis)*
OTORRIN. f. Secreción excesiva de cerumen.

cervical *(cervical)*
ORTOP. adj. Relativo o perteneciente al cuello de cualquier órgano o estructura, como la columna cervical, el cuello uterino, el cuello vesical, así como el cuello del fémur y las fracturas del mismo.

cervicitis *(cervicitis)*
GINECOL. f. Inflamación del cuello uterino.

cérvico-acromial *(cervicoacromial)*
ORTOP. adj. Relativo o perteneciente al cuello y al acromion.

cervicoartrosis *(cervicoarthrosis)*
ORTOP. f. Artrosis localizada en las vértebras cervicales.

cérvico-axilar *(cervicoaxilar)*
ORTOP. adj. Relativo o perteneciente al cuello y a la axila.

cérvico-braquial *(cervicobrachial)*
ORTOP. adj. Relativo o perteneciente al cuello y al brazo.

cérvico-braquialgia *(cervicobrachialgia)*
NEUROL. f. Dolor que afecta a la región cervical y a la extremidad superior.

cérvico-dorsal *(cervicodorsal)*
ORTOP. adj. Relativo o perteneciente al cuello y a la espalda.

cérvico-escapular *(cervicoscapular)*
ORTOP. adj. Relativo o perteneciente al cuello y al omóplato.

cérvico-occipital *(cervico-occipital)*
ORTOP. adj. Relativo o perteneciente al cuello y al occipucio.

cervicotomía *(cervical incision)*
CIRGEN. f. Incisión de las partes blandas del cuello, que puede realizarse con orientación longitudinal (para traqueotomía), transversa (para cirugía de tiroides y paratiroides) u oblicua, siguiendo el borde del músculo esternocleidomastoideo (abordaje del esófago cervical,

linfadenectomías cervicales, cirugía vascular del cuello, etc.). Ver **incisión de Kocher.**

cérvico-torácico *(cervicothoracic)*
ORTOP. adj. Relativo o perteneciente al cuello y al tórax.

cérvix *(cervix)*
GINECOL. m. Cuello del útero o matriz.

cesárea *(cesarean section)*
GINECOL. f. Intervención quirúrgica para terminar el embarazo, que consiste en acceder a la cavidad uterina a través del abdomen.

cesta *(basket)*
RADIO. f. Instrumento o forma en la que terminan algunos catéteres, muy útil en la extracción de elementos intraluminales en algunos conductos; p, ej., el asa de dormia.

cestodo *(tapeworm)*
MICROBIOL. m. Cualquier gusano platelminto que pertenece al filo *Platyhelminthes,* clase *Cestoidea,* conocidos también como tenias verdaderas. Son organismos altamente especializados, todos ellos parásitos, que presentan el cuerpo acintado, muy largo, formado por muchos segmentos o proglótidos, el primero de los cuales, o escólex, porta los órganos de fijación característicos (ganchos y ventosas). Carecen de aparato digestivo y presentan un notable desarrollo del aparato reproductor, repetido tantas veces como proglótidos presente el cuerpo del organismo (hasta varios millares en función de las especies). Poseen ciclos biológicos con uno o mas hospedadores y diferentes fases larvarias, tales como el cisticerco, el cenuro o la hidátide. Las principales especies parásitas del hombre son: *Taenia saginata,* o tenia de la vaca; *T. solium,* o tenia del cerdo y *Echinococcus granulosus.* El parasitismo intestinal por el adulto de *T. saginata* y de *T. solium* (teniasis) se adquiere por ingestión de carnes (vaca y cerdo, respectivamente) crudas o insuficientemente cocinadas que contienen las larvas (cisticercos) viables. Las larvas de *T. solium* pueden producir cuadros de cisticercosis de cierta gravedad. El hombre puede estar parasitado también por las larvas (hidátides) de *E. granulosus,* cuadro conocido como hidatidosis o equinococosis hidatídica.

cetoacidosis *(ketoacidosis)*
FISIOL. f. Acidosis producida por la acumulación de cuerpos cetónicos en los tejidos y líquidos del cuerpo, como sucede en la diabetes mellitus descompensada.

cetoaciduria *(ketoaciduria)*
FISIOL. f. Eliminación de cetoácidos por la orina.

cetogénesis *(ketogenesis)*
ENDOCRINOL. f. Generación de cuerpos cetónicos. La disminución del nivel de insulina circulante y el aumento del glucagón y catecolaminas favorecen la lipolisis y la movilización de los ácidos grasos libres, que constituyen el sustrato para generar los cuerpos cetónicos: acetoacetato, betahidroxibutirato y acetona, como consceuencia de la saturación del ciclo de ácidos tricarboxílicos. Tanto las situaciones de ayuno prolongado como la cetoacidosis diabética son dos ejemplos de cetogénesis aumentada.

cetonemia *(ketonemia)*
FISIOL. f. Nivel elevado de cuerpos cetónicos en la sangre, como sucede en la diabetes mellitus y en la inanición.

cetonuria *(ketonuria)*
NEFROL. f. Presencia de cuerpos cetónicos en la orina (en forma de acetoacetato o betahidroxibutírico), que es indicativo de diabetes descompensada con acidosis metabólica y glucosuria. Puede agravar la pérdida de sodio y agua por la orina, provocando hiponatremia. Es posible estudiarla mediante tiras reactivas.

cetosis *(ketosis)*
ENDOCRINOL. f. Condición que se caracteriza por el aumento de los niveles de cuerpos cetónicos en la sangre y en la orina.

cetosteroide *(ketosteroid)*
ENDOCRINOL. f. Metabolito urinario de los andrógenos, que representa productos de degradación de los andrógenos, tanto testiculares como ováricos y adrenales. Antiguamente su estimación se empleaba como índice de la secreción androgénica, pero en la actualidad ha sido reemplazada por las determinaciones plasmáticas de los andrógenos correspondientes.

chalación *(chalazion)*
OFTALMOL. f. Quiste producido por la oclusión de una de las glándulas sebáceas del párpado. Suele ser secundario a una infección de la glándula (orzuelo), pero a diferencia de este no existe infección, sino una reacción de

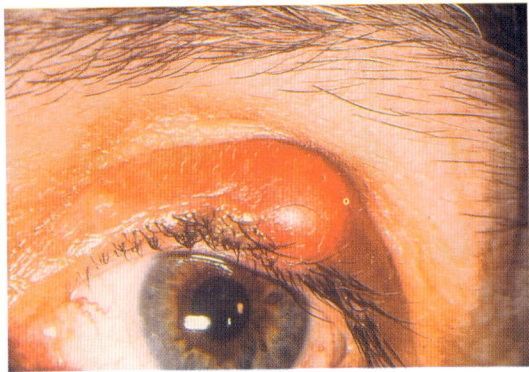
chalación

cuerpo extraño al material sebáceo que no puede salir por la obstrucción del conducto de drenaje. Este tipo de quiste es indoloro y generalmente desaparece de forma espontánea en unos pocos meses. Sin embargo, a los más grandes se les suele inyectar un preparado con corticoides para acelerar su reabsorción. En casos concretos es necesaria la extirpación quirúrgica.

champú (*shampoo*)
DERMATOL. m. Preparación jabonosa usada para el lavado del cuero cabelludo.

chancriforme (*chancriform*)
DERMATOL. adj. Lesión ulcerosa que recuerda la forma del chancro. Las lesiones primarias de la tuberculosis cutánea, la esporotricosis y la blastomicosis tienen esta morfología.

chancro (*chancre*)
DERMATOL. m. Lesión dermatológica que consiste en una pequeña ulceración, unas veces con tendencia a extenderse y otras a remitir espontáneamente. Se aplica sobre todo a las enfermedades venéreas y, por extensión, a la puerta de entrada de otras infecciones; esporotricosis, tuberculosis, blastomicosis, tularemia, etc.

chancroide (*chancroid*)
UROL. m. Infección de transmisión sexual producida por el hemofilus *Ducreyi*, que clínicamente produce una úlcera genital dolorosa. En el 50% de los casos se acompaña de linfadenopatía inguinal dolorosa. El diagnóstico se hace por tinción de gram y el tratamiento incluye eritromicina (500 mg, cuatro veces al día durante siete días), o ceftriaxona (250 mg i.m., a una simple dosis) o acitromicina (1 g oral, en una simple dosis). La úlcera desaparece en siete días y la linfadenopatía se resuelve más lentamente.

chaperones (*chaperon*)
BIOQUÍM. m. pl. Proteínas que ayudan al correcto plegamiento de otras cadenas polipeptídicas in vivo, pero que no forman parte de las estructuras ensambladas una vez que estas se encuentran realizando su función biológica normal.

Charcot, Jean-Martin
ORTOP. Neurólogo francés (1825-1893).

chasquido (*snap*)
ORTOP. m. Ruido breve, seco y súbito. || **c. articular** (*articular s.*) Cada uno de los sonidos, de tono alto y breve, que se originan por contacto de partes óseas articulares. Pueden constituir un signo de posición patológica de los huesos.

chigra (*chigoe*)
DERMATOL. f. Afección de origen parasitario, debido a la *Tunga penetrans*, insecto de la familia de las pulgas, que provoca lesiones dolorosas entre los dedos y en la planta de los pies.

chinche (*bedbug*)
ANAT. f. Artrópodo hematófago, cuya picadura produce prurito y enrojecimiento.

Chlamidia (*Chlamidia*)
MICROBIOL. Género que agrupa a bacterias gram-negativas (orden *Chlamidiales*), cocoides, pleomórficas, inmóviles, patógenos intracelulares obligados del ser humano y de otros animales. Las clamidias carecen de peptidoglicano y durante su ciclo vital el organismo alterna entre dos formas: una célula pequeña y densa, llamada cuerpo elemental, que es relativamente resistente a la desecación y es el medio de dispersión del agente infeccioso (por aerosoles), y una célula de mayor tamaño y menos densa, llamada cuerpo reticulado, que se divide por fisión binaria y es la forma vegetativa. Una vez fagocitados, los cuerpos elementales (prácticamente inertes desde el punto de vista metabólico) se transforman en cuerpos reticulados. Tras una fase de multiplicación intracelular, los cuerpos reticulares se transforman en cuerpos elementales y estos se liberan al exterior de la célula. Las infecciones humanas causadas por *Chlamidia trachomatis* incluyen

tracoma (una queratoconjuntivitis que es la causa más frecuente de ceguera en el mundo), uretritis, cervicitis, linfogranuloma venéreo y, en el recién nacido (por contagio de la madre durante el parto), conjuntivitis de inclusión y neumonía. *C. psittaci,* patógeno endémico de las aves y de los mamíferos domésticos, puede causar un grave cuadro de neumonía en el hombre denominado ornitosis o psitacosis. Las clamidias se pueden propagar en animales de laboratorio, en el embrión de pollo y en varias líneas celulares.

CHOP *(CHOP)*
ONCOL. Denominación que resulta de combinar los agentes citostáticos ciclofosfamida, adriamicina, vincristina y prednisona, usados fundamentalmente en los linfomas no Hodgkin y las leucemias linfáticas crónicas.

choque de corticoides *(steroids bolus)*
NEFROL. Tratamiento convencional de los episodios de rechazo agudo en el trasplante renal u otros órganos (corazón, hígado, pulmón, etc.), que consiste en la perfusión de 250 a 1.000 mg/día de metilprednisolona, durante 30-60 minutos, a lo largo de tres a cinco días. Esta terapia controla el 80% de los rechazos agudos celulares, y una rápida mejoría clínica se asocia, generalmente, con un pronóstico favorable en cuanto a la función del injerto. El tratamiento puede provocar la aparición de secuelas, como diabetes, dolores músculo-esqueléticos, infecciones, etc. También se puede utilizar bolus de esteroides de 1.000 mg/día, de forma similar, en glomerulonefritis rápidamente progresivas y vasculitis o poliarteritis diversas.

cianocobalamina *(cianocobalamine)*
FISIOL. f. Vitamina B_{12}, hidrosoluble, que interviene en la hematopoyesis. Combinándose con el factor intrínseco del estómago, se favorece su absorción intestinal. Cuando falta la vitamina B_{12} en la dieta, o no se absorbe en el intestino (por ausencia del factor intrínseco), se produce la anemia perniciosa.

cianosis *(cyanosis)*
FISIOL. f. Coloración azulada de la piel y las mucosas, debida a una mayor proporción de sangre reducida. Las causas más frecuentes son las respiratorias y las circulatorias, que ocasionan una oxigenación insuficiente de la sangre a nivel alveolar.

ciática *(sciatica)*
ORTOP. f. Síndrome neurológico que se caracteriza por un dolor agudo localizado en el territorio del nervio ciático. Casi siempre es debida a la compresión de sus raíces nerviosas en la columna vertebral, y a menudo es consecuencia de una hernia discal, pero también por artrosis, tumores, etc. Se caracteriza por una marcha claudicante, dolor al presionar sobre los puntos de su recorrido y también al realizar las maniobras que provocan su estiramiento (signos de Lasègue y Bragard). También se utiliza este nombre para indicar la existencia de dolor en cualquier sitio del trayecto del nervio ciático.

ciática paralizante *(sciatica)*
NEUROCIR. Radiculalgia de miembro inferior, tan aguda e intensa que produce impotencia funcional de ese miembro.

ciático *(sciatic)*
ORTOP. adj. Perteneciente al nervio ciático.

cibernética *(cybernetics)*
ANAT. f. Ciencia que estudia los mecanismos de comunicación y control, tanto en los aparatos electrónicos como en el cerebro. Uno de los creadores de la cibernética fue Nobert Wiener, que introdujo este término.

cibofobia o **sitofobia** *(sitophobia)*
PSIQUIAT. Ver **fobia.**

cicatriz *(cicatrix, scar)*
DERMATOL. f. Tejido de reparación en las soluciones de continuidad de las partes blandas.

cicatriz hipertrófica *(hypertrophic scar)*
CIRPLÁS. Cicatriz que se encuentra elevada, pero que no altera la piel normal que la limita, no produce síntomas y muestra una tendencia natural a la involución. || Cicatriz de crecimiento anormal, exagerado, pero que queda confinada a los límites iniciales propios de la misma. || **c. en trap-door** *(trapdoor s.)* Forma que puede adoptar una cicatriz semicircular al contraerse, de tal forma que resulta una elevación e hinchazón de la misma en su porción superior. Es característica de las heridas en la mejilla y se cree que puede ser secundaria a una obstrucción linfática o venosa. || **c. queloidea** o **queloide** *(keloid s.)* Cicatriz de crecimiento anormal, exagerado, tanto en su dimensión vertical como horizontal, que a diferencia de la cicatriz hipertrófica rebasa los

límites iniciales propios de la cicatriz primaria, alterando la piel circundante y originando síntomas de prurito y sensación de calor y dolor a la palpación. Puede equipararse realmente a un tumor benigno. Los queloides disminuyen con la edad y son más frecuentes en la raza negra. El área preesternal es probablemente la más predispuesta a la localización queloidea, junto con los hombros y la línea media del tronco.

cicatriz renal *(renal scarring)*
NEFROL. Cicatriz característica de las pielonefritis crónicas (con reflujo vesicouretral o por obstrucción urinaria), generalmente gruesas, irregulares y a menudo asimétricas, que se asocian con deformación de los cálices y del parénquima suprayacente (adelgazamiento cortical).

cicatrización *(healing)*
CIRPLÁS. f. Proceso biológico normal de reparación de heridas. || **c. por primera intención** *(h. by first intention)* Curación de las heridas por adhesión directa de sus bordes y relleno de la hendidura con tejido conjuntivo abundante. Se presenta en la herida o incisión que se ha obtenido de la coaptación de los bordes cutáneos, lo mismo si hay pérdida de sustancia cutánea como si no. La cicatrización *per primam* está vinculada esencialmente a la proliferación de los elementos conjuntivos. || **c. por segunda intencion** *(h. by second intention)* Aquella que se produce cuando los bordes de la herida están separados, lo mismo si existe pérdida de sustancia como si falta esta. El elemento fundamental de la cicatrización *per secundam* es el tejido de granulación o mamelón carnoso.

ciclamato *(cyclamate)*
ENDOCRINOL. m. Sal cálcica y sódica del ácido ciclámico, que se emplea como edulcorante acalórico.

ciclartrosis *(cyclarthrosis)*
ORTOP. f. Articulación que permite movimientos de rotación. También se denomina diartrosis rotatoria y trocoide.

ciclina *(cyclin)*
HISTOL. f. Proteína que controla el ciclo celular, permitiendo que este siga adelante o se pare. Las ciclinas aparecen en determinados periodos del ciclo celular y actúan uniéndose a otras proteínas llamadas quinasas, dependientes de las ciclinas.

ciclitis *(cyclitis)*
OFTALMOL. f. Inflamación del cuerpo ciliar. || **c. heterocrómica** *(heterochromic c.)* Uveítis anterior crónica no granulomatosa unilateral, de etiología desconocida, que afecta a individuos jóvenes en los que se observa una decoloración del iris en el ojo afectado. Ello conduce a que los ojos de un mismo paciente sean de distinto color. En ocasiones, el primer síntoma es la aparición de una catarata en un paciente joven.

ciclo *(cycle)*
GINECOL. m. Sucesión recurrente de fenómenos observables. || **c. anovulatorio** *(anovulatory c.)* Ciclo menstrual en el que no hay ovulación. Es monofásico y el endometrio es proliferativo. No existe subida de la temperatura basal en la segunda parte del ciclo. || **c. bifásico** *(bifasic c.)* Ciclo menstrual ovulatorio que se divide en dos fases: en la primera, el endometrio es proliferativo y en la segunda (postovulatoria) es secretor. Sube la temperatura basal a partir de la ovulación. || **c. estral** *(estrous c.)* Conjunto de fenómenos que ocurren entre dos menstruaciones. Hay un paralelismo entre el ciclo ovárico y los cambios de la mucosa uterina o endometrio. Tras una menstruación tiene lugar la fase proliferativa del endometrio (a partir de su capa basal), que está regida por la fase foliculínica del ovario. A la fase proliferativa sigue la fase secretora, dirigida por el periodo luteínico del ovario, y a la fase secretora sigue la descamativa o menstruación. || **c. menstrual** *(menstrual c.)* Ver **ciclo estral**. || **c. monofásico** *(monophasic c.)* Ciclo menstrual con una sola fase endometrial proliferativa, que es anovulatoria y con temperatura basal monofásica. || **c. ovárico** *(ovarian c.)* Conjunto de cambios cíclicos observados en la mujer sexualmente madura y regidos especialmente por el lóbulo anterior de la hipófisis, que consisten básicamente en la maduración del folículo ovárico, la expulsión del ovocito (ovulación) y su ulterior conversión en cuerpo lúteo. Todo ello se acompaña de variaciones en otros tejidos, especialmente el endometrio.

ciclo del ácido cítrico *(citric acid cycle)*
BIOQUÍM. Ver **ciclo de Krebs**. || **c. de los ácidos tricarboxílicos** *(tricarboxylic acid c. or TCA c.)*

Ver **ciclo de Krebs**. ‖ **c. de Cori** *(Cori's c.)* Ciclo que tiene lugar en el metabolismo de los hidratos de carbono, en el que el glucógeno muscular se oxida a ácido láctico; este llega al hígado, donde se convierte, vía gluconeogénesis, en glucosa, la cual es transportada nuevamente al músculo, donde se almacena como glucógeno. ‖ **c. del glioxilato** *(glyoxylate c.)* Ruta metabólica relacionada con el ciclo del ácido cítrico, presente en bacterias y en algunas plantas, que convierte netamente el acetato en succinato. A diferencia del ciclo del ácido cítrico, esta vía permite la síntesis de azúcares a partir de ácidos grasos.‖ **c. de Krebs** *(Krebs's c.)* Conjunto de reacciones que tienen lugar en la mitocondria y que permiten oxidar completamente los hidratos de carbono, los lípidos y los aminoácidos, produciéndose gran cantidad de energía metabólica. El combustible que alimenta el ciclo es el acetil-CoA, que es oxidado completamente hasta formar dióxido de carbono y agua. A pesar del papel central que desempeña el ciclo en el metabolismo energético, su función no se limita a la producción de energía, sino que los intermediarios de cuatro y cinco carbonos que participan en el ciclo actúan como precursores biosintéticos de una amplia gama de productos. También se le llama ciclo del ácido cítrico o ciclo de los ácidos tricarboxílicos. ‖ **c. de la urea** *(urea c.)* Ciclo metabólico presente en los mamíferos y otros animales ureotélicos, que convierte el nitrógeno que va a ser eliminado, presente como ión amonio muy tóxico, en urea que puede ser excretada en la orina. También se conoce con el nombre de ciclo de Krebs-Henseleit.

ciclo cardiaco *(heart cycle)*
FISIOL. Nombre que reciben los fenómenos que tienen lugar entre dos latidos del corazón: sístole auricular, sístole ventricular y diástole.

ciclo celular *(cellular cycle)*
HISTOL. Secuencia de acontecimientos que tienen lugar durante el crecimiento y la división de las células. El ciclo celular se divide en dos fases principales: mitosis, o periodo breve, en el que la célula divide a su núcleo y a su citoplasma y origina dos células hijas; e interfase, periodo más largo durante el cual la célula aumenta su tamaño, desarrolla la mayor parte de las actividades celulares y duplica su material genético.

ciclo nasal *(nasal cycle)*
OTORRIN. Alternancia de fases de congestión y descongestión de los plexos cavernosos de las fosas nasales. Su duración es de tres a cuatro horas y se produce alternantemente en cada fosa.

ciclo de las pentosas *(pentose pathway)*
ENDOCRINOL. Vía de oxidación de las hexosas en la que la glucosa-6-fosfato sufre dos procesos de oxidación por NADP, siendo la última una decarboxilación oxidativa que da lugar a una pentosa.

ciclocrioterapia *(cyclocryoterahy)*
OFTALMOL. f. Técnica quirúrgica empleada en el glaucoma, que consiste en la destrucción por congelación del cuerpo ciliar, lo que conduce a una disminución de la secreción de humor acuoso y, por tanto, un descenso de la presión intraocular.

ciclodiálisis *(cyclodialysis)*
OFTALMOL. f. Técnica quirúrgica utilizada en el tratamiento del glaucoma, que consiste en establecer una comunicación entre la cámara anterior del ojo y el espacio pericoroideo por donde circulará el humor acuoso. También puede producirse como consecuencia de un traumatismo contuso en el ojo, lo que conduce a un descenso no deseado de la presión intraocular, provocando en ocasiones una alteración de la retina por la hipotonía.

ciclodiatermia *(cyclodiathermy)*
OFTALMOL. f. Intervención quirúrgica utilizada en el tratamiento del glaucoma, que consiste en la destrucción del cuerpo ciliar mediante la aplicación de calor, lo que conduce a una disminución de la secreción de humor acuoso y, por tanto, a un descenso de la presión intraocular.

ciclofosfamida *(ciclofosfamyde)*
ONCOL. f. Fármaco citostático que pertenece a la familia de los agentes alquilantes. Es activo en carcinomas de mama, pulmón, ovario, testículo, vejiga, sarcomas óseos, linfomas de Hodgkin y no Hodgkin, leucemias, neuroblastomas, tumor de Ewing y mieloma múltiple.

ciclofotocoagulación *(cyclophotocoagulation)*
OFTALMOL. f. Intervención quirúrgica utilizada en el tratamiento del glaucoma, que consiste en la destrucción del cuerpo ciliar mediante la aplicación de láser transescleral, lo que pro-

voca una disminución de la secreción de humor acuoso y, por tanto, un descenso de la presión intraocular.

cicloheximida *(cycloheximide)*
HISTOL. f. Sustancia que inhibe la síntesis de las proteínas en los organismos eucariotas.

ciclooxigenasa *(cyclooxygenase)*
FARM. f. Enzima que metaboliza el ácido araquidónico, dando lugar a prostaglandinas y tromboxanos. Se distinguen dos formas: la primera es constitutiva y la segunda inducible por estímulos inflamatorios.

cíclope *(cyclop)*
OFTALMOL. m. Feto que presenta una malformación congénita, de tal forma que solo tiene una cavidad orbitaria y un bulbo orbitario, normalmente localizado en la línea media de la cara.

ciclopía *(cyclopia)*
ANAT. f. Malformación ocular, fusión de las dos cavidades orbitadas alojando un ojo malformado.

ciclopirox *(ciclopirox)*
FARMCLÍN. m. Antifúngico de uso tópico.

cicloplejía *(cycloplejia)*
OFTALMOL. f. Parálisis del músculo ciliar y de la acomodación. Normalmente se utiliza para confirmar la graduación en personas jóvenes.

cicloserina *(cycloserine)*
FARMCLÍN. f. Quimioterápico antituberculoso, que se utiliza solo en formas resistentes.

ciclosporina A *(cyclosporine A)*
INMUNOL. f. Oligopéptido de 11 aminoácidos que se emplea habitualmente como agente inmunosupresor para el control del rechazo en los alotrasplantes de órganos (especialmente riñón, corazón, pulmón, páncreas y médula ósea), en la prevención de las reacciones injerto contra huésped y en el tratamiento de ciertas enfermedades autoinmunes. Suprime la respuesta inmunitaria porque inhibe la síntesis de IL-2, impidiendo la activación del linfocito T CD4$^+$, lo que bloquea la respuesta a este nivel. Junto con la definición del concepto de muerte cerebral, el aumento del número de donantes de órganos y la mejora de las técnicas quirúrgicas y anestésicas, es uno de los factores principales que han hecho posible la extensa aplicación clínica de los trasplantes de órganos.

ciclotimia *(cyclothymia)*
PSIQUIAT. f. Uno de los tipos de temperamento, según la tipología de Kretschmer. Está particularmente relacionado con el biotipo constitucional pícnico, cuyo temperamento se caracteriza por los siguientes rasgos: extroversión, sociabilidad, capacidad de sintonizar con el entorno, apertura e inteligencia realista; también es habitual la alternancia de estados de ánimo de alegría y tristeza. En la actualidad, la ciclotimia se define como un trastorno afectivo persistente, caracterizado por episodios alternantes de depresión y euforia de intensidad leve.

ciclotrón *(cyclotron)*
MEDNUCL. m. Acelerador de partículas en el que las partículas cargadas se desplazan dentro de una sucesión de órbitas semicirculares de radio creciente, por influencia de un campo magnético, y son aceleradas al atravesar muchas veces un campo eléctrico producido por un generador de alta frecuencia.

ciego *(blindgut)*
ANAT. m. Primera porción del intestino grueso, en forma de fondo de saco, del que parte como una prolongación el apéndice vermiforme. En el ciego desemboca el íleon (válvula ileocecal), continúa con el colon ascendente y se localiza en la fosa ilíaca derecha.

ciencia *(science)*
MEDLEGAL. f. Estudio de la realidad que busca explicaciones por las causas últimas. ‖ **c. forenses** *(forensic s.)* Conjunto de las diferentes ciencias y tecnologías que constituyen en sentido amplio la medicina legal.

cientificismo *(scientificism)*
BIOÉT. m. Visión de la ciencia y de la medicina que solo admite como verdadero lo que puede ser verificable mediante la observación propia del método científico hipotético-deductivo. Su consecuencia en el ámbito de la medicina es que el paciente queda reducido a ser un organismo estropeado, con el descuido consiguiente del apoyo moral (v.) que debe dársele a él y a su familia.

cifoescoliosis *(kyphoscoliosis)*
ORTOP. f. Deformidad de la columna vertebral, resultado de la combinación de cifosis (curvatura antero-posterior, generalmente de la región dorsal) y de escoliosis (desviación lateral).

cifosis *(kyphosis)*
ORTOP. f. Curvatura antero-posterior de la columna vertebral, de convexidad posterior, de gran radio en la región dorsal y de radio menor en región sacra. ‖ **c. del adolescente** o **enfermedad de Scheuermann's** *(Scheuermann's disease)* La que está ocasionada por una lesión de los platillos vertebrales dorsales o dorsolumbares, irregularmente osificados. ‖ **c. angular** o **enfermedad de Pott's** *(Pott's disease)* Cifosis ocasionada por una lesión ósea que afecta una o dos vértebras vecinas. ‖ **c. congénita** *(congenital k.)* La que se debe a un trastorno del desarrollo de la columna, aislado o asociado a una displasia osteocartilaginosa. ‖ **c. paralítica** *(paralitic k.)* La que es consecuencia de parálisis flácidas, espásticas o miopáticas. ‖ **c. patológica** *(pathological k.)* Curvatura anormalmente aumentada de la columna.

cifótico *(kyphotic)*
ORTOP. adj. Perteneciente o relativo a la cifosis o que se ve afectado por ella.

cifotono *(cyphotone)*
ORTOP. m. Aparato, hoy en desuso, que se empleaba para reducir la joroba de la columna producida por el mal de Pott.

cigoma *(zygoma)*
ANAT. m. Palabra proveniente del griego *zygon*, yugo, que designa a los dos componentes del puente o yugo formado por el hueso cigomático (o malar) y la apófisis cigomática del temporal. Hay dos músculos faciales que se insertan en el hueso cigomático, por lo que reciben el nombre de músculos cigomáticos mayor y menor.

cigosidad *(zygosity)*
GENÉT. f. Característica que refleja la procedencia de una pareja de gemelos, tanto de un mismo cigoto (monocigóticos) como de dos (dicigóticos).

cigoteno *(zygotene)*
GENÉT. m. Segundo estadio de la profase de la primera división meiótica, en la que se forman los complejos sinaptonémicos entre cromosomas homólogos. Ver **meiosis**.

cigoto *(zygote)*
ANAT. m. Célula resultante de la fusión de los dos gametos, un óvulo y un espermatozoide. Como los dos gametos son haploides (con una sola guarnición de cromosomas), el cigoto es diploide, igual que las otras células del organismo. Por extensión, también se suele llamar cigoto al embrión hasta que tiene lugar la anidación en la mucosa uterina.

cilastatina *(cilastatin)*
FARMCLÍN. f. Inhibidor de la peptidasa renal, que se utiliza asociado a imipenem para evitar el metabolismo renal de este fármaco.

cilindrartros *(cylindrarthros)*
ORTOP. m. Articulación en la que las superficies articulares son cilíndricas; como sucede en la articulación radiocubital proximal o la que existe entre la apófisis odontoides y el atlas.

cilindro *(cast)*
NEFROL. m. Sólido en forma de columna que se observa a través del microscopio en un sedimento urinario de precipitados en la luz de los segmentos distales de la nefrona, constituidos por proteínas secretadas por el túbulo renal (proteína de Tamm-Horsfall) y por otros elementos que capta. Los cilindros reciben el nombre de su contenido y pueden ser hemáticos (eritrocitos), leucocitarios (leucocitos), epiteliales (células epiteliales), granulares, grasos, etc. Los otros tipos de cilindros son siempre patológicos y su existencia determina el origen parenquimatoso renal de las anomalías urinarias observadas. ‖ **c. granuloso** *(granular c.)* Aquel en cuya constitución se objetivan leucocitos o restos celulares epiteliales. Este tipo de cilindro es siempre patológico y denota un origen parenquimatoso renal del proceso. ‖ **c. hemático** *(erythrocyte c.)* Cilindro que presenta células sanguíneas. Su presencia indica inflamación aguda de los glomérulos (glomerulonefritis), aunque también puede detectarse en alteraciones de la coagulación. ‖ **c. hialino** *(hyaline c.)* Cilindro urinario que se caracteriza por su aspecto traslúcido; se detecta en un reducido número de personas; es posible que aparezca en personas normales tras realizar ejercicio o por un proceso de deshidratación, así como asociado a la proteinuria glomerular.

cilindroeje *(axis cylinder)*
ANAT. Ver **axón**.

cilindruria *(cylindruria)*
NEFROL. f. Presencia de cilindros en el sedimento urinario, caracterizados por la precipitación

en la luz de los segmentos distales de la nefrona de proteínas secretadas por el túbulo renal y por otros elementos (ver **cilindro**).

cimetidina *(cimetidine)*
FARM. f. Antagonista selectivo de los receptores H-2 de histamina, que inhibe la secreción ácida gástrica que produce la histamina y se utiliza fundamentalmente en el tratamiento de la úlcera péptica.

cinarizina *(cinarizine)*
FARMCLÍN. f. Antagonista del calcio, utilizado en el tratamiento del vértigo. Puede producir parkinsonismo.

cine- o **cino-** *(kine- or kino-)*
ORTOP. Prefijo que denota relación con el movimiento.

cineplastia *(kineplasty)*
ORTOP. f. Amputación de un miembro o de una parte del mismo, de modo que el muñón pueda ser empleado con finalidades motoras.

cineración *(cremation)*
MEDLEGAL. f. Incineración.

cinerradiografía *(cineradiography)*
RADIO. f. Técnica de obtención de imágenes radiográficas en forma seriada y a gran velocidad.

-cinesia *(-kinesis)*
ORTOP. Sufijo que denota movimiento o activación, especialmente en respuesta a un estímulo que se especifica por la raíz a la cual se une.

cinesialgia *(cinesalgia)*
ORTOP. f. Dolor provocado por la ruptura de fibras musculares profundas a consecuencia de una contracción o movimiento brusco. || Nombre que recibe cualquier dolor que aparece con el movimiento.

cinesiómetro *(kinesiometer)*
ORTOP. m. Aparato utilizado para medir cuantitativamente los movimientos.

cinesiterapia *(kynesitherapy)*
ORTOP. f. Método de tratamiento mediante los movimientos activos o pasivos. Se utiliza para ello la electricidad, los masajes y la gimnasia y es útil en el tratamiento de numerosas afecciones: hemiplejías, poliomielitis, escoliosis, cifosis, secuelas de fracturas, artrosis, etc.

cinestismo *(kinesthism)*
ORTOP. m. Facultad de iniciar o efectuar una contracción muscular.

cinetocoro *(kinetochore)*
HISTOL. m. Estructura en forma de disco trilaminar, situada en la zona centromérica de cada cromosoma, a partir del cual tiene lugar la polimerización de microtúbulos del huso mitótico, que conseguirán el desplazamiento de los cromosomas durante la mitosis. El cinetocoro mide entre 300-500 nanómetros de diámetro. El disco interno es osmiofílico y está en contacto directo con el cromosoma (tiene aproximadamente 40 nanómetros de espesor); el externo es similar en densidad y espesor al interno. Entre ambos se encuentra un disco electrolúcido de unos 20-30 nanómetros de espesor.

cíngulo *(cingulum)*
ANAT. m. Estructura en forma de cinturón. En el encéfalo corresponde a la circunvolución del cíngulo, que contornea el cuerpo calloso y forma parte del sistema límbico, y al haz cingular, manojo de fibras que discurre en la sustancia blanca de la circunvolución del cíngulo.

cingulotomía *(cyngulotomy)*
NEUROL. f. Intervención quirúrgica que consiste en la sección del cíngulo.

cinofobia *(cynophobia)*
PSIQUIAT. Ver **fobia**.

cintilla *(belt)*
ORTOP. f. Tira larga, aplanada y estrecha que corresponde a alguna estructura anatómica (cintilla iliotibial), localizada en la cara externa del muslo como refuerzo de la fascia lata. || Tira metálica, plastica, etc., que se utiliza para realizar cerclajes.

cintilla de contusión *(contusion ribbon)*
MEDLEGAL. Pequeña zona contusa, de aproximadamente un milímetro de anchura, que rodea el orificio de entrada en las heridas por arma de fuego. Constituye el signo principal de la entrada del proyectil. Se le llama también cintilla erosiva.

cintura *(girdle)*
ANAT. f. Estructura o parte que rodea a otra. || Cualquier cosa que rodea el cuerpo. || Parte del cuerpo situada entre el tórax y las caderas. ||

cinturón

En anatomía reciben este nombre dos zonas que sirven de unión entre los miembros inferiores y los miembros superiores del cuerpo: la cintura o cinturón escapular y la cintura pélvica. La cintura primera está formada por la clavícula y la escápula, y la segunda, por los huesos coxales y el sacro.

cinturón *(belt)*
ORTOP. m. Banda de tela o cuero, generalmente con hebilla, destinada a ceñir la cintura. || **c. de seguridad** *(seat b.)* Banda de tela fuerte que se coloca abrazando la cintura y a menudo cruzando el tórax de los viajeros de un avión o automóvil. Su finalidad es evitar que, en caso de frenado brusco o de choque, sean lanzados fuera de los asientos.

cipridofobia *(cypridophobia)*
PSIQUIAT. Ver **fobia**.

ciprofloxacino *(ciprofloxacin)*
FARMCLÍN. m. Quinolona de segunda generación, con actividad frente a *Pseudomonas aeruginosa*.

ciproheptadina *(cyproheptadine)*
ENDOCRINOL. f. Fármaco con efecto antagonista serotoninérgico y antihistamínico, que se emplea como estimulante del apetito, antialérgico y antipruriginoso. Posee un leve efecto agonista dopaminérgico.

ciproterona *(ciproterone)*
GINECOL. f. Derivado de la 17 alfa-hidroxiprogesterona, cuyos efectos son antiandrogénicos y gestagénicos. Se emplea en los síndromes de androgenización femenina.

circadiano *(circadian)*
ANAT. adj. Se dice de los ritmos que tienen lugar con una periodicidad de unas 24 horas.

circinado *(circinate)*
DERMATOL. adj. Se dice de la lesión que tiene forma de círculo o de anillo.

circuito *(circuit)*
ANEST. m. Conjunto de conductores interconectados. || **c. anestésico** *(anesthetic system)* Sistema de conducción de la mezcla de gases anestésicos hacia el paciente de forma dosificada y con una composición regulada. Hay varios métodos, que se diferencian entre sí por la existencia o no de reinhalación de los gases espirados, y, cuando la hay, si existe reinhalación parcial o total. Teniendo en cuenta estos datos, los circuitos anestésicos se clasifican en: 1) Método abierto: sin reinhalación y con eliminación en el aire ambiente; el paciente respira una mezcla de gas anestésico y aire u oxígeno. 2) Sistema lineal con válvula de no reinhalación: el paciente respira una mezcla de gases frescos almacenada en un reservorio en forma de balón, y en la espiración elimina al exterior los gases gracias a una válvula unidireccional de muy baja resistencia. Existen dos variantes: el circuito de Magill, con la válvula espiratoria muy cerca de la mascarilla, y el circuito de Bain, que tiene la válvula espiratoria alejada del paciente y cuyo tubo consta de un tubo anillado con otro en su interior, a través del cual se administra gas fresco, los gases espirados se eliminan por el tubo externo de forma retrógrada al exterior. 3) Método cerrado: hay reinhalación total de los gases espirados tras eliminar el CO_2 a través de un sistema de filtro con cal sodada y aportar oxígeno suficiente para suplir las necesidades; no hay salida de gases al medio ambiente y es más económico. El flujo de gases circula en una sola dirección mediante un sistema de tubos y válvulas, y existe una válvula antipolución, que permite la eliminación de gases ricos en CO_2. Estos sistemas se complementan con la colocación de filtros humidificadores del aire y antibacterianos para humidificar y preservar la esterilidad del sistema. || **c. de Jackson-Rees** *(Jackson-Rees' c.)* Circuito anestésico que resulta de una modificación del circuito Mapleson D introducida por Jackson-Rees, el cual presenta una disposición en T, con una bolsa reservorio que incorpora un mecanismo de escape para la salida de los gases exhalados. El mecanismo de descarga puede consistir en una válvula ajustable en el extremo distal de la bolsa reservorio o en una fenestración en la región lateral de la misma. Es uno de los circuitos anestésicos más utilizados en la anestesia pediátrica.

circuito de sangre *(blood circuit)*
NEFROL. Ver **circuito extracorpóreo**. || **c. extracorpóreo** *(extracorporeal c.)* Aquel que se utiliza para realizar técnicas de hemodiálisis o hemofiltración, cirugía con circulación extracorpórea, etc., de tal forma que la sangre extraída del acceso vascular es conducida

mediante un circuito de líneas flexibles de plástico (línea arterial) hasta el dializador, donde una vez realizada la diálisis se retorna al paciente (línea venosa). El flujo de sangre se genera por una bomba peristáltica en forma de rodillo, ajustándose entre 50 y 600 ml/min, según el tipo y la técnica de diálisis. El circuito extracorpóreo está controlado por monitores de presión, así como por detectores de aire, de fugas de sangre, etc.

circulación (*circulation*)
FISIOL. f. Flujo de un fluido por un circuito. En medicina se aplica sobre todo a la sanguínea. ‖ **c. arterial** (*arterial c.*) La que tiene lugar en los vasos arteriales, de tal forma que cada pulso corresponde al sístole ventricular (circulación pulsátil). ‖ **c. colateral** (*collateral c.*) La que tiene lugar por las anastomosis colaterales que existen entre las arterias. Cuando son suficientemente amplias, la obstrucción de una de las arterias principales es compensada por la sangre que fluye por las colaterales. Hay algunos territorios, como el cerebro y el corazón, donde tales anastomosis son insuficientes, por lo que la obstrucción de una arteria entraña la necrosis del territorio irrigado por ella. ‖ **c. enterohepática** (*enterohepatic c.*) Círculo, en cierto modo cerrado, que establecen algunas sustancias; p. ej., las sales biliares formadas en el hígado pasan al intestino, allí contribuyen a la digestión de las grasas, son absorbidas por la mucosa intestinal y retornan por el sistema porta al hígado, donde vuelven a ser utilizadas. ‖ **c. portal** (*portal c.*) La que tiene lugar en el sistema portal: los capilares intestinales se reúnen en vénulas y estas en venas mayores, que dan lugar a las venas mesentéricas superior e inferior, las cuales, uniéndose a la esplénica, originan la vena porta. Esta vuelve a formar otra red capilar, que, en definitiva, acaba vertiendo su sangre en las venas suprahepáticas, tributarias de la vena cava inferior. ‖ **c. pulmonar** (*pulmonary c.*) La que corresponde al círculo menor de la sangre: la sangre venosa de las cavas es recogida en la aurícula derecha, de ahí pasa al ventrículo derecho y de aquí, por la arteria pulmonar, a los pulmones, donde tiene lugar el recambio gaseoso. El retorno de la sangre al corazón se hace por las venas pulmonares, que llevan la sangre arterial a la aurícula izquierda.

circulación cerebral (*brain blood flow*)
NEUROCIR. Cociente entre la presion de perfusión cerebral (= presión arterial media − presión intracraneal) y la resistencia cerebrovascular. En un cerebro normal es de 45-65 ml por 100 g de tejido/minuto.

circulación extracorpórea (*extracorporeal circulation*)
CARDIOL. Conjunto de técnicas cuya finalidad es conducir la corriente sanguínea fuera del organismo, oxigenarla y procurar asistencia mecánica al paciente para poder desconectar temporalmente el corazón y mantener las funciones circulatorias del organismo (ver **bypass cardiopulmonar**). Es una técnica ampliamente empleada en cirugía cardiovascular.

círculo (*circle*)
ANAT. m. Nombre que sirve para designar los anillos formados por la anastomosis de vasos. El más conocido es el *círculo arterial de Willis,* constituido por la unión de las arterias cerebrales posteriores con las arterias carótidas internas, mediante las arterias comunicantes posteriores y las arterias cerebrales anteriores, por medio de la arteria comunicante anterior.

circuncisión (*circumcision*)
UROL. f. Tratamiento quirúrgico de la fimosis. La circuncisión sistemática que se realiza profilácticamente a los neonatos, aunque tiene beneficios médicos potenciales, no es una indicación médica absoluta.

circunflejo (*circumflex*)
ORTOP. adj. Que es curvado como un arco.

circunscrito (*circumscriber*)
RADIO. adj. Que está limitado a un espacio determinado.

circunstancialidad (*circumstantiality*)
PSICOL. f. Característica del lenguaje que lo hace ser indirecto en la forma y retardado y premioso a la hora de llegar a la conclusión, por el empleo excesivo de detalles y comentarios o por la irrelevancia de los mismos.

circunvolución (*gyrus*)
ANAT. f. Cada una de las ligeras prominencias que accidentan la superficie de la corteza cerebral. Recibe el nombre del lóbulo donde se encuentra y el número que de arriba abajo le corresponde: primera circunvolución frontal,

tercera circunvolución temporal, etc. Algunas circunvoluciones tienen nombres propios, p. ej., la circunvolución precentral. || **c. cingular** (*g. cinguli*) La que se encuentra en la superficie medial del hemisferio, rodeando el cuerpo calloso. || **c. frontal** (*frontal g.*) Cada una de las cuatro que se encuentran en la convexidad del lóbulo frontal: superior, media, inferior y precentral. || **c. occipitotemporal** (*occipitotemporal g.*) Nombre que reciben dos circunvoluciones: la parahipocámpica y la hipocámpica. || **c. orbitaria** (*orbital g.*) Nombre de la circunvolución recta y de las orbitarias laterales. || **c. parietal** (*parietal g.*) Nombre que reciben cinco circunvoluciones: poscentral, parietal superior, inferior, supramarginal y angular. || **c. temporal** (*temporal g.*) Nombre de tres circunvoluciones: la superior, la media y la inferior.

cirugía (*surgery*)
CIRGEN. f. Parte de la medicina que tiene por objeto tratar las enfermedades, las deformaciones, los traumatismos, etc., por medio de operaciones manuales o instrumentales. También se aplica a la práctica quirúrgica. || **c. abdominal** (*abdominal s.*) La que tiene por objeto las vísceras abdominales. || **c. ambulatoria** (*ambulatory s., outpatient s.*) Aquella que, realizada con anestesia local, regional o general, no precisa de un ingreso hospitalario formal, sino solamente de un periodo de recuperación postanestésica y de observación postoperatoria en el centro sanitario, inferior a 24 horas, antes del traslado al domicilio particular. || **c. aséptica** (*aseptic s.*) La que se realiza en condiciones de total asepsia. || **c. bariátrica** (*morbid obesity s.*) Aquella que, con intervenciones en el estómago o el intestino, o con derivaciones biliares, busca lograr una significativa pérdida de peso en pacientes con obesidad mórbida. Ver **gastroplastia vertical anillada.** || **c. cardiaca** (*cardiac s.*) La que tiene por objeto el corazón y los grandes vasos intratorácicos. || **c. digestiva** (*digestive s.*) Aquella que afecta a cualquier órgano del aparato digestivo. || **c. endocrina** (*endocrine s.*) Aquella que se realiza sobre alguna glándula endocrina (tiroides, paratiroides, suprarrenal) o por tumores endocrinos de páncreas. || **c. endoscópica** (*endoscopic s.*) Aquella que se realiza con pequeñas incisiones, a través de las cuales se introducen sistemas ópticos de televisión e instrumental quirúrgico especialmente diseñado. Puede aplicarse en la cavidad abdominal (laparoscopia), en la cavidad torácica (toracoscopia, mediastinoscopia) o en las partes blandas (cirugía de columna, cirugía plástica, cirugía cervical, linfadenectomías, etc.). || **c. experimental** (*experimental s.*) La que se practica sobre animales con el fin de ensayar nuevas técnicas y nuevos planteamientos quirúrgicos, que luego serán practicados en humanos. || **c. general** (*general s.*) Cualquier técnica quirúrgica. Actualmente, suele referirse a aquella que no es ya parte de otra especialidad de cirugía (torácica, cardiovascular, digestiva, endocrina, urológica, ginecológica, del cuello, neurocirugía, oftalmología, otorrin.olaringología, ortopedia y traumatología). Esta especialidad quirúrgica, junto a la medicina interna, la obstetricia y la ginecología y la pediatría, constituyen el núcleo de cualquier hospital general que no disponga de superespecialidades. || **c. laparoscópica** (*laparoscopic s.*) Aquella cirugía endoscópica que se realiza en la cavidad abdominal (cirugía sobre tubo digestivo, hígado, páncreas, bazo, vesícula, vías biliares, apéndice, aparato genital femenino, suprarrenal, riñones y linfadenectomías). Ver **cirugía endoscópica.** || **c. limpia** (*clean s.*) La que no comporta la apertura de ningún foco de infección ni de ninguna víscera de las que habitualmente están colonizadas por microorganismos. || **c. mayor** (*major s.*) La que hace referencia a los procedimientos quirúrgicos más complejos, con más riesgo, frecuentemente localizados con anestesia general o raquídea. || **c. menor** (*minor s.*) La que hace referencia al tratamiento de pequeñas heridas o abscesos de otros problemas de menor importancia y poco riesgo; generalmente emplea la anestesia local. || **c. mínimamente invasiva** (*minimally invasive s.*) La que causa un trauma quirúrgico pequeño para realizar la misma intervención que con grandes incisiones; en este sentido, es sinónimo de cirugía endoscópica. || **c. pediátrica** (*pediatric s.*) La que se centra en las enfermedades de los niños. || **c. séptica** (*septic s.*) La que supone la apertura y la incisión de algún foco séptico o de alguna víscera de las que habitualmente están contaminados. || **c. transanal** (*transanal s.*) Aquella que se realiza en el interior del recto o del canal anal a través

del orificio del ano. Suele aplicarse a la extirpación de tumores benignos o malignos del recto || **c. transesfenoidal** *(transesphenoidal s.)* Abordaje a través del seno esfenoidal del área selar, mediante incisión sublabial o en la mucosa nasal. Es la vía de elección para la mayor parte de tumores hipofisarios. || **c. transnasal** *(transnasal s.)* Abordaje neuroquirúrgico a través de las fosas nasales, que se emplea en la cirugía de la hipófisis.

cirugía citorreductora *(debulking surgery)*
ONCOL. Aquella que no busca la curación de un tumor maligno ni la extirpación completa del tumor, sino la paliación para prolongar la vida del paciente o facilitar la acción de agentes quimioterápicos. La principal indicación es el cáncer de ovario con diseminación abdominal. || **c. conservadora** *(conservative s.)* Aquella que se aplica selectivamente a determinados tumores malignos y que, asociada a radioterapia y/o quimioterapia, busca los mismos resultados que la cirugía radical clásica, pero con menos secuelas estéticas o funcionales. Se aplica sobre todo en el cáncer de mama y del tercio inferior de recto. || **c. curativa** *(curative s.)* Aquella que tiene posibilidades, e incluso la seguridad, de lograr la curación de una enfermedad. Se aplica con frecuencia a las intervenciones por cáncer. || **c. oncológica** *(oncological s.)* Aquella que se aplica a los tumores malignos y que busca en su realización dar las máximas garantías posibles de curación (extirpación completa del tumor y de sus territorios no vitales de diseminación). || **c. paliativa** *(palliative s.)* Aquella que no busca la curación de la enfermedad (habitualmente referida a tumores malignos), sino la mejoría o la desaparición de algunos síntomas (dolor, obstrucción, hemorragia, etc.). Normalmente está indicada para tumores extendidos más allá del órgano en el que se asientan. || **c. radical** *(radical s.)* Aquella que aporta la máxima probabilidad de curación de un cáncer no diseminado, porque extirpa completamente el tumor y todas las áreas de diseminación más probables (margen suficiente, grasa, vasos, fascias, serosas y ganglios que rodean al órgano afectado). Ver **cirugía oncológica**.

cirugía de entrenamiento en animales *(surgery of training in animals)*
BIOÉT. Ver **animales de experimentación**.

cirugía de la epilepsia *(epilepsy surgery)*
NEUROL. Conjunto de técnicas de diagnóstico y neuroquirúrgicas que sirven para el tratamiento de los tipos de epilepsia de difícil control farmacológico. || **c. estereotáxica** *(stereotaxia s.)* Técnica que permite localizar exactamente un punto dentro de la cavidad craneal. Requiere la colocación de una estructura externa (halo de estereotaxia) que se fija a la cabeza del paciente y constituye un marco de referencia para las coordenadas ortogonales. Es útil para la toma de biopsias o para la resección de lesiones profundas de pequeño tamaño, y constituye la base de la radiocirugía.

cirugía estética *(cosmetic surgery)*
CIRPLÁS. Cirugía plástica que tiene por objeto la mejora de la imagen corporal desde un punto de vista estético. || **c. craneofacial** *(craniofacial s.)* Parte de la cirugía reparadora que busca corregir los defectos fundamentalmente morfológicos que afectan a la cara y al cráneo, bien sean congénitos o adquiridos, traumáticos u oncológicos. Los procedimientos en los que se basa incluyen actuaciones tanto relativas a las estructuras óseas cráneofaciales como a las partes blandas de la cabeza y el cuello. En un sentido más amplio, pueden incluirse en este campo los procedimientos agrupados bajo la denominación de cirugía ortognática (v.), encaminados a ampliar, avanzar, equilibrar o corregir la discrepancia posicional espacial de ambos maxilares, en sentido vertical, transversal o antero-posterior, y su implicación en la correcta oclusión interdental. Los procedimientos útiles pueden ser: 1) osteotomía tipo Le Fort I, con sus variaciones posibles, para correcciones de hipoplasias o la retrusión al nivel basal maxilar; 2) osteotomías tipo Le Fort II y III, como en las panhipoplásias; 3) movilizaciones craneofaciales más complejas, extracraneales o intracraneales, como el avance monobloque frontofacial (v.), para los grandes síndromes; frecuentemente requieren varias etapas e incluyen correcciones de la zona orbitaria, como en el hipertelorismo, el exorbitismo, etc.; 4) cirugías del contorno complementarias, como injertos óseos, implantes, deslizamientos, etc.; 5) enfoques segmentarios en varias etapas, como en el manejo secuencial de la microsomía hemifacial o la displasia nasomaxi-

lar; 6) cirugías de remodelación de los tejidos blandos craneofaciales, tanto desde un punto de vista morfológico (asimetrías, dismorfias, etc.) como funcional (p. ej., labio leporino, paladar hendido, etc.). Puede requerir la utilización de plastias tisulares diversas, así como la realización de injertos o colgajos de distintos tipos tisulares, según la necesidad de cada caso (p. ej., injertos fascio-grasos para relleno, colgajos musculares, etc.). || **c. ortognática** (*orthognatic s.*) Cirugía que trata las discrepancias en la posición de los huesos basales del maxilar y la mandíbula en sentido transversal, antero-posterior y/o vertical. Invariablemente se encuentran asociados a compensaciones dentoalveolares. La cirugía ortognática busca una interrelación funcional correcta de la arcada dentaria superior con la arcada dentaria inferior, lo que conocemos como normooclusión o clase I de Angle (ver **clases de Angle, maloclusión),** consiguiendo una función temporomaxilar y neuromuscular adecuada. En un sentido amplio, se la podría considerar como la cirugía de la correcta oclusión dental. Sus procedimientos incluyen técnicas de movilización de los huesos maxilar y mandibular mediante osteotomías, así como la realización de ostectomías limitadas y la utilización de injertos de hueso para compensar posibles deficiencias o excesos de alguna de las dimensiones de los huesos. Presenta implicaciones estéticas importantes, por lo que respecta a su utilidad para la modificación de los rasgos del perfil facial, asociándose a menudo a otras técnicas de cirugía estética facial. Los procedimientos de cirugía ortognática, por la implicación de las estructuras dentales en la correcta oclusión, suelen requerir el concurso pre y posquirúrgico de tratamientos ortodóncicos que ayuden a eliminar las compensaciones dentales y alinear las arcadas correctamente. || **c. plástica** (*plastic s.*) La que tiene por objeto la reparación o reconstrucción de alguna parte dañada del organismo, para devolverle su forma. Abarca la cirugía de los quemados y la cirugía estética.

cirugía fetal (*fetal surgery*)
GINECOL. Aquella que se realiza sobre el feto durante el embarazo, con fines de diagnóstico o de tratamiento de malformaciones congénitas. Actualmente los aspectos terapéuticos aún se pueden considerar como experimentales. Ver **cirugía intraútero.** || **c. intraútero** (*intrauterine s.*) Ver **cirugía fetal.**

cirugía ortopédica (*orthopaedic surgery*)
ORTOP. La referida a las enfermedades y deformidades de las estructuras del sistema musculoesquelético (huesos, músculos y articulaciones).

cirugía refractiva (*refractive surgery*)
OFTALMOL. Conjunto de intervenciones destinadas a corregir los defectos refractivos, como la miopía, el astigmatismo y la hipermetropía. Ver **láser excimer, LASIK, queratotomía radial.**

cirujano (*surgeon*)
ORTOP. m. y f. Persona que practica la cirugía. En la Edad Media, coexistían con los llamados cirujanos menores o cirujano-barberos, dedicados estos al desbridamiento de abscesos, la realización de sangrías, las extracciones dentarias, etc. En el campo de la traumatología, durante los siglos XVI y XVII se ocuparon de sus tratamientos los algebristas.

cisaprida (*cisapride*)
FARM. f. Fármaco procinético con acción agonista sobre los receptores serotonérgicos 5-HT$_4$. Incrementa la motilidad gastrointestinal y se utiliza en el tratamiento del reflujo gastroesofágico y de trastornos gastroparésicos.

cisatracurio (*cisatracurium*)
ANEST. m. Fármaco isómero del atracurio, que presenta la ventaja de no producir liberación de histamina durante su administración. Sus características fármaco-dinámicas y su acción relajante muscular es similar a la del atracurio.

cisplatino (*cisplatin*)
ONCOL. m. Cis-diaminodicloroplatino, agente antineoplásico que produce uniones cruzadas entre dos cadenas, dentro de cada cadena de doble hélice de DNA. Es utilizado en los tumores de testículos, ovarios, endometrio, cuello uterino, cabeza y cuello, tracto gastrointestinal, carcinoma de pulmón, tejidos blandos, tumores óseos y linfomas, excepto en el linfoma de Hodgkin.

cisteamina (*cysteamine*)
ENDOCRINOL. f. Fármaco terapéutico, con capacidad ulcerogénica a nivel gástrico, que se utiliza en los trastornos derivados de la radiote-

rapia y en la cistinosis. Deplecciona los depósitos endógenos de somatostatina.

cistectomía *(cystectomy)*
UROL. f. Extirpación de la vejiga urinaria. || **c. parcial** *(parcial c.)* Extirpación quirúrgica abierta de una parte de la pared vesical. Salvo en ocasiones, no debe ser utilizada en el tratamiento quirúrgico de los tumores profundos de la vejiga. Sus indicaciones son muy escasas. || **c. total** *(radical c.)* Extirpación quirúrgica abierta de la vejiga, la próstata y las vesículas seminales. Es la primera indicación cuando se detectan tumores profundos de la vejiga, y excepcionalmente se ha utilizado en pacientes con cistitis intersticial intratable. No tiene otras indicaciones.

cisteína *(cysteine)*
NEFROL. f. Aminoácido que contiene azufre y que se sintetiza a partir de la metionina-homoserina y la posterior disociación de la cistationina. Constituye la mitad de la molécula de cistina, presente en el espacio extracelular como bisulfuro de cisteína. Puede ser transformada en taurina y degradada a ácido pirúvico. Su medición en sangre se realiza de manera conjunta con la cistina y la homocisteína.

cisterna *(cistern)*
ANAT. f. Formación anatómica que designa un espacio cerrado donde se recoge un líquido. || **c. del quilo** *(chyli c.)* Formación saciforme donde desembocan los vasos linfáticos lumbares e intestinales y de la que parte el conducto torácico. Se encuentra delante de la columna vertebral, debajo del diafragma.

cisterna de Galeno *(Galen's cistern)*
NEUROCIR. Cavidad recubierta de aracnoides que contiene la vena de Galeno. || **c. magna** *(magna c.)* Espacio aracnoideo en la región postero-inferior del cerebelo y del bulbo, desde donde se drena el líquido cefalorraquídeo del IV ventrículo, a través de los agujeros de Luchska y Magendi.

cisternas del complejo de Golgi *(Golgi complex cisterns)*
HISTOL. Estructuras en forma de sacos aplanados, paralelos entre sí, donde tiene lugar la glicosilación y la maduración de las proteínas de la célula. || **c. del retículo endoplasmático rugoso** *(rough endoplasmic reticulum c.)* Estructuras en forma de sacos aplanados y cerrados, interconectadas entre sí, que constituyen la arquitectura del retículo endoplasmático rugoso. Sirven como sustento de los ribosomas y en ellas tiene lugar la maduración de las proteínas.

cisternografía *(cisternography)*
NEUROCIR. f. Representación radiográfica o gammagráfica de las cisternas basales tras la inyección de aire o un contraste radiactivo en el espacio subaracnoideo. || **c. isotópica** *(isotopic c.)* Representación radiográfica o grammagráfica tras la inyección de un isótopo dentro del espacio subaracnoideo. Se utiliza para valorar la circulación del líquido cefalorraquídeo.

cisticerco *(cysticercus)*
MICROBIOL. m. Fase larvaria de algunos cestodos, que se desarrolla a partir de la oncosfera (o embrión hexacanto). Corresponde a una vesícula llena de líquido, provista de una capa externa (cutícula) y una membrana germinativa interna de la cual nace un único escólex. Corresponde a las larvas del género *Taenia*.

cisticercosis *(cysticercosis)*
MICROBIOL. f. Infestación por las larvas cisticerco, que en el hombre es producida por las larvas de la tenia del cerdo *(Taenia solium)*. Está provocada por la ingestión de huevos viables de esta especie en alimentos crudos contaminados con heces humanas o también (aunque en menor medida) por la autoinfección en individuos parasitados. Los embriones liberados en el estómago y el duodeno atraviesan la pared intestinal, penetran en la circulación sanguínea y linfática y son distribuidos por el organismo hasta que se fijan en distintos órganos y tejidos, fundamentalmente los músculos y las estructuras nerviosas del sistema nervioso central. Las localizaciones más graves se producen en el cerebro y los ojos. El diagnóstico se realiza mediante pruebas de imagen (rayos X, tomografía axial computarizada, resonancia magnética nuclear, etc.), así como por diversas pruebas serológicas. La sintomatología en el primer estadio de la infestación se caracteriza por fiebre, malestar, dolor muscular y eosinofilia.

cístico *(cystic)*
ANAT. adj. Relativo a la vesícula biliar y a su conducto cístico, que va del conducto hepático a la vesícula biliar.

cistinosis *(cystinosis)*
NEFROL. f. Enfermedad congénita cuyos principales síntomas son: glucosuria, proteinuria y depósitos de cistina en diversos órganos.

cistinuria *(cystinuria)*
NEFROL. f. Enfermedad poco común de índole hereditaria con carácter autosómico recesivo, que se caracteriza por un trastorno en la reabsorción de aminoácidos básicos que afecta al epitelio intestinal y a las células de los túbulos proximales del riñón. Provoca la pérdida por la orina de grandes cantidades de aminoácidos, como la cistina, la arginina, la ornitina y la citrulina. La escasa solubilidad de la cistina y su supersaturación puede facilitar la producción de cálculos, la obstrucción y la infección urinaria y su posterior evolución a insuficiencia renal crónica. El tratamiento intenta prevenir la producción de cálculos y se logra mediante diuresis copiosas, incrementado el pH urinario con sustancias alcalinas y reduciendo la concentración de cistina en la orina mediante drogas quelantes.

cistitis *(cystitis)*
UROL. f. Inflamación de la vejiga urinaria, que provoca dolor a la micción, fiebre, polaquiuria y, a veces, hematuria. ‖ **c. folicular** *(follicularis c.)* Lesión benigna de la mucosa vesical, secundaria a una infección bacterial crónica, que se caracteriza por folículos linfoides de situación submucosa. Endoscópicamente, aparece como un punteado de nódulos submucosos de color amarillento. ‖ **c. glandular** *(glandularis. c)* Lesión similar a la de la cistitis quística, excepto en que las células transicionales han sido sometidas a metaplasia glandular. Con frecuencia, su patología se manifiesta en pacientes con lipomatosis pélvica y puede ser una lesión precursora de adenocarcinoma. Endoscópicamente, puede aparecer como una lesión papilar, aunque en ocasiones no es ostentosamente visible. ‖ **c. inespecífica** *(bacterial c.)* Cuadro clínico de polaquiuria y escozor miccional, secundario a una infección de orina por gérmenes inespecíficos. El diagnóstico clínico se confirma mediante un urocultivo y el tratamiento con antisépticos urinarios o antibióticos, de acuerdo con el antibiograma, resuelve la enfermedad en dos o tres días. ‖ **c. intersticial** *(interstitial c.)* Enfermedad crónica de larga evolución, de etiología desconocida, que afecta casi exclusivamente a las mujeres (90%) y se caracteriza por dolor suprapúbico, polaquiuria, dolor miccional y urocultivo negativo. El diagnóstico se confirma endoscópicamente. Provoca lesiones vesicales, de aspecto eritematoso, y en el 10% de los casos aparece una úlcera en la cúpula vesical, denominada úlcera de Huner. El tratamiento sintomático consiste inicialmente en la hidrodistensión y las instilaciones con dimetil-sulfóxido. Los buenos resultados son de duración limitada (media de 12 meses). La resección endoscópica tiene un carácter paliativo y mejora la sintomatología durante un plazo variable de 6-12 meses. En situaciones extremas (el 10% de las pacientes), la evolución de la patología exige cirugía radical y derivación urinaria. ‖ **c. medicamentosa** *(medicamentous c.)* Irritación vesical con cuadro de polaquiuria, escozor y hematuria secundaria a la ingesta de medicamentos. El cuadro más característico es secundario a la toma de ciclofosfamida; en este caso, la cistitis es violenta, muy intensa y con hematuria, en ocasiones dramática. El tratamiento incluye medidas locales (lavado vesical, coagulación endoscópica, instilaciones de alúmina e incluso, en casos desesperados, de formalina) y la retirada de la medicación. ‖ **c. quística** *(cystica c.)* Lesión benigna de la mucosa vesical similar a los nidos de Von Brunn, excepto porque en el centro del nido el urotelio ha sido sometido a licuefacción eosinofílica. Aparece en el 60% de las vejigas normales en la autopsia. ‖ **c. rádica** *(radic c.)* Irritación vesical crónica, secundaria a radicación. Las lesiones endoscópicamente características son múltiples, constituidas por acúmulos de vasos en la submucosa. La evolución crónica de la cistitis rádica conduce a la fibrosis vesical, con reducción masiva de la capacidad funcional vesical.

cistitis gravídica *(gravidity cystitis)*
GINECOL. Inflamación de la vejiga urinaria durante el embarazo.

cistocele *(cystocele)*
UROL. m. Prolapso pélvico caracterizado por el descenso del suelo vesical, como consecuencia de una hipotonía vaginal. El número de partos, la edad de las pacientes y la menopausia son los factores que condicionan su aparición. Puede acompañarse de incontinencia

urinaria de esfuerzo y facilita las infecciones urinarias de repetición. El tratamiento es quirúrgico (colpoperineorrafia).

cistografía *(cystography)*
RADIO. f. Técnica radiográfica que consiste en la opacificación de la vejiga mediante la introducción de contraste positivo o negativo, para la obtención de imágenes con fines diagnósticos. Permite valorar la morfología vesical y la existencia de reflujo vésico-renal. La exploración se completa con placas intramiccionales que permiten el examen de la estructura del cuello vesical y la uretra. || **c. con cadena** *(c. with chain)* Técnica que consiste en la opacificación de la vejiga mediante contraste, asociada a la introducción de una fina cadena metálica, flexible, que delinea el contorno del suelo vesical y el trayecto uretral. De esta forma es posible medir los ángulos uretral y uretrovesical, obteniéndose imágenes con fines diagnósticos. Es de utilidad para el estudio de la incontinencia urinaria por cistocele. || **c. percutánea** *(percutaneous c.)* Cistografía que consiste en rellenar la vejiga a través de una punción realizada en el área suprapúbica. Se emplea cuando el acceso retrógrado no es posible. || **c. de relleno** *(stuffing c.)* Procedimiento de opacificación de la vejiga mediante la introducción de contraste, para la valoración de su forma y capacidad, así como para la detección de reflujo vésico-ureteral, obteniéndose imágenes con fines diagnósticos. || **c. retrógrada** *(retrogressive c.)* Técnica de relleno de la vejiga a través de la uretra mediante sondaje o introduciendo el contraste desde el meato uretral.

cistográfico *(cystographyc)*
RADIO. adj. Relativo a la cistografía.

cistograma *(cystogram)*
RADIO. m. Imagen obtenida en una cistografía.

cistometría *(cystometry)*
UROL. f. Exploración urodinámica que consiste en medir la presión intravesical a lo largo del llenado de la vejiga. Permite medir la compliance (relación de presión/volumen), la capacidad funcional vesical y la presencia o no de contracciones no inhibidas. Es una exploración de elección en alteraciones de la micción, especialmente de etiología neurógena.

cistoplastia *(cystoplasty)*
UROL. f. Técnica quirúrgica que tiene por objeto aumentar la capacidad vesical y disminuir la presión de llenado. Se realiza mediante la ampliación de la pared vesical a través de la utilización del intestino detubulizado (íleon, colon y, excepcionalmente, estómago). Está indicada en pacientes con vejiga neurógena, que cursa con afectación funcional renal (hidronefrosis) como consecuencia de la disminución de la capacidad vesical y el mantenimiento de altas presiones vesicales. Ocasionalmente, se realiza en vejigas retraídas y de escasa capacidad, secundarias a una patología infecciosa, inflamatoria o radioterápica.

cistoscopia *(cystoscopy)*
UROL. f. Exploración endoscópica de la vejiga mediante un cistoscopio rígido o flexible. Forma parte de la exploración de rutina en los pacientes con una patología vésico-prostática.

cistoscopio *(cystoscope)*
UROL. m. Aparato rígido o flexible con el que se visualizan la uretra y la vejiga.

cistoseroma *(cystoserome)*
GINECOL. m. Formación quística que contiene suero. Es un término antiguo; actualmente se prefiere el de cistoadenoma seroso. Tiene un contenido líquido no hemático.

cistostomía *(cystostomy)*
UROL. f. Técnica consistente en derivar la orina por una vía suprapúbica. Se realiza de dos maneras: a través de una punción suprapúbica, que coloca un catéter en la vejiga y drena su contenido, o mediante una incisión quirúrgica suprapúbica y la sutura de la pared vesical a la piel. Está indicada en la patología obstructiva del tramo común inferior, con patología uretral importante.

cistouretrocele *(cystourethrocele)*
UROL. m. Descenso de la pared posterior de la vejiga y de la uretra como consecuencia de una pérdida del tono vaginal. Generalmente, está asociada a incontinencia de esfuerzo en la mujer y relacionada con la edad, el número de partos y los traumatismos derivados de los mismos. Se corrige quirúrgicamente.

cisura *(fissure)*
ANAT. Ver **surco**. || **c. calcarina** *(calcarine f.)* Surco situado en la cara interna del lóbulo occipital, detrás del lóbulo cuadrado o precuña. ||

c. central *(central f.)* La que separa el lóbulo frontal del parietal. También se denomina cisura de Rolando ‖ **c. lateral** *(lateral f.)* La que separa el lóbulo temporal del frontal y del parietal. También recibe el nombre de cisura de Silvio. ‖ **c. longitudinal** *(longitudinal f.)* La que separa los dos hemisferios cerebrales. ‖ **c. pulmonares** *(lung f.)* Las que separan los lóbulos pulmonares. En el pulmón izquierdo se encuentra la cisura oblicua, y en el derecho, además de la oblicua, la cisura horizontal.

cisuras de Schmidt-Lantermann *(Schmidt-Lantermann's cisures)*
HISTOL. Estrías paralelas entre sí, dispuestas oblicuamente con respecto al eje del axón y situadas en las zonas internodales de este, que se encuentran en la vaina menialina de las fibras nerviosas mielínicas.

citarabina *(citarabine)*
ONCOL. f. Fármaco antitumoral que pertenece a la familia de los antimetabolitos. Se aplica principalmente en la leucemia no linfocítica aguda. También se denomina arabinósido de citosina o ARA-C.

citidina *(cytidin)*
BIOQUÍM. f. Nucleósido formado por ribosa y la base nitrogenada citosina.

citoarquitectura *(cytoarchitectur)*
ANAT. f. Disposición de las células que constituyen un órgano. Así, se habla de citoarquitectura de la corteza cerebral, del lobulillo hepático, etc.

citocalasina *(cytochalasin)*
HISTOL. f. Producto fúngico que impide la polimerización de los filamentos de actina, uniéndose a sus extremos positivos. Produce un bloqueo de la contracción de las células del músculo y, por tanto, de la contracción cardiaca, e impide la citocinesis, la endocitosis y la exocitosis y, en general, todos los procesos que impliquen la polimerización de los filamentos de actina.

citocromo *(cytochrome)*
BIOQUÍM. m. Proteína transferidora de electrones, que contiene hierro e interviene en la respiración celular. Está situado en la membrana interna mitocondrial, en los tilacoides de los cloroplastos y en la membrana plasmática de las bacterias. Tiene colores característicos debido a la presencia de un grupo hemo que actúa como grupo prostético.

citodiferenciación *(cytodifferentiation)*
ANAT. f. Proceso por el que las células embrionarias adquieren unas propiedades que les proporcionan un carácter y una significación bien definidos.

citoesqueleto *(cytoskeleton)*
HISTOL. m. Armazón intracelular de filamentos y microtúbulos de naturaleza proteica, que estructuran la forma celular, participan en el movimiento de la misma y contribuyen al desplazamiento intracelular de orgánulos.

citofluorometría *(cytofluorometry)*
INMUNOL. Ver **citometría de flujo.**

citogenética *(cytogenetics)*
GENÉT. f. Parte de la genética que estudia la apariencia microscópica de los cromosomas y sus anomalías en la enfermedad.

citólisis *(cytolysis)*
HEMATOL. f. Destrucción de la célula viva, fundamentalmente debido a la destrucción de la membrana celular externa.

citología *(cytology)*
ANTOM. f. Estudio de las células (origen, estructura, función, etc.).

citología cérvico-vaginal *(cervicovaginal cytology)*
GINECOL. Estudio de las células descamadas de la vagina y del cuello uterino.

citomegalovirus *(cytomegalovirus)*
ONCOL. m. Virus del grupo de virus específicos similares a los del género herpes, son responsables de un buen número de enfermedades.

citometría *(cytometry)*
ANAT. f. Técnica utilizada en la medición del tamaño de las células. Es una medida indirecta de su estado funcional: la hipertrofia indica aumento, y la atrofia, disminución de la función celular.

citometría de flujo *(flow cytometry)*
INMUNOL. Técnica que estudia la expresión de moléculas celulares por medio del paso de una suspensión celular marcada con anticuerpos monoclonales, conjugados con fluorocromos, a través de una cámara sobre la que incide un láser que excita los fluorocromos. Se emplea en el diagnóstico y el seguimiento de diversas enfermedades.

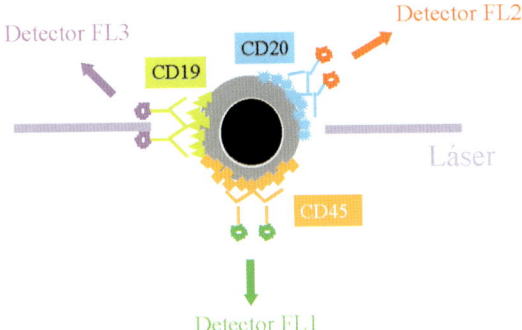

Fundamento de la *citometría de flujo*

citómetro de flujo *(flow cytometer)*
INMUNOL. Aparato mediante el que se realiza la citometría de flujo. Consta de tres elementos principales: la cámara por la que pasa la suspensión celular, el láser que incide sobre la cámara y un sistema de detectores que recogen la luz emitida por los fluorocromos que llevan asociados las células.

citopenia *(cytopenia)*
HISTOL. f. Escasez de células en la sangre.

citoplasma *(cytoplasm)*
HISTOL. m. Parte de la célula que se extiende desde la envoltura nuclear hasta la membrana plasmática. Está constituido fundamentalmente por agua, donde se encuentran disueltas y suspendidas numerosas sustancias químicas y orgánicas, necesarias para la fisiología celular (llamándose a esta fracción citosol), y por los orgánulos citoplasmáticos.

citoquímica *(cytochemistry)*
HISTOL. f. Rama de la citología que investiga la composición química de las sustancias celulares y su localización, por medio de métodos que permiten la observación microscópica de las mismas.

citoquina *(cytokine)*
INMUNOL. f. Sustancias polipeptídicas producidas por múltiples tipos celulares, que actúan como modificadores de las respuestas biológicas. Las citoquinas incluyen las monoquinas (v.), sintetizadas por macrófagos, las linfoquinas (v.) de origen linfocitario y muchas otras proteínas producidas por otros tipos celulares, como las células endoteliales o los fibroblastos.

citorreducción *(debulking)*
CIRGEN. m. Extirpación quirúrgica incompleta, pero de gran proporción, de una enfermedad tumoral maligna. Su eficacia es conocida en algunos tumores, sobre todo en el cáncer de ovario.

citosina *(cytosine)*
BIOQUÍM. f. Base nitrogenada derivada de la pirimidina (6-amino, 2-oxopirimidina), presente en el DNA y el RNA.

citosol *(cytosol)*
HISTOL. m. Componente líquido del citoplasma de una célula.

citostático *(cytostatic)*
ONCOL. m. Fármaco que frena la multiplicación celular. Ver **anticanceroso.**

citotoxicidad *(cytotoxicity)*
INMUNOL. f. Daño celular provocado por la acción de anticuerpos específicos y complemento o por células citotóxicas. Constituye una de las más importantes respuestas efectoras inmunitarias para la defensa contra los agentes infecciosos. || **c. celular dependiente de anticuerpos** *(antibody-dependent cell-mediated c., ADCC)* Forma de citotoxicidad (v.) exhibida fundamentalmente por células NK, macrófagos y neutrófilos, que requiere que la célula diana esté recubierta previamente por IgG específica. El reconocimiento de los anticuerpos unidos tiene lugar a través del CD16 (v.), y la citólisis se produce tras la activación de las células efectoras.

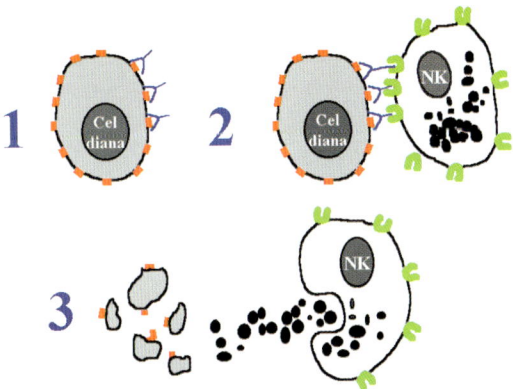

citotoxicidad celular dependiente de anticuerpos

citotoxicidad complementodependiente *(complement dependent cytotoxicity)*
NEFROL. Vía lítica mediada por la activación del complemento y ejecutada por los componentes C5-C9, responsables de la lisis de las membranas en las células plasmáticas sensibilizadas.

citotóxico *(cytotoxic drug)*
HISTOL. m. Agente o sustancia que daña o mata las células o los tejidos.

citotoxina *(cytotoxin)*
HISTOL. f. Toxina que actúa lesionando las células.

citotrofoblasto *(cytotrophoblast)*
GENÉT. m. Célula de origen fetal situada en las vellosidades coriónicas de la placenta, que se utiliza en el diagnóstico prenatal.

citrato *(citrate)*
BIOQUÍM. m. Sal del ácido cítrico. Es el primer compuesto intermedio del ciclo de Krebs, formado por la condensación entre el acetil-CoA y el oxalacetato. Tiene facilidad para salir de la mitocondria y actuar, en el citoplasma, como precursor de acetil-CoA, necesario para la síntesis de ácidos grasos.

CIVI *(CIVI)*
ONCOL. Siglas inglesas de *continuous intravenous infusion,* que designan un modo de administración de fármacos por vía venosa y de forma continua.

clarificación *(clarification)*
PSICOL. f. En psicología, técnica de intervención verbal no directiva que se aplica durante la entrevista, consistente en que el terapeuta hace una pregunta al paciente para que este elabore los contenidos de los que estaba hablando inmediatamente antes de la intervención del terapeuta, o para comprobar que se han comprendido correctamente las palabras del paciente.

claritromicina *(clarithromycin)*
FARMCLÍN. f. Antibiótico macrólido de administración oral e intravenosa.

clase *(class)*
ANAT. f. Agrupación de personas o cosas que tienen caracteres o propiedades comunes.

clases de Angle *(Angle's classification)*
ANAT. Clasificación de los diversos tipos de maloclusión mandibular realizada por Angle.

clasificación de diabetes gestacional de White *(White's clasification of gestational diabetes)*
GINECOL. Clasificación de la diabetes en las embarazadas, que tiene valor para establecer el pronóstico fetal, así como su tratamiento y establece estos grupos: *a)* discreta alteración del test de tolerancia a la glucosa; *b)* diabetes que empieza después de los 20 años, con menos de 10 años de evolución, no presenta una lesión vascular; *c)* diabetes que comienza entre los 10 y 20 años, duración de los 10 a los 19 años e implica lesiones vasculares leves; *d)* diabetes que comienza antes de los 10 años, presenta más de 20 años de evolución y se acompaña de lesiones vasculares evidentes; *e)* arterias pélvicas calcificadas; *f)* diabetes que se acompaña de glomerulonefritis diabética, así como de retinopatía. || **c. de Tanner** *(Tanner's c.)* Clasificación hecha por este autor de los grados de desarrollo de las mamas y del vello pubiano en la mujer. En cuanto a la mama, describe cinco grados en el desarrollo de la glándula y en el vello pubiano seis, según el crecimiento y distribución del vello.

clasificación de Dukes *(Dukes' staging)*
CIRGEN. Gradación para el estadiaje de los carcinomas de colon y recto. Tiene implicaciones pronósticas y para planificar el tratamiento adecuado. En la versión modificada por Astler y Coller, que se emplea actualmente, se clasifican así: Dukes A: no llega a la muscular propia; Dukes B1: infiltra hasta la muscular propia; Dukes B2: sobrepasa la muscular propia y llega a la serosa o a la grasa pericólica; Dukes C1: B1 con metástasis ganglionares; Dukes C2: B2 con metástasis ganglionares; Dukes D: metástasis a distancia (hígado, peritoneo, pulmón, otras).Ver **estadiaje, estadio.** || **c. TNM** *(TNM staging)* Clasificación universal de los tumores malignos, según el grado de afectación. Se distinguen en: T, del propio órgano (tumor primario); N, de los ganglios linfáticos *(node,* ganglio, en inglés); y M, de órganos a distancia (metástasis). Ver **estadiaje, estadio.**

clasificación de Mallampati *(Mallampati's clasification)*
ANEST. Clasificación establecida por Mallampati en 1985 para valorar la vía aérea, que se ha extendido ampliamente en la práctica anesté-

sica habitual. Esta clasificación ayuda a identificar, aunque no siempre, a pacientes con una posible dificultad de intubación. Se basa en la visualización directa de la boca abierta, lo más ampliamente posible, con el paciente sentado.

clasificación de Tessier *(Tessier's classification of facial clefts)*
CIRPLÁS. Sistema de clasificación de las fisuras craneofaciales, propuesto por el cirujano plástico francés Paul Tessier. Se basa en la consideración de la órbita, la nariz y la boca como los puntos de referencia claves a través de los cuales las fisuras craneofaciales discurren por meridianos constantes. Las fisuras se numeran de la 0 a la 14, y la número 8 forma el ecuador. De este modo, las fisuras de 0 a 7 del hemisferio inferior representan fisuras faciales, mientras que las situadas entre la 9 y la 14 del superior constituyen las fisuras craneales. La principal característica de esta clasificación radica en que es la más práctica de las propuestas, desde el punto de vista quirúrgico, correlacionando la clínica con la anatomía quirúrgica e integrando las observaciones clínicas topográficas con las alteraciones esqueléticas subyacentes.

clatrina *(chlatrin)*
HISTOL. f. Proteína cuya función principal es recubrir las vesículas intracelulares. Está formada por tres cadenas pesadas y tres cadenas ligeras, que forman una estructura trirradiada desde un punto central. A esta estructura se le llama trisquelión. Los trisqueliones se autoensamblan y cubren la porción citoplasmática de las vesículas intracelulares. Estas vesículas recubiertas de clatrina se forman, por ejemplo, en los procesos de endocitosis mediada por receptor o en la formación de lisosomas.

claudicación *(claudication)*
NEUROCIR. Ver **cojera**. || Acción y efecto de claudicar. || **c. intermitente** *(intermittent c.)* Dolor constricto que se manifiesta en las extremidades inferiores al realizar esfuerzos (andar, correr, etc.) y que desaparece al suspender el ejercicio. Este dolor aparece poco después de iniciar la marcha, aumenta si continúa el ejercicio y disminuye hasta desaparecer con el reposo, para reaparecer de nuevo al reiniciar la marcha. Se presenta especialmente en la arteriosclerosis y en la tromboangeítis obliterante. La claudicación intermitente es un síntoma de isquemia de esfuerzo del músculo. || **c. intermitente neurógena** *(neurogenic intermittent c.)* Incapacidad para continuar la marcha al intensificarse con ella el dolor en los miembros inferiores por causa neurógena.

claustro *(claustrum)*
ANAT. m. Espacio cerrado. En medicina, se aplica este nombre al claustro materno, donde está encerrado el feto, y al *claustrum*, lámina que permanece encerrada entre la cápsula externa y la extrema, lateralmente al núcleo lenticular.

claustrofobia *(claustrophobia)*
PSIQUIAT. Ver **fobia**.

clavama *(clavame)*
FARMCLÍN. f. Fármaco betalactámico que carece de actividad antibacteriana, pero inhibe de forma irreversible la mayoría de betalactamasas. Se utiliza asociado a otros fármacos betalactámicos.

clavícula *(clavicle)*
ANAT. f. Hueso del cinturón escapular, alargado, en forma de S itálica, muy poco curva, que se articula por su extremo proximal con el esternón y por el distal con la escápula.

claviesternal *(clavisternal)*
ORTOP. adj. Relativo o perteneciente a la clavícula y al esternón.

clavipectoral *(clavipectoral)*
ORTOP. adj. Relativo o perteneciente a la clavícula y al músculo pectoral. || Relativo o perteneciente a la clavícula y al tórax.

clavo *(clavus)*
DERMATOL. m. En el forúnculo, la parte central constituida por el folículo piloso esfacelado.

cleidagra *(cleidagra)*
ORTOP. f. Dolor gotoso localizado en la clavícula.

cleidartritis *(cleidarthritis)*
ORTOP. f. Inflamación de las articulaciones claviculares.

cleidectomía *(cleidectomy)*
ORTOP. f. Resección de la clavícula.

cleido- *(cleido-)*
ORTOP. Prefijo que denota relación con la clavícula.

cleidoacromial *(cleidoacromial)*
ORTOP. adj. Perteneciente a la clavícula y al acromion.

cleidocostal *(cleidocostal)*
ORTOP. adj. Relativo a la clavícula y a las costillas.

cleptomanía *(kleptomania)*
PSIQUIAT. f. Trastorno del control de los impulsos, que se caracteriza por el deseo irresistible de robar objetos que no se utilizan para uso personal o con fines lucrativos. Ver **manía**.

clima psicológico *(psychological environment)*
PSICOL. Ambiente psicológico. Conjunto de condiciones e influencias psicológicas (interpersonales y socioculturales) que afectan a la vida y al desarrollo psíquicos.

climaterio *(climateric)*
GINECOL. Ver **menopausia**. || **c. precoz** *(precocious c.)* Conjunto de cambios que tienen lugar en la mujer al cesar la función reproductora. Se considera precoz cuando la menopausia ocurre antes de los 40 años y aparecen los signos climatéricos. || **c. tardío** *(late c.)* m. Conjunto de cambios que sufre la mujer después de producirse la menopausia en edad avanzada (más de 55 años).

clímax *(climax)*
FISIOL. m. Periodo álgido, ya sea en la evolución de una enfermedad o en la excitación sexual. Ver **orgasmo**.

clindamicina *(clindamycin)*
FARMCLÍN. f. Antibiótico lincosamina.

clínica *(clinic)*
ANAT. f. Hospital privado. || Centro médico donde se imparte enseñanza práctica (hospital clínico).

clínico-radiológico *(clinical-radiographyc)*
RADIO. Estudio de correlación entre los signos y los síntomas clínicos y los hallazgos radiográficos.

clinofilia (del griego, *kline*, inclinación) *(clinophilia)*
PSIQUIAT. f. Inclinación morbosa a permanecer encamado. Ver **filia**.

clinofobia *(clinicalphobia)*
PSIQUIAT. Ver **fobia**.

clip de aneurismas *(aneurysm clip)*
NEUROCIR. Pinza de metal, normalmente de titanio, que se coloca en el cuello del aneurisma, una vez disecado, para aislarlo de la circulación de la arteria y colapsar el fundus.

clitoridectomía *(clitoridectomy)*
GINECOL. f. Extirpación del clítoris cuando está afectado por un tumor. En algunos países lo hacen por razones culturales y religiosas.

clítoris *(clitoris)*
ANAT. m. Órgano eréctil de la mujer, homólogo al pene del hombre, aunque menos desarrollado. Se halla situado en el ángulo anterior de la hendidura vulvar.

clivus *(clivus)*
ANAT. m. Canal basilar del hueso occipital. Recibe este nombre por la inclinación que presenta.

cloaca *(cloaca)*
ANAT. f. Cavidad donde desembocan el intestino y los uréteres. En nuestra especie solo persiste un tiempo durante el desarrollo embriológico; en cambio en las aves es permanente. En el hombre, la cloaca da origen a la vejiga urinaria y al recto.

cloasma *(chloasma)*
GINECOL. m. Mancha que aparece en la cara, sobre todo en las mejillas y los labios. Es frecuente durante el embarazo (hormonal). También puede aparecer por efectos secundarios de algún medicamento o por fotosensibilización al sol.

clodronato *(clodronate)*
ENDOCRINOL. m. Fármaco perteneciente al grupo de los bifosfonatos, que posee intenso efecto reabsortivo a nivel óseo.

clofazimina *(clofazimine)*
FARMCLÍN. f. Quimioterápico utilizado en el tratamiento de la lepra.

clofibrato *(clofibrate)*
ENDOCRINOL. m. Fármaco derivado del ácido fíbrico, que se emplea en el tratamiento de las hiperlipoproteinemias. Estimula la actividad lipoproteínlipasa y reduce la síntesis hepática de partículas VLDL, por lo que es especialmente útil en las hipertrigliceridemias.

clomifeno *(clomiphene)*
GINECOL. m. Preparado sintético con efecto antiestrogénico leve. Se emplea para inducir la gametogénesis (ovulación y espermatogénesis),

ya que incrementa la secreción de gonadotrofinas.

clon *(clone)*
MICROBIOL. m. Población de individuos o células que descienden de un único ancestro, como fruto de un proceso de reproducción asexual repetida.

clonacepam *(clonazepam)*
NEUROL. m. Derivado benzodiacepínico de vida media corta, que se utiliza en el tratamiento de las crisis epilépticas y otros trastornos convulsivos, y en tratamientos de dolor crónico.

clonación *(cloning)*
GENÉT. f. Obtención de una población celular con fenotipo idéntico. || **c. posicional** *(positional c.)* Antiguamente denominado «genética inversa», es el proceso de aislamiento de un gen, partiendo solo de información sobre la situación del mismo en un mapa genético.

clonación humana *(human cloning)*
BIOÉT. Producción de un ser humano genéticamente idéntico a otro, a partir del material genético de una célula de la persona que se va a copiar. Hasta el momento, solo se ha realizado con éxito en algunos animales y carece de aplicaciones médicas. La Convención de la UNESCO sobre Genoma y Derechos Humanos de 1997 ha recomendado a los gobiernos su prohibición y la ley española prohíbe su práctica.

clonar *(to clone)*
GENÉT. tr. Producir un clon celular a partir de una única célula. En biología molecular, clonar se refiere a la producción de múltiples copias de una secuencia de DNA mediante técnicas de DNA recombinante.

clónico *(clonic)*
NEUROL. adj. Relativo al aumento de actividad refleja, debido a lesiones de la vía corticoespinal. Se utiliza para referirse a la exageración e hiperexcitabilidad de un reflejo osteotendinoso.

clonidina *(clonidine)*
ANEST. f. Inhibidor central del sistema nervioso simpático a través de la activación de los receptores α-2 adrenérgicos en el centro vasomotor medular; su acción ocasiona disminución de la presión arterial, frecuencia cardiaca y gasto cardiaco, por lo que se usa como antihipertensivo. También se utiliza en la deshabituación de opioides y de alcohol, ya que suprime los signos y los síntomas de abstinencia al actuar en los receptores de los opiáceos en la médula espinal. Como coadyuvante en la anestesia, reduce los requerimientos de opioides y anestésicos inhalados, disminuye la respuesta simpática ante estímulos intensos durante la cirugía, prolonga el bloqueo de la anestesia regional e incrementa la analgesia postoperatoria. Potencia los opiáceos, los sedantes, los barbitúricos y el alcohol. Su eficacia es disminuida por antidepresivos tricíclicos y naloxona.

Clonorchis *(Clonorchis)*
MICROBIOL. Género de helmintos perteneciente al filo *Platyhelminthes,* la subclase *Digenea* y la familia *Opistorchiidae,* que son parásitos del hígado de diferentes mamíferos. La especie mas importante, desde el punto de vista médico, es la *Clonorchis sinensis,* que se encuentra en China y el Sudeste asiático; parasita los conductos biliares del hombre y numerosas especies de animales domésticos (perros, gatos, cerdos, etc.), así como a algunos carnívoros y roedores silvestres. La infestación se adquiere por ingestión de larvas metacercarias enquistadas en el pescado y se ve facilitada por los hábitos alimenticios de la zona, que incluye el consumo de pescado crudo o muy poco cocinado.

clonus *(clonus)*
ORTOP. m. Contracción y relajación muscular alternadas en una sucesión rápida. || Reflejo profundo con respuesta repetitiva (contracciones y relajaciones musculares), que aparece en un grupo muscular al efectuar una extensión brusca y pasiva de los tendones; es característico de las lesiones de la vía piramidal. Se diferencia del reflejo policinético simple en que de este se obtiene una respuesta repetitiva aplicando una sola vez el estímulo, mientras que el clonus requiere que se mantenga el estímulo. || **c. del dedo gordo del pie** *(foot thumb c.)* El que aparece en los músculos extensores del dedo gordo del pie cuando se ve sometido a una flexión dorsal brusca y mantenida. || **c. de la muñeca** *(wrist c.)* El que aparece en los músculos extensores de la mano cuando esta es flexionada. || **c. de la rodilla** *(knee c.)* Ver **clonus rotulia-**

no. || **c. rotuliano** o **patelar** *(patellar c.)* El que aparece en el músculo cuádriceps al imprimirle a la rótula, sujetada con el índice y el pulgar del explorador, un movimiento brusco hacia abajo, manteniendo a continuación esta posición. || **c. del tobillo** *(ankle c.).* El que aparece en el músculo tríceps sural al provocar una flexión dorsal brusca y mantenida del pie.

cloración *(chlorination)*
MICROBIOL. f. Procedimiento utilizado para desinfectar el agua mediante la utilización de gas cloro o de compuestos que contengan este elemento. El cloro es un desinfectante eficaz frente a microorganismos patógenos presentes en el agua, y su empleo ha reducido la incidencia de numerosas enfermedades que se contraían por la ingestión de aguas contaminadas.

cloracné *(chloric acne)*
DERMATOL. m. Erupción en forma de acné, que suele aparecer en las personas que manejan productos clorados (industrias eléctricas).

cloranfenicol *(chloramphenicol)*
FARMCLÍN. m. Antibiótico fenicol que puede producir alteraciones de la médula ósea.

clorfentermina *(chlorphentermine)*
ENDOCRINOL. f. Derivado anfetamínico con acción simpática y anorexiante.

clorhidria *(chlorhydria)*
FISIOL. f. Exceso de ácido clorhídrico en el estómago.

clormadinona *(clormadinona)*
GINECOL. f. Gestágeno con acción antiandrogénica, derivada de la 17-α-hidroxiprogesterona.

clormetiazol *(chlormetiazole)*
NEUROL. m. Fármaco sedante que se utiliza para el tratamiento del alcoholismo.

cloroformo *(cloroform)*
ANEST. m. Líquido incoloro, volátil, no inflamable y no explosivo. No es irritante para las vías aéreas, por lo que fue una de las primeras sustancias utilizadas en la anestesia inhalatoria (1847). Es depresor miocárdico y hepatotóxico, pero en la actualidad no se utiliza.

cloroprocaína *(clorprocaine)*
ANEST. f. Éster del ácido benzoico con propiedades de anestésico local. La epinefrina prolonga su duración reduciendo su velocidad de absorción y la concentración plasmática. Es inefectiva como anestesia tópica y, por producir tromboflebitis, no se recomienda para anestesia regional endovenosa y no se puede usar por vía espinal, ya que produce daño neurológico permanente por el bisulfito sódico de la solución. Su acción comienza a los 6-12 minutos, con un pico de máximo efecto a los 10-20 minutos y una duración de 30-60 minutos.

cloroquina *(chloroquine)*
FARMCLÍN. f. Fármaco antipalúdico utilizado también en el tratamiento de algunas enfermedades del colágeno.

clorpromacina *(chlorpromazine)*
PSIQUIAT. f. Derivado alifático de la fenotiazina. Se trata del primer antipsicótico sintetizado que se aplicó para el tratamiento de la esquizofrenia. Ver **antipsicótico.**

clorpropamida *(chlorpropramide)*
ENDOCRINOL. f. Antidiabético oral del grupo de las sulfonilureas, que se emplea en el tratamiento de la diabetes mellitus tipo 2. Se caracteriza por poseer un periodo de acción prolongado. Puede emplearse también en el tratamiento de la diabetes insípida craneal parcial.

clortalidona *(chlortalidone)*
ENDOCRINOL. f. Fármaco diurético del grupo de las tiazidas, que se emplea frecuentemente como antihipertensivo.

clortetraciclina *(chlortetracycline)*
FARMCLÍN. f. Antibiótico tetraciclina.

Clostridium *(Clostridium)*
MICROBIOL. Género que agrupa a bacterias típicamente gram-positivas, bacilares, esporuladas y quimiorganotrofas, que habitan en el suelo, en el tracto intestinal humano y en el de otros animales. Los clostridios suelen poseer metabolismo fermentativo y, salvo raras excepciones, son anaerobios estrictos, catalasa-negativos y presentan movilidad mediada por flagelos perítricos. Algunas especies son saprofíticas, y otras, patógenos oportunistas. Entre estas últimas destacan los clostridios productores de potentes neurotoxinas, como *Clostridium botulinum,* que puede proliferar en alimentos enlatados mal higienizados y dar lugar a graves intoxica-

ciones alimentarias (botulismo), y *Clostridium tetanii,* que puede infectar heridas profundas y causar una parálisis muscular convulsiva (tétanos). En ambos casos, la muerte puede sobrevenir por parada respiratoria (flácida en el botulismo o rígida en el tétanos). El *Clostridium perfringens* es responsable con frecuencia de toxiinfecciones alimentarias, debido a su capacidad para sintetizar enterotoxinas. Además, esta especie causa típicamente la gangrena gaseosa, enfermedad asociada a la infección de heridas traumáticas necróticas. El *Clostridum pasterianum* es probablemente el principal organismo fijador de nitrógeno entre los presentes en la microbiota del suelo.

clotrimazol *(clotrimazole)*
FARMCLÍN. m. Antifúngico imidazólico de uso tópico en el tratamiento de la dermatofitosis y de las infecciones cutáneas provocadas por el género de hongos *Candida.*

clownismo *(histrionism)*
PSICOL. m. Periodo de contorsiones en una crisis histérica.

cloxacilina *(cloxacillin)*
FARMCLÍN. f. Penicilina del grupo de las isoxazolilpenicilinas.

clozapina *(clozapine)*
PSIQUIAT. f. Fármaco antipsicótico del grupo de análogos de las fenotiazinas dibenzodiazepinas, e incluido dentro de los nuevos neurolépticos denominados atípicos (ver **antipsicóticos**). Se utiliza en el tratamiento de la esquizofrenia y en otras psicosis. Su acción antidopaminérgica es bastante selectiva y provoca pocos efectos motores parkinsonianos.

CMF *(CMF)*
ONCOL. Denominación inglesa de la combinación de los agentes citostáticos ciclofosfamida, metotrexate y 5-fluorouracilo, que se utiliza fundamentalmente en los carcinomas de mama.

CMV *(CMV)*
ONCOL. Siglas inglesas de virus citomegalovirus.

CNOP *(CNOP)*
ONCOL. Denominación inglesa de la combinación de los agentes citostáticos ciclofosfamida, mitoxantrone, vincristina y prednisona. Es semejante a la llamada CHOP, pero menos tóxica para el corazón. Se usa principalmente en los linfomas, excepto en el de Hodgkin.

CoA *(CoA)*
BIOQUÍM. Ver **coenzima A.**

coagulación *(coagulation)*
HEMATOL. f. Proceso por el que un líquido pasa a sólido. ‖ **c. intravascular diseminada (CID)** *(disseminated intravascular c.)* Generación extensa de la trombina en la sangre circulante, con el consiguiente consumo de factores de la coagulación y plaquetas, obstrucción de la microcirculación y activación secundaria de la fibrinólisis. El consumo de factores de la coagulación y de plaquetas conduce a la aparición de hemorragias, y las trombosis obstructivas de la microcirculación, a necrosis y disfunciones orgánicas. Puede ser desencadenada por factores capaces de activar el sistema de la coagulación, tales como virus, gérmenes gram-negativos (endotoxinas), inmunocomplejos (accidentes transfusionales, procesos autoinmunes), venenos de serpientes, o aparecer en el contexto de diversas situaciones clínicas, como complicaciones obstétricas, neoplasias o hepatopatías. Las pruebas de laboratorio muestran un descenso de la cifra de plaquetas y fibrinógeno, un alargamiento de los tiempos de protrombina y de tromboplastina parcial activado y un aumento de los productos de degradación de la fibrina y del fibrinógeno. El tratamiento de este proceso continúa en estudio y comprende, además del tratamiento etiológico del proceso de base, el tratamiento patogénico con heparina, concentrados de AT-III, antifibrinolíticos, etc., que conviene valorar en cada caso, y el tratamiento sustitutivo con la fracción de la sangre que convenga en cada situación (plasma fresco congelado, crioprecipitados). ‖ **c. plasmática** *(plasmatic c.)* Proceso de formación de una malla de fibrina mediante la transformación del fibrinógeno, que es una proteína soluble, en una proteína insoluble, la fibrina, merced a la trombina, enzima proteolítica que se forma por activación de la protrombina. La activación de la protrombina puede ocurrir por dos vías: intrínseca o sanguínea y extrínseca o tisular, cuya vía final es común.

coagulación

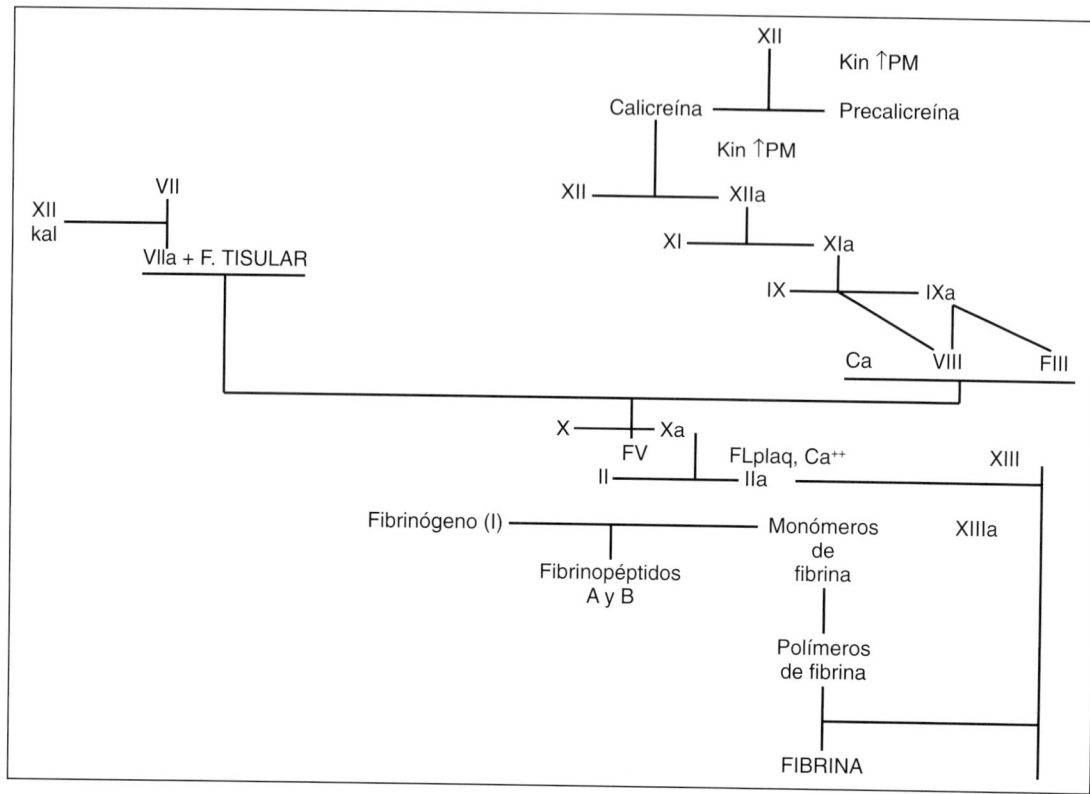

TABLA 6. *Coagulación sanguínea*

coagulación sanguínea *(blood coagulation)*
FISIOL. Proceso por el cual, bajo la acción de muchos factores, se forma un coágulo de fibrina. Se puede dividir en tres etapas: 1) formación del principio intrínseco y extrínseco de conversión de la protrombina; 2) formación de la trombina, y 3) formación de polímeros estables de fibrina.

coágulo *(clot)*
HEMATOL. m. Masa informe. || **c. sanguíneo** *(blood c., blood coagulum)* Masa gelatinosa constituida, dentro o fuera de los vasos sanguíneos, por hematíes, leucocitos y plaquetas, que se hallan inmersos en una malla de fibrina insoluble como resultado final de la coagulación plasmática.

coagulopatía *(coagulopathy)*
HEMATOL. f. Enfermedad que consiste en un trastorno del sistema de la coagulación que funciona deficientemente (hipocoagulabilidades congénitas, como la hemofilia o la enfermedad de Von Willebrand; hipocoagulabilidades adquiridas, como la falta de síntesis de factores de coagulación; presencia de anticoagulantes circulantes; exceso de consumo de factores o hiperdestrucción) o en exceso (trombosis e hipercoagulabilidad).

coalescencia *(coalescency)*
RADIO. f. Tendencia o propiedad de confluir o unirse unas estructuras o lesiones con otras, formando unas terceras de mayor tamaño.

coalescente *(coalescent)*
RADIO. adj. Que tiene la propiedad de coalescer o tiende a ello.

coana *(choana)*
ANAT. f. Cavidad en forma de embudo. Se utiliza para designar las aberturas nasales (derecha e izquierda) en la nasofaringe.

coaptar *(to coapt)*
ORTOP. tr. Unir o ajustar superficies anormalmente separadas. || Aproximar; p. ej., los bordes de una herida o los extremos de un hueso fracturado.

coartación (*coarctation*)
CARDIOL. f. Estrechamiento o estenosis de la luz de un conducto. || **c. aórtica** (*aortic c.*) Malformación congénita que consiste en el estrechamiento del cayado de la aorta en la inserción del conducto arterioso y que dificulta el paso de sangre a la aorta descendente, lo que condiciona la aparición de hipertensión arterial, la circulación colateral en el tórax para mantener la perfusión de la mitad inferior del cuerpo, la dilatación postestenótica y preestenótica del cayado, la hipertrofia ventricular concéntrica y la debilidad o retraso de los pulsos femorales en relación con los radiales.

coartado (*inhibited*)
PSICOL. adj. Término introducido por H. Rorschach para denominar al tipo caracterológico que no manifiesta en su test ninguna tendencia a la extraversión ni a la introversión. Se trata, con frecuencia, de personas retraídas o deprimidas.

coatómero (*coatomer*)
HISTOL. m. Proteína que reviste las vesículas de secreción constitutiva que proceden del aparato de Golgi, o las vesículas que se forman en el retículo endoplasmático rugoso y que se dirigen al aparato de Golgi. Estas vesículas (a diferencia de lo que ocurre con el revestimiento de clatrina) no pierden el revestimiento de coatómeros durante su proyecto.

COB (*COB*)
ONCOL. Denominación inglesa de la combinación de los agentes citostáticos cisplatino, bleomicina y vincristina, que se usa fundamentalmente en el carcinoma de cabeza y de cuello.

cobalamina (*cobalamin*)
BIOQUÍM. Ver **coenzima B$_{12}$**.

cocaína (*cocaine*)
ANEST. f. Alcaloide natural que previene la iniciación y transmisión de impulsos nerviosos y produce vasoconstricción al bloquear la recaptación de catecolaminas en el sistema nervioso simpático. Por estas dos acciones se utiliza como anestésico tópico y vasoconstrictor. Con dosis bajas produce bradicardia y disminución de la tensión arterial, pero a dosis mayores ocasiona taquicardia e hipertensión. Estimula el sistema nervioso central, produciendo euforia, excitación, aumento de la frecuencia respiratoria y vómitos. La eliminación es por colinesterasas plasmáticas y por el hígado. Presenta gran potencial de adicción y no se puede administrar por vía endovenosa. Se utiliza en forma tópica a concentración del 1-4%, a dosis de 1,5 mg/kg; por vía nasal en solución al 1-10% (1 o 2 ml). Su acción comienza en menos de un minuto, con un pico a los 2-5 minutos, y su acción dura entre 30 y 120 minutos. Produce erosión corneal y aumento de la presión intraocular, sensibiliza el corazón a las catecolaminas y favorece la aparición de arritmias. Hay que evitar su administración en zonas con la mucosa alterada por erosiones.

cocainomanía (*cocainism*)
PSIQUIAT. f. Término obsoleto para designar diversos trastornos mentales debidos al consumo de cocaína.

cocardiforme (*cockadeiform*)
DERMATOL. adj. Lesión cutánea en forma de roseta o escarapela.

coccidinia (*coccydynia*)
NEUROL. f. Dolor en el cóccix.

Coccidioides (*Coccidioides*)
MICROBIOL. Género de hongos perteneciente a los *Phycomycetes*, de los que la especie *Coccidioides immitis* es el agente de la coccidioidomicosis en el hombre. La infección se adquiere por inhalación de artrosporas, presentes en el suelo en ciertas regiones endémicas (zonas desérticas de América del Norte y del Sur). La coccidioidomicosis cursa con una fase primaria que suele ser de afectación pulmonar, y a menudo asintomática, que se resuelve espontáneamente o bien puede dar lugar a una fase secundaria o de diseminación, en la que se ven afectados la piel y numerosos órganos profundos.

coccigectomía (*coccygectomy*)
ORTOP. f. Resección del cóccix.

coccígeo (*coccygeus-coccygeal*)
ORTOP. adj. Relativo o perteneciente al cóccix.

coccigodinia (*coccygodynia*)
ORTOP. f. Dolor en la región del cóccix.

cóccix (*coccyx*)
ANAT. m. Hueso que constituye la parte terminal de la columna vertebral. En el hombre es rudimentario y representa un resto de la cola de

otros animales. Está constituido por cuatro rudimentos de vértebras, cuyo volumen disminuye de la primera a la última. La primera se articula con el vértice del sacro.

cociente intelectual (CI) *(intelligence quotient)*
PSICOL. Unidad de medida de la aptitud intelectual, establecida por Binet en 1905, que es igual al cociente entre la edad mental del sujeto y su edad cronológica, multiplicado por 100 (CI = = edad mental / edad cronológica × 100). La edad mental de una persona es equivalente a la del grupo de población que, estadísticamente, presenta un desarrollo intelectual similar al de dicha persona, y se calcula en función de diversas pruebas de inteligencia, normalmente de tipo cuestionario. Las puntuaciones del CI no poseen ni representan ninguna entidad con existencia propia. Son una medida de la eficacia intelectual, resultado de la adición de medidas en diversas tareas (reactivos de los test), que representan una muestra reducida de la actividad intelectual. El cociente de inteligencia no debe considerarse como una característica fija del sujeto, sino como un índice más o menos variable en función de la edad y de su experiencia (ver tabla).

cóclea *(cochlea)*
ANAT. f. Caracol del oído interno, que tiene dos vueltas y media de espiral.

cocleopalpebral *(cochleopalpebral reflex)*
NEUROL. adj. Se dice del reflejo integrado en el tronco cerebral, que consiste en el cierre de los ojos ante un sonido.

CLASIFICACIÓN DE LOS COCIENTES DE INTELIGENCIA

CI	CATEGORÍA
Más de 140	Muy superior (genio)
120-139	Superior
110-119	Medio alto
90-119	Medio
80-89	Medio bajo
70-79	Límite (Fronterizo con deficiencia)
50-69	Retraso mental leve o ligero
35-49	Retraso mental moderado o medio
20-34	Retraso mental grave
Menos de 20	Retraso mental profundo

TABLA 7

CODE *(CODE)*
ONCOL. Denominación inglesa de la combinación de los agentes citostáticos cisplatino, vincristina, adriamicina y etopósido, que se usa fundamentalmente en el carcinoma de pulmón, tanto microcítico como no microcítico.

codeína *(codeine)*
ANEST. f. Fármaco opiáceo menor, utilizado en clínica por sus importantes propiedades antitusígenas.

código *(code)*
PSICOL. m. Sistema convencional de conversión, que permite pasar de un conjunto de significados a un conjunto de significantes, y viceversa. Ejemplos de códigos humanos son las notas musicales, las señales de tráfico, el sistema morse de comunicación, etc. || **c. analógico** *(analogical c.)* Aquel en el que la forma de expresión guarda alguna relación con la información que se comunica. Un prototipo de código analógico es el constituido por el lenguaje no verbal: posturas, gestos, movimientos corporales y expresiones faciales, tonos de voz, acento, ritmo, pausas, etc. || **c. digital** *(digital c.)* Es aquel en el que la relación entre la información y los signos que la expresan es arbitraria. Un prototipo de código digital es el constituido por las palabras o los números.

código deontológico *(deontological code)*
BIOÉT. Conjunto de normas éticas que orientan la práctica profesional. Aunque su objetivo principal es la orientación ética de la práctica médica, tiene una naturaleza mixta ético-jurídica, que permite la aplicación de sanciones, impuestas por los colegios profesionales, al personal que incumpla las normas. || **c. profesional** *(professional c.)* Recopilación de normas y orientaciones de conducta profesional. Son necesarios para llevar a cabo una conducta profesional correcta. Ver **prudencia**.

código genético *(genetic code)*
GENÉT. Correspondencia entre los posibles tripletes de DNA (o RNA) y los aminoácidos que codifican.

codivilla *(fibrous release)*
ORTOP. Operación realizada en el pie por el cirujano Alesandro Codivilla, para relajar las estructuras cápsulo-ligamentosas en el tratamiento del pie zambo equino varo.

Codivilla, Alesandro
ORTOP. Cirujano ortopédico italiano (1861-1912).

codo *(elbow)*
ORTOP. m. Región anatómica, que corresponde a la unión del brazo con el antebrazo. ‖ **c. del estudiante** *(student e.)* Codo que presenta un higroma o bursitis de la bolsa olecraniana, como consecuencia de las horas que el estudiante pasa con el codo flexo apoyado en la mesa de estudio. ‖ **c. de golf** *(golfer's e.)* Epitroclealgia por sobrecarga de los músculos del antebrazo que toman inserción en la epitróclea. ‖ **c. de tenista** *(tennis e.)* Epicondilalgia ocasionada por una epicondilitis, que viene producida por la práctica forzada del tenis.

codocito *(codocyte)*
HEMATOL. m. Hematíe anormal, que cuando se tiñe, posee un centro densamente oscuro rodeado por un halo pálido, sin pigmentar, en torno al cual aparece, a su vez, una banda oscura irregular. Estas células aparecen en la sangre en casos de anemias ferropénicas muy graves, en la postesplenectomía, en la hemoglobinopatía C y en la talasemia. También se denomina hematíe en diana.

codominante *(codominant)*
GENÉT. m. Alelo que contribuye por igual al fenotipo cuando se expresan en un heterocigoto.

codón *(codon)*
GENÉT. m. Triplete de nucleótidos que codifica un aminoácido o una señal de terminación de la traducción. ‖ **c. de terminación** *(stop c.)* Uno de los tres tripletes que provocan la parada de la síntesis proteica. Son UAG (amber o ámbar), UAA (ochre u ocre) y UGA (opal).

coeficiente *(coefficient)*
FARM. m. Número o factor con que se representa el grado o la intensidad de una cualidad o de un fenómeno. ‖ **c. de atenuación** *(attenuation c.)* Grado o intensidad con el que una sustancia reduce la cantidad o el efecto de la radiación. ‖ **c. de endogamia (F)** *(inbreeding c., F)* Probabilidad de que dos alelos de un locus sean idénticos por proceder de un mismo alelo ancestral que se encuentra presente en ambos progenitores. ‖ **c. de reparto** *(distribution c.)* Relación, en el estado de equilibrio, entre la concentración de una sustancia en dos fases diferentes de un sistema; p. ej., aceite y agua.

coenzima *(coenzyme)*
BIOQUÍM. f. Molécula orgánica, frecuentemente derivada de las vitaminas, que se une a una molécula proteica (apoenzima) para formar una enzima activa (holoenzima). ‖ **c. A** *(c. A)* Molécula orgánica formado por ADP unido por enlace fosfoéster al ácido pantoténico, que, a su vez, está unido a la β-mercaptoetilamina mediante un enlace amida. Posee un grupo tiol (–SH) reactivo, de importancia crítica para su función como portador de ácidos, bien para su oxidación o bien para su uso en la síntesis de lípidos complejos. ‖ **c. B$_{12}$** *(c. B$_{12}$)* Forma de vitamina B$_{12}$ en la que la sexta posición de coordinación del átomo de cobalto está ocupada por la 5'-desoxiadenosina. Es imprescindible para la metabolización del propionato, que se forma durante la oxidación de los ácidos grasos con número impar de átomos de carbono, y para la síntesis de metionina. ‖ **c. Q** *(c. Q)* Compuesto relacionado estructuralmente con la vitamina K, que funciona como transportador electrónico en las células. También llamado ubiquinona.

coerción *(coercion)*
BIOÉT. f. Ejercicio de violencia, normalmente psicológica, para obligar a un paciente a tomar una decisión concreta. El médico está obligado a evitarla (ver **autonomía**), tanto por su parte (como sucede en el entusiasmo por una opinión clínica personal) como por la familia (que puede obsesionarse con un tratamiento fútil); ello no obsta para intentar persuadir a un paciente acerca de algo que se estima conveniente (ver **futilidad**).

cofactor *(cofactor)*
HEMATOL. m. Principio (p. ej., una enzima) que debe unirse a otro para realizar una función. ‖ **c. II de la heparina (HCII)** *(heparin c. II)* Inhibe la trombina in vitro por formación de un complejo estequiométrico 1:1, al parecer, covalente. La velocidad de la interacción HCII-trombina en ausencia de heparina es similar a la de la reacción ATIII-trombina y es acelerada casi mil veces en presencia de concentraciones óptimas de heparina. Sin embargo, la inhibición muy lenta del factor Xa por el HCII no se acelera por la heparina, lo que contrasta con la conocida aceleración de la interacción factor Xa-ATIII. La disminución del HCII en paralelo con la ATIII durante el curso de la coagulación intravascular disemi-

cofosis

nada (CIA) puede indicar que el HCII desempeña algún papel en la regulación de la coagulación in vivo.

cofosis (*deafness*)
OTORRIN. f. Sordera completa.

cognición (*cognition*)
PSICOL. f. Término empleado para designar el conjunto de acciones y entidades que se relacionan con la actividad intelectual de conocer y razonar. Hace referencia a cada uno de los procesos por los que se llega al conocimiento de las cosas, que son fundamentalmente: la percepción, la memoria, la imaginación, el pensamiento y, frecuentemente, el lenguaje.

cogulla (*trapezius*)
ORTOP. f. Nombre del músculo trapecio.

cohorte (*cohort*)
ANAT. f. En bioestadística, grupo de individuos que presentan una característica común; p. ej., la misma talla, la misma edad, etc.

coiloniquia (*coilonychia*)
DERMATOL. f. Forma patológica de la morfología de la uña deprimida en forma de cuchara.

coitalgia (*coitalgia*)
GINECOL. f. Dolor durante el coito.

coito (*coitus*)
FISIOL. m. Acto sexual entre varón y mujer.

cojera (*limp*)
ORTOP. f. Deambulación defectuosa que puede ser motivada por una alteración anatómica o funcional del aparato locomotor, que incide especialmente en las extremidades inferiores.

cola de caballo (*cauda equina*)
NEUROL. Conjunto de raíces espinales nerviosas que nacen de la parte terminal de la médula espinal y que se encuentran situadas por debajo de la primera vértebra lumbar (L1).

colagenasa (*collagenase*)
BIOQUÍM. f. Enzima que cataliza la hidrólisis del colágeno.

colágeno (*collagen*)
CIRPLÁS. m. Glicoproteína fibrosa, rica en aminoácidos como la glicina, la prolina, la alanina y la hidroxiprolina. La disposición de sus fibras hace que sea muy flexible y resistente al estiramiento. Es el constituyente principal del tejido conjuntivo, así como del cartílago y del componente orgánico del hueso. De naturaleza fundamentalmente proteica, se distinguen cinco tipos, según su distinta estructura y características. Preparado industrialmente mediante extracción y depuración de diversas especies animales, sobre todo bovinas, se utiliza en medicina como material implantable de relleno en tejidos blandos, con finalidades de corrección de defectos adquiridos de partes blandas o, en ocasiones, con fines puramente estéticos.

colagenosis (*collagenosis*)
DERMATOL. f. Término en desuso, que agrupa a las enfermedades del tejido conjuntivo, como la dermatomiositis, el lupus eritematoso, la periarteritis nodosa, la esclerodermia, etc. ǁ **c. perforante reactiva** (*reactive perforating c.*) Dermatosis que cursa con pápulas con espigón córneo central y aparece después de pequeños traumatismos.

colangiocolecistografía (*cholangiocholecistography*)
RADIO. f. Técnica radiológica consistente en la opacificación mediante contraste de la vía biliar y la vesícula, para la obtención de imágenes de radiología convencional simple y/o tomográfica, con fines diagnósticos. ǁ **c. intravenosa** (*intravenous c.*) Realización de la prueba mediante la introducción de un contraste por vía intravenosa, siendo este eliminado selectivamente por vía hepática. ǁ **c. oral** (*oral c.*) Técnica radiológica consistente en la opacificación mediante un contraste, administrado por vía oral doce horas antes, de la vía biliar y la vesícula, para la obtención de imágenes de radiología convencional simple y/o tomográfica, con fines diagnósticos. ǁ **c. retrógrada** (*retrogressive c.*) Técnica radiológica consistente en la opacificación de la vía biliar y la vesícula, mediante un contraste introducido retrógradamente tras la canulación del colédoco por vía endoscópica, para la obtención de imágenes radiológicas con técnica convencional simple y/o tomográfica y con fines diagnósticos, pudiendo actuarse posteriormente de forma terapéutica por el mismo procedimiento. ǁ **c.-TC** (*c.-CT*) Técnica radiológica consistente en la opacificación mediante contraste de la vía biliar y la vesícula, obteniéndose imágenes mediante tomografía computarizada

(TC), por adquisición volumétrica o a partir de cortes tomográficos, con reconstrucción tridimensional.

colangiografía *(cholangiography)*
ANAT. f. Técnica radiológica diagnóstica, que consiste en la opacificación de la vía biliar (sin inclusión de la vesícula), mediante la introducción de una sustancia radioopaca que se elimina selectivamente por vía hepática, y la obtención subsiguiente de imágenes de radiología convencional simple y/o tomográfica y de la resonancia magnética. Pone de manifiesto los conductillos biliares, los conductos hepáticos, el cístico y el colédoco. También se puede realizar inyectando la sustancia opaca a los rayos X directamente en uno de los conductos biliares, mediante punción percutánea del hígado (colangiografía transhepática).

colangiografía intraoperatoria *(intraoperative colangiography)*
CIRGEN. Exploración radiológica para conocer la morfología de las vías biliares, que se realiza durante una operación abdominal introduciendo contraste radioopaco que se visualiza con rayos X. La principal indicación es el despistaje de cálculos en las vías biliares en operaciones de colecistectomía por litiasis biliar. Se realiza habitualmente mediante un catéter introducido a través del conducto cístico hacia el colédoco (colangiografía transcística), aunque también puede realizarse de otras formas; la más común es a través de un tubo de Kehr (colangiografía trans-Kehr). Ver **colecistectomía**. ‖ **c. retrógrada endoscópica (CPRE)** *(endoscopic retrograde c.)* Exploración radiológica y endoscópica que se realiza localizando con el duodenoscopio de visión lateral la ampolla de Vater, canulándola y rellenando de contraste radioopaco las vías biliares y el conducto pancreático, para diagnosticar enfermedades de las vías biliares y del páncreas. Ver **coledocolitiasis, ictericia obstructiva**. ‖ **c. transparietohepática** *(transhepatic c.)* Exploración radiológica que busca diagnosticar enfermedades de las vías biliares (habitualmente, una obstrucción), introduciendo en ellas contraste radioopaco mediante una punción realizada a través de la pared abdominal o torácica y del parénquima hepático. Ver **ictericia obstructiva**.

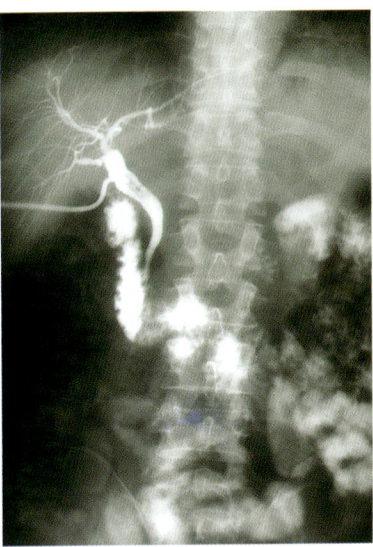

colangiografía intraoperatoria realizada a través del tubo de Kehr, a un paciente sometido a trasplante hepático, en el que se observa normalidad de las vías biliares intrahepáticas, ligera dilatación del colédoco y un vaciamiento normal del contraste a duodeno, que progresa con normalidad por el yeyuno

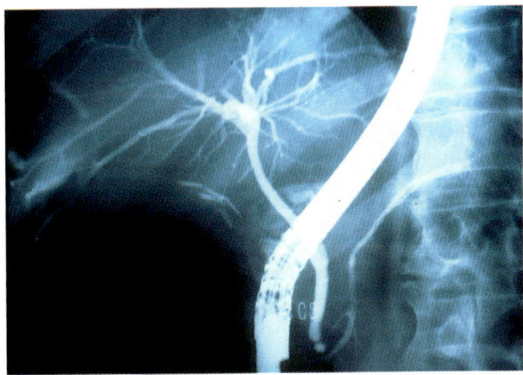

colangiopancreatografía retrógrada endoscópica realizada tras una colecistectomía laparoscópica, en la que se observa normalidad del conducto de Wirsung y sus ramas y el árbol biliar también normal, con una pequeña fuga de contraste procedente del lecho vesicular

colangiograma *(cholangiogram)*
RADIO. m. Imagen obtenida en una colangiografía.

colangiopancreatografía retrógrada endoscópica (CPRE) *(endoscopic retrograde colangio-pancreatography)*
CIRGEN. Ver **colangiografía retrógrada endoscópica**.

colangitis (*cholangitis*)
CIRGEN. f. Inflamación de las vías biliares. ‖ **c. aguda** (*acute c.*) Infección bacteriana aguda de las vías biliares, casi siempre secundaria a una obstrucción completa o parcial, que cursa clínicamente con fiebre, ictericia y dolor en el hipocondrio derecho, e histológicamente con inflamación aguda de la mucosa de las vías biliares. Solo en ocasiones puede ser una infección no bacteriana, especialmente en pacientes con SIDA y otras enfermedades por inmunodepresión. Ver **coledocolitiasis, ictericia obstructiva**. ‖ **c. esclerosante** (*sclerosing c.*) Colangitis crónica que produce múltiples estenosis y dilataciones preestenóticas de las vías biliares, y cursa con ictericia, episodios de colangitis aguda y finalmente insuficiencia hepática. Puede ser secundaria a infecciones ascendentes de repetición o, con más frecuencia, primarias, generalmente con sustrato autoinmune, sobre todo en la enfermedad inflamatoria intestinal.

colapso (*collapse*)
RADIO. m. Fallo brusco de la actividad de un órgano.

colateral (*colateral*)
RADIO. adj. Que está al lado de la parte principal y tiene relación con ella.

colateralización (*collateralization*)
ANAT. f. Desarrollo de nuevos vasos en un territorio isquémico, que nacen como ramas colaterales de los vasos próximos al foco de isquemia.

colato (*collate*)
BIOQUÍM. m. Sal biliar derivada del ácido cólico.

colchicina (*colchicine*)
ENDOCRINOL. f. Fármaco alcaloide de origen vegetal y estructura tricíclica, que posee un efecto reductor de la migración leucocitaria, la fagocitosis y la producción de ácido láctico, e induce así la disminución de los depósitos intraarticulares de urato y la inflamación correspondiente, por lo que se emplea en el tratamiento de la crisis aguda de gota. También presenta gran afinidad con las tubulinas de los microtúbulos, uniéndose a estos e impidiendo la polinización de los mismos, por lo que posee efecto citostático.

cold cream (*cold cream*)
DERMATOL. Término inglés que designa una preparación farmacéutica y cosmética que consiste en una mezcla de grasas animales y bórax.

colección (*collection*)
RADIO. f. Conjunto de cosas, por lo común de una misma clase. Desde el punto de vista radiológico, se refiere a un área donde se produce un acúmulo de sustancia gaseosa, líquida o semilíquida, que puede estar delimitado por una cápsula o por el tejido de la víscera que lo contiene.

colecistectomía (*cholecistectomy*)
CIRGEN. f. Extirpación quirúrgica de la vesícula biliar, generalmente como consecuencia de una colelitiasis. ‖ **c. laparoscópica** (*laparoscopic c.*) Extirpación quirúrgica de la vesícula biliar mediante técnica laparoscópica.

colecistitis (*cholecystitis*)
CIRGEN. f. Inflamación aguda, subaguda o crónica que afecta a la vesícula biliar. La causa más frecuente es la colelitiasis, que casi siempre se acompaña de signos histológicos de colecistitis crónica, y que es la causante del 95% de los casos de colecistitis aguda. El mecanismo de la colecistitis aguda es la distensión vesicular, por la obstrucción de la salida de la vesícula por un cálculo, lo que evoluciona a la inflamación con edema de la pared, a la infección de la bilis vesicular e incluso a la perforación vesicular con absceso o peritonitis biliar. La colecistitis aguda es una patología muy frecuente, cuyo mejor tratamiento es la colecistectomía. Ver **colelitiasis**. ‖ **c. aguda** (*acute c.*) Colecistitis de curso agudo.

colecistografía (*cholecystography*)
RADIO. f. Técnica radiológica que consiste en la opacificación de la vesícula biliar mediante la introducción de un contraste por vía intravenosa u oral, que se elimina selectivamente por vía hepática, para realizar estudios mediante técnica radiográfica simple o tomográfica con fines diagnósticos. Al igual que la colangiocolecistografía, existen diversas alternativas en la forma de introducir el contraste, aunque la forma oral ha sido la más empleada. También pueden obtenerse imágenes mediante otras técnicas de imagen como tomografía computarizada y resonancia magnética.

colecistoquinina (*cholecystokinin*)
FISIOL. f. Hormona polipeptídica segregada por la mucosa intestinal (estimulada por el quimo), que provoca la contracción de la vesícula biliar y la secreción pancreática o pancreocimi-

na (término en desuso). También se libera la colecistoquinina en el sistema nervioso, especialmente en el hipotálamo, donde actúa como neurotransmisor.

colecistostomía *(cholecystostomy)*
CIRGEN. f. Drenaje de la vesícula al exterior para permitir el vaciamiento de la bilis. Puede hacerse quirúrgicamente o, como se suele realizar en la actualidad, por vía percutánea. Ver **colecistitis.** || **c. percutánea** *(percutaneous c.)* Drenaje de la vesícula al exterior mediante un tubo con el que se punciona a través de la pared abdominal o de la pared costal. Es un tratamiento paliativo para la colecistitis aguda de mala evolución o en pacientes con contraindicación para la colecistectomía. Ver **colecistitis.**

colectomía *(colectomy)*
CIRGEN. f. Cualquiera de las técnicas quirúrgicas de extirpación de alguna parte del intestino grueso o colon. || **c. subtotal** *(subtotal c.)* Extirpación quirúrgica de casi todo el colon (colon derecho, transverso y descendente), dejando solo el sigma. Las indicaciones más frecuentes de esta extensa intervención son la presencia de múltiples pólipos o tumores en esas áreas del colon y la obstrucción aguda por tumores del colon descendente. Suele completarse con una anastomosis del íleon al sigma. Ver **obstrucción.** || **c. total** *(total c.)* Extirpación quirúrgica de todo el intestino grueso (colon derecho, transverso e izquierdo, incluido el sigma). Las indicaciones más frecuentes son los tumores múltiples de colon que respetan el recto (en este caso se suele hacer una anastomosis del íleon al recto) y la cirugía urgente por obstrucción tumoral del sigma o por colitis ulcerosa o granulomatosa (en estos casos se suele dejar cerrado el muñón rectal y hacer una ileostomía terminal, al menos temporal). Ver **colitis ulcerosa.** || **c. transversa** *(transverse c.)* Extirpación quirúrgica del colon transverso, generalmente con reanastomosis del colon derecho al colon izquierdo.

colédoco *(choledochous duct)*
ANAT. m. Conducto biliar principal formado por la unión del conducto hepático con el cístico. Desemboca en la segunda porción del duodeno junto con el conducto pancreático a través de la ampolla de Vater. Ver **vía biliar.**

coledocoduodenostomía *(choledochoduodenostomy)*
CIRGEN. f. Anastomosis que se realiza entre el colédoco y la primera porción del duodeno, con el fin de realizar una derivación biliar. Las principales indicaciones son las obstrucciones del colédoco, por tumores de páncreas o periampulares, y la coledocolitiasis. La anastomosis se puede confeccionar de dos modos: de forma terminolateral y laterolateral. Ver **aerobilia, coledocolitiasis.**

coledocografía *(choledochography)*
RADIO. f. Técnica radiológica, consistente en la opacificación de la porción terminal de la vía biliar, mediante la introducción de un contraste por vía intravenosa, siendo este eliminado selectivamente por vía hepática, o bien de forma retrógrada, para realizar estudios mediante técnica radiográfica simple o tomográfica. Al igual que la colangiocolecistografía, existen alternativas en la forma de obtener imágenes aplicando otras técnicas como la tomografía computarizada y la resonancia magnética.

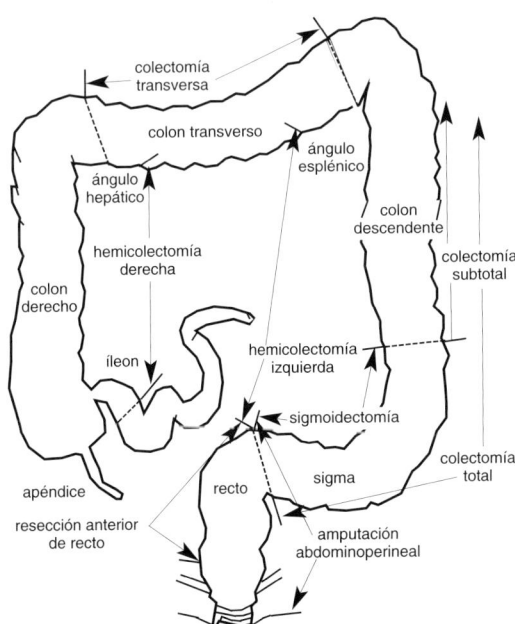

colectomía. Dibujo que representa el íleon terminal, el colon, el apéndice, el recto y el aparato esfinteriano del ano, y en el que se delimitan las partes del colon y el recto que se extirpan en cada tipo de cirugía colorrectal

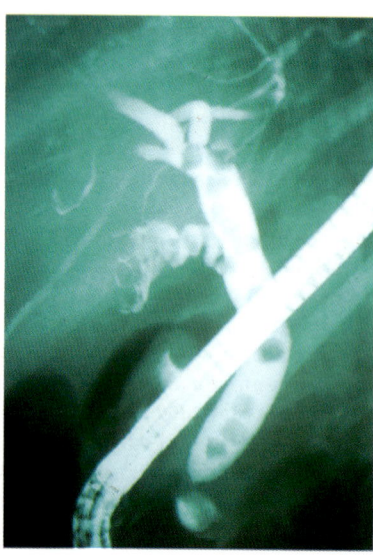

coledocolitiasis. Colangiografía retrógrada endoscópica, en la que se observa dilatación de la vía biliar principal y múltiples defectos de repleción de contraste, tanto en la vesícula como en el colédoco y en el hepático común (coledocolitiasis)

coledocolitiasis *(choledocholithiasis)*

CIRGEN. f. Existencia de cálculos en la vía biliar. La mayoría de las veces se producen por migración de cálculos desde la vesícula biliar, lugar en el que se forman la inmensa mayoría de los cálculos biliares, pero a veces se forman en el colédoco, especialmente cuando hay estasis biliar. La coledocolitiasis es la causa más frecuente de ictericia obstructiva y de colangitis aguda. Ver **colangitis aguda, ictericia obstructiva.**

coledocotomía *(choledochotomy)*

CIRGEN. f. Apertura quirúrgica del colédoco. Puede hacerse mediante una sección transversal, con el fin de construir una anastomosis biliodigestiva terminolateral, o bien mediante una apertura lateral y longitudinal, para extraer cálculos o realizar una coledocoduodenostomía. Tras realizar una coledocotomía, casi siempre hay que aplicar un procedimiento de drenaje biliar para evitar la formación de una fístula biliar a través de la sutura: puede realizarse con una coledocoduodenostomía o con una coledocostomía externa mediante un tubo de Kehr. Ver **coledocolitiasis, ictericia obstructiva.**

coledocoyeyunostomía *(choledochojejunostomy)*

CIRGEN. f. Anastomosis que se realiza entre el colédoco y el yeyuno, habitualmente de forma terminolateral y con montaje en Y de Roux. Las principales indicaciones son la ictericia obstructiva por tumor en la cabeza del páncreas y la reconstrucción tras una duodenopancreatectomía cefálica. Ver **derivación biliar, intervención de Whipple.**

colega *(colleague)*

BIOÉT. m. y f. Denominación genérica del compañero de profesión.

colegio profesional *(professional corporation)*

BIOÉT. Agrupación constituida por individuos de una misma profesión, con el principal objetivo de garantizar, dentro de lo posible, el buen ejercicio de su trabajo. Este objetivo solo se puede conseguir mediante la colegiación obligatoria. Ver **mala práctica.**

colelitiasis *(cholelithiasis)*

CIRGEN. f. Presencia o formación de cálculos en la vesícula biliar, generalmente provocados por estasis y concentración de la bilis en la vesícula. Aunque puede ser asintomática, es una causa frecuente de dolor abdominal en el hipocondrio derecho, por producirse un cólico biliar simple, colecistitis aguda o pancreatitis aguda biliar.

colelitotomía *(cholelithotomy)*

CIRGEN. f. Intervención quirúrgica consistente en la apertura de la vesícula, extracción de sus cálculos y de nuevo sutura de la pared vesicular. Actualmente la técnica más utilizada en la colelitiasis es la colecistectomía, ya que con la colelitomía los cálculos vuelven a reproducirse.

coleperitoneo *(choleperitoneum)*

CIRGEN. m. Presencia de bilis libre en la cavidad peritoneal, por entrada directa desde el sistema biliar. Generalmente produce un intenso dolor abdominal, debido a la gran capacidad irritante que posee la bilis para el peritoneo. Se puede producir tras cualquier actuación quirúrgica sobre la vesícula o las vías biliares, si se produce dehiscencia de una sutura o si no son herméticas. Ver **peritonitis biliar.**

cólera *(cholera)*

MICROBIOL. f. Infección humana aguda provocada por los biotipos *Cholerae* y *Vibrio cholerae.*

El periodo de incubación es de uno a cinco días (por lo común, 2-3 días) y se transmite por vía fecal-oral, generalmente a través de agua contaminada. El síntoma más característico es la profusa diarrea (que puede llegar a treinta litros diarios) que produce la excreción de «heces de agua de arroz», típicas del cólera. La severa deshidratación y la pérdida de electrólitos que la diarrea conlleva puede ser mortal, si no se instaura rápidamente una terapia de rehidratación. El factor responsable de todas las manifestaciones clínicas de la enfermedad es la exotoxina colérica, una proteína secretada por los vibrios coléricos que actúa sobre las células del epitelio intestinal, induciendo la secreción de grandes cantidades de agua a la luz del intestino.

colerágeno (*choleragen*)
DIGEST. m. Toxina elaborada por algunas cepas del vibrio colérico, en el intestino delgado, tras la ingesta de agua o alimentos contaminados con heces. Conlleva un marcado aumento de secreción de agua, cloruro y bicarbonato.

colerético (*choleretic*)
DIGEST. adj. Relativo a los agentes que estimulan la producción de bilis en las células hepáticas, como las grasas, los ácidos grasos y los ácidos biliares.

colérico (*choleric*)
PSICOL. adj. Tipo de la caracterología establecida por Heymans-Wiersma-LeSenne, que se define por los rasgos emotivo, activo y primario, y se caracteriza por su inestabilidad y desasosiego continuos, su ansiedad ante los cambios y su autoritarismo.

colestasis (*cholestasis*)
DIGEST. f. Obstrucción a la salida del flujo biliar por causas intrahepáticas o extrahepáticas.

colesteatoma (*cholesteatoma*)
OTORRIN. f. Colección de epitelio escamoso queratinizante de aspecto quístico o difuso, que suele incluir cristales de colesterol y que aparece principalmente en el oído medio y en la región mastoidea. La mayoría de las veces es secundario a inflamaciones crónicas del oído medio. También puede tener origen congénito, aunque es una lesión mucho menos frecuente y se debe a la presencia de vestigios epiteliales atrapados detrás de una membrana timpánica intacta. El colesteatoma tiene una capacidad osteolítica que puede conllevar complicaciones graves, como fístula laberíntica, parálisis facial, meningitis o absceso cerebral. Su tratamiento es quirúrgico. El colesteatoma de conducto auditivo externo consiste en un tapón epidérmico voluminoso que puede erosionar el hueso timpánico.

colesteremia (*cholesteremia*)
FISIOL. Ver **hipercolesterolemia.**

colesterol (*cholesterol*)
FISIOL. m. Alcohol esteroide con aspecto de grasa, presente en grasas animales, aceites, bilis, sangre, huevo (yema), etc. Es precursor de los ácidos biliares y constituye la materia prima para la síntesis de las hormonas esteroides. || **c. extracelular** (*extracellular c.*) Dislipoidosis caracterizada por el depósito de colesterol extracelular.

colesterolemia (*cholesterolemia*)
CARDIOL. f. Concentración sanguínea de colesterol. Es un término también empleado para referirse a la hipercolesterolemia (v.), o elevación de los niveles plasmáticos de colesterol.

colestipol (*colestipol*)
ENDOCRINOL. m. Resina de intercambio aniónico, que se emplea en el tratamiento de las hipercolesterolemias. Actúa quelando los ácidos biliares en el intestino e interrumpiendo su circulación enterohepática, con lo que reduce el contenido de colesterol en el hepatocito y favorece la entrada de partículas LDL y el consiguiente aclaramiento del plasma.

colestiramina (*cholestyramine*)
CARDIOL. f. Fármaco del tipo de las resinas de intercambio iónico, que fija ácidos biliares. Se emplea habitualmente como hipocolesterolemiante.

colgajo (*flap*)
CIRPLÁS. m. Segmento o masa de tejido que se trasplanta de una zona a otra del cuerpo, provisto en todo momento de un pedículo vascular o punto de unión al organismo, a través del cual se le provee de vascularización y nutrición. Sus dimensiones, volumen y grosor, así como la naturaleza de los elementos tisulares que lo componen, pueden ser variables, pudiendo incluir piel, fascia, grasa, músculo, hueso y/u otros tejidos. Su característica fundamental, que lo diferencia de los injertos, como concepto genérico, radica en la existencia de un

aporte vascular propio y específico a través de un pedículo. Dependiendo de las necesidades reconstructivas, los colgajos pueden tomarse tanto de zonas cercanas al defecto como de otras alejadas de él. En este sentido, la unión vascular que nutre el colgajo o pedículo puede cambiarse de una zona a otra del mismo en determinados tipos de colgajos transportados o a distancia, e incluso puede cambiarse desde un vaso segmentario irrigador a otro, por anastomosis microvascular. || **c. a distancia** (*distant f.*) Colgajo que es transferido entre dos zonas anatómicas, donante y receptora, alejadas entre sí, no vecinas, por contraposición con el colgajo local. La transferencia puede ser indirecta o directa, según medie o no entre las zonas donante y receptora un transportador o una estación intermedia. Un colgajo cutáneo levantado en la pared abdominal bajo el que se coloca el dorso de una mano herida constituiría un ejemplo de colgajo a distancia directo; sin embargo, si este mismo colgajo se transfiere a la mano para que esta actúe de transportador temporal de cara a una posterior transferencia a un gran defecto cérvico-facial, el colgajo será a distancia indirecto. || **c. de Abbé** (*Abbé's f.*) Modalidad de colgajo músculo-cutáneo tomado del labio inferior para la reconstrucción del superior. El colgajo se diseña en forma generalmente triangular, basándolo en la arteria labial de un lado y rotándolo 180 grados hacia el labio superior. Es un colgajo pediculado en dos tiempos, dedicando el segundo tiempo quirúrgico para seccionar el pedículo y cerrar y remodelar la zona donante, generalmente tres semanas después de la transferencia. Se utiliza para la reconstrucción de defectos postexéresis oncológica, así como para la reparación de secuelas de labio leporino. || **c. de avance** (*advancement f.*) Colgajo local que es desplazado directamente hacia delante hasta cubrir el defecto, sin efectuar ninguna rotación ni desplazamiento lateral. En general, se trata de los colgajos cutáneos locales. Según su diseño se diferencian cuatro modalidades: colgajo de avance con pedículo único, colgajo de avance en V-Y, colgajo de avance en Y-V y colgajo de avance bipediculado. || **c. axial** (*axial f.*) Colgajo que recibe su aporte vascular de una arteria cutánea directa que surge de una arteria segmentaria, anastomótica o axial, a menudo con la intermediación de una arteria

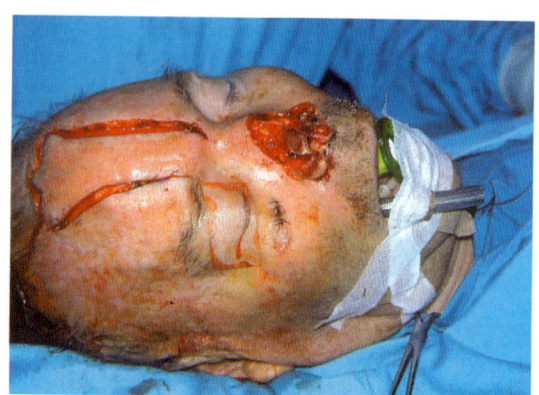

colgajo cutáneo frontal para la reparación de defecto oncológico en pirámide nasal

perforante corta. Aplicado a los colgajos cutáneos, la longitud de los mismos dependerá de la longitud de la arteria cutánea directa incluida en el colgajo. Se contraponen a los colgajos randomizados. || **c. bipediculado** (*bipedicled f.*) Generalmente aplicado a los colgajos cutáneos randomizados, alude a los colgajos que son levantados manteniendo dos puntos de unión con el organismo en la zona donante, emplazados en extremos opuestos del colgajo, de forma que permitan un doble aporte vascular y, por tanto, doblar la longitud posible del mismo a igualdad de anchura del pedículo. Se usan como colgajos locales. || **c. cutáneo** (*skin f.*) Colgajo compuesto fundamentalmente por un segmento de piel nutrido por un pedículo vascular. || **c. de dorsal ancho** (*latissimus dorsi muscle or musculocutaneous f.*) Colgajo muscular o músculo-cutáneo basado en el músculo dorsal ancho. Normalmente se toma con el pedículo vascular principal, la arteria y la vena toracodorsales, y se emplea en la reconstrucción mamaria, torácica, del miembro superior e incluso cervical. Puede ser tomado igualmente utilizando sus pedículos menores en los vasos segmentarios vertebrales, y en la forma pediculada sirve para la reconstrucción de defectos de la región dorso-lumbar, espinas bífidas y cobertura de mielomeningoceles, entre otras. También puede ser empleado como colgajo libre con su pedículo principal, siendo en este caso ampliamente utilizado en la reconstrucción de defectos traumáticos u oncológicos en las extremidades, sobre todo las inferiores, así como en la reconstrucción oncológica en la cabeza y del cuello. Permite ser transferido junto con su nervio motor, el toracodorsal, por lo que posibilita reparaciones funcionales tanto en extremidad superior (generalmente en su forma pediculada) como en otras áreas, entre las que destaca la parálisis facial (mediante transferencia libre microquirúrgica con neurorrafia a ramas del nervio facial sano). || **c. en isla** *(island f.)* Modalidad de colgajo axial en el que el tejido a transferir solo permanece unido a la zona donante por su pedículo vascular (arteria y vena), sin mediación de otro tejido (p. ej., piel). A este tipo de colgajo responden los axiales cutáneos. Se diferencia del colgajo libre en que este último es un colgajo en isla cuyos vasos han sido seccionados para transponerlo a otra región anatómica distante (receptora) mediante revascularización del mismo por anastomosis microquirúrgicas de sus vasos a los receptores. || **c. fascial** *(fascial f.)* Modalidad de colgajo en el que se transfiere tejido fascial vascularizado por un pedículo propio, bien sea aisladamente (c. de fascia temporal) o bien en asociación con otro tejido adyacente, generalmente la piel suprayacente y/o la grasa (colgajo fascio-cutáneo antebraquial radial, colgajo paraescapular, etc.). Según los patrones de vascularización de los tejidos fasciales y de las perforantes hacia la piel vecina, se definen tres tipos de colgajos fasciocutáneos, denominados A, B y C, según Cormack y Lamberty. || **c. inguinal** *(groin f.)* Colgajo fasciocutáneo tomado de la región del pliegue inguinal, que es longitudinal al mismo, basado en el pedículo vascular de la arteria y las venas circunflejas ilíacas superficiales. Puede usarse como colgajo pediculado, con su eje de rotación en la región medial del pliegue inguinal, para reconstrucción púbica, genital y perineal, así como también en su forma libre microquirúrgica, para diversas aplicaciones reconstructivas en las que se requiera cobertura cutánea. || **c. libre microquirúrgico** *(microchirurgic free f.)* Ver **colgajo libre vascularizado.** || **c. libre vascularizado** *(free f.)* Modalidad de colgajo a distancia en el que el pedículo es seccionado de la zona donante, previa identificacion de sus vasos nutricios axiales, para ser transferido a otra zona distante del cuerpo, con reanastomosis microquirúrgica de los vasos del pedículo a otros segmentos de la zona receptora. ||

c. de Limberg *(Limberg's f.)* Tipo especial de colgajo para la cobertura de defectos romboidales. El diseño del mismo consiste en la creación de un defecto romboidal con ángulos de 60° y lados paralelos. El eje menor del colgajo se prolonga del eje menor del rombo a una distancia igual al mismo y se completa el diseño con una línea en retroceso a 60° y de tamaño similar y paralelo a uno de los lados del defecto. || **c. local** *(local f.)* Colgajo que está constituido por tejidos tomados de la vecindad del defecto o adyacentes al mismo. Generalmente son colgajos cutáneos, cuya mayor ventaja es proporcionar tejidos para la reconstrucción con características similares a las de la zona receptora, en cuanto a color, textura, grosor, existencia de pelo, etc. Según su forma de empleo, se distinguen distintas modalidades: de avance, de rotación, de transposición e interpolado. || **c. muscular** *(muscular f.)* Colgajo compuesto fundamentalmente por tejido muscular, bien sea un músculo, un segmento del mismo o varios que compartan un pedículo vascular (p. ej., colgajo de pectoral mayor). Según sus patrones de vascularización, en función del número de pedículos vasculares, su dominancia y sus posibilidades de transferencia, se definen cinco tipos de colgajos musculares (del I al V), según Mathes y Nahai. || **c. de músculo recto abdominal** *(rectus abdominis muscle f.)* Colgajo muscular o músculo-cutáneo basado en el músculo recto anterior del abdomen. Dispone de un sistema vascular longitudinal al músculo, con dos pedículos vasculares opuestos: el de los vasos mamarios internos y el de los epigástri-

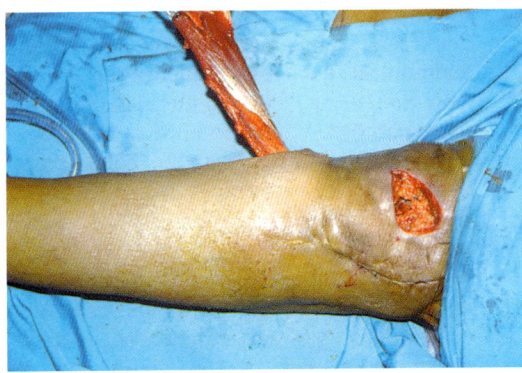

colgajo muscular de gastrocnemio medial, para cobertura de defecto en la rótula

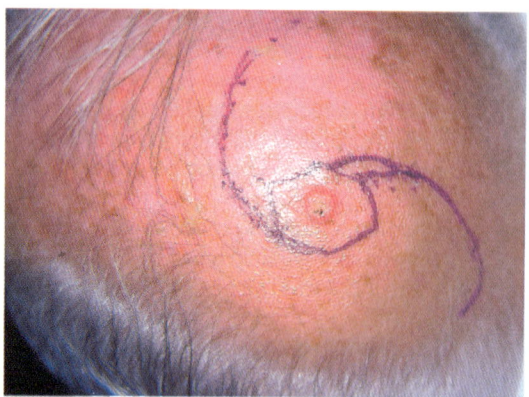

colgajo. Extirpación de lesión en cuero cabelludo y reconstrucción con sendos colgajos opuestos de rotación

cos inferiores. Ambos sistemas se anastomosan en el interior del músculo. Tomado con pedículo superior, el colgajo se utiliza fundamentalmente en la reconstrucción mamaria y torácica, mientras que con el pedículo inferior permite la reconstrucción pélvico-perineal, vaginal y abdominal. Puede usarse también como colgajo libre vascularizado, utilizando, sobre todo, el pedículo inferior. Asimismo, puede incluir una isla de piel suprayacente al músculo que, según como se oriente con respecto a este, permite distinguir dos tipos de colgajos: colgajo TRAM (v.) y colgajo VRAM (v.). || **c. músculo-cutáneo** (*musculocutaneous f.*) Colgajo compuesto por un elemento muscular junto con la piel suprayacente al mismo, ya sea en toda la extensión del músculo o en una parte de él (isla cutánea). El colgajo se nutre básicamente del pedículo muscular, y la vascularización llega a la piel a través de los vasos perforantes músculo-cutáneos (p. ej., colgajo músculo-cutáneo de recto abdominal). || **c. osteomiocutáneo** (*osteomiocutaneous f.*) Colgajo que incluye tejido muscular, óseo y cutáneo nutrido todo por el mismo pedículo vascular (p. ej., colgajo osteomiocutáneo de peroné o de cresta ilíaca). || **c. de pectoral** (*pectoralis muscle f.*) Colgajo muscular o miocutáneo del músculo pectoral mayor. Generalmente se toma basado en su pedículo vascular dominante, los vasos toracoacromiales, y es muy utilizado en la reconstrucción de la cabeza y el cuello, con frecuencia en un contexto oncológico. También puede basarse en sus pedículos menores, me-

diales y en las ramas de los vasos mamarios internos, utilizándose en la reconstrucción torácica y mediastínica. || **c. radial** (*radial forearm f.*) Colgajo fasciocutáneo tomado de la cara palmar del antebrazo, basado en el eje vascular de la arteria radial, sus venas acompañantes y las venas del sistema superficial. Puede incluir en el mismo colgajo una porción vascularizada del hueso radio. Su uso es muy extendido, por su gran versatilidad, fundamentalmente como colgajo libre vascularizado, en la reconstrucción de la cabeza y el cuello. Permite aportar una transferencia sensitiva, mediante la neurorrafia a la zona receptora de la rama cutánea dorsal (sensitiva) del nervio radial. || **c. randomizado** (*random pattern f.*) Colgajo que recibe su aporte vascular de los plexos dermosubdérmicos cutáneos. Estos, ricamente intercomunicados en la piel, son nutridos, en último extremo, por las arterias segmentarias, anastomóticas o axiales que yacen profundamente, las cuales envían ramas perforantes músculo-cutáneas perpendiculares a la base del colgajo hacia los plexos dermosubdérmicos. Se contraponen a los colgajos axiales. También se denomina colgajo de riego aleatorio y se aplica generalmente a los colgajos cutáneos. || **c. TRAM** (*TRAM f.*) Colgajo músculo-cutáneo de recto abdominal con isla cutánea transversa, muy utilizado en la reconstrucción mamaria. || **c. de traslación** (*translation f.*) Colgajo en el que la movilización de los tejidos se realiza mediante desplazamiento lateral, sin mediar rotación con respecto a un punto de pivote o eje. Generalmente se aplica a colgajos cutáneos. || **c. VRAM** (*VRAM f.*) Colgajo de músculo recto abdominal con isla cutánea orientada en dirección vertical.

colibacilo (*colibacillus*)
MICROBIOL. m. Bacilo gram-negativo perteneciente al género *Escherichia*, de la familia de las enterobacteriáceas. En este género solo se acepta la especie *Escherichia coli*, bacteria saprofita que se encuentra con más frecuencia en el intestino del hombre, cuyo aislamiento en las aguas de bebida se utiliza como índice de contaminación fecal. Esta bacteria es la que se aísla con más frecuencia en las infecciones urinarias, y ciertas cepas, dotadas de propiedades especiales, producen infecciones intestinales. Entre estas se encuentran los denomi-

nados *Escherichia coli:* 1) *enterotóxicos:* producen exotoxinas que al actuar sobre la mucosa intestinal desencadenan un cuadro diarreico; 2) *enterohemorrágicos:* producen una citotoxina que desencadena una diarrea mucosanguinolenta, y es uno de los agentes etiológicos del denominado síndrome hemolítico-urémico; 3) *enteroinvasivos:* penetran en las células epiteliales del intestino y producen su muerte, y la diarrea es de tipo disentérico, con sangre y pus en las heces; 4) *enteropatógenos:* no se conoce el mecanismo exacto de la producción de diarrea, pero fueron en su tiempo la causa más frecuente de mortalidad infantil y de epidemias de diarrea en los niños; 5) *enteroagregados:* este grupo es de reciente creación y no se conoce tampoco el mecanismo de la producción de los trastornos intestinales. Las cepas patógenas se identifican mediante el estudio de sus plásmidos de virulencia, sus *pili*, tipo de toxina, mecanismos de invasión de líneas celulares y análisis de sus antígenos somáticos, capsulares y flagelares.

colicina (*colicine*)
MICROBIOL. f. Bacteriocidina (v.) producida por ciertas enterobacterias.

cólico (*colic*)
DIGEST. m. Cuadro de dolor abdominal agudo e intenso, de carácter inesperado, fluctuante, que a veces va precedido de una sensación vaga de malestar que afecta a las vísceras y órganos huecos, provistos de pared muscular, como consecuencia de contracciones violentas musculares de la víscera en el intento de hacer progresar su contenido, ya sea normal (líquido intestinal u orina estancados por una obstrucción) o un cálculo (biliar o renal) (ver **cólico biliar, litiasis**). Este dolor sugiere una obstrucción parcial o total del conducto y se presenta en forma de oleadas separadas entre sí por segundos o minutos. Desaparecen espontáneamente o con un tratamiento con espasmolíticos. Puede producirse en el intestino, en la vesícula o en las vías biliares, en el uréter o en la vejiga (cólico intestinal, biliar, ureteral). || **c. biliar** (*biliary c.*) El causado por la presencia de cálculos en la vesícula o en las vías biliares. Ver **coledocolitiasis, colelitiasis**. || **c. hepático** (*hepatic c.*) Dolor de aparición repentina, con frecuencia por la noche, de tipo espasmódico, que se localiza en el cuadrante superior derecho del abdomen, normalmente asociado al paso de cálculos biliares a través de las vías biliares (ver **cólico biliar**). También puede causarlo una inflamación sin cálculos. || **c. intestinal** (*intestinal c.*) Dolor agudo de tipo espasmódico en la zona intestinal, como consecuencia de contracciones de la musculatura del intestino. Se suele acompañar de alteración vegetativa.

cólico renal (*renal colic*)
UROL. Cuadro clínico que consiste en un dolor lumbar de gran intensidad, acompañado ocasionalmente de irradiación ureteral, como consecuencia de una obstrucción ureteral aguda. La causa habitual es la litiasis, pero cualquier cuadro obstructivo agudo puede provocarlo. Normalmente no produce fiebre y, si la hay, indica la existencia de infección renal. Para determinar la causa del cólico es útil la ecografía, pero la urografía intravenosa es la prueba definitiva.

colicuación (*colicuation*)
MEDLEGAL. f. Fase de la putrefacción que se caracteriza por la licuefacción de los tejidos del cadáver. Sigue a la fase enfisematosa y precede a la de reducción esquelética.

colimador (*collimator*)
MEDNUCL. m. En un equipo de imagen con radionucleidos, bloque de material atenuante de la radiación con una o más aberturas, que define el campo de vista y limita la amplitud angular de la radiación que puede alcanzar al conjunto detector de radiación.

colina (*choline*)
BIOQUÍM. f. Compuesto hidrosoluble que forma parte del complejo vitamínico B. Inhibe la descomposición de grasas en el hígado y disminuye la presión sanguínea. Es abundante en las membranas plasmáticas, donde se encuentra en forma de fosfolípido (fosfatidilcolina). Su deficiencia en animales origina múltiples alteraciones hepáticas y renales.

colinealidad (*cholinearity*)
GENÉT. f. Correspondencia entre la secuencia nucleotídica de un gen y la secuencia aminoacídica de la proteína codificada por este.

colinérgico (*cholinergic*)
FISIOL. adj. Lo que tiene relación con la actividad de la acetilcolina, los receptores y las fibras colinérgicas, así como los fármacos que desarrollan una acción semejante a ella.

colinesterasa (*cholinesterase*)
FISIOL. f. Hidrolasa que cataliza la reacción: acetilcolina + agua = colina + anión del ácido carboxílico.

colirio (*eye drops*)
OFTALMOL. m. Compuesto en forma de gotas, utilizadas para dispensar medicación a los ojos.

colistina (*colistin*)
FARMCLÍN. f. Antibiótico bactericida frente a bacilos gram-negativos. Resulta muy tóxico por vía sistémica, por lo que se utiliza especialmente por vía tópica.

colitis (*colitis*)
MICROBIOL. f. Estado patológico que se caracteriza por un trastorno inflamatorio del colon que puede ser limitado o difundido por todo él. Existen diferentes tipo de colitis, según su etiología, evolución, etc. ‖ **c. isquémica** (*ischaemic c.*) Inflamación de la pared del colon provocada por isquemia arterial, que se manifiesta por diarrea sanguinolenta, dolor abdominal y, a veces, fiebre y leucocitosis. Las localizaciones más frecuentes son el colon descendente y el colon derecho. La etiología habitual es la arteriosclerosis, raramente con trombosis completa. Sin embargo, una causa también frecuente es el bypass aortobifemoral por patología de la aorta abdominal, intervención en la que es preciso seccionar la arteria mesentérica inferior en su nacimiento de la aorta, y no se suele reimplantar en el injerto aórtico. El tratamiento es inicialmente médico con hidratación y antibióticos de amplio espectro, con lo que se suele lograr una mejor perfusión del colon. Pero puede progresar a la necrosis de la pared a hemorragia grave, lo que obliga a hacer una resección del colon afectado. Ver **abdomen agudo, hemorragia digestiva baja, isquemia.** ‖ **c. seudomembranosa** (*pseudomembranous c.*) Superinfección relacionada con la práctica totalidad de antibacterianos. Se caracteriza por diarrea con membranas, dolor abdominal y fiebre. Parece estar producida por el sobrecrecimiento intestinal de *Clostridium difficile*. El tratamiento se realiza con metronidazol o vancomicina por vía oral. ‖ **c. ulcerosa** (*ulcerative c.*) Enfermedad inflamatoria crónica del recto y del colon, que se suele manifestar por diarrea, anemia, rectorragia y dolor abdominal, con inflamación aguda de la mucosa del colon, seudopólipos y abscesos crípticos. En la mayoría de los casos, comienza en el recto y progresa proximalmente por el colon, implicando a toda la mucosa de las áreas afectas, sin zonas sanas. Se suele presentar con fases de reagudización y puede evolucionar incluso hasta el megacolon tóxico y la perforación del colon, ya que es una enfermedad premaligna. Habitualmente es de tratamiento médico, pero está indicada la extirpación del colon cuando se complica con megacolon, tumores o displasia del colon, enfermedad crónica resistente al tratamiento, o estenosis de colon. Ver **colectomía total, enfermedad de Crohn, reservorio ileoanal, megacolon tóxico, proctocolectomía total.**

collar de Venus (*Venus's necklace*)
DERMATOL. Conjunto de lesiones pigmentarias sifilíticas, que se localizan alrededor del cuello.

collarete de Biett (*Biett's necklace*)
DERMATOL. Pequeño anillo blanquecino en la periferia de las pápulas sifilíticas.

collarín cervical (*cervical collar*)
NEUROCIR. Ortesis que se coloca alrededor del cuello para sostenerlo y favorecer la relajación muscular. Se utiliza en el tratamiento del esguince cervical o tras una intervención quirúrgica.

Colles, Abraham
ORTOP. Cirujano irlandés (1773-1843).

coloboma (*coloboma*)
OFTALMOL. m. Alteración congénita en la que se produce un déficit en el cierre o la soldadura de la fisura óptica durante el desarrollo embrionario, que puede afectar al desarrollo de la parte inferior de distintas estructuras oculares. ‖ **c. de coroides** (*choroidal c.*) Coloboma que afecta a la coroides. ‖ **c. de iris** (*c. of iris*) Coloboma que afecta al iris y se caracteriza por el cierre incompleto de la porción inferior del mismo. ‖ **c. de nervio óptico** (*c. of the optic nerve*) Coloboma que afecta al nervio óptico. ‖ **c. palpebral** (*palpebral c.*) Coloboma que afecta a los párpados a modo de fisura palpebral. ‖ **c. de retina** (*c. of the retina*) Coloboma que afecta a la retina, asociado siempre a un coloboma de coroides.

coloide (*colloid*)
ANEST. adj. Se dice del estado o división de la materia en la que las moléculas grandes o los

agregados de moléculas que no precipitan y que miden entre 1 y 100 nm están dispersos en otro medio.

colon (*colon*)
ANAT. m. Porción del intestino grueso que se extiende del ciego al recto. Se distinguen cuatro partes: ascendente, transverso, descendente y sigmoideo. El colon transverso posee un meso relativamente amplio, por lo que es más movible que las otras partes. || **c. espástico** (*spastic c.*) Proceso de origen nervioso caracterizado por dolores espasmódicos abdominales, de duración variable, más frecuente en la parte izquierda del abdomen, que conlleva una alteración del ritmo intestinal estreñimiento-diarrea por un trastorno funcional de la motilidad y la secreción cólica, con aumento de la presión intraluminal y sin lesión orgánica. Es muy frecuente: más de la mitad de los pacientes que acuden al digestólogo lo padecen. || **c. inactivo** (*inactive c.*) Deficiencia de la función motora de la musculatura cólica, con tendencia a hipotonía, que conlleva unas contracciones y movimientos propulsores disminuidos con retraso del tránsito normal, a lo largo del colon. || **c. perezoso** (*lazy c.*) Incapacidad motora del colon para dar respuesta a los estímulos normales de la defecación. || **c. sigmoideo** (*sigmoideum c.*) Parte del colon que continúa al colon descendente y es seguido por el recto. Se encuentra en la fosa pélvica izquierda.

colonia (*colony*)
MICROBIOL. f. Clon de células suficientemente numeroso como para que sea visible en un medio sólido. Prácticamente todos los microorganismos (bacterias, hongos, protozoos y algas) pueden crecer formando colonias. Aunque las colonias se han considerado tradicionalmente como agregados de células independientes, en la actualidad se ha demostrado que el comportamiento de una célula en una colonia puede estar sujeto a mecanismos regulatorios multicelulares.

colonización (*colonization*)
MICROBIOL. f. Acción por la cual los microorganismos se asientan establemente en un nuevo nicho biológico. La colonización del hospedador por parte de un microorganismo es la primera etapa en una asociación simbiótica, ya sea esta comensalista, mutualista o parasítica.

colonoscopia (*colonoscopy*)
ANAT. f. Examen endoscópico del colon mediante el colonoscopio (v.), que se introduce por vía anal.

colonoscopio (*colonoscope*)
DIGEST. m. Instrumento flexible de fibra óptica que alcanza la longitud del colon y se puede mover en todas las direcciones, permitiendo visualizar la mucosa colónica directamente. Con él se pueden realizar biopsias, extirpar pólipos, etc.

coloproctitis (*coloproctitis*)
DIGEST. f. Lesión inflamatoria de la región del colon y del recto.

coloptosis (*coloptosi*)
DIGEST. f. Descenso, caída o desplazamiento hacia abajo del colon. Generalmente se produce por laxitud de la estructura conjuntiva que lo fija a la pared posterior abdominal. Es más frecuente en las mujeres.

colorante (*stain*)
HISTOL. m. Sustancia utilizada para proporcionar color a los objetos o tejidos microscópicos, con el fin de posibilitar su posterior estudio e identificación. A menudo se usan varios colorantes de forma conjunta. En microscopía son muy utilizados: la hematoxilina eosina, el tricómico de Masson y la tinción de Gram para bacterias.

colostomía (*colostomy*)
CIRGEN. f. Derivación temporal o definitiva del intestino grueso a la piel a través de la pared abdominal anterior, que se realiza por imposibilidad de hacer una anastomosis del colon tras una resección o por riesgo de dehiscencia de sutura. Mediante ella, la defecación se realiza a la piel del abdomen y las heces se recogen en bolsas adheridas a la piel y adaptadas al orificio del colon. Puede ser colostomía lateral o terminal. || **c. lateral** (*lateral c.*) Estoma construido con el colon y abocado a la piel en su pared lateral, sin seccionar completamente la luz del colon. Suele construirse sobre una varilla que se sujeta a la piel, de modo que el tránsito fecal proximal sale fácilmente al estoma, a la vez que el colon distal queda abierto al exterior a través de la misma colostomía. Suele realizarse en las partes móviles del colon (colon transverso y sigma) que llegan a la piel, sin necesidad de movilizar el colon. Por

colotomía 256

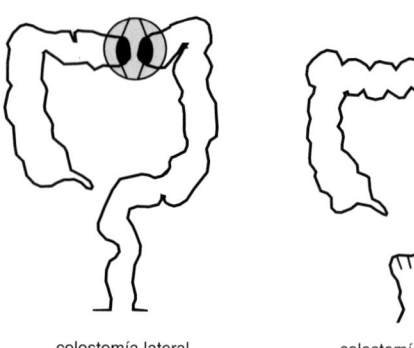

colostomía. Dibujos que muestran dos tipos de colostomía lateral o terminal (en este caso en una intervención de Hartmann)

ello, es un procedimiento sencillo y rápido que se emplea en la oclusión del colon en pacientes muy deteriorados. Impropiamente recibe también la denominación de colostomía en cañón de escopeta, a pesar de que esta técnica es diferente: deja también dos bocas, proximal y distal, juntas suturadas a la piel, pero la luz del colon es seccionada completamente. ‖ **c. terminal** *(terminal c.)* Estoma que consiste en abocar el último extremo funcionante (con tránsito fecal) del colon a la piel a través de la pared abdominal. Es parte de la intervención de Hartmann (v.) y de la amputación abdominoperineal de recto (v.).

colotomía *(colotomy)*
CIRGEN. f. Apertura quirúrgica de la luz del colon con fines diagnósticos o terapéuticos (aspiración y lavado del contenido del colon, realización de una sutura, extirpación de un pólipo, etc.). Ver **cuerpo extraño, pólipo.**

colpitis *(colpitis)*
GINECOL. f. Inflamación de la vagina.

colpocele *(colpocele)*
GINECOL. m. Hernia vaginal que se acompaña de descenso de la vejiga (cistocele) y/o del recto (rectocele).

colpocleisis *(colpocleisis)*
GINECOL. f. Cierre de la vagina mediante intervención quirúrgica, con lo que se impide después el coito vaginal.

colpografía *(colpography)*
GINECOL. f. Estudio radiológico de la vagina.

colpoperineorrafia *(colpoperineorrhaphy)*
GINECOL. f. Cierre quirúrgico de la pared vaginal posterior con plastia del periné.

colpoplastia *(colpoplasty)*
GINECOL. f. Creación de una vagina en casos de agenesia, o corrección quirúrgica del prolapso vaginal.

colporrafia *(colporrhaphy)*
GINECOL. f. Corrección plástica de la pared vaginal en los prolapsos genitales.

colposcopia *(colposcopy)*
ANAT. f. Examen de la vagina y del cuello uterino mediante un espéculo vaginal (colposcopio). Ver **punteado.**

colposuspensión *(colposuspension)*
GINECOL. f. Fijación quirúrgica de la vagina por vía abdominal con el fin de corregir el descenso vaginal que con frecuencia se acompaña de incontinencia urinaria.

colpotomía *(colpotomy)*
GINECOL. f. Sección quirúrgica de la vagina, que se hace en la colpoperineorrafia, la colpoplastia y la colporrafia.

columela *(columella)*
CIRPLÁS. f. Porción más anterior y caudal del septum nasal, que separa la entrada de la nariz en dos vestíbulos nasales paralelos. Está formada por la confluencia de las crura mediales de ambos cartílagos alares en la zona media, y está cubierta por piel.

columna *(column)*
ANAT. f. Estructura que tiene forma de pilar. Así, se habla de la columna posterior de la médula espinal refiriéndose al cordón posterior; de las columnas del fórnix, de las columnas rectales, etc. Sin embargo, la columna por antonomasia es la columna vertebral. ‖ **c. vertebral** *(spinal c.)* Constituye el eje óseo del tronco y está formada por la unión de todas las vértebras. Presenta varias curvaduras: lordosis cervical y lumbar y cifosis torácica. La presencia de los discos intervertebrales confiere amplia movilidad a la columna.

coma *(coma)*
NEUROL. m. Pérdida prolongada y mantenida de la conciencia, de tal forma que es imposible

despertar al paciente. Existen distintos niveles de profundidad en relación a la presencia o ausencia de distintos reflejos y de la reactividad ante el dolor. El origen puede tener causas neurológicas, metabólicas u otras.

coma crónico *(chronic c.)*
BIOÉT. Ver **estado vegetativo persistente**. || **c. vegetativo** *(persistent vegetative state, vegetative c.)* Ver **estado vegetativo persistente**. || **c. vegetativo crónico** *(vegetative chronic c.)* Ver **estado vegetativo persistente**. || **c. y ética** *(acute c. and ethics)* Contrariamente a lo que se piensa, muchas veces estos pacientes continúan percibiendo lo que sucede a su alrededor, especialmente con el oído; esto obliga a mantener con ellos detalles de trato aparentemente superfluos. Ver **apoyo moral**.

coma dépassé *(irreversible coma)*
MEDLEGAL. Galicismo que significa coma sobrepasado. Ver **coma irreversible**. || **c. irreversible o sobrepasado** *(irreversible c.)* Supresión total e irreversible de la actividad cerebral, manteniéndose las funciones vitales por medios mecánicos. Equivale a la muerte de la persona. Ver **muerte cerebral**.

coma hiperosmolar *(hyperosmolar coma)*
ENDOCRINOL. Situación comatosa que cursa con osmolaridad circulante aumentada. La forma más común es el coma hiperglucémico hiperosmolar no cetósico, en el que coexisten una marcada hiperglucemia y deshidratación; no cursa con acidosis metabólica. Se produce como consecuencia de la descompensación metabólica de la diabetes mellitus tipo 2, en la que existe suficiente insulina circulante para evitar la cetoacidosis. Es frecuente la elevación de la concentración de metabolitos nitrogenados y la hipernatremia. Con frecuencia da lugar a complicaciones infecciosas y vasculares, comportando un alto índice de mortalidad. || **c. mixedematoso** *(mixedematous c.)* Situación extrema de hipotiroidismo, que cursa con hipotermia, bradicardia, acidosis respiratoria y depresión del nivel de conciencia. Puede complicarse con insuficiencia cardiaca y derrame pleural y pericárdico, refractarios al tratamiento convencional. Constituye una urgencia médica de elevada tasa de mortalidad, que debe tratarse con la administración intravenosa de tiroxina.

comatoso *(comatose)*
NEUROL. adj. En estado de coma.

comedogénico *(comedogenic)*
DERMATOL. adj. Relativo a las sustancias productoras o que favorecen la formación de comedones.

comedón *(blackhead)*
DERMATOL. m. Masa hiperqueratósica que impide el drenaje del folículo pilosebáceo formado por células queratinizadas mezcladas con sustancias grasas. Constituye la lesión primaria del acné.

comensal *(commensal)*
MICROBIOL. m. Organismo que vive en una relación simbiótica comensalista con su hospedador; esto es, obtiene un beneficio de él sin causarle ni un beneficio ni un perjuicio detectables; como la *Escherichia coli* y otros microorganismos presentes en la microbiota normal humana. Las simbiosis comensalistas tienden a ser duraderas y estables y se cree que son producto de la larga coevolución de los organismos implicados.

comensalismo *(commensalism)*
MICROBIOL. Ver **simbionte**.

comercialismo *(commercialism)*
BIOÉT. Ver **comercialización de la medicina**.

comercialización de la medicina *(commercialization of the medicine)*
BIOÉT. Modo de practicar la medicina concibiéndola como una mera actividad del sector servicios, en la que estos se intercambian por dinero. Aunque la práctica de la medicina conlleva intercambios económicos (medicamentos, material quirúrgico, sueldos de personal, etc.), no puede reducirse a categorías económicas. Pensar solo en las posibles ganancias de las prestaciones sanitarias lleva a la despreocupación por el verdadero interés del paciente y a la mala práctica médica (v.).

comienzo de la vida humana *(beginning of the human life)*
BIOÉT. Momento en que comienza un nuevo ser de la especie humana. Se puede determinar con exactitud, debido a que coincide con el inicio de una nueva identidad biológica, normalmente en la fecundación de un óvulo con un espermatozoide. En algunos casos, dicho origen está en la división de un embrión joven,

que da lugar a gemelos idénticos: un ser humano embrionario produce otro por división vegetativa. Algunos autores, alegando dicha posible división, afirman que el embrión recién formado no es una vida humana individual (ver **preembrión**). Sin embargo, esa afirmación es contradictoria (si no es hombre, ¿qué es?), y normalmente solo se esgrime para poder justificar los procedimientos de reproducción asistida (v.), en que mueren la mayor parte de los embriones que se forman.

comisiones de ética (*commission of ethics*)
BIOÉT. Ver **comités de ética**.

comisura (*commissure*)
ANAT. f. Formación anatómica que une dos estructuras situadas a uno y otro lado de una línea media, como la comisura blanca y gris de la médula, la comisura anterior y posterior del cerebro, la comisura anterior y posterior de la vulva, etc.

comisura de Forel (*Forel's commissure*)
NEUROCIR. Conjunto de fibras que cruzan el espacio prefrontal posterior y unen el cuerpo de Luys de cada lado.

comisurotomía (*commissurotomy*)
CARDIOL. f. Intervención quirúrgica que consiste en la sección de una comisura. Normalmente se refiere a la sección quirúrgica de las comisuras de las válvulas cardiacas, más en concreto de la válvula mitral, para aumentar el tamaño de su orificio en caso de estenosis. La comisurotomía mitral puede realizarse sin control visual (comisurotomía cerrada) o con él y con circulación extracorpórea (comisurotomía abierta).

comités asistenciales de ética (*institutional ethics committees*)
BIOÉT. Comités encargados del estudio de los aspectos éticos de los casos clínicos que se les remiten, así como de la formación continuada de los médicos en cuestiones relativas a este aspecto y de la elaboración de documentos sobre asuntos médicos de especial relevancia ética. ∥ **c. de bioética** (*bioethics c.*) Ver **comités de ética**. ∥ **c. de ética** (*ethics c.*) Comisiones de diversa composición que se encargan de estudiar los aspectos éticos de la práctica clínica, la investigación básica o clínica, los experimentos con animales, etc. Con gran frecuencia, sobre todo en el ámbito anglosajón, se limitan a dar un consejo que orienta sobre la responsabilidad legal, esquivando el análisis propiamente ético de los problemas que se les plantean. Ver **comités asistenciales de ética, comités de ética de investigación**. ∥ **c. de ética hospitalarios** (*hospital ethics c.*) Ver **comités asistenciales de ética**. ∥ **c. de ética de investigación** (*institutional review boards*) Comités de ética que se encargan de la supervisión y aprobación de los protocolos de los experimentos antes de su realización. Son independientes de los médicos investigadores y su opinión favorable es preceptiva por ley para poder llevar a cabo el experimento. Las revistas científicas exigen como condición obligatoria para la publicación de los trabajos de investigación que se haga constar la aprobación del experimento por parte del comité de ética de investigación. ∥ **c. médicos** (*medical c.*) Grupos de trabajo constituidos por médicos expertos, encargados de revisar y poner al día cuestiones técnicas de la atención al paciente. Aunque sus opiniones tengan el peso de la experiencia y conocimientos de sus miembros, no son necesariamente vinculantes a la hora de prestar atención sanitaria. Ver **lex artis, mala práctica**. ∥ **c. nacionales de bioética** (*national bioethics c.*) Ver **comités nacionales de ética**. ∥ **c. nacionales de ética** (*national ethics c.*) Comités de ética constituidos por ley en algunos países, que emiten dictámenes sobre determinados asuntos médicos a petición de diversos organismos estatales, con el fin de asesorarles, en general con el fin de elaborar el texto de una ley que pueda afectar a aspectos esenciales de la ética de la práctica profesional. Su composición suele estar condicionada por motivos políticos y sus dictámenes suelen limitarse a una recopilación de las opiniones de sus miembros (reflejo de la heterogeneidad de las opiniones sociales), con recomendaciones éticas minimalistas que no terminan de satisfacer a ninguna de las posturas encontradas que se manifiestan dentro del comité.

COMLA (*COMLA*)
ONCOL. Denominación inglesa de la combinación de los agentes citostáticos ciclofosfamida, vincristina, metotrexate, meucovorin y citarabina, que se emplea fundamentalmente en el linfoma, excepto el de Hodgkin.

compañía de seguros (*insurance company*)
BIOÉT. Empresa privada, habitualmente con fines lucrativos, que asegura los cuidados sanitarios de las enfermedades que puedan padecer las personas aseguradas. Ver **médico asalariado, secreto médico.**

compasión (*compassion*)
BIOÉT. f. Movimiento inicial de afecto hacia quien sufre por algun motivo. Es una causa de la atención médica (ver **beneficencia**) que debe combinarse con los conocimientos técnicos necesarios (ver **competencia profesional, eutanasia**).

compatibilidad (*compatibility*)
INMUNOL. f. Tolerancia del sistema defensivo del organismo a la presencia de una materia estraña.

compatibilidad HLA (*HLA compatibility*)
NEFROL. Grado de identidad entre el donante y el receptor de los antígenos del sistema HLA. Numerosos estudios han demostrado la influencia de la compatibilidad de dichos antígenos sobre los resultados del trasplante renal. A mayor número de identidades, mejores son los resultados, y en este sentido la supervivencia del injerto es muy superior en los trasplantes efectuados entre hermanos HLA idénticos que sobre los efectuados entre hermanos semiidénticos o con injerto de cadáver con poca identidad. No todos los loci influyen de igual manera, siendo el de mayor influencia la compatibilidad en el locus DR, seguida de la compatibilidad en el locus B y finalmente en el locus A. Debido al enorme polimorfismo del sistema HLA, se estima que se necesitaría un grupo de diez mil pacientes en lista de espera para que el 5% de los trasplantes pudieran tener los seis antígenos HLA, A, B y DR compatibles.

compensación (*compensation*)
PSICOL. f. Concepto desarrollado por A. Adler para designar el mecanismo de defensa por el que un individuo trata de superar alguna deficiencia, ya sea real o imaginaria, mediante actitudes y comportamientos reactivos compensatorios. Según Adler, Napoleón Bonaparte habría buscado la gloria para hacer olvidar su pequeña estatura, y Demóstenes, la oratoria después de haber dominado su tartamudez. Es sinónimo de formación reactiva.

compensación de dosis (*dosage compensation*)
GENÉT. Mecanismo utilizado por las especies en las que el sexo se determina por diferencias cromosómicas, para mantener los mismos niveles de expresión génica en machos y hembras. Ver **inactivación del X.**

compensación por daños (*compensation for damages*)
BIOÉT. Compensación económica que intenta paliar los daños ocasionados por la atención sanitaria. Debido a la naturaleza práctica de la actuación médica, las lesiones y daños son inevitables, aunque no implican necesariamente que exista mala práctica profesional. Están cubiertos por algunas pólizas de seguros que suscriben los médicos y, en algunos países, por el Estado.

competencia (*competence*)
ANAT. f. Anglicismo por capacidad (v.). || En embriología, capacidad de una célula embrionaria para reaccionar ante un estímulo inductor y diferenciarse en un sentido determinado. || **c. profesional** (*professional ability*) Capacidad práctica del médico, fundada en los necesarios conocimientos teóricos, que le permiten tratar a los pacientes del mejor modo posible, tanto desde el punto de vista técnico (ver **lex artis**) como desde el punto de vista humano (ver **apoyo al paciente).**

competitividad económica (*economic efficiency*)
BIOÉT. Relación entre los servicios prestados por una empresa y los costes que esta tiene. La aplicación de criterios estrictamente económicos a hospitales o instituciones sanitarias para mantener su competitividad puede ir en contra de los fines de la medicina (v.) y deben supeditarse a estos.

complejo (*complex*)
PSICOL. m. Término utilizado principalmente por Jung para designar un conjunto de representaciones, ideas y afectos organizados según una cierta estructura o modelo, que, por estar ligados a experiencias conflictivas vividas anteriormente por el sujeto, poseen una fuerte carga emocional y condicionan el comportamiento del individuo desde el inconsciente. || **c. de Edipo** (*Oedipus's c.*) Apego o vínculo del niño al progenitor del sexo opuesto, que se acompaña de sentimientos de envidia y agresividad (reprimidos por miedo

al disgusto o al castigo) hacia el progenitor del mismo sexo. ‖ **c. de Electra** (*Electra's c.*) Término utilizado, no con mucha frecuencia, para describir la relación patológica de una mujer con una persona del sexo opuesto, basada en conflictos del desarrollo no resueltos, parcialmente análogos al complejo de Edipo del hombre. ‖ **c. de inferioridad** (*inferiority c.*) Sentimiento permanente de inferioridad que lleva consigo una marcada tendencia a compensaciones de distinto orden. Alfred Adler atribuyó las neurosis a un sentimiento de inferioridad no resuelto satisfactoriamente.

complejo antígeno-anticuerpo (*antigen-antibody complex*)
NEFROL. Complejo formado por la unión no covalente de un antígeno con un anticuerpo (inmunocomplejo). Tiene una función defensiva y de protección frente a diversos agentes, pero en ocasiones es responsable de enfermedades por mecanismos de interferencia física, inflamación, citotoxicidad, opsonización o alteración funcional. Los inmunocomplejos pueden producirse: en el órgano diana donde está el antígeno (miastenia gravis, anemias hemolíticas); como formación local de inmunocomplejos libres (alveolitis alérgica extrínseca); y como inmunocomplejos circulantes (enfermedad del suero, glomerulonefritis, lupus eritematoso diseminado, etc.).

complejo de Carney (*Carney's complex*)
ENDOCRINOL. Neoplasia familiar múltiple asociada a lentiginosis, que incluye: hiperplasia adrenocortical nodular pigmentada, que constituye una forma de hipercortisolismo independiente de la secreción de ACTH; léntigos, efélides y nevus en la piel y las mucosas; y tumores endocrinos y no endocrinos, entre los que se encuentran mixomas en la piel, el corazón y las mamas, schwannoma psamomatoso melanótico, adenoma hipofisario productor de la hormona de crecimiento, tumor testicular de células de Sertoli, tumores tiroideos y adenomas ductales de las mamas. Con frecuencia, las lesiones son multicéntricas y muestran bilateralidad en los órganos pares. Se hereda según un patrón autosómico dominante, y el gen responsable de la enfermedad se ha localizado en el cromosoma 2p16.

complejo enzima-sustrato (*enzyme-substrate complex*)
BIOQUÍM. Asociación de un sustrato al centro activo de la enzima. La capacidad catalítica de los enzimas depende en gran parte de la especificidad de esta unión. ‖ **c. multienzimático** (*multienzyme c.*) Conjunto de enzimas que se encuentran asociadas y que catalizan una secuencia coordinada de reacciones metabólicas.

complejo de Ghon (*Ghon's focus*)
ANATPATOL. Foco primario de infección de la tuberculosis por vía aérea, que está constituido por la lesión del parénquima pulmonar, generalmente única y en la periferia, y la afectación de los ganglios linfáticos del hilio pulmonar, a los que drena la zona afectada.

complejo inmune (*immune complex*)
INMUNOL. Complejo multimolecular de antígeno-anticuerpo, también denominado inmunocomplejo, que puede ser soluble o insoluble dependiendo de su tamaño y de la unión o no de complemento. Los complejos inmunes solubles o circulantes, de pequeño tamaño, se forman en condiciones de exceso de antígeno y se distribuyen por el organismo, pudiendo producir múltiples lesiones tisulares por distintos mecanismos. En cambio, los complejos inmunes insolubles suelen ser destruidos por las células del sistema reticuloendotelial.

complejo mayor de histocompatibilidad (MHC) (*major histocompatibility complex*)
GENÉT. Grupo de genes en el cromosoma 6, que codifican los antígenos leucocitarios humanos. ‖ **c. de Radermercker** (*Radermercker periodic c.*) Patrón electroencefalográfico compuesto por complejos periódicos de ondas lentas, típicos de la panencefalitis esclerosante subaguda o enfermedad de Van Bogaert. Ver **panencefalitis esclerosante subaguda**.

complejo sinaptanómico (*sinaptonemic complex*)
HISTOL. Estructura observable con el microscopio electrónico en las células meióticas, cuando se encuentran en la fase de cigoteno. Corresponden a zonas de apareamiento de cromosomas homólogos. ‖ **c. de unión** (*junction c.*) Estructura de unión que presentan algunos tipos celulares, incluyendo (desde el ápice celular hacia la zona basal): las uniones ocluyentes (también llamadas *zonula occludens*),

los desmosomas en banda (también llamadas *zonula adherens*) y los desmosomas puntuales (o *macula adherens*). Un ejemplo de células que presentan complejos de unión son los enterocitos y otras muchas células de tipo epitelial.

complementación (*complementation*)
GENÉT. f. Corrección de un defecto fenotípico debido a una mutación. En genética clásica se utiliza para demostrar que dos mutaciones son diferentes cuando en un mutante se corrige el fenotipo producido por otra mutación distinta.

complementariedad (*complementarity*)
GENÉT. f. Propiedad de las bases que forman el DNA, por la cual la adenina se une siempre a la timina, y la citosina se une siempre a la guanina.

complemento (*complement*)
INMUNOL. m. Sistema funcional compuesto por veinte proteínas, sus respectivos receptores y otras moléculas reguladoras, que constituye un componente importante del sistema inmunitario natural. Existen dos vías de activación del sistema del complemento: la denominada vía clásica, en la cual un antígeno y un anticuerpo fijan y combinan el primer subcomponente del sistema, denominado C1q, al que sigue la secuencia C1qrs, C4, C2, C3, C5, C6, C7, C8, C9, finalizando con la lisis de la célula; y la vía alternativa, en la que productos bacterianos u otros agentes activan el sistema directamente desde C3. Además de la lisis celular, el sistema del complemento participa en otras muchas acciones biológicas, como la fagocitosis (opsonización) o la quimiotaxis.

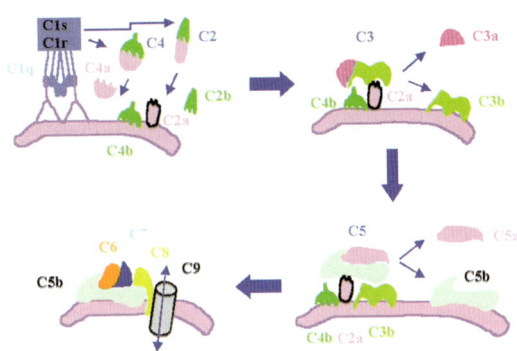

Activación del *complemento* por la vía clásica

complemento cromosómico (*chromosome complement*)
GENÉT. Conjunto de cromosomas que representa el genoma de una especie. Está formado por un miembro de cada uno de los pares de cromosomas homólogos característicos de las células somáticas de una especie diploide.

compliance (*compliance*)
FISIOL. f. Anglicismo para indicar adaptabilidad.

compliance cerebral (*brain compliance*)
NEUROCIR. Relación entre el volumen intracraneal adquirido y la presión intracraneal que el mismo ejerce.

compliance pulmonar (*lung compliance*)
PNEUMOL. Medición de la facilidad con que se expanden los pulmones y el tórax durante los movimientos respiratorios, determinada por el volumen y la elasticidad pulmonar. Una compliance elevada indica falta de recuperación elástica de los pulmones, como ocurre en el enfisema; una compliance disminuida supone que es necesaria una mayor presión para producir cambios de volumen, como ocurre en la fibrosis pulmonar, el edema o la ausencia de surfactante.

complicación (*complication*)
CIRGEN. f. Agravamiento de una enfermedad o de un procedimiento médico con una patología intercurrente, que aparece espontáneamente con una relación causal más o menos directa con el diagnóstico o el tratamiento aplicado.
∥ **c. médica** (*medical c.*) La que es resultado indirecto de un procedimiento quirúrgico. Algunos ejemplos son las neumonías, las infecciones urinarias, la insuficiencia cardiaca o

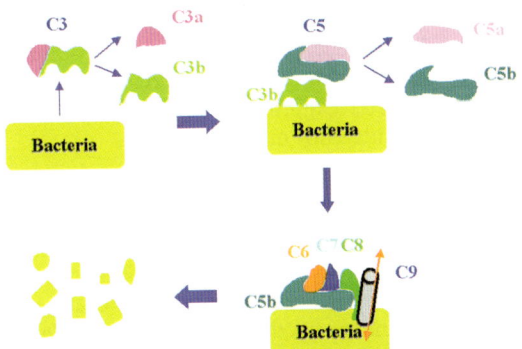

Activación de *complemento* por la vía alternativa

respiratoria, etc. || **c. quirúrgica** *(surgical c.)* La que viene provocada de forma directa por la técnica quirúrgica aplicada. Algunos ejemplos frecuentes y característicos son las hemorragias, las infecciones de herida, las dehiscencias de suturas, los abscesos en los lechos quirúrgicos, etc.

complicación vascular *(vascular complication)*
ENDOCRINOL. Afectación de los vasos sanguíneos como consecuencia de una enfermedad. Se aplica a condiciones tales como la arteriosclerosis, la hipertensión arterial o la diabetes mellitus. Pueden verse implicados los vasos de mayor calibre (macroangiopatía) o solamente las arteriolas y los capilares (microangiopatía). Se designan haciendo referencia al territorio afectado (retinopatía, glomerulopatía, arteriopatía periférica, coronaria, etc.).

comportamiento *(behavior)*
PSICOL. Ver **conducta**. || **c. impulsivo** *(acting out)* Mecanismo de defensa por el que el individuo se enfrenta a conflictos emocionales y a amenazas de origen interno o externo más a través de la acción que de las reflexiones o los sentimientos. Corresponde a un nivel defensivo de acción.

comportamiento sexual *(sexual behavior)*
GINECOL. Forma de reaccionar una persona hacia el objeto de atracción sexual, que puede ser heterosexual u homosexual. En el estudio del comportamiento sexual se estudia también el tipo de actividad sexual (masturbación, exhibicionismo, fetichismo y otras formas de desviaciones sexuales).

composición *(composition)*
ENDOCRINOL. f. Conjunto de elementos que forman una sustancia o un cuerpo. || **c. corporal** *(body c.)* Contenido de agua, minerales, oligoelementos, materia grasa y masa magra del organismo. Su valoración constituye un parámetro de gran utilidad en la estimación del estado nutricional.

comprensión *(comprehension)*
PSICOL. f. Conjunto de actividades cognitivas que intervienen en la captación de un significado. || Integración correcta de un conocimiento nuevo a los conocimientos preexistentes de un individuo. || En su acepción de actitud, se entiende como benevolencia hacia los actos, comportamientos o sentimientos de los demás.

compresa *(compress)*
ANAT. f. Paño o almohadilla blanda.

compresa ginecológica *(gynecologic compress)*
GINECOL. Gasa, algodón u otro material que protege a la mujer durante los días de la menstruación.

compresión *(compression)*
RADIO. f. Efecto de comprimir. Ver **maniobra de compresión.**

compresión medular *(medullar compression)*
NEUROCIR. Resultado de aplicar una fuerza mecánica contra la médula espinal, produciendo una lesión parcial o total que se traduce en distintos cuadros deficitarios, dependiendo de la región afecta: anterior, posterior, hemisección, central, completo e incompleto. La compresión medular completa es una urgencia quirúrgica.

comprimido *(pill)*
FARM. m. Forma farmacéutica sólida elaborada mediante la compresión de los ingredientes en polvo.

compromiso profesional *(professional commitment)*
BIOÉT. Implicación personal del médico en los ideales de ayuda al enfermo. Es fundamental para el desarrollo de una correcta atención médica (v.).

compuesto *(compound)*
ANAT. m. Sustancia formada por dos o más elementos diferentes.

compuesto heterocigoto *(compound heterozygote)*
GENÉT. adj. Se dice del individuo con dos alelos mutantes distintos en el mismo locus. Es, por tanto, heterocigoto para cada uno de los alelos considerados individualmente.

compulsión *(compulsion)*
PSICOL. f. Conducta de carácter repetitivo, estereotipada y sujeta a determinadas reglas, que, a pesar de ser reconocida como absurda, el sujeto se ve obligado a realizar, generalmente para intentar impedir o neutralizar el malestar originado por una obsesión. Si el individuo trata de resistirse a realizarla o se le impide

mediante control externo, experimenta un notable incremento del nivel de ansiedad.

computado (*computed*)
RADIO. Ver **computarizado**.

computarizado (*computed*)
RADIO. adj. Realizado mediante computadoras u ordenadores.

comunicación (*communication*)
PSICOL. f. Transmisión de información de un emisor a un receptor o destinatario. En psicología aplicada, la comunicación cubre el conjunto de procesos que permiten transmitir y percibir actitudes, creencias e intenciones, considerando el equipamiento biopsicológico común al ser humano. ‖ **c. con el paciente** (*c. with the patient*) Ver **comunicación terapéutica**. ‖ **c. interpersonal** (*interpersonal c.*) Proceso de interacción circular que incluye la expresión de un fenómeno por parte de una persona y la observación de que tal acción expresiva ha sido percibida e interpretada (es decir, convertida en mensaje) por parte de otra. ‖ **c. kinésica** (*kinesics c.*) Comunicación no verbal aportada por los comportamientos cinéticos: posturas, gestos, marcha, movimientos corporales, expresiones faciales y contacto ocular. ‖ **c. no verbal** (*non-verbal c.*) Aquella que se realiza mediante un código no lingüístico. ‖ **c. paralingüística** (*paralinguistics c.*) Comunicación no verbal aportada por los aspectos vocales no lingüísticos del mensaje: tono y calidad de la voz, acento, ritmo, pausas, vocalizaciones, etc. ‖ **c. proxémica** (*proxemics c.*) Comunicación no verbal aportada por la utilización del espacio personal y social: distancia interpersonal, forma de sentarse o de disponer una habitación, etc. ‖ **c. terapéutica** (*therapeutic c.*) Intercambio de información que se produce durante la entrevista clínica entre médico y paciente, dirigido a la elaboración de un diagnóstico (mediante la objetivación de signos y síntomas), a la comprensión intelectual y emocional del paciente y a la captación de sus peculiaridades individuales y sus necesidades según su estilo de vida. Una comunicación adecuada permite ajustar el tratamiento del modo más aceptable para el paciente individual (ver **protocolo**) y mejorar la atención médica (v.). ‖ **c. verbal** (*verbal c.*) La que utiliza el lenguaje (sistema de signos verbales específicos y propios de una comunidad de hablantes) como instrumento de comunicación.

comunicación interauricular (*atrial septal defect*)
CARDIOL. Cardiopatía congénita frecuente caracterizada por un defecto en el septo interauricular, que habitualmente provoca un grado mayor o menor de cortocircuito izquierda-derecha. Básicamente se distinguen tres tipos, según la localización del defecto: *tipo fosa oval* u *ostium secundum*: el más frecuente; *tipo seno venoso*: a menudo acompañado de anomalías en las venas pulmonares, y *tipo ostium primum* o *canal auriculoventricular parcial*. La comunicación interauricular puede estar aislada o bien ser parte de una cardiopatía congénita más compleja. Los síntomas dependen habitualmente de la magnitud del cortocircuito, y no es extraño que pase inadvertida hasta la vida adulta, en cuyo caso existe el riesgo de desarrollo de hipertensión arterial pulmonar. El tratamiento definitivo es habitualmente quirúrgico. ‖ **c. interventricular** (*ventricular septal d.*) Cardiopatía congénita frecuente caracterizada por un defecto en el septo interventricular, que provoca un cortocircuito izquierda-derecha. El defecto puede estar localizado en la porción membranosa del septo interventricular (comunicación interventricular membranosa) o en la porción muscular (comunicación interventricular muscular). Este defecto puede estar aislado o bien ser parte de una cardiopatía congénita más compleja. Los síntomas dependen habitualmente de la severidad del cortocircuito. Aunque algunos casos de comunicación interventricular muscular acaban espontáneamente durante los primeros años de vida, el tratamiento definitivo es quirúrgico.

comunidad (*community*)
PSICOL. f. Concepto utilizado por el sociólogo F. Tönnies como contrapuesto a sociedad, para designar una forma peculiar de agrupación social basada en las relaciones naturales (familiares), que constituye una forma orgánica de existencia social. La convivencia se funda en unas costumbres, una lengua y unas tradiciones comunes y en relaciones de parentesco, de amistad y de solidaridad, y descansa en unas raíces sentimentales muy profundas. ‖ **c. terapéutica** (*therapeutic c.*) Modalidad asistencial psiquiátrica, la más representativa de

las denominadas terapias ambientales o por el ambiente, también conocidas como socioterapias. El ambiente y el grupo de personas que en él se hallan inmersas (pacientes y equipo asistencial) se estructuran de acuerdo con una serie de normas de funcionamiento liberal, permisivo y democrático; un modelo específico de ambiente terapéutico que fomenta el funcionamiento correcto de los pacientes en el medio social. Constituye una modalidad de tratamiento institucionalizado para determinados enfermos psíquicos: problemas de desadaptación social, dependencia de drogas o alcohol, psicopatías, etc.

conación *(conation)*
PSICOL. f. Término empleado para designar el conjunto de funciones relacionadas con los aspectos tendenciales de la personalidad, que abarcan desde el impulso intencional, las motivaciones y las voliciones, hasta la realización práctica de la acción propuesta. Lo conativo se contrapone a lo afectivo y a lo cognitivo. La psicología francesa dio a este término el significado de «esfuerzo de la voluntad». En este sentido sería sinónimo de volición.

conamen *(intention of suicide)*
MEDLEGAL. m. Conato de suicidio.

conativo *(conative)*
PSICOL. adj. Relativo a lo realizado de acuerdo con los propios deseos, con el propio esfuerzo y con lo expresado en la conducta. Volitivo, en contraste con cognoscitivo.

concanavalina A *(concanavalin A)*
INMUNOL. f. Lectina que induce aglutinación eritrocitaria y se comporta como un mitógeno para linfocitos T.

concavidad *(concavity)*
RADIO. f. Que muestra en su porción central una depresión orientada hacia el observador o hacia la zona que se indique.

cóncavo *(concave)*
RADIO. adj. Que tiene, respecto del que mira, la superficie central más hundida que los extremos.

concentración *(concentration)*
NEFROL. f. Relación de la masa o volumen de un soluto con la masa o volumen de una solución o solvente. Puede darse en diversas unidades: molaridad, molalidad; miliMoles/l, etc. ‖ Aumento de la cantidad de soluto en el disolvente por evaporación de este. ‖ Orientación voluntaria del curso y del contenido del pensamiento. ‖ **c. de hemodiálisis** *(hemodialysate c.)* Concentrado de electrólitos que se mezcla con agua previamente tratada y purificada en la proporción de 1:28 a 1:36, para conseguir la concentración electrolítica o la conductividad deseada (líquido de diálisis del circuito hidráulico). Puede ser concentrado de acetato o de bicarbonato; p. ej., la composición final del bicarbonato la siguiente (en mEq/l): sodio = 135-145; potasio = 0-4; cloruro = 100-110; calcio = 0,3-5; magnesio = = 0,75-1,5; bicarbonato = 30-35 y glucosa = 0-0,25 mg%. El tipo de concentrado y las concentraciones de los electrólitos pueden individualizarse en cada paciente.

concentración de hidrogeniones *(hydrogenion concentration)*
FISIOL. Concentración de iones H^+ en una solución. Su expresión logarítimica es el pH.

concentrado *(concentrate)*
HEMATOL. m. Sustancia que, por eliminación de una parte de su componente líquido, aumenta la proporción de su componente sólido. ‖ **c. complejo protrombínico** *(prothrombin-complex c.)* El que se obtiene por fraccionamiento a partir de mezclas de plasma y tratamiento por calor. Contiene los factores II, VII, IX y X y está indicado para el tratamiento de la hemofilia B. Puede usarse en las deficiencias congénitas de los factores VII y X, así como en el tratamiento de enfermos con inhibidores adquiridos de factor VIII. ‖ **c. de hematíes** *(red blood cell c.)* Componente que se obtiene después de haber retirado 200-250 ml de plasma de una unidad de 450 ml de sangre total, tras haber sido centrifugada. Está indicada su transfusión en las anemias crónicas sintomáticas que no pueden ser corregidas por otros medios terapéuticos y en las pérdidas moderadas de sangre. ‖ **c. de hematíes congelados** *(red blood c. frozen)* Hematíes que han sido congelados y almacenados a bajas temperaturas en presencia de un crioprotector que generalmente es eliminado por un lavado antes de la transfusión. Se utiliza como método de autotransfusión de enfermos polisensibilizados y como conservación de fenotipos raros. ‖ **c. de hematíes lavados**

(red blood c. washed) Hematíes que quedan después de lavar una unidad de sangre con una solución compatible, usando un método que elimina la mayor cantidad posible de plasma. Se utiliza en pacientes con déficit de IgA, en aquellos que presenten reacciones alérgicas a las proteínas plasmáticas y en la hemoglobinuria paroxística nocturna. ‖ **c. de hematíes pobre en leucocitos** *(red blood c. leucocytes removed)* Hematíes que quedan después de retirar el contenido de leucocitos. Puede realizarse tras la recolección en los bancos de sangre o con filtros de desleucocitación en el momento de la transfusión. Su uso estaría indicado en pacientes que presenten reacciones de escalofrío-hipertermia por anticuerpos antileucocitarios; para la prevención de aloinmunización por anticuerpos leucoplaquetarios y como alternativa a productos citomegalovirus negativos. ‖ **c. de plaquetas** *(platelets c.)* Preparado que contiene las plaquetas obtenidas por separación de una unidad de sangre total (plaquetas random), o de un solo donante por citaféresis. La transfusión de plaquetas se usa terapéuticamente en enfermos con hemorragia por trombopenia o transtornos funcionales de las plaquetas.

concéntrico *(concentric)*
RADIO. adj. Que tiene un mismo centro.

concepción *(conception)*
GINECOL. f. Fecundación o fertilización del óvulo por el espermatozoide.

concepto *(concept)*
PSICOL. m. Representación mental de un objeto que contempla a este en su esencia, es decir, en relación con lo inteligible general que tiene en común con otros objetos. También recibe el nombre de noción o idea.

concha *(concha)*
ANAT. f. Porción cóncava del pabellón auricular, en la que se abre el conducto auditivo externo.

conciencia *(conscience)*
PSICOL. f. Función psíquica integradora que permite al ser humano darse cuenta de sí mismo, percibir lo exterior a él y relacionarse reflexivamente con su entorno.

conciencia moral *(moral conscience)*
BIOÉT. Capacidad intelectual que permite apreciar la bondad o la maldad de las acciones personales (ver **formación de la conciencia, prudencia**), incluyendo las intenciones, las decisiones y los efectos aceptados voluntariamente.

concordante *(concordant)*
GENÉT. adj. Se dice de la pareja de gemelos en la que ambos presentan un mismo rasgo fenotípico.

condensación *(condensation)*
PSICOL. f. Proceso psicológico que suele presentarse en los sueños y que consiste en la fusión de dos o más conceptos, con o sin aparente conexión lógica, en un solo símbolo.

condensación *(condensation)*
RADIO. f. Aumento de la densidad o la capacidad de atenuación de los rayos X en un órgano, al acumularse líquido en zonas donde normalmente existe densidad de aire.

condensante *(condensant)*
RADIO. adj. Que produce condensación.

condicionamiento *(conditioning)*
PSICOL. m. Conjunto de técnicas psicológicas de modificación de conducta, basado en el aprendizaje de las relaciones existentes entre determinadas situaciones vividas por el individuo y las consecuencias de las mismas. ‖ **c. clásico** *(classical c.)* Método de aprendizaje, desarrollado en los animales, que se basa en el hecho de que estímulos neutros (que de por sí no provocan ninguna respuesta) repetidamente asociados a estímulos naturales significativos (que sí la provocan) acaban por reemplazar a estos últimos, y con ello provocan respuestas análogas. Se denomina *clásico* por haber sido el desarrollado originalmente por I. Pavlov y se le distingue del condicionamiento instrumental. También recibe el nombre de condicionamiento respondiente o pavloviano. Ver **reflejos condicionados.** ‖ **c. operante** o **instrumental** *(operant or instrumental c.)* Proceso de aprendizaje en el que el resultado más o menos efectivo de una conducta determina si dicha conducta tiene mayor o menor probabilidad de ocurrir en el futuro.

condiciones de trabajo del médico *(conditions of the physician's work)*
BIOÉT. Conjunto de condiciones que todo médico, trabaje por cuenta propia o bajo contrato, debe intentar garantizar para poder propor-

cionar a sus pacientes una atención de acuerdo con el desarrollo de la técnica médica en ese momento (ver **lex artis**).

condilectomía (*condylectomy*)
ORTOP. f. Resección quirúrgica de un cóndilo.

cóndilo (*condyle*)
ANAT. m. Eminencia ósea redondeada, pero con un eje más largo que el otro, como el cóndilo del fémur, el cóndilo del húmero, etc.

condiloartrosis (*condylarthrosis*)
ORTOP. f. Articulación formada, por una parte, por un cóndilo y, por la otra, por una cavidad glenoidea; como la de la rodilla.

condiloma (*condyloma*)
GINECOL. f. Formación verrugosa que aparece en los genitales externos y que es producida por infecciones virales.

condiloma acuminado (*acuminatum condyloma*)
DERMATOL. Excrecencia de aspecto verrucoso, a veces pediculado, que se localiza en los márgenes del ano y de los genitales. || **c. plano** (*flat c.*) Lesión papulosa plana, localizada en el ano y los genitales, de etiología sifilítica.

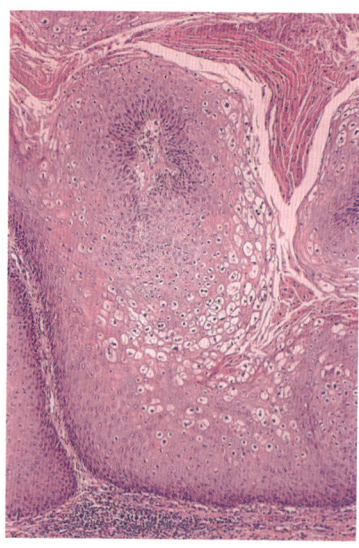

condiloma acuminado de vulva. La infección viral de las células de la epidermis ocasiona que proliferen de forma desordenada, formando estructuras irregulares que le confieren un aspecto verrucoso a este tipo de lesiones. Además, el daño celular viral causa que las células de la superficie tengan el citoplasma claro, casi vacío, y el núcleo grande e irregular

condón (*condom*)
GINECOL. m. Receptáculo de látex que se coloca en el pene en erección, antes de la relación sexual, como método mecánico contraceptivo. Ver **prevención del SIDA y ética.**

condral (*chondral*)
ANAT. adj. Relativo al cartílago; como osificación condral, estructura condral, etc.

condrectomía (*chondrectomy*)
ORTOP. f. Extirpación quirúrgica de un cartílago.

condrificación (*chondrification*)
ORTOP. m. Formación del cartílago, transformación en cartílago. También se denomina condrogénesis.

condrioma (*chondrioma*)
HISTOL. m. Conjunto de mitocondrias totales que tiene una célula.

condritis (*chondritis*)
ORTOP. f. Inflamación del cartílago, aunque por la carencia de vasos del cartílago falta uno de los síntomas inflamatorios: la rubefacción. || **c. costal** (*costal c.*) Ver **síndrome de Tietze.**

condroblasto (*chondroblast*)
HISTOL. m. Célula derivada del tejido mesenquimático, que produce activamente la matriz del cartílago y posteriormente se diferencia hacia condrocito.

condrocalcinosis (*chondrocalcinosis*)
ENDOCRINOL. f. Enfermedad poliarticular derivada del depósito de pirofosfato cálcico en los cartílagos articulares y los tejidos blandos. También recibe el nombre de seudogota (v.).

condrocito (*chondrocyte*)
HISTOL. m. Célula del tejido cartilaginoso que procede del condroblasto. Los condrocitos están rodeados por una extensa matriz y se presentan en el tejido cartilaginoso formando grupos de dos o tres células, llamados grupos isogénicos.

condrodermatitis (*chondrodermatitis*)
DERMATOL. f. Afección cutánea inflamatoria que a veces afecta al cartílago auricular (la suelen padecer los telefonistas).

condrodisplasia (*chondrodysplasia*)
ORTOP. f. Retardo e irregularidad en la formación del cartílago. También se denomina enfermedad de Ollier.

condrodistrofia (*chondrodystrophy*)
ORTOP. f. Término que designa las alteraciones de la osteogénesis, que se traducen por la presencia anómala o irregular, hiperplásica o hipoplásica de cartílagos. ‖ **c. hereditaria deformante** (*hereditary deforming c.*) Alteración genética del cartílago caracterizada por exostosis cartilaginosa múltiple. ‖ **c. hiperplásica** (*hyperplastic c.*) Condrodistrofia con desarrollo excesivo de las epífisis. ‖ **c. hipoplásica** (*hypoplastic c.*) Condrodistrofia con estado esponjoso de los huesos y desarrollo irregular de las epífisis. ‖ **c. malácica** (*malacia c.*) Ver **condromalacia**.

condroesqueleto (*chondral skeleton*)
ORTOP. m. Esqueleto formado por cartílago hialino, propio del embrión humano; p. ej., anlage cartilaginoso.

condrofito (*chondrophyte*)
ORTOP. m. Formación cartilaginosa anormal desarrollada en la superficie articular de un hueso.

condrogénesis (*chondrogenesis*)
ORTOP. f. Formación de cartílago.

condroide (*chondroid*)
ORTOP. adj. Parecido al cartílago.

condroitinsulfato (*chondroitin sulphate*)
HISTOL. m. Mucopolisacárido de tipo proteoglicano, con una elevada densidad de carga negativa, que se encuentra fundamentalmente en la matriz extracelular del tejido conjuntivo de la dermis, las arterias, la córnea, el cartílago y el hueso.

condrólisis (*chondrolysis*)
ORTOP. f. Desaparición del cartílago articular como resultado de la lisis o degeneración del mismo. Se presenta con mayor frecuencia en la articulación coxofemoral y está acompañado de dolor y rigidez.

condromalacia (*chondromalacia*)
ORTOP. f. Afección caracterizada por el reblandecimiento del cartílago. ‖ **c. fetal** (*fetalis c.*) Forma intrauterina que provoca la muerte del feto. ‖ **c. patelar** (*patellae c.*) Degeneración del cartílago de la rótula, que ocasiona dolor local y se acentúa al flexionar la rodilla.

condromatosis (*chondromatosis*)
ORTOP. f. Presencia de condromas múltiples de forma y volumen variables, localizados especialmente en las manos y en las metáfisis de los huesos largos. La variedad sinovial, también llamada osteocondromatosis sinovial, desarrolla condromas inicialmente sesiles, que se van haciendo pediculados. El pedículo se puede romper y desprenderse, convirtiéndose en cuerpos libres intraarticulares. ‖ **c. múltiple** (*multiple c.*) La que se caracteriza por la existencia de condromas múltiples, cuyo origen son restos cartilaginosos de la base del cráneo. No hay predominio respecto a edad o sexo y radiológicamente presentan una apariencia en forma de coliflor, con destrucción osea. El tratamiento es quirúrgico. Ocasionalmente hay transformación maligna.

condroplastia (*chondroplasty*)
ORTOP. f. Cirugía plástica del cartílago, reparadora de la integridad del mismo y de su desplazamiento.

condroporosis (*chondroporosis*)
ORTOP. f. Aparición de lagunas o senos en el tejido cartilaginoso, ya sea normal (en el curso del proceso de osificación) o patológico.

condrosarcoma (*chondrosarcoma*)
NEUROCIR. m. Tumor mesenquimatoso poco frecuente, que afecta preferentemente al hueso esfenoides y tiene rápido crecimiento destructivo. Es de mayor incidencia en individuos varones en la tercera década de la vida. Su pronóstico es negativo y el tratamiento que se debe aplicar es la cirugía. ‖ **c. mesenquimal** (*mesenchimal c.*) Típico tumor óseo que puede aparecer en las meninges. Histológicamente, muestra células mesenquimales indiferenciadas, con áreas de aspecto fusocelular y zonas de diferenciación condroblástica. El tratamiento de elección es la resección radical.

conducción (*conduction*)
ANAT. f. Transmisión de algo (energía, sonido, etc.) en una dirección determinada.

conducción aérea (*air conduction*)
OTORRIN. Canalización del sonido desde el exterior al oído interno, utilizando como transmisión los componentes del oído externo y medio; es decir, el pabellón auricular, el conducto auditivo externo, la membrana timpánica y los huesecillos. Es la vía habitual de transmisión del sonido. ‖ **c. ósea** (*bone c.*) Conducción del sonido desde el exterior al oído interno a través de los huesos del cráneo, poniendo de

esta manera en movimiento los líquidos del oído interno o cóclea.

conducción con decremento *(decremental conduction)*
FISIOL. Retardo en la propagación del impulso en el nódulo auriculoventricular al disminuir paulatinamente el índice de aumento y la amplitud del potencial de acción al propagarse en el nódulo. || **c. ortodrómica** *(ortodromic c.)* La que se desarrolla en el sentido normal o habitual. || **c. saltatoria** *(saltatory c.)* Paso de un nódulo de Ranvier a otro por salto del impulso nervioso, sin tener que caminar por el correspondiente trecho de la fibra nerviosa.

conducción del impulso nervioso *(conduction of the nervous impulse)*
HISTOL. Proceso por el cual se transmite el impulso nervioso a lo largo del axón de una neurona, mediante la despolarización de su membrana y la transmisión de este impulso, de una neurona a otra, por medio de la sinapsis nerviosa.

conducta *(behavior)*
PSICOL. f. Actividad global de un organismo que hace posible la adaptación a su medio específico y le proporciona control e independencia frente a dicho medio. || **c. de enfermedad** *(illness b.)* Término introducido por Mechanic y Volkart para designar la forma en que los síntomas son percibidos, evaluados y representados por el sujeto. Desde un punto de vista amplio, se incluirían en esta condición conductas tales como verbalizaciones de malestar, visitas al médico, toma de medicación, permanencia en cama, confinamiento en el domicilio, baja laboral, etc. Las personas comprometidas en estas conductas tenderían a adoptar el «rol de enfermo» y a buscar ayuda médica ante situaciones físicas triviales. || **c. de salud** *(health b.)* Cualquier actividad llevada a cabo por una persona con la finalidad de mantener o mejorar la salud; p. ej., el ejercicio físico. || **c. tipo A** *(type A b.)* Patrón de conducta que se caracteriza por el afán crónico de conseguir un número ilimitado de metas en el periodo más corto de tiempo, aun a costa de cualquier resistencia. Sus componentes esenciales son: una fuerte ambición, necesidad de logro y afán competitivo, una tendencia a sobrecargarse de actividades y a desempeñar puestos de responsabilidad, un sentido acusado de urgencia temporal, e impaciencia y altos niveles de agresividad y hostilidad, especialmente como reacción a la frustración. Estas características favorecen su implicación en situaciones de estrés y riesgo personal, factores que en última instancia perjudicarían sus condiciones de salud. Se ha propuesto como tipo personal de riesgo cardiovascular. || **c. tipo B** *(type B b.)* Patrón de conducta saludable por contraposición a los patrones A (de riesgo coronario) y C (de vulnerabilidad al cáncer). || **c. tipo C** *(type C b.)* Patrón de conducta que refleja dificultad para expresar la emoción, particularmente las emociones negativas (en especial la ira), junto a otras características, como baja asertividad, defensividad, docilidad y búsqueda de armonía. Se ha propuesto como tipo personal de vulnerabilidad al cáncer.

conductancia *(conductance)*
FISIOL. f. Capacidad de conducción de una masa de materia de forma y dimensión determinadas.

conductancia *(conductance)*
PNEUMOL. f. Velocidad de flujo dentro de la vía aérea por unidad de diferencia de presión entre la boca, la nariz u otros puntos de apertura de dicha vía y los alveolos, en un momento determinado. Equivale al inverso de la resistencia de la vía aérea.

conductillo *(ductuli)*
ANAT. m. Conducto de pequeño diámetro, como los conductillos biliares.

conductismo *(behaviorism)*
BIOÉT. m. En psicología, enfoque desarrollado en primer lugar por John B. Watson, que rechaza la noción de estados mentales y reduce todos los fenómenos psicológicos a la actividad observable (la conducta o comportamiento neural, muscular y glandular) de los organismos. El conductismo contemporáneo, aunque también subraya el estudio de las respuestas observables, se interesa más por la conducta general que por los actos discretos e incluye acontecimientos privados, tales como sentimientos y fantasías. Suele reducir la conducta humana a respuestas a condicionamientos adquiridos por refuerzo (debido a recompensas) o inhibición (debido a castigos) de la conducta espontánea. Vacía radicalmente de contenido ético la conducta humana, que se debería exclusivamente a la influencia del medio, y defiende que, aunque es cierto que

la experiencia influye en la conducta, no es determinante de ella: somos realmente libres y responsables de nuestros actos.

conductivo (*conductive*)
RADIO. adj. Que permite el paso de energía (calor o electricidad).

conducto (*canal*)
ANAT. m. Formación tubular que permite el paso de la sangre, el aire, etc. ‖ Formación tubular por la que pasa un producto de excreción: conducto parotídeo, conducto de la glándula submandibular, conducto hepático, conducto pancreático, etc. ‖ **c. alveolar** (*alveolar c.*) Aquel que corresponde a la división de los bronquiolos respiratorios y, a su vez, da lugar a los sacos alveolares. ‖ **c. anal** (*anal c.*) Extremo aboral del tubo digestivo, cuyo origen es una invaginación de la piel de la región anal, por lo que su origen es ectodérmico y su inervación corresponde al nervio somático pudendo. Tiene unos cuatro centímetros de longitud desde el extremo caudal del recto hasta el ano. ‖ **c. arterioso** (*arteriosus c.*) El que en la época fetal une la arteria pulmonar con la aorta. De esta forma se evita que vaya a los pulmones (que todavía no tienen función respiratoria) toda la sangre del organismo, pues la mayor parte de la que va por el tronco pulmonar pasa a la aorta. El conducto arterioso se oblitera poco tiempo después del nacimiento. ‖ **c. auditivo externo** (*auditory externus c.*) El que se extiende desde el pabellón auricular hasta la membrana del tímpano. Está cubierto por piel con glándulas ceruminosas. ‖ **c. auditivo interno** (*acusticus internus c.*) El que desde el oído interno desemboca en la cavidad craneal (fosa cerebral posterior). Por él pasan los nervios facial y estatoacústico, junto con la arteria auditiva interna. ‖ **c. calcóforo** (*canaliculi c.*) Conducto muy fino que atraviesa la matriz calcificada de un hueso, comunicando osteocitos entre sí. Los conductos calcóforos contienen finas prolongaciones de los osteocitos, que contactan entre sí y tienen como función principal la transmisión de nutrientes entre los osteocitos. ‖ **c. deferente** (*deferens c.*) Continuación del epidídimo hasta la unión de la vesícula seminal con el conducto eyaculador. ‖ **c. estriado** (*striated c.*) Tipo de conducto excretor presente en las glándulas salivales. Sus células se caracterizan por contener mitocondrias entre sus abundantes pliegues basales, lo que les confiere el aspecto estriado que exhiben al ser examinadas con microscopio de luz. En estos conductos se producen intercambios que varían la composición de la secreción inicial vertida por las unidades secretoras. ‖ **c. excretor** (*excretory c.*) Vía de conducción de la secreción, formada en las unidades secretoras de las glándulas exocrinas hacia un sistema de conductos intermedio o hacia el lugar final de secreción. ‖ **c. eyaculador** (*eyaculatory c.*) El que se extiende desde el punto donde confluyen el conducto deferente y el conducto excretor de la vesícula seminal hasta su apertura en el colículo seminal de la uretra prostática. ‖ **c. de la glándula exocrina** (*c. of exocrine gland*) Porción de la glándula que queda unida al epitelio de revestimiento a partir del cual se originó la glándula. El conducto de la glándula sirve para llevar los productos de secreción hacia el exterior y en algunos casos para modificarlo. ‖ **c. de Havers** (*Havers' c.*) Cada uno de los espacios vasculares que recorren longitudinalmente las zonas compactas de los huesos largos, constituyendo las zonas centrales de las osteonas (v.). En los conductos de Havers se pueden encontrar vasos sanguíneos, células del endostio y nervios. ‖ **c. hepático** (*hepatic c.*) Conducto de excreción de la bilis. Se distinguen tres conductos hepáticos: derecho e izquierdo, que drenan la bilis de los lóbulos hepáticos homónimos, y común, que desde la unión de los conductos hepáticos derecho e izquierdo se extiende hasta la desembocadura del conducto cístico en el colédoco, que no es sino una continuación del conducto hepático común. ‖ **c. de Herring** (*Herring's c.*) Cada una de las ramas delgadas de los conductos biliares interlobulillares, que salen paralelas a las arteriolas, por donde transcurre la bilis de los colangiolos. ‖ **c. inguinal** (*inguinal c.*) Espacio anatómico en la ingle, por encima del arco crural, por el que discurre el ligamento redondo del útero en la mujer y el cordón inguinal en el varón. Está limitado por delante por la fascia anterior del músculo oblicuo mayor del abdomen; por debajo, por el ligamento inguinal, y por detrás, por la fascia transversalis y el arco conjunto formado por los músculos oblicuo menor y transverso. En el varón discurre por él el cordón inguinal, que proviene de la cavidad abdominal a

conducto

través del orificio inguinal profundo y que pasa al escroto por el orificio inguinal superficial y por delante del pubis, comunicando así la cavidad abdominal con la vaginal del testículo; por él tiene lugar el descenso del testículo a la bolsa escrotal (ver **cordón espermático, hernia inguinal**). En la mujer, el conducto inguinal da paso al ligamento redondo, que termina en el labio mayor de la vulva. ‖ **c. iónico** (*ionic c.*) Proteína integral de membrana, que permite el transporte regulado de uno o varios iones específicos a través de una membrana. ‖ **c. mesonéfrico** (*mesonephric c.*) El que recoge la secreción de los glomérulos mesonéfricos y desemboca en la cloaca. De él deriva, en el hombre, el conducto deferente. ‖ **c. de Müller** (*Mullerian c.*) Conducto paramesonéfrico, estructura embrionaria que aparece en ambos sexos a partir del pliegue urogenital. En la mujer origina la trompa uterina y el canal útero-vaginal. En el varón genera el apéndice testicular y el utrículo prostático. ‖ **c. pancreático** (*pancreatic c.*) Conducto que recoge la secreción pancreática y desemboca, junto con el colédoco, en la segunda porción del duodeno. ‖ **c. paramesonéfrico** (*paramesonephric c.*) El que corre paralelo al conducto mesonéfrico y se forma por inducción de este. En la mujer da lugar a la trompa de Falopio, al útero y a la porción superior de la vagina. ‖ **c. parotideo** (*parotid c.*) Conducto excretor de la glándula parótida, que se abre en el vestíbulo bucal a la altura del segundo molar superior. También se le conoce con el nombre de conducto de Stenon. ‖ **c. de sodio-potasio** (*sodium-potassium c.*) Conducto iónico formado por varias proteínas, que permite el paso selectivo de sodio y potasio. La apertura o cierre del canal puede estar regulada por un ligando o por voltaje. ‖ **c. submandibular** (*submandibular c.*) El excretor de la glándula submandibular, que se abre en la carúncula sublingual. También se le suele denominar conducto de Warton. ‖ **c. tirogloso** (*thyroglossal c.*) Conducto derivado de la elongación del divertículo faríngeo, en cuyo extremo caudal se encuentra el tejido primordial que dará lugar a la glándula tiroides. Normalmente, el conducto tirogloso se atrofia y fragmenta hacia el segundo mes de vida fetal. Las células de la porción más inferior se diferencian hacia la formación de tejido tiroideo, dando lugar al lóbulo piramidal. ‖ **c. torácico** (*thoracic c.*) El que continúa cranealmente a la cisterna del quilo. Recoge la linfa de las extremidades inferiores, de las vísceras abdominopélvicas y torácicas y de las paredes del tronco. Desemboca en el ángulo formado por las venas yugular interna y subclavia izquierdas, y discurre por detrás de la aorta. ‖ **c. vertebral** (*vertebral c.*) El que está formado por los cuerpos vertebrales y los arcos vertebrales superpuestos. Aloja la médula espinal y sus cubiertas. También se le denomina conducto raquídeo. ‖ **c. de Wolff** (*Wolffian c.*) Estructura embrionaria en la que se transforma el mesonefros, identificable a partir de la cuarta semana de desarrollo, con forma de tubo, y del que se deriva el uréter, la pelvis, los cálices, los conductos colectores, el deferente y las vesículas seminales.

conducto de Gartner (*Gartner's canal*)
GINECOL. Restos embrionarios del conducto de Wolff, que se pueden encontrar en los lados del útero o de la pared vaginal. En ocasiones, dan lugar a la aparición de quistes, que pueden requerir tratamiento quirúrgico.

conduplicato-corpore (*conduplicato-corpore*)
GINECOL. f. Parto del feto doblado, como evolución de las situaciones transversas. Habitualmente se produce con el feto muerto y con grandes riesgos de rotura del útero.

conectivopatía (*connective tissue disease*)
NEFROL. f. Cualquier enfermedad que afecta al tejido conectivo, las cuales, al estar este ampliamente representado en el organismo, son generalmente sistémicas. Entre ellas sobresalen: el lupus eritematoso sistémico, la artritis reumatoide, la esclerosis sistémica progresiva o esclerodermia, la enfermedad mixta del tejido conectivo, el síndrome de Sjogren, la panarteritis nodosa y la dermatomiositis. Estas enfermedades se asocian con frecuencia a un trastorno inmunitario y no son hereditarias. Hay enfermedades hereditarias que afectan a los diversos componentes específicos del tejido conectivo (diversos tipos de colágena, elastina, fibrilina, laminina, fibronectina, proteoglicanos, hialuronato, etc., localizados en la piel, los ligamentos, los tendones, los huesos, la aorta, los cartílagos, las membranas basales, etc.), como la osteogénesis imperfecta, el síndrome Ehnler-Danlos, la condrodis-

plasia, el síndrome de Marfan, la epidermolisis bullosa y el síndrome de Alport (v.).

conexina *(connexin)*
BIOQUÍM. f. Proteína con cuatro segmentos transmembrana, que se asocia para formar un conexón.

conexón *(connexon)*
BIOQUÍM. m. Subunidad estructural de una unión gap, que forma un puente entre células adyacentes en algunos tejidos de los vertebrados. Está constituido por seis subunidades de conexina dispuestas en anillo y ancladas en la membrana, unidas a otro conexón en la otra célula.

confabulación *(confabulation)*
PSIQUIAT. f. Invención manifestada verbalmente. El paciente evoca acontecimientos que solo existen en su fantasía o que en ningún caso se produjeron pero de los que está convencido, por lo que son incorregibles a la argumentación a diferencia de la pseudología fantástica (ver **mitomanía**). Es un síntoma característico del síndrome de amnéstico de Korsakow (ver **síndrome de Korsakoff**).

confianza *(confidence)*
PSICOL. f. Esperanza y seguridad en uno mismo o en otra persona, con el convencimiento de que dará de sí lo que se espera de él, de que cumplirá lo que promete. || **c. básica** o **fundamental** *(basic or fundamental c.)* Grado de confianza que, según Erikson, el niño adquiere durante los 12-18 primeros meses de vida, dependiendo de cómo ha sido cuidado (especialmente, la satisfacción de sus necesidades alimentarias), pero también por la forma en que es cogido en brazos, protegido y asegurado. Del adecuado nivel de dicha confianza dependerá la posterior disposición a confiar en los demás, la confianza básica en sí mismo y la capacidad de recibir de los demás y de depender de ellos (de dar confianza).

confidencialidad *(confidentiality)*
BIOÉT. f. Principio ético en virtud del cual un médico no puede revelar ninguna información obtenida en el curso de la asistencia médica. Es un derecho del enfermo que el médico mantenga en secreto toda la información relacionada con su proceso de enfermedad y con su estancia en instituciones sanitarias públicas o privadas. La información debe ser reservada, salvo autorización expresa del interesado o cuando es solicitada por alguna autoridad judicial. Ver **secreto médico**.

configuración *(configuration)*
BIOQUÍM. f. Disposición de una molécula en el espacio, sin considerar aquellas disposiciones que difieren únicamente en la rotación de uno o más enlaces sencillos. Los isómeros de configuración no pueden interconvertirse sin la rotura y la formación de enlaces covalentes.

configuración *(configuration)*
PSICOL. f. Forma, *gestalt,* ordenación espacial. Conjunto de elementos, perceptivos o conceptuales con una relación entre sí que va más allá de la mera suma y que se traduce en una estructura determinada. Esta expresión se ha utilizado principalmente en la descripción y explicación de procesos perceptivos visuales, aunque también se ha aplicado a otras modalidades perceptivas.

confinamiento *(confinement)*
MEDLEGAL. m. Estancia de un sujeto en un lugar de pequeñas dimensiones, cerrado y no ventilado, en donde se produce la muerte al agotarse el oxígeno.

confinamiento involuntario *(involuntary confinement)*
BIOÉT. Internamiento de un paciente en una institución sanitaria en contra de su voluntad, debido al padecimiento de una enfermedad física (algunas enfermedades infecciosas) o psíquica (psicosis maníaca, etc.), que supone un peligro para el orden o la salud pública. Solo se puede llevar a cabo por medio de una orden de la autoridad judicial, previo certificado médico sobre la situación del paciente. || **c. involuntario y ética** *(involuntary c. and ethics)* El confinamiento involuntario se ha prestado a serios abusos en regímenes totalitarios, que calificaban la oposición de carácter político de patología psiquiátrica.

conflicto *(conflict)*
PSICOL. m. Estado psíquico de un individuo cuando se encuentra ante dos o más motivaciones incompatibles o ante dos exigencias internas contradictorias.

conflictos de intereses *(conflicts of interests)*
BIOÉT. Parte constitutiva esencial de las relaciones sociales, relación médico-paciente incluida, en la concepción ilustrada o liberal de la so-

ciedad, en la que el hombre no es sociable o benéfico por naturaleza y se reúne con los demás por mera conveniencia egoísta. El funcionamiento de la sociedad queda entonces reducido al intento (abocado al fracaso) de armonizar los intereses encontrados de sus miembros (ver **beneficencia, dilema ético**).

confluente *(confluent)*
RADIO. adj. Tendencia o propiedad de confluir o unirse unas estructuras o lesiones con otras, formando unas terceras mayores.

conformación *(conformation)*
BIOQUÍM. f. Una de las posibles disposiciones en el espacio de una molécula, de configuración definida, que difiere únicamente en la rotación de uno o más enlaces sencillos. La interconversión de moléculas de distinta conformación no suponen la rotura ni la formación de enlaces químicos, a excepción de puentes de hidrógeno.

confrontación *(confrontation)*
PSICOL. f. Técnica directiva, de intervención verbal durante la entrevista, en la que el terapeuta invita deliberadamente al autoexamen de algunos aspectos de la conducta que ponen de manifiesto una discrepancia, una contradicción o una incongruencia en los mensajes y/o conductas del paciente.

confusión *(confusion)*
PSICOL. f. Alteración de la conciencia que se caracteriza por la pérdida del sentido de la realidad, trastornos de la percepción (ilusiones), desorientación tanto espacial como temporal e incluso de identificación de uno mismo y de las personas y del ambiente circundante (amnesia, perplejidad y falsos reconocimientos). Aparece en las psicosis agudas, las crisis maníacas, las epilepsias, las intoxicaciones, las afecciones cerebrales y, a veces, en algunos trastornos de ansiedad, especialmente en los disociativos.

congelación *(frostbite)*
DERMATOL. f. Alteración cutánea producida por el frío.

congelación de la marcha *(gait freezing)*
NEUROL. Bloqueo de la marcha, habitualmente desencadenado por estímulos, que está presente en los cuadros rígido-acinéticos. El bloqueo de la marcha se puede acompañar de pequeños pasos rápidos, pero sin efectividad para conseguir un desplazamiento corporal.

congestión *(congestion)*
CARDIOL. f. Excesiva acumulación de líquido en un determinado órgano. || **c. bronquial** *(bronchial c.)* Acúmulo de líquido y secreciones en el árbol bronquial, debido a un incremento de su producción o a una disminución del transporte ciliar, tal y como sucede en infecciones respiratorias, enfermedades neurológicas, etc. Puede llegar a causar insuficiencia respiratoria o neumonía. || **c. pulmonar** *(pulmonary c.)* Acúmulo de líquido en el intersticio o en el espacio alveolar de los pulmones, como consecuencia de insuficiencia cardiaca izquierda, infecciones y algunas otras lesiones. Su forma de instauración más brusca y dramática es el edema pulmonar agudo y su principal consecuencia es el desarrollo de insuficiencia respiratoria de mayor o menor grado. || **c. sistémica** *(systemic c.)* Congestión de los órganos dependientes de la circulación sistémica, como consecuencia de insuficiencia cardiaca derecha. Sus síntomas principales son los edemas, por congestión venosa en las extremidades inferiores; hepatomegalia y esplenomegalia, por congestión hepática y esplénica, e ingurgitación yugular.

congruencia *(congruency)*
RADIO. f. Propiedad de coincidir en los bordes o encajar dos estructuras vecinas.

congruente *(congruent)*
RADIO. adj. Que tiene congruencia.

conidio *(conidio)*
MICROBIOL. m. Espora formada en el extremo de un filamento o hifa por algunas bacterias del grupo de los actinomicetos, o por muchos hongos.

coniotomía *(coniotomía, cricothyrotomy)*
ANEST. f. Técnica quirúrgica de emergencia para desobstruir la vía aérea en un sujeto con asfixia. Se realiza mediante un corte vertical en la línea media, justo por debajo del cartílago cricoides. La incisión se abre más con un corte transversal a través de la membrana cricotiroidea, que se mantiene abierta con un tubo abierto por ambos extremos para permitir que el aire circule libremente.

conización *(conization)*
GINECOL. f. Extirpación en forma de cono de parte del cuello uterino, que se realiza para el posterior estudio histopatológico.

conjugación (*conjugation*)
MICROBIOL. f. Mecanismo de transferencia de genes por contacto directo entre microorganismos que, sobre todo en bacterias gram-negativas, requiere la previa formación de un puente conjugativo (un pilus especializado) entre el organismo donante y el receptor. En estos casos, tras la formación del puente conjugativo, tiene lugar la retracción del mismo, que asegura un contacto intercelular estrecho y estable necesario para la transferencia. La conjugación es un proceso mediado por un tipo especial de plásmidos (denominados por ello «conjugativos»), de los que el plásmido F (*fertility*) de *Escherichia coli* es el más conocido. El plásmido conjugativo puede mediar su propia transferencia, la de otro plásmido presente en la célula donante o, incluso, tras su integración en el cromosoma bacteriano (cepas Hfr), la del propio cromosoma. Solo el DNA monocaterio es susceptible de transferencia conjugativa. Por ello, a la vez que se transfiere, el plásmido se replica tanto en la célula donante como (la hebra transferida) en la célula receptora, obteniéndose así la copia complementaria de DNA.

conjuntiva (*conjunctiva*)
ANAT. f. Mucosa que recubre los párpados (conjuntiva palpebral) y la parte visible del globo ocular (conjuntiva bulbar).

conjuntivitis (*conjunctivitis*)
OFTALMOL. f. Inflamación de la conjuntiva bulbar y tarsal por la acción de gérmenes, sustancias alérgenas o agentes irritativos. Se caracteriza por la presencia de escozor o picor ocular, sensación de cuerpo extraño (arenillas), enrojecimiento, deslumbramiento y secreción, que puede ser purulenta, mucosa o acuosa. No suele haber dolor ni disminución de la agudeza visual. Es una patología muy frecuente y que normalmente se cura en unos pocos días sin necesidad de tratamiento y sin dejar secuelas. Sin embargo, es frecuente que sean tratadas con antiinflamatorios del tipo de corticoides suaves y antibióticos en forma de colirio. || **c. actínica** (*actinic c.*) Conjuntivitis producida por las radiaciones ultravioleta del sol o de fuentes artificiales. || **c. aguda** (*acute c.*) Conjuntivitis de inicio rápido y de duración inferior a un mes. || **c. alérgica** (*allergic c.*) Conjuntivitis debida a fenómenos de hipersensibilidad inmediata o retardada. Normalmente, se debe a la presencia de sustancias alérgicas presentes en el aire y con frecuencia se acompaña de otras manifestaciones de alergia, como rinitis o asma. Es habitual que la conjuntiva esté hinchada y pálida. || **c. atópica** (*atopic c.*) Conjuntivitis alérgica en personas que tienen antecedentes personales o familiares de alergia. En ocasiones, se asocia a la presencia de alteraciones corneales que pueden conducir a una pérdida importante de la agudeza visual. || **c. bacteriana** (*bacterial c.*) Ver **conjuntivitis purulenta**. || **c. blenorrágica** (*blennorrheal c.*) Ver **conjuntivitis gonocócica**. || **c. crónica** (*chronic c.*) Conjuntivitis de evolución tórpida, con remisiones y exacerbaciones, y de duración superior a tres meses. || **c. epidémica** (*epidemic c.*) Conjuntivitis catarral muy contagiosa, que aparece fundamentalmente en primavera y otoño. || **c. flictenular** (*phlyctenular c.*) Conjuntivitis de naturaleza alérgica o infecciosa, que se caracteriza por la presencia de pequeñas vesículas denominadas flicténulas. || **c. folicular** (*follicular c.*) Conjuntivitis en la que existe una hiperplasia del tejido linfoide subconjuntival, que se dispone formando pequeños bultitos denominados folículos. Suele estar ocasionada por procesos alérgicos, virus o clamidias. || **c. gonocócica** (*gonococcal c.*) Conjuntivitis causada por el gonococo, que en el adulto se considera de transmisión sexual. Ver **conjuntivitis del recién nacido**. || **c. de inclusión** (*inclusion c.*) Conjuntivitis purulenta de curso crónico, debida a la infección por clamidias, que se caracteriza por una reacción folicular en la conjuntiva. || **c. membranosa** (*membranous c.*) Conjuntivitis purulenta aguda, debida al bacilo diftérico o estreptococo, en la que aparecen membranas formadas por la secreción fibrinosa, que se adhieren firmemente a la conjuntiva necrosada. || **c. papilar gigante** (*giant papillary c.*) Conjuntivitis que da lugar a la formación de grandes papilas, que origina un aspecto macroscópico de un empedrado. Aparece como una reacción a un cuerpo extraño en pacientes portadores de lentillas, prótesis oculares o suturas desenterradas, secundarias a una cirugía ocular. Puede ser confundida con la conjuntivitis vernal de origen alérgico. || **c. de las piscinas** (*swimming pool c.*) Ver **conjuntivitis de inclusión**. || **c. primaveral** (*spring c.*) Irritación ocular en pa-

cientes alérgicos diagnosticados de fiebre del heno, que se caracteriza por enrojecimiento, picor y secreción mucosa. || **c. purulenta** (*purulent c.*) Aquella debida a una infección bacteriana, que se caracteriza por una intensa inflamación y abundante secreción de pus. Aunque normalmente se cura sin tratamiento, siempre se receta un colirio de antibiótico que mejora rápidamente el proceso. || **c. del recién nacido** (*c. of newborn*) Conjuntivitis purulenta del recién nacido que es adquirida durante el paso por el canal del parto. La más grave es la gonocócica, que puede llegar a producir úlceras corneales y perforación del ojo. Su incidencia ha disminuido mucho desde que se realiza profilaxis mediante la instilación de un colirio antibiótico nada más nacer. Actualmente, las causas más frecuentes son las reacciones irritativas producidas por los colirios utilizados de forma preventiva, las clamidias y las bacterias tipo estafilococos. || **c. seudomembranosa** (*pseudomembranous c.*) Conjuntivitis en la que aparecen pseudomembranas fibrinosas que se adhieren débilmente a la conjuntiva. || **c. vernal** (*vernal c.*) Conjuntivitis alérgica que aparece fundamentalmente en los meses más cálidos del año y que cursa con formación de papilas gigantes a manera de empedrado, de tal forma que puede verse afectada la córnea. En general, aparece en personas jóvenes y mejora espontáneamente con el paso de los años. Sin embargo, durante las fases de actividad deben administrarse colirios antialérgicos, como el cromoglicato sódico. || **c. vírica** (*viral c.*) Conjuntivitis aguda producida por la infección de un virus.

conjuntivorrinostomía (*conjunctivorhinostomy*)
OFTALMOL. f. Intervención quirúrgica que tiene por objeto establecer una comunicación entre la conjuntiva y el meato nasal común. Se realiza en casos de obstrucción de las vías lagrimales (rija).

conminución (*comminution*)
ORTOP. f. Acción o efecto de romper o de estar roto en pequeños fragmentos; aplícase a un hueso fracturado.

conminuto (*comminuted*)
ORTOP. adj. Roto o aplastado en fragmentos pequeños; se dice especialmente de las fracturas.

conmoción (*commotio*)
NEUROCIR. f. Alteración traumática de la función nerviosa, que es completamente reversible y que no deja ninguna alteración anatomopatológica. || **c. cerebral** (*c. cerebral*) Síndrome clínico caracterizado por una pérdida inmediata y transitoria de las funciones nerviosas, tales como la conciencia, trastornos de visión, desequilibrio, etc., que es debido a fuerzas mecánicas, y su recuperación suele producirse antes de las doce horas sin daño estructural apreciable. || **c. medular** (*c. medullar*) Trastorno funcional transitorio más o menos completo de la médula, pero reversible antes de las 12 horas, en el que no se objetivan daños anatómicos causales.

cono (*cone*)
ANAT. m. Estructura o formación que presenta una cierta semejanza con un cono. Así, se habla del cono elástico de la laringe, de los conos de la retina, el cono medular (parte terminal), etc. || **c. axónico** (*axonic c.*) Zona del axón en forma cónica que se encuentra junto al pericarion de las neuronas.

cono medular (*medullaris cone*)
NEUROL. Parte terminal de la médula espinal.

conocimiento (*knowledge*)
PSICOL. m. Captación y posesión de las esencias y cualidades de los objetos por medio de las capacidades perceptivas humanas (sentidos e inteligencia).

conos (*cone cells*)
HISTOL. m. pl. Células fotorreceptoras de la porción óptica de la retina, cuya parte apical, llamada segmento externo, corresponde a dendritas especializadas. Los segmentos más externos de los conos están rodeados por células epiteliales pigmentarias, mientras que la parte basal hace sinapsis con células subyacentes de la capa bipolar. Se estima que hay alrededor de seis millones de conos en la retina. Estas células se activan bajo luz brillante y producen una mayor agudeza visual que los bastoncillos (v.) y son, por tanto, sensibles a los colores. Existen tres tipos de conos, cada uno de los cuales contiene una cantidad diferente de un fotopigmento, llamado iodopsina. Cada variedad de iodopsina tiene una sensibilidad máxima a los colores rojo, verde o azul.

consanguinidad (*consanguinity*)
MEDLEGAL. f. Vínculo de parentesco natural entre descendientes del mismo tronco.

consciencia (*conscience*)
ANTROPOL. f. Capacidad que tiene el hombre de conocer tanto las cosas internas (estados anímicos) como las externas a él, advirtiendo que las conoce. Conviene distinguir entre conciencia y consciencia, ya que, aunque ambos términos tienen el mismo origen etimológico, el uso ha venido a asignar al término conciencia el ámbito ético del conocimiento. En cambio, el término consciencia se reserva para indicar que el hombre es capaz de conocer que conoce, lo que implica la existencia de una reflexión. El fenómeno primero y más elemental de la consciencia es la percepción. El paso de la sensación (proceso puramente sensorial) a la percepción es muy importante. En la percepción hay un comienzo de reflexión, en el sentido de que el animal se da cuenta de que ve, de que oye, etc. Esta consciencia de lo sentido es más o menos perfecta según el animal, es decir, según el desarrollo del animal en la escala filogenética. La percepción más completa tiene lugar en el hombre, en el que, además de que conoce que siente, lo percibido adquiere en él una intencionalidad. El acto más elevado de la consciencia es la reflexión. Aristóteles en la *Ética a Nicómaco* dice: «sentimos que sentimos y entendemos que entendemos, por lo que entendemos que existimos». La consciencia es una reflexión actual de la inteligencia sobre su propio acto: el entendimiento lo primero que conoce de sí mismo es la misma acción de entender y, después (en el tiempo es simultáneo), el sujeto del entendimiento. De esta forma, se capta el yo como sujeto real del actuar, del vivir y del ser.

consciente (*conscious*)
PSICOL. adj. Hecho, situación o fenómeno que está presente en la conciencia de un sujeto.

consecuencialismo (*consecuencialism*)
BIOÉT. m. Método de análisis ético que se fija exclusivamente en las intenciones del que actúa y en las consecuencias de su actuación, desechando la consideración de la acción misma. Según este método de análisis, el fin justifica los medios: si el fin que se pretende es bueno y las consecuencias no son negativas, es válida cualquier acción que conduzca a ese fin.

consejeros de bioética (*bioethics consultants*)
BIOÉT. Ver **expertos en ética, prudencia**.

consejo (*counsel*)
PSICOL. m. Acción dirigida a proporcionar a cada individuo la ayuda necesaria para que pueda apreciar y revelar sus propias capacidades, su vocación y sus intereses, y sea capaz de enfrentarse a sus problemas, logrando así una mayor autorrealización y ajuste personal.

consejo genético (*genetic counseling*)
BIOÉT. Proceso por el que se proporciona, a individuos afectados por una enfermedad genética y a su familia, información sobre la enfermedad, los riesgos de padecerla o transmitirla, y los medios para tratarla, prevenirla o paliarla (Ver **autonomía, consentimiento informado, eugenesia**). ǁ **c. genético y ética** (*genetic c. and ethics*) El consejo genético debe dar información verídica pero no catastrofista, admitiendo la posibilidad de falsos positivos en los análisis, de modo que no provoque situaciones innecesarias de ansiedad o angustia; debe ir acompañado del apoyo moral (v.) necesario para que la pareja pueda decidir libremente tener hijos, sabiendo que, en el caso de que alguno nazca enfermo, tendrá la ayuda y el tratamiento necesarios. En las varias consultas que se suceden hasta poder proporcionar los resultados, el médico deberá intentar disuadir la práctica del aborto como salida a un embarazo con un hijo enfermo, y nunca deberá realizarlo. Ver **aborto provocado eugenésico.**

consenso (*agreement*)
BIOÉT. m. Acuerdo en un comité por coincidencia de opiniones. Dicho acuerdo suele ser parcial, o incluso puede no alcanzarse, por lo que las opiniones de los comités suelen referirse a mínimos éticos, e incluir votos particulares con las opiniones discordantes. Ver **comités de ética.**

consentimiento (*consent*)
BIOÉT. m. Manifestación de voluntad expresa o tácita por la cual una persona aprueba un acto que debe llevar a cabo otra persona. En la relación médico-paciente, se refiere a la aprobación de una determinada actuación médica por parte del paciente, tras la información correspondiente (o a veces sin ella) por parte del médico. Ver **consentimiento informado.** ǁ **c. delegado** (*proxy c.*) Consentimiento a la realización de un procedimiento médico otorgado por una persona distinta del paciente, que

ha sido previamente facultada por este para prestarlo, de modo formal o presunto (como sucede con los familiares más inmediatos). En España no está legalmente admitido el consentimiento delegado presunto para ciertas intervenciones, como la esterilización voluntaria (v.). ‖ **c. informado** *(informed c.)* Aquiescencia prestada por un enfermo, donante o sujeto de investigación a los procedimientos diagnósticos o terapéuticos que se van a efectuar sobre él, después de haber recibido la información relevante al respecto. La legislación actual exige que dicho consentimiento se dé por escrito, con el fin de disponer de una prueba documental de que se ha dado tanto la información del médico como la autorización del paciente. En lo posible, dicha información debe ser completa y debe proporcionarse de modo que no presione indebidamente la legítima autonomía del paciente (ver **autonomía del paciente**). El consentimiento del paciente no exime al médico de la responsabilidad en los resultados de su intervención, por lo que, sopesando los riesgos y beneficios que conlleva, puede no efectuarla aunque el enfermo la desee (ver **objeción de ciencia**). ‖ **c. para donación** *(c. for donation)* Ver **donación de órganos**. ‖ **c. presunto** *(supposed c.)* Ver **consentimiento delegado**.

conservación en frío *(cold preservation)*
NEFROL. En la extracción de órganos de un cadáver (o de donante vivo), estos son perfundidos con solución de preservación a 4º C (p. ej., solución de Collins o de Wisconsin). Posteriormente, se almacenan sumergidos en un recipiente en la misma solución de preservación entre 0 y 4º C para reducir el metabolismo tisular. También pueden mantenerse perfundidos mediante una máquina que introduce el líquido de perfusión entre 4 y 10º C por la arteria renal y sale por la vena renal (conservación con máquina de perfusión). ‖ **c. en máquina** *(perfusion system)* La que se efectúa tras la extracción del órgano (en general el riñón) con perfusión permanente por vía arterial, mediante una máquina con bomba automática. La composición de las soluciones de perfusión son muy variables (plasma criopreservado y oxigenado a 8º C, soluciones de albúmina añadidas a las soluciones de preservación de Collins o de Wisconsin, soluciones basadas en coloide sintético, etc.). Es el método más efectivo de preservación y más duradero, pero apenas se utiliza en la práctica clínica. Puede permitir el almacenaje del órgano durante dos o tres días.

consideración positiva incondicional *(unconditional positive consideration)*
PSICOL. Actitud del terapeuta de total respeto y de aceptación de las vivencias y sentimientos del paciente. Tal aceptación no supone estar de acuerdo o dar un beneplácito, sino entender que aquello que expresa el paciente forma parte de su experiencia. Junto con la empatía y la congruencia o autenticidad del terapeuta, constituiría para Rogers una de las actitudes necesarias para el cambio terapéutico. Es equivalente de aceptación incondicional.

consola *(console)*
RADIO. f. Mesa que contiene el panel de mandos y los monitores en los equipos informáticos y de adquisición de imágenes.

consolidación *(consolidation)*
RADIO. f. Aumento de la solidez o de la resistencia de un material, tejido u órgano.

consolidado *(consolidate)*
RADIO. adj. Que ha aumentado su solidez. Se dice de las soluciones de continuidad ya reparadas.

conspicuo *(conspicuous)*
RADIO. adj. De forma determinada y característica, que le hace sobresalir del resto.

constancia del objeto *(object constancy)*
PSICOL. Ley de la constancia perceptiva por la que se reconoce a un objeto como constante, con su identidad y propiedades definitorias (forma, color, tamaño), aunque cambien los puntos de vista espaciales, temporales o el medio de percepción (visual, táctil). ‖ **c. perceptiva** *(perceptive c.)* f. Ley de la percepción por la que las propiedades intrínsecas de los objetos (color, forma, tamaño) se perciben como invariables aunque se modifiquen las condiciones de presentación: distancia, perspectiva, iluminación, etc.

constante *(constant)*
RADIO. adj. Que permanece sin variación. ‖ m. Factor fijo. ‖ **c. de ionización** *(ionization c.)* Factor que relaciona la calidad de la radiación con su capacidad para generar fenómenos de ionización.

constelación *(constellation)*
PSICOL. f. Conjunto complejo de condiciones (factores extraños a la voluntad que suelen tener un sustrato afectivo) que determinan la dirección asociativa del curso del pensamiento.

constitución *(constitution)*
PSICOL. f. Conjunto de características, hereditarias o adquiridas, que definen la estructura corporal de un individuo.

constitución cromosómica *(chromosome set)*
GENÉT. Ver **complemento cromosómico**.

constricción *(constriction)*
FISIOL. f. Disminución del diámetro de un tubo (p. ej., vasos sanguíneos.), de un esfínter. Puede producirse como complicación de inflamaciones o intervenciones quirúrgicas, además de los casos en los que se trata de una reacción fisiológica.

constricción primaria *(primary constriction)*
GENÉT. Ver **centrómero**.

consulta *(consultation)*
ANAT. f. Lugar donde el médico ve a sus pacientes. || Acto de asistencia médica en el cual el médico indaga las causas de la enfermedad y procura establecer un diagnóstico y el tratamiento adecuado.

consulta de ética clínica *(consultation of clinical ethics)*
BIOÉT. Consultas médicas realizadas a expertos (ver **consultor de ética**) para aclarar aspectos éticos de las acciones médicas a llevar a cabo (ver **prudencia**). Son una alternativa válida a los comités de ética (v.). || **c. médica** *(physician c.)* Solicitud formal de consejo técnico que un médico efectúa a un colega suyo, o a varios, bien para clarificar un problema médico especialmente delicado, bien para obtener asesoramiento en aspectos médicos del paciente que no pertenecen a su especialidad.

consultante *(consultant)*
GENÉT. m. y f. Individuo que acude al médico en busca de consejo genético. No necesariamente coincide con el probando.

consultor de ética *(ethics consultant)*
BIOÉT. Experto en los aspectos éticos de la medicina a quien se realizan las consultas de ética clínica (v.).

consumidor *(consumer)*
BIOÉT. m. Consideración economicista del paciente como usuario de una empresa médica, perteneciente al sector servicios (ver **comercialización de la medicina**).

consumo de oxígeno *(oxygen consumption)*
FISIOL. Cantidad de oxígeno, expresada en mililitros por minuto, requerida por un individuo, en condiciones normales, para el metabolismo aeróbico.

contactante *(contactant allergen)*
DERMATOL. adj. Sustancia que en contacto con la piel determina una respuesta inflamatoria aguda.

contactología *(contactology)*
OFTALMOL. f. Subespecialidad de la oftalmología que trata sobre las lentes de contacto.

contador *(counter)*
MEDNUCL. m. Equipo destinado a la medida o contaje de una fuente radiactiva. || **c. gamma** *(gamma c.)* Equipo destinado a la medida o contaje de una fuente radiactiva emisora de radiación gamma.

contador Geiger *(Geiger counter)*
RADIO. Tipo de detector o aparato para medir la radiación ionizante basado en la capacidad de la misma para la ionización de gases, generando una diferencia de potencial que puede ser cuantificada.

contagio *(contagion)*
MICROBIOL. m. Acción por la que un agente contagioso se transmite a un nuevo hospedador.

contagioso *(contagiousa)*
MICROBIOL. adj. Capaz de transmitirse de un hospedador enfermo (o asintomático) a uno sano de manera directa o indirecta. Así, se habla de enfermedad contagiosa o de agente contagioso. Es sinónimo de infeccioso.

contaminación *(contamination)*
MICROBIOL. f. Alteración del estado (inicial) de pureza de un medio o cultivo por el desarrollo en él de microorganismos indeseados. Puede significar tanto la pérdida de la esterilidad de un medio, como el crecimiento en él de un tipo de microorganismo no deseado (p. ej., en un cultivo que era previamente puro).

contaminante *(contaminant)*
MICROBIOL. m. Agente que provoca una contaminación.

contención del gasto médico *(contention of the medical expense)*
BIOÉT. Imperativo ético de la atención sanitaria, necesario para poder atender a más enfermos. Abarca tanto las medidas de política sanitaria general como las decisiones particulares de diagnóstico y tratamiento de un enfermo concreto. Ver **costo de la medicina, tratamiento desproporcionado, tratamiento proporcionado, triage.**

contenido *(content)*
RADIO. m. Lo que se contiene dentro de una cosa. Material o sustancia que se encuentra dentro de otra diferente.

contenido de información del polimorfismo (PIC) *(polymorphism information content)*
GENÉT. Medida relativa de la informatividad de un marcador genético, que depende del número de alelos de ese marcador y de sus frecuencias relativas en la población.

contenido latente *(latent content)*
PSICOL. Significado escondido (inconsciente) de pensamientos o acciones, que tienen lugar especialmente en sueños o fantasías. || **c. manifiesto** *(manifest c.)* Contenido de un sueño o fantasía que puede ser recordado, a diferencia del contenido latente, que es encubierto y distorsionado.

contexto *(context)*
PSICOL. m. En un sentido general, se dice del entorno en el que transcurre cualquier hecho o acontecimiento y que generalmente incide o influye en su desarrollo. Medio humano (familiar, escolar, institucional o social) en el que aparecen y evolucionan los problemas y síntomas, y en el que es necesario volver a situarlos para darles sentido y posibilitar su comprensión.

continencia *(continence)*
UROL. f. Capacidad de regular voluntariamente la micción y la defecación.

continente *(continent)*
CIRGEN. adj. Que es capaz de controlar voluntariamente la eliminación de productos orgánicos de la excreción, fecal o urinaria. Fundamentalmente se refiere por oposición a la incontinencia del aparato esfinteriano anal o vesical. Ver **incontinencia.**

continente *(continent)*
RADIO. m. Envoltura o parte externa de una cosa, en cuyo interior existe otra de características diferentes.

contorno *(environs)*
PSICOL. m. Término acuñado por el biólogo Von Vex-Hull para designar el conjunto del que, en sentido científico natural, forma parte el espacio vital del individuo, su mundo circundante.

contracción *(contraction, twitch)*
ORTOP. f. Acción o efecto de contraerse. Se suele referir al tejido muscular. || Acortamiento o reducción de tamaño en relación con los músculos; la contracción implica acortamiento y/o desarrollo. || Breve reacción contráctil de un músculo esquelético desencadenada por una única descarga máxima de impulsos en las neuronas motoras que lo inervan || **c. isométrica** *(isometric c.)* Contracción muscular en la que aumenta el tono sin acortamiento ni cambio apreciable en la distancia entre el origen del músculo y su inserción. || **c. isotónica** *(isotonic c.)* Contracción muscular sin cambio apreciable en la fuerza de contracción; la distancia entre el origen del músculo y su inserción se hace menor. || **c. miotática** *(myotatic c.)* Contracción de un músculo que se pone en juego por distensión pasiva brusca o golpeando su tendón. Reflejo de estiramiento o reflejo tendinoso. || **c. postural** *(postural c.)* El estado de tensión y contracción muscular que resulta suficiente para mantener la postura del cuerpo. || **c. tetánica** *(tetanic c.)* Contracción sostenida de un músculo sin intervalos de relajación. Contracción tónica.

contracción uterina *(uterine contraction)*
GINECOL. Contracción de la musculatura uterina durante el embarazo y el parto. Se ha de valorar la intensidad, frecuencia y duración de la contracción uterina en cada periodo del parto.

contracepción *(contraception)*
BIOÉT. f. Denominación genérica de los procedimientos técnicos que impiden la fecundidad. Estrictamente considerada, se limita a los medios contraceptivos, muy variados, empleados para evitar la concepción: evitar la fertilización del óvulo por el espermatozoide. Los métodos anticonceptivos pueden ser mecánicos (preservativo y diafragmas vaginales), espermicidas, hormonales, coito interrumpido,

esterilización (habitualmente irreversible). Normalmente, se consideran medios contraceptivos también otros métodos, abortivos, cuyo mecanismo de acción impide el desarrollo embrionario o fetal. Ver **contracepción hormonal, esterilización voluntaria, método de barrera, método natural.** || **c. hormonal** *(hormonal c.)* Contracepción que emplea diversas combinaciones de hormonas sexuales femeninas para evitar el embarazo tras unas relaciones sexuales. Pueden emplearse inyecciones o implantes de larga duración, pero el sistema más empleado es la píldora de administración diaria durante veintiún días consecutivos y una semana de descanso. Su efectividad es muy alta. || **c. y ética de la prescripción** *(c. ethics of the prescription)* Todas las píldoras contraceptivas actualmente en el mercado español tienen, además de un efecto anovulatorio, un efecto antiimplantatorio del embrión si no se ha conseguido evitar la ovulación, y su administración supone la práctica de microabortos (ver **aborto**) con la apariencia de menstruaciones normales; este efecto no es éticamente justificable por ningún motivo, y menos si existen otros métodos igualmente eficaces (ver **método natural**). También cabe argumentar contra su prescripción alegando los efectos secundarios que producen o el desorden moral que provocan en las relaciones maritales (ver **objeción de conciencia**).

contraceptivos esteroideos *(steroidal contraceptives)*
BIOÉT. Ver **contracepción hormonal.**

contracondicionamiento *(counterconditioning)*
PSICOL. m. Variedad de condicionamiento clásico en la que se emplea como estímulo señalizador o condicionado un estímulo dotado ya de una significación motivacional y evocador de una respuesta contradictoria e incompatible con la significación motivacional y la respuesta al estímulo reforzante, como resultado de lo cual el primero se convierte en estímulo condicionando al segundo y cambia su sentido efectivo y su respuesta de acuerdo con este.

contráctil *(contractile)*
FISIOL. adj. Lo que tiene la propiedad de contraerse cuando es estimulado por un estímulo adecuado (p. ej., el tejido muscular).

contractura *(contracture)*
ORTOP. f. Estado de rigidez o contracción permanente involuntaria, reversible o no, de un grupo muscular o varios que mantiene la zona respectiva en una posición viciosa. Puede ser debida a un estímulo irritativo por encima de la neurona o a un desequilibrio funcional entre dos grupos musculares antagónicos. Cuando la rigidez es debida a una retracción de tejidos fibrosos (p. ej., enfermedad de Dupuytren), no se trata de una verdadera contractura, sino de una retracción (la contractura con la anestesia desaparece, la retracción no). || **c. de defensa** *(defense c.)* La que aparece en un músculo como reacción a un estímulo doloroso. || **c. dolorosa** *(painful c.)* La que se acompaña de dolor. || **c. de Dupuytren** *(Dupuytren's c., Dupuytren's disease)* Contractura progresiva en flexión de uno o varios dedos de la mano por atrofia de la aponeurosis palmar que va incluyendo los tendones y la piel de la palma de la mano. También se denomina enfermedad de Dupuytren. || **c. histérica** *(hysterical c.)* Contractura funcional que aparece en los histéricos. No se mantiene durante el sueño. || **c. isquémica** *(ischemic c.)* La debida a una isquemia muscular. || **c. de Volkmann** *(Volkmann's c.)* Ver **contractura isquémica.**

contrafobia *(counterphobia)*
PSICOL. f. Búsqueda y autoexposición deliberada del objeto, situación o experiencia al que se teme consciente o inconscientemente.

contraindicación *(contraindication)*
FARM. f. Estado o condición, especialmente patológico, que hace inadecuado o peligroso un determinado tratamiento farmacológico.

contralateral *(contralateral)*
ANAT. adj. Se dice de lo que está situado en el lado opuesto.

contrapuesta *(contralateral)*
RADIO. adj. Situada enfrente u opuesta a otra.

contrapulsación *(counterpulsation)*
CARDIOL. f. Asistencia mecánica circulatoria realizada mediante un balón colocado en la arteria aorta torácica y sincronizado con el latido cardiaco, de manera que se infla en diástole y se desinfla en sístole. Se emplea en casos de insuficiencia circulatoria aguda, especialmente durante el infarto agudo de miocardio.

contrarregulación (*counterregulation*)
ENDOCRINOL. f. Respuesta bioquímica y hormonal que se produce tras la hipoglucemia con objeto de restaurar a la normalidad los niveles circulantes de glucosa. Incluye la elevación de la secreción de la hormona del crecimiento, glucagón, catecolaminas, ACTH y cortisol.

contraste (*contrast*)
CIRGEN. m. Material que, administrado al organismo, es capaz de delimitar la anatomía del sistema vascular o cardiaco, del tubo digestivo, del árbol biliar o pancreático, del sistema génito-urinario o del arbol bronquial, o bien es capaz de determinar la capacidad de su captación por las vísceras. Los contrastes radioopacos son los empleados tradicionalmente en radiología. Sin embargo, también se han desarrollado contrastes específicos para exploraciones radiológicas que no emplean los rayos X; p. ej., el gadolinio para la resonancia magnética nuclear y el CO_2 para estudios vasculares. Ver **cistografía, colangiografía, enema opaco, tránsito intestinal, urografía.**

contraste baritado (*baric contrast*)
RADIO. Contraste que contiene bario como elemento metálico para generar cambios en la densidad o capacidad de atenuación de los diferentes tejidos, órganos o cavidades, lo que permite su individualización o diferenciación del resto. || **c. doble** (*double c.*) Técnica radiológica que combina la administración de dos contrastes, uno positivo y otro negativo, para la delineación, observación y diferenciación de estructuras. || **c. en imagen** (*image c.*) Diferencia en la densidad luminosa de superficies vecinas. || **c. ferromagnético** (*ferromagnetic c.*) Sustancia con contenido de partículas férricas, empleada para variar la intensidad de señal de algunos tejidos, basada en la capacidad de fagocitar estas partículas en tejidos normales y no en los patológicos.|| **c. hidrosoluble** (*hidrosoluble c.*) Contraste que tiene afinidad y puede diluirse en medios acuosos. || **c. hiperosmolar** (*hiperosmolar c.*) Que contiene una mayor osmolaridad que la fisiológica. || **c. iodado** (*iodade c.*) Contraste que contiene iodo como elemento metálico para generar cambios en la densidad o capacidad de atenuación de los diferentes tejidos, órganos o cavidades. Los contrastes iodados hidrosolubles se administran por vía oral (p. ej., colecistografía) o intravenoso (urografía, cistografía, etc.), y los liposolubles se utilizan para exploración de cavidades no comunicantes con el sistema circulatorio. Pueden dar diversas reacciones tipo urticaria, disnea, angioedema, asma, hipotensión, etc., en menos de un 1% de los pacientes, y nefrotoxicidad renal, especialmente en pacientes con insuficiencia renal previa, diabetes mellitus o mieloma múltiple. || **c. iónico** (*ionic c.*) Contraste que cuando está en disolución, se disocia en iones o radicales libres cargados positiva y negativamente. || **c. isoosmolar** (*iso-osmolar c.*) Que contiene una osmolaridad similar a la fisiológica. || **c. liposoluble** (*liposoluble c.*) Contraste que tiene afinidad y puede diluirse en medios grasos. || **c. del motivo** (*subject's c.*) Relación de las intensidades de los rayos X transmitidas por dos partes de un sujeto o motivo. Depende de la naturaleza y composición del sujeto y de la calidad e intensidad del haz de radiación. || **c. negativo** (*negative c.*) Sustancia que genera zonas de menor capacidad de atenuación o contraste que el normal, en los diferentes tejidos, órganos o cavidades. || **c. no iónico** (*non-ionic c.*) Que no presenta radicales libres en su estructura molecular al ser diluido, por lo que sus efectos adversos son menores. || **c. normoosmolar** (*normo-osmolar c.*) De osmolaridad similar a la fisiológica. || **c. objetivo** (*objective c.*) Diferencia de brillo o luminosidad medida entre dos puntos. || **c. paramagnético** (*paramagnetic c.*) Sustancia compuesta de una tierra rara asociada a una molécula quelante, que altera el comportamiento de los tejidos, acortando el tiempo de relajación de los núcleos de hidrógeno, lo que incrementa la intensidad de la señal de resonancia en los periodos iniciales. || **c. de la película** (*film c.*) Medida de la pendiente o inclinación de la curva característica, que depende de la emulsión, de su procesado y de la densidad obtenida. || **c. positivo** (*positive c.*) Sustancia que genera zonas de mayor capacidad de atenuación o contraste que el normal, en los diferentes tejidos, órganos o cavidades. || **c. radiográfico** (*radiographic c.*) Diferencia de densidad entre dos zonas de una radiografía. || **c. simple** (*simple c.*) Técnica radiológica que administra un solo contraste para la delineación, observación y diferenciación de estructuras || **c. subjetivo** (*subjective c.*) Apariencia visual de las diferencias de brillo o luminosidad entre dos puntos.

contrato *(contract)*
PSICOL. m. Compromiso explícito entre dos personas para un curso de acción previamente acordado para beneficio mutuo. Es aplicable hasta cierto punto a la relación médico-paciente, en que existe un acuerdo para lograr la finalidad del tratamiento. Ver **contrato médico-paciente**. || **c. de contingencias** *(contingency c.)* Técnica de modificación de conducta que se basa en la utilización de contingencias positivas, previamente acordadas entre el sujeto y el terapeuta.

contrato médico-paciente *(physician-patient contract)*
BIOÉT. Contrato que basa la relación médico-enfermo (v.) desde el punto de vista exclusivo del intercambio económico o contractual (ver **comercialización de la medicina**). || **c. social** *(social c.)* Concepción de las relaciones interpersonales en la sociedad, relación médico-enfermo incluida, que considera a las personas como absolutamente independientes y sin obligaciones mutuas; estas solo aparecen por el establecimiento de un compromiso optativo (ver **autonomía**). En esta concepción de la sociedad, desaparece la amistad como fuente de relaciones interhumanas y queda solo el propio interés (ver **amistad terapéutica, beneficencia**).

contratransferencia *(countertransference)*
PSICOL. f. Conjunto de reacciones emocionales conscientes e inconscientes que el paciente produce en el terapeuta.

contratransporte *(countertransport)*
NEFROL. m. Transporte transmembrana de una molécula en dirección opuesta en relación con el movimiento del sodio. Así el sodio penetra en la célula y la otra molécula se transporta hacia el exterior. Un ejemplo de este mecanismo es el intercambio de sodio con potasio (contratransporte $Na^+ - K^+ + 2Cl^-$) y con calcio (contratransporte de Na^+/Ca^2), que se da en algunas células.

contravalor *(countervalue)*
BIOÉT. m. Mal (v.) apreciado subjetivamente (ver **valores**).

control *(control)*
RADIO. m. Vigilancia o supervisión atenta de una cosa o persona. Regulación establecida para la marcha o funcionamiento de una cosa. || **c. automático** *(automatic c.)* Ver **exposición automática**. || **c. de calidad** *(quality c.)* Conjunto de condiciones valoradas en la cadena de trabajo, para obtener el mejor resultado o para detectar las deficiencias. Se aplica de forma sistemática en la cadena de adquisición de imágenes para la obtención de la mejor calidad en las condiciones óptimas.

control con placebo en investigación *(control with placebo in investigation)*
BIOE. Ver **investigación clínica, placebo**. || **c. del rendimiento laboral** *(work cost-effectiveness c.)* Parte de la economía médica (v.) que aplica criterios normalizados de eficacia profesional al trabajo del médico. Aunque estos criterios están muy condicionados por la naturaleza del trabajo del médico (ver **amistad terapéutica**), pueden ser aplicables en muchos casos para mejorar la cantidad o la calidad de la atención (ver **triage**).

control respiratorio *(respiratory control)*
BIOQUÍM. Regulación de la velocidad de la fosforilación oxidativa mitocondrial por la concentración de ADP. Cuando aumenta la concentración de ADP, disminuyendo la de ATP, se incrementa el flujo a través de la cadena respiratoria acoplada a la síntesis de ATP.

contusión *(contusion)*
NEUROCIR. f. Traumatismo no inciso sobre el cuerpo, es decir, producido por el choque de un objeto contra alguna región corporal sin producir una herida por corte de la piel. || Lesión provocada por dicho tipo de traumatismo. Se distinguen: *contusión de primer grado*, con equimosis aparente; *contusión de segundo grado*, con hematoma de rápido crecimiento; y *contusión de tercer grado*, cuando además de las manifestaciones precedentes, se encuentra atrición de las partes blandas y de la piel. || **c. cerebral** *(brain c.)* Lesión cerebral producida por un traumatismo directo o indirecto que se manifiesta con áreas de hemorragia y edema sin solución de continuidad con la pia-aracnoides. Dependiendo de su extensión y localización puede dar síntomas focales, trastornos de conciencia o ser asintomática. || **c. del cuero cabelludo** *(scalp c.)* Resultado del golpe con objeto obtuso en la piel que recubre el cráneo sin producir solución de continuidad en la misma; el aspecto es de eri-

tema, hematoma e hinchazón. || **c. lóbulo-temporal** (*temporal lobe c.*) Junto con las del polo frontal son las lesiones contusivas cerebrales más frecuentes. || **c. medular** (*medullar c.*) Lesión en la médula espinal traumática sin rotura o discontinuidad del tejido nervioso.

contusión renal (*renal contusion*)
UROL. Traumatismo renal cerrado, leve, que produce un pequeño hematoma subcapsular. Se cura espontáneamente, no requiere tratamiento y clínicamente se manifiesta por hematuria o microhematuria. Es radiológicamente evidente mediante tomografía axial computarizada.

convalecencia (*convalescence*)
ANAT. f. Periodo de recuperación de una enfermedad, de una intervención quirúrgica o de una lesión.

convencional (*conventional*)
RADIO. adj. Técnica empleada de forma habitual para la obtención de una imagen analógica sobre un sustrato fotográfico.

convergencia (*convergence*)
OFTALMOL. f. Movimiento conjugado según el cual los ejes visuales de ambos ojos tienden a confluir. || **c. acomodativa** (*accommodative c.*) Convergencia debida al estímulo de acomodación fundamentalmente para enfocar objetos en visión próxima. || **c. fusional** (*fusional c.*) Convergencia debida al esfuerzo realizado para mantener el estímulo visual de un objeto en la fóvea de ambos ojos a fin de evitar la diplopía.

convergente (*convergent*)
RADIO. adj. Línea o estructura que tiende a coincidir en un punto con otra.

conversión (*conversion*)
PSICOL. m. Mecanismo de defensa por el que el individuo se enfrenta a conflictos emocionales y a amenazas de origen interno o externo mediante la transformación de los mismos en una expresión externa simbólica: síntomas físicos que sugieren trastornos orgánicos tales como parálisis, dolor o pérdida de la función sensorial.

convexidad (*convexity, hollow*)
RADIO. f. Que muestra en su porción central una elevación orientada hacia el observador o hacia la zona que se indique.

convexo (*convex*)
RADIO. adj. Que tiene, respecto del que mira, la superficie central más elevada que los extremos.

convicción (*conviction*)
PSICOL. f. Creencia firme y establecida.

convicciones morales (*moral convictions*)
BIOÉT. Conjunto de principios de conducta asumidos como guía ética para el comportamiento personal. No pueden reducirse a la arbitrariedad de una mera elección caprichosa (ver **autonomía**), sino que deben estar fundados en decisiones intelectuales razonables. Las convicciones morales discordantes pueden provocar situaciones de desacuerdo en la relación entre el médico y el paciente. En dichos casos, siempre se puede llegar a un disenso educado y elegir otro especialista con quien haya sintonía. En ningún caso es razonable violentar las convicciones de una de las partes.

convulsión (*convulsion, seizure*)
NEUROL. f. Contracción aislada y mantenida o serie brusca, violenta e involuntaria de contracciones de un grupo de músculos o de la totalidad de los músculos del cuerpo. Es paroxística y episódica y se origina por una descarga anormal del sistema nervioso central. || **c. febril** (*febrile s.*) La originada por un estado febril. Se da frecuentemente en los niños cuando la fiebre sobrepasa los 39º C y su edad está comprendida entre los tres meses y los cinco años. || **c. neonatal** (*neonatal s.*) Convulsiones presentes en el niño recién nacido.

convulsoterapia (*convulsotherapy*)
PSIQUIAT. Ver **electrochoque, terapia electroconvulsiva**.

coordenada (*coordenate*)
RADIO. f. Cada una de las dos líneas de una gráfica que se cortan perpendicularmente en un punto que interesa localizar en el espacio.

coordinación (*coordination*)
NEUROL. f. Conjunto de movimientos que se adecuan al fin deseado.

COPP (*COPP*)
ONCOL. Siglas que denominan la combinación de los agentes citostáticos ciclofosfamida, vincristina, procarbacina y prednisona. Se usa fundamentalmente en los linfomas, excepto en el de Hodgkin.

coprofagia (*coprophagia*)
PSIQUIAT. f. Ingesta de las propias heces.

coprofemia (*coprophemie*)
PSIQUIAT. f. Lenguaje obsceno. Ver **coprolalia**.

coprofrasia (*coprophrasia*)
PSIQUIAT. Ver **coprolalia**.

coprolagnía (*coprolagnia*)
PSIQUIAT. f. Parafilia (v.) consistente en la excitación o satisfacción sexual mediante la manipulación de excrementos.

coprolalia (*coprolalia*)
PSIQUIAT. f. Uso excesivo del lenguaje obsceno. Se observa en el síndrome de Gilles de la Tourette.

copromimia (*copromimia*)
NEUROL. f. Realización de gestos obscenos.

copulación (*copulation*)
GINECOL. Ver **coito**. ‖ Unión de óvulo y espermatozoide.

cor (del latín, *cor*) (*cor*)
CARDIOL. Ver **corazón**. ‖ **c. pulmonale** (*cor pulmonale*) Conjunto de alteraciones funcionales y/o morfológicas del ventrículo derecho secundarias a hipertensión pulmonar precapilar que puede ser producida por una alteración anatómica o funcional del parénquima pulmonar, la caja torácica o el control de la ventilación. Para diagnosticarlo, se deben descartar otras causas de hipertensión pulmonar, tales como la patología del corazón izquierdo, enfermedades cardiacas congénitas y la enfermedad venooclusiva pulmonar. Su instauración puede ser aguda (*cor pulmonale* agudo), producido por un incremento repentino en la resistencia arterial pulmonar, típicamente por una embolia pulmonar, y que cursa con síntomas de insuficiencia cardiaca derecha aguda. Con más frecuencia es de instauración crónica (*cor pulmonale* crónico), en el caso de enfermedades pulmonares crónicas como el EPOC, la hipertensión pulmonar primaria, etc., siendo sus principales manifestaciones las derivadas de una insuficiencia cardiaca derecha crónica. ‖ **c. triatriatum** (*c. triatriatum*) Infrecuente cardiopatía congénita caracterizada por la existencia de tres aurículas.

coracoacromial (*coracoacromialis*)
ORTOP. adj. Relativo o perteneciente a la apófisis coracoides y al acromion.

coracobraquial (*coracobrachial*)
ORTOP. adj. Relativo o perteneciente a la apófisis coracoides, a la escápula y al brazo.

coracoclavicular (*coracoclavicular*)
ORTOP. adj. Referido a la apófisis coracoides y a la clavícula.

coracohumeral (*coracohumeral*)
ORTOP. adj. Concerniente a la apófisis coracoides y al húmero.

coracoideo (*coracoid*)
ORTOP. adj. Relativo o perteneciente a la apófisis coracoides.

coracoiditis (*coracoiditis*)
ORTOP. f. Apofisitis coracoidea postraumática que se manifiesta por impotencia funcional, dolor y tumefacción en la articulación escapulohumeral. ‖ Inflamación dolorosa de la región escapular y coracoidea con atrofia del deltoides que se atribuye a lesión de la apófisis coracoides.

coracopectoral (*coracopectoral*)
ORTOP. adj. Relativo o perteneciente a la apófisis coracoides y al tórax. Se dice del músculo pectoral menor.

coracorradial (*coracoradialis*)
ORTOP. adj. Relacionado a la apófisis coracoides.

corazón (*heart*)
ANAT. m. Órgano central del sistema circulatorio. Es el encargado de impulsar la sangre a los dos circuitos: mayor o sistémico y menor o pulmonar. La estructura del corazón es adecuada para esta función de bomba impulsora, pues se trata de un órgano hueco, de gruesa pared muscular (miocardio), cuyas cavidades están revestidas de un fino endotelio (endocardio). Externamente está protegido por el pericardio, que tiene una doble pared: la que se une al miocardio (pericardio visceral o epicardio) y la periférica, más gruesa y resistente (pericardio parietal). Entre ambas hojas se encuentra una cavidad virtual (cavidad pericárdica), con una pequeña cantidad de líquido pericárdico que disminuye la fricción entre ambas hojas. Se habla de corazón derecho e izquierdo, pues entre ambos no hay comunicación. El corazón derecho es el que recibe la sangre venosa del organismo a través de las venas cavas superior e inferior, que desembocan en la aurícula derecha. Mediante el ven-

corazón

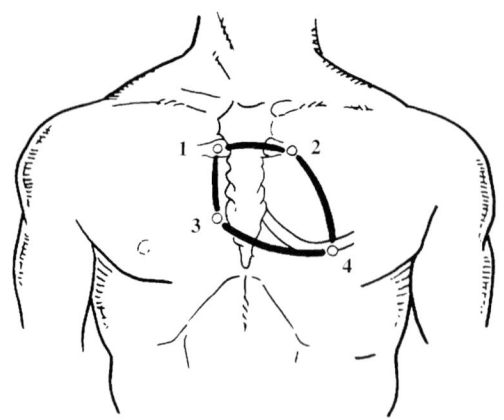

corazón. Proyección sobre la pared anterior del tórax de la silueta cardiaca. Los puntos corresponden a los focos de auscultación: 1) aórtico; 2) pulmonar; 3) válvula tricúspide; 4) válvula mitral

trículo derecho y la arteria pulmonar la envía a los pulmones para su oxigenación. El corazón izquierdo solo recibe sangre arterial (venas pulmonares, que desembocan en la aurícula) y la envía mediante el ventrículo a la aorta y, con ella, a todo el cuerpo. Las aurículas están separadas de los correspondientes ventrículos por las válvulas tricúspide (derecha) y mitral (izquierda), que permiten el paso de la sangre de la aurícula al ventrículo, pero no viceversa. El corazón posee un sistema de excito-conducción que le permite latir con una frecuencia de entre 40 y 60 por minuto. La inervación que recibe sirve para acomodar la frecuencia de los latidos a las cambiantes necesidades del organismo: el simpático la aumenta y el parasimpático la disminuye. El corazón posee un tamaño parecido al puño, está situado en la cavidad torácica entre ambos pulmones, descansando sobre el diafragma.

corazón artificial *(artificial heart)*
CARDIOL. Dispositivos destinados a proporcionar de una manera más o menos autónoma soporte circulatorio total. Consisten en una bomba accionada por métodos eléctricos o mecánicos, entre una y cuatro cámaras y que se implantan total o parcialmente en el organismo. Están diseñados para ser empleados como asistencia circulatoria temporal, como puente al transplante cardiaco, o como asistencia circulatoria definitiva. || **c. de atleta** *(atletic h.)* Corazón hipertrófico sin alteraciones estructurales ni funcionales. El motivo de la hipertrofia es el ejercicio muscular.

cordal *(cordal)*
CIRPLÁS. m. Tercer molar.

cordectomía *(cordectomy)*
OTORRIN. f. Extirpación de una cuerda vocal.

cordón *(chord)*
ANAT. m. Cualquier estructura anatómica que recuerda a un cordón, como el cordón umbilical, los cordones anterior, lateral y posterior de la médula espinal, el cordón espermático, etc. || **c. espermático** *(spermatic c.)* Formación tubular del varón, de unos 2 cm de diámetro, formada por el músculo cremáster, de forma cilíndrica, que rodea a las arterias y venas espermáticas y al conducto deferente, que provienen de la cavidad abdominal y se dirigen al testículo, envueltos por su correspondiente fascia. Se extiende desde el anillo inguinal profundo hasta el epidídimo, pasando de la bolsa escrotal al interior de la cavidad abdominal por el conducto inguinal. El cordón inguinal suele contener el saco de las hernias inguinales indirectas.

cordón umbilical *(umbilical chord)*
GINECOL. El que une la placenta con el feto. Por él caminan dos arterias umbilicales, que transportan sangre venosa y una vena umbilical que lleva sangre arterial. En su máximo desarrollo alcanza unos 50 cm de longitud.

cordopexia *(cordopexy)*
OTORRIN. f. Desplazamiento quirúrgico de una cuerda vocal con el aritenoides para aproximarla o separarla de la línea media en caso de parálisis laríngea.

cordosqueleto *(chordoskeleton)*
ORTOP. m. Porción del esqueleto óseo que se forma alrededor del notocordio.

cordotomía *(chordotomy)*
NEUROL. f. Intervención quirúrgica en la que se realiza la sección de los cordones antero-laterales de la médula espinal. Es un procedimiento que se utiliza para el tratamiento del dolor crónico.

corea *(chorea)*
NEUROL. f. Presencia incesante de movimientos involuntarios, bruscos, de predominio distal, sin ningún tipo de patrón estereotipado que se pueden presentar de manera focal o gene-

ralizada. Su etiología es variada pero fisiopatológicamente se asocia a una hiperactividad dopaminérgica de los ganglios basales. ‖ **c. de Huntington** (*Huntington's c.*) Enfermedad autosómica dominante, de inicio en la edad adulta, caracterizada por demencia y movimientos anormales involuntarios, predominantemente de tipo coreico. La alteración genética consiste en la repetición más de 42 veces del tinucleótido CAG en el gen Hugtintina localizado en el cromosoma 4. ‖ **c. de Sydenham** (*Sydenham's c.*) Corea que se puede observar en la fiebre reumática.

corectopia (*corectopia*)
OFTALMOL. f. Posición anómala de la pupila.

coreoatetosis (*choreoathetosis*)
NEUROL. f. Movimientos involuntarios que combinan más o menos las características de la atetosis y de la corea. Ver **atetosis**.

corificación (*corification*)
MEDLEGAL. f. Proceso natural de conservación de los cadáveres que se da en los que son introducidos en ataúdes de cinc o plomo cerrados herméticamente por soldadura. La putrefacción se detiene por carencia de oxígeno. Se caracteriza porque la piel del cadáver, de color grisáceo, adquiere la consistencia típica del cuero recién curtido.

corioamnionitis (*chorioamnionitis*)
GINECOL. f. Infección del corion y amnios en la placenta.

coriocarcinoma (*choriocarcinoma*)
GINECOL. m. Forma maligna de corioepitelioma, que, con frecuencia, produce metástasis en órganos distantes (pulmón, hígado, cerebro). Actualmente el tratamiento con quimioterapia es muy eficaz.

corioepitelioma (*chorioma*)
GINECOL. m. Tumor derivado de la proliferación del epitelio de las vellosidades coriales (sincitiotrofoblasto, citotrofoblasto). Aparece durante un embarazo, habitualmente en el primer trimestre de la gestación. También puede apreciarse después de un embarazo a término, con partos normales. Lo más frecuente es que aparezca después de una mola hidatiforme. Clínicamente se caracteriza por la hemorragia genital, casi continua, y un crecimiento excesivo del útero.

coriogonadotropina (*choriogonadotropina*)
GINECOL. f. Hormona gonadotropina producida por el corion placentario. Llamada también HCG.

corion (*corium*)
ANAT. m. Parte fetal de la placenta, que deriva del trofoblasto. El corion está formado por múltiples vellosidades coriales, bañadas por la sangre materna. Las vellosidades tienen vasos capilares en su interior, estableciéndose el intercambio de sustancias entre la sangre materna y la fetal: el oxígeno y los nutrientes pasan de la madre al embrión y el dióxido de carbono y catabolitos de la sangre fetal a la madre, para que esta los elimine. Entre la sangre materna y la fetal se interpone la pared de las vellosidades, que constituye la barrera placentaria.

coriorretinitis (*chorioretinitis*)
OFTALMOL. f. Inflamación que afecta de manera conjunta a la coroides y a la retina. Ver **uveítis posterior**.

coriorretinopatía (*chorioretinopathy*)
OFTALMOL. f. Proceso no inflamatorio que afecta a coroides y retina. ‖ **c. serosa central** (*central serous c.*) Proceso de origen desconocido que afecta fundamentalmente a varones de edad media y que se caracteriza por la presencia de un punto de fuga en el epitelio pigmentado de la retina lo que produce la formación de un desprendimiento seroso de la retina neurosensorial a nivel macular. Suele resolverse de manera espontánea aunque en ocasiones se puede acelerar su resolución mediante el tratamiento con láser. Las recidivas son frecuentes.

coriza (*coryza*)
OTORRIN. f. Inflamación aguda de la mucosa nasal de origen viral, habitualmente complicada por una sobreinfección bacteriana. ‖ **c. alérgica** (*allergic c.*) Cuadro de afectación de las vías aéreas superiores provocado por una reacción de hipersensibilidad a determinados desencadenantes (polvo, pólenes), en el que se asocian escozor nasal y ocular, obstrucción nasal, estornudos en salvas, lagrimeo, conjuntivitis y secreción de mucosa fluida. Ver **rinitis alérgica.**

córnea (*cornea*)
ANAT. f. Parte anterior de la esclerótica (cubierta externa y consistente del globo ocular), trans-

córnea

parente y de un radio menor que el de la esclerótica, por lo cual es más prominente que esta.

córnea guttata (*guttate cornea*)
OFTALMOL. Alteración de la córnea en la que se forman acúmulos focales en su cara posterior a modo de granitos microscópicos y que se traduce en una alteración profunda del endotelio corneal. La alteración de esta capa de células produce la pérdida de transparencia de la córnea y la consiguiente pérdida de agudeza visual. En los casos más graves es necesario recurrir al trasplante de córnea para recuperar la visión. ‖ **c. verticillata** (*verticillata c.*) Alteración corneal que se caracteriza por depósitos en el epitelio de color grisáceo o dorado. Comienzan por debajo del nivel de la pupila y se dirigen hacia la periferia a modo de remolino simulando los bigotes de un gato. La causa más frecuente es la ingesta de antiarrítmicos como la amiodarona. No cursa con disminución de la agudeza visual y no precisa tratamiento.

córneo (*corneus*)
DERMATOL. adj. Relativo a la capa córnea.

cornificación (*cornification*)
DERMATOL. f. Sinónimo de queratinización. ‖ Perteneciente o relativo a la transformación en tejido córneo.

coroideo (*choroidal*)
NEUROCIR. adj. Referente a los plexos coroideos (v.).

coroideremia (*choroideremia*)
OFTALMOL. f. Distrofia coroidea bilateral y progresiva que cursa con ceguera nocturna desde la infancia. Es de carácter hereditario.

coroides (*choroid*)
ANAT. f. Capa media del ojo que posee abundantes vasos. Se distinguen en ella tres partes: la coroides propiamente dicha, los procesos ciliares y el iris.

coroiditis (*choroiditis*)
OFTALMOL. f. Inflamación de la coroides. Ver **uveítis posterior**. ‖ **c. por histoplasmosis** (*hystoplasmic c.*) Infección causada por un hongo llamado histoplasma que produce una atrofia coriorretiniana, manchas conocidas como *histo spots* y, en ocasiones, neovascularización subretiniana a nivel macular. ‖ **c. serosa** (*serous c.*) Ver **coriorretinopatía serosa central**. ‖ **c. serpinginosa** (*serpinginous c.*) Proceso de origen desconocido que se caracteriza por fenómenos inflamatorios alrededor del nervio óptico que dan un color amarillo cremoso a la coroides y retina. Curan dejando áreas de atrofia y progresan de forma serpenteante. Suele ser bilateral, cursa de forma recurrente y afecta fundamentalmente a personas en la edad media de la vida.

coroidosis (*choroidiosis*)
OFTALMOL. Proceso degenarativo de la coroides. ‖ **c. miópica** (*myopic c.*) Conjunto de fenómenos degenerativos asociados a la miopía y que se caracterizan fundamentalmente por áreas de atrofia coriorretiniana de localización peripapilar y del polo posterior. En ocasiones, se asocia la aparición de membranas neovasculares subretinianas que cicatrizan dejando una zona pigmentada conocida como mancha de Fuchs. Es la principal causa de ceguera y baja visión en los pacientes con miopía magna o maligna.

corona (*crown*)
ANAT. f. Estructura que presenta una morfología circular. ‖ **c. ciliar** (*ciliary c.*) La que se encuentra entre la ora serrata y los procesos ciliares (y corresponde a la capa coroidea del ojo). ‖ **c. del diente** (*dental c.*) Parte del diente cubierta por el esmalte y que emerge de la encía. ‖ **c. radiata** (*radiata c.*) Fibras de la cápsula interna que se irradian hacia la corteza cerebral.

corona venérea (*veneris crown*)
DERMATOL. Conjunto de lesiones sifilíticas localizadas en la región frontal.

coronal (*coronal*)
RADIO. adj. Plano del espacio orientado en sentido longitudinal-frontal (de arriba abajo y de lado a lado).

coronamiento (*crowning*)
GINECOL. m. Nombre que recibe el periodo expulsivo del parto, cuando la cabeza fetal se deflexiona y aparece al exterior.

coronaria (*coronarie*)
ANAT. f. Cada una de las arterias que irrigan el corazón. Hay una a la derecha y otra a la izquierda, y nacen de la raíz de la aorta. Con una relativa frecuencia, se forman en ellas placas de ateroma, causa de los infartos de miocardio.

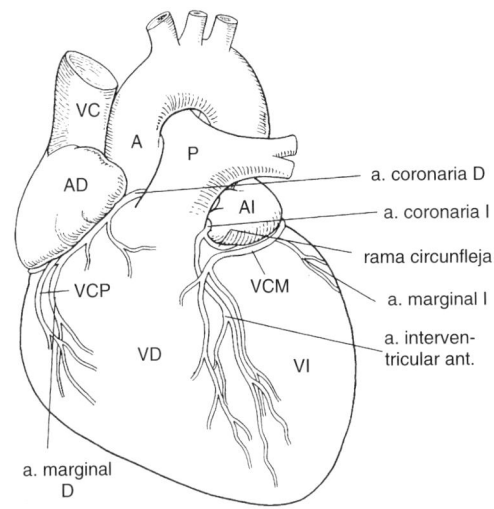

coronarias. Irrigación del corazón (cara anterior). A: arteria aorta; AD: aurícula derecha; AI: aurícula izquierda; P: arteria pulmonar; VD: ventrículo derecho; VI: ventrículo izquierdo; VCM: vena cardiaca magna; VCP: vena cardiaca pequeña

coronariografía (*coronariography*)
CARDIOL. f. Angiografía coronaria. Representación de las arterias coronarias con radiografías realizadas tras la inyección de contraste radiológico en el árbol coronario mediante un cateterismo. Es una exploración ampliamente utilizada en pacientes con cardiopatía isquémica para la visualización y valoración de las lesiones coronarias ateroscleróticas.

coronariopatía (*coronariopathy*)
CARDIOL. f. Enfermedad de las arterias coronarias, habitualmente de origen aterosclerótico. Ver **cardiopatía isquémica.**

coronavirus (*coronavirus*)
MICROBIOL. m. Virus de la familia *Coronaviridae*, con cápside helicoidal y envoltura (75-160 nm). Recibe el nombre de «corona» debido a las espículas o proyecciones causadas por las glucoproteínas de la envoltura, que le proporcionan un aspecto semejante a una corona en las imágenes al microscopio electrónico. El genoma está formado por una hebra de RNA monocatenario de sentido positivo de unas 30 Kb. Son virus de la clase IV según la clasificación de Baltimore. Como la mayoría de los virus con genoma RNA, se replican en el citoplasma de la célula hospedadora. La envoltura se forma a partir del retículo endoplasmático rugoso. Normalmente, infectan las células epiteliales del tracto respiratorio superior. Pueden infectar al hombre, ratón, cerdo, perro, vaca y rata. Son la causa de hasta un 15% de los catarros comunes y también se han asociado a gastroenteritis.

corporación médica (*medical corporation*)
BIOÉT. Ver **colegio profesional.**

corporalidad (*corporality*)
BIOÉT. f. Cualidad de la persona en cuanto que es organismo material. En la atención médica, el respeto (v.) se ha de manifestar, entre otras cosas, como respeto a su corporalidad.

corporectomía (*corporectomy*)
NEUROCIR. f. Extirpación de un cuerpo vertebral.

corpúsculo (*corpuscle*)
ANAT. m. Formación pequeña y redondeada. ‖ **c. de Barr** (*Barr's c.*) Corpúsculo de cromatina intensamente teñida que aparece en los núcleos de las células somáticas femeninas. Representa el cromosoma X inactivado. Fue descrito por Barr. ‖ **c. de Golgi** (*Golgi's c.*) Corpúsculos sensitivos que se encuentran en los tendones en su unión a las fibras musculares. Se impresionan por el grado de tensión del tendón. ‖ **c. gustativo** (*gustatory c.*) Corpúsculos sensitivos que captan el sabor, formados por células sensitivas especializadas y una capa de células de revestimiento. ‖ **c. de Krause** (*Krause's c.*) Corpúsculos sensitivos de aspec-

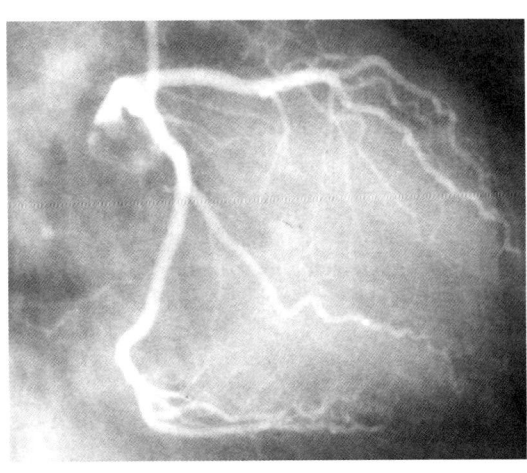

coronariografía izquierda

to bulbiforme, a los que se estimulan por el frío. || **c. de Malpigio** *(Malpighian c.)* Ovillos capilares, cubiertos por la cápsula de Bowman, que se encuentran en la corteza renal. En ellos tiene lugar la filtración de la sangre. También se conocen con el nombre de glomérulos renales. || **c. de Meissner** *(Meissner's c.)* Corpúsculos sensitivos situados en la porción superficial de la dermis, que se estimulan por los contactos con la piel. Son especialmente abundantes en las áreas que poseen una gran sensibilidad táctil como en el pulpejo de los dedos. || **c. de Pacini** *(Pacini's c.)* Corpúsculos sensitivos de gran tamaño a los que, por el amplio número de láminas que envuelven la terminación nerviosa, se les ha comparado a una cebolla. Se estimulan por la presión y se encuentran profundamente situados en la dermis, y también en las vísceras. || **c. renal** *(renal c.)* El conjunto compuesto por el ovillo capilar glomerular y la cápsula de Bowman. Posee una forma esférica y tiene un polo vascular por donde entran y salen la arteria aferente y eferente, y un polo urinario en la zona opuesta, que conecta con el túbulo proximal. La cápsula de Bowman está compuesta de una capa externa o parietal y otra interna o visceral que se aplica íntimamente contra los capilares glomerulares mediante los podocitos. Entre ambas capas queda una cavidad denominada espacio urinario o de Bowman donde se recoge el ultrafiltrado y que está en continuidad y abierto a la luz del túbulo proximal. || **c. de Ruffini** *(Ruffini's c.)* Corpúsculos sensitivos laminados que se estimulan por el calor.

corpúsculo de Donné *(Donné's corpuscle)*
GINECOL. Componente de la leche calostral, que aparece en los primeros días después del parto. Los corpúsculos de Donné, así denominados por ser este científico quien primero los describió, están formados fundamentalmente por leucocitos cargados de grasa.

corredera *(gruove)*
ORTOP. f. Surco o canal de una cierta longitud en la superficie de un hueso que permite que un tendón se aloje en él y se deslice por el mismo, como la corredera bicipital del húmero.

correspondencia retiniana *(retinal correspondence)*
OFTALMOL. Fenómeno por el cual los puntos correspondientes de ambas retinas tienen la misma dirección visual. || **c. retiniana anómala** *(anomalous retinal c.)* Alteración en la cual los puntos correspondientes de ambas retinas no tienen la misma dirección visual. Sucede en los estrabismos.

corsé *(brace)*
ORTOP. m. Aparato ortopédico utilizado en el tratamiento de enfermedades de la columna vertebral para mejorar la posición de la misma (escoliosis) o para inmovilización (espondilisis, fracturas). Se utiliza, por tanto, bien como tratamiento conservador, o bien para proporcionar una inmovilización de una parte de la columna. Algunos tipos de corsé son: el de Bohler, de Boston, de Milwaukee, Stagum o Lyonés. || **c. de Minerva** *(Minerva's c.)* Corsé de yeso que abarca desde la crestas ilíacas al mentón empleado en fractura de la columna vertebral.

corte *(cut)*
ANAT. m. Sección de un órgano, de un tejido o de una célula. Puede realizarse, según el grosor, con el bisturí o con microtomo. || **c. por congelación** *(frozen c.)* Aquel que se realiza con microtomo, para lo que previamente es necesario endurecer los tejidos que se van a seccionar. || **c. coronal** *(coronal c.)* Sección del cerebro según un plano frontal, que corresponde a la sutura coronal del cráneo. || **c. en parafina** *(parafin c.)* Procedimiento empleado para endurecer los tejidos que se han de seccionar con microtomo, lo que permite realizar secciones de hasta cinco micras. || **c. sagital** *(saggital c.)* Plano en que se puede seccionar un órgano. || **c. transversal** *(transversal c.)* Sección de un órgano según el plano transversal.

corte *(scan, slice)*
RADIO. m. Cada una de las imágenes seccionales obtenidas en una técnica tomográfica.

corteza *(cortex)*
ANAT. f. Parte periférica de algunos órganos (corteza cerebelosa, cerebral, del riñón, etc.) || **c. cerebelosa** *(cerebellar c.)* Sustancia gris que forma la cubierta del cerebelo. Presenta una gran cantidad de finos surcos que separan las laminillas cerebelosas y está formada por tres capas de neuronas: la molecular, la de células de Purkinje y la granular. || **c. cerebral** *(cerebral c.)* Capa de sustancia gris que cubre el cerebro. Está accidentada por cisuras y surcos

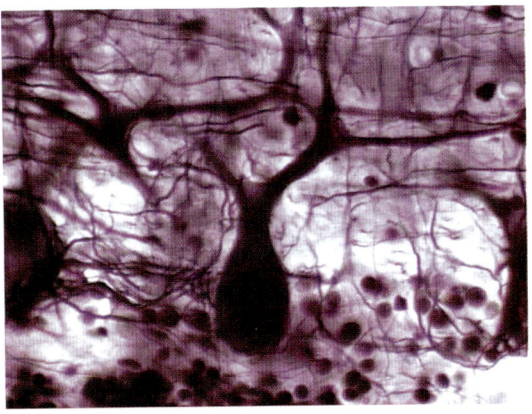

corteza cerebelosa. Células de Purkinje

y, desde un punto de vista filogenético, se divide en arquicórtex, paleocórtex y neocórtex. Este último, el más reciente en la evolución animal, es el que alcanza mayor extensión en el hombre y posee la máxima complejidad citoarquitectónica. Está compuesto por seis capas de células, mientras que el arquicórtex solo presenta tres. Atendiendo a la organización celular, diversos autores han dividido la corteza cerebral en áreas. Uno de los mapas corticales más conocidos es el de Brodmann. Tanto la sensibilidad como la motilidad tienen una localización cortical muy precisa. Hay una área visual, otra acústica, otra de la sensibilidad general, etc. Su destrucción lleva consigo la pérdida de la correspondiente sensibilidad, aunque el órgano y la vía sensorial estén idemnes. Los impulsos para los movimientos voluntarios parten del área motora en la que, lo mismo que en el área somestésica, hay una disposición somatotópica. || **c. renal** *(renal c.)* Parte externa del riñón de coloración rojo-parduzca y fácilmente distinguible al corte de la parte interna o medular. Forma un arco de tejido situado inmediatamente bajo la cápsula renal. De ella surgen proyecciones que se sitúan entre las unidades individuales de la médula y se denominan columnas de Bertin. Contiene todos los glomérulos, los túbulos proximales y distales, recibe el 90% del flujo sanguíneo renal y su principal función es la filtración, la reabsorción activa y la secreción. || **c. suprarrenal** *(adrenal c.)* Zona de tejido suprarrenal derivada embriológicamente del mesodermo que envuelve la médula. Está formada por tres capas: la glomerulosa, que segrega mineralocorticoides; la fascicular, productora de glucocorticoides, y la reticular, que produce gonadocorticoides. Representa 4/5 del peso total de la glándula. Se encuentra en la glándula suprarrenal, adosada al polo superior del riñón.

cortical *(cortical)*
ORTOP. adj. Relativo o perteneciente a la corteza.

corticófugo *(corticofugal)*
NEUROL. adj. Que se aleja de la corteza cerebral.

corticoide *(corticoid)*
FARM. f. Hormona esteroidea sintetizada en la corteza suprarrenal. Puede ser mineralocorticoide o glucocorticoide, según afecte al metabolismo mineral o al orgánico (de carbohidratos y proteínas), respectivamente. Los corticoides fisiológicos son la aldosterona y la hidrocortisona (cortisol).

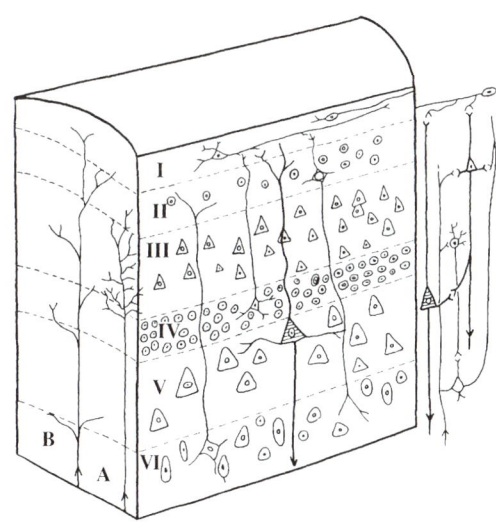

Representación esquemática de un bloque de *corteza cerebral* (neocórtex) con sus diferentes capas y tipos de células. Las capas vienen designadas con números romanos. En la capa I se encuentran las células horizontales de Cajal. La capa II es la granular externa; la III, la de las células piramidales de pequeño y mediano tamaño (capa piramidal externa); la IV es la granular interna; la V, la piramidal interna, con células piramidales grandes, y la VI, la polimorfa, con neuronas de diferente morfología y tamaño. A la derecha se muestran, de forma simplificada, las principales conexiones que se establecen en la corteza. En el lado izquierdo del bloque cortical se representa la forma en que terminan las fibras que llegan a la corteza: la A es una fibra específica, mientras que la B es inespecífica

córtico-resistencia *(steroid-resistance)*
NEFROL. f. Rechazo agudo del tratamiento convencional con bolus de corticoides. Suele producirse en un 20% de los episodios y para el tratamiento de estos rechazos no controlados se utilizan anticuerpos policlonales (antilinfocito o antitimocito) o monoclonales (OKT3) o drogas más recientes como el micofenolato mofetil o el tacrolimus. También puede darse córtico-resistencia en algunas glomerulonefritis primitivas tratadas solamente con corticosteroides y, a veces, pueden responder a la asociación con ciclosporina, azatioprina, ciclofosfamida o cloranbucil.

corticosterona *(corticosterone)*
BIOQUÍM. f. Glucocorticoide sintetizado en la zona fasciculata adrenal. Cuantitativamente es el segundo glucocorticoide más importante de la corteza adrenal en el hombre, después del cortisol.

corticotropina *(corticotropin)*
BIOQUÍM. Ver **ACTH**.

corticotropinoma *(corticotropinoma)*
ENDOCRINOL. m. Tumor hipofisario productor de ACTH. En presencia de tejido suprarrenal intacto da lugar a la enfermedad de Cushing. Puede desarrollarse como consecuencia de una suprarrenalectomía bilateral realizada como tratamiento del síndrome de Cushing, en cuyo caso muestra un comportamiento agresivo con crecimiento rápido e induce gran hiperpigmentación melánica, constituyendo el síndrome de Nelson.

cortisol *(cortisol)*
BIOQUÍM. m. Principal glucocorticoide adrenal que estimula la conversión de proteínas en carbohidratos, eleva la concentración de azúcar en la sangre y favorece el almacenamiento de glucógeno en el hígado. Ver **hidrocortisona**.

cortisolemia *(cortisolemia)*
ENDOCRINOL. f. Concentración plasmática de cortisol. Es máxima a las ocho de la mañana y mínima a las doce de la noche configurando un ritmo circadiano de secreción.

cortisoluria *(cortisoluria)*
ENDOCRINOL. f. Eliminación urinaria de cortisol libre. Habitualmente se expresa en microgramos por 24 horas. Su estimación es útil en el diagnóstico del síndrome de Cushing.

cortisona *(cortisone)*
ENDOCRINOL. f. Glucocorticoide biológicamente inactivo que se produce principalmente en el hígado por transformación en grupo cetónico del grupo hidroxilo del carbono 11 del cortisol, una sustancia con actividad glucocorticoide. Puede obtenerse sintéticamente empleándose terapéuticamente en el tratamiento de la insuficiencia suprarrenal y como antiinflamatorio o antialérgico. También produce en el hígado, de modo natural, la reacción inversa.

Corynebacterium *(Corynebacterium)*
MICROBIOL. Género que agrupa a bacterias gram-positivas bacilares, aerobias, anaerobias facultativas, quimioorganotrofas e inmóviles, que forman agregados celulares irregulares en forma de V o de L (con aspecto de caracteres chinos). Las corinebacterias no son ácido-alcohol resistentes ni forman esporas y poseen ácidos micólicos en su pared celular. El género incluye muchas especies saprofíticas que viven en el suelo o sobre materia vegetal y otras parásitas y patógenas del ser humano y de animales. El hombre es el único hospedador conocido de *Corynebacterium diphteriae,* el agente causal de la difteria. La manifestación clínica más característica de esta enfermedad es la aparición de un crecimiento seudomembranoso grisáceo en la garganta causado por la proliferación de *Corynebacterium diphteriae* en el epitelio nasofaríngeo y por la consiguiente respuesta inflamatoria del hospedador. La seudomembrana, compuesta de células muertas y de microorganismos, puede llegar a obstruir la entrada de aire y producir la muerte por asfixia. La capacidad de *Corynebacterium diphteriae* para producir una potente exotoxina (toxina diftérica) con acción citotóxica es esencial para la virulencia de este patógeno.

cosmético *(cosmetic)*
DERMATOL. m. Producto que se emplea para la higiene y embellecimiento del cuerpo. ‖ Arte de aplicar estos productos.

cosmetología *(cosmetology)*
DERMATOL. f. Ciencia que estudia los diversos productos cosméticos y sus aplicaciones prácticas.

costal *(costal)*
ANAT. adj. Perteneciente a las costillas: articulaciones costales, cartílagos costales, ángulo xifocostal, etc.

costalgia *(costalgia)*
ORTOP. f. Dolor en las costillas. || Neuralgia intercostal.

costilla *(rib)*
ANAT. f. Cada uno de los doce pares de huesos largos, planos y curvos que forman la parrilla costal. Las costillas, junto con la columna vertebral y el esternón, constituyen el esqueleto torácico. Este tiene una doble función: proteger a las vísceras torácicas y servir de instrumento pasivo en el mecanismo de la respiración. Las costillas que se articulan directamente con el esternón se llaman verdaderas (las siete primeras); las tres siguientes lo hacen mediante un cartílago común y se denominan falsas. Las dos últimas no llegan al esternón, por lo que se llaman costillas flotantes. || **c. falsa** *(false r.)* La que se une a otras para alcanzar el esternón. Hay tres pares de costillas falsas. || **c. flotante** *(floting r.)* La que no se une ni al esternón ni a las costillas que están encima de ella. Son los dos últimos pares. || **c. verdadera** *(typical r.)* La que, mediante el correspondiente cartílago costal, llega hasta el esternón. Hay siete pares de costillas verdaderas.

costo- *(costo-)*
ORTOP. Prefijo que significa costilla.

costo de la medicina *(cost of the medicine)*
BIOÉT. Costo de la atención sanitaria. Aunque es un factor no estrictamente sanitario, la atención médica no se puede despreocupar de él, no solo cuando se atiende a pacientes que abonan directamente sus honorarios, sino también cuando se ejerce en la medicina hospitalaria, pública o privada: debe tenerse en cuenta a la hora de organizar el trabajo (ver **calidad de atención**) y a la hora de recomendar una prueba diagnóstica o un tratamiento (ver **futilidad, tratamiento desproporcionado, tratamiento proporcionado**). El gasto prescindible adecuadamente ahorrado puede permitir tratar a más pacientes que, de lo contrario, quedarían sin tratamiento (ver **triage**). Tiene especial relevancia a la hora de plantear el tratamiento de pacientes crónicos.

costoabdominal *(costoabdominal)*
ORTOP. adj. Relativo o perteneciente a las costillas y al abdomen simultáneamente.

costoclavicular *(costoclavicular)*
ORTOP. adj. Relativo o perteneciente a las costillas y a la clavícula simultáneamente.

costocondral *(costochondral)*
ORTOP. adj. Relativo o perteneciente a una costilla y a su cartílago.

costocondritis *(costochondritis)*
PNEUMOL. f. Dolor de las articulaciones costocondrales por tumefacción que suele aparecer en pacientes mayores de 40 años. En ocasiones, se utiliza como sinónimo de síndrome de Tietze.

costocoracoideo *(costocoracoid)*
ORTOP. adj. Referido a la costilla y a la apófisis coracoides.

costoescapular *(costoscapular)*
ORTOP. adj. Vinculado a las costillas y a la escápula simultáneamente.

costoesternal *(costosternal)*
ORTOP. adj. Relativo o perteneciente a las costillas y al esternón simultáneamente, como las articulaciones costoesternales.

costoesternoplastia *(costoternoplasty)*
ORTOP. f. Reparación quirúrgica del tórax en embudo.

costogénico *(costogenic)*
ORTOP. adj. Que tiene su origen en las costillas.

costoinferior *(costoinferior)*
ORTOP. adj. Relativo o perteneciente a las costillas inferiores. Se dice de una forma de respiración en la que las costillas inferiores se mueven más que las superiores.

costopúbico *(costopubic)*
ORTOP. adj. Relativo o perteneciente a las costillas y al pubis. || m. Músculo recto anterior del abdomen.

costospinal *(costispinal)*
ORTOP. adj. Concerniente a las costillas y a la columna vertebral al mismo tiempo, o que las conecta.

costotomía *(costotomy)*
ORTOP. f. Intervención quirúrgica que tiene por objeto la sección o resección de una o más costillas o de un cartílago costal.

costotomo *(costotome)*
ORTOP. m. Instrumento para cortar costillas del tipo de una cizalla.

costotransversectomía *(costotransversectomy)*
ORTOP. f. Sección quirúrgica de la apófisis transversa de la vértebra y la parte más posterior de la costilla que se articula con ellas, generalmente para conseguir una vía de abordaje al espacio extradural anterior.

costotransverso *(costotransversal)*
ORTOP. adj. Que se encuentra entre las costillas y las apófisis transversas de las vértebras. Ligamento que une estas dos estructuras óseas.

costovertebral *(costovertebral)*
ORTOP. adj. Relativo o perteneciente a las costillas y a los cuerpos de las vértebras torácicas con los cuales se articula.

costoxifoideo *(costoxiphoid)*
ORTOP. adj. Relativo o perteneciente a las costillas y al cartílago xifoides del esternón.

costra *(crust)*
DERMATOL. f. Lesión elemental dermatológica formada por serosidad, pus, sangre o la mezcla de ellas.

costumbre *(custom)*
PSICOL. m. Modo de conducta complejo y predominante en un individuo o grupo social determinado, durante un tiempo relativamente largo, basado en la formación de hábitos (no en la herencia biológica) en épocas anteriores de la vida del individuo o del grupo.

cotiledón *(cotyledon)*
ANAT. m. Cada una de las divisiones de la placenta, separadas en la superficie materna por pequeños surcos y, en el espesor, por los tabiques placentarios.

cotilo *(cotylus)*
ORTOP. m. Cavidad ósea donde se aloja otro hueso, especialmente la del hueso coxal que acoge la cabeza del fémur. Ver **acetábulo**.

cotiloideo *(cotyloid)*
ORTOP. adj. Relativo o perteneciente al cótilo (acetábulo). || Que tiene forma de copa.

cotransporte *(cotransport)*
NEFROL. m. Mecanismo por el que una molécula es introducida en el interior de una célula en contra de un gradiente de concentración, uniéndose a la misma proteína transportadora que introduce los iones sodio. La energía se deriva de la entrada de estos iones sodio a favor del gradiente, ya que la proteína transportadora no puede utilizar el ATP como energía.

cotrimoxazol *(cotrimoxazole)*
FARMCLÍN. m. Asociación de trimetoprim con sulfametoxazol que presenta efecto sinérgico. Resulta activa frente a cocos gram-positivos y bacilos gram-negativos. Está indicada en el tratamiento de infecciones por *Pneumocistis carinii*.

coxa *(coxa, hip)*
ORTOP. f. Articulación de la cadera, es decir, articulación entre el hueso coxal y el fémur. Ver **cadera**. || **c. adducta** *(c. adducta)* Desviación hacia adentro de la cadera. || **c. flexa** *(c. flexa)* Actitud o deformidad en flexión de la cadera. || **c. magna** *(c. magna)* Trastorno caracterizado por ensanchamiento de la cabeza y el cuello femorales. Suele ser secuela de la enfermedad de Perthes. || **c. plana** *(c. plana)* Osteocondritis de la cabeza del fémur. También se denomina enfermedad de Perthes. || **c. valga** *(c. valga)* Deformidad de la extremidad superior del fémur consistente en un aumento significativo del angulo cérvico-diafisario. || **c. valga subluxans** *(c. valga subluxans)* Tendencia a la extrusión de la cabeza del fémur en una coxa valga, generalmente secuela de la luxación congénita de la cadera y en la enfermedad de Perthes. || **c. vara** *(c. vara)* Deformidad de la extremidad superior del fémur consistente en una disminución significativa del ángulo cérvico-diafisario.

coxal *(os pelvicum)*
ORTOP. m. Hueso plano que conecta el sacro con el fémur y une así el tronco a la extremidad inferior. Se compone de tres partes: ilion izquierdo, pubis y huesos independientes unidos en el adulto en la cavidad acetabular por el cartílago trirradiado formando un solo hueso.

coxalgia *(coxalgia)*
ORTOP. f. Dolor de la articulación de la cadera. Esta denominación suele reservarse para la tuberculosis coxofemoral. || **c. fugaz** *(fugitive c.)* Dolor transitorio de la cadera, generalmente en niños de pocos años, atribuible a una sinovitis banal. || **c. histérica** *(hysterical c.)* Contractura muscular que produce una actitud que recuerda a la de la coxalgia.

coxartria (*coxarthria*)
ORTOP. f. Artrosis de la articulación coxofemoral. ‖ Coxartrosis.

coxartritis (*coxarthritis*)
ORTOP. f. Inflamación de la articulación de la cadera. Coxitis.

coxartropatía (*coxarthropathy*)
ORTOP. f. Cualquier enfermedad de la articulación coxofemoral.

coxartrosis (*coxarthrosis*)
ORTOP. f. Artrosis de la articulación coxofemoral que cursa con degeneración del cartílago articular y se sigue con desaparición progresiva del mismo. La cadera suele estar en ligera flexión y presenta limitación de las rotaciones y de la abducción. Se acompaña de dolor y cojera, según la intensidad de las molestias.

Coxiella (*Coxiella*)
MICROBIOL. Género cuya única especie es *Coxiella burnetti* ($0,2 \times 0,7$ μm). Mediante el estudio de la secuencia del 16S RNA se ha clasificado dentro de la subdivisión gamma de las proteobacterias. Es el agente etiológico de la fiebre Q y, a diferencia de *Rickettsia*, sobrevive fuera de las células, resiste a la desecación y no necesita un vector animado para su transmisión. Es un parásito intracelular obligado con un ciclo de multiplicación en el que se distinguen dos formas celulares por su tamaño y que, además, poseen propiedades fisiológicas y estructurales distintas. La segunda forma, mayor que la primera, aparece al final del ciclo de multiplicación y esporula. Las esporas son liberadas al medio ambiente cuando la bacteria sale al exterior. La formación de esporas (formas resistentes) explica la supervivencia de esta bacteria en el medio ambiente durante un año. Esta bacteria infecta a animales domésticos (ovejas, cabras, vacas, perros, gatos), donde se encuentra en fase I (fase virulenta) que en pases por embrión de pollo varía a la denominada fase II (fase avirulenta). En la especie humana *Coxiella burnetti* puede producir neumonías (neumonía atípica), hepatitis, endocarditis y, a veces, trastornos neurológicos. El hombre se contagia por vía aérea.

coxitis (*coxitis*)
ORTOP. f. Inflamación de la articulación de la cadera. ‖ **c. fugaz** (*fugitive c.*) Artritis coxofemoral benigna transitoria. ‖ **c. tuberculosa** (*tuberculous c.*) Inflamación tuberculosa de la articulación coxofemoral que produce la destrucción de las superficies articulares y se acompaña de contractura dolorosa en flexo aducción.

coxodinia (*coxodynia*)
ORTOP. Ver **coxalgia.**

coxofemoral (*coxofemoral*)
ORTOP. adj. Relativo o perteneciente a la articulación de la cadera y el muslo.

coxotomía (*coxotomy*)
ORTOP. f. Apertura quirúrgica de la articulación coxofemoral.

coxotuberculosis (*coxotuberculosis*)
ORTOP. f. Afección tuberculosa de la articulación de la cadera.

CPAP (*continuous positive air pressure*)
PNEUMOL. Siglas inglesas para denominar un soporte ventilatorio mecánico que consiste en la aplicación de presión positiva en la vía aérea mediante máscara nasal. Es un tratamiento de elección en el síndrome de apneas obstructivas del sueño.

CPB (*CPB*)
ONCOL. Siglas inglesas que resultan de la combinación de los agentes citostáticos ciclofosfamida, cisplatino y carmustine, empleada en regímenes de intensificación con altas dosis de quimioterapia con soporte mielopoyético de células progenitoras de sangre periférica. Es la pauta trialquilante popularizada por la universidad de Duke.

CPRE (*ERCP*)
CIRGEN. Ver **colangiografía retrógrada endoscópica.**

CPT-11 (*CPT-11*)
ONCOL. Ver **irinotecan.**

crack (*crack*)
FARM. m. Base libre de cocaína preparada en forma sólida para ser fumada. Su nombre se debe al ruido característico que produce cuando se quema.

craneal (*cranial*)
RADIO. adj. Perteneciente al cráneo. Orientación de la imagen de modo que se observe desde la porción superior.

cráneo

cráneo *(skull)*
ANAT. m. Esqueleto de la cabeza. Se divide en neurocráneo, que encierra y protege al encéfalo, y viscerocráneo, que aloja las vísceras faciales.

cráneo bífido *(cranium bifidum)*
NEUROCIR. Ver **craneosquisis**.

cráneo-caudal *(craniocaudal)*
RADIO. adj. Que está en sentido descendente respecto al cuerpo. Ver **proyección**.

craneostenosis (de cráneo y del griego *stenós*, estrecho) *(craniostenosis)*
CIRPLÁS. Ver **craneosinostosis**.

craneofaringioma *(craniopharyngioma)*
NEUROCIR. m. Tumor derivado de restos embrionarios superiores de la bosa de Rathke por lo que se localiza en la región periselar y se caracteriza histológicamente por la presencia de epitelio escamoso y epitelio que recuerda el retículo estrellado del órgano del esmalte. Habitual-

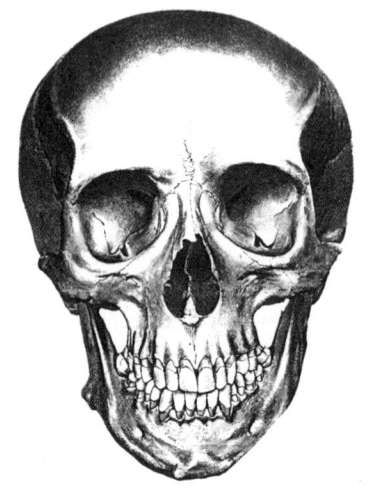
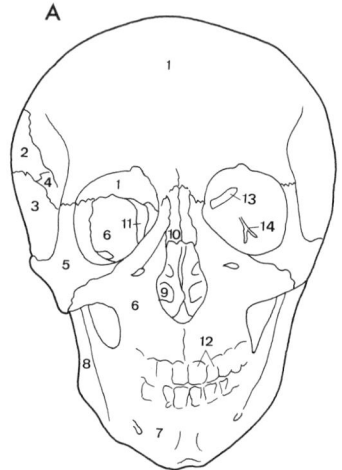

Vista frontal del esqueleto del *cráneo* humano: 1) hueso frontal; 2) parietal; 3) temporal; 4) esfenoides (ala mayor); 5) cigomático; 6) maxilar; 7) mandíbula; 8) rama ascendente de la mandíbula; 9) cornete inferior; 10) nasal; 11) unguis; 12) dientes

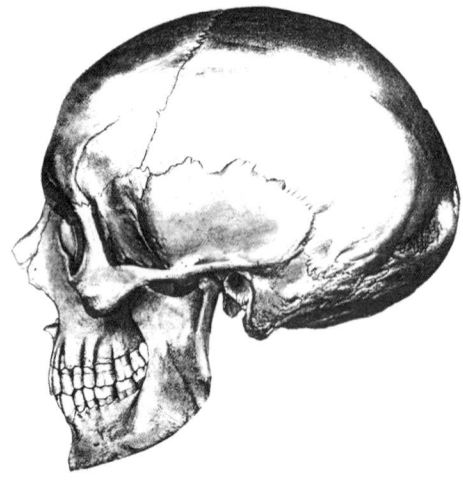
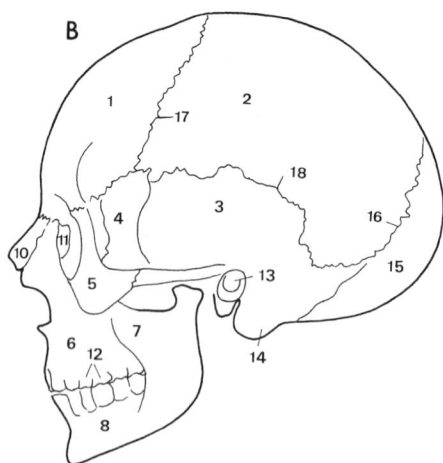

Vista lateral del esqueleto del *cráneo* humano. Los 12 primeros números son iguales a los de la figura anterior: 13) agujero del meato acústico; 14) apófisis mastoides; 15) occipital; 16) sutura laboidea; 17) sutura coronal; 18) sutura parietotemporal

mente se diagnostica en la infancia o en la adolescencia. Con frecuencia se forman estructuras quísticas conteniendo un líquido turbio ambarino y cristales de colesterol. Es histológicamente benigno: su crecimiento es lento, dando lugar a síntomas compresivos locales como cefalea, hemianopsia bitemporal e hidrocefalia y de hipopituitarismo anterior y posterior por afectación hipotalámica y de las células hipofisarias normales. El tratamiento es quirúrgico y, si quedan restos, radioterapia.

craneofascioestenosis *(craniofaciostenosis)*
CIRPLÁS. f. Dentro del grupo de las disóstosis craneofaciales, anomalías congénitas hereditarias y raras que cursan con deformidades craneofaciales de distinto grado. Las más frecuentes son la enfermedad de Crouzon y el síndrome de Apert.

craneópagos *(craniopagus)*
CIRPLÁS. m. pl. Gemelos siameses unidos por la cabeza.

craneoplastia *(cranioplasty)*
CIRPLÁS. f. Técnica quirúrgica para la corrección de los defectos craneales, morfológicos o estructurales, sean estos de naturaleza congénita o adquirida, traumática u oncológica. En general, cirugía plástica del cráneo.

craneorraquisquisis *(craniorachischisis)*
NEUROL. f. Malformación del eje encefaloespinal consistente en la falta del cierre craneal y de los arcos posteriores del raquis, quedando expuestas las estructuras cerebrales malformadas, de tipo anencefálico.

craneosinostosis *(craniosinostosis)*
CIRPLÁS. f. Término utilizado para designar la osificación prematura de las suturas craneales, que ocasiona diversas deformidades congénitas del cráneo.

craneosquisis *(craniorachischisis)*
NEUROCIR. f. Fisura congénita del cráneo secundaria a un defecto de la neurulación o cierre de la porción dorsal segmentaria o no del conducto neural en el encéfalo y de la subsiguiente inducción de las cubiertas meningeas, óseas, musculares y cutáneas.

craneostosis *(craniostosis)*
NEUROL. f. Osificación prematura de las suturas del cráneo asociadas generalmente a otras alteraciones esqueléticas.

craneotomía *(craniotomy)*
NEUROL. f. Cualquier apertura quirúrgica practicada en el cráneo con el fin de aliviar la presión intracraneal o acceder a una estructura intracraneal.

craneótomo *(cranitome)*
NEUROL. m. Instrumento quirúrgico utilizado para realizar craneotomías.

cratomanía *(cratomania)*
PSIQUIAT. Ver **manía.**

craurosis *(kraurosis)*
ANAT. f. Estado de desecación y atrofia.

craurosis vulvar *(vulvar kraurosis)*
GINECOL. Enfermedad que se caracteriza por la atrofia de los tejidos de la vulva. Es un término en desuso que ha sido sustituido por el más amplio de distrofia vulvar, caracterizada por alteraciones atróficas de la piel de la vulva en la que pueden aparecer atipias celulares precursoras del carcinoma vulvar.

creatina *(creatine)*
FISIOL. f. Compuesto nitrogenado, cristalizable y sintetizado por el organismo. Su forma fosforilada es un almacén de fosfato rico en energía.

creatina fosfato *(creatine phosphate)*
BIOQUÍM. Antiguo nombre, no recomendado, para la fosfocreatina.

creatinina *(creatinine)*
FISIOL. f. Producto final del metabolismo de la creatina. Se encuentra en los músculos y en la sangre y se elimina por la orina.

crecimiento *(growth)*
PEDIAT. m. Desarrollo del ser vivo, que comprende, en el caso del hombre, el desarrollo somático y psíquico. No es un proceso uniforme, sino que en determinadas épocas lleva un curso más acelerado que en otras.

crecimiento intrauterino retardado *(intrauterine retarded growth)*
GINECOL. Retraso del crecimiento del feto en relación con el tiempo de gestación. Son los llamados fetos pequeños para la edad gestacional. El retardo del crecimiento intrauterino puede ser simétrico, afectando simultáneamente a todo el desarrollo fetal, o asimétrico, en el que se produce un retraso en el desarro-

llo de algunas partes del organismo como el tórax y abdomen.

creeping substitution *(creeping substitution)*
CIRPLÁS. Mecanismo de incorporación de los injertos óseos en los cuales se va produciendo la reabsorción del hueso muerto y su «sustitución» por hueso nuevo.

crema *(cream)*
DERMATOL. f. Preparación farmacéutica preparada con carbobases, aceites minerales dispersos.

cremación *(cremation)*
MEDLEGAL. f. Acción de quemar el cadáver. Ver **incineración**.

cremallera de leucinas *(leucine zipper)*
BIOQUÍM. Motivo estructural de algunas proteínas que interviene en su dimerización. Se forma mediante interdigitación de residuos hidrofóbicos de leucina de ambas cadenas, dando lugar a un estructura que recuerda a una cremallera. Este motivo es frecuente en proteínas que se unen al DNA.

cremáster *(cremaster)*
ANAT. m. Fina capa muscular que envuelve al testículo y al cordón espermático. Sus fibras son prolongación de las del músculo oblicuo interno del abdomen.

cremnofobia *(kremnophobia)*
PSIQUIAT. Ver **fobia**.

crepitación *(crakle, crepitus, crepitation)*
ORTOP. f. Acción de crepitar. || Sonido crujiente producido por el frotamiento de los extremos de un hueso fracturado. || **c. articular** *(articular c.)* Ruidos que se perciben en la articulación al moverla en ciertas afecciones (artrosis). || **c. dolorosa en los tendones** *(painful tendon c.)* La que produce la inflamación aguda de las vainas tendinosas (sinovitis crepitante). Se presenta en el abductor largo y en el extensor corto del pulgar a su paso por la corredera radial. || **c. de seda** *(silk c.)* Sensación parecida a la que produce el roce de dos hilos de seda entre los dedos. Se percibe en la articulación o hidrartrosis.

crepitantes *(crackles)*
PNEUMOL. adj. Se dice de los ruidos respiratorios accesorios producidos por el paso del aire a través de los bronquios o alveolos con sustancias líquidas o semilíquidas muy fluidas.

crepitar *(to crepitate)*
ORTOP. intr. Hacer una serie de ruidos análogos a los que hace la leña cuando arde o el que se consigue echando sal al fuego.

crepuscular *(twilight)*
PSICOL. adj. Se dice del trastorno de obnubilación de la conciencia que se caracteriza porque el enfermo solo percibe del mundo exterior aquello relacionado con alguna preocupación que le produce intensa angustia.

cresomanía
PSIQUIAT. Ver **manía**.

cresta *(crest)*
ANAT. f. Saliente de una cierta longitud y con un borde cortante, como la cresta ilíaca, la cresta intertrocantérica, etc. || **c. genital** *(genital c.)* Eminencia longitudinal paravertebral, situada en la región lumbar del embrión. Es el primer esbozo de las gónadas en el que todavía no hay diferencia morfológica entre ambos sexos.

cretinismo *(cretinism)*
FISIOL. m. Situación creada por hipofunción tiroidea, que provoca un escaso desarrollo corporal y mental y notable disminución del metabolismo basal. El cretinismo se diferencia del mixedema (en el que también hay una hipofunción tiroidea) en que es congénito, mientras que este último es adquirido.

CRH *(cortico releasing hormone, CRH)*
ENDOCRINOL. Siglas inglesas de la hormona hipotalámica liberadora de corticotropina. Péptido de 41 aminoácidos de origen hipotalámico que estimula la síntesis y liberación de ACTH y otros fragmentos derivados de la molécula de proopiomelanocortina por parte de la célula corticotropa hipofisaria. Adicionalmente posee efectos modulares de la inmunidad e inhibidores de la secreción gonadotrópica. Participa en la respuesta hormonal al estrés.

cribado *(screening)*
GENÉT. m. En biología molecular, proceso de selección de clones a partir de una biblioteca, mediante hibridación con una sonda o mediante PCR.

cribado genético *(genetic screening)*
BIOÉT. Realización de una prueba de diagnóstico genético a toda la población o a un grupo concreto para determinar si poseen algún gen

o alteración cromosómica causante de una determinada enfermedad en ellos o en su descendencia. ‖ **c. genético de clientes** *(genetic s. of clients)* Ver **cribado genético**. ‖ **c. genético y ética** *(genetic s. and ethics)* En el estado actual de la técnica médica, en que estamos en condiciones de tratar muy pocas enfermedades de origen genético, solo se justifica su práctica en aquellas que tienen algún posible remedio curativo o paliativo, teniendo en cuenta el costo del diagnóstico (ver **costo de la medicina**). No es correcto realizarlo sobre candidatos a ciertos trabajos para no aceptar a los que pueden padecer en el futuro una enfermedad profesional, o con motivo de seguros de enfermedad para aumentar la prima o disminuir las prestaciones sanitarias a quien puede enfermar posteriormente (ver **igualdad de derecho a la atención de salud**).

cricoides *(cricoid)*
ANAT. m. Cartílago de la laringe, situado entre el tiroides y el primer anillo de la tráquea. Tiene forma de anillo de sello.

criminalística *(criminalistics)*
MEDLEGAL. f. Estudio científico del crimen y de los criminales. Ciencia que estudia los indicios que quedan en el lugar del crimen y que sirven para el descubrimiento del hecho delictivo, sus circunstancias y del delincuente.

criminología *(criminology)*
MEDLEGAL. f. Ciencia sociológica que estudia el delito, el delincuente, la víctima y el control social del hecho delictivo.

crinofagia *(crinofagy)*
HISTOL. f. Proceso de eliminación de los orgánulos celulares sobrantes o defectuosos propios de la célula.

crioaglutinina *(cryoaglutinine)*
NEFROL. f. Inmunoglobulina IgM (raramente IgA o IgG), dirigida contra los antígenos del sistema Li de la superficie de los eritrocitos. Las crioaglutininas suelen actuar a menos de 4º C y carecen de significado patológico, pero en cantidades elevadas pueden ejercer su efecto a temperatura fisiológica, causando hemólisis.

crioanestesia *(cryoanesthesia)*
ANEST. f. Técnica anestésica en donde se aplica frío con el fin de alcanzar un estado adecuado de alteración de la sensibilidad nerviosa al dolor. Se utiliza durante procedimientos quirúrgicos menores.

criocirugía *(criosurgery)*
CIRGEN. f. Destrucción de tejido patológico mediante la aplicación local de frío intenso que produce necrosis tisular de coagulación por congelación y destrucción de las membranas y organelas celulares. Se emplea en muchas especialidades de la cirugía por su precisión y sus escasas complicaciones; en la actualidad se está extendiendo mucho su empleo para el tratamiento paliativo de tumores hepáticos primarios y metastásicos no susceptibles de otros tratamientos quirúrgicos.

criofractura *(freeze-fracture-etch)*
HISTOL. f. Técnica utilizada en microscopía electrónica (especialmente en el estudio de las membranas celulares), que consiste en: congelación rápida de la muestra seguida de un corte o fractura de la misma a muy baja temperatura; sombreado metálico de la superficie de corte de la muestra; eliminación del tejido subyacente mediante detergentes; y observación de la réplica con un microscopio electrónico de transmisión.

crioglobulina *(crioglobulin)*
NEFROL. f. Inmunoglobulina que se precipita con el frío y se disuelve con el calor a una temperatura de 37º C. Las crioglobulinas se clasifican en tres tipos: tipo I (simples monoclonales) constituyen el 10-38%, están formadas por una sola inmunoglobulina monoclonal, principalmente IgM o IgG, raramente IgA, y se asocian a las gammapatías monoclonales; tipo II (mixtas monoclonales) constituyen el 13-36% y están formadas por IgM monoclonal e IgG policlonal. Pueden ser idiopáticas o asociarse a la macroglobulinemia de Waldenstrom, síndrome de Sjögren, enfermedades autoinmunes (lupus eritematoso sistémico, artritis reumatoide, etc.) y hepatitis crónica activa; tipo III (mixtas policlonales) las constituyen IgM, IgG e IgA policlonales y se pueden asociar a todas las enfermedades que cursan con inmunocomplejos. Aparte de asociarse a otras patologías, pueden formar una entidad clínica llamada crioglobulinemia mixta esencial que cursa con manifestaciones clínicas de oclusión vascular, hiperviscosidad plasmática, livedo reticularis, acrocianosis,

artralgias, glomerulonefritis, afectación hepática y neuropatía periférica.

crioglobulinemia *(cryoglobulinemia)*
HEMATOL. f. Trastorno en el que aparecen crioglobulinas en sangre que producen una elevación de la viscosidad sanguínea, así como alteraciones de la microcirculación e irritación de la pared vascular.

crioprecipitado *(cryoprecipitate)*
HEMATOL. m. Es la fracción de las proteínas plasmáticas que permanecen insolubles cuando el plasma fresco congelado es descongelado en condiciones apropiadas de temperatura. Contiene factor VIII (coagulante, 80-120 U), factor VIII-Von Whillebrand, fibrinógeno (alrededor de 250 mg), factor XIII y fibronectina.

criostato *(criotome)*
HISTOL. m. Aparato utilizado para realizar cortes histológicos de tejidos congelados. El criostato mantiene el tejido cortado en una cámara a una temperatura inferior a 20º C. También se llama criotomo.

crioterapia *(cryotherapy)*
OFTALMOL. f. Tratamiento realizado mediante la aplicación de frío. Se realiza en oftalmología para producir cicatrices corioretinianas en la cirugía del desprendimiento de retina o en la ablación periférica de la retina en la retinopatía diabética proliferante. Se realiza mediante un terminal similar a un bolígrafo que alcanza una temperatura inferior a 80º C mientras está en contacto con el ojo. Ver **ciclocrioterapia**.

cripta *(crypt)*
ANAT. f. Invaginación o saco que se abre en una mucosa. ‖ **c. amigdalina** *(tonsillar c.)* Pequeña invaginación (en número variable) existente en la mucosa que recubre la amígdala palatina. ‖ **c. gástrica** *(gastric c.)* Una de las múltiples invaginaciones de la mucosa gástrica, situadas entre los pliegues vellosos y que corresponden a la desembocadura de las glándulas gástricas.

criptas de Lieberkühn *(Lieberkühn's crypts)*
HISTOL. Invaginaciones de forma tubular del epitelio intestinal, que ocupan desde la luz del tubo digestivo hasta la capa muscular de la mucosa. Poseen un epitelio simple en el cual se sitúan células calicifores, cilíndricas absortivas, células de Paneth (situadas en la base) y células enterocromafines. En las criptas se producen enzimas digestivas, sustancias bactericidas y péptidos reguladores.

criptococosis *(cryptococosis)*
NEUROCIR. f. Cuadro meníngeo secundario a la infección por el *Criptococus neoformans*. El tratamiento de elección es la anfotericina B. El enfermo suele estar en mala situación general, inmunodeprimido o bien haber recibido antibioterapia intensa.

criptomenorrea *(criptomenorrea)*
GINECOL. f. Hemorragia menstrual que se produce periódicamente pero que no tiene salida al exterior, como consecuencia de alguna malformación ginecológica como puede ser la atresia del cuello del útero, la vagina o los genitales externos.

criptorquidia *(cryptorchidism)*
ANAT. f. Testículo oculto, es decir, que no ha descendido de la cavidad abdominal, donde se originó, a la bolsa escrotal.

criptosporidios *(cryptosporidia)*
MICROBIOL. m. pl. Protozoos parásitos incluidos en el género *Cryptosporidium*, subfilo *apicomplexa*. Son pequeñas coccidias parásitas del intestino humano que se localizan en las vellosidades intestinales y producen cuadros de diarrea de larga evolución que afectan fundamentalmente a enfermos inmunodeprimidos y especialmente a enfermos de sida.

criptotia *(cryptotia)*
OTORRIN. f. Anomalía poco frecuente en la cual la oreja está oculta por el cuero cabelludo.

crisiasis *(chrysiasis)*
DERMATOL. f. Pigmentación cutánea producida por la ingesta de sales de oro.

crisis *(crisis)*
ENDOCRINOL. f. Trastorno repentino de la salud manifiesto por síntomas y signos de instauración súbita que tiene lugar en un individuo sano o afecto de una enfermedad crónica.

crisis *(seizure)*
NEUROL. f. Episodio de inicio y final paroxístico que se puede acompañar de convulsión u otra sintomatología debido a una descarga eléctrica anormal del sistema nervioso central. ‖ **c. atónica** *(atonic s.)* Crisis epiléptica generalizada caracterizada por una pérdida brusca del tono muscular y caída habitual del paciente

al suelo. || **c. de ausencia** *(absence s.)* Crisis epiléptica generalizada caracterizada por disminución de la conciencia que se pueden asociar a pequeños movimientos automáticos o mioclonías. El electroencefalograma muestra actividad punta-onda generalizada, habitualmente a 3 Hz. Ver **ausencia**. || **c. epiléptica** *(epileptic s.)* Periodo, generalmente de breve duración, en el que se presentan de modo agudo los síntomas de la epilepsia. || **c. generalizada** *(generalized s.)* Conjunto de crisis epilépticas con sintomatología muy variable debidas a una descarga generalizada de la corteza cerebral. Engloba las crisis generalizadas tónico-clónicas, crisis tónicas, crisis de ausencia, crisis atónicas, crisis mioclónicas y otras. || **c. generalizada tónico-clónica** *(tonic-clonic s.)* Tipo de crisis que se acompaña de pérdida de conciencia, contracción tónica mantenida de toda la musculatura corporal y, posteriormente, sacudidas musculares clónicas. Se acompaña de incontinencia urinaria y habitualmente de mordedura de lengua. La crisis continúa con un estado poscrítico confusional. Para denominar este tipo de crisis se utilizó el término crisis de gran mal, actualmente en desuso. || **c. jacksoniana** *(jacksonian s.)* Crisis epiléptica focal que presenta una progresión de la descarga neuronal y, por tanto, de su sintomatología clínica, siguiendo un patrón de representación somatotópica; p. ej., un paciente con clonías de una mano, que progresivamente se van extendiendo a lo largo de todo el brazo hasta llegar al hombro y posteriormente a la cara, siguiendo la representación cortical correspondiente. || **c. mioclónica** *(myoclonic s.)* Crisis epiléptica caracterizada por la presencia de mioclonías, que se acompaña en el electroencefalograma de descargas de polipunta-onda generalizada. || **c. motora** *(motor s.)* Crisis epiléptica con sintomatología motora. Habitualmente se utiliza el término para referirse a crisis parciales simples o complejas donde predomina la sintomatología motora. || **c. parcial** *(partial s.)* Tipo de crisis epiléptica donde la descarga se origina en una zona concreta y restringida de la corteza cerebral, dando la sintomatología correspondiente al área que descarga. || **c. parcial compleja** *(partial complex s.)* Crisis epiléptica debida a la descarga focal de una zona cortical pero que se acompaña siempre de una disminución del nivel de conciencia. La sintomatología puede ser variable dependiendo de la zona cortical funcionalmente anormal. || **c. parcial simple** *(partial simple s.)* Crisis epiléptica debida a la descarga de una zona cortical restringida. No se acompaña de disminución del nivel de conciencia. La sintomatología clínica puede ser muy variable dependiendo del área cortical anormal. Se distinguen crisis parciales motoras, crisis parciales sensitivas, crisis vegetativas, etc. || **c. secundariamente generalizada** *(secondarily generalized s.)* Crisis epiléptica que presenta un inicio focal y que posteriormente tiene lugar una generalización en la descarga eléctrica cerebral y de la sintomatología terminando como una crisis generalizada tónico-clónica, tónica o clónica. || **c. versiva** *(versive s.)* Crisis epiléptica parcial motora consistente en la versión de la cabeza y los ojos o ambos.

crisis glaucomatociclítica *(glaucomatocyclitic crisis)*
OFTALMOL. Proceso de etiología desconocida que se caracteriza por crisis intermitentes de hipertensión ocular muy alta sin cierre del ángulo iridocorneal. Pese a lo elevado de la presión intraocular el ojo no duele ni se pone rojo. || **c. oculógira** *(oculogyric c.)* Convulsión tónica de desviación conjugada de la mirada que aparece en casos de encefalitis epidémica o con un origen desconocido.

crisis hipertensiva *(hipertensive crisis)*
CARDIOL. Aumento súbito del nivel de presión arterial hasta niveles que pueden provocar anomalías fisiológicas y daño visceral. Se distinguen las emergencias hipertensivas, o aquellas situaciones que requieren la inmediata reducción de la presión arterial al existir o poderse desarrollar rápidamente daño vascular, como las crisis del feocromocitoma, la encefalopatía hipertensiva o la disección aórtica, y las urgencias hipertensivas, que pueden tratarse más lentamente, como las hipertensiones postoperatorias. Las cifras de presión arterial a partir de las cuales existe riesgo de desarrollo de daño orgánico son muy variables, ya que parecen depender más de la rapidez de instauración que de su valor absoluto, señalándose, sin embargo, la cifra de 130 mmHg como el valor a partir del cual una hipertensión arterial requiere tratamiento urgente.

crisis puberal (*puberal crisis*)
GINECOL. Conflictos que surgen en distintas fases del desarrollo de la vida de una persona. Son frecuentes en la pubertad y condicionan en ocasiones el desarrollo psicológico del individuo.

crisis de rechazo (*rejection crisis*)
NEFROL. Respuesta inmune de tipo celular y humoral del receptor que trata de destruir el injerto. Es la principal causa de pérdida del injerto renal en el primer año después del trasplante. Puede ser hiperagudo (mediado por anticuerpos citotóxicos preformados, ocurre inmediatamente tras el desclampaje arterial y es irreversible), acelerado (es similar al hiperagudo pero acontece entre los dos y seis días del trasplante) y agudo (es el más frecuente y aparece fundamentalmente entre los cinco y noventa días del trasplante renal). Los síntomas clásicos del rechazo agudo son fiebre, molestia en el área del injerto, oliguria, sensación de malestar general, hipertensión y aumento del tamaño del injerto. Se asocia siempre a un aumento de la creatinina sérica. Desde la introducción de la ciclosporina como inmunosupresor, los mencionados síntomas pueden ser muy leves. Entre los métodos diagnósticos del rechazo destacan tres, la ecografía renal, la gammagrafía renal y la biopsia por punción del injerto.

crisis de Stokes-Adams (*Adams-Stokes's syndrome*)
CARDIOL. Inconsciencia repentina, con o sin convulsiones, causada por bloqueo cardiaco.

crisoderma (*chrysoderma*)
DERMATOL. f. Aspecto de la piel de color dorado.

crisoterapia (*chrysotherapy*)
FARM. f. Terapéutica que se practica con sales de oro. Se utiliza para el tratamiento de la artritis reumatoide por reducir la progresión del proceso inmune.

cristales de Charcot-Leyden (*Chrarcot-Leyden's crystals*)
PNEUMOL. Cristales octaédricos de muy pequeño tamaño que se encuentran en los esputos de pacientes con asma o bronquitis.

cristalino (*lens*)
ANAT. m. Lente biconvexa del ojo, transparente y envuelta por una cápsula que se fija a los procesos ciliares por la zónula ciliar o ligamento suspensorio de dicha lente. Los músculos ciliares destensan este ligamento, por lo cual el cristalino, que es elástico, adquiere una capacidad dióptrica mayor cuando esos músculos se contraen. Esto ocurre al mirar objetos próximos. Cuando, por los años, el cristalino va perdiendo elasticidad, disminuye la capacidad de acomodar el ojo a la visión de objetos próximos (leer), defecto que se denomina presbicia o vista cansada.

cristaloide (*cristalloid*)
ANEST. m. Sustancia presente en una solución que puede difundir a través de una membrana semipermeable.

criterio (*criterion*)
PSICOL. m. Norma o conjunto de normas que designan la propiedad o propiedades sobre cuya base se clasifican y ordenan los datos que parecen relevantes para un objeto y un área concreta de conocimiento. || Nivel estándar de ejecución con el que son comparadas las puntuaciones alcanzadas por un individuo. || **c. de anormalidad** (*abnormality c.*) Criterio que define un comportamiento, un sentimiento o una actividad mental como desviada, anormal y/o psicopatológica. || **c. de normalidad** (*normality c.*) Elementos que definen y catalogan un determinado modo de pensar, actuar o sentir como normal. || **c. de normalidad de frecuencia** (*frequency normality c.*) Criterio de normalidad que tiene en cuenta la existencia de los fenómenos tal como son, como se dan, en un momento dado. Su prototipo es la normalidad estadística: lo que entra en los límites de la distribución normal de la población que sirve de referencia. || **c. de normalidad funcional** (*functional normality c.*) Criterio de normalidad que tiene en cuenta la existencia o no de deterioro significativo social, laboral o de otras áreas importantes de la actividad del individuo. || **c. de normalidad ideal** (*ideal normality c.*) Criterio de normalidad que tiene en cuenta la esencia de los fenómenos, lo que deben ser. Implica juicios de valor (de orientación y sentido), que sirven de normas de referencia. || **c. de normalidad social** (*social normality c.*) Es el establecido por la normativa social (consensual o legal) que determina lo esperable (normal) y lo inadecuado (anormal) de la conducta. || **c. de normalidad subjetivo** (*subjective normality c.*) Criterio de normalidad que tiene en cuenta la existencia o no de malestar, dolor o sufrimiento (criterio

alguedónico); o de una vivencia de sintonía (de gusto-atracción) o de distonía (de disgusto-rechazo) del yo (criterio egotónico).

criterios de admisión de estudiantes (*criterions of students admission*)
BIOÉT. Sistemas de las facultades de medicina utilizados para la selección de los alumnos que entrarán a estudiar la carrera. Pueden basarse exclusivamente en resultados académicos, en una evaluación personal o emplearse un criterio mixto. || **c. de admisión de estudiantes y ética** (*c. of students admission and ethics*) La evaluación exclusivamente académica no garantiza un nivel humano adecuado, y la exclusivamente personal no garantiza un nivel técnico adecuado. Aunque llevarlo a cabo implica dificultades, parece preferible el sistema mixto (ver **formación humana**). || **c. de muerte cerebral** (*c. of cerebral death*) Conjunto de hechos que deben verificarse en un paciente para poder admitir el estado de muerte cerebral (v.) y poder realizar un trasplante en caso de que sea donante. || **c. de selección de pacientes** (*c. for selection of patients*) Ver **triage**.

criterios diagnósticos de Jones (*Jones diagnostic criterions*)
ANATPATOL. Conjunto de criterios mayores (carditis, poliartritis, corea minor, nódulos subcutáneos, eritema anular de Leiner-Lehndorff) y menores (fiebre; artralgias; prolongación PR en el electrocardiograma; aumento de la velocidad de sedimentación globular, proteína C reactiva o leucocitosis; signos de infección previa por estreptococo β-hemolítico; fiebre reumática previa, cardiopatía reumática inactiva), que sirven para diagnosticar la fiebre reumática. La presencia de dos criterios mayores o un criterio mayor y dos menores, hace altamente probable el diagnóstico.

crítico (*critical*)
NEUROL. adj. Relativo a una crisis.

CRM (*CRM*)
GENÉT. Siglas del inglés *cross-reacting material*, producto proteico de un gen mutado que es reconocido por anticuerpos frente a la proteína normal.

cromafín (*chromaffin*)
ENDOCRINOL. adj. Se dice del tejido o las células que se tiñen con sales de cromo. Se encuentran en la médula suprarrenal, sistema simpático paravertebral y ganglios carotídeos. Son productores de catecolaminas. Su proliferación tumoral puede dar lugar a síndromes de hipersecreción de noradrenalina y adrenalina como el feocromocitoma.

cromátide (*chromatid*)
GENÉT. m. Cualquiera de los dos filamentos idénticos de DNA que se observan en los cromosomas durante la división celular, como resultado de la replicación del DNA en la fase S previa.

cromatina (*chromatin*)
GINECOL. f. Material formado por ácidos nucleicos y proteínas que se observa en el núcleo de la célula. Ver **eucromatina, heterocromatina**. || **c. sexual** (*sexual c.*) Engrosamiento de la cromatina que aparece en el núcleo de las células de los individuos que tienen dos cromosomas sexuales X, tal como ocurre en el sexo femenino.

cromatografía (*chromatography*)
BIOQUÍM. f. Cualquier técnica utilizada para separar los componentes de una mezcla mediante adsorción diferencial de los compuestos, partición entre una fase estacionaria y otra móvil inmiscibles, intercambio iónico o una combinación de las anteriores, de modo que la emigración de un compuesto determinado en el medio depende de sus características moleculares. Según los medios en los que se lleve a cabo se distinguen cromatografía de gases, columna, papel y capa fina. || **c. de afinidad** (*affinity c.*) Separación de macromoléculas solubles utilizando una fase estacionaria diseñada para interaccionar específicamente con el material deseado, retrasando de este modo su elución; p. ej., la unión de un anticuerpo a una resina permite aislar la molécula a la que se une. || **c. de filtración en gel** o **de exclusión molecular** (*gel filtration c.*) Método para separar sustancias en solución de acuerdo a su tamaño y forma, basado en la capacidad de dichas sustancias para penetrar a través de poros de tamaño definido de la fase estacionaria. || **c. de intercambio iónico** (*ion-exchange c.*) Técnica para la separación de compuestos cargados o macromoléculas en solución en función de sus afinidades por una fase estacionaria cargada positivamente (intercambiador aniónico) o negativamente (intercambiador catiónico). || **c. líquida de alta presión (HPLC)** (*high-pres-*

sure, high-performance liquid c.) Técnica que permite modificar con facilidad la composición del solvente, basada en los mismos principios que la cromatografía líquida convencional, pero con una fase estacionaria resistente a elevadas presiones, lo que permite separar rápidamente y con gran resolución los componentes de una mezcla. || **c. de partición** *(partition c.)* Técnica de separación de moléculas basada en su diferente solubilidad entre dos fases inmiscibles. La fase estacionaria es revestida o impregnada con una fase solvente y la mezcla a separar se pasa en la fase móvil.

cromatopsia *(chromatopsia)*
OFTALMOL. f. Visión del color.

cromatosis *(chromatosis)*
OFTALMOL. f. Pigmentación anómala o excesiva de la piel.

cromhidrosis *(chromidrosis)*
DERMATOL. f. Coloración anormal del sudor: amarillenta en la ictericia, verdosa en la intoxicación cúprica y oscura en la alcaptonuria.

cromófilo *(chromophilus)*
HISTOL. m. Sustancia afín por los colorantes y, por tanto, de fácil tinción.

cromófobo *(chromophobe)*
ENDOCRINOL. adj. Calificativo que se otorga a una célula, tejido o microorganismo que tiene particular dificultad para teñirse con ciertos colorantes. Como la hematoxilina o la eosina. Se emplea con frecuencia en la descripción anatomopatológica de algunos adenomas hipofisarios.

cromoglicato *(chromoglycate)*
FARM. m. Fármaco que previene la liberación de histamina de los mastocitos y que se utiliza en la profilaxis del asma bronquial.

cromogranina A *(chromogranine A)*
ENDOCRINOL. f. Glicoproteína soluble aislada de los gránulos de células cromafines. Se encuentra en gran concentración en la médula suprarrenal, pero también se identifica en células paratiroideas, parafoliculares del tiroides, de los islotes del páncreas y de la adenohipófisis. Su función es desconocida. Es elevada en pacientes con feocromocitoma. || **c. B** *(c. B)* Glicoproteína soluble aislada de los gránulos de células cromafines. Se le conoce con el nombre de secretogranina 1. Su función se encuentra probablemente relacionada con la secreción celular.

cromómero *(chromomere)*
GENÉT. m. Gránulo intensamente teñido que se observa en los cromosomas en ciertas condiciones, especialmente durante la meiosis.

cromopertubación *(chromopertubation)*
GINECOL. f. Técnica que se emplea para estudiar la permeabilidad de las trompas uterinas. Consiste en inyectar un colorante a través del cuello del útero, que pasando por la cavidad uterina, rellena las trompas, y cuyo contorno puede verse mediante exploración radiológica o visualizando directamente, con laparoscopia, el paso del contraste a la cavidad peritoneal.

cromosoma *(chromosome)*
GENÉT. m. Cada una de las pequeñas formaciones estructurales en forma de bastoncillo en que se divide la cromatina del núcleo celular en la mitosis. Son los portadores del material genético, es decir, de la información codificada del ácido desoxirribonucleico. Según la posición del centrómero se clasifican en: metacéntricos, acrocéntricos y telocéntricos. Presentan un número constante para cada especie. En el hombre son 46, de los que 44 se denominan autosomas y dos son los llamados cromosomas sexuales, diferentes en el hombre (XY) y en la mujer (XX). Los cromosomas se dividen de forma idéntica en cada división celular (mitosis). || **c. anular** *(ring c.)* Cromosoma anormal desde el punto de vista estructural, que se forma cuando se pierden los extremos de cada brazo y los extremos libres se fusionan. || **c. Filadelfia (Ph')** *(Philadelphia c.)* Cromosoma anormal originado por la translocación recíproca entre los brazos largos de los cromosomas 9 y 22, que aparece típicamente en la leucemia mieloide crónica. || **c. recombinante** *(recombinant c.)* Cromosoma que resulta del intercambio de segmentos entre cromosomas homólogos durante la meiosis. || **c. X** *(X c.)* Cromosoma sexual presente en una sola copia en varones y en dos copias en mujeres. En este último caso, solo uno de ellos es activo. || **c. Y** *(Y c.)* Cromosoma sexual presente únicamente en varones, en una sola copia. || **c. homólogos** *(homologous c.)* Cromosomas que forman un par y se recombinan durante la meiosis. Tienen la misma estructura y los mismos loci pero distintos alelos, ya que

cada uno procede de un progenitor. ‖ **c. sexuales** *(sex c.)* Cromosomas que determinan el sexo en una especie. En humanos, los cromosomas X e Y.

cronaxia *(chronaxy)*
FISIOL. f. Tiempo mínimo de actuación de una corriente eléctrica, de doble intensidad que la reobase, para producir la contracción muscular.

cronotanatodiagnóstico *(chronothanatodiagnosis)*
MEDLEGAL. m. Parte de la tanatología que tiene por objeto la determinación de la fecha o data de la muerte.

cronotrópico *(chronotropic)*
CARDIOL. m. Sustancia o fármaco capaz de modificar la frecuencia cardiaca, bien aumentándola (cronotrópico positivo), bien disminuyéndola (cronotrópico negativo).

cronotropismo *(chronotropism)*
CARDIOL. m. Modificación de la velocidad o periodicidad de un fenómeno en relación con el tiempo. Se emplea con frecuencia en relación a la frecuencia cardiaca.

cross-match *(cross-match)*
INMUNOL. Ver **prueba cruzada**.

croup *(croup)*
OTORRIN. f. Infección aguda de evolución rápida de la vía respiratoria desde la laringe hasta las subdivisiones pequeñas del árbol bronquial. Su etiología es probablemente viral. Es una enfermedad endémica que puede presentar brotes epidémicos localizados en invierno, sobre todo en niños menores de seis años. Provoca estridor y obstrucción del aparato respiratorio por inflamación y edema.

crucifixión *(crucifixion)*
MEDLEGAL. f. Método usado en la Antigüedad para ejecutar la pena capital atando o clavando al reo a dos maderos en forma de cruz. La muerte se produce por asfixia posicional después de un largo periodo de enorme suplicio.

crujido *(crakle)*
ORTOP. m. Ruido producido por el roce entre sí de superficies o partículas; p. ej., el roce de los fragmentos de hueso fracturado.

cruomanía *(cruomania)*
PSIQUIAT. Ver **manía**.

crup *(croup)*
PEDIAT. m. Obstrucción aguda en la laringe, por epiglotitis aguda, laringitis espasmódica o laringotraqueitis aguda.

crural *(crural, crureus)*
ORTOP. adj. Relativo o perteneciente al muslo. ‖ m. Músculo que contribuye a formar el cuádriceps. ‖ Músculo bíceps del muslo.

cruris *(cruris)*
DERMATOL. m. Pierna o parte semejante a la pierna.

cruropelvímetro *(cruropelvimeter)*
ORTOP. m. Instrumento que permite fijar las relaciones de la pelvis y los miembros inferiores.

Cryptococcus *(Cryptococcus)*
MICROBIOL. Género de hongos levaduriformes perteneciente a los basidiomicetos, que presentan cápsula de naturaleza mucopolisacárida y se multiplican por gemación. De las numerosas especies que incluye el género, alguna de las cuales son saprofitas y otras patógenas, destaca *Cryptococcus neoformans* importante patógeno humano, causante de la criptococosis. Esta micosis está en relación con enfermos inmunocomprometidos y es una enfermedad grave, a menudo de evolución fatal. La infección se adquiere por inhalación de las levaduras y la enfermedad suele comenzar como una meningoencefalitis de evolución subaguda o crónica, que posteriormente puede diseminarse al resto del organismo incluyendo afectación cutánea. El diagnóstico se realiza por estudio micológico de diferentes muestras clínicas (LCR, biopsias, esputo, etc.). En la naturaleza *Cryptococcus neoformans* se localiza (comensal) en el tubo digestivo de las palomas y se excreta con las heces de las mismas, siendo este material desecado la fuente de infección más frecuente.

cuadrantanopsia *(quadrantanopsia)*
OFTALMOL. f. Pérdida absoluta o importante de la visión en un cuadrante del campo visual.

cuadrantectomía *(lumpectomy)*
CIRGEN. f. Mastectomía parcial que consiste en extirpar aproximadamente uno de los cuatro cuadrantes de la glándula mamaria, generalmente como parte del tratamiento conservador del cáncer de mama. Ver **mastectomía**.

cuádriceps *(quadriceps)*
ORTOP. adj. Que tiene cuatro cabezas. ‖ m. Cualquier músculo que tiene cuatro cabezas. Así,

cuadrillas de la muerte

se da el nombre de músculo cuádriceps de la cabeza al esternocleidomastoideo; músculo cuádriceps crural, al conjunto formado por el recto anterior, vasto interno, vasto externo y crural, y músculo cuádriceps sural, al conjunto formado por los gemelos, el sural y el delgado plantar. Generalmente se aplica al músculo crural.

cuadrillas de la muerte *(deaths workers)*
MEDLEGAL. Nombre dado por Megnin a las diversas especies de insectos y sus larvas que se encuentran sobre un cadáver y que varían en relación con el tiempo transcurrido desde el momento de la muerte, lo que sería de utilidad en el cronotanatodiagnóstico.

cuadriplejía *(quadriplegia)*
NEUROL. f. Pérdida de fuerza muscular en las cuatro extremidades.

cuarentena *(quarantine)*
MICROBIOL. f. Confinamiento transitorio al que se somete a un individuo (generalmente un animal) antes de permitir su acceso a una determinada zona (p. ej., un país), con el fin de determinar si sufre una enfermedad infecciosa. La necesidad de esta práctica es mayor cuando el individuo en estudio procede de una zona con alta prevalencia de una determinada enfermedad. El periodo de aislamiento del individuo debe ser igual o superior al tiempo de incubación más largo de esa enfermedad (del italiano *quarantina*, cuarenta días). || Aislamiento al que se somete a un individuo que padece una enfermedad infecciosa para evitar que la transmita a otros individuos.

cuartana *(quartana)*
MICROBIOL. f. Variedad de fiebre palúdica en la que los accesos febriles se repiten cada 72 horas. || **c. doble** *(double q.)* Fiebre cuartana en la cual las recidivas son alternativamente intensas y leves y que repiten cada dos días con uno de intervalo. || **c. triple** *(triple q.)* Fiebre en la cual los paroxismos acontecen diariamente por la infección con tres diferentes grupos de parásitos cuartanos.

cuarto oscuro *(dark room)*
RADIO. Ver **cámara oscura**.

cuasidominante *(quasidominant)*
GENÉT. adj. Patrón hereditario causado por la unión de un homocigoto y un heterocigoto para una enfermedad autosómica recesiva, con lo que la mitad de los descendientes serán homocigotos afectados (por lo que puede confundirse con un patrón hereditario autosómico dominante típico).

cuatrillizos *(quadruplets)*
GINECOL. m. Embarazo con cuatro fetos. El embarazo espontáneo de cuatrillizos se produce en la proporción de $1/85^3 = 1$ por cada 614.125 embarazos, según la regla de cálculo de Jim para prever la frecuencia de partos múltiples. Actualmente son más frecuentes con las técnicas de estimulación de la ovulación en reproducción asistida.

cubital *(cubital, ulnar)*
ORTOP. adj. Referido al cúbito o al antebrazo.

cúbito *(ulna)*
ANAT. m. Hueso situado medialmente el radio, con el que forma el esqueleto del antebrazo. Se articula, por arriba, con el húmero y la cabeza del radio y, por abajo, con la cavidad sigmoida del radio y con el cóndilo carpiano, a través del disco articular. A la altura del codo permite movimientos de flexión y extensión y, a la altura del cóndilo carpiano, movimientos de flexión y extensión de la mano y también de aproximación y separación.

cubitocarrpiano *(carpus-ulmaris)*
ORTOP. adj. Relativo o perteneciente al cúbito y al carpo a la vez.

cubitopalmar *(cubitopalmar)*
ORTOP. adj. Perteneciente al cúbito y a la palma de la mano.

cubitorradial *(cubitorradial)*
ORTOP. adj. Relativo o perteneciente al cúbito y al radio a la vez.

cuboideo *(cuboid)*
ORTOP. adj. Relativo o perteneciente al hueso cuboides. Semejante a un cubo.

cuboides *(cuboid)*
ANAT. m. Hueso del tarso.

cubomanía *(cubomania)*
PSIQUIAT. Ver **manía**.

cuello *(neck)*
ANAT. m. Parte del cuerpo situada entre la cabeza y el tórax. || Nombre utilizado para designar un buen número de formaciones anatómicas que presentan un estrechamiento. || **c. del fémur** *(femur n.)* La parte de la epífisis supe-

rior del fémur que une la cabeza a la masa troncantérica. ‖ **c. del húmero** *(humerus n.)* Zona que une la cabeza con la diáfisis. Se distingue un cuello anatómico y otro quirúrgico. El cuello anatómico es la parte estrechada que continúa a la cabeza humeral y el cuello quirúrgico es el que se encuentra por debajo del troquíter. ‖ **c. uterino** *(cervix n.)* Ver **cuello del útero.** ‖ **c. del útero** *(cervix n.)* Porción que sigue al cuerpo del útero y hace prominencia en la cavidad vaginal.

cuerda *(cord)*
ANAT. f. Nombre que designa a varias estructuras anatómicas. ‖ **c. tendinosa** *(tendinous c.)* Cordón tendinoso que desde los músculos papilares del corazón va a insertarse en las valvas de las válvulas mitral y tricúspide. En el sístole ventricular quedan tensas, evitando que las valvas se viertan hacia las aurículas e impidiendo que la sangre vuelva otra vez a la correspondiente aurícula ‖ **c. vocal** *(vocal c.)* Cada una de las dos bandas de tejidos elásticos que están situadas en la laringe y por acción muscular pueden tensarse. Cuando se tensan producen sonidos más agudos y cierran la hendidura que queda entre ellas (hendidura glótica).

cuerno *(horn)*
ANAT. m. Formación anatómica que tiene forma de asta; en español se emplea más frecuentemente asta.

cuerno cutáneo *(cutaneous horn)*
DERMATOL. Excrecencia cutánea de carácter epitelial, de localización preferente en cara y/o cuero cabelludo.

cuero *(skin)*
ANAT. m. Sinónimo de piel. ‖ **c. cabelludo** *(scalp)* Piel provista de pelo que recubre la bóveda craneal.

cuerpo *(body)*
ANAT. m. Componente somático de un individuo. ‖ Parte más importante de cualquier órgano. ‖ **c. carotídeo** *(carotid b.)* Pequeña estructura situada en la bifurcación de la arteria carótida, inervada por fibras nerviosas tensoceptoras. Sus células segregan dopamina y las terminaciones nerviosas son quimioceptoras. ‖ **c. cavernoso** *(cavernous b.)* Tejido esponjoso, eréctil, situado a uno y otro lado de la línea media del pene, por encima del bulbo esponjoso ‖ **c. geniculado** *(geniculate b.)* Formaciones redondeadas (externa e interna) que se encuentran en la parte posterior del tálamo. El cuerpo geniculado externo es un eslabón de la vía visual y, el interno, de la vía auditiva. Se encuentran situados en la parte posteroventral del tálamo.

cuerpo albicans *(corpus albicans)*
ENDOCRINOL. Masa blanquecina resultante de la involución del cuerpo lúteo en el ovario. ‖ **c. lúteo** *(c. luteum)* Ver **cuerpo amarillo.** ‖ **c. ma-**

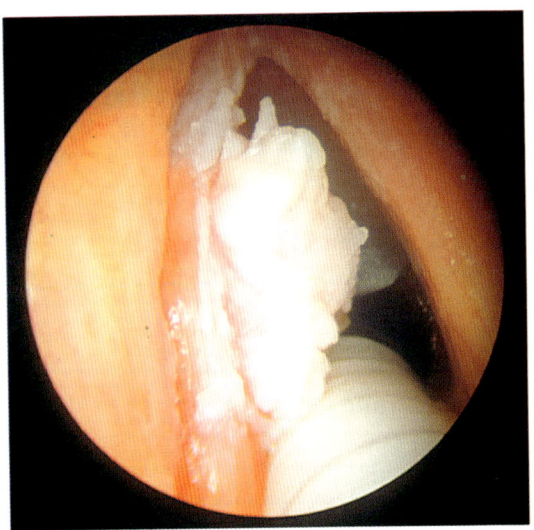

Carcinoma de *cuerda vocal*

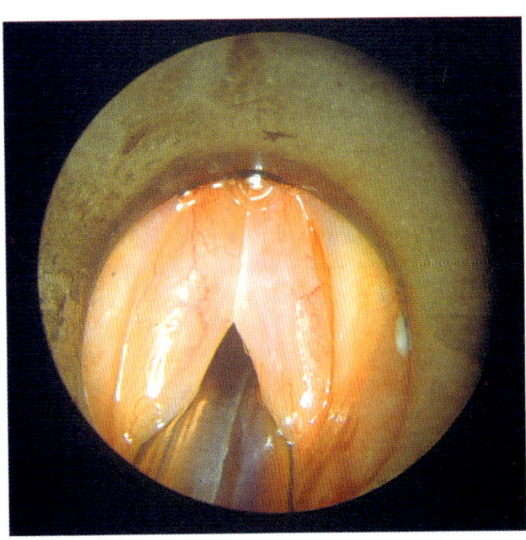

Edema de *cuerdas vocales*

milar *(mamillary b.)* Cualquiera de las dos pequeñas masas esféricas de sustancia gris localizadas en el espacio interpeduncular en el hipotálamo que reciben aferencias desde el hipocampo y las proyectan hacia el tálamo y la protuberancia.

cuerpo amarillo *(corpus luteum)*
HISTOL. Estructura del ovario que se forma a partir del folículo de De Graaf después de la ovulación. El cuerpo amarillo o cuerpo lúteo es una glándula endocrina altamente vascularizada compuesta por células luteínicas de la granulosa y células luteínicas de la teca. Las células luteínicas de la granulosa representan el 80% de la población celular del cuerpo lúteo y secretan progesterona y estrógenos. Las células luteínicas de la teca, que representan aproximadamente el 20% de la población celular, secretan progesterona, algunos estrógenos y andrógenos. Si no existe fecundación involuciona en la cuarta semana del ciclo menstrual dando lugar al cuerpo albicans. Si hay fertilización, el cuerpo amarillo crece más y se mantiene durante la primera mitad del embarazo. || **c. basal del cilio** *(basal b. of the cilia)* Parte del cilio (o del flagelo) situada en la base del mismo, no rodeado por membrana plasmática y de estructura similar a la del centriolo. Sus nueve tripletes de microtúbulos originan los nueve dobletes que recorren el tallo ciliar. || **c. de Herring** *(Herring's b.)* Acumulación de gránulos neurosecretores de forma esférica que aparecen en el axón de neuronas neurosecretoras. Estos depósitos son particularmente importantes en el infundíbulo y en la neurohipófisis. Su secreción tiene lugar en los núcleos hipotalámicos supraóptico y paraventricular. || **c. lamelar** *(lamellar b.)* Estructura unitaria rodeada de membrana, que se encuentran en el citoplasma de los neumocitos tipo 2 del parénquima pulmonar. Mide aproximadamente 0,2-1,5 micras de diámetro y contiene un número variable de laminillas circunferenciales osmofílicas compuestas de fosfolípidos, proteoglicanos y proteínas. Los cuerpos lamelares contienen fosfatasa ácida, sustancias tensoactivas y fosfatilcolina, las cuales son secretadas desde estas células hacia la superficie alveolar, formándose así el surfactante. Se originan a partir de cuerpos multivesiculares. || **c. multivesicular** *(multivesicular b.)* Tipo especial de lisosoma recubierto por una membrana, que contiene en su interior un variable número de pequeñas vesículas. Los cuerpos multivesiculares poseen aproximadamente 0,5-2 micras de diámetro y las vesículas unos 50 nm. Se considera que son un tipo de lisosomas secundarios ya que presentan actividad fosfatasa ácida, aunque su génesis no se conoce exactamente. Las vesículas internas pueden provenir del exterior celular (vesículas de endocitosis) o del aparato de Golgi. En las células alveolares, los cuerpos multivesiculares se transforman en cuerpos laminares. También parecen estar relacionados con la formación de melanosomas en los melanocitos. Son también frecuentes en el parénquima hepático y en las células epiteliales del epidídimo. || **c. pineal** *(pineal b.)* Ver **glándula pineal**. || **c. apoptóticos** *(apoptotic c.)* Restos celulares formados en la etapa tardía del proceso de apoptosis que sufren determinadas células de un tejido y que se forman como consecuencia de la fragmentación de la célula durante este proceso. Los análisis bioquímicos ponen de manifiesto que estos cuerpos presentan un alto contenido en proteínas muy empaquetadas y resistentes a la proteólisis. En la fase final de la apoptosis las células circundantes y los macrófagos fagocitan los cuerpos apoptóticos para su completa degradación.

cuerpo aórtico *(aortic body)*
FISIOL. Pequeño corpúsculo situado en el cayado aórtico, con terminaciones vagales que se estimulan por los cambios de la sangre, sobre todo de dióxido de carbono. || **c. geniculado externo** *(corpus geniculatum laterale)* Núcleo talámico, situado debajo del pulvinar, en la parte posterior del tálamo. Constituye el lugar de terminación de las fibras de la cinta óptica, que presentan una distribución retinotópica. || **c. geniculado interno** *(corpus geniculatum mediale)* Núcleo talámico situado medialmente con respecto al cuerpo geniculado lateral. Es un eslabón de la vía acústica.

cuerpo extraño *(foreign body)*
CIRGEN. Elemento no orgánico alojado en el organismo y no implantado intencionadamente mediante alguna técnica quirúrgica. Puede ser el fruto de un traumatismo (balas, metralla), de ingestión, etc.

cuerpo extraño corneal (*corneal foreign body*)
OFTALMOL. Presencia de un fragmento extraño enclavado en la córnea. Los más frecuentes son los metálicos como consecuencia del trabajo con la radial. Los cuerpos extraños metálicos sueltan óxido que debe de ser extraído completamente ya que si no persisten las molestias. Una vez extraídos, la úlcera corneal resultante se cura rápidamente con la oclusión y una pomada antibiótica. || **c. extraño intraocular** (*intraocular foreign b.*) Presencia de un fragmento extraño dentro del globo ocular. Con frecuencia se trata de un accidente grave debido a los destrozos que el fragmento ocasiona en su trayectoria al perforar el ojo. Son frecuentes las cataratas, las hemorragias intraoculares, los desprendimientos de retina y las infecciones. El cuerpo extraño debe ser extraído prontamente. En aquellos de origen metálico se puede extraer con un imán aunque con frecuencia es necesario recurrir a una vitrectomía. || **c. extraño subtarsal** (*subtarsal foreign b.*) Presencia de un fragmento extraño que normalmente se enclava debajo del párpado superior. Con frecuencia se trata de pequeñas motas de polvo que con el parpadeo producen erosiones lineales en la córnea y sensación de cuerpo extraño. || **c. flotante** (*floaters vitreous*) Cualquier imagen subjetiva que se percibe, denominada mosca volante o miodesopsia. El vítreo es un gel que va perdiendo su consistencia con el paso de los años. Los cuerpos flotantes consisten en condensaciones del vítreo que flotan en el resto del gel que se encuentra fluidificado, y que en condiciones de alta luminosidad proyectan una sombra sobre la retina, que es la imagen que percibe el paciente. De forma característica son móviles, no tienen repercusión sobre la agudeza visual, y normalmente el paciente va acostumbrándose a ellos con lo que cada vez son menos perceptibles. No obstante, exigen una exploración del fondo de ojo con la pupila dilatada ya que los desgarros en la retina o las hemorragias vítreas producen síntomas similares.

cuerpos de Heinz (*Heinz's bodies*)
HEMATOL. Inclusiones eritrocitarias, en forma de esférulas azules que se ponen de manifiesto en tinción vital. Se observan en la regeneración medular, alfa-talasemia, hemoglobinopatías inestables, anemias hemolíticas enzimopénicas. || **c. de Howell-Jolley** (*Howell-Jolly's b.*) Corpúsculos redondos únicos o múltiples de 1 µm de diámetro, de color rojo violáceo que se encuentran como inclusiones eritrocitarias tras postesplenectomía, en la atrofia esplénica, anemias megaloblásticas y hemolíticas.

cuerpos de inclusión (*inclusion bodies*)
MICROBIOL. Estructuras subcelulares anormales formadas como resultado de la infección viral. Frecuentemente corresponden a los lugares donde se realiza el ensamblaje de la partícula viral. Su naturaleza y localización en la célula es característica de cada infección viral. Pueden ser visualizadas con un microscopio óptico y, en algunos casos, su visualización se emplea en el diagnóstico; p. ej., los cuerpos de Negri son inclusiones características producidas durante el ensamblaje de las nucleocápsides del virus de la rabia en el citoplasma de las neuronas infectadas.

cuerpos de Lewy (*Lewy's bodies*)
NEUROL. Inclusiones intracitoplasmáticas presentes en las neuronas de la pars compacta de la sustancia negra, y de otros núcleos cerebrales, que aparecen en la enfermedad de Parkinson. Se caracterizan por ser acidófilos con un núcleo denso y un halo más claro. Están formados por proteínas de neurofilamentos pero no de neurotúbulos. || **c. de Negri** (*Negri's b.*) Cuerpos de inclusión que se observan en las neuronas de los animales muertos por rabia.

cuerpos de Masson (*Masson's bodies*)
PNEUMOL. Haces de colágeno que se depositan en las pequeñas vías aéreas durante la fase de neumonía organizada en el desarrollo de una fibrosis pulmonar. Generalmente afecta a los conductos alveolares, pero puede extenderse tanto proximal como distalmente.

cuerpos de Russell (*Russell's bodies*)
ANATPATOL. Inclusiones intracitoplasmáticas hialinas globulares de las células plasmáticas constituidas por inmunoglobulinas que, por un defecto en la excreción, se acumulan en el citoplasma.

cuestionario (*questionnaire*)
PSICOL. m. Tipo de test o prueba que consiste en presentar al sujeto, generalmente por escrito, una lista de preguntas sobre datos per-

sonales, opiniones, gustos, intereses, comportamientos, sentimientos, actitudes, etc. Los resultados, analizados mediante métodos estadísticos, permiten cuantificar los rasgos o dimensiones explorados. || **c. de personalidad** (*personality q.*) Cuestionario que explora y cuantifica las características de la personalidad; p. ej., estabilidad emocional, sociabilidad, intereses, actitudes, etc.

cuidado (*care*)
BIOÉT. m. Denominación genérica de las medidas de atención al paciente. || **c. intensivo** (*intensive c.*) Cuidado sanitario constante, complejo, detallado, que se proporciona en ciertas circunstancias que amenazan la vida de los pacientes, como politraumatismos, quemaduras graves, infarto agudo de miocardio o tras determinadas intervenciones quirúrgicas. || **c. intensivo y ética** (*intensive c. and ethics*) Se requieren en pacientes en estado crítico en los que existen fundadas esperanzas de recuperación. No se deben aplicar si el paciente los considera una molestia intolerable o un gasto excesivo (ver **futilidad, tratamiento desproporcionado, tratamiento proporcionado**). || **c. médicos** (*medical c.*) Denominación genérica de los cuidados al paciente que se derivan de la realización de un diagnóstico médico y la puesta en práctica de un tratamiento específico. Esto los diferencia de los cuidados de enfermería, nutricionales, etc. || **c. paliativos** (*palliative c.*) Conjunto de medidas médicas encaminadas a aliviar enfermedades, bien porque carecen de tratamiento curativo, bien porque las molestias que acarrean son difícilmente tolerables sin tratamiento específico. Correctamente practicadas, permiten que los enfermos puedan vivir en condiciones dignas y con un sufrimiento físico reducido a límites perfectamente tolerables (ver **apoyo moral, eutanasia**). || **c. terminales** (*terminal c.*) Cuidados paliativos (v.) aplicados a pacientes terminales.

culicosis (*culicosis*)
DERMATOL. f. Condición causada por picaduras de mosquitos.

culombio/kg (*C/kg*)
RADIO. m. Unidad de dosis de exposición en el sistema internacional, equivalente a aquella cantidad de radiación X o gamma (γ) que al atravesar un kilogramo de aire seco provoca la liberación de electrones y iones, los cuales totalizan un culombio de carga eléctrica de cada signo.

culpabilidad (*guit, culpability*)
PSICOL. f. Sentimiento displacentero de remordimiento que acompaña a la violación, real o imaginaria, de alguna norma condenable desde la perspectiva personal, familiar, religiosa o social. Se asocia con la presencia de autorreproches y la aceptación, en su caso, de un castigo que se juzga merecido. El sentimiento de culpabilidad juega un papel importante en el aprendizaje ya que de su adecuada aceptación y afrontamiento depende el sentido de realidad, la actitud de flexibilidad con uno mismo y con los demás, la capacidad de adaptación a la esencia de las cosas y la óptima explotación de las propias potencialidades. Cuando falta, se produce una desadaptación al medio (por incapacidad de aprendizaje), característica de los trastornos de personalidad psicopáticos y antisociales.

culpabilidad en la enfermedad (*guilt in the illness*)
BIOÉT. Responsabilidad del paciente en su propia enfermedad, debida a una conducta previa potencial o seguramente lesiva. No puede ser causa de unos cuidados de menor entidad por parte del médico (ver **discriminación del paciente**).

cultivo (*culture*)
MICROBIOL. m. Medio sólido o líquido en el que se ha propagado una población de un determinado tipo de microorganismo (o célula de un macroorganismo), como resultado de la previa inoculación de ese medio, seguida de una incubación. Dependiendo del número de organismos en el inóculo inicial y del método de inoculación, una población de células puede crecer en la superficie de un medio sólido como una masa continua (un «césped» o cultivo confluente) o como colonias individuales (p. ej., a partir de un inóculo más diluido). Existen dos clases: *cultivo mixto*, el que contiene dos o más especies o cepas del organismo; y *cultivo puro* (o axénico), en el que todos los organismos son de la misma especie (o cepa). Los cultivos puros son muy poco frecuentes en condiciones naturales.

cultivo celular (*cell culture*)
INMUNOL. Cultivo in vitro de células vivas que se multiplican en condiciones determinadas de temperatura, humedad y medio nutritivo. Tiene múltiples aplicaciones prácticas tanto en investigación como en terapéutica médica. ‖ **c. mixto linfocitario** (*mixed-lymphocyte c.*) Cultivo de las células linfomonocitarias de un individuo con las de otro genéticamente distinto. Usualmente se practica el cultivo unidireccional, en el que las células del donante son tratadas con mitomicina o irradiación para impedir su proliferación, actuando solo como células estimuladoras de la respuesta proliferativa de los linfocitos T del otro individuo, que se determina por medio de la cuantificación de la captación de timidina tritiada. Técnica desarrollada esencialmente en el pasado que se utilizaba para evaluar el grado de histoincompatibilidad entre donante y receptor en los trasplantes de órganos, especialmente el de médula ósea.

cultura (*culture*)
PSICOL. f. Conjunto de modos de vida y costumbres, de conocimientos y grados de desarrollo artístico, científico e industrial, de una determinada época y/o grupo social.

cumarínico (*coumarin*)
HEMATOL. m. Cualquier anticoagulante derivado de la cumarina (4-hidroxicumarina). También reciben el nombre de antivitaminas K y anticoagulantes orales. Actúan impidiendo que la vitamina K intervenga en el hígado en la gammacarboxilación de los residuos terminales de ácido glutámico de la protrombina, de los factores VII, IX y X y de las proteínas C y S. Aproximadamente son necesarios dos o tres para conseguir el efecto anticoagulante, debido a la vida media de los distintos factores: seis horas el factor VII, 24 horas el IX, 40 horas el X y 60 horas la protrombina. La plasmoterapia inhibe su acción anticoagulante. Atraviesan la barrera placentaria y aparecen en la leche materna y, por consiguiente, en principio están contraindicados en el embarazo y en el puerperio, especialmente de niños prematuros. Numerosos medicamentos interaccionan con los cumarínicos aumentando o disminuyendo el efecto anticoagulante. Se han comercializado varios derivados de la 4-hidroxacumarina: biscumacetato de etilo, nicumalona, warfamna, bishidroxicumarina y femprocumón. En Europa el más utilizado es la nicumalona (bihlrom ®). La prueba de laboratorio para su control es el tiempo de protrombina (tiempo de Quick). Contraindican este tratamiento la imposibilidad de realizar un tratamiento correcto por falta de un mínimo conocimiento de esta terapéutica o por falta de la colaboración adecuada del paciente y las circunstancias que predisponen a los accidentes hemorrágicos. Su efectos secundarios son poco frecuentes: edema de Quincke, hematoma del dedo del pie, alopecia y necrosis hemorrágica con la formación de ampollas en la piel; esta última complicación puede aparecer entre el tercer y quinto día de iniciar el tratamiento, cuando la proteína C desciende demasiado rápidamente o en caso de déficit de la misma. Las principales indicaciones de este tratamiento son la trombosis venosa profunda, el embolismo pulmonar, la prevención del embolismo de origen cardiaco.

cumplimiento (*compliance*)
BIOÉT. m. Grado de acatamiento de las prescripciones médicas por parte de los pacientes. Es un problema doble: de capacidad de convencimiento del médico sobre la necesidad de ese tratamiento (ver **persuasión**) y de estrategias para evitar el olvido del paciente una vez que lo ha aceptado como adecuado (ver **consentimiento informado**). Es un problema a veces muy serio, pues un mal cumplimiento en enfermedades importantes puede ser fatal (ver **diversidad cultural**).

cumulus oophorus (*cumulus oophorus*)
GINECOL. Grupo de células del folículo ovárico que rodean al óvulo en el estado de folículo preovulatorio.

cunículo (*cuniculus*)
DERMATOL. m. Surco o galería en la piel humana producido por el arador de la sarna.

cuña (*cunei*)
ANAT. f. Cada uno de los tres huesos cortos de forma piramidal de la segunda fila del tarso, que se denominan primera, segunda y tercera cuña, comenzando por el lado medial del pie.

cuña (*wedge*)
ORTOP. f. Trozo de materia ancho por uno de sus extremos que se va estrechando progresivamente hasta formar un borde más estrecho por el otro.

cuperosis (*couperose*)
DERMATOL. f. Distensión permanente de los pequeños vasos superficiales que se producen en la rosácea.

cupulolitiasis (*cupulolithiasis*)
OTORRIN. f. Depósito de cálculos (otoconios) sobre la cúpula del canal semicircular posterior. Favorece su formación la adopción de determinadas posturas de la cabeza produciendo un vértigo posicional paroxístico benigno.

curación (*healing*)
BIOÉT. f. Recuperación de la salud (v.) después de una lesión o enfermedad. || **c. milagrosa** (*miraculous c.*) Curación sorprendente atribuida a un remedio no aceptado oficialmente (ver **lex artis**), que algunos médicos anuncian e incluso garantizan realizar para atraer clientela (ver **comercialización de la medicina**). Este tipo de práctica está proscrita por la ética médica. Normalmente, estos remedios milagrosos se reducen a rodear de una aureola de resultados y garantías algunas técnicas médicas perfectamente conocidas, pero poco difundidas por su peligro potencial (ver **cálculo de costos y beneficios**), como sucede en ciertos regímenes de adelgazamiento.

curanderismo (*faith healing*)
BIOÉT. m. Práctica no médica que pretende una curación por medios de algún modo sobrenaturales. No es intrusismo profesional (v.) si no se presenta a sus clientes como medicina, ni se cobra la intervención que pretende sanar al enfermo. Ello no impide que quienes ejercen esta práctica vendan hierbas u otros productos, siempre que no se trate de medicamentos, pues la distribución de estos últimos está reservada al farmacéutico.

curare (*curare*)
FARM. m. Término genérico para designar un grupo de alcaloides, contenidos en diversas especies de *Strychnos*, que los indios americanos aplicaban a sus flechas para cazar animales, por producir parálisis muscular. El alcaloide principal es la d-tubocurarina. Ver **bloqueante neuromuscular**.

cureta (*curet*)
GINECOL. m. Instrumento que se emplea para realizar el legrado quirúrgico.

curetaje (*curettage, curettementl*)
GINECOL. m. Técnica por la que se obtienen muestras del interior del útero para analizar (legrado endometrial) o para extraer restos después de un aborto o de una retención parcial de placenta. En el diagnóstico del cáncer de endometrio, se realiza el legrado fraccionado, mediante la separación del material del endometrio y del endocérvix. También recibe el nombre de legrado uterino.

curie (*curie*)
MEDNUCL. m. Unidad de radiactividad. En la actualidad ha sido sustituida por el bequerelio. El curie equivale a $3,7 \times 10^{10}$ Bq.

curio (*curium*)
MEDNUCL. m. Elemento metálico radiactivo. Su número atómico es 96 y su peso atómico 247.

cursor (*cursor*)
RADIO. m. Marcador móvil visible que indica una posición en la pantalla de un ordenador.

curva de aclaramiento (*clearance curve*)
MEDNUCL. Curva de desaparición plasmática de un fármaco o radiotrazador. Expresa la capacidad funcional de un órgano (por eliminación hepática o renal) o de la totalidad del organismo (por incorporación a los compartimentos tisulares) para eliminar un fármaco del compartimento sanguíneo.

curva de atenuación (*attenuation curve*)
RADIO. Curva de extinción o disminución que representa gráficamente la relación entre el coeficiente de absorción de un material irradiado y las características de la radiación incidente (longitud de onda). Como espectro de absorción de los elementos permite, mediante las discontinuidades de la curva, deducir las leyes de la estructura atómica y de las energías de ionización.

curva de crecimiento (*growth curve*)
MICROBIOL. Referido a la curva de multiplicación bacteriana, se trata de la expresión gráfica que ilustra la dinámica de una población en el tiempo, en un medio determinado. En esta gráfica se distinguen cuatro fases: latencia, logarítmica, estacionaria y de muerte.

curva de disociación de la hemoglobina (*oxyhemoglobin dissociation curve*)
FISIOL. Gráfica que representa la variación en la cantidad de oxígeno que se combina con la

hemoglobina, en función de las presiones parciales de oxígeno y carbónico.

curva de presión/volumen *(volume-pressure curve)*
NEUROCIR. Representación gráfica de la relación entre el volumen de LCR y su presión e indican la compliance cerebral.

curva de Starling *(Starling's curve)*
ANEST. Representación gráfica de la relación entre presión, volumen y llenado ventricular diastólico, que corresponde a la ley cardiaca de Starling.

curvado *(curvated)*
RADIO. adj. Que presenta una superficie no recta pero sin ángulos.

curvatura *(curvature)*
ORTOP. f. Cualidad de curvo. Inflexión de la dirección recta en el espacio de una línea o una superficie. ‖ **c. angular** *(angular c.)* Curvadura de pequeño radio, generalmente anterior. En el pasado, era frecuente como secuela del Mal de Pott; en la actualidad se presenta en fracturas o tumores malignos. ‖ **c. anterior** *(anterior c.)* Ver **cifosis**. ‖ **c. de Ellis-Damoiseau** *(Ellis-Damoiseau's c.)* Línea curva del contorno pleural, favorecida por la existencia de presión negativa entre las hojas pleurales, que se observa cuando este espacio contiene líquido en cantidad patológica. ‖ **c. espinal** *(spinal c.)* Desviación de la columna vertebral respecto a su dirección normal. ‖ **c. lateral** *(lateral c.)*. Ver **escoliosis**. ‖ **c. posterior** *(posterior c.)* Ver **lordosis**.

cúspide *(cusp)*
ANAT. f. Prominencias que aparecen en la superficie de masticación de los dientes. ‖ **c. del corazón** *(heart c.)* Cada una de las valvas de las válvulas cardiacas.

cutáneo *(cutaneous)*
ANAT. adj. Relativo al cutis o a la piel.

cutícula *(cuticle)*
DERMATOL. f. Capa exterior de la piel. Ver **epidermis**.

cutirreacción *(cutireaction)*
DERMATOL. f. Reacción inflamatoria local, empleada con fines diagnósticos o pronósticos, producida por escerificación o contacto de diversas sustancias (Von Pirquet, De Moro, Noguchi, etc.).

cutis *(cutis)*
ANAT. f. Piel. Está compuesto por una cubierta superficial, la epidermis, y otra profunda, la dermis.

cutis anserina *(anserina cutis)*
DERMATOL. La que tiene los folículos pilosos elevados como resultado de la contracción de los músculos erectores del vello por la acción del frío o calor. ‖ **c. elástica** *(elastic c.)* Ver **síndrome de Ehlers-Danlos**. ‖ **c. marmorata** *(marble skin)* La de color violáceo y brillante, transitorio, como respuesta al frío.

CyVADIC *(CyVADIC)*
ONCOL. Régimen de quimioterapia que combina los citostáticos ciclofosfamida, vincristina, adriamicina y dacarbacine. Es activo en el sarcoma de Ewing.

D

δ *(δ)*
Delta, cuarta letra del alfabeto griego. Ver **delta**.

D *(D)*
RADIO. Letra que simboliza la dosis absorbida.

dacarbacina (DTIC) *(dacarbacine)*
ONCOL. f. Agente antineoplásico, cuyo mecanismo de acción se debe probablemente a la interacción con macromoléculas preformadas por alquilación. Inhibe la síntesis de DNA y RNA. Se utiliza en melanomas, sarcomas de tejidos blandos, Hodgkin y LNH.

dacnomanía *(dacnomania)*
PSIQUIAT. Ver **manía**.

dacriocistectomía *(dacryocystectomy)*
OFTALMOL. f. Extirpación quirúrgica del saco lagrimal.

dacriocistitis *(dacryocystitis)*
OFTALMOL. f. Infección del saco lagrimal. || **d. aguda** *(acute d.)* Infección aguda del saco lagrimal que cursa con dolor, enrojecimiento e hinchazón en el canto interno del ojo, sobre la raíz de la nariz. || **d. crónica** *(chronic d.)* Estado de obstrucción permanente del conducto lagrimonasal, que se manifiesta como un lagrimeo constante por estar cerrada la vía natural de evacuación de la lágrima. No cursa con dolor ni enrojecimiento de la zona afectada, salvo que se acompañe de un fenómeno de sobreinfección aguda transitorio con enrojecimiento y dolor. El único tratamiento efectivo que existe es la desobstrucción quirúrgica. Ver **dacriocistografía, dacriocistorrinostomía**.

dacriocisto *(dacryocist)*
ANAT. m. Saco lagrimal, situado en el ángulo interno del ojo y alojado en el esqueleto de la nariz.

dacriocistocele *(dacryocystocele)*
OFTALMOL. m. Herniación del saco lagrimal.

dacriocistografía *(dacryocystography)*
RADIO. f. Técnica radiográfica que consiste en la opacificación del conducto lagrimal mediante la introducción de contraste, para la obtención de imágenes radiográficas con fines diagnósticos. Sirve para detectar la presencia de una obstrucción en dicha vía.

dacriocistorrinostomía *(dacryocystorhinostomy)*
OFTALMOL. f. Intervención quirúrgica que se realiza en casos de dacriocistitis crónica y que consiste en crear una nueva vía de drenaje entre el saco lagrimal y el meato nasal medio.

dacriocito *(dacrocyte)*
HEMATOL. m. Hematíe anormal caracterizado por tener una proyección elongada en un polo (forma de lágrima). Estas células aparecen en la sangre al padecer anemias graves y en metaplasia mieloide agnogénica.

dacrioestenosis *(dacryostenosis)*
OFTALMOL. f. Obstrucción parcial por estrechamiento de uno de los conductos de la vía lagrimal.

dacriolito *(dacryolith)*
OFTALMOL. m. Cálculo situado generalmente en el interior de un canalículo lagrimal como consecuencia de una infección localizada.

dactilar *(dactilar)*
DERMATOL. adj. Relativo al dedo.

dactiledema *(dactyledema)*
ORTOP. m. Edema o hinchazón de los dedos de las manos o de los pies.

dactiliforme *(dactiliform)*
ORTOP. adj. Que tiene forma de dedo o que posee prolongaciones en forma de dedo.

dactilion *(dactilyon)*
ORTOP. Ver **sindactilia**.

dactilitis *(dactylitis)*
ORTOP. f. Inflamación de un dedo. || **d. estrumosa** *(estrumosa d.)* Dactilitis tuberculosa. || **d. sifilítica** *(syphilitic d.)* Periostitis de un dedo. || **d. tuberculosa** *(tuberculous d.)* Espina ventosa.

dactilo- *(dactyl-)*
ORTOP. Prefijo proveniente de la palabra griega *dáktilos*, que significa dedo.

dactilocampsia *(dactylocampsia)*
ORTOP. f. Dactilogriposis, deformidad de los dedos en flexión.

dactilocampsodinia *(dactylocampsodynia)*
ORTOP. f. Dolor provocado por la flexión de un dedo. || Flexión dolorosa de los dedos de las manos.

dactilograma *(dactylogram)*
MEDLEGAL. f. Huella o impresión digital. Dibujo formado por las crestas y surcos de los pulpejos de los dedos de la mano. Son de gran utilidad en la identificación de los individuos.

dactilogriposis *(dactylogryposis)*
ORTOP. f. Dactilocampsia, deformidad de los dedos en flexión permanente.

dactilomegalia *(dactylomegaly)*
ORTOP. f. Dedo o dedos más voluminosos de lo normal. Es una enfermedad congénita o secundaria a la acromegalia, la osteoartropatía hipertrofiante pneumónica y las afectaciones cardiovasculares crónicas.

dactiloscopia *(dactiloscopy)*
MEDLEGAL. f. Conjunto de métodos para el estudio y clasificación de las huellas o impresiones digitales con vistas a la identificación de las personas.

dactilosis *(dactylosis)*
DERMATOL. f. Pérdida o reabsorción de los dedos.

dactilospasmo *(dactylospasm)*
ORTOP. m. Contracción espasmódica de los dedos. || Calambre.

dactinomicina *(dactinomycin)*
ONCOL. f. Fármaco antitumoral inhibidor de la topoisomerasa II, indicado principalmente en el coreocarcinoma, tumor de Wilms, rabdomiosarcoma y sarcoma de Ewing.

DAF *(DAF)*
INMUNOL. Siglas del inglés *decay accelerating factor*. Ver **CD55**.

daltonismo *(daltonism)*
OFTALMOL. m. Ceguera parcial para los colores, de carácter congénito y de herencia ligada al sexo (solo la padecen los varones). Las formas más comunes son la ceguera para el color rojo o para el verde.

danazol *(danazol)*
ENDOCRINOL. m. Esteroide sintético con actividad antiestrogénica y antigonadotrópica que se emplea en el tratamiento de la endometriosis y de algunos tipos de patología mamaria benigna. Posee ligera acción androgénica.

dantroleno *(dantrolene)*
NEUROL. m. Sal sódica con efectos miorrelajantes directos sobre la musculatura esquelética, por lo que se emplea en el tratamiento de la espasticidad. Se utiliza también como antídoto en casos de hipertermia maligna.

daño corporal *(damage, damageable)*
MEDLEGAL. Alteración permanente anatómica, funcional o psíquica causada por agentes externos o conjunto de secuelas. Su estudio y valoración tiene gran interés en la práctica médico-legal al objeto de determinar su extensión y alcance para permitir al juez la fijación de indemnizaciones del modo más objetivo posible.

dapsona *(dapsone)*
FARMCLÍN. f. Quimioterápico utilizado en el tratamiento de la lepra.

dartros *(dartre)*
DERMATOL. m. Término genérico de eccema, herpes, impétigo, psoriasis, etc. || Volante, lesiones escamosas circunscritas en la cara y brazos, principalmente en niños y jóvenes, espe-

cialmente en individuos jóvenes de constitución atópica.

darwinismo (*darwinism*)
ANTROPOL. m. Hipótesis para explicar la evolución de las especies. La evolución, según Darwin, se produce por pequeñas variaciones: los individuos que poseen ciertas características que les permiten una mejor adaptación al medio se imponen en la lucha por la vida. Por otra parte, tales variaciones, siguiendo Darwin la hipótesis de Lamark, se transmitirían de padres a hijos. En la actualidad se ha conocido que esta selección natural propuesta por Darwin es debida a mutaciones en los genes.

daunorrubicina (*daunorubicin*)
ONCOL. f. Fármaco antitumoral del grupo de las antraciclinas. Actualmente se emplea en el tratamiento de la leucemia mieloide aguda y del sarcoma de Kaposi. Sus principales toxicidades son vómitos y hematológica. A largo plazo es cardiotóxica.

D-desamino-arginina vasopresina (DDAVP)
(*deamino arginine vasopressin*)
ENDOCRINOL. Análogo de hormona antidiurética con potente y prolongado efecto reabsortivo de agua en el túbulo colector y mínima acción vasopresora que se emplea en el tratamiento de la diabetes insípida craneal. Ver **desmopresina**.

De Quervain, Fritz
ORTOP. Cirujano suizo (1868-1940).

deber (*duty*)
BIOÉT. m. Tensión de la conciencia (v.) hacia la realización de un valor (v.) o hacia la evitación de un contravalor. ‖ **d. de atender** (*d. of assisting*) Deber (v.) de ayudar profesionalmente a todo enfermo que lo solicite. Afecta a todos los médicos, independientemente de su especialidad. Como todos los deberes positivos (v.), su obligatoriedad está limitada por otros deberes positivos que puedan ser más urgentes. Desde el punto de vista legal, la negativa a atender puede constituir delito de denegación de auxilio, contemplado en el Código Penal español. ‖ **d. de denunciar** (*d. of denouncing*) Deber (v.) de los médicos de poner en conocimiento de la autoridad competente las situaciones que suponen un peligro para la salud de un paciente concreto o de un grupo de población (ver **deber de preservar la salud**). Implica tanto la denuncia en los medios de comunicación de situaciones sociales potencialmente lesivas (p. ej., el tabaquismo), como la denuncia de un colega incompetente ante las autoridades colegiales o sanitarias (para proteger a los pacientes). ‖ **d. de informar** (*d. of informing*) Deber (v.) del médico de comunicar los detalles relevantes de una enfermedad a su paciente (ver **decir la verdad**). También se aplica al deber general de mantener informada a la población sobre las medidas sanitarias encaminadas a la prevención de enfermedades, mejora de los hábitos alimentarios, etc. Ver **divulgación científica**. ‖ **d. de investigar** (*d. of investigating*) Ver **investigación clínica**. ‖ **d. de preservar la salud** (*d. of preserving the health*) Deber (v.) general del médico de evitar las situaciones lesivas para la salud. Este deber básico explica ciertas intervenciones médicas que parecen a primera vista intromisiones de la medicina en terrenos ajenos: oposición institucional al boxeo, recomendación de medidas políticas encaminadas a remediar la pobreza extrema que causa enfermedades, etc. También obliga a la protección de personas amenazadas de contagio o de lesiones por otros pacientes, siempre intentando mantener el secreto médico (ver **derogación del secreto médico, secreto médico**). También hace referencia al deber de cada persona con respecto a sí mismo y con respecto a quienes se relacionan con ella. ‖ **d. de respetar la vida** (*d. of respecting the life*) Deber (v.) que tiene todo hombre que viva con otros en sociedad. Afecta especialmente al médico debido a los objetivos de su profesión (ver **deber de preservar la salud, respeto a la vida humana**). ‖ **d. de saber** (*d. of knowing*) Deber (v.) del médico de renovarse desde el punto de vista técnico, para poder prestar la atención adecuada a cada enfermo (ver **lex artis**). Por su implicación en los cuidados del paciente, también debe incluir la necesaria formación humana (v.), que debe centrarse en una atención continuada. ‖ **d. colegiales** (*d. of corporation*) Deberes (v.) que existen hacia los colegas (v.). En el caso de la profesión médica, existe el deber de ayuda mutua, con vistas a garantizar la atención correcta de los enfermos. Esto se traduce en la costumbre de no cobrarles honorarios (v.) cuando se les atiende

profesionalmente, y en la obligación de defenderles en el colegio profesional (v.) de las acusaciones injustas, y de denunciarles si, tras una reconvención por su conducta incompetente o inmoral, no intentan enmendarse (ver **disciplina corporativa, mala práctica**). || **d. de los enfermos** (*sick' d.*) Ver **deberes del paciente**. || **d. negativos** (*negative d.*) Deberes (v.) que se formulan como prohibiciones. Obligan siempre y en todas partes: se refieren a realidades que nunca es adecuado querer o desear voluntariamente. || **d. del paciente** (*patient's d.*) Deberes (v.) del enfermo con respecto a quien le atiende sanitariamente. Normalmente se refieren al trato educado y a la coherencia en su compromiso personal para el tratamiento de la enfermedad (ver **cumplimiento**). Cuando se ha aceptado participar en una investigación, estos deberes cambian según el compromiso adquirido. || **d. positivos** (*positive d.*) Deberes (v.) que se formulan como obligaciones. Obligan de hecho dependiendo de las circunstancias, principalmente de la urgencia: un deber positivo desplaza a otros, que también están vigentes, por la perentoriedad que exige a la acción. || **d. prima facie** (*prima facie d.*) Deberes (v.) que derivan directamente de un valor que hay que realizar, y no de modo secundario o derivado.

debilidad (*weakness*)
BIOÉT. f. Situación de indefensión e inferioridad que va aneja al estado de enfermedad o a ciertas situaciones vitales (infancia, vejez). De ella se deriva el deber de atender (v.) por parte del médico y del personal sanitario, que es la única respuesta adecuada a la dignidad humana del paciente, herida y debilitada por la enfermedad.

debilidad mental (*feeble minded, mild mental retardation, deficiency*)
PSICOL. Término equiparable a deficiencia mental (v.). También se ha utilizado para denominar exclusivamente a las personas con capacidad intelectual limítrofe entre la normal y la deficiente.

debutar (*to debut*)
CIRGEN. intr. Anglicismo empleado para referirse al comienzo de una enfermedad. Se suele emplear para referirse al conjunto de síntomas y signos con los que comenzó una enfermedad en un caso concreto.

decalaje (*displacement*)
ORTOP. m. Falta de correspondencia entre los fragmentos de una fractura cuando alguno o varios ángulos se han desplazado respecto a los otros. || Desplazamiento anormal de una estructura ósea sobre su vecina en su relación anatómica.

decalcificación (*decalcification*)
ORTOP. f. Pérdida de las sales de calcio en todo el esqueleto, en algún hueso concreto o en los dientes, por un proceso patológico, por aumento de su reabsorción o por disminución de su deposición. || Técnica de laboratorio para preparar al hueso para ser estudiado histológicamente, eliminando de él las sales de calcio. || **d. por desuso** (*disuse d.*) La que sobreviene por falta de ejercicio. || **d. por enfermedad** (*pathological d.*) Aquella provocada por trastornos metabólicos o endocrinos.

decalvante (*decalvans*)
DERMATOL. adj. Destructor de cabello. Así, la alopecia decalvante es la que tiende a ser total.

decapitación (*decapitation*)
MEDLEGAL. f. Separación traumática de la cabeza del tronco, decolación, derotomía. Ha sido usada como método de ejecución de la pena capital (hacha, sable, guillotina).

decay (*decay*)
RADIO. m. Disminución progresiva de una energía. Decadencia, declinación.

deceso (*death*)
MEDLEGAL. m. Americanismo que significa defunción, muerte.

decibelio (*decibel*)
OTORRIN. m. Unidad acústica empleada para medir la intensidad relativa de un sonido. Es la décima parte de un bel. Equivale aproximadamente a la mínima intensidad de sonido capaz de ser percibida por el oído humano.

decidua (*decidua*)
ANAT. f. Mucosa uterina o endometrio. Cuando está dispuesta para la anidación del embrión se denomina decidua de la gravidez. La parte que comprende desde la mucosa uterina superficial a su capa basal se desprende en cada menstruación (decidua menstrual). La capa basal es la que se encarga de regenerar toda la mucosa en los intervalos intermenstruales.

|| **d. basal** *(basal d.)* Es la capa profunda sobre la que se implanta la placenta || **d. capsular** *(capsular d.)* Porción de la mucosa endometrial que recubre al embrión o feto y sus cubiertas. || **d. graviditatis** *(graviditatis d.)* El endometrio ya preparado para la implantación del cigoto. || **d. parietal** *(parietal d.)* La que cubre la cavidad uterina hasta la decidua capsular. Cuando crece el feto y ocupa toda la cavidad uterina, se fusionan las deciduas capsular y parietal.

decir la verdad *(to tell the truth)*
BIOÉT. Obligación del médico y del equipo sanitario hacia los pacientes, encaminada a que el enfermo pueda organizar su vida de modo acorde con la realidad de su enfermedad, y a poder hacer dignos sus últimos momentos en caso de que se trate de un proceso terminal (ver **cuidados terminales, dignidad del paciente, secreto médico**). Rige también en la publicación y divulgación científicas (ver **fraude científico**).

decisión *(decision)*
BIOÉT. f. Acto electivo de la voluntad que se refiere a la acción y selecciona los medios concretos para conseguir las metas prefijadas. Permite la calificación moral del agente, según el objeto al que se refiera, aunque para esta calificación hay que tener en cuenta, además, la intención (v.) que mueve dicha decisión y los efectos tolerados (v.) que producen la acción. || **d. anticipada** *(advanced d.)* Decisión tomada por el paciente relativa a su tratamiento médico en caso de su posterior incapacidad por enfermedad. Estas decisiones pueden ser detalladas o genéricas, e incluir para los casos de duda la delegación (ver **decisión delegada, testamento vital**). || **d. clínica** *(clinical d.)* Decisión del médico relativa al diagnóstico o tratamiento del paciente. || **d. delegada** *(proxy d.)* Decisión del paciente a delegar en personas de su confianza, mediante documento escrito, la atención médica que debe prestársele en ciertas circunstancias, en caso de incapacidad suya (ver **capacidad, incapacidad**). || **d. en ética clínica** *(d. in clinical ethics)* Decisión clínica sobre los aspectos éticos de la acción, o si está determinada principalmente por ellos. Depende siempre de quien actúe, aunque se solicite asesoramiento a un comité de ética (v.) o a un experto en ética médica (ver **consulta de ética clínica**). ||

d. ético-médica *(ethical-medical d.)* Ver **decisión en ética clínica**. || **d. subrogada** *(surrogated d.)* Ver **decisión delegada**.

decolación *(decapitation)*
MEDLEGAL. Ver **decapitación**.

decorticación osteoperióstica de Judet *(Judet's osteoperiosteal decortication)*
ORTOP. Decorticación del hueso sin desperiostizarlo y dejando adherido el colgajo al mismo hueso.

decúbito *(decubitus)*
CIRGEN. m. Posición horizontal del cuerpo. Ver **úlcera de decúbito**. || **d. lateral** *(lateral d.)* El que se realiza descansando sobre un costado (derecho o izquierdo). || **d. prono** *(prone d.)* El que se realiza descansando boca abajo apoyado sobre el tórax y el abdomen. || **d. supino** *(supine d.)* El que se realiza tumbado boca arriba apoyado sobre la espalda y las nalgas.

decusación *(decussation)*
NEUROCIR. f. Cruce de fibras de un lado a otro en la línea media. La mayor parte de las fibras del sistema nervioso central son decusadas. || **d. de Forel** *(Forel's d.)* Decusación de fibras nerviosas en la corteza de los cuerpos cuadrigéminos anteriores.

dedo *(finger)*
ORTOP. m. Cada una de las cinco partes alargadas en que terminan la mano y el pie. || **d. de araña** *(spider f.)* Ver **aracnodactilia**. || **d. del beisbolista** *(baseball's player f.)* Flexión parcial permanente de la articulación interfalángica distal del dedo causada por el choque de una pelota u otro objeto que al golpear el extremo o el dorso del dedo produce la rotura de la inserción del extensor largo (dedo en martillo). || **d. bloqueado** o **en resorte** *(locked f.)* Aquel que se encuentra fijado en posición de flexión debido a la presencia de un pequeño nódulo fibroso del tendón que queda retenido por su vaina. || **d. caído** *(drop f.)* Flexión permanente de la falange terminal de un dedo debida a la ruptura del tendón extensor largo. || **d. en cuello de cisne** *(suran neck f.)* Dedo con hiperextensión de la primera articulación interfalángica y flexión de la segunda por desequilibrio muscular. || **d. en garra** *(claw f.)* Deformidad de los dedos de los pies que se observa en muchos pacientes con ar-

tritis reumatoide que consiste en la subluxación dorsal del segundo dedo al quinto. Las cabezas de los metatarsianos soportan el peso por lo que resulta doloroso caminar. || **d. en martillo** *(hammer f., mallet f.)* Flexión permanente de la falange distal. || **d. en palillo de tambor** *(clubbed f.)* Ver **dedo hipocrático.** || **d. en resorte** *(spring f.)* Dedo con dificultades de flexión o extensión más allá de un cierto grado debido al paso dificultoso del tendón flexor a consecuencia de su engrosamiento parcial. || **d. hipocrático** *(acropagnia)* Engrosamiento de las falanges distales de los dedos e incurvación de las uñas hacia la cara palmar, que ocasiona un aspecto de maza. Se observa en enfermedades crónicas de corazón y del pulmón con insuficiencia cardiaca o respiratoria acompañada de hipoxia. También se denomina dedo en palillo de tambor.

dedo de zinc *(zinc finger)*
BIOQUÍM. Motivo estructural de unión al DNA de algunas proteínas compuesto de 25 a 30 aminoácidos, en cuyos extremos hay bien dos residuos de cisteína a cada lado, o bien dos de cisteína y dos de histidina, implicados en la unión de un átomo de zinc. Cuando se encuentra unido al zinc forman un bucle que interacciona con unos cinco nucleótidos del surco mayor del DNA. En una misma proteína pueden aparecer siete o más de estos dedos de zinc que participan en el reconocimiento de la secuencia del DNA.

defecación *(defecation)*
FISIOL. f. Acto de eliminar las heces por vaciamiento del recto.

defecografía *(defaecatiography)*
RADIO. f. Técnica radiográfica consistente en la opacificación de la porción ano-rectal mediante la introducción de un contraste baritado espeso, para la obtención de imágenes radiográficas seriadas y la valoración de aspectos morfológicos y funcionales de esta región durante la defecación.

defecograma *(defaecatiogram)*
RADIO. f. Imagen obtenida durante la realización de una defecografía.

defecto *(defect)*
RADIO. m. Imperfección material o falta física de parte de una cosa. || **d. de repleción** *(repletion d.)* Ausencia de relleno de una estructura o de parte de ella cuando se introduce contraste para su opacificación, producida por procesos que ocupan o estenosan su luz.

defecto óseo craneal *(cranial vault defect)*
NEUROCIR. Ausencia congénita de un fragmento de la bóveda craneal. Si el defecto es en la línea media se denomina cráneo bífido (ver **cráneo bífido, craneosquisis).** Su remedio está indicado si los defectos son grandes para impedir las lesiones cerebrales y mejorar la estética. El defecto más frecuente son los agujeros parietales en los lugares de paso de las venas emisarias del diploe.

defecto del tabique interauricular *(atrial septal defect)*
CARDIOL. Ver **comunicación interauricular.**

defensa *(defense)*
PSICOL. f. Mecanismos naturales de los organismos para mantener su equilibrio biológico frente a agentes o circunstancias patógenas normales o extraordinarias. Estrategias del yo para mantener su equilibrio psicológico sin perder la adaptación a la realidad, que dan lugar a los rasgos de carácter que conforman la personalidad normal. Pueden tener una significación patológica si se tornan ineficaces, rígidas o mal adaptadas. Ver **mecanismos de defensa.**

defensa abdominal *(abdominal guarding)*
CIRGEN. Contractura voluntaria de la musculatura de la pared abdominal anterior que realiza el paciente al ser explorado por el médico en situaciones de abdomen agudo, dado que la palpación provoca dolor intenso. Es un signo de irritación peritoneal y por tanto de gravedad. Ver **abdomen agudo, irritación peritoneal.**

defensa del paciente *(patient's advocacy)*
BIOÉT. Denominación anglosajona, recientemente difundida en España, que designa la labor de defensa de los intereses del paciente que el equipo de enfermería asume como misión propia, junto con la estrecha colaboración con el equipo médico para el cuidado del enfermo. || **d. de la vida** *(defense of the life)* Principio ético que debe estar vigente en toda atención médica (ver **dignidad humana, respeto de la vida humana).**

deferentografía *(deferentography)*
RADIO. f. Técnica radiográfica consistente en la opacificación, mediante un medio de contras-

te y por vía retrógrada, de los conductos deferentes, obteniendo imágenes con fines diagnósticos.

deficiencia *(deficiency)*
BIOÉT. f. Denominación genérica de las alteraciones físicas o psíquicas que hacen inferiores en capacidad a las personas que las padecen en comparación con las sanas. Considerada aisladamente, nunca es razón para una atención médica de segunda categoría ni para la negación de un tratamiento eficaz (ver **futilidad, suspensión del tratamiento**).

deficiencia de lactasa *(lactase deficiency)*
BIOQUÍM. Enfermedad hereditaria causada por una deficiencia de la enzima lactasa que se caracteriza por la intolerancia a la lactosa. Suele presentarse en la edad adulta.

deficiencia mental *(mental deficiency)*
PSICOL. Limitación significativa de la capacidad intelectual o cognitiva. Para la Organización Mundial de la Salud es «un trastorno definido por la presencia de un desarrollo mental incompleto o detenido, caracterizado principalmente por el deterioro de las funciones concretas de cada época del desarrollo y que contribuyen al nivel global de inteligencia, tales como las funciones cognoscitivas, las del lenguaje, las motrices y las de socialización».

deficiente *(deficient)*
BIOÉT. adj. Denominación genérica de los enfermos que padecen alguna deficiencia (v.).

déficit de adhesión leucocitaria *(leukocyte adhesion deficiency)*
INMUNOL. Conjunto de entidades clínicas de herencia autosómica recesiva caracterizado por infecciones bacterianas y micóticas recurrentes y alteración en la curación de heridas secundarias a un defecto en las funciones de adherencia de los leucocitos. Esta deficiencia está provocada por una expresión anormal o deficiente de las integrinas β-2 (déficit de adhesión leucocitaria 1) o bien a la ausencia del sialil-Lewis X (déficit de adhesión leucocitaria 2).

déficit de alfa-1-antitripsina *(alfa-1-antitrypsin deficiency)*
ANATPATOL. Enfermedad metabólica causada por la ausencia parcial o total de la alfa-1-antitripsina, proteína inhibidora de la tripsina. Clínicamente se manifiesta por el desarrollo de enfisema pulmonar por destrucción progresiva de las paredes alveolares y afectación hepática que puede llevar a la cirrosis. En el citoplasma de los hepatocitos se acumula una proteína en forma de glóbulos que se tiñen con la tinción de PAS y resisten la digestión con diastasa.

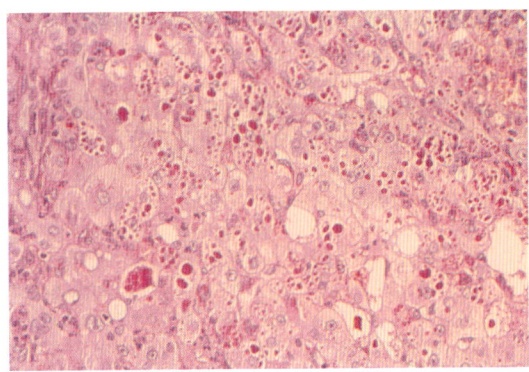

El *déficit de alfa-1-antitripsina* ocasiona, entre otras, lesiones de cirrosis hepática. Es característica la aparición de glóbulos en el citoplasma de los hepatocitos, que se tiñen intensamente de color rojo con la técnica del PAS-diastasa

déficit de componentes del complemento *(complement deficiency conditions)*
INMUNOL. Conjunto de enfermedades, generalmente heredadas de forma autosómica recesiva, caracterizadas por alteraciones en uno o varios de los componentes del complemento (v.), que provocan un patrón de activación anormal de dicho sistema. Se han descrito tres grandes grupos: déficit genéticos de los componentes de la vía clásica y/o alternativa, déficit de los componentes terminales y déficit de las proteínas reguladoras del complemento, solubles y unidas a las membranas. Las manifestaciones clínicas dependen de la función de la proteína deficitaria, pudiendo encontrar alteraciones que cursan con infecciones recurrentes, como el déficit de C3, fenómenos autoinmunitarios, como el déficit de C1, C4 y C2, crisis de hemólisis intravascular características de la hemoglobinuria paroxística nocturna y provocadas por el déficit de factor acelerador del decaimiento, o angioedema recurrente, típico del angioedema hereditario y debido al déficit autosómico dominante del inhibidor del C1.

déficit familiar de lecitín-colesterol-aciltransferasa (*lecithin-cholesterol acyltransferase deficiency*)
NEFROL. Enfermedad rara descrita en Escandinavia y que se caracteriza por el déficit de esta enzima que cataliza la transferencia de un ácido graso de la lecitina al colesterol para dar lugar a un éster del colesterol. Ello genera grandes cantidades de lipoproteínas de baja densidad (LDL-colesterol) que dañan el endotelio vascular. Cursa con opacidades corneales, anemia normocítica y normocrómica por hemólisis, arteriosclerosis precoz con calcificaciones vasculares y frecuente proteinuria y cilindros hialinos por afectación renal. El gen que codifica la enzima se localiza en el brazo largo del cromosoma 16.

déficit isquémico reversible (*reversible ischaemic defect*)
NEUROCIR. Ver **accidente isquémico transitorio**.

déficit neurológico isquémico reversible (*reversible isquemic neurological deficit*)
NEUROL. Déficit neurológico habitualmente focal, de causa vascular isquémica, instaurado de forma aguda o subaguda en un tiempo no superior a veinticuatro horas y con recuperación completa en menos de tres semanas.

déficit selectivo de subclases de IgG (*IgG subclass selective deficiency*)
INMUNOL. Inmunodeficiencia primaria caracterizada por el déficit de una o más subclases de IgG con concentraciones séricas de IgG total normales, debido a una diferenciación anormal de la célula B y, más raramente, a eliminaciones homocigóticas de varios genes de regiones constantes. El más frecuente en adultos es el déficit de IgG3, y en niños el de IgG2. No suelen asociarse a síntomas específicos.

deflazacort (*deflazacort*)
ENDOCRINOL. m. Glucocorticoide sintético, cuyos efectos secundarios son inferiores a los derivados de la administración de compuestos clásicos como prednisona o dexametasona.

defluvio (*defluvium*)
DERMATOL. m. Pérdida súbita de los cabellos.

deforme (*deformed*)
ORTOP. adj. Privado de su forma natural y propia. || Que presenta en su forma alguna importante irregularidad o anomalías.

deformidad (*deformity*)
ORTOP. f. Cualidad de deforme. || Alteración congénita o adquirida de la configuración o de las medidas de un órgano, segmento o de todo el organismo (cuando es congénita se puede hablar de malformación. || **d. de Madelung** (*Madelung's d.*) Incurvación del extremo inferior del radio y con luxación del cúbito hacia atrás.

degeneración (*degeneration*)
ANATPATOL. f. Deterioro, forma de lesión celular, en principio reversible, caracterizada por transtornos del metabolismo intracelular, tumefacción de las células y acumulación en alguno de los compartimentos celulares de material que, en condiciones normales, no existe o se encuentra en pequeñas cantidades. Según la apariencia y la naturaleza del material acumulado, se denomina hidrópica, grasa, hialina, coloide, glucogénica, etc. || **d. fibrinoide** (*fibrinous d.*) Tipo de degeneración tisular y celular, caracterizada por la desorganización de las proteínas tisulares, que se homogeneizan tomando un aspecto similar al de los depósitos de fibrina.

degeneración apoptótica (*apoptotic degeneration*)
HISTOL. Proceso de regresión o involución que sufren los tejidos en desarrollo o ya formados, por medio de un proceso controlado de muerte celular denominado apoptosis. || **d. del cartílago** (*cartilage d.*) Proceso por el cual el cartílago se calcifica con la edad y forma una estructura parecida a la que tiene lugar cuando se va a formar el hueso. Esto suele ocurrir en personas de edad avanzada. || **d. post mórtem** (*post-mortem d.*) Proceso involutivo de los tejidos tras la muerte. En este proceso se producen roturas en las estructuras celulares. || **d. sináptica** (*synaptic d.*) Desaparición de algunas de las sinapsis neuronales en las que se observa primeramente una de las vesículas presinápticas y más tarde una desaparición de las mismas, seguida de degeneración mitocondrial y aparición de gran cantidad de filamentos en la neurona.

degeneración del código genético (*genetic code degeneration*)
BIOQUÍM. Redundancia del código genético, por la que un mismo aminoácido puede ser codificado por dos o más codones diferentes.

degeneración corticobasal *(cortical-basal ganglionic degeneration)*
NEUROL. Enfermedad neurológica degenerativa, caracterizada por demencia, síndrome rígido-acinético, mioclonías, otros movimientos anormales y miembro alienígena. ‖ **d. dentatorúbrica** *(dentatorubral d.)* Enfermedad degenerativa que se caracteriza por pérdida neuronal en el núcleo dentado y núcleo rojo. Clínicamente se manifiesta por ataxia y mioclonías. Ver **atrofia multisistema, degeneración olivopontocerebelosa.** ‖ **d. estrionígrica** *(striatonigral d.)* Enfermedad degenerativa englobada dentro de las atrofias mul-tisistema, determinada clínicamente por cuadro rígido-acinético. Neuropatológicamente se caracteriza por pérdida neuronal en los ganglios basales. Ver **atrofia multisistema, degeneración olivopontocerebelosa.** ‖ **d. hepatocerebral** *(hepatocerebral d.)* Trastorno neurológico secundario a episodios repetidos de encefalopatía hepática. En la sintomatología clínica destacan los movimientos anormales involuntarios y la alteración de la motricidad. Se debe distinguir la forma adquirida de la forma hereditaria o enfermedad de Wilson. Ver **enfermedad de Wilson.** ‖ **d. neuroaxonal** *(neuroaxonal d.)* Enfermedad infantil hereditaria autosómica recesiva. Se caracteriza por dificultad progresiva para la marcha, pérdida de visión con atrofia óptica, disminución de la sensibilidad y deterioro mental. Neuropatológicamente se caracteriza por la presencia de esfereoides eosinofílicos procedentes de axones dilatados en los cordones posteriores, sustancia negra y núcleos del tronco del encéfalo. ‖ **d. walleriana** *(vallerian d.)* Degeneración que se produce en el segmento distal de las fibras nerviosas seccionadas, es decir, en el que no queda unido al cuerpo de la neurona. Antes de la aparición de los marcadores neuronales, la degeneración walleriana era un procedimiento utilizado para el estudio de las conexiones entre centros nerviosos.

degeneración en baba de caracol *(snail-track degeneration)*
OFTALMOL. Degeneración de la retina periférica que se caracteriza por una banda bien delimitada de color blanquecino a modo de copos. Es muy similar a la degeneración en copos de nieve o en escarcha. En las ocasiones en que se asocia a roturas o desgarros en la retina, debe ser rodeada con láser para prevenir el desprendimiento de esta. Es más frecuente en los miopes. ‖ **d. en empalizada** *(lattice d.)* Degeneración de la retina periférica que se caracteriza por una imagen que recuerda a un enrejado blanco con zonas de hiperpigmentación alrededor. Se trata de una zona de retina delgada a la que se encuentra fuertemente adherido el vítreo, por lo que pueden producirse desgarros en su interior que conducen al desprendimiento de retina. Por ello, en ocasiones son rodeadas de manera preventiva con láser. Son más frecuentes en los miopes. ‖ **d. esferoidal** *(spheroidal d.)* Degeneración de la zona de la córnea que queda expuesta al aire libre y que se caracteriza por la presencia de gránulos de color ámbar. ‖ **d. macular asociada a la edad** *(age-related macular d.)* Alteración degenerativa de la parte central de la retina conocida como mácula, que es la responsable de la visión central. Esta parte de la retina es la que permite leer, ver la televisión o reconocer las caras de las personas. En la actualidad es la principal causa de ceguera legal en personas mayores de sesenta años. Sin embargo, la visión periférica se mantiene inalterada, por lo que los pacientes pueden manejarse sin ayudas para tareas cotidianas como la deambulación. Su causa es desconocida, aunque se sabe que la edad del paciente es el principal factor de riesgo. Ver **degeneración macular disciforme, degeneración macular húmeda, degeneración macular**

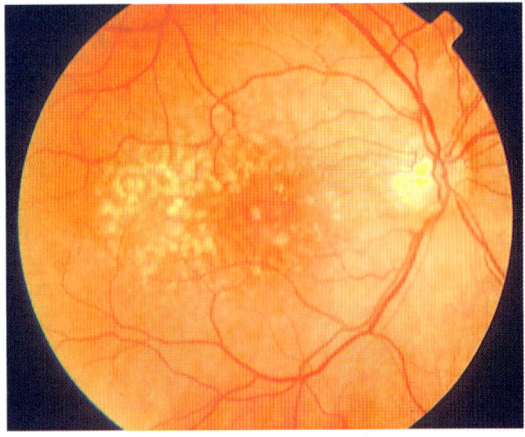

degeneración macular asociada a la edad (forma seca)

seca, drusa. ‖ **d. macular atrófica** *(atrophic macular d.)* Ver **degeneración macular seca**. ‖ **d. macular disciforme** *(disciform macular d.)* Estadio final cicatricial de la degeneración macular húmeda para el que no existen alternativas terapéuticas en la actualidad. ‖ **d. macular exudativa** *(exudative macular d.)* Ver **degeneración macular húmeda**. ‖ **d. macular húmeda** *(exudative macular d.)* Degeneración macular asociada a la edad que se caracteriza por la presencia de la proliferación de una membrana de neovasos por debajo de la retina. En su evolución da lugar a exudación y hemorragias, lo que conduce a la formación de una cicatriz central en la mácula con la consiguiente pérdida de visión central. En sus estadios iniciales la membrana puede se quemada con láser, en algunos de los casos. Su evolución hacia la pérdida de visión es rápida. ‖ **d. macular no exudativa** *(non exudative macular d.)* Ver **degeneración macular seca**. ‖ **d. macular seca** *(non exudative macular d.)* Degeneración macular asociada a la edad caracterizada por la atrofia del tejido coriorretiniano en la parte central de la retina, lo que conduce a la pérdida de la visión central. En la actualidad no existe ningún tratamiento para esta forma de degeneración. Su evolución hacia la pérdida de visión es lenta. ‖ **d. macular senil** *(age-related macular d.)* Ver **degeneración macular asociada a la edad**. ‖ **d. macular senil exudativa** *(exudative age-related macular d.)* Ver **degeneración macular húmeda**. ‖ **d. macular senil neovascular** *(exudative age-related macular d.)* Ver **degeneración macular húmeda**. ‖ **d. macular senil seca** *(non exudative age-related macular d.)* Ver **degeneración macular seca**. ‖ **d. macular de Stargardt** *(Stargardt's macular d.)* Ver **enfermedad de Stargardt**. ‖ **d. marginal pelúcida** *(pellucid marginal d.)* Adelgazamiento periférico y progresivo de la parte inferior de la córnea, que se acompaña de protusión por encima del área de adelgazamiento. ‖ **d. marginal de Terrien** *(Terrien's marginal d.)* Adelgazamiento de la córnea periférica con presencia de neovascularización superficial leve. Suele ser bilateral y asimétrica. ‖ **d. microquística** *(cystoid d.)* Ver **degeneración quística periférica**. ‖ **d. microquística reticular** *(reticular cystoid d.)* Proceso degenerativo periférico de las capas medias de la retina interna con destrucción del tejido neurosensorial. Puede conducir a la retinosquisis. ‖ **d. nodular de Salzmann** *(Salzmann's nodular d.)* Proceso inflamatorio que se caracteriza por la presencia de nódulos sobreelevados en la córnea que presenta cicatrices por otros procesos crónicos, o bien en el borde de una córnea transparente. ‖ **d. pavimentosa de la retina** *(paving-stone d.)* Degeneración de la retina periférica caracterizada por la presencia de atrofia coriorretiniana. Es más frecuente en miopes. No tiene repercusión sobre la agudeza visual y no presenta riesgo de evolucionar a un desprendimiento de retina. ‖ **d. quística periférica** *(peripheral cystoid d.)* Degeneración de la parte periférica de la retina considerada como parte del proceso normal de envejecimiento. No tiene repercusión en la agudeza visual y no precisa tratamiento. ‖ **d. reticulada de la retina** *(retinal reticular d.)* Ver **degeneración en empalizada**. ‖ **d. tapetorretiniana** *(tapetoretinal d.)* Conjunto de enfermedades de carácter hereditario que conducen a la muerte de las células visuales de la retina. ‖ **d. viteliforme de Best** *(viteliform d. of Best)* Ver **enfermedad de Best**. ‖ **d. vitreorretiniana de Wagner** *(Wagner's vitreoretinal d.)* Ver **enfermedad de Wagner**.

degeneración hepatolenticular *(hepatolenticular degeneration)*
NEUROCIR. Ver **enfermedad de Wilson**.

degeneración olivopontocerebelosa *(olivopontocerebellar degeneration)*
NEUROL. Degeneración cerebelosa familiar caracterizada por atrofia extensa de los pedúnculos cerebelosos medios y de la superficie ventral del puente.

degloving *(degloving)*
CIRPLÁS. m. Maniobra quirúrgica intraoral que se realiza para exponer el hueso mandibular. Normalmente se utiliza también para designar aquellas lesiones traumáticas que arrancan los tejidos blandos en zonas extensas, dejando el tejido óseo expuesto.

deglución *(deglutition)*
FISIOL. f. Acto digestivo en el cual el bolo alimenticio pasa de la cavidad bucal a la faringe y, después, por contracción de los músculos constrictores de la faringe, al esófago.

degollación (*beheading*)
MEDLEGAL. f. Acción de degollar. ‖ Sección de la garganta o de la cara anterior del cuello de una persona. ‖ Degollamiento, degüello.

dehidroepiandrosterona (*dehydroepiandrosterone*)
ENDOCRINOL. f. Metabolito androgénico de síntesis predominante en la corteza suprarrenal con débil poder androgénico que constituye un precursor de la síntesis de testosterona.

dehiscencia (*dehiscence*)
ANATPATOL. f. Separación de dos estructuras o porciones de tejido vecinas por fuerzas mecánicas, produciendo una fisura. Normalmente se utiliza este término para designar la apertura espontánea y no esperada de una herida.

dehiscencia de sutura (*suture dehiscence, anastomotic dehiscence*)
CIRGEN. Despegamiento de los tejidos, artificialmente unidos mediante suturas, por fallo técnico, que conduce a la separación de los bordes de la sutura y a la fuga del contenido orgánico que tenga. Suele referirse a las suturas del aparato digestivo y génito-urinario y conllevan una complicación quirúrgica habitualmente grave.

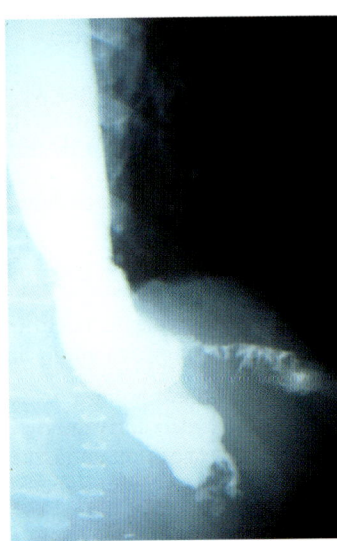

dehiscencia de sutura. Tránsito esofagoyeyunal con contraste realizado tras gastrectomía total y anastomosis esofagoyeyunal, en el que se observa que el contraste pasa del esófago al yeyuno, pero que a la altura de la sutura se escapa una parte hacia la derecha

deiodinasa (*deiodinase*)
ENDOCRINOL. f. Enzima que cataliza la pérdida de un átomo de iodo de las moléculas de tironinas. La 5'-desiodasa tipo 1 se encuentra en el hígado y los riñones y es responsable del 80% de la síntesis periférica de T3. La 5'-desiodasa tipo 2 se localiza en la hipófisis y en el sistema nervioso central. Se encarga de mediar el efecto de retroalimentación de la secreción de TSH llevado a cabo por la conversión intrahipofisaria de T4 en T3. La enzima 5-desiodasa convierte la molécula de tiroxina en la forma inactiva T3 reversa. Otras desiodasas inactivan la molécula de T3 dando lugar a diiodotironinas.

déjà vécu (*déjà vécu*)
NEUROL. Situación subjetiva de haber vivido una situación previamente. Puede ser un fenómeno normal pero también es característico de crisis epilépticas parciales complejas. Se asocia habitualmente a fenómenos de haber visto una cosa previamente *déjà vu.*

déjà vu (*déjà vu*)
PSICOL. Expresión francesa, equivalente a la española «ya vivido», con la que se conoce una alteración de la memoria (una paramnesia), caracterizada por la sensación o ilusión de reconocer, como ya vistos y familiares, objetos, situaciones o fenómenos que son nuevos y desconocidos. Se presenta asociado a trastornos psicopatológicos o como consecuencia de un estado de agotamiento.

dejar morir (*to allow to die*)
BIOÉT. tr. Expresión ambigua, muy empleada en la literatura médica, que engloba las situaciones en que el médico no aplica tratamientos al paciente porque son fútiles (ver **futilidad**) o suponen un encarnizamiento terapéutico (v.), y situaciones en que el médico desea y ejecuta voluntariamente la muerte del enfermo mediante la retirada de tratamiento (ver **eutanasia**), aunque el paciente todavía pueda y deba ser ayudado. Dejar morir en las dos primeras situaciones es éticamente correcto, y no lo es en la última.

deleción (*deletion*)
GENÉT. f. Pérdida de material genético de un cromosoma, que puede ir desde la pérdida de un solo nucleótido (deleción puntual) hasta la pérdida de grandes regiones visibles citogenéticamente.

deletéreo *(deleterious)*
ANAT. adj. Se dice de todo lo que es nocivo.

delirio *(delusion)*
PSICOL. m. Creencia falsa (que no forma parte de una tradición cultural o una confesión religiosa), basada en una inferencia incorrecta de la realidad externa, mantenida firmemente a pesar de la evidencia clara en contra. || **d. de celos** o **celotípico** *(jealousy d.)* Creencia falsa de que el cónyuge (o el compañero sexual) es infiel. Es llamado también delirio de Otelo. || **d. de control** *(d. of control)* Creencia de que los propios sentimientos, impulsos, pensamientos o acciones están bajo el control de alguna fuerza externa más que bajo el de uno mismo. || **d. corporal** o **somático** *(somatic d.)* Creencia falsa referente al funcionamiento del propio cuerpo. La convicción de una mujer menopáusica de estar embarazada, o el convencimiento de una persona de que su nariz es fea y deforme, cuando no lo es, son ejemplos típicos de este tipo de delirio. || **d. de grandeza** *(grandiose d.)* Creencia exagerada en la propia importancia o en la especial singularidad de las propias cualidades, excelencia o poder, o de una relación especial con una deidad o una persona famosa. || **d. nihilista** o **de negación** *(nihilistic d.)* Convicción de la no existencia de uno mismo, de parte de uno mismo, de los otros o del mundo; p. ej., «ya no tengo cerebro». || **d. de persecución** *(persecutory d.)* Convicción de que alguien (un grupo o una institución) está siendo acosado, atacado, perseguido o que hay una conspiración contra él. || **d. de pobreza** *(d. of poverty)* Convencimiento de que se han perdido o se van a perder inmediatamente todos los bienes materiales. || **d. primario** *(primary d.)* Ideas delirantes que se caracterizan por ser autónomas, originales, inderivables e incomprensibles dede el punto de vista psicológico. || **d. de referencia** *(d. of reference)* Convicción de que los hechos, objetos o la gente del ambiente más próximo tienen un significado particular e inusual (normalmente negativo). || **d. secundario** *(secondary d.)* Ideas delirantes que surgen como intentos de explicación de experiencias anómalas previas y, en este sentido, son comprensibles psicológicamente. || **d. sistematizado** *(systematized d.)* Crencia falsa constituida por múltiples elaboraciones o conjunto de falsas creencias que la persona relaciona con un único acontecimiento o tema, y al que achaca todos los problemas que experimenta en su vida.

delirium *(delirium)*
PSICOL. m. Trastorno mental orgánico agudo, que se caracteriza por la confusión y la conciencia alterada, posiblemente fluctuante, debido a una alteración tóxica, traumática o infecciosa del metabolismo cerebral, que puede incluir delusiones, ilusiones y/o alucinaciones. || **d. tremens** *(d. tremens)* Trastorno cerebral agudo que se presenta en sujetos alcohólicos crónicos, con ocasión de una abstinencia (generalmente al segundo o tercer día de haber suprimido la ingesta), y caracterizado por intensa agitación psicomotriz, típicas alucinaciones visuales de pequeños animales (ratas, arañas, etc.), ansiedad con sensación terrorífica, actividad mental delirante, fiebre, temblores y una notable alteración del estado general (deshidratación, taquicardia, aumento de la presión arterial, neuritis, etc.). La evolución es fatal en el 10-15% de los casos no tratados.

dellen *(dellen)*
OFTALMOL. m. Adelgazamiento periférico de la córnea que se produce en áreas de inestabilidad de la película lagrimal.

delta *(delta)*
Cuarta letra del alfabeto griego (δ).

delta *(delta, loop)*
MEDLEGAL. f. Disposición en forma de triángulo que aparece en algunos dactilogramas y que se forman por la confluencia de tres sistemas de líneas de crestas.

delusio *(delusio)*
DERMATOL. f. Psicopatía obsesiva de parasitosis.

delusión *(delusion)*
PSIQUIAT. f. Término equivalente a delirio (v.) en la nomenclatura psiquiátrica anglo-americana.

demeclociclina *(demeclocycline)*
ENDOCRINOL. f. Antibiótico derivado de la tetraciclina que inhibe la acción de la vasopresina, por lo que es causante de diabetes insípida nefrogénica y es útil para el tratamiento del síndrome de secreción inadecuada de hormona antidiurética.

demencia *(dementia)*
ANTROPOL. f. Según Lishman, deterioro global, adquirido, del intelecto, la memoria y la perso-

nalidad, pero sin menoscabo de la consciencia. Hay varios tipos de demencias, con una sintomatología similar pero producidas por causas diversas. El más amplio grupo corresponde a las demencias seniles y, dentro de ellas, se distinguen tres modalidades: demencia tipo Alzheimer, demencia multiinfarto y demencia mixta. Las demencias tipo Alzheimer son las más numerosas, si bien el porcentaje varía según los países y continentes; en Europa suele comprender al 60% de las demencias seniles. Las demencias multiinfarto representan aproximadamente el 25%, y el 15% restante corresponde a las demencias tipo mixtas que también presentan múltiples infartos cerebrales. Además de las demencias seniles, hay otras que pueden estar motivadas por tumores y hemorragias de localización frontal, por arteriosclerosis de los vasos cerebrales, por la sífilis (parálisis general progresiva), por traumatismos craneales repetidos (demencia pugilística), por acción tóxica (p. ej., la demencia de los habitantes de Guam), etc. La causa última que lleva a la demencia es la pérdida neuronal. Sin embargo, como esta pérdida no es homogénea en todo el cerebro, la evolución de los síntomas no es idéntica en todos los tipos, aunque en la fase final la sintomatología se hace uniforme: pérdida de la memoria, sobre todo anterógrada; desorientación temporal y espacial, deterioro intelectual y una cierta apraxia. En el último estadio de la demencia, el paciente queda reducido a una vida vegetativa, sin control de esfínteres, por lo que necesita una atención continua. Ver **enfermedad de Alzheimer.**

demencia con cuerpos de Lewy (*Lewy-body dementia*)
NEUROL. Tipo de demencia que puede parecerse a la enfermedad de Alzheimer pero con la diferencia de que en el estudio anatomopatológico del cerebro aparecen en la corteza cerebral cuerpos de Lewy. Ver **cuerpos de Lewy.** ‖ **d. dialítica** (*dialysis d.*) Encefalopatía progresiva y difusa, que en ocasiones acaba en la muerte, que ocurre actualmente en muy pocos pacientes sometidos a hemodiálisis crónica. La demencia es una característica típica. ‖ **d. frontotemporal** (*frontotemporal d.*) Demencia en la que la lesión neuropatológica predomina en el lóbulo frontal y temporal. ‖ **d. mixta** (*mixed d.*) Demencia en cuya etiología coexisten lesiones vasculares y la degeneración típica de la enfermedad de Alzheimer. Ver **demencia vascular, enfermedad de Alzheimer.** ‖ **d. senil** (*senile d.*) Ver **enfermedad de Alzheimer.** ‖ **d. subcortical** (*subcortical d.*) Demencia presente en las enfermedades que cursan con lesión o con degeneración de estructuras subcorticales como son el tálamo y los ganglios basales. Es la demencia característica de la corea de Huntington y la enfermedad de Parkinson. Se caracteriza por alteración de la memoria y lentificación del proceso cognitivo. ‖ **d. talámica** (*thalamic d.*) Tipo de demencia que se puede observar en ocasiones por lesiones talámicas bilaterales. ‖ **d. temporoparietal** (*temporoparietal d.*) Grupo de demencias que se asocian con degeneración predominante de los lóbulos parietal y temporal. ‖ **d. tipo Alzheimer** (*Alzheimer type d.*) Ver **enfermedad de Alzheimer.** ‖ **d. vascular** (*vascular d.*) Grupo de demencias que presentan como común denominador una causa vascular en su etiología. Se distinguen distintas formas como el estado lacunar, la enfermedad de Binswanger y los infartos en territorios limítrofes. Un hecho bastante característico es la presencia de signos multifocales.

Demodex (*Demodex*)
DERMATOL. Género de ácaros que se encuentran en los folículos y en las glándulas sebáceas, generalmente saprofitos.

demodicidosis (*demodicidosis*)
DERMATOL. f. Infectación de los folículos y/o glándulas sebáceas por *Demodex*.

demofobia (*demophobia*)
PSIQUIAT. Ver **fobia.**

demonomanía (*demonomania*)
PSIQUIAT. Ver **manía.**

dendrita (*dendrite*)
ANAT. f. Cada una de las ramificaciones del cuerpo neuronal que transmiten el impulso nervioso en sentido centrípeto. Según el número de dendritas, las neuronas se dividen en bipolares y multipolares.

denervación (*denervation*)
NEUROL. f. Pérdida de la inervación nerviosa en una determinada estructura. Se utiliza el tér-

mino habitualmente para referirse al músculo que ha perdido la inervación nerviosa debido a una lesión nerviosa que ha provocado la degeneración axonal.

densidad *(density)*
RADIO. f. Relación entre la masa y el volumen de un cuerpo. Número medio de elementos por unidad de superficie o volumen. ‖ **d. protónica** *(proton d.)* Número medio de protones por unidad de superficie o volumen en una víscera u órgano. Ver **secuencia**.

densidad urinaria *(urine gravity)*
NEFROL. Método sencillo para valorar la concentración total de solutos en una muestra de orina. Es inexacto, pues puede sobrevalorarse cuando hay cantidades elevadas de glucosa, proteínas o contrastes radiológicos en la orina. La determinación de la osmolaridad urinaria es más exacta a la hora de valorar la capacidad renal de concentrar y diluir la orina.

densificación *(densification)*
RADIO. f. Aumento progresivo de la densidad.

densitometría *(densitometry)*
RADIO. f. Sistema de medición de la densidad de un material. ‖ **d. radiográfica** *(radiodensitometry)* Ver **radiodensitometría**.

densitometría ósea *(bone densitometry)*
ENDOCRINOL. Método de cuantificación de la mineralización ósea basado en la medida de la atenuación que la radiación sufre al atravesar la estructura ósea a estudiar. Posee especial relevancia en el diagnóstico y seguimiento de la osteoporosis. Permite realizar valoraciones en distintas regiones como en el radio, la columna vertebral y el fémur. La absorciometría dual constituye una de las técnicas más frecuentemente empleadas con este fin.

densitométrico *(densitometric)*
RADIO. adj. Relativo a la densitometría.

densitómetro *(densitometer)*
RADIO. m. Equipo que permite medir la densidad. Se denomina así a los equipos diseñados para el cálculo de la densidad ósea mediante sistemas de absorciometría de fotones.

dentadotomía *(dentadotomy)*
NEUROCIR. f. Lesión provocada con fines terapéuticos en núcleo dentado del cerebelo para eliminar los movimientos coréicos y atetósicos, de los pacientes afectos de parálisis cerebral.

dentición *(dentiton, teething)*
PEDIAT. f. Desarrollo y erupción de los dientes. Hay dos denticiones: la *de leche, decidual o primaria,* que se inicia aproximadamente al séptimo mes del nacimiento y suele terminar a los 30 meses, y que está compuesta por veinte piezas dentarias; y la *permanente o secundaria,* que va sustituyendo a los dientes de leche, que está compuesta por 32 dientes y termina con la aparición de las muelas del juicio, hacia los 25 años.

dentina *(dentin)*
ANAT. f. Componente principal de los dientes, que envuelve la pulpa dental y está cubierta por el esmalte (en la corona) y el cemento (en la raíz del diente). Tiene una estructura parecida al hueso y un color amarillento. También se denomina marfil.

dentista *(dentist)*
ANAT. m. y f. Persona que, dentro de la medicina, se ha especializado en enfermedades de la boca. En la actualidad se diferencia del odontólogo en que este no ha cursado la carrera de medicina sino la de odontología y no puede practicar determinadas operaciones que están permitidas a los dentistas.

deontología *(deontology)*
BIOÉT. f. Estudio o ciencia de los deberes profesionales. Ver **código deontológico**. ‖ **d. médica** *(medical d.)* Deontología profesional de la actividad médica.

deontologismo *(deontologism)*
BIOÉT. Ver **ética deontologista**.

deoxicorticosterona *(deoxycorticosterone)*
ENDOCRINOL. f. Esteroide de acción mineralcorticoide producido fundamentalmente en la capa glomerular de la corteza suprarrenal por efecto de la enzima 21-hidroxilasa sobre la progesterona. Se ha utilizado desde el punto de vista terapéutico para el tratamiento parenteral de la deficiencia mineralcorticoide que tiene lugar en la enfermedad de Addison y de algunos síndromes de hiperplasia adrenal congénita que cursan con pérdida salina. Su secreción excesiva da lugar a hipopotasemia e hipertensión arterial.

deoxicortisol *(deoxycortisol)*
ENDOCRINOL. m. Metabolito de la síntesis de glucocorticoides que resulta del efecto de la enzima 21-hidroxilasa sobre la 17-hidroxipro-

gesterona. Es el precursor del cortisol, al que da lugar merced al efecto de la enzima 11 β-hidroxilasa. Su concentración se eleva en la hiperplasia adrenal congénita debida a deficiencia de la enzima 11 β-hidroxilasa y tras la administración de metopirona.

deoxipiridinolina (*deoxypyridinoline*)
ENDOCRINOL. f. Aminoácido implicado en el enlace covalente entre las cadenas de colágeno y la matriz ósea. Su estimación constituye un índice fiable del grado de reabsorción ósea.

dependencia (*dependency*)
PSICOL. f. Necesidad de ayuda y protección de otra persona o cosa que implica una pérdida o ausencia de maduración y de autonomía. || **d. biopsicológica y conductual** (*biopsychological and behavioral d.*) Impulso irresistible hacia algo a cuya consecución se supedita todo, sin que ningún perjuicio o razón opuesta haga renunciar a ello. Constituiría la base adictiva de cualquier otra dependencia. || **d. cruzada** (*rossed d.*) Capacidad de una droga para suprimir el síndrome de abstinencia producido por otra droga. Así la metadona puede suprimir el síndrome de abstinencia de la heroína y los tranquilizantes suprimen la abstinencia alcohólica. Constituye la base de la mayoría de los métodos de desintoxicación. || **d. de drogas** (*drugs addiction*) Ver **dependencia de sustancias psicoactivas.** || **d. emocional** (*emotional d.*) Necesidad exagerada de apoyo, atención y cariño por parte de los demás que suele dar lugar a una sensibilidad aumentada en la interacción social, tendencia a la sumisión y a satisfacer los deseos de los demás antes que los propios, sentimientos de inseguridad y duda, y un gran temor a la soledad, al abandono y al rechazo. || **d. física** (*physics d.*) Estado de adaptación del organismo a una droga, seguido normalmente de la aparición de tolerancia y, tras la privación, de un síndrome de abstinencia. || **d. del juego** (*game d.*) Impulso irresistible a jugar, a cuya consecución se supedita todo. || **d. psíquica** o **psicológica** (*psychic or psychological d.*) Fuerte deseo o compulsión a continuar el consumo de la droga que proporciona placer o sentimiento de bienestar. || **d. de sustancias psicoactivas** (*psychoactive drugs addition*) Necesidad imperiosa de una sustancia (drogas, alcohol, etc.), caracterizada por la compulsión a tomarla de manera continua o periódica para experimentar sus efectos psíquicos y, algunas veces, para evitar el malestar producido por la abstinencia.

depilación (*depilation*)
DERMATOL. f. Caída de cabellos y/o pelos, especialmente la producida por diversos métodos.

depilado (*depilate*)
DERMATOL. adj Área cutánea sin pelos y/o cabellos.

depilatorio (*depilatory*)
DERMATOL. adj. Que determina la caída de los pelos y cabellos. || m. Sustancia que provoca esta acción.

deposición (*expert work*)
MEDLEGAL. f. Exposición o declaración que, ante un juez o un tribunal de justicia, hace un experto o perito en determinada materia, como un médico legista o forense.

depósito de cadáveres (*mortuary*)
MEDLEGAL. Lugar en el que se depositan los cadáveres hasta su exhumación. El depósito de cadáveres judicial sirve también para facilitar la identificación de los que son desconocidos por exhibición de los mismos a familiares y público.

deprenilo (*deprenilo*)
NEUROL. m. Fármaco inhibidor de la monoaminooxidasa B, utilizado en el tratamiento de la enfermedad de Parkinson.

depresión (*depression*)
ANAT. f. En psiquiatría, alteración afectivo-conductual, caracterizada por sentimientos de tristeza, inhibición de ideas y psicomotora. Quizá esta tríada se deba a una disminución de la vitalidad, que se expresa tanto en la esfera psíquica como en la corporal. En bastantes casos este trastorno es bipolar, es decir, a una fase de depresión sigue otra de euforia, manía (enfermedad maníaco-depresiva) en la que la tríada anterior cambia de signo: euforia, fuga de ideas e hiperactividad. Las depresiones se suelen dividir en endógenas y reactivas. Las *depresiones endógenas* son innatas y en ellas hay un componente hereditario. Las *depresiones reactivas* son aquellas que se han desencadenado a consecuencia de algún suceso externo. Hay casos que se pueden encuadrar fácilmente en uno de estos dos tipos de depresión, pero hay muchos otros en los que los dos componentes interaccionan.

El interés en clasificar la depresión como endógena o neurótica estriba en que la terapia a seguir es distinta. Las depresiones endógenas se benefician de la terapia electroconvulsiva y las neuróticas responden mejor a los fármacos antidepresivos y, en algunos casos, a la terapia cognitiva. Las personas que padecen depresión endógena son más proclives al suicidio, mientras que las personas que presentan episodios recurrentes de manía y depresión son más sensibles al tratamiento con sales de litio que aquellas que solo padecen episodios recurrentes de depresión (trastorno afectivo unipolar).

depresión anaclítica (*anaclitic depression*)
PSICOL. Término acuñado por R. Spitz (1946) para designar un cuadro depresivo que se origina en los primeros meses de vida del niño por la separación prolongada de la madre y la consiguiente deprivación de cuidados emocionales y físicos que ello conlleva. Se conoce también como síndrome de hospitalismo, por ser el abandono del recién nacido a los cuidados de una institución la circunstancia prototípica en la que fue descrito. El cuadro clínico se caracteriza por severos trastornos psicofisiológicos que van desde una fase inicial de llanto continuo, agitación y desesperanza, hasta una fase posterior de interrupción del llanto, permanencia con los ojos inexpresivos, indiferencia por el entorno, extrema pasividad, no reactividad a estímulos, sueño constante y adelgazamiento límite que puede llevar a la muerte. Se trata de un síndrome reversible después de meses de reanudación del contacto. || Por analogía, tipo de depresión en el que el paciente está fundamentalmente preocupado por las relaciones interpersonales y muestra una excesiva dependencia emocional de los demás. El término es equivalente al de depresión dominada por el otro, depresión dependiente o depresión sociotrópica. || **d. introyectiva** (*introjective d.*) Tipo de depresión en la que el paciente está fundamentalmente preocupado por cuestiones de logro, autodefinición, independencia y autovalía. El término es equivalente al de depresión dominada por la consecución de metas, depresión autocrítica o depresión autonómica.

deprivación (*deprivation*)
FISIOL. f. Supresión de algo. Normalmente se utiliza esta expresión para indicar la supresión de información al sistema nervioso central, ya sea de toda la sensibilidad o bien de alguna en particular.

deprivación emocional (*emotional deprivation*)
ENDOCRINOL. Síndrome derivado de la deficiencia de afectividad. En los niños, puede ser el responsable de un retraso de talla, conociéndose en este caso como enanismo psicosocial, que es reversible con la normalización del ambiente familiar. || **d. hídrica** (*water d.*) Interrupción del aporte de líquidos. Se emplea como prueba diagnóstica para valorar la capacidad renal de concentrar la orina y para diferenciar la diabetes insípida de la potomanía.

depuración extrarrenal (*extrarrenal purification*)
NEFROL. Proceso de purificación de la sangre, bien por uremia o diselectrolitemia secundaria a fallo renal agudo o fallo renal crónico, o por intoxicaciones. Existen diversas técnicas dependiendo de las características de los pacientes. Las dos técnicas fundamentales son: hemodiálisis (con sus diferentes modalidades de hemodiálisis intermitente o convencional, hemodiálisis de alto flujo, hemofiltración y hemodiafiltración); y diálisis peritoneal (bien continua-ambulatoria o automatizada).

derecho a la asistencia religiosa (*right to religious attention*)
BIOÉT. Ver **asistencia religiosa**. || **d. a la atención de la ancianidad** (*old age r. to attention*) Derecho a la atención sanitaria que, proporcionalmente, debe verse aumentado debido a la debilidad y fragilidad de la situación de ancianidad. Este derecho remite a la obligación correspondiente de mayor atención por parte del médico. Ver **respeto**. || **d. a la atención médica** (*r. to medical attention*) Derecho del paciente al deber de atender (v.) que tienen tanto el médico como el resto del personal sanitario. Aunque está institucionalizado y reglamentado en muchos países occidentales, de modo paralelo a la socialización de los sistemas públicos de salud, su vigencia real depende en última instancia del cumplimiento de los deberes profesionales de quienes trabajan en sanidad. || **d. a la información** (*r. to information*) Ver **decir la verdad**. || **d. a morir** (*r. to die*) Derecho subjetivo que los parti-

darios de la eutanasia pretenden que deben ejecutar los médicos cuando el paciente así lo solicite. Este derecho correspondería al deber de matar del médico; este deber iría contra los principios básicos del Estado de derecho (ver **derecho a la vida**) y contra los principios éticos básicos de la medicina (ver **respeto a la vida humana, suspensión del tratamiento**). ‖ **d. a no saber** *(r. to not knowing)* Derecho del paciente a no ser informado de lo referente a la propia enfermedad. El deseo de no querer saber siquiera qué sucede cuando se espera, por ejemplo, un mal diagnóstico, explicable desde un punto de vista psicológico, ha sido contemplado como un derecho del enfermo en algunas sentencias en Estados Unidos. Sin embargo, no es razonable admitirlo como tal, pues implicaría el deber de no informar (ver **decir la verdad**) y la imposibilidad de ayudar al enfermo de alguna manera (ver **apoyo moral**). ‖ **d. a saber** *(r. to know)* Derecho del enfermo a conocer la verdad acerca de su enfermedad. Se corresponde con el deber del médico de comunicarla (ver **decir la verdad**), aunque debe hacerlo con la prudencia y precauciones necesarias. ‖ **d. a la salud** *(r. to health)* Denominación incorrecta del derecho a la atención médica: la salud no puede ser garantizada por la atención sanitaria, que solo dispone de medios para intentar restaurarla, puede alcanzarse o no, aunque los medios puestos para conseguirla hayan sido los más adecuados. ‖ **d. al tratamiento** *(r. to treatment)* Ver **derecho a la atención médica**. ‖ **d. a la vida** *(r. to life)* Derecho que todo hombre tiene a que el resto de la sociedad respete su vida (ver **respeto a la vida humana**); vivir es la condición imprescindible para la consecución de cualquier otro derecho humano (ver **derecho a morir**). ‖ **d. a vivir** *(r. to live)* Ver **derecho a la vida**. ‖ **d. de los animales** *(r. of animals)* Conjunto de prerrogativas que deben ser respetadas en los animales de modo correspondiente a su modo de ser (seres capaces de sufrimiento sensible), y por la obligación del hombre a no infligirles malos tratos o sufrimientos injustificados. No son propiamente derechos en el mismo sentido que los referidos al hombre (ver **derechos humanos**), aunque se les reconozca una protección jurídica en las leyes positivas. ‖ **d. del embrión** *(r. of the embryo)* Derechos del ser humano embrionario que son proporcionales a su situación de dependencia y debilidad (v.). Son frecuentemente violados en la realización de técnicas de reproducción asistida, que ponen su vida en muy serio peligro (la mortalidad embrionaria de la fecundación in vitro con transferencia de embrión alcanza, en los mejores casos, el 96%), así como en la contracepción hormonal (v.) y el diagnóstico prenatal (v.). ‖ **d. de los enfermos** *(r. of the sicks)* Conjunto de derechos que poseen los enfermos de modo correlativo a los deberes de los profesionales sanitarios. Se encuentran sistematizados en numerosos países occidentales, entre ellos España. Su efectiva realización es imposible sin una voluntad decidida de cumplimiento del deber profesional (ver **deber de atender, deber de denunciar, deber de preservar la salud, deber de respetar la vida**). ‖ **d. humanos** *(human r.)* Dignidad humana (v.) en tanto que pide una conducta proporcionada por parte de los demás miembros de la sociedad. Dicha proporción es la justicia (v.) en el comportamiento con las personas. ‖ **d. humanos en medicina** *(human r. in medicine)* Derechos humanos (v.) que se pueden ver afectados por la actuación profesional del médico. Por la situación de debilidad (v.) del enfermo, los derechos humanos piden una mayor actitud de respeto (v.) por parte del profesional sanitario ‖ **d. de los niños** *(r. of the children)* Derechos humanos de los niños, mayores que los de un adulto de modo proporcional a su situación de dependencia y debilidad (v.). ‖ **d. del paciente** *(r. of the patient)* Ver **derechos de los enfermos**.

dereísmo *(dereism)*
PSIQUIAT. m. Según el psiquiatra E. Bleuler, actividad mental desviada de la lógica y la realidad, ocurre en la esquizofrenia. Inicialmente este término se utilizaba en relación con la conducta autista.

deriva *(drift)*
GENÉT. f. Cambio que se produce en la cepa de un virus. ‖ **d. genética** *(genetic d.)* Fluctuaciones en las frecuencias génicas que se producen al azar y son más evidentes en poblaciones aisladas y pequeñas.

derivación *(by-pass, derivation)*
CIRGEN. Toda clase de procedimientos quirúrgicos que realizan un salto de algún sistema tubu-

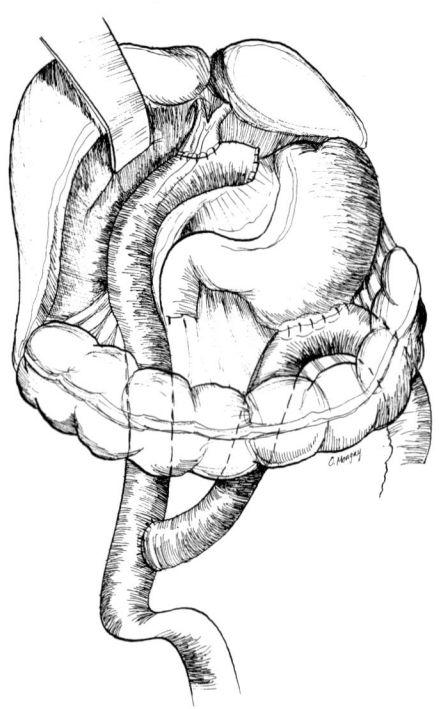

derivación. Dibujo que representa una de las posibilidades de cirugía paliativa del cáncer avanzado de cabeza de páncreas no extirpable. Se puede realizar una doble derivación que evite la obstrucción del colédoco y del duodeno; por ejemplo, una hepaticoyeyunostomía y una gastroyeyunostomía con montaje en Y de Roux

lar, en prevención o como tratamiento de una obstrucción del mismo, cuando no es posible o no conviene la resección del tramo obstruido. Se realiza anastomosando un tramo proximal a la obstrucción a un tramo más distal. Se pueden hacer así derivaciones del sistema urinario, vasculares, del tubo digestivo y del sistema biliar. ‖ **d. biliar** *(biliary b.)* Aquella que se realiza para desobstruir el sistema de excreción biliar del hígado, anastomosando algún tramo de la vía biliar (colédoco, hepático común o vesícula) al tubo digestivo (duodeno, yeyuno). Ver **coledocoduodenostomía, coledocoyeyunostomía, hepaticoyeyunostomía, ictericia obstructiva, vía biliar, Y de Roux.** ‖ **d. de Denver** *(Denver's b.)* Derivación peritoneovenosa similar a la de LeVeen, pero con una bomba de acción manual, con la que el paciente impulsa el líquido ascítico hacia el torrente sanguíneo. Ver **ascitis,** **derivación de LeVeen, derivación peritoneovenosa.** ‖ **d. esplenorrenal** *(splenorenal d.)* Ver **derivación esplenorrenal distal.** ‖ **d. esplenorrenal distal** *(dplenorenal shunt b.)* Anastomosis venosa que se realiza de forma terminolateral entre la vena esplénica y la vena renal izquierda, de modo que descomprime selectivamente el territorio de las varices esofagogástricas en la hipertensión portal. Es la intervención de elección para las hemorragias recidivantes por varices esofágicas porque es eficaz en descomprimir las varices que sangran a la vez que depriva poco al hígado del flujo portal, de modo que tiene una baja incidencia de complicarse con insuficiencia hepática. Ver **hipertensión portal, intervención de Warren, variz esofágica.** ‖ **d. gástrica** *(gastric b.)* Anastomosis entre el estómago y el yeyuno, habitualmente con montaje tipo Billroth II, que se realiza como paliación de la obstrucción duodenal o de la salida del estómago, generalmente por tumores del estómago, páncreas o duodeno. Ver **gastroenteroanastomosis, gastroenterostomía, gastroyeyunostomía.** ‖ **d. intestinal** *(intestinal b.)* Anastomosis de un tramo más proximal del intestino delgado o grueso a otro más distal para hacer pasar el tránsito digestivo más allá de una zona del intestino con patologías generalmente obstructivas o por procesos inflamatorios o tumorales. Ver **obstrucción intestinal mecánica.** ‖ **d. de LeVeen** *(LeVeen's b.)* Sistema tubular que se emplea para la derivación peritoneovenosa entre la cavidad peritoneal con ascitis y el territorio de la vena cava superior. Tiene un mecanismo valvular que solo permite el paso del líquido ascítico del abdomen a la circulación sistémica (y no el retorno sanguíneo hacia el abdomen) cuando hay un gradiente de presión de tres a cinco centímetros de agua. Ver **ascitis, derivación de Denver, derivación peritoneovenosa.** ‖ **d. mesocava** *(mesocaval anastomosis, mesocaval shunt)* Anastomosis vascular que se realiza entre la vena mesentérica superior y la vena cava inferior para el tratamiento de la hipertensión portal, cuando no son posibles otros tipos de derivación, generalmente por trombosis portal o de la vena esplénica. De este modo, el territorio del sistema portal de alta presión se descomprime hacia la circulación sistémica evitando las complicaciones de la hipertensión portal (varices esofágicas y gástricas, hemorragia, ascitis, etc.). Ver **hipertensión portal.** ‖ **d. peritoneovenosa** (*peritoneovenous shunt*) Técnica quirúrgica consistente en la comunicación de la cavidad peritoneal con el sistema venoso de la cava superior mediante un catéter con válvula que solo permite el paso de la ascitis del peritoneo hacia el torrente venoso. Ordinariamente, se introduce el catéter en la vena yugular interna a través de una herida en el cuello, y la indicación principal es el tratamiento paliativo de la ascitis intratable médicamente en los cirróticos. También se ha empleado esta técnica para la paliación de la ascitis a tensión por carcinomatosis peritoneal. En ambos casos es frecuente la trombosis del sistema. Ver **ascitis, derivación de Denver, derivación de LeVeen.** ‖ **d. portocava** (*portacaval shunt, Eck's fistula*) Anastomosis vascular entre la vena porta y la vena cava inferior, para el tratamiento de la hipertensión portal. Es una derivación total si se realiza de forma terminolateral; de esta forma es muy eficaz para descomprimir la hipertensión portal y las varices sangrantes, pero tiene una alta mortalidad por provocar en muchos pacientes empeoramiento de la función hepática; actualmente se hace de forma calibrada interponiendo una prótesis vascular en H entre la vena porta y la cava inferior, de modo que tiene menos complicaciones por insuficiencia hepática a la vez que es eficaz en el tratamiento de la hipertensión portal. Ver **hipertensión portal, variz esofágica.**

derivación (*derivation*)
RADIO. f. Ramal que sale de otro principal.

derivación electrocardiográfica (*electrocardiographic lead*)
CARDIOL. Terminal electrocardiográfica constituida por dos electrodos que recogen la diferencia de potencial generada por la actividad eléctrica cardiaca en esos dos puntos. Las derivaciones electrocardiográficas pueden ser bipolares, en el caso de recoger la diferencia de potencial entre dos electrodos situados en determinadas regiones del cuerpo, o monopolares, cuando registran la diferencia de potencial existente entre un electrodo indiferente, con potencial nulo, y un electrodo situado en una determinada posición. Según el plano que examinan, se dividen en derivaciones del plano frontal o derivaciones de miembros, con sus electrodos colocados en miembros superiores e inferiores, y derivaciones del plano horizontal o derivaciones precordiales, con sus electrodos en la pared torácica anterolateral. Ver **electrocardiograma.**

derivación lumboperitoneal (*lumboperitoneal shunt*)
NEUROCIR. Conexión entre el espacio subaracnoideo lumbar y el peritoneo, para drenar el líquido cefalorraquídeo.

derivación ureteroileal (*ureteroileal anastomosis*)
UROL. Ver **derivación ureteroileal de Bricker.** ‖ **d. ureteroileal de Bricker** (*Bricker's ureteroileal denvation*) Derivación urinaria incontinente. Descrita por Bricker en 1950. Utiliza un segmento de íleon de 20 cm aislado del resto del intestino, uno de cuyos extremos se aboca a piel y al otro extremo ambos uréteres. Es la técnica modelo con la que hay que comparar las nuevas técnicas de derivación, aunque no es una panacea. Un tercio de las unidades renales padecen degradación con el tiempo. El 30% padece episodios de pielonefritis aguda. Un 10-20% de pacientes padecen estenosis ureterales y tras un seguimiento de veinte años, el 50% padece fracaso renal. ‖ **d. urinaria continente** (*continent urynary denvation*) Formación de un reservorio intestinal, con íleon, con colon o con ambos, dependiendo de la técnica. En el reservorio desembocan ambos uréteres y el mismo es abocado a la piel utilizando una técnica de continencia. El drenaje del reservorio se hace por sondaje intermitente. ‖ **d. urinaria incontinente** (*urinary denvation*) Utilizada en pacientes que han sido sometidos a cistectomía total o no pueden utilizar su vejiga. Los uréteres se abocan directamente a la piel o a reservorios realizados con intestino (íleon y/o colon). Se forma un reservorio con intestino detubulizado (íleon y/o colon) en el que se insertan los uréteres y que aboca a la piel con un mecanismo valvular continente. El vaciado de la neovejiga se realiza mediante sondaje.

derivaciones de LCR (*LCR shunts*)
NEUROCIR. Sistemas que se emplean para llevar líquido cefalorraquídeo desde el sistema nervioso central (ventrículos, cavidad siringomiélica y saco dural) a cavidades de la economía (abdominal, torácica, aurícula y vesícula

dermatalgia

biliar) donde pueda ser reabsorbido. Consisten en general en un tubo próximo y un tubo distal conectados por una válvula que regula la presión de salida.

dermatalgia *(dermatalgia)*
DERMATOL. f. Dolor de la piel, generalmente sin signos visibles.

dermatán sulfato *(dermatan sulphate)*
HISTOL. Tipo de proteoglicano de la matriz extracelular que se encuentra fundamentalmente en las válvulas cardiacas, en la piel y en los vasos sanguíneos.

dermatitis *(dermatitis)*
DERMATOL. f. Inflamación de la piel. Ver **dermitis**. ‖ **d. actínica** *(actinic d.)* La producida por rayos actínicos. ‖ **d. ampollar** *(ampullar d.)* La que tiene vejigas o ampollas. ‖ **d. artefacta** *(d. artefacta)* La que está producida intencionalmente por el propio paciente. ‖ **d. atópica** *(atopic d.)* La que es constitucional de tipo alérgico. ‖ **d. de Berloke** *(Berloke's d.)* Dermatosis inflamatoria en zonas fotoexpuestas, pigmentada y en relación con el contacto de sustancias fotosensibilizantes, comúnmente perfumes. ‖ **d. de contacto** *(contact d.)* Reacción inflamatoria cutánea debida a la acción de alérgeno contactante. ‖ **d. estasis** *(stasis d.)* Proceso inflamatorio de las piernas, debido generalmente a insuficiencia venosa. ‖ **d. exfoliativa** *(exfoliative d.)* La que presenta formación de escamas. ‖ **d. exfoliativa del recién nacido** *(exfoliative d. of the newborn)* Dermatitis exfoliativa producida por infección de estafilococos en el neonato. ‖ **d. facticia** *(factitial d.)* Aquella producida por el propio paciente con objeto simulador. ‖ **d. invernal** *(d. hiemalis)* La que aparece o se recrudece en invierno. ‖ **d. profesional** u **ocupacional** *(occupational d.)* La producida por materias empleadas en la ocupación del paciente. ‖ **d. pustulosa** *(pustulosa d.)* Proceso inflamatorio que cursa con lesiones pustulosas, como el acné pustuloso. También se llama miliaria pustulosa. ‖ **d. seborreica** *(seborrheic d.)* f. Erupción máculo-escamosa de la piel de la cara, del cuero cabelludo y de las áreas interescapular, púbica y perianal, caracterizada por la formación de costras oleosas adherentes. Es un proceso eccematoso causado por un factor infeccioso sobre piel seborreica.

dermatitis del pañal *(diaper dermatitis)*
PEDIAT. Reacción inflamatoria producida en la zona que cubre el pañal, sobre todo en los pliegues cutáneos de esa zona. La causa suele ser el contacto prolongado de heces y orina con la piel.

dermatocalasia *(dermatochalasia)*
OFTALMOL. f. Proceso asociado al envejecimiento y que se caracteriza por la flacidez de la piel del párpado superior que puede llegar a ocluir parcialmente el ojo.

dermatocele *(dermatocele)*
DERMATOL. m. Término en desuso que indica herniación de la piel.

dermatoclasia *(dermatochlasia)*
DERMATOL. f. Piel que ha perdido su elasticidad, por degeneración de las fibras de reticulina, por lo que pierde su turgencia.

dermatoesclerosis *(dermatosclerosys)*
DERMATOL. Ver **esclerodermia**.

dermatofibroma *(dermatofibroma)*
ANATPATOL. m. Tumor benigno de la dermis, compuesto por acúmulos de fibroblastos y macrófagos cargados de lípidos y a veces de hemosiderina. Suele tener forma estrellada y límites imprecisos.

dermatofibrosarcoma protuberans *(dermatofibrosarcoma protuberans)*
ANATPATOL. Tumor maligno de la dermis, similar a un fibrosarcoma, caracterizado por presentarse como múltiples nódulos que aparecen en la piel, con una gran tendencia a recidivar localmente por su mala delimitación. Raramente produce metástasis a distancia.

dermatofito *(dermatophyte)*
MICROBIOL. m. Hongo con afinidad por la queratina (queratinofilia) y capacidad para parasitar el estrato córneo (queratinizado) de numerosas especies de vertebrados. Afectan a la piel, el pelo y las uñas del hombre y numerosos animales, respetando las capas profundas, y producen las denominadas tiñas o dermatofitosis. Incluye unas treinta especies, clasificadas en tres géneros: *Epidermophyton, Microsporum* y *Trichophyton*, y todos ellos tienen la capacidad de utilizar la queratina para su nutrición; esta capacidad la mantienen tanto in vivo (en la naturaleza, donde pueden degradar los diferentes substratos de queratina presentes en el

suelo) como in vitro. Algunas especies de dermatofitos pueden presentar reproducción sexual, y se agrupan en la familia *Gymnoascaceae*. Algunas de las principales especies son: *Epidermophyton floccosum, Microsporum canis, Microsporum audouinii, Miscrosporum gypseum, Trichophyton rubrum, Trichophyton mentagrophytes, Trichophyton megnin, Trichophyton tonsurans*, etc.

dermatoglifia *(dermatoglyphies)*
DERMATOL. f. Estudio de las eminencias superficiales de la piel de las manos y los pies, con objeto de análisis genéticos y de identificación.

dermatoglifo *(dermatoglyphics, fingerprint)*
MEDLEGAL. m. Patrones que forman las impresiones de las eminencias superficiales de la piel de los dedos (huellas dactilares), palmas de las manos y plantas de los pies, utilizadas en estudios genéticos o de identificación.

dermatografía *(dermatographia)*
DERMATOL. f. Descripción de la piel.

dermatografismo *(dermatographism)*
DERMATOL. m. Signos o síntomas reflejados en la piel.

dermatohistopatología *(dermatohistopathology)*
DERMATOL. f. Rama de la histopatología que estudia la estructura microscópica de la piel.

dermatólisis *(dermatolysis)*
DERMATOL. f. Hipertrofia de la piel y tejidos subcutáneos con relajación de la misma y tendencia a la formación de pliegues. Si es de los párpados se denomina blefarochalasia.

dermatología *(dermatology)*
DERMATOL. f. Rama de la medicina que estudia la piel sana y sus alteraciones patológicas.

dermatológico *(dermatologic)*
DERMATOL. adj. Relativo a la dermatología.

dermatólogo *(dermatologist)*
DERMATOL. m. y f. Especialista médico experto en las enfermedades de la piel.

dermatoma *(dermatome)*
DERMATOL. f. Área metamérica cutánea inervada por la correspondiente raíz nerviosa espinal.

dermatomicosis *(dermatomycosis)*
DERMATOL. f. Enfermedad de la piel producida por hongos parásitos.

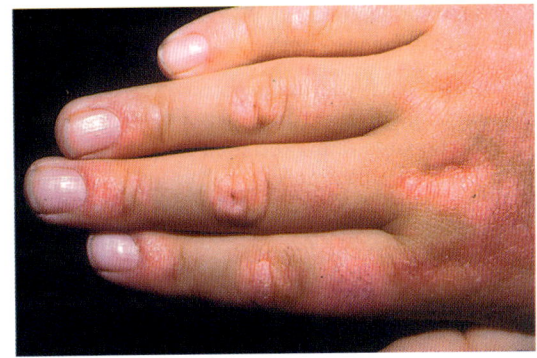

dermatomiositis

dermatomiositis *(dermatomyositis)*
DERMATOL. f. Enfermedad compuesta por poliomiositis, lesiones cutáneas, edema y dolores articulares.

Dermatophagoides *(Dermatophagoides)*
ALERGOL. Género de ácaros domésticos. Entre los más conocidos se encuentran el *Dermatophagoides pteronyssinus* y el *Dermatophagoides farinae,* siendo estos los responsables más comunes de alergias respiratorias debidas a la inhalación del polvo doméstico.

dermatoplasia *(dermathoplasia)*
DERMATOL. f. Cirugía plástica de la piel.

dermatopolineuritis *(dermathopolyneuritis)*
DERMATOL. f. Afección caracterizada por tumefacción fría, húmeda y cianótica de las manos y de los pies, acompañada de debilidad motora,

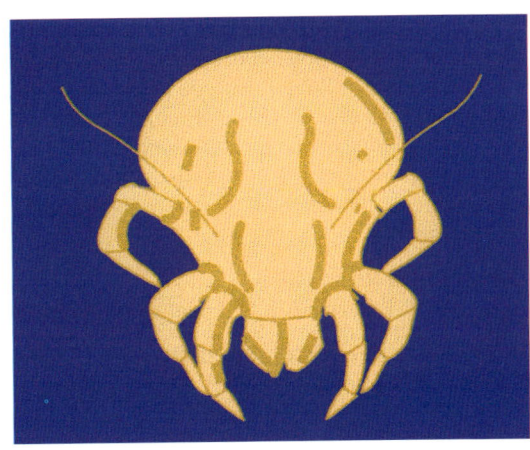

Dermatophagoides

temblor, taquicardia, prurito, parestesias, irritabilidad e insomnio.

dermatorrexis *(dermatorrhexis)*
DERMATOL. f. Piel atrófica, hiperelástica e hiperextensible, característica del síndrome de Ehlers-Danlos.

dermatoscopia *(dermatoscopy)*
DERMATOL. f. Examen e inspección ocular de la piel.

dermatosis *(dermatosis)*
DERMATOL. f. Nombre genérico que expresa las afecciones de la piel.

dérmico *(dermic)*
DERMATOL. adj. Relativo o relacionado con la piel.

dermis *(dermis)*
ANAT. f. Parte de la piel situada debajo de la epidermis.

dermitis *(dermitis)*
DERMATOL. Ver **dermatitis**.

dermoabrasión *(dermoabrassion)*
CIRPLÁS. f. Abrasión de la piel. Eliminación de una o varias capas de forma traumática o terapéutica para rejuvenecer la piel o eliminar manchas. Se puede realizar de forma física mediante lija, láser, etc., o química mediante la aplicación de ácidos *(peelings)*.

dermografismo *(dermographism)*
ALERGOL. m. Reacción urticarial desencadenada a través de trazados efectuados en la piel con la uña o con un estilete.

dermoide *(dermoid)*
ANATPATOL. m. Tumor del ovario que deriva de sus estructuras embrionarias. Puede tener elementos derivados del ectodermo que dan lugar al desarrollo del pelo, de tejido graso, así como a dientes u otras estructuras derivadas del mesodermo o del endodermo. Pueden ser benignos o malignos. || Quiste cutáneo que contiene elementos de la piel, como queratina, sebo o anejos cutáneos.

dermopatía *(dermopathy)*
DERMATOL. f. Enfermedad de la piel, dermatosis.

derogación del secreto médico *(repeal of medical confidentiality)*
BIOÉT. Abolición de la obligación de guardar el secreto médico por imperativo legal (lesiones que puedan ser consecuencia de la comisión de un delito) o para evitar daños a otras personas (p. ej., obsesiones paranoides agresivas) siempre o si el paciente se niega a desvelarlo personalmente (p. ej., existencia de enfermedades contagiosas graves). En estos casos, el secreto solo debe desvelarse a la autoridad competente o a las personas en peligro. Aunque estos tomen las medidas oportunas para evitar el daño, tienen obligación de guardar el secreto desvelado por el médico.

derotomía *(decapitation)*
MEDLEGAL. Ver **decapitación**.

derrame *(effusion)*
ANAT. m. Vertido de un líquido o de una exudación. || **d. pericárdico** *(pericardial e.)* Colección líquida formada por un exudado o trasudado localizado entre las dos hojas, visceral y parietal, del pericardio. Frecuente manifestación de muchas enfermedades cardiacas, como la pericarditis, miocarditis, insuficiencia cardiaca, etc., y extracardiacas, como enfermedades autoinmunes o tumorales, conectivopatías, o incluso de manera idiopática. Los síntomas que provoca están en relación con su magnitud y la rapidez de instauración: desde derrames pericárdicos asintomáticos hasta insuficiencia cardiaca aguda por taponamiento cardiaco, su forma de instauración más brusca y dramática. Ver **hidropericardio**. || **d. pleural** *(pleural e.)* Acumulación de líquido entre las dos hojas pleurales, que ocupa el saco pleural. Se produce cuando hay una inflamación de la pleura; si es abundante puede colapsar el pulmón. || **d. sinovial** *(sinovial e.)* El que está ocasionado por irritación de la membrana sinovial, ocupando la cavidad articular. Cuando es amplio produce una clara distensión de la articulación.

desacuerdo en bioética *(disagreement in bioethics)*
BIOÉT. Falta de opinión unánime dentro de un comité de ética (v.) a la hora de proporcionar un consejo para un caso concreto o elaborar una directriz orientadora para un organismo sanitario. Aunque su aparición puede reducirse mucho mediante una sistemática de trabajo adecuada, y acudiendo al ideario adoptado por el comité para su trabajo, es inevitable que ocurra. En estos casos, reconociendo dicho desacuerdo, el comité no se puede conformar con una ética de mínimos (v.), sino

que debe proporcionar todas las razones que se han barajado, de modo que su opinión pueda orientar la actuación de quien les ha consultado (ver **prudencia**). || **d. entre médicos** (*disagreement among physicians*) Discrepancia entre dos o más médicos acerca del modo más adecuado de enfocar una situación clínica, sea desde el punto de vista técnico (pruebas diagnósticas, tratamiento, etc.), sea desde el punto de vista ético. La discrepancia técnica, siempre que ninguno de los médicos pretenda un dislate (ver **lex artis**), se debe resolver mediante la discusión ponderada en una consulta médica, recabando también la opinión del enfermo (ver **consentimiento informado**). De igual modo se debe proceder en caso de discrepancia por razones éticas, realizando una consulta al comité de ética (v.) competente en el caso, o una consulta de ética clínica (v.).

desaferentación (*deafferentation*)
FISIOL. f. Interrupción de los impulsos aferentes. Puede ser temporal, mediante anestesia, o permanente cuando se seccionan las correspondientes fibras nerviosas.

desamparo (*helplessness*)
PSICOL. m. Sentimiento de indefensión y desvalimiento (de incapacidad para modificar una determinada situación o circunstancia) que lleva al sujeto a la resignación y al abandono de cualquier intento de superación, y que hace necesaria la ayuda exterior, social o psicológica para afrontarlo. Se ha descrito como un sentimiento básico en ciertos estados depresivos.

desarrollo (*development*)
PSICOL. m. Serie de cambios que experimenta el ser vivo desde su generación hasta su madurez, como el desarrollo embrionario u ontogénico, por el cual el cigoto se transforma en feto, o el desarrollo fetal, proceso de crecimiento y diferenciación que termina con el nacimiento. || **d. psicosexual** (*psychosexual d.*) Serie de estadios, de localización relativamente fija en el tiempo, por los que atraviesa la psicosexualidad de una persona desde la infancia a la edad adulta, determinados por la interacción entre impulsos biológicos y circunstancias ambientales. Si esta interacción se resuelve correctamente, se produce un desarrollo psicosexual equilibrado y realista; si la interacción se ve alterada, se podrían producir perturbaciones (fijaciones, conflictos) y trastornos caracterológicos o conductuales relacionados con la psicosexualidad. || **d. psicosocial** (*psychosocial d.*) Proceso de interacción progresiva entre el niño y su ambiente por el que va adquiriendo las capacidades, y especialmente los conocimientos, que le convierten en miembro adulto de su sociedad.

desbridamiento (*debridment*)
CIRGEN. m. Procedimiento quirúrgico referido a heridas con tejidos necrosados o infectados, en los que, tras la incisión, se realiza la extracción de los restos tisulares en estos tejidos, hasta encontrar las paredes inflamatorias del área patológica. Ver **absceso.**

desbridamiento a fascia (*debridement to fascia*)
CIRPLÁS. Técnica quirúrgica consistente en la eliminación de todas las capas de la piel y tejido subcutáneo hasta llegar a la fascia muscular. Utilizada para desbridar tejidos muertos afectados normalmente por quemadura. || **d. tangencial** (*tangential d.*) Técnica quirúrgica consistente en ir eliminando capas de tejido desde superficial a profundo hasta encontrar un tejido sano viable.

descalcificación (*decalcification*)
ORTOP. f. Acción y efecto de descalcificar o de descalcificarse. || Disminución de las sales de calcio, principalmente del trifosfato cálcico, en los huesos u otros tejidos. La osteoporosis es la descalcificación más frecuente. || Precipitación del calcio en sangre, en una forma no ionizada (como el citrato) de forma que impida o retarde la coagulación. || Eliminación de un agua dura de los cationes Ca^+ y Mg^{+2} que la transforma en agua blanda.

descalcificar (*to decalcify*)
ORTOP. tr. Hacer perder el calcio por descalcificación; p. ej., en una biopsia ósea para realizar un estudio o una preparación histológica.

descamación (*desquamation*)
DERMATOL. f. Eliminación normal o patológica de elementos epiteliales o escamas.

descamativo (*desquamative*)
DERMATOL. adj. Que cursa con descamación.

descarboxilación (*decarboxilation*)
BIOQUÍM. f. Eliminación del grupo carboxilo de un ácido carboxílico, como el dióxido de carbono.

descarga (*discharge*)
RADIO. f. Cambio de la ionización de partículas previamente cargadas. || Maniobra de vaciado del chasis, retirando la película en él contenida.

descarrilamiento (*derailment*)
PSICOL. m. Forma de expresión en la que las ideas se separan entre sí de modo que no guardan relación o solo están relacionadas tangencialmente. Al pasar de una frase a otra, el sujeto cambia de tema, dando lugar a fragmentos sin aparente relación, mezclados al azar. También se denomina pérdida de asociaciones.

descematocele (*descematocele*)
OFTALMOL. f. Herniación de la parte interna de la córnea con motivo de un adelgazamiento tan extremo que puede conducir a la perforación corneal.

descenso uterino (*uterine descent*)
GINECOL. Hernia del útero y estructuras vecinas a través del canal vaginal (ver **prolapso uterino**). Según el grado de descenso se habla de prolapso uterino de grado I, II y III. Se acompaña con gran frecuencia de cistocele (descenso de la vejiga urinaria) y rectocele (salida del tabique rectovaginal a través de la vagina). Habitualmente se habla de prolapso genital cuando se produce el descenso de útero, vejiga y recto. || **d. vaginal** (*vaginal d.*) Prolapso de la pared vaginal. Si afecta a la cara anterior, se habla de cistocele. Si es la cara posterior la que desciende se denomina rectocele. El descenso simultáneo de las dos caras vaginales se denomina cistorectocele.

descerebración (*descerebration*)
FISIOL. f. Separación del cerebro del tronco del encéfalo (sección colicular).

descompresión (*descompression*)
FISIOL. f. Disminución de la presión ejercida sobre una zona u objeto. Se realiza de forma lenta y progresiva en los submarinistas, pues si se realizara rápidamente se podrían producir embolias gaseosas.

desconexión acigoportal (*esophagogastric devascularization*)
CIRGEN. Intervención quirúrgica consistente en la ligadura y sección de las venas que por hipertensión del sistema portal producen dilatación de las venas submucosas del esófago y fundus gástrico (varices) con rotura de las mismas y hemorragia digestiva grave. Para ello, hay que seccionar las venas de curvadura mayor y menor del estómago (territorio de vasos cortos y de vasos coronarios) y seccionar con reanastomosis el esófago abdominal. Esto último se realiza habitualmente con un disparo de una sutura mecánica introducida a través de una gastrotomía, que confecciona una sutura circular, como en la esofagoyeyunostomía. Ver **hipertensión portal, variz esofágica.**

descongestivo (*decongestant*)
FARM. adj. Que reduce la congestión, descongestionante.

descuartizamiento (*dismemberment*)
MEDLEGAL. m. Fragmentación, despedazamiento del cadáver. Suele ocurrir en accidentes por arrollamiento del ferrocarril o por grandes máquinas. También se suele practicar después de un delito de homicidio o asesinato con fines de ocultación.

desdoblamiento (*splitting*)
CARDIOL. m. Separación de cada uno de los tonos cardiacos en sus respectivos componentes, mitral y tricuspídeo para el primer tono, y aórtico y pulmonar para el segundo tono. El desdoblamiento puede ser fisiológico cuando es debido a la asincronía normal de los procesos sonoros de la circulación pulmonar y sistémica. Los desdoblamientos fijos, es decir, independientes de los movimientos respiratorios, son patológicos y son indicativos de comunicación interauricular. Los desdoblamientos invertidos (el componente aórtico sigue al pulmonar) son sugestivos de estenosis aórticas severas, bloqueo de rama izquierda o persistencia del conducto arterioso.

desdoblamiento de personalidad (*split personality*)
PSICOL. Trastorno de la conciencia de la unidad del yo en el que se experimentan simultáneamente dos personalidades, una la propia y otra la extraña, cada una con una historia, una actuación y un mundo que incluso puede descono-

cer la otra. Suele darse en estados avanzados de extrañeza del yo (por vivencias de transformación) en los que algunos elementos de la personalidad parecen tan extraños que ya no se reconocen como propios.

desencadenante *(trigger)*
ALERGOL. m. Sustancia, objeto o agente que inicia o estimula una acción.

desensibilización *(desensibilization)*
PSICOL. f. Técnica de modificación de la conducta consistente en eliminar respuestas de ansiedad ante estímulos o situaciones fóbicos, mediante la exposición progresiva o bien masiva a los mismos. Se supone que el organismo se va habituando, perdiendo el miedo, paulatinamente al estímulo fóbico o agota todo temor ante él tras la exposición total y repentina. ‖ **d. sistemática** *(systematic d.)* Técnica de modificación de la conducta creada por J. Wolpe consistente en una estrategia sistemática para lograr reducir el miedo y la ansiedad fóbicos a través de la creación de reacciones simultáneas incompatibles (principio de inhibición recíproca) y de exposición progresiva al estímulo fóbico (principio de desensibilización). Presupone que el aumento paulatino de la intensidad del estímulo que produce miedo, unido a la creación de respuestas incompatibles, facilita la extinción de las reacciones aversivas, hasta llevar al sujeto a una confrontación libre de todo temor con el objeto o situación tratado.

deseo *(desire)*
PSICOL. m. Tendencia a la consecución de un fin que surge de la conciencia explícita de una situación de necesidad.

desequilibrio *(imbalance)*
FISIOL. m. Falta de equilibrio. Puede darse en la posición erecta y en la marcha por alteración del aparato vestibular, o del cerebelo. También aparece cuando predominan los músculos agonitas sobre los antagonitas, y viceversa.

desequilibrio de ligamento *(linkage disequilibrium)*
GENÉT. Asociación preferencial entre alelos concretos de dos loci distintos que están en ligamiento en el mismo cromosoma.

desesperanza *(despair)*
PSICOL. f. Expectativa negativa acerca de la ocurrencia de un suceso valorado como muy importante, unida a sentimientos de indefensión y desvalimiento para cambiar la probabilidad de ocurrencia de ese suceso.

desfase *(dephase)*
RADIO. m. Falta de correspondencia o sincronización espacial o temporal entre diferentes elementos.

desfeminización *(defeminization)*
GINECOL. f. Pérdida de los caracteres femeninos en la mujer producida, habitualmente, por un exceso de andrógenos (hormonas masculinas). Se acompaña de atrofia uterina y mamaria, así como de falta de menstruaciones. Se producen ciclos anovulatorios, por lo que estas mujeres habitualmente son estériles.

desfibrilación *(defibrillation)*
CARDIOL. f. Eliminación de la fibrilación auricular o ventricular mediante la aplicación de una corriente eléctrica continua (choque eléctrico), aplicada generalmente a través del tórax (ver **cardioversión eléctrica).**

desfibrilador *(defibrillator)*
CARDIOL. m. Dispositivo diseñado para proporcionar choques eléctricos empleados en la cardioversión eléctrica y en la desfibrilación. ‖ **d. automático implantable** *(automatic implantable cardioverter d.)* Dispositivo implantable, empleado para el tratamiento de arritmias ventriculares malignas mediante choque o estimulación eléctrica en pacientes con alto riesgo de muerte súbita arrítmica.

desfiladero costoclavicular *(axillary fossa)*
ORTOP. Paso por donde transcurren las estructuras vásculo-nerviosas destinadas al brazo.

desfloración *(defloration)*
GINECOL. f. Desgarro del himen. Ocurre habitualmente después de la primera relación sexual. Normalmente se produce sin ninguna complicación, aunque algunas veces puede dar lugar a hemorragias por la rotura de algún vaso de la membrana himeneal.

desgarro *(tear)*
ORTOP. m. Ruptura violenta en un tejido u órgano. Los bordes del desgarro son irregulares, por lo que la sutura resulta más complicada.

desgarro perineal *(perineal tear)*
GINECOL. Desgarro que se produce en las partes blandas del canal del parto, afectando al periné (rafe medio y musculatura del periné, así

como vagina). El desgarro puede ser central o lateral. Según su extensión, se clasifica en desgarro perineal de primer grado, cuando afecta solamente a una pequeña parte del periné; de segundo grado, cuando afecta a la musculatura y llega hasta el esfínter externo del ano, y de tercer grado, cuando afecta al esfínter anal. || **d. vaginal** (*vaginal t.*) Desgarro del conducto vaginal, que ocurre habitualmente durante el parto. También puede verse después de un relación sexual violenta o como consecuencia de intervenciones quirúrgicas incorrectamente realizadas.

desgarro retiniano (*retinal break*)
OFTALMOL. Ver **rotura retiniana.** || **d. retiniano gigante** (*giant retinal b.*) Ver **rotura retiniana gigante.**

desgranulación (*degranulation*)
INMUNOL. f. Proceso por el cual los gránulos citoplasmáticos de algunas células, entre otras muchas, los basófilos, células NK, mastocitos o plaquetas, se funden con la membrana celular para liberar el contenido de los mismos.

deshabituación (*dishabituation*)
FARM. f. Acción y efecto de eliminar un hábito. Se refiere sobre todo a la supresión del consumo de drogas de abuso.

deshidratación (*dehydration*)
PEDIAT. f. Pérdida no compensada de agua, ya sea por insuficiente ingestión o bien por pérdida excesiva (diarrea, sudoración profusa, etc.). Hay que tener presente este peligro en niños y lactantes.

desinfectante (*disinfectant*)
FARM. adj. Que elimina la infección. Que destruye los microorganismos patógenos.

desinhibición (*desinhibition*)
PSICOL. f. Actuación de acuerdo a los impulsos o sentimientos internos, sin las limitaciones impuestas por las exigencias reales o convencionales. || En neuropsicología, supresión de los efectos reguladores o frenadores que una estructura funcional superior ejerce sobre otra inferior o subsidiaria, como ocurre en el escape del control cortical en una situación de daño neurológico, o en la descarga incontrolada de impulsos cuando una droga interfiere con la acción limitante o inhibidora del GABA dentro del sistema nervioso central.

desinstitucionalización (*desinstitutionalization*)
PSICOL. f. Transformación de las instituciones hospitalarias de régimen cerrado, en las que tradicionalmente se efectuaba el tratamiento de enfermos deficientes mentales y de minusválidos físicos y sensoriales, en centros de asistencia abiertos, integrados en la comunidad, con la instauración de formas de vida y de tratamientos alternativos a la institucional.

desintoxicación (*detoxification*)
PSIQUIAT. f. Tratamiento destinado a la restauración de la homeóstasis fisiológica del organismo después de haber sido trastornado por el consumo de sustancias psicotropas (alcohol, opioides, estimulantes, etc.).

desinvaginación (*desinvagination*)
CIRGEN. f. Desaparición o reducción.

desinvaginación radiológica (*radiologic desinvagination*)
RADIO. Reducción de una invaginación intestinal, guiada por técnicas de imagen. Se puede realizar mediante la administración de enema de contraste o de aire, cuando sea guiada por fluoroscopia o radiografía, o de enema de agua en las reducciones guiadas por ecografía.

desmielinización (*demyelinization*)
HISTOL. f. Pérdida de la mielina en un nervio. || **d. segmentaria** (*segmentary d.*) Lesión histológica de numerosas afecciones humanas del sistema nervioso periférico. Se caracteriza por la destrucción, eliminación o pérdida de la vaina de mielina de los nervios. Esta lesión no afecta al axón. Los restos de mielina son eliminados pudiendo ser remielinizados de nuevo.

desmielinizado (*demyelinated*)
RADIO. adj. Que no presenta o contiene mielina.

desmielinizante (*demyelinative*)
NEUROL. adj. Que afecta o altera la mielina del sistema nervioso central o periférico.

desmina (*desmin*)
HISTOL. f. Filamento citoplasmático de tipo intermedio que está presente en las células de los músculos lisos, estriados y miofibroblastos. En los músculos estriados se sitúa rodeando a los discos Z, y en los lisos, conectando entre sí todas las placas de fijación de filamentos de actina y miosina de la célula.

desmineralización *(demineralization)*
RADIO. f. Disminución o pérdida del contenido en materia mineral. Se dice de los elementos óseos que disminuyen en densidad o capacidad de atenuación y que puede estar ocasionado por una disminución o destrucción de las trabéculas óseas, o ser consecuencia de una escasa mineralización de las mismas.

desmineralizado *(demineralized)*
RADIO. adj. Se dice de los elementos óseos en los que ha disminuido su capacidad de atenuación a los rayos X.

desmineralizante *(demineralizant)*
RADIO. adj. Que genera una disminución del contenido en materia mineral.

desmogleína *(desmoglein)*
HISTOL. f. Glicoproteína de membrana presente en los desmosomas, con un dominio transmembrana que se une por el lado citoplasmático a otra proteína llamada placoglobina y hacia el lado externo con moléculas desmogleínas de la célula vecina con la que contacta, mediando así en la adhesión célula-célula. El conjunto de desmogleínas forma una estructura electrodensa al microscopio electrónico en el espacio intercelular.

desmoide *(desmoid)*
ANATPATOL. m. Tumor del tejido conectivo, constituido por fibroblastos con gran producción de colágeno (lo que le hace tener un aspecto similar al de una cicatriz), normalmente de gran tamaño y localizado preferentemente en la pared abdominal.

desmoide *(desmoid)*
DERMATOL. adj. Que es semejante a un ligamento.

desmolasa *(desmolase)*
ENDOCRINOL. f. Complejo enzimático que posibilita la interconversión de metabolitos esteroideos. La enzima 20-22 desmolasa cataliza la conversión de colesterol en pregnenolona como paso inicial para la síntesis hormonal en la corteza suprarrenal. La enzima 17-20 desmolasa convierte la 17-hidroxipregnenolona y la 17-hidroxiprogesterona en dehidroepiandrosterona y androstendiona, respectivamente. Estas reacciones bioquímicas tienen lugar en los tejidos testicular, ovárico y suprarrenal.

desmólisis *(desmolysis)*
ANATPATOL. f. Degradación de la sustancia intercelular por alteración estructural de las fibras que la componen.

desmoplaquina *(desmoplakin)*
HISTOL. f. Proteína de la placa de unión de las desmosomas que forma un disco que se sitúa en contacto con el lado interno de la membrana plasmática. La desmoplaquina es una proteína calciodependiente de la familia de las cadherinas.

desmoplasia *(desmoplasia)*
ANATPATOL. f. Fenómeno de producción excesiva de tejido conectivo, pobre en células y rico en fibras de colágeno, que suele acompañar a algunos tumores malignos epiteliales por activación excesiva de los fibroblastos.

desmoplásico *(desmoplastic)*
ANATPATOL. adj. Que produce desmoplasia.

desmopresina *(desmopressin)*
HEMATOL. Nombre abreviado de la desamino-d-arginina vasopresina (DDAVP), análogo sintético de la vasopresina, desprovisto de efectos vasoactivos a las dosis utilizadas. Su efecto terapéutico se atribuye a un incremento del factor VIII y del vWF. El aumento de estos parámetros plasmáticos es de corta duración (6-8 horas), volviendo rápidamente a los niveles previos a la infusión del fármaco. La respuesta a la administración repetida ocasiona una progresiva disminución del incremento del FVIII y vWF. La vía más utilizada es la intravenosa, aunque también se puede administrar simultánea o intramuscularmente. La dosis aproximada es 0,3-0,4 µg/kg de peso. Está indicada en el tratamiento de la hemofilia A leve, en los enfermedad de Von Willebrand, salvo en el tipo IIB, y en procesos en que se precisa mejorar la adhesividad plaquetar.

desmopresina *(desmopressin)*
NEUROCIR. f. Hormona polipeptídica generada en la neurohipófisis cuya secreción y función están reguladas por la sed y determina la ingesta y la evacuación de líquidos en el organismo.

desmosoma *(desmosome)*
ANATPATOL. m. Estructura subcelular de unión entre las células, que se caracteriza por el engrosamiento de las membranas celulares con anclaje de fibras del citoplasma y una matriz filamentosa densa entre las membranas. El ejem-

plo más desarrollado son los desmosomas de los queratinocitos del estrato espinoso de la epidermis.

desnaturalización (*denaturation*)
BIOQUÍM. f. Destrucción de la estructura tridimensional de una proteína o ácido nucleico que no supone la separación de sus aminoácidos o nucleótidos constituyentes. La desnaturalización de una proteína a menudo implica el cambio desde una conformación gobular o fibrosa específica hasta una estructura al azar. La desnaturalización de un ácido nucleico provoca la disociación total o parcial de las dos cadenas que forman la doble hélice, se consigue por calor o por aumento del pH, y cambia muchas de las propiedades físicas del DNA.

desnervación (*denervation*)
HISTOL. f. Pérdida de conexión nerviosa provocada por la sección o degeneración de una fibra nerviosa. Cuando en el adulto se secciona el nervio motor de un músculo estriado se produce atrofia muscular. Lo mismo ocurre con los nervios de los receptores sensoriales, como el oído interno y los botones gustativos. La desnervación de órganos o tejidos neurodependientes produce atrofia de los mismos.

desnutrición (*undernutrition*)
ENDOCRINOL. f. Deficiente estado nutricional.

desobediencia civil (*civil disobedience*)
BIOÉT. Recurso extremo de negativa rotunda a la obediencia de una ley o disposición que se juzga radicalmente inadecuada, generalmente por graves implicaciones éticas insoslayables. Antes que recurrir a esta medida, cabe arbitrar los recursos ordinarios previstos por el ordenamiento jurídico vigente, la objeción de ciencia (v.) o la objeción de conciencia (v.). ‖ **d. al médico** (*patient noncompliance*) Ver **cumplimiento**.

desodorante (*deodorant*)
DERMATOL. adj. Que suprime los malos olores.

desogestrel (*desogestrel*)
GINECOL. m. Gestágeno sintético (derivado de la progesterona) que forma parte de las píldoras contraceptivas.

desorientación (*disorientation*)
NEUROL. f. Estado de confusión mental caracterizado por una percepción inadecuada o incorrecta de lugar, tiempo o identidad. ‖ **d. espacial** (*spacial d.*) Estado de confusión mental caracterizado por una percepción inadecuada del lugar donde se encuentra el sujeto. ‖ **d. temporal** (*time d.*) Estado de confusión mental caracterizado por una percepción inadecuada o incorrecta temporal del momento o de hechos históricos.

desosificación (*desossifycation*)
RADIO. f. Disminución o pérdida de material óseo, generalmente por desaparición de trabéculas y adelgazamiento de la cortical.

desosificado (*desossifycated*)
RADIO. adj. Que ha sufrido desosificación.

desosificante (*desossifycant*)
RADIO. adj. Que genera desosificación.

desoxi- (*deoxy-*)
BIOQUÍM. Prefijo que significa la sustitución de un grupo hidroxilo por un átomo de hidrógeno, p. ej., el desoxicolato. ‖ Prefijo que indica la presencia de uno o más residuos de 2-desoxi-D-ribosa; p. ej., el ácido desoxirribonucleico. ‖ Prefijo empleado específicamente con hemoglobina o mioglobina para referirse a la forma de la proteína no unida al oxígeno; p. ej., la desoximioglobina.

desoxirribonucleasa o **DNasa** (*deoxyribonuclease*)
BIOQUÍM. f. Enzima que cataliza la rotura de los enlaces fosfodiéster en el DNA. Si la enzima cataliza la rotura del enlace fosfodiéster terminal se la denomina exodesoxirribonucleasa, mientras que si es un enlace interno se la denomina endodesoxirribonucleasa.

desoxirribonucleósido o **desoxinucleósido** (*deoxyribonucleoside*)
BIOQUÍM. m. Cualquier compuesto en el que una base purínica o pirimidínica se encuentra unida mediante un enlace N-glucosídico a la desoxirribosa.

desoxirribonucleótido o **desoxinucleótido** (*deoxyribonucletide*)
BIOQUÍM. m. Desoxirribonucleósido unido mediante un enlace éster al fosfato, frecuentemente en la posición 5' de la desoxirribosa.

desoxirribosa (*deoxyribosa*)
BIOQUÍM. f. Ribosa en la que se ha sustituido un grupo hidroxilo por un átomo de hidrógeno. Se emplea frecuentemente para referirse a la

2'-desoxi-D-ribosa, un componente de todos los desoxirribonucleósidos, desoxirribonucleótidos y ácidos desoxirribonucleicos.

despenalización del aborto *(decriminalization of abortion)*
BIOÉT. Ver **aborto provocado**. ‖ **d. del consumo de drogas** *(d. of consumption of drugs)* Desaparición de las penas legales correspondientes al consumo de algunas drogas (sean medicamentos o no: desde *cannabis* a heroína o cocaína), con vistas a tolerar a los adictos, que son considerados enfermos, mientras se sigue persiguiendo el tráfico de dichos productos. En la práctica, si no se asocia a un programa serio de desintoxicación, fomenta la difusión de la drogadicción, pues los adictos tienden a difundir su consumo.

despersonalización *(despersonalization)*
PSICOL. f. Trastorno de la conciencia de la vitalidad del yo caracterizado por la sensación de extrañeza o distanciamiento de uno mismo. El individuo, sin perder el sentido de la realidad, se siente «desvitalizado», como si fuera un autómata o estuviera viviendo en un sueño o en una película. Tiene la sensación de ser un observador externo de sus propios procesos mentales o de su propio cuerpo y de haber perdido el control de los propios actos. Se observa sobre todo en los trastornos esquizotípicos y en la esquizofrenia, pero puede darse en cualquier trastorno mental en el que haya angustia e incluso en personas mentalmente sanas con estados de fatiga o privación sensorial.

despertar *(to awake)*
FISIOL. tr. Paso del sueño a la vigilia, o bien cesación de la anestesia general.

despigmentación *(depigmentation)*
DERMATOL. f. Disminución o desaparición del pigmento.

desplazamiento *(displacement)*
PSICOL. m. Mecanismo de defensa por el que el individuo se enfrenta a conflictos emocionales y a amenazas de origen interno o externo reconduciendo o generalizando un sentimiento o una respuesta a un objeto, hacia otro habitualmente menos importante. Corresponde a un nivel defensivo de inhibiciones mentales o de formación de compromisos y constituye uno de los mecanismos de defensa típicos de la patología fóbica y obsesiva.

despolarización *(depolarization)*
CARDIOL. f. Proceso electrofisiológico mediante el que se neutraliza la polarización de una célula, habitualmente muscular o nerviosa, que generalmente da lugar a un potencial de acción y a una excitación de la célula.

desprendimiento *(detachment)*
ANAT. m. Separación artificial entre dos estructuras.

desprendimiento de coroides *(choroidal detachment)*
OFTALMOL. Separación de la coroides y la esclerótica con presencia de líquido entre ambas. La causa más frecuente es la hipotensión ocular en el postoperatorio de la cirugía de los ojos. ‖ **d. del epitelio pigmentario** *(retinal pigment epithelium d.)* Separación del epitelio pigmentado de la coroides. La causa más común es la degeneración macular asociada a la edad. ‖ **d. posterior del vítreo** *(posterior vitreous d.)* Separación del vítreo de la retina. No causa disminución de la agudeza visual, aunque son frecuentes la percepción de moscas volantes. No precisa tratamiento. Es un proceso extremadamente frecuente, ya que sucede en todas las personas de forma asociada a la edad ‖ **d. de retina** *(retinal d.)* Separación que se produce entre la retina sensorial y el epitelio pigmentado de la retina, por acúmulo de líquido entre ambos. Normalmente se usa como sinónimo de desprendimiento de retina regmatógeno. Ver **desprendimiento de retina exudativo, desprendimiento de reti-**

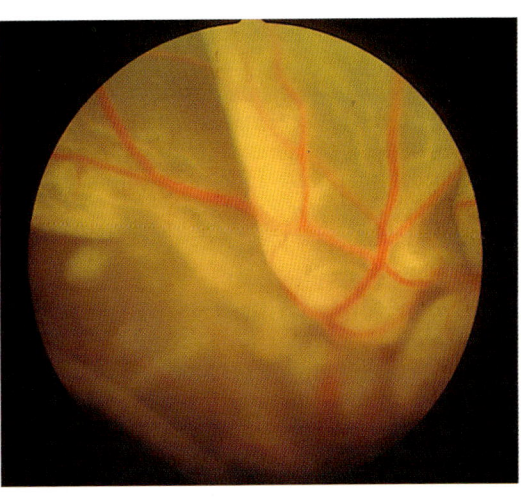

desprendimiento de retina

na regmatógeno, desprendimiento de retina traccional. ‖ **d. de retina exudativo** *(exudative retinal d.)* Levantamiento de la retina debido a la exudación de líquido desde la coroides. La causa más frecuente es un tumor intraocular primario o metastásico, o una inflamación coroidea. Son relativamente infrecuentes y el tratamiento es el de la causa que los origina. ‖ **d. de retina regmatógeno** *(regmatogenous retinal d.)* Desprendimiento que sucede como consecuencia de una ruptura o agujero retiniano. Constituyen el 90% de todos los desprendimientos de retina. Cursan con disminución brusca e indolora de agudeza visual a modo de una cortina que va avanzando y tapando el campo visual. Es más frecuente en miopes, tras un traumatismo, o tras la cirugía intraocular. El tratamiento es siempre quirúrgico y consiste en cerrar el agujero retiniano bien con láser o con crioterapia y colocar un sistema que relaje y aproxime la retina a la pared del ojo. Esto se puede conseguir mediante la inyección de un gas dentro del ojo, mediante la colocación de un cerclaje o explante, o mediante la realización de una vitrectomía. ‖ **d. de retina traccional** *(tractional retinal d.)* Desprendimiento que sucede por la tracción que ejercen sobre la retina unas membranas fibrovasculares que aparecen en el curso de procesos como la retinopatía diabética o tras un traumatismo. El tratamiento es siempre la vitrectomía.

desprendimiento placentario *(placental detachment)*
GINECOL. Se refiere a la separación de la placenta del útero después de haber terminado el periodo expulsivo del feto. Se produce con la formación de un hematoma retroplacentario que puede aparecer en el centro o en los márgenes de la placenta. Si el desprendimiento placentario ocurre antes de la salida del feto es una complicación grave que se denomina desprendimiento precoz de placenta, normalmente inserta.

desproporción pelvi-fetal *(pelvis-fetal disproportion)*
GINECOL. Situación que se puede dar en el parto cuando no existe una correlación adecuada entre los diámetros de la pelvis y los diámetros de la cabeza fetal. Si los diámetros de la pelvis no son adecuados para el paso de la cabeza puede dar lugar a una hipertonía uterina, que determinará la aparición de sufrimiento fetal por hipoxia. Si no se corrige la situación con la extracción fetal mediante cesárea puede incluso evolucionar hacia la rotura del útero, complicación de extrema gravedad, tanto para el feto como para la madre.

desrealización *(desrealization)*
PSICOL. f. Trastorno de la conciencia del mundo circundante caracterizado por la vivencia de que el mundo exterior está cualitativamente transformado, de manera que se ha vuelto extraño, irreal y como lejano. El entorno aparece como falto de colorido y de vida, como si fuera artificial o fuera un escenario sobre el que las personas actúan con papeles predeterminados. Puede darse asociado a fenómenos de despersonalización, en los trastornos esquizotípicos, en la esquizofrenia, en cualquier trastorno mental en el que haya angustia y en personas mentalmente sanas con estados de fatiga o privación sensorial.

destetar *(to wean)*
PEDIAT. tr. Interrumpir de forma progresiva la alimentación materna y sustituirla por otros hábitos alimenticios. En la actualidad la tendencia es a sustituir la alimentación maternal por leches maternizadas desde una época precoz, costumbre que va en contra de la forma más fisiológica de alimentarse el lactante.

destoxificación *(detoxification)*
HISTOL. f. Proceso por el cual se eliminan sustancias tóxicas para el organismo. Los productos tóxicos liposolubles como drogas, insecticidas, herbicidas, medicamentos, productos industriales, etc., se destoxifican principalmente en el hígado, aunque también puede tener lugar en el intestino, los riñones, la piel y los pulmones. La reacción de destoxificación más importante se realiza mediante el sistema enzimático del citocromo P450.

destreza *(skill)*
PSICOL. f. Capacidad de ejecución de una actividad.

destrucción *(destruction)*
RADIO. f. Desaparición o destrucción de alguna cosa.

desviación *(deviation-shift)*
ORTOP. f Apartarse de la normalidad o curso regular. Separación de un órgano o parte del cuerpo de un eje, de una reacción, de un fenóme-

no o de una conducta, etc., de su dirección, forma, textura, etc., normales.

desviación estrábica (*deviation in strabismus*)
OFTALMOL. Dirección anormal de los ojos en el estrabismo. ‖ **d. vertical disociada** (*dissociated vertical d.*) Elevación del ojo no fijador que tiene lugar en el curso de muchos de los estrabismos convergentes infantiles.

desviación sexual (*sexual deviation*)
PSICOL. Comportamiento alejado de la norma social admitida en cuanto a la elección sexual o a la organización de la sexualidad. En sentido general, se engloban dentro de las desviaciones sexuales las alteraciones de la identidad sexual o transexualismo y los comportamientos anormales respecto al papel sexual o travestismo, respecto a la inclinación sexual o parafilias, y respecto a la orientación sexual u homosexualidad. En sentido estricto el término solo hace referencia a las parafilias o desviaciones sexuales propiamente dichas, también conocidas como perversiones.

desvitalizar (*to devitalize*)
NEUROL. tr. Privar de la actividad vital. Se aplica generalmente a la destrucción de un nervio periférico con fines analgésicos.

detección (*detection*)
RADIO. f. Acción de descubrir mediante un aparato o método físico algo que no puede ser visto de forma directa.

detección de señales (*signal detection*)
PSICOL. Nueva reformulación de la medición psicofísica y del fenómeno de la sensación, que pretende determinar las variables que intervienen en la sensibilidad o capacidad de detectar señales. Según este enfoque, la percepción no es el resultado de variables exclusivamente fisiológicas, sino que intervienen también variables cognitivas y factores relativos a la situación.

detectabilidad (*detectability*)
RADIO. f. Capacidad de una lesión de poder ser puesta de manifiesto en su estudio mediante técnicas o métodos.

detectado (*detected*)
RADIO. adj. Que ha sido observado o puesto de manifiesto cuando antes no era visible de forma directa.

detector (*detector*)
RADIO. m. Equipo que permite la detección de algo. ‖ Sistema de registro que permite la transformación de una señal o variación biológica, en una señal gráfica o numérica; en general, transductor de parámetros o medidas. ‖ **d. de centelleo** (*scintillation d.*) Detector que utiliza la propiedad de ciertos materiales de emitir luz cuando sus átomos o moléculas se desexcitan tras el paso de la radiación ionizante. La luz emitida debe ser transformada posteriormente en señal eléctrica, capaz de ser medida mediante un fotomultiplicador. ‖ **d. cerámico** (*ceramic d.*) Detector de este material, utilizado por sus características en equipos de adquisición de imagen de alta calidad. ‖ **d. de radiación** (*radiation d.*) Sustancia o sistema que sirve para demostrar la existencia o medir radiaciones ionizantes (capa fluorescente o fotográfica, cámara de ionización, sustancias luminiscentes o termoluminiscentes, etc.). Aparato basado en la ionización que produce la radiación al interactuar con la materia. Consta de una cámara llena de aire o gas, situada entre dos electrodos a los cuales se aplica una diferencia de potencial, correspondiente a la zona de saturación. Cuando la radiación atraviesa la cámara, los iones formados son atraídos hacia los electrodos, produciendo una pequeña señal eléctrica medible.

detector de aire (*air detector*)
NEFROL. Instrumento que forma parte de los sistemas de monitorización de la máquina de diálisis y su objetivo es evitar que el aire, que puede haber entrado inadvertidamente en el circuito sanguíneo, sea devuelto al paciente. Está acoplado a un interruptor que automáticamente pinza la línea venosa y detiene la bomba de sangre al detectar aire. Es fundamental para evitar el embolismo gaseoso.

detector de mentiras (*lie detector*)
PSICOL. Dispositivo que pretende descubrir el grado de sinceridad de las declaraciones, basándose en los cambios fisiológicos (alteraciones de la presión arterial, del ritmo del pulso, de la respiración, etc.) que acompañan a la respuesta emocional que teóricamente se produce al mentir. El dispositivo, constituido inicialmente por un esfingomanómetro y un neumógrafo, fue diseñado por Larson en 1923, y aunque al principio fue

acogido con entusiasmo, no aporta datos del rigor científico que sería deseable, por lo que sus resultados siempre se han aceptado con cierta reserva.

detergente *(detergent)*
DERMATOL. m. Sustancia o producto que purifica o aclara.

deterioro *(impairment)*
ANAT. m. Disminución de la fuerza o de las facultades físicas o mentales.

deterioro mental *(mental deterioration)*
PSICOL. Conjunto de fenómenos deficitarios, que se traducen en una disminución, respecto al rendimiento anterior, de las competencias mentales, y que es debido bien a la involución biológica propia de la vejez o bien a un trastorno patológico (arteriosclerosis, intoxicaciones, enfermedades mentales de larga duración, etc.). No es necesariamente global e irreversible, sino que puede ser transitorio y recuperable (como en el caso del producido por el abuso de sustancias).

determinación del sexo *(sex determination)*
PEDIAT. Proceso por el cual durante el periodo prenatal se establece el sexo de un organismo. Se puede hacer con ecografía, a partir del cuarto mes, o bien analizando las células del líquido amniótico (obtenido por paracentesis) que permite conocer el sexo cromosómico.

determinante *(determinant)*
HISTOL. m. Factor que establece la naturaleza de una entidad. || **d. antigénico** *(antigenic d.)* Zona del antígeno que entra específicamente en contacto con la zona de unión del anticuerpo para ese antígeno, o con el receptor de un linfocito. También se llama epítopo.

determinista *(determinist)*
RADIO. adj. Perteneciente o relativo al determinismo. Efecto biológico de la radiación que depende de la dosis para producir un efecto. El efecto se produce al superar una dosis determinada llamada umbral. La gravedad del efecto depende de la dosis.

detorsión *(detorsion)*
ORTOP. f. Corrección de una torsión patológica (en ortopedia, derrotación humeral, femoral, tibial, etc.).

detrito *(detritus)*
ANATPATOL. m. Material de desecho resultante de la descomposición de tejidos o células.

detroncación *(decapitation)*
MEDLEGAL. Ver **decapitación**.

deuda de oxígeno *(oxygen debt)*
FISIOL. Oxígeno suplementario que debe utilizarse después de un ejercicio intenso para volver a convertir en glucosa el ácido láctico y devolver a su estado original el ATP y el fosfato de creatina desdoblados.

deuteranopsia *(deuteranopsy)*
OFTALMOL. f. Ceguera para el color verde.

deuterón *(deuteron)*
MEDNUCL. m. Núcleo constituido por un protón y un neutrón.

devaluación *(devaluation)*
PSICOL. f. Mecanismo de defensa por el que el individuo se enfrenta a conflictos emocionales y a amenazas de origen interno o externo atribuyendo cualidades exageradamente negativas a sí mismo o a los demás. Corresponde a un nivel menor de distorsión de las imágenes de uno mismo o de los demás y suele ser utilizado para regular la autoestima.

dexametasona *(dexamethasone)*
ENDOCRINOL. f. Glucocorticoide sintético carente de acción mineralcorticoide que se emplea terapéuticamente con fines antiinflamatorios. Ver **corticoide**.

dexfenfluramina *(dexfenfluramine)*
ENDOCRINOL. f. Isómero dextrógiro de la fenfluramina que posee efecto agonista serotoninérgico indirecto estimulando la liberación e inhibiendo la recaptación de serotonina en la sinapsis. Estimula el centro de la saciedad, por lo que se ha empleado como medida coadyuvante al tratamiento de la obesidad.

dextrina *(dextrin)*
ENDOCRINOL. f. Polisacárido derivado de la hidrólisis incompleta del almidón.

dextroangiocardiografía *(right angiography)*
CARDIOL. f. Angiocardiografía (v.) de la mitad derecha del aparato circulatorio, mediante la que se visualiza habitualmente la vena cava, las cavidades cardiacas derechas y la circulación pulmonar.

dextrocardia *(dextrocardia)*
CARDIOL. f. Infrecuente cardiopatía congénita que consiste en la posición del corazón como imagen especular de la normal (dextrocardia en espejo), habitualmente acompañada de dextroposición (dextrocardia por dextroposición), y asociada o no a la trasposición de las vísceras abdominales.

dextrodelto *(right loop)*
MEDLEGAL. m. Dactilograma monodelto cuya delta se sitúa a la derecha del observador. En algunas clasificaciones se le llama presilla interna.

dextroposición *(dextroposition)*
CARDIOL. f. Desplazamiento, habitualmente congénito, del corazón hacia el hemitórax derecho.

dextrorrotación *(dextrorotation)*
CARDIOL. f. Rotación horaria del corazón sobre su eje longitudinal, visible en las derivaciones del plano horizontal del electrocardiograma por desplazamiento del plano de transición hacia V4 o V5.

dextrosa *(dextrose)*
ENDOCRINOL. f. D-glucosa, monosacárido de importancia clave en el metabolismo de los carbohidratos en el que se produce como consecuencia de la hidrólisis de polisacáridos, oligosacáridos y disacáridos. Posee gran importancia como suministrador de energía.

dextrotiroxina *(dextrothyroxine)*
ENDOCRINOL. f. Isómero dextrógiro de tiroxina. Antiguamente se empleó como tratamiento de las hipercolesterolemias.

diabetes *(diabetes)*
ENDOCRINOL. f. Conjunto de enfermedades que tienen como síntoma común la poliuria y la polidipsia. Ver **diabetes insípida, diabetes mellitus**. ‖ **d. mellitus** *(d. mellitus)* Enfermedad cuyo síntoma más llamativo es la eliminación de glucosa por la orina. ‖ **d. mellitus gestacional** *(gestational d. mellitus)* Diabetes mellitus que tiene lugar únicamente en la gestación y desaparece tras la finalización de la misma. Puede ser subsidiaria de tratamiento dietético exclusivo o asociado a insulinoterapia. ‖ **d. mellitus insulindependiente** *(insulin-dependent d. mellitus)* Diabetes mellitus que precisa de la administración de insulina para obtener un adecuado control metabólico. La totalidad de pacientes con diabetes mellitus tipo 1 y una proporción significativa de los que presentan diabetes mellitus tipo 2 pertenecen a este grupo. ‖ **d. mellitus juvenil de inicio adulto** *(maturity onset d. of the young)* Ver **diabetes mellitus tipo MODY**. ‖ **d. mellitus no insulindependiente** *(non insulin-dependent d. mellitus)* Diabetes mellitus que no precisa de insulina para su compensación. Puede tratarse con dieta hipohidrocarbonada de forma exclusiva, o requerir adicionalmente tratamiento farmacológico con acarbosa, sulfonilureas o biguanidas. Puede evolucionar hacia la insulinodependencia con el paso del tiempo. ‖ **d. mellitus tipo MODY** *(maturity onset d. of the young)* Constituye un tipo particular de diabetes mellitus de inicio en la juventud y comportamiento similar a la diabetes tipo 2, pudiendo controlarse con tratamiento dietético exclusivo o con antidiabéticos orales. Puede heredarse según un patrón autosómico dominante.

diabetes insípida *(diabetes insipidus)*
NEFROL. Poliuria hipotónica con polidipsia secundaria, que persiste incluso tras la restricción hídrica. ‖ **d. insípida central** *(central d. insipidus)* Diabetes secundaria a un déficit de secreción de la hormona antidiurética (ADH) a nivel neurohipofisario. La densidad y osmolalidad urinaria son bajas y el aclaramiento de agua libre y la prueba de restricción hídrica siempre positivas. La administración de ADH

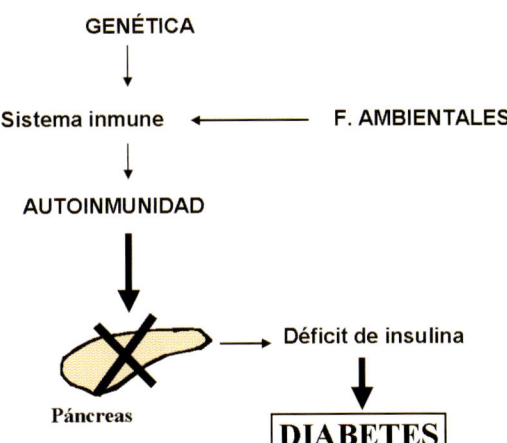

diabetes mellitus insulindependiente. Mecanismos implicados en la etiopatogenia de la diabetes tipo 1

reduce la poliuria y logra concentrar la orina. La determinación de niveles de ADH en sangre, radiología de cráneo y TAC cerebral, pueden confirmar el diagnóstico etiológico. ǁ **d. insípida craneal** *(cranial d. insipidus)* Cuadro clínico derivado de la deficiencia en la síntesis de vasopresina en los núcleos supraóptico y paraventricular del hipotálamo. Cursa con polidipsia, poliuria e hipostenuria. Se trata mediante administración de desmopresina. ǁ **d. insípida nefrogénica** *(nephrogenic d. insipidus)* Diabetes clínicamente similar a la insípida central, de la que difiere en que la poliuria hipotónica con polidipsia es secundaria a un defecto de acción de la hormona antidiurética (ADH) a nivel tubular renal. Los valores de ADH en sangre son normales o aumentados y la prueba de estimulación con ADH exógena es ineficaz. Ver **diabetes insípida central.** ǁ **d. mellitus** *(d. mellitus)* Enfermedad sistémica del metabolismo de los glúcidos caracterizada por la aparición de hiperglucemia causada por una disminución en la secreción o actividad de la insulina, por ausencia o por alteración de los receptores celulares, que frecuentemente se asocia con lesiones específicas de la microcirculación, de la conducción nerviosa y con predisposición a la arteriosclerosis. Puede ser de tipo 1 o insulinodependiente (0,5% de la población, jóvenes menores de cuarenta años, frecuente autoinmunidad y asociación al HLA, ausencia de producción de insulina, generalmente por destrucción de los islotes de Langerhans del páncreas, de aparición aguda y con tendencia a la cetosis, es imprescindible la insulina y la obesidad es infrecuente), diabetes de tipo 2 o no insulinodependiente (3-5% de la población, mayor de cuarenta años, aparición lenta, alteración de los receptores celulares de la insulina con niveles normales o aumentados de esta, obesidad frecuente hasta del 80%) y otros tipos (desnutrición, síndrome de Cushing, pancreatitis, etc.). La falta de disponibilidad de glucosa en el interior de las células origina un aumento del catabolismo de lípidos y proteínas para la obtención de energía. La hiperglucemia es el elemento básico responsable de la sintomatología cardinal (polifagia, polidipsia, poliuria, astenia, pérdida de peso) que se produce a corto plazo y de las complicaciones vasculares tanto microangiopáticas (retinopatía, nefropatía) como neuropáticas (neuropatía sensitivomotora y autonómica) y macroangiopáticas (arteriosclerosis generalizada) por un proceso de glicosilación excesiva de la membrana basal de los vasos de pequeño calibre, que causa alteraciones en las propiedades de resistencia y permeabilidad de los vasos y que tienen lugar con la evolución crónica del proceso. Los cuatro pilares sobre los que se sustenta el tratamiento de la diabetes son: dieta pobre en hidratos de carbono, actividad o ejercicio físico, tratamiento farmacológico con insulina o antidiabéticos orales y educación diabetológica. ǁ **d. nefrogénica** *(renal glicosuria)* Caracterizada por glucosuria o pérdida de glucosa por orina constante, de severidad variable, oscilando entre diez y cien gramos de glucosa en veinticuatro horas, en presencia de normoglucemia. Puede condicionar deshidratación y cetosis y es independiente de la dieta. Es secundaria a muy diversas anomalías congénitas y se asocia a alteraciones estructurales de los túbulos contorneados proximales. En ocasiones la glucosuria no es aislada y se asocia a pérdida de aminoácidos y de fosfatos (diabetes fosfoglucoaminoacidúrica), también denominado síndrome de Fanconi-De Toni.

diacepam *(diazepam)*
ANEST. m. Derivado benzodiacepínico utilizado principalmente como tranquilizante, ansiolítico, hipnótico, anticonvulsivante y miorrelajante. Incrementa la actividad del ácido gamma-amino-butírico.

diacilglicerol (DAG) *(diacylglycerol, DAG)*
BIOQUÍM. m. Diéster de glicerol con dos ácidos grasos iguales o diferentes. El diacilglicerol es un intermediario en la biosíntesis de fosfolípidos y se libera de los mismos mediante la actividad fosfolipasa C. El diacilglicerol liberado a partir de polifosfatos de fosfatidil inositol, o de fosfatidil colina, participa en la transducción de señales al interior de la célula.

diacinesis *(diakinesis)*
HISTOL. f. Final de la profase de la primera división meiótica. Sigue al diploteno y comprende la migración de los cromosomas hacia la periferia del núcleo, la desaparición de los quiasmas, la formación del huso y la disolución de la membrana nuclear.

diáfisis *(diaphysis, shaft)*
ANAT. f. Porción cilíndrica intermedia de los huesos largos comprendida entre los dos extremos o epífisis. Suele tener forma triangular a la sección y está formada por una capa de tejido óseo compacto, que rodea el canal medular ocupado por médula ósea grasa. || Parte de un hueso largo formado a partir de un centro primario de osificación.

diafisitis *(diaphysitis)*
ORTOP. f. Inflamación de una diáfisis (en osteomielitis hematógena o en enclavados intramedulares). || **d. tuberculosa** *(tuberculous d.)* La causada por una infección tuberculosa. Actualmente es muy poco frecuente.

diafragma *(diaphragm)*
ANAT. m. Tabique músculo-tendinoso que separa la cavidad torácica de la abdominal, con forma abovedada, más pronunciada en el hemitórax derecho. Interviene en la inspiración, aumentando el eje vertical de la cavidad torácica, y está atravesado por la aorta, la vena cava inferior y el esófago.

diafragma pélvico *(pelvic diaphragm)*
GINECOL. Parte del canal del parto, formado por el músculo elevador del ano y las fascias que lo recubren, dando lugar a la salida del canal del parto por el periné. || **d. urogenital** *(urogenital d.)* Parte del canal del parto, formado por el músculo transverso profundo del periné, así como la uretra y su esfínter. Se sitúa delante del diafragma pélvico. || **d. vaginal** *(vaginal d.)* Método de contracepción mecánica, que consiste en la introducción de una barrera formada por goma con un anillo externo que actúa como muelle y que ocluye la cavidad vaginal.

diafragma selar *(sellar diaphragm)*
ENDOCRINOL. Reflejo engrosado de la duramadre que contacta con las apófisis clinoides y forma el techo de la silla turca cubriendo la hipófisis. Es atravesado por el tallo hipofisario. La incompetencia del diafragma selar da lugar al síndrome de silla turca vacía.

diafragma de la silla *(diafragma sellae)*
NEUROCIR. Porción de duramadre sobre la silla turca que cubre la glándula hipofisaria, excepto por un punto donde existe un orificio que da paso al tallo hipofisario.

diagnosis *(diagnosis)*
RADIO. f. Proceso de obtención de un diagnóstico.

diagnosticador *(diagnostician)*
RADIO. m. y f. Persona que realiza la labor de diagnosticar.

diagnóstico *(diagnosis)*
BIOÉT. m. Juicio médico sobre la naturaleza de la enfermedad o lesión de un paciente basado en la valoración de sus síntomas y signos. || **d. diferencial** *(differential d.)* Relación de enfermedades que pueden ser las causantes de los síntomas y signos que sufre un paciente, una vez que se ha realizado la anamnesis y la exploración física, y antes o después de obtener pruebas diagnósticas complementarias. También se refiere a la argumentación del médico sobre la mayor o menor probabilidad de sufrir unas u otras enfermedades ante el cuadro clínico del paciente; se suele dejar constancia escrita en la historia clínica, como juicio diagnóstico, con el fin de orientar las pruebas complementarias (radiología, análisis de laboratorio, etc.) que deben realizarse hasta el diagnóstico de certeza. || Proceso de selección entre dichas enfermedades. || **d. directo** *(direct clinical d.)* Aquel que se realiza como fruto del aislamiento (o la observación) e identificación del organismo responsable de la enfermedad (p. ej., diagnóstico de la tuberculosis basado en la observación de bacilos alcoholrresistentes en una muestra de esputo de un paciente con síntomas típicos de tuberculosis) o de alguno de sus componentes (p. ej., demostración de la presencia de DNA del virus del SIDA en un paciente VIH positivo). || **d. etiológico** *(etiological d.)* Diagnóstico que señala también la causa de la enfermedad. || **d. genético** *(genetic d.)* Diagnóstico etiológico de las enfermedades de causa genética, realizado en enfermos o en portadores sanos. || **d. genético predictivo** *(predictive genetic d.)* Diagnóstico genético realizado en personas sin trastorno aparente que permite predecir un riesgo aumentado de sufrir ciertas enfermedades en el futuro (ver **cribado genético**). || **d. indirecto** *(indirect clinical d.)* Aquel que se realiza no como fruto del aislamiento u observación del organismo patógeno, sino por medio de la demostración de alteraciones específicas en el hospedador debidas a la interacción con el organismo patógeno (p. ej., demostración de la existencia de anticuerpos específicos frente a *Treponema pallidum* en un paciente con síntomas de sífilis). || **d. de la**

muerte *(d. of the death)* Diagnóstico del cese irreversible de las funciones del organismo como un todo unitario (ver **muerte**) a partir de los signos que produce este cese de funciones. Dado que los signos tardan algún tiempo en producirse, no puede realizarse con una exactitud matemática, y existen algunos minutos en los que pueden intentarse maniobras de reanimación (ver **encarnizamiento terapéutico, órdenes de no reanimación, tratamiento desproporcionado, tratamiento proporcionado**), en la sospecha de que, aunque haya una parada cardiaca, no se haya llegado todavía a una situación irreversible para el organismo. || **d. por la imagen** *(image d.)* Determinación de una enfermedad basado en la valoración de los signos obtenidos mediante el estudio del organismo con las diferentes técnicas de imagen disponibles (rayos X, Us, TC, RM, etc.). || **d. por ordenador** *(computer aided d.)* Diagnóstico realizado por un programa de ordenador adecuadamente entrenado al que se le suministran los datos que se obtienen del paciente. Debido a la naturaleza de la salud (v.) y la enfermedad (v.), que no solo incluye aspectos físicos, sino también humanos difícilmente reducibles a cuantificación objetiva, dicho diagnóstico solo puede constituir un elemento auxiliar en la relación médico-enfermo. || **d. prenatal** *(prenatal d.)* Diagnóstico de enfermedades del feto o embrión cuando todavía se encuentra en el seno materno. Se realiza bien mediante análisis de sustancias o células que se extraen de la sangre materna, bien por ecografía, PET, etc., o bien por toma de muestras del líquido amniótico (v.) o de vellosidad corial (v.). Permite conocer anomalías cromosómicas y morfológicas. Su precisión, en muchos casos, no es muy alta, y los riesgos de provocar un aborto al realizar pruebas invasivas no son despreciables (dependiendo de la técnica empleada, oscilan entre el 5 y el 20%); por esta razón, se suele desaconsejar la práctica generalizada de estas últimas; sí se realiza en casos de gran ansiedad de los padres, y en casos de antecedentes familiares de enfermedades congénitas; sí se realizan sistemáticamente pruebas no invasivas, como el control ecográfico, que permite detectar anomalías anatómicas sin riesgo para el feto, y permite llevar a cabo un tratamiento precoz del recién nacido o incluso su tratamiento intrauterino. Nunca está justificada su realización con vistas a realizar el aborto de un niño con una posible enfermedad (ver **aborto provocado, derechos del embrión**). || **d. serológico** *(serological d.)* Se basa en la detección de antígenos o de anticuerpos específicos en un individuo, indicativo de la infección por un determinado microorganismo. || **d. y ética** *(d. and ethics)* Debe estar fundamentado sobre los datos observados, mediante un razonamiento coherente, con la realización del número necesario de pruebas complementarias, ninguna de ellas superflua. Debe recurrir a la consulta médica (v.) en caso de duda (ver **prudencia**).

diálisis *(dialysis)*
NEFROL. f. Sustitución temporal o definitiva de la función renal por medio de la depuración extrarrenal (ver **diálisis peritoneal** o **hemodiálisis**). Consiste en depurar la sangre en pacientes que presentan retención de productos de desecho del metabolismo de las proteínas y diselectrolitemia, la cual es secundaria al fallo renal agudo o al fallo renal crónico en fase terminal. En la tabla adjunta presentamos los diversos tipos de diálisis y los componentes esenciales de cada uno de ellos. || **d. adecuada** *(d. adecuacy)* Estudio que se realiza para determinar los parámetros que mejor definen la dosis óptima de diálisis para cada individuo. Los más empleados son: el KTV (medida del aclaramiento total de urea normalizado o corregido para su volumen y distribución), el PCR (tasa de catabolismo proteico) y el TAC (concentración media de urea). En términos estrictos, la diálisis adecuada elimina las mismas cantidades de las sustancias que depuran los riñones, manteniendo un estado nutricional, hematológico, óseo, cardiovascular y neurológico que proporciona un bienestar y una buena calidad de vida. Los factores que se deben valorar son: adecuada depuración de pequeñas y medianas moléculas, corrección de la acidosis, corrección de la anemia mediante *Eritropoyetina*, control del balance hidrosalino preservando la estabilidad cardiovascular, buen control de las cifras de tensión arterial, adecuada ingesta calórica y proteica de nutrientes, buen control del metabolismo calcio-fósforo y del hiperparatiroidismo, empleo de materiales de diálisis biocompatibles, adecuado tratamien-

to del agua y producción de agua apirógena, buena tolerancia clínica intra e interdiálisis y, finalmente, que todo ello se realice en el menor tiempo posible. || **d. hospitalaria** *(hospital d.)* Ver **hemodiálisis hospitalaria**. || **d. peritoneal** *(peritoneal d.)* Técnica de depuración extrarrenal, que consiste en colocar en la cavidad peritoneal un catéter blando, multiperforado, a través del cual se introduce un líquido de diálisis que, tras una permanencia variable, se extrae. Los tres componentes clave son el catéter, la solución de diálisis peritoneal y la membrana peritoneal. El peritoneo hace de membrana semipermeable, que permite el intercambio de líquido, electrólitos y solutos entre la sangre y el líquido peritoneal (transporte por difusión y por ultrafiltración). Puede ser continua o intermitente, y los intercambios pueden efectuarse de forma manual (ver **diálisis peritoneal continua ambulatoria**) o automatizada (ver **diálisis peritoneal cíclica continua**). Se utiliza en casos de insuficiencia renal aguda o crónica terminal. Más de 100.000 pacientes en el mundo y más de 1.300 pacientes en España acceden a esta modalidad terapéutica por insuficiencia renal crónica terminal. || **d. peritoneal cíclica continua** *(continuous cyclic peritoneal d.)* Técnica similar a la diálisis peritoneal continua ambulatoria, excepto porque aquí la cicladora reemplaza a los intercambios manuales de aquella. Consta de varios ciclos nocturnos (3-6) y termina con un ciclo final diurno de entre 12 y 14 horas, en el que el paciente está desconectado de la máquina. La cicladora se programa con los volúmenes intraperitoneales, el tiempo de estancia de cada ciclo y la selección del ciclo final (diurno). Está indicado en pacientes incapaces de realizar los intercambios manuales: niños, ancianos, pacientes con trastornos visuales, pacientes hospitalizados, etc. || **d. peritoneal continua ambulatoria** *(chronic ambulatory peritoneal d.)* Aquella que consiste en tres o cuatro intercambios distribuidos durante el día, con periodos de estancia de unas cuatro horas (con ciclo nocturno de diez horas) y con volúmenes intraperitoneales de dos a tres litros. A pesar del bajo flujo total de solución de diálisis, su eficacia es relativamente alta debido a su naturaleza continua y al equilibrio de solutos entre el plasma sanguíneo y la solución dialítica. De ser necesario aumentar la dosis de diálisis se pueden incorporar cambios adicionales y usar mayor volumen intraperitoneal. La mayor parte de los adultos pueden tolerar volúmenes intraperitoneales de entre dos y medio y tres litros durante el ciclo nocturno. || **d. peritoneal intermitente** *(intermittent peritoneal d.)* Técnica que consiste en la realización de múltiples cambios automatizados de corta duración durante periodos de ocho a diez horas; habitualmente es nocturna y la frecuencia varía de acuerdo a las necesidades metabólicas del paciente, aunque suele aplicarse de tres a cuatro veces por semana. Esta

---

HEMODIÁLISIS

1. *Monitor de diálisis:*
   Circuito sanguíneo extracorpóreo (acceso vascular, fístula arteriovenosa).
   Circuito hidráulico de líquido de diálisis (monitorizado).
   Composición: acetato o bicarbonato.
   De recirculación y/o paso único.
   Conexión a la red de agua tratada.
   Calentamiento y desgasificación del agua.
   Mezcla con el concentrado de diálisis (proporción de 1 a 28 o 36 de agua).
   Controles de temperatura, conductividad y pH.
   Control de presión del líquido de diálisis.
   Bomba de flujo del líquido de diálisis.
   Detector de pérdidas hemáticas y de aire.
   Desinfección y esterilización.

2. *Filtro o dializador:*
   Tipos: capilar o de fibra hueca y de placas.
   Membranas celulósicas o sintéticas.
   Cebado, anticoagulación con heparina, conexiones.
   Esterilización.
   Reutilización.

3. *Modalidades:*
   Convencional.
   De alta eficacia o alta permeabilidad.
   De alto flujo.
   Hemofiltración.
   Hemodiafiltración.

DIÁLISIS PERITONEAL

1. *Continua ambulatoria (manual).*
2. *Cíclica continua (automática con cicladora).*
3. *Requerimientos: cánula peritoneal y líquido de diálisis.*

TABLA 8. *Tipos de diálisis*

técnica no es eficaz a largo plazo debido a su intermitencia y el bajo aclaramiento total de solutos. Se recomienda especialmente en ancianos con poca masa corporal, que no toleran lavados durante el día debido al reflujo gástrico y a las hernias abdominales. ‖ **d. transitoria** *(discontinuation of d.)* La que se aplica a un pequeño porcentaje de pacientes crónicos (menos del 0,5%), que pueden experimentar una mejoría suficiente de la función renal como para poder suspender el tratamiento de diálisis. Habitualmente se trata de pacientes con hipertensión arterial maligna, necrosis cortical parcelar, nefropatía gotosa, glomerulonefritis rápidamente progresiva, glomerulonefritis crónica, esclerodermia y mieloma múltiple, que presentaron factores agravantes potencialmente reversibles pero que pasaron inadvertidos. Al recuperar un filtrado glomerular superior a 10 ml/minuto, se puede suspender el tratamiento de diálisis.

diálisis retiniana *(dialysis retinae)*
OFTALMOL. Desinserción de la retina en la ora serrata, que se presenta de forma espontánea o secundaria a traumatismos. Hace la función de un agujero retiniano, por lo que da lugar a desprendimientos de retina regmatógenos.

dializador *(dialyzer)*
NEFROL. Ver **filtro**. ‖ **d. de alta permeabilidad** *(high flux membrane d.)* Las membranas de diálisis se pueden clasificar de acuerdo a su permeabilidad al agua (flujo de ultrafiltración o fuf) y a los solutos. Se consideran de alta permeabilidad cuando el flujo de ultrafiltración (fuf) es superior a 12-15 ml/hora/mmhg. Dentro de las membranas celulósicas, las de triacetato de celulosa son las de más alta permeabilidad. Las membranas sintéticas son casi todas ellas de alta permeabilidad, excepto algunos modelos de polimetilmetacrilato y polisulfonas. Estas membranas requieren monitores con control de ultrafiltración. ‖ **d. de bobinas** *(coil d.)* Aparato que precedió a los modernos dializadores de placas y capilares para hemodiálisis. Estaba formado por un núcleo de metal, alrededor del cual se enrollaban dos tubos de celofán en paralelo y una malla de fibra de vidrio con separadores. En el momento de la diálisis, la bobina se colocaba dentro de una pequeña lata abierta en un tanque de dializado de cien litros, bombeando el fluido de un lado a otro a través de la malla de fibra de vidrio. El aclaramiento de urea de este riñón de bobina doble, con flujo arterial de 200 ml/minuto, era de 140 ml/minuto, y había una importante ultrafiltración. Su volumen de cebado era de 750 ml y en su forma original se podía esterilizar con vapor o con óxido de etileno. A partir de 1975 su uso empezó a descender debido a los inconvenientes que presentaba, como son el alto volumen de cebado, la alta resistencia al paso de la sangre, el difícil control de la ultrafiltración, la alta distensibilidad y el alto volumen residual. En la actualidad, su uso representa menos de un 3% de los dializadores europeos. ‖ **d. capilar** *(hollow fiber d.)* Llamado también de fibra hueca, es aquel en el que la sangre pasa por el interior de múltiples capilares colocados en forma de haz o mazo, anclado en sus extremos a la envoltura o carcasa mediante un material fijador. El dializado fluye por el extremo de los capilares en sentido inverso al de la sangre. ‖ **d. de placas** *(flat plate d.)* El que se compone de múltiples láminas enmarcadas que no precisan material fijador. La sangre y el dializado circulan a lo largo del dializador a través de espacios alternos entre las membranas.

diálogo social sobre bioética *(social dialog about bioethics)*
BIOÉT. Dentro de la visión liberal de la vida humana en sociedad, es el procedimiento empleado para llegar a un consenso meramente pragmático acerca de qué cosas deben ser hechas o no en sociedad. Es una cuestión que, dentro del planteamiento liberal, no depende de la realidad, sino de la opinión sociológica mayoritaria, que determina lo bueno y lo malo (ver **autonomía).**

diámetro *(diameter)*
ANAT. m. Distancia entre dos puntos opuestos en una superficie cerrada: diámetros pélvicos, diámetros cefálicos, etc.

diámetro biparietal *(biparietal diameter)*
GINECOL. f. Medida de la distancia entre los dos huesos parietales de la cabeza fetal. Puede realizarse dentro del útero, mediante ultrasonidos, o con cefalometría del recién nacido. ‖ **d. fetal** *(fetal d.)* Cada una de las medidas que se toman de la cabeza del feto. Los más usados son: el *diámetro biparietal,* que mide la distancia entre ambos huesos parietales

(aproximadamente, 9,5 cm); el *diámetro bitemporal,* distancia que existe entre los dos huesos temporales (aproximadamente, 8 cm); el *diámetro suboccipitobregmático,* que mide la distancia entre la zona suboccipital y la fontanela bregmática (aproximadamente, 9,5 cm); el *diámetro frontooccipital,* que mide la distancia entre el occipital y el frontal (aproximadamente, 12 cm); y el *diámetro mentooccipital,* que es la distancia que existe entre el mentón y el occipital (aproximadamente, 13,5 cm). Además de los diámetros, a la hora de medir la cabeza fetal también se tienen en cuenta el perímetro suboccipitobregmático (32 cm), la circunferencia frontooccipital (34 cm) y la circunferencia mentooccipital (35 cm). || **d. de la pelvis** *(pelvic d.)* Cada una de las distancias que existen entre dos puntos opuestos de la pelvis: los diámetros entre los dos trocánteres mayores del fémur (aproximadamente, 31 cm), el diámetro interespinal entre las dos espinas ilíacas superiores (25 cm), el diámetro transverso entre las líneas innominadas (13,5 cm), así como los diámetros conjugados ya descritos. || **d. conjugados** *(conjugation d.)* Medidas de la pelvis femenina. Así, el conjugado externo (20 cm) mide la distemia entre la sínfisis del pubis y la afrofisis espinosa de la quinta vértebra lumbar; el conjugado anatómico verdadero (11 cm) es la distancia entre la parte posterior de la sínfisis del pubis y el promontorio sacro; y el conjugado diagonal (13 cm) mide la distancia entre el borde inferior del pubis y el promontorio sacro.

diaminobencidina *(diaminobencidine)*
HISTOL. f. Sustancia que, junto con el agua oxigenada, forma un sustrato para la peroxidasa y da lugar a un producto que precipita con un color oscuro. Se utiliza en técnicas inmunocitoquímicas para localizar el lugar donde se une un anticuerpo que previamente se ha conjugado con la peroxidasa.

diapasón *(tuning fork)*
OTORRIN. m. Instrumento en forma de horquilla que vibra al ser percutidas sus ramas y produce un sonido de frecuencia pura. Se emplean diapasones de distintas frecuencias para el examen clínico de la audición (pruebas de Weber, de Rinné y de Lewis).

diapédesis *(diapedesis)*
ANATPATOL. f. Proceso de salida de los elementos formes de la sangre, principalmente los leucocitos, a través de las paredes íntegras de los vasos.

diaquinesis *(diakinesis)*
GENÉT. f. Último estadio de la profase de la primera división meiótica, durante la cual desaparecen todos los quiasmas de las tétradas. Ver **meiosis.**

diarrea *(diarrhea)*
ONCOL. f. Síntoma clínico que consiste en deposiciones frecuentes y líquidas.

diarrea epidémica del recién nacido *(epidemic diarrhea of newborn)*
PEDIAT. Diarrea que aparece por contagio de otros lactantes en medios hospitalarios o, en el caso de niños mayores, en las guarderías.

diartrosis *(diarthrosis)*
ANAT. f. Articulación sinovial formada por las superficies articulares (revestidas de cartílago hialino), la cápsula articular y los ligamentos de refuerzo. Según los ejes de movimiento, reciben diversos nombres.

diascopia *(diascopy)*
DERMATOL. f. Ver **transiluminación.**

diascopio *(diascope)*
DERMATOL. m. Maniobra exploratoria que consiste en comprimir la piel con un vidrio y observar las alteraciones ocultas a simple vista.

diastasis *(diastasis)*
ANAT. f. Separación de dos huesos unidos entre sí, pero no por una articulación; p. ej., la separación del extremo inferior de la tibia y el peroné, la separación entre dos dientes, etc.

diastasis de suturas *(diastasis of sutures)*
NEUROCIR. Separación, traumática o no, de las suturas de la bóveda craneana.

diastema *(diastema)*
ENDOCRINOL. m. Espacio de separación interdental entre dos piezas localizadas en la misma arcada. Aumentan en la acromegalia.

diastematomielia *(diastematomyelia)*
NEUROCIR. f. Malformación embrionaria por la que la médula espinal esta dividida en dos hemimédulas en algún punto de su estructura. Puede estar asociada o no a disrafismos u otras anomalías vertebrales y hay formas comple-

tas (diplomelia) o segmentaria con un tabique fibroso-óseo. El tratamiento es quirúrgico, siempre que exista un déficit neurológico progresivo y se limita a la extirpación del septum.

diasteroisómero (*diastereosiomer*)
BIOQUÍM. m. Estereoisómero que no es enantiómero, es decir, que no es una imagen especular.

diástole (*diastole*)
CARDIOL. f. Estado de relajación del corazón, en especial de los ventrículos, que comprende el periodo existente entre dos sístoles cardiacas y, por tanto, entre el cierre de las válvulas aórtica y pulmonar y el cierre de las válvulas auriculoventriculares, mitral y tricuspídea. Comprende las fases de relajación isovolumétrica (desde el cierre de las válvulas aórtica y pulmonar hasta la apertura de las válvulas auriculoventriculares), llenado ventricular rápido, llenado ventricular lento o diástasis y sístole auricular. También puede dividirse cronológicamente en protodiástole, mesodiástole y telediástole. Su duración en reposo es aproximadamente de unos 500 milisegundos, y se identifica en la exploración física como el intervalo comprendido entre el segundo y el primer ruido cardiacos.

diastólico (*diastolic*)
CARDIOL. adj. Relativo o perteneciente a la diástole.

diatermia (*diathermy*)
RADIO. f. Calentamiento profundo del cuerpo mediante radiaciones electromagnéticas en la gama de las frecuencias de 10^6-10^{10} Hz. Existen dos tipos de diatermia: diatermia por onda larga, o clásica, y diatermia por onda corta. Se utiliza como tratamiento sobre los tejidos de partes blandas o, en cirugía, como sistema de corte o termocoagulación. El efecto térmico se produce como consecuencia de la transformación energética en la zona tratada.

diátesis (*diathesis*)
PSIQUIAT. f. Predisposición al padecimiento de enfermedades.

diátesis hemorrágica (*hemorrhagic diathesis*)
HEMATOL. Predisposición heredada a presentar hemorragias.

diazóxido (*diazoxide*)
ENDOCRINOL. m. Fármaco con potente efecto vasodilatador periférico y, por consiguiente, hipotensor, que se emplea por vía intravenosa en el tratamiento de las urgencias hipertensivas. Adicionalmente, inhibe la secreción de insulina, por lo que es útil en el tratamiento del insulinoma maligno y en otros cuadros de hiperinsulinismo endógeno.

dibucaína (*dibucaine*)
ANEST. f. Anestésico local utilizado por vía tópica y espinal.

dicéntrico (*dicentric*)
GENÉT. m. Cromosoma estructuralmente anormal por tener dos centrómeros.

dicotomía (*dichotomy*)
BIOÉT. f. Entrega de parte de los honorarios (v.) a un colega, que, a cambio, se ha comprometido a remitirle sus pacientes para realizar una consulta, exploraciones complementarias o análisis, muchas veces innecesarios. Es una conducta inética, expresamente censurada en el Código de Ética y Deontología Médica que rige en España.

dicroísmo (*dichroism*)
ANATPATOL. m. Propiedad de un cuerpo que le permite aparecer con dos colores diferentes según sea el tipo de luz (reflejada o trasmitida, polarizada) con que se observa.

dictiosoma (*dictyosome*)
HISTOL. f. Conjunto de sáculos membranosos aplanados y apilados, que están rodeados por una red tubular y por numerosas vesículas. Cada célula puede contener uno o varios dictiosomas, que juntos constituyen el aparato de Golgi.

dictioteno (*dictyotene*)
GENÉT. m. Estado prolongado de diploteno (v.), que se observa en el proceso de formación de los oocitos.

didanosina (*didanosine*)
FARMCLÍN. f. Antirretroviral útil en el tratamiento del SIDA, con efecto sinérgico cuando se asocia a otros antirretrovirales.

diencéfalo (*diencephalon*)
ANAT. m. Parte del prosencéfalo (cerebro), cubierta en buena medida por los hemisferios cerebrales. Comprende el tálamo, el hipotálamo y el subtálamo. El *tálamo* está formado por núcleos específicos, en relación con las distintas sensibilidades, y núcleos inespecíficos, que tienen una misión de integración; el

hipotálamo es un centro de integración neuroendocrina, somatovegetativa y conductual, y el *subtálamo* corresponde al sistema extrapiramidal.

dienestrol *(dienestrol)*
GINECOL. m. Estrógeno de síntesis que en la actualidad no tiene ninguna utilidad clínica.

diente *(tooth)*
ANAT. m. Cada una de las piezas que ocupan el borde oral de la mandíbula y del maxilar. Según su morfología, se dividen en *incisivos* (cuatro en cada maxilar), *caninos* (dos), *premolares* (cuatro) y *molares* (seis). En total, el hombre tiene 32 piezas dentarias. La fórmula dentaria que indica los dientes de una de las mitades de la cara es la siguiente:

$$\frac{2, 1, 2, 3}{2, 1, 2, 3}$$

En cada diente se distinguen la corona, el cuello y la raíz. La corona está cubierta por el esmalte, y el cuello y la raíz, por el cemento. La estructura que forma el componente de mayor volumen del diente es la dentina o marfil, que deja en su interior la cavidad de la pulpa. La raíz es acanalada y contiene fibras nerviosas y vasos que llegan hasta la pulpa dentaria. También se puede distinguir entre *dientes de leche,* que son caducos, y *dientes permanentes.*

dientes de Hutchinson *(Hutchinson's teeth)*
DERMATOL. Incisivos con muesca en el borde libre, característico de la sífilis congénita.

dieta *(diet)*
DIGEST. f. Cantidad y calidad de los alimentos y las bebidas necesarias que se ingieren de un día a otro para la conservación de la salud o con fines terapéuticos en los enfermos.

dieta *(diet)*
ENDOCRINOL. f. Patrón de ingesta de alimentos sólidos y líquidos que adopta una persona o un animal. Puede modificarse específicamente con fines terapéuticos y existen numerosos tipos, según su finalidad: con mayor o menor número de calorías, absoluta, con más o menos cantidad de proteína, de carbohidratos, de grasas, libre de gluten, de purinas, de bajo o alto contenido de fibra vegetal, etc. || **d. hipercalórica** *(hypercaloric d.)* La que posee un contenido energético superior al gasto calórico de un determinado individuo. Desde el punto de vista terapéutico, se utiliza en los estados de desnutrición. || **d. hipocalórica** *(hypocaloric d.)* Aquella cuyo contenido energético es inferior al gasto calórico de un individuo determinado. Desde el punto de vista terapéutico, se utiliza en los estados de sobrepeso y obesidad. || **d. hipoproteica** *(low-protein d.)* Reducción de la ingesta proteica, indicada de forma especial en la insuficiencia renal crónica para mejorar los síntomas urémicos, reducir la producción de residuos procedentes del metabolismo de las proteínas (urea, ácido úrico, etc.) y enlentecer el ritmo de progresión de la nefropatía. No debe provocar desnutrición y las proteínas deben ser de alto valor biológico (p. ej., 0,6 gr de proteínas por kilogramo y día; con un aporte calórico adecuado de 35 calorías por kilogramo y día). Varía según el grado de insuficiencia renal y la utilización o no de tratamiento sustitutivo (hemodiálisis o diálisis peritoneal).

dietilcarbamazina *(diethylcarbamazine)*
FARMCLÍN. f. Fármaco utilizado en el tratamiento de las filariasis.

dietilestilbestrol (DES) *(diethylstilbestrol)*
ONCOL. m. Fármaco con efectos antiestrogénicos y antiandrogénicos, que se emplea para el tratamiento de carcinomas metastásicos de mama y próstata. En la actualidad, este estrógeno sintético se usa excepcionalmente, dada la existencia de fármacos con menos efectos secundarios, pues tiene relación con la aparición de carcinomas de vagina y de cuello uterino en aquellas mujeres cuyas madres lo recibieron durante el embarazo.

difenilhidantoína *(phenitoin)*
NEUROL. f. Fármaco antiepiléptico utilizado en el tratamiento de las crisis epilépticas generalizadas y focales. Presenta abundantes efectos secundarios, entre los que destaca la hiperplasia gingival.

diferenciación *(differentiation)*
ANAT. f. En embriología, proceso por el cual las células pluripotentes van madurando y adquiriendo una especialización cada vez más restringida. Algunas células, como las conjuntivas, conservan siempre un cierto grado de indiferenciación, mientras que otras alcanzan

tal grado de diferenciación que pierden su capacidad de multiplicarse, como sucede con las neuronas y las células musculares.

diferenciado *(differentiated)*
ANATPATOL. adj. Se dice de las células o los tejidos que han culminado un proceso de especialización en una determinada función o actividad. || Referido a las neoplasias, se dice de la mayor o menor similitud con el tejido del cual se originan.

difosfatidilglicerol *(diphosphatidylglycerol, cardiolipin)*
BIOQUÍM. m. Cardiolipina, fosfolípido presente en la capa que envuelve el núcleo, en la membrana interna mitocondrial y en la membrana plasmática de algunas bacterias. También se encuentra en la membrana del *Treponema pallidum* y es el antígeno detectado en el test de Wasserman para la sífilis.

difosfonato *(diphosphonate)*
MEDNUCL. m. Radiofármaco formado por un compuesto fosforado marcado con ^{99m}Tc, que se emplea para la obtención de gammagrafías óseas. El más empleado es el ^{99m}Tc-metilendifosfonato.

difracción *(difraction)*
HISTOL. f. Desviación o dispersión que sufre la luz u otro tipo de radiación cuando atraviesa los límites laterales de un objeto.

difteria *(diphtheria)*
ANAT. f. Infección aguda, muy contagiosa, que afecta sobre todo a la mucosa de la garganta. Apararece sobre todo en la infancia.

difteria cutis *(diphtheria cutis)*
DERMATOL. Infección por el bacilo diftérico de la piel.

difusión *(diffusion)*
NEFROL. f. Transporte pasivo de solutos a través de la membrana del dializador. La cantidad de un soluto que atraviesa una membrana por difusión depende de tres factores: 1) el coeficiente de transferencia de masa del dializador, que dependerá del grosor de la película sanguínea en contacto con la membrana del grosor de la membrana de diálisis y del flujo del dializador; 2) la superficie eficaz del dializador, y 3) el gradiente de concentración medio para un soluto a ambos lados de la membrana.

difusión del pensamiento *(thinking diffusion)*
PSICOL. Trastorno de la conciencia respecto de la consistencia o cohesión del yo, por el cual se hace necesario participar en el pensamiento ajeno o divulgar el propio pensamiento. Forma parte de un trastorno más general, como es la participación y divulgación de vivencias, y es típico de la esquizofrenia.

difuso *(diffuse)*
RADIO. adj. Se dice de lo que está extendido en una gran área o extensión, sin forma o límites definidos, como el angioqueratoma difuso.

digestión *(digestion)*
FISIOL. f. Proceso por el que los alimentos son desdoblados en principios inmediatos, aptos para ser absorbidos por la mucosa intestinal. Este proceso se desarrolla merced a la secreción de diferentes jugos digestivos: gástrico, pancreático, duodenal y bilis.

digestión celular *(cellular digestion)*
HISTOL. Conjunto de procesos que hacen que los alimentos introducidos en una célula se trasformen en sustancias utilizables por ella, incluidas las transformaciones enzimáticas de las sustancias ingeridas. Hay dos tipos de digestión celular: intracelular, que ocurre en los fagosomas de la célula, tras la fagocitosis del alimento (ocurre, por ejemplo, en los protozoos y en algunas especies de invertebrados) y extracelular, que se produce por expulsión de las enzimas digestivas al exterior celular, con posterior ingesta del material transformado.

digital *(digitalis)*
CARDIOL. f. Planta de la familia de las escrofulariáceas, de cuyas hojas y semillas se obtienen los digitálicos. Sus especies más comúnmente empleadas para este fin son la *Digitalis lanata* y la *Digitalis purpúrea*.

digital *(digital)*
RADIO. adj. Que se basa en la aplicación de dígitos o números. || Relativo o perteneciente a los dedos. || Parecido a un dedo.

digitálico *(digitalics)*
CARDIOL. m. Fármaco de la familia de los glucósidos cardiacos, que se obtiene de plantas del género *Digitalis*. Sus principales acciones derivan de la capacidad de inhibición de la bomba Na/K ATPasa y de su actividad simpaticolítica y vagotónica, lo que le confiere propiedades inotrópicas positivas y antiarrítmicas. Es-

tos fármacos aumentan la fuerza de contracción del miocardio y son ampliamente utilizados en el tratamiento de la insuficiencia cardiaca y, como antiarrítmicos, en el control de la respuesta ventricular de la fibrilación auricular y otras arritmias supraventriculares, dado que reducen la frecuencia de la contracción ventricular. Pueden resultar peligrosos si hay sobredosificación y cuando son utilizados en pacientes con hipopotasemia. Los preparados que se utilizan con más frecuencia son la digoxina y la digitoxina.

Digitalis lanata (*Digitalis lanata*)
FARMCLÍN. Especie de planta de la que se obtienen los digitálicos.

digitalización (*digitalization*)
CARDIOL. f. Administración sistemática de digitálicos para obtener niveles plasmáticos terapéuticos. || Tratamiento que se aplica a los enfermos cardiacos, compuesto de preparados de digital.

digitalización (*digitalization*)
RADIO. f. Aplicación de la técnica digital para la obtención o para el análisis de las imágenes.

digitiforme (*digitiform*)
ORTOP. adj. Que tiene forma de dedo.

digitopuntura (*fingertip puncture*)
BIOÉT. f. Medicina alternativa (v.) que consiste en presionar con los dedos sobre los puntos de acupuntura (v.). También existen pequeños conos de material plástico con un material adhesivo que se pueden aplicar durante horas o días con este mismo fin.

digitoxina (*digitoxin*)
FARMCLÍN. f. Digitálico que se diferencia de la digoxina por su mayor semivida de eliminación y por su eliminación a través del metabolismo hepático. Es el principal componente activo de las hojas de digital. Ver **digitálico**.

digitus (*digitus*)
ORTOP. Voz latina que significa dedo.

dignidad (*dignity*)
BIOÉT. Ver **dignidad humana**. || **d. humana** (*human d.*) En su sentido primario, bondad ontológica intrínseca a todo hombre, que le hace merecedor del respeto (v.) y la atención de los demás. En sentido secundario, bondad ontológica (ver **virtud**) que adquiere un hombre con un comportamiento adecuado a su naturaleza racional. || **d. del paciente** (*patient's d.*) Dignidad intrínseca (ver **dignidad humana**), peculiar del paciente, derivada de su estado de debilidad (v.) y dependencia. La expresa acertadamente el antiguo aforismo médico *Res sacra miser*: quien sufre es sagrado. || **d. de la vida naciente** (*d. of the beginning life*) Dignidad intrínseca (ver **dignidad humana**) peculiar del nonato, derivada de su estado de debilidad (v.) y dependencia.

digoxina (*digoxin*)
FARMCLÍN. f. Digitálico obtenido de la *Digitalis lanata*, muy utilizado en el tratamiento de la insuficiencia cardiaca y de la fibrilación auricular. Es el preparado digitálico más extendido y comúnmente empleado para el tratamiento de las enfermedades cardiovasculares. Se acumula en pacientes con insuficiencia renal. Ver **digitálico**.

digoxinemia (*serum concentration of digoxin*)
CARDIOL. f. Concentración plásmatica de niveles de digoxina.

dihidro- (*dihydro-*)
BIOQUÍM. Prefijo que hace referencia a un producto que se obtiene mediante la adición de dos átomos de hidrógeno a un precursor.

dihidroergocriptina (*dihydroergocryptine*)
ENDOCRINOL. f. Alcaloide del cornezuelo del centeno, con efecto agonista dopaminérgico y antagonista α-adrenérgico de posible efecto neuroprotector.

dihidroorotato (*dihydroorotate*)
BIOQUÍM. m. Intermediario de la biosíntesis de nucleótidos de pirimidina.

dihidrotaquisterol (*dihydrotachysterol*)
ENDOCRINOL. m. Análogo sintético derivado del ergosterol, cuya potencia es tres veces superior a la de la vitamina D, por lo que se emplea en el tratamiento del hipoparatiroidismo y de otros síndromes hipocalcemiantes sensibles a la vitamina D.

dihidrotestosterona (*dihydrotestosterone*)
ENDOCRINOL. f. Metabolito androgénico de localización preferente intracelular, que se deriva del efecto de la enzima 5 alfa-reductasa sobre la testosterona. Posee gran afinidad por el receptor androgénico, por lo que su síntesis representa una etapa fundamental en la acción androgénica tisular.

dihidrouridina *(dihydrouridine)*
BIOQUÍM. f. Nucleósido poco frecuente, que contiene como base el 5,6-dihidrouracilo. Es característico de uno de los brazos del RNA transferente (brazo DHU).

dihidroxiacetona *(dihydroxyacetone)*
BIOQUÍM. f. Isómero constitucional del gliceraldehído; es la cetosa más sencilla (1,3-dihidroxil-2-propanona).

diiodotirosina *(diiodotyrosine)*
ENDOCRINOL. f. Molécula resultante de la iodación del aminoácido tirosina, de gran importancia en la síntesis de las hormonas tiroideas, dando lugar a la tiroxina (acoplamiento de dos moléculas) y a la triiodotironina (acoplamiento con una molécula de monoiodotirosina). Aumenta su nivel en los casos de deficiencia de halogenasa.

dilatación *(dilatation)*
ANAT. f. Ampliación del diámetro de un orificio o de una estructura tubular.

dilatación anal *(anal dilatation, anal stretching)*
CIRGEN. Dilatación forzada del ano. Intervención quirúrgica bajo anestesia general o regional, que consiste en dilatar digitalmente o con instrumental el canal anal que está estenosado por fibrosis o contracturado por un aumento del tono muscular esfinteriano, con el fin de explorar el canal anal o el recto, o de tratar quirúrgicamente la fisura anal. Ver **fisura anal**.

dilatación del cuello uterino *(cervix dilatation)*
GINECOL. Primer periodo del parto, que comienza con el borramiento del cuello del útero y la dilatación del mismo, como consecuencia de las contracciones uterinas. La dilatación es completa cuando se alcanzan los diez centímetros. En ese momento, y una vez rota la bolsa de las aguas, comienza el periodo expulsivo del parto. El proceso de dilatación es más lento en las primíparas que en las multíparas, ya que en aquellas primero se produce el borramiento del cuello y luego la dilatación, en tanto que en las multíparas el borramiento y la dilatación cervical ocurren simultáneamente.

dilatación transluminal *(transluminal dilatation)*
NEFROL. Ver **angioplastia transluminal percutánea**.

dilatador de Hegar *(Hegar's dilator)*
GINECOL. Vástago metálico que se emplea para dilatar el cuello uterino, antes de realizar un legrado.

dilema clínico *(clinical dilemma)*
BIOÉT. Dilema ético (v.) que aparece en la práctica clínica. ‖ **d. ético** *(ethical d.)* Situación de perplejidad ética ante decisiones que provocan tanto efectos deseables como indeseables. Propiamente hablando, después de un estudio diligente de todos los extremos pertinentes de un caso, no existe dicha perplejidad, ya que una solución se muestra como preferible a las demás. Así pues, la perplejidad solo puede ser inicial, pues el estudio detallado siempre mostrará los bienes o valores (v.) en juego y, consiguientemente, la elección más acertada, aunque esto no quita que dicho examen ético pueda ser complejo o difícil (ver **conflictos de intereses, principio del doble efecto, tratamiento desproporcionado, tratamiento proporcionado**).

diltiazem *(diltiazem)*
FARMCLÍN. m. Antagonista del calcio, que se utiliza en el tratamiento de la hipertensión arterial, de la cardiopatía isquémica y de algunas taquiarritmias supraventriculares.

dilución *(dilution)*
BIOQUÍM. f. Acto de disminuir la concentración de un soluto en su disolvente.

dilución urinaria *(urinary dilution)*
NEFROL. Capacidad del riñón para formar orina hipotónica o diluida, en función de las necesidades de agua del organismo. Esta función tiene lugar en el túbulo distal, que es impermeable al agua en ausencia de ADH, lo que permite formar una orina diluida por reabsorción continua de sodio sin agua acompañante.

dímero d *(d-dimer)*
HEMATOL. Producto de degradación de la fibrina que se forma por la acción de la plasmina sobre la fibrina estabilizada por FXIII. En el laboratorio, se puede detectar en el plasma o en el suero de forma cuantitativa (ELISA) o semicuantitativa (floculación).

dimetil-sulfóxido *(dimethyl sulfoxid)*
UROL. m. Disolvente de la grasa que se utiliza en la industria, derivado de la lignina. Entre sus propiedades farmacológicas se encuentran: pe-

netra a través de la membrana, facilita la absorción de medicamentos, posee propiedades antiinflamatorias y analgésicas, disuelve el colágeno, provoca la relajación muscular y la liberación de histamina por las células cebadas. Se utiliza en el tratamiento de la cistitis intersticial, por su efecto antiinflamatorio local, mediante instilaciones endovesicales de 50 ml al 50%, a intervalos de una a dos semanas hasta completar un total de seis instilaciones. Es un tratamiento exclusivamente paliativo, que reduce la sintomatología y obtiene la mejoría clínica en el 70% de las pacientes, pero la duración es siempre limitada (unos 12 meses). Su aplicación carece de efectos secundarios.

dinámica (*dynamic*)
PSICOL. f. Variación del estado psíquico producida por las fuerzas internas (necesidades, tendencias, motivaciones, emociones, etc.) o externas (presión social, relación interpersonal), que en un momento y una situación dados recaen en el individuo. || En psicoanálisis, punto de vista que considera los fenómenos psíquicos como resultantes del conflicto y de la composición de fuerzas que ejercen una determinada presión, siendo estas, en último término, de origen pulsional.

dinámico (*dynamic*)
RADIO. adj. Se dice de lo que está realizado de forma ágil o en movimiento.

dinero (*money*)
BIOÉT. Ver **economía médica.** || **d. público** (*public funds*) Ver **financiación pública.**

dinitrato de isosorbida (*isosorbide dinitrate*)
FARMCLÍN. Nitrato utilizado en la profilaxis de la cardiopatía isquémica.

dinorfina (*dynorphin*)
ENDOCRINOL. f. Subtipo de péptidos opiáceos que interaccionan con receptores kappa y actúan como neurotransmisores en el sistema nervioso central.

dioptría (*diopter*)
FISIOL. f. Unidad de potencia de una lente, equivalente a su capacidad para hacer converger los rayos luminosos en un punto localizado a un metro de distancia. Ya que el ojo humano tiene unos 25 mm de diámetro, para conseguir esta convergencia en la retina se necesitará una capacidad dióptrica de $1/0,025 = 40$ dioptrías.

dióxido (*dioxide*)
FISIOL. m. Compuesto químico con dos moléculas de oxígeno. || **d. de carbono** (*carbon d.*) Gas muy soluble en agua, con la que forma el ácido carbónico. Es un producto terminal de varias vías metabólicas, como el ciclo de Krebs, y se elimina por los pulmones. Su símbolo es CO_2.

Diphyllobothrium (*Diphyllobothrium*)
MICROBIOL. Género de helmintos pertenecientes al filo *Platyhelminthes,* clase *Cestoidea,* orden *Pseudophyllidea,* familia *Diphyllobothridae,* que se caracteriza por presentar dos botrios como órganos de fijación en el escólex y una estróbila variable, en general con muchos proglótidos y poros genitales de apertura en la cara ventral. Entre las especies con importancia médica destaca el *Diphyllobothrium latum,* la tenia del pescado o tenia lata, cuyos adultos son parásitos intestinales del hombre y otros mamíferos piscívoros. El parasitismo se adquiere por ingestión de pescado de agua dulce crudo o insuficientemente cocinado, que puede contener larvas viables (plerocercoides) en sus músculos.

dipiridamol (*dipyridamole*)
HEMATOL. m. Derivado pirimido-pirimidínico, utilizado en clínica como vasodilatador. Su administración inhibe la adhesión de las plaquetas al subendotelio vascular, así como la activación plaquetaria inducida por el contacto de la sangre con superficies artificiales. Su efecto sobre el funcionalismo plaquetar depende de su capacidad para incrementar los niveles de AMP cíclico intraplaquetario, mediante dos mecanismos distintos: el primero se relaciona con el bloqueo de la fosfodiesterasa y el segundo con la estimulación de la adenilaidasa inducida por la prostacidina. Se administra solo o asociado a anticoagulantes en diversas situaciones con tendencia trombótica, especialmente en portadores de prótesis valvulares. Los efectos secundarios son benignos (epigastralgias, náuseas, cefaleas, erupción cutánea).

diplejía (*diplegia*)
NEUROL. f. Parálisis que afecta a partes simétricas del cuerpo, llamada también parálisis bilateral (p. ej., de extremidades inferiores). Puede ser flácida o espástica, según si la lesión radica en la neurona central o en la del asta ante-

rior de la médula. ‖ **d. espástica** (*spastic d.*) Forma de parálisis cerebral infantil, que se caracteriza por la pérdida de fuerza en las extremidades inferiores, acompañada de espasticidad. La afectación de las extremidades superiores suele ser mínima. También se denomina enfermedad de Lille o paraplejía espástica.

diplococo (*diplococcus*)
MICROBIOL. m. Microorganismo constituido por dos cocos asociados.

diploe (*diploe*)
ANAT. m. Tejido óseo esponjoso, que se encuentra entre las dos tablas de los huesos planos del cráneo. Contiene médula ósea roja.

diploide (*diploid*)
GENÉT. m. Célula u organismo con dos complementos cromosómicos, de forma que posee un número total de cromosomas que es doble del haploide. El número diploide se representa por 2N. Ver **haploide**.

diploidía (*diploidy*)
ANATPATOL. f. Presencia de dos juegos de cromosomas homólogos en una célula adulta. Por extensión, cantidad de DNA en el núcleo, equivalente a dos juegos de cromosomas.

diplomielia (*diplomyelia*)
NEUROCIR. Ver **diastematomielia**.

diplopía (*diplopia*)
OFTALMOL. f. Percepción de dos imágenes existiendo un solo objeto. ‖ **d. binocular** (*binocular d.*) Visión doble que sucede solo cuando se mira con los dos ojos. Es la más frecuente. ‖ **d. monocular** (*monocular d.*) Visión doble que sucede cuando se mira con uno de los dos ojos. Puede ser debida a la presencia de cataratas o a alteraciones maculares.

diplosoma (*diplosome*)
HISTOL. m. Estructura celular formada por una pareja de centriolos colocados perpendicularmente entre sí. El diplosoma se encuentra normalmente junto al aparato de Golgi y junto al núcleo, en la célula en interfase.

diploteno (*diplotene*)
GENÉT. m. Cuarto estadio de la profase de la primera división meiótica, en la que desaparecen los complejos sinaptonémicos, pero los homólogos de cada tétrada quedan unidos por los quiasmas.

dipsofobia (*dipsophobia*)
PSIQUIAT. Ver **fobia**.

dipsomanía (*dipsomania*)
PSICOL. f. Forma del síndrome de dependencia de alcohol caracterizada por la ingesta episódica y compulsiva de bebidas alcohólicas.

directrices éticas (*ethical guidelines*)
BIOÉT. Conjunto de indicaciones generales elaboradas por un comité de ética (v.), cuya finalidad es orientar la actuación de los médicos en una nación, región o institución sanitaria.

diritromicina (*dirithromycin*)
FARMCLÍN. f. Antibiótico macrólido.

disacusia (*dysacusis*)
OTORRIN. f. Trastorno en la audición con alteración en la frecuencia o en la intensidad. ‖ Sensación desagradable o dolorosa producida por determinados sonidos.

disartria (*dysarthria*)
NEUROL. f. Dificultad para la articulación de palabras, debido habitualmente a un daño neurológico central o periférico. ‖ **d. escándida** (*scanning d.*) Alteración en la articulación de la palabra, debido a una dificultad en la coordinación de la musculatura orofaríngea, produciendo un lenguaje explosivo. Se puede observar en las lesiones cerebelosas. ‖ **d. espástica** (*spastic d.*) Alteración en la articulación de la palabra, debida a espasticidad en la musculatura orofaríngea.

disautonomía (*dysautonomia*)
NEUROL. f. Trastorno que afecta de forma primaria o secundaria al sistema nervioso autónomo o vegetativo. La sintomatología general comprende: hipotensión ortostática, anhidrosis, trastornos esfinterianos, impotencia, etc.

disautonomía familiar (*familial dysautonomia*)
ENDOCRINOL. Enfermedad hereditaria transmitida según un patrón autosómico dominante, que se caracteriza por trastornos de la alimentación, arreflexia, indiferencia al dolor, hipotensión ortostática, labilidad emocional, alteraciones en el control de la temperatura corporal y en la motilidad del tubo digestivo, en el marco de una disfunción generalizada del sistema nervioso autónomo.

disbetalipoproteinemia (*dysbetalipoproteinemia*)
ENDOCRINOL. f. Acumulación en sangre de betalipoproteínas anormales. ‖ **d. familiar** (*familial d.*)

Tipo poco frecuente de hiperlipoproteinemia, que cursa con el acúmulo de una lipoproteína anormal llamada β-VLDL, la cual posee un contenido proporcional de triglicéridos superior al de la partícula VLDL.

discaliemia *(dyskaliemia)*
NEUROL. f. Alteración del metabolismo del potasio.

discapacidad *(disability)*
ANAT. f. Reducción de la capacidad física o mental de un individuo.

discapacitado *(disabled)*
BIOÉT. Ver **deficiente**.

discectomía *(diskectomy, discectomy)*
NEUROCIR. f. Extirpación de un disco intervertebral. ‖ **d. percutánea** *(percutaneous d.)* Intervención que consiste en extirpar el disco intervertebral por medio de la inserción, con control radiológico, de una especie de trocar en el disco intervertebral, a través del cual se extrae el núcleo pulposo.

discinesia *(dyskinesis)*
CARDIOL. f. Trastorno de la contracción ventricular, que consiste en un movimiento paradójico (abombamiento sistólico) de uno o varios segmentos de la pared ventricular. Suele ser debido a necrosis miocárdica por infarto de miocardio.

discinesia *(dyskinesia)*
NEUROL. f. Alteración de los movimientos. Se utiliza especialmente para referirse a los movimientos anormales involuntarios, presentes en numerosas enfermedades neurológicas. Ver **balismo, corea, distonía, tic**. ‖ **d. tardía** *(tardive d.)* Movimientos involuntarios anormales, generalmente de tipo coreico, que presentan los pacientes sometidos durante largos periodos a tratamientos con neurolépticos u otros antagonistas dopaminérgicos.

discinesia ciliar *(ciliar diskinesis)*
PNEUMOL. Enfermedad producida por una alteración en el funcionamiento de los cilios y del transporte mucociliar.

disciplina corporativa *(corporate policies)*
BIOÉT. Conjunto de disposiciones de la Organización Médica Colegial que obligan a todo médico en ejercicio profesional, y en ciertos casos también fuera de él, debido a la propia naturaleza de la profesión y a sus deberes intrínsecos (ver **deberes colegiales**).

discitis *(discitis, diskitis)*
ORTOP. f. Inflamación de un disco. Generalmente, se dice del disco intervertebral.

disco *(disk)*
ANAT. m. Lámina plana, circular o redonda; en nomenclatura anatómica, se emplea para designar una estructura que recuerda la morfología de un disco. ‖ **d. articular** *(articular d.)* Placa de fibrocartílago que se interpone entre dos superficies articulares para que coadapten mejor. ‖ **d. embrionario** *(embryonic d.)* Placa formada por las hojas blastodérmicas del embrión, que corresponde a la segunda semana de gestación. También se conoce con los nombres de disco germinativo y disco blastodérmico. ‖ **d. intervertebral** *(intervertebral d.)* Fibrocartílago situado entre los cuerpos de vértebras adyacentes desde el axis al sacro. Cada disco está formado por un anillo fibroso, que contiene un núcleo pulposo en el centro.

disco articular ATM *(TMJ articular disk)*
CIRPLÁS. Menisco articular, similar a los de la rodilla, situado entre el cóndilo mandibular y la fosa glenoidea. Acompaña al cóndilo en su movimiento, evitando el desgaste de la articulación.

disco intercalar *(intercalary disk)*
HISTOL. Cada una de las estructuras complejas de unión entre dos células de músculo cardiaco. Estas uniones siempre tienen lugar en las líneas z de las sarcómeras de las fibras musculares, y se pueden diferenciar dos porciones: la primera, que asegura la cohesión de las células cardiacas, es transversal a las microfibrillas y aparece un patrón complejo de interdigitaciones cortas, en las cuales hay desmosomas que unen una célula a la otra, así como uniones de tipo fasia-adherens; la segunda porción es longitudinal a las fibras musculares y consiste en una gran cantidad de uniones de tipo nexo, a través de las cuales tiene lugar la transmisión de los impulsos nerviosos que atraviesan de una célula cardiaca a otra.

discografía *(discography)*
RADIO. f. Técnica radiográfica que consiste en la introducción de un medio de contraste por punción directa percutánea, para la opacificación o relleno del núcleo pulposo de un disco intervertebral. De esta forma se obtienen imágenes para su estudio, con el fin de valorar el grado de contención o herniación existente.

discográfico (*discographyc*)
RADIO. adj. Relativo a la discografía.

discograma (*discogram*)
RADIO. m. Imagen obtenida en una discografía.

discoide (*discoid*)
DERMATOL. adj. Que tiene forma redondeada, de disco o parecida a un disco. || Se dice del menisco externo de la rodilla cuando tiene esta malformación congénita.

discondroplasia (*dyscondroplasia*)
ORTOP. f. Anomalía del proceso de osificación encondral de los huesos largos (encondromatosis). En el pasado, era un término general que agrupaba las encondromatosis y las exostosis, lo que hacía que los sinónimos de un trastorno se asociaran equivocadamente al otro.

discondrosteosis (*dyscondrosteosis*)
ORTOP. f. Síndrome hereditario con carácter autosómico dominante, más frecuente en el sexo femenino, que se caracteriza por el enanismo moderado, la deformidad de Madelung, la luxación del cúbito en la muñeca o el codo, o en ambos, la cortedad de la parte inferior de las piernas y, ocasionalmente, otras anomalías esqueléticas. También recibe el nombre de síndrome de Herc-Weill.

discordancia (*discordancy*)
RADIO. f. Falta de acuerdo, armonía o conjunción entre varios elementos.

discordante (*discordant*)
GENÉT. adj. Se dice de la pareja de gemelos que no comparten un rasgo fenotípico.

discrasia (*dyscrasia*)
ANATPATOL. f. Término antiguo que se refería a la alteración de los humores, especialmente referido a la sangre en enfermedades que afectan a su composición celular.

discrasia sanguínea (*blood dyscrasia*)
HEMATOL. Anomalía cuantitativa o cualitativa de cualquiera de los elementos de la sangre.

discreto (*discrete*)
RADIO. adj. De tamaño regular o similar, sin variaciones importantes.

discriminación (*discrimination*)
PSICOL. f. Capacidad de distinguir dos estimulaciones sensoriales elementales, que pertenecen a un mismo continuo físico o psicológico. || Capacidad que tiene un individuo de reaccionar ante un estímulo y no reaccionar (o, en un caso más complejo, otra reacción) ante un estímulo diferente del primero.

discriminación médica (*medical discrimination*)
BIOÉT. Rechazo de un médico como candidato a un trabajo por razones ajenas a su capacidad profesional, como la raza, la confesión religiosa o la postura a favor de la vida prenatal (ver **objeción de conciencia**). || **d. del paciente** (*patient's d.*) Preferencia en la atención médica hacia unos pacientes en detrimento de otros, basada en razones no médicas, como el sexo, la raza, la edad (ver **discriminación por edad**), la opinión política, etc. No es discriminación la atención preferente por urgencia u otra causa médica (ver **igualdad de derecho a la atención de salud**). || **d. por edad** (*d. for age*) Discriminación del paciente (v.) por razón de su edad, muy corta o avanzada.

discromatopsia (*dyschromatopsia*)
OFTALMOL. f. Ceguera parcial para los colores.

discromía (*dyschromia*)
DERMATOL. f. Cualquier tipo de alteración del color de la piel.

discronometría (*dyschronometry*)
NEUROL. f. Retraso en el comienzo y el final de los movimientos voluntarios, que está presente en el síndrome cerebeloso.

discurso moral de la medicina (*moral speech of the medicine*)
BIOÉT. Posibilidad de que los juicios de valor (v.) se conviertan en consejos de tratamiento al paciente. Si el médico observa que un problema ético del paciente es causa de alguna patología, debe hacérselo constar, aunque sin imponer sus criterios, sino más bien intentando hacer ver los aspectos éticos, de modo que el paciente tome la decisión adecuada *motu proprio*. Este aspecto de la medicina es una de las razones básicas por las que el médico debe mejorar siempre su formación humana (ver **deber de saber**).

discus (*disk*)
ORTOP. m. Disco. || **d. esternoclavicular** (*sternoclavicular d.*) Disco articular de la articulación esternoclavicular, almohadilla de fibrocartílago cuya circunferencia está conectada a la cápsula articular de la articulación ester-

noclavicular y la divide en dos partes o compartimentos. ‖ **d. intervertebral** *(intervertebral d.)* Ver **disco intervertebral**. ‖ **d. radiolunar distal** *(distal radiolunar d.)* Disco articular de la articulación radiocubital distal, almohadilla triangular de fibrocartílago que se une por su base al radio y por su ápice a la apófisis estiloides del cúbito. Por lo general, separa la cavidad articular de la articulación radiocubital distal de la radiocarpiana (menisco de la articulación radiocubital).

disdiadococinesia *(dysdiadochokinesia)*
NEUROL. f. Incapacidad para realizar rápidamente movimientos alternantes; p. ej., la pronosupinación de las muñecas. Es característico de las lesiones cerebelosas.

disecar *(to dissect)*
ANAT. tr. Separar distintos tejidos del organismo. Ver **disección**.

disección *(dissection)*
CIRPLÁS. f. Operación de disecar. Se realiza ex profeso, con el instrumental adecuado, en vida (p. ej., en una intervención quirúrgica, en extirpaciones, en la identificación de estructuras anatómicas, en la canulación de arterias o venas, etc.) o post mórtem, para realizar la autopsia, con fines de investigación o docentes. Se puede aplicar también a la separación patológica espontánea de la íntima de alguna arteria, sobre todo, la aorta (disección aórtica). ‖ **d. cervical funcional** *(functional neck d.)* Técnica quirúrgica consistente en la resección de las cadenas linfáticas cervicales. El término funcional alude a que se respetan estructuras nobles, tales como los nervios motores, los grandes vasos y la musculatura. ‖ **d. cervical radical** *(radical neck d.)* Técnica quirúrgica que consiste en la resección de las cadenas linfáticas cervicales. Además de la resección del tejido linfograso cervical, se resecan estructuras nobles, como la vena yugular interna, el músculo esternocleidomastoideo y el nervio espinal. ‖ **d. ganglionar** *(ganglionar d., node d.)* Técnica quirúrgica que consiste en la resección de las cadenas linfáticas regionales de una zona anatómica concreta. Normalmente se utiliza en el tratamiento de los distintos tipos de tumores.

disección y ética *(dissection and ethics)*
BIOÉT. Aun en el caso de realizarse post mórtem, obliga a un trato respetuoso (ver **respeto**) del cadáver, proporcionado al hecho de haber sido el cuerpo de una persona.

disector *(right angle)*
CIRGEN. m. Instrumento quirúrgico con mango, articulado en el centro, que permite la disección de tejidos por el cirujano, al separarlos o atravesarlos. Suele tener punta curva, más o menos angulada, para separar los tejidos, como al abrir una tijera, o atravesarlos de forma roma cuando las patas del instrumento están cerradas.

diseminado *(disseminated)*
DERMATOL. adj. Disperso. ‖ Se dice de las dermatosis que adoptan este aspecto. Ver **lupus eritematoso diseminado agudo**.

disentería *(dysentery)*
MICROBIOL. f. Término griego que se emplea para denominar los síndromes anatomoclínicos, los cuales se caracterizan por una inflamación de la mucosa del colon, deposiciones mucosanguinolentas, normalmente acuosas, tenesmo (dolor al evacuar) intestinal y mal estado general. En el colon, y a veces en el íleon, se localizan lesiones inflamatorias agudas con úlceras. Su etiología es infecciosa y puede ser de origen viral, bacteriano (disentería bacilar) o parasitario (disentería amebiana, balantidiana o esquistosomática).

disergia *(dysergia)*
ORTOP. f. Reactividad anormal. ‖ Incoordinación motora o alteración funcional.

diseritropoyesis *(dyserithropoietic)*
HEMATOL. f. Formación anormal de eritrocitos. ‖ **d. congénita** *(d. congenital)* Conjunto de trastornos hematológicos poco frecuentes, que se caracterizan por alteraciones morfológicas diseritropoyéticas, con un patrón ferrocinético de eritropoyesis ineficaz. La anemia es bien tolerada y se descubre en los primeros años de la vida del paciente, aunque se resiste a toda terapéutica. Se observa una gran diseritropoyesis en la sangre periférica, con anisocitosis, poiquilocitosis, anillos de Cabot, punteado basófilo y anisocromía. Es frecuente el hallazgo de subictericia secundaria a la hemólisis intramedular. En fases avanzadas pueden detectarse signos de hemosiderosis, debida a la hipersideremia propia de la enfermedad. La esplenomegalia se halla presente casi en la totalidad de estos pacientes. Se re-

conocen tres tipos: tipo I; tipo II, la forma más frecuente, con alteraciones serológicas propias, también denominada HEMPAS, y tipo III, con eritroblastos multinucleados y gigantoblastos.

disestesia (*dysestesia*)
DERMATOL. f. Alteración generalizada de la sensibilidad.

disfagia (*dysphagia*)
CIRGEN. f. Dificultad para deglutir o tragar alimentos, provocada por la obstrucción mecánica del esófago (tumores, cuerpo extraño, esofagitis, etc.) o por trastornos motores de la faringe o del esófago, que impiden propulsar adecuadamente el bolo alimenticio por el esófago.

disfibrinogenemia (*disfibrinogenemia*)
HEMATOL. f. Toda enfermedad que se caracteriza por una alteración funcional del fibrinógeno, heredada generalmente de modo autosómico dominante. Se han descrito alrededor de 300 fibrinógenos anormales. La sintomatología hemorrágica puede ser moderada, leve o estar ausente.

disfonía (*dysphonia*)
OTORRIN. f. Alteración de la voz con modificación del timbre o de la intensidad. Puede deberse a una alteración en los pliegues vocales, a una modificación en las cavidades de resonancia o a una alteración en la adaptación y coordinación de los distintos órganos implicados en la producción de la voz. ‖ **d. espasmódica** (*spasmodic d.*) Disfonía espástica, trastorno de la voz por contracción espástica de la glotis, de etiología desconocida y a veces de causa psicógena. Produce una voz distorsionada, desagradable, en forma de gemidos, con interrupción y repetición de vocales durante el habla. La disfonía espasmódica abductora, menos frecuente, se caracteriza por la presencia de espasmos de apertura (abducción) de la laringe. ‖ **d. funcional** (*functional d.*) Trastorno vocal causado principalmente por una desviación del patrón normal del funcionamiento de los mecanismos y estructuras fonatorias. ‖ **d. hiperfuncional** (*hyperkinetic d.*) Trastorno de la voz por hiperfunción. Existe una contracción involuntaria excesiva de la musculatura fonatoria, como consecuencia de un uso fonatorio inadecuado. Da lugar a una voz ronca, forzada, con un inicio o ataque duro, necesidad de carraspear, sensación de globo o cuerpo extraño faríngeo y fatiga fonatoria en el esfuerzo. ‖ **d. hipofuncional** (*hypokinetic d.*) Alteración de la voz por hipofunción. Existe una debilidad de la musculatura laríngea, con cierre incompleto de la glotis, debido a una debilidad muscular laríngea o generalizada. La voz es mate, susurrada, sin timbre. Hay necesidad de carraspear, sensación de globo y dolor cervical.

disforia (*dysphoria*)
PSIQUIAT. f. Mal humor, humor displacentero. En la terminología germana, este término se utilizaba mayoritariamente para referir los cambios de humor (p. ej., excitabilidad, irritabilidad) que se observan en el marco de alteraciones cerebrales.

disfunción (*dysfunction*)
UROL. f. Anomalía de la función de un determinado órgano o tejido. ‖ **d. eréctil** (*erectile d.*) Incapacidad de obtener y mantener una erección que permita el coito. La erección es la manifestación de una acción coordinada vascular, hormonal y neurológica. En el varón, hormonalmente normal, la estimulación nerviosa (psicógena o reflexógena) provoca una relajación de la musculatura lisa del cuerpo cavernoso y un aumento del flujo arterial, que provocan el llenado masivo de los cuerpos cavernosos, su tumefacción y su endurecimiento. La erección, aunque ocasionalmente puede mantenerse toda la vida, habitualmente declina con la edad. Aunque no hay demasiados estudios epidemiológicos, el más conocido (Massachusetts Male Aging Study) evidencia que los varones entre 40 y 70 años, en el 52% de los casos, tienen algún grado de impotencia, que es completa en el 10% de los casos (a los 50 años, el 50% tiene algún grado de impotencia; a los 60 años, 57%, y a los 70 años, el 66%). Son factores de riesgo: la patología cardiaca, la diabetes, la hipertensión, el tabaco y la etiología puede ser orgánica o psicógena; en el segundo caso, no existe ninguna alteración anatómica y obedece a una alteración psíquica. No obstante, el 90% de las disfunciones eréctiles son de causa orgánica (vascular en el 30-50% de los pacientes; neurológica en el 2-7%; endocrina en el 6,45%, medicamentosa en el 30-40%, por diabetes en el 2-20%.). En cuanto al diagnóstico, se emplean las deter-

minaciones hormonales para diagnosticar la disfunción de ese origen, mientras la medición de la tumescencia peneana nocturna y los test con inyecciones de sustancias vasoactivas intracavernosas permiten descartar la patología psicógena. Cuando se trata de una disfunción eréctil orgánica y no hormonal, los tests con sustancias vasoactivas de inyección intracavernosa y la eco Doppler permiten hacer un diagnóstico de la patología vascular arterial. Si se sospecha la existencia de una fuga venosa, la cavernosometría y la cavernosografía son las técnicas utilizadas para su diagnóstico. La disfunción eréctil psicógena se trata con psicoterapia y medicación intracavernosa o sildenafilo por vía oral. En la patología orgánica, el tratamiento de elección es la autoinyección intracavernosa de sustancias vasoactivas (prostaglandina E1) en los minutos previos al coito, siempre que se produzca erección suficiente. En los pacientes en los que este tratamiento es ineficaz, se aplica la prótesis peneana. En la actualidad, se están obteniendo excelentes resultados con un medicamento por vía oral, el sildenafilo, cuyos resultados son similares a los conseguidos con la inyección de sustancias vasoactivas, con la ventaja de que no produce priapismo.

disfunción sexual (*sexual dysfunction*)
PSICOL. Alteración del funcionamiento psicofisiológico de la respuesta sexual, que incapacita la participación o la satisfacción en una relación sexual deseada. Incluye la ausencia de deseo sexual o frigidez, el fracaso en la respuesta genital de erección o lubrificación, la dificultad para la penetración del vaginismo y la dispareunia, la incapacidad para controlar o conseguir el orgasmo y la ausencia de placer sexual o anhedonia sexual.

disfunción sinusal (*sinus node disfunction*)
CARDIOL. Alteración del automatismo normal del nodo sinusal, de etiología idiopática o secundaria (p. ej., a enfermedades cardiacas, efectos de algunos fármacos, etc.), que cursa con periodos de bradicardia significativa, asociados o no a taquicardia (síndrome bradicardia-taquicardia). Habitualmente, provoca determinados síntomas, como mareos o síncopes, relacionados con la intensidad de la bradicardia.

disfunción temporomandibular (*temporomandibular dysfunction*)
NEUROL. Alteración funcional de la articulación temporomandibular, como consecuencia de la artrosis, la subluxación u otras causas. Provoca dolor facial denominado síndrome de Costen (v.).

disgenesia (*dygenesis*)
PEDIAT. Ver **malformación.**

disgenesia del cuerpo calloso (*corpus callosum dysgenesis*)
NEUROCIR. Ver **agenesia del cuerpo calloso.**

disgenesia gonadal (*gonadal dysgenesis*)
UROL. Trastorno del desarrollo embrionario que impide la maduración completa del tejido gonadal en su diferenciación hacia testículo u ovario. Tanto el síndrome de Turner como el síndrome de Noonan constituyen ejemplos significativos. || **d. gonadal mixta** (*mixed gonadal d.*) Desorden del sexo cromosómico, caracterizado por la existencia de un testículo en un lado y un teste indiferenciado en el otro. El fenotipo es masculino en el 30% de los pacientes y femenino en el 60%. El cariotipo es 45 X-46 XX (66%) o 46 XY (30%). Un tercio de los pacientes desarrolla alteraciones sugestivas de Turner. La localización testicular suele ser intraabdominal, aunque puede ser también escrotal (13%). Todos los pacientes tienen útero, vagina y, al menos, una trompa. El testículo en los niños es normal. En los adultos, carece de epitelio germinal, pero tiene las suficientes células de Leidig como para producir virilización con crecimiento fálico. Una característica esencial es la tendencia a la malignización. Los testes disgenésicos, en el 25% de los casos, se malignizan, siendo el tumor más común el gonadoblastoma o seminoma-disgerminoma. La actitud terapéutica depende del fenotipo. Si el fenotipo es femenino, se extirpan ambos testes; si el fenotipo es masculino, deben extirparse todos los testículos disgenésicos y todos los testes intraabdominales que se acompañen de estructuras mullerianas, o que no puedan ser descendidos quirúrgicamente a escroto. || **d. gonadal pura** (*pure gonadal d.*) Presencia de dos gónadas disgenéticas en pacientes cuyo cariotipo puede ser 45 X0, 46 XX, 46 XY. Generalmente, no presentan ambigüedad sexual y se diagnostican como

adolescentes o adultos con infantilismo sexual. Siempre existen gónadas disgenésicas bilaterales y órganos de origen mulleriano, pero infradesarrollados. La extirpación quirúrgica de las gónadas disgenésicas debe realizarse siempre por el potencial notable de malignización.

disgerminoma *(dysgerminoma)*
ANATPATOL. f. Tumor maligno del ovario, similar al seminoma del testículo, originado por células germinales indiferenciadas. Más frecuente en mujeres jóvenes, forma masas relativamente grandes, tiende a estar delimitado y es radiosensible.

disgeusia *(dysgeusia)*
OTORRIN. f. Alteración del sentido del gusto.

disgregación *(loosening)*
PSICOL. f. Trastorno del pensamiento, que consiste en la incapacidad para mantener una idea directriz constante, lo que se traduce en incoherencia e improductividad del pensamiento. Aparece en enfermedades mentales, como la esquizofrenia o la manía, y en intoxicaciones por cocaína o anfetaminas.

dishidrosis *(dyshidrosis)*
DERMATOL. f. Alteración de la sudoración. ‖ Dermatitis que se caracteriza por la aparición de una erupción vesiculosa muy pruriginosa en las caras laterales de los dedos.

dishidrótico *(dyshidrotic)*
DERMATOL. adj. Que determina alteraciones en la sudoración.

dishormonogénesis *(dyshormonogenesis)*
ENDOCRINOL. f. Alteración de la síntesis hormonal. Término que con frecuencia hace referencia a los defectos enzimáticos que dan lugar a alteraciones en la síntesis de las hormonas tiroideas.

disinergia *(dissynergia, dissinergy)*
NEUROL. f. Cualquier alteración en la coordinación muscular, como es la ataxia.

disinergia detrusor-esfínter *(detrusor-sphincter dysinergia)*
UROL. Contracción del esfínter externo durante la contracción vesical, lo que produce un vaciamiento vesical incompleto. En la micción normal, la contracción del detrusor se asocia a la relajación del esfínter externo, que abre la uretra y permite un vaciamiento con el mínimo gasto energético. Aparece en pacientes con vejiga neurógena por lesión medular por encima de S2-S4. Se trata con esfinterotomía endoscópica. La medicación con diazepan, baclofen o bloqueantes α-adrenérgicos es de dudosa eficacia.

dislexia *(dyslexia)*
NEUROL. f. Alteración de la capacidad para leer el lenguaje escrito, como resultado de un trastorno del sistema nervioso central.

dislipidemia *(dyslipidemia)*
ENDOCRINOL. f. Alteración en el patrón lipídico. Habitualmente, hace referencia a las situaciones de hiperlipoproteinemia.

dislocación *(dislocation)*
ORTOP. f. Acción de dislocar o dislocarse. ‖ Luxación.

dislocar *(to dislocate)*
ORTOP. tr. Sacar algo de su sitio. ‖ Salir de su sitio. ‖ Luxar.

dismegalopsia *(dysmegalopsia)*
PSICOL. f. Distorsión perceptiva visual, que consiste en que los objetos se perciben más grandes o más pequeños de lo que en realidad son.

dismenorrea *(dysmenorrhea)*
ENDOCRINOL. f. Menstruación dolorosa.

dismetría *(dysmetria)*
NEUROL. f. Alteración neurológica que impide al sujeto realizar un acto motor ajustado a la distancia demandada. Se observa en lesiones cerebelosas.

dismnesia *(dysmnesia)*
PSICOL. f. Trastorno cualitativo de la memoria, que se caracteriza por la dificultad específica para fijar, asociar o evocar información, con olvido de nombres, fechas, rostros, etc.

dismorfia craneofacial *(craniofacial dysmorphia)*
NEUROCIR. Conjunto de malformaciones que se producen por la fusión ósea precoz de una o varias suturas, lo que origina un crecimiento anómalo del macizo craneofacial. Algunas de ellas forman parte de síndromes como el de Crouzon, Apert, etc.

dismorfismo *(dysmorphism)*
ORTOP. m. Anomalía del desarrollo morfológico de un segmento, aparato u órgano, como el dismorfismo lumbosacro.

dismorfo *(dysmorphe)*
DERMATOL. adj. Que padece una malformación.

dismorfopsia *(dysmorphopsia)*
PSICOL. f. Distorsión perceptiva visual, que consiste en que los objetos se perciben con una forma diferente a la que tienen en realidad.

disnea *(dyspnea)*
FISIOL. f. Sensación subjetiva de falta de aire o de dificultad respiratoria. Puede aparecer durante el reposo o en situaciones de esfuerzo. Se considera como un síntoma patológico cuando tiene lugar en reposo o con un grado de actividad del que no cabe esperar que origine dicha dificultad. La disnea puede ser inspiratoria o espiratoria y es uno de los principales síntomas de enfermedades cardiovasculares, especialmente las que cursan con insuficiencia cardiaca izquierda, y de enfermedades respiratorias, como bronquitis crónica, enfisema, asma bronquial o enfermedades restrictivas. Puede desencadenarse durante el decúbito (ortopnea) o de manera súbita durante el sueño (disnea paroxística nocturna). También puede deberse a alteraciones en el aire que se respira o a causas hematológicas y psicógenas. ‖ **d. cardiaca** *(cardiac d.)* Insuficiencia ventricular izquierda, que provoca un estasis venoso en el pulmón y dificulta la respiración externa. ‖ **d. espiratoria** *(expiratory d.)* Dificultad para expulsar el aire inspirado. Puede ser ocasionada por un obstáculo que actúa a manera de válvula, permitiendo más fácilmente la entrada del aire a los pulmones que su salida. ‖ **d. inspiratoria** *(inspiratory d.)* Dificultad para que el aire entre a los pulmones.

disnea paroxística nocturna *(paroxysmal nocturnal dyspnea)*
PNEUMOL. Asma cardial, crisis de dificultad respiratoria aguda, que suele aparecer por la noche y que despierta al paciente (este mejora cuando se sienta con las piernas colgando). Se asocia a la insuficiencia cardiaca izquierda.

disneico *(dyspneic)*
CARDIOL. adj. Que padece o está relacionado con la disnea.

disociación *(dissociation)*
PSICOL. f. Mecanismo de defensa por el que el individuo se enfrenta a conflictos emocionales y a amenazas de origen interno o externo, alterando temporalmente las funciones de integración de la conciencia, de la memoria, de la percepción de uno mismo o del entorno y del comportamiento sensorial o motor. Corresponde a un nivel defensivo de inhibiciones mentales o de formación de compromisos. De forma repentina o gradual, y en relación con acontecimientos traumáticos, problemas insolubles o insoportables, o relaciones interpersonales alteradas, se pierde parcial o completamente la integración normal entre ciertos recuerdos del pasado, la conciencia de la propia identidad, ciertas sensaciones inmediatas y el control de los movimientos corporales. Es el mecanismo de defensa central de los trastornos de conversión y de los trastornos disociativos.

disociación albuminocitológica *(albuminocytologic dissociation)*
NEUROL. Elevación de las proteínas en el líquido cefalorraquídeo, manteniendo un número de células normal. Se puede observar en las polirradiculoneuritis, como la enfermedad de Guillen-Barré. ‖ **d. termoalgésica** *(thermoalgesic d.)* Pérdida de la sensibilidad termoalgésica en un territorio cutáneo, con preservación de otro tipo de sensibilidades (táctil, vibratoria o posicional) en el mismo territorio. Se observa en lesiones centromedulares, como la siringomielia.

disomía *(disomy)*
GENÉT. f. Existencia de un par de cromosomas homólogos. ‖ **d. uniparental** *(uniparental d.)* Situación en la que los dos cromosomas homólogos de un par tienen el mismo origen parental. Se denomina heterodisomía, si se trata de los dos homólogos del progenitor, o isodisomía, si se trata de un solo cromosoma parental que se ha duplicado.

disomnia *(dyssomnia)*
PSICOL. f. Término utilizado para referirse a los trastornos psicógenos del sueño, que se caracteriza por la alteración de la cantidad, la calidad o la duración del mismo, debida a causas emocionales. Incluyen el insomnio, la hipersomnia, el trastorno del ritmo circadiano sueño-vigilia, el sonambulismo (v.), el terror nocturno (v.), la pesadilla (v.) y algunas otras alteraciones inespecíficas, como el sín-

drome de piernas inquietas y los movimientos periódicos de los miembros.

disoporamida *(disoporamide)*
FARMCLÍN. f. Antiarrítmico de la clase Ia, útil en el tratamiento de arritmias auriculares y supraventriculares.

disoria *(dysoria)*
ANATPATOL. f. Trastorno de la permeabilidad del endotelio vascular, con transmisión de componentes de la sangre a los tejidos.

disosmia *(dysosmia)*
NEUROL. f. Alteración del olfato.

disostosis *(dysostosis)*
ORTOP. f. Trastorno que se caracteriza por una osificación defectuosa, especialmente por defecto de la osificación normal de los cartílagos fetales. Suele ser congénita. ‖ **d. acrofacial** *(acrofacial d.)* Disostosis mandibulofacial, que se asocia a deformidades de las extremidades con ausencia de radio, sinóstosis cúbito-radial e hipoplasia o ausencia de pulgares. ‖ **d. cleidocraneal** *(cleidocranial d.)* Disostosis hereditaria, de transmisión autosómica dominante poco frecuente, que se caracteriza por aplasia o hipoplasia de las clavículas, osificación incompleta de los huesos de la bóveda craneal y malformaciones dentarias. ‖ **d. craneometafisaria** *(craniometaphyseal d.)* Enfermedad de Pyle. ‖ **d. metafisaria** *(metaphyseal d.)* Anomalía del desarrollo que solo afecta a las metáfisis de los huesos largos, las cuales se ensanchan, mientras el hueso esponjoso es sustituido por masas de cartílago y se adelgaza la cortical metafisaria. También se denomina condrodisplasia metafisaria o enfermedad de Larsen.

dispareunia *(dyspareunia)*
PSIQUIAT. f. Dolor que se experimenta en la penetración. En el caso de la mujer, se produce en el introito vaginal, en todo el órgano o únicamente en la penetración profunda, y no es atribuible a vaginismo o a la escasa lubricación. En el caso del varón, se manifiesta con dolor o sensación desagradable. Es sinónimo de coitalgia y algopareunia.

disparo *(shot)*
MEDLEGAL. m. Realización de una adquisición de imagen mediante la generación de rayos X en un tubo. ‖ Cada uno de los impactos o choques de electrones recibidos por el ánodo en un tubo de rayos catódicos. ‖ Acción y efecto de disparar un arma de fuego. ‖ **d. a boca de jarro** *(point-blank s.)* El que se hace apoyando el arma sobre la superficie corporal. ‖ **d. a corta distancia** *(short distance s.)* El disparo hecho a una distancia mayor del alcance de la llama, pero que todavía es lo suficientemente próximo como para dejar marcas de tatuaje alrededor del orificio de entrada del proyectil. ‖ **d. a larga distancia** *(long distance s.)* El que se efectúa a una distancia tal que ya no deja ningún tipo de tatuaje sobre la víctima. ‖ **d. a quemarropa** *(burning s.)* El que se realiza a una distancia tan corta que la llama que sale por la boca del cañón actúa quemando la piel o las ropas de la víctima.

dispepsia *(dyspepsia)*
ANATPATOL. f. Alteración de la digestión por alguna disfunción del estómago o del intestino.

dispersión *(dispersion)*
RADIO. f. Separación y distribución de lo que estaba junto. ‖ Efecto de desviación de los fotones u otros elementos respecto del eje principal.

displasia *(dysplasia)*
ANATPATOL. f. Desarrollo anormal de un tejido u órgano; p. ej., displasia alveolar congénita, cleidocraneal, craneometafisaria, etc. ‖ Referido a los procesos preneoplásicos y neoplásicos, rasgos morfológicos anormales que pueden indicar la existencia de procesos preneoplásicos o el grado de anormalidad en relación con el tejido originario.

displasia arritmogénica *(arrythmogenic d.)*
CARDIOL. Enfermedad cardiaca provocada por la sustitución del subepicardio, preferentemente del ventrículo derecho (displasia arritmogénica de ventrículo derecho), por tejido adiposo. Los síntomas fundamentales dependen del desarrollo de arritmias ventriculares malignas, que ocasionan episodios de palpitaciones, síncopes o muerte súbita, desencadenados típicamente durante un esfuerzo, y de la disfunción ventricular derecha, que provoca síntomas de insuficiencia cardiaca derecha en etapas evolucionadas de la enfermedad.

displasia cleidocraneal *(cleidocranial dysplasia)*
ORTOP. Ver **disostosis**. ‖ **d. diafisaria** *(diaphyseal d.)* Trastorno caracterizado por el engrosamien-

to de la cortical de la diáfisis de los huesos planos. También recibe el nombre de esclerosis diafisaria o enfermedad de Engelmann. || **d. epifisaria** *(epiphyseal d.)* Desarrollo defectuoso de las epífisis con punteado del cartílago que la forma, que puede observarse en radiología. También recibe el nombre de displasia epifisaria múltiple o condrodisplasia punctata. || **d. del esqueleto** *(skeletal d.)* Anormalidad en el desarrollo del esqueleto por alteración intrínseca en la formación y el modelado de cualquier hueso del esqueleto, aunque cada uno de ellos con distinta intensidad. Las displasias comprenden muchos tipos de trastornos del esqueleto, con anomalías en las dimensiones, formas y proporciones de las extremidades, del tronco y del cráneo. También se denomina condrodisplasia u osteodisplasia. || **d. fibrosa** o **fibrodisplasia** *(fibrous d., fibrodysplasia)* Defecto de maduración ósea, cuya característica principal es la sustitución del tejido óseo por tejido fibroso en los huesos afectados. || **d. fibrosa monostótica** *(monostotic fibrous d.)* Displasia fibrosa que implica a un solo hueso, que habitualmente es una costilla, fémur o tibia. || **d. fibrosa poliostótica** *(polyostotic fibrous d.)* Hiperplasia fibrosa y metaplasia ósea, que afecta a varios huesos y se asocia con manchas de café con leche en la piel y pubertad precoz, lo que da lugar al síndrome de Albright.

displasia fibromuscular *(fibromuscular dysplasia)*
NEFROL. Grupo heterogéneo de lesiones (engrosamientos fibromusculares o fibrosos) que afectan a las regiones interior, media o región adventicia de la arteria renal. Puede ser unilateral o bilateral, y predomina en mujeres jóvenes de 30-40 años. A menudo se asocia a ptosis renal. Puede ser causa de hipertensión arterial de origen vásculo-renal (v.) y se puede curar con cirugía. La displasia puede afectar a otros vasos (tronco cerebral, carótidas, etc.), pero suelen ser asintomáticas.

displasia septoóptica *(septo-optic dysplasia)*
ENDOCRINOL. Malformación congénita que cursa con ausencia parcial o total de septum pellucidum, hipolasia de nervio óptico e hipopituitarismo. Es causa de la deficiencia de la hormona de crecimiento.

displasia renal *(renal dysplasia)*
UROL. Alteración morfológica del riñón producida por un trastorno en su desarrollo. Por ello, aparecen en su interior estructuras primitivas que pueden ser identificadas histológicamente. El diagnóstico es histológico e incluye ductus primitivos, que es el estigma más importante, y cartílago metaplásico, de presencia casi imprescindible, aunque teóricamente ni es patogenomónica ni es obligada y la pérdida de la configuración reniforme o dúctulos o quistes, que acompañan con frecuencia a las lesiones. La etiología obstructiva, aunque probablemente no sea la única, es el factor más decisivo en la aparición de displasia. Este hecho explica que las lesiones displásicas aparezcan en pacientes con patologías diversas (válvulas uretrales, duplicidades ureterales, ectopia o ureterocele, etc.). Aunque la displasia acompaña a múltiples entidades, hay dos característicamente displásicas, que son: la displasia renal multiquística y el quiste multilocular.

displásico *(dysplasic)*
PSICOL. m. Tipo morfológico secundario que se añade a los tres componentes fundamentales de los sistemas de E. Kretschmer y de W. H. Sheldon. Es un grupo muy variado y heterogéneo, constituido por la mezcla de rasgos de los tipos fundamentales: endomorfo o pícnico, ectomorfo o leptosomático, mesomorfo o atlético, a los que añaden deformidades y trastornos endocrino-hereditarios.

disposición *(disposition)*
PSICOL. f. Actitud ante las personas o los acontecimientos. || **d. atencional** *(attentional d.)* Intención de actuar de una forma particular o de aceptar ciertas clases de información. El término está vinculado al concepto de atención, o de atender a lo que puede necesitarse en una situación dada. La disposición puede ser suscitada por un estímulo externo o por propia iniciativa. || **d. fragmentada** *(segmental s.)* Disposición atencional, característica del paciente esquizofrénico, en la cual la anticipación preparatoria de la respuesta se dirige a aspectos parciales, a proporciones de la situación total, propiciando por tanto la inconsistencia de dicha respuesta. || **d. general** *(major s.)* Preparación atencional que, al disponer al sujeto para recibir la situación y responder excluyendo los aspectos irrelevantes, posibilita una respuesta específica, apropiada y adaptativa.

dispositivo intrauterino *(intra-uterine device)*
BIOÉT. Pesario de plástico que normalmente está rodeado de un hilo de cobre o contiene un gestágeno. Se introduce en el interior del útero para impedir el embarazo y su presencia propicia la aparición de reacciones de tipo inflamatorio en el endometrio, que imposibilitan la nidación embrionaria: su mecanismo de acción es fundamentalmente antiimplantatorio, aunque se invocan también modificaciones de la motilidad tubárica y alteraciones en la migración espermática a través del útero. Como efectos secundarios importantes se describen: infecciones ascendentes del aparato genital femenino y, en ocasiones, perforaciones del útero. Se le asigna un nivel 3 en el índice de Perl (fallos). Dado que la fecundación no se produce siempre, la calificación moral de su empleo no equivale a la del aborto (v.), aunque tampoco es moralmente equiparable a un sistema que solamente impida la concepción.

dispraxia *(dyspraxia)*
ORTOP. f. Pérdida parcial de la capacidad de realizar actos coordinados.

disprosodia *(dysprosody)*
NEUROL. f. Alteración del habla por la que se vuelve monótona, sin ritmo y sin melodía. Se observa en los enfermos parkinsonianos.

disproteinemia *(dysproteinemia)*
NEFROL. f. Proliferación de células B de la serie linfoplasmocitaria (neoplasia), que producen inmunoglobulinas monoclonales. Es sinónimo de gammapatía monoclonal, paraproteinemia o discrasia de células plasmáticas. Puede ser maligna (mieloma múltiple y sus variantes, amiloidosis, enfermedad de cadenas ligeras, macroglobulinemia de Waldenstrom, etc.) o benigna, o de significado desconocido y en ocasiones transitorio.

disqueratosis *(dyskeratosis)*
ANATPATOL. f. Alteración de la queratinización individual de las células de los epitelios planos poliestratificados, con aparición de células que contienen queratina antes de alcanzar su madurez completa y sin haber llegado a las capas superficiales.

disquinesia *(dyskinesia)*
NEUROCIR. f. Movimiento anormal debido a una excesiva y/o inapropiada actividad muscular, que altera o llega a interrumpir la realización de los movimientos voluntarios. Se distinguen seis tipos: mioclonias, tics, temblores, miorritmias, corea-balismos y distonías.

disrafia *(dysrhaphia)*
ANAT. f. Falta de fusión de dos partes o tejidos que crecen hacia la línea media (o rafe).

disrafia vertebral oculta *(occult spinal dysrhaphism)*
UROL. Enfermedad que agrupa anomalías estructurales del extremo terminal de la columna y de la médula, asociadas generalmente a anomalías de la piel adyacente. En el 90% de los niños tiene una manifestación cutánea en la línea media, en el área vertebral inferior, en forma de lipoma, alteración vascular dérmica, placa de pelo, hendidura glútea, etc. Son varias las alteraciones que forman este grupo: lipoma, lipomeningocele, diastematomielia, filum terminal tirante..., las cuales impiden que la médula ascienda perfectamente en el conducto raquídeo durante el crecimiento, provocando las lesiones medulares. Clínicamente se manifiestan como vejigas neurógenas, que con frecuencia es difícil diagnosticar. Los niños son enuréticos y tienen evidentes dificultades de aprendizaje en la dinámica miccional. El tratamiento precoz permite tasas de curación significativamente más altas que cuando el tratamiento es tardío (en menores de tres años se cura el 60% de la patología neurógena tras cirugía, y sólo el 27% de los pacientes mayores de cinco años).

disrafismo *(dysrhaphism)*
NEUROL. m. Falta de fusión completa de un rafe, como el cierre incompleto del tubo neural.

disreflexia *(dysreflexia)*
ANAT. f. Respuesta refleja anormal.

disreflexia autonómica *(autonomic dysreflexia)*
UROL. Cuadro clínico que aparece en pacientes con lesiones medulares por encima de la séptima vértebra dorsal (D7), que se caracteriza por crisis de sudoración, taquicardia e hipertensión, como consecuencia del llenado vesical o rectal. Ocasionalmente, las crisis hipertensivas pueden provocar hemorragias cerebrales. El cuadro es consecuencia de una libera-

ción adrenérgica por encima de la lesión, como resultado de la distensión vesical o rectal. El tratamiento de elección son los alfabloqueantes, aunque los resultados clínicos no suelen ser muy alentadores.

disritmia (*dysrhythmia*)
CARDIOL. Ver **arritmia.**

distal (*distal*)
ORTOP. adj. Remoto, periférico, a la mayor distancia del centro o del origen de la cabeza.

distanasia (*disthanasia*)
MEDLEGAL. f. Empleo de medios extraordinarios, molestos o dolorosos aplicados a un enfermo terminal, cuya curación o recuperación clínica es totalmente improbable. Encarnizamiento terapéutico.

distancia interpupilar (*interpupillary distance*)
OFTALMOL. La que existe entre los centros de las pupilas cuando los ejes visuales son paralelos.

distensibilidad (*distensibility*)
FISIOL. f. Propiedad que permite la distensión o el alargamiento de una estructura. Es tanto mayor cuanta mayor proporción de fibras reticulares elásticas posee y tanto menor cuanto mayor es la proporción de fibras colágenas. Como en las cicatrices, las fibras que predominan son las colágenas, de ahí que tengan escasa distensibilidad.

distensión (*strain*)
ANATPATOL. f. Alargamiento de una estructura, como tendones, ligamentos o partes articulares. En ocasiones, sobre todo en traumatología, se habla de distensión cuando se ha provocado un alargamiento forzado de un tendón o ligamento, lo que lleva consigo la ruptura de algunas fibras colágenas con síntomas de dolor e impotencia funcional. || Relajación. || Estado dilatado de cavidades orgánicas (abdomen), órganos huecos (intestino, estómago, pericardio, abdomen, vejiga, vesícula biliar, vena cava) y órganos macizos (cápsula hepática, etc.), que pueden experimentar un cierto grado de aumento de su contenido sin romperse. || Estiramiento excesivo de una parte de la musculatura. || **d. abdominal** (*abdominal s.*) Aumento del volumen del abdomen por diferentes causas, entre ellas, la acumulación de líquido en la cavidad abdominal (ascitis), la acumulación de aire en el intestino, tumores malignos, etc.

distimia (*dysthymia*)
PSIQUIAT. f. Término en desuso que servía para designar un estado depresivo acompañado del enlentecimiento del pensamiento y de quejas somáticas hipocondriacas y neurasténicas. En la actualidad, designa un trastorno del humor persistente, que se caracteriza por una disminución de la vitalidad, insomnio, pérdida de confianza en uno mismo, dificultad para concentrarse, llanto fácil, anhedonia (v.), desesperanza, pesimismo, menor locuacidad, etc.

distocia (*dystocia*)
GINECOL. f. Parto que no cursa con normalidad. Existen dos tipos: distocias del periodo de dilatación y distocias del periodo expulsivo, con causas variadas: pueden ser debidas a anomalías en las contracciones uterinas (distocia dinámica), a la desproporción pelvi-fetal o a presentaciones fetales inadecuadas (distocias mecánicas). Con frecuencia, las distocias dinámicas y las mecánicas están asociadas. En ambas, es habitual que se produzca sufrimiento fetal, lo que obliga a dar por finalizado el parto con carácter de urgencia, para evitar las lesiones fetales.

distonía (*dystonia*)
NEUROL. f. Movimiento anormal involuntario, que se caracteriza por la contracción de músculos antagonistas, la contracción de músculos proximales o posturales y espasmos musculares, lo que produce alteraciones en la postura de las extremidades (ver **atetosis**). Puede ser focal, segmentaria o generalizada, en función de su localización. Ejemplos típicos de distonía focal son el blefarospasmo, el tortícolis espasmódico y el calambre del escribiente. || **d. kinesigénica** (*kinesigenic d.*) Distonía inducida por el movimiento. || **d. paroxística** (*paroxysmal d.*) Distonía de presentación paroxística, en forma de episodios de aparición aguda y duración breve. || **d. de torsión** (*torsion d.*) Ver **distonía.**

distooclusión (*diclusion, disto-occlusion*)
CIRPLÁS. f. Alteración de la oclusión, que consiste en que el maxilar inferior está algo retrasado con respecto al maxilar superior (posterooclusión).

distorsión *(distortion)*
PSICOL. f. Deformación de un fenómeno (imágenes, sonidos, señales, etc.), producida en su transmisión o reproducción. ‖ **d. cognitiva** *(cognitive d.)* Juicio o conclusión que no está de acuerdo o es inconsistente con alguna medida comúnmente aceptada de realidad objetiva, y que, por tanto, se considera erróneo. Según la teoría de Beck, los individuos depresivos presentan una distorsión negativa en la percepción de sí mismos, del mundo y del futuro, al inferir erróneamente que no valen para nada sin datos que apoyen tal conclusión, o incluso con datos que la contradicen. ‖ **d. parataxica** *(parataxic d.)* Término introducido por Sullivan para designar las incorrecciones en el juicio y la percepción, especialmente en las relaciones interpersonales, basadas en la necesidad del observador de percibir los sujetos y las relaciones de acuerdo con un modelo establecido por la experiencia anterior. Las distorsiones paratáxicas se desarrollarían como una defensa frente a la ansiedad. ‖ **d. perceptiva** *(perceptive d.)* Percepción alterada de las características físicas objetivas de los estímulos que se producen en el espacio externo.

distracción *(distraction)*
CIRPLÁS. f. Acción de distraer o de distraerse. ‖ Aquello que deshace la atención. ‖ Separación por tracción de los fragmentos de un hueso fracturado u osteotomizado, o las superficies de una articulación. ‖ **d. ósea** *(bone d.)* Se utiliza para el tratamiento de las fracturas y para alargar los huesos, manteniendo un espacio entre los fragmentos óseos hasta que se forma hueso entre ellos.

distractibilidad *(distractibility)*
PSICOL. f. Incapacidad para mantener la atención, como consecuencia de la dificultad existente para atender selectivamente a los estímulos relevantes de una situación e ignorar los irrelevantes. Puede ser una manifestación de deterioro orgánico, de un estado de ansiedad o de un trastorno maníaco o esquizofrénico.

distractor *(distractor)*
ANATPATOL. m. Instrumento o aparato que sirve tanto para la tracción de extremidades como para el ensanchamiento de incisiones quirúrgicas.

distrés respiratorio *(respiratory distress)*
PNEUMOL. Cuadro de dificultad respiratoria que cursa con una hipoxemia severa por afectación intersticial del pulmón, debido a un aumento de permeabilidad de las paredes alveolares.

distribución *(distribution)*
FARM. f. Reparto de un fármaco desde la circulación general a distintos tejidos.

distribución de recursos sanitarios *(distribution of sanitary resources)*
BIOÉT. Problema organizativo de la sanidad a gran escala, que debe intentar optimizar el gasto empleado para obtener los mayores beneficios sanitarios posibles (ver **costo de la medicina**). Es frecuente que no se realicen inversiones muy rentables desde el punto de vista sanitario (p. ej., para el tratamiento de la malaria) en detrimento de otras más ocasionales o que interesa resolver a corto plazo (p. ej., el tratamiento del SIDA).

distriquiasis *(districhiasis)*
CIRPLÁS. f. División de los cabellos en su extremo. ‖ Nacimiento de dos pelos en un solo folículo.

distriquiasis *(districhiasis)*
OFTALMOL. f. Hilera accesoria de pestañas situadas cerca del borde interno del párpado próximo al ojo. Las pestañas pueden rozar la córnea y producir úlceras corneales.

distrofia *(dystrophia)*
ANATPATOL. f. Degeneración o desarrollo defectuoso de un órgano o tejido, que se manifiesta por disminución del volumen y por la pérdida de las capacidades funcionales, y puede afectar a todo el organismo. Las causas pueden deberse tanto a alteraciones en la nutrición como a trastornos locales, por alteración de la vascularización, de la inervación o por falta de estímulos hormonales sobre un tejido.

distrofia de los conos *(cones dystrophia)*
OFTALMOL. Enfermedad hereditaria de la retina, que se caracteriza por la muerte de los fotorreceptores conocidos como conos, lo que provoca una mala agudeza visual, ceguera para los colores, deslumbramiento y nistagmo. ‖ **d. en huellas dactilares** *(fingerprint d.)* Ver **distrofia microquística**. ‖ **d. endotelial de Fuchs** *(Fuchs' endothelial d.)* Enfermedad hereditaria, bilateral y progresiva, que cursa con pérdida de las células encargadas de mantener la transparencia corneal, lo que ocasiona la formación de un edema. Su curación precisa de un trasplante de córnea. ‖ **d. granular de la estroma** *(granular stro-*

mal d.) Enfermedad hereditaria de la córnea, que aparece en personas jóvenes y se manifiesta como pequeños gránulos en el interior del grosor corneal, constituidos por sustancia hialina. ‖ **d. macular de la estroma** *(macular stromal d.)* Enfermedad hereditaria de la córnea, que se manifiesta como opacidades mal delimitadas de color blanco grisáceo, lo que provoca una turbidez corneal difusa. ‖ **d. macular de Stargardt** *(Stargardt's macular d.)* Ver **enfermedad de Stargardt**. ‖ **d. de Meesmann** *(Messmann's d.)* Enfermedad hereditaria de la córnea, que aparece en personas jóvenes y se manifiesta en forma de pequeños quistes en la superficie corneal. ‖ **d. microquística de Cogan** *(Cogan's microcystic d.)* Distrofia de la córnea, que se caracteriza por la presencia de lesiones en forma de huella dactilar y de puntos, limitadas por el epitelio de la córnea. ‖ **d. nodular de Bietti** *(Bietti's nodular d.)* Ver **degeneración esferoidal**. ‖ **d. polimorfa posterior** *(posterior polimorfous d.)* Distrofia de la córnea que se caracteriza por la presencia de opacidades en banda, geográficas o vesiculares, en la superficie corneal posterior. ‖ **d. de Reis-Bucklers** *(Reis-Bucklers' d.)* Enfermedad hereditaria que aparece en personas jóvenes y se manifiesta en forma de opacidades superficiales, que dan a la córnea el aspecto de un panal de abeja. ‖ **d. viteliforme** *(vitelliform d.)* Ver **enfermedad de Best**. ‖ **d. vitreorretiniana de Goldman-Favre** *(Goldman-Favre's vitreo-retinal d.)* Ver **enfermedad de Goldman-Favre**.

distrofia miotónica *(myotonic dystrophia)* NEUROL. Enfermedad muscular hereditaria según un patrón autosómico dominante, debida a repetición de trinucleótidos en el gen de la proteína quinasa muscular situado en cromosa 19 o 13. Se caracteriza por la fatigabilidad y la atrofia muscular que provocan las fibras musculares, especialmente evidente a nivel facial y en grupos musculares distales de las extremidades, alopecia, oligofrenia, catarata e hipogonadismo, impotencia o trastornos de la conducción cardiaca, siendo muy típica la presencia de miotonía. También recibe el nombre de enfermedad de Steinert. Ver **miotonía**. ‖ **d. muscular** *(muscular d.)* Grupo de enfermedades que se caracteriza por la degeneración progresiva de las fibras musculares de los músculos esqueléticos, sin que resulte afectado el sistema nervioso central o periférico. La progresión de la enfermedad suele ser rápida, incapacitando completamente al paciente y conduciéndole en muchas ocasiones a la muerte. Ver **distrofia miotónica, distrofia muscular de Duchenne.** ‖ **d. muscular de cinturas** *(limb-girdle muscular d.)* Tipo de distrofia muscular que afecta sobre todo a la musculatura de la cintura escapular y pelviana. ‖ **d. muscular distal** *(distal muscular d.)* Tipo de distrofia muscular caracterizada por la afectación muscular distal en extremidades inferiores y superiores. ‖ **d. muscular de Duchenne** *(Duchenne's muscular d.)* Distrofia muscular hereditaria ligada al cromosoma X, debido a una alteración de la codificación de la distrofina. Se inicia en la infancia, provocando pérdida de fuerza, atrofia muscular proximal e hipertrofia de las pantorrillas, todo ello debido a la degeneración de las fibras musculares y a la infiltración grasa concomitante; además, se asocia a una miocardiopatía. El pronóstico es fatal, ya que provoca incapacidad total y posteriormente la muerte. Ver **distrofia muscular, distrofina, distrofinopatía**. ‖ **d. muscular escapuloperonea** *(scapuloperonea muscular d.)* Tipo de distrofia muscular donde la afectación muscular predominante se sitúa en la zona escapuloperonea. ‖ **d. muscular facioescapulohumeral** *(facioscapulohumeral d.)* Tipo de distrofia muscular, con predominio de la afectación muscular en la cara y en la región escapulohumeral. ‖ **d. muscular oculofaríngea** *(oculopharyngeal muscular d.)* Tipo de distrofia muscular, que se caracteriza por la afectación muscular selectiva ocular extrínseca y faríngea. ‖ **d. muscular progresiva o seudohipertrófica** *(progressive muscular d., pseudohypertrophic muscular d.)* Ver **distrofia muscular de Duchenne**. ‖ **d. muscular de Steinert** *(Steinert's muscular d.)* Distrofia muscular miotónica, que se caracteriza por debilidad muscular, atrofia muscular y miotonía, asociada a otros signos generales, como hipogonadismo, calvicie o alteraciones de la conducción cardiaca. Su herencia es autosómica dominante y se debe a una repetición excesiva de tripletes en el gen responsable situado en el cromosoma 19. ‖ **d. muscular tipo Welander** *(Welander's muscular d.)* Distrofia muscular o degeneración muscular de carácter hereditario, que afecta a la musculatura distal y que, a diferencia de otras distrofias musculares, aparece en la edad adulta. || **d. simpática** (*reflex sympathetic d.*) Trastorno del sistema nervioso simpático, caracterizado por alteraciones de la circulación sanguínea (palidez o rubor), dolor, sudoración o edema, en el territorio inervado por un nervio que ha sufrido algún tipo de lesión.

distrofina (*dystrophin*)
NEUROL. f. Proteína estructural del citoesqueleto de la membrana de la fibra muscular. El gen que la codifica se encuentra en el cromosoma X en la banda X p21.

distrofinopatía (*dystrophinopathy*)
NEUROL. f. Cualquier distrofia muscular debida a una alteración en la codificación de la distrofina. Los ejemplos típicos son la enfermedad de Duchenne y la enfermedad de Becker. Ver **distrofia muscular de Duchenne**.

disulfiram (*disulfiram*)
NEUROL. m. Fármaco utilizado en el tratamiento del alcoholismo, que causa, cuando se ingieren bebidas alcohólicas, una reacción desagradable. Su acción se debe al bloqueo de la oxidación del alcohol a acetaldehído.

disuria (*dysuria*)
NEFROL. f. Emisión dolorosa o dificultosa de la orina. Habitualmente es un proceso agudo y se asocia a la polaquiuria, o incremento de la frecuencia miccional. La causa más frecuente es la infección urinaria del tracto inferior, por acción de gérmenes *Escherichia coli* y otros gram-negativos, *Staphylococo* y *Clamidea tracomatis* (constituyen el 95% de los casos), aunque también puede tener origen espástico o psíquico. Como agentes desencadenantes destacan: las relaciones sexuales, los enfriamientos, las válvulas uretrales, problemas prostáticos, etc.

DIU (*IUD*)
GINECOL. Acrónimo de dispositivo intrauterino.

diuresis (*diuresis*)
NEFROL. f. Excreción de la orina. Con frecuencia, se suele entender como excreción aumentada de orina. || **d. osmótica** (*osmotic d.*) La que está inducida por diuréticos osmóticos, que son sustancias farmacológicamente inertes que filtran en el glomérulo y no se reabsorben en el resto de la nefrona. Los principales son: manitol, urea, glucosa e isosorbita. Ejercen su principal efecto en el túbulo proximal, donde debido a la presión osmótica que ejercen retienen agua. La consecuencia más importante es el aumento de la excreción de agua, con un incremento relativamente pequeño de la excreción de sodio. Generalmente se utilizan por vía intravenosa.

diurético (*diuretic*)
NEFROL. adj. Relativo o referente a la diuresis. || m. Fármaco que estimula la diuresis, utilizados con frecuencia como antihipertensivos y en aquellas situaciones en las que existe cierto grado de retención hidrosalina, como la insuficiencia cardiaca. Dependiendo de su mecanismo y lugar de acción, se dividen en diuréticos de asa, tiazidas, diuréticos ahorradores de potasio, inhibidores de la anhidrasa carbónica y diuréticos osmóticos. || **d. ahorrador de potasio** (*potassium-sparing d.*) Fármaco que estimula la diuresis sin provocar una pérdida importante de potasio. Se distinguen dos grupos diferentes por su estructura química y mecanismo de acción: la espironolactona, que se caracteriza porque actúa como antagonista farmacológico de la aldosterona; y el trianterene y el amiloride, que actúa independientemente de la aldosterona. La espironolactona actúa en el túbulo distal, compitiendo con la aldosterona en los receptores intracelulares sobre los que actúa esta hormona. El resultado es una inhibición de la reabsorción del sodio producido por la aldosterona y, por tanto, una disminución de intercambio con potasio, de modo que disminuye la eliminación de este catión. Su acción diurética es escasa, ya que solo elimina un 5% del sodio filtrado. Es el fármaco de elección en el hiperaldosteronismo. El trianterene y el amiloride tienen un efecto diurético similar a la espironolactona, pero su mecanismo de acción es distinto, ya que actúan en el túbulo distal y en el comienzo del túbulo colector, pero no por antagonismo con la aldosterona, sino por inhibición de la reabsorción de sodio por bloqueo de los canales de sodio en el lado luminal de las células del túbulo. Su eficacia es ligera y condicionan una eliminación de sodio de aproximadamente un 5% del total filtrado. || **d. de asa** (*loop d.*) Fármacos de gran eficacia por su poder natriurético ya que pueden eliminar entre un 15 y un 25% del sodio filtrado. Se incluyen en este grupo la furosemi-

da, la bumetanida y el ácido etacrínico. Actúan en el segmento grueso ascendente del asa de Henle, tanto en la porción medular como cortical, donde inhiben el transporte de sodio-cloro (Na-Cl) desde la luz tubular hacia el intersticio. Generalmente, producen diuresis copiosas y de corta duración. Se utilizan para el tratamiento de los edemas generalizados, la insuficiencia cardiaca congestiva, la insuficiencia renal, etc. Como efectos secundarios más importantes están la hipopotasemia, la alcalosis hipoclorémica, la hiperuricemia, la hiperglucemia, la hipercalcemia y la ototoxicidad.

DIVAS ® (DIVAS)
RADIO. Acrónimo del inglés *digital intra-venous angiography system,* sistema de estudio angiográfico con sustracción digital, realizado mediante la introducción de contraste en el sistema venoso central para estudiar la circulación pulmonar y las grandes arterias (la aorta y sus ramas principales).

divergencia *(divergence)*
OFTALMOL. f. Estado en el cual los ejes visuales de ambos ojos tienden a separarse.

divergencia *(divergence)*
RADIO. f. Propiedad o tendencia de los rayos X a separarse progresivamente, ampliando su campo de acción.

diversidad cultural *(cultural diversity)*
BIOÉT. Hecho sociológico contemporáneo, especialmente frecuente en ciertos países, como Estados Unidos, cuya población es muy heterogénea debido a la inmigración. Obliga a un esfuerzo proporcionado de comprensión por parte del personal sanitario a la hora de la atención médica, de modo que esta no violente las convicciones profundas de los pertenecientes a una minoría cultural (ver **autonomía del paciente, respeto a las convicciones**).

diverticulitis *(diverticulitis)*
CIRGEN. f. Inflamación aguda de la pared de algún tramo del tubo digestivo (esófago, duodeno, intestino delgado o grueso, divertículo de Meckel), por obstrucción del vaciado de la luz de un divertículo a la luz contaminada del tubo digestivo. Las localizaciones más frecuentes son el colon y el divertículo de Meckel. Ver **divertículo, diverticulosis, peritonitis fecaloidea**.

divertículo *(diverticulum)*
CIRGEN. m. Dilatación sacular de algún tramo del tubo digestivo (colon, esófago, duodeno, intestino delgado, estómago), cuya pared tiene todas las capas normales (serosa, muscular, submucosa y mucosa). Por extensión, suele denominarse divertículo a lo que en realidad son seudodivertículos, ya que están constituidos por evaginaciones de la mucosa a través de defectos adquiridos de la capa muscular propia. Los más frecuentes son los de colon. Ver **diverticulitis, divertículo de Meckel, divertículo de Zenker, diverticulosis, hemorragia digestiva baja**. ‖ **d. del colon** *(colonic d.)* Invaginaciones de la mucosa del colon, que llegan hasta la capa muscular. Son los divertículos más frecuentes. Histológicamente se trata de seudodivertículos y son los responsables de la diverticulitis aguda y de la perforación diverticular del colon. ‖ **d. de Meckel** *(Meckel's d.)* Malformación congénita por obliteración incompleta del conducto vitelino (persistencia anómala de la comunicación del intestino medio con el conducto onfalo-mesentérico), que tiene como consecuencia la persistencia en algún punto del borde antimesentérico del íleon de una dilatación en forma de saco de 2 a 20 cm de longitud, con todas las capas de la pared intestinal

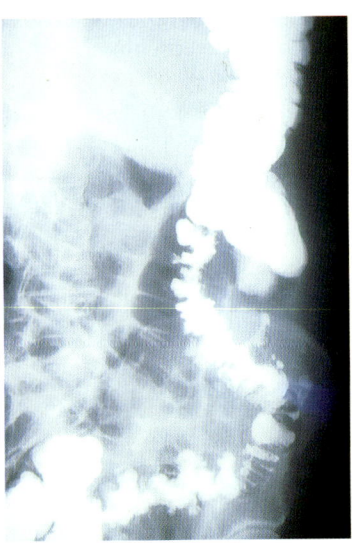

diverticulitis. Enema de bario en una paciente con diverticulosis en el sigma: se observan multitud de pequeños sáculos en la pared del colon, que se llenan de contraste radioopaco (divertículo verdadero). En la mayoría de los casos son asintomáticos, pero se pueden complicar con diverticulitis, ulceración, hemorragia y estenosis intestinal por inflamación de la mucosa de tipo gástrico que a veces contiene. El cuadro más frecuente que causa suele ser semejante a una apendicitis aguda y se da en individuos de 10 a 20 años. Ver **abdomen agudo, hemorragia digestiva baja.** || **d. vesical** *(bladder d.)* Herniación de la mucosa de la vejiga a través de la capa muscular, que suele manifestarse en pacientes con obstrucción del tramo común inferior. De forma excepcional, existen divertículos congénitos. El tratamiento es exclusivamente quirúrgico y se realiza en pocas ocasiones (mantenimiento de infección y alteraciones del vaciado vesical). || **d. de Zenker** *(Zenker's d.)* Divertículo falso o seudodivertículo (protrusión de la mucosa del tubo digestivo a través de la muscular propia, en forma de invaginación) de 2 a 10 cm de longitud, localizado en la cara posterior izquierda de la unión faringoesofágica, que suele provocar halitosis o disfagia alta al rellenarse y acumular alimentos. Su tratamiento es la diverticulectomía y miotomía del músculo constrictor inferior de la faringe por vía cervical. Ver **disfagia, miotomía cricofaríngea.**

diverticulografía *(diverticulography)*
RADIO. f. Técnica radiográfica que consiste en el relleno de un divertículo con un medio de contraste, para la obtención de imágenes y su posterior estudio.

diverticulosis *(diverticulosis)*
CIRGEN. f. Afectación masiva de un tramo del tubo digestivo por divertículos. La localización más frecuente es el colon (sobre todo, el sigma y el colon descendente) y más raramente se ve afectado el intestino delgado. Ver **diverticulitis, divertículo.**

división *(division)*
ANAT. f. Separar un todo en partes.

división celular *(cellular reproduction)*
HISTOL. Proceso por el cual, a partir de una célula inicial, se forman al menos dos células hijas. Se compone de una división nuclear o cariocinesis y de una división citoplasmática o citocinesis. Son divisiones celulares tanto la mitosis, en las que las dos células hijas mantienen el número de cromosomas de la célula madre, como la meiosis, en la que el número de cromosomas de las cuatro células resultantes es inferior al de la célula original. || **d. mitocondrial** *(mitochondrial r.)* Proceso por el cual las mitocondrias de una célula se dividen y dan lugar a mitocondrias hijas. Los procesos de división pueden tener lugar por bipartición, estrangulación o gemación. El momento de la división mitocondrial no tiene por qué coincidir con el periodo de división de la célula.

división reduccional *(reduction division)*
GENÉT. Primera división meiótica, en la que el número de cromosomas se reduce de diploide a haploide.

divulgación científica *(scientific popularization)*
BIOÉT. Labor cuyo objetivo es poner a disposición de la población general los conocimientos técnicos especializados de la medicina. El conocimiento de las peculiaridades de los medios de comunicación (tendencia a resaltar los triunfos de la ciencia, sensacionalismo) debe hacer al médico muy precavido a la hora de proporcionar datos relativos a las últimas investigaciones publicadas en la prensa científica, de modo que la información sea veraz (ver **decir la verdad**), no suscite falsas esperanzas entre los enfermos y no suponga una crítica más o menos abierta a colegas que sostengan una opinión científica diferente (ver **comités médicos, lex artis**).

DNA o **ácido desoxirribonucleico** *(DNA or deoxyribonucleic acid)*
GENÉT. m. Uno de los dos principales tipos de ácidos nucleicos, constituido por una o, con más frecuencia, dos largas cadenas no ramificadas de desoxirribonucleótidos monofosfato, en la que el fosfato de la posición 5' de cada nucleótido se encuentra unido mediante un enlace fosfodiéster al hidroxilo de la posición 3' de la desoxirribosa del nucleótido adyacente. Cuando está formado por dos cadenas o hebras de DNA, estas son complementarias y antiparalelas, es decir, tienen sentido opuesto, una en dirección 5'→3' y la otra en dirección 3'→5', y se encuentran arrolladas en espiral alrededor del mismo eje para formar una doble hélice. Ambas cadenas se encuentran unidas por puentes de hidrógeno entre las bases nitrogenadas, mediante emparejamientos

específicos, como guanina-citosina y adenina-timina. La secuencia linear de bases aporta la información genética, mientras que la desoxirribosa y los residuos fosfato tienen una función estructural. ‖ **DNA complementario (cDNA)** *(complementary DNA, cDNA)* DNA que ha sido sintetizado a partir de un RNA mensajero, usando una DNA-polimerasa RNA-dependiente. ‖ **DNA genómico** *(genomic DNA)* DNA cromosómico nuclear, que ha sido aislado directamente de células o tejidos. ‖ **DNA intergénico** *(intergenic DNA)* Regiones de DNA genómico situadas entre los genes. Contienen elementos reguladores y DNA repetitivo, pero en su mayor parte es de función desconocida. ‖ **DNA mitocondrial** *(mitochondrial DNA)* Genoma que existe en el interior de las mitocondrias, formado por un cromosoma circular de DNA que existe en un número variable de copias, según los tejidos. ‖ **DNA recombinante** *(recombinant DNA)* Molécula de DNA formada in vitro a partir de fragmentos de DNA procedentes de otros genomas. ‖ **DNA repetitivo** *(repetitive DNA)* Conjunto de fragmentos de DNA que están repetidos a lo largo del genoma, bien en tándem o bien dispersos. El número de repeticiones (número de copia) es variable. ‖ **DNA repetitivo en tándem** *(tandem repeat DNA)* Secuencia de DNA que se encuentra en dos o más copias yuxtapuestas, tanto en orientación cabeza-cola (repetición directa) como cola-cola o cabeza-cabeza (repetición invertida). ‖ **DNA satélite** *(satellite DNA)* Un tipo de DNA repetitivo en tándem, que forma bandas satélite cuando el DNA genómico se fracciona, mediante centrifugación, en gradientes de cloruro de Cesio.

DNA forma A *(A-DNA)*

BIOQUÍM. Conformación molecular que es adoptada por las fibras de DNA bicatenario, a una humedad relativa del 75% o menor. Consiste en una doble hélice dextrógira, con unos once residuos de nucleótido por vuelta, en los que los planos de los pares de bases se encuentran inclinados, aproximadamente, un 70% respecto al eje de la hélice. Su estructura es similar a la que se encuentra en regiones del ácido ribonucleico bicatenario. ‖ **DNA forma B** *(B-DNA)* Conformación molecular, adoptada por las fibras de DNA bicatenario, predominante en solución acuosa. Es una doble hélice dextrógira, con unos diez residuos por vuelta, y con los planos de los pares de bases perpendiculares al eje de la hélice. ‖ **DNA forma Z** *(Z-DNA)* Forma levógira que adoptan ciertas secuencias de DNA bicatenario, en las cuales las bases pirimidínicas se encuentran en la orientación *anti,* mientras que las purinas son siempre *sin.* Se denomina así por la apariencia en zigzag que adquiere la cadena de ribosa fosfato, como consecuencia de dicha alternancia. Originalmente, se encontró en una secuencia alternante de G y C, pero también puede darse en secuencias de purinas y pirimidinas alternantes. ‖ **DNA polimerasa** *(DNA polymerase)* Enzima que cataliza la síntesis de una hebra de DNA, utilizando como molde la otra hebra de DNA mediante la adición sucesiva de desoxirribonucleótidos trifosfato al extremo hidroxilo 3' de un cebador de RNA o a una cadena de DNA en crecimiento. Estas enzimas utilizan como molde un DNA (DNA polimerasa DNA-dependiente) o un RNA (DNA polimerasa RNA-dependiente). ‖ **DNA quimérico** *(chimeric DNA)* Molécula de DNA que contiene secuencias procedentes de dos especies diferentes. ‖ **DNA relajado** *(relaxed DNA)* Molécula de DNA que no tiene superenrollamientos.

DNR *(DNR)*

BIOÉT. Siglas de las palabras inglesas *do not resuscitate* (ver **órdenes de no reanimación**).

doble ciego *(double blind)*

RADIO. Estudio, ensayo clínico (v.) o experimento, en el que ni el experimentador-observador ni el sujeto de la experiencia conocen el origen de la muestra o el tratamiento, durante el periodo que dura la experimentación, con el objeto de no influir en los resultados.

doble efecto *(double effect)*

BIOÉT. Ver **principio del doble efecto.**

doble hélice de DNA *(double helix DNA)*

BIOQUÍM. Estructura helicoidal formada mediante arrollamiento de dos cadenas de polidesoxirribonucleótidos alrededor del mismo eje. El esqueleto de azúcar fosfato queda en el exterior de la hélice y las bases purínicas y pirimidínicas se encuentran emparejadas en un ángulo prácticamente perpendicular al eje de la hélice. ‖ **d. hélice de Watson y Crick** *(Watson-Crick's double h.)* Ver **doble hélice de DNA.**

doble lealtad (*double loyalty*)
BIOÉT. Problema ético que pueden tener algunos médicos asalariados (v.), los cuales deben atender a sus pacientes y a la empresa que les contrata, que defiende a veces intereses contrarios a los del paciente. || **d. lealtad y ética** (*d. loyalty and ethics*) El médico no debe supeditar el bien del paciente a los intereses de quien le contrata y debe mantener siempre su independencia de criterio profesional.

doble personalidad (*split personality*)
PSICOL. Ver **desdoblamiento de personalidad.**

doblete (*doblet*)
ANAT. m. Pareja de fibras que corren paralelamente o bien en espiral.

doblete de microtúbulos (*microtubules doblet*)
HISTOL. Pareja de microtúbulos que discurren unidos a lo largo del tallo del cilio (o del flagelo) y que se originan en los tripletes presentes en la base del cilio. Uno de los microtúbulos de la pareja tiene su pared completa; al otro le faltan protofilamentos, pero completa su pared al estar adosado al primero.

dobutamina (*dobutamine*)
FARMCLÍN. f. Fármaco adrenérgico, que se utiliza por vía intravenosa para el tratamiento de la insuficiencia cardiaca.

docetaxel (*docetaxel*)
ONCOL. m. Fármaco citostático que se obtiene del tejo (*Taxus brevifolia*). Actúa uniéndose a los microtúbulos y bloqueando la mitosis entre metafase y anafase. Posee un amplio espectro antitumoral y se emplea principalmente para el tratamiento del carcinoma de origen mamario, pulmonar, ovárico y de cabeza y de cuello. Su toxicidad limitante de dosis es hematológica. Tambien se denomina taxotere.

docimasia (*docimasia test*)
MEDLEGAL. f. Ensayo o prueba para investigar un problema médico-legal. Por antonomasia, este término se emplea para designar aquellas técnicas aplicadas con el fin de demostrar que el cadáver de un recién nacido vivió algún tiempo fuera del seno materno, lo que llevaría a la presunción de un infanticidio o muerte violenta del mismo. || **d. de la agonía** (*agony t.*) Prueba propuesta para determinar si hubo agonía y que, por consiguiente, la muerte no fue súbita o rápida. || **d. alimenticia** (*nutritional d.*) Investigación de productos alimenticios en el tubo digestivo, lo que indica vitalidad, puesto que el niño ingirió alimentos antes de morir (Taylor). || **d. bacteriológica** (*bacteriological d.*) Demostración de la existencia de *Escherichia coli* en el tubo digestivo. El del feto que no ha respirado ni comido es estéril. || **d. diafragmática** (*diaphragmatic d.*) Estudio de la altura a la que se encuentra el diafragma, más alto si los pulmones no han sufrido la dilatación al establecerse los primeros movimientos respiratorios. || **d. gastrointestinal** (*gastrointestinal d.*) Aquella en la que se demuestra que el estómago y los primeros tramos del intestino del recién nacido vivo contienen aire, por lo que flotan en el agua (Breslau). || **d. hepática** (*hepatic d.*) Investiga las reservas de glucógeno y de glucosa en el hígado, las que se conservan si no hubo agonía. || **d. hidrostática** (*hydrostatic d.*) Docimasia clásica descrita ya por Galeno, por lo que se conoce también como galénica: *Substantia pulmonis (per respirationem) ex rubro, gravi ac densa in albam, raram et levem transfertur* (Los pulmones del feto que ha respirado pierden densidad, por lo que flotan en el agua). Una variante de esta docimasia de Galeno es la prueba hidrostática propuesta por Raygat. || **d. ótica** (*otic d.*) La que demuestra que cuando el recién nacido respira la cavidad timpánica contiene aire (Wreden). || **d. pneumohepática** (*pneumohepatic d.*) La que determina que la relación entre el peso de los pulmones y el del hígado es 1,3 antes de establecerse la respiración y que después de respirar se iguala. || **d. pulmonar** (*pulmonary d.*) Estudio histopatológico de los pulmones. En el feto que ha vivido, los alveolos están dilatados, sus paredes están constituidas por células claramente endoteliales, los tabiques interalveolares son delgados, los vasos perialveolares son visibles y contienen eritrocitos y los bronquiolos son permeables. || **d. radiológica** (*radiologic d.*) Estudio de la densidad radiológica de los pulmones y los órganos abdominales (Bordas). Últimamente se han empleado también las técnicas de la tomografía axial computarizada o la resonancia nuclear magnética. || **d. siálica** (*sialic d.*) Investiga en la boca o en el estómago la presencia de saliva. La secreción salival se instaura solo después del nacimiento. || **d. suprarrenal** (*suprarenal d.*) Investiga la presencia de adrena-

lina en las glándulas suprarrenales. Si hubo larga agonía, los depósitos de esta sustancia están muy disminuidos.

dolicocefalia *(dolichocephaly)*
ANAT. f. Neurocráneo en el que predomina exageradamente el eje longitudinal sobre el transverso. || Cráneo alargado.

dolicocolon *(dolichocolon)*
CIRGEN. m. Aumento de longitud del colon, frecuentemente asociado a megacolon (dilatación crónica del colon) y a estreñimiento, que puede afectar al sigma (colon transverso o ciego) y facilitar vólvulos de colon. Ver **megacolon.**

dolicol *(dolichol)*
HISTOL. m. Molécula lipídica muy hidrofóbica, que participa en la glicosilación de proteínas. Se compone de veintidós unidades de cinco carbonos cada una y atraviesa al menos tres veces el espesor de la membrana del retículo endoplasmático. Sirve para unir a la membrana el oligosacárido que glicosila las proteínas en el retículo endoplasmático.

dolicosigma *(dolichosigmoid)*
CIRGEN. f. Localización más frecuente del dolicocolon: en el sigma.

dolor *(pain)*
BIOÉT. m. Repercusión subjetiva de la enfermedad, bien como sensación física que responde al tratamiento con analgésicos u otros medicamentos, bien como reacción humana a las limitaciones de la enfermedad (ver **sufrimiento**). Una de las misiones de la medicina es aliviarlo (ver **alivio**), tanto en su faceta orgánica como vivencial, debido a la peculiar dignidad del paciente (v.).

dolor agudo *(acute pain)*
ANEST. Experiencia sensorial y emocional desagradable, desencadenada de forma fisiológica por la activación de nociceptores (receptores neurológicos capaces de diferenciar entre estímulos inocuos y perjudiciales y responder a estos últimos), de causa conocida, autolimitado según evoluciona la noxa. Constituye una respuesta ante el estrés, ya que es un mecanismo protector desde el punto de vista biológico, en el que se ven implicados los sistemas somáticos, sensitivo y motor, así como el sistema simpático y el neuroendocrino. || **d. central** *(central p.)* Sensación disestésica de intensidad variable, de carácter quemante y continuo, referida generalmente a estructuras superficiales, con hiperrespuesta a estímulos cutáneos mínimos, acompañado de hemiplejía leve, hemianestesia superficial persistente, hiperestesia y hemiataxia mínima, capaz de exacerbarse con el estrés y la fatiga. Es de origen vascular en el sistema nervioso central y habitualmente se localiza sobre el tálamo. || **d. crónico** *(cronic p.)* Experiencia sensitiva y emocional desagradable, prolongada en el tiempo a pesar de haber desaparecido la noxa desencadenante y, por tanto, sin función biológica, que se acompaña de irritabilidad, alteraciones del sueño y pérdida de apetito, limitando las actividades físicas, mentales y sociales del sujeto que lo padece. || **d. isquémico** *(ischemic p.)* Sensación disestésica, urente, de intensidad variable, continua, con periodos de exacerbación en crisis, asociado a hipoestesia o disestesia y áreas de ulceración y gangrena, cuando está referido a una extremidad. || **d. precordial** *(precordial p.)* Sensación álgida, descrita en términos de opresión, constricción, pesadez o tirantez centrotorácica, que puede irradiarse o no por los bordes esternales hacia los hombros, los brazos y las muñecas, así como hacia la mandíbula y/o la región dorsal, asociada o no a fenómenos vegetativos y a la sensación de muerte inminente. Es atribuible al espasmo arterial coronario, la arteriosclerosis coronaria, la insuficiencia arterial coronaria o el espasmo muscular esofágico. || **d. sordo** *(diffuse p.)* Aquel que sin ser muy intenso se muestra insidioso o continuo y, generalmente, es difícil de describir o localizar. || **d. urente** *(burning p.)* El que se percibe como escozor, ardor, sensación de quemazón o que abrasa.

dolor visceral *(visceral pain)*
FISIOL. Dolor que se produce en las vísceras. La vía que siguen estos impulsos nociceptivos viscerales es parecida a la de los somáticos. Como estos, también origina reflejos de defensa a nivel espinal y troncoencefálico, mientras que a nivel cortical terminan, como el resto, en la circunvolución poscentral. Una característica del dolor visceral es que no es fácil de localizar y, en ocasiones, se puede referir a un área somática, como si esta fuera la causante del dolor.

dominancia *(dominance)*
GENÉT. f. Predominio de un elemento sobre otros. ‖ Cualidad de un carácter que le permite expresarse aunque solo aparezca en un alelo.

dominancia ocular *(ocular dominance)*
OFTALMOL. Predominio de la fijación de un ojo sobre el otro.

dominante *(dominant)*
GENÉT. adj. Se dice del alelo o rasgo fenotípico debido al mismo que se expresa en un individuo heterocigoto.

dominio *(domain)*
GENÉT. m. Segmento, habitualmente pequeño, de DNA o de un polipéptido, que tiene una función o unas propiedades específicas.

domperidona *(domperidone)*
ENDOCRINOL. f. Fármaco con propiedades antagonistas dopaminérgicas, que no cruza la barrera hematoencefálica. Estimula el peristaltismo intestinal y se emplea como antiemético. Estimula intensamente la liberación de prolactina.

donación *(donation)*
BIOÉT. f. Acción de dar, normalmente de forma gratuita, algo de nuestro cuerpo vivo (sangre y hemoderivados, riñón, intestino, piel, parte del hígado) o muerto (donación de órganos y tejidos de cadáver para trasplante) a otra persona enferma, que con ello se puede curar (ver **donación de órganos, trasplante**). ‖ **d. entre parientes** *(d. among relatives)* Donación en que el donante es pariente próximo del receptor. Esto suele asegurar una mayor compatibilidad de tejidos entre el donante y el receptor (ver **donación inter vivos**). ‖ **d. inter vivos** *(d. inter vivos)* Donación de órganos en la que el donante es un sujeto sano. Es factible realizarla con órganos pares, como el riñón, realizando previamente las pruebas necesarias que garanticen que el órgano que le queda al donante cumplirá adecuadamente su función. Suele admitirse solamente entre parientes próximos y debe evitarse la presión psicológica del entorno familiar sobre el posible donante (ver **consentimiento informado**). ‖ **d. de órganos** *(organ's d.)* Acción de donar órganos. Puede efectuarse con órganos regenerables (sangre, médula ósea) o no regenerables (riñón, corazón); estos últimos se pueden obtener, bien de un donante vivo (ver **donación inter vivos**), bien de un donante en estado de muerte cerebral (corazón, hígado) (ver **muerte cerebral**) o fallecido hace poco tiempo (córneas, hueso), y empleando a veces técnicas especiales (ver **donante a corazón parado**). Para su extracción, siempre debe constar la voluntad del donante (ver **consentimiento informado**). ‖ **d. de sangre** *(blood d.)* Debe ser siempre una donación libre. En casi todos los países se va imponiendo progresivamente la limitación legal, vigente en España, que hace que el donante no reciba remuneración económica a cambio, aunque se le puede ofrecer un refrigerio para que se reponga en los momentos inmediatos a la donación.

donante *(donor)*
BIOÉT. m. y f. Persona que expresa su voluntad de donar órganos para realizar un trasplante. ‖ **d. a corazón parado** *(non-hearth beating d.)* Paciente que ha manifestado su voluntad de donar y, tras haber fallecido por paro cardiaco, todavía son susceptibles de donar algunos órganos muy perecederos (como los riñones), siempre que se emplee una técnica especial de extracción y no se dejen pasar más de quince o veinte minutos desde el fallecimiento.

donante de cadáver *(cadaveric donor)*
NEFROL. Persona a la que se le ha diagnosticado muerte cerebral, que aparentemente no muestra contraindicaciones médicas que representen un riesgo potencial para los posibles receptores de sus órganos (riñón, corazón, hígado, pulmón, etc.) o tejidos (córnea, huesos, etc.). Se detectan en las unidades de cuidados intensivos y son pacientes con traumatismo craneoencefálico, accidentes vasculares o isquémicos cerebrales y tumores cerebrales. Es requisito imprescindible el diagnóstico exacto de la muerte. Es necesario, según el Real Decreto 426/1980 de la Ley de Trasplantes de Órganos del 30/1979, la constatación y concurrencia durante al menos 30 minutos y la persistencia de seis horas después del comienzo del coma, de la exploración neurológica concluyente y el electroencefalograma plano típico de la muerte. ‖ **d. vivo** *(living d.)* Extracción de un órgano, generalmente doble, de un individuo sano para trasplantarlo a un individuo enfermo. Plantea problemas éticos, legales y sociales. Es preferible siempre la

donación de vivo consanguíneo o genéticamente emparentado. Los requisitos que deben cumplirse son: deseo de donar de forma libre y desinteresada, estabilidad emocional, motivación, mayoría de edad, plenas facultades mentales, adecuada salud física y autorización del juez y del médico. Precisa un consentimiento informado exhaustivo, con explicación detallada de las posibles complicaciones de orden somático, psíquico o psicológico, repercusiones y beneficios. ‖ **d. vivo emparentado** *(living related d.)* Trasplante renal efectuado con un donante de riñón consanguíneo o genéticamente emparentado con el receptor del injerto. Puede ser HLA idéntico, semiidéntico (entre hermanos o entre padres e hijos) o sin identidades en el sistema HLA. Su realización está justificada, pues tanto los resultados precoces como los tardíos son muy superiores a los obtenidos con un donante cadáver, y porque los donantes cadáver son insuficientes y no cubren las necesidades de los pacientes en lista de espera de trasplante renal (ver **donante vivo**). ‖ **d. xenogénico** *(xenogenic d.)* Trasplante efectuado con órganos o tejidos procedentes de un donante de una especie diferente a la del receptor; p. ej., del mono o del cerdo al hombre, o del conejo a la rata (ver **xenotrasplante**).

donante de sangre *(blood donor)*
HEMATOL. Persona que de forma altruista realiza una donación de sangre o de alguno de sus componentes. Antes de cada donación, es valorado su estado de salud mediante una historia clínica, un examen físico y un estudio biológico de la sangre obtenida antes de que se considere apta para su uso. Con esta valoración del donante se pretende asegurar la inocuidad de la donación para el mismo, además de proteger al futuro receptor de riesgos previsibles. El donante que cumple los requisitos para poder donar es sometido a una sangría de 450 ml, recogida en una bolsa de plástico que contiene 63 ml de una solución anticoagulante-conservadora (unidad de sangre total). Otra modalidad de donación es a través de separadores celulares, que permiten la donación selectiva de alguno de los componentes de la sangre (plaquetas, plasma), con devolución al donante del resto de los componentes. ‖ **d. universal** *(universal d.)* Aquel donante que por las características de su grupo (ABO) y Rh puede donar a todos los receptores. El donante universal de sangre total o de concentrado de hematíes tiene que ser del grupo O y de factor Rh D negativo, CE negativo y D^u negativo. El donante universal de plasma es del grupo AB.

donum vitae *(donum vitae)*
BIOÉT. Nombre latino de la instrucción sobre la vida humana naciente y la dignidad de la procreación, emitida en 1987 por la Sagrada Congregación para la Doctrina de la Fe, en la que se expresan los principios éticos que se deben tener en cuenta en estas cuestiones de bioética especial.

DOPA *(DOPA)*
ENDOCRINOL. Abreviatura del aminoácido dihidroxifenilalanina, precursor biológico de la síntesis de dopamina, noradrenalina y adrenalina. Procede de la hidroxilación de la tirosina por la enzima tirosina hidroxilasa. El compuesto levógiro l-dopa se emplea como tratamiento de la enfermedad de Parkinson. Su administración aguda estimula la secreción de la hormona del crecimiento e inhibe la de prolactina.

dopamina *(dopamine)*
NEUROL. f. Compuesto químico que se produce por descarboxilación de la DOPA. Es un neurotransmisor utilizado por las neuronas de la sustancia negra. Activa los receptores dopaminérgicos de los ganglios basales. Cuando degeneran las neuronas de la sustancia negra aparece la enfermedad de Parkinson.

dopaminérgico *(dopaminergic)*
FARM. adj. Referido a la dopamina. ‖ Que contiene dopamina o tiene acciones similares a las de la dopamina.

dopexamina *(dopexamine)*
ANEST. f. Agonista adrenérgico no selectivo, que activa receptores da^1 y b^2 principalmente. Provoca vasodilatación periférica aumentando el flujo renal y el gasto cardiaco sin aumentar el consumo miocárdico de oxígeno.

Doppler, Christian Johann
RADIO. Físico y matemático austriaco (1803-1853), que descubrió el efecto que lleva su nombre (v. **efecto Doppler**). Dicho efecto se emplea para el diagnóstico mediante ultrasonidos.

Doppler color *(colour Doppler)*
RADIO. Representación o codificación mediante colores de las frecuencias de los ultrasonidos reflejados por una estructura en movimiento (efecto Doppler), que varían según su velocidad y su dirección respecto al detector. Se emplea en ecocardiografía y ecografía vascular. ‖ **D. dúplex** *(duplex D.)* Técnica para obtener la codificación de las ondas de ultrasonido reflejadas por una estructura en movimiento con Doppler pulsado y color. ‖ **D. espectral** *(spectral D.)* El que permite representar una banda de ondas o colores. ‖ **D. potenciado** *(power D.)* Técnica de aplicación del color en ultrasonografía, basado en el efecto Doppler, con potenciación de la información para facilitar y mejorar la visualización de pequeñas estructuras vasculares. ‖ **D. pulsado** *(pulsed D.)* Codificación gráfica y/o mediante sonido de las variaciones en la velocidad de una estructura o elemento en movimiento. ‖ **D. transcraneal** *(transcranial D.)* Técnica utilizada para explorar los vasos intracraneales, especialmente del polígono de Willis. Se basa en los ultrasonidos y en su efecto Doppler.

dorafobia *(doraphobia)*
PSIQUIAT. Ver **fobia**.

dorsal *(dorsal)*
ANAT. adj. Relativo a la espalda o a la región posterior del cuerpo. ‖ Se dice de la superficie de un órgano más próxima a la espalda.

dorsalgia *(dorsalgia)*
ORTOP. f. Dolor de espalda. También se denomina dorsodinia. ‖ **d. benigna** *(benign d.)* Insuficiencia músculo-ligamentosa ocasionada por fatiga.

dorsalización *(dorsalization)*
ORTOP. f. Malformación congénita de la séptima vértebra cervical, consistente en la hipertrofia de la apófisis transversa, la cual se convierte en costilla cervical. Esta anomalía puede originar trastornos (síndrome de la costilla cervical) por compromiso vásculo-nervioso (falta de espacio para el paso de vasos y nervios).

dorsi- *(dorsi-)*
ORTOP. Prefijo que significa dorso o espalda.

dorsiflexión *(dorsiflexion)*
ORTOP. f. Flexión o incurvación hacia el dorso, especialmente de la mano o del pie.

dorso *(dorsum)*
ORTOP. m. Espalda, parte posterior del tronco que va desde la última vértebra cervical hasta el sacro. Se divide en dos regiones anatómicas, la dorsal y la lumbar, bien diferenciadas por la presencia o ausencia de costillas y también por las diferentes curvaduras fisiológicas que presentan. ‖ Parte superior de un órgano, instrumento, etc. ‖ **d. cartilaginoso** *(cartilage dorsum, dorsal hump)* Parte anterior de la nariz, formada por los cartílagos triangulares o alares superiores y el cartílago septal. ‖ **d. de la escápula** *(d. of scapula)* Superficie posterior convexa de la escápula, dividida en dos por la espina de la escápula. ‖ **d. de la mano** *(d. of hand)* Parte opuesta a la palma. ‖ **d. óseo** *(d. bone)* Parte de la zona anterior de la nariz (dorso nasal), formada por los propios huesos nasales. ‖ **d. de tenedor** *(d. of fork)* Deformación de la muñeca, característica de las fracturas del extremo inferior del radio (fractura de Colles).

dorsoacromial *(dorsiacromial)*
ORTOP. adj. Relativo o perteneciente al dorso y al acromion a la vez.

dorsoanterior *(dorsoanterior)*
ORTOP. adj. Se dice de la posición del feto en que su espalda mira al plano anterior de su madre.

dorsocervical *(dorsicervical)*
ORTOP. adj. Relativo o perteneciente al dorso y a la cara posterior del cuello a la vez.

dorsoposterior *(dorsoposterior)*
ORTOP. adj. Se dice de la posición fetal en la que su espalda mira al plano posterior o al dorso de su madre.

dorsotraqueliano *(trachelodorsal)*
ORTOP. adj. Relativo al dorso y a las apófisis transversas de las vértebras cervicales.

dosimetría *(dosimetry)*
ORTOP. f. Parte de la física que se ocupa de determinar por métodos científicos la cantidad, la velocidad y la distribución de las radiaciones emitidas por una fuente de radiación ionizante. ‖ Medida o cálculo de la energía que las radiaciones ionizantes depositan en el medio por unidad de masa de este. Se aplica especialmente de la irradiación recibida por el centro de la masa tumoral irradiada. La radiación que recibe cada tejido se anota en forma de curvas de iodosis. ‖ **d. fotográfica** *(photo-*

graphic d.) Dosimetría realizada sobre una película ennegrecida por la radiación X, para compararla con la producida por una radiación estándar.

dosímetro *(dosimeter)*
RADIO. m. Aparato medidor de radiación, que se utiliza para determinar la dosis de radiación absorbida. Se emplea en la protección radiológica. || **d. de área** *(area d.)* Dosímetro fijo para la medición de la dosis en las áreas de trabajo con radiaciones ionizantes. || **d. dúplex** *(duplex d.)* Dosímetro basado en el principio de ionización, que indica la dosis por unidad de tiempo. || **d. individual** *(individual d.)* Dosímetro portátil para la medición de la dosis del personal que, por su profesión, está expuesto a radiaciones ionizantes. || **d. de película** *(film d.)* El que contiene una pequeña película radiográfica, valorándose el grado de ennegrecimiento para determinar la dosis. || **d. de termoluminiscencia** *(thermoluminiscent d.)* Sistema de medición de dosis de radiación basado en la propiedad que tienen algunos cristales (sulfato cálcico, fluoruro de litio) para cambiar el estado energético de sus electrones cuando interactúan con la radiación X, aumentando su energía de forma estable si no varían las condiciones de temperatura. Cuando estos cristales se calientan, liberan la energía en forma de luz, que puede ser medida y es proporcional a la cantidad de radiación.

dosis *(dose)*
RADIO. f. Cantidad de una cosa o elemento administrado o recibido. || **d. absorbida** *(absorbed d.)* La correspondiente a la energía depositada por cualquier radiación ionizante por unidad de masa del material irradiado. Se representa por la letra D. Los efectos que la radiación produce en una sustancia vienen determinados por la energía que dicha sustancia absorbe y pueden ser cuantificados por esta magnitud. Su unidad en el sistema tradicional es el rad *(radiation absorved dose)* y en el sistema internacional es el gray (Gy). La equivalencia entre ambos es de 1 Gy = 100 rad. || **d. acumulada** *(cumulative d.)* Dosis absorbida por un individuo en un periodo de tiempo. Es la empleada para el control dosimétrico del personal profesionalmente expuesto a radiaciones ionizantes. || **d. equivalente** *(equivalent d.)* Parámetro para cuantificar los efectos biológicos de la radiación en función de la capacidad de dicha radiación para causar daño. Se representa por la letra H (dosis equivalente) y es el producto de la dosis absorbida (D) por un factor de calidad (Q) que refleja la capacidad del tipo particular de radiación para provocar daño. Su unidad en el sistema tradicional era el rem y en el sistema internacional es el sievert (Sv), de tal forma que 1 Sv = 100 rem. || **d. de exposición** *(exposition d.)* Aquella cantidad de radiación X o gamma (γ), que al interactuar con la materia genera ionización. Su unidad tradicional era el röentgen (R) y en el sistema internacional es el culombio/kg. || **d. letal** *(letal d.)* Dosis necesaria para provocar la muerte de un determinado porcentaje de individuos. Se representa como DL seguida de un número, que representa el porcentaje. Así DL^{50} indicará que es la dosis que provocará la muerte del 50% de los individuos de una población. || **d. letal porcentual** *(porcentual letal d.)* Dosis necesaria para provocar la muerte de un determinado porcentaje de individuos en un plazo de tiempo. Se representa como DL seguida de dos números separados por un guión. El primero representa el porcentaje y el segundo, un número de días. Así DL^{50-30} indicará que es la dosis que provocará la muerte del 50% de los individuos de una población en un plazo de 30 días. || **d. máxima** *(maximum d.)* Dosis tolerada. || **d. personal** *(personal d.)* Dosis que recibe el personal que, por su profesión, está expuesto a las radiaciones ionizantes en una parte representativa de la superficie corporal. || **d. profunda** *(deep d.)* Cantidad de radiación que interactúa con el organismo o es absorbida en tejidos profundos. || **d. superficial** *(superficial d.)* Cantidad de radiación que interactúa con el organismo en los tejidos de superficie. || **d. tolerada** *(allowed d.)* Dosis legalmente establecida como máxima en un determinado periodo de tiempo, que no debe ser superada por el personal que, por su profesión, está expuesto a la radiación. || **d. total acumulada** *(cumulative total d.)* Dosis de radiación recibida por un individuo, procedente de distintas fuentes a lo largo de 30 años y que no debe superar los 0,05 Sv. || **d. umbral** *(threshold d.)* Dosis de radiación ionizante, por encima de la cual se producen efectos biológicos deterministas.

dosis génica (*gene dosage*)
GENÉT. Número de copias de un gen, es decir, el número de veces que está repetido en el genoma.

dotación cromosómica (*chromosome set*)
GENÉT. Ver **complemento cromosómico**.

doxacurio (*doxacurium*)
ANEST. m. Relajante muscular no despolarizante (derivado bencil isoquinolínico), de gran potencia y duración, que carece de efectos cardiovasculares, no libera histamina, se metaboliza lentamente por colinesterasas plasmáticas y se elimina principalmente por el riñón.

doxapram (*doxapram*)
ANEST. m. Estimulante del sistema nervioso central que, a dosis bajas, activa selectivamente los quimiorreceptores carotídeos, produciendo un aumento en el volumen respiratorio normal y en la frecuencia respiratoria en respuesta a la hipoxia. En dosis más altas, también se estimulan los centros respiratorios bulbares.

doxazosina (*doxazoxin*)
FARMCLÍN. f. Fármaco bloqueante selectivo de los receptores a_1 adrenérgicos, que se utiliza en el tratamiento de la hipertensión arterial y de la hipertrofia prostática.

doxiciclina (*doxycycline*)
FARMCLÍN. f. Antibiótico tetraciclina.

drapetomanía (*drapetomania*)
PSIQUIAT. Ver **manía**.

drenaje (*drain, drainage*)
CIRGEN. m. Acción de vaciar líquidos patológicos de alguna cavidad orgánica. || Instrumento quirúrgico, plano o tubular, que se utiliza para extraer líquidos orgánicos, normalmente durante unos días. Ver **cirugía, peritonitis**. || **d. abierto** (*open d.*) Sistema de drenaje que permite el paso de líquidos orgánicos hacia el exterior del cuerpo y también de sustancias desde el exterior hacia el interior, siguiendo el drenaje. Se diferencia del sistema de drenaje cerrado en que permite la entrada de gérmenes al organismo de forma mecánica, por lo que facilita las infecciones. || **d. aspirativo** (*aspiration d.*) Drenaje conectado a un sistema de aspiración externa que hace vacío y solo permite el paso hacia el exterior del organismo. Es el mejor sistema de drenaje porque es el que menos facilita las infecciones en el lecho del drenaje. Algunos tipos más usados son el drenaje torácico conectado a la aspiración con sello de agua, los drenajes de tipo Redón y los de tipo Jackson-Pratt. || **d. cerrado** (*closed d.*) Sistema de drenaje hermético y estéril en su interior, de modo que impide la infección del lecho del drenaje. || **d. de Penrose** (*Penrose's d.*) Tipo de drenaje abierto y no aspirativo, formado por un fragmento alargado de material de plástico o de goma que, colocado en la herida, facilita la salida de material líquido de esta al exterior por medio de un mecanismo de tensión superficial. Facilita la infección de las cavidades y por eso se emplea durante pocos días, evitando su uso en la cavidad abdominal. || **d. por gravedad** (*gravity d.*) Sistema de drenaje que succiona hacia el exterior no por medio de un mecanismo de aspiración, sino por el efecto de la gravedad de su sistema cerrado y por la presión positiva de la cavidad en la que se encuentra.

drepanocito (*drepanocyte*)
HEMATOL. Ver **hematíes falciformes**.

DREZ (*DREZ*)
NEUROCIR. Abreviatura de las palabras inglesas *dorsal root entry zone,* que denomina la destrucción de la región de entrada de la raíz posterior sensitiva en el asta posterior de la médula. Se utiliza para controlar distintos tipos de dolor (avulsión del plexo braquial, miembro fantasma) y para la espasticidad.

droga (*drug*)
ENDOCRINOL. f. Fármaco.

droga nefrotóxica (*nephrotoxic drug*)
NEFROL. Sustancia (sobre todo, fármacos) capaz de producir alteraciones funcionales o estructurales del riñón. Las principales son los antibióticos (aminoglucósidos tipo gentamicina, kanamicina, amikacina, tobramicina; cefalosporinas, penicilina y derivados, sulfamidas rifampicina, anfotericida B, tetraciclinas); los analgésicos; los antiinflamatorios; los agentes antineoplásicos, tipo cisplatino-metotrexate-mitomicina C; los hipotensores, como el captopril; los inmunosupresores, como la ciclosporina A y el tacrólimus, etc. Conviene utilizar las dosis correctas o variar el intervalo, especialmente en los pacientes con insuficiencia renal previa.

drogadicción (*drugs addiction*)
ANATPATOL. f. Situación de dependencia psíquica o física de determinadas drogas, incluidos algunos fármacos.

drogodependencia (*drug dependence*)
PSICOL. f. Habituación, abuso y/o adicción a una sustancia química. Término genérico utilizado para referirse a la situación de falta de libertad en el uso de sustancias psicoactivas, consumidas no con una finalidad terapéutica, sino para conseguir una determinada sensación o estado psíquico. Ver **dependencia de drogas.**

dromomanía (*dromomania*)
PSIQUIAT. Ver **manía.**

drop attack (*drop attack*)
NEUROL. Caída al suelo por pérdida de la fuerza muscular, sin alteración de la conciencia.

droperidol (*dehydrobenzoperidol*)
ANEST. m. Agente hipnótico del grupo de los neurolépticos, que antagoniza la activación de los receptores dopaminérgicos. Así, por ejemplo, en el sistema nervioso central, el núcleo caudado y la zona quimiorreceptora gatillo se ven afectadas. El droperidol interfiere también con la neurotransmisión mediada por serotonina, noradrenalina y ácido gamma-aminobutírico. Estas acciones centrales justifican sus propiedades tranquilizantes y antieméticas. A nivel periférico actúa como un alfa-bloqueante.

Drosophila (*Drosophila*)
GENÉT. Género de moscas, subdividido en ocho subgéneros. La especie *D. melanogaster* ha sido, durante muchos años, el organismo multicelular mejor estudiado desde el punto de vista genético.

drusa (*drusen*)
OFTALMOL. f. Acúmulo de lipofucsina en el epitelio pigmentado de la retina. La causa más frecuente es el envejecimiento y puede ser la primera manifestación de una degeneración macular. No cursa con disminución de agudeza visual.

DTPA (*DTPA*)
MEDNUCL. Siglas de ácido dietilentriamino pentaacético, que, marcado con ^{99m}Tc, se emplea para determinar la filtración glomerular renal. Se une a las proteínas plasmáticas de un 3% a un 5%, se elimina exclusivamente por el glomérulo y no presenta secreción tubular.

duelo (*bereavement*)
PSICOL. m. Reacción de abatimiento tras la muerte de un ser querido u otras experiencias de pérdida significativa para el sujeto. || **d. patológico** (*pathological b.*) Reacción de duelo anormal por su duración (más de dos a seis meses) o por sus manifestaciones o contenidos, significativamente inadecuados a la intensidad de la pérdida o a lo acostumbrado en el medio cultural del individuo.

dulce (*sweet*)
NEUROL. adj. Que tiene sabor agradable, como el azúcar o la miel. || Que no es amargo ni salado.

duodeno (*duodenum*)
ANAT. m. Primera porción del intestino delgado, de unos doce dedos de longitud (de ahí el nombre), que se comunica con el estómago por el píloro y continúa con el yeyuno. Se distinguen en él cuatro porciones: en la primera presenta la ampolla duodenal y es la única que tiene un cierta movilidad, mientras que las otras están adosadas a la pared posterior del abdomen, por lo que son fijas. En conjunto, tiene una

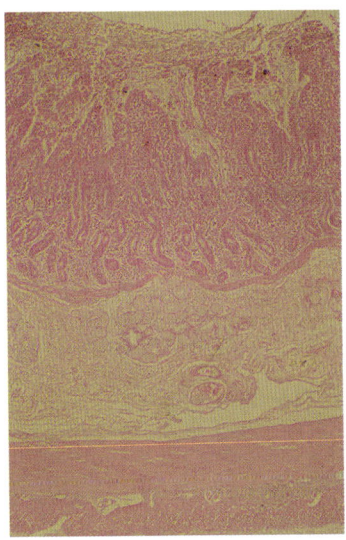

duodeno. Corte hisotológico de intestino —en este caso de duodeno— que muestra las distintas capas de la pared, que sirven para clasificar los adenocarcinomas de colon y recto: la capa que ocupa la cuarta parte más inferior corresponde a la muscular propia (con capa circular y longitudinal), que más abajo está recubierta por la serosa. Los 3/4 superiores corresponden a la mucosa y a la submucosa, que están separadas por una fina capa, que es la muscular de la mucosa

trayectoria en forma de C bastante cerrada, en la que se aloja la cabeza del páncreas. En la segunda porción del duodeno desembocan juntos el colédoco y el conducto pancreático.

duodenografía *(duodenography)*
RADIO. f. Técnica radiográfica consistente en el relleno del duodeno con un medio de contraste, para la obtención de imágenes y su posterior estudio. || **d. hipotónica** *(hipotonic d.)* Técnica radiográfica consistente en el relleno del duodeno con doble contraste y su posterior hipotonización farmacológica, para la obtención de imágenes con fines diagnósticos.

duodenopancreatectomía *(pancreatoduodenectomy)*
CIRGEN. f. Extirpación quirúrgica del duodeno y de la cabeza del páncreas (duodenopancreatectomía cefálica) o de todo el páncreas (duodenopancreatectomía total). Ver **pancreatectomía**.

duodenoscopia *(duodenoscopy)*
ANAT. f. Visualización del duodeno mediante el duodenoscopio.

duodenotomía *(duodenotomy)*
CIRGEN. f. Apertura quirúrgica del duodeno, con el fin de explorarlo en su interior o tratar alguna de sus patologías (más frecuentemente se asocia a la hemostasia de úlcera sangrante, la extirpación de tumores o pólipos de la ampolla de Vater o la esfinterotomía de la ampolla de Vater). Ver **ampulectomía, ampuloma, coledocolitiasis, esfinterotomía transduodenal.**

dúplex *(duplex)*
RADIO. m. Término latino (doble) utilizado en radiología para indicar estudios con doble nivel de información.

duplicación *(duplication)*
CIRGEN. f. Presencia patológica y congénita de un órgano doble del aparato urinario, como la duplicidad pieloureteral, o digestivo, como la duplicidad de cualquier tramo del tubo digestivo, que afecta más frecuentemente al intestino delgado.

duplicidad ureteral *(ureteral duplication)*
UROL. Existencia de dos uréteres completos en un riñón. Aparece en una proporción de 1:500

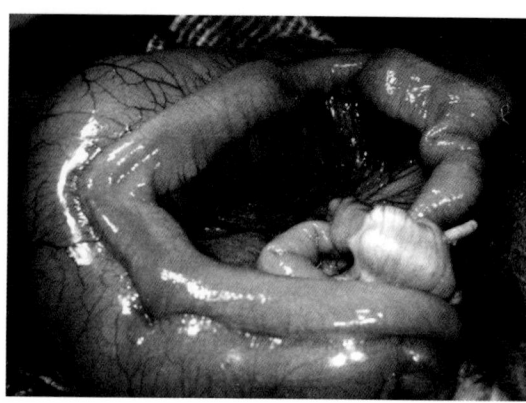

duplicación del íleon en un neonato: se observa el íleon normal en paralelo con un intestino duplicado, de aproximadamente cinco veces el calibre normal

de los recién nacidos y en la mayor parte de los casos carece de trascendencia clínica o patológica. En el 20% de los casos es bilateral y en el 80% carece de significado patológico. Cuando se asocia a una patología, en el 60% de los casos es reflujo; en el 10%, ureterocele, y en el 2%, ectopia verdadera. La duplicidad ureteral siempre cumple unas normas de disposición anatómica, denominadas de Weigert-Meyer, de acuerdo con las cuales un meato es eutópico (desemboca en el lugar en el que hubiera desembocado si no hubiera habido duplicidad) y el otro ectópico (desemboca habitualmente dentro de la vejiga, pero en un lugar que no corresponde a su situación normal). El uréter que desemboca ectópicamente procede siempre del hemirriñón superior y generalmente se sitúa distal y medial en relación con el uréter eutópico. El reflujo vesicoureteral afecta habitualmente al hemirriñón inferior. Cuando existe ureterocele siempre corresponde al uréter ectópico.

dural *(dural)*
NEUROL. adj. Relativo a la duramadre.

duramadre *(dura mater)*
ANAT. f. Cubierta fibrosa y consistente del sistema nervioso central. Es la más externa de las tres que rodean al encéfalo y la médula espinal.

E

Ebola *(Ebola)*
MICROBIOL. Ver **filovirus**.

eburneización *(eburnezitation, ivoryzation)*
RADIO. adj. Que adopta el aspecto del marfil. Se dice de los procesos que aumentan la densidad del hueso de forma uniforme.

eccema *(eczema)*
DERMATOL. m. Afección inflamatoria cutánea en la que se suceden las siguientes lesiones: eritema, inflamación, vesiculación, exudación, costras y liquenificación. Se acompaña a veces de fenómenos generales, como fiebre y prurito, además de los síntomas de la inflamación. ‖ **e. agudo** *(acute e.)* El que tiene forma aguda, y generalmente está provocado por agentes externos. ‖ **e. atópico** *(atopic e.)* Eccema crónico, de localización preferente en las flexuras, en el cuello y en la cara. ‖ **e. liquenoide** *(lichenoid e.)* Eccema cuya característica más llamativa es el engrosamiento de la piel afectada. ‖ **e. seborreico seco** *(dry seborrheic e.)* Eccema de causa desconocida, localizado selectivamente en surcos nasogenianos y en el tórax.

eccematización *(eczematization)*
DERMATOL. f. Fenómeno secundario que aparece como complicación de otras dermatosis por rascado, traumatismo, etc.

eccematogénico *(eczematogenic)*
DERMATOL. adj. Que produce lesiones eccematosas.

eccematoide *(eczematoid)*
DERMATOL. adj. Se dice de la reacción cutánea, clínicamente situada entre el eccema y la psoriasis, de etiología imprecisa.

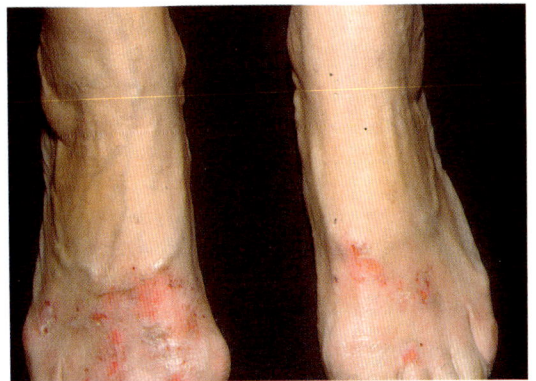

eccema

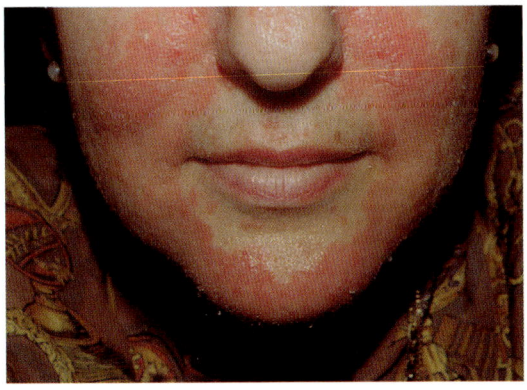

eccema seborreico

ECG *(ECG)*
CARDIOL. Abreviatura de electrocardiograma (v.).

eclampsia *(eclampsia)*
GINECOL. f. Aparición de convulsiones tónico-clónicas, habitualmente en la gestación del tercer trimestre del embarazo. En general, existe un cuadro de hipertensión, edemas con aumento de peso y proteinuria. Es más frecuente en mujeres primíparas que en multíparas y aparece como fase final de las gestosis graves. Suelen producirse lesiones que afectan al cerebro y los riñones, así como al hígado, y la placenta aparece habitualmente con zonas de infarto placentario. Las lesiones que acompañan a la gestosis del tercer trimestre y a su grave complicación, la eclampsia, afectan al bienestar fetal y es habitual la aparición de sufrimiento fetal. El tratamiento en la fase aguda va dirigido al control de las crisis convulsivas y a la terminación del embarazo, dados los graves riesgos de muerte fetal. La mejor prevención es el control adecuado durante el embarazo de la tensión arterial, del peso y de la función renal.

ecmnesia *(ecmnesia)*
PSICOL. f. Trastorno de la memoria que se caracteriza por la amnesia de los sucesos recientes, conservando la capacidad de evocar principal o únicamente recuerdos procedentes de épocas biográficas remotas. Aparece típicamente en cuadros de involución senil.

ECMO *(ECMO)*
ANEST. Acrónimo del inglés *extracorporeal membrane oxygenation* (oxigenación extracorpórea por membrana). Se denomina así cualquiera de los distintos sistemas artificiales que, utilizando un circuito extracorpóreo (venovenoso o arteriovenoso), suple o complementa de forma transitoria las funciones de oxigenación y eliminación de CO_2 propias del pulmón.

eco *(echo)*
RADIO. m. Fenómeno de repetición de un sonido sobre un obstáculo que refleja o refracta el trayecto de las ondas de generado al existir una diferencia en la impedancia acústica entre dos medios. || Ondas de radiofrecuencia emitidas por un protón, durante su relajación o vuelta al estado de reposo. || **e. Doppler** *(Doppler e.)* Ver **ecografía Doppler**. || **e. de gradiente** *(gradient e.)* Tipo de secuencia en una resonancia magnética. Ver **secuencia**. || **e. planar** *(planar e.)* Tipo de secuencia en una resonancia magnética. Ver **secuencia**.

eco del pensamiento *(thought hearing)*
PSIQUIAT. Alucinación auditiva que consiste en escuchar voces que repiten los propios pensamientos. Es una forma particular de difusión del pensamiento, basada en el convencimiento delirante de que los propios pensamientos se hacen sonoros y son escuchados por los demás. Según el psiquiatra alemán K. Schneider, se trata de un síntoma de primer rango de la esquizofrenia.

ecocardiografía *(echocardiography)*
CARDIOL. f. Conjunto de métodos diagnósticos no invasivos, basados en el empleo de ultrasonidos para examinar la morfología y función del corazón y los grandes vasos. Mediante esta técnica, pueden valorarse tanto aspectos morfológicos como funcionales, lo que permite calcular presiones en las diferentes cavidades. Existen básicamente tres tipos de técnicas ecocardiográficas: modo-M y modo bidimensional, mediante las que se consiguen imágenes ultrasónicas de la estructura anatómica cardiaca, y ecocardiografía Doppler, mediante la cual es posible registrar el movimiento del flujo sanguíneo dentro del sistema cardiovascular. En general, los ultrasonidos se aplican a través de la pared torácica (ecocardiografía transtorácica) o mediante una sonda colocada en el esófago (ecocardiografía transesofágica).

ecocardiográfico *(echocardiographyc)*
RADIO. adj. Relativo a la ecocardiografía.

ecocardiograma *(echocardiogram)*
CARDIOL. m. Registro gráfico que resulta del empleo de los ultrasonidos sobre el corazón.

ecocinesia *(echokinesis)*
PSICOL. f. Imitación automática de acciones que se ven realizar, como levantar los brazos, cruzar las piernas o doblar un papel. Es un síntoma de la esquizofrenia catatónica, de determinados cuadros demenciales y de algunos trastornos neurológicos graves. También se denomina ecopraxia.

ecoencefalografía *(echoencephalography)*
RADIO. f. Estudio ecográfico dirigido a la valoración de las estructuras encefálicas.

ecoestructura *(echostructure)*
RADIO. f. Aspecto del entramado de grises obtenido de un tejido en la imagen ecográfica.

ecofrasia *(echophrasie)*
PSIQUIAT. Ver **ecolalia**.

ecogenético *(ecogenetic)*
GENÉT. adj. Que resulta de la predisposición genética a responder de diferentes maneras a factores ambientales.

ecogenicidad *(echogenicity)*
RADIO. f. Propiedad de generar la reflexión de las ondas ultrasónicas. || Intensidad del brillo de una imagen obtenida en ecografía, relacionada con la capacidad de reflexión que presentan los tejidos.

ecogénico *(echogenic)*
RADIO. adj. Que tiene ecogenicidad, que refleja las ondas de ultrasonido.

ecografía *(echography)*
RADIO. f. Técnica de diagnóstico por imagen, basada en la diferente capacidad de los tejidos para reflejar o refractar las ondas de ultrasonido. Se emplea con mucha frecuencia en ginecología, ya que permite visualizar y registrar los movimientos de las vísceras y del feto en el útero. Dichos movimientos son emitidos y detectados por un equipo, mediante la codificación de los diferentes puntos de reflexión generados por el tejido. || **e. Doppler** *(Doppler e.)* Técnica de ultrasonidos que utiliza el efecto Doppler para estudiar las estructuras vasculares mediante la codificación de las frecuencias de las ondas de ultrasonidos, atendiendo a su velocidad y su dirección. || **e. en modo A** *(A mode e.)* Representación unidimensional gráfica de forma sinuosa, proporcional a la intensidad de ecos reflejados en una línea. || **e. en modo B** *(B mode e.)* Representación bidimensional de los ecos reflejados, en forma de puntos luminosos de claridad variable dependiendo de su frecuencia y profundidad. || **e. en modo M** *(M mode e.)* Modo de movimiento. Representación en modo A, pero de forma continua, variando en función del tiempo. || **e. en tiempo real** *(real time e.)* Representación en secuencia continua de imágenes y en gama de grises, proporcional a la intensidad de la reflexión de las ondas de ultrasonido. || **e. estática** *(static e.)* Forma de estudio ecográfico en modo B, representado en una imagen estática en cada pulso de ondas de ultrasonido || **e. renal** *(renal ultrasonograpy)* Método diagnóstico fundamental para valorar el tamaño, la morfología y la situación de los riñones. Es rápido, cómodo, eficaz e inocuo, ya que no utiliza radiaciones ionizantes. Asimismo, permite valorar la existencia de dilatación de la vía urinaria (hidronefrosis) y la presencia de masas renales, pudiendo diferenciar casi con total seguridad su naturaleza sólida o quística (tumores, abscesos, quistes simples, etc.). Además, se utiliza como técnica accesoria de localización para realizar procedimientos invasivos, como las biopsias renales percutáneas, las nefrostomías, el drenaje de abscesos y otros. Es una exploración necesaria en el seguimiento del trasplante renal. || **e. tiroidea** *(thyroid ultrasonography)* Exploración morfológica que permite investigar las características morfológicas del tiroides y de sus nódulos mediante el estudio de imágenes obtenidas por el reflejo de ondas ultrasónicas. Es especialmente útil en la diferenciación del carácter sólido o quístico de los nódulos tiroideos.

ecográfico *(echographyc)*
RADIO. adj. Relativo a la ecografía.

ecografista *(echographist)*
RADIO. m. y f. Especialista en la realización de ecografías.

ecógrafo *(echograf)*
RADIO. m. Equipo diseñado para la realización de ecografías.

ecolalia *(echolalia)*
NEUROL. f. Repetición compulsiva de las palabras y frases que oye el paciente. Es característico de la enfermedad de Gilles de la Tourette. Ver **ecosíntoma**.

ecología *(ecology)*
BIOÉT. Ver **derechos de los animales**.

ecolucente *(anechoic)*
RADIO. adj. Se dice de la imagen que se manifiesta como oscura, al transmitir y no reflejar las ondas de ultrasonido.

ecomimia *(echomimia)*
PSIQUIAT. Ver **ecosíntoma**.

econazol *(econazole)*
FARMCLÍN. m. Antifúngico imidazólico de uso tópico en el tratamiento de las dermatofitosis y las infecciones cutáneas por *Candida*.

economía ética (*ethics economy*)
BIOÉT. El gasto médico excesivo impide el tratamiento de más pacientes, por lo que debe ser una preocupación constante del médico (ver **costo de la medicina, triage**). || **e. médica** (*medical e.*) Parte de la economía relativa al coste de los medios técnicos necesarios para la práctica de la medicina (ver **costo de la medicina**). Debe ser parte integrante de la educación médica, para evitar un ejercicio de la medicina iluso y desconectado de la realidad.

ecopraxia (*echopraxia*)
NEUROL. f. Imitación o repetición de gestos o movimientos corporales de otras personas. Ver **ecosíntoma**.

ecosíntoma (*echosymptom*)
PSICOL. m. Síntoma que se caracteriza por la repetición de los movimientos (ecopraxia), palabras (ecolalia) o gestos (ecomimia) del interlocutor. También se denomina síntoma en eco.

ectasia (*ectasis*)
RADIO. f. Remansamiento del fluido contenido en un conducto o cavidad.

ectasia ureteral (*ureteral ectasia*)
NEFROL. Dilatación del uréter por la presencia de reflujo vesicoureteral, estenosis u obstrucción distal del mismo. Puede ser bilateral, y producir una insuficiencia renal aguda o crónica, si no se trata a tiempo, o unilateral, lo que provoca la pérdida del riñón correspondiente. || Dilatación ureteral por obstrucción intraluminal (coágulo, cálculo) o parietal, o por compresión extrínseca. En el megauréter existe un segmento adinámico en su porción distal, que se comporta como un elemento obstructivo y causa dilatación suprayacente.

ectima (*ecthyma*)
CIRPLÁS. m. Dermatosis caracterizada por la aparición de lesiones pustulosas anchas, redondeadas, rodeada de una zona inflamatoria, de base dura y con costras; p. ej., el ectima sifilítico.

ectocardia (*ectocardia*)
CARDIOL. f. Cardiopatía congénita poco frecuente, que se caracteriza por el desplazamiento anómalo del corazón fuera de la cavidad torácica.

ectodermo (*ectoderm*)
ANAT. m. Hoja blastodérmica más externa, de la que se derivará la epidermis y sus anexos, el sistema nervioso, el cristalino del ojo y la vesícula ótica (futuro oído interno).

ectodermosis erosiva pluriorificial (*ectodermosis erosiva pluriorificialis*)
DERMATOL. Eritema exudativo multiforme, con manifestaciones en la boca, el ano y el ombligo, además de las típicas que se localizan en las extremidades.

ectomorfo (*ectomorph*)
PSICOL. m. Tipo constitucional de la tipología de W. H. Sheldon, que se caracteriza por delgadez general, miembros finos y largos, tronco corto y tórax estrecho y plano. La piel y el sistema nervioso (derivados del ectodermo) predominan sobre las vísceras digestivas (derivadas del endodermo) y sobre los órganos esqueléticos (derivados del mesodermo). Al tipo físico ectomorfo corresponde un temperamento introvertido que Sheldon llamó cerebrotónico.

ectopia (*ectopia, ectopy*)
ANAT. f. Posición defectuosa. Los órganos que, por su crecimiento anómalo, no ocupan el lugar que les corresponde se denominan ectópicos.

ectopia cervical (*cervical ectopia*)
GINECOL. Salida del epitelio cilíndrico endocervical hacia el exocérvix del cuello uterino, que en condiciones normales debe estar recubierto por epitelio plano poliestratificado.

ectopia pupilar (*pupillary ectopia*)
OFTALMOL. Ver **corectopia**.

ectopia renal cruzada (*crossed renal ectopia*)
UROL. Aquella en la que el riñón ectópico se sitúa en el lado opuesto al que tendría que ocupar, pero su uréter desemboca en el lugar normal. En el 90% de los casos el riñón ectópico cruzado está fusionado al riñón ipsilateral. Las alteraciones que presenta son similares a las de la ectopia renal simple (tendencia a la hidronefrosis). Se asocia, asimismo, con alteraciones congénitas genitales. || **e. renal simple** (*simple renal e.*) Localización anormal del riñón. Puede estar situado en la pelvis, el abdomen, el tórax y la zona contralateral. Su incidencia afecta a uno de cada 500-1.200 recién nacidos. Esta malformación no implica necesariamente ninguna alteración funcional; sin embargo, el 56% de los pacientes tienen un cierto grado de hidronefrosis y entre el 15-45% de pacientes presentan anomalías genitales variables.

ectrodactilia *(ectrodactyly)*
ORTOP. f. Falta congénita o parcial de uno o más dedos.

ectropion *(ectropion)*
OFTALMOL. m. Eversión hacia fuera del borde del párpado, lo que provoca que parte de la conjuntiva quede al descubierto, con el consiguiente lagrimeo, tanto por irritación como por no producirse la aposición de los puntos lagrimales con la lágrima. En casos graves puede llegar a provocar lesiones corneales por desecación. El tratamiento es quirúrgico. || **e. cicatricial** *(cicatricial e.)* Aquel que es debido a la retracción del tejido cicatricial producida por lesiones próximas al párpado. || **e. congénito** *(congenital e.)* Aquel que está presente desde el nacimiento y puede estar asociado a la disminución de la apertura palpebral. || **e. espástico** *(spastic e.)* Aquel que se debe a la contracción espástica del músculo orbicular de los párpados. || **e. paralítico** *(paralytic e.)* Aquel que aparece en el curso de una parálisis facial. Ver **lagoftalmos**. || **e. senil** *(age-related e.)* Aquel que aparece por relajación de la piel y de las fibras del músculo orbicular de los párpados. || **e. uveal** *(uveal e.)* Eversión del epitelio pigmentado que se localiza en el borde pupilar, justo sobre la superficie anterior del iris.

ectrosindactilia *(ectrosyndactyly)*
ORTOP. f. Falta congénita de algún dedo, con sindactilia de los restantes.

ecuación de Harris-Benedict *(Harris-Benedict's equation)*
ANEST. Fórmula matemática que permite un cálculo aproximado de los requerimientos calóricos reales de un individuo en kilocalorías. Considera parámetros tales como la edad, el sexo, el peso, la talla, el factor de actividad y el factor de enfermedad.

Hombre: 66 + (13,7 × peso) + (5 × talla) − (6,8 × edad)
Mujer: 655 + (9,6 × peso) + (1,8 × talla) − (4,7 × edad)

TABLA 9. *Ecuación de Harris-Benedict*

ecuación de Henderson-Hasselbach *(Henderson-Hasselbach's equation)*
FISIOL. Ecuación para calcular el pH de un sistema tampón.

ecuación de Larmor *(Larmor's equation)*
RADIO. Ecuación que permite el cálculo de la frecuencia de precesión de un spin $\varpi_0 = \gamma_{B0}$, donde ϖ_0 es la frecuencia de precesión y se mide en Hz o MHz; γ es la constante giromagnética, específica de cada material, y B_0 es la fuerza del campo magnético medido en teslas. En el protón de los núcleos de H el valor de la frecuencia de precesión es de 42,5 MHz/T.

ecuación de Michaelis-Menten *(Michaelis-Menten's equation)*
BIOQUÍM. Expresión matemática que se adecua a la actividad catalítica de muchas enzimas y que relaciona la concentración de sustrato y la velocidad inicial de la enzima por medio de una hipérbola cuadrada.

ecualización *(equalization)*
RADIO. f. Aplicación de una técnica o filtro para la homogeneización de la información digital.

edad *(age)*
BIOÉT. f. Lapso de tiempo que transcurre desde el nacimiento hasta el momento de referencia. || Cada uno de los periodos evolutivos en que, por tener ciertas características comunes, se divide la vida humana: infancia, juventud, edad adulta y vejez. Modifica la dependencia del hombre respecto de los demás cuando es muy joven o anciano, haciéndole proporcionadamente más digno de la atención médica (ver **dignidad del paciente, discriminación por edad**). || **e. y distribución de recursos** *(a. and distribution of resources)* Criterio económico para la distribución de recursos sanitarios, basado en la eficacia relativa del gasto con respecto a los beneficios obtenidos. Una determinada edad (prematuros de menos de cierto número de meses, ancianos de más de cierto número de años) no puede erigirse en criterio absoluto de selección de pacientes, debido a las variaciones individuales entre personas de la misma edad (ver **cálculo de costos y beneficios**).

edad de adquisición del lenguaje *(acquisition of the language age)*
PSICOL. Periodo de la vida que va desde el primer año a los dos años y medio, en que tiene lugar el proceso de adquisición del lenguaje y la marcha en posición erguida. También se produce la maduración, que permite el dominio de los esfínteres y el inicio de la habitua-

LACTANCIA (1 año)	Edad del sueño	\multicolumn{2}{c}{2 primeros meses}
	Edad de orientación al mundo	\multicolumn{2}{c}{2 meses a 1 año}
PRIMERA INFANCIA (1 a 5 $^1/_2$ años)	Edad de adquisición del lenguaje	\multicolumn{2}{c}{1 a 2 $^1/_2$ años}
	Primera edad de la obstinación	\multicolumn{2}{c}{2 $^1/_2$ a 3 $^1/_2$ años}
	Edad del juego en serio	\multicolumn{2}{c}{3 $^1/_2$ a 5 $^1/_2$ años}
SEGUNDA INFANCIA (5 $^1/_2$ a 10 $^1/_2$ -12 años)	Primer cambio de configuración	\multicolumn{2}{c}{5 $^1/_2$ a 6 $^1/_2$ años}
	Niñez media	\multicolumn{2}{c}{6 $^1/_2$ a 9 años}
	Niñez tardía	\multicolumn{2}{c}{9 a 10 $^1/_2$ o 12}
JUVENTUD (10 $^1/_2$-12 a 20-21 años)		Mujeres	Hombres
	Prepubertad	10 $^1/_2$ a 13 años	12 a 14 años
	Pubertad	13 a 15 años	14 a 16 años
	Adolescencia	15 a 20 años	16 a 21 años
EDAD ADULTA (20-21 a 56-58 años)	Temprana	\multicolumn{2}{c}{20-21 a 30-32 años}
	Media	\multicolumn{2}{c}{30-32 a 42-44 años}
	Tardía	\multicolumn{2}{c}{42-44 a 56-58 años}
VEJEZ (56-58 años en adelante)	Presenectud	\multicolumn{2}{c}{56-58 a 68-70 años}
	Senectud	\multicolumn{2}{c}{68-70 años en adelante}

TABLA 10. *Grados y fases del desarrollo humano*

ción a la limpieza. || **e. del juego en serio** *(seriously play a.)* Periodo de la vida que va desde los tres años y medio a los cinco y medio, caracterizado por la seriedad (sentido de orden y norma) con que el niño se entrega a sus juegos. Se produce una objetivación de la imagen del mundo y se forman nuevos principios organizadores (de número, de tiempo, de causa-efecto, etc.). También son características la tendencia al conocimiento, incluida la curiosidad sexual, y la tendencia a la armonía afectiva y a la sociabilidad. Es el momento de iniciarle en pequeños trabajos y empezar la adecuada instrucción de la sexualidad. || **e. mental** *(mental a.)* Nivel de desarrollo de la inteligencia, que expresa el nivel de maduración mental de un individuo en comparación con el grado medio de desarrollo mental de un grupo de población de la misma edad cronológica tomado al azar. Se expresa en años de edad mental, es decir, la edad cronológica en la cual el individuo medio alcanza esa misma capacidad mental. || **e. de la obstinación** *(obstinacy a.)* Periodo de la vida que va desde los dos años y medio hasta los tres y medio, caracterizado por el desarrollo de la experiencia del yo y de los impulsos de autoafirmación que dan lugar a conductas de terquedad y explosiones de emotividad, y por la aparición de la conciencia moral. La flexibilidad en lo accesorio y la intransigencia en lo fundamental, por parte de los padres, posibilitará, por una parte, la necesaria reafirmación de su yo y, por otra, el adecuado contacto con la realidad. || **e. de orientación al mundo** *(world direction a.)* Periodo de la vida que comprende desde los dos meses de vida al primer año, caracterizado por el desarrollo de la relación con el ambiente, lo cual se manifiesta en la sonrisa, la comprensión de la expresión del rostro materno, las diferentes formas de juego, la capacidad de expresión afectiva, etc. Durante este periodo, se asientan los fundamentos de las funciones corporales y psíquicas para el desarrollo posterior. || **e. del sueño** *(sleep a.)* Periodo que comprende los dos primeros meses de la vida del niño y se caracteriza por el predominio del estado de sueño sobre el estado vigil. Al principio, el recién nacido duerme las nueve décimas partes del día y, al finalizar el primer mes, tres horas menos que al principio. Se ha considerado como una continuación de la vida intrauterina que favorece la maduración, aunque permite, ya desde la primera semana de vida, la formación paulatina de hábitos de alimentación y de sueño.

edad esquelética *(skeletal age)*
ENDOCRINOL. Grado de maduración ósea expresado cronológicamente en relación con un patrón obtenido en una población normal del mismo sexo. Habitualmente se estima en los huesos del carpo y de la mano no dominante. Constituye un dato básico en el diagnóstico de las alteraciones del crecimiento y en el establecimiento del pronóstico de talla final. ‖ **e. estatural** *(statural a.)* Edad cronológica que corresponde a la normalidad respecto de la talla de una persona determinada. ‖ **e. ósea** *(bone a.)* Ver **edad esquelética**.

edad fetal *(fetal age)*
PEDIAT. Edad del feto calculada por la longitud del mismo. Hasta los dos meses, se suele medir la longitud vértex-cóccix; a partir de esa edad, la longitud total. Una forma aproximada, pero muy sencilla, es elevar la edad en meses al cuadrado, hasta los cuatro meses, y a partir del quinto, multiplicar por cinco. Así un feto de tres meses debería tener $3 \times 3 = 9$ cm; un feto de siete meses, $7 \times 5 = 35$ cm. Ver **edad gestacional**.

edad gestacional *(gestational age)*
GINECOL. Tiempo transcurrido desde el comienzo del embarazo. La edad real debe contarse desde el momento de la fecundación, lo cual no es fácil de determinar. La fecha probable de parto se puede calcular teniendo en cuenta la fecha de la última menstruación, a la que se suman 7-10 días. A la fecha obtenida se le restan tres meses (U.R. + 7 días − 3 meses). La duración del embarazo normal es de 280 días (40 semanas o 10 meses lunares). Se denomina embarazo inmaduro al comprendido entre las semanas 20 y 27; prematuro, entre las semanas 27 y 37; a término, entre las semanas 37 y 42, y embarazo postérmino, por encima de la semana 42.

edema *(edema)*
FISIOL. m. Aumento patológico del líquido intersticial. Produce hinchazón localizada o difusa, resultante del acúmulo del componente extravascular del líquido extracelular en un determinado órgano o tejido. La causa del edema suele ser un aumento en la presión hidrostática capilar (p. ej., edemas por insuficiencia o compresión venosa, por insuficiencia cardiaca, etc.), por una disminución en la presión coloidosmótica por bajo contenido en proteínas (p. ej., edemas relacionados con nefropatías) o por un incremento en la permeabilidad capilar (p. ej., edemas debidos al contacto con irritantes o sustancias tóxicas). El edema es más pronunciado en las partes más declives y donde el tejido subcutáneo es más laxo.

edema alveolar *(alveolar edema)*
CARDIOL. El que ocupa parcialmente los alveolos pulmonares. Se produce cuando aumenta la presión en los capilares alveolares, la cual a su vez está motivada por una estasis en el corazón izquierdo. ‖ **e. cardiaco** *(cardiac e.)* Acúmulo de líquido intersticial secundario al incremento de la presión venosa y capilar que tiene lugar en la insuficiencia cardiaca congestiva. En el caso de la insuficiencia cardiaca derecha, el edema se localiza en las zonas declives de la circulación sistémica, como las extremidades inferiores (edemas maleolares, pretibiales, etc.) o la región sacra, mientras que en la insuficiencia cardiaca se manifiesta como edema pulmonar (v.). ‖ **e. cerebral** *(cerebral e.)* Edema localizado en el cerebro. Existen varios tipos desde el punto de vista etiológico, aunque los más importantes son dos: por vasodilatación y aumento de la permeabilidad del endotelio (vasogénico) o por daño celular inflamatorio (citotóxico), habitualmente como reacción a tumores, accidentes cerebrovasculares, infecciones, etc. El edema cerebral puede ser mortal al provocar la compresión de estructuras nerviosas vitales, como el tronco del encéfalo. ‖ **e. de glotis** *(glottis e.)* Inflamación edematosa de la mucosa glótica, habitualmente aguda y que condiciona una insuficiencia respiratoria aguda que puede comprometer la vida del enfermo. ‖ **e. medular** *(medullar e.)* Aumento de agua en el tejido nervioso de la médula espinal debido a un trauma, tumor, infección o inflamación inespecífica. ‖ **e. postural** *(dependent e.)* El que aparece en las partes más declives, por ejemplo, el edema maleolar cuando las piernas están más bajas que el corazón (posición sentada o en bipedestación), o bien hay una dificultad en el retorno venoso de la vena cava inferior. ‖ **e. pulmonar** *(pulmonary e.)* Acúmulo agudo o crónico de líquido extravascular en el intersticio pulmonar (edema intersticial) o en su espacio aéreo (edema intraalveolar), como consecuencia de cambios en la presión hidrostática, en la presión osmó-

tica o en la permeabilidad de los capilares pulmonares. Una de sus causas más frecuentes es el aumento de la presión capilar pulmonar, secundaria a la insuficiencia cardiaca izquierda, de la que es una de sus principales características. Su síntoma más importante es la disnea, aunque su forma de instauración brusca (edema agudo de pulmón) cursa con una dramática insuficiencia repiratoria aguda, que constituye una urgencia médica.

edema angioneurótico (*angioneurotic edema*)
OTORRIN. Manifestación alérgica que se caracteriza por la existencia de un edema importante cérvico-facial que se extiende a la laringe. También se denomina edema de Quincke (v.). El de causa hereditaria se debe a una deficiencia selectiva del inhibidor del factor C1 del complemento. || **e. de Reinke** (*Reinke's e.*) Edema que se desarrolla bajo la mucosa de la cara superior del pliegue vocal. Se asocia al abuso del tabaco y a un mal uso vocal. Tras suprimir el tabaco, se trata mediante microcirugía endoscópica y con ortofonía. De forma excepcional, degenera.

edema corneal (*corneal edema*)
OFTALMOL. Aumento patológico de la hidratación de la córnea. La causa más frecuente es postquirúrgica y suele ser reversible. En los casos severos es preciso recurrir a un trasplante de córnea. || **e. de Berlín** (*Berlin's e.*) Trastorno de la retina como consecuencia de un traumatismo contuso ocular severo. Si afecta a la zona central, puede producir una disminución de la agudeza visual. || **e. macular cistoide** (*cystoid macular e.*) Formación de quistes en forma de pétalos de flor, que aparecen en la zona de la mácula como consecuencia de procesos inflamatorios oculares y que producen disminución de la agudeza visual. || **e. macular diabético** (*macular diabetic e.*) Acúmulo de líquido, lípidos y proteínas en el espesor de la retina, como consecuencia de la pérdida de competencia de los vasos sanguíneos en el diabético. Es la causa principal de ceguera en los diabéticos y el tratamiento consiste en la aplicación focal de láser. || **e. macular quístico** (*cystoid macular e.*) Ver **edema macular cistoide**. || **e. palpebral** (*palpebral e.*) Aumento patológico de líquido en los párpados. Puede ser secundario a procesos alérgicos o infecciosos o a traumatismos. || **e. de papila** (*papilar e.*) Tumefacción de la cabeza del nervio óptico. Puede ser signo de hipertensión intracraneal y de la obstrucción del flujo venoso orbitario. Asociado a la pérdida de agudeza visual, se produce porque la presión intracraneal se transmite a la papila óptica, produciéndose una estasis venosa que lleva a isquemia del nervio óptico. En ocasiones, también se usa el término para referirse a procesos inflamatorios conocidos como neuritis, o isquémicos, como la neuropatía óptica isquémica.

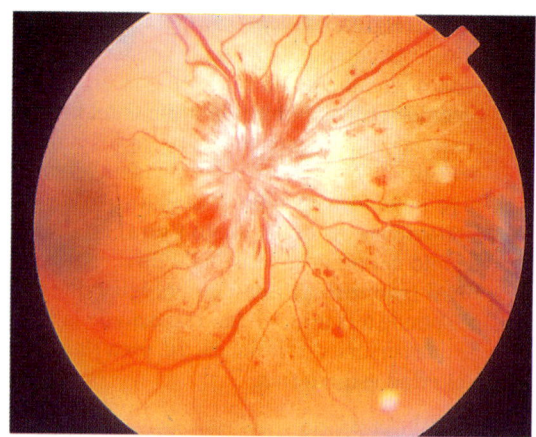

edema de papila con hemorragia

edema periorbitario (*periorbital edema*)
ENDOCRINOL. Edema palpebral que afecta a los párpados superior e inferior. Constituye una de las manifestaciones clínicas de la oftalmopatía de Graves.

edema de Quincke (*Quincke's edema*)
DERMATOL. Edema intenso de cara y párpados de origen alérgico. También recibe el nombre de urticaria gigante.

edéntulo (*edentulous*)
CIRPLÁS. adj. Edentado, desdentado, anodonto, sin dientes.

educación (*education*)
BIOÉT. Ver **formación humana**. || **e. continuada** (*continued e.*) Ver **deber de saber**. || **e. médica** (*medical e.*) Ver **deber de saber**. || **e. sanitaria** (*sanitary e.*) Labor del médico que consiste en conseguir que la población adquiera los conocimientos básicos de cuestiones sanitarias, necesarios para la prevención de enfermedades, los tratamientos en caso de urgen-

cias, la nutrición adecuada, etc. Puede proporcionarse por medio de artículos u obras de divulgación, que nunca pueden sustituir el consejo directo del médico cuando se aplica a un caso concreto. || **e. sanitaria y ética** *(sanitary e. and ethics)* Las obras de divulgación y los artículos no deben difundir falsas esperanzas. Tampoco deben hacer promoción directa ni indirecta de ningún médico o institución sanitaria concreto (ver **comercialización de la medicina**). || **e. y ética** *(ethical e.)* Ver **deber de saber**.

EEG *(EEG)*
NEUROL. Abreviatura de electroencefalograma (v.) y de electroencefalografía (v.).

efectividad *(effectiveness)*
RADIO. f. Capacidad para producir efecto o ser eficaz. Es un término estadístico que representa el grado de eficacia en la aplicación de una técnica.

efecto *(efect)*
RADIO. m. Resultado de una acción. || **e. anódico** o **de talón** *(anodic e.)* Variación de la intensidad de la radiación emitida, dependiendo del ángulo con que se emite respecto al ánodo. La intensidad del haz disminuye rápidamente desde el rayo central hasta el ánodo, debido en parte a que los rayos producidos a una pequeña profundidad del ánodo deben atravesar un mayor espesor hasta la superficie y por ello se atenúan. En consecuencia, en las imágenes radiográficas, la parte del objeto situada en el lado anódico puede aparentar una mayor capacidad de atenuación, al ser de menor energía la radiación que incide en esta zona. || **e. biológico** *(biologyc e.)* Efecto que produce la radiación ionizante sobre los seres vivos. Representa el esfuerzo de los seres vivos para controlar la energía que han absorbido, como consecuencia de la interacción con alguna radiación ionizante. Los efectos biológicos se clasifican en estocásticos y deterministas, dependiendo principalmente de la zona donde actúen. Los estocásticos son los relacionados con las alteraciones del material genético del núcleo de aquellas células que sobreviven a la acción de la radiación. Los deterministas son los que se producen como consecuencia de la interacción con el soma celular, pudiendo generar alteraciones funcionales o incluso la muerte de la célula. ||

e. Compton *(Compton e.)* Efecto de dispersión de radiación incidente. Este efecto surge de la interacción o choque entre las partículas que inciden sobre una materia y los elementos atómicos de esta. Consiste en la transmisión de parte de la energía de la partícula incidente sobre un electrón, que pasa a una capa de mayor energía o queda libre en el medio y se crea un segundo fotón con la energía sobrante del choque. || **e. de formación de pares** *(pairs formation e.)* Efecto de la interacción o choque entre las partículas que inciden sobre una materia y el núcleo atómico de esta. Consiste en la transmisión de toda la energía de la partícula incidente sobre dicho núcleo, creándose dos partículas (positrón y electrón) que se dispersan por el medio en sentidos opuestos, cada una de ellas con una energía equivalente a la mitad de la que poseía la partícula incidente. Para que este fenómeno de transformación de la energía en masa pueda producirse, la partícula incidente debe poseer una energía igual o superior a 1,022 MeV. || **e. fotoeléctrico** *(photoelectric e.)* Efecto de la interacción o choque entre la radiación que incide sobre una materia y los elementos atómicos de esta. Consiste en la transmisión de toda la energía de la radiación incidente sobre un electrón, pasando este a una capa de mayor energía o quedando libre en el medio. || **e. fotográfico** *(photographic e.)* Efecto de la radiación X, que genera un ennegrecimiento de la película radiográfica por su interacción con las sales de bromuro de plata, lo que genera un cambio químico latente que, tras el proceso de revelado, se convierte en una imagen visible. || **e. de ionización** *(ionization e.)* Ver **fenómeno de ionización**. || **e. luminiscente** *(luminiscent e.)* Ver **luminiscencia**. || **e. de magnificación** *(magnification e.)* Aumento proporcional de la imagen, respecto al objeto radiografiado, como consecuencia de la divergencia del haz de rayos X y de la distancia entre el objeto y la placa. Se puede calcular mediante la regla de los triángulos proporcionales. || **e. piezoeléctrico** *(piezoelectric e.)* Fenómeno en el que aparece una polarización eléctrica, como resultado de una deformación mecánica de cristales con ejes polares. || Propiedad de algunos materiales de deformarse o variar en tamaño o diámetro, al ser sometidos al efecto de una corriente eléctrica alterna, generando ondas de ultrasonido con su movimiento. Ver **ecografía**. ‖ **e. radiactivo** *(radiactive e.)* Efecto directo o indirecto de una radiación ionizante, al ser absorbida por moléculas importantes en la función celular (DNA, proteínas, etc.). También recibe el nombre de efecto biológico (v.). ‖ **e. de superposición** *(overposition e.)* Resultado, en la imagen, de la superposición de elementos sobre el objeto durante la realización del estudio. ‖ **e. de talón** *(heel e.)* Ver **efecto anódico**.

efecto Anrep *(Anrep effect)*
ANEST. Mecanismo intrínseco de compensación del corazón, en respuesta a incrementos agudos en la poscarga. Este efecto consigue que la reducción del volumen de latidos y el aumento de la presión telediastólica del ventrículo izquierdo resultan transitorios, volviendo todos los parámetros a valores cercanos a los basales.

efecto autocrino *(autocrine effect)*
ENDOCRINOL. Efecto que una sustancia ejerce sobre la célula que la produjo. ‖ **e. gonadal de la radioterapia** *(gonadal e. of radiation)* Daño de la espermatogénesis o insuficiencia ovárica, derivados de la exposición a la radioterapia externa. Adicionalmente, la irradiación del área hipotálamo-hipofisaria es causa de hipogonadismo hipogonadotrópico. ‖ **e. paracrino** *(paracrine e.)* Acción ejercida por una sustancia segregada por una célula sobre entornos celulares locales. ‖ **e. sobre tiroides de la radioterapia** *(thyroid e. of radiation)* La radioterapia externa se asocia con la incidencia aumentada del carcinoma tiroideo. Hay relación entre dosis e incidencia del carcinoma tiroideo, que suele ser multicéntrico y de tipo papilar. ‖ **e. Somogyi** *(Somogyi e.)* Efecto hiperglucemiante, que sigue espontáneamente a la recuperación de una crisis hipoglucémica. Está causado por la liberación de hormonas contrainsulares, como la hormona de crecimiento, el glucagón, el cortisol y las catecolaminas. Es responsable de la inestabilidad metabólica de algunos pacientes con diabetes mellitus. ‖ **e. de Wolff-Chaikoff** *(Wolff-Chaikoff's e.)* Inhibición de la función tiroidea como consecuencia de la administración excesiva de iodo. Es la base de la utilización del iodo intravenoso como tratamiento de la crisis tireo-tóxica.

efecto Bohr *(Bohr effect)*
BIOQUÍM. Relación entre el aumento en la concentración de dióxido de carbono o pH en la sangre y el descenso de afinidad de la hemoglobina por el oxígeno.

efecto citopático *(cytopathic effect)*
MICROBIOL. Daño celular causado por la infección de un virus. ‖ Efecto de la infección viral sobre el cultivo celular, visible al microscopio o por examinación visual directa. Provoca cambios en la morfología celular, lisis celular, vacuolización, formación de sincitios, formación de cuerpos de inclusión, etc. El cultivo celular en el que aparece el efecto citopático y las características de este tienen valor diagnóstico.

efecto Cushing *(Cushing triad)*
NEUROCIR. Respuesta sistémica a la hipertensión intracraneal que consiste en bradipnea, bradicardia e hipertensión arterial.

efecto Doppler *(Doppler effect)*
CARDIOL. Fenómeno descrito por el físico austriaco Johann Christian Doppler, que consiste en la percepción de una variación de la frecuencia de una onda en relación con el movimiento de su fuente. En medicina se aplica principalmente para realizar el diagnóstico mediante ultrasonidos en cardiología y angiología.

efecto fundador *(founder effect)*
GENÉT. Establecimiento de una población nueva a partir de unos pocos individuos procedentes de una población más grande. El aislamiento o las distintas presiones evolutivas hacen que tras varias generaciones el acervo génico de la nueva población sea diferente al de la población de origen.

efecto Haldane *(Haldane effect)*
PNEUMOL. Mecanismo por el que la unión del oxígeno a la hemoglobina tiende a desplazar el dióxido de carbono de la sangre. La combinación del oxígeno con la hemoglobina hace que esta se comporte como un ácido más fuerte y, por tanto, con menor tendencia a formar carbaminohemoglobina y mayor liberación de hidrogeniones, que, unidos al bicarbonato, forman ácido carbónico, el cual se disociará en CO_2 y agua.

efecto placebo *(placebo effect)*
BIOÉT. Efecto orgánico o psíquico resultado por la administración de sustancias sin efecto farma-

cológico, de tal forma que se produce una reacción neurovegetativa asociada a la sugestión que provoca la administración del producto o a algunas circunstancias anejas (apariencia de medicamento del producto, ambiente hospitalario, tensión ante una exploración, etc.). Cuando aparece con medicamentos, provoca diferencias entre la modificación comprobada y la que es imputable a la acción farmacodinámica de una droga. Son efectos reales, y no imaginaciones del paciente (ver **placebo y ética**). La existencia de este efecto obliga a la realización de ensayos doble ciego, para comprobar la efectividad de los nuevos medicamentos (ver **ensayos clínicos de medicamentos**). ‖ **e. psicológicos del aborto** (*psychological e. of abortion*) Efectos psicopatológicos que se detectan en la mujer, derivados de la realización del aborto provocado (v.). Aunque sirven de argumento médico contra su práctica, su importancia ética es muy secundaria al argumento del respeto a la vida. ‖ **e. tolerados** (*tolerated e.*) Efectos que acompañan a la acción médica. Son previstos y tolerados aunque no corresponden al efecto deseado (ver **cálculo de consecuencias**).

efecto secundario (*secundary effect*)
FARM. Efecto adverso de un medicamento, que se produce como consecuencia del mismo mecanismo que determina su efecto terapéutico.

efector (*effector*)
ANAT. m. Órgano que se encarga de ejercer una órden que proviene de un centro superior; p. ej., las motoneuronas espinales son las efectoras de los movimientos.

efector alostérico (*allosteric effector*)
BIOQUÍM. Molécula que se une a un lugar distinto del centro activo, modificando la función de la proteína a la cual está unido. También se denomina modulador alostérico.

efectora (*effector*)
INMUNOL. f. Célula que efectúa la respuesta inmunitaria, eliminando el antígeno.

efélide (*ephelis*)
DERMATOL. f. Mancha solar que aparece en la cara por la acción del sol, especialmente en sujetos de piel clara.

eferente (*efferent*)
ANAT. adj. Se dice de aquello que se aleja del centro (arterias, fibras nerviosas, etc.).

eficacia (*efficacy*)
RADIO. f. Capacidad para producir el efecto deseado. ‖ **e. biológica relativa** (*relative biologyc e.*) Ver **dosis equivalente**.

eficacia biológica (*biological efficacy*)
GENÉT. Capacidad de un organismo de sobrevivir y transmitir sus genes a la generación siguiente. En los humanos, la eficacia biológica de un genotipo es 1 (100%), si al menos dos descendientes alcanzan la edad reproductiva.

eficiencia (*efficiency*)
RADIO. f. Capacidad para realizar una función con eficacia. Ver **control del rendimiento laboral**.

efluvio telógeno (*telogen effluvium*)
DERMATOL. Caída de cabello en la fase telógeno.

EF-Ts (*EF-Ts*)
BIOQUÍM. Ver **factor de elongación**.

EF-Tu (*EF-Tu*)
BIOQUÍM. Ver **factor de elongación**.

EGF (*EGF*)
ONCOL. Siglas de las palabras inglesas *epidermal growth factor*, factor de crecimiento epidérmico, polipéptido segregado por células epiteliales y mesenquimatosas. La inadecuada regulación de la secreción de esta sustancia está implicada en el crecimiento de algunos tumores.

ego (*ego*)
PSICOL. m. Traducción habitual en inglés del término freudiano *Ich*, que en español traducimos por yo. Según S. Freud, es uno de los tres componentes de la estructura psíquica (los otros dos son el superego y el ello). El yo sería la resultante de la interacción ello-superego. Del ello proceden los impulsos instintivos y del superego, las indicaciones de tipo ético, moral, etc. El ego trata de conciliar estas dos fuerzas opuestas. Según predomine el ello o el superego, predominará el hombre salvaje, desinhibido, no neurotizado, pero poco apto para vivir en una sociedad civilizada, o el hombre civilizado, que soporta las limitaciones del superego, lo que le hacen más neurotizable. El ego organiza así, según el principio de realidad, los motivos primitivos y confusos atribuidos al ello y los motivos del superego, haciendo posible su realización satisfactoria.

egocéntrico *(egocentric)*
PSICOL. adj. Centrado en sí mismo, que manifiesta egocentrismo.

egocentrismo *(egocentrism)*
PSICOL. m. Tendencia del individuo a referirlo todo a sí mismo, con desconocimiento de los intereses de los demás. Incapaz de «descentrarse», de ver las cosas desde el punto de vista de los demás, solo puede abordar los problemas que se le plantean en función de su persona (percibe o valora las cosas en la medida en que son de alguna utilidad para su yo). Esta actitud, que es característica del pensamiento preoperacional normal en el niño de cuatro a seis años, se encuentra también en el deficiente mental y en algunos trastornos de personalidad.

egofonía *(egophony)*
PNEUMOL. f. Alteración en la auscultación pulmonar, en la que la voz del paciente se escucha temblorosa, con timbre nasal y aguda.

egoísmo *(egoism)*
PSICOL. m. Afecto excesivo de alguien para consigo mismo, anteponiendo su propia conveniencia a la de los demás.

Ehrlichia *(Ehrlichia)*
MICROBIOL. Género que agrupa a bacterias gramnegativas de la familia de las *Rickettsias,* cocoides o pleomórficas, inmóviles, parásitos intracelulares obligados de monocitos circulantes. Durante su crecimiento intracelular, estos microorganismos forman inclusiones características denominadas «mórulas». La *Ehrlichia sennetsu* (anteriormente *Rickettsia sennetsu*) es el agente causal de la ehrlichiosis humana, una enfermedad similar a la mononucleosis infecciosa, caracterizada por fiebre, linfadenopatía y linfocitosis periférica. *E. canis* es la especie causante de la ehrlichiosis canina, una enfermedad de distribución mundial, transmitida por garrapatas, cuyos síntomas más típicos son fiebre, rinorrea y anorexia.

eicosanoato *(eicosanoate, eicosanoic acid)*
BIOQUÍM. m. Ácido graso saturado de 20 átomos de carbono.

eicosanoide *(eicosanoid)*
FARM. m. Cualquier ácido graso insaturado de síntesis endógena, procedente del ácido araquidónico (ácido eicosatetraenoico). Incluye las prostaglandinas, los tromboxanos y los leucotrienos.

eicosatetraenoato *(eicosatetraenoate)*
BIOQUÍM. m. Cualquier ácido graso de 20 átomos de carbono con cinco dobles enlaces por molécula. Uno de los isómeros importantes es el ácido araquidónico, que actúa como precursor para la síntesis de las prostaglandinas, los tromboxanos y los leucotrienos.

eidético *(eidetic)*
PSICOL. adj. Se dice de la persona que posee la capacidad de visualizar clara y sensiblemente la imagen mental de algo visto con anterioridad. Es un término usado por Jaensch para caracterizar los fenómenos psíquicos que dependen de la capacidad de representación mental o la imaginación. La capacidad de formación de imágenes eidéticas es habitual en los pueblos primitivos y en la adolescencia, así como en personas dotadas de talento artístico.

eje *(axis)*
ANAT. m. Línea que pasa por el centro del cuerpo, como el eje sagital o antero-posterior, el eje transversal o el eje vertical. También se refiere a las articulaciones, que se dividen en varios tipos según los ejes de movimiento que poseen. ‖ **e. del corazón** *(heart a.)* El que viene determinado por dos puntos: el centro de la base y el del ápice del corazón. ‖ **e. sagital** *(saggital a.)* El antero-posterior comprendido en el plano sagital. ‖ **e. transversal** *(transversal a.)* El laterolateral que corresponde al plano transversal. ‖ **e. vertical** *(vertical a.)* El cefalocaudal comprendido en el plano sagital.

eje enteroinsular *(enteroinsular axis)*
ENDOCRINOL. Conjunto de hormonas secretadas por los islotes de Langerhans y la mucosa intestinal, que modulan diferentes aspectos de la fisiología del tubo digestivo y de órganos funcionalmente relacionados. La insulina, el glucagón, la somatostatina, la colecistoquinina, la motilina, el polipéptido pancreático y el polipéptido inhibidor gástrico son, entre otros, elementos constituyentes de este sistema hormonal. Poseen funciones significativas en el control de la digestión, la absorción y la motilidad intestinal, y participan en múltiples fenómenos metabólicos. ‖ **e. hipófiso-adrenal** *(pituitary-adrenal a.)* Sistema hormonal integrado por la secreción hipofisaria

de ACTH y suprarrenal de cortisol, que mantienen relaciones recíprocas a través de mecanismos de retroalimentación. La secreción de aldosterona también se encuentra regulada por la ACTH hipofisaria, formando parte también del sistema hormonal. El eje hipófiso-adrenal posee un papel relevante en la respuesta al estrés. || **e. hipófiso-gonadal** *(pituitary-gonadal a.)* Sistema hormonal integrado por la secreción de gonadotropinas hipofisarias (FSH y LH), la gametogénesis que tiene lugar en testículos y ovarios, los esteroides sexuales, como la testosterona que se produce en las células de Leydig testiculares y el estradiol y la progesterona sintetizados por las células granulosas, los tecales y el cuerpo amarillo. También participan otros péptidos de origen gonadal, como la inhibina, la activina y la folistatina. Todos los elementos se encuentran funcionalmente relacionados para mantener una adecuada dinámica secretoria en la que el patrón de pulsatilidad de las gonadotropinas es esencial para la actividad normal de este eje hormonal. || **e. hipófiso-tiroideo** *(pituitary-thyroid a.)* Sistema hormonal integrado por la secreción de TSH hipofisaria y la de hormonas tiroideas por parte del tiroides. Entre ambos componentes existen sistemas de retroalimentación bien establecidos, que posibilitan mantener las concentraciones circulantes de tiroxina y triiodotironina dentro de límites normales. || **e. hipotálamo-hipofisario** *(hypothalamic-pituitary a.)* Relación anatómica y funcional existente entre las neuronas hipotalámicas, por una parte, y la adenohipófisis y la neurohipófisis, por otra. Mientras la conexión funcional con el lóbulo anterior de la hipófisis tiene lugar a través de un nexo vascular representado por el sistema porta-hipofisario que conduce las hormonas hipotalámicas liberadoras e inhibidoras, la neurohipófisis recibe directamente las prolongaciones axónicas de los núcleos supraóptico y paraventricular que sintetizan la oxitocina y la vasopresina. Existen numerosos mecanismos de retroalimentación específicos entre las hormonas hipofisarias, periféricas e hipotalámicas. || **e. hipotálamo-hipófiso-adrenal** *(hypothalamic-pituitary-adrenal a.)* Sistema hormonal en el que se integran la secreción de CRH del hipotálamo, de ACTH hipofisaria y de cortisol por parte de la corteza suprarrenal.

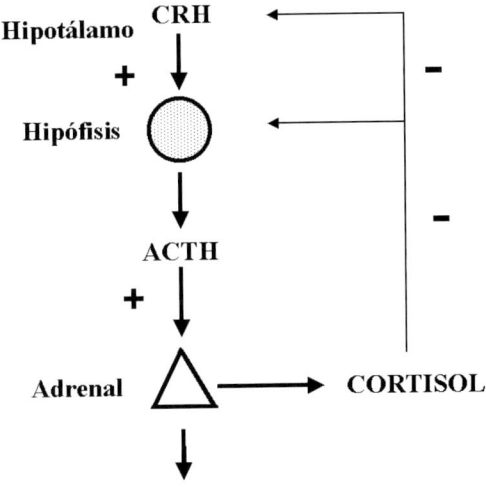

Elementos constitutivos del *eje hipotálamo-hipófiso-adrenal*

Estos elementos se interrelacionan mediante mecanismos de retroalimentación. Este eje hormonal se encuentra directamente relacionado con la respuesta al estrés. || **e. hipotálamo-hipófiso-gonadal** *(hypothalamic-pituitary-gonadal a.)* Sistema hormonal que integra al péptido hipotalámico GnRH, las gonadotropinas hipofisarias, la gametogénesis y la producción hormonal esteroidea por parte del testículo y el ovario. Posee una importancia clave en la fertilidad y en el desarrollo y mantenimiento de los caracteres sexuales secundarios. || **e. hipotálamo-hipófiso-tiroideo** *(hypothalamic-pituitary-thyroid a.)*

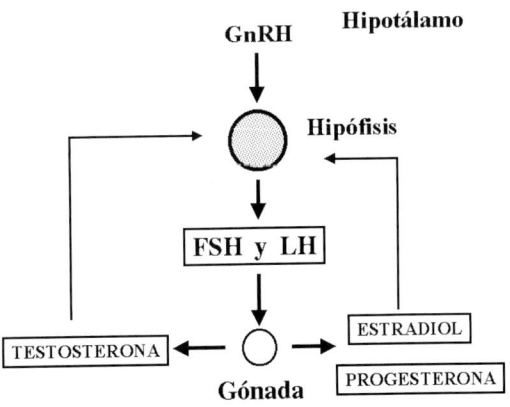

Elementos constitutivos del *eje hipotálamo-hipófiso-gonadal*

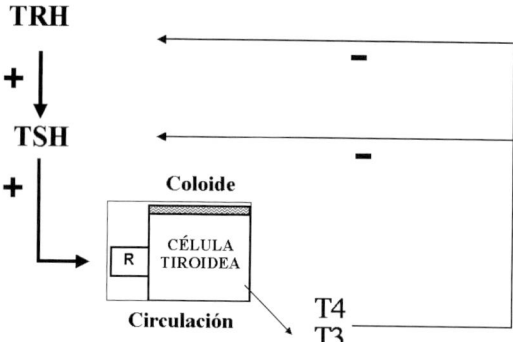

Elementos constitutivos del *eje hipotálamo-hipófiso-tiroideo*

Sistema hormonal integrado por la secreción de TRH en el hipotálamo, la de TSH por la hipófisis anterior y las hormonas tiroideas por parte del tiroides. Todos los escalones se encuentran interrelacionados por mecanismos de retroalimentación.

eje visual (*visual axis*)
OFTALMOL. Línea que se extiende desde un punto central del campo visual hasta la fóvea.

ejercicio (*exercise*)
FISIOL. m. Realización de un esfuerzo físico. En general, se refiere al movimiento muscular que exigen los trabajos manuales o la práctica de algún deporte. ‖ **e. aeróbico** (*aerobic e.*) Aquel que requiere un esfuerzo adicional por parte de los aparatos que intervienen en la oxigenación de la sangre (corazón, pulmones), para atender la demanda de O_2 de los músculos. ‖ **e. anaeróbico** (*anaerobic e.*) Ejercicio muscular de intensidad suficiente como para que se acumule ácido láctico. ‖ **e. bajo el agua** (*underwater e.*) Ejercicio que se hace con el cuerpo sumergido para facilitar los movimientos de un miembro debilitado. ‖ **e. isocinético** (*isokinetic e.*) Ejercicio activo realizado con una velocidad angular constante. ‖ **e. isométrico** (*isometric e.*) Ejercicio que consiste en vencer una resistencia estable, sin cambio en la longitud del músculo. ‖ **e. isotónico** (*isotonic e.*) Ejercicio activo en el que la contracción muscular es isotónica. ‖ **e. físico** (*physical e.*) Actividad física que se realiza habitualmente con la intención de mejorar o mantener el estado de salud. ‖ **e. pasivo** (*passive e.*) Ejercicio en el que el movimiento de las extremidades o del tronco se hace con la ayuda de otra persona o de aparatos.

ejercicio reduccionista de la medicina (*reduccionist practice of medicine*)
BIOÉT. Ejercicio de la medicina que considera al paciente solamente un organismo enfermo y su actividad, una más del sector servicios (ver **apoyo moral, comercialización de la medicina, cuidados paliativos**).

elaboración (*elaboration*)
PSICOL. f. Según Freud, proceso del trabajo del sueño, que, mediante fenómenos de aglutinación de imágenes, desplazamientos de la valencia emocional y reorganización simbólica del material, transforma los contenidos latentes del ensueño en contenidos manifiestos.

elación (*elation*)
PSICOL. f. Estado de excitación emotiva, que se caracteriza por experimentar un placer intenso, junto con un aumento de la actividad motora.

elastancia (*elastance*)
FISIOL. f. Capacidad de un tejido, deformado por una presión, para recuperar su forma inicial.

elastancia cerebral (*cerebral elastance*)
NEUROCIR. Ver **compliance cerebral**.

elastasa (*elastase*)
ANATPATOL. f. Enzima encargada de la degradación de las fibras elásticas.

elasticidad (*elasticity*)
FISIOL. f. Capacidad de volver a la posición de partida después de un estiramiento.

elastina (*elastin*)
HISTOL. f. Proteína constituida por abundantes aminoácidos de tipo glicina, prolina, desmosina e isodesmosina, que forma parte del componente amorfo de las fibras elásticas.

elastogénesis (*elastogenesis*)
HISTOL. f. Proceso de formación de las fibras elásticas, en el cual aparecen primeramente las microfibrillas o componente fibrilar y posteriormente el componente amorfo

elastosis perforante serpiginosa (*elastosis perforans serpiginosa*)
DERMATOL. Distrofia del colágeno y de las fibras elásticas, asociada al mongolismo.

elección (*choise*)
PSICOL. f. Fase de la acción voluntaria compleja, mediante la que el sujeto se decide por una de

las posibles metas tendenciales en competencia, que se convierte así en propósito-intención directriz de la conducta.

electivo (*elective*)
CIRGEN. adj. Se dice del procedimiento médico, habitualmente quirúrgico, que se realiza sin carácter de urgencia, eligiendo el momento y no forzado por la existencia de una complicación del proceso patológico que obliga a adelantar su realización. Ver **urgente**.

electrocardiografía (*electrocardiography*)
CARDIOL. f. Método diagnóstico ampliamente empleado en cardiología, que se basa en el registro gráfico de la actividad eléctrica generada por el miocardio durante el ciclo cardiaco. Esta actividad eléctrica se recoge mediante una serie de electrodos situados habitualmente en la superficie corporal y que conforman un sistema de derivaciones electrocardiográficas. La electrocardiografía es una técnica que permite detectar crecimientos de distintas cavidades cardiacas, trastornos del ritmo y de la conducción auriculoventricular e intraventricular, y alteraciones de la repolarización. Se emplea en el diagnóstico de valvulopatías, arritmias, miocardiopatías, enfermedades coronarias y muchas otras enfermedades cardiacas. ‖ **e. de esfuerzo** (*stress e.*) Conjunto de métodos para obtener registros electrocardiográficos durante la realización de ejercicio físico dosificado de creciente intensidad. Es una técnica ampliamente utilizada en el diagnóstico y seguimiento de enfermos con cardiopatía isquémica. En ocasiones, se sustituye el ejercicio físico por algún otro medio de sobrecarga del corazón, como la infusión de fármacos inotrópicos positivos.

electrocardiografía fetal (*fetal electrocardiography*)
GINECOL. Registro de la frecuencia cardiaca fetal. Se puede hacer a través de la pared abdominal de la madre o colocando un electrodo en la presentación del feto a través del cuello uterino. Esta última forma exige la rotura de la bolsa amniótica y por eso solo se utiliza durante el parto.

electrocardiógrafo (*electrocardiograph*)
CARDIOL. m. Dispositivo que registra y, en ocasiones, almacena e interpreta electrocardiogramas.

electrocardiograma (*electrocardiogram*)
CARDIOL. m. Registro gráfico obtenido por los cambios del potencial eléctrico que genera la actividad cardiaca. Ver **electrocardiografía**.

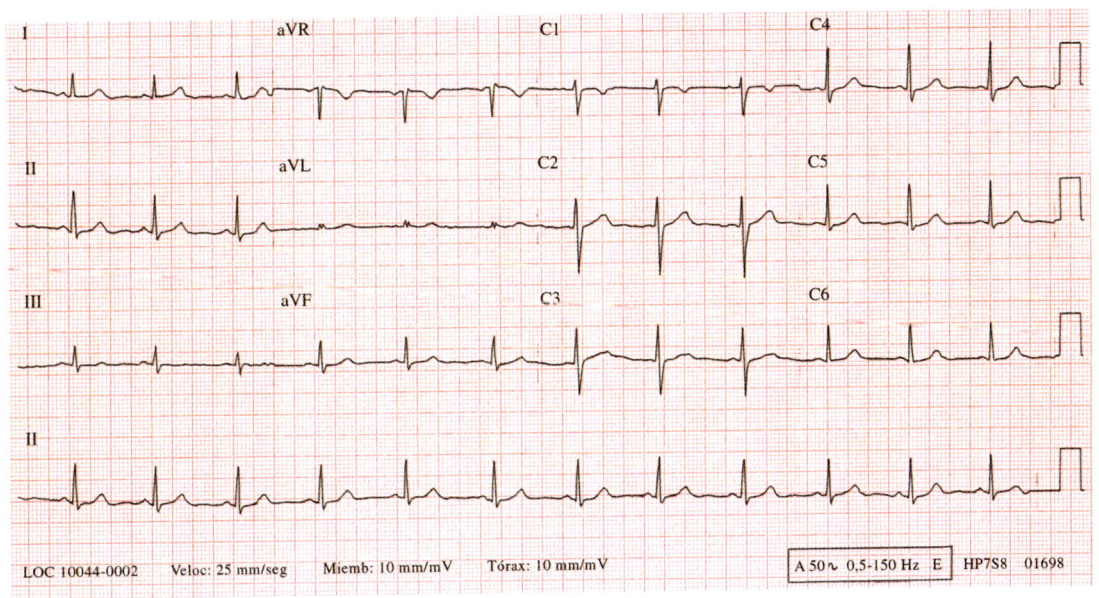

electrocardiograma convencional de 12 derivaciones

electrocauterización *(electrocauterization)*
DERMATOL. f. Aplicación de un cauterio (productor de calor) o un cáustico con fines terapéuticos.

electrochoque *(electro-shock)*
PSIQUIAT. m. Procedimiento terapéutico introducido por U. Cerletti y L. Binni (1938), que consiste en la inducción de crisis epilépticas generalizadas mediante el paso de una corriente alterna. Su aplicación se efectúa bajo los efectos de la anestesia general y de relajantes musculares. Antes del avance de la psicofarmacología, esta técnica fue aplicada prácticamente en todos los cuadros psiquiátricos. En la actualidad, está indicada en formas graves de depresión, cuadros estuporosos, catatonía y estados de excitación y agitación psicóticos.

electrocoagulación *(electrocoagulation)*
DERMATOL. f. Destrucción de un tumor al pasar por él una corriente de alta frecuencia. ‖ Taponamiento de vasos sangrantes.

electrococleografía *(electrocochleography)*
OTORRIN. f. Registro de los potenciales eléctricos cocleares después de una estimulación sonora.

electrocorticografía *(electrocorticography)*
NEUROCIR. f. Registro de electroencefalografía, que se obtiene con los electrodos colocados en el córtex cerebral, después de realizar una craneotomía.

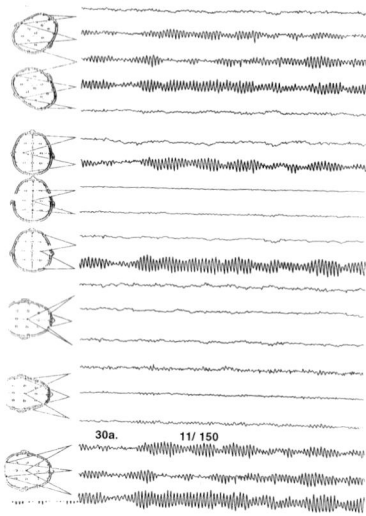

electroencefalograma normal de un adulto de 30 años, en situación de reposo y con los ojos cerrados. Se puede observar la actividad alfa de mayor amplitud en regiones occipitales

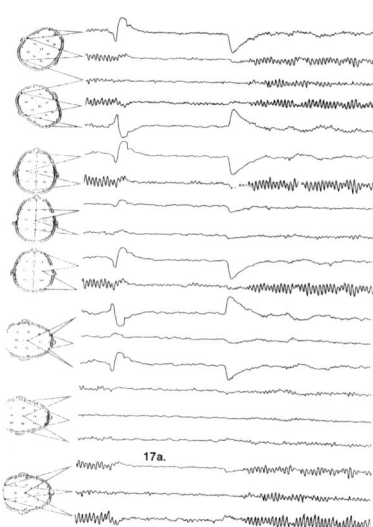

electroencefalograma normal de un adulto de 17 años durante la apertura y el cierre de los ojos. Se puede observar el bloqueo de la actividad alfa con la apertura de los ojos

electrocución *(electrocution)*
MEDLEGAL. f. Muerte real o aparente sobrevenida por una descarga de electricidad industrial.

electrodesecación *(electrodesication)*
DERMATOL. f. Electrocoagulación superficial.

electrodo *(electrode)*
FISIOL. m. Instrumento por medio del cual se transmite una corriente eléctrica de un conductor a una parte del cuerpo o a otro medio.

electroencefalografía (EEG) *(electroencephalography)*
NEUROL. f. Disciplina médica instrumental que estudia el electroencefalograma.

electroencefalógrafo *(electroencephalograph)*
NEUROL. m. Equipo electrónico utilizado para el registro de la actividad bioeléctrica cerebral.

electroencefalograma (EEG) *(electroencephalogram)*
NEUROL. f. Registro de la actividad bioeléctrica cerebral obtenido por el electroencefalógrafo mediante electrodos colocados en el cuero cabelludo. Los patrones normales de electroencefalograma son muy variables y dependen en gran medida de la edad. El electroencefalograma se utiliza para el diagnóstico y seguimiento de distintas enfermedades del sistema nervioso central, como la epilepsia, las encefalopatías metabólicas y los comas, así como del diagnóstico de la muerte cerebral.

electrofisiología (*electrophysiology*)
CARDIOL. f. Parte de la medicina que estudia la fisiología de los procesos bioeléctricos. Su principal aplicación clínica es la electrofisiología cardiaca, subespecialidad de la cardiología que se ocupa del corazón como órgano eléctrico (estudio de los potenciales cardiacos de acción, del diagnóstico y el tratamiento de las arritmias cardiacas, etc.) y la neurofisiología clínica, que hace lo propio con el sistema nervioso.

electroforesis (*electrophoresis*)
BIOQUÍM. f. Técnica que permite separar compuestos cargados eléctricamente, como las mezclas de proteínas o ácidos nucleicos, en función de su distinta movilidad en un campo eléctrico homogéneo. Las que ofrecen una mayor resolución normalmente utilizan un gel como soporte de la solución, agarosa, acrilamida o mezclas de acrilamida y agarosa. La resistencia producida por el soporte provoca que el tamaño, y no solo la carga, sea el principal determinante de la separación. ǁ **e. capilar** (*capillary e.*) Método electroforético que permite una alta resolución, basado en el uso de un tubo largo muy estrecho recubierto interiormente con la fase estacionaria. A medida que la mezcla pasa a través del tubo, los componentes van quedando retrasados de modo diferente, en función del grado de interacción con la fase estacionaria. ǁ **e. en gel de campo pulsátil** (*pulsed field gel e.*) Separación de fragmentos grandes de DNA (entre 30 kilobases y 2 megabases) en geles de agarosa sometidos alternativamente a campos eléctricos dispuestos en ángulo. ǁ **e. en gel de poliacrilamida en presencia de SDS (EGPA-SDS)** (*SDS-polyacrylamide gel e., PAGE*) Método rápido y sencillo para separar una proteína en sus subunidades y determinar sus masas moleculares relativas. Está basado en la capacidad que tiene un detergente (el SDS) para desnaturalizar las proteínas y unirse a los polipéptidos en complejos cuya relación carga/masa es constante.

electroglotografía (*laryngography*)
OTORRIN. f. Determinación en la laringe de las variaciones de la impedancia eléctrica del cuello, por el contacto de las cuerdas vocales durante la fonación.

electrogustometría (*electrogustometry*)
NEUROL. f. Exploración cuantitativa del sentido del gusto mediante la aplicación de un estímulo galvánico en la lengua.

electrólisis (*electrolysis*)
BIOQUÍM. f. Disociación o ionización de sustancias químicas producidas por la corriente eléctrica.

electrólito (*electrolyte*)
NEFROL. m. Cualquier sustancia que, en una disolución acuosa o en estado líquido (por encima de su punto de fusión), se encuentra en forma disociada, es decir, que se puede separar en partículas con carga positiva (cationes, como Na^+, K^+, Mg^+) y carga negativa (aniones, como Cl^-, CO_3H^-, COH^-, etc.). ǁ Elemento o compuesto que al disolverse en una solución se disocia en partículas con carga eléctrica llamadas iones (cationes, si tienen carga positiva, y aniones, si tienen carga negativa). Son constituyentes de los fluidos corporales y de las células del organismo, y se encargan de mantener parte de la homeostasia corporal y de diferentes funciones celulares. Ejemplo de ellos son el calcio, el sodio, el potasio y el bicarbonato.

electromagnético (*electromagnetic*)
RADIO. adj. Se dice de las radiaciones de fotones o partículas de diferentes energías que tienen en común su forma de transmisión ondulatoria y su velocidad de transmisión, que es la de la luz, variando su frecuencia (número de vibraciones por segundo). ǁ adj. Se dice del fenómeno magnético generado por un solenoide por el que circula una corriente eléctrica.

electromédica (*electromedicine*)
RADIO. adj. Se dice de la parte de la medicina o de la industria que está relacionada con el empleo de equipos electrónicos para el diagnóstico o la terapéutica.

electromiografía (*electromyography*)
NEUROL. f. Registro de la actividad eléctrica muscular mediante electrodos de superficie o electrodos monopolares o bipolares de aguja. Se utilizan para el diagnóstico y seguimiento de lesiones del sistema nervioso periférico y del músculo esquelético. También se puede utilizar para monitorizar movimientos anormales involuntarios o alteraciones centrales de la motricidad.

electromiograma

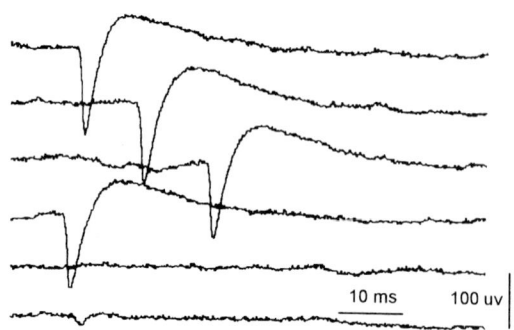

electromiograma de un músculo denervado durante el reposo muscular. Se muestran varios potenciales positivos característicos de la denervación de las fibras musculares

electromiograma *(electromyogram)*
FISIOL. f. Registro gráfico de la actividad de un músculo.

electromiograma de fibra simple *(single fiber electromyogram)*
NEUROL. Técnica basada en el registro mediante un electrodo especial de aguja de la actividad de una o varias fibras musculares. Se utiliza con el fin de determinar alteraciones de la placa neuromuscular, como en la myastenia gravis.

electrón *(electron)*
MEDNUCL. m. Partícula elemental estable con una carga eléctrica negativa de 1.60219×10^{-19} C, y una masa en reposo de 9.10956×10^{-31} kg.

electroneurografía *(electroneurography)*
NEUROL. f. Técnica neurofisiológica para determinar la velocidad de la conducción nerviosa, tanto de fibras motoras como sensitivas. Se basa en la estimulación eléctrica del nervio y en el registro de los potenciales evocados musculares, en el caso de las fibras motoras, y de los potenciales sensitivos nerviosos, en el caso de las fibras sensitivas. Su finalidad es medir el tiempo de conducción transcurrido entre el estímulo y la respuesta.

electronistagmografía *(electronistagmography)*
OFTALMOL. f. Prueba electrofisiológica que recoge el trazado de la actividad eléctrica producida por unos movimientos rápidos e involuntarios de los ojos, conocidos como nistagmos. Ver **nistagmo**.

electrooculografía *(electro-oculography)*
OFTALMOL. f. Prueba electrofisiológica que recoge las alteraciones del potencial de la retina en reposo y las producidas por el movimiento ocular o la estimulación luminosa.

electrorretinografía *(electroretinography)*
OFTALMOL. f. Prueba electrofisiológica que registra la respuesta eléctrica de la retina ante diversos estímulos luminosos.

elefantiásico *(elephantiasic)*
DERMATOL. adj. Relativo a la elefantiasis.

elefantiasis *(elephantiasis)*
DERMATOL. f. Cuadro clínico caracterizado por la presencia de edemas masivos, generalmente en las extremidades, que les confiere un aspecto similar al de las extremidades de los elefantes, debido al carácter rugoso de la piel y a los múltiples pliegues. El ejemplo más típico es la filariasis tropical, con obstrucción del flujo linfático de las extremidades. ∥ **e. nostra** *(e. nostra)* Elefantiasis de los climas templados, generalmente debida a infecciones estreptocócicas.

elefantiasis escrotal *(elephantiasis escroti)*
UROL. Enfermedad tropical parasitaria producida por la *Wuchereria bancrofti*, un nematodes cuyo ciclo se desarrolla entre el hombre y el mosquito. El mosquito hembra aspira de la sangre las larvas en su primer estadio. Estas crecen rápidamente y se desarrollan hasta su tercer estadio y son inyectadas desde las glándulas salivares al hombre por picadura. Las dos últimas fases larvarias se desarrollan en los ganglios linfáticos y son responsables de la sintomatología y de la inflamación local. Las filarias adultas viven preferentemente en los grandes vasos linfáticos y más raramente en los capilares linfáticos distendidos o en los sinusoides de los ganglios linfáticos. Tienen especial predilección por los vasos periaórticos, ilíacos, inguinales e intraescrotales. La elefantiasis escrotal es una consecuencia poco frecuente de la infección por filaria y exclusivamente debido a ella. La cirugía es el tratamiento más eficaz.

elemento *(element)*
BIOQUÍM. m. Parte de un todo. ∥ Sustancia simple constituida por átomos, que no se pueden descomponer por procedimientos químicos.

elemento estrogénico de respuesta *(selective estrogen receptor modulator)*
ENDOCRINOL. Cualquier esteroide que induce efectos estrogénicos a nivel óseo y del metabolismo lipídico, antagonizando los posibles efectos deletéreos que los estrógenos ejercen en el aparato reproductor. Tanto el tamoxifeno como el raloxifeno son ejemplos de este tipo de compuestos.

eleuterofobia *(eleuterophobia)*
PSIQUIAT. Ver **fobia**.

elevador *(levator)*
ANAT. m. Músculo que tiene como misión tirar hacia arriba de una formación. ‖ **e. del ano** *(l. ani)* Músculo perineal que se extiende desde el pubis y la fascia obturatriz hacia el ano. Se distinguen en él tres porciones: la pubococcígea, la puborrectal y la puboprostática. ‖ **e. del labio superior** *(l. labii superioris)* El que se origina en la proximidad del agujero infraorbitario y se inserta en el labio superior. ‖ **e. del párpado superior** *(l. palpebrae superioris)* El que se origina en el fondo de la cavidad orbitaria, encima del agujero óptico y su inserción en el párpado superior. Su lesión da lugar a la ptosis palpebral.

ELF *(ELF)*
ONCOL. Siglas del régimen poliquimioterápico que consta de etopósido, ácido folínico y 5-fluoruracilo, empleado para el tratamiento del carcinoma gástrico.

eliptocitosis *(elliptocytosis)*
HEMATOL. f. Anomalía leve de la sangre, caracterizada por el aumento del número de hematíes elípticos. La sangre normal contiene menos del 15% de ese tipo de eritrocitos, y se producen aumentos moderados en diversas formas de anemias, como las megaloblásticas, las ferropénicas y las talasemias, y en un trastorno congénito raro, la eliptocitosis hereditaria, que puede asociarse o no con la anemia hemolítica.

ELISA *(ELISA)*
INMUNOL. Siglas del inglés *enzyme-linked immunosorbent assay,* ensayo inmunoabsorbente ligado a una enzima, método de determinación inmunológica en donde la reacción entre el antígeno y el anticuerpo se detecta por medio de la determinación espectrofotométrica de la acción de una enzima que va ligada al antígeno o al anticuerpo. Es una técnica ampliamente empleada en la determinación de hormonas, proteínas o medicamentos, más barata, sencilla y de similar eficacia que el radioinmunoensayo. También se denomina enzimoinmunoanálisis o enzimoinmunoensayo.

ello *(id)*
PSICOL. m. En la teoría freudiana, parte originaria y más primitiva de la personalidad, fuente inconsciente de los deseos no estructurados y de los impulsos, que se rige por el principio del placer.

elurofobia *(elurophobia)*
PSIQUIAT. Ver **fobia**.

emasculación *(emasculation, castration)*
MEDLEGAL. f. Ablación completa de los testículos y el pene; castración, capadura.

embalsamamiento *(embalming)*
MEDLEGAL. m. Procedimiento técnico para conservar los cadáveres y evitar su putrefacción. El nombre procede de que en algunas culturas de la Antigüedad la conservación se hacía mediante el empleo de bálsamos, resinas u otros compuestos aromáticos. Actualmente se utilizan antisépticos como el formaldehído o el cloruro de zinc, que se inyectan por vía intraarterial o también en las masas musculares y en las cavidades naturales. El método ideado por Ara, de excelentes resultados aunque muy laborioso y caro, consiste en la inclusión del cadáver en parafina, siguiendo los mismos pasos que emplea la técnica histológica.

embarazo *(pregnancy)*
GINECOL. f. Gravidez, gestación, preñez. Situación en la que se encuentra la mujer desde la concepción hasta el parto. El embarazo normal tiene una duración de 280 días (10 meses lunares). ‖ **e. ectópico** *(ectopic p.)* Implantación del embrión fuera de la cavidad endometrial. El embarazo ectópico más frecuente aparece en el conducto tubárico, aunque también puede implantarse en el ovario y secundariamente en la cavidad peritoneal (embarazo abdominal); otra localización poco frecuente es el conducto endocervical (embarazo cervical). El embarazo ectópico tiene muy mal pronóstico y termina siempre con la ruptura de la cavidad en la que se asienta; cursa con hemorragia y provoca la muerte embrionaria o fetal. El tratamiento debe ser quirúrgico. En el momento actual, el embarazo ectópico tubárico suele tratarse mediante laparoscopia.

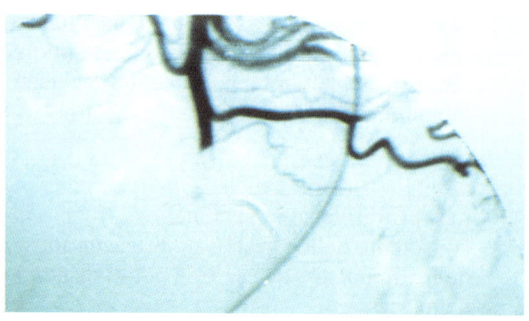

embolectomía mesentérica. Arteriografía de la arteria mesentérica superior en la que se observa obstrucción completa más allá de las primeras ramas yeyunales y de la arteria cólica media, característico de la embolia mesentérica

embolectomía *(embolectomy)*
CARDIOL. f. Extracción quirúrgica, directa o indirecta, mediante la introducción retrógrada de un balón de Fogarty, de un émbolo alojado en una arteria.

embolectomía *(embolectomy)*
CIRGEN. f. Extracción quirúrgica de un émbolo (coágulo que habitualmente se forma en el corazón) alojado en una arteria periférica (en orden de frecuencia: extremidades inferiores, cerebrales, extremidades superiores y arteria mesentérica superior) o en una vena de las extremidades inferiores, cava inferior, ilíacas o arteria pulmonar (trombectomía), abriendo el vaso y cerrándolo después con sutura vascular. Ver **embolia, isquemia.** ‖ **e. mesentérica** *(mesenteric artery e.)* Extracción quirúrgica de un émbolo formado en el corazón y que obstruye la arteria mesentérica superior, causando un cuadro de isquemia que afecta al intestino delgado y/o al colon. Ver **embolia arterial, infarto intestinal.**

embolia *(embolism)*
CARDIOL. f. Oclusión aguda de la luz de un vaso sanguíneo, generalmente una arteria, por un coágulo u otro cuerpo extraño transportado por el sistema circulatorio. Provoca síntomas dependiendo de la magnitud de la falta de aporte sanguíneo y del órgano afectado. ‖ **e. arterial** *(arterial e.)* Embolia que afecta a una arteria. ‖ **e. cerebral** *(cerebral e.)* Embolia de una arteria cerebral. Es una causa frecuente de accidente cerebrovascular. ‖ **e. coronaria** *(coronary e.)* Embolia de una arteria coronaria. Es causa poco frecuente de una cardiopatía isquémica, que puede provocar infarto agudo de miocardio. ‖ **e. gaseosa** *(air e.)* Embolia provocada por burbujas de gas libre que entran en el torrente circulatorio después de producirse algún traumatismo, aplicar procedimientos quirúrgicos, descompresión, etc. ‖ **e. grasa** *(fat e.)* Embolia debida a pequeñas gotas de grasa, como consecuencia de traumatismos, quemaduras, lesiones por aplastamiento, fracturas óseas, etc. ‖ **e. paradójica** *(paradoxical e.)* Oclusión de una arteria de la circulación sistémica por un émbolo originado en el sistema venoso sistémico, que generalmente llega al sistema arterial sistémico a través de un cortocircuito derecha-izquierda, habitualmente un foramen oval permeable o una comunicación interauricular o interventricular. ‖ **e. pulmonar** *(pulmonary e.)* Oclusión aguda de una arteria pulmonar o de una de sus ramas. El origen del émbolo suele ser el sistema venoso sistémico, habitualmente la vena cava o las venas de la pelvis y de las extremidades inferiores. Afecta con mayor frecuencia a personas encamadas, especialmente durante estados postoperatorios o postraumáticos, o a pacientes con coagulopatías. Suele provocar una clínica de mayor o menor grado de insuficiencia respiratoria, con cor pulmonale agudo e incluso *shock* y muerte. En ocasiones, pequeñas embolias pulmonares repetitivas, prácticamente asintomáticas, pueden debutar con clínica de hipertensión arterial pulmonar por aumento de las resistencias vasculares pulmonares. ‖ **e. séptica** *(septical e.)* Embolia provocada por material que contiene agentes patógenos.

embolia de la arteria central de la retina *(retinal central artery embolism)*
OFTALMOL. Ver **obstrucción de la arteria central de la retina.**

embolia cutis medicamentosa *(embolia cutis medicamentosa)*
DERMATOL. Gangrena cutánea producida por medicamentos.

embolización *(embolization)*
ANATPATOL. f. Proceso de convertirse en émbolo. ‖ Introducción con ánimo terapéutico de diferentes sustancias en el torrente sanguíneo, para ocluir vasos con el objeto de detener hemorragias o desfuncionalizar un órgano o una estructura, p. ej., los tumores malignos. ‖ **e. percutánea**

(percutaneous e.) Embolización producida a través de catéteres introducidos por vía percutánea.

émbolo *(embolus)*
ANATPATOL. m. Cualquier sustancia o estructura que, arrastrada por la corriente sanguínea, puede dar lugar a la oclusión de un vaso.

embotamiento *(dullness)*
PSICOL. m. Ausencia temporal de la reacción a estímulos de intensidad normal, que da lugar a un funcionamiento psíquico amortiguado e insuficiente en sus reacciones ante los estímulos ambientales. ‖ **e. afectivo** *(emotional d.)* Trastorno caracterizado por la ausencia de reacciones afectivas significativas, incluso ante circunstancias biográficas de trascendencia para el individuo. Se produce típicamente en la psicosis esquizofrénica, pero también puede deberse a alteraciones psíquicas derivadas de la edad, a una enfermedad o a acontecimientos vitales graves.

embriaguez *(inebriation)*
PSICOL. f. Conjunto de fenómenos psíquicos y físicos característicos de la intoxicación aguda por determinadas sustancias (alcohol, barbitúricos, benzodiacepinas, derivados del benzol, etc.), con especial efecto sobre el sistema nervioso central. El cuadro clínico evoluciona según tres fases típicas: 1) fase de excitación, con semiconsciencia, locuacidad o tristeza y disminución de la capacidad crítica; 2) fase de ebriedad, con exaltación, liberación de los impulsos, perturbación de la inteligencia, incoherencia del lenguaje, trastornos sensoriales (diplopía) y del equilibrio, y algunas veces delirio; 3) fase comatosa caracterizada por sueño profundo, sudoración profusa, inercia e inconsciencia. Sus repercusiones, desde el punto de vista de la psiquiatría forense, son de gran trascendencia, tanto por ser un factor importante de agresividad y accidentalidad, como por producir alteraciones psicobiológicas, que pueden modificar la imputabilidad de los actos realizados en dicho estado.

embriología *(embriology)*
ANAT. f. Ciencia biológica que estudia el desarrollo del ser desde la fertilización hasta el nacimiento. ‖ **e. comparada** *(comparative e.)* La que estudia la ontogenia de las diversas especies poniendo en relación sus semejanzas y disparidades. ‖ **e. descriptiva** *(descriptive e.)* La que emplea para el estudio del desarrollo embrionario la observación macro y microscópica en los distintos periodos de la ontogenia. ‖ **e. experimental** *(experimental e.)* La que estudia el desarrollo ontogénico valiéndose de técnicas experimentales, mediante marcajes celulares, trasplantes, modificaciones del medio en que se desarrolla el embrión, etc.

embriólogo *(embryologist)*
ANAT. m. y f. Experto e investigador en embriología.

embrioma *(embryoma)*
ANATPATOL. m. Teratoma maduro.

embrión *(embryo)*
ANAT. m. Organismo en sus fases iniciales del desarrollo. En embriología humana, se suele considerar como periodo embrionario el comprendido desde la implantación del blastocisto en la mucosa uterina hasta la octava semana. A partir de este momento el nuevo ser se denomina feto.

embriopatía *(embropathia)*
GINECOL. f. Afección del embrión que tiene como consecuencia la alteración de su desarrollo, manifestándose clínicamente durante el embarazo o al nacer. Los agentes etiológicos de las embriopatías son muy diversos (infecciones, enfermedades metabólicas, fármacos, tóxicos como el alcohol).

embriopatía rubeólica *(rubeola embryopathy)*
PEDIAT. Conjunto de malformaciones fetales provocadas por el virus de la rubeola cuando infectó a la madre en el periodo de organogénesis. Suele afectar sobre todo al corazón y al cristalino (catarata rubeólica).

embriotoxon *(embryotoxon)*
OFTALMOL. m. Opacidad corneal profunda congénita, situada junto al límite entre la esclera y la córnea. ‖ **e. posterior** *(posterior e.)* Disgenesia muy frecuente, sin repercusión visual, que consiste en la presencia de una banda prominente blanca (línea de Schwalbe) en el ángulo de la cámara anterior del ojo.

emergentismo *(emergentism)*
BIOÉT. m. Teoría que, en su faceta antropológica, atribuye la inteligencia, la voluntad y los fenómenos psíquicos a una acumulación de fenómenos neuronales, analizables exclusivamente con el método científico hipotético-deductivo. Consecuentemente, deduce que nuestra ignorancia científica sobre el psiquismo humano es simple falta de desarrollo de

nuestros conocimientos neurofisiológicos. La filosofía analítica ha vuelto a demostrar recientemente lo que ya defendió la filosofía clásica: los fenómenos psíquicos son irreductibles a lo orgánico o material.

emesis *(vomit)*
ONCOL. f. Acción de vomitar.

emesis gravídica *(gravidarum vomit)*
GINECOL. Vómitos producidos por el embarazo. Afectan a un gran número de gestantes (un 65%) en el primer trimestre y desaparece casi siempre al final del tercer mes del embarazo.

emético *(emetic)*
ONCOL. adj. Que desencadena el vómito.

emetropía *(emetropia)*
OFTALMOL. f. Estado ocular en el que no existe ningún defecto de enfoque.

EMG *(EMG)*
NEUROL. Acrónimo de electromiografía.

eminencia *(eminentia)*
ANAT. f. Parte saliente de una superficie.

eminencia media *(median eminence)*
ENDOCRINOL. Zona del hipotálamo que se encuentra en contacto con el tallo hipofisario, donde tiene lugar la interacción entre diversas hormonas hipotalámicas estimuladoras e inhibidoras, que modulan la función antehipofisaria.

emisión *(emission)*
MEDNUCL. f. Liberación o secreción de algo (partículas, encimas, etc.). Hay emisión de partículas o fotones del núcleo de un átomo cuando este experimenta un proceso radiactivo.

emmet *(desgarro)*
GINECOL. m. Lesión del cuello uterino que se produce con gran frecuencia durante el parto o después de un legrado por aborto.

emoción *(emotion)*
PSICOL. f. Sentimiento afectivo, originado normalmente por una situación, un pensamiento o una imagen, que transforma de un modo momentáneo pero brusco el estado psicofísico del individuo. Se experimenta subjetivamente con una determinada sensación y valencia afectiva (de agrado o desagrado) y se manifiesta por conductas observables (huida, aproximación, etc.) y cambios fisiológicos en la actividad del sistema endocrino y del sistema nervioso autónomo (simpático y parasimpático). ‖ **e. expresada** *(expressed e.)* Conjunto de reacciones (comentarios críticos y ambiente de desagrado) del entorno familiar de un paciente con esquizofrenia, que puede desencadenar una recaída. Se sabe que un clima emocional negativo, particularmente en el momento del retorno al hogar después de un tratamiento hospitalario, provoca recaídas a pesar del tratamiento neuroléptico.

emoliente *(emollient)*
DERMATOL. adj. Que relaja o ablanda las partes inflamadas. ‖ Medicamento que tiene esta propiedad.

emotividad *(emotivity)*
PSICOL. f. Grado en que se emociona una persona por las impresiones recibidas. Mayor o menor facilidad de emocionarse, de verse afectado por hechos habitualmente insignificantes.

empalamiento *(impaling)*
MEDLEGAL. m. Clavar a alguien algún instrumento puntiagudo o atravesarle con él. Fue empleado como medio de ejecutar la pena capital.

empalme alternativo *(alternative splicing)*
BIOQUÍM. Generación de distintos transcritos de RNA maduros a partir de un mismo gen, obtenidos mediante la deleción de uno o varios exones en los procesos de corte y empalme, que tienen lugar en la maduración del RNA. El empalme alternativo ocurre en el RNA, que codifica para muchas proteínas, de modo que alternando los exones utilizados pueden generarse un conjunto de proteínas relacionadas que a menudo se expresan de modo diferencial a lo largo del desarrollo o en distintos tejidos. ‖ **e. alternativo de RNA** *(alternative RNA s.)* Proceso que ocurre en las células eucariotas, en el que se eliminan los intrones del RNA inmaduro mediante procesos de corte y empalme en los sitios de unión exón-intrón. Ver **snRNP**.

empatía *(empathy)*
BIOÉT. f. Término que se emplea desde el siglo XVIII para referirse a la sintonía afectiva que establece la amistad terapéutica (v.) con el paciente. Sería el conocimiento intuitivo del sentido de los sentimientos, las emociones y la conducta de otra persona, la capacidad de experimentar en uno mismo los sentimientos e ideas de otra persona, de ponerse uno en el lugar del otro, de comprender a las personas desde su marco de referencia más que desde el de uno

mismo. Es una de las habilidades sociales que la psicología actual engloba dentro de las destrezas denominadas *role-taking*. En medicina, supone la capacidad de sintonizar con las vivencias del paciente, de ponerse en su lugar para adoptar sus puntos de vista y comprender objetivamente sus sentimientos y sus conductas. Es una de las cualidades más importantes que debe tener el clínico, ya que fomenta la confianza y esperanza del enfermo, mejorando la relación médico-paciente y el cumplimiento y la efectividad del tratamiento. En psicoterapia, supone la actitud esforzada del terapeuta por apreciar y comunicar al paciente la comprensión de los sentimientos y significados que expresa. Significa entrar en el mundo perceptual del paciente y entenderlo tal como este lo entiende. Esta comprensión de la vivencia del paciente, además de la sensación de sentirse comprendido, fomenta también su integración. Junto con la calidez o aceptación incondicional y la autenticidad, constituye una de las características del estilo interactivo de un entrevistador que contribuye más directamente al éxito de la psicoterapia.

emperipolesis *(emperipolesis)*
ANAT.PATOL. f. Capacidad de algunas células para penetrar en el citoplasma de otras, generalmente de carácter macrofágico; p. ej., los linfocitos.

empiema *(empyema)*
PNEUMOL. f. Presencia de pus en la cavidad pleural por sobreinfección del líquido pleural.

empiema epidural *(epidural empiema)*
NEUROCIR. Ver **abscesos epidurales**. || **e. subdural** *(subdural e.)* Ver **abscesos subdurales**.

emulsión *(emulsion)*
RADIO. f. Líquido que mantiene en suspensión una sustancia insoluble mediante un cuerpo viscoso emulsionante. || **e. fotográfica** *(photographic e.)* Mezcla que contiene haluros de plata en una suspensión de gelatina tratada con diversos aditivos y que forma una capa o película muy sensible a la luz, apoyada sobre una base transparente y recubierta por otra capa de gelatina.

ENA *(ENA)*
NEFROL. Siglas inglesas de *extractable nuclear antigens*, antígenos nucleares extraíbles, que son los que se extraen del núcleo celular mediante soluciones salinas isotónicas (ribonucleoproteínas, Sm, etc.). Algunos pacientes con lupus eritematoso sistémico y otras conectivopatías presentan anticuerpos a dicho antígeno (anticuerpos anti-ENA). Se detectan por inmunofluorescencia indirecta y tienen un típico patrón moteado. Los anticuerpos anti-ENA se pueden evaluar también por doble inmunodifusión, contrainmunoelectroforesis, hemaglutinación y técnicas de ELISA.

enajenación *(alienation)*
PSICOL. f. Desprenderse de algo, de sí mismo. || **e. mental** *(mental a.)* Etimológicamente, situación mental de estar fuera de sí, ajeno a sí mismo, perturbado en el uso de la razón. Aunque puede entenderse como equivalente a una enfermedad mental o psíquica, para que esta sea considerada como enajenación (que está reconocida como circunstancia eximente por el Código Penal español), es fundamental que implique una anulación de las bases psicobiológicas de la imputabilidad, es decir, de la inteligencia y de la voluntad, que son las funciones psíquicas que permiten comprender la realidad, el alcance de los actos y decidir libremente sobre su ejecución.

enalapril *(enalapril)*
ENDOCRINOL. m. Fármaco con efecto inhibidor de la enzima convertidora de angiotensina. Se emplea terapéuticamente como antihipertensivo. Arterial y en el tratamiento de la insuficiencia cardiaca.

enanismo *(dwarfism)*
ANAT. m. Defecto del crecimiento, cuyo origen es genético o está motivado por una disminución de la secreción hipofisaria de la hormona de crecimiento. También puede provocarlo una dieta inadecuada. || **e. condrodistrófico** *(chondrodystrophic d.)* Enanismo producido por la alteración del cartílago de crecimiento de los huesos largos.

enanismo hipofisario *(pituitary dwarfism)*
ENDOCRINOL. Talla inferior a la normal como consecuencia de la deficiente secreción de la hormona del crecimiento. Cursa con desarrollo armónico y puede asociarse a otras deficiencias hormonales hipotalámicas o hipofisarias, si bien en la mayoría de los casos la etiología responsable es la deficiencia hipotalámica de la hormona liberadora de la hormona de crecimiento. Se trata con hormona de crecimiento humana de origen recombinante.

enano *(dwarf)*
ANAT. m. Individuo de tamaño pequeño. En unos casos el desarrollo corporal es armónico, como sucede cuando tiene un origen genético o hipofisiario, y en otros hay una desproporción entre el crecimiento del tronco y el de las extremidades. Es el caso de los enanos por condrodistrofia, en los que la cabeza y el tronco presentan un desarrollo prácticamente normal, mientras que las extremidades son muy cortas.

enantema *(enanthema)*
DERMATOL. f. Erupción de una superficie mucosa, generalmente en la boca y la faringe.

enantiómero *(enantiomer)*
BIOQUÍM. m. Cualquiera de los miembros de un par de estereoisómeros cuyas moléculas son imágenes especulares una de otra y, por tanto, no superponibles.

encapsulado *(encapsulated)*
RADIO. adj. Que está contenido por una capa de tejido.

encarnizamiento *(overzealousness)*
BIOÉT. m. Aplicación de medidas terapéuticas excesivas. ‖ **e. terapéutico** *(therapeutic o.)* Utilización de terapias que no pueden curar al paciente, sino simplemente prolongan su vida en condiciones penosas (ver **tratamiento desproporcionado**). Es éticamente incorrecto y, además, produce una visión errónea de lo que la medicina puede aportar a los últimos momentos de un paciente (ver **apoyo moral, cuidados paliativos**).

encefalina *(enkephalin)*
HISTOL. f. Pentapéptido opiáceo liberado por el sistema nervioso, con función depresora de las neuronas del sistema nervioso central. Actúa también contra el dolor y tiene un efecto analgésico. Las encefalinas se localizan en el sistema nervioso central (hipófisis, cerebro), en el periférico, en la médula suprarrenal y en el tracto gastrointestinal.

encefalitis *(encephalitis)*
ANAT. f. Inflamación del encéfalo.

encefalitis alérgica experimental *(experimentall allergic encephalitis)*
NEUROL. Encefalitis experimental provocada por la inyección en el animal de experimentación de la proteína básica de la mielina. Es el equivalente experimental a la encefalomielitis aguda diseminada. ‖ **e. letárgica** *(e. lethargica)* Encefalitis viral que produjo una pandemia entre los años 1916 y 1927, provocando como secuelas parkinson postencefalíticos.

encéfalo *(encephalon)*
ANAT. m. Parte del sistema nervioso central alojada en la cavidad craneana. Comprende el cerebro, el cerebelo y el tronco del encéfalo.

encefalocele *(encephalocele)*
NEUROL. m. Malformación congénita, que se caracteriza por la protrusión de una porción de masa encefálica fuera del estuche craneal, a través de un defecto óseo, con frecuencia aprovechando una fontanela o una sutura. En general, el encefalocele está envuelto por las meninges y por la piel.

encefalograma *(encephalogram)*
FISIOL. Ver **electroencefalograma**.

encefalomeningocistocele *(encephalomeningocystocele)*
NEUROCIR. m. Herniación extracraneal de tejido encefálico a través de un defecto de cierre de la línea media. Contiene meninges, LCR y plexo coroideo.

encefalomielitis *(encephalomyelitis)*
NEUROL. f. Inflamación del encéfalo y de la médula. ‖ **e. aguda diseminada** *(acute disseminated e.)* Enfermedad desmielinizante aguda, que afecta mayormente a los niños, caracterizada por la presencia de numerosos focos de desmielinización extendidos por todo el cerebro y la médula espinal. Aunque su etiopatogenia es desconocida, probablemente sea motivado por una infección viral.

encefalomiopatía *(encephalomyopathy)*
NEUROL. f. Enfermedad que afecta al encéfalo y, secundariamente, a los músculos. ‖ **e. mitocondrial** *(mitochondrial e.)* Enfermedad neurológica que cursa con miopatía y alteraciones del sistema nervioso central, debida a alteraciones hereditarias en las mitocondrias. Se pueden distinguir tres síndromes principales que asocian en distinta medida mioclonias, epilepsia, retinitis pigmentaria, miopatía y otros signos neurológicos.

encefalopatía *(encephalopathy)*
NEUROL. f. Cualquier alteración de la estructura o función del sistema nervioso central. ‖ **e. espongiforme** *(spongiform e.)* Cualquiera de las enfermedades neurológicas que tienen en común la pérdida neuronal y la espongiosis del

sistema nervioso. Se deben a una infección con proteínas priónicas mutadas, y clínicamente se caracterizan por demencia, mioclonias y otros signos neurológicos. Se distinguen, dentro de este grupo, la enfermedad de Creutzfeldt-Jakob y el insomnio familiar fatal, entre otras. ‖ **e. hepática** (*hepatic e.*) Encefalopatía motivada por una insuficiencia hepática y debida a la intoxicación por derivados del amoniaco. La sintomatología comprende desde la confusión discreta al coma. Son características las ondas trifásicas lentas en el electroencefalograma. ‖ **e. metabólica** (*metabolic e.*) Encefalopatía causada por diversas alteraciones metabólicas, entre ellas las encefalopatías hepática y urémica. ‖ **e. postanóxica** (*postanoxic e.*) Conjunto de trastornos neurológicos provocados por anoxia cerebral. Una variedad es la *encefalopatía postanóxica tardía*, que se caracteriza por la desmielinización masiva del sistema nervioso central al cabo de unas tres semanas de haber sufrido un episodio anóxico. ‖ **e. urémica** (*uremic e.*) Encefalopatía debida a la insuficiencia renal. ‖ **e. de Wernicke** (*Wernicke's e.*) Ver **síndrome de Wernicke-Korsakoff**.

encefalopatía arteriosclerótica (*atherosclerotic encephalopathy*)
ENDOCRINOL. Alteración estructural y funcional del tejido cerebral, derivada de la ateromatosis de la circulación cerebral. Puede cursar con alteraciones motoras y cognitivas.

encefalopatía de diálisis (*dialysis encephalopathy*)
NEFROL. Cuadro neurológico típico de los pacientes en diálisis por exposición prolongada al aluminio (peristencia de niveles séricos elevados de aluminio, alteraciones electroencefalográficas características, etc.). En la fase precoz se caracteriza por el trastorno intermitente del habla y la dispraxia, que evolucionan a la fase tardía en la que los trastornos del lenguaje son permanentes, asociados a apraxia, asterixis, mioclonías, convulsiones, cambios de personalidad y demencia completa (demencia dialítica). ‖ **e. hipertensiva** (*hypertensive e.*) Afectación cerebral difusa en pacientes con hipertensión arterial severa o maligna, que remite o es reversible tras controlar la tensión arterial. Se caracteriza por cefalea, visión borrosa, confusión, somnolencia, a veces crisis convulsivas generalizadas o ceguera cortical. En la exploración se detectan alteraciones mentales, disminución del nivel de conciencia, edema de papila, hemorragias y exudados retinianos, hipertensión arterial severa y ausencia de signos de focalidad neurológica. Se asocia a la elevación de la urea y de la creatinina en sangre.

encefalopatía multiquística (*multicystic encephalopathy*)
NEUROCIR. Enfermedad que se caracteriza porque el cerebro presenta múltiples cavidades quísticas en la sustancia blanca y el córtex, rellenas de LCR y separadas por tabiques gliales cicatriciales. Suele haber un antecedente de isquemia anóxica o sepsis perinatal.

encía (*gingiva*)
ANAT. f. Parte blanda que recubre el borde libre de la mandíbula y del maxilar. Está formada por la mucosa gingival y el tejido fibroso, que sirve como anclaje en el hueso.

encondroma (*enchondroma*)
ORTOP. m. Tumor del tejido cartilaginoso, que se desarrolla en el interior de un hueso.

encopresis (*encopresis*)
PSIQUIAT. f. Incontinencia fecal. ‖ **e. no orgánica** (*non organic e.*) Trastorno mental y del comportamiento que con frecuencia se inicia en la infancia. Se caracteriza por la presencia reiterada de deposiciones, voluntarias o involuntarias, de heces de consistencia normal o anormal, en lugares no adecuados para este propósito, de acuerdo con las pautas socioculturales propias del lugar. Puede tratarse de la continuidad de una incontinencia fisiológica infantil, aparecer tras la adquisición del control de esfínteres o existir aun con un control adecuado de esfínteres.

encuadre (*framing*)
PSICOL. m. Técnica directiva, de intervención verbal durante la entrevista, en la que el terapeuta trata de predisponer al paciente para que considere una situación o suceso desde una perspectiva determinada. Por lo general, se trata de motivar al paciente para que permanezca en la situación de entrevista, o se someta a un tratamiento concreto, o para ayudarle a comprender los objetivos generales y específicos del tratamiento.

endarterectomía (*endarterectomy*)
CARDIOL. f. Resección quirúrgica de la túnica interna de una arteria, generalmente con el objeto

de liberar al vaso de una lesión aterosclerótica o de un trombo (tromboendarterctomía).

endarteritis *(endarteritis)*
CARDIOL. f. Inflamación de la túnica interna de las arterias.

endemia *(endemia)*
MICROBIOL. Enfermedad, generalmente infecciosa, que es recurrente en épocas fijas en ciertos países por influencia de una causa local especial; y puede convertirse en epidemia.

endocardio *(endocardium)*
ANAT. m. Cubierta endotelial que tapiza las cavidades del corazón.

endocarditis *(endocarditis)*
CARDIOL. f. Alteración inflamatoria del endocardio, que se caracteriza por la presencia de fenómenos exudativos y proliferativos en el endocardio valvular o, con menor frecuencia, en la superficie endocárdica de la cavidad cardiaca. Con gran frecuencia es debida a procesos infecciosos (endocarditis bacteriana o infecciosa), aunque en raras ocasiones se trata de endocarditis no infecciosas (endocarditis abacterianas) o de formas mixtas. Habitualmente cursa de forma aguda o subaguda, y la clínica depende de la magnitud de la destrucción valvular, de las posibles enfermedades concomitantes, del estado séptico y del riesgo de embolismo. ‖ **e. bacteriana** *(bacterial e.)* Endocarditis infecciosa (v.) provocada por agentes bacterianos. ‖ **e. eosinofílica** *(hypereosinophilic e.)* Tipo de afectación endocardítica aséptica subaguda, poco frecuente, provocada por la infiltración endocárdica y miocárdica de eosinófilos, lo que provoca un engrosamiento fibroplástico del endocardio que origina insuficiencia cardiaca. Tiene lugar en pacientes con síndrome hipereosinofílico, provocado, entre otras causas, por leucemias y linfomas, enfermedades granulomatosas y alérgicas, parasitosis, etc. ‖ **e. infecciosa** *(infectious e.)* Endocarditis provocada por la afectación infecciosa de la válvula. Habitualmente se produce tras una bacteriemia por agentes patógenos (en general, bacterias del género estafilococo o estreptococo), que colonizan y lesionan el endocardio, habitualmente valvular. La bacteriemia suele ser provocada por focos infecciosos extracardiacos locales (abscesos, flemones, neumonía, etc.) o generales (sepsis, bacteriemias en adictos a drogas por vía parenteral, etc.). Con mayor frecuencia afecta a pacientes con valvulopatías o portadores de prótesis valvulares, aunque no es infrecuente que afecte a válvulas sanas. Cursa con signos y síntomas de infección sistémica (fiebre, escalofríos), mayor o menor grado de afectación hemodinámica, dependiendo de la magnitud y tipo de válvula afectada (insuficiencia cardiaca) y embolismo séptico. ‖ **e. de Libman-Sacks** *(Libman-Sacks' e.)* Ver **endocarditis lúpica**. ‖ **e. de Löffler** *(Löffler's e.)* Ver **endocarditis eosinofílica**. ‖ **e. lúpica** *(lupus e.)* Afectación endocárdica abacteriana del lupus eritematoso sistémico, que cursa con gran afectación inflamatoria local y grandes trombos de fibrina en el endocardio valvular, frecuentemente asociado a pleuritis y pericarditis. ‖ **e. marántica** *(marantic e.)* Endocarditis que afecta generalmente a los ancianos en el curso de estadios terminales de enfermedades consuntivas, como tumores malignos epiteliales o tuberculosis. Se caracteriza por el depósito de fibrina, plaquetas y eritrocitos, que forman verrugas o vegetaciones en los velos valvulares del corazón, sin signos inflamatorios ni presencia de gérmenes. Por lo general, asienta sobre válvulas previamente dañadas por procesos anteriores. También se denomina endocarditis trombótica no bacteriana. ‖ **e. micótica** *(mycotic e.)* Endocarditis infecciosa, generalmente subaguda, provocada por diversos hongos. ‖ **e. reumática** *(rheumatic e.)* Afectación endocárdica en el curso de la fiebre reumática. Antiguamente era una de las formas más frecuentes de endocarditis, que tenía lugar entre una y tres semanas después de la infección por estreptococos β-hemolíticos del grupo A. ‖ **e. de Osler** *(Osler's e.)* Endocarditis bacteriana subaguda. ‖ **e. trombótica no bacteriana** *(nonbacterial thrombotic e.)* Endocarditis en la cual las vegetaciones consisten en fibrina, coágulos u otros elementos sanguíneos. ‖ **e. ulcerosa** *(ulcerous e.)* Aquella cuyas lesiones características son las úlceras y la destrucción del endocardio. ‖ **e. verrucosa** *(verrucous e.)* Endocarditis, infecciosa o no, que cursa con la formación de vegetaciones o verrugas en el endocardio.

endocérvix *(endocervix)*
GINECOL. m. Mucosa que recubre la parte interna del cuello uterino. Está formado por un epitelio cilíndrico simple, que produce moco en respuesta a la secreción de estrógenos por el ovario.

endocitosis *(endocytosis)*
HISTOL. f. Interiorización del material que rodea una célula, generalmente moléculas de gran tamaño, como las enzimas, los ácidos nucleicos, los nutrientes, etc., bien sea por fagocitosis o por pinocitosis. Consiste en la invaginación de parte de la membrana celular en torno a esa sustancia y la formación de una vesícula que se desprende hacia el interior de la célula formando vesículas fagocíticas. Este proceso requiere una gran cantidad de energía. || **e. mediada por receptor** *(receptor-mediated e.)* Tipo de endocitosis en la cual solo son incorporadas en la célula aquellas macromoléculas reconocidas por sus receptores de membrana específicos. Estos receptores son proteínas transmembrana, que se unen con las macromoléculas que se van a ingerir por el lado externo de la célula, y con una cubierta de proteínas de clatrina por el lado intracelular.

endocrinología *(endocrinology)*
ANAT. f. Disciplina biológica que estudia la estructura y la función de las glándulas de secreción interna, así como sus posibles alteraciones.

endocrinopatía *(endocrinopathy)*
ENDOCRINOL. f. Alteración de una acción hormonal fisiológica. Puede deberse a trastornos en la síntesis, la secreción, el transporte o el efecto tisular.

endodermo *(endoderm)*
ANAT. m. Hoja blastodérmica de la que deriva la mucosa de los intestinos anterior, medio y posterior, es decir, desde la faringe hasta el conducto anal. Este y la cavidad bucal provienen del ectodermo.

endodiatermia *(endodiathermy)*
OFTALMOL. f. Sistema de cauterio que se utiliza en la retina, en el transcurso de una vitrectomía.

endodoncia *(endodontics)*
ANAT. f. Rama de la odontología que centra su estudio y tratamiento en la pulpa dentaria y en los tejidos periapicales.

endoforia *(endophoria)*
OFTALMOL. f. Desviación latente de un ojo hacia dentro, que se desencadena cuando se priva al ojo de la estimulación visual.

endoftalmitis *(endophthalmitis)*
OFTALMOL. f. Infección severa en el interior del ojo, sin extensión a la zona exterior del mismo, que puede producir la pérdida completa de la visión. || **e. bacteriana** *(bacterial e.)* Aquella producida por una infección bacteriana en el interior del ojo. Es la forma más grave, cuya aparición más frecuente se produce en el postoperatorio de la cirugía ocular. Precisa de un tratamiento agresivo, que incluye la administración de antibióticos inyectados en el interior del ojo y, en ocasiones, una vitrectomía. || **e. estéril** *(sterile e.)* Aquella que sucede como consecuencia de una inflamación desproporcionada en el interior del ojo, sin participación de microorganismos. Tiene mejor pronóstico visual que la bacteriana y se trata con corticoides. || **e. facoalérgica** *(phacoallergic e.)* Aquella que sucede como reacción a las proteínas del cristalino. || **e. por gérmenes lentos** *(retarded e.)* La producida por gérmenes poco virulentos que, de forma característica, tardan varios días en crecer en los medios de cultivo.

endogamia *(inbreeding)*
ANAT. f. Apareamiento entre individuos de la misma cepa o clan.

endógeno *(endogenous)*
PSIQUIAT. adj. Se dice de lo que se origina en el interior de un organismo. || Término aplicado en psiquiatría desde Kraepelin para señalar que ciertas psicosis proceden del organismo aunque no tienen origen corporal reconocible y no existe relación causal con acontecimientos del entorno. El término hace referencia a factores hereditarios y constitucionales en el origen de dichas psicosis. Se opone a exógeno (v.)

endoláser *(endolaser)*
OFTALMOL. m. Sistema de fotocoagulación que se utiliza en el interior del ojo, en la retina, en el transcurso de una vitrectomía.

endolinfa *(endolymph)*
ANAT. f. Líquido de una constitución similar al suero sanguíneo, que se halla en la rampa coclear del caracol y en los conductos semicirculares membranosos.

endolisosoma *(endolysosome)*
HISTOL. f. Tipo de lisosoma presente en el citoplasma de las células, que se origina como consecuencia de la unión de un endosoma con vesículas procedentes del complejo de Golgi (también llamadas vesículas hidrolíticas del Golgi). En los endolisosomas se degradan las moléculas incorporadas a la célula y sus productos pasan al citosol, donde pueden ser utilizadas por la célula.

endometrio *(endometrium)*
ANAT. m. Mucosa de revestimiento del útero.

endometriosis *(endometriosis)*
CIRGEN. f. Proceso patológico que consiste en la presencia de tejido endometrial fuera de su localización normal (capa interna del útero). Puede localizarse en el aparato genital (forma genital) o en cualquier otro órgano (forma extragenital). Sus síntomas dependen del lugar donde asienta el endometrio ectópico, se acompaña de dismenorrea y es causa frecuente de esterilidad por afectación tubárica y/o ovárica.

endometritis *(endometritis)*
GINECOL. f. Infección que afecta a la mucosa endometrial. La más frecuente se produce después de un aborto, aunque también puede aparecer después de un parto. En la actualidad, el DIU es una de las causas más frecuentes de endometritis; asimismo, las enfermedades de transmisión sexual por ascensión canalicular producen endometritis.

endomisio *(endomysium)*
HISTOL. m. Fino tejido conjuntivo constituido fundamentalmente por fibras reticulares, que se disponen rodeando a cada una de las fibras musculares del músculo estriado.

endomitosis *(endomitosis)*
HISTOL. f. Tipo de mitosis en la cual se forman cromosomas individualizados, que se reúnen posteriormente en el mismo núcleo, dando lugar a células poliploides, es decir, con un número mayor de cromosomas que los de la célula original. La endomitosis se produce, por ejemplo, en los megacarioblastos (células precursoras de las plaquetas) o en células tumorales.

endomorfo *(endomorph)*
PSICOL. m. Componente físico en la tipología de W. H. Sheldon, que se caracteriza por el predominio de las formas redondas del cuerpo, sin relieve muscular, y en el que las vísceras digestivas ocupan un lugar importante. Le corresponde un temperamento viscerotónico, caracterizado por la laxitud, la sociabilidad y el amor a la buena comida.

endoneuro *(endoneurium)*
HISTOL. m. Tejido conjuntivo laxo que rodea a las fibras nerviosas mielímicas y amielímicas de los nervios periféricos.

endonucleasa *(endonuclease)*
BIOQUÍM. f. Nucleasa que rompe los enlaces internos de los polinucleótidos. ‖ **e. de restricción** *(restriction e.)* Cualquiera de las componentes de un grupo de enzimas de restricción, producidas por las bacterias, que rompen moléculas de DNA no bacteriano internamente, en ambas hebras, tras reconocer secuencias de bases específicas. Forman parte del sistema de defensa de las bacterias frente a la infección por fagos (sitema de modificación-restricción). Se conocen dos tipos funcionales de endonucleasas: a) de tipo I, que reconocen y cortan secuencias específicas de tipo palindrómico; b) de tipo II, que cortan el DNA en lugares alejados de las secuencias de reconocimiento. Estas enzimas son muy empleadas para la manipulación del DNA en el laboratorio.

endopélvico *(endopelvic)*
ORTOP. adj. Que está situado dentro de la pelvis. ‖ Relativo o perteneciente al interior de la pelvis.

endoplasma *(endoplasm)*
ANATPATOL. m. Masa interna principal del citoplasma, que contiene el núcleo y los orgánulos celulares.

endoprótesis *(stent)*
CIRGEN. f. Material sintético tubular, metálico, de goma o de plástico, que se introduce en algún punto del sistema vascular (arterias o venas), del tubo digestivo (esófago, colon y recto), del colédoco, del conducto pancreático o de la tráquea y los bronquios. Se emplea para el tratamiento paliativo de obstrucciones por tumores del árbol bronquial, biliar o del tubo digestivo. Existen dos tipos fundamentales de endoprótesis: *metálicas autoexpandibles,* que sirven para cualquiera de las localizaciones referidas; y *de plástico o de goma,* empleadas para las obstrucciones del esófago o del colédoco. Ver **obstrucción.**

endorfina *(endorphin)*
FISIOL. f. Cada una de las tres familias de neuropéptidos endógenos con propiedades similares a las de la morfina, incluyendo la acción analgésica, también conocidos como péptidos opioides. De las tres, encefalinas, β-endorfina y dinorfinas, la que tiene mayor importancia clínica es la β-endorfina, neurotransmisor con una gran potencia analgésica, liberado, principalmente, por el núcleo arqueado del hipotálamo.

endosalpingiosis (*endosalpingosis*)
GINECOL. f. Proliferación glandular de restos embrionarios derivados de los conductos de Muller. Suelen verse en las trompas uterinas, aunque también pueden aparecer en el peritoneo pélvico.

endoscopia (*endoscopy*)
DIGEST. f. Examen visual del interior de las cavidades del organismo, mediante la introducción por vía natural o artificial de un instrumento flexible de fibra óptica, llamado endoscopio. Este adquiere distintas denominaciones según el órgano que se va a explorar: esófago, estómago, colon, cavidad peritoneal, vías pulmonares, urinarias, articulares, etc. También se utiliza para obtener biopsias y otras veces con fines terapéuticos, como la extracción de cuerpos extraños, la extirpación de pólipos, la electrocoagulación de lesiones, etc.

endosoma (*endosome*)
HISTOL. m. Sistema de vesículas generadas por endocitosis y túbulos interconectados entre sí, que existe en las células animales y contiene materiales captados en el exterior de la célula. Muchos de estos materiales son transportados al lisosoma para su degradación. Tienen un pH interno ácido y actúan como intermediarios entre la membrana plasmática y el aparato de Golgi, fusionándose con vesículas de pinocitosis y vesículas del aparato de Golgi. Hay dos tipos de endosomas: *tempranos,* que se encuentran cerca de la membrana plasmática, y *tardíos,* localizados en zonas más profundas.

endospora (*endospore*)
MICROBIOL. f. Espora bacteriana altamente resistente al calor, las radiaciones y los desinfectantes. Es producida en el interior de la célula bacteriana por los géneros *Clostridium, Bacillus* y otros gram-positivos próximos.

endosqueleto (*endoskeletal*)
ORTOP. m. Esqueleto óseo cartilaginoso del cuerpo. Esqueleto interno, en contraste con exoesqueleto.

endostio (*endosteum*)
ORTOP. m. Membrana fina de tejido conectivo que tapiza la superficie de la cavidad medular del hueso.

endostosis (*endostosis*)
ORTOP. f. Osificación de un cartílago.

endotelina (*endothelin*)
ENDOCRINOL. f. Péptido de 21 aminoácidos producido por las células endoteliales, con un potente efecto vasoconstrictor. Se clasifican en endotelina 1, 2 y 3.

endotelio (*endothelium*)
ANAT. m. Epitelio plano que tapiza el sistema cardiovascular y las cavidades serosas, como la pleura y el peritoneo.

endotoxina (*endotoxin*)
MICROBIOL. f. Cualquier toxina microbiana que no es secretada o liberada por la célula más que cuando tiene lugar la lisis celular. Puede estar unida a la superficie celular o ser intracelular. ‖ Término genérico que engloba los lipopolisacáridos de la pared celular de las bacterias gram-negativas. En la mayoría de los casos el término endotoxina puede equipararse al de lipopolisacárido (LPS). Las endotoxinas, al ser inyectadas en un animal, provocan una serie de efectos fisiológicos, como fiebre (efecto pirógeno, que es el más característico), leucopenia, alteraciones vasculares inflamatorias, activación de la coagulación, del sistema del complemento e inmunológicos y de las quininas. Así, el animal puede desarrollar diarrea, experimentar una rápida disminución del número de linfocitos, leucocitos y plaquetas, y entrar en un estado inflamatorio generalizado. La administración de dosis altas de endotoxina puede causar *shock* hemorrágico, necrosis tisular y, finalmente, la muerte. La mayor parte de la toxicidad de la endotoxina se debe a su porción lipídica (lípido A en el LPS) de la molécula.

endotrix (*endothrix*)
DERMATOL. m. Hongo cuyas esporas e hyfas invaden el interior de la estructura del pelo.

endotropía (*endotropia*)
OFTALMOL. Ver **estrabismo convergente.**

endovascular (*endovascular*)
RADIO. adj. Que está situado o se realiza desde el interior de una estructura vascular.

enecación (*death*)
MEDLEGAL. f. Destrucción de la vida. Es un término anticuado y en desuso.

enema (*enema*)
RADIO. f. Técnica que consiste en administrar por vía rectal líquidos o soluciones. ‖ **e. de doble contraste** (*double contrast e.*) Técnica radio-

gráfica consistente en la introducción de contraste positivo y negativo a través del ano, lo que provoca la distensión de la luz del intestino y aumenta la densidad recubriendo la mucosa, con el fin de obtener imágenes con fines diagnósticos. || **e. de limpieza** *(cleaner e.)* Técnica de limpieza de los restos fecales en el intestino grueso, que consiste en la introducción por vía anal de una solución acuosa-jabonosa. Puede utilizarse como técnica de preparación para la realización de pruebas diagnósticas con imagen. || **e. opaco** *(e. opaque)* Técnica radiográfica que consiste en la introducción de contraste positivo a través del ano, para opacificar la luz del intestino y poder obtener imágenes con fines diagnósticos.

energía *(energy)*
MEDNUCL. f. Espectro de energía. Distribución de la cantidad de energía portada por la radiación.

enervación *(enervation)*
NEUROL. f. Reducción o pérdida de energía, debilidad, laxitud, languidez. || Extracción de un nervio completo o de una parte del mismo.

enfermedad *(disease, illness)*
ANAT. f. Alteración patológica de uno o varios órganos, que da lugar a un conjunto de síntomas característicos. Ver **salud**.

enfermedad de Addison *(Addison's disease)*
ANATPATOL. Pigmentación bronceada de la piel, postración grave y anemia, debidas a la hipofunción de las glándulas suprarrenales. || **e. autoinmune** *(autoimmune d.)* Cualquier enfermedad ocasionada por una respuesta inmunitaria dirigida contra una molécula del propio organismo, a causa de una ruptura de la tolerancia. || **e. de Budd-Chiari** *(Budd-Chiari's d.)* Ver **síndrome de Budd-Chiari**. || **e. de Buerger** *(Buerger's gangrene)* Ver **tromboangeítis obliterante**. || **e. de Dercum** *(Dercum d.)* Síndrome que se caracteriza por acúmulos dolorosos de grasa subcutánea de color rojizo o amoratado. Cursa con astenia, cefalea, equimosis, anhidrosis y deterioro mental. Su causa es desconocida. También se denomina adiposis dolorosa. || **e. de Dupuytren** *(Dupuytren's d.)* Fibromatosis palmar, que se caracteriza por la proliferación de fibroblastos con hiperplasia inflamatoria y cicatricial y abundante producción de fibras de colágeno en los tejidos blandos de la palma y los dedos de la mano, especialmente de la fascia palmar, lo que produce una retracción de la misma y una contractura en flexión de los dedos de la mano, empezando por el quinto. || **e. de Graves-Basedow** *(Graves' d., exophtalmic goiter)* Trastorno funcional del tiroides, que consiste en un exceso de actividad del mismo (hipertiroidismo). Los síntomas principales son: bocio, exoftalmos y taquicardias, así como otros signos clínicos y dolencias subjetivas. Es un proceso autoinmune || **e. de Kimmelstiel-Wilson** *(Kimmelstiel-Wilson's d.)* Fase avanzada de la nefropatía diabética, que anatomopatológicamente se caracteriza por glomerulosclerosis nodular intercapilar. Cursa con insuficiencia renal, edemas, hipertensión arterial y albuminuria. || **e. de Letterer-Siwe** *(Letterer-Siwe's d.)* Ver **síndrome de Letterer-Siwe**. || **e. de la mama de Paget** *(Paget's d. of nipples)* Carcinoma intraepitelial del pezón, que evoluciona generalmente a partir de un carcinoma mamario intraductal. En el seno de la epidermis del pezón hay células grandes, atípicas y claras. También se denomina eccema canceroso de la mama. || **e. oftálmica de Graves-Basedow** *(ophtalmic Graves-Basedow's d.)* Afectación ocular propia de la enfermedad de Graves, que tiene lugar en pacientes que no presentan ni han sufrido con anterioridad hipertiroidismo. Habitualmente poseen anticuerpos antitiroideos y antirreceptor de TSH. || **e. de Plummer** *(Plummer's d.)* Hipertiroidismo causado por bocio multinodular. || **e. renal poliquística** *(polycystic kidney d.)* Trastorno en el que los riñones están aumentados de tamaño y contienen numerosos quistes. Hay tres tipos: *congénita*, aplasia poco frecuente que afecta total o parcialmente a un segmento de uno o ambos riñones; *infantil*, poco frecuente, produce la muerte al cabo de pocos años; y *del adulto*, adquirida o congénita. Esta enfermedad se caracteriza por hipertensión arterial y dolor en el costado, y causa insuficiencia renal, uremia y la muerte. || **e. de Steinert** *(Steinert's d.)* Ver **distrofia miotónica**. || **e. de Von Gierke** *(Von Gierke's d.)* Glucogenosis tipo I o hepatorrenal, enfermedad metabólica hereditaria por el déficit de glucosa 6-fosfatasa, enzima encargada de la liberación de glucosa en el hígado. Clínicamente se manifiesta por situaciones de hipoglicemia de cuatro a seis horas después de las comidas y por la acumulación de glucógeno y lípidos en el hígado, los riñones y el corazón.

enfermedad de Alpers *(Alper's disease)*
NEUROL. Enfermedad neurológica infantil progresiva, que se caracteriza por crisis convulsivas, mioclonías, ataxia, espasticidad, atrofia óptica, retraso en el crecimiento y microcefalia progresiva. ‖ **e. de Alzheimer** *(Alzheimer's d.)* Enfermedad cuyos síntomas principales son atrofia progresiva de la corteza cerebral (temporal y/o parietooccipital), demencia progresiva durante la mayor parte de su evolución y motilidad relativamente preservada. Es una demencia de tipo presenil, con su máxima incidencia hacia la quinta o sexta décadas de la vida, y, aunque la edad de aparición es variable, es más frecuente por encima de los 65 años, aumentando su incidencia y prevalencia con la edad. Su etiología es desconocida, aunque se han identificado cinco loci genéticos que se localizan en los cromosomas 21, 14, 1 y 19, relacionados con esta enfermedad. Dichos genes desempeñan un papel en la codificación de la proteína precursora del beta-amiloide, la presenilina uno y dos y del genotipo APO-E, respectivamente. Estas sustancias han sido involucradas en la etiopatogenia de la enfermedad. El diagnóstico en vida se realiza por exclusión de otras causas de demencia. Desde el punto de vista neurológico, se caracteriza por la presencia de degeneración neurofibrilar y de placas seniles con depósito de material amiloide de predominio cortical. No existe en la actualidad tratamiento curativo, aunque fármacos colinérgicos han demostrado cierta eficacia en el tratamiento de la sintomatología. ‖ **e. de Batten** *(Batten's d.)* Ver **ceroidolipofuscinosis.** ‖ **e. de Becker** *(Becker's muscular d.)* Distrofia muscular similar a la enfermedad de Duchenne, recesiva, ligada al sexo, pero con comienzo más tardío y menor agresividad. Se debe a una alteración en la codificación de la proteína distrofina. ‖ **e. de Binswanger** *(Binswanger's d.)* Encefalopatía crónica subcortical progresiva, que se caracteriza por la presencia de lesiones desmielinizantes que afectan a la sustancia blanca subcortical con respeto de las fibras en u. Se caracteriza por una demencia con alteraciones motoras y de la marcha, que afecta a personas hipertensas. ‖ **e. de Canavan** *(Canavan-Van Bogaert Bertrand's d.)* Degeneración esponjosa del sistema nervioso central, enfermedad autosómica recesiva que se da principalmente entre niños judíos. Se caracteriza por la regresión rápida del desarrollo psicomotor, la pérdida de la visión, la atrofia óptica, hipotonía seguida de espasticidad y alteración de otras funciones neurológicas. ‖ **e. de Cavare-Westphal** *(Cavare-Westphal's d.)* Ver **parálisis periódica familiar.** ‖ **e. de Charcot-Marie-Tooth** *(Charcot-Marie-Tooth's d.)* Polineuropatía crónica hereditaria de predominio motor, que afecta a la musculatura distal de las extremidades, preferentemente a la musculatura anteroexterna de las inferiores. Se acompaña de pies cavos y trastornos de la marcha. Se pueden observar formas donde predomina una alteración de la mielina o formas donde predomina la degeneración axonal. ‖ **e. de Creutzfeldt-Jakob** *(Creutzfeldt-Jakob's d.)* Encefalopatía espongiforme provocada por virus lentos y por el contagio de partículas priónicas. Se caracteriza por degeneración neuronal difusa de la corteza cerebral, ganglios basales y tractos corticoespinales descendentes. Da lugar a alteraciones del comportamiento, demencia progresiva y cuadros delirantes, asociados a mioclonías, trastornos piramidales, extrapiramidales y cerebelosos. Su evolución es rápida y fatal. ‖ **e. de Déjerine-Sottas** *(Déjerine-Sottas' d.)* Polineuropatía crónica hereditaria, que se acompaña de una importante hipertrofia de los troncos nerviosos. Ver **atrofia muscular peronea.** ‖ **e. de Déjerine-Thomas** *(Déjerine-Thomas's d.)* Ataxia progresiva del adulto, esporádica, con transmisión autosómica recesiva, cuyo sustrato neuropatológico acostumbra a ser una atrofia multisistema de tipo atrofia olivopontocerebelosa. Ver **atrofia multisistema, atrofia olivopontocerebelosa.** ‖ **e. de Devic** *(Devic's d.)* Enfermedad que se caracteriza por pérdida de visión y mielitis transversa de instauración aguda, debida a una desmielinización de la médula espinal y del nervio óptico. Se considera como una variedad de la esclerosis múltiple y también recibe el nombre de neuromielitis óptica. ‖ **e. de Duchenne** *(Duchenne's d.)* Ver **distrofia muscular de Duchenne.** ‖ **e. de Fabry** *(Fabry's d.)* Enfermedad de depósito debida a la deficiencia de ceramida trihexosidasa. ‖ **e. de Farber** *(Farber's d.)* Lipogranulomatosis causada por una deficiencia de las enzimas de degradación de la ceramida. ‖ **e. de Fhar** *(Fhar's d.)* Enfermedad neurológica que se caracteriza por la cal-

cificación de los ganglios de la base y otros núcleos del tronco cerebral. Clínicamente se expresa por movimientos anormales y otros trastornos del movimiento. || **e. de Gamstorp** (*Gamstorp's d.*) Ver **adinamia episódica familiar**. || **e. de Gerstmann-Straussler-Scheinker** (*Gerstmann-Straussler- Scheinker's d.*) Enfermedad caracterizada por demencia y otros trastornos neurológicos, clasificables dentro de las encefalopatías familiares espongiformes o encefalopatías debidas a la infección por priones. Ver **encefalopatía espongiforme**. || **e. de Hallervorden-Spatz** (*Hallervorden-Spatz's d.*) Enfermedad neurológica autosómica recesiva grave, propia de la niñez o la adolescencia, que se manifiesta por la presencia de movimientos anormales, posturas distónicas, rigidez, signos piramidales, ataxia y otros signos neurológicos. || **e. de Hunter** (*Hunter's d.*) Enfermedad de depósito, hereditaria, ligada al cromosoma X, que se puede clasificar como mucopolisacaridosis tipo II. Los materiales acumulados son sulfato de heparitina y sulfato de dermatán en la orina y los tejidos. El defecto enzimático consiste en el déficit en alfa L iduronato sulfatasa. || **e. de Jansky-Bielchowsky** (*Jansky-Bielchowsky's d.*) Forma infantil tardía de la enfermedad de Batten o ceroidolipufuscinosis. Ver **ceroidolipofuscinosis, enfermedad de Batten**. || **e. de Kugelberg-Welander** (*Kugelberg-Welander's d.*) Enfermedad hereditaria autosómica recesiva, propia de la juventud, que se caracteriza por la degeneración selectiva de las motoneuronas del asta anterior o de los núcleos motores del tronco del encéfalo. Se clasifica dentro de las atrofias musculares espinales crónicas. || **e. de Kuru** (*Kuru's d.*) Tipo de encefalopatía espongiforme, presente únicamente en la tribu fore de Nueva Guinea, que se transmite por priones al practicar el canibalismo. || **e. de Lafora** (*Lafora-body's d.*) Tipo de epilepsia mioclónica progresiva asociada a demencia, ataxia y otras alteraciones del sistema nervioso central, que se caracteriza por la presencia de inclusiones neuronales intracitoplasmáticas o cuerpos de Lafora. || **e. de Leigh** (*Leigh's d.*) Enfermedad infantil y más raramente juvenil o del adulto, caracterizada por episodios de acidosis, trastornos respiratorios con lesiones neurológicas (retraso intelectual), etc. La anatomía patológica muestra lesiones similares a la encefalopatía de Vernicke. Algunos casos de esta enfermedad son secundarios a citopatías mitocondriales o a anomalías metabólicas con déficit de piruvato deshidrogenasa. || **e. de Little** (*Little's d.*) Tipo de parálisis cerebral infantil, caracterizada por paraplejía espástica. || **e. de Machado-Joseph** (*Machado-Joseph's d.*) Ataxia progresiva con herencia autosómica dominante, asociada a lesiones de otros sistemas neurológicos. || **e. de Marchiafava-Bignami** (*Marchiafava-Bignami's d.*) Trastorno neurológico que se caracteriza por la alteración de las funciones superiores, debido a la lesión del cuerpo calloso. Es secundaria a la ingesta crónica de alcohol. || **e. de Marie-Fox-Alajouanine** (*Marie-Fox Alajouanine's d.*) Ataxia cerebelosa pura, generalmente debida a una atrofia cerebelosa cortical. Es una enfermedad autosómica recesiva que aparece en el adulto de forma esporádica. || **e. de Maroteaux-Lamy** (*Maroteaux-Lamy's d.*) Mucopolisacaridosis tipo VI, debida a un déficit en la enzima N-acetil-hexosaminirasa-6-S04 sulfatasa y aril-sulfatasa-B, lo que provoca un aumento de la excreción de sulfato de dermatán por la orina. || **e. de Ménière** (*Ménière's d.*) Entidad patológica definida clínicamente por su tríada sintomática: sordera, acúfenos unilaterales y vértigo rotatorio u horizontal con náuseas, que evoluciona de forma paroxística. Se manifiesta de modo crónico y sin antecedentes familiares. Se atribuye a una alteración en las presiones de los líquidos laberínticos (hidrops laberíntico), por lo que también se denomina drops laberíntico. Su causa es desconocida y el tratamiento es sintomático en lo que se refiere al control de las crisis mediante la administración de antivertiginosos y antieméticos. El tratamiento de fondo, desde el punto de vista fisiopatológico, consiste en un régimen hiposódico, betahistina y diuréticos. También puede plantearse el tratamiento quirúrgico (neurectomía del nervio vestibular) en los casos que no puedan ser controlados con fármacos. || **e. de Parkinson** (*Parkinson's d.*) Enfermedad caracterizada por rigidez, temblor de reposo, acinesia y trastornos posturales, debida a la lesión de las neuronas dopaminérgicas de la pars compacta de la sustancia negra. Su etiología es desconocida. || **e. de Pick** (*Pick's d.*) Enfermedad neurológica que se caracteriza por la afectación primordial del lóbulo frontal, lo que clínicamente implica una demencia de predominio frontal. En la anatomía patológica se observan cuerpos de inclusión característicos. ‖ **e. de Pierre-Marie** *(Pierre-Marie's d.)* Enfermedad neurológica heredodegenerativa, en la que predomina la ataxia y el síndrome cerebeloso progresivo. ‖ **e. de Pompe** *(Pompe's d.)* Enfermedad de depósito de glucógeno denominado glucogenosis II. Está causada por una deficiencia de la alfa-1-4-glucosidasa, que es la enzima responsable de la hidrólisis del glucógeno. Es una enfermedad infantil que produce severas alteraciones de los músculos cardiaco y esquelético, entre otras alteraciones. ‖ **e. de Refsum** *(Refsum's d.)* Enfermedad hereditaria caracterizada por una polineuropatía desmielinizante por acúmulo de ácido fitánico. ‖ **e. de Segawa** *(Segawa's d.)* Distonía de torsión de origen hereditario, que fluctúa a lo largo del día y es sensible al tratamiento con levodopa. ‖ **e. de Spielmeyer-Vogt** *(Spielmeyer-Vogt's d.)* Forma juvenil de ceroidolipofuscinosis o enfermedad de Batten. Ver **ceroidolipofuscinosis, enfermedad de Batten.** ‖ **e. de Stargardt** *(Stargardt's d.)* Degeneración macular bilateral y simétrica, lentamente progresiva, que se presenta, en general, con herencia autosómica recesiva. ‖ **e. de Takayasu** *(Takayasu's d.)* Vasculitis de grandes arterias que afecta al arco aórtico y sus troncos principales. Se trata de una panarteritis necrotizante iniciada en la túnica media, con infiltrado inflamatorio compuesto por linfocitos y células plasmáticas. ‖ **e. de Tangier** *(Tangier's d.)* Lipoidosis que cursa con deficiencia en alfa-lipoproteínas de alta densidad en plasma, y se caracteriza por depósitos de ésteres del colesterol en los tejidos. Clínicamente destacan las amígdalas hipertróficas y de color amarillento y la existencia de neuropatía periférica, que puede presentar distintas formas. ‖ **e. de Tarui** *(Tarui's d.)* Glucogenosis tipo VII, debido a un déficit de fosfofrutoquinasa. La clínica es semejante a la enfermedad de McArdle (v.). ‖ **e. de Unverricht-Lundborg** *(Unverricht-Lundborg's d.)* Epilepsia mioclónica progresiva, que es hereditaria y degenerativa. ‖ **e. de las vacas locas** *(mad cows' d.)* Encefalopatía espongiforme del ganado bovino, debida a la infección por priones, cuyo contagio al hombre ha sido demostrado, debido a que las vacas se alimentan con piensos elaborados a base de restos de animales ovinos con encefalopatía espongiforme ovina o scrapie. ‖ **e. de Von Economo** *(Von Economo's d.)* Encefalitis letárgica epidémica que provocó abundantes casos de parkinsonismos postencefalíticos por lesión del sistema nigroestriado. ‖ **e. de Von Hippel-Lindau** *(Von Hippel-Lindau's d.)* Facomatosis o enfermedad del desarrollo del ectodermo, que se caracteriza por angiomatosis retinocerebeloso. ‖ **e. de Von Recklinhausen** *(Von Recklinhausen's d.)* Enfermedad hereditaria que produce un trastorno en la migración de las células derivadas del ectodermo, y que se caracteriza por la presencia de neurofibromas y otras lesiones tumorales en el sistema nervioso central y periférico y manchas de color de café con leche en la piel. Existen dos tipos: tipo 1 (el gen está localizado en el cromosoma 17) y tipo 2 (en el cromosoma 22). ‖ **e. de Werdnig-Hoffmann** *(Werdnig-Hoffmann's d.)* Degeneración sistematizada de las motoneuronas del asta anterior, de carácter hereditario y progresivo, que aparece en el recién nacido.

enfermedad de Alport *(Alport's syndrome)*
OTORRIN. Trastorno hereditario caracterizado por hipoacusia neurosensorial progresiva, pielonefritis progresiva o glomerulonefritis y, ocasionalmente, defectos oculares. ‖ **e. de Alström** *(Alström's s.)* Síndrome autosómico recesivo, que presenta retinitis pigmentosa con nistagmus y pérdida temprana de la visión central, sordera, obesidad y diabetes mellitus. ‖ **e. de Baelz** *(Baelz's d.)* Enfermedad en la que el labio inferior aumenta de tamaño, pierde firmeza y al final evierte, exponiendo los orificios de las glándulas salivares accesorias, que se muestran inflamadas y dilatadas, manifestándose como máculas rojas del tamaño de la cabeza de un alfiler. Las glándulas también están engrosadas y en ocasiones son nodulares. Puede asociarse al carcinoma del labio. También se denomina cheilitis glandularis. ‖ **e. de Bruck** *(Bruck's d.)* Alteración que se caracteriza por deformidad ósea, múltiples fracturas, anquilosis articular y atrofia muscular. ‖ **e. de Epstein-Barr** *(Epstein-Barr's d.)* Infección producida por el virus de Epstein-Barr y que se caracteriza por fiebre, faringitis membranosa, nódulos linfáticos y esplenomegalia. Existe prolifera-

ción linfocítica y presencia de linfocitos atípicos. También se denomina mononucleosis infecciosa y se asocia al linfoma de Burkitt y al carcinoma nasofaríngeo. || **e. de Fede** (*Fede's d.*) Pequeño tumor sublingual que se desarrolla en los lactantes por frotamiento del frenillo lingual sobre los incisivos inferiores, en caso de frenillo corto. || **e. de Filatov** (*Filatov's d.*) Ver **mononucleosis** || **e. de Ludwig** (*Ludwig's angina*) Infección que afecta al suelo de la boca y a los espacios submentoniano y submandibular. Se extiende a través de las fascias y no por los linfáticos. Es típica la historia de una extracción dentaria previa y una inflamación localizada posterior. La lengua se desplaza superior y posteriormente hacia el paladar, dificultando la respiración. Cuando la infección llega al músculo milohioideo, progresa rápidamente con trismus, odinofagia e induración del cuello, seguido de deshidratación y sepsis. Es fundamental mantener la permeabilidad de la vía aérea. El tratamiento se realiza con antibióticos administrados por vía intravenosa, traqueotomía y drenaje externo. || **e. de Mikulicz** (*Mikulicz's d.*) Hipertrofia bilateral crónica de las glándulas lacrimal, parótida y salivar, asociada a la disminución o ausencia de secreción lagrimal y xerostomía, acompañado con frecuencia de infiltración linfocítica crónica. Puede asociarse a otras enfermedades, como el síndrome de Sjögren, la sarcoidosis, el lupus eritematoso, la leucemia, el linfoma y la tuberculosis. || **e. de Vincent** (*Vincent's angina*) Ulceración membranosa dolorosa de la orofaringe y la garganta, con edema y zonas hiperémicas, causado por la extensión de una gingivitis aguda ulcerosa necrotizante. Suele ser unilateral. Casi siempre los hallazgos son locales (disfagia, odinofagia, tumefacción homolateral de los ganglios linfáticos del ángulo de la mandíbula) y el estado general es bueno.

enfermedad de Andersen o glucogenosis tipo IV (*Andersen's disease*)

BIOQUÍM. Enfermedad provocada por la deficiencia de la enzima ramificante del glucógeno (amilo 1,4-1,6-transglucosidasa), que se caracteriza por cirrosis hepática, hepatosplenomegalia y, a veces, ictericia. || **e. de Hers o glucogenosis tipo VI** (*Hers's d.*) Tipo de glucogenosis provocada por deficiencia de la actividad fosforilasa hepática. Se caracteriza por hepatomegalia y por acumulación de glucógeno en el hígado. || **e. mitocondrial** (*mitochondrial d.*) Cualquier enfermedad, con frecuencia de origen neurológico, debida a defectos en la función de la mitocondria. Al no producirse en el genoma nuclear, los patrones son diferentes al de otras enfermedades hereditarias. || **e. molecular** (*molecular d.*) Cualquier enfermedad provocada por una anormalidad en una sola proteína, normalmente una enzima. Este componente puede tener una estructura anormal que lo hace funcionalmente menos eficiente o deletéreo para el organismo, o puede tener una estructura normal, pero encontrarse en una cantidad reducida.

enfermedad ateroembólica renal (*atheroembolic disease*)

NEFROL. Enfermedad provocada por el desprendimiento y la migración a vasos distales renales de microémbolos que contienen colesterol, procedentes de placas de ateroma de grandes arterias. Pueden ocluir pequeños vasos en el riñón (y otros órganos, como la retina, el cerebro, un músculo, la piel, etc.). Aparece en pacientes con edad avanzada arterioscleróticos, tras arteriografías, angioplastias, cirugía; en relación con un tratamiento anticoagulante o de forma espontánea. Conduce al deterioro de la función renal de forma brusca o gradual, y posteriormente a la atrofia renal. En la fase activa puede detectarse eosinofilia, eosinofiluria e hipocomplementemia. Se asocia a signos extrarrenales (lesiones gangrenosas en los dedos de los pies, livedo reticularis, alteraciones visuales, dolor abdominal por isquemia pancreática o mesentérica, etc.). En la biopsia renal se objetivan cristales de colesterol en pequeñas arterias, con infiltración perivascular que contiene eosinófilos. No existe tratamiento específico. || **e. del colágeno** (*collagen d.*) Cualquier enfermedad que afecta al tejido conectivo, siendo las más representativas la artritis reumatoide y el lupus eritematoso diseminado. También reciben el nombre de conectivopatías (v.). || **e. quística medular** (*medullary cystic d.*) Enfermedad encuadrada dentro del «complejo enfermedad quística medular-nefronoptisis», que se caracteriza por la existencia de quistes renales en la zona corticomedular, asociados a nefritis intersticial. Puede deberse a una transmisión familiar dominante, afectando a los adultos hacia los 30 años de edad, o puede presentarse de forma esporádica. Cursa con polidipsia, poliuria y nicturia, y en el 80% de los casos evoluciona a la insuficiencia renal crónica terminal (uremia), susceptible de tratamiento con diálisis y trasplante renal. La enfermedad no recidiva en el injerto.

enfermedad de Barcoo (*Barcoo's disease*)
DERMATOL. Enfermedad caracterizada por vómitos y náuseas y una erupción cutánea progresiva que comienza con inflamación subcutánea y llega a producir piodermitis y úlceras. || **e. de Buschke** (*Buschke's d.*) Afección cutánea observada en el adulto, que se caracteriza por estriamiento, endurecimiento de la piel y tejido subcutáneo con edema. || En el recién nacido se presenta un cuadro similar, conocido como enfermedad de Underwood. || **e. de Darier** (*Darier's d.*) Ver **queratosis folicular.** || **e. de Degos** (*Degos's d.*) Dermatosis que cursa como papulosis atrófica de carácter maligno. || **e. española** (*Spanish d.*) Descripción peyorativa de la sífilis. || **e. facticia** (*factitial d.*) Enfermedad no natural, provocada. || **e. de Flegel** (*Flegel's d.*) Dermatosis formada por pápulas queratósicas adherentes, con un fino collarete epidérmico, que al desprenderse puede producir pequeñas hemorragias. || **e. de Fox-Fordyce** (*Fox-Fordyce's d.*) Enfermedad que se caracteriza por la inflamación de las glándulas apocrinas, con pápulas pruriginosas, localizadas en las axilas, la areola mamaria y el pubis. || **e. de Grover** (*Grover's d.*) Erupción pápulo-vesiculosa, localizada en el cuello y la región anterior del tórax. Es pruriginosa y está producida por la exposición al sol. || **e. de Hailey** (*Hailey's d.*) Erupción de elementos vesículo-ampollosos, que se transmite de forma autosómica dominante y se localiza en superficies laterales del cuello y de los grandes pliegues. También se denomina pénfigo crónico benigno familiar. || **e. de Hansen** (*Hansen's d.*) Enfermedad infecciosa polisintomática, causada por el bacilo de Hansen. También se denomina lepra. || **e. de Kimura** (*Kimura's d.*) Proceso seudomaligno caracterizado por infiltraciones intradérmicas, múltiples, localizado en la cabeza, el cuello, las axilas y los pliegues inguinales. || **e. de Kyrle** (*Kyrle's d.*) Dermatosis que se caracteriza por hiperqueratosis folicular y parafolicular. || **e. de Leinher** (*Leinher's d.*) Eritrodermia descamativa en los lactantes. || **e. de Lyell** (*Lyell's d.*) Dermatosis de etiología tóxica, caracterizada por la aparición de ampollas, el despegamiento cutáneo y necrólisis. || **e. de Mucha-Haberman** (*Mucha-Haberman's d.*) Enfermedad cutánea caracterizada por pequeñas manchas sobre base eritematosa. || **e. de Osler** (*Osler's d.*) Afección que se caracteriza por la aparición en la piel y las mucosas de telangiectasias con tendencia a la rotura y el sangrado. || **e. de Reiter** (*Reiter's d.*) Síndrome compuesto por la tríada poliartritis, conjuntivitis y uretritis no específica. || **e. de la rosa** (*rosa's d.*) Ver **pelagra.** || **e. de vagabundo** (*vagabons's d.*) Pigmentaciones múltiples en tronco y espalda, que aparecen en sujetos poco aseados. También se denomina enfermedad de Greenhow. || **e. de Woringer-Kolopp** (*Woringer-Kolopp's d.*) Linfoma cutáneo de células T, también denominado reticulosis.

enfermedad de Bechterew (*spondylitis ankylosans o ankylopoietica*)
ORTOP. Forma de artritis reumatoide, que afecta a la columna vertebral. Es una enfermedad sistémica cuya etiología se desconoce. Afecta de manera preferente a los varones jóvenes y produce dolor y rigidez, como resultado de la inflamación de las articulaciones sacroilíacas, las articulaciones intervertebrales o las costo-vertebrales. La anquilosis de las estructuras intervertebrales pueden ocasionar rigidez completa de la columna vertebral y del tórax. También se denomina espondiloartritis anquilopoyética. || **e. de Blount** (*Blount's disease*) Angulación medial de la tibia en la región metafisaria, debido a un trastorno del crecimiento de la cara medial de la zona epífiso-metafisaria proximal. También se denomina osteocondritis deformante tibial. || **e. de Calve** (*Calve's disease*) Osteocondritis vertebral, enfermedad descrita por Calve, cuyo nombre se asocia a los de Legg, Perthes, Waldenstron, relacionada con la necrosis aséptica de la cabeza femoral infantil. || **e. de De Quervain** (*De Quervain's disease*) Tendosinovitis crónica estenosante dolorosa de la vaina de los tendones del abductor largo y del extensor corto del pulgar, que se acompaña de cierta impotencia funcional en la muñeca. || **e. de Freiberg** (*Freiberg's disease*) Osteo-

necrosis aséptica de la cabeza del segmento metatarsiano, afección propia del adolescente y del adulto joven. ‖ **e. de Heberden** *(Heberden's disease)* Enfermedad reumática degenerativa que consiste en una artrosis de las pequeñas articulaciones interfalángicas, con presencia de nódulos, especialmente en las interfalángicas distales. ‖ **e. de Otto** *(Otto's disease)* Protrusión osteoartrósica del acetábulo, con síntomas parecidos a los de la artritis reumatoide. Se caracteriza por la protrusión acetabular dentro de la pelvis y la profundización de la cabeza del fémur dentro de él, lo que limita la abducción de la pierna por choque de la extremidad del fémur con el reborde acetabular. También se denomina pelvis de Otto o artrocatadisis. ‖ **e. de Scheuermann** *(Scheuermann's disease)* Osteocondrosis vertebral, cifosis del adolescente. ‖ **e. de Sever** *(Sever's disease)* Osteocondrosis de la tuberosidad posterior del calcáneo. ‖ **e. de Sudeck** *(Sudeck's disease)* Enfermedad que aparece como consecuencia de pequeños traumatismos y se localiza preferentemente en el esqueleto de las partes distales de los miembros. También se denomina atrofia ósea de Sudeck.

enfermedad de Best *(Best's disease)*
OFTALMOL. Enfermedad hereditaria de la mácula retiniana, que aparece entre la infancia y la juventud y cursa con una lesión amarilla redondeada, semejante a la yema del huevo. ‖ **e. de Coats** *(Coats' d.)* Enfermedad retiniana que afecta a los niños y se caracteriza por la presencia de anomalías vasculares que provocan gran cantidad de exudados amarillos, tanto intra como subretinianos. ‖ **e. de Eales** *(Eales' d.)* Proceso de inflamación de las venas periféricas de la retina, que aparece por motivos desconocidos en los varones jóvenes. Cursa con hemorragias vítreas repetidas, que evolucionan hacia procesos de proliferación fibrovascular y desprendimiento de retina. ‖ **e. de Goldman-Favre** *(Goldman-Favre's d.)* Degeneración tapeto-retiniana, que afecta a la retina, el coroides, el vítreo y el cristalino. Es bilateral y se manifiesta en ambos sexos, trasmitiéndose por herencia autosómica recesiva. En el ojo produce retinosquisis, catarata, degeneración pigmentaria retiniana, cambios pseudoquísticos en la mácula y licuefacción vítrea con velos vítreos. Debe diferenciarse de la retinosquisis juvenil, la enfermedad de Wagner y la retinosis pigmentaria. No existe tratamiento eficaz. ‖ **e. de Leber** *(Leber's d.)* Proceso hereditario que afecta a varones jóvenes y cursa con brotes repetidos de neuritis, que conducen a la atrofia óptica. ‖ **e. de Purtscher** *(Purtscher's d.)* Ver **retinopatía de Purtscher**. ‖ **e. de Sjogren** *(Sjogren's d.)* Ver **queratoconjuntivitis seca**. ‖ **e. de Stargardt** *(Stargardt's d.)* Alteración hereditaria de la retina bilateral y progresiva, que se presenta en jóvenes. Se caracteriza por una atrofia de la mácula que conduce a la pérdida de la visión central. ‖ **e. de Vogt-Koyanagi-Harada** *(Vogt-Koyanagi-Harada's d.)* Ver **síndrome de Vogt-Koyanagi-Harada**. ‖ **e. de Wagner** *(Wagner's d.)* Distrofia hereditaria del vítreo y de la retina, que se caracteriza por la presencia de una cavidad vítrea ópticamente vacía por la licuefacción del gel vítreo. En ocasiones, se asocia a desprendimiento de retina y alteraciones pigmentarias perivasculares y no son raras otras alteraciones oculares, como la miopía, las cataratas o el estrabismo.

enfermedad de Bourneville *(Bourneville's disease)*
NEUROCIR. Ver **esclerosis tuberosa de Bourneville**. ‖ **e. de Sturge-Weber** *(Sturge-Weber's d.)* Síndrome que combina zonas de atrofia y de calcificación cerebral, nevus facial en «vino de Oporto», siguiendo la distribución de la primera rama del nervio trigémino, y calcificaciones en «vía de tren» en la radiografía de cráneo. ‖ **e. de Wilson** *(Wilson's d.)* Enfermedad hereditaria (AR), que determina la deficiencia de ceruloplasmina y el incorrecto metabolismo del cobre. Este se deposita sobre todo en el hígado (cirrosis) y en el cerebro, en los ganglios basales, lo que provoca movimientos extrapiramidales y retraso mental. Ver **degeneración hepatolenticular**.

enfermedad de Bowen *(Bowen's disease)*
CIRPLÁS. Carcinoma in situ, que afecta a los genitales (excepto el pene) o el periné. Ver **carcinoma in situ**. ‖ **e. de Crouzon** *(Crouzon's d.)* Enfermedad de craniofascioestenosis, englobada dentro de las disóstosis craniofaciales. Se caracteriza por deformidad craneal tipo turricéfalo, escafocéfalo u oxicéfalo, junto con alteraciones faciales tipo pseudoprognatismo y retrusión del tercio medio facial. ‖ **e. de La Peyronie** o **induración plástica de los cuer-**

pos cavernosos *(La Peyronie's d.)* Enfermedad benigna, de etiología desconocida, caracterizada por la presencia de una o varias placas fibrosas en la túnica albugínea de los cuerpos cavernosos. Durante la erección esta lesión causa incurvación, que puede impedir la penetración durante el coito. La incurvación es habitualmente indolora y afecta al 1% de los varones (especialmente entre los 45 y los 60 años). En el 30% se asocia a la contractura de Dupuytren. Desde el punto de vista de la patofisiología, las placas características de la enfermedad son cicatrices cuya etiología es desconocida y siempre tiene carácter benigno. El tratamiento médico por vía oral o mediante inyecciones en las placas del cuerpo cavernoso es ineficaz. El único posible es el quirúrgico y está indicado en pacientes en los que la incurvación impide el coito. La corrección quirúrgica puede producir, especialmente en pacientes mayores, disfunción eréctil, de modo que a veces incluye la colocación de una prótesis de pene. ‖ **e. de Mondor** *(Mondor's d.)* Flebitis idiopática de las venas subcutáneas del área del músculo recto abdominal. Puede aparecer como complicación tras una mamoplastia de aumento, aunque a veces lo hace en relación con una reducción mamaria o con un procedimiento de reconstrucción mamaria. Es benigna y autolimitada, por lo que no requiere tratamiento alguno.

enfermedad de Castleman *(Castleman's disease)*
INMUNOL. Hiperplasia policlonal de los linfocitos B, de carácter benigno. ‖ **e. granulomatosa crónica** *(chronic granulomatous d.)* Infrecuente enfermedad hereditaria de forma autosómica recesiva o, más frecuentemente, ligada al cromosoma X, provocada por defectos enzimáticos en la NADPH oxidasa que condicionan a su vez un defecto en la producción de anión superóxido, uno de los principales mecanismos microbicidas de los fagocitos. Se caracteriza clínicamente por infecciones bacterianas y micóticas recurrentes habitualmente desde la primera infancia, que pueden dar lugar a la formación de granulomas compuestos por macrófagos activados. La enfermedad puede ser mortal. En su tratamiento se incluyen antibióticos, interferón gamma y drenaje quirúrgico de los abscesos. ‖ **e. por complejos inmunes** *(immune complex-mediated d.)* Enfermedad autoinmunitaria cuyo mecanismo es la hipersensibilidad tipo III, o mediada por complejos inmunes (v.). Los complejos inmunes solubles se forman en la circulación por la interacción entre un antígeno soluble y su anticuerpo específico, pudiendo depositarse en las paredes vasculares de prácticamente cualquier punto del organismo. Esto conduce a la activación local de leucocitos y complemento, lo que provoca una lesión tisular, que, por tanto, solo refleja los lugares de depósito de los complejos inmunes, y no está determinada por el origen celular del antígeno. Por este motivo, suelen ser enfermedades sistémicas, con poca o ninguna especificidad por un tejido u órgano en particular. Ejemplos típicos de estas enfermedades son la glomerulonefritis postestreptocócica, el lupus eritematoso sistémico o la poliarteritis nodosa.

enfermedad celíaca *(celiac disease)*
PEDIAT. Síndrome de malabsorción debida a la atrofia de las vellosidades del yeyuno. ‖ **e. de Forbes** *(Forbes' d.)* Glucogenosis tipo III, que implica un déficit en la enzima desramificadora dextrina 1,6 glucosidasa. ‖ **e. de Günther** *(Günther's d.)* Porfiria eritropoyética (v.) congénita. ‖ **e. de Harnup** *(Harnup's d.)* Enfermedad hereditaria autosómica, que se transmite con carácter recesivo. Las lesiones cutáneas son semejantes a las de la pelagra, hay aminoaciduria y, en ocasiones, ataxia cerebelosa. El origen de estas alteraciones es un trastorno en el transporte de los alfa-aminoácidos neutros. ‖ **e. de Hirschsprung** *(Hirschsprung's d.)* Ver **megacolon congénito**. ‖ **e. de Kawasaki** *(Kawasaki's d.)* Enfermedad producida por un enterovirus, de etiopatogenia no bien conocida, que afecta principalmente a los niños. Se caracteriza por fiebre alta, erupción macroeritematosa e inflamación de los ganglios linfáticos cervicales. El componente cutáneo está formado por conjuntivitis, labios secos y fisurados, lengua aframbuesada, exantema generalizado que comienza por las palmas y las plantas, edema duro de manos y pies, y grandes adenopatías unilaterales. Además, presenta fiebre y posibles manifestaciones cardiacas, insuficiencia renal, hematológicas, etc. ‖ **e. de Krabbe** *(Krabbe's d.)* Leucoencefalopatía familiar de iniciación en la infancia, cuyo origen es el depósito del esfingolípido galactósido ce-

ramida en los tejidos, debido a una deficiencia de ß-galactosidasa. || **e. de Kufs** *(Kufs' d.)* Idiocia familiar amaurótica, que aparece entre los 15 y los 25 años. No presenta predilección racial, a diferencia de la forma infantil. Es la forma juvenil o del adulto de la ceroidolipofuscinosis o enfermedad de Batten. Ver **ceroidolipofuscinosis, enfermedad de Batten**. || **e. de McArdle** *(McArdle's d.)* Glucogenosis tipo V debida a un déficit de miofosforilasa, que provoca contracturas o dificultad en la relajación muscular y otras alteraciones musculares más intensas durante el ejercicio. || **e. de Nieman-Pick** *(Nieman-Pick's d.)* Enfermedad hereditaria, poco frecuente, que se da preferentemente en niños judíos. Se caracteriza porque los pacientes presentan gran hepato y esplenomegalia, pigmentación amarillo-parduzca de la piel y alteraciones en el sistema nervioso. || **e. de Still** *(Still's d.)* Ver **artritis reumatoide** (forma juvenil). || **e. de Tay-Sachs** *(Tay-Sachs' d.)* Ver **idiocia familiar amaurótica** (forma juvenil).

enfermedad de Christmas *(Christmas' disease)* HEMATOL. Déficit congénito de factor IX o hemofilia B. Ver **hemofilia**. || **e. de Gaucher** *(Gaucher's d.)* Enfermedad congénita autosómica recesiva, producida por un déficit de glucocerebrosidasa, enzima que interviene en la degradación lisosómica de los glucolípidos. Afecta al almacenamiento en las células del sistema mononuclear fagocítico. Se acumula glucocerebrósido en las células, lo que les confiere un aspecto característico (células de Gaucher) en el bazo, la médula ósea y el hígado. Causa hepatoesplenomegalia con adenopatías y, en las formas más precoces, alteraciones del sistema nervioso central. Clínicamente se conocen tres subtipos: tipo 1, que representa el 99% de los casos y cursa sin trastornos neurológicos; tipo 2 con manifestaciones neurológicas graves, y tipo 3, o forma juvenil, con inicio tardío y curso prolongado. El diagnóstico se basa en la identificación de las células espumosas características en la médula ósea, el hígado y el bazo. || **e. de Glanzmann** *(Glanzmann's d.)* Herencia autosómica recisiva. Déficit específico de las glucoproteínas IIb y IIIa de la membrana plaquetar, de tal modo que el fibrinógeno no se fija normalmente a este complejo proteico, lo cual es imprescindible para que ocurra el proceso de la agregación. Los enfermos presentan tiempo de sangría prolongado, retracción del coágulo inhibida, ausencia o disminución de la agregación inducida por ADP, adrenalina, colágeno y trombina. La adherencia plaquetaria al subendotelio y el mecanismo de secreción son normales. Las manifestaciones hemorrágicas suelen ser graves y se inician en la primera infancia. || **e. de Hand-Schüller-Christian** *(Hand-Schüller-Christian's d.)* Enfermedad que afecta a niños de entre dos y cinco años, que cursa con la tríada de diabetes insípida, exoftalmia y cráneo lacunar. La diabetes insípida es debida a la infiltración del hipotálamo y de la pituitaria posterior. La afección de la cavidad orbitaria y la acumulación de tejido granulomatoso retroocular causan el exoftalmos. || **e. hemolítica del recién nacido (EHRN)** *(hemolytic d. of newborn)* La enfermedad hemolítica del recién nacido, o eritroblastosis fetal, es una enfermedad del feto y del recién nacido, debida a la incompatibilidad sanguínea entre la madre y el feto. La sensibilización por embarazo se produce cuando el feto hereda un antígeno paterno ausente en la madre, que atraviesa la placenta durante el parto, estimulando la producción de aloanticuerpos maternos. Otras veces, la sensibilización se produce con anterioridad al embarazo, por la inyección o transfusión de sangre portadora de antígenos ausentes en la madre. En ambos casos, los anticuerpos IgG de sensibilización atraviesan la placenta, se unen a los antígenos de los eritrocitos fetales

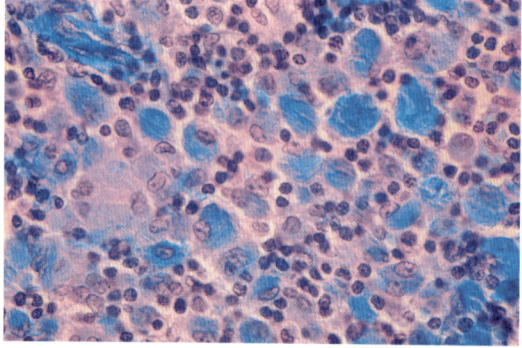

El déficit enzimático de la ***enfermedad de Gaucher*** causa la acumulación de lípidos complejos en el citoplasma de las células del sistema mononuclear fagocítico. En este caso se ven teñidos de azul *(Luxol fast blue)* en el citoplasma de macrófagos de la médula ósea

y provocan su hemólisis. La sensibilización puede deberse a antígenos de los sistemas ABO, Rhesus u otros sistemas de grupos sanguíneos. En la actualidad la EHRN por incompatibilidad Rh es mucho menos frecuente que por ABO u otros. La madre Rh (D) negativa se sensibiliza al antígeno D y forma anti-D por transfusión con sangre Rh positiva o por un embarazo previo con un feto que ha heredado el antígeno D paterno. Si, una vez sensibilizada, vuelve a embarazarse con un feto Rh positivo, los hematíes fetales pueden entrar en la circulación materna, originando una respuesta inmune secundaria en la madre, que formará anticuerpos anti-D, IgG. El anticuerpo IgG sintetizado por la madre atraviesa la placenta, se une a los hematíes fetales e induce su hemólisis. Clínicamente el feto puede estar ligera o gravemente afecto, según la cantidad de anticuerpo y la capacidad de la eritropoyesis fetal para compensar la hemólisis. Si la hemólisis puede ser compensada por el feto, este llegará a término sin grandes problemas, dado que el exceso de bilirrubina es metabolizado por la madre. Si la hemólisis es muy grave, el feto sufrirá anemia severa, insuficiencia cardiaca y puede morir intraútero con grandes edemas; es el denominado *hydrops fetalis*. El diagnóstico anteparto puede establecerse mediante la prueba de Coombs, indirecta en la madre, y con espectofotometría del líquido amniótico, que proporciona información sobre el grado de afectación fetal. El tratamiento consistirá en transfusiones intraútero, exanguinotransfusión o fototerapia, según la afectación fetal. Recientemente se han empleado con éxito las inmunoglobulinas intravenosas. ‖ **e. de Hodgkin (EH)** *(Hodgkin's d.)* Proceso linfoproliferativo, que se caracteriza por una proliferación de células neoplásicas con una morfología y un fenotipo peculiar, acompañadas de una gran celularidad de tipo inflamatorio reactivo. El diagnóstico de este linfoma se establece clásicamente por el hallazgo histológico de la célula de Reed-Sternberg (RS). También pueden ser observadas variantes mononucleadas de la célula de RS, las denominadas células de Hodgkin, las células lacunares y las células L&H. Histológicamente la EH se clasifica en cuatro tipos: a) de predominio linfocítico (PL) o paragranuloma; b) de esclerosis nodular (EN); c) de celularidad mixta (CM), y d) de tipo depleción linfoide (DL). Los pacientes con EH muestran una típica curva bimodal de edad, con un pico entre los 15 y los 35 años y otro por encima de los 55. Entre las manifestaciones clínicas, las adenopatías constituyen la primera manifestación en el 80-90% de los casos, y la localización cervical y supraclavicular son las más frecuentes (60-80%), seguidas de la axilar (10-20%) y la inguinal (6-12%). Suelen ser adenopatías gomosas, móviles y no dolorosas, aunque en raras ocasiones duelen tras la ingesta de alcohol. El descubrimiento accidental de una masa mediastínica asintomática en una radiografía de tórax tampoco es un hecho inusual. Una tercera parte de los enfermos presentan síntomas generales en el momento del diagnóstico. Son definidos como síntomas B en la clasificación de Ann Arbor: la pérdida de peso superior a un 10% del peso corporal, una fiebre superior a 38º C, inexplicada y persistente, y una sudoración nocturna profusa durante los seis meses previos al diagnóstico. Las localizaciones habituales de afectación extraganglionar son, por orden de frecuencia: la médula ósea, el hígado, el pulmón, el pericardio y la pleura. Otras localizaciones menos frecuentes son la piel, el hueso y el cerebro, que suelen observarse en recaídas generalizadas y extensas de la enfermedad. En un 10-15% de los casos puede haber prurito, sobre todo en las extremidades, que puede llegar a ser severo; a veces precede al diagnóstico de EH en varios años y su reaparición puede preceder a la recaída. La EH se caracteriza desde el punto de vista clínico por la presencia de una inmunodeficiencia celular desde el momento inicial de la enfermedad, la cual se refleja en una mayor predisposición a las infecciones fúngicas, bacterianas y víricas y se manifiesta en una disminución selectiva de los linfocitos CD4 circulantes. Una vez establecido el diagnóstico de EH, es necesario conocer la extensión de la enfermedad para poder iniciar el tratamiento más adecuado. Este estudio implica la determinación del estadio de Ann Arbor que ha sido modificado en la clasificación de Cotswolds. El reconocimiento de los factores pronósticos es muy importante para determinar el tratamiento más adecuado para cada paciente. Los más relevantes son: a) La edad avanzada: es pronóstico desfavorable debido a una tolerancia

Estadio	Definición
I	Afección de una sola región ganglionar o estructura linfoide (por ejemplo, bazo, timo, anillo de Waldeyer)
II	Afección de dos o más regiones ganglionares situadas a un mismo lado del diafragma (el mediastino es una única localización; los ganglios hiliares no se consideran mediastínicos y la afección de ambos lados constituye un estadio II)
III	Afección de regiones ganglionares situadas a ambos lados del diafragma
III$_1$	Afección subdiafragmática limitada a la parte superior del abdomen: bazo, ganglios del hilio esplénico, hepático o tronco celíaco
III$_2$	Afección subdiafragmática que incluya la parte inferior del abdomen: ganglios paraaórticos, ilíacos, inguinales o mesentéricos
IV	Afección difusa o diseminada de uno o más órganos o tejidos extralinfáticos con participación de los ganglios linfáticos o sin ella
A	No síntomas generales
B	Síntomas generales
X	Enfermedad abultada: • Masa ganglionar ≥10 cm de diámetro máximo • Masa mediastínica superior a un tercio del diámetro torácico en D5-D6, en una radiografía de tórax postero-anterior
E	Afección localizada y solitaria de tejido extralinfático, excluyendo hígado y médula ósea Como único sitio de enfermedad (I$_E$) Por extensión directa de una zona ganglionar afecta Afección localizada solitaria cerca de una zona ganglionar afecta

Lister et al., 1989.

TABLA 11. *Estadios Ann Arbor de la enfermedad de Hodgkin (modificados en la reunión de Cotswolds)*

menor a los tratamientos más agresivos y al hecho de que los pacientes más mayores suelen presentar formas histológicas desfavorables, como la DL, que a su vez se asocia con estadios más avanzados de la enfermedad (III y IV). b) El sexo: el mejor pronóstico en las mujeres parece ser debido a una mayor incidencia del tipo histológico EN, así como una mayor prevalencia de estadios I y II. La histopatología: la CH, la DL y forma sincitial de la EN se asocian a un pronóstico desfavorable, mientras que la forma clásica de EN y el PL tienen un pronóstico favorable. c) La masa tumoral: masa mediastínica abultada, afectación masiva esplénica (más de cinco nódulos). d) El incremento de la velocidad de sedimentación globular (VSG). e) La respuesta al tratamiento: los pacientes que alcanzan una primera, segunda y hasta tercera repuesta completa viven significativamente más tiempo que aquellos que alcanzan una respuesta menos óptima o no responden. La duración de la respuesta también es importante siendo el pronóstico mucho más favorable cuando esta es mayor a un año. En cuanto al tratamiento, la EH es quizá la enfermedad neoplásica con mayor índice de curaciones (más del 70% de los pacientes adultos y del 80% de los niños afectos siguen vivos a los diez años del diagnóstico). El tratamiento varía según los estadios de la enfermedad, los factores pronósticos y los casos de recidiva. En los estadios I y IIA, el tratamiento de elección es la radioterapia tipo manto. También se están utilizando esquemas de quimioterapia con poca toxicidad NOVP (mitroxantone, vincristina, vimblastina y prednisona), PAVE (procarbacina, alkeran y vimblastina) y VBM (vimblastina, bleomicina y metotrexate), con los que se obtiene una supervivencia mayor al 90%, incluidos los pacientes con factores pronósticos adversos. En los estadios avanzados de la EH (IIB, III y IV) los pacientes deben ser tratados con regímenes de quimioterapia que contengan adriamicina entre sus fármacos, como el ABVD, con regímenes alternos (MOPP/ABVD, CAD/MOPP, CAD/ABVD) o híbridos (MOPP/ABV, MA/MA), con los que se consiguen un 80-90% de respuestas completas, una supervivencia libre de enfermedad del 60-70% y una supervivencia global del 70-80% a los diez años. La adición de la radioterapia al tratamiento quimioterápico ha mostrado un beneficio en los pacientes con masas tumorales grandes. Un tercio de los pacientes no van a responder o van a recaer y serán candidatos a un tratamiento de «rescate». El tratamiento con altas dosis de quimioterapia y trasplante autólogo de células germinales hematopoyéticas ha mostrado una clara superioridad al tratamiento quimioterápico convencional. El trasplante alogénico de donante emparentado HLA-compatible ha sido utilizado en algunos pacientes jóvenes, que han recaído después de un trasplante autólogo. ‖ **e. del injerto contra huésped (EICH)** *(graft-versus-host reaction)* Enfermedad que padecen más del 60% de los pacientes sometidos a trasplante de médula ósea alogénico de hermano compatible. El proceso está mediado por los linfocitos T del donante, que reaccionan contra aloantígenos del receptor. Desde el punto de vista clínico y evolutivo, se distinguen una forma aguda y otra crónica. La *EICH aguda* aparece antes de pasados cien días desde que se ha realizado el trasplante. Suele iniciarse en la piel, con la aparición de una erupción eritematosa maculopapular en las palmas, las plantas y los lóbulos de las orejas, para extenderse posteriormente a la superficie cutánea en forma de eritrodermia generalizada. Otros órganos diana son el tracto gastrointestinal, el hígado y los órganos linfoides. La *EICH crónica* aparece después de pasados 100 días desde que se realizó el trasplante. Los órganos afectados con mayor frecuencia son la piel, el hígado, los ojos y la mucosa oral. La profilaxis de la EICH se hace combinando ciclosporina A (Cy-A) con metotrexate durante 3-6 meses, con lo que logra reducirse la frecuencia de la EICH en un 20-35%. El tratamiento de la EICH aguda consiste en la administración de altas dosis de corticoesteroides que se puede asociar a globulina antimocítica o Cy-A en caso de respuesta parcial o fracaso. En la forma crónica se utiliza prednisona asociada con azatioprina, ciclofosfamida, procarbazina o talidomida. ‖ **e. injerto contra huésped postransfusional** *(post-transfusion graft-versus-host-d., PT-GVHD)* Infrecuente pero fatal complicación de las transfusiones de hemoderivados. Se origina por un fallo multiorgánico que provocan los linfocitos T del donante al reaccionar contra los antígenos de histocompatibilidad del receptor. El cuadro clínico se caracteriza por *rash* cutáneo, diarrea, fallo hepatocelular y afectación del sistema linfohematopoyético. La invasión de la médula ósea por los linfocitos del donante y la destrucción de las células progenitoras hematopoyéticas conduce a una aplasia medular. Las infecciones y las hemorragias que se derivan de este hecho constituyen la principal causa de muerte de los enfermos. Los pacientes inmunodeficientes, bien por una enfermedad congénita o adquirida, bien por un tratamiento inmunosupresor, tienen un grave riesgo de sufrir una PT-GVHD. En pacientes inmunocompetentes se desencadena cuando el donante y el receptor comparten un haplotipo HLA. La forma de prevenirla es la irradiación gamma de los hemoderivados en los casos de riesgo: receptores de trasplante de médula ósea alogénico o autólogo; pacientes con inmunodeficiencias congénitas; linfoma de Hodgkin; transfusiones intraútero; transfusiones de plaquetas HLA compatibles; transfusiones de familiares, etc. La respuesta al tratamiento es prácticamente nula e incluye desde altas dosis de glucocorticoides, distintos inmunosupresores y gammaglobulina antimocítica, hasta trasplante de médula ósea. ‖ **e. de Von Willebrand** *(Von Willebrand's d.)* Trastorno hereditario que se caracteriza por una coagulación sanguínea muy lenta, con epistaxis y hemorragias gingivales espontáneas, como consecuencia de una deficiencia del factor VIII. Son frecuentes las hemorragias excesivas en el posparto, durante la menstruación y después de cualquier lesión traumática o quirúrgica. En cuanto a la forma de la enfermedad, hay que considerar aquella en la que el déficit de vWF es exclusivamente cuantitativo (tipo I o moderada y tipo III o severa) y la que presenta un déficit cualitativo (tipo II, IIA, IIB, IIC, IID, IIE, seudo-vWF). La herencia es autosómica dominante excepto en las formas III y IIC, que es recesiva. El tratamiento incluye DDAVP, para los casos leves (excepto en la forma IIB), y tratamiento hemoterápico sustitutivo con crioprecipitados o fracciones plasmáticas purificadas de factor VIII y vW, para casos más graves. También se denomina angiohemofilia.

enfermedad de Crohn (*Crohn's disease*)
CIRGEN. Enfermedad crónica inflamatoria que puede afectar a cualquier tramo del intestino delgado (duodeno, yeyuno o íleon) o grueso (colitis granulomatosa), caracterizada por una inflamación aguda y crónica (granulomas) que afecta a todo el espesor de la pared intestinal. La localización más frecuente es el íleon y el colon derecho (ileocolitis regional) y se suele manifestar por diarrea, anemia, pérdida de peso, síntomas de obstrucción intestinal y enfermedades perianales: fístulas, fisuras, abscesos. Ver **abdomen agudo, estricturoplastia.**

enfermedad de Ebstein (*Ebstein's disease*)
CARDIOL. Cardiopatía congénita que se caracteriza por una alteración en la implantación y estructura de la válvula tricúspide, que se encuentra desplazada hacia el ventrículo derecho, de manera que la parte proximal del mismo se encuentra «atrializada». Puede estar asociada a otras malformaciones congénitas cardiacas y los signos y síntomas que provoca están en relación con la magnitud del defecto, la insuficiencia tricuspídea y las malformaciones asociadas. || **e. de Roger** (*Roger's syndrome*) Cardiopatía congénita del tipo de la comunicación interventricular, caracterizada por su pequeño tamaño, escaso cortocircuito izquierda-derecha y tendencia al cierre espontáneo durante los primeros años de la vida.

enfermedad de Monge (*Monge's disease*)
PNEUMOL. Desarrollo de poliglobulia secundaria a una hipoventilación superpuesta a una baja concentración de oxígeno inspirado. Suele afectar a pacientes entre 40 y 60 años, con facies rubicunda (que se vuelve cianótica con el ejercicio), deterioro del estado mental, fatiga y cefalea. Se corrige con la vuelta al nivel del mar. También se denomina mal de montaña crónico o soroche. || **e. pulmonar obstructiva** (*obstructive lung d.*) Ver **EPOC.** || **e. pulmonar restrictiva** (*restrictive lung d.*) Toda aquella que produce una disminución del volumen pulmonar. El diagnóstico se establece por la medición de los volúmenes pulmonares estáticos, en los que se observa un disminución de la capacidad pulmonar total (TLC) inferior al 80% y por un índice de Tiffeneau mayor del 80%, ya que los flujos pulmonares no se ven tan afectados.

enfermedad profesional (*professional disease*)
MEDLEGAL. La que tiene su origen en la profesión de quien la ejercita.

enfermedad de Reclus (*Reclus's disease*)
GINECOL. Enfermedad de la mama que se caracteriza por la aparición de múltiples quistes de pequeño tamaño, asociados al desarrollo de tejido fibroso (mastopatía fibroquística).

enfermería (*nursery*)
BIOÉT. f. Profesión sanitaria cuya finalidad es el cuidado del enfermo en estrecha colaboración con el médico y otros servicios auxiliares (ver **cuidados médicos).** || **e. ética** (*ethics n.*) Con objeto de ayudar al paciente, no debe arrogarse cuestiones estrictamente médicas (diagnóstico, planteamiento general del tratamiento), pero debe mantener un estrecho contacto con el médico o los médicos para poder llevar a cabo una atención de calidad (diagnóstico de enfermería, diálogo con el paciente para evaluar sus necesidades primordiales, cooperación en el consentimiento informado, etc.).

enfermero (*nurse*)
ANAT. m. y f. Persona que, tras realizar los oportunos estudios de enfermería, se dedica a la atención de enfermos. Existen, dentro de la enfermería, diversas especializaciones: quirófano, cuidados intensivos, fisioterapeuta, etc.

enfermo (*sick*)
BIOÉT. Ver **enfermedad.** || **e. terminal** (*terminal s.*) Ver **cuidados terminales.**

enfisema (*emphysema*)
PNEUMOL. m. Enfermedad pulmonar obstructiva crónica con distensión de los espacios aéreos distales a los bronquiolos terminales y destrucción de los tabiques alveolares, lo que im-

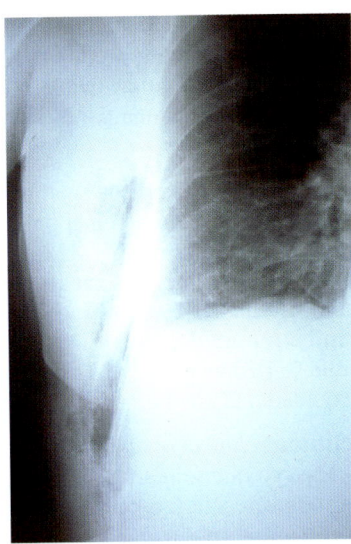

enfisema. Presencia de gas en el espesor del tejido subcutáneo y muscular de la parrilla costal derecha, secundario a la amplia extensión de una gangrena polimicrobiana originada en una inyección intramuscular en el glúteo

plica una pérdida de elasticidad pulmonar, de tal forma que el aire queda atrapado al final de la espiración. Entre sus causas figura el déficit de alfa-1-antitripsina.

enfisema de partes blandas *(emphysema)*
CIRGEN. Presencia de gas en las partes blandas (las localizaciones más frecuentes son la pared torácica, el retroperitoneo y el mediastino). Es una situación siempre patológica que refleja la salida de gas de algún órgano o víscera hueca, o bien la producción de gas por gérmenes productores de gas. El enfisema más frecuente es el de pared torácica, a consecuencia de fracturas costales que hieren la superficie pulmonar, provocando la salida del aire que se aloja en las partes blandas de dicha pared. Otras causas son las perforaciones esofágicas y traqueobronquiales, que producen enfisema mediastínico, y las perforaciones duodenales o rectales —habitualmente instrumentales— al retroperitoneo, que producen retroneumoperitoneo. Finalmente, se suele producir enfisema subcutáneo y entre los planos fasciales y musculares en la gangrena gaseosa. Ver **gangrena gaseosa, perforación, síndrome de Boerhaave.**

engañar al enfermo *(deceive the sick)*
BIOÉT. Actitud frecuente en médicos y familiares, que pretenden ocultar al paciente un pronóstico malo o infausto, para evitar así que la angustia psicológica se sume al propio padecimiento de la enfermedad. Desde el punto de vista ético, nunca es correcto (ver **decir la verdad).**

engaño en el ensayo clínico *(deceive in clinical research)*
BIOÉT. Mantener oculto al paciente algún aspecto del ensayo clínico que se está realizando con él, o incluso ocultar que se está realizando un ensayo. ‖ **e. en el ensayo clínico y ética** *(d. in clinical research and ethics)* Puede ser correcto este tipo de engaño u ocultación, si se tiene certeza de que el conocimiento de alguno de los términos del ensayo por parte del sujeto restaría fiabilidad a los resultados (p. ej., con algunos psicofármacos). Debe ser aprobado por un comité de ética.

engaño perceptivo *(perceptive deceit)*
PSICOL. Término con el que se designan aquellas experiencias perceptivas que, o bien no se fundamentan en estímulos realmente existentes fuera del individuo (como es el caso de las alucinaciones y algunas pseudopercepciones), o bien se mantienen y/o se activan a pesar de que el estímulo no se halle ya físicamente presente (como es el caso de las imágenes eidéticas, las parásitas y las consecutivas). Es sinónimo de error perceptivo o percepción falsa.

engrama *(engram/memory trace)*
PSICOL. f. Huella mnémica (restos de la excitación neurofisiológica), que la sensación y la percepción conscientes dejan hipotéticamente en el sistema nervioso una vez desaparecidas, y que influencia, de modo transitorio o duradero, el transcurso posterior de excitaciones similares. Los engramas forman la base de la memoria.

enlace *(bond)*
BIOQUÍM. m. Unión entre átomos o radicales de un compuesto químico. También significa las valencias, en fórmulas estructurales. ‖ **e. peptídico** *(peptide b.)* El enlace amida que se forma entre el grupo alfa-carboxilo de un aminoácido y el grupo alfa-amino del siguiente. Este enlace es el que une los residuos aminoácidos de los péptidos y de las proteínas. Si el grupo amino y/o el grupo car-

boxilo que forman el enlace amida no están en posición alfa, se habla de enlace isopeptídico.

enoftalmos *(enophthalmos)*
OFTALMOL. m. Hundimiento o retracción del globo ocular en la cavidad orbitaria.

cnoil-CoA *(enoyl-CoA)*
BIOQUÍM. f. Derivado de un ácido graso unido al CoA de forma covalente, que se genera durante la degradación, también llamada beta oxidación, del ácido graso en el interior de la mitocondria.

enol *(enol)*
BIOQUÍM. m. Compuesto químico que se forma a partir del radical ceto por migración del hidrógeno desde el átomo de carbono al grupo carbonilo. || **e.-fosfato** *(e. phosphate)* Compuesto con elevado potencial de transferencia del grupo fosfato; como el fosfoenolpiruvato. Estos compuestos pueden fosforilar el ADP y convertirlo en ATP. El elevado potencial de transferencia deriva de que el enol, producto de su hidrólisis, es menos estable que su tautómero ceto.

enomanía *(enomania)*
PSIQUIAT. Ver **manía**.

enostosis *(enostosis)*
ORTOP. f. Excrecencia ósea que se desarrolla dentro de la cavidad medular de un hueso o en la superficie interna de la cortical ósea.

enoxacino *(enoxacin)*
FARMCLÍN. m. Quinolona de primera generación.

ensamblaje *(splicing)*
GENÉT. m. Mecanismo de ajuste por el cual los intrones son eliminados durante el proceso de maduración de un RNA mensajero.

ensañamiento terapéutico *(therapeutic overzealousness)*
BIOÉT. Ver **encarnizamiento terapéutico**.

ensayo *(assay)*
ENDOCRINOL. m. Prueba relativa a la eficacia de una sustancia biológicamente activa o un fármaco, en modelos experimentales o en humanos. El término hace referencia también al método para realizar determinaciones analíticas; p. ej., el radioinmunoensayo, el enzimoinmunoensayo, etc. || **e. radiorreceptor** *(radioreceptor a.)* Método de estimación de la concentración de sustancias circulantes que se basa en la interacción de ligandos con receptores específicos localizados en células o componentes subcelulares.

ensayo aleatorio *(aleatory assay)*
BIOÉT. Ensayo clínico (v.) en que se eligen al azar aquellos sujetos que reciben el producto que se ensaya y los que reciben placebo u otro tratamiento existente. || **e. aleatorio y ética** *(aleatory e. and ethics)* Ver **placebo y ética**. || **e. clínico** *(clinical a.)* Investigación clínica (v.) que se realiza para averiguar la eficacia, la toxicidad, etc., de un nuevo medicamento.

ensayo clínico *(clinical assay)*
FARMCLÍN. Ensayo que se realiza en personas para valorar su eficacia terapéutica en comparación con otro fármaco ya conocido. || **e. clínicos de medicamentos** *(drugs clinical a.)* Ver **ensayo clínico**.

enseñanza de ética médica *(teaching of medical ethics)*
BIOÉT. Ver **deber de saber**. || **e. de ética médica y casuística** *(t. of medical ethics and casuistry)* Recurso de la enseñanza de la ética, que consiste en la presentación de casos paradigmáticos que obligan a reflexionar sobre lo que se desea enseñar. || **e. de ética médica y literatura** *(t. of medical ethics and literature)* Recurso de la enseñanza de la ética, que fija la atención del alumno en modelos de conducta personal y profesional de médicos ejemplares.

ensoñación *(fantasy)*
PSICOL. f. Estado de conciencia, más o menos desconectado de la realidad, en el que el sujeto se deja llevar por una sucesión casi siempre incoherente de imágenes y pensamientos dependientes de motivaciones afectivas (deseos, temores, emociones, etc.), más que del pensamiento lógico. Es un fenómeno habitual en la pubertad, donde tiene el sentido de anticipación de la realidad futura, pero puede convertirse en un síntoma de huida de la realidad.

entendimiento *(mind)*
ANTROPOL. m. Capacidad de conocimiento abstracto, propia del hombre.

enteral *(enteral)*
ANAT. adj. Relativo al intestino delgado.

enteritis (*enteritis*)
CIRGEN. f. Cualquier inflamación, aguda o crónica, del intestino delgado. Puede ser de origen isquémico, por radiación (enteritis rádica) o más frecuentemente infecciosa (bacteriana, viral o parasitaria): gastroenteritis (con predominio de vómitos) o enterocolitis (con predominio de diarrea).

Enterobacter (*Enterobacteriaceae*)
MICROBIOL. Género de bacterias muy difundidas en la naturaleza, ya que son poco exigentes nutricionalmente, resistentes a los agentes ambientales y tienen gran capacidad de variación genotípica. Se localizan en el intestino del hombre y de los animales, en el suelo, las aguas y las plantas. Actualmente se reconocen veintinueve géneros de enterobacterias, que incluyen más de cien especies. Son bacilos rectos gram-negativos; móviles por flagelos perítricos o inmóviles; no esporulados, aerobios facultativos, que fermentan la glucosa, y son oxidasa positivos. Generalmente reducen los nitratos a nitritos. G + C: 38-60 moles %. Entre las bacterias entéricas hay muchas cepas patógenas para el hombre: *Salmonella, Shigella, Yersinia* y algunas cepas de *Escherichia coli* pertenecen a este grupo. Otras enterobacterias son patógenas oportunistas, forman parte de la microbiota normal del intestino y en determinadas ocasiones pueden producir diversos cuadros clínicos.

Enterobius (*Enterobius*)
MICROBIOL. Género de helmintos nematodos intestinales oxiúridos, en el que se clasifican actualmente los llamados oxiuros o lombrices. La especie *Enterobius vermicularis* es un pequeño gusano blanco que habita la porción superior del intestino grueso (ciego, colon) y desde allí la hembra emigra al ano, donde pone los huevos en la piel perianal. La infestación es muy frecuente en los niños y es causa de prurito y de trastornos reflejos. El intenso prurito anal provoca el rascado de la región perianal. Los niños, al llevar las manos contaminadas con huevos fértiles a la boca, pueden provocar la autoinfección. El diagnóstico se realiza por observación microscópica de los huevos en muestras perianales.

enteroclisis (*enteroclysis*)
RADIO. f. Técnica radiológica aplicada al estudio del intestino delgado, que consiste en la introducción de contraste mezclado con una solución de metil-celulosa. El intestino delgado queda opaco, lo que permite su distensión, y facilita el poder obtener imágenes con fines diagnósticos.

Enterococcus (*Enterococcus*)
MICROBIOL. Género de cocos gram-positivos, que se encuentran en el intestino y la vagina. No son auténticos patógenos y sí indicadores de contaminación fecal.

enterocolitis (*enterocolitis*)
CIRGEN. f. Inflamación aguda de los intestinos delgado y grueso, habitualmente infecciosa, que se manifiesta con inflamación de la mucosa, diarrea (a veces hemorrágica) y deshidratación. Raramente produce perforación intestinal (fiebre tifoidea, a veces salmonelosis graves). || **e. necrotizante** (*necrotizing e.*) Inflamación transmural de los intestinos delgado y grueso, habitualmente con necrosis de la pared y perforación, causada por isquemia mesentérica o por distensión marcada del intestino, con frecuencia por obstrucción. También puede ser causada por infecciones invasivas de la luz intestinal. Su único tratamiento es la extirpación de los tramos intestinales afectados, que no son viables. El cuadro se produce con más frecuencia en niños que en adultos, y se asocia habitualmente a vólvulo intestinal, malrotación intestinal o íleo-meconial.

enterocromafin (*enterochromaffin*)
ANATPATOL. adj. Se dice de las células del sistema endocrino difuso o APUD que hay en el tracto digestivo. Reciben este nombre de su localización (enterointestinal) y de su apetencia por las sales de cromo (cromafín).

enteroglucagón (*enteroglucagon*)
ENDOCRINOL. m. Péptido de actividad glucogenolítica y estructura similar al glucagón pancreático, secretado por las células intestinales.

enterólisis (*adhesion lysis*)
CIRGEN. f. Liberación quirúrgica del intestino delgado por sección de las adherencias postoperatorias que se producen y que a veces son causa de obstrucción intestinal. Ver **adherencia, brida, obstrucción intestinal mecánica**.

enteropeptidasa (*enteropeptidase*)
BIOQUÍM. f. Proteasa del borde en cepillo del intestino delgado, que activa el tripsinógeno me-

diante la ruptura del enlace peptídico entre los aminoácidos 6 y 7.

enteroquelina (*enterobactina*)
MICROBIOL. f. Potente sideróforo (v.) producido por algunas enterobacterias.

enterotoxina (*enterotoxin*)
MICROBIOL. f. Toxina secretada por microorganismos (exotoxina), que actúa sobre la mucosa intestinal produciendo la secreción masiva de líquidos a la luz del intestino y la consiguiente diarrea. Estos efectos se producen, bien por la ingestión de enterotoxina preexistente en un alimento, bien por la del organismo productor de la misma. La mayoría de las enterotoxinas están compuestas de dos tipos de subunidades: la subunidad A (enzimáticamente activa) es responsable de la toxicidad, y la subunidad B facilita la unión a la célula diana. Entre las exotoxinas mejor conocidas destacan la del cólera y las producidas por los organismos responsables de la intoxicación alimentaria, como *Staphylococcus aureus*, *Bacillus cereus*, *Clostridium perfringens*, y algunas cepas (denominadas por ello enterotoxigénicas o ETEC) de *Escherichia coli*. Muchas enterotoxinas están codificadas por plásmidos o bacteriófagos residentes en la célula bacteriana.

Enterovirus (*Enterovirus*)
MICROBIOL. Género de virus de la familia *Piconaviridae*. El tracto respiratorio e intestinal son las vías de entrada de los enterovirus, que se pueden replicar en el tracto gastrointestinal. Según las diferencias de tropismo celular y de la capacidad citolítica, la mayoría de los enterovirus humanos se clasifican en tres grupos: coxsackievirus (aislados por primera vez en Coxsackie, Nueva York), que pueden causar meningitis, pericarditis y miocarditis, faringitis y pneumonía; echovirus (del inglés, *enteric cytopathogenic human orphan viruses*), que pueden causar meningitis y encefalitis; y poliovirus, el agente causante de la polio. Ver **picornavirus**.

enterramiento (*burial*)
MEDLEGAL. m. Sepultamiento.

entocóndilo (*entocondyle*)
ORTOP. m. Cóndilo interno.

entocuneiforme (*entocuneiform*)
ORTOP. m. Hueso cuneiforme interno.

entoglúteo (*entogluteus*)
ORTOP. m. Músculo glúteo menor.

entomología cadavérica (*cadaveric entomology*)
MEDLEGAL. Estudio de los insectos, de sus larvas y de las crisálidas que se encuentran en el cadáver. Su interés desde el punto de vista de la medicina legal radica en que permiten determinar de forma bastante aproximada la fecha de la muerte, teniendo en cuenta las especies encontradas y su grado de evolución en relación con la época del año y las condiciones ambientales.

entorsis (*distortion of foot, ankle sprain*)
ANATPATOL. f. Lesión cerrada de una articulación debido a un giro brusco, que origina una subluxación breve con reposición inmediata y desgarro o distensión de los ligamentos con la hemorragia subsiguiente. Puede complicarse con la rotura del cartílago o la interposición de las partes blandas. Clínicamente, aparecen síntomas de inflamación local y derrame articular, que pueden derivar en una articulación flotante.

entrevista (*interview*)
PSICOL. f. Técnica e instrumento de exploración/evaluación psicológica, que se caracteriza por la relación directa entre dos o más personas que se comunican, por lo general oralmente, con unos objetivos prefijados y conocidos, al menos por el entrevistador. || **e. abierta** (*open i.*) Aquella poco estructurada, en la que el terapeuta se esfuerza por interferir lo menos posible en la secuencia comunicativa propuesta por el paciente, y que tiene como objetivo fundamental facilitar la comunicación y el *rapport*. || **e. cerrada** (*enclosed i.*) Aquella que está estructurada según un formato más o menos rígido, semejante al de una encuesta, cuyo objetivo prioritario es recopilar la mayor cantidad de información específica. Con ella se obtienen más datos fiables y válidos, aunque a cambio de no permitir que el paciente se explaye libremente, o se calle, en relación con los temas que se consideran relevantes en esa situación. || **e. clínica** (*clinical i.*) Aquella realizada entre un profesional clínico y un paciente, con el objetivo de recoger toda la información pertinente para llegar a un diagnóstico de salud o enfermedad y, en su caso, recomendar un trata-

miento. || **e. directiva** *(directive i.)* Aquella en la que el entrevistador lleva buena parte de la conversación, realizando preguntas específicas sobre temas que con frecuencia son elegidos por él, al tiempo que ofrece frecuentes informaciones o explicaciones del problema planteado por el paciente. || **e. no directiva** *(no directive i.)* Aquella en la que es el paciente el que lleva la mayor parte de la conversación, de forma que el terapeuta interviene fundamentalmente para mostrar a su interlocutor que le acepta y que comprende sus sentimientos, actitudes y conductas explícitas, y para reforzar los comentarios del paciente acerca de estos temas. || **e. terapéutica** *(therapeutic i.)* Aquella que tiene como objetivo general el facilitar la resolución de las dificultades psicológicas del paciente mediante un cierto tipo de interacción personal con un clínico experto o terapeuta.

entropión *(entropion)*
OFTALMOL. m. Inversión del borde palpebral de manera que puede llegar a producir el roce de las pestañas con la córnea. || **e. cicatricial** *(cicatricial e.)* El que se debe a una retracción de la conjuntiva palpebral y del tarso, como consecuencia de fenómenos de cicatrización. || **e. congénito** *(congenital e.)* Aquel que comienza antes de los seis primeros meses de vida. || **e. espasmódico** *(spasmodic e.)* El que es resultado de la contracción del músculo orbicular. || **e. espástico** *(spastic e.)* Ver **entropión espasmódico**. || **e. involutivo** *(involutive e.)* Ver **entropión senil**. || **e. senil** *(age-related e.)* El que se debe a la relajación palpebral con motivo del envejecimiento.

entuertos *(afterpains)*
GINECOL. m. pl. Contracciones dolorosas del útero después del parto, que suelen durar unos tres días del parto. Son más frecuentes en las multíparas y aumentan cuando el recién nacido mama, ya que al succionar del pezón aumenta la secreción de oxitocina, que produce contracciones uterinas.

entumecimiento *(numbness)*
ORTOP. Ver **anestesia**.

enucleación *(enucleation)*
CIRGEN. f. En oftalmología, extirpación quirúrgica completa del globo ocular. En general, como concepto quirúrgico, extirpación de un tumor benigno bien encapsulado en el seno de un órgano parenquimatoso (tiroides, suprarrenal, ovario, útero, riñón, hígado, cerebro, mama) o de la piel y del tejido celular subcutáneo. Se trata de una técnica sencilla, que evita resecciones de mayor entidad, innecesarias por la benignidad del proceso, y con mayor riesgo de complicaciones.

enuresis *(enuresis)*
UROL. f. Pérdida involuntaria de orina, durante el sueño, en niños mayores de cuatro años, sin que exista ninguna alteración orgánica del aparato urinario. Afecta al 15-20% de los niños de 5 años; al 5% de 10 años y al 1% de 15 años. No se trata de una enfermedad, sino de un síntoma que se cura espontáneamente. La etiología es desconocida, aunque probablemente multifactorial. Se ha considerado consecuencia de un retraso del proceso de maduración, factores genéticos, factores psicosomáticos, factores relacionados con la replección vesical, factores relacionados con el sueño. Sin embargo, no se ha podido determinar una causa objetiva. El tratamiento más eficaz son los sistemas de alarma, pero requiere un niño motivado, padres cooperadores y una edad superior a los siete años. El tratamiento médico más utilizado en la actualidad es la hormona antidiurética, que tiene efectos favorables en 2/3 de los pacientes, aunque, con frecuencia, la enuresis vuelve a manifestarse al dejar la medicación. La utilización de antidepresivos tricíclicos, si bien procura resultados favorables en la mitad de los casos, requiere una vigilancia más estrecha.

envejecimiento *(aging, senescence)*
ENDOCRINOL. m. Conjunto de cambios en la estructura y la función de órganos y tejidos, que tiene lugar en los seres vivos con el paso del tiempo. Es un proceso natural, cuyas causas últimas todavía no están totalmente esclarecidas. Aunque no tiene origen patológico, conlleva una mayor probabilidad de muerte. Cada especie sigue un proceso particular de envejecimiento y, por ello, la edad biológica varía considerablemente de unas a otras.

envenenamiento *(poisonig)*
MEDLEGAL. m. Enfermedad provocada por el ingreso en el organismo, por cualquier vía, de una sustancia química, un veneno o un tóxico, que da lugar a alteraciones, mayores o meno-

res, de la fisiología de la víctima, pudiendo llegar a causar la muerte. El envenenamiento puede ser agudo o crónico. Desde el punto de vista de la medicina legal, son posibles las tres clásicas etiologías: accidental, homicida o suicida. También se denomina intoxicación.

envergadura *(span)*
ENDOCRINOL. f. Parámetro antropométrico que mide la distancia existente entre los extremos de ambas manos cuando se colocan los brazos extendidos de forma horizontal. Se emplea en la valoración del crecimiento y del desarrollo.

envoltura *(envelope)*
ANAT. f. Estructura que recubre algo (bacterias, células, etc.).

envoltura celular *(cellular envelope)*
HISTOL. Cubierta que envuelve las células, constituida por la membrana plasmática en los eucariotas y la membrana plasmática y la pared celular en los procariotas.

enyesar *(to plaster)*
ORTOP. tr. Aplicar a una parte del cuerpo, con el fin de inmovilizarla, un vendaje con yeso que se endurece una vez sumergido en agua (corsé de yeso para el tronco, vendaje de yeso para extremidades). || Escayolar.

enzima *(enzyme)*
BIOQUÍM. f. Sustancia macromolecular, natural o sintética, compuesta principalmente de proteína, que cataliza una o más reacciones bioquímicas de forma más o menos específica, a temperaturas relativamente bajas. En algunos casos, las enzimas poseen iones metálicos, grupos prostéticos o carbohidratos unidos de forma covalente o fuertemente asociados. Los RNA con actividad catalítica (ribozimas) también se incluyen en esta categoría. || **e. alostérica** *(alosteric e.)* Aquella cuya actividad se modifica por la unión de uno o más compuestos, incluido el sustrato, a un sitio topológicamente distinto del centro catalítico. También se emplea este término, de un modo más impreciso, para referirse a enzimas que muestran alguna de las características siguientes: tener cinéticas sigmoidales, estar en puntos de ramificación de vías metabólicas y/o seguir el modelo concertado para las proteínas alostéricas. || **e. desramificadora** *(debranching e.)* Amilo-1,6-glucosidasa. Enzima que cataliza la hidrólisis de los puntos de ramificación del glucógeno. La deficiencia de esta enzima causa la enfermedad de Cori, un tipo de glucogenosis caracterizado por hepatomegalia, hipoglucemia, acidosis y, en ocasiones, retraso en el crecimiento. Se trata administrando pequeñas cantidades de comida rica en carbohidratos y proteínas, a intervalos cortos de tiempo. || **e. inducible** *(inducible e.)* Enzima sintetizada por la célula en cantidades muy pequeñas y cuya velocidad de síntesis puede ser aumentada por otra molécula denominada inductor.

enzima de conversión de la angiotensina (ECA) *(angiotensin converting enzyme)*
NEFROL. Catalizador producido por las células endoteliales, que convierte el decapéptido inactivo angiotensina I en el octapéptido activo angiotensina II, potente vasoconstrictor, mediante la eliminación de un dipéptido de su extremo carboxi-terminal. No es específica, ya que desdobla otras peptidasas (bradicinina, encefalinas, sustancia P). Es una cininasa que activa la angiotensina II vasoconstrictora e inactiva la bradicinina vasodilatadora. La mayoría de la ECA está unida a las membranas plasmáticas (células endoteliales —vasos pulmonares—, células epiteliales como la del túbulo renal proximal, células neuroepiteliales, próstata, etc.) y su escisión proteolítica provoca la liberación (ECA soluble en sangre, orina, linfa, edema pulmonar, líquido cefalorraquídeo, etc.). La fuente principal de ECA es el riñón, en el borde en cepillo del túbulo proximal.

enzimas de restricción *(restriction enzymes)*
BIOQUÍM. Ver **endonucleasa de restricción.**

enzimohistoquímica *(enzimohistochemistry)*
HISTOL. f. Técnica utilizada en histología para detectar determinadas enzimas presentes en los tejidos. Se basa en añadir al tejido uno o varios sustratos, los cuales serán transformados por la enzima presente en el tejido, dando lugar a un producto que precipita y adquiere un color observable al microscopio óptico o electrónico.

enzimoinmunoensayo *(enzyme-immunoassay)*
ENDOCRINOL. m. Inmunoensayo que utiliza un anticuerpo marcado con un sistema enzimático, cuya actividad se modifica en razón a la reacción antígeno-anticuerpo.

eosina *(eosin)*
HISTOL. f. Colorante ácido de color rosado que se utiliza en histología (generalmente, junto con colorantes básicos como la hematoxilina) para teñir cortes histológicos de tejidos.

eosinofilia *(eosinophilia)*
HISTOL. f. Propiedad que tienen algunas células o tejidos de teñirse con la eosina.

eosinófilo *(eosinophil)*
HEMATOL. m. Leucocito granulocítico, que se caracteriza por presentar un núcleo bilobulado y gran número de gránulos citoplásmicos refringentes, que se tiñen intensamente con el colorante ácido eosina.

eosinofiluria *(eosinophiluria)*
NEFROL. f. Presencia de eosinófilos en la orina, que sugiere una nefropatía, pues no existen en ella en circunstancias normales. La causa principal es la nefritis túbulo-intersticial aguda, inducida por drogas como los antibióticos, los antiinflamatorios no esteroideos, etc., y menos frecuente en infecciones del tracto urinario (pielonefritis, prostatitis, cistitis), en la enfermedad ateroembólica renal y muy raro en las glomerulonefritis. Los eosinófilos del intersticio renal podrían acceder a la vía urinaria a través de roturas de la membrana basal tubular. No obstante, no hay correlación entre la eosinofiluria y los eosinófilos en el infiltrado intersticial. Ante la sospecha de una nefritis intersticial por drogas, la presencia de eosinofiluria da soporte a dicho diagnóstico.

eosofobia *(eosophobia)*
PSIQUIAT. Ver **fobia**.

epéndimo *(ependym)*
ANAT. m. Cubierta de células ciliadas que tapiza las cavidades del sistema nervioso central (conducto ependimario de la médula espinal y los ventrículos cerebrales).

ependimoblastoma *(ependymoblastoma)*
NEUROCIR. f. Tumor neuroectodérmico primitivo, de escasa diferenciación ependimaria y extraordinariamente maligno. Las células presentan frecuentes mitosis y están dispuestas en rosetas ependimoblásticas.

ependimocito *(ependymal cell)*
HISTOL. m. Célula del epitelio cilíndrico bajo o cuboideo, que reviste los ventrículos cerebrales y el conducto de la médula espinal. En algunas regiones, estas células son ciliadas, facilitando así el movimiento del líquido cefalorraquídeo, que transcurre por el conducto ependimario. También se llaman células ependimarias.

ependimoma *(ependymoma)*
ANATPATOL. f. Tumor originado en el epéndimo, que se caracteriza por la formación de pseudorrosetas o rosetas ependimarias en torno a estructuras vasculares. Las células se disponen orientadas con el núcleo en posición basal y abundantes cilios apoyados en blefaroplastos en la posición apical. Generalmente, su crecimiento es lento y el comportamiento benigno, aunque existen formas malignas menos diferenciadas y de crecimiento agresivo.

ependimoma intramedular *(intramedullary ependymoma)*
NEUROCIR. Tumor neuroectodérmico primitivo con diferenciación ependimaria. Constituye el segundo tumor en frecuencia que se localiza en la médula espinal, tras los gliomas, y se sitúa preferentemente en la cola de caballo. ‖ **e. mixopapilar** *(myxopapillary e.)* Tumor que aparece casi con exclusividad en el filum terminale y está constituido por células ependimarias cuboideas dispersas en una matriz mucinosa.

epiblasto *(epiblast)*
ANAT. m. Capa externa de la blástula antes de que se hayan diferenciado las hojas blastodérmicas.

epicanto *(epicanthus)*
ANAT. m. Pliegue de la piel en el ángulo interno de la abertura palpebral, típico de los orientales y responsable del aspecto oblicuo de sus ojos.

epicardio *(epicard)*
ANAT. m. Cubierta superficial de corazón. También se denomina pericardio visceral.

epicarditis *(epicarditis)*
CARDIOL. f. Inflamación del epicardio. Ver **pericarditis**.

epicondilalgia *(epicondylalgia)*
ORTOP. f. Dolor localizado en la zona de inserción muscular y tendinosa en el epicóndilo. Suele deberse a la realización de esfuerzos excesivos del antebrazo. Se llama también codo de tenista. Ver **epicondilitis**.

epicondilitis *(epicondylitis)*
ORTOP. f. Inflamación del epicóndilo o de las inserciones músculo-tendinosas en el mismo. Recibe el nombre de codo de tenista (v.).

epicóndilo *(epicondyle)*
ORTOP. m. Saliente por encima de un cóndilo. ‖ **e. cubital** *(cubital e.)* El que se localiza debajo del lado cubital del cóndilo humeral. ‖ **e. radial** *(radial e.)* El que se localiza en el lado radial del cóndilo del húmero. También se denomina músculo supinador corto.

epicráneo *(epicraneum)*
ANAT. m. Parte blanda que recubre el neurocráneo.

epidemia *(epidemia)*
MICROBIOL. f. Aparición de una enfermedad en un número elevado de personas, en una región localizada y en un tiempo relativamente próximo.

epidemiología *(epidemiology)*
MICROBIOL. f. Ciencia que estudia la incidencia, distribución y control de las enfermedades en las poblaciones. El epidemiólogo investiga la enfermedad identificando su origen, los factores de riesgo y el modo de transmisión.

epidermatitis *(epidermatitis)*
DERMATOL. f. Inflamación localizada o generalizada de la epidermis.

epidérmico *(epidermal)*
DERMATOL. adj. Perteneciente o relativo a la epidermis.

epidermis *(epidermis)*
ANAT. f. Capa superficial de la piel, constituida por varias capas o estratos de células: el córneo (el más superficial y resistente), el lúcido, el granuloso, el espinoso y el basal. Este último es el germinal y permite que las células que continuamente mueren sean sustituidas por otras nuevas.

epidermodisplasia *(epidermodysplasia)*
DERMATOL. f. Desarrollo anormal de la epidermis. ‖ **e. verruciforme** *(e. verruciformis)* Genodermatosis que determina una respuesta anormal a los virus (HPV tipo 3). Clínicamente aparecen lesiones similares a las verrugas vulgares en zonas fotoexpuestas, que a veces se transforman en tumores malignos.

epidermoide *(epidermoid)*
ANATPATOL. adj. Semejante a la epidermis. ‖ Se dice de los tumores benignos (quiste) o malignos (carcinoma) que semejan en mayor o menor medida la apariencia de la epidermis.

epidermoide intracraneal *(intracranial epidermoid)*
NEUROCIR. Tumoración quística intracraneal, cuyas paredes son de epitelio escamoso queratinizado, hallándose en su luz epitelio de descamación. Ver **colesteatoma**.

epidermólisis *(epidermolysis)*
DERMATOL. f. Predisposición de la piel a producir ampollas. ‖ **e. ampollar hereditaria** *(hereditary bullous e.)* Grupo de epidermólisis de carácter hereditario, en el que se distinguen hasta dieciséis tipos, todos ellos caracterizados por la formación de ampollas o erosiones tras pequeños traumatismos: intraepidérmicas, junturales, dérmicas, distróficas. ‖ **e. ampollosa de Köebner** *(Köebner bullosa e.)* Epidermólisis ampollosa simple, intraepidérmica de herencia autosómica dominante. ‖ **e. ampollosa de Weber-Cockayne** *(bullous e. of Weber-Cockayne)* De herencia simple dominante, se caracteriza por formación de ampollas al menor roce (botas). Puede ser hemorrágica con hiperhidrosis, empeorando en verano.

epidermolítico *(epidermolytic)*
DERMATOL. adj. Relativo a la epidermólisis.

epidermotrófico *(epidermotropic)*
DERMATOL. adj. Que tiene afinidad por la epidermis.

epididimitis *(epididymitis)*
UROL. f. Inflamación aguda o crónica del epidídimo. Cursa con dolor, rubefacción y fiebre. Puede reconocer una etiología traumática, infecciosa o posquirúrgica. ‖ **e. inespecífica** *(acute e.)* Infección del epidídimo de carácter agudo, con inflamación, dolor y fiebre, que es consecuencia de una infección de origen uretral, que alcanza el epidídimo a través del deferente. Los gérmenes responsables son los mismos que producen infección urinaria (fundamentalmente, enterobacterias gramnegativas). Sin embargo, en los últimos años, en menores de treinta y cinco años, la causa más frecuente en EE. UU. y Japón es la infección por *Clamydia trachomatis*. El tratamiento antibiótico cura habitualmente sin secuelas la infección. ‖ **e. tuberculosa** *(tuberculous e.)*

Inflamación crónica escasamente dolorosa del epidídimo, progresiva, como consecuencia de una infección tuberculosa que alcanza el epidídimo por vía hematógena. La vía canalicular (a través del deferente) es improbable como causa de epididimitis tuberculosa. La afectación inicial suele tener lugar en la cola del epidídimo, por ser la zona más vascularizada. La lesión tiene tendencia a fistulizar el escroto, y el tratamiento es el mismo que el de cualquier tuberculosis.

epidídimo *(epididymis)*
ANAT. m. Conducto largo y enrollado que recoge los espermatozoides a través de los conductillos eferentes del testículo. Continúa con el conducto deferente y se encuentra adosado al borde posterior del testículo.

epidídimo-vasostomía *(epididymo-vasostomy)*
UROL. f. Técnica quirúrgica utilizada en los cuadros de obstrucción epididimaria que producen azoospermia. Consiste en la anastomosis de la cabeza del epidídimo con el deferente. Consigue la fertilidad en el 5-20% de los casos.

epidural *(epidural)*
ANAT. adj. Se dice del espacio situado entre la duramadre y el esqueleto. Es virtual en el cráneo, donde la duramadre está adherida al hueso, y es real en el conducto raquídeo, donde se interponen, entre la duramadre y el canal óseo, un plexo venoso y tejido graso.

epidurografía *(epidurography)*
RADIO. f. Técnica radiográfica consistente en la introducción de contraste en el espacio epidural, para la obtención de imágenes con fines diagnósticos.

epidurograma *(epidurogram)*
RADIO. f. Imagen obtenida en una epidurografía.

epiescleritis *(episcleritis)*
OFTALMOL. f. Inflamación de la epiesclera. Cursa con dolor ligero, enrojecimiento del ojo, que con frecuencia suele ser sectorial, y no implica pérdida de agudeza visual. Es un proceso autolimitado, aunque normalmente se trata con corticoides tópicos. || **e. difusa** *(diffuse e.)* Aquella en la que se halla afectada toda la superficie de la epiesclera. || **e. nodular** *(nodular e.)* Aquella en la que aparece un nódulo doloroso y enrojecido sobre la epiesclera.

epifenómeno *(epiphenomenon)*
ANATPATOL. m. Fenómeno o síntoma que acompaña a una enfermedad.

epifisioide *(epiphysioid)*
ORTOP. adj. Que se parece a una epífisis. || Se aplica a los huesos del carpo y del tarso que se desarrollan, como las epífisis, a partir de centros de osificación.

epifisiodesis *(epiphysiodesis)*
ORTOP. f. Operación para realizar la fusión prematura de la epífisis y la diáfisis, por destrucción o bloqueo del cartílago de crecimiento, que comporta una detención del crecimiento del hueso correspondiente.

epifisiólisis *(epiphysiolysis)*
ORTOP. f. Lesión traumática de los huesos largos durante el periodo de crecimiento, que provoca la separación de la epífisis del resto del hueso. Se puede presentar en cualquiera de las localizaciones del cartílago de crecimiento, pero son especialmente frecuentes la humeral superior, la radial inferior, la femoral superior, la femoral inferior y la tibial inferior. También se denomina desprendimiento epifisario.

epifisiopatía *(epiphysiopathy)*
ORTOP. f. Toda enfermedad de la epífisis de un hueso.

epífisis *(epiphysis)*
ANAT. f. Porción distal de los huesos largos, generalmente más ancha que la diáfisis, desarrollada a partir de un centro secundario de osificación durante el periodo de crecimiento, o bien formada por completo de cartílago, o bien separada de la diáfisis por el cartílago de crecimiento o fisis. Se divide en proximal y distal, y está formada por tejido óseo esponjoso, con médula ósea roja entre sus trabéculas. También se suele dar el nombre de epífisis a la glándula pineal.

epifisitis *(epiphysitis)*
ORTOP. f. Inflamación de la epífisis.

epífora *(epiphora)*
OFTALMOL. f. Lagrimeo constante e involuntario.

epigastralgia *(epigastralgia)*
ANATPATOL. f. Dolor en la región epigástrica.

epigástrica inferior *(epigastrica inferior)*
CIRPLÁST. Ver **arteria epigástrica inferior**. || **e. superior** *(e. superior)* Ver **arteria epigástrica superior**.

epigástrico *(epigastric)*
CIRGEN. adj. Referido al epigastrio. Se emplea en la descripción de la localización de algún síntoma o signo (en general, dolor, heridas, cicatrices) o de alguna estructura normal o patológica (masas abdominales, latido aórtico, etc.).

epigastrio *(epigastrium)*
CIRGEN. m. Región abdominal situada debajo del reborde costal, en la zona central del abdomen, por encima del ombligo (entre el apéndice xifoides, los rebordes de los arcos costales y el ombligo), limitada lateralmente por las líneas medioclavicular derecha e izquierda. Es la localización característica de la patología gastroduodenal.

epigénesis *(epigenesis)*
ANAT. f. Teoría embriológica (sostenida actualmente por todos los autores), según la cual los organismos se desarrollan paso a paso desde la estructura más simple, como es el cigoto, hasta el feto a término. A esta teoría se oponía el preformacionismo.

epigenético *(epigenetic)*
GENÉT. adj. Se dice del mecanismo de regulación de la expresión (transcripción y traducción) de genes que no depende de cambios en la secuencia primaria del DNA, sino que opera a un nivel superior (p. ej., metilación, efectos de posición, etc.).

epiglotis *(epiglottis)*
OTORRIN. f. Fibrocartílago laríngeo que actúa como tapadera, ocluyendo, en el momento de la deglución, la entrada a la laringe, por lo que impide el paso de lo deglutido al árbol respiratorio. || **e. aguda** *(acute e.)* Inflamación aguda de la epiglotis de origen bacteriano, frecuentemente ligada al *Haemophilus influenzae*. Hay un edema de la mucosa epiglótica y del vestíbulo laríngeo, responsable de la disnea laríngea, de la disfagia y de la disfonía, por lo que puede producirse asfixia. Cursa con fiebre alta.

epilepsia *(epilepsy)*
NEUROL. f. Entidad neurológica crónica caracterizada por la recurrencia de crisis epilépticas en dos o más ocasiones, cuya causa puede o no ser conocida. Existen diversas etiologías y su gravedad dependerá de la enfermedad neurológica que la cause. Ver **crisis epiléptica.** ||

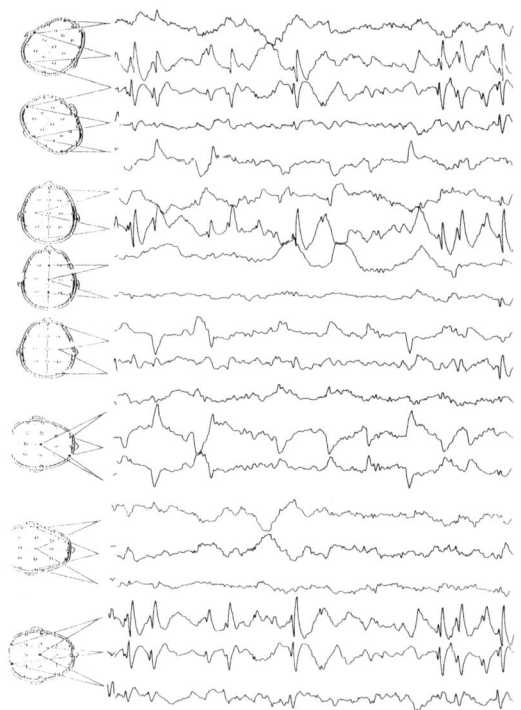

epilepsia. Actividad punta-onda focal en región occipital izquierda, intercrítica en un paciente epiléptico, que padecía crisis epilépticas focales

e. benigna infantil *(benign childhood e.)* Grupo de síndromes epilépticos en la edad infantil, de evolución benigna. || **e. benigna infantil con paroxismos rolándicos temporales** *(benign chilhood e. with temporoparietal paroxisms)* Síndrome epiléptico de aparición en la infancia, que cursa con crisis parciales con afectación motora hemifacial o somatosensitiva y que en ocasiones evoluciona a crisis generalizadas tónico-clónicas. Aparece durante el sueño y en el electroencefalograma se manifiesta por actividad punta o punta-onda en áreas centro-temporales. La evolución es benigna y desaparece en la edad adulta. || **e. con crisis generalizadas del despertar** *(wake-up generalized seizures e.)* Síndrome epiléptico caracterizado por crisis generalizadas tónico-clónicas al despertar del sueño nocturno o diurno. Se inicia en la segunda década de la vida. || **e. con punta-onda continua durante el sueño** *(continuous spike-and-wave e. during sleep)* Síndrome epiléptico caracterizado por la presencia de actividad punta-onda generalizada continua durante el sueño lento, al menos en un 75% de su duración. Se caracteriza por crisis parciales o generalizadas durante el sueño o ausencia atípicas durante la vigilia. || **e. criptogénica** *(cryptogenic e.)* Grupo de epilepsias y síndromes epilépticos focales o generalizados, con etiología no demostrada por las técnicas habituales de laboratorio o neuroimagen, pero que se cree que son sintomáticos de una alteración oculta histopatológica o celular, pero no de naturaleza genética. || **e. focal** *(focal e.)* Grupo de epilepsias o síndromes epilépticos, caracterizados por la presencia de crisis parciales. Ver **crisis parcial compleja, crisis parcial simple.** || **e. fotosensible** *(photosensitive e.)* Síndrome epiléptico caracterizado por crisis inducidas por la fotoestimulación intermitente. || **e. generalizada** *(generalized e.)* Grupo de epilepsias y síndromes epilépticos que se caracterizan por la recurrencia de crisis epilépticas generalizadas. Ver **crisis generalizada.** || **e. idiopática** *(idiopathic e.)* Grupo de epilepsias o síndromes epilépticos focales o generalizados, con características clínicas y electroencefalográficas muy bien definidas y presumiblemente de etiología genética. || **e. infantil con paroxismos occipitales** *(benign childhood e. with occipital paroxysms)* Síndrome epiléptico de aparición en la infancia y de evolución benigna, con desaparición en la edad adulta. Se caracteriza por crisis epilépticas con sintomatología visual. En el electroencefalograma es típica la presencia de paroxismos punta-onda u ondas agudas en las regiones occipitales. || **e. mioclónica juvenil** *(juvenile myoclonic e.)* Tipo de epilepsia idiopática generalizada que aparece en la pubertad y se caracteriza por mioclonías, crisis generalizadas tónico-clónicas y, con menor frecuencia, ausencias. El electroencefalograma pone de manifiesto puntas-ondas y polipuntas-ondas irregulares y generalizadas, sin relación estrecha con la mioclonía clínica. || **e. mioclónica progresiva** *(progressive myoclonic e.)* Síndrome epiléptico caracterizado por mioclonías y crisis epilépticas focales y generalizadas, con una evolución progresiva. Se asocian habitualmente a otra sintomatología clínica, como ataxia, demencia o afectación de vías largas. Su etiología es diversa, siendo la manifestación de enfermedades neurológicas tales como las mitocondriopatías, la enfermedad de Lafora, las ceroidolipofuscinosis, etc. || **e. parcial continua** *(epilepsia partialis continua)* Tipo de síndrome epiléptico caracterizado por la presencia de mioclonías, habitualmente rítmicas, en un segmento corporal, que pueden aparecer de forma ininterrumpida durante horas, días o semanas, provocado por una descarga anormal de la corteza somatomotora correspondiente. || **e. postraumática** *(posttraumatic e.)* Tipo de epilepsia secundaria o sintomática a un traumatismo craneal, que se caracteriza habitualmente por crisis parciales o parciales secundariamente generalizadas. || **e. primaria de la lectura** *(reading e.)* Síndrome epiléptico raro, que cursa con crisis parciales elementales o complejas, desencadenadas por la acción perceptiva de leer un texto. || **e. refleja** *(reflex e.)* Tipo de epilepsia desencadenada por distintos estímulos o actividades motoras o cognitivas. || **e. sintomática** *(symptomatic e.)* Conjunto de síndromes epilépticos focales o generalizados, en los que es posible demostrar una lesión orgánica cerebral.

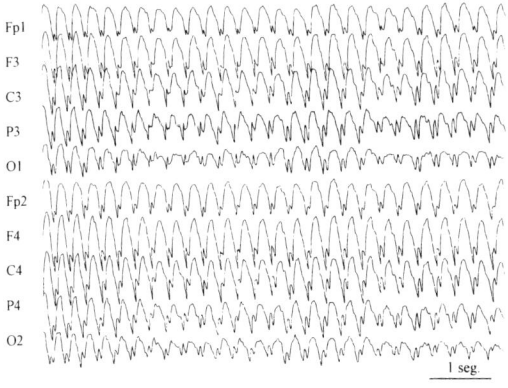

epilepsia. Electroencefalograma durante una crisis epiléptica generalizada de ausencia típica. Se pueden observar las características ráfagas de actividad punta-onda generalizadas a 3 Hz

epileptiforme *(epileptiform)*
NEUROL. adj. Que semeja a la epilepsia.

epileptógeno *(epileptogenic)*
NEUROL. adj. Que causa epilepsia.

epileptología *(epileptology)*
NEUROL. f. Disciplina que se ocupa del estudio de la epilepsia y de los síndromes epilépticos.

epímero *(epimer)*
BIOQUÍM. m. Compuesto que difiere de otro únicamente en la configuración de un centro asimétrico.

epimisio *(epimysium)*
ANAT. m. Vaina fibrosa que envuelve los músculos y de la que parten los tabiques que separan los diferentes haces musculares.

epineuro *(epineurium)*
HISTOL. m. Capa más externa de los tres revestimientos de tejido conjuntivo que recubren a un nervio. Está constituido por tejido conjuntivo fibroso denso, con algunas fibras elásticas gruesas que envuelven por completo al nervio.

epiooforo *(epioophoron)*
GINECOL. m. Restos embrionarios derivados del conducto urinario, que forman pequeños quistes cerca del ovario y de la trompa. También se denomina paraovario.

epiplón *(omentum)*
CIRGEN. m. Cada una de las zonas donde dos hojas peritoneales se sueldan. Esto ocurre tanto en la curvadura mayor del estómago (epiplón mayor) como en la curvadura menor (epiplón menor). Se diferencia del mesenterio (donde también tiene lugar esta fusión) en que este se extiende entre la pared dorsal del abdomen y las asas intestinales. || **e. mayor** *(o. majus)* Omento mayor, delantal graso, de mayor o menor tamaño según la obesidad del individuo, que cuelga de la curvadura mayor gástrica y del colon transverso sobre el resto de las vísceras del abdomen inferior. Está irrigado por las arterias gastroepiploicas derecha e izquierda y su función fundamental se realiza en procesos inflamatorios y perforaciones de víscera hueca abdominal, mediante la adherencia que cubre y compartimenta el proceso. Ver **gastrectomía, omentectomía**. || **e. menor** *(gastrohepatic ligament)* Ligamento gastrohepático, omento menor. Lámina peritoneal que se extiende en el plano frontal entre el hilio hepático, el esófago abdominal, la curvadura menor gástrica y la cara inferior del lóbulo hepático izquierdo. Por su cara posterior limita la transcavidad de los epiplones.

epiqueratofaquia *(epikeratophakia)*
OFTALMOL. f. Intervención quirúrgica que consiste en la sutura, a la superficie anterior de la córnea, de un lentículo obtenido a partir de la córnea de un donante, de tal manera que se puede modificar su poder dióptrico. Se utiliza en la corrección de la afaquia, el queratocono y la miopía.

epirrubicina *(epirrubicin)*
ONCOL. f. Fármaco antitumoral del grupo de las antraciclinas, con amplio espectro antitumoral. La toxicidad cardiaca es menor que la de la doxorrubicina y la daunorrubicina.

episiotomía *(episiotomy)*
GINECOL. f. Sección que se realiza en el periné en el momento del parto para evitar los desgarros. Facilita, además, la expulsión fetal. Puede ser central, en el rafe medio del periné, o lateral, a derecha o izquierda del rafe medio.

epispadia *(epispadia)*
ANAT. f. Cierre imperfecto del canal uretral, quedando una o varias comunicaciones entre la uretra peneana y el exterior.

epistaxis *(epistaxis)*
OTORRIN. f. Sangrado nasal, que con frecuencia se asocia a una erosión de la parte anterior de la mucosa de la fosa nasal (zona de Kiesselbach). Otras causas pueden ser locales (traumatismos, tumores malignos, fibroma nasofaríngeo) o generales (enfermedad de Rendu-Osler, hipertensión, hemopatías, etc.).

epitálamo *(epithalamus)*
ANAT. m. Parte más elevada del diencéfalo, formado por el trígono habenular, la comisura posterior y la glándula pineal.

epitaxia *(epitaxy)*
UROL. f. Propiedad de los cristales que les permite constituirse utilizando un modelo de estructura cristalina similar. Este fenómeno es esencial en la formación de los cálculos del aparato urinario, que habitualmente se originan en una solución metaestable y emplean como nucleante un cristal ya existente.

epitelial *(epithelial)*
DERMATOL. adj. Perteneciente o relativo al epitelio.

epitelio *(epithelium)*
ANAT. m. Tejido de revestimiento que se encuentra en todas las superficies corporales libres, tanto exteriores (epidermis) como interiores (mucosas y endotelio). El número de capas de los diferentes epitelios es variado, desde los uniestratificados (endotelio) hasta los pluriestratificados, como la epidermis.

epitelio originario (*cervical epithelium*)
GINECOL. Epitelio plano poliestratificado que recubre el cuello uterino en su porción vaginal.

epitelioma (*epithelioma*)
DERMATOL. f. Tumor que se desarrolla en el epitelio o en sus anejos. El *epitelioma basocelular* es aquel que crece lentamente y es excepcionalmente metastásico, mientras que el *epitelioma espinocelular* deriva del queratinocito basal o del estrato espinoso y tiene capacidad de producir metástasis.

epiteliomatosis (*epitheliomatosis*)
DERMATOL. f. Desarrollo de epiteliomas múltiples, generalmente sobre queratosis previas.

epiteliomatoso (*epitheliomatous*)
DERMATOL. adj. Perteneciente o relativo al epitelioma.

epiteliopatía (*epitheliopathy*)
ANAT. f. Enfermedad que afecta a alguno de los diferentes epitelios.

epiteliopatía placoide posterior multifocal aguda (*acute posterior multifocal placoid epitheliopathy*)
OFTALMOL. Enfermedad del fondo de ojo en la que tras un proceso vírico se produce una inflamación bilateral del epitelio pigmentado de la retina, causando una disminución de la agudeza visual.

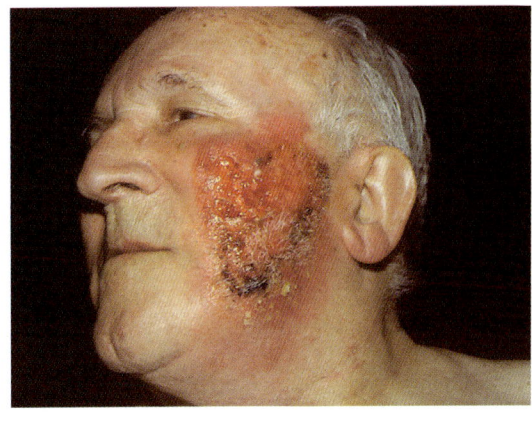
epitelioma espinocelular

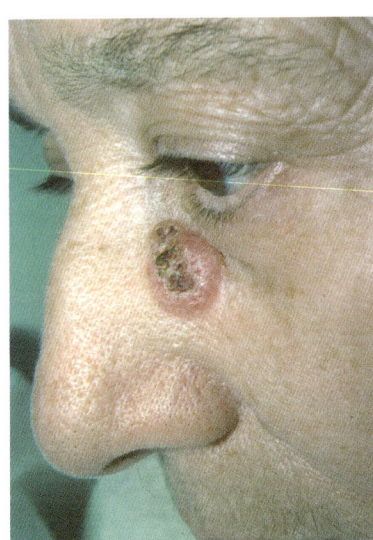
epitelioma basocelular

epitelización (*epithelization*)
ANAT. f. Crecimiento del epitelio para revestir una herida.

epitelioide (*epitheliod*)
DERMATOL. adj. Que se asemeja al epitelio.

epítopo (*epitope*)
INMUNOL. m. Determinante antigénico, porción mínima del antígeno que se une al anticuerpo o al receptor del linfocito T.

epitriquio (*epitrichium*)
DERMATOL. m. Capa superficial de la epidermis fetal.

epitróclea (*epitrochlea*)
ORTOP. f. Protuberancia de la parte inferior e interna del húmero por encima de la tróclea, en la cual se inserta el tendón común de los músculos epitrocleares.

epitrocleitis (*epitrochleytis*)
ORTOP. f. Inflamación de la epitróclea, como una forma de las tendinitis de inserción. Es dolorosa. También se denomina codo de golf.

epizootia (*epizooty*)
ANATPATOL. f. Sinónimo de epidemia, aplicado a enfermedades animales.

EPOC (*chronic obstructive pulmonary disease, COPD*)
PNEUMOL. Trastorno de la ventilación pulmonar con obstrucción crónica al flujo aéreo. Suele ser progresiva, puede acompañarse de hiperreactividad bronquial y ser parcialmente reversible. Comprende la bronquitis crónica, el enfisema, las bronquiectasias y el asma bronquial.

EPOCH *(EPOCH)*
ONCOL. Régimen poliquimioterápico empleado en el tratamiento del linfoma no Hodgkin y que consta de los agentes etopósido, vincristina, adriamicina, prednisona y ciclofosfamida.

eponiquio *(eponychium)*
DERMATOL. m. Tejido embrionario a partir del cual se desarrolla la uña.

épulis *(epulis)*
DERMATOL. m. Tumor localizado en la encía, especialmente el fibroma o sarcoma del periostio del maxilar.

equidad *(equity)*
BIOÉT. Ver **discriminación médica, discriminación del paciente.**

equilibrio *(equilibrium)*
ANAT. m. Balance entre cosas o acciones opuestas. Así se habla de equilibrio postural, equilibrio entre músculos agonistas y antagonistas, equilibrio ácido-base, etc.

equilibrio ácido-base *(acid-base equilibrium)*
FISIOL. Aquel que permite mantener constante, o entre límites muy próximos, el pH, de tal manera que la producción de hidrogeniones es compensada por los álcalis, y viceversa. || **e. metabólico** *(metabolic e.)* El que se establece cuando hay igualdad entre el anabolismo y el catabolismo, o entre la ingesta y el gasto calórico.

equimoma *(ecchymosis)*
MEDLEGAL. f. Equimosis muy extensa.

equimosis *(ecchymosis, bruise)*
MEDLEGAL. f. Lesión resultante de una contusión sin solución de continuidad de la piel, que produce una extravasación de sangre en el tejido celular subcutáneo por rotura de los capilares, así como dolor por desgarro de los filetes nerviosos. La sangre derramada se infiltra y difunde por el tejido celular subcutáneo, dando a la piel un color que evoluciona en el tiempo por la degradación de la hemoglobina, desde el rojo de los primeros momentos hasta el amarillo previo a su desaparición, pasando por el azul y el verde. || Cardenal. || Extravasación hemorrágica de la piel o de la mucosa de extensión mayor que las petequias y menor que el hematoma, debida a la realización de cirugía de la zona, a traumatismo o a necrosis tisular. Ver **hematoma.** || **e. cadavérica** *(cadaveric e.)* Ver **lividez cadavérica.** || **e. retrofaríngea de Brouardel** *(Brouardel retropharyngeal e.)* Infiltración hemorrágica en el tejido conjuntivo de la región prevertebral cervical, que aparece en la muerte por ahorcadura.

equimosis palpebral *(palpebral ecchymosis)*
OFTALMOL. Hemorragia localizada en el interior del párpado como consecuencia de un traumatismo.

equinococosis *(echinococosis)*
MICROBIOL. f. Infestación por la tenia *Echinococcus,* cuyas formas dan lugar a los quistes hidatídicos, que pueden localizarse en cualquier órgano, aunque el más frecuentemente afectado es el hígado. La infectación es por vía digestiva: las larvas se desarrollan en el intestino, atraviesan su pared y, por vía linfática, llegan a los órganos.

equinococosis renal *(renal echinococosis)*
UROL. Infestación parasitaria causada por la larva de la tenia *Equinococcus granulosus.* En España es hoy una enfermedad poco frecuente. El ciclo vital del parásito atraviesa varias fases: la forma adulta de gusano reside en el intestino del perro, su huésped definitivo, tiene entre 3-9 mm de longitud. Los huevos son expulsados por las heces del perro y contamina los alimentos, que son ingeridos por el hombre. La larva penetra a través de la pared del duodeno y, habitualmente, afecta al hígado. Aproximadamente el 3% escapa del atrapamiento hepático y pulmonar y alcanza e infecta los riñones. La larva es sometida a vesiculización y forma un quiste hidatídico que se desarrolla gradualmente a una velocidad de un centímetro por año. El quiste del equinococo en el riñón suele ser único y localizado en el córtex renal. La pared del quiste hidatídico tiene tres zonas: una periférica, de fibroblastos derivados de los tejidos del huésped, que puede calcificarse; una lámina intermedia, que llega a hialinizarse; y una lámina interna compuesta del epitelio nucleado y que se denomina membrana germinal. De la membrana germinal surgen las vesículas hijas, que pueden ser numerosas y que están llenas de larvas. La clínica suele ser anodina, aunque ocasionalmente puede haber dolor lumbar o hematuria. El diagnóstico radiológico mediante

TAC pone en evidencia la existencia de un quiste, dentro del cual se objetivan múltiples vesículas hijas características de la enfermedad. Se confirma mediante pruebas inmunológicas específicas. El tratamiento es quirúrgico y debe tenerse el máximo cuidado en no romper el quiste por el riesgo de reacción anafiláctica o diseminación. || **e. retrovesical** *(retrovesical e.)* Infección retrovesical por *Equinococcus granulosus*, como consecuencia de la rotura de un quiste hepático, esplénico o de piplon, o por implantación primaria a través de la circulación mayor. La clínica está determinada por la posición del quiste que comprime el trígono uretra y uréteres terminales, dando lugar a polaquiuria, dificultad miccional progresiva, retención urinaria y, como consecuencia de la compresión ureteral, hidronefrosis. El diagnóstico es radiológico, y el tratamiento, quirúrgico.

equipo *(team)*
BIOÉT. m. Grupo de personas con un ideal o una misión determinados. También se utiliza esta palabra para designar un conjunto de instrumentos o utensilios con los que se realiza una operación o trabajo. Ver **responsabilidad compartida, responsabilidad personal en un equipo.**

equipo móvil *(mobile equipment)*
RADIO. Aparato que, por sus características, puede ser desplazado de un lugar a otro para realizar su función.

equivalente *(equivalent)*
BIOQUÍM. m. Lo que tiene igual energía, capacidad, etc. || Peso en gramos que puede reaccionar con un mol de electrones.

equivalente metabólico (MET) *(metabolic equivalent, MET)*
FISIOL. Unidad de medida del calor producido por el organismo de un individuo en reposo. El MET equivale a 50 kilocalorías por hora y por metro cuadrado de superficie corporal.

erección peneana *(penile erection)*
ENDOCRINOL. Estado de rigidez y elevación del pene, como consecuencia de haberse llenado el lecho vascular de los cuerpos cavernosos.

eréctil *(erectile)*
ANAT. adj. Se dice del tejido que, como el cuerpo cavernoso del pene, tiene una estructura esponjosa, con abundantes sinusoides venosos.

Cuando el retorno venoso se dificulta, la cantidad de sangre almacenada aumenta y se produce la erección.

eremofobia *(eremophobia)*
PSIQUIAT. Ver **fobia.**

eretismo *(eretism)*
PSICOL. m. Grado exagerado de irritabilidad o excitabilidad.

ereutofobia *(ereutophobia)*
PSIQUIAT. Ver **fobia.**

ergasiofobia *(ergasiophobia)*
PSIQUIAT. Ver **fobia.**

ergastoplasma *(ergastoplasm)*
ANATPATOL. f. Sinónimo de retículo endoplasmático rugoso. Organela celular compuesta por ribosomas adheridos a la membrana externa de perfiles de retículo endoplasmático. Está muy desarrollado en células con gran síntesis proteica (hepatocitos, células plasmáticas, células exocrinas del páncreas, etc.).

ergocalciferol *(ergocalciferol)*
FISIOL. m. Vitamina D_2, antirraquítica.

ergolina *(ergoline)*
ENDOCRINOL. f. Fármaco derivado de alcaloides del cornezuelo del centeno, que posee actividad agonista dopaminérgica, por lo que se emplean en el tratamiento de la enfermedad de Parkinson y en la hiperprolactinemia. Entre ellos destacan la bromocriptina, la ergotamina, el lisuride, la metergolina, la metisergida y el pergolide.

ergometría *(ergometry)*
FISIOL. f. Medición de la fuerza muscular.

ergotamina *(ergotamine)*
NEUROL. f. Alcaloide derivado del cornezuelo de centeno.

ergoterapia *(ergotherapy)*
PSIQUIAT. f. Método terapéutico psiquiátrico, que consiste en la realización, por parte de los pacientes, de actividades lúdicas (ludoterapia) o laborales (laborterapia).

ergotismo *(ergotism)*
NEUROL. m. Intoxicación por derivados ergóticos o por la ingesta de cereales contaminados con el cornezuelo de centeno. Sus síntomas incluyen espasmos, calambres, intensa vasoconstricción y otras alteraciones neurológicas.

erisífaco *(erysiphake)*
OFTALMOL. m. Instrumento utilizado para extraer el cristalino mediante un sistema de ventosa en la cirugía intracapsular de la catarata.

erisipela *(erysipelas)*
ANATPATOL. f. Enfermedad infecciosa aguda de la piel por gérmenes del tipo *Streptococo*, que se acompaña de síntomas generales (fiebre) y formación de erupciones cutáneas rojizas, bien delimitadas, acompañadas de edema e infiltración de los tejidos adyacentes.

eritema *(erythema)*
DERMATOL. f. Enrojecimiento inflamatorio de la piel. || **e. indurado de Bazin** *(Bazin's indurative e.)* Enfermedad que se observa generalmente en mujeres jóvenes, caracterizada por la formación de nódulos infiltrados de color rojo vinoso en los miembros inferiores.

eritema nudoso *(erythema nodosum)*
ANATPATOL. m. Cuadro de vasculitis subcutánea, que clínicamente se manifiesta como nódulos sobreelevados violáceos en las superficies de extensión de las piernas (cara anterior de la tibia), como síntoma de reacciones o enfermedades sistémicas, como la tuberculosis, la sarcoidosis, las reacciones medicamentosas, las enfermedades inflamatorias intestinales, las infecciones víricas, etc.

eritematogénico *(erythematogenic)*
DERMATOL. adj. Que produce eritema. Rubefaciente.

eritematoide *(erythematodes)*
DERMATOL. adj. Semejante o parecido al eritema.

eritematoso *(erythematous)*
DERMATOL. adj. De forma enrojecida.

eritralgia *(erythralgia)*
DERMATOL. f. Piel enrojecida y dolorosa.

eritrasma *(erythrasma)*
DERMATOL. f. Dermatitis de localización preferente en ingles y axilas, producida por el *Corynebacterium minutissimum*.

eritrederma *(erythrederma)*
DERMATOL. f. Tumefacción de color rojo-violáceo en los pies y las manos. || Afectación cutánea en la polineuropatía de Swift de la infancia.

eritrismo *(erytrism)*
DERMATOL. m. Coloración roja de piel y cabello en individuos morenos.

eritroblastosis *(erytroblastosis)*
HEMATOL. f. Anemia hemolítica.

eritroblastosis fetal *(erythroblastosis fetalis)*
GINECOL. Enfermedad hemolítica fetal, secundaria a la incompatibilidad de Rh. Aparece cuando una mujer Rh$^-$ se queda embarazada con un feto Rh$^+$. En estos casos, los anticuerpos maternos anti-Rh pasan a través de la placenta al feto, produciéndose una hemólisis en el mismo. La hemólisis es causa de anemia y de la aparición subsiguiente de eritroblastos en la sangre fetal. Ver **enfermedad hemolítica del recién nacido.**

eritrocianosis *(erythrocyanosis)*
DERMATOL. f. Piel con manchas rojas y azules, generalmente como síntoma de enfermedad vascular.

eritrocitemia *(erythrocytemia)*
FISIOL. f. Aumento del número de eritrocitos en la sangre.

eritrocito *(erythrocyte)*
HEMATOL. m. Célula sanguínea anucleada, también denominada glóbulo rojo o hematíe, de color rosado y de forma redondeada u oval, con un diámetro aproximado de 7 µm, cuya misión fundamental es la captación de oxígeno y su transporte a los tejidos. Se origina en la médula ósea y atraviesa distintos estadios de maduración, que van desde la célula madre, el proeritroblasto, el eritroblasto basófilo, el policromatófilo y el ortocromático, hasta el reticulocito y el eritrocito. La vida media de esta célula es de 110-120 días, al cabo de los cuales es eliminada de la corriente sanguínea y destruida por el sistema reticuloendotelial. Su número oscila entre 4,5 y 5 millones por mm^3 en el hombre y entre 4 y 4,5 millones en la mujer.

eritrocitosis *(erytrocytosis)*
HEMATOL. f. Aumento patológico del número de hematíes circulantes.

eritrocruorina *(erythrocruorina)*
BIOQUÍM. f. Cualquier elemento de un grupo de pigmentos respiratorios de invertebrados, que contiene de 30 a 400 grupos hemo por molécula.

eritrodermia *(erythroderma)*
DERMATOL. f. Piel enrojecida. || Descamativo, en escamas. || Ictiosiforme congénita, forma de ictiosis.

eritrofagocito *(erythrophagocyte)*
ANAT PATOL. m. Célula del sistema mononuclear fagocítico que ha fagocitado eritrocitos.

eritrofobia *(eritrophobia)*
PSIQUIAT. Ver **fobia**.

eritroleucemia (M⁶) *(erythroleukemia)*
HEMATOL. f. Trastorno que constituye el 4% de las leucemias agudas mieloblásticas, caracterizado por una proliferación mixta de las series granulocítica y eritroblástica. Incide en pacientes de edad avanzada o en pacientes más jóvenes, con supervivencia más prolongada. Analíticamente, se manifiesta en anemia severa, con pancitopenia, eritroblastos y pocos o ningún blasto en la sangre periférica.

eritromelalgia *(erythromelalgia)*
NEUROL. f. Trastorno raro caracterizado por la dilatación paroxística de los vasos sanguíneos periféricos.

eritromelia *(erythromelia)*
DERMATOL. f. Enrojecimiento cutáneo indoloro.

eritromicina *(erythromycin)*
FARMCLÍN. f. Antibiótico macrólido de administración oral e intravenosa.

eritroplasia *(erythroplasia)*
UROL. f. Enfermedad caracterizada por la existencia de placas rojas en las mucosas genitales. ǁ **e. de Queyrat** *(Queyrat's e.)* Carcinoma in situ, plano, que se localiza en el pene. Ver **carcinoma in situ de pene**.

eritropoyetina *(erythropoietin)*
FISIOL. f. Hormona que estimula la formación de eritrocitos a partir de sus células progenitoras. Se secreta por el riñón (en el feto, por el hígado).

eritroqueratodermia *(erythrokeratodermia)*
DERMATOL. f. Condición hereditaria de la piel, caracterizada por enrojecimiento, hiperqueratosis y placas de forma variable.

eritrosa *(erythrose)*
BIOQUÍM. f. Azúcar de cuatro átomos de carbono de la serie de las aldosas. ǁ **e.-4-fosfato** *(e.-4-P)* Eritrosa fosforilada que aparece como intermediario de la fase oscura de la fotosíntesis (ciclo de Calvin) y en la vía de las pentosas fosfato.

eritrosis *(erythrosis)*
DERMATOL. f. Enrojecimiento (eritema) de color claro, producido por alteraciones arteriales.

erógeno *(erogenic)*
PSICOL. adj. Que produce excitación sexual o es sensible a ella. Se dice de toda parte del cuerpo susceptible de manifestar excitación de tipo sexual o que es particularmente sensible a la misma.

erosión *(erosion)*
MEDLEGAL. f. Pérdida de sustancia que genera irregularidad del contorno de una estructura. ǁ Solución de continuidad de la piel producida de modo generalmente accidental por un agente traumático que actúa tangencialmente y que afecta sólo a la capa más superficial, la epidermis. No deja cicatriz.

erótico *(erotic)*
PSICOL. adj. Evocador de la vivencia sexual. Que excita el apetito sexual.

erotofobia *(erotophobia)*
PSIQUIAT. Ver **fobia**.

erotomanía *(erotomania)*
PSICOL. f. Delirio amoroso crónico, caracterizado por un enamoramiento morboso de tipo platónico, centrado en la ilusión delirante de ser amado por personas generalmente inaccesibles a una verdadera relación. ǁ Preocupación excesiva, de carácter compulsivo, por aspectos relacionados con el sexo y el amor sexual. Ver **manía**.

error cognitivo *(cognitive error)*
PSICOL. En la teoría cognitiva de Beck, error sistemático en la forma de procesar la información (p. ej., inferencia arbitraria, abstracción selectiva), que aparece con mayor frecuencia en los trastornos emocionales y da lugar a pensamientos e ideas disfuncionales (p. ej., pensamientos automáticos), congruentes con las actitudes disfuncionales que subyacen a dichos trastornos.

error congénito del metabolismo *(inborn error of metabolism)*
GENÉT. Concepto introducido por Garrod en 1902 para designar a las enfermedades genéticas en las que un déficit enzimático heredado bloquea una vía metabólica y desencadena un cuadro patológico.

error médico *(medical error)*
BIOÉT. Aplicación incorrecta de una prueba diagnóstica o, con mayor frecuencia, de un tratamiento, casi siempre como consecuencia de

erupción (*eruption*)
DERMATOL. f. Alteración cutánea de instauración rápida provocada, como reacción a ciertos fármacos o a una infección viral. ‖ Variceliforme de Kaposi, complicación de un eccema previo con el virus herpes.

Erysipelothrix (*Erysipelothrix*)
MICROBIOL. Género que agrupa a bacterias grampositivas bacilares, ligeramente curvadas, inmóviles, aerobias a microaerófilas, no esporuladas, que en cultivo forman delicadas cadenas bacilares y filamentos. La especie tipo es *Erysipelothrix rhusiopathiae* (anteriormente *E. insidiosa*), responsable de la erisipela del cerdo y parásito de los peces, crustáceos, roedores y animales domésticos. Estos pueden transmitir dicho parásito al ser humano, donde *E. rhusiopathiae* causa la enfermedad denominada erisipeloide, caracterizada por una erupción diseminada de la piel, eritematosa y dolorosa, habitualmente localizada en las manos y en los pies.

escabicida (*scabicide*)
DERMATOL. adj. Que actúa sobre el *Sarcoptes escabiei*, causante de la sarna.

escabiótico (*scabietic*)
DERMATOL. adj. Perteneciente o relativo a la sarna.

escafocefalia (*scaphocephaly*)
NEUROCIR. f. Forma alargada, en nave, que adopta el cráneo de los niños con cierre precoz de la sutura sagital.

escafoideo (*scaphoid*)
ORTOP. adj. Que tiene forma de barca. ‖ Se dice de lo que pertenece o tiene relación con el escafoide.

escafoides (*scaphoid*)
ORTOP. m. Hueso interno del tarso, situado entre el astrágalo y las cuñas, que es el más externo y grande de la primera fila del carpo.

escafoiditis (*scaphoiditis*)
ORTOP. f. Inflamación del escafoides. La tarsiana también recibe el nombre de enfermedad de Köhler.

escala (*scale*)
PSICOL. f. Sistema progresivo de valores, cada uno de los cuales constituye un valor tipo, usado para medir datos de una determinada variable. ‖ **e. actitudinal** (*attitude s.*) Escala utilizada para la medición de las actitudes. ‖ **e. de desarrollo** (*development/babytest*) Escala para medir el desarrollo evolutivo en las primeras etapas de la vida, en función de los logros conseguidos por los individuos o grupos de individuos. ‖ **e. de estimación/observación** (*rating s.*) Registro sistemático de una serie de rasgos o características de los sujetos observados, que permite al observador asignar un valor a una determinada categoría conductual (unidad de observación), indicando el grado de intensidad o frecuencia con que se manifiesta, mediante una calificación cualitativa y/o cuantitativa. ‖ **e. de sinceridad** (*sincerity s.*) En pruebas de personalidad, aquella subescala compuesta por items falsos o items trampa, cuya finalidad es medir la tendencia de un individuo a dar una imagen favorable de sí mismo en el test o a falsificar las respuestas. Sirve como elemento de validación de las puntuaciones de la prueba. ‖ **e. de socialización** (*socialization s.*) Instrumento destinado a la evaluación del nivel de socialización de un individuo, basado fundamentalmente en la evaluación de la conducta adaptativa.

escala de coma de Glasgow (*Glasgow coma scale*)
NEUROL. Escala de gravedad de los estados de coma, basada en la respuesta ocular, verbal y motora del enfermo ante estímulos del medio, con una gradación de 15 a 3. Su realización es simple y resulta muy útil en la valoración inicial y el seguimiento de los pacientes con problemas neurológicos (hemorragias cerebrales, traumatismos craneoencefálicos), por medio de una gradación de 15 a 3. ‖ ‖ **e. de Hachinski** (*Hachinski ischemic s.*) Escala utilizada para valorar el origen vascular de una demencia. ‖ **e. de Hoehn-Yahr** (*Hoehn-Yahr's s.*) Escala utilizada para valorar la gravedad de la enfermedad de Parkinson. ‖ **e. de Hunt y Hess** (*Hunt and Hess's.*) Conjunto de datos recogidos del paciente que sufre una hemorragia subaracnoidea, los cuales nos proporcionan un valor diagnóstico, pronóstico y de tratamiento.

RESPUESTA OCULAR (OCULAR RESPONSE)		RESPUESTA VERBAL (VERBAL RESPONSE)		RESPUESTA MOTORA (MOTOR RESPONSE)	
Espontánea *(spontaneous)*	4	Orientada *(oriented)*	5	Obedece *(obeys)*	6
A una orden *(to speech)*	3	Confusa *(confused)*	4	Localiza el dolor *(localizes pain)*	5
Al dolor *(to pain)*	2	Inapropiada *(inappropriate)*	3	Retira el dolor *(withdraws to pain)*	4
Ninguna *(none)*	1	Incomprensible *(incomprensible)*	2	Decorticación *(decorticate)*	3
		Ninguna *(none)*	1	Descerebración *(decerebrate)*	2
				Ninguna *(none)*	1

TABLA 12. *Escala de Glasgow (Glasgow coma scale)*

escalas de inteligencia de Weschler *(Weschler inteligence scales)*
PSICOL. Serie de pruebas para medir la inteligencia. Es la de mayor difusión y uso. Existe una versión para adultos *(Weschler Adultes Inteligence Scale, WAIS)* y otra para niños *(Weschler Inteligence Scale for Children, WISC)*.

escaleno *(scalene)*
ORTOP. adj. Músculo del cuello (ver tabla de músculos).

escalenotomía *(scalenotomy)*
ORTOP. f. Sección de los escalenos que se emplea en el tratamiento del síndrome del escaleno (v.).

escalpelo *(scalpel)*
ORTOP. m. Cuchillo pequeño de hoja delgada y puntiaguda, fija o cambiable, que sirve para las intervenciones quirúrgicas y la disección anatómica. Puede ser de varios tamaños.

escama *(scale)*
DERMATOL. f. Lámina superficial que se desprende espontáneamente al rascar una zona.

0	Aneurisma no roto *(unruptured aneurysm)*
1	HSA asintomática o discreta rigidez en la nuca *(asymptomatic, or mild H/A and slight nuchal rigidity)*
2	Déficit de par craneal, rigidez nucal *(cranial nerve palsy, nuchal rigidity)*
3	Déficit neurológico focal, somnolencia y confusión *(mild focal deficit, lethargy or confusion)*
4	Estupor, movimientos de descerebración *(stupor, early decerebrate)*
5	Coma *(deep coma)*

TABLA 13. *Escala de Hunt y Hess (Hunt and Hess classification)*

escamoso *(scaly)*
DERMATOL. adj. Que produce escamas.

escáner *(scanner)*
RADIO. m. Equipo que, mediante sistemas de lectura con luz, permite obtener información y reproducir de forma informática una imagen. Ver **tomografía computarizada.**

escape vagal *(vagal escape)*
FISIOL. Adaptación a los mediadores nerviosos en la regulación de la presión arterial general. ||
e. ventricular *(ventricular e.)* Extrasístole motivado porque el nódulo atrioventricular se adelanta al impulso que le llega del nódulo sinoauricular.

escápula *(scapula)*
ORTOP. f. Hueso triangular, también denominado omóplato, que forma la parte posterior del hombro. Junto con la clavícula, constituye el cinturón escapular. Su cavidad glenoidea se articula con la cabeza del húmero. || **e. alada** *(s. alata)* La que tiene el borde medial prominente. || **e. elevada** *(raised s.)* Malformación congénita conocida con el nombre de supraaceleración congénita de Sprengel. || **e. flotante** *(floating s.)* La que está producida por la parálisis de los músculos escapulares.

escapulectomía *(scapulectomy)*
ORTOP. f. Extirpación o resección quirúrgica de la escápula, que generalmente se emplea en el tratamiento quirúrgico de los tumores malignos de este hueso.

escara *(eschar, scar)*
CIRPLÁS. f. Herida que queda en la piel y en las partes blandas por necrosis, formando una costra seca. Normalmente es consecuencia de una quemadura, una infección o una enfermedad cutánea escoriativa, resultado del apoyo

escarapela 446

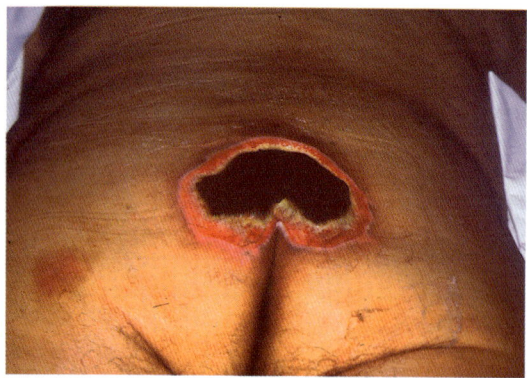

escara necrótica sobre úlcera por presión a nivel sacro

prolongado sobre una zona determinada en pacientes encamados. En este último caso, se denomina también úlcera por presión o úlcera de decúbito.

escarapela *(cockarde)*
DERMATOL. f. Aspecto en escarapela de algunas dermatosis (forma de roseta).

escarificación *(scarification)*
DERMATOL. f. Escisiones pequeñas, generalmente paralelas, para el tratamiento de algunas dermatosis o para algunas vacunaciones.

escarlatina *(scarlet fever)*
PEDIAT. f. Enfermedad aguda, contagiosa, producida sobre todo por el estreptococo ß-hemolítico del grupo A, característica de la edad infantil. La manifestación más importante es la erupción rojo brillante (de ahí el nombre de escarlatina), acompañada de fiebre y, con frecuencia, de amigdalitis y faringitis. Cede ante el tratamiento con antibióticos, especialmente penicilina.

escarlatiniforme *(scarlatiniform)*
DERMATOL. adj. Semejante a la escarlatina.

escasez *(scarcity)*
BIOÉT. Ver **costo de la medicina, triage.**

escatofagia *(scatophagy)*
PSIQUIAT. Ver **coprofagia.**

escatofilia (del griego *skór*, excremento, escoria) *(scatophilia)*
PSIQUIAT. f. Inclinación morbosa de algunos enfermos mentales a manipular o ingerir excrementos. Ver **filia.**

Escherichia coli *(Escherichia coli)*
ANATPATOL. Especie de bacteria de la familia *Enterobacteriaceas,* género *Escherichia* (la saprófita más frecuente del intestino humano), que es el agente etiológico más habitual de infecciones urinarias y de otros tipos de carácter oportunistas. En ocasiones, sobre todo si es portadora de plásmidos, puede provocar también cuadros diarreicos. Una de sus cepas se utiliza habitualmente en todo el mundo para realizar estudios de genética bacteriana.

escintigrafía *(scintigraphy)*
RADIO. f. Técnica de imagen obtenida mediante la detección y cuantificación de los fotones emitidos por una sustancia introducida en el organismo. Ver **gammagrafía.**

escirro *(scirrhus)*
ANATPATOL. adj. Duro. ǁ Se dice de aquellos carcinomas, p. ej., de mama, que presentan un predominio del componente estromal reactivo sobre el componente epitelial tumoral.

escisión *(cleave)*
ANAT. f. División o segmentación.

escisión perceptiva *(perceptive split)*
PSICOL. Percepción desintegrada de los diversos elementos de un mismo estímulo. Puede ceñirse a las formas (morfólisis) o a la disociación entre color y forma (metacromías), o darse entre sonidos e imágenes, etc.

esclem *(sclerema)*
DERMATOL. m. Aspecto endurecido o escleroso de la piel. ǁ Adiposo, del tejido adiposo.

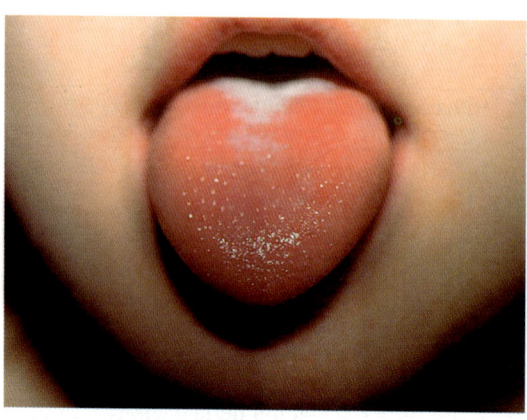

escarlatina. Lengua aframbuesada

escleredema (*scleredema*)
DERMATOL. f. Edema duro, denominado Buschke, cuando es del adulto, y neonatorun, si se observa en los niños.

escleritis (*scleritis*)
OFTALMOL. f. Inflamación del estroma escleral. ‖ **e. anterior** (*anterior s.*) Aquella en la que se ve afectada la porción visible de la esclera ocular. ‖ **e. anular** (*anular s.*) Aquella que afecta a la porción que enmarca el limbo esclerocorneal. ‖ **e. difusa** (*diffuse s.*) Aquella que afecta a gran parte de la esclera. ‖ **e. necrosante anterior** (*anterior necrotizing s.*) Aquella que da lugar a la formación en la esclera de placas avasculares, que evolucionan hacia su perforación con la exposición del tejido uveal. Es un proceso grave que puede cursar asociado o no a la inflamación ocular, y en ocasiones relacionado con procesos sistémicos, como la artritis reumatoide. ‖ **e. nodular** (*nodular s.*) Aquella en la que aparece un nódulo inflamatorio que no se puede movilizar sobre la esclera afectada. ‖ **e. posterior** (*posterior s.*) Aquella que afecta a la esclera que está en contacto con la coroides y la retina. Es un proceso grave que puede cursar con importante disminución de la agudeza visual.

esclero- (*sclero-*)
ANATPATOL. Prefijo que significa duro.

esclerodactilia (*sclerodactylia*)
DERMATOL. f. Escleroderma de los dedos de la mano y del pie.

esclerodermatoso (*sclerodermatous*)
DERMATOL. adj. Que tiene aspecto de esclerodermia.

esclerodermia (*sclerodermia*)
DERMATOL. f. Proceso de afectación cutánea (esclerodermias localizadas) o con afectación sistémica (esclerodermias sistémicas), que se caracteriza por la induración de la piel y la atrofia por afectación del tejido conjuntivo y de las arterias sobre una base autoinmunitaria.

esclerodermoide (*sclerodermoid*)
DERMATOL. adj. Se dice de la piel de la esclerodermia.

escleroesqueleto (*scleroskeleton*)
ORTOP. m. Parte del esqueleto óseo que resulta de la osificación de ligamentos, tendones o fascias.

escleromalacia (*scleromalacia*)
OFTALMOL. f. Esfaceración de la esclerótica que, a veces, se produce en la artritis reumatoide. ‖ **e. perforante** (*s. perforans*) Nombre que recibe la escleritis necrosante anterior cuando cursa sin fenómenos inflamatorios asociados.

escleroniquia (*scleronychia*)
DERMATOL. f. Excesivo endurecimiento de las uñas.

esclerosis (*sclerosis*)
ANATPATOL. f. Proceso de endurecimiento de un órgano o tejido, como consecuencia de diferentes procesos patológicos (inflamatorios, degenerativos, distróficos), que tienen en común la cicatrización con formación de tejido conectivo, habitualmente fibroso, que sustituye al tejido previo. ‖ Inyección de sustancias procoagulantes en el interior o en la periferia de lesiones sangrantes o vasculares, con el fin de provocar una trombosis local de arterias y venas que impida un nuevo sangrado o que corte una hemorragia activa. Las patologías que se tratan con esclerosis son varices esofágicas, varices pequeñas de las piernas, hemorroides internas y lesiones sangrantes digestivas (úlceras, etc.). ‖ **e. glomerular** (*glomerular s.*) Esclerosis del glomérulo renal. Puede aparecer como un proceso fisiológico relacionado con la senectud, o patológico, en enfermedades como la esclerosis segmentaria y focal, la glomerulosclerosis diabética o en la afectación renal por el lupus eritematoso. Se observa una obliteración de los capilares glomerulares con fibrosis progresiva, que lleva a la desaparición del ovillo glomerular y a su sustitución por tejido fibroso sin vasos. ‖ **e. de Monckeberg** (*Monckeberg's medial s.*) En-

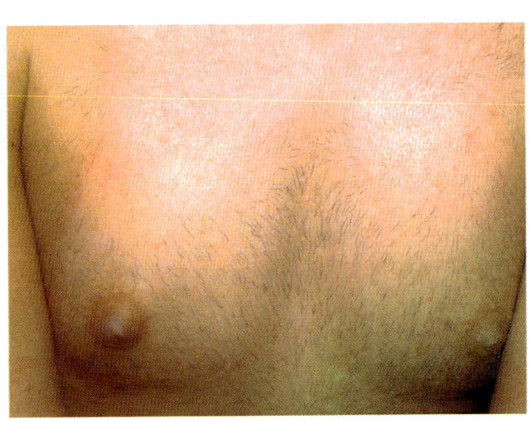

esclerodermia

fermedad de las arterias, generalmente de las extremidades, de tipo degenerativo, independiente de la arteriosclerosis, que se caracteriza por esclerosis y calcificación de la capa media. Es más frecuente en diabéticos. ‖ **e. sistémica** *(systemic s.)* Enfermedad del tejido conectivo que origina una intensa fibrosis que afecta a la piel y a otros órganos. Se acompaña de abundantes signos y síntomas de fenómenos de autoinmunidad (fenómeno de Raynaud, autoanticuerpos diversos, etc.). La piel se vuelve rígida y fina, con el consiguiente afilamiento de los rasgos faciales, así como alteraciones articulares y musculares. Por la frecuente afectación del esófago, suele haber también síntomas de disfagia, tanto para líquidos como para sólidos.

esclerosis lateral amiotrófica *(amyotrophic lateral sclerosis)*
NEUROL. Enfermedad neurológica, catalogable dentro de las enfermedades de motoneurona, que se caracteriza por una degeneración progresiva de las motoneuronas corticales y espinales. Su pronóstico es fatal, ya que en la actualidad no existen tratamientos curativos. Clínicamente se caracteriza por atrofia muscular y pérdida de fuerza, sin que se asocien otros signos sensitivos o cognitivos. ‖ **e. lateral primaria** *(primary lateral s.)* Enfermedad neurológica, catalogable dentro de las enfermedades de motoneurona, que se caracteriza por la degeneración de las motoneuronas corticales. Clínicamente se manifiesta por la presencia de signos corticoespinales y corticobulbares. ‖ **e. lóbulo-temporal** *(mesial temporal s.)* Atrofia de la región mesial del lóbulo temporal, que en muchos casos se asocia a epilepsia. ‖ **e. múltiple** *(multiple s.)* Enfermedad neurológica que afecta con más frecuencia a los jóvenes, caracterizada por la existencia de focos de desmielinización a lo largo del sistema nervioso central, sin afectación de la mielina periférica. La sintomatología es muy variada y dependerá de la localización de la lesión. Habitualmente cursa en brotes, aunque existen formas progresivas. Su etiología es desconocida en la actualidad. ‖ **e. tuberosa** *(tuberous s.)* Enfermedad neurológica autosómica dominante, clasificable dentro de las facomatosis o enfermedades del ectodermo, que se caracteriza por lesiones cutáneas, manchas acrómicas, adenomas de Pringle y lesiones en el sistema nervioso, como tuberosidades corticales, amartomas, nódulos gliales subependimarios, etc. Con menor frecuencia se observan facomas retinianos y la sintomatología es muy variable, dependiendo de la intensidad y la localización de las lesiones. Se puede encontrar retraso intelectual, epilepsia u otra sintomatología neurológica focal. También recibe el nombre de enfermedad de Bourneville.

esclerótica *(sclera)*
ANAT. f. Cubierta dura del ojo, a la que debe su consistencia. En el interior, su estructura es transparente y se denomina córnea. En la esclerótica se insertan los músculos que se encargan de mover el globo ocular.

esclerótico *(sclerotic)*
DERMATOL. adj. Perteneciente o relativo a la esclerosis.

esclerótomo *(sclerotome)*
ANAT. m. Uno de los derivados del somito. Los esclerótomos son los encargados de formar el esqueleto del tronco.

escólex *(scolex)*
MICROBIOL. m. Primero de los segmentos de las tenias adultas (extremo cefálico), en el que se localizan los órganos de fijación (ventosas, botrios y ganchos). Su tamaño es muy pequeño y habitualmente está fijado a la mucosa intestinal.

escoliocifosis *(scoliokyphosis)*
ORTOP. f. Combinación de curvatura lateral (escoliosis) y posterior (cifosis) de la columna vertebral. También se denomina cifoescoliosis.

escoliometría *(scoliosiometry)*
ORTOP. f. Medición de curvaturas mediante un escoliómetro.

escoliómetro *(scoliosiometer)*
ORTOP. m. Aparato empleado para medir curvaduras, especialmente las de la columna vertebral. También se denomina escoliosómetro.

escoliosis *(scoliose)*
OTORRIN. f. Desviación lateral de la columna vertebral, que normalmente es recta. ‖ **e. antálgica** o **antiálgica** *(antalgic s., pain s.)* Escoliosis funcional o postural por contractura asimétrica de los músculos vertebrales, para

aliviar el dolor raquídeo motivado por lesiones dolorosas de la columna (p. ej., hernia discal). || **e. cicatricial** (*cicatricial s.*) Escoliosis que depende de la retracción cicatricial de las estructuras vecinas. || **e. congénita** (*congenital s.*) La que es congénita y está asociada generalmente a una hemivértebra u otras malformaciones. || **e. esencial** o **idiopática** (*essential or idiopathic s.*) La escoliosis más frecuente, cuya causa es desconocida. Se suele presentar en adolescentes, generalmente de sexo femenino. Puede progresar o detenerse; en este último caso, espontáneamente o por tratamiento. || **e. estática** (*static s.*) La que es secundaria a la dismetría de las extremidades inferiores. || **e. estructurada** (*structured s.*) Escoliosis que no se puede corregir sin una acción directa sobre la columna, ya que su origen es óseo, muscular o neuropático, o de causa desconocida (esencial o idiopática). || **e. miopática** (*myopathic s.*) Escoliosis motivada por una enfermedad muscular, generalmente una distrofia. || **e. neuropática** (*neuropathic s.*) La que se debe a una enfermedad nerviosa (neurofibromatosis, poliomielitis, parálisis espástica, siringomielia, espina bífida). || **e. osteopática** (*osteopathic s.*) La que tiene como causa una enfermedad vertebral ósea. || **e. paralítica** (*paralytic s.*) Escoliosis debida a la parálisis asimétrica de la musculatura paravertebral (ver **escoliosis neuropática**). || **e. postural** (*postural s.*) Escoliosis debida a una postura inadecuada. || **e. siringomiélica** (*syringomyelic s.*) Alteración de la curvadura de la columna por insuficiencia muscular secundaria a la denervación motora. || **e. septal** (*septal deviation*) Desviación del tabique nasal originado por alteraciones del desarrollo, con una inadecuada coaptación de los focos de crecimiento cartilaginoso y óseos, o bien traumáticamente (fracturas nasales, faciales, del tabique y también *intra partum*). Las distintas porciones del tabique resultan entonces desproporcionadas para el marco esquelético en el cual quedan contenidas o, por el contrario, dislocadas y engarzadas defectuosamente entre sí. Entonces se originan desviaciones, espinas y espolones y crestas, que comprometen en mayor o menor medida la permeabilidad respiratoria de la fosa nasal.

escoplo (*shicel*)
ORTOP. m. Instrumento metálico que consta de un mango y de una hoja acabada en bisel, que se utiliza en cirugía ósea para tallar el hueso, percutiendo con una maza o un martillo.

escopolamina (*scopolamine*)
FARM. f. Fármaco antagonista de receptores colinérgicos muscarínicos, con acciones semejantes a las de la atropina. Ver **antimuscarínico.**

escoptofilia (del griego *sképtesthai,* ver) (*skopophilia*)
PSIQUIAT. f. Trastorno de las inclinaciones sexuales, que se caracteriza por la inclinación recurrente o persistente a mirar a personas realizando actividades sexuales o que están en situaciones íntimas, acompañada de excitación sexual y masturbación. El individuo no desea descubrir su presencia ni existe deseo de relación sexual con las personas observadas. Ver **voyerismo.**

escoptofobia (*skopeophobia*)
PSIQUIAT. Ver **fobia.**

escorbútico (*scorbutic*)
DERMATOL. adj. Perteneciente o relativo al escorbuto.

escorbuto (*scurvy*)
DERMATOL. m. Cuadro clínico relacionado con el déficit de vitamina C.

escotadura (*notch*)
ANAT. f. Depresión o indentación en el borde de un hueso o de otro órgano, como la *escotadura ciática,* mayor y menor, en el borde posterior del hueso coxal; la *escotadura sigmoidea,* en el borde superior de la rama mandibular; la *escotadura vertebral,* que forma el agujero intervertebral, etc.

escotoma (*scotoma*)
OFTALMOL. m. Zona del campo visual con pérdida de la sensibilidad visual. || **e. absoluto** (*absolute s.*) Área del campo visual en la que la percepción de la luz está totalmente perdida. || **e. de Bjerrum** (*Bjerrum's s.*) El que tiene forma arqueada, se inicia en la mancha ciega y progresa hacia la periferia, respetando el meridiano horizontal. Es típico del daño glaucomatoso. || **e. central** (*central s.*) El que aparece en el punto de fijación central. || **e. centrocecal** (*centrocecal s.*) Aquel que se extiende desde el punto de fijación hasta alcanzar la mancha ciega. || **e. negativo** (*negative s.*)

escotópico

Aquel que no es percibido por el paciente y que solo se detecta al realizarse una campimetría. ‖ **e. positivo** *(positive s.)* Aquel que es percibido subjetivamente por el paciente como una mancha negra y fija en el campo visual. ‖ **e. relativo** *(relative s.)* Aquel que se caracteriza por la disminución de la sensibilidad en un área del campo visual, sin llegar a la abolición total de la percepción.

escotópico *(scotopic)*
OFTALMOL. adj. Relativo a la baja luminosidad o a la oscuridad.

escrófula *(scrofula)*
DERMATOL. f. Tuberculosis crónica de los ganglios linfáticos, los huesos y las articulaciones.

escrofulodermia *(scrofulodermia)*
DERMATOL. f. Lesión cutánea, generalmente laterocervical, secundaria a una adenopatía específica, la tuberculosis.

escrofuloso *(scrofulous)*
DERMATOL. adj. Perteneciente o relativo a la escrófula o tuberculosis.

escroto *(scrotum)*
ANAT. m. Bolsa testicular, formada por piel y una capa muscular poco tupida: el músculo dartos. De su cara profunda sale un tabique que divide la bolsa en dos cavidades, donde se alojan los testículos. ‖ **e. agudo** *(acute s.)* Denominación genérica para todos los procesos que cursan con afectación aguda del saco escrotal.

escualeno *(squalene)*
BIOQUÍM. m. Triterpeno linear, precursor de todos los triterpenoides cíclicos y de los esteroles.

esfacelo *(slough, sphacelus)*
CIRGEN. m. Restos inflamatorios y necróticos de tejidos, que deben extirparse en procesos infecciosos e inflamatorios para facilitar la limpieza quirúrgica y la cicatrización.

esfacelodermia *(sphacelodermia)*
DERMATOL. f. Gangrena cutánea.

esfenoides *(sphenoid)*
ANAT. m. Hueso impar de la base del cráneo, en el que se distinguen el cuerpo y dos pares de alas, mayores y menores. En el cuerpo se halla la fosa pituitaria, donde se aloja la hipófisis. Las alas menores forman parte de la fosa cerebral anterior, y las mayores, de la media. Entre ambas se encuentra la fisura orbitaria superior, por donde penetran vasos y nervios destinados al globo ocular.

esferocito *(spherocyte)*
HEMATOL. m. Hematíe de forma esférica, sin aclaramiento central, característico de la esferocitosis hereditaria, la postesplenectomía, la anemia hemolítica autoinmune, las quemaduras graves, las picaduras de insectos, etc.

esferocitosis *(spherocytosis)*
HEMATOL. f. Presencia anormal de esferocitos en la sangre.

esferoplasto *(spheroplast)*
MICROBIOL. m. Forma de algunas bacterias gram-negativas que han perdido la capacidad de producir peptidoglicano, pero conservan la membrana plasmática y externa. Ver **forma L**.

esfigmografía *(sphygmography)*
CARDIOL. f. Registro gráfico de las oscilaciones de las ondas de pulso a lo largo del tiempo.

esfigmógrafo *(sphygmograph)*
CARDIOL. m. Instrumento diseñado para registrar el trazado de las ondas de pulso.

esfigmomanómetro *(sphygmomanometer)*
CARDIOL. m. Instrumento clásico empleado para medir la presión sanguínea arterial.

esfigmomanometría *(sphygmomanometry)*
CARDIOL. f. Procedimiento no invasivo, cuya finalidad es la medición indirecta de la presión arterial mediante un esfigmomanómetro.

esfingolípido *(sphingolipid)*
ANATPATOL. m. Cualquier lípido que esté constituido por esfingosina, un ácido graso de cadena larga, y un éster de ácido fosfórico y una base nitrogenada, o un oligosacárido o un monosacárido. Son esfingopípidos las ceraminas, los cerebrósidos, los gangliósidos y las esfingomielinas, componentes importantes de la membrana celular.

esfingolipidosis *(sphingolipidosis)*
ANATPATOL. f. Conjunto de enfermedades metabólicas hereditarias, que son consecuencia de la ausencia total o parcial de las enzimas encargadas de la degradación de esas moléculas. En conjunto, se caracterizan porque en el citoplasma acumulan células del sistema mononuclear fagocítico de productos de degradación de esas sustancias. Véase su clasificación en la tabla de la página siguiente:

ENFERMEDAD	SUSTANCIA ALMACENADA	ENZIMA AFECTADO
Esfingolipidosis		
Niemann-Pick (esfingomielinosis del tipo A)	Esfingomielina	Esfingomielinasa
Gaucher	Glucocerebrósido	Beta-glucosidasa
Krabbe (leucodistrofia de células globoides)	Galactocerebrósido	Cerebrósido-beta-galactosidasa
Leucodistrofia metacromática	Sulfátido	Cerebrósido-sulfatasa, aril-sulfatasa A
Angioqueratoma corporis diffusum	Trihexósido de ceramida	Alfa-galactosidasa
Gangliosidosis		
Gangliosidosis GM1 F. generalizada F. juvenil	Gangliósido GM1	Beta-galactosidasa (isoenzimas A, B y C)
Gangliosidosis GM2 Tay-Sachs Sandhoff-Jatzkewitz F. juvenil	Gangliósido GM2	Hexosaminidasa A Hexosaminidasa A y B Hexosaminidasa A (parcial)
Gangliosidosis GM3	Gangliósido GM3	N-acetilgalactosa-aminil-transferasa

TABLA 14. *Esfingolipidosis*

esfingomielina *(sphingomyelin)*
BIOQUÍM. f. Cualquiera de una clase de fosfolípidos en los que el grupo amino de la esfingosina se encuentra unido mediante un enlace amida con uno o varios ácidos grasos. Son muy abundantes en el tejido nervioso y no se encuentran en las plantas.

esfingosina *(sphingosine)*
BIOQUÍM. f. Aminoalcohol que se encuentra en la mayor parte de los esfingolípidos de los tejidos animales.

esfínter *(sphincter)*
ANAT. m. Banda circular de fibras musculares que, al contraerse, estrechan e incluso ocluyen la luz del conducto donde se encuentran. Entre los esfínteres están: el píloro, que cierra el paso del estómago al duodeno; el esfínter de Oddi, en la desembocadura de los conductos colédoco y pancreático; el esfínter anal, que tiene dos partes, una profunda de músculo liso y otra más periférica de músculo estriado; el esfínter de la pupila, en torno a la pupila del iris, etc. ‖ **e. anal** *(anal s.)* Músculo circular que rodea al ano para el mecanismo de la continencia. Hay un esfínter interno (músculo de tipo liso, continuación de la muscular de la mucosa del recto, de control nervioso autonómico e involuntario) y otro externo (músculo de tipo estriado, continuación de los músculos elevadores del ano, de control nervioso voluntario a través de los nervios pudendos). Se encuentran en la porción superficial del conducto anal. Ver **continente, esfinteroplastia, esfinterotomía lateral.** ‖ **e. del iris** *(iris s.)* Músculo muy fino, de fibra lisa, situado en torno al orificio pupilar. Su contracción, regulada por el parasimpático, produce miosis. ‖ **e. de Oddi** *(Oddi's s.)* Músculo circular situado en torno a la ampolla de la desembocadura del conducto hepatopancreático en la segunda porción del duodeno. También se denomina esfínter de la ampolla hepatopancreática. ‖ **e. pilórico** *(pyloric s.)* Músculo circular dispuesto en torno a la desembocadura del antro pilórico en el duodeno.

esfínter artificial *(artificial sphincter)*
UROL. Dispositivo para controlar la incontinencia. Está indicado en los pacientes varones con incontinencia de esfuerzo secundaria a cirugía prostática y en mujeres con incontinencia de esfuerzo, en las que la cirugía convencional ha fracasado reiteradamente, así como en pacientes con vejiga neurógena bien compensada, de baja presión, árbol urinario alto nor-

mal y posibilidades de vaciado con sondaje intermitente. El modelo más utilizado es el AMS-800 (v.). || **e. artificial AMS-800** *(artificial s., model AMS-800)* Dispositivo artificial que se utiliza para la corrección de la incontinencia urinaria. Su indicación preferente es la incontinencia secundaria a prostatectomía radical, aunque también en algunos tipos específicos de vejiga neurógena, con buena capacidad vesical, buena compliance y sin hidronefrosis. Se utiliza excepcionalmente en la incontinencia de esfuerzo en la mujer. El dispositivo está formado por un manguito situado en el abdomen, que rodea la uretra y cuya presión depende de un reservorio, y de una bomba que el paciente manipula, situada a nivel escrotal en el varón y en los labios mayores en la mujer. Los resultados que se obtienen en los casos bien seleccionados son excelentes.

esfínter esofágico inferior *(gastroesophageal sphincter)*
CIRGEN. Ver **cardias.**

esfinteroplastia *(sphyncteroplasty)*
CIRGEN. f. Intervención quirúrgica sobre algún esfínter: esfínter de Oddi en la ampolla de Vater (resutura de la mucosa duodenal a la mucosa del colédoco y/o del conducto pancreático, tras esfinterotomía transduodenal o tras ampulectomía), anal (resutura del esfínter para el tratamiento de incontinencia fecal por defectos anatómicos del aparato esfinteriano), etc. Ver **ampolla de Vater, esfínter anal.**

esfinterotomía *(sphyncterotomy)*
CIRGEN. f. Sección quirúrgica de un esfínter, con el objeto de dilatar y facilitar el paso a través de él. En cirugía digestiva se suele aplicar al esfínter de Oddi, para el tratamiento del espasmo del esfínter, de estenosis benignas o, más frecuentemente, para extraer cálculos del colédoco, enclavados en la ampolla de Vater, y facilitar así el drenaje de la bilis al duodeno. Ver **ampolla de Vater, coledocolitiasis.** || **e. endoscópica** *(endoscopic s.)* Sección del esfínter de Oddi mediante duodenoscopio de visión lateral, con el objeto de extraer cálculos del colédoco, tomar biopsias de la ampolla de Vater, seccionar estenosis benignas o introducir endoprótesis biliares. La realiza el endoscopista con el paciente despierto y bajo control radiológico. Ver **ampolla de Vater, colangiografía retrógrada endoscópica, coledocolitiasis.** || **e. lateral interna** *(lateral s.)* Sección quirúrgica de los dos tercios inferiores del esfínter anal interno en una de las caras laterales del canal anal. Es la mejor técnica quirúrgica para el tratamiento de la fisura anal crónica o rebelde a tratamiento médico, porque tiene la máxima incidencia de curación de la fisura y la mínima de incontinencia fecal. Ver **fisura anal, esfínter anal.** || **e. transduodenal** *(transduodenal s.)* Esfinterotomía quirúrgica del esfínter de Oddi, que se realiza siempre a través de la apertura de la segunda porción duodenal, para actuar a cielo abierto sobre la ampolla de Vater. Ver **coledocolitiasis, duodenotomía.**

esfuerzo *(strain)*
ORTOP. m. Contracción muscular para vencer una resistencia o cumplir una función natural, pero difícil o laboriosa.

esguince *(sprain)*
ORTOP. m. Lesión articular en la que se rompen algunas de las fibras de un ligamento de sostén o estabilizador, pero la continuidad del ligamento permanece intacta. Se acompaña de dolor y, a veces, de equimosis.

esguince cervical *(cervical sprain)*
NEUROCIR. Lesión muy frecuente producida por la flexo-extensión brusca del cuello, que se caracteriza por dolor, contractura muscular, sensación de vértigo y rectificación de la lordosis cervical en la radiografía. || **e. lumbar** *(lumbar s.)* Dolorimiento difuso y limitación de la movilidad de la columna lumbar, en la que se ha descartado la existencia de otra patología, tras sufrir un trauma leve.

ESHAP *(ESHAP)*
ONCOL. Régimen poliquimioterápico empleado para el tratamiento del linfoma no Hodgkin, que consta de los siguientes agentes: etopósido, metilprednisolona, cisplatino y altas dosis de ARA-C.

esmalte *(enamel)*
ANAT. m. Sustancia muy dura que recubre la dentina de la corona de los dientes.

esmegma *(smegma)*
ANAT. m. Secreción de las glándulas sebáceas de la mucosa del prepucio y de los labios menores, cerca del clítoris.

esofagalgia *(esophagalgia)*
OTORRIN. f. Dolor en el esófago.

esofagectasia *(esophagectasia)*
OTORRIN. f. Dilatación del esófago.

esofagitis *(esophagitis)*
OTORRIN. f. Inflamación del esófago, que puede estar asociada a un reflujo del contenido gástrico y duodenal, caracterizado por quemazón y regurgitación. Puede ser primario o en relación con otras patologías, como la hernia de hiato. También puede ser una manifestación acompañante en traumatismos, estenosis o compresiones extrínsecas (divertículos, acalasia, esofagitis por retención) y a infecciones (bastante frecuente después de la quimioterapia).

esofagitis cáustica *(caustic esophagitis)*
CIRGEN. Inflamación aguda o secuelas crónicas sobre la pared esofágica, tras la ingestión de tóxicos. Según su gravedad puede requerir esofaguectomía urgente, por hemorragia o perforación del esófago, o electiva, por sus secuelas (disfagia, dolor, etc.). ‖ **e. por reflujo** *(reflux e.)* Inflamación aguda o secuelas crónicas sobre la pared esofágica, por el paso repetido del contenido gástrico hacia el esófago. El contenido del estómago es fundamentalmente de pH ácido, pero también el reflujo biliar duodenal a través del estómago provoca esofagitis. La causa fundamental es una disminución del tono basal presivo del esfínter esofágico inferior. En sus formas agudas y leves produce eritema y pequeñas ulceraciones de la mucosa esofágica, y se trata con medidas posturales, dietéticas y antiácidos. Puede producir regurgitación a la boca, dolor y quemazón retroesternal, pero con frecuencia es asintomática. En sus formas severas, se pueden producir estenosis cicatricial, grandes úlceras y esófago de Barrett. Esta fase suele requerir cirugía antirreflujo. Ver **reflujo gastroesofágico.**

esófago *(esophagus)*
ANAT. m. Porción del tubo digestivo comprendida entre la faringe y el estómago. Posee las tres capas características del tubo intestinal: mucosa, submucosa y muscular. Las fibras musculares de la porción próxima a la faringe son estriadas, mientras que en la porción vecina al estómago son lisas.

esófago de Barrett *(Barrett's syndrome, Barrett's esophagus)*
ANATPATOL. Presencia de mucosa de tipo cardial o intestinal en la porción distal del esófago, dos centímetros por encima de la unión cardioesofágica, sustituyendo al epitelio plano poliestratificado normal. En general, es consecuencia del reflujo gastroesofágico de larga evolución, aunque puede ser de origen congénito (braquiesófago). Es una complicación grave, normalmente asintomática, del reflujo gastroesofágico, que puede desarrollar displasia y degenerar en un adenocarcinoma de esófago. Por ello, requiere cirugía antirreflujo en cuanto se diagnostica con endoscopia y biopsia.

esofagocele *(esophagocele)*
OTORRIN. m. Distensión anormal del esófago. Hernia del esófago con protusión de la mucosa y submucosa del esófago a través de una ruptura del plano muscular, produciendo una bolsa o divertículo.

esofagocoloplastia *(esophageal resection with colonic interposition)*
CIRGEN. f. Conjunto de intervenciones en las que se emplea un tramo del intestino grueso (colon derecho o izquierdo) para sustituir en mediastino al esófago extirpado o derivado, si no conviene o no es posible la extirpación, en caso de obstrucción del mismo. Si es así, el colon se sutura al esófago cervical y al estómago a través del espacio retroesternal o preesternal (subcutáneo). Por su mayor dificultad técnica y mortalidad, solo se emplea si no se puede utilizar el estómago para sustituir el esófago.

esofagodinia *(esophagodynia)*
OTORRIN. f. Dolor en el esófago.

esofagoestenosis *(esophagostenosis)*
OTORRIN. f. Constricción del esófago.

esofagogastroplastia *(esophageal resection with esophagogastrostomy)*
CIRGEN. f. Intervención que consiste en la extirpación de parte del esófago y en su sustitución por el estómago, que se asciende a través del mediastino para suturarse al esófago dentro del tórax (con laparotomía y toracotomía derecha) o en el cuello (laparotomía, cervicotomía izquierda con o sin toracotomía derecha). Es la intervención de elección en el cáncer de esófago.

esofagogastrostomía *(esophagogastrostomy)*
CIRGEN. f. Anastomosis entre el esófago y el estómago, tras la resección total o parcial del esófago, cuando se realiza una gastroplastia. En la esofaguectomía total, la anastomosis se practica en el cuello mediante cervicotomía izquierda; en la esofaguectomía subtotal, en la cúspide torácica mediante toracotomía derecha, y en las resecciones menores del esófago distal (p. ej., la gastrectomía polar superior), por laparotomía o por toracotomía izquierda. Ver **esofagogastroplastia, esofaguectomía subtotal, esofaguectomía total.**

esofagografía *(esophagography)*
RADIO. f. Técnica radiográfica que consiste en la introducción de contraste por vía oral, para eliminar la luz del esófago y poder obtener imágenes con fines diagnósticos, de tal forma que es posible valorar tanto aspectos morfológicos como funcionales.

esofagograma *(esophagogram)*
RADIO. f. Imagen obtenida durante la realización de una esofagografía.

esofagomalacia *(esophagomalacia)*
OTORRIN. f. Debilitación de las paredes del esófago.

esofagomiotomía *(esophagomyotomy)*
CIRGEN. f. Intervención quirúrgica para el tratamiento de la acalasia de esófago, consistente en la división longitudinal de la musculatura del esófago en sus últimos 6-8 cm, dejando sin abrir la mucosa. Conocida como miotomía de Heller, ha sido el tratamiento de elección de la acalasia de esófago hasta la introducción de la dilatación neumática de esófago por endoscopia. Ver **acalasia esofágica.**

esofagoplastia *(esophagoplasty)*
CIRGEN. f. Cualquier técnica de corrección o sustitución del esófago.

esofagoptosis *(esophagoptosis)*
OTORRIN. f. Prolapso del esófago.

esofagoscopia *(esophagoscopy)*
DIGEST. f. Exploración visual directa de la mucosa del esófago, mediante la introducción por la boca del esofagoscopio, con fines diagnósticos (biopsias), terapéuticos (extracción de cuerpos extraños, dilataciones de estenosis de esófago), etc.

esofagostomía *(esophagostomy)*
CIRGEN. f. Intervención que consiste en suturar la pared del esófago cervical a la piel del lado izquierdo del cuello, para impedir el paso de la saliva o de lo deglutido hacia el esófago torácico, o bien tras la extirpación del mismo, cuando no es posible o conveniente sustituir el esófago por otra víscera (estómago o colon).

esofagoyeyunostomía *(esophagojejunostomy)*
CIRGEN. f. Sutura del esófago a un tramo de yeyuno próximo, para reconstruir el tránsito digestivo. Hoy en día se suele emplear la sutura mecánica, que confecciona una anastomosis circular. Está indicado tras realizar una gastrectomía total y una resección parcial del esófago, junto con el estómago. Ver **gastrectomía total.**

esofaguectomía subtotal *(subtotal esophaguectomy)*
CIRGEN. Habitualmente conocida como intervención de Lewis, consiste en la extirpación del esófago abdominal y casi todo el torácico, a través de la laparotomía y la toracotomía derecha, realizando una anastomosis en el mediastino entre el esófago y el estómago (esofagogastroplastia) o el colon (esofagocoloplastia). Ver **esofagogastroplastia.** ‖ **e. total** *(total e.)* Extirpación de todo el esófago abdominal y torácico y parte del esófago cervical, que es sustituido por estómago o colon, los cuales son suturados al esófago cervical mediante cervicotomía izquierda. El resto de la intervención se realiza a través de una laparotomía media, con o sin toracotomía (esofaguectomía transhiatal). ‖ **e. transhiatal** *(transhiatal e.)* Intervención que consiste en extirpar todo el esófago abdominal y torácico (esofaguectomía total) accediendo al esófago en el mediastino a través del hiato esofágico y del estrecho torácico superior, sin toracotomía.

esoforia *(esophoria)*
OFTALMOL. Ver **endoforia.**

esotropía *(esotropia)*
OFTALMOL. Ver **estrabismo convergente.**

espacio *(space)*
ANAT. m. Cavidad con unos límites definidos. ‖ **e. epidural** *(epidural s.)* El que se encuentra entre la duramadre y el hueso. Es real en el canal vertebral y virtual en el cráneo, donde la duramadre está adherida al hueso. Solo se hace real

cuando, por rotura de una de las arterias meníngeas, se despega la duramadre del hueso y se produce en ese lugar un acúmulo de sangre (hemorragia epidural). ‖ **e. intercostal** *(intercostal s.)* El existente entre las costillas adyacentes. Está ocupado por los músculos intercostales. ‖ **e. retroperitoneal** *(retroperitoneal s.)* El que se encuentra entre la pared abdominal posterior y el peritoneo. Está ocupado por las vísceras retroperitoneales. ‖ **e. subaracnoideo** *(subarachnoid s.)* El que se halla entre la aracnoides y la piamadre. Está ocupado por el líquido cefalorraquídeo. ‖ **e. subdural** *(subdural s.)* El capilar (virtual) existente entre la duramadre y la aracnoides. Se hace real cuando a consecuencia de una hemorragia la sangre despega ambas cubiertas encefálicas.

espacio de Morison *(Morison's space)*
CIRGEN. Espacio de la cavidad peritoneal, entre la cara inferior del lóbulo derecho hepático y el polo superior del riñón derecho, donde fácilmente se acumulan líquidos intraperitoneales patológicos (igual que en el fondo de saco de Douglas y en ambos espacios subfrénicos). Se puede considerar la parte más posterior e inferior del espacio subhepático. ‖ **e. parietocólico** *(paracolic gutter)* Espacio de la cavidad peritoneal formado por la pared lateral del abdomen y el colon ascendente, en el lado derecho, y el colon descendente, en el lado izquierdo. En su parte posterior está limitado por el peritoneo y hacia delante comunica libremente con la cavidad peritoneal. También se denomina gotiera paracólica. Ver **colectomía**. ‖ **e. presacro** *(presacral s.)* Espacio de la pelvis que se crea tras la extirpación del recto. En condiciones normales, este es un espacio inexistente y extraperitoneal, porque el sacro está en contacto por delante con el recto. Ver **amputación abdominoperineal de recto, resección anterior de recto**. ‖ **e. subfrénico** *(subphrenic s.)* Espacio de la cavidad peritoneal que existe entre el hemidiafragma derecho y el lóbulo derecho del hígado (subfrénico derecho) y entre el hemidiafragma izquierdo y el lóbulo izquierdo del hígado, el fundus gástrico y el bazo (subfrénico izquierdo). En ellos se acumulan fácilmente líquidos intraperitoneales libres, por ser áreas declives en decúbito y porque la movilidad del diafragma con la respiración hace un efecto de succión. Ver **absceso**. ‖ **e. subhepático** *(subhepatic s.)* Espacio de la cavidad peritoneal situado por debajo de la cara inferior de ambos lóbulos del hígado, donde fácilmente se acumulan líquidos peritoneales patológicos, sobre todo tras fuga del sistema biliar o la perforación de esófago, estómago o duodeno. Ver **absceso**.

espacio extracelular *(extracellular compartment)*
NEFROL. Espacio que está dividido en intravascular (plasmático) y extravascular (intersticial), con una proporción del peso en agua de 1:3. Si bien la composición de solutos difiere en ambos espacios, tienen similares concentraciones de cationes y de aniones y la misma osmoralidad. Así, el plasma en un individuo normal tiene 50 ml/kg de agua, cationes en mmol/l (Na = 140; K = 4,5; Ca = 2,5; Mg = 2); aniones en mmol/l (Cl = 103, CO_3H^- = 26, sulfatos = 2, fosfatos = 2, ácidos orgánicos = 3); otros (urea = 4 mmol/l, glucosa = 5 mmol/l). En total, 294 mmol/l. ‖ **e. intracelular** *(intracelular c.)* La composición de solutos y la cuantía de líquido intracelular tiende a permanecer constante y difiere de la del espacio extravascular. En un individuo normal, el contenido de agua es de 400 ml/kg; cationes en mmol/l (Na = 3, K = 140, Ca = 2, mg = 15), aniones en mmol/l (Cl = 6, CO_3H^- = 8, ácidos orgánicos = 16, fosfatos orgánicos = 75), otros (urea = 4). En total 299 mmol/l. La membrana celular es libremente permeable al agua y a la urea y se mantiene la constancia del medio interno con sistemas de transporte que activamente acumulan o expelen solutos específicos.

espacio K *(K space)*
RADIO. Espacio o periodo de tiempo relacionado con el cálculo de los datos en bruto y su posterior ubicación en la transformada de Fourier, obtenidos por un equipo de resonancia magnética. Dichos datos son después empleados para generar una imagen basada en la matriz de esa transformada. ‖ Espacio tridimensional en el que se representan las ondas de resonancia magnética.

espacio muerto *(dead air space)*
PNEUMOL. Parte del aparato respiratorio que no interviene en el intercambio gaseoso.

espacio perivitelino *(perivitelline space)*
HISTOL. Espacio que queda entre el ovocito y la zona pelúcida que lo envuelve, de un grosor aproximado de entre 0,2 y 0,4 micras.

espadón *(eunuch)*
MEDLEGAL. m. Varón que ha sufrido la ablación de ambos testículos. Se denomina también espado o eunuco.

espalda *(back)*
ANAT. f. Región posterior del tronco, que se extiende entre el cuello y la pelvis.

espasmo *(spasm)*
NEUROL. m. Contracción muscular violenta, mantenida y dolorosa, en un músculo o grupos musculares, de etiología y fisiopatología diversa. || **e. cervical** *(cervical s.)* Contracción del segmento inferior del cuello uterino, durante el parto. Es causa de distocia de la dilatación. || **e. hemifacial** *(hemifacial s.)* Contracción muscular tónica de la musculatura dependiente del nervio facial, que clínicamente se manifiesta por el cierre palpebral y la mueca facial mantenida en una hemicara sobre la que se pueden añadir pequeñas sacudidas musculares. Su fisiopatología viene motivada por la descarga anómala del nervio facial, siendo la etiología variable y habitualmente banal. || **e. de Salaam** *(Salaam's tic)* Espasmo flexor de los brazos y de las piernas, que se observa en niños menores de un año con síndrome de West.

espasmo de la acomodación *(spasm palpebral accommodation)*
OFTALMOL. Fenómeno de contracción del músculo ciliar que provoca un exceso de acomodación desproporcionado para las necesidades visuales del paciente. Esto da origen a una miopía de origen acomodativo, con la consiguiente visión borrosa y acompañada, en ocasiones, de cefaleas. Suele tener su origen en un exceso de estrés en personas jóvenes, es transitorio y generalmente no precisa tratamiento. || **e. del músculo ciliar** *(ciliary muscle s.)* Ver **espasmo de la acomodación**.

espasmo arterial coronario *(coronary artery spasm)*
CARDIOL. Forma de cardiopatía isquémica que cursa con espasmo local de una arteria coronaria, que provoca hipoperfusión miocárdica y crisis de angina de Prinzmetal (v.).

espasmo bronquial *(bronchial spasm)*
PNEUMOL. Ver **broncoespasmo**.

espasmo cadavérico *(cadaveric spasm)*
MEDLEGAL. Rigidez cadavérica que afecta a un miembro, por ejemplo, a la mano que empuñaba un revólver, aunque alguna vez puede afectar a todo el cuerpo. Se instaura de modo instantáneo en el mismo momento de la muerte y precede a la rigidez de origen bioquímico que se da siempre. Es un fenómeno vital por estimulación nerviosa y aparece en los casos de heridas por arma de fuego, grandes hemorragias cerebrales, fulguración, enfermedades convulsivantes y asfixias mecánicas, sobre todo en la sumersión. También se denomina rigidez cataléptica.

espasmo de torsión *(torsion spasm)*
NEUROCIR. Síndrome distónico deformante, hereditario o esporádico, que se inicia en la infancia y es de carácter progresivo e invalidante.

espasmo vaginal *(vaginal spasm)*
GINECOL. Contractura vaginal por sensibilidad excesiva en el introito vaginal. Existe, además, contracción refleja del músculo bulbocarnoso y del elevador del ano. Dificulta y/o puede impedir las relaciones sexuales.

espasmódico *(spasmodic)*
NEUROL. adj. Que tiene carácter de espasmo (v.).

espasticidad *(spasticity)*
NEUROL. f. Tipo de hipertonía muscular que se caracteriza por el aumento de la resistencia (velocidad-dependiente) directamente proporcional a la velocidad, que ofrece un músculo o grupo muscular a su estiramiento pasivo. Es debida a una exaltación de los reflejos de estiramiento fásicos espinales, mediados por el arco reflejo monosináptico, secundaria a una lesión de la vía corticoespinal.

espástico *(spastic)*
NEUROL. adj. Que presenta espasticidad.

especificidad *(specificity)*
INMUNOL. f. Cualidad de una prueba diagnóstica que detecta solamente una determinada enfermedad o alteración. Ver **fiabilidad**. || Capacidad de los anticuerpos y de los receptores para el antígeno de los linfocitos T de reconocer específicamente un solo determinante antigénico y no otro.

especificidad enzimática *(enzymatic specificity)*
BIOQUÍM. Capacidad de una enzima para discriminar entre dos sustratos o ligandos que pueden competir entre sí.

espectinomicina *(spectinomycin)*
FARMCLÍN. f. Antibacteriano relacionado con los aminoglucósidos, que se utiliza de forma ex-

clusiva en el tratamiento de la uretritis gonocócica.

espectral *(spectral)*
RADIO. adj. Relacionado con un espectro o banda de ondas o colores.

espectrina *(spectrin)*
HISTOL. f. Proteína filamentosa que forma parte de la red del citoesqueleto de los eritrocitos, situada en la parte interna de su membrana. Se piensa que la interacción entre la espectrina y otras proteínas es responsable del mantenimiento de la forma bicóncava del eritrocito y del mantenimiento de la asimetría de fosfolípidos entre las caras interna y externa de la membrana plasmática, y le confiere la propiedad de deformarse.

espectro *(spectrum)*
RADIO. m. Conjunto de fotones o partículas de diferentes energías, que conforman un haz de radiación. Tienen en común su forma de transmisión ondulatoria y su velocidad de transmisión, variando su frecuencia (número de vibraciones por segundo).

espectrograma *(spectrogram)*
OTORRIN. m. Representación gráfica de la medida de un sonido, o luz, etc. || **e. acústico** *(acoustic s.)* Representación visual de los componentes frecuenciales de un sonido complejo.

espectroscopia *(spectroscopy)*
RADIO. f. Examen de la composición de las sustancias mediante espectrómetros. || **e. por resonancia magnética** *(magnetic resonance s.)* Método empleado para el análisis estructural de los compuestos orgánicos, así como para detectar los procesos moleculares de las reacciones bioquímicas, basado en la codificación de la señal de resonancia que emiten. La representación de la intensidad de respuesta, generalmente bidimensional, permite establecer conclusiones sobre la relación espacial de los átomos de la molécula.

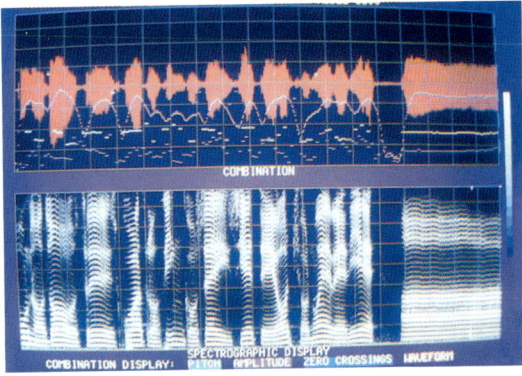

espectrograma acústico

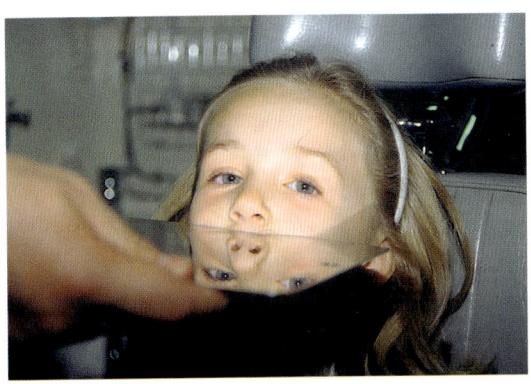

espejo de Glatzel

espéculo *(speculum)*
ANAT. m. Instrumento que expone el interior de un conducto o cavidad del cuerpo, al aumentar su orificio de entrada, y permite así su exploración. || **e. nasal** *(nasal s.)* Instrumento con valvas destinado a ensanchar el orificio de las narinas para la observación de la fosa nasal. || **e. vaginal** *(vaginal s.)* Espéculo que permite la exploración del conducto vaginal, de uso habitual en la consulta de ginecología.

espejo frontal *(frontal mirrow)*
OTORRIN. Espejo circular sujeto a la cabeza del examinador, que se emplea para reflejar la luz dentro de una cavidad, especialmente en el examen de la nariz, la faringe y la laringe. || **e. de Glatzel** *(Glatzel's m.)* Espejo de metal frío asido horizontalmente debajo de las narinas. La marca de la humedad depositada en su superficie indica la obstrucción o no del flujo aéreo. || **e. laríngeo** *(laryngeal m.)* Espejo de diámetro variable situado en la extremidad de un tallo metálico, que se utiliza para el examen de la laringe, el cavum y la hipofaringe.

esperma *(sperm)*
ANAT. m. Secreción formada por los espermatozoides y la secreción de las glándulas prostáticas y bulbouretrales.

espermátida (*spermatide*)
HISTOL. f. Célula haploide del testículo, procedente de espermatocitos secundarios, que sufrirá el proceso de espermiogénesis para transformarse en espermatozoide.

espermatocele (*spermatocele*)
ANAT PATOL. m. Dilatación quística del epidídimo, que contiene líquido espermático rico en espermatozoides. Puede ser primario o secundario.

espermatocito (*spermatocyte*)
ANAT. m. Célula germinal procedente de las espermatogonias.

espermatogénesis (*spermatogenesis*)
ANAT. f. Proceso de maduración de las células germinales del varón desde espermatogonias a espermatozoides.

espermatogonia (*spermatogonium*)
ANAT. f. Célula germinal del varón que presenta frecuentes mitosis y da origen a los espermatocitos.

espermatozoide (*spermatozoon*)
ANAT. m. Célula germinal masculina madura, que se encuentra junto a la luz del túbulo seminífero, parcialmente ocupada por la cola de los espermatozoides. Presenta una cabeza, un cuello y una cola; esta, con sus movimientos, permite la movilidad del espermatozoide.

espermicida (*spermicide*)
GINECOL. m. Sustancia capaz de destruir los espermatozoides. Se puede emplear como método contraceptivo en forma de óvulos vaginales, cremas o *sprays* de difusión intravaginal.

espermidina (*spermidina*)
BIOQUÍM. f. Poliamina presente en las bacterias y en la mayoría de las células animales, que participa en el empaquetamiento del DNA.

espermiogénesis (*spermiogenesis*)
GINECOL. f. Modificaciones que sufren las células germinales primitivas hasta llegar a convertirse en espermatozoides maduros. En su desarrollo, estas células pasan de la fase de espermatocitos primarios a espermatocitos secundarios y, por fin, a espermátides con la mitad del número de cromosomas (número haploide). Posteriormente se produce la maduración de los espermatozoides. El proceso completo de espermiogénesis en el varón dura aproximadamente sesenta días.

espermiograma (*spermiogram*)
UROL. f. Prueba que consiste en el análisis del contenido seminal. Se realiza, en la mayor parte de los casos, para dilucidar posibles alteraciones de la fertilidad. Es el primer examen en la evaluación de un varón infértil, aunque no es un test definitivo de fertilidad. Su validez depende de cómo se haya recogido la muestra, cómo se haya analizado y los valores que se hayan establecido como normales. Los estudios clínicos sobre varones infértiles han determinado los límites por debajo de los cuales las posibilidades de embarazo son estadísticamente difíciles. Estas condiciones incluyen: volumen de eyaculado (1-5 mL), densidad espermática (>20 mill/mL), motilidad (>60%), progresión del movimiento (>2, escala 0-4), morfología (>60% espermios con morfología normal). No debe existir ni una aglutinación significativa, ni piospermia, ni hiperviscosidad o incompleta licuefacción. El examen debe realizarse al menos sobre dos muestras.

espina (*spina*)
ANAT. f. Prominencia puntiaguda de un hueso, como la espina ciática, entre las escotaduras ciáticas mayor y menor; la espina ilíaca anterosuperior y anteroinferior, en el borde anterior del coxal; la espina del pubis, en el cuerpo de esta porción del coxal, etc.

espina bífida (*spina bifida*)
NEUROCIR. Defecto congénito del cierre del tubo neural, que se manifiesta por la falta del arco posterior vertebral. Puede protruir el contenido blando que se aloja en el canal espinal: meninges, raíces y médula espinal. || **e. bífida abierta** (*s. bifida aperta*) Ver **meningocele**.

espinazo (*backbone*)
ORTOP. m. Conjunto de las vértebras que van desde la nuca al cóccix. || Columna vertebral. También se denomina raquis.

espinocerebeloso (*spinocerebellar*)
ANAT. adj. Se dice de cada uno de los dos haces, el ventral y el dorsal, que desde la médula se dirigen al paleocerebelo llevando información propioceptiva.

espinoolivar (*spino olivar*)
ANAT. adj. Se dice del tracto, preponderantemente cruzado, que termina en la oliva bulbar.

espinorreticular (*spinoreticular*)
ANAT. adj. Se dice del haz que se extiende desde la médula a la formación reticular del bulbo y

del puente. Lleva, principalmente, estímulos nociceptivos. No es un haz compacto, sino grupos de fibras un tanto dispersos.

espinotalámico *(spinothalamic)*
ANAT. adj. Se dice de los haces ventral y lateral, el primero de los cuales conduce los impulsos nerviosos de tacto y presión protopáticos y el segundo, ciceptivos. Terminan, en su mayor parte, en el núcleo talámico ventral lateral posterior.

espinotectal *(spinotectal)*
ANAT. adj. Se dice del tracto de fibras que se origina en el asta posterior de la médula y termina en los tubérculos cuadrigéminos contralaterales.

espiración *(expiration)*
FISIOL. f. Expulsión del aire de los pulmones. || **e. activa** *(active e.)* La que se efectúa con intervención de la prensa abdominal. || **e. pasiva** *(pasive e.)* La que tiene lugar por la elastancia y la capacidad de retracción del estroma pulmonar.

espiral *(spiral)*
RADIO. f. Imagen tridimensional generada por un punto que realiza un movimiento de giro sobre un eje, junto con otro de traslación sobre el mismo eje. Ver **DIU, tomografía computarizada espiral.**

espirales de Curschmann *(Curschmann's spirals)*
ALERGOL. Fibrillas de mucina en espiral, que pueden observarse en el esputo de pacientes con asma bronquial.

espiramicina *(espiramycin)*
FARMCLÍN. f. Antibiótico macrólido.

espiraprilo *(spirapril)*
FARMCLÍN. m. Inhibidor de la enzima convertidora, muy útil en el tratamiento de la hipertensión arterial.

espíritu *(spirit)*
DERMATOL. m. Producto líquido obtenido por destilación.

espirógrafo *(spirograph)*
FISIOL. m. Aparato que permite registrar los movimientos respiratorios.

espirograma *(spirogram)*
FISIOL. m. Registro gráfico de los movimientos respiratorios.

espirometría *(spirometry)*
FISIOL. f. Medida de la capacidad respiratoria pulmonar.

espirómetro *(spirometer)*
FISIOL. m. Aparato para medir el aire inspirado y espirado de los pulmones.

espironolactona *(spironolactone)*
ENDOCRINOL. f. Fármaco diurético que actúa antagonizando los receptores de la aldosterona en el túbulo contorneado distal, por lo que provoca natriuresis y ahorro de potasio. Posee un efecto antiandrogénico y se ha utilizado en el tratamiento del hirsutismo.

espiroqueta *(spirochaeta)*
MICROBIOL. f. Microorganismo con forma helicoidal, con varias vueltas de hélice. Pertenece al orden *Spirochaetales*, donde se incluyen los géneros *Treponema*, *Borrelia* y *Leptospira*, entre otros.

esplácnico *(splanchnic)*
ANAT. adj. Relativo a las vísceras.

esplacnicotomía *(splanchnicotomy)*
CIRGEN. f. Sección quirúrgica de los nervios esplácnicos, que constituyen un plexo nervioso sensitivo, que rodea a la aorta abdominal en el nacimiento del tronco celíaco y a la arteria mesentérica superior. Se produce un intenso dolor cuando este plexo es infiltrado por cáncer de cuerpo de páncreas o en la pancreatitis crónica. En ocasiones, la sección de este plexo nervioso, o su destrucción por inyección de alcohol absoluto, puede obtener como resultado un buen control analgésico en estas patologías.

esplacnología *(splanchnology)*
CIRGEN. f. Ciencia que se dedica al estudio, sobre todo anatómico, de las vísceras de las cavidades abdominal y torácica.

esplacnopleura *(splanchnopleure)*
ANAT. f. Membrana pleural que recubre el pulmón y penetra hasta el fondo de sus cisuras.

esplenectomía *(splenectomy)*
CIRGEN. f. Intervención que consiste en la extirpación del bazo. Puede realizarse a causa de la rotura del bazo con hemorragia, por enfermedad, por una afectación del bazo en linfomas o una afectación del bazo o de sus ganglios por tumores de otros órganos, sobre todo el estómago y el páncreas. Ver **hemope-**

ritoneo, traumatismo abdominal cerrado. || **e. parcial** (*partial s.*) Extirpación de una parte del bazo, en caso de rotura, con el fin de cortar la hemorragia y no anular el mecanismo de defensa frente a algunas infecciones que puede tener el bazo. Es una técnica especialmente indicada en niños, en quienes son mucho más frecuentes las infecciones graves a causa de la extirpación completa del bazo.

esplenectomía pretrasplante (*pre-transplant splenectomy*)
NEFROL. Extirpación del bazo antes del trasplante renal. Fue propuesta en 1963 por T. Starzl para mejorar la supervivencia del injerto renal y resultó muy controvertida por los resultados contradictorios obtenidos. A largo plazo se comprobó que la mejoría en la supervivencia precoz se perdía, ya que se registraba un incremento de la mortalidad por infecciones. En la actualidad, no tiene justificación su empleo como terapia de rutina y, quizá, puede indicarse para pacientes con hiperesplenismo y leucopenia severa y en trasplantes ABO incompatibles de donante vivo. No obstante, la mayoría de los autores consideran que, en la era de la ciclosporina y el tacrólimus, no hay indicaciones para la esplenectomía empleada como preparación para el trasplante.

esplénico (*splenic*)
ANAT. adj. Relativo al bazo, cuya designación latina es *splen*.

esplenio (*splenius*)
ANAT. m. Músculo de la nuca en el que se distinguen dos porciones: esplenio del cuello y esplenio de la cabeza. Su acción es extender la cabeza, cuando se contraen los esplenios de ambos lados, y rotarla e inclinarla, cuando se contrae el de un solo lado.

esplenomegalia (*splenomegaly*)
HEMATOL. f. Aumento anormal del tamaño del bazo.

esplenopatía (*splenopathy*)
CIRGEN. f. Cualquier enfermedad del bazo.

esplenopexia (*splenopexia*)
CIRGEN. f. Fijación quirúrgica de un bazo móvil en su lugar propio: el espacio subfrénico izquierdo.

esplenoportografía (*splenoportography*)
RADIO. f. Técnica radiográfica que consiste en la introducción de contraste en las estructuras vasculares del bazo, para realizar el estudio de los vasos del sistema portal, y poder obtener imágenes con fines diagnósticos. || **e. directa** (*direct s.*) La realizada mediante la introducción de contraste por punción directa en el bazo. || **e. indirecta** (*indirect s.*) La realizada mediante la introducción del contraste en el sistema arterial esplénico.

esplenorragia (*splenorrhagia*)
CIRGEN. f. Hemorragia del bazo.

espliceosoma (*spliceosoma*)
BIOQUÍM. f. Complejo de ribonucleoproteínas que se forma durante los procesos de corte y empalme del ácido ribonucleico mensajero para eliminar los intrones que no van a ser traducidos a proteínas.

espondilalgia (*spondylalgia*)
ORTOP. f. Dolor vertebral. También se denomina espondilodinia o raquidinia.

espondilartritis (*spondylarthritis*)
ORTOP. f. Artritis de la columna vertebral. || **e. anquilopoyética** (*ankylopoietica s.*) Forma de reumatismo inflamatorio que afecta fundamentalmente a las articulaciones intervertebrales y se acompaña de anquilosis.

espondilartrosis (*spondylarthrosis*)
ORTOP. f. Artrosis de la columna vertebral que puede afectar a las articulaciones intersomáticas (discartrosis) o a las pequeñas articulaciones, o a ambas.

espondileo (*spondylous*)
ORTOP. adj. Perteneciente o relativo a las vértebras.

espondilexartrosis (*spondylexarthrosis*)
ORTOP. f. Dislocación de una vértebra.

espondilítico (*spondylitic*)
ORTOP. adj. Perteneciente o relativo a la espondilitis, o que se caracteriza por ello.

espondilitis (*spondylitis*)
ANATPATOL. f. Inflamación de origen bacteriano, micótico o parasitario de los cuerpos vertebrales, que origina necrosis del tejido, deformación en forma de cuña, osteoesclerosis reactiva y, a veces, formación de abscesos.

espondilitis anquilopoyética o **anquilosante** (*ankylopoietica or ankylosing spondylitis*)
ORTOP. f. Forma de artritis reumatoide que afecta la columna vertebral. Es una enfermedad cuya etiología no se conoce. Afecta preferentemente a varones y produce dolor y rigidez, como resultado de la afectación de las articulaciones sacroilíacas intervertebrales y costovertebrales. La anquilosis de las articulaciones raquídeas puede producir rigidez completa de la columna vertebral, que puede ser en extensión o en flexión. También se denomina enfermedad de Bechterew y enfermedad de Strumpell Marie. ‖ **e. tuberculosa** (*tuberculous s.*) Ver **mal de Pott**. ‖ **e. vertebral** (*vertebral s.*) Ver **enfermedad de Scheuermann**.

espondilitis brucelósica (*brucella spondylitis*)
NEUROCIR. Osteomielitis y discitis producida por *Brucella*. Se trata con antibioterapia y reposo.

espondiloartrografía (*spondiloarthrography*)
RADIO. f. Técnica radiográfica que consiste en la introducción de contraste en el interior de las articulaciones interapofisarias del raquis, para su estudio o como guía para la introducción de fármacos.

espondilocema (*spondylocema*)
ORTOP. f. Descenso de una vértebra por destrucción o reblandecimiento de la vértebra que tiene inmediatamente por debajo.

espondiloclisis (*spondyloclisis*)
ORTOP. f. Variedad de espondilolistesis en la cual el cuerpo vertebral se inclina hacia la pelvis pero sin sobrepasar sus límites.

espondilodesis (*spondylodesis*)
ORTOP. f. Artrodesis de dos o más vértebras (artrodesis vertebral) practicada en el tratamiento de diferentes enfermedades o lesiones traumáticas con el fin de estabilizar la zona afectada. Suele requerir la adición de injerto óseo y puede ser complementada con instrumentación para la osteosíntesis.

espondilodinia (*spondylodynia*)
ORTOP. f. Dolor en la columna vertebral. También se denomina espondilalgia.

espondilólisis (*spondylolysis*)
ORTOP. f. Solución de continuidad en el istmo interapofisario vertebral, posiblemente por sobrecarga, que se presenta con frecuencia en la región lumbar baja.

espondilolistesis (*spondylolystesis*)
ORTOP. f. Desplazamiento hacia adelante de una vértebra sobre otra, generalmente de la quinta lumbar sobre la primera sacra o de la cuarta lumbar sobre la quinta, debido con frecuencia a un defecto del istmo interarticular, congénito o adquirido por estrés (anterolistesis). Si el desplazamiento es hacia atrás se llama retrolistesis y suele ser por degeneración artrósica de las pequeñas articulaciones y del disco intervertebral. ‖ **e. congénita** (*congenital s.*) La que está producida por displasia. ‖ **e. degenerativa** (*degenerative s.*) La causada por una inestabilidad debida a la degeneración progresiva de las articulaciones (disco y pequeñas articulaciones), que generalmente se acompaña del desplazamiento hacia atrás de una vértebra sobre la inferior (retrolistesis). ‖ **e. displásica** (*dysplasic s.*) La que es debida a una anomalía congénita que permite el desplazamiento hacia adelante de la quinta lumbar sobre el sacro. ‖ **e. ístmica** (*isthmic s.*) La que tiene su origen en una afectación del istmo interapofisario y puede ser lítica, fracturada por estrés del istmo interapofisario, por elongación del mismo asociado a un dismorfismo y por fractura aguda.

espondilomalacia (*spondylomalacia*)
ORTOP. f. Reblandecimiento de la estructura vertebral que expone a esta al aplastamiento.

espondilomielitis (*spondylomyelitis*)
ORTOP. f. Inflamación de la sustancia medular de las vértebras. ‖ También se denomina espondilitis y mielitis simultáneas.

espondilopatía (*spondylopathy*)
ORTOP. f. Enfermedad de la columna vertebral.

espondilopiosis (*spondylopyosis*)
ORTOP. f. Supuración de una o más vértebras. Es un término en desuso.

espondiloptosis (*spondyloptosis*)
ORTOP. f. Espondilolistesis severa, grado avanzado de la misma en la cual la quinta lumbar puede quedar por delante de la primera sacra.

espondilosindesis (*spondylosyndesis*)
ORTOP. f. Fusión quirúrgica o anquilosis de un segmento de la columna vertebral. Es un término en desuso.

espondilosis (*spondylosis*)
ORTOP. f. Término general para designar los cambios degenerativos de la artrosis vertebral.

espondilosis cervical *(cervical spondylosis)*
NEUROCIR. f. Herniación discal crónica con reacción osteofitaria y deformidad artrósica de la columna cervical. Es la causa más frecuente de radiculalgia cervical. ‖ **e. lumbar** *(lumbar s.)* Degeneración artrósica y discal de la columna lumbar.

espondilosquisis *(spondyloschisis)*
ORTOP. f. Fisura congénita de un arco vertebral, raquisquisis, espina bífida.

espongioblastoma polar primitivo *(polar spongyoblastoma)*
NEUROCIR. m. Tumor raro de la infancia, constituido por células gliales unipolares o bipolares que se disponen en bandas paralelas. Es altamente maligno.

espora *(spore)*
MICROBIOL. f. Célula modificada que produce algunos microorganismos eucarióticos y procarióticos para facilitar la dispersión o la resistencia a condiciones ambientales adversas. Ver **conidio, endospora**.

esporádico *(sporadic)*
GENÉT. adj. Caso aislado de una enfermedad genética en un familia, a menudo debido a una nueva mutación.

esporozoo *(esporozoa)*
MICROBIOL. m. Protozoo perteneciente al filo *Apicomplexa*, clase *Sporozoa*, que se caracteriza por carecer de cilios y flagelos (excepto los microgametos flagelados) y presentar «esporas», que corresponden a ooquistes con uno o varios esporozoitos. Pueden presentar reproducción sexual y todas las especies son parásitas.

esprue *(sprue)*
ANATPATOL. m. Nombre genérico de un grupo de enfermedades incluidas en los síndromes de malabsorción, cuyo dato analítico fundamental es la esteatorrea, aunque también se acompaña de malabsorción de otras sustancias, como vitaminas, glucosa, etc. En el intestino suele haber atrofia de las vellosidades. ‖ **e. celíaco** *(celiac s.)* Variedad relacionada con la reacción alérgica a la gliadina, componente del gluten que causa un proceso inflamatorio crónico de la mucosa del intestino delgado, con atrofia de las vellosidades y el consecuente síndrome de malabsorción. ‖ **e. colagenoso** *(collagenous s.)* Variedad que se acompaña de fibrosis de la lámina propia. ‖ **e. refractario** *(refractory s.)* Esprue que no está clasificado y que no responde a la dieta exenta de gluten. ‖ **e. tropical** *(tropical s.)* Variedad que se manifiesta como consecuencia de infecciones por cepas de *Escherichia-coli*, especialmente en países tropicales.

esputo *(sputum)*
PNEUMOL. m. Material expulsado mediante la tos, que procede de los pulmones, contiene moco, restos celulares o microorganismos y, en ocasiones, sangre o pus.

esqueleto *(framework, skeleton)*
ORTOP. m. Estructura ósea del cuerpo de los animales vertebrados superiores. El esqueleto humano está formado por 206 huesos y sirve de armazón y apoyo, proporcionando las palancas que, mediante la acción de los músculos, hacen posibles los movimientos. También se denomina endosqueleto y exosqueleto. ‖ **e. apendicular** *(appendicular s.)* Huesos de los miembros superiores e inferiores. ‖ **e. axial** *(axial s.)* Huesos del cráneo, la columna vertebral, las costillas y el esternón.

esquema *(scheme)*
PSICOL. m. Diagrama. ‖ **e. cognitivo** *(cognitive s.)* Representación mental estereotipada (típica), más o menos estable, que sobre ciertas situaciones o actividades tiene el individuo. ‖ **e. depresógeno** *(depressogenous s.)* En la teoría cognitiva de Beck, estructuras cognitivas latentes que dirigen la percepción, la codificación, la organización y la recuperación de la información del entorno y que, al contener almacenadas actitudes disfuncionales de contenido depresivo, hacen vulnerables a la depresión a los individuos que las poseen, induciéndoles a errores cognitivos.

esquema de Kaltenbach *(Kaltenbach's scheme)*
GINECOL. Esquema ideado por el ginecólogo de este nombre para recoger el calendario menstrual en el que se hace referencia a la duración e intensidad de la hemorragia menstrual. ‖ **e. de Kaufman** *(Kaufman's s.)* Tratamiento mediante estrógenos y gestágenos que consigue una transformación endometrial seguida de una posterior menstruación provocada al suspenderse la administración de estrógenos y gestágenos.

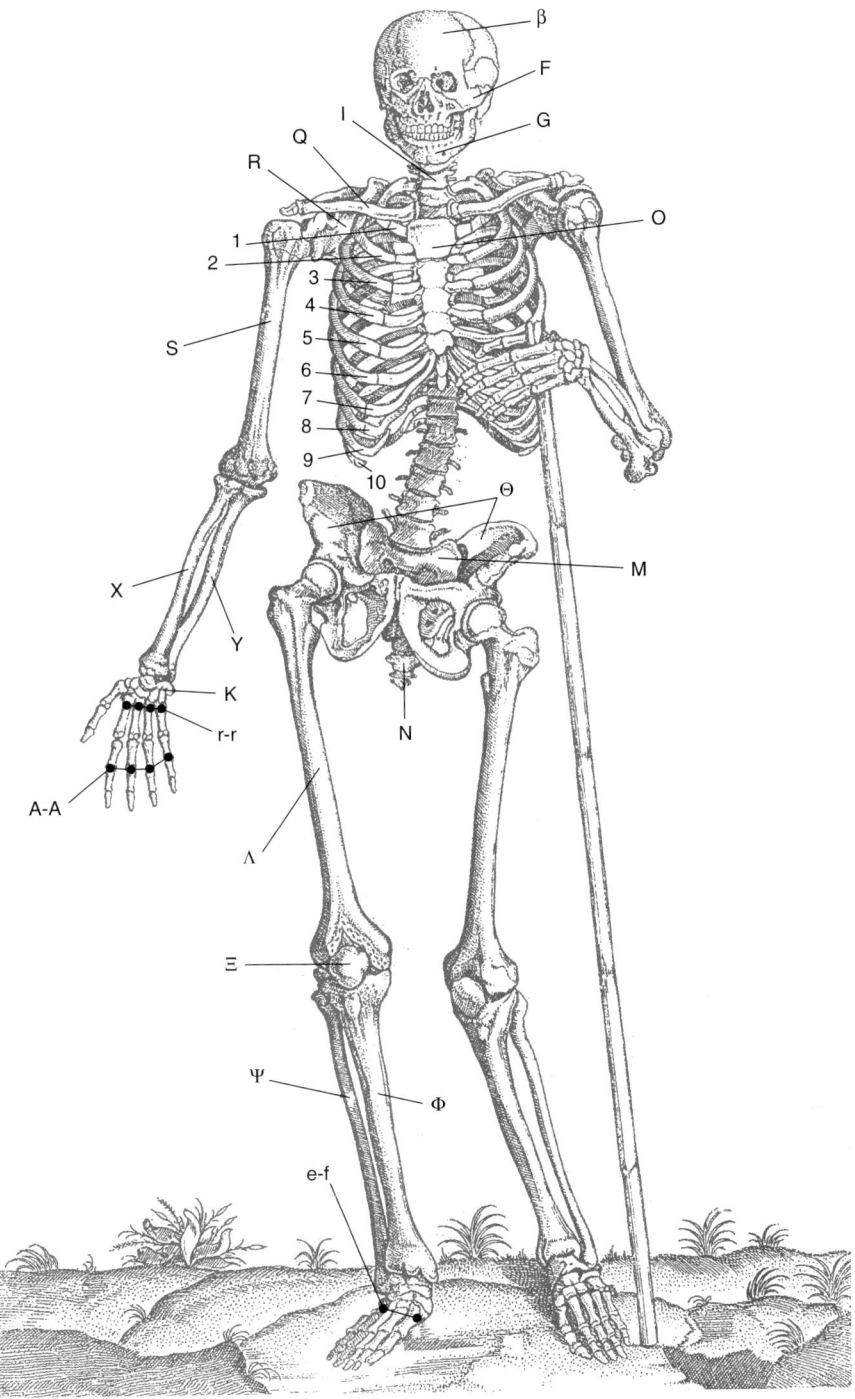

esqueleto. Visión anterior del esqueleto, según una lámina de la *Anatomía* de Valverde de Hamusco. Solo se tienen en cuenta las letras que señalan los huesos (las hay latinas y griegas), siguiendo un orden cráneo-caudal): ß) hueso (h.) frontal; F) h. malar (o cigomático); G) h. mandibular; I) cuerpo de una vértebra cervical; O) esternón; Q) clavícula; R) escápula; 1-12) costillas; S) húmero; X) radio; Y) cúbito; K) carpo (kappa M); r-r) metacarpo; A-A) falanges; Θ) coxal; M) sacro; N) cóccix; λ) fémur; Ξ) rótula; Φ) tibia; Ψ) peroné; e-f) tarso

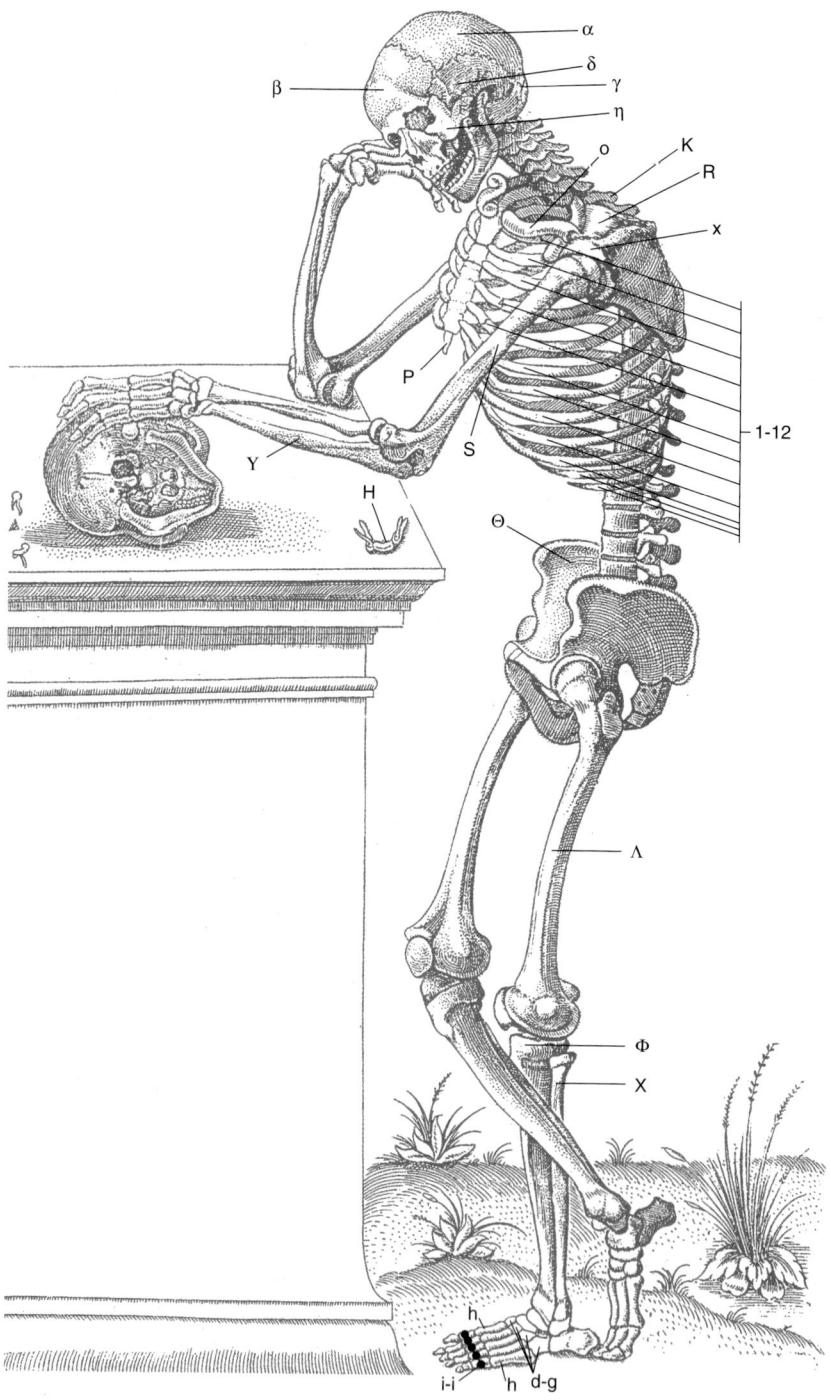

esqueleto. Visión lateral del esqueleto humano, según una lámina de la *Anatomía* de Valverde de Hamusco. En la enumeración de los diferentes huesos se sigue un orden cráneo-caudal: α) parietal; ß) frontal; γ) occipital; δ) temporal; η) cigomático; H) hioides; K) apófisis espinosas de las vértebras; o) clavícula; P) esternón; R) escápula; S) húmero; x) radio; Y) cúbito; 1-12) costillas; Θ) coxal; Λ) fémur; Φ) tibia; X) peroné; d-g) tarso; h-h) metatarso; i-i) falanges

esquiascopia (*skiascopy*)
OFTALMOL. f. Examen de la graduación ocular por medio de la proyección de una luz sobre el ojo y la observación de las sombras que produce en la retina. Es un método objetivo de medir la graduación, por lo que es especialmente útil en niños, pacientes no colaboradores y simuladores.

esquiencefalia (*schiencephaly*)
NEUROL. f. Malformación de los hemisferios cerebrales que consiste en la falta de formación del manto cerebral en una zona más o menos extensa, que provoca que los ventrículos cerebrales lleguen prácticamente hasta las meninges.

esquirla (*chip*)
ORTOP. f. Pequeña porción de hueso esponjoso que se emplea generalmente para rellenar defectos óseos.

esquistocito (*schistocyte*)
HEMATOL. m. Hematíe fragmentado de 2-3 µm de tamaño, que se encuentra en la coagulación intravascular diseminada, en la uremia, los carcinomas, los hemangiomas, las quemaduras, la hemoglobinuria de la marcha y en prótesis valvulares.

esquistosoma (*schistosome*)
MICROBIOL. m. Helminto parásito perteneciente al género *Schistosoma*, incluido en el filo *Platyhelminthes*, clase *Digenea*, familia *Schistosomatidae*, conocido también como bilharzia. Numerosas especies son parásitas del hombre y de los animales, entre ellas: *Schistosoma mansoni*, *S. haematobium*, *S. japonicum* y *S. intercalatum*. Producen las esquistosomiasis o bilarziosis, que se adquieren al entrar en contacto con aguas dulces contaminadas que contengan las larvas cercarias (furcocercarias).

esquistosomiasis (*schistosomiasis*)
ANATPATOL. f. Enfermedad causada por diferentes especies de esquistosoma. La infección se produce por la penetración a través de la piel o a través de mucosas de las formas infectivas del gusano (cercarias). Posteriormente se desarrollan las formas adultas del gusano en el órgano diana, que depende de la especie (pulmón, hígado, intestino, vejiga urinaria). También se llama bilharziosis.

esquizoencefalia (*schizoencephalia*)
NEUROCIR. f. Malformación cerebral provocada por un trastorno en la emigración de los neuroblastos. Su resultado es la aparición de un surco profundo que llega hasta el ventrículo lateral.

esquizofrenia (*schizophrenia*)
PSIQUIAT. f. Forma de locura en la que el paciente experimenta que sus procesos mentales y su voluntad no están bajo su control. El término de esquizofrenia fue introducido por E. Bleuler para designar lo que Kraepelin llamó *dementia praecox*. Bleuler escogió esta denominación para resaltar uno de los síntomas más llamativos de la esquizofrenia: la división o falta de coordinación entre las diferentes funciones psíquicas, especialmente entre lo intelectual y lo emocional. En las fases agudas de la enfermedad pueden presentarse alucinaciones o delirios de diverso tipo, mientras que la memoria y la inteligencia permanecen relativamente intactas. La esquizofrenia suele aparecer en la adolescencia o al comienzo de la edad adulta y es progresiva. Afecta a la personalidad en su conjunto: el paciente va perdiendo interés por las cosas, su vivacidad disminuye, así como su emotividad, lo que le lleva a un aislamiento progresivo. De cualquier manera, el cuadro esquizofrénico no es uniforme, y tampoco lo es su curso. Aunque, en sentido estricto, no se han identificado los síntomas patognomónicos,

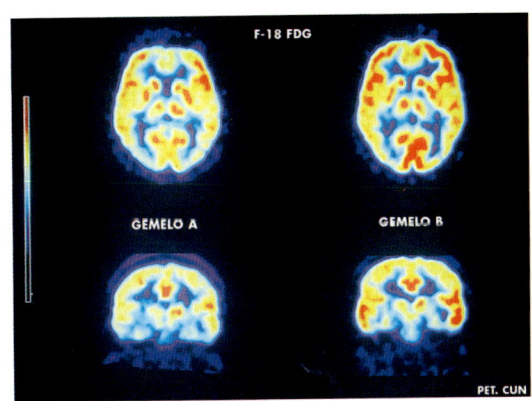

esquizofrenia. PET- 18 FDG de dos hermanos gemelos homocigóticos, ambos esquizofrénicos. Se puede observar cómo la actividad metabólica cerebral es más intensa en uno de los hermanos (derecha), a pesar de que la sintomatología era similar

ciertos fenómenos psicopatológicos que suelen presentarse asociados entre sí tienen una significación especial para el diagnóstico de la esquizofrenia: el eco (ver **eco del pensamiento**); el robo; la inserción del pensamiento o la difusión del mismo; las ideas delirantes de que se es controlado, de influencia o de pasividad, claramente referidas al cuerpo, a los movimientos de los miembros o a pensamientos, a acciones o a sensaciones concretas y percepción delirante; las voces alucinatorias que comentan la propia actividad; las ideas delirantes persistentes; las alucinaciones persistentes de cualquier modalidad; las interpolaciones o los bloqueos en el curso del pensamiento que dan lugar a un lenguaje divagatorio, disgregado, incoherente o lleno de neologismos; las manifestaciones catatónicas; los síntomas «negativos» (apatía, empobrecimiento del lenguaje, bloqueo o incongruencia de la respuesta emocional); un cambio consistente y significativo de la cualidad general de algunos aspectos de la conducta personal como pérdida de interés, falta de objetivos, ociosidad, estar absorto y aislamiento social. Los sistemas estándar de diagnóstico, como la clasificación internacional de enfermedades en su décima revisión (CIE-10) o el manual diagnóstico y estadístico de los trastornos mentales (DSM-IV), subdividen la esquizofrenia, de acuerdo con la predominancia de los síntomas, en los siguientes tipos: *1) Paranoide:* tipo más frecuente de esquizofrenia; en su cuadro clínico predominan las ideas delirantes, a menudo paranoides, que suelen acompañarse de alucinaciones, en especial de tipo auditivo. *2) Hebefrénica:* se trata de una forma de esquizofrenia en la que los trastornos afectivos son importantes, las ideas delirantes y las alucinaciones son transitorias y fragmentarias y es frecuente el comportamiento irresponsable e imprevisible y los manierismos; la afectividad es inadecuada y superficial y se acompaña, a menudo, de sonrisas insulsas o absortas; el pensamiento aparece desorganizado y el lenguaje es divagatorio e incoherente; hay tendencia a permanecer solitario y el comportamiento carece de propósito y resonancia afectiva. *3) Catatónica:* la característica esencial es la presencia de trastornos psicomotores graves, desde la hipercinesia al estupor; son característicos el mantenimiento de posturas rígidas, la flexibilidad cérea (ver **catatonía**), la obediencia automática (ver **automatismo**) y el negativismo (v.). *4) Indiferenciada:* se trata de un conjunto de trastornos que satisfacen las pautas generales para el diagnóstico de la esquizofrenia, pero no se ajusta a ninguno de los tipos o presenta rasgos de más de uno de ellos. *5) Residual:* se trata de un estado crónico del curso de la enfermedad esquizofrénica en el que se ha producido una clara evolución hacia estadios finales, que se caracterizan por la presencia de síntomas «negativos» y de deterioro persistente, aunque no necesariamente irreversible. *6) Simple:* en este subtipo se presenta un desarrollo insidioso aunque progresivo de un comportamiento extravagante, incapacidad para satisfacer las demandas de la vida social y una disminución del rendimiento en general; el trastorno no es tan claramente psicótico como en otros subtipos, ya que no hay evidencia de alucinaciones ni de ideas delirantes. Los tratamientos recientemente introducidos en psicofarmacología permiten controlar algunos de los síntomas psicóticos, especialmente en las crisis. El componente genético en esta psicosis parece evidente: es mayor el número de esquizofrénicos entre aquellos que tienen antecedentes familiares, así como entre hermanos homozigóticos; pero existen otros factores, además de los genéticos, que son causa de la esquizofrenia, entre otros, el factor ambiental. Un ambiente familiar tenso, con disgustos, escasa compresión y sucesos estresantes, dificultad para encontrar trabajo, fracasos familiares o profesionales, coadyuvan en la aparición de la esquizofrenia. También se invocan alteraciones bioquímicas (en neurotransmisores), como el aumento de los receptores de dopamina. De hecho, el tratamiento más eficaz se consigue con fármacos que bloquean los receptores dopaminérgicos. La implicación de factores neuroquímicos en la etiopatogenia de la esquizofrenia hay que formularla con cautela, pues si las determinaciones se producen en la necropsia, después de largos tratamientos con neurolépticos, muy posiblemente las alteraciones en los neurotransmisores son debidas, al menos en parte, al tratamiento. Un último factor es el de una pérdida neuronal en territorios corticales específicos: el hipocampo, y la amígdala, la corteza prefrontal, etc.

esquizoide (*schizoid*)
PSICOL. adj. Se dice del trastorno de la personalidad que se caracteriza por una gran indiferencia hacia las relaciones sociales, con experiencias interpersonales muy restringidas y de baja o nula expresión emocional. Desde el inicio de la vida adulta, estas personas carecen de amigos y se relacionan, casi de forma exclusiva, con los familiares más próximos. Muestran un absoluto desinterés hacia las relaciones interpersonales en todos sus campos (familiar, laboral, sexual), lo que da lugar a un estilo de vida solitario, distante e inabordable, y a la sensación de que no tienen objetivos vitales definidos que los motiven.

esquizoidia (*schizoidia*)
PSICOL. f. Término genérico que se utiliza para describir la cualidad caracterológica determinada por la falta de unidad en la afectividad, la existencia simultánea de diversas tendencias, a veces contradictorias entre sí, y cierta desviación de los cauces ordinarios de la capacidad asociativa, que encontraría su expresión completa en la esquizofrenia. Según los autores clásicos, los diferentes grados de esquizoidia serían: la *esquizotimia,* que corresponde a una completa normalidad; la *esquizomanía* (Claude) o *esquizofrenia frustrada* (Wizel); *patológica;* la *esquizofrenia* propiamente dicha (Bleuler), entidad clínica de carácter definido; y la *demencia precoz,* que representaría el grado más avanzado de la serie, incluyendo lesiones cerebrales y la abolición, más o menos completa, de la actividad mental.

esquizotimia (*schizothymia*)
PSICOL. f. Tipo de la caracterología de E. Kretschmer de constitución morfológica leptosomática: sujeto de altura normal, más bien delgado, con tórax plano y un peso inferior al que le correspondería por su estatura. Es de carácter tímido y distante, con tendencia al autismo, a la soledad y a vivir centrado en su mundo interior. Intelectualmente es, con frecuencia, un sujeto original, idealista e inclinado al análisis abstracto y a la sistematización.

esquizotipia (*eschizothypia*)
PSICOL. f. Trastorno de la personalidad, conocido también como esquizofrenia latente, que se caracteriza por un comportamiento y una apariencia raros, excéntricos o peculiares y anomalías del pensamiento y de la afectividad que se asemejan a las de la esquizofrenia. Los pacientes suelen presentar creencias raras, fantasías o preocupaciones extrañas con ideas paranoides o extravagantes de tipo mágico, seudorreligioso o simbólico, relativas a temas esotéricos (curanderismo, parapsicología, adivinación, reencarnación); experiencias perceptivas inhabituales: «percepción extrasensorial», «presencias» o «influjos» que, sin tener el carácter de alucinaciones, son vividas como ciertas; pensamiento y lenguaje vagos, metafóricos, circunstanciales, sobreelaborados o estereotipados; afectividad inapropiada o restringida, anhedonia, etc. Todo ello suele traducirse en una conducta y una apariencia peculiar, con vestimenta y actitudes estrafalarias y no ajustadas a la norma (hablar solo en voz alta, realizar gestos rituales). Las relaciones sociales son escasas, por ansiedad social excesiva que no mejora con la familiaridad, y con un contenido afectivo muy pobre.

EST (*EST*)
GENÉT. Siglas del inglés de *expressed sequence tag,* que designa cualquier fragmento de un DNA complementario cuya secuencia se conoce.

estable (*stabile*)
ORTOP. adj. Que no se mueve, que resiste al cambio. Se dice de una fractura en oposición a inestable.

estación de trabajo (*work-station*)
RADIO. Puesto informático, comunicado con diferentes equipos de adquisición de imagen o con elementos de archivo de las mismas, donde dichas imágenes pueden ser visualizadas, valoradas y manipuladas, para facilitar su interpretación y la realización del diagnóstico.

estadiaje (*staging*)
CIRGEN. m. Grado de extensión de un tumor maligno que se calcula con métodos radiológicos, quirúrgicos o en autopsias. Aunque hay múltiples formas de estudiar los cánceres, en general, la clasificación más extendida es la TNM, que se refiere a cómo está extendido el tumor dentro del propio órgano (T), si hay afectación o no y de qué ganglios (N) y si hay o no diseminación a distancia del órgano afecto, es decir, metástasis (M). Según el grado de T, de N y de M, se suelen distinguir para cada tumor al menos estadios I, II, III y IV.

estadio *(stage)*
PSICOL. m. Grado de desarrollo o avance de una enfermedad. Se aplica con frecuencia a los tumores malignos, con el fin de conocer el pronóstico de un caso, aplicar el tratamiento adecuado y comparar terapéuticas diferentes para enfermos semejantes (igual estadio), con el fin de saber cuál es el método más eficaz, con vistas a la paliación o curación de la enfermedad. Ver **clasificación de Dukes, clasificación TNM.** || **e. de las operaciones concretas** *(concrete operations s.)* En la teoría de Piaget, es la fase del desarrollo cognitivo (desde los seis o siete años hasta los once) durante la cual los niños incorporan las operaciones mentales que les permiten pensar lógicamente acerca de los hechos concretos. || **e. de las operaciones formales** *(formal operations s.)* En la teoría de Piaget, es la fase del desarrollo cognitivo (normalmente comienza alrededor de los doce años) durante la cual la persona comienza a pensar lógicamente con conceptos abstractos. || **e. preoperacional** *(preoperational s.)* En la teoría de Piaget, es la fase (aproximadamente entre los dos y los seis o siete años) en la que un niño aprende a usar el lenguaje, pero aún no comprende las operaciones mentales de la lógica concreta. || **e. sensoriomotor** *(sensoriomotor s.)* En la teoría de Piaget, es la fase (que se extiende desde el nacimiento hasta aproximadamente los dos años) durante la cual los niños conocen el mundo, sobre todo en función de sus impresiones sensoriales y sus actividades motoras.

estadios madurativos de Tanner *(Tanner's stages)*
ENDOCRINOL. Patrones descriptivos y fotográficos que definen la normalidad del desarrollo mamario y del vello pubiano en las mujeres, así como la aparición del vello pubiano y la maduración de los genitales externos en los varones.

estado *(state)*
PSICOL. m. Situación o condición. || **e. de ánimo** *(mind s.)* Afecto persistente y sostenido que modula la relación de la persona con su entorno y condiciona sus apreciaciones. || **e. de ánimo disfórico** *(disphoric s.)* Estado de ánimo desagradable: triste, ansioso e irritable. || **e. de ánimo elevado** *(elevated s.)* Sentimiento exagerado de bienestar, euforia o alegría. || **e. de ánimo eutímico** *(eutimic s.)* Estado de ánimo dentro de la normalidad, que implica la ausencia de ánimo deprimido o elevado. || **e. de ánimo expansivo** *(expansive s.)* Ausencia de control sobre la expresión de los propios sentimientos, a menudo con sobrevaloración del significado o importancia de los propios. || **e. de ánimo irritable** *(irritable s.)* Aquel estado de ánimo que se define por la facilidad para el enojo y la susceptibilidad a la cólera.

estado del arte *(state of the art)*
BIOÉT. Ver **lex artis.** || **e. vegetativo crónico** *(chronic vegetative s.)* Ver **estado vegetativo persistente.** || **e. vegetativo persistente y ética** *(persistent vegetative s. and ethics)* Estado en el que, aunque exista la convicción de que el paciente no va a recuperar la consciencia, no pueden considerarse desproporcionados los cuidados elementales de nutrición, hidratación (v.) y cambio postural, que van destinados a la supervivencia del paciente, pero no a su curación (ver **futilidad**). El apoyo moral (v.) a la familia puede evitar que esta solicite la muerte del enfermo por inanición y deshidratación.

estado crepuscular *(crepuscular state)*
NEUROL. Trastorno de la conciencia en el que el paciente puede experimentar alucinaciones visuales o auditivas y responder con una conducta irracional. || **e. vegetativo persistente** *(persistent vegetative s.)* Pérdida crónica e irreversible de todas las funciones cognitivas, excepto la vigilia, que se puede observar en pacientes que han sufrido lesiones encefálicas muy graves.

estado iatrógeno *(iatrogenic state)*
ANAT. Estado desfavorable que provoca, en un paciente, el tratamiento médico.

estados intersexuales *(intersexual states)*
ENDOCRINOL. Situaciones clínicas en las que existe ambigüedad en lo que respecta al desarrollo de los caracteres sexuales primarios y secundarios, que difieren de los esperados con respecto al sexo gonadal o genético. Comprenden a los hermafroditismos y los seudohermafroditismos.

estafilococo *(staphylococcu)*
ANAT. m. Microorganismo del género *Staphylococus.*

estafilodermia *(sthaphyloderma)*
DERMATOL. f. Infección de la piel por estafilococo.

estafilolisina *(staphylolysine)*
MICROBIOL. f. Enzima lítica producida por ciertas cepas de *Staphylococcus simulans,* que hidro-

liza, de forma específica, el peptidoglicano de *Staphylococcus,* pero no de otras bacterias, debido a ciertas peculiaridades estructurales del mismo.

estafiloma *(staphyloma)*
OFTALMOL. m. Protusión de la esclera o córnea. ‖ **e. anterior** *(anterior s.)* Estafiloma congénito en el que se produce la adherencia del tejido uveal en la cara posterior de la córnea, lo que le confiere un aspecto opaco. ‖ **e. escleral** *(scleral s.)* Protusión normalmente posterior de la esclera que suele producirse en los miopes magnos. Con frecuencia la esclera está adelgazada y la retina puede presentar áreas de atrofia. Su localización más frecuente es peripapilar. ‖ **e. posterior** *(posterior s.)* Ver **estafiloma escleral.**

estallido renal *(kidney rupture)*
NEFROL. Complicación rara en el postoperatorio del trasplante renal que se caracteriza por la aparición brusca de dolor, en el área del injerto, y signos de hemorragia aguda. La ecografía y la tomografía axial computarizada suelen servir al diagnóstico y, salvo en los casos autolimitados, se impone la revisión quirúrgica urgente del injerto. Su aparición se relaciona, a menudo, con la presencia de un rechazo agudo, y siempre que sea posible se intentará un tratamiento quirúrgico conservador. Puede también ser secundario a la trombosis venosa o a una causa traumática.

estanozolol *(stanozolol)*
ENDOCRINOL. m. Esteroide anabolizante sintético con actividad androgénica.

estapedectomía *(stapedectomy)*
OTORRIN. f. Intervención quirúrgica destinada a restablecer una continuidad entre el yunque y la cavidad vestibular, mediante una prótesis, después de haber extraído el estribo fijado por el foco otosclerótico.

estapedio *(stapedius)*
ANAT. m. Músculo que se inserta en el interior de la eminencia piramidal y termina en el cuello del estribo. Cuando se contrae, bloquea la platina del estribo en la ventana oval. Es un mecanismo reflejo para defenderse de los ruidos intensos.

estar en fase *(to be in fase)*
RADIO. tr. Encontrarse ciertos elementos en el mismo momento de un ciclo o periodo.

estasis *(stasis)*
NEUROCIR. f. Estancamiento o enlentecimiento de un fluido. ‖ **e. papilar** *(ectatic papila)* Ver **edema de papila.**

estasis venosa *(venous stasis)*
FISIOL. Disminución del flujo venoso, bien porque una vena está comprimida, o bien porque hay un obstáculo para el vaciado de la sangre en la aurícula.

estática equilibrio *(stance)*
NEUROL. Expresión que se utiliza en neurología para referirse al equilibrio durante la bipedestación.

estatura *(stature)*
ENDOCRINOL. f. Talla de una persona en posición ortostática.

estavudina *(stavudine)*
FARMCLÍN. f. Antirretroviral que resulta útil en el tratamiento del SIDA. Tiene un efecto sinérgico al asociarlo a otros antirretrovirales.

estearato *(stearate)*
BIOQUÍM. m. Nombre trivial del octadecanoato, la sal derivada de un ácido graso saturado de dieciocho átomos de carbono.

esteatohepatitis *(steatohepatitis)*
ANATPATOL. f. Inflamación del parénquima hepático, que se acompaña además de un fenómeno de degeneración grasa de los hepatocitos. Hay dos tipos esenciales: la relacionada con el alcohol (esteatohepatitis alcohólica) y la que aparece generalmente en el contexto de otras enfermedades metabólicas, como la diabetes, la hiperlipidemia, etc.

esteatonecrosis *(fat necrosis)*
CIRGEN. f. Necrosis de la grasa. Se suele aplicar a aquella que se produce en la grasa de la cavidad peritoneal, en la pancreatitis aguda grave. Ver **pancreatitis aguda necrotizante, pancreatitis necrohemorrágica.**

esteatorrea *(steatorrhea)*
ANATPATOL. f. Presencia de materia grasa en las heces a consecuencia de una mala digestión (déficit de lipasa) o de una malabsorción intestinal, debida a una alteración de la pared intestinal o a un sobrecrecimiento bacteriano intestinal.

esteatosis *(steatosis)*
ANATPATOL. f. Acumulación de grasa, degeneración grasa.

esteatosis hepática *(fatty liver)*
ENDOCRINOL. Infiltración grasa de los hepatocitos. Habitualmente se debe a un acúmulo de triglicéridos que se depositan formando grandes vacuolas. Puede aparecer con anomalías en la función hepática que se manifiestan con un aumento de las enzimas intracelulares. Se presenta con la obesidad, la diabetes mellitus, la corticoterapia crónica y el etilismo.

estenocardia *(stenocardia)*
ANAT. Ver **angina de pecho.**

estenocefalia *(stenocephaly)*
ANAT. f. Estrechez del cráneo.

estenopeico *(pinhole)*
OFTALMOL. adj. Que tiene una apertura estrecha. Se utiliza para confirmar que la agudeza visual de un paciente se puede mejorar mediante la prescripción de una graduación adecuada. Cuando la agudeza visual se encuentra alterada por una lesión orgánica, esta no mejora cuando el paciente mira a través del agujero estenopeico.

estenosis *(stenosis)*
CIRGEN. f. Estrechez patológica, congénita o adquirida, de un orificio o conducto orgánico. Se aplica, en general, a cualquier víscera del organismo, pero habitualmente a arterias, válvulas cardiacas, vía aérea, tubo digestivo, vías biliares y pancreáticas y sistema urinario. Con frecuencia la estenosis es secundaria a tratamientos médicos e intervenciones. Ver **anastomosis, obstrucción.**

estenosis del acueducto de Silvio *(aqueductal stenosis)*
NEUROCIR. Estrechamiento de la comunicación entre el tercer y el cuarto ventrículo. Produce hidrocefalia obstructiva. El tratamiento de elección es la ventriculostomia endoscópica del tercer ventrículo. ‖ **e. del canal lumbar** *(lumbar s.)* Disminución del diámetro del conducto raquídeo lumbar. ‖ **e. del conducto o receso lateral** *(lateral recess s.)* Estrechez en el paso de la raíz hacia el foramen raquídeo por hipertrofia articular de la apófisis articular superior de la vertebra inferior. ‖ **e. raquídea** *(spinal s.)* Angostura del canal medular.

estenosis aórtica *(aortic stenosis)*
CARDIOL. Estenosis de la aorta o de la válvula aórtica, con frecuencia es debida a enfermedad reumática valvular, procesos degenerativos o alteraciones congénitas. Provoca una obstrucción al flujo de salida, que puede estar localizada por debajo (estenosis aórtica subvalvular), en (estenosis aórtica valvular) o por encima de la válvula (estenosis aórtica supravalvular), y que condiciona una hipertrofia ventricular izquierda compensadora. Suele cursar inicialmente de manera asintomática, aunque posteriormente suele manifestarse en forma de disnea, síncopes o angina de pecho. Su tratamiento definitivo es quirúrgico. ‖ **e. mitral** *(mitral s.)* Estenosis de la válvula mitral, habitualmente secundaria a afectación reumática de la válvula mitral. Provoca un aumento del gradiente transmitral que condiciona un incremento en la presión auricular izquierda y, por lo tanto, de la presión capilar pulmonar. Su síntoma más importante es la disnea, que puede estar acompañada por otros síntomas de congestión pulmonar, como hemoptisis, disnea paroxística nocturna u ortopnea. Su tratamiento definitivo puede ser quirúrgico (sustitución valvular mitral) o percutáneo (valvuloplastia percutánea). ‖ **e. pulmonar** *(pulmonary s.)* Estenosis de la válvula pulmonar, habitualmente congénita, que cursa con hipertrofia del ventrículo derecho como mecanismo compensador, disnea y cianosis. Su tratamiento consiste, con frecuencia, en la valvuloplastia pulmonar, bien quirúrgica o percutánea. ‖ **e. tricuspídea** *(tricuspid s.)* Valvulopatía infrecuente caracterizada por el estrechamiento del orificio tricuspídeo, generalmente de etiología reumática y, con menos frecuencia, congénita. Suele cursar con disnea y síntomas de insuficiencia cardiaca derecha y su tratamiento definitivo es quirúrgico o percutáneo.

estenosis arterial renal *(renal artery stenosis)*
NEFROL. Estrechamiento de una arteria renal principal o de sus ramas en más del 50% de su luz y que es causa de hipertensión arterial severa secundaria (hipertensión vásculo-renal). Se da en un 2-4% de las hipertensiones. Las principales causas son la estenosis ateromatosa (66%) y la displasia fibromuscular (30%). Más raras son la secundaria a aortitis de Takayasu, a esclerodermia, a poliarteritis nodosa, a embolia renal, etc. El diagnóstico definitivo se efectúa con arteriografía renal selectiva y estudio de reninas en venas renales. El tratamiento se realiza mediante revascularización quirúrgica, angioplastia percutánea

transluminal, nefrectomía o tratamiento conservador con hipotensores.

estenosis de canal lumbar (*lumbar stenosis*)
NEUROL. Disminución del diámetro del canal raquídeo lumbar, provocado con frecuencia por una degeneración artrósica. Se manifiesta, desde el punto de vista clínico, por lumbociática y otros signos de afectación radicular lumbosacra.

estenosis raquídea (*spinal stenosis*)
ORTOP. Estrechamiento del conducto vertebral, de los conductos de las raíces nerviosas, debido a la invasión de estos por excrecencias óseas o por invasión de partes blandas (disco intervertebral). Los síntomas se deben al compromiso de la cola de caballo o raíces aisladas y entre ellos se encuentran el dolor, las parestesias y la claudicación de origen neurológico. El trastorno puede ser congénito (acondroplasia) o debido a lesiones adquiridas (artrosis, hernia).

estenosis uretral (*urethral stricture*)
UROL. Lesión inflamatoria de la uretra, de etiología infecciosa o traumática, que produce cicatrices con retracción y estrechamiento de la luz uretral, y que condiciona ciertas alteraciones de la micción. Aquella de uretra posterior es exclusivamente secundaria a traumatismos (especialmente, rotura de uretra por fractura de huesos de la pelvis). La estenosis de uretra anterior es secundaria a traumatismos y patología infecciosa. El diagnóstico se realiza mediante uretrografía retrógrada. El tratamiento más simple consiste en la dilatación, que se puede realizar a ciegas o mediante visión endoscópica directa (uretrotomía interna). Estos métodos procuran una curación menor del 20%. La cirugía abierta es la otra alternativa. En estenosis cortas, la excisión de la estenosis y la sutura término-terminal procura excelentes resultados (60-90% de curación). En estenosis más largas es necesaria la utilización de tejido no uretral. En estos casos, el resultado es significativamente peor (30-60% de curaciones).

estenotórax (*stenothorax*)
ORTOP. m. Estrechez anormal del tórax. ‖ Puede ser una secuela por el uso de determinados corsés antiescolióticos.

éster (*ester*)
BIOQUÍM. m. Compuesto químico formado por la unión de un alcohol y un ácido. ‖ **é. de colesterol** (*cholesteryl e.*) Derivado del colesterol al que se ha unido covalentemente un ácido graso, convirtiendo el colesterol en una forma más hidrófoba. Los ésteres de colesterol se almacenan en el hígado o se transportan en partículas de lipoproteínas secretadas a otros tejidos que utilizan colesterol.

éster de forbol (*phorbo ester*)
INMUNOL. Éster del alcohol forbol. El más importante se denomina PMA o TPA. Estimula la enzima proteincinasa C, lo que conduce a la proliferación linfocitaria en presencia de los cofactores adecuados.

estereocilio (*stereocilium*)
ANATPATOL. m. Cilio sin movimiento propio, como el de las células epiteliales del aparato vestibular.

estereoelectroencefalografía (*stereoelectroencephalographia*)
NEUROCIR. f. Colocación del electrodos profundos en el área que se sospecha que es epileptógena, con el fin de registrar la actividad eléctrica en ese punto.

estereoisómero (*stereoisomer*)
BIOQUÍM. m. Compuesto que tiene la misma composición química que otro y que difiere, únicamente, en la disposición tridimensional de los grupos atómicos en el espacio. Los estereoisómeros pueden ser diastereoisómeros o enantiómeros.

estereopsis (*stereopsis*)
OFTALMOL. Ver **visión binocular.**

estereorradiografía (*radiostereography*)
RADIO. f. Técnica radiográfica que, con la adquisición de dos imágenes con diferente ángulo de incidencia o mediante un pequeño cambio en la posición del objeto, permite obtener un efecto visual de aspecto tridimensional o estereoscópico, al observar cada una de las imágenes de forma individual por cada ojo.

estereoscopia (*radiostereoscopy*)
RADIO. f. Observación de un par de semiimágenes, preparadas en perspectiva y ofrecidas por separado a cada ojo del observador, para obtener una imagen espacial o en relieve. Radioscopia en la que se obtiene, en pantalla, una imagen estereoscópica.

estereotaxia (*stereotaxis*)
RADIO. f. Procedimiento radiológico para el cálculo de la distancia o la profundidad de un obje-

to o la lesión en la imagen, mediante la visión estereoscópica de dos imágenes obtenidas con diferente ángulo de incidencia. Se utiliza para la toma de biopsias o colocación de elementos localizadores, guiada por técnicas radiográficas. Ver **cirugía estereotáxica**.

estereotipia (*stereotypia*)
PSICOL. f. Repetición continuada e innecesaria de expresiones verbales, movimientos o gestos, que aparece preferentemente en estados esquizofrénicos, en demencias preseniles y en algunos tipos de oligofrenia.

estereotipo (*stereotype*)
PSICOL. m. Término introducido por W. Lippman para designar las opiniones preconcebidas, basadas en imágenes mentales simplificadas, sobre un individuo, un grupo o un objeto o situación, no fundamentadas, de forma suficiente, en la experiencia. Los estereotipos más habituales suelen ser los relacionados con grupos raciales y socioeconómicos, o con el papel social de los sexos.

esterilidad (*sterility*)
GINECOL. f. Incapacidad para tener hijos. Puede ser de origen femenino o masculino. Se considera la pareja estéril cuando después de un año de relaciones sexuales normales no se consiguen embarazos. El concepto de esterilidad debe de distinguirse del de infertilidad. En la infertilidad la mujer consigue gestaciones, pero el embarazo termina en aborto. Se denomina *esterilidad primaria* a aquella en la que nunca ha habido embarazos y la *esterilidad secundaria* se refiere a la situación en la que ha habido embarazos previos y después surge la imposibilidad de nuevas gestaciones.

esterilización (*sterilization*)
BIOÉT. f. Intervención médica destinada a eliminar la fertilidad, sea del hombre o de la mujer. En el varón se denomina vasectomía y en la mujer ligadura tubárica. Se practica habitualmente con fines contraceptivos (ver **esterilización voluntaria**). ‖ **e. coactiva** (*coercive s.*) Esterilización involuntaria (v.) en la que el sujeto esterilizado se somete a la intervención para evitar inconvenientes de otro tipo, generalmente la imposición de impuestos desde instancias políticas, como pueden ser las medidas impuestas por la política china que prescriben que a una pareja le corresponde un solo hijo. Este tipo de disposiciones viola las libertades personales más elementales. ‖ **e. de deficientes** (*s. of deficient persons*) Esterilización que se lleva a cabo sobre sujetos con deficiencia mental, generalmente mujeres, para evitar embarazos. Aunque tranquiliza a la familia o a quienes la cuidan, al eliminar dicha posibilidad, deja a la deficiente en estado de indefensión ante posibles violaciones (ver **esterilización involuntaria**). ‖ **e. involuntaria** (*involuntary s.*) Esterilización llevada a cabo sin que medie el consentimiento (ver **consentimiento informado**) de la persona esterilizada. Se ha intentado con fines eugenésicos (ver **eugenesia**) en muchos países occidentales en el siglo XX (p. ej., Alemania, Estados Unidos, Suecia). En España solo está permitida cuando se realiza sobre incapaces, a petición de sus padres o tutores, con la aprobación expresa del juez. ‖ **e. voluntaria** (*voluntary s.*) Esterilización llevada a cabo a petición del sujeto esterilizado, sin que existan razones médicas para su realización. Normalmente es solicitada a los médicos con fines contraceptivos permanentes. Dejando aparte otras consideraciones éticas, debido a su efecto, prácticamente irreversible, es desaconsejable su práctica, especialmente en personas jóvenes.

esterilización (*sterilization*)
MICROBIOL. f. Proceso de destrucción de todas las formas de vida en un objeto o material, incluidas las endosporas. La esterilización puede lograrse mediante tratamientos físicos y químicos. El calor es el método más empleado por su gran eficacia. Puede aplicarse calor húmedo, se requieren normalmente procesos de 121º C durante 15 minutos, o calor seco con tratamientos de 170º C, por espacio de dos horas, si bien estos parámetros cambian en función de otras variables del producto que se va a esterilizar. La esterilización también puede lograrse por filtración, mediante la utilización de filtros de tamaño de poro suficientemente pequeño para no dejar pasar microorganismos; este método se recomienda cuando no se puede aplicar calor al material objeto de esterilización. Otros procedimientos de esterilización son el empleo de radiaciones ionizantes y de gases, que, además de tener alto poder de penetración, no deterioran el material, por lo que se utilizan para esterilizar material médico de un solo uso.

esternal (*sternal*)
ORTOP. adj. Perteneciente o relativo al esternón.

esternalgia (*sternalgia*)
ORTOP. f. Dolor en el esternón.

esternoclavicular (*sterno-clavicular*)
ORTOP. adj. Se dice de la articulación del esternón con la clavícula.

esternón (*sternum*)
ANAT. m. Hueso plano, situado en la pared anterior del tórax, con el que se articulan las costillas y la clavícula. En él se distinguen: el manubrio, el cuerpo y el apéndice xifoides.

esternotomía (*sternotomy*)
CARDIOL. f. Sección quirúrgica del esternón.

esteroide (*steroid*)
BIOQUÍM. m. Cualquier sustancia, de entre un gran grupo, que tienen en común un sistema de anillos basados en el 1,2-ciclopentanoperhidrofenantreno. El grupo incluye productos naturales como el colesterol, los esteroles, ácidos biliares, hormonas sexuales o corticosteroides.

esteroides anabólicos o **anabolizantes** (*anabolic steroids*)
ENDOCRINOL. Derivados sintéticos de estructura esteroidea y efecto anabolizante y androgénico. Se emplean para favorecer la reparación tisular.

esteroidogénesis (*steroidogenesis*)
ENDOCRINOL. f. Conjunto de reacciones metabólicas que hacen posible la síntesis de hormonas esteroideas en un determinado órgano o tejido.

estertor (*rale*)
PNEUMOL. m. Ruido respiratorio accesorio, producido al entrar o salir por el aire por el árbol respiratorio que está alterado por secreciones, congestión, exudados líquidos, etc.

estesiología (*esthesiology*)
ANAT. f. Parte de la anatomofisiología que estudia los órganos de los sentidos.

estesioneuroblastoma (*esthesioneuroblastoma*)
OTORRIN. f. Glioma radiosensible del neuroepitelio olfatorio de la cavidad nasal. La lámina cribosa suele estar afectada.

estetoscopio (*stethoscope*)
CARDIOL. Ver **fonendoscopio**.

estilbernos (*stillens*)
GINECOL. m. pl. Estrógenos sintéticos que prácticamente no se usan en el momento actual por sus efectos secundarios (cancerígenos).

estilo atribucional depresógeno (*depressogenous attributional style*)
PSICOL. Tendencia a atribuir los sucesos incontrolables y aversivos a factores internos, estables y globales, que, según la teoría reformulada de la «indefensión aprendida» y la teoría de la «desesperanza», supone un factor básico de vulnerabilidad cognitiva a la depresión.

estiloiditis (*styloiditis*)
ORTOP. f. Inflamación de los tejidos vecinos a las apófisis estiloides.

estimulación (*stimulation*)
ENDOCRINOL. f. Mecanismo por el cual se incrementa o se hace posible una determinada función. Puede clasificarse según el tipo de función (acústica, eléctrica, hormonal, inmunológica) o por la vía a través de la cual se produce (percutánea, transdérmica, intratecal).

estimulación del cerebelo (*cerebellar stimulation*)
NEUROCIR. Terapia de la epilepsia y de la espasticidad, que se basa en dar impulsos eléctricos al lóbulo anterior del cerebelo; esto inhibe, según se cree, el córtex cerebral. ‖ **e. eléctrica en el dolor** (*electrical s. for pain*) Mediante impulsos eléctricos se intenta bloquear la transmisión del impulso sensitivo a distintos niveles: cordones posteriores, tálamo, córtex cerebral y evitar así la sensación consciente del dolor. ‖ **e. del nervio vago** (*vagal s.*) Tratamiento de la epilepsia en el que se coloca un emisor de radiofrecuencia en el nervio vago, a nivel cervical, para intentar conseguir la desincronización de la respuesta epiléptica.

estimulación magnética cortical (*cortical magnetic stimulation*)
NEUROL. Técnica neurofisiológica consistente en la excitación electromagnética de la corteza cerebral. Su uso más generalizado es para valorar la velocidad de conducción de la vía corticoespinal, al registrar el potencial evocado motor, generado por la estimulación electromagnética de la corteza motora contralateral. ‖ **e. repetitiva** (*repetitive s.*) Exploración neurofisiológica utilizada para valorar la unión neuromuscular, con el fin de descartar enfermedades a dicho nivel como la miastenia gravis o los síndromes miasteniformes. Consiste en la estimulación eléctrica repetiti-

va de un nervio con registro del potencial evocado compuesto motor; se determina el cambio de amplitud de dicho potencial a los estímulos repetidos, con el fin de valorar la fatigabilidad muscular, provocada por el bloqueo, en la unión neuromuscular.

estimulado *(stimulated)*
RADIO. adj. Que se halla activado en su función.

estimulador *(stimulator)*
RADIO. m. Material o aparato que activa la función o estimula.

estimulador palidal *(pallidal stimulator)*
NEUROL. Dispositivo consistente en unos electrodos, conectados a un estimulador, que se colocan a nivel medial, con el fin de bloquear la función del sistema palidal, a través de la estimulación eléctrica repetida. Este procedimiento terapéutico se utiliza en el tratamiento crónico de la enfermedad de Parkinson y otros movimientos anormales. || **e. talámico** *(thalamic s.)* Dispositivo consistente en un estimulador eléctrico conectado a unos electrodos que se colocan a nivel del tálamo, habitualmente en el núcleo ventral intermedio medial, con el fin de bloquearlo, funcionalmente, a través de la estimulación repetitiva a frecuencias altas. Se emplea para el tratamiento del temblor en la enfermedad de Parkinson y de otros tipos de temblores.

estimulante tiroideo de larga duración *(long acting thyroid stimulating)*
ENDOCRINOL. Inmunoglobulina G que se encuentra en el plasma de pacientes con enfermedad de Graves-Basedow; posee un efecto estimulador de la síntesis de hormonas tiroideas intenso y prolongado.

estímulo *(stimulus)*
FISIOL. m. Cualquier agente que produce una excitación. || **e. condicionado** *(conditional s.)* Estímulo neutro que, tras su asociación más o menos repetida con un estímulo incondicionado, pasa a provocar una respuesta (respuesta condicionada) similar a la provocada por el estímulo incondicionado. Ver **reflejos condicionados**. || **e. hipóxico** *(hypoxic drive)* Estímulo que la disminución de la presión arterial del oxígeno ejerce sobre la respiración. El órgano sensible a esa disminución es el cuerpo carotídeo. || **e. nociceptivo** *(pain s.)* Aquel que activa los receptores nociceptivos. || **e. um-**

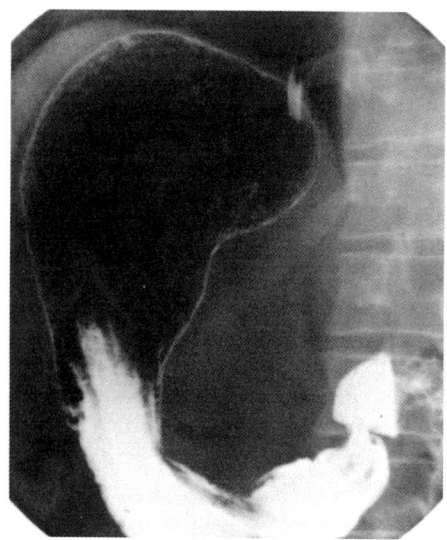

Radiografía de **estómago** (visto dorsalmente). Aparecen rellenos de medio de contraste la parte inferior del cuerpo del estómago, el antro pilórico y también la primera porción del duodeno. El resto del estómago está lleno de aire

bral *(threshold s.)* El menor estímulo capaz de activar los receptores correspondientes.

estímulo incondicionado *(inconditional stimulus)*
PSICOL. Estímulo que provoca una respuesta natural (incondicionada) sin necesidad de condicionamiento previo; p. ej., un ruido intenso y repentino que, por lo general, provoca una reacción (respuesta) de susto.

estiomene *(esthiomene)*
DERMATOL. m. Hipertrofia vulvar ulcerada de etiología linfogranulomatosa, tuberculosa o sifilítica.

estocástico *(probabilistic)*
RADIO. adj. Probabilístico. Que está en relación con la probabilidad o el azar. || En los efectos biológicos de la radiación, son aquellos que no tienen dosis umbral y cuya probabilidad aumenta al subir la dosis. Sin embargo, la gravedad del efecto no depende de esta.

estoma *(stoma)*
CIRGEN. m. Comunicación realizada quirúrgicamente, por la que se sutura a la piel la mucosa de la tráquea, los uréteres o algún tramo del tubo digestivo (esófago, estómago, intestino delgado y grueso). Ver **colostomía, eso-**

fagostomía, ileostomía, traqueostomía, urostomía, vejiga ileal.

estómago (*stomach*)
ANAT. m. Porción dilatada del tubo digestivo, situado entre el esófago y el duodeno. Presenta una curvadura mayor y otra menor y se distinguen en él tres porciones: el fondo, en la parte superior; el cuerpo y el antro pilórico. La mucosa que reviste su cavidad presenta gran cantidad de pliegues, sobre todo si está vacío y segrega el jugo gástrico. Las capas que forman su pared son: la mucosa y la submucosa, muscular y serosa. La apertura del esófago en el estómago se llama cardias y la que comunica el estómago con el duodeno, píloro; esta permanece normalmente cerrada por la acción del esfínter pilórico.

estomatocito (*stomatocyte*)
HEMATOL. m. Hematíe que en su región central clara posee una hendidura en forma de boca. Se encuentra en la sangre en la estomatocitosis hereditaria, cirrosis hepáticas, hepatopatía alcohólica, anemias hemolíticas por autoanticuerpos.

estomatología (*stomatology*)
ANAT. f. Especialidad médica que estudia las enfermedades de la boca y los dientes.

estomatólogo (*stomatologist*)
ANAT. m. y f. Especialista en estomatología.

estomatoterapeuta (*stomatotherapeutist*)
CIRGEN. m. y f. Profesional sanitario que se ocupa y se especializa en los cuidados que requieren los estomas.

estomatoterapia (*stomatotherapy*)
CIRGEN. f. Ciencia que se ocupa del estudio y cuidados de los estomas.

estomodeo (*stomodeum*)
ANAT. m. Invaginación del ectodermo que formará la cavidad bucal. Por tanto, la mucosa de esta cavidad es de origen ectodérmico y no endodérmico, como el resto del tubo intestinal.

estrábico (*strabic*)
OFTALMOL. adj. Se dice del que padece estrabismo o desviación del eje visual de un ojo respecto del otro.

estrabismo (*strabismus*)
OFTALMOL. m. Desviación espontánea de los ejes oculares. ‖ **e. acomodativo** (*accommodative s.*) Aquel estrabismo convergente que aparece en los esfuerzos de acomodación y que desaparece completamente cuando se coloca la graduación necesaria en el ojo. Es el más frecuente y el de mejor pronóstico, ya que no precisa intervención quirúrgica, sino tan solo la prescripción de cristales correctores. ‖ **e. alternante** (*alternating s.*) Aquel en el que la fijación se realiza de manera alterna con cada ojo. Es decir, unas veces tuerce un ojo y otras el contrario. ‖ **e. concomitante** (*concomitant s.*) Aquel en el que la cantidad de desviación es constante en todas las posiciones de la mirada. ‖ **e. convergente** (*convergent s.*) Aquel en el que el ojo desviado se dirige hacia la línea media de la cara. Cuando no se puede corregir completamente mediante la prescripción de gafas y estéticamente resulta desagradable, puede ser corregido quirúrgicamente actuando sobre las inserciones de los músculos en el ojo. ‖ **e. divergente** (*divergent s.*) Aquel en el que el ojo desviado se dirige hacia la línea media de la cara. No suele mejorar con la prescripción de gafas y, con frecuencia, es menos llamativo estéticamente que el convergente; no obstante también suele ser intervenido actuando sobre las inserciones de los músculos del ojo. ‖ **e. inconcomitante** (*inconcomitant s.*) Aquel en el que la cantidad de desviación varía dependiendo de la dirección de la mirada. ‖ **e. intermitente** (*intermitent s.*) Aquel cuya presencia no es constante, apareciendo y desapareciendo. ‖ **e. latente** (*latent s.*) Ver **foria**. ‖ **e. manifiesto** (*manifest s.*) Aquel que permanece en condiciones teóricamente aptas para la visión binocular. ‖ **e. paralítico** (*paralytic s.*) Aquel

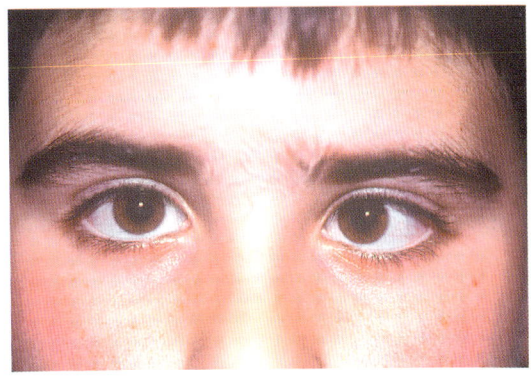

estrabismo convergente

debido a la parálisis de un músculo extraocular. Normalmente el tratamiento es quirúrgico y está encaminado a evitar la visión doble y mejorar estéticamente. ‖ **e. vertical** *(vertical s.)* Ver **hipertropía**.

estradiol *(estradiol)*
FISIOL. m. Hormona secretada por el ovario, responsable del desarrollo y del mantenimiento de los caracteres sexuales femeninos secundarios.

estramustine *(estramustine)*
ONCOL. m. Fármaco cuya molécula se obtiene de la unión del estradiol con mostaza nitrogenada. Se emplea como tratamiento del carcinoma de próstata metastásico.

estrangulación *(strangulation)*
CIRGEN. f. Acción de constreñir una estructura anatómica hasta ocluir el paso de la sangre, u otros fluidos, a través del punto de estrechamiento; en cirugía, es un concepto específico referido al compromiso de la irrigación sanguínea en el punto de constricción, que lleva a la falta de perfusión del órgano afecto, con el consiguiente riesgo de necrosis y perforación de la víscera si es hueca. El ejemplo más frecuente es la estrangulación del intestino en una hernia. Ver **obstrucción intestinal**.

estrangulación *(strangulation)*
MEDLEGAL. f. Asfixia mecánica producida por la constricción del cuello realizada por la presión ejercida por un lazo, un objeto rígido, las manos o el antebrazo. Es de origen, por lo general, homicida, aunque es posible también el accidente o el suicidio. ‖ **e. antebraquial** *(antebrachial' s.)* La producida por la presión que, sobre el cuello de la víctima, ejerce el antebrazo del agresor flexionado fuertemente sobre el brazo.

estrategias de afrontamiento *(coping)*
PSICOL. Conductas o pensamientos que son utilizados conscientemente por el individuo para controlar los efectos de las situaciones estresoras y reducir o eliminar la experiencia de estrés. Incluyen tanto procesos cognitivos (denegación, represión, supresión, intelectualización, etc.) como conductas de resolución de problemas, empleadas para manejar la ansiedad y otros estados emocionales negativos y/o problemáticos.

estrato *(stratum)*
ANAT. m. Lámina de células o de fibras. A veces se usan indistintamente las palabras estrato y capa, aunque en la corteza cerebral se emplea la palabra estrato para designar la lámina de fibras y capa, la de las células.

estrecho *(strait)*
ANAT. m. Zona estrechada en una cavidad. ‖ **e. inferior de la pelvis** *(pelvis outlet)* Salida de la cavidad pélvica, cuyo marco está delimitado por el pubis, el isquion, el ligamento sacrociático y el cóccix. ‖ **e. superior de la pelvis** *(pelvis inlet)* Zona que corresponde a la entrada a la pelvis y viene delimitada por el promontorio, la línea terminal y la sínfisis del pubis.

estrella macular *(macular star)*
OFTALMOL. Exudados lipídicos que se disponen en posición radial a nivel central de la retina. Se localizan en la capa plexiforme externa y pueden aparecer en distintos procesos como son la hipertensión arterial, la neuroretinitis y la retinitis.

estreptococo *(streptoccocus)*
MICROBIOL. m. Término que se aplica, en sentido amplio, a los cocos gram-positivos que aparecen agrupados en cadenas. Taxonómicamente, el término se refiere a cocos gram-positivos fermentadores lácticos asociados a fermentaciones de leche y derivados *(Lactococcus)* o a otros ambientes en animales y en el hombre (ver **Enterococcus, Streptococcus**).

estreptococo β-hemolítico *(β–hemolityc streptoccocus)*
ANATPATOL. Variedad de estreptococo que se caracteriza por producir una hemólisis completa del agar-sangre.

estreptomicina *(streptomycin)*
FARMCLÍN. f. Antibiótico aminoglucósido. Tiene gran interés en el tratamiento de la tuberculosis y en el de la brucelosis.

estreptoquinasa *(streptokinase)*
HEMATOL. f. Polipéptido no enzimático obtenido del cultivo de estreptococo hemolítico. Se une al plasminógeno en proporción 1:1 para formar un complejo activador del plasminógeno y con escasa afinidad de la fibrina. Existe la posibilidad de reacciones alérgicas e incluso anafilácticas.

estreptozotozina *(streptozotocin)*
ENDOCRINOL. f. Antibiótico producido por el Streptomices achromogenes que posee efecto antineoplásico, así como una acción tóxica directa y específica sobre la célula beta de los islotes del páncreas. Se ha empleado para el desarrollo de diabetes mellitus experimental.

estrés *(stress)*
PSICOL. m. Respuesta inespecífica del organismo ante cualquier estímulo, físico o psíquico, que le provoca una necesidad de reajuste. Implica una activación del eje hipotálamo-hipófiso-suprarrenal (con activación de corticoides) y del sistema nervioso autónomo. Un cierto grado de estrés no es perjudicial para el organismo. Se sufre de estrés cuando este es excesivo y supone un sobreesfuerzo del organismo que sobrepasa su nivel de resistencia. Tensión nerviosa excesiva, como resultado de un desequilibrio entre las demandas del entorno y la capacidad del sujeto para satisfacerlas. Se manifiesta en una serie de reacciones que van desde el agotamiento o fatiga hasta reacciones psicosomáticas diversas (cefaleas, problemas gástricos, cardiocirculatorios, etc.) y trastornos psicopatológicos más o menos graves.

estría *(stria)*
ANAT. f. Raya o línea de un color diferente o de una conformación distinta a la estructura donde se encuentra. || **e. corticales** *(cortical s.)* Láminas de fibras en la corteza cerebral, como las de Baillerger, que se encuentran a uno y otro lado de la capa piramidal interna del neocórtex. || **e. del embarazo** *(pregnancy s.)* Depresiones irregulares en la piel abdominal y los muslos de las embarazadas, de un color rojo violáceo. || **e. medulares** *(medullar s.)* Manojos de fibras transversales visibles en el suelo del IV ventrículo.

estría angiode *(angioid streak)*
OFTALMOL. Línea de color rojo oscuro o marrón, con un trazado irregular, que se extiende desde la papila hacia la periferia y que es debida a rupturas en la membrana de Bruch. Puede pasar inadvertida y ser confundida con vasos sanguíneos. Es posible que dé lugar a membranas neovasculares subretinianas con la consiguiente pérdida de agudeza visual. || **e. de Haab** *(Haab's s.)* Línea que aparece en la córnea como consecuencia de la ruptura de la membrana de Descemet. Es característica del glaucoma congénito y puede asociarse con edema agudo de córnea. || **e. lacadas** *(lacqued s.)* Rupturas en la membrana de Bruch a nivel macular, asociadas con la miopía magna y que predisponen a la aparición de una membrana neovascular subretiniana.

estría cutánea *(cutaneous stria)*
ENDOCRINOL. Rotura subdérmica producida por el desarrollo rápido de tensión en la piel que adquiere, en ocasiones, una coloración rojiza o violácea. Tiene lugar en el embarazo, el síndrome de Cushing y la obesidad.

estría gravídica *(gravidic stria)*
GINECOL. Línea marcada y paralela a otras que aparece con frecuencia en la piel de la mujer embarazada. Es de color pardo-rojizo y se localiza, sobre todo, en las mamas, abdomen y caderas. Aparecen casi en el 75% de los embarazos.

estría de Wickam *(Wickam's stria)*
DERMATOL. Estría longitudinal que surca las pápulas del liquen plano.

estriada *(striata)*
DERMATOL. adj. Se dice de la piel normal o dermatosis en la que aparecen estrías.

estribo *(stape)*
ANAT. m. Cada uno de los tres huesecillos de la caja timpánica, que se articula con la apófisis o rama larga del yunque. La platina del estribo se adosa a la venta oval y los movimientos de la cadena de huesecillos se traducen, en último término, en presiones de la platina sobre la perilinfa de la rampa vestibular.

estricnina *(strychnin)*
FARM. f. Alcaloide muy tóxico obtenido a partir de especies de *Strychnos* que bloquea la inhibición postsináptica, fundamentalmente la inducida por glicina.

estricturoplastia *(stricturoplasty)*
CIRGEN. f. Estenoplastia. Anglicismo que se refiere a la plastia de una estenosis (en inglés, *stricture*) intestinal obstructiva. Se aplica en la afectación del intestino delgado por la enfermedad de Crohn, que se presenta, a veces, con una mínima inflamación pero con múltiples estenosis obstructivas del intestino que obligarían a una resección intestinal muy amplia y finalmente a un síndrome de intestino corto. Técnicamente se realiza seccionando

el intestino longitudinalmente por el borde antimesentérico, a través de la estenosis, y cerrándolo de nuevo con una sutura de orientación transversal. Ver **enfermedad de Crohn, estenosis.**

estridor *(stridor)*
PEDIAT. m. Ruido agudo que se produce al respirar, siempre que hay un estrechamiento de la laringe. || **e. laríngeo** *(laryngeal s.)* Estridor que se produce ante una obstrucción parcial de la laringe. La forma congénita es resultado de la invaginación de la epiglotis y los pliegues ariepiglóticos, excesivamente flácidos, en el vestíbulo laríngeo. Se corrige hacia los dos años.

estriol *(striol)*
GINECOL. m. Estrógeno que deriva del metabolismo del estradiol y la estrona. Su potencia de acción es menor que la del estradiol y la estrona.

estro *(estrus)*
FISIOL. m. Fase de mayor receptividad sexual de las hembras.

estroboscopia *(stroboscopy)*
OTORRIN. f. Prueba funcional que emplea un efecto óptico para el estudio de la voz. Durante la laringoscopia, las cuerdas vocales son iluminadas con haces de luz interrumpidos. Cuando la frecuencia del haz de luz estroboscópica es igual a la de la vibración de las cuerdas vocales, la imagen que se obtiene es la de la detención de los movimientos vocales, del ciclo vocal, en una posición determinada (cierre completo, apertura máxima o una posición intermedia); cuando la frecuencia es ligeramente mayor o menor que la de las cuerdas vocales, se obtiene un efecto de movimiento enlentecido de la mucosa de las cuerdas vocales durante la fonación.

estrofulo *(strophulus)*
DERMATOL. m. Erupción de pequeñas pápulas con una vesícula en su centro y muy pruriginosa.

estrógeno *(estrogen)*
FISIOL. m. Compuesto esteroideo femenino que produce el estro. Se produce en el ovario y en la placenta y estimulan la aparición y mantenimiento de los caracteres sexuales femeninos. || **e. conjugados** *(conjugated e.)* Mezcla de estrógenos, principalmente estrona y equilina, cuya presentación es su forma de polvo amorfo.

estrogenoterapia *(estrogen therapy)*
ENDOCRINOL. f. Tratamiento con estrógenos.

estroma *(stroma)*
ANAT. m. Tejido de sostén del parénquima de un órgano.

estrona *(strona)*
GINECOL. f. Estrógeno natural que deriva del estradiol por oxidación.

estructura *(structure)*
BIOQUÍM. f. En biología designa a la disposición de los elementos que constituyen un tejido o un órgano. || **e. bucle D** *(D-loop or displacement loop s.)* Estructura generada cuando una hebra adicional de DNA se une a la doble hélice, de modo que una hebra de la hélice original queda desplazada, formando un bucle con forma de D. Esta estructura puede formarse al comienzo de la replicación o durante la recombinación genética. || **e. DNA** *(DNA s.)* Conformación molecular adoptada por las fibras de DNA bicatenario (ver **DNA, formas A, B y Z**). || **e. de la proteína** *(protein s.)* Cualquiera de los diferentes parámetros que se utilizan para evaluar los diferentes grados de organización de una proteína, como la secuencia de aminoácidos, interacciones en la cadena polipeptídica o asociación de diferentes subunidades.

estructura jerárquica *(hierarchical structure)*
BIOÉT. Sistema de organización médica, muy difundido en el ámbito hospitalario, en el que, aunque las decisiones se tomen con ayuda de los colegas, en último extremo decide un superior jerárquico, que debe ser médico si la decisión es de tipo médico (ver **médico asalariado, responsabilidad personal en un equipo).**

estruma *(struma)*
ANATPATOL. m. Bocio, aumento de tamaño de la glándula tiroides.

estruma ovárico *(ovaric s.)*
GINECOL. Tumor de ovario (teratoma) en el que aparece fundamentalmente tejido tiroideo.

estudiante de medicina *(medicine student)*
BIOÉT. Ver **deber de saber.**

estudio dinámico de imagen *(dynamic image study)*
RADIO. Estudio de las estructuras del organismo durante la realización de su función o cuan-

do se realiza la incorporación de contraste en el tejido, lo que produce un cambio progresivo en sus características o de su comportamiento, en la imagen, obteniendo, de este modo, imágenes seriadas con fines diagnósticos.

estudio electrofisiológico *(electrophysiologic testing)*
CARDIOL. Conjunto de técnicas diagnósticas empleadas en el estudio de la actividad eléctrica de un órgano, generalmente el corazón (estudio electrofisiológico cardiaco) o el sistema nervioso (estudio neurofisiológico). Ver **electrofisiología.**

estupor *(stupor)*
NEUROL. m. Alteración de la conciencia de una menor intensidad que el coma.

etambutol *(ethambutol)*
FARMCLÍN. m. Quimioterápico antituberculoso. No es recomendable administrarlo durante más de dos meses consecutivos, dado que puede producir neuritis óptica.

etapa *(stage)*
PSICOL. f. Periodo o fase del desarrollo de un individuo, con unas características propias, que lo diferencian de los demás periodos del desarrollo. Se utiliza, en ocasiones, como sinónimo de periodo, fase o estadio. || **e. psicosexual** *(psychosexual s.)* Etapa del desarrollo en la niñez durante las cuales, según Freud, las energías del yo, orientadas hacia la búsqueda del placer, se concentran en zonas erógenas, oral, anal, uretral, genital, diferentes. || **e. psicosexual anal** *(psychosexual anal s.)* La segunda de las etapas psicosexuales de Freud, desde aproximadamente los 18 meses hasta los tres años, en la que el placer se concentraría en las funciones de evacuación, retención y control de los intestinos y la vejiga. || **e. psicosexual fálica** *(psychosexual phallic s.)* La tercera de las etapas psicosexuales de Freud, entre los tres y los seis años, en la cual la zona de placer se centraría en los genitales y aparecerían sentimientos sexuales hacia el progenitor del sexo contrario. || **e. psicosexual genital** *(psychosexual genital s.)* La última de las etapas psicosexuales de Freud que tiene su comienzo en la pubertad y en cuyo transcurso maduraría la sexualidad y predispondría a la persona a buscar el placer a través del contacto sexual con otros. || **e. psicosexual oral** *(psychosexual oral s.)* La primera de las etapas psicosexuales de Freud, desde el nacimiento hasta alrededor de los 18 meses, en la que el placer del bebé se centraría en las funciones orales de succión, chupeteo y masticación.

ethos hipocrático *(hippocratic ethos)*
BIOÉT. Ethos de la medicina (v.) difundido en la Grecia clásica por la escuela médica hipocrática. Sus principios básicos vienen recogidos en el juramento hipocrático, que incluye los principios de respeto (v.) a la vida y a la persona. || **e. de la medicina** *(e. of the medicine)* Actitud ética que va unida intrínsecamente a la práctica de la medicina (ver **respeto).**

ética *(ethics)*
BIOÉT. f. Disciplina práctica que trata las acciones humanas desde el punto de vista de su bondad o maldad. Aunque puede elaborarse una ética teórica que estudie cómo el hombre percibe y ejecuta las acciones buenas o malas, el objetivo último de la ética no es saber, sino obrar bien. || **é. biomédica** *(biomedical e.)* Parte de la ética que versa sobre las acciones correctas dentro del ejercicio profesional en biomedicina (ver **bioética).** || **é. civil** *(civil e.)* Ver **bioética civil.** || **é. clínica** *(clinical e.)* Bioética aplicada a los problemas éticos que se plantean en la práctica clínica. || **é. de consenso** *(agreement e.)* Ética elaborada mediante la discusión pública de las diversas opiniones que se encuentran en sociedad sobre la cuestión de que se trate (ver **bioética** —2.ª acepción—, **diversidad cultural).** || **é. contractualista** *(contractualist e.)* Ética que fundamenta la corrección o incorrección de las acciones, solamente en el beneficio mutuo de los miembros de la sociedad, y en su lesión, si las partes implicadas no cooperan al beneficio común. Esta visión es la raíz de la bioética liberal estadounidense (ver **bioética principlista**) y de la bioética civil (ver **comercialización de la medicina**). || **é. deontologista** *(deontological e.)* Denominación frecuente en la Bioética estadounidense para las éticas de corte kantiano, que propugnan que la buena conducta consiste en adecuar el comportamiento a reglas absolutas, desconectadas, en mayor o menor medida, de las acciones concretas y sus consecuencias (ver **ética teleologista**). Aunque este método de análisis es válido, hasta cierto punto, no

puede desconectarse de los actos de la persona que actúa (ver **intención, decisión**), ni del análisis de las consecuencias (ver **efectos tolerados**) si quiere llegar a resultados realistas. Normalmente, los códigos de ética y deontología médica son descalificados sumariamente, considerándolos como una ética deontologista, cuyos principios se basan en la tradición médica, pero los cuales no pueden ser demostrados racionalmente. || **é. descriptiva** *(descriptive e.)* Ver **ética empírica**. || **é. empírica** *(empiric e.)* Expresión abreviada para referirse a la investigación y a la exposición de la práctica usual de los médicos, analizada desde el punto de vista ético. || **é. ilustrada** *(enlightened e.)* Ver **ética contractualista**. || **é. médica** *(medical e.)* Ética del médico en su ejercicio profesional. Fundamenta, junto con los conocimientos técnicos, una correcta práctica profesional (ver **amistad terapéutica, beneficencia del médico, benevolencia, deontología médica, ética biomédica, solidaridad**). || **é. médica cristiana** *(christian medical e.)* Ética médica inspirada en los principios morales cristianos. Coincide, en su mayor parte, con el ethos hipocrático (v.), y además le aporta una visión trascendente y esperanzada de la vida, del dolor y del sufrimiento. || **é. médica en situación de guerra** *(medical e. in war)* El médico se debe a todos los heridos o enfermos que provoca la situación de guerra, sin deberse más a los de un bando que a los del contrario (ver **discriminación del paciente**). || **é. médica internacional** *(international medical e.)* Principios de ética médica definidos en declaraciones internacionales. Las más conocidas son las numerosas declaraciones que, sobre temas muy variados, ha emanado la Asociación Médica Mundial. || **é. médica judía** *(jewish medical e.)* Principios de ética médica obtenidos por medio de la exégesis rabínica de los textos del Antiguo Testamento. Coinciden, en su mayor parte, con el ethos hipocrático (v.). || **é. médica liberal** *(liberal medical e.)* Ver **ética contractualista**. || **é. de mínimos** *(minimalistic e.)* Ética que pretende averiguar los puntos comunes en los que están de acuerdo varias opiniones divergentes, presentes en la sociedad, para llegar a los principios de aceptación común en una sociedad heterogénea. Este procedimiento consensuado deja casi vacía de contenido a la ética (ver **bioética civil, ética de consenso**). || **é. pública** *(public e.)* Ver **bioética civil, ética de consenso, ética de mínimos**. || **é. reproductiva** *(reproductive e.)* Parte de la bioética relativa a las actuaciones técnicas sobre la sexualidad humana y la reproducción. || **é. secular** *(secular e.)* Ver **bioética civil**. || **é. teleologista** *(teleological e.)* Denominación frecuente en la bioética estadounidense para el consecuencialismo (v.), para saber racionalmente si debe o no debe hacerse algo; el camino adecuado es fijarse en las consecuencias de las acciones y sopesar las deseables y las no deseables. Aunque este método de análisis es válido hasta cierto punto (ver **cálculo de consecuencias**), si es el único método empleado, no suministra ningún criterio para saber qué consecuencias son deseables y cuáles no, dejando a la subjetividad el decidir qué es deseable y qué no lo es (ver **autonomía**). Aunque se llame ética, no habla de lo bueno o lo malo, sino de lo apetecible o no apetecible. || **é. transcultural** *(transcultural e.)* Ver **diversidad cultural**. || **é. del tratamiento del embarazo ectópico** *(e. of the treatment of ectopic pregnancy)* Caso típico de acción de doble efecto en la actuación médica: el embarazo ectópico se puede extirpar siempre que suponga un peligro real para la salud de la madre, con voluntad de ayudar a la mujer y sin voluntad de matar al feto. Normalmente, se abusa de esta posibilidad y se interviene antes de que exista un peligro real para la madre, sin tener en cuenta que la mayor parte de los fetos mueren y se reabsorben sin necesidad de intervenir; basta una vigilancia minuciosa de la evolución del caso, si se ha observado en una ecografía de rutina, interviniendo solo si se presentan complicaciones. No sería correcto destruir selectivamente al hijo mediante una inyección de metotrexato, técnica recomendada por algunos manuales. || **é. utilitarista** *(utilitarian e.)* Ver **ética teleologista**. || **é. de las virtudes** *(e. of virtues)* Corriente ética nacida hace unos diez años en el ámbito anglosajón, que intenta encontrar una alternativa a las éticas «objetivas» y a la discusión inacabable entre ética deontologista (v.) y ética teleologista (v.), fijándose en las virtudes que deben adornar la conducta profesional del médico. Aunque realiza aportaciones interesantes, su desarrollo se ha quedado en una opción más a la hora de fundamentar la bioética, y aporta muchas menos orientaciones concretas a la práctica clínica que otros tipos de razonamientos.

eticista *(eticist)*
BIOÉT. m. y f. Individuo que estudia e investiga en ética. ‖ **e. clínico** *(clinical e.)* Ver **consultor de ética**.

etidronato *(etidronate)*
ENDOCRINOL. m. Fármaco perteneciente al grupo de los bifosfonatos, que posee un intenso efecto antirreabsortivo, a nivel óseo, por lo que se emplea en el tratamiento de la osteoporosis. Se administra en ciclos alternando con la toma de calcio.

etilestrenol *(ethylestrenol)*
FISIOL. m. Esteroide andrógeno con propiedades anabólicas.

etinil estradiol *(etinil estradiol)*
GINECOL. Estrógeno sintético muy activo por vía oral y en asociación con un gestágeno forma parte habitual de la contracepción hormonal.

etinodiol *(ethynodiol)*
GINECOL. m. Gestágeno 19 norderivado de la testosterona. Se emplea como contraceptivo hormonal asociado a un estrógeno.

etiocolanolona *(etiocholanolone)*
ENDOCRINOL. f. Metabolito androgénico, de origen preferentemente suprarrenal, que posee efectos termogénicos.

etiología *(etiology)*
ANATPATOL. f. Ciencia que estudia, en sentido amplio, las causas de las enfermedades como factores internos y externos.

etionamida *(ethionamide)*
FARMCLÍN. f. Quimioterápico antituberculoso que se utiliza solo en formas resistentes.

etmocefalia *(ethmocephalia)*
NEUROCIR. f. Malformación craneofacial que conlleva hipotelorismo con proboscis entre los ojos, ausencia de estructuras nasales y maxilares, así como trigonocefalia.

etmoidectomía *(ethmoidectomy)*
OTORRIN. f. Extirpación del etmoides. Hay varios tipos: etmoidectomía vía *externa,* que consiste en retirar todo el hueso etmoidal por una vía de abordaje paralateronasal; *etmoidectomía vía endonasal,* realizada bajo control endoscópico o microscópico, resecando la totalidad de las celdas etmoidales para asegurar la ventilación y el drenaje del etmoides; *etmoidectomía anterior* o *infundibulotomía.*

etmoides *(ethmoid)*
ANAT. m. Hueso de la base del cráneo, que también forma parte del esqueleto de las fosas nasales. Su lámina cribosa sirve de techo a las fosas nasales y por sus orificios pasan manojitos de fibras, procedentes de las células olfatorias de la pituitaria, para penetrar en el bulbo olfatorio.

etmoiditis *(ethmoiditis)*
OTORRIN. f. Inflamación del seno etmoidal, aguda o crónica, aislada o asociada a la afectación de otros senos dentro de un cuadro de pansinusitis. Es frecuente en niños en los que la etmoiditis puede exteriorizarse al ángulo interno del ojo.

etnografía *(etnography)*
ANAT. f. Ciencia antropológica que estudia las actividades y creencias de un grupo humano.

etología *(ethology)*
ANAT. f. Ciencia que estudia la conducta de los animales. Los dos grandes impulsores de esta ciencia han sido K. Lorenz y N. Tinbergen. Dado que los animales se acomodan al entorno, los etólogos consideran que su estudio no debe realizarse cuando están cautivos, sino en libertad. Según distinguió Tinbergen, los cuatro grandes campos de la etología son: 1) la evolución de la conducta y las presiones que la han motivado; 2) el desarrollo de la conducta a lo largo de la vida; 3) el control de la conducta por factores externos e internos; 4) la función actual de la conducta en cuanto a la conservación de la vida y la propagación de la especie. Algunos etólogos desarrollan una etología descriptiva, basada en la observación de la conducta de los animales; otros la unen a la experimentación, en el sentido de crear situaciones que ayuden a explicar la conducta. Desde hace tiempo, se mantiene una cierta polémica entre los etólogos que conceden gran importancia al factor instintivo en el comportamiento animal y aquellos que estiman que la mayor parte de los instintos corresponde al aprendizaje. Parece apoyar esta última opinión el hecho de que el comportamiento de animales de la misma especie, cuando se desarrollan en un hábitat distinto, es muy dife-

rente. Una explicación conciliadora es que una misma especie dispone de varios patrones de conducta y desarrolla aquel que mejor se adapta al hábitat.

etomidato *(etomidate)*
ANEST. m. Hipnótico no barbitúrico sin actividad analgésica. Utilizado como inductor anestésico, se caracteriza por ser el que menos efectos cardiovasculares produce, siendo usado, de forma preferente, con el paciente cardiópata. Produce inhibición del eje corticosuprarrenal, por lo que no debe usarse en perfusión continua.

etopósido *(etoposide)*
ONCOL. m. Vp-16. Agente antineoplásico que interacciona con topoisomerasa II. Actúa inhibiendo la mitosis por dos mecanismos: impide que las células entren en profase y produce su desintegración cuando se va a iniciar la mitosis.

etosuximida *(ethosuximide)*
NEUROL. f. Fármaco antiepiléptico utilizado en el tratamiento de las crisis generalizadas de ausencia.

ETS *(sexually transmited diseases, STD)*
GINECOL. Enfermedad de transmisión sexual. Esta denominación ha sustituido a las clásicamente denominadas enfermedades venéreas.

eubacteria *(eubacteria)*
MICROBIOL. f. Término que designa a los procariotas clásicos o bacterias para diferenciarlos de las arqueas o arqueobacterias (v.). Las eubacterias incluyen todas las bacterias de interés médico.

eucariota *(eukaryote)*
GENÉT. m. Organismo uni o multicelular cuyas células poseen un núcleo limitado por una membrana nuclear, se dividen por mitosis y pueden entrar en meiosis.

eucromatina *(euchromatin)*
GENÉT. f. Cromatina genéticamente activa, desarrollada en interfase y que se condensa durante la mitosis.

euforia *(euphoria)*
PSICOL. f. Estado de humor de bienestar y alegría desbordante. Cuando es desmesurada y sin relación con los acontecimientos reales se considera un síntoma de enfermedad afectiva, maníaca o hipomaníaca.

eugenesia *(eugenics)*
BIOÉT. f. Término introducido por Galton el siglo pasado para designar la labor de mejora de la raza. ‖ **e. negativa** *(negative e.)* Eugenesia que pretende alcanzar su objetivo impidiendo el nacimiento de individuos enfermos. ‖ **e. positiva** *(positive e.)* Eugenesia que pretende alcanzar su objetivo fomentando el nacimiento de individuos con cualidades favorables.‖ **e. y eficacia** *(e. and efficiency)* Debido a las variaciones espontáneas del patrimonio genético, las maniobras eugenésicas tienen una repercusión muy leve en la población general. Sí puede ser de importancia la eugenesia negativa, en el caso de un matrimonio particular (ver **consejo genético**). ‖ **e. y ética** *(e. and ethics)* No existen inconvenientes en perseguir una mejora de las características físicas de los hombres (p. ej., resistencia a enfermedades), pero esto debe hacerse respetando siempre la libertad de las parejas para tener o no tener un hijo; este respeto debe ser no solo formal, sino real, de modo que no se pongan trabas de tipo económico a quienes se niegan a participar en un programa eugenésico, ni ventajas a quienes sí desean participar. Esto reduce su práctica, éticamente correcta, casi exclusivamente al consejo genético.

eumastia *(eumastia)*
GINECOL. f. Mama femenina considerada de morfología, volumen, situación y consistencia normales.

eumenorrea *(eumenorrhea)*
GINECOL. f. Menstruación normal.

eunuco *(eunuch)*
ANAT. m. Individuo privado de los testículos, por lo que no se desarrollan los caracteres sexuales secundarios.

eunucoide *(eunuchoid)*
ANAT. adj. Se dice de la persona que tiene caracteres de eunuco.

eunucoidismo *(eunuchoidism)*
ENDOCRINOL. m. Situación clínica de hipogonadismo que cursa con disminución del desarrollo de genitales externos y de la producción hormonal testicular.

euploide *(euploid)*
GENÉT. m. Célula u organismo poliploide con un número de cromosomas que es un múltiplo

exacto del número haploide de esa especie. En humanos, cualquier número de cromosomas múltiplo de 23.

eupnea *(eupnea)*
PNEUMOL. f. Frecuencia respiratoria normal (entre 12 y 16 respiraciones por minuto).

eutanasia *(euthanasia)*
BIOÉT. f. Acción u omisión que pretende como objetivo la muerte del paciente, normalmente por compasión, para terminar con sus sufrimientos o con los de la familia. La Asociación Médica Mundial condenó esta práctica en 1987 como contraria a la ética médica. Nunca es necesaria, pues la medicina siempre tiene recursos para aliviar (ver **alivio**) y apoyar (ver **apoyo moral**) al paciente, de modo que sus últimos momentos sean siempre tolerables (ver **cuidados paliativos**). Se suele practicar, más que por sufrimientos físicos del enfermo, por la existencia de limitaciones crónicas (ver **calidad de vida**) o por la carga psicológica que supone para la familia el tener que sufrir viendo a su ser querido cada vez más limitado y decaído. ‖ **e. activa** *(active e.)* Eutanasia realizada mediante la administración de algún producto que causa la muerte. ‖ **e. involuntaria** *(involuntary e.)* Eutanasia realizada sin petición del enfermo. Se ejecuta generalmente sobre pacientes inconscientes, a petición de los familiares. ‖ **e. legal** *(legal e.)* Eutanasia realizada dentro de un marco previsto por las leyes civiles. ‖ **e. neonatal** *(neonatal e.)* Eutanasia efectuada a un recién nacido, generalmente ante retrasos mentales o malformaciones que supondrían limitaciones en su vida posterior. Se efectúa más por reacción sentimental de padres y médicos que porque realmente luego la vida del niño vaya a ser necesariamente infeliz. ‖ **e. pasiva** *(passive e.)* Eutanasia realizada retirando tratamientos imprescindibles para la supervivencia del enfermo (ver **nutrición e hidratación**). No debe confundirse la eutanasia pasiva con la negativa al encarnizamiento terapéutico (ver **informe Remmelink**). ‖ **e. voluntaria** *(voluntary e.)* Eutanasia realizada a petición del enfermo.

eutanasia *(euthanasia)*
MEDLEGAL. f. Muerte provocada por cualquier medio a un moribundo, cuya curación se considera imposible, teóricamente con consentimiento de este, al objeto de evitarle sufrimientos.

eutimia *(euthymia)*
PSICOL. f. Término con que se designan los estados de ánimo o humor placenteros, de sosiego y de paz.

eutiroidismo *(euthyroidism)*
ENDOCRINOL. m. Situación clínica que se caracteriza por la normalidad en la función tiroidea.

eutocia *(eutocic)*
GINECOL. f. Parto que cursa con normalidad.

evacuar *(to evacuate)*
DIGEST. tr. Salida o vaciamiento, por vía natural o artificial, de una sustancia del organismo. En relación con el colon (defecación), es el acto mediante el cual se expulsa el contenido colorrectal a través del ano, generalmente heces. Es un acto reflejo que se puede inhibir por la voluntad.

evaginación *(evagination)*
ANAT. f. Formación, hacia fuera, de un saquito en la pared de una víscera hueca. Es lo contrario a invaginación.

evaluación *(evaluation)*
BIOÉT. f. Estudio pormenorizado de la situación clínica de un paciente para poder determinar con precisión el diagnóstico o para aconsejar el tratamiento más adecuado.

evaluación cognitiva *(cognitive evaluation)*
PSICOL. Valoración que hace el individuo de las demandas de una situación (evaluación primaria) y/o sobre los propios recursos para hacer frente a dichas demandas (evaluación secundaria).

evanescente *(evanescent)*
RADIO. adj. Que desaparece o se evapora.

eventración *(ventral hernia)*
CIRGEN. f. Hernia incisional en el abdomen. Hernia de la pared abdominal anterior, lateral o lumbar, que se produce no espontáneamente, sino por fallo del cierre de una laparotomía o lumbotomía, a causa de una técnica de cierre inadecuada, por complicación local de la herida (hematoma, seroma, infección de herida) o sin ninguna causa desencadenante. Se forma un saco herniario bajo la piel, con un defecto músculo-aponeurótico por el que

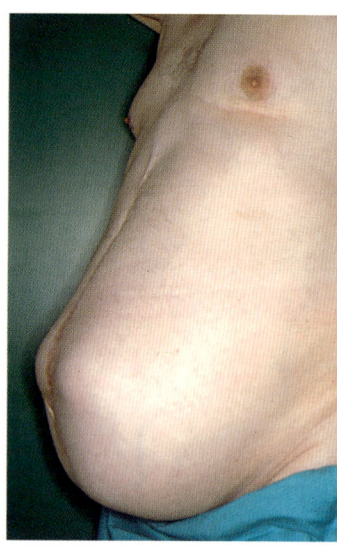

eventración. Gran hernia abdominal, tras laparotomía xifopubiana, para una intervención de aneurisma de aorta abdominal, en la que se puede observar incluso el bultoma que produce el intestino bajo la piel

protruye la hernia. Su aparición se facilita por tensión sobre la sutura (tos, obesidad) o por trastornos de la cicatrización (drogas inmunosupresoras, diabetes, edad avanzada, desnutrición, etc.). Ver **eventrorrafia, hernia incisional.**

eventrorrafia *(ventral hernia repair)*
CIRGEN. f. Reparación quirúrgica de una eventración. Se puede hacer mediante sutura primaria de los bordes de la hernia o con material protésico en forma de parches o mallas, que se sutura a la pared sana sustituyendo el defecto de esta. Ver **eventración.**

eversión *(eversion)*
ANAT. f. Rotación hacia fuera (en el caso de una articulación). ‖ Volver lo de dentro hacia fuera.

eviración *(castration)*
MEDLEGAL. Ver **castración.**

evisceración *(evisceration, laparotomy wound dehiscence, burst abdomen)*
CIRGEN. f. Hernia incisional en el abdomen que se produce antes de la cicatrización de la piel, de manera que algunas vísceras intrabdominales (sobre todo el intestino delgado) salen al exterior o quedan cubiertas solo por la piel (evisceración cubierta). Ver **hernia incisional.**

evitación *(avoidance)*
PSICOL. f. Comportamiento por el que el sujeto reacciona escapando de un estímulo nocivo, antes de que este le alcance. Conducta de apartarse, de rehuir objetos y situaciones que pueden producir ansiedad. Es típica la evitación de la situación fóbica en la agorafobia, en las fobias sociales y en las fobias específicas.

evitativo *(evitative)*
PSICOL. adj. Se dice del trastorno de la personalidad, conocido también como trastorno ansioso, caracterizado por una continua sensación de malestar en el contexto social y una gran hipersensibilidad al rechazo y a la crítica. Debido a ello la relación con los demás se restringe a aquellas situaciones que les garantizan una aceptación incondicional. Los sentimientos constantes y profundos de tensión emocional y temor de ser un fracasado, sin atractivo personal e inferior a los demás, dan lugar a una restricción del estilo de vida, tanto en el ámbito social como en el laboral.

evocación *(evocation)*
PSICOL. f. Una de las fases del proceso de la memoria en la que, de forma espontánea o voluntaria, se hace presente algún material almacenado en la misma.

evolución *(evolution)*
ENDOCRINOL. f. Proceso de cambio gradual en la transformación de un estado biológico a otro. Desarrollo de los organismos en el curso de la historia del planeta.

evolucionismo *(evolutionism)*
BIOÉT. m. Hipótesis científica que postula que los seres vivientes de una especie proceden de seres vivientes de otra especie por generación, mediante variaciones genotípicas y fenotípicas. En la actualidad, es la única posibilidad coherente para explicar los hechos observados: biológicos, anatómicos, paleontológicos, etc. Existen numerosas hipótesis para explicar la evolución; la más popular es la iniciada por Darwin en el siglo pasado (ver **darwinismo**). Esta hipótesis científica se mueve en el plano meramente biológico y no se opone a la afirmación de la creación del mundo por Dios, a la existencia de espíritu en el hombre, etc.; cuestiones que la ciencia no puede estudiar con su método. ‖ **e. radical** *(radical e.)* Evolucionismo cientifista (ver

cientifismo) que atribuye el origen de todo lo que se observa a procesos físico-químicos y anula la posibilidad de extraer de los hechos observados afirmaciones filosóficas que impliquen finalidad natural, creación y dependencia en el ser, etc. Suele ir unido a una interpretación del evolucionismo exclusivamente darwinista y a una interpretación del hombre como una realidad meramente biológica (ver **emergentismo**).

EVP *(PVS)*
BIOÉT. Siglas de estado vegetativo persistente (v.).

evulsión *(evulsio)*
ORTOP. f. Acción de arrancar; p. ej., arrancamiento traumático de las raíces nerviosas.

exaltación *(exaltation)*
PSICOL. f. Situación de anormal elevación del estado de ánimo, con predominio de sensaciones de bienestar y omnipotencia no relacionadas con las circunstancias reales. En ocasiones puede ser la base de trastornos del contenido del pensamiento, con ideas de tipo deliroides de grandiosidad. Se presenta, de forma hatitual, en la manía y en la intoxicación por cocaína.

examen *(examination)*
MICROBIOL. m. Investigación por medios físicos o citológicos para llegar al diagnóstico de la enfermedad de un paciente. ‖ **e. directo** *(fresh e.)* Observación de los microorganismos al microscopio, en vivo, sin ninguna tinción previa. Se emplea cuando interesa observar alguna característica del organismo vivo, como el movimiento de algunas bacterias, o la morfología de protozoos. El examen en gota pendiente es uno de los métodos más conocidos de examen directo. Consiste en poner en un portaobjetos, que posee una concavidad, una gota de la suspensión de microorganismos que es objeto de examen, cubrirla con un cubreobjetos y observarla al microscopio.

examen mental *(mental examination)*
PSICOL. Parte de la entrevista psiquiátrica (y apartado de la historia psiquiátrica) que explora y recoge el estado emocional y el funcionamiento y la capacidad mental del paciente. Como mínimo, suele incluir: el comportamiento y las reacciones emocionales durante la entrevista; el contenido del pensamiento; el estado de conciencia del paciente y su capacidad de percibir e interpretar el ambiente y de comprender correctamente su situación actual; y la impresión del entrevistador sobre la veracidad del paciente o la capacidad para referir su situación correctamente.

examen prematrimonial *(premarital examination)*
BIOÉT. Ver **consejo genético, eugenesia negativa**.

exanguinación *(exanguination)*
CIRGEN. f. Fenómeno biológico de pérdida de gran parte o todo el volumen sanguíneo de una persona, sin lograr reponerlo adecuadamente con transfusión, a causa de una imposibilidad técnica para cortar la hemorragia o por no disponer de un quirófano en el lugar y en el momento oportuno. Es excepcional hoy en día en cirugía electiva. Sin embargo, sí sigue produciéndose en el medio extrahospitalario, sobre todo en cuatro circunstancias: hemorragia digestiva aguda, politraumatismos, heridas por arma blanca o de fuego y rotura espontánea de aneurismas de aorta. Cuando pacientes con estas patologías llegan al quirófano en esas situaciones de emergencia, no es raro que se produzca también la exanguinación mientras se está interviniendo. Ver **hemoperitoneo, hemotórax, trauma, traumatismo abdominal.**

exanguinotransfusión en el recién nacido *(transfusion exchange in the newborn)*
HEMATOL. Técnica que se realiza, fundamentalmente, en la enfermedad hemolítica del recién nacido (EHRN). Supone la sustitución de hasta el 90% de la propia sangre del recién nacido por sangre de un donante, con el fin de tratar la anemia y la hiperbilirrubinemia. En los recién nacidos con enfermedad hemolítica por anti-D debe seleccionarse, para la exanguino, transfusión de sangre D-negativa, del mismo grupo ABO del niño, que sea compatible con el suero de la madre. En los niños con enfermedad hemolítica por incompatibilidad ABO, se utilizará sangre del grupo 0. La sangre que se transfunde no debe tener más de 48 horas de almacenamiento y debe transfundirse a través de calentadores especiales, para evitar los graves riesgos que la sangre fría conlleva en estos niños.

exantema *(exanthem)*
DERMATOL. m. Erupción cutánea de color rojizo.

exantema súbito (*exanthema subitum*)
PEDIAT. Exantema de origen vírico que afecta a los lactantes y los niños pequeños. El exantema va acompañado de fiebre.

exantematoso (*exanthematous*)
DERMATOL. adj. Perteneciente o relativo al exantema.

exarticulación (*exarticulation*)
ORTOP. f. Acción o efecto de amputar dislocando la articulación; también es conocida como desarticulación.

excavación (*excavation*)
OFTALMOL. f. Fosa poco profunda en una superficie plana. || **e. fisiológica de la papila** (*physiologic papillary e.*) Aquella que existe en ojos sanos, debido a que el canal por donde salen las fibras nerviosas del nervio óptico es mayor que el espacio mínimo necesario. Casi todos los ojos tienen algo de excavación en la papila, siendo su tamaño muy variable de unas personas a otras. Si no existe ninguna enfermedad ocular permanece invariable de por vida. || **e. glaucomatosa** (*glaucomatous e.*) Aquella que es debida al glaucoma, es progresiva si no se controla la tensión ocular, conduciendo a la atrofia del nervio óptico y a la pérdida de la visión. || **e. del nervio óptico** (*optic nerve e.*) Ver **excavación de la papila.** || **e. de la papila** (*papillary e.*) Depresión de color blanquecino, localizada en el centro del nervio óptico, por donde pasan los vasos centrales.

excisión (*excision*)
CIRGEN. f. Extirpación quirúrgica, también puede definirse como una extirpación completa pero sin margen de lesión, habitualmente cutánea (biopsia por excisión, por oposición a la biopsia por incisión, la cual solo obtiene, para su análisis histológico, una parte de la lesión).

excitación (*excitation*)
GINECOL. f. Modificación fisiológica que se produce durante la relación sexual o la masturbación.

excitación (*excitation*)
RADIO. f. Generación de cierta actividad o estado. Provoca que una acción sea más intensa. || **e. protónica** (*proton e.*) Cambiar el estado de reposo o equilibrio de un protón, por otro de mayor energía, como paso previo a la obtención de la señal de resonancia en los estudios de resonancia magnética.

exclusión (*exclusion*)
INMUNOL. f. Eliminación de una parte o de un individuo. || **e. alélica** (*allelic e.*) Expresión en una célula de un solo alelo de un determinado locus. La exclusión alélica es característica de los genes de las inmunoglobulinas, de forma que cada clon de linfocitos B expresa uno solo de los alelos de inmunoglobulinas, desde los primeros estadios de su maduración, asegurando, de este modo, la producción de anticuerpos con una única especificidad. El mismo fenómeno se produce en la síntesis del receptor para el antígeno del linfocito T.

excoriación o **escoriación** (*excoriation*)
MEDLEGAL. f. Solución de continuidad de la piel, más profunda que la erosión, pues afecta a la epidermis y dermis.

excoriación neurítica (*neuritic excoriation*)
DERMATOL. Lesión cutánea producida en la piel, generalmente lineal, en pacientes con disturbios emocionales.

excrecencia (*excrescence*)
DERMATOL. f. Lesión tumoral que generalmente sobresale en la piel o en las mucosas.

excreción (*excretion*)
NEFROL. f. Expulsión del producto segregado. || **e. fraccional** (*fractional e.*) Proporción de una sustancia, filtrada a nivel glomerular, que es finalmente excretada por la orina. Ver **excreción fraccional de sodio.** || **e. fraccional de sodio (EFNa)** (*sodium fractional e.*) Mide el manejo global de sodio (Na^+) por el riñón e indica la proporción del Na^+ filtrado que es finalmente excretado por la orina. De su valor se extrae la reabsorción fraccional de sodio (RFNa = 1 − EFNa).
La fórmula es:

$$EFNa = \frac{[Na] \times Vo/[Na_p]}{FG} \times 100,$$

donde Na = sodio en orina, Vo = volumen de orina, Na_p = sodio en plasma y FG = filtrado glomerular.

excreta (*excreta*)
FISIOL. f. Conjunto de productos de desecho que son eliminados por el cuerpo.

excretor (*excretor*)
FISIOL. m. Aparato u órgano cuya misión es eliminar las sustancias de desecho; p. ej., la vejiga urinaria.

exenteración (exenteration)
GINECOL. f. Extracción quirúrgica de los órganos de la pelvis menor. Se clasifica en anterior cuando se extirpa el útero con los anejos, la vagina y la vejiga urinaria, y se denomina exenteración posterior cuando se extirpa el aparato genital femenino, la pared vaginal y el recto. La exenteración es total cuando se completa la extirpación de la vejiga, del aparato genital femenino y el recto.

exenteración pélvica (pelvic exenteration)
CIRGEN. Extirpación de la totalidad de las vísceras de la pelvis (histerectomía, doble anexectomía, resección de recto y cistectomía total) a causa de tumores ginecológicos, de recto o de vejiga, que afectan a los tres órganos. Siempre obliga a hacer una derivación ureteral (habitualmente vejiga ileal en fosa ilíaca derecha) y con frecuencia a realizar una colostomía en fosa ilíaca izquierda. Es una intervención de gran envergadura y de alto riesgo, pero que puede curar algunos tumores sin metástasis, de otro modo irresecables. Por derivación, se ha descrito la exenteración pélvica anterior (cistectomía, histerectomía y doble anexectomía) y posterior (histerectomía y resección de recto). Ver **cirugía oncológica, cirugía radical.**

exéresis (exeresis)
ORTOP. f. Separación natural, accidental o quirúrgica de una parte del cuerpo. Se denomina también escisión o resección.

exfoliación (exfoliation)
ANATPATOL. f. Descamación, desprendimiento de las capas superficiales de células de la piel o mucosas.

exfoliativa (exfoliative)
DERMATOL. adj. Que se elimina de la epidermis en forma de pequeñas láminas.

exhibicionismo (exhibitionism)
PSIQUIAT. m. Trastorno de la inclinación sexual o parafilia (ver **parafilia**) que consiste en la tendencia persistente o recurrente a la exposición de los propios genitales a extraños (normalmente del sexo opuesto) o a la gente en lugares públicos, sin incitarlos o intentar un contacto más íntimo. Suele haber una excitación sexual durante el periodo de la exposición y el acto suele terminar en una masturbación.

exhumación (exhumation)
MEDLEGAL. f. Acción de desenterrar un cadáver.

exitus (death)
ANATPATOL. m. Forma abreviada de *exitus letalis* o muerte.

exocitosis (exocytosis)
FISIOL. f. Expulsión, por parte de las células, de partículas que, por su tamaño, no pueden pasar a través de la membrana celular. Se verifica mediante la formación de una evaginación citoplasmática que acaba separándose de la célula.

exocrino (exocrin)
FISIOL. adj. Se dice de la glándula u órgano cuya secreción va a parar al exterior o al tubo intestinal.

exoforia (exophoria)
OFTALMOL. f. Desviación latente de un ojo hacia fuera que se desencadena cuando se priva al ojo de la estimulación visual.

exoftalmos (exophthalmos)
OFTALMOL. m. Protusión anormal de uno o de los dos globos oculares, debido a la presencia de un problema orbitario que ocupa espacio y que puede ser de origen inflamatorio, endocrino (hipertiroidismo), vascular o tumoral. || **e. maligno** (*malignant e.*) Aquel que se acompaña de conjuntivitis, úlceras corneales por exposición, edema palpebral y parálisis de los movimientos oculares.

exógeno (exogenous)
FISIOL. adj. Que proviene de fuera (de la célula o del organismo) o que se utiliza para su aplicación sobre la piel, si se trata de medicamentos.

exógeno (exogenous)
PSIQUIAT. adj. Se dice del origen de ciertas psicosis que se producen por afectaciones orgánicas o agentes externos (p. ej., envenenamiento o drogas). Se opone a los términos de endógeno (v.) y psicógeno.

exón (exon)
GENÉT. m. Fragmento de un RNA mensajero que sobrevive al proceso de ensamblaje para formar parte del RNA mensajero maduro. Los exones conforman tanto la región codificante como las regiones transcritas no traducidas que flanquean la región codificante.

exoplasma (ectoplasm, cortical cytoplasm)
ANATPATOL. m. Porción periférica externa del citoplasma que se diferencia del endoplasma por su densidad o apariencia tintórea. Suele contener vesículas formadas por pinocitosis y filamentos que intervienen en la endo y exocitosis.

exorbitismo *(exorbitism)*
OFTALMOL. Ver **exoftalmos**.

exostosis *(exostosis)*
ANAT. f. Crecimiento óseo anormal, pero benigno, generalmente en la zona de inserción de tendones y ligamentos en el hueso.

exotoxina *(exotoxin)*
MICROBIOL. f. Proteína soluble liberada al exterior por algunas bacterias, con variadas actividades biológicas deletéreas. Únicamente afecta a aquellas células que contengan receptores específicos.

exotropía *(exotropia)*
OFTALMOL. Ver **estrabismo divergente**.

expansión *(expansion)*
NEFROL. f. Acción de extender algo. || **e. del volumen extracelular** *(extracellular volume e.)* Aumento del volumen líquido intravascular y/o intersticial. En condiciones fisiológicas, toda expansión de volumen (ingesta de sodio y agua, perfusión intravenosa) pone en marcha un mecanismo integrado a tres niveles: 1) sistema nervioso central (centro vasomotor e hipotálamo con disminución de la hormona antidiurética, disminución actividad del sistema nervioso simpático, disminución actividad medular suprarrenal, incremento factor natriurético); 2) renal (disminución renina, disminución angiotensina II, disminución aldosterona); 3) corazón (incremento hormona natriurética atrial). Su finalidad es provocar diuresis y natriuresis para restablecer el balance líquido del organismo. En situaciones patológicas se da esta expansión en la insuficiencia cardiaca congestiva, síndrome nefrótico, cirrosis hepática, etc.

expansor *(expander)*
ANAT. m. Mecanismo o producto utilizado para aumentar la superficie o el volumen de la piel, de un líquido, etc.

expansor del plasma *(plasma expander)*
CIRGEN. Sustancia coloide para infusión intravenosa que, por su efecto osmótico, se emplea en reanimación por su capacidad de evitar el paso de gran parte del líquido de resucitación al espacio extravascular (albúmina, dextrano, etc.). Ver **exanguinación, hemorragia, hipovolemia, politraumatismo**. || **e. tisular** *(tissue e.)* Instrumento quirúrgico que se implanta bajo la piel y se va hinchando con líquido o con aire a través de un reservorio puncionable, para su insuflación durante varias semanas, con el fin de lograr el crecimiento de la piel por encima por distensión, con el objeto de lograr más piel para una segunda intervención reconstructora. Se emplea en cirugía plástica. Ver **mastectomía**.

expectoración *(expectoration)*
PNEUMOL. f. Expulsión de moco, esputo o líquido desde la tráquea o los pulmones por la tos o el carraspeo.

expectorante *(expectorant)*
FARM. adj. Que promueve la expectoración. || m. Fármaco que favorece la expulsión de sustancias extrañas de las vías respiratorias.

experiencia *(experience)*
PSICOL. f. Acción y efecto de experimentar. Acumulación de conocimientos y destrezas que se adquieren por la actuación en un área o en un aspecto determinado.

experimentación *(experimentation)*
BIOÉT. Ver **investigación científica**. || **e. animal** *(animal e.)* Ver **animales de experimentación**. || **e. clínica** *(clinical e.)* Ver **investigación clínica**. || **e. con embriones** *(embryo e.)* Investigación científica que utiliza embriones humanos como sujetos de experimentación. || **e. con embriones y ética** *(embryo e. and ethics)* Debe cumplir los mismos requisitos que cualquier otra investigación clínica: beneficio potencial para el sujeto de la investigación, consentimiento informado (en este caso, de los padres) y evitar riesgos innecesarios. Dado el estado de desarrollo de la técnica de manipulación de embriones, que implica la muerte de la mayor parte de ellos, actualmente solo parece justificable intentar tratar de modo experimental a los embriones en las enfermedades mortales. || **e. en niños** *(children e.)* Investigación científica que se desarrolla en niños como sujeto de experimentación. || **e. en niños y ética** *(children e. and ethics)*. Debe cumplir los mismos requisitos que las demás investigaciones clínicas (v.); debe constar el consentimiento de los padres o tutores, y también el del propio niño en caso de que tenga ya edad para comprender la naturaleza del experimento.

expertos en ética *(ethics experts)*
BIOÉT. Especialistas en los aspectos éticos de la atención clínica (ver **consultor de ética**).

expirar *(to expirate)*
ANAT. intr. Morir. Para diferenciar este acto del movimiento respiratorio, en español se dice espirar para referise al acto de expulsión del aire pulmonar.

explante *(explant)*
OFTALMOL. m. Proceso de indentación extraescleral que se coloca de forma radial en el curso de una cirugía de desprendimiento de retina. Su mecanismo de acción es similar al del cerclaje (v.).

exploración *(exploration)*
RADIO. f. Cada uno de los procedimientos o técnicas empleados para la obtención de datos con fines diagnósticos.

exploración física *(physic exploration)*
ANAT. Proceso sistematizado de investigación o examen de los distintos aparatos y órganos internos del cuerpo humano.

exploración ginecológica *(ginecologic exploration)*
GINECOL. Exploración física que incluye la inspección y palpación de la mama, del abdomen y de los genitales externos e internos.

exploración psicológica *(psychologic exploration)*
PSICOL. Examen y evaluación de las variables biológicas, personales y ambientales de un sujeto o grupo determinado de sujetos, con el fin de llegar a describir, clasificar, predecir y/o explicar científicamente su comportamiento.

exposición *(exposure)*
RADIO. Ver **dosis de exposición.** || **e. a la radiación** *(radiation e.)* Sometimiento a la acción o efecto de la radiación. || **e. automática** *(automatic e.)* Mecanismo por el que se regula la cantidad de radiación de un estudio, mediante la finalización del disparo, cuando detecta la cantidad suficiente de radiación en una cámara de ionización colocada entre el paciente y la placa. Su empleo sustituye al cálculo estimativo o decisión individual del operador, disminuyendo la tasa de exposiciones fallidas por sobre o hipoexposición.

expresividad *(expressivity)*
GENÉT. f. Rango de posibles fenotipos expresados por un genotipo, dependiendo de circunstancias ambientales o de interacción con otros genotipos no alélicos.

expulsión *(expulsion)*
GINECOL. f. Segundo periodo del parto que se inicia una vez terminada la dilatación y ya rota la bolsa de las aguas. Termina con la expulsión completa del feto mediante las contracciones uterinas y los pujos maternos.

éxtasis *(ecstasy)*
PSICOL. m. Estado de conciencia, en el que se modifica la consistencia del yo, caracterizado por una vivencia de exaltación psíquica en la que los límites entre lo interno y lo externo se rompen (el yo se funde con el no yo) y la actividad voluntaria y las funciones psíquicas quedan suspendidas y absortas en una prolongada contemplación. El auténtico éxtasis, o participación plena en los valores supremos y universales, es el descrito por los místicos religiosos como fenómeno sobrenatural. Estados de conciencia similares se producen, pacientes con esquizofrenia, durante el aura epiléptica y en estados inducidos de trance hipnótico. || **e. o droga de abuso** *(drug abuse or e.)* Droga derivada de las anfetaminas, cuya denominación química es metilenodioximetanfetamina o MDMA. Se incluye en el grupo de las drogas llamadas de diseño y también recibe el nombre de XTC.

extensión *(extension)*
ANAT. f. Movimiento o acción de ampliar la longitud o superficie de algo. En anatomía, movimiento que hace pasar un miembro del cuerpo de la posición de flexión a la de extensión.

extensión de Codivilla *(Codivilla's extension)*
ORTOP. Tracción continua transesquelética de una extremidad, para la reducción de una fractura, mediante una aguja de alambre.

extensión paraselar *(parasellar extension)*
ENDOCRINOL. Crecimiento de una formación tisular que alcanza una situación adyacente a la silla turca del esfenoides. Es común en los macroadenomas hipofisarios. || **e. supraselar** *(supraselar e.)* Crecimiento de un adenoma hipofisario por encima de los márgenes superiores de la silla turca.

extensor *(extensor)*
ANAT. adj. Se dice de los músculos que intervienen en un movimiento de extensión.

externalidad *(externality)*
PSICOL. f. Característica de los sujetos que tienden a buscar la causa de un hecho agradable o desagradable en el exterior de ellos mismos.

exteroceptor

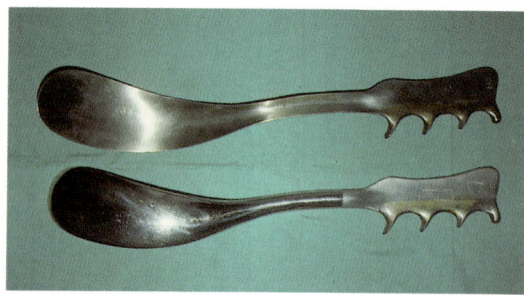

extracción fetal. Espátulas empleadas en la extracción fetal

exteroceptor *(exteroceptor)*
ANAT. m. Receptor de la sensibilidad situado en la superficie del cuerpo.

extinción *(extinction)*
NEUROL. f. Abolición paulatina de una función. ‖ **e. sensitiva** *(sensory e.)* Alteración neuropsicológica, debida a una lesión parietal posterior, que consiste en la imposibilidad de percibir un estímulo aplicado en el hemicuerpo contralateral a la lesión, cuando se da de forma simultánea otro estímulo, de las mismas características, en una zona simétrica del otro hemicuerpo. La percepción del estímulo en ambos hemicuerpos es normal si los estímulos son sucesivos y no simultáneos.

extirpación *(extirpation)*
CIRGEN. f. Extracción, mediante una intervención quirúrgica, de algún órgano o tejido del cuerpo.

extotrix *(extotrix)*
DERMATOL. m. Se aplica al hongo cuyas esporas e hifas invaden el exterior de la estructura del pelo.

extraaxial *(extraxial)*
NEUROL. adj. Fuera del eje neural.

extracción *(extraction)*
ANAT. f. Acción de sacar, de extirpar algo del cuerpo.

extracción extracapsular del cristalino *(extracapsular extraction of the lens)*
OFTALMOL. Técnica quirúrgica, utilizada para la extracción de la catarata, que consiste en la apertura de la cápsula anterior del cristalino, a través de la cual se vacía su núcleo y los restos corticales, dejando intacta la cápsula posterior del mismo. Ver **catarata, extracción intracapsular del cristalino, lente intraocular.** ‖ **e. intracapsular del cristalino** *(intracapsular e. of the lens)* Técnica quirúrgica utilizada para la extracción de la catarata, que consiste en la extracción completa de todo el cristalino. Ver **catarata, extracción extracapsular del cristalino, lente intraocular.**

extracción fetal *(fetal extraction)*
GINECOL. Extracción del feto mediante una maniobra tocúrgica: fórceps, vacuoextractor, espátulas y gran extracción manual en las presentaciones podálicas.

extracción de órganos *(organ harvesting)*
CIRGEN. Intervención quirúrgica consistente en la extirpación de los órganos de un cadáver (habitualmente en muerte cerebral, con latido cardiaco espontáneo y respiración artificial), que se preservan infundiendo soluciones especiales a menos de 10º C por el sistema vascular, para después practicar un trasplante a otras personas que necesitan esos órganos. El enfriamiento de los órganos enlentece mucho el metabolismo celular e impide la muerte del órgano durante las horas necesarias para transportar el órgano y realizar el trasplante. Ver **donación, perfusión, solución de Collins, solución de Wisconsin, trasplante.**

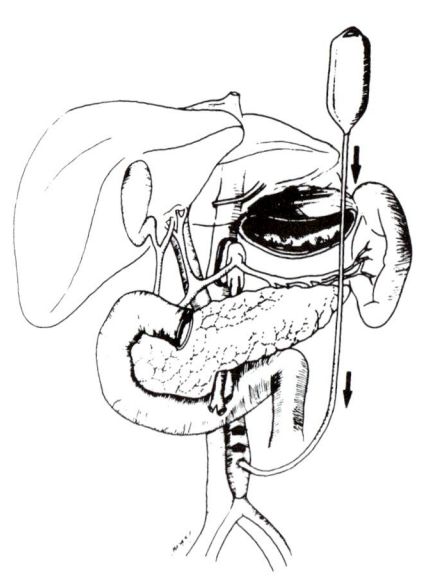

extracción de órganos. Dibujo que representa la preservación de los órganos abdominales para trasplante. Se realiza perfundiendo por gravedad a través de la aorta abdominal la solución de preservación fría, de modo que se exanguinan y enfrían todas las vísceras del abdomen (hígado, páncreas, riñones, intestino)

extracto *(extract)*
ALERGOL. m. Producto que se obtiene mediante la acción de un disolvente, a partir de una materia animal o vegetal. En alergología se usan tanto para el diagnóstico de posibles patologías alérgicas como para la inmunoterapia.

extracto suprarrenal *(adrenal extract)*
ENDOCRINOL. Material obtenido tras el tratamiento físico-químico del tejido suprarrenal. Con anterioridad se empleaba como tratamiento de la insuficiencia hipofisaria o suprarrenal. Hoy en día se ha reemplazado por el uso de esteroides sintéticos. ‖ **e. tiroideo** *(thyroid e.)* Material obtenido tras el tratamiento físico-químico de tejido tiroideo. Fue empleado como tratamiento del hipotiroidismo; en la actualidad, se ha reemplazado por el uso de hormonas tiroideas sintéticas.

extradural *(extradural)*
NEUROL. adj. Fuera o exterior a la duramadre.

extragenital *(extragenital)*
GINECOL. adj. Se dice del proceso localizado fuera del aparato genital.

extramedular *(extraspinal)*
NEUROL. adj. Fuera o exterior a la médula espinal.

extrapiramidal *(extrapyramidal)*
NEUROL. adj. Se dice de lo que no está englobado en la vía o sistema piramidal. Se utiliza el término, de forma habitual, para referirse a los ganglios basales, a sus vías o a las enfermedades derivadas de su lesión.

extrasensorial *(extrasensory)*
FISIOL. adj. Se dice de la percepción que no viene motivada por información sensorial; p. ej., la telepatía y la clarividencia.

extrasístole *(extrasystole)*
CARDIOL. f. Contracción prematura del corazón, debida a la despolarización anticipada de una parte del corazón distinta al nodo sinusal. Puede ser supraventricular, en el caso de originarse por encima del haz de His, en cuyo caso habitualmente va precedido de actividad auricular en el electrocardiograma (extrasístoles auriculares) y seguido de un complejo QRS estrecho, o ventricular, cuando se origina por debajo del haz de His y, por tanto, no va precedido de actividad auricular y el QRS es ancho. Puede desencadenarse de manera aislada, en corazones sanos, en cuyo caso no reviste ninguna importancia, o bien puede ser una manifestación de alguna cardiopatía. Se produce, de forma habitual, una clínica de palpitaciones aisladas episódicas.

extrasistolia *(extrasystole)*
CARDIOL. f. Trastorno del ritmo cardiaco causado por la presencia, más o menos frecuente, de extrasístoles (v.).

extratensivo *(extratensive)*
PSICOL. adj. Término introducido por Rorschach para describir el impulso de vivir hacia fuera, junto con una motilidad excitable y una afectividad inestable. El sentimiento es la función cardinal por delante del pensamiento. Se trata de personas dirigidas por sus afectos y proyectadas siempre hacia fuera.

extraversión *(extroversion)*
PSICOL. f. Rasgo que define un tipo de personalidad, descrito por Jung, que se caracteriza por un predominio de la implicación de la persona con su entorno, acompañado de un gran interés hacia las personas, los acontecimientos y las cosas. Para Eysenk es, junto con el neuroticismo y el psicoticismo, una de las tres dimensiones en las que se basa la personalidad, constituyendo uno de los polos: el de introversión-extroversión. La persona extrovertida es abierta, confiada, dispuesta al encuentro y capaz de establecer, fácilmente, relaciones con gente a la que no conoce.

extremidad *(extremity)*
ANAT. f. Parte del cuerpo que nace del tronco, como la extremidad cefálica y los miembros superiores e inferiores.

extremo *(end)*
ANAT. m. Porción terminal.

extremo amino *(amino extreme)*
BIOQUÍM. Primer aminoácido de una proteína cuyo grupo amino no está implicado en el enlace peptídico y que, por lo tanto, se encuentra libre.

extremos cohesivos *(cohesive ends, sticky ends)*
BIOQUÍM. Polinucleótido de doble cadena en el cual una de las cadenas se extiende más allá del final de la otra, generando una cola monocatenaria que puede hibridarse con otra hebra de DNA. Aparece, con frecuencia, como producto de la acción de algunas endonucleasas de restricción.

extrínseco *(extrinsic)*
ORTOP. adj. Que se origina o está situado fuera. Se dice de los músculos que actúan sobre el ojo pero que están fuera del mismo.

extrofia *(exstrophy)*
ANATPATOL. f. Malforación congénita en la que la superficie interna de un órgano hueco se evagina, en mayor o menor grado, hacia el exterior; p. ej., la extrofia vesical.

extrofia vesical *(bladder exstrophy)*
UROL. Malformación congénita que afecta a la vejiga, la uretra, el periné y, en ocasiones, el intestino. Es consecuencia de una alteración de la membrana cloacal, responsable de la formación de la pared anterior de la vejiga y uretra. La vejiga queda expuesta al exterior, fusionada a la piel de la pared abdominal anterior que la rodea, y la uretra forma un epispadias completo. Se asocia, en el 90% de los casos, al reflujo vésico renal. En la pelvis ósea existe una gran separación del pubis a nivel sinfisario que origina un ligero déficit ortopédico, que se corrige a medida que el niño va creciendo. Es frecuente que se añada una hipoplasia de la porción anterior del esfínter anal con prolapso rectal e incontinencia fecal. Es una rara entidad (1/30.000 nacidos). El tratamiento es exclusivamente quirúrgico y extremadamente complejo, pero debe realizarse porque, no tratado, la mortalidad es muy elevada (75% a los 20 años).

extrospección *(extrospection)*
PSICOL. f. Término con que E. Claparède y P. Guillaume designan un método, utilizado en psicología empírica, también denominado observación ajena, que parte del estudio del comportamiento externo y de la actividad psíquica perceptible. Se opone a otro método: la introspección centrada en la observación de uno mismo.

extrusión *(extrusion)*
CIRGEN. f. Secreción de los tejidos glandulares.

exudado *(exudate)*
ANATPATOL. m. Líquido extravasado en una inflamación por alteración de la permeabilidad vascular y que, por tanto, es rico en elementos del plasma sanguíneo, incluyendo elementos formes (eritrocitos).

exudado algodonoso *(cotton-wool spot)*
OFTALMOL. Lesión blanquecina en la capa de fibras nerviosas de la retina que es debida a una isquemia localizada con el consiguiente edema. El exudado desaparece, de forma espontánea, pero la lesión permanece. Se produce normalmente en fenómenos isquémicos de la retina como la diabetes, la hipertensión arterial o las oclusiones venosas. También aparecen, aunque por mecanismos distintos, en el SIDA.

eyaculación *(ejaculation)*
FISIOL. f. Expulsión rápida y con fuerza del contenido de un órgano. Se emplea este término para referirse al vertido del semen por el conducto eyaculador en la uretra prostática.

eyaculación precoz *(premature ejaculation)*
PSIQUIAT. Disfunción sexual masculina, de origen no orgánico, consistente en la incapacidad para controlar la eyaculación durante el tiempo necesario para que ambos participantes disfruten de la relación sexual. En algunos casos graves, la eyaculación puede presentarse antes de la penetración o en ausencia de erección. La eyaculación también se considera precoz si la erección requiere una estimulación prolongada, de tal manera que el intervalo de tiempo desde que se alcanza la erección suficiente y la eyaculación se acorta.

eyección *(ejection)*
FISIOL. f. Tiene un sentido similar a eyaculación, pero se emplea para designar un fenómeno diferente, como es el bombeo de la sangre por los ventrículos (eyección ventricular) o la excreción de leche por los conductos galactóforos.

F

F *(F)*
GENÉT. Ver **coeficiente de endogamia**.

F1 *(F1)*
GENÉT. Progenie de la primera generación de un cruce (la primera generación filial, de ahí la F).

fabismo *(favism)*
DERMATOL. m. Enfermedad relacionada con la ingesta de cierto tipo de habas (Cerdeña), caracterizada por hemólisis grave y aparición de púrpura.

fabulación *(confabulation)*
PSICOL. f. Elaboración de un hecho imaginario que es relatado como real. Es considerado patológico en la mitomanía y en enfermos con trastornos de la memoria que intentan compensar con fabulaciones las lagunas amnésicas. De forma no patológica es frecuente en niños como actividad lúdica o como explicación mágica de los fenómenos de la naturaleza.

faceta *(facet)*
ORTOP. f. Superficie pequeña y lisa de un hueso. || **f. articular** *(articular f.)* Pequeña superficie plana de un hueso en el punto donde se articula con otra estructura.

facetectomía *(facetectomy)*
ORTOP. f. Resección de una faceta articular, especialmente de las pequeñas articulaciones intervertebrales, con el fin de reducir una luxación vertebral cervical o practicar un recalibrado lumbar.

facial *(facial)*
NEUROL. adj. Referente a la cara o al nervio facial.

facies *(facies)*
ANAT. f. Nombre latino de cara. Se emplea no solo para designar el rostro (p. ej., facies leonina), sino para referirse a las caras de una articulación o a las caras de un hueso.

facies hipomímica *(hypomimic face)*
NEUROL. Cara con poca expresividad debida a la disminución del número de movimientos automáticos y sincinéticos. Es un signo más del complejo hipocinesia-bradicinesia, presente en la enfermedad de Parkinson u otros síndromes rígido-acinéticos. || **f. miopática** *(myopatic f.)* Expresividad facial característica de algunas miopatías que afectan a la musculatura facial. Es característico la ptosis palpebral y la poca expresividad facial.

facies leonina *(leonine face)*
DERMATOL. Particular infiltración de la piel de la cara, que recuerda a la del león. Aparece en la lepra lepromatosa (lepronas) y linfomas.

facoemulsificación *(phacoemulsiphication)*
OFTALMOL. f. Técnica quirúrgica utilizada para la eliminación del cristalino cataratoso que consiste en su fragmentación mediante ultrasonidos y su posterior aspiración. En esta técnica también se deja intacta la cápsula posterior, al igual que en la extracción extracapsular, para colocar encima la lente intraocular. En la actualidad se ha convertido en la principal técnica utilizada en la cirugía de catarata, dado que permite su realización por una incisión mínima, de solo tres milímetros, por donde se deberá introducir la lente de manera

plegada, para que luego se despliegue en su interior. Esto permite una rápida rehabilitación visual, pudiendo realizarse incluso con anestesia tópica (es decir, sin necesidad de inyección de anestesia), lo que permite dejar el ojo descubierto al finalizar la intervención. Ver **catarata, extracción extracapsular del cristalino, lente intraocular.**

facoesclerosis (*phacosclerosis*)
OFTALMOL. m. Se dice del proceso de envejecimiento del cristalino que conduce a una ligera pérdida de transparencia, pero sin llegar al grado de catarata. Ver **catarata.**

facoma (*phacoma*)
OFTALMOL. m. Tumoración benigna, de tipo hamartoma astrocítico, que se localiza, con frecuencia, a nivel retiniano. Es muy frecuente en el curso de la esclerosis tuberosa.

facomatosis (*phakomatoses*)
NEUROCIR. f. Diversos síndromes congénitos de herencia dominante y con manifestaciones variables a nivel cutáneo, visceral y neural. Ver **enfermedad de Sturge-Weber, enfermedad de Von Hippel-Lindau, esclerosis tuberosa de Bourneville, neurofibromatosis.**

FACS (*fluorescence-activated cell sorting*)
BIOQUÍM. Técnica para la separación de las células, según su fluorescencia, después de la unión de un anticuerpo específico marcado con un fluoróforo. Las gotas fluorescentes, que no contienen más que una célula, se pasan por un sistema que les aporta una carga eléctrica y las desvía a sus propios receptáculos.

factor (*factor*)
ANAT. m. Agente que participa en una determinada función.

factor de activación de plaquetas (*platelet-activating factor*)
BIOQUÍM. Mediador inflamatorio potente y general, activo a concentraciones en el rango nanomolar o picomolar. Es liberado por una variedad de células en respuesta a diversos estímulos. Se denomina así por su alta actividad como agregante plaquetario. ‖ **f. antianemia perniciosa** (*antipernicious f.*) Ver **cianocobalamina.** ‖ **f. antiberiberi** (*antiberiberi f.*) Ver **vitamina B$_1$.** ‖ **f. antihemofilia C** (*antihemophilia C f.*) Ver **factor de coagulación IX.** ‖ **f. antihemofílico** (*antihemophilic anemia f.*) Ver **factor de coagulación VIII.** ‖ **f. de crecimiento del nervio** (*nerve growth f.*) Cualquiera de los componentes de un número de polipéptidos que ejercen un efecto trófico sobre las neuronas. Este término se emplea también para referirse al primer miembro conocido (NGF) que actúa como factor de crecimiento para las neuronas, pero que tiene, además, otros efectos como la estimulación y la diferenciación de los linfocitos B. ‖ **f. de elongación (EFT, EFTs, EFTu)** (*EF-T or transfer f.*) Proteína citoplasmática de *Escherichia coli* y de otros procariotas que actúa en la síntesis de proteínas, favoreciendo la unión del aminoacil-tRNA al sitio A del ribosoma, durante la fase de elongación de la cadena proteica. Esta proteína puede disociarse en dos polipéptidos: EFTu y EFTs; de los que solo el primero participa en la unión dependiente de GTP del aminoacil-tRNA al ribosoma. El EFTs se requiere para regenerar la forma activa de EF-Tu. ‖ **f. de iniciación** (*initiation f.*) (abrev. IF en procariotas y eIF en eucariotas) Cualquiera de un grupo de proteínas solubles que actúa en la iniciación de la traducción ribosomal del mRNA en polipéptidos. ‖ **f. intrínseco** (*intrinsic f.*) Una glicoproteína secretada por la mucosa gástrica que favorece la absorción de la vitamina B$_{12}$ (factor extrínseco) y que le falta a los individuos con anemia perniciosa. ‖ **f. de liberación (RF)** (*release f.*) Proteínas que se unen a un codón de terminación del mRNA, permitiendo la liberación de la cadena polipeptídica naciente y catalizando la hidrólisis del enlace éster peptidil-tRNA. ‖ **f. de terminación** (*termination f.*) Una proteína que ayuda en la terminación de la acción de la RNA polimerasa, como el factor rho de procariotas.

factor de calidad (*quality factor*)
RADIO. El que refleja la capacidad del tipo particular de radiación para provocar un daño. Es representado por Q (v.).

factor Christmas (*Christmas factor*)
HEMATOL. Factor IX de la coagulación plasmática o factor antihemofílico B. PM: 55400; concentración por ml en plasma: 3-4 µg; vida media: 24 horas. ‖ **f. de coagulación I** (*coagulation f. I*) Es el fibrinógeno, proteína sanguínea de elevado peso molecular que, por la acción de la trombina, se convierte en fibrina. Fibrinógeno. Peso molecular 340.000 δ. Concentración por ml de plasma: 3 mg. Vida media: 100-150 h. ‖ **f. de coagulación II** (*coagula-*

tion f. II) Protrombina, se convierte en trombina por el principio convertidor extrínseco. Peso molecular 72.000 δ. Concentración por ml de plasma: 200 mg. Vida media: 50-80 h. ∥ **f. de coagulación III** *(coagulation f. III)* Tromboplastina Tisular, que interviene en la formación del principio convertidor extrínseco. Peso molecular 44.000 δ. Concentración por ml de plasma: 0 mg. ∥ **f. de coagulación IV** *(coagulation f. IV)* Calcio. ∥ **f. de coagulación V** *(coagulation f. V)* Proacelerina: se encuentra en el plasma, pero no en el suero. Peso molecular 290.000-400.000 δ. Vida media: 24 h. Necesario para convertir la protrombina en trombina. ∥ **f. de coagulación VI** *(coagulation f. VI)* Supuesto producto químico que posiblemente deriva de la proacelerina. Este término no se utiliza actualmente. ∥ **f. de coagulación VII** *(coagulation f. VII)* Proconvertina, se sintetiza en el hígado presencia de vitamina K. Peso molecular 63.000 δ. Concentración por ml de plasma 2 μg. Vida media: 6 h. Síntesis hepática por acción de la vitamina K. ∥ **f. de coagulación VIII** *(coagulation f. VIII)* Factor antihemofílico, participa únicamente en la vía intrínseca de la coagulación. Su déficit causa la hemofilia, enfermedad hereditaria ligada al sexo con carácter recesivo. Factor antihemofílico A. Vida media: 12 h. ∥ **f. de coagulación IX** *(coagulation f. IX)* Componente de la tromboplastina del plasma. Su déficit origina una enfermedad hemorrágica con características similares a la hemofilia clásica, por lo que se le llama hemofilia B (A, es la clásica). Factor Christmas, antihemofílico B. Peso molecular 55.400 δ. Concentración por ml de plasma: 3-4 μg. Vida media: 24 h. Síntesis hepática, vitamina-K dependiente. ∥ **f. de coagulación X** *(coagulation f. X)* Participa en las vías intrínseca y extrínseca de la coagulación. Factor Stuart. Peso molecular: 55.000 δ. Concentración por ml de plasma 6-8 μg. Vida media 24-60 h. ∥ **f. de coagulación XI** *(coagulation f. XI)* Tromboplastina plasmática que interviene en la vía intrínseca de la coagulación. Cuando falta aparece la llamada hemofilia C. Factor Rosenthal. Antecedente tromboplastínico del plasma (PTA). Peso molecular 160.000 δ. Concentración por ml del plasma 7 μg. Vida media 40-80 h. ∥ **f. de coagulación XII** *(coagulation f. XII)* Factor de Hageman (factor contacto); que se activa al contacto con cualquier superficie que no sea el endotelio vascular e inicia el proceso intrínseco de la coagulación. Peso molecular 90.000 δ. Concentración por ml de plasma 40 μg. Vida media: 50-70 h. ∥ **f. de coagulación XIII** *(coagulation f. XIII)* Factor estabilizante de fibrina por polimerización de los monómeros de fibrina, que se hacen estables e insolubles en urea. Peso molecular 320.000 δ. Vida media 150 h. Actúa con el calcio para producir un coágulo de fibrina insoluble. ∥ **f. de crecimiento hemopoyético** *(hemopoietic growth f.)* Glucoproteínas segregadas por las células medulares que son indispensables para el desarrollo de las células hematopoyéticas. Su acción puede recaer sobre la proliferación, maduración y función celular o únicamente sobre las fases avanzadas del desarrollo celular. ∥ **f. estabilizador de la fibrina** *(fibrin stabilizing f.)* Ver **factor de coagulación XIII**. ∥ **f. Rhesus** *(Rhesus f.)* Sustancia antigénica presente en el 85% de las personas, descubierto en 1940 por Landsteiner y Wiener tras investigaciones realizadas con el mono Rhesus. Como resultado de dichas investigaciones se pasó a denominar Rh+ (positivos) a los individuos que poseían el antígeno Rh, llamado posteriormente antígeno D, y Rh- (negativos) a aquellos que no lo tienen. Su importancia clínica radica en la gran inmunogenicidad del antígeno D. Ello conlleva que toda persona D-, deba recibir sangre D-. Por otro lado, es el causante de la enfermedad hemolítica del recién nacido D+, cuya madre sea D- y que posea anticuerpos anti-D. La prevención de esta enfermedad se hace administrando inmunoglobulinas anti-D a toda madre D-, tras el nacimiento de un hijo D+, en un plazo no superior a las 72 horas del parto. ∥ **f. Von Willebrand (vWF)** *(Von Willebrand's f.)* Glucoproteína que se sintetiza en las células endoteliales y en los megacariocitos. Interviene en el proceso de adhesión de las plaquetas al subendotelio de la pared vascular: en el contacto de las plaquetas con el subendotelio a través de la GPIb y en la deposición de las plaquetas sobre la superficie subendotelial a través de la GPIIb-IIIa. En el plasma normal, el vWF circula en forma de un complejo bimolecular, asociado mediante enlaces no covalentes a otra glucoproteína, el factor VIII. Aunque el control genético de ambos es independiente, la existencia del complejo bimo-

lecular explica que en la enfermedad de Von Willebrand el factor VIII esté descendido. El factor vW está codificado por un gran gen, aproximadamente 100 veces mayor que el de la hemoglobina y que se halla localizado al principio del brazo corto del cromosoma 12. En el laboratorio se pueden estudiar dos aspectos: *funcional:* vW: RCo (cofactor de la ristocetina) y *antigénico:* vW: Ag. || **f. de coagulación** (*coagulation f.*) Sustancias presentes en la sangre, responsables de su coagulación. Para unificar su nomenclatura se distinguen por números romanos del I al XIII; además están los factores plaquetarios 1-4, y, por último, la fibrinasa y el factor Loki-Lorand. Proteínas necesarias para la formación de fibrina que pueden dividirse en tres grupos, según sus propiedades:
1) *Factores dependientes de la vitamina K: factor II* o protrombina; *factor VII* o proconvertina; *factor IX* o Christmas o antihemofílico B, y *factor X* o Stuart. Se sintetizan en las células del parénquima hepático, poseen en su estructura el ácido γ (gamma) carboxiglutámico. La vitamina K interviene en la carboxilación del ácido glutámico mediante la incorporación de radicales CO_2.
2) *Factores sensibles a la trombina:* fibrinógeno o *factor I; factor V* o proacelerina; *factor VIII* o antihemofílico A, y *factor XIII* o estabilizante de la fibrina. Constituidos por moléculas de alto peso molecular que se consumen en el proceso de la coagulación.
3) *Factores contacto: factor XII* o Hageman; *factor XI* o antecedente tromboplastínico del plasma; precalineína o *factor Fletcher,* y cininógeno de PM alto o *factor Fitgerald.* Actúan en la primera fase de la coagulación y en el desencadenamiento de la fibrinólisis.

factor de compliancia (*compliance f.*)
FISIOL. Volumen residual presente en un sistema de ventilación mecánico asociado a la expansión del sistema de tubos flexibles al aplicar una presión. || **f. de comprensibilidad** (*comprensibility f.*) Volumen de aire que puede ser retenido en un sistema de ventilación mecánica ante la presión de agua aplicada (mh de gas por cm presión de agua). || **f. del crecimiento epitelial** (*epidermal growth f.*) Proteína que se extrajo inicialmente de la glándula submandibular de ratones macho, que estimula el crecimiento epidérmico e inhibe la secreción gástrica. || **f. de crecimiento de fibroblastos** (*fibroblast growth f., FGF*) Como indica su nombre, favorece el crecimiento y la diferenciación de los fibroblastos, diferenciándose un FGF ácido (a) y otro básico (b). || **f. de crecimiento nervioso** (*nerve growth f., NGF*) Fue descubierto en 1950 por Rita Levi Montalcini, purificado y sintetizado en 1970. Se compone de tres subunidades de las cuales la activa consta de 118 residuos y pertenece a la familia de las citoquinas. Se secreta por las células diana hacia las cuales crece el axón y promueve su crecimiento. Tiene, por tanto, importancia no solo en la fase de desarrollo del sistema nervioso, sino también en la reparación de las lesiones de este sistema. Posteriormente se descubrieron otros factores neurotróficos: el factor neurotrófico derivado del cerebro (BD NF: *brain-derived- neurotrophic factor*), y la subfamilia de neurotrofinas designadas como NT-3, 4, 5. Parientes próximos son varios factores neuropoiéticos, como el factor neurotrófico ciliar (CNTF) que es necesario para la pervivencia de las neuronas del ganglio ciliar. || **f. determinante de testículos** (*testes determining f., TDF*) Expresión de un gen que se encuentra en el cromosoma Y que produce la diferenciación testicular. || **f. liberador de corticotropina** (*corticotropin releasing f., CRF*) Polipéptido liberado por el hipotálamo ventromedial al sistema porta-hipofisario: por medio de los vasos especiales llega a la adenohipófisis, donde promueve la secreción de ACTH. || **f. liberador de la hormona del crecimiento** (*growth hormone releasing f. GHRF*) Péptido formado en el hipotálamo y que actúa sobre el lóbulo anterior de la hipófisis (al que llega a través del sistema porta-hipofisario) favoreciendo la secreción de somatotropina. || **f. liberador de la hormona foliculoestimulante** (*follicle-stimulating hormon releasing f., FSHRF*) Factor que se forma en el hipotálamo y actúa sobre la adenohipófisis favoreciendo la secreción de gonadotropina. || **f. liberador de tirotropina** (*thyrotropin releasing hormonem, TSHRF*) Factor que como los demás factores liberadores hipotalámicos, actúa sobre la adenohipófisis, a la que llega a través de los vasos especiales. En la hipófisis estimula la formación de tirotropina. || **f. plaquetario 1** (*platelet f. 1*) Factor V absorbido del plasma. || **f. plaquetario 2** (*platelet f. 2*) Acelerador de la reac-

ción trombina-fibrinógeno. || **f. plaquetario 3** *(platelet f. 3)* Probablemente una lipoproteína existente en las plaquetas que interviene en la generación del principio convertidor de protrombina intrínseca. || **f. plaquetario 4** *(platelet f. 4)* Proteína de las plaquetas que neutraliza la actividad antitrombótica de la heparina. || **f. Rh** *(Rh f.)* Ver **factor Rhesus**. || **f. de Stuart-Power** *(Stuart-Power's f.)* Ver **factor de coagulación X**. || **f. de transferencia (TF)** *(transfer f., TF)* Factor dializable (su molécula es menor de 10.000), que carece de capacidad antigénica, pero que es capaz de transmitir inmunidad antígeno específica mediada por células. El TF se obtiene de la lisis de linfocitos de sangre periférica. Puede ser un factor coadyuvante en el tratamiento de enfermedades por inmunodeficiencia.

factor de crecimiento *(growth factor)*
ENDOCRINOL. Sustancia que posee efectos estimuladores del crecimiento y de la proliferación celular. Se encuentra implicada en numerosos fenómenos biológicos, actuando mediante mecanismos endocrinos o paracrinos. || **f. de crecimiento análogo a la insulina I** *(insulin-like growth f.-I)* Somatomedina C. Molécula peptídica secretada, fundamentalmente, por el hígado y sintetizada localmente en numerosos tejidos. Posee efectos estimulantes del crecimiento tisular, insulinotrópicos y mitogénicos. Se encuentra modulado por la secreción de hormona de crecimiento. Su determinación en plasma sirve de ayuda en el diagnóstico y seguimiento de la acromegalia y de la deficiencia de somatotropina. || **f. de crecimiento análogo a la insulina II** *(insulin-like growth f.-II)* Molécula peptídica secretada, fundamentalmente, por el hígado y sintetizada localmente en numerosos tejidos. Posee efectos estimulantes del crecimiento tisular, insulinotrópicos y mitogénicos. Se encuentra modulado por la secreción de hormona de crecimiento. En contraste con el factor de crecimiento análogo a la insulina I que es el factor de crecimiento dominante en los adultos, el factor de crecimiento II es preponderante en la etapa fetal. || **f. de crecimiento derivado de las plaquetas** *(platelet-derived growth f.)* Péptido mitogénico que se encuentra en los gránulos alfa de las plaquetas y es liberado en la adherencia plaquetar a tejidos traumatizados, favoreciendo los procesos de replicación celular. || **f. de crecimiento transformador** *(transforming growth f.)* Grupo de péptidos que inducen variaciones en el fenotipo en células no transformadas. Se encuentra en medios de células transformadas por retrovirus y en células neoplásicas. El factor de crecimiento transformador alfa se relaciona con el factor de crecimiento epidérmico. Actúa sinérgicamente con el factor de crecimiento transformador beta en la inducción de transformación fenotípica. Este último posee efectos en el desarrollo embrionario y en la regulación hormonal e inmune. || **f. folículo estimulante** *(folliculo stimulating f.)* Ver **hormona estimulante de la foliculogénesis**.

factor de crecimiento transformante alfa *(transforming growth factor alpha, TGF-alpha)*
INMUNOL. Proteína de 5,5 kilo Dalton (kD) compuesta de 50 residuos de aminoácidos, cuya principal acción es la de inducir la proliferación de múltiples tipos de células epiteliales y mesenquimales. || **f. de crecimiento transformante beta** *(transforming growth f. beta, TGF-beta)* Familia de moléculas polipeptídicas sintetizadas por, prácticamente, todos los tipos celulares. Participa en la inflamación y los procesos de cicatrización por su acción quimiotáctica para fibroblastos, así como angiogénica e inductora de la síntesis de matriz extracelular. En la respuesta inmunitaria ejerce un efecto inmunosupresor, antagonizando la mayoría de las respuestas linfocitarias. Induce cambio de isotipo a IgA. || **f. de necrosis tumoral alfa** *(tumor necrosis f. α, TNF-α)* Polipéptido de 157 aminoácidos producido, entre otros, por macrófagos y monocitos estimulados por endotoxina bacteriana. También denominada caquectina, actúa como una monoquina que participa en la inflamación, curación de heridas, remodelado tisular, puede inducir *shock* séptico y caquexia, parece participar en la patogenia del SIDA. Favorece el reclutamiento leucocitario, la angiogénesis y la proliferación de fibroblastos en las zonas de inflamación. Además, posee cierta actividad citotóxica contra células tumorales. || **f. de necrosis tumoral beta** *(tumor necrosis f. beta, TNF-beta)* Proteína de 25 kD sintetizada por linfocitos activados, también denominada linfotoxina. Posee actividad citotóxica contra cé-

lulas tumorales en cultivo, estimula la proliferación de fibroblastos y ejerce acciones muy similares a las del factor de necrosis tumoral alfa (v.). Participa en la inflamación y en el rechazo de órganos y probablemente en la patogenia del SIDA.

factor G de inteligencia *(general factor; «G» factor)*
PSICOL. Inteligencia general que influye en la ejecución general. Factor determinante que, de acuerdo a la teoría de los dos factores de Spearman, es común a todas las habilidades intelectuales. Refleja la capacidad mental de un individuo para realizar un trabajo intelectual. ‖ **f. S de inteligencia** *(«S» factor)* Inteligencia específica que influye en la ejecución de diferentes pruebas. Incluye los subfactores verbal y no verbal (espacial, mecánico y manipulativo) o factores de segundo nivel, que, según la teoría jerárquica de la inteligencia, se encuentran por debajo del factor general y cuya medida, junto con la de este, proporciona la mejor información disponible para el diagnóstico y el pronóstico del nivel y el rendimiento intelectual de una persona.

factor de impacto *(impact index)*
BIOÉT. Índice de relevancia de un artículo científico, que se obtiene revisando el número de veces que dicho artículo ha sido citado por otras publicaciones científicas. ‖ **f. de impacto y ética** *(impact i. and ethics)* Este sistema puede introducir un sesgo en la valoración de la verdadera relevancia de un artículo de investigación, pues, aparte de su importancia intrínseca, intervienen factores meramente ambientales o sociológicos: renombre de la revista en la que se publica, acuerdo o no con otras teorías generalmente aceptadas, pero no comprobadas, etc. Si se considera que este factor de impacto se suele tomar como orientación para la obtención de plazas de docencia o investigación, pueden cometerse injusticias que los tribunales de evaluación deben tener en cuenta.

factor de riesgo *(risk factor)*
NEFROL. Característica biológica o conducta que incrementa la probabilidad de padecer o morir de alguna enfermedad en aquellos individuos que la presentan. Su uso más extendido es como factor de riesgo cardiovascular. Debe cumplir los requisitos de ser un predictor estadístico de la enfermedad, precederla en el tiempo y mantener su efecto al neutralizar otros factores (causalidad). Los principales factores modificables son: hipertensión arterial, tabaco, hiperlipidemia, obesidad, sedentarismo, resistencia a la insulina, hipertrofia de ventrículo izquierdo, microalbuminuria, etc. Los factores no modificables son: edad, sexo masculino, situación posmenopausia, herencia, antecedentes de enfermedad coronaria y diabetes mellitus.

factores de crecimiento celular *(cellular growth factor)*
ANATPATOL. Conjunto de sustancias, generalmente de tipo proteico, responsables de la proliferación y diferenciación de las células en un tejido específico, así como de su mantenimiento, p. ej., el factor de crecimiento epidérmico (EGF).

facultad *(faculty)*
PSICOL. f. Capacidad o poder de hacer algo. Forma de función o proceso mental, como la atención, la memoria, el pensamiento, etc.

FAD *(flavine adenin)*
BIOQUÍM. Ver **flavina adenina dinucleótido**.

FADH$_2$ *(flavine adenin$_2$)*
BIOQUÍM. Forma reducida de la flavina adenina dinucleótido.

fagia- *(phagia, -phagy)*
ANATPATOL. Sufijo que significa comer, destruir.

fagocito *(phagocyte)*
HEMATOL. m. Célula que es capaz de rodear, engullir y digerir microorganismos y detritus celulares. Los fagocitos fijos, que no circulan, comprenden los macrófagos fijos y las células del sistema reticuloendotelial; los fagocitos libres, que circulan en la sangre, comprenden los leucocitos y los macrófagos libres.

fagocitosis *(phagocytosis)*
INMUNOL. m. Ingestión de partículas de tamaño relativamente grande (p. ej., bacterias o restos celulares) por células fagocíticas. El proceso se inicia con la unión de la partícula a la membrana plasmática del fagocito. Tras la unión, la membrana celular se extiende a lo largo de la superficie de la partícula, englobándola; se constituye así una vacuola denominada fagosoma. El fagosoma se fusiona con un lisosoma, dando lugar al fagolisosoma, en cuyo interior es digerida la partícula por las enzimas hidrolíticas. Las células fa-

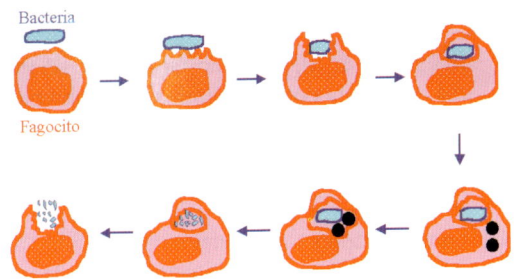

Descripción del proceso de *fagocitosis* de una bacteria por parte de una célula fagocítica

gocíticas principales son los macrófagos, neutrófilos y eosinófilos, y todas ellas desempeñan un papel importante en la respuesta inmunitaria antimicrobiana, por medio de la ejecución de esta función efectora.

fagofobia *(phagophobia)*
PSIQUIAT. Ver **fobia.**

fagolisosoma *(phagolysosome)*
ANATPATOL. m. Orgánulo subcelular resultante de la fusión de un lisosoma, que contiene los sistemas de digestión, y de una vacuola de fagocitosis, que contiene los elementos fagocitados por la célula.

fagomanía *(phagomania)*
PSIQUIAT. Ver **manía.**

fagosoma *(phagosome)*
ANATPATOL. m. Vacuola citoplasmática que contiene el material fagocitado por la célula (bacterias, detritos celulares, etc.).

faja *(binder)*
ORTOP. f. Pieza de tejido elástico, de tela gruesa o plástico, que sirve para ceñir el cuerpo y limitar la movilidad de la columna o para sujetar las paredes abdominales laxas después del parto.

falacia naturalista *(naturalistic fallacy)*
BIOÉT. Falacia que los cientifistas (ver **cientifismo**) arguyen contra la existencia de comportamientos naturalmente más humanos que sus contrarios, es decir, de una ley moral natural al hombre. Se puede formular diciendo: «No se pueden obtener premisas *debe* a partir de premisas *es*.» Si la realidad fuera solamente lo que se puede percibir por la observación científica, no podría mostrarnos el deber. Pero, como abarca aspectos que no caen bajo el método científico (ver **bienes, valores),** su observación sí puede obtener enunciados de deber, que no se derivan de la observación de los hechos empíricamente verificables.

falange *(phalanx)*
ANAT. f. Huesos de los dedos de la mano y del pie. Las falanges son tres, designadas como primera, segunda y tercera falange, a partir del carpo o tarso. El primer dedo solo tiene dos falanges.

falangeta *(phalangette)*
ORTOP. f. Tercera falange, la más distal y pequeña de los dedos de la mano o del pie. Se le llama también ungueal.

falangina *(second phalange)*
ORTOP. f. Segunda falange de los dedos de la mano o del pie, también llamada media. Falta en los dedos pulgar de la mano y en el gordo del pie.

falangitis *(phalangitis)*
ORTOP. f. Inflamación de una o más falanges.

falangización *(phalangization)*
ORTOP. f. Formación quirúrgica de una nueva falange. Generalmente, en el pulgar amputado, se realiza elongando el metacarpiano.

fallo multiorgánico *(multiorgan failure)*
CIRGEN. Insuficiencia grave, reversible o no, de más de un sistema orgánico vital (p. ej., función renal, función hepática, función pulmonar, función cerebral, función cardiaca). Se produce en pacientes ingresados en unidades de cuidados intensivos, casi siempre por la repercusión sistémica de una infección grave, traumatismo o enfermedad multisistémica. Ordinariamente, requiere tratamiento intensivo con respiración artificial, drogas vasoactivas y/o diálisis, debido a la alta mortalidad que se registra en esta clase de procesos. Ver **Sepsis.**

fallo renal agudo *(acute renal failure)*
NEFROL. Ver **insuficiencia renal aguda.** || **f. renal crónico** *(cronic renal f.)* Ver **insuficiencia renal crónica.**

fallo respiratorio *(respiratory failure)*
PNEUMOL. Ver **insuficiencia respiratoria.**

falo *(phallus)*
ANAT. m. Pene. Es el nombre que se suele emplear al referirse a los primeros estadios del desarrollo del pene.

faloidina *(phalloidin)*
BIOQUÍM. f. Heptapéptido bicíclico tóxico que está presente en la seta venenosa *Amanita phalloides*. Se une a la actina de los microfilamentos del citoesqueleto, impidiendo su despolimerización e inhibiendo así el movimiento celular.

falsa tiña amiantácea *(false tinea amiantacea)*
DERMATOL. Lesión escamosa del cuero cabelludo de aspecto similar al asbesto (amianto).

falso negativo *(false-negative)*
ANAT. Resultado de una prueba que descarta equivocadamente a un sujeto de un grupo. || **f. positivo** *(false-positive)* Resultado de una prueba que incluye erróneamente a un individuo en un grupo al que no pertenece.

FAM *(FAM)*
ONCOL. Pauta de poliquimioterapia empleada en el tratamiento del carcinoma gástrico. Combina 5-fluorouracilo con doxorrubicina y mitomicina-C.

famciclovir *(famciclovir)*
FARMCLÍN. m. Antivírico útil en el tratamiento de las infecciones producidas por virus, herpes símplex y varicela-zóster. Es un profármaco de aciclovir.

familia *(family)*
BIOÉT. f. En biología, categoría taxonómica entre orden y género; en medicina, grupo de individuos relacionados genéticamente. || **f. del enfermo** *(f. of the patient)* Ver **apoyo moral, decir la verdad**.

familia génica *(gene family)*
GENÉT. Conjunto de genes que tienen en común uno o varios fragmentos de DNA, al originarse a partir de un gen ancestral común.

familiar *(familial)*
GENÉT. adj. Cualquier rasgo que es más prevalente en los familiares de un sujeto que en la población general, tanto por causas genéticas como ambientales.

FAMTX *(FAMTX)*
ONCOL. Pauta de poliquimioterapia empleada en el tratamiento del carcinoma gástrico que combina 5-fluorouracilo, doxorrubicina, metotrexate y ácido folínico.

faneromanía *(phaneromania)*
PSIQUIAT. Ver **manía**.

fantasía *(fantasy)*
PSICOL. f. Representación mental, por medio de imágenes, de algo que no viene dado de forma inmediata por los sentidos, que sobrepasa lo percibido (se combinan elementos de la experiencia pasada con nuevos aspectos) adentrándose en el terreno de lo posible. Ph. Lersch distingue los siguientes tipos de fantasía: lúdica (la del juego infantil), desiderativa o de deseos; planificadora y creadora. || **f. autista** *(autist f.)* Mecanismo de defensa por medio del que el individuo se enfrenta a conflictos emocionales y a amenazas, de origen interno o externo, utilizando fantasías excesivas, que sustituyen la búsqueda de relaciones interpersonales, para la acción más eficaz o para la resolución de los problemas. Corresponde a un nivel mayor de distorsión o atribución incorrecta de las imágenes de uno mismo o de los demás.

fantasma *(phantasm)*
PSICOL. m. Percepción ilusoria de un objeto que no existe; ilusión o alucinación. En psicoanálisis se denomina así a la escenificación imaginaria de la realización, más o menos deformada por los procesos defensivos, de un deseo generalmente inconsciente.

fantoma *(phantom)*
RADIO. m. Artilugio, aparato o elemento utilizado para el calibrado de equipos de imagen y que contiene, en su interior, elementos de características similares a los del organismo.

faringe *(pharynx)*
ANAT. f. Porción del tubo digestivo en la que se distinguen tres partes: la rino, oro y laringofaringe. Interviene en la deglución y conduce los alimentos al esófago. En la faringe desemboca la trompa de Eustaquio que pone a esta en comunicación con la caja timpánica.

faringectomía *(pharyngectomy)*
OTORRIN. f. Extirpación de la faringe. Puede ser parcial, asociada a una laringectomía (parcial o total), o total circular, precisando entonces una reconstrucción.

faringitis *(pharyngitis)*
OTORRIN. f. Inflamación, aguda o crónica, de la mucosa faríngea. Puede tener un aspecto congestivo o eritematoso, hipertrófico o atrófico y, en este caso, suele asociarse a una radiación del cavum o a una ocena.

faringoscopia *(pharyngoscopy)*
OTORRIN. f. Examen visual directo de la faringe.

faringostoma *(pharyngostoma)*
OTORRIN. f. Comunicación directa entre la piel del cuello y la faringe.

farmacia *(pharmacy)*
BIOÉT. f. Profesión sanitaria encargada, fundamentalmente, de la elaboración, distribución y control de los medicamentos. || **f. y ética** *(ph. and ethics)* El farmacéutico debe velar por la calidad, seguridad y eficacia de los medicamentos, bien sea en su fabricación, en su distribución o bien en su aplicación al paciente concreto. Debido al carácter de esta profesión se presentan, a veces, defectos tales como la falta de puesta al día en los conocimientos profesionales y el afán de lucro (ver **comercialización de la medicina, deber de saber**).

fármaco *(drug)*
ANATPATOL. m. Compuesto químico utilizado en terapéutica. || **f. inotrópico** *(inotropic d.)* m. Conjunto de sustancias farmacológicas que tienen en común el poder incrementar la funcion cardiaca, generalmente por una estimulación de la contractilidad del miocardio.

farmacofilia (del griego *pharmakon*, medicamento) *(pharmacomania)*
PSIQUIAT. f. Inclinación a la toma de medicamentos. Ver **filia**.

farmacogenética *(pharmacogenetic)*
GENÉT. f. Estudio de la variación interindividual, determinada genéticamente, en el metabolismo y en la respuesta a los fármacos.

fármacos antihipertensivos *(antihypertensive drugs)*
NEFROL. Sustancias utilizadas para el tratamiento de la hipertensión arterial. Actúan sobre diversos mecanismos fisiopatológicos, situados en el sistema nervioso y en el cardiocirculatorio, c influyen sobre el funcionamiento renal y el equilibrio hidroelectrolítico. Pueden actuar también por vía enzimática. Reducen la morbilidad y mortalidad cardiovascular. Se clasifican en: 1) Diuréticos (clorotiazida, clortalidona, amiloride, espironolactona, furosemida, etc.). 2) Betabloqueantes (atenolol, oxprenolol, bisoprolol, etc.). 3) Alfabloqueantes (prazosina, doxazosina, etc.). 4) Alfabetabloqueantes (labetalol, carvedilol). 5) Bloqueadores de los canales del calcio o calcioantagonistas (nifedipino, amlodipino, verapamilo, diltiacen, etc.). 6) Inhibidores de la enzima de conversión de la angiotensina o IECAS (captopril, enalapril, perindopril, quinapril, lisinopril, etc.). 7) Inhibidores de los receptores de la angiotensina II (losartan, valsartan, irvesartan). 8) Vasodilatadores (hidralazina, minoxidil). 9) Simpaticolíticos centrales (clonidina, alfametildopa, guanfacina). Su elección viene dada por las características del paciente y los procesos acompañantes; se pueden asociar dos o más de los hipotensores. || **f. bloqueantes ganglionares** *(ganglionic blocking d.)* Actúan bloqueando la transmisión nerviosa simpática y parasimpática ganglionar, suprimiendo o disminuyendo el paso de los impulsos en la sinapsis de los ganglios del sistema nervioso vegetativo (ocupan las terminaciones nerviosas simpáticas y parasimpáticas). La acción es inespecífica y los efectos secundarios y tóxicos son por bloqueo adrenérgico (hipotensión, congestión nasal, diarrea, etc.) y bloqueo colinérgico (sequedad de boca, midriasis, estreñimiento, retención urinaria, etc.). Se han utilizado como hipotensores en perfusión (crisis hipertensivas) y en la hiperreflexia vegetativa simpática.

farnesil pirofosfato *(farnesyl pyrophosphate)*
BIOQUÍM. Intermediario de la síntesis de carotenoides, escualeno y de la biosíntesis de esteroles. Es también un sustrato en la adición de un grupo farnesilo a las proteínas.

fascia *(fascia)*
ANAT. f. Membrana conjuntiva que envuelve diferentes estructuras: fascia muscular, fascia subcutánea, subserosa, etc. No debe confundirse con aponeurosis, cuya principal misión es servir de inserción a determinados músculos. || **f. cribiforme** *(f. cribrosa)* Lámina fibrosa del triángulo de Scarpa, perforada por abundantes orificios. || **f. endopelviana** *(f. pelvis visceralis)* Parte de la fascia pelviana que reviste las vísceras pélvicas. || **f. endotorácica** *(endothoracic f.)* Capa de tejido conjuntivo laxo, situada entre la pared torácica y la pleura parietal. || **f. pelviana** *(f. pelvis)* Fascia que recubre tanto las paredes como las vísceras pélvicas. || **f. renal** *(f. renalis)* Desdoblamiento de la fascia subperitoneal que envuelve la cápsula adiposa del riñón. || **f. torácica** *(f. thoracic)* Fascia que recubre la superficie endotorácica de los músculos de esta

región. || **f. transversal** (*f. transversalis*) Fascia situada entre el peritoneo y la musculatura abdominal.

fascia (*fascia*)
ORTOP. f. Expansión membranosa, en forma de lámina, formada por tejido conectivo fibroso y resistente, de color blanquecino, que sirve de envoltura a otras estructuras como los músculos. La mayoría de las veces el término equivale a aponeurosis y los dos se emplean indistintamente.

fasciculación (*fasciculation*)
NEUROL. f. Contracción parcelar de un músculo, arrítmica y visible a través de la piel. Representa la descarga espontánea del conjunto de fibras musculares inervadas por una fibra nerviosa o motoneurona espinal. La fasciculación es característica de las lesiones del asta anterior, aunque se puede observar en un alto porcentaje de la población sana.

fascículo (*fasciculus, bundle*)
ANAT. m. Fino haz de fibras musculares, nerviosas o tendinosas. || **f. auriculoventricular** (*atrioventricular b.*) Haz de fibras excitoconductoras que parte del nódulo atrioventricular, dividiéndose en dos ramas, derecha e izquierda. Caminan por el tabique interventricular y terminan arborizándose (arborización de Purkinje) en la musculatura de los ventrículos. También se le conoce como fascículo de His. || **f. de Forel** (*Forel's f.*) Haz que se origina en el núcleo rojo y se dirige hacia atrás, hacia dentro y hacia fuera de la porción anterior del tálamo. || **f. longitudinal medial** (*dorsal longitudinal b.*) Haz de fibras que camina junto al acueducto mesencefálico y conecta el hipotálamo con formaciones troncoencefálicas. || **f. mamilotalámico** (*mamillothalamic b.*) Haz de fibras que se proyecta del cuerpo mamilar a los núcleos talámicos anteriores. || **f. mamilotegmental** (*mamillotegmental b.*) Haz de fibras que, desde el cuerpo mamilar, se dirige a los núcleos tegmentales del mesencéfalo. || **f. prosencefálico medial** (*medial forebrain b.*) Haz de fibras situado entre el hipotálamo medial y lateral, que conecta varios núcleos hipotalámicos entre sí y con el rinencéfalo y la formación reticular mesencefálica.

fasciectomía (*fasciectomy*)
ORTOP. f. Resección total o parcial de una fascia o aponeurosis.

fasciodesis (*fasctodesis*)
ORTOP. f. Fijación quirúrgica de una fascia a un ligamento o a un hueso.

Fasciola (*Fasciola*)
MICROBIOL. Género de helmintos parásitos pertenecientes al filo *Platyhelminthes,* subclase *Digenea,* familia *Fasciolidae.* La especie más importante es *Fasciola hepatica* (duela hepática) o distoma cuyos adultos, de aspecto foliáceo con dos ventosas, son parásitos de los conductos biliares de numerosos herbívoros y, ocasionalmente, del hombre. Produce la distomatosis hepática o fascioliosis, que se adquiere por ingestión de larvas (metacercarias), presentes en el agua de charcas o enquistadas en la vegetación. La infestación humana está relacionada con la ingestión de ciertas plantas acuáticas como los berros (*Nasturtium officinale*) que se consumen crudos.

fasciorrafia (*fasciorrhaphy*)
ORTOP. f. Sutura de una fascia o aponeurosis desgarrada. Se utiliza, p. ej., para cerrar un ojal de la misma, por el que se puede herniar un vientre muscular (fascia cuadricipital).

fasciotomía (*fasciotomy*)
ORTOP. f. Sección quirúrgica de una fascia, generalmente de la fascia lata, para corregir el valgo de la rodilla o la fascia plantar en el tratamiento del pie excavado del niño.

fascitis (*fascitis*)
ORTOP. f. Inflamación de una fascia o aponeurosis.

fascitis necrosante (*necrotizing fascitis*)
CIRGEN. Síndrome infeccioso muy grave que se caracteriza por afectar a la fascias, ser de extensión por contigüidad muy rápida (horas) y de gran toxicidad. La mayoría de las veces está causado por heridas traumáticas sucias o en intervenciones en pacientes inmunodeprimidos. Hay dos formas fundamentales: una causada por el estreptococo pyogenes, que produce sobre todo necrosis de piel y tejido celular subcutáneo, y otra causada por gérmenes anaerobios productores de gas, que produce fascitis y mionecrosis (gangrena gaseosa). El tratamiento consiste en cirugía precoz y agresiva con desbridamiento y exéresis de los tejidos necrosados, antibióticos específicos y de amplio espectro y, a veces, oxígeno hiperbárico en las infecciones por anaerobios. Ver **fallo multiorgánico, gangrena.**

fase *(phase)*
RADIO. f. Cada uno de los estados sucesivos por los que pasa una persona, animal o cosa que evoluciona.

fase evolutiva *(evolutive phase)*
PSICOL. Periodo del desarrollo de un individuo con características propias. Ver **edad.**

fase hipertérmica *(hypertermic phase)*
GINECOL. Subida de la temperatura basal en la segunda fase del ciclo, a partir de la ovulación. Sirve para diagnosticar la ovulación y los días fértiles. || **f. lútea** *(luteal ph.)* Fase del ciclo menstrual que comienza tras la ovulación. El cuerpo lúteo que se forma en el folículo segrega progesterona, que es la responsable del crecimiento de las glándulas endometriales y de su secreción. || **f. luteínica** *(luteinic ph.)* Segunda fase del ciclo menstrual en la que se desarrolla el cuerpo amarillo o lúteo que segrega progesterona. || **f. preovulatoria** *(preovulatory ph.)* Días previos a la rotura folicular. En esa fase se producen las modificaciones características del moco cervical, secundarias a la acción de los estrógenos segregados por el ovario.

fase proliferativa *(proliferative ph.)*
FISIOL. Fase que sigue a la menstruación y se caracteriza porque, bajo la acción de los estrógenos ováricos, la capa basal del endometrio comienza a proliferar, regenerando el resto de las capas endometriales.

fásico *(phasic)*
NEUROL. adj. De duración corta. Se utiliza para referirse a respuestas, reflejos o movimientos de aparición rápida y duración corta.

fatiga *(fatigue)*
PSICOL. f. Sensación de agotamiento o disminución de la capacidad energética que el sujeto experimenta, generalmente tras la realización prolongada de una actividad, o como consecuencia de un trabajo demasiado intenso. || **f. física** *(physics f.)* Sensación de debilidad y agotamiento corporal, acompañado de molestias o incluso dolores musculares e incapacidad para relajarse, que se presenta tras un esfuerzo físico. || **f. mental** *(mental f.)* Dificultad para mantener la atención y para concentrarse y, en general, falta de rendimiento del pensamiento, tras realizar un esfuerzo mental, que suele acompañarse de una disminución de la eficacia para realizar las tareas.

fatigabilidad *(fatigability)*
NEUROL. f. Cansancio. Tendencia a estar cansado o exhausto. Disminución progresiva de la amplitud o de la intensidad de una respuesta muscular o de otro género. La fatigabilidad muscular es característica de ciertas enfermedades neurológicas como la miastenia gravis.

fauces *(fauces)*
ANAT. f. Orificio que marca el paso de la cavidad bucal a la orofaringe.

favismo *(favism)*
DERMATOL. m. Perteneciente o relativo a favus.

favus *(favus)*
MICROBIOL. m. Infección fúngica del cuero cabelludo producida por una especie dermatofítica: *Trichophyton schoenleinii.* Se caracteriza por producir lesiones crateriformes, costrosas, amarillentas, con importante inflamación y supuración, con el olor característico de los mohos. El favus o tiña fávica produce alopecia definitiva, ya que la importante inflamación «expulsa» o elimina el pelo completo incluido el bulbo piloso. En la actualidad, es un tipo de lesión poco frecuente.

FDG *(FDG 2-[^{18}F]-fluoro-2-desoxi-D-glucosa)*
MEDNUCL. Análogo a la glucosa utilizado para el diagnóstico de diversas patologías mediante PET.

febricida *(febrifuge)*
FARM. adj. Que reduce la fiebre. Antipirético, antitérmico, febrífugo.

febrícula *(febricula)*
ANATPATOL. f. Fiebre de escasa magnitud (menor de 38º C), especialmente aquella referida a una larga duración y de causa desconocida.

febrífugo *(febrifuge)*
FARM. Ver **febricida.**

fecal *(fecal)*
DIGEST. adj. Aquello que se relaciona con materias fecales.

fecalito *(coprolith, fecalith, enterolith)*
ANATPATOL. m. Concreción de material de las heces, a veces incluso con calcificación.

fecaloide *(fecaloid)*
DIGEST. adj. Término que se suele aplicar a los vómitos u otras emisiones con contenido fecal, fístulas gastrocólicas, obstrucciones intestinales bajas, etc. Síntoma cuyo pronóstico es difícil.

fécula *(fecula)*
DIGEST. f. Materia que se encuentra en algunos vegetales, sobre todo en la patata.

feculento *(feculent)*
DIGEST. adj. Se dice de algo que tiene heces o sedimento excrementicio.

fecundación *(fecundation)*
GINECOL. f. Unión del gameto femenino (óvulo) y el masculino (espermatozoide). En la especie humana la fecundación tiene lugar en el tercio externo de la trompa.

fecundación artificial *(artificial fecundation)*
BIOÉT. Ver **fecundación in vitro, inseminación artificial.** || **f. in vitro** *(in vitro f.)* Intervención que toma los gametos masculino y femenino y realiza su unión fuera del cuerpo humano, para, posteriormente, transferir el embrión formado al útero de su madre para que se implante y comience el embarazo. || **f. in vitro y ética** *(in vitro f. and ethics)* Su práctica es incorrecta por el número de vidas humanas embrionarias que se pierden en el proceso (entre el 96 y el 99%), por el modo indigno de la concepción (los hijos tienen derecho a nacer como fruto del amor de sus padres, expresado corporalmente), y por el tipo de manipulación que supone para la sexualidad humana; también es desaconsejable desde el punto de vista técnico, por su baja eficacia y alto costo (tanto económico como humano), y la mentalidad eugenésica que la acompaña, que lleva a la práctica del aborto ante la menor sospecha de enfermedades fetales. Aunque está considerada un tratamiento de la infertilidad, realmente no cura nada, solo fabrica un niño para la pareja infértil, que sale de la clínica con su padecimiento sin resolver.

fecundidad *(fertility)*
FISIOL. f. Capacidad de concebir. El índice de fecundidad de una población es el cociente del número de nacimientos por año por el número de mujeres en edad fértil.

feed-back *(feed- back)*
ANATPATOL. m. Término inglés que significa retroalimentación.

felbamato *(felbamate)*
NEUROL. m. Fármaco antiepiléptico de uso restringido por sus efectos secundarios.

felodipino *(felodipine)*
FARMCLÍN. m. Antagonista del calcio, utilizado en el tratamiento de la hipertensión arterial y en el de la cardiopatía isquémica.

feminización *(feminization)*
GINECOL. f. Desarrollo de las características femeninas. Puede aparecer en el varón una feminización secundaria a trastornos hormonales, como ocurre en el síndrome de feminización testicular.

femoral *(femoral)*
ORTOP. adj. Relativo o perteneciente al fémur.

femorocalcáneo *(femorocalcaneum)*
ORTOP. adj. Relativo o perteneciente al fémur y al calcáneo. Se dice del músculo plantar delgado.

femorocutáneo *(femorocutaneous)*
ORTOP. adj. Relativo o perteneciente al muslo y a la piel. Se dice del nervio femorocutáneo y de la llamada meralgia parestésica o neuralgia del femorocutáneo.

femorotibial *(femorotibial)*
ORTOP. adj. Relativo o perteneciente al fémur y a la tibia a la vez.

fémur *(femur)*
ANAT. m. Hueso largo que forma el esqueleto del muslo. Se articula por su extremo proximal con el hueso ilíaco (o coxal) y por el distal con la tibia y la rótula. Es el hueso mayor del cuerpo.

fenciclidina *(phencyclidine)*
NEUROL. f. Fármaco anestésico que puede producir marcados efectos sobre la conducta. El mecanismo de acción es por interacción con los receptores NMDA.

fenestración *(fenestration)*
OTORRIN. f. Apertura quirúrgica de la pared ósea del canal semicircular externo.

fenfluramina *(fenfluramine)*
ENDOCRINOL. f. Agonista serotoninérgico indirecto que estimula la liberación e inhibe la recaptación de serotonina en la sinapsis. Estimula la saciedad, por lo que se ha empleado en el tratamiento de la obesidad.

fenformina *(fenformin)*
ENDOCRINOL. f. Fármaco, con efecto antidiabético, perteneciente al grupo de las biguanidas. Actúa reduciendo el nivel de glucemia mediante mecanismos ajenos a la estimulación de la secreción endógena de insulina. Entre sus efec-

tos secundarios destaca la intolerancia gastrointestinal y el desarrollo de acidosis láctica.

fengofobia *(fengophobia)*
PSIQUIAT. Ver **fobia**.

fenicoles *(fenicols)*
FARMCLÍN. Antibacterianos de efecto bacteriostático. Inhiben la síntesis de proteínas bacterianas por fijación en el ribosoma bacteriano. Presentan una buena actividad frente a bacterias gram-positivas, bacterias anaerobias y frente a las bacterias intracelulares: *Chlamydia*, *Coxiella* y *Mycoplasmas*. Están contraindicados durante el embarazo.

fenilalanina *(phenylalanine)*
BIOQUÍM. f. Aminoácido peptídico. En mamíferos es un aminoácido esencial que se obtiene de la dieta.

fenilcetonuria *(phenylketonuria)*
ANATPATOL. f. Enfermedad metabólica congénita de herencia autosómica, recesiva en el metabolismo de la fenilalanina a tirosina (fenilalanina-hidroxilasa), que origina retraso en el desarrollo, especialmente neurológico, y deficiencia mental. Su diagnóstico precoz, en el nacimiento y una dieta estricta, en cuanto a la cantidad de fenilalanina, permiten un desarrollo adecuado normal.

fenilefrina *(phenylephrine)*
ANEST. f. Fármaco agonista α-adrenérgico con mínima acción β. Utilizado como vasoconstrictor y en el tratamiento de la hipotensión severa, el *shock* y las taquiarritmias supraventriculares.

feniletanolamina metil transferasa *(phenyletanolamine n-methyl transferase)*
ENDOCRINOL. Enzima que cataliza la transformación de norepinefrina en epinefrina.

fenilpiruvato *(phenylpiruvato)*
BIOQUÍM. m. Intermediario en la degradación de la fenilalanina.

fenitoína *(phenytoin)*
NEUROL. f. Fármaco antiepiléptico que resulta muy eficaz en el tratamiento de distintas crisis epilépticas parciales y generalizadas. Presenta también acción antiarrítmica y antimiotónica. Entre sus efectos secundarios destaca la hiperplasia gingival y la hipertricosis.

fenobarbital *(phenobarbital)*
NEUROL. m. Fármaco antiepiléptico, derivado de los barbitúricos, empleado para el tratamiento de distintos tipos de crisis epilépticas generalizadas y parciales.

fenocopia *(phenocopy)*
GENÉT. f. Modificación fenotípica no hereditaria, debida a causas ambientales, que imita a un fenotipo producido por un genotipo específico.

fenolización *(phenolization)*
RADIO. f. Procedimiento terapéutico, frecuentemente guiado por técnicas de imagen, que consiste en la introducción de fenol para la destrucción de una porción de tejido (metástasis, ganglios neurales).

fenómeno del alba *(dawn phenomenon)*
ENDOCRINOL. Periodo de insulinorresistencia que tiene lugar en los pacientes con diabetes mellitus durante la madrugada; fisiopatológicamente se ha relacionado con la elevación nocturna del nivel de la hormona de crecimiento. ‖ **f. de Jod-Basedow** *(Jod-Basedow's ph.)* Inducción de hipertiroidismo por administración exógena de yodo, a través de la alimentación o de tratamientos farmacológicos. Ocurre, con mayor frecuencia, en pacientes con bocio endémico.

fenómeno de Arias-Stella *(Arias-Stella's phenomenon)*
GINECOL. Modificación que ocurre en el endometrio hipersecretor que afecta fundamentalmente a los núcleos. Se observa en el endometrio del embarazo extrauterino y en la retención de restos ovulares.

fenómeno de Arthus *(Arthus' phenomenon)*
ANATPATOL. Modelo básico de la enfermedad local por inmunocomplejos. Se trata de una reacción necrohemorrágica, que surge como consecuencia del depósito de inmunocomplejos en la pared de los vasos, lo que origina una vasculitis con necrosis de la pared vascular con la consecuente necrosis hemorrágica tisular. De forma experimental tiene lugar después de cuatro o cinco horas de una inmunización local activa o pasiva, generalmente subcutánea. ‖ **f. de Koch** *(Koch's ph.)* Colapso súbito de los animales tuberculosos cuando se les inyecta un cultivo reciente de bacilos tuberculosos en el peritoneo. El exudado que se forma contiene, casi exclusivamente, linfocitos. Si se inyectan bacilos tuberculosos virulentos a una cobaya, que ya está tuberculosa, no se produce una generalización de la

nueva infección, sino que esta queda localizada en el punto de la inoculación y se forma una escara que cura rápidamente. || **f. de Raynaud** (*Raynaud's ph.*) Reacción vascular consistente en un vasoespasmo, seguido de una brusca vasodilatación (reacción triple coloreada: palidez-cianosis-enrojecimiento) en las arterias de mediano calibre de las extremidades, especialmente de las manos, en respuesta a diferentes estímulos; entre ellos el más importante es el frío. Puede aparecer como síntoma de otras enfermedades o como enfermedad en sí misma. Si se repite con frecuencia, termina produciéndose una necrosis de los tejidos por isquemia. || **f. de Sanarelli-Shwartzman** (*Sanarelli-Shwartzman's ph.*) Reacción necrótica de la piel, causada por infección de endotoxinas de bacterias gram-negativas. || Reacción que experimenta un conejo cuando recibe una inyección intravenosa de un cultivo de gérmenes del cólera, que tolera perfectamente, y horas después se le inyecta, por la misma vía, un infiltrado inofensivo de cualquier otro germen: el conejo muere con lesiones hemorrágicas del intestino y del epiplón.

fenómeno de Bell (*Bell's phenomenon*)
OFTALMOL. Elevación del globo ocular, al intentar cerrar los ojos, en un sujeto con lesión del nervio facial y, por lo tanto, con incapacidad para el cierre de la hendidura palpebral ipsilateral. || **f. de Marcus-Gunn** (*Marcus-Gunn's ph.*) Aquel caracterizado por la elevación brusca de un párpado anormalmente caído (*ptosis*) de manera sincrónica con la apertura de la boca. Se debe a una conexión anómala entre el músculo que eleva el párpado y el responsable de la masticación. || **f. de Marcus-Gunn invertido** (*inverted Marcus-Gunn's ph.*) Aquel caracterizado por el cierre del párpado durante la masticación, acompañándose, con frecuencia, de lagrimeo (lágrimas de cocodrilo) Ver **fenómeno de Marcus-Gunn**. || **f. de Tyndall** (*Tyndall's ph.*) Se dice de la presencia, en la cámara anterior del ojo, de pequeños corpúsculos flotando en el humor acuoso y que están constituidos por células inflamatorias y proteínas. Aparecen en los procesos inflamatorios del cuerpo ciliar. Ver **iridociclitis, uveítis anterior**.

fenómeno de ionización (*ionization phenomenon*)
RADIO. Propiedad de los rayos X que, al interactuar con las partículas, genera iones cargados eléctricamente. Este fenómeno es ampliamente utilizado en sistemas de detección de la radiación. Ver **cámara de ionización**.

fenómeno de Köebner (*Köebner's phenomenon*)
DERMATOL. Ver **isomorfo**.

fenómeno de Westphal (*Westphal's phenomenon*)
NEUROL. Contracción muscular refleja, evocada durante el acortamiento de un músculo. Se puede observar en los pacientes parkinsonianos y en las distonías.

fenotipo (*phenotype*)
GENÉT. m. Propiedad observable en un organismo, fruto de la interacción entre su genotipo y el ambiente en que este se expresa.

fenotipo de Bombay (*Bombay phenotype*)
HEMATOL. Rasgo genético raro que afecta a la expresión fenotípica de los grupos sanguíneos ABO. El antígeno H es el precursor sobre el que actúan las enzimas, productos de los genes A y B, fijando un nivel de azúcar determinado que le confiere la especificidad antigénica final, A o B. El gen H es dominante y de muy alta frecuencia. Las personas de fenotipo Bombay son individuos muy raros, que son homozigóticos hh, y no pueden producir sustancia H. Se comportan como el grupo 0, aunque hayan heredado los genes A o B. Producen anticuerpos anti-A, anti-B y anti-H, que aglutinan hematíes A, B, AB y 0, por lo que solo pueden recibir sangre de otro individuo de fenotipo Bombay.

fenoxibenzamina (*phenoxibenzamine*)
ANEST. f. Fármaco antagonista α-adrenérgico. Produce hipotensión por vasodilatación periférica, utilizándose en el tratamiento de crisis hipertensivas.

fenproporex (*fenproporex*)
ENDOCRINOL. m. Derivado anfetamínico de efecto anorexiante que se ha empleado en el tratamiento de la obesidad.

fentanilo (*fentanyl*)
ANEST. f. Fármaco opiáceo sintético muy potente, analgésico con una efectividad cien veces mayor que la morfina, caracterizado por su rápido inicio de acción, efecto breve y gran liposolubilidad, por lo cual es muy utilizado

durante la anestesia general. Se puede administrar a través de diversas vías (intravenosa, subcutánea, transdérmica, intramuscular, epidural e intratecal).

fentermina *(phentermine)*
ENDOCRINOL. f. Fármaco de efectos estimulantes a nivel del sistema nervioso central, que posee acciones anfetamínicas y anorexiantes; fue utilizado en el tratamiento de la obesidad.

fentolamina *(phentolamine)*
ANEST. f. Fármaco antagonista α-adrenérgico. Produce hipotensión por vasodilatación periférica.

feocromocitoma *(pheochromocytoma)*
ANATPATOL. f. Tumoración, originada en las células encargadas de la síntesis de la adrenalina y la noradrenalina, de la médula de la glándula suprarrenal y de otros paraganglios (paraganglioma). Tumor que se manifiesta, en la mayoría de las ocasiones, de manera benigna, compuesto por células de mediano tamaño, con un citoplasma amplio acidófilo y una abundante red vascular. Desde el punto de vista clínico, si hay producción de hormonas, se manifiesta con crisis hipertensivas, sudoración, hiperglucemia y arritmias cardiacas, por el efecto de las hormonas producidas.

feofitina *(pheophytin)*
BIOQUÍM. f. Cualquier pigmento, derivado de clorofila, en el que se ha eliminado el metal central.

fermentación *(fermentation)*
BIOQUÍM. f. Descomposición anaeróbica de una sustancia, especialmente de un carbohidrato, llevada a cabo por enzimas, bacterias, levaduras y otras células, con formación de metabolitos secundarios. || **f. alcohólica** *(alcoholic f.)* Proceso metabólico, característico de algunas levaduras y bacterias, por el cual los azúcares son metabolizados en etanol y dióxido de carbono en condiciones anaerobias. Este proceso es utilizado industrialmente para la producción de vino, cerveza y en panadería.

feromona *(pheromone)*
ENDOCRINOL. f. Sustancia química que tras ser excretada por un individuo modifica el comportamiento en otro ser de la misma especie.

ferredoxina *(ferredoxin)*
BIOQUÍM. f. Proteína que contiene igual número de átomos de hierro y de azufre lábilmente unidos. Actúa como transportador electrónico en la fotosíntesis y en la fijación de nitrógeno.

ferrihemoglobina o **methemoglobina** *(ferrihemoglobin)*
BIOQUÍM. f. Producto de oxidación de la hemoglobina en el que sus cuatro átomos de hierro están en forma de Fe (III). A diferencia de la hemoglobina, la methemoglobina no puede unir y transportar moléculas de oxígeno.

ferritina *(ferritin)*
NEFROL. f. Proteína de depósito de hierro (proteína férrica) afín a la hemosiderina, constituida por una capa periférica de apoferritina y una micela central de óxido ferrohidróxido. Se forma en el intestino y se almacena en el bazo, médula, mucosa intestinal, sistema reticuloendotelial e hígado. Es un indicador de los depósitos de hierro del organismo. Disminuye en casos de carencia crónica de hierro (anemia ferropénica microcítica e hipocroma) y se eleva en hemocromatosis, hepatopatías, tumores, *shock* traumático, etc. Se acumula en las células por difusión y por aglutinación (siderosomas).

ferromagnético *(ferromagnetic)*
RADIO. adj. Que contiene cualidades del hierro y es capaz de generar un campo magnético o ser influido por él. Ver **contraste.**

ferropenia *(iron-deficiency)*
NEFROL. f. Disminución de la concentración o masa férrica orgánica secundaria que conduce a un balance negativo persistente del hierro (Fe). Sus causas principales son: aumento de pérdidas (hemorragia gastrointestinal o genital, posquirúrgicas, etc.), necesidades aumentadas (infecciones, embarazo, lactancia), absorción reducida (malabsorción, aclorhidria, resecciones intestinales, etc.) y disminución de la disponibilidad de hierro (desnutrición, dieta inapropiada, etc.). Es típica la anemia ferropénica, que se caracteriza por ser microcítica e hipocrómica.

ferroporfirina *(ferroporphyrin)*
BIOQUÍM. f. Sustancia de núcleo porfirínico, presente en numerosos pigmentos respiratorios, que contiene un átomo de hierro en el estado

ferroquelatasa

ferroso (+2), el único estado capaz de transportar oxígeno.

ferroquelatasa *(ferrochelatase)*
BIOQUÍM. f. Enzima que cataliza la inserción de Fe (II) en el anillo de protoporfirina IX. Es la última etapa de la biosíntesis del grupo hemo.

fertilidad *(fertility)*
GINECOL. f. Capacidad sexual para la reproducción. Requiere la normalidad anatómica y funcional del aparato genital femenino y masculino. Ver **fecundidad**.

fertilización *(fertilization)*
ENDOCRINOL. f. Término que se refiere a la fecundación entre dos gametos.

fertilización *(fertilization)*
GINECOL. f. Unión de los gametos masculino y femenino para formar el cigoto. Esta unión, normalmente, tiene lugar en el tercio externo de la trompa de Falopio. ‖ **f. externa** *(external f.)* Ver **fertilización in vitro**. ‖ **f. in vitro** *(in vitro f.)* La fertilización del óvulo por el espermatozoide fuera del aparato genital de la mujer. Para ello, se suele provocar, hormonalmente, una poliovulación. Se recogen, por aspiración, los óvulos de los correspondientes folículos de Graaf (vía endoscópica) y se depositan sobre un vidrio de reloj en donde se coloca una cierta cantidad de semen. Se sigue el proceso de fertilización mediante el microscopio y cuando las primeras divisiones se realizan normalmente, se transfieren al útero tres o cuatro de los cigotos que muestran mayor vitalidad. ‖ **f. interna** *(intern f.)* La que tiene lugar en el interior del aparato genital femenino, bien sea por la vía normal bien mediante técnicas que ayudan a la fecundación del óvulo por el espermatozoide.

férula *(splint)*
ORTOP. f. Estructura rígida o flexible, de composición y forma variables, generalmente de metal, con protección de algodón, celulosa, etc. Se emplea para inmovilizar una parte del cuerpo fracturado, luxado o paralítico y que conviene mantener en reposo, en buena posición o en descarga, como es el caso de enfermedades articulares inflamatorias, parálisis, luxación o fracturas. ‖ **f. de abducción** *(abduction s.)* Férula para mantener la abducción de los extremos inferiores en los niños afectos de luxación congénita de cadera. ‖ **f. de Anderson** *(Anderson's s.)* Empleada, en el pasado, en fracturas diafisarias o en elongación de extremidades, especialmente de la tibia. ‖ **f. antiequino** *(antiequinus s.)* Cada uno de los dispositivos que evitan el equinismo del pie, en parálisis del ciático poplíteo externo, mediante un muelle o una tira elástica. ‖ **f. de Braun** *(Braun's s.)* Férula metálica rígida, no regulable, que se sujeta con vendas de gasa para mantener en la cama al miembro inferior en reposo y en posiciones de semiflexión. Se puede combinar con tracción continua, si se fija en los pies de la cama. ‖ **f. de Bunnell** *(Bunnell's s.)* Férula dinámica para mantener en flexión las articulaciones metacarpofalángicas afectas de rigidez en extensión. ‖ **f. de Cabot** *(Cabot's s.)* Férula metálica flexible para la extremidad inferior, que se viste con vendas y a la que se le hace adoptar una flexión en ángulo recto para el pie y un ángulo más abierto para el hueco poplíteo. ‖ **f. de Cramer** *(Cramer's s.)* Férula flexible formada por una estructura de alambre dispuesta en escalera de mano. Se emplea para la inmovilización provisional de un miembro, recubierta de celulosa y vendas. ‖ **f. digital** *(digital s.)* Férula de metal flexible o plástico conformada para inmovilizar un dedo. ‖ **f. dinámica** *(dynamic s.)* Cualquier aparato que ayude a la obtención de movimientos iniciados por el propio paciente; también se le llama férula funcional. ‖ **f. de Milwaukee** *(Milwaukee's s.)* Dispositivo para la corrección de la escoliosis que consta de un soporte pelviano, una membrana, un soporte occipital, unos vástagos de tracción axial y una platina para compresión postero-lateral. También se le denomina corsé de Milwaukee. ‖ **f. nocturna** *(nocturne s.)* Cualquier dispositivo del tipo de férula para mantener por la noche una cura postural. ‖ **f. de Pouliquen** *(Pouliquen's s.)* Férula de abducción del brazo en fracturas del húmero o en ciertos postoperatorios del hombro o plexo braquial. ‖ **f. de sirena** *(mermaid s.)* Férula para la corrección de deformidades axiales de las rodillas, manteniéndolas solidarizadas durante la noche con un vendaje, de modo que el conjunto recuerda la forma de una sirena. ‖ **f. de Thomas** *(Thomas' s.)* La formada por dos vástagos metálicos, unidos en la parte inferior por un arco y en la parte superior por un círculo, que permite descargar el peso del cuerpo

de la cadera, de la rodilla o del tobillo y transferirlo al isquion. Empleada especialmente en las coxopatías. Se utilizó en traumatología para el transporte de fracturados, en decúbito o en bipedestación, durante las guerras. ‖ **f. de Toronto** *(Toronto's s.)* Férula para mantener en abducción las extremidades inferiores, empleada en el tratamiento de la enfermedad de Perthes. ‖ **f. de yeso** *(gypsum s.)* Tira de yeso resultante de la superposición de distintas capas de vendaje enyesado, empleada para reforzar un vendaje de yeso y que se solidariza al resto con vendas de yeso circulares.

festinación *(festination)*
NEUROL. Ver **marcha festinante**.

fetiche *(fetish)*
PSIQUIAT. m. Objeto elegido como fuente principal de estimulación para lograr la satisfacción sexual.

fetichismo *(fetishism)*
GINECOL. m. Perversión sexual en la que el individuo provoca la excitación con objetos o partes del cuerpo extragenital.

fetichismo *(fetishism)*
PSIQUIAT. m. Trastorno de las inclinaciones sexuales, consistente en el impulso recurrente e intenso, para lograr la satisfacción sexual mediante un objeto inanimado (fetiche) como fuente principal de estimulación.

feto *(fetus)*
ANAT. m. Ser en desarrollo intrauterino. En nuestra especie se suele hablar de embrión hasta que alcanza una morfología con rasgos humanos, lo cual ocurre al final del segundo mes. Por lo tanto, el periodo fetal se extiende desde las ocho semanas hasta el nacimiento.

feto arlequín *(arlekin fetus)*
DERMATOL. Feto prematuro afecto de ictiosis congénita.

feto como donante *(fetus like donor)*
BIOÉT. Ver **trasplante de tejido fetal**. ‖ **f. y trasplantes** *(f. and transplants)* Ver **trasplante de tejido fetal**.

fetopatía *(fetopatie)*
GINECOL. f. Desarrollo anormal que afecta al feto una vez concluido el periodo embrionario. Son causa de fetopatía, fundamentalmente, las infeccciones intrauterinas (rubéola, toxoplasmosis, etc.), así como las enfermedades metabólicas (diabetes) o la incompatibilidad Rh que produce la enfermedad hemolítica fetal.

fetoscopia *(fetoscopie)*
GINECOL. f. Visualización del feto mediante un sistema óptico que se introduce en la cavidad uterina a través del abdomen de la madre o por vía transvaginal. Se practica en ocasiones para el diagnóstico prenatal de anomalías fetales.

fetotoxicidad *(fetotoxic)*
GINECOL. f. Efecto tóxico sobre el feto que puede ser producido por múltiples sustancias. Estas pasan a través de la barrera placentaria y pueden producir trastornos del crecimiento o disfunciones de algún órgano.

fiabilidad *(reliability)*
BIOÉT. f. Cualidad de una prueba diagnóstica que indica que es muy específica (ver **especificidad**) y muy sensible (ver **sensibilidad**). Se dice que un test es fiable cuando se obtienen los mismos resultados en sucesivas aplicaciones realizadas en situaciones similares. Normalmente, una prueba muy sensible es poco específica y una prueba muy específica es poco sensible. ‖ **f. de la ciencia** *(r. of the scienc*e) Grado de certeza de un conocimiento científico.

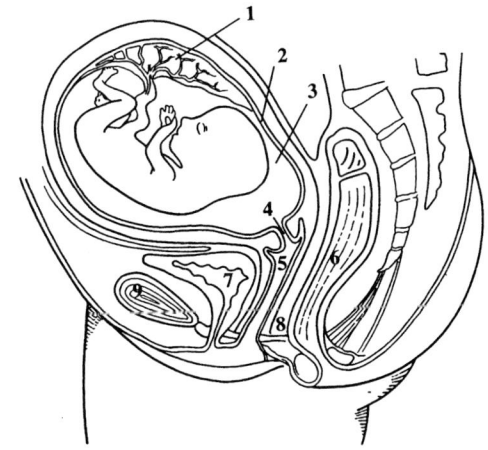

feto. Corte sagital a través del vientre de una gestante: 1) placenta con vena umbilical; 2) decidua capsular, cubierta interiormente por el amnios; 3) saco amniótico con líquido amniótico bañando al feto; 4) cuello uterino; 5) vagina; 6) recto; 7) vejiga; 8) diafragma perineal; 9) sínfisis del pubis

fibra (*fiber*)
FISIOL. f. Estructura filamentosa. En unos casos se trata de células muy alargadas, como las musculares; en otros son prolongaciones de una célula, como las fibras nerviosas, y, por último, pueden ser filamentos segregados por las células conjuntivas, como las fibras colágenas y las reticulares. ‖ **f. adrenérgica** (*adrenergic f.*) Fibra nerviosa que utiliza como neurotransmisor la adrenalina, es de naturaleza simpática. ‖ **f. aferente visceral** (*afferent autonomic f.*) Fibra que transporta información sobre el estado visceral. Su curso hasta la médula es semejante al de las fibras somáticas. En la médula hace sinápsis en la sustancia intermedia, de naturaleza vegetativa, y de ahí asciende hasta el hipotálamo y el tálamo. Las sensaciones viscerales, que alcanzan nivel consciente, llegan hasta la corteza cerebral. Una buena parte de la información visceral se conduce a través del nervio vago y termina en el núcleo del tracto solitario, situado en el bulbo. ‖ **f. colinérgica** (*cholinergic f.*) Fibra vegetativa que utiliza como neurotransmisor la acetilcolina. ‖ **f. de cromatina** (*chromatin f.*) Fibra que forma el DNA nuclear cuando se dispone en las tres direcciones del espacio. Hay principalmente dos tipos de fibras cromatínicas: una de ellas tiene un diámetro de 10-11 nm, que incluye el DNA espiralizado junto con nucleosomas. El segundo tipo tiene aproximadamente 30 nm de diámetro y está formado por una espiralización subsecuente de la fibra de 11 nm. ‖ **f. densa del espermatozoide** (*spermatozoon dense f. sheath*) Fibra proteica que envuelve el axonema del espermatozoide, dando consistencia al flagelo y permitiendo la motricidad del mismo. Existen nueve fibras densas en cada espermatozoide normal. ‖ **f. dietética** (*dietary f.*) Polisacáridos de origen vegetal que son resistentes a las enzimas digestivas, por lo que se emplean en el tratamiento del estreñimiento. Favorecen la sensación de plenitud gástrica, por lo que también se utilizan como coadyuvantes en el tratamiento de la obesidad. ‖ **f. dietética insoluble** (*non-soluble dietary f.*) Polisacáridos entre los que se encuentran la celulosa, lignina y hemicelulosa que se hallan en frutas, vegetales y cereales. Su ingesta aumenta el bolo fecal, por lo que se utilizan en el tratamiento del estreñimiento y de la diverticulosis. Carecen de efectos significativos sobre la absorción de carbohidratos o grasas. ‖ **f. dietética soluble** (*soluble dietary f.*) Fibra viscosa, como las gomas y el guar, que enlentece el vaciamiento gástrico y la motilidad intestinal y retrasa la absorción de carbohidratos y grasas. Constituye una medida terapéutica coadyuvante en el tratamiento de la diabetes mellitus y las hiperlipemias. ‖ **f. de estrés** (*f. of stress*) Haces de filamentos citoplasmáticos de actina que se asocian, junto con otras proteínas del citoesqueleto, para posibilitar los movimientos ameboides de algunas células. ‖ **f. del huso** (*f. of the spindle apparatus*) Fibra constituida por microtúbulos procedentes de ambos centriolos y del cinetocoro de los cromosomas, que aparece en las células que se están dividiendo por mitosis. ‖ **f. de Mahaim** (*Mahaim's f.*) Fibra de tipo especial de las vías accesorias que presenta propiedades de conducción decremental con conexión atriofascicular. Puede provocar taquicardia paroxística supraventricular. ‖ **f. motora** (*motor f.*) Fibra nerviosa que transmite impulsos motores bien formando parte de haces motores, en el sistema nervioso central, o bien de nervios motores, en el sistema nervioso simpático. ‖ **f. muscular** (*muscle f.*) Elemento celular básico del músculo cardiaco o esquelético. La fibra esquelética es cilíndrica, multinucleada y rica en miofibrillas, mientras que la cardiaca posee uno o dos núcleos. ‖ **f. muscular de contracción lenta** (*slow twitching f.*) Fibra de color rojo, de pequeño calibre y mucho más numerosa que la blanca, si bien la proporción entre unas y otras varía según las personas. ‖ **f. muscular de contracción rápida** (*fast twitching f.*) Fibra más gruesa que la roja y de contracción mucho más rápida, si bien es más susceptible de cansancio que aquellas de contracción lenta ‖ **f. nerviosa** (*nervous f.*) Prolongación del peicarion que puede corresponder a una dendrita, como en el caso de las fibras sensitivas, o a un axón, no son motoras. Las fibras nerviosas se clasifican en dos tipos, llamados mielínicas y amielínicas, dependiendo de que las células envolventes fabriquen, o no, la cubierta de mielina alrededor de los axones. En el sistema nervioso central, los oligodendrocitos envuelven al axón y las fibras neviosas forman haces. Cada célula glial puede envolver y mielinizar varios axones. En el sistema nervioso periférico cada

axón está recubierto por células de Schwann y las fibras se agrupan formando nervios. Los nervios periféricos pueden contener fibras de tipo amielínico y mielínico. ‖ **f. nerviosa amielínica** *(unmyelinated nerve f.)* Fibra cuya vaina de Schwann, o de oligodendrocitos, no posee mielina, por lo que la corriente eléctrica camina por ella con lentitud (entre 0,5 y 3 m.) Se denomina fibra C. ‖ **f. nerviosa mielínica** *(mielinic nervous f.)* Fibra nerviosa en la cual un axón queda envuelto por células de Schwann que forman una vaina de mielina. Las fibras nerviosas mielínicas poseen una capacidad de conducción eléctrica mucho mayor que las amielínicas ‖ **f. de Purkinje** *(Purkinje's f.)* Fibra que constituye la arborización final de ambas ramas del fascículo de His. Se extiende subendotelialmente por los dos ventrículos, siendo portadora de los impulsos que provocan el sístole ventricular.

fibrilación *(fibrillation)*
NEUROL. f. Potencial que se puede observar en el registro electromiográfico de un músculo, durante el reposo muscular, y que indica la denervación de las fibras musculares del músculo examinado. Expresa el potencial de la acción de una fibra muscular que descarga espontáneamente al estar denervada.

fibrilación auricular *(atrial fibrillation)*
CARDIOL. Arritmia cardiaca supraventricular, caracterizada por la desorganización de la despolarización auricular, debida a múltiples focos de reentrada sin contracción efectiva de las aurículas. La actividad auricular se puede registrar en el electrocardiograma en forma de ondas de morfología y de frecuencia irregular (ondas «f»), mientras que el seguimiento ventricular es habitualmente irregular y taquicárdico. Es, probablemente, la arritmia cardiaca más frecuente, que puede presentarse en corazones sin aparente cardiopatía (fibrilación auricular aislada), en pacientes con enfermedades cardiacas, preferentemente valvulopatías (y, típicamente, la estenosis mitral) o miocardiopatías, y en algunas enfermedades extracardiacas (hipertiroidismo). Aparece en forma de paroxismos (fibrilación auricular paroxística) o bien de manera permanente (fibrilación auricular crónica). Puede provocar síntomas en relación con el trastorno del ritmo (palpitaciones), y con la pérdida de la contracción mecánica auricular (disminución de la capacidad funcional, insuficiencia cardiaca, embolismo). En su tratamiento se incluyen opciones como la cardioversión, fármacos antiarrítmicos, o ablación mediante radiofrecuencia. ‖ **f. ventricular** *(ventricular f.)* Arritmia cardiaca ventricular caracterizada por la desorganización total de la despolarización ventricular, con la consiguiente pérdida total de la actividad mecánica ventricular, y, por tanto, el mismo efecto hemodinámico de una parada cardiaca. En el electrocardiograma se observa la ausencia de actividad ventricular organizada, con presencia de ondas de fibrilación, desorganizadas e irregulares y a una frecuencia superior a 300 contracciones por minuto. Suele observarse en pacientes con infarto agudo de miocardio, otras formas de cardiopatía isquémica, y, en general, pacientes con cardiopatías graves. Su tratamiento es el de una parada cardiocirculatoria y exige desfibrilación eléctrica inmediata.

fibrilla *(fibril)*
FISIOL. f. Diminutivo de fibra, filamentos que forman parte de una fibra (muscular, colágena, etc.).

fibriloflúter *(fibrilo flutter)*
CARDIOL. f. Fibrilación con aleteo. ‖ **f. auricular** *(flutter-fibrillation)* Taquicardia supraventricular en la que el trazado electrocardiográfico comparte características del aleteo y la fibrilación auricular.

fibrina *(fibrin)*
HEMATOL. f. Proteína resultado de la acción de la trombina sobre el fibrinógeno en el proceso de la coagulación. Es de carácter filamentoso e insoluble y proporciona su carácter semisólido al coágulo sanguíneo. En su inicio, las uniones electrostáticas existentes entre los monómeros de fibrina son poco estables; la estabilización de esta fibrina se realiza por el factor activo XIIIa.

fibrinocinasa *(fibrinokinase)*
FISIOL. f. Factor plasminógeno derivado de los tejidos animales.

fibrinógeno *(fibrinogen)*
HEMATOL. m. Glucoproteína de elevado peso molecular, presente en el plasma y esencial para la coagulación sanguínea. Se convierte, por la acción de la trombina, en fibrina, en presencia de iones de calcio. Es de síntesis predominantemente hepática.

fibrinoide de Rohr *(Rohr's fibrinoid)*
GINECOL. Extracto de la fibrina que se forma por debajo de la placa basal de la placenta y que limita el espacio intervelloso placentario.

fibrinolisina *(fibrinolysin)*
HEMATOL. f. Enzima proteolítica que disuelve la fibrina. Se forma a partir del plasminógeno presente en el plasma. Se denomina también plasmina.

fibrinólisis *(fibrinolysis)*
HEMATOL. f. Proceso de degradación de la fibrina y del fibrinógeno por la plasmina, originándose, de esta forma, sus productos. La plasmina se produce por acción de los activadores del plasminógeno (t-PA, urokinasa) sobre el plasminógeno del plasma.

fibrinolítico *(fibrinolytic)*
FARM. adj. Que disuelve la fibrina; que favorece la disolución de trombos.

fibrinopéptido *(fibrinopeptide)*
HEMATOL. m. Producto de la acción de la trombina sobre el fibrinógeno, liberándose de este modo los fibrinopéptidos A y B, y dando lugar, la masa molecular restante, a los monómeros de la fibrina.

fibrinoquinasa *(fibrinokinase)*
HEMATOL. f. Enzima fosfolipídica que está presente en el tejido animal y activa el plasminógeno que pasa a plasmina. Se denomina también activador tisular del plasminógeno (t-PA).

fibro- *(fibro-)*
ORTOP. Prefijo utilizado para indicar la naturaleza fibrilar de una estructura.

fibroadenoma *(fibroadenoma)*
CIRPLÁS. m. Tumor benigno de mama. Es el tumor más frecuente en las mujeres jóvenes y en las adolescentes. Aparece como una tumoración no dolorosa de crecimiento lento, bien delimitada, de forma oval o redonda, móvil y de consistencia dura o elástica. En un determinado momento su tamaño se estabiliza. Puede aumentar de tamaño durante el embarazo. En todos los casos no resulta necesaria su biopsia excisional. ‖ **f. gigante** *(giant f.)* Fibroadenoma mayor de 5 cm, que aparece en la menarquia o en momentos próximos a la menopausia.

fibroblasto *(fibroblast)*
ANATPATOL. m. Célula mesenquimal, fusocelular y con el núcleo alargado, que se encarga de la síntesis de sustancia intercelular del tejido conectivo y que, al finalizarla, se convierte en fibrocito.

fibroblastoma *(fibroblastoma)*
ANATPATOL. m. Tumoración de las partes blandas, constituida por fibroblastos o miofibroblastos, aparece generalmente en niños, es de pequeño tamaño y su comportamiento es benigno, aunque pueden darse casos de comportamiento local agresivo.

fibrocartílago *(fibrocartilage)*
ORTOP. m. Variedad de tejido cartilaginoso constituido por células cartilaginosas típicas y por una sustancia intersticial que contiene fascículos de tejido fibroso gruesos y compactos. En los casos típicos se observa poca sustancia intercelular. Representa una forma de transición entre el cartílago y el tejido conectivo. ‖ **f. glenoidal** *(glenoidal f.)* Rodete glenoideo. ‖ **f. intraarticular** *(intrarticular f.)* Tabique, más o menos completo, que en algunas articulaciones está colocado transversalmente entre las dos superficies articulares adyacentes. Puede ocupar toda la extensión de la articulación y ser, por lo tanto, un verdadero disco, llamado disco articular o intraarticular (p. ej., el de la articulación temporomaxilar) o bien puede carecer de la porción central como un anillo o tener la forma de media luna (p. ej., los meniscos de la articulación de la rodilla). ‖ **f. marginal** *(marginal f.)* Fibrocartílago situado en la superficie articular cóncava de algunas diartrosis de tipo esférico. Es una especie de llanta que amplía la superficie articular cóncava en extensión y profundidad y puede corresponder a todo el reborde o no. Si lo hace se le llama rodete anular, como el rodete glenoideo de la articulación escapulohumeral y el rodete cotiloideo de la articulación coxofemoral. ‖ **f. navicular** *(navicular f.)* Fibrocartílago marginal que ensancha, por debajo y por detrás, la cavidad glenoidea del escafoides tarsiano y constituye la parte interna y fibrocartilaginosa del ligamento calcáneo escafoideo inferior. ‖ **f. semilunar** *(semilunar f.)* Cada uno de los fibrocartílagos intraarticulares interno y externo de la rodilla. También se les conoce como meniscos.

fibroelastosis endocárdica *(endocardial fibroelastosis)*
CARDIOL. Miocardiopatía, congénita con probabilidad, de origen incierto, que se caracteriza por

la invasión del subendocardio y del endocardio por un tejido fibroelástico. Cursa con disfunción sistólica ventricular izquierda e insuficiencia cardiaca.

fibrogénesis *(fibrogenesis)*
ENDOCRINOL. f. Desarrollo de tejido fibroso.

fibroide *(fibroid)*
ANATPATOL. adj. De características fibrosas, similar a un fibroma. Suele referirse, con frecuencia e incorrectamente, a los tumores benignos (leiomiomas) del músculo liso uterino, por su aspecto macroscópico fibroso.

fibroma *(fibroma)*
ANATPATOL. m. Tumoración benigna del tejido conectivo, originada a partir de fibroblastos y en la que pueden predominar los elementos celulares o las fibras de colágeno con escasas células (tumor desmoide). Su manifestación puede ser múltiple.

fibroma óseo *(bone fibroma)*
NEUROCIR. Lesión osteolítica, con margen periférico escleroso. Aparece en el cráneo y es de carácter benigno.

fibromatosis *(fibromatosis)*
ORTOP. f. Denominación genérica de un grupo de enfermedades, caracterizadas por la proliferación de tejido fibroso de forma nodular única poco circunscrita o múltiple, de comportamiento benigno, aunque puede ser agresivo, que aparece predominantemente en el adulto. Presenta una tendencia recidiva local, como el tumor desmoide. ‖ **f. agresiva** *(agressive f.)* Desmoide, en especial el de localización extrabdominal. ‖ **f. palmar** *(palmar f.)* El que afecta a la aponeurosis palmar (enfermedad de Dupuytren). ‖ **f. plantar** *(plantar f.)* Aquella que afecta la aponeurosis plantar y que se manifiesta en forma de tumefacción nodular, única o múltiple, acompañada, a veces, de dolor aunque por lo general no se acompaña de retracciones.

fibronectina *(fibronectin)*
ANATPATOL. f. Glucoproteína dimérica con un peso molecular de 2.220 KD, que migra en la fracción de las beta-globulinas plasmáticas. Está presente en el plasma y en la superficie de células epiteliales y endoteliales, de los hepatocitos y los macrófagos, y es un componente importante de la sustancia fundamental intercelular.

fibroplasia *(fibroplasia)*
ANAT. f. Formación de carácter fibroso.

fibroplasia retrolental *(retrolental fibroplasia)*
OFTALMOL. Ver **retinopatía del prematuro.**

fibrosarcoma *(fibrosarcoma)*
ANATPATOL. m. Tumoración maligna de las partes blandas y del hueso, originada, sobre todo, a partir de fibroblastos. Según su grado de diferenciación, se produce mayor o menor cantidad de fibras de colágeno, aunque siempre en escasa cantidad. Preferentemente afecta a los adultos mayores, originando masas en el tejido conectivo o en el muscular. Tiende a dar metástasis, por vía sanguínea, a los pulmones.

fibroscopio *(fibrescope)*
OTORRIN. m. Endoscopio flexible que contiene un haz de luz y que presenta unas propiedades ópticas especiales.

fibrosis *(fibrosis)*
CIRGEN. f. Aumento patológico del tejido conjuntivo en algún órgano o tejido. Aunque puede producirse por múltiples enfermedades, la mayoría de las veces es la respuesta cicatricial normal a una lesión o a una herida quirúrgica. Ver **cicatrización.**

fibrosis endomiocárdica *(endomyocardial fibrosis)*
CARDIOL. Forma de miocardiopatía, relativamente frecuente en África tropical, caracterizada por el desarrollo de lesiones endocárdicas fibrosas en el tracto de entrada de uno o ambos ventrículos, que, con frecuencia, afectan a las válvulas auriculoventriculares.

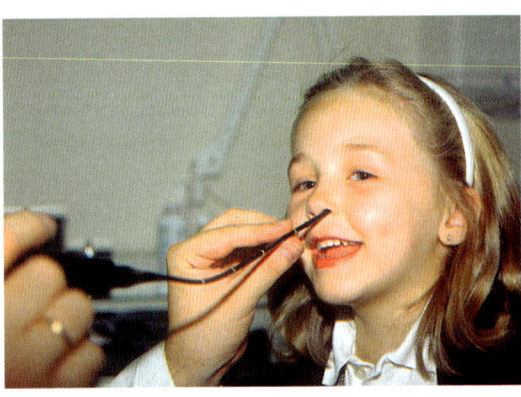

fibroscopio. Fibroendoscopia nasofaringolaríngea

fibrosis peritoneal (*peritoneal fibrosis*)
NEFROL. Sustitución del peritoneo por tejido fibroso fundamentalmente secundario a peritonitis. Es característico en pacientes en programas de diálisis peritoneal que presentan peritonitis de repetición y pérdida de la eficacia dializante del peritoneo. Tiene un carácter progresivo y se distinguen cuatro síndromes: 1) opacificación y pérdida del brillo; 2) peritoneo bronceado con ausencia de mesotelio y presencia de colágeno hialinizado; 3) fibrosis mural con manifestaciones clínicas; 4) peritonitis esclerosante encapsulante, con intensa fibrosis periintestinal que impide su normal funcionamiento.

fibrosis pulmonar (*fibrosis of the lungs*)
PNEUMOL. Formación de tejido cicatricial en el tejido conectivo de los pulmones, con alguna causa conocida desencadenante o sin ella. || **f. quística** (*cystic f.*) Enfermedad autosómica recesiva multisistémica, caracterizada por presentar una infección crónica de las vías respiratorias que, finalmente, conduce a bronquiectasias, insuficiencia pancreática exocrina, funcionamiento anormal de las glándulas sudoríparas y disfunción urogenital.

fibrosis quística del páncreas (*pancreatic cystic fibrosis*)
ANATPATOL. f. Enfermedad hereditaria autosómica recesiva, también conocida como mucoviscidosis, caracterizada por la producción de moco anormalmente espeso y una deficiencia en la motilidad ciliar, todo ello origina la formación de tapones de moco, especialmente en el árbol bronquial, en los conductos pancreáticos, biliares, etc. Como consecuencia se produce un cuadro de destrucción progresiva del parénquima pancreático, con formación de quistes y fibrosis, que causan una insuficiencia pancreática, además de enfermedad pulmonar obstructiva crónica.

fibrosis retroperitoneal (*retroperitoneal fibrosis*)
UROL. Enfermedad de etiología desconocida, caracterizada por la presencia de un tejido fibroso exuberante que recubre las estructuras retroperitoneales (aorta, vena cava inferior, uréteres y músculos poas). El centro de la placa está situada, generalmente, en la 4.ª y 5.ª vértebras lumbares. El proceso fibroso envuelve al uréter, lo retrae a la línea media y produce obstrucción, hidronefrosis y alteración funcional renal. No se produce estenosis de los vasos arteriales y, ocasionalmente, puede manifestarse una obstrucción venosa. Afecta a hombres y mujeres y tiene su máxima incidencia en la quinta y sexta década de la vida. Desde el punto de vista clínico produce, en el 90% de los casos, un dolor característico. El diagnóstico es radiológico. El TAC abdominal es patognománico. El tratamiento es esencialmente quirúrgico (ureterólisis e intraperitonización ureteral). A veces, se obtiene mejoría utilizando corticoides.

fibrositis (*fibrositis*)
ORTOP. f. Hiperplasia inflamatoria del tejido fibroso, especialmente de la articulación o periarticular o de las vainas musculares, de origen reumático en su mayor parte, que se caracteriza por dolor, rigidez y, a menudo, retracciones.

fibroso (*fibrosus*)
DERMATOL. adj. De aspecto de fibra dura, por formación de tejido fibroso.

fibrotórax (*fibrothorax*)
PNEUMOL. m. Proceso natural de curación de algunas afecciones pulmonares con formación de adherencias fibrosas, que inmovilizan el pulmón por sínfisis pleural o por retracción de la pared torácica.

fibroxantoma (*fibroxantoma*)
NEUROCIR. m. Tumor formado por células espumosas de aspecto histiocitario y células multinucleadas.

ficobiliproteína (*phycobiliprotein*)
BIOQUÍM. f. Proteína presente en la cara externa de la membrana de los tilacoides de cianobacterias, rodofitas y criptofitas, que se encuentra unida a un pigmento, la ficobilina, e interviene en la captación de luz durante la fotosíntesis.

ficobilisoma (*phycobilisome*)
BIOQUÍM. f. Gránulo presente en la membrana externa de los tilacoides de cianobacterias, rodofitas y criptofitas, compuesto por moléculas de ficobiliproteínas agregadas que participan como sistemas accesorios de captación de luz.

ficocianina *(phycocyanin)*
BIOQUÍM. f. Ficobilina azul que se encuentra en algunas algas y especialmente en las cianobacterias.

ficoeritrina *(phycoerythrin)*
BIOQUÍM. f. Ficobilina de color rojo que se encuentra en algunas algas, especialmente en las algas rojas (rodofitas).

ficoeritrobilina *(phycobilin)*
BIOQUÍM. f. Pigmento fotosintético encontrado en algunas algas, especialmente algas rojas y cianobacterias.

fiebre *(fever)*
MICROBIOL. f. Elevación de la temperatura corporal por encima del valor normal, que oscila entre los 36 y 37º C. También reciben el nombre de fiebre aquellas enfermedades infecciosas cuyo síntoma capital es la fiebre. ‖ **f. amarilla** *(yellow f.)* Enfermedad infecciosa endémica de África y América del Sur, causada por un virus de la familia *Flaviviridae*. Es un virus icosaédrico pequeño, con envoltura, con RNA monocatenario de sentido positivo, similar al RNAm, de la clase IV, según la clasificación de Baltimore. Las infecciones por el virus de la fiebre amarilla se caracterizan por ser una enfermedad grave y sistémica, con degeneración de tejido hepático, renal y cardiaco, registra la presencia de ictericia y hemorragias gastrointestinales. La mortalidad puede alcanzar el 50% de los casos. El reservorio son los primates salvajes y el virus es transmitido al hombre por los mosquitos *(Aedes aegypti;* v. **arbovirus**). El método más simple para prevenir la diseminación de la enfermedad consiste en eliminar el vector y los entornos que emplea para su reproducción. Además, existe una vacuna con virus vivos atenuados (cepa 17D) que proporciona una inmunidad para toda la vida. ‖ **f. intermitente** *(intermittent f.)* Accesos febriles que aparecen después de un intervalo variable. ‖ **f. de Malta** *(Malta f.)* Enfermedad infecciosa cuyo agente etiológico es la *Brucella melitensis* y que se adquiere por contacto con animales infectados (cabras y ovejas) o mediante la ingestión de productos lácteos no pasteurizados, procedentes de estos animales. El inicio de los casos agudos se caracteriza por la presentación de un cuadro febril agudo, con escalofríos, malestar general y bacteriemia, que se pone de manifiesto porque el agente etiológico se aísla fácilmente de la sangre. En los casos crónicos (larga evolución) el cuadro febril agudo desaparece y es reemplazado por un cuadro febril de tipo ondulante (fiebre ondulante). Es, en estos casos, donde se manifiestan las complicaciones localizadas de la enfermedad, como la orquiepididimitis, la coxitis, la meningitis, etc. La confirmación de la sospecha clínica se realiza mediante el aislamiento de la bacteria o analizando la respuesta serológica, que se caracteriza por la formación de anticuerpos frente a distintos antígenos bacterianos. La fiebre de Malta también es conocida como fiebre del Mediterráneo o fiebre de Gibraltar. ‖ **f. del Mediterráneo** *(Mediterranean f.)* Ver **fiebre de Malta**. ‖ **f. puerperal** *(puerperal f., puerperal sepsis)* Infección del endometrio por *Streptococcus pyogenes* (fiebre de las parturientas). Enfermedad muy contagiosa y considerada como grave antes del conocimiento de su etiología y de los métodos de prevención y tratamiento. Resulta muy rara su aparición en la actualidad. ‖ **f. tifoidea** *(typhoid f.)* Enfermedad infecciosa cuyo agente etiológico es la *Salmonella typhi*. Se adquiere por ingestión de agua o de alimentos contaminados con restos fecales, procedentes de un enfermo. Su comienzo es insidioso y se acompaña de un cuadro febril, malestar general, cefalea y anorexia; estos síntomas pueden continuar, con mayor o menor intensidad, durante unas cuatro semanas. La complicación más grave es la perforación intestinal, debida a la ulceración de los folículos linfoides del intestino delgado. El diagnóstico clínico se confirma mediante el aislamiento de la bacteria o mediante el estudio de la presencia de anticuerpos en el suero del paciente, frente a antígenos específicos de la bacteria. El antibiótico más eficaz para su tratamiento es la cloromicetina, pero, por su posible acción tóxica (aplasia medular), se recomienda la administración de los nuevos antibióticos betalactámicos. Los métodos preventivos se basan en la higienización de los suministros de agua y en la destrucción de las materias fecales contaminadas. Las vacunas muertas han sido sustituidas por vacunas preparadas con cepas vivas atenuadas, que se administran por vía oral. La más utilizada es la Ty21a. ‖ **f. de las trincheras** *(trench f.)* Ver **Bartonella**.

fiebre faringoconjuntival *(pharingoconjuntival fever)*
OFTALMOL. Proceso epidémico de origen vírico caracterizado por conjuntivitis folicular (v.), adenopatías preauriculares, afectación corneal, faringitis y fiebre leve.

fiebre hemoglobinúrica *(blackwater fever)*
HEMATOL. Complicación del paludismo, caracterizada por una intensa anemia hemolítica y hemoglobinuria que conlleva, en muchas ocasiones, la muerte del paciente por insuficiencia renal aguda. Esta complicación se observa solo en las regiones tropicales con paludismo endémico.

fiebre del heno *(hay fever)*
ALERGOL. f. Rinoconjuntivitis, a veces febril, estacional subaguda o aguda, desencadenada por sensibilización a los pólenes alergógenos de gramíneas, árboles, arbustos y herbáceas.

fiebre ondulante *(undulant fever)*
MICROBIOL. Ver **brucelosis**. || **f. paratifoidea** *(paratyphoid f.)* Infección menos grave que la tifoidea, pero con una sintomatología parecida, producida por distintos tipos de *Salmonella*. || **f. reumática** *(rheumatic f.)* Infección producida por el estreptococo hemolítico. Se denomina reumática porque uno de los síntomas característicos es el dolor articular. Se manifiesta con más frecuencia en la época juvenil. La fiebre es un síntoma constante y puede durar hasta dos semanas. La complicación más temible es la endocarditis, que afecta a las válvulas cardiacas produciendo estenosis e insuficiencias valvulares.

fiebre de origen desconocido *(fever of unknown origin)*
ANATPATOL. Cuadro sindrómico que se caracteriza por una febrícula o fiebre de al menos 38,3° C, que persiste tres semanas sin una causa aparente que la justifique, desde el punto de vista clínico, a pesar estudiarse durante, al menos, una semana.

fiebre uveoparotídea *(uveoparotid fever)*
PNEUMOL. Forma aguda de sarcoidosis en la que se asocia fiebre, parálisis facial, engrosamiento de las parótidas y uveítis.

FIGO *(FIGO)*
GINECOL. Siglas de la Federación Internacional de Ginecología y Obstetricia.

fijación *(fixation)*
PSIQUIAT. f. Apego exagerado a una persona o a un objeto. Para la teoría psicoanalítica, se define como detención o estancamiento del desarrollo psicosexual, en alguna de las fases que lo constituyen, lo que daría lugar a un foco persistente de energías que buscan el placer en dicha etapa (en la que no se resolvieron los conflictos).

fijación *(fixation)*
ORTOP. f. Acción de mantener una articulación o los fragmentos de un hueso fracturado u osteotomizado en una posición fija, fijándolos (de forma quirúrgica o mecánica con un fijador) en una posición conveniente. || **f. externa** *(external f.)* Método de estabilización esquelética, que se realiza por medio de un fijador externo transfixiante o no o mediante un vendaje escayolado. || **f. interna** *(internal f.)* Estabilización de los fragmentos de un hueso mediante osteosíntesis cortical (placas, tornillos, cerclajes, etc.) o endomedular (enclavado o enclavijado). || **f. transesquelética** *(transkeletal f.)* Inmovilización de los extremos de un hueso fracturado por medio de implantes aplicados directamente o a través de la piel.

fijación del carbono *(carbon fixation)*
BIOQUÍM. Síntesis neta de los compuestos orgánicos a partir del dióxido de carbono, inicialmente en forma de azúcares, en procesos como la fotosíntesis. || **f. del nitrógeno** *(nitrogen f.)* Reducción del nitrógeno molecular a amoniaco o metabolitos, que contienen nitrógeno, que es efectuada sintéticamente, o de forma natural por la nitrogenasa, una enzima presente en algunos microorganismos, como las especies de *Rhizobium* que se encuentran en los nódulos de las raíces de las leguminosas. Existen también bacterias no simbiontes capaces de fijar el nitrógeno como *Azotobacter*, *Clostridium* y *Klebsiella*. En el mar, el principal fijador de nitrógeno son las cianobacterias.

fijación excéntrica *(eccentric fixation)*
OFTALMOL. Aquella que se realiza con un punto retiniano distinto de la fóvea. Es típica de estrabismos o de ojos en los que se encuentra destruida la parte central de la retina por un proceso macular. Ver **fijación foveal**. || **f. foveal** *(foveal f.)* Percepción del objeto al

que se mira, utilizando la parte central de la retina, conocida como fóvea. Esta es la parte de máxima calidad de visión y la que se utiliza normalmente cuando miramos a un objeto.

fijación vertebral *(vertebral fusion)*
NEUROCIR. Ver **artrodesis, fusión vertebral**.

fijado *(fixation)*
RADIO. m. Proceso fotográfico de fijación de las sales de plata expuestas a la radiación, para que queden de forma permanente, eliminando las restantes.

fijador *(fixative)*
RADIO. m. Conjunto de productos químicos que fijan la emulsión fotográfica sobre el sustrato y transforman los haluros de plata no revelados en sales solubles, que serán eliminadas con el lavado.

filamento *(filament)*
RADIO. m. Hilo delgado, habitualmente de wolframio, situado en un tubo de rayos X, que actúa como resistencia y que, al ser calentado por una corriente eléctrica, libera electrones.

filamentos de actina *(actin filaments)*
HISTOL. Filamentos de un espesor aproximado de 6 nm y una longitud de 0,5 micras o más, compuestos por unidades de actina globular. Se encuentran en el citoplasma de la mayoría de las células, principalmente junto a los orgánulos. Estos filamentos intervienen en el desplazamiento de orgánulos por el citoplasma de la célula, en la solubilidad del hialoplasma, en la contracción celular, etc. || **f. intermedios** *(intermediate f.)* Filamentos de un espesor aproximado de 7 a 10 nm, se encuentran en el citoplasma de la célula o incluso en el interior del núcleo, participan en la formación del citoesqueleto, sin tener una función contractil. Ejemplos de filamentos intermedios son la queratina, la desmina y la vimentina.

filaria *(filariae)*
MICROBIOL. f. Cualquier helminto de la clase *Nematoda*, orden *Filarioidea*, de aspecto filiforme, que comprende distintas especies ovovivíparas (parásitas del sistema circulatorio, tejido subcutáneo y linfático del hombre) y otras especies de vertebrados. Sus larvas (microfilarias) se localizan en el tejido subcutáneo o en la sangre arterial, dependiendo de las especies. Producen las filariasis, que se distribuyen en las zonas tropical y subtropical, y presentan un ciclo biológico en el que participa un artrópodo, como hospedador intermediario, y, generalmente, dípteros de los géneros *Culex, Aedes, Mansonia, Anopheles* y *Chrysops*. Las principales especies causantes de enfermedad humana son: *Wuchereria bancrofti, Loa loa, Brugia malayi, Dipetalonema perstans, Onchocerca volvulus*, etc.

filariasis *(filariasis)*
ANATPATOL. Ver **elefantiasis**.

-filia (del griego *philia*, amor)
PSIQUIAT. Sufijo que indica la existencia de un amor morboso o una inclinación irresistible. Es un término opuesto a fobia.

filiado *(identified)*
ANATPATOL. adj. **identificado**.

filiar *(to identify)*
ANATPATOL. tr. **identificar**.

filiforme *(filiform)*
DERMATOL. adj. Que tiene forma de hilo. Se dice de las verrugas con este aspecto.

filo *(phylum)*
GENÉT. m. Grado de jerarquía taxonómico, inmediatamente inferior a reino y superior a clase (en ocasiones, se utiliza grado entre reino y filo).

filogenia *(phylogeny)*
GENÉT. f. Historia evolutiva de un organismo o grupo taxonómico.

filopolio *(filopodia)*
HISTOL. m. Prolongación citoplasmática fusiforme, de unas 50 micras de longitud y 0,1 micras de diámetro, que se producen en algunas células y crecen en cultivo, como los fibroblastos.

filosofía de la ciencia *(philosophy of the science)*
BIOÉT. Estudio filosófico de la naturaleza de la ciencia que emplea el método hipotético-deductivo, y que se ocupa de su fiabilidad, su ámbito de estudio, la naturaleza de sus explicaciones, etc. Ver **cientifismo**. || **f. de la medicina** *(ph. of the medicine)* Estudio filosófico de la naturaleza de la salud y de la enfer-

medad, que se ocupa de la atención médica, de la relación médico-paciente, etc. Forma parte de la formación del médico (ver **formación humana**). En la bioética liberal (v.) estadounidense, se considera filosofía de la medicina al procedimiento objetivo de resolver conflictos de intereses (v.) dentro de la atención sanitaria.

filovirus *(filovirus)*
MICROBIOL. m. Virus de la familia *Filoviridae*, filamentoso y muy grande (80 nm de diámetro y hasta 14.000 nm de longitud), con cápsides helicoidales y está rodeado de una envoltura. Posee una hebra de ácido ribonucleico monocatenario sentido negativo. Es un virus de la clase V, según la clasificación de Baltimore. Se replica en el citoplasma celular. La infección causa necrosis en el hígado, el bazo y en los ganglios linfáticos, además de hemorragias diseminadas. Los virus Marburg y Ebola pertenecen a este grupo. Son los agentes causantes de las fiebres hemorrágicas graves o mortales. Su incidencia es endémica en África y se desconoce la fuente del virus y su mecanismo de transmisión.

filtrado *(filtrate)*
ANAT. m. Líquido que ha pasado a través de un filtro.

filtrado glomerular *(glomerular filtrate)*
NEFROL. Proceso de formación de la orina primitiva en los glomérulos, por el paso del plasma desprovisto de proteínas, a través de la membrana basal glomerular (ver **ultrafiltrado**). El proceso de filtración glomerular se produce solo por la interacción de fuerzas físicas y su fórmula es: $P_{UF} = (P_{CG} - P_{EB}) - \Pi_{CC}$, en la que P_{UF} = presión neta de ultrafiltración; P_{CG} = presión hidrostática capilar glomerular; P_{EB} = presión hidrostática en el espacio de Bowman, y Π_{CC} = presión coloidosmótica capilar. El volumen de ultrafiltrado depende, además, del coeficiente de ultrafiltración (en relación con el área total de la superficie filtrante y según la permeabilidad hidráulica de la pared capilar).

filtro *(filter)*
NEFROL. m. Dispositivo para eliminar las partículas contenidas en un líquido o en un gas. Es el elemento que forma parte, junto con el monitor, de los componentes básicos para realizar una sesión de hemodiálisis. Se llama también dializador y es la cámara de soporte de la membrana semipermeable de la diálisis y donde, únicamente, se entrecruzan los circuitos (sangre y líquido de diálisis), en sentido inverso, para producir la transferencia de solutos, electrólitos y agua. Las membranas pueden ser de celulosa (modificada, sintética o sustituida) o no celulósicas, de tipo sintético (policarbonato, poliamina, polisulfona, poliacrilonitrilo, AN69, etc.). ‖ **f. adsortivo** *(hemoperfusion cartridge)* El que se utiliza en las técnicas de hemoperfusión, que se basan en el principio de la adsorción, por el que partículas de hasta 21.500 daltons se adsorben o se pegan al cartucho. Se compone de gránulos o partículas de carbón activado, microencapsuladas en membranas poliméricas. Tiene una elevada superficie y porosidad (300 gramos de carbón activado equivalen a 300.000 m^2 de superficie). Se utiliza en las intoxicaciones exógenas o endógenas (barbitúricos, analgésicos, fenitoina, encefalopatía hepática, etc.). Puede condicionar, como efectos secundarios, la trombopenia, la leucopenia, la agregación plaquetaria, etc.

filtro de aluminio *(aluminium filter)*
RADIO. Lámina de este metal colocada a la salida del tubo de rayos X, que absorbe los fotones de baja energía, disminuyendo la radiación difusa. ‖ **f. informático** *(informatic f.)* Aplicación informática que actúa, de forma previa o en el posprocesado de una imagen digital, cambiando sus características. ‖ **f. de radiación** *(radiation f.)* Placa de aluminio u otro material, utilizada en radiología, que, colocada a la salida del tubo, se emplea para disminuir los fotones de baja energía en el espectro de la radiación. ‖ **f. vascular** *(vascular f.)* Elemento, habitualmente metálico, que puede colocarse por vía percutánea o quirúrgica en una estructura vascular y que actúa como barrera para los trombos o los émbolos de tamaño grande o mediano.

filtrum *(filtrum)*
CIRPLÁS. m. Área anatómica situada en la zona media del labio superior, limitada cranealmente por la base de la columella, caudalmente por la unión cutáneo-mucosa del labio, y en sus límites laterales por las crestas cutáneas.

fimbria *(fimbria)*
ANAT. f. Pequeña banda o cinta. || **f. del hipocampo** *(hippocampus f.)* Cinta de fibras que nacen del hipocampo y continúan con el pilar posterior del fórnix. || **f. tubárica** *(tubarian fimbria)* Prolongación acintada del borde ampular de la trompa de Falopio.

fimbriae *(fimbriae)*
MICROBIOL. Ver **Pili**.

fimbrina *(fimbrin)*
HISTOL. f. Proteína regular que favorece la polimerización de la actina, en haces de filamentos no contráctiles. Se encuentra, por ejemplo, en las microvellosidades intestinales.

fimbriolisis *(fimbriolisis)*
GINECOL. f. Eliminación de las adherencias que puede producirse entre las fimbrias. También se refiere a la lixis de las adherencias entre el peritoneo y las fimbrias.

fimosis *(phimosis)*
UROL. f. Imposibilidad de retraer la piel del prepucio sobre el glande. En el momento del nacimiento todos los niños son fimóticos; a los tres años de edad, el 90% la piel de los prepucios se puede retraer; a los 17 años, menos del 1% de los varones tienen fimosis. El tratamiento es quirúrgico (circuncisión).

fin de la vida humana *(end of the human life)*
BIOÉT. Ver **muerte**.

financiación del aborto *(abortion funding)*
BIOÉT. Provisión del gasto médico que supone la realización del aborto provocado (v.). La mayor parte de ellos se realizan mediante el pago de la mujer que lo solicita, en unas condiciones sanitariamente muy deficientes, pues están realizados por médicos, poco competentes, que ven en el aborto la salida para prosperar económicamente (ver **comercialización de la medicina**). || **f. de cuidados terminales** *(f. of terminal care)* Problema económico muy frecuente, pues los enfermos consumen, como media, la mitad del gasto sanitario de toda su vida, solo en el último año de esta. || **f. de cuidados terminales y ética** *(f. of terminal cares and ethics)* El coste puede ser razón suficiente para omitir algunos tratamientos (ver **futilidad**), pero ello no excusa nunca la prestación de las atenciones necesarias para mantener al enfermo confortable y sin dolor (ver **cuidados terminales**).

|| **f. pública** *(public f.)* Asignación de recursos sanitarios, procedente de las aportaciones obligatorias de la sociedad, bien por medio de los impuestos, bien por medio de cuotas específicas que abonan los trabajadores o las empresas. La sanidad, en aquellos países en los que la fuente de recursos es pública, obliga a realizar una gestión económica especialmente eficiente, dado que se manejan bienes que no pertenecen a los médicos o a los empleados de la sanidad (ver **costo de la medicina**, **economía médica**).

finasteride *(finasteride)*
ENDOCRINOL. m. Fármaco inhibidor de la enzima 5 alfa-reductasa, que convierte la testosterona en dihidrotestosterona. Se emplea como terapia en el carcinoma de próstata y en el tratamiento de los síndromes virilizantes.

fines de la medicina *(ends of the medicine)*
BIOÉT. Objetivos naturales de la amistad terapéutica (v.), que se resumen en el adagio médico clásico: «Si se puede, curar, si no se puede, aliviar, siempre, consolar». Ver **alivio**, **apoyo moral**, **curación**.

FISH *(fluorescent in situ hybridation, FISH)*
ANATPATOL. Acrónimo de las palabras inglesas correspondientes a hibridación in situ con flourescencia. Técnica empleada para la identificación de secuencias de DNA (ácido desoxirribonucleico) o RNA (ácido ribonucleico) con sondas complementarias de DNA o RNA, marcadas con sustancias denominadas fluorocromos, que emiten luz, de determinada frecuencia, al ser estimuladas con luz de otra frecuencia.

fisiología *(physiology)*
FISIOL. f. Ciencia biológica que estudia la función de los distintos aparatos del organismo. Tiene una íntima conexión con la anatomía, ya que la estructura es la base de la función y esta da sentido a la estructura. || **f. comparada** *(comparative ph.)* Estudio de una misma función en distintos animales, observando las semejanzas y las diferencias, lo que, a veces, facilita la compresión de tales fenómenos. || **f. experimental** *(experimental ph.)* Rama de la fisiología que para estudiar la función de determinados órganos los coloca en situaciones que permiten conocer mejor su funcionamiento. || **f. humana** *(human ph.)* Especialidad fisiológica que estudia las funciones del cuerpo humano.

fisiológico *(physiologic)*
FISIOL. adj. Que tiene relación con la fisiología o bien que se desarrolla fisiológicamente, es decir, de forma normal.

fisiólogo *(physiologist)*
FISIOL. m. y f. Especialista en fisiología.

fisiopatología *(physiopathology)*
FISIOL. f. Aspecto de la patología que, partiendo de la función normal, estudia sus posibles alteraciones.

fisioterapia *(physical therapy)*
ANAT. f. Terapéutica dirigida al tratamiento de las incapacidades físicas.

fisis *(physis)*
ORTOP. Nombre usado para designar el cartílago de crecimiento de los huesos largos que, en forma de disco, se sitúa entre la epífisis y la metáfisis del hueso y es responsable del crecimiento longitudinal del hueso. Está constituido por cuatro zonas: cartílago de reposo, cartílago proliferativo, de hipertrofia, de calcificación.

fisostigmina *(physostigmine)*
ANEST. f. Amina terciaria, de efecto anticolinérgico al inhibir la acetilcolinesterasa, por lo que incrementa la concentración de acetilcolina disponible para la transmisión de impulsos en la unión neuromuscular. Se utiliza para revertir el efecto de los relajantes musculares. Dado que atraviesa la barrera hematoencefálica, también es útil en el tratamiento del síndrome central anticolinérgico (caracterizado por ansiedad, confusión y convulsiones) y como antídoto inespecífico en el tratamiento de estados de delirio postoperatorios.

fístula *(fistula)*
CIRGEN. f. Trayecto de paredes fibrosas que comunica dos superficies epiteliales (piel, mucosa digestiva, urológica, traqueobronquial, ginecológica, etc.). Ver **anastomosis, fistulografía, mediastinitis, peritonitis**. || **f. biliar** *(biliary f.)* Fístula que se produce por salida de bilis del sistema biliar. Puede ser posquirúrgica o espontánea (fístula biliodigestiva, biliobronquial, etc.). Ver **coleperitoneo, peritonitis biliar**. || **f. enterocutánea** *(enterocutaneous f.)* Fístula que se produce por salida de contenido intestinal hacia la piel. Casi siempre es secundaria a una intervención abdominal con perforación intestinal o dehiscencia de sutura, que busca salida a la piel, de forma espontánea, a través de la herida, o siguiendo el trayecto de un drenaje abdominal. || **f. enterovesical** *(enterovesical f.)* Fístula que comunica la vejiga urinaria con algún tramo del intestino. La causa más frecuente es la diverticulitis aguda de sigma complicada, pero también puede ser causada por tumores (digestivos, de vejiga), por enfermedad de Crohn o por colitis ulcerosa. Ver **diverticulitis**. || **f. estercorácea** *(fecal f.)* Fístula por la que salen heces del intestino grueso, habitualmente a la piel. También es conocida como fístula fecal. || **f. externa** *(external f.)* La que se produce en el exterior del organismo (en la piel) y no en otra superficie mucosa intracavitaria. || **f. intestinal** *(intestinal f.)* La que se origina en el intestino y expulsa contenido intestinal. || **f. mucosa** *(mucous f.)* La que se produce quirúrgicamente, de forma intencionada, suturando una pequeña esquina del colon o del recto cerrado (sin tránsito, distal a una colostomía) a la piel, para evitar la dehiscencia de esa sutura intrabdominal. || **f. pancreática** *(pancreatic f.)* La que se produce por salida de líquido pancreático del parénquima del páncreas o de sus conductos excretores fuera de su lugar natural, que es el duodeno. Casi siempre es postquirúrgica o postraumática. Ver **duodenopancreatectomía, pancreatectomía**. || **f. perianal** *(perianal f.)* La que comunica la mucosa del canal anal con la piel alrededor del ano o en el periné. Casi siempre son el resultado de la cicatrización tras el drenaje de abscesos perianales e isquiorrectales, que a su vez se originan en la infección de las glándulas del canal anal. Ver **absceso**. || **f. pilonidal** *(pilonidal f.)* Trayecto fistuloso, habitualmente en el pliegue interglúteo, de la piel que cubre el sacro y el cóccix, secundario a una infección de quiste pilonidal. (v.) || **f. rectal** *(rectal f.)* Cualquier fístula que se origine en el recto. Puede ser rectocutánea (por drenaje perianal de absceso pelvirrectal) o intrabdominal tras cirugía del recto. || **f. rectovaginal** *(rectovaginal f.)* La que pone en comunicación el recto y la vagina. Puede producirse espontáneamente (sobre todo en la enfermedad de Crohn), por traumatismo perineal, por cirugía del recto o de la vagina. Ver **colitis ulcerosa, enfermedad de Crohn**. || **f. traqueoesofágica** *(traqueoesophageal f.)* La que se produce entre el esófago

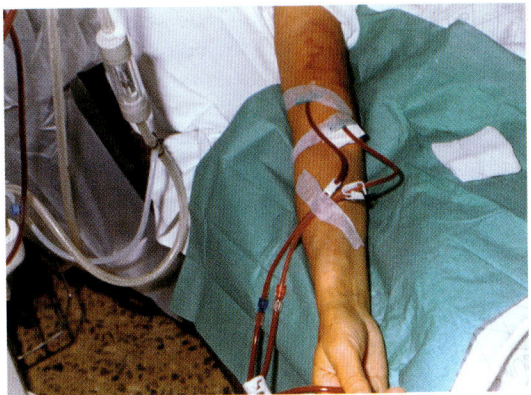

fístula arteriovenosa del antebrazo derecho, puncionada y conectada a la línea arterial (capuchón rojo) y a la línea venosa (capuchón azul)

y la tráquea. Entre sus causas más frecuentes están los tumores de esófago y los traumatismos esofágicos o traqueales (intubación orotraqueal y sondaje nasogástrico prolongado, endoscopias, ingestión de cáusticos, etc.). Se asocia como la malformación congénita a la atresia de esófago. Ver **atresia.**

fístula arteriovenosa (*arteriovenous fistula*)
CARDIOL. Comunicación congénita o adquirida entre una arteria y una vena.

fístula arteriovenosa interna (*internal arteriovenous fistula*)
NEFROL. Técnica de acceso vascular para hemodiálisis, descrita en 1966 por Cimino y Brescia, que consiste en la arterialización de las venas superficiales del antebrazo, mediante anastomosis laterolaterales (o terminolaterales) de la arteria radial y de la vena cefálica. Requiere un intervalo de cuatro a seis semanas para ser utilizada. Se accede a la sangre mediante la punción de la vena en dos sitios y en dirección opuesta, haciendo una de rama arterial, de donde sale la sangre, y otra de rama venosa, por donde vuelve al paciente. Es la vía de acceso vascular ideal para la hemodiálisis. Las principales complicaciones son trombosis, infección, isquemia distal de la mano o síndrome de robo arterial, edema de la mano, pseudoaneurismas, etc. || **f. de Cimino-Brescia** (*Cimino-Brescia's f.*) Técnica de acceso vascular para hemodiálisis, descrita en 1966, consistente en la arterialización de las venas superficiales del antebrazo, mediante la unión

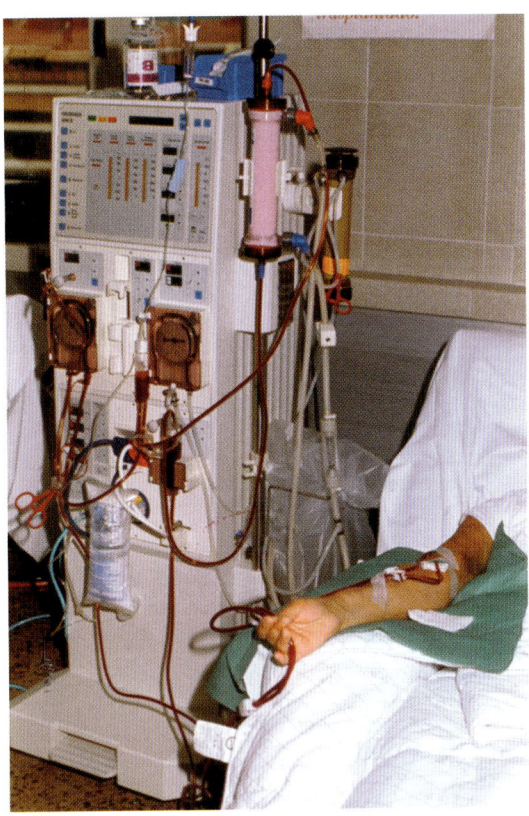

Paciente conectado al riñón artificial tras la punción de la *fístula arteriovenosa* por encima de la flexura del codo, con dos agujas conectadas a la línea arterial de salida y a la línea venosa de entrada (de sangre ya dializada tras el paso por el dializador capilar)

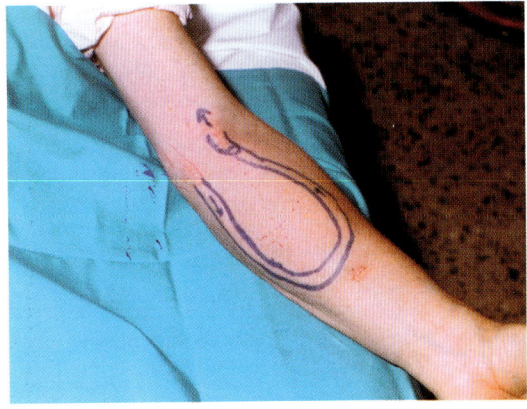

fístula arteriovenosa humerocefálica efectuada tres semanas antes con material de goretex en el antebrazo derecho. Conexión con la arteria humeral en la zona interna y con la vena cefálica en la zona externa de la flexura del codo. Las flechas indican la dirección de la corriente sanguínea

fístula

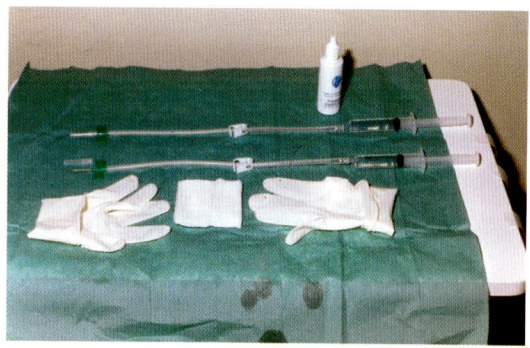

Material para la punción de la *fístula arteriovenosa* (kit de hemodiálisis): guantes estériles, dos agujas conectadas a dos jeringas para purgar la sangre una vez efectuada la punción, gasas estériles y povidona para la desinfección de la piel en la zona de punción

laterolateral de la arteria radial y la vena cefálica (fístula arteriovenosa interna). Su utilización requiere una doble punción de la vena arterializada (rama arterial de salida y rama venosa de entrada); es el mejor acceso vascular para hemodiálisis y su duración puede ser de muchos años. Ver **fístula arteriovenosa interna.**

fístula biliodigestiva *(billiary fistula)*
DIGEST. Ver **fístula biliar.**

fístula cavernosa carotídea *(cavernous-carotid fistula)*
NEUROCIR. Comunicación entre la carótida interna y el seno cavernoso. Implica el paso de sangre arterial a la vertiente venosa. Se manifiesta como exoftalmo pulsátil con soplo audible, ojo rojo y parálisis de los músculos extraoculares. Suele ser de causa traumática.

fístula dental *(dental sinus)*
DERMATOL. Fístula que comunica la cavidad de un absceso alveolar con la piel.

fístula faringocutánea *(pharyngocutaneous fistula)*
OTORRIN. Comunicación entre la faringe y la pared del cuello, con un trayecto subcutáneo largo y sinuoso.

fístula de líquido cefalorraquídeo *(cerebrospinal fluid fistula)*
NEUROL. Comunicación anormal entre el espacio subaracnoideo y el exterior, por donde se escapa el líquido cefalorraquídeo.

fistulectomía *(fistulectomy)*
CIRGEN. f. Extirpación del trayecto de una fístula. Es la técnica quirúrgica más empleada en las fístulas perianales. Ver **fístula.**

fistulografía *(fistulography)*
CIRGEN. f. Exploración radiológica que consiste en la inyección de contraste radioopaco en un orificio fistuloso, con el fin de demostrar la existencia de una fístula y su morfología. Ver **contraste, fístula.**

fistulografía *(fistulography)*
RADIO. f. Técnica radiográfica que consiste en la introducción de contraste, a través de un orificio o de forma percutánea, para el estudio de trayectos que comunican diferentes estructuras, y que se han creado de forma natural o artificial, obteniéndose imágenes con fines diagnósticos.

fistulotomía *(fistulotomy)*
CIRGEN. f. Incisión longitudinal sobre el trayecto fibroso de una fístula para dejarlo abierto y tratar así las infecciones de repetición sin extirparlo. Ver **fístula perianal.**

fisura *(fissure)*
ANAT. f. Hendidura cuya existencia en unos casos resulta normal y en otros su aparición es de

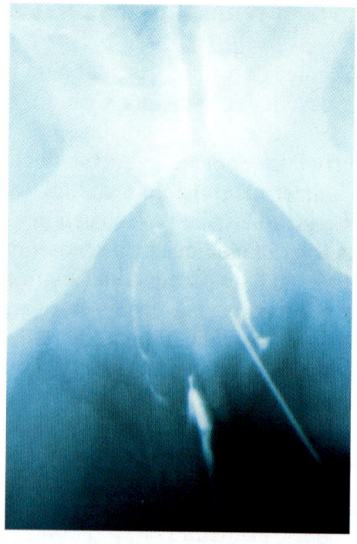

fistulografía. Radiografía de la pelvis y el periné, tras la inyección de contraste radioopaco con aguja en un orificio fistuloso perianal, que demuestra cómo se rellena una doble fístula en herradura, secuela de la cicatrización de un absceso isquiorrectal

fisura anal *(anal fissure)*
CIRGEN. Ulceración alargada y longitudinal del epitelio escamoso del canal anal, que produce un intenso dolor anal, sobre todo con la defecación. Lo habitual es encontrar una sola fisura en línea media, casi siempre en la cara posterior del canal anal, que está causada por hipertonía del esfínter anal interno. Cuando se encuentran múltiples fisuras o no están en línea media, se debe sospechar de la existencia de una afectación perianal por la enfermedad de Crohn. Ver **dilatación anal, esfinterotomía lateral interna.**

fisura ósea *(ossea fissure)*
ORTOP. Variedad de fractura incompleta que se caracteriza por la existencia de una línea de fractura, que no circunscribe ningún fragmento óseo, y por una falta de separación de sus rebordes, que no permite comprobar la existencia de una movilidad anormal. Se puede encontrar en cualquier tipo de hueso, pero es más frecuente en los planos (cráneo, omóplato, coxal) y en los cortos (calcáneo y escafoides).

fisura palatina *(cleft palate)*
CIRPLÁS. Malformación congénita que se origina por la ausencia de fusión entre los procesos palatinos del maxilar. Puede afectar desde la úvula hasta la cresta alveolar y ser uni o bilateral. Se distinguen la fisura del paladar blando (estafilosquisis) del paladar duro (uranosquisis), de ambos (uranoestafilosquisis) o del proceso alveolar. Se asocia con frecuencia al labio leporino, en sus diversas formas, denominándose fisura labioalveolopalatina.

fisura suborbitaria *(supraorbital fissure)*
ANAT. La que se encuentra en el suelo de la órbita, limitada por el ala mayor del enfenoides y la cara orbitaria del maxilar.

fisuración *(fixuration)*
ORTOP. f. Producción de fisuras en un hueso.

origen patológico. Entre las clasificadas como normales se encuentran las fisuras o cisuras cerebrales (cisura interhemisférica, cisura transversa, etc.); las existentes en o entre huesos (fisura orbitaria, fisura petrosfenoidal, etc.). Entre las patológicas se pueden citar: fisura anal (grieta en la piel del ano), fisura de un hueso, etc.

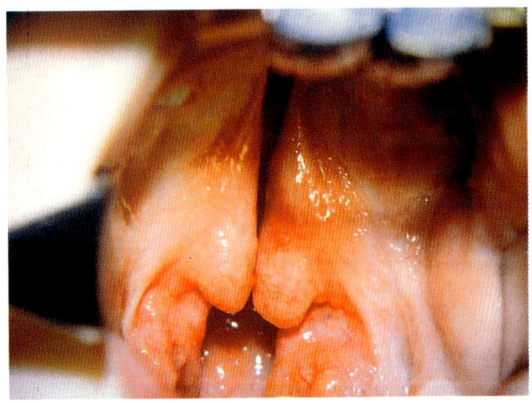

fisura palatina. Uranoestafilosquisis

fitodermatosis *(phytodermatosis)*
DERMATOL. f. Enfermedad cutánea producida por plantas.

fitohemaglutinina *(phytohemagglutinin)*
INMUNOL. f. Mitógeno para linfocitos T, especialmente para CD4$^+$.

fitoterapia *(fitotherapy)*
BIOÉT. f. Medicina alternativa (v.) que pretende la curación de las enfermedades exclusivamente por medio de las plantas. Se encuentra muy ligada a la mentalidad contemporánea de rechazo a lo tecnificado o lo artificial. ‖ **f. y ética** *(f. and ethics)* Dada la existencia de numerosos productos farmacológicamente activos en muchas plantas, es necesario un conocimiento serio y profundo, antes de poder recomendar tratamientos de fitoterapia, sobre todo, si se manejan plantas con alcaloides potencialmente tóxicos (ver **medicinas alternativas y ética).**

FIV *(in vitro fertilization)*
ANAT. Siglas de fecundación in vitro.

FIV *(feline immunodeficiency virus)*
INMUNOL. Siglas inglesas del virus de la inmunodeficiencia felina.

FIVTE *(FIVET)*
BIOÉT. Acrónimo de fecundación in vitro (v.) con transferencia de embrión (ver **reproducción asistida).**

FK-506 *(FK-506)*
INMUNOL. Potente agente inmunosupresor (v.) derivado del hongo *Streptomyces Hygroscopicus.*

Su mecanismo de acción, análogo al de la ciclosporina, es la inhibición de la síntesis de interleuquina-2.

flacidez *(flaccidity)*
ORTOP. f. Cualidad de flácido. Ausencia de tono de la musculatura de un miembro o de una parte del cuerpo.

flácido *(flaccid)*
ORTOP. adj. Que cede a la presión por falta de consistencia. ‖ Laxo, blando.

flagelo *(flagellum)*
MICROBIOL. m. Estructura filamentosa formada por un cuerpo basal unido a un filamento proteico de flagelina. El conjunto de flagelos gira como una hélice para proporcionar movimiento a algunas bacterias.

flanco *(flank)*
ANAT. m. Región lateral del cuerpo comprendida entre las costillas y el hueso ilíaco. También se denomina costado.

flap *(flap)*
ANAT. m. Palabra inglesa utilizada de forma habitual en cirugía, que denomina a una lengüeta inserta en el borde de un orificio al que puede recubrir.

flap de Boari *(Boari flap)*
UROL. Técnica quirúrgica que se utiliza en las lesiones de uréter terminal, que por su longitud dificultan el reimplante ureteral en la vejiga, se requiere una movilización de la misma mediante un *flap* de la pared vesical, que alcanza el uréter sano y permite su implante.

flapping tremor *(flapping tremor)*
NEUROL. Término en desuso que se emplea para denominar los movimientos aleteantes que aparecen en pacientes con encefalopatía hepática, al extender las muñecas y los dedos, y que son debidos a la presencia de asterixis (v.).

flash *(flash)*
PSICOL. m. Sensación violenta y breve, en general agradable, que experimenta el toxicómano durante una inyección intravenosa.

flashback *(flashback)*
PSICOL. m. Reexperimentación intensa de hechos sucedidos con anterioridad, que acuden a la mente bajo la forma de secuencias de imágenes de las experiencias vividas de una forma más traumática. Fenómeno que se caracteriza por la repetición espontánea de las mismas alucinaciones que se habían experimentado como consecuencia de la ingestión o administración, por cualquier otra vía, de sustancias alucinógenas.

flavectomía *(flavectomy)*
NEUROCIR. f. Extirpación del ligamento amarillo interlaminar en cirugía raquídea.

flavina adenina dinucleótido (FAD) *(FAD)*
BIOQUÍM. Coenzima que actúa como aceptor de átomos de hidrógeno en reacciones de deshidrogenación. Se encuentra fuertemente unido a la enzima, aunque no siempre. ‖ **f. adenina mononucleótido** *(FMN)* Éster fosfórico de la riboflavina que actúa como coenzima de algunas proteínas de oxidorreducción, en un proceso similar a la reducción del FAD.

flebalgia *(phlebalgia)*
CARDIOL. f. Dolor en las venas y/o en las varices.

flebangioma *(phlebangioma)*
ANATPATOL. Ver **hemangioma venoso**.

flebectasia *(phlebectasia)*
CARDIOL. f. Dilatación de una vena. También se denomina varicosidad.

flebectasia alba *(phlebectasia alba)*
DERMATOL. Dilatación venosa con manchas blancas.

flebectomía *(phlebectomy)*
CARDIOL. f. Extirpación quirúrgica parcial o total de una vena.

flebitis *(phlebitis)*
CARDIOL. f. Inflamación de una vena.

flebitis migrans *(migratory phlebitis)*
ANATPATOL. Ver **tromboflebitis migrans**.

flebodinamometría *(phlebodynamometrie)*
CARDIOL. f. Medición de la presión sanguínea en una vena.

flebografía *(phlebography)*
RADIO. f. Técnica radiográfica que consiste en la introducción de contraste en la porción distal de un territorio vascular venoso, para el estudio de las venas del mismo, con el fin de obtener imágenes con fines diagnósticos. También recibe este nombre el registro del pulso venoso.

flebograma *(phlebogram)*
RADIO. m. Imagen que se obtiene en una flebografía.

flebolito *(phlebolith)*
RADIO. m. Calcificación, redondeada y con centro poco denso, que se visualiza en el interior de las venas, sobre todo en los territorios de drenaje importante, y sobre el bazo.

flebología *(phlebology)*
CARDIOL. f. Subespecialidad de la medicina que se ocupa del estudio, diagnóstico y tratamiento de las enfermedades del sistema venoso.

flebopatía *(phlebopathy)*
CARDIOL. f. Término genérico que se emplea para describir las enfermedades del sistema venoso.

fleboscopia *(phleboscopy)*
CARDIOL. f. Método diagnóstico que se basa en la visualización directa de una vena.

flebostasis *(phlebostasis)*
CARDIOL. f. Detención de la circulación venosa sanguínea por trastornos venosos o insuficiencia cardiaca.

flebotomía *(phlebotomy)*
CARDIOL. f. Incisión en una vena, en muchas ocasiones con intención de realizar una extracción terapéutica de sangre (sangría).

flebotrombectomía *(phlebothrombectomy)*
CARDIOL. f. Extirpación quirúrgica de trombos alojados en el sistema venoso.

flebotrombosis *(phlebothrombosis)*
CARDIOL. f. Formación de un trombo en una vena no asociado a una flebitis de la misma.

flecainida *(flecainide)*
FARMCLÍN. f. Antiarrítmico de la clase Ic, que se utiliza en el tratamiento de arritmias supraventriculares.

flegmasia *(phlegmasia)*
GINECOL. f. Inflamación (término en desuso). ‖ **f. alba dolens** *(ph. alba dolens)* Trombosis de las venas de las extremidades inferiores, que se acompaña de edema y dolor, así como palidez de toda la extremidad. Suele ser secundaria a la infección puerperal.

flemático *(phlematic)*
PSICOL. m. Tipo de la caracterología de Heymans-Wiersma-Le Senne, definido por los rasgos no emotivo-activo-secundario (nEAS), que se caracteriza por su calma, tenacidad, respeto a las normas y dificultad para expresar sus afectos. Según la antigua clasificación de Hipócrates, es uno de los cuatro temperamentos, que caracterizaría a las personas estables, tranquilas, poco afectivas y físicamente rechonchas.

flemón *(phlegmon)*
ANATPATOL. m. Inflamación aguda purulenta, que, a diferencia del absceso, está mal delimitada y se extiende de forma difusa por los tejidos.

flemón periamigdalino *(peritonsillar abscess)*
OTORRIN. Supuración desarrollada entre la cápsula de la amígdala y la pared muscular de la faringe, generalmente detrás del pilar anterior. Es la principal complicación de la amigdalitis bacteriana. Se caracteriza por un edema de la úvula, trismus, fiebre elevada y un abombamiento del pilar anterior de la amígdala. El tratamiento es local (incisión o punción) y debe estar asociado a un tratamiento antibiótico.

flemonosa *(phlegmon)*
ANATPATOL. f. Inflamación aguda que forma flemones. Ver **flemón.**

flexibilidad *(flexibility)*
ORTOP. f. Cualidad de flexible.

flexibilidad cérea *(waxy flexibility)*
PSIQUIAT. Síntoma de la catatonía (v.) o de la esquizofrenia catatónica, que consiste en el mantenimiento de los miembros en posturas forzadas, incómodas e incluso antigravitatorias impuestas por el explorador.

flexible *(flexible)*
ORTOP. adj. Que fácilmente puede incurvarse sin romperse. ‖ Pronto a ceder, a acomodarse, a la influencia de otros, a las circunstancias.

flexión *(flexion)*
ORTOP. f. Acción de doblarse o condición de ser flexionado.

flexor *(flexor)*
ORTOP. adj. Que dobla o hace que una cosa se doble. ‖ m. Músculo cuya contracción hace que una cosa distal se aproxime a otra proximal.

flexura *(flexure)*
ANAT. f. Pliegue, curva o doblez, formado por dos segmentos. ‖ **f. cólica** *(colic f.)* Cada una de las dos flexuras que forma el colon: la derecha, cuando el colon ascendente llega al hígado y, cambiando de dirección, se transforma en colon transverso, y la izquierda, junto al bazo, donde el colon transverso se convier-

te en descendente. || **f. duodenoyeyunal** *(duodenojejunal f.)* Ángulo formado por la cuarta porción del duodeno y el comienzo del yeyuno. || **f. mesencefálica** *(mesencephalic f.)* Incurvación pronunciada del mesencéfalo fetal.

flictena *(phlyctena)*
ORTOP. f. Ampolla epidérmica, llena de serosidad, que se provoca por un agente traumático o irritante. || **f. postraumática** *(posttraumatic ph.)* Aquella ampolla que es frecuente después de la fractura de la pierna.

flicténula *(phlyctenule)*
ORTOP. f. Diminutivo de flictena.

flicténula conjuntival *(conjunctival phlyctenule)*
OFTALMOL. Vesícula de localización conjuntival, rellena de líquido, y que aparece en el curso de las denominadas conjuntivitis flictenulares (v.).

flóculo *(flocculus)*
ANAT. m. Pequeño lóbulo en la cara interior de cada hemisferio cerebeloso. || Partícula que se separa del líquido que la contiene. Ver **cuerpo flotante**.

flogosis *(phlogosis)*
ORTOP. f. Enrojecimiento y calor que caracteriza la inflamación.

flora normal o **indígena** *(normal flora)*
MICROBIOL. Ver **microbiota**.

flora vaginal *(vaginal flora)*
GINECOL. Gérmenes de la vagina que se encuentra en condiciones naturales. Depende en gran medida de la secreción hormonal ovárica que mantiene el buen trofismo del epitelio cervicovaginal. En condiciones de normalidad, la flora vaginal está compuesta por bacilos de Doderlain (gram-positivos) y epitelio vaginal descamado.

flubendazol *(flubendazole)*
FARMCLÍN. m. Fármaco que se utiliza en el tratamiento de infecciones por oxiuros, ascaris y trichuris.

flucitosina *(flucytosine)*
FARMCLÍN. f. Antifúngico activo frente a levaduras de uso sistémico.

fluconazol *(fluconazole)*
FARMCLÍN. m. Antifúngico imidazólico de uso por vía sistémica que se utiliza en el tratamiento de infecciones fúngicas viscerales.

fluctuación *(fluctuation)*
CIRGEN. f. Característica típica de los abscesos, que consiste en que su área más próxima a la piel es la que más inflamada está externamente, y a causa de la desvitalización de la piel se deprime fácilmente, notándose que lo que hay debajo no es tejido sólido, sino contenido líquido. Ver **absceso**.

fludarabine *(fludarabine)*
ONCOL. f. Fármaco antitumoral del grupo de los antimetabolitos análogos de la citosina. Es el agente más activo frente a la leucemia linfocítica crónica y a linfomas no Hodgkin indolentes. Sin embargo, frente a tumores sólidos, su actividad es mínima.

flufenazina *(fluphenazine)*
PSIQUIAT. f. Fármaco del grupo de las fenotiazinas que se emplea en el tratamiento de las psicosis.

flujo *(flow)*
NEFROL. m. Desplazamiento de un líquido o un gas, en forma de corriente laminar o turbulenta, y que, según su comportamiento, puede ser estacionario o pendular (p. ej., la corriente sanguínea). Puede referirse a muy diversas situaciones o líquidos (flujo sanguíneo, flujo plasmático, flujo de la solución de diálisis, flujo plasmático efectivo renal, flujo menstrual o vaginal, etc.). En técnicas de hemodiálisis, la velocidad del flujo sanguíneo y de la del líquido de diálisis está en relación con la mayor o menor eficacia de la técnica. || **f. plasmático renal** *(renal plasma f.)* Cantidad de plasma que atraviesa los riñones y que en un adulto normal es alrededor de 600 ml de plasma por minuto. || **f. sanguíneo renal** *(renal blood f.)* Representa el 20% del gasto cardiaco y en el adulto es de 1,2 litros de sangre por minuto (0,6 litros de plasma por minuto). La distribución intrarrenal no es uniforme, correspondiendo el 75% a la corteza renal y el 25% a la medular. Un 20% del volumen plasmático atraviesa los capilares glomerulares, siendo el volumen del filtrado glomerular de 120 ml/min. Hay un sistema de autorregulación, intrínseco del flujo sanguíneo renal, por el que se mantiene constante el flujo sanguíneo, frente a las variaciones de la presión de filtración.

flujo axónico *(axonic flow)*
HISTOL. Transporte que tiene lugar en el axón de

las neuronas para impulsar las vesículas que contienen los neurotransmisores. Puede tener lugar hacia la parte distal de los axones, denominándose transporte o flujo centrífugo o anterógrado, o hacia el cuerpo celular, llamándose entonces centrípeto o retrógrado.

flujo espiratorio forzado (*forced expiratory flow*)
PNEUMOL. Cantidad de aire expulsado, que se mide en función del tiempo, cuando hacemos que el paciente espire lo más rápidamente posible desde su capacidad pulmonar total, hasta alcanzar el volumen residual. Puede medirse en el primer segundo (FEV 1) o en la mitad de la espiración (FEV 25-75%). || **f. espiratorio máximo** (*maximal expiratory f.*) Volumen máximo de aire espirado durante una espiración forzada.

flujo génico (*gene flow*)
GENÉT. Intercambio de genes entre dos poblaciones de la misma especie, como resultado de la migración. Origina cambios en las frecuencias alélicas de ambas poblaciones y es una posible causa de evolución.

flujo de ideas (*flux of ideas*)
PSICOL. Trastorno del curso del pensamiento que se caracteriza por la aceleración de la producción del pensamiento, con una ligera actividad asociativa mecánica, y, aunque debilitada y perdida en detalles accesorios, también es directiva. La elaboración intelectual del pensamiento suele ser pobre y elemental. Puede darse por desinhibición simple (exceso alcohólico, conmoción cerebral) o por procesos más complicados como en la manía y la esquizofrenia.

flujo laminar (*laminar flux*)
FISIOL. Flujo paralelo al eje del vaso por donde circula, es continuo, sin remolinos. || **f. sanguíneo renal total** (*total kidney blood flow*) Volumen de sangre/minuto que pasa por las arterias renales; suele ser de 1.200 ml.

flumazenilo (*flumazenil*)
ANEST. m. Antídoto de las benzodiacepinas, que se utiliza para revertir estados de coma inducidos por estas.

flunarizina (*flunarizine*)
FARMCLÍN. f. Antagonista del calcio, que se emplea en el tratamiento del vértigo y puede producir parkinsonismo.

flunitrazepam (*flunitrazepam*)
ANEST. m. Hipnótico sedante, perteneciente al grupo de las benzodiacepinas, que se caracteriza por su larga vida media.

flúor 18 (*flourine-18*)
MEDNUCL. m. Isótopo radiactivo del flúor cuyo núcleo está constituido por 9 protones y 9 neutrones. Decae con un periodo de semidesintegración de 1.989,68 minutos, mediante la emisión de positrones con una energía máxima de 635 KeV. Tras su incorporación a diversos radiofármacos, se utiliza con fines diagnósticos en tomografía de emisión de positrones.

fluoración (*fluoridation*)
PEDIAT. f. Adición de fluoruros al agua para reducir la incidencia de la caries en la infancia y la adolescencia.

fluoresceína sódica (*sodium fluorescein*)
OFTALMOL. Colorante amarillo que se utiliza en la realización de la angiografía fluoresceínica, para la exploración de la retina, y en la exploración del segmento anterior del ojo, donde sirve para detectar úlceras corneales y para tomar la tensión ocular. Emite una fluorescencia cuando se explora mediante luz azul.

fluoresceingrafía (*fluoresceingraphy*)
OFTALMOL. Ver **angiografía fluoresceínica, fluoresceína sódica.**

fluorescencia (*fluorescence*)
RADIO. f. Propiedad de algunas sustancias, como el sulfuro de zinc o el volframato de calcio, de generar luz cuando son bombardeadas con radiaciones X o electrones rápidos. Este fenómeno desaparece al cesar la radiación y es utilizado como base de actuación de las pantallas de refuerzo.

fluorhidrocortisona (*fluorhidrocortisone*)
ENDOCRINOL. f. Derivado corticoide fluorado que posee un efecto, predominante, mineralcorticoide, por lo que se emplea en el tratamiento de la enfermedad de Addison y en estados de hipoaldosteronismo.

fluorocromo (*fluorochrome*)
INMUNOL. m. Sustancia que se emplea para marcar anticuerpos u otras moléculas, por su propiedad de emitir luz de una determinada longitud de onda, cuando se le estimula con un láser o con luz ultravioleta.

fluoroscopia *(fluoroscopy)*
RADIO. f. Examen radiográfico.

fluoroscopio *(fluoroscopy)*
RADIO. m. Equipo y técnica radiográfica que consiste en la obtención de imágenes, utilizando el fenómeno de fluorescencia o la capacidad de emisión de luz de determinados compuestos químicos o metales, cuando interactúan con los rayos X. La imagen de luz generada puede ser visualizada de forma directa sobre una pantalla; puede ser transformada en señal eléctrica, mediante un fotomultiplicador que permite su cuantificación, o ser captada por una cámara de televisión, que la transmite a un monitor, permitiendo el estudio directo y dinámico de los órganos.

fluorouracilo *(fluorouracil)*
ONCOL. m. Agente quimioterápico del grupo de los antimetabolitas. Es una pirimidina fluorada que actúa inhibiendo la enzima timidilato sintetasa y bloqueando la síntesis de DNA. Se utiliza en tumores colorrectales, de estómago, páncreas, esófago, hígado, cabeza, cuello, vejiga y mama.

fluorouracilo-5 *(5-fluorouracil)*
BIOQUÍM. Potente inhibidor de la timidilato sintasa y, por tanto, de la síntesis de DNA, que actúa como inhibidor suicida de la enzima. Se utiliza como fármaco anticanceroso.

fluoruro sódico *(sodium fluoride)*
ENDOCRINOL. Compuesto inorgánico que se ha utilizado terapéuticamente como fuente de flúor en el tratamiento de la caries y de la osteoporosis.

fluoxetina *(fluoxetine)*
ENDOCRINOL. f. Fármaco con efecto agonista serotoninérgico indirecto, que inhibe la recaptación de la serotonina a nivel sináptico. Se emplea como antidepresivo y posee un efecto adicional estimulante de la saciedad.

fluoximesterona *(fluoxymesterone)*
ENDOCRINOL. f. Anabolizante sintético de estructura esteroidea, que puede emplearse en el tratamiento del hipogonadismo y la osteoporosis.

flush *(flush)*
DERMATOL. m. Expresión inglesa que indica eritema fugaz, generalmente de la cara, y que está determinado por fenómenos emocionales.

flutamida *(flutamide)*
ONCOL. f. Antiandrógeno no esteroideo. Su mecanismo de acción consiste en inhibir la captación de dehidrotestosterona en los lugares de unión del núcleo. Se utiliza en el carcinoma de próstata.

flúter *(flutter)*
CARDIOL. Ver **aleteo**.

fluxión *(fluxion)*
ORTOP. f. Flujo excesivo de sangre que caracteriza el primer estadio de la inflamación, seguido de un aumento de volumen de la región inflamada.

FMN *(FMN)*
BIOQUÍM. Ver **flavina mononucleótido**.

fobia (del griego *phobos,* temor) *(phobia)*
PSIQUIAT. f. Miedo irracional, desproporcionado y persistente, provocado por un objeto o situación. El miedo aparece ante la presencia del objeto o la situación, si bien puede anticiparse a ella. A pesar de que el miedo es reconocido por el propio sujeto como irracional, su control escapa a la voluntad. La exposición al objeto provoca, casi invariablemente, ansiedad. Con el fin de evitar la ansiedad, aparece una conducta caracterizada por la evitación del estímulo o situación temida. Según Freud, la ansiedad fóbica es un síntoma afectivo; existe una correspondencia entre el miedo provocado externamente y un miedo interno. Los objetos y situaciones ansiógenas representan, a menudo de manera simbólica, deseos reprimidos y mecanismos de defensa. ||
f. específica *(specific ph.)* Los tipos de fobia específica se clasifican en función del tipo de objeto o de la situación temida: tipo animal, miedo a animales o insectos; tipo ambiental, miedo a situaciones relacionadas con la naturaleza y los fenómenos atmosféricos (viento, tormentas, precipicios); tipo sangre, miedo a inyecciones o daño (miedo a la visión de sangre o heridas, a inyecciones o intervenciones médicas invasivas) y tipo situacional, miedo a situaciones tales como estar en túneles, puentes, transportes públicos, aviones, ascensores u otros recintos cerrados. Para cada fobia específica se han ido acuñando términos cuya raíz, generalmente en griego, es el equivalente, o está en relación, con el objeto o de la situación temidos. Actualmente, la mayor parte de estos términos están en desuso, mientras que algunos son ampliamente utilizados. Algunos ejemplos son los siguientes (léase miedo irracional, despropor-

cionado y persistente en cada fobia específica): **acarophobia** (del lat. *acarus,* ácaro) *(acarophobia)* a los parásitos; **acrofobia** (del griego *akros,* extremo) *(ackrophobia)* a estar en sitios elevados; **aerofobia** (del griego *aer,* aire) *(aerophobia)* a las corrientes de aire; **afefobia** (del griego *haphe,* tacto) *(haphephobia)* a ser tocado; **agorafobia** (del griego *ágora,* plaza) *(agoraphobia)* a espacios abiertos; **aicmofobia** (del griego *aichme,* punta) *(aichmephobia)* a los objetos puntiagudos; **algofobia** (del griego *algos,* dolor) *(algophobia)* al dolor; **amaxofobia** (del griego *amaxa,* carruaje) *(amaxaphobia)* a los vehículos, a encontrarse en un vehículo en movimiento; **anemofobia** (del griego *anemos,* viento) *(anemophobia)* al viento; **antropofobia** (del griego *anthropos,* hombre) *(anthropophobia)* al hombre; **apeirofobia** (del griego *apeiros,* infinito) *(apeirophobia)* al infinito; **astrapofobia** (del griego *astrape,* relámpago) *(astrapephobia)* a los relámpagos; **basofobia** (del griego *basis,* base) *(basiphobia)* a no poder caminar o a caerse; **batofobia** (del griego *batos,* transitable) *(batophobia)* a sitios elevados (ver **acrofobia**); **bromidrosifobia** (del griego *bromos,* fétido, e *hydros,* sudor) *(bromodrosiphobia)* a desprender mal olor corporal; **cancerofobia** (del griego *cancer,* cangrejo) *(cancerphobia)* a padecer cáncer; **cardiofobia** (del griego *kardia,* corazón) *(kardiaphobia)* a padecer enfermedades del corazón; **catagelofobia** (del griego *katagelos,* burla) *(katalegophobia)* al ridículo; **catisofobia** (del griego *kathizein*) *(cathisophobia)* a permanecer sentado (ver **acatisia**); **cenofobia** (del griego *kenos,* vacío) *(kenophobia)* a los grandes espacios o al vacío; **cibofobia** (del griego *cibos,* alimento) *(cibophobia)* a ingerir alimentos; **cinofobia** (del griego *kynos,* perro) *(kynophobia)* a los perros; **cipridofobia** (del griego *Kypris,* Venus) *(Kipriphobia)* a las enfermedades venéreas; **claustrofobia** (del lat. *claustrum,* espacio cerrado) *(claustrophobia)* a los lugares cerrados; **clinofobia** (del griego *kline,* inclinación) *(klinephobia)* a las pendientes; **cremnofobia** (del griego *kremnos,* despeñadero) *(kremnophobia)* a los precipicios; **demofobia** (del griego *demos,* pueblo) *(demophobia)* a las multitudes; **dinofobia** (del griego *odyne,* dolor) *(odynophobia)* al dolor; **dipsofobia** (del griego *dipsa,* sed) *(dipsophobia)* a las bebidas; **dorafobia** (del griego *dora,* piel) *(doraphobia)* a tocar la piel de un animal; **eleuterofobia** (del griego *eleutheros,* libertad) *(eleutherophobia)* a la libertad; **elurofobia** (del griego *ailouros,* gato) *(ailourophobia)* a los gatos; **eosofobia** (del griego *eos,* aurora) *(eosophobia)* al amanecer; **eremofobia** (del griego *eremos,* yermo) *(eremophobia)* a la soledad; **ereutofobia** (del griego *ereutos,* rojo) *(ereutophobia)* al color rojo (ver **eritrofobia**); **ergasiofobia** (del griego *ergasia,* trabajo) *(ergasiophobia)* a trabajar; **eritrofobia** (del griego *erythros,* rojo) *(erythrophobia)* a ruborizarse (ver **ereutofobia**); **erotofobia** (del griego *eros,* amor) *(erotophobia)* al acto sexual; **escoptofobia** (del griego *skopeo,* ver) *(skopeophobia)* a ser visto o examinado; **escotofobia** (del griego *skotos,* oscuridad) *(skotophobia)* a la oscuridad; **estaibasiofobia** (del griego *stasis,* estabilidad y *basis,* paso) *(estaibasiophobia)* a caer por estar de pie o caminar; **fengofobia** (del griego *phengos,* resplandor) *(phengophobia)* a la luz; **fobofobia** (del griego *phobos,* temor) *(phobophobia)* al miedo; **fonofobia** (del griego *phone,* sonido y voz) *(phonephobia)* al sonido, a la voz o a hablar en voz alta; **galeofobia** (del griego *gale,* gato) *(galeophobia)* a los gatos (ver **elurofobia**); **genofobia** (del griego *genos,* descendencia) *(genophobia)* al acto sexual (ver **erotofobia**); **grafofobia** (del griego *grapho,* escribir) *(graphophobia)* a escribir o a la escritura; **hamartofobia** (del griego *hamartos,* pecado) *(hamartophobia)* a pecar; **haptefobia** (del griego *haptesthai,* tocar) *(haptephobia)* a ser tocado (ver **afefobia**); **heliofobia** (del griego *helios,* sol) *(heliophobia)* al sol; **hematofobia** (del griego *haima,* sangre) *(haimophobia)* a la sangre (ver **hemofobia**); **hemofobia** (del griego *haima* sangre) *(haimophobia)* a la sangre (ver **hematofobia**); **hipsofobia** (del griego *hypsos,* altura) *(hipsophobia)* a las alturas (ver **acrofobia**); **hodofobia** (del griego *hodos,* camino) *(hodophobia)* a viajar; **ictiofobia** (del griego *ichthys,* pez) *(ichthyphobia)* a los peces; **lalofobia** (del griego *lalein,* hablar) *(laleinphobia)* a hablar; **logofobia** (del griego *lógos,* lenguaje) *(logophobia)* a pronunciar ciertos fonemas; **misofobia** (del griego *mysaxo,* manchar) *(mysaxophobia)* a la suciedad; **molimofobia** (del griego *molysmos,* polución) *(molysmophobia)* a la infección; **necrofobia** (del griego *necros,* muerte) *(necrophobia)* a los cadáveres y a la muerte (ver **tanatofobia**); **nosofobia** (del griego *nosos,* enfermedad) *(nosophobia)* a las enfermedades; **oclofobia** (del griego *ochlos,* muchedumbre) *(ocholosphobia)* a las multitudes (ver **demofobia**); **ombrofobia** (del griego *ombros,* lluvia) *(ombrophobia)* a la lluvia; **pantofobia** (del griego *pan,* todo) *(panphobia)* a todo, a cualquier cosa o situación; **psicopatofobia** (del griego *psyche,* mente, y *pathos,* enfermedad) *(psychepathophobia)* a volverse loco; **psicrofobia** (del griego *psychros,* frío) *(psychrophobia)* al frío; **queimofobia** (del griego *cheimos,* tempestad) *(cheimophobia)* a la tempestad; **quenofobia** (del griego *kenos,* vacío) *(kenophobia)* al vacío; **tafefobia** (del griego *taphe,* sepultura) *(taphephobia)* a ser enterrado vivo; **talasofobia** (del griego *thalassa,* mar) *(thalassaphobia)* al mar; **tanatofobia** (del griego *thánatos,* muerte) *(thanatophobia)* a la muerte (ver **necrofobia**); **toxicofobia** (del griego *toxikon,* veneno) *(toxikophobia)* a ser envenenado; **tremofobia** (del griego *trema,* temblor) *(tremaphobia)* a temblar; **xenofobia** (del griego *xenos,* extranjero, extraño) *(xenophobia)* a los extranjeros o extraños. || **f. social** *(social ph.)* Miedo irracional, desproporcionado y persistente a situaciones sociales, que puedan exponer a la persona al escrutinio de los demás e inducirle a manifestar, externamente, ansiedad o a actuar de una manera embarazosa o humillante. El miedo y la evitación pueden limitarse a una o varias situaciones o bien ocurrir en la mayoría de ellas. A veces, se manifiesta como miedo a ejecutar una tarea ante la presencia de los demás (hablar, escribir, comer, llamar por teléfono, etc.).

fobofobia *(phobophobia)*
PSIQUIAT. Ver **fobia**.

foco *(focus)*
RADIO. m. Zona, de los tubos de rayos catódicos, donde se produce el impacto de los electrones sobre el ánodo y donde se generan los fotones de rayos X.

foco epileptógeno *(epileptogenic focus)*
NEUROCIR. Cambio en la morfología de un electroencefalograma, que sugiere el origen estructural de una crisis epiléptica.

fogo selvagem *(fogo selvagem)*
DERMATOL. Término del portugués que expresa una variedad de pénfigo endémico en Brasil.

folacina *(folacine)*
FISIOL. Ver **ácido fólico**.

folato *(folate)*
FISIOL. m. Forma amniónica del ácido fólico.

foliáceo *(foliaceous)*
DERMATOL. adj. Que tiene el aspecto de una hoja. || **f. pénfigo** *(pemphigus f.)* Variedad de pénfigo, de pronóstico grave, con características clínicas e histológicas peculiares.

foliculitis *(folliculitis)*
DERMATOL. f. Inflamación de uno o varios folículos. También se denomina sicosis.

folículo *(follicle)*
ANAT. m. Saquito o pequeña bolsa; esta designación, que atiende a la etimología del término, se utiliza para varias formaciones anatómicas que figuran a continuación. || **f. atrésico** *(atretic f.)* Folículo ovárico que antes de alcanzar la madurez sufre un proceso de atrofia. || **f. conjuntival** *(conjunctival f.)* Hiperplasia del tejido linfoide, fundamentalmente de la conjuntiva palpebral, que aparece en el curso de conjuntivitis de origen vírico, por clamidias o de manera fisiológica en niños. Ver **conjuntivitis folicular**. || **f. de De Graaf** *(Graafian f.)* Folículo ovárico maduro, próximo a su ruptura. Está compuesto por una cubierta fibrosa, que encierra el licor folicular y un óvulo. Envolviendo el óvulo, y tapizando la pared profunda de la cubierta, se encuentra una capa de células foliculares. || **f. piloso** *(hair f.)* Vaina, de tejido conjuntivo y epitelial, proveniente de una invaginación de la epidermis, que envuelve la raíz del pelo. || **f. linfáticos lienales** *(spleen limphatic f.)* Nódulos de tejido linfático existentes en el bazo. || **f. linfáticos solitarios** *(solitary limphatic f.)* Nódulos de tejido linfático localizados en la mucosa del colon. || **f. ováricos** *(ovarian f.)* Formaciones foliculares del ovario en diferentes grados de maduración, por lo que se distinguen: folículos primordiales, primarios y vesiculosos. || **f. tiroideos** *(thyroid f.)* Pequeñas vesículas, rodeadas por células glandulares tiroideas, que contienen coloide tiroideo.

folie á deux *(double insanity)*
PSIQUIAT. Término obsoleto, de la psiquiatría francesa, referido al trastorno de ideas delirantes

inducidas. Se trata de un cuadro de ideas delirantes en el que una persona, que padece un auténtico cuadro psicótico, generalmente esquizofrenia, induce ideas delirantes en una o más personas, con las que comparte estrechos lazos emocionales. Cuando se les separa, las ideas delirantes remiten solo en las personas que son inducidas.

folistatina *(follistatin)*
ENDOCRINOL. f. Proteína, aislada del líquido folicular ovárico, que posee un efecto inhibidor sobre la secreción hipofisaria de la hormona foliculoestimulante.

fomento *(stupe)*
ANAT. m. Tela embebida en una sustancia medicamentosa, que se aplica caliente en la zona cutánea correspondiente al territorio u órgano enfermo.

fondo de Douglas *(Douglas cul de sac)*
CIRGEN. Receso de la cavidad peritoneal en la pelvis, que está delimitado de la siguiente forma: por detrás, por la cara anterior del tercio superior del recto; por los lados, por el peritoneo lateral de la pelvis, y por delante, por la vejiga, en el varón, o por el útero y sus ligamentos anchos, en la mujer. Es el lugar a donde más fácilmente migran los líquidos intraperitoneales (ascitis, sangre, pus, etc.); por eso, es una de las localizaciones más frecuentes de los abscesos abdominales, sobre todo en patología del hemiabdomen inferior (inframesocólico). Ver **absceso, peritonitis**.

fondo de ojo *(ocular fundus)*
OFTALMOL. Parte posterior o interna del ojo recubierta por la retina.

fonema *(phoneme)*
ANAT. m. Sonido que constituye la unidad básica del lenguaje hablado.

fonendoscopio *(phonendoscope)*
PNEUMOL. m. Instrumento que se utiliza para escuchar los ruidos cardiacos, pulmonares o intestinales, gracias a la capacidad que tiene de amplificación de los sonidos.

foniatría *(phoniatrics)*
OTORRIN. f. Disciplina médica que se ocupa de las alteraciones de la voz y de su tratamiento.

fonocardiografía *(phonocardiography)*
CARDIOL. f. Método diagnóstico que se emplea en cardiología y está basado en el registro gráfico de los sonidos generados por la actividad mecánica cardiaca. Actualmente se encuentra en desuso.

fonocardiograma *(phonocardiogram)*
CARDIOL. m. Representación gráfica de los sonidos generados por el corazón.

fonocirugía *(voice surgery)*
OTORRIN. f. Cirugía del aparato vocal que se realiza para mejorar o transformar la voz. Puede practicarse por vía externa, endoscópica o microscópica.

fonofobia *(phonophobia)*
PSIQUIAT. Ver **fobia**.

fonograma *(phonogram)*
CARDIOL. m. Inscripción gráfica de un sonido.

fonomanía *(phonomania)*
PSIQUIAT. Ver **manía**.

fontanela *(fontanel)*
ANAT. f. Espacio membranoso que se localiza entre los huesos craneales del feto y del lactante, que se van cerrando a lo largo de los dos primeros años de la vida extrauterina. Las principales son: la fontanela bregmática y la lambdoidea.

foramen *(foramen)*
ANAT. m. Orificio, según su etimología de origen latino; en medicina con este término se designan determinados agujeros del cuerpo humano. ‖ **f. interventriculare** *(f. interventriculare)* Agujero que comunica, transitoriamente, los dos ventrículos del embrión, hasta que concluye la formación del tabique interventricular. ‖ **f. magnum** *(f. magnum)* Agujero occipital para el paso del extremo caudal del bulbo. ‖ **f. ovale** *(f. ovale)* Agujero en el tabique interauricular, que permanece abierto hasta el nacimiento, y que permite el paso de una buena parte de la sangre de la aurícula derecha a la izquierda.

fórceps *(forceps)*
GINECOL. m. Instrumento obstétrico que se emplea en tocurgia para extraer la cabeza del feto durante el parto. Para su utilización requiere una dilatación completa, que la bolsa de las aguas esté rota, correspondencia entre el tamaño pélvico y el fetal y que la cabeza del feto esté

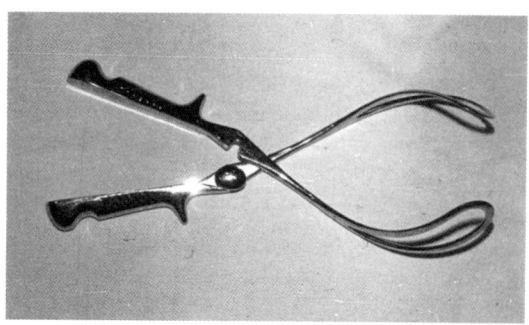
fórceps

baja. El fórceps alto está proscrito en la obstetricia moderna. ‖ **f. de Kyelland** *(Kyelland's f.)* Modelo de fórceps ideado por el ginecólogo noruego de ese nombre. Se caracteriza por no tener articulación fija y poseer amplia corvadura de las cucharas. ‖ **f. de Naegele** *(Naegele's f.)* Modelo de fórceps descrito por este autor en el siglo XIX. Se caracteriza por tener una gran curvatura para la cabeza fetal, y también para la adaptación a la pelvis materna.

fórceps *(forceps)*
ORTOP. m. Instrumento que se utiliza, en cirugía ortopédica y traumatología, para sujetar el hueso, en el curso de una intervención quirúrgica, y poder manipularlo y dirigirlo en la reducción quirúrgica de una fractura o una osteotomía. ‖ Instrumento, con dos ramas unidas por un eje y un mango, que se utiliza para asir o comprimir.

Forel, Auguste
NEUROCIR. Neurólogo suizo (1848-1931).

forense *(forensic phisician)*
MEDLEGAL. m. y f. Especialista médico que tiene como actividad informar a los tribunales de justicia acerca de cuestiones médicas que tengan relación con problemas judiciales. En algunos países, como España, están oficialmente adscritos a un órgano institucional de la propia administración de justicia, y, en otros, son designados por el juez para cada caso concreto. También se denomina médico legista.

foria *(phoria)*
OFTALMOL. f. Desviación latente de los ojos, que solo se pone de manifiesto cuando desaparece el estímulo visual. (Ver **endoforia, exoforia.**)

forma L *(L form)*
MICROBIOL. Bacteria que ha perdido la capacidad de producir mureína o peptidoglicano. Ver **esferoplasto.**

formación *(formation)*
ANAT. f. Término que se utiliza para designar cosas que están juntas y tienen la misma función; p. ej., formación reticular, formación límbica. También se utiliza para indicar un proceso de desarrollo: formación del ojo, formación médica, etc.

formación de la conciencia *(formation of the conscience)*
BIOÉT. Afinamiento de la capacidad de percepción ética por medio del estudio y de la búsqueda de consejo (ver **prudencia**). ‖ **f. humana** *(human f.)* Hábitos intelectuales y prácticos del médico que le permiten comportarse de modo humanamente adecuado, tanto en su vida personal como en su trato con los pacientes (ver **virtud**). Incluye, de modo especial, la cultura general (ver **deber de saber**) y la afabilidad y cordialidad en el trato, imprescindibles para tratar con los pacientes (ver **empatía**).

formación de pares *(pairs formation)*
MEDNUCL. Proceso en el que se crea un positrón y un electrón, a expensas de la energía total del fotón, en el proceso de la interacción de la radiación electromagnética con la materia.

formación reactiva *(reactive formation)*
PSICOL. Mecanismo de defensa por el que el individuo se enfrenta a conflictos emocionales y a amenazas de origen interno o externo y sustituye los comportamientos, los pensamientos o los sentimientos, que le resultan inaceptables, por otros diametralmente opuestos. Corresponde a un nivel defensivo de inhibiciones mentales o de formación de compromisos y suele actuar, simultáneamente, con el de represión. Es sinónimo de compensación.

formante *(formant)*
OTORRIN. m. Banda de frecuencias amplificadas por una determinada cavidad de resonancia.

formol *(formalin)*
HISTOL. m. Solución transparente de formaldehído en agua al 37%, que se utiliza como fijador de tejidos, para su posterior observa-

ción. También actúa como desinfectante y conservante.

fórmula (*formule*)
ANEST. f. Símbolos y números que en química son utilizados para indicar la composición de una sustancia o bien el procedimiento para obtener un resultado. || **f. de Brooke** (*Brooke's f.*) Fórmula que se utiliza para calcular la reposición inicial de fluidos en pacientes quemados. La cantidad de fluidos que se administra en las primeras 24 horas es la siguiente:

1,5 ml cristaloides/kg/porcentaje de superficie corporal quemada
0,5 ml coloides/kg/porcentaje de superficie corporal quemada
2.000 ml de dextrosa al 5%

TABLA 15. *Fórmula de Brooke*

fórmula de Evans (*Evans' ecuation*)
ANEST. Regla empírica para el cálculo de la reposición del plasma y de los electrólitos en las primeras 24 horas, tras quemaduras de segundo y tercer grado.

Niños: 2 ml /kg / porcentaje de superficie corporal quemada
Adultos: 1ml /kg / porcentaje de superficie corporal quemada + 2.000 ml de suero glucosado al 5%.

TABLA 16. *Fórmula de Evans*

fórmula leucocitaria (*differential white blood*)
HEMATOL. Reconocimiento y recuento de los diferentes tipos de leucocitos en una extensión de sangre teñida, siendo los resultados obtenidos un porcentaje del total de células examinadas.

formulario (*form*)
BIOÉT. m. Documento normalizado que simplifica la circulación de información, especialmente en el ámbito hospitalario. || **f. de consentimiento informado** (*f. of informed consent*) Formulario en que el paciente expresa su acuerdo con la intervención diagnóstica o terapéutica que va a efectuársele. Constituye más una garantía jurídica que un refrendo escrito de la información veraz proporcionada al paciente y de su consentimiento. || **f. de petición de análisis o consulta** (*f. to request analysis or consultation*) Formulario en que se solicita a otro servicio la realización de una consulta médica o una prueba exploratoria o analítica. Su existencia favorece la petición de consultas o la no realización de pruebas inútiles, especialmente por parte de médicos poco expertos.

fórnix (*fornix*)
GINECOL. f. Término latino que significa arco y se utiliza para designar estructuras anatómicas arqueadas. || **f. vaginal** (*vaginal f.*) Parte vaginal superior en la que aparece el cuello uterino.

foruncular (*foruncular*)
DERMATOL. adj. Perteneciente o relativo al forúnculo.

forúnculo (*foruncle*)
DERMATOL. m. Infección supurada del folículo pilosebáceo debido al estafilococo dorado, que determina la eliminación del folículo en el llamado clavo.

forunculoide (*forunculoid*)
DERMATOL. adj. Semejante al forúnculo.

fosa (*fossa*)
ANAT. f. Depresión en un hueso o en una víscera. || **f. cerebral** (*cerebral f.*) Cualquiera de las tres depresiones que se encuentran en el suelo de la cavidad craneana (frontal, temporal y cerebelosa) || **f. coronoidea** (*coronoid f.*) Depresión en la epífisis inferior del húmero, donde, en los movimientos de extensión del antebrazo, se aloja la apófisis coronoides. || **f. hipofisaria** (*hypophyseal f.*) Fosa que se encuentra entre las apófisis clinoides del esfenoides y aloja la hipófisis. || **f. infraespinosa** (*f. infraspinata*) La situada por debajo de la espina de la escápula. || **f. infratemporal** (*f. infratemporalis*) Fosa formada por la rama mandibular y la apófisis pterigoides. También se denomina fosa cigomática. || **f. isquiorrectal** (*f. ischiorectalis*) Espacio delimitado por los músculos obturador interno y elevador del ano y, en su parte anterior, por el diafragma urogenital. || **f. nasal** (*nasal f.*) Fosa que se encuentra a uno y otro lado del tabique nasal, dividida por los cornetes en

tres meatos o corredores nasales: superior, medio e inferior; su apertura anterior corresponde a los orificios nasales y la posterior a las coanas. || **f. olecraniana** (*f. olecrani*) Fosa que se encuentra en la cara posterior de la epífisis inferior del húmero. En ella encaja el olecramon, en los movimientos de extensión del antebrazo. || **f. pterigopalatina** (*f. pterygopalatina*) La limitada por la tuberosidad del maxilar y el borde anterior de la pófisis pterigoides; el fondo de la fosa lo cierra la lámina perpendicular del palatino; en la parte superior de esta fosa se encuentra el orifico pterigopalatino. || **f. subscapular** (*f. subscapularis*) Depresión existente en la cara costal de la escápula. || **f. supraespinosa** (*f. supraspinata*) Fosa escapular situada por encima de la espina de la escápula. || **f. temporal** (*f. temporalis*) Depresión en la escama del temporal, delimitada en sus márgenes superiores por la línea temporal y por abajo por el arco cigomático. || **f. troncantérica** (*f. trochanterica*) La que se encuentra en la cara medial del trocánter mayor.

fosa ilíaca (*fossa iliaca*)
ANAT. Depresión de la curva visceral del ala del ilion y, por extensión, la zona y vísceras pélvicas que se encuentran a ese nivel.

fosa oval (*foramen ovale*)
CARDIOL. Porción del septo interauricular que se forma por una comunicación central del septum secundum, habitualmente sellada por una porción del septum primum, que forma la válvula de la fosa oval. || **f. oval permeable** (*patent f. ovale*) Frecuente anomalía cardiaca que se caracteriza por un defecto en el sellado de la fosa oval después del nacimiento y que se presenta hasta en el 20% de los sujetos sanos adultos, aunque en muchos casos carece de importancia clínica.

fosa posterior (*posterior fossa*)
NEUROL. Espacio de la cavidad intracraneal, que es delimitada por los peñascos y el hueso occipital, y que aloja el cerebelo y el tronco del encéfalo.

foscarnet (*foscarnet*)
FARMCLÍN. m. Antivírico útil en el tratamiento de las infecciones producidas por virus herpes símplex, herpes varicela-zóster y citomegalovirus.

fosfatasa (*phosphatase*)
FISIOL. f. Enzima que cataliza las reacciones químicas en las que interviene el fósforo. || **f. ácida** (*acid ph.*) Hidrolasa que cataliza la reacción del monoéster ortofosfórico y del agua, dando como resultado alcohol más ortofosfato. Es más activa a un pH inferior a 7. Esta enzima se encuentra elevada, de forma considerable, en el cáncer de próstata. || **f. alcalina** (*alcaline ph.*) A diferencia de la ácida, actúa mejor en un pH alcalino (9,3) y está presente en bastantes órganos, además de en el plasma.

fosfatemia (*phosphatemia*)
FISIOL. f. Exceso de fosfatos en sangre.

fosfatidato (*phosphatidate*)
BIOQUÍM. m. Derivado del glicerol fosfato, en el cual los dos grupos hidroxilo se encuentran esterificados por ácidos grasos. Es un intermediario clave en la síntesis de otros fosfoglicéridos.

fosfatidil colina (*phosphatidyl choline, PC*)
BIOQUÍM. Cualquiera de una clase de glicerofosfolípidos en el cual el grupo fosfato es esterificado por el grupo hidroxilo de la colina. Son componentes importantes de las membranas celulares y lipoproteínas. || **f. etanolamina** (*ph. ethanolamine, PE*) Glicerofosfolípido estructural importante en las células de los mamíferos, en el que la etanolamina se encuentra unida al fosfatidato por un enlace fosfodiéster. Tiende a ser más abundante que la fosfatidil colina en las membranas internas de la célula y es muy abundante en las membranas procarióticas. || **f. inositol** (*ph. inositol, PI*) Glicerofosfolípido muy importante y poco abundante en el eucariotas implicado en procesos de transducción de señales. Contiene inositol, unido a través del grupo 1-hidroxilo al ácido fosfatídico. Los derivados fosforilados en posición 4 (PIP) y el 4,5-bisfosfato (PIP2) se forman y rompen las membranas por la acción de quinasas y fosfatasas específicas. La fosfolipasa C rompe el enlace del inositol con el ácido fosfatídico, liberando diacilglicerol y derivados del inositol, que actúan como segundos mensajeros dentro de las células. || **f. inositol 4,5-bisfosfato (PIP2)** (*ph. inositol 4,5-bisphosphate*) Un tipo de fosfatidil inositol que es formado a partir del fosfatidil inositol fosfato (PIP). Es un compuesto importante, porque es sustrato de la

fosfolipasa C, que rompe el PIP2 para formar diacilglicerol, que estimula a la proteína quinasa C, e inositol 1,4,5-trisfosfato, que libera calcio desde el interior del retículo endoplasmático al citoplasma. || **f. serina** *(ph. serine)* Glicerofosfolípido, presente en las membranas, en el que la serina se encuentra unida al ácido fosfatídico mediante un enlace fosfodiéster. Se sintetiza a partir de la fosfatidil etanolamina, mediante intercambio de la etanolamina por la serina. Su distribución es asimétrica, ya que la molécula solo está presente en la cara citoplasmática de las membranas celulares.

fosfato *(phosphate)*
ENDOCRINOL. m. Sal inorgánica del ácido fosfórico. Su metabolismo se encuentra íntimamente relacionado con el del calcio. La vitamina D, la parathormona y la calcitonina son elementos reguladores de su absorción y excreción.

fosfaturia *(fosfaturia)*
NEFROL. f. Eliminación, preferentemente renal, del fósforo como fosfato inorgánico. La disminución de su eliminación urinaria, como sucede en la insuficiencia renal crónica, puede dar lugar a hiperfosforemia, y el exceso de eliminación se denomina hiperfosfaturia. La orina adquiere un aspecto lechoso y en el sedimento se observan fosfatos y sales de calcio. La hiperfosfaturia puede ser fisiológica, en relación con dietas hiperproteicas o exceso de alcalinos, o bien aparecer de modo patológico (raquitismo, osteomalacia, hiperparatiroidismo primario o secundario, síndrome de Paget, diabetes fosfatúricas, metástasis óseas, etc.).

fosfeno *(phosphene)*
OFTALMOL. m. Percepción de un destello luminoso, que se produce por la estimulación mecánica de la retina, en ausencia de un estímulo visual.

fosfocreatina *(phosphocreatine)*
BIOQUÍM. f. Derivado del fosfato de guanidina, que se encuentra en en el músculo y que puede ser utilizado para regenerar adenosintrifosfato a partir de ADP, durante la contracción muscular.

fosfodiesterasa *(phosphodiesterase)*
BIOQUÍM. f. Cualquier enzima que cataliza la hidrólisis de un enlace fosfodiéster, como la conversión de AMP cíclico en 5'-adenilato.

fosfoenolpiruvato carboxiquinasa *(phosphoenolpyruvate carboxykinase)*
BIOQUÍM. Enzima que cataliza la formación de fosfoenolpiruvato por descarboxilación del oxaloacetato con hidrólisis concomitante de adenosintrifosfato. Es un paso limitante en la ruta biosintética de la glucosa (gluconeogénesis).

fosfofructoquinasa *(phosphofructokinase, PFK)*
BIOQUÍM. f. Enzima reguladora clave de la ruta glucolítica. Cataliza la fosforilación por el adenosintrifosfato de la fructosa 6-fosfato a fructosa 1,6-bisfosfato.

fosfoglicerato quinasa *(phosphoglycerate kinase)*
BIOQUÍM. Enzima que cataliza la conversión reversible de 1,3-bisfosfoglicerato en 3-fosfoglicerato, produciéndose, simultáneamente, la síntesis de ATP a partir de ADP (fosforilación a nivel de sustrato). Esta enzima se encuentra en todos los organismos y su secuencia ha sido muy conservada durante la evolución.

fosfoglicérido *(phosphoglyceride)*
BIOQUÍM. Lípido constituido por un esqueleto de glicerol, dos cadenas de ácidos grasos y un alcohol fosforilado, cuya principal función es formar parte de las membranas biológicas. También se denomina glicerofosfolípido.

fosfogluconato *(phosphogluconate)*
BIOQUÍM. m. Derivado ácido de la glucosa fosforilado en el carbono 6. La denominada «ruta del fosfogluconato» (o ruta de las pentosas fosfato) es una vía metabólica de oxidación de la glucosa, que genera un poder reductor en forma de NADPH.

fosfoglucosa isomerasa *(phosphoglucose isomerase)*
BIOQUÍM. Enzima citoplásmica que participa tanto en la glucólisis como en la gluconeogénesis, catalizando la isomerización reversible de la glucosa-6-fosfato a fructosa-6-fosfato. También se denomina fosfohexosa isomerasa.

fosfoinositidasa *(phosphoinositidase)*
BIOQUÍM. f. Enzima citoplásmica, de la familia de las fosfolipasas, que cataliza la hidrólisis de fosfoinosítidos a inositol fosforilado y diacilglicerol. Forma parte de la vía de señalización intracelular denominada «cascada del fosfoinosítido».

fosfoinosítido *(phosphoinositide)*
BIOQUÍM. m. Lípidos de membrana que están constituidos por glicerol, dos cadenas de ácidos grasos y una molécula de inositol fosforilada en una o varias posiciones. Se denominan también fosfatidilinositoles.

fosfolipasa *(phospholipase)*
BIOQUÍM. f. Enzima que cataliza la hidrólisis específica de los distintos componentes de los fosfoglicéridos.

fosfolípido *(phospholipid)*
BIOQUÍM. m. Lípido que presentan en su estructura uno o más grupos fosfato.

fosfomicina *(fosfomycin)*
FARMCLÍN. f. Antibiótico antibacteriano, que actúa inhibiendo la síntesis de la pared bacteriana. Tiene actividad frente a bacterias gram-positivas y negativas. || **f. trometamol** *(trometamol f.)* Sal que facilita la absorción oral del fosfomicina y que se utiliza en el tratamiento de la infección urinaria.

fosfopanteteína *(phosphopantetheine)*
BIOQUÍM. f. Grupo químico formado por ácido pantoténico (vitamina B) y un aminoácido de cisteína. Forma parte de la estructura del coenzima A y es grupo prostético de la proteína transportadora de acilos (ACP).

fosforescencia *(phosphorescence)*
RADIO. f. Propiedad de algunas sustancias, como el sulfuro de zinc o el volframato de calcio, de generar luz al ser bombardeadas con radiaciones X o electrones rápidos. Este fenómeno permanece durante algún tiempo al cesar la radiación. Es utilizado como base de actuación de los intensificadores de imagen.

fosforilación *(phosphorylation)*
BIOQUÍM. f. Proceso por el cual se transfiere un grupo fosfato a un sustrato. || **f. a nivel de sustrato** *(substrate level ph.)* Proceso por el cual se produce la fosforilación de ADP a ATP por transferencia de un grupo fosfato, desde un determinado sustrato. || **f. oxidativa** *(oxidative ph.)* Proceso por el cual la energía liberada por la transferencia de electrones de un sustrato al oxígeno molecular se emplea en la fosforilación del ADP a ATP.

fosforilasa *(phosphorylase)*
BIOQUÍM. f. Enzima que cataliza la escisión de un enlace glucosídico por acción de una molécula de fosfato. || **f. quinasa** *(ph. quinase)* Enzima que fosforila y activa a la enzima glucógeno fosforilasa.

fósforo *(fosforus)*
NEFROL. m. Elemento no metálico de peso atómico 30,973, presente en los seres vivos en forma de fosfato y ácidos nucleicos. Existen diversos isótopos radiactivos de fósforo, que se utilizan en medicina con fines diagnósticos (p. ej., metástasis óseas), para el estudio del metabolismo mineral y para la determinación de la volemia, mediante hematíes marcados con P^{32}. Sus variaciones en sangre o en orina pueden dar lugar a diversas patologías. Ver **hiperfosfaturia, hiperfosforemia, hipofosforemia.**

fosinoprilo *(fosinopril)*
FARMCLÍN. m. Inhibidor de la enzima convertidora, resulta útil en el tratamiento de la hipertensión arterial y en el tratamiento de la insuficiencia cardiaca.

fosita gástrica *(gastric fossae)*
HISTOL. Cada una de las invariaciones que se producen en la cubierta epitelial del estómago hacia la mucosa. Las fositas gástricas son más superficiales en el cardias y más profundas en la región del píloro. Estas estructuras incrementan el área de superficie gástrica. En ellas desembocan de cinco a siete glándulas gástricas, que están situadas en la lámina propia del estómago. A las fositas gástricas también se las denomina foveolas.

fotocoagulación *(photocoagulation)*
OFTALMOL. f. Tratamiento físico que consiste en la destrucción del tejido mediante el calor producido por una luz de láser. Se emplea, frecuentemente, en el tratamiento de enfermedades de la retina. || **f. focal** *(focal ph.)* Aquella que se realiza para destruir una lesión muy concreta de la retina, como son las membranas neovasculares subretinianas o los edemas maculares, p. ej., en los diabéticos. || **f. láser** *(laser ph.)* Ver **fotocoagulación.** || **f. láser focal** *(focal laser ph.)* Ver **fotocoagulación focal.** || **f. panretiniana** *(panretinal ph.)* Aquella que tiene por objeto fotocoagular la retina periférica, respetando el polo posterior, a fin de evitar la aparición de neovasos anómalos, al igual que sucede en retinopatías proliferativas como la diabética. || **f. retiniana** *(retinal ph.)* Ver **fotocoagulación.**

fotoconductivo *(photoconductive)*
RADIO. adj. Capaz de permitir el paso de los fotones.

fotoconductor *(photoconductor)*
RADIO. m. Material que permite el paso de los fotones.

fotodensitometría *(photodensitometry)*
RADIO. f. Técnica de medición de la densidad de un material, basada en su capacidad de atenuación de los fotones (ver **radiodensitometría**).

fotodensitométrico *(photodensitometryc)*
RADIO. adj. Relacionado con la densitometría.

fotodensitómetro *(photodensitometer)*
RADIO. m. Equipo que realiza densitometrías.

fotodermatitis *(photodermatitis)*
DERMATOL. f. Inflamación de la piel en la que la acción de la luz es el mecanismo desencadenante.

fotodinámico *(photodynamic)*
DERMATOL. adj. Que motiva o activa la acción de la luz.

fotoeléctrico *(photoelectric)*
RADIO. adj. Efecto de la interacción o choque entre las partículas, que inciden sobre una materia, y los elementos atómicos de esta. Ver **efecto**.

fotoestimulable *(photostimulative)*
RADIO. adj. Que es susceptible de ser estimulado por un fotón.

fotofobia *(photophobia)*
OFTALMOL. f. Sensibilidad exacerbada de los ojos a la luz.

fotofosforilación *(photophosphorylation)*
BIOQUÍM. m. Proceso por el cual el ADP se fosforila a ATP, empleando la energía de transferencia de los electrones, activada por la luz. Es propia de los organismos fotosintéticos.

fotografía *(photography)*
RADIO. f. Procedimiento para la obtención de imágenes sobre superficies sensibles a la luz. Imagen obtenida sobre un material sensible a la luz.

fotografía signaléctica *(signalectic photography)*
MEDLEGAL. Método de identificación individual a través de fotografías realizadas siempre en las mismas condiciones de distancia, posición, etc.

fotográfico *(photographyc)*
RADIO. adj. Relacionado con la fotografía.

fotomicrografía *(photomicrography)*
RADIO. f. Imagen obtenida de un material microscópico.

fotón *(photon)*
MEDNUCL. m. Partícula elemental estable de la radiación electromagnética.

fotopenia *(photopenia)*
RADIO. f. Disminución del número de fotones.

fotopénica *(photopenic)*
RADIO. adj. Se dice del área con una menor capacidad de absorción de los fotones que la normal o la considerada como referente.

fotópico *(photopic)*
OFTALMOL. adj. Referente a ambientes con luz.

fotopsia *(photopsia)*
PSICOL. f. Sensación luminosa, como de chispas o relámpagos, debida, por lo general, a una afección de la retina. Hiperestesia óptica a la luz que se observa en las encefalitis difusas, en algunas intoxicaciones y en ciertos estados de excitación mental.

fotorreceptor *(photorreceptor)*
FISIOL. m. Receptor retinano que se estimula con la luz. Existen dos tipos: los conos y los bastones; los primeros necesitan una mayor intensidad luminosa para excitarse que los bastones, pero permiten una mayor agudeza visual y la visión en color.

fotosensibilidad *(photosensitivity)*
DERMATOL. f. Sensibilidad a la luz, propensión a padecer fotodermatitis. || **f. facial** *(facial ph.)* Reacción inespecífica de la piel facial, que se manifiesta con la formación de un eritema (enrojecimiento) en algunas enfermedades sistémicas (lupus eritematoso sistémico) o en reacciones de hipersensibilidad a fármacos o a drogas.

fotosensitivo *(photosensitive)*
DERMATOL. adj. Que es sensible a la luz.

fotosíntesis *(photosynthesis)*
BIOQUÍM. f. Proceso por el cual la energía luminosa se emplea para la síntesis de glúcidos a partir de CO_2 y de una molécula reductora.

fototerapia *(phototherapy)*
PEDIAT. f. Tratamiento mediante el empleo de la luz; p. ej., en la hiperbilirrubinemia no hemolítica del recién nacido. Se puede utilizar tanto la luz solar como la producida por lámparas ultravioleta.

fototoxicidad *(phototoxicity)*
DERMATOL. f. Reacción patológica de la piel, de aparición rápida, ante la acción de la luz y a sustancias fotosensibilizantes.

fototóxico *(phototoxic)*
DERMATOL. adj. Se dice de la sustancia que determina la fototoxicidad.

fotótrofo *(phototroph)*
BIOQUÍM. m. Organismo capaz de sintetizar macromoléculas, a partir de intermediarios sencillos, empleando la energía luminosa.

fóvea *(pit)*
ANAT. f. Pequeña depresión en la superficie de un órgano. La más conocida es la *fóvea centralis* de la retina, situada en el polo posterior del ojo, lugar donde se consigue la mayor acuidad visual.

FPP (fecha probable del parto) *(probable delivery date)*
GINECOL. Fecha calculada para el final del embarazo. Se calcula sumando siete días a la fecha de la última regla y al resultado se le restan tres meses.

fracaso renal agudo *(acute renal failure)*
NEFROL. Síndrome clínico que es secundario a múltiples causas y que se caracteriza por el deterioro brusco de la función renal. Está asociado a una retención de productos nitrogenados en la sangre, como la urea o el ácido úrico. Cursa habitualmente con una disminución de la diuresis (oliguria o anuria). Se clasifica, atendiendo al elemento funcional alterado, en: prerrenal (funcional, sin lesión estructural y por una alteración transitoria de la perfusión renal), renal parenquimatoso (alteración estructural renal como, necrosis tubular aguda 80%) y posrenal (interrupción del flujo urinario).

fracción de filtración *(filtration fraction)*
NEFROL. Relación entre el filtrado glomerular y el flujo plasmático renal y resulta, aproximadamente, de 1/5. El filtrado glomerular normal en un adulto es alrededor de 120 ml/min y el flujo sanguíneo renal es alrededor del 20% del gasto cardiaco (1-1,2 l/min). Para un hematocrito del 45%, el flujo plasmático renal sería de unos 600 ml de plasma por minuto.

fraccionamiento *(fractionation)*
ANAT. m. Separación química de los componentes de una sustancia, o bien la separación de los componentes de una célula por centrifugación. En radiología significa la división de la dosis total de irradiación, en dosis parciales, que se administran en diversos intervalos.

fractura *(fracture)*
ORTOP. f. Solución de continuidad, de uno o más huesos, consecutiva, generalmente, a un traumatismo o, a veces, a la contracción violenta de un músculo que se inserta en él. También puede ser debida a una enfermedad del hueso que debilite su resistencia. La fractura esquelética se acompaña de lesiones, más o menos importantes, de las partes blandas de la vecidad del hueso, músculos, vasos y nervios. El conjunto de las partes comprometidas por el traumatismo se conoce como foco de fractura. ‖ **f. de Abel** *(Abel's f.)* Fractura aislada de la apófisis pequeña del calcáneo. ‖ **f. apofisaria** *(apophysis f.)* Fractura parcial que afecta a una apófisis. ‖ **f. articular** *(articular f.)* Aquella que afecta a la superficie articular de un hueso. También se llama fractura intraarticular. ‖ **f. de Bennett** *(Bennett's f.)* Fractura de la base del primer metacarpiano que presenta dos fragmentos, uno pequeño, cuneiforme, constituido por la parte interna y articular de la base, que no se desplaza, y otro mayor, formado por toda la diáfisis y la parte externa articular de la base, que se desplaza hacia atrás, hacia arriba y hacia afuera. También se denomina fractura-luxación de Bennett. ‖ **f. de Biddent** *(Biddent's f.)* Fractura de la apófisis troclear del calcáneo. ‖ **f. de boxeador** *(boxer f.)* Ver **fractura de Bennett**. ‖ **f. de Boyer** *(Boyer's f.)* Fractura en pico de pato. ‖ **f. de Busch** *(Busch's f.)* Fractura de la base de la falange distal, de los dedos de la mano, producida por arrancamiento de la inserción ósea del tendón extensor; se provoca, así, una deformidad llamada dedo en martillo. ‖ **f. cerrada** *(closed f.)* Fractura sin solución de continuidad en la piel. Se le llama, también, fractura simple. ‖ **f. de Colles** *(Colles' f.)* La más frecuente de las fracturas de la extremidad distal del radio. Se produce por hiperextensión de la muñeca, al caer sobre la palma de la mano, con la muñeca extendida. La línea de fractura es transversal y pasa por la

metáfisis, con desviación del fragmento distal hacia atrás, dando lugar a una deformidad en dorso de tenedor y a una desviación cubital. También se denomina fractura de Ponteau. ∥ **f. de Colles invertida** (*inverted Colles' f.*) Ver **fractura de Goyrand o de Smith.** ∥ **f. completa** (*complet f.*) Aquella en la que la línea de fractura del hueso afecta al propio hueso en toda su circunferencia y lo divide en dos o más fragmentos, pudiendo ser una fractura única (dos fragmentos, doble, tres fragmentos, triple, etc.). ∥ **f. compuesta** (*compound f.*) Fractura abierta. ∥ **f. conminuta** (*comminuted f.*) Fractura completa que da origen a varios fragmentos. ∥ **f. directa** (*direct f.*) La que se produce en el mismo punto de aplicación del agente traumático (proyectil, golpe, etc.). La línea de fractura acostumbra a ser transversal y el agente causal provoca la contusión de las partes blandas entre la piel y el hueso. ∥ **f. de Dupuytren** (*Dupuytren's f.*) Lesión del tobillo que se produce por pronación y se caracteriza por una fractura bimaleolar, con diastasis tibioperonea, por ruptura de la sindesmosis. La fractura del peroné es transversal y se sitúa por encima de la sindesmosis tibioperonea inferior. También se denomina fractura de Pott. ∥ **f. de Duschlander** (*Duschlander's f.*) Fractura por sobrecarga que se presenta en hombres jóvenes, después de marchas prolongadas en maniobras militares. ∥ **f. en caña verde** (*greenstick f.*) Tipo de fractura incompleta que se observa en niños en general de tres a diez años, que se produce por un mecanismo de flexión. Se caracteriza por una incurvación permanente del hueso, que queda angulado. También se denomina fractura en tallo verde. ∥ **f. en flexión** (*flexion f.*) La cabeza del radio está luxada hacia atrás (posterior) y el ángulo de la fractura cubital tiene el vértice hacia adelante (anterior). También se llama fractura luxación de Monteggia invertida. ∥ **f. en pico de planta** (*oblique f.*) Fractura oblícua o espirioidea en la que el ángulo de fractura es superior a 45°. ∥ **f. en rodete** (*buckling f.*) Fractura que se observa en los niños, generalmente en la extremidad inferior del radio o del fémur, y en la extremidad superior del húmero, en la unión de la metáfisis esponjosa y la diáfisis con una cortical compacta. Se produce por una compresión en el sentido del eje del hueso. En radiología se observa un engrosamiento anular, que se asemeja a un rodete. ∥ **f. espiroidea** (*spiral f.*) Llamada también fractura por torsión, atendiendo al mecanismo de producción, afecta a la diáfisis de los huesos largos. Es muy frecuente y muchas de las fracturas calificadas de oblicuas son en realidad espiroideas. Los fragmentos suelen acabar en bisel y la línea de fractura dibuja una espiral sobre la superficie externa del hueso. ∥ **f. espontánea** (*spontaneous f.*) La que se produce con la actividad corriente en un hueso normal, sin traumatismo evidente. Un ejemplo es la fractura por sobrecarga. ∥ **f. de Goyrand** (*Goyrand's f.*) La invertida de la extremidad inferior del radio que se produce por un mecanismo de hiperflexión. También se denomina fractura de Smith o Colles ∥ **f. impactada** (*impacted f.*) Empotramiento de un fragmento en el otro (cuello del húmero). ∥ **f. incompleta** (*imcompleted f.*) La que afecta, solo en parte, al grosor del hueso y los fragmentos no llegan a separarse (fractura en rodete, f. en tallo verde). ∥ **f. indirecta** (*indirect f.*) La que se produce en un punto distante de donde se aplica la fuerza vulnerante. Es la más frecuente y se produce por exageración o rectificación de una curva ósea normal, por torsión, por compresión, avulsión o contragolpe. ∥ **f. intraarticular** (*intraarticular f.*) Fractura articular. ∥ **f. intrauterina** (*intrauterus f.*) La que se produce, en uno o más huesos del feto, durante el embarazo (en la osteogénesis imperfecta). ∥ **f. de Jones** (*Jones' f.*) Fractura de la base de la apófisis estiloides del quinto metatarsiano (por arrancamiento). ∥ **f. de Kocher Horney** (*Kocher Horney's f.*) Fractura parcial o marginal del cóndilo humeral del niño, con desprendimiento de una parcela del cartílago y del hueso subcondral. ∥ **f. longitudinal** (*longitudinal f.*) Aquella en la que la línea de fractura sigue el eje mayor del hueso o es paralela al mismo; se observa, especialmente, en huesos cortos y planos (escápula, rótula, sacro). ∥ **f. de Maysonneuve** (*Maysonneuve's f.*) Análoga a la fractura de Dupuytren del miembro inferior, pero la fractura transversal de peroné se sitúa a un nivel más alto, cerca del cuello, se acompaña de una ruptura de la sindesmosis tibioperonea inferior y de la membrana interósea. El alto nivel de la fractura de peroné explica que, a menudo, esta pase inadvertida, si se realiza solo radiografía de tobillo. ∥ **f. de Monchet** (*Monchet's f.*) Fractura completa del cuello del radio con un desplazamiento del fragmento

fractura

capital. ‖ **f. de Monteggia** (*Monteggia's f.*) Fractura que se caracteriza por la coexistencia de una fractura de la parte superior de la diáfisis más distal y una luxación de la cabeza del radio. Existen dos tipos: de extensión, que es la forma más corriente, y cuando la cabeza del radio está luxada hacia adelante y el ángulo de la fractura del cúbito es de vértice anterior. También se llama fractura-luxación de Monteggia. ‖ **f. oblicua** (*oblique f.*) La que tiene esta dirección respecto al eje transversal del hueso; cuando la oblicuidad es mayor de 45° se denomina también en pico de planta y la presencia del fragmento puede perforar la piel. La mayor parte de las fracturas oblicuas en pico de planta son en realidad espiroideas. ‖ **f. patológica** (*pathologic f.*) Fractura en hueso patológico que se produce sin un traumatismo agudo o por un traumatismo incapaz de fracturar un hueso sano. El proceso patológico disminuye la resistencia del hueso y lo predispone para sufrir fácilmente una fractura. Resulta frecuente en procesos que se acompañan de osteoporosis, lesiones quísticas, tumores osteolíticos o displasias. ‖ **f. de pico de pato** (*Boyer's f.*) Fractura de la parte superior de la tuberosidad del calcáneo, que se produce por una tracción violenta del tendón de Aquiles, también se conoce con el nombre de fractura-arrancamiento de Boyer. ‖ **f. por aplastamiento** (*compression f.*) Fractura por compresión. ‖ **f. por arrancamiento** (*traction f.*) La llamada fractura por arrancamiento se observa solo en las apófisis y en los huesos cortos, debido a la tracción de ligamentos e inserciones músculotendinosas. ‖ **f. por compresión** (*compression f.*) La que produce una aproximación de las trabéculas en sentido longitudinal y una separación en el sentido transversal, por lo que se observa un acortamiento del hueso, en el sentido de la compresión, y un ensanchamiento, en el sentido perpendicular a la compresión. También se le llama fractura por aplastamiento. Se da en caídas desde una cierta altura (calcáneo) o en una flexión forzada del raquis (en osteoporosis). ‖ **f. por sobrecarga** (*overcharge f.*) Tipo de fractura espontánea, que se produce no por un traumatismo agudo y único, sino por microtraumatismos repetidos, que acaban por alterar las propiedades físico-químicas del hueso, disminuyendo su resistencia. La línea de fractura es transversal y la consolidación es buena con formación de un callo hipertrófico. ‖ **f. por torsión** (*torsion f.*) Fractura que se produce cuando un extremo óseo está fijo y el otro sufre una rotación o cuando ambos la han experimentado en sentido contrario. Son fracturas espiroideas. El mecanismo de torsión se suele acompañar de flexión y, a veces, se añade un componente de compresión. ‖ **f. por tracción** (*traction f.*) Ver **fractura por arrancamiento**. ‖ **f. o signo de Galeazzi** (*Galeazzi's f.*) Fractura del tercio distal del radio, asociada a una luxación del extremo distal del cúbito. ‖ **f. simple** (*simple f.*) Fractura cerrada. ‖ **f. supracondílea** (*supracondylar f.*) Fractura del cóndilo del fémur o del húmero. ‖ **f. tabética** (*tabetic f.*) Tipo de fractura espontánea que se observa en la tabes, a causa de la incoordinación, la hipotonía muscular y la pérdida de la sensibilidad profunda y del dolor. Se suele localizar en la rótula, el fémur y la tibia. La fractura es indolora y se suele acompañar de una gran desviación. Su consolidación suele ser normal. Las fracturas epifisarias en las artropatías tabéticas difícilmente se consolidan. ‖ **f. tallo verde** (*greenstick f.*) Ver **fractura de caña verde**. ‖ **f. transversal** (*transversal f.*) Aquella en la que la línea de fractura es más o menos perpendicular al eje longitudinal del hueso. La superficie de fractura es, a menudo, dentada, irregular, pero, en caso de fractura espontánea o patológica, es a menudo lisa (de rábano o plátano). ‖ **f. de Watson Jones** (*Watson-Jones' f.*) La que se produce cuando el conductor de un automóvil pequeño lleva el brazo descansando sobre la parte inferior de la ventanilla y el codo sobresaliendo. Si pasa otro coche rozando, en dirección contraria, y golpea, con violencia, contra la parte proximal de la cara posterior del antebrazo, en este caso puede producirse la combinación de las fracturas siguientes: fractura conminuta de olecranon, luxación anterior del cúbito y radio, fractura de la parte inferior del húmero y, a veces, fractura de la parte alta del cúbito, también de la diáfisis del radio (fractura de *babycar*).

fractura de Jefferson (*Jefferson's fracture*)
NEUROCIR. Ruptura del arco anterior y posterior de C1, que es causada por una compresión axial. ‖ **f. de odontoides** (*odontoid f.*) Tipo de fractura que se divide en tres tipos, dependiendo de que se fracture en su base, en el tercio medio o en la punta, con un distinto pronóstico y tratamiento para cada una de ellas. ‖ **f. de**

ping-pong *(ping-pong ball skull f.)* Hundimiento traumático craneal infantil, que no llega a fracturar el hueso, al ser este muy elástico. ‖ **f. del raquis lumbar** *(lumbar f.)* Ruptura traumática del hueso de las vértebras lumbares, que puede afectar al tejido nervioso.

fractura-luxación *(fracture-dislocation)*
ORTOP. Fractura de un hueso cerca de una articulación con luxación, asociada de esta última. ‖ **f.-luxación de Bennett** *(Bennett's f.)* Ver **fractura de Bennett**. ‖ **f.-luxación de Monteggia** *(Monteggia's f.)* Ver **fractura de Monteggia**. ‖ **f.-luxación de Monteggia invertida** *(inverted Monteggia's f.)* Ver **fractura en flexión**.

frágil X *(syndrome X)*
NEUROL. Síndrome neurológico infantil que se caracteriza por retraso mental y otros trastornos neuropsicológicos, como déficit de atención e hiperactividad.

fragilidad *(fragility)*
ANATPATOL. f. Facilidad para romperse. ‖ **f. capilar** *(capillary f.)* Situación de debilidad de la pared de los capilares, por una alteración de la membrana basal, que determina un aumento de la permeabilidad, incluso para los elementos formes. Puede ser consecuencia de alteraciones congénitas, infecciones, reacciones alérgicas, déficit vitamínicos o trastornos metabólicos.

fragilidad médica *(medical fragility)*
PSICOL. Expresión con la que se caracteriza, en muchos casos, a las personas con retraso mental, porque tienden a presentar un mayor número de complicaciones biológicas y mentales que las personas sin retraso mental.

fragilidad osmótica *(osmotic fragility)*
HEMATOL. Susceptibilidad de los eritrocitos a la hemólisis cuando se exponen crecientemente a una solución salina hipotónica. El agua penetra en el interior del eritrocito que se hincha, hasta que la capacidad de la membrana celular se sobrepasa y estalla. Esta prueba se utiliza en el diagnóstico de anemia hemolítica.

fragmento *(fragment)*
ORTOP. m. Pequeña porción rota de una entidad mayor; p. ej., de un hueso fracturado.

fragmento Fab *(Fab fragment)*
INMUNOL. Uno de los fragmentos que se obtiene tras la degradación enzimática con papaína de las inmunoglobulinas (v.). Corresponde al lugar de unión con el antígeno. Este término se corresponde con las siglas inglesas *fragment antigen binding*. ‖ **f. F (ab')₂** *[F(ab')₂ f.]* Uno de los fragmentos que se obtiene tras la degradación proteolítica con pepsina de las inmunoglobulinas. Corresponde a dos fragmentos Fab (v.) unidos por el puente disulfuro intercatenario. ‖ **f. Fc** *(Fc f.)* Fragmento de IgG que se obtiene tras la digestión con papaína. Su denominación alude a su capacidad de cristalizar (fragmento cristalino). Consta de las dos mitades de carboxil-terminales de las cadenas pesadas (dominios CH3 y CH2, más la parte de la región bisagra), que se mantienen juntas por puentes disulfuro e interacciones no covalentes. El fragmento Fc no puede unir antígeno, pero es el responsable de la función efectora de los anticuerpos.

fragmento de Klenow *(Klenow's fragment)*
BIOQUÍM. Fragmento de la enzima DNA polimerasa Y, que presenta una actividad DNA polimerasa y una actividad exonucleasa en dirección 3', 5'. ‖ **f. de Okazaki** *(Okazaki's f.)* Secuencias de DNA, de unos mil nucleótidos, que se generan en el proceso de replicación del DNA, como consecuencia de la síntesis discontinua de una de sus hebras.

frambesia *(yaw)*
DERMATOL. f. Enfermedad infectocontagiosa, no venérea, que se produce por el *Treponema pertenue*. Desde el punto de vista clínico, es similar a la sífilis, porque su evolución se realiza en periodos.

Francisella *(Francisella)*
MICROBIOL. Género que agrupa a bacterias gramnegativas, bacilares, aerobias (o anaerobias facultativas), quimiorganotrofas, inmóviles, parásitas intracelulares facultativas de monocitos y otras células. Las franciselas parasitan y causan enfermedades en el ser humano y en muchos animales. Se han descrito dos especies: *Francisella tularensis* y *Francisella novicida*. La *Francisella tularensis* (anteriormente *Pasteurella tularensis*) es el agente causal de la tularemia, una enfermedad que el hombre adquiere por contacto directo con animales salvajes infectados (incluyendo conejos, otros roedores y animales acuáticos) o por la picadura de la garrapata. La tularemia cursa con la aparición de una úlcera, en el lugar

de penetración de los microorganismos, seguida por la inflamación de los ganglios linfáticos locales y de síntomas sistémicos, que incluye fiebre alta, escalofríos y dolores de cabeza. La complicación más grave es la neumonía.

frangofilia (del lat. *frangere,* romper) *(frangophilia)*
PSIQUIAT. f. Inclinación morbosa a romper objetos. Ver **filia**.

fraude científico *(scientific fraud)*
BIOÉT. Comunicación científica que, para obtener notoriedad, financiación u otros objetivos, publica datos inventados, inexactos o modificados más o menos arbitrariamente (ver **decir la verdad, objetividad**). || **f. científico y ética** *(scientidic f. and ethics)* Aunque es incorrecto en todos los casos, su grado de incorrección varía según la materia del fraude: desde leve, en el caso de multiplicar las publicaciones, fraccionando hábilmente los resultados de una sola investigación, hasta grave, en el caso de inventar datos, que proporcionan resultados cuya aplicación puede tener serias consecuencias.

frecuencia *(frecuency)*
RADIO. f. Número de veces que ocurre un suceso en la unidad de tiempo. || En los elementos que se transmiten en forma de ondas, número de ciclos por segundo. Su símbolo es ν (nu) y su medida es en hertzios (1 Hz = 1 ciclo/seg). El cálculo de la misma se realiza mediante la fórmula $\nu = c / \lambda$, donde c es la velocidad de la luz y λ la longitud de la onda o espacio recorrido en un ciclo. || **f. de precesión** *(precesion f.)* Frecuencia o número de giros por segundo que realiza un protón en relación a la fuerza del campo magnético externo a la que está sometido. Se representa por ϖ y se calcula por la ecuación de Larmor $\varpi_0 = \gamma B_0$, donde ϖ_0 es la frecuencia de precesión y se mide en Hz o MHz; γ es la constante giromagnética, específica de cada material, y B_0 es la fuerza del campo magnético medido en teslas. En el protón de los núcleos de hidrogeno, el valor de la frecuencia de precesión es de 42,5 MHz/T.

frecuencia fundamental *(fundamental frequency)*
OTORRIN. Frecuencia de oscilación de las cuerdas vocales durante la fonación.

frecuencia de recombinación *(recombination frequency)*
GENÉT. Cociente del número de individuos recombinantes, que se encuentran para un marcador genético en una generación, dividido por el número total de individuos de esa generación. Se representa por la letra griega *theta,* θ, y se utiliza en estudios de ligamiento, para estimar la distancia genética entre dos loci.

frecuencia respiratoria *(respiration rate)*
PNEUMOL. Número de ciclos repiratorios que ocurren por minuto, es decir, número de inspiraciones seguidas de una espiración que se pueden contar en un minuto. Lo habitual es que esté en torno a 12-16 respiraciones por minuto.

Freiberg, Albert Henry
ORTOP. Cirujano norteamericano (1868-1940).

frémito *(fremitus)*
PNEUMOL. m. Estremecimiento o vibración que es perceptible por la palpación. || **f. aneurismático** *(aneurysmatic f.)* Estremecimiento sistólico que está por encima de un aneurisma. || **f. catario** *(catario f.)* Síntoma de lesiones valvulares, perceptible, fundamentalmente, en el precordio. || **f. hidatídico** *(hydatic f.)* El que se genera al percutir sobre un quiste, por el desplazamiento del líquido que se produce. || **f. por fricción** *(friction f.)* El que se produce al rozar dos superficies secas.

frénico *(phrenic)*
ANAT. adj. Relativo al diafragma. || m. Nervio encargado de inervar el diafragma.

frenillo *(frenulum)*
ANAT. m. Pequeño tabique de tejido conjuntivo que limita los movimientos de un órgano. || **f. de la lengua** *(f. of tonge)* Ver **frenulum lingual**.

frenología *(phrenology)*
ANAT. f. Ciencia que estudia el carácter por la forma del cráneo. Fue su fundador Joseph Gall (1758-1828), médico austriaco. Partía del principio de que las partes del cerebro más utilizadas adquieren un mayor desarrollo y este provoca cambios en la conformación del esqueleto craneal. Por lo tanto, estudiando la morfología craneal se podía conocer la base neurológica de las cualidades de una persona. Además del mayor desarrollo de determinadas circunvoluciones cerebrales, debidas al ejercicio, también genéticamente podían estar más desarrolladas (cualidades innatas). Estas

ideas de Gall encontraron una buena acogida, de tal forma que, en seguida, aparecieron sociedades y revistas frenológicas y estuvieron en auge en el primer tercio del siglo XIX, pero, poco a poco, declinaron. Aunque la hipótesis de partida de Gall es cierta, sin embargo, el aumento del volumen del área cortical correspondiente no es lo suficientemente amplio como para producir un abultamiento en la superficie externa del cráneo. Por otra parte, las principales cualidades caracteriológicas no corresponden a una sola área. Además, la mayor parte de los abultamientos, que pueden aparecer en el exocráneo, son motivados por el crecimiento óseo y no por el cerebral.

frente *(forehead)*
ANAT. f. Parte de la cara situada por encima de las órbitas.

frenulum lingual *(frenulum linguae)*
OTORRIN. Repliegue mucoso medial, situado en la parte anterior del suelo de la boca, uniendo la cara ventral de la lengua a la cara posterior de la sínfisis mandibular. En su base se encuentran los orificios de los canales de Wharton, que drenan la secreción de las glándulas submaxilares *(ostium umbilical)*.

fresa *(bur)*
ORTOP. f. Instrumento cortante de contorno esférico, cónico o cilíndrico, provisto de un dentado, que es empleado para erosionar una superficie ósea o agrandar un agujero.

Freud, Sigmund
PSIQUIAT. Psiquiatra vienés (1856-1939) fundador del psicoanálisis (v.). Entre sus contribuciones destaca el descubrimiento del subconsciente.

frigidez *(frigility)*
GINECOL. f. Falta de deseo sexual o libido reducida. También se refiere a la falta de orgasmo en la relación sexual.

frigor mortis *(body cooling)*
MEDLEGAL. Enfriamiento cadavérico.

frinoderma *(phrynoderma)*
DERMATOL. m. Piel seca, rugosa, áspera, similar a la piel de saco que aparece en la avitaminosis A.

frontal *(frontal)*
ORTOP. adj. Relativo a la frente. || Hueso frontal o coronal. || Relativo o perteneciente al plano anterior del cuerpo.

frontera hombre-animal *(man-animal frontier)*
BIOÉT. Problema de la visión cientifista del hombre que, al reducir la inteligencia y la libertad a fenómenos emergentes (ver **emergentismo),** de un sistema nervioso complejo, tiene dificultades en definir cuándo una entidad concreta es hombre o persona. Suele establecer la diferencia en la presencia o no de sensibilidad (v.) o autoconciencia (v.).

frontofocómetro *(phrontophocometer)*
OFTALMOL. m. Instrumento que se utiliza para conocer las dioptrías, el centrado y los ejes de una lente.

froteurismo *(frotteurism)*
PSIQUIAT. m. Trastorno de la inclinación sexual, que consiste en frotarse contra otras personas para conseguir una estimulación sexual.

frotis vaginal *(vaginal smears)*
GINECOL. Extensión de células obtenidas de la pared lateral de la vagina, para estudiar la forma y la respuesta tintorial de las células epiteliales de la vagina. También denominada citología vaginal, que sirve para el diagnóstico funcional y orgánico de las células cervicovaginales.

fructoquinasa *(fructokinase)*
ENDOCRINOL. f. Grupo de enzimas que catalizan la fosforilación de la fructosa en presencia de ATP.

fructosamina *(fructosamine)*
ENDOCRINOL. f. Representa a un grupo heterogéneo de proteínas glicadas, por lo que su estimación en la sangre constituye un parámetro indicativo del control metabólico de los pacientes con diabetes mellitus.

FSH *(FSH)*
GINECOL. Hormona folículo-estimulante que se produce por el lóbulo anterior de hipófisis. Estimula el crecimiento de los folículos ováricos.

FTHA *(FTHA)*
MEDNUCL. Ácido (^{18}F)-fluoro-5-tio-heptadecanoico. Ácido graso marcado con flúor-18 para su utilización diagnóstica, en la evaluación del metabolismo miocárdico, mediante una tomografía de emisión de positrones.

fucosa *(fucose)*
HISTOL. f. Azúcar que se añade a algunos tipos de glicoproteínas, en el aparato de Golgi, cuando

tiene lugar el proceso de glucosilación. Aparece en los llamados oligosacáridos de tipo complejo, que se adhieren a las glicoproteínas.

fucsina *(fuchsin)*
ANATPATOL. f. Colorante básico de trifenilmetano, que disuelto en agua tiene un color rojo y se utiliza en las técnicas microscópicas convencionales.

fuego de San Antonio *(Saint Anthony's fire)*
DERMATOL. Gangrena severa y córnea en enfermos crónicos de ergotismo.

fuentes filosóficas de la moral médica *(philosophical sources of the medical ethics)*
BIOÉT. Ver **fundamentación de la bioética**.

fuerza *(power)*
NEUROL. f. Tracción o empuje que es definido en forma de masa por aceleración. Capacidad de un músculo para producir o resistir un esfuerzo físico.

fuga de ideas *(flight of ideas)*
PSICOL. Trastorno del curso del pensamiento, que se caracteriza por una gran aceleración del proceso asociativo de los contenidos mentales, que da lugar a cambios temáticos bruscos, y sin lógica, y a la pérdida de la línea directriz del discurso y de su coherencia. Se presenta, con mucha frecuencia, en las formas y fases maníacas de las psicosis bipolares, así como en cuadros esquizofrénicos.

fulguración *(fulguration)*
DERMATOL. f. Procedimiento quirúrgico que produce destrucción de los tejidos mediante aparatos que emiten calor en forma de chispas.

fulguración *(injury by lightning)*
MEDLEGAL. f. Efecto que ejerce el rayo sobre el organismo. Muerte que se produce por el rayo o por la electricidad atmosférica.

fumarasa *(fumarase)*
BIOQUÍM. f. Enzima que cataliza la transformación reversible de fumarato en malato por hidratación. Forma parte del ciclo del ácido cítrico.

fumarato *(fumarate)*
BIOQUÍM. m. Intermediario metabólico del ciclo de ácido cítrico. Da lugar a malato por acción de la fumarasa.

función *(function)*
ANAT. f. Actividad de un aparato o sistema, p. ej., función digestiva, respiratoria, etc.

función adrenocortical *(adrenocortical function)*
ENDOCRINOL. Secreción de la corteza suprarrenal. Atañe a la secreción de esteroides de acción glucocorticoide, secretados por la capa fasciculada, cuyo máximo representante es el cortisol; de los de efecto mineralcorticoide, entre los que se encuentran la aldosterona y la deoxicorticosterona (DOCA) y de los producidos por la capa reticular, que son andrógenos y estrógenos. Los estudios funcionales pueden llevarse a cabo en condiciones basales, de estimulación (con ACTH para cortisol, ortostatismo y depleción salina para la aldosterona) y supresión. ǁ **f. hormonal** *(hormonal f.)* Conjunto de características que definen el comportamiento de un órgano endocrino. Hacen referencia a la síntesis, liberación, transporte, acción tisular y otros parámetros propios de la(s) hormona(s) que segrega.

función cerebral *(cerebral function)*
FISIOL. Actividad de los centros cerebrales.

función del injerto *(graft function)*
NEFROL. En trasplante de órganos indica que el injerto funciona adecuadamente y sustituye, de forma eficaz, al órgano enfermo. En órganos vitales (corazón, hígado) es clave la función inmediata del injerto, pues, en caso contrario, el resultado final es la muerte del paciente. ǁ **f. precoz del injerto** *(early graft f.)* Referido al trasplante renal, indica la abundante producción de la orina tras la revascularización del órgano. Para facilitarla, es preciso mantener una buena hidratación del receptor mediante la expansión de volumen y la utilización de diuréticos tipo manitol y furosemida. La norma, en trasplante de un vivo, es la producción inmediata de orina, pero en trasplante renal de un cadáver, un 20 a un 30% de los receptores debutan con una disfunción precoz del injerto y requieren métodos de depuración extrarrenal (diálisis). Los principales factores, responsables de la no función inicial del injerto, están en relación con el donante (hipotensión), con el daño causado por el líquido de preservación, por incompatibilidad del sistema ABO o HLA, por rechazo, por toxicidad de las drogas inmunosupresoras o por causas mecánicas (p. ej., la obstrucción urinaria o la trombosis arterial o venosa del injerto). ǁ En el trasplante renal es importante lograr que el injerto funcione de inmediato, tras el desclampaje arterial. Es indicio de una buena perfusión renal y

de ausencia de un daño isquémico o de lesión por la solución de preservación renal. Se da en el 70-90% de los trasplantes de un cadáver y en el 97% de los trasplantes de un donante vivo. Es un factor predictor, de buen pronóstico, a largo plazo. En trasplantes de órganos vitales es necesaria la función precoz del órgano para evitar el fallecimiento del receptor. ‖ **f. renal** (*renal f.*) La realizada por el riñón para el mantenimiento de la homeostasis corporal, mediante la eliminación de metabolitos (urea, ácido úrico, creatinina, etc.), electrólitos (sodio, potasio, cloro, calcio, fósforo, etc.), agua, etc., por la orina y la conservación de sustancias, necesarias para el organismo, a través de un proceso de filtración, reabsorción y secreción. Además, tiene funciones metabólicas y endocrinas, como la formación de renina y eritropoyetina, la activación de la vitamina D y la síntesis de aminoácidos, proteínas, enzimas, prostaglandinas, etc. Se puede ver afectada por patologías de origen congénito, metabólico, infeccioso, inmunológico, obstructivo, tóxico, etc., que constituyen los diversos síndromes nefrológicos. ‖ **f. renal residual** (*residual renal f.*) Función propia de los riñones nativos en pacientes en programa de diálisis peritoneal o hemodiálisis. Habitualmente, es inferior a cinco ml/min, medido por el aclaramiento de creatinina. Conforme transcurre el tiempo en diálisis, disminuye esta función progresivamente. Conviene ajustar la pauta de la diálisis, en la ingesta de líquidos, etc., a dicha función residual. Se deteriora más lentamente en la diálisis peritoneal. Esta función se calcula mediante la suma de las medidas del aclaramiento de creatinina y de la urea, dividida por dos, y la dosis de la diálisis hay que ajustarla al grado de la función renal residual.

funcional (*functional*)
ORTOP. adj. Se dice de los trastornos que no tienen una base anatómica. ‖ Que afecta a la función pero no a la estructura.

fundamentación de la bioética (*foundations of bioethics*)
BIOÉT. Estudio filosófico que conduce a la evidencia de los principios que deben regir en bioética. No se trata de una demostración de los principios éticos, pues estos solo se pueden demostrar a partir de evidencias éticas, y algunas de estas han de ser evidencias últimas indemostrables. La fundamentación intenta aclarar y puntualizar estas evidencias éticas primarias y mostrar su conexión con los principios aplicables en la práctica profesional ‖ **f. teológica de la bioética** (*theological f. of bioethics*) Fundamentación de la bioética (v.) que se realiza a partir de los principios éticos de raíz religiosa, cuya evidencia está proporcionada por la fe. Los principios fundamentados teológicamente coinciden, en su mayor parte, con los que se obtienen por medio de la fundamentación filosófica no liberal.

fundamento (*fundation, rationale*)
BIOÉT. m. Base sobre la que se apoya un razonamiento o una función. ‖ **f. ético de la medicina** (*ethical f. of medicine*) Ver **respeto**. ‖ **f. de la medicina** (*f. of the medicine*) Ver **filosofía de la medicina**.

funduplicatura (*funduplication*)
CIRGEN. f. Producción quirúrgica de pliegues en el fondo del estómago. ‖ **f. de Nissen** (*Nissen's f.*) Intervención que consiste en rodear completamente el esófago abdominal con un manguito de unos 3 cm de fundus gástrico, que envuelve al esófago como una corbata, creando un mecanismo valvular. Se realiza por vía abdominal, a cielo abierto o por laparoscopia, y es la intervención que obtiene un mejor resultado en la cirugía del reflujo gastroesofágico y, por ello, la técnica de mayor elección. Ver **esofagitis por reflujo, esófago de Barrett, reflujo gastroesofágico**.

fundus albipunctatus (*fundus albipunctatus*)
OFTALMOL. Presencia hereditaria de pequeñas lesiones, punteadas de color blanco-amarillento, en la retina y que provocan ceguera nocturna congénita. ‖ **f. flavimaculatus** (*f. flavimaculatus*) Presencia, a nivel retiniano, de acúmulos amarillentos con forma de flecos. Puede aparecer de forma aislada o asociada a la enfermedad de Stargard. Ver **enfermedad de Stargard**.

fungal (*fungal*)
DERMATOL. adj. Perteneciente o relativo a las lesiones producidas por hongos.

fungicida (*fungicide*)
DERMATOL. f. Agente físico o químico que actúa destruyendo los hongos.

fungiestático (*fungistatic*)
DERMATOL. m. Agente que impide el desarrollo de los hongos.

fungiforme *(fungiformis)*
ANATPATOL. adj. Que tiene forma de hongo.

fungoide *(fungoid)*
DERMATOL. adj. Que tiene un aspecto clínico morfológico de seta; como el granuloma fungoide o la micosis fungoides.

funiculitis *(funiculitis)*
ANATPATOL. f. Inflamación de las estructuras en forma de cordón, como el cordón espermático o los cordones medulares

funiculoepididimitis *(funiculoepididymitis)*
ANATPATOL. f. Inflamación que afecta tanto al cordón espermático como al epidídimo. Habitualmente está relacionada con algunas enfermedades bacterianas de transmisión sexual.

fura-2 *(fura-2)*
BIOQUÍM. Compuesto cuya intensidad de fluorescencia varía cuando se une al calcio. Se emplea para determinar las concentraciones intracelulares de calcio.

furanosa *(furanose)*
BIOQUÍM. f. Se dice de la forma cíclica de los monosacáridos, que se asemeja al ciclo de 5 carbonos del furano.

furfurácea *(furfuracea)*
DERMATOL. adj. Se dice de la descamación en finas laminillas.

furosemida *(furosemide)*
CARDIOL. f. Potente diurético de asa, empleado, preferentemente, en el tratamiento de la insuficiencia cardiaca. Ver **diurético.**

fuscocerúleo *(fuscoceroleus)*
DERMATOL. adj. Adjetivo compuesto por la combinación de tonalidades: morena, oscura, cerúlea y azul como el nevus fuscocerúleo.

fusiforme *(fusiform)*
ANAT. adj. Se dice de la estructura en forma de huso, como los husos neuromusculares.

fusión *(fusion)*
OFTALMOL. f. Integración, en una sola imagen, de las percepciones de un mismo objeto procedentes de ambos ojos.

fusión *(fusion)*
ORTOP. f. Acción o efecto de unir una cosa a otra, que en condiciones normales están separadas, hasta formar una sola. || **f. calcáneo-cuboidea** *(calcaneo-onboid f.)* Fusión tarsal, que suele ser asintomática, que afecta a los huesos calcáneos y escafoides del tarso y es congénita. || **f. calcáneo-escafoidea** *(calcaneo navicular f.)* Fusión tarsal, que afecta a los huesos calcáneo y escafoides del tarso. || **f. diafiso-epifisaria** *(diafiso epiphysial f.)* Fusión de una epífisis a la diáfisis de un hueso largo, mediante la eliminación del cartílago de crecimiento, que separa en el niño ambos segmentos, para detener el crecimiento en longitud del hueso (epifisiodesis). || **f. subastragalina talo-calcánea** *(talo-calcaneal f.)* Tipo frecuente de fusión tarsal congénita que, bloquea los movimientos de pronosupinación del pie. || **f. tarsal** *(tarsal f.)* Fusión fibrosa, cartilaginosa u ósea, de dos o más huesos del tarso, que suele producir un pie plano valgo rígido; aunque puede ser asintomático, puede dar molestias por sobrecarga de las otras articulaciones. Generalmente es congénita y se le llama barra o puente tarsal. || **f. vertebral** *(vertebral f.)* Ver **espondilosindesis.**

fusión de lisosomas *(lysosomes fusion)*
HISTOL. Proceso por el cual diferentes tipos de lisosomas se unen, para dar lugar a un único cuerpo lisosomal resultante, que comparte las membranas y el contenido lisosomal de los lisosomas fusionados. || **f. de membranas** *(membranes f.)* Proceso por el cual las membranas de dos células se unen entre sí para formar una única membrana resultante que engloba el contenido de las dos células. A esta célula final se le llama heterocarion. || **f. de pronúcleos** *(pronuclei f.)* Mecanismo por el cual el pronúcleo masculino, proveniente del espermatozoide, se une con el pronúcleo femenino, proveniente del óvulo, para dar lugar al núcleo del zigoto. Este núcleo es diploide, a diferencia de los pronúcleos masculino y femenino, que son haploides.

fusión vertebral *(vertebral fusion)*
NEUROCIR. Resultado de ciertas técnicas de cirugía espinal, por las cuales se fijan uno o varios segmentos vertebrales, colocando sistemas de soporte (tornillos transpediculares, cilindros metálicos rellenos de hueso) e injertando hueso del propio paciente, o de un cadáver, entre los cuerpos vertebrales, láminas, articulares o apófisis transversas, para generar neoformación ósea que adose cada vértebra con la adyacente y de este modo solidarizarlas.

fusospirilosis *(fusospirillosis)*
OTORRIN. f. Gingivitis ulcerativa necrotizante aguda.

futilidad *(futility)*
BIOÉT. f. Cualidad de una actuación médica que o bien es inútil para conseguir un objetivo beneficioso o bien lo consigue, pero a costa de molestias o sufrimientos desproporcionados para el paciente o a costa de serios inconvenientes económicos, familiares o sociales (ver **tratamiento desproporcionado**). Las acciones médicas fútiles no deben iniciarse (ver **encarnizamiento terapéutico**).

G

γ *(γ)*
Gamma, tercera letra del alfabeto griego. Ver **gamma.**

G *(G)*
RADIO. Letra que representa la magnitud gauss, que mide la fuerza de los campos magnéticos.

GABA *(GABA)*
NEUROL. Acrónimo de ácido gamma amino butírico, neurotransmisor inhibitorio que está presente a lo largo de todo el sistema nervioso central.

gabapentina *(gabapentin)*
NEUROL. f. Fármaco antiepiléptico que se utiliza en el tratamiento de las crisis epilépticas y también en el tratamiento de dolores neurálgicos crónicos.

gadolinio *(gadolinium)*
RADIO. m. Metal de símbolo químico Gd, de número atómico 64 y de masa molar atómica 157,2, que posee capacidad ferromagnética y es empleado como medio de contraste, ligado a otras moléculas, en las exploraciones de resonancia magnética.

gafas *(spectacles, glasses)*
OFTALMOL. f. pl. Cristales esféricos o cilíndricos que se utilizan para la corrección de los defectos de graduación.

gafas nasales *(nasal strip)*
PNEUMOL. Forma de administración de oxigenoterapia de flujo bajo, en pacientes con insuficiencia respiratoria, pero con ventilación espontánea. La fracción inspiratoria de oxígeno es variable, dependiendo de la ventilación del paciente, oscilando entre un 24 y un 40%.

galactocele *(galactocele)*
ANATPATOL. m. Dilatación quística de los conductos galactóforos. ‖ Porción terminal de los conductos de la glándula mamaria, localizados por debajo del pezón.

galactóforo *(galactophore)*
ANAT. m. Cada uno de los conductillos de la glándula mamaria por los que se excreta la leche.

galactogogo *(galactogue)*
GINECOL. adj. Se dice de la sustancia que estimula la producción de leche; la oxitocina, producida en el lóbulo posterior de la hipófisis, es la hormona característica galactogoga. También la succión del pezón, por el recién nacido, facilita la secreción refleja de la oxitocina y aumenta la producción de leche. Su indicación fundamental es la galactorragia uniorificial.

galactorrea *(galactorrhoea)*
CIRGEN. f. Secreción láctea de la mama fuera del embarazo y de la lactancia. Puede suceder de forma fisiológica, o bien ser secundario a algunos medicamentos con actividad dopaminérgica (clorpromazina, haloperidol, metildopa, metoclopramida) o a situaciones de hipersecreción de prolactina.

galactosa *(galactose)*
BIOQUÍM. f. Monosacárido de la familia de las aldohexosas, que forma parte del disacárido lactosa. Es un esteroisómero (epímero en posición 4) de la glucosa. La alteración de su metabolismo da lugar a enfermedades conocidas como galactosemias.

galactosemia (*galactosemia*)
NEUROL. f. Enfermedad genética autosómica recesiva, que es debida a un defecto en la enzima galactosa-1-fosfato-uridil-transferasa, que provoca un exceso en la sangre de galactosa-1-fosfato.

galanina (*galanin*)
ENDOCRINOL. f. Péptido de 29 aminoácidos, presente en el sistema nervioso central y periférico, que posee efectos moduladores del comportamiento alimentario, especialmente de la ingesta de grasas, así como un efecto estimulante de la liberación de la hormona de crecimiento e inhibidor de la respuesta de insulina a la administración de glucosa.

galea (*galea*)
ANAT. f. Denominación que reciben las estructuras con forma de escudo. ‖ **g. aponeurótica** (*g. aponeurotica*) Estructura del cuero cabelludo que conecta las partes frontal y occipital del músculo occipitofrontal.

Galeazzi, Ricardo
ORTOP. Cirujano ortopédico italiano de Milán (1886-1952).

galeofobia (*galeophobia*)
PSIQUIAT. Ver **fobia**.

galio (*galium*)
RADIO. m. Metal de símbolo químico Ga, de número atómico 31 y de masa molar atómica 67,3, empleado en forma isotópica para la obtención de imágenes gammagráficas.

galio-67 (*gallium-67*)
MEDNUCL. Isótopo producido en ciclotrón, emisor de la radiación gamma de varias energías, con un periodo de semidesintegración física de 77,8 horas. Tras su administración intravenosa como citrato de galio-67, se une a proteínas séricas, principalmente transferrina y haptoglobina. Se emplea en la detección de tumores y de procesos inflamatorios.

galope S$_3$ (*ventricular gallop*)
ANATPATOL. m. Signo derivado de la auscultación cardiaca, que se caracteriza por la presencia de un tercer ruido protodiastólico. Puede ser normal en niños o adultos con un alto ritmo cardiaco. En otras situaciones, indica descompensación ventricular, insuficiencia de válvulas auriculoventriculares u otros trastornos, con aumento de la rapidez o el volumen del llenado ventricular.

gamasidosis (*gamasidosis*)
DERMATOL. f. Infestación por un ácaro de la familia de las *Gamasidae*.

gameto (*gamete*)
ANAT. m. Célula germinal madura, la masculina es el espermatozoide y la femenina el óvulo. Ambas son células haploides.

gametogénesis (*gametogenesis*)
GINECOL. f. Proceso de maduración de los gametos, tanto masculinos como femeninos. En este proceso se reduce a la mitad (meiosis) el número de cromosomas.

gametopatía (*gametopatie*)
GINECOL. f. Anomalía en la gametogénesis, que trae como consecuencia la aparición de enfermedades prenatales.

gamma (*gamma*)
Tercera letra del alfabeto griego (γ).

gammacámara (*gamma camara*)
MEDNUCL. f. Equipo para escintigrafía que produce una imagen mediante la detección simultánea de la radiación gamma emitida por el objeto.

gammaglobulina (*gammaglobulin*)
INMUNOL. Ver **inmunoglobulina**.

gammagrafía (*scintigraphy*)
ENDOCRINOL. f. Método diagnóstico que se basa en la detección de la captación de un determinado isótopo radiactivo, por parte de un tejido del organismo, cuya imagen puede obtenerse mediante un sistema de gammacámara. Puede aportar datos morfológicos y funcionales acerca de la actividad de un órgano o función.

gammagrafía renal (*gammagraphy*)
NEFROL. Estudio de la morfología y la perfusión renal (dinámica) mediante el uso de radiofármacos de rápida eliminación renal y de una gammacámara de alta resolución. El isótopo más utilizado es el tecnecio (^{99m}Tc), que permite valorar alteraciones morfológicas (quistes, tumores, infartos, hematomas, etc.), la obstrucción de la arteria renal, la disminución del flujo sanguíneo renal, etc.

gammágrafo lineal (*rectilineal scanning*)
MEDNUCL. Equipo de escintigrafía que forma la imagen desplazando el cabezal detector, en relación al objeto, y relaciona la información

de salida del detector con la correspondiente posición en la imagen.

gammapatía *(gammapathy)*
HEMATOL. f. Trastorno que se caracteriza por la presencia de una concentración muy elevada de gammaglobulinas en la sangre. Las gammapatías monoclonales se caracterizan por la proliferación de una clona de células plasmáticas, que producen una proteína homogénea (componente M o paraproteína) como en el mieloma múltiple, la macroglobulinemia de Waldenström y la amiloidosis. La gammapatía policlonal refleja la existencia de una hipergammaglobulinemia difusa, en la que están aumentados todos los tipos de inmunoglobulinas (p. ej., infecciones, cirrosis hepáticas). Pueden ser malignas (mieloma múltiple, la más representativa y sus variantes, plasmocitomas localizados, macroglobulinemia de Waldenström, etc.) o benignas y/o de significado desconocido (idiopáticas, transitorias en el curso de infecciones o trasplante renal, en el 3% de los individuos mayores de 70 años, etc.). Se detecta mediante inmunoelectroforesis en la sangre y en la orina (banda típica) y puede ser cuantificada.

gampsodactilia *(gampsodactyly)*
ORTOP. f. Deformidad de los dedos del pie que se caracteriza por la hiperextensión de la primera falange sobre el metatarsiano y en una flexión permanente con los otros dos.

gamut *(gamut)*
RADIO. m. Término de origen inglés con el que se denomina al conjunto de posibilidades diagnósticas que tienen en común un signo radiológico.

ganancia de ácidos *(gain of acids)*
NEFROL. Balance positivo de hidrogeniones por un aumento de la producción o por intoxicación, disminución de la eliminación a nivel tubular renal o por pérdida excesiva de bicarbonatos (ver **acidosis**).

ganancia primaria *(primary gain)*
PSICOL. Mecanismo propuesto por Freud (aplicado al trastorno de conversión) que explica el desarrollo del síntoma de conversión, como resultado de mantener fuera de la conciencia un conflicto psicológico. ‖ **g. secundaria** *(secondary g.)* Beneficio que, como resultado de la manifestación del síntoma de conversión, obtiene el paciente: evita llevar a cabo una actividad nociva para el individuo, a la vez que recibe el apoyo social que de otra forma no conseguiría.

gancho *(hook)*
ORTOP. m. Instrumento empleado en cirugía y en prácticas de disección anatómica, que consta de un mango y una extremidad curva, que sirve para ejercer una tracción sobre una parte (músculo, tendón, varo, nervio, etc.).

ganchoso *(hamate)*
ORTOP. adj. Que tiene la forma de un gancho. ‖ m. Hueso de la segunda fila del carpo.

ganciclovir *(ganciclovir)*
FARMCLÍN. m. Antivírico que resulta útil en el tratamiento de las infecciones producidas por virus herpes símplex, herpes varicela-zóster y citomegalovirus. Se emplea para prevenir la enfermedad por citomegalovirus, tras el trasplante alogénico de médula ósea y en personas con SIDA.

ganglio *(ganglion, node)*
ANAT. m. Conjunto de células que forman un corpúsculo con una morfología ovoidea o esférica. Hay dos tipos de formaciones que reciben este mismo nombre: los ganglios linfáticos y los ganglios nerviosos. ‖ **g. linfático** *(lymph n.)* Estructura ovoide que se encuentra interpuesta en el curso de los vasos linfáticos y realiza dos funciones: filtran la linfa, impidiendo que cuerpos extraños y bacterias pasen al torrente circulatorio, y forman linfocitos y monocitos. ‖ **g. nervioso** *(nervous g.)* Formación constituida por neuronas ganglionares. Pueden pertenecer al sistema somático o al vegetativo. Los *ganglios somáticos* son los llamados ganglios raquídeos, y se encuentran en la raíz posterior de los nervios raquídeos. Son de naturaleza sensitiva. Los *ganglios vegetativos* son de naturaleza motora: los parasimpáticos se encuentran en la propia pared de las vísceras que han de inervar (ganglios intramurales), y los simpáticos, unos forman la cadena paravertebral, de disposición metamérica, y otros forman los ganglios prevertebrales, como el ganglio celíaco que está situado a uno y otro lado del tronco celíaco.

ganglio de Gasser *(Gasserian ganglion)*
NEUROL. Ganglio sensitivo del nervio trigémino.

gangliocitoma *(gangliocytoma)*
NEUROCIR. m. Tumor formado por células maduras de naturaleza predominantemente neuronal neuro-

blastos y algunas de naturaleza glial, que muestra una gran potencialidad de crecimiento. Representa un 1% de todos los tumores cerebrales. El paciente tipo es un joven con crisis epilépticas y con una neuroimagen que muestra una lesión calcificada en el lóbulo temporal. El tratamiento ideal es la extirpación quirúrgica.

ganglioglioma (*ganglioglioma*)
NEUROCIR. m. Tumor similar al gangliocitoma, pero cuyo componente glial es más abundante y de tipo neoplásico. Las neuronas exhiben un amplio citoplasma basófilo, con un núcleo muchas veces múltiple y nucleolos prominentes. La agresividad biológica depende de su componente glial. Es un tumor propio de la gente joven. El tratamiento de elección es la extirpación, seguida de radioterapia coadyuvante, dependiendo de la malignidad celular.

ganglión (*ganglion*)
ORTOP. m. Tumoración quística benigna, que se desarrolla sobre una aponeurosis o un tendón; p. ej., en la muñeca o en el dorso del pie. Está constituida por una delgada cápsula fibrosa, que encierra líquido mucinoso en su interior. || Quiste sinovial que es de origen articular o tendinoso. El de los tendones extensores de la mano recibe el nombre de G. de Acrel.

ganglionar (*ganglionar*)
NEUROL. adj. Referente o relativo al ganglio.

ganglioneuroblastoma (*ganglioneuroblastoma*)
ENDOCRINOL. m. Tumor maligno, compuesto por fibras nerviosas y células ganglionares maduras. Existen formas mielinizantes y no mielinizantes.

ganglioneuroma (*ganglioneuroma*)
ANATPATOL. m. Tumor benigno derivado del sistema nervioso central o periférico, que se constituye por neuronas maduras y abundantes células de Schwann, que pueden estar o no mielinizadas. Su localización más habitual es en el cerebro y el mediastino. En algunos casos, puede ser la evolución de neuroblastomas (v.) tratados que han madurado.

ganglionitis (*ganglionitis*)
NEUROL. f. Inflamación de los ganglios.

gangliopléjico (*ganglioplejic*)
FARM. adj. Se dice del fármaco bloqueante de la neurotransmisión en los ganglios simpáticos y parasimpáticos.

ganglios basales (*basal ganglia*)
NEUROCIR. Conjunto de masas de sustancia gris, derivadas del telencéfalo, constituidas por el núcleo caudado, putamen, globus pallidus, claustrum y amígdala. Los tres primeros forman parte del sistema extrapiramidal, en relación con el movimiento; los dos últimos forman parte del sistema límbico, en relación con la memoria y la afectividad.

ganglios linfáticos de la axila (*limph node of the axilla*)
GINECOL. Grupo de ganglios linfáticos de gran importancia en el diagnóstico del cáncer de mama. A través de ellos se produce la diseminación de la enfermedad cancerosa de la mama. Se estudian tres niveles, situados en el borde externo del pectoral (nivel I), entre el músculo pectoral mayor y menor (nivel II) y en el vértice de la axila (nivel III).

gangliosidosis (*gangliosidosis*)
NEUROL. f. Grupo de enfermedades hereditarias de depósito, causadas por un déficit de enzimas, que son necesarias para el metabolismo de los gangliósidos. La enfermedad más característica del grupo es la enfermedad de Taysach. Todas ellas provocan déficit neurológicos severos.

gangrena (*gangrene*)
CIRGEN. f. Muerte o necrosis de un tejido, generalmente por pérdida del aporte vascular de oxígeno, al que suele seguir un proceso de invasión bacteriana y putrefacción. Cuando se produce la sobreinfección, es urgente la amputación del tejido o miembro afectado para evitar la infección generalizada y la sepsis por bacteriemia. Las causas más frecuentes son la arteriosclerosis de extremidades inferiores y los traumatismos graves de los miembros. Ver **fascitis necrosante.** || **g. gaseosa** (*gaseous g.*) Infección grave, causada por gérmenes anaerobios productores de gas, del tipo de la fascitis necrosante, que produce gangrena (rápida necrosis por isquemia) de los tejidos afectados (sobre todo músculo y fascias, y, a veces, piel). Ver **bacteriemia, enfisema, fascitis necrosante, sepsis.**

gangrena de Fournier (*Fournier's gangrene*)
UROL. Fascitis necrosante que afecta a los genitales masculinos. Es de etiología bacteriana y están implicados múltiples gérmenes, especialmente anaerobios. Desde el punto de vis-

ta clínico, se presenta de forma brusca y aguda. Se consideran como factores predisponentes: la diabetes, los traumatismos locales, la parafimosis, la extravasación periuretral de la orina, las infecciones perirrectales o perianales y la cirugía local. El cuadro comienza con una lesión de celulitis, que se extiende y necrosa rápidamente, provocando un dolor intenso y fiebre, con marcada toxicidad sistémica. El tratamiento antibiótico endovenoso debe aplicarse de inmediato, como preparación para el precoz desbridamiento quirúrgico de los tejidos lesionados. La mortalidad puede alcanzar el 20%.

gangrenoso *(gangrenous)*
DERMATOL. adj. Perteneciente o relativo a la gangrena.

gantry *(gantry)*
RADIO. m. Término, proveniente del inglés, para denominar a la parte del equipo de tomografía computarizada que contiene el tubo emisor de rayos X y los detectores.

gap *(gap)*
RADIO. f. Término inglés que significa solución de continuidad o hendidura, empleado para denominar los espacios que quedan entre los cortes obtenidos en las técnicas tomográficas de adquisición de imágenes.

garganta *(throat)*
ANAT. f. Sinónimo de faringe (v.)

gargolismo *(gargoylism)*
PEDIAT. m. Mucopilisacaridosis con una cara que recuerda a la de una górgola, se acompaña de enanismo, retardo mental profundo, sordera, etc. También se le conoce como síndrome de Hurler.

garra *(claw)*
ORTOP. f. Actitud viciosa no reductible de los dedos de la mano o del pie en flexión forzada de los mismos.

garrapata *(tick)*
MICROBIOL. f. Artrópodo perteneciente a la clase *Arachnida*, orden *Acarina*, suborden *Ixodides*. Es un ectoparásito, muy especializado, de vertebrados, que se alimenta de la sangre de sus hospedadores, presenta una cutícula muy distensible y un conjunto de piezas bucales muy adaptado al parasitismo. Se distinguen dos grupos: las garrapatas blandas o argásidos (familia *Argasidae*) y las garrapatas duras o ixódidos (familia *Ixodidae);* ambos grupos presentan diferencias morfológicas importantes, a nivel de la cutícula y de las piezas bucales. Algunas de las principales especies de la familia *Argasidae* (unas 60 especies) son: *Argas persicus, Otobius megnini, Ornithodoros moubata,* etc.; por otra parte la familia *Ixodidae* comprende unas 300 especies agrupadas en 16 géneros. Las principales son: *Ixodes ricinus, Rhipicephalus sanguineus, Amblyomma americanum, Dermacentor andersoni* y *Boophilus annulatus.* Independientemente de la importancia médica y veterinaria de las garrapatas, como ectoparásitos hematófagos, es preciso considerar su implicación como transmisores biológicos de numerosos agentes patógenos, que causan graves enfermedades en el hombre y en los animales. Entre las especies de enfermedades que transmiten pueden destacarse: *Borrelia gallinarum* (espiroquetosis aviar), *Spirocheta duttoni* (fiebre recurrente africana), *Francisella tulerensis* (tularemia), *Coxiella burnetii* (fiebre Q), *Rickettsia conorii* (fiebre botonosa), *Borrelia burgdorferi* (enfermedad de Lyme), *Rickettsia rickettsi* (fiebre de las Montañas Rocosas).

garrote *(garrotte)*
MEDLEGAL. m. Sistema para ejecutar la pena de muerte que consiste en estrangular al reo, cuya nuca está apoyada en un poste, constriñendo el cuello por medio de una argolla que se acerca, progresivamente, al poste por medio de un tornillo. Era el sistema empleado en España en los últimos tiempos, hasta la abolición de la pena de muerte, y se le denominaba garrote vil.

gas *(gas)*
ANAT. m. Fluido en el que las moléculas están separadas entre sí, por lo que se pueden mover libremente.

gas alveolar *(alveolar gas)*
FISIOL. Aire contenido en los alveolos pulmonares. ‖ **g. en sangre arterial** *(arterial blood g.)* Los que se encuentran, en condiciones normales, son el oxígeno y el dióxido de carbono. También, en pequeña cantidad, se pueden encontrar gases producidos por la putrefacción y la fermentación intestinal. ‖ **g. espirado** *(expirate g.)* El aire que se elimina en un movi-

miento de espiración (es la mezcla del aire alveolar y del que ocupa el espacio muerto). ‖ **g. intestinal** *(gut g.)* El aire producido por la fermentación y la putrefacción de los residuos de la digestión.

gas expansible *(expanding gas)*
OFTALMOL. Gas que se utiliza en la cirugía vitreorretiniana, para conseguir un taponamiento interno de los desgarros y permitir la reaplicación de la retina desprendida. Los gases más utilizados para este tipo de aplicación son el SF_6 y el C_3F_8. Su característica más importante es que, una vez introducidos en el interior del ojo, aumentan su volumen, tardando entre una semana y un mes en reabsorberse.

gasometría *(gasometry)*
PNEUMOL. f. Técnica que se utiliza para la valoración del intercambio pulmonar de gases y para el estudio de las alteraciones del equilibrio ácido-base. Las variables medidas son la presión parcial de oxígeno, de dióxido de carbono, el pH, la saturación de oxihemoglobina, el bicarbonato y el exceso de base.

gasto *(cost, output)*
FISIOL. m. Cantidad de dinero o de gas o líquido expendida. ‖ **g. cardiaco** *(heart o.)* Volumen de sangre bombeado por el corazón en la unidad de tiempo. Si se toma el minuto por unidad, el gasto cardiaco es igual al volumen de sangre expulsado por el corazón en cada sístole, multiplicado por el número de contracciones por minuto.

gasto médico *(medical cost)*
BIOÉT. Ver **costo de la medicina**.

gastrectomía *(gastrectomy)*
CIRGEN. f. Extirpación de todo o una parte del estómago. ‖ **g. Billroth I** *(Billroth I g.)* Extirpación de los dos tercios distales del estómago, con nueva anastomosis del remanente de estómago a la primera porción duodenal, como técnica de reconstrucción del tránsito alimentario. Es la intervención de elección en una patología no maligna del estómago o en las úlceras duodenales que requieran gastrectomía. Ver **antrectomía, gastroduodenostomía.** ‖ **g. Billroth II** *(Billroth II g.)* Extirpación del 75-80% del estómago distal, con cierre de la primera porción duodenal, que queda como asa ciega (asa aferente) y la reconstrucción del tránsito del alimento, mediante la sutura del remanente de estómago al yeyuno proximal, de forma lateral, creando, a partir de ahí, un asa aferente que recoge el alimento que viene del estómago y lo mezcla con el líquido biliar y el pancreático que viene del duodeno. Por su sencillez, es la intervención de elección en el cáncer gástrico que no precisa gastrectomía total. Ver **asa aferente, asa eferente, gastroyeyunostomía.** ‖ **g. parcial** *(partial g.)* Cualquier intervención gástrica en la que se extirpa una parte sustancial del estómago, pero no todo el estómago. ‖ **g. total** *(total g.)* Intervención consistente en la extirpación de todo el estómago, que ha de ser sustituido por el intestino, generalmente mediante una esofagoyeyunostomía en Y de Roux. Casi siempre se realiza a causa de un cáncer de estómago. Ver **Y de Roux.** ‖ **g. total ampliada** *(extended total g.)* Extirpación de todo el estómago, y de algún otro órgano vecino, afectado por el tumor del estómago o de sus ganglios que pueden tener metástasis del cáncer de estómago. El órgano que más frecuentemente se extirpa con el estómago es el bazo, porque sus ganglios son el territorio de drenaje de los tumores de cuerpo y fundus gástrico, sobre todo si asientan en la curvadura mayor. Otros órganos que, ocasionalmente, se extirpan con el estómago son el páncreas, el colon transverso y el lóbulo izquierdo del hígado. Ver **esplenectomía, pancreatectomía.**

gástrico *(gastric)*
ANAT. adj. Relativo al estómago. Se habla de arterias y venas gástricas, de región gástrica, etc.

gastrina *(gastrin)*
FISIOL. f. Hormona polipéptica que es segregada por las glándulas pilóricas del antro del estómago y por las fibras peptidérgicas del nervio vago. Hay tres variedades de gastrina, según el número de aminoácidos de su molécula: 14, 17 y 34. Estimula la secreción de jugo gástrico y la motilidad del estómago.

gastrinoma *(gastrinoma)*
ENDOCRINOL. f. Tumor secretor de gastrina que se origina, habitualmente, en el pancreas, pero puede encontrarse también en el antro gástrico o en el bazo. Puede formar parte de la adenomatosis endocrina múltiple tipo 1, donde se asocia con tumores hipofisarios e hiperplasia paratiroidea.

gastritis (*gastritis*)
DIGEST. f. Inflamación de las capas más internas del estómago, sobre todo de la mucosa. Es uno de los trastornos más frecuentes del estómago. No existe una clasificación aceptada de forma universal. Se produce de forma aguda o crónica. Hay muchos tipos de gastritis: antral, erosiva, hemorrágica, autoinmune, corrosiva, flemonosa, hipertrófica, granulomatosa, por radiación, química, micótica, etc. ‖ **g. aguda** (*acute g.*) Inflamación intensa producida por muchas causas: alimentos, bebidas alcohólicas, medicamentos (acetil salicílico, antiinflamatorios, etc.), toxinas, bacterias, virus, etc. ‖ **g. atrófica** (*actrophia g.*) Inflamación crónica del estómago, con adelgazamiento por atrofia de la mucosa y del patrón glandular, que, a veces, se asocia a una degeneración, de donde puede surgir un carcinoma gástrico. Puede guardar una estrecha relación con la anemia perniciosa. ‖ **g. crónica** (*chronic g.*) Proceso inflamatorio inespecífico, sin ulceración, que puede cursar sin síntomas, de forma vaga o indefinida, y que puede desarrollarse de forma continua o repetitiva. Es ocasionada por los mismos factores que desencadenan las formas agudas. Debe diagnosticarse mediante una endoscopia y una biopsia. Suele ser un signo de enfermedad subyacente.

gastritis alcalina (*alkaline gastritis*)
CIRGEN. Inflamación de la mucosa gástrica por efecto del paso hacia el estómago de la bilis intestinal, normalmente tras intervenciones en las que se ha derivado el estómago al intestino (gastroyeyunostomía, gastrectomía Billroth I y Billroth II) o se ha realizado una intervención de drenaje del estómago, como la piloroplastia.

gastroduodenostomía (*gastroduodenostomy*)
CIRGEN. f. Anastomosis que se realiza entre el estómago y el duodeno. La indicación más frecuente es la reconstrucción del tránsito alimentario, tras gastrectomía parcial con la técnica Billroth I. Otra intervención, en la que se realiza esta anastomosis, es en la estenosis pilórica, en la que no se extirpa el estómago, sino que se realiza una derivación, que puede ser al yeyuno (gastroyeyunostomía) o al duodeno, gastroduodenostomía de Jabouley (anastomosis gastroduodenal sin seccionar el píloro); y en la piloroplastia de Finney (sección del píloro, apertura de la cara anterior del antro gástrico y de la primera y segunda porción duodenal con reanastomosis del antro al duodeno). Ver **gastrectomía Billroth I.**

gastroenteroanastomosis (*gastroenteroanastomosis*)
CIRGEN. f. Unión quirúrgica del estómago con el intestino.

gastroenteropatía (*gastroenteropathy*)
DIGEST. f. Alteración que afecta al estómago y al intestino.

gastroenteropatía diabética (*diabetic gastroenteropathy*)
ENDOCRINOL. Alteración de la motilidad gastrointestinal, que tiene lugar en el marco de la neuropatía diabética autonómica. Puede manifestarse, desde el punto de vista clínico, como estreñimiento o episodios de diarrea de preferencia nocturna. Puede dar lugar a gastroparesia diabeticorum (v.).

gastroenterostomía (*gastroenterostomía*)
CIRGEN. Ver **gastroenteroanastomosis.**

gastrografín ® (*gastrografin* ®)
RADIO. f. Contraste iodado hidrosoluble, empleado en estudios digestivos.

gastrólisis (*gastrolysis*)
CIRGEN. f. Liberación quirúrgica del estómago, mediante la sección del ligamento gastrocólico, que une la curvadura mayor del estómago al colon transverso. Es una maniobra quirúrgica, previa a las gastrectomías, para acceder a la transcavidad de los epiplones (v.), o bien al cuerpo y la cola del páncreas.

gastromegalia (*gastromegaly*)
DIGEST. f. Aumento anormal del volumen del estómago.

gastroparesia (*gastroparesia*)
DIGEST. f. Disminución de los movimientos peristálticos del estómago.

gastroparesia diabeticorum (*gastroparesia diabeticorum*)
ENDOCRINOL. Reducción en la motilidad gástrica, derivada de la neuropatía diabética autonómica. Cursa con náuseas y vómitos, así como con una distensión abdominal. El diagnóstico puede confirmarse mediante una evaluación radiológica o isotópica del vaciamiento gástrico, que se encuentra marcadamente enlen-

tecido. La administración de metoclopramida o domperidona muestra un elevado grado de eficacia terapéutica.

gastropexia (*gastropexy, gastropexis*)
CIRGEN. f. Fijación del estómago a la pared abdominal anterior, mediante puntos, para que quede situado en su localización normal. La principal indicación de esta maniobra quirúrgica es la hernia de hiato, sobre todo en el tipo paraesofágico, porque esto impide la volvulación del estómago y el paso del esófago abdominal al tórax. Ver **hernia paraesofágica, vólvulo.**

gastroplastia (*gastroplasty*)
CIRGEN. f. Intervención quirúrgica que se orienta a reducir la capacidad gástrica y se emplea en el tratamiento de la obesidad patológica. Puede realizarse la sección de forma vertical u horizontal. || **g. vertical anillada** (*vertical banding g.*) Intervención de Masson. La técnica más popular y sencilla para el tratamiento quirúrgico de la obesidad patológica, distinguiéndose dos tipos fundamentales de intervenciones: técnicas derivativas y técnicas restrictivas (que impiden llenar del estómago, con los alimentos, al reducir el tamaño de la cavidad gástrica útil). Esta intervención es el prototipo de técnica restrictiva. Se realiza disparando una sutura mecánica en el fundus y cuerpo gástrico, de forma vertical y paralela a la porción vertical de la curvadura menor. De este modo se crea un tubo gástrico para el paso del alimento, de pocos milímetros de capacidad, cuya salida está limitada por una cinta de material protésico, que ejerce la función de factor limitante al proceso de dilatación del nuevo tubo gástrico. Así la ingesta del paciente se limita, drásticamente, de forma mecánica y se logra la pérdida de peso. Ver **cirugía bariátrica.**

gastroprotector (*gastroprotective*)
FARM. adj. Que protege la mucosa gástrica de agentes agresivos o irritantes.

gastroptosis (*gastroptosis*)
DIGEST. f. Caída o desplazamiento del estómago hacia la pelvis. Su causa puede ser congénita (laxitud de los ligamentos) o por delgadez muy acusada. Es más frecuente en el sexo femenino y produce un cuadro de pesadez, digestiones difíciles, retención gástrica, eructos, etc.

gastroscopia (*gastroscopy*)
ANATPATOL. f. Exploración endoscópica del interior del estómago con un instrumento (endoscopio) que, empleando fibra óptica y luz fría, permite la visión directa y la toma de muestras para su cultivo o para la biopsia de la mucosa gástrica.

gastrosquisis (*gastroschisis*)
CIRGEN. f. Malformación que consiste en el defecto congénito del cierre de la pared abdominal anterior, de modo que el niño nace con la cavidad abdominal abierta, a través de una hernia anterior de pequeño tamaño y de localización paraumbilical, con una gran cantidad de vísceras del abdomen fuera de la cavidad abdominal (evisceración), no cubiertas ni por el saco peritoneal ni por la piel. Requiere cirugía urgente del recién nacido. Ver **onfalocele.**

gastrostomía (*gastrostomy*)
CIRGEN. f. Ostomía que se realiza sobre el estómago, con el fin de descomprimirlo y de alimentarlo, llevada a cabo en el curso de una intervención abdominal o de forma percutánea. Casi siempre se utiliza un tubo, a través del cual se conecta la piel con el estómago; a diferencia de las ostomías urológicas o de las que se realizan en la tráquea, el esófago, el íleon o en el colon, no se suele suturar la mucosa gástrica a la piel. Ver **nutrición enteral.**

gastrotomía (*gastrotomy*)
CIRGEN. f. Incisión que se practica en la pared del estómago, con el objeto de explorar el interior de la cavidad gástrica, cuando, a pesar de las pruebas diagnósticas preoperatorias, no se ha llegado a un diagnóstico de la patología gástrica o para realizar un tratamiento (biopsia, extirpación de una úlcera, sutura de una hemorragia, extracción de cuerpo extraño ingerido, etc.). Ver **cuerpo extraño, hemorragia digestiva alta, pólipo, ulcus gástrico.**

gastroyeyunostomía (*gastrojejunostomy*)
CIRGEN. f. Anastomosis entre el estómago y el primer asa yeyunal. Se puede realizar en dos situaciones: tras gastrectomía parcial (montaje Billroth II o montaje en Y de Roux), que se hace de forma terminolateral; o bien como derivación gástrica, que se hace de forma laterolateral, normalmente entre la cara posterior del antro o cuerpo gástrico y el yeyuno (la indicación más frecuente son los tumores que obstruyen el duodeno o como procedi-

miento alternativo de drenaje gástrico tras una vagotomía troncular). Ver **derivación gástrica, gastrectomía Billroth II, Y de Roux.**

gauss (*gauss*)
RADIO. m. Unidad en el sistema tradicional de densidad de flujo de un campo magnético (el campo magnético terrestre oscila entre 0,3 y 0,7 gauss). En el actual sistema internacional ha sido sustituido por el tesla.

G-CSF (*G-CSF*)
ONCOL. Factor estimulador de granulocitos. Actúa estimulando las células progenitoras de la médula ósea, promoviendo su crecimiento y su diferenciación. Se utiliza como profilaxis de la granulocitopenia (leucopenia), secundaria a los regímenes de quimioterapia.

geiger (*geiger*)
RADIO. Ver **contador Geiger.**

gel de contacto (*contact gel*)
RADIO. Pasta acuosa que se utiliza como interfase para facilitar la transmisión de las ondas de ultrasonido hacia la piel.

gel de poliacrilamida (*polyacrylamide gel*)
BIOQUÍM. Matriz gelatinosa, formada por una mezcla de acrilamida y bisacrilamida, que se emplea en técnicas de electroforesis de proteínas y ácidos nucleicos.

gelatina (*gelatin*)
HISTOL. f. Sustancia, de aspecto vítreo y amarillento, que resulta de la cocción de las fibras de colágeno de un tejido.

gelatina de Wharton (*Wharton's jelly*)
GINECOL. Tejido gelatinoso que se encuentra en el cordón umbilical, alrededor de los vasos.

gelsolina (*gelsoline*)
HISTOL. f. Proteína globular, encontrada en macrófagos y amebas, que impide la polimerización de los filamentos de actina, convirtiendo el citoplasma celular de estado *gel* a estado *sol* y, por tanto, haciendo más fluido el citoplasma celular.

gemcitabina (*gemcitabine*)
ONCOL. f. Primidina análoga de deoxicitidina, en la cual la deoxirribosa contiene dos átomos de flúor en posición 2′(2′2′-diflurodeoxycitina). Su mecanismo de acción se realiza mediante la inhibición de la síntesis de DNA por dos medios: uno alterando el *pool* de deoxinucleótidos y otro interfiriendo el crecimiento del DNA.

gemelación (*twining*)
BIOÉT. f. División vegetativa de un embrión para dar lugar a dos. Establece un origen de la persona humana distinto a la fecundación: antes de la gemelación hay una persona (v.), después hay dos. Su existencia no contradice la personalidad (v.) del embrión joven en potencia (ver **potencialidad**): sigue siendo un individuo de la especie humana.

gemelar (*twins*)
GINECOL. adj. Se dice del embarazo en el que se desarrollan simultáneamente dos o más fetos.

gemelo (*gastrocnemius*)
ANAT. m. Cada uno de los dos músculos que, junto con el sóleo, forman el tríceps sural.

gemelos (*twin*)
PEDIAT. m. pl. Dos hermanos nacidos de un mismo embarazo. Pueden ser *monocigóticos*, es decir, originados de un mismo cigoto y, por ello, con la misma constitución genética (su parecido es notable y siempre son del mismo sexo), y *dicigóticos*. ‖ **g. dicigóticos** (*dizygotic t.*) Los que proceden de dos óvulos distintos. ‖ **g. monocigóticos** (*monozygotic t.*) Los que se han originado de un mismo óvulo; su parecido corporal, las características tisulares

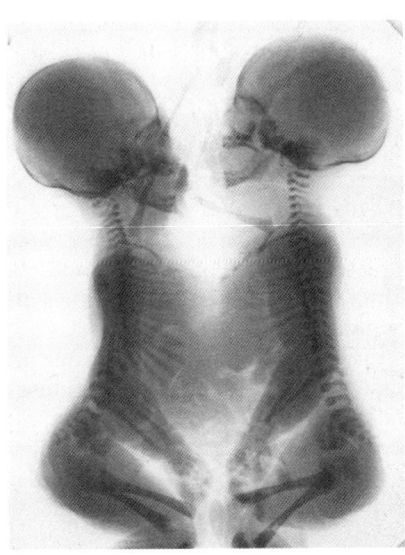

gemelos unidos por el tórax (toracópagos)

e inmunológicas son idénticas. La separación en dos conjuntos celulares, es decir, en dos embriones, se produce antes de que las blastómeras hayan perdido la totipotencia; por tanto, antes de los diez días de la fertilización.

gemfibrozil (*gemfibrozil*)
ENDOCRINOL. m. Fármaco hipolipeminate que se emplea en el tratamiento de las hiperlipoproteinemias, que cursan con hipertrigliceridemia. Actúa inhibiendo la síntesis hepática de partículas VLDL y aumentando la actividad de la enzima lipoproteína lipasa. Posee un moderado efecto reductor del nivel de partículas LDL e incrementador de las lipoproteínas de alta densidad (HDL).

gen (*gene*)
GENÉT. m. Unidad de herencia que ocupa una posición concreta en el genoma (locus) y está constituido por una secuencia de DNA que codifica un ácido ribonucleico funcional. || **g. candidato** (*candidate g.*) Gen al que se hace responsable de una enfermedad, tanto por la posición que ocupa en el mapa genómico (candidato posicional) como por las propiedades de la proteína que codifica (candidato funcional). || **g. doméstico** (*housekeeping g.*) Gen que se expresa, en todas o en la mayor parte de las estirpes celulares, por codificar una proteína necesaria para la función celular. También son llamados genes estructurales, en oposición a los genes específicos de tejido. || **g. estructural** (*structural g.*) Operón, gen que codifica una proteína. También se utiliza como sinónimo de gen doméstico. || **g. homeótico** (*homeotic g.*) Gen que contiene una secuencia de 180 pares de bases (*homeobox*), que codifica una secuencia de 60 aminoácidos, que actúa como sitio de unión al DNA y regula la expresión de otros genes, sobre todo durante el desarrollo. || **g. regulador** (*regulator g.*) Operón, gen que controla la síntesis de los productos de genes estructurales distantes, mediante una proteína represora que inhibe al gen operador. || **g. supresor de tumores** (*tumour suppressor g.*) Gen que participa en procesos de crecimiento y/o diferenciación celular y que está inactivado (en todas sus copias) en diversos tipos de células tumorales.

genealogía (*genealogy*)
GENÉT. Ver **pedigrí**.

generación (*generation*)
ANAT. f. Proceso de reproducción de los seres vivos. Se aplica este término, también, a los individuos que han nacido en un mismo periodo de tiempo o que ocupan el mismo nivel en el árbol genealógico.

generador (*generator*)
RADIO. m. Aparato que produce corriente eléctrica a partir de la energía obtenida por otros medios. || Parte del equipo de rayos X que alimenta al tubo, regulando el Kilovoltaje y el miliAmperaje.

generador de radionucleidos (*radionuclide generator*)
MEDNUCL. Dispositivo que permite un blindaje contra radiaciones, contiene una mezcla de radionucleidos.

generalización (*generalization*)
PSICOL. f. Proceso/resultado de abstraer lo común o esencial a varios casos o informaciones para formar un concepto que los comprenda a todos. En el aprendizaje es el fenómeno por el que una respuesta a un estímulo o situación se «generaliza» a otros estímulos o situaciones análogas.

generativo (*generative*)
GINECOL. adj. Función de las gónadas, masculinas o femeninas, que terminan con la formación de los óvulos o los espermatozoides.

génesis (*genesis*)
ANAT. f. Origen, generación.

genética (*genetics*)
BIOÉT. f. Ciencia que se ocupa de los mecanismos de la herencia. || **g. clínica** (*clinical g.*) Parte de la genética que se ocupa de la prevención y el tratamiento de las enfermedades de origen genético, bien con tratamientos convencionales o con tratamientos genéticos. Ver **consejo genético, decir la verdad, derecho a no saber, eugenesia, manipulación genética.**

genética de células somáticas (*somatic cell genetics*)
GENÉT. Estudio genético de las células de mamífero en cultivo celular, mediante técnicas de fusión celular o por sobrecruzamiento mitótico. || **g. inversa** (*reverse g.*) Ver **conación.**

genio (*genius*)
PSICOL. m. y f. Sujeto capaz de originar creaciones en el ámbito científico, social, artístico, etc.,

y reconocido como excepcional en el campo al que pertenece. Un cociente de inteligencia elevado es condición necesaria, pero no suficiente, del genio, hablándose en esos casos de superdotados. En el genio intervienen también factores motivacionales y de personalidad: constancia, esfuerzo, confianza en sí mismo, fuerza de carácter, etc.

genioplastia (*genioplasty*)
CIRPLÁS. f. Cirugía destinada a corregir las anomalías del perfil facial que afectan al mentón. Puede realizarse mediante la implantación de materiales aloplásticos (prótesis de silicona u otro material) o bien mediante la realización de injertos de hueso o de osteoplastias por osteotomías de reducción o aumento (genioplastia, mediante osteotomía mentoniana de deslizamiento).

genital (*genital*)
GINECOL. m. Órgano sexual. Los órganos genitales femeninos están constituidos por los ovarios, trompas de Falopio, útero, vagina y vulva. Los órganos genitales masculinos están formados por los testículos, epidídimos, conductos deferentes y eyaculadores, así como las vesículas seminales, la próstata y la uretra. Los genitales masculinos externos están formados por el escroto que contiene el testículo y el pene.

genodermatosis (*genodermatosis*) (SES)
DERMATOL. f. Grupo de enfermedades hereditarias de la piel.

genofobia (*genophobia*)
PSIQUIAT. Ver **fobia**.

genóforo (*genophore*)
MICROBIOL. Ver **nucleoide**.

genoma (*genome*)
GENÉT. m. Complemento cromosómico básico, que contiene toda la información genética del individuo.

genoma humano (*human genome*)
BIOÉT. Ver **manipulación genética, proyecto genoma**.

genotipo (*genotype*)
GENÉT. m. Conjunto de los alelos de un individuo en uno, varios o en todos sus loci.

gentamicina (*gentamycin*)
ANATPATOL. f. Aminoglucósido, similar a la estreptomicina, aislado de bacterias del género micromonospora, con una capacidad antibiótica de amplio espectro, bacteriostática y bactericida de gérmenes gram-negativos y positivos.

genu (*genu*)
ANAT. f. Rodilla. La palabra latina es la que comúnmente se utiliza para designar sus malformaciones: *genu recurvatum* (convexidad hacia atrás); *genu valgum* (piernas en X); *genu varum* (piernas en paréntesis).

geotricosis (*geotrichosis*)
DERMATOL. f. Infección producida por hongos del género *Geotrichum*.

geranil pirofosfato (*geranyl pyrophosphate*)
BIOQUÍM. Compuesto isoprenoide fosforilado, precursor del colesterol.

geriatría (*geriatrics*)
ANAT. f. Disciplina médica que estudia las enfermedades propias de los ancianos.

germen (*germ*)
ANATPATOL. m. Principio originario de un ser. En microbiología designa a microorganismos. ‖ **g. piógeno** (*pyogenic g.*) Aquel que causa inflamaciones, con una amplia formación de pus (estreptococos, estafilococos).

germinoma (*germinoma*)
NEUROCIR. f. Neoplasia maligna del tejido germinal gonadal, del mediastino o pineal. Hasta un 67% se desarrolla en tejidos extragonadales. Es un tumor que se da dentro de la primera treintena y con más frecuencia en varones. Se localiza en la línea media de preferencia en el área pineal. Deriva de células altamente indiferenciadas y de elevada potencialidad histogenética, como son las células germinales primitivas con núcleos grandes y vesiculosos que se mezclan con un componente linfocitario. Se considera un tumor maligno por su invasión local y diseminación por el líquido cefalorraquídeo (LCR). El tratamiento de elección es la radioterapia, a la que es muy sensible. Posee un marcador tumoral que es la gonadotropina coriónica.

gerontología (*gerontology*)
ANAT. f. Parte de la medicina que estudia el envejecimiento normal.

gerontoxón (*gerontoxon*)
OFTALMOL. Ver **arco senil**.

gestación (*gestation*)
GINECOL. Ver **embarazo**.

gestágeno (*gestagen*)
ENDOCRINOL. m. Hormona natural o sintética, con efectos similares a la progesterona. Posee efectos establecidos sobre el útero y vagina, durante el ciclo menstrual, y es necesaria para el desarrollo del tejido mamario y el mantenimiento del embarazo.

Gestalt (*Gestalt*)
PSICOL. m. Término alemán que significa forma, configuración. La teoría de la Gestalt propugna, en oposición a planteamientos psicológicos atomistas, que la experiencia y la conducta representan un todo con propiedades específicas, que no son el resultado de la mera suma de sus partes, sino expresión del mismo hecho de ser totalidades estructuradas.

gesto (*gesture*)
PSICOL. m. Movimiento significativo que, consciente o inconscientemente, exterioriza lo que ocurre en el interior de la persona. Forma parte del lenguaje no verbal, que expresa y comunica a los demás las verdaderas preocupaciones e intenciones.

gestosis (*gestosis*)
GINECOL. f. También denominada toxemia del embarazo. Hace referencia a la aparición de cuadros de hipertensión, edemas y proteinuria durante el embarazo. Aparece, sobre todo, a partir de la semana veinte de embarazo. La causa es multifactorial y afecta, fundamentalmente, a la perfusión uteroplacentaria, que repercute en el desarrollo fetal.

GH (*growth hormone, GH*)
ENDOCRINOL. Ver **hormona del crecimiento**.

GHRH (*growth hormone-releasing hormone, GHRH*).
ENDOCRINOL. Ver **somatocrinina**.

GIA (*gastro-intestinal anastomosis, GIA*)
CIRGEN. Siglas inglesas de anastomosis gastrointestinal. Sutura mecánica, que da dos filas rectas de tres hileras de grapas metálicas, cerrando así el tubo digestivo, y corta entre ambas. Se emplea para la sección de cualquier tramo del tubo digestivo, de manera que se realiza una intervención sin contaminación, porque no queda la mucosa digestiva abierta al seccionarla. Se fabrica en tamaños de 3 a 9 cm de longitud del grapado. Se emplea también para realizar anastomosis mecánicas entre dos tramos del tubo digestivo. Es la primera sutura mecánica que se comercializó. Ver **anastomosis**.

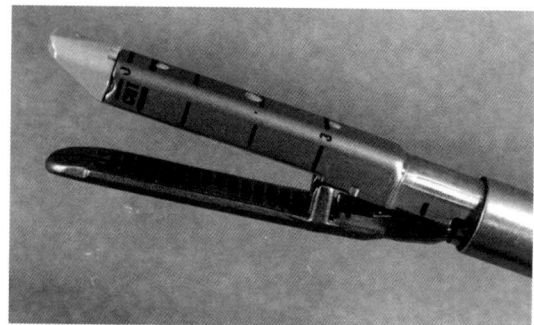

GIA. Fotografía de la parte que grapa y corta de una GIA para cirugía endoscópica, de 3 cm de longitud

Giardia (*Giardia*)
MICROBIOL. Género de protozoos flagelados que pertenecen al filo *Protozoa*, clase *Zoomastigophorea*, familia *Octomitidae*, se caracteriza por presentar el cuerpo de forma piriforme con simetría bilateral, dos núcleos en la zona anterior, cuatro pares de flagelos y dos estructuras adhesivas o discos suctorios, con las que se fija a la superficie de la mucosa intestinal. Aunque el género incluye numerosas especies parásitas de diversos animales, la especie más representativa es *Giardia lamblia* (*Giardia intestinalis* o *Lamblia intestinalis*), parásito muy frecuente del intestino humano, localizándose sobre todo en el duodeno, aunque puede afectar, en ocasiones, al árbol biliar. Produce la giardiasis, una parasitosis que si bien en muchos casos es asintomática, en ocasiones, sobre todo cuando afecta a niños pequeños, puede cursar con diarrea y malabsorción intestinal. Se transmite por ingestión de quistes que contaminan aguas, alimentos que se consumen crudos o bien por transmisión fecal-oral a partir de sujetos parasitados.

giardiasis (*giardiasis*)
PEDIAT. f. Infección del intestino delgado por *Giardia lamblia*. La sintomatología suele ser leve, hasta el punto de que, en algunos casos, pasa inadvertida la infección (diarrea, laxitud, anorexia, etc.).

giba *(hump)*
ORTOP. f. Exagerada convexidad de la espalda que se produce por la incurvación exagerada de la columna vertebral. Cuando con la cifosis participan las costillas hablamos de giba costal.

gibosidad *(gibbosity)*
ORTOP. f. Presencia de una joroba o giba.

GIFT *(GIFT)*
GINECOL. Siglas del inglés *gamete intrafallopian transfer*, que significan transferencia intratubárica de gametos (v.).

gigantismo *(gigantism)*
ENDOCRINOL. m. Crecimiento excesivo, producido casi siempre por una hipersecreción de la hormona del crecimiento. ‖ **g. cerebral** *(cerebral g.)* Ver **síndrome de Sotos**.

gigantomastia *(gigantomastia)*
CIRPLÁS. f. Hipertrofia virginal, desarrollo exagerado y rápido de las mamas en la segunda década de la vida. Puede ser uni o bilateral. Se debe a una hipersensibilidad del parénquima mamario a las hormonas circulantes. Se puede tratar quirúrgicamente mediante una reducción mamaria, aunque puede recidivar. En casos extremos, se puede realizar mastectomía y reconstrucción. Por extensión, y en sentido práctico, se suele aplicar a aquellos casos de hipertrofia mamaria marcada, en general, con independencia de la edad de la paciente.

ginandria *(gynandria)*
GINECOL. f. Seudohermafroditismo femenino.

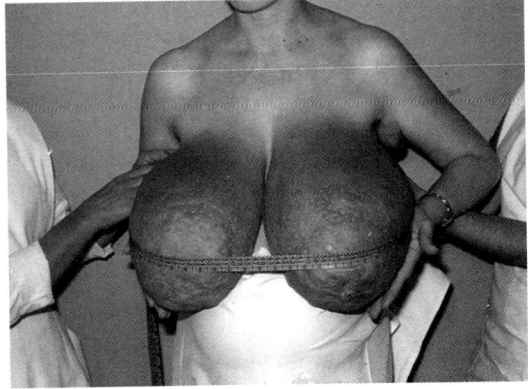
gigantomastia

ginandroblastoma *(gynandroblastoma)*
GINECOL. m. Tumor derivado de los cordones sexuales, bien del ovario o del testículo. Es un tumor poco frecuente.

ginatresia *(gynatresia)*
GINECOL. f. Atresia del aparato genital femenino que afecta, fundamentalmente, a la vagina y al cuello uterino y, más raramente, a los genitales externos. La atresia de estos órganos determina la imposibilidad de salida de la sangre menstrual al exterior, por lo que requiere tratamiento quirúrgico.

ginecomanía *(gynecomania)*
PSIQUIAT. Ver **manía**.

ginecomastia *(gynaecomastia)*
ENDOCRINOL. f. Crecimiento patológico del vestigio mamario del varón, casi siempre bilateral, causado por un desequilibrio del cociente estrógenos/andrógenos. Las causas principales son la administración de estrógenos, algunos fármacos o la presencia de ciertos tumores (sobre todo de testículo y suprarrenal), trastornos metabólicos (cirrosis, tirotoxicosis, etc.), y el hipogonadismo del varón. El tratamiento más eficaz es el quirúrgico. Ver **glandulectomía subcutánea**. ‖ **g. puberal** *(pubertal g.)* Proliferación de tejido mamario en el varón, que tiene lugar en el periodo puberal.

gingivitis *(gingivitis)*
DERMATOL. f. Inflamación de las encías. También se denomina ulitis.

GIP *(gastric inhibitory polypeptid, GIP)*
ENDOCRINOL. Hormona gastrointestinal de estructura polipeptídica, compuesta por 43 aminoácidos, que tiene un efecto inhibidor de la secreción y motilidad gástrica. Posee, adicionalmente, otras acciones sobre el eje enteroinsular.

girencéfalo *(gyrencephalic)*
ANAT. adj. Se dice de los animales cuya corteza cerebral presenta circunvoluciones.

giromagnético *(gyromagnetic)*
RADIO. m. Movimiento de giro de una partícula cargada eléctricamente, que genera su propio campo magnético. ‖ Propiedad de las partículas cargadas eléctricamente de realizar un movimiento de giro creando su propio campo magnético y que es aprovechada en resonancia magnética.

glabonoso (*glabrous*)
DERMATOL. adj. Se dice de la ausencia de pelo.

glande (*glans*)
ANAT. m. Parte terminal, abultada, del cuerpo esponjoso del pene, en cuyo interior la uretra forma la fosa navicular, que termina en el orificio externo de la uretra, situado en el vértice del glande. El abultamiento del glande acaba formando la corona del glande, zona esta donde la mucosa del prepucio pasa a revestir la superficie del glande.

glándula (*gland*)
HISTOL. f. Órgano de secreción, que se forma por el epitelio secretor y el estroma de la glándula. Según se vierta la secreción al exterior (también se considera exterior el tubo digestivo) o a la sangre se distingue entre glándulas exocrinas y endocrinas, respectivamente. ∥ **g. acinosa** (*acinous g.*) Glándula cuyas unidades secretoras forman un acino, es decir, una estructura esférica que deja una escasa luz en el centro. ∥ **g. alveolar** (*alveolar g.*) Glándula cuya porción secretora forma un alveolo, es decir, una superficie esférica que deja una gran luz en su interior. ∥ **g. anficrina** (*anficrine g.*) Glándula que tiene una secreción exocrina y endocrina, como el páncreas y el hígado. ∥ **g. apocrina** (*apocrine g.*) Glándula cuya secreción contiene una sustancia propia de las células secretantes. ∥ **g. de Bartolino** (*Bartholin's g.*) Glándula situada en la cara posterior lateral del vestíbulo vaginal y que produce una gran cantidad de moco. ∥ **g. de Brunner** (*Brunner's g.*) Glándula del duodeno, situada en su capa submucosa, que secreta un líquido alcalino como respuesta al estímulo parasimpático. Este líquido neutraliza al quimo ácido que entra en el duodeno desde el píloro. Secreta también la hormona polipeptídica urogastrona (o factor de crecimiento epidérmico humano). La urogastrona inhibe la producción de clorhídrico y tiene un efecto proliferativo sobre las células epiteliales. ∥ **g. bulbouretral** (*bulbourethral g.*) Glándula de pequeño tamaño, de 3 a 5 mm de diámetro. También llamada glándula de Cowper, situada en la raíz del pene, donde comienza la uretra membranosa. Secreta un moco espeso que tiene como función principal la lubricación uretral durante la eyaculación. Este líquido viscoso constituye la primera fracción del semen. ∥ **g. ceruminosa**

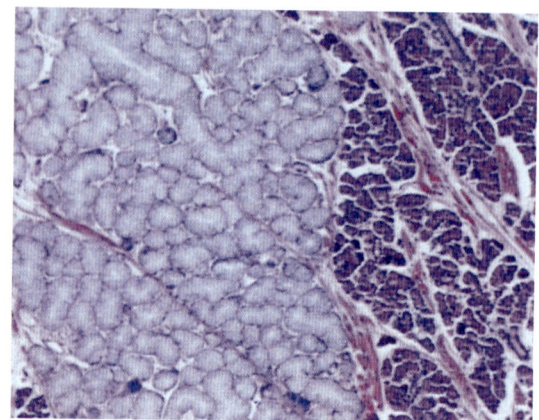
glándula

(*ceruminous g.*) Glándula situada en el meato auditivo externo, que produce cerumen. El cerumen o cera ayuda a prevenir la penetración de objetos y agentes infecciosos en el oído interno. ∥ **g. ciliar** (*ciliary g.*) Glándula situada en los bordes libres de los párpados que producen sudor. ∥ **g. digestiva** (*digestive g.*) Cada una de las estructuras glandulares que facilitan la digestión de los alimentos del tubo digestivo. Las más importantes son el hígado, el páncreas y las glándulas gástricas e intestinales. ∥ **g. ecrina** (*ecrine g.*) Glándula sudorípara, de forma tubular espiral simple, localizada en la profundidad de la dermis o en la hipodermis subyacente, que produce sudor. Esta glándula favorece el enfriamiento y la pérdida de calor por parte del cuerpo. ∥ **g. exocrina** (*exocrine g.*) Glándula que secreta sus productos a través de conductos situados en la superficie epitelial, externa o interna, de la cual se originaron. Algunos ejemplos de estas glándulas son el páncreas y las glándulas sudoríparas o sebáceas de la piel. ∥ **g. gástrica** (*estomach g.*) Glándula gástrica que se distinguen en fúndicas, pilóricas y cardiales. En el fondo y cuerpo del estómago abundan las glándulas llamadas propias (tubulares rectas) productoras de ácido clorhídrico y pepsinógeno. ∥ **g. intestinal** (*intestinal g.*) Glándula tubular simple de la mucosa del intestino delgado, que se abre en la base de las vellosidades. ∥ **g. intraepitelial** (*intraepithelial g.*) Glándula formada por células aisladas (como es el caso de las células caliciformes del intestino y el sistema respiratorio) o en grupos (como en la epiglotis, el epitelio nasal y la uretra) situadas entre las células de un epitelio. ‖ **g. lacrimal** (*lacrimal g.*) Glándula que se encuentra en la fosa lacrimal, localizada dentro de la órbita ocular por arriba y hacia afuera del globo ocular. Es de tipo tubuloalveolar serosa compuesta y produce una secreción rica en agua que humedece la conjuntiva y contiene agentes antibacterianos como la lisozima. ‖ **g. de Lieberkühn** (*Lieberkühn's g.*) Ver **glándula intestinal.** ‖ **g. de Littré** (*Littré's g.*) Glándula de la lámina propia de la uretra, secretora de moco. ‖ **g. mamaria** (*mammary g.*) Cada una de las glándulas hemisféricas del tórax de las mujeres maduras, muy poco desarrolladas en niños y varones. Las glándulas mamarias se desarrollan de un modo parecido en ambos sexos, hasta el momento de la pubertad, donde los estrógenos provocan un desarrollo muy importante en la mujeres. Las glándulas son de tipo tubuloalveolar compuesto y están formadas por unos 15 o 20 lóbulos, que drenan a través de unos conductos llamados galactóforos directamente al pezón, produciendo la secreción de la leche. Estos conductos y lóbulos están rodeados por un abundante tejido adiposo. ‖ **g. de Meibomio** (*Meibomian's g.*) Glándula situada en el borde posterior de lo párpados, que produce una secreción de tipo sebáceo. ‖ **g. de Moll** (*Moll's g.*) Glándula sudorípara, modificada de estructura simple, contorneada, situada en los párpados, que se abre en los folículos de las pestañas. ‖ **g. mucosa** (*mucous g.*) Glándula cuya secreción principal es el moco, es decir, un material viscoso, rico en glucoproteínas, principalmente del tipo O-ligadas. A esta secreción se le llama mucina. Algunos ejemplos son las células calciformes y la mayoría de los acinos de las glándulas sublinguales y submaxilares, y glándulas de la tráquea o del estómago. El citoplasma de las células de la glándula mucosa presenta una gran cantidad de gránulos globosos de gran tamaño que confluyen entre sí, ocupando casi todo el citoplasma de la célula. El núcleo de estas células es achatado y está rechazado hacia la zona basal, donde se encuentra rodeado de retículo rugoso alrededor del núcleo. ‖ **g. de Nabot** (*Nabothian's g.*) Glándulas de pequeño tamaño, situadas en el cuello del útero, cuya secreción es de tipo mucoso. ‖ **g. neuroendocrina** (*neurendocrine g.*) Cada una de las glándulas del sistema nervioso que segregan hormonas. No siempre hay acuerdo sobre la distinción entre neurosecreción, factores liberadores y factores neuromoduladores. ‖ **g. olfatoria** (*smelling g.*) Cada una de aquellas glándulas donde reside la capacidad de percibir los distintos olores. ‖ **g. paratiroides** (*parathyroid g.*) Pequeña estructura adherida a la superficie dorsal de los lóbulos laterales de la glándula tiroides. Habitualmente son cuatro; secretan la hormona paratiroidea, que ayuda a mantener la concentración de calcio en la sangre, lo que garantiza una excitabilidad neuromuscular, una coagulación sanguínea y una permeabilidad de la membrana celular, que resultan normales. ‖ **g. parótida** (*parotid g.*) Glándula salivar de mayor tamaño, en número par, que se sitúa a cada lado de la cara, inmediatamente por dejado y por delante del oído externo. La parte principal de la glándula es superficial, algo aplanada y con forma de cuadrilátero, y se sitúa entre la rama del maxilar inferior, la apófisis mastoidea y el músculo esternocleidomastoideo. La secreción es, fundamentalmente, de tipo seroso, rica en ptialina e inmunoglubulinas del tipo IgA. ‖ **g. pineal** (*pineal g.*) Estructura pequeña algo aplanada y con forma de cono, unida por un pedículo al epitálamo. Está constituida por células intersticiales y pinealocitos y elabora la hormona melatonina. ‖ **g. prostática** (*prostatic g.*) Cada una de las glándulas que, junto con el estroma fibromuscular en el que quedan rodeadas, constituyen la arquitectura de la próstata. Hay tres tipos de glándulas prostáticas: las mucosas, que se encuentran

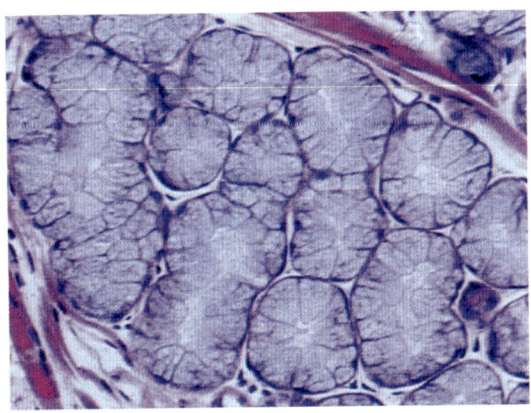

glándula mucosa

glándula

junto a la uretra y son pequeñas; las glándulas submucosas, que son periféricas en relación con las mucosas y son algo más largas que estas; y las glándulas principales, que son mucho más grandes que las otras dos y constituyen el tejido glandular principal prostático. Las glándulas prostáticas se clasifican, en general, como tubuloalveolares compuestas. El producto de secreción de estas glándulas forma una parte importante del semen. La secreción es de tipo seroso, rica en lípidos, enzimas protelíticas, fosfatasa ácida, fibrinolisina y ácido cítrico. || **g. salival** (*salivary g.*) Designación común de todas las glándulas salivales. Incluye no solo las tres grandes (parótida, submandibular y sublingual), sino también todas las múltiples glándulas diseminadas por la mucosa bucal y lingual. || **g. sebácea** (*sebaceous g.*) Cualquiera de las numerosas estructuras saculares de la dermis, localizadas en todo el cuerpo, en relación con el pelo corporal, especialmente abundantes en el cuello cabelludo, cara, ano, nariz, boca y oído externo. Cada glándula está formada por un conducto único, que surge de un grupo de alveolos ovales. Los conductos de la mayor parte de las glándulas se abren en los folículos pilosos, aunque algunos lo hacen en la superficie cutánea. El sebo segregado tiene la función de lubricar el pelo y la piel que rodea a la glándula y ayuda a evitar la evaporación del sudor. || **g. seromucosa** (*seromucous g.*) Glándula en la que hay una secreción de tipo mucoso, producida por algunos acinos glandulares y una secreción de tipo seroso, producida por otros tipos de acinos. La secreción es, por tanto, de tipo mixto, con gran cantidad de proteínas y de mucinas. Ejemplos de glándulas mixtas son las glándulas submaxilares, sublinguales, traqueales y bronquiales. || **g. serosa** (*serous g.*) Glándula cuya secreción es principalmente de tipo politpeptídico. Las células que componen la glándula serosa contienen gránulos de zimógeno que son pequeños y no confluyentes, a diferencia de las células que secretan mucosustancias. Los núcleos de las células de las glándulas serosas son redondeados y el citoplasma es basófilo, rico en retículo endoplasmático rugoso. Ejemplos característicos son las glándulas secretoras de enzimas, como el páncreas, la parótida y las glándulas lacrimales. || **g. de Skene** (*Skene's g.*) Cada una de las glándulas adosadas al meato de la uretra femenina. || **g. sublingual** (*sublingual g.*) Cada una de las dos pequeñas glándulas salivales, situadas debajo de la mucosa del suelo de la boca, por debajo de la lengua. Es de aspecto estrecho y tiene forma de almendra y segrega un líquido mucoso producido en sus alveolos. || **g. submaxilar** (*submandibular g.*) Cada una de las de dos glándulas salivales redondas, del tamaño de un nuez, situadas en el triángulo submandibular. Esta glándula es de tipo tubuloacinar compuesta, y secreta a la vez moco y líquido seroso, menos denso, que sirve de ayuda en el proceso de la digestión. || **g. sudorípara** (*sweat g.*) Glándula de estructura diminuta, situada en la dermis y que produce sudor. Se calcula que hay unos tres millones en todo el organismo. La mayor parte de estas glándulas son ecrinas y a través del sudor que producen se elimina cloruro sódico y productos de desecho. Cada una de ellas está formada por un solo tubo enrollado, situado en la dermis, y por un conducto superficial. || **g. suprarrenal** (*suprarenal g.*) Órgano secretor, situado sobre el riñón, formado por dos partes con funciones independientes: la corteza y la médula. La corteza suprarrenal secreta mineral o corticoides, glucocorticoides y andrógenos, bajo el control de la hormona adrenocorticotropa (ACTH) liberada por la adenohipófisis. La médula elabora y secreta catecolaminas (adrenalina y noradrenalina) y está regulada por el sistema nervioso simpático. || **g. tiroi-**

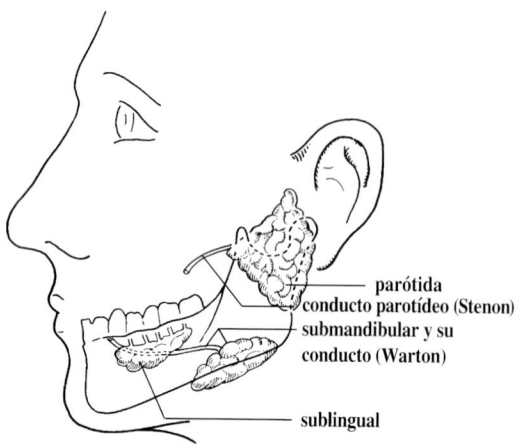

glándulas salivales. Esquema representando las glándulas salivales proyectadas sobre la superficie de la cara

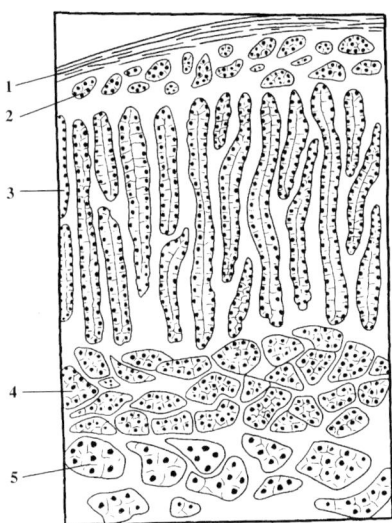

glándula suprarrenal. Estructura de la suprarrenal: 1) cápsula conjuntiva; 2) zona glomerulosa; 3) zona fasciculada; 4) zona reticular; 5) médula. Entre los cordones celulares se encuentran los vasos sanguíneos

des *(thyroid g.)* Órgano situado en la región anterior del cuello, con un peso aproximado de 30 gramos. Está formada por dos lóbulos bilaterales, conectados en el centro por un istmo estrecho. Secreta las hormonas tiroxina (T4), triyodotironina (T3) y calcitonina, bajo el control de la hormona hipofisaria TSH. Esta glándula es esencial para el crecimiento normal del organismo en la infancia y su extirpación reduce enormemente los procesos oxidativos del cuerpo, produciendo un índice metabólico bajo, característico del hipotiroidismo. || **g. tubular** *(tubular g.)* Glándula cuya porción secretora tiene forma de tubo. || **g. de Zeiss** *(Zeiss' g.)* Glándula sebácea de aspecto modificado y menor tamaño que secreta su producto en los folículos de las pestañas.

glandulectomía *(glandulectomy)*

CIRGEN. f. Extirpación de una glándula. || **g. subcutánea** *(subcutaneous g.)* Extirpación quirúrgica de una glándula situada por debajo de la piel.

glaucoma *(glaucoma)*

OFTALMOL. f. Proceso que se caracteriza por la presencia de una presión intraocular lo suficientemente elevada como para producir una atrofia progresiva del nervio óptico, que se manifiesta por defectos progresivos del campo visual. Ver **glaucoma crónico simple**. || **g. absoluto** *(absolute g.)* Estadio final del glaucoma que se caracteriza por un ojo ciego y doloroso. || **g. afáquico** *(aphakic g.)* Aquel que aparece en un paciente intervenido de cataratas. || **g. agudo** *(acute g.)* Aquel que se caracteriza por un aumento súbito de la presión intraocular, hasta niveles tales que producen dolor, visión borrosa y ojo rojo. Se produce como consecuencia del bloqueo del ángulo iridocorneal por la raíz del iris. En ocasiones, la subida de la presión intraocular es tan elevada, que se acompaña de náuseas y vómitos. El tratamiento consiste en realizar una iridectomía con láser. || **g. de ángulo abierto** *(open-angle g.)* Ver **glaucoma crónico simple**. || **g. agudo de ángulo cerrado** *(acute closed-angle g.)* Ver **glaucoma agudo**. || **g. de baja tensión** *(low-tension g.)* Aquel que sucede a pacientes cuyas presiones intraoculares se encuentran dentro de los límites normales (hasta 21 mm Hg). Para su diagnóstico correcto es preciso realizar una curva tensional, ya que, en ocasiones, se trata de glaucomas crónicos simples, en los que la presión intraocular se eleva en algún momento del día (p. ej., de madrugada), resultando los controles de tensión ocular distintos a los realizados en la consulta. || **g. de células fantasma** *(ghost-cell g.)* Aquel que se produce por la obstrucción de la malla trabecular a causa de hematíes degenerados, procedentes de una hemorragia intraocular. || **g. congénito** *(congenital g.)* Aquel que aparece en la primera infancia, como consecuencia de malformaciones en el ángulo iridocorneal, que dificultan la reabsorción del humor acuoso. Se manifiesta como un ojo de tamaño aumentado (ver **buftalmos**) y epífora; puede, incluso, conducir a la ceguera. || **g. crónico de ángulo abierto** *(chronic open-angle g.)* Ver **glaucoma crónico simple**. || **g. crónico de ángulo cerrado** *(chronic closed-angle g.)* Aquel en el que existe un cierre progresivo del ángulo iridocorneal. || **g. crónico simple** *(simple chronic g.)* Aquel que aparece, de forma primaria, en presencia de un ángulo iridocorneal abierto. Es una de las principales causas de la ceguera. El aumento de la presión intraocular no produce dolor ni molestias y, en las primeras fases, la pérdida del campo visual no es perceptible por el paciente. El proceso suele ser bilateral y toda la pérdida que se produce

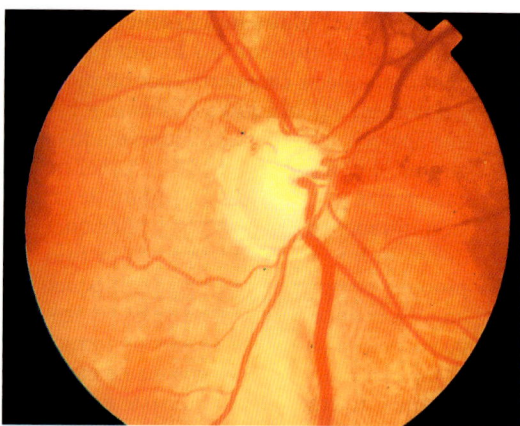

glaucoma. Excavación completa del nervio óptico en un glaucoma terminal

es irrecuperable. Dado que el paciente permanece asintomático, en las primeras fases de la enfermedad, el diagnóstico debe realizarse mediante despistaje en la población susceptible de padecer glaucoma, que está formada por todas las personas mayores de cuarenta años, aumentando el riesgo si existen antecedentes familiares de glaucoma, si se es miope o diabético. El diagnóstico, en las fases precoces de la enfermedad, es difícil, ya que no todas las personas que tienen la presión intraocular alta van a padecer glaucoma *(hipertensos oculares)* y también existen personas, con tensiones intraoculares normales, que van a padecer la enfermedad (ver **glaucoma de baja tensión**). El tratamiento puede ser médico mediante colirios que bajen la tensión intraocular, con láser (ver **trabeculoplastia**) o quirúrgico (ver **trabeculectomía**). || **g. facolítico** *(phacolytic g.)* Aquel que se produce por la obstrucción de la malla trabecular, por fragmentos procedentes de una catarata hipermadura, así como por los macrófagos, encargados de eliminar dichos fragmentos. Los síntomas son similares a los de un glaucoma agudo (v.). || **g. maligno** *(malignant g.)* Aquel que aparece como consecuencia del bloqueo al flujo del humor acuoso en la cámara anterior del ojo, por el humor vítreo. Ello conduce a que se acumule el humor acuoso en la cavidad vítrea. Suele suceder en el periodo postoperatorio de la cirugía intraocular. || **g. neovascular** *(neovascular g.)* Aquel debido a la proliferación de neovasos en el iris, lo que conduce al cierre del ángulo iridocorneal. El estímulo para la aparición de dichos neovasos es un proceso isquémico retiniano, como consecuencia de una retinopatía diabética o una trombosis venosa. El tratamiento inicial debe ser la fotocoagulación de la retina isquémica, además del tratamiento hipotensor para la presión intraocular elevada. || **g. pigmentario** *(pigmentary g.)* Aquel que se produce por la obstrucción de la malla trabecular, por pigmento procedente del iris, en el curso de un síndrome de dispersión pigmentaria (v.). || **g. por bloqueo vítreo** *(vitreous-block g.)* Ver **glaucoma maligno**. || **g. primario** *(primary g.)* Aquel que aparece en personas sin previa patología ocular. || **g. secundario** *(secundary g.)* Aquel que sucede en los pacientes que presentan una enfermedad ocular previa. || **g. seudoexfoliativo** *(pseudoexfoliative g.)* Aquel que sucede en el curso de un síndrome de seudoexfoliación. || **g. traumático** *(traumatic g.)* Aquel que sucede como consecuencia de un traumatismo ocular.

glenohumeral *(glenohumeral)*
ORTOP. adj. Relativo o perteneciente a la cavidad glenoidea y al húmero, como la articulación glenohumeral.

glenoide *(glenoide)*
ORTOP. adj. Parecido a un cuenco, a una cavidad poco profunda.

glía *(glia)*
HISTOL. f. Conjunto de células que acompañan a las neuronas en el sistema nervioso central y periférico. También se llama neuroglía. Clasificación de la glía: 1) glía del sistema nervioso central (glía intersticial: constituida por la macroglía, compuesta por astrocitos y oligodendrocitos, y la microglía; glía ependimaria, formada por ependimocitos.); 2) glía periférica (constituida por tres tipos celulares: las células de Schawnn, en las fibras nerviosas periféricas; las células de la glía ganglionar, en los ganglios raquídeos; y las células de la teloglía en órganos sensoriales).

glibenclamida *(glibenclamide, glyburide)*
ENDOCRINOL. f. Fármaco antidiabético oral del grupo de las sulfonilureas, que estimula la secreción endógena de la insulina. Se emplea en el tratamiento de la diabetes mellitus tipo 2.

gliceraldehído-3-fosfato *(glyceraldehyde-3-phosphate)*
BIOQUÍM. Monosacárido fosforilado, de la familia de las aldotriosas, que forma parte de las vías glucolítica y gluconeogénica.

glicerol *(glycerol)*
BIOQUÍM. m. Azúcar alcohol de tres carbonos, que forma parte de la estructura de los triacil glicéridos. ‖ **g.-3-fosfato** *(g.-3-phosphate)* Derivado fosforilado del glicerol. Se obtiene a partir de este por la enzima glicerol quinasa. ‖ **g.-3-fosfato deshidrogenasa** *(g.-3-phosphate dehydrogenase)* Enzima que cataliza la conversión reversible del glicerol-3-fosfato en dihidroxiacetona fosfato, permitiendo así su entrada en la vía glucolítica (ver **lanzadera**). ‖ **g. trioleato** *(g. trioleate)* Triacilglicérido compuesto por una molécula de glicerol y tres ácidos oleicos. Es el principal componente del aceite de oliva.

glicina *(glycine)*
BIOQUÍM. f. Aminoácido proteico cuya cadena lateral está constituida por un átomo de hidrógeno. Es el aminoácido más pequeño y no presenta actividad óptica. Se denomina también glicocola.

gliclazida *(gliclazide)*
ENDOCRINOL. f. Fármaco antidiabético oral, del grupo de las sulfonilureas, que estimula la secreción endógena de insulina. Se emplea en el tratamiento de la diabetes mellitus tipo 2.

glicocálix *(glycocalix)*
BIOQUÍM. m. Zona de la membrana celular que contiene hidratos de carbono, receptores de inmunoglobulinas, y numerosos antígenos que se incluyen en el sistema de antígenos lecocitarios humanos (HLA).

glicocálix *(glycocalyx)*
MICROBIOL. m. Material filamentoso que recubre algunas bacterias (ver **microvellosidad**).

glicocola *(glycocoll)*
BIOQUÍM. Ver **glicina**.

glicocolato *(glycocholate)*
BIOQUÍM. m. Compuesto esteroide derivado del colesterol que resulta de la reacción entre el colil CoA y la glicina. Es la sal biliar más abundante.

glicoforina *(glycophorin)*
BIOQUÍM. f. Proteína transmembrana, altamente glicosilada, presente en los eritrocitos. Forma una envoltura hidrofílica alrededor del eritrocito, impidiendo que este se adhiera a otras células o a las paredes de los vasos.

glicógeno *(glycogen)*
ANATPATOL. m. Macromolécula de estructura ramificada, compuesta por cadenas de glucosa. Es la forma de almacenamiento de los hidratos de carbono en el ser humano, especialmente en el hígado y en el músculo esquelético. También se denomina polisacárido complejo neutro.

glicolato *(glycolate)*
BIOQUÍM. m. Molécula de dos carbonos presente en organismos fotosintéticos y que forma parte de la ruta fotorrespiratoria.

glicolípido *(glycolipid)*
BIOQUÍM. m. Cada una de las moléculas resultantes de la unión covalente entre los azúcares y los lípidos, que forman parte de las membranas biológicas. Se denominan también glucolípidos.

glicólisis *(glycolisis)*
BIOQUÍM. f. Principal vía de la degradación de los monosacáridos, presente en el citoplasma de todos los organismos y cuyo producto principal es el piruvato.

glicopéptido *(glycopeptide)*
BIOQUÍM. m. Péptido que contiene glicina. ‖ **g. transpeptidasa** *(g. transpeptidase)* Enzima que cataliza la reacción de entrecruzamiento entre aminoácidos de glicina y la alanina implicada en la síntesis de la pared celular bacteriana.

glicoproteína *(glycoprotein)*
BIOQUÍM. f. Molécula resultante de la unión covalente entre proteínas y azúcares.

glicosaminoglicano *(glycosaminoglycan)*
BIOQUÍM. m. Heteropolisacárido, de carácter ácido, presente en la matriz extracelular, compuesto por dos unidades alternantes de monosacáridos derivados, una de las cuales es N-acetilglucosamina o N-acetilgalactosamina y la otra un ácido urónico. Se denomina también mucopolisacárido

glicosilación *(glycosylation)*
BIOQUÍM. f. Proceso por el cual las proteínas se unen covalentemente a oligosacáridos. Tiene lugar en el retículo endoplásmido y en el aparato de Golgi.

glicosilación no enzimática *(non enzymatic glycosylation)*
ENDOCRINOL. Combinación de los carbohidratos o grupos glicosilos y compuestos de estructura proteica o peptídica. Puede ser la causante de ciertas alteraciones en el papel biológico de determinadas proteínas, dando lugar a trastornos estructurales, como los que tienen lugar en la angiopatía diabética o en el metabolismo de las lioproteínas de baja densidad.

glimepirida *(glimepiride)*
ENDOCRINOL. f. Fármaco antidiabético oral, del grupo de las sulfonilureas, que presenta un perfil prolongado de acción, lo que permite su administración en monodosis matutina. Posee una intensa acción hipoglucemiante extrapancreática, aumentando la sensibilidad tisular a la insulina.

glioblastoma *(glioblastoma)*
NEUROL. m. Tumor cerebral de alta malignidad derivado de las células gliales.

glioblastoma multiforme *(glioblastoma multiforme)*
NEUROCIR. Tumor derivado de las células de la glía, altamente indiferenciado, con gran malignidad clínica e histológica. Está caracterizado por presentar células con grados diferentes de anaplasia, con focos de necrosis, hiperplasia del endotelio vascular y crecimiento infiltrante. Muchas de las células expresan inmunohistoquímicamente la PGFA (marcador astrocitario).

gliocito *(glyocyte)*
HISTOL. m. Cada una de las células que constituyen la glía.

glioma *(glioma)*
NEUROCIR. m. Tumor del sistema nervioso central que, derivando de la célula neuroectodérmica primitiva, se diferencia en la extirpe astroglial. ‖ **g. de células gigantes** *(giant cell g.)* Variedad de glioblastoma multiforme que muestra células astrocitarias, de gran tamaño, pleomórficas, situadas en las zonas centrales de la tumoración, siendo las periféricas más alargadas. ‖ **g. de cerebelo** *(cerebelous g.)* Ver **astrocitoma de cerebelo**. ‖ **g. ectópico** *(ectopic g.)* Masa de tejido nervioso maduro, con predominio de células gliales, que se sitúan fuera del sistema nervioso central: fosas nasales, cavidad orbitaria, espacio subdural. El tratamiento es quirúrgico. También se denominan hamartomas neurogénicos. ‖ **g. fibroso** *(fibrous g.)* Tumor de extirpe astrocitaria de baja densidad celular, constituido, predominantemente, por astrocitos estrellados, cuyas prolongaciones finas y largas forman una extensa trama fibrilar laxa entre los cuerpos celulares y dispuestas en torno a los vasos. El grado de malignidad es bajo. Es un tumor típico de los hemisferios cerebrales. ‖ **g. gemistocítico** *(gemystocitic g.)* Glioma en el que las células son similares a las de la variedad protoplásmica, aunque el citoplasma es más globuloso y eosinófilo, con abundantes gliofilamentos en disposición periférica. Es de bajo grado de malignidad y de localización hemisférica. ‖ **g. de hemisferios cerebrales** *(cerebral g.)* Ver **astrocitoma de hemisferios cerebrales**. ‖ **g. hipotalámico** *(hypothalamic g.)* Ver **astrocitoma hipotalámico**. ‖ **g. medular** *(medular g.)* Ver **astrocitoma medular**. ‖ **g. nasal** *(nasal g.)* Ver **glioma ectópico**. ‖ **g. pilocítico** *(pilocytic g.)* Glioma constituido, predominantemente, por células de cuerpo fusiforme con una o dos prolongaciones que se disponen en haces. Las imágenes de mitosis son escasas. Resulta característico de este glioma un material cilíndrico y eosinófilo del citoplasma denominado fibras de Rosenthal. Se localiza en las estructuras de la línea media: nervio óptico, hipotálamo, pared del III ventrículo, cerebelo y médula espinal. Es un astrocitoma de muy baja malignidad. ‖ **g. protoplásmico** *(protoplasmic g.)* Tumor de baja malignidad, constituido por células que recuerdan a los astrocitos protoplásmicos, presenta una forma estrellada, con prolongaciones cortas, escasas y anchas. La degeneración microquística es frecuente. Se suele dar en los hemisferios cerebrales. ‖ **g. tipo astrocitoma maligno** *(malignant astrocytic g.)* Ver **astrocitoma maligno**. ‖ **g. tipo astrocitoma subependimario** *(subependimal astrocytoma g.)* Ver **astrocitoma subependimario**. ‖ **g. del tronco cerebral** *(cerebral trunk g.)* Ver **astrocitoma de tronco cerebral**.

glioma del nervio óptico *(optic nerve glioma)*
NEUROL. Tumor, derivado de la glía, localizado en el nervio óptico. Su frecuencia es más alta en la infancia y en pacientes con neurofibromatosis.

gliomatosis (*gliomatosis*)
NEUROL. f. Proliferación tumoral de células gliales.
|| **g. difusa** (*diffuse g.*) Variedad de glioblastoma multiforme muy infiltrante, de distribución difusa en el parénquima cerebral.

gliosarcoma (*gliosarcoma*)
NEUROCIR. m. Variedad de glioblastoma multiforme (v.), con componente sarcomatoso, originado a partir de las células conectivas perivasculares. Su malignidad resulta muy alta.

gliosis (*gliosis*)
ANATPATOL. f. Proliferación de células de la glía dentro del parénquima cerebral, similar a la fibrosis en el resto de los tejidos del organismo, es decir, de carácter cicatricial.

glioxisoma (*glyoxysome*)
BIOQUÍM. m. Orgánulo especializado que contiene las enzimas del ciclo del glioxilato. Está presente en las semillas en germinación.

glipizida (*glipizide*)
ENDOCRINOL. f. Fármaco antidiabético oral, del grupo de las sulfonilureas, que estimula la secreción endógena de insulina. Se emplea en el tratamiento de la diabetes mellitus tipo 2. La misma significación tienen la gliquidona y la glisentida.

globina (*globin*)
FISIOL. f. Proteína del grupo de las globulinas. En la sangre se encuentra la hemoglobina (v.).

globo histérico (*globus hystericus*)
PSICOL. Sensación de bolo que experimentan ciertos pacientes con trastornos afectivos, a nivel de estómago, que asciende por el esófago hasta la faringe, en donde puede provocar una sensación angustiosa que llegue hasta la apnea.

globo ocular (*bulbus oculi*)
ANAT. Ver **ojo**.

globulina (*globulin*)
FISIOL. f. Proteína que se caracteriza por ser insoluble en agua y en soluciones salinas muy concentradas, si bien es soluble en soluciones salinas moderadamente concentradas. Todas las proteínas plasmáticas son globulinas (excepto la albúmina y la prealbúmina) y se reparan por electroforesis en cinco fracciones: α_1, α_2, β_1, β_2 y las gammaglobulinas. Las globulinas plasmáticas desempeñan importantes funciones: transporte de reactantes de fase aguda, coagulación de la sangre (factores de coagulación, proporcionan los componentes del complemento y las inmunoglobulinas).

globulina antilinfocítica (*antilymphocyte globulin*)
INMUNOL. Fracción globulínica de los antisueros, preparados al inmunizar a una especie (generalmente caballo o conejo) con linfocitos o timocitos que provienen de otra especie (generalmente el hombre). Al ser administrada a esta segunda especie, se combina con sus linfocitos, produciendo inmunosupresión. Se ha empleado en los receptores de trasplantes, como método para evitar el rechazo del injerto.

globulina inmune Rh (IgRh) (*Rh inmune globulin*)
HEMATOL. Solución concentrada de IgG anti-D. Un vial monodosis de 1 ml, con un contenido de 300 µg es suficiente para contrarrestar los efectos inmunizantes de 30 ml de sangre total Rh$^+$. La IgRh no transmite la hepatitis o el virus de inmunodeficiencia humana (VIH). Está indicada su administración para evitar la enfermedad hemolítica del recién nacido por anti-D, en madres Rh$^-$ con recién nacidos Rh$^+$, en las primeras 72 horas después del parto. En el momento actual, dado que se ha demostrado la posibilidad de sensibilización en el primer embarazo, antes del parto, se puede realizar profilaxis antenatal con una dosis menor de IgRh a las 28 semanas de la gestación, además de la dosis postparto. No se han observado efectos adversos en hijos de madres que han recibido hasta dos dosis preparto de IgRh. La administración de IgRh también está indicada después de algunos casos como: aborto, embarazo ectópico, hemorragia preparto, amniocentesis, muerte fetal. La administración de productos sanguíneos que contengan hematíes Rh positivos es recomendable para toda mujer Rh negativa en edad fértil.

globulina transportadora de cortisol (*cortisol-binding globulin*)
ENDOCRINOL. Ver **transcortina**. || **g. transportadora de hormonas sexuales** (*sex hormone-binding g.*) Globulina que liga en circulación la

testosterona, la dihidrotestosterona y el estradiol. Modula la fracción libre de estos esteroides, que es la disponible para la internalización celular y la consiguiente acción hormonal. Aumenta por el efecto de los estrógenos y disminuye como consecuencia de la obesidad y del aumento de la concentración de andrógenos. ‖ **g. transportadora de tiroxina** (*thyroxine-binding g.*) Globulina que transporta el 75% de la tiroxina circulante, modulando la proporción de tiroxina libre, que constituye la fracción biológicamente activa. Su nivel aumenta por la acción estrogénica.

globulinuria (*globulinuria*)
NEFROL. f. Presencia de globulinas en la orina. Se manifiesta en diversas enfermedades renales, fundamentalmente en las glomerulonefritis, y su cuantía depende de la proteinuria global en la orina de unas 24 horas y de la selectividad de la proteinuria. Es más intensa en el síndrome nefrótico.

glóbulo (*globule*)
ANAT. m. Pequeño cuerpo esferoideo. Se utiliza este nombre para designar las células de la sangre. Se distinguen: *glóbulos blancos,* que son de tres clases, linfocitos, monocitos y segmentados; y *glóbulos rojos,* también denominados hematíes o eritrocitos.

glomangioma (*glomangioma*)
ANATPATOL. m. Tumor benigno derivado del *glomus* vascular, procedente de células especializadas del músculo liso, con una función de receptores de presión. Desde el punto de vista clínico son tumores de pequeño tamaño, violáceos, subcutáneos y que causan un intenso dolor.

glomérulo (*glomerulus*)
ANAT. m. Diminutivo de *glomes,* madeja. Estructuras que tienen una forma de ovillo, como los glomérulos renales (formados por un ovillo de vasos capilares, que filtran la sangre) y los glomérulos nerviosos (formados por fibras nerviosas en el bulbo olfatorio y en la corteza del cerebelo).

glomerulonefritis (*glomerulonefritis*)
NEFROL. f. Enfermedad que afecta a la función y estructura glomerular. Son entidades muy heterogéneas en su etiopatogenia, clínica, histología y en su evolución. Las lesiones elementales glomerulares son: 1) proliferación celular (extracapilar, endocapilar e intercapilar, mesangial, posible infiltración de linfocitos, macrófagos, neutrófilos); 2) depósitos (subendoteliales, subepiteliales, de carácter difuso o segmentario-focal, de amiloide; de cadenas ligeras); 3) alteraciones de la membrana basal glomerular; 4) destrucción del flóculo o esclerosis glomerular. Puede presentarse en forma de síndrome nefrítico, síndrome nefrótico, anomalías urinarias asintomáticas o como glomerulonefritis crónica. Se clasifican en primarias o primitivas (por lesiones mínimas, membranosa, mesangial IgA, membrano-proliferativa, etc.) o secundarias (lupus eritematoso, poliarteritis nodosa, púrpura de Schönlein-Henoch, diabetes mellitus, etc.). ‖ **g. aguda** (*acute g.*) Nefropatía glomerular de comienzo agudo (precedida o no por una infección estreptocócica o de otro tipo), se caracteriza por proteinuria, hematuria, oliguria, disminución del filtrado glomerular, edemas e hipertensión arterial. El prototipo o modelo de este cuadro es la glomerulonefritis aguda postestreptocócica, pero puede ser secundaria a otras causas, por lo que recibe también el nombre de síndrome nefrítico agudo (en él se incluyen diversas glomerulonefritis postinfecciosas o por inmunocomplejos circulantes, por anticuerpos antimembrana basal glomerular, otras glomerulonefritis primitivas tipo mesangial IgA o membrano-proliferativa, etc.), formas secundarias como el lupus eritematoso, crioglobulinemia, vasculitis necrotizantes, etc. ‖ **g. de cambios mínimos** (*minimal-change g.*) Enfermedad glomerular no proliferativa, que cursa con síndrome nefrótico, y cuyos glomérulos son ópticamente normales al microscopio, y con una inmunofluorescencia negativa para las inmunoglobulinas y complemento. No se acompaña, en general, de insuficiencia renal, hipertensión arterial o hematuria. Es la causa más frecuente de síndrome nefrótico en el niño (70-80%) en el intervalo de dos a seis años, y es el responsable del 20% en los casos de los adultos. Su etiología es, habitualmente, desconocida (idiopática), pero a veces es secundaria (enfermedad de Hodgkin, linfomas, tumores sólidos, drogas, etc.), y lo más característico son los edemas generalizados, oliguria, proteinuria de rango nefrótico y muy selectiva (mayor de 3,5 g en 24 horas en el adulto), hipoproteine-

mia con hipoalbuminemia e hipercolesterolemia. Las complicaciones principales son las infecciones, los cuadros tromboembólicos y la hipovolemia por extravasación líquida severa. La mayoría de los casos responden al tratamiento con corticoides (corticosensibles), en los casos idiopáticos o al tratamiento anticausal (p. ej., la suspensión del medicamento). || **g. extracapilar** (*crescentic g.*) Proliferación extracapilar extensa, con formación de semilunas epiteliales en más del 50-70% de los glomérulos, constituidas por células epiteliales, leucocitos polimorfonucleares, linfocitos, macrófagos y fibrina. Puede asociarse o no a áreas de necrosis glomerular. Es la lesión histológica típica de la glomerulonefritis rápidamente progresiva (v). || **g. fibrilar** (*fibrillary g.*) Se caracteriza por depósitos en los glomérulos de fibrillas, no amiloides de 10-50 nm de diámetro. Hay una hipercelularidad discreta del glomérulo, un engrosamiento del mesangio y de las paredes capilares, y depósitos en la inmunofluorescencia de IgG y C3. Afecta a varones mayores de cincuenta años y cursa con proteinuria, hematuria, síndrome nefrótico, hipertensión arterial y progresión a la insuficiencia renal crónica terminal en el 50% de los pacientes. Se denomina también glomerulonefritis inmunotactoide. || **g. inmunotactoide** (*inmunotactoid g.*) Ver **glomerulonefritis fibrilar**. || **g. membrano-proliferativa** (*membranoproliferative g.*) Se caracteriza por la proliferación de las células del mesangio y un engrosamiento de las paredes capilares del glomérulo. Se denomina también mesangiocapilar o hipocomplementémica. Habitualmente, es idiopática o primaria y se clasifica en tipo I (depósitos subendoteliales) y tipo II (depósitos densos intramembranosos). Afecta a los niños y a los adultos jóvenes y, en más del 50% de los casos, se manifiesta como síndrome nefrótico. Es habitual la disminución de C3 y la presencia del C3 *nephritic factor*. Evoluciona hacia la insuficiencia renal y es muy frecuente la recidiva postrasplante en el tipo II. || **g. membranosa** (*membranous g.*) Nefropatía no proliferativa que cursa con un síndrome nefrótico y se caracteriza, en la biopsia, por depósitos granulares de IgG y complemento en la vertiente subepitelial o externa de la membrana basal de todos los capilares glomerulares. Puede ser idiopática (primitiva o de origen desconocido) o secundaria a múltiples patologías (neoplasias de pulmón, colon, linfomas; infecciones tipo hepatitis B, paludismo u otras; fármacos como los metales pesados o el captopril, enfermedades sistémicas como el lupus eritematoso). La evolución es variable, siendo posible la remisión espontánea, pero el 10% de los niños y el 30% de los adultos evoluciona a la insuficiencia renal terminal. En adultos de más de 50 años es importante descartar la presencia de una neoplasia, pues si se trata y se cura, desaparece el síndrome nefrótico. Su reaparición indicaría una recidiva del tumor. La respuesta a los corticoides e inmunosupresores es escasa y controvertida. No es recidiva tras el trasplante renal. || **g. mesangial IgA** (*IgA nephropathy g.*) Descrita por Berger en 1968, su rasgo típico es la presencia de depósitos mesangiales difusos y predominantes de IgA en los glomérulos, y es frecuente en los adultos jóvenes, que presentan episodios de hematuria macroscópica recidivante. Es la más frecuente de las glomerulonefritis primitivas o idiopáticas en el adulto. La hematuria se asocia o se manifiesta tras episodios infecciosos de las vías respiratorias altas o tras esfuerzos físicos. Entre los intervalos de la macrohematuria, se detectan en el sedimento hematuria microscópica y proteinuria de 1 a 2 g en 24 horas. Es rara la aparición del síndrome nefrótico. Su curso evolutivo es relativamente benigno en un 70-80% de los casos, pero en un 20-30% puede conducir, de forma lenta, a la insuficiencia renal crónica terminal. La presencia en la biopsia de glomérulos con semilunas o esclerosis y el hallazgo de fibrosis intersticial es signo de mal pronóstico. Se trata en su fase terminal mediante diálisis y trasplante, siendo frecuente la recidiva postrasplante, con un buen pronóstico, por su lenta evolución. || **g. mesangial IgM** (*IgM mesangial g.*) Enfermedad que se caracteriza por lesiones proliferativas mesangiales intensas, teniendo como signo distintivo la presencia de depósitos de inmunoglobulina M (IgM). Suele cursar con síndrome nefrótico y tiene un curso progresivo, que no responde al tratamiento con corticoesteroides. Algunos casos evolucionan a glomerulonefritis segmentaria y focal. || **g. de novo** (*de novo g.*) Presentación, tras el trasplante renal, de una

glomerulopatía

glomerulonefritis, que no guarda relación alguna y es independiente del tipo de nefropatía causante de la insuficiencia renal. Difiere, por tanto, de la glomerulonefritis de recidiva (v.). La forma histológica más común es la glomerulonefritis membranosa y se relaciona con estímulos antigénicos del propio injerto renal. También se han descrito casos relacionados con el virus de la hepatitis B y C. || **g. postestreptocócica** (*postestreptococcal g.*) Cuadro clínico brusco de afectación glomerular, de aparición esporádica o epidémica y, sobre todo, en niños. Se caracteriza por hematuria, oliguria, edemas, congestión circulatoria, hipertensión arterial y grados variables de proteinuria e insuficiencia renal. Aparece a los 7-21 días de una infección de vías respiratorias altas o de piel por estreptococo betahemolítico del grupo A. Es el prototipo de una enfermedad de origen inmunológico por inmunocomplejos. La clave fisiopatológica del proceso consiste en la retención hidrosalina. Cursa con inmunocomplejos circulantes, disminución del CH50, del C3 y C4, frecuente crioglobulinemia, factor reumatoide positivo y anticuerpos antiestreptococo positivos. La curación es habitual en los niños, y en los adultos la enfermedad puede evolucionar a la glomerulonefritis crónica. La biopsia muestra proliferación difusa endocapilar, con infiltración de polimorfonucleares y depósitos subepiteliales de IgG y C3 predominantes de carácter granular. Se trata con reposo, reducción de la ingesta de sal, diuréticos, etc. || **g. postinfecciosa aguda** (*acute infection-related g.*) Cuadro de comienzo brusco de hematuria, proteinuria, a menudo acompañado de insuficiencia renal y retención de sal y agua (síndrome nefrítico). El arquetipo o modelo de esta infección es la glomerulonefritis postestreptocócica (v.), pero puede ser secundaria a otras infecciones, bien bacterianas (endocarditis infecciosa, sepsis visceral, salmonellosis, neumonía neumocócica, meningococemia, gonococemia, fiebre tifoidea, etc.), víricas (hepatitis B, varicela, mononucleosis infecciosa, paperas, etc.), parasitarias (malaria, toxoplasmosis, etc.). La curación de la infección resuelve, habitualmente, la inflamación glomerular. || **g. primitiva** (*primitive g.*) Aquella se caracteriza por lesiones proliferativas mesangiales, con el hecho característico de depósitos de IgM a su nivel. Con frecuencia, no responde al tratamiento con corticoesteroides (corticorresistencia) y, en general, tienen un curso progresivo. Algunos pacientes pueden evolucionar a glomerulonefritis segmentaria y focal. || **g. rápidamente progresiva** (*rapidly progressive g.*) Síndrome clínico de desarrollo rápido y, a menudo, irreversible, que se caracteriza por una insuficiencia renal secundaria a lesiones glomerulares inflamatorias con un predominio de proliferación extracelular (semilunas) en más del 50-70% de los glomérulos. Su patogenia se registra mediante tres mecanismos: 1) por anticuerpos antimembrana basal glomerular (MBG), p. ej., el síndrome de Good-pasture; 2) por inmunocomplejos (postinfecciosas; multisistémicas, como el lupus eritematoso o la crioglobulinemia, etc.; sobreañadidas a otras nefropatías, como la glomerulonefritis IgA, membrano-proliferativa, etc., e idiopática); 3) idiopática o sin depósitos inmunológicos. Afecta con más frecuencia a partir de los 50 años y es habitual la oliguria o anuria. Son útiles en su diagnóstico los marcadores inmunológicos (ANCA, anticuerpos anti-MBG, anti-DNA, etc.). Se trata con dosis altas de corticoides, ciclofosfamida, plasmaféresis, etc. Sin un tratamiento adecuado evolucionan hacia una insuficiencia renal crónica terminal, en un intervalo de tres a seis meses, y en esta situación se trata con diálisis. || **g. de recidiva** (*recurrent g.*) Recurrencia de la glomerulonefritis original de los riñones propios (biopsia) en el riñón trasplantado. Se caracteriza por una disfunción del injerto, que cursa con proteinuria, hematuria y disminución del filtrado glomerular. Puede darse hasta en un 30% de los pacientes diagnosticados de glomerulonefritis, mediante biopsia de los riñones propios, pero solo en menos de un 2% conducirá al fracaso definitivo del injerto. El diagnóstico es siempre morfológico, con detección de lesiones idénticas o similares a las existentes en los riñones nativos. Se da con más frecuencia en la glomerulonefritis segmentaria y focal, la glomerulonefritis mesangial IgA y en la glomerulonefritis membrano-proliferativa.

glomerulopatía (*glomerulopathy*)
ANATPATOL. f. Cualquier afectación de la estructura o de la función del glomérulo renal.

glomerulosclerosis *(glomerulosclerosis)*
NEFROL. f. Degeneración de los glomérulos renales, que son reemplazados por tejido fibroso. ‖ **g. focal** *(focal g.)* Ver **glomerulosclerosis segmentaria y focal.** ‖ **g. nodular** *(nodular g.)* Afectación del glomérulo renal en los pacientes diabéticos, caracterizada por la aparición de nódulos de material de membrana basal en el ovillo glomerular y el mesangio, que comprimen y desplazan los capilares del glomérulo, produciendo una alteración de la función del glomérulo y con el tiempo su esclerosis total. También recibe el nombre de enfermedad de Kimmestiel-Wilson. ‖ **g. segmentaria y focal** *(focal and segmental g.)* Llamada también hialinosis segmentaria y focal, se caracteriza por un cuadro de síndrome nefrótico florido y por el hallazgo, en la biopsia, de glomérulos con esclerosis de parte del glomérulo (segmentaria) y de algunos glomérulos (focal) con depósitos de IgM y de C3 por inmunofluorescencia. Sus hechos diferenciales son: la no selectividad de la proteinuria, la presencia de anomalías en el sedimento con hematuria y cilindruria, la frecuente presencia de hipertensión arterial, la evolución hacia la insuficiencia renal y la escasa respuesta a corticoides o inmunosupresores (corticorresistente). En fases avanzadas, el único tratamiento viable es la diálisis y el trasplante renal y es frecuente (30%) la recidiva de la enfermedad primitiva en el injerto.

glomo *(glomus)*
ANAT. m. Pequeño grupo de arteriolas que se anastomosan con vénulas y que poseen una rica inervación. Existe en el pulpejo de los dedos.

glomus yugular *(glomus jugular)*
NEUROCIR. Tumor de la base de cráneo, de crecimiento lento, invasivo e histológicamente benigno. Se origina en el foramen del mismo nombre, y sus células tienen propiedades secretoras de catecolaminas. Se vasculariza por vasos de la carótida externa. Es más frecuente en las mujeres, en la década de los sesenta, y se presenta con tínnitus, vértigo, pérdida de audición así como con afectación de los IX, X, XI y XII pares craneales. El tratamiento es quirúrgico, preferentemente por la vía transpetrosa.

glosalgia *(glossalgia)*
ANAT. f. Dolor en la lengua.

glosectomía *(glossectomy)*
OTORRIN. f. Resección total o parcial de la lengua. Cuando la resección es inferior a la mitad de la lengua móvil, se denomina glosectomía parcial, hemiglosectomía si afecta a la mitad de la lengua móvil, glosectomía de dos tercios, o basiglosectomía si se produce resección de la base de la lengua.

glositis *(glossitis)*
OTORRIN. f. Inflamación aguda o crónica de la lengua. Según su aspecto macroscópico, puede ser aftosa, atrófica, depapilante (anemias hipercromas, escarlatina, síndrome de Gougerot-Sjögren), disecante, queratósica, flemonosa, esclerosante (superficial como en la sífilis terciaria o profunda como en neoplasias) y ulcerosa.

glosocele *(glossocele)*
OTORRIN. m. Hinchazón y protusión de la lengua.

glosodinia *(glossodynia)*
NEUROL. f. Dolor en la lengua, de distintas etiologías, pero, en general, causado por una inflamación aguda o crónica.

glosolalia *(glossolalia)*
PSICOL. f. Grave trastorno del habla, por el que el sujeto se expresa con un léxico propio, imaginario e incomprensible, formado mediante la adjudicación de nuevos sentidos a las palabras y a través de una serie de automatismos fónicos; con la convicción de estar empleando un lenguaje nuevo. Aparece en estados psicopáticos de éxtasis y también en el transcurso de trances hipnóticos y espiritistas.

glosomanía *(glosomania)*
PSIQUIAT. Ver **manía.**

glosonco *(glossoncus)*
OTORRIN. m. Tumefacción en la lengua.

glosoplejía *(glossoplegia)*
OTORRIN. f. Parálisis de la lengua debida a una lesión del nervio hipogloso. La lengua protruye y se desvía hacia el lado sano, adquiriendo el aspecto de «lengua en croissant»; al desviarse hacia un lado forma un arco que semeja una media luna.

glosoptosis *(glossoptosis)*
OTORRIN. f. Desplazamiento hacia atrás o retracción de la lengua. Se observa en estados comatosos, traumatismos mandibulares y procesos malformativos (síndrome de Pierre-Robin).

glotis (*glottis*)
ANAT. f. Hendidura situada entre las cuerdas vocales. A veces, también se designa con esta palabra las cuerdas vocales y la glotis propiamente dicha.

glucagón (*glucagon*)
FISIOL. m. Hormona polipeptídica, segregada por las células de los islotes de Langerhans, que aumenta la glucemia, estimulando la glucogenólisis del hígado. Tiene, por tanto, un comportamiento inverso al de la insulina.

glucagonoma (*glucagonoma*)
ENDOCRINOL. m. Tumor de las células alfa de los islotes de Langerhans, secretor de glucagón. Desde el punto de vista clínico cursa con diabetes mellitus, anemia, eritema necrolítico migratorio, glositis y pérdida de peso.

glucemia (*glycemia*)
FISIOL. f. Glucosa en sangre, si su nivel sobrepasa el normal se habla de hiperglucemia, como sucede en la diabetes mellitus, y si no lo alcanza se denomina hipoglucemia, como en el hiperinsulinismo.

glucocorticoide (*glucocorticoid*)
FISIOL. m. Hormona segregada por la zona fasciculada de la corteza suprarrenal, como el cortisol, la cortisona y la corticosterona. Su secreción es estimulada por la hormona adenocorticoticotropa (ACTH) hipofisaria. Todas ellas aumentan el nivel de glucosa en la sangre, movilizan el calcio óseo y se comportan como antiinflamatorios. Su secreción es una de las respuestas del organismo ante el estrés.

glucógeno (*glycogen*)
BIOQUÍM. m. Polisacárido resultante de la unión de unidades de glucosa con enlace $\alpha 1 \rightarrow 4$ y ramificaciones en posición $\alpha 1 \rightarrow 6$. Constituye la principal forma de almacenamiento de glucosa para fines energéticos de las células animales. ‖ **g. fosforilasa** (*g. phosphorylase*) Enzima citoplásmica, regulable por fosforilación, implicada en la liberación de unidades de glucosa, unidas mediante enlaces $\alpha 1 \rightarrow 4$ a partir del glucógeno. La reacción que cataliza es una fosforólisis, de modo que el producto que se libera es glucosa-1-fosfato. ‖ **g. sintasa** (*g. synthase*) Enzima citoplámica implicada en la unión de glucosas mediante enlace $\alpha 1 \rightarrow 4$ a los extremos no reductores de las ramificaciones del glucógeno. Es una enzima regulable por fosforilación, siendo su regulación coordinada con la de la glucógeno fosforilasa.

glucogenólisis (*glycogenolysis*)
ENDOCRINOL. f. Transformación de glucógeno en glucosa-1-fosfato y glucosa por hidrólisis α 1-4 de las moléculas distales de glucosa. El proceso se encuentra regulado por la enzima fosforilasaquinasa.

glucogenosis (*glycogenosis*)
ANATPATOL. f. Grupo de enfermedades congénitas con defectos enzimáticos, que producen una acumulación o un depósito de metabolitos del metabolismo del glucógeno.

glucólisis (*glycolysis*)
ENDOCRINOL. f. Vía anaeróbica del metabolismo de la glucosa, que da lugar a la formación de lactato o piruvato (ver **vía de Embden-Meyerhoff**).

gluconato cálcico (*calcium gluconate*)
ENDOCRINOL. Sal cálcica que se emplea en el tratamiento intravenoso de la hipocalcemia aguda.

gluconeogénesis (*gluconeogenesis*)
BIOQUÍM. f. Ruta anabólica por la cual se sintetizan monosacáridos, principalmente glucosa, a partir de moléculas pequeñas de naturaleza no glicídica, como son el piruvato, el lactato y la alanina.

glucopéptido (*glycopeptide*)
FARMCLÍN. m. Antibacteriano que actúa inhibiendo la síntesis de la pared bacteriana, por lo que produce un efecto bactericida. Tienen una gran actividad frente a bacterias gram-positivas.

glucopiranosa (*glucopyranose*)
BIOQUÍM. f. Forma cíclica de la glucosa, generada por la reacción intramolecular de un grupo alcohol con el carbono carbonílico, que se asemeja a la molécula cíclica de 6 carbonos, pirano.

glucoproteína (*glycoprotein*)
ENDOCRINOL. f. Conjunto de proteínas conjugadas que contienen uno o más fragmentos de carbohidratos unidos por enlace covalente. El término se emplea en referencia a mucoproteínas y proteinglicanos.

glucoquinasa (*glucokinase*)
BIOQUÍM. f. Enzima citoplásmica que cataliza la fosforilación en posición 6 de la glucosa. Es

la isoenzima de la hexoquinasa, predominante en el hígado, y difiere de esta en su regulación y en sus características cinéticas.

glucorraquia (*glycorrachia*)
NEUROL. f. Tasa de glucosa en líquido cefalorraquídeo.

glucorregulación (*glucorregulation*)
ENDOCRINOL. f. Mecanismos y fenómenos de modulación de la síntesis y del metabolismo de la glucosa y de los carbohidratos en general.

glucosa (*glucose*)
BIOQUÍM. f. Monosacárido de la familia de las aldohexosas y principal azúcar del que se derivan la mayoría de los glúcidos. ‖ **g.-1,6-bisfosfato** (*g.-1,6-bisphosphate*) Forma fosforilada de la glucosa en los carbonos 1 y 6. Es un intermediario de las vías glucolítica y gluconeogénica. ‖ **g.-1-fosfato** (*g.-1-phosphate*) Forma fosforilada de la glucosa en el carbono 1. Es el producto de la degradación del glucógeno y se convierte en glucosa-6-fosfato por acción de la fosfoglucomutasa. ‖ **g.-6-fosfatasa** (*g. 6-phosphatase*) Enzima gluconeogénica, presente en el hígado y en otros órganos, que hidroliza el fosfato de la glucosa-6-fosfato, permitiendo así que atraviese las membranas plasmáticas y sea exportada a otros tejidos. ‖ **g.-6-fosfato** (*g.-6-phosphate*) Forma fosforilada de la glucosa en el carbono 6. Es un intermediario de las vías glucolítica y gluconeogénica y es la forma predominante de la glucosa en el interior de la célula. Se obtiene a partir de la glucosa por las enzimas hexoquinasa y/o glucoquinasa. ‖ **g.-6-fosfato deshidrogenasa** (*g.-6-phosphate dehydrogenase*) Enzima que cataliza la reacción de oxidación de la glucosa-6-fosfato a 6-fosfogluconolactona, con la consiguiente producción de poder reductor. Es la principal enzima implicada en la regulación de la vía de las pentosas fosfato.

glucosaminoglicano (*glycosaminoglycan*)
HISTOL. Polisacárido muy largo y no ramificado, compuesto por unidades repetitivas de disacáridos. Uno de los disacáridos es siempre un aminoazúcar, que puede ser la N-acetilglucosamina o la N-acetilgalactosamina. El otro es un ácido urónico o el ácido glucorónico. El aminoazúcar suele estar sulfatado y el resto de azúcares tiene grupos carboxilo, que confieren a la estructura una carga negativa, que atrae gran cantidad de cationes como el sodio. Esto provoca una atracción subsiguiente de agua, dando lugar a la hidratación de la matriz extracelular. Los glucosaminoglicanos suelen estar unidos, covalentemente, a proteínas para formar proteoglicanos. El ácido hialurónico es el único glucosaminoglicano que no forma enlaces con proteínas y no tiene grupos sulfato en su estructura. Otros tipos son el queratán sulfato, el eparán sulfato, la heparina, etc., constituyentes, todos ellos, de la matriz extracelular de diversos tejidos conectivos o derivados de estos.

glucosidasa (*glucosidase*)
BIOQUÍM. f. Enzima que cataliza la hidrólisis de las glucosas que forman un enlace α1→6, en los puntos de ramificación del glucógeno. También se le denomina enzima desramificante.

glucosidasa intestinal (*intestinal glucosidase*)
ENDOCRINOL. Enzima localizada en el borde en cepillo de las células intestinales, que degrada los grupos glucosilos, dando lugar a monosacáridos que son absorbidos. Son ejemplos de ellas: la sacarasa, la maltasa y la isomaltasa.

glucósido cardiotónico (*cardiac glycoside*)
NEFROL. Cualquier miembro de la familia farmacológica de los digitálicos, extraídos de diversas plantas (*Digitalis purpurea, Digitalis lanata,* etc.), que ejercen acciones similares (mejoran la contractilidad del miocardio) y sus diferencias son fundamentalmente de tipo cinético (digitoxina, digoxina, uabaina, lanatosido C, etc.). Su principal mecanismo de acción es la inhibición de la bomba sodio-potasio-ATPasa dependiente. Sobre el corazón ejerce un efecto inotrópico positivo. Las dosis terapéuticas incrementan el tono vagal cardiaco, mientras que, en dosis tóxicas, producen un aumento del tono simpático, lo que facilita la aparición de arritmias. Al aumentar el volumen por minuto, incrementan la perfusión renal y la velocidad de filtración glomerular, disminuyendo la vasoconstricción renal y la activación del sistema renina-angiotensina-aldosterona, lo que produce un efecto diurético, reforzado por la acción sobre la bomba de sodio. A nivel central, pueden producir náuseas y vómitos. Al inhibir el metabolismo del β-estradiol puede producir signos de hiperestrogenismo.

glucosilación (*glycosilation*)
ENDOCRINOL. f. Incorporación de grupos glicosilo a otros compuestos, especialmente de naturaleza proteica. Ver **glicosilación no enzimática**.

glucosuria (*glucosuria*)
FISIOL. f. Presencia de glucosa en la orina. Es típica, en ocasiones con niveles muy altos, de la diabetes mellitus.

glucotoxicidad (*glucotoxicity*)
ENDOCRINOL. f. Mecanismo por el cual la hiperglucemia *per se,* puede dañar la función de la célula beta del páncreas, empeorando su capacidad secretora, así como alterar la utilización periférica de la glucosa, favoreciendo la insulinorresistencia.

glucuronato (*glucuronate*)
BIOQUÍM. m. Derivado ácido de la glucosa, generado por oxidación del grupo ácido del carbono 6. Se asocia a la bilirrubina en el hígado, dando lugar al diglucurónido de bilirrubina y facilitando así su solubilidad.

glutamato (*glutamate*)
BIOQUÍM. m. Aminoácido proteico que presenta a un grupo ácido en su cadena lateral. Está implicado en las vías de síntesis y degradación de los aminoácidos. ‖ **g. deshidrogenasa** (*g. dehydrogenase*) Enzima mitocondrial que cataliza reversiblemente la desaminación oxidativa del glutamato a α-cetoglutarato. Está implicada en la degradación de los aminoácidos.

glutamina (*glutamine*)
BIOQUÍM. f. Aminoácido proteico que presenta un grupo amida en su cadena lateral. Participa en el transporte de grupos amino, desde tejidos periféricos al hígado. ‖ **g. sintetasa** (*g. synthase*) Enzima que cataliza la síntesis de la glutamina a partir de glutamato e ion amonio.

glutaraldehído (*glutaraldehyde*)
HISTOL. m. Sustancia aldehídica que se utiliza como fijador para microscopía electrónica.

glutarredoxina (*glutaredoxin*)
BIOQUÍM. f. Proteína relacionada con la tioredoxina, que está implicada en el proceso de reducción de ribonucleótidos, y cuya función es la transferencia de poder reductor desde el glutatión hasta la ribonucleótido reductasa.

glutatión (*glutathione*)
BIOQUÍM. f. Tripéptido derivado de la glicina, el glutamato y la cisteína, presente en todas las células y cuya función es el mantenimiento de los niveles redox intracelulares.

gluten (*gluten*)
ANATPATOL. m. Proteína procedente de la harina de cereales, que es responsable de la celiaquía o esprúe no tropical. En un 40% contiene glutamina, estando formada por una fracción soluble (gliadina) y otra insoluble (glutelina).

glúteo (*glutei*)
ANAT. m. Músculo de la nalga. Se pueden distinguir tres partes, denominados *glúteo mayor, mediano* y *menor;* dispuestos de superficie a profundidad en el orden mencionado, son músculos extensores, abductores y rotadores del muslo.

GMP (*GMP*)
BIOQUÍM. Acrónimo de la guanosina-5'-monofosfato, un nucleótido compuesto por ribosa, guanina y un grupo fosfato en posición 5 de la ribosa. ‖ **GMP cíclico (GMPc)** (*cyclic GMP*) Forma cíclica del GMP, que se obtiene por la reacción intramolecular del grupo fosfato en posición 5 de la ribosa, con un grupo alcohol en posición 3 de la ribosa. La enzima que cataliza esta reacción es la guanilato ciclasa. El GMPc está implicado en caminos de señalización intracelular, actuando como un segundo mensajero.

gnosia (*gnosia*)
NEUROL. f. Capacidad perceptiva.

GnRH (*gonadotropin-releasing hormone, GnRH, LHRH*)
ENDOCRINOL. Hormona hipotalámica compuesta por 10 aminoácidos, que estimula la síntesis y la liberación de FSH y LH por parte de las células gonadotropas de la adenohipófisis.

golpe (*knock*)
ORTOP. m. Encuentro violento, brusco, de un cuerpo contra otro. También se denomina contusión.

golpe de calor (*sunstroke*)
PEDIAT. También se le conoce como golpe de sol e insolación. Se produce por una exposición prolongada al sol, sobre todo en casos de individuos sensibles y poco acostumbrados. Se caracteriza por fiebre y, en los casos graves, pueden producirse convulsiones y coma.

golpe de sable (*sabre stroke*)
DERMATOL. Forma de esclerodermia lineal localizada en la región frontal y/o el cuero cabelludo.

goma *(gumma)*
DERMATOL. f. Lesión localizada en las capas profundas de la piel, que aparece en la superficie como un nódulo blando enrojecido. Puede ser de etiología sifilítica, micósica o tuberculosa.

goma sifilítico *(syphiloma)*
ANATPATOL. f. Úlcera granulomatosa en la sífilis terciaria.

gomori *(gomori stain)*
ANATPATOL. f. Técnica de impregnación argéntica en dos tiempos, que sirve para detectar las fibras de reticulina en una preparación histológica. Dichas fibras quedan ennegrecidas debido a su argirofilia (capacidad de captación de los cationes de plata).

gónada *(gonad)*
ANAT. f. Órgano sexual productor de óvulos (ovario) o espermatozoides (testículo).

gonadarquia *(gonadarche)*
ENDOCRINOL. f. Activación del eje hipotálamo-hipófiso-gonadal que culmina en el desarrollo puberal completo. El fenómeno biológico inicial consiste en el comienzo de la secreción pulsátil de GnRH a nivel hipotalámico. Desde el punto de vista clínico, se traduce por el desarrollo de los caracteres sexuales secundarios y el comienzo de la capacidad reproductora.

gonadectomía *(gonadectomy)*
ENDOCRINOL. f. Extirpación de un ovario o testículo.

gonadoblastoma *(gonadoblastoma)*
GINECOL. m. Tumor derivado de las células germinales del ovario y que aparece, habitualmente, en las disgenesias gonadales. La extirpación quirúrgica precoz suele ser curativa.

gonadorelina *(gonadorelin)*
ENDOCRINOL. Ver **GnRH**.

gonadotropina *(gonadotropin)*
FISIOL. f. Hormona segregada por la adenohipófisis. Se representa con la sigla GTH y se distinguen dos tipos: la hormona foliculoestimulante y la luteinizante. ‖ **g. coriónica** *(chorionic g.)* Sustancia segregada por el corion (placenta) y su misión más importante es mantener activo el cuerpo lúteo del ovario. Se elimina por la orina de la embarazada, desde una fase precoz del embarazo, por lo cual se utiliza para confirmar su existencia.

gonadotropinoma *(gonadotropinoma)*
ENDOCRINOL. m. Tumor hipofisario, productor de gonadotropinas intactas o de sus subunidades. Desde el punto de vista clínico puede cursar con alteraciones gonadales, tanto en el sentido de hiper como de hipogonadismo. En la mayoría de casos, se comportan como adenomas no funcionantes, dando lugar a síntomas clínicos derivados del hipopituitarismo o de la compresión de estructuras vecinas, como el quiasma óptico, las meninges o el hipotálamo.

gonalgia *(gonalgia)*
ORTOP. f. Dolor de la rodilla.

gonartritis *(gonarthritis)*
ORTOP. f. Artritis de la rodilla.

gonartrocace *(gonarthrocace)*
ORTOP. m. Denominación, hoy día en desuso, de la artritis tuberculosa de la rodilla.

gonartromeningitis *(gonarthromeningitis)*
ORTOP. f. Inflamación de la membrana sinovial de la articulación de la rodilla. Denominación raramente usada.

gonartrosis *(gonarthrosis)*
ORTOP. f. Artrosis de la rodilla.

gonartrotomía *(gonarthrotomy)*
ORTOP. f. Apertura quirúrgica de la articulación de la rodilla. Artrotomía de la rodilla.

gónfosis *(gomphosis)*
ANAT. f. Articulación de las raíces dentarias con la cavidad alveolar en la que se alojan. La unión se verifica por múltiples fibras colágenas, que se extienden entre las dos superficies articulares y constituyen el periodoncio.

gonioscopia *(gonioscopy)*
OFTALMOL. f. Técnica de exploración del ángulo iridocorneal del ojo, mediante una lente y una lámpara de hendidura.

goniosinequia *(goniosynechia)*
OFTALMOL. f. Unión patológica entre la córnea y el iris en el ángulo iridocorneal.

goniotomía *(goniotomy)*
OFTALMOL. f. Intervención quirúrgica consistente en seccionar la malla trabecular para conectar el canal de Schlemm con la cámara anterior del ojo. Se utiliza en los glaucomas congénitos (v.).

gonococia *(gonococal urethritis)*
UROL. f. Infección de transmisión sexual, que afecta habitualmente a la uretra y vagina, pero que puede afectar al epidídimo, glándulas uretrales, trompas, faringe, recto y conjuntiva, producida por el diplococo *Neisseria gonorrhoeae*. Es, después de las uretritis no gonocócicas, la enfermedad de transmisión sexual más frecuente. Desde el punto de vista clínico se manifiesta por una supuración blanco-amarillenta y disuria variable, pero es asintomática en el 5% de los varones y en el 50% de las mujeres. Es la etiología más común de artritis séptica, en menores de cuarenta y cinco años. El diagnóstico se realiza mediante tinción de Gramm, que evidencia los diplococos *(Neisseria gonorrhoeae)* en el interior de los leucocitos, de forma patognomónica. El tratamiento, aconsejado por la OMS consiste en la inyección intramuscular de 250 mg de ceftriaxona. Debe acompañarse siempre de doxiciclina 100 mg, tres veces al día durante siete días, con el objeto de tratar la infección por *Clamydia tracomatis*, que coexiste en el 20-30% de los casos.

gonorrea *(gonorrhea)*
DERMATOL. f. Enfermedad de transmisión sexual, caracterizada por la aparición en su fase aguda de uretris con gonococos.

goretex *(gore-tex®)*
CIRPLÁS. m. Marca comercial del politetrafluoroetileno expandido (e-PTFE) (W. L. Gore and Associates, Flagstaff, AZ, Estados Unidos). Homopolímero de tetrafluoroetileno, plástico, no inflamable, inerte, con forma tubular o de lámina, usado como prótesis vascular, para aislar o proteger órganos, y como material de relleno o cobertura de ciertas prótesis.

goserelina *(goserelin)*
ENDOCRINOL. f. Análogo de GnRH que inhibe, con carácter reversible, la secreción hipofisaria de gonadotropinas. Ver **análogo de GnRH**.

gossypol *(gossypol)*
ENDOCRINOL. m. Sustancia extraída de la semilla del algodón, con capacidad de inhibir la espermatogénesis. Es un término de origen inglés.

gota *(gout)*
ANATPATOL. f. Artritis por alta concentración de ácido úrico en la sangre. ‖ Alteración del metabolismo de las purinas, que afecta, predominantemente, a los varones de edad media. ‖ **g. gruesa** *(thick drop)* Gota de sangre desfibrinada, teñida con giemsa tras ser secada al aire y hemolizada, para la detección rápida de parásitos.

gota capsular *(bowman capsule's drop)*
NEFROL. Depósito focal de sustancia eosinófila (lesiones hialinas) en el seno de la cápsula de Bowman que rodea al glomérulo, y que se presenta en la glomerulosclerosis diabética.

gradiente *(gradient)*
RADIO. m. Diferencia de la intensidad de un efecto o de una energía entre dos puntos de una estructura o en el mismo punto en dos momentos diferentes. ‖ En los equipos de resonancia magnética, elemento que genera una variación de la intensidad del campo magnético, de forma gradual, en el área de estudio, lo que permite la diferenciación de los diferentes puntos de adquisición de la información, para su posterior representación en una matriz.

gradiente de densidad *(density gradient)*
INMUNOL. Columna de líquido de densidad concreta que se utiliza en la separación de diferentes tipos de células por centrifugación. Las células van progresando por el gradiente hasta que alcanzan el nivel en que su gravedad específica, es la misma que la del medio. De este modo, los diferentes tipos celulares presentes en la muestra dan lugar a diferentes bandas en función de su densidad.

gradiente de potencial eléctrico *(electric potential gradient)*
FISIOL. Diferencia de carga eléctrica a uno y otro lado de la membrana celular. ‖ **g. de presión gaseosa alveoloarterial** *(alveolar-arterial gas pressure g.)* Diferencia entre la presión parcial media de O_2 y CO_2 en los alveolos y en la sangre de los capilares alveolares. A medida que tiene lugar el proceso de oxigenación, ambas presiones, alveolo-sangre, tienden a igualarse. ‖ **g. de presión oncótica** *(oncotic pressure g.)* Diferencia entre la presión osmótica de la sangre y la del fluido extracelular. Es mayor en el capilar arterial y menor en el capilar venoso, que en el líquido extracelular intersticial.

grado *(degree)*
RADIO. m. Intensidad con la que se manifiesta una cosa.

grafofobia *(graphophobia)*
PSIQUIAT. Ver **fobia**.

grafomanía *(graphomania)*
PSIQUIAT. Ver **manía**.

gramidicina A *(gramidicin A)*
BIOQUÍM. Antibiótico de naturaleza peptídica compuesto por 15 aminoácidos, que forma conductos en las membranas biológicas.

gram-negativo *(gram-negative)*
MICROBIOL. Conjunto de bacterias que al ser teñidas por la técnica de tinción de Gram, desarrollada por Hans Christian Gram en 1884, adquieren una coloración rosada que las diferencia de las gram-positivas, que se colorean, por la misma técnica, en morado. La tinción de Gram es uno de los procedimientos de tinción más útiles, porque divide las bacterias en dos grandes grupos: *gram-positivas* y *gram-negativas*. En la pared celular de ambos grupos existen claras diferencias estructurales que sustentan esta clasificación. La pared celular de las gram-negativas es más compleja, está formada por varias capas, de peptidoglicano y la membrana externa. La pared de las gram-positivas está formada, fundamentalmente, por peptidoglicano y es más ancha. La estructura y composición de la pared proporciona características específicas como resistencia física, sensibilidad a antibióticos, a enzimas y a detergentes, que son diferentes en ambos grupos de bacterias.

gram-positivo *(gram-positive)*
MICROBIOL. Ver **gram-negativo**.

grand mal *(grand mal)*
NEUROL. Término en desuso utilizado para denominar las crisis generalizadas tónico-clónicas.

granisetrón *(granisetron)*
ONCOL. m. Fármaco empleado para evitar los vómitos producidos por la quimioterapia. Actúa mediante el bloqueo del receptor de la serotonina (5HT3), tanto a nivel del bulbo raquídeo como a nivel del intestino.

gránulo *(granule)*
HISTOL. m. Estructura uniforme de variado tamaño, que se encuentra en el citoplasma de algunas células. ‖ **g. acrosómico** *(acrosomic g.)* Estructura electrodensa, situada en la parte central de la vesícula acrosómica de la espermátida, que aparece en las primeras fases de la espermiación. ‖ **g. del aparato de Golgi** *(g. of the Golgi apparatus)* Gránulo vesicular situado en la zona trans del aparato de Golgi, que contiene proteínas en las últimas fases de maduración, que se condensan, enormemente, en el interior de estos gránulos. ‖ **g. azurófido** *(azurophilic g.)* Gránulo presente en el citoplasma de los leucocitos neutrófilos. Constituyen aproximadamente el 25% del total de gránulos de esta célula. Presentan una forma redondeada u oval y contienen enzimas lisosómicos y peroxidasa. A estos gránulos también se les llama gránulos primarios. ‖ **g. de los basófilos** *(basophil g.)* Gránulo de unas 0,5 micras de diámetro, muy numeroso, perteneciente a los basófilos. Se tiñen de azul oscuro con las tinciones de Giemsa y Wright. Contiene heparina, histamina, factor quimiotáctico de los eosinófilos, factor quimiotáctico de los neutrófilos y peroxidasa. ‖ **g. de Birbeck** *(Birbeck's, g.)* Estructuras intracelulares en forma de raqueta que presentan algunas células similares a los macrófagos, como son las células de Langerhans, las células interdigitantes y las células veladas. ‖ **g. cortical** *(cortical g.)* Gránulo vesicular, de un diámetro de 0,3 a 0,5 micras, que se encuentra bordeando toda la superficie interna del ovocito y que, tras la fecundación, se fusiona con la membrana plasmática, liberando un contenido que da lugar a lo que se llama reacción cortical, para formar la membrana de fecundación, evitando así la entrada de nuevos espermatozoides y, por tanto, la polispermia. ‖ **g. de los eosinófilos** *(g. of the eosinophilic)* Gránulo de un diámetro aproximado de 0,5 micras de ancho por 1,5 micras de largo, que se tiñe de color rosa intenso con las tinciones de Giemsa y Wright. Este gránulo contiene una gran cantidad de enzimas como la histaminasa, β-glucuronidasa, fosfolipasas, ribonucleasas, catexina, peroxidasa, etc. ‖ **g. específico de neutrófilos** *(specific g. of the neutrophils)* Gránulo de pequeño tamaño (de 0,1 micras de diámetro), que contiene diversos enzimas y agentes, que interviene en la respuesta antimicrobiana del neutrófilo. ‖ **g. de lipofuscfina** *(lipofuscin g.)* Gránulo presente en el citoplasma de algunas células de vida prolongada (como en las neuronas del sistema nervioso central, células del músculo cardiaco y del epidídimo), que se encuentra rodeado por una membrana y que tiene un co-

lor pardo al microscopio de luz. Se piensa que se origina por fusión de varios cuerpos residuales, como consecuencia de la digestión incompleta de lípidos o glucoproteínas. ‖ **g. de queratohialina** (*keratohyalin g.*) Gránulo basófilo, de forma irregular, que se presenta en el citoplasma de los queratinocitos y que aparece en el estrato granuloso de la piel.

granulocito (*granulocyte*)
HEMATOL. m. Leucocito caracterizado por la presencia de gránulos citoplásmicos. Los neutrófilos, eosinófilos y basófilos son tipos de granulocitos.

granulocitopenia (*granulocytopenia*)
HEMATOL. f. Disminución del número total de granulocitos en sangre periférica.

granulocitosis (*granulocytosis*)
HEMATOL. f. Aumento de la cifra de granulocitos en la sangre periférica.

granuloma (*granuloma*)
ANATPATOL. m. Nódulo formado por un tejido de granulación. Su estructura puede orientar hacia una etiología determinada. ‖ **g. eosinófilo** (*eosinophilic g.*) Configuración de un granuloma constituido por histiocitos, células gigantes multinucleadas, células espumosas y granulocitos eosinófilos. Pertenece a las histiocitosis X. En el niño afecta, mayoritariamente, a los huesos.

granuloma de colesterol del oído medio (*cholesterol granuloma of the middle ear*)
OTORRIN. Respuesta tisular del hueso temporal a la presencia de cristales de colesterol. Influye la interferencia en el drenaje, la hemorragia y la obstrucción de la ventilación. Puede desarrollarse en cualquier porción del sistema neumático del hueso temporal. Su principal precursor es la otitis media serosa crónica. La osteítis y la erosión ósea son menos comunes y pueden llegar a la destrucción del hueso temporal. ‖ **g. postintubación** (*postintubation g.*) Nódulo firme, que aparece en la cuerda vocal, debido al traumatismo producido por la intubación anestésica con tubo endotraqueal o tras la intubación prolongada, el uso de un tubo inadecuado, la intubación violenta o repetida, atribuible, también, a la guía que sobresale por el extremo del tubo, a una relajación insuficiente del paciente, a una hiperdistensión o a la ventilación con presiones positivas intermitentes. Suele aparecer, de forma bilateral, al nivel de las apófisis vocales aritenoideas. Es más frecuente en mujeres y no aparece en niños.

granuloma eosinófilo (*eosinophilic granuloma*)
NEUROCIR. Forma leve de histiocitosis X, que se caracteriza por una lesión inflamatoria ósea única crónica, que presenta células mononucleares gigantes y eosinófilos. La localización más frecuente es en el cráneo (frontoparietal) seguida del fémur. El paciente es joven y presenta una masa blanda de lento crecimiento y osteolítica en la radiografía. El tratamiento es quirúrgico y, si no hay exéresis completa, radioterapia.

granulomatosis alérgica (*allergic granulomatosis*)
PNEUMOL. Ver **síndrome de Churg-Strauss**. ‖ **g. broncocéntrica** (*bronchocentric g.*) Enfermedad intersticial del pulmón, en la que se produce una destrucción granulomatosa de los bronquiolos, asociada a una inflamación parenquimatosa. ‖ **g. de células de Langerhans** (*Langerhans'cells g.*) Enfermedad pulmonar intersticial con formación de granulomas. ‖ **g. linfomatoide** (*lymphomatoid g.*) Enfermedad que se caracteriza por una infiltración de diversos órganos (pulmones, piel, sistema nervioso central) con un infiltrado celular polimórfico, angiocéntrico y angioinvasivo, constituido por macrófagos y linfocitos atípicos. Evoluciona hacia un linfoma franco hasta en un 50% de los casos.

granulomatosis de Wegener (*Wegener's granulomatosis*)
NEFROL. Inflamación granulomatosa que afecta al tracto respiratorio acompañada de vasculitis necrotizante, que afecta a las arterias, arteriolas, vénulas y capilares, incluido el capilar glomerular. Existe una forma difusa o clásica, que consiste en la afectación conjunta de las vías respiratorias altas, del pulmón y del riñón, junto con fiebre y síntomas constitucionales. La forma localizada se caracteriza por una lesión, preferentemente granulomatosa, de las vías respiratorias altas y/o pulmón, sin evidencia de una vasculitis sistémica. Se asocia a anticuerpos anticitoplasma del neutrófilo (ANCA), con un patrón citoplasmático y una especificidad antigénica para la

proteinasa 3 (PR3). Se trata con corticoides e inmunosupresores.

grasa *(fat)*
ENDOCRINOL. f. Cuerpo líquido o sólido, de procedencia animal o vegetal, constituido por una mezcla de glicéridos. Puede utilizarse como referencia al tejido adiposo del organismo. ‖ **g. parda** *(brown f.)* Tejido adiposo de color amarillo marronáceo (debido a su rica vascularización y su contenido en citocromos) que posee un gran contenido en mitocondrias y es responsable de un efecto termogénico en los animales y en el hombre, si bien en la especie humana se encuentra en menor cantidad. Se localiza en las regiones centrales así como la zona interescapular, cervical, axilar y perirrenal. Los adipocitos del tejido pardo son ricos en receptores β-adrenérgicos.

grasping *(grasping reflex)*
NEUROL. m. Reflejo consistente en el cierre de la mano, al estimular la piel de la palma con un objeto o el dedo del explorador.

gravidez *(gravidity)*
GINECOL. f. Estado de embarazo.

gray *(gray)*
RADIO. m. Unidad internacional de medida de la radiación absorbida, que equivale a un julio de energía absorbida por cada kilogramo de sustancia irradiada. Su equivalente en el sistema tradicional es el rad: 1 Gy = 100 rad.

grepafloxacino *(grepafloxacin)*
FARMCLÍN. m. Quinolona de tercera generación.

griposis *(gryphosis)*
ORTOP. f. Incurvación, anormalmente exagerada, de una parte del esqueleto (extremidades y uñas).

griseofulvina *(griseofulvin)*
FARMCLÍN. f. Antifúngico útil por vía oral, en el tratamiento de dermatofitosis.

grupo *(group)*
PSICOL. m. Conjunto de personas que se caracteriza por la interacción e influencia recíproca de sus miembros. ‖ **g. biológico** *(biologic g.)* El que se constituye por la comunidad de origen (familia, raza, nación, etc.). Se adquieren por nacimiento y a ellos se pertenece toda la vida. ‖ **g. nomológico** *(nomologic g.)* El que se basa en el orden establecido, en las reglas y preceptos de conducta. Necesita de las leyes para persistir. Un grupo nomológico típico es el estado. ‖ **g. de pertenencia** *(pertenence g.)* Grupo en el que se halla inmerso un individuo y del que es miembro, se identifique o no con sus objetivos y normas. ‖ **g. primario** *(primary g.)* Aquel, relativamente estable, constituido por un pequeño número de individuos, físicamente próximos y con una relación de intimidad entre ellos, con roles diferenciados. Un ejemplo típico es el de la familia. ‖ **g. psicológico** *(psychologic g.)* El que se basa en motivos psíquicos espontáneos y actuales, bien de simpatía o intereses o bien de significado suprapersonal humanitario o religioso. ‖ **g. de referencia** *(reference g.)* Grupo, real o imaginario, ajeno al individuo, cuyas normas, valores y formas de vida sirven de referencia para su conducta; bien para imitarlos (grupos de referencia positivos), bien para evitarlos (grupos de referencia negativos). ‖ **g. secundario** *(secondary g.)* Grupo que se constituye por un gran número de miembros, que tienen entre sí relaciones formales, sin vinculación afectiva, y que cambia de miembros con facilidad. Un ejemplo típico es un sindicato o la población de una ciudad.

grupo de edad *(age group)*
BIOÉT. Distribución de los enfermos por grupos de edad, de manera que se correspondan con pronósticos usuales para esa edad. Ver **discriminación por edad**. ‖ **g. de trabajo** *(team, workgroup)* Ver **responsabilidad compartida, responsabilidad personal en un equipo**. ‖ **g. relacionados de diagnóstico** *(related diagnosis g.)* Agrupación de enfermedades mediante criterios de diagnóstico similar. Permite una cierta normalización de los diagnósticos, tratamientos y convenios económicos entre las entidades de asistencia sanitaria y las entidades aseguradoras, públicas o privadas, que las financian.

grupo sanguíneo *(blood group)*
HEMATOL. Grupos establecidos según los antígenos existentes en la superficie de los hematíes. Vienen determinados genéticamente y se heredan de acuerdo con las leyes de Mendel. Su importancia clínica se debe a sus propiedades sensibilizantes y a la capacidad de reaccionar con sus correspondientes anticuerpos. ‖ **g. sanguíneo ABO** *(ABO blood g.)* El ABO fue el primer sistema antigénico eritrocitario que se describió y sigue siendo el más importante en la

	Antígeno eritrocitario	Anticuerpo sérico	Frecuencia fenotípica (población blanca)
Grupo A	A	anti-B	45%
Grupo 0	ni A, ni B	anti-A, anti-B, anti-A+B	43%
Grupo B	B	anti-A	9%
Grupo AB	A y B	Ninguno	3%

TABLA 17. *Grupos sanguíneos*

práctica transfusional. El grupo sanguíneo ABO viene determinado por la presencia o ausencia de dos antígenos diferentes, A o B, sobre la superficie del hematíe y por la presencia constante, en el suero de cada individuo, de anticuerpos que reaccionan con los antígenos ausentes en sus hematíes. La importancia transfusional del sistema ABO radica en las características de sus anticuerpos: naturales, regulares, activos a 37º C y capaces de activar el complemento y de provocar una lisis intravascular de los hematíes, por lo que, si no se respetan escrupulosamente las reglas de compatibilidad, pueden producirse reacciones graves, incluso fatales. La determinación de los grupos ABO es fundamental en la práctica transfusional, en medicina forense, en genética y, junto con la determinación de otros grupos sanguíneos, en antropología y medicina legal.

grupos isogénicos (*isogenic groups*)
HISTOL. Conjunto de dos, tres o más condrocitos, que componen las células del tejido cartilaginoso.

GTP (*GTP*)
BIOQUÍM. Acrónimo de la guanosina trifosfato, un nucleótido compuesto por ribosa, guanina y un grupo trifosfato. Tiene, al igual que otros nucleósidos trifosfato, una función energética en el metabolismo celular.

guanetidina (*guanetidine*)
ANEST. f. Fármaco bloqueante del sistema nervioso simpático, que se usa como antihipertensivo.

guanfacina (*guanfacine*)
ENDOCRINOL. f. Fármaco agonista de los receptores α-2-adrenérgicos, del sistema nervioso central, que se emplea como antihipertensivo. Al igual que la clonidina, estimula la liberación de la hormona de crecimiento.

guanidina (*guanidine*)
BIOQUÍM. f. Grupo funcional formado por tres grupos amino, unidos a un carbono.

guanilato (*guanilate*)
BIOQUÍM. m. Guanosina-5'-monofosfato. Ver **GMP**. || **g. ciclasa** (*g. cyclase*) Enzima que cataliza la ciclación intramolecular del GTP a GMP cíclico liberando PPi.

guanosinmonofosfato cíclico (*guanosine cyclic monophosphate*)
ENDOCRINOL. Nucleótido con acciones reguladoras a nivel intracelular. Se le considera como un segundo mensajero en los mecanismos de acción hormonales, actuando como mediador en la activación de proteinquinasas.

guardería (*day nursery*)
PEDIAT. f. Institución encargada de cuidar los niños durante el día. En la actualidad, al ser frecuentes los casos de madres que trabajan fuera de casa, se recurre a las guarderías. Sin embargo, el desarrollo afectivo de los niños es más pobre que cuando están durante largo tiempo con los padres.

gubia (*gauge*)
ORTOP. f. Cincel con el corte en forma de media caña y terminado en bisel, que se utiliza sobre todo en cirugía ósea y del que hay diferentes tamaños y modelos.

guerra (*war*)
BIOÉT. Ver **ética médica en situación de guerra**.

guía (*guide*)
NEUROCIR. f. Instrumento utilizado en cirugía que permite llevar bien un catéter o un electrodo al punto donde debe actuar. || **g. esterotáxica** (*stereotactic g.*) Instrumento en forma de barra muy fina (de milímetros) que se utiliza para señalar un punto intracraneal, una vez determinadas las coordenadas del mismo.

gusto (*taste*)
NEUROL. m. Sentido por el que se perciben diferentes sabores presentes en las sustancias solubles que entran en contacto con la lengua.

guttata (*guttate*)
DERMATOL. adj. Se dice de la lesión de la piel en forma de gotas. También se denomina psoriasis guttata.

H

H *(H)*
RADIO. Símbolo del hidrógeno. ‖ Letra que representa a la dosis equivalente.

habilidad *(skill, ability)*
PSICOL. f. Conducta que una persona ejecuta con destreza, basada en una capacidad o disposición natural para una determinada actividad y/o en el incremento y perfeccionamiento de dicha actividad, mediante el ejercicio y la experiencia.

hábito *(habit)*
PSICOL. m. Disposición de la conducta estable (consistente) que se manifiesta en un modo de comportarse.

habituación *(habituation)*
PSICOL. f. Disminución progresiva de la reacción innata a un estímulo, que se produce como resultado de la presencia repetida o constante de ese estímulo.

habla *(speech)*
ANAT. Ver **lenguaje.**

habla apremiante *(pressured speech)*
PSICOL. Habla rápida, acelerada, que algunas veces excede la capacidad de la musculatura vocal para expresarse con claridad, llevando a un lenguaje confuso y desordenado, y, en otras ocasiones, excede la capacidad del oyente para comprenderla, ya que el lenguaje expresa una fuga de ideas o una jerga ininteligible.

habla escándida *(scaning speech)*
NEUROL. Forma de disartria, presente en los pacientes con lesión cerebelosa, que consiste en un habla explosiva, con separación anormal entre las sílabas y entre las palabras.

habon *(wheal)*
DERMATOL. m. Pápula de contenido blando (edematoso), generalmente pruriginosa, cuya curación no deja secuela.

hachazo *(hollow)*
ORTOP. m. Expresión utilizada en un sentido figurado para designar una depresión anormal en una parte del cuerpo, generalmente por la ruptura de un tendón subcutáneo. ‖ Depresión suprarrotuliana, a consecuencia de la desinserción o la ruptura del tendón cuadricipital. ‖ Depresión por encima de la parte posterior del calcáneo, por ruptura del tendón de Aquiles.

Haemophilus *(Haemophilus)*
MICROBIOL. Género de bacterias gram-negativas, inmóviles, pleomórficas, aerobias o anaerobias facultativas y que requieren la presencia de sangre en los medios de cultivo, para su crecimiento in vitro. ‖ **H. aegiptius** *(H. aegiptius)* Agente etiológico de conjuntivitis agudas. ‖ **H. ducreyi** *(H. ducreyi)* Agente etiológico de la enfermedad de transmisión sexual, denominada chancro blando. ‖ **H. influenzae** *(H. influenzae)* Responsable de las infecciones de los procesos respiratorios (epiglotitis aguda) y supurativos (meningitis, artritis, otitis). Hoy día existe una vacuna capsular eficaz para prevenir las infecciones por esta bacteria, y se basa en la estimulación de la síntesis de anticuerpos frente al polirribitolfosfato.

hafefobia *(haphephobia)*
PSIQUIAT. Ver **fobia**.

halitosis *(halitosis)*
OTORRIN. f. Mal aliento con origen en la boca o no.

hallux *(hallux)*
ANAT. m. Primer dedo del pie (dedo gordo).

halo *(halo)*
RADIO. m. Zona que rodea a una estructura o lesión y que se halla influida por la misma, alterando su brillo o la intensidad en una imagen.

halo límbico blanco de Vogt *(Vogt's white limbal girdle)*
OFTALMOL. Degeneración corneal, asociada a la edad, que se caracteriza por la presencia de opacidades blancas bilaterales y periféricas, que se localizan en la córnea temporal y nasal. Son muy frecuentes y no tienen una trascendencia clínica.

halo nevus *(halo nevus)*
DERMATOL. Círculo claro que aparece alrededor de algunos nevus. También se denomina leucoderma centrífuga adquirida.

halodermia *(halodermia)*
DERMATOL. f. Cambio de coloración en la piel debido a drogas, especialmente a los compuestos de bromo o yodo.

haloperidol *(halloperidol)*
ANEST. m. Fármaco antipsicótico, perteneciente al grupo de las burirofenonas.

halotano *(halotane)*
ANEST. m. Anestésico inhalatorio. Ver **anestesia inhalatoria**.

hamartofobia *(hamartophobia)*
PSIQUIAT. Ver **fobia**.

hamartoma *(hamartoma)*
NEUROCIR. m. Tumor constituido por una mezcla anormal de los elementos constitutivos de un tejido que tiene su origen en la etapa de desarrollo embrionario. || **h. epitelial pigmentario de la retina** *(retinal pigment epithelium h.)* Tumoración benigna, de tipo hamartomatoso, que se localiza a nivel retiniano. La lesión típica es de localización próxima al nervio óptico, de aspecto blanco grisáceo, con tortuosidad de los vasos retinianos y una superficie fibrosa. || **h. glial** *(glial h.)* Ver **glioma ectópico**. || **h. neuronal** *(neuronal h.)* Grupo de neuronas adultas que se presentan fuera de su localización típica. Pueden representar una alteración en la migración celular, durante la embriogénesis, que tiene lugar desde la zona ependimaria hacia la corteza, quedando islotes de células aisladas (neuroblastos) que madurarían independientemente. || **h. neuronal hipotalámico** *(neuronal hypothalamic h.)* Grupo de neuronas maduras, sin claro potencial mitótico en el seno del hipotálamo, que pueden producir una pubertad precoz por secreción hormonal autónoma. Ver **hamartoma neuronal**. || **h. vascular** *(vascular h.)* Malformación vascular: angiomas cavernosos (ver **cavernomas**), telangiectasia capilar, malformación arteriovenosa, malformación venosa (v.).

hamartoma renal *(renal hamartoma)*
UROL. Ver **angiomiolipoma**.

hambre *(hunger)*
PSICOL. f. Necesidad de comer. Sensación visceral, independiente de la voluntad, biológica e indiscriminada.

haploide *(haploid)*
GENÉT. m. Célula u organismo con un solo complemento cromosómico, como sucede en los gametos tras la meiosis. El número haploide es N.

haploidia *(haployd)*
ONCOL. f. Células con la mitad de cromosomas que las células somáticas; p. ej., las células sexuales.

haploinsuficiencia *(haploinsufficiency)*
GENÉT. f. Fenómeno por el cual algunos genes expresan un fenotipo anormal, cuando no se encuentran en la dosis génica adecuada.

haplotipo *(haplotype)*
GENÉT. m. Combinación, en un individuo concreto, de los alelos de varios genes que están en ligamento en una región cromosómica específica.

hapteno *(hapten)*
INMUNOL. m. Sustancia capaz de reaccionar específicamente con anticuerpos, pero que carece de inmunogenicidad por sí misma, adquiriéndola por medio de la unión a un transportador. Se trata de moléculas pequeñas con un único determinante antigénico.

haptofobia *(haptophobia)*
PSIQUIAT. Ver **fobia**.

haptoglobina *(haptoglobin)*
HEMATOL. f. Alfaglobulina que se halla presente en el plasma, en alta concentración, y que se une específicamente a la globina. Su función es unirse a la hemoglobina libre. Los niveles de haptoglobina aumentan en ciertas enfermedades crónicas e inflamatorias y disminuyen, incluso hasta desaparecer, en la anemia hemolítica.

haz *(bundle)*
ANAT. m. Conjunto de fibras que caminan juntas. Se utiliza esta designación para denominar a los manojos de fibras nerviosas. Haces espinales, como el espinotalámico, espino cerebeloso, haz piramidal cruzado y directo, etc. En el corazón se encuentra el haz de His, que, partiendo del nódulo atrioventricular, se divide en dos ramas que se arborizan por el miocardio ventricular (arborización de Purkinje), transmitiendo los impulsos, que provocan el sístole ventricular.

haz de His *(His' bundle)*
HISTOL. Estructura de unos 15 mm de longitud y de 2 a 3 mm de ancho, que forma el sistema de conducción del impulso nervioso del corazón, comienza en el nódulo atrioventricular y camina por el septo interventricular, hasta dividirse en dos ramas destinadas a cada ventrículo. Cada rama se subdivide, profusamente, formando fibras de Purkinje, las cuales establecen contacto con las fibras musculares cardiacas.

haz interauricular de Bachmann *(Bachmann's bundle)*
HISTOL. Haz de fibras de conducción cardiaca que, presumiblemente, se encargan de trasmitir la excitación eléctrica desde la aurícula derecha hasta la aurícula izquierda.

haz de Keith-Flack *(Keith-Flack's bundle)*
CARDIOL. Haz de fibras interauriculares que, supuestamente, están relacionadas con la conducción de la despolarización intraauricular.

HCG *(corionic gonadotropic)*
GINECOL. Siglas de la hormona gonadotropina coriónica, que se produce en la placenta y mantiene el cuerpo lúteo al comienzo del embarazo. Su demostración en la orina es la base de la prueba de embarazo.

HDL *(high density lipoproteins, HDL)*
CARDIOL. Siglas de las lipoproteínas de alta densidad, también denominadas alfa-lipoproteínas, que designan a las lipoproteínas (v.) de densidad comprendida entre 1,061 y 1,201 g/ml, que contienen una gran cantidad de componente proteico y que juegan un papel fundamental en el transporte reverso del colesterol. A diferencia de otras lipoproteínas, las elevadas concentraciones plasmáticas de estas moléculas se asocian a un menor riesgo del desarrollo de una cardiopatía isquémica y de otras manifestaciones de arteriosclerosis.

HDQ *(high dose of quimiotherapy, HDQ)*
ONCOL. Siglas inglesas por las que se define la administración de altas dosis de quimioterapia.

hebefrenia *(hebephrenia)*
PSICOL. f. Forma de esquizofrenia que se caracteriza por su aparición precoz (entre los 15 y los 25 años) y un comienzo insidioso y lento, en la que los trastornos afectivos son importantes, las ideas delirantes y las alucinaciones son transitorias y fragmentadas y es frecuente el comportamiento irresponsable e imprevisible y los manierismos. La afectividad es superficial e inadecuada y se acompaña, con frecuencia, de risas insulsas o sonrisas absortas, como de satisfacción de sí mismo. El pensamiento aparece desorganizado, el lenguaje es divagatorio e incoherente, y hay una tendencia a permanecer solitario. Tiene un mal pronóstico a causa de la rápida aparición de los síntomas negativos, en especial del embotamiento afectivo y de la abulia.

Heberden, William
ORTOP. Médico inglés (1710-1801).

hebetud *(hebetude)*
PSICOL. f. Apatía emocional o desinterés que se manifiesta de forma característica en la esquizofrenia.

hebra *(strand)*
ANAT. f. Término que se utiliza en biología para designar a los filamentos.

hebra antisentido DNA *(antisense strand DNA)*
BIOQUÍM. Oligonucleótido natural o sintético, complementario del mRNA y capaz de hibridar con este, impidiendo la traducción. ‖ Oligodesoxirribonucleótido capaz de unirse al surco mayor del DNA bicatenario, en secuencias de polipurina-polipirimidina, mediante emparejamientos de Hoogsteen para bloquear la transcripción de un gen. Se utiliza también para referirse a la hebra molde del DNA genómico,

aunque también puede referirse a la otra hebra. ‖ **h. molde** o **hebra no codificante DNA** *(template strand, noncoding strand, minus s.)* Hebra de DNA que es complementaria en su secuencia de bases al RNA mensajero transcrito. Actúa por tanto como molde para la síntesis del mRNA. ‖ **h. no molde, hebra sentido** o **hebra codificante DNA** *(DNA sense, coding strand, plus s.)* La hebra en el DNA genómico bicatenario, que tiene la misma secuencia de bases que el RNA mensajero transcrito a partir de ese DNA, excepto timina en el DNA en vez del uracilo presente en el RNA.

hechos y valores *(facts and values)*
BIOÉT. División, algo artificial, de los dos tipos de percepción que se tienen de la realidad: por una parte, la de los hechos físicos, tal y como los puede describir la ciencia, con el método hipotético deductivo, y, por otra, la de los valores implicados en una situación (ver **bienes, cientifismo, valores**).

hedonismo *(hedonism)*
PSICOL. m. Actitud o forma de conducta que tiene como objetivo principal la obtención de placer, entendido este en el más amplio sentido. En la teoría psicoanalítica, el yo se mueve, fundamentalmente, por el principio del placer, lo que justifica que la conducta humana sea, en su mayor parte, hedonista durante las primeras fases del desarrollo.

Helicobacter *(Helicobacter)*
MICROBIOL. Género de bacterias *Helicobacter* que se creó en el año 1989, y comprende, al menos, once especies distintas, destacando, por su importancia, la especie *Helicobacter pylori*. Se admite que esta especie es el agente etiológico de varios trastornos gastroduodenales (gastritis y úlcera duodenal). Es una bacteria gram-negativa, microaerófila, móvil y en la que se observan formas cocoides y curvadas (espirales). Posee una gran capacidad de producir ureasa, necesaria para metabolizar la urea y rodearse del ambiente alcalino preciso para su supervivencia en la mucosa gástrica donde reside.

helicoidal *(helicoidal, spiral)*
RADIO. adj. Que tiene forma de hélice. Ver **tomografía computarizada espiral**.

heliofobia *(heliophobia)*
PSIQUIAT. Ver **fobia**.

hélix *(helix)*
ANAT. m. Borde externo incurvado de la oreja.

helminto *(helmint)*
MICROBIOL. m. Organismo parásito (impropiamente denominado gusano) del grupo de los metazoos y que incluye a los trematodos, cestodos y nematodos parásitos del tubo digestivo y de los diferentes órganos del hombre y de los animales.

hemaglutinación *(hemaglutination)*
HEMATOL. f. Aglutinación de los hematíes.

hemalis *(hemalis)*
DERMATOL. adj. Perteneciente o relativo a la sangre.

hemangioendotelioma *(hemangioendothelioma)*
ANATPATOL. f. Tumoración de origen vascular que se puede localizar en diferentes órganos como pulmón, corazón, tiroides; se diagnostica, en ocasiones, de forma accidental en personas jóvenes asintomáticas. Este tumor tiene un curso evolutivo intermedio entre el hemangioma y el angiosarcoma. El angioma de Kaposi, descrito con frecuencia en la piel de pacientes con SIDA, es también un hemangioepitelioma.

hemangioma *(hemangioma)*
DERMATOL. f. Tumor benigno cutáneo, formado básicamente por alteración de los vasos sanguíneos.

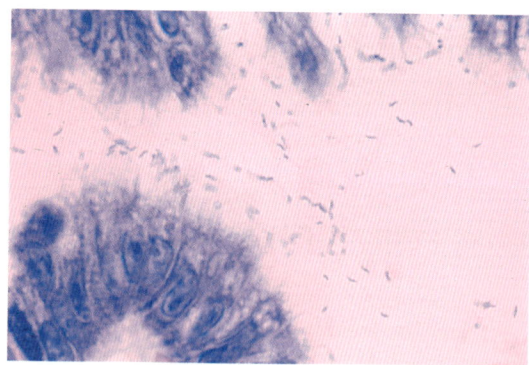

Helicobacter. El descubrimiento reciente de la bacteria *Helicobacter pylori* ha permitido que enfermedades tan frecuentes como la úlcera gástrica y duodenal hayan podido prescindir de tratamientos quirúrgicos agresivos y ser tratadas de forma eficaz con fármacos del tipo de los antibióticos. Además de mediante cultivo, estos gérmenes se pueden identificar en las biopsias, donde aparecen como bacilos un poco espirales pegados a la superficie del epitelio del estómago. En este caso se ven de color azul y en gran cantidad, teñidos con la técnica de Giemsa

hemangioma de la bóveda *(vault hemangioma)*
NEUROCIR. Hemangioma que se localiza en los huesos de la calota craneal. Histológicamente pueden ser capilares y cavernosos. Crecen en el díploe, dando una imagen osteolítica trabeculada en la radiografía. ‖ **h. capilar** *(capillary h.)* Nódulo vascular que, histológicamente, muestra una proliferación de los capilares y de las células endoteliales bien encapsuladas. Un 25% afecta a la región orbitaria y, a veces, regresa espontáneamente. ‖ **h. vertebral** *(vertebral h.)* Tumor benigno vascular del cuerpo vertebral, a veces de presentación múltiple, de localización preferente toracolumbar. La mayor parte de este tipo de tumores son asintomáticos. Tumor de tipo cavernoso o capilar, que reemplaza a la médula ósea, dando una imagen de esclerosis trabeculada en la radiografía.

hemangioma cavernoso *(cavernous hemangioma)*
CIRPLÁS. Tumor cutáneo benigno, que aparece en el nacimiento o en los primeros meses de vida. Está formado por capilares maduros, que forman una mancha elevada, de aspecto mamelonado y color violáceo. Presenta una gran cantidad de vasos venosos y arteriales, con fístulas de gran débito en la profundidad de la dermis. También se denomina angioma cavernoso.

hemangioma coroideo *(choroidal hemangioma)*
OFTALMOL. Tumoración benigna, compuesta por tejido vascular coroideo, que suele localizarse en el polo posterior del ojo. Puede provocar una disminución de la agudeza visual porque conlleva desprendimientos serosos de retina.

hemangioma venoso *(venous hemangioma)*
ANATPATOL. Hemangiona cavernoso que presenta vasos dilatados con paredes gruesas y fibrosas.

hemangiomatosis *(hemangiomatosis)*
PNEUMOL. f. Enfermedad que se caracteriza por la producción de tumores benignos, formados por una masa de vasos sanguíneos (hemangiomas).

hemangiomatoso *(hemangiomatous)*
DERMATOL. adj. Perteneciente o relativo al hemangioma.

hemartros *(hemarthros)*
ORTOP. Ver **hemartrosis**.

hemartrosis *(hemarthrosis)*
ORTOP. f. Derrame hemático en el interior de una articulación. Se da, principalmente, en las grandes articulaciones como la rodilla o la cadera; las causas más frecuentes son las traumáticas o la hemofilia.

hematemesis *(haematemesis)*
CIRGEN. f. Vómito con sangre fresca, no digerida, normalmente abundante, provocado por una distensión del estómago; por sangre procedente de una hemorragia del estómago, duodeno o del esófago (hemorragia digestiva alta). Entre las causas más frecuentes están la hemorragia por úlcera gástrica o duodenal y por varices esofágicas en la hipertensión portal. Ver **hemorragia digestiva alta, hipertensión portal, ulcus gastroduodenal, variz esofágica**.

hematíe *(erytrocyte)*
HEMATOL. m. Ver **eritrocito**. ‖ **h. falciformes** *(falciform red cells)* Aquellos presentes en la anemia falciforme.

hematocolpos *(hematokolpes)*
GINECOL. m. Colección de sangre menstrual en la vagina como consecuencia del cierre congénito de la misma o de la atresia de himen.

hematocórnea *(hematocornea)*
OFTALMOL. f. Pigmentación hemática de la córnea, debida a la degradación de los glóbulos rojos, procedentes de una hemorragia intraocular.

hematocrito *(hematocrit)*
HEMATOL. m. Porcentaje del volumen de eritrocitos en la sangre total. Los valores normales se sitúan entre el 43 y el 49% en los hombres y entre el 37 y el 43% en las mujeres.

hematofobia *(hematophobia)*
PSIQUIAT. Ver **fobia**.

hematogénesis *(hematogenesis)*
FISIOL. f. Proceso de formación de las células de la sangre.

hematología *(hematology)*
HEMATOL. f. Especialidad mixta, junto a la hemoterapia, con aspectos clínicos y de laboratorio, íntimamente relacionados, cuyos contenidos son: la fisiología y la patología de la sangre y de los órganos hematopoyéticos; la fisiología y la patología del sistema hemostático, en sus vertientes hemorrágica y trombótica; la obtención de la sangre y sus componentes, así como su administración.

hematólogo *(hematologist)*
HEMATOL. m. y f. Médico especialista en el campo de la hematología-hemoterapia.

hematoma *(haematoma)*
HEMATOL. m. Colección hemática de partes blandas o lechos quirúrgicos, espontánea, traumática o postquirúrgica. Se diferencia de la equimosis en que no hay gran infiltración en los tejidos, sino acúmulo de sangre. Ver **equimosis**.

hematoma en antifaz *(periorbital haematoma)*
NEUROL. Hematoma periorbitario bilateral debido a una fractura de la fosa anterior del cráneo. || **h. de cerebelo** *(cerebellum h.)* Hematoma cuya localización está en el seno del cerebelo, ofreciendo un cuadro cerebeloso que recuerda al de un tumor de esa localización. || **h. intracerebral espontáneo** *(spontaneous cerebral h.)* Ver **hemorragia cerebral espontánea**. || **h. intraparenquimatoso** *(intraparenchimatous h.)* Acúmulo de sangre en el interior del parénquima cerebral debido a la rotura de una arteria o una vena intraparenquimatosa.

hematoma epidural *(epidural haematoma)*
NEUROCIR. Colección de sangre entre la duramadre y el hueso, normalmente a consecuencia de un desgarro de la arteria meníngea media, tras un traumatismo que fractura el hueso temporal. Las causas posquirúrgicas son menos frecuentes. || **h. subdural** *(subdural h.)* Hematoma localizado entre la duramadre y la aracnoides. La causa más frecuente es la traumática por sangrado venoso. Segun su evolución los clasificamos como agudos, subagudos y crónicos. || **h. subgaleal** *(subgaleal h.)* Localización del acúmulo de sangre por debajo de la galea y por encima del periostio que recubre la calota. || **h. subperióstico** *(subperiostial h.)* Colección hemática entre el periostio y el hueso propiamente dicho. Es frecuente su aparición en niños.

hematoma perirrenal espontáneo *(spontan perirenal haematoma)*
UROL. Cuadro clínico que se caracteriza por la aparición brusca de un hematoma perirrenal, no precedido de traumatismo. Desde el punto de vista clínico produce un intenso dolor lumbar y se diagnostica mediante TAC abdominal. En la mayor parte de los casos, es consecuencia de un tumor renal (el más común, el angiomiolipoma) que sangra espontáneamente. El hematoma es, en general, autolimitado y no requiere un tratamiento quirúrgico de urgencia. Debe darse prioridad al tratamiento de la patología que lo origina. También se denomina síndrome de Wunderlich || **h. perirrenal traumático** *(post-traumatic h.)* Ver **traumatismo renal**.

hematoma retroplacentario *(retroplacental haematoma)*
GINECOL. Sangre de origen materno que se colecciona entre la pared uterina y la placenta, como consecuencia del desprendimiento precoz de la misma. Puede producirse, fundamentalmente, en las gestosis del tercer trimestre del embarazo y su demostración es fácil mediante la exploración ecográfica.

hematómetra *(hematometra)*
GINECOL. f. Colección de sangre menstrual, en el interior del útero, como consecuencia de la atresia del cérvix uterino o de las malformaciones congénitas de la vagina o del himen.

hematomielia *(hematomyelia)*
NEUROL. f. Acúmulo de sangre en la médula espinal, motivado por la rotura de una arteria o de una vena espinal.

hematopoyesis *(hematopoiesis)*
HEMATOL. f. Mecanismo fisiológico responsable de la formación y desarrollo normal de las células sanguíneas en la médula ósea, debido a su capacidad de permitir el anidamiento, el crecimiento y la diferenciación de las células germinales hemopoyéticas.

hematopoyético *(hematopoietic)*
FISIOL. adj. Se dice del factor que estimula la formación de células sanguíneas, como la eritropoyetina.

hematosalpinx *(hematosalpinx)*
GINECOL. m. Colección de sangre en el interior de la trompa de Falopio. Suele ser secundario al embarazo ectópico evolutivo.

hematoxilina *(hematoxilin)*
HISTOL. f. Colorante obtenido de un árbol, que es utilizado para la tinción nuclear en preparaciones histológicas.

hematuria *(hematuria)*
NEFROL. f. Signo inespecífico de enfermedad, que se caracteriza por la presencia de hematíes en la orina y cuya procedencia puede ser desde el meato urinario hasta el glomérulo. Se dice

que es *macroscópica* cuando se objetiva a simple vista y, a veces, se asocia a coágulos, y *microscópica* cuando se objetiva mediante el microscopio o tiras reactivas en la orina. A su vez, la hematuria macroscópica puede ser *total o uniforme,* cuando la orina es sanguinolenta a lo largo de toda la micción, o *parcial,* cuando lo es, por ejemplo, al comienzo y al final de la micción (esta última procedería de la uretra o de la próstata). Puede ser un signo aislado o coexistir con evidencia del daño nefronal como proteinuria, células epiteliales tubulares en orina o cilindros (cilindruria). La presencia de cilindros hemáticos, de origen tubular, prueban el origen nefronal de la hematuria, al igual que la presencia de cilindros granulares (hemoglobina). ‖ **h. familiar benigna** *(benign familia h.)* Ver **hematuria recurrente familiar.** ‖ **h. macroscópica** *(macroscopic h.)* Presencia de sangre en la orina, objetivable a simple vista. Requiere siempre su confirmación con el examen del sedimento urinario o con tiras reactivas que reconocen la presencia de hemoglobina en la orina. Esta última no es tan específica como el sedimento, pues también detecta la presencia de mioglobina (mioglobinuria). Puede ser total o uniforme o parcial y esto orienta hacia el origen de la hematuria. Una cucharita de sangre, en un litro de orina, basta para hacerla francamente sanguinolenta, por lo que no orienta sobre la cuantía del sangrado. La hematuria macroscópica total puede ser descrita como aislada, nefronal, o asociada con una enfermedad renal o urinaria. Las principales causas son cálculos, tumores del urotelio, enfermedades renales, etc. ‖ Hallazgo de laboratorio, obtenido del estudio del sedimento urinario, tras la centrifugación de la orina (más de tres hematíes por campo). Puede ser aislada o asociarse a otras alteraciones de la orina como proteinuria, cilindruria, bacteriuria, etc. El hallazgo de proteinuria significativa, cilindros hemáticos o hematíes dismórficos (objetivable con el microscopio de contraste de fases y caracterizado por hematíes de diferentes tamaños, formas y contenido en hemoglobina) indica que la hematuria es de origen glomerular. La hematuria microscópica puede tener su origen en cualquier elemento del aparato urinario, desde el glomérulo renal hasta la uretra anterior. Incluye causas tan diversas como cálculos, tumores, quistes, traumatismos, cuerpos extraños, infecciones, alteraciones de la coagulación o inflamaciones del parénquima renal, etc. ‖ **h. nefrológica** *(nephrological h.)* La procedente del riñón y, fundamentalmente, de origen glomerular, para distinguirla de la causada por anomalías de las vías urinarias, desde la pelvis renal al meato urinario. La presencia en la orina de proteinuria significativa, de cilindros hemáticos o hematíes dismórficos (diferentes tamaños, formas y con un contenido en hemoglobina que resulta reconocible con el microscopio de contraste de fases), indica que la hematuria es de origen glomerular. Son causas típicas la glomerulonefritis aguda y la glomerulonefritis mesangial IgA, pero cualquier glomerulonefritis primitiva o secundaria puede dar lugar a hematuria glomerular. ‖ **h. recurrente familiar** *(benign recurrent h.)* Afección familiar que se caracteriza por cursar con hematuria microscópica persistente o con hematuria macroscópica recurrente. La biopsia renal sirve como diagnóstico y muestra unos glomérulos de aspecto normal, pero el microscopio electrónico revela unas membranas basales glomerulares, notablemente finas (nefropatía con membranas finas). Hay que diferenciarlo del llamado síndrome de Alport, en el que las membranas basales glomerulares tienen un aspecto laminar o agrietado. El pronóstico es muy benigno y no conduce a la insuficiencia renal.

hemeralopía *(hemeralopia)*
OFTALMOL. f. Dificultad para la visión en condiciones de poca luminosidad.

hemiacetal *(hemiacetal)*
BIOQUÍM. m. Grupo químico resultante de la reacción de un aldehído y alcohol. Es característico de las formas cíclicas de las aldosas.

hemianalgesia *(hemianalgesia)*
NEUROL. f. Pérdida de sensibilidad dolorosa en un hemicuerpo.

hemianestesia *(hemianesthesia)*
NEUROL. f. Pérdida de todo tipo de sensibilidad en un hemicuerpo.

hemianopsia *(hemianopsia)*
OFTALMOL. f. Pérdida absoluta de la visión en la mitad del campo visual. ‖ **h. altitudinal** *(altitudinal h.)* Pérdida absoluta de la visión de la mi-

tad superior o inferior del campo visual, debido a un déficit vascular del nervio óptico. ‖ **h. bitemporal** (*bitemporal h.*) Pérdida de la visión en los hemicampos temporales de ambos ojos. ‖ **h. congruente** (*congruous h.*) Aquella hemianopsia homónima, en la que los defectos del campo visual son simétricos en ambos ojos. ‖ **h. heterónima** (*heteronymous h.*) Aquella en la que se afectan los dos hemicampos nasales o temporales del campo visual. ‖ **h. homónima** (*homonymous h.*) Aquella en la que se afectan las dos mismas mitades del campo visual de ambos ojos. ‖ **h. incongruente** (*incongruous h.*) Aquella hemianopsia homónima en la que los defectos del campo visual no son simétricos en ambos ojos respecto a su forma, extensión o intensidad.

hemiartrosis (*hemiarthrosis*)
ORTOP. f. Sincondrosis falsa.

hemiatrofia (*hemiatrophy*)
NEUROL. f. Atrofia muscular o de otros tejidos en un lado del cuerpo. ‖ **h. facial de Parry-Romberg** (*facial h.*) Hemiatrofia del tejido subcutáneo graso de una hemicara.

hemibalismo (*hemiballismus*)
NEUROL. m. Conjunto de movimientos involuntarios anormales bálicos, que afectan a la extremidad superior e inferior de un lado del cuerpo.

hemibloqueo (*hemiblock*)
CARDIOL. m. Trastorno de la conducción intraventricular, que se caracteriza por el bloqueo de uno de los dos fascículos de la rama izquierda del haz de His (hemibloqueo anterior izquierdo o posterior izquierdo).

hemicardio (*hemicardio*)
CARDIOL. m. Cada una de los dos mitades (arterial, izquierda y venosa, derecha) en las que se divide el corazón.

hemicetal (*hemiketal*)
BIOQUÍM. m. Grupo químico que resulta de la reacción de una cetona y un alcohol. Es característico de las formas cíclicas de las cetosas.

hemicigoto (*hemizygote*)
GENÉT. m. Individuo que posee una sola copia de un gen, bien por tratarse de un gen situado en un cromosoma sexual, en un sujeto heterogamético, o bien, por pérdida de uno de los dos alelos, normalmente presentes en loci autosómicos.

hemicolectomía (*hemicolectomy*)
CIRGEN. f. Extirpación de la mitad del colon (intestino grueso). Puede ser hemicolectomía derecha (exéresis de ciego, colon ascendente, ángulo hepático del colon y parte del colon transverso) o izquierda (exéresis del sigma, colon descendente, ángulo esplénico del colon y parte del colon transverso). La mayoría de las veces se completa con una reconstrucción del tránsito intestinal (anastomosis ileocólica en la colectomía derecha y colorrectal en la colectomía izquierda). Ver **colectomía**.

hemicraneal (*hemicranial*)
NEUROL. adj. Relativo a un hemicráneo.

hemidesmosoma (*hemidesmosome*)
HISTOL. m. Estructura de unión de algunas células epiteliales, responsable de la fijación de estas células con el tejido conectivo subyacente. El hemidesmosoma, consiste en una placa proteica, situada junto a la membrana plasmática, anclada por el lado citoplasmático con tonofilamentos. La separación entre el hemidesmosoma y la lámina basal es de aproximadamente 25 nm. El hemidesmosoma se encuentra, generalmente, en epitelios dispuestos a considerables fuerzas mecánicas como la córnea, la epidermis, la vagina, el esófago, etc.

hemidistrofia (*hemidystrophy*)
ORTOP. f. Desarrollo desigual de las dos mitades del cuerpo.

hemigastrectomía (*hemigastrectomy*)
CIRGEN. f. Extirpación de la mitad distal del estómago, por lo que es casi sinónimo de antrectomía. La principal indicación es la úlcera gástrica o duodenal, que precisa gastrectomía. La reconstrucción del tránsito se puede realizar con montaje Billroth I, Billroth II o Y de Roux. Ver **gastrectomía, gastrectomía parcial**.

hemihipertrofia (*hemihypertrophy*)
NEUROL. f. Aumento del volumen muscular o de otro tejido en un lado del cuerpo.

hemihipofisectomía (*hemihypophysectomy*)
ENDOCRINOL. f. Extirpación de la mitad de la hipófisis. Constituye el tratamiento de microadenomas, no identificables morfológicamente mediante técnicas de imagen, en los que la información obtenida mediante cateterismos de senos petrosos sugiere que la fuente de hipersecreción de una hormona, y por ende el mi-

croadenoma, se encuentra en la hemihipófisis intervenida.

hemimegaloencefalia *(hemimegalencephaly)*
NEUROL. f. Aumento de tamaño y peso de un hemisferio cerebral, sin apenas modificaciones del sistema ventricular.

hemimelia *(hemimielia)*
ORTOP. f. Anomalía del desarrollo que consiste en la ausencia del segmento distal de una extremidad o de una parte de este segmento. || **h. cubital** *(cubital h.)* Hemimelia de la extremidad superior en la que existe una ausencia del cúbito. || **h. peroneal** *(peroneal h.)* Hemimelia de la extremidad inferior con ausencia del peroné. || **h. radial** *(radial h.)* Hemimelia de la extremidad superior con ausencia del radio. || **h. tibial** *(tibial h.)* Hemimelia de la extremidad inferior con ausencia de la tibia.

hemimembrana *(hemimembrane)*
HISTOL. f. Cada una de las dos capas bimoleculares que presentan las membranas, constituidas por lípidos anfotéricos, proteínas asociadas a estos lípidos y glucopolisacáridos.

hemimielomeningocele *(hemimyelomeningocele)*
NEUROCIR. m. Forma rara de la espina bífida, en la que se conserva la función de un lado del cuerpo porque una de las hemimédulas está sana y protegida, de una vaina dural y de una hemilámina.

hemiparesia *(hemiparesis)*
ORTOP. f. Disminución de la capacidad motora de un lado del cuerpo. || Debilidad muscular o parálisis parcial que afecta solo un lado del cuerpo.

hemiparético *(hemiparetic)*
ORTOP. adj. Relativo o perteneciente a la hemiparesia. || Afecto de hemiparesia.

hemiplejía *(hemiplegia)*
NEUROL. f. Parálisis completa de la musculatura de un hemicuerpo.

hemisferectomía *(hemispherectomy)*
NEUROCIR. f. Extirpación de un hemisferio cerebral. Se utiliza en el tratamiento de la epilepsia refractaria, en pacientes sin área epileptógena clara y con hemiparesia instaurada.

hemisferio *(hemisphere)*
ANAT. m. Una de las mitades del telencéfalo y del cerebelo (hesmiferio cerebral y cerebeloso, respectivamente). Los hemisferios cerebrales están separados por la cisura interhemisférica y unidos por el cuerpo calloso y la comisura anterior.

hemitiroidectomía *(hemithyroidectomy)*
CIRGEN. f. Extirpación de la mitad de la glándula tiroides. Corresponde a la extirpación de los lóbulos superior e inferior de un lado del tiroides (derecho o izquierdo).

hemo *(heme)*
BIOQUÍM. m. Grupo prostético, de naturaleza porfirínica, que contiene un átomo de hierro capaz de tomar o ceder electrones o de unir oxígeno. Está presente en proteínas como la hemoglobina y los citocromos.

hemobilia *(haemobilia)*
CIRGEN. f. Hemorragia que drena por las vías biliares. Desde el punto de vista clínico se manifiesta con la tríada de ictericia fluctuante (por obstrucción biliar por coágulos), hemorragia digestiva alta por salida de sangre al duodeno a través de la ampolla de Vater (melenas, hematemesis, anemia) y dolor en el hipocondrio derecho. La causa más frecuente son los traumatismos hepáticos, roturas de aneurismas de la arteria hepática en la vía biliar y los procedimientos intervencionistas en la vía biliar y en el hígado. Ver **cólico biliar, hemorragia digestiva alta, ictericia obstructiva**.

hemocitoblasto *(hemocytoblaste)*
FISIOL. m. Célula progenitora de las células sanguíneas.

hemocromatosis *(hemochromatosis)*
HEMATOL. f. Enfermedad producida por una acumulación de hierro en el organismo. Las causas de sobrecarga férrica pueden obedecer a un aumento de la absorción intestinal, a defectos de su utilización o a la administración inapropiada de hierro. El paciente presenta hepatomegalia, hiperpigmentación cutánea, insuficiencia cardiaca y, eventualmente, signos de diabetes mellitus. Esta enfermedad constituye una complicación de ciertas anemias hemolíticas, que se tratan con transfusiones múltiples.

hemodiafiltración *(hemodiafiltration)*
NEFROL. f. Técnica que combina el transporte por difusión (hemodiálisis) y por convección (he-

mofiltración), y en la que el volumen de reinfusión empleado (8-10 litros) es menor que en la hemofiltración aislada. Es eficaz en la extracción de pequeñas y medianas moléculas de la sangre y permite acortar el tiempo de tratamiento de la hemofiltración. Puede efectuarse de forma intermitente (3-5 horas) o continua (más de 24 horas). Es más compleja y costosa que la hemodiálisis intermitente.

hemodiálisis *(hemodialysis)*
NEFROL. f. Técnica de depuración sanguínea extracorpórea, que se utiliza en la insuficiencia renal aguda o crónica terminal y que suple las siguientes funciones: excreción de solutos, eliminación del líquido retenido y regulación del equilibrio ácido-base y electrolítico. Este procedimiento no suple las funciones endocrinas ni metabólicas del riñón. Consiste en el contacto, a través de una membrana semipermeable, instalada en el dializador o filtro de hemodiálisis de la sangre del paciente, con un líquido de diálisis (dializado) de características predeterminadas. La membrana permite que circulen a través de ella el agua y los solutos de pequeño y mediano peso molecular, y no otros, como las proteínas y las células sanguíneas. Los mecanismos físicos en que se basa esta técnica son los de difusión o transporte por conducción y la ultrafiltración o transporte por convección. Puede efectuarse en el hospital, en un club de diálisis o en el propio domicilio del paciente. Ver **hemodiálisis domiciliaria**. || **h. domiciliaria** *(home h.)* Proceso de diálisis que se efectúa en el propio domicilio del paciente, previo aprendizaje técnico en el hospital y siendo responsabilidad del propio paciente o del familiar que le ayuda. Antes de su indicación, hay que valorar múltiples factores como: características médicas, edad, estado familiar, capacidad de aprendizaje, ansiedad, etc. Se utilizan equipos seguros y muy automatizados. Son visitados periódicamente por un nefrólogo y una enfermera, que comprueban que la técnica se efectúa correctamente, y, además, mantienen contacto telefónico directo con la Unidad de Diálisis hospitalaria responsable. || **h. hospitalaria** *(hospital h.)* Hemodiálisis que se efectúa en las unidades de los servicios de nefrología de un hospital que disponen de todo tipo de técnicas de depuración extrarrenal. Debe utilizarse con preferencia en pacientes de alto riesgo, con complicaciones cardiovasculares, en pacientes añosos, en pacientes no disciplinados o con falta de motivación, etc. Los pacientes menos complicados pueden dializarse en unidades satélites o en su propio domicilio (hemodiálisis domiciliaria), siempre bajo el control y la supervisión de la unidad o del servicio de nefrología hospitalario.

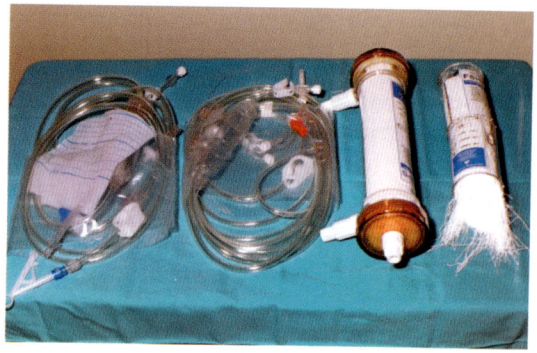

hemodiálisis. Línea venosa de retorno (capuchón azul) y línea arterial de salida de sangre del paciente (capuchón rojo). Se observa también un dializador intacto y otro abierto. En este último se aprecian cientos de capilares, por cuyo interior circula la sangre, y entre los capilares suele circular, en dirección opuesta, el líquido de diálisis. Entre la sangre y el líquido de diálisis se efectúa el intercambio de sustancias a través de la permeabilidad del capilar

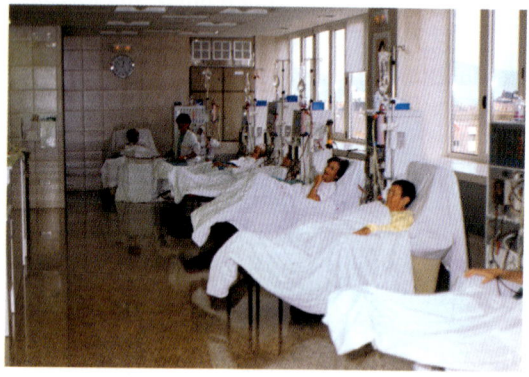

hemodiálisis. Vista parcial de la Unidad de Hemodiálisis de la Clínica Universitaria de Navarra, donde se observan pacientes conectados a riñones artificiales para purificar la sangre, por presentar insuficiencia renal crónica en fase terminal. Se efectúan habitualmente tres sesiones en días alternos, de tres a cuatro horas por sesión. En esta imagen, todos los pacientes se están dializando con dializadores capilares

hemodializador *(haemodialyser)*
NEFROL. m. Máquina que se utiliza para purificar la sangre en la insuficiencia renal severa. Las máquinas más avanzadas constan de una bomba de sangre, un sistema de distribución de la solución de diálisis y abundantes monitores de seguridad, tanto del circuito sanguíneo (depresión, detector venoso de aire, etc.), como del circuito de la solución de diálisis (conductividad, temperatura, válvula de desviación, detector de fugas, presión de salida, etc.). Además, tienen múltiples opciones, como bomba de heparina, utilización de bicarbonato, modificación del sodio de diálisis, ultrafiltración controlada y programable, sensor de urea del dializador, etc.

hemodinámica *(hemodynamics)*
CARDIOL. f. Estudio de los aspectos físicos relacionados con el movimiento de la circulación sanguínea a través del sistema cardiovascular.

hemofilia *(hemophilia)*
HEMATOL. f. Coagulopatía congénita que se caracteriza por una tendencia hemorrágica patológica. Existen tres tipos: 1) *hemofilia A,* secundaria a déficit de factor VIII procoagulante (80% de las hemofilias), herencia recesiva ligada al sexo; 2) *hemofilia B,* secundaria a déficit de factor IX, herencia recesiva ligada al sexo (también se llama enfermedad de Christmas), y 3) *hemofilia C,* secundaria a déficit de factor XI, herencia autosómica recesiva (también se llama enfermedad de Rosenthal). La clínica de las hemofilias la constituyen hemorragias internas y externas, que comienzan en la infancia temprana, la más típica de las cuales es la hemartrosis. Entre las pruebas de laboratorio se encuentra un aumento del tiempo de tromboplastina parcial activado y un déficit del factor correspondiente. El tratamiento incluye un tratamiento local de las hemorragias y un tratamiento sustitutivo con concentrados del factor deficitario, plasma fresco congelado y crioprecipitados.

hemofiltración *(hemofiltration)*
NEFROL. f. Técnica de depuración sanguínea extracorpórea, habitualmente continua (más de 24 horas), basada en la ultrafiltración (transporte convectivo) a través de una membrana de alta permeabilidad y sin la utilización de solución de diálisis. El volumen de ultrafiltrado puede ser de hasta 150 ml/min, pero lo habitual es que sea de 10-15 litros al día. La pérdida de agua y electrólitos (ultrafiltrado) que conlleva se reemplaza por una solución infundida, en la línea de entrada o de salida del hemofiltro. Esta técnica requiere un acceso vascular, un hemofiltro (poliacrilonitrilo, polisulfona o poliamida de distintas superficies y volúmenes de cebado), líquido de reposición (variable según los requerimientos del paciente) y un control de la eliminación de líquido y velocidad de reposición. La estabilidad cardiovascular y la tolerancia clínica del paciente es buena. Puede ser: hemofiltración continua arteriovenosa (v.), venovenosa (v.) o puede asociarse a la utilización de solución de diálisis y, entonces, se denomina hemodiafiltración. Se utiliza en cuidados intensivos con pacientes hemodinámicamente inestables, con insuficiencia renal aguda complicada, postcirugía, edema agudo de pulmón, etc. ‖ **h. continua arteriovenosa** *(continuous arteriovenous h.)* Técnica de hemofiltración continua en la que el acceso vascular es, habitualmente, la arteria y la vena femoral. La alta presión, a nivel arterial, permite el paso de la sangre por el hemofiltro al sistema venoso de baja presión, sin necesidad de bomba para hacer recircular la sangre. ‖ **h. continua venovenosa** *(continuous venovenous h.)* Técnica de hemofiltración continua, en la que el acceso vascular se obtiene insertando una cánula, o catéter de doble luz (o dos cánulas), en una vena central, bien yugular interna, subclavia o femoral. La baja presión del circuito hace que se requiera una bomba de recirculación de la sangre a una velocidad o flujo, que es independiente de la presión arterial del paciente. Es la técnica de hemofiltración más utilizada en la actualidad.

hemoftalmos *(haemophthalmos)*
OFTALMOL. m. Colección de sangre en el interior del ojo.

hemoglobina *(hemoglobin)*
HEMATOL. f. Proteína presente en los glóbulos rojos, cuya misión fundamental es el transporte de oxígeno: lo capta a través de la sangre de los vasos capilares, en contacto con los alveolos del pulmón, y lo libera a través de los capilares tisulares. La sangre arterial se encuentra, casi por completo, saturada de oxígeno (97%), mientras que la venosa lo está entre

un 20 y un 70%, de ahí el color rojo vivo de la primera y el azulado de la segunda. || **h. A** *(A h.)* También se conoce como HbA, es el tipo normal de hemoglobina y representa el 97%, aproximadamente, de la hemoglobina sintetizada en el adulto. || **h. A₂** *(A₂ h.)* Aquella que es como la A, pero presenta sustitución de cadenas δ por cadenas ß. Aparece en pequeñas cantidades en el adulto. || **h. adulta** *(adult h.)* Ver **hemoglobina A**. || **h. C.** *(C h.)* Enfermedad que también se conoce como HbC. Se produce por la sustitución del ácido glutámico por la lisina. Afecta a más del 25% de los habitantes del oeste africano. Desde el punto de vista clínico, en su forma homocigota, se caracteriza por una ligera anemia hemolítica de carácter crónico y esplenomegalia. En la sangre periférica se encuentran abundantes dianocitos. En la forma heterocigota no existe anemia ni hemólisis aumentada. El diagnóstico se confirma con la electroforesis de hemoglobinas. La HbC migra prácticamente al mismo nivel que la HbA₂. || **h. corpuscular media (HCM)** *(mean corpuscular h., MCH)* Valoración de la cantidad de hemoglobina presente en un eritrocito, obtenida dividiendo la cantidad de hemoglobina por el número de eritrocitos presentes en una muestra. La HCM normal es del 28 al 32%. La valoración de la concentración de hemoglobina (CHCM) en gramos por 100 ml de hematíes concentrados se obtiene dividiendo la cifra de hemoglobina por el hematocrito. La CHCM normal es del 32 al 36%. || **h. F** *(F h.)* También conocida como HbF. Hemoglobina normal del feto, que disminuye, con rapidez, en el curso de las semanas que siguen al nacimiento, siendo sustituida por la hemoglobina A. Los sujetos normales la producen en cantidades inferiores al 1%. || **h. paroxística** *(paroxysmal h.)* Ver **hemoglobinuria paroxística nocturna (HPN), hemoglobinuria paroxística por frío**. || **h. S** *(S h.)* También es conocida cono HbS. Tipo de hemoglobina anormal que se caracteriza por la sustitución de un aminoácido, el ácido glutámico, por una valina. Puede distinguirse, con facilidad, de la HbA normal por su menor movilización electroforética. Esta hemoglobina es la causante de la falciformación de los eritrocitos. En el curso de la desoxigenación, la HbS presenta un aumento considerable de la viscosidad transformándose en un gel. Debido a ello, los eritrocitos sufren una intensa deformación y adoptan la forma de haz o drepanocitos. Ver **anemia falciforme**. || **h. S-C** *(S-C h.)* Enfermedad que también es conocida por HbS-C. Trastorno genético en el cual se heredan dos alelos anormales distintos, uno para la hemoglobina S y otro para la hemoglobina C. La evolución clínica es menos grave que la anemia falciforme, a pesar de no existir hemoglobina normal.

hemoglobina glicosilada *(glycosylated hemoglobin)*
ENDOCRINOL. Fracción de la hemoglobina circulante que sufre glicosilación. Se utiliza como un parámetro analítico que estima el control metabólico de la diabetes mellitus en las cuatro semanas anteriores a la extracción de sangre. Se valoran la hemoglobina A1 y la subfracción A1c. Las cifras de hemoglobina A1c, superiores a 7,5%, son consideradas como indicativas de un control glucémico no óptimo.

hemoglobinemia *(hemoglobinemia)*
HEMATOL. f. Aumento de hemoglobina libre en el plasma, al que confiere un color rojizo cuando supera los 50 mg/dl.

hemoglobinómetro *(hemoglobinometer)*
FISIOL. m. Aparato para determinar, por colorimetría, el contenido de la hemoglobina de la sangre.

hemoglobinopatía *(hemoglobinopathy)*
HEMATOL. f. Conjunto de las alteraciones de la globina secundarias a mutaciones genéticas, cuya consecuencia puede ser una modificación estructural de la molécula de hemoglobina o una disminución en la síntesis de una cadena globínica, estructuralmente normal (talasemias). La alteración puede darse en forma homocigota o heterocigota. En las formas homocigotas solo se detecta la hemoglobina anormal, se manifiestan así los síntomas típicos de la hemoglobinopatías. En las formas heterocigotas aparecen en el hematíe tanto la hemoglobina A como su variante. Ver **anemia falciforme; hemoglobina C; hemoglobina S-C; talasemia**.

hemoglobinuria *(hemoglobinuria)*
HEMATOL. f. Presencia anormal de hemoglobina libre en la orina, a la que confiere un color par-

do oscuro, pero puede variar desde el rojo a un tono parecido al negro. || **h. malárica** *(malarial h.)* Complicación producida por el *plasmodium* que, cuando penetra en el interior del hematíe, produce su rotura o estallido, a consecuencia de la multiplicación del parásito en su interior. || **h. de la marcha** *(march h.)* Trastorno, poco frecuente, que se caracteriza por la emisión de orinas hemoglobinúricas, que se produce tras un ejercicio físico intenso o prolongado, como en ciertos corredores de fondo y en los luchadores de kárate. || **h. paroxística nocturna (HPN)** *(paroxysmal nocturnal h., PNH)* Síndrome hemolítico secundario a un defecto adquirido de la membrana eritrocitaria, por el que los eritrocitos presentan un aumento de la sensibilidad a la acción lítica del complemento (C3b). Ello afecta también a leucocitos y trombocitos, por lo que pone de relieve el carácter clonal de la enfermedad. Desde el punto de vista clínico se caracteriza por hemólisis intravascular, con episodios intermitentes de hemoglobinuria y trombosis venosa. Además de la anemia, puede haber trombopenia, neutropenia y/o leucopenia. En el tratamiento se han utilizado corticoides y anabolizantes, con respuestas variables. Se puede realizar, incluso, una transfusión, en caso necesario. Otra opción terapéutica es el trasplante de médula ósea, a partir de un donante histocompatible. || **h. paroxística por frío** *(paroxysmal cold h.)* Enfermedad que puede aparecer a cualquier edad, se ha considerado ligada a la sífilis, pero se ha observado también en otras infecciones virales. El trastorno se inicia, siempre, algunas horas después de la exposición al frío, con la aparición de ictericia, fiebre, cefalea, dolor lumbar y/o abdominal, calambres musculares y emisión de orinas oscuras. El diagnóstico se basa en la determinación de la criohemolisina de Donath-Landsteiner. || **h. tóxica** *(toxic h.)* La producida por ciertas sustancias, que cuando penetran en el organismo, por inhalación o por vía digestiva, pueden actuar directamente sobre la membrana eritrocitaria, produciendo hemólisis.

hemograma *(hemogram)*
FISIOL. m. Recuento de los elementos corpusculares de la sangre, teniendo en cuenta también su tamaño y forma.

hemolisina *(hemolysin)*
HEMATOL. f. Cualquiera de las numerosas sustancias que origina la lisis de los hematíes, liberando hemoglobina. Pueden ser anticuerpos o tóxicos, como las enzimas bacterianas hemolizantes, o ciertos venenos y sustancias vegetales.

hemólisis *(hemolysis)*
HEMATOL. f. Ruptura de los eritrocitos con liberación de hemoglobina al plasma. Se produce al final de la vida media de los hematíes, aproximadamente a los 120 días. En determinadas situaciones patológicas hay un aumento de la destrucción de los eritrocitos intra o extravascular, como consecuencia de la unión antígeno-anticuerpo (reacción transfusional, eritroblastosis fetal), de lesiones mecánicas como en el fallo de las prótesis valvulares cardiacas, de trastornos osmóticos, enzimáticos, tóxicos, alteraciones congénitas de los hematíes, en anomalías de la hemoglobina, o en infecciones. Ver **anemia hemolítica, reacción transfusional.**

hemolizado *(hemolytic)*
HEMATOL. m. Producto que resulta de la hemólisis.

hemoneumopericardio *(hemopneumopericardium)*
CARDIOL. m. Colección de sangre y aire en la cavidad pericárdica.

hemoneumotórax *(hemopneumothorax)*
CARDIOL. m. Colección de sangre y aire en la cavidad pleural. Suele ser consecuencia de procesos que afectan a la integridad pleural y vascular (traumatismos torácicos, neoplasias pulmonares, etc.).

hemoperfusión *(hemoperfusion)*
NEFROL. f. Fijación de toxinas plasmáticas sobre absorbentes, mediante circulación extracorpórea. Se utilizan cartuchos de carbón activado microencapsulados, de 150 a 300 gramos, que tienen una elevada superficie y porosidad. Se utiliza, sobre todo, en las intoxicaciones y es más eficaz para sustancias liposolubles o de elevada unión a proteínas. Requiere: un acceso vascular, heparinización, flujo sanguíneo adecuado de 200-300 ml/min y la duración del cartucho suele ser de 3-4 horas por saturación. Los efectos secundarios son la trombopenia, la leucopenia, el descenso del fibrinógeno y la agregación plaquetaria.

hemopericardio *(hemopericardium)*
CARDIOL. m. Colección de sangre en la cavidad pericárdica. Casi siempre suele ser debida a una lesión cardiaca, con rotura de su pared, bien traumática o tras un infarto de miocardio. Si es de magnitud y rapidez suficiente puede dar lugar a un taponamiento cardiaco.

hemoperitoneo *(hemoperitoneum)*
CIRGEN. m. Presencia de sangre libre en la cavidad peritoneal, que casi siempre requiere una intervención quirúrgica, para reparar la lesión sangrante. Las causas más frecuentes son el postoperatorio de intervenciones abdominales (porque no se hizo una adecuada hemostasia y se dejó algún punto sangrando), los traumatismos abdominales con rotura de una víscera hueca o maciza (hígado, bazo) o de sus mesos, y la rotura espontánea de lesiones previas (aneurismas, bazos patológicos, rotura de tumores, sobre todo hepáticos, etc.). Ver **complicación quirúrgica, traumatismo abdominal**.

hemopleura *(hemopleura)*
CARDIOL. Ver **hemotórax**.

hemopoyesis *(hemopoiesis)*
HEMATOL. f. Formación de las células sanguíneas. También se denomina hematopoyesis.

hemoprecipitina *(hemoprecipitin)*
HEMATOL. f. Anticuerpo contra un antígeno eritrocitario, que cuando se une al mismo produce una agregación o precipitación de los eritrocitos.

hemoptisis *(hemoptysis)*
PNEUMOL. f. Expulsión de sangre procedente del árbol respiratorio. Según la cuantía puede variar desde la expectoración con estrías hemáticas, hasta la hemoptisis franca con un compromiso vital para el paciente.

hemorragia *(hemorrhage)*
NEUROCIR. f. Acúmulo no circunscrito de sangre, que se infiltra por los tejidos, tras la ruptura de un vaso sanguíneo. Las causas son múltiples: traumática, malformación vascular, vasculitis, hipertensión arterial, coagulopatías. ‖ **h. cerebelosa** *(cerebellar h.)* Hemorragia en el cerebelo, aproximadamente un 10% del total, que afecta a la región del núcleo dentado, con preferencia su extensión es variable. Son, con gran frecuencia, de etiología hipertensiva. ‖ **h. cerebral espontánea** *(spontaneous cerebral h.)* Hemorragia que se produce de forma brusca y es de etiología incierta. ‖ **h. en ganglios basales** *(basal ganglia h.)* Hemorragia profunda en un hemisferio, en la proximidad a los núcleos grises. Son las típicas cuya causa es hipertensiva (70%). ‖ **h. hemisférica** *(haemispheri h.)* Hemorragia en el seno de un hemisferio cerebral. ‖ **h. intracerebral** *(cerebral h.)* Sangrado dentro del cerebro. ‖ **h. intraparenquimatosa** *(parenchimatous h.)* La localizada dentro del parénquima cerebral. ‖ **h. intraventricular** *(ventricular h.)* Extensión de la hemorragia al sistema ventricular, produciendo alteraciones en la circulación de líquido cefalorraquídeo (LCR) e hidrocefalia. ‖ **h. lobar** *(lobar h.)* Hemorragia que se produce dentro y ocupando un lóbulo cerebral. Son más típicas en la angiopatía congófila (15%). ‖ **h. subaracnoidea (HSA)** *(subarachnoide h.)* Sangrado que se produce dentro de las cisternas aracnoideas, por fuera de la piamadre, y que, en la mayoría de los casos, se debe a la ruptura de un aneurisma y también tras un traumatismo. ‖ **h. del tronco cerebral** *(brain stem h.)* Hemorragias cerebrales que constituyen un 10% de las hemorragias intraparenquimatosas primarias; en su mayor parte, afectan a la protuberancia y, con menor frecuencia, al mesencéfalo o al bulbo. Son, sobre todo, de causa hipertensiva.

hemorragia capilar *(capillary hemorrhage)*
ANAT. Sangrado procedente del lecho capilar. ‖ **h. digestiva** *(digestive h.)* Aquella que tiene su origen en el tracto digestivo. ‖ **h. digestiva alta** *(upper digestive h.)* Aquella que tiene su origen entre la boca y el estómago y es expulsada en forma de vómito (ver **hematemesis**) o por las heces (ver **melena**). ‖ **h. digestiva baja** *(lower digestive h.)* Aquella que se produce más allá del estómago y es expulsada como sangre fresca en las heces. Ver **rectorragia**. ‖ **h. petequial** *(petechial h.)* Hemorragia intradérmica muy local.

hemorragia retrobulbar *(retrobulbar hemorrhage)*
OFTALMOL. Colección de sangre por detrás del ojo, en el espacio delimitado por los músculos extraoculares. Puede suceder tras la inyección de un anestésico, antes de una intervención quirúrgica ocular. Se reabsorbe espontáneamente, aunque a veces es preciso posponer la cirugía.

hemorragia suprarrenal *(adrenal hemorrhage, adrenal apoplexy)*
ENDOCRINOL. Hemorragia que tiene lugar en las glándulas suprarrenales. Puede ocurrir en el curso de la septicemia meningocócica, recibiendo el nombre de síndrome de Waterhouse-Friederischen. Otras situaciones, como el síndrome de coagulación intravascular diseminada o el uso de anticoagulantes, pueden favorecer su aparición, que es causa de insuficiencia suprarrenal aguda y necesita la administración urgente de glucocorticoides y mineralcorticoides.

hemorroide *(hemorrhoid)*
DIGEST. f. Dilatación varicosa, en forma de plexo, de las venas submucosas del canal anal, que se originan por debajo de la línea pectínea, y se facilitan por el estreñimiento. Las más sintomáticas son las hemorroides internas, que están en el interior del canal anal, cubiertas por la mucosa de epitelio no queratinizado del canal anal, que, a veces, precisan hemorroidectomía, si son muy grandes, prolapsan o si tienen una sintomatología persistente. Las hemorroides externas son menos frecuentes, son visibles a la inspección del canal anal, porque están en el área perianal y cubiertas por piel normal. Su principal sintomatología es la congestión y trombosis local, que produce un intenso dolor y requiere abrir la piel y extraer el trombo. Ambas están facilitadas por el estreñimiento. Ver **rectorragia.** || **h. externa** *(external h.)* Aquella que se forman en el plexo hemorroidal inferior, por debajo del esfínter anal. Produce dolor, peso, irritabilidad, picor, pudiéndose palpar una pequeña masa o nódulo de tamaño variable (garbanzo-almendra) y de consistencia dura. Esta hemorroide no suele sangrar, salvo que sea lesionada o se ulcere. || **h. interna** *(internal h.)* Aquella que se desarrolla en el plexo hemorroidal superior, por encima del esfínter anal. Produce pequeños sangrados (sangre roja), generalmente tras la defecación, y no suele ser dolorosa, salvo que se complique. Habitualmente son múltiples y están recubiertas de mucosa. || **h. prolapsada** *(prolapsed h.)* Descenso o protrusión de una hemorroide interna, que emerge por el orificio anal. Puede producir dolor agudo y en su inicio puede reducirse espontáneamente.

hemorroide centinela *(sentinel hemorrhoid)*
CIRGEN. Pequeña lesión, con aspecto de papila, que crece en el canal anal distalmente y como reacción a una lesión anal; lo más frecuente es que esté acompañando a una fisura de ano. Ver **fisura anal.**

hemorroidectomía *(hemorrhoidectomy)*
CIRGEN. f. Extirpación de las hemorroides internas por sangrado, dolor, prolapso o trombosis. Sus principales complicaciones son la hemorragia y la estenosis anal. Existen diversas técnicas: la más empleada es la de Milligan, que consiste en la extirpación de todo el paquete hemorroidal, dejando la herida abierta. Ver **hemorroide.**

hemosiderina *(hemosiderin)*
FISIOL. f. Forma altamente insoluble de almacenamiento de hierro. Ocurre cuando la cantidad total de hierro del organismo supera la que puede contener el fondo común de depósito de apoferritina. Se almacena la hemosiderina en células, en las que puede detectarse con métodos de tinción para el hierro.

hemosiderosis *(hemosiderosis)*
HEMATOL. f. Depósito anormal de hierro en diversos tejidos, generalmente en forma de hemosiderina.

hemosiderosis pulmonar *(pulmonary hemosiderosis)*
PNEUMOL. Neumopatía que se caracteriza por la presencia de hemorragias alveolares difusas, en ausencia de afectación de otros órganos o de una causa inmunológica obvia. Suele afectar a niños. Puede evolucionar desde una enfermedad leve, que remite sin secuelas, hasta una fibrosis pulmonar progresiva.

hemosiderosis superficial del sistema nervioso central *(superficial hemosiderosis of the CNS)*
NEUROL. Depósito aumentado de hierro, en el sistema nervioso central, habitualmente en forma de hemosiderina.

hemospermia *(hemospermia)*
UROL. f. Presencia de sangre en el líquido seminal. Es de causa inespecífica, más frecuente en mayores de 45 años, de carácter benigno, aunque, a veces, puede ser consecuencia de un tumor de vesículas seminales. El tratamiento, con antiinflamatorios, antibióticos o descongestionantes prostáticos, es generalmente ineficaz.

hemostasia *(hemostasis)*
HEMATOL. f. Proceso encaminado a mantener la integridad del árbol vascular, evitando y cohibiendo las hemorragias. Se pueden distinguir la hemostasia profiláctica (en la que interviene la resistencia de la pared vascular a la hemorragia, las plaquetas, los factores plasmáticos y el endotelio vascular) y una hemostasis correctora, que comprende la hemostasia primaria (vasoconstricción localizada, adhesión y agregación plaquetar), el sistema de la coagulación y la fibrinólisis.

hemostasia quirúrgica *(surgical hemostasis, surgical hemostasia)*
CIRGEN. Actuación quirúrgica destinada a no dejar heridas o lechos quirúrgicos con sangrado activo. Se realiza con puntos de sutura, coagulación con bisturí eléctrico, compresión y agentes hemostáticos.

hemostático *(hemostatic)*
HEMATOL. adj. Se dice de un procedimiento o sustancia que interrumpe el flujo sanguíneo, como es el caso de la presión directa, los torniquetes o *clamps* quirúrgicos, el frío, las soluciones de fibrina, el colágeno microfibrilar, el ácido aminocaproico, etc.

hemoterapia *(hemotherapy)*
HEMATOL. f. Parte de la hematología que se ocupa de la obtención de la sangre y sus componentes, así como de su administración.

hemotimia *(hemotimia)*
PSIQUIAT. f. Locura homicida.

hemotórax *(hemothorax)*
CARDIOL. f. Colección hemática en la cavidad pleural.

hemotrofo *(hemotroph)*
ANAT. m. Periodo durante el cual el embrión y el feto se nutren de los elementos aportados por la sangre materna que circula por la placenta.

hemovítreo *(hemovitreous)*
OFTALMOL. m. Colección de sangre en el interior de la cavidad vítrea. Si bien en ocasiones se reabsorbe espontáneamente, en el curso de unos pocos meses puede volver a aparecer y mantenerse, por lo que es preciso extraer la sangre mediante una vitrectomía. La causa más frecuente es la retinopatía diabética proliferante.

henoma *(henoma)*
DERMATOL. m. Excrecencia dura de la piel. También se denomina callosidad, callo, clavo o cuerno.

hepaDNAvirus *(hepaDNAvirus)*
MICROBIOL. Ver **virus de la hepatitis**.

heparán sulfato *(heparan sulphate)*
HISTOL. Proteoglicano presente, en grandes cantidades, en el tejido conjuntivo de la aorta, el hígado y el pulmón.

heparina *(heparin)*
HEMATOL. f. Mucopolisacárido natural, que inhibe el proceso de la coagulación, potenciando el efecto de la antitrombina-III. Es producida por los basófilos y los mastocitos que se encuentran, en gran número, en los pulmones y el hígado. La sal sódica de la heparina se utiliza como anticoagulante. ‖ **h. sódica** *(h. sodium)* Anticoagulante indicado en la profilaxis y tratamiento de diversos procesos tromboembólicos. Podemos distinguir la heparina no fraccionada o convencional, cuyo efecto anticoagulante se monitoriza a través del tiempo de tromboplastina parcial activado (APTT) y se administra de forma intravenosa, y la heparina de bajo peso molecular, que tiene un mayor efecto antifactor X y un menor efecto antitrombínico, se administra de forma subcutánea y no necesita monitorización.

heparinización *(heparinization)*
HEMATOL. f. Tratamiento con heparina para prevenir la coagulación sanguínea.

heparinización regional *(regional heparinization)*
NEFROL. Consiste en la heparinización del circuito sanguíneo extracorpóreo (hemodiálisis) y se efectúa con la administración de una dosis inicial baja, de heparina de 500 unidades, seguida de la infusión continua de heparina en la línea arterial, que se neutraliza con su antagonista, el sulfato de protamina, en la línea venosa de retorno del paciente. Se infunden ambos preparados en una solución de suero salino, la primera en la proporción de 200 U/ml y la segunda a razón de 2 mg/ml. Se utiliza en pacientes con riesgo de sangrado y requiere controles periódicos de la coagulación durante la sesión de diálisis.

hepatectomía *(hepatectomy)*
CIRGEN. f. Extirpación de todo o de una parte del hígado para trasplante o para curar enferme-

dades, sobre todo tumorales (tumores propios del hígado —benignos o malignos— o metástasis en hígado de algunos tumores). ‖ **h. derecha** *(right lobar h.)* Intervención que consiste en la extirpación del lóbulo derecho anatómico del hígado, que es el vascularizado por la rama derecha de la arteria hepática y vena porta, y el drenado por la vena hepática derecha y el conducto biliar hepático derecho (la línea que delimita el lóbulo derecho anatómico del hígado, del lóbulo izquierdo, es la que se traza entre la vesícula y la vena cava inferior suprahepática). El lóbulo derecho hepático comprende los segmentos V, VI, VII y VIII, que suponen aproximadamente el 60% de la masa hepática. ‖ **h. izquierda** *(left lobar h.)* Intervención que consiste en la extirpación del lóbulo izquierdo anatómico del hígado, que es el vascularizado por la rama izquierda de la arteria hepática y vena porta, y drenado por la venas hepáticas media e izquierda y el conducto biliar hepático izquierdo. El lóbulo izquierdo hepático comprende los segmentos II, III y IV, que suponen aproximadamente el 35% de la masa hepática (los segmentos II y III están a la izquierda del ligamento falciforme del hígado y el segmento IV a la derecha). ‖ **h. total** *(total h.)* Extirpación de todo el hígado. Dado que es un órgano vital, las únicas intervenciones en que se realiza esta intervención son: la extracción del hígado en el donante cadáver y la extirpación del hígado enfermo en el receptor de un trasplante de hígado (ver **extracción de órganos, trasplante**).

hepático *(hepatic)*
ANAT. adj. Relativo al hígado.

hepaticoyeyunostomía *(hepaticojejunostomy)*
CIRGEN. Anastomosis que se realiza entre el conducto hepático común, o una de sus ramas principales, y un asa de yeyuno, normalmente con un montaje en Y de Roux. Esta intervención se realiza en un alto porcentaje tras la extirpación de la vía biliar por tumores, tras la extirpación de la cabeza de páncreas, o bien para derivar la vía biliar obstruida por un tumor, no extirpable, o por estenosis biliar yatrógena. Ver **derivación biliar, vía biliar.**

hepatitis *(hepatitis)*
DIGEST. f. Inflamación del hígado producida por infecciones o intoxicaciones. ‖ **h. aguda** *(acute h.)* Enfermedad inflamatoria del hígado, que se caracteriza por ictericia, aumento del tamaño del hígado, molestias imprecisas abdominales y anorexia, con afectación de las funciones del hígado, heces, a veces, despigmentadas y orinas oscuras. Está ocasionada por infecciones virales, principalmente, bacterias, alcohol, fármacos, transfusiones, toxinas, etc. Las más frecuentes son las producidas por virus. Hasta ahora, se han identificado seis virus con poder patógeno hepático diferente: A, B, C, D, E y G, denominados virus de las hepatitis. Hay otros: citomegalovirus, herpes simple, etc., que pueden afectar al tejido hepático causando lesiones hepáticas similares. ‖ **h. alcohólica** *(alcoholic h.)* Lesión tóxica del hígado, con alteraciones morfológicas que se asocian a manifestaciones clínicas, por excesivo consumo de etanol, más de 80 g/día en el hombre y la mitad de este porcentaje en la mujer. ‖ **h. amebiana** *(amebic h.)* Proceso inflamatorio difuso por invasión de trofozoitos de la Entamoeba histolytica en el parénquima hepático, que puede cursar con ictericia leve o sin ella. En el 25% de los casos con formación de abscesos. ‖ **h. anictérica** *(anicteric h.)* Inflamación leve del hígado, que cursa sin ictericia, por lo que a menudo queda sin diagnosticar, siendo relativamente frecuentes en hepatitis crónicas e incluso cirrosis. Se presenta en lactantes o niños pequeños, que padecen una hepatitis de etiología viral. ‖ **h. colangiolítica** *(cholangiolitic h.)* Inflamación de los conductos bilia-

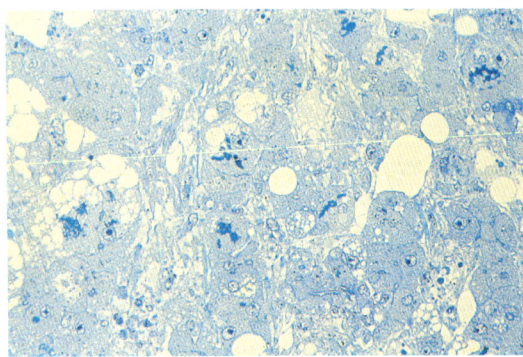

hepatitis alcohólica. El alcohol daña el esqueleto celular de los hepatocitos y de esta forma las proteínas se desorganizan y se colapsan en haces visibles que se llaman hialina de Mallory. En la imagen aparecen como gruesos haces de color azul en el citoplasma de los hepatocitos

res intrahepáticos y zonas cercanas, causada por virus, o gérmenes, de distinta naturaleza que llegan al hígado, o por toxinas. Suele cursar con ictericia obstructiva, fiebre, dolorimiento, prurito, orinas oscuras y, a veces, heces claras. || **h. crónica** *(chronic h.)* Inflamación crónica, persistente del hígado, de más de seis meses de evolución por distintas causas: virus (B, C y D), principalmente, fármacos, alcohol, procesos autoinmunes o metabólicos y otros desconocidos. Puede evolucionar favorablemente o conduce a una cirrosis. Puede ser hepatitis crónica persistente, que en la biopsia del hígado presenta una inflamación localizada alrededor del área portal, pero no se extiende al parénquima hepático. Hepatitis crónica activa, en donde la inflamación afecta no solo al área portal, sino también al parénquima, produciendo necrosis. Generalmente aparece tras hepatitis agudas. || **h. fulminante** *(fulminant h.)* Forma poco frecuente de hepatitis, que en ocasiones es mortal, en pocos días, por una rápida necrosis masiva del hígado, que es causada por virus, tóxicos o isquemia. Se le denomina atrofia aguda amarilla del hígado. Se manifiesta, desde el punto de vista clínico, por precoma hepático, insuficiencia grave hepatocelular, alteración de la coagulación, insuficiencia renal y coma. || **h. viral A** *(viral h. A, HAV)* La llamada también hepatitis epidémica e infecciosa está producida por el virus A de la hepatitis. Se caracteriza por una sintomatología insidiosa. Afecta principalmente a niños y adolescentes, por la exposición al virus, que viene de una persona infectada o a través de alimentos o agua contaminada por heces infectadas. No existe el estado de portador crónico. Su mortalidad es muy baja y no evoluciona a la cronicidad. Puede producir grandes brotes epidémicos. Su distribución es universal, con ciertas zonas de mayor prevalencia. No hay tratamiento médico específico, pero sí se pueden hacer profilaxis: *a)* medidas de vigilancia epidemiológicas; *b)* medidas de salud pública; *c)* inmunoprofilaxis pasiva (gammaglobulina); *d)* inmunoprofilaxis activa (vacunas). En el 98% la recuperación es total. || **h. viral B** *(viral h. B)* La causada por el virus B de la hepatitis. El hombre es el reservorio y única fuente de infección de este virus. También se le denominó hepatitis sérica o por inoculación, ya que se

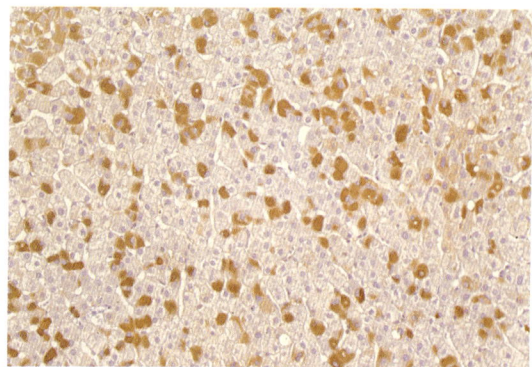

hepatitis viral B. Las técnicas inmunohistoquímicas permiten detectar la presencia de proteínas virales, en este caso el antígeno de superficie (HBsAg), en el citoplasma de los hepatocitos infectados, que en esta imagen aparecen teñidos de color marrón

transmitía solo por el contacto con la sangre y derivados (transfusiones, agujas, jeringuillas, tatuajes, picaduras de insectos, etc.). Se sabe que puede transmitirse por vía genital y oral (semen, secreciones vaginales, saliva, etc.), que, en la actualidad, tiene mucha importancia, por el contagio sexual, ya que es muy frecuente (30%). Puede transmitirse de madre a hijo, en portadoras del virus que quedan embarazadas, durante la gestación, el parto, etc. En los sujetos adultos la infección aguda por este virus puede evolucionar hacia lo crónico entre el 5-10%. Con cierta frecuencia el organismo no puede eliminar el virus y persiste durante años e incluso toda la vida. Algunas personas desconocen que están infectadas, dada la poca o nula sintomatología. De ahí que las personas portadoras sanas (un 10%) constituyan un peligro para otros. || **h. viral C** *(viral h. C)* El virus de la hepatitis C, descubierto en 1988, fue declarado como el agente causal de la mayoría de las hepatitis, secundarias a transfusiones sanguíneas, de las llamadas hepatitis no-A no-B. Este virus tiene una distribución universal y se calcula que hay unos 100 millones de portadores crónicos del mismo. Las vías de transmisión son varias: transfusional, hemodiálisis, receptores de trasplantes, adictos a drogas por vía parenteral, instrumentos no estériles, tatuajes, escorificaciones, etc. También se ha demostrado la transmisión por otras vías: promiscuidad sexual, transmisión pasiva de madre a hijo (antes de los seis meses de vida). Puede presentarse de forma aguda o crónica. La sintomatología puede ser nula al inicio (asintomáticos: 90%), por lo que puede pasar inadvertida. Puede desarrollar hepatitis crónicas (60-80%), cirrosis de hígado e incluso hepatocarcinomas. ‖ **h. viral delta** o **D** *(delta agent h.)* Proceso inflamatorio hepático, producido por el virus D, descubierto en 1977. Su característica principal es que para infectar una célula necesita la presencia del virus de la hepatitis B, para multiplicarse. Las vías de transmisión son iguales a las del virus B. En la mayoría de los casos, la infección se asienta en pacientes con hepatitis B crónica, agravando su clínica, y puede, incluso, acelerar su progresión a cirrosis hepática. Esta infección puede manifestarse simultáneamente con la del virus B o como una superinfección. ‖ **h. viral E** *(viral h. E)* Proceso de reciente incorporación a la patología hepática, aunque el virus que la produce se conocía hace años. Se caracteriza por su carácter endémico. Se produce con mayor frecuencia entre adultos-jóvenes (20-40 años). Se transmite por vía feco-oral, por ingestión de agua contaminada con residuos fecales. Es más común en países poco desarrollados. En las embarazadas que padecen este proceso su mortalidad es mayor (20%). La sintomatología es similar a la de la hepatitis por virus A.

hepatocarcinoma *(hepatocarcinoma)*
DIGEST. m. Tumor maligno del hígado, primario, derivado de las células del parénquima hepático, los hepatocitos. Es más frecuente en África y en el sudoeste de Asia. Generalmente lo padecen personas adultas, con antecedentes de alcoholismo, cirrosis, virus, etc. Se caracteriza por presentar un hígado grande, dolor en la parte superior derecha del abdomen, pérdida de peso, falta de apetito, ascitis, etc.

hepatocirrosis *(hepatocirrhosis)*
DIGEST. f. Cirrosis del hígado.

hepatocito *(hepatic cell)*
HISTOL. m. Célula del parénquima hepático, de forma poliédrica, que realiza la mayoría de las funciones del hígado. Cerca de un 25% de las mismas son binucleadas, y el 70%, mononucleadas. Los hepatocitos son tetraploides y a veces octaploides, con el núcleo redondeado y uno o más nucléolos. Su citoplasma incluye alrededor de 800 mitocondrias, de forma elíptica, con crestas transversales y longitudinales. Poseen, además, gránulos mitocondriales. Estas células desarrollan un abundante retículo endoplasmático rugoso y aparato de Golgi, y poseen numerosos depósitos de glucógeno. También presentan abundantes lisosomas y peroxisomas, así como gotas lipídicas y ribosomas libres. Las superficies que bordean los sinusoides hepáticos están formadas por hepatocitos, que contienen numerosos microvilli cortos.

hepatoesplenomegalia *(hepatosplenomegaly)*
CIRGEN. f. Signo clínico de aumento del tamaño del hígado y del bazo en la exploración abdominal, que se presta a un diagnóstico diferencial muy amplio. En condiciones normales, el bazo no suele ser palpable; sin embargo, el hígado sí lo es, muchas veces sin ser patológico, aunque solo unos pocos centímetros, sobre todo el lóbulo izquierdo. Ver **exploración física.**

hepatolitiasis *(hepatolithiasis)*
DIGEST. f. Presencia o formación de cálculos en los conductos biliares del hígado.

hepatomegalia *(hepatomegalia)*
CARDIOL. f. Signo físico que se caracteriza por el aumento anormal del tamaño hepático. Sus causas más frecuentes son la insuficiencia cardiaca, diversas enfermedades hepáticas (cirrosis, hepatitis, etc.), neoplasias, etc.

heraldo mancha *(herald patch)*
DERMATOL. Lesión inicial de la pitiriasis rosada en forma de placa eritematosa.

hercio *(hertz)*
OTORRIN. m. Unidad de medida de frecuencia de un sonido. Corresponde a un ciclo por segundo (cps).

heredabilidad *(heritability)*
GENÉT. f. Proporción de la variación fenotípica, que es debida a la variación genética total. Ofrece indicaciones del grado en que un carácter fenotípico está determinado genéticamente.

herencia *(inheritance)*
GENÉT. f. Adquisición de caracteres parentales por transmisión genética. Es la suma de las cualidades transmitidas de padres a hijos, que pueden

ser tanto normales como patológicas. || **h. mitocondrial** (*mitochondrial i.*) Patrón de herencia típico de los rasgos codificados, por genes localizados en el DNA mitocondrial; se caracteriza por una transmisión exclusivamente materna (matrilineal). || **h. multifactorial** (*multifactorial i.*) Patrón de herencia de los rasgos fenotípicos que están determinados, a la vez, por factores genéticos (a menudo por varios genes) y por factores ambientales.

herida (*wound*)
CIRGEN. f. Lesión traumática que se produce en cualquier área exterior del cuerpo (piel, ojos) o en superficies mucosas accesibles desde el exterior (boca, fosas nasales, conducto auditivo, canal anal, faringe, meato uretral, vagina, de forma terapéutica o accidental. || **h. abdominal penetrante** (*penetrating abdominal w.*) Herida que atraviesa todas las capas de la pared abdominal y que penetra más allá del peritoneo. Concepto que se aplica a las heridas abdominales por arma blanca, para distinguir las que presentan un riesgo de haber producido una lesión intrabdominal (penetrantes), de las que nunca pueden producirlas (no penetrantes). || **h. abierta** (*open w.*) Herida quirúrgica que se deja, intencionadamente, sin suturar. || **h. contusa** (*blunt w.*) Pérdida de la continuidad de la piel, que se produce por traumatismo con un objeto romo (no cortante), y, por tanto, tiene un componente de herida y otro de contusión (v.) || **h. de incisión** (*incisional w.*) La provocada en condiciones de asepsia por el médico, con intención diagnóstica o terapéutica. || **h. lacerada** (*laceration w.*) Aquella en la que produce un corte tangencial a la superficie cutánea, de modo que hay un único fragmento de tejido sujeto al cuerpo por uno de sus lados. Ver **laceración.** || **h. penetrante** (*penetrating w.*) Herida traumática profunda, que afecta más allá de las partes blandas (piel y grasa subcutánea). De forma específica, se refiere a aquellas heridas que penetran en una cavidad orgánica (sobre todo, la cavidad torácica o abdominal). Ver **hemoperitoneo, hemotórax.** || **h. perforante** (*perforating w.*) La que penetra dentro de una cavidad orgánica y lesiona una víscera hueca. Se refiere, sobre todo, a las heridas abdominales, cervicales o torácicas por arma blanca, que lesionan algún tramo del tubo digestivo (esófago, estómago, duodeno, intestino delgado y grueso) o vía aérea (ver **neumoperitoneo, neumotórax**).

herida del cuero cabelludo (*scalp injurie*)
NEUROCIR. Lesión contusa o incisa, resultado de un traumatismo en la piel que recubre el hueso craneal.

herida en acordeón (*accordion wound*)
MEDLEGAL. Herida inferida por un arma punzante, cuyo trayecto, en el interior del cuerpo de la víctima, es más profundo que la longitud del arma, debido a la depresión de los tejidos superficiales. Se observa, especialmente, en la región abdominal. || **h. de defensa** o **de lucha** (*defense w.*) La producida en las manos de la víctima, para intentar protegerse, cubriéndose otras zonas vitales, al sufrir un ataque con arma blanca.|| **h. por arma blanca** (*cold weapon w.*) La causada por un instrumento afilado (herida por instrumento cortante, *incised wound*) o terminado en punta (herida por instumento punzante, *stab wound*). También puede denominarse así a la herida producida por un instrumento corto-punzante. Si el instrumento que produce la herida es cortante, pero actúa con gran violencia, como en el caso del hacha o el sable, la herida se dice producida por un instrumento cortante y contundente. Si el arma es corto-punzante y se clava en la víctima con gran fuerza, llegando a contundirse la piel por la empuñadura del arma, el instrumento se llama punzo-cortante-contundente. || **h. por arma de fuego** (*gunshot w., w. by firearm*) La producida por los proyectiles disparados por este tipo de arma.

hermafrodita (*hermaphrodita*)
ANAT. m. Individuo que participa de Hermes y Afrodita, es decir, que tiene caracteres sexuales de ambos sexos. En la especie humana no hay un verdadero hermafroditismo.

hermafroditismo (*hermafroditism*)
ENDOCRINOL. m. Condición clínica que se caracteriza por la coexistencia de tejido gonadal masculino y femenino. Es frecuente la ambigüedad de los genitales externos. Puede cursar con un ovario en un lado y un testículo en el otro o con ovotestes, que contienen elementos testiculares y ováricos.

hermandad (*sibship*)
GENÉT. f. Relación entre todos los hermanos y hermanas en una familia.

hernia *(hernia)*

CIRGEN. f. Salida espontánea del contenido de una cavidad o espacio orgánico al exterior. Aunque también existen las hernias musculares y las discales, las más frecuentes son las hernias de la pared abdominal. En estas últimas, algún contenido del abdomen sale al exterior, a través de alguna área anatómica debilitada, que constituye el anillo herniario, punto de paso, muchas veces estrecho, en el que se puede producir la estrangulación de una víscera, sobre todo del intestino. Las hernias abdominales más frecuentes son las hernias inguinales y las eventraciones. Ver **anillo herniario, estrangulación, herniorrafia, incarceración, saco herniario.** ‖ **h. de Bochdaleck** *(Bochdaleck's h.)* Malformación consistente en una hernia diafragmática congénita por agenesia total o parcial de un hemidiafragma, que permite el paso de las vísceras abdominales al tórax. El niño nace con hipoplasia pulmonar del lado afecto, que es lo que condiciona el pronóstico, y debe ser intervenido en las primeras horas de vida. Actualmente se suele diagnosticar en estado intraútero. Es más frecuente en el lado izquierdo, y cuando el defecto diafragmático no es muy grande, suele localizarse en la parte posterolateral del diafragma. Ver **hernia diafragmática.** ‖ **h. crural** *(crural h., femoral h.)* Hernia femoral. La que se produce a través del orificio crural, delimitado en su parte superior por el tercio medial del ligamento inguinal, en la inferior por el músculo pectíneo y el ligamento de Cooper, en su parte interior por el pubis y en su parte externa por los vasos femorales. Se manifiesta de forma más habitual en las mujeres y es muy común que se presente en condiciones de urgencia por una complicación: incarceración o estrangulación (v.), sobre todo del íleon, con obstrucción intestinal. ‖ **h. diafragmática** *(diaphragmatic h.)* Defecto congénito o adquirido del diafragma a través del cual pasan vísceras del abdomen al hemitórax derecho (hígado, riñón derecho) o izquierdo (bazo, estómago, colon, páncreas, intestino delgado, riñón izquierdo). Los defectos adquiridos casi siempre son por traumatismos toracoabdominales cerrados, y se suelen presentar de forma aguda, con disnea por compresión pulmonar. El diagnóstico se hace mediante radiografía de tórax o TAC torácico, que evidencian la

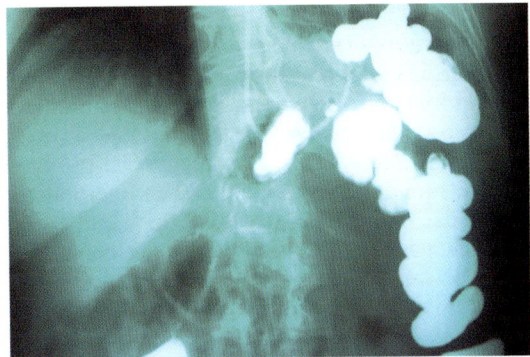

hernia diafragmática. Radiografía del tórax y del abdomen superior en la que se observa que la sonda nasogástrica llega al cardias y reasciende hacia el hemitórax izquierdo (reflejando una hernia hiatal paraesofágica: parte del estómago está en el tórax, pero el cardias es intrabdominal) y que el contraste de bario introducido en el colon (enema opaco) demuestra el paso del ángulo esplénico del colon al hemitórax izquierdo a través del hiato esofágico

presencia del intestino y otras vísceras abdominales en el tórax. Ver **hernia de Bochdaleck, hernia de Morgagni.** ‖ **h. epigástrica** *(epigastric h.)* Hernia de la línea alba; espontánea, no incisional y que se produce en la línea alba, entre el xifoides y el ombligo. Se facilita por un estado de obesidad y, con frecuencia, hay múltiples anillos herniarios, generalmente de pequeño tamaño. Es raro que se complique con una incarceración u obstrucción intestinal, y su contenido suele ser epiplón o grasa preperitoneal. Ver **epigastrio.** ‖ **h. estrangulada** *(strangulated h.)* Hernia de la pared abdominal que contiene alguna víscera oprimida dentro del saco peritoneal, de modo que dificulta su vascularización. Lo más frecuente, por su localización, es la hernia crural, y, por su contenido, el intestino delgado, aunque también se puede estrangular el epiplón y el colon. Cuando se manifiesta se trata de una urgencia quirúrgica, porque si se retrasa la intervención puede requerir resección intestinal, por infarto de intestino. Ver **estrangulación.** ‖ **h. de hiato** *(hiatal h.)* Ver **hernia de hiato esofágico.** ‖ **h. de hiato esofágico** *(hiatal h.)* Defecto, habitualmente adquirido, consistente en un aumento del tamaño del hiato esofágico, a través del cual se hernian al mediastino vísceras abdominales. Hay dos tipos fundamentales: la hernia paraesofágica, en la que el cardias

hernia

es intrabdominal y sube parte del estómago al tórax (aisladamente o con otras vísceras) y la hernia hiatal por deslizamiento. Esta última es mucho más común, se produce por un ascenso del cardias al mediastino, lo que arrastra al estómago, y, con frecuencia, produce reflujo gastroesofágico. Deben intervenirse todas las hernias paraesofágicas y las hernias hiatales por deslizamiento, que se complican con reflujo gastroesofágico de grado IV (úlcera esofágica, esófago de Barrett o estenosis esofágica) o con esofagitis más leve, pero acompañada de síntomas de reflujo y sin mejoría con un tratamiento médico del reflujo. Ver **hernia paraesofágica.** || **h. incarcerada** (*incarcerated h.*) Hernia irreductible e incohercible. Se localiza en la pared abdominal, cuyo contenido no se puede devolver al abdomen, a pesar de los múltiples intentos que pueda realizar manipulando el cirujano. Por el riesgo de que se asocie o progrese a una estrangulación, debe intervenirse con carácter de urgencia. Ver **hernia crural, hernia inguinal, hernia umbilical.** || **h. incisional** (*incisional h.*) La que se produce tras una incisión quirúrgica. Se produce, en general, en el abdomen o en la región lumbar (eventraciones) por la presión que tiene la cavidad abdominal, pero también puede producirse en las extremidades, por defecto de las fascias musculares, a través de las que se hernia el vientre muscular (hernia muscular). Ver **eventración.** || **h. inguinal** (*inguinal h.*) Hernia que protruye al exterior desde el abdomen, a través del conducto inguinal. Ver **conducto inguinal.** || **h. inguinal directa** (*direct inguinal h.*) Hernia inguinal que se produce por un defecto de la pared posterior del conducto inguinal, siempre medialmente a la salida de la arteria epigástrica, desde la arteria femoral común. Más propia de los ancianos, por la debilidad de la musculatura abdominal. || **h. inguinal indirecta** (*indirect inguinal h.*) Tipo de hernia inguinal que resulta más común. Es la más característica de los jóvenes y la que se produce en los niños, por persistencia (no obliteración) congénita del conducto peritoneovaginal. Se caracteriza por la salida del contenido abdominal a través del orificio inguinal profundo, en el interior del cordón inguinal (acompañando al conducto deferente y vasos espermáticos, en el varón, o al ligamento redondo, en la mujer) y, por tanto, lateralmente al nacimiento de la arteria epigástrica inferior. || **h. inguinoescrotal** (*inguinoescrotal h.*) Hernia inguinal, de gran tamaño, directa o indirecta, que, a causa de su voluminosidad, el contenido herniario alcanza el escroto. Generalmente son hernias de bastantes años de evolución que se producen en ancianos. || **h. lumbar** (*lumbar h.*) Hernia de la cavidad abdominal que se exterioriza en la espalda, a través de la región lumbar. Son muy infrecuentes, y la causa más común es la eventración, tras una lumbotomía para la cirugía del riñón, suprarrenal o de uréter. Menos frecuentes son las hernias lumbares espontáneas, que se pueden producir a través del músculo cuadrado de los lomos, o en el triángulo de Petit (entre la cresta ilíaca y los vientres musculares del dorsal ancho y el oblicuo mayor). || **h. de Morgagni** (*Morgagni's h.*) Hernia congénita por un defecto de la fusión de las partes central y lateral del diafragma, de modo que queda un defecto diafragmático pequeño retroesternal, a través del cual puede herniarse alguna víscera abdominal (colon, intestino delgado, etc.). Pocas veces se acompaña de hipoplasia pulmonar, pero se puede complicar con una obstrucción intestinal. El diagnóstico se confirma con una radiografía de tórax, TAC torácico o a través de estudios con contraste que demuestran la presencia de vísceras abdominales en el tórax, en posición retroesternal y precardiaca. Ver **hernia diafragmática.** || **h. obturatriz** (*obturator h.*) Hernia que se produce a través del agujero obturador. Casi siempre se manifiesta como obstrucción intestinal, sin causa aparente, y se diagnostica en la laparotomía por incarceración del íleon. Es bastante rara y se suele producir en mujeres ancianas y delgadas. Ver **obstrucción intestinal mecánica.** || **h. paraesofágica** (*paraoesophageal hiatus h.*) Tipo de hernia de hiato poco frecuente en la que no se produce un deslizamiento del estómago al mediastino, por ascenso del cardias, sino que, permaneciendo el cardias en el abdomen, a través de un hiato amplio, pasan al tórax vísceras del abdomen. Lo más común es que se hernie el estómago y, en este caso, a veces puede volvularse sobre el eje entre el cardias y el píloro fijos, produciéndose estrangulación y necrosis; también puede acompañarse el estómago del colon u otras vísceras, como bazo, páncreas o hígado. Por el riesgo de complicación grave, deben operarse todas las hernias paraesofágicas. Su tratamiento consiste en la reducción del contenido herniario al abdomen, extirpación del saco herniario, cierre de los pilares del diafragma y gastropexia. Ver **gastropexia, hernia de hiato, hernia de hiato esofágico.** ‖ **h. paraestomal** *(stomal h.)* Hernia de la pared abdominal anterior, que se produce alrededor de una ostomía (ileostomía, vejiga ileal o colostomía). Es muy frecuente sobre todo tras una colostomía, aunque pocas veces se complican y precisan una intervención: esta situación se da cuando contiene intestino delgado y el anillo herniario es pequeño. Ver **colostomía, estoma, ileostomía, vejiga ileal.** ‖ **h. perineal** *(perineal h.)* Cualquier herniación en el periné (rectocele, cistocele). De forma específica, se refiere a una rara complicación que se produce tras la amputación abdominoperineal de recto, por la que se hernia el intestino delgado, a través de la musculatura del suelo pélvico, seccionada en la intervención. Ver **intervención de Miles.** ‖ **h. por deslizamiento** *(sliding h.)* Hernia del abdomen en la que una víscera abdominal forma parte de la pared del saco, porque se desliza junto con el resto del saco herniario. El ejemplo más frecuente es la hernia inguinal izquierda, con deslizamiento del sigma. La peculiaridad quirúrgica, de este tipo de hernia, es que se reparan sin extirpar el saco herniario, simplemente devolviéndolo a la cavidad abdominal y reparando después el defecto herniario con la técnica habitual. Ver **hernia de hiato esofágico, reflujo gastroesofágico.** ‖ **h. de Spiegel** *(Spigelian's h.)* Hernia abdominal muy rara, que se produce a través del área semilunar de Spiegel (área de forma semilunar, más debil, localizada por fuera de la vaina del músculo recto anterior del abdomen y por dentro de las inserciones de los músculos oblicuo menor y transverso en la vaina del recto). Se suele diagnosticar por la presencia de dolor en esta zona, por debajo del ombligo, a veces con obstrucción intestinal por incarceración. Frecuentemente, no se logra detectar la hernia en la exploración física, y el diagnóstico de sospecha se confirma con una ecografía o TAC. ‖ **h. umbilical** *(umbilical h.)* Defecto espontáneo de la pared abdominal, congénito o adquirido, por el que se produce una hernia junto al ombligo. Generalmente son de pequeño tamaño y, salvo que crezcan o produzcan síntomas o complicación (estrangulación, incarceración), no suelen requerir intervención. En los niños pequeños no se deben intervenir, salvo que sean muy grandes y se compliquen, porque son congénitas, frecuentes y con el desarrollo suelen corregirse espontáneamente.

hernia discal *(herniated disk)*
ORTOP. Salida del núcleo pulposo de un disco intervertebral, a través de una fisura o ruptura del anillo fibroso, cuando se comprime una raíz nerviosa del nervio ciático ocasiona una lumbociática o ciática. ‖ **h. muscular** *(muscular h.)* La formada por la salida de una porción de un vientre muscular no desgarrado, a través del agujero accidental de la aponeurosis o fascia que envuelve el músculo. También se llama miocele.

hernia del iris *(hernia of the iris)*
OFTALMOL. Protusión del iris al exterior del ojo, como consecuencia de una perforación ocular traumática o quirúrgica.

herniación *(herniation)*
ORTOP. f. Formación de una hernia. ‖ Protrusión anormal de un órgano u otra estructura corporal (músculo cartílago, etc.) a través de una abertura del continente habitual de la misma.

herniación cerebral *(cerebral herniation)*
NEUROCIR. Desplazamiento de las estructuras cerebrales a través de los orificios intracraneales, por la existencia de masas que originan un foco de presión. ‖ **h. de amígdalas de cerebelo** *(cerebellar amygdala h.)* Desplazamiento de las amígdalas de cerebelo, a través del foramen magnum, por un aumento de la presión en la fosa posterior (p. ej., masa cerebelosa), causando una compresión de la unión bulbomedular con unas consecuencias fatales. ‖ **h. central** *(central h.)* Desplazamiento del cerebro a traves del agujero del tentorio. El vector presión estará en la línea media y la estructura más afectada será el diencéfalo. ‖ **h. cerebral central** *(central cerebral h.)* Ver **herniación central.** ‖ **h. subfacial** *(subfacial h.)* Las masas frontoparietales en la convexidad desplazan el cerebro hacia la línea media, penetrando este por debajo de la hoz cerebral y desplazando, así, las estructuras de

herniación

la línea media. ‖ **h. tentorial** *(tentorial h.)* Ver **herniación central.**

herniación uncal *(uncal herniation)*
NEUROL. Protrusión en la fosa posterior del uncus del lóbulo temporal, que provoca, en la mayor parte de los casos, la compresión del tronco cerebral. Es debida al aumento de la presión intracraneal por un proceso expansivo supratentorial.

herniorrafia *(herniorrhaphy)*
CIRGEN. f. Reparación quirúrgica de una hernia. Ver **anillo herniario, hernia, prótesis.** ‖ **h. inguinal** *(inguinal h.)* Reparación quirúrgica de una hernia inguinal. Existen múltiples técnicas, algunas en desarrollo y expansión: desde las técnicas de reparación simple, más clásicas, al ligamento inguinal (Bassini) o al ligamento de Cooper (McVay) y las técnicas de reparación con mallas (Liechtenstein), o la reparación abierta por vía preperitoneal (Stoppa) o por vía laparoscópica (transperitoneal o preperitoneal), pasando por reparaciones simples abiertas, más modernas, como la técnica de Shouldice. Ver **prótesis.**

herpes *(herpes)*
DERMATOL. m. Se aplica, genéricamente, al proceso cutáneo que cursa con pequeñas vesículas, agrupadas sobre una base eritematosa. ‖ **h. recidivante** *(relapsing h.)* Viriasis con carácter recidivante. ‖ **h. zóster** o **zona** *(zoster h.)*

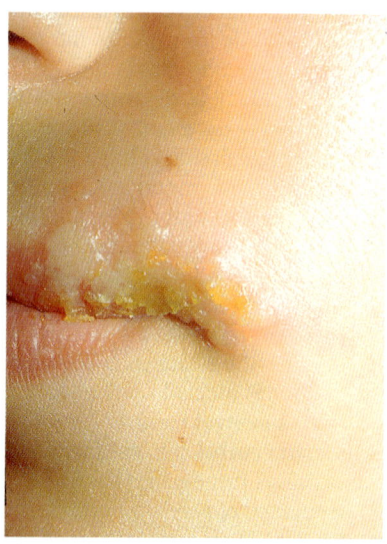

herpes

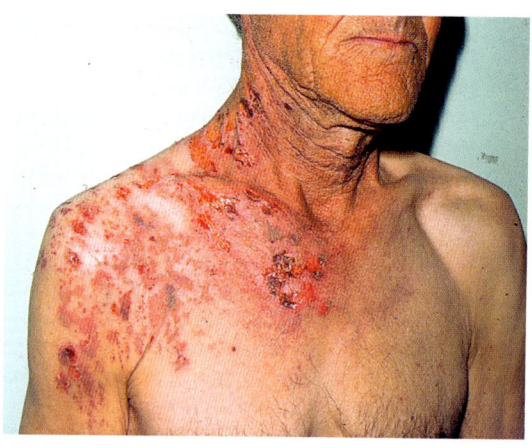

herpes zóster

Viriasis de localización metamérica. *Zoster* significa, en griego, cinturón y se aplica a un tipo de herpes que, por afectar a nervios metaméricos (p. ej., los intercostales y los lumbares), presentan una banda en cinturón de vesículas.

herpes genital *(genital herpes)*
GINECOL. Infección del aparato genital femenino o masculino que se produce por el virus del herpes simple I o II. ‖ **h. gestacional** *(gestational h.)* Dermatosis, poco frecuente, que aparece durante el embarazo, fundamentalmente en la segunda mitad, y que se caracteriza por lesiones vesiculares y dolorosas. Son habituales las recidivas en embarazos sucesivos. ‖ **h. menstrual** *(menstrual h.)* Herpes que, con gran frecuencia, recidiva los días del periodo menstrual.

herpes oftálmico *(ophthalmic herpes)*
NEUROL. Erupción cutánea vesicular dolorosa, en el territorio de la rama oftálmica del nervio trigémino, motivada por la infección del virus varicela zóster.

herpesvirus *(herpesvirus)*
MICROBIOL. Virus de la familia *Herpesviridae,* con genoma constituido por un fragmento grande y lineal de DNA bicatenario de 100-230 Kb. Es un virus de la clase I, según la clasificación de Baltimore. Los viriones están constituidos por una cápside icosaédrica, rodeada de una envoltura lipoproteica, que contiene glucoproteínas, con un tamaño aproximado de 150 nm. El espacio que existe entre la cáp-

side y la envoltura se denomina matriz y contiene proteínas y enzimas de origen viral. Como todos los virus con envoltura, los herpesvirus son sensibles a los ácidos, disolventes y detergentes, y a la desecación. Frecuentemente, el genoma posee algunas secuencias del DNA repetidas e invertidas, que flaquean algunas de sus regiones. Esto posibilita que se puedan invertir, de forma independiente, dichas regiones, dando lugar a distintas configuraciones o isómeros genómicos diferentes. Los herpesvirus son ubicuos, se transmiten principalmente por el contacto íntimo y muchas personas sufren la infección a una edad temprana. Pueden causar infecciones líticas, persistentes, latentes o con transformación celular. Infectan células mucoepiteliales (herpesvirus neurotrópicos) o del sistema inmune (herpesvirus linfotrópicos). Entran en la célula por la fusión de la envoltura vírica con la membrana plasmática celular o por endocitosis. El genoma viral se replica y las partículas virales se ensamblan en el núcleo celular. La envoltura vírica proviene de la membrana nuclear de la célula. El virus se libera por exocitosis o por lisis celular. Además, son comunes a todos los herpesvirus las siguientes características: la capacidad de diseminación de célula a célula, de establecer infecciones latentes, de reactivarse en condiciones de inmunodepresión y de causar una inmunodepresión temporal en el hospedador. Existen seis tipos de herpesvirus humanos: 1) el *herpes simple (HSV)* causa infecciones líticas en la mayoría de las células, infecciones persistentes en linfocitos y monocitos e infecciones latentes en neuronas. Existen dos tipos de HSV que, aunque comparten muchos antígenos comunes, se diferencian en las glucoproteínas de la envoltura y en la gran cantidad de rasgos biológicos. 2) El *HSV-I* se asocia habitualmente a infecciones que afectan a regiones corporales situadas por encima de la cintura. 3) El *HSV-II*, a las que se encuentran por debajo (zona genital y perianal). El HSV suele causar infecciones localizadas y recurrentes. Penetra en el organismo a través de la mucosa, donde puede replicarse de forma activa y provocar lesiones vesiculares. El fluido vesicular contiene un gran número de viriones activos. A partir de estas lesiones, que pueden curar sin dejar cicatriz, el virus se disemina hacia las células adyacentes y hacia las neuronas que las inervan. En las neuronas, la partícula viral es transportada al núcleo y se inicia una infección latente. Distintos estímulos (estrés, fiebre, inmunodepresión, ciclo menstrual, frío, radiaciones solares...) pueden activar el virus latente en la neurona, de forma que este regresa por el nervio a la zona cutánea correspondiente, causando de nuevo lesiones vesiculares. Causan estomatitis, queratitis, eczemas y panadizos, lesiones genitales y meningitis. El aciclovir, que inhibe el DNA polimerasa viral, es el medicamento más eficaz frente al HSV. 4) El *herpesvirus de la varicela-zóster (VZV)* causa la varicela, y su recidiva, el herpes zóster. Posee muchos rasgos comunes con el HSV, pero, a diferencia de este, la vía de contagio más habitual del VZV es la respiratoria. La varicela comienza como una infección primaria, en la mucosa respiratoria, y, mediante el torrente circulatorio y linfático, llega a las células del sistema retículoendotelial. La infección continúa con la típica erupción dérmica vesicular generalizada, que se desarrolla en brotes sucesivos. Los niños con varicela no requieren ningún tipo de tratamiento. Sin embargo, esta infección primaria, en el adulto suele ser más acentuada que la del niño, pudiéndose agravar con cuadros de neumonía intersticial. Tras la infección primaria, el VZV entra en una fase de latencia en neuronas. En personas de edad o en pacientes inmunodeprimidos, el VZV puede reactivarse y emigrar, a lo largo de los nervios, hasta la piel, donde causa una erupción vesicular dolorosa conocida como herpes zóster. Se observa, por tanto, en personas que ya han padecido la varicela. 5) El *virus de Epstein-Barr (EBV)* es la causa principal de la mononucleosis infecciosa, y parece ser que interviene como cofactor en la patogenia del linfoma de Burkitt africano y en otros carcinomas. El receptor celular para el EBV se corresponde con el receptor para el componente C3d del sistema del complemento. Por ello, este virus infecta principalmente a linfocitos B, aunque también puede afectar a células epiteliales de la faringe. El virus activo es excretado por las células epiteliales de la faringe, hacia la sangre y la saliva. La infección se transmite a través de la saliva. El EBV actúa como agente mitogénico de linfocitos B, capaz de inmortalizar dichas células. Los linfocitos T supresores se activan y proliferan en respuesta a los linfocitos B, infectados por el EBV. Estos linfocitos T atípicos (denominados células de Downey) se ven en gran número en la sangre de las personas con mononucleosis infecciosa y su presencia suele ser la base del diagnóstico de la enfermedad. Además, la intensa respuesta de linfocitos T causa el característico aumento de tamaño de los ganglios linfáticos, bazo e hígado, que se observa durante la infección. 6) El *citomegalovirus (CMV)* es un patógeno humano, bastante frecuente, que resulta especialmente importante en pacientes inmunodeprimidos. Infecta células epiteliales y puede permanecer latente en monocitos y leucocitos. Se puede transmitir por el contacto íntimo, trasplantes y transfusiones.

herpético *(herpetic)*
DERMATOL. adj. Perteneciente o relativo al herpes.

herpetiforme *(herpetiform)*
DERMATOL. adj. Que tiene forma o parecido al herpes.

herpetoide *(herpetoide)*
DERMATOL. adj. Que tiene forma de herpes.

hertz *(hertz)*
FISIOL. m. Unidad de frecuencia, igual a un ciclo por segundo; su símbolo es Hz.

heteroanticuerpo *(heteroantibody)*
INMUNOL. m. Autoanticuerpo con capacidad de reacción cruzada con un antígeno de otra especie diferente.

heteroantígeno *(heteroantigen)*
INMUNOL. m. Antígeno que induce una respuesta inmunitaria en otras especies distintas a la de su procedencia.

heterocarión *(heterokaryon)*
GENÉT. m. Célula somática que contiene dos o más núcleos de procedencia genética distinta.

heterocigótico *(heterozygous)*
GENÉT. Ver **heterocigoto**.

heterocigoto *(heterozygote)*
GENÉT. m. Célula o individuo diploide, con alelos diferentes en uno o más loci de cromosomas homólogos. Tambien se denomina heterocigótico. || **h. compuesto** *(compound h.)* Individuo que es heterocigoto para dos alelos mutantes distintos del mismo locus. || **h. doble** *(double h.)* Individuo que es heterocigoto para dos loci distintos. || **h. manifiesto** *(manifesting h.)* La mujer heterocigota, para un rasgo recesivo ligado al cromosoma X, que manifiesta la enfermedad con la misma gravedad que los varones hemicigotos. || **h. obligado** *(obligate h.)* Individuo que no manifiesta un rasgo fenotípico, pero que, necesariamente, es portador por haberlo transmitido a su descendencia.

heterocromatina *(heterochromatin)*
GENÉT. f. Cromatina transcripcionalmente inactiva, que muestra una alta condensación durante la interfase y se replica al final de la fase S del ciclo celular *(heterocromatina constitutiva)*. La *heterocromatina facultativa* está constituida por eucromatina (v.), que adquiere las características de la heterocromatina en determinados estadios del desarrollo.

heterocromía *(heterochromia)*
DERMATOL. f. Lesión que tiene dos o más colores.

heterocromía de iris *(iris heterochromia)*
OFTALMOL. Diferencia entre el color de ambos ojos o entre las distintas partes de un mismo iris.

heterocromosoma *(heterochromosome)*
GINECOL. f. Cromosoma sexual (XX en la mujer, XY en el varón).

heterodímero *(heterodimer)*
INMUNOL. m. Molécula formada por dos componentes diferentes, pero estrechamente relacionados, como una proteína compuesta por la unión de dos cadenas separadas.

heteroerotismo *(heteroerotism)*
PSICOL. m. Tendencia a buscar la satisfacción sexual en otros objetos distintos al propio cuerpo o la propia imagen. Se opone a autoerotismo y supone una cierta evolución del desarrollo psicosexual hacia la maduración.

heterogeneidad *(heterogeneity)*
GENÉT. f. Mezcla de partes diferentes en un todo. || **h. genética** *(genetic h.)* Término amplio que es utilizado para indicar que un mismo cuadro clínico puede tener causas genéticas diferentes. || **h. genética alélica** *(allelic genetic h.)* Situación en la que distintas mutaciones en un mismo gen producen variaciones en las manifestaciones clínicas, o incluso dan lugar a cuadros clínicos diferentes. || **h. genética de locus** *(locus genetic h.)* Situación en la

heteroinjerto *(heterograft)*
CIRPLÁS. m. Injerto procedente de un individuo de distinta especie. También se denomina xenoinjerto.

heterolalia *(heterolalia)*
PSICOL. f. Empleo de palabras que no se corresponden con las que se propone usar el que habla. Según la teoría psicoanalítica, se trataría de un accidente involuntario, en el que permanece inconsciente la verdadera intención. Es equivalente al *lapsus linguae*.

heteromorfismo *(heteromorphism)*
GENÉT. m. Par de cromosomas homólogos que muestran alguna diferencia en forma o tamaño.

heteronomía *(heteronomy)*
PSICOL. f. Condición del individuo que depende de otros (padres, profesores, asistentes) para desarrollar todas o parte de sus funciones. Característica de la conciencia moral del niño, durante el estadio preoperacional, en la que la norma o la ley es la que imponen los padres, independientemente de los criterios en que se basen.

heteroploide *(heteroploid)*
GENÉT. m. En una especie con predominio de la diplofase, como la humana, número de cromosomas distinto al diploide, tanto euploide (v.) como aneuploide (v.).

heterosexualidad *(heterosexuality)*
PSICOL. f. Sexualidad orientada hacia el otro sexo. Es lo contrario a la homosexualidad.

heterosugestión *(heterosuggestion)*
PSICOL. f. Sugestión inducida en el individuo por acción de otro. Un ejemplo típico es el de la sugestión hipnótica.

hetcrotopia *(heterotopy)*
ANAT. f. Lo que aparece en un lugar que no le corresponde.

heterotopia glial nasal *(nasal glial heterotopy)*
NEUROCIR. Ver **glioma ectópico**. || **h. neuronal** *(neuronal h.)* Ver **hamartoma neuronal**.

heterotópico *(heterotopic)*
CARDIOL. adj. Se dice de lo situado en un lugar atípico; p. ej., en los trasplantes de órganos, en los que el injerto no se coloca en el lugar donde se hallaba el órgano nativo.

heterotrasplante *(xenograft)*
CARDIOL. m. Sustitución quirúrgica de los órganos o tejidos dañados por injertos que provienen de individuos de distinta especie.

hexabris ® *(hexabris)*
RADIO. Nombre comercial de un contraste iodado normoosmolar.

hexametilmelamina *(hexamethylmelamine)*
ONCOL. f. Agente antitumoral alquilante, empleado, fundamentalmente, en el tratamiento del carcinoma de ovario, aunque hoy día ha sido desplazado por agentes más eficaces.

hexametonio *(hexamethonium)*
ENDOCRINOL. m. Fármaco antagonista colinérgico de los receptores nicotínicos, con efecto bloqueante ganglionar.

hexarelina *(hexarelin)*
ENDOCRINOL. f. Hexapéptido sintético, que posee un potente efecto liberador de la hormona de crecimiento. Actúa sobre receptores específicos y su acción es más intensa que la correspondiente a la somatocrinina.

hexobarbital *(hexobarbital)*
ANEST. m. Fármaco hipnótico de acción breve, del grupo de los barbitúricos. Fue el primero de este grupo que se utilizó como inductor anestésico.

hexoquinasa *(hexokinase)*
BIOQUÍM. f. Enzima citoplásmica que participa en la vía glucolítica, llevando a cabo la fosforilación de glucosa a glucosa-6-fosfato.

hexosa *(hexose)*
BIOQUÍM. f. Nombre genérico de los monosacáridos de 6 carbonos.

hialina de Crooke *(Crooke's hyaline)*
ENDOCRINOL. Conjunto de células hipofisarias basófilas, productoras de hormona adenocorticotropa (ACTH) que experimentan degranulación y degeneración vacuolar, como consecuencia del efecto inhibidor crónico, derivado de la hipercortisolemia prolongada. Aparecen en la hipófisis de los pacientes con síndrome de Cushing.

hialinización *(hyalinization)*
ENDOCRINOL. f. Formación de material hialino en el interior de las células.

hialino *(hyaline)*
ANAT. m. Sustancia que, por su transparencia, recuerda al vidrio (hyalos = vidrio).

hialocito *(hyalocyte)*
HISTOL. Célula perteneciente al humor vítreo del ojo, situada, preferentemente, en la periferia. Posee una forma estrellada, con procesos irregulares y un núcleo oval o elíptico. Contiene un prominente aparato de Golgi y algunos lisosomas. Esta célula desarrolla una función fagocítica y está involucrada en la síntesis de microfibrillas y glicosaminoglicanos hidrofílicos que formarán parte del humor vítreo. Entre los hialocitos predomina el ácido hialunórico.

hialosis asteroide *(asteroid hyalosis)*
OFTALMOL. Proceso asintomático que se caracteriza por la presencia, en el interior de la cavidad vítrea, de corpúsculos de aspecto brillante.

hialuronato *(hyaluronate)*
BIOQUÍM. m. Heteropolisacárido constituido por unidades repetidas de disacáridos de ácido urónico unido por enlace β 1→3 a una hexosamina sulfatada. Se encuentra presente en la matriz extracelular del cartílago, asociado de forma no covalente a las proteínas.

hiato *(hiatus)*
ANAT. m. Orificio existente en un tabique. ‖ **h. esofágico** *(h. oesophageus)* Orificio en el diafragma para el paso del esófago ‖ **h. aórtico** *(h. aorticus)* Orificio para el paso de la aorta por el diafragma, etc.

hibernación *(hibernation)*
ANAT. f. Estado letárgico en el que algunos animales pasan el invierno; durante ese periodo el metabolismo y todas las funciones quedan reducidas al mínimo. ‖ **h. artificial** *(artificial h.)* Técnica mediante la que se consigue colocar al organismo en una situación de mínimo gasto energético. Se utiliza en algunas intervenciones, como en las que se hacen con circulación extracorpórea.

hibridación *(hybridization)*
GENÉT. f. Unión entre dos individuos con fenotipos o genotipos distintos, o bien, procedentes de dos poblaciones o especies diferentes. En biología molecular, el emparejamiento específico entre cadenas complementarias de DNA o ácido ribonucleico (RNA).

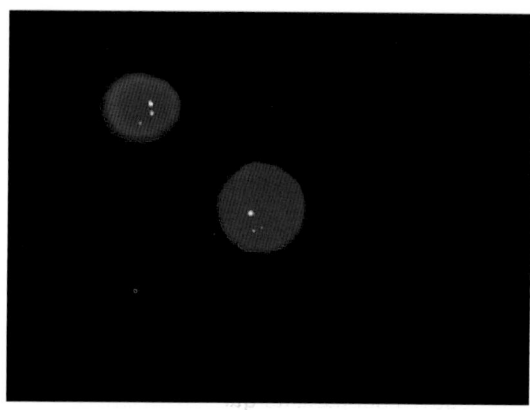

Imagen de *hibridación in situ fluorescente* (FISH) en núcleos en interfase para la detección del cromosoma Philadelphia en la leucemia mieloide crónica. Una sonda marcada con un fluorocromo rojo hibrida con secuencias del cromosoma 9 y otra sonda marcada en verde hibrida con secuencias del cromosoma 22. En presencia de la translocación, ambas sondas se yuxtaponen y dan como resultado una señal amarilla

hibridación de ácidos nucleicos *(nucleic acid hybridization)*
BIOQUÍM. Proceso por el cual dos cadenas complementarias, de ácidos nucleicos, forman una doble hélice. Se emplea en la tecnología de los ácidos nucleicos y es el fundamento para técnicas como los llamados *Northern* y *Southern Blot*.

hibridación in situ fluorescente *(fluorescence in situ hybridization, FISH)*
GENÉT. Técnica usada para localizar una sonda, con marcaje fluorescente, en una región cromosómica, haciéndola hibridar con el DNA de una preparación de células en interfase o en mitosis.

híbrido *(hybrid)*
GENÉT. adj. Se dice de lo descendiente de padres de diferente especie o variedad. ‖ **h. de células somáticas** *(somatic cells h.)* Célula híbrida resultante de la fusión de células somáticas en cultivo.

hibridoma *(hybridoma)*
INMUNOL. m. Célula híbrida cultivable in vitro, de forma indefinida, obtenida por la fusión in vitro de células plasmáticas tumorales de mieloma, con células normales productoras de anticuerpos (linfocitos B), obtenidas de animales, previamente inmunizados, contra un

determinado antígeno. Posee la capacidad de multiplicarse in vitro de manera indefinida y de poder producir grandes cantidades de anticuerpos monoclonales, que pueden ser empleados con fines diagnósticos o terapéuticos.

hidatidosis *(hydatidosis)*
MICROBIOL. f. Enfermedad producida por la infestación del hombre por el parásito *Echinococcus,* en la que la oveja y el hombre son los hospedadores intermediarios, y el perro, habitualmente, el transmisor: al ingerir vísceras de ovejas infestadas, elimina en sus heces huevos del parásito que, por contacto con el hombre, llegan al tubo digestivo del paciente, en cuyo intestino se fijan las larvas, pasando por la sangre del sistema portal y desarrollando quistes en las vísceras que filtran el flujo portal. Por eso los quistes hidatídicos afectan más al hígado y después a los pulmones, en orden de frecuencia, si bien pueden afectar a cualquier territorio del cuerpo. Es una enfermedad endémica que, en España, se produce por *Echinococcus granulosus,* pero en otros países por *Echinococcus multilocularis.* Ver **quiste hidatídico.**

hidradenitis *(hidradenitis)*
DERMATOL. f. Inflamación de las glándulas sudoríparas. || **h. supurativa** *(suppurativa h.)* Infección aguda o crónica de las glándulas apocrinas de la piel. En su forma crónica se caracteriza por la presencia de abscesos subcutáneos y fístulas. Se localizan en la zona inguinal, axilar, perianal y perineal. Comienza con picor e irritación y el desarrollo de nódulos subcutáneos que drenan un poco de pus. Estos nódulos pueden confluir y ulcerarse. En la fase aguda, los abscesos localizados se pueden drenar. En la fase crónica está indicada la excisión amplia.

hidralazina *(hydralazine)*
FARMCLÍN. f. Vasodilatador arterial, utilizado en el tratamiento de la hipertensión arterial. Suele asociarse a otros antihipertensivos con la finalidad de aumentar su eficacia y reducir los efectos secundarios.

hidramnios *(hydramnios)*
GINECOL. m. Aumento anormal del volumen del líquido amniótico. También se denomina polihidramnios. Se considera como tal cuando el volumen sube de los 2 cc.

hidratación *(hydratation)*
PEDIAT. f. Administración de agua o de líquidos en forma de zumos, consomés, etc., para restituir el agua perdida por sudoración profusa o diarrea.

hidroa *(hydroa)*
DERMATOL. m. Término griego que designa las manchas o pústulas ocasionadas por el calor.

hidroanencefalia *(hydroanencephalia)*
NEUROCIR. f. Destrucción y reabsorción de la mayor parte del manto cerebral, quedando reducidos los hemisferios a unas bolsas de pía-aracnoides rellenas de líquido cefalorraquídeo (LCR) y unidas a la duramadre. A veces, queda remanente de tejido cerebral en áreas posteriores. La etiología que se baraja es: oclusión de las arterias carótidas intraútero, infección prenatal por citomegalovirus o toxoplasma, hidrocefalia congénita. El diagnóstico es por ecografía y TAC. La mayor parte de los pacientes fallecen dentro del primer año.

hidrocefalia *(hydrocephalus)*
NEUROL. f. Aumento relativo o absoluto de líquido cefalorraquídeo (LCR) dentro del sistema ventricular, que se manifiesta de forma aguda, como un cuadro de hipertensión intracraneal, y de forma crónica, como afectación de la marcha, alteraciones cognitivas e incontinencia. || **h. comunicante** *(communicating h.)* Forma de hidrocefalia consistente en un aumento del tamaño de todo el sistema ventricular incluido el IV ventrículo. || **h. ex vacuo** *(ex vacuo h.)* Aumento del tamaño del sistema ventricular secundario a una atrofia del parénquima cerebral. Ver **tríada de Hakim.** || **h. no comunicante** *(noncommunicating h.)* Denominada también hidrocefalia obstructiva. Aumento del tamaño de los ventrículos laterales y del III ventrículo como consecuencia de una interrupción de la circulación del líquido cefalorraquídeo, en el acueducto de Silvio, o en la parte alta del IV ventrículo. || **h. normotensiva** *(normal-pressure h.)* Dilatación de todo el sistema ventricular pero con una presión del líquido cefalorraquídeo normal. Su sintomatología clínica es característica.

hidrocefalia hiperproductiva *(hyperproductive hydrocephalus)*
NEUROCIR. Aquella que se produce por un aumento de la producción del líquido cefalorraquídeo

(LCR); es el caso de los tumores de los plexos coroideos. || **h. hiporeabsortiva** *(hyporeabsortive h.)* Aquella que se origina por la dificultad para evacuar el LCR del espacio subaracnoideo, por una hemorragia o infección a ese nivel, o porque el líquido se ha tornado más denso, por ser rico en proteínas (meningitis), células (tumor), poscirugía, etc. || **h. obstructiva** *(obstructive h.)* Aquella en la que la causa es un bloqueo de la circulación normal de LCR: masas tumorales, hemáticas o infecciosas que compriman el ventrículo, estenosis congénita de acueducto de Silvio, etc.

hidroclorotiazida *(hydrochlorothiazide)*
ENDOCRINOL. f. Fármaco diurético que se emplea en el tratamiento de la hipertensión arterial y de las condiciones clínicas que cursan con edemas.

hidrocortisona *(hydrocortisone)*
ENDOCRINOL. f. Cortisol, hormona producida por las células de la capa fasciculada de la corteza suprarrenal. Es la hormona glucocorticoide por excelencia. Su síntesis y secreción se encuentra regulada por la secreción de la hormona adenocorticotropa (ACTH) hipofisaria, fenómeno responsable del ritmo circadiano, que se presenta en el hombre mostrando niveles máximos a las 08,00 horas y mínimos a las 00,00 horas. Posee un efecto hiperglucemiante y proteolítico, además de acciones antiinflamatorias y antialérgicas. Ejerce efectos similares a la aldosterona sobre el equilibrio hidroelectrolítico, si bien, en este aspecto, su potencia es inferior a la de esta última. Su hipersecreción da lugar al síndrome de Cushing.

hidrodinámica *(hydrodynamic)*
RADIO. f. Ciencia que estudia el comportamiento de los líquidos en relación con el movimiento.

hidrofílico *(hydrophylic)*
FISIOL. adj. Que capta agua con facilidad. || Que tiene grupos polares fuertes que interaccionan fácilmente con el agua.

hidromielia *(hydromyelia)*
NEUROL. f. Dilatación del epéndimo de la médula espinal.

hidroneumotórax *(hydropneumothorax)*
CARDIOL. m. Colección de líquido y aire en la cavidad pleural.

hidropericardio *(hydropericardium)*
CARDIOL. m. Colección de líquido en el espacio pericárdico. Suele ser consecuencia de enfermedades pericárdicas, insuficiencia cardiaca, colagenosis o enfermedades tumorales. En el caso de desarrollarse, de una manera aguda y ser de suficiente magnitud, puede desencadenar un taponamiento cardiaco.

hidropesía *(hydrops)*
DIGEST. f. Retención o acumulación anormal de líquido en las cavidades anatómicas o en el espacio intersticial: abdomen, articulaciones, vesícula biliar, etc. Es un trasudado y, por tanto, bajo en proteínas. Recibe distintas denominaciones, según su localización.

hidrorrea *(hydrorrhea)*
GINECOL. f. Salida de líquido seroso a través de los genitales externos. Puede ser de origen infeccioso o secundaria a la rotura de la bolsa amniótica.

hidrorrea *(hydrorrhea)*
OTORRIN. f. Supuración acuosa copiosa.

hidrosadenitis *(hidrosadenitis)*
CIRGEN. f. Infección por gérmenes de la piel (estafilococos, estreptococos) de las glándulas sudoríparas apocrinas, que produce abscesos subcutáneos muy dolorosos. Se manifiesta, sobre todo, en mujeres jóvenes, en las axilas, después de la depilación que, a veces, facilita una infección cutánea. Su tratamiento se realiza a través de antibióticos, con drenaje quirúrgico, si hay absceso, y con exéresis de piel y grasa subcutánea, cuando se repiten los episodios de infección. Ver **celulitis, glándula sudorípara.**

hidrosis *(hydrosis)*
DERMATOL. f. Secreción y excreción de sudor.

hidrosolubilidad *(hydrosolubility)*
FARM. f. Solubilidad en el agua o en líquidos acuosos.

hidroterapia *(hydrotherapy)*
FARM. f. Utilización del agua, sobre todo en forma de baños, para el tratamiento de ciertas enfermedades.

hidrotórax *(hydrothorax)*
PNEUMOL. m. Acumulación excesiva de líquido en la cavidad pleural.

hidroxiácidos *(hydroxy-accids)*
CIRPLÁS. m. pl. Conjunto de derivados de ácidos orgánicos, en los cuales uno o más átomos H del resto alifático o aromático, han sido sustituidos por grupos –OH (como el ácido láctico, ácido gammahidroxibutílico, ácido cítrico, ácido glicólico). Todos ellos son ampliamente empleados en cirugía estética por sus propiedades exfoliantes y de rejuvenecimiento cutáneo, debido a su efecto de *peeling* químico suave.

hidroxiapatita *(hydroxyapatite)*
CIRPLÁS. f. Hidroxiapatita cálcica de fórmula: $Ca_{10}[PO_4]_6[OH]_2$, constituyente inorgánico de los huesos y dientes. Puede ser sintética. Se emplea como material de recubrimiento de las prótesis o implantes, como sustancia de relleno o para formar prótesis o implantes.

hidroxicolecalciferol *(hydroxycholecalciferol)*
ENDOCRINOL. m. Metabolito de la vitamina D, con efecto hipercalcemiante, que favorece la absorción intestinal del calcio. Se emplea en el tratamiento de los cuadros de hipocalcemia sensibles a la vitamina D.

hidroxicorticosteroide *(hydroxycorticosteroid)*
ENDOCRINOL. m. Metabolito del cortisol y otras hormonas producidas en la corteza suprarrenal. Su estimación en la orina servía como parámetro diagnóstico en la investigación de la patología adrenal. Hoy en día, su valoración ha sido reemplazada por las determinaciones plasmáticas y urinarias de cortisol.

hidroxilasa *(hydroxylase)*
ENDOCRINOL. f. Enzima que cataliza reacciones de hidroxilación.

hidroxilisina *(hydroxylysine)*
ENDOCRINOL. f. Derivado hidroxilado del aminoácido lisina, que es un constituyente del colágeno, por lo que su estimación urinaria puede emplearse como una medida del grado de reabsorción ósea.

hidroximetilglutaril CoA *(hydroxymethylglutaryl CoA)*
BIOQUÍM. Intermediario metabólico, precursor del acetacetato, en la vía de la síntesis de los cuerpos cetónicos, que participa, asimismo, en la síntesis del colesterol.

hidroxiprogesterona *(hydroxyprogesterone)*
ENDOCRINOL. f. Metabolito de la síntesis esteroidea adrenal, testicular y ovárica. Su determinación en sangre posee un valor diagnóstico en la deficiencia de 21-hidroxilasa, en cuya condición se produce una elevación de su concentración circulante, como consecuencia del bloqueo de su conversión en 11-deoxicortisol.

hidroxiprolina *(hydroxyproline)*
BIOQUÍM. f. Aminoácido derivado de la prolina por hidroxilación enzimática en el carbono 5. Es característico del colágeno y se emplea para su cuantificación.

hidroxitriptamina *(hydroxytryptamine)*
ENDOCRINOL. f. Serotonina. Indolamina que deriva del triptófano y posee funciones como neurotransmisor en el sistema nervioso central. Se encuentra relacionada con la saciedad, el estado de ánimo y la memoria. Asimismo se encuentra implicada en la regulación de la ritmicidad circadiana de varias hormonas. Posee un efecto vasoconstrictor. Se segrega en exceso en algunos tumores carcinoides.

hieromanía *(hieromania)*
PSIQUIAT. Ver **manía**.

hierro *(iron)*
FISIOL. m. Elemento químico, con símbolo Fe y de peso atómico 55,8. Tiene una gran importancia en la respiración, dado que, como componente de la hemoglobina, del citocromo, etc., interviene en el transporte del oxígeno. Cuando el aporte de oxígeno en la dieta es insuficiente, o su eliminación es exagerada, se produce anemia ferropénica. || **h. total** *(total i.)* Concentración total de hierro en sangre. En condiciones normales oscila entre 50 y 150 mg/dl.

hierro dextrano *(iron dextran)*
NEFROL. Sustancia que se utiliza en las deficiencias severas de hierro, que no responden a la vía oral (malabsorción, intolerancia digestiva), y se emplea por vía intramuscular o intravenosa en perfusión. Es conveniente efectuar un test previo para evitar cuadros anafilácticos. Cerca de un 20% de pacientes experimentan artralgias, escalofríos, fiebre, que son dosis-dependiente y pueden persistir varios días tras la infusión.

hígado *(liver)*
ANAT. m. Órgano del aparato digestivo, el más voluminoso del organismo (pesa alrededor de 1,5 kg), situado en la cavidad abdominal, debajo del diafragma, en el hipocondrio dere-

higienización

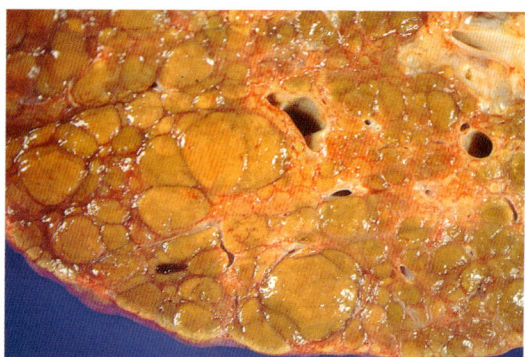

hígado. Aspecto macroscópico de un hígado con cirrosis. El parénquima está alterado con formación de nódulos de tamaño variable, separados por tractos de tejido conectivo de color blanco

cho. Desempeña múltiples funciones. Como órgano del aparato digestivo, segrega la bilis que vierte en el duodeno por medio del colédoco. En los periodos interdigestivos, la bilis se almacena y se concentra en la vesícula biliar. En el metabolismo, realiza importantes funciones en la regulación de la glucemia, en la neutralización de catabolitos y sustancias tóxicas, etc.

higienización *(cleaning)*
MICROBIOL. f. Técnica que reduce el número de patógenos hasta niveles aceptables para la salud pública. El proceso puede realizarse sobre substratos diversos (habitaciones, alimentos, ropa, etc.) y mediante distintos procedimientos (agentes químicos, tratamientos térmicos, etc.).

higo *(fig)*
DERMATOL. m. Término en desuso, sinónimo de verruga.

hijo deseado *(wanted child)*
BIOÉT. Expresión ambigua, popularizada tras la generalización de la contracepción hormonal, que introduce la confusión entre el deseo del hijo, entendido como amor y aceptación del hijo tal y como viene y es, y el deseo del hijo, entendido como deseo posesivo para la satisfacción personal (ver **bioética liberal**). Su empleo suele estar asociado a la concepción de la sexualidad como un medio más para el disfrute personal o de la pareja, y no como un medio de entrega personal al cónyuge. || **h. no deseado** *(not wanted c.)* Hijo cuya venida estorba algún plan de realización personal previamente decidido (ver **hijo deseado**).

hijo de madre diabética *(infant of a diabetic mother)*
ENDOCRINOL. Recién nacido de una madre diabética que presenta un riesgo elevado de hipoglucemia, hipopotasemia, hipocalcemia e hiperbilirrubinemia, especialmente si el control metabólico de la diabetes materna, durante el embarazo, ha sido inadecuado.

hilio *(hilus, hilum)*
CIRGEN. m. Lugar de entrada de las vísceras macizas por el que entran y salen el conjunto de arterias y venas. Se trata de vísceras que solo tienen un punto de entrada de sus vasos (hilio hepático, esplénico, renal, pulmonar). Ver **pedículo**.

himen *(hymen)*
ANAT. m. Fina membrana que cierra, incompletamente, el orificio superficial de la vagina.

hinchazón *(swelling)*
DERMATOL. m. Aumento del tegumento con dilatación vascular y edema.

hiogloso *(hyoglosus)*
ANAT. m. Músculo de la lengua que se origina en el hioides.

hioides *(hyodi)*
ANAT. m. Pequeño hueso en forma de herradura que se encuentra en el ángulo que forma la cara con el cuello.

hipema *(hyphema)*
OFTALMOL. m. Colección de sangre en el interior de la cámara anterior del ojo.

hiperactividad *(hyperactivity)*
PSICOL. f. Actividad, anormalmente aumentada, que lleva, por lo general, a ir de una tarea a otra sin acabar ninguna. Es típica del síndrome hipercinético de la infancia, de los trastornos maníacos y de algunas formas de esquizofrenia.

hiperacusia *(hyperacusis)*
OTORRIN. f. Descenso del umbral de audición a extremos inusualmente bajos. Se emplea este término también para describir una sensibilidad dolorosa a los sonidos, pero no hay necesariamente una relación entre el umbral de audición y la sensación álgica.

hiperaldosteronismo *(hyperaldosteronism)*
ENDOCRINOL. m. Síndrome que se caracteriza por una hiperproducción de aldosterona por la glándula suprarrenal, de origen primario o secundario. Las causas del *hiperaldosteronismo primario* son: adenoma (síndrome de Conn), hiperplasia suprarrenal, o raro cáncer suprarrenal, que determina, de forma característica, una hipertensión arterial con hipopotasemia. Es frecuente una intolerancia hidrocarbonada, hipovolemia y, a veces, proteinuria leve. Se confirma mediante la determinación de los niveles de aldosterona en sangre y en orina, incrementados, y la actividad de renina plasmática, disminuida. En la *forma secundaria* las causas son: hipertensión maligna, estenosis de la arteria renal, edemas, tumores secretores de renina, etc.; todas ellas se asocian con un incremento de la renina, que estimula a la glándula suprarrenal para la hiperproducción de aldosterona. || **h. primario** *(primary h.)* Síndrome derivado de la secreción autónoma de aldosterona por parte de las células de la capa glomerular de la corteza suprarrenal. La causa más frecuente es un adenoma solitario, pero puede deberse a una hiperplasia bilateral, adenomas múltiples o carcinoma. Cursa con alcalosis hipopotasémica e hipertensión arterial. || **h. secundario** *(secondary h.)* Hipersecreción de aldosterona secundaria a un mecanismo extrasuprarrenal que promueve su síntesis. Se produce en condiciones que estimulan el sistema renina-angiotensina como la depleción salina, insuficiencia cardiaca, ascitis e hipovolemia, entre otras.

hiperalfalipoproteinemia *(hyperalphalipoproteinemia)*
ENDOCRINOL. f. Alteración del patrón lipídico, que se transmite hereditariamente, según un patrón autosómico dominante. Se caracteriza por una elevación de las lipoproteínas de alta densidad. La concentración de las partículas VLDL y LDL se encuentra dentro de la normalidad. Se traduce, desde el punto de vista clínico, por una disminución en la incidencia de la arteriosclerosis, lo que da lugar a longevidad. No requiere tratamiento alguno.

hiperalgia *(hyperalgia)*
ORTOP. f. Hiperestesia dolorosa. Sensibilidad anormalmente elevada al dolor. También se denomina hiperalgesia. || **h. muscular** *(muscular h.)* Trastorno en el cual el más leve ejercicio provoca mucho dolor.

hiperamonemia *(hyperammonemia)*
PEDIAT. f. Nivel elevado de amoniaco en sangre. Puede estar producido por una deficiencia de la enzima ornitina carbamoiltransferasa o bien de la enzima carbamoilfosfato sintetasa. Ambos casos son congénitos y se caracterizan porque los pacientes presentan vómitos, hepatomegalia, letargia. La hiperamonemia también se presenta en diversas hepatopatías.

hiperandrogenemia *(hiperandrogenemia)*
GINECOL. f. Nivel incrementado de los andrógenos en la sangre. Su origen puede ser suprarrenal o gonadal.

hiperandrogenismo *(hyperandrogenism)*
ENDOCRINOL. m. Cuadro clínico derivado de un aumento de la acción androgénica en la mujer. Puede deberse a una hiperproducción de los andrógenos, alteraciones en su transporte plasmático (reducción de la proteína transportadora de las hormonas sexuales) o por un aumento de la sensibilidad celular. Desde el punto de vista clínico, da lugar a seborrea, acné, hirsutismo, alteraciones menstruales, infertilidad y, en casos más graves, a un cuadro de virilización con alopecia, voz grave, hipertrofia muscular y del clítoris. La hiperplasia adrenal congénita, el síndrome de ovario poliquístico y los tumores secretores de andrógenos son las causas reconocidas de hiperandrogenismo.

hiperbetalipoproteinemia *(hyperbetalipoproteinemia)*
CARDIOL. f. Aumento plasmático de la fracción beta de las lipoproteínas.

hipercalcemia *(hypercalcemia)*
ENDOCRINOL. f. Aumento de la concentración de calcio en el suero sanguíneo por encima del límite normal (10,5 mg/dl; 5,5 mEq/l), secundaria a un aumento de la absorción intestinal o a un incremento de la reabsorción ósea. Se da en el hiperparatiroidismo primario, en tumores malignos, con o sin metástasis óseas (p. ej., el mieloma múltiple), en la intoxicación por vitamina D, en granulomatosis tipo sarcoidosis, exceso en la dieta de leche y alcalinos, inmovilización prolongada, etc. Puede ser aguda o crónica. Es frecuente la disfunción renal con poliuria, poli-

dipsia, nefrocalcinosis o nefrolitiasis, que puede abocar a la insuficiencia renal crónica. Puede cursar con anorexia y vómitos, mareos, estreñimiento, meteorismo abdominal, hipotonía, trastornos psiquiátricos, hipertensión arterial, alteraciones electrocardiográficas, etc., pudiendo producir, según la severidad, estados de confusión, estupor y coma. Si se asocia a una hiperfosforemia puede condicionar calcificaciones en las partes blandas, en arterias y en órganos vitales con un pronóstico malo. || **h. hipocalciúrica familiar** *(familial hypocalciuric h.)* Trastorno heredado, según un patrón autosómico dominante, que cursa con hipercalcemia, hipofosfatemia y normalidad o leve elevación del nivel de parathormona, junto con hipocalciuria. La causa se encuentra en relación con una alteración en la respuesta de la parathormona al nivel circulante de calcio, debido a una mutación en el receptor calciosensible del tejido paratiroideo.

hipercalciuria *(hypercalciuria)*
NEFROL. f. Aumento de la eliminación de calcio por la orina (>16,5 mEq/24 horas), secundaria a hipercalciuria hereditaria idiopática (aumento de la absorción intestinal o forma absortiva), o por estados hipercalcémicos (hiperparatiroidismo primario fundamentalmente, raro por acidosis tubular renal, sarcoidosis, síndrome de Cushing, inmovilización, etc.). Cursa con formación de cálculos renales, frecuentemente recidivantes, nefrocalcinosis e insuficiencia renal. Las claves del tratamiento están en una dieta pobre en calcio, diuréticos tiacídicos y quelantes del calcio.

hipercalciuria absortiva *(absortive hypercalciuria)*
UROL. Eliminación de más de 300 mg de calcio en la orina de 24 horas, como consecuencia de un exceso de absorción intestinal de calcio, de causa idiopática o por exceso de vitamina D_3. Es la causa metabólica más frecuente de litiasis recidivante de oxalato cálcico. Se trata con celulosa fosfato, en los casos más graves, o tiazidas, en los casos más leves. || **h. idiopática** *(idiopatic h.)* Eliminación de más de 300 mg de calcio en 24 horas como consecuencia de un exceso de absorción de calcio intestinal, un exceso de pérdida de calcio por el riñón o un exceso de reabsorción ósea. La calcemia es normal. Es el hallazgo metabólico más frecuente en la litiasis oxalocálcica (30-60% de los casos). Ver **hipercalciuria absortiva, hipercalciuria renal**. || **h. renal** *(renal h.)* Uno de los tipos de hipercalciuria idiopática. Se define como la eliminación de más de 300 mg de calcio en orina de 24 horas, como consecuencia de una pérdida tubular renal de calcio, de causa desconocida. Condiciona litiasis oxalocálcica recidivante. Se trata, específicamente, con tiazidas.

hipercaliemia *(hyperkaliemia)*
ENDOCRINOL. f. Elevación de la concentración circulante de potasio. Se puede manifestar con náuseas, debilidad muscular y arritmias cardiacas.

hipercapnia *(hypercapnia)*
PNEUMOL. f. Aumento de la presión parcial del dióxido de carbono (CO_2) en la sangre, producida, de forma más frecuente, por hipoventilación alveolar o por desequilibrios en la relación ventilación-perfusión pulmonar.

hipercetonemia *(hyperketonemia)*
FISIOL. f. Concentración de cuerpos cetónicos en la sangre, superior al normal.

hipercetonuria *(hypercetonuria)*
NEFROL. f. Exceso de cetonas en la orina.

hipercinesia *(hyperkinesia)*
PSICOL. f. Aumento patológico de los movimientos, que aparece en diversas enfermedades tanto psiquiátricas como neurológicas. Puede manifestarse de forma inespecífica o bien respondiendo a determinados patrones, como en el caso de las convulsiones, temblores, tics, etc.

hiperclorhidria *(hyperchlorydria)*
DIGEST. f. Exceso de acidez en el jugo gástrico, por un aumento de la secreción del ácido clorhídrico, por parte de las células gástricas. Es frecuente en las úlceras de duodeno. Se manifiesta por dolor al final de la digestión, regurgitaciones y, a veces, vómitos.

hipercoagulabilidad *(hypercoagulability)*
HEMATOL. f. Tendencia a coagular la sangre más rápidamente de lo normal. Puede presentarse con carácter hereditario o adquirido y su causa puede ser vascular, secundaria o una alteración de la hemostasia (déficit de inhibidores de la coagulación u otros) o bien puede ser desconocida.

hipercolesteremia *(hypercholesterolemia)*
CARDIOL. Ver **hipercolesterolemia**.

hipercolesterolemia *(hypercholesterolemia)*
CARDIOL. f. Aumento plasmático de las cifras de colesterol. Se considera como uno de los factores de riesgo más importantes para el desarrollo de la aterosclerosis, así como de sus principales manifestaciones, especialmente la cardiopatía isquémica. Puede ser debida a factores exógenos, como una dieta rica en grasas de origen animal y en colesterol, o a factores endógenos, en el caso de las hipercolesterolemias de base genética (hipercolesterolemia familiar) o las hipercolesterolemias secundarias a otras enfermedades (hipotiroidismo, diabetes mellitus, colestasis, etc.). Suelen clasificarse en relación a las distintas lipoproteínas, causantes del incremento de los niveles de colesterol plasmático. La clínica depende exclusivamente del desarrollo de lesiones ateroscleróticas vasculares, que pueden provocar cardiopatía isquémica, accidentes cerebrovasculares, arteriopatía de extremidades inferiores, etc.; y de la aparición de estigmas secundarios al depósito de lípidos (xantomas tendinosos, xantelasmas, etc.). El tratamiento, habitualmente, consiste en medidas higiénico-dietéticas, así como la administración de fármacos hipolipemiantes. Ver **hiperlipoproteinemia** ‖ **h. familiar** *(familial h.)* Trastorno del metabolismo lipídico de causa genética y herencia autosómica dominante, que se caracteriza por una mutación en el gen del receptor de las LDL que condiciona una reducción o falta total del mismo. Existe una forma *homocigota*, que cursa con hiperlipoproteinemia de fenotipo IIA y niveles de colesterol superiores a 600 mg/dl, y una forma *heterocigota*, con niveles de colesterol cercanos a 400 mg/dl. Se caracteriza por el desarrollo de aterosclerosis más o menos acelerada.

hipercortisolemia *(hypercortisolemia)*
ENDOCRINOL. f. Elevación de los niveles de cortisol en la sangre. Puede deberse a estrés, síndrome depresivo, etilismo, obesidad o a síndrome de Cushing. Raramente se observa en el síndrome de resistencia a los glucocorticoides, en cuyo caso carece de una traducción clínica.

hipercortisolismo *(hypercortisolism)*
ENDOCRINOL. m. Cuadro clínico derivado de un aumento crónico de los niveles circulantes de cortisol en la sangre. Desde el punto de vista clínico produce cara de luna llena, obesidad de distribución troncular, atrofia muscular, osteoporosis, diabetes mellitus, litiasis renal, hipertensión arterial y fragilidad capilar. Forma parte de las manifestaciones clínicas propias del síndrome de Cushing.

hiperdactilia *(hyperdactyly)*
ORTOP. f. Presencia de un mayor número de dedos de lo normal en manos o pies (polidactilia).

hiperdensidad *(hyperdensity)*
RADIO. f. Incremento de la densidad o capacidad de atenuación.

hiperdenso *(hyperdens)*
RADIO. adj. Se dice de aquello que, en relación a una densidad media, es más denso que ella.

hiperecogenicidad *(hyperechogenicity)*
RADIO. f. Incremento de la ecogenicidad o capacidad de reflexión de las ondas de ultrasonido. ‖ Con mayor capacidad de reflexión de las ondas de ultrasonido que lo considerado como media o nivel de referencia.

hiperecogénico *(hyperechogenic)*
RADIO. adj. Que muestra una mayor ecogenicidad que la considerada como media o de referencia.

hiperecoico *(hyperechoic)*
RADIO. Ver **hiperecogénico**.

hiperemesis *(hyperemesis)*
ENDOCRINOL. f. Vómitos frecuentes provocados por diversas causas. ‖ **h. gravídica** *(h. gravidarum)* Vómitos que tienen lugar durante la gestación. Puede dar lugar a deshidratación y trastornos hidroelectrolíticos.

hiperemia *(hyperemia)*
FISIOL. f. Exceso de sangre, ya sea considerada globalmente o en algún órgano o parte del cuerpo. Se distingue entre hiperemia *activa* y *pasiva*. La primera está motivada por una dilatación de las arteriolas; la segunda, por una obstrucción del flujo sanguíneo de retorno. ‖ **h. reactiva** *(reactive h.)* La que sigue a una interrupción temporal del flujo sanguíneo.

hiperergia *(hyperergy)*
ALERGOL. f. Hipersensibilidad a un alérgeno. ‖ Reacción alérgica exagerada.

hiperesplenia *(hypersplenia)*
HEMATOL. f. Incremento de la función del bazo que se caracteriza por: esplenomegalia, citopenia

periférica, en cualquiera de las combinaciones posibles con hiperplasia medular compensatoria. Dicho síndrome puede ser primario, cuando no se identifica causa alguna que lo justifique, o secundario a un trastorno definido, capaz de producir esplenomegalia, aunque esta no siempre se asocia a hiperesplenia.

hiperestesia *(hyperesthesia)*
PSICOL. f. Trastorno de la percepción que consiste en una distorsión sensorial por un aumento de la intensidad de las sensaciones, en el que los estímulos, incluso los de baja intensidad, se perciben de forma anormalmente intensa. Por ejemplo, el roce de la ropa sobre la piel puede llegar a ser molesto, o la intensidad de la luz, insoportable para los ojos. Esta exagerada sensibilidad a todo estímulo sensorial aparece en delirios tóxicos, en intoxicaciones agudas producidas por la cocaína y en enfermedades mentales como la manía y otras psicosis agudas.

hiperestrogenismo *(hyperestrogenism)*
ENDOCRINOL. m. Aumento de la acción tisular estrogénica, derivada, en la mayoría de casos, de un incremento de la síntesis y secreción de estrógenos. Desde el punto de vista clínico se caracteriza por hiperplasia endometrial y menorragias. En el varón puede producir hipoplasia gonadal, regresión de los caracteres sexuales secundarios y ginecomastia.

hiperfiltración glomerular *(glomerular hyperfiltration)*
NEFROL. f. Aumento patológico de filtrado glomerular que según la teoría defendida por Brenner explicaría la progresión de la insuficiencia renal y el daño estructural glomerular en pacientes con reducción del número de nefronas funcionantes, diabetes mellitus, hipertensión arterial, etc. Está basada en experimentos animales, en los que la resección del 85% de la masa renal conduce a una esclerosis glomerular de las nefronas funcionantes. Este fenómeno se puede acelerar mediante dietas hiperproteicas. La reducción en el número de nefronas condicionaría una hiperfiltración en las nefronas intactas, con una disminución de la resistencia en arteriolas aferentes y eferentes (menor en estas) glomerulares y aumento del flujo y filtrado glomerular. Ello condicionaría cambios funcionales y estructurales en el endotelio, el epitelio y las células mesangiales, que provocarían microtrombosis, microaneurismas, expansión del mesangio glomerular y posterior esclerosis glomerular. Se considera, actualmente, que las citoquinas de las células glomerulares inducirían la producción de una matriz extracelular y una posterior fibrosis renal y progresión de la nefropatía.

hiperfosfatemia *(hyperphosphatemia)*
ANEST. f. Elevación de los niveles de fosfato en la sangre por encima de 4 mg/100 ml de suero.

hiperfosfaturia *(hyperphosphaturia)*
NEFROL. f. Elevación de los niveles de fosfato en la orina por encima de los valores de referencia, que en un adulto oscilan alrededor de 950 mg en 24 horas.

hiperfosforemia *(hyperphosphoremia)*
NEFROL. f. Aumento del contenido en fosfato inorgánico de la sangre (>2,6 mEq/l) de forma aguda o crónica y secundaria a un excesivo aporte exógeno (suplementos orales, enemas, laxantes) o endógeno (rabdomiolisis aguda, síndrome de lisis tumoral masivo, sobre todo, en leucemias y linfomas tratados con quimioterapia), por insuficiencia renal severa o por hipoparatiroidismo. Se producen complejos insolubles de fosfato cálcico, hipocalcemia y calcificación de tejidos blandos. Predominan los síntomas de la hipocalcemia.

hiperfunción *(hyperfunction)*
FISIOL. f. Función más activa que lo normal de un órgano.

hiperfunción suprarrenal *(adrenal hyperfunction)*
ENDOCRINOL. Aumento de la función de la glándula suprarrenal, habitualmente referido a la secreción adrenocortical. Puede deberse a hiperplasia o a tumores benignos o malignos. Tanto la hipersecreción de glucocorticoides, como ocurre en el síndrome o enfermedad de Cushing, de aldosterona (hiperaldosteronismo primario), la hiperplasia adrenal congénita, por deficiencia enzimática, o los tumores productores de andrógenos, son ejemplos de esta condición.

hipergastrinemia *(hypergastrinemia)*
ENDOCRINOL. f. Elevación de los niveles circulantes de gastrina. Puede tener lugar en los gastrino-

mas, gastritis atrófica, anemia perniciosa, vagotomía, insuficiencia renal severa e hipercalcemia.

hiperglobulinemia *(hyperglobulinemia)*
HEMATOL. f. Exceso de globulinas en la sangre.

hiperglucemia *(hyperglycemia)*
ENDOCRINOL. f. Elevación del nivel circulante de glucosa por encima de la normalidad (de 90 mg/100 ml, en una persona en ayunas). Tras una comida abundante en carbohidratos puede elevarse hasta 140 mg /100 ml. La regulación de la glucemia se consigue por la interacción insulina-glucagón. Puede producirse, transitoriamente, en el marco de una reacción de estrés, o de forma permanente, como consecuencia de un defecto en la secreción o acción de la insulina en el contexto de la diabetes mellitus.

hiperhidratación *(hyperhidratation)*
FISIOL. f. Contenido excesivo de agua en el cuerpo. Puede ser motivado por una desproporción entre el agua ingerida y la cantidad de orina eliminada.

hiperhidrosis *(hyperhydrosis)*
FISIOL. f. Sudoración excesiva. En muchos casos, es una disposición hereditaria autosómica dominante. Suele presentarse sobre todo en las palmas de las manos, plantas de los pies y axilas. Además de existir en condiciones normales, se incrementa notablemente por estímulos emocionales.

hiperinmunización *(hyperimmunization)*
INMUNOL. f. Administración sucesiva de un inmunógeno a un animal, con el objeto de inducir la síntesis de cantidades importantes de anticuerpos y la obtención de antisueros, generalmente con fines terapéuticos.

hiperinmunizado *(highly sensitized patient)*
NEFROL. adj. Se dice de la generación de anticuerpos linfocitotóxicos, frente a más de un 50-90% de los linfocitos procedentes de un panel de 50 donantes de sangre. En la actualidad, en algunos centros europeos de prestigio, se considera que solo debe ser considerado hiperinmunizado el paciente que desarrolla anticuerpos plasmáticos, frente al 85% o más de los linfocitos del panel. La principal causa de hipersensibilización es el fracaso de un injerto previo, particularmente si es precoz. La intensidad de la sensibilización se magnifica, a veces, si el injerto es extraído, la inmunosupresión es suspendida y el paciente es transfundido en el momento de la nefrectomía del injerto. En los pacientes con posibilidades reales de ser retrasplantados es importante repetir el estudio de los anticuerpos linfocitotóxicos después de dos o cuatro semanas del fallo del injerto, ya que es en ese momento en el que el paciente tiene más posibilidades de desarrollar la hipersensibilización.

hiperinsuflación *(hyperinsuflation)*
RADIO. m. Que introduce o contiene un mayor volumen de aire que el habitual en su interior.

hiperinsulinemia *(hyperinsulinemia)*
ENDOCRINOL. f. Elevación del nivel circulante de insulina. Puede producirse como consecuencia de la secreción autónoma de las células β del páncreas, como sucede en los insulinomas o en la nesidioblastosis, o secundariamente a alteraciones en el vaciamiento gástrico o a la insulinorresistencia de los tejidos periféricos, como tiene lugar en la obesidad o en la acantosis nigricans.

hiperinsulinismo *(hyperinsulinism)*
ENDOCRINOL. m. Excesiva secreción de insulina, por parte de las células β de los islotes de Langerhans del páncreas. Puede ser autónomo, como en el insulinoma, y reactivo a situaciones diversas, como el vaciamiento gástrico acelerado, o a situaciones de insulinorresistencia, entre otras.

hiperintensidad *(hyperintensity)*
RADIO. f. Alta intensidad de la señal. || Con mayor capacidad de emisión de la señal de resonancia que la considerada como media o de referencia.

hiperintenso *(hyperintense)*
RADIO. adj. Que muestra una mayor intensidad de señal que la considerada como media o de referencia.

hiperlaxitud *(hyperlaxicity)*
ORTOP. f. Laxitud exagerada de las estructuras elásticas de un tejido. Se presenta en algunos procesos congénitos, como la enfermedad de Enhler-Danlos o ciertas formas de parálisis cerebral infantil.

hiperlipemia *(hyperlipemia)*
CARDIOL. f. Aumento de la concentración plasmática de triglicéridos. Ver **hipertrigliceridemia**.

hiperlipidemia *(hyperlipidemia)*
CARDIOL. f. Término genérico empleado para referirse al aumento de las concentraciones de cualquier lípido en el plasma. Ver **hipercolesterolemia, hiperlipoproteinemia.**

hiperlipoproteinemia *(hyperlipoproteinemia)*
CARDIOL. f. Aumento plasmático de la concentración de lipoproteínas. Son enfermedades adquiridas o familiares que, con frecuencia, se asocian a hipercolesterolemia (v.). Se distinguen seis tipos en relación con la fracción o fracciones de lipoproteínas que se encuentran afectadas. 1) *Tipo I,* caracterizada por hiperquilomicronemia y déficit de lipoproteín lipasa, cursa con niveles de colesterol normales y de triglicéridos muy elevados. Está asociada a diversas enfermedades genéticas, como la deficiencia familiar de lipoproteinlipasa y la deficiencia de apo-C-II. También se observa en pancreatitis o diabetes mellitus mal controladas. 2) *Tipo Ia,* caracterizada por aumento del colesterol-LDL y colesterol normal, con trigliceridemia normal. Asociada tanto a trastornos genéticos (hipercolesterolemia familiar homo y heterocigota, anomalías en el receptor de las LDL, hiperlipidemia familiar combinada, hipercolesterolemia poligénica) y secundaria a otras enfermedades (hipotiroidismo, porfiria aguda intermitente, nefrosis, etc.). 3) *Tipo Ib,* con incremento de las LDL y VLDL. Cursa con niveles elevados de colesterol y triglicéridos y se asocia a trastornos genéticos como la hipercolesterolemia familiar y la hiperlipidemia familiar combinada. 4) *Tipo III,* con acúmulo de betalipoproteínas, colesterol y triglicéridos, se observa en la disbetalipoproteinemia familiar y en trastornos adquiridos como el hipotiroidismo, la diabetes mellitus o gammapatías monoclonales. 5) *Tipo IV,* caracterizada por un aumento de los niveles de VLDL y de los triglicéridos, con el colesterol normal o elevado. Se asocia a la hipertrigliceridemia familiar y a la hiperlipemia familiar combinada, así como a trastornos del almacenamiento del glucógeno, hipotiroidismo, lupus eritematoso, alcoholismo, hipotiroidismo o síndrome nefrótico. 6) *Tipo V,* con un aumento de los quilomicrones, VLDL y los triglicéridos, con el colesterol total elevado y LDL disminuida. Asociada a enfermedades genéticas, como la hipertrigliceridemia familiar, y adquiridas, como el hipotiroidismo, la diabetes mellitus, la administración de estrógenos o el síndrome nefrótico.

hiperlucencia *(hyperlucency)*
RADIO. f. Área transparente o que no refleja las ondas. En ecografía, es similar a anecoico.

hiperlucente *(hyperlucent)*
RADIO. adj. Que es transparente o que no refleja las ondas de ultrasonido. En ecografía, similar a anecoico.

hipermagnesemia *(hypermagnesemia)*
ANEST. f. Elevación de los niveles de magnesio en la sangre por encima de 2 mg/100 ml de suero.

hipermenorrea *(hipermenorrhea)*
GINECOL. f. Menstruación abundante y que puede durar los días habituales (4-5). La mayoría de las veces es secundaria a trastornos funcionales hormonales (hiperestronismo por ciclo anovulatorio). Asimismo, puede ser secundaria a miomas, pólipos endometriales o trastornos generales (hipertensión y coagulopatías).

hipermetropía *(hypermetropia)*
OFTALMOL. f. Defecto de refracción que se caracteriza porque las imágenes se enfocan por detrás de la retina. Se puede compensar, total o parcialmente, en personas jóvenes mediante la acomodación, precisando, en caso contrario, de cristales de graduación positiva para poder obtener una visión correctamente enfocada. || **h. absoluta** *(absolute h.)* Aquella que no puede ser compensada mediante la acomodación. || **h. facultativa** *(facultative h.)* Aquella que es compensada mediante el reflejo de acomodación. || **h. latente** *(latent h.)* Aquella que es compensada por el tono fisiológico del músculo ciliar y que se manifiesta cuando este es paralizado por la acción de un colirio ciclopléjico. || **h. manifiesta** *(manifest h.)* Aquella que resulta de la suma de la hipermetropía facultativa y de la absoluta. || **h. total** *(total h.)* Aquella que resulta de la suma de la hipermetropía manifiesta más la latente.

hipermimia *(hypermimia)*
PSICOL. f. Exageración de la mímica facial o de los gestos al hablar que se observa en la manía, en estados de agitación, etc.

hipermnesia *(hypermnesia)*
PSICOL. f. Trastorno de la memoria que se caracteriza por una exaltación y agudeza, particular-

mente vivas, de la memoria. Aparece en algunas situaciones emocionales de peligro (como una visión panorámica de toda la vida) y en el curso de accesos maníacos o por efecto de ciertas drogas (anfetaminas, LSD, etc.). También es una aptitud espectacular en algunos débiles mentales, calculadores prodigiosos y repetidores de innumerables listados de la guía telefónica.

hipermovilidad *(hypermotility)*
ORTOP. f. Excesivo incremento de la movilidad de alguna parte del cuerpo.

hipernatremia *(hypernatremia)*
NEFROL. f. Elevación del sodio (Na) en el suero (>150 mEq/l, cociente sodio/potasio>35). Las causas más frecuentes son: hemoconcentración, pérdidas hídricas con poca pérdida salina, diabetes insípida, hiperaldosteronismo primario, iatrogénicas, etc. Produce una hipertonía plasmática e hiperosmolar, desencadena sensación de sed, por la estimulación osmótica del encéfalo y aumenta la secreción de vasopresina. Produce síntomas neurológicos: irritabilidad, hipertonía muscular, que puede evolucionar a convulsiones, coma hiperosmolar y muerte.

hipernefroma *(hypernephroma)*
ANATPATOL. m. Tumor renal maligno, más frecuente en el adulto. Se origina en el epitelio de los túbulos renales y suele alcanzar un gran tamaño, mostrando una abundante vascularización, áreas hemorrágicas y necrosis con calcificaciones. Al corte es amarillento y seudoencapsulado. Las células son claras (debido a su alto contenido en glucógeno) y PAS positivas. Metastatiza con frecuencia en los ganglios linfáticos regionales y, por vía sanguínea, en los pulmones, los huesos, el cerebro, el hígado y en las glándulas suprarrenales. Se suele acompañar de fiebre, hipertensión arterial y poliglobulia.

hiperosmia *(hyperosmia)*
OTORRIN. f. Hipersensibilidad del sentido del olfato. Aparece en la fibrosis quística, enfermedad de Addison y en situaciones de hambre.

hiperosmolar *(hyperosmolar)*
RADIO. adj. Que tiene una concentración en iones superior a la fisiológica.

hiperosmolaridad *(hiperosmolarity)*
NEFROL. f. Aumento anormal de la concentración osmolar en la sangre o en otros líquidos corporales. Con frecuencia, es secundaria a una alteración del metabolismo hidroelectrolítico, pero se da también en la hiperglucemia severa, la utilización de agentes osmóticos (como glucosa, manitol, glicina), intoxicación por etanol, metanol o etilenglicol, etc. La sed y el mecanismo de concentración urinaria son las principales defensas contra la hiperosmolaridad. || Aumento de la presión oncótica en la sangre o en otros compartimentos líquidos, debido a una alteración del metabolismo electrolítico o a un aumento del nivel de electrólitos negativos (en el déficit acuoso relativo absoluto). En algunos casos severos puede conducir al coma.

hiperostosis *(hyperostosis)*
ORTOP. f. Engrosamiento difuso o localizado. || **h. cortical generalizada** *(generalized cortical h.)* Enfermedad hereditaria, recesiva y que se caracteriza por osteoesclerosis del cráneo, de la mandíbula, las costillas y las diáfisis de los huesos largos, asociada a una hiperfosfatasemia alcalina. Alguna vez se acompaña de atrofia óptica. || **h. cortical infantil** *(child cortical h.)* Ver **síndrome de Caffey.** || **h. frontal interna** *(frontal internal h.)* Aumento del espesor de la cortical interna del hueso frontal. Es casi siempre bilateral. A veces, se encuentra una causa subyacente: meningioma, displasia fibrosa, osteoma, enfermedad de Paget, enfermedad endocrinometabólica. La incidencia media en la población es de un 3%, y es más común en mujeres de avanzada edad. El tratamiento, si necesario, es la cranioplastia. || **h. vertebral senil anquilosante** *(ankylosing age-related vertebral h.)* Enfermedad que se caracteriza por la presencia de grandes osteofitos que forman un puente entre las vértebras. También se denomina enfermedad de Forestier-Rotes.

hiperoxaluria *(hyperoxaluria)*
UROL. f. Aumento de la eliminación del ácido oxálico a través del riñón (>50 mg en 24 horas), bien por oxalosis o hiperoxaluria primaria (enzimopatía) o secundario a gota, obesidad, etc. || **h. entérica** *(enteric h.)* Eliminación urinaria de ácido oxálico superior a 40 mg en 24 horas, como consecuencia de un exceso de la absorción del ácido oxálico a nivel del colon, como consecuencia de una mala absorción de cualquier causa (resección de intestino delgado, enfermedad intrínseca intestinal, bypass

yeyunoileal). El tratamiento es escasamente satisfactorio. Incluye una dieta pobre en ácido oxálico y en grasas, pero rica en calcio y magnesio. Se asocia a colestiramina. ‖ **h. primaria** *(primary h.)* Rara alteración genética que se caracteriza por la síntesis endógena de ácido oxálico, en gran cantidad, que condiciona litiasis de oxalato cálcico recidivante desde la primera infancia y conduce a una insuficiencia renal crónica al un 80% de los pacientes situados en la tercera década. En los pacientes con insuficiencia renal, el oxalato cálcico se acumula en el resto de los tejidos, produciendo una oxalosis. Si los pacientes son sometidos a trasplante renal, reproducen la enfermedad en el injerto. Como quiera que el déficit enzimático es hepático se recomienda la realización de un trasplante doble hepático y renal. El tratamiento es ineficaz, pero ocasionalmente la vitamina B_6 disminuye la eliminación de oxálico urinario. ‖ **h. primaria tipo I** *(type I primary h.)* Ausencia o disminución significativa de la enzima alanina-glioxilato-aminotransferasa (AGT) que convierte el glioxílico en glicina, en las células hepáticas. Es un déficit genético situado en el cromosoma 2. Es el tipo más frecuente de hiperoxaluria. ‖ **h. primaria tipo II** *(type II primary h.)* Caracterizada por el déficit de las enzimas D-glicerato dehidrogerasa y glioxilato reductasa, enzimas hepáticas cuya falta conduce a una sobreproducción endógena de ácido oxálico y glicérico.

hiperoxemia *(hyperoxemia)*
FISIOL. f. Aumento del contenido de oxígeno en la sangre, que se traduce en un pH en sangre más bajo que el normal, es decir, hay una cierta acidez.

hiperparatiroidismo *(hyperparathyroidism)*
ENDOCRINOL. m. Actividad de las glándulas parótidas por encima de lo normal. El exceso de parathormona produce una movilización del calcio óseo y la subsiguiente eliminación exagerada del mismo. Las consecuencias son osteoporosis, con las complicaciones que esta implica, y cálculos renales. La etiología más frecuente es la de adenomas paratiroideos. ‖ **h. primario** *(primary h.)* Exceso de producción de la hormona paratiroidea (PTH) por la glándula paratiroides, bien por hiperplasia de las células claras, por adenoma o por carcinoma paratiroideo. Su acción a nivel óseo, renal e intestinal produce hipercalcemia, hipercalciuria con nefrolitiasis e hipofosforemia por hiperfosfaturia. ‖ **h. secundario** *(secondary h.)* Exceso de producción de la hormona paratiroidea (PTH) por las glándulas paratiroides (hiperplasia) secundaria a causas diversas (déficit de la vitamina D, malabsorción de la vitamina D, fármacos, etc.) y, sobre todo, por hipocalcemia crónica secundaria a insuficiencia renal crónica avanzada, que cursa con hiperfosforemia. La hipocalcemia es secundaria a la disminución de la síntesis renal de vitamina D activa (vitamina D_3); ello induce una hipersecreción de PTH, que produce la movilización del calcio y del fósforo óseo. Dependiendo de la fase evolutiva, puede cursar con hipercalcemia, hiperfosforemia y osteodistrofia renal. Las manifestaciones clínicas son: dolores y deformidades óseas, miopatías, frecuente prurito, calcificación de las partes blandas, que pueden progresar a calcificaciones arteriales y viscerales, etc. Si no se trata, puede progresar a un hiperparatiroidismo terciario (autonomía funcional). Se previene mediante el control del metabolismo calcio-fósforo, a base de una dieta pobre en fósforo, quelantes del fósforo y vitamina D. ‖ **h. terciario** *(tertiary h.)* Persistencia y cronificación del hiperparatiroidismo secundario, que se vuelve autónomo e independiente de la causa que lo indujo. Cursa con hiperplasia generalizada y con una frecuente formación de un adenoma de estas. Se da, fundamentalmente, en pacientes con insuficiencia renal crónica terminal, en programa de diálisis con mal control del metabolismo calcio-fósforo. Evoluciona con hipercalcemia y, a veces, hiperfosforemia, asociada a prurito y calcificación de los tejidos blandos. Puede persistir tras el trasplante renal, cursando con hipercalcemia y niveles elevados de PTH y se trata a partir de los seis a doce meses a partir del trasplante, mediante paratiroidectomía subtotal.

hiperpigmentación *(hyperpigmentation)*
DERMATOL. f. Excesiva pigmentación.

hiperplasia *(hyperplasia)*
ORTOP. f. Aumento cuantitativo de un tejido por un incremento del número de células que conservan su normalidad anatómica y funcional.

También se denomina hipertrofia numérica o hipergénesis.

hiperplasia cortical suprarrenal (*adrenocortical hyperplasia*)
ENDOCRINOL. Aumento del tamaño y el volumen de las glándulas suprarrenales de forma bilateral. Con frecuencia se debe a un estímulo mantenido por parte de la secreción excesiva de la hormona adenocorticotropa (ACTH) hipofisaria. Puede ocurrir en el marco de la enfermedad de Cushing, por adenoma hipofisario secretor de ACTH, en el síndrome de secreción ectópica de ACTH, y en los trastornos enzimáticos de la esteroidogénesis suprarrenal, que originan la hiperplasia adrenal congénita o el síndrome adrenogenital. Más raramente se debe a la hiperplasia adrenal bilateral micronodular, que cursa con hipersecreción autónoma de cortisol. Alternativamente, la hiperplasia bilateral de la capa glomerular es la causa del hiperaldosteronismo primario. || **h. corticotropa** (*corticotroph h.*) Aumento del número de células corticotropas de la hipófisis. Puede deberse a una hipersecreción eutópica o ectópica de CRH, causantes de la enfermedad de Cushing, o a una insuficiencia suprarrenal primaria, en cuyo caso tiene lugar a través de la exacerbación de los mecanismos de retroalimentación positiva sobre las células corticotropas, generada por la hipocortisolemia. || **h. hipofisaria** (*pituitary h.*) Aumento del contenido celular, volumen y peso de la hipófisis. Ocurre, fisiológicamente, durante el embarazo, como consecuencia del aumento del índice circulante de estrógenos. También puede producirse en el hipogonadismo, insuficiencia suprarrenal e hipotiroidismo primarios, como consecuencia del efecto de los mecanismos de retroalimentación sobre las correspondientes poblaciones de células secretoras de hormonas hipofisarias. || **h. lactotropa** (*lactotroph h.*) Aumento del número de células lactotropas de la hipófisis. Tiene lugar en el embarazo, así como bajo tratamientos estrogénicos, que poseen un efecto estimulador sobre la replicación celular y la secreción de prolactina por parte de las células lactotropas. || **h. medular suprarrenal** (*adrenal medullary h.*) Hiperplasia bilateral de la médula suprarrenal, que cursa con hipersecreción de catecolaminas y un cuadro clínico idéntico al feocromocitoma.

Puede tener lugar en pacientes con adenomatosis endocrina múltiple tipo IIA. || **h. paratiroidea** (*parathyroid h.*) Aumento del volumen y del peso de las glándulas paratiroides, que cursa con una hipersecreción de parathormona. Puede ser un cuadro primario, dando lugar a un hiperparatiroidismo primario, como ocurre con frecuencia en los cuadros de adenomatosis endocrina múltiple, o puede desarrollarse secundariamente a situaciones de hipocalcemia crónica, como ocurre en la insuficiencia renal crónica, tubulopatías o en cuadros malabsortivos. Bioquímicamente se manifiesta como una elevación del nivel circulante de parathormona. En el caso de producir hiperparatiroidismo primario cursa con hipercalcemia. || **h. suprarrenal congénita** (*congenital adrenal h.*) Hiperplasia de las células de la corteza suprarrenal derivada de un defecto biosintético, heredado en la esteroidogénesis suprarrenal. La disminución, consecuente de la síntesis de cortisol, induce a un aumento de la secreción de la hormona adenocorticotropa (ACTH), que crea la hiperplasia glandular bilateral. La causa más frecuente es la deficiencia de la enzima 21-hidroxilasa. El déficit de 11 β-hidroxilasa es causante de la hipertensión arterial. Otras etiologías, menos frecuentes, son la deficiencia de 3 β-hidroxiesteroide deshidrogenasa, 17-hidroxilasa y 20-22 desmolasa. || **h. tireotropa** (*thyrotroph h.*) Aumento del número y tamaño de las células tireotropas hipofisarias. La causa más frecuente es el hipotiroidismo primario, en el que existe un continuo estímulo de la síntesis y la secreción de la hormona estimulante del tiroides (TSH) por parte de la hipófisis.

hiperplasia prostática benigna (*benign prostatic hyperplasia*)
UROL. Patología prostática benigna que se caracteriza desde el punto de vista anatomopatológico por una hiperplasia del tejido epitelial y estromal y, desde el punto de vista clínico, por un aumento del tamaño de la glándula y por un grupo de síntomas de carácter obstructivo e irritativo, agrupados bajo el término genérico de «prostatismo». Más que una enfermedad es la evolución natural de la próstata, que, manteniendo su peso constante desde la adolescencia hasta los 50 años, comienza, a partir de esta edad,

un crecimiento progresivo, con grandes variaciones individuales, calculándose, para la población global, un crecimiento medio de 30 gramos entre los 50 y 80 años. El 40% de la población masculina de 55 años, el 70% de 65 años y el 85% de 80 años padece hiperplasia prostática benigna. La prostatectomía es la segunda intervención más frecuente en un hospital, constituye el 38% de las intervenciones en urología y, en la actualidad, un varón de 80 años del hemisferio occidental sufre un riesgo de ser operado de próstata en un 25-30% de los casos. Su etiología es desconocida, aunque los andrógenos, los estrógenos, la interacción estroma-epitelio y los factores de crecimiento y neurotransmisores juegan un cierto papel en su desarrollo; pero se desconocen los mecanismos que inducen la transformación hiperplásica. El diagnóstico incluye polaquiuria, disuria, micción entrecortada y con carácter de urgencia; todos ellos constituyen un grupo de síntomas característicos del prostatismo. Además, aunque se ha supuesto que el crecimiento prostático produce una obstrucción del cuello de la vejiga, responsable de la sintomatología, no se ha podido demostrar una relación directa entre los síntomas mencionados y el grado de obstrucción. La situación clínica más extrema de la hiperplasia prostática benigna sucede cuando el paciente queda en retención completa y requiere el sondaje para el vaciamiento vesical. El cuadro de «prostatismo» no es exclusivo de la hiperplasia prostática benigna. El cáncer de próstata tiene una expresión clínica idéntica. Es imprescindible hacer un preciso diagnóstico diferencial. Se realiza mediante la determinación del antígeno prostáticoespecífico (PSA) sérico y el tacto rectal. Si el PSA sérico es menor de 4 ng/ml y el tacto rectal sugiere hiperplasia prostática benigna, el diagnóstico es de hiperplasia. Sin embargo, si el PSA supera 4 ng/ml o el tacto rectal es sospechoso, debe hacerse una biopsia de próstata, para dilucidar, con precisión, la naturaleza de la enfermedad. La ecografía transrectal, hoy, no tiene utilidad clara en el diagnóstico diferencial entre hiperplasia prostática benigna y un cáncer de próstata. La ecografía abdominal vesico-prostática se utiliza solo para medir el tamaño de la próstata y valorar el residuo postmiccional. El tratamiento puede ser médico o quirúrgico y la indicación precisa entre uno y otro no está demasiado clara. Son indicaciones de un tratamiento quirúrgico: la retención aguda de orina que requiere sondaje, hematuria severa, hidronefrosis o sintomatología severa. En el resto de los pacientes puede hacerse una indicación de tratamiento médico o quirúrgico, dependiendo de las circunstacias personales. El tratamiento médico más selectivo es la utilización de bloqueantes α-1-adrenérgicos que relajan la uretra posterior y la musculatura lisa prostática y facilitan el vaciado vesical. El tratamiento con Finasteride (un bloqueante de la 5-α-reductasa) impide la formación en la célula intraprostática de dihidroxi-testosterona y disminuye la actividad metabólica, lo que se traduce en una reducción del volumen de la glándula en un 20%. El tratamiento con fitoterapia, muy utilizado, no tiene un fundamento objetivo de carácter científico, aunque produce a veces una notable mejoría clínica. El tratamiento quirúrgico se realiza a través de una prostatectomía simple, preferentemente por vía transuretral (resección transuretral de próstata). Solo es precisa una corta estancia hospitalaria, tiene un bajo índice de incontinencia o impotencia y presenta una excelente tolerancia. Está indicada en todas las próstatas menores de 60 g. La cirugía abierta suprapúbica (transvesical o transcapsular) está indicada en pacientes con próstata de peso superior a 60 g, tiene un índice de sangrado significativamente mayor que la cirugía endoscópica y las molestias derivadas de una cirugía abierta. Los resultados endoscópicos o los que se obtienen con cirugía abierta son idénticos.

hiperploide *(hyperploid)*
GENÉT. adj. Relativo a una célula o a individuo con uno o más cromosomas o segmentos cromosómicos, añadidos al número euploide característico (ver **poliploide**). Según el grado de ploidía, puede hablarse de hiperhaploide, hiperdiploide, hipertriploide, etc.

hiperpnea *(hyperpnea)*
PNEUMOL. f. Incremento del volumen de aire ventilado por minuto, sin referencia a la presión alveolar de CO_2.

hiperpolarización *(hyperpolarization)*
ANAT. f. Aumento de la negatividad interna de la membrana neuronal, por lo que se torna menos sensible a los estímulos.

hiperpotasemia *(hyperpotassemia)*
NEFROL. f. Aumento de la concentración de potasio (K) en la sangre por encima de 5 mEq/l. Las causas más frecuentes son hemólisis masiva, insuficiencia suprarrenal, renal aguda o crónica severas, acidosis tubular renal, cetosis diabética, etc. Se manifiesta con acúfenos, confusión, sordera, alucinaciones, parestesias, debilidad, temblores musculares (fibrilación muscular), trastornos cardiacos (bradicardia y arritmia) que pueden evolucionar a parada cardiaca, etc. Se asocia a alteraciones típicas del electrocardiograma.

hiperproinsulinemia *(hyperproinsulinemia)*
ENDOCRINOL. f. Elevación del nivel circulante de proinsulina. Existe una forma familiar que se hereda, según un patrón autosómico dominante que se debe a una anomalía en la conversión de proinsulina en insulina. Puede presentarse también en pacientes con insulinoma, hipopotasemia, acromegalia, síndrome de Cushing, hipertiroidismo y obesidad.

hiperprolactinemia *(hyperprolactinemia)*
NEUROCIR. f. Elevación de la concentración circulante de prolactina en el plasma. Ocurre fisiológicamente en el embarazo, coito y situaciones de estrés. Puede ser debida a adenomas hipofisarios productores de prolactina, hipotiroidismo primario, síndrome del ovario poliquístico, alteraciones de la función hepática o renal y a ingestión de fármacos, con efecto bloqueante dopaminérgico, como metoclopramida o sulpiride. Desde el punto de vista clínico se manifiesta por hipogonadismo, infertilidad y galactorrea. Ver **prolactina, síndrome amenorrea-galactorrea.**

hiperprosexia *(hyperprosexia)*
PSICOL. f. Alteración de la atención, que se caracteriza por un estado de alerta e interés excesivo ante cualquier estímulo, que incapacita para inadvertir los estímulos que no interesan y atender selectivamente a lo que se quiere atender. Se observa sobre todo en los delirios, en los estados ansiosos y depresivos y en la hipocondria.

hiperproteinemia *(hyperproteinemia)*
FISIOL. f. Nivel elevado de proteínas en la sangre. Lo habitual es que afecte solo a un tipo de proteínas, bien a la albúmina o a las globulinas.

hiperquilomicronemia *(hyperchylomicronemia)*
ENDOCRINOL. f. Aumento de la concentración plasmática de quilomicrones. Tiene lugar en la hiperlipoproteinemia tipo 1, por una deficiencia de la enzima lipoproteinlipasa y en la tipo 5, donde se asocia con la elevación de partículas VLDL. Ambos tipos pueden presentar una etiología primariamente heredada o secundaria a trastornos como la obesidad, diabetes mellitus o etilismo. Desde el punto de vista clínico puede dar lugar a dolor abdominal, pancreatitis, xantomatosis eruptiva y lipemia retinalis.

hiperreflexia *(reflex hyperactivity)*
NEUROL. f. Aumento o exaltación de los reflejos. Se utiliza el término para referirse a la exaltación de los reflejos osteotendinosos o clínicomusculares.

hipersalivación *(hypersalivation)*
OTORRIN. f. Aumento fisiológico de la producción de saliva.

hipersecreción *(hypersecretion)*
ENDOCRINOL. f. Liberación aumentada de una sustancia por parte de la célula o células que lo sintetizan. Se emplea, frecuentemente, con referencia a la actividad glandular endocrina o exocrina.

hipersensibilidad *(hypersensitivity)*
ALERGOL. f. Estado de sensibilidad exagerada. ‖ Estado alérgico en el que un organismo reacciona frente a determinados agentes de forma más enérgica que en una situación ordinaria. Esta hipersensibilidad se pone en marcha por mecanismos de inmunidad humoral y/o celular. ‖ **h. inmediata** *(inmediate h.)* Reacción de hipersensibilidad alérgica tipo Y, mediada por anticuerpos, fundamentalmente del tipo de la IgE. Es la responsable de la reacción o choque anafiláctico.

hipersensibilizado *(highly sensitized patient)*
NEFROL. Ver **hiperinmunizado.**

hipersexualidad *(hypersexuality)*
GINECOL. f. Comportamiento sexual impulsivo, con rasgos de violencia en algunas ocasiones. Se

manifiesta en personas con alteraciones psicóticas y como consecuencia, a veces, de enfermedades cerebrales que motivan una pérdida del autocontrol. Debe distinguirse la hipersexualidad de la promiscuidad sexual (ver **promiscuidad**).

hipersomnia *(hipersomnia)*
NEUROL. f. Somnolencia excesiva o crisis de sueño invencible durante el día.

hipertecosis ovárico *(ovarian hyperthecosis)*
GINECOL. Hiperplasia de las células de la teca del ovario con luteinización del estroma. Se acompaña de ciclos anovulatorios y, con frecuencia, de un cuadro de hiperandrogenismo. Forma parte del síndrome de poliquistosis ovárica.

hipertelorismo *(hypertelorism)*
CIRPLÁS. m. Aumento de la distancia entre ambas órbitas óseas. Existe un aumento de la distancia entre ambas paredes internas de la órbita y también entre ambas paredes externas, con un aumento del ángulo que forman las dos paredes externas. También denominado teleorbitismo o hipertelorismo orbitario. ‖ **h. interorbitario** *(h. interorbital)* Aumento de la distancia entre las órbitas óseas, sin aumento de la angulación de las paredes externas. Se presenta en craneosinóstosis, encefaloceles, neumatoceles y displasia craneal tumoral. ‖ **seudo-h.** *(pseudo-h.)* Aumento de las distancias intercantales con las distancias entre las órbitas normales.

hipertelorismo ocular *(ocular hypertelorism)*
OFTALMOL. Aumento de la distancia interorbitaria.

hipertensión arterial *(arterial hypertension)*
FISIOL. Aumento mantenido de las cifras de la presión arterial por encima de sus valores normales. En la actualidad se acepta que la hipertensión arterial comienza a partir de valores de presión arterial sistólica por encima de 140 mmHg y de presión arterial diastólica superiores a 90 mmHg, al menos hasta los 65 años. Por encima de esa edad, pueden aceptarse como normales valores de hasta 165/95. Para establecer un diagnóstico adecuado, es necesario realizar las mediciones de presión arterial empleando una metodología adecuada y, al menos, confirmarla en tres tomas separadas en el tiempo. Existen diversas gradaciones de la gravedad de la hipertensión arterial, que, generalmente, atienden tanto a criterios de magnitud de las cifras de la presión arterial como al grado de afectación de los órganos diana. La hipertensión arterial puede ser consecuencia de otra enfermedad sistémica *(hipertensión arterial secundaria)*, generalmente nefrológica o endocrinológica, o bien, no tener una causa orgánica aparente *(hipertensión arterial esencial)*. La hipertensión arterial esencial es, con mucho, la más frecuente, y responsable de, al menos, el 90% de los casos de hipertensión arterial. En general, la hipertensión arterial es una enfermedad de alta prevalencia que, incluso con criterios conservadores, afecta al 20% de la población española de más de 30 años. Constituye uno de los principales factores de riesgo para el desarrollo de aterosclerosis y sus complicaciones, de insuficiencia cardiaca, de enfermedad cerebrovascular trombótica y hemorrágica e, incluso, es un buen indicador del riesgo de la mortalidad total a largo plazo. Sus manifestaciones clínicas se derivan, fundamentalmente, de sus complicaciones en forma de afectación visceral a los órganos diana (corazón, y grandes arterias, riñón, cerebro y retina) y sus complicaciones, bien directas (hemorragia cerebral, infarto capsular, necrosis arterial fibrinoide de los vasos cerebrales, renales o retinianos, rotura aórtica, sobrecarga ventricular izquierda e insuficiencia cardiaca), o bien indirectas, derivadas del desarrollo de aterosclerosis (cardiopatía isquémica, accidentes cerebrovasculares embólicos, etc.). El tratamiento de la hipertensión arterial esencial consiste en la aplicación de medidas higiénico (dietéticas, restricción de la ingesta de sodio, ejercicio físico moderado, pérdida de sobrepeso) y en la administración de fármacos antihipertensivos. ‖ **h. arterial de bata blanca** *(white coat arterial h.)* Aumento de la presión arterial de manera repetida durante su evaluación en consulta, con normalización fuera de ella y sin afectación de los órganos diana. También se denomina hipertensión arterial lábil. ‖ **h. arterial benigna** *(benign arterial h.)* Hipertensión que no va seguida de síntomas clínicos. ‖ **h. arterial esencial** *(essential arterial h.)* La llamada también primaria o idiopática, es aquella que es de etiología o causa desconocida y que, potencialmente, corresponde a la gran mayoría de los pacientes

hipertensos (85-95%). Con frecuencia se detectan factores hereditarios (herencia poligénica) en padres, hermanos, etc., y factores ambientales (exceso de sal en la alimentación). El riñón juega un papel clave en su aparición, por una incapacidad de desprenderse del exceso de sal en la dieta. En las fases iniciales (20-40 años) se puede asociar a un incremento del gasto cardiaco, que con el tiempo aboca a un incremento de las resistencias periféricas y a una hipertensión arterial sostenida a los 30-50 años. Si no es tratada de forma adecuada, conducirá a una aterosclerosis y a complicaciones de la hipertensión arterial por una afectación de órganos diana, como el corazón (hipertrofia ventricular, insuficiencia, infarto de miocardio), el riñón (insuficiencia renal), el cerebro (hemorragia, trombosis, embolia), la aorta (aneurismas, estenosis), etc. En un 1-5% de los hipertensos esenciales puede darse una malignización del proceso (hipertensión maligna o acelerada). || **h. arterial hiperreninémica** (*hyperreninemic arterial h.*) Cifras elevadas de la presión arterial, asociada a una elevación de la actividad de renina plasmática. La renina incrementa los niveles de angiotensina II (que produce vasoconstricción periférica) y de aldosterona (no obstante, el volumen plasmático y el volumen minuto cardiaco están descendidos). Es típico de la hipertensión maligna y de la de origen vásculo-renal unilateral, pero puede darse también en la hipertensión arterial esencial. Se asocia a una alta frecuencia de angina o infarto de miocardio, hemorragia cerebral, nefroangioesclerosis, retinopatía y encefalopatía. Se trata, preferentemente, con inhibidores de la enzima de conversión (IECA). || **h. arterial lábil** (*labil arterial h.*) Hipertensión arterial que evoluciona, encontrándose valores, a veces, elevados, y otras veces, valores normales o próximos a la normalidad. || **h. arterial limítrofe** (*border-line arterial h.*) La Organización Mundial de la Salud define esta hipertensión como aquella que cursa con cifras de 140-159 mmHg de la presión arterial sistólica y 90-94 mmHg de la presión arterial diastólica, respectivamente. En la actualidad, este grupo no reviste interés, ya que está demostrada la necesidad de tratamiento en estos pacientes para reducir la morbilidad y la mortalidad cardiovascular. || **h. arterial maligna** (*malignant arterial h.*) Se caracteriza porque de no ser tratada, un 80% de los pacientes fallece dentro de los dos años posteriores al diagnóstico y se define por la coexistencia de cifras elevadas de presión arterial, con hemorragias y exudados en el fondo de ojo (retinopatía grado III), con edema de papila (retinopatía grado IV) o sin papiledema. La lesión histológica, característica de esta hipertensión, es la necrosis fibrinoide de las arteriolas en diversos tejidos y su signo clínico más significativo es la retinopatía severa. En cuanto a su etiología, aproximadamente la mitad de los casos, se deben a una hipertensión esencial y la otra mitad a una hipertensión secundaria, predominando las nefropatías parenquimatosas, hipertensión vasculo-renal y causas endocrinas de hipertensión, como el feocromocitoma o el hiperaldosteronismo primario. Los síntomas fundamentales son visuales (visión borrosa, disminución de la agudeza visual), neurológicos (cefalea, encefalopatía hipertensiva, hemorragia cerebral), cardiológicos (insuficiencia cardiaca congestiva, cardiopatía isquémica aguda) y renales (insuficiencia renal con hematuria, proteinuria, cilindruria y, a veces, insuficiencia renal aguda). Un 10% de los pacientes con hipertensión arterial maligna pueden no presentar síntomas en el momento del diagnóstico. Un tratamiento eficaz puede lograr la remisión de todo el cuadro, tanto clínico como biológico. || **h. arterial nefrógena** (*renal parenchymal arterial h.*) La secundaria a enfermedades renales diversas (glomerulonefritis, pielonefritis, nefropatías tubulointersticiales, nefropatías congénitas tipo poliquistosis renal del adulto, etc.), en relación con un aumento de la producción de sustancias vasoconstrictoras (angiotensina II, norepinefrina), disminución de la excreción renal de sodio o de ambas. Puede producir un incremento de la presión capilar glomerular (alteración de la autorregulación renal), que puede afectar aún más al daño renal y condicionar glomerulosclerosis. El control efectivo de la hipertensión arterial, especialmente con inhibidores de la enzima de conversión, enlentece el ritmo de progresión de la nefropatía (además, la inhibición de la angiotensina II elimina la acción mitogénica e hipertrófica de este péptido en las células glomerulares). || **h. arterial paroxística** (*hypertensive crisis h.*) Llamada también crisis hipertensiva, se puede presentar como una urgencia o emergencia hipertensiva. La *urgencia hipertensiva* se define como la objetivación de cifras altas de presión arterial, en un paciente previamente asintomático o con síntomas inespecíficos, con afectación leve o moderada de los órganos diana. No significa un riesgo vital inmediato, si bien debe ser tratado eficazmente para conseguirla controlarla dentro de las primeras 24 horas, tras el diagnóstico. Corresponde, fundamentalmente, a hipertensiones malignas sin síntomas neurológicos o cardiológicos, hallazgos de la presión arterial diastólica superiores a 130 mmHg, en un paciente asintomático, con una presión arterial diastólica superior a 120 mmHg; en un paciente con síntomas inespecíficos y sin afectación de los órganos diana, rebote hipertensivo por supresión de fármacos hipotensores; la hipertensión en pacientes quemados graves o en el pre o postoperatorio de cirugías diversas. Difiere la urgencia de la *emergencia hipertensiva* en que en esta hay un daño importante en los órganos diana, con riesgo de lesión irreversible y un mal pronóstico vital, si no es tratada enérgica e inmediatamente. Pueden considerarse emergencias hipertensivas las siguientes: encefalopatía hipertensiva, ictus hemorrágico o isquémico, insuficiencia cardiaca congestiva, cardiopatía isquémica sintomática, la eclampsia, aneurisma disecante de aorta, hemorragia importante, traumatismo craneoencefálico, en el postoperatorio de cirugía con suturas vasculares, elevación de catecolaminas, retinopatía y retinopatía hipertensiva grave. || **h. arterial pulmonar** (*pulmonary arterial h.*) Aumento de la presión arterial pulmonar por encima de 30 mmHg para la presión sistólica y 20 mmHg para la presión arterial pulmonar media. La hipertensión arterial pulmonar es una enfermedad secundaria a procesos que aumentan la resistencia al drenaje venoso pulmonar (enfermedades de la válvula mitral, insuficiencia ventricular izquierda, anomalías venosas pulmonares, etc.), o a procesos que aumentan la resistencia al flujo, a través del lecho vascular pulmonar (enfermedad pulmonar obstructiva crónica, fibrosis pulmonar, embolia pulmonar, tromboembolismo venoso sistémico repetitivo y asintomático, síndromes de obesidad e hipoventilación, etc.). Con frecuencia no se identifica con una causa discernible, en cuyo caso recibe el nombre de hipertensión arterial pulmonar esencial, primaria o de etiología desconocida. Provoca clínica de disnea e insuficiencia cardiaca derecha y, habitualmente, su existencia implica un mal pronóstico. || **h. arterial refractaria** (*refractory arterial h.*) Aquella que no se consigue controlar con una pauta que comprenda, al menos, tres fármacos, siendo uno de ellos un diurético, con una observancia correcta, si se ha descartado una hipertensión arterial secundaria, la existencia de interacciones farmacológicas, la presencia de una pseudohipertensión refractaria, mediante una monitorización ambulatoria de la presión arterial, etc. Las causas más comunes consisten en una falta de observancia del tratamiento, tanto farmacológico como no farmacológico, especialmente dieta sin sal y consumo de alcohol; la toma de medicación concomitante que causa interacciones farmacológicas (antiinflamatorios no esteroideos, antidepresivos, simpaticomiméticos, esteroides, contraceptivos orales, tratamiento de ciclosporina o eritropoyetina, consumo de cocaína, etc.); dosis o intervalo de medicación, tomada de forma inapropiada o incorrecta; obesidad severa; hipertensión arterial secundaria no detectada, fundamentalmente de causa renal; hipertensión de bata blanca (llamada también de consultorio), etc. || **h. arterial secundaria** (*secondary arterial h.*) Hipertensión que aparece como un síntoma más de una enfermedad, como la enfermedad vascular renal y la enfermedad del parénquima renal, que al estimular la secreción de renina (que cataboliza la conversión del angiotensinógeno en angiotensina) da lugar a hipertensión arterial. || **h. arterial sistémica** (*sistemic arterial h.*) Elevación de la presión arterial, que afecta a todas las arterias del organismo (hipertensión arterial). Afecta, con más intensidad, al corazón, retina, cerebro, riñón y arterias de las extremidades inferiores. Difiere, por tanto, de las hipertensiones localizadas, con o sin relación con las arterias, como la hipertensión pulmonar, hipertensión portal, hipertensión endocraneal, hipertensión ocular o glaucoma, etc. Ver **hipertensión arterial.** || **h. arterial transitoria del embarazo** (*mild pregnancy-induced arterial h.*) Elevación de la cifra de presión arterial durante el embarazo, de carácter leve y aislado (sin proteinuria ni edemas) y que aparece en las últimas semanas. No requiere el uso de hipotensores y la presión arterial se normaliza tras el parto, pero puede recurrir en embarazos posteriores. Puede ser predictivo del desarrollo de hipertensión esencial en el futuro. ‖ **h. arterial vasculorrenal** *(renovascular arterial h.)* La secundaria a enfermedad de los vasos renales (estrechamiento de una arteria renal principal o una de sus ramas, en el 50% o más de su luz), y es responsable del 2 al 5% de las hipertensiones arteriales. Es la forma más común de hipertensión arterial y resulta susceptible de curación mediante la cirugía. Las dos principales causas son la estenosis o estrechez ateromatosa (más frecuente en varones y en presencia de hipertensión previa, diabetes o tabaquismo) y la displasia fibromuscular, que comprende un grupo heterogéneo de lesiones que afectan a la íntima, la media o la adventicia de la arteria. Esta última es más frecuente en mujeres, sobre todo menores de 30 años. Con frecuencia es bilateral y puede asociarse a la caída o ptosis renal. Desde el punto de vista clínico, es indistinguible de la hipertensión arterial esencial y debe sospecharse ante pacientes menores de 30 años con hipertensión rebelde o pacientes que presentan un soplo periumbilical. Los datos de laboratorio, como una hipopotasemia con alcalosis metabólica o el incremento ligero de la creatinina y de la urea, pueden, a veces, hacer sospechar la existencia de esta entidad clínica.

hipertensión intracraneal *(intracranial hypertension)*
NEUROL. Aumento de la presión en la cavidad craneal. ‖ **h. intracraneal benigna** *(benign intracranial h.)* Cuadro de cefalea, náuseas, vómitos y papiledema, en mujeres con sobrepeso, en la tercera o cuarta décadas de la vida, con neuroimagen que no muestra ninguna lesión propiciatoria de hipertensión intracraneal. La presión intracraneal oscila entre los 18 y los 60 mmHg. El tratamiento se basa en medidas antiedema cerebral (esteroides, diuréticos...) y la colocación de válvulas de derivación lumboperitoneales.

hipertensión portal *(portal hypertension)*
CIRGEN. Síndrome de aumento patológico de la presión del sistema portal (sistema venoso de entrada al hígado, procedente del drenaje de las vísceras abdominales digestivas), casi siempre por una obstrucción parcial o total

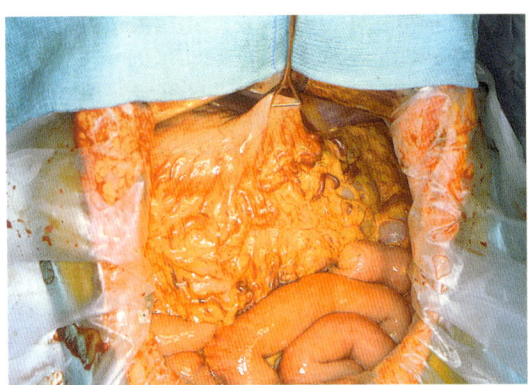

hipertensión portal. Fotografía del abdomen de un paciente que sufrió años antes una pancreatitis aguda, complicada con seudoquiste de páncreas y que presenta gran dilatación de las venas del epiplón y de la curvatura mayor del estómago, lo que refleja una situación de circulación colateral por hipertensión del sistema venoso portal, probablemente por trombosis de la vena esplénica

del mismo. La obstrucción puede producirse en diferentes niveles: postsinusoidal (generalmente trombosis de las venas suprahepáticas), sinusoidal (en el hígado) o presinusoidal (trombosis portal o de sus venas tributarias: esplénica y mesentérica superior). En el mundo occidental la causa más frecuente, con diferencia, es la cirrosis hepática, que es de tipo sinusoidal. Las consecuencias de la hipertensión portal son graves en su evolución: ascitis, hemorragia por varices esofágicas o gástricas, deterioro de la hemodinámica y de la función renal, desnutrición e insuficiencia hepática. Ver **ascitis, derivación esplenorrenal, derivación mesocava, derivación portocava, hemorragia digestiva alta, hepatocirrosis, síndrome de Budd-Chiari, variz esofágica.**

hipertermia *(hyperthermia)*
FISIOL. f. Temperatura corporal elevada, muy por encima del valor normal. Además de la estimulación del centro termógeno por toxinas, también se produce por una destrucción del centro que regula la pérdida de calor.

hipertermia terapéutica *(therapeutic hyperthermia)*
ONCOL. Aumento de la temperatura corporal, que se utiliza en oncología para el tratamiento de algunos tumores.

hipertermia de las extremidades *(limb hyperthermia)*
CIRPLÁS. Aumento de la temperatura de las extremidades (hasta 41° C), mediante medios físicos y aislamiento de la extremidad con circulación extracorpórea. Se emplea para el tratamiento con quimioterapia intraarterial de tumores malignos localizados. Permite un aumento de la sensibilidad de los tumores a la quimioterapia.

hipertermia maligna *(malignant hyperthermia)*
ANEST. Síndrome clínico desencadenado, normalmente, durante la realización de anestesias generales; consiste en un rápido incremento de la temperatura corporal, que presenta una alta mortalidad. Se puede observar en ciertos pacientes con predisposición genética cuando son expuestos a agentes anestésicos como el alotano, la cinilcolina y el metoxifluorano. Su tratamiento específico se basa en la administración de dantroleno.

hipertimia *(hyperthymia)*
PSICOL. f. Aumento excesivo del tono afectivo que se observa, sobre todo, en la fase y en la forma maniacas de las psicosis bipolares. La persona se siente alegre, optimista, satisfecha de sí misma y del entorno. Dicho sentimiento no va ligado, normalmente, a situaciones reales que lo justifiquen, pero aun en el caso de que así fuera, existe una desproporción entre la situación y la intensidad, claramente anormal, de la reacción.

hipertiroxinemia *(hyperthyroxinemia)*
ENDOCRINOL. f. Exceso de tiroxina circulante. Se produce, habitualmente, en el marco de un aumento de su síntesis, como ocurre en el hipertiroidismo. Puede deberse a un aumento de las proteínas transportadoras de tiroxina, como tiene lugar en el embarazo, estrogenoterapia y alteraciones heredadas de la proteína transportadora de tiroxina, albúmina y transtiretina. Alternativamente puede estar causada por alteraciones de su metabolismo, derivadas de un bloqueo de su conversión periférica en triyodotironina.

hipertricosis *(hypertrichosis)*
DERMATOL. f. Aumento del vello.

hipertrigliceridemia *(hypertryglyceridemia)*
FISIOL. f. Elevación de los triglicéridos en la sangre, por encima de los valores de referencia, que en un adulto oscilan alrededor de 170 mg/dl.

hipertrofia *(hypertrophy)*
ORTOP. f. Aumento del tamaño de un órgano o tejido, secundario al aumento de tamaño de sus células constituyentes, generalmente es producto de la adaptación a sobrecargas funcionales, exigidas a dichos órganos. En los órganos huecos, como el corazón, la hipertrofia puede ser excéntrica, con dilatación de la cavidad, o concéntrica, sin dilatación de la cavidad. || **h. falsa** *(false h.)* Aumento de tamaño de parte del órgano o estructura, debido al agrandamiento de uno solo de los elementos que lo constituyen, generalmente, el estroma. || **h. septal asimétrica** *(asimmetrical septal h.)* Hipertrofia patológica del septo interventricular, que se observa en la miocardiopatía hipertrófica obstructiva. || **h. ventricular** *(ventricular h.)* Hipertrofia de un ventrículo del corazón (generalmente el izquierdo) o de los dos, como consecuencia de una sobrecarga crónica, en el caso de la hipertensión arterial, enfermedades de la válvula aórtica, etc. || **h. verdadera** *(true h.)* Aumento del tamaño, debido al aumento del número de todos los componentes estructurales que integran la estructura u órganos hipertrofiados.

hipertrofia fisiológica *(physiologic hypertrophy)*
FISIOL. Hipertrofia producida por el ejercicio; p. ej., la hipertrofia de determinados grupos musculares, en deportistas que ejercitan, preponderantemente, tales músculos, la hipertrofia de corazón de muchos atletas, etc.

hipertrofia mamaria *(mammary hypertrophy)*
CIRPLÁS. Aumento del tamaño de las mamas. Puede ser primario (ver **gigantomastia**) o secundario a estímulos hormonales fisiológicos (embarazo, lactancia), patológicos (alteraciones hormonales) o a medicamentos.

hipertrofia renal *(renal hypertrophy)*
NEFROL. Ver **hipertrofia renal compensadora**. || **h. renal compensadora** *(compensatory renal h.)* Incremento del tamaño y la función renal, en circunstancias en las que hay una reducción del número de nefronas. Las causas pueden ser: congénitas, como en la oligomeganefronia, agenesia renal unilateral, nefrectomía unilateral por enfermedad o por donación renal de vivo. Un caso especial, sin reducción

nefronal, se da en las fases iniciales de la diabetes (hipertrofia, hiperperfusión e hiperfiltración). Tras la remoción renal unilateral, el riñón contralateral sufre un fenómeno de hipertrofia morfológica y funcional, alcanzando un filtrado glomerular del 60-70% del valor prenefrectomía a los siete días, que puede progresar en el tiempo hasta los seis o doce meses.

hipertropía *(hypertropia)*
OFTALMOL. f. Estrabismo en el que el eje visual se desvía hacia arriba.

hiperuricemia *(hyperuricemia)*
NEFROL. f. Elevación del contenido de ácido úrico en la sangre, secundaria a alteraciones en el metabolismo de las purinas, que puede ser latente o manifiesta, en forma de gota. Puede ser primaria (defectos metabólicos hereditarios como glucogenosis tipo I, síndrome de Lesh-Nyhan, etc.) o secundaria (hipercalcemia idiopática, hipertrigliceridemia inducida por hidratos de carbono, policitemias o leucemias, glucogenosis, insuficiencia renal crónica, tras sesiones de radioterapia y en el síndrome de lisis tumoral aguda).

hiperuricosuria *(hyperuricosuria)*
NEFROL. f. Eliminación incrementada de ácido úrico en la orina (> 750 mg/24 horas). Puede ser secundaria a dietas muy ricas en purinas o por exceso de producción de ácido úrico (diátesis gotosa, enfermedades linfoproliferativas, tratamiento de tumores con quimioterapia, etc.). Puede facilitar la precipitación de urato monosódico o de ácido úrico (sobresaturación) y la formación de cálculos de ácido úrico y/o de oxalato cálcico.

hiperventilación *(hyperventilation)*
PNEUMOL. f. Aumento del impulso respiratorio, del esfuerzo muscular y del volumen de ventilación por minuto, que justifica un descenso de la presión alveolar de CO_2, por debajo de los valores normales. Puede producirse por hipoxemia, trastornos metabólicos, enfermedades neurológicas, fármacos, enfermedades cardiovasculares, fiebre, sepsis o neumopatías (fibrosis, embolia pulmonar, asma bronquial…). ‖ **h. neurógena central** *(neurogenic central h.)* Aumento de la frecuencia respiratoria, en respuesta fisiológica a acidosis metabólica, hipoxemia, aspiración, edema de pulmón… Tambien se encuentra en lesiones que afectan a la protuberancia.

hipervigilancia *(hypervigilance)*
PSICOL. f. Trastorno cuantitativo de la estructura de la conciencia en el que existe un nivel aumentado (nivel I) de la atención y de la alerta, junto con una exaltación de la esfera sensorial, motórica, cognitiva y afectiva. Se caracteriza por la vivencia de «claridad mental» (los autores clásicos hablaban de «ampliación de la conciencia») que no tiene por qué ir acompañada de un mayor rendimiento, ni siquiera de una mejora real de la atención. De hecho, puede ir acompañada de importantes distorsiones de la atención (hiperprosexia) que se traducen en una distraibilidad. Aparece como un estado de transición en diversos trastornos orgánicos y psiquiátricos o como un preludio de estos: accesos maníacos primarios o secundarios a enfermedades somáticas, algunas formas de inicio de la esquizofrenia e intoxicación por drogas alucinógenas (LSD, cannabis, etc.) y noradrenérgicas (cocaína, anfetaminas).

hipnagógico *(hypnagogic)*
PSICOL. adj. Referido al estado semiconsciente que precede inmediatamente al sueño. Puede incluir alucinaciones sin significado patológico.

hipnoanálisis *(hypnoanalysis)*
PSICOL. m. Técnica que recurre al estado de hipnosis para realizar un estudio de la psique a través de la autoobservación. Se emplea, fundamentalmente, con intención «exploratoria» (recuerdos, reminiscencias infantiles, traumas psíquicos, etc.), aunque se discute, con fundamento, la dudosa veracidad de los datos así obtenidos (por la probable inducción de interferencias, como la sugestión, por parte del hipnotizador) e incluso la licitud de la utilización terapéutica de esos datos. Fue el primer método ensayado por S. Freud en su búsqueda de un instrumento analítico del psiquismo; más tarde lo abandonó y lo sustituyó por la asociación libre y la interpretación de los sueños.

hipnobasia *(hypnobasia)*
PSICOL. Ver **sonambulismo**.

hipnógeno *(hypnogeno)*
PSICOL. adj. Que induce o provoca el sueño.

hipnolalia *(hypnolalia)*
PSICOL. Ver **somniloquia**.

hipnología *(hypnology)*
PSICOL. f. Ciencia que estudia los fenómenos relacionados con el sueño y el hipnotismo. Es sinónimo de sofrología.

hipnopómpico *(hypnopompic)*
PSICOL. adj. Referido al estado semiconsciente que precede inmediatamente al despertar. Puede incluir alucinaciones sin significado patológico.

hipnosis *(hypnosis)*
PSICOL. f. Estado de sueño parcial, provocado artificialmente mediante técnicas de sugestión verbal o de concentración en algún objeto, que se caracteriza por una alteración de la conciencia (disociación), con una disminución de la receptividad hacia las influencias ambientales y una sugestionabilidad exagerada para las sugerencias y órdenes del hipnotizador. Desde el punto de vista psiquiátrico, tiene un restringido uso terapéutico, a veces meramente exploratorio, y, casi siempre, se emplea en combinación con otras técnicas (relajación, narcosis, etc.). Ha sido empleada para provocar narcosis de breve duración, en partos e intervenciones de cirugía menor.

hipnoterapia *(hypnotherapy)*
PSICOL. f. Aplicación de la hipnosis como método terapéutico. Tradicionalmente se han buscado efectos relajantes y sedantes en estados de tensión psicofísica y en el alivio sintomático de cefaleas, algias, espasmos, etc., y efectos catárticos, en situaciones de histeria. Salvo en casos de difícil interpretación, las terapias hipnóticas suelen ser de resultados cortos y pasajeros.

hipnótico *(hypnotic)*
ANEST. m. Fármaco que induce a un sueño semejante al fisiológico. En pequeñas dosis produce un estado de sedación, y en dosis elevadas, sueño. Actúa sobre el sistema nervioso central de forma similar a los anestésicos generales.

hipo *(hiccup)*
NEUROL. m. Sonido característico que se produce por la contracción involuntaria del diafragma, seguido por el cierre rápido de la glotis. Sus causas son numerosas y, habitualmente, benignas.

hipoacidez *(hypoacidity)*
DIGEST. f. Disminución de la acidez en el jugo gástrico por deficiencia del ácido chorhídrico libre; aunque la secreción gástrica sea normal, o esté aumentada, su diagnóstico se establece estudiando el jugo gástrico (sondaje). Se asocia a la anemia perniciosa, la gastritis crónica o el cáncer gástrico.

hipoacusia *(hearing loss)*
OTORRIN. f. Disminución de la agudeza auditiva. || **h. conductiva** *(conductive h. loss)* Aquella en la que la alteración tiene lugar en el oído externo o medio por otitis agudas y crónicas y otoespongiosis. La hipoacusia conductiva pura no excede los 60 dB por vía aérea, y la conducción ósea suele encontrarse dentro de los límites normales. || **h. mixta** *(mixed h. loss)* La combinación de una pérdida conductiva y neurosensorial. Hay una disminución de la conducción ósea y una mayor disminución en la aérea. Se produce por una patología que afecta a la transmisión del sonido, a través del oído externo y/o medio. || **h. neurosensorial** *(sensorineural h. loss)* La que se produce por una alteración en el oído interno, cóclea u VIII par. La pérdida puede ser leve o superior a 115 dB. Hay una pérdida equivalente en la conducción ósea y en la aérea. Se produce por presbiacusia, productos ototóxicos, problemas vasculares, traumatismos sonoros, enfermedad de Ménière, causas bacterianas y virales. || **h. súbita** *(sudden h. loss)* Sordera de percepción de aparición repentina, aislada o asociada a acúfenos y vértigo; generalmente está producida por una afectación viral o vascular del oído interno.

hipoalbuminemia *(hypoalbuminemia)*
FISIOL. f. Nivel de albúmina en sangre por debajo de lo normal.

hipoaldosteronismo *(hypoaldosteronism)*
NEFROL. m. Déficit de secreción de aldosterona por la glándula suprarrenal. Se distinguen: 1) el *hipoaldosteronismo hiporreninémico,* que se presenta en pacientes con diabetes mellitus e insuficiencia renal moderada, y 2) el *hipoaldosteronismo hiperreninémico,* bien congénito (déficit de una enzima) o adquirido (administración prolongada de heparina, extirpación de adenomas productores de aldosterona, etc.). Cursa con hiponatremia, hiperpotasemia, acidosis metabólica, hipotensión, disminu-

ción de los niveles de aldosterona en la sangre y en la orina y unos niveles de renina plasmática variables. Si la hiperpotasemia es persistente requiere un tratamiento con diuréticos o fludrocortisona.

hipobulia *(hypobulia)*
PSICOL. f. Disminución de la capacidad y de la disposición personal para la realización de actos concretos. En la práctica viene a ser sinónimo de abulia.

hipocalcemia *(hypocalcemia)*
NEFROL. f. Disminución del contenido de calcio en el suero sanguíneo (<8 mg/dl; < de 4,5 mEq/l), se observa en el hipoparatiroidismo (quirúrgico, infiltrativo o idiopático), en el déficit de la vitamina D (por reducción del ingreso, de la absorción, o de la producción, o por aumento de esta vitamina en el metabolismo), en síndromes de malabsorción intestinal con esteatorrea (hipoalbuminemia) y en enfermedades renales crónicas que cursan con hiperfosforemia, hipomagnesemia, pancreatitis aguda, etc. Puede ser aguda (con riesgo vital) o crónica, y los síntomas principales son neuromusculares (tetania, convulsiones, miopatía, etc.), psiquiátricos (demencia, psicosis), oculares (catarata), cardiovasculares (hipotensión y alteraciones electroencefalográficas), etc.

hipocaliemia *(hypokaliemia)*
ENDOCRINOL. f. Disminución del nivel circulante de potasio en la sangre. Produce alteraciones electrocardiográficas, debilidad muscular, parestesias y parálisis fláccida. Puede deberse a pérdidas excesivas por la orina, como en el tratamiento diurético con tiazidas, tubulopatías y en el hiperaldosteronismo primario; o ser de origen digestivo, como vómitos y diarreas.

hipocampo *(hippocampus)*
ANAT. m. Circunvolución del lóbulo temporal, que tiene la forma de un caballito de mar y de ahí deriva (griego) su nombre. Presenta una forma incurvada, con una cabeza en el extremo rostral y una cola. Se encuentra en la cara medial del lóbulo temporal. El surco del hipocampo hunde la corteza hipocámpica en el cuerno temporal del ventrículo lateral, formando una prominencia conocida como *asta de Ammon*. En ella se distinguen cuatro campos conocidos como CA1, CA2, CA3 y CA4. Su estructura es la del arquicórtex y se constituye por tres capas que, de la superficie a la profundidad, son: molecular, piramidal y polimorfa. Además del *asta de Ammon,* el otro componente del hipocampo es la circunvolución dentada, formada, principalmente, por gránulos. El hipocampo es una pieza clave en el proceso de la memoria: cuando se lesiona, bilateralmente, se pierde la memoria anterógrada declarativa.

hipocapnia *(hypocapnia)*
PNEUMOL. f. Disminución de la presión arterial de CO_2.

hipocinesia *(hypokinesia)*
PSICOL. f. Trastorno de la movilidad que consiste en una disminución y lentificación de los movimientos voluntarios. Aparece, típicamente, en algunas enfermedades neurológicas degenerativas (enfermedad de Parkinson) y en las psicosis depresivas.

hipocitraturia *(hypocitraturia)*
UROL. f. Eliminación del ácido cítrico, menor del 115 mg en la orina de 24 horas, en el hombre, y de 200 mg, en la mujer. Se asocia a la formación de cálculos de oxalato cálcico. Se ha descrito en el 15-63% de los pacientes con litiasis renal, en el 10% como una única alteración, y en el resto asociado a otras anomalías metabólicas. La acidosis metabólica es, probablemente, el factor etiológico más importante.

hipocloremia *(hypochloremia)*
FISIOL. f. Nivel de cloro en la sangre inferior al normal.

hipoclorhidria *(hypochlorydria)*
DIGEST. f. Déficit del ácido clorhídrico en el jugo gástrico. Cuando la falta es total, se denomina aclorhidria.

hipocolesterolemia *(hypocholesterolemia)*
CARDIOL. f. Descenso anormal de la concentración de colesterol en la sangre.

hipocomplementemia *(hypocomplementemia)*
INMUNOL. f. Disminución, en la concentración plasmática, de los componentes del sistema de complemento. Suele ocurrir en diversas enfermedades como el lupus eritematoso sistémico o la glomerulonefritis progresiva, en las que los complejos inmunitarios fijan complemento, disminuyéndose sus niveles por el consumo de sus componentes.

hipocondíleo *(hypocondyle)*
ORTOP. adj. Situado o que ocurre debajo de un cóndilo.

hipocondría *(hypochondriasis)*
PSICOL. f. Actitud de preocupación exagerada por la salud, con la creencia o el temor erróneos de padecer una enfermedad física importante (p. ej., SIDA, cáncer, etc.), a pesar de tener una información médica tranquilizadora.

hipocondrio *(abdominal upper quadrant, hypochondrium)*
CIRGEN. m. Desde el punto de vista etimológico, lugar bajo las costillas. Desde la perspectiva anatómica, se refiere a los cuadrantes superiores del abdomen que están bajo las parrillas costales que lo cubren parcialmente. En el lado derecho lo ocupa el hígado, y en el lado izquierdo, el bazo, el fundus gástrico, el cuerpo y la cola de páncreas y el ángulo esplénico del colon. Ver **laparotomía subcostal**.

hipocromasia *(hypochromasie)*
HEMATOL. f. Disminución del color de los núcleos celulares y de los cromosomas.

hipocromía *(hypochromie)*
HEMATOL. f. Contenido bajo de un colorante en un tejido u órgano. ‖ Disminución de la hemoglobina en los eritrocitos, de manera que aparecen anormalmente pálidos.

hipodactilia *(hypodactyly)*
ORTOP. f. Falta de uno o más dedos de la mano o del pie.

hipodensidad *(hypodensity)*
RADIO. f. Área que muestra una densidad o capacidad de atenuación menor que la considerada como normal.

hipodenso *(hypodense)*
RADIO. adj. Que presenta o tiene una densidad o capacidad de atenuación, menor que la considerada como normal o de referencia para una zona o estructura.

hipodermoclisis *(hypodermoclysis)*
ANAT. f. Introducción de líquidos en el tejido subcutáneo en una cantidad abundante; p. ej., el suero fisiológico.

hipodinamia *(hypodinamia)*
ANAT. f. Disminución de la fuerza motora de los órganos con capacidad contráctil.

hipodinamia uterina *(uterine hypodinamia)*
GINECOL. Disminución de las contracciones uterinas, que afecta tanto a la intensidad como a la frecuencia y a la duración de las mismas. ‖ **h. uterina primaria** *(primary uterine h.)* Aquella situación en la que no se desencadenan las contracciones que iniciarán el parto. ‖ **h. uterina secundaria** *(secondary uterine h.)* Aquella que aparece después de un periodo de contracciones uterinas, incluso intensas, y que, por agotamiento, cesan.

hipoecogenicidad *(hypoechogenicity)*
RADIO. f. Área con una capacidad de reflexión de las ondas de ultrasonido menor que la considerada como media o de referencia.

hipoecogénico *(hypoechogenic)*
RADIO. adj. Que muestra una ecogenicidad menor que la considerada como media o de referencia.

hipoecoico *(hypoechoic)*
RADIO. Ver **hipoecogénico**.

hipoergia *(hypoergy)*
INMUNOL. f. Disminución de la intensidad de la reacción inmunitaria frente a un antígeno.

hipoestesia *(hypoesthesia)*
PSICOL. f. Trastorno de la percepción que consiste en una distorsión sensorial a causa de una disminución de la intensidad de las sensaciones, de tal forma que los estímulos se perciben de una forma anormalmente atenuada. Por ejemplo, la insensibilidad o sensibilidad reducida al dolor (analgesia o hipoalgesia) que se produce en la histeria o durante emociones intensas (soldados en el campo de batalla), o la atenuación de todas las percepciones que se produce en el paciente depresivo.

hipoestrogenismo *(hypoestrogenism)*
ENDOCRINOL. m. Situación clínica derivada de la disminución de la tasa circulante de estrógenos. Ocurre en los cuadros de hipogonadismo femenino y cursa con una disminución del desarrollo mamario, sequedad vaginal y sofocos.

hipoexposición *(hypoexposition)*
RADIO. f. Exposición a la radiación insuficiente o menor de la necesaria para la obtención de una imagen de calidad adecuada.

hipoexpuesto *(hypoexposure)*
RADIO. adj. Que ha recibido una dosis de radiación insuficiente o menor de la necesaria

para la obtención de una imagen de calidad adecuada.

hipofisectomía *(hypophysectomy)*
ENDOCRINOL. f. Extirpación quirúrgica de la hipófisis. Se aplica como un tratamiento de algunos adenomas hipofisarios. Puede llevarse a cabo por vía transesfenoidal y transfrontal.

hipófisis *(hypophysis)*
ANAT. f. Glándula de secreción interna, alojada en la silla turca del esfenoides y unida al hipotálamo por el tallo hipofisario o infundíbulo. Tiene dos partes, distintas por su origen y por su función: la adenohipófisis y la neurohipófisis. La *adenohipófisis* se origina en el techo de la cavidad bucal y segrega varias hormonas; las más importantes son: la adenocorticotropa (ACTH); la gonadotropa (GTH), que, según el momento del ciclo estral, es la hormona folículo estimulante (FSH), o la luternizante (LH); la tirotropa (TSH) y la hormona del crecimiento (GH). La *neurohipófisis* tiene su origen en el hipotálamo y es el receptáculo de la neurosecreción de los núcleos supraóptico y paraventricular del hipotálamo. En la neurohipófisis la neurosecreción se convierte en adiuretina (ADH) y oxicitocina, pasando a la sangre.

hipofisitis *(hypophysitis)*
ENDOCRINOL. f. Inflamación de la hipófisis. || **h. linfoide** *(lymphocytic h.)* Infiltración de la hipófisis por células de estirpe autoinmune, como los linfocitos y las células plasmáticas. Ocurre preferentemente en mujeres en el periodo del posparto. Es causa de hipopituitarismo. Clínica y radiológicamente plantea el diagnóstico diferencial con los adenomas hipofisarios no funcionantes.

hipofosfatasia *(hypophosphatasia)*
ENDOCRINOL. f. Deficiencia genética de fosfatasa alcalina, que se transmite según un patrón autosómico recesivo. Cursa con niveles bajos de fosfatasa alcalina, hipercalcemia y un aumento de pirofosfato en la sangre y la orina. Desde el punto de vista clínico se manifiesta con alteraciones esqueléticas similares a las del raquitismo resistente a la vitamina D, disnea, cianosis, vómitos, nefrocalcinosis y ataxia.

hipofosfatemia *(hypophosphatemia)*
NEFROL. f. Disminución del contenido del fósforo (P) en el suero (< 3,5 mg/dl, < 1,4 mEq/l). Las causas son: trastornos gastrointestinales (diarrea, malabsorción, antiácidos quelantes del fósforo), pérdidas renales por anomalías intrínsecas (raquitismo, vitamina D resistente o síndrome de Fanconi), factores extrarrenales (hiperparatiroidismo, glucosuria, etc.), redistribución del fósforo, alcoholismo, etc. Produce déficit de adenosintrifosfato (ATP) y, en las formas severas (P < 1-1,5 mg/dl) síntomas a nivel muscular (miopatía), de la sangre (pancipenia), del sistema nervioso central (confusión, coma, etc.) y del esqueleto (osteomalacia). Se trata con la administración de fosfato por vía oral o intravenoso.

hipofosforemia *(hypophosphoremia)*
NEFROL. f. Disminución de los niveles séricos de fosfato por debajo de los valores de referencia, que en un adulto oscilan alrededor de 2,7 mg/dl. Ver **hipofosfatemia.**

hipofunción *(hypofunction)*
FISIOL. f. Función que se desarrolla a un nivel inferior al que se considera normal.

hipogalactia *(hypogalacthy)*
GINECOL. f. Secreción láctea insuficiente después del parto. Es frecuente después de partos distócicos. También puede ser debida a una técnica deficiente en la succión por parte del recién nacido.

hipogammaglobulinemia *(hipogammaglobulinemia)*
HEMATOL. f. Disminución de inmunoglobulinas que se manifiesta como inmunodeficiencia. Puede ser congénita o adquirida, como consecuencia de una alteración de la formación o de un aumento del catabolismo o de la eliminación. La hipogammaglobulinemia secundaria se debe fundamentalmente a la depleción, originada por pérdidas tales como las que tienen lugar en el intestino, en la enfermedad intestinal inflamatoria crónica, o en la piel, en las grandes quemaduras. Puede ser también un déficit fisiológico, el cual se presenta en el recién nacido y en los lactantes normales y que, cuando se prolonga, se denomina hipogammaglobulinemia transitoria.

hipogastrio *(hypogastrium)*
ANAT. m. Región abdominal situada por encima de la sínfisis del pubis y limitada por arriba por el mesogastrio.

hipogenitalismo *(hipogenitalism)*
GINECOL. m. Desarrollo insuficiente de los caracteres sexuales secundarios. Es secundario a trastornos endocrinológicos, fundamentalmente a una insuficiencia hipofisaria o gonadal.

hipogeusia *(hypogeusia)*
OTORRIN. f. Sensibilidad gustativa disminuida. Puede producirse como presbiageusia o después de sesiones de radioterapia.

hipogloso *(hypoglossus)*
ANAT. m. Nervio motor encargado de la inervación de la musculatura de la lengua. Es el XII par craneal y tiene su origen en el núcleo del hipogloso, situado en el bulbo raquídeo.

hipoglucemia *(hypoglycemia)*
FISIOL. f. Nivel de glucosa en la sangre por debajo del que se admite como normal.

hipoglucemia facticia *(factitial hypoglycemia)*
ENDOCRINOL. Cuadro clínico, derivado del descenso del nivel de glucemia en la sangre, inducido por manipulaciones externas o por la ingesta deliberada de una medicación hipoglucemiante, como sulfonilureas o insulina. || **h. reactiva** *(reactive h.)* Descenso de glucosa en la sangre que tiene lugar en el periodo posprandial. El vaciamiento gástrico acelerado, como ocurre en el síndrome del dumping, tras una intervención quirúrgica sobre el tubo digestivo (gastrectomía, piloroplastia, vagotomía), la excesiva sensibilidad a la leucina, la intolerancia hereditaria a la fructosa y la galactosemia, son causas reconocidas de hipoglucemia reactiva. || Descenso de glucemia por debajo de 50 mg%, en respuesta a un estímulo como la ingesta de determinados nutrientes, entre los que destacan la glucosa, algunos aminoácidos o el alcohol.

hipoglucemiante *(hypoglycemic-agent)*
FARM. adj. Que disminuye la concentración de glucosa en la sangre. Ver **antidiabético**.

hipoglucémico *(hypoglucemic)*
ENDOCRINOL. adj. Que padece una disminución de los niveles de azúcar en la sangre. Normalmente, se acompaña de malestar, mareo, sudoración fría, temblor y taquicardia.

hipogonadismo *(hypogonadism)*
UROL. m. Denominación del déficit de la función testicular, secundario a una deficiencia en la síntesis de gonadotrofinas hipofisarias: hormona foliculoestimulante (FSH) y hormona luteinizante (LH). También se denomina hipogonadotrófico. Es congénito (síndrome de Kallmann) o adquirido (tumores pituitarios, deficiencia aislada de gonadotrofinas, panhipopituitarismo, esteroides anabolizantes). Desde el punto de vista clínico, el paciente presenta los estigmas del hipogonadismo con testículos de pequeño tamaño, déficit en los caracteres sexuales secundarios masculinos y, analíticamente, la evidencia de una disminución de testosterona, FSH y LH. El tratamiento se realiza con FSH y LH. La respuesta suele ser favorable (desaparece la azoospermia en el 90% de los pacientes y, aunque el recuento es habitualmente bajo, proporciona cifras razonables de fertilidad, que depende, entre otros factores desconocidos, del tamaño de los testículos, en el momento de iniciar el tratamiento, de la edad en que se inicia la patología, de la presencia de criptorquidia y de los valores de inhibina. || **h. primario** *(primary h.)* Alteración severa testicular con déficit de la síntesis de testosterona y desaparición del epitelio germinal, que produce un cuadro de déficit en los caracteres sexuales secundarios, infertilidad y, en proporciones variables, impotencia. El diagnóstico analítico evidencia un déficit de testosterona con cifras habitualmente elevadas de FSH y, a veces, de LH. Los testículos son de pequeño tamaño, consistencia dura y llamativamente atróficos. La etiología es congénita (síndrome de Klinefelter y otras alteraciones menos frecuentes del cariotipo, síndrome de células aisladas de Sertoli, distrofia miotónica o enfermedad de Steiner...) o adquirida (orquitis infecciosas, atrofia posradioterapia y quimioterapia y etiologías diversas). El tratamiento es hormonal, sustitutivo con testosterona y mejora los caracteres sexuales secundarios, pero no resuelve la infertilidad.

hipogonadotrópico *(hypogonadotropic)*
ENDOCRINOL. Ver **hipogonadismo**.

hipoinsulinismo *(hypoinsulinism)*
FISIOL. m. Disminución de la secreción de insulina, con la aparición de los síntomas típicos del déficit de insulina (ver **diabetes, insulina**).

hipointensidad *(hypointensity)*
RADIO. f. Área con una capacidad de emisión de señal de resonancia menor que la considerada como media o de referencia.

hipointenso *(hypointense)*
RADIO. adj. Que muestra una intensidad de señal menor que la considerada como media o de referencia para un tejido.

hipolipemia *(hypolipemia)*
FISIOL. f. Disminución de las lipoproteínas séricas por disociación entre las lipoproteínas de alta densidad, que están disminuidas, y las lipoproteínas de baja densidad, que están aumentadas, como sucede en la hipolipoproteinemia hereditaria. Ver **hipolipoproteinemia.**

hipolipidemia *(hypolipidemia)*
CARDIOL. f. Reducción anormal de la concentración de lípidos en la sangre.

hipolipidemiante *(lipid reducer)*
CARDIOL. adj. Se dice de la sustancia con propiedad para disminuir la concentración de lípidos plasmáticos.

hipolipoproteinemia *(hypolipoproteinemia)*
CARDIOL. f. Disminución de las concentraciones de lipoproteínas en la sangre, producto de infrecuentes trastornos metabólicos primarios o secundaria a patologías que alteran la absorción, síntesis o catabolismo de los lípidos.

hipolucencia *(hypolucency)*
RADIO. f. Área que presenta una menor transparencia a las ondas de ultrasonido. Ver **hiperecoico.**

hipolucente *(hypolucent)*
RADIO. adj. Que es poco transparente o que refleja las ondas de ultrasonido. En ecografía tiene un significado similar a hiperecoico.

hipomagnesemia *(hypomagnesemia)*
NEFROL. f. Disminución de la concentración sérica de magnesio (< 1,9 mg/dl) por un déficit de absorción intestinal (malabsorción, alcoholismo, etc.), pérdidas renales (diuréticos, nefrotóxicos, trasplante renal, antibióticos, etc.), por redistribución (terapia de la acidosis diabética, nutrición parenteral, etc.) y otras causas, como el tratamiento con ciclosporina o vitamina D y tras paratiroidectomía. En casos severos, cursa con temblores, confusión mental, tetania, convulsiones, anorexia, arritmias e hipocalcemia.

hipomagnesuria *(hypomagnesuria)*
UROL. f. Eliminación menor de 140 mg de magnesio en 24 horas a través de la orina. Asociado a litiasis de oxalato cálcico. Aparece en el 5% de los pacientes con litiasis oxalocálcica. La causa más común son las lesiones intestinales inflamatorias, que disminuyen su absorción intestinal. En la mayor parte de las ocasiones, se asocia a una disminución de ácido cítrico urinario. El tratamiento de elección es el citrato de magnesio.

hipomelanosis *(hypomelanosis)*
DERMATOL. f. Escasa pigmentación de los tejidos. ‖ **h. de Ito** *(Ito's h.)* Síndrome neurocutáneo que se caracteriza por máculas hipocrómicas o acrómicas asociadas a microcefalia, retraso mental, convulsiones, hidrocefalia, etc.

hipometabolismo *(hypometabolism)*
FISIOL. m. Metabolismo disminuido, bien por hipoalimentación, bien por una deficiencia tiroidea.

hipomimia *(hypomimia)*
PSICOL. f. Disminución o ausencia de la expresión mímica, tanto en gestos como en movimientos, que acompaña a ciertos trastornos psicopatológicos, especialmente a los que cursan con estados depresivos.

hipomnesia *(hypomnesis)*
PSICOL. f. Trastorno de la memoria que se caracteriza por una disminución de la capacidad de retener o evocar recuerdos. Se observa, principalmente, en las psicosis orgánicas y en los procesos degenerativos (demencia senil).

hipomorfo *(hypomorph)*
ORTOP. adj. Persona de talla baja estando de pie, en comparación con su altura relativa normal estando sentado (talla baja disarmónica).

hipomotilidad *(hypomotility)*
FISIOL. f. Disminución de la capacidad de movimiento, bien en las articulaciones, bien en las vísceras huecas.

hiponatremia *(hyponatremia)*
NEFROL. f. Disminución del contenido del sodio (Na^+) en el suero (< 130 mm/l), secundaria a hipoaldosteronismo, pérdidas salinas, uso de diuréticos, vómitos o diarreas intensos, secreción inadecuada de la hormona antidiurética (ADH), hipotiroidismo, síndrome nefrótico, cirrosis hepática, insuficiencia renal, insuficiencia cardiaca, etc. Puede observarse también en la deshidratación asociada a hiperhidratación hipotónica o en forma de falsa hiponatremia o pseudohiponatremia, por el

desplazamiento del sodio hacia el interior de las células (situación de hiperglucemia, hiperlipemia, etc.). Cursa con hipotensión, taquicardia, apatía, espasmos musculares y peligro, según el grado de hiponatremia de edema cerebral.

hiponiquio *(hyponychium)*
DERMATOL. m. Capa epidérmica donde se asienta la uña.

hipoosmolar *(hypoosmolar)*
RADIO. adj. Que tiene una concentración en iones inferior a la fisiológica.

hipoosmolaridad *(hipoosmolarity)*
NEFROL. f. Disminución anormal de la concentración osmolar en la sangre o en otros compartimentos líquidos corporales. En la práctica clínica se asocia a hiponatremia y puede ser secundaria a diversas causas: en el postoperatorio de intervenciones, asociado a trastornos psiquiátricos (tipo personas que toman compulsivamente agua, psicosis aguda, efecto de diversos medicamentos), administración de oxitocina o asociado al uso exagerado de diuréticos. Los síntomas son propios de la hiponatremia (cefalea, náuseas y vómitos, alteraciones neurológicas que pueden conducir hasta el coma).

hipopalestesia *(hypopallesthesia)*
NEUROL. f. Disminución de la sensación vibratoria.

hipoparatiroidismo *(hypoparathyroidism)*
NEFROL. m. Disminución de la síntesis o secreción de la hormona paratiroidea (PTH) por la glándula paratiroides, secundaria a una alteración paratiroidea de origen autoinmune o idiopático (asociado o no a otras endocrinopatías), por excisión de las paratiroides (paratiroidectomía tras tiroidectomía o cirugía radical de cuello) o por infiltración (amiloide, metástasis, hierro, etc.). Produce hipocalcemia (responsable de la mayoría de los signos y síntomas), hipocalciuria, hiperfosforemia y tetania. En las formas crónicas, pueden aparecer trastornos neuromusculares (calambres, convulsiones, tetania), cutáneos, ungueales, alopecia, catarata, cambios psíquicos, alteraciones cardiacas, calcificación de los núcleos de la base del cerebro, etc. En el seudohipoparatiroidismo hay resistencia tisular a los niveles elevados de la hormona paratiroidea (PTH). No existe una terapia sustitutiva y se trata con calcio y vitamina D oral.

hipoperfusión *(hypoperfusion)*
ANAT. f. Disminución del flujo de sangre que pasa por un órgano.

hipoperfusión renal *(renal hypoperfusion)*
NEFROL. Disminución del flujo sanguíneo renal por causas locales (estenosis de arteria renal, vasoconstricción de arteria renal, etc.) o sistémicas (hipovolemia, bajo gasto cardiaco, etc.) que puede comprometer la función renal y conducir a insuficiencia renal aguda prerrenal o funcional, renal (necrosis tubular aguda o necrosis cortical) o a insuficiencia renal crónica.

hipopigmentación *(hypopigmentation)*
ENDOCRINOL. f. Disminución o ausencia de melanina epidérmica. Puede ocurrir de forma localizada, como en el vitíligo, o generalizada, como en el albinismo.

hipopión *(hipopion)*
OFTALMOL. m. Colección de material purulento en la cámara anterior del ojo. Puede ser estéril, como consecuencia de un proceso inflamatorio intraocular muy intenso, o no estéril, como consecuencia de una infección intraocular grave.

hipopituitarismo *(hypopituitarism)*
ENDOCRINOL. m. Insuficiencia de la función hipofisaria. Habitualmente se refiere al fallo en la secreción de hormonas de la hipófisis anterior. Puede ser total o panhipopituitarismo, que afecta a la totalidad de hormonas segregadas por la antehipófisis; o parcial, interesando a una o varias hormonas adenohipofisarias. Los tumores hipofisarios, infecciones, enfermedades hipotalámicas, traumatismos, cirugía hipofisaria y la apoplejía hipofisaria son causas de hipopituitarismo.

hipoplasia *(hypoplasia)*
CARDIOL. f. Desarrollo incompleto o defectuoso de un órgano o tejido.

hipoplasia renal *(renal hypoplasia)*
NEFROL. Disminución congénita del tamaño del riñón, que contiene un número reducido de nefronas. Es el responsable del 8,1% de las causas de insuficiencia renal crónica terminal en el niño. Las causas más frecuentes son el riñón enano, oligomeganefronia e hipoplasia renal segmentaria (v.) o el riñón de Ask-Upmark.

hipoplasia renal segmentaria o **Ask-Upmark** *(segmental renal h.)*
UROL. Desde el punto de vista de la histología, así se denominan los riñones pequeños, con segmentos hipoplásicos bien demarcados, sin glomérulos ni inflamación. Clínicamente se diagnostica antes de los 20 años y se caracteriza por hipertensión en más del 50% de los casos y reflujo vesicorenal en el 100% (este último condiciona infecciones urinarias de repetición). || **h. renal simple** *(true h.)* Riñón pequeño con un número menor de cálices y nefronas, sin displasia. Constituye el 2,5% de los riñones pequeños. Desde el punto de vista clínico, los síntomas pueden ser severos (en pacientes con hipoplasia bilateral, el cuadro puede conducirles a una insuficiencia renal) o estar ausentes (en pacientes con hipoplasia unilateral, el cuadro es anodino y el diagnóstico casual). El diagnóstico es radiológico (urografía intravenosa). Debe hacerse diagnóstico diferencial con displasia, hipoplasia renal segmentaria, oligomeganefronia o enfermedades adquiridas (pielonefritis crónica atrófica, isquemia renal).

hipoploide *(hypoploid)*
GENÉT. adj. Se dice de la célula o individuo con uno o varios cromosomas o segmentos cromosómicos perdidos, respecto al número euploide característico. Según el grado de ploidía, puede hablarse de hipohaploide, hipodiploide, hipotriploide, etc.

hipopnea *(hypopnea)*
FISIOL. f. Respiración lenta y superficial. En condiciones fisiológicas se da en sujetos que hacen abundante ejercicio muscular.

hipopotasemia *(hypokalemia, hypopotassemia)*
NEFROL. Disminución del contenido sérico de potasio (K)(< 3,5 mEq/L), debido a un aporte insuficiente, reabsorción intestinal deficiente, pérdidas gastrointestinales excesivas (diarreas, vómitos, fístulas intestinales), pérdidas por la orina (diuréticos, hormona adenocorticotropa, corticoides; y en el síndrome de Cushing, el hiperaldosteronismo y la acidosis tubular renal) o por transferencia de potasio desde el espacio extracelular al intracelular; por tubulopatía distal familiar, etc. Afecta al sistema neuromuscular (parálisis) y propicia la aparición de íleo paralítico, rabdomiolisis, alteraciones electrocardiográficas, diabetes insípida, etc.

hipoprolactinemia *(hypoprolactinemia)*
ENDOCRINOL. f. Disminución en los niveles circulantes de prolactina. Puede tener lugar en el marco del hipopituitarismo o como consecuencia del tratamiento con agonistas dopaminérgicos. No se le atribuye ninguna repercusión clínica.

hipoprosexia *(hypoprosexia)*
PSICOL. f. Déficit de atención en grado ligero, que se manifiesta por la escasa capacidad que tiene el sujeto de fijar su mente sobre un determinado objetivo. La atención es, a la vez, poco amplia y poco intensa, con lo cual la capacidad de fijación y reflexión se ven muy disminuidas. Se observa en casos de bloqueo emocional y en procesos regresivos (depresión, fatiga, astenia, hipotimia, etc.).

hipoproteinemia *(hypoproteinemia)*
NEFROL. f. Disminución de la concentración sérica de proteínas (< 6,5 g/dl). Las causas más frecuentes son la malnutrición, síndromes de malabsorción, pérdidas renales (síndrome nefrótico, aminoacidurias), pérdidas intestinales (malabsorción, enfermedad celíaca, colitis ulcerosa, pancreatitis crónica, etc.) o déficit de síntesis (hepatopatías tipo cirrosis). Esta disminución se efectúa a expensas de la albúmina, fundamentalmente, y condiciona la disminución de la presión oncótica, pasando y acumulándose el agua desde el espacio intravascular al intersticial, con desarrollo de edema y ascitis a veces generalizado (anasarca).

hipoprotrombinemia *(hipoprothrombinemia)*
HEMATOL. f. Descenso anormal de la cantidad de protrombina (factor II) en la sangre, lo que predispone a la aparición de hemorragias. Las causas más frecuentes son la enfermedad hepática, que produce un déficit de vitamina K, y el tratamiento anticoagulante con cumarínicos.

hiporreflexia *(reflex hypoactivity)*
NEUROL. f. Disminución de las respuestas reflejas. Se utiliza el término, habitualmente, para referirse a la presencia de reflejos clinicomusculares apagados.

hiporreninismo *(hyporrenism)*
NEFROL. m. Disminución de los niveles de actividad de la renina plasmática. Puede darse en la hipertensión arterial esencial y en el aldosteronismo primario. Difiere de la hiperten-

sión con renina elevada, en que evoluciona con una menor incidencia de las secuelas vasculares (angina o infarto de miocardio, hemorragia cerebral, retinopatía, etc.). El tratamiento de elección de la hipertensión hiporreninémica son los diuréticos, los calcioantagonistas y los alfa-bloqueantes.

hiposensibilización *(hyposensibilization)*
ALERGOL. f. Disminución de la sensibilidad frente a un agente extraño, lo que provoca una falta de respuesta inmunológica al mismo. Se consigue mediante la administración de dosis crecientes del alergeno causal. En alergología se utiliza también como sinónimo de inmunoterapia. || Situación de inmunotolerancia.

hiposfagma *(hyposphagma)*
OFTALMOL. f. Colección de sangre debajo de la conjuntiva, generalmente de causa desconocida o como consecuencia de una maniobra de Valsalva. Es un proceso extraordinariamente frecuente y, pese a lo llamativo del aspecto que adquiere el ojo, no tiene repercusión sobre la función ocular. Se reabsorbe espontáneamente sin tratamiento en el curso de unos días.

hiposmia *(hyposmia)*
NEUROL. f. Disminución o déficit del sentido del olfato.

hipospadias *(hypospadias)*
UROL. m. Patología propia del varón, consistente en una incompleta formación de la uretra, cuyo meato desemboca en el surco balanoprepucial (hipospadias balanoprepucial), en pene (hipospadias peneano) o en periné (hipospadias perineal). La uretra no formada es sustituida por un tejido fibroso denominado cuerda. Esta patología es asintomática desde el punto de vista miccional. Solo excepcionalmente, por estenosis de meato, produce cierto grado de disuria. Desde el punto de vista sexual, los hipospadias peneanos se acompañan de incurvación durante la erección, como consecuencia de la presencia de la cuerda. Los hipospadias balanoprepuciales son asintomáticos. El tratamiento es exclusivamente quirúrgico y está indicado en los peneanos y en los perineales. Los hipospadias balanoprepuciales pueden no ser tratados. El objetivo del tratamiento quirúrgico es doble: corregir la incurvación en erección resecando la cuerda y colocar el meato, sin estenosis de uretra, en una posición lo suficientemente distal (si es posible en glande), que permita la eyaculación intravaginal. La única razón que justifica la cirugía en hipospadias balanoprepuciales es la estética. || **h. balánico** *(anterior h.)* Ver **hipospadias balanoprepucial**. || **h. peneana** *(middle h.)* Ver **hipospadias**. || **h. perineal** *(perineal o posterior h.)* Ver **hipospadias**. || **h. balanoprepucial** *(balano-preputial h.)* Ver **hipospadias**.

hipotalamia *(hypotalamia)*
OFTALMOL. f. Disminución de la profundidad de la cámara anterior del ojo, sin llegar a contactar el iris con la córnea. Normalmente, sucede en el postoperatorio de una cirugía intraocular, sobre todo en la del glaucoma, como consecuencia de un exceso de filtración o de un cierre incompleto de la incisión quirúrgica. Ver **atalamia**.

hipotálamo *(hypothalamus)*
ANAT. m. Parte inferior del diencéfalo. Está formado por varios núcleos y su volumen es muy reducido. A pesar de su escaso volumen desempeña funciones vitales. Una de ellas es la regulación de la secreción de la hipófisis, mediante los factores liberadores. Otra función, más compleja, es la coordinación de la actividad conductual, pudiéndose hablar del centro hipotalámico de la micción, de la copulación, de la defecación, del sueño, del apetito, etc.

hipotalamotomía *(hypothalamotomy)*
NEUROCIR. f. Lesión de la región posteromedial del hipotálamo, por debajo de la línea intercomisural y, aproximadamente, en su punto medio, realizada con técnica estereoáxica. Es utilizada en psicocirugía en casos con gran componente agresivo e hiperquinético. Produce hipocinesia transitoria y una disminución del tono simpático.

hipotelorismo *(hypotelorism)*
CIRPLÁS. m. Disminución de la distancia entre las órbitas. Los casos congénitos se asocian a un desarrollo insuficiente del neuroectodermo y del mesoectodermo.

hipotenar *(hypothenar)*
ANAT. f. Región de la palma de la mano abultada por el relieve de los músculos que actúan sobre el dedo meñique.

hipotensión *(hypotension)*
CARDIOL. f. Tensión sanguínea por debajo de la requerida para un buen funcionamiento del metabolismo. Se manifiesta por una de estas tres

condiciones: ampliación del lecho vascular; por disminución del volumen de sangre circulante, y por una capacidad disminuida del bombeo cardiaco. Suele observarse en personas que no presentan ninguna alteración aparente, en cuyo caso suele cursar generalmente de forma asintomática. || **h. controlada** *(controlled h.)* Administración, durante la anestesia, de un hipotensor de acción breve, para disminuir la presión sanguínea y, con ello, la hemorragia provocada por la intervención quirúrgica. || **h. deliberada** *(controlled h.)* Ver **hipotensión controlada.** || **h. ortostática** *(orthostacic h.)* Aquella que se produce al levantarse bruscamente y que habitualmente se acompaña de una fugaz sensación de mareo.

hipotensión intracraneal *(intracranial hypotension)*
NEUROL. Disminución de la presión en la cavidad intracraneal.

hipotensión sintomática *(sintomatic hypotension)*
NEFROL. Descenso de la tensión arterial (< 100 mmHg de sistólica) que cursa con síntomas de molestia, como sensación de debilidad, astenia, mareo e incluso pérdida de la conciencia por hipoperfusión cerebral. Se produce por una disminución del gasto cardiaco (hipoaldosteronismo, estenosis mitral y aórtica, insuficiencia cardiaca izquierda, etc.) o por una reducción de las resistencias vasculares periféricas (hipotensores, durante la sesión de diálisis, etc.).

hipotensor *(antihypertensive)*
CARDIOL. adj. Se dice de la sustancia con capacidad de reducir la presión arterial, habitualmente empleada en pacientes con hipertensión arterial. Las sustancias más empleadas son los diuréticos, los beta-bloqueantes, los antagonistas del calcio y los inhibidores de la enzima conversora de la angiotensina.

hipotermia *(hypothermia)*
FISIOL. f. Disminución de la temperatura corporal que desciende por debajo de 35° C. Las causas pueden ser la exposición al frío, la desnutrición, el hipotiroidismo, etc.

hipótesis *(hypothesis)*
ANAT. f. Suposición con la que se busca explicar un fenómeno o la que se toma como punto de partida para su comprobación experimental.

hipótesis del balanceo *(wooble hypothesis)*
BIOQUÍM. Teoría que explica el reconocimiento de más de un codón por parte de un determinado ácido ribonucleico transferente, y que se basa en el hecho de que el tercer par de bases del triplete, entre un codón y un anticodón, presenta una cierta libertad de movimiento (balanceo). || **h. quimiosmótica** *(chemiosmotic h.)* Teoría que explica el mecanismo por el cual la energía producida en el transporte mitocondrial de electrones se emplea para la síntesis de adenosintrifosfato (ATP). Según esta hipótesis, la formación de un gradiente electroquímico de protones, a través de la membrana interna mitocondrial, es el paso intermedio entre estos dos procesos y podría explicar otros fenómenos que implican, igualmente, transducciones de energía, como son la fotofosforilación o la rotación de los flagelos bacterianos.

hipótesis científica *(scientific hypothesis)*
BIOÉT. En el método científico hipotético-deductivo, idea inventada, o suposición de partida, de una investigación científica (v.).

hipótesis de las moléculas medias *(middle molecule hypothesis)*
NEFROL. Teoría muy en boga en la década de los años sesenta y setenta, que expone que los péptidos, o sustancias de peso molecular entre 300 y 3.500 daltons, jugaban un papel en la toxicidad de la uremia (neuropatía, pericarditis, etc.), y que, incrementando el número de horas de diálisis o la calidad de las membranas, mejorarían los síntomas urémicos. Tuvo un gran impacto en la tecnología de los dializadores y de las membranas (más permeables y de mayor superficie) y en las nuevas terapéuticas (hemofiltración y hemoperfusión con carbón activado, diálisis peritoneal ambulatoria crónica, etc.) por su mayor capacidad de remoción de las mencionadas moléculas.

hipotimia *(hypothymia)*
PSICOL. f. Disminución anormal del tono afectivo. La respuesta emocional está disminuida y es inadecuada a la situación real del sujeto, que además presenta abatimiento, lenguaje inexpresivo y lentitud de movimientos, con pérdida de interés por todo lo que antes le producía satisfacción.

hipotiroidismo *(hypothyroidism)*
FISIOL. m. Disminución patológica de la función tiroidea, que puede estar motivada por causas

diversas: falta de iodo en la dieta (como sucede en las zonas de bocio endémico), disminución de la hormona tirotropa de la hipófisis o su factor liberador hipotalámico, o bien por un desarrollo deficiente o una alteración tiroidea. Se produce una disminución del metabolismo, un enlentecimiento en la actividad corporal y psíquica, etc.

hipotiroxinemia *(hypothyroxinemia)*
ENDOCRINOL. f. Disminución de la concentración de tiroxina en sangre. La causa más frecuente es el hipotiroidismo. Pueden detectarse niveles en el descenso de la concentración total de tiroxina en situaciones que cursan con alteraciones en su transporte plasmático, como es la deficiencia de proteína transportadora de tiroxina, la situaciones de hipoproteinemia o el tratamiento con andrógenos.

hipotonía *(hypotonia)*
NEUROL. f. Déficit o disminución del tono muscular. Se observa, aunque no exclusivamente, en lesiones del sistema nervioso periférico y miopatías.

hipotónico *(hypotonic)*
RADIO. adj. De menor tono que el normal.

hipotrofia *(hypotrophy)*
ORTOP. f. Retardo del desarrollo. Desarrollo inferior al normal de tejidos, órganos o individuos, sin alteración de la estructura, también llamada abiotrofia.

hipotropía *(hypotropia)*
OFTALMOL. f. Estrabismo en el que el eje visual se desvía hacia abajo.

hipoventilación *(hypoventilation)*
PNEUMOL. f. Reducción de la ventilación alveolar, que se asocia a un aumento de la presión arterial de CO_2. Los procesos que la producen pueden ser agudos o crónicos e incluyen una gran cantidad de etiologías, siendo los ejemplos clínicos más representativos la sobredosis de sedantes del sistema nervioso central, enfermedades del sistema nervioso central y de los músculos periféricos y de la vía aérea principal.

hipovigilancia *(hypovigilance)*
PSICOL. f. Trastorno cuantitativo de la estructura de la conciencia en el que existe una disminución del nivel de la atención y de la alerta, junto a un embotamiento y torpor de la esfera sensorial, motórica, cognitiva y afectiva. Incluye los estados de obnubilación, sopor y coma que se encuentran en niveles de conciencia IV, V, VI y VII (desde niveles de somnolencia a niveles de sueño profundo). Aparece sobre todo en trastornos orgánicos e intoxicaciones que afectan a la conciencia, y en los sídromes confusionales de los delirium, de la epilepsia y de los trastornos disociativos.

hipovolemia *(hypovolemia)*
CIRGEN. f. Situación de disminución del volumen sanguíneo habitual, que puede producir circunstancias graves si no se diagnostica y corrige a tiempo. Puede manifestarse, fundamentalmente, por hemorragia o por deshidratación de cualquier causa. Las principales características clínicas son hipotensión arterial, taquicardia sinusal, sudoración fría, palidez, oliguria y deterioro de la conciencia. Ver **expansor del plasma, hemorragia, solución de Hartmann, suero salino, traumatismo.**

hipoxantina *(hypoxanthine)*
BIOQUÍM. f. Base nitrogenada púrica que se obtiene por desaminación de la adenina.

hipoxemia *(hypoxemia)*
PNEUMOL. f. Estado o situación en que los valores en sangre arterial de la presión parcial de oxígeno están reducidos. Existen cuatro causas fundamentales de hipoxemia: hipoventilación alveolar, limitación de la difusión alveolocapilar de oxígeno, cortocircuitos arteriovenosos y desequilibrios en las relaciones de ventilación-perfusión del pulmón.

hipoxia *(hypoxia)*
FISIOL. f. Disminución de la disponibilidad de oxígeno por un órgano o de todo el organismo. ‖ **h. aguda** *(acute h.)* Disminución repentina del aporte de oxígeno a una parte o a todo el cuerpo. Si es suficientemente intensa y prolongada se puede producir la muerte del individuo o la del tejido anóxico. Las causas pueden ser por obstrucción de las vías aéreas o arteriales. ‖ **h. crónica** *(chronic h.)* Hipoxia de desarrollo lento. Si es general, el órgano primero y más intensamente afectado es el cerebro. Las causas más frecuentes son las enfermedades que van reduciendo, de forma progresiva, el volumen de parénquima funcionante del pulmón.

hippurán *(hippuran)*
MEDNUCL. m. Ortoiodohipurato sódico (OIH). Radiofármaco que marcado con ^{131}I, se emplea para estudiar la función tubular renal. Se une en un 65% a las proteínas plasmáticas, se elimina en un 80% por secreción tubular y en un 20% por filtración glomerular, por lo que permite determinar el flujo efectivo plasmático renal.

hippus pupilar *(pupillar hippus)*
NEUROL. Aumento y disminución periódicas del diámetro pupilar. Se observa en los sujetos normales. Se puede ver, de forma más manifiesta, durante la respiración de Cheyne-Stokes, la fase clónica de las crisis generalizadas tónico-clónica, las ausencias y en otras lesiones del sistema nervioso.

hipsarritmia *(hypsarrythmia)*
NEUROL. f. Patrón electroencefalográfico que se caracteriza por la presencia de continuas descargas de ondas lentas, puntas, ondas agudas, sin sincronización entre ambos hemisferios, y de alto voltaje, dando la sensación de un absoluto desorden del electroencefalograma. Se observa en el síndrome de West.

hirsutismo *(hirsutism)*
PEDIAT. m. Abundancia de vello, especialmente llamativo en la mujer o en los niños.

hirudina *(hirudin)*
HEMATOL. f. Agente procedente de las sanguijuelas y, actualmente, obtenida por tecnología recombinante, que inhibe directamente la acción de la trombina sin mediar la antitrombina III ni afectar al factor Xa.

hisiograma *(his electrogram)*
CARDIOL. m. Registro gráfico de la actividad eléctrica, producida por la despolarización del haz de his y, habitualmente, registrado mediante un electrograma intracardiaco, obtenido tras la colocación percutánea de un electrocatéter a nivel de la valva septal de la válvula tricúspide. También denominado electrograma del haz de His.

histamina *(histamine)*
ALERGOL. f. Amina depresora sintetizada fundamentalmente por los mastocitos y los basófilos, mediante descarboxilación de la histidina. Se la considera como una hormona hística que contribuye a regularizar el tono de la musculatura lisa. Además, induce una vasodilatación, así como prurito. ‖ Sustancia responsable de reacciones alérgicas.

histerectomía *(histerectomy)*
GINECOL. f. Extirpación del útero, que puede ser total o parcial, denominándose entonces histerectomía total o subtotal. La intervención quirúrgica puede ser realizada por vía abdominal o vaginal. Cada vez es más frecuente la extirpación del útero mediante técnicas de laparoscopia.

histéresis *(hysteresis)*
PNEUMOL. f. Retraso de uno o dos fenómenos asociados o fallo para actuar al unísono.

histeria *(hysteria)*
PSIQUIAT. f. Trastorno mental que se caracteriza generalmente por la aparirición de fenómenos de conversión o de fenómenos disociativos. En la forma de conversión el síntoma principal, o único, consiste en la alteración psicógena de alguna función corporal, por ejemplo: parálisis, temblor, ceguera, episodios convulsivos. En la variedad disociativa, el hecho más notable es la restricción del campo de la conciencia, que parece servir a un propósito inconsciente y que, generalmente, va seguido o acompañado de amnesia selectiva.

histerografía *(hysterography)*
RADIO. f. Técnica radiográfica que consiste en la opacificación de la cavidad uterina mediante la introducción de contraste a través del orificio cervical, obteniendo imágenes con fines diagnósticos.

histeropexia *(hysteropesy)*
GINECOL. f. Intervención quirúrgica que consiste en la fijación del útero, o bien a los órganos vecinos o a la pared abdominal, para corregir el descenso o la retroversión uterina.

histerosalpingografía *(hysterosalpingography)*
GINECOL. f. Visualización del útero y trompas de Falopio, mediante la inyección de un contraste opaco a los rayos X. Permite diagnosticar la permeabilidad tubárica, las malformaciones uterinas, así como las modificaciones que puede producir un tumor o las cicatrices en el interior del útero.

histeroscopia *(hysteroscopy)*
GINECOL. f. Visualización de la cavidad uterina mediante un instrumento óptico (histeroscopio).

histerotomía *(hysterotomy)*
GINECOL. f. Incisión que se realiza en la pared del útero. La más frecuente histerotomía es la cesárea.

histidina *(histidine)*
BIOQUÍM. f. Aminoácido proteico de carácter básico, cuya cadena lateral contiene un grupo imidazol capaz de tomar o liberar un protón a un pH cercano al fisiológico.

histiocitosis *(histiocytosis)*
PNEUMOL. f. Proliferación de histiocitos (célula grande del sistema reticuloendotelial) en los ganglios linfáticos y otros órganos del sistema hemopoyético.

histiocitosis de células de Langerhans *(Langerhans cell histiocytosis)*
HEMATOL. Trastorno que agrupa diversos procesos cuya principal característica es la proliferación de células mononucleares que contienen gránulos de Birbeck intracitoplásmicos y que presentan, en su superficie, los marcadores antigénicos CD1a y la proteína S100. En condiciones normales, estas células se encuentran en la piel, los ganglios linfáticos, las mucosas malpighianas y el pulmón. En condiciones patológicas tienen capacidad para infiltrar distintos órganos, como hígado, bazo, tubo digestivo, sistema nervioso central. Comprende tres variedades clínicas: el granuloma eosinófilo, la enfermedad de Hand-Schüller-Christian y la enfermedad de Letterer-Siwe. ‖ **h. maligna** *(malignant h.)* Enfermedad sistémica, maligna, que se caracteriza por la proliferación de histiocitos atípicos. Su aparición es más frecuente en adultos, con predominio masculino. Desde el punto de vista clínico, se caracteriza por fiebre, mal estado general, adenopatías y hepatoesplenomegalia. También pueden aparecer trastornos respiratorios, alteraciones neurológicas o nódulos cutáneos. En la sangre periférica puede observarse pancitopenia y presencia de histiocitos atípicos circulantes. Para el diagnóstico de confirmación es fundamental la ausencia de marcadores B y T. ‖ **h. acumulativas** *(acumulative h.)* Las que se deben a un déficit específico de una enzima contenida en los lisosomas de los histiocitos. Según el tipo de anormalidad enzimática y de sustrato acumulado, ocurrirá uno u otro tipo de trastorno. Entre ellas se encuentran la enfermedad de Gaucher, el síndrome del histiocito azul marino, etc.

histodiferenciación *(histodifferentiation)*
ANAT. f. Proceso por el cual las células de las hojas blastodérmicas van adquiriendo una significación cada vez más definida, apareciendo así los diferentes tipos de tejidos que constituyen los órganos del cuerpo.

histología *(histology)*
HISTOL. f. Ciencia que estudia los tejidos, principalmente desde un punto de vista morfológico, aunque también con un enfoque fisiológico, bioquímico y molecular. Las ramas más importantes de la histología son la histoquímica, la histofisiología, la citología y la histopatología.

histólogo *(histologist)*
HISTOL. m. y f. Persona que se dedica al estudio e investigación de la ciencia histológica.

histona *(histone)*
GENÉT. f. Proteína pequeña, de carácter básico, rica en lisina y arginina, que se une al DNA en la cromatina.

Histoplasma *(Histoplasma)*
MICROBIOL. Género de hongo patógeno, dimórfico, agente causal de la histoplasmosis. Las especies que producen la histoplasmosis en el hombre son *Histoplasma capsulatum,* agente de la histoplasmosis clásica o americana, e *H. duboisii,* causante de la histoplasmosis africana. Estos agentes viven en el suelo enriquecido con excrementos de animales (sobre todo guano de murciélagos) desde donde se transmiten por inhalación al hombre. Como sucede en otras micosis profundas o sistémicas, tras una fase inicial pulmonar, que puede ser asintomática en un escaso porcentaje de casos, el hongo se disemina por todo el organismo, dando lugar a una enfermedad generalizada mucho más grave.

histoquímica *(histochemistry)*
HISTOL. f. Rama de la histología que utiliza los principios de la citoquímica para el estudio de la composición de los tejidos.

historia clínica *(clinical or case history)*
CIRGEN. Conjunto de documentación que recoge el relato del paciente sobre su enfermedad, pruebas diagnósticas, opiniones de los médi-

cos, intervenciones terapéuticas realizadas y evolución de un paciente. Contiene elementos objetivos (como los resultados de los análisis y pruebas o la descripción de una intervención quirúrgica), de los que el paciente puede solicitar copia para obtener una segunda opinión (v.), cambiar de médico, etc. (ver **secreto médico**). || **h. clínica informatizada** (*computerized clinical h.*) Historia clínica (v.) cuya información se encuentra en soporte informático (base de datos centralizada, base de datos local, tarjeta con memoria en microprocesador), facilitando así su consulta por quienes atienden al paciente. || **h. clínica informatizada y ética** (*computerized clinical h. and ethics*) La normativa médica internacional exige que las redes de información clínica no estén físicamente conectadas con redes de datos no médicos (ver **secreto médico**). || **h. natural** (*natural h.*) Desarrollo más común y esperable (más lógico y «natural») de una enfermedad, cuando no es tratada y se deja a su libre evolución y desarrollo. Es importante conocerlo en cada enfermedad, para comparar esa evolución con la que se produce cuando se trata, y así conocer el grado de eficacia de cada tratamiento.

histotanatología (*histothanatology*)
MEDLEGAL. f. Estudio de las alteraciones histológicas que se producen en el cadáver y su evolución en el tiempo.

histotrofo (*histotroph*)
ANAT. m. Periodo ontogénico en el que el embrión utiliza los productos del lisado de la decidua (en el proceso de anidación) para su nutrición. Corresponde, aproximadamente, a la segunda semana del embarazo.

histrionismo (*hystrionism*)
PSICOL. m. Actitud caracterizada por reacciones llamativas y desproporcionadas, cuya finalidad es conseguir la atención de los demás.

histriquasis (*hystriciasis*)
DERMATOL. f. Aspecto patológico del pelo, erizado, semejante al puerco espín.

HLA (*HLA*)
INMUNOL. Siglas inglesas de *human leucocite antigens* (antígenos leucocitarios humanos) que denominan el complejo mayor de histocompatibilidad (CMH) humano que existe en todas las especies de mamíferos y recibe nombre propio (p. ej., en el ratón es el H-2). Son los principales antígenos de la superficie celular de la mayoría de las células (glicoproteínas de membrana), que son reconocidas como extrañas en el caso de alotrasplante y condicionan el rechazo del injerto. Aparte del papel clave de los antígenos HLA, en trasplante de órganos y de tejidos, intervienen en otra multitud de funciones como la destrucción de células infectadas por virus, susceptibilidad a enfermedades, etc. Se dividen en antígenos de clase I (HLA-ABC) y clase II (HLA-DR) por su distribución tisular y su función. Es un sistema muy polimórfico, existiendo en cada locus varias docenas de alelos. Los genes que controlan los antígenos HLA están situados en el brazo corto del cromosoma 6 y se heredan como alelos codominantes. Se detectan por pruebas serológicas o técnicas más complejas, como la reacción en cadena de la polimerasa (RCP). || **HLA-A** (*HLA-A*) Una de las moléculas de histocompatibilidad de clase I en el hombre (ver **HLA**). || **HLA-B** (*HLA-B*) Una de las moléculas de histocompatibilidad de clase I en el hombre (ver **HLA**). || **HLA-C** (*HLA-C*) Una de las moléculas de histocompatibilidad de clase I en el hombre (ver **HLA**). || **HLA-DP** (*HLA-DP*) Una de las moléculas de histocompatibilidad de clase II en el hombre (ver **HLA**). || **HLA-DQ** (*HLA-DQ*) Una de las moléculas de histocompatibilidad de clase II en el hombre (ver **HLA**). || **HLA-DR** (*HLA-DR*) Una de las moléculas de histocompatibilidad de clase II en el hombre (ver **HLA**).

HMDP (*hidroxy metilindifosfonato*)
MEDNUCL. Difosfonatos (HMDP), compuesto organofosforado que se utiliza en la gammagrafía osteoarticular con fines diagnósticos. Se utiliza marcado al isótopo tecnecio (^{99m}Tc).

HMG (*human menopausal gonadotropin*)
GINECOL. Siglas inglesas que denominan a la hormona gonadotropa obtenida de la orina de una mujer menopáusica.

HMPAO (*HMPAO*)
MEDNUCL. Hexametil propilen-amino-oxima o exametazima, compuesto lipofílico que atraviesa la barrera hematoencefálica, permaneciendo atrapado en el tejido cerebral con una distribución proporcional al flujo sanguíneo regional. Difunde, también a través de la membra-

na celular, uniéndose a células de la sangre. Marcado con ^{99m}Tc se emplea en el SPECT de perfusión cerebral y para el marcaje leucocitario.

hocico tenca (*cervical uterus*)
GINECOL. Porción vaginal del cuello del útero. Ver **cuello uterino**.

hodofobia (*hodophobia*)
PSIQUIAT. Ver **fobia**.

holándrico (*holandric*)
GENÉT. adj. Se dice del rasgo fenotípico determinado por un gen situado en el cromosoma Y en humanos, de forma que el varón lo transmite a todos sus hijos, pero a ninguna de sus hijas.

holismo (*holism*)
BIOÉT. m. Visión del hombre como un todo, compuesto de facetas físicas, psíquicas y espirituales. Es de suma importancia a la hora de iniciar una acción diagnóstica o terapéutica (ver **cientifismo**).

holoenzima (*holoenzyme*)
GENÉT. f. Complejo funcional constituido por un apoenzima y su coenzima característica.

holográfico (*holographyc*)
RADIO. adj. Relacionado con la holografía.

holograma (*hologram*)
RADIO. m. Imagen óptica, en tres dimensiones, que se obtiene con una técnica fotográfica mediante la interferencia de dos haces de rayos láser. || Cliché fotográfico que se obtiene con esta técnica.

holoprosencefalia (*holoprosencephaly*)
NEUROL. f. Defecto congénito que se caracteriza por defectos faciales múltiples en la línea media, incluyendo la ciclopía en casos graves.

holter (*holter monitoring*)
CARDIOL. m. Electrocardiograma continuo que se registra a lo largo de un periodo prolongado de tiempo, habitualmente 24 o 48 horas, con ayuda de un electrocardiógrafo portátil.

hombre (*human*)
ANTROPOL. m. La antropología clásica define al hombre como un «animal racional», pues participa, en cuanto a lo corpóreo, de características similares a las de los otros animales y, como carácter diferencial, frente a los animales, posee inteligencia. Esta definición no es compartida por el denominado «biologismo» y por el «materialismo». Para los que siguen estas concepciones, lo fundamental del hombre es su animalidad, pues la inteligencia no es sino un epifenómeno. Cuando el hombre es estudiado, biológicamente, utilizando solo los métodos biológicos, lo que se aprecia del hombre y lo que se descubre en él es todo lo que corresponde a su corporalidad, a su dimensión animal. El componente espiritual se escapa a los métodos biológicos. Los médicos, con frecuencia, han caído en el biologismo, pues es más fácil llegar y explorar el cuerpo del paciente que su espíritu. Esto ha sido claro en el campo de la patología. Cuando en el siglo XIX avanzaron considerablemente los conocimientos anatomopatológicos, se llegó a la patología celular y tisular, en el enfermo solo se veía la lesión orgánica y todo el esfuerzo médico se dirigía a curar esa lesión. En el hombre solo se consideraba su cuerpo. Afortunadamente, como reacción frente a esta visión reduccionista del hombre, surgió, a comienzos del siglo XX, la «medicina de la persona» y la «medicina psicosomática». En estas dos especialidades se procuraba ver y tratar no solo el órgano lesionado, sino el hombre enfermo. Hay que puntualizar que no es fácil conocer y explicar la naturaleza del hombre, y prueba de ello, es que, desde la época griega hasta nuestros días, se ha escrito y discutido mucho y continúan divididos los antropólogos en los tres grupos que ya aparecen en el siglo V antes de Cristo: los monistas, dualistas, e integracionistas (ver **mente-cerebro**).

hombre rojo de Hallopeau (*Hallopeau's red man*)
DERMATOL. Forma clínica de micosis fungoide, que se caracteriza por un intenso eritema generalizado.

hombro (*shoulder*)
ANAT. m. Articulación cleidoescapular responsable del abultamiento que se encuentra en la raíz del miembro superior.

homeopatía (*homeopathy*)
BIOÉT. f. Medicina alternativa (v.), nacida en el siglo XIX, que pretende la curación por lo similar; en vez de atacar la causa de una enfermedad mediante un producto antagonista, se de-

berían administrar pequeñísimas dosis de productos que provocan los mismos síntomas que la enfermedad que se desea tratar. Según la teoría homeopática, el organismo reaccionaría ante estas microdosis, repeliendo, por sí mismo, la enfermedad y alcanzando la curación. Está comprobada su eficacia en numerosos casos, y existe homeopatía veterinaria que resulta eficaz. Sin embargo, su mecanismo de acción es desconocido, y existen muchos oportunistas que la practican sin haber estudiado a fondo lo poco que se sabe de ella (ver **mala práctica**).

homeorresis *(homeorrhesis)*
ANAT. f. Tendencia a la estabilidad. Se ha propuesto este término frente al de homeostasia, para que quede claro que la estabilidad se consigue no por una situación estática, sino en medio de un continuo cambio.

homeostasia *(homeostasis)*
FISIOL. f. Equilibrio en la composición del medio interno del cuerpo, mantenido por la rápida captación de los cambios y la respuesta para compensarlos. Los dos sistemas encargados de la homeostasia son el endocrino y el nervioso.

homeotermo *(homeotherm)*
FISIOL. adj. Se dice del animal de sangre caliente, que por tanto mantiene bastante constante su temperatura, a pesar de los cambios externos.

homicidio *(homicide)*
MEDLEGAL. m. Muerte causada a una persona por otra. || **h. simple** *(simple h.)* Aquel en el que no concurren circunstancias agravantes. Si las hay, se denomina asesinato. Si la víctima es el padre, la madre o el cónyuge, el homicidio se llama parricidio.

homocigoto *(homozygote)*
GENÈT. adj. Se dice de la célula o individuo que tiene alelos idénticos en uno o más loci de cromosomas homólogos. También se denomina homocigótico.

homocisteína *(homocysteine)*
BIOQUÍM. f. Aminoácido no proteíco relacionado estructuralmente con la cisteína, que participa en el ciclo de los metilos activados. Es precursor de la metionina.

homocistinuria *(homocystinuria)*
NEUROL. f. Enfermedad infantil que se caracteriza por la presencia del aminoácido homocisteína en la sangre y la orina. Está causada por cualquiera de los diversos déficits enzimáticos de la vía metabólica de metionina a cisteína.

homodímero *(homodimer)*
INMUNOL. m. Proteína compuesta por dos cadenas peptídicas idénticas.

homoerótico *(homoerotic)*
PSICOL. adj. Término utilizado por Ferenczi en lugar de homosexual.

homogeneidad *(homogeneity)*
RADIO. f. Propiedad de homogéneo, que no muestra partes distinguibles en su composición. || Que está compuesto por elementos muy similares o de igual naturaleza.

homogeneización *(shimming)*
RADIO. f. Proceso de ajuste mecánico o eléctrico que se realiza en los equipos de resonancia magnética para la mejora de la homogeneidad del campo magnético.

homoinjerto *(homograft)*
ORTOP. m. Injerto de un tejido u órgano procedente de un individio de la misma especie que el receptor. También se denomina aloinjerto o isoinjerto.

homolateral *(homolateral)*
ORTOP. adj. Que se encuentra situado u ocurre en el mismo lado. También se denomina ipsolateral.

homoplastia *(homoplasty)*
CIRGEN. f. Intervención reparadora empleando tejidos alógenos, es decir, de otro individuo de la misma especie. Ver **homotrasplante**.

homosexual *(homosexual)*
PSICOL. adj. Se dice de la persona de hábitos homosexuales.

homosexualidad *(homosexuality)*
PSICOL. f. Atracción sexual, exclusiva o predominante, hacia personas del mismo sexo.

homosexualidad y ética *(homosexuality and ethics)*
BIOÉT. El médico no puede aceptar la conducta homosexual como un dato más de la vida del paciente que hay que respetar, sino como un

hábito que debe ser corregido, pues, en no pocos casos, provoca serios trastornos psicológicos (ver **amistad terapéutica**). Debido a su honda repercusión moral, produce un sesgo en las investigaciones sobre ella y, muchas veces, se intenta justificar considerándola una consecuencia totalmente involuntaria de la educación o de la herencia (ver **fraude científico**).

homotrasplante *(homograft)*
CIRGEN. Ver **homoinjerto**.

homúnculo *(homunculus)*
ANAT. m. Hombrecito deforme. Se utiliza esta denominación para designar la somatotopía en el área somestésica y en la motora de la corteza cerebral. Si se representan en estas áreas las distintas superficies del cuerpo, se obtiene un hombrecito con unas partes enormemente desarrolladas, mientras que otras son minúsculas.

Hongo *(Fungu)*
DERMATOL. Género de plantas criptógramas, dividido en varias clases y especies, muchas de ellas patógenas para el hombre.

hongo dimórfico *(dimorphic fungus)*
MICROBIOL. El término dimórfico, aplicado a los hongos, significa que determinadas especies pueden presentarse bajo dos tipos o aspectos morfológicos diferentes. Se conocen, respectivamente, como fase miceliar y fase levadura. La *fase levadura* (hongos levaduriformes) corresponde a células individualizadas, de forma más o menos ovalada, que se multiplican de modo asexual por un proceso de gemación (blastosporas). La *fase miceliar* se caracteriza porque el hongo presenta abundantes hifas o filamentos (micelio), generalmente con abundantes tipos de esporas. La presentación de una u otra fase depende de determinadas condiciones ambientales. En los hongos dimórficos «verdaderos», la fase miceliar se asocia a su desarrollo a una temperatura ambiente, en condiciones de cierta escasez de nutrientes; esta situación se produce, generalmente, cuando el hongo se encuentra en el suelo (su hábitat natural) o bien en el laboratorio, cuando es cultivado en estufa a 25°C, en medios de cultivo «pobres» en nutrientes. La fase levadura, por el contrario, se asocia al desarrollo del hongo a 37°C, en condiciones de gran disponibilidad de nutrientes; esto se da en los tejidos cuando produce una micosis, y puede ser observado en el laboratorio cuando se cultiva en medios de cultivo «ricos», tales como el agar-sangre o el agar infusión de cerebro-corazón. En las especies dimórficas el paso de una fase a la otra es posible, siempre que se cambien las condiciones de cultivo, tal y como se acaba de mencionar.

hongo espumoso *(mushroom of foam)*
MEDLEGAL. Espuma de finas burbujas que expulsa el cadáver de los ahogados, al cabo de cierto tiempo de haber sido retirados del agua. Es la misma espuma que se encuentra en el interior de la tráquea y de los bronquios.

honorarios *(honoraries)*
BIOÉT. m. pl. Denominación del dinero que recibe el médico o, en general, cualquier profesional liberal, por el ejercicio de su profesión. Ese nombre hace referencia a que dicho dinero es, más que pago, una recompensa al honor que merece la dedicación atenta a los demás (ver **amistad terapéutica**): la atención médica y el dinero son desproporcionados y este es inadecuado para medir el valor de aquella.

horario de trabajo y ética *(work schedule and ethics)*
BIOÉT. El médico debe mantenerlo de modo que le permita prestar una adecuada atención a todos sus enfermos (ver **residente**).

hormigueo *(tingling)*
ORTOP. m. Sensación, más o menos violenta, en la piel, comparable a la que producirían las hormigas caminando por encima de la misma, causada por el frío, una contusión o la compresión sobre un nervio, o como resultado de diversas enfermedades de los sistemas nerviosos central o periférico. ‖ **h. distal a la percusión** *(distal t. on percussion)* Ver **signo de Tinel**.

hormona *(hormone)*
FISIOL. f. Sustancia química secretada por las glándulas endocrinas, que alcanza el órgano diana a través de la sangre. ‖ **h. adenocorticotropa (ACTH)** *(adrenocorticotropic h., ACTH)* Hormona secretada por la adenohipófisis, que estimula la secreción de glucocorticoides por la corteza suprarrenal. La secreción de ACTH está controlada, a su vez, por el hipotálamo

mediante el factor liberador de la corticotropina. ‖ **h. antidiurética** *(antidiuretic h.)* Argininavasopresina o vasopresina. Hormona peptídica, sintetizada en los núcleos hipotalámicos supraóptico y paraventricular, que alcanza la circulación en la neurohipófisis, siendo transportada al túbulo colector donde estimula la reabsorción de agua, favoreciendo la concentración de la orina. Posee también un efecto vasoconstrictor y estimulador de la contracción de la musculatura lisa. ‖ **h. antimulleriana** *(antimullerian h.)*. Sustancia producida por las células de Sertoli inmaduras y células de la granulosa postnatales, cuya estimación puede ser útil para la detección de tejido testicular y su evaluación funcional prepuberal y en la búsqueda de tumores de células de la granulosa en adultos. ‖ **h. contrarreguladora** *(counterregulatory h.)* Hormona implicada en la respuesta contrarreguladora a la hipoglucemia. Las más importantes son la hormona de crecimiento, el glucagón, las catecolaminas, la hormona adenocorticotropa (ACTH) y el cortisol. ‖ **h. corticosuprarrenales** *(corticoadrenal h.)* Hormonas en las que se distinguen tres tipologías: mineralocorticoides, glucocorticoides y andrógenos (v.). ‖ **h. del crecimiento** *(growth h.)* Somatotropina. Hormona producida por las células somatotropas de la adenohipófisis, que estimula el crecimiento longitudinal, merced a sus efectos anabólicos en el cartílago de crecimiento y a los correspondientes al factor de crecimiento, análogo a la insulina tipo I (IGF-I), cuya síntesis se promueve a nivel hepático y tisular. Posee acciones sobre el metabolismo hidrocarbonado (hiperglucemiante) y proteico (anabolizante). Debido a lo costoso del tratamiento, se debe plantear la necesidad real de aplicarlo, omitiendo personas que son simplemente de baja estatura (ver **costo de la medicina**). ‖ **h. esteroide** *(steroid h.)* Cualquier hormona que posea en su molécula un núcleo ciclopentano perhidrofenantreno. Se segregan en la corteza suprarrenal, ovario, placenta y testículos. ‖ **h. estimulante de las células intersticiales (ICSH)** *(interstitial cell-stimulating h., ICSH)* Hormona luteinizante segregada por la adenohipófisis, que estimula también las células intersticiales del testículo. ‖ **h. estimulante de la corteza suprarrenal** *(adrenal cortex stimulating h., adrenocorticotropin h.)* Hormona polipeptídica de 39 aminoácidos, secretada por las células corticotropas de la adenohipófisis, que estimula la síntesis y liberación de cortisol, por parte de las células de la capa fasciculada de la corteza suprarrenal. También posee efectos estimulantes de la aldosterona y andrógenos adrenales. ‖ **h. estimulante de la foliculogénesis** *(follicle stimulating h.)* También se denomina hormona foliculoestimulante (FSH). Hormona de estructura glicoproteica, segregada por las células gonadotropas de la adenohipófisis. Estimula la espermatogénesis y la ovogénesis. En los ovarios modula la actividad de la enzima aromatasa, que cataliza la conversión de androstendiona y testosterona en estrona y estradiol, respectivamente. ‖ **h. estimulante de los melanocitos** *(melanocyte-stimulating h.)* Hormona peptídica de 13 aminoácidos, secretada por la adenohipófisis, cuya estructura se encuentra contenida en la molécula de ACTH. Posee funciones estimulantes de la pigmentación melánica. ‖ **h. estimulante del tiroides** *(thyroid-stimulating h.)* Hormona de estructura glicoproteica, segregada por las células gonadotropas de la adenohipófisis. Estimula la función del tiroides favoreciendo su crecimiento y su vascularización, así como la totalidad de las etapas enzimáticas que conducen a la síntesis de tiroxina y triyodotironina. También es conocida como TSH. ‖ **h. foliculoestimulante** *(follicle-stimulating h.)*. Ver **hormona estimulante de la foliculogénesis**. ‖ **h. hipofisaria** *(hypophysis h.)* Tipo de hormona en la que hay que distinguir aquellas del lóbulo anterior (fundamentalmente glandulotropa) y aquellas del lóbulo posterior, adiuretina y vasopresina. ‖ **h. hipotalámica** *(hypothalamic h.)* Hormona que se libera en el hipotálamo y actúa sobre la adenohipófisis o bien se deposita en el lóbulo posterior de la hipófisis. ‖ **h. lactógena** *(lactogenic h.)* Ver **prolactina**. ‖ **h. liberadora de corticotropina** *(corticotropin-releasing h.)* Ver **CRH**. ‖ **h. liberadora de hormona de crecimiento** *(growth hormone-releasing h.)* Ver **somatocrinina** ‖ **h. liberadora de gonadotropinas** *(gonadotropin releasing h., gt RH)* Hormona liberada en hipotálamo y que, a través de la superficie de contacto tubero-hipofisaria, estimula la secreción de gonadotropinas en el lóbulo anterior de la hipófisis. ‖ **h. liberadora de luteotropina** *(luteotropin releasing h.)*

hormona

Ver **hormona liberadora de gonadotropinas**. ‖ **h. liberadora de tirotropina** *(thyrotropin releasing h.)* Hormona hipotalámica que, pasando a la adenohipófisis por los vasos especiales de la superficie de contacto, estimula la secreción de tirotropina. ‖ **h. lútea** *(luteal h.)* Hormona segregada por el cuerpo lúteo del ovario, responsable de la fase secretora de la mucosa uterina (ver **progesterona**). ‖ **h. luteinizante** *(luteinizing h.)* Una de las gonadotropinas, en concreto la que estimula la secreción de progesterona por parte del cuerpo amarillo. Ver **LH**. ‖ **h. luteotrópica** *(luteotropic h.)* Prolactina. Hormona peptídica sintetizada por las células lactotropas hipofisarias. Su secreción se encuentra regulada, negativamente, por la dopamina hipotalámica. Desde el punto de vista fisiológico estimula la secreción láctea, por parte de la glándula mamaria en el periodo posparto, y modula la secreción de progesterona del cuerpo lúteo. Su elevación da lugar a la hiperprolactinemia (v.). ‖ **h. natriurética atrial** *(atrial natriuretic h.)* Péptido sintetizado y almacenado en las células de las aurículas, que se libera en la sangre debido, probablemente, a una dilatación auricular provocada por el volumen; actúa a nivel renal, aumentando la natriuresis y la diuresis, y en los vasos sanguíneos, provocando relajación. Se denomina también péptido natriurético atrial y se simboliza por (ANF, ANP o FNA). ‖ **h. natriurética hipotalámica** *(hypothalamic natriuretic h.)* Sustancia, de acción similar a la digoxina, capaz de inhibir la bomba de Na^+ a nivel renal, aumentando la natriuresis, al bloquear la reabsorción de sodio, tras la expansión del volumen líquido extracelular. ‖ **h. neurohipofisaria** *(neurohypophysis h.)* Hormona que no se forma en el lóbulo posterior de la hipófisis, sino en los núcleos mangocelulares del hipotálamo. En el lóbulo posterior se almacena y de allí pasa a la sangre. Estas hormonas son la adiuretina y la vasopresina. ‖ **h. pancreática** *(pancreatic h.)* Hormona elaborada por el páncreas: la insulina y el glucagón (v.), que se segregan en los islotes de Langerhans. ‖ **h. paratiroidea** *(parathyroid h.)* Aquella que está secretada por las glándulas paratiroideas. Está formada por una cadena polipeptídica de 84 aminoácidos con un residuo aminoterminal y otro carboxiterminal, con un peso molecular de 9,5 kD. La actividad biológica se sitúa en la secuencia 1-34 y tiene acciones sobre el riñón (reabsorción de calcio y magnesio, y eliminación de fosfatos), en el hueso (reabsorción ósea con liberación de calcio y fósforo a la sangre) y en el intestino (induce la síntesis renal de vitamina D_3 activa, que estimula la reabsorción intestinal de calcio y fósforo). El exceso o reducción de su síntesis da lugar a diversas patologías (ver **hiperparatiroidismo, hipoparatiroidismo**). ‖ **h. peptídica** *(peptide h.)* Hormona cuya estructura se basa en la unión de varios aminoácidos que contienen uno o más grupos peptí-

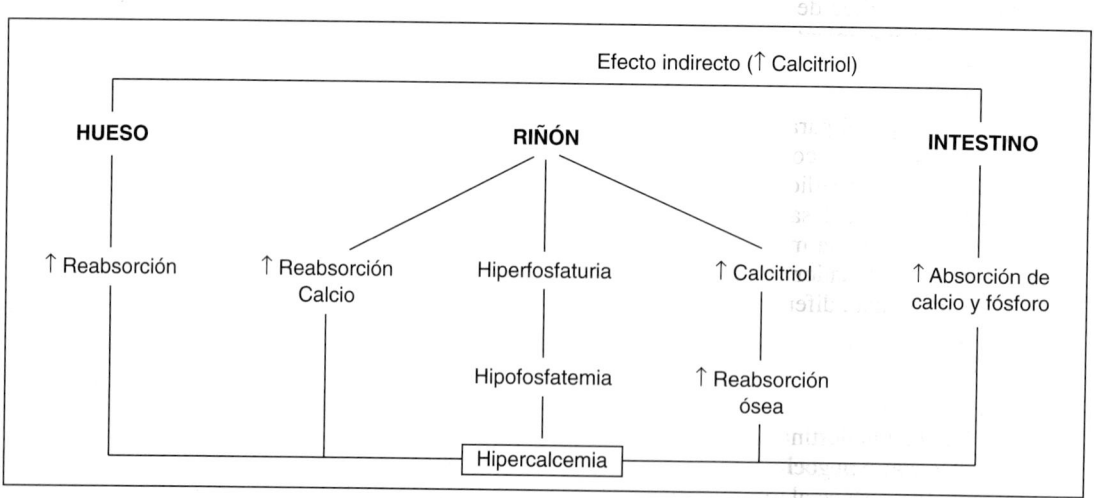

TABLA 18. *Hormona paratiroidea*

dicos (CONH). Habitualmente procede de moléculas precursoras de superior peso molecular, llamadas prohormonas. Por norma general, actúan sobre los receptores de membrana. || **h. sexual** *(sexual h.)* Hormona segregada por el ovario o testículo y que tienen propiedades estrogénicas o andrógenas, respectivamente. || **h. somatotropa** *(somatotropic h.)* Ver **hormona del crecimiento**. || **h. tiroidea** *(thyroid h.)* Ver **tiroxina**. || **h. tirotrópica** *(thyrotropic h.)* Hormona liberadora de tiroxina. Se segrega en el lóbulo anterior de la hipófisis y la cuantía de secreción viene regulada por la hormona liberadora de tirotropina.

hormonoterapia *(hormonotherapie)*
ONCOL. f. Tratamiento médico que tiene como agente terapéutico las hormonas.

horquilla beta *(beta hairpin)*
BIOQUÍM. Estructura que adoptan algunas cadenas polipeptídicas y que consiste en la asociación de dos láminas beta, dispuestas antiparalelamente y unidas por un pequeño bucle. || **h. de replicación** *(replication fork)* Zona de la doble hélice de DNA donde se produce el desenrollamiento de las dos cadenas polinucleotídicas y la síntesis de las nuevas cadenas.

horripilación *(horripilation)*
DERMATOL. f. Erección del pelo en situaciones simultáneas de miedo, susto o ira.

hospedador *(host)*
MICROBIOL. adj. Se dice del organismo capaz de sustentar el crecimiento de un simbionte (por ejemplo de un parásito). En parasitología, se denomina hospedador definitivo, o final, a aquel en el que el parásito alcanza la madurez sexual. Por el contrario, se denomina hospedador intermedio a aquel en el que tiene lugar un cierto desarrollo del parásito, sin que este llegue a la madurez sexual. Finalmente, un hospedador reservorio (o reservorio) es un animal, diferente al hombre, capaz de albergar un parásito infeccioso para el hombre.

hospital *(hospital)*
BIOÉT. m. Institución destinada a la atención sanitaria. || **h. como negocio** *(for profit h.)* Hospital cuyo fin asistencial está supeditado al ánimo de lucro de la empresa que lo instala. || **h. como negocio y ética** *(for profit h. and ethics)* No existen inconvenientes a la instalación de hospitales como empresas, siempre que el fin asistencial no sufra merma por el intento injustificado de disminuir gastos (ver **estructura jerárquica**). || **h. docente** *(educational h.)* Hospital (v.) donde se forman estudiantes de medicina o médicos. || **h. docente y ética** *(educational h. and ethics)* Hospital en el que, debido a su función de enseñar, los médicos que trabajan y enseñan en él tienen la especial obligación de estar al día en su formación científica y humana (ver **deber de saber**). || **h. y ética** *(h. and ethics)* Todo hospital, sea público o privado, debe tener un ideario y una política sanitaria sobre las actividades que se van a desarrollar en él, de modo que todo paciente que ingrese sepa qué tipo de atención puede recibir allí. Debe cuidar los aspectos organizativos y económicos, de forma que pueda obtener la mejor atención con los recursos disponibles (ver **costo de la medicina**). Debe procurar una buena coordinación y el trabajo en equipo de los médicos (ver **hospital como negocio, responsabilidad compartida, responsabilidad personal en un equipo**).

hospitalismo *(hospitalism)*
PSICOL. m. Situación de dependencia institucional, que se crea en los individuos que permanecen largos periodos ingresados en centros de salud mental y que se encuentran desamparados cuando se les da el alta y tienen que volver a su normal entorno social.

Hounsfield *(Hounsfield)*
RADIO. f. Nombre que reciben en honor de su inventor las unidades y equipos empleados en tomografía computarizada para cuantificar la densidad o el valor de brillo de los puntos de la imagen, que oscilan entre +1.000 y −1.000, siendo 0 el correspondiente a la densidad del agua.

huelga de hambre *(hunger-strike)*
BIOÉT. Negativa de una persona a alimentarse, que se hace notoria con objeto de llamar la atención sobre un problema personal o una injusticia que se desea que sea subsanada. Puede plantear un problema de salud serio al huelguista, del que el médico no se debe inhibir. || **h. de hambre en la cárcel** *(h.-s. in prison)* El médico, según la jurisprudencia española,

puede forzar al huelguista a nutrirse, pues este está bajo la tutela del Estado, que debe garantizar su salud y tiene al médico contratado para ello. || **h. de hambre y ética** *(h.-s. and ethics)* El médico debe convencer al huelguista de que cesará la huelga cuando haya obtenido la repercusión deseada y cuando esta suponga un peligro serio para su vida. || **h. médica** *(medical s.)* Huelga del personal médico asalariado, generalmente perteneciente a una entidad hospitalaria, para reclamar, de la entidad contratante, retribuciones o condiciones de trabajo menos exigentes o bien medios adecuados para poder tratar correctamente a los pacientes (ver **médico asalariado**). || **h. médica y ética** *(medical s. and ethics)* Por justas que sean sus causas, la huelga médica no puede privar de la atención médica a los enfermos (se deben atender siempre las urgencias, las consultas normales, los pacientes ingresados, etc.); esto reduce su impacto a niveles meramente testimoniales, que se pueden conseguir también por medio de una adecuada campaña de opinión pública, evitando posibles riesgos para los pacientes.

huella digital *(fingerprint)*
MEDLEGAL. Impresión que dejan las crestas papilares de los dedos al contacto con una superficie, más o menos lisa, debido al sudor que las cubre. Tiene utilidad para la identificación del vivo y del cadáver. También se denomina impresión digital. || **h. palmar** *(palmprint)* Impresión de las crestas papilares de la piel de la palma de la mano, que queda impresa sobre una superficie que ha sido tocada por la misma. Aunque no es práctica como método general de identificación de las personas, tiene interés como indicio criminalístico en el lugar del crimen.

hueso *(bone)*
ANAT. m. Cada una de las 206 piezas que constituyen el esqueleto del cuerpo humano. Según su morfología se clasifican en huesos largos, cortos y planos. Los *huesos largos,* como el húmero y la tibia, tienen dos epífisis (extremos) y una diáfisis (cuerpo); los *huesos cortos* tienen forma irregular, aproximadamente cúbica (huesos del carpo y del tarso); los *huesos planos* están formados por dos láminas de tejido óseo compacto que encierran el diploe, con una estructura esponjosa (los huesos parietales y, en general, los huesos que forman la bóveda craneana son planos). || **h. corto** *(short b.)* Hueso en el que no predomina una dimensión sobre las otras; p. ej., los huesos del carpo y del tarso. Su estructura es esponjosa. || **h. largo** *(long b.)* Aquel en el que predomina la longitud sobre la anchura, como sucede, p. ej., en el fémur y en el húmero. || **h. marmóreo** *(marble b.)* Hueso que se produce en la enfermedad conocida como osteopetrosis. Esta patología es hereditaria y estos huesos, en los que predomina patológicamente el componente calcáreo, se fracturan con una gran facilidad. || **h. navicular** *(naviculare b.)* Hueso del tarso, de forma abarquillada, de la que deriva su nombre. || **h. occipital** *(occipital b.)* El hueso que se encuentra en el occipucio. Su concha forma parte de la bóveda del cráneo y la apófisis basilar de la base. Entre ambas se encuentra el agujero occipital, que permite el paso del bulbo (en su tránsito a médula espinal). || **h. palatino** *(palatinum b.).* Hueso que forma parte de la cavidad bucal y de las fosas nasales. || **h. parietal** *(parietal b.)* Uno de los que forman la bóveda craneal, se articula por delante con el frontal, por detrás con el occipital y por abajo con el temporal. || **h. piramidal** *(pyramidal b.)* Hueso que es el tercero de la primera fila del carpo. || **h. pisiforme** *(pisiform b.)* Pequeño hueso de la segunda fila del carpo, con un tamaño y una forma parecida a un guisante *(pisum,* en latín). || **h. plano** *(flat b.)*

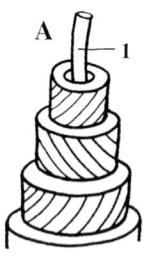
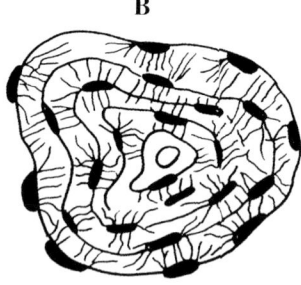

hueso. A) Esquema de una osteona, constituida por una serie de laminillas cuyas fibras se cruzan casi en ángulo recto. Por el interior del sistema de laminillas corre un vaso sanguíneo (1); B) osteona seccionada transversalmente: se aprecia el sistema de laminillas y entre ellas se hallan, como emparedados, los osteocitos, que emiten unas prolongaciones que se alojan en los conductos calcóforos

TABLA 19. *Huesos*
(El segundo nombre corresponde al de la nómina anatómica internacional.)

Nombre	Región	Descripción	Articulación
Astrágalo *Talus*	Tarso	Uno de los siete huesos del tarso	Con tibia y peroné (art. del tobillo) Con calcáneo y navicular
Atlas *Atlas*	Cuello	Primera vértebra cervical; sostiene la cabeza	Con el occipital y el axis
Axis *Axis*	Cuello	Segunda vértebra cervical; sobre ella gira la cabeza	Con el atlas y la 3.ª vértebra cervical
Calcáneo *Calcaneus*	Tarso	Hueso del tarso; forma el talón	Con el astrágalo y el cuboides
Cigomático *Zygomaticum*	Cara	Forma el pómulo	Con el temporal, el maxilar y el frontal
Clavícula *Clavicula*	Hombro	Forma de S itálica; parte superior del tórax	Con el esternón y la escápula
Cóccix *Coccygis*	Rabadilla	Parte terminal, rudimentaria, de la columna	Con el sacro
Cornete inferior *Concha nasalis inferior*	Cara Nariz	Forma con la pared lateral de las fosas nasales el meato inferior	Con el maxilar, el etmoides y el palatino
Costillas *Costae*	Tórax	Forma arqueada; siete pares llegan, mediante el cartílago costal, al esternón; las tres siguientes se unen a la séptima y las dos últimas son flotantes	Con las vértebras y el esternón (cartílagos costales)
Coxal *Os coxae*	Pelvis	Ambos coxales forman, con el sacro, el esqueleto de la pelvis	Con el sacro y entre sí, formando la sínfisis del pubis
Cúbito *Ulna*	Antebrazo	Con el radio, constituye el esqueleto del antebrazo	Con el húmero y el radio
Cuboides *Os cuboideum*	Tarso (pie)	Hueso corto en la segunda fila del tarso	Con el calcáneo, la 3.ª cuña y los dos últimos metatarsianos
Cuneiformes *Os cuneiformia*	Tarso (pie)	Son tres, de las cuales la primera es la mayor	Con el navicular y el cuboides, con los tres primeros metatarsianos y entre sí
Escafoides *Os scaphoideum*	Carpo (mano)	Es el más lateral de los huesos de la primera fila del carpo	Con el radio, el trapecio, el trapezoide y el semilunar
Escápula *Scapula*	Hombro	Hueso plano adosado a las costillas en la parte dorsal del tórax	Con la clavícula y el húmero
Esfenoides *Os sphenoidale*	Base del cráneo	Es irregular, impar, con dos alas mayores y dos menores	Con el frontal, el occipital, el etmoides, el vómer, el parietal, el temporal y el palatino
Esternón *Sternum*	Tórax	Hueso plano, impar, situado en la pared anterior del tórax	Con la clavícula y los siete primeros cartílagos costales
Estribo *Stapes*	Oído medio	Huesecillo de la caja timpánica que cierra la ventana oval	Con el yunque
Etmoides *Os ethmoidale*	Base del cráneo	Hueso impar que forma parte del neuro y del esplacnocráneo	Con el esfenoides, el frontal, el vómer, el maxilar, el cornete inferior y el lagrimal
Falanges *Phalanges*	Dedos de mano y pie	Forman el esqueleto de los dedos de la mano y el pie. Cada dedo tiene tres falanges: proximal, media y distal. El pulgar y el gordo del pie solo tienen dos	La primera falange con el correspondiente metatarsiano y con la segunda falange. El resto se articulan entre sí.
Fémur *Femur*	Muslo	Es el más largo y potente del cuerpo, forma el esqueleto del muslo	Con el coxal, la tibia y la rótula

hueso

Nombre	Región	Descripción	Articulación
Frontal *Os frontale*	Cráneo	Hueso impar, situado en la parte anterior del cráneo	Con el etmoides, el esfenoides, el temporal, el lagrimal, el nasal, el cigomático y el maxilar
Ganchoso *Os hamatum*	Carpo (mano)	Hueso de la segunda fila del carpo	Con el semilunar, el grande, piramidal y los 4.º y 5.º metacarpianos
Grande *Os capitatum*	Carpo (mano)	Hueso de la segunda fila del carpo	Con el ganchoso, el semilunar, el trapezoide, el escafoides, el metacarpiano 3.º y algo del 2.º y 4.º
Hioides *Os hyoideum*	Cuello	Hueso en forma de horquilla en el ángulo que forman la cara y el cuello	Con ningún hueso: sus uniones son musculares y ligamentosas
Húmero *Humerus*	Brazo	Constituye el esqueleto del brazo	Con la escápula, el cúbito y el radio
Lagrimal *Os lacrimale*	Órbita	Forma parte de la pared medial de la órbita y con el maxilar da lugar al canal lagrimal	Con el maxilar, el frontal, el etmoides y el cornete inferior
Mandíbula *Mandibula*	Cara, boca	Hueso con forma en herradura, que permite los movimientos de masticación y es soporte de los dientes inferiores	Con los temporales
Martillo *Malleus*	Caja del tímpano	Forma parte de la cadena de huesecillos del oído medio	Con el yunque
Maxilar *Maxilla*	Cara, boca	Hueso irregular que forma parte del esqueleto de la boca, las fosas nasales y la órbita	Con el palatino, el vómer, el etmoides, el frontal, el cornete inferior, el cigomático, el lagrimal y el otro maxilar
Metacarpianos *Ossa metacarpi*	Mano	Cinco huesos en disposición radial entre el carpo y las falanges	Con los huesos del carpo y las primeras cinco falanges
Metatarsianos *Ossa metatarsi*	Pie	Equivalentes a los metacarpianos	Con el semilunar y el cuboides por parte del tarso y con la primera falange de los dedos
Nasal *Os nasale*	Cara, nariz	Forma el techo óseo de la piramide nasal	Con el frontal, el etmoides maxilar y el nasal del lado opuesto
Navicular *Os naviculare*	Tarso (pie)	Se interpone entre el astrágalo y las cuñas	Con el astrágalo, las cuñas y el cuboides
Occipital *Os occipitale*	Cráneo, occipucio	Hueso impar, por cuyo orificio pasa el bulbo en su transición a médula	Con los parietales, el temporal, el esfenoides y el atlas
Palatino *Os palatinum*	Cavidad bucal y nasal	Forma parte de la pared lateral de las fosas nasales y del techo de la boca	Con el maxilar, el esfenoides, etmoides, el cornete inferior y el palatino opuesto
Parietal *Os parietale*	Bóveda del cráneo	Hueso de forma cuadrilátera, abovedada	Con el temporal, el frontal, el occipital, el esfenoides y el otro parietal
Peroné *Fibula*	Pierna	Hueso muy fino, que con la tibia forma el esqueleto de la pierna	Con la tibia y el astrágalo
Piramidal *Os triquetrum*	Carpo (mano)	Hueso de la primera fila del carpo (es el más medial)	Con el ganchoso, el semilunar y el pisiforme
Pisiforme *Os pisiforme*	Carpo (mano)	Pertenece a la primera fila del carpo y tiene forma y tamaño de guisante	Con el piramidal
Rótula *Patella*	Rodilla	Tiene forma redondeada y se encuentra como incluida en el tendón del cuádriceps	Con el fémur

Nombre	Región	Descripción	Articulación
Sacro *Os sacrum*	Pelvis, final de la columna	Con los coxales forma el esqueleto pelviano. Tiene forma de pirámide truncada, con una base superior	Con los coxales y con el cóccix
Semilunar *Os lunatum*	Carpo (mano)	Pertenece a la primera fila del carpo	Con el radio, el hueso grande, el ganchoso, el escafoides y el piramidal
Sesamoideos *Ossa sesamoidea*	Manos y pies	Son pequeños huesecillos, como un cañamón, que se encuentran en la articulación proximal de la primera falange del pulgar y el dedo gordo	Están incluidos en un tendón y se deslizan sobre la correspondiente superficie articular
Vómer *Vomer*	Nariz	Hueso impar; forma parte del tabique nasal	Con el esfenoides, el maxilar y el etmoides
Wormianos *Ossa suturalia*	Bóveda del cráneo	Huesos irregulares y variables en número. Se encuentran entre las suturas de los huesos de la bóveda del cráneo	Con los huesos de la bóveda craneal

Hueso formado por dos capas (tablas) de tejido óseo compacto, separadas por una de tejido esponjoso. Son ejemplos típicos de huesos planos los que forman la bóveda craneal. ‖ **h. radio** (*radio b.*) Hueso situado en la parte externa del antebrazo, al lado del cúbito, que ocupa la parte interna, con el cual se articula. También se articula con el húmero y los huesos del carpo. ‖ **h. sesamoideo** (*sesamoid b.*) Huesecillos que tienen el tamaño de una semilla de sésamo y que se encuentran a uno y otro lado de la articulación metacarpo y metatarsofalángica del primer dedo. Quedan incluidos en el tendón de los músculos que se insertan en la base de la falange. Evitan el roce del tendón sobre la superficie articular. ‖ **h. sutural** (*sutural b.*) También se le conoce como hueso wormiano. Es pequeño y su número es variable, localizándose en la confluencia de las suturas de los huesos del cráneo. ‖ **h. temporal** (*temporal b.*) Hueso del cráneo con dos porciones principales, la petrosa y la escamosa. La primera forma parte de la base del cráneo y la segunda de la bóveda. En la porción petrosa se halla alojada la caja del tímpano y el oído interno, y forma una parte del conducto auditivo externo. ‖ **h. trapecio** (*trapezium*) Hueso de la segunda fila del carpo. ‖ **h. trapezoide** (*trapezoideum*) Hueso de la segunda fila del carpo, situado en el lado medial del trapecio.

hueso compacto (*compact bone*)
HISTOL. Masa de hueso que se sitúa en la zona cortical y está densamente compactada. En este tipo de hueso se diferencian varias partes: junto al periostio y endostio, se distingue una capa de láminas circunferenciales; más hacia dentro se encuentra una capa donde se diferencian osteonas, de las cuales se forman lamelas concéntricas, alrededor de los conductos de Havers. ‖ **h. esponjoso** (*cancellous b.*) Tipo de tejido óseo encontrado en las hepífisis de los huesos, que forma una red de trabéculas óseas, dejando unos espacios que son ocupados por la médula ósea. Se le llama también hueso trabecular.

hueso cortical (*cortical bone*)
ENDOCRINOL. Hueso compacto mineralizado en un 70-90%, que rodea la cavidad medular. ‖ **h. trabecular** (*trabecular b.*) Tejido óseo que se constituye por prolongaciones entrecruzadas, que limitan las cavidades medulares de la sustancia esponjosa.

huésped (*host*)
MICROBIOL. Ver **hospedador**.

Humanae Vitae (*Humanae Vitae*)
BIOÉT. Encíclica publicada por Pablo VI en que se expresa la doctrina católica sobre la paternidad responsable y el control de la natalidad (ver **contracepción**).

humanidades médicas (*medical humanities*)
BIOÉT. Ver **formación humana**.

humectante (*humectant*)
DERMATOL. adj. Se dice del medicamento líquido que produce sensación de frescor.

húmero *(humerus)*
ANAT. m. Hueso del brazo. Su extremidad superior tiene forma redondeada (cabeza del húmero) y se articula con la cavidad glenoidea de la escápula. La extremidad inferior se articula con los dos huesos del antebrazo: cúbito y radio.

humildad *(humility)*
BIOÉT. f. Virtud que todo médico debe practicar durante la atención clínica para no actuar con prepotencia ante el enfermo, dejarle expresar todas sus dudas y aceptar sus peculiaridades fisiológicas y humanas. Ver **consentimiento informado, diversidad cultural, virtud.**

humor *(humor)*
ANAT. m. Término que se emplea casi exclusivamente para designar al *humor vítreo*, que ocupa la cavidad ocular situada detrás del cristalino, y al *humor acuoso*, que rellena el espacio situado por delante del cristalino.

humor *(humor)*
PSICOL. m. Estado de ánimo habitual que matiza la vida afectiva de una persona.

hundimiento craneal *(depressed cranial fracture)*
NEUROCIR. Se denomina así a la fractura craneal no lineal sino deprimida y compuesta por varios fragmentos. El tratamiento es la revisión de la herida, la reparación de la duramadre si está lacerada (traumatismo craneal abierto) y la osteosíntesis de los fragmentos. Ha de realizarse profilaxis antibiótica.

huso *(spindle)*
ANAT. m. Estructura de aspecto fusiforme.

huso de Krukenberg *(Krukenberg's huse)*
OFTALMOL. Opacidad parduzca, de aspecto fusiforme vertical, localizada en la cara posterior de la córnea, con motivo de un síndrome de dispersión pigmentaria.

huso mitótico *(mitotic spindle)*
HISTOL. Aparato microtubular en forma de huso, formado durante la división celular, cuya función es posibilitar la migración y la correcta separación de los cromosomas en la meiosis o de las cromátidas en la mitosis. Está formado por microtúbulos polares, que se extienden de un lado a otro de la célula, en los cuales quedan fijados los cromosomas o las cromátidas. En la metafase, estos quedan en la zona intermedia del huso, también llamada placa ecuatorial. En la anafase, los microtúbulos favorecen el desplazamiento de los cromosomas, o de las cromátidas, hacia los polos de la célula.

huso muscular *(muscle spindle)*
FISIOL. Pequeño fascículo de fibras musculares poco diferenciadas; cada una de sus fibras recibe una fibra nerviosa sensitiva, que se enrolla en la parte central. Se trata de un receptor que se estimula cuando el músculo (en el cual se hallan incluidos los husos) se estira. Se despierta así un reflejo miotático (v.). En los extremos de las fibras intrafusales terminan sendas fibras motoras (procedentes de las neuronas de asta anterior de la médula). Al producir su estímulo la contracción de los dos vientres de las fibras intrafusales, en su porción central, tiene lugar un estiramiento, lo que estimula la fibra anuloespiral y el subsiguiente reflejo miostático. || **h. neuromuscular** *(neuromuscular s.)* Ver **huso muscular.**

I

I *(I)*
RADIO. Símbolo químico del iodo o yodo.

iatrogenia *(iatrogenia)*
RADIO. f. Patología producida por intervención médica.

iatrogénico *(iatrogenic)*
RADIO. adj. Que produce iatrogenia.

ibopamina *(ibopamine)*
FARMCLÍN. f. Fármaco inotrópico relacionado con la dopamina. Se utiliza por vía oral, en el tratamiento de la insuficiencia cardiaca.

ibuprofeno *(ibuprofen)*
FARM. m. Antiinflamatorio no esteroide sintético, con propiedades analgésicas y antiinflamatorias. Ver **analgésico**.

IBZM *(IBZM)*
MEDNUCL. Yodobenzamida. Compuesto análogo al Racopride, antagonista de receptores dopaminérgicos D_2. Marcado con ^{123}I, se emplea para la visualización de dichos receptores mediante la técnica SPECT.

ICAM-1 *(ICAM-1)*
INMUNOL. Término proveniente del inglés, cuyas siglas responden a *intercellular adhesion molecule 1,* que en castellano significa molécula de adhesión intercelular-1. Ver **CD54**.

ICAM-2 *(ICAM-2)*
INMUNOL. Término proveniente del inglés, cuyas siglas responden a *intercellular adhesion molecule 2,* que en castellano significa molécula de adhesión intercelular-2. Ver **CD102**.

ICAM-3 *(ICAM-3)*
INMUNOL. Término proveniente del inglés, cuyas siglas responden a *intercellular adhesion molecule 3,* que en castellano significa molécula de adhesión intercelular-3. Ver **CD50**.

ictal *(ictal)*
NEUROL. adj. Que aparece o se presenta bruscamente.

ictericia *(jaundice)*
DIGEST. f. Color amarillo de la piel y de las mucosas, debido al aumento de la concentración de la bilirrubina en la sangre. Es un síntoma de distintos procesos: hepáticos, vías biliares y de la sangre; así como, a veces, del uso de ciertos fármacos. Habitualmente se observa primero en los ojos. ‖ **i. acolúrica** *(acholuric j.)* Aquella en donde la bilirrubina no puede eliminarse por el riñón, no hay pigmentos en la orina. Puede ser, a veces, de carácter familiar (anemia hemolítica familiar). ‖ **i. colestásica** *(cholestatic j.)* Coloración amarilla de la piel y/o mucosas, causada por la presencia de un obstáculo, mecánico o funcional, de las vías biliares, que impide o dificulta la llegada de la bilis al duodeno. Suele producir unas orinas oscuras, falta de coloración de las heces, prurito, etc. ‖ **i. fisiológica** *(physiologic j.)* Ictericia que aparece poco después del nacimiento y solo dura unos días. ‖ **i. gravídica** *(gravidic j.)* Hepatopatía gravídica que cursa con una elevación de la bilirrubina y la aparición del color amarillo en la piel. Habitualmente se cura después del parto. ‖ **i. hemolítica** *(hemolytic j.)* Ver **anemia hemolítica**. ‖ **i. hepatógena** *(hepatogenous j.)* La que aparece en algunos tras-

tornos hepáticos. ‖ **i. hepatocelular** (*hepatocellular j.*) Aquella causada por una lesión o enfermedad de las células hepáticas (hepatocitos), también llamada parenquimatosa, debido a un mal funcionamiento adquirido (hepatitis, cirrosis, etc.) o congénito (alteración en el metabolismo de la bilirrubina), también a causa de la ingestión de ciertos medicamentos. ‖ **i. infecciosa** (*infectious j.*) Aquella que se produce por hepatitis infecciosas: virales, bacterianas, etc., y, sobre todo, la producida por la espiroqueta, gram-negativa, aerobia o icterohemorrágica. Proceso grave de corta evolución, de diez a quince días, que puede cursar con una afectación de otros órganos, meningitis, nefritis, etc. ‖ **i. obstructiva** (*obstructive j.*) Acúmulo de pigmentos biliares en los tejidos, que en la exploración se aprecia por el tono amarillo de la piel y de la conjuntiva, que se produce cuando hay un obstáculo, a la evacuación de la bilis, en el canalículo biliar al microscopio (por ejemplo, por cirrosis biliar primaria), en los conductos biliares intrahepáticos (por ejemplo, por colangitis esclerosante) o en las vías biliares principales (por ejemplo, coledocolitiasis, tumores, etc.). Este último grupo de patologías son las más frecuentes y se diagnostican mediante un aumento de bilirrubina en la sangre, con un predominio de la forma conjugada o directa, y la dilatación de la vía biliar en la ecografía. Ver **coledocolitiasis CPRE, derivación biliar.**

ictiofobia (*ichthyophobia*)
PSIQUIAT. Ver **fobia.**

ictiosiforme (*ichthyosiform*)
DERMATOL. adj. Que tiene forma o es parecido a la ictiosis.

ictiosis (*ichthyosis*)
DERMATOL. f. Grupo de genodermatosis caracterizado por trastornos de la queratinización, y que se traduce, desde el punto de vista clínico, por la formación de grandes escamas, que le dan a la piel un aspecto característico de pez.

ictrix o **hystrix** (*hystrix*)
DERMATOL. f. Forma de ictiosis de aspecto verrucoso.

ictus (*ictus*)
NEUROL. m. Déficit neurológico focal de aparición aguda, habitualmente debido a un accidente cerebrovascular, de naturaleza isquémica o hemorrágica. Ver **accidente cerebrovascular.**

id (*id*)
PSICOL. m. Según Freud, el ello, uno de los componentes de la psique, constituido por las fuerzas instintivas que pugnan por imponerse a las restricciones del superego. Esos impulsos instintivos brotan de un nivel inconsciente y, en el ego, alcanzan nivel consciente, pero muchas veces enmascarados.

idea (*idea*)
PSICOL. f. Unidad funcional del pensamiento, constituida por la concepción o representación mental de un objeto, situación o fenómeno, ya sea real o fruto de la imaginación humana. ‖ **i. delirante** (*delirious i.*) Creencia falsa basada en una inferencia incorrecta de la realidad, que es firmemente sostenida por el sujeto, a pesar de que los demás crean lo contrario (ordinariamente no es aceptada por otros miembros de la subcultura o cultura a la que pertenece el sujeto) y de que haya pruebas o evidencias incontrovertibles de su inconsistencia. ‖ **i. deliroide** (*delirioid i.*) Idea errónea, autoconvincente y resistente a la lógica, que aparece como consecuencia de una alteración de otra función psíquica, como pueden ser las alucinaciones o las alteraciones de la afectividad. Al estar conservado el funcionamiento, esencialmente correcto, del pensamiento, lo habitual es que, cuando desaparece la alteración psíquica que la causó, la idea deliroide sea reconocida como absurda y rechazada. ‖ **i. obsesiva** (*obsessional i.*) Idea persistente que el sujeto vive como no voluntaria y absurda, que le invade la conciencia, produciendo una situación emocional desagradable. ‖ **i. de referencia** (*i. of reference*) Interpretación incorrecta de incidentes casuales y de acontecimientos externos, como si se refirieran directamente a uno mismo. Si alcanzan cierta intensidad pueden dar lugar a delirios. ‖ **i. sobrevalorada** (*overvalued i.*) Idea o creencia persistente, con diversos grados de plausibilidad (se mantiene con menor intensidad y grado de convicción que la idea delirante y el sujeto es capaz de aceptar la posibilidad de que su creencia pueda no ser cierta), afectivamente sobrecargada, que tiende a preocupar y dominar al individuo durante amplios periodos de su vida. Puede ser compartida por otros miembros del grupo social o, en esencia, ser admisible y comprensible socialmente.

ideación *(ideation)*
PSICOL. f. Concepción o representación mental de un objeto. ‖ **i. paranoide** *(paranoid i.)* Ideación que implica sospechas o creencia de estar siendo perseguido, atormentado o tratado injustamente, pero de proporciones inferiores a las de una idea delirante.

idealización *(idealization)*
PSICOL. f. Mecanismo de defensa por el que el individuo se enfrenta a conflictos emocionales y a amenazas de origen interno o externo, atribuyendo cualidades exageradamente positivas a los demás. Corresponde a un nivel menor de distorsión de las imágenes.

identidad *(identity)*
PSICOL. f. Sentido del yo que proporciona una unidad a la personalidad en el transcurso del tiempo. Los trastornos de la identidad o continuidad del yo (cambio de personalidad y personalidad múltiple) se presentan en los trastornos disociativos, en las psicosis y en la esquizofrenia. ‖ **i. sexual** *(sexual i.)* Convicción interna de una persona de ser varón o mujer.

identidad personal *(personal identity)*
BIOÉT. Ver **personalidad**.

identificación *(identification)*
MEDLEGAL. f. Establecimiento de la individualidad o identidad de un sujeto vivo o de un cadáver, determinando sus caracteres antropológicos de raza, sexo, talla, edad u otros caracteres particulares.

identificación *(identification)*
PSICOL. f. Mecanismo de defensa o proceso psíquico inconsciente por el que el individuo asume y asimila las características esenciales de otra persona con la que existe un vínculo afectivo, tomándola como modelo y actuando como ella. ‖ **i. con el agresor** *(agressor i.)* Asimilación de los rasgos, conductas y puntos de vista de un agresor, por parte de su víctima, que permite al agredido ignorar o atenuar sus sentimientos de temor e inseguridad (yo también soy fuerte y seguro como él) y mantener cierta esperanza en el futuro (la culpa es mía, el agresor no es tan malo). También se llama síndrome de Estocolmo, por un caso de identificación con el agresor ocurrido en Suecia que tuvo una gran resonancia informativa. ‖ **i. proyectiva** *(projective i.)* Mecanismo de defensa por el que el individuo se enfrenta a conflictos emocionales y a amenazas de origen interno o externo, atribuyendo, incorrectamente, a los demás, sentimientos, impulsos o pensamientos propios que le resultan inaceptables, pero que, a diferencia de la proyección simple, no repudia totalmente, al considerarlos reacciones justificables frente a otras personas. Corresponde a un nivel mayor de distorsión o atribución incorrecta de las imágenes de uno mismo o de los demás.

ideología *(ideology)*
BIOÉT. f. Conjunto de pensamientos sobre el hombre o la vida humana, en sus facetas política, económica, religiosa o social. Está, en buena medida, heredada del ambiente cultural e influye, decisivamente, en la objetividad (v.) del médico y en la del enfermo (ver **consentimiento informado, diversidad cultural**). ‖ En sentido peyorativo, prejuicios sobre dichos temas.

idiocia *(idiocy)*
PSICOL. f. Término clásico, actualmente en desuso, utilizado para designar una deficiencia mental severa o profunda (con un coeficiente intelectual inferior a 25), en la que al sujeto le resulta imposible aprender el lenguaje y establecer pautas de autocuidado.

idiocia familiar amaurótica *(amaurotic familial idiocy)*
NEUROL. Proceso de retraso mental, asociado a pérdida visual por atrofia del nervio óptico y depósitos de productos metabólicos, que dan lugar a la aparición de una mancha rojo cereza en la mácula. En su forma infantil, se conoce como enfermedad de Tay-Sachs, y en su forma juvenil, como enfermedad de Spielmeyer-Vogt. En esta última no hay una mancha color rojo cereza pero sí existen ataques epilépticos.

idiopático *(idiopathic)*
CIRGEN. adj. Se dice de cualquier proceso o síndrome con varias causas posibles conocidas, pero que, en el caso concreto que se estudia, se desconoce la causa específica, porque no se puede demostrar ninguna de las posibles causas. Es por eso un diagnóstico de exclusión. Ver **diagnóstico diferencial**.

idiota sabio *(idiot savant)*
PSICOL. Persona con grave retraso mental capaz, no obstante, de ejecutar, notablemente, determi-

nadas tareas en áreas intelectuales específicas, como cálculos cronológicos, resolución de complicados rompecabezas o memorización de grandes listados.

idiotipo *(idiotype)*
INMUNOL. m. Determinante individual que diferencia una molécula, de un anticuerpo concreto, de cualquier otro anticuerpo, con diferente especificidad antigénica. El idiotipo de un anticuerpo reside en el sitio de unión para el antígeno, es decir, en la región hipervariable de la inmunoglobulina.

IDL *(IDL)*
CARDIOL. Siglas inglesas de *intermediate density lipoproteins,* que en castellano significa lipoproteínas de densidad intermedia.

idoxiuridina *(iduxuridine)*
FARMCLÍN. f. Antivírico útil, cuando se administra por vía tópica, en el tratamiento de las infecciones producidas por el virus herpes símplex y varicela-zóster.

IECA *(angiotensin converting enzyme inhibitors)*
NEFROL. Iniciales de inhibidor de la enzima de conversión de la angiontensina, que son agentes que actúan inhibiendo la enzima de conversión (cininasa II), que convierte la angiotensina I en II, y degrada las bradicininas. Su acción hipotensora está mediada por la inhibición de la angiotensina II, por un aumento de las bradicininas y prostaglandinas y por su efecto inhibidor sobre la renina vascular y sobre el sistema nervioso adrenérgico. El primero fue el captopril (otros son el benazapril, cilazapril, enalapril, lisinopril, fosinopril, perindopril, quinapril, ramipril). Pueden producir tos, fatiga, dispepsia e hiperpotasemia. Se utilizan como hipotensores y, en bajas dosis, para el tratamiento de la insuficiencia cardiaca.

ifosfamida *(ifosfamide)*
ONCOL. f. Agente alquilante que, por su activación lenta mediante las enzimas microsomales del hígado, se transforma en un inhibidor del DNA. Es utilizado, fundamentalmente, en tumores de testículo, pulmón, hueso, partes blandas.

IgA *(IgA)*
INMUNOL. Una de las cinco clases de inmunoglobulina (Ig) séricas y tiene dos subclases (IgA 1 e IgA 2). Es la Ig mayoritariamente producida por el tejido linfoide, asociado a las mucosas, y la que predomina en las secreciones externas (leche, saliva, árbol traqueobronquial, tubo digestivo, bilis). La IgA sérica es, en gran parte, monomérica, pero puede ser también dimérica o polimérica (por la cadena J) y, en este caso, tiene un componente secretor. La presencia del componente secretor en la IgA secretora le concede resistencia a las enzimas proteolíticas. Es un marcador inespecífico de glomerulonefritis mesangial IgA, pues se encuentra incrementada en sangre en el 50% de los pacientes. Ver **inmunoglobulina A.**

IgD *(IgD)*
INMUNOL. Ver **inmunoglobulina D.**

IgG *(IgG)*
INMUNOL. Ver **immunoglobulina G.**

IgM *(IgM)*
INMUNOL. Ver **inmunoglobulina M.**

igualdad de derecho a la atención de salud *(equal right to the health facilities)*
BIOÉT. Consideración equiparable que debe recibir todo enfermo por el mero hecho de serlo. No se trata de un derecho a la salud, sino solo de los medios disponibles para recuperarla. No conlleva la aplicación de las mismas técnicas en todos los casos de una determinada enfermedad. Ver **discriminación del paciente, salud.**

igualitarismo de cuidados *(egalitarianism of care)*
BIOÉT. Postura ética que postula una igualdad absoluta del tratamiento para una determinada enfermedad, siguiendo un protocolo rígido, sin hacer excepciones. Es una postura que está desconectada de la realidad de la situación particular de cada enfermo, que exige para cada caso atenciones distintas. Ver **encarnizamiento terapéutico, futilidad.**

ileal *(ileal)*
CIRGEN. adj. Referido al íleon (mitad distal del intestino delgado). Ver **ileítis regional, reservorio ileal, reservorio ileoanal.**

ileítis *(ileitis)*
DIGEST. f. Proceso inflamatorio que afecta al íleon, porción de intestino delgado entre el yeyuno y el colon. Generalmente puede asociarse a otras porciones del tubo digestivo. Distintas

enfermedades tienen predilección por la zona final (ileítis terminal): enfermedad de Crohn, tuberculosis, infecciones, etc.

ileítis regional *(regional ileitis)*
CIRGEN. También conocida como ileocolitis regional o enfermedad de Crohn. Denominación que recibe la enfermedad de Crohn, porque 2/3 de los casos tienen afectación predominante del íleon. Puede tener solo una afectación perianal o solo del colon (colitis granulomatosa). Ver **enfermedad de Crohn.**

íleo *(ileus)*
CIRGEN. m. Paralización del movimiento peristáltico del intestino, que se puede manifestar por una distensión abdominal, náuseas y vómitos. De etiología muy variable, entre las más frecuentes están: el que se produce normalmente tras una laparotomía, que dura tres o cuatro días; el provocado por algunos medicamentos (opiáceos, anticolinérgicos); por encamamiento prolongado; el íleo reflejo (a infecciones intraperitoneales o retroperitoneales, o procesos inflamatorios del retroperitoneo como pancreatitis o cólico renal) y el que se produce en la fase final de la obstrucción intestinal mecánica. Ver **obstrucción intestinal, peritonitis.** || **í. biliar** *(biliary i.)* Obstrucción intestinal mecánica del intestino delgado, causada por cálculos biliares de gran tamaño, que han pasado al intestino a través de una fístula biliodigestiva espontánea (casi siempre colecistoduodenal). Siempre requieren intervención, como en otras obstrucciones intestinales, para extraer el cálculo del intestino y permitir el tránsito digestivo. Ver **aerobilia, cálculo biliar, colangitis, colelitiasis, fístula biliodigestiva, obstrucción intestinal.**

íleo meconial *(meconial ileus)*
PEDIAT. Íleo que puede aparecer en el recién nacido a causa de la obstrucción intestinal por meconio endurecido.

íleo paralítico *(paralytic ileus)*
ANATPATOL. Disminución o ausencia de peristaltismo intestinal, que puede aparecer tras la cirugía abdominal, tras una lesión peritoneal o asociado a distintas patologías. Se caracteriza por hipersensibilidad y distensión abdominal, ausencia de ruidos intestinales, náuseas y vómitos. También se denomina íleo adinámico. || **í. adinámico** *(adynamic i.)* Ver **íleo paralítico.**

ileocecal *(ileocecal)*
ANAT. adj. Se aplica este adjetivo a la desembocadura del íleon en el ciego y a la válvula que se encuentra en esta desembocadura.

ileocolitis *(ileocolitis)*
DIGEST. f. Inflamación simultánea del íleon y el colon.

ileografía *(ileography)*
RADIO. f. Técnica radiográfica que consiste en la opacificación del intestino delgado en su porción distal, mediante la introducción de contraste, generalmente por vía oral, obteniendo imágenes con fines diagnósticos.

íleon *(ileum)*
ANAT. m. Porción intestinal que se extiende entre el yeyuno y el ciego. Sus asas intestinales se localizan, por lo general, en el hipogastrio y fosa ilíaca derecha.

ileostomía *(ileostomy)*
CIRGEN. f. Ostomía realizada con el íleon, normalmente situada en la fosa ilíaca derecha. Puede ser una ileostomía derivativa de protección de una sutura distal o terminal (p. ej., tras

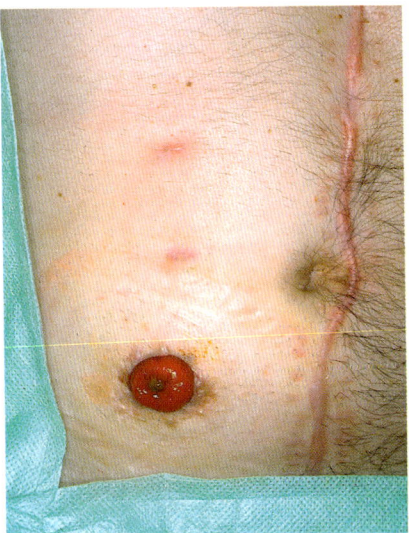

ileostomía. Estoma terminal realizado con el íleon en fosa ilíaca derecha, en un paciente diagnosticado de colitis ulcerosa, al que se le tuvo que realizar de urgencia una colectomía total con ileostomía terminal por megacolon tóxico

colectomía total o proctocolectomía por colitis ulcerosa o poliposis múltiple familiar), ya sea temporal o definitiva. Ver **colitis ulcerosa, estoma, reservorio ileoanal.**

ilíaco *(iliacus)*
ANAT. adj. Relativo al íleon. Hueso ilíaco, también llamado coxal, formado por la unión de tres huesos independientes en la época fetal: el ilion, el isquion y el pubis. Este hueso, uniéndose al otro coxal y al sacro, forma el esqueleto pélvico. Se articula con la cabeza femoral.

ilio- *(ilium-)*
ORTOP. Prefijo que indica relación con el íleon, el flanco o el hueso ilíaco.

iliocapsular *(iliumcapsular)*
ORTOP. adj. Relativo al hueso coxal o ilíaco y a la cápsula articular coxofemoral.

iliocoxígeo *(iliococcygeal)*
ORTOP. adj. Relativo al hueso coxal o ilíaco y al coxis; como el músculo iliocoxígeo.

iliofemoral *(iliofemoral)*
ORTOP. adj. Relativo al ilion y al fémur; coxofemoral.

ilion *(ilium)*
ANAT. m. Uno de los tres huesos que forman al hueso ilíaco, es el que se halla en la parte superior formando la «pala ilíaca».

iliosquiático *(ilium-ischium)*
ORTOP. adj. Relativo al ilion y al isquion.

iluminismo *(illuminism)*
PSICOL. m. Excitación cerebral, acompañada de alucinaciones, que hacen creer en revelaciones (profecías, creación de sectas religiosas, etc.).

ilusión *(illusion)*
PSICOL. f. Percepción errónea, por falsa interpretación, de un estímulo externo real. ‖ **i. catatímica** *(catatimic i.)* Ilusión debida al efecto de un fuerte componente afectivo (p. ej., el miedo que hace ver un fantasma en la noche). ‖ **i. paraeidólica** *(paraeidolic i.)* Ilusión debida al efecto de la fantasía, que proyecta una forma concreta sobre una imagen imprecisa (p. ej., visión de figuras concretas en nubes o manchas indeterminadas). ‖ **i. por inatención** *(i. for inattention)* Ilusión debida a una distracción momentánea (p. ej., por falta de atención se pasan por alto las erratas de imprenta de un libro).

imagen *(image)*
PSICOL. f. Representación mental, producida por la memoria o la imaginación, de un objeto real, ausente del campo perceptivo. ‖ **i. alucinoide** *(hallucinoid i.)* Imagen autónoma y similar a una alucinación, excepto por las situaciones en que aparece (ligadas exclusivamente a estados carenciales, como el del alcoholismo, hipertermia, etc.) y por el hecho de que la persona sabe que lo que experimenta son imágenes. ‖ **i. consecutiva** *(consecutive i.)* Sensación visual que persiste tras la supresión de un estímulo luminoso. ‖ **i. corporal** *(body i.)* Representación o imagen interiorizada del propio cuerpo. ‖ **i. eidética** *(eidetic i.)* Variedad de imagen mnémica que consiste en la representación mental de una experiencia sensorial previa (de una percepción), que conserva todas o la mayor parte de las propiedades de dicha percepción, y que la persona puede evocar a voluntad. ‖ **i. hipnagógica** *(hypnagogic i.)* Seudopercepción que se produce en las fases iniciales del adormecimiento. ‖ **i. hipnopómpica** *(hypnopompic i.)* Seudopercepción que se produce en la fase de despertar del sueño, antes de hacerlo por completo. ‖ **i. mnémica** *(mnemic i.)* Imagen de los recuerdos. ‖ **i. parásita** *(parasitic i.)* La también llamada memoria de los sentidos, consiste en la rememoración involuntaria y reiterativa de los sonidos o melodías que se han escuchado durante cierto tiempo.

imagen *(image)*
RADIOL. f. Representación de una parte del organismo, que ha sido obtenida aplicando una de las técnicas diseñadas para tal efecto. ‖ **i. de adición** *(further i.)* Imagen sumada o superpuesta que genera un incremento de la capacidad de absorción de la radiación en un órgano. ‖ **i. amorfa** *(amorphous i.)* Descripción de imagen o lesión que no muestra una forma comparable a algo conocido. ‖ **i. analógica** *(analogic i.)* Imagen en la que cada punto está generado por la interacción de una fuente de energía, con el sustrato donde se representa la imagen. ‖ **i. de descompresión** *(decompression i.)* Imagen que se obtiene tras la disminución de la presión realizada durante la maniobra de compresión. ‖ **i. digital** *(digital i.)* Imagen generada mediante un procedimiento informático en la que, a partir de la información obtenida a través de los detectores

de la interacción de una energía con la materia, se calcula una matriz de puntos con valores numéricos, creándose una imagen, en gama de grises, proporcionales al valor de dicho número. || **i. en donuts** *(dougnout i.)* Imagen de doble anillo, con diferente intensidad de señal, observada en resonancia magnética, en áreas de necrosis ósea avascular. || **i. en nevada** *(snowfall i.)* Imagen de floculación del contraste en el intestino delgado, siendo indicio de una patología funcional. || **i. ojo de buey** *(bull eye i.)* Imagen redondeada con centro, de una densidad opuesta a la periférica. || **i. por resonancia magnética** *(magnetic resonance imaging, MRI)* Equipo o técnica de obtención de imágenes, basada en la propiedad de magnetización de los protones, con capacidad de alinearse respecto de un campo magnético externo y en la capacidad de los mismos para la adquisición y emisión de energía en forma de ondas de radiofrecuencia. El equipo consta de un imán de gran potencia y con un cañón emisor de ondas de radiofrecuencia. El campo magnético del imán actúa sobre los núcleos con número impar de protones y capacidad giromagnética, provocando su alineación respecto al mismo, junto con la adquisición de un movimiento de rotación o precesión a una determinada frecuencia. La emisión de ondas de radiofrecuencia en forma de pulsos actúa sobre los núcleos alineados, cambiando su orientación respecto a la del campo magnético externo (se excitan). Cuando la emisión de ondas cesa, los núcleos tornan a la posición de alineación previa (se relajan), emitiendo la energía sobrante, en forma de ondas de radiofrecuencia, que son captadas por antenas muy sensibles. La cantidad de señal emitida por cada volumen de información *(boxel)* es cuantificada en una matriz, creándose una imagen en gama de grises, de forma proporcional a la intensidad de la señal detectada en ese punto.

imagen de sustracción *(subtraction image)*
MEDNUCL. Imagen digital que es resultado de restar a una imagen de un estudio de activación o estimulación la actividad del estudio realizado en estado basal. Se utiliza, fundamentalmente, en la técnica de SPECT cerebral, en estudios de activación cognitiva o sensorial y en la localización del foco de descarga en la epilepsia focal.

imaginación *(imagination)*
PSICOL. f. Capacidad mental para formar representaciones de objetos, tanto reales, ausentes del campo perceptivo, como irreales. || **i. creadora** *(creative i.)* Ver **imaginación productiva.** || **i. productiva** *(productive i.)* Capacidad de inventar y crear nuevas imágenes, mediante asociaciones y combinaciones originales de las mismas. || **i. reproductiva** *(reproductive i.)* Capacidad de evocación de imágenes mnésicas.

imago *(imago)*
PSICOL. m. Término introducido por C. G. Jung para designar una representación o imagen ideal de las figuras parentales (materna, paterna, fraterna) que, como prototipo o esquema inconsciente, dirige y orienta, posteriormente, al sujeto en su percepción de los otros y en su actitud y conducta hacia ellos.

imán permanente *(permanent magnet)*
RADIO. Masa de hierro que permite generar un campo magnético a su alrededor. Su aplicación, en la obtención de imágenes de resonancia magnética, requiere una gran cantidad de mineral (el peso de un imán permanente de 0,3 T puede pesar 100 toneladas). || **i. resistivo** *(resistive m.)* Imán generado al circular una corriente eléctrica por un solenoide o alambre espiral. Consume una alta energía y genera una gran cantidad de calor, lo que los hace poco útiles para su aplicación en resonancia magnética. || **i. superconductivo** *(superconducting m.)* Imán generado al circular corriente eléctrica por un solenoide, que es enfriado hasta una temperatura de 4º K o –269º C, lo que le convierten en superconductivo, pudiendo crearse campos magnéticos de varios teslas. En los equipos de resonancia magnética, esta temperatura se consigue mediante criógenos (nitrógeno y helio), que deben ser repuestos periódicamente.

IMAO *(MAOI)*
PSIQUIAT. Siglas empleadas para designar a un grupo de fármacos antidepresivos (v.) denominados inhibidores de la monoaminooxidasa. Tras su introducción, se postuló que su efecto antidepresivo radicaba en sus propiedades farmacodinámicas de inhibir uno o varios tipos de enzimas (monoaminooxidasas) a nivel cerebral, elevando así los niveles de aminas biógenas (adrenalina, noradrenalina y dopa-

mina), así como de serotonina. En la actualidad, se postula que los efectos terapéuticos de los IMAO, se relacionan con la hiposensibilización de los receptores beta postsinápticos y alfa pre y postsinápticos.

imbecilidad (*imbecility*)
PSICOL. f. Término clásico, actualmente en desuso, utilizado para designar una forma grave de retraso mental, situada entre la debilidad mental y la idiotez, que corresponde a un cociente intelectual de entre 40 y 50.

imipenem (*imipenem*)
FARMCLÍN. m. Antibiótico betalactámico, peneme, de administración por vía intravenosa. Sufre metabolismo renal, que puede evitarse administrando conjuntamente cilastatina.

impacción (*impaction*)
ORTOP. f. Cualidad de estar firmemente albergado o enclavado.

impactación (*impacted*)
ORTOP. f. Fractura que provoca la penetración violenta de un fragmento de hueso dentro del otro.

imparcialidad (*impartiality*)
BIOÉT. Ver **discriminación médica, discriminación del paciente**.

impedancia (*impedance*)
RADIO. f. Resistencia al paso de una corriente eléctrica, de un líquido, etc. || **i. acústica** (*acoustic i.*) Relación existente entre la densidad de un medio y su capacidad de transmisión de las ondas de ultrasonido. Se representa por (Z). La impedancia acústica de un medio es el producto de la densidad (g/cm^3) por la velocidad de propagación del sonido. En los tejidos de partes blandas, la velocidad de transmisión del sonido es, prácticamente, constante, por lo que la impedancia depende de la densidad del medio.

impétigo (*impetigo*)
ANATPATOL. m. Infección cutánea purulenta causada por bacterias de los géneros *Staphylococcus* y *Streptococcus*. Es muy infecciosa; a través del exudado, propaga unas lesiones pruriginosas de color miel (vesículas y costras) que se forman en la cara y se diseminan localmente.

impétigo de Brockhart (*Brockhart's impetigo*)
DERMATOL. Dermatosis infecciosa que se caracteriza desde el punto de vista clínico, por la formación de vesículas que se desecan, formando costras amarillentas (melicéricas).

implantación (*implantation*)
GINECOL. f. Anidación del huevo fecundado en la mucosa uterina (endometrio).

implantación (*implantation*)
ORTOP. f. Introducción, inserción o injerto de un tejido u órgano en otro. || Inserción o injerto de materiales biológicos vivos, inertes o radiactivos en el cuerpo.

implante (*implant*)
CIRPLÁS. m. Todo aquel material inerte que se inserta parcial o totalmente en el cuerpo humano, con finalidad terapéutica o estética (implantes de mama de silicona, implantes dentales de titanio, etc.). Tienen que ser no carcinogénicos, no tóxicos, no alergénicos, no inmunogénicos, físicamente estables y biocompatibles. Se clasifican en: metálicos, cerámicos, polímeros (elastómeros, plásticos, adhesivos y cementos) y biológicos. || **i. de células** o **tejidos** (*cell or tissue i.*) Colocación de un grupo de células o un fragmento de tejido, en un medio biológico, para que proliferen y se desarrollen. || **i. coclear** (*cochlear i.*) Prótesis con un mecanismo eléctrico destinado a estimular las fibras residuales del nervio coclear en los sordos profundos.

implosión (*implosive therapy*)
PSICOL. f. Método para la reducción de fobias y conductas compulsivas, que consiste en la confrontación directa y/o prolongada del paciente con los estímulos evocadores de esas reacciones, hasta lograr la extinción de las mismas.

impotencia (*impotence*)
MEDLEGAL. f. Incapacidad para realizar la cópula, que puede tener una causa anatómica, fisiológica o psicológica.

impregnación (*impregnation*)
GINECOL. Ver **fecundación**.

impresión (*impression*)
GENÉT. Ver **impronta**.

impresión basilar (*basilar impression*)
NEUROCIR. Hundimiento del cráneo sobre la columna cervical, de modo que la base craneal se encuentra descendida respecto al límite superior de la odontoides. Puede ser primaria o se-

cundaria (enfermedad de Paget, raquitismo, osteomalacia, etc.).

impresora *(printing)*
RADIO. f. Aparato que permite reproducir, sobre diferentes sustratos, una información o imagen, transmitida electrónicamente. || **i. láser** *(laser p.)* Aparato que permite reproducir, sobre diferentes sustratos y utilizando la luz de un láser, una información o imagen, transmitida electrónicamente, pudiendo producirse el revelado de la película por el sistema húmedo tradicional o por sistemas de procesado en seco.

imprinting *(imprinting)*
PSICOL. m. Término tomado de la etología que designa un proceso específico de aprendizaje, diferente, en algunas características, del aprendizaje asociativo, ya que supone la programación genética de la responsividad (capacidad de respuesta) del sujeto ante ciertas claves o señales del ambiente que promueven dicho proceso. Existe un periodo de máxima sensibilidad o predisposición (periodo crítico) para que el troquelado y el aprendizaje producido quede definitivamente fijado al comportamiento del animal. Una vez que este ha tenido lugar, o si no ha ocurrido dentro del periodo adecuado, la disposición o capacidad para este tipo de aprendizaje desaparece. Es sinónimo de impronta o troquelado y en el hombre no se conoce todavía hasta qué punto es importante.

impronta *(imprinting)*
GENÉT. f. Fenómeno por el que un gen se expresa, de manera diferente, dependiendo de si es de procedencia materna o paterna.

impulsividad *(impulsivity, impulsiveness)*
PSICOL. f. Tendencia a reaccionar y a tomar decisiones de forma inmediata y sin reflexión, es decir, sin tener en consideración las consecuencias.

impulsivo *(impulsive)*
PSICOL. adj. Que actúa con impulsividad, llevado por los impulsos, sin la adecuada reflexión, ni valoración previa de las consecuencias. Ver **acto impulsivo**.

impulso *(impulse, drive)*
PSICOL. m. Fuerza psíquica que empuja a la realización de un acto, constituida por la tendencia a reducir la tensión que produce una necesidad.

impulso sexual *(sexual impulse)*
GINECOL. Tendencia sexual primaria que sirve para el mantenimiento de la especie. Se encuentra condicionado socialmente, culturalmente y, también, desde el punto de vista moral.

in vitro *(in vitro)*
INMUNOL. Término proveniente del latín que se refiere a aquel proceso que tiene lugar en el tubo de ensayo, es decir, en experimentación fuera del organismo. || **i. vivo** *(i. vivo)* Término proveniente del latín que se refiere a aquel proceso que tiene lugar en el organismo vivo.

inactivación del X *(X inactivation)*
GENÉT. Mecanismo de compensación de la dosis génica en mamíferos, mediante la inactivación de uno de los cromosomas X en las células somáticas de las hembras, propuesto por Mary Lyon en 1966.

inadaptación *(maladjustment)*
PSICOL. f. Fracaso o déficit de la integración del individuo con su medio. El sujeto no responde a las expectativas o condiciones que el medio (familiar, escolar, profesional, etc.) requiere para su adecuada realización.

inanición *(inanition)*
DIGEST. f. Situación física en la que se encuentra el organismo que no se nutre. Es un proceso de agotamiento, debilidad por falta de alimentos y líquidos de forma prolongada y continua, o por enfermedades.

inapetencia *(inappetence)*
DIGEST. f. Falta de apetito, con desinterés por alimentarse.

incandescente *(incandescent)*
RADIO. adj. Que se enrojece o blanquea por efecto del calor.

incapacidad *(disability)*
PSICOL. f. Carencia de aptitud para realizar determinados actos o actividades, producida por los déficit de algún trastorno físico o psíquico, congénito o adquirido. || **i. mental** *(mental d.)* Incapacidad para el autogobierno, la autonomía personal y la toma de decisiones, que afectan a los intereses de la persona, producida por una enfermedad o deficiencia persistente de carácter físico o psíquico. Mediante la incapacitación legal, y el nombramiento de un tutor, la autoridad civil protege al enfermo mental, a efectos de que no

incapaz lesione sus propios intereses con acciones inapropiadas derivadas de su alteración mental.

incapaz *(incompetent)*
BIOÉT. adj. Se dice de la persona con incapacidad. Ver **mejor interés del paciente.**

incarceración *(incarceration)*
CIRGEN. f. Proceso de atrapamiento de alguna víscera (casi siempre abdominal) en un orificio estrecho (casi siempre una hernia), de manera que no puede retornar a su lugar normal, a veces, incluso, a pesar de la manipulación por el médico, por lo que la mayoría de las veces es necesaria la intervención, por el riesgo de complicación grave. Ver **hernia incarcerada.**

incarnada *(incarnatus)*
DERMATOL. adj. Se dice de la uña (uña incarnata) insertada en las partes laterales de la placa ungueal.

incentivo económico *(economic incentive)*
BIOÉT. Mecanismo de recompensa económica que las entidades contratantes de médicos, públicas o privadas, establece para fomentar el mejor rendimiento laboral o disminuir los gastos de atención sanitaria. Ver **costo de la medicina, médico asalariado.** ‖ **i. económicos y ética** *(economics i. and ethics)* Estos incentivos no deben colisionar, en ningún caso, con una adecuada atención sanitaria. Ver **discriminación del paciente, objeción de ciencia.**

incidentaloma *(incidentaloma)*
CIRGEN. m. Descubrimiento en ecografía, TAC o resonancia magnética del abdomen de una glándula suprarrenal, aumentada de tamaño, aunque asintomática, sin relación con el proceso por el que se solicitó la prueba radiológica de diagnóstico. La mayoría de las veces son adenomas de suprarrenal no funcionantes, que no requieren tratamiento, pero se prestan al diagnóstico diferencial por su tamaño con carcinomas de suprarrenal, metástasis, feocromocitomas, aldosteronoma y otros tumores de suprarrenal. Ver **cirugía endocrina, diagnóstico diferencial.**

incineración *(cremation)*
MEDLEGAL. f. Cremación de un cadáver hasta reducirlo al grado de cenizas.

incisión *(incision)*
CIRGEN. f. División o corte metódico de las partes blandas con un instrumento cortante o bisturí. Herida quirúrgica resultante de la incisión. En la práctica quirúrgica es el primer tiempo de la operación y, a veces, el único, como es el desbridamiento de un absceso. La mayor parte de las intervenciones quirúrgicas se hacen con incisiones preestablecidas; cuando no es así conviene seguir las líneas cutáneas de Langer, para que la cicatriz sea lo menos aparente posible. ‖ **i. de Kocher** *(Kocher's i.)* Cervicotomía transversa. Incisión horizontal curva en el centro de la cara anterior del cuello, unos 3 cm por encima del manubrio esternal, que se practica para muchas de las intervenciones cervicales (tiroidectomías, paratiroidectomías, traqueotomía, etc.). Ver **cervicotomía, paratiroidectomía, tiroidectomía.** ‖ **i. de McBurney** *(McBurney's i.)* Incisión oblicua que se practica en la fosa ilíaca derecha, habitualmente para intervenciones por apendicitis aguda. Se realiza una incisión de piel, de pocos centímetros, perpendicular a una línea que une el ombligo con la espina ilíaca anterosuperior, a caballo sobre el punto donde se unen el tercio externo con el tercio medio de esta línea, y se profundiza, abriendo la fascia anterior del abdomen y el peritoneo, pero solo dislacerando, sin cortar, la musculatura del oblicuo menor y transverso. Es la incisión más empleada y que mejor resultado da para la apendicectomía. Ver **apendicitis, fosa ilíaca.**

incisión de Pfannenstiel *(Pfannenstiel's incision)*
GINECOL. Incisión transversal realizada a unos 3 cm por encima del pubis y que permite realizar las intervenciones quirúrgicas pélvicas. Los resultados estéticos son mejores que en las incisiones longitudinales abdominales. ‖ **i. de Schuchardt** *(Schuchardt's i.)* Incisión que se realiza en el periné, la vulva y la vagina para facilitar las intervenciones quirúrgicas por vía vaginal.

incisivo *(incisor)*
ANAT. m. Cada uno de los ocho dientes (cuatro en la mandíbula y cuatro en el maxilar) de corona biselada, aptos para cortar.

inclinación *(inclination, tilp)*
ANAT. f. Angulación con respecto a uno de los tres planos del espacio. ‖ **i. de la pelvis** *(i. of the*

pelvis) Balanceo lateral de la pelvis en la marcha. ‖ Ángulo que forma, con el plano horizontal, el plano del estrecho superior de la pelvis, que queda abierto hacia adelante.

inclusión *(inclusion)*
ANAT.PATOL. f. Cualquier estructura en el interior de una célula. ‖ **i. celular** *(cellular i.)* Cualquier materia extraña encerrada en el interior de una célula. ‖ **i. fetal** *(fetal i.)* Feto rudimentario que se desarrolla en el interior del feto más desarrollado. También se denomina implantación interna. ‖ **i. nuclear** *(nuclear i.)* Sustancia incorporada al núcleo celular y que no pertenece a esa estructura.

incoherencia *(incoherence)*
PSICOL. f. Falta de relación o ilación entre dos o más ideas. Se habla de pensamiento y de lenguaje incoherentes cuando estos son desordenados y no siguen una secuencia lógica, por lo que no se puede comprender su significado. Son características de la incoherencia: la ausencia de conexión lógica entre palabras o frases, el uso de frases incompletas, los cambios bruscos del contenido temático, el uso de las palabras con significados particulares y las distorsiones gramaticales y sintácticas. Se presenta, fundamentalmente, en psicosis y en algunos trastornos orgánicos.

incompatibilidad HLA *(HLA mistmaching)*
NEFROL. Alude a una falta de compatibilidad de los antígenos de histocompatibilidad HLA entre el donante y el receptor de un trasplante de un órgano o tejido. De los seis antígenos de la clase I y clase II, la incompatibilidad va de seis a cero. Es un factor deletéreo, por ejemplo en el trasplante renal de donante vivo o de cadáver, donde a una mayor incompatibilidad se asocian peores resultados de supervivencia del injerto a largo plazo. ‖ Número de incompatibilidades de los antígenos del sistema HLA-ABC y DR entre donante y receptor. Dado que los antígenos HLA son los responsables del rechazo de alotrasplantes, a mayor número de incompatibilidades HLA entre donante y receptor (máximo 6), mayores posibilidades de pérdida del injerto por rechazo agudo o crónico. En el trasplante renal de donante vivo emparentado, los peores resultados se obtienen entre hermanos que no comparten ninguno de los antígenos HLA (no comparten ningún haplotipo) y los mejores resultados corresponden a los hermanos HLA idénticos (comparten dos haplotipos), seguido de los que comparten un haplotipo.

incompatibilidad Rh *(Rh incompatibility)*
HEMATOL. Falta de compatibilidad entre dos grupos sanguíneos, que son antigénicamente distintos, en cuanto que uno posee el factor Rh y el otro no. Ver **factor Rhesus.**

incompetencia *(incompetence)*
BIOÉT. f. Anglicismo que se utiliza en vez de incapacidad (v.). ‖ Ausencia de la pericia técnica debida. Ver **deber de saber.**

inconsciencia *(unconsciousness)*
PSICOL. f. Estado de ausencia o pérdida de conciencia, originado por situaciones patológicas, tóxicas o traumáticas. Puede ir desde una debilitación, más o menos marcada, de la conciencia que impide el pensamiento ordenado y la acción voluntaria hasta la inconsciencia profunda o coma.

inconsciente *(inconscious)*
PSICOL. m. Contenido psíquico no consciente. ‖ **i. colectivo** *(collective i.)* Término acuñado por Jung para designar un sustrato común de la psique, situado en un plano más profundo que el inconsciente personal, constituido por la estratificación de las experiencias milenarias de la humanidad o «memoria de la especie», que en forma de arquetipos (imágenes ancestrales de dichas experiencias comunes) con una fuerte valencia afectiva continúa influyendo o intentando influir en la conducta de toda persona. ‖ **i. familiar** *(familiar i.)* Término acuñado por Szondi para designar un sustrato de la psique, situado en un plano más profundo que el inconsciente personal, constituido por la estratificación de las experiencias ancestrales de los antepasados de la persona o «memoria familiar», que en forma de «pretensiones» (posibilidades de vida, patrones de conducta), latentes en el patrimonio hereditario, se esfuerzan por manifestarse, dirigir nuestras «formas de destino» y las acciones colectivas e influir en la conducta personal, condicionando los actos electivos de enamoramiento, de amistad y de profesión, o incluso, predisponiendo a un determinado tipo de enfermedad o de muerte. ‖ **i. individual** *(individual i.)* Inconsciente que incluiría todos los inconscientes que hacen referencia a funciones o experiencias del propio

individuo (irreflexivo, subliminal, mnémico, reprimido, etc.), frente a los inconscientes constituidos por experiencias «no vividas» por la persona sino recibidas como disposición (inconscientes familiar y colectivo). ‖ **i. irreflexivo** (*irreflective i.*) Inconsciente más superficial, que niega la conciencia reflexiva. Se actúa sin reflexión, sin darse cuenta, sin que la voluntad tome una postura. Incluye tanto los actos impulsivos como las conductas automáticas, dirigidas por la memoria experiencial y la fantasía creadora. ‖ **i. mnémico** (*mnemic i.*) Inconsciente de lo almacenado en la memoria en forma de recuerdos, durante el lapso de tiempo que media entre el momento de ser vivido y su evocación. ‖ **i. reprimido** (*repressed i.*) El constituido por los contenidos sensorialmente percibidos, pero no identificados por resistencia de la conciencia. Freud hizo girar sobre este inconsciente una gran parte de su obra, dándole una importancia no atribuida antes por ningún otro autor. Según él, la resistencia de la conciencia a identificar tendencias, afectos, deseos, inaceptables para el yo, daría lugar a pulsiones endotímicas reprimidas y no vividas que, estancadas en el fondo vital y fijadas en disposiciones vivenciales, actuarían como centros psíquicos secundarios que trabajan, en cierto modo, autónomamente, por debajo de los planos conscientes, con una energía afectiva y una tensión creciente por «querer ser vivido». ‖ **i. subliminal** (*subliminal i.*) El constituido por los contenidos sensorialmente percibidos, pero no identificados, por la limitaciones de la conciencia para captar y atender a todos los estímulos ambientales. Así ocurre, por ejemplo, con la comprensión que tenemos de la mímica y de los gestos en el trato con los demás, a pesar de que nos sean subliminalmente inconscientes. ‖ **i. vital** (*vital i.*) Llamado también inconsciente experiencial o «sin conciencia», es el constituido por la memoria experiencial (vivencias del pasado integradas en el «fondo vital») y, por lo tanto, sin posibilidad de ser recuperada en forma de recuerdos, que influye activamente en el vivenciar actual, en las percepciones, en los sentimientos y en la conducta.

incontinencia (*incontinence*)
CIRGEN. f. Incapacidad para el control voluntario de la defecación por el ano y de la micción por la uretra, por una lesión neurológica o por la destrucción de las fibras musculares voluntarias de los correspondientes esfínteres. Ver **continente, esfínter anal.**

incontinencia afectiva (*affective incontinence*)
PSICOL. Estado emocional que se caracteriza por la incapacidad para controlar las manifestaciones afectivas, aunque se intente de forma consciente. La persona hace esfuerzos para no manifestar su tristeza, pero termina por estallar en sollozos o llorar sin consuelo. Se observa habitualmente en la depresión y en algunos trastornos de ansiedad.

incontinencia de orina de esfuerzo genuina (*stress urinary incontinence*)
UROL. Pérdida involuntaria de orina con el esfuerzo abdominal (toser, reír, saltar, correr, etc.) que padecen algunas mujeres como consecuencia de una alteración anatómica del suelo perineal tras los partos, con la menopausia y otras alteraciones no conocidas. Está relacionada, directamente, con la edad. La prevalencia en mujeres de 40-50 años es del 10 al 15% y en las mujeres entre 60-70 años del 30 al 40%. El tratamiento definitivo es quirúrgico. Existen múltiples técnicas que se fundamentan en la elevación del ángulo uretrovesical con métodos diversos. Los buenos resultados oscilan entre 60-70%. Existe una alternativa de tratamiento médico, mediante electroestimulación de la musculatura perineal, que consigue unos buenos resultados en pacientes jóvenes y con una incontinencia moderada. ‖ **i. de orina por rebosamiento** (*paradoxical i.*) Aquella que acontece en pacientes en retención crónica, que pierden orina cuando la presión intravesical sobrepasa la presión uretral. Es característica de pacientes prostáticos de edad avanzada, con retención crónica progresiva, y en pacientes con vejiga neurógena, arrefléxica, de gran capacidad. ‖ **i. de orina por vejiga neurógena** (*neurogenis bladder's i.*) Pérdida involuntaria de orina en reposo, bipedestación y ortostatismo, que aparece en los pacientes con afectación de la inervación de la vejiga de cualquier naturaleza (vejiga neurógena).

incontinencia pigmentaria (*incontinentia pigmenti*)
DERMATOL. Enfermedad hereditaria que se caracteriza por evolucionar en tres fases: vesícula ampollosa, verrucosa y pigmentaria.

incoordinación *(incoordination)*
ORTOP. f. Falta de conexión entre los movimientos musculares que tiene por objeto el cumplimiento de un acto. También se denomina ataxia. Imposibilidad o dificultad de coordinar las contracciones musculares para conseguir el movimiento deseado.

incorporación *(incorporation)*
PSICOL. f. En la teoría psicoanalítica, proceso de asunción de las cualidades de una persona significativa. Sería el modo de relación típica de la fase oral, en la que figurativamente «se ingiere», se incorpora, la representación psíquica de una persona o la parte de la misma que resulta valiosa.

incrementador *(enhancer)*
GENÉT. Ver **potenciador.**

incruento *(bloodless)*
ORTOP. adj. Que se practica sin derramamiento de sangre. Se aplica a ciertos métodos o prácticas terapéuticas.

incubación *(incubation)*
PSICOL. f. Fenómeno de «incremento paradójico» de la ansiedad. Consiste en el incremento de las respuestas de ansiedad que se produce en ausencia de reforzamiento, es decir, en condiciones que, según las leyes tradicionales del aprendizaje, debería extinguirse (de ahí la denominación de paradójico).

incurable *(incurable)*
ANAT. adj. Se dice de la persona cuya enfermedad no puede ser curada.

indefensión aprendida *(learned helplessness)*
PSICOL. Término introducido por Seligman para designar la experiencia de la incontrolabilidad de una situación que incapacita a la persona para emitir una respuesta que le permita controlar adecuadamente los eventos. Ha sido propuesto como un modelo experimental de la depresión. La desesperanza en la posibilidad de control dificulta el aprendizaje de nuevas respuestas que pudieran mejorar la situación, favorece la tendencia a adoptar conductas de desvalimiento e impotencia y produce en la persona déficit motivacionales (retraso en el comienzo o iniciación de las respuestas voluntarias), déficit cognitivos (dificultad para percibir y aprender la relación o contingencia entre la conducta y los eventos del medio) y déficit emocionales (depresión del afecto que el organismo experimenta cuando aprende que un acontecimiento nocivo es incontrolable).

indentación escleral *(scleral indentation)*
OFTALMOL. Proceso quirúrgico que pretende aproximar las cubiertas del ojo hacia su interior a fin de evitar las tracciones vitreorretinianas sobre la retina. También permite aproximar los desgarros de una retina desprendida hacia el epitelio pigmentado a fin de permitir su reaplicación. Ver **cerclaje, desprendimiento de retina, explante.**

independencia *(independence)*
PSICOL. f. Situación personal que se caracteriza por la capacidad para resolver situaciones ordinarias por uno mismo. Presupone el apropiado nivel de desarrollo y la correspondiente capacidad de autonomía que permiten al sujeto desenvolverse aceptablemente (adaptarse) en los diversos ambientes (familiar, escolar, laboral y social) sin necesitar la ayuda o apoyo de otras personas para la satisfacción de sus propias necesidades. Como tipo de personalidad, define a aquellos individuos que buscan en sí mismos la gratificación y el refuerzo (su satisfacción y seguridad está en lo que pueden proporcionarse a sí mismos, y no en lo que otros dicen o pueden darles a ellos). La debilidad, inferioridad y dependencia son amenazadoras para ellos, por lo que tienden a estar interesados en el poder y el prestigio y piensan que estos deben estar, al menos potencialmente, siempre a su favor.

independencia profesional *(professional independence)*
BIOÉT. Capacidad del médico de decidir lo que estima más conveniente para su paciente, sin presiones externas de tipo económico, político, ideológico, etc. Ver **discriminación del paciente, médico asalariado, objeción de ciencia, objeción de conciencia.**

indicación *(indication)*
BIOÉT. f. Denominación genérica de la actuación que el médico estima más conveniente en una situación dada; puede tratarse de una prueba diagnóstica o de un tratamiento. Ver **independencia profesional.**

indicación quirúrgica *(indication for surgery)*
CIRGEN. Patología o situación en la que se debe realizar una intervención quirúrgica como el

mejor tratamiento posible o para evitar complicaciones graves de la enfermedad. Ver **cirugía, diagnóstico diferencial.**

índice Apgar *(Apgar index)*
GINECOL. Índice que permite valorar el estado del recién nacido a los cinco y a los diez minutos después del parto. El ideal es un índice de Apgar con 8-9-10 puntos; con menos de 7, se puede afirmar que se trata de un recién nacido deprimido.

índice de calidad de vida *(quality of life index)*
BIOÉT. Cuantificación aproximada de las limitaciones que una enfermedad produce sobre el paciente. Existen numerosos índices, algunos de tipo general, otros especializados en las repercusiones de una enfermedad concreta o en una determinada población de pacientes. Su aplicación, a priori, es desorientadora, pues cada paciente tiene unas necesidades vitales distintas (ver **salud**); una calidad de vida intolerable para unos es perfectamente admisible para otros. La aplicación de criterios de calidad de vida para emprender u omitir tratamientos solo debe hacerse en contacto directo con cada paciente individual. Ver **consentimiento informado, futilidad, tratamiento desproporcionado, tratamiento proporcionado.** ‖ **í. de supervivencia** *(survival i.)* Porcentaje de pacientes que sobrevive a una enfermedad con un determinado tratamiento. Solo se puede conocer mediante estudios adecuados. Es el determinante inicial del esfuerzo que debe hacerse para tratar a un paciente (ver **futilidad, tratamiento desproporcionado, tratamiento proporcionado**). ‖ **í. de supervivencia ajustado a la calidad de vida** *(quality-adjusted life years i.)* Ver **años de vida ajustados según la calidad.**

índice de filtración glomerular *(index of glomerular filtration rate)*
NEFROL. Existen diversos índices para el cálculo de la función renal o filtrado glomerular. Se utilizan para conocer la presencia de una enfermedad renal, medir la progresión de la enfermedad, confirmar la necesidad de tratamiento con diálisis, estudiar el aclaramiento renal de medicamentos para ajustar su dosis al grado de función renal, etc. De los más sencillos a los más complejos son: niveles de creatinina sérica, inversa de la creatinina sérica, aclaramiento de creatinina (calculado por la fórmula de Cockcroft: *140 – edad en año × el peso en kilogramos / por el producto de 72 × la creatinina sérica;* en las mujeres se multiplica ese resultado por 0,85), aclaramiento de creatinina endógena o GFR *(Ocr × Vm / Pcr;* donde *Ocr* = creatinina en orina, en mg/dl; *Vm* = volumen/minuto de orina, y *Pcr* = creatinina en plasma en mg/dl; el valor normal es de 90 a 120 ml/min), aclaramiento mediante estudios isotópicos diversos y aclaramiento de inulina. Los primeros son los más utilizados en la práctica diaria, pero son más inexactos que los últimos, siendo estos más exactos y caros, pero menos prácticos, salvo para estudios de investigación (inulina). Los niveles de urea plasmática o aclaramiento de urea y la β-2-microglobulina sérica son solo orientativos del grado de la función renal, pero muy útiles en la toma de decisiones.

índice de hematíes *(red cell index)*
FISIOL. Valores de hematíes en relación con su tamaño, contenido en hemoglobina y su concentración. Estos valores varían en los distintos tipos de anemia. ‖ **í. ictérico** *(jaundice i.)* Grado de ictericia del suero, medido comparando la absorbencia de 460 nm de suero con una solución estándar de dicromato potásico. ‖ **í. metabólico** *(metabolic rate)* Energía consumida por un individuo en la unidad de tiempo. Si la medición se realiza en ayunas se habla de metabolismo basal. ‖ **í. de sedimentación eritrocítica** *(erythrocyte sedimentation rate)* Altura de la columna de eritrocitos a la hora y a las dos horas de depositar la sangre en un tubo de ensayo. El aumento del índice de sedimentación suele ser proporcional al aumento de las inmunoglobulinas, lo cual es indicio de infección. ‖ **í. de volumen sistólico** *(stroke volumen i.)* Volumen sistólico dividido por el área de la superficie corporal.

índice de masa corporal *(body mass index)*
ENDOCRINOL. Ver **índice de Quetelet.**

índice de natalidad *(birth rate)*
PEDIAT. Cociente del número de nacidos vivos en un año entre el número de mujeres en edad fértil.

índice de Quetelet *(Quetelet's index)*
ENDOCRINOL. Cociente entre el peso en kilogramos y la talla en metros al cuadrado. Constituye una estimación de la relación estauroponde-

ral del individuo. Se emplea para definir la condición de sobrepeso, obesidad o delgadez en la práctica clínica. Un valor superior a 30 es indicativo de obesidad.

índice de refracción (*refraction index*)
OFTALMOL. Relación entre los ángulos de incidencia y el de refracción de la luz sobre un medio determinado.

índice de Reid (*Reid index*)
PNEUMOL. Relación entre el espesor de las glándulas submucosas de la pared bronquial y el grosor de la misma. Se ha empleado en la cuantificación de la hiperplasia e hipertrofia de las glándulas productoras de moco, que aparece en los pacientes con bronquitis crónica. ‖ **í. de Tiffeneau** (*Tiffeneau's i.*) Porcentaje de la capacidad vital expulsada durante el primer segundo de la espiración. Sus valores normales se encuentran entre un 70-80%.

índice terapéutico (*therapeutic index*)
FARM. Relación entre la dosis de fármaco que produce un efecto tóxico y la que produce un efecto terapéutico. El ajuste preciso de la posología es tanto más necesario cuanto más bajo sea este índice.

índices eritrocitarios (*red cell indices*)
HEMATOL. Los índices eritrocitarios son las relaciones que se establecen para determinar el tamaño de los hematíes y su contenido hemoglobínico. Son útiles para establecer el diagnóstico diferencial entre los diversos tipos de anemia. Se obtienen por cálculo matemático a partir del recuento eritrocitario, el hematocrito y la concentración de hemoglobina. Los valores utilizados son: volumen corpuscular medio (VCM), hemoglobina corpuscular media (HCM), concentración de hemoglobina corpuscular media (CHCM).

indiferencia afectiva (*affective flattening*)
PSICOL. Estado de insensibilidad e inexpresividad emocional. El sujeto muestra una frialdad afectiva en la que no parece experimentar ningún sentimiento, ni manifestar ninguna reacción al medio. Se presenta especialmente en ciertas fases de algunas psicosis afectivas y en la esquizofrenia. ‖ **i. atencional** (*attentional i.*) Término clásico que designa una considerable falta de interés por los acontecimientos, siendo ineficaces los estímulos que despiertan interés en situaciones normales.

indiferenciado (*undifferentiated*)
ANATPATOL. adj. Se dice de lo que es o está inmaduro. ‖ Referido a neoplasias, indica que las células tumorales poseen unas características propias de los estados previos de las células madre, pero no su diferenciación definitiva.

indigestión (*indigestion*)
DIGEST. f. Término impreciso, vago, que describe una serie de alteraciones transitorias abdominales que puede aparecer tras las comidas. Se caracteriza por náuseas, a veces vómitos, acidez, flatulencia, pesadez, eructos, etc. Se suele desencadenar a causa de comidas copiosas con excesiva grasa, condimentos, o por ingestas muy rápidas, etc.

indinavir (*saquinivir*)
FARMCLÍN. m. Antirretroviral útil en el tratamiento del SIDA. Presenta un efecto sinérgico al asociarlo a otros antirretrovirales.

indio-111 (*indium-111*)
MEDNUCL. Isótopo radiactivo del indio. Se desintegra por captura electrónica con un periodo de semidesintegración de 67,2 horas. Emite radiaciones gamma de 173 KeV y 247 KeV. Se utiliza, formando parte de diversos radiofármacos, con fines diagnósticos en medicina nuclear.

individualismo (*individualism*)
PSICOL. m. Comportamiento que se caracteriza por la tendencia a otorgar prioridad a las propias metas, antes que a las metas grupales, y a definir la identidad de uno con referencia a los atributos personales, más que a los atributos que le identifican con el grupo.

individualización (*individualization*)
PSICOL. f. Proceso de diferenciación que tiene por finalidad el desarrollo de los aspectos individuales de la persona.

indodilatador (*indodilater*)
FARMCLÍN. adj. Término utilizado para designar a los fármacos capaces de producir aumento de la fuerza de contracción del miocardio y vasodilatación.

indolente (*indolent*)
PSICOL. adj. Se dice de lo que es apático y perezoso. ‖ Que no se afecta o conmueve. ‖ m. Individuo al que difícilmente se mueve a actuar.

indometacina (*indomethacin*)
ANEST. f. Fármaco sintético derivado del grupo indol, dotado de propiedades analgésicas, antipi-

indoramina

réticas y antiinflamatorias, sintetizado en 1963. Usado en el tratamiento del dolor postoperatorio cuando coexiste con tumefacción, así como en la artritis reumatoide y anquilopoyética.

indoramina (*indoramine*)
FARMCLÍN. f. Fármaco bloqueante α-adrenérgico, que es utilizado en el tratamiento de la hipertensión arterial y en el de la hipertrofia prostática.

inducción (*induction*)
ANAT. f. En embriología recibe este nombre la influencia que unas células o tejidos ejercen sobre otros, provocando una diferenciación. Esta acción se ejerce mediante sustancias químicas segregadas por las células inductoras.

inducido (*induced*)
ANATPATOL. adj. Se dice de lo que ha sido producido por circunstancias externas.

inductor (*inducer*)
ANAT. m. En embriología es el conjunto de células que, por medio de enzimas, producen una inducción sobre las células próximas, dando lugar a su diferenciación. En bioquímica se llama inductor a un compuesto que induce la síntesis de una enzima.

induración (*induration*)
DERMATOL. f. Endurecimiento del tejido cutáneo y subcutáneo. ‖ Induración plástica del pene. Induración con fibrosis de los cuerpos cavernosos del pene.

indurado (*indurated*)
ORTOP. adj. Afecto de induración. ‖ Endurecido, que se ha vuelto duro.

indusium griseum (*indusium griseum*)
ANAT. Lámina fina de sustancia gris que recubre el cuerpo calloso.

industria farmacéutica (*pharmaceutical industry*)
BIOÉT. Denominación genérica de las empresas que se dedican a la investigación y fabricación de medicamentos. ‖ **i. farmacéutica y ética** (*pharmaceutical i. and ethics*) Este tipo de industria normalmente se encuentra muy condicionada por esquemas gerenciales de optimización del lucro (ver **medicamentos huérfanos**) que repercuten en perjuicio de los enfermos. Los médicos y farmacéuticos que trabajan para ellas deben tener como prioridad el bien de los pacientes (ver **respeto**).

inercia uterina (*uterin inertia*)
GINECOL. Cese de las contracciones del útero durante el parto o después del mismo. Ver **hipodinamia uterina.**

inervación (*innervation*)
ANAT. f. Las fibras nerviosas que recogen la sensibilidad de los receptores (fibras sensitivas) o envían impulsos motores o secretores a los músculos y glándulas (fibras motoras). Por extensión, también se habla de inervación para referirse a las fibras nerviosas que de un centro nervioso se dirigen a otro. Así, se habla de inervación colinérgica de la corteza cerebral para referirse a las fibras colinérgicas que del núcleo basal de Meynert se dirigen a la corteza.

inestabilidad (*inestability*)
PSICOL. f. Discontinuidad e inconstancia en la conducta y en la vida psíquica. ‖ **i. atencional** (*attentional i.*) La atención se halla dirigida, superficialmente, a los estímulos de cada momento, siendo difícil concentrarla y mantenerla en un objeto. Es equivalente a distraibilidad o hiperprosexia. ‖ **i. emocional** (*emotional i.*) Ver **labilidad afectiva.**

inestabilidad genética (*genetic inestability*)
ONCOL. Incapacidad para prevenir la ganancia, pérdida y reordenamiento del material genético durante la división celular. ‖ **i. tumoral** (*tumor i.*) Cambios en las propiedades de las células tumorales, causados por modificaciones irreversibles en las secuencias codificantes de los genes y por cambios cuantitativos en la expresión génica.

inestable (*inestable*)
ORTOP. adj. Que no goza de estabilidad. ‖ Se dice de una fractura cuyos fragmentos se desplazan con facilidad. ‖ Que pierde fácilmente sus relaciones anatómicas.

infancia (*infancy*)
PSICOL. f. Periodo del desarrollo de la vida humana que va desde el nacimiento hasta la pubertad, la cual marca el inicio de la adolescencia. Suelen distinguirse tres etapas: la primera infancia, que va desde el nacimiento hasta los 2-3 años, en que se completa la primera dentición; la segunda infancia, que va desde los 2-3 años hasta los 6-7 años, en que se completa la segunda dentición y la tercera infancia, que va desde los 6-7 años hasta los 11-12 años.

infarto *(infarct)*
ANAT PATOL. m. Destrucción localizada y rápida (necrosis) de un tejido u órgano, debida a una anoxia, por interrupción del suministro de sangre a una zona determinada, como consecuencia de la obstrucción de la arteria correspondiente y la ausencia de circulación colateral compensadora. También se puede deber a una estaxis circulatoria de una vena que drena la sangre de la zona.

infarto agudo de miocardio *(acute myocardial infarction)*
CARDIOL. Infarto de una región más o menos extensa del miocardio, habitualmente ventricular, como consecuencia de un déficit suficientemente prolongado del aporte sanguíneo miocárdico que condiciona una necrosis irreversible del mismo. Supone una de las manifestaciones agudas más típicas de la cardiopatía isquémica (v.) y una de las más importantes causas de morbilidad y mortalidad del mundo occidental. Su mecanismo fisiopatológico más frecuente es la rotura aguda de una placa de ateroma coronario sobre la que se desarrollan fenómenos trombóticos y vasoespásticos, que provocan una disminución aguda y suficientemente prolongada del flujo coronario como para dañar irreversiblemente una región del miocardio ventricular. La necrosis puede ser transmural (infarto transmural) o subendocárdica (infarto subendocárdico) y puede afectar a distintas regiones del miocardio (infarto de cara anterior, lateral inferior, posterior, infarto de ventrículo derecho, etc.). Desde el punto de vista clínico, cursa con dolor precordial opresivo retroesternal, de características similares al de la angina de pecho (v.), aunque su duración es más prolongada (más de 30 minutos) y no cede con el reposo ni con nitroglicerina sublingual. Sin embargo, no es infrecuente que se presente como una muerte cardiaca súbita (v.) debido a arritmias ventriculares letales o, en el otro extremo, de manera totalmente asintomática (infartos silentes), especialmente en pacientes diabéticos. El diagnóstico se completa con la elevación sérica de las enzimas cardiacas (troponina y fracción MB de la creatininfosfoquinasa) y las típicas alteraciones electrocardiográficas (lesión subepicárdica y aparición de ondas Q de necrosis). Su tratamiento exige el traslado urgente a un centro hospitalario y el ingreso en una unidad coronaria (v.), e incluye, básicamente, medidas para restaurar el flujo coronario (angioplastia coronaria primaria o fibrinolisis) y disminuir los requerimientos miocárdicos de oxígeno (betabloqueantes, nitratos, etc.), en un intento de limitar, en lo posible, el daño miocárdico irreversible. Puede complicarse con arritmias ventriculares graves (como taquicardia-fibrilación ventricular o bloqueo auriculoventricular), alteraciones mecánicas (rotura de la pared ventricular, rotura de los músculos papilares), tromboembolismo o pericarditis. Sin embargo, sus principales complicaciones se deben a la pérdida de la función contráctil de una zona más o menos extensa del ventrículo izquierdo, lo que puede provocar un *shock* cardiogénico en la fase aguda y disfunción ventricular posterior, con insuficiencia cardiaca crónica, constituyendo el principal condicionante el pronóstico, a corto y largo plazo, de esta enfermedad.

infarto cerebral *(cerebral infarct)*
NEUROCIR. Muerte de tejido cerebral, secundaria a la interrupción completa de la circulación cerebral, por un periodo superior a diez minutos.

infarto hepático *(liver infarction, hepatic infarction)*
CIR GEN. Necrosis de parte o todo el parénquima del hígado, producido por una isquemia tisular, normalmente debido a una oclusión del flujo de la arteria hepática o una de sus ramas. Entre las causas más frecuentes están la embolización terapéutica de alguna rama de la arteria hepática, la ligadura accidental de la arteria hepática y la trombosis de la anastomosis arterial tras el trasplante hepático. Ver **trasplante**. || **i. intestinal** *(intestinal i.)* Necrosis de algún tramo del intestino delgado o grueso que si no se interviene evoluciona hacia la perforación del intestino y a una peritonitis. Aunque puede ser producido por causas no vasculares (enterocolitis necrotizante de la infancia, colitis infecciosa grave del adulto, enfermedad inflamatoria intestinal, etc.), lo más común es la isquemia intestinal por oclusión de la arteria mesentérica superior o inferior (trombosis y embolia mesentérica, colitis isquémica) o la congestión venosa por trombosis de la vena mesentérica superior. Ver **arteriosclerosis, embolectomía mesentérica, embolia, resección intestinal.**

infarto lacunar (*lacunar infarction*)
NEUROL. Infartos pequeños situados en las áreas profundas del cerebro y del tronco cerebral, que resultan de la oclusión de las ramas perforantes de las arterias cerebrales, determinando cuadros clínicos característicos, como la hemiparesia motora pura, el déficit sensitivo puro, síndrome sensitivo motor, hemiparesia atáxica, síndrome de disartria, mano torpe, entre otros.

infarto del lóbulo anterior de la hipófisis (*anterior pituitary lobe infarction*)
ENDOCRINOL. Necrosis de la adenohipófisis como consecuencia de una situación de hipovolemia brusca por hemorragia. La causa más frecuente es la hemorragia posparto, que da lugar al síndrome de Sheehan, que cursa con hipopituitarismo de extensión e intensidad variables. La causa última se encuentra en relación con un espasmo vascular de las arterias hipofisarias.

infarto renal (*renal infarction*)
NEFROL. Necrosis fundamentalmente isquémica del riñón (completa o parcial) secundaria a trombosis aguda o embolia de las arterias renales, anemia de las células falciformes (infartos corticales), en embarazos complicados (*abruptio placentae*), rechazo hiperagudo o agudo vascular de injertos, etc. Cursa con un dolor lumbar o abdominal, vómitos, fiebre, hematuria, etc., pero, a veces, puede pasar inadvertida y ser un hallazgo necrópsico. El diagnóstico se efectúa con técnicas de imagen (urografía, renograma isotópico, gammagrafía, etc.), pero, sobre todo, mediante la arteriografía renal.

infección (*infection*)
ANATPATOL. f. Invasión del organismo por gérmenes patógenos, que se establecen y se multiplican. Dependiendo de la virulencia del germen, de su concentración y de las defensas del huésped, se desarrolla una enfermedad infecciosa (causada por una lesión celular local, secreción de toxinas o por la reacción antígeno anticuerpo), una enfermedad subclínica o una convivencia inocua.

infección aerógena (*aerogenous infection*)
MICROBIOL. Infección microbiana vehiculizada por el aire o las partículas suspendidas en él. ‖ **i. cruzada** (*cross i.*) Infección adquirida de otro paciente. ‖ **i. endógena** (*endogenous i.*) Infección producida por bacterias que normalmente existen en el organismo y que, por cualquier circunstancia, adquiere virulencia. ‖ **i. exógena** (*exogenous i.*) Infección producida por organismos procedentes del exterior. ‖ **i. iatrogénica** (*iatrogenic i.*) Infección que se desarrolla subsiguiente a un acto médico.‖ **i. nosocomial** (*nosocomial i.*) Infección adquirida durante la estancia en un hospital u otro centro de salud. ‖ **i. oportunista** (*opportunistic i.*) Infección que afecta a los individuos inmunosuprimidos, causada por organismos considerados no patógenos para individuos sanos. ‖ **i. secundaria** (*secondary i.*) Infección consecutiva a otra infección, causada por un organismo distinto.

infección de las derivaciones de LCR (*LCR shunts infection*)
NEUROCIR. Colonización del material protésico, por uno varios gérmenes, causando un malfuncionamiento valvular y un cuadro meníngeo. Se suele manifestar en los primeros seis meses tras la colocación. El germen más frecuentemente encontrado es el estafilococo, sobre todo la variedad epidérmidis. ‖ **i. epidural** (*epidural i.*) Ver **abscesos epidurales**. ‖ **i. extracraneal** (*extracanial i.*) Infección que comprende los abscesos subgaleales y subperiósticos. Da lugar a zonas subcutáneas tensas y dolorosas a la palpación. La etiología más frecuente son los traumatismos craneoencefálicos. ‖ **i. extradural** (*extradural i.*) Ver **abscesos epidurales**. ‖ **i. intraventricular** (*intraventricual i.*) Aquella que se caracteriza por la presencia de pleocitosis en el líquido cefalorraquídeo intraventricular, glucorraquia baja y cultivo positivo. Se asocia a meningitis, presencia de catéteres infectados en los ventrículos, heridas penetrantes o a la apertura de un absceso cerebral dentro de los ventrículos. Ver **ventriculitis**. ‖ **i. raquimedular** (*spinal i.*) Aquella en la que se distinguen formas óseas (osteomielitis), discitis piógena aislada, abscesos epidurales y subdurales e intramedulares. Son secundarios a cirugía o trauma. ‖ **i. subdurales** (*subdural i.*) Ver **abscesos subdurales**.

infección urinaria (*urinary infection*)
UROL. Colonización y multiplicación de cualquier microorganismo, habitualmente bacterias, en el aparato urinario, que abarca de uretra a riñones, incluida la próstata (p. ej., uretritis,

cistitis, prostatitis). Se clasifica en infección urinaria no complicada (la del tramo urinario inferior, como la cistitis) y complicada (asociada a alteraciones funcionales o estructurales del aparato urinario o de enfermedades asociadas). Se ha clasificado también en infección del tracto urinario superior e inferior. La vía de entrada más frecuente de los gérmenes es la ascendente (*Escherichia coli*, germen más frecuente de un 80-90%) y más raramente la vía hematógena. || **i. urinaria complicada** (*complicated urinary infection*) Presencia de bacteriuria significativa en la orina de pacientes que tienen una alteración orgánica o funcional del aparato urinario. || **i. urinaria no complicada** (*uncomplicated i.*) Bacteriuria significativa desde el punto de vista clínico, sintomática, de pacientes sin evidencia de alteración orgánica o funcional del aparato urinario.

inferolateral (*inferolateral*)
ORTOP. adj. Situado debajo y a un lado.

inferomediano (*inferomedian*)
ORTOP. adj. Situado en la mitad de la parte inferior.

inferoposterior (*inferoposterior*)
ORTOP. adj. Situado debajo y detrás.

infertilidad (*infertility*)
GINECOL. f. Imposibilidad de llevar un embarazo a su término por producirse un aborto o un parto inmaduro, con muerte del feto. Si se refiere al hombre, la infertilidad se entiende como una disminución de la fertilidad que puede ser reversible.

infestación (*infestation*)
MICROBIOL. f. Acción por la que un parásito macroscópico infesta (coloniza) a un hospedador.

infiltración (*infiltration*)
ORTOP. f. Difusión o acumulación en un tejido, en particular el tejido conjuntivo, de alguna substancia o estructura celular que le es extraña o en cantidades excesivas con respecto a lo normal. Puede ser un líquido (suero, sangre, solución anestésica), gases (gangrena gaseosa) o elementos celulares (leucocitos, eosinófilos, células neoplásicas), infiltrados. || Inyección de un líquido anestésico o antiinflamatorio en un tejido inflamado o doloroso con fines terapéuticos.

infiltración de los tejidos (*tissular infiltration*)
CIRGEN. Afectación de los tejidos por estados patológicos (crecimientos tumorales, inflamación, edema, hemorragia, etc.). Este sentido se emplea con mucha frecuencia para describir patológicamente el crecimiento de un tumor, habitualmente maligno, que crece sobre tejidos sanos, haciendo necesaria su extirpación para la resección completa del tumor, e intentar así la curación. Ver **cirugía oncológica.**

infiltrado (*infiltrate*)
RADIO. m. Alteración en la capacidad de atenuación de una zona o tejido, generalmente de bordes mal definidos, producida por la introducción, depósito o mezcla de un elemento o sustancia que presenta características diferentes.

inflamación (*inflammation*)
ANATPATOL. f. Respuesta protectora de los tejidos del organismo ante una irritación o lesión, que se caracteriza por sus cuatro signos cardinales: enrojecimiento (rubor), calor, tumefacción (tumor) y dolor, acompañados de impotencia funcional. Es un proceso mediado por histamina, quininas y otras sustancias.

influencia médica (*medical influence*)
BIOÉT. Ver **mejor interés del paciente, persuasión.**

influencia social (*social influence*)
PSICOL. Conjunto de impresiones y de cambios que la vida social, o las relaciones con los demás, produce sobre los individuos o los grupos, sean o no conscientes de ello. || **i. social informativa** (*social i. informative*) La influencia que resulta de la disposición de uno a aceptar las opiniones de otros acerca de la realidad. || **i. social normativa** (*social i. normative*) La influencia que resulta del deseo de una persona de lograr que se le apruebe o de evitar que se le desapruebe.

influido por el sexo (*sex-influenced*)
GENÉT. Rasgo fenotípico que está condicionado por el sexo del individuo sin estar determinado por un gen ligado al sexo.

información al paciente (*disclosure to the patient*)
BIOÉT. Ver **decir la verdad.**

informática (*computing*)
BIOÉT. Ver **diagnóstico por ordenador, historia clínica informatizada, secreto médico.**

informatividad (*informativeness*)
GENÉT. f. Para un marcador genético, la probabilidad de que un descendiente de una pareja sea informativo, es decir, que se pueda deducir el origen parental de cada uno de los alelos de ese locus.

informe Remmelink (*Remmelink' report*)
BIOÉT. Informe presentado, en 1991, sobre la situación de la eutanasia en Holanda, ilegal allí en aquella época. Recibe este nombre por haber sido encargado por el fiscal general Remmelink. Aunque sus datos han sido tergiversados al difundirse, concluye que, aproximadamente, la tercera parte de los enfermos que mueren atendidos por el médico en Holanda ha sido propiciada su muerte por su médico (ver **eutanasia**). ‖ **i. Warnock** (*Warnock' r.*) Informe redactado por un comité presidido por Mary Warnock, en 1984, a petición de las autoridades inglesas sobre las implicaciones de las técnicas de reproducción asistida (v.).

infracotiloideo (*infracotyloid*)
ORTOP. adj. Se dice de lo situado debajo de la cavidad cotiloidea o acetábulo.

infraducción (*infraduction*)
OFTALMOL. f. Movimiento en el que el ojo se desplaza hacia abajo.

infraescapular (*infrascapular*)
ORTOP. adj. Se dice de lo subescapular, de lo situado por debajo de la escápula. ‖ Músculo.

infraespinoso (*infraspinous*)
ORTOP. adj. Se dice de lo situado debajo de la espina del omóplato. ‖ m. Músculo infraespinoso.

infraglenoideo (*infraglenoid*)
ORTOP. adj. Que está debajo de la cavidad glenoidea.

infrapatelar (*infrapatellar*)
ORTOP. adj. Infrarrotuliano, situado o que ocurre debajo de la rodilla.

infrarrotuliano (*infrapatellar*)
ORTOP. adj. Situado o que ocurre debajo de la rótula.

infratentorial (*infratentorial*)
NEUROL. adj. Situado por debajo del tentorio o tienda del cerebelo. ‖ Que está localizado en la fosa posterior.

infraversión (*infravertion*)
OFTALMOL. f. Movimiento en el que ambos ojos se desplazan simultáneamente hacia abajo.

infundibulectomía (*infundibulectomy*)
CARDIOL. f. Resección quirúrgica de un infundíbulo. Habitualmente se refiere a la resección quirúrgica del infundíbulo pulmonar, en los casos de estenosis pulmonar subvalvular.

infundíbulo (*infundibulum*)
ANAT. m. Formación con aspecto de pequeño embudo. ‖ **i. del hipotálamo** (*hypothalamic i.*) Pequeño cuello que une el suelo del hipotálamo a la hipófisis. ‖ **i. de la trompa uterina** (*i. of the uterine tube*) Infundíbulo que se corresponde a la porción ampular de esta.

infusión (*infussion*)
FARM. f. Líquido obtenido tras verter agua hirviendo sobre productos vegetales, para extraer sus principios activos. ‖ Inyección intravenosa lenta y continua de un líquido en la sangre.

infusión endovenosa (*intravenous infusion*)
CARDIOL. Administración de fluidos, generalmente fármacos, derivados sanguíneos o suero a través de catéteres colocados en el sistema venoso. ‖ **i. subcutánea** (*subcutaneous i.*) Administración de fluidos por el espacio subcutáneo.

ingeniería genética (*genetic engineering*)
BIOÉT. Ver **manipulación genética.**

ingesta (*ingesta, intake*)
DIGEST. f. Material alimenticio o líquidos que se incorporan al organismo por la boca en un periodo determinado.

ingesta calórica (*caloric intake*)
ENDOCRINOL. Aporte energético que posee la dieta diaria de un determinado individuo.

ingesta de sal (*salt dietary intake*)
NEFROL. Cualquier alimento contiene sal (cloruro sódico) en su composición, pero, además, se añaden cantidades variables como condimento. La dieta normal contiene habitualmente entre 50 y 200 mEq de ClNa al día. El Na^+ se absorbe y llega al espacio vascular esplácnico, después al sistémico y se distribuye en unos once litros de volumen extracelular. La eliminación de sal es, fundamentalmente, por vía renal (angiotensina II, aldosterona, ADH, etc.) y participan en ello el sistema nervioso central (ADH, sistema nervioso autónomo, factor natriurético hipotalámico, médula suprarrenal) y el corazón (hormona natriurética atrial).

ingle *(groin)*
CIRGEN. f. Territorio de la cara anterior de la parte inferior del abdomen y raíz del muslo, situado a ambos lados del ligamento inguinal. Su interés radica en la frecuencia de la patología en esta zona: por encima del ligamento inguinal se encuentra el conducto inguinal, y por debajo, la arteria y vena femoral con sus ganglios y la desembocadura de la vena safena interna. Las patologías más frecuentes de la ingle son las hernias inguinales, las adenopatías inguinales y la patología vascular de la arteria femoral y de la vena safena interna. Ver **conducto inguinal, hernia inguinal, linfadenectomía, safenectomía.**

ingreso coactivo *(involuntary confinement)*
BIOÉT. Ver **confinamiento involuntario.**

inguinal *(inguinal)*
ANAT. adj. Perteneciente o relativo a la ingle.

inhibición *(inhibition)*
PSICOL. f. Término utilizado, genéricamente, para definir las situaciones de detención o enlentecimiento de cualquiera de las funciones psíquicas (afectividad, pensamiento, inteligencia, psicomotricidad, etc.). Se produce una disminución de la actividad espontánea de las mismas y una falta de reacción ante los estímulos. ‖ **i. latente** *(latent i.)* Disminución de la capacidad de asociabilidad que tiene un estímulo como consecuencia de una repetida preexposición no reforzada. Está alterada en la esquizofrenia aguda. ‖ **i. proactiva** *(proactive i.)* Ver **interferencia proactiva.** ‖ **i. recíproca** *(reciprocal i.)* Anulación o disminución de una conducta como consecuencia del desarrollo de otra incompatible. Ver **desensibilización sistemática.** ‖ **i. retroactiva** *(retroactive i.)* Ver **interferencia retroactiva.** ‖ **i. social** *(social i.)* Fenómeno según el cual los individuos realizan un menor esfuerzo en el cumplimiento de una tarea cuando forman parte de un grupo que cuando deben realizarla individualmente.

inhibición enzimática *(inhibition of enzymes)*
BIOQUÍM. Proceso por el cual se disminuye la actividad catalítica de las enzimas. ‖ **i. suicidas** *(suicide i).* Proceso por el cual una enzima transforma un determinado sustrato en una molécula, que se une covalentemente e impide la actividad catalítica de la misma enzima.

inhibición por contacto *(contact inhibition)*
GENÉT. Propiedad de las células en cultivo por la que dejan de proliferar al entrar en contacto entre sí.

inhibidor del activador del plasminógeno-1 (PAI-1) *(plasminogen activator inhibitor)*
HEMATOL. Glucoproteína que inactiva al activador del plasminógeno formando un complejo PA-PAI-1. Además de hallarse en el plasma, se almacena en las plaquetas, de donde es liberado cuando estas se activan. Es un reactante de fase aguda, y, por lo tanto, puede aumentar en caso de inflamación, cicatrización y en las infecciones. Se han descrito otros inhibidores del plasminógeno (PAI-2, cuyo papel aún no está determinado, y PAI-3, con actividad antiurocinasa) que corresponde al inhibidor de la proteína C.

inhibidor del apetito *(appetite inhibitor)*
ENDOCRINOL. Fármaco que modifica la conducta alimentaria, reduciendo la apetencia por los alimentos. Bajo este término se engloban tanto los compuestos con actividad adrenérgica (anfetaminas) como los de efecto serotoninérgico (fenfluramina, fluoxetina) que estimulan el centro de la saciedad. Posee un papel terapéutico complementario en la obesidad.

inhibidor de la enzima de conversión *(angiotensin-converting enzyme inhibitor)*
NEFROL. Compuesto que bloquea la enzima de conversión de la angiotensina (ECA), una peptidildipeptidasa que cataliza la transformación de la angiotensina I (decapéptido) en angiotensina II (optapéptido vasoconstrictor muy activo). Se utiliza como hipotensor y los más frecuentes son: captopril, enalapril, lisinopril, perindopril, ramipril y quinapril. Al inhibir la producción de angiotensina II, se deprime también, en parte, la secreción de aldosterona, por la zona glomerulosa de las suprarrenales.

inhibina *(inhibin)*
ENDOCRINOL. f. Péptido de origen gonadal, secretado por las células de Sertoli testiculares y las células granulosas ováricas, que inhibe, selectivamente, la secreción hipofisaria de la hormona foliculoestimulante (FSH).

inhumación *(burial)*
MEDLEGAL. f. Entierro o sepultamiento de un cadáver.

iniciador *(initiator)*
ANAT PATOL. m. Factor carcinogénico que normalmente produce una mutación genética irreversible en una célula normal y la prepara para un crecimiento incontrolado, como las aflatoxinas, las nitrosaminas, la radiación y el uretano.

iniciar tratamiento *(beginning treatment)*
BIOÉT. Decisión de comenzar la aplicación de un tratamiento médico. Aunque en muchos casos es lo indicado (ver **indicación**), en otros casos pueden existir serias dudas sobre su conveniencia, pues una vez iniciado resulta más comprometido interrumpir su aplicación, especialmente ante los familiares (ver **futilidad, suspensión del tratamiento**).

inicio de la vida humana *(beginning of the human life)*
BIOÉT. Ver **personalidad, potencialidad.**

iniencefalia *(iniencephalia)*
NEUROCIR. f. Defecto del cierre del sistema nervioso central en la unión craneocervical. Se asocia la espina bífida cervical con un defecto del hueso occipital, mielomeningocele o encefalocele. Es una malformación rara y letal.

injerto *(graft)*
ANAT. m. Tejido u órgano que se utiliza para implantación y trasplante. Cuando se toma de una parte del cuerpo y se injerta en otra (p. ej., un colgajo de piel) se denomina *injerto autólogo;* cuando el injerto es de una persona y se implanta a otra (p. ej., el injerto de córnea), se llama *injerto homólogo;* si es de un animal a una persona (p. ej., las válvulas del corazón de cerdo), se denomina *injerto heterólogo.*

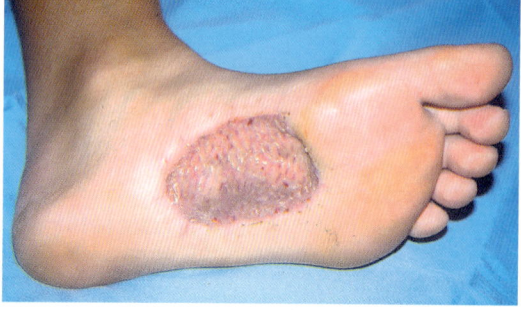

injerto cutáneo de espesor parcial mallado para la cobertura de un defecto en una zona donde no apoya la planta del pie

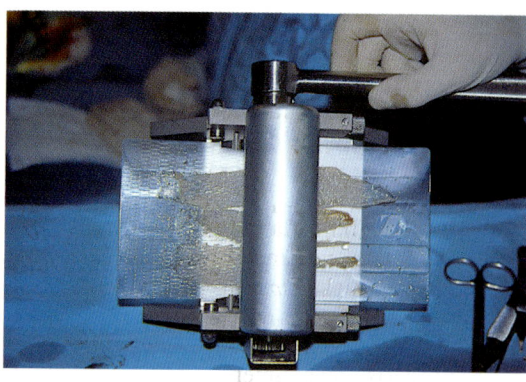

injerto cutáneo de espesor parcial en proceso de mallado

injerto *(graft)*
CIR PLÁS. m. Órgano o tejido que se implanta en un ser vivo y que no se nutre por su vascularización original, dependiendo, para su supervivencia, del riego obtenido de la zona receptora, una vez que prende en la misma y establece conexiones vasculares con ella. Puede ser simple, cuando interesa a un solo tipo de tejido (piel, grasa, fascia, cartílago, hueso, etc.), o compuesto, cuando se asocian dos o más de ellos. ∥ **i. aponeurótico** *(aponeurotic g.)* El obtenido de una aponeurosis, en particular, fascia lata para reparar brechas, duramadre, etc. ∥ **i. arterial** *(arterial g.)* Tejido arterial autógeno u homógeno empleado para la sustitución de una pérdida de sustancia en los vasos arteriales ∥ **i. de cartílago** *(cartilage g.)* Injerto procedente del cartílago del septum nasal, auricular o cartílagos costales (6.ª, 7.ª y 8.ª costillas). Se emplea para aportar volumen, como soporte estructural o para reconstruir una nueva estructura. Se emplea sobre todo en cirugía nasal y reconstrucción auricular, del párpado inferior, complejo areola-pezón y suelo de la órbita. ∥ **i. de columela** *(columellar g.)* Tipos de injerto, habitualmente cartilaginosos, utilizados para la reconstrucción o remodelación de la columela nasal. ∥ **i. compuesto** *(compound g.)* Aquel que contiene distintos tipos de tejidos (piel y cartílago, mucosa y cartílago, grasa y piel). Los más comunes son los formados por cartílago y recubrimiento cutáneo y/o mucoso. Procede, habitualmente, del cartílago auricular y se utiliza, sobre todo, en la reconstrucción de defectos localizados en la punta nasal o en los párpados. ∥ **i. costal** *(rib g.)* Injerto óseo u osteo-

cartilaginoso. Para su extracción se realiza una incisión sobre 7.ª costilla y se extrae subperiósticamente. Debe evitarse en niños. Se puede emplear para la reconstrucción craneofacial, utilizando la costilla completa o partida longitudinalmente. || **i. de dermis** (*dermal g.*) Injerto de piel, de espesor completo, una vez eliminada la epidermis. Se emplea para aportar volumen a las partes blandas. || **i. de esponjosa** (*spongeous g.*) Injerto de pequeños fragmentos de hueso esponjoso, utilizado en el relleno de cavidades o en la práctica de artrodesis, generalmente vertebrales. || **i. expansivo** (*spreader g.*) Material cartilaginoso, óseo o plástico utilizado para la remodelación, sustentación o proyección del esqueleto de ciertas estructuras, habitualmente nasales. Un tipo específico de estos injertos expansivos es el que se utiliza en el contexto de la cirugía funcional nasal (rinoplastia funcional y estética) para evitar el colapso inspiratorio de los cartílagos triangulares nasales, causante de una insuficiencia valvular interna. || **i. de grasa** (*fat g.*) Injerto que se obtiene del tejido celular subcutáneo por aspiración o por excisión, junto con la dermis (injerto dermograso). Se emplea para aportar volumen y/o eliminar surcos profundos de la piel. Estos injertos se reabsorben de forma variable y pueden sufrir necrosis grasa. || **i. de hueso** (*bone g.*) Injerto que se obtiene del cráneo, costillas, cresta ilíaca, tibia, parte distal del radio, proximal del cúbtio o peroné, entre otros. Puede ser de hueso cortical, esponjoso o cortico-esponjoso. El injerto puede ser fresco o conservado, siendo en este grupo la congelación (– 80º C) la alternativa más habitual. Tiene propiedades osteoinductoras y osteoconductoras. Se pueden emplear para reconstruir o sustituir huesos largos o planos y para rellenar cavidades o aumentar los relieves óseos. || **i. de nervio** (*nerve g.*) Segmento de tejido nervioso homólogo del mismo sujeto, utilizado para la sustitución de la pérdida de sustancia entre los cabos de la sección de un nervio. La regeneración nerviosa del cabo proximal atraviesa el injerto, sirviendo este de guía, hasta alcanzar el cabo nervioso distal. || **i. osteoperióstico de Delagenière** (*Delagenière's osteoperiostic g.*) Injerto que se obtiene de una delgada capa de la cortical ósea recubierta de su periostio, muy utilizado en el pasado en la artrodesis vertebral por mal de Pott. || **i. de pelo** (*hair g., scalp g.*) Autoinjertos compuestos de piel pilosa y tejido celular subcutáneo, o simplemente de folículos pilosos, aislados o en grupos. Se emplean para reconstruir zonas pilosas (p. ej., cejas o como tratamiento de la calvicie). Los injertos se obtienen con un punch o en tiras. Los microinjertos de pelo contienen de 2-4 folículos. || **i. de peroné** (*fíbula g.*) Injerto óseo tomado de la porción central (tercio medio) del hueso peroné. En la extracción del autoinjerto hay que respetar 5 cm distales, para dejar estable la mortaja tibioperoneoastragalina y 5 cm proximales, para evitar la lesión del nervio ciático-popliteoexterno y vasos tibiales anteriores. Se basa en el pedículo arteriovenoso peroneo, que permite, igualmente, su transferencia microquirúrgica. Puede incluir piel de la cara lateral de la pierna, constituyendo un colgajo osteocutáneo, muy empleado en la reconstrucción mandibular (como colgajo libre) y en la cirugía reparadora ósea de extremidades (como colgajo libre o pediculado). || **i. de piel** (*skin g.*) Injerto obtenido de la epidermis y dermis. Según su espesor se clasifica en injerto de espesor total (epidermis y toda la dermis) y de espesor parcial (fino, intermedio y grueso), según la cantidad de dermis que se incluya. El injerto de espesor completo se obtiene por excisión de

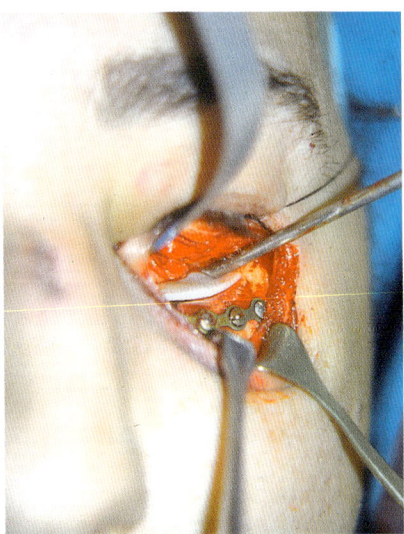

injerto de cartílago. Lámina autoinjerto tomada de tabique nasal, utilizada para la reconstrucción de una fractura con hundimiento del suelo orbitario *(blow-out)*, con enoftalmos

piel con bisturí y posterior desgrasado con tijera. Son zonas donantes típicas: retroauricular, supraclavicular, cara interna de la muñeca, pliegue inguinal. El injerto de espesor parcial se obtiene con el dermatomo. Cuanto más fino es, más fácil es que prenda en la zona receptora. Son zonas donantes típicas los glúteos, muslos y brazos. || **i. tendinoso** *(tendinous g.)* Injerto de un segmento de tendón para reparar una pérdida de sustancia en otro más importante. || **i. de vena autóloga** *(autologous venous g.)* Utilización de segmentos de venas del propio paciente (ejemplo vena safena) con fines terapéuticos. Se utilizan en la realización de fístulas arteriovenosas internas, para hemodiálisis, en pacientes con mal drenaje venoso, en la cirugía de revascularización aortocoronaria, etc. || **i. venoso** *(venous g.)* Tejido venoso autógeno u homógeno que se emplea para la sustitución de una pérdida de sustancia en una vena o una arteria.

injuria *(injury)*
ANATPATOL. f. Término que en medicina se suele utilizar con la misma significación que el vocablo inglés *injury*, que significa daño, lesión.

inlay *(inlay)*
CIRPLÁS. m. Colocación de un injerto óseo o cartilaginoso (de naturaleza autógena, homógena o alógena) entre los extremos o en el seno de la estructura en la que se va a integrar. Su contraposición sería la colocación *onlay*, es decir, sobre la superficie de dicha estructura.

inmadurez *(inmaturity)*
PSICOL. f. Falta de madurez. Retraso en el desarrollo o proceso de maduración (en sus estructuras o en sus funciones) que se traduce en el comportamiento. Deficitaria actualización de las potencialidades de la persona (intelectuales, afectivas o psicomotoras), en relación con su edad cronológica y según un determinado modelo o patrón social. || **i. afectiva** *(affective i.)* Persistencia en el adulto, de conductas infantiles en la organización psicológica de la personalidad y en las relaciones interpersonales, en el caso de que tales conductas no se deban a una deficiencia intelectual. || **i. intelectual** *(intellectual i.)* Deficiencia o retraso intelectual debidos a un desarrollo madurativo lento o a una interrupción en el proceso de maduración. || **i. psicomotriz** *(psychomotor i.)* Retraso en el desarrollo motor.

inmovilización *(inmovilization)*
ORTOP. f. Supresión temporal del movimiento de una articulación o segmentos óseos fracturados, para dejarlos en reposo, con el fin de conseguir su reparación. Por ejemplo, aplicación de una férula o vendas de yeso para impedir los movimientos.

inmovilizar *(to inmovilize)*
ORTOP. tr. Impedir el movimiento; p. ej., mediante una férula o una escayola.

inmunidad *(immunity)*
ALERGOL. f. Estado refractario frente a las infecciones que un organismo desarrolla, tanto en forma activa como pasiva. La inmunidad *(inmunos,* sin carga) constituye un mecanismo de conservación de la integridad funcional ante sustancias extrañas. Según se haya desarrollado esta inmunidad, habrá que considerar una *inmunidad innata* o *natural* y una *inmunidad adquirida*. A esta última puede inducir una *inmunidad activa* y una *inmunidad pasiva*.

inmunidad activa *(active immunity)*
INMUNOL. Inmunidad adquirida por medio de una inmunización activa deliberada o a consecuencia de una infección clínica o subclínica. || **i. celular** *(cellular i.)* Inmunidad mediada por linfocitos T específicos, los cuales actúan de forma directa, en claro contraste con los anticuerpos, que actúan de forma indirecta. La división de la respuesta inmunitaria en humoral y celular resulta artificiosa, teniendo en cuenta que, generalmente, se produce la cooperación de anticuerpos y linfocitos T. Su interés es, por lo tanto, académico, y radica solo en la comprensión y explicación de los mecanismos que intervienen en la respuesta. || **i. humoral** *(humoral i.)* Inmunidad atribuible a anticuerpos específicos. Ver **inmunidad celular.** || **i. pasiva** *(passive i.)* Inmunidad adquirida por medio de la inmunización pasiva. A diferencia de la inmunidad activa, su duración es relativamente breve, dado que permanece solo hasta que los anticuerpos o linfocitos transferidos desaparecen. Un ejemplo de inmunidad pasiva lo constituye la conferida al niño por el paso de anticuerpos maternos a través de la placenta.

inmunización *(immunization)*
INMUNOL. f. Exposición deliberada a un antígeno por vez primera con la finalidad de inducir

una respuesta inmunitaria primaria que garantice una respuesta subsiguiente, mucho más intensa y por tanto protectora. || **i. activa** (*active i.*) Inducción de una respuesta inmunitaria protectora por medio de la exposición (bien sea natural, en el curso de una infección, o artificial, en el contexto de la vacunación) a un microorganismo o a alguno de sus productos. || **i. pasiva** (*passive i.*) Transferencia pasiva de anticuerpos o de linfocitos específicos de antígeno desde un individuo inmunizado a uno que no lo está. Un ejemplo de inmunización pasiva lo constituye la administración de gammaglobulina a pacientes inmunodeficientes.

inmunoblasto (*immunoblast*)

HISTOL. m. Célula grande mononuclear, de hasta 5 micras de diámetro, que da lugar a linfocitos tipo B y T, como respuesta a una estimulación mitogénica, causada por antígenos o determinados mediadores. El inmunoblasto posee un núcleo ovoide grande, que contiene de 1 a 3 nucleolos prominentes. Además posee mitocondrias, un aparato de Golgi moderado, retículo endoplasmático rugoso y una gran cantidad de polirribosomas. También se llama linfoblasto.

inmunocitoquímica (*immunocytochemistry*)

HISTOL. f. Rama de la citoquímica que se ocupa de la localización microscópica de las proteínas presentes en los tejidos o células, tomando como base una reacción de antígeno anticuerpo. El antígeno es la proteína o parte de la proteína que se quiere detectar en el tejido. El anticuerpo específico para ese antígeno que se añade a la muestra ha sido previamente conjugado con las sustancias que hacen posible su posterior detección al microscopio, como las sustancias fluorescentes, ferritina, peroxidasa o partículas de oro (en el caso de microscopía electrónica).

inmunocomplejo (*immunocomplex*)

ALERGOL. m. Complejo compuesto por antígenos y anticuerpos en la respuesta mediada por inmunidad humoral tipo III o precipitínica.

inmunodeficiencia (*immunodeficiency*)

INMUNOL. f. Cualquier trastorno en la fisiología de la inmunidad celular o humoral. Las inmunodeficiencias pueden ser *congénitas*, que generalmente obedecen a trastornos en el desarrollo de las células inmunitarias, a carencia o ausencia de inmunoglobulinas o a alteraciones de sistemas efectores como el complemento o la fagocitosis. Las inmunodeficiencias *adquiridas*, por su parte, son secundarias a infecciones víricas, enfermedades subyacentes como leucemias o linfomas, tratamiento con fármacos inmunosupresores, malnutrición, etc. || **i. combinada severa** (*severe combined i. syndrome, SCID*). Conjunto de síndromes hereditarios que se caracterizan por la ausencia congénita de todas las funciones inmunitarias de adaptación, tanto las dependientes de los linfocitos T como de los B. Este trastorno se hereda de manera autosómica recesiva o ligada al cromosoma X y, desde el punto de vista clínico, se caracteriza por una profunda linfopenia T y B, con ausencia de respuestas linfocíticas e hipo o agammaglobulinemia. Cursa con severas infecciones de repetición, en especial del aparato respiratorio y, en ocasiones, provocadas por microorganismos oportunistas, con posibilidad de desarrollo de la enfermedad de injerto contra huésped. El pronóstico sin tratamiento, casi siempre es funesto, antes del primer año de vida. El tratamiento incluye el aislamiento gnotobiótico y el trasplante de médula ósea. || **i. común variable** (*common variable i., CVID*) Síndrome de inmunodeficiencia adquirida o congénita, de aparición esporádica o familiar, que se caracteriza por un grado variable de hipogammaglobulinemia. Existen tres formas de esta patología: un defecto intrínseco en los linfocitos B; una alteración en la regulación de los linfocitos T, que incluye la existencia de defectos en la función de los linfocitos T helper o un au-

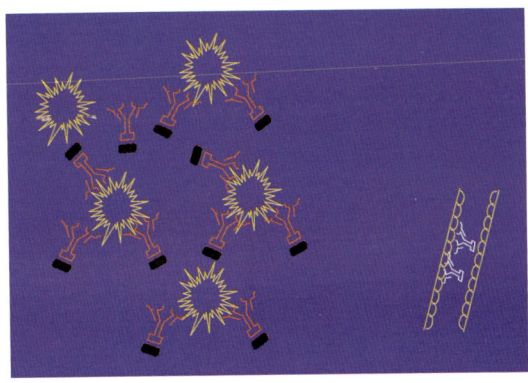

inmunocomplejo

mento de la función T supresora; y, finalmente, la existencia de autoanticuerpos contra linfocitos T y B. La mayoría de los pacientes tienen una alteración de la función de los linfocitos B, que no son capaces de diferenciarse a células plasmáticas. Cursa con infecciones bacterianas recurrentes, especialmente por Giardia Lamblia, así como con la aparición de linfomas y enfermedades autoinmunes. || **i. con hiperproducción de IgM** (*hyper IgM syndrome i.*) Inmunodeficiencia primaria que se caracteriza por bajas concentraciones séricas de IgG e IgA, con un aumento notable de los niveles de IgM. Se hereda habitualmente como una enfermedad ligada al cromosoma X y, desde el punto de vista clínico, se caracteriza por la existencia de infecciones piógenas recidivantes, hiperplasia linfoide y trastornos autoinmunes como anemia hemolítica, neutropenia y trombocitopenia secundarios a la presencia de autoanticuerpos reactivos IgM. Su patogenia parece ser una mutación de los genes que codifican el gp36, el ligando del CD40. || **i. primaria** (*primary i.*) Inmunodeficiencia atribuible a defectos intrínsecos de los linfocitos T y/o B. || **i. secundaria** (*secondary i.*) Inmunodeficiencia atribuible a la pérdida de anticuerpos y/o linfocitos, por causas extrínsecas, generalmente como consecuencia de enfermedades víricas, malnutrición, fármacos, radioterapia, trastornos hematológicos, etc.

inmunodepresión (*immunodepression*)
CIRGEN. f. Situación general patológica del organismo, espontánea o provocada, en la que hay una disminución de las defensas del sistema inmunológico. Muchas enfermedades, no solamente inmunológicas, pueden producir situaciones de inmunodeficiencia, que facilitan la aparición de infecciones y tumores. Entre las causas más frecuentes, hoy en día, está la cirugía mayor, el SIDA y la inmunosupresión terapéutica en pacientes trasplantados. Ver **alotrasplante, trasplante.**

inmunodifusión (*immunodiffusion*)
INMUNOL. f. Método de estudio basado en la difusión de un antígeno y un anticuerpo en un gel, generalmente agar, con la subsiguiente formación de un inmunoprecipitado, en el caso de que el anticuerpo sea específico para el antígeno en cuestión. Existen diversas variaciones de esta técnica, como la difusión lineal simple; la radial, en la que el gel ya contiene uno de los componentes de la reacción, o la difusión doble radial, en la que los dos componentes se difunden a partir de los orificios iniciales.

inmunoelectroforesis (*immunoelectrophoresis*)
NEFROL. f. Técnica para detectar y tipificar las inmunoglobulinas (clase y tipo de cadenas ligeras o pesadas) mediante la utilización de antisueros específicos contra las distintas cadenas. Es clave para el diagnóstico de las gammapatías monoclonales o paraproteínas (detectables en el proteinograma electroforético del suero) como en el caso del mieloma múltiple, la macroglobulinemia de Waldenstrom y otros síndromes linfoproliferativos. Puede corresponder a una inmunoglobulina completa (IgG, IgA, o IgM) con un solo tipo de cadenas ligeras (bien kappa o lambda), o solo a las cadenas ligeras libres, o fragmentos de las cadenas pesadas de la IgA, IgG o IgM (enfermedad de las cadenas pesadas). Puede efectuarse el estudio en suero, en la orina concentrada, en el líquido cefalorraquídeo, etc.

inmunoestimulante (*immunoactive*)
FARM. adj. Que estimula las reacciones inmunes.

inmunofluorescencia (*immunofluorescence*)
INMUNOL. f. Conjunto de técnicas diagnósticas empleadas para la detección de un antígeno o un anticuerpo en células o tejidos, mediante el uso de sustancias fluorescentes denominadas fluorocromos (v.). Se emplean, de manera habitual, en el diagnóstico de enfermedades autoinmunes. || **i. directa** (*direct i.*) Modalidad de inmunofluorescencia en la cual los anticuerpos marcados con fluorocromos se unen directamente al antígeno. || **i. indirecta** (*indirect i.*) Modalidad de inmunofluorescencia en la cual los anticuerpos específicos no marcados se unen, en una primera etapa, al antígeno y, en una segunda etapa, al anticuerpo marcado con fluorocromo. Se denomina también inmunofluorescencia tipo sándwich, y su principal ventaja, frente a la inmunofluorescencia directa, es su mayor sensibilidad.

inmunógeno (*immunogen*)
INMUNOL. m. Sustancia capaz de inducir una respuesta inmunitaria específica y de reaccionar con las moléculas generadas durante dicha respuesta. Los tres requisitos principales de

la inmunogenicidad son los siguientes: ser reconocido como extraño al organismo, tener un elevado peso molecular y presentar un grado mínimo de complejidad bioquímica. Los inmunógenos más potentes son las proteínas y los polisacáridos.

inmunoglobulina (*immunoglobulin*)
INMUNOL. f. Proteína plasmática sintetizada por los linfocitos B maduros y las células plasmáticas, en respuesta a la estimulación por un antígeno, y que actúa como anticuerpo, para la defensa específica del organismo. Las moléculas de inmunoglobulinas están constituidas por cadenas pesadas (H) y ligeras (L), unidas por puentes disulfuro. Se subdividen en cinco clases, denominadas IgG, IgM, IgA, IgD e IgE, y varias subclases, en función de la cadena pesada. Existen dos tipos de cadenas ligeras (kappa y lambda), que se encuentran en cada uno de los cinco tipos de inmunoglobulinas, aunque cada molécula individual solo dispone de una de ellas. Las inmunoglobulinas pueden presentarse en forma monomérica en la membrana del linfocito B, comportándose como receptor para el antígeno, o pueden secretarse al medio extracelular, en cuyo caso se denominan anticuerpos. IgG, IgD e IgE se secretan siempre en forma monomérica, mientras que la IgM y la IgA se secretan en forma polimérica. IgG es el isotipo circulante que predomina. IgM es el que se produce en primer lugar, dada su capacidad para activar complemento, que es uno de los componentes del sistema inmunitario natural. La IgA es el isotipo encargado de la defensa en las mucosas y secreciones externas (saliva, leche, moco bronquial, etc.). La IgE se asocia a fenómenos de anafilaxia. ‖ **i. A** (*i. A*) Proteína plasmática que comprende del 5 al 15% del total de las inmunoglobulinas (v.) séricas. Tiene una estructura básica de cuatro cadenas, dos cadenas pesadas alfa y dos cadenas ligeras kappa o lambda, pero se segrega, habitualmente, en forma de dímeros. Su peso molecular es de 160 kD y su vida media de seis días. Existen dos subclases principales, IgA1 e IgA2. Como medida de inmunidad local, además de encontrarse en el suero, la IgA se excreta en diversos fluidos corporales, como la saliva, secreciones intestinales o respiratorias, leche materna o lágrimas. ‖ **i. A deficitaria** (*i. A deficiency*) Inmunodeficiencia primaria de herencia autosómica dominante o recesiva, que se caracteriza por la presencia de concentraciones de IgA anormalmente bajas, secundariamente a un bloqueo en la diferenciación de las células B, que expresan IgA de superficie a células plasmáticas. En cambio, las concentraciones de IgM o IgG son normales o altas. Cursa, desde el punto de vista clínico, con infecciones respiratorias y diarreas ocasionales, raramente graves, existiendo, incluso, casos asintomáticos. Es la inmunodeficiencia primaria más frecuente, afectando a cerca de uno de cada 600 individuos de raza caucásica. ‖ **i. D** (*i. D*) Proteína plasmática que comprende menos del 1% del total de las inmunoglobulinas (v.) séricas. Tiene una estructura básica de cuatro cadenas, dos cadenas pesadas delta y dos cadenas ligeras kappa o lambda por molécula. Su vida media es de aproximadamente dos días. Junto con la IgM, se halla en la membrana de los linfocitos B, actuando como receptor antigénico. ‖ **i. E** (*i. E*) Proteína plasmática que comprende menos del 1% del total de las inmunoglobulinas (v.) séricas. Tiene una estructura básica de cuatro cadenas, dos cadenas pesadas épsilon y dos cadenas ligeras kappa o lambda por molécula. Su peso molecular es de 190 kD y su vida media de aproximadamente dos días. En el hombre es responsable de la hipersensibilidad anafiláctica, y juega un papel beneficioso en las infecciones parasitarias. ‖ **i. G** (*i. G*) Proteína plasmática que comprende cerca del 85% del total de las inmunoglobulinas (v.) séricas. Tiene una estructura básica de cuatro cadenas, dos cadenas pesadas gamma y dos cadenas ligeras kappa o lambda por molécula. Su peso molecular es de 154 kD y su vida media es de aproximadamente 23 días (la mayor de todas las inmunoglobulinas circulantes). La inmunoglobulina G es el principal anticuerpo responsable de la respuesta inmunitaria secundaria; presenta una elevada capacidad de unión al antígeno, fija complemento, estimula la quimiotaxis y actúa como una opsonina para facilitar la fagocitosis. Es la única inmunoglobulina capaz de atravesar la barrera placentaria. ‖ **i. M** (*i. M*) Proteína plasmática que comprende el 5-10% del total de las inmunoglobulinas (v.) séricas. Tiene una estructura pentamérica compuesta por cinco

monómeros (formado cada uno de ellos por cuatro cadenas), unidos por puentes disulfuro y por la cadena J. De este modo, presenta diez sitios teóricos de unión al antígeno, que, en realidad, suelen reducirse a cinco. Su peso molecular total es de 900 kD. Dado su gran tamaño, se encuentra confinada en el espacio intravascular. Es la inmunoglobulina más eficiente en la fijación de complemento, pudiendo activar la vía clásica con un único pentamero. En su forma monomérica se encuentra, junto a la IgD, en la membrana de los linfocitos B, sirviendo como receptor para el antígeno. Es particularmente importante en la inmunidad contra antígenos polisacáridos bacterianos. Promueve la fagocitosis y, por su acción activadora del complemento, bacteriólisis. ‖ **i. M deficitaria** (*i. M deficiency*) Infrecuente inmunodeficiencia primaria que se caracteriza por la presencia de concentraciones séricas de IgM anormalmente bajas. Se asocia, desde el punto de vista clínico, a recurrentes y severas infecciones por microorganismos con cápsula de lipopolisacáridos, como neumococo o *Hemophilus influenzae*.

inmunoglobulinas estimulantes del crecimiento del tiroides (*thyroid growth stimulating immunoglobulins*)
ENDOCRINOL. Inmunoglobulinas que estimulan el crecimiento de la glándula tiroides. Se encuentran presentes en pacientes afectos de hipertiroidismo por enfermedad de Graves-Basedow. ‖ **i. estimulantes del tiroides** (*thyroid-stimulating i.*) Inmunoglobulinas que estimulan el receptor de la hormona estimulante de tiroides (TSH) en las células tiroideas y son causantes del hipertiroidismo en la enfermedad de Graves-Basedow.

inmunología (*immunology*)
ALERGOL. f. Ciencia que estudia el sistema inmune.

inmunomarcaje (*immunostaining*)
HISTOL. m. Marcaje específico de estructuras que contienen péptidos o proteínas, detectados mediante anticuerpos en la técnica inmunocitoquímica. Los anticuerpos están unidos, directa o indirectamente, a moléculas fluorescentes, a enzimas o a partículas de oro coloidal, de modo que las estructuras marcadas deben ser reconocidas con el tipo de microscopio adecuado.

inmunomodulador (*immunomodulator*)
ALERGOL. m. Sustancia que actúa regulando el sistema inmune mediante el aumento o la disminución de la capacidad de producir anticuerpos.

inmunopatología (*immunopathology*)
ALERGOL. f. Estudio de las enfermedades del sistema inmune.

inmunosupresión (*immunosupression*)
INMUNOL. f. Supresión o disminución de las reacciones inmunitarias. Puede ser debida a la administración deliberada de fármacos inmunosupresores, empleados en el tratamiento de enfermedades autoinmunes, o en receptores de órganos trasplantados para evitar el rechazo. También puede ser secundaria a procesos patológicos como inmunodeficiencias (v.), tumores o malnutrición.

inmunosupresor (*immunosupressor*)
INMUNOL. adj. Se dice del agente o método que provoca inmunosupresión (v.).

inmunoterapia (*immunotherapy*)
INMUNOL. f. Conjunto de tratamientos que emplean mecanismos inmunológicos para combatir enfermedades. Incluyen, entre otros muchos, los tratamientos hiposensibilizadores, empleados en enfermedades alérgicas, la inmunosupresión en trasplantes de órganos o enfermedades autoinmunes, el tratamiento con interferón en diversas patologías o las técnicas de tratamiento celular adoptivo, en el tratamiento del cáncer.

innato (*inborn*)
ANAT. adj. Lo que aparece ya en el recién nacido, equivale a congénito.

innominotomía (*innominotomy*)
NEUROCIR. f. Lesiones en la región subcortical supraorbitaria, en el plano esfenoidal, y a ambos lados de la línea media, a un centímetro. Es efectiva en los casos graves y crónicos de depresión. Ver **tractotomía subcaudada.**

inocondritis (*inochondritis*)
ORTOP. f. Inflamación de un fibrocartílago.

inoculable (*inoculable*)
MICROBIOL. adj. Se dice de lo que resulta capaz de ser inoculado, es decir, de aplicársele un inóculo. El término inóculo tiene varias acepciones. En microbiología se denomina inóculo a la concentración de microorganismos utilizada para realizar un cultivo microbiano.

inoculación (*inoculation*)
MICROBIOL. f. Introducción de microorganismos en un ser vivo.

inoculación de estrés (*stress inoculation*)
PSICOL. Técnica cognitiva de modificación de la conducta, dirigida a disminuir la ansiedad y a aumentar el umbral y la tolerancia a la desadaptación, a la conflictividad y al sufrimiento. Pretende modificar los aspectos cognitivo-evaluativos de las situaciones ansiógenas (la interpretación que de ellas realiza el sujeto) y los componentes motivacionales y afectivos de la experiencia desadaptativa, mediante un entrenamiento encubierto o imaginario.

inoperable (*inoperable*)
CIRGEN. adj. Se dice del paciente o patología que no se puede o no se debe operar. Las razones para ello pueden ser de diversa índole: la imposibilidad técnica para realizarlo (por ejemplo, no poder extirpar un tumor porque afecta a estructuras vitales), la ineficacia de la intervención (p. ej., extirpar un tumor cuando tiene ya metástasis, que va a desembocar en el fallecimiento, en un periodo de tiempo muy corto) o la existencia de factores de riesgo intolerable (p. ej., pacientes muy ancianos, con infarto agudo de miocardio, pocos meses antes, con graves enfermedades cardiacas o pulmonares, pacientes moribundos, etc.). Ver **anestesia, cirugía oncológica, complicación, indicación quirúrgica.**

inosinato (IMP) (*inosinate*).
BIOQUÍM. m. Nucleótido compuesto de ribosa, una base púrica y un fosfato, que es precursor del GMP y el AMP.

inositol (*inositol*)
BIOQUÍM. m. Molécula cíclica con seis grupos hidroxilo, que forma parte de la cabeza polar de algunos fosfoglicéridos. ‖ **i.-1,4,5-trisfosfato (IP3)** (*í. 1,4,5-trisphosphate*) Derivado fosforilado del inositol, que se libera a partir de lípidos de membrana, en respuesta a determinadas señales extracelulares. Produce la liberación de calcio en el retículo endoplásmico.

inotrópico (*inotropic*)
CARDIOL. adj. Se dice de la sustancia que posee un efecto sobre la contractilidad muscular, específicamente la cardiaca. Los inotrópicos positivos aumentan la contractilidad cardiaca, como por ejemplo los digitálicos, mientras que los inotrópicos negativos, por ejemplo los betabloqueantes, disminuyen la contractilidad.

inotropismo (*inotropism*)
CARDIOL. m. Efecto sobre la contractilidad muscular, específicamente la cardiaca.

INR (*international normalized ratio*)
HEMATOL. Medida internacional del grado de coagulabilidad de la sangre, que se expresa mediante la fórmula $(P/C)^{IS1}$ (P = tiempo de Quick del plasma problema; C = tiempo de Quick del plasma control).

insecticida (*insecticide*)
MICROBIOL. m. Sustancia tóxica para insectos. Se emplean sustancias químicas de composición diferente como organoclorados, organofosforados, etc. La utilización de estos productos es objeto de numerosos controles, que incluyen la demostración de su inocuidad para hombre, animales y medio ambiente, tanto del producto en sí como de las sustancias de degradación. Debido a las dificultades que plantean para cumplir estos requisitos los compuestos químicos, se han utilizado agentes biológicos como el *Bacillus thurigiensis*, bacteria que produce cristales de proteínas tóxicos para el aparato digestivo de los insectos.

inseguridad (*insecurity*)
PSICOL. f. Rasgo de personalidad que se caracteriza por la falta de consistencia en las opiniones, actitudes y conductas, influenciabilidad y facilidad para ceder ante las presiones de otras personas y una escasa capacidad para tomar decisiones. Generalmente se presenta asociada a una baja autoestima y se manifiesta en conductas de dependencia.

inseminación (*insemination*)
GINECOL. f. Técnica de reproducción asistida, que consiste en la introducción de semen de donante en el cuello del útero de la mujer en fase ovulatoria. Si el semen procede del marido de la mujer se denomina inseminación homóloga. Si es de un donante anónimo recibe el nombre de inseminación heteróloga. ‖ **i. artificial** (*artificial i.*) Fecundación de la mujer por medio de la introducción de espermatozoides, sin realización de coito.

inseminación artificial y ética *(artificial insemination and ethics)*
BIOÉT. La separación de la entrega física de los esposos y la generación la hace incorrecta éticamente; se actúa como si los hijos fueran un producto fabricado, y no procreados, es decir, un don que se recibe como consecuencia de la entrega amorosa. Aunque se parezcan materialmente, no presentan inconvenientes éticos las técnicas que, después de la realización del coito, pretendan ayudar con algún artificio técnico a los espermatozoides para que alcancen su destino, la fecundación del óvulo. ‖ **i. por donante** *(donor i.)* Inseminación artificial (v.) en la que los espermatozoides no son del marido de la mujer fecundada.

inserción *(insertion)*
ANAT. f. Fijación de un músculo en un hueso. La pueden realizar, directamente, las fibras musculares o por medio de un tendón o una aponeurosis.

inserción *(insertion)*
GENET. f. Mutación por la que se añaden una o más pares de bases a una molécula de DNA.

inserción del pensamiento *(thinking insertion)*
PSICOL. Trastorno de la conciencia de la autonomía (actividad o agencialidad) del yo, que consiste en la vivencia del yo, con la convicción de que ciertos pensamientos propios no son de uno mismo, sino que son insertados en la propia mente. Forma parte del trastorno más general de «vivencias impuestas» y es frecuente su aparición en la esquizofrenia.

insight *(insight)*
PSICOL. Vocablo inglés que se traduce por comprensión súbita, intuición. Término acuñado por la Gestalt para designar la comprensión consciente y repentina de la solución de un problema, de una relación lógico-matemática, etc. Se trata de una comprensión que no es producto de aprendizaje sino de una reorganización del campo perceptivo. En psicoterapia, se refiere a la capacidad de «ver o mirar hacia dentro», de lograr el reconocimiento cognoscitivo, la autocomprensión, de la naturaleza del propio funcionamiento psíquico, así como del propio comportamiento.

insolación *(sunstroke)*
MEDLEGAL. f. Efecto producido por la exposición del sujeto a los rayos solares o a un fuerte calor que se manifiesta por cefalea, vértigos y delirios, pudiendo llegar al coma y a la muerte.

insomnio *(insomnia)*
NEUROL. m. Incapacidad crónica para dormir o permanecer dormido, vigilia anormal. ‖ **i. familiar fatal** *(familiar fatal i.)* Variedad de encefalopatía espongiforme causada por priones y caracterizada por insomnio crónico y trastornos vegetativos que conducen inexorablemente a la muerte. Ver **encefalopatía espongiforme.**

inspiración *(inspiration)*
ANAT. f. Movimiento respiratorio realizado por los músculos inspiradores que aumentan la capacidad torácica, creando así una presión inferior a la atmosférica que da lugar a la penetración de aire en los pulmones.

inspiración forzada *(forced inspiration)*
RADIO. Forma habitual en la que se obtienen los estudios radiológicos del tórax.

inspirado *(inspirated)*
RADIO. adj. Que se halla en estado de inspiración.

instilación *(instillation)*
UROL. f. Administración de un líquido gota a gota. ‖ **i. vesical con BCG** *(BCG i. in bladder cancer)* La utilizada como tratamiento complementario en los tumores superficiales de la vejiga y, especialmente, en el carcinoma in situ. Se utilizan diversas cepas. La dosis usual es 120 mg en cada instilación y seis instilaciones, con perioricidad semanal. Su fundamento radica en que produce una reacción inmunológica inespecífica a nivel vesical y reduce el número de recidivas, prolongando el tiempo libre de recidiva. ‖ **i. vesical con tiotepa** *(thiotepa i. in bladder cancer)* Utilizado como tratamiento complementario en los tumores superficiales de la vejiga. Aunque hay diversas pautas de aplicación, la pauta habitual incluye la instilación endovesical de 50 mg de tiotepa cada semana durante trece semanas. Se fundamenta en que las instilaciones disminuyen el número de recidivas en los tumores superficiales y aumentan el periodo libre de progresión. En la actualidad se utiliza muy poco, siendo sustituido por otros

productos más eficaces (adriamicina, mitomicina C, BCG).

instinto (*instint*)
PSICOL. m. Conducta animal innata, estereotipada y específica que se desencadena ante cierto tipo de estímulos externos o intraorgánicos y se continúa hasta su consumación, incluso en ausencia de la estimulación que la provocó. Posee un carácter de supervivencia para la especie y para el individuo que la ejecuta. La frecuencia de conductas predeterminadas disminuye a favor del aprendizaje a medida que se avanza en la escala filogenética, con lo que se incrementan las posibilidades de autonomía respecto al medio. Así resulta prácticamente imposible encontrar alguna conducta humana que cumpla el conjunto de requisitos expuestos, ni tan solo uno de ellos completamente. El ser humano tiene que aprender las conductas que le llevarán a la consecución y satisfacción de las necesidades (vivenciales, individuales y trascendentes) que, experimentadas como impulsos, motivan su comportamiento.

insuficiencia (*insufficiency*)
ANAT. f. Incapacidad para realizar una función normalmente.

insuficiencia acomodativa (*accommodative insufficiency*)
OFTALMOL. Proceso que sucede durante la visión cercana, caracterizado por la desviación de los ojos hacia fuera perdiendo la convergencia.

insuficiencia aórtica (*aortic insufficiency*)
CARDIOL. Incapacidad de cierre de la válvula aórtica que se manifiesta por una regurgitación diastólica del flujo sanguíneo desde la aorta al ventrículo izquierdo. La etiología más frecuente es la enfermedad reumática, aunque también puede ser de causa congénita, degenerativa, por endocarditis, etc. La regurgitación aórtica produce una sobrecarga del volumen del ventrículo izquierdo que provoca inicialmente hipertrofia excéntrica del mismo y posteriormente dilatación. Cuando los mecanismos compensadores no son suficientes aparecen signos y síntomas de insuficiencia cardiaca, aunque, en fases iniciales de la enfermedad, suele ser muy bien tolerada y no provoca síntomas. En la exploración física se suele hallar un soplo diastólico aspirativo en el foco aórtico y signos derivados del aumento de la presión arterial diferencial, con aumento de la presión arterial sistólica y descenso de la diastólica, pulsos saltones, etc. El tratamiento definitivo es quirúrgico. ‖ **i. cardiaca** (*cardiac i.*) Estado fisiopatológico en el cual existe una incapacidad del corazón para bombear, en condiciones de frecuencia y presiones de llenado normales, la cantidad de sangre requerida para mantener el metabolismo de los tejidos debido a una anomalía en la función cardiaca. Las manifestaciones clínicas de este síndrome son consecuencia, por un lado, de la disminución del gasto cardiaco (insuficiencia cardiaca anterógrada) y, por otro lado, del aumento de la presión venosa que tiene lugar en las aurículas y en el sistema venoso que desemboca en la insuficiente cámara cardiaca (insuficiencia cardiaca retrógrada). Estos dos mecanismos, aparentemente contrapuestos, operan en mayor o menor grado relativo en todos los pacientes con insuficiencia cardiaca crónica. La disminución del gasto cardiaco se traduce en una perfusión inadecuada a los órganos vitales: en los riñones, provoca retención hidrosalina y congestión de órganos y tejidos; en el cerebro, provoca confusión mental; y en los músculos, da lugar a debilidad. Por otro lado, el aumento de presión venosa da lugar a congestión en el territorio dependiente de la circulación sistémica, en el caso de fallo ventricular derecho, o a congestión pulmonar, en el caso de fallo ventricular izquierdo. De esta manera, la insuficiencia cardiaca también puede clasificarse, según la cámara cardiaca predominantemente afectada, en insuficiencia cardiaca izquierda, que cursa con síntomas y signos de congestión pulmonar y bajo gasto cardiaco sistémico, o insuficiencia cardiaca derecha, que cursa con congestión sistémica y bajo gasto cardiaco pulmonar. Finalmente, la insuficiencia cardiaca puede clasificarse según el principal mecanismo causante, una alteración en la función sistólica (insuficiencia cardiaca sistólica) o en la función diastólica (insuficiencia cardiaca diastólica). La insuficiencia cardiaca es el estadio final de múltiples y muy diversas de enfermedades cardiacas: miocardiopatías, cardiopatía hipertensiva, cardiopatía isquémica, enfermedades valvulares, etc. Las manifestaciones clínicas dependen en gran medida de la velocidad de instauración del síndrome, bien rápido (insu-

ficiencia cardiaca aguda) o bien larvado (insuficiencia cardiaca crónica), de la enfermedad causante de la misma, y del tipo de insuficiencia cardiaca, derecha o izquierda. La insuficiencia cardiaca derecha cursa con edemas, hepato y esplenomegalia, nicturia, derrame pleural, ascitis, etc. Por su parte, la insuficiencia cardiaca izquierda provoca síntomas por congestión pulmonar: disnea, ortopnea, crisis de disnea paroxística nocturna, etc. El tratamiento de este síndrome se basa en el de la enfermedad causante y en el de sus factores desencadenantes, además de en la administración de diuréticos, digitálicos y otros fármacos inotrópicos positivos, vasodilatadores como los inhibidores de la enzima conversora de la angiotensina y algunos agentes betabloqueantes. ‖ **i. circulatoria** (*circulatory i.*) Término empleado para las situaciones en las que la circulación arterial es incapaz de mantener la perfusión necesaria a los distintos órganos. Ver **shock**. ‖ **i. coronaria** (*coronary i.*) Disminución del aporte sanguíneo adecuado a las arterias coronarias. Término genérico, actualmente en desuso, aplicado para referirse a las distintas formas de cardiopatía isquémica (v.). ‖ **i. mitral** (*mitral i.*) Incapacidad o defecto en el cierre de la válvula mitral que condiciona una regurgitación sistólica hacia la aurícula izquierda. Este defecto provoca un aumento de la presión auricular izquierda y una sobrecarga de volumen a las cavidades izquierdas. La etiología más frecuente es la enfermedad reumática, aunque también puede ser congénita, degenerativa (en algunos casos de prolapso valvular mitral). En la exploración física se suele observar un soplo sistólico en el foco mitral irradiado hacia la axila. La clínica más frecuente en las fases iniciales es la disnea de reposo, que suele aumentar a medida que se desarrolla la insuficiencia cardiaca izquierda. El tratamiento definitivo es quirúrgico, mediante la reparación o sustitución de la válvula mitral. ‖ **i. pulmonar** (*pulmonary i.*) Defecto en el cierre de la válvula pulmonar que provoca una regurgitación diastólica desde la arteria pulmonar hasta el ventrículo derecho. Es una infrecuente valvulopatía que provoca una sobrecarga de volumen del ventrículo derecho, habitualmente bien tolerada y que suele cursar de manera asintomática durante muchos años. ‖ **i. tricuspídea** (*tricuspid i.*) Defecto en el cierre de la válvula tricúspide que provoca una regurgitación sistólica desde el ventrículo a la aurícula derecha. Su etiología más frecuente es la afectación retrógrada en el caso de la hipertensión pulmonar o la valvulopatía mitral. Tambien puede afectarse de manera primaria, especialmente por enfermedad valvular reumática o endocarditis infecciosa, especialmente en el caso de adictos a drogas por vía parenteral. Suele provocar síntomas de insuficiencia cardiaca derecha y su tratamiento definitivo es con frecuencia la reparación quirúrgica de la válvula. ‖ **i. venosa** (*venous i.*) Insuficiencia del sistema venoso y de sus válvulas, especialmente referido al de las extremidades inferiores, que condiciona alteraciones en el retorno venoso. Suele manifestarse con la formación de varices, edemas e incluso úlceras por estasis en las zonas afectadas.

insuficiencia gonadal (*gonadal insufficiency*) ENDOCRINOL. Reducción o falta de función en la gametogénesis y/o esteroidogénesis testicular u ovárica. Puede deberse a procesos primariamente glandulares (traumatismos, infecciones, radiación, autoinmunidad) o ser secundaria a un hipogonadismo hipogonadotrópico como consecuencia de la disminución de la secreción hipofisaria de FSH y LH. ‖ **i. hipofisaria** (*pituitary i.*) Ver **hipopituitarismo**. ‖ **i. suprarrenal** (*adrenal i.*) Hipofunción de la corteza suprarrenal. Etiológicamente se clasifica en primaria, cuando existe afectación glandular, y secundaria, cuando se debe a una insuficiente secreción de ACTH hipofisaria. La insuficiencia primaria puede ser global o afectar selectivamente a la capa fasciculada o glomerular. Ver **enfermedad de Addison**. ‖ **i. tiroidea** (*thyroid i.*) Hipofunción del tiroides que se traduce en una incapacidad para mantener una secreción normal de hormonas tiroideas. Puede deberse a una afectación primariamente tiroidea (autoinmune, tiroidectomía, dishormonogénesis) o a una insuficiente secreción de TSH hipofisaria. Dependiendo de la intensidad se puede distinguir: hipotiroidismo subclínico, que cursa con niveles elevados de TSH y hormonas tiroideas normales, y el clínicamente manifiesto, que se caracteriza por un marcado aumento de TSH y una disminución de tiroxina circulante. Ver **hipotiroidismo**.

insuficiencia renal (*renal failure*)
NEFROL. Incapacidad de los riñones para cumplir su misión de mantenimiento de la homeostasia del medio interno y eliminación de productos metabólicos de desecho (ver **función renal**). Puede dar lugar a múltiples síntomas, signos clínicos y alteraciones analíticas (p. ej., azotemia, uremia, nicturia, oliguria o anuria, sobrecarga líquida, hipertensión arterial, acidosis, hiperpotasemia, proteinuria, hematuria, cilindruria, leucocituria, etc.). Las causas son múltiples y se agrupan en síndromes como insuficiencia renal aguda o crónica, insuficiencia renal rápidamente progresiva, síndrome nefrótico, defectos tubulares renales, nefrolitiasis, obstrucción urinaria, etc. || **i. renal aguda** (*acute renal f.*) Síndrome caracterizado por un rápido deterioro de la función renal en la que están afectadas las tres funciones básicas del riñón: la excreción de productos de desecho del metabolismo nitrogenado, la regulación del volumen y composición de los líquidos corporales y la síntesis de una variedad de hormonas esenciales como la eritropoyetina, la vitamina D, etc. Hay una reducción del filtrado glomerular de, por lo menos, el 50% y una elevación en sangre de urea y creatinina sérica. Se asocia a oliguria (volumen de orina inferior a 400 ml/24 horas), hipervolemia, hiperpotasemia y acidosis metabólica. Las causas pueden ser de origen prerrenal o funcional (p. ej., hipovolemia severa), de origen renal (p.ej., necrosis tubular aguda isquémica o tóxica) o posrrenal (p. ej., hipertrofia prostática). El tratamiento requiere con frecuencia el uso de técnicas de diálisis. || **i. renal aguda poliúrica** (*polyuric acute renal f.*) Fracaso brusco de la función renal, que cursa con diuresis superior a 400 ml/día, pudiendo ser poliuria relativa (0,5 a 2 litros) o absoluta (superior a 2 litros/día). Difiere, según Brenner, de la insuficiencia renal aguda que cursa con anuria (diuresis inferior a 50-100 ml/día) u oliguria (100-400 ml/día). Algunos autores la denominan también insuficiencia renal aguda con diuresis conservada o no oligúrica. Es especialmente frecuente en la nefrotoxicidad por aminoglucósidos, necrosis tubular aguda inducida por radiocontrastes, rabdomiolisis, necrosis tubular aguda tras quemaduras y cirugía a corazón abierto. Puede contribuir a ello la fluidoterapia más agresiva y el uso de potentes diuréticos y vasodilatadores. || **i. renal aguda posrrenal** (*postrenal acute renal f.*) Se produce por una obstrucción de las vías urinarias; las causas más frecuentes son las lesiones de los uréteres (cálculos, tumores con infiltración, coágulos, necrosis papilar, etc.), de la vejiga (hipertrofia y cáncer de próstata, disfunción neurógena) y de la uretra (estenosis, traumatismos, etc.). Ante un paciente con insuficiencia renal aguda, se debe descartar la causa obstructiva, dada su posible reversibilidad. La historia clínica, la exploración física, el sondaje vesical y la ecografía son la clave del diagnóstico. || **i. renal aguda prerrenal** (*prerenal acute renal f.*) Deterioro brusco de la función renal con elevación de la creatinina y urea por cuadros de hipotensión, hipovolemia y disminución del flujo plasmático renal eficaz. Las principales causas son: hemorragias o pérdidas digestivas, quemaduras, insuficiencia cardiaca o infarto agudo de miocardio, etc. Difieren de las causadas por necrosis tubular aguda en que aquí la excreción fraccionada de sodio es inferior a 1, con sodio en orina menor de 20 mEq/l y osmolalidad urinaria superior a 500 mmol/l, etc. En general revierten actuando sobre la causa de la hipoperfusión renal y normalizando la volemia con sangre, fluidoterapia con solución salina, expansores del plasma, plasma, etc., con medición de la presión venosa y de la diuresis horaria. Una vez alcanzada la normovolemia se pueden utilizar diuréticos del asa, dopamina, manitol, etc. || **i. renal crónica** (*chronic renal f.*) Disminución lentamente progresiva del filtrado glomerular que se mide por el aclaramiento de la creatinina endógena (valor normal de 100 ml/min), por reducción del número de nefronas funcionantes; condiciona una pérdida del control normal de la homeostasia, retención de productos nitrogenados y trastornos metabólicos característicos. Los síntomas aparecen con filtrados glomerulares inferiores a 25 ml/min y son anorexia, náuseas, vómitos, hipertensión arterial, cansancio, trastornos del sueño, palidez cutánea, anemia, etc. En los análisis hay elevación de la creatinina, la urea, el potasio, el fósforo, acidosis metabólica, etc. Las causas más frecuentes son las glomerulonefritis, pielonefritis, nefritis intersticiales, diabetes mellitus, hipertensión arterial, uropatía obstructiva y poliquistosis renal del adulto. El ritmo de progresión es

variable y cuando el filtrado glomerular es inferior a 5 ml/min (síndrome urémico) se precisan métodos de depuración extrarrenal (diálisis peritoneal o hemodiálisis) o un trasplante renal para seguir viviendo. ‖ **i. renal crónica terminal** *(end-stage renal f.)* Fase muy avanzada de la enfermedad renal denominada también síndrome urémico. Los tratamientos conservadores ya no son eficaces (restricción de proteínas, de sodio, potasio, fosfato, asociada a la corrección de la acidosis metabólica, quelantes del fósforo y del potasio, aporte de vitamina D, control de la hipertensión arterial) y el único tratamiento eficaz es el proporcionado de forma integrada por la depuración extrarrenal (diálisis peritoneal o hemodiálisis) y el trasplante renal. La diálisis logra corregir gran parte de las consecuencias de la uremia severa, pero el trasplante renal es la terapia de elección para un 40% de los pacientes, pues corrige no solo la función excretora del riñón sino también la endocrinometabólica, a la vez que mejora la supervivencia y la calidad de vida del paciente.

insuficiencia respiratoria *(respiratory insuficiency)*
PNEUMOL. Situación en la que existe una hipoxemia con o sin hipercapnia. En concreto existe insuficiencia respiratoria cuando la PaO_2 es inferior a 60 mmHg y/o la $PaCO_2$ igual o superior a 50 mmHg estando en reposo y a nivel del mar.

insuflación *(insuflation)*
RADIO. f. Introducción de aire en una cavidad u órgano.

insulina *(insulin)*
ENDOCRINOL. f. Hormona polipeptídica segregada por las células de los islotes pancreáticos. Sus propiedades principales son: favorecer la utilización de la glucosa por parte de las células y la glucogénesis hepática. Como consecuencia de estas dos acciones disminuye la glucemia. Cuando la secreción de insulina es insuficiente, se eleva el nivel de glucosa en sangre; este cuando es suficientemente alto provoca la eliminación de glucosa por orina (glucosuria). Ambos síntomas, glucosuria e hiperglucemia, son indicativos de la existencia de diabetes mellitus. ‖ **i. de acción corta** *(short acting i.)* Principio antidiabético que se obtiene del páncreas de los cerdos o las vacas. Su acción comienza aproximadamente a la hora de administración y el pico de su actividad se alcanza entre las dos y las cuatro horas. ‖ **i. de acción intermedia** *(intermediate-acting i.)* Por la interacción con el zinc se consigue que la insulina de acción corta tenga una duración más larga, intermedia entre la corta y la prolongada. ‖ **i. de acción prolongada** *(long-acting i.)* La insulina de acción corta puede prolongar su acción más de 36 horas por la interacción con el zinc. ‖ **i. de acción ultralenta** *(long-acting i.)* Preparación de insulina a la que se ha añadido protamina, zinc y/o globina para elentecer su acción. Se administra por vía subcutánea y su duración abarca hasta las 36 horas. Puede emplearse en los tratamientos encaminados a la optimización del control metabólico en combinación con multidosis de insulina regular. ‖ **i. humana** *(human i.)* Insulina obtenida mediante recombinación genética que posee una estructura idéntica a la insulina que se sintetiza en el páncreas. Se diferencia de la insulina de origen porcino o bovino tanto en su estructura como en su capacidad antigénica. ‖ **i. lispro** *(lyspro i.)* Análoga de insulina regular de estructura monomérica; en contraste con la insulina regular convencional, acelera su absorción reproduciendo más fielmente el perfil farmacocinético de la insulina endógena. Este efecto favorece un mejor control de las excursiones glucémicas posprandiales y reduce la frecuencia de crisis hipoglucémicas. ‖ **i. regular** *(regular i.)* Insulina rápida, vieja y cristalina. Preparación de insulina exenta de retardantes. Puede administrarse por vía subcutánea, intramuscular, intraperitoneal e intravenosa. Inyectada subcutáneamente tiene un espectro de duración máxima de seis horas. Se emplea terapéuticamente en el tratamiento de descompensaciones hiperglucémicas agudas y en el control de las excursiones glucémicas posprandiales.

insulinemia *(insulinemia)*
FISIOL. f. Presencia de insulina en la sangre. Su nivel en plasma oscila entre 5 y 25 µ/ml, cuando el sujeto está en ayunas.

insulinoma *(insulinoma)*
ENDOCRINOL. m. Tumor benigno o maligno de las células beta de los islotes de Langerhans del páncreas. Cursa con síndrome hipoglucémico.

insulinoterapia *(insulin therapy)*
ENDOCRINOL. f. Administración de insulina para el tratamiento de la diabetes mellitus.

insulitis *(insulitis)*
ENDOCRINOL. f. Inflamación de los islotes de Langerhans con infiltración de células de estirpe autoinmune que conduce a atrofia y a la desaparición de las células beta productoras de insulina. El fenómeno se relaciona etiopatogénicamente con la diabetes mellitus tipo 1.

integración *(integration)*
ORTOP. f. Asimilación de un implante o un aloinjerto por el hueso receptor que lo envuelve.

integrasa *(integrase)*
BIOQUÍM. f. Proteína que media la integración del DNA del fago en el DNA bacteriano.

integridad *(integrity)*
ANAT. f. Término que se utiliza para indicar que algo está completo e indiviso. Esto puede referirse a un órgano, a un individuo o bien a la conducta de una persona.

integridad profesional *(professional integrity)*
BIOÉT. Grado de identificación de la conducta de un médico con las exigencias éticas de su profesión (ver **atención médica, compromiso profesional**).

integrina *(integrin)*
INMUNOL. f. Familia de glicoproteínas de la membrana celular, heterodímeros de dos subunidades, la cadena alfa y beta. Constituyen receptores de glicoproteínas de la matriz extracelular, entre las que se encuentran fibronectina, C3, LFA-1, etc. Participan en la curación de heridas, migración celular y fagocitosis. Las diferencias en la cadena beta permite dividir a las integrinas en tres categorías: la subfamilia β-1, formada por los antígenos VLA (v.), la subfamilia β-2, formada por LFA-1 (v.), el receptor del complemento 3, y p150,95, y la subfamilia β-3, constituida por la glicoproteína IIb/IIIa y el receptor de la vitronectina.

integumento *(integument)*
ANAT. Ver **piel, tegumento**.

intelección *(intellection)*
PSICOL. f. Acción y efecto de entender, de formar conceptos o juicios, de razonar.

intelecto *(intellect)*
PSICOL. m. Facultad de pensar.

intelectualización *(intellectualization)*
PSICOL. f. Mecanismo de defensa por el que el individuo se enfrenta a conflictos emocionales y a amenazas de origen interno o externo generalizando o implicándose en pensamientos excesivamente abstractos para controlar o minimizar sentimientos que le causan malestar. Corresponde a un nivel defensivo de inhibiciones mentales o de formación de compromisos.

inteligencia *(intelligence)*
ANTROPOL. f. Capacidad de entender, comprender e inventar que permite al hombre su apertura a la realidad, el conocimiento reflexivo, la personalización de la conducta y la invención de la cultura. Este término se emplea para designar entidades distintas y, por ello, si no se le da, como punto de partida, una significación bien definida, surgen malentendidos. Se habla, p. ej., de inteligencia de los animales, de inteligencia humana, de inteligencia artificial, etc. Y aun dentro de la inteligencia humana, según los autores, las opiniones son muy dispares. Es bastante frecuente distinguir dos tipos de inteligencia: práctica y discursiva. La primera es la que permite actuar con eficacia en el medio ambiente, resolviendo las situaciones o problemas corrientes en la «lucha por la vida». Este tipo de inteligencia también es propio de los animales. La inteligencia discursiva es propia del hombre. En ella, en lugar de una actitud utilitaria inmediata, lo característico es una actitud especulativa, que demora la respuesta inmediata, pensando antes de actuar: su campo de operaciones es el espacio mental. Este concepto de inteligencia discursiva es el que está más en consonancia con el concepto tradicional y originario de inteligencia, pues *intellegere* viene de *intus legere,* es decir, de leer en el interior, de penetrar con la mirada mental en lo esencial o sustantivo de las cosas y situaciones. Este tipo de inteligencia es difícil de medir; lo que la psicometría puede valorar son distintos factores o habilidades que intervienen en la actuación de la inteligencia, sobre todo de la inteligencia práctica, pero no de la inteligencia propiamente dicha. ‖ **i. artificial** *(artificial i.)* Dado el enorme desarrollo alcanzado por la cibernética, que según Wiener (introductor de este término) es «la ciencia dedicada al estudio de los métodos de comu-

nicación y control comunes a las máquinas y a los organismos vivos», es explicable que se hable con frecuencia de inteligencia artificial al referirse al modo operacional de los ordenadores. Si inteligencia humana se equipara a cerebro y a su modo de funcionar y este a un ordenador y a su modo de operar, es evidente que hay grandes semejanzas y, por ende, no sería incorrecto hablar de inteligencia artificial. Sin embargo, hay un error inicial o de base, que es tomar como sinónimos cerebro e inteligencia. Como podrá comprobarse (ver **mente-cerebro**), el cerebro no es el que piensa, no es la sede de la inteligencia, si bien es fundamental su integridad para que la actividad intelectual se pueda desarrollar. Teniendo esto en cuenta, no se pueden tomar como equiparables los términos de inteligencia humana e inteligencia artificial; sí que se puede hablar, en cambio, de una cierta semejanza en el modo de funcionar entre cerebro y ordenador.

inteligencia cristalizada (*crystallized intelligence*)
PSICOL. Capacidad para manejar información aprendida (el saber acumulado y las cualidades verbales). Está influenciada por la cultura y la educación y tiende a aumentar con la edad. ‖ **i. fluida** (*fluid i.*) Capacidad para razonar abstractamente, para resolver problemas nuevos. Está influenciada por el desarrollo neurológico y tiende a disminuir al final de la edad adulta. ‖ **i. general** (*general i.*) Ver **factor G de inteligencia**.

intención (*intention*)
BIOÉT. f. Acto de la voluntad por el que una persona apunta a un objetivo (ver **decisión, efectos tolerados**). Para que una actuación sea buena, la intención debe ser buena necesariamente.

intención paradójica (*paradoxical intention*)
PSICOL. Orden que se da a una persona en términos tales que contiene en sí misma una contradicción («sé espontáneo») o que pone al sujeto en una situación angustiante y absurda («si haces esto te castigo y si no lo haces, también»). En psicoterapia fue descrita por V. E. Frankl y se basa en la observación de que la ansiedad se acrecienta si se intenta evitar. El terapeuta prescribe al paciente que se represente las circunstancias más temibles y a menudo inverosímiles que están en el origen de sus aprensiones fóbicas o que incluso intente provocarlas. Así se produce un verdadero trabajo cognitivo que permite al paciente distanciarse de sus propios temores hasta llegar a ridiculizarlos.

intensidad de señal (*signal intensity*)
RADIO. En resonancia magnética, magnitud de la cantidad de energía emitida por un tejido, en forma de ondas de radiofrecuencia, que es detectada por una antena.

intensificador de imagen (*image intensificator*)
RADIO. Aparato que, utilizando la propiedad de fluorescencia de determinadas sustancias químicas y mediante un fotomultiplicador, permite obtener imágenes fluoroscópicas, con bajas dosis de radiación.

interacción (*interaction*)
PSICOL. f. Acción o proceso en el que participan dos o más personas, en el que cada uno influye y es influido por los otros.

intercambiador iónico (*ionic exchanger*)
NEFROL. Sustancias artificiales (resinas aniónicas o catiónicas) capaces de retener o absorber, por medio de intercambio iónico, cantidades equivalentes de aniones o cationes presentes en el medio líquido que las rodea. Ver **resina de intercambio iónico.**

intercambio de cromátides hermanas (*sister chromatid exchange*)
GENÉT. Intercambio de material genético por sobrecruzamiento (v.) entre cromátides hermanas que se produce durante la meiosis o la mitosis.

intercambio gaseoso (*gaseosus exchange*)
FISIOL. Intercambio que tiene lugar en los alveolos pulmonares (respiración externa) y en los tejidos (respiración interna). En los alveolos pulmonares la sangre se oxigena y pierde dióxido de carbono y en los tejidos sucede lo contrario: cede oxígeno y se carga de CO_2.

intercepción (*interception*)
GINECOL. f. Conjunto de métodos empleados para impedir la anidación del óvulo fecundado. Se puede conseguir con la administración de altas dosis de estrógenos y gestágenos o con la colocación de un dispositivo intrauterino que impide la nidación del huevo fecundado. Ambos son métodos abortivos precoces.

intercostal *(intercostal)*
ANAT. adj. Que pertenece o tiene relación con las costillas. Así, los músculos intercostales son los que se encuentran entre las costillas, y los vasos y los nervios intercostales, los que caminan por el espacio intercostal.

intercrítico *(intercritical)*
NEUROL. adj. Relativo o referente al intervalo de tiempo comprendido entre dos crisis. Habitualmente se utiliza el término para referirse al intervalo de tiempo entre dos crisis epilépticas.

interdigital *(interdigital)*
DERMATOL. adj. Espacio anatómico entre los dedos de los pies o de las manos.

interdisciplinariedad *(interdisciplinarity)*
BIOÉT. Ver **responsabilidad compartida, responsabilidad personal en un equipo.**

interfalángico *(interphalangeal)*
ORTOP. adj. Situado entre dos falanges contiguas y adyacentes.

interfase *(interphase)*
GENÉT. f. Periodo del ciclo celular comprendido entre dos divisiones sucesivas. Tiene diferentes acepciones dependiendo del contexto en el que se emplee.

interfase *(interphase)*
ORTOP. f. Tejido conectivo que se puede formar como reacción en las implantaciones protésicas entre los componentes de esta y el hueso o entre el cemento y la prótesis.

interferencia *(interference)*
PSICOL. f. Suceso que perturba la transmisión, recepción o retención de un mensaje. ‖ **i. proactiva** *(proactive i.)* Interferencia que ejercen ciertos aprendizajes previos almacenados en la memoria sobre contenidos nuevos, impidiendo que estos últimos puedan ser retenidos y recordados. ‖ **i. retroactiva** *(retroactive i.)* Interferencia que ejercen ciertos aprendizajes nuevos o recientes sobre aprendizajes anteriores, haciendo que estos últimos se olviden o se evoquen con mayor dificultad.

interferón *(interferon)*
INMUNOL. m. Familia de proteínas de bajo peso molecular sintetizadas por varios tipos celulares, generalmente en respuesta a una infección viral de la propia célula. El principal papel biológico de los interferones radica en su potente y amplia actividad antiviral, en la modulación de la actividad de las células NK (v.) y en la regulación de la división celular. ‖ **i. alfa** *(alpha i.)* Familia de, al menos, catorce glicoproteínas de 189 aminoácidos, sintetizadas fundamentalmente por fagocitos mononucleares. Tienen importantes acciones inmunomoduladoras, entre las que destacan su potente y amplia actividad antiproliferativa, su capacidad para prevenir la replicación viral, su capacidad de estimular las células NK y de inducir la expresión de antígenos del complejo principal de histocompatibilidad de clase I. Se ha empleado en el tratamiento de muy diversos procesos patológicos, entre los que destaca la tricoleucemia, el sarcoma de Kaposi, la leucemia mieloide crónica, el melanoma, el carcinoma renal, la hepatitis crónica y las lesiones relacionadas con el virus del papiloma. ‖ **i. beta** *(beta i.)* Glicoproteína de 187 aminoácidos, sintetizada por fibroblastos y probablemente otros tipos celulares, con importante actividad antiviral. Comparte hasta un 30% de su secuencia de aminoácidos con el interferón alfa. ‖ **i. gama** *(gamma i.)* Glicoproteína sintetizada por linfocitos T activados y células NK, con importantes acciones inmunomoduladoras, antivirales y antiproliferativas. Es un potente activador de los fagocitos mononucleares, aumentando su capacidad de destruir microorganismos intracelulares y células tumorales. Induce la expresión de moléculas del complejo principal de histocompatibilidad de clase II en diversos tipos celulares, facilita la diferenciación de linfocitos T y B, activa a las células NK, a neutrófilos y a células endoteliales. Se ha empleado en el tratamiento de muy diversos procesos patológicos, entre los que destaca la leucemia linfocítica crónica, micosis fungoide, enfermedad de Hodgkin y enfermedades del tejido conectivo.

interictal *(interictal)*
NEUROL. adj. Relativo o referente al intervalo de tiempo comprendido entre dos episodios de presentación aguda o ictal.

interleuquina *(interleukin)*
FISIOL. f. Factor proteico producido por linfocitos, monocitos y otros tipos celulares (citoquinas), como respuesta a un estímulo antigénico y que presenta múltiples funciones biológicas. Se distinguen hasta 15 subtipos.

‖ **i.-1 (IL-1)** *(i.-1)* Citoquina producida por múltiples tipos celulares, entre los que se encuentran los monocitos y macrófagos y las células endoteliales. Se presenta en dos formas, denominadas IL-1α e IL-1β. Ambos polipéptidos ejercen las mismas funciones biológicas y se unen al mismo receptor de membrana celular, pero mientras la IL-1β se secreta al medio extracelular la IL-1α permanece unida a la membrana de la célula que la produce. La acción principal de la IL-1 es proinflamatoria y muy similar a la del TNFα. En el *shock* séptico se produce liberación masiva de ambas citoquinas a la circulación, induciendo fiebre y síntesis de reactantes de fase aguda. Los corticoides y las prostaglandinas inhiben la síntesis de IL-1. ‖ **i.-2 (IL-2)** *(i.-2)* Es una interleuquina producida por los linfocitos T. Su mecanismo de acción consiste en aumentar la capacidad mitógena de los linfocitos T, los NK y células LAK: aumenta la citotoxicidad de las células NK y LAK e induce a la formación de interferón alfa. Utilizado en el tratamiento del melanoma y carcinoma renal. ‖ **i.-3 (IL-3)** *(i.-3)* Citoquina producida por linfocitos T CD4+. Promueve la proliferación de células hematopoyéticas, induciendo la formación de colonias eritroides, mieloides, megacarocíticas y linfoides. También facilita la proliferación de mastocitos y su liberación de histamina. ‖ **i.-4 (IL-4)** *(i.-4)* Citoquina producida principalmente por linfocitos T CD4+, pero también por mastocitos activados. Induce la proliferación de linfocitos B, su síntesis de inmunoglobulinas y el cambio de clase a IgE. Inhibe la diferenciación de linfocitos T CD4+ a la subpoblación helper tipo 1. Su función fisiológica principal es su participación en reacciones alérgicas. ‖ **i.-5 (IL-5)** *(i.-5)* Citoquina producida por linfocitos T CD4+ y mastocitos activados. Facilita la proliferación de linfocitos B y su diferenciación a células productoras de anticuerpos. Por otra parte, induce proliferación y diferenciación de eosinófilos, y activa a los eosinófilos maduros capacitándolos para ejercer su función citotóxica sobre helmintos. Su acción sobre los eosinófilos es su principal función fisiológica. ‖ **i.-6 (IL-6)** *(i.-6)* Citoquina producida por múltiples tipos celulares, entre los que se encuentran las células mononucleares fagocíticas y las células endoteliales. Ejerce una acción proinflamatoria relacionada con la de la IL-1 y TNFα, citoquinas que promueven su síntesis. Actúa fundamentalmente sobre hepatocitos, induciéndolos a producir reactantes de fase aguda. También actúa como un factor diferenciador tardío de linfocitos B. ‖ **i.-7 (IL-7)** *(i.-7)* Citoquina producida por células del estroma de la médula ósea. Estimula la linfopoyesis, interviniendo en la diferenciación de la célula madre de la médula ósea a precursores T y B. ‖ **i.-8 (IL-8)** *(i.-8)* Citoquina producida por macrófagos y células endoteliales. Su acción principal es proinflamatoria. Es un potente factor quimiotáctico de neutrófilos, en los que induce la expresión de integrinas, favoreciendo su adhesión a células endoteliales. ‖ **i.-9 (IL-9)** *(i.- 9)* Citoquina con actividades hematopoyéticas. Se desconoce si tiene algún papel fisiológico en la respuesta inmunitaria, aunque se sabe que estimula el crecimiento de determinados clones de linfocitos T CD4+ pero no de CD8+.‖ **i.-10 (IL-10)** *(i.-10)* Citoquina producida por múltiples tipos celulares. Su función es principalmente inmunosupresora y se realiza por medio de la inhibición de macrófagos, lo cual indirectamente inhibe a la subpoblación T CD4+ helper tipo 1. ‖ **i. 11 (IL-11)** *(i.-11)* Citoquina producida por las células del estroma de la médula ósea. Su función principal es la estimulación de la megacariopoyesis. ‖ **i.-12 (IL-12)** *(i.-12)* Citoquina producida principalmente por monocitos activados. Constituye el activador más potente conocido de células NK. Por otra parte, induce diferenciación de las células T CD4+ a la subpoblación helper tipo 1. Podría tener potencial como agente terapéutico en el tratamiento de tumores e infecciones, especialmente en combinación con la IL-2. ‖ **i.-13 (IL-13)** *(i.- 13)* Citoquina producida por linfocitos T, cuyos efectos biológicos se solapan en gran medida con los de la IL-4. Ambas citoquinas inducen proliferación y diferenciación de linfocitos B, así como cambio de clase a IgE. Sin embargo, la IL-13 es un inductor de IgE menos potente que la IL-4 y no ejerce ninguna acción sobre linfocitos T. Además, es capaz de ejercer un efecto inhibidor sobre los monocitos/macrófagos. ‖ **i.-14 (IL-14)** *(i.-14)* Citoquina producida por células dendríticas foliculares y por células T del centro germinal. Su función principal es estimular la proliferación de linfocitos B. ‖ **i. 15 (IL-15)** *(i.-*

15) Citoquina similar en muchos aspectos a la IL-2: induce proliferación de linfocitos T y generación de linfocitos T citotóxicos. Sin embargo, no es producida por células T sino por monocitos.

interligamentario o **interligamentoso** *(interligamentary or interligamentous)*
ORTOP. adj. Situado entre dos ligamentos.

intermenstrual *(intermenstual)*
GINECOL. adj. Tiempo entre dos periodos menstruales.

interneurona *(interneuron)*
NEUROL. f. Neuronas del sistema nervioso central, habitualmente pequeñas y de axón corto, que interconectan con otras neuronas, pero nunca con receptores sensoriales o fibras musculares.

internuncial *(internuncial)*
ANAT. adj. Se dice de las neuronas que quedan intercaladas entre las sensitivas y las motoras o entre neuronas motoras corticales y motoneuronas espinales.

interoceptor *(interoceptor)*
ANAT. m. Receptor sensitivo situado en el interior del organismo. Unos se encuentran en la pared de las vísceras, otros en los vasos; unos captan la tensión de la pared (tensoceptores) y otros los cambios químicos (quimioceptores). Los receptores que se encuentran en músculos y articulaciones se denominan propioceptores.

interpretación *(interpretation)*
PSICOL. f. En general, explicación del sentido de una conducta, un fenómeno o una situación. Proceso psíquico por el que se analiza y se atribuye un significado a los datos de la experiencia. La interpretación puede realizarse siguiendo principios lógicos, derivados de la experiencia, la analogía o el aprendizaje. Se considera patológica cuando el método para la búsqueda del significado de los datos no responde a ninguno de los principios lógicos mencionados. En psicoterapia, técnica directiva, de intervención verbal durante la entrevista, en la que el terapeuta, partiendo de los aspectos implícitos de los mensajes y conductas del paciente, ofrece a este una forma distinta de concebir un determinado problema o una explicación de sus conductas y actitudes, con el fin de ampliar su autocomprensión. || **i. catastrofista** *(doomwatcher i.)* Tendencia de los pacientes con trastorno de pánico a efectuar interpretaciones negativas asociadas a una inminente catástrofe (ataque al corazón, desmayo, morir, volverse loco, etc.) cuando experimentan sensaciones corporales intensas de tipo hiperventilatorio (taquicardia, sensación de ahogo, palpitaciones, sudoración, etc.). Facilitan la aparición del ataque de pánico. || **i. de los sueños** *(i. of dream)* Técnica de diagnóstico empleada en el psicoanálisis que trata de relacionar los sueños con el contenido de las esferas inconsciente y subconsciente del psiquismo.

intersexualidad *(intersexuality)*
MEDLEGAL. f. Estado de la persona en la que se dan caracteres sexuales masculinos o femeninos.

intersticial *(interstitial)*
RADIO. adj. Que está relacionado con el tejido de sostén de los órganos.

intersticio *(interstitium)*
RADIO. m. Parte de un tejido que tiene la función de sostén y por el cual habitualmente circulan las estructuras vasculares, linfáticas y neurales.

intersticio renal *(interstitium of the kidney)*
NEFROL. Tejido conectivo laxo compuesto por células y matrices extracelulares, que ocupan los espacios entre los túbulos renales, los vasos renales y los linfáticos. Este tejido intersticial es escaso en la corteza y aumenta, tanto en proporción como en importancia, en la médula, sobre todo en las proximidades de las papilas. La matriz extracelular está constituida de proteoglicanos, proteínas, fibras de colágeno e inclusiones lipídicas.

intertransverso *(intertransverse)*
ORTOP. adj. Situado entre la apófisis transversa de las vértebras. m. Músculo intertransverso.

intertriginoso *(intertriginous)*
DERMATOL. adj. Relativo o perteneciente al intértrigo.

intértrigo *(intertrigo)*
DERMATOL. m. Proceso inflamatorio cutáneo en las zonas sometidas a roces, especialmente en los grandes pliegues.

intertrocantéreo *(intertrochanteric)*
ORTOP. adj. Situado entre los dos trocánteres del fémur. || m. Fractura u osteotomía intertrocantérea.

intervalo *(interval, gap)*
RADIO. m. Espacio o tiempo transcurrido entre dos sucesos.

intervalo aniónico *(anion gap)*
ANEST. Diferencia entre las concentraciones séricas de cationes y de aniones, determinada al medir las concentraciones de los cationes de sodio y las correspondientes de los aniones de cloro y de bicarbonato. Es útil para el diagnóstico y posterior tratamiento de las acidosis.

intervalo auriculoventricular *(auriculoventricular interval)*
FISIOL. Tiempo que transcurre entre la sístole auricular y la ventricular (intervalo A-V). || **i. cardioarterial** *(cardioarterious i.)* Tiempo que transcurre entre el latido de la punta y la pulsación arterial. || **i. P-R** *(P-R i.)* Intervalo del electrocardiograma situado entre la iniciación de la onda P (actividad auricular) y el intervalo QRS (actividad ventricular).

intervención *(intervention)*
PSICOL. f. Acción sobre otro que permite iniciar, alterar o inhibir un proceso con intención de promover una mejora, optimización o perfeccionamiento. || **i. directiva** *(directive i.)* Intervención del terapeuta en la que el mensaje está organizado en función de su propio sistema de referencia y no de acuerdo con el sistema de referencia del paciente. El contenido de la intervención descansa sobre las hipótesis que el entrevistador ha elaborado sobre cuáles son los problemas o dificultades del paciente y sobre las percepciones y valoraciones que, de la conducta de este, tiene. || **i. en crisis** *(crisis i.)* Forma de psicoterapia, empleada a menudo en los servicios de urgencias, que subraya la identificación del acontecimiento específico que produjo el trauma emocional y utiliza métodos para neutralizar dicho trauma. || **i. no directiva** *(no directive i.)* Intervención del terapeuta cuyo enunciado se construye en función del sistema de referencia del paciente. Es la más indicada para lograr el establecimiento del *rapport,* en un clima de confianza mutua, y de la fluidez de la comunicación e interacción terapéuticas. || **i. psicológica** *(psychological i.)* Conjunto de actividades y operaciones a través de las que el profesional de la psicología, como agente de cambio, trata de alterar y mejorar el curso de los acontecimientos en los individuos y en la sociedad. El término incluye las intervenciones tradicionales de la psicoterapia y las técnicas de modificación de la conducta.

intervención de Duhamel *(Duhamel's procedure)*
CIRGEN. La intervención más empleada para el tratamiento quirúrgico del megacolon aganglónico (enfermedad de Hirschsprung). Consiste en la extirpación del recto hasta por debajo de la estenosis, que provoca la enfermedad junto con el sigma dilatado, y una anastomosis entre el colon descendente y la cara posterior de la ampolla rectal haciendo descender el colon en la pelvis en posición presacra y por detrás del recto. Ver **aganglionosis, enfermedad de Hirschsprung.** || **i. de Friederich** *(Friederich's p.)* Procedimiento quirúrgico consistente en la extirpación de los bordes cutáneos dañados de una herida traumática, hasta dejar piel sana en los bordes de la herida, para facilitar la cicatrización. A veces, se describe como refrescamiento de los bordes de piel. Ver **herida, traumatismo.** || **i. de Hartmann** *(Hartmann's p.)* Procedimiento quirúrgico consistente en la resección de recto o sigma, dejando el recto remanente cerrado, ciego y sin tránsito digestivo, y haciendo una colostomía terminal en la fosa ilíaca izquierda para la defecación. Las indicaciones más frecuentes son la intervención urgente por diverticulitis aguda de sigma o los tumores de recto y sigma cuando se intervienen de urgencia por obstrucción del colon. La razón fundamental de esta intervención suele ser el riesgo alto de dehiscencia de sutura en las intervenciones urgentes sobre colon lleno de heces o inflamado. Por esa razón, la colostomía suele ser temporal y en una segunda intervención electiva se puede quitar la ostomía y reconstruir el tránsito fecal de nuevo, de modo que la defecación se produzca a través del ano. Ver **colectomía, colostomía diverticulitis, obstrucción intestinal.** || **i. de Kaplan** *(Kaplan's p.)* Operación abdominal de estadiaje del linfoma (sobre todo del linfoma de Hodgkin), consistente en hacer una esplenectomía total, biopsiar ambos lóbulos del hígado y biopsiar adenopatías macroscópicas intrabdominales. La razón fundamental es conocer más exactamente la extensión de la enfermedad cuando un grado más avanzado del linfoma haría

cambiar el tratamiento de radioterapia a quimioterapia. Por eso cada vez se practica con menos frecuencia, dado que se puede estadiar el abdomen sin laparotomía y algunos subtipos de linfoma, por su mayor agresividad, son tratados de todos modos con quimioterapia. Ver **bazo, biopsia, estadiaje, linfoma.** ‖ **i. de Kasai** *(Kasai's p.)* Portoenterostomía: operación para el tratamiento de la atresia biliar de los niños. Consiste en la anastomosis de un asa yeyunal al tejido fibroso de la placa hiliar del hígado (portoenterostomía). Aunque en los niños con atresia biliar no existe ningún conducto biliar macroscópico que pueda anastomosarse al intestino, en un porcentaje de niños con esta enfermedad la portoenterostomía permite algo de flujo biliar microscópico hasta el intestino, de modo que se evita la evolución hacia la cirrosis hepática o la insuficiencia hepática colostática en estos pacientes, que frecuentemente precisan trasplante de hígado como único tratamiento posible. Ver **atresia biliar, derivación biliar.** ‖ **i. de Ladd** *(Ladd's p.)* Intervención diseñada para el tratamiento de la malrotación completa del colon, que consiste en la sección de las bandas de Ladd, la fijación del colon derecho al izquierdo mediante puntos de sutura y normalmente apendicectomía. La intervención busca tratar la complicación de las bandas de Ladd (obstrucción duodenal o intestinal) y prevenir las complicaciones de la malposición del colon, en la que el colon derecho está en el centro del abdomen y es completamente intraperitoneal, sin fijación al retroperitoneo (volvuloileocólico y apendicitis aguda fuera de la fosa ilíaca derecha). Ver **malrotación intestinal, obstrucción intestinal, vólvulo.** ‖ **i. de Massou** *(Massou's p.).* Ver **gastropatía vertical anillada.** ‖ **i. de Miles** *(Miles' p.)* Amputación abdominoperineal. Intervención consistente en la extirpación del recto y del ano por vía abdominal y perineal. Ver **colostomía terminal.** ‖ **i. de Puestow** *(Puestow's p.)* Operación diseñada para el tratamiento quirúrgico de la pancreatitis crónica obstructiva, en la que se produce una dilatación del conducto de Wirsung y sus ramas en el cuerpo y cola del páncreas, por obstrucción de su drenaje en la cabeza de páncreas, lo cual es el mecanismo patogénico de la más frecuente manifestación de la pancreatitis crónica: el dolor. El procedimiento quirúrgico consiste en abrir el páncreas en canal longitudinalmente a lo largo del conducto pancreático principal, extraer los cálculos que contenga, seccionar las estenosis que pueda haber en la cabeza del páncreas y anastomosar longitudinalmente el yeyuno al páncreas de forma laterolateral (pancreatoyeyunostomía laterolateral) con montaje en Y de Roux. De esta forma se desobstruye el conducto pancreático al drenarlo directamente al intestino. Ver **pancreatitis crónica, pancreatitis crónica obstructiva, pancreatoyeyunostomía.** ‖ **i. de Sugiura** *(Sugiura's p.)* Una de las intervenciones que se pueden emplear para el tratamiento de las varices esofágicas y gástricas sangrantes en pacientes con hipertensión portal. A diferencia de las derivaciones de las venas del sistema portal, no es una intervención que descomprima la hiperpresión del sistema portal, sino que simplemente secciona las venas colaterales que causan la hemorragia. Aunque esta técnica ha tenido diversas modificaciones, normalmente requiere una disección transhiatal de unos 10 cm de esófago con sección de sus arterias y venas, esplenectomía, devascularización de todas las arterias y venas de la mitad proximal de las curvaduras mayor y menor del estómago, gastrotomía con sección y reanastomosis mecánica del esófago abdominal y piloroplastia. Ver **hipertensión portal, sutura mecánica, variz esofágica.** ‖ **i. de Warren** *(Warren's p.)* Derivación esplenorrenal distal. Derivación parcial para el tratamiento de la hemorragia por varices esofágicas o gástricas en situaciones de hipertensión portal. La técnica consiste en disecar la vena esplénica debajo del páncreas, seccionarla en su entrada en la vena porta y anastomosarla de forma terminolateral a la vena renal izquierda, que se encuentra inmediatamente debajo. Es una derivación eficaz para el control de las varices y con baja incidencia de encefalopatía hepática. Ver **hipertensión portal, variz esofágica.** ‖ **i. de Whipple** *(Whipple's p.)* Duodenopancreatectomía cefálica. Operación consistente en la extirpación del duodeno, la cabeza del páncreas y el antro gástrico. Es una intervención de gran dificultad técnica y alta morbilidad, que se realiza fundamentalmente para el tratamiento de tumores de la cabeza del páncreas, del duodeno, de la ampolla de Vater o del colédoco distal. En los últimos años se ha introducido una modificación técnica (de Traverso-Longmire) consistente en no hacer antrectomía, de modo que la operación se denomina duodenopancreatectomía cefálica con preservación pilórica: ordinariamente tiene igual resultado oncológico, pero disminuye las complicaciones relacionadas con la gastrectomía. Ver **fístula biliar, fístula pancreática, pancreatectomía.**

intervención de Senning *(Senning's procedure)*
CARDIOL. Intervención quirúrgica para la corrección fisiológica de la transposición de las grandes arterias (v.) que consiste en la derivación del flujo venoso pulmonar a la válvula tricúspide y al ventrículo derecho mediante un parche de seno coronario, y la derivación del retorno venoso sistémico al ventrículo izquierdo mediante un parche de pared libre auricular.

intervencionista *(interventional)*
RADIO. Ver **radiología.**

intervertebral *(intervertebral)*
ANAT. adj. Se dice de varios elementos que tienen que ver con las vértebras.

intestino *(intestine)*
ANAT. m. Porción del tubo digestivo comprendida entre el orificio pilórico del estómago y el orificio anal. Se divide en intestino delgado e intestino grueso. El delgado comprende el duodeno, yeyuno e íleon; y el grueso, el ciego, colon, recto y conducto anal. En el intestino se completa la digestión de los alimentos y se absorben los productos útiles de la digestión. || **i. anterior** *(foregut i.)* Tramo intestinal que va desde la faringe hasta la parte media del intestino delgado. || **i. delgado** *(small i.)* La porción del tubo intestinal comprendida entre el píloro y el ciego. Se divide en duodeno, yeyuno e íleon. || **i. grueso** *(large i.)* Porción del tubo intestinal que comprende el ciego, el colon y el recto. || **i. medio** *(midgut i.)* Parte del tubo intestinal que queda frente al saco vitelino. || **i. posterior** *(hindgut i.)* La porción de intestino embrionario que queda caudal a la apertura del conducto vitelino. Desemboca en la cloaca.

íntima *(intima)*
ANAT. f. Se dice de la capa más profunda de la pared vascular.

intimidad *(privacy)*
BIOÉT. f. Conjunto de facetas incomunicables de la persona (v.) que establecen su diferenciación no biológica de las demás. Es la raíz de la obligación del secreto profesional del médico (ver **secreto médico**), pues el enfermo está muchas veces obligado a desvelar sus peculiaridades íntimas con vistas al diagnóstico y tratamiento.

intolerancia *(intolerance)*
ANAT. f. Incapacidad de absorber o metabolizar determinados productos, que se acompaña a reacciones intensas.

intolerancia a la fructosa *(fructose intolerance)*
FISIOL. Trastorno de origen genético, de herencia autosómica recesiva. Se manifiesta en los lactantes cuando se les incorpora fructosa a la dieta. Se caracteriza por hipoglucemia, anorexia, vómitos y aversión a los alimentos que contienen fructosa. La causa estriba en la deficiente actividad de la aldolasa de la fructosa-1-fosfato. || **i. a la lactosa** *(lactose i.)* Trastorno en la digestión de la lactosa, debido a la ausencia o déficit de lactasa, lleva como consecuencia vómitos, diarrea, flatulencia y dolor abdominal. Es más frecuente en las personas de raza negra que en los de raza blanca. Hay una forma congénita, autosómica recesiva.

intolerancia a la glucosa *(glucose intolerance)*
ENDOCRINOL. Término que se emplea para describir los trastornos del metabolismo de los glúcidos que conllevan alteraciones en el metabolismo hidrocarbonado, incluyendo la diabetes mellitus y la intolerancia hidrocarbonada. Esta última situación se encuentra entre la tolerancia hidrocarbonada normal y la diabetes mellitus, basándose el diagnóstico en la objetivación de un nivel de glucemia entre 140 y 200 mg% a las dos horas de administrar una sobrecarga oral de glucosa de 75 gramos.

intolerancia al acetato *(acetate intolerance)*
NEFROL. Episodios de hipotensión que experimentan algunos pacientes (10%), con insuficiencia renal crónica terminal, en el programa de hemodiálisis por el uso de la solución de diálisis con acetato. Está relacionado con niveles plasmáticos elevados de acetato que, tras convertirse en adenosina, causa vasodilatación e inestabilidad hemodinámica con hipotensión, náuseas, vómitos y fatiga. Es más frecuente en mujeres, ancianos, pacientes

desnutridos con poca masa muscular, diabéticos, etc.; la mayoría de los enfermos mejoran cuando se sustituye el acetato de la solución de diálisis por bicarbonato.

intolerancia hidrocarbonada *(impaired glucose tolerance)*
ENDOCRINOL. Alteración en el metabolismo hidrocarbonado que constituye un estado intermedio entre la normalidad y la diabetes mellitus. Se caracteriza por presentar una cifra de glucemia de entre 140 y 200 mg%, dos horas después de administrar una sobrecarga oral de 75 g de glucosa. Puede progresar hacia la diabetes mellitus.

intoxicación *(intoxication)*
FARM. f. Envenenamiento producido por la ingestión o absorción, sobre todo de forma continuada, de una sustancia tóxica.

intoxicación por alimentos *(food poisoning)*
PEDIAT. Envenenamiento producido por la ingestión de alimentos en malas condiciones, bien porque contienen gérmenes patógenos (p. ej., salmonelas) o toxinas producidas por ellos (p. ej., el botulismo), o porque contienen de por sí venenos (p. ej., la amanita faloide).

intoxicación por aluminio *(aluminum intoxication)*
NEFROL. Envenenamiento condicionado por la aparición de una anemia microcítica e hipocrómica provocada al competir el aluminio con el hierro, tanto por la unión a la proteína transportadora plasmática (transferrina) como en la incorporación a la síntesis del grupo Heme. Es muy frecuente en los pacientes en tratamiento de diálisis y puede condicionar también un síndrome neurológico, miopatía y enfermedad ósea. Puede ser aguda (obnubilación, coma, convulsiones) o crónica (encefalopatía dialítica). Las manifestaciones óseas se caracterizan por dolores, debilidad muscular proximal y fracturas óseas espontáneas. Se trata suspendiendo la medicación que contenga aluminio y con quelantes del aluminio (desferroxamina).

intraarterial *(intra-arterial)*
CARDIOL. adj. Que está localizado dentro de una arteria.

intraarticular *(intra-articular)*
ORTOP. adj. Que está situado o que ocurre dentro de una articulación; p. ej., menisco intraarticular.

intraauricular *(intra-atrial)*
CARDIOL. adj. Que está situado dentro de una de las aurículas.

intracapsular *(intracapsular)*
ORTOP. adj. Que está situado o que ocurre dentro de una cápsula.

intracardiaco *(intracardiac)*
CARDIOL. adj. Que está situado o que ocurre dentro de las cámaras cardiacas.

intracutáneo *(intracutaneous)*
DERMATOL. adj. Que está situado en el espesor de la piel.

intradérmico *(intradermal)*
DERMATOL. Ver **intracutáneo.**

intraepidérmico *(intra-epidermal)*
DERMATOL. adj. Que penetra en la estructura epidérmica (término histológico).

intralesional *(intralesional)*
ONCOL. adj. Se dice de la vía de administración de fármacos por la cual estos son introducidos directamente dentro del tumor.

intramedular *(intraspinal)*
NEUROL. adj. Que está en el interior de la médula espinal.

intramuscular *(intramuscular)*
ORTOP. adj. Que está dentro de la masa del músculo. ‖ Se dice de las inyecciones aplicadas profundamente dentro del tejido muscular.

intranatal *(intranatal)*
GINECOL. adj. Se dice del acontecimiento que ocurre durante el parto.

intraovular *(intraovular)*
GINECOL. adj. Se dice de la sustancia que se guarda dentro del saco amniótico o en las cubiertas embrionarias. También se refiere a las maniobras quirúrgicas que pueden hacerse dentro de la cavidad amniótica.

intraparenquimatoso *(intraparenchimatous)*
NEUROL. adj. Que está en el interior del parénquima de un órgano.

intraparto *(in-partum)*
GINECOL. adj. Que ocurre durante el parto.

intrapélvico *(intrapelvic)*
ORTOP. adj. Que está situado o que ocurre dentro de la pelvis.

intrapericárdico *(intrapericardic)*
ONCOL. adj. Que está localizado en el interior del pericardio. ‖ Se dice de la vía de administración de fármacos por la cual estos son introducidos en el interior de la cavidad pericárdica.

intraperitoneal *(intraperitoneal)*
ONCOL. adj. Que está localizado en el interior de la cavidad peritoneal. ‖ Se dice de la vía de administración de fármacos por la cual estos son introducidos directamente dentro de la cavidad peritoneal.

intrapleural *(intrapleural)*
ONCOL. adj. Que está localizado en el interior de la pleura. ‖ Se dice de la vía de administración de fármacos por la cual estos son introducidos directamente dentro de la cavidad pleural.

intrapsíquico *(intrapsychic)*
PSICOL. adj. Se dice del proceso que ocurre en la psique. Generalmente se refiere al conflicto surgido entre dos tendencias opuestas dentro de uno mismo.

intrarraquídeo *(intrarachidian)*
ORTOP. adj. Que está situado o que ocurre dentro del canal vertebral. Intraespinal.

intratecal *(intrathecal)*
ONCOL. adj. Que está localizado en las meninges. ‖ Se dice de la vía de administración de fármacos por la cual estos son introducidos directamente en el espacio subaracnoideo.

intrauterino *(intrauterin)*
GINECOL. adj. Que se encuentra en el interior de la cavidad uterina o matriz.

intravenoso *(intravenous)*
ONCOL. adj. Se dice de la vía de administración de fármacos por la cual estos son introducidos en el interior de una vena.

intraventricular *(intraventricular)*
CARDIOL. adj. Que está localizado dentro de un ventrículo, generalmente cerebral o cardiaco.

intravesical *(intravesical)*
ONCOL. adj. Que está localizado en el interior de la vejiga urinaria. ‖ Se dice de la vía de administración de fármacos por la cual estos son introducidos directamente en el interior de la vejiga.

intrínseco *(intrinsic)*
ORTOP. adj. Íntimo, esencial y exclusivo de una parte u órgano, musculatura intrínseca. ‖ Lo que no sobrepasa un determinado segmento o parte del miembro. ‖ Se dice de lo que está situado totalmente dentro de una parte o que pertenece exclusivamente a ella.

intrón *(intron)*
GENÉT. m. Secuencia no codificante de un gen, que aunque es inicialmente transcrito a ARN mensajero, se pierde durante el proceso de ensamblaje, y, por tanto, no está presente en el ARN mensajero maduro.

introspección *(introspection)*
PSICOL. f. Mirada interior por medio de la cual un sujeto puede conocer y analizar sus propios actos psíquicos. Estudio y observación de los fenómenos conscientes por medio de la propia conciencia.

introversión *(introversion)*
PSICOL. f. Rasgo que define un tipo de personalidad, descrito por Jung, que se caracteriza por hacer de sí mismo (de su vida, de sus sentimientos y emociones) el principal objeto de su atención y estudio. Coloca como fuente de su acción a los elementos que se le presentan como subjetivos, lo que muchas veces le puede impedir una correspondencia con lo objetivo. Presenta, además, poco interés hacia el mundo exterior y demuestra preferencia por la reflexión frente a la actividad. Para Eysenk es, junto al neuroticismo y el psicoticismo, una de las dimensiones en las que se basa la personalidad, designando con este nombre uno de los polos del rasgo introversión-extroversión. Según él, la persona introvertida se caracteriza por la tendencia al dominio de la reflexión interior y solitaria y el repliegue sobre sí mismo.

introyección *(introjection)*
PSICOL. f. Término de la teoría psicoanalítica introducido por S. Ferenczi para designar el proceso psíquico por el que una persona se atribuye características de otros objetos o personas a los que ama, admira, odia o teme, como mecanismo de defensa frente a la angustia del conocimiento consciente de impulsos hostiles intolerables. Constituye el proceso básico de la identificación y se utiliza frecuentemente por oposición al término proyección.

intrusismo profesional (*professional intrusism*)

BIOÉT. Actuación como profesional médico de una persona que no está titulada para ejercer la medicina. Se encuentra explícitamente penado por las leyes civiles. No es intrusismo la actuación que, aunque pretenda curar, no se realiza por un individuo que pretenda hacerse pasar por médico (p. ej., los curanderos) y por la que no se perciben emolumentos (p. ej., la venta de hierbas). En algunos países, este tipo de actividad está financiada por la Seguridad Social (ver **medicina alternativa**). || **i. profesional y ética** (*professional i. and ethics*) La ignorancia que puede tener un profano de muchos temas médicos básicos convierte en una imprudencia temeraria el intrusismo profesional. Ello no obsta a que, para padecimientos crónicos leves (jaquecas, reumatismo, etc.), previamente diagnosticados por un médico, se puedan recomendar preparados de hierbas de eficacia transmitida por tradición popular o por experiencia del curandero.

intubación (*intubation*)

ANEST. f. Acción de introducir un tubo. La más frecuente en medicina es la intubación endotraqueal. || **i. endotraqueal** (*endotracheal i.*) Colocación de un tubo a través de la cavidad oral o nasal cuyo extremo distal se sitúa en el interior de la tráquea. Las indicaciones más frecuentes incluyen protección y mantenimiento de la vía aérea permeable, así como permitir el empleo de ventilación mecánica. Los tubos utilizados con más frecuencia están elaborados con policloruro de vinilo (PVC) y pueden disponer de un balon distal para facilitar el sellado de la tráquea.

intubar (*to intubate*)

ANATPATOL. tr. Cateterizar o introducir un tubo en un órgano o parte del cuerpo.

intuición (*intuition*)

PSICOL. f. Conocimiento directo, inmediato (sin elementos mediadores, como inferencias o deducciones) y cierto (adecuado), de un objeto o fenómeno real concreto, o de ideas, relaciones, valores, etc. || **i. delirante** (*delirious i.*) Idea delirante primaria, fenomenológicamente indistinguible de cualquier idea que tengamos. El contenido de estas ideas delirantes suele ser autorreferencial y, por lo general, de gran importancia para el paciente.

intususcepción (*intussusception*)

ANATPATOL. f. Penetración de un segmento del tubo digestivo en otro, generalmente situado por debajo. Puede causar obstrucción y estrangulación del intestino.

inulina (*inulin*)

FISIOL. f. Polisacárido vegetal (se encuentra en el rizoma de algunas plantas) que, al no ser desdoblado por los fermentos digestivos del hombre y eliminarse por la orina, se utiliza como prueba para determinar la función rural.

inundación (*flooding*)

PSICOL. f. Técnica de modificación de la conducta que se utiliza en psicología y que consiste en la confrontación directa y/o prolongada a los estímulos evocadores de miedos, fobias o reacciones obsesivas. Fundamenta la intervención terapéutica en el principio básico de que hasta las imágenes más temidas pierden su eficacia con el tiempo y la repetición.

invaginación (*invagination*)

ANAT. f. Formación sacular en la pared de un conducto o una cavidad.

invaginación intestinal (*intestinal intussusception*)

CIRGEN. Obstrucción intestinal mecánica producida por el telescopaje de un asa del intestino delgado o grueso en la siguiente. Es una patología relativamente frecuente en los niños pequeños, en quienes se produce de forma espontánea, sin lesión intestinal desencadenante. En cambio, en adultos es más rara y siem-

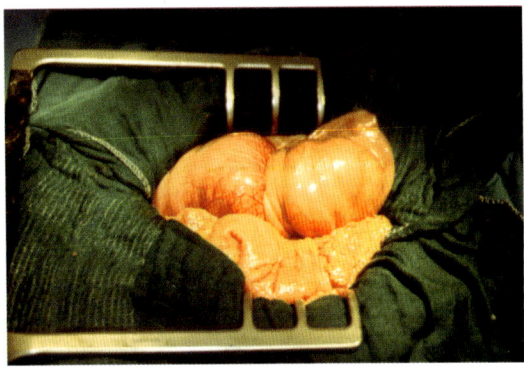

invaginación intestinal. Hallazgo de laparotomía en una obstrucción intestinal. La causa es una metástasis yeyunal de melanoma, que produce la obstrucción por avance de un asa intestinal sobre la siguiente

pre se origina sobre una lesión intestinal, que actúa como cabeza que facilita la invaginación (p. ej., pólipos, tumores benignos y malignos de la pared intestinal, metástasis, etc.). En los niños suele suceder en el intestino delgado y en los adultos es más frecuente la invaginación del íleon en el colon ascendente. Ver **obstrucción intestinal**.

invasivo *(invasive)*
RADIO. adj. Que tiene la capacidad de introducirse en el organismo. ‖ Se dice del procedimiento que se realiza mediante la introducción de aparatos o sondas en el organismo por accesos no naturales.

inventario de personalidad *(personality inventory)*
PSICOL. Conjunto de ítems reagrupados en escalas destinadas a evaluar rasgos de la personalidad de un individuo. Sinónimo de cuestionario. ‖ **i. de personalidad multifásico de Minnesota (MMPI)** *(Minnesota multiphasic personality inventory (MMPI))* Inventario de personalidad de administración grupal o individual que valora la estructura y la clasificación diagnóstica de la personalidad del adolescente y del adulto. Obtiene un perfil de personalidad que refleja nueve dimensiones de la misma y un diagnóstico basado en predicción actuarial. Es el más investigado y el de mayor utilización clínica de todos los tests de personalidad.

inversión *(inversion)*
GENÉT. f. Anomalía estructural de los cromosomas por la que un segmento invierte su posición respecto a la disposición normal. Puede ser pericéntrica (cuando los puntos de ruptura están separados por el centrómero) o paracéntrica (si ambos puntos de ruptura están al mismo lado del centrómero).

inversión uterina *(uterine inversion)*
GINECOL. Invaginación del útero de tal forma que la cara interna se convierte al descender en externa, saliendo el fondo del útero a través de la vagina e incluso fuera de los genitales externos.

investigación *(research)*
ANAT. f. Indagación sistemática y con rigor científico en cualquiera de las áreas del conocimiento, con el fin de alcanzar nuevos datos o completar los ya obtenidos. En el campo médico se suele distinguir la investigación básica, que es la que desarrollan disciplinas como la anatomía, bioquímica, farmacología, fisiología y microbiología, y la investigación clínica, más directamente relacionada con los enfermos.

investigación científica *(scientific investigation)*
BIOÉT. Proceso que intenta conseguir una descripción de la naturaleza por medio de la invención de hipótesis explicativas y de su posterior comprobación a través de la observación o la experimentación (observación en condiciones controladas). ‖ **i. científica en animales** *(i. in animals)* Ver **animales de experimentación**. ‖ **i. científica en bioética** *(i. in bioethics)* Ver **ética empírica, fundamentación de la bioética**. ‖ **i. científica y ética** *(scientific i. and ethics)* Hipótesis explicativa de la que parte la investigación, debe ser coherente y consistir en hechos previamente comprobados; el diseño del experimento tiene que ser eficaz en la comprobación de la hipótesis y debe realizarse el menos costoso, tanto desde el punto de vista económico (ver **costo de la medicina**) como del sufrimiento humano y animal. Ver **animales de experimentación, investigación clínica**. ‖ **i. clínica** *(clinical i.)* Experimentación realizada para averiguar la eficacia de un nuevo procedimiento diagnóstico o terapéutico que se lleva a cabo sobre enfermos que acceden a probarlo. Ver **comités de ética de investigación, consentimiento informado, ensayo clínico**. ‖ **i. clínica en el tercer mundo** *(clinical i. in the third world)* Investigación llevada a cabo en países con menor nivel de desarrollo, donde se suelen realizar fácilmente sin necesidad de cumplir todos los requisitos éticos necesarios (consentimiento informado, velar por la integridad de los sujetos de experimentación). ‖ **i. clínica y ética** *(clinical i. and ethics)* Debe llevarse a cabo para poder mejorar el acervo de conocimientos médicos y poder ayudar mejor a los enfermos después de evaluar si es realmente necesaria para adquirir el conocimiento que se busca. Es preciso realizarla con un cálculo previo del número de sujetos que deben participar para evitar falsos positivos, falsos negativos o trabajo y molestias innecesarios a los voluntarios que exceden del número realmente necesario. ‖ **i. como negocio** *(for profit i.)* Ver **industria**

farmacéutica. ‖ **i. empírica en ética médica** *(empiric i. in medical ethics)* Ver **ética empírica**. ‖ **i. en niños** *(i. in children)* Ver **consentimiento informado, debilidad, investigación clínica, respeto**. ‖ **i. en prisioneros** *(i. in prisoners)* Ver **consentimiento informado, debilidad, ética médica en situaciones de guerra, investigación clínica, respeto**. ‖ **i. no terapéutica** *(non therapeutic i.)* Investigación científica sobre seres humanos que no reporta beneficios terapéuticos a la persona sobre la que se investiga. Es necesaria en diversas situaciones, como puede ser los ensayos de medicamentos en fase I. ‖ **i. no terapéutica y ética** *(non therapeutic i. and ethics)* Debe realizarse siempre con personas voluntarias (ver **consentimiento informado**) y evitar que la pequeña remuneración que compensa el cese de ingresos durante el experimento atraiga a quienes están económicamente apurados (estudiantes de medicina, residentes) a estos experimentos. ‖ **i. sobre embriones** *(i. in embryos)* Ver **debilidad, investigación clínica, respeto**. ‖ **i. terapéutica** *(therapeutic i.)* Ver **investigación clínica**.

involución *(involution)*
PSICOL. f. Término que tiene significados muy distintos según el contexto en el que se emplee. En anatomía se refiere a la transformación regresiva de un órgano u organismo debida a un proceso fisiológico degenerativo, como el envejecimiento, cuyo origen se centra en alteraciones metabólicas y endocrinas. En psicología, sin embargo, la involución representa una fase posterior a la madurez y se caracteriza por un declive mental y físico según avanza la edad. Puede presentarse en ocasiones de forma acelerada o prematura como consecuencia de una enfermedad: alcoholismo, demencia presenil, algunas formas de esquizofrenia, etc.

involución uterina *(uterine involution)*
GINECOL. Modificaciones que se producen en el útero después del parto y que hacen que este vuelva al tamaño normal que tenía antes del embarazo.

iodado *(iodate)*
RADIO. adj. Que contiene iodo.

ioderma *(ioderma)*
DERMATOL. m. Erupción cutánea producida por iodo o compuestos iodados.

iodo *(iodine)*
ENDOCRINOL. m. Elemento químico halógeno no metálico y sólido, de símbolo químico I, con número atómico 53 y masa molar atómica 126,9, que forma parte de la familia de los halógenos, y es de color gris negruzco, con brillo metálico. Es un oligoelemento fundamental en la síntesis de las hormonas tiroideas. Se emplea terapéuticamente como antiséptico en forma de tintura iodada. Su isótopo radiactivo, I^{131}, se utiliza en el tratamiento del hipertiroidismo y de los carcinomas diferenciados de tiroides. Se utiliza como base importante de los medios de contraste. También se llama yodo. ‖ **i. radiactivo** *(radiactive i.)* Isótopo radiactivo de iodo que se utiliza para el tratamiento del hipertiroidismo y de los carcinomas diferenciados de tiroides. Puede emplearse con fines diagnósticos para la realización de gammagrafías tiroideas y de rastreos isotópicos en el control del tratamiento del carcinoma de tiroides. La forma más empleada es el I^{131}.

iodocolesterol *(iodocholesterol)*
ENDOCRINOL. m. Isótopo que se emplea con fines diagnósticos para la realización de gammagrafías suprarrenales al ser captado e incorporado a la esteroidogénesis que tiene lugar en las capas de la corteza adrenal.

iodotironinas *(iodothyronines)*
ENDOCRINOL. f. pl. Grupo de moléculas al que pertenecen las hormonas tiroideas triiodotironina y tetraiodotironina, que proviene del acoplamiento de iodotirosinas que se produce en el tireocito.

iodotirosinas *(iodotyrosines)*
ENDOCRINOL. f. pl. Moléculas resultantes del acoplamiento de uno o varios átomos de iodo al aminoácido tirosina. Constituyen un componente básico de la síntesis de hormonas tiroideas.

ion *(ion)*
MEDNUCL. m. Átomo cargado eléctricamente por exceso o defecto de electrones.

ion amonio *(ion ammonium)*
BIOQUÍM. Catión (NH^{4+}) que no aparece en forma libre, pero que forma sales o compuestos análogos a los de los metales alcalinos. Sus sales son estimulantes cardiacos y respiratorios.

iónico *(ionic)*
RADIO. adj. Que contiene iones.

ionización *(ionization)*
RATIO. Ver **fenómeno de ionización**.

ipodato sódico *(sodium ipodate)*
ENDOCRINOL. Contraste iodado que se emplea para la realización de colecistografías orales, que posee un intenso efecto bloqueante de la desiodasa que convierte la tiroxina en triiodotironina. Puede utilizarse desde el punto de vista terapéutico en el tratamiento de la crisis tireotóxica.

ipsilateral *(ipsilateral)*
ANAT. adj. Perteneciente o que camina por el mismo lado del cuerpo.

irbesartan *(ibersantan)*
FARMCLÍN. m. Antagonista de la angiotensina II, utilizado en el tratamiento de la hipertensión arterial.

iridectomía *(iridectomy)*
OFTALMOL. f. Excisión quirúrgica de un fragmento de la raíz del iris. ‖ **i. en sector** *(sector i.)* Aquella que se practica desde la raíz del iris hasta el borde pupilar.

iridencleisis *(iridencleisis)*
OFTALMOL. f. Intervención quirúrgica utilizada en la cirugía del glaucoma en la que se practica un corte radial en el iris, tras el que uno de los pilares obtenidos se repone en la cámara anterior y el otro se incarcera en la incisión corneoescleral. Esta incarceración intencional del iris en la incisión tiene por objeto evitar la cicatrización escleral completa. Debido a las potenciales complicaciones, esta técnica está en desuso.

iridociclitis *(iridocyclitis)*
OFTALMOL. f. Inflamación del iris y del cuerpo ciliar. Ver **uveítis anterior**. ‖ **i. heterocrómica de Fuchs** *(Fuchs' heterochromic i.)* Ver **ciclitis heterocrómica**.

iridodiálisis *(iridodyalisis)*
OFTALMOL. f. Desinserción traumática o quirúrgica de la raíz del iris.

iridodonesis *(iridodonesis)*
OFTALMOL. f. Movimiento anormal del iris a modo de temblor que aparece como consecuencia de la falta de soporte tras la extracción quirúrgica o luxación del cristalino.

iridología *(iridology)*
BIOÉT. f. Medicina alternativa (v.) que pretende realizar el diagnóstico de las enfermedades mediante la observación de las alteraciones que estas producen en la coloración y apariencia del iris. Fotografías de iris de enfermos, previamente diagnosticados por medios usuales, han sido interpretadas contradictoriamente por distintos iridólogos, por lo que cabe la seria sospecha de que esta medicina alternativa carece de fundamento y utilidad.

irinotecan *(CPT-11)*
ONCOL. m. Fármaco antitumoral que pertenece a la familia de citostáticos llamada inhibidores de la hopoisomerasa. Activo en tumores de colon y de pulmón.

iris *(iris)*
ANAT. m. Parte anterior de la capa vascular del ojo (coroides). Presenta en su centro un orificio, la pupila (que puede cambiar de diámetro según la intensidad de la luz). Por su parte periférica, el iris se continúa con el cuerpo ciliar. El color del iris oscila entre el azul pálido y el negro, dependiendo del grado de pigmentación del individuo.

iris bombé *(iris bombe)*
OFTALMOL. Protusión anterior del iris provocada por el acúmulo de humor acuoso en la cámara posterior del ojo que se produce por la presencia de sinequias entre el borde pupilar y la cara anterior del cristalino, lo que impide su flujo normal.

irradiación *(irradiation)*
RADIO. f. Exposición a la radiación.

irradiación corporal total *(total body irradiation)*
NEFROL. Técnica utilizada a finales de la década de los años cincuenta e inicio de los sesenta en París y Boston como inmunosupresión en trasplante alogénico humano, con muy malos resultados. Posteriormente se utilizó (como variante) la irradiación linfoide total para el tratamiento del cáncer (Hodgkin), irradiando los ganglios del cuello-axila-mediastino y aórticos-ilíacos-pélvicos. Se comprobó que producía una depresión severa del sistema inmunitario y se reinició su empleo como inmunosupresor en los años setenta (a dosis variable, asociado o no corticoides, azatioprina, suero antilinfocitario y/o ciclosporina), pero

se abandonó posteriormente con algunas raras excepciones. En algunos pacientes, puede producir un estado de inmunotolerancia. || **i. local del injerto** *(local graft i.)* Técnica en desuso utilizada para el tratamiento de los episodios de rechazo agudo en el trasplante renal en los que hay un infiltrado del injerto por linfocitos y linfoblastos que tratan de destruirlo. Tiene un efecto antiinflamatorio, pero también es directamente tóxico para el injerto.

irradiado *(irradiated)*
RADIO. adj. Que ha estado expuesto a la acción de las radiaciones.

irreal *(dereistic)*
PSICOL. adj. Se dice de la actividad mental que no concuerda con la realidad, la lógica o la experiencia.

irreductible *(irreductible)*
ORTOP. adj. Que no es susceptible de ser reducido o de llevarse al lugar que antes ocupaba. || Se dice de algunas luxaciones, fracturas, hernias, etc.

irrigación *(irrigation)*
ANAT. f. Paso de un líquido por un tubo. En medicina este término se utiliza para dos acciones que, aunque parten de un mismo hecho, tienen una finalidad distinta. En un caso la irrigación se utiliza para el lavado de una cavidad del cuerpo; en otro, se refiere al paso de la sangre por los vasos para llegar a todos los tejidos del cuerpo.

irrigación vaginal *(vaginal irrigation)*
GINECOL. Lavado de la cavidad vaginal para tratar procesos inflamatorios. También se usa con fines contraceptivos. Es poco eficaz.

irritabilidad *(irritability)*
PSICOL. f. En general, excitabilidad, susceptibilidad a la estimulación. En psicopatología, estado de ánimo o rasgo de personalidad caracterizado por reacciones afectivas exageradas, de ira o de malhumor, frente a las influencias exteriores.

irritación peritoneal *(peritoneal tenderness, abdominal tenderness, peritoneal signs)*
CIRGEN. Conjunto de signos de la exploración abdominal que indican la inflamación del peritoneo visceral o parietal. Es el signo exploratorio fundamental que caracteriza al abdomen agudo quirúrgico. La inflamación del peritoneo visceral se produce por patología propia del tramo del intestino afectado, y la inflamación del peritoneo parietal se produce por contacto con una víscera inflamada o por encontrarse bañado por sustancias irritantes como el líquido intestinal o la bilis procedentes de una perforación de víscera hueca. Ver **abdomen agudo, defensa abdominal, peritonitis.**

isetionato de pentamidina *(pentamidine isetionate)*
ENDOCRINOL. m. Fármaco útil en el tratamiento de la infección por *Pneumocystis carinii*, tripanosomiasis y kala azar. Entre sus efectos secundarios destaca la insulitis productora de hipoglucemia, en una primera fase, y de diabetes mellitus, en fases posteriores.

ISI *(international sensitivity index)*
HEMATOL. Siglas inglesas para denominar el índice internacional de sensibilidad. En la actualidad las tromboplastinas comerciales deben indicar el ISI de cada lote, de modo que los coagulómetros automatizados proporcionen el INR.

islote *(island)*
ANAT. m. Conjunto de células densamente agrupadas. Los islotes pancreáticos o de Langerhans son grupos de células que segregan insulina y glucagón y que intervienen en la regulación de la glucemia.

islote pancreático *(pancreatic islet)*
ENDOCRINOL. Conjunto de células muy vascularizado, aislado de los acinis por una membrana reticular, que es responsable de la secreción endocrina del páncreas. Está constituido por células alfa (productoras de glucagón), células beta (productoras de insulina) y células delta (productoras de somatostatina).

islotes de Langerhans *(Langerhans's islets)*
HISTOL. Agrupaciones ovoides de células que constituyen la porción endocrina del páncreas, situados entre los acinos exocrinos. Miden aproximadamente 0,1 a 0,2 mm de diámetro, y el número total es aproximadamente de 200.000 en el páncreas humano. Están ricamente vascularizados por capilares fenestrados y contienen numerosos nervios autónomos. Están delimitados por fibras de tipo reticular. Contienen células secretoras de tipo A que secretan glucagón, B que secretan insulina y D que secretan somatostatina.

islotes de Walthard *(Walthard's islets)*
GINECOL. Restos embrionarios de los conductos de Wolff o de Miller, que aparecen a lo largo del mesoovario y del mesosalpinx; habitualmente no producen problemas clínicos.

iso- *(iso-)*
ANATPATOL. Prefijo que indica igual, equivalente o correspondiente.

isoaglutinina *(isoagglutinin)*
HEMATOL. f. Isoanticuerpo capaz de aglutinar células de otros individuos de la misma especie.

isoanticuerpo *(isoantibody)*
HEMATOL. m. Anticuerpo producido por un individuo que reacciona con isoantígenos de otro individuo de la misma especie.

isoantígeno *(isoantigen)*
HEMATOL. m. Sustancia capaz de inducir una respuesta inmune cuando es transferida a individuos de la misma especie que carecen de ella.

isocéntrico *(isocentric)*
RADIO. adj. Que tiene un centro común.

isocitrato *(isocitrate)*
BIOQUÍM. m. Intermediario metabólico que participa en el ciclo del ácido cítrico. Es isómero del citrato.

isocoria *(isochoria)*
NEUROL. f. Del mismo tamaño. Habitualmente se utiliza el término para referirse a la igualdad de las dos pupilas de los ojos.

isocromosoma *(isochromosome)*
GENÉT. m. Cromosoma metacéntrico anormal originado durante la meiosis o mitosis cuando la división del centrómero se produce según el plano horizontal en vez de vertical. Ambos brazos del isocromosoma son genéticamente idénticos pero en sentido inverso.

isodactilia *(isodactylism)*
ORTOP. f. Anomalía en la que los dedos tienen casi la misma longitud.

isodenso *(isodense)*
RADIO. adj. Que tiene una densidad o una capacidad de atenuación de los fotones similar a la normal o a la tomada como referencia.

isoecogénico *(isoechogenic)*
RADIO. adj. que tiene una capacidad de reflexión de las ondas de ultrasonido similar a la normal o a la tomada como referencia.

isoenzimas *(isoenzymes)*
BIOQUÍM. Ver **isozimas.**

isoflurano *(isoflurane)*
ANEST. m. Anestésico volátil no inflamable con olor etéreo punzante e isómero químico del enflurano, aunque tiene propiedades químicas diferentes. Entre las ventajas respecto a otros anestésicos inhalatorios destacan su escasa metabolización y la prácticamente nula toxicidad hepática y renal.

isohemaglutinina *(isohemaglutinin)*
HEMATOL. Ver **isoaglutinina.**

isoinjerto *(isograft)*
NEFROL. m. Trasplante de órganos o injertos efectuados entre individuos isogénicos (genéticamente idénticos) como es el caso de los gemelos monocigóticos idénticos o los ratones de la misma cepa endogámica. Al no existir disparidad antigénica entre donante y receptor, no se pone en marcha la reacción de rechazo y, por tanto, no precisan medicación inmunosupresora para tolerar el injerto.

isointenso *(isointens)*
RADIO. adj. Que tiene una emisión de señal de resonancia en forma de ondas de radiofrecuencia, similar a la normal o a la tomada como referencia.

isoleucina *(isoleucine)*
BIOQUÍM. f. Aminoácido proteico que presenta una cadena lateral de naturaleza apolar similar a la de la leucina.

isomerización *(isomerization)*
BIOQUÍM. f. Proceso por el cual se generan formas isómeras de una molécula.

isómeros *(isomers)*
BIOQUÍM. m. pl. Moléculas que presentan la misma fórmula molecular pero distinta estructura.

isométrico *(isometric)*
FISIOL. adj. Que tiene la misma longitud. Se utiliza este término para indicar que la contracción muscular no va seguida, en estos casos, de acortamiento; lo que se produce en la contracción isométrica es un aumento del tono.

isomorfo *(isomorphous)*
DERMATOL. Fenómeno cutáneo que consiste en la reproducción en la piel del mismo enfermo de psoriasis, liquen o verrugas planas.

isoniazida *(isoniazid)*
FARMCLÍN. f. Quimioterápico antituberculoso de primer orden. Puede producir hepatotoxicidad y neuritis que se evita administrando de forma asociada vitamina B_6.

isonitrilos *(isonitriles)*
MEDNUCL. m. pl. Compuestos lipofílicos que se utilizan para la obtención de imágenes de perfusión miocárdica. Presentan gran afinidad miocárdica, su captación se realiza por difusión y es proporcional al flujo coronario regional, no presentando fenómeno de redistribución. El ^{99m}Tc-metoxi-isobutil-isonitrilo (^{99m}Tc-MIBI) es el que presenta las mejores propiedades biológicas para su aplicación clínica.

isoplastia *(isoplasty)*
ORTOP. f. Trasplante en que el injerto pertenece a un individuo de la misma especie.

isoprenalina *(isoprenaline)*
FARMCLÍN. f. Fármaco agonista β-adrenérgico muy activo. Se utiliza en el tratamiento del broncoespasmo severo y en la insuficiencia cardiaca.

isopreno *(isoprene)*
BIOQUÍM. m. Molécula de naturaleza hidrocarbonada que responde a la fórmula 2-metil-1,3-butadieno. Es precursor de los lípidos simples denominados isoprenoides.

isoprenoide *(isoprenoid)*
BIOQUÍM. m. Lípido derivado del isopreno. También se denomina terpenoide.

isopropiltiogalactósido *(isopropylthiogalactoside)*
BIOQUÍM. m. Monosacárido derivado de la galactosa que se emplea como inductor no metabolizable del operon *lac* bacteriano.

isoproterenol *(isuprel)*
ANEST. m. Catecolamina sintética que posee un grupo N-isopropilo en la cadena lateral. Proporciona estimulación β relativamente pura (su escasa acción α se manifiesta en caso de bloqueo β), siendo la acción $β_1$ mucho más intensa que la $β_2$. Sus efectos se manifiestan por un aumento de la frecuencia cardiaca y de la contractilidad junto a una disminución de las resistencias vasculares periféricas, como resultado de lo cual se produce un aumento del gasto cardiaco.

isotipos *(isotypes)*
ALERGOL. m. pl. Conjunto de determinantes antigénicos o epítopos, característicos de clase o subclase de cadenas ligeras o pesadas de las inmunoglobulinas.

isótopos *(isotopes)*
MEDNUCL. m. pl. Nucleidos con el mismo número de protones pero distinto número de neutrones.

isoxazolilpenicilinas *(isoxazolilpenicillins)*
FARMCLÍN. f. pl. Grupo de penicilinas formado por cloxacilina y oxacilina, que se caracteriza por presentar actividad frente a *Staphylococcus aureus*. En la actualidad muchas de las cepas de esta bacteria presentan resistencia, recibiendo el nombre de *S. aureus,* resistente a la meticilina.

isozimas *(isozymes)*
BIOQUÍM. f. pl. Formas diversas de una misma enzima que catalizan la misma reacción pero que presentan propiedades cinéticas y/o regulaciones diferentes. También se denominan isoenzimas.

isquemia *(ischemia)*
CARDIOL. f. Falta absoluta o déficit de perfusión hística como consecuencia de una disminución o ausencia del aporte de sangre oxigenada arterial. Suele producirse por una estenosis u obstrucción aterosclerótica de la luz arterial, por espasmos arteriales, embolismo o compresión arterial extrínseca. La carencia de oxígeno determina enfriamiento, palidez, pérdida de volumen y disfunción del órgano afectado. Si la hipoxia es importante o prolongada puede dar lugar al infarto de dicho órgano.

isquemia cerebral *(cerebral ischemia)*
NEUROCIR. Reducción del flujo sanguíneo hasta niveles que son insuficientes para mantener el metabolismo necesario para la normal función y estructura del cerebro.

isquemia renal *(renal ischemia)*
NEFROL. Reducción del flujo sanguíneo renal (hipoperfusión uni o bilateral) bien por disminución del volumen sanguíneo total, redistribución de la sangre u obstrucción. Sus causas suelen ser: complicaciones quirúrgicas, hemorragia, traumatismo, rabdomiolisis con mioglobinuria, sepsis por gram-negativos, hemorragia posparto, pancreatitis, etc. Puede condicionar una insuficiencia renal aguda por

isquémico

necrosis tubular. En casos de obstrucción unilateral (estenosis renal, embolia, etc.) pueden dar lugar a un infarto renal agudo o a una atrofia renal (isquemia crónica).

isquémico *(ischemic)*
CARDIOL. adj. Producido por o que cursa con isquemia.

isquion *(ischium)*
ANAT. m. Uno de los tres huesos fetales, que al unirse forman el hueso coxal. Se encuentra en la porción posteroinferior del coxal. Al isquion pertenece la tuberosidad isquiática (uno de los soportes en la posición sentada).

isradipino *(isradipine)*
FARMCLÍN. m. Antagonista del calcio, utilizado en el tratamiento de la hipertensión arterial.

istmectomía *(isthmectomy)*
CIRGEN. f. Extirpación quirúrgica del istmo tiroideo. Tiene pocas indicaciones, sobre todo la del nódulo tiroideo con seguridad benigno localizado en el istmo. Ver **tiroidectomía**.

istmo tiroideo *(thyroid isthmus)*
ENDOCRINOL. Parte del tejido tiroideo de disposición transversal que conecta el lóbulo izquierdo y derecho de la glándula.

iteración *(iteration)*
PSICOL. f. Anomalía psicomotriz dependiente de influencias externas y caracterizada por la repetición, continua y sin sentido, de un movimiento. La iteración hablada se llama verbigeración.

iticifosis *(ithyokyphosis)*
ORTOP. f. Término en desuso para indicar una cifosis pura sin desplazamiento lateral de la columna.

itraconazol *(itraconazole)*
FARMCLÍN. m. Antifúngico imidazólico de uso por vía oral. Es especialmente activo frente a *Aspergillus*.

itsmo *(isthmus)*
ORTOP. m. Paso estrecho que conexiona dos cavidades o porción más estrecha entre dos estructuras anatómicas. ‖ **i. interapofisario vertebral** *(vertebral interapophysario i.)* Aquel en el que, con cierta frecuencia, se puede asentar una pseudoartrosis.

itsmorrafia *(isthmorhaphy)*
GINECOL. Ver **cerclaje**.

IVE *(VPT)*
BIOÉT. Acrónimo de «interrupción voluntaria del embarazo». Actualmente no existe en España, donde el aborto solo se encuentra despenalizado dentro de ciertos supuestos, entre los que no se encuentra el deseo de la mujer. Es una expresión frecuentemente empleada como eufemismo moralmente inocuo por quienes son partidarios del aborto libre.

ixodiasis *(ixodiasis)*
DERMATOL. f. Enfermedad cutánea o general, producida por garrapatas, particularmente las pertenecientes a la familia *Ixodes*.

J

jactatio cápitis *(jactatio capitis)*
PSICOL. Balanceo repetitivo de la cabeza o de todo el cuerpo desde el inicio del sueño hasta la primera aparición del estadio de movimientos oculares rápidos (MOR).

jadeo *(panting)*
FISIOL. m. Respiración fatigosa, disneica, que produce un ruido silbante.

jaqueca *(headache)*
ANAT. f. Tipo de dolor de cabeza que recibe diversos nombres: migraña, hemicrania, neuralgia del trigémino.

jaqueca oftálmica *(ophthalmic headache)*
OFTALMOL. Dolor de cabeza acompañado de síntomas visuales como pérdida transitoria de visión, fotopsias o visión de imágenes geométricas de aspecto fortificado. || **j. oftalmopléjica** *(ophthalmoplegic h.)* Dolor de cabeza que se acompaña de parálisis de los músculos extraoculares.

jaula de Faraday *(Faraday's cage)*
RADIO. Malla de cobre que se coloca recubriendo las paredes de las habitaciones donde se instala un equipo de resonancia magnética. Su finalidad es absorber las ondas de radiofrecuencia y evitar que interfieran en el funcionamiento del equipo.

jerarquía *(hierarchy)*
PSICOL. f. Establecimiento de niveles y prioridades en las conductas, objetivos o necesidades humanas. || **j. de aprendizaje** *(learning's h.)* Organización de los niveles de aprendizaje, en orden de dificultad, en donde cada nivel es un requisito necesario para el siguiente superior. || **j. de necesidades** *(need's h.)* Pirámide motivacional establecida por A. H. Maslow, en cuya base se encuentran las necesidades vinculadas con la seguridad, para terminar en el nivel superior con las necesidades psicológicas de autorrealización.

jerga *(jargon)*
NEUROL. f. Lenguaje utilizado por científicos, artistas u otros miembros de una subcultura profesional o social, no comprendido o empleado por la población general.

jergafasia *(aphasia)*
NEUROL. f. Tipo de afasia habitualmente por lesión de las áreas sensitivas de lenguaje, caracterizado por una abundante fluidez verbal con parafasias, perífrasis y abundante logorrea.

jeringa *(syringe)*
ANAT. f. Instrumento utilizado para la introducción de líquidos en el cuerpo o para su extracción.

jitter *(jitter)*
OTORRIN. m. Parámetro acústico de la voz que informa sobre la perturbación de la frecuencia.

joroba *(hunchback)*
ORTOP. f. Giba, incurvación de la columna en el plano anteroposterior o cifosis.

josamicina *(josamycin)*
FARMCLÍN. f. Antibiótico macrólido.

juanete *(bumion)*
ORTOP. m. Prominencia marcada de la articulación metatarso falángica del dedo gordo del pie con especial protrusión de la cabeza del primer meta.

juego *(play, game)*
PSICOL. m. Actividad lúdica, física y mental, fundamental en la etapa infantil, que tiene un fin en sí misma y que posibilita el desarrollo global del niño. ‖ **j. de azar** *(gamble)* Juego donde se arriesga algo a cambio de la posibilidad de conseguir una ganancia, cuyo resultado depende en gran parte del azar. ‖ **j. compulsivo** *(compulsive g.)* Impulso a jugar que se experimenta de modo repetido y que causa un intenso malestar, gran pérdida de tiempo o una interferencia significativa con la rutina habitual del individuo, con su funcionamiento profesional, con sus actividades sociales habituales o con sus relaciones con los demás. Esta conducta se realiza para neutralizar o impedir el malestar y se lleva a cabo con una sensación de compulsión subjetiva que, al mismo tiempo, se asocia a un deseo de resistir la compulsión (al menos inicialmente). Habitualmente se utiliza este término como sinónimo de «juego patológico». ‖ **j. controlado** *(controled g.)* Jugar respetando unos límites de tiempo y dinero invertido. Se ha propuesto como objetivo terapéutico, válido al menos para determinado tipo de jugadores patológicos. ‖ **j. patológico** *(pathologic g.)* Fracaso crónico y progresivo en resistir los impulsos a jugar y aparición de una conducta de juego que compromete, rompe o lesiona los objetivos personales, familiares y vocacionales.

jugador problema *(problem player)*
PSICOL. Sujeto cuya conducta de juego le ocasiona problemas en el área personal, social o familiar, pero que no cumple todos los criterios para ser diagnosticado como «jugador patológico». ‖ **j. social** *(social p.)* El que juega esporádicamente y tiene control sobre su conducta de juego.

jugo gástrico *(gastric juice)*
FISIOL. Secreción producida por las glándulas del estómago. Los principales componentes son el ácido clorhídrico y el pepsinógeno. ‖ **j. intestinal** *(intestinal j.)* Secreción de las glándulas intestinales, principalmente de las duodenales, que intervienen activamente en la digestión del quimo. ‖ **j. pancreático** *(pancreatic j.)* Secreción exocrina del páncreas, vertida mediante el conducto pancreático en la segunda porción del duodeno. Sus fermentos intervienen en la digestión de todos los principios inmediatos.

juicio *(judgement)*
PSICOL. m. Acto del pensamiento que constituye la conclusión de un razonamiento. Capacidad del psiquismo para conocer bien, entender de forma clara y evaluar adecuadamente pensamientos, actos o situaciones y generar consecuentemente una acción inmediata y concreta o instaurar una línea de conducta determinada. ‖ **j. moral** *(moral j.)* Conclusión de un razonamiento moral, resultado de la aplicación de los conceptos, criterios y principios que conforman la conciencia moral. ‖ **j. de valor** *(j. of value)* Juicio de carácter apreciativo sobre una persona, hecho o argumento, basado en unos determinados criterios, normas o modelos. Suele implicar una estimación subjetiva, con frecuencia dicotómica (positivo-negativo, bueno-malo, mérito-demérito, etc., y denotar una jerarquías de valores).

juicio clínico *(clinical judgement)*
BIOÉT. Afirmación sobre la situación clínica de un paciente. En la medicina científica (v.) se debe llegar a ella mediante pruebas o razonamientos lógicos a partir de pruebas. ‖ **j. de hecho** *(descriptive statements)* Afirmaciones referentes a los hechos físicos, que son el punto de partida para la elaboración de los modelos o hipótesis científicas que posteriormente se pueden comprobar, constituyendo así leyes científicas. A partir de este tipo de afirmaciones sobre la realidad, no se puede elaborar la ética. Ver **juicio de valor.**

juramento hipocrático *(hippocratic oath)*
BIOÉT. Código ético de la clase médica con forma de juramento, cuyo origen se remonta a la escuela médica hipocrática, en el siglo V a. C.

justicia *(justice)*
BIOÉT. f. Hábito moral que lleva a actuar conforme a lo debido a la naturaleza de cada cosa. En el caso del médico lleva al respeto (v.) del enfermo. En la bioética liberal estadounidense, principio de la bioética que permite realizar el cálculo racional de los beneficios sanitarios que debe recibir cada persona, dentro de

las posibilidades económicas existentes; aunque este principio pretende la perfecta equidad (de modo racionalista, dentro de la mentalidad ilustrada), las opciones para dicho cálculo que se han descrito son variadísimas, desde una socialización absoluta de toda la sanidad hasta un liberalismo radical, y ninguna puede esgrimir haber conseguido la solución teórica al problema, pues esta solución es práctica: solo el hábito adquirido de quien actúa puede determinar lo justo aquí y ahora. Ver **costo de la medicina, prudencia.** || **j. en distribución de atención de salud** *(j. in distribution of health facilities)* Ver **discriminación del paciente, principio de justicia.** || **j. social** *(social j.)* Ver **seguridad social.**

Juvara, Ernest
ORTOP. Cirujano rumano (1870-1993).

juventud *(youth, young people)*
PSICOL. f. Época de la vida entre la infancia y la edad adulta. Se suele dividir en tres etapas: prepubertad, pubertad y adolescencia.

K

κ *(κ)*
Kappa, décima letra del alfabeto griego. Ver **kappa**.

K *(K)*
RADIO. Letra con que se representa un término en la ecuación general que describe a la señal de resonancia magnética y que está medido en unidades de frecuencia espacial (ciclos por centímetro). Ver **espacio K**.

K Patlak *(K Patlak)*
MEDNUCL. Constante de Patlak o constante de captación. Fracción de la actividad sanguínea de un radiotrazador que ha sido captada en un tejido u órgano por unidad de tiempo. Se utiliza en PET para la cuantificación del consumo de glucosa (^{18}FDG) en los tejidos.

kala-azar o **leishmaniasis visceral** *(kala-azar or visceral leishmaniasis)*
ANATPATOL. f. Enfermedad endémica crónica producida por *Leishmania donovani*, especialmente en los países tropicales, subtropicales y mediterráneos. Es una parasitosis que se transmite del perro al hombre por picadura de los mosquitos infectados del género *Phlebotomus*. Se caracteriza por fiebre irregular, esplenomegalia y a veces hepatomegalia, anemia, leucopenia y un aumento relativo de leucocitos mononucleares y globulina B. También es llamada fiebre dum-dum o esplenomegalia tropical.

kalicreína *(kallikrein)*
BIOQUÍM. f. Proteína que participa en la activación del factor XII de la cascada enzimática que da lugar a la coagulación sanguínea.

kappa *(kappa)*
Décima letra del alfabeto griego (κ).

Karnofsky *(Karnofsky)*
ONCOL. Escala creada por el oncólogo del mismo nombre que facilita el nivel de actividad que tiene el paciente con cáncer del 1 al 100. El paciente que presenta un Karnofsky de 100 puede realizar las actividades de la vida diaria y laboral sin defectos funcionales de otros síntomas o signos. El 1 corresponde al paciente moribundo.

kb *(kilobase)*
GENÉT. Abreviatura de kilobase, unidad de tamaño de los ácidos nucleicos, correspondiente a una longitud de 1.000 nucleótidos. En DNA bicatenario se denomina kilopares de bases (Kbp).

KERMA *(kinetic energy released in matter)*
RADIO. Siglas inglesas de energía cinética liberada en la materia. Relación entre la energía inicial de las partículas cargadas, liberadas por efecto de una radiación ionizante indirecta, en un determinado volumen de material y la masa del correspondiente elemento de volumen. Su unidad es la de dosis absorbida (gray).

kernel *(kernel)*
RADIO. m. Término inglés que significa núcleo o pepita. || En tomografía computarizada, algoritmo matemático de reconstrucción de la imagen.

ketamina *(ketamine)*
ANEST. f. Anestésico no barbitúrico derivado de la fenciclidina que se caracteriza por producir

una analgesia e inconsciencia dosisdependiente. El estado anestésico que se produce con la administración única de ketamina se denomina anestesia disociativa.

ketanserina *(ketanserin)*
ENDOCRINOL. f. Fármaco con efecto antagonista de los receptores serotoninérgico, con acción vasodilatadora periférica e inhibidora de la agregación plaquetaria. Puede emplearse como tratamiento de la insuficiencia renal aguda y de condiciones que cursan con vasoconstricción.

ketoconazol *(ketoconazole)*
ENDOCRINOL. m. Fármaco antifúngico imidazólico de uso por vía oral y tópica. Inhibe las enzimas dependientes del citocromo P450, por lo que se utiliza en el tratamiento médico del hipercortisolismo endógeno, así como en aquellas situaciones en las que interesa inhibir la esteroidogénesis adrenal o gonadal. Puede producir toxicidad hepática.

ketorolaco *(ketorolac)*
ANEST. m. Antiinflamatorio no esteroideo (AINE), cuya estructura química está en relación con el tolmetin y zomepirac. Inhibe la síntesis de prostaglandinas impidiendo la actividad de la enzima ciclooxigenasa. Su efecto analgésico es más importante que el antipirético y antiinflamatorio. Se puede administrar por vía intravenosa, intramuscular y oral.

kilocaloría *(kilocalorie)*
BIOQUÍM. f. Unidad de energía equivalente a mil calorías, suele emplearse para describir el contenido energético de alimentos y moléculas. Una caloría es la medida del calor necesaria para aumentar en un grado la temperatura de un gramo de agua. Su abreviatura es kcal.

kilodalton *(kilodalton)*
BIOQUÍM. m. Unidad de masa molecular equivalente a 1.000 daltons. Un dalton es la décima parte de la masa del átomo de carbono y equivale a $1,66 \times 10^{-24}$ g. Su abreviatura es kd.

kilojulio *(kilojoule)*
BIOQUÍM. m. Unidad de energía equivalente a 1.000 julios. El julio es la unidad estándar de energía del sistema métrico; corresponde a la energía liberada en un segundo por un motor de un vatio. Su abreviatura es kj.

kilovoltaje *(kilovoltaje)*
RADIO. m. Diferencia de potencial aplicada entre al cátodo y el ánodo de un tubo de rayos X para generar el choque de electrones con el ánodo y producir fotones de rayos X.

kilovoltio *(kilovolt)*
RADIO. m. Unidad de diferencia de potencial, equivalente a 1.000 voltios. Su abreviatura es kv.

Kirschner, Martin
ORTOP. Cirujano alemán (1879-1942).

klexografía *(klexografia)*
PSICOL. f. Figura simétrica que se obtiene vertiendo tinta sobre un papel que se dobla y se aplasta por el centro. Es el método utilizado para crear las láminas del test proyectivo de personalidad de Rorschach.

Kraepelin, Emil
PSIQUIAT. Psiquiatra alemán (1885-1926). Desarrolló una clasificación sistemática de las enfermedades mentales de honda repercusión en la psiquiatría moderna. En ella diferenció los trastornos psíquicos adquiridos o exógenos (ver **exógeno**) y los trastornos psíquicos endógenos (ver **endógeno**). En estos últimos incluyó las psicosis endógenas, en las que diferenció la psicosis maniacodepresiva, la epilepsia y la demencia precoz, que posteriormente fue denominada esquizofrenia (v.), y transitoriamente la paranoia o locura primaria (que luego incluyó en la demencia precoz) y las psicopatías.

Krogius, Frans Ali Bruno
ORTOP. Cirujano finlandés (1864-1939).

kwashiorkor *(kwashiorkor)*
DERMATOL. m. Síndrome debido a una deficiencia proteica intensa, cuyos síntomas más llamativos son: edema, alteraciones pigmentarias en la piel, alteraciones hepáticas, abdomen distendido. Se da principalmente en niños pequeños.

L

λ *(λ)*
Lambda, undécima letra del alfabeto griego. Ver **lambda**.

L1 *(L1)*
GENÉT. Familia de elementos nucleares dispersos largos (LINE), presentes en el genoma humano en número moderado de copias (alrededor de ochenta mil). Formada por unidades de unas 6 kb que pueden comportarse como retrotransposones.

«la belle indifférence» *(«la belle indiference»)*
PSICOL. Literalmente «la bella indiferencia», típica e inapropiada despreocupación ante la aparente gravedad de sus síntomas, que muestran ciertos pacientes con trastornos de conversión.

laberintitis *(labyrinthitis)*
OTORRIN. f. Inflamación de las distintas estructuras del laberinto del oído. Es la complicación más frecuente de la otitis media debida a una extensión de la inflamación hacia el hueso temporal.

laberinto *(labyrinth)*
ANAT. m. Oído interno. Se distingue un laberinto membranoso y otro óseo. El *laberinto membranoso* comprende el caracol, el utrículo, el sáculo y los conductos semicirculares, y contiene endolinfa. El *laberinto óseo* rodea al membranoso; entre ambos existe un espacio ocupado por la perilinfa. Todo el laberinto está alojado en la porción petrosa del temporal.

labetalol *(labetalol)*
ANEST. m. Fármaco antagonista adrenérgico con propiedades bloqueantes α_1, β_1, β_2. Su acción bloqueante β es más potente que el bloqueo α en proporción 3:1 (oral) y 7:1 (intravenosa). Como consecuencia de este bloqueo se produce una disminución de las resistencias vasculares periféricas y de la presión arterial.

labial *(labial)*
DERMATOL. adj. Perteneciente o relativo al labio.

labilidad *(lability)*
PSICOL. f. Falta de estabilidad. || **l. afectiva** *(affective l.)* Inestabilidad de ánimo. Tendencia al cambio frecuente (brusco, breve e intenso) del humor, a menudo ocasionado por estímulos externos o internos de escasa intensidad o importancia.

labio *(lip)*
ANAT. m. Repliegue que delimita un orificio. Cuando la palabra labio no va seguida de un calificativo que lo determina, se entiende que se refiere al labio superior o inferior de la boca. También existen los labios mayores de la vulva, dos pliegues, que delimitan externamente la vulva; y labios menores de la vulva, dos pliegues anteroposteriores, más finos que los mayores, que delimitan el orificio vaginal y uretral. || **l. mayor de la vulva** *(l. majus vulvae)* Pliegue cutáneo antero-posterior, que delimita con el del lado opuesto la hendidura pudenda. Ambos labios se unen por sus extremos anterior y posterior mediante las correspondientes comisuras. || **l. menor de la vulva**

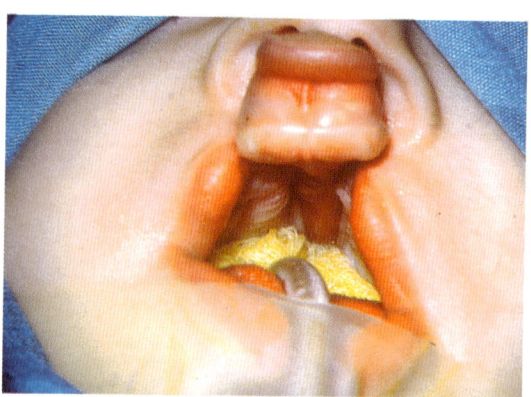

labio leporino bilateral total, con eversión de la premaxila. Fisura palatina

(*l. minus vulvae*) Repliegue cutáneo delgado, rico en glándulas sebáceas, que delimita con el del lado opuesto el vestíbulo de la vagina y queda cubierto por el labio mayor.

labio leporino (*cleft lip*)
CIRPLÁS. Labio hendido, queilosquisis o logoquilia. Malformación estructural en el labio, presente desde el nacimiento, en la que intervienen causas genéticas y ambientales y que se manifiesta por falta de fusión completa entre los procesos embriológicos maxilares laterales y el frontal. Puede ser completo o incompleto, uni o bilateral. Con frecuencia se asocia a otros defectos fisurarios faciales, fundamentalmente la fisura palatina, ya afecte al paladar duro, al blando, al proceso alveolar o a combinaciones de los anteriores. También puede asociarse a otros síndromes fisurarios craneofaciales, como son las distintas manifestaciones de las fisuras de Tessier, a otros síndromes malformativos craneofaciales, tales como disostosis o sinostosis, y, con mayor frecuencia, a diversos tipos de malformaciones congénitas en otras localizaciones corporales.

laborterapia (*worktherapy*)
PSIQUIAT. Ver **ergoterapia**.

laceración (*laceration*)
CIRGEN. f. Herida, habitualmente pequeña, de un órgano o tejido. Ver **herida lacerada**.

lacerado (*lacerated*)
DERMATOL. adj. Que padece una herida por desgarro.

lacidipino (*lacidipine*)
FARMCLÍN. m. Antagonista del calcio, utilizado en el tratamiento de la hipertensión arterial y de la cardiopatía isquémica.

lacocistorrinostomía (*lacocystorrhinostomy*)
OFTALMOL. f. Intervención quirúrgica que se utiliza en casos de obstrucción de la vía lagrimal y que tiene por objeto comunicar el lago lagrimal directamente con la fosa nasal.

lacrimación (*lacrimation*)
FISIOL. f. Derrame de lágrimas. Además de por causas emocionales, está motivada por la irritación conjuntival y el depósito de un cuerpo extraño en la parte descubierta del ojo. La secreción de lágrimas es continua, pero se realiza en tan pequeña cantidad que no se vierten directamente al exterior, sino que son recogidas por los conductillos lagrimales y el saco lagrimal, desembocando en el meato inferior de las fosas nasales.

lactación (*lactation*)
GINECOL. f. Producción y secreción de leche por la mama después de un parto. Se distingue la lactogénesis o producción de leche y la expulsión de la misma, denominada lactopoyesis, que ocurre en el momento de la succión del pezón por parte del recién nacido.

lactagogo (*lactagogue*)
GINECOL. adj. Se dice de la sustancia que estimula la producción de leche.

lactancia (*lactation*)
ENDOCRINOL. f. Secreción de leche por las glándulas mamarias, que ocurre fisiológicamente en el periodo posparto para alimentación del neonato.

lactancia materna (*maternal lactation*)
PEDIAT. Alimentación del bebé por la leche materna. Es la más fisiológica y racional.

lactante (*lactant*)
PEDIAT. m. Niño en edad de lactar; en otras épocas la lactancia se prolongaba durante el primer año de vida.

lactasa (*lactase*)
BIOQUÍM. f. Enzima que cataliza la hidrólisis del disacárido lactosa a glucosa y galactosa.

lactato (*lactate*)
BIOQUÍM. m. Molécula derivada del piruvato que se genera principalmente en el músculo cuando realiza un ejercicio intenso por el proceso conocido como fermentación láctica.

lácteo *(lacteal)*
FISIOL. adj. Perteneciente o que está relacionado con la leche.

láctico *(lactic)*
FISIOL. Ver **ácido láctico**.

Lactobacillus *(Lactobacillus)*
MICROBIOL. Género bacteriano de bacilos largos, rectos o curvados, gram-positivos, no formadores de endosporas, catalasanegativos y, en general, inmóviles. Son microaerófilos y crecen mejor en anaerobiosis. Fermentan azúcares formando el ácido láctico, por lo que se integran en el grupo denominado bacterias acidolácticas. Los lactobacilos se encuentran ampliamente distribuidos; el tracto intestinal del hombre y de los animales alberga muchas especies. *Lactobacillus acidophilus* es la especie intestinal más importante; se utiliza industrialmente en la preparación de productos farmacéuticos para restablecer la microbiota intestinal después de tratamientos antibióticos. Diversas especies de *Lactobacillus* intervienen en la producción de alimentos fermentados como yogures, quesos y embutidos.

lactógeno *(lactogen)*
GINECOL. m. Sustancia que aumenta la producción de leche. Los dos lactógenos más importantes son la hormona lactógena placentaria y la prolactina producida por la hipófisis.

lactógeno placentario *(placental lactogen)*
ENDOCRINOL. Somatotropina coriónica. Hormona peptídica de origen placentario con acción somatolactogénica, que se segrega en las últimas fases de la gestación y participa en la preparación del tejido mamario.

ladilla *(crablouse)*
DERMATOL. f. Parásito áptero que parasita regiones pilosas, preferentemente el pubis.

laetrile *(laetrile)*
BIOÉT. m. Sustancia sin utilidad demostrada, que ha sido solicitada con mucha frecuencia a los médicos por haber corrido el rumor de que curaba ciertos tipos de cáncer.

lagoftalmos *(lagophthalmos)*
OFTALMOL. m. Imposibilidad para lograr el cierre de la hendidura palpebral debido a la parálisis de nervio facial de la cara.

lágrima *(tear)*
FISIOL. f. Secreción que se vierte en la parte superoexterna del fórnix conjuntival y alcanza el ángulo interno del ojo, donde pasa a los conductillos lagrimales. Su secreción es continua, pues cumple importantes misiones: mantiene húmeda la córnea y toda la parte descubierta del ojo, arrastra los cuerpos extraños y defiende, mediante la lisozima, la conjuntiva de la infección por microorganismos.

lagrimal *(lacrimal)*
ANAT. adj. Relativo al aparato lagrimal, constituido por la glándula y la vía excretora lagrimal.

laguna *(lacune)*
NEUROL. Ver **infarto lacunar**.

lagunas de Howship *(Howship's lacunae)*
HISTOL. Pequeñas concavidades que tienen lugar en la superficie de los huesos y de la dentina producidas por la erosión de osteoclastos.

lalofobia *(lalophobia)*
PSIQUIAT. Ver **fobia**.

lalopatía *(lalopathy)*
PSIQUIAT. f. Término genérico referido a cualquier alteración en la articulación de la palabra.

lambda *(lambda)*
ANAT. Undécima letra del alfabeto griego (λ). Sirve para designar la sutura entre los huesos parietales y el occipital, cuya forma se parece a dicha letra.

lambdaicismo *(lambdacism)*
PSIQUIAT. m. Trastorno de la pronunciación consistente en la imposibilidad de pronunciar la letra ele.

lamelipolio *(lamelipodia)*
HISTOL. m. Prolongación citoplasmática laminar ondulada que presentan algunas células cuando crecen en cultivo; p. ej., los fibroblastos.

lámina *(lamina)*
ANAT. f. Capa fina. Esta designación es frecuente para denominar estructuras anatómicas tales como: *lámina alar*, prominencia dorsal del tubo neural que se encarga de formar el asta posterior; *lamina basal*, prominencia ventral del tubo neural de la que deriva el asta anterior de la médula; *lámina propia*, fina capa de tejido conectivo que se encuentra debajo de las mucosas, etc. ‖ **l. de la apófisis pterigoides** *(l. processus pterygoidei)* Cualquiera de las láminas (interna y externa) de la apófisis

pterigoides, unidas por su borde anterior. ‖ **l. del arco vertebral** *(l. arcus vertebrae)* Porción posterior del arco vertebral comprendida entre la apófisis transversa y la espinosa. ‖ **l. coroidocapilar** *(choroidocapillaris l.)* Capa de tejido conjuntivo no pigmentado, provista de una densa red capilar, situada en la parte retiniana de la coroides. ‖ **l. cuadrigémina** *(tecti l.)* Lámina situada en el techo del mesencéfalo, en la que se encuentran los tubérculos cuadrigéminos. ‖ **l. espiral ósea** *(spiralis ossea l.)* Lámina que parte de la base del modiolo y siguiendo un curso espiral llega hasta el hilicotrema. En la pared opuesta del modiolo también hay otro resalte, que no llega a juntarse con la lámina espiral; entre ambas queda un espacio ocupado por la lámina basilar, soporte del órgano de Corti.

lámina basal *(basal lamina)*
HISTOL. Matriz extracelular especial que subyace a los epitelios y rodea a las fibras musculares, adipocitos y a las células de Schwann para separarlos del tejido conjuntivo adyacente. Su naturaleza es glicoproteica y se organiza en capas delgadas y continuas. ‖ **l. coriónica** *(chorionic plate)* Porción del corion carente de vellosidades coriónicas. Se localiza en el lado opuesto al corion frondoso. ‖ **l. fibrosa nuclear** *(nuclear l.)* Capa moderadamente electrodensa, de un espesor aproximado de 12 a 30 nm, constituida por filamentos de tipo intermedio, que se dispone entre la membrana nuclear interna y la cromatina nuclear. La lámina nuclear fibrosa está ausente en las zonas de poro nuclear. Los filamentos que la componen están formados por tres polipéptidos que se asocian entre sí y se polimerizan dando lugar a una estructura en red. Son responsables de la fijación de la cromatina nuclear.

lámina cribosa *(cribosa lamina)*
ENDOCRINOL. Placa ósea localizada en el hueso etmoides dotada de perforaciones múltiples que se extiende a ambos lados de la crista galli, en la fosa craneal superior, a través de cuyos orificios discurren los tractos olfatorios.

lámina foliácea *(laminona foliata)*
DERMATOL. Lámina en forma de laminillas de papel superpuestas.

lámina plegada β *(β sheet lamina)*
BIOQUÍM. Estructura propia de las β-queratinas presente también en proteínas globulares que se caracteriza por una disposición en zigzag de las cadenas polipeptídicas y que se estabiliza por enlaces de hidrógeno entre cadenas contiguas.

laminal *(lamellar)*
DERMATOL. adj. Perteneciente o relativo a la lámina.

laminectomía *(laminectomy)*
ORTOP. f. Escisión del arco vertebral posterior. Resección de una o más láminas vertebrales para descomprimir la médula o las raíces de la cola de caballo o acceder al interior del canal raquídeo.

laminillas circunferenciales del hueso *(lamellae bone)*
HISTOL. Capas paralelas de matriz ósea calcificada, de un espesor aproximado de tres a siete micras originadas por los osteoblastos como resultado de un sucesivo depósito aposicional de matriz ósea. Este tipo de laminillas se sitúa en las zonas más externas e internas de los huesos compactos, hacia las zonas interiores del periostio y del endostio, ocupando hasta la zona de hueso osteonal. ‖ **l. de las osteonas** *(l. of the osteons)* Capas de matriz extracelular ósea que se disponen concéntricamente en torno a los conductos de Havers en las osteonas. Entre ellas se localizan las lagunas que alojan a los osteocitos.

laminina *(laminin)*
HISTOL. f. Proteína situada entre las moléculas del colágeno tipo IV, que es un constituyente de la membrana basal.

laminotomía *(laminotomy)*
ORTOP. f. Osteotomía lateral de una o más láminas para ampliar el canal vertebral y mejorar el compromiso medular.

lamivudina *(lamivudine)*
FARMCLÍN. f. Antirretroviral útil en el tratamiento del sida. Presenta efecto sinérgico al asociarlo a otros antirretrovirales.

lamotrigina *(lamotrigin)*
NEUROL. f. Fármaco antiepiléptico antagonista de los receptores NMDA, eficaz en distintos tipos de crisis epilépticas.

lámpara *(lamp)*
DERMATOL. f. Instrumento productor de diversas formas de luz artificial. ‖ **l. de cuarzo** *(ultraviolet l.)* Instrumento emisor de vapores de mercurio con propiedades germicidas (ultravioleta).

lámpara de hendidura *(slit lamp)*
OFTALMOL. Instrumento utilizado en la exploración del ojo que consiste en un microscopio binocular combinado con una luz móvil de intensidad y grosor modificables.

lancinante *(lancinating)*
ANAT. adj. Se dice del dolor agudo de tipo punzante.

lanosterol *(lanosterol)*
BIOQUÍM. m. Molécula de naturaleza esteroidea precursora del colesterol.

lanreótido *(lanreotide)*
ENDOCRINOL. m. Análogo de somatostatina de acción prolongada que se emplea en el tratamiento médico de la acromegalia.

lantalgia *(lantalgy)*
ORTOP. f. Dolor en la planta del pie.

lanugo *(lanugo hair)*
PEDIAT. m. Vello que recubre el cuerpo del feto y que desaparece casi en su totalidad al final de la vida intrauterina.

lanzadera *(shuttle system)*
BIOQUÍM. f. Sistema molecular que permite el intercambio de determinadas moléculas (como el NADH o los grupos acetilo) entre la mitocondria y el citoplasma, sin que se produzca transporte neto de las mismas. || **l. del glicerol fosfato** *(glycerol phosphate s.)* Sistema de lanzadera que emplea las enzimas glicerol fosfato deshidrogenasa citoplásmica y mitocondrial para introducir poder reductor en la mitocondria. Las características de estas enzimas dan lugar a que el poder reductor en forma de NADH se obtenga en la mitocondria como $FADH_2$. || **l. del malato-aspartato** *(malate-aspartate s.)* Sistema de lanzadera que emplea las enzimas malato deshidrogenasa y aspartato transaminasa, así como transportadores de membrana mitocondrial, para introducir o sacar poder reductor de la mitocondria.

laparoscopia *(laparoscopy, celioscopy)*
CIRGEN. f. Técnica quirúrgica de visualización directa de las vísceras del abdomen sin abrirlo propiamente, que se realiza llenando la cavidad peritoneal (habitualmente virtual) de gas, para crear así un espacio en el que introducir percutáneamente una cámara conectada a un monitor de televisión. Tradicionalmente esta técnica ha sido empleada para diagnóstico visual y toma de biopsias sencillas, p. ej., del hígado. Desde hace una década se ha comenzado a utilizar para realizar muchas de las intervenciones realizadas por laparotomía. Actualmente parece claro que la técnica laparoscópica es la indicada para la colecistectomía, para la corrección del reflujo gastroesofágico y para muchas intervenciones sobre los órganos genitales internos de la mujer. Ver **cirugía laparoscópica, cirugía mínimamente invasiva.** || **l. diagnóstica** *(diagnostic l.)* Aquella que utiliza la laparoscopia para el diagnóstico, evitando así las realizadas solo con intención diagnóstica. Ver **abdomen agudo, traumatismo abdominal.**

laparoscopio *(laparoscope)*
CIRGEN. m. Instrumento empleado para realizar laparoscopia. Consta en los aparatos modernos de un sistema de óptica, una cámara de vídeo, una fuente de luz fría y un monitor de televisión.

laparostato *(abdominal retractor)*
CIRGEN. m. Separador abdominal. Instrumento que mantiene separados los bordes de una laparotomía mientras se realiza la intervención del abdomen. Los que se utilizan habitualmente constan de dos ramas metálicas articuladas entre sí, que al separarlas mantienen abierta la laparotomía. Ver **laparotomía.**

laparotomía *(laparotomy)*
CIRGEN. f. Incisión en la totalidad de las capas de la pared abdominal (piel, grasa subcutánea, fascias, músculos y peritoneo) para penetrar en la cavidad abdominal y poder operar en su interior. Ver **cirugía abdominal, cirugía digestiva.** || **l. de estadiaje** *(staging l.)* Intervención abdominal que persigue conocer el grado de afectación abdominal por una enfermedad, habitualmente tumoral, normalmente mediante la toma de muestras de tejido (ganglios, nódulos del peritoneo, hígado, bazo, etc.). Ejemplos típicos son la intervención de Kaplan para el estadiaje del linfoma de Hodgkin y las intervenciones de *second-look* para el estadiaje del cáncer de ovario tras quimioterapia. || **l. exploradora** *(exploration l.)* Laparotomía que se realiza sin un diagnóstico preoperatorio cierto respecto al diagnóstico o extensión de una enfermedad en el abdomen, buscando esos objetivos directamente por visualización de la cavidad peritoneal y sus vísceras. Las

razones más frecuentes para realizarla pueden ser que no haya más medios para diagnosticar o estadiar la enfermedad, que la urgencia vital lo exija por riesgo de muerte si se espera a realizar otras exploraciones diagnósticas (traumatismo abdominales con hemoperitoneo, peritonitis difusa, perforación de víscera hueca), o que sea el único medio de determinar si alguna lesión es susceptible técnicamente de ser extirpada (p. ej., determinar si un tumor es extirpable o no). Ver **cirugía oncológica, complicación quirúrgica, peritonitis, traumatismo abdominal.** || **l. media** (*midline l.*) La que se realiza incidiendo la línea alba en cualquier extensión o localización entre el apéndice xifoides del esternón y el pubis. Corrientemente, por su relación con el ombligo, suelen distinguirse las laparotomías medias supraumbilicales e infraumbilicales, si bien ordinariamente se realizan de modo que se extienden a ambos lados del ombligo. Es con diferencia la laparotomía más empleada por la sencillez de apertura y cierre y por permitir el acceso a cualquier parte del abdomen. || **l. pararrectal** (*pararectal l.*) La que se realiza incidiendo las capas de la pared abdominal en sentido vertical a la altura del borde lateral del recto anterior del abdomen. Por tanto, puede ser derecha o izquierda, y para su cierre exige al menos suturar el plano muscular y el plano de la fascia anterior del abdomen; por la complejidad que esto tiene, es un tipo de laparotomía que se emplea poco. || **l. de Pfannestiel** (*Pfannestiel's l.*) Incisión abdominal usada frecuentemente en ginecología y obstetricia por su buen resultado estético, a la vez que permite el mismo acceso a la pelvis que una laparotomía media infraumbilical. La técnica consiste en una amplia incisión horizontal suprapúbica, cuya cicatriz quedará cubierta por el vello genital de la mujer, con acceso a la pelvis a través de una laparotomía media infraumbilical, que se realiza tras despegar el colgajo cutáneo por encima de la incisión de piel. Ver **laparotomía transversa.** || **l. subcostal** (*subcostal l.*) Incisión transversa del abdomen, que se realiza paralela al reborde de la parrilla costal a una distancia de tres a cinco centímetros. Puede realizarse en el lado derecho o izquierdo para cirugía del hígado, la vesícula, la vía biliar o el bazo. Para otras intervenciones del abdomen superior se hace a ambos lados, a veces prolongando la incisión en línea media hasta el apéndice xifoides, para una cirugía mayor del hígado (hepatectomías, trasplante de hígado) o del páncreas. Es mucho más compleja de abrir y cerrar que la laparotomía media, por atravesar todos los planos fasciales y musculares de la pared abdominal. Su cierre se realiza en dos planos. A diferencia de las laparotomías verticales, como laparotomía transversa que es, tiene un índice más bajo de eventraciones. Ver **laparotomía transversa.** || **l. transversa** (*transverse l.*) Cualquiera que se realiza transversalmente al eje longitudinal del cuerpo. En el adulto la subcostal es casi la única que se realiza de forma habitual. En cambio son muy frecuentes en los niños, porque dan buen acceso a la cavidad abdominal y resultan más estéticas y menos dolorosas que las laparotomías medias.

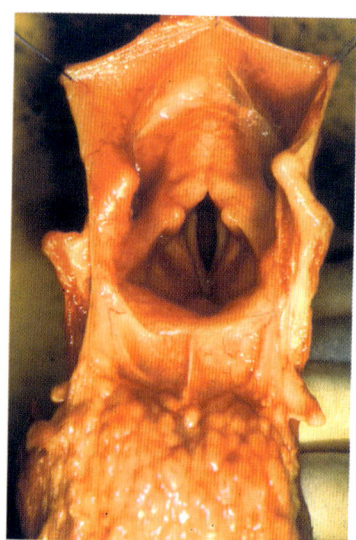

laringe

lapsus linguae *(lapsus linguae)*
PSICOL. Error o equivocación al hablar consistente en decir una palabra por otra. El psicoanálisis lo incluye entre los actos fallidos, otorgándole una significación de «manifestación enmascarada de contenidos inconscientes».

laringe *(larynx)*
ANAT. f. Órgano de la fonación, situado entre la orofaringe y la tráquea. Su esqueleto está formado por varios cartílagos, de los cuales los más importantes son el tiroides y el cricoides.

La parte más estrechamente relacionada con la fonación son las cuerdas vocales, cuyo grado de tensión viene dado por una serie de músculos, entre los que cabe destacar el músculo vocal y el cricotiroideo. Internamente la laringe está revestida por una mucosa, dotada de gran sensibilidad.

laringectomía *(laryngectomy)*
OTORRIN. f. Extirpación quirúrgica de la laringe, motivada generalmente por la presencia en ella de un cáncer. ‖ **l. supraglótica** *(supraglottic l.)* Extirpación completa de la región supraglótica de la laringe con conservación de las cuerdas vocales y de los cartílagos aritenoides. ‖ **l. total** *(total l.)* Exéresis quirúrgica de la totalidad de la laringe extirpando el cartílago tiroides y el cricoides.

laringitis *(laryngitis)*
PNEUMOL. f. Inflamación de la mucosa laríngea y de las cuerdas vocales generalmente de etiología vírica. Se caracteriza por disfonía y tos sin estridor.

laringitis subglótica *(subglottic laryngitis)*
OTORRIN. Inflamación de la superficie inferior de las cuerdas vocales.

laringocele *(laryngocele)*
OTORRIN. m. Bolsa quística desarrollada en el apéndice o sáculo del ventrículo laríngeo. Por efecto de la presión aérea esta bolsa se hincha, redunda la banda ventricular y puede producir disnea. Se distinguen entre *laringoceles internos*, desarrollados en la endolaringe, *laringoceles externos*, que son salidas de la laringe a través de la membrana tirohioidea y que forman una bolsa aérea subcutánea y *laringoceles mixtos*.

laringoespasmo *(laryngospasm)*
OTORRIN. m. Contracción intensa de los músculos de la laringe afectando a las cuerdas vocales y el vestíbulo y produciendo una disnea laríngea. Es frecuente en niños. Su aparición en el curso de una infección de las vías aéreas superiores se denomina laringitis estridulosa. Su evolución es recidivante pero benigna.

laringoestenosis *(laryngostenosis)*
OTORRIN. f. Estrechamiento o constricción de la laringe.

laringofaringitis *(laryngopharyngitis)*
OTORRIN. f. Inflamación de la laringe y la faringe.

laringofisura *(laryngofissure)*
OTORRIN. f. Cirugía de apertura de la laringe mediante una incisión medial sobre el cartílago tiroides. Es una vía de abordaje de la endolaringe y puede asociarse a la exéresis de una cuerda vocal o de un aritenoides.

laringófono *(laryngophone)*
OTORRIN. m. Instrumento electrónico que transmite vibraciones externas a la pared faríngea y al suelo de la boca utilizado para producir sonido. Se origina una voz artificial sustitutiva en pacientes laringectomizados totales.

laringomalacia *(laryngomalacia)*
OTORRIN. f. Flacidez de la laringe por ausencia o desaparición de la rigidez de los cartílagos laríngeos. Puede presentarse de forma aislada o en el cuadro de enfermedades cartilaginosas como la policondritis crónica atrófica. En los recién nacidos es la patología laríngea más frecuente y se debe especialmente a una flacidez de la epiglotis y de los pliegues ariepiglóticos, produciendo respiración ruidosa y estridor.

laringoplastia *(laryngoplasty)*
OTORRIN. f. Cirugía plástica de la laringe.

laringoscopia *(laryngoscopy)*
OTORRIN. f. Examen de la laringe. ‖ **l. directa** *(direct l.)* Método de examen de la laringe con la ayuda de una espátula o laringoscopio introducido en la cavidad bucal y penetrando seguidamente en la laringe. Suele precisarse anestesia general o sedación. Hay varios ti-

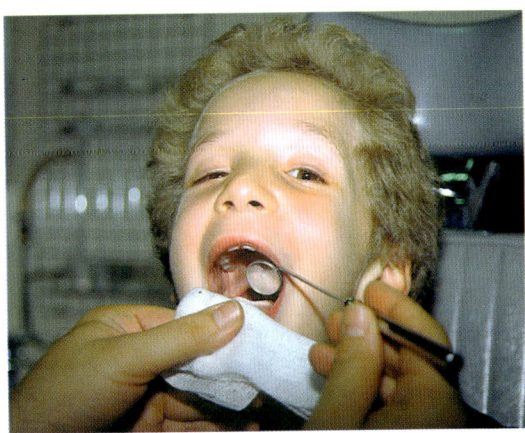

laringoscopia indirecta. Espejo laríngeo

pos de laringoscopios o espátulas, la mayoría de las veces con un apoyo torácico. Este instrumento estabiliza el laringoscopio en su lugar y libera las dos manos del cirujano permitiéndole realizar la cirugía. || **l. indirecta** *(indirect l.)* Examen de la laringe, las cuerdas vocales y la hipofaringe mediante el espejo laríngeo, mientras el médico sujeta la lengua del paciente con una compresa y tira de ella hacia delante, o mediante el epifaringoscopio, que consiste en un sistema óptico montado sobre una luz fría, pudiéndose aumentar la imagen por un zoom o por un registro en vídeo; con frecuencia precisa de anestesia local.

laringoscopio *(laringoscope)*
ANEST. m. Instrumento utilizado para examinar la laringe y proceder a la intubación de la tráquea. Consta de mango (en cuyo interior se aloja la batería) y palas que se acoplan al mango. Para adultos se utilizan palas curvas (Macintosh), mientras que en lactantes y niños pequeños se utilizan palas rectas (Miller). || **l. de Bullard** *(Bullard's l.)* Laringoscopio de fibra óptica con fiador rígido. Solo es válido para la intubación oral. Reduce la necesidad de movilizar el cuello y la cabeza para visualizar la laringe. || **l. de Miller** *(Miller's l.)* Intrumento utilizado para examinar la vía aérea superior y proceder a la intubación traqueal. Es un intrumento rígido, compuesto de un hoja de diseño recto dotado de luz.

laringoespasmo *(laringoespam)*
ANEST. m. Reflejo exagerado y prolongado de cierre glótico, mediado por el nervio laríngeo superior, como respuesta desproporcionada a estímulos de la glotis o área supraglótica (presencia de sangre, alimentos, vómito o cuerpo extraño, maniobras instrumentales en la endolaringe, irritación química de la mucosa faringolaríngea, etc.). El cierre glótico puede persistir incluso después de cesar los estímulos.

laringotraqueitis *(laryngotracheitis)*
PNEUMOL. f. Inflamación de la laringe y la tráquea.

laringotraqueobronquitis *(laryngotracheobronchitis)*
PNEUMOL. f. Inflamación de las vías respiratorias principales, que normalmente produce afonía, tos no productiva y disnea.

larva *(larva)*
MICROBIOL. f. Estadio en el desarrollo por metamorfosis de animales inferiores. || **l. migrans** *(l. migrans)* Infestación por numerosos estadios larvarios de diferentes parásitos. Puede afectar a la piel *(larva migrans cutánea)* o bien a diferentes órganos profundos *(larva migrans visceral)*. El síndrome de la larva migrans cutánea hace referencia a los trastornos cutáneos producidos por el contacto y la emigración posterior de diferentes larvas de parásitos, y cursa con intenso prurito al que puede acompañar una inflamación variable de la zona afectada puede darse también una reacción de hipersensibilidad. Algunas de las especies que producen típicamente este cuadro en el hombre pertenecen a los anquilostómidos (géneros *Ancylostoma* y *Necator*) y corresponden fundamentalmente a las especies parásitas de animales tales como *Ancylostoma caninum* o *Ancylostoma braziliense*, que accidentalmente entran en contacto con la piel del hombre y realizan migraciones tortuosas en la piel antes de morir. En cuanto al síndrome de la larva migrans visceral, está producido por las migraciones erráticas que ciertas larvas de parásitos producen en órganos profundos. Las especies implicadas corresponden fundamentalmente a nematodos ascáridos de los géneros *Toxocara (Toxocara canis* y *Toxocara cati)* y *Toxascaris (Toxascaris leonina)*. Este cuadro afecta sobre todo a niños y puede presentar una variada y, a veces, grave sintomatología; habitualmente cursa con la formación de granulomas y la aparición de hipereosinofilia sanguínea. En sentido amplio, también podría incluirse en la denominación larva migrans la afectación producida por larvas de diversos insectos, sobre todo de dípteros de la familia *Oestridae* (géneros *Hypoderma*, *Gastrophilus* y *Dermatobia*, entre otros), aunque la afectación que producen estos es conocida más propiamente con el nombre de miasis. Conocido también como síndrome de la larva migratoria.

Lasègue, Ernest-Charles
ORTOP. Médico francés (1818-1883).

láser *(laser)*
CIRPLÁS. m. Acrónimo del inglés *light amplification by stimulated emission of radiations* (amplificación de la luz por emisión estimulada de radiación). Se trata de una luz coherente, mono-

cromática, intensa y unidireccional, es decir, en la que las ondas de luz marchan paralelas las unas con las otras y con poca tendencia a diverger. Existe la posibilidad de aplicar distintos tipos de láser a distintos tejidos, según la absorción específica de determinadas longitudes de onda de los distintos láseres por sustancias específicas de los tejidos (tales como el agua, la melanina, la hemoglobina, etc.), denominados cromóforos. ‖ **l. CO$_2$** *(CO$_2$ l.)* Tipo de láser utilizado especialmente en el tratamiento de pequeñas arrugas finas faciales, así como en el tratamiento de cicatrices inestéticas.

láser argón *(argon l.)*
OFTALMOL. Luz coherente que permite la destrucción de tejidos mediante su calentamiento. Se utiliza fundamentalmente en la fotocoagulación de la retina. ‖ **l. excimer** *(excimer l.)* Láser que permite la ablación selectiva de capas de tejido sin producir calentamiento en los tejidos adyacentes. Se utiliza para la ablación de la parte superficial de la córnea, lo que permite la corrección quirúrgica de la miopía. Tras ello queda una úlcera corneal, que cerrará espontáneamente en los primeros días. La eliminación de una porción superficial de la córnea disminuye el poder dióptrico del ojo, por lo que el paciente no precisa gafas para la visión lejana. Sin embargo, el ojo sigue siendo miope desde el punto de vista anatómico y no se evitan las dificultades en la visión próxima asociadas a la presbicia (vista cansada) a partir de los 40 años de edad. Es una técnica que ha alcanzado gran popularidad por realizarse de forma ambulatoria, con anestesia en forma de gotas, y por tener un alto grado de fiabilidad y precisión. En particular, en cirugía plástica se emplea para la ablación y vaporización de las porciones más superficiales de la piel de la cara en el tratamiento de pequeñas arrugas cutáneas *(resurfacing)*, en el tratamiento de cicatrices inestéticas o en la disección de tejidos debido a su efecto cortante y coagulador de pequeños vasos sanguíneos. ‖ **l. YAG** *(YAG l.)* Láser que produce la destrucción de tejidos mediante un efecto explosivo. Se utiliza para desgarrar estructuras intraoculares sin necesidad de abrir el ojo; p. ej., en la realización de una iridectomía o la apertura de la cápsula posterior del cristalino cuando se opacifica tras una cirugía de catarata.

LASIK *(LASIK)*
OFTALMOL. Técnica quirúrgica empleada en la corrección de la miopía. Consiste en levantar un tapete del estroma superficial de la córnea, posteriormente se aplica el láser excimer en el lecho resultante y, finalmente, se reaplica el tapete superficial, que se sujetará sin necesidad de suturas. Permite una más rápida y cómoda rehabilitación visual por no producirse una úlcera en la córnea, y también consigue corregir miopías de mayor número de dioptrías. Ver **láser excimer.**

lastre genético *(genetic load)*
GENÉT. Proporción en que disminuye la eficacia biológica de una población (respecto de la eficacia biológica óptima) debido a la presencia de genotipos deletéreos. Se representa por L.

latah *(lata, latah, lattah)*
PSIQUIAT. m. Trastorno mental descrito en malayos, que se caracteriza por respuestas comportamentales miméticas (ecopraxia) y automáticas, coprolalia y repetición estereotipada de frases aisladas. En la revisión actual de la clasificación internacional de enfermedades mentales (CIE-10) este trastorno está incluido dentro de los trastornos neuróticos.

lateral *(lateral)*
RADIO. adj. Se dice de lo que se encuentra a uno y otro lado del plano medio. ‖ Se dice de la proyección de imagen obtenida por la incidencia de la radiación sobre el costado del paciente.

laterodesviación *(laterodeviation)*
ORTOP. f. Desviación hacia un lado o leve desplazamiento.

lateroflexión *(lateroflexion)*
ORTOP. f. Flexión hacia un lado cualquiera.

lateroposición *(lateroposition)*
ORTOP. f. Desplazamiento hacia un costado.

lateropulsión *(lateropulsion)*
ORTOP. f. Tendencia involuntaria a desviarse hacia un lado, hacia un costado, al caminar.

latido *(beat)*
CARDIOL. m. Movimiento o sensación pulsátil, generalmente referido al corazón o a una arteria. ‖ **l. de escape** *(escape b.)* Latido originado por células marcapaso latentes que en condiciones normales son inhibidas por el

automatismo más rápido del nodo sinusal. ‖ **l. de fusión** *(fusion b.)* Latido que proviene, en distinto grado, de la despolarización normal y de la despolarización por un foco ectópico. ‖ **l. prematuro** *(premature b.)* Ver **extrasístole**.

latido de la punta *(apex beat)*
FISIOL. En el sístole ventricular el latido de la punta del corazón se palpa en el quinto espacio intercostal a unos siete centímetros del borde externo. Es el punto de auscultación del foco mitral. ‖ **l. ectópico** *(ectopic b.)* El producido por un estímulo que no procede del marcapasos, es decir, del nódulo sinusal.

latigazo *(whip-whiplash)*
ORTOP. m. Sensación causada por la rotura fibrilar en el músculo con ocasión de un esfuerzo de ordinario localizado en la pantorrilla que se acompaña de dolor, frecuentemente en el ejercicio del tenis. ‖ Signo de la pedrada.

latitud *(latitude)*
RADIO. f. Medida de la tolerancia admitida en la elección de los valores de exposición requeridos para obtener el margen de densidad deseado en una película radiográfica. Es característica de la emulsión radiográfica o película, recíproca del contraste.

laudanosina *(laudanosine)*
ANEST. f. Amina terciaria. Metabolito del atracurio (relajante muscular no despolarizante) que se produce a través de la vía de eliminación de Hoffmann (proceso químico en el que se hidrolizan los grupos éster como un proceso biológico, independiente de la función hepática y renal, así como de la actividad plasmática de las colinesterasas). Se metaboliza fundamentalmente por el hígado y, aunque la cirrosis hepática no altera su eliminación, la obstrucción biliar dificulta su excreción. Se elimina principalmente por la orina. El principal problema teórico relacionado con la laudanosina es su capacidad de producir vasodilatación periférica y estimulación del sistema nervioso central.

lavado broncoalveolar *(broncoalveolar lavage)*
PNEUMOL. Obtención de líquido del revestimiento del parénquima pulmonar, mediante la introducción en el árbol bronquial de suero fisiológico a través del fibrobroncoscopio.

lavado de contraste *(wash out)*
RADIO. Maniobra empleada en estudios urográficos para valorar la capacidad funcional de reserva o respuesta a la medicación de los riñones.

lavado gástrico *(gastric lavage)*
DIGEST. Técnica de limpieza del estómago con agua o suero. Se suele utilizar para extraer sustancias nocivas (medicamentos, tóxicos, venenos, etc.). En ocasiones, ante hemorragias de estómago, se pueden utilizar soluciones salinas heladas.

lavado peritoneal *(peritoneal lavage)*
CIRGEN. Exploración diagnóstica y maniobra terapéutica. Como exploración diagnóstica se realiza de urgencia ante la sospecha de patología abdominal grave que requiere un diagnóstico rápido y un tratamiento quirúrgico urgente. La principal indicación son los traumatismos abdominales y politraumatismos en los que hay sospecha, por el estado general del paciente o por la exploración abdominal, de lesiones graves del abdomen (fundamentalmente, hemorragia intrabdominal y rotura de víscera hueca), o en los que por un estado de deterioro de conciencia no es valorable la exploración física del abdomen. La prueba se realiza puncionando con un trócar la línea media del abdomen por debajo del ombligo, aspirando primero con jeringa (punción-lavado peritoneal), y administrando un litro de suero salino en la cavidad peritoneal y dejándolo salir después por gravedad. Del aspecto macroscópico del líquido y de su análisis en el laboratorio depende la indicación de laparotomía urgente, que se realiza cuando hay bilis, restos alimenticios, o bien más de 500 leucocitos o 100.000 hematíes por milímetro cúbico. Estos hallazgos de laboratorio se correlacionan en más del 90% de los casos con lesiones intrabdominales que requieren cirugía urgente. Ver **hemoperitoneo, peritonitis, traumatismo abdominal**.

lavado de sangre *(blood lavage)*
HEMATOL. Ver **concentrado de hematíes lavados**.

laxante *(laxative)*
DIGEST. m. Fármaco o sustancia que se administra por vía oral, con acción purgante, que facilita la defecación y, por tanto, puede resolver el estreñimiento. Pueden crear hábito. Son de varias clases: lubricantes, que disminuyen el

roce de las heces (parafina, vaselina, etc.); formadores de masa, aumentan el contenido del colon mediante la absorción de agua (metilcelulosa, agar-agar, etc.); estimulantes del peristaltismo (sen, bisacodel, etc.); purgantes irritantes (ricino, antraquininas, cáscara sagrada, sen, etc.); y osmóticos, que atraen líquidos a la luz del intestino.

laxitud *(laxity)*
ORTOP. f. Cualidad de laxo. || Flojedad o falta de tensión de las estructuras elásticas de un tejido.

laxo *(laxus)*
ORTOP. adj. Relajado, flojo, sin fuerza o tensión en las fibras elásticas o musculares.

LCR *(CSF)*
FISIOL. Ver **líquido cefalorraquídeo**.

LDL *(LDL)*
CARDIOL. Siglas del inglés *low density lipoproteins*, lipoproteínas de baja densidad, también denominadas betalipoproteínas. Lipoproteínas (v.) de densidad comprendida entre 1,019 y 1,063 g/ml, producto de la acción de la lipoproteína lipasa sobre las VLDL. Poseen un alto contenido de colesterol y son la fracción más aterogénica de las lipoproteínas.

L-dopa *(l-dopa)*
NEUROL. Levodopa, precursor de la dopamina utilizado en el tratamiento de la enfermedad de Parkinson.

Le Fort , Leon Clemente
CIRPLÁS. Cirujano francés (1829-1893). A él se debe la clasificación de las fracturas del macizo facial en tres tipos. Siguiendo esta clasificación, se han establecido los distintos tipos de osteotomías en el tratamiento quirúrgico de diferentes trastornos en la conformación del esqueleto facial: fractura de Le Fort I, o maxilar transversa; fractura de Le Fort II, o maxilar piramidal; y fractura de Le Fort III, o disyunción craneofacial.

LEC *(extra cellular fluid, ECF)*
FISIOL. Ver **líquido extracelular**.

leche *(milk)*
FISIOL. f. Secreción de la glándula mamaria que constituye el principal alimento del lactante. Es un alimento completo que, además, contiene anticuerpos. || **l. acidófila** *(acidic m.)* Leche fermentada por la acción del *Lactobacillus acidophilus* que la acidifica. Se utiliza para normalizar la flora intestinal.

lecho capilar *(capillary bed)*
FISIOL. Conjunto de todos los capilares del organismo. Supone un amplio volumen de sangre, si bien es variable dependiendo del grado de repleción de dichos capilares.

lecho ungueal *(nail bed)*
ANAT. Área modificada de la epidermis situada debajo de la uña, sobre la cual se desliza esta al crecer.

lecitín-colesterol acil transferasa *(lecithin cholesterol acyl transpherase)*
ENDOCRINOL. Enzima responsable de la esterificación del colesterol que participa en el enriquecimiento de las lipoproteínas de alta densidad. Su deficiencia provoca un aumento en el colesterol libre con la consiguiente anomalía estructural de las lipoproteínas; cursa con anemia hemolítica, insuficiencia renal y arteriosclerosis prematura.

lectina *(lectin)*
FISIOL. f. Proteína hemaglutinante presente en algunas semillas. Determinadas lectinas producen una aglutinación selectiva de los eritrocitos de ciertos grupos sanguíneos y de células neoplásicas. Su acción se desarrolla porque se fijan a las moléculas ramificadas de azúcar de las glucoproteínas y glucolípidos de la superficie celular.

lectura crítica *(critical reading)*
BIOÉT. Actitud que debe tener todo buen médico ante la publicación científica que le informa, y le permite separar los datos de su discusión e interpretación. Ver **deber de saber**.

legalidad *(legality)*
BIOÉT. f. Marco de conducta establecido por la legislación (v.). No es garantía suficiente de un comportamiento éticamente correcto. Ver **código deontológico, código profesional**. || **l. y moralidad** *(l. and morality)* Aspectos distintos pero relacionados de las acciones médicas; la legalidad versa sobre sus facetas externas y la moralidad sobre las internas (ver **decisión, efectos tolerados, intención**); ambas deben perseguir la perfección humana como objetivo, que cada una de ellas fomenta de un modo distinto. Ver **formación humana, valores**.

legalismo *(legalism)*
BIOÉT. m. Actitud profesional que limita la conducta a lo exigido legalmente (ver **legalidad**), en deterioro de una correcta atención sanitaria (ver **beneficencia del médico**). En bioética, reducción del consejo de los comités de ética (v.) al asesoramiento sobre lo permitido o prohibido legalmente.

Legg, Arthur Thronton
ORTOP. Cirujano de Boston, USA (1874-1939).

leghemoglobina *(leghemoglobin)*
BIOQUÍM. f. Proteína producida por plantas leguminosas capaz de unir oxígeno a través de un grupo hemo que participa en la simbiosis entre la planta y las bacterias fijadoras de nitrógeno.

legionella *(legionella)*
MICROBIOL. f. Bacilo gram-negativo perteneciente al género *Legionella*. La especie más representativa es *Legionella pneumophila*, agente etiológico de la denominada enfermedad de los legionarios y de la fiebre de Pontiac. Es una bacteria pleomórfica, que no se tiñe en las muestras clínicas con los colorantes habituales, pero debido a que es parcialmente resistente a la decoloración con ácidos, se consigue con el método de Jiménez. Los métodos de impregnación argéntica son los más útiles. Para su aislamiento y cultivo se requieren medios enriquecidos con cisteína e iones férricos. Su identificación se realiza mediante el estudio de la estructura antigénica (existen al menos 12 serotipos), análisis mediante cromatografía de sus ácidos grasos y estudio de la homología del DNA. Hoy día se han identificado más de 20 especies de *Legionella* distintas a la *Legionella penumophila*.

legislación *(legislation)*
BIOÉT. f. Conjunto de normas legales que obligan a ciertas conductas profesionales (ver **derechos de los enfermos**). Ha suplido en ocasiones a la bioética (ver **legalismo**). ‖ **l. científica** *(scientific l.)* Legislación pertinente a la actividad científica, especialmente abundante en lo que se refiere a investigación (ver **investigación científica**) sobre seres humanos. ‖ **l. farmacéutica** *(pharmaceutical l.)* Legislación pertinente a la actividad farmacéutica. Es especialmente abundante debido a la escasa normativa colegial, correspondiente a una dejación de derechos colegiales de autolegislación. Ver **código deontológico**.

legra *(curette)*
GINECOL. f. Instrumento cortante que se emplea para extraer restos ovulares después de un aborto o para obtener un endometrio para estudio histopatológico.

legrado *(curettage)*
GINECOL. m. Extracción de tejidos de la cavidad uterina. Pueden ser restos abortivos o tejido endometrial. Para realizar el legrado uterino es necesario dilatar previamente el conducto cervical.

Leishmania *(Leishmania)*
MICROBIOL. Género de protozoos parásitos pertenecientes a la familia *Trypanosomatidae* que causan importantes enfermedades en el hombre. Morfológicamente pueden presentarse como pequeñas células inmóviles de 2 a 4 μm (amastigotes), que son parásitos intracelulares, o bien como formas móviles más alargadas, de 14-20 μm, con un flagelo bien desarrollado (promastigotes). El género *Leishmania* incluye numerosas especies; aunque la sistemática del mismo ha sido objeto de debate durante años, en la actualidad se admiten unas 12 especies y subespecies agrupadas en complejos, siendo los más importantes el complejo *Leishmania donovani*, el complejo de *L. tropica*, el complejo de *L. mexicana* y el de *L. brasiliensis*. Las leishmaniasis son un conjunto de enfermedades producidas por las diferentes especies citadas y presentan características y distribución geográficas diferentes. Así, *L. donovani* y especies relacionadas producen la leishmaniasis visceral o «kala-azar», mientras que el resto de las especies producen leishmaniasis cutáneas y cutáneo-mucosas, o, en otras palabras, la leishmaniasis cutánea del Viejo Mundo, botón de Oriente producida por las especies del complejo *L. tropica*, y la leishmaniasis cutánea del Nuevo Mundo, que está causada por las especies de los complejos *L. brasiliensis* y *L. mexicana*. Todas las leishmaniasis se adquieren por picadura de dípteros pertenecientes al género *Phlebotomus*.

leishmaniasis *(leishmaniasis)*
DERMATOL. f. Enfermedad o enfermedades producidas por un microorganismo perteneciente al género de los protozoos *Leishmania*. Son patológicos para el hombre las siguientes especies: *Leishmania donovani* (causante del

kala-azar), *L. trópica* (productora de leishmaniasis americana) y *L. trópico* (causante del botón de Oriente). || **l. visceral** *(visceral l.)* Ver **kala-azar**.

lengua *(tongue)*
ANAT. f. Órgano musculoso, situado en la cavidad bucal, que interviene en la articulación de las palabras, en la masticación, en la deglución y en la sensación gustativa. Su actividad masticatoria y de pronunciación se debe a la gran variedad de músculos que la configuran. Unos son intrínsecos y otros extrínsecos; es decir, estos últimos se originan fuera de la lengua y terminan en ella. Este origen extralingual los convierte, también, en elementos de anclaje de la lengua. Están inervados por el hipogloso. La sensibilidad gustativa radica en los corpúsculos gustativos situados en las papilas gustativas.

lengua escrotal *(scrotal tongue)*
DERMATOL. Apariencia de la lengua que recuerda la piel del escroto.

lengua geográfica *(geographic tongue)*
OTORRIN. Anomalía sin significación patológica en la que la superficie lingual presenta manchas de dimensión irregular, en parte rojizas, en parte pálidas, que pueden variar en su localización. Es de causa desconocida y no precisa tratamiento.

lengua saburral *(coated tongue)*
DIGEST. Lengua recubierta de una capa de color blanco-parduzco o amarillento debido a la acumulación de material descamado, bacterias o restos alimenticios por una limpieza mecánica insuficiente tras la masticación. Se observa en enfermedades gastrointestinales. || **l. vellosa** *(hairy t.)* Alteración benigna de la lengua, que se caracteriza por hiperplasia de las papilas linguales, de color oscuro, pigmentado algunas veces; es un efecto secundario a algunos antibióticos.

lenguaje *(language)*
ANTROPOL. m. Facultad de poder expresar y, en su caso, comunicar los pensamientos, las necesidades y los sentimientos. Hay varias modalidades de lenguaje; las principales son la auditiva y visual. La más habitual es el *lenguaje auditivo o articulado,* pero con frecuencia el lenguaje articulado va acompañado del visual, mediante la mímica. El lenguaje articu-

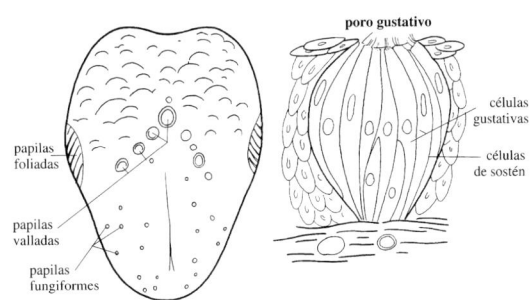

lengua. Corpúsculo gustativo

lado está constituido por un conjunto de símbolos fonéticos y desempeña tres funciones principales: representativa, expresiva y señalativa. El *lenguaje animal* solo posee las funciones expresiva y señalativa, por lo que la representativa es considerada como la propiamente humana. La función expresiva del lenguaje corresponde al aspecto lógico, afectivo y volitivo. La función primordial del lenguaje es la comunicación con los demás miembros de la sociedad, pero no queda solo reducido a esta sino que también es expresión (no necesariamente comunicativa) como puede ser la expresión estética, como queda reflejado en esta frase de Hugo Schuchardt: «el lenguaje, nacido de la necesidad, alcanza su máxima expresión en el arte». Si el lenguaje es el medio que tenemos para expresar nuestro pensamiento, y nuestra voluntad es su instrumento y si el pensamiento y la voluntad son espirituales, el instrumento no tiene por qué serlo. Por esta razón este necesita de unos órganos concretos que realicen la función de articular las palabras, de controlar los grupos musculares que intervienen en la fonación y áreas cerebrales que permitan escoger las palabras adecuadas. La articulación de las palabras se realiza en la cavidad bucal, el control de los músculos de la fonación lo realiza el área del lenguaje de Broca y el control de las palabras que formarán las frases corresponde al área de Wernicke. La lesión de cualquiera de estos tres elementos da lugar a una alteración o supresión del lenguaje. || **l. corporal** *(body l.)* Forma de comunicación no verbal constituida por cualquier movimiento, postura o gesto (voluntario o involuntario) que emplea el individuo para comunicarse. || **l. egocéntrico** *(egocentric l.)* Monólogo característico de los niños de edades comprendidas entre los tres y siete años que no posee una función comunicativa. Según L. S. Vygotsky, es la forma de lenguaje privado que posteriormente se convierte en el lenguaje interior que utilizan los adultos, pero que ya no se realiza en voz alta sino en voz baja y que tiene, al igual que este último, una función autorreguladora y planificadora de la actividad. || **l. telegráfico** *(telegraphic l.)* Etapa temprana del lenguaje en la que el niño habla como si estuviera leyendo un telegrama, utilizando sobre todo sustantivos y verbos y omitiendo las palabras «auxiliares».

lensectomía *(lensectomy)*
OFTALMOL. f. Extracción intracapsular del cristalino a través de la pars plana. Se realiza en el curso de cirugías vitreorretinianas cuando se considera necesaria la extracción del cristalino.

lente *(lens)*
ANAT. f. Nombre del cristalino.

lente bifocal *(bifocal lens)*
OFTALMOL. Lente con dos focos, uno para visión lejana y otro para visión cercana. || **l. cilíndrica** *(cylindrical l.)* Lente que permite la corrección del astigmatismo. || **l. de contacto** *(contact l.)* Lente flexible o rígida que se adapta sobre la superficie corneal para corregir un defecto de refracción ocular. || **l. de contacto terapéutica** *(therapeutic contact l.)* Lente de contacto utilizada con fines no refractivos para la protección de la superficie corneal. || **l. convergente** *(convergent l.)* Lente convexa con potencias positivas utilizada en la corrección de la hipermetropía y la presbicia. || **l. divergente** *(divergent l.)* Lente cóncava con potencias negativas utilizada en la corrección de la miopía. || **l. intraocular** *(intraocular l.)* Lente que se coloca en el interior del ojo tras la extracción quirúrgica del cristalino cataratoso. Normalmente se coloca en la cámara posterior del ojo, en el saco capsular. Cuando la cápsula posterior no se conserva intacta tras la cirugía se coloca apoyada sobre la cápsula anterior. Si no existe suficiente apoyo capsular se puede colocar en la cámara anterior o en la cámara posterior suturada al sulcus ciliar. Actualmente se dispone de lentes intraoculares plegables que pueden ser introducidas a través de una incisión de tan solo tres milímetros tras lo cual se despliegan en

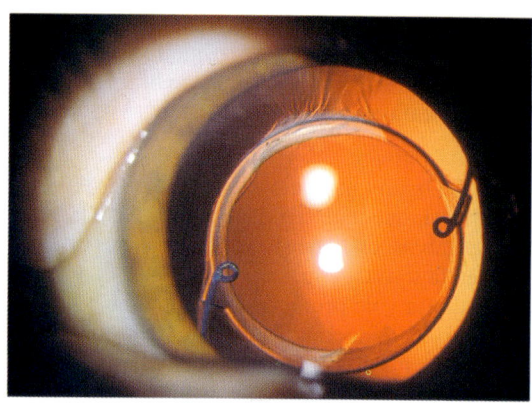

lente intraocular implantada tras la cirugía de cataratas

el interior del ojo. Eso facilita la realización de cirugías mínimamente invasivas que permiten una rápida recuperación visual y de la actividad física. Ver **catarata, extracción extracapsular de cristalino, extracción intracapsular de cristalino, facoemulsificación**. || **l. tórica** *(toric l.)* Lente de contacto que permite la corrección del astigmatismo.

lenticono *(lenticonus)*
OFTALMOL. m. Protusión del cristalino del ojo recubierta por su cápsula.

lenticular *(lenticular)*
DERMATOL. adj. Que tiene la forma de lente o lenteja.

lentígines *(lentigines)*
DERMATOL. m. Mancha circular de color pardo, localizada en el piel. Término equivalente a comedones o efélides (aspecto de lente pequeña).

lentiginosis *(lentiginosis)*
DERMATOL. f. Dermatosis caracterizada por profusión de lentígines.

lentigo *(lentigo)*
DERMATOL. m. Mancha de color marrón, localizada preferentemente en la cara. || **l. maligno** *(maligno l.)* Lesión pigmentada (marrón) sobre la que se desarrolla un tumor maligno.

lentilla *(contact lens)*
OFTALMOL. Ver **lente de contacto**.

lentinas *(cottonoids)*
NEUROCIR. f. Piezas rectangulares de algodón de diverso tamaño utilizadas en neurocirugía para absorber el sangrado cerebral.

leontiasis *(leontiasis)*
DERMATOL. f. Expresión alternativa de facies leonina.

lepotrix *(lepotrix)*
DERMATOL. m. Infección por hongos localizada en cabellos y axilas, causada por especies Neocardia.

lepra *(leprosy)*
DERMATOL. f. Enfermedad infecciosa, producida por el *Myabacterium leprae,* que se desarrolla de forma crónica, es poco contagiosa y afecta a la piel, las mucosas y el sistema nervioso periférico. || **l. bordeline** *(bordeline l.)* Forma de lepra intermedia entre la lepra indeterminada y la lepra lepromatosa. || **l. incaracterística** *(intermediate l.)* Forma de comienzo de la lepra, caracterizada por máculas hipocrómicas con alteraciones de la sensibilidad, táctil y dolorosa. || **l. indeterminada** *(indeterminate l.)* Tipo de lepra que, dependiendo del estado inmunológico del paciente, deriva a lepra lepromatosa o a lepra tuberculoide. || **l. lazarina** *(lazarine l.)* Término en desuso para designar un tipo de lepra, con ulceraciones severas, mutilaciones y lesiones cicatriciales. || **l. lepromatosa** *(lepromatous l.)* Forma de lepra caracterizada por la aparición de nódulos (lepromas, facies leonina), reacción de Mitsuda negativa y presencia de bacilos en mucosa nasal, principalmente. || **l. de Lucio** *(Lucio's l.)* Forma de lepra caracterizada por placas intensamente eritematosas con tendencia a la ulceración. || **l. macular** *(macular l.)* Forma inicial de la lepra caracterizada por manchas hipocrómicas. || **l. neural** *(neural l.)* Forma de lepra con expresividad clínica preferentemente neural. || **l. nodular** *(nodular l.)* Forma clínica de lepra lepromatosa, caracterizada por lepromas nodulares. || **l. tuberculosa** *(tuberculoid l.)* Forma habitualmente benigna de la lepra, caracterizada clínicamente por manchas o lesiones anestésicas, trastornos neurales y reacción de Mitsuda positiva. No se suelen encontrar bacilos.

leprechaunismo *(leprechaunism)*
ENDOCRINOL. m. Trastorno congénito caracterizado por retraso de talla, caquexia, dismorfia facial, hirsutismo, acantosis nigricans y precocidad sexual. Muchos pacientes muestran insulinorresistencia derivada de una mutación en el gen que codifica el receptor de insulina.

leprología *(leprology)*
DERMATOL. f. Parte de la dermatología que contempla el estudio de la lepra.

leprólogo *(leprologist)*
DERMATOL. m. y f. Especialista médico en lepra.

leproma *(leproma)*
DERMATOL. m. Nódulo que aparece en la lepra lepromatosa.

lepromatoso *(lepromatous)*
DERMATOL. adj. Perteneciente o relativo al leproma. || Que padece lepra lepromatosa.

leprosería *(leprosery)*
DERMATOL. f. Hospital para la atención y tratamiento de los enfermos de lepra. || Lazareto.

leptina *(leptin)*
ENDOCRINOL. f. Proteína sintetizada por los adipocitos que aumenta la termogénesis e inhibe el apetito a nivel hipotalámico. Su deficiencia da lugar a obesidad. Posee un efecto estimulador de la secreción de gonadotropinas. Tanto la hiperinsulinemia como los glucocorticoides poseen un intenso efecto estimulador de la secreción de leptina.

leptocitosis *(leptocytosis)*
HEMATOL. f. Enfermedad hematológica con presencia de dianocitos o codocitos en la sangre. La talasemia, algunos tipos de enfermedades hepáticas y la ausencia de bazo producen leptocitosis.

leptodermia *(leptodermia)*
DERMATOL. f. Se dice de la piel fina o delicada.

leptomeninge *(leptomeninx)*
ANAT. f. Una de las dos primeras cubiertas del sistema nervioso central, que posteriormente se divide en piamadre y aracnoides.

leptospirosis *(leptospirosis)*
MICROBIOL. f. Enfermedad infecciosa producida por diversos serovares de la especie patógena *Leptospira interrogans.* Se adquiere por contacto con agua contaminada con orina de animales infectados. La enfermedad puede cursar con un cuadro benigno o maligno. Comienza con un cuadro de tipo gripal, acompañado de fiebre, cefaleas y dolores musculares, que en los casos benignos evolucionan hacia la curación. En los casos malignos, y después de haber remitido las manifestaciones primarias durante unos días, pueden apa-

recer complicaciones más o menos graves, como: disfunción hepática (ictericia), disfunciones renales (oliguria y anuria), disfunciones neurológicas (meningitis) y disfunciones respiratorias (hemoptisis y edema pulmonar). El diagnóstico de la enfermedad se realiza mediante: el aislamiento de la bacteria a partir de sangre, orina y biopsias; la demostración de la presencia de antígenos bacterianos o DNA (PCR) y con el estudio de la presencia de anticuerpos en suero y líquido cefalorraquídeo.

leptoteno *(leptotene)*
GENÉT. m. Primer estadio de la profase de la primera división meiótica, en el que los cromosomas (cada uno formado por dos cromátides) están desenrollados y unidos a la membrana nuclear por sus extremos.

lergotril *(lergotrile)*
ENDOCRINOL. m. Derivado ergótico con potente efecto agonista dopaminérgico y acción serotoninérgica que se ha utilizado en el tratamiento de la enfermedad de Parkinson y la hiperprolactinemia.

lesbianismo *(lesbianism)*
PSIQUIAT. m. Homosexualidad femenina.

lesión *(lesion)*
NEUROCIR. f. Alteración de un órgano que entraña no solo una modificación morfológica, sino también funcional. Las lesiones pueden ser muy diferentes tanto por la alteración que producen como por los agentes que las provocan. ‖ **l. axonal difusa** *(diffuse axonal l.)* Hemorragia petequia en sábana, o extendida en su superficie, de la sustancia blanca cerebral de causa traumática y de mal pronóstico vital y funcional. ‖ **l. difusa y coma** *(diffuse l. and coma)* Alteración estructural en la sustancia cerebral no focal y que causa estado de coma. ‖ **l. medular** *(medullar l.)* Daño de cualquier etiología que se infringe a la médula espinal. Ver **síndrome medular anterior, síndrome medular central, síndrome medular posterior.** ‖ **l. de nervios periféricos** *(peripheral nerve damage)* Cualquier daño ejercido en un nervio y que causa alteración de su función. ‖ **l. por contragolpe** *(counter-coup l.)* Son las lesiones contusivas cerebrales que se producen en el lado opuesto al del choque directo por impacto contra las paredes del cráneo. ‖ **l. por Whisplash** *(Whisplash injury)* Lesión producida por la flexoextensión brusca del cuello. Según la intensidad puede producir lesiones cerebrales y raquídeas de distinto pronóstico. ‖ **l. posradiación** *(postradiation damage)* Daño secundario en el cerebro que ha sido tratado con radioterapia que se manifiesta a corto, medio o largo plazo. Se suele centrar en la sustancia blanca produciendo leucodistrofias, en los nervios ópticos y en la glándula hipofisaria.

lesión de Bankart *(Bankart's lesion)*
RADIO. Conjunto de lesiones del reborde glenoideo (roturas o desinserciones), que se producen tras traumatismo y luxación escapulohumeral y que pueden afectar tanto al fibrocartílago como al componente óseo.

lesión glomerular *(glomerular lesion)*
NEFROL. Alteración de los glomérulos renales. Puede darse por mecanismos inmunológicos (inmunocomplejos circulantes o formados in situ, anticuerpos antimembrana basal glomerular, anticuerpos anticitoplasmáticos o ANCA, linfocinas que alteran la permeabilidad glomerular, etc.) y por mecanismos no inmunológicos, que son factores de progresión de la lesión glomerular (hipertensión sistémica, hipertensión glomerular, angiotensina II, dietéticos, anemia, hipercalcemia, etc.). Ver **glomerulonefritis.** ‖ **l. renal** *(renal l.)* Lesión del riñón sin especificar si son todos los componentes del riñón los afectados o solo alguno de ellos. Las lesiones renales que se producen en las diversas nefropatías dependen de la etiología (isquemia, nefrotoxicidad, infecciones, depósito de sustancias inmunopatológicas y obstrucción urinaria). Las principales lesiones elementales de las distintas partes de la nefrona son: glomerulares (proliferación celular, depósitos inmunológicos, alteraciones de la membrana basal glomerular, destrucción del ovillo capilar o esclerosis, alteraciones de la cápsula de Bowman), intersticiales (edema, infiltración, fibrosis), tubulares (cilindros, engrosamiento, necrosis tubular) y vasculares (afectación de arterias, arteriolas y vénulas, con trombosis, vasculitis, nefroangioesclerosis con reducción de la luz, etc.).

lesión vital *(vital injury)*
MEDLEGAL. Lesión que se produce en vida del sujeto. Su diagnóstico diferencial con la ocurrida después de la muerte es de suma importancia en medicina legal.

letargia *(lethargy)*
ENDOCRINOL. f. Estado de somnolencia o estupor profundo.

leucemia *(leukemia)*
HEMATOL. f. Concepto que agrupa las proliferaciones malignas de células hematopoyéticas, que se caracterizan por un reemplazo difuso del desarrollo de las células mieloides normales. Las manifestaciones de la enfermedad aparecen progresivamente por la disminución de las células sanguíneas normales de las tres series e infiltración de órganos por células atípicas, y consisten en anemia, diátesis hemorrágica debida sobre todo a la trombocitopenia e infecciones. La leucemia se clasifica dependiendo de las células que predominan en la proliferación, según su curso clínico y la duración de la enfermedad. ‖ **l. aguda** *(acute l.)* Proliferación maligna de células hematopoyéticas inmaduras de tipo blástico, cuya acumulación progresiva se acompaña de una disminución en la producción de los elementos mieloides normales. El diagnóstico se basa en la observación de una blastosis medular que iguala o supera el 30% de la totalidad celular. El estudio morfológico, citoquímico, ultraestructural, inmunológico y citogenético es fundamental para etiquetar el tipo de leucemia aguda: leucemias agudas mieloblásticas, y leucemias agudas linfoblásticas. La incidencia de la leucemia aguda en la población general es de uno a tres casos por cada 100.000 habitantes y año, y se observa un ligero predominio masculino. En los niños la leucemia aguda linfoblástica es la principal causa de fallecimiento por cáncer. Por el contrario, la leucemia aguda mieloblástica tiene una incidencia baja desde la infancia hasta la quinta década de la vida, para aumentar y alcanzar su pico máximo entre los 65 y 75 años. La etiología de las leucemias agudas todavía se desconoce, aunque en algunos casos se han asociado a radiaciones, exposición al benzol y administración de determinados medicamentos antineoplásicos. Entre los factores endógenos, los factores genéticos tienen importancia, como lo demuestra la mayor probabilidad de desarrollar la enfermedad el hermano gemelo de un paciente leucémico. Diversas enfermedades congénitas se asocian con un riesgo leucémico incrementado. Clínicamente suele tener un comienzo repentino con fatiga, palidez, pérdida de peso y formación espontánea de hematomas. Progresa rápidamente causando fiebre, hemorragias, debilidad extrema, dolor óseo o articular e infecciones repetidas. El tratamiento más eficaz consiste en una quimioterapia combinada intensiva, administración de antibióticos y transfusiones sanguíneas para reponer los hematíes y las plaquetas. ‖ **l. aguda indiferenciada** *(undifferentiated cell l.)* Neoplasia maligna de los órganos hematopoyéticos, con presencia de células muy inmaduras de difícil clasificación. ‖ **l. aguda mieloblástica** *(myeloblastic acute l.)* Proliferación maligna de células hematopoyéticas inmaduras, fundamentalmente de extirpe mieloide, de tipo blástico. Esta infiltración medular provoca citopenias con sus consiguientes manifestaciones sistémicas, anemia, trombopenia con diatesis hemorrágica y neutropenia responsable de cuadros infecciosos con fiebre. La proliferación leucémica invade los órganos y sistemas. Así la afectación cutánea aparece en el 10% de los casos. La infiltración meníngea se detecta en un 1%. La hipertrofia gingival por infiltraciones es habitual en la forma monocítica. Un 10-20% de los casos presentan linfadenopatías y visceromegalias. La mediana de la cifra leucocitaria es de $15\text{-}20 \times 10^9/l$ y en el 85% de los casos se observan blastos en sangre periférica. En un 10% de pacientes, el número de leucocitos supera las $100 \times 10^9/l$, como sucede más frecuentemente en las variedades monocítica y mielomonocítica. Según el aspecto morfológico y el comportamiento citoquímico de las células blásticas, se pueden dividir en siete variedades: leucemia mieloide aguda indiferenciada (M_1), leucemia mieloide aguda diferenciada (M_2), promielocítica (M_3), mielomonocítica aguda (M_4), monoblástica (M_5), eritroleucemia (M_6) y megacarioblástica (M_7). El tratamiento se basa en la utilización de pautas agresivas de quimioterapia de forma secuencial, comenzando con una inducción basada en la combinación de arabinósido de citosina y una antraciclina, con o sin la adición de etopósido. Una vez conseguida la remisión completa se administran ciclos de consolidación e intensificación, con distintas dosificaciones de, básicamente, las mismas drogas. En aquellos pacientes en que resulta factible su realización, se sustituye o complementa el trata-

miento posremisión con trasplante de médula autólogo o alogénico. || **l. aleucémica** (*aleukemic l.*) La leucemia que se denomina así porque cursa sin aumento de las células sanguíneas. Constituye el 5% de las leucemias mieloblásticas agudas. Se caracteriza por una médula ósea hipocelular, pero con presencia de más de un 30% de blastos. Incide, preferentemente, en pacientes de edad y se presenta con citopenias y escasos blastos en la sangre periférica. || **l. basófila** (*basophilic l.*) Variedad muy poco frecuente de leucemia aguda, que se caracteriza por la presencia en la sangre y en la médula ósea de un gran número de células blásticas, con gránulos basófilos. Suele aparecer como la crisis blástica de un síndrome mieloproliferativo crónico. || **l. de células peludas** (*hairy-cell l.*) Ver **tricoleucemia**. || **l. de células plasmáticas (LCP)** (*plasma cell l.*) Forma poco frecuente de mieloma que puede presentarse de novo (LCP primaria) o constituir la transformación leucémica de un mieloma múltiple (MM) en su fase terminal. Para su diagnóstico se requiere la presencia de una cifra absoluta de células plasmáticas en la sangre periférica superior a $2 \times 10^9/l$ o una proporción superior al 20% en la fórmula leucocitaria. Se da en un 2% de los casos de MM. En la mayoría de los casos la LCP es resistente al tratamiento. Con poliquimioterapia se observa más respuesta que con la combinación de melfalán y prednisona, pero la duración de las respuestas es habitualmente corta. El pronóstico es malo, con medias de supervivencia inferiores a seis meses. || **l. embrionaria** (*embryonal l.*) Ver **leucemia aguda indiferenciada**. || **l. de eosinófilos** (*eosinophilic l.*) Variedad muy poco frecuente de leucemia aguda que se caracteriza por la presencia de células blásticas con gránulos preeosinófilos. || **l. eritromieloblástica** (*erythromyeloblastic l.*) Ver **eritroleucemia**. || **l. granulocítica** (*granulocytic l.*) Ver **leucemia mieloide aguda, leucemia mieloide crónica**. || **l. linfática** (*lymphatic l.*) Ver **leucemia linfoblástica aguda, leucemia linfocítica crónica**. || **l. linfoblástica aguda (LLA)** (*acute lymphoblastic l.*) Leucemia que es el resultado de una proliferación clonal de células linfoides en estadios precoces de diferenciación de las líneas T o B. Es la neoplasia más frecuente en niños, y constituye el 75-80% de las leucemias agudas en menores de 15 años; su incidencia más alta ocurre a los 3 o 4 años, disminuyendo después de los 10 años, aunque pueden aparecer casos en pacientes adultos. El diagnóstico se basa fundamentalmente en el examen de la sangre periférica y de la médula ósea. El grupo FAB definió los criterios morfológicos para clasificar la LLA en tres tipos: L_1, L_2 y L_3. El inmunofenotipo permite definir la línea celular B o T y el estadio de diferenciación donde se ha producido el bloqueo madurativo: precursor B poco diferenciado, pre-B y B. Los estudios citogenéticos han permitido reconocer anomalías cromosómicas, numéricas o estructurales, como traslocaciones. Las manifestaciones clínicas se deben a la sustitución del tejido hematopoyético normal por la población leucémica dando origen a anemia, neutropenia y trombopenia. En consecuencia, el paciente presenta palidez, astenia, disnea y manifestaciones hemorrágicas consistentes en hematomas espontáneos, púrpura petequial y sangrado por las mucosas. La neutropenia aumenta la susceptibilidad del paciente a las infecciones. Otros síntomas son derivados de la infiltración multiorgánica, fundamentalmente: dolor óseo, linfoadenopatía superficial y hepatoesplenomegalia de tamaño variable. El tratamiento consta de cuatro fases: inducción a la remisión, consolidación de la remisión, quimioterapia de mantenimiento y tratamiento de la posible invasión del sistema nervioso central, muy frecuente en este tipo de leucemias. La duración de dicho tratamiento suele ser de dos a dos años y medio en la mayoría de protocolos. El trasplante de médula ósea se precisa en primera remisión solo en determinadas situaciones, de muy alto riesgo de recidiva: edad inferior a un año, inmunofenotipo T asociado a CD10(-) o alteraciones citogenéticas de mal pronóstico, y la no adquisición de la remisión completa en cuatro semanas con el tratamiento de inducción. Con estas terapéuticas se consigue una supervivencia libre de enfermedad a los cinco años hasta un 60-70%. || **l. linfocítica** (*lymphocytic l.*) Ver **leucemia linfoblástica aguda, leucemia linfocítica crónica**. || **l. linfocítica crónica (LLC)** (*chronic lymphocytic l.*) Leucemia en la que la proliferación exagerada de células corresponde a la serie linfocitaria. La LLC es el síndrome linfoproliferativo crónico (SLC) más frecuente en países occidentales. Afecta a pacientes de mediana edad o de edad avanzada. Desde el punto de vista clínico, se distinguen varios estadios dependiendo de la extensión de la enfermedad y del grado de infiltración medular. Los síntomas iniciales más comunes son: organomegalia, hallazgo casual de una linfocitosis, cuadros infecciosos y/o síntomas relacionados con anemia o trombopenia. Estos últimos pueden derivar de un fallo medular, fenómenos autoinmunes o ser consecuencia de un hiperesplenismo. Los exámenes de laboratorio que deben realizarse son: recuentos de la sangre periférica, funciones renal y hepática, uricemia, prueba de Coombs, inmunoglobulinas séricas, aspirado y biopsia de médula ósea, β-2-microglobulina y lactato dehidrogenasa (LDH). Entre los factores pronósticos destacan: estadio clínico, sexo, tiempo de duplicación linfocitaria (superior o inferior a doce meses), biopsia medular (patrón difuso frente a mixto o intersticial) y morfología del linfocito teniendo en cuenta el porcentaje de prolinfocitos. El examen de frotis de la sangre periférica junto a los marcadores inmunológicos son esenciales para establecer el diagnóstico de la LLC, así como reconocer las formas «atípicas» y excluir un linfoma leucemizado. En una minoría de casos (15%), el cuadro morfológico es atípico, bien porque se evidencia un incremento (> 10%) de células con rasgos de prolinfocitos y por ello es designado LLC con aumento de prolinfocitos o LLC/PL, o bien porque un porcentaje de células superior al 15% manifiestan rasgos linfoplasmocitoides. La transformación de la LLC en un linfoma de alto grado o síndrome de Richter acontece aproximadamente en el 5% de los pacientes que deben ser tratados como un linfoma de alto grado. El curso evolutivo de la LLC es altamente variable. Mientras que en algunos pacientes la enfermedad permanece estable durante décadas sin requerir tratamiento, en otros la enfermedad muestra progresión y requieren tratamiento. La terapia convencional de la LLC tiene su base en los agentes alquilantes: clorambucilo o ciclofosfamida con o sin prednisolona. La adición de agentes antraciclínicos en combinaciones como el CHOP parece que obtiene remisiones más estables. En la última década, la introducción de los análogos de las purinas, en especial la fludarabina, ha ofrecido nuevas perspectivas en la LLC, como posibilitar el rescate de pacientes refractarios a los tratamientos convencionales, posibilidad de ofrecer una terapia más erradicativa en pacientes jóvenes candidatos a autotrasplante de células precursoras de la sangre periférica y/o la médula ósea, o a un trasplante alogénico. Entre las terapias de soporte o adyuvantes destacan: la esplenectomía en casos con marcada esplenomegalia y signos de hiperesplenismo y la administración de Ig por vía intravenosa para prevenir infecciones y leucoforesis. ‖ **l. de linfocitos grandes granulares (LLG)** *(large granular lymphocytes l.)* Leucemia caracterizada por el aumento de linfocitos granulares de gran tamaño. Es una enfermedad que en la mayoría de los casos presenta un curso evolutivo crónico o indolente, habiéndose llegado a documentar remisiones espontáneas. Se distinguen dos grupos de LLG de acuerdo a la estirpe celular: LLG de origen T (LLG-T) y la LLG de células NK (LLG-NK). La LLG-T es la forma más común en países occidentales, siendo las manifestaciones clínicas más frecuentes aquellas derivadas de las citopenias acompañantes, en particular neutropenia. Una proporción sustancial de casos se hallan asintomáticos y la enfermedad se descubre al detectarse una esplenomegalia o una linfocitosis en un análisis de rutina; en una minoría, puede manifestarse como aplasia pura de serie roja. Se ha documentado su asociación a la artritis reumatoide, así como a otros fenómenos autoinmunes. La linfocitis suele ser del orden de 5 a $20 \times 10^9/l$ y puede permanecer estable durante años. Lo más característi-

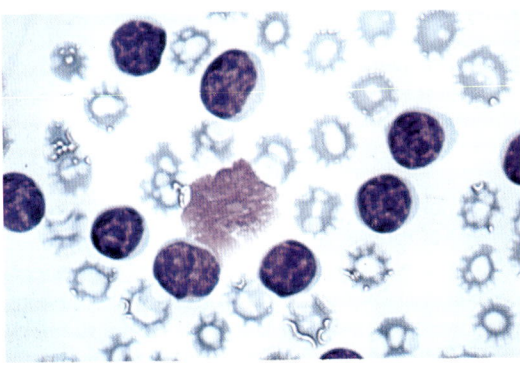

leucemia linfocítica crónica. Frotis de sangre periférica en un caso de leucemia linfocítica

co es la presencia en sangre periférica de linfocitos con abundante citoplasma y granulación azurófila. La mayoría de pacientes no requieren tratamiento y aquellos que lo precisan pueden responder a agentes inmunosupresores. La esplenectomía puede mejorar la anemia pero no suele corregir la neutropenia. La LLG-NK es más común en países orientales y se caracteriza por cursar de forma más agresiva con organomegalia y sintomatología general, siendo las citopenias infrecuentes. La progresión de la enfermedad es frecuente y por ello muchos de estos pacientes requieren la instauración de terapia más agresiva, tal como combinaciones con antraciclinas. ‖ **l. o linfoma T del adulto** (*l. or adult t-cell lymphoma*) La leucemia o linfoma T del adulto (LLTA) es un síndrome linfoproliferativo particularmente frecuente en la región suroeste de Japón y en la zona del Caribe y, de forma esporádica, en muchas otras partes del mundo. La edad media de presentación se sitúa en los 57 años (35-70 años). Está causada por un retrovirus C linfotropo, el HTLV-I. La enfermedad cursa con adenopatías y lesiones cutáneas (eritema, nódulos, lesiones maculopapulosas). También puede haber hepatoesplenomegalia, aunque no muy grande. En cerca de la mitad de los casos existe hipercalcemia que puede ocasionar poliuria, polidipsia y estados confusionales. La enfermedad también puede afectar al pulmón, al tubo digestivo y al sistema nervioso central. La cifra de leucocitos suele ser muy alta, por lo general superior a $100 \times 10^9/l$. En la sangre periférica, el número de linfocitos atípicos, con grandes irregularidades nucleares, oscila entre el 10 y el 90%. La célula maligna es un linfocito T maduro. Asi- mismo, la médula ósea puede estar infiltrada, la radiología ósea puede mostrar lesiones líticas y la cifra de LDH está muy elevada. La biopsia de los ganglios linfáticos muestra un infiltrado difuso, muy pleomórfico, con células que recuerdan a las de Reed-Sternberg. En la mayoría de los casos (80%) el curso evolutivo es agudo, mientras en los restantes la enfermedad puede permanecer estabilizada incluso años. Generalmente se trata con poliquimioterapia similar a la de los linfomas de alto grado de malignidad, pero la respuesta es pobre, con una supervivencia media inferior al año. ‖ **l. de mastocitos** (*mast cell l.*) Forma de leucemia muy excepcional que representa la expresión hemoperiférica de una mastocitosis sistémica maligna, como fase terminal de la enfermedad. ‖ **l. megacarioblástica aguda (M_7)** (*acute megakaryoblastic l.*) Leucemia caracterizada por la proliferación anormal de megacorioblastos. Es poco frecuente e incide, fundamentalmente, en niños con síndrome de Down menores de 3 años y en adultos, sobre todo como transformación leucémica de síndromes mielodisplásicos previos y mielofibrosis idiopática, o como crisis blástica de la leucemia mieloide crónica. Dado el pronóstico adverso, la conducta idónea a seguir es realizar un trasplante de médula ósea alogénico en aquellos casos en que por edad y existencia de donante compatible puedan beneficiarse de este tratamiento. El resto de pacientes deben recibir esquemas de tratamiento quimioterápico agresivo. ‖ **l. mieloide aguda** (*acute myeloid l.*) Ver **leucemia monoblástica aguda**. ‖ **l. mieloide aguda diferenciada (M_2)** (*acute myeloid l. diffenciated*) Leucemia caracterizada por una infiltración medular de blastos del 30 al 89%, con presencia de una maduración granulosa (promielocito a polimorfonucleares). Las células conteniendo bastones de Auer son abundantes. Existe una presencia de mielocitos y metamielocitos que frecuentemente son eosinófilos. Son frecuentes los rasgos disgranulopoyéticos. ‖ **l. mieloide aguda indiferenciada (M_1)** (*acute myeloid l. undifferenciated*) Leucemia caracterizada por una infiltración medular de blastos mieloides. Se pueden distinguir dos tipos: el tipo I corresponde a un blasto agranular, mientras que el tipo II puede contener hasta 15 finos gránulos azurófilos en su citoplasma. ‖ **l. mieloide crónica** (*chronic myelocytic l.*) Síndrome mieloproliferativo crónico caracterizado por la proliferación medular predominantemente de la serie granulopoyética. Sus rasgos más llamativos son la presencia de leucocitosis con formas inmaduras en sangre periférica y esplenomegalia. En el 95% de los casos se evidencia la presencia del cromosoma Ph', marcador citogenético de esta enfermedad. Habitualmente presenta un curso clínico bifásico, con una fase inicial crónica, bien controlada desde el punto de vista terapéutico, seguida de un periodo denominado de transformación o aceleración, que suele preceder en pocos meses a la fase terminal o crisis blástica, siendo esta expresión de la fase terminal, con clínica que simula una leucemia aguda. El tratamiento a seguir es el siguiente: en la fase crónica existen diferentes terapéuticas (busulfán, hidroxiurea, α-interferón); en los pacientes de menos de 50 años se debe realizar un trasplante de médula ósea alogénico; a los pacientes que no tengan donante histocompatible se les puede practicar un autotrasplante, intentando obtener progenitores hematopoyéticos, realizando algún tipo de selección o depuración a fin de conseguir un inóculo lo menos contaminado posible por células Ph'+.|| **l. mielomonocítica aguda (M_4)** *(acute myelomonocytic l.)* Leucemia caracterizada por existir una diferenciación celular a la vez granulocítica y monocítica, en proporción variable, y en distintos grados de maduración en la médula y en la sangre periférica. || **l. mielomonocítica crónica** *(chronic myelomonocytic l.)* Una de las formas de los síndromes mielodisplásicos, que se caracteriza por abundantes signos morfológicos dishemopoyéticos, siendo su rasgo distintivo la monocitosis en la sangre periférica superior al $1 \times 10^9/l$. Presentan con frecuencia esplenomegalia || **l. mixta** *(mixed l.)* Neoplasia maligna de los tejidos hematopoyéticos caracterizados por la proliferación de células mieloides y linfoides en forma simultánea, y cada una derivada de una clona independiente. || **l. monoblástica aguda (M_5)** *(acute monoblastic l.)* Leucemia caracterizada por una infiltración medular del 80% de monoblastos, promonocitos o monocitos. Existen dos subtipos diferentes. La variedad poco diferenciada o monoblástica presenta en la médula grandes blastos, con núcleo redondo, y citoplasma amplio con mamelones. En la forma diferenciada predominan los promonocitos con su núcleo arriñonado y citoplasma de coloración gris azulada, con finos gránulos. || **l. monocítica aguda** *(acute monocytic l.)* Ver **leucemia monoblástica aguda.** || **l. neutrofílica** *(neutrophilic l.)* Trastorno hematológico poco frecuente, caracterizado por una gran leucocitosis neutrofílica 100×10^9 l, encontrándose en la fórmula un gran predominio de neutrófilos (80-90%), con abundantes granulocitos en banda. Suele incidir en pacientes mayores de 50 años, que presentan hepatoesplenomegalia. Hay que hacer un diagnóstico diferencial con las reacciones leucemoides neutrofílicas por sepsis y también con paraneoplasias que cursan con neutrofilias extremas. || **l. no linfoblástica aguda** *(acute nonlymphoblastic l.)* Ver **leucemia aguda mieloblástica.** || **l. prolinfocítica** *(prolymphocytic l.)* Síndrome linfoproliferativo crónico con expresión hemoperiférica, caracterizado por la presencia de gran esplenomegalia con escasas adenopatías y elevada leucocitosis (generalmente: $> 100 \times 10^9/l$) a expensas de unas células linfoides grandes con nucléolo prominente (prolinfocitos). Existen dos variedades (B y T) con algunas características clinicobiológicas netamente diferenciadas. || **l. prolinfocítica de origen B** *(B-prolymphocytic l.)* Leucemia cuyas células más numerosas se encuentran en fase de prolinfocitos. La LP-B afecta a adultos, en su mayoría de edad avanzada, con predominio de varones, y se manifiesta con distensión abdominal, leucocitosis y/o síntomas relacionados con anemia o trombocitopenia. La exploración física demuestra esplenomegalia con o sin hepatomegalia y generalmente ausencia de adenopatías. El recuento leucocitario es marcadamente elevado $> 100 \times 10^9/l$. La hipogammaglobulinemia, junto a otras anomalías funcionales en las subpoblaciones linfoides T, favorece el desarrollo de infecciones. Puede detectarse un componente monoclonal en el suero. La hiperuricemia es frecuente y la LDH y β-2-microglobulina sérica suelen hallarse elevadas. El examen morfológico de los linfocitos de la sangre periférica es esencial para establecer

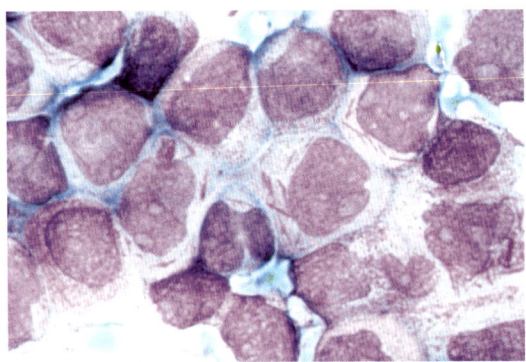

Caso de *leucemia promielocítica aguda.* Las células que se observan corresponden a promielocitos

el diagnóstico de la LP-B así como el inmunofenotipo. La terapia de los pacientes con LP-B se basa esencialmente en el uso de combinaciones que incluyan antraciclinas como el CHOP y/o agentes análogos de las purinas. Una medida eficaz en muchos casos es la esplenectomía y/o irradiación esplénica. Esta última estaría indicada en individuos mayores de 70 años, empleando una dosis semanal de 100 cGy durante 10 a 15 semanas. En algunos casos con gran leucocitosis se puede considerar el empleo de leucoforesis. ‖ **l. prolinfocítica de origen T** *(T-prolymphocytic l.)* La que se caracteriza porque los prolinfocitos son del tipo T. Es una enfermedad agresiva que se manifiesta con esplenomegalia, recuentos linfocitarios elevados y tiene una supervivencia corta, inferior a doce meses. A diferencia de la LP-B, el 50% de pacientes con LP-T manifiestan adenopatías y un tercio de los mismos tienen lesiones cutáneas. El diagnóstico de la LP-T se basa esencialmente en el inmunofenotipo y examen morfológico de los linfocitos circulantes. La terapéutica de elección la constituye la deoxicoformicina y el AcMc CD52, ya que con ambas se logran respuestas en más del 50% de los pacientes, algunas de ellas completas. ‖ **l. promielocítica aguda (M$_3$)** *(acute promyelocytic l.)* Leucemia cuyas células anormales son promielocitos. Constituye del 10 al 15% de las leucemias agudas mieloblásticas. Se caracteriza por la presencia de promielocitos patológicos con abundante granulación citoplasmática intensamente azurófila y bastones de Auer. Los pacientes suelen ser jóvenes, con una media de edad de 35 años. Clínicamente se asocia con una diátesis hemorrágica atribuida a la coagulación intravascular diseminada (CID), que resulta de la liberación de sustancias procoagulantes, contenidas en los gránulos azurófilos de los promielocitos anormales. La combinación del ácido holotransretinoico (ATRA) y de quimioterapia parece ofrecer excelentes resultados, siendo la leucemia aguda mieloblástica de mejor pronóstico.

leucina *(leucine)*
BIOQUÍM. f. Aminoácido proteico con cadena lateral de naturaleza apolar.

leucoaraiosis *(leukoaraiosis)*
NEUROL. f. Cualquier lesión de rarefacción o desmielinización de la sustancia blanca cerebral que se pueden visualizar especialmente en la resonancia magnética en la región periventricular, en el centro semioval. Es habitual observarla en pacientes de edad avanzada y en pacientes con hipertensión arterial.

leucocitemia *(leukocytemia)*
HEMATOL. Ver **leucemia**.

leucocito *(leukocyte)*
HEMATOL. m. Uno de los elementos formes de la sangre o glóbulos blancos. Se clasifican según la presencia o ausencia de gránulos en el citoplasma de la célula. Los granulocitos son los neutrófilos, los basófilos y los eosinófilos. Los agranulocitos son los linfocitos y los monocitos. ‖ **l. polimorfonuclear** *(polymorphonuclear l.)* Leucocito que tiene un núcleo con varios lóbulos o segmentos. Puede ser neutrófilo, basófilo o eosinófilo.

leucocitos marcados *(labeled leucocites)*
MEDNUCL. Leucocitos autólogos marcados radiactivamente, bien sea con 111-In-oxina o con 99m-Tecnecio-HMPAO. Se utilizan en medicina nuclear con fines diagnósticos en la localización y/o identificación de infecciones o inflamaciones y en estudios de supervivencia de la población celular marcada.

leucocitosis *(leukocytosis)*
HEMATOL. f. Aumento del número de leucocitos en la sangre periférica por encima de 9.000/μl. En el hemograma diferencial se habla de granulocitosis, linfocitosis y monocitosis, dependiendo del tipo leucocitario predominante.

leucocituria *(leukocyturia)*
NEFROL. f. Hallazgo en la orina de leucocitos en cuantía superior a 5 por campo o 5.000 leucocitos por minuto. Pueden penetrar en la orina a través de cualquier parte del tracto urinario o de la nefrona. La presencia de cilindros leucocitarios implica inflamación nefronal (p. ej., pielonefritis, nefropatía lúpica o rechazo de un injerto renal). Cuando se asocia a una bacteriuria implica padecer infección del riñón o del tracto urinario. En la mayoría de los casos se debe a una infección aguda o crónica del tracto urinario (cistitis, uretritis, prostatitis, pielonefritis), si bien es un hallazgo inespecífico. La presencia de eosinófilos en orina en cuantía superior al 5% puede sugerir una nefritis tubu-

lointersticial por drogas o por hipersensibilidad. Algunos autores identifican la leucocituria con piuria.

leucocoria *(leucocoria)*
OFTALMOL. f. Alteración en que aparece un reflejo o mancha blanca en la pupila. Puede ser debida a la presencia de cataratas, a desprendimientos exudativos de retina o a tumores malignos, como el retinoblastoma en niños.

leucodistrofia *(leukodystrophy)*
NEUROL. f. Alteración de la sustancia blanca del encéfalo por un defecto en la formación o mantenimiento de la mielina. || **l. de células globoides** *(globoid cell l.)* Enfermedad neurológica hereditaria producida por el déficit de la enzima galactocerebrosido-beta-galactosidasa, que conduce a un acúmulo de galactocerebrosido con aparición de células globoides y destrucción de la mielina. Ver **enfermedad de Krabbe**. || **l. metacromática** *(metachromatic l.)* Enfermedad desmielinizante autosómica recesiva, que afecta a niños y adultos y se caracteriza por la acumulación de sulfatidos en la sustancia blanca, al no ser posible su normal catabolización por el defecto enzimático de la arilsulfatasa-A.

leucoencefalina *(leucoenkephalin)*
ENDOCRINOL. f. Péptido opiáceo presente en el tejido nervioso, en la médula suprarrenal y en el tracto gastrointestinal, especialmente en el plexo mientérico. Posee en su estructura el aminoácido leucina en el extremo carboxiterminal. Su administración induce a hipotermia y agitación.

leucoencefalopatía *(leukoencephalopathy)*
NEUROL. f. Cualquiera de las enfermedades que afectan a la sustancia blanca del encéfalo. || **l. multifocal progresiva** *(progressive multifocal l.)* Enfermedad neurológica subaguda del adulto caracterizada por un cuadro multifocal neurológico de afectación de la sustancia blanca que tiene lugar en sujetos inmunodeprimidos. La evolución es fatal. Se considera que la enfermedad es debida a una infección oportunista por dos variedades de papovavirus.

leucoforesis *(leukophoresis)*
HEMATOL. f. Técnica de separación de los leucocitos por electroforesis para su identificación y valoración de su proporción.

leucoma *(leukoma)*
OFTALMOL. m. Opacidad corneal cicatricial que dependiendo de la localización puede cursar con disminución de la agudeza visual.

leucomalacia *(leukomalacia)*
NEUROL. f. Reblandecimiento o esponjamiento patológico de la sustancia blanca del sistema nervioso central debido a una necrosis producida habitualmente por isquemia.

leuconiquia *(leukonychia)*
DERMATOL. f. Blancura anormal de las uñas. || Pequeñas manchas blancas en las uñas.

leucopenia *(leukopenia)*
HEMATOL. f. Disminución de la cifra de leucocitos en la sangre periférica por debajo de 4.000/μl. Ver **agranulocitosis, linfocitopenia, neutropenia**.

leucoplasia *(leukoplakia)*
DERMATOL. f. Enfermedad caracterizada por la aparición en alguna de las mucosas (oral, vaginal, etc.) de placas blanquecinas y engrosadas con tendencia a la malignización.

leucoplasia de cuello *(cervical leukoplakia)*
GINECOL. Lesión blanca que afecta al cuello del útero. Se diagnostica mediante colposcopia. Es una lesión sospechosa y debe biopsiarse. || **l. de vulva** *(vulval l.)* Lesión blanca que aparece en los genitales externos de la mujer. Se acompaña, prácticamente siempre, de prurito vulvar. Debe biopsiarse por ser una lesión sospechosa de neoplasia.

leucoplasia vocal *(laryngeal leukoplakia)*
OTORRIN. Patología premaligna caracterizada por una gruesa capa blanquecina de células epiteliales hiperqueratósicas en las cuerdas vocales. Se produce por un abuso vocal, exceso de tabaco, ingesta alcohólica y un ambiente irritativo.

leucopoyesis *(leukopoiesis)*
HEMATOL. f. Proceso mediante el cual se forman y desarrollan los leucocitos o glóbulos blancos.

leucoqueratosis *(leukokeratosis)*
DERMATOL. f. Término empleado para designar la existencia de placas blancas, hiperqueratósicas, en las mucosas. Ver **leucoplasia**.

leucotoxina *(leukotoxin)*
HEMATOL. f. Toxina capaz de inhibir o destruir leucocitos.

leucotrieno *(leukotriene)*
INMUNOL. m. Molécula derivada del ácido araquidónico por acción de la 5-lipooxigenasa, producida especialmente por leucocitos, que actúa como mediador en procesos como la inflamación o las reacciones alérgicas.

leucotriquia *(leukotrichia)*
DERMATOL. f. Cabellos de color blanco.

leucovorin *(leucovorin)*
ONCOL. Ver **ácido folínico**.

leuprolide *(leuprolide)*
ONCOL. m. Fármaco hormonal de la familia de los análogos de la hormona liberadora de gonadotropinas. Se emplea en el tratamiento del carcinoma de próstata ya que produce depleción androgénica. Se administra en forma de inyecciones intramusculares mensuales.

levadura *(yeast)*
MICROBIOL. f. Hongos unicelulares, nucleados, que se reproducen por gemación, por lo que aparecen formando grupos.

levamisol *(levamisole)*
ONCOL. m. Fármaco empleado para la estimulación inespecífica de la inmunidad en el carcinoma de colon.

levantamiento del cadáver *(corpse removing)*
MEDLEGAL. Acto médico-legal por el que se retira del lugar en el que aparece el cadáver que presenta signos de muerte violenta o sospechosa de criminalidad. Este acto médico-legal tiene lugar siempre por orden de un juez instructor, que es quien dicta la oportuna diligencia judicial.

levocardia *(levocardia)*
CARDIOL. f. Término empleado para describir la normal posición del corazón en el hemitórax izquierdo.

levocardiograma *(levocardiogram)*
CARDIOL. m. Angiocardiografía izquierda.

levodopa *(levodopa)*
ENDOCRINOL. f. Forma levógira de la dihidroxifenilalanina que se emplea en el tratamiento de la enfermedad de Parkinson. Desde el punto de vista del diagnóstico, se utiliza por vía oral para estimular la reserva de la hormona del crecimiento en el estudio de la deficiencia de somatotropina.

levofloxacino *(levofloxacin)*
FARMCLÍN. m. Quinolona de segunda generación.

levonorgestrel *(levonorgestrel)*
ENDOCRINOL. m. Esteroide sintético de efecto gestagénico que forma parte en asociación con estrógenos de los compuestos anovulatorios.

levorrotación *(levorrotation)*
CARDIOL. f. Giro antihorario, a la izquierda, habitualmente empleado para describir la rotación antihoraria del corazón sobre su eje longitudinal. Es visible en las derivaciones del plano horizontal del electrocardiograma por desplazamiento del plano de transición hacia V1 o V2.

levotiroxina *(levothyroxine)*
ENDOCRINOL. f. Forma levógira de la tiroxina que, en contraste con el isómero dextrógiro, posee actividad biológica completa, por lo que es el fármaco de elección para el tratamiento del hipotiroidismo.

levoversión *(levoversion)*
OFTALMOL. f. Movimiento conjugado de los ojos hacia la izquierda.

lex artis *(lex artis)*
BIOÉT. Conjunto de prácticas médicas aceptadas generalmente como adecuadas para tratar a los enfermos en la actualidad. Por definición, es cambiante con el progreso técnico de la medicina (ver **comités médicos, mala práctica**), así como con las peculiaridades personales de cada paciente (ver **salud**).

ley *(law)*
RADIO. f. Norma que rige el comportamiento. ||
l. de Bergonié-Tribondeau *(Bergonié-Tribondeau's l.)* Conjunto de tres principios relacionados con el comportamiento de las células ante las radiaciones ionizantes. Una célula es más radiosensible cuanto mayor sea su capacidad reproductora, más largo sea su porvenir cariocinético y cuanto menos diferenciada sea.

ley de Avogadro *(Avogadro's law)*
FISIOL. Ley que determina que a igual volumen, temperatura y presión todos los gases perfectos tienen el mismo número de moléculas, y, en el caso de los monoatómicos, el mismo número de átomos. || **l. de Henry** *(Henry's l.)* La solubilidad de un gas en un líquido es proporcional a la presión parcial de dicho gas. ||

l. de Laplace *(Laplace's l.)* En hemodinámica, la presión intraventricular sistólica depende de dos factores: de la tensión desarrollada por el miocardio y del tamaño y la forma del corazón. ‖ **l. de Starling** *(Starling l.)* El gasto sistólico cardiaco es directamente proporcional a la repleción diastólica. ‖ **l. del todo o nada** *(all-or-none l.)* Un músculo o una fibra nerviosa o no se excita o si se excita lo hace con la máxima intensidad.

ley de Fick *(Fick's law)*
PNEUMOL. La velocidad de difusión a través de una membrana es directamente proporcional al gradiente de concentración de la sustancia a ambos lados de la misma e inversamente proporcional al grosor de la membrana.

ley de Hardy-Weinberg *(Hardy-Weinberg's law)*
GENÉT. Exposición en términos matemáticos del principio de que las frecuencias genotípicas permanecen constantes en una población grande en condiciones de panmixia, siempre que no haya mutación, selección ni migración. En genética humana se utiliza para calcular las frecuencias alélicas a partir de la prevalencia de una enfermedad. ‖ **l. de Mendel** *(Mendel's l.)* Principios enunciados por Gregor Mendel en 1865 que describen la herencia cromosómica. Se conocen como principio de uniformidad (1.ª ley), principio de segregación (2.ª ley) y principio de distribución independiente (3.ª ley).

ley de Langer *(Langer's law)*
MEDLEGAL. La herida por un arma punzante en las zonas de la piel en que convergen distintos sistemas de fibras tienen forma triangular o en punta de flecha. ‖ **l. de Nysten** *(Nysten's l.)* Cuando la rigidez cadavérica comienza muy pronto, su intensidad es poco manifiesta y su duración es menor; mientras que en los casos en que aparece tardíamente, es muy intensa y duradera. ‖ **l. primera de Filhos** *(first l. of Filhos)* La lesión producida en la piel por un instrumento punzante de sección circular tiene forma lineal y se parece a la que produciría un arma blanca plana y de dos filos. ‖ **l. segunda de Filhos** *(second l. of Filhos)* Las lesiones que produce en la piel un arma blanca punzante tienen siempre la misma dirección en cada región del cuerpo, siguiendo la dirección de las llamadas líneas de Langer.

ley natural *(natural law)*
ANAT. Se aplica a dos ámbitos diferentes: al biológico y al jurídico. En biología, ley natural significa la constancia en el desarrollo de los procesos biológicos; así se habla de la ley de la acción de masas, la ley de Avogadro, la ley de Boyle y Mariotte, etc. En el campo jurídico, ley natural es el orden o norma moral fundada en la naturaleza del hombre, considerado como criatura personal. Es norma conocida por las solas luces de la razón e intimada por la consciencia. La ley natural es universal (afecta a todos los hombres), es inmutable (validada para todas las épocas y circunstancias), es cognoscible por la razón humana y su cumplimiento justifica al hombre que no ha podido conocer la ley positiva divina.

ley de plazos del aborto *(a. term's law)*
BIOÉT. f. Figura legal del aborto provocado, que contempla su realización como no delictiva o no penalizada siempre que sea solicitada por la madre dentro de un plazo determinado desde el comienzo del embarazo. El plazo es diferente según el país en el que está vigente este tipo de legislación, pero suele ser corto (de 20 a 24 semanas). ‖ **l. científicas** *(scientific l.)* Conjunto de hipótesis científicas comprobadas. Ver **investigación científica.**

LFA-1 *(LFA-1)*
INMUNOL. Siglas del inglés *lymphocyte function-associated antigen-1.* Ver **CD11a/CD18.**

LFA-2 *(LFA-2)*
INMUNOL. Siglas del inglés *lymphocyte function-associated antigen-2.* Ver **CD2.**

LFA-3 *(LFA-3)*
INMUNOL. Siglas del inglés *lymphocyte function-associated antigen-3.* Ver **CD58.**

LH *(LH)*
ENDOCRINOL. Hormona luteinizante glicoproteica segregada por las células gonadotropas de la hipófisis anterior, que estimula la secreción de testosterona testicular y de progesterona por parte del folículo ovárico.

liasa *(lyase)*
BIOQUÍM. f. Enzima que cataliza reacciones en las que se da una escisión de enlaces C–C, C–O o C–N con formación de un doble enlace.

liberalización de la droga *(liberalization of the drug)*
BIOÉT. Desaparición en la legislación de toda limitación al comercio de algunas drogas (especialmente estupefacientes) en la creencia, entre otras cosas, de que, al desaparecer el mercado negro, su abaratamiento haría disminuir los robos que los adictos necesitan realizar para conseguir nuevas dosis. || **l. de la droga y ética** *(l. of the drug and ethics)* Los datos empíricos que se poseen no apoyan claramente la creencia que subyace a esta medida; además, se realizaría a costa de una mayor difusión de la adicción, con perjuicio para la población de adictos. Por esta razón, no sería correcto llevarla a cabo.

libertad *(freedom)*
ANTROPOL. f. En psicología se estudia el fundamento de la libertad del hombre y su posibilidad. La pregunta debatida es si el hombre es dueño de sus actos y, por consiguiente, responsable. Algunos identifican libertad con indeterminación: uno puede actuar libremente cuando nada le obliga de antemano a tomar una determinación concreta. Otros, como los conductistas, niegan la libertad del hombre porque su conducta viene determinada por los genes y, sobre todo, por el ambiente donde se ha educado y donde actualmente vive. Los reflexólogos sostienen una concepción parecida a los conductistas: los reflejos condicionados que se han ido formando a lo largo de la existencia de una persona son los principales responsables de su comportamiento. Para Freud, las decisiones que toma un individuo son el resultado de la interacción de dos fuerzas (opuestas la mayor parte de las veces), el ello y el superyo. El ello, como impulso natural, instintivo, viene moderado y encauzado por el superyo, que no es sino el conjunto de leyes y costumbres que procuran hacer del hombre un ser social. Para los que mantienen estas concepciones el hombre, aparentemente es libre, pero en realidad no lo es, y los que niegan la libertad del hombre, consecuentes con esta concepción, niegan también su responsabilidad. En definitiva, como se hace en la domesticación, hay que castigar la conducta no adecuada y sobre todo premiar la que corresponde a las normas sociales, pero no legislar considerando al hombre como un ser libre. Todas estas concepciones de la libertad olvidan que la voluntad, que es la que nos lleva a elegir el fin y los medios de nuestro actuar, está orientada y, en cierto modo, determinada por el entendimiento. Al entendimiento le compete mostrar a la voluntad el fin y los medios, pues, según el viejo aforismo, todo ser inteligente obra por un fin. Por tanto, la absoluta indeterminación de la voluntad solo se puede dar en un hombre que no posea inteligencia. Y si actuamos persiguiendo un fin, es el entendimiento el que propone el fin más conveniente y los medios más adecuados para alcanzar ese fin. Si esto se puede considerar una determinación de nuestra voluntad y una falta o disminución de la libertad, Dios es quien menos libertad tiene. No hay duda de que los impulsos naturales y que la educación e influencias ambientales influyen en la conducta del hombre, pudiendo enturbiar la objetiva y clara visión del fin último, pero en manera alguna llegan a anularla. El hombre, por tanto, es un ser libre y responsable y la raíz de esa libertad radica en sus dos facultades superiores: la inteligencia y la voluntad.

libertad de elección *(freedom to elect)*
BIOÉT. Ver **autonomía, autonomía del paciente, libre elección de médico**. || **l. del paciente** *(patient's f.)* Ver **autonomía del paciente**. || **l. reproductiva** *(reproductive f.)* Derecho subjetivo a la reproducción, que ha sido recogido como tal por la jurisprudencia estadounidense, que trae como corolario el derecho al aborto provocado (v.) y a los medios de reproducción asistida (v.). Propiamente hablando, no existe derecho a la reproducción, pues equivaldría a derecho al hijo, es decir, al derecho a la persona. En la práctica, es un ropaje formalmente aceptable para el libertinaje sexual. || **l. terapéutica** *(therapeutic f.)* Ver **objeción de ciencia**.

libertarismo *(libertarianism)*
BIOÉT. Ver **autonomía** (bioética).

libido *(libido)*
PSIQUIAT. f. Apetito sexual. Según la teoría psicoanalítica de Freud, energía o impulso psíquico relacionado con el instinto sexual. Posteriormente Jung la definió como la energía psíquica que subyace a cualquier manifestación psíquica (pulsiones, esfuerzos, etc.).

libre elección de médico *(free doctor's election)*
BIOÉT. Parte de la autonomía del paciente (v.) que le permite escoger el facultativo que prefiera

licopeno *(lycopene)*
BIOQUÍM. m. Lípido de naturaleza isoprenoide precursor del betacaroteno.

licuefacción *(liquefaction)*
OFTALMOL. f. Paso de una sustancia al estado líquido. ‖ **l. vítrea** *(synchisys senilis)* Proceso normal del envejecimiento del vítreo como consecuencia del cual este pierde su consistencia gelatinosa volviéndose líquido. Ver **cuerpo flotante**.

licuoral *(liquoral)*
NEUROL. adj. Referente o relativo al líquido cefalorraquídeo.

licuorrea *(liquorrhea)*
NEUROL. f. Salida anormal o goteo del líquido cefalorraquídeo a través de una fístula o apertura en las meninges.

líder *(leader)*
PSICOL. m. Jefe o dirigente de un grupo. Miembro del grupo que influye de manera decisiva en la vida del mismo, en sus objetivos y en su ideología.

liderazgo *(leadership)*
PSICOL. m. Función realizada dentro de un grupo por el líder. ‖ **l. en las tareas** *(task l.)* Liderazgo orientado hacia metas, que fija normas, organiza el trabajo y concentra la atención en las metas. ‖ **l. social** *(social l.)* Liderazgo orientado grupalmente que promueve el trabajo en equipo, media en los conflictos y suministra apoyo.

lidocaína *(idocaine)*
ANEST. f. Primer anestésico local del grupo amida introducido en la práctica clínica. Es el anestésico local más versátil y más comúnmente utilizado debido a su potencia, comienzo rápido de acción, duración de acción moderada (que puede prolongarse con la adición de adrenalina) y actividad como anestésico tópico. En solución al 0,5%, 1%, 1,5%, y 2% se utiliza para infiltración, bloqueos periféricos de nervios y anestesia epidural. En solución al 5% con glucosa al 7,5% es utilizada en anestesia espinal en procedimientos de treinta a sesenta minutos de duración. También es utilizada en forma de ungüento, lubricante, crema y aerosol como anestésico tópico en una gran variedad de procedimientos. Se utiliza, asimismo, como antiarrítmico, clasificado como clase ib (estabilizador de membrana —bloqueante de los canales del calcio— con potencia ligera en el enlentecimiento de la conducción), principalmente para tratar las arritmias ventriculares (siendo muy eficaz en la supresión de las arritmias por reentrada como los extrasístoles ventriculares y la taquicardia ventricular), con efectos mínimos en las arritmias supraventriculares. Su principal vía metabólica es la desalquilación oxidativa en el hígado a monoetilglicinexilidida (que tiene un 80% de la actividad antiarrítmica de la lidocaína, con una prolongada vida media de eliminación) y posteriormente la hidrólisis a xilidida (con un 10% de la actividad antiarrítmica de la lidocaína y se elimina por orina en un 75%).

lienal *(lienalis)*
ANAT. adj. Relativo al bazo *(lien,* en latín).

liendre *(nit)*
MICROBIOL. f. Huevo de piojo.

lifting *(lifting)*
CIRPLÁS. m. Término acuñado del inglés que significa elevar o estirar. Comúnmente relacionado con la cirugía plástica, consiste en la elevación o estiramiento y posterior resección de la piel excedente en el tratamiento del envejecimiento facial y cervical *(lifting* facial, cervicofacial), del descolgamiento cutáneo en brazos (lifting braquial) o en muslos (lifting crural). En el lifting facial, con frecuencia se utiliza el término ritidectomía. ‖ **l. facial** *(facial l.)* Ritidectomía, técnica quirúrgica empleada en cirugía plástica para el rejuvenecimiento facial. Consiste en un despegamiento facial a distintos niveles de profundidad y posterior elevación o estiramiento con excisión cutánea excedente y reposicionamiento de las distintas estructuras faciales.

ligado al sexo *(sex-linked)*
GENÉT. Rasgo que se expresa únicamente en individuos de un determinado sexo. ‖ **l. al cromosoma X** *(X-l.)* Rasgo determinado por un gen localizado en el cromosoma X. ‖ **l. al cromosoma Y** *(Y-l.)* Rasgo determinado por un gen localizado en el cromosoma Y.

ligadura *(ligature)*
CIRGEN. f. Material (hilo, alambre, etc.) utilizado para ligar un vaso sanguíneo. ‖ **l. con banda elástica** *(banding l.)* La que consiste en ocluir una arteria o vena con un pequeño lazo de goma. Actualmente hay dos aplicaciones frecuentes en medicina: la ligadura de hemorroides internas de pequeño tamaño y la ligadura de varices esofágicas por endoscopia. Ver **variz esofágica**. ‖ **l. quirúrgica** *(surgical l.)* Oclusión de vasos (arterias, venas o tejidos vascularizados) de forma mecánica para evitar hemorragia. Es una práctica habitual en la disección que se realiza en las intervenciones quirúrgicas. Se puede realizar manualmente, rodeando el vaso con un hilo que se anuda a su alrededor, o con clips metálicos. ‖ **l. vascular** *(vascular l.)* Ligadura quirúrgica de un vaso, ya sea para practicar hemostasia durante una intervención quirúrgica o bien después de un traumatismo con lesión vascular como tratamiento de la hemorragia.

ligamento *(ligament)*
ANAT. m. Banda de tejido fibroso que refuerza la cápsula articular o sirve de unión entre dos vísceras; p. ej., el ligamento isquiofemoral, que refuerza la parte posterior de la articulación coxofemoral, y el ligamento falciforme, que une la cara superior del hígado al diafragma. ‖ **l. inguinal** *(inguinal l.)* Cordón fibroso que se extiende entre la espina ilíaca antero-superior y el tubérculo del pubis. También llamado crural. ‖ **l. intervertebrales** *(intervertebral l.)* Los que unen entre sí dos vértebras contiguas: ligamentos amarillos, ligamentos interespinosos y ligamentos intertransversos. ‖ **l. vocal** *(vocal l.)* Borde fibroso del pliegue vocal.

ligamento falciforme *(falciform ligament)*
CIRGEN. Estructura anatómica laminar, mesotelial al estudio microscópico, de forma triangular y delimitada por el diafragma, el lóbulo hepático izquierdo y el ligamento redondo del hígado. Su inserción en la cápsula de Glisson del hígado se realiza en la cisura umbilical, y, por tanto, delimita la separación de los segmentos II y III del segmento IV del hígado. Ver **lobectomía**.

ligamiento *(linkage)*
GENÉT. m. Tendencia de dos o más genes a heredarse juntos en una proporción mayor a la explicada por el principio de distribución independiente, debido a su localización en el mismo cromosoma. Ver **asociación alélica**.

ligando *(ligand)*
INMUNOL. m. Denominación que recibe una molécula capaz de interaccionar con un receptor de membrana.

lignocerato *(lignocerate)*
BIOQUÍM. m. Ácido graso saturado de 24 átomos de carbono.

liminal *(liminal)*
DERMATOL. adj. Límite, borde de una lesión.

limitado por el sexo *(sex-limited)*
GENÉT. Rasgo fenotípico que se expresa solo en un sexo, aunque el gen que lo determina esté localizado en un autosoma.

límite *(borderline)*
PSICOL. m. Sujeto con un nivel de capacidad intelectual situado entre los cocientes intelectuales 70 y 85, aproximadamente, en una zona, por tanto, fronteriza entre la inteligencia normal y la deficiencia en sentido estricto. Suelen presentar problemas de adaptación psicosocial y dificultades de aprendizaje escolar, generalmente por una escolarización (y en general por una educación) no ajustada a sus posibilidades reales y a sus características especiales. ‖ **l. del trastorno de la personalidad** *(personality disorder b.)* Alteración de la personalidad caracterizada por la inestabilidad emocional y la predisposición a actuar de un modo impulsivo, con mínima capacidad de planificación. Frecuentemente la imagen de sí mismo, los objetivos y las preferencias internas son confusas o están alteradas. La facilidad para verse implicado en relaciones intensas e inestables puede causar crisis emocionales repetidas y acompañarse de una sucesión de amenazas suicidas o de actos autoagresivos.

límite de la confidencialidad *(limit of the confidentiality)*
BIOÉT. Ver **derogación del secreto médico**.

limoneno *(limonene)*
BIOQUÍM. m. Terpenoide vegetal que da su aroma al limón.

lincomicina *(lincomicina)*
FARMCLÍN. f. Antibiótico lincosamina.

lincosamina (*lincosamine*)
FARMCLÍN. f. Antibacteriano que actúa inhibiendo la síntesis de proteínas al fijarse al ribosoma bacteriano. Produce efecto preferentemente bacteriostático, tiene buena actividad frente a bacterias gram-positivas y puede producir diarrea y una forma especial de superinfección: la colitis seudomembranosa.

línea (*line*)
ANAT. f. Las dos formaciones más conocidas que reciben esta denominación son: la *línea alba* y la *línea áspera del fémur*. La línea alba es una cinta fibrosa que se extiende del apéndice xifoides a la sínfisis del pubis. La línea áspera es una cresta rugosa que corresponde al borde posterior del fémur y sirve de inserción a varios músculos. Además de designar estructuras reales, la línea también designa rayas imaginarias que se utilizan como elementos de referencia; así existe la línea media, eje vertical que divide el cuerpo en dos mitades derecha e izquierda, y línea medio clavicular, eje vertical que pasa por el punto medio de la clavícula. || En embriología, la *línea primitiva* es una pequeña cinta engrosada del epiblasto, donde se forma el surco primitivo, cuyas células se encargan de formar la hoja mesodérmica. || **l. alba** (*alba l.*) Banda aponeurótica formada por el entrecruzamiento de la aponeurosis de los dos músculos rectos del abdomen en la línea media. || **l. arcuata** (*arcuata l.*) Saliente óseo en forma arqueada que señala el límite entre la pelvis mayor y menor (también se le suele denominar línea innominada). || **l. áspera** (*aspera l.*) Línea rugosa con dos labios, que forma el borde posterior de la diáfisis femoral. || **l. axilar anterior** (*axillaris anterior l.*) Línea vertical que continúa el borde o pliegue anterior de la axila. || **l. axilar media** (*axillaris media l.*) Línea vertical que pasa por el centro de la axila. || **l. axilar posterior** (*axillaris posterior l.*) Línea vertical que pasa por el pliegue posterior de la axila. || **l. glútea anterior** (*glutea anterior l.*) Línea rugosa situada aproximadamente en la parte media del ala del ilion. Corresponde al límite de inserción del glúteo medio y menor. || **l. glútea inferior** (*glutea inferior l.*) Línea ligeramente prominente situada por encima del acetábulo. Corresponde al borde inferior de inserción del glúteo menor. || **l. glútea posterior** (*glutea posterior l.*) Línea situada por delante de las dos espinas ilíacas posteriores superior e inferior. Corresponde a la inserción del glúteo mayor. || **l. intertrocantérea** (*intertrochanterica l.*) Línea rugosa en la cara anterior de la masa troncantérica, que une ambos trocánteres. || **l. mamilar** (*mammillaris l.*) Suele coincidir con la línea medio clavicular; es la línea vertical que pasa por la mamila. || **l. primitiva** (*primitive streak l.*) Línea que, desde el nódulo primitivo, se dirige el polo caudal del escudo embrionario. Comienza a formarse al inicio de la tercera semana del desarrollo ontogénico. || **l. temporal inferior** (*temporalis inferior l.*) Resalte arciforme en el hueso parietal, que corresponde al límite superior de la inserción del músculo temporal. || **l. temporal superior** (*temporalis superior l.*) Línea arciforme del parietal que sirve de inserción a la aponeurosis temporal.

línea argentina (*silver line*)
MEDLEGAL. Surco hondo, apergaminado y de color blanquecino que se aprecia en el cuello de los ahorcados por una soga de poco diámetro. || **l. de Galton** (*Galton's l.*) Línea que en el dactilograma monodelto une el centro del delta con el centro del núcleo. El número de crestas que cruza esta línea, descontando los dos puntos extremos, permite hacer una subclasificación en este tipo de impresiones digitales. También se denomina línea de cuenta.

línea arterial (*arterial line*)
NEFROL. Circuito de líneas flexibles de plástico que conducen la sangre extraída del acceso vascular hasta el dializador. El flujo de sangre se genera por una bomba peristáltica en forma de rodillo, ajustándose entre 200 y 450 ml/min, aunque puede variar entre 50 y 600 ml/min (técnicas continuas, lentas o diálisis de alta eficacia). || **l. venosa** (*venous l.*) Línea flexible de plástico que conduce la sangre desde el dializador hasta el acceso vascular del paciente. Se trata de sangre parcialmente dializada o purificada tras haber pasado por el dializador.

línea cementante (*cementing line*)
HISTOL. Línea irregular de tejido óseo que delimita los distintos sistemas laminares en el hueso osteonal. || **l. germinal** (*germ l.*) Conjunto de células de las gónadas con capacidad de formar gametos. En el testículo, la línea germinal está compuesta por espermatogonias, es-

permatocitos, espermátidas y espermatozoides, y en el ovario, por ovogonias, ovocitos, ovótidas y óvulos.

línea de Chamberlain *(Chamberlain's line)*
NEUROCIR. En la radiografía lateral de la columna cervical, la línea que une el borde posterior del agujero magno (opisthion) con el borde posterior del paladar duro, debe pasar por el vértice de la apófisis odontoides. ‖ **l. digástrica** *(digastric l.)* Línea que une los surcos digástricos en la radiografía postero-anterior de charnela occipitocervical. La apófisis odontoides no debe estar por encima de esta línea y la distancia normal a la articulación atlanto occipital es 10 mm. ‖ **l. intercomisural** *(intercommissural l.)* Línea que une las comisuras anterior y posterior; fundamental para la localización de un punto en la cirugía estereotáxica. ‖ **l. de Mc Gregor** *(Mc Gregor's l.)* La que se traza desde el borde posterior del paladar duro hasta el borde inferior del opisthion, en la radiografía lateral del cráneo.

línea germinal *(germ line)*
GENÉT. Conjunto de células que participan en la producción de gametos y, por tanto, en la transmisión de los caracteres genéticos a la siguiente generación.

línea somática *(somatic line)*
BIOÉT. Ver **manipulación genética.**

líneas de Beau *(Beau's lines)*
DERMATOL. Depresiones transversas ungueales que aparecen en distintas dermatosis y que acentúan el crecimiento de las uñas en un determinado momento. ‖ **l. de Bismutia** *(Bismuth's l.)* Depósitos de bismuto en las encías de forma lineal, después de inyecciones parenterales de bismuto ‖ **l. de Langers** *(Langer's l.)* Líneas de tensión de la piel. ‖ **l. de Morgans** *(Morgan's l.)* Arrugas que aparecen en el párpado inferior, características de la atopia.

líneas de Kerley *(Kerley's lines)*
CARDIOL. Conjunto de imágenes radiológicas provocadas por el edema intersticial en la congestión venocapilar pulmonar. Las más características son las líneas B de Kerley, visibles en los campos pulmonares inferiores justo encima de las cúpulas diafragmáticas.

linfa *(lymph)*
ANAT. f. Líquido claro que se origina en los órganos, es recogido por los vasos linfáticos y vertido en el torrente circulatorio. Se forma del líquido intersticial que, en vez de pasar a los vasos sanguíneos, es absorbido por los vasos capilares linfáticos. Es un líquido transparente, ligeramente amarillento, muy parecido en su composición al suero sanguíneo, y con linfocitos. La linfa se vierte en los troncos venosos braquiocefálicos, después de pasar por los correspondientes ganglios linfáticos. Una linfa especial es la del intestino, cuyos vasos quilíferos absorben el producto de la digestión de las grasas. Por ello, la linfa de los quilíferos, en la fase de digestión, tiene un aspecto blanquecino opalescente.

linfadenectomía *(lymphadenectomy)*
CIRGEN. f. Disección y extirpación de los ganglios de drenaje linfático de un órgano o territorio del cuerpo, que puede verse afectado por la extensión de una enfermedad tumoral. Su interés radica fundamentalmente en el estadiaje de la enfermedad tumoral, que no se podría hacer sin el estudio histológico de los ganglios linfáticos. Además de los ganglios de las vísceras abdominales del tubo digestivo, que están en los mesos del intestino y en el hilio de cada órgano, pueden realizarse linfadenectomías en el cuello, el mediastino, la axila, la ingle, el retroperitoneo y la pelvis, que son los lugares donde hay ganglios linfáticos. Ver **cirugía oncológica, cirugía radical, ganglio linfático.**

linfadenitis *(lymphadenitis)*
PEDIAT. f. Inflamación de uno o más ganglios linfáticos. Generalmente está provocada por una infección en el territorio linfático correspondiente al ganglio o los ganglios inflamados.

linfadenopatía *(lymphadenopathy)*
HEMATOL. f. Enfermedad de los glanglios linfáticos. ‖ **l. angioinmunoblástica (LAIB)** *(angioinmunoblastic l.)* Síndrome linfoproliferativo, inicialmente descrito como benigno, que se caracteriza por la aparición de poliadenopatías, fiebre, síntomas B y toda una serie de alteraciones inmunológicas, como la hipergammaglobulinemia policlonal, la sinovitis, las alteraciones neurológicas, etc. Los estudios iniciales ya mostraban una progresión clínica a linfoma en un elevado número de pacientes. En la actualidad se considera un tipo de linfoma T específico, caracterizado por las alteraciones inmunológicas descritas. Morfológicamente presenta

una gran proliferación vascular, con un infiltrado reactivo de células plasmáticas y linfocitos pequeños, y con cúmulos de células neoplásicas «claras», en ocasiones próximas a los vasos. El tratamiento con prednisona consigue un 50% de respuestas completas, de forma similar a la monoquimioterapia.

linfadenosis *(lymphadenosis)*
HEMATOL. f. Tumefacción crónica de los ganglios linfáticos.

linfadenosis cutis benigna *(lymphadenosis cutis benigna)*
DERMATOL. Cuadro linfocitario benigno caracterizado por uno o varios nódulos hemisféricos, infiltrado y cubierto de una piel eritematoviolácea.

linfangioectomía *(lymphangiectomy)*
CARDIOL. f. Extirpación o resección de los conductos linfáticos.

linfangiografía *(lymphangiography)*
RADIO. Ver **linfografía**.

linfangiográfico *(lymphangiographyc)*
RADIO. Ver **linfográfico**.

linfangiograma *(lymphangiogram)*
RADIO. Ver **linfograma**.

linfangioleiomiomatosis *(lymphangioleiomyomatosis)*
PNEUMOL. f. Enfermedad intersticial del pulmón, de etiología desconocida, producida por la proliferación de células musculares lisas inmaduras en el tejido pulmonar alrededor de las estructuras bronquiales, vasculares y linfáticas. También pueden afectarse los vasos linfáticos del mediastino o retroperitoneo. Suele ocurrir en mujeres en edad fértil, dando lugar a la aparición de disnea de esfuerzo progresiva, tos o hemoptisis, o de forma más llamativa a un neumotórax espontáneo recurrente o con quilotórax.

linfangioma *(lymphangioma)*
CARDIOL. m. Tumor benigno formado por tejido linfático. ‖ **l. cavernoso** *(cavernous l.)* Linfangioma formado por vasos linfáticos dilatados que da por resultado la formación de espacios huecos compartimentados y llenos de linfa.

linfangiosarcoma *(lymphangiosarcoma)*
CARDIOL. m. Infrecuente tumor maligno derivado del endotelio de los vasos linfáticos.

linfangitis *(lymphangitis)*
CARDIOL. f. Inflamación de los vasos linfáticos, generalmente como consecuencia de procesos infecciosos localizados.

linfático *(lymphatic)*
ANAT. adj. Perteneciente al sistema de la linfa. Los vasos linfáticos son capilares que concluyen en conductos linfáticos, siendo el de mayor diámetro el conducto torácico. Para el mejor avance de la linfa, en su interior poseen válvulas. Los ganglios linfáticos se encuentran, a manera de filtros, interpuestos en el curso de los vasos linfáticos.

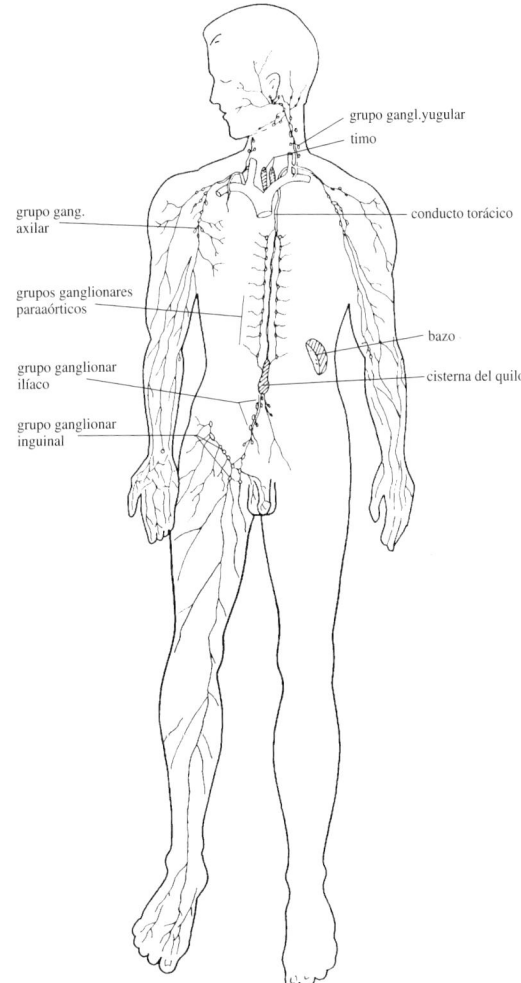

linfático. Circulación linfática y órganos linfáticos

linfedema *(lymphoedema)*
CIRGEN. m. Edema marcado de un miembro por dificultad para el retorno linfático del miembro, por enfermedades congénitas o adquiridas del sistema linfático, o más frecuentemente por linfadenectomía del territorio linfático de drenaje del miembro por patologías tumorales. La causa más frecuente es la linfadenectomía axilar por cáncer de mama. En esta situación está muy aumentado el riesgo de infecciones de partes blandas en el miembro afectado. Ver **linfadenectomía, mastectomía.**

linfocito *(lymphocyte)*
INMUNOL. m. Célula con núcleo redondo, rico en cromatina, y un delgado reborde citoplasmático fuertemente basófilo, de un tamaño entre siete a doce micras, localizada en la sangre periférica y en los órganos linfoides, que constituye la única célula del cuerpo humano capaz de reconocer de forma específica los distintos determinantes antigénicos. Existen dos poblaciones linfocitarias principales, denominadas linfocitos T (v.) y linfocitos B (v.), que se distinguen no solo por aspectos morfológicos, sino también por la expresión en su membrana de moléculas de superficie específicas que poseen papeles precisos en la respuesta inmunitaria. Además, las células NK (v.), o células grandes granulares, comprenden un pequeño porcentaje de la población linfocitaria total. ‖ **l. B** *(B l.)* Subpoblación de linfocitos generados en la médula ósea y cuya principal característica es la de ser las únicas células del organismo capaces de producir y liberar anticuerpos. De esta manera, son capaces de proporcionar defensa ante microorganismos, incluyendo bacterias y virus. Los linfocitos B se encuentran en las áreas foliculares de los ganglios linfáticos y en la sangre periférica, constituyendo cerca del 30% del total de los linfocitos circulantes. Son la base celular de la denominada inmunidad humoral, que se inicia por la interacción de los antígenos con un número pequeño de linfocitos B específicos para cada antígeno, que expresan en su membrana IgM e IgD. Esta interacción entre el antígeno y las inmunoglobulinas de membrana de los linfocitos B inicia una serie de respuestas que producen dos cambios fundamentales en ese clon de células B: la proliferación, que da lugar a la expansión del clon, y la diferenciación a células plasmáticas capaces de producir anticuerpos específicos frente a dicho antígeno. ‖ **l. T** *(T l.)* Subpoblación de linfocitos (v.) generada en el timo a partir de precursores surgidos en la médula ósea, cuya principal función es la inmunidad mediada por células y la cooperación con los linfocitos B en la síntesis de anticuerpos dirigidos específicamente contra antígenos timodependientes. Las células T maduras se clasifican en base a sus marcadores de superficie en dos poblaciones principales: los linfocitos T CD4$^+$ y los linfocitos T CD8$^+$. Los linfocitos T CD4$^+$ reconocen el antígeno en el contexto de moléculas del complejo principal de histocompatibilidad de clase II, mientras que los linfocitos T CD8$^+$ reconocen el antígeno en el contexto de moléculas del complejo principal de histocompatibilidad de clase I. Los linfocitos T CD4$^+$ desempeñan una función crucial en la respuesta inmunitaria, ya que tras reconocer el antígeno y activarse, ayudan a las demás células inmunitarias a ejercer sus funciones, motivo por el cual reciben la denominación de linfocitos T ayudadores *(helper)*. Por su parte, los linfocitos T CD8$^+$ ejercen fundamentalmente funciones citotóxicas, eliminando células tumorales y células infectadas por virus. ‖ **l. T ayudador** *(helper T l.)* Ver **linfocito T.** ‖ **l. T citotóxico** *(cytotoxic T l.)* Ver **linfocito T.**

linfocitoma *(lymphocytoma)*
HEMATOL. m. Linfoma linfocítico bien diferenciado.

linfocitopenia *(lymphocytopenia)*
HEMATOL. f. Disminución del número de linfocitos en la sangre periférica. Puede producirse en la fase infecciosa aguda, en la inmunodeficiencia grave y después de tratamientos con citostáticos.

linfocitosis *(lymphocytosis)*
HEMATOL. f. Aumento del número de linfocitos normales por encima de 10.000 por 1 mm³. Se presenta en un buen número de infecciones: hepatitis infecciosa, tuberculosis, brucelosis, etc.

linfografía *(lymphography)*
RADIO. f. Técnica radiográfica consistente en la opacificación de los conductos linfáticos mediante la introducción de un contraste en una rama distal, obteniendo imágenes con fines diagnósticos. Permite valorar la permeabili-

dad de los conductos y el aspecto de los ganglios linfáticos, siendo útil en el estudio de afectación ganglionar neoplásica.

linfográfico *(lymphographyc)*
RADIO. adj. Relacionado con la linfografía.

linfograma *(lymphogram)*
RADIO. m. Imagen obtenida durante la realización de una linfografía.

linfogranuloma *(lymphogranuloma)*
DERMATOL. Ver **enfermedad de Hodgkin**. || **l. venéreo** *(l. venereum)* Enfermedad viriásica de transmisión sexual caracterizada por un pequeño chancro de inoculación y posterior afectación de los ganglios inguinales. También se denomina linfogranuloma inguinal.

linfohistiocitosis *(lymphohistiocytosis)*
HEMATOL. f. Inflamación crónica de los ganglios linfáticos en la que abundan los histiocitos. || **l. hemofagocítica familiar** *(family hemophagocytic l.)* Enfermedad familiar de herencia autosómica recesiva, muy poco frecuente y que incide en los niños de entre dos semanas y siete años. Se caracteriza por una infiltración por histiocitos y linfocitos que puede localizarse en cualquier órgano, especialmente en la médula ósea, los ganglios linfáticos, el bazo, el hígado, el cerebro y los pulmones. La quimioterapia puede producir remisiones transitorias. La inhibición de los linfocitos T mediante globulina antitimocítica y corticoides, seguida de ciclosporina A, es capaz de inducir remisiones duraderas. En muchos casos, la única terapéutica curativa es el trasplante de progenitores hematopoyéticos.

linfolisis *(lympholysis)*
HEMATOL. f. Destrucción celular de linfocitos.

linfoma *(lymphoma)*
HEMATOL. m. Grupo heterogéneo y amplio de síndromes linfoproliferativos tumorales, con expansión clonal de una línea o sublínea linfoide, alterada por mecanismos que inciden en la transformación neoplásica de estas células. Los linfomas tienen una diversidad clínico evolutiva, así como diferentes criterios pronósticos y unas formas de comienzo ganglionar o extraganglionar. Son tumores muy sensibles a la quimioterapia y a la radioterapia, teniendo un importante potencial de curabilidad. La clasificación de los linfomas se basa fundamentalmente en la naturaleza de la célula linfoide proliferante. De esta manera los linfomas se clasifican en tres grandes grupos que incluyen los linfomas derivados de *linfocitos B*, de *linfocitos T,* y un grupo particular englobado bajo el concepto de *linfoma o enfermedad de Hodgkin*. Los linfomas de células B y T se subdividen a su vez en dos grandes grupos: 1) linfomas linfoblásticos originados en células linfoides inmaduras procedentes de los compartimentos centrales (médula ósea o timo) y 2) linfomas de células periféricas en los que proliferan células linfoides efectoras localizadas habitualmente en los compartimentos periféricos. En esta clasificación se incluyen conjuntamente procesos predominantemente leucémicos y linfomas. Este hecho se debe a que numerosos procesos linfoproliferativos pueden presentarse en forma leucémica, en forma de linfoma, o ambas, según el momento de su evolución. || **l. anaplásico (KI-1$^+$)** *(anaplastic l. (KI-1$^+$)* Linfoma T caracterizado por una proliferación de células linfoides de morfología anaplásica que se caracterizan por expresar el antígeno de activación CD 30 o KI-1. Entre sus diversas formas histológicas destacan la variante clásica o común y la variante Hodgkin-like, la cual plantea diagnóstico diferencial con la enfermedad de Hodgkin. Aparece fundamentalmente en niños y adultos jóvenes, con dos formas típicas de presentación: una forma sistémica con presencia de adenopatías generalizadas, síntomas B, frecuente presentación en estadios avanzados; y una forma primaria cutánea, caracterizada por una afección exclusivamente cutánea, con baja frecuencia de diseminación (< 25%), buena respuesta a los tratamientos tanto tópicos como sistémicos y tendencias a las recaídas locales. Aproximadamente un 60-70% de los mismos son de origen T, un 0-20% son de origen B y un 20-30% son nulos (noB noT). El pronóstico de estos pacientes es comparable e incluso superior al de otros linfomas de células grandes, especialmente en los niños; así, la tasa de respuestas completas a los tratamientos convencionales oscila entre el 80-95%, con una supervivencia global a los cinco años del 60%.|| **l. angiocéntrico** *(angiocentric l.)* Conjunto de lesiones caracterizadas por una infiltración celular atípica pleomórfica, de disposición angiocéntrica, que al evolucionar producen una obliteración de los vasos y, por

Linfomas no hodgkinianos

Neoplasias de célula B

I. Linfomas de célula B precursora
    Leucemia/linfoma linfoblástico

II. Linfomas B periféricos
1. Leucemia linfática crónica B/leucemia prolinfocítica/linfoma linfocítico de célula pequeña
2. Linfoma linfoplasmocitoide/inmunocitoma
3. Linfoma de células del manto
4. Linfoma del centro folicular
5. Linfoma B de la zona marginal extranodal (tipo MALT+/– células B monocitoides)
   Categoría provisional: nodal (+/– células B monocitoides)
   Categoría provisional: esplénico (+/– linfocitos vellosos)
6. Tricoleucemia
7. Plasmocitoma/mieloma
8. Linfoma difuso de células grandes B
   Subtipo: linfoma primario mediastínico (tímico) de células B
9. Linfoma de Burkitt
10. *Categoría provisional:* linfoma de célula grande B, Burkitt-like

Neoplasias de célula T o NK

I. Linfomas de célula T precursora
    Leucemia/linfoma linfoblástico

II. Linfomas de células T periféricas y neoplasias de células NK
1. Leucemia linfocítica crónica de células T/leucemia prolinfocítica
2. Leucemia linfocítica de células grandes granulares (LGL): de tipo T o NK
3. Micosis fungoides/síndrome de Sézary
4. Linfoma periférico de células T, subtipo provisional: células de tamaño medio, mixto de células de tamaño medio y grande, célula grande, célula linfoepitelioide
5. Linfoma angioinmunoblástico de células T (AILD)
6. Linfoma angiocéntrico
7. Linfoma T intestinal (+/– asociado a enteropatía)
8. Linfoma/leucemia T del adulto (ATL/L)
9. Linfoma anaplásico de células grandes (ALCL), CD30+, tipo T y de células nulas
10. *Subtipo provisional:* linfoma anaplásico de célula grande, Hodgkin-like

Inclasificable
1. Linfoma B no clasificable (bajo grado/alto grado)
2. Linfoma T no clasificable (bajo grado/alto grado)
3. Linfoma maligno no clasificable

MALT: linfomas del tejido linfoide asociado a mucosas. NK: natural killer.

Enfermedad de Hodgkin

I.	Predominio linfocítico (paragranuloma)
II.	Esclerosis nodular
III.	Celularidad mixta
IV.	Depleción linfocítica
V.	Categoría provisional: enfermedad de Hodgkin clásica, rica en linfocitos

TABLA 20. *Clasificación revisada americana y europea de linfomas (REAL)*

tanto, la necrosis del tejido subyacente. Esta entidad engloba los cuadros anteriormente conocidos como granuloma de la línea media, granulomatosis linfomatoide y reticulosis polimorfa, que no eran más que la afectación de la cavidad y senos paranasales, pulmón o piel, respectivamente, por lesiones inmunoproliferativas de carácter angiocéntrico. Este tipo de linfoma se caracteriza por su inicio extraganglionar y por la elevada frecuencia del genoma de VEB (100%) en las células linfomatosas. Una parte de estos linfomas se acompañan de hemofagocitosis que produce citopenias. La mayoría expresan antígenos de líneas T, pero existe un subgrupo conocido como los linfomas nasales NK. Son tumores que afectan fundamentalmente a la línea media (cavidad y senos paranasales, con escasa tendencia a la diseminación) y con respuesta variable a la quimiorradioterapia. || **l. de Burkitt** (*Burkitt's l.*) Infección vírica que afecta a los ganglios linfáticos y se da en niños. Dentro de esta entidad se identifican dos variedades clínicas, la forma endémica africana y la forma esporádica o no endémica. El linfoma de Burkitt (LB) endémico afecta fundamentalmente a niños africanos. Existe evidencia de infección por el virus de Epstein-Barr (VEB) en un 95-100% de los pacientes. Clínicamente afecta a niños de entre 5 y 10 años de edad, y suele caracterizarse por la presencia de grandes masas extraganglionares, fundamentalmente localizadas en el macizo facial, el abdomen (afectación ovárica y retroperitoneal), la órbita, el sistema nervioso autónomo, los testículos y las mamas. La forma esporádica ha sido identificada en todos los países del mundo. Afecta a niños en las dos primeras décadas de la vida. Tan solo existe evidencia de infección por el VEB en un 20% de los pacientes. Clínicamente se caracteriza por la presencia de masas de localización extraganglionar, fundamentalmente abdominal, con afectación de íleon y ciego. Otras localizaciones incluyen ovarios, testículos, pleura, médula, sistema nervioso central y faringe. Si bien la evolución espontánea tanto del tipo africano como no africano tiene un pronóstico muy desfavorable, este ha mejorado espectacularmente gracias a los esquemas agresivos de poliquimioterapia. || **l. de la célula del manto (LCM)** (*mantle cell l.*) Síndrome linfoproliferativo derivado de la proliferación neoplásica de linfocitos B de la zona del manto de los folículos linfoides. En su crecimiento puede adoptar tres patrones de infiltración: manto-zona, nodular o difuso. La edad mediana de presentación es de sesenta años, con un ligero predominio masculino. Los pacientes presentan adenopatías generalizadas con frecuente afectación esplénica y de la médula ósea. Así, un 80-85% de los casos se presentan en estadios avanzados (III-IV), con presencia de síntomas B en el 50% y frecuente afectación extraganglionar: médula ósea (> 80%), esplenomegalia (80%), afectación gastrointestinal (poliposis linfomatoide) (25%) y del anillo de Waldeyer (20-30%). El curso clínico del LCM es agresivo. Así, las respuestas a los tratamientos convencionales son parciales en su mayoría, con una media de supervivencia de entre tres a cinco años. La agresividad clínica y la incurabilidad de este tipo de linfoma con los esquemas habituales requiere la valoración de estrategias terapéuticas más agresivas, como el trasplante autólogo o alogénico de progenitores hematopoyéticos, especialmente en los pacientes jóvenes. || **l. centroblástico** (*centroblastic l.*) Linfoma de alto grado de malignidad, cuyo componente celular más representativo es el centroblasto. Citológicamente se distinguen cuatro tipos: monomorfo, polimorfo, multilobulado y centrocitoide. Hay que diferenciar una variedad primaria y otra secundaria, precedida de un linfoma centroblástico-centrocítico. La forma primaria aparece a cualquier edad, con cierta preferencia por los adultos varones. Clínicamente, aunque de predominio ganglionar, puede presentarse en localizaciones extraganglionares como en las amígdalas, el aparato digestivo y el tiroides. El pronóstico es desfavorable si no se trata de forma agresiva. || **l. esclerosante del mediastino** (*mediastinal l. with sclerosis*) Linfoma que invade el mediastino y las estructuras adyacentes, produciendo una esclerosis en ellas. Incide en personas jóvenes, por lo general menores de 35 años, y es más frecuente en la mujer. Aunque es de origen tímico, la celularidad proliferante es habitualmente de tipo B. La masa mediastínica es normalmente grande (*bulky*) e invade estructuras adyacentes, como el pulmón, la pleura, el pericardio y la pared torácica, con sus síntomas consiguientes: síndrome de vena cava superior, hidrotórax o derrame pericárdico. Su curso clínico es agresivo y debe tratarse siempre con poliquimioterapia. ‖ **l. esplénico velloso (LEV)** *(villous splenic l.)* Enfermedad que se caracteriza por una gran esplenomegalia sin adenopatías o solo localizadas (25% de los casos) y linfocitos con prolongaciones citoplasmáticas, que se presentan en personas de más de cincuenta y cinco años (edad media 70 años). En la mayoría de los casos hay una leucocitosis moderada (10 a 30 × 10^9/l) con linfocitosis que se acompaña de anemia y trombopenia leve en la mitad de los enfermos. Un dato característico es la presencia de un componente monoclonal sérico, generalmente IgM, acompañado a veces de cadenas ligeras en orina. Los linfocitos del LEV tienen una morfología característica y un fenotipo B. El pronóstico es bueno: a los 5 años permanecen vivos más del 80% de los pacientes. El tratamiento de elección es la esplenectomía. En caso de estar contraindicada, las alternativas serían la radioterapia esplénica o la quimioterapia. ‖ **l. folicular** *(follicular l.)* Linfoma que afecta a los folículos de los glanglios linfáticos, se origina en células B del centro germinal del folículo y por ello se caracteriza por una proliferación de sus dos componentes celulares más importantes, los centrocitos (células pequeñas hendidas) y centroblastos (células grandes no hendidas). De acuerdo a su patrón de crecimiento, se divide en tres subtipos: folicular puro, el más frecuente (50-70%), folicular difuso (25-40%) y difuso 5%. Clínicamente 2/3 de los pacientes se presentan al diagnóstico en estadios avanzados, con escasa frecuencia de síntomas sistémicos. Las adenopatías inguinales, muchas veces, constituyen la primera localización. En ocasiones aparecen ganglios en situaciones infrecuentes, como en la región preauricular, occipital, epitroclear y mastoidea. Este linfoma es de bajo grado de malignidad y el tratamiento dependerá del estadio en que se encuentre desde radioterapia o poliquimioterapia a trasplante autólogo de células hematopoyéticas en primera remisión. ‖ **l. histiocítico verdadero** *(real histiocytic l.)* Neoplasia linfoide que contiene células primitivas indiferenciadas, o bien células reticulares diferenciadas. Representa menos del 1% de todos los linfomas excepto el de Hodgkin (LNH). Clínicamente se caracteriza por la presencia de fiebre y linfadenopatía rápidamente progresiva. Pueden existir manifestaciones extranodales, gastrointestinales, óseas o cutáneas, que aparecen como lesiones ulcerosas de pocos centímetros de diámetro en el abdomen, los miembros inferiores y otras localizaciones y que desaparecen y recurren con frecuencia. Los hallazgos biológicos e histopatológicos no difieren de otros LNH, salvo que los marcadores T y B son negativos. ‖ **l. inmunoblástico** o **sarcoma inmunoblástico** *(inmunoblastic l. or inmunoblastic sarcoma)* Proliferación monomorfa de grandes inmunoblastos. El linfoma inmunoblástico incide con la sexta y séptima décadas de la vida. Es mucho más frecuente en el varón que en la mujer. Puede presentarse de novo o bien ir precedido por un linfoma de bajo grado de malignidad o por trastornos inmunitarios crónicos. En el 90% de los casos aparecen grandes masas ganglionares en múltiples territorios. La afección mediastínica y abdominal es frecuente. Se detecta componente monoclonal en un 10% de los casos. La leucemización pronunciada solo se registra en el 5% de los casos. ‖ **l. intestinal T** *(intestinal T-cell l.)* Proliferación linfomatosa que afecta fundamentalmente al intestino delgado y que aparece en individuos con historia previa de enfermedad celíaca, aunque se han comunicado casos espontáneos. Clínicamente produce dolor abdominal y pérdida de peso. ‖ **l. de Lennert** o **linfoma linfoepitelioide** *(Lennert's l. or lymphoepithelioid cell l.)* Linfoma maligno descrito por Lennert, constituido por la proliferación neoplásica de linfocitos T, acompañado por una reacción focal epitelioide. Clínicamente, incide en la sexta y séptima décadas de la vida, con adenopatías generalizadas, esplenomegalia y síntomas B. Analíticamente se detecta hiperglobulinemia policlonal, eosinofilia, monocitosis y linfopenia. El pronóstico es pobre, debido al elevado porcentaje de recaídas. ‖ **l. linfoblástico** *(lymphoblastic l.)* Linfoma maligno que se caracteriza por la proliferación de células, con escaso citoplasma de aspecto linfoblástico. En un 10% de los pacientes con linfoma linfoblástico las células neoplásicas pertenecen a la estirpe B y el resto presentan marcadores T. Los linfomas linfoblásticos B aparecen fundamentalmente en niños o adultos jóvenes. El 80% se presenta en forma leucémica aguda y el resto aparece con afectación de los ganglios linfáticos, los huesos y la piel. Los linfomas linfoblásticos T inciden en adolescentes, aunque también se han descrito casos en personas ancianas. Se presenta frecuentemente en forma de leucemia aguda. La presencia de una masa mediastínica anterior de rápido crecimiento es también frecuente, así como la afectación del sistema nervioso central, el derrame pleural, la infiltración testicular y la presencia habitual de adenopatías periféricas. El pronóstico de los pacientes con linfoma linfoblástico ha cambiado totalmente desde que los pacientes se tratan con pautas similares a las utilizadas en la leucemia linfoblástica aguda, con profilaxis del sistema nervioso central. Se han descrito largas supervivencias de hasta el 75% en niños y hasta el 60% en adultos. La falta de respuesta inicial o las recidivas están directamente relacionadas con determinados factores de mal pronóstico entre los que destacan los estadios avanzados con afectación extraganglionar, la cifra de LDH y la masa voluminosa. En estos casos de mal pronóstico se han descrito resultados muy esperanzadores con el trasplante de células progenitoras hematopoyéticas ya sea como consolidación del tratamiento de primera línea, en segunda remisión completa o cuando fracasa el tratamiento inicial. || **l. linfocítico bien diferenciado (LLBD)** *(welldifferential linphocytic l.)* Linfoma maligno producido por la proliferación de linfomas B bien diferenciados. Incide en pacientes de edad avanzada con predominio masculino y la enfermedad se presenta en el momento del diagnóstico en estadios avanzados, con adenopatías en más del 70% de pacientes. Evolutivamente, y en un 40% de casos aproximadamente, aparece expresión leucémica totalmente indiferenciable de la leucemia linfática crónica. El LLBD puede transformarse en un linfoma de células grandes o inmunoblástico (síndrome de Richter). || **l. linfoplasmocítico (inmunocitomas)** *(lymphoplasmacytic, inmunocytomas)* Linfoma en el que proliferan conjuntamente linfocitos y células plasmáticas. Este linfoma y el linfoplasmocitoide, debido a su capacidad de elaborar inmunoglobulinas, se denominan inmunocitomas. Estas células tienen gran cantidad de inmunoglobulina citoplásmica. Si el tumor libera una IgM monoclonal, se trata del síndrome clínico de la macroglobulinemia de Waldenström. Ambos afectan a individuos preseniles o seniles y son de curso crónico. || **l. linfoplasmocitoide** *(lymphoplasmacytoid l.).* Linfoma en el que solo existe una única célula proliferante, que exhibe características intermedias entre los linfocitos y las células plasmáticas. Ver **linfoma linfoplasmocítico**. || **l. MALT** *(MALT l.)* Siglas para designar a linfomas T asociados a mucosas. Fue inicialmente propuesto por Isaacson y Wright para designar a un conjunto de linfomas derivados del tejido linfoide asociado a las mucosas. En la clasificación europea-americana (clasificación REAL) esta entidad constituye la variante extranodal del linfoma marginal. Aunque la forma más frecuente es la variante gástrica, también se identifican linfomas MALT en las glándulas salivares, lagrimales, el tiroides, la mama y el pulmón. Curiosamente, el linfoma MALT aparece en zonas anatómicas que no contienen habitualmente tejido linfoide; este tejido es previamente adquirido a través de un estímulo antigénico mantenido. Así, los linfomas MALT de las glándulas salivares, el tiroides y el estómago suelen ir precedidos de sialoadenitis, tiroiditis de Hashimoto o infección por *Helycobacter pylori*. La infección por *Helicobacter pylori* está presente en el 90-100% de los linfomas MALT. Clínicamente afecta a individuos de mediana edad, y se caracteriza por la presencia de un cuadro de dispepsia. El enfoque terapéutico de este linfoma consistirá en el tratamiento quirúrgico o quimioterápico junto a la erradicación del *Helycobacter pylori* con antibioterapia. El seguimiento de estos pacientes exige un control endoscópico periódico. Los linfomas MALT salivares y tiroideos suelen aparecer en mujeres, habitualmente mayores de 50 años y con antecedentes de síndrome de Sjögren o tiroiditis de Hashimoto. Suelen comenzar como un nódulo sobre una glándula previamente patológica. El tratamiento quirúrgico o quimioterápico constituyen las opciones de elección. || **l. monocitoide** *(monocytoid l.)* Linfoma no Hodgkin cuyas células tienen una morfología parecida a los monocitos. Afecta en 3/4 partes de los casos a mujeres en las sexta y séptima décadas, presentándose en forma de adenopatías localizadas en la región de la parótida y las glándulas salivares. En más de un 20% de los casos se asocia al síndrome de Sjögren. Un tercio de los pacientes presentan un linfoma de bajo grado simultáneamente en otros órganos MALT (mama, tiroides, estómago). Se diferencia de los linfomas MALT en la presentación clínica: la mayoría de los linfomas monocitoides se localizan primariamente en ganglios y ocasionalmente en estructuras extraganglionares, mientras que los linfomas MALT se encuentran básicamente en órganos extraganglionares. Su curso es indolente. El porcentaje de remisiones completas es alto y la supervivencia es larga. ‖ **l. T periférico** *(peripheral T-cell l.)* Grupo heterogéneo de linfomas que representa el 10-15% del total de los linfomas no hodgkinianos, y se caracteriza morfológicamente por su pleomorfismo celular, con células que oscilan de un tamaño pequeño-intermedio (variante célula pequeña-intermedia), a un tamaño grande (variante de células grandes), incluso a un aspecto claramente inmunoblástico (variante inmunoblástica). Inmunofenotípicamente expresan marcadores de linfocito T maduro con ausencia de expresión de marcadores T inmaduros. Clínicamente aparecen en edades adultas (mediana de 56 años). La mayoría de los pacientes se diagnostican en estadios IV (75%) y presentan frecuente afectación extraganglionar en la piel, el hígado, el pulmón y la médula ósea. Los linfomas T presentan un comportamiento clínico más agresivo que los linfomas B, con una mayor tasa de recaídas y una menor supervivencia global.

linfoma tiroideo *(thyroid lymphoma)*
ENDOCRINOL. Raro tumor del tiroides que con frecuencia se desarrolla sobre tiroiditis de Hashimoto. Cursa con crecimiento rápido y efectos compresivos. Representa el 1% de los todos los carcinomas tiroideos.

linfoquinas *(lymphokines)*
INMUNOL. f. Sustancias polipeptídicas sintetizadas por linfocitos que afectan a la función de otros tipos celulares mediante acción paracrina o autocrina (ver **citoquina**). La acción de las linfoquinas es muy variada, pudiendo estimular o inhibir diferentes aspectos de la respuesta inmunitaria. Ejemplos de linfoquinas son las interleuquinas 1 y 2 o el interferón gamma.

linfotasis *(lymphotasis)*
DERMATOL. f. Alteración en el flujo normal o circulación de la linfa. Su consecuencia es el linfoedema.

linfotoxina *(lymphotoxin)*
INMUNOL. Ver **factor de necrosis tumoral beta**.

lingual *(lingual)*
ANAT. adj. Referente a la lengua como el nervio lingual, rama del trigémino que recoge la sensibilidad de la lengua; o las papilas linguales, denominación general para los diferentes tipos de papilas de la lengua.

linoleato *(linoleate)*
BIOQUÍM. m. Ácido graso de dieciocho carbonos que presenta dos dobles enlaces en posición 9 y 12.

lionización *(lyonization)*
GENÉT. f. Fenómeno por el que algunas mujeres heterocigotas para un rasgo ligado al cromosoma X muestran un fenotipo similar al de varones hemicigotos, debido a una inactivación preferencial del cromosoma X que lleva el alelo normal. Ver **inactivación del X**.

lipasa *(lipase)*
FISIOL. f. Enzima segregada, principalmente, por el páncreas. Se encarga de la digestión de las grasas al catalizar la hidrólisis de los enlaces estéricos de los ácidos grasos y el glicerol de triglicéridos y fosfolípidos.

lipectomía *(lipectomy)*
CIRPLÁS. f. Excisión quirúrgica de una porción del tejido adiposo. Generalmente asociado a la resección de un exceso cutáneo acompañante, recibe el nombre de dermolipectomía, en el contexto de la cirugía estética o de remodelado corporal.

lipedema *(lipedema)*
CIRPLÁS. m. Depósito anormal de grasa subcutánea que simula edema.

lipemanía *(lypemania)*
PSIQUIAT. f. Melancolía depresiva. En el siglo XVIII se fue extendiendo el uso del término melancolía con diversas acepciones, por ello se introdujo el de lipemanía (Esquirol) que hace referencia al auténtico cuadro de melancolía depresiva.

lipemia retinalis *(lipemia retinalis)*
ENDOCRINOL. Infiltración lipídica de la retina y sus vasos que tiene lugar en las hiperquilomicro-

nemias. Ocurre cuando la trigliceridemia es superior a 2.500 mg%.

lípido *(lipid)*
FISIOL. m. Grasa, sustancia insoluble en agua y separable con solventes no polares, como éter, cloroformo, benceno, alcohol, etc. Su principal componente son los hidrocarbonos alifáticos. Es uno de los principios inmediatos y en el cuerpo del hombre (aunque variable según el grado de obesidad) se encuentran abundantemente.

lipoartritis *(lipoarthritis)*
ORTOP. f. Inflamación dolorosa del tejido adiposo de una articulación, especialmente de la rodilla. Ha sido considerada una entidad clínica definida, pero parece ser una forma preclínica de la artrosis de la rodilla.

lipoartrosis *(lipoarthrosis)*
ORTOP. f. Forma de artrosis de la articulación de la rodilla, de presentación preferente en mujeres menopáusicas, que se acompaña de acumulación de grasa subcutánea e infiltración celulítica en parte interna de la rodilla. Generalmente se asocia a varices, genu varo y pie plano.

lipoatrofia *(lipoatrophy)*
ENDOCRINOL. f. Desaparición o reducción significativa del tejido adiposo. Puede tener lugar de forma general o circunscrita. La lipoatrofia insulínica es una rara condición que tiene lugar en las zonas de inyección. La diabetes lipoatrófica es un síndrome poco frecuente que cursa con ausencia parcial o completa de grasa corporal, hipermetabolismo e insulinorresistencia.

lipodistrofia *(lipodystrophy)*
CIRPLÁS. f. Trastorno del metabolismo de las grasas que conduce a una distribución corporal atípica de la misma. La distribución puede ser cefalotorácica o bien estar localizada en la cintura pélvica y en los muslos; está asociado a una progresiva desaparición de la grasa en regiones superiores de la pelvis y emaciación facial (enfermedad de Barraquer-Simons).

lipodistrofia de Barraquer-Simons *(Barraquer-Simons' lipodystrophy)*
ENDOCRINOL. Acúmulo de grasa subcutánea en el hemicuerpo inferior asociado con delgadez en el hemicuerpo superior. || **l. insulínica** *(insulin l.)* Placas de lipohipertrofia que se desarrollan en las zonas de inyección de insulina, especialmente si esta se lleva a cabo incorrectamente y de forma continuada sobre la misma superficie. Más raramente se producen zonas de lipoatrofia.

lipoescultura *(liposculpture)*
CIRPLÁS. f. Concepto que hace referencia a la distribución y conformación de la grasa corporal y a la posibilidad de remodelación de la misma, generalmente con fines estéticos, mediante intervenciones plásticas, fundamentalmente la liposucción.

lipogénesis *(lipogenesis)*
ENDOCRINOL. f. Formación o depósito de grasa.

lipohialinosis *(lipohyalinosis)*
NEUROL. f. Lesión focal y segmentaria de la pared vascular caracterizada por destrucción mural, depósito de fibrinoide, oclusión trombótica, ocasional trasvasación en la pared arterial lesionada y apetencia por los colorantes de grasas.

lipohipertrofia *(lipohypertrophy)*
ENDOCRINOL. f. Proliferación focal de tejido adiposo. Ver **lipodistrofia insulínica.**

lipoídica *(lipoidica)*
DERMATOL. f. Nombre que recibe la alteración que padecen los diabéticos, cuyo nombre completo es necrobiosis lipoídica (v.) de los diabéticos.

lipoidosis *(lipoidosis)*
DERMATOL. f. Anormal desarrollo de material graso (lipoide).

lipoinyección *(lipoinjection)*
CIRPLÁS. f. Inyección de grasa autóloga (autoinjerto de grasa) mediante distintas técnicas quirúrgicas para la remodelación de pequeños defectos corporales, relleno de depresiones o para simulación de surcos o arrugas cutáneas.

lipolisis *(lipolysis)*
CIRPLÁS. f. Movilización de acúmulos grasos en el propio organismo.

lipolítico *(lipolytic)*
FARM. adj. Que produce la hidrólisis o desdoblamiento de las grasas dando lugar a ácidos grasos libres.

lipoma *(lipoma)*
NEUROCIR. m. Tumor benigno formado por adipocitos. || **l. del cuerpo calloso** *(corpus callosum l.)* Tumor de tejido adiposo maduro, en el seno del cuerpo calloso que se asocia a cri-

sis epilépticas en el 65% de los casos. Habitualmente no producen efecto de masa y no está indicada la extirpación. || **l. lumbosacro** (*lumbosacral l.*) Presencia de tumor de tejido adiposo en la región lumbosacra, cubierto de piel normal o con hipertricosis o angiomas. Puede limitarse a la zona subcutánea o extenderse hasta el interior del raquis a través de una espina bífida.

lipomatosis (*lipomatosis*)
CIRPLÁS. f. Cuadro caracterizado por la existencia de lipomas múltiples diseminados por todo el organismo o gran parte de este. En sentido amplio, también se refiere al aumento de obesidad zonal por proliferación regional del tejido adiposo. La enfermedad de Dercum consiste en la aparición de lipomas dolorosos en el tejido graso subcutáneo del tronco y las extremidades, con adinamia y trastorno depresivo en las mujeres menopáusicas. La enfermedad de Madelung es una lipomatosis progresiva localizada en la región cervicofacial, los hombros y la porción superior de la espalda y los brazos.

lipomielomeningocele (*lipomyelomeningocele*)
NEUROCIR. m. Mielomeningocele asociado a un lipoma. Ver **mielomeningocele.**

lipopolisacárido (*lipopolysaccharide*)
INMUNOL. m. Estructura de la membrana externa de las bacterias gram-negativas. Presenta múltiples acciones biológicas, entre las que se encuentran la inducción de la fiebre, activación de la cascada del complemento y de la coagulación, estimulación de la producción de IL-1 y TNF-alfa, etc. Se comporta como un mitógeno para los linfocitos B.

lipopolisacárido (*lipopolysaccharide*)
MICROBIOL. m. Estructura de la membrana externa de las bacterias gram-negativas. También denominado endotoxina. Contiene una parte lipídica (lípido A) inserta en la membrana y una región polisacarídica expuesta al exterior (cadena O).

lipoproteína (*lipoprotein*)
FISIOL. f. Compuesto de un lípido y una proteína. Se distinguen varios tipos de lipoproteínas que se pueden separar en el plasma por electroforesis. La mayor parte de los lípidos de la sangre se encuentran en forma de lipoproteínas. Según su densidad se clasifican de elevada, baja y muy baja densidad. Las de alta densidad contienen una elevada cantidad de proteínas, escasos triglicéridos y colesterol y moderada cantidad de fosfolípidos. Las de baja densidad contienen una elevada cantidad de colesterol, cantidad moderada de proteína y escasos triglicéridos. Las lipoproteínas de muy baja densidad contienen escasa cantidad de proteína, moderada de colesterol y fosfolípidos y alta de triglicéridos.

lipoproteína a (*lipoprotein a*)
ENDOCRINOL. f. Partícula constituida por apoproteína B-100 unida a través de un puente disulfuro a una glicoproteína que presenta similitud con la estructura del plasminógeno y porcentaje mayoritario de ésteres de colesterol. La elevación de su concentración puede representar un factor aterogénico independiente.

lipoproteinlipasa (*lipoproteinlipase*)
ENDOCRINOL. f. Enzima presente en las células endoteliales que hidroliza los triglicéridos que forman parte de los quilomicrones y lipoproteínas de muy baja densidad. Su deficiencia provoca hiperquilomicronemia dando lugar a la hiperlipoproteinemia tipo I.

liposolubilidad (*liposolubility*)
FARM. f. Solubilidad en grasas o lípidos.

liposomas (*liposomes*)
BIOQUÍM. f. Agregado lipídico que se obtiene por la ciclación de una bicapa lipídica sobre sí misma formando una esfera hueca.

liposucción (*liposuction*)
CIRPLÁS. f. Técnica quirúrgica comúnmente empleada en cirugía plástica por la que se extraen los acúmulos grasos excedentes por medio de cánulas especiales conectadas a un sistema de aspiración o vacío, realizando túneles en la zona grasa a tratar, que es abordada desde pequeñas incisiones periféricas alejadas, sin resección de piel.

lipotimia (*lipothymia*)
CARDIOL. f. Breve pérdida de conocimiento secundaria a una disminución brusca de la presión arterial como consecuencia de alteraciones vasomotoras. Síncope vasovagal o neurocardiogénico.

lipotropina (*lipotropin*)
ENDOCRINOL. f. Fragmento molecular que junto con la hormona ACTH deriva de la proopiomela-

nocortina. Contiene la secuencia de la hormona estimulante de los melanocitos y de los péptidos opiáceos β-endorfina y encefalina. Se segrega por parte de las células corticotropas. Su concentración se encuentra elevada en pacientes con insuficiencia suprarrenal primaria, contribuyendo a la pigmentación melánica que presentan estos enfermos. También se han descrito casos de producción ectópica por tumores ajenos al eje hipotálamo-hipófiso-adrenal.

lipoxigenasa (*lipooxygenase*)
BIOQUÍM. f. Enzima que interviene en la ruta metabólica de síntesis de los leucotrienos a partir del ácido araquidónico.

liquen (*lichen*)
DERMATOL. m. Dermatosis que cursa con pápulas únicas o múltiples, de superficie rugosa y surcada de estrías. A veces son pruriginosos.

liquenificación (*lichenification*)
DERMATOL. f. Piel endurecida con fisuras y muy pruriginosa. Es debida generalmente al rascado en dermatosis crónicas.

líquido (*fluid*)
FISIOL. m. Sustancia que fluye fácilmente en su estado natural. En anatomía esta designación se utiliza para el líquido cefalorraquídeo, el líquido amniótico y el líquido intra y extracelular. ‖ **l. amniótico** (*amniotic f.*) Líquido que rellena el saco amniótico. A él vierte el feto sus secreciones, en especial la orina, y también, sobre todo al final de la gestación, el feto traga algo del líquido amniótico. Como el feto hace algunas inspiraciones dentro del útero, la vía aérea en el recién nacido suele estar rellena de líquido amniótico, que se elimina con los primeros golpes de tos del neonato. El líquido amniótico cumple además una misión hidrodinámica, tanto amortiguando los golpes que puede recibir el feto como en la fase de dilatación del cuello uterino. ‖ **l. ascítico** (*ascitic f.*) Acúmulo de líquido acuoso en la cavidad peritoneal, que contiene glucosa, electrólitos, que se produce por trasudación o exudación peritoneal de color claro-amarillento. Es consecuencia de trastornos del funcionalismo hepático, cardiaco, etc. ‖ **l. cefalorraquídeo (LCR)** (*cerebrospinal f.*) Líquido de composición semejante al suero sanguíneo, trasparente y con muy pocas células. Se encuentra rellenando los ventrículos encefálicos, el conducto ependimario y el espacio subaracnoideo. Es un amortiguador de los cambios de presión intracraneana. Se segrega por los plexos coroideos de los ventrículos cerebrales y se vierte en la circulación venosa por medio de las granulaciones aracnoideas que protruyen en el seno longitudinal superior. ‖ **l. extracelular** (*extracellular f.*) Con esta designación se engloba todo el líquido que no se encuentra incorporado a las células y comprende el líquido vascular, el intersticial y el cefalorraquídeo ‖ **l. folicular** (*liquor folliculi*) El que rellena el folículo de Graff. ‖ **l. intersticial** (*interstitial f.*) El que baña las células sirviendo de intermediario entre el suero sanguíneo y el líquido intracelular; a él van a pasar los nutrientes del suero y el oxígeno y de él pasan a las células; el camino inverso siguen los catabolitos. ‖ **l. intracelular** (*intracellular f.*) El que se encuentra en el interior de las células, separado del líquido extracelular por la membrana celular, que regula el paso en uno y otro sentido de las sustancias disueltas a ambos lados. En la función nutritiva de los tejidos, el líquido extracelular es un intermediario entre la sangre y las células. ‖ **l. pericárdico** (*pericardiac f.*) En condiciones fisiológicas, cantidad mínima de líquido alojada entre las dos hojas del pericardio, la parietal y la visceral. Disminuye el roce entre ambas hojas en los movimientos pulsátiles del corazón. Su composición es parecida a la del suero salino. ‖ **l. peritoneal** (*peritoneal f.*) Líquido segregado por el endotelio de la membrana peritoneal que se aloja entre ambas hojas del peritoneo, la parietal

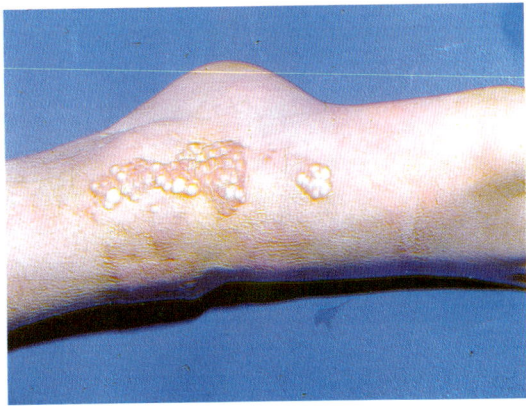

liquen ruber plano

y la visceral. Solo en condiciones patológicas (peritonitis, cirrosis) la cantidad de líquido peritoneal alcanza un volumen considerable. ‖ **l. pleural** *(pleural f.)* El segregado por la cubierta endotelial de la pleura. Su cantidad es mínima en condiciones normales, pero puede aumentar considerablemente cuando se produce una pleuritis. Se aloja entre las dos hojas de la pleura. ‖ **l. seminal** *(seminal f.)* El formado por los líquidos segregados por la glándula seminal, la próstata y las glándulas de Cowper, junto con los espermatozoides. ‖ **l. sinovial** *(sinovial f.)* Líquido segregado por el revestimiento endotelial de la membrana sinovial de las articulaciones a las que lubrifica. En la articulación su cantidad es pequeña, si bien por traumatismos o por inflamación de la membrana sinovial se puede producir un derrame sinovial. Si es abundante distiende la cápsula articular produciendo gran abultamiento en la articulación.

líquido de diálisis *(dialysis fluid)*

NEFROL. Líquido que circula por el circuito de diálisis, llamado también hidráulico, necesita de una fuente de suministro de agua tratada previamente (calentada entre 35,5 a 39° C, desgasificada, etc.) para mezclarla con un concentrado de electrólitos y preparar el baño de diálisis (dializado). Este será controlado por el monitor en su composición, flujo, presiones o pérdidas accidentales de sangre. Los líquidos de diálisis se dividen básicamente en dos grupos de acuerdo al tampón que empleen: acetato o bicarbonato. Dada la mejor tolerancia hemodinámica a la diálisis con bicarbonato, actualmente la diálisis con acetato va cayendo en desuso. La proporción de electrólitos y glucosa en la solución final se encuentra dentro del siguiente rango: sodio: 135/140 mEq/l; potasio: 0/4 mEq/l; calcio: 2,5/3,5 mEq/l; magnesio: 0,5/1 mEq/l; cloro: 100/119 mEq/l; bicarbonato: 30/38 mEq/l; acetato: 2/4 mEq/l; glucosa: 1,5 g/dl. Existen centros donde se dializa con líquido sin glucosa. Tienen la ventaja de tener menor riesgo de contaminación bacteriana, pero, al contrario, la pérdida de glucosa a través del dializador supone una pérdida energética considerable que puede condicionar desnutrición. ‖ **l. de diálisis hipertónico** *(hiperosmolar dialysate s.)* Solución de diálisis peritoneal con alto contenido de agentes osmóticos (glucosa con concentración de 2,5 a 4,25 g% y osmolaridad global de 396 o 486 mOsmol/l u otros tipos glicerol, aminoácidos, etc.) para incrementar el paso del agua a la cavidad peritoneal (ultrafiltrado) y realizar balance negativo. Habitualmente en el programa de diálisis peritoneal ambulatoria crónica con cuatro recambios al día, uno de ellos (el nocturno) es hipertónico. Así, por ejemplo, una solución de glucosa al 1,5% genera una ultrafiltración media de 100 a 200 ml y la de 4,25% de glucosa en las mismas condiciones de 800 ml. ‖ **l. de infusión de hemofiltración** *(replacement f. for hemofiltration)* Líquido empleado en técnicas de hemofiltración continua, utilizadas en el tratamiento de la insuficiencia renal aguda. La composición del líquido de reposición es variable en cada caso, pero lo básico es suero salino fisiológico al que se añaden cantidades variables de bicarbonato (37 mEq/l) o acetato (40 mEq/l), potasio (0-2 mEq/l), calcio (1,2-4 mEq/l), magnesio (0,5-2 mEq/l), con o sin glucosa (hay diversas soluciones comerciales). La reinfusión puede efectuarse prefiltro o postfiltro. Es clave llevar un balance exacto de entradas y salidas, y adaptarse a las necesidades de cada paciente (balance positivo o negativo, algunos precisan nutrición parenteral, sangre, plasma, medicamentos en solución, etc.). ‖ **l. de perfusión** *(perfusion s.)* Solución de preservación renal utilizada durante la extracción renal de donante cadáver o de vivo y posterior almacenamiento de los riñones. La perfusión se realiza con solución fría a 4° C tras canulación de la aorta y cava en el donante de órganos. Posteriormente se almacenan en la misma solución a 0-4° C. Se puede utilizar también perfusión continua con máquina. Ver **preservación renal.**

lisencefalia *(lissencephaly)*

NEUROCIR. f. Alteración de la migración neuronal entre el tercer y sexto mes de gestación por la que no se forman circunvoluciones y como resultado el córtex cerebral es plano. Suele ser un trastorno esporádico.

Lisfranc, Jacques

ORTOP. Cirujano francés (1790-1847).

lisina *(lysine)*

BIOQUÍM. f. Aminoácido proteico con cadena lateral de naturaleza básica por la presencia de un grupo amino cargado positivamente a pH fisiológico.

lisina-vasopresina *(lysine-vasopressin)*
ENDOCRINOL. f. Análogo de arginina-vasopresina derivado de la sustitución del aminoácido arginia de la posición 8 por lisina. Hace tiempo se utilizaba por vía nasal en el tratamiento de la diabetes insípida central. Actualmente su uso se ha sustituido por el de desmopresina.

lisinoprilo *(lisinopril)*
FARMCLÍN. m. Inhibidor de la enzima convertidora, útil en el tratamiento de la hipertensión arterial y en el tratamiento de la insuficiencia cardiaca.

lisis *(lysis)*
ANAT. f. Disolución, desaparición gradual, bien sea de una célula o de los síntomas de una enfermedad.

lisofosfatidato *(lysophosphatidate)*
BIOQUÍM. m. Molécula resultante de la esterificación de uno de los grupos alcohol del glicerol-3-fosfato por un ácido graso.

lisogenia *(lysogeny)*
MICROBIOL. f. Estado en el que un fago con genoma DNA mantiene una relación latente o persistente, no lítica, con la bacteria hospedadora. Durante el estado lisogénico el fago no se replica, sino que el genoma viral está integrado en el cromosoma de la bacteria (ver **profago**) y se transmite en forma de profago a las células descendientes durante la división de la bacteria. La inserción del profago puede ocurrir en regiones concretas del DNA del hospedador o en cualquier lugar. El profago también puede perpetuarse como un elemento extracromosómico si se inserta en un plásmido. La bacteria que contiene un fago en estado lisogénico se denomina lisógeno, y es inmune a la superinfección por el mismo fago. Los cultivos bacterianos lisogénicos pueden lisarse de forma espontánea con una frecuencia muy baja (1×10^{-6}). Sin embargo, esta frecuencia de lisis (debido a la desinserción del profago y subsiguiente replicación viral) puede aumentarse por agentes inductores como la luz ultravioleta.

lisostafina *(lysostaphin)*
MICROBIOL. Ver **estafilolisina**.

lisozima *(lysozime)*
BIOQUÍM. f. Enzima glicosidasa presente en las lágrimas que hidroliza el componente glucosídico de la pared celular bacteriana.

lisozimuria *(lysozimuria)*
NEFROL. f. Presencia de lisozima en orina, secundaria habitualmente a un aumento de modo anormal de la concentración plasmática (proteinuria por sobrecarga).

Listeria *(Listeria)*
MICROBIOL. Género bacteriano formado por cocobacilos gram-positivos, no esporulados, móviles, catalasa positivos, aerobios y anaerobios facultativos. Se conocen siete especies de *Listeria*; de ellas, *Listeria monocytogenes* es patógena para el hombre y los animales y *L. ivanoii* solo para animales. *L. monocytogenes* es el agente causante de listeriosis. Se diferencia del resto de las especies del género por ser positiva al test de CAMP frente a *Staphylococcus aureus*. Es un patógeno intracelular facultativo que invade macrófagos y células de otros tejidos donde puede proliferar. El principal órgano diana es el hígado, los hepatocitos infectados son destruidos y se produce la liberación de un gran número de bacterias en la sangre. En individuos sanos, la infección suele controlarse en este estadio, por los mecanismos de defensa inespecíficos, pero en el caso de individuos inmunodeprimidos, ancianos, mujeres embarazadas y neonatos la infección puede prosperar y causar cuadros de meningitis. Provoca abortos en el último trimestre de embarazo y septicemias mortales en recién nacidos. *L. monocytogenes* se encuentra ampliamente distribuida en el medio ambiente, se estima que es el forraje el principal reservorio, y se contrae por la ingesta de alimentos contaminados; desde 1979 se han producido importantes brotes de infecciones alimentarias. El hecho de que esta bacteria pueda crecer a temperaturas de refrigeración y en anaerobiosis (alimentos envasados a vacío y conservados en frío) posibilita su multiplicación en condiciones de conservación donde otras bacterias se inhiben.

lisuride *(lisuride)*
NEUROL. m. Agonista dopaminérgico utilizado en el tratamiento de la enfermedad de Parkinson y otras alteraciones del sistema dopaminérgico.

literatura *(literature)*
BIOÉT. Ver **formación humana**. || **l. médica** *(medical l.)* Ver **deber de saber, lectura crítica**.

litiasis *(lithiasis)*
UROL. f. Tendencia a la formación de cálculos. || **l. de ácido úrico** *(uric acid calculi l.)* Formación de concreciones de ácido úrico. Constituye el 12-18% de todas las litiasis, es radiotransparente, con cierta tendencia a ser coraliforme y notablemente obstructiva. Se forma como consecuencia de un exceso de eliminación de ácido úrico urinario y/o pH urinario inferior a 5,5 que condiciona un aumento de ácido úrico urinario. Presentación clínica: asociada al síndrome de Lesch-Nihan, enfermedad congénita caracterizada por la masiva formación de ácido úrico y litiasis recidivante a la gota (22% de los gotosos la padecen) y enfermedades tumorales sometidas a tratamientos oncológicos que producen gran cantidad de ácido úrico como consecuencia del catabolismo. Tratamiento: es la única litiasis susceptible de disolución. Se realiza mediante la alcalinización de la orina. || **l. de cistina** *(cystine c.)* Formación de cálculos de cistina. Constituye el 1% de los cálculos urinarios. Exclusiva de la cistinuria, una enfermedad hereditaria autosómica recesiva, caracterizada por la alta eliminación urinaria de cuatro aminoácidos tribásicos (cistina, ornitina, lisina y arginina). Solo la cistina es capaz de formar cálculos, que son discretamente radioopacos. Se presenta en la primera década de la vida, es múltiple, agresiva, coraliforme y repetitiva. Los cristales de cistina eliminados en la orina son de típico aspecto hexagonal. Tratamiento: alcalinización de la orina y D-penicilamina o alfa-mercaptopropioniglicina. || **l. de estruvita** *(struvite stones l.)* Litiasis de etiología infecciosa compuesta de fosfato amónico magnésico, producida por gérmenes productores de ureasa (proteus en el 90%). Ver **litiasis infecciosa**. || **l. infecciosa** *(infection l.)* Litiasis provocada por la infección de las vías urinarias o hepáticas. Compuesta de estruvita (fosfato amónico magnésico) y carbonato apatita. Es consecuencia de una infección urinaria por gérmenes reductores de ureasa, habitualmente coraliformes (75% de los coraliformes son infecciosos) que constituyen el 7-31% de los cálculos. El tratamiento es la extirpación del cálculo mediante litotricia extracorpórea con ondas de choque y ocasionalmente cirugía más litotricia extracorpórea con ondas de choque. Para evitar el crecimiento del cálculo y hasta su tratamiento definitivo, se puede utilizar ácido acetrohidroxámico (inhibidor de la ureasa). || **l. de oxalato cálcico** *(calcium oxalato l.)* Litiasis en la que los cálculos están formados predominantemente por oxalato cálcico. La más frecuente, 40-70% de los cálculos, tiene en su composición oxalato cálcico. Las condiciones patológicas que se asocian a esta litiasis son: hipercalciuria idiopática (30-60%), hiperparatiroidismo primario (1%), hiperoxaluria (20-30%), hiperuricosuria (20-25%), hipocitraturia (15-25%), hipomagnesuria (5%). Características clínicas: son cálculos pequeños (70% se expulsan espontáneamente) y recidivantes. El tratamiento es conservador, si pueden ser expulsados espontáneamente, o de lo contrario, la litotricia extracorpórea con ondas de choque tiene excelentes resultados en más del 90%. Si los cálculos son múltiples o recidivantes, es necesario realizar un estudio metabólico y tratar las alteraciones condicionantes de la litiasis. || **l. renal** *(renal l.)* Cálculo situado en los cálices, el parénquima o la pelvis renal. || **l. ureteral** *(ureteral l.)* Cálculo situado en el uréter. Clínicamente produce cólico renal (v.). || **l. urinaria** *(urinary l.)* Presencia de cálculos en cualquier parte del aparato urinario. Es una patología muy frecuente y su prevalencia es del 2-3%; la relación hombres-mujeres 3:1 y uno de cada ocho varones que alcanza los 30 años padece litiasis. Existe una notable tendencia a la recurrencia: 10% en un año, 35% en cinco años, 50% en diez años. Composición de los cálculos: el 50-70% de los cálculos incluyen oxalato cálcico, el 20-30% fosfato cálcico, el 10-18% fosfato amónico magnésico, el 13-20% ácido úrico, el 0,5% cistina y el 1% es una miscelánea. Génesis: los cálculos se producen siempre como consecuencia de la sobresaturación de la orina para las sustancias constituyentes del cálculo. Sin embargo, influyen decisivamente otros factores facilitadores o inhibidores. En la composición de la orina normal hay sustancias de bajo peso

molecular (citrato, pirofosfato, magnesio) y de alto peso molecular (glicosaminoglicanos, nefrocalcin, proteína de Tamm-Horsfall) inhibidoras de la formación de cálculos. Además, alteraciones anatómicas locales o de otra naturaleza, facilitan la formación de cálculos. Manifestaciones clínicas: son dependientes de la localización, tamaño y grado de obstrucción que producen en el aparato urinario. La expresión típica es el cólico renal, consecuencia de una obstrucción aguda por litiasis del uréter. || **l. vesical** *(bladder l.)* Cálculo situado en la vejiga. Habitualmente formado en la vejiga como consecuencia de una obstrucción del cuello vesical. En la actualidad es una enfermedad casi exclusiva de pacientes varones por encima de los 50 años. Su composición más habitual es de ácido úrico en orinas no infectadas o estruvita en orinas infectadas. Se tratan con litotricia endoscópica y, ocasionalmente, con cirugía abierta.

lítico *(lytic)*
RADIO. adj. Que produce destrucción o lisis de un tejido.

litio *(lithium)*
NEFROL. m. Elemento químico de peso atómico 7 y valencia 1. Se utilizan sus sales (cloruro, carbonato, citrato) como antidepresivos en la psicosis maniacodepresiva, bien de forma crónica o discontinua. Deben medirse periódicamente los niveles en sangre por el riesgo de intoxicación. Ver **nefropatía por litio.**

litotricia *(lithotripsy)*
UROL. f. Técnica para la pulverización de los cálculos biliares o urinarios. || **l. endoscópica** *(endoscopic l.)* Destrucción de cálculos del aparato urinario mediante aparatos endoscópicos que procuran la visión directa del cálculo y la aplicación directa sobre él de métodos diversos de destrucción (potencial electrohidráulico, ultrasonidos, etc). || **l. extracorpórea con ondas de choque** *(extracorporal shock-wave l., ESWL)* Técnica de tratamiento de la litiasis urinaria consistente en la aplicación de ondas de choque, generadas fuera del organismo, sobre los cálculos urinarios, produciendo su fragmentación. Utilizada por primera vez en el hombre en 1980 por el doctor Chaussy, ha supuesto un avance tecnológico revolucionario, pues ha pasado a ser el método de elección del tratamiento de la litiasis urinaria, dejando de lado la cirugía, que era la única forma de terapia. Hay tres sistemas de generación de ondas de choque: el sistema de generación eléctrica, que es el más antiguo, el sistema piezoeléctrico y el sistema electromagnético. Cada sistema incluye un método radiológico o ecográfico de localización del cálculo y la capacidad de dirigir las ondas de choque exclusivamente contra él. Si se produce algún efecto secundario, es escaso y reversible. Las contraindicaciones para su aplicación son el embarazo, las coagulopatías no controladas y la hipertensión no controlada. Indicaciones: tratamiento de elección de la litiasis urinaria. La composición, el tamaño y la localización de los cálculos influyen en su efecto. Los cálculos de cistina y los de oxalato cálcico monohidrato son los más resistentes al fraccionamiento. Los cálculos caliciales y ureterales se tratan con éxito en más del 90% de los casos, al igual que los cálculos pélvicos menores de dos centímetros. En el caso de cálculos más grandes, pueden necesitarse varias sesiones que no añaden morbilidad al procedimiento. Los cálculos coraliformes complejos son tratados en la actualidad con litotricia percutánea y litotricia extracorpórea con ondas de choque. El índice de éxitos global de la litotricia extracorpórea con ondas de choque es del 90%. || **l. percutánea** *(percutanoeus l.)* Colocación de un endoscopio por punción lumbar. Se utiliza para la destrucción y extracción de cálculos piélicos y caliciales. Ver **litotricia endoscópica.** || **l. renal** *(renal l.)* Colocación de un endoscopio que se introduce por vía lumbar (litotricia percutánea). El endoscopio se sitúa en la pelvis y se produce la litofragmentación. Los cálculos se extraen por lavado. Ver **litotricia endoscópica.** || **l. ureteral** *(ureteral l.)* Introducción de un ureterorrenoscopio por vía uretral hasta el interior del uréter. El cálculo se destruye (método habitual, ultrasonidos) y se extraen los fragmentos. Ver **litotricia endoscópica.** || **l. vesical** *(bladder l.)* Fragmentación y extracción de los cálculos vesicales por vía endoscópica. Ver **litotricia endoscópica.**

litotriptor *(lithotriptor)*
UROL. m. Aparato que se utiliza para destrucción de cálculos del aparato urinario.

livedo (*livedo*)
CARDIOL. m. Manchas cianóticas de la piel, habitualmente consecuencia de áreas localizadas de estaxis venosa en la circulación periférica.

lividez (*lividity*)
ANAT. f. Coloración cianótica de la piel.

lividez cadavérica (*livor mortis*)
MEDLEGAL. Fenómeno cadavérico que consiste en la aparición de manchas de color rojo-violáceo en las partes declives del cuerpo. No se encuentran en las zonas sometidas a presión, como los pliegues de la ropa en contacto íntimo con el cadáver.

livor mortis (*livor mortis*)
MEDLEGAL. Ver **lividez cadavérica**.

llaga (*sore*)
DERMATOL. f. Expresión popular de úlcera.

Loa loa (*Loa loa*)
DERMATOL. Filaria que parasita electivamente los ojos y las regiones cutáneas próximas, causando una intensa tumefacción. También se denomina filaria loa.

loaiasis (*loaiasis*)
DERMATOL. f. Infestación por Loa loa. También se denomina filariasis.

lobectomía (*lobectomy*)
CIRGEN. f. Extirpación quirúrgica de un lóbulo de un órgano. Este término se emplea en neurocirugía, en cirugía pulmonar y en cirugía hepática, ya que en los órganos de estas especialidades el parénquima está dividido en lóbulos más o menos definidos anatómicamente. Concretamente, en cirugía del hígado se emplea, en la terminología clásica, la lobectomía hepática izquierda para referirse a la hepatectomía a la izquierda del ligamento falciforme (segmentos II y III: segmentectomía hepática lateral izquierda) y la lobectomía hepática derecha para referirse a la hepatectomía a la derecha del ligamento falciforme (trisegmentectomía hepática derecha: segmentos IV, V, VI, VII y VIII). Ver **hepatectomía, ligamento falciforme, segmentectomía lateral izquierda, trisegmentectomía hepática derecha**.

lobectomía temporal (*temporal lobectomy*)
NEUROCIR. Extirpación del lóbulo temporal.

lobulillo (*lobule*)
ANAT. m. Lóbulo pequeño.

lóbulo (*lobe*)
ANAT. m. Cada una de las divisiones de un órgano. Así, los *lóbulos pulmonares* son las divisiones existentes en cada uno de los pulmones (tres en el derecho y dos en el izquierdo); los *lóbulos hepáticos,* principales son el derecho y el izquierdo; los *lóbulos cerebrales* son el frontal, el parietal, el temporal y el occipital. || **l. cuneiforme** (*cuneiform l.*) Lóbulo del cerebro, delimitado por la cisura parietooccipital y la calcarina. Se encuentra en la cara interhemisférica. || **l. digástrico** (*lobulus biventer*) Lóbulo del cerebelo situado entre el lóbulo paramediano y la amígdala cerebelosa.

lóbulo posterior de la hipófisis (*posterior pituitary lobe*)
ENDOCRINOL. Parte de la hipófisis constituida por los axones procedentes de los núcleos supraóptico y paraventricular del hipotálamo, que segregan a la circulación las hormonas oxitocina y vasopresina.

localización (*localization*)
FISIOL. f. Determinación del lugar donde se desarrolla un determinado proceso. Así, existe una localización del dolor, de la inflamación, de puntos dolorosos, etc. El término es más utilizado al referirse a áreas corticales con una función bien definida. Existen áreas motoras, somestésica, visual, auditiva, etc. || **l. cerebrales** (*cerebrals l.*) Determinación de las áreas de la corteza que intervienen en la ejecución de ciertas funciones. Existen funciones nerviosas que tienen una localización bien precisa en el cerebro; tal es el caso de las áreas motoras y sensoriales; otras, en cambio, no tienen una localización definida.

localizador (*localizator, topogram*)
RADIO. m. Imagen obtenida al inicio de una exploración y sobre la que se planifica la obtención del resto de imágenes en técnicas tomográficas.

loción (*lotion*)
DERMATOL. f. Preparación líquida para ser aplicada directamente sobre la piel.

Locke, John
BIOÉT. Filósofo inglés del siglo XVIII que inició la filosofía política moderna en la que se basa la bioética principlista (v.) estadounidense.

locomoción (*locomotion*)
ORTOP. f. Facultad de los seres animales de trasladarse de un lugar a otro.

locomotor *(locomotor)*
ORTOP. m. Aparato formado por las estructuras de un organismo que tienen que ver con la locomoción. En los seres humanos, los huesos, las articulaciones y los músculos de las extremidades junto con su inervación y vascularización.

locus *(locus, loci)*
GENÉT. m. Posición que ocupa un gen en el genoma.

locus de control *(locus of control)*
PSICOL. Constructo, dentro de las teorías del aprendizaje social, que clasifica a los individuos según su tendencia a buscar la causa de los acontecimientos fuera o dentro de sí mismos; a percibir los sucesos como incontrolables (resultado de la suerte, el azar, el destino, bajo el control de otros o impredecibles), o bien como controlables (contingentes con la propia conducta o con sus características relativamente permanentes). ‖ **l. de control externo** *(l. of external control)* Percepción de que la casualidad o las fuerzas externas que escapan a nuestro control personal determinan nuestro destino. ‖ **l. de control interno** *(l. of internal control)* Percepción de que uno controla su propio destino.

logoclonía *(logoclonia)*
PSICOL. f. Repetición espasmódica de una sílaba en medio o al final de una palabra. Se manifiesta en la enfermedad de Parkinson y en otras afecciones, especialmente en los seudobulbares y en las demencias seniles.

logofobia *(logophobia)*
PSIQUIAT. Ver **fobia**.

logopedia *(logopedics)*
OTORRIN. f. Especialidad paramédica que se ocupa del diagnóstico y el tratamiento de las alteraciones de la audición, de la voz y del lenguaje, con el fin de mejorar la capacidad de comunicación de los pacientes.

logorrea *(logorrhea, hyperphasia)*
PSICOL. f. Locuacidad exagerada, flujo verbal inagotable y desordenado. Se manifiesta sobre todo en los estados maníacos y, en ocasiones, en algunas afasias sensoriales. También aparece en las intoxicaciones por algunas sustancias psicoactivas (alcohol, cocaína), especialmente en sus momentos iniciales.

logoterapia *(logotherapy)*
PSICOL. f. Método psicoterápico, y también concepción general del hombre, ideado y difundido por V. Frankl, y ya muy extendido por todo el mundo. No significa, como a primera vista pudiera pensarse, terapéutica por la palabra. *Logos* lo entiende Frankl como espíritu; por tanto, *logoterapi* es la terapia que tiene en cuenta el factor espiritual del hombre. Así, para Frankl, hay tres niveles de tratamiento: la somatoterapia, la psicoterapia y la logoterapia. La logoterapia es la terapia que parte del espíritu y su aspiración es hacer descubrir al paciente el significado de su vida. De ahí que, a la «voluntad de placer» de Freud, a la de «poder» de Adler, Frankl oponga la «voluntad de sentido». Para este psiquiatra la frustración existencial, tan frecuente en nuestro tiempo, no es sino una consecuencia de la falta de sentido que para muchos tiene la vida y las actividades habituales. Descubrir el sentido que todo esto tiene es una manera eficaz de eliminar o mejorar la frustración existencial. De ahí que el análisis existencial sea como la vertiente práctica de la logoterapia. Frankl opina que este sentido de la vida, que permite la realización del hombre, se encuentra en la entrega a una tarea o en el amor a una persona. Entre las técnicas utilizadas por la logoterapia están las siguientes: el cuestionamiento por medio de preguntas de las interpretaciones del paciente; la de reflexión o entrenamiento para no prestar una atención inadecuada al síntoma; la intención paradójica, en la que se invita al paciente a intensificar su síntoma, con lo que se cambia el sentido de su aparición, y la biblioterapia, o sugerencia de lecturas relevantes al momento existencial o a la problemática del paciente.

lomustina (CCNU) *(lomustine)*
ONCOL. f. Fármaco antitumoral alquilante de la familia de las nitrosureas, cuya molécula de pequeño tamaño y muy liposoluble atraviesa la barrera hematoencefálica. Se emplea en el tratamiento de los tumores del sistema nervioso central.

longitud de onda *(wave length)*
RADIO. Distancia mínima de separación entre dos puntos, que se encuentran en la misma fase, en la propagación de una onda. Distancia que recorre la onda en un ciclo completo.

loquiometra *(lochiometra)*
GINECOL. m. Retención de los loquios en el interior de la cavidad uterina después del parto.

loquios *(lochia)*
GINECOL. m. pl. Flujo uterino que aparece después del parto como consecuencia de la involución del útero y de la zona de inserción placentaria. Es rojo los primeros días después del parto, después amarillento y finalmente blanquecino, coincidiendo con el final del puerperio a los cuarenta días del parto.

loracepam *(lorazepam)*
ANEST. m. Benzodiacepina de larga duración de acción, insoluble en agua y cuya formulación contiene propilenglicol (irritante tisular que produce dolor e irritación vascular); sus efectos sobre la ventilación, el sistema cardiovascular y el músculo esquelético son similares a los del diazepam. Es la benzodiacepina que produce mayor amnesia anterógrada (suprime la capacidad de recordar lo que ocurre tras su administración). Se conjuga en el hígado con el ácido glucurónico (no dependiendo totalmente de las enzimas microsomales), formando metabolitos farmacológicamente inactivos, y se elimina en orina más del 80% de la dosis administrada, con una vida media de 10 a 20 horas. Tiene una buena absorción después de su administración oral e intramuscular.

lordoescoliosis *(lordoscoliosis)*
ORTOP. f. Lordosis asociada a escoliosis. La escoliosis es la desviación lateral del raquis y la lordosis la curvatura del raquis de concavidad dorsal. El raquis dorsal está desviado lateralmente y rectificada la cifosis normal. También se denomina escoliosis lordosante.

lordosis *(lordosis)*
ANAT. f. Curvatura, de concavidad posterior, existente en la columna vertebral normal, tanto a nivel cervical como lumbar. Cuando es exagerada se habla de lordosis patológica.

lordótica *(lordotic)*
RADIO. f. Se dice de la proyección radiológica obtenida con el paciente inclinado en sentido posterior, aumentando la lordosis lumbar, utilizada para la visualización de áreas que se hallan ocultas por otras estructuras en proyección normal.

lordótico *(lordotic)*
ORTOP. adj. Perteneciente o relativo a la lordosis o caracterizado por ella.

losartán *(losartan)*
FARMCLÍN. m. Fármaco antagonista de la angiotensina II, utilizado en el tratamiento de la hipertensión arterial.

lovastatina *(lovastatin)*
ENDOCRINOL. f. Fármaco inhibidor de la enzima hidroxi metil glutaril coenzima A reductasa. Se emplea en el tratamiento de las hipercolesterolemias, ya que reduce la concentración intracelular de colesterol, aumentando secundariamente el número y la afinidad de los receptores de lipoproteínas de baja densidad, lo que favorece su aclaramiento del plasma.

loxartrosis *(loxarthrosis)*
ORTOP. f. Articulación deformada oblicuamente sin luxación de esta, como el pie zambo.

LT *(LT)*
INMUNOL. Ver **leucotrienos.**

lubricación *(lubrification)*
GINECOL. f. Trasudación vaginal durante la relación sexual.

lucencia *(lucency)*
RADIO. f. Transparencia, área que permite el paso de las ondas electromagnéticas o sonoras.

lucidez *(lucidity)*
PSICOL. f. Claridad mental. Periodo de normalidad mental comprendido entre fases de trastorno mental.

lucro en medicina *(profit in medicine)*
BIOÉT. Ver **honorarios, hospital como negocio.**

ludopatía *(gambling)*
PSIQUIAT. f. Trastorno del control de los impulsos consistente en la presencia de frecuentes y reiterados episodios de juegos de apuestas que dominan la vida del enfermo en perjuicio de los valores y obligaciones sociales, laborales, materiales y familiares. Este trastorno también se denomina juego compulsivo. Ver **juego patológico.**

ludoterapia *(play therapy)*
PSICOL. f. Método psicoterapéutico basado en el empleo del juego como medio capaz de hacer que el individuo aprenda a comprenderse mejor a sí mismo y a los demás a través de la descarga de sus sentimientos sin temor al cas-

tigo. Es de gran ayuda en el caso de niños inadaptados, con problemas de conducta (inhibidos, agresivos, reprimidos, etc.) o de aprendizaje.

luético *(luetic)*
DERMATOL. adj Relativo o perteneciente a la lúes o sífilis. Es sinónimo de sifilítico.

lugar de ensamblaje del donante *(donor splicing site)*
GENÉT. Límite entre el extremo 3' de un exón y el extremo 5' del intrón siguiente (en sentido 5' a 3'). ‖ **l. de ensamblaje oculto** *(cryptic splicing s.)* Secuencia de DNA similar a una secuencia de consenso de ensamblaje (tanto del donante como del receptor), que solo es utilizada cuando se activa por una mutación o cuando uno de los lugares habituales de ensamblaje es inactivado por una mutación. ‖ **l. de ensamblaje del receptor** *(acceptor splicing s.)* Límite entre el extremo 3' de un intrón y el extremo 5' del exón siguiente (en sentido 5' a 3'). ‖ **l. de poliadenilación** *(polyadenylation s.)* Posición de un RNA mensajero en la que se añade una cola de poliadeninas durante el proceso de maduración del mismo. ‖ **l. de remate** *(cap s.)* Lugar de inicio de la transcripción de genes de eucariotas, al que se añade una guanina metilada en posición 7 durante el proceso de maduración del RNA mensajero. ‖ **l. de restricción** *(restriction s.)* Secuencia de nucleótidos que es reconocida específicamente por una endonucleasa de restricción.

lumbago *(low back pain)*
ORTOP. m. Afección dolorosa de la región lumbar que limita severamente los movimientos de la columna y que puede extenderse a las extremidades inferiores como dolor referido. Es una afección generalmente muscular, pero puede tener su origen en las articulaciones intervertebrales. Suele presentarse de manera súbita como consecuencia de un mal gesto o de un esfuerzo violento, la flexión del tronco contra resistencia, levantar un peso, etc.

lumbalgia *(low back pain)*
ORTOP. f. Dolor lumbar de variada etiología. Ver **lumbago**.

lumbar *(lumbar)*
ANAT. adj. Relativo a la región corporal posterior situada entre el tórax y la pelvis.

lumbarización *(lumbarization)*
ORTOP. f. Anomalía congénita en la que la primera vértebra sacra no se ha fusionado con la segunda, por lo que la columna lumbar consta de una vértebra más. Puede acompañarse de espondilolistesis.

lumbartria *(lambartry)*
ORTOP. f. Artrosis de las vértebras lumbares. También se denomina espondiloartrosis lumbar.

lumbociática *(lumbar sciatic)*
NEUROCIR. f. Dolor lumbar que se irradia por la región postero-lateral del miembro inferior hasta el pie. Normalmente refleja una radiculalgia por hernia discal lumbar baja.

lumbostato *(lumbar corset)*
NEUROCIR. m. Faja elástico-rígida que sirve de soporte de la columna lumbar en aquellos enfermos que sufren de dolor lumbar.

lumbotomía *(lumbotomy)*
UROL. f. Incisión quirúrgica que se utiliza para el abordaje extraperitoneal del riñón, colocando al paciente en posición lateral y arqueado para exponer mejor la zona lumbar. La incisión va desde el ángulo que forman la última costilla y la masa sacrolumbar hasta la espina ilíaca antero-superior. Incide el músculo oblicuo mayor, oblicuo menor y transverso del abdomen exponiendo la celda renal. Es utilizada exclusivamente para cirugía benigna de extirpación o reconstructiva. Excepcionalmente se utiliza en tumores renales pequeños.

luminal *(luminal)*
RADIO. adj. Perteneciente a la luz de una estructura.

luminiscencia *(luminiscency)*
RADIO. f. Propiedad de algunas sustancias, como el sulfuro de zinc o el volframato de calcio, de generar luz al ser bombardeadas con radiaciones X o electrones rápidos. Este término engloba a los de fluorescencia y fosforescencia.

lunar *(mole)*
DERMATOL. m. Mancha congénita hiperpigmentada. ‖ Nevus.

lúnula *(lunula)*
DERMATOL. f. Porción visible de la matriz de la uña, de color blanquecino y forma de media luna.

luposo *(lupous)*
DERMATOL. adj. Perteneciente o relativo al lupus.

lupus (*lupus*)
NEFROL. m. Dermatosis que cursa con lesiones que recuerdan a la mordedura de lobo, de ahí su nombre, y se caracteriza por un enrojecimiento de la piel. ‖ **l. eritematoso discoide** (*l. erythematosus discoid*) Forma crónica del lupus eritematoso, caracterizado por la existencia de placas cutáneas discoides, que afectan sobre todo a la cara y al cuero cabelludo. ‖ **l. eritematoso diseminado agudo** (*acute disseminated l.*) Ver **lupus eritematoso sistémico**. ‖ **l. eritematoso sistémico** (*l. erythematosus systemic*) Lupus crónico que afecta no solo a la piel sino también a otros órganos: articulaciones, mucosas, riñones y sistema nervioso, con periodos de exacerbación y remisión. Es una enfermedad autoinmune del tejido conectivo caracterizada por la producción anómala de anticuerpos frente a un amplio espectro de autoantígenos (antinucleares, antiDNA, contra elementos formes de la sangre, antifactores de coagulación, anticardiolipina, etc.). Puede afectar a la mayoría de los órganos, siendo los más vulnerables la sinovial articular, la piel, el riñón, los vasos sanguíneos y el corazón. Afecta más a mujeres entre los quince y veinticinco años y para su diagnóstico tienen que cumplir cuatro de los once criterios de la ARA (anticuerpos antinucleares, artritis, alteración inmunológica, rush malar, serositis, nefropatía, etc.). Diversas drogas pueden inducir o activar el lupus eritematoso (hidralazina, isoniacida, metildopa, etc.). En su etiología pueden participar factores hereditarios y ambientales, virus, factores ligados al sexo, etc. ‖ **l. eritematoso subagudo** (*subacute erythematosus l.*)

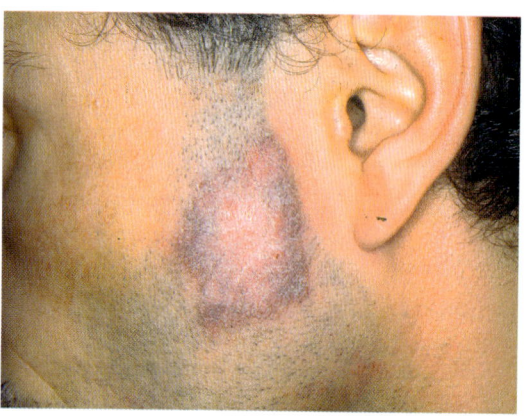

lupus eritematoso discoide

Ver **lupus eritematoso sistémico**. ‖ **l. tuberculoso** o **vulgar** (*vulgar l.*) Lupus tuberculoso cutáneo endógeno crónico. ‖ Grupo de enfermedades en las que intervienen factores inmunológicos, vasculares y del tejido conectivo.

lusitropismo (*lusitropism*)
ANEST. m. Alteración de la relajación muscular del corazón, o diástole, en oposición a los problemas del inotropismo. Actualmente, se ha descubierto que la disfunción lusitrópica juega un importante papel en numerosas enfermedades miocárdicas y puede preceder a la disfunción inotrópica.

luteína (*lutein*)
FISIOL. f. Hormona del cuerpo lúteo del ovario. Ver **progesterona**.

luteinización (*luteinization*)
FISIOL. f. Proceso de formación del cuerpo lúteo. Comienza tras la ovulación y progresa por la acción de la hormona hipofisiaria luteotropa. Si la ovulación no va seguida de fertilización, el cuerpo lúteo sufre un proceso de regresión y acaba atrofiándose.

luteotropina (*luteotropin*)
FISIOL. f. Hormona del lóbulo anterior de la hipófisis que estimula la formación del cuerpo lúteo del ovario a partir de las células foliculares, una vez que ha tenido lugar la ovulación.

luxación (*dislocation, luxation*)
ORTOP. f. Estado patológico caracterizado por la pérdida permanente de la relación anatómica entre las superficies articulares de una articulación a menudo con ruptura o desinserción capsuloligamentosa. Es una dislocación que suele tomar el nombre del hueso más distal de la nueva región que ocupa el hueso luxado (infraglenoidea, infracotilidea) o bien de la articulación luxada (del codo, de la cadera).

luxación atloaxoidea (*atloaxoidal subluxation*)
NEUROCIR. Desplazamiento anterior del atlas sobre el axis por ruptura del ligamento transverso. Si es posterior implica la ruptura de los ligamentos alares y apicales. ‖ **l. atlooccipital** (*atlooccipital s.*) Rotura de las estructuras ligamentosas que unen el occipital con el complejo atloaxoideo. Puede ser anterior o posterior y puede cursar con lesión de las arterias vertebrales. La lesión completa medular a este nivel es mortal. ‖ **l. congénita odontoides** (*congenital odontoid s.*) Desplazamiento

producido por una malformación del ligamento transverso que en condiciones normales impide el desplazamiento del atlas sobre la odontoides. El diagnóstico es radiológico: separación entre el arco anterior del atlas y la odontoides mayor de 5 mm. Se suele asociar a asimilación de atlas e hipoplasia de odontoides. || **l. traumática del raquis** *(traumatic spine s.)* Ruptura parcial o completa de los ligamentos que participan en las articulaciones vertebrales, lo que propicia un desplazamiento relativo de sus componentes.

luxación del cristalino *(luxated lens)*
OFTALMOL. Desplazamiento del cristalino del ojo como consecuencia de la pérdida de su sujeción zonular. Puede producirse tras un traumatismo o aparecer de forma espontánea como consecuencia de la edad, de un síndrome de seudoexfoliación o de procesos sistémicos, como la homocistinuria o la enfermedad de Marfan.

luz *(light)*
ANAT. f. Radiación electromagnética capaz de ser captada por los receptores retinianos.

luz polarizada *(polarizing light)*
HISTOL. Luz cuyas ondas lumínicas vibran en un solo plano del espacio. Se consigue mediante prismas de Nicol o cristales espato de Islandia.

luz ultravioleta *(ultraviolet light)*
FISIOL. Luz no visible por el ojo humano. Dentro del espectro electromagnético de la luz, los rayos ultravioleta se encuentran entre los del espectro visible y los rayos X. Sus longitudes de onda oscilan entre 0,39 y 0,18 µm.

luz de Wood *(Wood's light)*
DERMATOL. Energía electromagnética de una longitud de onda de 3.650 A, empleada en el diagnóstico de las micosis cutáneas, especialmente en la pitiriasis versicolor.

M

MAA *(MAA)*
MEDNUCL. Macroagregados de seroalbúmina humana que, marcados con ^{99m}Tc, se administran por vía intravenosa para la realización de la gammagrafía de perfusión pulmonar. Estas partículas tienen un tamaño de entre 20 y 40 mm.

maceración *(maceration)*
CIRPLÁS. f. Ablandamiento de un cuerpo sólido humedeciéndolo. En medicina es el reblandecimiento de los tejidos debido a un contacto prolongado con ciertos líquidos (p. ej., el sudor).

macerado *(macerate)*
DERMATOL. adj. Se dice de los principios solubles de una sustancia obtenida por maceración.

MACOP-B *(MACOP-B)*
ONCOL. Régimen de poliquimioterapia empleado para el tratamiento de linfomas, excepto el de Hodgkin, que contiene los agentes metotrexate, doxorrubicina, ciclofosfamida, vincristina, bleomicina, prednisona y ácido folínico.

macroadenoma *(macroadenoma)*
ENDOCRINOL. m. Tumor glandular de gran tamaño. ‖ **m. hipofisario** *(pituitary m.)* Adenoma hipofisario de tamaño igual o superior a 10 mm.

macroaneurisma *(macroaneurysm)*
OFTALMOL. m. Aneurisma de gran tamaño. ‖ **m. retiniano** *(retinal m.)* Dilatación de la pared de una de las arterias retinianas, que da lugar a exudación y hemorragias en el fondo de ojo. Aparece más frecuentemente en individuos de edad avanzada, con predominio femenino y que suelen presentar factores de riesgo como aterosclerosis, hipertensión arterial o diabetes.

macroangiopatía *(macroangiopathy)*
ENDOCRINOL. f. Angiopatía que afecta a vasos sanguíneos de mediano o gran calibre. ‖ **m. diabética** *(diabetic m.)* Afectación de arterias de mediano y gran calibre como consecuencia de la diabetes mellitus. Puede afectar al territorio coronario, dando lugar a cardiopatía isquémica; a la circulación cerebral, produciendo accidentes isquémicos o hemorrágicos o a la circulación periférica (especialmente de extremidades inferiores), lo que potencialmente se traduce en claudicación intermitente, úlceras o gangrena.

macrocefalia *(macrocephaly)*
ANAT. f. Cráneo de tamaño superior al habitual. En los lactantes suele producirse por hidrocefalia, es decir, por acúmulo excesivo de líquido cefalorraquídeo.

macrocito *(macrocyte)*
HEMATOL. m. Eritrocito maduro anormalmente grande, cuyo diámetro suele ser de 8-11 µm y su volumen mayor de 100 fl. Se encuentra en la anemia megaloblástica, en las hepatopatías crónicas, en los síndromes mielodisplásicos y en la eritroblastosis fetal.

macrocitosis *(macrocytosis)*
HEMATOL. f. Proliferación anormal de macrocitos en la sangre periférica.

macrocórnea (*macrocornea*)
OFTALMOL. Ver **queratoglobo**.

macrodactilia (*macrodactylia*)
ORTOP. f. Malformación caracterizada por el desarrollo excesivo de los dedos.

macrófago (*macrophage*)
NEFROL. m. Célula fagocitaria del sistema retículo endotelial, que se encuentra presente en diferentes órganos. || Célula que procesa y presenta el antígeno al sistema inmune. Procede de precursores de la médula ósea que pasan a la sangre (monocitos) y emigran a sitios de inflamación o reacciones inmunes. Difieren mucho en su tamaño y en su forma según su localización (médula ósea, sangre, células de Kupffer, célula mesangial renal, pulmón, bazo, etc.). Son móviles, se adhieren a superficies y emiten seudópodos; tienen capacidad de fagocitosis-pinocitosis o almacenamiento de cuerpos extraños, etc. Pertenecen al sistema monocito-macrofágico o fagocítico-mononuclear y pueden presentar antígenos y estimular la proliferación y diferenciación de linfocitos B y T, secretar citoquinas y otras múltiples moléculas como C3, enzimas, etc. Asimismo, participan en la reacción inflamatoria, producción de interferón, en la lesión mediada por el complemento, trombólisis, fibrinólisis, etc. Se identifican por técnicas de tinción o histoquímicas.

macrogenia (*macrogeny*)
CIRPLÁS. f. Excesivo desarrollo del mentón. Generalmente asociada a prognatismo aunque puede observarse como entidad aislada.

macrogiria (*macrogyria*)
NEUROL. f. Aumento del tamaño de las circunvoluciones cerebrales.

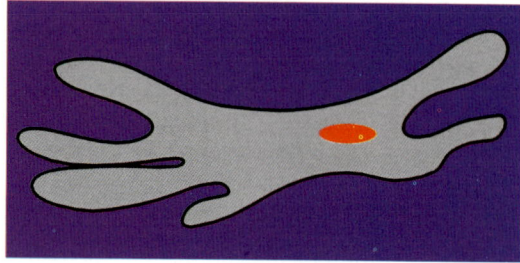

macrófago

macroglobulinemia (*macroglobulinemia*)
HEMATOL. f. Gammapatía monoclonal caracterizada por una hiperproducción de una inmunoglobina de gran tamaño por clones de células plasmáticas. || **m. de Waldenströn** (*Waldenströn's m.*) Proliferación monoclonal de células linfoides B, productoras de IgM. Las principales manifestaciones son anemia, diátesis hemorrágica, linfadenopatías generalizadas, hepatoesplenomegalia e infiltración de la médula ósea por células linfoplasmocitarias y componente M de tipo IgM, en general superior a 30 g/l. En muchos pacientes las principales manifestaciones de la enfermedad se deben a hiperviscosidad: diátesis hemorrágica, trastornos visuales, manifestaciones neurológicas e hipervolemia. No se debe administrar tratamiento a los enfermos asintomáticos hasta que existan datos de progresión de la enfermedad. El tratamiento convencional consiste en la administración de clorambucil. Otras alternativas son la ciclofosfamida o la poliquimioterapia tipo COP o CHOP. En los pacientes con síndrome de hiperviscosidad se debe efectuar una plasmaféresis.

macroglosia (*macroglossia*)
ANAT. f. Desarrollo excesivo de la lengua.

macrografía (*macrography*)
NEUROL. f. Escritura de tamaño superior al habitual del paciente. Se puede observar en el síndrome cerebeloso y en patologías psiquiátricas.

macrolabia (*macrolabia*)
DERMATOL. f. Tamaño excesivo de los labios orales o genitales.

macrólido (*macrolide*)
FARMCLÍN. m. Antibacteriano de efecto preferente bacteriostático, que inhibe la síntesis de proteínas bacterianas por fijación al ribosoma bacteriano. Presenta una buena actividad frente a bacterias gram-positivas y frente a las denominadas bacterias intracelulares: *Legionella*, *Chlamydia*, *Coxiella* y *Mycoplasmas*. Resulta bien tolerado, aunque son frecuentes las reacciones adversas localizadas en el aparato digestivo.

macromelia (*macromelia*)
ORTOP. f. Desarrollo o tamaño excesivo de uno o más miembros, puede ser de carácter congénito o adquirido.

macroniquia (*macronychia*)
DERMATOL. f. Aumento del tamaño o longitud de las uñas.

macroorquidismo (*macroorchidism*)
ENDOCRINOL. m. Excesivo desarrollo testicular. Tiene lugar en el síndrome del cromosoma X frágil, donde se asocia con retraso mental. También puede darse en niños prepuberales con hipotiroidismo primario de largo tiempo de evolución.

macroprolactinoma (*macroprolactinoma*)
ENDOCRINOL. m. Macroadenoma hipofisario secretor de prolactina.

macropsia (*macropsia*)
PSICOL. f. Distorsión sensorial de la visión, con alteración de la forma (dismorfopsia), por la que los objetos se ven de tamaño superior al de la realidad. Se produce como consecuencia de enfermedades de la retina, trastornos de la acomodación y convergencia o lesiones del lóbulo temporal, por una parte; por otra, se presenta en delirios febriles, epilepsia, psicosis esquizofrénicas agudas y en estados psicasténicos. Es sinónimo de megalopsia.

macroquiria (*macrocheiria*)
ORTOP. f. Desarrollo exagerado de las manos.

macrorradiografía (*macroradiography*)
RADIO. f. Imagen magnificada o magnificación radiológica, que se consigue aumentando la distancia entre el objeto y la placa, realizada con tubos de rayos X de foco muy fino.

macrosomía (*macrosomia*)
ENDOCRINOL. f. Desarrollo o tamaño exagerado del cuerpo. || Gigantismo. || **m. fetal** (*fetal m.*) La que se aplica al recién nacido de excesivo peso.

mácula (*macula*)
ANAT. f. Mancha, pequeña zona pigmentada. La más conocida es la mácula lútea: zona con una coloración amarillenta en el polo posterior del ojo, donde solamente hay conos y en la que se consigue la mayor agudeza visual.

mácula cerulae (*macula cerulae*)
DERMATOL. Manchas de color cobrizo que aparecen en la piel de pacientes con ladillas.

mácula densa (*macula densa*)
NEFROL. Placa especializada de células de las paredes del túbulo distal, que aparece íntimamente acoplada contra el hilio vascular del glomérulo. Las células que la componen tienen los núcleos muy próximos entre sí, lo que al microscopio se traduce en una mayor densidad óptica y de ahí su nombre de mácula densa.

macular (*macular*)
DERMATOL. adj. Perteneciente o relativo a las manchas.

maculopapular (*maculopapular*)
DERMATOL. adj. Se dice de la lesión dermatológica que se caracteriza morfológicamente por la aparición de una pápula sobre una mancha.

maculopatía (*maculopathy*)
OFTALMOL. f. Degeneración de la mácula lútea. || **m. en celofán** (*macular pucker*) Ver **membrana epirretiniana**. || **m. en ojo de buey** (*bull's eye m.*) Lesión localizada en la mácula de la retina y que se caracteriza por la presencia de halos concéntricos de hiperpigmentación y atrofia, lo que le da el aspecto de un ojo. Se presenta en ocasiones de manera secundaria al uso de cloroquina.

maculopatía diabética (*diabetic maculopathy*)
ENDOCRINOL. Degeneración de la mácula retiniana que tiene lugar como complicación de la diabetes mellitus. Se ha clasificado como integrante de la retinopatía diabética. Se reconocen tres tipos: edema focal, edema difuso y maculopatía isquémica.

Madelung, Otto Wilhelm
ORTOP. Cirujano francés (1846-1926).

maduración (*maturation*)
ANAT. f. Proceso de crecimiento hasta alcanzar el máximo desarrollo, tanto físico como intelectual.

maduración afectiva del médico (*doctor's affective maturation*)
BIOÉT. Proceso de integración de los impulsos afectivos dentro de un contexto de comportamiento racional. Forma parte de las habilidades prácticas del médico. Ver **deber de saber**. || **m. afectiva del médico y ética** (*doctor's affective maturation and ethics*) El médico debe esforzarse por conseguir esta maduración, pues de lo contrario no podrá ayudar adecuadamente a sus pacientes al no mantener la claridad de ideas por la conmoción de sentimientos incontrolados.

maduración de afinidad *(affinity maturation)* INMUNOL. Proceso que tiene lugar durante la respuesta primaria frente a un antígeno proteico y que consiste en el aumento de afinidad en los anticuerpos producidos contra dicho antígeno. Se lleva a cabo por medio de la selección de aquellos linfocitos B que, tras un proceso de hipermutación somática en los genes que codifican para la región variable de las inmunoglobulinas, expresan en la membrana receptores de alta afinidad para el antígeno.

maduración cervical *(cervical ripening)* GINECOL. Modificaciones que se producen en el cuello del útero. Al final del embarazo, en condiciones fisiológicas normales, el cuello del útero se hace más corto, distensible y se prepara así para la dilatación. ‖ **m. fetal** *(fetal maturation)* Proceso de desarrollo de los órganos del feto que terminan con la adquisición de las funciones fisiológicas específicas de cada órgano. La maduración de los órganos fetales es completa a partir de la semana 37 de gestación. ‖ **m. folicular** *(follicular m.)* Desarrollo de los folículos del ovario en cada ciclo. En la mujer habitualmente uno solo de los folículos consigue la maduración suficiente para producir un óvulo que libera en el momento de la ruptura folicular.

maduración ósea *(bone maturation)* ENDOCRINOL. Proceso de desarrollo de la osificación que tiene lugar durante la infancia y adolescencia conforme tiene lugar el crecimiento somático. El lugar preferente de evaluación es la mano y la muñeca aunque puede establecerse en otras zonas. Su estimación debe llevarse a cabo en relación con la edad cronológica mediante comparación con estándars de normalidad.

MAG *(MAG)* MEDNUCL. Mercaptoacetil triglicina. Radiofármaco que, marcado con ^{99m}Tc, se emplea en estudios gammagráficos de función renal debido a su rápida extracción renal a nivel tubular.

magnesio *(magnesium)* NEFROL. m. Elemento químico metálico, blanco, ligero, de símbolo Mg, que pertenece al grupo de los alcalinotérreos. Su peso atómico es 24 y su valencia 2. Es un bioelemento esencial para la vida y es en cantidad el segundo catión divalente del organismo después del calcio, al que antagoniza. Activa todas las reacciones en que está implicado el ATP. Se usa en forma de sales magnésicas, óxido de magnesio, etc., como antiácido, laxante y antídoto del arsénico. Su exceso o déficit puede dar lugar a patologías diversas.

magnético *(magnetic)* RADIO. adj. Que posee fuerza o poder de atracción de un imán.

magnificación *(magnification)* RADIO. f. Técnica de ampliación o aumento del tamaño de una imagen. ‖ **m. radiográfica** *(radiographyc m.)* Técnica consistente en aumentar la distancia entre el objeto y la placa para obtener una imagen ampliada de la zona de exposición, aprovechando la divergencia del haz de rayos X.

MAID *(MAID)* ONCOL. Régimen de poliquimioterapia empleado para el tratamiento de sarcomas de partes blandas y que consta de los agentes doxorrubicina, ifosfamida y dacarbacina.

mal *(evil)* BIOÉT. m. Ausencia del bien debido.

mal de los aviadores *(aviator's disease)* FISIOL. El que está provocado por los cambios bruscos de presión (p. ej., la del aeropuerto y la que se coloca en el interior del avión, equivalente a unos mil metros, y viceversa, al aterrizar). Los síntomas más comunes son dolor de oídos, trastornos del equilibrio y sensación de ocupación del oído medio. En los aviones que vuelan a gran velocidad en las aceleraciones radiales o lineales puede producirse una depresión brusca del oído medio por la fuerza centrífuga, con colapso de la membrana timpánica. ‖ **m. de montaña** *(mountain sickness)* Conjunto de síntomas provocados por la altura. Al disminuir la presión atmosférica hay menor oxigenación de la sangre. Los que viven habitualmente esa altura están adaptados (mayor amplitud torácica, poliglobulina), pero los que solo residen un tiempo limitado pueden sufrir el llamado mal de montaña. Se suele manifestar por mayor excitabilidad, euforia, sobreestimación de su capacidad física, irritabilidad, etc. ‖ **m. de las montañas** *(mountains d.)* Síntomas que se producen en los montañeros que se originan a causa de la altura, el esfuerzo físico y por la disminución de oxígeno. Se suele distinguir entre mal de montaña y el mal de las montañas. El primero se da entre los que habitan durante un corto periodo en una población situada a gran altura. El segundo lo sufren los que suben a montañas altas. En este caso a la disminución de la presión parcial de oxígeno en la sangre arterial se suma el esfuerzo físico de la ascensión. Los síntomas son: falta total de fuerzas, disnea, cefalea frontal, náuseas, etc.

mal de Meleda *(Meleda's disease)*
DERMATOL. Dermatosis caracterizada por hiperqueratosis en las palmas de las manos y las plantas de los pies. Se llama también enfermedad de Meleda. ‖ **m. perforante** *(perforating d.)* Lesión ulcerosa que tiende a profundizar. ‖ **m. de Pinto** *(Pinto's d.)* Enfermedad causada por un treponema *(T. carateum)*.

mal de Pott *(Pott's disease)*
NEUROCIR. Lesión neurológica causada por un colapso vertebral o por un absceso epidural secundario a una tuberculosis del cuerpo vertebral.

mala práctica *(malpractice)*
BIOÉT. Actuación médica que no se adecua a los conocimientos vigentes de la medicina por ignorancia o por desidia, imprudencia o mala organización. Ver **lex artis**.

malacia *(malacia)*
ORTOP. f. Reblandecimiento anormal de una estructura. ‖ **m. cartilaginosa** *(cartilaginous m.)* Condromalacia frecuente en la rótula. ‖ **m. ósea** *(osseus m.)* Disminución del contenido de calcio del hueso con conservación o aumento de la masa orgánica. También se denomina osteomalacia.

malacoplaquia *(malacoplakia)*
UROL. f. Rara enfermedad granulomatosa inflamatoria, que afecta fundamentalmente a la vejiga, pero que también puede dañar al resto del aparato urinario, al tracto gastrointestinal, a la piel, los pulmones, los huesos y los ganglios linfáticos mesentéricos. Se caracteriza por la presencia de unas placas blandas que dan el nombre a la enfermedad *(placos* significa placas, y *malacos,* blandas). Las lesiones están formadas por grandes agregados de histiocitos (células de Von Hansemann) con cuerpos de Michaelis-Gutmann intra y extracelulares, que son patognomónicos de la enfermedad. La etiología es desconocida, pero se asocia a infección urinaria por *Escherichia coli* en el 95% de los casos y a síndromes de inmunodeficiencia, enfermedades autoinmunes o carcinomas en el 40%. El diagnóstico se realiza por biopsia. El cuadro clínico se caracteriza por irritabilidad vesical y hematuria. Endoscópicamente, las lesiones son características y el cultivo de orina positivo para *E. coli* en el 95%. El tratamiento se dirige al control de las infecciones urinarias, que puede estabilizar el proceso patológico.

malar *(malar)*
ANAT. adj. Relativo al hueso malar o cigomático.

malato *(malate)*
BIOQUÍM. m. Intermediario metabólico que forma parte de la vía del ácido cítrico. Su conversión reversible a oxalacetato catalizada por la enzima malato deshidrogenasa se emplea además para intercambiar poder reductor entre la mitocondria y el citoplasma. Ver **lanzadera del malato-aspartato.**

maleolar *(malleolar)*
ORTOP. adj. Relativo o perteneciente a los maléolos.

maléolo *(malleolus)*
ANAT. m. Lo que tiene forma de pequeño mazo. Cada una de las eminencias óseas interna y externa en el extremo inferior de la pierna y el tobillo. ‖ **m. peroneo** *(m. peroneus)* Terminación abultada de la extremidad distal del peroné (forma el relieve lateral del tobillo). ‖ **m. tibial** *(m. tibial)* Terminación ligeramente abultada de la extremidad distal de la tibia (forma el relieve medial del tobillo).

malformación *(malformation)*
NEUROCIR. f. Alteración de la morfología corporal por un desarrollo anómalo. Puede ser congénita o adquirida. ‖ **m. del agujero occipital** *(foramen occipitale m.)* La más frecuente es la disminución del diámetro antero-posterior asociado a la impresión basilar y a otras dismorfias de la charnela occipital. Otras veces persiste el núcleo de osificación del borde posterior del agujero magno como un hueso independiente que recibe el nombre de hueso de Kerking. ‖ **m. de Arnold-Chiari** *(Arnold-Chiari m.)* Herniación congénita del tronco encefálico y parte caudal del cerebelo a través del agujero occipital. ‖ **m. arteriovenosa**

cerebral *(cerebral arteriovenous m.)* Comunicación anómala entre un territorio arterial y uno venoso, en forma de ovillo, situada en el cerebro. || **m. arteriovenosa de la médula espinal** *(spinal cord arteriovenous m.)* Comunicación anómala entre un territorio arterial y uno venoso en la médula espinal, fundamentalmente en la región torácica. || **m. del atlas** *(atlas m.)* Referida a la displasia del atlas y la occipitalización del mismo. || **m. craneoencefálica** *(cranio encephalic m.)* La que se produce en el desarrollo del sistema nervioso central y pueden afectar al cráneo y a dicho sistema. || **m. de Dandy-Walker** *(Dandy-Walker's m.)* Asociación de quiste en fosa posterior en comunicación con el IV ventrículo, agenesia parcial o completa de vermis cerebeloso e hidrocefalia. Su patogenia no es bien conocida. || **m. de la odontoides** *(odontoid m.)* Desarrollo anómalo, por su compleja formación, de la apófisis odontoides del axis; las más importantes son el *os odontoideum* y los distintos grados de aplasia. || **m. ósea de la región occipitocervical** *(occipitocervical osseus m.)* La que afecta a la unión del hueso occipital con el atlas. || **m. raquimedular** *(rachispinal m.)* La que afecta al canal raquídeo y a la médula espinal. Ver **disrafismo, mielomeningocele.** || **m. sinodural** *(siondural m.)* Comunicación anómala entre un territorio arterial meníngeo y uno o varios senos durales. || **m. vascular** *(vascular m.)* Hamartoma del sistema vascular, cuya etiopatogenia se encuentra en un fallo del desarrollo del lecho capilar, en el período de estratificación del vascularización cefálica, medular o dural. || **m. vascular críptica** *(crytovascular m.)* La que no se muestra en la angiografía. || **m. venosa** *(venous m.)* Venas anómalas separadas por tejido nervioso de aspecto normal. Ver **angioma venoso.**

malla *(mesh)*
RADIO. f. Entramado en forma de red, construido con diferentes materiales. || **m. de cobre** *(cuper m.)* Ver **jaula de Faraday.**

malnutrición *(malnutrition)*
PEDIAT. f. Alimentación no balanceada por el predominio de unos principios inmediatos y la escasez de otros por debajo de los límites necesarios para suplir las necesidades del organismo.

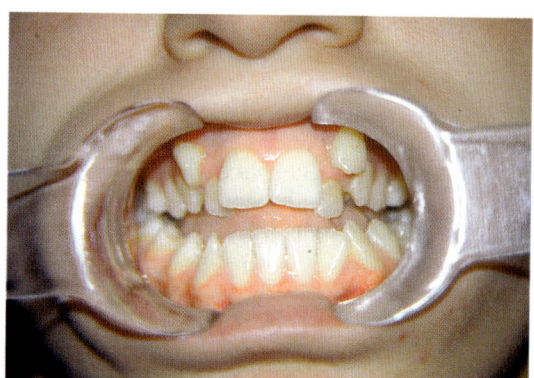

maloclusión dental con retrusión maxilar, mordida abierta anterior y apiñamiento dental

maloclusión *(malocclusion)*
CIRPLÁS. f. Oclusión defectuosa de los dientes superiores sobre los inferiores. Los defectos en la oclusión se clasifican, según Angle (1899), en tres tipos, tomando como punto de referencia la posición relativa entre sí de los primeros molares de ambas arcadas dentarias, superior e inferior: 1) clase I neutroclusión *(neutrocclusion)*, los primeros molares están en relación oclusal normal y los dientes anteriores en maloclusión o no; 2) distoclusión clase II *(malocclusion type II)*, el primer molar inferior está situado distalmente al superior; 3) mesioclusión clase III *(malocclusion type III)*, los molares inferiores están en relación anterior o mesial con los superiores (prognatismo puro).

malonato *(malonate)*
BIOQUÍM. m. Molécula con estructura similar a la del succinato que se emplea para inhibir de forma competitiva la enzima succinato deshidrogenasa.

malonil CoA *(malonyl CoA)*
BIOQUÍM. m. Intermediario metabólico que participa en la síntesis de ácidos grasos cediendo dos de sus carbonos en cada ciclo de síntesis. Se obtiene a partir del acetil CoA por la enzima acetil CoA carboxilasa.

malrotación intestinal *(intestinal malrotation, intestinal non-rotation)*
CIRGEN. Malformación congénita que afecta al tubo digestivo derivado del desarrollo embriológico del intestino medio (todo el intestino delgado y la mitad derecha del colon). Al inicio

del desarrollo embriológico normal el colon está situado en la parte izquierda del abdomen y el intestino delgado a la derecha, ambos en situación intraperitoneal. Sin embargo, con el desarrollo embriológico se produce la «rotación» del colon hacia la derecha en sentido antihorario, de modo que a la vez que el colon proximal se sitúa a la derecha del abdomen (colon derecho) y queda fijo al retroperitoneo formando el «marco cólico», todo el intestino delgado pasa por detrás del nacimiento de la arteria mesentérica superior quedando de forma intraperitoneal por delante del colon y cruzado con este. Cuando no se produce completamente la rotación del intestino, el ciego no llega a situarse en la fosa ilíaca derecha provocando un ciego móvil y no fijo al retroperitoneo. Cuando la rotación no se produce en ningún grado, la malformación resultante se denomina malrotación intestinal completa, y se manifiesta por bandas de Ladd, por estar todo el colon en el centro y mitad izquierda del abdomen, y todo el intestino delgado a la derecha, sin pasar por detrás de la arteria mesentérica superior. Esta malformación puede ser asintomática de por vida, pero en caso de apendicitis aguda no se halla el apéndice en la fosa ilíaca derecha sino en el centro del abdomen, con la consiguiente confusión diagnóstica. Sin embargo, es frecuente que se manifieste en la infancia por obstrucción duodenal o intestinal por las bandas de Ladd; además, la no fijación del colon al retroperitoneo hace que se faciliten los vólvulos de todo el intestino delgado y los vólvulos ileocólicos. Ver **bandas de Ladd, intervención de Ladd, tránsito intestinal, vólvulo.**

MALT *(mucosa-associated lymphoid tissue)*
INMUNOL. Tejido linfoide extranodal asociado a las mucosas de diversas localizaciones anatómicas: piel (SALT o *skin-associated lymphoid tissue*), bronquio (BALT o *bronchus-associated lymphoid tissue*), intestino (GALT o *gut-associated lymphoid tissue*), mama y cérvix uterino.

maltosa *(maltose)*
BIOQUÍM. f. Disacárido presente en la malta compuesto por dos unidades de glucosa unidas mediante enlace $\alpha\ 1\rightarrow 4$.

maltrato *(maltreatment)*
MEDLEGAL. m. Empleo de la violencia física o psíquica sobre otras personas. Se aplica especialmente a los casos de violencia doméstica que tienen lugar dentro de la familia, siendo las víctimas más frecuentes las mujeres y sobre todo los niños. || Maltratamiento, malos tratos, sevicias.

mama *(breast)*
ANAT. f. Abultamiento semiesférico en el tórax de la mujer, a ambos lados de la línea media. Está formada por la glándula mamaria y el tejido graso. En la infancia y en el hombre la mama tiene un desarrollo rudimentario.

mamila *(nipple)*
ANAT. f. Parte prominente de la mama, atravesada por los conductos galactóforos. Está rodeada por una zona cutánea más oscura, llamada areola mamaria. También se denomina papila mamaria o pezón.

mamografía *(mammography)*
RADIO. f. Técnica radiográfica basada en la radiología convencional, que emplea un material (equipo, chasis y película) específico para obtener imágenes radiológicas de la mama, caracterizadas por su alto contraste y buena definición.

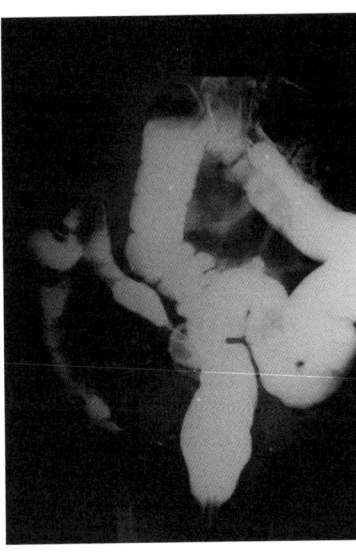

malrotación intestinal. Enema opaco de un niño de pocas semanas de vida, en el que se rellenan completamente el colon y el recto, y es posible observar que el colon derecho está situado en el centro del abdomen. Además, hay restos de contraste de tránsito intestinal, en el que se observan varias asas de intestino delgado a la derecha del abdomen, en el lugar teórico del colon derecho

mamográfico (*mammographyc*)
RADIO. adj. Relacionado con la mamografía.

mamógrafo (*mammograph*)
RADIO. m. Equipo especialmente diseñado para la obtención de radiografías de mama.

mamoplastia (*mammaplasty*)
CIRPLÁS. f. Conjunto de técnicas quirúrgicas encaminadas a dar forma, remodelar, reconstruir y, en definitiva, modelar la mama en cualquiera de sus modalidades (aumento, reducción, pexia y reconstrucción), conservando siempre su morfología natural. Hablamos de mamoplastia de aumento cuando la técnica quirúrgica está encaminada a lograr un aumento de volumen mamario, conservando la morfología de la misma, bien sea a través de materiales aloplásticos o de tejido autólogo. Hablamos de mamoplastia de reducción cuando la técnica quirúrgica consiste en lograr una disminución del volumen mamario a expensas de resecar la piel y el tejido glandular conservando su morfología. Existen diversas técnicas cuya diferencia radica en el patrón de resección y en el pedículo de aporte vascular al complejo areola-pezón.

mamotermografía (*mammothermography*)
RADIO. f. Técnica de obtención de imágenes de la zona mamaria basada en la diferente capacidad de emisión térmica del organismo dependiendo de su vascularización, y que es representada por una gama de colores dependiendo de su intensidad.

mancha (*spot*)
DERMATOL. f. Lesión cutánea caracterizada por cambio en el color habitual de la piel. ‖ **m. blanca frontal** (*white frontal s.*) Genodermatosis caracterizada por la aparición desde el nacimiento de una porción de cabellos blancos y vitíligo sobre la región frontal. ‖ **m. café con leche** (*cafe au lait s.*) Placa hiperpigmentada de color marrón claro de carácter hereditario. Aparece como componente del cuadro cutáneo de la neurofibromatosis. ‖ **m. melanótica de Hutchinson** (*Hutchinson's melanotic freeckle*) Forma clínica inicial del melanoma maligno. ‖ **m. mongólica** (*mongolian s.*) Mancha de color marrón azulado que aparece en los niños en la región sacra, frecuente en razas asiáticas y más rara en otras razas. ‖ **m. vino de Oporto** (*Oporto's wine s.*) Mancha de color rojo de carácter congénito.

mancha de Bitot (*Bitot's spot*)
OFTALMOL. Lesión conjuntival de aspecto grisáceo que se asocia al déficit nutricional de vitamina A. Está constituido por un epitelio resecado. ‖ **m. de Fuchs** (*Fuchs' s.*) Ver **coroidosis miópica, membrana neovascular coroidea**. ‖ **m. rojo cereza** (*cherry red s.*) Imagen del fondo de ojo en la que destaca una zona central de aspecto rojizo, rodeada de una retina edematosa de color blanquecino. Puede suceder como consecuencia de un infarto de la arteria central de la retina o bien por el depósito de sustancias metabólicas, como, p. ej., en la enfermedad de Tay-Sachs. ‖ **m. de Roth** (*Roth's s.*) Lesiones hemorrágicas con centro blanquecino que aparecen a nivel retiniano. Pueden ser consecuencia de una infiltración séptica, como en el curso de una endocarditis o en pacientes leucémicos, no constituyendo en estos casos un signo de infiltración, sino que son debidas a la anemia y al déficit de plaquetas que pueden padecer.

mancha esclerótica de Sommer-Larcher (*Sommer-Larcher's spot*)
MEDLEGAL. Mancha de color negro que aparece primero en el ángulo externo del globo ocular y después también en el interno en los cadáveres que han permanecido con los ojos abiertos después de la muerte. Se produce por la deshidratación y desecación de la esclerótica, a cuyo través se ve por transparencia el pigmento de la coroides. ‖ **m. de Paltauf** (*Paltauf's s.*) Manchas de color rojizo claro que aparecen sobre la superficie pulmonar de los cadáveres de los ahogados. ‖ **m. de Tardieu** (*Tardieu's s.*) Equimosis subpleurales y subpericárdicas que se encuentran en las asfixias mecánicas. Tardieu las creyó propias de la sofocación, pero se encuentran también en otras variedades de asfixia y en otros procesos patológicos que cursan con anoxia. ‖ **m. verde abdominal** (*abdominal green s.*) Mancha de color verde que aparece en la fosa ilíaca derecha de los cadáveres y que supone el comienzo de la fase cromática de la putrefacción. Es signo inequívoco de muerte cierta.

mancha focal (*focal spot*)
RADIO. Tamaño de la zona de impacto de los electrones en el ánodo. Dependiendo de su amplitud, varía la calidad y homogeneidad del haz de rayos X.

mancha Northern (*Northern blot*)
GENÉT. Técnica por la cual los fragmentos de RNA separados mediante electroforesis son transferidos a una membrana de nitrocelulosa o nailon para su posterior detección por una sonda de DNA. Se denomina así por oposición a la mancha Southern. || **m. Southern** (*Southern b.*) Técnica desarrollada por Southern mediante la cual los fragmentos de DNA separados por electroforesis son transferidos a una membrana de nitrocelulosa o nailon para su posterior detección por una sonda de DNA. || **m. Western** (*Western b.*) Técnica análoga a la mancha Southern en la que las proteínas separadas por electroforesis son electrotransferidas a una membrana para su posterior detección por un anticuerpo específico.

manco (*armless*)
ORTOP. adj. Se dice de la persona a la que le falta un brazo o una mano o ha perdido el uso de los mismos.

mandíbula (*mandible*)
ANAT. f. Hueso arqueado de la parte inferior de la cara. Es el único movible del cráneo, permitiendo los movimientos de masticación. Se articula, mediante un cóndilo, con la cavidad glenoidea del temporal. En la mandíbula se distingue el cuerpo, que forma el arco, y las ramas mandibulares. En el borde alveolar se hallan los dientes.

mandibulectomía (*mandibulectomy*)
CIRPLÁS. f. Técnica quirúrgica consistente en la extirpación del hueso mandibular, generalmente en el contexto de la cirugía oncológica. Se distinguen los siguientes tipos: 1) *mandibulectomía marginal o parcelaria*, se elimina parte de la mandíbula pero manteniendo la continuidad de la misma, generalmente el borde basilar; 2) *mandibulectomía segmentaria*, se reseca todo un sector de mandíbula afecto, incluyendo el borde basilar y perdiendo la continuidad mandibular; 3) *hemimandibulectomía*, se extirpa la hemimandíbula afecta mediante su desarticulación.

mandril (*mandrel*)
CIRGEN. m. Fiador, guía. Elemento metálico de variable calibre empleado para estirar y guiar tubos traqueales, sondas y catéteres blandos. Ver **canular, intubación endotraqueal**.

manejo renal de fosfatos (*renal phosphate handling*)
NEFROL. Mecanismos que intervienen para mantener la homeostasia de los fosfatos. El riñón ejerce un papel fundamental en la homeostasis de los fosfatos (normal = 3,5-4,5 mg/dl). Los factores que influyen en el manejo renal de fosfatos dependen del contenido de fosfatos en la dieta, niveles de calcio sérico, volumen líquido extracelular, estado ácido-base, diversas hormonas (paratohormona, fundamentalmente, vitamina D, calcitonina, insulina y glucagón) y uso de diuréticos (tiazidas, furosemida, espironolactona, etc.). En el riñón normal de adulto se reabsorbe del 80 al 92% de la carga filtrada de fosfato, principalmente en el túbulo proximal, siendo excretados unos 800 mg/día con la orina. El incremento de la paratohormona reduce la reabsorción, incrementando la fosfaturia. En presencia de insuficiencia renal progresiva aparece hiperfosfatemia, hipocalcemia y elevación de la paratohormona, que puede condicionar osteodistrofia renal.

manguito (*blood pressure cuff*)
NEFROL. m. Parte compresora, elástica, inflable y blanda del esfigmomanómetro o aparato medidor de la presión arterial. Se coloca alrededor de una extremidad superior y se infla con aire para limitar la circulación arterial durante la exploración de la tensión arterial.

manguito (*cuff*)
ORTOP. m. Complejo capsuloligamentoso o tendinoso que cubre una articulación. En general se refiere al hombro. || **m. de los rotadores** (*rotators c.*) Área de unión de los tendones de los músculos subescapular infraespinoso, supraespinoso y redondo menor.

manía (del griego *manía*, locura) (*mania*)
PSIQUIAT. f. Trastorno psicopatológico afectivo incluido dentro de las psicosis endógenas (Kraepelin), que junto a la presencia alternante de fases de depresión endógena constituye la denominada psicosis maniacodepresiva. Los síntomas de la manía son un estado de ánimo anormal, elevado, eufórico o irritable, exagerada autoestima, disminución de la necesidad de dormir, verborrea o tendencia a hablar más de lo que es habitual en el sujeto, fuga de ideas o experiencia sujetiva de que el pensamiento está acelerado, distraibilidad o

tendencia a que la atención se desvíe hacia estímulos externos irrelevantes, aumento de la actividad intencionada o agitación psicomotriz, implicación excesiva en actividades placenteras que implican riesgo (gastos económicos excesivos, indiscreciones sexuales). Con frecuencia se observa tendencia a la ingesta excesiva de alimentos o al abuso de alcohol. Aunque es posible que uno o más episodios aislados de manía se presenten a lo largo de la vida del sujeto, lo más frecuente es que se alternen con episodios depresivos, constituyendo el cuadro que actualmente se denomina trastorno bipolar (en sustitución del término psicosis maniacodepresiva). Históricamente el término manía definía cualquier forma de alteración psíquica. En el siglo XIX, se utilizaba como término genérico para referirse al delirio o la locura. Si predominaba un síntoma se hablaba de monomanía o locura parcial. El concepto de monomanía fue introducido por el psiquiatra francés Esquirol. Término que se fundamentaba en la consideración de que el sujeto estaba puntualmente enfermo, permaneciendo por lo demás inalterada su capacidad de raciocinio y su afectividad. Se acuñaron al menos cien monomanías diferentes. Probablemente del concepto de monomanía derivó el uso coloquial del término manía para asignar simplemente una forma de conducta especialmente caprichosa, particular o llamativa del sujeto. Muchos de los términos de monomanía han permanecido hasta la actualidad pero no con su antiguo significado referente a un delirio parcial, sino como síntomas pertenecientes a una entidad psicopatológica (p. ej., trastorno obsesivo compulsivo, hipocondria y esquizofrenia). En otros casos, los términos se refieren al consumo compulsivo de una determinada sustancia o a trastornos mentales o del comportamiento debidos a su consumo. En todos los casos aparece el término manía como sufijo. Algunos ejemplos pertenecientes a estas acepciones de manía son los siguientes: **aritmomanía** (del griego *arithmós*, número) *(aritmomania)*, compulsión de realizar operaciones aritméticas, p. ej., contar objetos o de ejecutar un número de veces ritualmente un acto determinado; **bromomanía** (del griego *bromos*, fétido) *(bromomania)*, cuadro maniforme producido por el consumo de bromuros (ver **bromismo**); **calomanía** (del griego *kalós*, hermoso) *(calomania)*, delirio consistente en creerse hermoso; **cloralomanía** (del griego *chlorós*, verde, y del árabe *al-kuh'i*, sutil) *(chloralomania)*, alteración obsesiva producida por el consumo de cloral; **cocainomanía** (del aimará, *kkoka*) *(cocainomania)*, alteración psíquica producida por el consumo de cocaína; **cratomanía** (del griego *crátos*, fuerte) *(cratomania)*, delirio consistente en creerse poseedor de un gran poder o fuerza; **cresomanía** (de *Creso*, rey de Lidia, famoso por sus riquezas) *(cresomania)*, delirio consistente en creerse poseedor de grandes riquezas; **crisomanía** (del griego *chrysós*, oro) *(crisomania)*, inclinación morbosa a atesorar riquezas; **cruomanía** (del griego *kroúo*, golpear) *(cruomania)*, compulsión de golpearse la cabeza; **cubomanía** (del griego *cubós*, juego) *(cubomania)*, inclinación morbosa al juego; **dacnomanía** (del griego *dákno*, morder) *(daknomania)*, compulsión de morderse; **demonomanía** (del griego *daímon*, demonio) *(demonomania)*, delirio consistente en creerse el causante de actos delictivos que no ha cometido o delirio consistente en creerse poseído por un espíritu demoniaco; **dipsomanía** (del griego *dípsa*, sed) *(dipsomania)*, compulsión al consumo de bebidas alcohólicas (ver **enomanía, metomanía**); **drapetomanía** (del griego *drapétes*, fugitivo), inclinación al vagabundeo (ver **dromomanía, poriomanía**); **dromomanía** (del griego *drómos*, carrera) *(dromomania)* inclinación a fugarse de su domicilio o al vagabundeo (ver **drapetomanía, poriomanía**); **ecomanía** (del griego *oíkos*, casa) *(ecomania)*, inclinación a la agresividad en el medio familiar; **egomanía** (del griego *ego*, yo) *(egomania)*, egoísmo morboso; **enomanía** (del griego, *oínos*, vino) *(enomania)*, tendencia al consumo compulsivo de bebidas alcohólicas (ver **dipsomanía**); **estromanía** (del griego *oístros*, tábano) *(estromania)*, impulso sexual exagerado (ver **ninfomanía, satiriasis**); **fagomanía** (del griego *phagein*, comer) *(phagomania)*, tendencia a la ingesta compulsiva de alimentos; **faneromanía** (del griego *phanerós*, visible) *(phaneromania)*, preocupación morbosa por alguna parte del cuerpo o un defecto visible; **fonomanía** (del griego, *phónos*, crimen) *(phonomania)*, tendencia a cometer asesinatos (ver **hemotimia**); **ginecomanía** (del griego *gyné*, mujer) *(gynecomania)*, apetencia exagerada por las mujeres (ver **satiriasis**); **glosomanía** (del griego *glossa*, lengua) *(glosomania)* preocupación hipocondriaca centrada en el aspecto de la lengua; **grafomanía** (del griego *grápho*, escribir) *(graphomania)*, tendencia a escribir compulsivamente; **hieromanía** (del griego *hierós*, sagrado) *(hieromania)*, delirio de contenido religioso; **lipemanía** (del griego *lýpe*, tristeza) *(lypemania)*, melancolía extrema; **megalomanía** (del griego *mégas*, grande) *(megalomania)*, afán morboso de grandeza, delirio de grandeza; **metomanía** (del griego *méthe*, embriaguez) *(methemania)*, tendencia a la ingesta de bebidas alcohólicas hasta llegar a la embriaguez.

manierismo o **manerismo** *(mannerism)*
PSICOL. m. Trastorno de la psicomotricidad, caracterizado por un exceso y una exageración de los movimientos (del lenguaje, de los gestos, de la mímica, de la marcha, etc.), que aparecen como faltos de espontaneidad, teatrales y artificiosos, como afectados e inauténticos. Se da típicamente en algunas psicosis (esquizofrénicas) y en algunos trastornos de la personalidad (histriónicos). En personas sanas y en forma menos rara (aunque también afectada por movimientos parásitos que aumentan la expresividad de los gestos y de la mímica) se llama amaneramiento.

maniobra *(manoeuvre)*
ORTOP. f. Operación o procedimiento manual hábil y regulado. Se emplea también como sinónimo de método, técnica, prueba o signo. ‖ **m. de Adson** *(Adson's m.)* Ver **pruebas de Adson**. ‖ **m. de Allen** *(Allen's m.)* Maniobra que consiste en extender el brazo horizontalmente con el antebrazo flexionado en ángulo recto y se efectúa así un movimiento de rotación externa a nivel del hombro, con inclinación de la cabeza hacia el hombro. ‖ **m. contralateral** *(contralaterl m.)* La obliteración del pulso radial sugiere un síndrome del escaleno anterior. ‖ **m. de Thomas** *(Thomas' m.)* Maniobra para hacer patente la deformidad en flexión de la cadera al corregir la lordosis lumbar compensadora haciendo flexionar pasivamente al máximo la cadera del otro lado.

maniobra de acordeón *(accordion manoeuvre)*
RADIO. Maniobra de compresión o disminución de la longitud que se realiza en algunos procedimientos de alargamiento de tejidos para acomodar la velocidad de elongación a la de maduración del tejido. ‖ **m. de Boyden** *(Boyden's m.)* Administración de un preparado con contenido de alcohol y grasas, que estimula la contracción de la vesícula biliar y permite valorar su funcionamiento, determinando la disminución de tamaño detectada con las técnicas de imagen. Habitualmente es complementaria a la colecistografía en técnica radiológica convencional o a la valoración ecográfica. ‖ **m. de compresión** *(compression m.)* Generación de un aumento de presión sobre el organismo para obtener en unos casos una mayor dilatación o relleno de estructuras, que drenan hacia la zona comprimida, y en otros para disminuir el grosor de la estructura y permitir una mejor visualización de su contenido. Es utilizada en los estudios radiográficos para generar la distensión pielocalicial al comprimir los uréteres, para determinar la movilidad de las asas intestinales en los tránsitos con contraste y para disminuir el grosor de cavidades con contraste mejorando la detección de defectos de repleción o para disminuir la dosis de radiación como en el estómago y la vejiga.

maniobra de Bracht *(Bracht's manoeuvre)*
GINECOL. Maniobra que se realiza en los partos con presentación de nalgas para extraer la cabeza fetal. ‖ **m. de Kristeller** *(Kristeller's m.)* Ayuda en el periodo expulsivo del parto para conseguir la coronación de la cabeza. Se presiona el fondo del útero sincrónicamente con la contracción uterina. ‖ **m. de Leopold** *(Leopold's m.)* Son cuatro maniobras de exploración obstétrica que permiten diagnosticar el fondo del útero, la situación fetal, la presentación y la posición del feto. Todas ellas son maniobras externas, que se realizan a través de la pared abdominal de la madre. ‖ **m. de Scanzoni** *(Scanzoni's m.)* Extracción fetal, mediante fórceps, en la que es necesario realizar dos aplicaciones de las cucharas del instrumento quirúrgico.

maniobra de Credé *(Credé's manoeuvre)*
UROL. Compresión manual del hipogastrio para el vaciado de la vejiga en pacientes con vejiga neurógena. Es especialmente útil en pacientes con vejiga arrefléxica, con buena *compliance* y con resistencia uretrocervical disminuida. En otras circunstancias sus resultados son pobres o negativos.

maniobra de Gowers (*Gowers' manoeuvre*)
NEUROL. Maniobra utilizada para explorar en los niños posibles déficit de la musculatura de la cintura pelviana. Consiste en observar cómo pasa el niño de la posición de sentado en el suelo a la posición de bipedestación. En caso de déficit de la musculatura proximal de las extremidades inferiores el niño necesita apoyarse. ‖ **m. de Lasegue** (*Lasegue's m.*) Elevación pasiva de la pierna flexionando el muslo sobre la pelvis y manteniendo la rodilla extendida. Se utiliza para explorar la irritación meníngea y las irritaciones radiculares.

maniobra de Heimlich (*Heimlich's manoeuvre*)
ANEST. Maniobra que se usa para la expulsión de un cuerpo extraño que obstruye la vía aérea. Consiste en ejercer una presión brusca con ambas manos sobre la parte superior del abdomen. ‖ **m. de Sellick** (*Sellick's m.*) Procedimiento que forma parte de una inducción anestésica de urgencias en pacientes con el estómago lleno. Consiste en aplicar presión con el dedo pulgar e índice sobre el cartílago cricoides, situado inmediatamente por debajo del tiroides. Esta maniobra comprime el esófago entre este cartílago y la columna vertebral impidiendo la regurgitación gástrica.

maniobra de Kocher (*Kocher's manoeuvre*)
CIRGEN. Actuación quirúrgica consistente en levantar el duodeno y la cabeza del páncreas del retroperitoneo. Es una maniobra que hay que realizar para intervenir sobre el duodeno, la ampolla de Vater, la cabeza del páncreas, la aorta y la cava por encima de los vasos renales y antes del hígado. Ver **duodenopancreatectomía, pancreatectomía**. ‖ **m. de Pringle** (*Pringle's m.*) Clampaje completo y en bloque del hilio hepático (arteria hepática, vena porta y vía biliar). Se realiza cuando se produce una hemorragia incontrolable del hígado, porque al cortar el aflujo de sangre al hígado disminuye la hemorragia mientras está clampado el hilio y mientras se logra la hemostasia de las heridas del hígado. Es muy frecuente que sea necesario realizar esta maniobra en las hepatectomías y en muchas heridas graves del hígado por traumatismos. Ver **hemoperitoneo, hepatectomía, hilio, pedículo, traumatismo abdominal**.

maniobra de Müller (*Müller's manoeuvre*)
FISIOL. Maniobra para producir una presión intratorácica negativa. Se recomienda efectuarla en el examen radioscópico, así se pueden distinguir mejor las estructuras vasculares de las que no lo son, y se reconocen más facilmente las varices esofágicas. La maniobra es la siguiente: después de la espiración se pide al paciente que haga una inspiración manteniendo la glotis cerrada. ‖ **m. de Valsalva** (*Valsalva's m.*) Maniobra inversa a la de Müller: consigue un aumento de la presión intratorácica intentando expulsar el aire pulmonar mientras se mantiene cerrada la glotis.

manipulación (*manipulation*)
PSICOL. f. Acción realizada con las manos sobre un objeto. Control de la conducta de otros por medio de métodos encubiertos y con fines desconocidos para ellos. ‖ **m. experimental** (*experimental m.*) Tratamiento de la(s) variable(s) independiente(s), que consiste en seleccionar los distintos valores de dicha variable (condiciones experimentales) y asignarlos a los grupos experimentales.

manipulación genética (*genetic manipulation*)
BIOÉT. Intervención técnica que modifica el patrimonio genético de un organismo o de algunos de sus tejidos o células. ‖ **m. genética de células germinales** (*genetic m. of germ cells*) Ver **manipulación genética de gametos**. ‖ **m. genética de gametos** (*genetic m. of germ cells*) Manipulación genética en la que, además de ser tratadas las células implicadas en una determinada enfermedad, se modifican también los gametos del enfermo tratado, de manera que los genes manipulados se transmiten a la descendencia, que no padecería la enfermedad hereditaria. ‖ **m. genética de gametos y ética** (*genetic m. of germ cells and ethics*) Esta manipulación está sujeta a los principios éticos de toda manipulación genética (v.). Por afectar directamente a la identidad personal, no se debe emprender con fines eugenésicos (ver **eugenesia**). Dado que las técnicas actuales tienen, además, el alto riesgo de provocar problemas imprevisibles, su aplicación no sería correcta éticamente hasta garantizar suficientemente la inexistencia de estos efectos secundarios. ‖ **m. genética y ética** (*genetic m. and ethics*) Aunque actualmente es muy poco eficaz, se

confía que, en el futuro, esta tecnología se desarrolle lo suficiente como para poder tratar enfermedades congénitas de origen genético, y para otras aplicaciones, como tratamiento de ciertos tumores o consecución de ciertas vacunas. Está sujeta a los mismos principios éticos que cualquier otra intervención médica. Ver **manipulación genética de gametos.**

manitol *(mannitol)*
NEFROL. m. Sustancia farmacológicamente inerte que se filtra en el glomérulo y no se reabsorbe en el resto de la nefrona. Actúa en el túbulo proximal donde, debido a la presión osmótica que ejerce, retiene agua y reduce ligeramente la reabsorción de sodio. El manitol aumenta el flujo sanguíneo en la región medular y ello contribuye a reducir la hipertonía medular, con lo cual se reduce el agua que se reabsorbe en la rama fina descendente y también en el túbulo colector. El principal efecto de este diurético es el aumento de la excreción de agua con un incremento relativamente pequeño de la excreción de sodio. Se utiliza por vía intravenosa y está indicado, fundamentalmente, en la insuficiencia renal aguda oligúrica, en el edema cerebral y en el glaucoma agudo.

mano *(hand)*
ANAT. f. Parte distal del miembro superior. En ella se pueden distinguir la región carpometacarpiana y los dedos. La mano presenta una cara palmar y otra dorsal. En la cara palmar de la región carpometacarpiana se encuentran dos eminencias: la ténar, en la zona del pulgar, y la hipotenar, en la del meñique. La mano goza de gran movilidad y de precisión de movimientos, lo que le permite ser un órgano de expresión y de manipulación.

mano ajena *(alien hand)*
NEUROL. Comportamiento de la mano de manera autónoma e independiente de la voluntad del paciente. Puede deberse a una apraxia de la mano o a una alteración sensitiva, habitualmente por lesión del lóbulo parietal contralateral. La mano ajena es característica de las degeneraciones corticobasales. || **m. en garra** *(claw h.)* Trastorno de la mano caracterizado por la flexión extrema de la falange media y distal con hiperextensión de las articulaciones metacarpofalángicas. La mano en garra se presenta en la parálisis del nervio cubital, pero también puede observarse en otras alteraciones como la siringomielia o polineuropatía. || **m. de predicador** *(preacher's h.)* Actitud de la mano caracterizada por la extensión forzada de la mano sobre el antebrazo y de los primeros dedos, con flexión del anular y meñique. Se debe a la parálisis de los músculos inervados por el nervio mediano, mientras que los músculos extensores inervados por el nervio radial quedan indemnes. || **m. simiesa** *(simian h.)* Aspecto aplanado de la mano por atrofia de la musculatura tenar, hipotenar e interósea. Se debe a lesiones que afectan al asta anterior o lesiones severas de plexo braquial.

mano caída *(drop hand)*
NEUROCIR. Aspecto que toma la mano por lesión del nervio radial al no funcionar los extensores de la muñeca. || **m. de simio** *(simian h.)* Aspecto que toma la mano por lesión del nervio mediano fundamentalmente por la atrofia de la eminencia tenar y porque la flexión de los tres primeros dedos está dificultada. || **m. suculenta** *(succulent h.)* Alteración trófica y vasomotora de la mano que se torna fría, cianótica, edematosa y, a veces, con ulceraciones. Es típica de la mano siringomiélica y de la afectación en la inervación simpática.

mano en pimienta de cayena *(cayenne pepper spots)*
DERMATOL. Término empleado para describir las alteraciones capilares en algunas dermatosis.

manometría *(manometry)*
CIRGEN. m. Medición de presiones basales y en actividad de algunos esfínteres del tubo digestivo, cuyo mal funcionamiento condiciona la aparición de enfermedades específicas. Se aplica sobre todo en el aparato esfinteriano anal (para el estudio de incontinencia fecal) y en el esófago (reflujo gastroesofágico, acalasia de esófago y otros trastornos motores del esófago como la acalasia cricofaríngea, la esclerodermia y el espasmo esofágico difuso). Ver **acalasia esofágica, incontinencia, reflujo gastroesofágico.**

manosa *(mannose)*
BIOQUÍM. f. Monosacárido de la familia de las aldohexosas. Es un estereoisómero (epímero en posicion 2) de la glucosa.

manosidosis *(mannosidosis)*
NEUROL. f. Enfermedad de carácter hereditario debida a un trastorno del metabolismo de los carbohidratos, que provoca una sintomatología semejante a la enfermedad de Hurler, con deformaciones faciales y retraso mental.

Mantoux *(Mantoux)*
PNEUMOL. m. Prueba cutánea utilizada en el diagnóstico de la tuberculosis. Consiste en la inyección intradérmica, generalmente en el antebrazo, de un derivado protein-purificado de la tuberculina (PPD) y la medición de la induración que se produce en el lugar de la inoculación a las setenta y dos horas. Es positiva cuando mide más de 14 mm. Su positividad indica únicamente que ha habido contacto con el bacilo tuberculoso, pero no sirve para saber si el paciente tiene infección actual o no.

manual de Bergey *(Bergey's manual)*
MICROBIOL. Manual que refleja mediante ediciones sucesivas el estado actual de la taxonomía de los procariotas.

manubrio *(manubrium)*
ANAT. m. Porción superior y más amplia del esternón, con él se articulan la clavícula y la primera costilla.

mapa *(map)*
ANAT. m. Término que se utiliza en medicina, en diversas áreas, indicando siempre localización topográfica.

mapa cognitivo *(cognitive map)*
PSICOL. Término acuñado por Tolman para designar la representación de una parte más o menos extendida del espacio físico que permite al animal de experimentación (la rata) orientarse en el espacio y planificar un desplazamiento. Sustenta la tesis de que el proceso cognoscitivo no se organiza a base de una sucesión de estímulos y reacciones, sino a base de estructuras. El término, revitalizado por los estudios sobre el conocimiento ambiental, designa en la actualidad el esquema o imagen de la ciudad que una persona lleva en su mente y que le permite desplazarse por la misma de una forma eficaz.

mapa físico *(physical map)*
GENÉT. Serie ordenada de genes y marcadores genéticos localizados en un cromosoma mostrando las distancias físicas relativas (expresadas en pares de bases). Se construye utilizando métodos físicos: secuenciación, mapas de restricción de clones solapantes, hibridación in situ, estudios de deleciones, etc. ∥ **m. génico** *(gene m.)* Serie ordenada de loci genéticos en un cromosoma, deducida tanto por métodos genéticos (ver **mapa de ligamiento**) como físicos (ver **mapa físico**). ∥ **m. de ligamiento** *(linkage m.)* Serie ordenada de genes y marcadores genéticos localizados en un cromsosoma, mostrando las distancias genéticas relativas (expresadas en centimorgans). Se construye mediante estudios de ligamiento genético. ∥ **m. de restricción** *(restriction m.)* Representación lineal de los lugares (o dianas) de restricción contenidos en una secuencia de DNA.

mapa óseo *(bone mape)*
RADIO. Conjunto de imágenes radiográficas de la totalidad del esqueleto, en diferentes proyecciones, para el estudio y detección de alteraciones óseas generalizadas.

mapeo *(mapping)*
GENÉT. m. Término que designa colectivamente los distintos procedimientos (tanto genéticos como físicos) empleados en la construcción de los mapas génicos.

máquina *(machine, engine)*
RADIO. f. Nombre dado a los equipos radiológicos en general.

marcador *(marker)*
ANAT. m. Cualquier sustancia que se puede detectar en las células o tejidos donde se ha depositado, utilizando la técnica adecuada en cada caso.

marcador genético *(genetic marker)*
GENÉT. Locus genético con alelos fácilmente detectables, bien porque producen un fenotipo característico o porque pueden estudiarse por métodos moleculares. Son utilizados en estudios de ligamiento y en la creación de mapas físicos. Ver **RFLP, VNTR, STS.**

marcadores tumorales *(tumor markers)*
CIRGEN. Proteínas normales del plasma y los tejidos que cuando alcanzan niveles patológicos pueden estar señalando la presencia de un tumor, habitualmente carcinomas y con una cantidad grande de tejido tumoral productor de dicha proteína. Aunque no son del todo específicos y habitualmente no se elevan a pesar de la presencia del tumor, se emplean fre-

cuentemente en la actualidad para despistaje en la población de riesgo, para orientar sobre la posible presencia de un cáncer avanzado o diseminado o para detectar una recidiva de la enfermedad antes de que dé signos o síntomas clínicos. Entre los más utilizados están el CEA, para los tumores digestivos, sobre todo colorrectal; la α-fetoproteína, para el hepatocarcinoma y los tumores testiculares; el CA 19,9, para el cáncer de páncreas, las vías biliares y la vía colorrectal; el CA 15, para el cáncer de mama y de ovario; la β-HCG, para otros tumores testiculares; el PSA, para el cáncer de próstata y el CA 125, para el cáncer de ovario.

marcadores tumorales germinales (*germinal tumoral markers*)
NEUROCIR. Ver **germinoma**.

marcapasos (*pacemaker*)
CARDIOL. m. En general, centro rector de funciones que se repiten cíclicamente y que impone su ritmo a otras estructuras acopladas. El término suele emplearse para describir el marcapasos cardiaco natural, generalmente el nodo sinusal, o un marcapasos cardiaco artificial (v.). ‖ **m. a demanda** (*demand p.*) Marcapasos cardiaco que dispone de la posibilidad no solo de enviar estímulos eléctricos al miocardio, sino también de sensar la actividad intrínseca del corazón e inhibirse en el caso de que esta sea adecuada. ‖ **m. cardiaco artificial** (*artificial cardiac p.*) Dispositivo electrónico diseñado para generar y enviar al miocardio impulsos eléctricos. Consta de una carcasa, compuesta de una fuente de energía y un generador de impulsos, y de uno o dos electrodos conectados al corazón, bien al endocardio a través del sistema venoso (marcapasos endocavitario), o bien, más raramente, al epicardio (marcapasos epicárdico). Los marcapasos pueden ser uni o bicamerales, según realicen su función en una o dos cámaras cardiacas, y, a su vez, los marcapasos unicamerales pueden ser auriculares o ventriculares, dependiendo de la cámara cardiaca que precisa la estimulación. Su empleo más corriente es el de suplir alteraciones en la generación del estímulo cardiaco (p. ej., en la disfunción sinusal) o su envío al miocardio (bloqueos auriculoventriculares). ‖ **m. externo** (*external p.*) Marcapasos cardiaco habitualmente empleado de forma temporal en caso de trastornos del ritmo reversibles. ‖ **m. migratorio** (*wandering p.*) Trastorno del ritmo cardiaco caracterizado por variaciones continuas en el lugar de origen del ritmo cardiaco generalmente a nivel auricular. Generalmente no provoca síntomas ni requiere tratamiento. ‖ **m. permanente** (*permanent p.*) Marcapasos cardiaco definitivo empleado para los trastornos del ritmo irreversibles, cuyo generador de impulsos se implanta en el cuerpo humano. ‖ **m. programable** (*programmable p.*) Marcapasos cardiaco que dispone de la posibilidad de modificar sus parámetros de estimulación y sensado, generalmente mediante telemetría.

marcapasos auricular errante (*wandering atrial pacemaker*)
FISIOL. Cuando los impulsos para la contracción cardiaca unas veces parten del nódulo senoauricular y otras del auriculoventricular. Es frecuente en sujetos jóvenes con predominio vagal. ‖ **m. ectópico** (*ectopic p.*) Aquel que aparece en un lugar diferente al nódulo sinusal. ‖ **m. sincrónico** (*synchronous p.*) Marcapasos cardiaco que sincroniza el estímulo que parte del nódulo sinusal con la excitación del nódulo atrioventricular. ‖ **m. sinusal** (*sinusal p.*) Es el marcapasos normal, pues es el que primero se estimula y lo hace con una frecuencia superior a la del nódulo atrio ventricular, por lo cual es el que impone el ritmo.

marcha (*gait*)
NEUROL. f. Forma o estilo de caminar: ritmo, cadencia, velocidad y postura. Estilo o manera de andar normal o patológica. ‖ **m. a pequeños pasos** (*stepping g.*) Trastorno de la marcha caracterizado por la pequeña longitud de los pasos que realiza el paciente y la postura en anteflexión. Es característico de los síndromes rígido-acinéticos, como la enfermedad de Parkinson. ‖ **m. antálgica** (*antialgic g.*) Cojera adoptada para evitar el dolor sobre las partes del cuerpo consistente en un paso corto y otro largo para disminuir el tiempo de carga sobre el lado en que en la articulación o segmento está afectado. ‖ **m. atáxica** (*ataxic g.*) Trastorno de la marcha caracterizado por aumento de la base de sustentación, pasos irregulares, titubeantes y postura inestable. Es característica del síndrome cerebeloso. ‖ **m. cautelosa** (*cautios g.*) Aquella en la que el paciente se apoya sobre el antepie, en caso de

talalgia, o en el talón, en la metatarsalgia. ‖ **m. del cuádriceps** *(quadriceps g.)* Marcha observada cuando se paraliza este músculo; con cada paso de la pierna afectada, la rodilla se sitúa en hiperextensión (a veces con ayuda de la mano del otro lado) y el tronco se inclina hacia adelante. ‖ **m. en tándem** *(tandem g.)* Forma de caminar con un pie delante de otro siguiendo una línea recta y tocando con la puntera de un pie el talón del otro. Se usa en la exploración neurológica para valorar la estática, la postura y la marcha. ‖ **m. en tijera** *(scissors g.)* Trastorno de la marcha caracterizado por el cruce de las extremidades inferiores en cada uno de los pasos a consecuencia de la hipertonía de la musculatura de las piernas. Se observa en paraparesias espásticas como las observadas en las parálisis cerebrales infantiles. ‖ **m. de estepage** *(steppage g.)* Marcha en la que la pierna que avanza se levanta bastante con objeto de no arrastrar los dedos del pie. Se debe a la parálisis de los músculos dorsiflexores del pie. ‖ **m. festinante** *(festinating g.)* Tipo de marcha en la que la velocidad de la persona aumenta en un esfuerzo inconsciente de compensar el desplazamiento anterior del centro de gravedad. Es una característica frecuente de la enfermedad de Parkinson y otros síndromes rígido-acinéticos. ‖ **m. hemipléjica** *(hemiplegic g.)* Ver **marcha de segador**. ‖ **m. miopática** *(dystrophic g.)* Trastorno de la marcha debido al déficit de la musculatura proximal y de la espalda que provoca una acusada lordosis lumbar y un caminar con balanceo lateral del tronco. ‖ **m. de paloma** *(pigeon g.)* Marcha con rotación hacia adentro de ambos pies propio de niños con anteversión femoral. ‖ **m. parkinsoniana** *(parkinsonian g.)* Ver **marcha a pequeños pasos, marcha festinante**. ‖ **m. de pato** *(duck g.)* Marcha oscilante provocada por la báscula exagerada de la cadera y la separación de los pies para conservar el equilibrio. Propia de las parálisis glúteas y la luxación de las caderas. ‖ **m. de segador** *(hemiplegic g.)* Trastorno de la marcha caracterizado por la postura en flexión del brazo y en extensión de la pierna motivando que para dar el paso la pierna describe un movimiento en semicírculo, primero hacia el exterior y luego hacia el interior. Se observa en pacientes que presentan una hemiplejía espástica. ‖ **m. taloneante** *(stamping g.)* Marcha caracterizada por la separación de las piernas y levantamiento brusco de ellas al dar el paso, lo que hace que al proyectarlas contra el suelo, los pies den un característico taconeo. La marcha empeora al privar al paciente de la visión. Se debe a lesiones de las vías cordonales posteriores o propioceptivas. ‖ **m. de Trendelemburg** *(Trendelemburg's g.)* Trastorno de la marcha provocada por la parálisis de los glúteos medios, que produce un movimiento vasculante de la pelvis.

marco de lectura *(reading frame)*
GENÉT. Cada una de las seis posibles lecturas de una secuencia de DNA bicatenario en forma de tripletes (tres en cada hebra). Un marco de lectura abierto es el que da lugar a un RNA mensajero traducible a una proteína.

margen *(margin)*
RADIO. m. Borde. Parte terminal o periférica de una estructura.

marginado *(margine)*
DERMATOL. adj. Se dice de la lesión con los bordes cerrados por un margen.

marmóreo *(marble)*
RADIO. adj. De aspecto similar al mármol. ‖ De alta densidad o consistencia.

martillo *(malleus)*
ANAT. m. Huesecillo de la caja del tímpano. Se distinguen en él: la cabeza, el cuello y el mango. Este último queda incluido en la membrana del tímpano, por lo que, al moverse el tímpano por la acción de las ondas sonoras, arrastra el mango y pone en movimiento toda la cadena de huesecillos. La cabeza se articula con el cuerpo del yunque.

martillo *(hammer)*
ORTOP. m. Instrumento compuesto de cabeza y mango, diseñado para golpear, de frecuente empleo en la cirugía ósea. Puede ser la cabeza metálica y el mango de madera o resina, o todo metálico. La cabeza puede ser, para percusión más suave, de madera o acrílico, en cuyo caso es como una maza.

martillo de reflejos *(reflexes hammer)*
NEUROL. Martillo con la cabeza de percusión de goma, de distintas formas, utilizado en la exploración neurológica para obtener los reflejos osteotendinosos o clinicomusculares mediante la percusión sobre el tendón.

masa (*mass*)
RADIO. f. Lesión ocupante de un espacio, de tamaño grande (superior a 4 cms), generalmente sólida.

masa corporal magra (*lean body mass*)
ENDOCRINOL. Elemento de la composición corporal libre de grasa cuya estimación es útil en los estudios nutricionales. Puede medirse mediante la valoración del contenido total de potasio, densitometría o impedanciometría. || **m. grasa** (*fat m.*) Porcentaje de peso corporal constituido por el tejido adiposo. Puede evaluarse mediante técnicas, como la impedanciometría o la densitometría de absorción fotónica. Desde el punto de vista teórico, es el parámetro que mejor define la existencia de obesidad.

máscara (*mask*)
RADIO. f. Imagen obtenida en vacío, previamente a la introducción de un contraste, utilizada como base para la realización de substracción o eliminación de puntos de igual valor de atenuación, sobre las imágenes adquiridas tras la administración del mismo.

máscara equimótica (*overfilling of blood in the head area*)
MEDLEGAL. Formación de numerosas equimosis en el rostro de los cadáveres estrangulados o ahorcados.

mascarilla (*mask*)
ANAT. f. Dispositivo para ser colocado sobre la boca y la nariz, con el fin de evitar la inhalación de sustancias tóxicas o irritantes.

mascarilla laríngea (*laryngeal mask*)
ANEST. Cánula de caucho de silicona abierta en un extremo a la luz de una mascarilla elíptica, la cual tiene un reborde exterior insuflable. Presenta un globo piloto autosellable conectado con el extremo proximal más amplio de la elipse insuflable. Se caracteriza por proporcionar una vía aérea rápida y libre, incluso cuando el personal que la inserta no es experimentado en su manejo, y por producir muy escasa repercusión hemodinámica con su colocación. Fue creada en 1981 por el doctor Brain y los primeros modelos fueron fabricados a partir de los tubos de Magill y las mascarillas de Goldman.

mascarilla de Venturi (*Venturi's mask*)
PNEUMOL. Mascarilla de flujo alto que proporciona una fracción inspiratoria de oxígeno predeterminada y sostenida, basada en el principio Venturi. Existen varios tipos que proporcionan mezclas de oxígeno al 24, 28, 35 o 40%.

masculinidad (*masculinity*)
PSICOL. f. Constructo de personalidad que valora el grado en que una persona se identifica con los roles, intereses y actitudes propios del sexo masculino en una determinada cultura.

masculinización (*masculinization*)
ENDOCRINOL. f. Inducción de caracteres sexuales secundarios en un organismo femenino o sexualmente no diferenciado.

masetero (*masseter*)
ANAT. m. Músculo masticador, cuyo origen se encuentra en la pófisis cigomática y su inserción en la rama de la mandíbula cerca del gonion.

masoquismo (*masochism*)
PSICOL. m. Trastorno psicosexual en el que un individuo obtiene satisfacción sexual cuando es humillado por otro.

mastalgia (*mastalgia*)
CIRGEN. f. Síntoma consistente en el dolor en la glándula mamaria. El dolor mamario puede ser fundamentalmente de tres tipos: la mastalgia cíclica (dolor premenstrual por edema de la mama por influencia hormonal), dolores referidos a la mama (musculoesquelético, artrosis cervical, etc.) y dolor por patología orgánica de la mama (mastopatía fibroquística, tumores y quistes de mama, necrosis grasa, mastitis aguda y crónica y adenosis esclerosante).

mastectomía (*mastectomy*)
CIRGEN. f. Extirpación total de la glándula mamaria o de una parte de la misma. || **m. lumpectomía** (*m. lumpectomy*) Extirpación de una cantidad relativamente pequeña de tejido normal alrededor de un tumor mamario. || **m. radical** (*radical m.*) Extirpación quirúrgica de la mama con intención curativa por cáncer de mama. Clásicamente la mastectomía radical la popularizó Halsted y consistía en la extirpación en bloque de la glándula mamaria, los músculos pectoral mayor y menor y el paquete linfograso de la axila y de los pectorales. Posteriormente se ha visto que habitualmente son igual de eficaces mastectomías menos mutilantes y más estéticas como la mastectomía de Patey (como la de Halsted pero sin extirpar el pectoral mayor; solo el menor) y la mastectomía radical modificada (extirpación de la glándula mamaria, la fascia del pectoral mayor y los

ganglios de la axila, sin extirpar ninguno de los músculos pectorales). Ver **cirugía oncológica, cirugía radical, expansor tisular.** || **m. radical modificada** *(modiffied radical m.)* Mastectomía total junto a disección del contenido axilar, respetando el músculo pectoral menor. || **m. simple** *(simple m.)* Extirpación quirúrgica de toda la glándula mamaria, pero sin realizar linfadenectomía axilar. Las indicaciones más frecuentes de esta intervención son tumores de mama sin potencial metastásico a la axila (carcinoma in situ, cistosarcoma phyllodes, angiosarcoma) o tumores de mama con metástasis no curables con cirugía y que van a precisar quimioterapia estén o no afectados los ganglios axilares. || **m. subcutánea** *(subcutaneous m.)* Glandulectomía subcutánea. Extirpación del tejido de la glándula mamaria, sin extirpar nada de piel. Se diferencia de la mastectomía simple o las mastectomía radicales en que no se extirpa el complejo areola-pezón por realizarse por patología benigna. Las indicaciones más frecuentes de esta intervención son la ginecomastia en el varón y la mastectomía profiláctica en aquellas mujeres que tienen riesgo de desarrollar cáncer de mama. En el caso de las mujeres el tejido mamario suele sustituirse en la misma intervención por una prótesis como procedimiento de cirugía estética. Ver **ginecomastia.** || **m. total** *(total m.)* Extirpación de la glándula mamaria, con preservación de los músculos pectorales.

masticación *(mastication)*
FISIOL. f. Acto de triturar los alimentos. Intervienen las piezas dentarias y los movimientos masticatorios producidos por los músculos masticadores. Ayudan a la masticación: la lengua, trasladando los alimentos a la superficie trituradora, y la secreción salivar, favoreciendo la trituración.

mastitis *(mastitis)*
GINECOL. f. Inflamación de la mama. Se acompaña de dolor, enrojecimiento y fiebre. Puede ser aguda o crónica. Las mastitis más frecuentes son las que aparecen durante la lactancia.

mastitis aguda *(acute mastitis)*
CIRGEN. Inflamación aguda de la mama, que con frecuencia evoluciona hacia absceso de mama, y que requiere drenaje quirúrgico. Las situaciones más frecuentes en las que se produce son la mastitis puerperal (causada por infección cuya puerta de entrada es el pezón durante la lactancia) y la mastitis retroareolar recidivante (abscesos periareolares recidivantes). Ver **absceso.** || **m. retroareolar** *(periductal m.)* Infección recidivante de los conductos galactóforos subareolares de la mama. En su fase aguda requiere drenaje quirúrgico del absceso retroareolar o periareolar que se produce. Cuando se repiten los episodios, puede considerarse una mastitis crónica, que habitualmente está causada por una obstrucción de alguno de los conductos galactóforos de la mama; en esta situación, para evitar las infecciones de repetición, lo aconsejable es una intervención para extirpar el tejido mamario retroareolar causante de las infecciones. Mediante una incisión periareolar se extirpa todo el tejido retroareolar (que incluye todos los conductos galactóforos y una intensa fibrosis por infecciones de repetición) y se vuelve a suturar la piel sin extirpar el complejo cutáneo areola-pezón.

mastocito *(mast-cell)*
ALERGOL. m. Célula descubierta por Ehrlich (célula cebada), que presenta granulaciones de gran tamaño que contienen mediadores proinflamatorios (histamina, leucotrienos, prostaglandinas, triptasa, etc.), y que se encuentra predominantemente en el tejido conjuntivo, en las mucosas y la piel. || Célula que, a través de la liberación de diferentes mediadores, juega un importante papel en las reacciones alérgicas. En su membrana se fijan los anticuerpos IgE en los receptores correspondientes. La unión del antígeno a este anticuerpo conduce a la reacción antígeno-anticuerpo y su consecuencia va a ser la liberación de los mediadores citados.

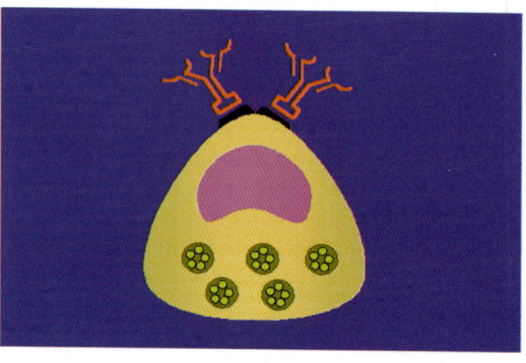

mastocito

mastocitosis *(mastocytosis)*
ENDOCRINOL. f. Proliferación local o sistémica de mastocitos.

mastodinia *(mastodynia)*
GINECOL. Ver **mastalgia**.

mastoidalgia *(mastoidalgia)*
OTORRIN. f. Dolor en la región mastoidea.

mastoidectomía *(mastoidectomy)*
OTORRIN. f. Eliminación de las celdillas mastoideas, convirtiendo la mastoides en una única cavidad, con amplia salida al exterior, evitando así la infección crónica de las celdillas. || **m. modificada** *(modified radical m.)* Cirugía encaminada a erradicar la patología del epitímpano y la mastoides en la que los espacios epitimpánico y mastoideo se convierten en una cavidad común fácilmente accesible al extirpar las paredes posterior y superior del canal óseo externo. La membrana timpánica y la cadena de huesecillos permanecen intactas, así la infección es tratada y se preserva la audición. || **m. radical** *(radical m.)* Conjunto de intervenciones quirúrgicas utilizadas en el tratamiento de las otitis crónicas con el fin de erradicar las lesiones de las distintas cavidades del oído medio y mastoides en las que la mastoides, el antrum y el oído medio se exteriorizan y forman una cavidad común con el canal auditivo externo. La membrana timpánica, el martillo, el yunque, la cuerda timpánica y el revestimiento mucoperióstico se extirpan. Se emplea en casos de otitis media crónica o colesteatomatosa con perforación del margen timpánico.

mastoides *(mastoid)*
ANAT. f. Apófisis redondeada del hueso temporal que se encuentra por detrás y por debajo del agujero auditivo externo.

mastoiditis *(mastoiditis)*
OTORRIN. f. Inflamación propagada desde la caja del tímpano al sistema neumático del temporal. Conduce a una fusión supurada del hueso. Cuando la neumatización es muy importante puede extenderse a la punta del peñasco (petrositis) y en raras ocasiones a la diploe del hueso temporal (osteomielitis del hueso temporal). Es la complicación más frecuente de la otitis media.

mastopatía *(mastopathy)*
CIRGEN. f. Enfermedad de la mama. || **m. fibroquística** *(fibrocystic disease)* Enfermedad frecuente de la mujer adulta consistente en la hipertrofia del tejido fibroso de la mama y el desarrollo de múltiples quistes simples en la mama. Tiene gran influencia hormonal y se suele manifestar por dolor mamario con mamas tensas a la palpación. No es una enfermedad que predisponga al cáncer de mama, pero sí que dificulta su diagnóstico precoz por provocar grandes distorsiones en la exploración y en las mamografías. Se puede tratar con hormonas, que disminuyen la frecuencia de aparición de nuevos quistes, y con aspiración de los quistes. Raramente requiere cirugía. Ver **mastalgia**.

mastopatía de Schimmelbusch *(Schimmelbusch's disease)*
ANATPATOL. Enfermedad fibroquística de la mama.

mastopexia *(mastopexy)*
CIRPLÁS. f. Etimológicamente significa suspensión de la mama. Técnica quirúrgica destinada a la corrección de la ptosis mamaria cuando no está indicada la mamoplastia de reducción.

mastoptosis *(mastopsis)*
GINECOL. f. Mama caída o péndula que aparece con frecuencia en grandes multíparas con mamas hipertróficas. Aumenta con la edad. El único tratamiento efectivo es la mamoplastia.

masturbación *(masturbation)*
PSICOL. f. Obtención de placer sexual mediante la autoestimulación, manual o mecánica, de los órganos genitales.

matar *(kill)*
BIOÉT. Ver **dejar morir, eutanasia**.

materia *(matter)*
ANAT. f. Hay dos conceptos de materia: uno metafísico y otro físico. Ambos tienen un origen común. En efecto, tanto en griego como en latín (*hylé* y *materia*) expresan originariamente la madera de construcción que el hombre transforma para convertirla en un objeto determinado. Esta significación originaria de materia está más cercana al concepto físico actual, que es lo que los sentidos captan y, por ello, resulta medible, cuantificable. Pero esta materia en metafísica viene cualificada como materia segunda, diferente de la materia prima. Esta última es un elemento indeterminado, que se contrapone a la forma sustancial, que es la que configura a la materia, mientras que esta es el

material

principio de individuación. La materia física o materia segunda es la materia prima configurada al menos parcialmente por la forma. Lo que en el lenguaje corriente se califica de materia prima no tiene apenas nada que ver con la materia prima de la teoría hilemórfica, en cuanto a lo que se refiere al material básico del que, mediante elaboración, se producirán otras cosas más definidas: con el hierro se fabrica una gran diversidad de instrumentos, con la porcelana infinidad de objetos decorativos unos y para usos prácticos otros, etc.

material *(material)*
CIRGEN. m. Conjunto de objetos con los que se realiza alguna operación médica.

materiales aloplásticos *(alloplastic materials)*
CIRPLÁS. Materiales de naturaleza inerte (no orgánico) normalmente destinados a su implantación dentro del organismo, con el fin de remodelar y crear volumen o sustituir un área anatómica determinada. Existe amplia variedad de materiales utilizados con dicho fin, desde las siliconas, pasando por los polimetacrilatos, el polietileno sólido, los injertos de hidroxiapatita, el polietileno poroso de alta densidad (HPDE), los politetra fluoretilenos (PTFE), hasta los metales y aleaciones.

materialismo *(materialism)*
BIOÉT. m. Teoría filosófica que pretende que la realidad es solo materia. Ver **cientifismo.**

maternidad *(maternity)*
BIOÉT. f. Estado de la mujer que consigue tener hijos, aunque se refiere también al tiempo del embarazo y al de después del parto Vínculo biológico, psicológico y espiritual de una madre con su hijo. || **m. genética** *(genetic m.)* Relación de maternidad que se establece por la procedencia del óvulo a partir de la madre. || **m. gestacional** *(gestational m.)* Relación de maternidad que se establece por quien ha llevado la gestación.|| **m. legal** *(legal m.)* Reconocimiento jurídico de la maternidad. En España corresponde siempre a la maternidad gestacional. || **m. subrogada** o **de alquiler** *(surrogate m.)* Maternidad gestacional contratada a cambio de dinero a una mujer, que puede ser o no madre genética del hijo. Está legalmente prohibida en España; se lleva a cabo en otros países, con serios problemas de identificación de la maternidad o paternidad (v.). || **m. subrogada** o **de alquiler y ética** *(surrogate m. and ethics)* La maternidad subrogada es incorrecta debido a la violencia que impone a la madre y a la cosificación del hijo: después de gestar al hijo, y de establecer con él vínculos de afecto, la madre debe entregarlo como producto vendido a la pareja contratante.

matriz *(matrix)*
RADIO. f. Conjunto de cifras ordenadas en filas y columnas. Conjunto de puntos de información contenidos en una imagen de adquisición digital. Habitualmente se define por el producto de los puntos del lado horizontal y del vertical. Pueden ser cuadradas (que tienen el mismo número de puntos en cada lado) o rectangulares. Las más empleadas en las técnicas digitales son 256×256, 512×512 y 1024×1024, requiriéndose matrices superiores en los casos en los que se precisa una alta calidad o definición de la imagen.

matriz extracelular *(extracellular matrix)*
NEFROL. Cualquier sustancia producida por las células y excretada al espacio extracelular entre los tejidos. Con excepción de los elementos formes de la sangre, todas las células del organismo existen en contacto con las membranas basales, la matriz extracelular o con ambas. En cada órgano, los elementos extracelulares son variables y, p. ej., en el riñón se incluyen el glomérulo, la cápsula de Bowman, los túbulos, las membranas basales vasculares y las matrices mesangial y tubulointersticial. En el riñón hay numerosos receptores en la matriz extracelular (familia de

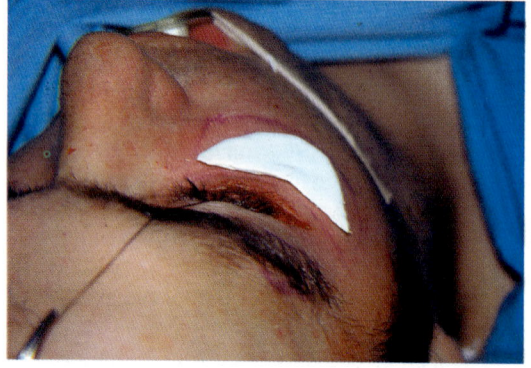

materiales aloplásticos. Goretex: lámina de politetrafluoroetileno expandido utilizada como implante sustitutivo de tejidos blandos para corregir asimetrías faciales

las integrinas, glicoproteínas del colágeno, laminina, proteoglicanos, etc.) con funciones muy diversas.

matriz intersticial *(interstitial matrix)*
ANAT. Sustancia intercelular de un tejido, p. ej., la matriz ósea o la cartilaginosa. En el lenguaje habitual también se emplea esta palabra para designar al útero. ‖ **m. ungueal** *(ungueal m.)* Corion subyacente a la uña surcado por una serie de estrías transversales.

maxilar *(maxilla)*
ANAT. m. Hueso del esplacnocráneo, que es el principal componente del macizo facial. Ambos maxilares forman la arcada dentaria superior.

maxilectomía *(maxilectomy)*
CIRPLÁS. f. Técnica quirúrgica que consiste en la resección del hueso maxilar superior, generalmente en el contexto de la cirugía oncológica. Hablamos de maxilectomía parcial o marginal cuando la resección no incluye la pared del seno maxilar, sino que afecta desde el suelo del seno maxilar hasta la cresta alveolar verticalmente. Hablamos de maxilectomía total cuando se reseca la totalidad del hueso maxilar superior incluyendo parte del hueso malar, el suelo orbitario, la apófisis frontonasal del maxilar y la mitad del paladar duro.

máxima capacidad de concentración urinaria *(maximal urine concentration)*
NEFROL. Capacidad del riñón para concentrar al máximo la orina. Se estudia mediante pruebas de deprivación controlada de agua o infusión de vasopresina. En individuos normales alcanza hasta 1.200 mOsmol/l (densidad superior a 1.025) y está reducida en pacientes con nefropatías (reducción del filtrado glomerular), diabetes insípida hipofisaria o renal, en situaciones de toma de diuréticos y también disminuye conforme avanza la edad (disminuida en ancianos). Así, con un filtrado glomerular de 30 ml/min el valor máximo es de 600 mOsmol/l, y si aquel es inferior a 10 ml/min difícilmente se supera la osmolalidad urinaria de 300 mmol/l (equivalente a la del plasma).

mazindol *(mazindol)*
ENDOCRINOL. m. Fármaco anorexigénico de estructura tricíclica que inhibe la recaptación de catecolaminas y posee efecto agonista serotoninérgico. Se ha empleado en el tratamiento de la obesidad.

M-BACOD *(M-BACOD)*
ONCOL. Pauta de poliquimioterapia empleada para el tratamiento del linfoma, excepto en el de Hodgkin, y que contiene los agentes metotrexate, ácido folínico, bleomicina, doxorrubicina, ciclofosfamida, vincristina y dexametasona.

MDR *(MDR)*
ONCOL. Siglas de las palabras inglesas *multi drug resistance,* que denominan la resistencia a múltiples fármacos. Uno de los mecanismos de resistencia de las células tumorales a los fármacos antitumorales naturales se debe al aumento de la expresión del gen MDR1 y consiguientemente de glicoproteína P de membrana celular (Pgp), que actúa como una bomba de expulsión de los citostáticos.

meato *(meatus)*
ANAT. m. Conducto. Sobresalen: el *meato acústico externo* (conducto auditivo externo) y el *meato acústico interno,* por donde discurre el nervio estatoacústico; el *meato nasal,* uno de los tres corredores nasales limitados por los cornetes, y el *meato urinario,* porción terminal de la uretra.

mebendazol *(mebendazole)*
FARMCLÍN. m. Fármaco utilizado en el tratamiento de infecciones por oxiuros, ascaris y trichuris.

mecanismo *(mechanism)*
ANAT. m. Proceso mediante el que un órgano o una célula realizan una de sus funciones.

mecanismo de concentración urinaria *(mechanism of urine concentration)*
NEFROL. Tiene lugar fundamentalmente en el túbulo colector y está mediado por la hormona antidiurética o vasopresina, que actuando sobre receptores específicos hace al túbulo colector muy permeable al agua; esta fluye al intersticio renal altamente hipertónico y la orina experimenta una creciente hipertonicidad. Este mecanismo permite adaptar la osmolaridad de la orina y, por tanto, la eliminación de agua a las necesidades del organismo, manteniendo constante el balance acuoso. Los individuos normales alcanzan una densidad máxima de ≥ 1.035 (1.200 mOsm/kg peso). Esta capacidad de concentración está alterada en la diabetes

insípida hipofisaria o nefrogénica. ‖ **m. de dilución urinaria** *(m. of urine dilution)* Se efectúa en el túbulo colector, que es impermeable al agua en ausencia de la hormona antidiurética, y, en tales condiciones, la continua reabsorción de sodio (Na^+) causa una progresiva hipotonicidad de la orina. El riñón es capaz de diluir la orina hasta alcanzar una densidad de 1.001 (40 mOsm/kg). La prueba de dilución explora la capacidad renal para diluir la orina en condiciones de sobrecarga acuosa (1.200 ml de agua en ayunas). Se altera en la insuficiencia renal crónica, en la cirrosis hepática, en la insuficiencia cardiaca, con uso de diuréticos, o en los casos de secreción inadecuada de hormona antidiurética.

mecanismo de reacción ping-pong *(ping-pong reaction mechanism)*
BIOQUÍM. Mecanismo enzimático para reacciones con más de un sustrato; según el cual, el primer sustrato modifica la enzima permitiendo que se una el segundo sustrato. También se denomina mecanismo de doble desplazamiento.

mecanismos de defensa *(defense mechanisms)*
PSICOL. Procesos psicológicos automáticos que median las reacciones personales frente a los conflictos emocionales y a las amenazas de origen interno o externo y protegen al individuo frente a la ansiedad. Son también conocidos como estrategias de afrontamiento *(coping mechanisms)* e implican siempre cierto «autoengaño» y distorsión de la realidad. Algunos mecanismos de defensa (p. ej., proyección, dicotomización y *«acting out»*) son casi siempre desadaptativos. Otros, como la supresión y la negación, pueden ser desadaptativos o adaptativos en función de su gravedad, inflexibilidad y del contexto en el que ocurran. Se clasifican, de acuerdo con la mayor o menor adaptación y/o distorsión de la realidad a que dan lugar, en diferentes niveles: nivel 1 *(level 1)*, nivel adaptativo elevado: da lugar a una óptima adaptación en el manejo de los acontecimientos estresantes, maximiza la gratificación, permite tener conciencia de los sentimientos, las ideas y sus consecuencias y promueve un buen equilibrio entre opciones conflictivas; nivel 2 *(level 2)*, nivel de inhibiciones mentales o de formación de compromisos: permite que ideas, sentimientos, recuerdos, deseos o temores potencial-

Nivel 1:	Afiliación, altruismo, anticipación, autoafirmación, autoobservación, sentido del humor, sublimación y supresión.
Nivel 2:	Abstención, aislamiento afectivo, desplazamiento, disociación, formación reactiva, intelectualización y represión.
Nivel 3:	Devaluación, idealización y omnipotencia.
Nivel 4:	Negación, proyección y racionalización.
Nivel 5:	Fantasía autista, identificación proyectiva y polarización.
Nivel 6:	Agresión pasiva, comportamiento impulsivo *(acting out)*, quejas y rechazo de ayuda y retirada apática.
Nivel 7:	Distorsión psicótica, negación psicótica y proyección delirante.

TABLA 21. *Clasificación de los mecanismos de defensa según los niveles de adaptación-distorsión de la realidad*

mente peligrosos se mantengan fuera de la conciencia del individuo; nivel 3 *(level 3)*, nivel de menor distorsión de las imágenes: se producen distorsiones de la imagen de uno mismo o de los demás utilizadas para regular la autoestima; nivel 4 *(level 4)*, nivel de encubrimiento: permite mantener situaciones de estrés, impulsos, ideas, afectos o responsabilidades desagradables o inaceptables fuera de la conciencia del individuo, sin que sean atribuidos erróneamente a causas externas; nivel 5 *(level 5)*, nivel mayor de distorsión de las imágenes: se caracteriza por la enorme distorsión o atribución incorrecta de las imágenes de uno mismo o de los demás que produce; nivel 6 *(level 6)*, nivel de acción: se caracteriza por la acción o la retirada como mecanismo de defensa; nivel 7 *(level 7)*, nivel de desequilibrio defensivo: se caracteriza por el fracaso de la regulación de la defensa para contener las reacciones del individuo frente a las amenazas, que conduce a una marcada ruptura con la realidad objetiva.

mecanorreceptor *(mechanoreceptor)*
FISIOL. m. Receptor que se estimula por la contracción muscular y la presión en los elementos articulares. Permite conocer la posición del cuerpo y el grado de contracción de los músculos. A este grupo pertenecen los filamentos anuloespirales, los órganos tendinosos de Golgi y los corpúsculos de Pacini de las articulaciones.

mecloretamina *(mecholorethamine)*
ONCOL. f. Agente antitumoral alquilante. Fue el primer fármaco específico para el tratamiento del cáncer. Hoy día solo se emplea en el tratamiento del linfoma Hodgkin como parte de la pauta MOPP.

meconio *(meconium)*
PEDIAT. m. Contenido intestinal del feto que se elimina poco después del nacimiento. Es de un color verde oscuro, de consistencia pastosa y originado por la digestión de los productos ingeridos con el líquido amniótico y las células descamadas del tubo digestivo.

mediador *(mediator)*
FISIOL. m. Sustancia que sirve de intermediaria. Existen muchos tipos de mediadores; entre los más utilizados están los nerviosos y reciben el nombre de neurotransmisores.

medial *(medial)*
ANAT. adj. En relación o próximo a la línea media del cuerpo.

mediastinitis *(mediastinitis)*
CIRGEN. f. Inflamación del mediastino y de sus estructuras. Aunque su etiología es muy amplia, suele ser, fundamentalmente, de carácter infeccioso. Puede producirse como una complicación grave de cirugía mediastínica (pulmonar y cardiaca) y sobre todo de patología del esófago (perforación traumática o espontánea del esófago y dehiscencia de sutura tras cirugía del esófago). Ver **dehiscencia de sutura, esofaguectomía subtotal, perforación, síndrome de Boerhaave.**

mediastino *(mediastinum)*
ANAT. m. Tabique situado en el plano sagital del tórax, dividiendo la cavidad torácica en dos, que sirven de alojamiento a los pulmones. El mediatomo se divide en *mediastino superior,* donde se encuentran la tráquea, el esófago, los grandes vasos y el timo; *mediastino medio,* con el corazón, y *mediastino posterior,* formado por el esófago, la aorta y la vena ácigos.

mediastinografía *(mediastinography)*
RADIO. f. Técnica radiográfica consistente en la introducción de un contraste en el mediastino para la obtención de imágenes con fines diagnósticos.

mediastinoscopia *(mediastinoscopy)*
PNEUMOL. f. Técnica de visualización del mediastino y obtención de biopsias de los ganglios linfáticos mediastínicos. Sus principales complicaciones son la hemorragia por biopsia y la parálisis de las cuerdas vocales por lesión del nervio recurrente.

mediastinotomía *(mediastinostomy)*
PNEUMOL. f. Técnica para la obtención de biopsias del mediastino mediante una toracotomía anterior izquierda limitada.

medicalización *(medicalization)*
BIOÉT. f. Absorción de problemas de naturaleza no médica por la medicina, sea por atribución externa (ver **aborto provocado),** sea por la visión incorrecta del hombre por parte de la clase médica (como la confusión de cuestiones de conciencia con casos psiquiátricos). Ver **cientifismo.**

medicamento *(drug)*
BIOÉT. m. Producto que, administrado al organismo, coopera con este en la recuperación de la salud (v.). ‖ **m. huérfanos** *(orphan d.)* Medicamentos cuya investigación se encuentra detenida por estar destinados a enfermedades poco frecuentes o a enfermedades de mayor prevalencia en países poco desarrollados, en los que la industria farmacéutica (v.) no ve interés económico para su puesta en el mercado.

medicina *(medicine)*
ANTROPOL. f. Ciencia y arte de curar que implica establecer un diagnóstico, un pronóstico y un tratamiento. Se dice que además de ser una ciencia es un arte porque el ser vivo, y más el humano, no es un compuesto material que solo se rige por leyes físicas. La persona humana, por ser un compuesto sustancial de cuerpo y espíritu, está sometida, evidentemente, a las leyes biofísicas, pero también a motivaciones espirituales. ‖ **m. aeronáutica** *(aviation m.)* Rama de la medicina que se ocupa del estudio de los problemas fisiológicos y psicopatológicos que llevan consigo los vuelos normales y los espaciales. ‖ **m. alternativa** *(alternative m.)* Práctica que pretende el diagnóstico o la curación de las enfermedades con medios no comprobados científicamente o de mecanismo de acción desconocido, que no se enseña en las facultades de medicina. Las medicinas alternativas pueden ser métodos eficaces para conseguir la salud.

Conforme la investigación demuestra la eficacia de dichos procedimientos, pasan a incluirse dentro de la medicina normal (ver **lex artis**). Entre ellas se incluyen la homeopatía, la acupuntura, la fitoterapia, la iridología, la digitopuntura, etc. Algunas tienen comprobada su efectividad para algunas patologías, mientras que no está comprobada para otras, y se emplean por mera tradición empírica, sin fundamento serio, dando lugar a una picaresca médica. En algunos países, el sistema de seguridad social financia también estos modos no plenamente contrastados de ejercer la medicina para aligerar la carga asistencial de la atención primaria y hospitales. || **m. alternativa y ética** *(alternative m. and ethics)* Solo deben llevarse a cabo estas técnicas cuando quien las practique esté adecuadamente versado sobre ellas, tenga conocimientos médicos suficientes (para no confundir síntomas banales que quizá se puedan tratar con estas técnicas con síntomas incipientes de afecciones graves) y los remedios existentes en la medicina convencional se hayan mostrado ineficaces o de efectos secundarios muy desagradables. || **m. basada en pruebas** *(evidence based m.)* Ejercicio de la medicina que solo admite conocimientos comprobados científicamente como base para los juicios clínicos y rechaza tratamientos que, aunque se apliquen con frecuencia, carecen de razones que alegar a su favor. Ver **medicina científica**. || **m. científica** *(scientific m.)* Medicina basada en conocimientos teóricos sobre el hombre, su enfermar y las peculiaridades del organismo sano y enfermo; este enfoque de la medicina se remonta a la Grecia clásica. || **m. como negocio** *(m. for profit.)* Ver **comercialización de la medicina.** || **m. defensiva** *(defensive m.)* Modo de ejercer la medicina que intenta evitar denuncias por mala práctica médica. Consigue este objetivo realizando un número excesivo de pruebas diagnósticas para descartar incluso situaciones insólitas (cuando ya está razonablemente claro otro diagnóstico) y asegurando que el enfermo firma su consentimiento escrito a todas las pruebas o tratamientos que se le realizan. Tiene como inconvenientes muy serios el aumento desorbitado del costo de la medicina (v.) y la pérdida de la confianza mutua entre médico y paciente. Ver **relación médico-enfermo.** || **m. deportiva** *(sports m.)* Rama de la medicina que estudia las alteraciones provocadas por la práctica de diversos deportes y pruebas atléticas y su tratamiento. || **m. familiar** *(family m.)* Atención primaria integral de los pacientes que no solo reciben a los enfermos en la consulta inicial, sino que siguen las vicisitudes de las posibles intervenciones de médicos especialistas, continuando como responsables de su paciente. || **m. geriátrica** *(geriatrics m.)* Especialidad médica que investiga y trata las enfermedades propias de los ancianos o bien enfermedades que afectan a todas las edades pero que en la época senil tienen un curso y un tratamiento especial. || **m. interna** *(internal m.)* Parte de la medicina (que a su vez se ha desdoblado en varias especialidades) que se ocupa del diagnóstico y tratamiento de las enfermedades que afectan a los órganos internos del cuerpo. || **m. privada** *(private m.)* Modo de ejercicio de la medicina en que el médico percibe sus honorarios (v.) directamente del paciente o de una entidad aseguradora que abona sus gastos médicos. || **m. preventiva** *(preventive m.)* Parte de la medicina que se ocupa de la atención sociosanitaria de la población, para evitar las enfermedades. || **m. socializada** *(socialized m.)* Sistematización estatal del modo de ejercer la medicina que intenta garantizar el acceso de toda la población a los cuidados médicos. Suele llevarse a cabo creando entidades médicas de titularidad estatal donde trabajan médicos contratados por el Estado. Ver **médico asalariado.** || **m. socializada y ética** *(socialized m. and ethics)* El sistema habitualmente empleado para la socialización de la medicina comporta la falta de incentivos (ver **incentivo económico**) para desarrollar un trabajo competente, y este defecto no puede ser subsanado ni con normativas legales ni con la puesta en práctica minuciosa de la normativa deontológica (ver **código deontológico**), aunque ambas colaboran para intentar alcanzar dicho objetivo. || **m. de urgencia** *(emergency m.)* La medicina que atiende a los pacientes que requieren una asistencia inmediata. || **m. y filosofía** *(m. and philosophy)* Ver **filosofía de la medicina.**

medicina conductual o **de la conducta** *(behavioral medicine)*

PSICOL. Aplicación de las técnicas particulares de la psicología conductual en la intervención terapéutica de las enfermedades somáticas. Incluye la intervención psicológica directa en disfunciones somáticas; la facilitación o potenciación del tratamiento médico; la prevención (mediante el tratamiento) de las conductas que constituyen factores de riesgo de enfermedad somática, y, finalmente, las aplicaciones del *biofeedback*.

medicina legal o **forense** *(forensic medicine)*
MEDLEGAL. Conjunto de conocimientos médicos que sirven para ilustrar a los jueces y, en general, a los juristas en la resolución de aquellos casos del Derecho en que son precisos para un correcto enjuiciamiento de los hechos. Medicina judicial.

medicina militar *(military medicine)*
BIOÉT. Ver **ética médica en situación de guerra, responsabilidad compartida, responsabilidad personal en un equipo**. ‖ **m. no ortodoxas** *(non orthodox m.)* Ver **medicina alternativa**. ‖ **m. paralelas** *(parallel m.)* Ver **medicina alternativa**.

medicina nuclear *(nuclear medicine)*
MEDNUCL. Especialidad médica que emplea los isótopos radiactivos, las variaciones electromagnéticas y los componentes del núcleo y técnicas biofísicas afines para la prevención, el diagnóstico, la terapéutica y la investigación médica.

medicina psicosomática *(psychosomatic medicine)*
ANTROPOL. f. La que tiene presente la estrecha interacción existente entre psique y soma. Muchas enfermedades somáticas influyen y aun alteran la situación psíquica del paciente y, viceversa, alteraciones emocionales, afectivas, etc., acaban produciendo lesiones somáticas. En el primer número de la revista *Psychosomatic Medicine* (1939) se definía la medicina psicosomática como la que «estudia la correlación existente entre los aspectos fisiológicos y psicológicos de todas las funciones corporales tanto normales como patológicas». Esta interacción es tan evidente que siempre, y aun entre los no médicos, se ha tenido como un hecho incontrovertible. El proverbio clásico *«mens sana in corpore sano»* es una muestra de lo que se acaba de decir. Sin embargo, con el gran número de hallazgos anatomoclínicos realizados en el siglo XIX, la medicina se fue haciendo excesivamente somaticista y hasta finales del primer tercio del siglo XX no comenzó la reacción psicosomática. Se suele considerar a G. Groddeck como el padre de la medicina psicosomática. Este comenzó siendo psicoanalista y esa impronta se nota en sus concepciones de mente y cuerpo. De hecho, una buena parte de los primeros médicos psicosomáticos eran psicoanalistas disidentes, como W. Reich.

medición *(measure)*
RADIO. f. Determinación de la dimensión, cantidad o valor de una cosa, comparándolo con su unidad patrón o de referencia.

médico *(physician)*
ANTROPOL. m. y f. Profesional que tras los estudios adecuados está autorizado para ejercer la medicina. Para ejercer una determinada especialidad necesita unos años (cuatro o cinco) de práctica hospitalaria bien reglamentada, a la que accede mediante un examen previo.

médico asalariado *(employee doctor)*
BIOÉT. Médico que realiza su trabajo profesional bajo contrato con una entidad pública o privada y no percibe sus honorarios de los pacientes, sino de la entidad contratante. Es frecuente que los honorarios sean fijos, aunque también existen sistemas de contratación con retribución proporcional en mayor o menor medida al número de actos médicos realizados. ‖ **m. asalariado y ética** *(employee d. and ethics)* El médico debe mantener su independencia de criterio profesional a pesar de los intereses, económicos o de otro tipo, de la entidad contratante. El médico asalariado no puede aceptar condiciones de trabajo que pongan en dificultades el tratamiento de sus pacientes (ver **mala práctica**). No puede aceptar contratos que supongan someter su criterio en cuestiones médicas a personal no médico (ver **autonomía médica**). Los honorarios fijos no deben llevarle a disminuir su atención a los pacientes y los honorarios dependientes del número de consultas no deben llevarle a disminuir el tiempo dedicado a cada una. ‖ **m. estudiante** *(student d.)* Ver **autonomía médica, responsabilidad compartida**. ‖ **m. experto** *(expert d.)* Ver **consulta médica, consultor de ética**.

médico-legal *(medicolegal)*
MEDLEGAL. adj. Relativo a la medicina legal.

medidas heroicas *(heroic measures)*
BIOÉT. Ver **futilidad, tratamiento desproporcionado**.

medidor de agudeza visual potencial *(potencial acuimeter)*
OFTALMOL. Aparato que mediante la proyección de una imagen en la retina es capaz de diferenciar entre la pérdida de agudeza visual debida a una alteración en la transparencia de los medios oculares (p. ej., por una catarata) y la debida a una alteración retiniana. Suele referirse a ella por sus iniciales en inglés (PAM).

medio *(medium)*
RADIO. m. Sustancia que sirve para facilitar algún acto médico. ‖ **m. de contraste** *(contrast m.)* Sustancia química que, administrada a un organismo, genera un cambio en el comportamiento en imagen de un espacio, conducto, tejido u órgano.

medio externo *(milieu exterieur)*
FISIOL. Ambiente que rodea a un ser vivo, en el que constantemente varían la temperatura, la presión, la luz, la humedad, los microorganismos, pero que influyen escasamente en la composición del medio interno por los mecanismos de regulación que posee el organismo. ‖ **m. interno** *(m. interieur)* Término introducido a finales del siglo pasado por Claude Bernard para designar el líquido (líquido intersticial) que baña todas las células y que posee una composición muy parecida en todos los tejidos. Es el intermediario entre la sangre y las células.

medios de cultivo *(culture media)*
MICROBIOL. Conjunto de soluciones líquidas o sólidas que contienen los nutrientes necesarios para el crecimiento de microorganismos. Por su composición los medios pueden ser químicamente definidos cuando se conoce con exactitud su composición química porque se preparan con compuestos químicamente purificados, y medios complejos o indefinidos, preparados a partir de compuestos naturales (soja, extracto de carne, etc.) cuya composición no se conoce con precisión. Además, según su función, los medios de cultivo se clasifican en medios selectivos (seleccionan el crecimiento de determinados microorganismos en detrimento de otros) y diferenciales (facilitan la distinción entre distintos microorganismos y se utilizan para identificar a los microorganismos).

medios extraordinarios *(extraordinary means)*
BIOÉT. Ver **tratamiento desproporcionado**. ‖ **m. ordinarios** *(ordinary m.)* Ver **tratamiento proporcionado**.

medroxiprogesterona *(medroxyprogesterone)*
ONCOL. f. Fármaco hormonal de la familia de los antiestrógenos empleado para el tratamiento de los tumores de mama, próstata y endometrio. En la actualidad se usa con poca frecuencia dada la existencia de fármacos con mayor eficacia y menor toxicidad.

médula *(marrow)*
ANAT. f. Parte profunda de un órgano. ‖ **m. espinal** *(spinal cord m.)* La porción del sistema nervioso central alojada en el canal vertebral. Se extiende desde el agujero occipital hasta el nivel donde la primera vértebra lumbar se articula con la segunda. Tiene sustancia gris en el centro y sustancia blanca en la periferia. En la sustancia gris se distinguen: las astas anteriores y posteriores y la sustancia gris intermedia, recorrida por el conducto ependimario. La sustancia blanca está dividida en tres cordones espinales: anterior, lateral y posterior. Los cordones a su vez están formados por haces, unos sensitivos y otros motores. Los impulsos sensitivos llegan a la médula por las raíces posteriores y los motores parten de la médula por las raíces anteriores. La actividad integradora de la médula corresponde a los reflejos espinales. ‖ **m. ósea** *(bone m.)* La que se encuentra en el interior de los huesos y es de dos tipos: la que se rellena en el canal diafisario, de constitución grasa y color amarillento (médula ósea grasa, o amarilla), y la que rellena los espacios de los huesos esponjosos (los huesos cortos y las epífisis de los largos), que es roja y se encarga de fabricar la serie mieloide de las células sanguíneas (glóbulos rojos y leucocitos). ‖ **m. renal** *(renal m.)* Parte interna del riñón, de coloración pálida y que se distingue en un corte de la parte externa o corteza que tiene una coloración rojo-pardusca. Está constituida por unidades de aspecto cónico denominadas pirámides medulares, oscilando su número en el riñón humano entre 12 y 18. Contiene asas de Henle, túbulos colectores, vasos rectos y abundante tejido intersticial. Recibe el 10% del flujo sanguíneo y su principal función es la concentración y dilución de la orina. ‖ **m. suprarrenal** *(adrenal m.)* La que se encuentra

en el interior de la glándula suprarrenal. Está rodeada por la corteza suprarrenal y formada por células derivadas de simpaticoblastos, que segregan adrenalina y noradrenalina, hormonas que tienen acción simpaticomimética (semejante al simpático).

medular *(spinal)*
NEUROL. adj. Relativo o referente a la médula espinal.

meduloepitelioma *(medulloepitelioma)*
NEUROCIR. m. Tumor poco común que aparece fundamentalmente en los niños. Está constituido por células muy primitivas, que forman estructuras papilares o tubulares, delimitadas por una membrana basal. Es altamente maligno.

mefloquina *(mefloquine)*
FARMCLÍN. f. Fármaco utilizado en el tratamiento de la malaria.

megacaliosis *(megacalycosis)*
UROL. f. Malformación congénita caracterizada por un aumento del tamaño de los cálices, sin evidencia de obstrucción, debida a una malformación de la papila renal. Fue descrita por Puigvert en 1963. La pelvis renal no está dilatada y el uréter es normal. No altera la función renal y no requiere tratamiento.

megacarioblasto *(megacarioblast)*
HISTOL. m. Primer precursor distinguible de los megacariocitos. Son células redondeadas u ovales de un diámetro aproximado de entre 15 y 25 micras. Frecuentemente son binucleadas, poseyendo el núcleo varias invaginaciones y varios nucleolos. Las masas de cromatina son más densas que las del mieloblasto. Tiene citoplasma basófido agranular con pequeñas mitocondrias, un aparato de Golgi relativamente bien desarrollado, algunas cisternas de retículo rugoso y moderado número de ribosomas libres. El megacarioblasto se diferencia durante la trombopoyesis hacia promegacariocito.

megacariocito *(megacaryocyte)*
HEMATOL. m. Célula gigante de la médula ósea, con una gran núcleo lobulado. Los fragmentos citoplasmáticos de los megacariocitos constituyen las plaquetas.

megaclítoris *(megaclitoris)*
CIRPLÁS. m. Tamaño anormalmente grande del clítoris. Es una manifestación de los estados de feminización hormonal.

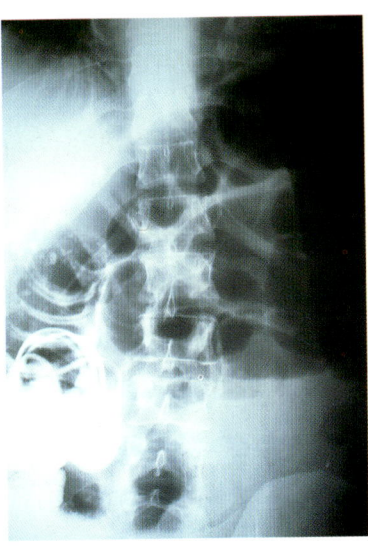

Radiografía simple de un paciente con **megacolon** tóxico por colitis ulcerosa, en la que se observa, arriba a la izquierda, la sombra del hígado y en el resto del abdomen, una gran dilatación por gas del colon, que alcanza su diámetro máximo de 8,5 cm en el ángulo esplénico

megacolon *(megacolon)*
CIRGEN. m. Aumento patológico del diámetro del colon. Es un diagnóstico poco específico y de trascendencia muy variada. La situación más grave es el megacolon tóxico, que es la dilatación aguda del colon, habitualmente por colitis ulcerosa o colitis de Crohn de mala evolución, con riesgo a derivar en una perforación de colon. Otra situación grave de megacolon es el provocado por obstrucción aguda del colon, que también puede evolucionar a la perforación del colon por estallido del ciego dilatado e isquémico. Las situaciones crónicas más frecuentes son el megacolon de la enfermedad de Hirschsprung (aganglionosis), que tiene su tratamiento quirúrgico específico, y el megacolon que se asocia al dolicocolon, propio de personas con estreñimiento pertinaz. Ver **dolicocolon, dolicosigma, megacolon tóxico.** ∥ **m. congénito** *(congenital m.)* El que está causado por la ausencia congénita de células ganglionares mientéricas en un segmento distal del intestino grueso. ∥ **m. tóxico** *(toxic m.)* Dilatación del colon con colitis ulcerosa.

megaesófago *(megaoesophagus)*
CIRGEN. m. Dilatación patológica del esófago. Generalmente es un proceso orgánico secunda-

rio a la dificultad de vaciamiento del esófago al estómago. Puede producirse por estenosis del esófago (tumoral, estenosis cicatricial por reflujo gastroesofágico, etc.), pero la causa más frecuente es la acalasia de esófago. Ver **acalasia esofágica, disfagia.**

megalencefalia *(megalencephaly)*
NEUROL. f. Malformación cerebral consistente en un aumento del tamaño y peso del cerebro sin apenas modificaciones del sistema ventricular.

megaloblasto *(megaloblast)*
HEMATOL. m. Eritrocito inmaduro, con núcleo voluminoso, que aparece en la médula ósea y en la sangre periférica en anemias por el déficit de la vitamina B_{12} y el ácido fólico.

megalocórnea *(megalocornea)*
OFTALMOL. f. Enfermedad de herencia autosómica dominante en la que existe un tamaño anormalmente grande de la córnea.

megaloniquia *(megalonychia)*
DERMATOL. f. Se dice de las uñas largas.

megalopsia *(megalopsia)*
PSICOL. Ver **macropsia.**

megalouretra *(megalourethra)*
UROL. f. Rara entidad (menos de cien casos descritos) definida por la dilatación sacular de la totalidad de la uretra peneana. No tiene carácter obstructivo y se describen dos tipos: el escafoideo (consecutivo a la ausencia de cuerpo esponjoso y diagnosticada por la dilatación llamativa durante la micción) y el tipo fusiforme (consecuencia de la ausencia de cuerpo esponjoso y cuerpo cavernoso, que evidencia un pene blando, elongado y con piel redundante). Se asocia frecuentemente al síndrome de prune-belly o a anormalidades cloacales, y estas asociaciones determinan el pronóstico.

megauréter *(megaureter)*
UROL. m. Patología congénita caracterizada por una notable dilatación ureteral. Puede ser *obstructivo, secundario a reflujo o no obstructivo.* El diagnóstico de megauréter refluyente se realiza con cistografía de relleno. El diagnóstico de megauréter diferencial entre obstructivo o no obstructivo puede ser difícil. Se realiza mediante gammagrafía renal diurética. Si no es concluyente se utiliza el test de Witaker. No obstante, ambas exploraciones tienen dificultades de interpretación en los casos límite. El tratamiento del megauréter obstructivo es quirúrgico; el del megauréter no obstructivo, expectante. || **m. no obstructivo** *(nonreflux-nonobstructed m.)* Ver **megauréter.** || **m. obstructivo** *(obstructed m.)* Ver **megauréter.** || **m. por reflujo** *(reflux m.)* Ver **megauréter.**

megavoltaje *(megavoltaje)*
RADIO. m. Voltaje de alta tensión.

meibomitis *(meibomitis)*
OFTALMOL. f. Inflamación de las glándulas de meibomio del párpado. Suele ser un proceso crónico y normalmente asociado a un exceso de secreción grasa o seborreica por parte de la glándula.

meiosis *(meiosis)*
GENÉT. f. División celular que tiene lugar durante la formación de los gametos en especies de reproducción sexual, mediante la cual una célula germinal diploide da lugar a cuatro gametos haploides.

mejor interés del paciente *(patient's better interest)*
BIOÉT. Baremo institucionalizado en los países anglosajones para decidir las intervenciones terapéuticas que se van a realizar en el caso de pacientes incapaces. Normalmente se interpreta en sentido de cumplir los deseos subjetivos del paciente (ver **autonomía**), y no como la búsqueda del mejor bien objetivamente considerado; esto permite considerar la eutanasia (v.) como el mejor interés del paciente (ver **derecho a morir**).

mejora ética *(ethic improvement)*
BIOÉT. Ver **formación humana.**

melancolía *(melancholia)*
PSIQUIAT. f. Término utilizado desde la antigüedad para referirse a un estado de ánimo depresivo. Hasta recientemente ha sido sinónimo de depresión endógena. Actualmente este término se utiliza para referirse a una forma de depresión grave caracterizada por la pérdida de la capacidad para disfrutar o del interés por las actividades habituales, por tener peor humor o talante por la mañana, por inhibición psicomotora o agitación, por la pérdida de peso y por padecer insomnio tardío o despertar precoz.

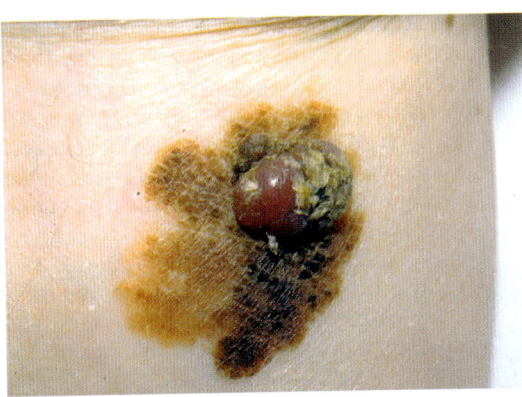

melanoma

melancólico (*melancholic*)
PSICOL. adj. Uno de los cuatro temperamentos, según la antigua clasificación de Hipócrates, caracterizado por el predominio de la «bilis negra» sobre los otros humores constitucionales, lo que se manifestaría por la tendencia a la pasividad y al pesimismo, por la falta de sociabilidad y, físicamente, por la delgadez del cuerpo.

melanina (*melanin*)
FISIOL. f. Pigmento de color oscuro formado por los melanoblastos y melanocitos a partir de la dopa. Se almacena en los melanóforos de la piel y de otros órganos.

melanocitoma (*melanocytoma*)
OFTALMOL. m. Tumor muy pigmentado que se localiza normalmente sobre la cabeza del nervio óptico y que tiene un comportamiento benigno desde el punto de vista vital. Sin embargo, en ocasiones puede producir pérdida de agudeza visual por compresión del nervio óptico.

melanodermia (*melanodermia*)
DERMATOL. f. Coloración oscura de la piel debida a diversos pigmentos: melanina, metales pesados.

melanóforo (*melanophore*)
HISTOL. m. Célula estrellada en forma de fibroblasto situada en el tejido conjuntivo, que se caracteriza por la presencia de numerosos gránulos de melanina en el citoplasma. El núcleo es alargado y está situado en una posición central. Posee un escaso citoplasma en el cual quedan incluidos retículo rugoso y aparato de Golgi. Los melanóforos, junto con los melanocitos, forman el componente pigmentario del tejido conectivo. Los melanóforos están presentes en el estroma del iris, del cuerpo ciliar, la coroides, las leptomeninges y la dermis de la piel de los genitales. Se piensa que los melanóforos no son capaces de sintetizar gránulos de melanina, sino que los reciben de los granocitos, aunque este proceso no es bien conocido.

melanohidrosis (*melanohidrosis*)
DERMATOL. f. Sudoración de color oscuro.

melanoma (*melanoma*)
ANAT. m. Tumor maligno constituido por melanoblastos. Aparecen como manchas negras o marrones en la piel y mucosas.

melanoma in situ (*in-situ melanoma*)
CIRPLÁS. Melanoma en su fase centrífuga o de crecimiento radial involucrando solo a la epidermis. También llamado lentigo maligno o melanosis precancerosa de Hutchinson-Dubreuilh. Tiene tres formas clínicas: lentigo maligno, melanoma a extensión superficial y melanoma lentiginoso acral.

melanoma de úvea (*choroidal melanoma*)
OFTALMOL. Tumor de células melanocíticas que afecta a los tejidos intraoculares. Puede originarse en el iris, del cuerpo ciliar, o, más frecuentemente, en la coroides. El melanoma de coroides es el tumor intraocular primario más frecuente a nivel ocular. Suele ser un tumor unilateral, solitario y que afecta más frecuentemente a varones de edad avanzada. Es un

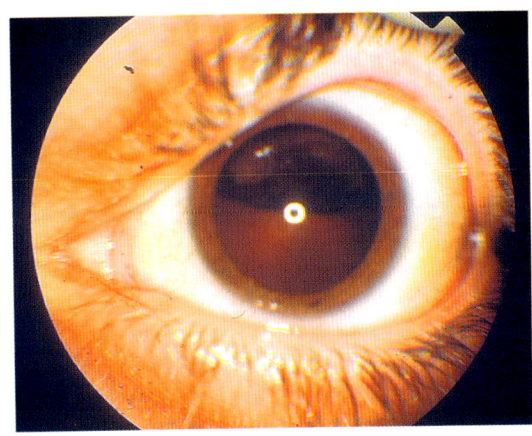

melanoma de úvea. Melanoma de coroides visto a través de la pupila

tumor maligno con capacidad de metastatizar fuera del ojo y poner en peligro la vida del paciente. Sin embargo, su ritmo de crecimiento es lento, lo que permite alcanzar tasas de supervivencia elevadas, incluso con tratamientos que permiten conservar el globo ocular y en ocasiones hasta la visión. En este sentido destacan los nuevos tratamientos con la braquiterapia, la termoterapia, la citorreducción con quimioterapia y las resecciones locales.

melanomatosis *(melanomatosis)*
DERMATOL. f. Desarrollo de lesiones pigmentadas múltiples.

melanomatosis meníngea *(melanosis menigiomatosis)*
NEUROCIR. Diseminación de un melanoma a través de las cubiertas meníngeas que se tornan característicamente de un color oscuro.

melanoniquia *(melanonychia)*
DERMATOL. f. Coloración oscura de los dedos.

melanosis *(melanosis)*
OFTALMOL. f. Aumento patológico de la pigmentación. ‖ **m. conjuntival** *(conjunctival m.)* Hiperpigmentación congénita a modo de manchas que aparece en la zona del limbo esclerocorneal y alrededor de las ramas perforantes de los vasos ciliares anteriores. Se observa en un 10% de la población, aunque en personas de piel oscura son mucho más frecuentes.

melanotonina *(melanotonin)*
FISIOL. f. Hormona de la epífisis, liberada principalmente durante la noche (y en general en la oscuridad). Posiblemente influye sobre la secreción de gonadotropina.

melasma *(melasma)*
DERMATOL. m. Pigmentación de la piel, especialmente en embarazadas.

melatonina *(melatonin)*
NEUROL. f. Hormona segregada por la glándula pineal que juega un papel en la regulación del ciclo sueño-vigilia.

melena *(melaena)*
CIRGEN. f. Signo clínico que refleja una hemorragia digestiva por la presencia de deposiciones con sangre digerida (negra pero que puede dejar un cerco rojo oscuro en el margen, parcialmente coagulada, muy maloliente, a veces mezclada con heces). Es casi siempre manifestación de una hemorragia digestiva alta copiosa. Sin embargo, muchos sangrados producidos en el intestino delgado y en el colon derecho, si no son muy copiosos, no aceleran el tránsito fecal suficientemente como para que no dé tiempo a la digestión de la sangre, y también se manifiestan como melenas. Cuando la sangre en el tubo digestivo no está digerida es de color rojo vivo (rectorragia) y habitualmente la fuente de sangrado está en el colon, el recto o el ano. Ver **hemorragia digestiva, rectorragia.**

melfalán *(melpahlan)*
ONCOL. m. Agente alquilante sintético con efecto primario sobre el DNA, utilizado en mieloma múltiple, cáncer de mama, de ovario y melanoma.

meliodosis *(meliodosis)*
DERMATOL. f. Úlceras crónicas causadas por *Malleomyces pseudomallei.*

melioidosis *(melioidosis)*
PNEUMOL. f. Infección producida por *Pseudomona pseudomallei,* que en su forma aguda suele afectar a los pulmones, aunque a veces se observa en otros órganos. En muchas ocasiones (y en áreas endémicas) se descubre en un paciente asintomático al que se le realiza una radiografía de tórax por otro motivo. Otras veces su forma de presentación varía desde una bronquitis leve hasta una neumonía necrotizante, que radiológicamente se manifiesta como una consolidación del lóbulo superior o como cavidades de paredes finas. La afectación pulmonar puede ser el foco de diseminación hematógena que determine una forma septicémica aguda de la melioidosis.

mellizo *(sibling)*
GINECOL. m. Gemelo de origen biovular que, por tanto, pueden ser de distinto sexo.

melotia *(melotia)*
OTORRIN. f. Desarrollo anormal de la oreja, caracterizado por el desplazamiento de la misma hacia el cuello.

membrana *(membrane)*
ANAT. f. Lámina de tejidos conjuntivo que une o reviste distintas formaciones anatómicas. ‖ **m. obturatriz** *(obturador m.)* La que cierra el agujero obturado del hueso coxal. ‖ **m. serosa** *(serous m.)* Cualquiera de las que revis-

ten las cavidades cerradas del cuerpo (pleura, peritoneo, pericardio, etc.). ‖ **m. sinovial** *(synovial m.)* La que tapiza interiormente la cápsula articular y segrega el líquido sinovial.

membrana alveolocapilar *(alveolocapillary membrane)*
FISIOL. La que rodea los alveolos pulmonares. Está constituida, principalmente, por dos láminas de células endoteliales: la del alveolo pulmonar y la de los capilares que rodean el alveolo. A través de ella difunden el O_2 y el CO_2. ‖ **m. basilar** *(basilar m.)* Membrana sobre la que se asienta el órgano de Corti; separa la rampa coclear de la rampa timpánica del caracol. ‖ **m. citoplasmática** *(cytoplasmic m.)* Ver **membrana celular**. ‖ **m. plasmática** *(plasma m.)* Cubierta externa de la célula. Ver **membrana celular**.

membrana basal *(basement membrane)*
NEFROL. Capa limitante de aspecto claro al microscopio óptico, formado por una trama de fibras reticulares y sustancia intercelular con mucopolisacáridos PAS positivo, que se sitúa entre el tejido conjuntivo y los componentes no conjuntivos, como, por ej., los epitelios, las fibras musculares, etc. ‖ **m. basal glomerular** *(glomerular basement m.)* Fusión embrionaria de las membranas basales sintetizadas por los podocitos y las células endoteliales en el ovillo capilar glomerular. Tiene un grosor de 240 a 340 nm y es esencial para el correcto funcionamiento del filtro glomerular. Con microscopía electrónica se distinguen tres bandas denominadas: lámina clara interna, lámina densa y lámina clara externa. Está constituida por colágenos de tipo IV y V, glicoproteínas y proteoglicanos, como el heparán sulfato. Es una parte fundamental de la barrera electrostática de filtración glomerular. ‖ **m. basolateral** *(basolateral m.)* En células epiteliales polarizadas (células tubulares renales, epitelio intestinal), la membrana plasmática basal está en el lado opuesto a la membrana apical. Está constituida de laminina, colágena de tipo IV y proteoglicanos. Por ejemplo, en el túbulo renal la proteínas y receptores localizados en dicha membrana participan en el transporte de solutos y transducción de señales. En esta membrana se encuentra la Na^+-K^+-APTasa (equivalente enzimático de la bomba de Na^+ y que es la responsable del transporte de Na^+ al exterior y del K^+ al interior de las células a través de esta membrana), receptores de factores de crecimiento, receptores hormonales y neurotransmisores, canal de aniones y sistemas de transducción, etc. ‖ **m. de diálisis biocompatible** *(biocompatible dialysis m.)* Aquella que no causa activación del complemento tras la interacción o contacto de la sangre del paciente y tiene un alto aclaramiento de β-2-microglobulina. El uso de estas membranas (celulosa sustituida, celulosintéticas y sintéticas) se asocia a una mayor estabilidad hemodinámica, menor incidencia de amiloidosis por β-2-microglobulina, menor incidencia de infecciones y reducción de la morbi-mortalidad de los pacientes en diálisis crónica. ‖ **m. de diálisis semipermeable** *(semipermeable m. of dialysis)* Láminas perforadas por poros que dejan el paso de agua y solutos de bajo peso molecular entre dos soluciones, pero que no son atravesadas por solutos de mayor peso molecular (proteínas), de tal forma que la cantidad de solutos de alto peso molecular es similar en ambos lados. Existen cuatro tipos de membranas: de celulosa regenerada, de celulosa sustituida, celulosintéticas y sintéticas. Difieren en su capacidad de aclaramiento de solutos, en su permeabilidad al agua y en su biocompatibilidad. Las membranas de celulosa se obtienen del procesado del algodón y son el tipo más frecuente de hemodializador utilizado en el tratamiento de la insuficiencia renal crónica terminal (cuprofano). ‖ **m. peritoneal** *(peritoneal m.)* Membrana serosa la más extensa del organismo (1 m^2), que se compone de una monocapa de células mesoteliales de la que afloran las microvellosidades. Descansa sobre una membrana basal y el intersticio situado debajo constituye una zona laxa entre los capilares y la membrana basal, compuesto por redes de colágena, ácido hialurónico y proteoglicanos formando la fase gel. Tiene escasa celularidad de células cebadas y fibroblastos. Hay terminales linfáticas en el intersticio, donde se absorben líquidos, células y detritus celulares. Se utiliza como fin terapéutico (diálisis peritoneal) en pacientes con insuficiencia renal aguda o crónica.

membrana celular *(cellular membrane)*
MICROBIOL. Estructura que envuelve la célula, normalmente formada por una bicapa fosfolipídica, conteniendo además proteínas y otros constituyentes.

membrana ciclítica (*cyclitic membrane*)
OFTALMOL. Membrana opaca que se sitúa en el área pupilar tras distintos procesos inflamatorios oculares. || **m. epirretiniana** (*epiretinal m.*) Membrana traslúcida, localizada normalmente alrededor de la fóvea, que conforme se contrae provoca una deformidad retiniana con la consiguiente pérdida de agudeza visual y visión distorsionada de los objetos. || **m. neovascular coroidea** (*choroidal neovascularization m.*) Lesión con neoformación de neovasos que, creciendo desde el tejido coroideo, invade el espacio subretiniano. Esto da lugar a la presencia de exudación y hemorragia, conduciendo finalmente a la formación de un tejido cicatricial. El origen puede ser diverso, pero las causas más frecuentes son la degeneración macular asociada a la edad, la miopía magna, los traumatismos con ruptura coroidea y las infecciones coriorretinianas. Ver **coroidosis miópica, degeneración macular asociada a la edad**. || **m. subretiniana** (*subretinal m.*) Ver **membrana neovascular coroidea**.

membranas ovulares (*ovulars membranes*)
GINECOL. Capas de tejido que recubren el saco ovular y el corion. Son tres: dos fetales (amnios y corion) y una de origen materno (decidua).

memoria (*memory*)
ANTROPOL. f. Facultad de evocar imágenes y hechos del pasado como presentes. Se distinguen tres fases: fijación y conservación de las imágenes, evocación y reconocimiento como pretéritas. Esta localización temporal es lo que permite diferenciar entre memoria y fantasía. La memoria es una ayuda eficaz de la inteligencia, pues esta difícilmente se desenvuelve sin la memoria. De forma parecida: la memoria sin inteligencia es muy poco útil. La capacidad de fijación depende de diferentes factores: de la intensidad del estímulo, del interés afectivo y de la repetición del estímulo. La capacidad de conservación depende de la asociación de un hecho con otros anteriores, creándose así asociaciones por semejanza u oposición o bien por contraste. La evocación, con frecuencia, aparece inhibida bien sea por la preocupación de que no va a ser posible, ya sea de forma subconsciente (olvidos semiconscientes), ya sea por alteración de alguno de los eslabones del circuito mnésico. De hecho, hay una gran cantidad de hechos almacenados en la memoria, que solo, en determinadas circunstancias, involuntariamente, son evocados. El reconocimiento es quizá el acto mnésico más importante, pues es el que permite la localización temporal de los diferentes sucesos de la vida de una persona. ¿Cuál es el sustrato del proceso mnésico? Bergson, que se interesó por el estudio de la memoria, distinguía dos tipos: una práctica u operativa y otra pura. La primera la consideraba como un proceso neurológico, la segunda pensaba que no tenía una localización cerebral, como tampoco la tiene la mente o el alma. En neurociencias, como es lógico, la memoria que se investiga es la que tiene una base neurológica, y la primera clasificación que se hace de esta memoria es de memoria a corto y a largo plazo. Esta división se apoya en la disociación que se da en algunos pacientes entre ambas memorias. Por ejemplo, en el síndrome de Korsakoff, la memoria a largo plazo está muy deteriorada mientras que se mantiene prácticamente idemne la de corto plazo. Lo contrario sucede en las demencias seniles, en las que la primera en afectarse es la de corto plazo. En la memoria a corto plazo uno de los principales eslabones es el hipocampo y en concreto el campo de Ammon 1 (CA1): lesiones restringidas a CA1 provocan, si son bilaterales, una pérdida de la memoria a corto plazo. La memoria a largo plazo, en cambio, depende de múltiples áreas de asociación, de tal manera que la destrucción de una de ellas no interfiere en ese tipo de memoria. Solo se afecta cuando son varias las que han sufrido una lesión. Otra división de la memoria es en declarativa y no declarativa. Esta última corresponde a la adquisición de conocimientos de forma inconsciente, como sucede en el adiestramiento y respuestas condicionadas. La memoria declarativa implica, en cambio, un conocimiento discursivo. Para esta es necesaria la integridad del hipocampo y centros con él relacionados y no lo es para la memoria no declarativa.

menarquia (*menarchia*)
GINECOL. f. Fecha en la que la mujer tiene la primera menstruación de su vida.

meninge (*meninx*)
ANAT. f. Cualquiera de las tres cubiertas del sistema nervioso central: duramadre, aracnoides y piamadre.

meningioma (*meningioma*)
NEUROCIR. m. Tumor derivado de las células de la membrana aracnoidea y que crece comprimiendo el parénquima cerebral adyacente sin aparente invasión. Es más frecuente en mujeres. || **m. intrarraquídeo** (*spinal m.*) Aquel que está localizado en la médula espinal. Son más frecuentes a nivel dorsal. || **m. intraventricular** (*ventricular m.*) El de localización intraventricular. || **m. del nervio óptico** (*optic nerve m.*) Tumor derivado de células aracnoideas localizadas dentro de la vaina dural del nervio óptico y que crece comprimiéndolo. Es típico de la neurofibromatosis. || **m. orbitario** (*orbit m.*) Aquel con crecimiento intraorbitario. || **m. raquídeo** (*spinal m.*) Tumoración que afecta a las meninges que envuelven la médula espinal.

meningismo (*meningism*)
NEUROL. m. Trastorno provocado por la irritación del encéfalo y no de las meninges, pero los síntomas son parecidos a los de la meningitis.

meningitis (*meningitis*)
NEUROL. f. Inflamación de las meninges. || **m. aséptica** (*aseptic m.*) Inflamación de las meninges sin que se demuestre la existencia de ningún germen causante de la misma. || **m. de Mollaret** (*Mollaret's m.*) Ver **meningitis aséptica**. || **m. purulenta** (*bacterial m.*) Meningitis bacteriana producida por la infección de las meninges por bacterias. Las más típicas son el meningococo (*Haemophillus influenzae*) y el neumococo. Producen una gran irritación meníngea y un líquido cefalorraquídeo purulento con aumento de las células y las proteínas y disminución de la glucosa.

meningitis carcinomatosa (*carcinomatous meningitis*)
NEUROCIR. Ver **carcinomatosis meníngea**. || **m. serosa** (*serosa m.*) Ver **síndrome de hipertensión intracraneal benigna**.

meningocele (*meningocele*)
ANAT. f. Malformación congénita consistente en una protrusión de las meninges, bien a nivel encefálico (encefalocele) o de la médula espinal (mielocele). El saco herniario contiene líquido cefalorraquídeo.

meningocele espinal no disráfico (*dural ectasia*)
NEUROCIR. Herniación de las cubiertas meníngeas por fuera del canal espinal en ausencia de disrafismo. Es frecuente en la neurofibromatosis, enfermedad de Marfan, mucopolisacaridosis, etc. || **m. intrasacro** (*sacral m.*) Prolongación diverticular anómala de las meninges desde el fondo del saco dural hasta el raquis intrasacro. || **m. sacro anterior** (*anterior sacral m.*) Espina bífida anterior; las meninges se hernian hacia la cavidad pélvica a través de un defecto de los cuerpos vertebrales del sacro.

meningocistocele (*meningocystocele*)
NEUROCIR. m. Herniación de las meninges producida por un defecto en el cierre del cráneo o del conducto raquídeo. Ver **encefalocele**.

meningoencefalitis (*meningoencephalitis*)
NEUROL. f. Inflamación de las meninges y el encéfalo.

meningomielocele (*meningomyelocele*)
ANAT. f. Meningocele que contiene médula espinal en el saco herniario.

menisco (*meniscus*)
ANAT. m. Disco de fibrocartílago que se interpone entre dos superficies articulares para aumentar su congruencia. Los más conocidos son los de la rodilla (medial y lateral), que con una relativa frecuencia sufren desgarros, especialmente el interno.

menopausia (*menopause*)
GINECOL. f. Fecha en la que la mujer tiene la última menstruación de su vida.

menorragia (*menorrhagia*)
GINECOL. f. Hemorragia menstrual larga y abundante.

menstruación (*menstruation*)
GINECOL. f. Hemorragia periódica genital que tiene la mujer en la época de madurez sexual. En ella se elimina la mucosa endometrial en fase de secreción. La menstruación es verdadera solamente en los ciclos en los que ha habido ovulación.

mente (*mind*)
ANTROPOL. f. Término impreciso, pues con él se suelen designar potencias o facultades que, aun teniendo un cierto parentesco, no son lo mismo. Atendiendo a su origen, la acepción más frecuente es la equivalente a entendimiento o capacidad de entender. Pero también desde la época clásica se utiliza el término para referirse a la capacidad de razonar

y en la actualidad es frecuente que se utilice para referirse a la actividad psíquica. De todas formas, ya se considere la mente como sinónimo de entendimiento, de razón o de psique, se ve que en todos los casos se le atribuyen las operaciones superiores del hombre (ver **entendimiento, mente-cerebro, razón, psique**). ‖ **m.-cerebro** (*mind-brain*) Entre los neurocientíficos hay una fuerte tendencia a localizar en diferentes centros nerviosos las múltiples funciones en las que interviene el sistema nervioso. Por eso no es de extrañar que también a la mente, a nuestra facultad intelectiva, la intenten localizar algunos asignándole varios centros cerebrales. He aquí algunas afirmaciones de conocidos científicos. «Los hemisferios cerebrales son el asiento de la percepción y de todas las funciones intelectuales» (Flourens, 1842). «Toda función cerebral superior es un reflejo material... sometido a las leyes físicas» (Sechenov, 1863). «La mente representa una serie de funciones producidas por el cerebro. La transformación de las señales neurales en las redes de neuronas [...] da lugar a la actividad mental...» (Kandel, 1996). «El pensamiento es obra de las neuronas [...] la actividad neuronal es, ni más ni menos, el proceso mental.» (Barloow, 1972). Frente a esta concepción reduccionista de cerebro-mente, hay entre los neurocientíficos muchos que no identifican al cerebro como el órgano pensante. Decía Sherrington (1933): «La experiencia mental, por una parte, y los fenómenos cerebrales, por otra, no se pueden correlacionar aunque coinciden en tiempo y lugar.» Creutzfeld (1978) afirmaba: «Nuestra razón no puede aceptar los intentos de reducir la experiencia del yo personal a los hechos neurofisiológicos... La neurofisiología, como ciencia, no puede explicar fenómenos tales como la percepción, la experiencia consciente y la voluntad libre.» Por su parte, Lorenz escribía en 1977: «El hiato entre cuerpo y alma es insalvable... La autonomía de la experiencia personal y sus leyes no pueden ser explicadas, en principio, en terminos de leyes físicas y químicas o de estructuras neurofisiológicas por complejas que sean.» La mente, en cuanto a que es la facultad que nos permiten pensar, es decir, movernos en el mundo de las ideas y reflexionar (actos que no se desenvuelven en el ámbito material), no puede radicar localizada en algo como el cerebro que es material. Otra cosa es que el cerebro sea un órgano imprescindible para pensar y reflexionar: cuando se altera, como sucede en las demencias seniles o en los traumatismos craneales, la actividad mental queda abolida. Pero una cosa es ser instrumento imprescindible y otra agente causal.

mentir al enfermo (*lie to the patient*)
BIOÉT. Ver **engañar al enfermo.**

mentismo (*mentism*)
PSICOL. m. Actividad mental mal controlada por la voluntad, cercana al sueño nocturno, en la que las ideas y las imágenes desfilan rápidamente, sin detenerse, y de manera incohercible. Producido frecuentemente por la ansiedad y la dificultad para dormirse. Los tóxicos psicoestimulantes, tales como la cafeína y la nicotina, pueden también provocarlo y mantenerlo, alargando el periodo de adormecimiento. Se trata de un fenómeno bastante común (no patológico, cuando permanece aislado) que conviene prevenir mediante la relajación y no mediante tratamiento psicopatológico.

mento anterior (*anterior presentation*)
GINECOL. Presentación fetal que se caracteriza por la presencia de la cabeza en contacto con el estrecho superior de la pelvis materna, mirando el mentón fetal a la pared anterior del abdomen materno. ‖ **m. posterior** (*posterior p.*) Presentación de la cabeza fetal en contacto con el estrecho superior de la pelvis materna y mirando el mentón del feto a la pared posterior del abdomen materno.

mentón (*protuberantia mentalis*)
ANAT. m. Prominencia de la mandíbula junto a la línea media, en el reborde inferior de este hueso.

mentoplastia (*mentoplasty*)
CIRPLÁS. f. Técnica quirúrgica que consiste en la modificación de la proyección del área anatómica del mentón, bien sea para proyectarla (mentoplastia de aumento) o para disminuirla (mentoplastia de reducción). Las diversas opciones van desde el uso de materiales aloplásticos a osteotomías horizontales de la sínfisis que permite movilizar el fragmento libre en sentido anterior, posterior, lateral, descenderlo interponiendo injertos óseos o elevarlo mediante la osteotomía de un fragmento intermedio.

meperidina (*dolantine, petidina*)
ANEST. f. Opiáceo sintético de la serie fenilpiperidina. Al igual que el resto de opiáceos, es depresor del sistema nervioso central. Su acción más importante es la analgésica. Produce dependencia tanto física como psicológica y puede inducir depresión respiratoria.

mepivacaína (*mepivacaine*)
ANEST. f. Anestésico local del grupo amida. Se utiliza en anestesia epidural, caudal, por infiltración y para bloqueo de nervios periféricos. Puede presentar toxicidad cardiaca y neurológica.

meprobamato (*meprobamate*)
NEUROL. m. Fármaco tranquilizante menor o ansiolítico.

meralgia (*meralgia*)
NEUROL. f. Dolor en la región cutánea del muslo. ‖ **m. parestésica** (*m. paresthetica*) Sensación de acorchamiento y parestesias en la cara externa de la pierna, en el territorio del nervio femorocutáneo, debida a la compresión del nervio en el ligamento inguinal.

meropenem (*meropenem*)
FARMCLÍN. m. Antibiótico betalactámico de administración por vía intravenosa.

mesa (*table*)
RADIO. f. Elemento de los equipos radiológicos donde se coloca al paciente para su estudio. Puede ser fija, móvil o basculante.

mesangio (*mesangium*)
NEFROL. m. Tejido conectivo especial que sirve de sostén del entramado vascular y que ocupa el espacio entre las asas capilares del glomérulo. Está constituido por células mesangiales (que emiten pseudópodos con filamentos de actina y miosina ancladas a la membrana) y por una matriz mesangial similar en apariencia a la membrana basal glomerular. Junto a la misión de soporte vascular puede regular el flujo sanguíneo intraglomerular por disponer de receptores para moléculas como la angiotensina II y por sus propiedades contráctiles. La célula mesangial tiene además capacidad fagocítica, pinocítica y de depuración del material de desecho de la membrana basal glomerular y del espacio subendotelial.

mesencefálico (*mesencephalic*)
NEUROL. adj. Localizado o relativo al mesencéfalo.

mesencéfalo (*mesencephalon*)
ANAT. m. Porción más craneal del tronco del encéfalo, comprendida entre el puente (o protuberancia) y el diencéfalo.

mesencefalotomía (*mesencephalotomy*)
NEUROCIR. f. Lesión en el mesencéfalo producida con técnica estereotáxica para el tratamiento de la neuralgia del trigémino.

mesénquima (*mesenchyme*)
ANAT. m. Tejido derivado del mesodermo, de naturaleza conectiva, que a manera de retícula forma una trama de sostén en todos los órganos.

mesenterio (*mesentery, mesenterium*)
ANAT. m. Membrana revestida de peritoneo, que fija las asas intestinales a la pared posterior del abdomen. Por el mesenterio caminan los vasos y nervios que están destinados a las asas intestinales.

mesenterio (*mesentery, mesenterium*)
CIRGEN. Ver **intestino delgado, meso.**

mesial (*mesial*)
ANAT. adj. Superficie de contacto entre las coronas dentarias más alejadas del último molar. También se utiliza el término medial, aunque con menos frecuencia.

mesmerismo (*mesmerism*)
ANAT. m. Según su fundador (Mesmer, 1734-1815), aplicación del magnetismo animal para curar determinadas enfermedades. De hecho, lo que Mesmer practicaba, sin saberlo, era el hipnotismo.

meso (*mesentery*)
CIRGEN. m. Estructura aplanada recubierta de peritoneo visceral, que une el yeyuno, el íleon, el apéndice y el colon al retroperitoneo y a las ramas de la aorta que vascularizan el intestino y de las que se puede decir que el intestino está «colgando». Contiene grasa, arterias, venas, vasos y ganglios linfáticos, que constituyen los elementos de irrigación del intestino, y el drenaje de sangre y linfa del intestino. Ver **colon, intestino delgado, mesenterio, recto.**

mesocolon (*mesocolon*)
ANAT. m. Membrana revestida de peritoneo que fija el colon a la pared posterior del abdomen. Lo mismo que el mesenterio, el mesocolon es el lugar de paso de vasos y nervios para el colon.

mesodermo (*mesoderm*)
ANAT. m. Una de las tres hojas blastodérmicas que forman el disco embrionario. Se halla entre el ectodermo y el endodermo. Del mesodermo derivan todos los músculos, huesos y tejido conjuntivo. ‖ **m. intermedio** (*intermedial m.*) Franja vertical de mesodermo embrionario, situada entre el mesodermo paraxial y lateral, que da origen a los tres esbozos sucesivos del sistema néfrico: pro, meso y metanefros. ‖ **m. lateral** (*lateral m.*) Franja de mesodermo intraembrionario situado lateralmente con respecto al mesodermo intermedio. De él derivan las extremidades. ‖ **m. paraxial** (*paraxial m.*) Franja de mesodermo intraembrionario situado entre el tubo neural y el mesodermo intermedio. Da lugar a los somitas que formarán el esqueleto y la musculatura del tronco.

mesogastrio (*mesogastrium*)
ANAT. m. Meso que une el estómago a la pared abdominal. El estómago posee dos mesos, uno posterior y otro anterior. El posterior crece considerablemente y forma el epiplón mayor. El mesogastrio anterior une el estómago al hígado y se denomina epiplón menor y, también, ligamento gastrohepático.

mesolobotomía (*mesolobotomy*)
NEUROCIR. f. Lesión pequeña bilateral en la capa superior de las fibras de la rodilla del cuerpo calloso a 6 mm de la línea media, indicado en el tratamiento de la esquizofrenia.

mesomorfo (*mesomorph*)
PSICOL. m. Uno de los tres tipos constitucionales descritos por Sheldon, cuyo origen se localiza en el desarrollo de la capa media embrionaria (mesodermo), a partir de la cual se forman los músculos, el tejido óseo y el conjuntivo. Ello justifica que este tipo se caracterice por una forma corporal atlética, hombros anchos, complexión fuerte, con predominio del sistema muscular y óseo. Le corresponde el temperamento somatotónico.

mesonefros (*mesonephros*)
ANAT. m. Uno de los tres brotes nefrales que sucesivamente aparecen en el feto. No interviene en la formación del riñón definitivo, pero su conducto excretor será el que dé lugar al uréter y pelvis renal, al epidídimo y al conducto deferente en el varón.

mesoovario (*mesovarium*)
ANAT. m. Pliegue membranoso, cubierto por peritoneo, que une el borde mesovárico del ovario al ligamento ancho del útero. También se le conoce con el nombre de ligamento suspensorio del ovario.

mesosálpinx (*mesosalpinx*)
ANAT. m. Membrana revestida de peritoneo que recubre la trompa y forma el ligamento ancho del útero.

mesotelioma (*mesothelioma*)
CARDIOL. m. Tumor maligno derivado del mesotelio.

mestranol (*mestranol*)
ENDOCRINOL. m. Fármaco de acción estrogénica resultante de la metilación del etinilestradiol.

mesulergina (*mesulergine*)
ENDOCRINOL. f. Fármaco agonista dopaminérgico de los receptores D-2, que es eficaz en el tratamiento de la hiperprolactinemia.

metabólico (*metabolic*)
FISIOL. adj. Relativo al metabolismo.

metabolismo (*metabolism*)
FISIOL. m. Conjunto de procesos químicos y físicos que tienen lugar en los seres vivos. Unos son anabólicos, es decir, de crecimiento y reparación de los materiales consumidos o desgastados, y otros son de degradación y gasto de los materiales energéticos (catabolismo). El meta-

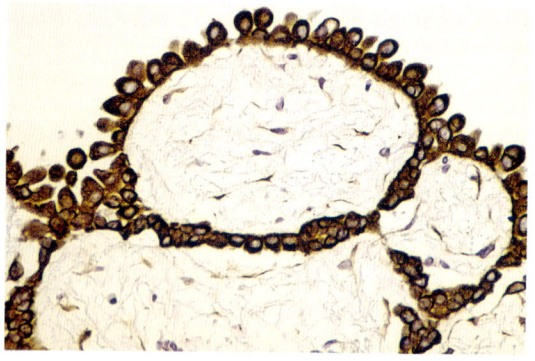

mesotelioma. El desarrollo de las técnicas de inmunohistoquímica permite, entre otras cosas, una identificación más precisa del origen de las células de un determinado tumor. En este caso la utilización de anticuerpos frente a proteínas del citoesqueleto (queratinas) tiñe de color marrón a las células tumorales de un mesotelioma, sin marcar las células del estroma que sostiene al tumor (vasos, fibroblastos)

bolismo está regido por el sistema endocrino (regulación a distancia) y por sistemas enzimáticos a nivel celular. || **m. ácido-base** (*acid-base m.*) Mecanismo por el que el organismo procura equilibrar los ácidos y bases producidos en el organismo para que el pH se mantenga siempre en torno al 7. || **m. basal** (*basal m.*) Metabolismo de un individuo en condiciones del mínimo gasto energético: en reposo, en ayunas, y en una habitación a unos 20° C, si está vestido, y a 30° C, si permanece desnudo. Representa la cantidad de energía mínima necesaria para mantener la vida en reposo. Su estimación puede llevarse a cabo mediante calorimetría o a través del cálculo de la composición corporal. Constituye un elemento fundamental en la ecuación del balance energético. || **m. del hierro** (*iron m.*) Proceso que incluye la absorción, transporte síntesis del grupo hemo (en la médula ósea) del hierro, hemoglobina eritrocítrica, desintegración de los eritrocitos y recuperación parcial del hierro. || **m. intermediario** (*intermediary m.*) Conjunto de etapas que se producen en el metabolismo de los principios inmediatos y otros elementos que intervienen en el metabolismo. || **m. de las proteínas** (*proteometabolism*) Conjunto de cambios que experimentan las proteínas, desde su digestión y utilización por los tejidos, hasta su catabolización.

metabolismo anaeróbico (*anaerobic metabolism*)
BIOQUÍM. Proceso metabólico utilizado por las células para producir energía a partir de nutrientes en ausencia de oxígeno, conocido como fermentación. Los más característicos son la conversión de glucosa en ácido láctico (fermentación láctica) y en alcohol (fermentación alcohólica).

metabolismo cerebral (*cerebral metabolism*)
NEUROCIR. Conjunto de reacciones bioquímicas cerebrales que utilizan fundamentalmente oxígeno y glucosa y que permiten que el cerebro desarrolle sus funciones.

metabolismo renal (*renal metabolism*)
NEFROL. Conjunto de funciones no excretoras del riñón, que consisten en la producción y secreción de renina y eritropoyetina, en el metabolismo de la vitamina D, en la producción de prostaglandinas, en la regulación del sistema calicreía-cinina, en el catabolismo de diversos péptidos, etc.

metabolito (*metabolite*)
FISIOL. m. Sustancia de bajo peso molecular originada en el metabolismo, bien en la fase anabólica (anabolito) o en la catabólica (catabolito).

metacarpiano (*metacarpal*)
ANAT. adj. Se dice de cada uno de los cinco huesos que unen el carpo con las primeras falanges.

metacarpo (*metacarpus*)
ANAT. m. Región de la mano correspondiente a los metacarpianos.

metafase (*metaphase*)
GENÉT. f. Segunda fase de la división celular, en la que los cromosomas (o tétradas en la primera división meiótica) se colocan en el plano ecuatorial del huso acromático.

metáfisis (*metaphysis*)
ANAT. f. Zona de unión de la diáfisis con las epífisis de los huesos largos. Durante la época de crecimiento óseo está ocupada por el cartílago de crecimiento.

metahemoglobina (*methemoglobin*)
FISIOL. f. Compuesto que se produce a partir de la hemoglobina por oxidación del átomo de hierro del estado ferroso al férrico. En condiciones fisiológicas su presencia en la sangre es muy escasa.

metahemoglobinemia (*methemoglobinemia*)
FISIOL. f. Nivel elevado de metahemoglobina en los hematíes (más del 10% de la hemoglobina total). Si es muy intensa, puede producir la muerte al quedar muy reducido el transporte de oxígeno a los tejidos.

metaiodobencilguanidina (*metaiodobenzylguanidine*)
ENDOCRINOL. f. Isótopo empleado en la visualización gammagráfica de la médula suprarrenal u otras estructuras del sistema nervioso simpático. Se emplea en el diagnóstico de feocromocitomas y paragangliomas.

metamizol (*metamizole*)
FARM. m. Antiinflamatorio no esteroideo con potente acción analgésica. Ver **analgésico**.

metamorfopsia (*metamorphopsia*)
PSICOL. f. Distorsión perceptiva consistente en las alteraciones de la percepción del tamaño (dismegalopsias) y/o de la forma (dismorfopsias) de los objetos. Generalmente se pone de ma-

nifiesto porque las líneas rectas se ven como torcidas. Se da con frecuencia en las afecciones de coroides y retina, y también en delirios febriles, epilepsia, psicosis esquizofrénicas agudas y estados psicasténicos.

metampicilina *(metampicillin)*
FARMCLÍN. f. Éster de la ampicilina que presenta mejor absorción cuando se administra por vía oral.

metandrostenolona *(methandrostenolone)*
ENDOCRINOL. f. Derivado androgénico de estructura esteroidea y acción anabolizante.

metanefrina *(metanephrine)*
ENDOCRINOL. f. Metabolito inactivo de la adrenalina cuya estimación en orina o plasma es útil en el diagnóstico de los tumores funcionantes del sistema nervioso simpático, como feocromocitomas, meduloblastomas o paragangliomas.

metanefros *(metanefros)*
ANAT. m. Tercer esbozo netral, del que procede el riñón definitivo.

metaplasia *(metaplasia)*
HEMATOL. f. Transformación patológica de las células al estar sometidas durante un largo periodo de tiempo a estímulos irritantes. || **m. mieloide** *(myeloid m.)* Trastorno caracterizado por el desarrollo de tejido hematopoyético en sitios anormales, como en el hígado y en el bazo. Son datos característicos la anemia, la presencia de células sanguíneas inmaduras en la circulación y la esplenomegalia. La metaplasia mieloide puede ser secundaria a carcinomas, leucemia, policitemia vera o tuberculosis. La forma primaria se conoce también como metaplasia mieloide agnogénica. || **m. mieloide agnogénica** *(agnogenic myeloid m.)* Síndrome mieloproliferativo crónico, que se caracteriza por una proliferación fibrosa del parénquima medular, que determina una reducción del parénquima hematopoyético con metaplasia mieloide en diversos órganos, especialmente en el bazo. Afecta a personas mayores de 60 años. El inicio es insidioso, con astenia, anorexia, palidez, infecciones de repetición o molestias en el hipocondrio izquierdo por la presencia de una esplenomegalia gigante. La morfología de los elementos celulares en la sangre periférica es muy característica, con gran dishemopoyesis. La biopsia ósea resulta imprescindible. La evolución es crónica, con supervivencias de diez a quince años.

metapsicología *(metapsychology)*
PSICOL. Ver **parapsicología**.

metastasectomía *(metastasectomy)*
CIRGEN. f. Extirpación de una metástasis con intención curativa. Aunque las metástasis de los tumores indican diseminación del cáncer y, por tanto, mal pronóstico, a veces la extirpación de metástasis de algunos tumores en algunos órganos, si no son muy numerosas (sobre todo si son únicas), es de gran eficacia paliativa y a veces curativa. Algunos ejemplos son: las metástasis pulmonares de sarcoma o de cáncer de colon y recto, las metástasis hepáticas de cáncer colorrectal o tumores endocrinos y metástasis únicas de melanoma en el cerebro, pulmón o intestino. Ver **cirugía oncológica, metástasis.**

metástasis *(metastasis)*
ONCOL. f. Diseminación de las células neoplásicas a territorios a veces lejanos del asiento del tumor. La diseminación se hace en unos tumores por vía linfática y en otros por la sangre.

metástasis cerebral *(cerebral metastasis)*
NEUROCIR. Implante cerebral y desarrollo de un tumor de otro lugar de la economía. Se puede diseminar por vía sanguínea (arterial y venosa) y en algunos casos por continuidad desde estructuras craneofaciales. Aproximadamente el 20% de los pacientes que fallecen de cáncer tienen metástasis en el sistema nervioso. Los tumores supradiafragmáticos se diseminan con mayor facilidad. || **m. craneal** *(cranial m.)* Tumor más frecuente de la bóveda craneal. Normalmente son carcinomas que tienen apetencia por el hueso (próstata, mama, tiroides, etc.). Las formas osteolíticas, desde el punto de vista radiológico, son las más frecuentes. || **m. leptomeníngea** *(meningeal m.)* Ver **meningitis carcinomatosa.** || **m. raquídea** *(spine m.)* Desarrollo de un tumor de otro lugar de la economía en el raquis. Suele afectar más al cuerpo vertebral que a la médula espinal.

metástasis en tránsito *(metastasis in transit)*
CIRPLÁS. Término que se refiere a la presencia de células tumorales en alguna localización anatómica entre la lesión primaria y el primer estadio de drenaje linfático ganglionar.

metatarsalgia (*metatarsalgia*)
NEUROCIR. f. Dolor en la zona de los metatarsianos.
‖ **m. de Morton** (*Morton's toe*) Dolor en el metatarso como consecuencia de la compresión recurrente del nervio interdigital que discurre entre el tercer y el cuarto dedo del pie.

metatarsiano (*metatarsal*)
ANAT. m. Cualquiera de los cinco huesos que se encuentran entre el tarso y las falanges.

metatarso (*metatarsus*)
ANAT. m. Zona del pie que corresponde a los huesos metatarsianos, equivalente al metacarpo de la mano.

metencefalina (*metenkephalin*)
ENDOCRINOL. f. Péptido opiáceo derivado de la molécula de proopiomelanocortina.

metencéfalo (*metencephalon*)
ANAT. m. Parte del tronco del encéfalo que se encuentra entre el mielencéfalo y el mesencéfalo, en el feto. Del metencéfalo derivan el cerebelo y el puente o protuberancia.

meteorismo (*meteorism*)
DIGEST. m. Acúmulo de gases en el abdomen, bien en el peritoneo o en el tubo digestivo. Puede ser generalizado o localizado, produciendo una distensión abdominal.

metformina (*metformin*)
ENDOCRINOL. f. Fármaco antidiabético oral del grupo de las biguanidas que se emplea en el tratamiento de la diabetes mellitus tipo 2. Entre sus acciones destaca la inhibición de la producción hepática de glucosa, de su absorción intestinal y del aumento de sensibilidad periférica a la insulina.

methemoglobinemia (*methemoglobinemia*)
PNEUMOL. f. Enfermedad en la que hay un exceso de methemoglobina o hemoglobina oxidada inválida para el trasporte de oxígeno al estar el hierro en forma férrica. Puede ser primaria (hemoglobinas M; déficit de citocromo β-5- reductasa) o secundaria a fármacos o tóxicos (nitritos y nitratos, colorantes con anilina, acetanilida y fenacetina, sulfamidas...).

meticilina (*meticillin*)
FARMCLÍN. f. Penicilina eficaz en el tratamiento de las infecciones producidas por *Staphylococcus aureus*, productor de penicilasa. En la actualidad es frecuente el aislamiento de cepas de esta especie resistentes a esta penicilina y a los restantes betalactámicos por haber modificado sus PFP. Esta especie recibe, por ello, el nombre de *S. aureus* y es resistente a la meticilina.

metilación de DNA (*DNA methylation*)
GENÉT. Adición de restos metilo (-CH3) al DNA, en forma de bases metiladas. El DNA de procariotas contiene adeninas o citosinas metiladas, mientras que el DNA de eucariotas contiene 5-metilcitosinas en dinucleótidos CpG. En mamíferos, los patrones de metilación se mantienen durante la replicación del DNA y constituyen un importante mecanismo epigenético de regulación de la expresión génica.

metil-celulosa (*cellulose methyl*)
RADIO. f. Sustancia derivada de la celulosa que, mezclada con medios de contraste, permite estudiar el intestino delgado, con una adecuada distensión y con aspecto de doble contraste.

metildopa (*methyldopa*)
FARMCLÍN. m. Fármaco que estimula receptores α-2-adrenérgicos, por lo que reduce la actividad simpática en el sistema nervioso central. Se utiliza como antihipertensivo.

metilfenidato (*methylphenidate*)
NEUROL. m. Fármaco derivado de las anfetaminas que se utiliza para el tratamiento de los niños con déficit de atención, cuadros hiperquinéticos y otros trastornos neuropsiquiátricos.

metilprednisolona (*methylprednisolone*)
ENDOCRINOL. m. Glucocorticoide sintético que se emplea terapéuticamente con fines antiinflamatorios.

metimazol (*methimazole*)
ENDOCRINOL. m. Fármaco antitiroideo de estructura imidazólica que inhibe la organificación del iodo y otras etapas de la síntesis de hormonas tiroideas, por lo que se emplea en el tratamiento del hipertiroidismo.

metionina (*methionine*)
BIOQUÍM. f. Aminoácido proteico que presenta una cadena lateral de carácter apolar con un grupo sulfhidrilo secundario.

metionina C-11 (*methionin-C-11*)
MEDNUCL. L-[S-metil-^{11}C]metionina. Aminoácido marcado con carbono-11, utilizado para el diagnóstico oncológico mediante PET.

metirapona (*metyrapone*)
ENDOCRINOL. f. Fármaco inhibidor de la enzima 11-β-hidroxilasa que cataliza la conversión de 11-deoxicortisol en cortisol. Se emplea como prueba diagnóstica de la función del eje hipotálamo-hipófiso-adrenal al que estimula como consecuencia de la inducción de hipocortisolemia y de la puesta en marcha de la retroalimentación sobre la secreción de ACTH. Puede utilizarse en la preparación para el tratamiento quirúrgico de los pacientes con síndrome de Cushing, si bien en este sentido ha sido superado por el cetoconazol.

metisergida (*methysergide*)
ENDOCRINOL. f. Derivado ergótico bloqueante de los receptores 5-HT$_2$ de la serotonina. Se ha empleado en el tratamiento del síndrome carcinoide y en la prevención de la migraña.

metoclopramida (*methoclopramide*)
ANEST. f. Fármaco agonista colinérgico a nivel periférico, por lo que provoca incremento del tono del esfínter esofágico inferior, acelera el vaciado gástrico y reduce el volumen del contenido gástrico. En el sistema nervioso central es un antagonista dopaminérgico, lo que provoca un efecto antiemético. Sus indicaciones principales son el tratamiento del reflujo gastroesofágico y la gastroparesia diabética, tratamiento antiemético durante la quimioterapia, y como premedicación en pacientes que requieren profilaxis de la aspiración pulmonar.

método (*method*)
ANAT. m. Técnica o procedimiento utilizado para realizar una determinada operación. Hay, por tanto, una gran cantidad de métodos muy diversos en cuanto a su amplitud. Así hablamos de método científico, englobando con esta designación a un buen número de métodos particulares. Una primera clasificación dentro del método científico puede realizarse atendiendo a las disciplinas a las que se aplican: métodos anatómicos, bioquímicos, fisiológicos, histológicos, etc. La siguiente clasificación sería distinguiendo los que son propios de una determinada disciplina; p. ej., en anatomía tenemos: método de disección, métodos de conservación de cadáveres y tejidos, métodos de coloración, etc. Un tercer eslabón lo constituyen los métodos concretos de la clasificación precedente, p. ej., dentro de los métodos de tinción está el de hematoxilina-eosina, el tricrómico de Masson, el de Nissl, etc.

método de Abbot (*Abbot's method*)
ORTOP. Tratamiento de la escoliosis mediante la combinación de tracción y contracción lateral de la columna en mesa ortopédica con ayuda de vendas y almohadillas hasta corregir la deformidad y la aplicación ulterior de un corsé de yeso que mantiene la columna en posición de corrección.

método abortivo (*abortive method*)
BIOÉT. Denominación genérica de cualquier método de planificación de la natalidad que incluyen entre sus mecanismos de acción la muerte del embrión recién formado, aunque no sea siempre. || **m. de barrera** (*barrier m.*) Denominación genérica de los métodos de planificación de la natalidad cuyo mecanismo de acción impide el encuentro entre los espermatozoides y el óvulo. El más difundido, con gran diferencia, es el preservativo. En cuanto a su eficacia, tiene un índice de fallos que oscila entre el 8 y el 36%, según los diversos estudios. || **m. de Billings** (*Billings' m.*) Método natural (v.) que determina la fertilidad de la mujer mediante la observación del moco cervical. Fue publicado por el doctor Billings a comienzos de 1970. || **m. científico** (*scientific m.*) Método que, por medio del establecimiento de hipótesis y comprobaciones, intenta alcanzar una explicación razonable de la realidad material que nos rodea (ver **investigación científica, medicina científica**). || **m. natural** (*natural m.*) Denominación genérica de los métodos de planificación de la natalidad que se basan en la observación de síntomas indicativos de fertilidad en la mujer (moco cervical, temperatura, otros síntomas menores). Correctamente practicados, tienen una eficacia muy alta, que la OMS sitúa en un 98%. Permiten también el tratamiento de la infertilidad y carecen de efectos secundarios dignos de mención.

método de Karman (*Karman's method*)
GINECOL. Aborto provocado en las dos primeras semanas de amenorrea mediante la aspiración endouterina. || **m. de Ogino-Knaus** (*Knaus-Ogino's m.*) Método natural de control de natalidad que se basa en el conocimiento de los días fértiles de la mujer. Diagnosticando el día de la ovulación, y dado que la vida media

del óvulo es de unas 24 horas, y un poco más la vida del espermatozoide, puede hacerse un cálculo de los días fértiles del ciclo genital femenino. Evitando tener relaciones sexuales los días periovulatorios, el resto de los días del ciclo la mujer es infértil. Este método fue descrito simultáneamente por el médico japonés Ogino y el austriaco Knaus. || **m. de ritmo** (*m. of rhythm*) Método natural de planificación familiar que consiste en el conocimiento de los días fértiles de la mujer (ovulación). Ver **método de Ogino-Knaus**. || **m. de Saling** (*Saling's m.*) Estudio del equilibrio ácido base del feto, que sirve para diagnosticar el bienestar o sufrimiento fetal. Habitualmente guarda relación con el test de Apgar del recién nacido. || **m. de temperatura basal** (*basal temperature m.*) Registro de la temperatura de la mujer que está en reposo, y que sirve para el diagnóstico de la fecha ovulatoria. Este conocimiento es útil para el diagnóstico de la esterilidad, por ciclo anovulador, y como método de control de la natalidad, al conocer los días fértiles del ciclo. La temperatura basal sube después de la ovulación, por el efecto de la progesterona segregada por el cuerpo lúteo. Ver **método de Ogino-Knaus**.

método de tinción de Feulgen (*Feulgen stainning method*)
HISTOL. Técnica utilizada en histología para teñir selectivamente el DNA de las células. Esta técnica consiste en la hidrolización del DNA mediante una dilución débil de ácido clorhídrico que libera las bases púricas, quedando libres los radicales aldehídos de las pentosas, y en la coloración con leucofuscina, que pone de manifiesto los grupos aldehído.

métodos microbiológicos (*culture media*)
MICROBIOL. Técnicas utilizadas en el laboratorio para la determinación de microorganismos.

metohexital (*metohexital*)
ANEST. m. Barbitúrico usado para inducir anestesia general, por vía intravenosa en las personas adultas y por vía rectal en los niños. Su breve efecto hace que sea clasificado como de acción ultracorta.

metonimia (*methonimia*)
NEUROL. f. Alteración del lenguaje consistente en la sustitución de palabras por otras asociadas por proximidad semántica.

metópico (*metopic*)
ANAT. adj. Relativo a la frente.

metoprolol (*metoprolol*)
FARMCLÍN. m. Fármaco que antagoniza receptores β-adrenérgicos.

metotrexate (*methotrexate*)
ONCOL. m. Agente antimetabolito antifólico, su mecanismo de acción se caracteriza por inhibir la enzima dehidrofolato reductasa, catalizando el paso de dehidrofolato a tetrafolato; este bloqueo inhibe la formación de timidilato y purinas deteniendo fundamentalmente la síntesis a DNA, RNA y proteínas. Se utiliza en los tumores de cabeza y cuello, osteosarcoma, mama, vejiga, linfomas, excepto en el de Hodgkin, y afectación tumoral meníngea.

metoxamina (*metoxamine*)
ANEST. f. Fármaco agonista α_1-, usado en el tratamiento de cuadros severos de hipotensión.

metoxiflurano (*metoxiflurane*)
ANEST. f. Anestésico inhalatorio muy potente. Puede provocar insuficiencia renal poliúrica resistente a la vasopresina por la generación en su metabolismo de iones fluoruro, por lo que su uso en la clínica ha sido relegado.

metronidazol (*metronidazole*)
FARMCLÍN. m. Quimioterápico nitroimidazólico, utilizado en el tratamiento de la amebiasis y determinadas infecciones bacterianas.

metropatía (*metropathy*)
GINECOL. f. Alteración uterina. || **m. hemorrágica** (*hemorrhagic m.*) Hemorragia uterina de larga duración, que no guarda relación con los días del ciclo menstrual.

metroplastia (*metroplasty*)
GINECOL. f. Intervención quirúrgica realizada sobre el útero para corregir malformaciones congénitas (tabiques o septos) o para extirpar tumores benignos (miomas).

metrorragia (*metrorrhagia*)
GINECOL. f. Hemorragia uterina que no guarda relación con los días del ciclo menstrual. Suele ser de larga duración. La causa puede ser funcional (hormonal) u orgánica (tumores).

mevalonato (*mevalonate*)
BIOQUÍM. m. Intermediario metabólico que participa en la ruta de síntesis del colesterol.

mexiletina *(mexiletine)*
FARMCLÍN. f. Antiarrítmico de la clase Ib, eficaz, por vía oral, en la prevención y tratamiento de las taquiarritmias ventriculares y ciertos tipos de dolor crónico.

mezlocilina *(mezlocillin)*
FARMCLÍN. f. Penicilina del grupo de las acilureidopenicilinas.

MHC *(major histocompatibility complex)*
INMUNOL. Glicoproteínas de la membrana celular, caracterizadas por su elevado polimorfismo e implicadas en el reconocimiento del antígeno por los linfocitos T durante la respuesta inmunitaria. Existen dos clases de moléculas MHC: las de clase I, que se expresan en todas las células del organismo a excepción de los hematíes y que participan en el reconocimiento del antígeno por los linfocitos T CD8$^+$; y las de clase II, que se expresan únicamente en las células dendríticas, macrófagos y linfocitos B (esto es, células presentadoras «profesionales») y que participan en el reconocimiento del antígeno por los linfocitos T CD4$^+$. Las diferencias en las moléculas MHC entre donante y receptor son las responsables de los fenómenos de rechazo en los trasplantes de órganos.

miastenia *(myasthenia)*
NEUROL. Ver **miastenia gravis**. ‖ **m. gravis** *(m. gravis)* Enfermedad de la placa neuromuscular caracterizada clínicamente por debilidad y fatigabilidad muscular tras el ejercicio. Se debe a la destrucción de receptores de acetilcolina en la membrana postsináptica de la unión neuromuscular, por autuanticuerpos. ‖ **m. ocular** *(ocular m.)* Forma de miastenia gravis que afecta selectivamente a la musculatura ocular. Se caracteriza por ptosis palpebral o diplopía que aumenta con el ejercicio o a lo largo del día.

miasteniforme *(myasteniform)*
NEUROL. adj. Que semeja a la miastenia.

MIBI *(MIBI)*
MEDNUCL. Metoxi-isobutil isomitrilo. Complejo catiónico que se incorpora en el tejido miocárdico sano de forma proporcional al flujo sanguíneo. Marcado con ^{99m}Tc se emplea en los estudios de perfusión miocárdica mediante la técnica SPECT para la evaluación de la cardiopatía isquémica.

micciometría *(micciometry)*
UROL. f. Medida del flujo miccional (volumen/tiempo) durante la micción. Se representa gráficamente como un curva de flujo. Es fundamental en el diagnóstico de la patología obstructiva uretral, que evidencia curvas de micciometría características.

micetoma *(mycetoma)*
MICROBIOL. m. Infección localizada, no contagiosa, con afectación de la piel, la fascia y el hueso. El microorganismo se suele implantar de forma traumática en el tejido subcutáneo de una persona sana. La afectación está caracterizada por inflamación granulomatosa crónica con desarrollo de nódulos, vesículas y fístulas llenas de pus, que contiene gránulos rojos, negros o amarillos, que son las masas de microorganismos causantes de la enfermedad: *Actinomyces, Madurae, Nocardia, Alleschería, Madurella, Listerella, Aspergillus, Monosporium* y otros. Es sinónimo de enfermedad de Ballingal, pie de Madura y maduromicosis.

micobacteria *(mycobacteria)*
MICROBIOL. f. Microorganismo de la familia de bacterias *Mycobacteriaceae*, del orden actinomicetales, de forma irregular, parásitas intracelulares, ácido-alcohol resistentes, cuyo género más importante es *Mycobacterium*.

miconazol *(miconazole)*
FARMCLÍN. m. Antifúngico imidazólico de uso tópico en el tratamiento de la dermatofitosis y de las infecciones cutáneas por *Candida*.

micosis fungoide *(mycosis fungoide)*
HEMATOL. Ver **síndrome de Sézary**.

micra *(micra)*
ANAT. f. Unidad de medida lineal equivalente a la millonésima parte de un metro. Su representación es μm.

microadenoma *(microadenoma)*
ENDOCRINOL. f. Tumor glandular de pequeño tamaño. ‖ **m. hipofisario** *(pituitary m.)* Término que referido a la glándula pituitaria describe un tumor hipofisario de tamaño inferior a 10 milímetros. Puede ser funcionante y no funcionante.

microalbuminuria *(microalbuminuria)*
NEFROL. f. Eliminación urinaria de albúmina entre 30 y 200 mg/día detectada por técnicas de radioinmunoensayo (RIA). No es detectable

por las tiras reactivas por falta de sensibilidad. Es el signo más precoz de nefropatía diabética y es útil en el seguimiento del tratamiento insulínico. Su aparición en pacientes con hipertensión arterial hace pensar en nefroangiosclerosis incipiente.

microanálisis *(microanalysis)*
GINECOL. m. Análisis realizado con una pequeña cantidad de la materia que se quiere analizar. ‖ **m. de sangre fetal** *(fetal blood sampling)* Análisis de una pequeña cantidad de sangre fetal obtenida de la presentación durante el parto. Permite estudiar el equilibrio ácido-base de la sangre del feto y diagnosticar un posible sufrimiento fetal. Un pH en sangre fetal inferior a 7,20 es signo de sufrimiento fetal y debe terminarse el parto.

microaneurisma *(microaneurysm)*
ENDOCRINOL. m. Dilatación de un capilar, que constituye la lesión elemental desde el punto de vista oftalmoscópico de la retinopatía diabética.

microangiografía *(microangiography)*
RADIO. f. Obtención de imagen de estructuras vasculares de pequeño calibre.

microangiopatía *(microangiopathy)*
HEMATOL. f. Angiopatía que afecta a los vasos de pequeño calibre (arteriolas y capilares).

microangiopatía diabética *(diabetic microangiopathy)*
ENDOCRINOL. Enfermedad vascular que afecta a las arteriolas y los capilares en el marco de la diabetes mellitus. Los territorios de afectación más clásica son el retiniano, que da lugar a la retinopatía diabética, y el glomerular, que produce la nefropatía diabética, la cual puede evolucionar hacia la glomerulosclerosis nodular o enfermedad de Kimmestiel-Wilson y a la insuficiencia renal crónica. También puede interesar a otros tejidos como al muscular, al miocárdico o al sistema nervioso.

microarteriografía *(microarteriography)*
RADIO. f. Obtención de imagen de estructuras arteriales de pequeño calibre.

microarteriográfico *(microarteriographyc)*
RADIO. adj. Relativo a la microarteriografía.

microbiología *(microbiology)*
MICROBIOL. f. Ciencia que comprende el estudio de la biología de los organismos celulares microscópicos (microorganismos) y de sus relaciones con el medio ambiente. ‖ **m. alimentaria** *(food m.)* Estudia los mecanismos por los que los microorganismos producen cambios útiles o nocivos en los alimentos. ‖ **m. industrial** *(industrial m.)* Se ocupa del aprovechamiento de los microorganismos con fines industriales. ‖ **m. patológica** *(pathologic m.)* Trata de los microorganismos causantes de enfermedades en la especie humana, animales y plantas. ‖ **m. sanitaria** *(sanitary m.)* Estudia y pone en marcha los métodos de prevención de las enfermedades infecciosas de los hombres, animales y plantas. ‖ **m. sistemática** *(taxonomic m.)* Analiza su clasificación y las relaciones de unos microorganismos con otros a nivel genético y epigenético.

microbiota *(microbiota)*
MICROBIOL. f. Conjunto de microorganismos que se encuentran generalmente asociados a tejidos sanos (piel, mucosas, etc.) del cuerpo humano. Los microorganismos residen en estos lugares de forma más o menos permanente y en algunos casos realizan funciones específicas. El término flora debería abandonarse debido a que hace referencia a las plantas y los microorganismos pertenecen al grupo protista. La palabra microbiota se adecua mejor, por lo que deben emplearse los términos microbiota normal, microbiota intestinal, microbiota cutánea, etc.

microcalcificación *(microcalcification)*
RADIO. f. Calcificación de pequeño tamaño. Puede ser un indicio de patología cuando es detectada, principalmente en la mama.

microcefalia *(microcephaly)*
NEUROL. f. Disminución del tamaño de la cabeza, siempre secundaria a una disminución del tamaño del encéfalo.

microcirculación *(microcirculation)*
CIRPLÁS. f. Movimiento de la sangre en la parte distal o periférica del sistema vascular. Los factores determinantes son la organización funcional de esta región (hemodinámica), las características de la corriente sanguínea (fluidez), las variaciones en el diámetro de la luz vascular, el gradiente de la presión arteriovenosa como fuerza impulsora y la presión transmural, así como el grado de permeabilidad y los procesos de intercambio de sustancias. El grado de perfusión se modifica, de forma activa, en función del estado contráctil de la musculatura lisa de las arteriolas que, a

su vez, se ven influidas por procesos de tipo metabólico, nervioso, hormonal o iónico de acción local, para su adaptación al gradiente de la presión y de la presión transmural, en relación con las necesidades locales. También sale de los vasos una porción del agua plasmática, así como una cierta proporción de proteínas plasmáticas, a través del endotelio capilar hacia el espacio intersticial, las cuales, tras la perfusión o difusión, son reabsorbidas en el extremo venoso del capilar y de los capilares linfáticos. El desplazamiento de los eritrocitos tiene lugar, pasivamente, mediante la influencia de la circulacion plasmática y por acción de la deformacion elástica. El aumento de la actividad del sistema de la microcirculación se manifiesta por hiperemia. También se define como circulación periférica.

microcirugía *(microsurgery)*
CIRPLÁS. f. Cualquier técnica quirúrgica que se basa en la utilización de un sistema de aumento óptico para ampliar la capacidad visual del cirujano. El campo de la cirugía reparadora engloba tres tipos de técnicas: 1) las de anastomosis vasculares, tanto para la reparación de vasos de pequeño calibre como para la realización de injertos en los mismos y para la transferencia de tejidos vascularizados (ver **colgajo libre microquirúrgico**); 2) las de sutura de nervios (neurorrafias) y liberación de los mismos (neurólisis), bien sea para la reparación de los mismos, tras su sección, o bien para la realización de injertos nerviosos o la transferencia de tejidos funcionales neurotizados, para la reparación de situaciones de parálisis (p. ej., parálisis facial); 3) la realización de técnicas de sutura y unión entre estructuras de pequeño calibre (p. ej., repermeabilizaciones tubáricas).

microcirugía laríngea *(laryngeal microsurgery)*
OTORRIN. Intervención quirúrgica efectuada con microscopio en la endolaringe, mediante una laringoscopia directa en suspensión. Se utilizan los instrumentos fríos o el láser.

microcito *(microcyte)*
HEMATOL. m. Eritrocito maduro, anormalmente pequeño, cuyo diámetro suele ser inferior a 6 µm y su volumen, menor de 80 pl. Se encuentra, con frecuencia, en la anemia ferropénica, talasemia y en otro tipo de anemias.

microcítico *(microcytic)*
HEMATOL. adj. Que tiene un tamaño inferior al normal, como los eritrocitos en la anemia microcítica.

microcitosis *(microcytosis)*
HEMATOL. f. Trastorno hematológico que se caracteriza por la presencia de hematíes con un tamaño inferior al normal.

micrococo *(micrococci)*
MICROBIOL. m. Coco gram-positivo, que se dispone en parejas, tetradas o en masas irregulares, aerobio, inmóvil, que no forma esporas. Su hábitat principal lo constituye la piel de los mamíferos, pero no son patógenos.

microcompresión del ganglio de Gasser *(Gasser ganglia microcompression)*
NEUROCIR. Técnica usada para el tratamiento de la neuralgia del trigémino, que consiste en hinchar un balón de Fogarty, que se ha llevado al cavum de Meckel por vía percutánea.

microdactilia *(microdactyly)*
ANAT. f. Pequeñez anormal de los dedos de la mano y/o del pie.

microdeleción *(microdeletion)*
GENÉT. f. Deleción que no puede ser observada mediante técnicas citogenéticas clásicas.

microencefalia *(microencephalia)*
NEUROCIR. f. Tamaño cerebral por debajo del valor normal, que suele asociarse a retraso mental.

microestrabismo *(microstrabismus)*
OFTALMOL. m. Estrabismo con un grado de desviación pequeño que, pese a ser estéticamente imperceptible, puede originar una profunda ambliopía (ojo vago) en el ojo desviado.

microftalmia *(microphtalmia)*
ANAT. f. Reducción del tamaño de los ojos.

microgenia *(microgenia)*
CIRPLÁS. f. Mentón pequeño. Subdesarrollo de la zona de la sínfisis mandibular.

microgiria *(microgyria)*
NEUROCIR. f. Circunvoluciones de la corteza cerebral anormalmente pequeñas. ‖ **m. esclerótica** *(sclerotic m.)* Ver **ulegiria**.

microglia *(microglia)*
ANAT. f. Células del sistema nervioso central que, a diferencia de las células gliales, no derivan del

tubo neural sino del mesodermo. Son migratorias y realizan una función de fagocitosis.

microglioma (*microgliomas*)
NEUROCIR. m. Tumor derivado de la microglia.

micrognatia (*micrognatia*)
CIRPLÁS. f. Mandíbula pequeña. Hipoplasia mandibular. Falta de desarrollo y crecimiento mandibular.

micrografía (*micrography*)
NEUROL. f. Disminución del tamaño de la escritura. Se puede observar en algunas enfermedades de los ganglios basales, como la enfermedad de Parkinson.

microgramo (*microgram*)
ANAT. m. Unidad de peso, equivalente a la millonésima parte de un gramo.

microinjerto (*micrograft*)
CIRPLÁS. m. Célula, tejido u órgano aportado al organismo mediante un microtrasplante. En general, se aplica a aquel injerto tisular, de pequeño tamaño, sobre todo, los microinjertos de pelo, para el tratamiento de la alopecia.

microlitro (*microliter*)
ANAT. m. Unidad de volumen, equivalente a la millonésima parte de un litro.

microniquia (*micronychia*)
DERMATOL. f. Uña de pequeño tamaño.

microorganismo (*microorganism*)
MICROBIOL. m. Organismo de tamaño microscópico, capaz de desarrollar procesos vitales. ‖ **m. oportunista** (*opportunistic m.*) Microorganismo normalmente no patógeno y que solo produce una infección cuando las defensas del huésped están disminuidas o como resultado de varios factores iatrogénicos o nosocomiales.

micropoligiria (*micropolygyria*)
NEUROL. f. Disminución del tamaño de los surcos y circunvoluciones cerebrales con un aumento de su número.

microprolactinoma (*microprolactinoma*)
ENDOCRINOL. m. Microadenoma productor de prolactina.

micropsia (*micropsia*)
PSICOL. f. Distorsión sensorial de la visión, con una alteración de la forma (dismorfopsia) por la que los objetos se ven de tamaño inferior al de la realidad. Se observa en afecciones de la porción central de la coroides y retina, en delirios febriles, epilepsia, psicosis esquizofrénicas agudas y en estados psicasténicos.

microrradiografía (*microradiography*)
RADIO. f. Imagen de una pieza de tamaño microscópico obtenida mediante técnicas radiográficas. Se emplean focos ultrafinos en el tubo, que emiten radiación blanda y una ventana de berilio, permitiendo obtener una ampliación mayor que con los sistemas convencionales, de una lámina fina de un tejido.

microrradiográfico (*microradiographyc*)
RADIO. adj. Relativo a la microrradiografía.

microscopia (*microscopy*)
ANAT. f. Examen mediante un microscopio. Puede emplearse como fuente luminosa la luz (microscopia de luz) o la fluorescencia (microscopia de fluorescencia). La microscopia electrónica es la que emplea un microscopio electrónico.

microscopio (*microscope*)
ANAT. m. Aparato que, mediante un sistema de lentes, permite la observación de los objetos microscópicos, como bacterias, células, etc. Los dos tipos más característicos son el microscopio de luz, que utiliza como fuente luminosa la luz, y el microscopio electrónico, que utiliza un haz de electrones. ‖ **m. de operaciones** (*operating m.*) Microscopio binocular con una gran profundidad de foco, que permite realizar operaciones quirúrgicas muy finas (en cirugía ocular y ótica, en sutura de vasos y nervios, etc.).

microscopio de fluorescencia (*fluorescence microscope*)
HISTOL. Microscopio que incorpora una lámpara especial, que actúa emitiendo una luz excitadora de los fluorocromos, con los que se tiñen las muestras a observar, y que posee además un filtro especial, que permite el paso de la luz emitida por el fluorocromo. Para observar preparaciones con este microscopio es necesario teñirlas con sustancias fluorescentes o marcarlas con sustancias conjugadas con fluorocromos, como los anticuerpos. ‖ **m. óptico de contraste de fases** (*phase contrast m.*) Microscopio que posee un dispositivo capaz de realizar una interferencia de los rayos

lumínicos, que atraviesan una muestra. Esta interferencia es convertida en una diferencia en la amplitud de la onda, según sea el retardo que hayan sufrido los rayos al atravesar las distintas partes de la muestra. Las diferencias en amplitud son interpretadas por el ojo como diferencias en el contraste. Este tipo de microscopios permiten estudiar células y tejidos vivos, en los que no es necesario utilizar tinciones de contraste.

microsoma *(microsome)*
FARM. m. Elemento vesicular del retículo endoplásmico, obtenido tras la destrucción celular y la posterior centrifugación.

microsomía *(microsomia)*
ANAT. f. Tamaño anormalmente pequeño del cuerpo.

microtia *(microtia)*
CIRPLÁS. f. Hipoplasia auricular. Falta de desarrollo del tejido auricular, puede ser total (anotia) o parcial.

microtomo *(microtome)*
ANAT. m. Aparato que permite realizar cortes muy finos sobre tejidos previamente endurecidos (por congelación o por su inclusión en parafina o celoidina).

microvellosidad *(microvilli)*
NEFROL. f. Protuberancia o evaginación, en forma digital, que aparece en las células con un alto poder de absorción. Se localiza en la superficie citoplasmática del polo absortivo de determinadas células epiteliales, como en los enterocitos de la mucosa intestinal y en el epitelio de los túbulos renales. Constituye el llamado ribete en cepillo de dichos epitelios. Contiene diversas enzimas y posee propiedades de transporte activo.

midazolam *(midazolam)*
ANEST. m. Benzodiacepina que se define por sus propiedades ansiolíticas, sedantes, anticonvulsivantes, hipnóticas y miorrelajantes. Se caracteriza por su hidrosolubilidad a un pH bajo.

midriasis *(mydriasis)*
OFTALMOL. f. Dilatación de la pupila. || **m. farmacológica** *(pharmacologic m.)* Dilatación de la pupila debida a la instilación de colirios, como la fenilefrina, el ciclopentolato, la tropicamida, la atropina o la homatropina. || **m. paralítica** *(paralytic m.)* Dilatación de la pupila debida a una lesión del III par craneal o como consecuencia de una lesión directa del músculo esfínter del iris, generalmente es secundaria a un traumatismo ocular contuso.

midriático *(mydriatic)*
OFTALMOL. adj. Se dice de la sustancia capaz de provocar midriasis. Ver **midriasis farmacológica.**

miectomía *(myectomy)*
CARDIOL. f. Escisión quirúrgica de una porción de músculo.

miedo *(fea, fright, dread)*
PSICOL. m. Emoción de temor que surge ante una situación de riesgo o peligro, real o imaginario, que tiende a producir comportamientos de huida o inmovilidad. Como en toda emoción, además de la sensación interna de temor, se producen cambios fisiológicos de índole neurovegetativa como palidez o rubor, rigidez o temblor, taquicardia y taquipnea, sudoración, etc.

mielencéfalo *(myelencephalon)*
ANAT. m. Parte del tronco encefálico del feto, situada entre el metencéfalo y la médula espinal. De él deriva el bulbo raquídeo.

mielina *(myelin)*
ANAT. f. Sustancia grasa que constituye el revestimiento de una gran parte de las fibras nerviosas, que, por esta razón, se denominan fibras mielínicas.

mielínico *(myelinated)*
NEUROL. adj. Que tiene mielina o relativo a ella.

mielinización *(myelinization)*
ANAT. f. Proceso de formación de la vaina de mielina en las fibras nerviosas.

mielinizado *(myelinizated)*
RADIO. adj. Que se halla recubierto de mielina.

mielinoclastia *(myelinoclasis)*
NEUROL. f. Destrucción de la mielina.

mielinólisis *(myelinolysis)*
ENDOCRINOL. f. Disolución de las vainas de mielina que rodean a determinadas fibras nerviosas. Puede ocurrir, en la protuberancia, en alcohólicos, pacientes con una desnutrición severa y en situaciones que cursan con variaciones bruscas de la natremia.

mielinólisis central pontina *(central pontine myelinosis)*
NEUROL. Síndrome debido a las alteraciones carenciales, habitualmente secundarias al alcoholismo, y que consiste en una desmielinización aguda y masiva de la protuberancia.

mielitis *(myelitis)*
NEUROL. f. Inflamación de la médula espinal de cualquier causa.

mieloblastemia *(myeloblastemia)*
HEMATOL. f. Presencia anormal de mieloblastos en la sangre periférica.

mieloblasto *(myeloblast)*
HEMATOL. m. Célula inmadura de la médula ósea, precursora de la serie granulocítica. El citoplasma es escaso, intensamente basófilo, y el núcleo es grande, con uno o varios nucleolos. Por diferenciación da lugar a un promielocito.

mieloblastosis *(myeloblastosis)*
HEMATOL. f. Presencia anormal de mieloblastos en la circulación.

mielocitemia *(myelocytemia)*
HEMATOL. f. Presencia anormal de mielocitos en la sangre periférica.

mielocito *(myelocyte)*
HEMATOL. m. Precursor de la serie granulocítica, intermediario entre un promielocito y un metamielocito. Normalmente se encuentra solo en la médula ósea y es la última célula, de la serie granulocítica, capaz de duplicarse, iniciándose la diferenciación en gránulos citoplasmáticos específicos.

mielocitosis *(myelocytosis)*
HEMATOL. Ver **mielocitemia**.

mielografía *(myelography)*
RADIO. f. Técnica radiográfica para el estudio del canal espinal, que consiste en la introducción de contraste por vía percutánea en el espacio subdural, opacificándolo para la obtención de imágenes con fines diagnósticos. Valora la patología medular o perimedular, de forma indirecta, al poner en evidencia las alteraciones producidas sobre la amplitud de dicho espacio, por las estructuras que lo rodean o que están contenidas en él, permitiendo, además, realizar estudios dinámicos.

mielográfico *(myelographyc)*
RADIO. adj. Relativo a la mielografía.

mielograma *(myelogram)*
RADIO. f. Imagen obtenida en una mielografía.

mieloma *(myeloma)*
HEMATOL. m. Neoplasia producida por la proliferación de las células de la médula ósea y que provoca la destrucción del hueso donde asienta. El mieloma múltiple (MM) constituye el prototipo de gammapatía monoclonal maligna. La edad media es de 65 años y solo el 12% de los pacientes tienen menos de 50 años en el momento del diagnóstico. Clínicamente el dolor óseo constituye la manifestación inicial más frecuente, con lesiones osteolíticas en la radiología ósea, en el 60-70% de los casos. En otros pacientes, la manifestación inicial puede ser un proceso infeccioso, en general una neumonía o una infección urinaria o una compresión medular producida por un plasmocitoma extramedular. Los síntomas iniciales también pueden deberse a hipercalcemia o a insuficiencia renal. Una tercera parte de los casos tienen una cifra de hemoglobina inferior a 9 g/dl. Casi una cuarta parte de los pacientes presentan insuficiencia renal. La infiltración de la médula ósea por células plasmáticas acostumbra a ser superior al 20%. El proteinograma electroforético muestra una banda homogénea en el 85% de los casos. En el 15% restante, la electroforesis es normal o muestra solo una pequeña banda (mielomas de cadenas ligeras y los raros casos de mieloma IgD o no secretor). En la mitad de los casos, se encuentra proteinuria de cadenas ligeras. Una forma especial de mieloma es el quiescente, que presenta un componente mieloma sérico superior a 3 g/dl y una proporción de células plasmáticas en la médula ósea superior al

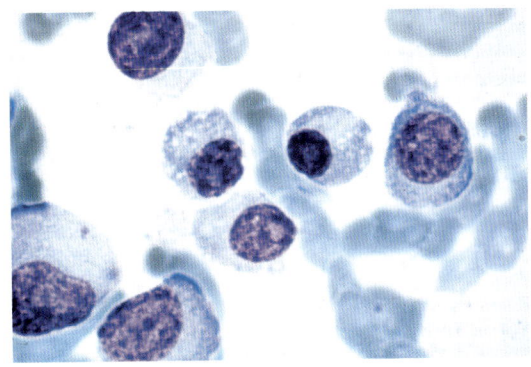

Células plasmáticas en un caso de **mieloma**

10%, sin anemia, osteólisis, hipercalcemia, insuficiencia renal, ni otras manifestaciones debidas a la gammapatía monoclonal. Estos pacientes son importantes para su reconocimiento, pues no deben tratarse hasta que exista una evidente progresión de la enfermedad. Los criterios diagnósticos de pacientes con MM más frecuentes son: componente M sérico y/o urinario, infiltración medular por células plasmáticas y lesiones osteolíticas. Con el empleo de melfalán o ciclosfosfamida, en general asociados a prednisona, se consigue una tasa de respuestas del 50-60% y la media, de supervivencia, desde el inicio del tratamiento, oscila entre los dos y tres años. En los pacientes resistentes a los agentes alquilantes, el tratamiento de rescate con VBAB o VBAD da lugar a un 25-35% de respuestas. Una dosis de ciclosfosfamida entre 600 y 1.000 mg cada tres semanas, junto a 50 mg de prednisona en días alternos, constituye un buen tratamiento paliativo para los pacientes ya resistentes, así como en pacientes de edad avanzada, con un mal estado general o con una escasa reserva medular. El trasplante alogénico solo puede aplicarse a una minoría de enfermos (menos del 5% de los mismos tienen una edad inferior a los 50 años y disponen de un donante histocompatible). Para mejorar los resultados del trasplante alogénico se debería disminuir la enfermedad del injerto contra el huésped, quizá con un trasplante a partir de células CD34 de la sangre periférica, y disminuir la frecuencia de las recaídas, tal vez con una transfusión de los linfocitos del donante postrasplante. En cuanto al autotrasplante constituye una alternativa terapéutica prometedora, pero su eficacia, a largo plazo, todavía debe contrastarse con los mejores regímenes poliquimioterápicos.

mielomalacia (*myelomalacia*)
NEUROL. f. Lesión isquémica de la médula espinal.

mielomeningocele (*myelomeningocele*)
NEUROCIR. m. Espina bífida con hernia de la médula espinal y de sus meninges.

mielómero (*myelomere*)
ANAT. m. Segmento (metamérico) de la médula espinal.

mielopatía (*myelopathy*)
NEUROL. f. Lesión de la médula espinal de localización y etiología diversa. Destacan, por su frecuencia, las compresiones por cervicoartrosis, aunque pueden existir otras causas de lesiones tumorales, vasculares, inflamatorias, etc.

mielopatía cervical (*cervical myelopathy*)
NEUROCIR. Déficit neurológico correspondiente a la lesión de la médual, a nivel cervical. ‖ **m. quística postraumática** (*postraumatic cystic m.*) Ver **siringomielia postraumática.**

mielopoyesis (*myelopoiesis*)
HEMATOL. f. Formación y desarrollo de tejido mieloide.

mielosquisis (*myelochisis*)
NEUROCIR. f. Fallo del cierre raquídeo, tanto ectodérmico como mesodérmico, que da lugar a una amplia comunicación de la médula espinal con el medio ambiente. Es incompatible con la vida.

mielotomía (*myelotomy*)
NEUROL. f. Sección total o parcial de la médula espinal.

mielotomía comisural (*commissural myelotomy*)
NEUROCIR. Interrupción de las fibras espinotalámicas en su decusación centromedular. Está indicado en el dolor pelviano y de la línea media de origen tumoral, con una corta esperanza de vida.

miembro fantasma (*phantom limb*)
PSICOL. Trastorno del contenido de la conciencia corporal que se caracteriza por la sensación de persistencia de un miembro amputado. Parece estar en relación con factores emocionales reactivos a la desaparición del miembro, con la irritación de los filetes nerviosos terminales de la zona amputada y, posiblemente, con la activación de la representación del miembro en el córtex. Cuando el fenómeno se reduce a sensaciones dolorosas, que parecen originarse en la extremidad amputada, se habla de «dolor fantasma».

mifepristona (*mifepristone*)
BIOÉT. f. Molécula desarrollada para provocar el aborto, sin necesidad de realizar una intervención quirúrgica; solo es efectiva en los dos primeros meses de embarazo, y no en todos los casos; también se la conoce como RU-486, número de expediente de investigación del laboratorio Roussel-Uclaf, que la desarrolló en los años ochenta. Es un fármaco con efectos antagonistas del receptor gluco-

corticoide y acción abortiva. Está aprobada en algunos países, siempre para uso hospitalario, pues con frecuencia causa efectos secundarios serios (sangrado profuso, dolores). Es teratogénica. || **m. y ética** *(m. and ethics)* Su empleo es moralmente equiparable al aborto provocado (v.) por otros medios.

miglitol *(miglitol)*
ENDOCRINOL. m. Fármaco inhibidor de las enzimas alfa-glicosilasas intestinales, que constituye un tratamiento coadyuvante en la diabetes mellitus tipo 2, por retardar la absorción intestinal de la glucosa y reducir la respuesta insulinémica a la ingesta de carbohidratos.

migración *(migration)*
HISTOL. f. Cambio de lugar, ya sea de forma activa o pasiva. El óvulo, por ejemplo, emigra a la cavidad uterina a lo largo de la trompa, merced a los movimientos vibrátiles de las células de la mucosa tubárica. || **m. celular** *(cellular m.)* Proceso por el cual una célula se desplaza, a través de los tejidos, o en la superficie de una placa de cultivo, en el cual intervienen expansiones citoplasmáticas, llamadas lamelipodios y filopodios.

migraña *(migraine)*
NEUROL. f. Tipo de cefalea vascular que se caracteriza por dolor pulsátil hemicraneal, sensación nauseosa, fotofobia y vómitos ocasionales. Su etiopatogenia no es del todo conocida, pero el dolor es debido a una vasodilatación de las arterias craneales. || **m. acompañada** *(accompanied m.)* Tipo de migraña que se acompaña de un déficit neurológico focal, de características muy diversas, dependiendo de la región cerebral implicada. Son frecuentes los cuadros de hemiparesia, parestesias hemicorporales, afasia, etc. Estos déficit suelen ser transitorios y debidos a la isquemia cerebral que acompaña el episodio de migraña. || **m. basilar** *(basilar-artery m.)* Tipo de migraña con una afectación de los vasos del territorio vertebrobasilar. || **m. clásica** *(classic m.)* Ver **migraña con aura**. || **m. común** *(common m.)* Ver **migraña sin aura**. || **m. con aura** *(m. with aura)* Tipo de migraña que se inicia con fotopsias, que progresivamente se van lateralizando y extendiendo hacia un hemicampo, y es seguida por una cefalea pulsátil hemicraneal con sensación nauseosa, vómitos ocasionales y fotofobia. || **m. oftalmopléjica** *(ophthalmoplegic m.)* Tipo de migraña acompañada en la que se observa una afectación de la motilidad ocular extrínseca. || **m. sin aura** *(m. without aura)* Tipo de migraña que se inicia sin la presencia de episodios de fotopsias.

miliamperaje *(miliamperaje)*
RADIO. m. Amperaje de escasa intensidad, aplicado al filamento en un tubo de rayos X, para su calentamiento, liberando así electrones.

miliamperio *(miliampere)*
RADIO. m. Milésima parte de un amperio, unidad de medida de la intensidad de una corriente eléctrica.

milicurio *(milicurio)*
RADIO. m. Milésima parte de un curio.

miligray *(miligray)*
RADIO. m. Milésima parte de un gray, unidad de radiación absorbida.

mililitro *(milliliter)*
ANAT. m. Unidad de volumen que corresponde a la milésima parte de un litro.

milímetro *(millimeter)*
ANAT. m. Unidad de longitud que corresponde a la milésima parte de un metro.

milimol *(millimole)*
ANAT. m. Milésima parte de un mol. Se representa como mmol.

milio *(millium)*
CIRPLÁS. m. Quiste cutáneo, no inflamatorio, subepitelial, nacarado, de coloración blanco-amarillenta, del tamaño de una punta de alfiler, y que corresponden a la prolongación de un folículo piloso o de un conducto excretor de una glándula sudorípara. Está presente, normalmente, en la cara del recién nacido, principalmente en la region nasal, y desaparece de forma espontánea.

miliosmol *(milliosmole)*
ANAT. m. Milésima aprte de un osmol, se representa como mOsm.

miliroentgen *(miliroentgen)*
RADIO. m. Milésima parte de un roentgen, unidad de radiación de exposición.

milisievert *(milisievert)*
RADIO. m. Milésima parte de un sievert, unidad de radiación equivalente.

milium *(milium)*
DERMATOL. m. Pequeña pápula blanca que aparece frecuentemente en la cara y las manos después de una vesícula o ampolla.

milrinona *(milrinone)*
ANEST. f. Fármaco derivado bipiridínico del grupo de la amrinona, con efectos inotrópicos positivos y vasodilatadores. Su efecto está mediado por la entrada de calcio en las células debido, en parte, a la inhibición producida por este fármaco sobre la fosfodiesterasa. Se utiliza en el tratamiento de la insuficiencia cardiaca congestiva.

mimetismo molecular *(molecular mimicry)*
INMUNOL. Similitud en los determinantes antigénicos de dos moléculas concretas. Puede ocurrir que un microorganismo presente un mimetismo molecular con una molécula de un hospedador inmunocompetente. En tal caso, los anticuerpos producidos contra el microorganismo reaccionarían con la molécula del hospedador, originándole una enfermedad autoinmune.

MINE *(MINE)*
ONCOL. Régimen de poliquimioterapia empleado en el tratamiento del linfoma no Hodgkin que consta de los agentes ifosfamida, mitoxantrone y etopósido.

mineralizado *(mineralized)*
RADIO. adj. Que contiene materia mineral.

mineralocorticoide *(mineralocorticoid)*
ENDOCRINOL. m. Grupo de esteroides secretados por la capa glomerular de la corteza suprarrenal, cuya función fisiológica consiste en la regulación del metabolismo hidroelectrolítico. El más representativo de todos ellos es la aldosterona, cuyo efecto, en el túbulo contorneado distal, estimula la reabsorción de sodio y la excreción de potasio, magnesio e hidrogeniones.

miniabdominoplastia *(miniabdominoplasty)*
CIRPLÁS. f. Término referente a la dermolipectomia abdominal, limitada al área infraumbilical, generalmente sin recolocación del ombligo.

miniexamen cognoscitivo *(mini-mental state examination)*
NEUROL. Test utilizado para explorar la función cognoscitiva en pacientes con sospecha de demencia o de deterioro cognitivo.

minipíldora *(minipill)*
GINECOL. f. Contracepción hormonal monofásica, con una dosis mínima de esteroides gonadales.

minociclina *(minocycline)*
FARMCLÍN. f. Antibiótico tetraciclina.

minoxidil *(minoxidil)*
FARMCLÍN. m. Vasodilatador arterial, utilizado en el tratamiento de la hipertensión arterial. Puede producir hipertricosis, por lo que se administra por vía tópica en el tratamiento de algunos tipos de alopecia.

mioblasto *(myoblast)*
NEUROL. m. Célula precursora de las fibras musculares.

miocardio *(myocardium)*
ANAT. m. Capa muscular del corazón. Son fibras musculares estriadas, con algunas características histológicas peculiares, de contracción involuntaria. Según la fuerza con que han de bombear la sangre, el grosor de la capa miocárdica es muy diferente en las distintas cavidades cardiacas: la pared más gruesa corresponde al ventrículo izquierdo, después le sigue el derecho y la pared más fina corresponde a las aurículas. El miocardio está revestido, superficialmente, por el pericardio visceral o epicardio y, por dentro, por el endocardio.

miocardiopatía *(cardiomyopathy)*
CARDIOL. f. Enfermedad del miocardio de etiología desconocida, no debida a una enfermedad isquémica, hipertensiva, congénita, valvular, pericárdica, ni a otros trastornos sistémicos. De manera más amplia, aunque equivocadamente, se suele emplear el término miocardiopatía para describir enfermedades miocárdicas secundarias a una causa identificable (p. ej., miocardiopatía isquémica, alcohólica, etc.). Existen tres categorías básicas de alteración funcional primaria del miocardio: miocardiopatía dilatada, restrictiva e hipertrófica. Todas ellas conducen, en estadios avanzados de la enfermedad, a una insuficiencia cardiaca, y constituyen una significativa causa de morbilidad y mortalidad cardiovascular. || **m. dilatada** *(dilated c.)* Enfermedad miocárdica de etiología desconocida, que se caracteriza por una dilatación progresiva del corazón, con una disfunción sistólica de uno o ambos ventrículos que conduce,

desde el punto de vista clínico, al desarrollo de una insuficiencia cardiaca. A pesar de que no existe un causa identificable que explique la aparición de esta enfermedad, se cree que representa una expresión común de daño miocárdico, provocado por diversas agresiones tóxicas, metabólicas o infecciosas aún no identificadas. Las principales manifestaciones clínicas de esta enfermedad dependen del desarrollo de signos y síntomas de insuficiencia cardiaca (v.), lo que puede suceder en fases ya avanzadas de la enfermedad. El tratamiento consiste en el control de la insuficiencia cardiaca y, en algunos casos, el trasplante cardiaco. || **m. hipertrófica** (*hypertrophic c.*) Enfermedad miocárdica que se caracteriza por el desarrollo de una hipertrofia ventricular izquierda inapropiada y sin causa identificable, generalmente sin una dilatación ventricular y con preservación de la función sistólica del ventrículo izquierdo. En muchas ocasiones, esa hipertrofia patológica afecta, de manera predominante, al septo interventricular (hipertrofia septal asimétrica) y puede condicionar un gradiente de presión dinámico en el tracto de salida del ventrículo izquierdo, constituyendo la denominada miocardiopatía hipertrófica obstructiva. En, aproximadamente, el 50% de los casos es de presentación esporádica y, en el resto, es transmitida genéticamente y se asocia a diversas mutaciones en los genes de las cadenas de la miosina. Una de las principales características fisiopatológicas de la enfermedad es el desarrollo de una profunda alteración de las propiedades diastólicas del ventrículo, debidas a su hipertrofia, que condiciona una alteración en el llenado ventricular y signos y síntomas de insuficiencia cardiaca de predominio diastólico. Los síntomas más frecuentes referidos son disnea, angina y síncopes. En ocasiones, existe una significativa insuficiencia mitral, debida al anormal movimiento sistólico anterior de la válvula mitral, que tiene lugar, en algunos casos, de la variante obstructiva. El tratamiento puede ser médico, especialmente con β-bloqueantes y antagonistas del calcio, quirúrgico (miectomía), o, en algunos casos, mediante la estimulación bicameral con marcapasos. || **m. restrictiva** (*restrictive c.*) Infrecuente enfermedad miocárdica que se caracteriza por el desarrollo de una progresiva alteración en las propiedades diastólicas del ventrículo izquierdo, secundarias a un incremento de su rigidez, con una función sistólica normal o prácticamente normal. Esto provoca la creciente dificultad para el llenado del mismo, con la aparición de signos y síntomas de insuficiencia cardiaca, de predominio diastólico.

miocardiopatía diabética (*diabetic cardiomyopathy*)
ENDOCRINOL. Afectación miocárdica propia de la diabetes mellitus, que cursa con fibrosis intersticial y perivascular, engrosamiento de la membrana basal de los capilares y microaneurismas. Da lugar a una disfunción diastólica, cardiomegalia y fibrosis miocárdica. Es, probablemente, responsable de la prevalencia aumentada de la insuficiencia cardiaca en pacientes con diabetes mellitus.

miocardiopexia (*myocardiopexy*)
CARDIOL. f. Intervención quirúrgica para la revascularización miocárdica indirecta, actualmente en desuso.

miocarditis (*myocarditis*)
CARDIOL. f. Proceso inflamatorio del miocardio. La miocarditis puede ser crónica o, más frecuentemente, aguda y provocada por un diverso número de agentes (tóxicos, metabólicos, etc.), aunque la etiología más frecuente es infecciosa (especialmente viral). Puede acompañarse o no de un cierto grado de afectación endocárdica o pericárdica. Su expresión clínica va desde los casos que cursan de manera asintomática hasta aquellos que desarrollan una insuficiencia cardiaca congestiva de curso fulminante. El tratamiento incluye el propio de la insuficiencia cardiaca que pueda causar, así como el del agente causal.

miocito (*myocyte*)
CARDIOL. m. Célula del tejido muscular. Constituye el elemento contráctil básico del músculo liso y estriado, gracias a la abundancia, en su citoplasma, de miofibrillas con capacidad contráctil.

mioclonía (*myoclonus*)
NEUROL. f. Tipo de movimiento anormal involuntario que consiste en sacudidas musculares bruscas y de breve duración, que puede englobar a un grupo muscular, a un segmento

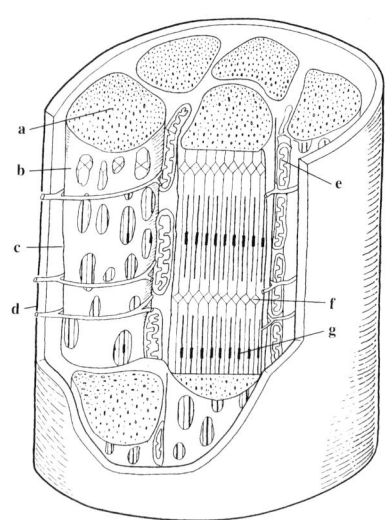

miofibrilla. a) fibrilla muscular (miofibrilla) con filamentos; b) retículo endoplasmático liso; c) cisterna terminal; d) membrana basal; e) mitocondria; f) banda Z; g) banda K.

corporal o ser generalizadas. ‖ **m. cortical** (*cortical m.*) Tipo de mioclonía donde el origen de la descarga cerebral, que genera la sacudida muscular, se encuentra localizada en la corteza somatomotora. ‖ **m. de entrada en sueño** (*benign nocturnal m.*) Mioclonía fisiológica que se observan en el inicio del sueño. ‖ **m. espinal** (*spinal m.*) Tipo de mioclonía donde la descarga que genera la sacudida muscular se encuentra localizada en la médula espinal. ‖ **m. focal** (*focal m.*) Mioclonía que afecta a grupos musculares concretos y focales. ‖ **m. generalizada** (*disseminated m.*) Mioclonía que afecta y engloba toda la musculatura corporal. ‖ **m. parcelar** (*segmental m.*) Ver **mioclonía focal**. ‖ **m. reticular** (*reticular m.*) Mioclonía, habitualmente generalizada, en la que el origen de la descarga cerebral que produce la sacudida muscular se encuentra localizada en la formación reticular bulbar. ‖ **m. velopalatina** (*palatal m.*) Mioclonía rítmica de frecuencia 1-2 por segundo, que afecta al velo del paladar y es debida a la lesión de la vía dentatorubroolivar.

miodesopsia (*myodesopsia*)
NEUROL. f. Observación de manchas o filamentos que se desplazan con los movimientos oculares. Con frecuencia se debe a opacidades benignas del vítreo.

miodesopsia (*myodesopsia*)
OFTALMOL. Ver **cuerpo flotante**.

miofibrilla (*myofibril*)
FISIOL. f. Subunidad de las fibras musculares. Es de morfología cilíndrica, de 1 µm de longitud, está rodeada de un retículo sarcoplástico y compuesta, a su vez, por miofilamentos.

miogénico (*myogenic*)
FISIOL. adj. Que da origen a tejido muscular, o bien que se origina en la musculatura.

miógeno (*myogenic*)
NEUROL. adj. Referente o relativo al músculo que presenta unas características miopáticas.

mioglobina (*myoglobin*)
FISIOL. f. Globina muscular similar a la hemoglobina y, al igual que esta, es transportadora de oxígeno.

mioglobinuria (*myoglobinuria*)
NEFROL. f. Excreción de mioglobina en la orina a causa de una mioglobinemia procedente de la destrucción de la musculatura estriada. Las causas más frecuentes son infarto de miocardio, síndrome de aplastamiento, o de origen idiopático familiar (postesfuerzo y con fiebre alta), paralítica, etc. En formas severas puede provocar una insuficiencia renal aguda.

mioinositol (*myoinositol*)
ENDOCRINOL. m. Poliol cuya depleción intracelular, derivada del acúmulo de sorbitol, constituye una de las bases etiopatogénicas que explican el desarrollo de la neuropatía diabética.

miología (*myology*)
ANAT. f. Parte de la anatomía que estudia los músculos.

mioma (*myoma*)
GINECOL. m. Tumor uterino benigno de origen muscular. Se denomina también leiomioma o fibromioma. Es el tumor ginecológico más frecuente. Pueden ser múltiples y, en ese caso, se hablará de útero miomatoso. Con frecuencia son asintomáticos, pero si producen hemorragias, dolor o crecen, deben tratarse quirúrgicamente.

miometrio (*myometrium*)
ANAT. m. Capa muscular del útero, gruesa, situada entre el perimetrio (por fuera) y el endome-

trio (mucosa, por dentro). Sus contracciones provocan la expulsión del feto y de las cubiertas fetales de la cavidad uterina.

miometritis *(myometritis)*
GINECOL. f. Infección de la musculatura uterina, que suele ser secundaria a la endometritis (infección de la mucosa endometrial). También se denomina metritis.

miopatía *(myopathy)*
NEUROL. f. Alteración o enfermedad de los músculos esqueléticos de cualquier tipo. ‖ **m. central core** *(central core m.)* Tipo de miopatía congénita que se caracteriza por la presencia en la fibra muscular de un área central carente de mitocondrias. ‖ **m. centronuclear** *(centronuclear m.)* Tipo de miopatía congénita que se caracteriza, neuropatológicamente, porque las fibras musculares tipo I y tipo II presentan núcleos centrales, habitualmente rodeados de un halo claro de sarcoplasma, con gránulos de glucógeno, aumento de mitocondrias y vacuolas lipídicas, pero sin miofibrillas. ‖ **m. con desproporción congénita de los tipos de fibras** *(m. with fiber type disproportion)* Miopatía congénita que se caracteriza por existir una desproporción de las fibras musculares, a expensas de que las fibras tipo II son mayores de lo normal, en especial las fibras tipo IIb. ‖ **m. nemalínica** *(nemaline m.)* Tipo de miopatía congénita que se caracteriza, histológicamente, por la presencia en las fibras musculares, especialmente en las fibras tipo I, de bastoncillos que se observan bien en la tinción modificada de Gomori, siendo su componente principal la alfa-actina.

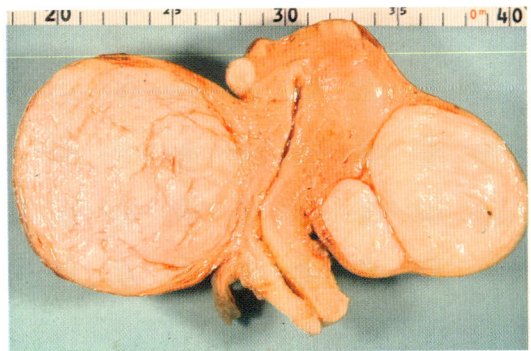

mioma. Miomas uterinos

miopatía en la acromegalia *(acromegalic myopathy)*
ENDOCRINOL. Afectación muscular que se produce en la acromegalia activa, que consiste en una alteración estructural, con fibrosis de la musculatura estriada, que clínicamente se hace evidente en los grupos musculares proximales, tanto de la cintura escapular como pelviana. ‖ **m. esteroidea** *(steroid m.)* Trastorno de la musculatura esquelética, que se caracteriza por debilidad y pérdida de masa muscular, asociado con la corticoterapia crónica. ‖ **m. tirotóxica** *(thyrotoxic m.)* Afectación muscular asociada al hipertiroidismo. La alteración funcional de los grupos musculares proximales es más frecuente.

miopía *(myopia)*
OFTALMOL. f. Error de refracción en el que cuando el ojo se halla en reposo, los haces luminosos, procedentes del infinito, se enfocan en un punto situado por delante de la retina. Es sinónimo de corto de vista. Provoca que las imágenes lejanas se vean borrosas, mientras que la visión es mejor en tareas próximas. La miopía no solo es un defecto de refracción, corregible mediante la graduación óptica, sino que implica un cambio anatómico en el ojo, lo que conlleva un mayor riesgo de padecer una patología oftálmica del tipo de cataratas, glaucoma, neovascularización subretiniana, coroidosis miópica o desprendimiento de retina. Estos riesgos, normalmente, son mayores en aquellos casos de miopías superiores a seis dioptrías. ‖ **m. axial** *(axial m.)* Aquella cuyo origen es un alargamiento del eje antero-posterior del ojo. ‖ **m. de índice** *(index m.)* Aquella, de grado moderado, e inicio en la pubertad, observándose una progresión limitada, que suele terminar entre los 21 y los 25 años. Más allá de esta edad los cambios suelen ser nulos o de escasa cuantía. ‖ **m. magna** *(magna m.)* Aquella en la que el error de refracción es superior a seis dioptrías. ‖ **m. progresiva** *(progressive m.)* Aquella en la que sigue progresando el defecto refractivo durante la edad adulta. ‖ **m. transitoria** *(transitory m.)* Aquella de instauración aguda y que desaparece al cesar la causa que la originó. Normalmente, se debe a la utilización de ciertos fármacos o a cambios en los niveles de glucemia de pacientes diabéticos.

mioquimia *(myokymia)*
NEUROL. f. Contracción de una porción del músculo visible a través de la piel y debida, electromiográficamente, a la descarga de un potencial de alta frecuencia con inicio y final brusco.

miorrelajante *(myorrelaxant)*
NEUROL. adj. Que provoca relajación muscular. Se utiliza, habitualmente, para referirse a fármacos con propiedades antiespásticas.

miorritmia *(myorithmias)*
NEUROCIR. f. Movimiento lento, rítmico y repetitivo, que aparece en algunos enfermos distónicos.

miosarcoma *(myosarcoma)*
GINECOL. m. Tumor maligno derivado del tejido muscular. Cuando se localiza en el útero se denomina también leiomiosarcoma. Es un tumor poco frecuente y muy maligno.

miosina *(myosin)*
FISIOL. f. Proteína muscular que, junto con la actina, es responsable de la contracción de las fibras musculares.

miosis *(miosis)*
OFTALMOL. f. Disminución del diámetro de la pupila. || **m. espástica** *(spastic m.)* Aquella producida por la irritación de los haces nerviosos del III par craneal, que inervan el esfínter del iris. Suele ser debida a procesos inflamatorios que afectan a la úvea anterior. Ver **uveítis anterior**. || **m. irritativa** *(irritative m.)* Ver **miosis espástica**. || **m. paralítica** *(paralytic m.)* Aquella producida por la parálisis de las fibras nerviosas longitudinales del iris inervadas por el simpático. Ver **síndrome de Claude-Bernard-Horner**.

miositis *(myositis)*
NEUROL. f. Inflamación de los músculos esqueléticos, indistintamente de su tipo o la causa que la provoca.

miotático *(myotatic)*
NEUROL. m. Conjunto de los reflejos de estiramiento muscular.

miótico *(miotic)*
OFTALMOL. adj. Se dice de la sustancia capaz de producir miosis. La más utilizada, en forma de colirio, es la pilocarpina, y en la cirugía intraocular, la acetilcolina.

miotomía *(myotomy)*
NEUROL. f. Sección de un músculo, realizada para acceder a los tejidos subyacentes o para aliviar la sintomatología provocada por el exceso de contracción muscular, como en la espasticidad o en la constricción de un esfínter.

miotomía cricofaríngea *(cricopharyngeal myotomy)*
OTORRIN. Intervención quirúrgica que se emplea en el tratamiento de los trastornos de la deglución, debidos a una disfunción aislada del músculo cricofaríngeo y como una parte de la intervención que se practica para el tratamiento quirúrgico del divertículo de Zenker (v.).

miotomo *(myotome)*
ANAT. m. Parte del somito que da lugar a los músculos del tronco.

miotonía *(myotonia)*
NEUROL. f. Trastorno característico de algunas enfermedades musculares en las que existe una dificultad para la relajación muscular. Electromiográficamente se caracteriza por la presencia de descargas de potenciales, a alta frecuencia, en las que varía su amplitud y su frecuencia, dando lugar a un sonido que semeja al del de motor que cambia de revoluciones.

miringitis *(myringitis)*
OTORRIN. f. Inflamación de la membrana timpánica aislada o asociada a una afectación del oído medio y que da lugar a una otalgia y a un aspecto congestivo del tímpano en la otoscopia. Pueden distinguirse *miringitis agudas,* con vesículas de aspecto seroso o hemático, y *miringitis crónicas,* generalmente granulosas, proporcionando, a toda o parte de la cara lateral de la membrana timpánica, un aspecto mamelonado. || **m. bullosa** *(bullous m.)* Inflamación timpánica causada por un virus y, generalmente, asociada a una infección aguda del tracto respiratorio superior (gripe en general). También se ha asociado a *Mycoplasma pneumoniae* y, en niños, a organismos que causan otitis media aguda. Durante la miringitis bullosa se ha observado una alta incidencia de hipoacusia neurosensorial. Se caracteriza por la presencia de flictenas serosas o hemorrágicas (miringitis bullosa hemorrágica), pudiendo afectar a la pared posterior del conducto. La incisión de la flictena disminuye el dolor.

miringoplastia *(myringoplasty)*
OTORRIN. f. Intervención quirúrgica destinada a rehacer una membrana timpánica vibrante. Su indicación principal es cerrar las perforaciones timpánicas; también se emplea para reforzar una membrana atrófica.

miringotomía *(myringotomy)*
OTORRIN. f. Incisión de la membrana para evacuar una colección líquida o para introducir un aireador transtimpánico (tubo de ventilación o de drenaje transtimpánico).

miringotomo *(myringotome)*
OTORRIN. m. Bisturí o lanceta empleada en la cirugía de la membrana timpánica.

mirmecia *(mirmecia)*
DERMATOL. f. Verruga palmar o plantar que produce cierto hormigueo.

misantropía *(misanthropy)*
PSICOL. f. Aversión morbosa al trato humano y búsqueda de la soledad, resulta frecuente en la melancolía.

misión del médico *(doctor's aims)*
BIOÉT. Ver **fines de la medicina**.

misoginia *(mysoginia)*
PSICOL. f. Aversión morbosa hacia el sexo femenino. El individuo experimenta una intensa sensación de desagrado e intranquilidad cuando se encuentra en presencia de mujeres, por lo que en su vida habitual tiende a evitarlas. Su presencia no está relacionada con la existencia de tendencias homosexuales. Coloquialmente el término se utiliza para definir la conducta de individuos que tienen poco contacto con mujeres, aunque la presencia de estas no les produzca sensación de displacer.

misopedia *(mysopedia)*
PSICOL. f. Aversión morbosa a los niños.

mito *(myth)*
PSICOL. m. Creencia común de un grupo, que no precisa de una justificación racional, en forma de un relato fantástico que trata de explicar hechos reales o ficticios y al que se le suele atribuir un origen remoto o sobrenatural. Su función más importante es la de aglutinar al grupo que lo genera. ‖ **m. familiar** *(family m.)* Conjunto de creencias y de esperanzas irreales, que los miembros de una familia comparten, ya sea con respecto a ellos mismos o bien con respecto a la naturaleza de las relaciones que los unen. El mito, compartido y sostenido por todos los miembros de la familia como una verdad última que escapa a toda crítica o cuestionamiento, determina el comportamiento de todos, atribuyendo un rol a cada uno. El concepto de mito familiar es particularmente operativo en la terapia familiar.

mitocondriopatía *(mitocondriopathy)*
NEUROL. f. Grupo de síndromes y enfermedades neurológicas con signos derivados de la afectación muscular y del sistema nervioso central. Ver **síndrome de Melas, síndrome de Merrf**.

mitógeno *(mitogen)*
INMUNOL. m. Sustancia que induce una proliferación celular. Su utilización, en el laboratorio, permite evaluar la funcionalidad linfocitaria. ‖ **m. pokeweed** *(pokeweed m.)* Mitógeno extraído de la raíz de la *Phytolacca americana*, que induce una proliferación, tanto de linfocitos T como de linfocitos B.

mitomanía *(mythomania)*
PSICOL. f. Término itroducido por E. Dupré para designar la «tendencia constitucional a la alteración de la verdad, a la fabulación, a la mentira y a la creación de fábulas imaginarias». En general, inclinación patológica, más o menos voluntaria y consciente, a la exageración o a la mentira. El mitómano se adhiere a su mentira, de tal modo que contagia su adhesión a los demás. Su falsa personalidad representa su modelo de ideal del yo.

mitomicina C *(mitomycin)*
ONCOL. f. Antibiótico antitumoral, obtenido de *Streptomyces caepitorus*, su mecanismo de acción es alquilante, mediante la formación de puentes inter o intracatenarios en el DNA, también puede degradar la cadena de DNA. Se utiliza en tumores de vejiga, gastrointestinal, pulmón no microcítico.

mitosis *(mitosis)*
GENÉT. f. División celular característica de las células somáticas que produce dos células hijas, genéticamente idénticas a la célula progenitora.

mitotane *(mitotane)*
ENDOCRINOL. m. Fármaco antineoplásico destructor de las células corticales suprarrenales, por lo que se emplea en el tratamiento del carcinoma de la corteza adrenal.

mitotano *(mitotane)*
ENDOCRINOL. Ver **mitotane**.

mitoxantrone *(mitoxantrone)*
ONCOL. m. Compuesto sintético cuyo mecanismo de acción es semejante al de las antraciclinas. Su efecto sobre la célula tumoral consiste en romper las cadenas de DNA por la acción que las antraciclinas tienen sobre la topoisomerasa II; se utiliza en la leucemia, el carcinoma de mama, de ovario, linfoma no Hodgkin y linfoma de Hodgkin.

mitral *(mitral)*
ANAT. adj. Se dice de la válvula auriculoventricular izquierda, porque su forma recuerda la mitra episcopal.

mivacurio *(mivacurium)*
ANEST. m. Fármaco relajante muscular, no despolarizante, de la familia de las bencilisoquinolinas, que se caracteriza por su corta duración y rápida recuperación, en parte debido a que es hidrolizado en un 90% por la colinesterasa plasmática. Su dosis eficaz (DE_{95}) es de 0,08 mg/kg. En dosis $2 \times DE_{95}$ produce una relajación muscular en 2,5 minutos y la recuperación se produce en 30,6 minutos. Se pueden registrar bloqueos prolongados en pacientes con déficit de colinesterasa o con una actividad anómala de conlinesterasa plasmática.

mixedema *(myxedema)*
FISIOL. m. Edema provocado por degeneración mucoide. Su forma más grave aparece en el hipotiroidismo.

mixedema circunscrito *(circumscribed myxedema)*
ENDOCRINOL. Ver **mixedema pretibial**. ‖ **m. pretibial** *(pretibial m.)* Lesión dérmica, resultante de la infiltración del tejido subcutáneo por mucopolisacáridos hidrófilos. La piel se encuentra engrosada, elevada, enrojecida y con aspecto de piel de naranja. Afecta a la región pretibial y al dorso de los pies y puede adoptar una forma difusa (en placas) o nodular. Constituye una de las manifestaciones extratiroideas de la enfermedad de Graves.

mixovirus *(myxoviruses)*
MICROBIOL. m. Término sin significado taxonómico, que se emplea para designar a los virus de las familias *Orthomyxoviridae* y *Paramyxoviridae*.

mnémico *(mnemic)*
PSICOL. adj. Relativo a la memoria o que se caracteriza por ella. También se denomina mnésico.

mnemotecnia *(mnemotechnia)*
PSICOL. f. Técnica que permite y favorece el proceso de memorización mediante la utilización de diversos recursos o estrategias que transfieren, lo más rápidamente posible, la información retenida brevemente en la memoria inmediata, a la memoria a largo plazo. Los métodos más característicos son: *a)* el método de las asociaciones, que consiste en relacionar el dato que queremos retener en la memoria con otro dato que nos resulte familiar; *b)* el método visual o topológico, que permite recordar los datos que se han memorizado, con arreglo a una ordenación gráfica en un lugar conocido; *c)* el método de acrósticos mnémicos, que son construcciones gramaticales que se elaboran tomando las iniciales de los términos a retener, y *d)* los métodos de versificación y canto, mediante los cuales se retienen en la memoria frases dotadas de música o que se han hecho rimar.

moco *(mucus)*
ANAT. m. Producto de secreción de las glándulas mucosas.

moco cervical *(cervical mucus)*
GINECOL. Secreción de las glándulas endocervicales uterinas. Su cantidad, filancia, composición y cristalización varían a lo largo del ciclo genital femenino. Es más abundante, filante, transparente y cicatriza, en forma de lechos, los días periovulatorios.

modelado *(modeling)*
PSICOL. m. Proceso de adquisición de un comportamiento por medio de la observación de un modelo. Aprendizaje por observación o vicario.

modelo *(model)*
PSICOL. m. Forma global de ordenar o conceptualizar un área de estudio. Es la orientación que refleja una posición básica para explicar la conducta, llevar a cabo la investigación e interpretar los hallazgos experimentales. En psicología experimental o clínica, es la persona o conducta que sirve de ejemplo, paradigma o patrón para la imitación. ‖ **m. de diátesis-estrés** *(diatesis-stress m.)* Modelo teórico que propone que ciertas características específicas de algunos individuos hacen a es-

tos más propensos a un trastorno psicopatológico tras la aparición de acontecimientos ambientales estresantes. Esas características serían, pues, factores de vulnerabilidad (diátesis).
|| **m. neuropsicológico** *(neuropsychologic m.)* Modelo que intenta conectar las anormalidades cognitivas observadas con sus respectivas bases neurológicas.

modelo cinético de la urea *(urea kinetic modeling)*
NEFROL. Método para valorar la diálisis adecuada (dosis óptima individualizada) que condiciona una máxima depuración de los productos de desecho y una buena calidad de vida. Se basa en la tasa de generación y de eliminación de urea, valorada con diversos indicadores: niveles de urea o de BUN, porcentaje de reducción de la urea durante la diálisis, aclaramiento total de la urea normalizado o corregido para su volumen de distribución (Kt/v), índice de eliminación de solutos, tasa de catabolismo proteico (PCR) y concentración media de urea (TAC). La mayoría de estos parámetros se calculan con fórmulas matemáticas.

modelo de mosaico fluido *(fluid mosaic model)*
BIOQUÍM. Estructura sugerida para las membranas biológicas que consiste en una bicapa lipídica formada por fosfolípidos, cuyas cabezas apolares quedan hacia el exterior y sus colas apolares enfrentadas entre sí, y una serie de proteínas de membrana que se pueden difundir lateralmente en la bicapa.

modelos de raciocinio ético *(models of ethical reasoning)*
BIOÉT. Ver **deber de saber.**

modernidad *(modernity)*
BIOÉT. f. Denominación genérica del movimiento ilustrado que pretende la felicidad del hombre por medio de un dominio técnico de la naturaleza que permita que todos los hombres puedan satisfacer sus deseos. Reduce la naturaleza humana a necesidades materiales. Su implantación de hecho, bien como capitalismo, bien como comunismo, ha conducido, sistemáticamente, al empobrecimiento humano de la sociedad. En medicina, este empobrecimiento se ha traducido en la deshumanización tecnificada que se observa hoy en el ejercicio profesional. Ver **autonomía médica, autonomía del paciente, comercialización de la medicina.**

modificación de conducta *(behavior modification)*
PSICOL. Aplicación de los principios del condicionamiento operante a la modificación del comportamiento humano. Se utiliza como sinónimo de terapia de conducta o comportamental.

modiolo *(modiolus)*
ANAT. m. Eje central cónico en torno al cual el caracol (canal coclear) da dos vueltas y media de espira. Por su interior discurren las fibras del nervio coclear. También se le denomina columela.

modo-M *(M-mode)*
CARDIOL. Ver **ecocardiografía.**

modo Schultze *(Schultze mode)*
GINECOL. Mecanismo de desprendimiento placentario que consiste en la producción del hematoma retroplacentario en la parte media de la placenta. Es el mecanismo más frecuente de desprendimiento placentario.

módulo de síntesis *(synthesis module)*
MEDNUCL. Sistema automatizado y habitualmente computarizado que se dedica a la producción de radiofármacos. La manipulación de cantidades de radiactividad muy elevadas, en las reacciones de radiofarmacia, hace imprescindible la utilización de sistemas robotizados en los que la manipulación directa de las sustancias radiactivas, por parte del operador, sea mínima.

moho *(mould)*
MICROBIOL. m. Hongo filamentoso formado por una serie de filamentos tubulares rígidos y ramificados llamados hifas. Las hifas son estructuras multinucleadas. El conjunto de hifas constituye el micelio. Los mohos se clasifican en función de su micelio (tabicado o no tabicado), el tipo de esporas asexuales (libres o conidiosporas y cerradas o esporangiosporas, artrosporas) y de esporas sexuales (zigosporas, basidiosporas, ascoscoras y oosporas). Los mohos en los que no se ha observado reproducción sexual se denominan hongos imperfectos o deuteromicetos. La mayoría de los mohos son saprófitos y obtienen los nutrientes por la descomposición de la materia orgánica muerta, otros son parásitos y viven

en el interior o sobre vegetales, animales y humanos, causando enfermedades. La mayor parte de los mohos patógenos pertenecen a los deuteromicetos. Las infecciones causadas por mohos (infecciones fúngicas), se denominan *micosis*. Atendiendo al tejido infectado y a la forma de entrar en el huésped, las micosis se clasifican en cinco grupos: sistémicas, subcutáneas, cutáneas, superficiales y oportunistas. La gravedad de las micosis es diversa en función del tejido afectado y de las defensas del individuo.

mol *(mole)*
ANAT. m. Cantidad de sustancia que contiene tantas unidades elementales (átomos, moléculas, etc.) como átomos hay en 12 g de carbono 12.

mola *(hydatiform mole)*
GINECOL. f. Degeneración placentaria que se caracteriza por el edema y la falta de vasos coriales. Puede desarrollar vesículas y acompañarse, habitualmente, de la muerte embrionaria. La más frecuente es la mola hidatídica, con formación de vellosidades, que recuerdan a las del quiste hidatídico. Una de cada diez molas puede malignizarse y evolucionar hacia el coriocarcinoma. || **m. de Breus** *(Breus' m.)* Hematoma que se forma entre el corion y la decidua (subcorial).

moldeamiento *(shaping)*
PSICOL. m. Aprendizaje por aproximaciones sucesivas. Adquisición o desarrollo progresivo de una habilidad compleja, a través del refuerzo de las respuestas del repertorio de un paciente, que le aproximan a la conducta deseada. Partiendo de las conductas observadas en el sujeto, se refuerzan aquellas que se parecen más al comportamiento final buscado, haciendo que ocurran de forma más frecuente y originándose un nuevo comportamiento, que se volverá a reforzar convenientemente.

molécula *(molecule)*
BIOQUÍM. f. Unidad formada por la unión de átomos. || **m. proquiral** *(prochiral m.)* Molécula orgánica que carece de centros quirales, pero tiene uno o más átomos de carbono unidos a dos sustituyentes idénticos y a dos sustituyentes diferentes. || **m. quiral** *(chiral m.)* Molécula que aparece como diversos estereoisómeros, por la peculiar disposición espacial (configuración) de sus grupos funcionales. La molécula quiral no se puede superponer con su imagen, hipotéticamente, reflejada en un espejo. Se caracteriza por presentar una actividad óptica o quiralidad.

molécula de adhesión *(adhesion molecule)*
INMUNOL. Proteína implicada en la interacción de células entre sí, así como de células con la matriz extracelular. || **m. coestimuladora** *(costimulatory m.)* Molécula que se expresa en la membrana de las células accesorias, o productos solubles, que es secretada por ellas y cuya función consiste en participar en la activación linfocitaria, reforzando la señal que el antígeno estimula a su receptor correspondiente. La molécula coestimuladora es imprescindible para la activación de los linfocitos vírgenes, de modo que la estimulación de un linfocito virgen por un antígeno, en ausencia de una molécula coestimuladora, conduce a la tolerancia para dicho antígeno. El ejemplo más representativo de la trascendencia de dicha molécula lo constituyen algunos tumores que por no expresarla en su membrana inducen tolerancia y escapan a la vigilancia inmunológica.

molécula media *(middle molecules)*
NEFROL. Aquella cuyo peso molecular oscila entre 300 y 3.500 daltons y se detecta en la sangre de los pacientes con una insuficiencia renal crónica y en la orina de los individuos normales. Es similar a la vitamina B_{12} o insulina. En la década de los setenta se pensó que podría colaborar en algunas complicaciones de los pacientes en programa de diálisis (toxina urémica), como la neuropatía periférica, pericarditis, etc. Esta molécula se depura más y mejor con diálisis peritoneal o transporte convectivo que a través de transporte difusivo; ello dio lugar a la hipótesis de las moléculas medias, que está en desuso actualmente.

molibdeno *(molybdenum)*
RADIO. m. Metal de símbolo químico Mo, de número atómico 42 y de masa molar atómica 95,9, de color gris, que posee una gran resistencia a la corrosión y tiene un punto de fusión muy alto, por lo que se utiliza en la fabricación de filamentos y ánodos para los tubos de rayos X.

molluscum *(molluscum)*
DERMATOL. m. Enfermedad vírica que se caracteriza por pápulas umbilicadas en su centro, que aparece generalmente en la infancia, aunque pueden padecerla los adultos.

molsidomina (*molsidomine*)
FARMCLÍN. f. Fármaco utilizado en la profilaxis de la angina de pecho.

momificación (*mummification*)
MEDLEGAL. f. Proceso natural de conservación del cadáver, debido a un incremento de los fenómenos normales de desecación, que impide la proliferación de las bacterias de la putrefacción. Se da, especialmente, en los lugares secos y aireados, tales como nichos y criptas. El cadáver momificado pierde peso y su piel, de consistencia coriácea, adquiere un color pardo rojizo. La momificación puede ser también solo parcial.

mongolismo (*mongolism*)
NEUROL. Ver **síndrome de Down.**

monitor (*monitor*)
RADIO. m. Pantalla que se conecta a una cámara o a un ordenador.

monitorización (*monitorization*)
RADIO. f. Control que se realiza a través de una pantalla, donde se puede observar la información remitida desde los sensores o detectores conectados a un paciente.

monoamina (*monoamine*)
ENDOCRINOL. f. Compuesto orgánico que cuenta en su estructura con un solo grupo amino. El término se emplea, con frecuencia, para referirse a la dopamina, adrenalina, noradrenalina, histamina y otros derivados de los aminoácidos.

monoaminooxidasa (*monoaminooxidase*)
ENDOCRINOL. f. Enzima clave en el catabolismo de las catecolaminas. Tiene un efecto desaminador, dando lugar a la formación de aldehídos.

monobactámico (*monobactam*)
FARMCLÍN. m. Antibiótico betalactámico con actividad frente a las bacterias gram-negativas. Tiene una escasa actividad alergizante.

monoblasto (*monoblast*)
HEMATOL. m. Célula grande e inmadura precursora de los monocitos.

monocigótico (*monozygotic*)
ANAT. adj. Se dice de cada uno de los gemelos que provienen de un solo cigoto.

monocito (*monocyte*)
HEMATOL. m. Leucocito fagocítico mononuclear, de gran tamaño, con un núcleo oval o arriñonado y gránulos citoplasmáticos azurófilos. Es rico en enzimas, en su mayor parte esterasas inespecíficas y con propiedades de migración y fagocitosis.

monocitosis (*monocytosis*)
HEMATOL. f. Aumento del número de monocitos en la sangre periférica.

monoclonal (*monoclonal*)
HEMATOL. adj. Que deriva de una célula única; procedente de un solo clon.

monocorial (*monochorionic*)
GINECOL. adj. Se dice del embarazo gemelar en el que solo existe un corion. Un solo óvulo fecundado por un espermatozoide da lugar al desarrollo de gemelos con una sola placenta.

monodelto (*monodelt*)
MEDLEGAL. m. Dactilograma que tiene un solo delta. Si está situado a la derecha se llama dextrodelto, y si lo está a la izquierda, sinistrodelto.

monofilamento (*monofilament*)
CIRGEN. m. Tipo de hilo de sutura quirúrgica, fabricado con una única hebra, por contraposición al hilo trenzado, que está fabricado con múltiples filamentos más finos. Son siempre de material sintético, el más conocido el polipropileno. Ver **sutura.**

monoiodotirosina (*monoiodotyrosine*)
ENDOCRINOL. f. Compuesto resultante de la iodación del aminoácido tirosina, que forma parte de la cadena biosintética de las hormonas tiroideas. Su acoplamiento con una molécula de diiodotirosina da lugar a la triiodotironina. Su administración exógena inhibe la enzima tirosina hidroxilasa y, por tanto, la síntesis de dopamina, noradrenalina y adrenalina.

monomorfo (*monomorphus*)
DERMATOL. adj. Se dice de la erupción cutánea formada por lesiones de la misma morfología.

mononeuritis (*mononeuritis*)
NEUROL. Ver **mononeuropatía.**

mononeuritis diabética (*diabetic mononeuritis*)
ENDOCRINOL. Afectación de un solo nervio por neuropatía diabética. Puede cursar con un trastorno sensitivo, motor o mixto. Son típicas las correspondientes a los pares craneales III, IV y V, que, en muchas ocasiones, se encuentran en relación con microinfartos.

mononeuropatía (*mononeuropathy*)
NEUROL. f. Lesión de un tronco nervioso periférico.

mononitrato de isosorbida *(isosorbide monitrate)*
FARMCLÍN. Nitrato utilizado en la profilaxis de la cardiopatía isquémica.

mononuclear *(mononuclear)*
HEMATOL. adj. Que posee un solo núcleo simple, como el linfocito y el monocito.

mononucleosis *(mononucleosis)*
HEMATOL. f. Existencia de un alto número de leucocitos mononucleares en la sangre. || **m. infecciosa** *(infectius m.)* Enfermedad infecciosa producida por el virus de Epstein-Barr. Se caracteriza por fiebre alta, faringitis membranosa, hipertrofia de ganglios, presencia de linfocitos atípicos, etc. Afecta a adolescentes y jóvenes y su vía de contagio es la saliva. También se llama fiebre glandular, enfermedad de Filatov, enfermedad del beso y enfermedad de Pfeiffer.

monoplejía *(monoplegia)*
NEUROL. f. Parálisis motora de una extremidad.

monoquina *(monokine)*
INMUNOL. f. Citoquina producida por células de estirpe monocito-macrofágica.

monosomía *(monosomy)*
GENÉT. f. Aneuploidía debida a la pérdida de uno de los miembros de un par de cromosomas homólogos.

monóxido de carbono *(carbon monoxide)*
MEDLEGAL. Gas tóxico que se produce en la combustión incompleta del carbón o de los hidrocarburos y que actúa uniéndose a la hemoglobina de la sangre, formando carboxihemoglobina, con un desplazamiento del oxígeno de la oxihemoglobina. La determinación se hace en la sangre mediante métodos espectrofotométricos (Heilmeyer) o con la reacción del cloruro de paladio. Se han propuesto muchas técnicas de orientación para demostrar la presencia del monóxido de carbono en la sangre del cadáver en el mismo momento de la autopsia. Todas se basan en el mismo principio: la muestra tratada con un agente hematinizante o metahemoglobinizante no se altera y conserva su color rojo, si existe suficiente cantidad de carboxihemoglobina. En caso contrario, se produce un precipitado de color achocolatado por la desnaturalización de la hemoglobina. Se han empleado, como reactivos, el hidróxido sódico (Hoppe Seyler), el tanino (Kunkel), el cloruro de cinc (Stockis), el sulfato de hidrazina (Coronedi) y el formol (Liebman).

monstruo *(monster)*
ANAT. m. Feto con malformaciones detectables a simple vista. Según el tipo de malformación, recibe distintos nombres.

monstruosidad *(monstruosity)*
GINECOL. f. Malformación fetal que se caracteriza por la ausencia de partes del cuerpo y que motiva el desarrollo anormal de los órganos.

MOPP *(MOPP)*
ONCOL. Régimen de poliquimioterapia empleada para el tratamiento del linfoma Hodgkin, que contiene los agentes mostaza nitrogenada, vincristina, procarbacina y prednisona.

moral *(moral)*
BIOÉT. Ver **ética**. || **m. católica** *(catholic m.)* Ver **fundamentación teológica de la bioética**. || **m. científica** *(scientific m.)* Ver **ética biomédica**. || **m. cristiana** *(christian m.)* Ver **fundamentación teológica de la bioética**. || **m. médica** *(medical m.)* Ver **ética biomédica**. || **m. personal del médico** *(doctor's personal m.)* Ver **formación humana**.

moralidad *(morality)*
BIOÉT. Ver **ética**.

Moraxella *(Moraxella)*
MICROBIOL. Género de bacterias de la familia *Neisseriaceae*, orden eubacteriales, inmóviles, gram-negativos aerobios, agentes etiológicos de infecciones respiratorias y oculares del hombre y los animales. En la actualidad incluye siete especies: *Moraxella bovis*, *Moraxella catarrhalis*, *Moraxella lacunata*, *Moraxella nonliquefaciens*, *Moraxella caviae*, *Moraxela caviae* y *Moraxella ovis*. || **M. bovis** *(M. bovis)* Bacteria aislada de la conjuntivitis de bóvidos. || **M. catarrhalis** *(M. catarrhalis)* Coco gram-negativo, oxidasa positiva, componente normal de la microbiota orofaríngea y causa común de la bronquitis y la bronconeumonía (en pacientes con enfermedad pulmonar crónica), sinusitis y otitis. La mayoría de las cepas son productoras de beta-lactamasa. También denominada *Neisseria catarrhalis* o *Branhamella catarrhalis*. || **M. lacunata** *(M. lacunata)* Agente etiológico de infecciones oculares, que a veces aparece en forma epidémica. || **M. nonliquefaciens** *(M. nonliquefaciens)* Bacteria aislada, con

mayor frecuencia, de las infecciones humanas del tracto respiratorio.

morbilidad *(morbidity)*
CIRGEN. f. Conjunto de complicaciones derivadas de un procedimiento médico. Pueden ser efectos secundarios o complicaciones de procedimientos técnicos (diagnósticos o terapéuticos). Ver **complicación.**

morbiliforme *(morbilliform)*
DERMATOL. adj. Que se asemeja a las lesiones del sarampión.

mordedura *(bite)*
MEDLEGAL. f. Lesión contusa que es producida por los dientes del hombre o de un animal.

mordida *(bite)*
CIRPLÁS. f. Maniobra para observar la oclusión de los dientes. || **m. abierta** *(open b.)* Forma de mordida en la que los dientes incisivos, de ambos maxilares, no entran en oclusión, pudiendo quedar los superiores por delante (mordida abierta anterior) o por detrás (mordida abierta posterior) de los inferiores.

morfea *(morphea)*
CIRPLÁS. f. Lesiones maculosas que son propias de la esclerodermia. Se caracteriza por placas blanco-marfileñas, con borde lila o eritematoso típico. Dependiendo de su forma hay morfeas anulares, en gotas, en placas y generalizadas, cuando afectan a todo el tegumento, siempre sin dañar a órganos internos.

morfina *(morphine)*
ANEST. f. Analgésico opiáceo puro. Se obtiene del opio *(Papaver somniferum),* siendo la sustancia más representativa de los opiáceos. En dosis farmacológicas, sus efectos duran 150-240 minutos. Sus efectos colaterales más importantes son la depresión respiratoria, liberación de histamina, broncoconstricción, efecto antitusígeno, miosis, náuseas, vómitos e inhibición del peristaltismo intestinal. Se utiliza como analgésico intra y postoperatorio y en el tratamiento del dolor crónico.

morfogénesis *(morphogenesis)*
ANAT. f. Proceso por el cual el embrión va adquiriendo la forma que le corresponde según su especie. Estos cambios se realizan tanto a nivel tisular y de órganos como globalmente.

morfógeno *(morphogenic)*
HISTOL. adj. Se dice de la sustancia o factor que se produce durante el desarrollo embrionario, que facilita el desarrollo de un determinado órgano o estructura.

morfología *(morphology)*
ANAT. f. Disciplina que estudia la forma de los seres. En cierto modo se equipara a anatomía. Es frecuente la diferenciación entre forma y estructura: la primera es objeto de la anatomía y la segunda, de la histología.

morgue *(mortuory)*
MEDLEGAL. f. Galicismo que significa depósito de cadáveres.

moria *(moria)*
PSIQUIAT. f. Fenómeno psicopatológico que se caracteriza por la excesiva jovialidad, tendencia a bromear y frivolidad. Se observa en alteraciones del lóbulo frontal, especialmente en tumores.

moribundo *(dying person)*
BIOÉT. Ver **cuidados terminales.**

morir *(to die)*
BIOÉT. Ver **muerte.** || **m. en paz** *(to die in peace)* Ver **cuidados terminales.**

mortalidad *(mortality)*
MICROBIOL. f. Número total referido al total de habitantes. En el caso de una enfermedad, es el número de muertes producido por ella entre los que se han visto afectados por la misma.

mortalidad fetal *(fetal mortality)*
PEDIAT. La que tiene lugar durante el desarrollo fetal. En la actualidad, con los cuidados dispensados a la embarazada, queda limitada, en la práctica, a la producida por malformaciones. || **m. infantil** *(infantile m.)* La que tiene lugar durante la infancia. En los países desarrollados es muy escasa, pero continúa siendo elevada en los países del tercer mundo. || **m. perinatal** *(perinatal m.)* La que se produce en los siete primeros días del neonato.

mortalidad materna *(maternal mortality)*
GINECOL. La mortalidad materna se define como el número de madres fallecidas por complicaciones del embarazo, parto o puerperio. Se refiere al número de muertes maternas por 100.000 recién nacidos vivos. || **m. perinatal** *(perinatal m.)* Cantidad de nacidos muertos y fallecidos entre la semana 27 del embarazo y los 7 primeros días posparto.

mortalidad operatoria (*operative mortality*)
CIRGEN. Porcentaje de pacientes que fallecen como consecuencia de una intervención quirúrgica por complicaciones surgidas en el postoperatorio. Tradicionalmente se ha considerado la mortalidad producida en los primeros treinta días desde la intervención; sin embargo, en la actualidad se suele referir a la producida durante el ingreso hospitalario postoperatorio, pues algunos de los fallecimientos se producen antes del alta del paciente, pero después del primer mes de postoperatorio. Ver **cirugía, complicación**.

mórula (*morula*)
ANAT. f. Conjunto de células originadas por la división del cigoto y rodeadas por la zona pellucida.

mosaicismo (*mosaicism*)
GENÉT. m. Coexistencia en un individuo de dos o más líneas celulares que difieren genéticamente, pero proceden del mismo cigoto. || **m. de línea germinal** (*germ line m.*) Coexistencia en la línea germinal de un individuo de dos o más poblaciones celulares, que difieren genéticamente. En ocasiones, sobre todo en genética humana, se denomina mosaicismo gonadal.

mosaico (*mosaic*)
GENÉT. adj. Se dice del individuo con mosaicismo.

mosaico cervical (*colposcopic mosaic*)
GINECOL. Imagen colposcópica yodonegativa que recuerda, en su disposición, a un enladrillado. Resulta sospechosa de neoplasia y debe biopsiarse.

moscas volantes (*floaters*)
OFTALMOL. Ver **cuerpo flotante**.

moteado (*mottled*)
DERMATOL. adj. Que tiene forma de mota, de mancha pequeña.

motilidad (*motility*)
CIRGEN. f. Movimiento contráctil de los órganos que tienen peristaltismo y capacidad de contraerse, de forma voluntaria o involuntaria. Puede referirse al tubo digestivo, a la orofaringe y a los uréteres.

motilina (*motilin*)
ENDOCRINOL. f. Hormona producida por las células de la mucosa intestinal que incrementa la motilidad gástrica e intestinal.

motivación (*motivation*)
PSICOL. f. Conjunto de factores o elementos (procesos fisiológicos y psicológicos) que activan la conducta y/o la orientan en un sentido determinado para la consecución de un objetivo. || **m. extrínseca** (*extrinsic m.*) Motivación basada en factores externos o incentivos, bien sea la promesa de recompensa o la amenaza de castigo. || **m. intrínseca** (*intrinsic m.*) Motivación basada en factores internos o necesidades, bien sea el del propio valor de la conducta en sí o el de ser eficaz. || **m. de logro** (*achievement m.*) Motivación que tiene por objeto obtener logros importantes: dominar las cosas, las ideas, las personas, o alcanzar un nivel elevado de excelencia, superarse a sí mismo y a los demás. Desempeña un papel importante en el aprendizaje, en especial en los aprendizajes superiores y complejos. Los resultados académicos y el éxito profesional se relacionan no solo con aptitudes elevadas, sino también con la alta motivación de logro.

motoneurona (*motor neurone*)
ANAT. f. Neurona de la que parten los impulsos motores. Se distinguen motoneuronas centrales (las de la corteza cerebral motora) y periféricas o espinales; de estas últimas el impulso nervioso parte, directamente, a los músculos estriados.

movimiento de decorticación (*decorticated posturing*)
NEUROCIR. Movimiento que se produce cuando existe una lesión del haz corticoespinal por encima del tronco del encéfalo; la respuesta al dolor o la actitud de los miembros es de flexión

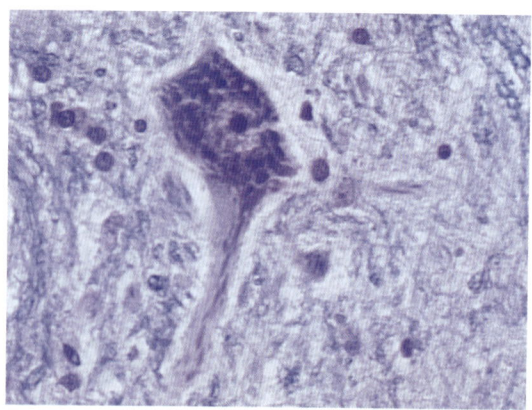

motoneurona

de los brazos y extensión de las piernas. ‖ **m. involuntario** (*extrapyramidal movement*) Movimiento originado en los ganglios basales y que se escapa del control consciente.

movimiento de extensión (*extension movement*)
ANAT. Movimiento que disminuye la amplitud del ángulo formado por los segmentos de los miembros o de la cabeza o del tronco.

Movimiento Hospice (*Hospice Movement*)
BIOÉT. Movimiento de fomento de los cuidados paliativos (v.) iniciado por Cicely Saunders, en Inglaterra, que propugna la atención de los enfermos terminales en establecimientos especializados (*Hospice*) donde residen y son atendidos, de forma adecuada, durante el último periodo de su vida.

movimiento ocular rápido (*rapid eye movement*)
FISIOL. Movimiento en el que los globos oculares giran con rapidez, generalmente en el plano horizontal. Se da, sobre todo, durante el sueño paradójico que, por esta peculiaridad, se le llama sueño de movimientos oculares rápidos (MOR).

mucina (*mucin*)
FISIOL. f. Mucopolisacárido glucoproteína, que es uno de los principales constituyentes de la secreción mucosa. Todas las mucosas segregan moco, y, por lo tanto, mucina, pero donde tiene una mayor importancia es en el tubo gastrointestinal, como elemento protector de su mucosa.

mucolítico (*mucolytic*)
FISIOL. m. Fármaco que favorece la disolución del moco. Se utiliza en la traqueobronquitis.

mucopolisacárido (*mucopolysaccharide*)
FISIOL. m. Grupo de mucopolisacáridos que forman parte del tejido conjuntivo en forma de proteoglicanos y glucosaminoglicanos. Su biosíntesis es estimulada por los andrógenos y la hormona del crecimiento e inhibida por los glucocorticoides.

mucoproteína (*mucoprotein*)
FISIOL. f. Compuesto que contiene mucopolisacáridos, por lo que, como estos, están presentes en todo el tejido conjuntivo.

mucormicosis (*mucormycosis*)
PNEUMOL. f. Infección por hongos de las especies de *Rhizopus, Rhizomucor, Cunninghamella*, que afecta, fundamentalmente, a pacientes con enfermedades previas graves (diabetes mellitus, neoplasias hematológicas, pacientes trasplantados). Puede afectar a las vías aéreas superiores, al pulmón y al tubo digestivo, produciendo una infección necrotizante, con riesgo de diseminación hematógena a cualquier órgano.

mucosa (*mucosa*)
ANAT. f. Membrana de revestimiento de las vísceras y conductos huecos del cuerpo (excepto en el sistema circulatorio, en el que el revestimiento es endotelial). Recibe este nombre porque posee glándulas mucosas.

mucosectomía (*mucosectomy*)
CIRGEN. f. Extirpación de una mucosa. Se trata, en general, de mucosas causantes de una enfermedad. De forma específica, en cirugía general se refiere a la extirpación de la mucosa rectal y del canal anal, hasta la línea pectínea, que se realiza tras la proctocolectomía, con reservorio ileoanal, por colitis ulcerosa (v.) o poliposis múltiple familiar.

mucositis (*mucositis*)
ONCOL. f. Toxicidad que ejercen los distintos agentes quimioterápicos sobre las mucosas.

mucoviscidosis (*mucoviscidosis*)
PNEUMOL. Ver **fibrosis quística**.

muela (*molar tooth*)
ANAT. f. Se distinguen tres molares en cada mitad del maxilar y de la mandíbula. La última, llamada muela del juicio, es la de aparición más tardía. Su misión es triturar los alimentos.

muerte (*death*)
BIOÉT. f. Cese de la actividad integrada del organismo, que se manifiesta con una serie de signos clínicos (ver **diagnóstico de la muerte**). No existen estados intermedios entre la vida y la muerte: solo cabe que dicha actividad vital orgánica se mantenga (aunque sea con ayuda) o que ya no exista. A pesar de esta ley de todo o nada, el diagnóstico de muerte puede ser difícil de realizar cuando se está muy cerca del momento del fallecimiento. Dado que el hombre es una unidad corpóreo-espiritual, la muerte del hombre como ser corporal (muerte biológica) no puede disociarse de la muerte del hombre como ser espiritual o persona. No existen varias muertes que se puedan dar sucesivamente. Ver **muerte cerebral, muerte neocortical**. ‖ **m. asistida** (*assisted d.*) Ver **ayuda al**

suicidio, ayudar a morir. ‖ **m. digna** *(worthy d.)* Ver **eutanasia**. ‖ **m. neocortical** *(neocortical d.)* Destrucción irreversible de la función de la corteza cerebral, bien de toda ella, bien de una gran parte, de modo que el paciente es incapaz de una actividad de relación, pero conserva intactas numerosas funciones cerebrales y del tronco encefálico (ver **estado vegetativo persistente**). No equivale a la muerte (v.) de la persona, aunque algunos autores la equiparen. Aunque sean donantes (v.), no se pueden extraer los órganos para el trasplante a los pacientes en este estado. ‖ **m. y ética** *(d. and ethics)* En el hombre no es un mero hecho biológico, y el médico debe ser consciente de esta faceta, especialmente para el apoyo al enfermo y a la familia en esos momentos. Ver **apoyo moral, cuidados terminales**.

muerte accidental *(accidental death)*
MEDLEGAL. La debida a un accidente. ‖ **m. a mano airada** *(violent d.)* La muerte violenta homicida. ‖ **m. aparente** *(apparent d.)* Situación en la que el sujeto está vivo, pero sus funciones vitales, circulatorias, respiratorias, neurológicas, etc., son tan débiles que parece que está muerto. ‖ **m. cerebral** *(cerebral d.)* Aquella en la que han cesado las funciones neurológicas normales, pero en la que se mantienen, por medios mecánicos externos, la circulación y la respiración. Es un término de uso bastante común, pero totalmente impropio, puesto que solo existe una clase de muerte. ‖ **m. natural** *(natural d.)* La producida por causas patológicas, sin que exista violencia. ‖ **m. real** *(true d.)* Muerte verdadera, no solo aparente, y sin posibilidad de retorno a la vida. ‖ **m. súbita** *(sudden d., unexpected d.)* La que tiene lugar sin una situación patológica previa, que la haría previsible. Se trata de una muerte imprevista. ‖ **m. violenta** *(violent d.)* La originada por traumatismos o intoxicaciones. Puede ser de origen accidental, suicida u homicida.

muerte cardiaca súbita *(sudden cardiac death)*
CARDIOL. Muerte inesperada natural, debida a una causa cardiaca, que se produce instantáneamente o como máximo una hora después del inicio de un cambio brusco en el estado clínico, en una persona con o sin antecedentes de enfermedad cardiaca. Generalmente es consecuencia de arritmias ventriculares fatales (taquicardia/fibrilación ventricular y, en menor medida, bloqueo auriculoventricular completo). Su etiología más frecuente es la cardiopatía isquémica y constituye una de las causas más frecuentes de la muerte de origen cardiovascular.

muguet *(thrush)*
PEDIAT. m. Infección de la mucosa oral por el hongo *Candida albicans*. Este hongo que parasita a un 25% aproximadamente de la población, solo adquiere virulencia cuando las defensas del individuo han decrecido o bien tras un tratamiento con antibióticos. Se caracteriza por placas blancas, que asientan sobre la mucosa inflamada y dolorosa.

mujer gestante *(pregnant woman)*
GINECOL. Mujer embarazada, durante periodo de 280 días, es decir, 10 meses lunares.

mujer gestante incapaz *(incompetent pregnant woman)*
BIOÉT. Ver **esterilización de deficientes**.

multiaxial *(multiaxial)*
RADIO. adj. Lo realizado u obtenido en varios ejes. ‖ Se dice de la técnica de imagen que puede obtener información en varios planos simultáneamente.

multicorte *(multiscan)*
RADIO. m. Técnica de imagen que pueden obtener información de varios cortes tomográficos, en el mismo o en distinto plano, de forma simultánea.

multidimensional *(multidimensional)*
RADIO. adj. Lo realizado u obtenido en varias direcciones.

multiforme *(multiform)*
DERMATOL. adj. Se dice de la erupción cutánea con varios aspectos morfológicos concomitantes; p. ej., el eritema exudativo multiforme.

multigrávida *(multigravida)*
GINECOL. adj. Se dice de la mujer que ha tenido varios embarazos. Se acepta el término cuando al menos ha habido cinco embarazos.

multípara *(multipara)*
GINECOL. adj. Se dice de la mujer que ha tenido varios partos. Se acepta que una mujer es multípara cuando tiene más de cinco partos.

multiplanar *(multiplanar)*
RADIO. adj. Que tiene la capacidad de realizar o que se ha obtenido en varios planos.

multiplicación bacteriana *(bacterial growth)*
MICROBIOL. La que se produce tras la división celular, normalmente por fisión binaria simétrica, aunque, en ciertas especies esta división es asimétrica.

muñeca *(wrist)*
ANAT. f. Región del miembro superior situada entre el antebrazo y la mano. En ella tiene lugar la articulación del cúbito y del radio con los huesos del carpo.

muñón *(stump)*
CIRGEN. m. Extremo distal del miembro amputado. || **m. duodenal** *(duodenal s.)* Extremo de la primera porción duodenal, que queda cerrado con suturas tras una gastrectomía Billroth II o en Y de Roux. Ver **dehiscencia de sutura, fístula, peritonitis.** || **m. gástrico** *(gastric s.)* El remanente que queda tras una gastrectomía parcial. Ver **gastrectomía Billroth I, gastrectomía Billroth II.** || **m. rectal** *(rectal s.)* Recto que queda cerrado y excluido del tránsito fecal tras extirpar el colon y no se vuelve a anastomosar el colon o el intestino delgado al recto. Se deja un muñón rectal en la intervención de Hartmann. Ver **colectomía, colostomía, intervención de Hartmann.**

mupirocina *(mupirocin)*
FARMCLÍN. f. Antibiótico antibacteriano que actúa inhibiendo la síntesis de proteínas. Se utiliza por vía tópica cutánea.

mureína *(murein)*
MICROBIOL. f. Trama glucopeptídica que envuelve a las membranas plasmáticas bacterianas. Ver **peptidoglicano.**

murmullo vesicular *(vesicular breath sound)*
PNEUMOL. Sonido perceptible en la auscultación pulmonar, que se origina por la entrada del aire en el árbol y el parénquima sano.

muscarina *(muscarine)*
FISIOL. f. Alcaloide muy tóxico que se obtiene del hongo *Amanita muscaria*. Activa solo a uno de los dos receptores acetilcolinérgicos (receptores muscarínicos).

muscarínico *(muscarinic)*
FISIOL. adj. Relativo a la muscarina. || Se dice del receptor acetilcolinérgico que es activado por la muscarina.

muscular *(muscular)*
FISIOL. adj. Relativo a los músculos.

musculatura *(musculature)*
FISIOL. f. Conjunto de músculos esqueléticos del cuerpo.

músculo *(muscle)*
ANAT. m. Tejido constituido por fibras musculares dotadas de capacidad contráctil. Hay dos tipos de músculos: los *de fibra estriada* y los *de fibra lisa*. Los primeros son los esqueléticos, de contracción voluntaria; los lisos son los que revisten las paredes viscerales y vasos, son de contracción involuntaria. El músculo cardiaco, por su estructura, corresponde a la musculatura estriada (con algunas peculiaridades), pero es involuntario. || **m. antigravitatorio** *(antigravitatory m.)* Músculo que permite mantener la postura erecta. || **m. blanco** *(white m.)* Ver **fibra muscular de contracción rápida.** || **m. digástrico** *(digastric m.)* Aquel que tiene dos vientres musculares unidos por un tendón. Se origina en la apófisis mastoides y se inserta en la cara interna de la mandíbula. Su acción es descender la mandíbula y ascender el hiodes y, con él, la laringe. || **m. de fibra estriada** *(striated m.)* Cualquier músculo somático y el músculo cardiaco, que es visceral. Los primeros son voluntarios. La estriación es debida a que el sarcolema de las fibras musculares presenta una serie de discos, alternando los claros con los oscuros. || **m. de fibra lisa** *(smooth m.)* El que se encuentra en la pared visceral y en la de los vasos. Es involuntario y no presenta estriación en sus fibras. || **m. orbicular** *(orbicularis m.)* Cada uno de los dos músculos que reciben esta denominación por su disposición

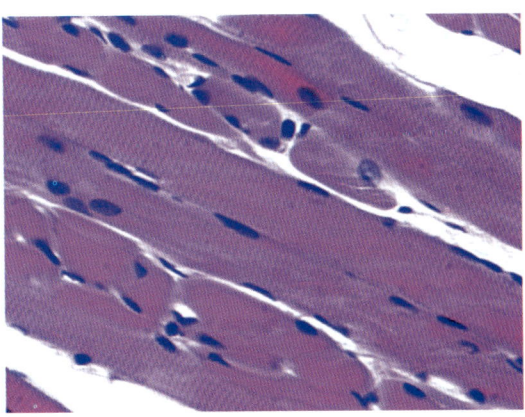

músculo esquelético

músculo

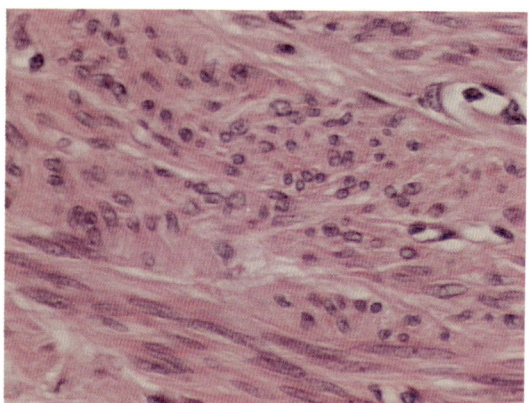
músculo liso

circunferencial: el orbicular de los párpados y el de los labios. Los dos tienen la misión, al contraerse, de cerrar la correspondiente apertura. || **m. palatogloso** *(palatoglosus m.)* Músculo de la lengua; se encuentra en el pilar anterior del paladar y eleva la raíz de la lengua. || **m. pectoral** *(pectoral m.)* Músculo del cinturón escapular. El mayor produce la aproximación del brazo; el menor desciende el hombro. || **m. piramidal** *(pyramidalis m.)* Músculo pequeño, situado en la zona suprapúbica. || **m. piriforme** *(piriformis m.)* El que se origina en la cara anterior del sacro y se inserta en el trocánter mayor. Produce una rotación externa y la extensión del miembro inferior, pero su fuerza es escasa por su pequeño tamaño. || **m. poplíteo** *(popliteus m.)* Pequeño músculo que cruza la región poplítea. || **m. pronador** *(pronator m.)* Músculo que realiza el movimiento de pronación. || **m. pronador cuadrado** *(pronator quadratus m.)* Músculo que se origina en la diáfisis del cúbito y se inserta en la del radio. || **m. pronador redondo** *(pronator teres m.)* Músculo con origen en el epicóndilo medial e inserción en la diáfisis del radio. || **m. recto anterior del abdomen** *(rectus abdominis medialis m.)* Músculo situado a uno y otro lado de la línea alba, extendiéndose desde el reborde costal al pubis. || **m. recto anterior del muslo** *(rectus femoralis m.)* Una de las porciones del músculo cuádriceps. || **m. redondo** *(teres m.)* Término con el se que designan dos músculos, cuya sección es circunferencial: redondo mayor y redondo menor, que se extienden de la escápula al húmero. || **m. respiratorio** *(respiratory m.)* El que interviene en los movimientos inspiratorios o espiratorios. Por ello se

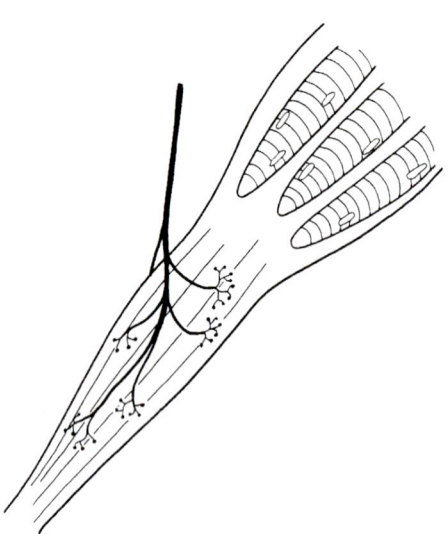

músculo. Esquema representando un pequeño fascículo muscular, continuado por un fino tendón, en el que se ramifica una fibra nerviosa (órgano tendinoso de Golgi), cuyas terminales dan lugar a unas arborizaciones hederiformes

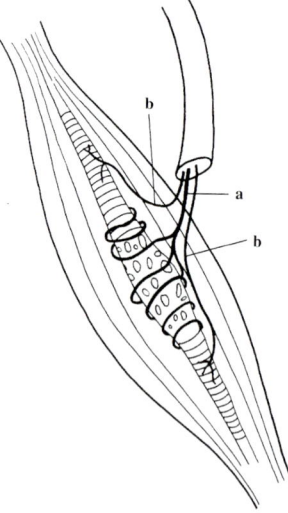

músculo. Huso neuromuscular con una fibra intrafusal en la que terminan: a) una fibra que forma el filamento anuloespinal, y b) dos fibras finas que se dirigen a los extremos de la fibra intrafusal y tienen carácter motor

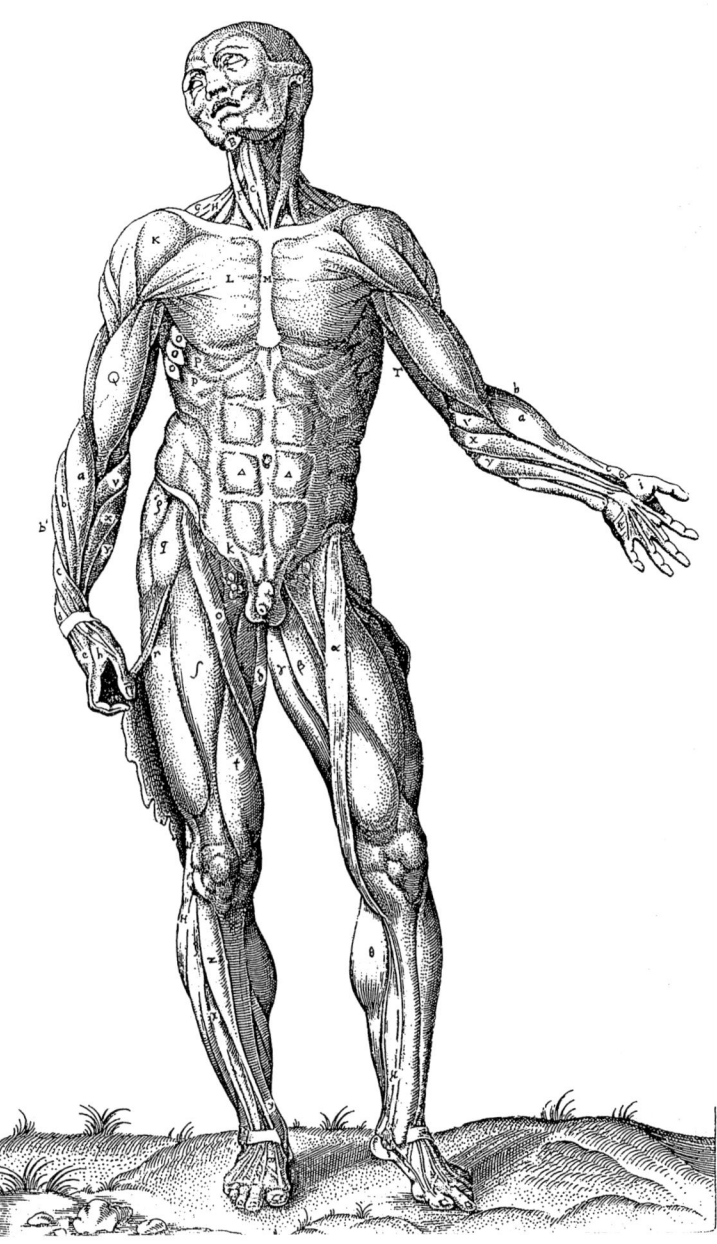

músculo. Lámina del libro de *Anatomía* de Valverde de Hamusco mostrando, en una visión anterior del cuerpo humano, los músculos superficiales. En la enumeración de los músculos se sigue un orden craneocaudal. B) músculo digástrico (vientre anterior); C) músculo esternohioideo; F) músculo esternocleidomastoideo; G) músculo trapecio; H) músculo omohioideo; K) músculo deltoides; L) músculo pectoral mayor; O) músculo serrato anterior; P) músculo oblicuo externo del abdomen; Δ) músculo recto del abdomen; Q) músculo bíceps braquial; T) músculo tríceps (cabeza medial); x) músculo flexor radial del carpo; Y) músculo flexor superficial de los dedos; a) músculo braquiorradial; b) músculo extensor radial largo del carpo; b') músculo extensor radial corto del carpo; c) músculos abductor largo del pulgar y extensor corto del pulgar; d) músculo extensor largo del pulgar; e) tendón del músculo extensor del índice; h) aductor del pulgar; i) músculos de la eminencia ténar; κ) músculo cremáster; q') músculo tensor de la fascia lata; r) músculo cuádriceps (vasto lateral); s) músculo recto femoral; t) músculo cuádriceps (vasto medial); y) músculo tibial posterior; α) músculo sartorio; ß) músculo aductor largo; X) músculo extensor largo de los dedos; γ) músculo aductor mayor; δ) músculo grácil (recto interno); Θ) músculo tríceps (gemelo medial); Z) músculo tibial anterior

músculo 834

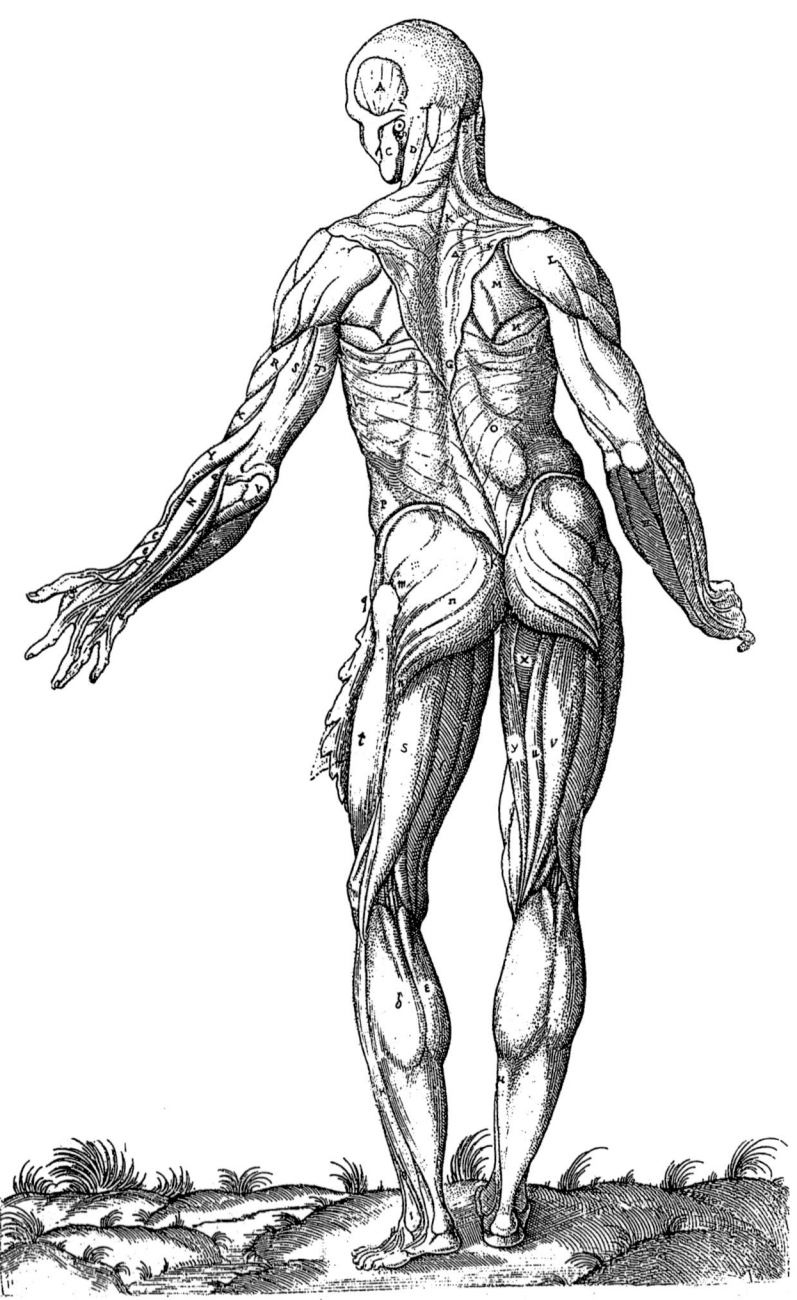

músculo. Lámina mostrando, en una visión posterior del cuerpo humano, los músculos superficiales. La enumeración de los músculos sigue un orden craneocaudal. A) músculo temporal; C) músculo masetero; D) músculo esternocleidomastoideo; E, G, J, K) distintas porciones del músculo trapecio; L) músculo deltoides; M) músculo infraespinoso; N) músculo redondo mayor; O) músculo dorsal ancho; P) músculo cuadrado lumbar; R, S, T) músculo tríceps, cabeza lateral en su porción larga y cabeza medial, respectivamente; V) músculo pronador redondo; X) músculo braquiorradial; Y) músculo extensor radial largo del carpo; Z, e) músculos abductor largo y extensor corto del pulgar; m) músculo glúteo mediano; n) músculo glúteo mayor; t) músculo cuádriceps (vasto lateral); s) músculo bíceps femoral; u) músculo semimembranoso; v) músculo semitendinoso; y) músculo grácil; x) músculo aductor mayor; δ) músculo gemelo lateral; ε) músculo gemelo medial

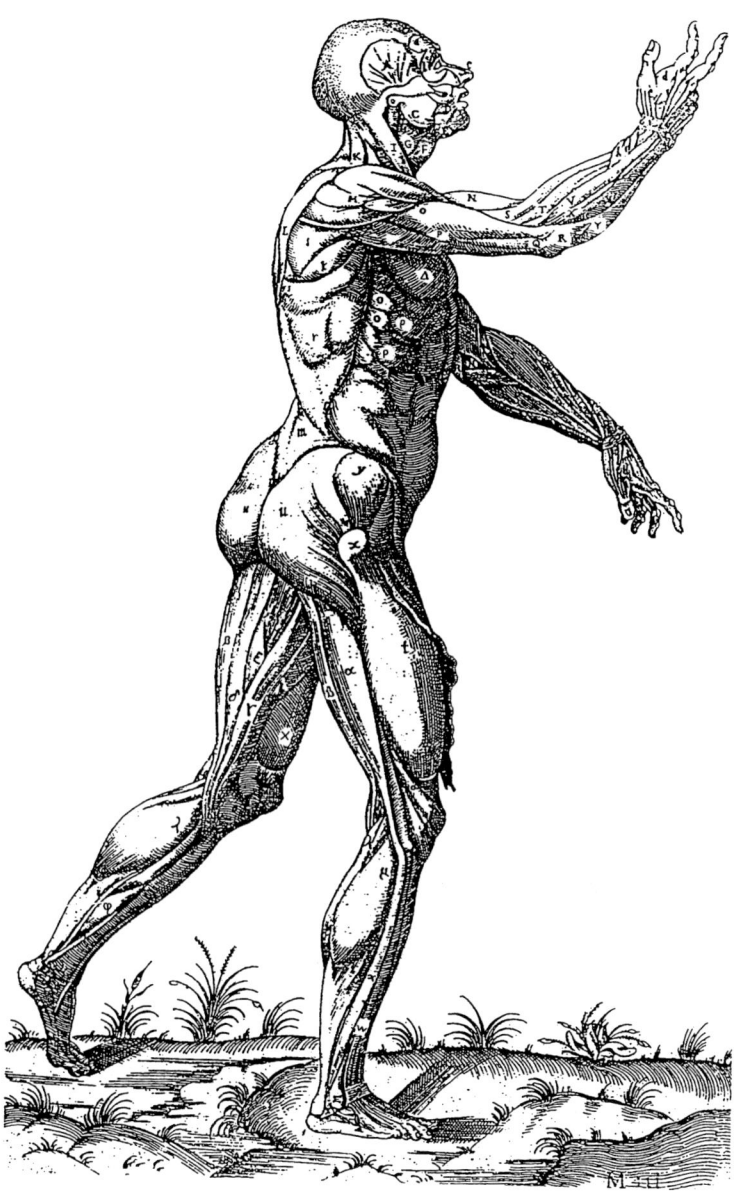

músculo. Visión lateral del cuerpo humano, en la que aparecen representados los músculos del cuerpo superficiales. Su enumeración sigue un orden craneocaudal y no alfabético. A) músculo temporal; C) músculo masetero; a) músculo frontal; b) músculo orbicular de los párpados; c) músculo dilatador de la nariz; ; d) músculo orbicular de los labios; E) vientre anterior del músculo digástrico; F) músculo esternohioideo; G) músculo omohioideo; I) músculo esternocleidomastoideo; KL) músculo trapecio; M) músculo deltoides; N) músculo bíceps; O) músculo tríceps, cabeza lateral; P) músculo tríceps, cabeza larga; Q) músculo flexor largo de los dedos; R) músculo ancóneo; S) músculo braquiorradial; T) músculo extensor radial largo del carpo; V) músculo extensor radial corto del carpo; X) músculo extensor de los dedos; Y) músculo extensor cubital del carpo; o) músculo serrato anterior; p) músculo oblicuo externo del abdomen; Δ) músculo pectoral mayor; r) músculo dorsal ancho; i) músculo infraespinoso; k) músculo redondo mayor; m) músculo erector de la columna; u) músculo glúteo mayor; y) músculo glúteo medio; t) músculo cuádriceps (vasto lateral); α) músculo bíceps femoral; ß) músculo semitendinoso; γ) músculo recto interno; δ) músculo semimembranoso; E) músculo aductor mayor; X) músculo cuádriceps (vasto medial); λ) músculo tríceps (cabeza medial); μ) músculo tríceps (cabeza lateral); φ) músculo sóleo; w) músculo flexor largo de los dedos; x) músculo peroneo largo

músculo

TABLA 22. *Músculos*
(El segundo nombre corresponde al de la nómina anatómica internacional.)

Nombre	Origen	Inserción	Inervación	Acción
Músculo abductor corto del pulgar *Musculus abductor pollicis brevis*	Escafoides y retináculo flexor	Porción proximal de la 1.ª falange del pulgar	Nervio mediano	Abduce y flexiona el pulgar
Músculo abductor del dedo gordo *Musculus abductor hallucis*	Tuberosidad del calcáneo	Porción proximal de la 1.ª falange del dedo gordo	Nervio plantar medial	Separación del dedo gordo
Músculo abductor del dedo meñique *Musculus abductor digiti minimi*	Pisiforme y retináculo flexor	Porción proximal de la 1.ª falange del meñique	Nervio cubital	Separación del dedo meñique
Músculo abductor del dedo pequeño del pie *Musculus abductor digiti minimi*	Calcáneo y aponeurosis plantar	Base de la 1.ª falange del dedo pequeño	Nervio plantar lateral	Separación del dedo pequeño
Músculo abductor largo del pulgar *Musculus abductor pollicis longus*	Cara posterior de cúbito y radio, membrana interósea	Base del primer metacarpiano	Nervio radial	Separación del pulgar
Músculo aductor corto *Musculus adductor brevis*	Región inferior del pubis	Labio medial de la línea áspera del fémur	Nervio obturador	Aductor y rotador externo del muslo
Músculo aductor del dedo gordo del pie *Musculus adductor hallucis*	Cabeza oblicua: metatarsianos II-IV, 3.ª cuña y cuboides; cabeza transversa: cápsulas de las articulaciones metatarso-falange de la II a la IV	Sesamoideo lateral del dedo gordo	Nervio plantar lateral	Aproximación del dedo gordo. Mantiene la bóveda del pie
Músculo aductor del pulgar *Musculus adductor pollicis*	Cabeza oblicua: hueso grande. Cabeza transversa: diáfisis del 3.er metacarpiano	Lado medial de la base de la 1.ª falange del pulgar	Nervio cubital	Aducción y oposición del pulgar
Músculo aductor largo *Musculus adductor longus*	Cuerpo del pubis	Labio medial de la línea áspera del fémur	Nervio obturador	Flexión y aproximación del muslo
Músculo aductor mayor del muslo *Musculus adductor magnus*	Tuberosidad isquiática y rama del isquion	Labio medial de la línea áspera del fémur	Nervio obturador y ciático	Aproxima y extiende el muslo
Músculo ancóneo *Musculus anconeus*	Epicóndilo lateral del húmero	Borde lateral del olécranon	Nervio radial	Extiende el antebrazo
Músculo aritenoideo oblicuo *Musculus arytaenoideus obliquus*	Aritenoides (apófisis muscular)	Vértice del aritenoides del lado contrario	Nervio laríngeo inferior	Cierra la glotis

Nombre	Origen	Inserción	Inervación	Acción
Músculo aritenoideo transverso *Musculus arytaenoideus transversus*	Cara posterior del ariteroides	Cara posterior del aritenoides del lado opuesto	Nervio laríngeo inferior	Cierra la glotis
Músculo auricular anterior *Musculus auricularis anterior*	Fascia temporal	Espina del helix	Nervio facial	En el hombre es rudimentario y apenas tiene acción sobre el pabellón auricular
Músculo auricular posterior *Musculus auricularis posterior*	Apófisis mastoidea	Raíz de la concha	Nervio facial	En el hombre es rudimentario y apenas tiene acción sobre el pabellón auricular
Músculo auricular superior *Musculus auricularis superior*	Aponeurosis epicraneal	Raíz de la concha	Nervio facial	En el hombre es rudimentario y apenas tiene acción sobre el pabellón auricular
Músculo bíceps del brazo *Musculus biceps brachii*	Cabeza larga: tubérculo supraglenoideo. Cabeza corta: apófisis coracoides	Tuberosidad del radio	Nervio musculocutáneo	Flexión del antebrazo y ligera supinación
Músculo bíceps femoral *Musculus biceps femoris*	Porción larga: tuberosidad isquiática. Porción corta: labio externo línea áspera del fémur	Cabeza del peroné	Nervio tibial (cabeza larga). Nervio peroneo (cabeza corta)	Flexión de la pierna
Músculo braquial *Musculus brachialis*	Los dos tercios inferiores de la cara anterior del húmero	Tuberosidad del cúbito	Nervio musculocutáneo	Flexión del antebrazo
Músculo braquiorradial *Musculus brachioradialis*	Tabique intermuscular y borde humeral lateral	Apófisis estiloides del radio	Nervio radial	Flexión del antebrazo
Músculo buccinador *Musculus buccinator*	Rafe pterigomandibular y mandíbula	Ángulo de la boca	Nervio facial	Expulsión del aire: soplar
Músculo bulboesponjoso *Musculus bulbospongiosus*	Centro tendinoso del periné	Rafe del bulbo esponjoso	Nervio pudendo	Erección del pene
Músculo cigomático mayor *Musculus zygomaticus major*	Hueso cigomático	Ángulo de la boca	Nervio facial	Eleva el ángulo de los labios
Músculo coccígeo *Musculus coccygeus*	Espina ciática	Borde del cóccix y parte inferior sacro	Nervio pudendo	Ramas del nervio sacro IV
Músculos complejo mayor y menor	V. **semiespinoso de la cabeza**			
Músculos constrictores de la faringe *Musculi constrictores pharingeos* (tiene tres porciones: superior, media e inferior)	Borde ala medial apófisis pteriquides, ligamento pterigomandibular, mandíbula, astas del hioides, línea oblicua del cartílago tiroides, cricoides	Rafe de la faringe	Nervio glosofaríngeo	Constriñe la faringe (deglución)

músculo

Nombre	Origen	Inserción	Inervación	Acción
Músculo coracobraquial *Musculus coracobrachialis*	Apófisis caracoides	Tercio medio del húmero, cara medial	Nervio musculocutáneo	Flexión y aducción del brazo
Músculo cricoaritenoideo lateral *Musculus cricoarytenoideus lateralis*	Borde superior del cricoides	Apófisis muscular del aritenoides	Nervio laríngeo inferior	Cierra la glotis
Músculo cricoaritenoideo posterior *Musculus cricoarytenoideus posterior*	Sello del cricoides	Apófisis muscular del aritenoides	Nervio laríngeo inferior	Abre la glotis
Músculo cricotiroideo *Musculus cricothyroideus*	Anillo del cricoides	Borde inferior del tiroides	Nervio laríngeo superior	Tensa las cuerdas vocales
Músculo cuadrado femoral *Musculus cuadratus femoris*	Tuberosidad del isquion	Cresta intertrocantérea	Ramas plexo sacro	Rotador externo del muslo
Músculo cuadrado lumbar *Musculus quadratus lumborum*	Cresta ilíaca	Última costilla y apófisis transversas de las vértebras lumbares	Nervios intercostales VII-XII	Fija la última costilla (para la inspiración)
Músculo cuádriceps *Musculus cuadriceps femoris*	Recto anterior: espina ilíaca antero-inferior, borde superior acetábulo. Vasto lateral: trocánter mayor y línea áspera. Vasto medial: línea intertrocánter y línea áspera. Vasto intermedio: cara anterior del fémur	Tendón del cuádriceps, tuberosidad anterior tibia	Nervio femoral	Extensión de la pierna
Músculo cubital anterior *Musculus flexor carpi ulnaris*	Epicóndilo medial del húmero, olécranon	Pisiforme	Nervio cubital	Flexión y aducción de la mano
Músculo cubital posterior *Musculus extensor carpi ulnaris*	Epicóndilo lateral del húmero, cara posterior del cúbito	Base del V metacarpiano	Nervio radial	Extensión y aducción de la mano
Músculo deltoides *Musculus deltoideus*	Espina de la escápula, acromion y clavícula	Tuberosidad del deltoides en el húmero	Nervio axilar	Separación del brazo
Músculo detrusor de la vejiga *Musculus detrusor vesicae*	Forma tres estratos de fibras (lisas), dos longitudinales y uno intermedio anular		Plexo vesical (vegetativo)	Vaciamiento de la vejiga
Músculo diafragma *Musculus diaphragma*	Reborde costal, columna vertebral, mediante los pilares del diafragma	Centro frénico	Nervio frénico	Inspiración (por aumento del diámetro vertical del tórax)

Nombre	Origen	Inserción	Inervación	Acción
Músculo digástrico *Musculus digastricus*	Ranura digástrica de la apófisis mastoides (tiene un tendón intermedio)	Fosita digástrica (mandíbula)	Facial (vientre posterior), milohioideo (vientre anterior)	Desciende la mandíbula
Músculo dorsal ancho *Musculus latissimus dorsi*	Cresta ilíaca, aponeurosis lumbosacra (hasta la VII apófisis espinosa torácica)	Cresta del tubérculo menor del húmero (troquín)	Nervio toracodorsal	Aducción y extensión del brazo
Músculo dorsal largo *Musculus longissimus*	Apófisis transversas, cresta ilíaca	Apófisis transversas, costillas, apófisis mastoides	Ramo posterior de los nervios raquídeos de toda la columna	Extensión de la columna
Músculo elevador de la escápula *Musculus levator scapulae*	Ángulo superior de la escápula	Apófisis transversas de la I a la IV vértebras cervicales	Nervio dorsal de la escápula	Eleva el ángulo de la escápula
Músculo elevador del párpado superior *Musculus levator palpebrae superioris*	Borde superior del agujero óptico	Párpado superior	Nervio motor ocular común	Eleva el párpado superior
Músculo elevador del velo del paladar *Musculus levator veli palatini*	Borde anterior del orificio carotídeo	Aponeurosis palatina	Nervio mandibular (V)	Eleva el velo del paladar
Músculos elevadores de las costillas *Musculi levatores costarum*	Apófisis transversas de las vértebras torácicas	Una o dos costillas por debajo de su origen	Ramas dorsales de los nervios espinales	Elevan las costillas
Músculo erector de la columna *Musculus erector spinae*	Sacro, cresta ilíaca, apófisis espinosas de las últimas vértebras lumbares	Vértebras y costillas	Ramas dorsales de los nervios espinales	Extensión de la columna. Mantiene la posición erguida del tronco. Se componen de tres músculos: iliocostal, longísimo y espinoso
Músculo escaleno anterior *Musculus scalenus anterior*	Apófisis transversas de la III a la VI vértebras cervicales	1.ª costilla (tubérculo del escaleno anterior)	Ramas ventrales de los nervios espinales	Eleva la 1.ª costilla; inclina el cuello ipsilateralmente
Músculo escaleno medio *Musculus scalenus medius*	Apófisis transversas de la II a la VII vértebras cervicales	1.ª costilla (detrás del surco de la arteria subclavia)	Ramas ventrales de los nervios espinales	Eleva la 1.ª costilla; inclina el cuello ipsilateralmente
Músculo escaleno posterior *Musculus scalenus posterior*	Apófisis transversas de la IV a la VI vértebras cervicales	Borde superior de la 2.ª costilla	Ramas ventrales de los nervios espinales	Eleva la 2.ª costilla, inclina el cuello ipsilateralmente
Músculo esfínter externo del ano *Musculus sphincter ani externus*	Anillo muscular (estriado) por fuera del esfínter interno		Nervio pudendo	Cierra el conducto anal

músculo

Nombre	Origen	Inserción	Inervación	Acción
Músculo espinoso (tiene tres porciones: del tórax, del cuello y de la cabeza) *Musculus spinalis*	Cresta ilíaca: apófisis espinosas del tórax, del cuello	En las apófisis espinosas del tórax, del cuello (unas cinco por encima del origen)	Ramas posteriores de los nervios espinales	Erección de la columna
Músculo esternocleidomastoideo *Musculus sternocleidomastoideus*	Esternón y clavícula	Apófisis mastoides y línea nucal superior	Nervio accesorio	Si se contraen los dos al mismo tiempo: flexión de la cabeza. Si se contrae uno solo: inclinación ipsilateral y rotación contralateral de la cabeza
Músculo esternohioideo *Musculus sternohyoideus*	Cara dorsal del manubrio del esternón	Cuerpo del hioides	Ramo del asa cervical	Desciende el hioides
Músculo esternotiroideo *Musculus sternothyroideus*	Cara dorsal del manubrio del esternón	Línea oblicua del cartílago tiroides	Ramo del asa cervical	Desciende la laringe
Músculo estilofaríngeo *Musculus stylopharyngeus*	Apófisis estiloides	Pared posterior de la faringe	Nervio glosofaríngeo	Eleva la faringe
Músculo estilogloso *Musculus styloglossus*	Apófisis estiloides	Parte superior del borde lateral de la lengua	Nervio hipogloso	Eleva y lleva la lengua hacia atrás
Músculo estilohioideo *Musculus stylohyodeus*	Apófisis estiloides	Cuerpo del hioides	Nervio facial	Eleva el hioides
Músculo del estribo *Musculus stapedius*	Interior de la pirámide (cara posterior de la caja timpánica)	Cuello del estribo	Nervio facial	Enclava la platina del estribo en la ventana oval, amortiguando los sonidos intensos
Músculo extensor corto de los dedos *Musculus extensor digitorum brevis*	Cara dorsal del calcáneo	Aponeurosis dorsal de los tres dedos centrales del pie	Nervio peroneo profundo	Extiende los dedos
Músculo extensor corto del dedo gordo *Musculus extensor hallucis brevis*	Cara dorsal del calcáneo	Base de la falange proximal del dedo gordo	Nervio peroneo profundo	Extiende el dedo gordo
Músculo extensor cubital del carpo *Musculus extensor capi ulnaris*	Epicóndilo lateral del húmero, cara posterior del cúbito	Base del V metacarpiano	Nervio radial	Extensión y aducción de la mano
Músculo extensor de los dedos *Musculus extensor digitomm*	Epicóndilo lateral del húmero	Aponeurosis dorsal y, con ella, en la falange distal de los cuatro últimos dedos	Nervio radial	Extensión de los dedos y flexión dorsal de la mano

Nombre	Origen	Inserción	Inervación	Acción
Músculo extensor del índice *Musculus extensor indicis*	Cara posterior del cúbito	Aponeurosis dorsal del índice	Nervio radial	Extensión del índice
Músculo extensor largo del dedo gordo *Musculus extensor hallucis longus*	Peroné y membrana interósea	Falange distal del dedo gordo	Nervio peroneo profundo	Extensión del dedo gordo
Músculo extensor largo de los dedos *Musculus extensor digitorum longus*	Cóndilo lateral de la tibia, membrana interósea, peroné	Aponeurosis dorsal de los 4 últimos dedos	Nervio peroneo profundo	Extensión de los dedos y flexión dorsal del pie
Músculo extensor largo del pulgar *Musculus extensor pollicis longus*	Membrana interósea y cara posterior del cúbito	Base de la falange distal del pulgar	Nervio radial	Extensión y abducción del pulgar
Músculo extensor del meñique *Musculus extensor digiti minimi*	Epicóndilo lateral del húmero	Aponeurosis dorsal del V dedo	Nervio radial	Extensión y abducción del V dedo
Músculo extensor radial corto del carpo *Musculus extensor carpi radialis brevis*	Epicóndilo lateral del húmero	Extremo proximal de la cara dorsal del III metacarpiano	Nervio radial	Extensión y abducción de la mano
Músculo extensor radial largo del carpo *Musculus extensor carpi ralialis longus*	Tabique intermuscular y epicóndilo lateral del húmero	Cara dorsal del II metacarpiano	Nervio radial	Abducción y extensión de la mano
Músculo flexor corto del dedo gordo *Musculus flexor hallucis brevis*	Cuboides y ligamento plantar largo	Sesamoideo medial y 1.ª falange del dedo gordo	Nervio plantar medial	Flexión del dedo gordo, mantiene la bóveda longitudinal del pie
Músculo flexor corto del dedo meñique *Musculus flexor digiti minimi brevis*	Apófisis unciforme del hueso ganchoso y retináculo flexor	Base de la falange proximal del dedo pequeño	Nervio cubital	Flexión del V dedo en la articulación metacarpofalángica
Músculo flexor corto de los dedos *Musculus flexor digitorum brevis*	Tuberosidad del calcáneo y aponeurosis plantar	2.ª falange de los dedos 2.º a 5.º	Nervio plantar medial	Flexión de los dedos del pie; mantiene la bóveda plantar longitudinal
Músculo flexor corto del pulgar *Musculus flexor pollicis brevis*	Huesos del carpo, retináculo flexor, base del metacarpiano I	Sesamoideo lateral y falange proximal del pulgar	Nervio mediano (la parte superficial), nervio cubital (la profunda)	Flexión y aducción del pulgar
Músculo flexor corto del V dedo *Musculus flexor digiti minimi brevis*	Base del V metatarsiano y ligamento plantar largo	Falange proximal del V dedo	Nervio plantar lateral	Flexión y abducción del V dedo
Músculo flexor cubital del carpo *Musculus flexor carpi ulnaris*	Epicóndilo medial del húmero, olécranon y cúbito	Pisiforme y se irradia al ganchoso y metacarpianos	Nervio cubital	Flexión y aducción de la mano

músculo

Nombre	Origen	Inserción	Inervación	Acción
Músculo flexor largo del dedo gordo *Musculus flexor hallucis longus*	Peroné	Falange distal del dedo gordo	Nervio tibial	Flexión del dedo gordo e inversión del pie
Músculo flexor largo de los dedos *Musculus flexor digitorum longus*	Tibia	Falange distal de los cuatro últimos dedos	Nervio tibial	Flexor plantar de los dedos
Músculo flexor largo del pulgar *Musculus flexor pollicis longus*	Cara anterior del radio	Falange distal del pulgar	Nervio mediano	Flexión del pulgar
Músculo flexor profundo de los dedos *Musculus flexor digitorum profundus*	Mitad superior de la cara anterior del cúbito	Base de la 3.ª falange de los cuatro últimos dedos	Nervio mediano (IV y V) Nervio cubital (II y III).	Flexión de los dedos
Músculo flexor radial del carpo *Musculus flexor carpi radialis*	Epicóndilo medial del húmero	Base del II metacarpiano	Nervio mediano	Flexión y abducción de la mano
Músculo flexor superficial de los dedos *Musculus flexor digitorum superficialis*	Epicóndilo medial, apófisis coronoides y cara anterior del radio	2.ª falange de los últimos cuatro dedos	Nervio mediano	Flexión de los dedos y de la mano
Músculo gastrocnemio (gemelos) *Musculus gastrocnemius*	Cabeza medial: cóndilo medial del fémur; cabeza lateral: cóndilo lateral	Tendón de Aquiles, calcáneo	Nervio tibial	Flexor de la pierna, flexor plantar del pie y ligeramente supinador
Músculo gémino inferior *Musculus gemellus inferior*	Tuberosidad isquiática	Tendón del músculo obturador interno	Plexo sacro	Rotador externo del muslo
Músculo gémino superior *Musculus gemellus superior*	Espina ciática	Tendón del músculo obturador interno	Plexo sacro	Rotador externo del muslo
Músculo genihioideo *Musculus genihyoideus*	Apófisis geni	Cuerpo del hioides	Hipogloso	Eleva el hioides
Músculo geniogloso *Musculus genioglossus*	Apófisis geni (mentón)	Lengua, en forma de abanico	Hipogloso	Propulsa la lengua hacia delante
Músculo glúteo mayor *Musculus gluteus maximus*	Ilion porción posteroexterna, sacro, cóccix y ligamento sacrotuberoso	Tracto iliotibial, tuberosidad glútea y tabique muscular lateral	Nervio glúteo inferior	Extensor y rotador lateral del muslo
Músculo glúteo medio *Musculus gluteus medius*	Cara externa del ilion entre las líneas glúteas anterior y posterior	Trocánter mayor	Nervio glúteo superior	Abducción del muslo

Nombre	Origen	Inserción	Inervación	Acción
Músculo glúteo menor *Musculus gluteus minimus*	Cara externa del ilion entre las líneas glúteas anterior e inferior	Trocánter mayor	Nervio glúteo superior	Abducción del muslo
Músculo hiogloso *Musculus hyoglossus*	Cuerpo y asta mayor del hioides	Porción lateral de la lengua	Nervio hipogloso	Desciende y lleva hacia atrás la base de la lengua
Músculo ilíaco *Musculus iliacus*	Fosa ilíaca	Trocánter menor	Nervio femoral	Flexión y rotación externa del muslo
Músculo iliococcígeo *Musculus iliococcygeus*	Arco tendinoso (que refuerza la fascia obturatriz)	Cóccix y ligamento anococcígeo	Nervio pudendo	Elevador del ano
Músculo iliocostal *Musculus iliocostalis*	Masa muscular común del erector (parte lateral del erector de la columna)	Ángulos de las costillas, y en la región cervical en las apófisis trasnversas	Ramas dorsales. Nervios raquídeos	Extensión de la columna
Músculo infraespinoso *Musculus infraspinatus*	Fosa infraespinosa	Tubérculo mayor del húmero	Nervio supraescapular	Rotación externa del brazo
Músculo intercostales *Musculus intercostales*	Borde inferoexterno costilla superior (externos e internos)	Borde superior de la costilla inferior	Nervio intercostales	Externo: inspirador; Interno: espirador
Músculos interóseos dorsales *Musculi interossei dorsales*	Cabeza de los metacarpianos	Aponeurosis dorsal de los dedos (del 2.º al 4.º)	Nervio cubital	Separación de los dedos, extensión de las dos últimas falanges y flexión de la proximal
Músculo interóseos palmares *Musculi interossei palmares*	Metacarpianos II, IV y V	Aponeurosis dorsal de los correspondientes dedos	Nervio cubital	Aducción de los dedos, flexión metacarpofalángica y extensión de las falanges distales
Músculo interóseos plantares *Musculi interossei plantares*	Metatarsianos del III al V	Base de la primera falange	Nervio plantar lateral	Aducción y flexión de la articulación metatarpofalángica, extensión de las articulaciones interfalángicas
Músculo isquiocavernoso *Musculus ischiocavernosus*	Región del isquion	Túnica albugínea del pene	Nervio pudendo	Erección del pene
Músculo isquiococcígeo *Musculus ischiococcigeus*	Espina ciática	Cóccix y sacro	Ramo plexo sacro	Forma parte del suelo pelviano
Músculo largo de la cabeza *Musculus longus capitis*	Tubérculo anterior apófisis transversas cervicales (III a VI)	Porción basilar del occipital	Ramas ventrales de los nervios raquídeos	Flexión de la cabeza
Músculo largo del cuello *Musculus longus colli*	Cuerpos de las vértebras cervicales II a V	Apófisis transversas y cuerpos vertebrales más craneales	Ramas ventrales de los nervios raquídeos	Flexión del cuello

músculo

Nombre	Origen	Inserción	Inervación	Acción
Músculos linguales *Musculi linguales*	Los intrínsecos nacen y terminan en la lengua y son: transverso, vertical y longitudinales superior e inferior		Nervio hipogloso	Movilidad de la lengua
Músculos lumbricales (mano) *Musculi lumbricales*	Tendones del músculo flexor profundo de los dedos (mano)	Aponeurosis dorsal de los dedos (2.º a 4.º)	Nervio cubital los dos mediales. Nervio mediano los dos laterales	Separación de los dedos, flexión de la falange proximal y extensión de las otras dos
Músculos lumbricales (pie) *Musculi lumbricales*	Tendones del músculo flexor largo de los dedos (2.º a 5.º)	Base de las primeras falanges (1.ª a 5.ª)	Nervio plantar medial (los 2 lumbricales mediales) y el plantar lateral el resto	Flexionan las primeras falanges y aproximan los dedos al dedo gordo
Músculo del martillo *Musculus tensor tympani*	Trompa de Eustaquio	Mango del martillo	Nervio mandibular	Tensa el tímpano
Músculo masetero *Musculus maseter*	Arco cigomático	Ángulo de la mandíbula	Nervio mandibular	Eleva la mandíbula
Músculo milohioideo *Musculus mylohyoideus*	Línea milohioidea de la mandíbula	Cuerpo del hioides	Nervio hipogloso	Eleva el hioides
Músculo oblicuo externo del abdomen *Musculus obliquus externus abdominis*	Cara externa de las costillas V a XII	Vaina del músculo recto del abdomen y línea alba	Nervios intercostales del V al XII	Desciende las costillas y aumenta la presión intrabdominal
Músculo oblicuo interno del abdomen *Musculus obliquus internus abdominis*	Fascia toracolumbar, cresta ilíaca y ligamento inguinal	Costillas (cara profunda) de la X a la XII y vaina del músculo recto del abdomen	Nervios intercostales del VIII al XII, iliohipogástrico e ilioinguinal	Desciende las costillas y aumenta la presión intrabdominal
Músculo oblicuo inferior de la cabeza *Musculus obliquus capitis inferior*	Apófisis espinosa del axis	Apófisis transversa del atlas	Ramo dorsal del primer nervio raquídeo	Extensión de la cabeza
Músculo oblicuo superior de la cabeza *Musculus obliquus capitis superior*	Apófisis transversa del atlas	Línea curva inferior del occipital	Ramo dorsal del primer nervio raquídeo	Extensión de la cabeza
Músculo oblicuo inferior del ojo *Musculus obliquus inferior*	Borde del canal lagrimal	Cuadrante postero-inferior y lateral del globo ocular	Nervio motor ocular común	Gira el ojo hacia arriba y hacia fuera
Músculo oblicuo superior del ojo *Musculus obliquus superior*	Parte medial del anillo tendinoso (de Zinn)	Cuadrante supero-posterior y lateral del ojo (se refleja en la tróclea)	Nervio troclear	Gira el ojo hacia adentro y hacia abajo
Músculo obturador externo *Musculus obturatorius externus*	Cara externa de la membrana obturatriz y contorno óseo	Fosa trocantérica	Nervio obturador	Rotación externa y abducción del muslo

Nombre	Origen	Inserción	Inervación	Acción
Músculo obturador interno *Musculus obturatorius internus*	Cara interna de la membrana obturatriz y contorno óseo	Fosa trocantérica	Ramo del plexo sacro	Rotador del muslo
Músculo occipitofrontal *Musculus occipitofrontalis*	Aponeurosis epicraneal	Porción frontal: cejas; porción occipital: línea superior de la nuca	Nervio facial	Elevación de las cejas; tira hacia atrás de la aponeurosis epicraneal
Músculo omohioideo *Musculus omohyoideus*	Borde superior de la escápula, junto a la incisura escapular	Cuerpo del hioides (tiene un vientre tendinoso)	Ramas del asa cervical	Desciende el hioides
Músculo oponente del meñique *Musculus opponens digiti minimi*	Apófisis unciforme del hueso ganchoso y retináculo flexor	Cabeza y diáfisis del V metacarpiano	Nervio cubital	Oposición del meñique (hacia el pulgar)
Músculo oponente del pulgar *Musculus opponens pollicis*	Trapecio y retináculo flexor	Primer metacarpiano	Nervio mediano	Opone el pulgar al meñique
Músculo orbicular de los labios *Musculus orbicularis oris*	Músculo cutáneo; rodea los labios		Nervio facial	Cierra los labios
Músculo orbicular de los párpados *Musculus orbicularis oculi*	Músculo cutáneo; rodea los párpados		Nervio facial	Cierra los párpados
Músculo palatofaríngeo *Musculus palatopharyngeus*	Aponeurosis faríngea, gancho de la apófisis pterigoides y lámina medial de esta apófisis	Pared lateral de la faringe	Nervio vago	Tensa el pilar posterior del velo del paladar
Músculo palatogloso *Musculus palatoglossus*	Aponeurosis palatina	Músculo transverso de la lengua	Nervio vago	Tensa el pilar anterior del velo del paladar
Músculo palmar corto *Musculus palmaris brevis*	Aponeurosis palmar	Piel del borde interno de la mano	Nervio cubital	Frunce la piel de la eminencia hipotenar
Músculo palmar largo *Musculus palmaris longus*	Epicóndilo medial del húmero	Aponeurosis palmar	Nervio mediano	Tensa la aponeurosis palmar y flexiona la mano
Músculo pectíneo *Musculus pectineus*	Pecten del pubis	Línea pectínea (por debajo del trocánter menor)	Nervio femoral	Aduce y flexiona el muslo
Músculo pectoral mayor *Musculus pectoralis major*	Clavícula, esternón, vaina del recto	Cresta del tubérculo mayor del húmero	Nervios pectorales medial y lateral	Aducción y rotación interna del brazo
Músculo pectoral menor *Musculus pectoralis minor*	De la III a la V costillas	Apófisis coracoides	Nervios pectorales medial y lateral	Desciende el hombro y eleva las costillas

músculo

Nombre	Origen	Inserción	Inervación	Acción
Músculo peroneo corto *Musculus peronaeus brevis*	Los dos tercios distales del peroné	Tuberosidad del V metatarsiano	Nervio peroneo superficial	Eversión del pie
Músculo peroneo largo *Musculus peronaeus longus*	Peroné y fascia de la pierna	Primera cuña y base del primer metatarsiano	Nervio peroneo superficial	Eversión del pie
Músculo piriforme *Musculus piriformis*	Cara anterior del sacro	Trocánter mayor	Ramas del plexo sacro	Rotador externo y abductor del muslo
Músculo plantar *Musculus plantaris*	Cóndilo lateral del fémur	Tendón de Aquiles	Nervio tibial	Flexión de la rodilla y flexión plantar del pie
Músculo platisma *Musculus platysma*	Músculo cutáneo: tejido subcutáneo de la mandíbula	Tejido subcutáneo de la clavícula	Nervio facial	Desciende la mandíbula y frunce la piel del cuello
Músculo poplíteo *Musculus plopliteus*	Epicóndilo lateral del fémur	Cara posterior del tercio superior tibia	Nervio tibial	Flexión de la rodilla
Músculo pronador cuadrado *Musculus pronator quadratus*	Cara anterior del cúbito (cuarto inferior)	Cara anterior del radio (cuarto inferior)	Nervio mediano	Pronación de la mano
Músculo pronador redondo *Musculus pronator teres*	Epicóndilo medial del húmero y apófisis coronoides del cúbito	Cara lateral del radio (tercio medio)	Nervio mediano	Pronación de la mano y flexión del codo
Músculo psoas *Musculus psoas*	Cuerpos y apófisis transversas de las vértebras lumbares I a IV	Trocánter menor (junto con el músculo ilíaco)	Ramas del plexo lumbar	Flexión y rotación externa del muslo
Músculo pterigoideo lateral *Musculus pterygoideus lateralis*	Cara externa de la lámina lateral de la apófisis pterigoides y ala mayor del esfenoides	Fosita pterigoidea del cóndilo mandibular	Nervio mandibular	Propulsión de la mandíbula. Diducción
Músculo pterigoideo medial *Musculus pterygoideus medialis*	Fosa pterigoidea	Cara medial del ángulo de la mandíbula	Nervio mandibular	Eleva la mandíbula
Músculo pubococcígeo *Musculus pubococcygeus*	Pubis	Centro tendinoso del periné y cóccix	Nervio pudendo	Eleva el ano
Músculo puborrectal *Musculus puborectalis*	Pubis	Vuelve al pubis rodeando por detrás al ano	Nervio pudendo	Comprime la pared posterior contra la anterior del conducto anal
Músculo recto del abdomen *Musculus rectus abdominis*	Cartílagos de la V a VII costillas	Pubis y sínfisis	Nervios intercostales (VII a XII)	Flexión del tronco; es parte de la prensa abdominal

Nombre	Origen	Inserción	Inervación	Acción
Músculo recto externo del ojo *Musculus rectus lateralis*	Anillo tendinoso de Zinn	Parte lateral del hemisferio anterior del ojo	Nervio del recto externo	Gira el globo ocular hacia fuera
Músculo recto femoral *Musculus rectus femoralis*	Espina ilíaca antero-inferior y borde superior del acetábulo	Tuberosidad de la tibia	Nervio femoral	Es una de las cuatro porciones del músculo cuádriceps. Extensión de la pierna
Músculo recto inferior del ojo *Musculus rectus inferior*	Anillo tendinoso de Zinn	Esclerótica del hemisferio inferior del ojo (parte inferior)	Nervio motor ocular común	Gira el globo ocular hacia abajo y lo rota lateralmente muy levemente
Músculo recto lateral del ojo. Ver **recto externo**				
Músculo recto superior del ojo *Musculus rectus superior*	Anillo tendinoso	Parte superior del hemisferio anterior del ojo	Nervio motor ocular común	Gira el ojo hacia arriba
Músculo redondo mayor *Musculus teres major*	Borde lateral de la escápula	Cresta del tubérculo menor del húmero	Subescapular	Extensión y rotación interna del brazo
Músculo redondo menor *Musculus teres minor*	Ángulo inferior de la cara dorsal de la escápula	Tubérculo mayor del húmero	Axilar	Extensión y rotación interna del brazo
Músculo romboides *Musculus rhomboideus*	Apófisis espinosas (I a VII)	Borde medial de la escápula	Dorsal de la escápula	Aproxima la escápula a la línea media y desciende el hombro
Músculos rotadores *Musculi rotatores*	Apófisis espinosas	Apófisis transversas	Ramas dorsales de los nervios raquídeos	Rotación del tronco hacia el mismo lado; extensión de la columna
Músculo salpingofaríngeo *Musculus salpingopharyngeus*	Labio dorsal del cartílago de la trompa de Eustaquio	Pared lateral de la faringe	Plexo faríngeo	Eleva la faringe
Músculo sartorio *Musculus sartorius*	Espina iliaca antero-superior	Lado medial de la tuberosidad de la tibia	Femoral	Aducción, rotación externa y flexión del muslo; flexión de la pierna
Músculos semiespinosos: de la cabeza, del cuello, del tórax *Musculi semispinalis*	Apófisis transversas	Apófisis espinosas de las vértebras más craneales	Ramas dorsales de los nervios espinales	Erector y rotador de la columna
Músculo semimembranoso *Musculus semimembranosus*	Tuberosidad del isquion	Cóndilo medial de la tibia y ligamento poplíteo oblicuo	Tibial	Flexión y rotación interna de la pierna

Nombre	Origen	Inserción	Inervación	Acción
Músculo semitendinoso *Musculus semitendinosus*	Tuberosidad del isquion	Tuberosidad medial de la tibia	Tibial	Flexión y rotación interna de la pierna
Músculo serrato anterior *Musculus serratus anterior*	De la I a la IX costillas	Borde medial de la escápula	Nervio torácico largo	Fija la escápula al tórax
Músculo serrato posterior inferior *Musculus serratus posterior inferior*	Apófisis espinosas (últimas torácicas y primeras lumbares)	Cuatro últimas costillas	Nervios intercostales	Sinérgica con el serrato superior: despliega las costillas
Músculo serrato posterior superior *Musculus serratus posterior superior*	Apófisis espinosas (útimas cervicales y primeras torácicas)	Primeras costillas	Nervios intercostales	Sinérgica con el serrato inferior: amplía los espacios intercostales
Músculo sóleo *Musculus soleus*	Epífisis superior de la tibia y el peroné	Tendón de Aquiles	Nervio tibial	Como parte del tríceps sural, flexión plantar del pie
Músculo subclavio *Musculus subclavius*	Primer cartílago costal	Cara inferior de la clavícula	Nervio subclavio	Almohadillado para los vasos subclavios; baja la clavícula
Músculo subescapular *Musculus subescapularis*	Fosa subescapular	Tubérculo menor del húmero	Nervio subescapular	Rotación interna y aproximación del brazo
Músculo supinador *Musculus supinator*	Epicóndilo lateral del húmero y cresta del supinador	Cara dorsal del radio	Nervio radial	Supinación
Músculo supraespinoso *Musculus supraspinatus*	Fosa supraespinosa	Tubérculo mayor del húmero	Nervio supraescapular	Abducción del brazo
Músculo temporal *Musculus temporalis*	Fosa temporal	Apófisis coronoides de la mandíbula	Nervio mandibular	Elevación de la mandíbula
Músculo tensor de la fascia lata *Musculus tensor fasciae latae*	Espina ilíaca antero-superior	Tuberosidad medial de la tibia	Nervio glúteo superior	Flexión de la pierna; tensa la fascia lata
Músculo tensor del tímpano *Musculus tensor tympani*	Canal del músculo tensor	Mango del martillo	Ramo mandibular	Tensa el tímpano (sinónimo de músculo del martillo)
Músculo tensor del velo del paladar *Musculus tensor veli palatini*	Espina del esfenoides, fosa escafoidea y trompa de Eustaquio	Aponeurosis palatina	Nervio mandibular	Tensa el velo del paladar
Músculo tibial anterior *Musculus tibialis anterior*	Cara lateral de la tibia, membrana interósea y fascia de la pierna	Primera cuña y primer metatarsiano	Nervio peroneo profundo	Inversión del pie

Nombre	Origen	Inserción	Inervación	Acción
Músculo tibial posterior *Musculus tibialis posterior*	Tibia, peroné, membrana interósea	Tarso, cara plantar y base de los metatarsianos II a IV	Nervio tibial	Flexión plantar y supinación
Músculo transverso del abdomen *Musculus transversus abdominis*	Cara interna de la VII a la XII costillas, fascia toracolumbar, cresta ilíaca y lig. inguinal	Vaina del recto	Nervios intercostales, iliohipogástrico e ilioinguinal	Compresión de las vísceras abdominales; espiración
Músculo transverso profundo del periné *Musculus transversus perinei profundus*	Arco del pubis	Rafe perineal	Nervio pudendo	Tensa el suelo de la pelvis
Músculo transverso superficial del periné *Musculus transversus perinei superficialis*	Inconstante. Disociación del profundo			
Músculo tranverso del tórax *Musculus transversus thoracis*	Cara profunda del esternón	Cartílagos costales II-VI	Nervios intercostales	Es un músculo poco desarrollado, por lo que su acción es muy escasa
Músculo trapecio *Musculus trapezius*	Apófisis espinosas torácicas, ligamento de la nuca, línea de la curva occipital superior	Espina de la escápula, acromion y clavícula	Nervio accesorio	Eleva el hombro y aproxima la escápula y la eleva
Músculo tríceps braquial *Musculus triceps brachii*	Tres cabezas: larga, tubérculo infraglenoideo; lateral, borde lateral surco radial; medial, borde medial del surco radial	Olécranon	Nervio radial	Extensión del antebrazo
Músculo tríceps sural *Musculus triceps suralis*	Tres cabezas: 2 gemelos y el sóleo. Las tres forman el tendón de Aquiles (v. los correspondientes músculos)	Calcáneo		Flexión plantar del pie
Músculos vastos 1) m. vasto externo 2) m. vasto interno 3) m. vasto intermedio *Musculi vastus*	Tres cabezas del músculo cuádriceps: 1, trocánter mayor y línea áspera 2, línea intertrocantérica y línea áspera; 3, cara anterior del fémur	Estas tres cabezas, junto con el recto anterior, forman el tendón del cuádriceps (que en la porción infrarrotuliana se denomina tendón rotuliano) y se inserta en la tuberosidad de la tibia	Nervio femoral	Extensión de la pierna
Músculo vocal *Musculus vocalis*	Cara interna del cartílago tiroides	Apófisis vocal del cartílago aritenoides	Nervio laríngeo inferior	Tensa la cuerda vocal

distinguen dentro de este los músculos inspiradores y los músculos espiradores. Unos intervienen en los movimientos respiratorios normales y otros solo en los forzados; a estos se les conoce como músculos accesorios de la respiración. ‖ **m. rojo** (*red m.*) Todo músculo que, venciendo la gravedad, mantiene la posición erecta; p. ej., los músculos extensores del tronco y de las extremidades. Ver **fibra muscular de contracción lenta.** ‖ **m. romboide** (*romboideus m.*) Cada uno de los dos músculos torácicos que tienen esa forma (romboides mayor y menor). Ambos se extienden entre el borde medial de la escápula y las apófisis espinosas de las vértebras torácicas. Su acción es llevar la escápula hacia la línea media. ‖ **m. semimembranoso** (*semimembranosus m.*) Músculo de la región posterointerna del muslo, cuya principal acción es flexionar la rodilla. ‖ **m. semitendinoso** (*semitendinosus m.*) Músculo de la región posterointerna del muslo, colocado sobre el semimembranoso, cuya principal acción es la flexión de la rodilla. ‖ **m. subclavio** (*subclavius m.*) Pequeño músculo situado debajo de la clavícula. ‖ **m. subescapular** (*subscapularis m.*) Músculo que tiene su origen en la cara costal de la escápula y se inserta en el tubérculo menor del húmero (troquín), su función es aproximar y rotar hacia adentro del brazo. ‖ **m. supinador** (*supinator m.*) Músculo que realiza el movimiento de supinación. Tiene su origen en el epicóndilo lateral del húmero y su inserción en la cara lateral del radio. ‖ **m. temporal** (*temporalis m.*) Músculo masticador. Se origina en la fosa temporal y se inserta en la apófisis coronoides de la mandíbula. ‖ **m. tensor de la fascia lata** (*tensor m.*) Músculo situado en la parte superoexterna del muslo; tensa la fascia lata, que cubre el muslo. ‖ **m. tensor del tímpano** (*tympani tensor m.*) Músculo que también se denomina músculo del martillo; tira del mango del martillo y así tensa el tímpano. ‖ **m. tensor del velo del paladar** (*veli palatini tensor m.*) Músculo que, junto con el elevador, impide el reflujo de los líquidos hacia las fosas nasales cuando tragamos. ‖ **m. tibial anterior** (*tibialis anterior m.*) Músculo que se origina en la tibia y se inserta en la primera cuña y primer metatarsiano, produciendo una inversión del pie. ‖ **m. tibial posterior** (*tibialis posterior m.*) Músculo que pertenece al grupo muscular posterior de la pierna. Se inserta en la tibia y en la planta del pie, produciendo la flexión y la supinación del pie. ‖ **m. transverso del abdomen** (*transversus abdominis m.*) El más profundo de los músculos de la pared del abdomen. Sus fibras llevan una dirección transversal y, como un cinturón elástico, comprime el contenido abdominal. Es uno de los músculos espiradores. ‖ **m. transverso de la lengua** (*transversus linguae m.*) Músculo que pertenece a la musculatura intrínseca de este órgano; cuando se contrae disminuye el diámetro transverso de la lengua. ‖ **m. transverso del periné** (*transversus perinei m.*) Músculo en el que se distinguen dos partes que conforman diferentes músculos: superficial y profundo. Este último es el más desarrollado y forma una lámina que cubre la mitad anterior del rombo perineal. El superficial es inconstante. ‖ **m. tranverso del tórax** (*transversus thoracis m.*) Músculo que embriológicamente es homólogo del transverso del abdomen y se sitúa en la cara profunda del tórax. Se extiende desde el esternón a las costillas y su acción, escasa, pues tiene poco desarrollo, es espiradora. ‖ **m. trapecio** (*trapezius m.*) Músculo amplio que tiene una forma parecida a la cogulla (cuculla) del hábito de los frailes y ocupa la misma posición que esta de ahí proviene su nombre antiguo de músculo cucullaris. Se extiende desde la zona occipital hasta la apófisis espinosa de la VII vértebra torácica y desde la línea media hasta el hombro. Su acción es elevar la escápula y extender y rotar la cabeza. ‖ **m. tríceps** (*triceps m.*) Cada uno de los dos músculos que están compuestos por tres cabezas: tríceps braquial y tríceps sural. ‖ **m. tríceps braquial** (*triceps brachii m.*) Músculo que se encuentra detrás del húmero y produce una extensión del antebrazo. ‖ **m. tríceps sural** (*triceps surae m.*) El que pertenece al grupo muscular posterior de la pierna; sus tres cabezas terminan en el tendón de Aquiles, que se inserta en el calcáneo. Su acción es la flexión plantar del pie y se le considera el músculo del salto. ‖ **m. vocal** (*vocalis m.*) El que tensa las cuerdas vocales.

musitación (*mussitation*)
PSICOL. f. Manera de hablar que se caracteriza por un movimiento de los labios que simula decir palabras en voz baja. Se observa, con frecuen-

cia, en la demencia precoz y, a menudo, va asociada con alucinaciones en delirios crónicos.

muslo *(thigh)*
ANAT. m. Segmento del miembro inferior comprendido entre la cadera y la rodilla.

mutación *(mutation)*
GENÉT. f. Cualquier modificación en una secuencia nucleotídica que es estable (permanece tras la replicación del DNA). ‖ **m. dominante negativa** *(dominant negative m.)* Mutación que da lugar a una proteína anormal que, funcionalmente, tiene un efecto dominante sobre la proteína silvestre. ‖ **m. nula** *(null m.)* Mutación que produce un alelo no funcional (que no produce ningún efecto fenotípico). ‖ **m. por cambio de marco** *(frameshift m.)* Mutación que consiste en la inserción o deleción de un número de bases, que no es múltiplo de tres, con lo que se cambia el marco de la lectura original y la secuencia de los aminoácidos; a partir del punto de la mutación, será diferente a la de la proteína original. Con frecuencia aparece un codón de terminación, por lo que, además, se producen proteínas truncadas. ‖ **m. privada** *(private m.)* Mutación poco frecuente en la población general, encontrada solo en una o en unas pocas familias. ‖ **m. puntual** *(point m.)* Mutación que afecta únicamente a un nucleótido. ‖ **m. de sentido erróneo** *(missense m.)* Mutación que produce un cambio de aminoácido en la proteína codificada. ‖ **m. sin sentido** *(nonsense m.)* Mutación por la cual un codón que especifica un aminoácido es cambiado a un codón de terminación, dando lugar a una proteína truncada. ‖ **m. somática** *(somatic m.)* Mutación que afecta a una célula somática (y a la población celular originada por esta), pero no a las células de la línea germinal. Por lo tanto, no se transmite a la descendencia del individuo que la lleva. ‖ **m. de terminación de cadena** *(vhain-termination m.)* Ver **mutación sin sentido.**

mutagénesis *(mutagenesis)*
FARM. f. Inducción de alteraciones permanentes en el material genético de las células.

mutágeno *(mutagen)*
GENÉT. adj. Se dice del agente físico o químico que causa mutaciones.

mutante *(mutant)*
GENÉT. adj. Se dice de la célula u organismo que porta una mutación.

mutarrotación *(mutarotation)*
BIOQUÍM. f. Fenómeno que se produce al poner en disolución formas anoméricas (isómeros que difieren únicamente en la configuración del carbono asimétrico, generado por la ciclación) de un determinado monosacárido, y que consiste en la variación de la actividad óptica de la solución, hasta llegar a un valor determinado, independientemente de la proporción de cada anómero en la solución inicial.

mutasa *(mutase)*
BIOQUÍM. f. Enzima que cataliza la transferencia intramolecular de un determinado grupo funcional.

mutismo *(mutism)*
PSICOL. m. Ausencia, permanente o temporal, del lenguaje en una persona que previamente lo había adquirido. Normalmente no existe un trastorno de la función, si bien, en algunos casos, existen anormalidades en la articulación de la palabra o, cuando se trata de niños, cierto retraso en el desarrollo del lenguaje. De forma habitual se interpreta como una regresión a etapas anteriores del psiquismo. Puede presentarse este trastorno en casos de autismo infantil, de retraso mental o en algunas formas de psicosis regresivas. ‖ **m. selectivo** *(selective m.)* Forma especial de mutismo, que se presenta normalmente en niños de tres a siete años y en la que es característico que se nieguen a hablar ante determinadas personas o en situaciones muy concretas.

mutualismo *(mutualism)*
MICROBIOL. Ver **simbionte.**

MVAC *(MVAC)*
ONCOL. Pauta de poliquimioterapia que se emplea en el tratamiento del carcinoma urotelial de la vejiga y que consta de los agentes metotrexate, vinblastina, epirrubicina y cisplatino.

Mycobacterium *(Mycobacterium)*
MICROBIOL. Único género de bacterias actinomicetales incluido en la familia *Mycobacteriaceae*. Son bacilos delgados, gram-positivos, típicamente acidorresistentes, no ramificados, inmóviles, no esporulados y que no producen hifas aéreas. Aerobios o microaerófilos. Utiliza los azúcares por vía oxidativa. Las especies principales son: 1) complejo tuberculosis: *Mycobacterium tuberculosis* (bacilo de Koch), *M. bovis* y *M. africanum*; 2) no cro-

mógenas: *M.* complejo *avium-intracellulare* (MAC), *M. xenopi, M. haemophilum, M. malmoense, M. shimodei, M. genavense, M. celatum, M. ulcerans, M.* complejo *terrae, M. triviale, M. gastri, M. nonchromogenicum;* 3) fotocromógenas: *M. kansasii, M. marinum, M. simiae, M asiaticum;* 4) escotocromógenas: *M. gordonae, M. scrofulaceum, M. szulgai, M. flavescens;* 5) de crecimiento rápido: *M.* grupo *fortuitum, M.* grupo *chelonae, M. smegmatis, M. phlei, M. vaccae;* 6) no clasificada: *M. leprae* (bacilo de Hansen). Muchas de estas especies son patógenas para el hombre y los animales. Las especies del complejo tuberculosis producen la tuberculosis en el hombre y en varias especies animales; *M. leprae* es el agente etiológico de la lepra. El *M.* complejo *avium-intracellulare* (MAC), *M. scrofulaceum, M. kansasii, M. marinum, M. ulcerans, M.* grupo *fortuitum* y *M.* grupo *chelonae,* entre otras especies, producen infecciones pulmonares, ganglionares, cutáneas, óseas o generalizadas.

Mycoplasma *(Mycoplasma)*
MICROBIOL. Género que junto al género *Ureoplasma* forman la familia *Mycoplasmataceae*. Son bacterias resistentes a los antibióticos betalactámicos, por carecer de peptidoglicano, y resisten a los cambios de la presión osmótica, gracias a que poseen una envuelta (membrana) celular muy rica en esteroles. Es la bacteria de vida libre más pequeña (0,2-03 μm de diámetro) que se conoce. Su gran plasticidad y pleomorfismo le permite presentarse en formas cocoides y filamentosas. Crece de forma muy lenta en los medios apropiados de cultivo, dando lugar a la formación de colonias muy típicas (colonia en forma de huevo frito). Estas bacterias se tiñen con dificultad y, utilizando métodos serológicos especiales, se han identificado unas 20 especies, de las que las denominadas *Mycoplasma pneumoniae, M. hominis* y *Ureaplasma urealiticum* han sido relacionadas con cuadros patológicos en la especie humana. La primera es el agente etiológico de la neumonía atípica primaria y las otras dos se han relacionado con cuadros de infecciones del tracto urinario (uretritis postgonocócica).

myoview *(myoview)*
MEDNUCL. m. Preparado farmacológico liofilizado, que tras su reconstitución con pertecnetato sódico [^{99m}Tc] da lugar a la ^{99m}Tc-tetrofosmina, que contiene el agente catiónico lipófilo, para la obtención de imágenes de perfusión miocárdica, no presentando un fenómeno de redistribución.

N

nacimiento *(birth)*
GINECOL. m. Salida del feto viable a través del canal del parto. Si el parto no ocurre por vía natural, el nacimiento puede tener lugar a través de las paredes uterinas y de la pared abdominal de la madre (cesárea).

nacimiento erróneo *(wrongful life)*
BIOÉT. Ver **vida errónea.**

nacimiento pretérmino *(premature birth)*
PEDIAT. Nacimiento que tiene lugar antes de completarse el tiempo normal de la gestación. Los fetos prematuros son viables a partir del séptimo mes. También se le denomina nacimiento prematuro. ‖ **n. programado** *(prepared childbirth)* Nacimiento en el que, con anterioridad a ese momento, la embarazada ha sido preparada para que coopere a la labor del parto, permaneciendo tranquila y relajada. También se denomina parto preparado.

NADH *(NADH)*
BIOQUÍM. Siglas inglesas de la nicotinamida adenina dinucleótido (NAD⁺).

nadolol *(nadolol)*
FARMCLÍN. m. Fármaco que antagoniza receptores β-adrenérgicos.

nafarelina *(nafarelin)*
ENDOCRINOL. m. Análogo de GnRH con efecto inhibidor de la secreción de gonadotropinas que se emplea en el tratamiento de la pubertad precoz verdadera. Su acción antigonadotrópica se ha utilizado también en el tratamiento del carcinoma de próstata, endometriosis, miomas uterinos e hirsutismo.

nalga *(breech, buttocks)*
ORTOP. f. Cada una de las masas carnosas gruesas situadas en la parte baja dorsal del tronco y formada principalmente por los músculos glúteos.

naloxona *(naloxone)*
ANEST. f. Antagonista opiáceo competitivo. Revierte la depresión respiratoria y la analgesia producida por opiáceos. Se utiliza en el tratamiento de la intoxicación por opiáceos y es administrado por vía intravenosa.

naltrexona *(naltrexone)*
ENDOCRINOL. f. Fármaco antagonista de los receptores opiáceos.

nandrolona *(nandrolone)*
ENDOCRINOL. f. Derivado androgénico de estructura esteroidea y efecto anabolizante. Se emplea en el tratamiento sustitutivo del hipogonadismo masculino.

nanismo *(nanism)*
ANAT. m. Desarrollo escaso del cuerpo. Puede ser *genético* (p. ej., los negros de Nueva Guinea); *hipofisario,* por insuficiente secreción hipofisaria de hormona de crecimiento; *alimentario,* por alimentación inapropiada, *condrodistrófico,* por un escaso desarrollo del cartílago metafisario. Ver **enanismo.**

nanoide *(nanoid)*
ORTOP. adj. Se dice del individuo de talla pequeña, pero que no llega a ser un verdadero enano.

narcisismo *(narcissism)*
PSICOL. m. Conjunto de rasgos de la personalidad que hacen que quien los presenta atribuya un valor excesivo a sus propias cualidades y acciones. Algunos autores utilizan el término para definir las desviaciones sexuales o parafilias en las que el impulso sexual está condicionado, de forma exclusiva o casi exclusiva, a la contemplación del propio cuerpo. En psicoanálisis es una de las fases de evolución de la libido en la que el «objeto de amor» es el propio yo.

narcisista *(narcissistic)*
PSICOL. m. Tipo de personalidad que se caracteriza por vivencias de autoimportancia y sentimientos de superioridad; necesidad de admiración y trato especial; falta de empatía con tendencia a la arrogancia y, en mayor o menor grado, a utilizar a los demás para alcanzar sus propias metas. Si dichas características alcanzan un nivel de inflexibilidad que provoca malestar, clínicamente significativo, o deterioro social, laboral o de otras áreas importantes de la actividad del individuo, se consideran patológicas, y constituye lo que se conoce como trastorno narcisista de la personalidad.

narcótico *(narcotic)*
ANEST. m. Toda sustancia que induzca narcosis, es decir, hipnosis o sueño. Habitualmente se utiliza también para designar a los fármacos opiáceos (analgésicos narcóticos o fármacos hipnoanalgésicos).

narina *(nares)*
CIRPLÁS. f. Cada uno de los orificios de las fosas nasales que las comunican con el exterior; está rodeada por la aleta y el tabique nasal.

nariz *(nose)*
ANAT. f. Formación del viscerocráneo (cara) con un aspecto de prominencia triangular, cuyo esqueleto está formado por los huesos propios de la nariz (también llamados nasales), por la apófisis ascendente del maxilar y por los cartílagos nasales. Está dividida en dos compartimentos, por el tabique nasal, con sus respectivos orificios nasales. La prominencia nasal se continúa, ya en el interior del viscerocráneo, con los corredores nasales. La morfología de la nariz es muy variada: nariz recta, nariz en silla de montar, nariz aquilina, etc.

nariz en silla de montar *(saddle nose)*
DERMATOL. Aspecto de la nariz por la destrucción del tabique nasal, en enfermos con sífilis hereditaria.

nasal *(nasal)*
ANAT. adj. Relativo a la nariz (en latín *nasus*).

nasión *(nasion)*
CIRPLÁS. m. Punto cefalométrico que se localiza en el área facial y que corresponde a la unión del hueso frontal con los propios de la nariz, en la línea media.

nasofaringe *(nasopharynx)*
ANAT. f. Porción de la faringe situada a la altura de las fosas nasales, en ella se abre el orificio de la trompa de Eustaquio y las coanas.

natalidad *(natality)*
GINECOL. f. Número de recién nacidos vivos por cada mil habitantes.

naturaleza *(nature)*
ANAT. f. La íntima realidad que hace que las cosas sean lo que son. En este sentido, es el principio intrínseco del movimiento y de las operaciones de cada ser. La naturaleza como sujeto de todo cambio es el sustrato inalterable de toda variación. Estos conceptos, derivados de Aristóteles, no coinciden exactamente con el concepto que de naturaleza se tiene en las ciencias experimentales. Estas toman como naturaleza lo que está sometido a leyes naturales, lo mensurable, no la cosa misma, sino más bien lo que permite cuantificarla.

navelbine-vinorelbine *(navelbine-vinorelbine)*
ONCOL. m. Agente antineoplásico. Pertenece al grupo de los alcaloides de la Vinca; su mecanismo de acción se caracteriza por unirse a la tubulina, proteína del citoplasma celular, despolarizando los microtúbulos y produciendo, como consecuencia, la inhibición de la mitosis. Se utiliza en el carcinoma de mama metastásico o en el carcinoma de pulmón.

neartrosis *(nearthrosis)*
ORTOP. f. Articulación artificial o falsa que se forma en las fracturas mal consolidadas. También se denomina seudoartrosis. || Operación en la que se forma una articulación artificial.

nebidolol *(nebidolol)*
FARMCLÍN. m. Fármaco que antagoniza los receptores β-adrenérgicos.

nebulización (*nebulization*)
PNEUMOL. f. Método de administración de medicamentos mediante su vaporización por una corriente de aire y la introducción en las vías aéreas del paciente.

Necator (*Necator*)
MICROBIOL. Género de helmintos pertenecientes al filo *Nematoda*, clase *Phasmidia*, orden *Strogylata* y familia *Ancylostomatidae*, que se caracterizan por presentar la extremidad anterior curvada hacia la cara dorsal, una cápsula bucal bien desarrollada y una bolsa copuladora en la extremidad posterior del macho. La especie mas representativa es *Necator americanus*, que puede parasitar el intestino del hombre.

necesidad (*need*)
PSICOL. f. Estado provocado por una deprivación, que desencadena un impulso encaminado a satisfacerla.

necesidades del paciente (*patient's needs*)
BIOÉT. Ver **apoyo moral, cuidado, fines de la medicina.**

necrobiosis (*necrobiosis*)
ENDOCRINOL. f. Muerte natural de las células. Es un proceso normal en todos los tejidos con capacidad de renovarse, es decir, se da en aquellos cuyas células mantienen la capacidad de multiplicarse. || **n. lipoídica** (*n. lipoidica*) Dermatosis debida a los trastornos del metabolismo de las grasas, que se caracteriza por placas amarillentas o rojas y que padecen, especialmente, los diabéticos. || **n. lipoídica diabeticorum** (*n. lipoidica diabeticorum*) Enfermedad cutánea, generalmente restringida a las extremidades, que se caracteriza por una necrosis del tejido conectivo, con una acumulación de macrófagos ricos en contenido lipídico. Da lugar a placas induradas y, a veces, ulceradas de color rojizo o amarillento.

necrocomio (*mortuory*)
MEDLEGAL. m. Lugar en el que se depositan los cadáveres hasta que aparecen los signos ciertos de la muerte real. También se denomina morgue o necrocomo.

necrólisis (*necrolysis*)
DERMATOL. f. Enfermedad que produce la separación de los tejidos por necrosis.

necropsia (*necropsy*)
MEDLEGAL. f. Exámen del cadáver para determinar las causas de la muerte. || **n. médico-legal** (*medicolegal n.*) Ver **autopsia médico-legal.**

necroscopia (*necropsy*)
MEDLEGAL. Ver **necropsia.**

necrosectomía (*necrosectomy*)
CIRGEN. f. Excisión de la parte necrosada de un órgano. || **n. pancreática** (*pancreatic n.*) Intervención que consiste en la extirpación de tejido pancreático y peripancreático necrosado, que se produce en la pancreatitis aguda grave. En la actualidad se considera que debe realizarse cuando se demuestre que ese tejido está infectado o cuando, aunque no esté infectado, está provocando una mala evolución general del paciente, a pesar de cuidados intensivos. Ver **fallo multiorgánico, pancreatitis aguda necrohemorrágica, pancreatitis aguda necrotizante, sepsis.**

necrosis (*necrosis*)
NEFROL. f. Tejido o célula muerta. Así se habla de necrosis *tisular* o *celular*. Las causas de la necrosis son múltiples, como: isquemia, acción de substancias químicas, factores físicos, acción inmunológica y causas infecciosas. || **n. cortical** (*cortical n.*) Forma muy grave de fallo renal agudo, que cursa, habitualmente, con anuria y es secundaria a problemas obstétricos (aborto séptico, placenta previa, etc.), sepsis graves (meningococo), lactantes con una deshidratación severa o por la obstrucción de las arterias renales. Puede ser total (incompatible con la vida a no ser que se utilicen técnicas de diálisis) o parcelar (posible recuperación parcial y temporal de la función renal). || **n. papilar** (*renal papillary n.*) Lesión necrótica de las papilas renales, asociada, en el 70% de los casos, a pielonefritis bacteriana, en pacientes predispuestos a padecer diabetes, al abuso de analgésicos, a una anemia falciforme u obstrucción. Desde el punto de vista clínico su presentación es variable. La forma más típica es la inducida por analgésicos, y se observa en la radiología (eco, TAC, tomografía) la calcificación papilar (consecuencia de la necrosis papilar). En la orina se puede detectar piuria estéril. Con frecuencia se asocian varios factores de riesgo como la diabetes o ingerir diferentes mezclas de analgésicos. El tratamiento precoz de la

infección, cuando existe, mejora el pronóstico y reduce la morbilidad. || **n. tubular aguda (NTA)** *(acute tubular n.)* Afectación tubular renal, de origen isquémico o tóxico (procedencia exógena o endógena), que cursa con una insuficiencia renal aguda. Representa el 75% de los casos de insuficiencia renal aguda, con un daño estructural renal. Cualquier alteración hemodinámica que causa una insuficiencia renal aguda prerrenal o funcional, si se prolonga en el tiempo, y no es corregida, termina por producir NTA. Entre las causas nefrotóxicas exógenas destacan los antibióticos (aminoglucósidos), radiocontrastes, antiinflamatorios no esteroideos, fármacos antitumorales, etc.; y entre los tóxicos endógenos los principales son: hemólisis, bilirrubina, mioglobina, hiperuricemia, hipercalcemia, etc. Con frecuencia se asocian a más de una causa de NTA. || **n. tubular aguda nefrotóxica** *(nefrotoxic induced acute tubular n.)* Daño estructural de las células tubulares e insuficiencia renal por alteraciones de la perfusión renal, de la función glomerular y de los túbulos renales, por tóxicos exógenos o endógenos. Las causas principales son los aminoglucósidos y los contrastes iodados; otras son los antibióticos (tipo cefalosporinas, polimixinas o anfotericida B), la ciclosporina, los solventes orgánicos, venenos, los metales pesados, etc., y los tóxicos endógenos (mioglobina, hemoglobina, etc.). La insuficiencia renal puede ser oligúrica o con diuresis conservada. El tratamiento consiste en eliminar el producto tóxico y, con frecuencia, precisan de una técnica de diálisis individualizada mientras se recupera la lesión tubular.

necrosis grasa *(fat necrosis)*
CIRPLÁS. Manifestación histológica de la muerte celular o hística en un organismo vivo, en este caso por necrosis enzimática del tejido adiposo. En el caso de los injertos o trasplantes de grasa, o de los colgajos que contengan tejido graso (autotrasplantes), se aplica para designar a la situación de necrosis del componente graso (total o parcial), con la consecuencia de una pérdida de volumen y un frecuente endurecimiento cicatricial de la zona. También se denomina necrobiosis o esteatonecrosis.

necrosis retiniana aguda *(acute retinal necrosis)*
OFTALMOL. Proceso infeccioso de etiología probablemente herpética, que se caracteriza por una destrucción masiva de la retina como consecuencia de un proceso de oclusión vascular de las arterias retinianas y coroideas. Se puede asociar a uveítis anterior, presencia de células inflamatorias en el vítreo, inflamación del nervio óptico y desprendimiento tardío de retina.

necrótico *(necrotic)*
DERMATOL. adj. Que produce la muerte de los tejidos.

necrotizante *(necrotizing)*
DERMATOL. adj. Perteneciente o relativo a la necrosis.

nefilnavir *(nefilnavir)*
FARMCLÍN. m. Antirretroviral útil en el tratamiento del SIDA. Presenta un efecto sinérgico al asociarlo a otros antirretrovirales.

nefrectomía *(nephrectomy)*
NEFROL. f. Exéresis quirúrgica del riñón. Puede ser unilateral, parcial o polar (polo del riñón) y, raramente, es bilateral con la inclusión del paciente en un programa de diálisis. Existen diversas vías de acceso y de variantes (intracapsular, subcapsular, etc.). Un resultado similar se puede conseguir mediante la embolización renal, que tiene unas indicaciones concretas, o mediante antiinflamatorios no esteroideos en altas dosis (nefrectomía química). Las causas principales son: carcinoma renal, tuberculosis, hipertensión vasculorrenal con riñón pequeño unilateral, pionefrosis, pretrasplante renal, etc.

nefrectomía parcial *(partial nephrectomy)*
UROL. Extirpación quirúrgica de una parte del riñón. Indicada en pequeños tumores renales menores de 3 cm y en una patología no tumoral con atrofia, infección o litiasis renal. || **n. radical** *(radical n.)* Extirpación quirúrgica del riñón, grasa perirrenal, suprarrenal y los ganglios regionales. Está indicada en los tumores renales. La vía de abordaje es transperitoneal anterior. || **n. subcapsular** *(subcapsular n.)* Extirpación quirúrgica del riñón (parénquima y cápsula propia) que está indicada en una patología exclusivamente benigna (litiásica, infecciosa, etc.). La vía de abordaje suele ser lumbotomía (v).

nefritis *(nephritis)*
NEFROL. f. Inflamación del riñón. La etiología puede ser muy variada. || **n. intersticial** *(intersticial n.)* Alteración inflamatoria que afecta, sobre todo, al intersticio y a los túbulos rena-

les. Se denomina también nefropatía intersticial o tubulointersticial. ‖ **n. lúpica** *(lupus n.)* Ver **nefropatía lúpica**. ‖ **n. tubulointersticial** *(tubulointersticial n.)* Grupo de patologías, de etiología diversa, que afectan predominantemente al túbulo e intersticio renal, sin una afectación, en las fases iniciales, de glomérulos ni de vasos intrarrenales. Los mecanismos lesionales son: infecciones, inmunológicos, invasión neoplásica, alteraciones metabólicas, sustancias tóxicas, alteraciones urodinámicas, etc. Puede ser aguda (insuficiencia renal aguda) o crónica, en la que intervienen, fundamentalmente, infecciones y fármacos. ‖ **n. tubulointersticial aguda** *(acute tubulointersticial n.)* Afectación aguda de túbulos e intersticio renales, que cursa con un fracaso renal agudo. La principales causas son: fármacos (antimicrobianos tipo penicilina, cefalosporina, etc., antituberculosos, antivirales, antifúngicos, analgésicos y antiinflamatorios no esteroideos, etc.), inmunológicas, infecciosas, neoplásicas o idiopáticas. La causa más frecuente es por la ingestión de fármacos y depende de la idiosincrasia del paciente y no de la dosis, siendo el diagnóstico histológico. Los primeros casos descritos con meticilina tenían la tríada de fiebre, exantema cutáneo y eosinofilia, con artralgias, a veces, lumbalgias y adenopatías. Se asocia a un deterioro de la función renal con o sin oliguria, proteinuria ligera y, en ocasiones, eosinofiluria. Los hallazgos histológicos son: infiltración del intersticio con linfocitos, células plasmáticas y eosinófilos, y a veces células gigantes y granulomas, edema con hinchazón tubular, necrosis y mitosis tubular, aplanamiento de las células tubulares y tubulitis, etc. ‖ **n. tubulointersticial crónica** *(chronic tubulointersticial n.)* Afectación intersticial renal que se caracteriza por fibrosis, inflamación intersticial y atrofia tubular. Puede ser primaria (fármacos, metales pesados, metabólicas, tipo hipercalcemia o hipocaliemia, urológicas, riñón del mieloma, de origen inmune, infecciones, etc.) o secundaria (en el curso de glomerulonefritis evolutivas). De las nefritis inducidas por fármacos la principal causa es por la ingestión de analgésicos, seguido de la de antiinflamatorios no esteroideos, carbonato de litio, cisplatino, ciclosporina A, etc.). Las manifestaciones clínicas son variables, según la causa.

nefroangioesclerosis *(nephroangiosclerosis)*
NEFROL. f. Alteración vascular del parénquima renal. Puede ser benigna (secundaria a una hipertensión arterial o por envejecimiento progresivo del árbol vascular en pacientes añosos, no hipertensos) o maligna (por hipertensión maligna, se asocia a una insuficiencia renal, miocardiopatía hipertensiva y retinopatía con hemorragias, exudados y, a menudo, edema de papila). En la maligna, el cuadro renal cursa con poliuria, polidipsia, proteinuria, pérdida de peso y es frecuente el aumento de la velocidad de sedimentación, anemia hemolítica microangiopática, elevación de la renina y aldosterona, hipopotasemia y alcalosis metabólica. Es clave el tratamiento de la hipertensión arterial.

nefrocalcinosis *(nephrocalcinosis)*
NEFROL. f. Precipitación de cristales de calcio dentro del parénquima renal en relación, especialmente, con hipercalcemia, pero es posible también con normocalcemia. Las principales causas son: hiperparatiroidismo, acidosis tubular renal distal, riñón en esponja, hipercalciuria idiopática, sarcoidosis, etc. Puede darse nefrocalcinosis cortical, en asociación con glomerulonefritis crónica o cualquier forma de enfermedad renal crónica, en las que el producto calcio-fósforo está elevado, de forma persistente. El tratamiento consiste en normalizar el calcio o el producto calcio-fósforo (paratiroidectomía, etc.).

nefrografía *(nephrography)*
RADIO. f. Técnica radiográfica para el estudio del riñón, que consiste en la introducción de contraste por vía intravenosa, siendo eliminado, de forma selectiva, por el riñón, aumentando su densidad o capacidad de atenuación, lo que permite su individualización respecto a las estructuras que le rodean y permitiendo valorar su función, obteniéndose imágenes con fines diagnósticos.

nefrográfico *(nephrographyc)*
RADIO. adj. Relativo a la nefrografía.

nefrograma *(nephrogram)*
RADIO. m. Imagen obtenida durante la realización de una nefrografía. ‖ Fase precoz de la eliminación del contraste, que coincide con el mayor aumento de la densidad del parénquima renal, en el transcurso de una urografía.

nefrolitiasis *(nephrolithiasis)*
NEFROL. f. Formación de cálculos dentro del sistema urinario, que consisten en componentes cristalinos incorporados en la matriz orgánica. Afecta al 1-5% de la población y el 75% contienen calcio (oxalato, fosfato) y son opacos a los rayos X. Las causas más frecuentes son: hipercalciuria (absortiva intestinal, de origen renal o resortiva, como en el hiperparatiroidismo), hiperuricosuria, hiperoxaluria, hipocitraturia, diátesis gotosa, riñón medular en esponja, etc. Entre los cálculos no calcáreos están los de ácido úrico, cistina y estruvita. El diagnóstico es radiológico y requiere un estudio metabólico para el diagnóstico definitivo (calcio, oxalato, ácido úrico, citatro, etc.) para tratar la causa subyacente.

nefrolitotomía *(nephrolithotomy)*
UROL. f. Técnica quirúrgica que consiste en la extirpación de un cálculo situado en la pelvis renal o en los cálices. Se puede realizar mediante la cirugía abierta o la endoscópica percutánea.

nefrología *(nephrology)*
NEFROL. f. Especialidad médica, rama de la medicina interna, que estudia la organización y la función renal, así como las enfermedades renales (nefropatías) y sus repercusiones. También se encarga del estudio de la hipertensión arterial y del mantenimiento de la homeostasia del medio interno (control hidroelectrolítico). Su tratamiento específico es aquel que es sustitutivo de la función renal (hemodiálisis y diálisis peritoneal y sus múltiples variables) y el trasplante renal, en sus aspectos no quirúrgicos.

nefroma *(nephroma)*
UROL. m. Tumor renal. ‖ **n. mesoblástico congénito** *(congenital mesoblastic n.)* Tumor renal benigno, congénito, mesenquimatoso. Es el tumor renal más frecuente del neonato. Corresponde al 2,8% de todos los tumores renales de los niños. La edad media en el momento del diagnóstico es de dos meses. Desde el punto de vista clínico resulta indistinguible del tumor de Wilms. Es un tumor siempre benigno, incluso en las formas histológicamente más atípicas, pero tiene una tendencia a infiltrar, localmente, la cápsula renal, lo que justifica un 20% de recidivas locales. El tratamiento es quirúrgico, cirugía radical, incluyendo un claro margen de tejido perirrenal.

nefrona *(nephron)*
ANAT. f. Unidad funcional del riñón, constituida por el glomérulo renal, el túbulo contorneado proximal y distal y el asa de Henle. En el riñón hay, aproximadamente, un millón y cuarto de nefronas. En ellas se filtra la orina y se absorben los elementos útiles del filtrado. ‖ **n. cortical** *(cortical n.)* Nefrona localizada en la corteza renal y caracterizada por glomérulos corticales, pequeños, numerosos y con asa de Henle corta, que apenas penetra en la médula. Predomina en el riñón humano, en la proporción de 7:1 respecto de las nefronas yuxtamedulares, con asa de Henle larga. ‖ **n. yuxtamedular** *(yuxtamedullary n.)* Nefrona formada por glomérulos de localización yuxtamedular, de tamaño grande y poco numerosa (proporción de 1:7 respecto a las nefronas corticales), que da nacimiento a vasos rectos y asas de Henle largas, que llegan hasta la papila renal.

nefronoptisis *(nephronophtisis)*
NEFROL. f. Malformación encuadrada dentro del grupo «complejo enfermedad quística medular-nefronoptisis», se caracteriza por la existencia de riñones de pequeño tamaño y con numerosos y pequeños quistes, en la región corticomedular, asociada a grados variados de nefritis intersticial, que cursa con poliuria, polidipsia y nicturia. Su modo de transmisión familiar es heterogéneo y evoluciona a la insuficiencia renal terminal. La forma familiar juvenil es la más frecuente y afecta sobre todo a los niños. Puede acompañarse o no de degeneración tapetorretiniana, retinitis pigmentaria y atrofia óptica. Se trata, en su fase terminal, con diálisis y trasplante renal.

nefropatía *(nephropaty)*
NEFROL. f. Concepto general de enfermedad renal. Los mecanismos del daño renal son: isquemia, nefrotoxicidad, infección, depósito de sustancias (p. ej., amiloides, sales cálcicas, etc.), inmunopatológicas y obstrucción urinaria. Se diferencian, atendiendo a su localización, en glomerulopatías, tubulopatías, nefritis intersticiales y nefroangioesclerosis. Constituyen 10 grandes síndromes: síndrome nefrítico, síndrome nefrótico, anomalías urinarias asintomáticas, fallo renal agudo y crónico, infección, obstrucción, tubulopatías, hipertensión y nefrolitiasis. Destacan las glomerulonefritis, que pueden ser primitivas o prima-

rias y secundarias (diabetes, amiloidosis, lupus eritematoso, etc.). ‖ **n. de los Balcanes** *(Balkan's n.)* Enfermedad renal tubulointersticial crónica, que se da con un carácter endémico, en países de la Europa del este, situados en las márgenes del río Danubio. Podría estar en relación con la ingestión de un tóxico todavía no filiado. Afecta más a las mujeres entre los treinta y sesenta años y se manifiesta por una insuficiencia renal silenciosa, que cursa con polidipsia, poliuria, proteinuria tubular y glucosuria renal. Evoluciona a la insuficiencia renal crónica terminal, que se trata con diálisis y trasplante renal. ‖ **n. diabética** *(diabetic n.)* Nefropatía que abarca todas las lesiones renales posibles en pacientes con diabetes mellitus (glomeruloesclerosis difusa o nodular, arterionefroesclerosis, nefropatía intersticial crónica, necrosis papilar y lesiones tubulares). Pero se reserva, en la práctica, para la afección glomerular que afecta al 50% de los diabéticos insulinodependientes y aparece a los 15-20 años del inicio de la diabetes. La lesión más específica es el engrosamiento de la membrana basal de los capilares o la formación de nódulos eosinófilos PAS positivos, rodeados de capilares glomerulares, a veces, con microaneurismas. La glomerulopatía tiene dos fases: 1) preclínica (microalbuminuria); 2) clínica que cursa con proteinuria progresiva, síndrome nefrótico, edemas, hipertensión arterial e insuficiencia renal progresiva, que aboca, en el intervalo de siete a diez años, a una fase terminal. Se trata con diálisis y trasplante renal aislado o reno-pancreático. ‖ **n. gotosa** *(goutry n.)* Afectación tubulointersticial crónica, que se puede dar en la hiperuricemia duradera. Dada la frecuente asociación con hipertensión, nefrolitiasis, pielonefritis, intoxicación por plomo, etc., el efecto de la hiperuricemia aislada sobre la función renal no es del todo claro. Hay depósitos de cristales de ácido úrico y sales de urato en el parénquima renal, con cristalización intraluminal en los túbulos distales y colectores, que causan una obstrucción y una respuesta inflamatoria, con infiltración linfocitaria, reacción de células gigantes, fibrosis de la región papilar y medular, etc. Tiene un curso insidioso con proteinuria, poliuria, etc. ‖ **n. hereditaria** *(hereditary n.)* Enfermedad renal que se transmite por herencia autosómica dominante o recesiva, o ligada al cromosoma X. Puede afectar al glomérulo (p. ej., síndrome de Alport, el hematuria benigna familiar, la enfermedad de Fabry, el síndrome uña-rótula, el síndrome nefrótico congénito, etc.) o al túbulo o tubulopatías (poliquistosis renal del adulto y del niño, nefronoptisis, síndrome de Fanconi, glucosuria renal, cistinosis, acidosis tubular renal, etc.). Conforme progresan, se afectan el resto de las estructuras como glomérulos, túbulos, intersticio y vasos del riñón. Algunas evolucionan a una insuficiencia renal terminal (p. ej., el síndrome de Alport y la poliquistosis renal del adulto). ‖ **n. hipercalcémica** *(hypercalcemic n.)* Afectación tubulointersticial por hipercalcemia (secundaria a hiperparatiroidismo primario, mieloma múltiple, sarcoidosis, intoxicación por vitamina D o metástasis óseas). Afecta al epitelio tubular de los túbulos colectores y distales, con necrosis y atrofia, obstrucción, precipitación de calcio e infección, etc. Puede depositarse calcio en el intersticio (nefrocalcinosis) y evoluciona con una alteración de la concentración de orina (poliuria y nicturia), reducción del filtrado glomerular, acidosis tubular renal, etc. ‖ **n. hipopotasémica** *(hypokalemic n.)* Nefropatía que se caracteriza por una lesión tubular proximal y distal (degeneración vacuolar), que condiciona poliuria, polidipsia, nicturia y falta de concentración de la orina. El filtrado glomerular no se modifica, en general. Con frecuencia hay hipernatremia, alcalosis metabólica y proteinuria ligera tubular. La corrección del potasio corporal puede curar las lesiones renales en estadios no muy avanzados. ‖ **n. IgA** *(IgA n.)* Ver **glomerulonefritis mesangial IgA**. ‖ **n. isquémica** *(ischemic n.)* Entidad clínica que cursa con una reducción de filtrado glomerular causado por una obstrucción de la arteria renal, que disminuye el flujo renal, y condiciona la disminución del aporte de oxígeno, alteraciones hemodinámicas (participan la angiotensina II, la endotelina, el óxido nítrico, etc.) y alteraciones en la función tubular. La causa más frecuente es la estenosis ateromatosa bilateral o unilateral en un riñón único funcionante. Por ello, se denomina también enfermedad renal isquémica de origen aterosclerótico. Se presenta en forma de una insuficiencia renal aguda, por ejemplo, tras el tratamiento con inhibidores de la enzima de conversión, en forma de uremia progresiva, etc. ‖ **n. lúpica** *(lupus n.)*

Afección renal de la enfermedad sistémica denominada lupus eritematoso diseminado. Se presenta hasta en el 80% de los pacientes (predominio de mujeres y entre los 15 y 35 años). La glomerulonefritis lúpica (GNL) está mediada por inmunocomplejos circulantes (antígenos nucleares o DNA nativo, IgG y complemento). La OMS clasifica las lesiones renales en varios tipos: 1) riñón normal, 2) GNL mesangial, 3) GNL proliferativa focal, 4) GNL proliferativa difusa, y 5) GNL membranosa. Las manifestaciones clínicas y el curso clínico son muy variadas, e incluyen proteinuria, anomalías del sedimento, edema, hipertensión, síndrome nefrótico e insuficiencia renal. Las manifestaciones extrarrenales predominan con frecuencia (cutáneas, articulares, hematológicas, serosas, etc.). Son características las anomalías serológicas (anticuerpos antinucleares y anti-DNA positivos, presencia de crioglobulinas, disminución del C1q, C3 y C4, etc.). El diagnóstico es histológico y el pronóstico depende del tipo de nefropatía. || **n. del mieloma múltiple** *(multiple myeloma n.)* Afectación renal relacionada con la producción de paraproteínas (inmunoglobulina monoclonal), con el plasmocitoma (proteinuria de Bence-Jones y riñón del mieloma, amiloidosis y síndrome nefrótico, invasión renal por células plasmáticas, pielonefritis, síndrome de Fanconi) y con los trastornos metabólicos acompañantes (hipercalcemia, hiperuricemia, deshidratación por contrastes o diuréticos, obstrucción, etc.). Se manifiesta en el 50% de los pacientes con mieloma múltiple. Cursa con proteinuria de cadenas ligeras, frecuentes episodios de insuficiencia renal aguda, por factores desencadenantes diversos, e insuficiencia renal crónica progresiva. Entre un 50 y un 70% de los pacientes fallecen a causa de una insuficiencia renal al año del diagnóstico. Es frecuente la aparición de amiloidosis asociada. || **n. obstructiva** *(obstructive n.)* Alteración morfológica y funcional renal, secundaria a una obstrucción del aparato urinario. Las causas más frecuentes son intrarrenales (por obstrucción tubular a causa de cristales, pigmentos o proteínas), alteraciones del tracto urinario superior (cálculos, tumores, reflujo vesicoureteral, etc.) y del tracto urinario inferior (tumores, disfunción vesical, hiperplasia o tumor de próstata, válvulas uretrales, etc.). Puede ser unilateral o bilateral, y son típicos el dolor y los cambios en el volumen de la orina. La ecografía es la técnica diagnóstica más útil. El tratamiento se basa en la administración de analgésicos y medidas contra la infección y la eliminación de la obstrucción. || **n. pierde sal** *(salt losing n.)* Incapacidad renal para ahorrar sodio (y agua) a causa de la disminución de la reabsorción tubular, lo que condiciona una hipovolemia, hiponatremia e hipernatriuria, que se manifiesta, especialmente, en situaciones de una limitación hidrosalina. Puede darse en pacientes con una insuficiencia renal severa o en diversas nefropatías, con una afectación preferentemente medular y filtrado glomerular conservado (abuso de analgésicos, pielonefritis crónica, nefritis tubulointersticial, en general, poliquistosis renal, etc.). Las manifestaciones clínicas son propias de la hiponatremia (v.). || **n. por analgésicos** *(analgesic n.)* Nefropatía que se da en pacientes con un abuso crónico de mezclas de analgésicos (fenacetina, aspirina, cafeína, paracetamol, etc.) y consiste en una nefritis tubulointersticial, que cursa con poliuria, nicturia, calambres, acidosis metabólica, hematuria, piuria, anemia e hipertensión arterial. Es frecuente la necrosis papilar, que favorece la formación de cálculos y se han descrito también lesiones tipo glomerulonefritis membranoproliferativa e hialisis segmentaria y focal. || **n. por cadenas ligeras** *(light-chain n.)* Nefropatía que se caracteriza por el depósito de cadenas ligeras monoclonales, en general del tipo κ (80%), en las membranas basales glomerulares y/o tubulares, con formación de nódulos mesangiales, que remedan a los de la glomerulosclerosis nodular diabética. Cursa con proteinuria de rango nefrótico (componente de proteinuria de cadenas ligeras por sobrecarga) y puede evolucionar a una insuficiencia renal progresiva. Pueden existir depósitos de cadenas ligeras en otros órganos. Se observa en el mieloma múltiple y en otros procesos linfoproliferativos. El tratamiento se realiza mediante la administración de citostáticos. || **n. por litio** *(litium n.)* Nefropatía descrita en pacientes tratados con sales de litio (antidepresivo) y con un mal control de los niveles de litemia. El litio puede modificar la capacidad de concentración renal, inhibiendo el efecto de la hormona antidiurética (ADH) en el túbulo distal y dando lugar a poliuria. Se han descrito casos de atrofia tubular, fibrosis del intersticio y esclerosis glomerular sugestivo de nefropatía tubulointersticial crónica. En ausencia de los niveles tóxicos de litemia, el riesgo de nefropatía es mínimo. ‖ **n. por metales pesados** *(heavy metals n.)* Nefropatía tubulointersticial crónica que se origina, sobre todo, por la exposición al plomo, cadmio, mercurio y arsénico y que puede evolucionar a una insuficiencia renal (en trabajadores expuestos a altos niveles en su trabajo). Las producidas por litio, platino y oro suelen ser iatrogénicas. El plomo puede dar lugar a una nefropatía aguda, que consiste en un síndrome de Fanconi reversible, asociado a síntomas de saturnismo, y la nefropatía crónica cursa con hipertensión, hiperuricemia e insuficiencia renal crónica. ‖ **n. por o de reflujo** *(reflux n.)* Presencia de cicatrices renales, focales o difusas, secundarias a un daño irreversible del parénquima renal y en cuya patogenia están implicados el reflujo vesicoureteral de la orina y la infección bacteriana del parénquima renal. Puede condicionar una hipertensión arterial, proteinuria e insuficiencia renal, de grado variable. Es causa de una insuficiencia renal crónica terminal en un 5-10% de los pacientes adultos y en un 12-24% de los niños, que inician tratamiento de diálisis en Europa. ‖ **n. por virus B** *(hepatitis B virus related n.)* La causada por el virus de la hepatitis B (VHB) (DNA bicatenario, familia de *Hepadnaviridae)*, detectable en las diversas lesiones renales. La principal es la crioglobulinemia mixta esencial, poliarteritis nodosa con una afectación renal, glomerulonefritis membranosa o membranoproliferativa, glomerulonefritis proliferativa mesangial, glomerulonefritis proliferativa difusa y glomerulonefritis IgA. La detección del virus se realiza mediante la técnica de reacción en cadena de la polimerasa en pacientes con marcadores positivos para el virus de la hepatitis B. ‖ **n. por virus C** *(hepatitis C related n.)* Nefropatía producida por el virus de la hepatitis C. Desde que en el año 1989 se identificó, mediante clonaje, el agente responsable de la mayoría de los casos de hepatitis no-A no-B, que se le denominó virus de la hepatitis C (VHC), se han descrito diversas enfermedades renales asociadas con el VHC: crioglobulinemia mixta esencial, glomerulonefritis membranoproliferativa, glomerulonefritis membranosa y poliarteritis nodosa con una afectación renal. Su relación causal se ha establecido por la presencia, en el glomérulo y en los crioprecipitados o complejos inmunes del RNA, del virus de la hepatitis C. ‖ **n. tóxica** *(toxic n.)* Alteración funcional y/o estructural del riñón causada por productos químicos o biológicos, de forma directa o a través de sus metabolitos, que pueden ser inhalados, ingeridos, inyectados, absorbidos o producidos por el propio organismo. Puede afectar a los glomérulos o a los túbulos renales. Las causas más frecuentes son la ingestión de antibióticos (aminoglucósidos, cefalosporinas, sulfamidas, anfotericida B, etc.), analgésicos y antiinflamatorios (mezclas de fenacetina y salicilatos, antiinflamatorios no esteroides), agentes antineoplásicos (cisplatino, metotrexato), metales (plomo, cadmio, litio, mercurio, etc.), contrastes yodados, disolventes orgánicos, etc. Puede dar lugar a una insuficiencia renal aguda prerrenal, renal (necrosis tubular aguda) o posrenal, y síndromes glomerulares o tubulares.

nefrosis *(nephrosis)*
NEFROL. f. Cualquier enfermedad del riñón de carácter degenerativo que afecta principalmente a los túbulos renales. Se suele dividir en nefrosis lipoidea, nefrosis de la infancia, nefrosis de lesiones mínimas y síndrome nefrótico. ‖ **n. lipoidea** *(lipoid n.)* Término acuñado en 1983 por Munk y que ha caído actualmente en desuso, siendo sustituido por el término glomerulonefritis de cambios mínimos, nefropatía de cambios mínimos o lesión de cambios mínimos (ver **glomerulonefritis de cambios mínimos).**

nefrostomía *(nephrostomy)*
UROL. f. Derivación urinaria que se realiza mediante la colocación percutánea o quirúrgica de un catéter en la pelvis renal. En la actualidad, el 98% de las nefrostomías se realizan por una punción percutánea. Está indicada en la patología obstructiva de carácter agudo o crónico, con el objeto de liberar el riñón de la obstrucción hasta un tratamiento más definitivo.

nefrotomografía *(nephrotomography)*
RADIO. f. Técnica radiográfica consistente en la realización de cortes tomográficos lineales para el estudio del riñón. Para ello se introdu-

nefrotoxicidad

ce contraste por vía intravenosa, que es eliminado selectivamente por el riñón, lo que genera un aumento de su densidad o capacidad de atenuación, obteniéndose imágenes con fines diagnósticos.

nefrotoxicidad *(nephrotoxicity)*
NEFROL. f. Afectación renal por tóxicos, que se caracteriza por alteraciones funcionales (ver **insuficiencia renal aguda**) o estructurales (ver **necrosis tubular aguda**). Pueden ser productos químicos o biológicos, que actúan de forma directa o a través de sus metabolitos, y que pueden ser ingeridos, inhalados, inyectados o producidos por el propio organismo. Por ejemplo, se encuentran entre estos agentes tóxicos: antibióticos diversos, analgésicos y antiinflamatorios, antineoplásicos, metales pesados, contrastes iodados, disolventes orgánicos, inmunosupresores, etc.

nefroureterectomía *(nephroureterectomy)*
UROL. f. Extirpación quirúrgica del riñón y del uréter. Es la indicación habitual en el carcinoma de urotelio, de uréter, de pelvis renal o de cálices. Exige, habitualmente, la realización de dos incisiones.

negación *(negation)*
PSICOL. f. Mecanismo de defensa por el que el individuo se enfrenta a conflictos emocionales y a amenazas de origen interno o externo, negándose a reconocer algunos aspectos dolorosos de la realidad externa o de las experiencias subjetivas, que son manifiestos para los demás. Corresponde a un nivel defensivo de encubrimiento. || **n. psicótica** *(psychotic n.)* Negación en la que hay una total afectación de la capacidad para captar la realidad.

negativa al tratamiento *(treatment reject)*
BIOÉT. Rechazo, por parte del paciente, del tratamiento propuesto por el médico. Ver **discriminación del paciente, diversidad cultural, indicación, tolerancia.**

negativismo *(negativism)*
PSICOL. m. Comportamiento de rechazo y oposición a las solicitudes e incitaciones de los otros (negativismo pasivo) o a realizar lo contrario de lo que se les pide (negativismo activo). Estas manifestaciones oposicionistas se encuentran, sobre todo, en ciertos delirios de persecución, en el retraimiento autista y en la forma catatónica de la esquizofrenia. También se da en determinadas situaciones, generalmente relacionadas con rabietas y enfados, en niños y adolescentes normales.

negativo *(negative)*
RADIO. m. Imagen fotográfica en la que los blancos y negros están invertidos respecto a la realidad. || Polo eléctrico del cátodo en los tubos de rayos X.

negligencia *(negligence)*
BIOÉT. f. Omisión consciente o por ignorancia culpable (ver **deber de saber**) de una comprobación o acción debida. Es éticamente reprobable, independientemente de que produzca o no daños al paciente. Ver **mala práctica, prudencia.**

Neisseria *(Neisseria)*
MICROBIOL. Género de bacterias de la familia *Neisseriáceas*. Son cocos gram-negativos, que se agrupan en parejas, aerobios, oxidasa positivos e inmóviles. No existen huéspedes intermediarios y su reservorio es la especie humana. || **N. gonorroheae** *(N. gonorroheae)* Agente etiológico de la enfermedad de transmisión sexual conocida como blenorrea. Los niños pueden contaminarse en el momento del nacimiento, a partir de la madre infectada, y desarrollar un cuadro de conjuntivitis purulenta. También las niñas, por contacto con personas infectadas, pueden desarrollar un cuadro de vulvovaginitis purulenta. || **N. meningitidis** *(N. meningitidis)* Agente etiológico de la meningitis cerebroespinal.

nematodo *(nematode)*
MICROBIOL. m. Organismo parásito pluricelular perteneciente al filo *Nematoda*. Es un helminto de sección circular (impropiamente denominado gusano redondo). Contiene un tubo digestivo completo y es una especie dioica (sexos separados). La mayoría de los componentes de la especie son parásitos de vertebrados, invertebrados y de vegetales.

neoartrosis *(neoarthrosis)*
ORTOP. Ver **neartrosis.**

neocerebelo *(neocerebellum)*
ANAT. m. La parte del cerebelo filogenéticamente más reciente. Dentro de la escala animal, es en el hombre donde alcanza un mayor desarrollo. Comprende los dos hemisferios cerebelosos y el núcleo dentado. Interviene, sobre todo, en la coordinación de la actividad motora.

neoconductismo *(neobehaviorism)*
PSICOL. m. Corriente conductista que hace del fenómeno del aprendizaje su objeto de investigación principal. Su propósito común es el de elaborar una teoría general del aprendizaje, basada en la experimentación con procedimientos de condicionamiento clásico e instrumental, que pueda extenderse, con las debidas matizaciones, a la conducta aprendida en general y, específicamente, a la conducta compleja que es característica del ser humano.

neocórtex *(neocortex)*
ANAT. m. La corteza cerebral más reciente en la escala filogenética y que, en nuestra especie, alcanza el máximo desarrollo, ocupando la mayor parte de la superficie cerebral. Se compone de seis capas neuronales frente a las tres que presenta el arquicórtex.

neologismo *(neologism)*
PSICOL. m. Palabra nueva y extraña, creada por un enfermo mental delirante o esquizofrénico, mediante deformación, sustitución, inversión o creación de fonemas. Constituyen, en general, puros juegos verbales que no poseen ningún sentido; otras veces poseen un sentido, pero solo para el paciente, que puede crearlas, para que no sean identificadas por otras personas, o en la «lógica» más o menos coherente y esotérica de su delirio.

neomicina *(neomycin)*
FARMCLÍN. f. Antibiótico aminoglucósido, muy tóxico cuando se administra por vía sistémica. En la actualidad es utilizado, por vía oral, en la profilaxis de encefalopatía, en pacientes con insuficiencia hepática, y en la profilaxis prequirúrgica de la cirugía de intestino grueso.

neonato *(newborn, neonatus)*
GINECOL. m. Recién nacido. Por su peso y talla puede ser adecuado, pequeño o grande para la edad gestacional. Cuando el desarrollo fetal es normal, hay una coincidencia entre el desarrollo fetal y el tiempo de embarazo y debe existir una correlación entre la talla, peso, diámetros cefálicos, torácicos y abdominal.

neonato deficiente *(mentally handicapped neonate)*
BIOÉT. Ver **discriminación del paciente, malformación.** || **n. malformado** *(malformed n.)* Ver **discriminación del paciente, malformación.**

neonatología *(neonatology)*
PEDIAT. f. Rama de la pediatría que se ocupa de la fisiología y la patología del niño en los primeros días de su existencia.

neoplasia *(neoplasia)*
FISIOL. f. Tumor producido por la multiplicación incontrolada de células. Según el grado de diferenciación de sus células y la capacidad invasiva y metatársica se dividen en benignas y malignas.

neoplasia endocrina múltiple *(multiple endocrine neoplasia)*
ENDOCRINOL. Ver **adenomatosis endocrina múltiple.**

neovascularización *(neovascularization)*
ENDOCRINOL. f. Desarrollo de los vasos sanguíneos nuevos. Es relativamente frecuente en el tejido tumoral o en la retinopatía diabética como respuesta a la secreción de un factor humoral promovido por la isquemia.

neovascularización retiniana *(retinal neovascularization)*
OFTALMOL. Aparición de vasos retinianos anómalos, acompañados de tejido conectivo, como consecuencia de fenómenos de isquemia prolongada. Estos neovasos son de mala calidad, por lo que tienen una tendencia a romperse y sangrar, dando lugar a hemorragias prerretinianas y vítreas. La causa más común es la retinopatía diabética.

nervio *(nerve)*
ANAT. m. Formación constituida por haces de fibras, conductoras de impulsos nerviosos, situada fuera del sistema nervioso central. Los haces de fibras están envueltos por una fina membrana, el perineurio, y todos los haces, que constituyen el nervio, están rodeados por otra membrana, el epineuro. Los nervios se dividen en sensitivos y motores. Lo normal es que en un mismo nervio haya haces sensitivos y motores. Los nervios destinados a las vísceras se denominan nervios vegetativos, y los que tienen que ver con la vida de relación, somáticos. Unos nervios tienen su origen en la médula espinal, los nervios raquídeos, mientras que otros nacen (origen aparente) en el encéfalo, estos son un total de 12, se numeran con números romanos y se denominan pares craneales. || **n. esplácnico** *(splanchnic n.)* Nervio simpático que se origina de los

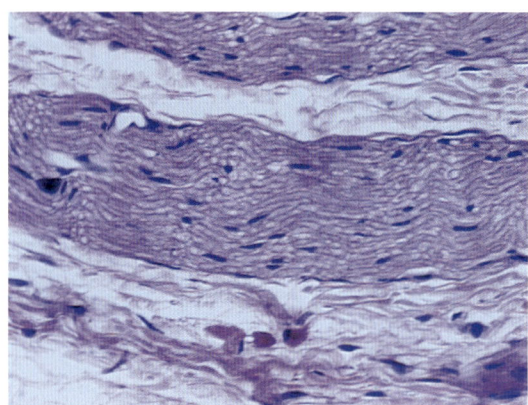
nervio. Sección longitudinal

ganglios torácicos paravertebrales, pero no inerva vísceras torácicas, sino abdominales. Hay dos nervios esplácnicos: *mayor* (de los ganglios V-IX) y *menor* (de los ganglios X y XI). A veces, aparece un tercero, el más caudal, denominado *imo* (ganglio XII). Todos ellos terminan en el plexo celíaco. ‖ **n. mixto** *(mixed n.)* Nervio en el que se encuentran juntas las fibras motoras y las sensitivas. Salvo unas pocas excepciones, todos los nervios son mixtos. ‖ **n. motor** *(motor n.)* El que transmite impulsos motores tanto a músculos como a glándulas (nervios secretores). Pueden ser, por tanto, somáticos y vegetativos; de hecho, en un mismo nervio suele haber fibras motoras somáticas y vegetativas. ‖ **n. oftálmico** *(ophtalmicus n.)* Una de las tres ramas del nervio trigémino, que se encarga de recoger la sensibilidad del ojo y de la zona frontal de la cara y cabeza. ‖ **n. óptico** *(opticus n.)* El II par craneal, formado por las fibras (axones) de las células ganglionares de la retina. Termina en el cuerpo geniculado externo. ‖ **n. safeno** *(saphenus n.)* Nervio cutáneo (rama del nervio femoral) que se extiende desde la porción superior del muslo hasta el borde interno del pie. ‖ **n. somático** *(somatic n.)* Nervio destinado a inervar estructuras que intervienen en la vida de relación. ‖ **n. subescapular** *(subscapularis n.)* Rama de plexo braquial, encargado de inervar los músculos subescapular y redondo mayor. ‖ **n. sural** *(suralis n.)* Continuación del nervio cutáneo sural medial, que recoge la sensibilidad de la región postero-lateral de la pierna. ‖ **n. tibial** *(tibialis n.)* Prolongación del nervio ciático, inerva los músculos del compartimento posterior de la pierna, dividiéndose, en el tobillo, en dos ramas terminales, los nervios plantares medial y lateral. ‖ **n. vago** *(vagus n.)* Nervio parasimpático cuyo núcleo de origen se encuentra en el bulbo raquídeo. Es el X par craneal y se encarga de inervar casi todas las vísceras cefálicas, cervicales, torácicas y la mayor parte de las abdominales. Solo el colon descendente y las vísceras pélvicas están inervadas por el parasimpático sacro. ‖ **n. vegetativo** *(antonomous n.)* Nervio destinado a las vísceras.

nervio acústico *(acoustic nerve)*
NEUROL. El VIII par craneal. ‖ **n. glosofaríngeo** *(glossopharyngeal n.)* El IX par craneal.

nervio adrenérgico *(adrenergic nerve)*
FISIOL. Nervio que utiliza como neurotransmisor la adrenalina.

nervio circunflejo *(circumflex nerve)*
ORTOP. Nervio mixto y sensitivo que inerva la región del hombro.

nesidioblastosis *(nesidioblastosis)*
ENDOCRINOL. f. Proliferación de las células endocrinas pancreáticas, que comporta alteraciones en su distribución y diferenciación. El número de los islotes de Langerhans es menor de lo normal, encontrándose las células endocrinas distribuidas, anárquicamente, por el parénquima pancreático, en forma de pequeños nidos o cordones. En general, aumenta el área correspondiente a las células beta y delta, manteniéndose la de células alfa dentro de la normalidad. Desde el punto de vista clínico, da lugar a hiperinsulinismo endógeno, productor de hipoglucemias, afectando, con preferencia, a la población infantil. Puede asociarse con síndrome de Zollinger-Ellison.

neumartrografía *(pneumarthrography)*
ORTOP. f. Radiografía de una articulación que se efectúa previa a una inyección de aire o gas como medio de contraste.

neumartrosis *(pneumoarthrosis)*
ORTOP. f. Presencia de gas o aire en una articulación. ‖ Inyección de gas o aire con objeto radiográfico.

neumatización *(pneumatization)*
RADIO. f. Proceso de creación de cavidades aéreas en el interior de las áreas sólidas.

Tabla 23. *Nervios*

Para lograr una consulta fácil del cuadro de nervios es conveniente seguir las siguientes indicaciones:
1. Todas las ramas proceden de los nervios que salen del tronco del encéfalo (pares craneales) y de la médula espinal (nervios raquídeos).
2. Entre los nervios raquídeos, algunos, como los intercostales y los lumbares, permanecen independientes en su trayecto, y otros, como los que inervan las extremidades, se juntan entre sí formando plexos, por lo que la trayectoria y el origen de sus ramas resultan más complejos. Por esta razón, con el fin de facilitar la comprensión, se adjuntan unos esquemas de estos plexos.
3. Prácticamente todos los nervios son mixtos, es decir, están formados por fibras sensitivas y motoras.
4. Las fibras vegetativas destinadas a la piel y a los vasos de los músculos esqueléticos van junto con las fibras somáticas.
5. El segundo nombre de cada nervio corresponde al utilizado por la nómina anatómica.

Nombre	Origen	Ramas	Distribución
Abdominogenital mayor V. **iliohipogástrico**			
Abdominogenital menor V. **ilioinguinal**			
Abducens V. **motor ocular externo**			
Accesorio (XI par) *Accesorius*	Origen real: asta anterior de la médula. Origen aparente: raíces retrolivares y espinales (I-VI).	Nervios musculares para el trapecio y el esternocleidomastoideo	Músculo trapecio y esternocleidomastoideo
Acústico Ver **vestibulococlear**			
Alveolares inferiores *Alveolaris inferioris*	Nervio mandibular	Nervio milohioideo, nervios dentales inferiores, nervios gingivales inferiores	Músculo milohioideo, dientes y encía de la mandíbula
Alveolares superiores *Alveolares superiores*	Nervio maxilar	Nervios anterior, medio y posterior (forman el plexo dentario superior). Nervios gingivales superiores	Dientes y encía del maxilar y mucosa del seno maxilar
Anales Ver **rectales**			
Auricular mayor *Auricularis magnus*	Plexo cervical Nervios raquídeos (C2, C3)	Nervios anterior y posterior	Piel de la cara posterior y anterior de la oreja y de la región parotídea.
Auricular posterior *Auricularis posterior*	Nervio facial	Nervios occipital, auricular, digástrico, estilomastoideo	Músculos occipital, auriculares vientre posterior del músculo digástrico, estilomastoideo
Auriculotemporal *Auriculotemporalis*	Nervio mandibular (trigémino)	Nervio del meato acústico, membrana del tímpano, parotídeas, auriculares anteriores y temporales superficiales	Inervación de la piel del conducto auditivo externo, de la membrana del tímpano, parte anterior del pabellón auricular y región temporal
Axilar *Axillaris*	Fascículo posterior del plexo braquial (C5, C6)	Ramas muscular y cutánea lateral superior del brazo	Músculos deltoides y redondo menor, piel que cubre el músculo deltoides.
Bucal *Buccalis*	Nervio mandibular	Ramas para la piel y la mucosa de la mejilla	Piel y mucosa de la mejilla

nervio

Nombre	Origen	Ramas	Distribución
Cardiacocervical inferior *Cardiacus cervicalis inferior*	Ganglio estrellado (cervicotorácico)	Ramas para el plexo cardiaco profundo	Corazón y pedículo vascular del corazón
Cardiacocervical medio *Cardiacus cervicalis medius*	Ganglio cervical medio	Ramas para el plexo profundo del corazón	Corazón y pedículo vascular del corazón
Cardiacocervical superior *Cardiacus cervicalis superior*	Ganglio cervical superior	Ramas para el plexo cardiaco	Corazón y su pedículo vascular
Carotídeo interno *Caroticus internus*	Ganglio cervical superior	Ramas para el plexo carotídeo interno	Carótida y sus ramas; hipófisis, glándula lagrimal, músculo radial del iris
Cervical transverso *Transversus colli*	Plexo cervical (C2, C3)	Ramas superior e inferior	Piel de la región supra e infrahioidea y la zona correspondiente del músculo platisma
Ciático *Ischiadicus*	Plexo lumbosacro (L4-S3)	Nervio tibial y nervio peroneo	Inerva todos los músculos de la región posterior del muslo, de la pierna y de la planta del pie, y la piel de esas mismas regiones
Cigomático *Zygomaticus*	Maxilar	Cigomático facial y cigomático temporal	Piel de la región cigomática y de la sien
Ciliares cortos *Ciliares breves*	Ganglio ciliar		Músculos ciliares y esfínter de la pupila
Ciliares largos *Ciliares longi*	Nervio nasociliar (del nervio oftálmico)		Músculo dilatador de la pupila y sensibilidad de la córnea y del cuerpo ciliar
Circunflejo V. **axilar**			
Coccígeo *Coccygeus*	Último nervio espinal		Piel que recubre el cóccix
Crural V. **femoral**			
Cubital *Ulnaris*	Plexo braquial (fascículo medial) C8 y T1	Ramas musculares y cutáneas	Músculos de la región cubital del antebrazo, de la eminencia hipotenar, interóseos. Piel de la región cubital de la mano
Cutáneo antebraquial lateral *Cutaneus antebrachii lateralis*	Nervio musculocutáneo	Ramas cutáneas	Piel de la región lateral del antebrazo
Cutáneo antebraquial medial *Cutaneus antebrachii medialis*	Plexo braquial (fascículo medial, T1)	Ramas cutáneas	Piel de la región medial del antebrazo
Cutáneo antebraquial posterior *Cutaneus antebrachii posterior*	Nervio radial	Ramas cutáneas	Piel de la región posterior del antebrazo

Nombre	Origen	Ramas	Distribución
Cutáneo dorsal intermedio del pie *Cutaneus dorsalis intermedius*	Nervio peroneo superficial	Ramas digitales dorsales	Piel de la zona media del dorso del pie y piel de los dedos (excepto la falange distal)
Cutáneo dorsal lateral del pie *Cutaneus dorsalis lateralis*	Nervio sural	Ramas cutáneas	Piel de la región lateral del pie
Cutáneo dorsal medial del pie *Cutaneus dorsalis medialis*	Nervio peroneo superficial	Ramas cutáneas	Piel de la región medial del pie y del dedo gordo
Cutáneo femoral lateral *Cutaneus femoris lateralis*	Plexo lumbar (L2, L3)	Ramas cutáneas	Piel de la cara lateral del muslo
Cutáneo femoral posterior *Cutaneus femoris posterior*	Plexo sano (S1, S3)	Ramas cutáneas	Piel de la región posterior del muslo
Cutáneo inferior del brazo *Cutaneus brachii inferior*	Nervio radial	Ramas cutáneas	Piel de la región posterior del brazo
Cutáneo lateral inferior del brazo *Cutaneus brachii inferior*	Nervio radial	Ramas cutáneas	Piel de la región posterolateral del brazo
Cutáneo peroneo *Cutaneus surae lateralis*	Nervio peroneo común	Ramas cutáneas	Piel de la parte posterolateral de la pantorrilla (los dos tercios superiores)
Cutáneo posterior del muslo *Cutaneus femoris posterior*	Nervios sacros 1-3	Ramas cutáneas	Piel de la región posterior del muslo y parte superior de la pierna
Cutáneo sural medial *Cutaneus surae medialis*	Nervio tibial	Ramas cutáneas; se une con el ramo comunicante peroneo, formando el nervio sural	Piel de la región posterolateral de la pantorrilla (tercio inferior y porción dorsolateral del pie)
Cutáneos inferiores de la nalga *Clunium inferiores*	Nervio cutáneo femoral posterior	Ramas cutáneas	Piel de la parte inferior de la nalga
Cutáneos medios de la nalga *Clunium medii*	Nervios sacros 1-3	Ramas cutáneas	Piel de la región glútea inferomedial
Cutáneos superiores de la nalga *Clunium superiores*	Nervios lumbares 1-3	Ramas cutáneas	Piel de la región glútea superolateral
Digitales dorsales cubitales *Digitales dorsales nervi cubitalis*	Nervio cubital	Ramas cutáneas y articulares	Piel del dorso y palma de los dedos quinto y cuarto y mitad del tercero. Inerva también las correspondientes articulaciones
Digitales dorsales del nervio radial *Digitales dorsales nervi radialis*	Nervio radial	Ramas cutáneas y articulares	Piel (cara dorsal) y articulaciones de los dos primeros dedos y la mitad del tercero (hasta la última falange)

Nombre	Origen	Ramas	Distribución
Digitales dorsales del pie *Digitales dorsales pedis*	Nervio peroneo (nervio cutáneo dorsomedial)	Ramas cutáneas y articulares	Piel del dorso de los dedos y de las articulaciones correspondientes
Digitales dorsales del primer espacio interóseo *Digitales dorsales hallucis lateralis y digiti secundi medialis*	Nervio peroneo profundo	Ramas cutáneas y articulares	Piel lateral y medial del primero y segundo dedos, respectivamente
Digitales palmares comunes del nervio cubital *Digitales palmares communes nervi ulnaris*	Nervio superficial del nervio cubital	Nervios digitales palmares propios	Piel palmar de los dedos meñique y anular
Digitales palmares comunes del nervio mediano *Palmares communes nervi mediani*	Ramas lateral y medial del nervio mediano	Nervios digitales palmares propios	Sensibilidad del pulgar, del índice y del medio, y los músculos lumbricales correspondientes
Digitales plantares comunes del nervio plantar lateral *Digitales plantares communes nervi plantaris lateralis*	Rama superficial del nervio plantar lateral	Rama superficial que da los nervios plantares digitales comunes. Rama profunda	Rama superficial: piel del quinto dedo y de la mitad medial del cuarto. Rama profunda: músculos interóseos, aductor del dedo gordo y los tres lumbricales laterales
Dorsal del clítoris *Dorsalis clitoridis*	Nervio pudendo	Ramas cutáneas y profundas	Piel del clítoris y cuerpo cavernoso
Dorsal de la escápula *Dorsalis scapulae*	Rama ventral del C5	Ramas musculares	Músculos elevador de la escápula y romboides mayor y menor
Dorsal del pene *Dorsalis penis*	Nervio pudendo	Ramas cutáneas y profundas	Piel del pene, cuerpo cavernoso
Espinal V. **accesorio**			
Esplácnico mayor *Splanchnicus major*	Ganglios paravertebrales torácios V-IX	Termina en el ganglio celíaco	Ganglio y plexo celíacos
Esplácnico menor *Splanchnicus minor*	Ganglios paravertebrales torácios X-XI	Ramas al ganglio renal y del plexo celíaco	Plexo celíaco y ganglio aorticorrenal
Esplácnicos lumbares *Splanchnici lumbales*	Ganglios paravertebrales lumbares	Ramas para los plexos aórtico y mesentéricos	Vísceras abdominales
Esplácnicos pélvicos *Splanchnici pelvini*	Ganglios paravertebrales sacros	Ramas para el plexo hipogástrico	Vísceras pélvicas
Etmoidal anterior *Ethmoidalis anterior*	Nervio oftálmico (rama nasociliar)	Ramas nasales mediales y laterales	Porción anterior de la pared medial y lateral de las fosas nasales
Etmoidal posterior *Ethmoidalis posterior*	Nervio oftálmico (rama nasociliar)		Mucosa del seno esfenoidal y celdillas etmoidales

Nombre	Origen	Ramas	Distribución
Facial *Facialis*	Origen real: núcleo del facial (en el puente). Origen aparente: en el surco bulboprotuberancial (parte lateral)	Rama auricular posterior, plexo parotídeo, ramas temporales, cigomáticas, bucales, marginal de la mandíbula, del cuello	Para toda la musculatura mímica
Femoral *Femoralis*	Plexo lumbar (L2-L4)	Ramas musculares, ramas cutáneas anteriores, nervio safeno	Ramas para los músculos cuádriceps, sartorio y pectíneo. Ramas sensitivas para la piel de la región anterior del muslo y medial de la pierna y del pie, articulación de la cadera
Frénico *Phrenicus*	Plexo cercial (C4, C5)	Ramas pericárdicas, frénicas	Músculo del diafragma, pericardio y peritoneo diafragmático
Frontal *Frontalis*	Nervio oftálmico (trigémino)	Ramas supraorbitaria y supratroclear	Piel de la frente
Genitofemoral *Genitofemoralis*	Plexo lumbar (L1, L2)	Ramas genital y femoral	Músculo cremáster, piel escrotal y de la zona inguinal
Glosofaríngeo *Glosopharyngeus*	Origen real: nervio ambiguo. Origen aparente: raicillas que salen por el surco retroolivar	Ramas para el plexo timpánico y plexo faríngeo	Ramas motoras para los músculos constrictores de la faringe y estilofaríngeo. Ramas sensitivas para la mucosa de la faringe y tercio posterior de la lengua.
Glúteo inferior *Gluteus inferior*	Plexo sacro (L5-S2)	Ramas musculares	Músculo glúteo mayor
Glúteo superior *Gluteus superior*	Plexo sacro (L4-S1)	Ramas musculares	Músculos glúteos medio y menor
Hipogástrico *Hypogastricus*	Ramas derecha e izquierda del plexo hipogástrico superior	Ramas para el plexo hipogástrico inferior	Vísceras pélvicas
Hipogloso *Hypoglossus*	Núcleo del hipogloso. Origen aparente: surco preolivar	Ramas para los músculos de la lengua	Músculos extrínsecos e intrínsecos de la lengua
Iliohipogástrico *Iliohypogastricus*	Plexo lumbar (L1)	Ramas cutáneas lateral y anterior	Piel de la región hipogástrica
Ilioinguinal *Ilioinguinalis*	Plexo lumbar (L1)	Ramas cutáneas	Piel del escroto, o labios mayores, y zona adyacente del muslo
Infraorbitario *Infraorbitalis*	Nervio maxilar (rama terminal)	Ramas cutáneas y alveolares	Incisivos, caninos y premolares del maxilar, piel de la zona maxilar de la cara
Infratroclear *Infratochlearis*	Nervio nasociliar (rama del nervio oftálmico)	Ramas palpebrales y nasales	Piel de la porción medial de los párpados, y raíz de la nariz y mucosa del saco lagrimal y carúncula

Nombre	Origen	Ramas	Distribución
Intermediario (de Wrisberg) *Intermedius*	Origen real: nervio del tracto solitario. Origen aparente: el mismo que el facial, al que acompaña	Nervio petroso y cuerda del tímpano	Glándula lagrimal, submandibular y sublingual y mucosa de los dos tercios anteriores de la lengua
Interóseo anterior del antebrazo *Interosseus anterior*	Nervio mediano	Ramas articulares y musculares	Articulación radiocarpiana e intercarpiana. Músculos flexor largo del pulgar, profundo de los dedos y pronador cuadrado
Interóseo posterior del antebrazo *Interosseus posterior*	Nervio radial	Ramas articulares y musculares	Articulación de la muñeca y de los músculos separador largo y extensores del pulgar y extensor del índice
Lagrimal *Lacrimalis*	Nervio oftálmico	Ramas comunicantes y glandulares	Glándula lagrimal, conjuntiva y piel (parte lateral del ojo)
Laríngeo inferior *Laryngeus inferior*	Nervio recurrente (rama terminal)	Ramas sensitivas y motoras	Mucosa laríngea, por debajo de la cuerda vocal, y todos los músculos laríngeos, excepto el cricotiroideo
Laríngeo recurrente *Laryngeus recurrens*	Nervio vago	Nervio laríngeo inferior, ramas traqueal, esofágico y cardiaco inferior	Mucosa traqueal. Aferentes viscerales y sensibilidad general.
Laríngeo superior *Laryngeus superior*	Ganglio inferior del vago	Ramas externa e interna	La rama interna inerva la mucosa laríngea situada cranealmente a la cuerda vocal; la externa inerva el músculo cricotiroideo
Lingual *Lingualis*	Nervio mandibular	Ramas del istmo de las fauces. Ramas comunicantes, sublinguales, linguales, ganglionares	Istmo de las fauces, los dos tercios anteriores de la lengua y mucosa del suelo de la boca
Mandibular *Mandibularis*	Nervio trigémino (tercera rama)	Ramas del meníngeo, del masetérico, del temporal profundo, del pterigoideo lateral y medial, del auriculotemporal, bucal, lingual, alveolar inferior	Inerva todos los músculos masticadores y la piel y las mucosas de la región mandibular
Maxilar *Maxillaris*	Nervio trigémino (segunda rama)	Son múltiples, todas ellas sensitivas; contiene también algunas fibras vegetativas (glándula lagrimal)	Inerva toda la piel y las mucosas de la región maxilar
Mediano *Medianus*	Plexo braquial (de los fascículos medial y lateral; C6-T1)	Ramas cutáneas y musculares	Inerva la piel de la mitad lateral de la mano, casi todos los músculos anteriores del antebrazo y los de la eminencia tenar (excepto el aductor del pulgar)

Nombre	Origen	Ramas	Distribución
Motor ocular externo (VI par) *Abducens*	Origen real: núcleo del VI par. Origen aparente: surco bulboprotuberancial (porción medial)		Inerva el músculo recto lateral del ojo
Motor ocular común *Oculomotorius* (III par)	Origen real: núcleo oculomotor. Origen aparente: surco pontopeduncular junto a la línea media	Ramas superior e inferior. Ramas motoras y vegetativas parasimpáticas	Músculos elevador del párpado, rectos superior, medial e inferior, oblicuo inferior del ojo. Ramas vegetativas para el ganglio ciliar
Musculocutáneo *Musculocutaneus*	Fascículo lateral del plexo braquial (C5-C7)	Cutáneas y motoras	Inerva la piel de la mitad lateral del antebrazo y los músculos coracobraquial, bíceps y braquial, y articulación del codo
Nasociliar *Nasociliaris*	Nervio oftálmico	Rama comunicante (para el ganglio ciliar). Ramas ciliares largas, etmoidales anterior y posterior, nasales	Recoge la sensibilidad del ojo y de la región anterior de las fosas nasales
Nasopalatino *Nasopalatinus*	Nervio maxilar (ganglio pterigopalatino)	Ramas faríngeas, palatino mayor	Ramas nasales posteriores Mucosa y glándulas de la parte posterior de las fosas nasales (tanto tabique como pared lateral)
Neumogástrico V. **vago**			
Obturador *Obturatorius*	Nervios lumbares II-IV	Ramas anterior y posterior	Músculos obturadores, aductores pectíneo, grácil. La rama cutánea inerva la piel de la región del trígono femoral y la articulación de la cadera
Occipital mayor *Occipitalis major*	Rama dorsal del C2	Ramas cutáneas y musculares	Piel del occipucio y músculo semiespinoso de la cabeza
Occipitalis menor *Occipitalis minor*	Plexo cervical (C2, C3)	Ramas cutáneas	Piel de la región occipital, parte lateral
Occipital tercero *Occipitalis tertius*	Rama dorsal del C3	Ramas cutáneas	Piel de la nuca
Oculomotor V. **motor ocular común**			
Oftálmico *Oftálmicus*	Primera rama del nervio trigémino (ganglio de Gasser)	Son múltiples y vienen descritas por sus nombres propios	Recogen la sensibilidad del globo ocular, de la piel de la región frontal y del seno frontal
Olfatorio *Olfactorius*	Par craneal I. De hecho, no es un nervio, sino un tracto. Los nervios olfatorios son, propiamente, los hacecillos que desde la mucosa olfatoria llegan al bulbo olfatorio		Mucosa olfatoria (parte posterior del meato superior de las fosas nasales)

Nombre	Origen	Ramas	Distribución
Óptico *Opticus*	Par craneal II (lo mismo que el I, no es un nervio, sino un tracto)	Axones de las células ganglionares de la retina	Termina en el cuerpo geniculado lateral
Palatino mayor *Palatinus major*	Ganglio pterigopalatino (nervio maxilar)	Ramas nasales posteroinferiores y palatinas	Mucosa nasal de los meatos medio e inferior y del paladar duro
Palatinos menores *Palatini minores*	Ganglio pterigopalatino (nervio maxilar)	Ramas palatinas	Mucosa del paladar blando
Patético V. **troclear**			
Pectoral medial *Pectoralis medialis*	Plexo braquial, fascículo lateral (C5-C7)	Ramas musculares	Músculos pectorales mayor y menor
Peroneo común *Peroneus communis*	Nervio ciático	Nervio cutáneo sural lateral; nervios peroneo superficial y profundo	Músculos bíceps femoral (porción corta), peroneos largo y corto; y todos los músculos del compartimento anterior de la pierna. Piel de la región lateral de la pierna y dorso del pie.
Peroneo superficial *Peroneus superficialis*	Nervio peroneo común	Ramas musculares y cutáneas	Músculos peroneos Piel del dorso del pie.
Peroneo profundo *Peroneus profundus*	Nervio peroneo común	Ramas musculares y cutáneas	Músculos tibial anterior, extensor largo y corto del dedo gordo y extensor corto de los dedos. Piel del primer espacio metatarsiano y zona contigua de los dedos primero y segundo
Petroso mayor *Petrosus major*	Nervio facial (intermedio)	Anastomosis con el nervio petroso profundo, formando el nervio vidiano, que termina en el ganglio pterigopalatino	Es de naturaleza parasimpática e inerva la glándula lagrimal y las glándulas de la mucosa nasal y faríngea
Petroso menor *Petrosus minor*	Plexo timpánico	Ramas para el ganglio ótico	Glándula parótida (naturaleza parasimpática)
Petroso profundo *Petrosus profundus*	Plexo carotídeo	Anastomosis con el nervio petroso mayor, formando el nervio vidiano	Es de naturaleza simpática e inerva las glándulas mucosas de las fosas nasales y orofaringe
Plantar lateral *Plantaris lateralis*	Nervio tibial	Ramas superficial y profunda	Piel plantar del quinto dedo y mitad lateral del cuarto, músculos interóseos, aductor del dedo gordo y los tres lumbricales laterales
Plantar medial *Plantaris medialis*	Nervio tibial	Ramas musculares y cutáneas	Músculos abductor y flexor del dedo gordo, flexor corto de los dedos, primer lumbrical y la piel de la planta y los dedos primero, segundo, tercero y mitad del cuarto

Nombre	Origen	Ramas	Distribución
Pudendo *Pudendus*	Plexo sacro (S1-S4)	Ramas rectales inferiores, perineales, dorsalis penis	Inerva los músculos del periné y la piel de la región perineal, del escroto (porción posterior) o de los labios mayores, y del pene
Radial *Radialis*	Plexo braquial, fascículo posterior (C5-T1)	Ramas cutáneas: braquial posterior, braquial inferior, antebraquial posterior. Ramas musculares: superficial y profunda	Músculos posteriores del brazo y del antebrazo. Piel de la región posterior del brazo y del antebrazo y mitad lateral de la mano
Rectales *Nervi rectales inferiores*	Nervio pudendo		Músculo esfínter externo del ano; piel que rodea el ano; revestimiento del conducto anal.
Recurrente V. **laríngeo recurrente**			
Safeno *Saphenus*	Nervio femoral (rama terminal)	Ramas cutáneas	Inerva la piel de la zona medial de rodilla, de la pierna y del pie
Subclavio *Subclavius*	Plexo braquial (C4-C6) (tronco superior)	Ramas musculares	Músculo subclavio
Subcostal *Subcostalis*	Nervio raquídeo T12	Ramas musculares y cutáneas	Porción inferior de los músculos de la prensa abdominal; piel subcostal en el dorso y zona inguinal e hipogástrica en la región ventral
Subescapular *Subscapularis*	Plexo braquial (C5) (tronco posterior)	Ramas musculares	Músculos subescapular y redondo mayor
Sublingual *Sublingualis*	Nervio lingual	Ramas parasimpáticas y sensitivas	Glándula sublingual y mucosa adyacente
Suboccipital *Suboccipitalis*	C1 (rama dorsal)	Ramas musculares	Músculos del triángulo occipital y semiespinoso de la cabeza
Supraclaviculares *Supraclaviculares*	Plexo cervical (C3, C4)	Ramas cutáneas	Inervan la región cutánea supraclavicular del cuello
Supraescapular *Suprascapularis*	Plexo braquial (C5, C6)	Ramas musculares y articulares	Músculos supra e infraespinosos; articulación del hombro
Supraorbitario *Supraorbitalis*	Nervio frontal	Ramas cutáneas: lateral y medial	Piel de la zona lateral de la frente
Supratroclar *Supratrochlearis*	Nervio frontal	Ramas cutáneas	Piel de la zona medial de la frente y párpado superior
Sural *Suralis*	Nervio peroneo común	Rama cutánea dorsal lateral y ramas calcáneas laterales	Piel de la región lateral de la pierna y zona lateral calcánea y del pie
Tibial *Tibialis*	Nervio ciático	Ramas musculares, nervio interóseo crural, cutáneo sural lateral, calcáneo medial y planteres medial y lateral	Músculos de la región posterior del muslo, de la pierna y de la planta del pie, así como la piel de la región posterior de la pierna y la planta del pie

Nombre	Origen	Ramas	Distribución
Torácico largo *Thoracicus longus*	Plexo braquial (C5-C7)	Ramas musculares	Músculo serrato anterior
Toracodorsal *Thoracodorsalis*	Plexo braquial, fascículo posterior (C7-C8)	Ramas musculares	Músculo dorsal ancho
Transverso del cuello *Transversus colli*	Plexo cervical (C3)	Ramas musculares y cutáneas	Músculo platisma y piel del tercio medio de la zona lateral y medial del cuello
Trigémino (V par) *Trigéminus*	Origen real: núcleo del trigémino. Origen aparente: porción lateral de la protuberancia	Ramas oftálmica, maxilar y mandibular	Inerva: piel y mucosas de la cara y músculos masticadores
Troclear (IV par) *Trochlearis*	Origen real: núcleo del troclear (mesencéfalo). Origen aparente: por debajo del tubérculo cuadrigémino inferior	Rama muscular	Músculo oblicuo superior del ojo
Vago (X par) *Vagus*	Origen real: núcleo del vago (bulbo). Origen aparente: surco retroolivar	Ramas viscerales	Envía inervación parasimpática a todas las vísceras, desde la región bucal hasta la pélvica
Vestibulococlear (VIII par) *Vestibulocochlearis*	Origen real: nervios cocleares ventral y dorsal y nervios vestibulares. Origen aparente: surco bulboprotuberancial, parte lateral.	Ramas cocleares (auditivas) y vestibulares (equilibrio de la cabeza)	El nervio coclear inerva el caracol (órgano de Corti), y el vestibular, los conductos semicirculares, el utrículo y el sáculo
Vidiano *Nervus canalis pterygoidei*	Nervio facial (fibras parasimpáticas) a través del nervio petroso mayor. Fibras simpáticas procedentes del nervio petroso profundo	Ramas para el ganglio pterigapalatino	Glándulas lagrimal y nasales
Yugular *Jugularis*	Ganglio cervical superior (simpático)	Ramas para el ganglio inferior del glosofaríngeo y superior del vago	Recoge la sensibilidad visceral

neumatograma *(pneumatogram)*
FISIOL. Ver **espirograma**.

neumoartrografía *(pneumoarthrography)*
RADIO. f. Técnica radiográfica para el estudio de los espacios articulares, que consiste en la introducción de contraste negativo (aire) por vía percutánea, favoreciendo la delineación de las estructuras en él contenidas, para la obtención de imágenes con fines diagnósticos. Ha sido ampliamente utilizada para el estudio de la rodilla y el hombro, hasta su sustitución por otras técnicas, como la resonancia magnética.

neumoartrográfico *(pneumoarthrographyc)*
RADIO. adj. Relativo a la neumoartrografía.

neumoartrograma *(pneumoarthrogram)*
RADIO. m. Imagen obtenida durante la realización de una neumoartrografía.

neumoconiosis *(pneumoconiosis)*
PNEUMOL. f. Enfermedad pulmonar profesional, producida por la inhalación de polvo, gases, humos y sustancias tóxicas, provocando una reacción, no neoplásica, en el tejido pulmonar por un acúmulo de estas sustancias.

neumoencéfalo *(pneumoencephalus)*
NEUROCIR. m. Acúmulo de aire localizado extraaxial al cerebro, que ocurre tras una fractura craneal, con desgarro dural, o tras la cirugía craneal.

neumógrafo (*pneumograph*)
FISIOL. m. Aparato para registrar los movimientos respiratorios.

neumomediastino (*pneumomediastinum*)
PNEUMOL. m. Presencia de gas en el mediastino, generalmente, por una de las siguientes causas: ruptura de algún alveolo, con paso del aire al mediastino; perforación del esófago, tráquea o bronquios principales; disección del aire del cuello o del abdomen hacia el mediastino.

neumomielografía (*pneumomyelography*)
RADIO. f. Técnica radiográfica para el estudio del canal espinal, que consiste en la introducción de contraste negativo (aire) en el espacio subdural para la obtención de imágenes con fines diagnósticos. Ver **mielografía.**

neumomielograma (*pneumomyelogram*)
RADIO. m. Imagen obtenida durante la realización de una neumomielografía.

neumonectomía (*pneumonectomy*)
PNEUMOL. f. Técnica quirúrgica de resección de parénquima pulmonar.

neumonía (*pneumonia*)
PNEUMOL. f. Inflamación aguda del parénquima pulmonar en la que los alveolos y bronquiolos se taponan por el acúmulo de un exudado fibrinoso. Suele cursar con fiebre y escalofríos, tos y dolor torácico. || **n. atípica** (*atypical p.*) Forma de neumonía en la que existe una disociación clínico-radiológica, es decir, los síntomas son relativamente leves, pudiendo existir, por el contrario, un patrón moteado en las bases pulmonares en la radiología. || **n. eosinófila** (*eosinophilic p.*) Inflamación del parénquima pulmonar con un acúmulo de eosinófilos en el espacio alveolar e intersticial. || **n. estafilocócica** (*staphylococcal p.*) Neumonía producida por bacterias, del grupo de los estafilococos, con tendencia a producir cavitaciones en el parénquima pulmonar. || **n. hipostática** (*hypostatic p.*) Neumonía asociada al envejecimiento o a personas debilitadas, que permanecen en la misma posición durante largos periodos de tiempo. La fuerza de la gravedad tiende a acelerar la congestión de líquido en una determinada región pulmonar, aumentando así la susceptibilidad a la infección. || **n. intersticial** (*interstitial p.*) Enfermedad intersticial del pulmón en la que se produce una infiltración por linfocitos y células plasmáticas. En el desarrollo de la fibrosis pulmonar se han descrito distintas fases de neumonía intersticial. || **n. lobar** (*lobar p.*) Proceso de inflamación del parénquima pulmonar que afecta a todo un lóbulo. || **n. por legionella** (*legionella p.*) Neumonía producida por el género *Legionella*, generalmente *L. pneumophila*. || **n. por micoplasma** (*mycoplasma p.*) Forma de neumonía producida por micoplasma. Es el ejemplo característico de neumonía atípica. || **n. secundaria** (*secondary p.*) Neumonía que se desarrolla en el transcurso de otra enfermedad. || **n. tuberculosa** (*tuberculous p.*) Complicación de la enfermedad tuberculosa, en la que el material gaseoso es aspirado, produciendo una bronconeumonía o una neumonía lobar. || **n. vírica** (*viral p.*) Neumonía producida por un virus.

neumonía por aspiración de ácido gástrico (*Mendelsson's syndrome*)
ANEST. Neumonía debida a la aspiración de contenido de ácido gástrico, con una lesión química del epitelio alveolar. Su incidencia se estima en 46/100.000 actos anestésicos. Resulta más frecuente en pacientes con obesidad, embarazo, hernia de hiato e ingesta alimenticia reciente. También se denomina síndrome de Mendelsson.

neumonitis (*pneumonitis*)
PNEUMOL. f. Inflamación del parénquima pulmonar por un virus o por un mecanismo de hipersensibilidad, que cursa como un proceso fibrosante, intersticial y granulomatoso del pulmón, especialmente de bronquiolos y alveolos.

neumopelvigrafía (*pneumopelvigraphy*)
RADIO. f. Técnica radiográfica para el estudio de la cavidad pélvica, que consiste en la introducción de contraste negativo (aire) por vía percutánea, favoreciendo así la delineación de las estructuras en ella contenidas para la obtención de imágenes con fines diagnósticos.

neumopericardio (*pneumopericardium*)
CARDIOL. m. Colección de aire o gas, generalmente a consecuencia de un traumatismo, en el pericardio.

neumoperitoneo (*pneumoperitoneum*)
CIRGEN. m. Presencia de gas libre en la cavidad peritoneal. Salvo que el paciente haya sido intervenido en los días previos (puede que aún no se haya reabsorbido el aire que entró en el

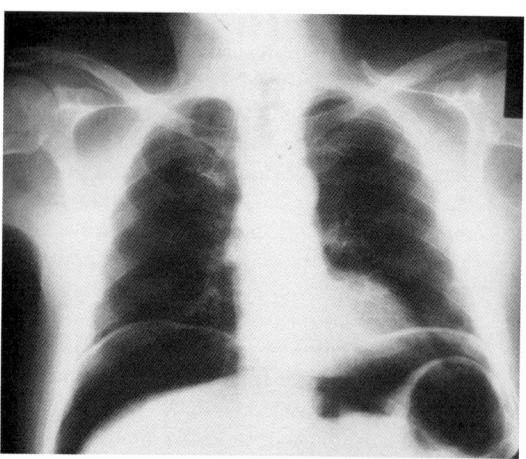

neumoperitoneo. Radiografía simple del tórax en la que se observan las cúpulas del diafragma a la altura del corazón, y por debajo de ellas una gran cavidad aérea adaptada a la forma del diafragma, del hígado y del ángulo esplénico del colon, que corresponde a gran cantidad de gas libre en la cavidad peritoneal, secundario a la perforación del colon obstruido por un cáncer de recto

abdomen, durante la intervención), el neumoperitoneo es una situación patológica, que se evidencia en la radiografía simple, al observarse la presencia de gas por debajo de los diafragmas, con el paciente en posición ortostática. La causa más frecuente es la perforación de una víscera hueca y por eso la presencia de neumoperitoneo obliga a una laparotomía exploradora urgente, para evitar las consecuencias de la peritonitis difusa. Ver **abdomen agudo, defensa abdominal, irritación peritoneal, perforación, peritonitis.**

neumoquistografía *(pneumocystography)*
RADIO. f. Técnica radiográfica para el estudio de las cavidades cerradas con contenido líquido, que consiste en la introducción de aire por vía percutánea, previo vaciamiento del líquido contenido en el quiste, obteniéndose imágenes con fines diagnósticos y pudiendo servir como terapéutica.

neumorradiología *(pneumoradiology)*
RADIO. f. Parte de la radiología que estudia la patología pulmonar, aplicando las diferentes técnicas de imagen disponibles.

neumotórax *(pneumothorax)*
PNEUMOL. m. Presencia de aire dentro de la cavidad pleural, que provoca un colapso del pulmón. ‖ **n. abierto** *(opening p.)* Presencia de gas o aire en el tórax debida a una herida abierta en la pared torácica. ‖ **n. catamenial** *(catamenial p.)* Neumotórax que se produce durante la menstruación, aunque es muy poco frecuente. ‖ **n. espontáneo** *(spontaneous p.)* Neumotórax que aparece sin una causa traumática desencadenante, producido por la rotura de bullas o quistes situadas en la superficie pulmonar. Puede ser primario, si ocurre en un paciente sin enfermedad pulmonar de base, o secundario generalmente a una enfermedad pulmonar obstructiva crónica. ‖ **n. terapéutico** *(therapeutic p.)* Aquel que se emplea como tratamiento para alguna enfermedad. Antiguamente se utilizaba en pacientes tuberculosos.

neumoventriculografía *(pneumoventriculography)*
RADIO. f. Técnica radiográfica para el estudio del sistema ventricular del encéfalo, ya en desuso, que consiste en la introducción de contraste negativo (aire) en el espacio subdural, siendo conducido, a través de los agujeros de comunicación, hacia dicho sistema ventricular, y se obtienen así imágenes con fines diagnósticos.

neuralgia *(neuralgia)*
NEUROCIR. f. Dolor producido por la inflamación de un nervio. ‖ **n. facial atípica** *(atipical facial n.)* Dolor en una región de la cara, cuya distribución y características son diferentes a las de la neuralgia del trigémino y su origen no está filiado. ‖ **n. del geniculado** *(geniculate n.)* Dolor a nivel de conducto auditivo externo y oído medio por una irritación del ganglio sensitivo del nervio facial. ‖ **n. posherpética** *(postherpetic n.)* Dolor radicular intenso metamérico, que se produce tras padecer una infección por herpes zóster. ‖ **n. del vago-glosofaríngeo** *(glossopharyngeal n.)* Dolor en la orofaringe y en el velo del paladar causado por irritación de las raíces sensitivas. ‖ **n. vasomotora** *(sympathetic dystrophy)* Ver **distrofia simpática.**

neuralgia trigeminal *(trigeminal neuralgia)*
NEUROL. Dolor localizado en el territorio inervado por alguna de las ramas del nervio trigémino. ‖ **n. vidiana** *(vidian n.)* Dolor neurálgico en el territorio del nervio vidiano.

neurastenia *(neurasthenia)*
PSIQUIAT. f. Trastorno neurótico que se caracteriza por la presencia de quejas continuas, de un

molesto cansancio tras el esfuerzo mental o de debilidad física ante esfuerzos mínimos. Se acompaña con frecuencia de dolores musculares, mareos, cefaleas de tensión, trastornos del sueño, incapacidad para relajarse, irritabilidad y dispepsia.

neurilema *(neurilemma)*
ANAT. f. Cubierta formada por una célula de Schwann, que engloba la vaina de mielina de una o varias fibras nerviosas periféricas. Cada fibra nerviosa posee una vaina de mielina para cada segmento internodal. Las fibras nerviosas del sistema nervioso central no están envueltas por células de Schwann, sino por oligodendrocitos.

neurilemmoma *(neurilemmomma)*
NEUROL. m. Tumor con criterio histológico de benignidad, que se origina en un tronco nervioso, habitualmente en los nervios craneales.

neurinoma *(neuroma)*
NEUROCIR. m. Masa tumoral de consistencia firme y bien encapsulada. Las células son fusiformes, de núcleo alargado en empalizada (A-Antoni), o de estructura laxa, con células espumosas en el estroma (B-Antoni). Derivan de la célula de Schwann. El nervio de origen está adyacente a la tumoración. ‖ **n. del acústico** *(acoustic n.)* Neurinoma del VIII par. Es el más frecuente de los neurinomas intracraneales. Se puede acompañar de hipoacusia, parálisis facial o alteraciones sensitivas en el territorio del nervio trigémino. ‖ **n. benigno** *(benign n.)* Neurinoma que histológicamente tiene pocas células pleomórficas con mitosis. Resulta típico de la enfermedad de Von Recklinghausen. ‖ **n. del trigémino** *(trigeminal n.)* Neurinoma derivado del V par craneal; es el segundo, en frecuencia, en la cavidad craneal.

neuritis *(neuritis)*
NEUROL. f. Afección inflamatoria, por extensión también degenerativa, de un nervio o nervios, que se caracteriza por dolor y trastornos sensitivos, motores o tróficos, según la clase de nervio afectado. ‖ **n. ascendente** *(ascendens n.)* Polineuropatía de inicio en la porción distal de las extremidades inferiores y que siguen un curso ascendente. Es un término que se encuentra ya en desuso. ‖ **n. degenerativa** *(degenerative n.)* Afectación de los troncos nerviosos periféricos de carácter degenerativo. ‖ **n. descendente** *(descendent n.)* Polineuropatía de inicio en las extremidades superiores y que siguen un curso rostrocaudal. Es un término que ha caído ya en desuso. ‖ **n. intercostal** *(intercostal n.)* Lesión de un nervio o nervios intercostales. ‖ **n. óptica de Leber** *(Leber's amaurosis)* Enfermedad degenerativa hereditaria, que se caracteriza por la pérdida de visión progresiva en ambos ojos, debida a la lesión del nervio óptico. Se puede asociar con la degeneración de otras estructuras del sistema nervioso central. ‖ **n. tabética** *(tabetic n.)* Lesión del sistema nervioso periférico debida a la sífilis. ‖ **n. tóxica** *(toxic n.)* Lesión de uno o varios troncos nerviosos de etiología tóxica. ‖ **n. traumática** *(traumatic n.)* Lesión de un tronco nervioso de origen traumático.

neuritis óptica *(optic neuritis)*
OFTALMOL. Inflamación del nervio óptico. Puede aparecer tanto en su porción intraocular, con signos evidentes de inflamación, lo que se conoce como papilitis; o bien la inflamación no se detecta en la exploración oftalmológica, por asentarse más allá de las paredes del ojo, lo que se conoce como neuritis retrobulbar. La causa más frecuente, en pacientes jóvenes, son los procesos desmielinizantes como la esclerosis múltiple. En personas mayores las causas más frecuentes son de origen vascular o isquémicas y los procesos inflamatorios, como la arteritis de la temporal. Ver **arteritis de Horton, esclerosis múltiple, neuropatía óptica isquémica, papilitis.**

neuroamina *(neuroamine)*
NEUROL. f. Amina utilizada por el sistema nervioso central como neurotrasmisor; p. ej., la dopamina, noradrenalina y serotonina.

neuroanatomía *(neuroanatomy)*
ANAT. f. Parte de la anatomía que estudia el sistema nervioso.

neuroapraxia *(neuroapraxia)*
NEUROL. f. Lesión de un tronco nervioso periférico, de origen habitualmente traumático, que provoca una interrupción funcional de su conducción, debido a la lesión de las vainas de mielina, pero sin producir daño del axón. Su recuperación es rápida y se produce en las semanas siguientes a la lesión.

neuroartropatía *(neuroarthropathy)*
ORTOP. f. Artropatía asociada con una afección del sistema nervioso central o periférico, p. ej., la articulación de Charcot, o la artropatía tabética.

neurobiología *(neurobiology)*
NEUROL. f. Disciplina que agrupa distintas especialidades que se ocupan del estudio del sistema nervioso.

neuroblasto *(neuroblast)*
NEUROL. m. Cualquier célula embrionaria que evoluciona a una neurona funcionante; célula nerviosa inmadura.

neuroblastoma *(neuroblastoma)*
NEUROCIR. m. Tumor producido por la proliferación de neuroblastos. || **n. olfatorio** *(olfatory n.)* Tumor bien definido, a veces lobulado, proveniente del neuroblasto primitivo. Las células son de pequeño tamaño, elevada densidad y mitosis. Es frecuente el derivado del primer par craneal. Tambien se denomina estesioneuroblastoma.

neuroborreliosis *(neuroborreliosis)*
NEUROL. f. Afectación del sistema nervioso central o periférico, secundaria a la infección por borrelia.

neurobrucelosis *(neurobrucellosis)*
NEUROL. f. Afectación del sistema nervioso central o periférico secundaria a la infección por brucela.

neurociencia *(neuroscience)*
ANAT. f. Conjunto de disciplinas que estudian el sistema nervioso desde diferentes puntos de vista: neuroanatomía, neurofisiología, neuroquímica, neurofarmacología y neurología.

neurocinina *(neurocinine)*
FARM. f. Neuropéptido de mamíferos perteneciente a la familia de las taquicininas. Actúa como neurotransmisor, tanto en nervios periféricos como en el sistema nervioso central, y es de particular interés en la transmisión de la sensación dolorosa y en procesos inflamatorios. La neurocinina más representativa es la sustancia P.

neurocirugía *(neurosurgery)*
NEUROL. f. Disciplina quirúrgica que se ocupa de la cirugía del encéfalo, la médula espinal y los nervios periféricos.

neurocirugía del dolor *(neurosurgery for pain)*
NEUROCIR. Conjunto de técnicas neuroquirúrgicas orientadas al control y a la atenuación del dolor.

neurocisticercosis *(neurocysticercosis)*
NEUROL. f. Infección del sistema nervioso central por cisticercos.

neurocitoma *(neurocytoma)*
NEUROCIR. f. Tumor localizado en la pared de los ventrículos, con un crecimiento intraluminal o en el tejido subependimario, protruyendo en su cavidad. Es benigno y las células que lo compone son pequeñas, uniformes con pocas mitosis y diferenciación neuronal.

neurocráneo *(neurocranium)*
ANAT. m. Parte del esqueleto cefálico que envuelve al encéfalo, formando la cavidad craneana.

neuroctomía *(neuroctomy)*
NEUROL. f. Extirpación de un neuroma.

neurodegenerativo *(neurodegenerative)*
NEUROL. adj. Que provoca la destrucción o muerte progresiva de las neuronas de los distintos sistemas o estructuras nerviosas.

neurodermatitis *(neurodermatitis)*
DERMATOL. f. Erupción crónica, de aspecto liquenoide, y muy pruriginosa, como la neurodermatitis circunscrita o la neurodermatitis diseminada.

neurodermitis *(neurodermitis)*
ALERGOL. f. Cuadro inflamatorio cutáneo, pruriginoso y eczematoide, preferentemente de carácter atópico, con predominio de labilidad neurovegetativa. También se denomina dermatitis atópica.

neuroecografía *(neurosonography)*
RADIO. f. Aplicación de la ecografía para el estudio de las estructuras neuroencefálicas. Puede ser realizada transfontanelar o en zonas con un defecto óseo de la calota.

neuroeje *(neuroaxis)*
ANAT. m. Eje formado por la médula espinal y el encéfalo.

neuroendocrinología *(neuroendocrinology)*
ANAT. f. Parte de endocrinología que estudia la neurosecreción.

neuroepitelio *(neuroepithelium)*
ANAT. m. Epitelio que recubre las cavidades ventriculares y el conducto ependimario. En la época de proliferación (antes del nacimiento), el neuroepitelio fue la matriz de la que proceden todas las células nerviosas.

neuroesquelético *(neuroskeletal)*
ORTOP. adj. Relativo a los nervios y al músculo-esqueleto.

neuroestimulación *(neurostimulation)*
NEUROCIR. f. Estimulación de ciertas estructuras del sistema nervioso central para provocar una respuesta con un efecto terapéutico o diagnóstico.

neuroestimulación eléctrica transcutánea *(transcutaneous electrical nerve-stimulation, TENS)*
ANEST. Estimulación transcutánea de un nervio mediante electrodos conectados a un generador de ondas eléctricas bifásicas asimétricas. Produce una sensación de vibración o cosquilleo no dolorosa. Se utiliza en el tratamiento del dolor crónico y agudo. || **n. epidural** *(epidural n.)* Técnica similar a la neuroestimulación eléctrica transcutánea, pero los electrodos se colocan a nivel epidural, estimulando la médula espinal. Su mecanismo de acción se ha relacionado con los mecanismos centrales (medulares) de control del dolor, aunque su mecanismo específico no está claro. También se denomina estimulación de cordones posteriores.

neurofarmacología *(neuropharmacology)*
NEUROL. f. Disciplina que estudia los fármacos con acción sobre el sistema nervioso.

neurofibrilla *(neurofibril)*
HISTOL. f. Haz de neurofilamentos, de un espesor aproximado de 0,5 a 3 micras, que recorren el citoplasma, extendiéndose por las dendritas y el axón de las neuronas. La neurofibrilla se puede teñir por sales de plata.

neurofibroma *(neurofibroma)*
NEUROL. m. Tumoración benigna del sistema nervioso periférico, que engloba la totalidad de un tronco nervioso o de una raíz y que se observa en la neurofibromatosis.

neurofibroma anaplásico *(anaplastic neurofibroma)*
NEUROCIR. Tumor típico de la neurofibromatosis. Es un neurofibroma con áreas de anaplasia celular y figuras de mitosis. Tambien se denomina neurofibrosarcoma. || **n. plexiforme** *(plexiform n.)* Neurofibroma típico de la neurofibromatosis que suele ser múltiple y recidivante. Está constituido por una mezcla de fibroblastos, células de Schwann, axones y abundantes fibras de colágeno.

neurofibromatosis *(neurofibromatosis)*
NEUROCIR. f. Displasia hereditaria que afecta, fundamentalmente, al mesodermo de la cresta neural. Se caracteriza por pigmentaciones cutáneas, en forma de manchas de café con leche, así como por múltiples tumores de tejido ectodérmico y mesodérmico. Se hereda de forma AD. En la neurofibromatosis II es típico el neurinoma bilateral del VII par.

neurofibrosarcoma *(neurofibrosarcoma)*
NEUROCIR. Ver **neurofibroma anaplásico**.

neurofilamento *(neurofilament)*
HISTOL. m. Tipo de filamento intermedio de unos 7 nm de espesor, presente en el citoplasma de las neuronas. Está en contacto con los neurotúbulos, por medio de puentes de unión y conecta la membrana celular, la mitocondria y los polirribosomas. Interviene en el mantenimiento de la estructura neuronal y en el transporte axónico.

neurofisina *(neurophysins)*
ENDOCRINOL. f. Proteína que transporta, específicamente, la oxitocina y vasopresina, a lo largo de los axones. La neurofisina de oxitocina es estimulable por los estrógenos, mientras que la de vasopresina lo es por la nicotina.

neurofisiología *(neurophysiology)*
NEUROL. f. Disciplina que estudia el funcionamiento del sistema nervioso central y periférico.

neuroftalmología *(neurophthalmology)*
NEUROL. f. Subespecialidad de la oftalmología o de la neurología que estudia el sistema visual y los mecanismos que controlan la motilidad ocular intrínseca o extrínseca.

neurógeno *(neurogenic)*
NEUROL. adj. Se dice de lo que está originado por el sistema nervioso.

neuroglia *(neuroglia)*
ANAT. f. Conjunto de células nerviosas, derivadas del neuroepitelio (a diferencia de la microglia, que es de origen mesodérmico). Son de dos tipos: astrocitos y oligodendrocitos. A su vez, los astrocitos pueden ser fibrosos y protoplasmáticos. Las células neurogliales desempeñan diversas funciones, unas son semejantes a las de las células conjuntivas, en cuanto que sirven de soporte a las neuronas y, en las lesiones, reparan el área lesionada. Otras funciones corresponden a la secreción de los facto-

neuroglucopenia

res de crecimiento nervioso, que favorecen el crecimiento y la plasticidad de las neuronas y también favorecen la nutrición neuronal.

neuroglucopenia *(neuroglycopenia)*
ENDOCRINOL. f. Manifestación derivada del sufrimiento neuronal producido por hipoglucemia. El mareo, la irritabilidad, la confusión, las convulsiones, el estupor y la coma son las manifestaciones neuroglucopénicas que, potencialmente, pueden presentarse en las crisis de hipoglucemia.

neurohipófisis *(neurohypophysis)*
ANAT. f. Porción de la hipófisis derivada del hipotálamo, que constituye el lóbulo posterior de la glándula. En ella se almacenan la vasopresina y la oxitocina (en forma de prohormonas) y, una vez activadas, pasan a la sangre.

neurohormona *(neurohormone)*
ENDOCRINOL. f. Hormona sintetizada y segregada por neuronas. Los péptidos hipotalámicos reguladores de la función hipofisaria constituyen ejemplos de neurohormonas.

neurohumor *(neurohumor)*
FISIOL. m. Secreción de origen neural. Se trata de un nombre poco específico ya que no indica si se trata de una hormona, de un neurotransmisor, etc.

neuroimagen *(neuroimage)*
RADIO. f. Toda aquella imagen que se puede obtener de estructuras neurales mediante técnicas radiológicas. Por extensión, es sinónimo de neurorradiología. En la actualidad con el PET, el SPECT y la resonancia magnética se han ampliado enormemente las posibilidades de conocer, en vida, la situación del sistema nervioso central.

neuroinmunología *(neuroinmunology)*
FISIOL. f. Rama de la inmunología que estudia no sólo los fenómenos inmunológicos en el cerebro, sino también los centros nerviosos que intervienen en la respuesta inmune.

neuroleproso *(neuroleprosy)*
DERMATOL. adj. Se dice del paciente que padece lepra neural.

neuroléptico *(neuroleptic)*
ENDOCRINOL. m. Fármaco psicotropo con efecto antipsicótico. Se clasifica en derivados de fenotiazinas, tioxantenos y butirofenonas. Ver **antipsicótico**.

neuroleptoanestesia *(neuroleptoanaesthesia)*
ANEST. f. Anestesia obtenida mediante la administración combinada de un fármaco neuroléptico, más un analgésico opiáceo y protóxido de nitrógeno. Produce en el paciente una inmovilidad cataléptica, con disociación, indiferencia del entorno y analgesia. En la actualidad se utiliza muy poco.

neurolisis (del griego *neuro* y *lysis,* disolución) *(neurolysis)*
CIRPLÁS. f. Técnica microquirúrgica cuyo objetivo es la separación, aislamiento o individualización del tronco nervioso de los tejidos que le rodean (neurólisis externa o exoneurólisis) o la disección de los fascículos o grupos fasciculares de un tronco nervioso mediante la resección del tejido epineural que les rodea (neurólisis interna o endoneurólisis). ‖ Destrucción o disolución de un nervio sensitivo para aliviar el dolor o para corregir la espasticidad. ‖ Liberación de un nervio de sus adherencias.

neurología *(neurology)*
NEUROL. f. Disciplina médica que se ocupa del estudio y tratamiento de las enfermedades del sistema nervioso central, periférico y del músculo esquelético.

neurolúes *(neurosyphilis)*
NEUROL. f. Alteración del sistema nervioso central y periférico, secundario a la sífilis o lúes.

neuroma *(neuroma)*
ENDOCRINOL. m. Neoplasia benigna formada principalmente por neuronas y células nerviosas. ‖ **n. mucoso** *(mucosal n.)* Tumoración benigna compuesta por fibras nerviosas que se desarrollan en mucosas. Constituyen un elemento de la adenomatosis endocrina múltiple tipo II B o III.

neuromiotonía *(neuromyotonia)*
NEUROL. f. Cualquier síndrome que se caracteriza por una actividad muscular continua, originado por una descarga anómala de las fibras nerviosas o de sus terminales. Desde el punto de vista electromiográfico se caracteriza por descargas de alta frecuencia y mioquimias.

neuromodulador *(neuromodulator)*
NEUROL. m. Tipo de neurotrasmisor nervioso implicado en la modulación del funcionamiento de las distintas estructuras cerebrales.

neuromuscular *(neuromuscular)*
FISIOL. adj. Que estudia o atañe, conjuntamente, al músculo y al nervio que termina en él. De hecho, la unidad neuromuscular es la formada por una fibra nerviosa motora y el conjunto de fibras musculares por ella inervadas.

neurona *(neuron)*
ANAT. f. Tipo celular derivado del neuroepitelio germinal. Es la célula más característica del sistema nervioso, ya que ella posee la principal propiedad de este sistema: la capacidad de estimularse y conducir el estímulo hasta la siguiente neurona y, en su caso, hasta el órgano efector. En la neurona se distinguen un cuerpo (o soma) y unas prolongaciones. Las neuronas se clasifican en *bipolares* y *multipolares*. Las bipolares poseen un axón, que conduce el impulso nervioso en sentido centrífugo, y una dendrita, por la que el impulso va, centrípetamente, hacia el soma. El impulso nervioso camina a lo largo de las prolongaciones de la neurona, debido a diferencias de potencial, pero el paso del impulso a la siguiente neurona, a nivel de la sinapsis, se realiza por la liberación de un neurotransmisor. Se llama sinapsis el contacto de un botón sináptico de la neurona presináptica con otro de la neurona postsináptica. || **n. aferente** *(afferent n.)* La que conduce centrípetamente el impulso nervioso, es decir, del receptor a la médula o al encéfalo. || **n. bipolar** *(bipolar n.)* La que tiene dos prolongaciones: una dendrita y un axón. || **n. central** *(central n.)* La que se encuentra en la médula o en el encéfalo. || **n. eferente** *(efferent n.)* Neurona que transmite sus impulsos en dirección centrífuga, es decir, del sistema nervioso central hacia la periferia, son las neuronas motoras. || **n. de Golgi tipo I** *(Golgi's type I n.)* Neuronas piramidales con cilindro-eje largo. || **n. de Golgi tipo II** *(Golgi's type II n.)* Neurona con axón corto, que no rebasa la sustancia gris en la que se encuentra su cuerpo. || **n. intercalar** *(intercalary n.)* Neurona que establece la conexión entre otras dos o más neuronas. Tiene como misión modular los impulsos que pasan por ellas. El nombre con el que habitualmente se la conoce es el de interneurona. || **n. internuncial** *(internuntial n.)* Neurona que se encuentra entre otras dos, trasmitiendo el impulso recibido de una a otra, pero modulándolo, es decir, aumentándolo o disminuyén-

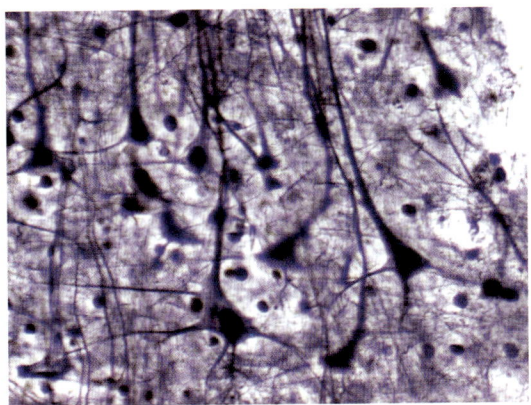

neurona piramidal

dolo, según los casos. || **n. multipolar** *(multipolar n.)* La que, además del axón, tiene dos o más dendritas. || **n. piramidal** *(pyramidal n.)* Neurona cuyo soma tiene una forma piramidal. De su base parte el axón y del ápice y borde de la base, las dendritas. La que teniendo esta forma se encuentra en las capas corticales III y V. La de la capa V es más grande, sobre todo en el área motora, por lo que se la conoce con el nombre de pirámide gigante. || **n. posganglionar** *(postganglionic n.)* Neurona vegetativa motora, cuyo cuerpo neuronal se encuentra en un ganglio (de la columna paravertebral, o prevertebral o en la propia pared de la víscera que va a inervar). No es una denominación correcta en cuanto que esta neurona no se encuentra después del ganglio sino en el ganglio. Las simpáticas se encuentran en los ganglios para y prevertebrales y las parasimpáticas en la pared de la víscera que van a inervar. || **n. preganglionar** *(preganglionic n.)* Neurona vegetativa cuyo cuerpo neuronal se encuentra en el sistema nervioso central || **n. seudounipolar** *(pseudounipolar n.)* Neurona de la que, aparentemente, solo parte una prolongación de su soma, debido a que, en la primera porción de su trayecto, la dendrita y el axón están fusionados. Inicialmente ambas prolongaciones estaban separadas. Esta morfología es típica de las neuronas ganglionares.

neurona peptidérgica *(peptidergic neuron)*
ENDOCRINOL. Neurona capaz de sintetizar péptidos, que actúan como neurotransmisores o neuromoduladores de la actividad eléctrica u hor-

monal de otras neuronas, afectan a la secreción hipofisaria anterior o se vierten, directamente, al torrente circulatorio, para llevar a cabo su acción a distancia. Tanto las neuronas hipotalámicas, productoras de hormonas liberadoras o inhibidoras de las trofinas hipofisarias, como las secretoras de vasopresina y oxitocina son ejemplos clásicos de neuronas peptidérgicas.

neuronitis *(neuronitis)*
NEUROL. f. Alteración inflamatoria de un nervio o de una neurona. Se da con mayor frecuencia en las raíces y las células raquídeas. ‖ **n. vestibular** *(vestibular n.)* Ataque único y prolongado de vértigo rotatorio horizontal con vómitos y sin acúfenos ni hipoacusia. Se debe a un cuadro infeccioso que, probablemente, provoca una infección del sistema vestibular periférico.

neuronopatía *(neuronopathy)*
NEUROL. f. Afectación del sistema nervioso periférico debida a la lesión de los cuerpos neuronales de las motoneuronas del asta anterior o del ganglio raquídeo.

neuroortopedia *(neuroortopaedy)*
ORTOP. f. Subespecialidad que abarca aquellos problemas neurológicos, que afectan el sistema músculo-esquelético o aparato locomotor.

neuropatía *(neuropathy)*
ORTOP. f. Término general que designa las afecciones nerviosas, en especial las degenerativas. Aunque en sentido estricto incluye solo las formas no inflamatorias, en sentido amplio se aplica a todas las formas etiológicas de afectación de los nervios periféricos. Ver **neuritis**.

neuropatía diabética autonómica *(diabetic autonomic neuropathy)*
ENDOCRINOL. Afectación del sistema nervioso vegetativo como consecuencia de la diabetes mellitus. La cardioneuropatía, gastroparesia diabeticorum, dishidrosis, atonía vesical o la impotencia coeundi son manifestaciones propias de la neuropatía diabética autonómica. ‖ **n. diabética motora** *(motor diabetic n.)* Afectación de los nervios periféricos debida a la diabetes mellitus, que se manifiesta por una disminución de fuerza y atrofia muscular. Afecta, preferentemente, a las extremidades. ‖ **n. diabética sensitiva** *(sensitive diabetic n.)* Afectación de los nervios periféricos, debida a la diabetes mellitus, que se manifiesta por hiperestesia, hipoestesia o anestesia de un territorio de inervación. ‖ **n. diabética sensitivomotora** *(sensorimotor diabetic n.)* Afectación de los nervios periféricos debida a la diabetes mellitus, que se manifiesta por alteraciones en la sensibilidad y en la fuerza o tono muscular.

neuropatía óptica isquémica *(isquemic optic neuropathy)*
OFTALMOL. Aquella que sucede como consecuencia de un infarto del aporte arterial en la cabeza del nervio óptico. Se manifiesta en personas mayores, puede ser bilateral y tiene un mal pronóstico visual. Ver **neuritis óptica, papilitis**.

neuropatía periférica *(peripheral neuropathy)*
NEFROL. Afectación de los nervios periféricos, bien por degeneración axonal o por desmielinización, y que se presenta en forma de mononeuritis, multineuritis o polineuritis. Pueden afectar a los nervios motores o sensitivos y manifestarse mediante síntomas irritativos (calambres, fasciculaciones, disestesias, dolor, parestesias) o deficitarios (debilidad, fatigabilidad, pérdida de sensibilidad). Las causas son múltiples: adquiridas (diabetes mellitus, insuficiencia renal crónica, alcohólica, infecciones, vasculitis) o hereditarias (con o sin defectos metabólicos conocidos, enfermedad de Fabry).

neuropatía periférica de interés quirúrgico *(peripheral neuropathy with surgical concern)*
NEUROCIR. Neuropatía que se produce por atrapamiento de los nervios en correderas anatómicas.

neuropéptido *(neuropeptide)*
NEUROL. m. Péptido encontrado en el sistema nervioso que desempeña un papel funcional, habitualmente, en la neurotrasmisión.

neuropéptido Y *(neuropeptide Y, NPY)*
ENDOCRINOL. m. Péptido de 36 aminoácidos, presente en numerosos tejidos y en neuronas noradrenérgicas. Posee una actividad natriurética y vasoconstrictora, regulando el flujo sanguíneo local y la actividad del músculo liso. Estimula la ingesta y su secreción es inhibida por la leptina.

neuróporo *(neuropore)*
ANAT. m. Cada una de las aberturas que quedan en el extremo cefálico y caudal del tubo nervioso, que son las últimas en cerrarse en el proceso de cierre del canal neural.

neuropsicología *(neuropsychology)*
NEUROL. f. Disciplina que estudia las funciones superiores o cognitivas y sus alteraciones.

neurorradiología *(neuroradiology)*
RADIO. f. Parte de la radiología que estudia la patología que afecta a las estructuras neurales, aplicando diferentes técnicas de imagen.

neurorradiológico *(neuroradiologyc)*
RADIO. adj. Relativo a la neurorradiología.

neurorradiólogo *(neuroradiologist)*
RADIO. m. Especialista en neurorradiología.

neurorrafia *(neurorraphy)*
ORTOP. f. Sutura de un nervio seccionado. Técnica microquirúrgica con la que se pretende orientar y afrontar los fascículos nerviosos mediante puntos de sutura. Puede ser epineural o fascicular.

neurorretinitis *(neuroretinitis)*
OFTALMOL. f. Inflamación conjunta del nervio óptico y de la retina, donde puede formarse un depósito de lípidos, con forma estrellada, denominado estrella macular (v.).

neurosecreción *(neurosecretion)*
ANAT. f. Secreción, por parte de las neuronas, de hormonas o factores de liberación. Las primeras neuronas que se conocieron como neurosecretoras fueron las de los núcleos hipotalámicos supraóptico y paraventricular.

neurosífilis *(neurosyphilis)*
NEUROL. Ver **neurolúes.**

neurosonografía *(neurosonography)*
RADIO. Ver **neuroecografía.**

neurotensina *(neurotensin)*
ENDOCRINOL. f. Hormona de origen intestinal, sintetizada por las células APUD del intestino delgado, que inhibe la secreción gástrica y estimula la motilidad intestinal y la liberación de glucagón.

neurotización *(neurotization)*
CIRPLÁS. f. Regeneración de un nervio seccionado mediante la union de los dos extremos. || **n. muscular** *(muscular n.)* Técnica quirúrgica que consiste en lograr la reinervación de un músculo, denervado mediante la aproximación de un nervio sano a ese cabo nervioso distal o directamente sobre el músculo (neurotización directa muscular) o mediante la utilización de injertos musculares libres o pedículos neurovasculares (transferencia muscular).

neurotmesis *(neurotmesis)*
NEUROL. f. Lesión de un tronco nervioso periférico, habitualmente traumática, que provoca la degeneración de las fibras nerviosas, pero con conservación de las vainas de mielina, por lo cual el trastorno es reversible al poder crecer el cabo proximal de la fibra nerviosa dentro de su vaina.

neurotomía *(neurotomy)*
NEUROL. f. Sección total o parcial de un nervio.

neurotoxicidad *(neurotoxicity)*
ONCOL. f. Conjunto de los efectos secundarios de un tratamiento sobre el sistema nervioso, que puede afectar al cerebro o a la médula espinal (neurotoxicidad central) o a las raíces nerviosas, plexos o nervios (neurotoxicidad periférica).

neurotóxico *(neurotoxic)*
NEUROL. adj. Que provoca daño o toxicidad sobre el sistema nervioso central o periférico.

neurotoxina *(neurotoxin)*
NEUROL. f. Sustancia química que provoca algún tipo de lesión en el sistema nervioso central o periférico.

neurotransmisor *(neurotransmitter)*
ANAT. m. Cualquiera de los compuestos químicos que se liberan en la superficie presináptica y se ligan a los correspondientes receptores de la superficie postsináptica. Son numerosos los ya descubiertos y de naturaleza química muy distinta de unos a otros. Los primeros conocidos fueron la adrenalina y la acetilcolina. El neurotransmisor es el que permite el paso del impulso nervioso a través de la sinapsis.

neurotrópico *(neurotropic)*
NEUROL. adj. Que provoca atracción hacia el tejido nervioso.

neurotúbulo *(neurotubule)*
ANAT. m. Formación tubular, solo visible con microscopio electrónico, que se encuentra tanto en el cuerpo como en las prolongaciones de las neuronas.

neurovegetativo *(neurovegetative)*
NEUROL. adj. Relacionado o perteneciente al sistema nervioso autónomo o vegetativo.

neurulación *(neurulation)*
ANAT. f. Proceso inicial de desarrollo del sistema nervioso, desde la formación de la placa neural hasta el cierre del canal neural.

neutralización *(neutralization)*
FARM. f. Anulación de un determinado efecto. Procedimiento químico para eliminar el carácter ácido o básico de un determinado compuesto.

neutroclusión *(neutroclussion)*
CIRPLÁS. f. Relación oclusal normal, entendida esta normalidad cuando el arco mandibular es posterior y menor que el maxilar, las cúspides bucales o laterales de los dientes superiores se proyectan por fuera de los inferiores, los dientes incisivos y caninos superiores se superponen, en la zona anterior, a los inferiores y la cúspide mesiobucal, del primer molar superior, se alinea, en forma distal, con el mesiobucal del primer molar inferior. Se distinguen la oclusión neutra, oclusión central, maloclusión clase I de Angle.

neutrófilo *(neutrophil)*
HEMATOL. m. Leucocito polimorfonuclear que tiene un núcleo con varios lóbulos, conectados por fibras de cromatina, y un citoplasma, que contiene gránulos. Su función es la defensa del organismo contra las infecciones bacterianas.

neutrón *(neutron)*
MEDNUCL. m. Partícula elemental carente de carga eléctrica, masa en reposo de 1.67492×10^{-27} kg y una vida media de alrededor de 1.000 segundos.

neutropenia *(neutrophenia)*
HEMATOL. f. Disminución del número de neutrófilos en la sangre.

nevoide *(nevoid)*
DERMATOL. adj. Que se asemeja al nevus.

nevus *(nevus)*
DERMATOL. m. Término ampliamente usado en dermatología, que en la actualidad se refiere a manchas pigmentadas de origen hereditario y congénito. || **n. azul en tetina de goma** *(blue rubber bled n.)* Angiopatía grave formada por vasos sanguíneos de forma ampollosa, que le dan el aspecto de tetina de goma. || **n. de Ito** *(Ito's n.)* Formación névica que se caracteriza, clínicamente por una mancha de color pizarra, localizada en las regiones escapulares, acromioclavicular y deltoidea. || **n. de Ota** *(Ota's n.)* Nevus pigmentario marrón-azulado, localizado en la región ocular y maxilar del mismo lado. || **n. de Sutton** *(Sutton's n.)* Nevus pigmentario, rodeado de un halo blanco.

niacina *(niacin)*
ENDOCRINOL. f. Amida del ácido nicotínico o nicotinamida. Forma parte del complejo vitamínico B. Es conocida como factor antipelagra.

nicardipino *(nicardipine)*
FARMCLÍN. m. Antagonista del calcio utilizado en el tratamiento de la hipertensión arterial, la cardiopatía isquémica y la prevención y el tratamiento de la isquemia cerebral.

nicotina *(nicotine)*
CARDIOL. f. Principal alcaloide de la planta del tabaco. Habitualmente se emplea como insecticida agrícola y, en veterinaria, como parasiticida externo, dado su potente actividad tóxica.

nicotinamida *(nicotinamide)*
ENDOCRINOL. m. Amida del ácido nicotínico. Componente de la coenzima NAD.

nicotinamida adenina dinucleótido (NAD$^+$) *(nicotinamide adenine dinucleotide)*
BIOQUÍM. Molécula constituida por dos nucleótidos, uno de adenina y otro de nicotinamida, que puede estar en forma oxidada o reducida, actuando como intercambiador de poder reductor en el metabolismo. Es una coenzima de las enzimas denominadas «nicotín dependientes».

nicotínico *(nicotinic)*
NEUROL. adj. Lo que tiene una acción sobre los receptores colinérgicos nicotínicos, con un efecto similar a la nicotina.

nicturia *(nycturia)*
NEFROL. f. Incremento de la producción y emisión de orina durante la noche. Se presenta en la insuficiencia renal crónica, la diabetes mellitus, la insuficiencia cardiaca, el trasplante renal, etc. Está en parte relacionado con una mejoría de la perfusión renal, durante el reposo físico.

nidación *(nidation)*
ANAT. f. Proceso por el que el embrión, en fase de blástula, se introduce en la mucosa uterina. Tiene lugar entre el sexto y el octavo día después de la fertilización.

nidus (*nidus*)
RADIO. m. Término latino que significa nido y denomina el núcleo originario de algunas lesiones. || Imagen de dicha porción de la lesión.

nifedipino (*nifedipine*)
FARMCLÍN. m. Antagonista del calcio utilizado en el tratamiento de la hipertensión arterial y de la cardiopatía isquémica.

nigricans (*nigricans*)
DERMATOL. adj. Se dice de la lesión que es negra desde su inicio o adopta ese color; p. ej., la acantosis nigricans.

nilia (*nilia*)
CIRPLÁS. f. Quiste epidérmico. Es una cavidad de volumen variado, normalmente en forma de pápula, revestida por una pared bien definida, epitelial o conjuntiva, de contenido líquido o semisólido (normalmente queratina), que se desarrolla en el tegumento, casi siempre en el seno de la dermis, a partir de una o varias hojas blastodérmicas.

nimodipino (*nimodipine*)
FARMCLÍN. m. Fármaco antagonista del calcio utilizado en el tratamiento de algunas alteraciones isquémicas del sistema nervioso central.

ninfomanía (*nymphomania*)
PSIQUIAT. f. Disfunción sexual en la mujer que consiste en un impulso sexual excesivo, generalmente asociado a un trastorno del humor, por ejemplo un episodio maniaco (ver **manía**), o en los estadios iniciales de la demencia.

niño (*child*)
BIOÉT. m. Ser humano comprendido entre los dos y los doce años. Ver **debilidad, respeto**. || **n. con malformaciones** (*malformed ch.*) Ver **discriminación del paciente, malformación**. || **n. con SIDA** (*children with AIDS*) Ver **debilidad, discriminación del paciente**. || **n. deficiente** (*mentally handicapped ch.*) Ver **discriminación del paciente, malformación**.

nisoldipino (*nisoldipine*)
FARMCLÍN. m. Antagonista del calcio, utilizado en el tratamiento de la hipertensión arterial y de la cardiopatía isquémica.

nistagmo (*nystagmus*)
NEUROL. m. Movimiento rítmico e involuntario de los ojos. Las oscilaciones pueden ser horizontales, verticales, giratorias o mixtas. El nistagmo más característico consiste en movimientos rítmicos, más rápidos en una dirección que en la contraria. Las causas más frecuentes son las lesiones del sistema vestibular, tanto periférico como central, y otras lesiones neurológicas. || **n. optoquinético** (*optokinetic n.*) Nistagmo provocado por la fijación de la mirada sobre un patrón de barras o una secuencia visual rítmica en movimiento.

nistagmo congénito (*congenital nystagmus*)
OFTALMOL. Trastorno que se caracteriza por un espasmo clónico de la musculatura extrínseca del ojo, que produce movimientos rítmicos e involuntarios de este y que se encuentra presente desde el nacimiento. || **n. de fatiga** (*fatigue n.*) Aquel que se produce cuando se mantiene la mirada en posición extrema durante un periodo más o menos prolongado de tiempo. || **n. latente** (*latent n.*) Aquel que aparece únicamente cuando se ocluye un ojo. || **n. pendular** (*pendular n.*) Aquel en el que se producen movimientos de los ojos de igual velocidad en ambas direcciones. || **n. rotatorio** (*rotatory n.*) Aquel que cursa con movimientos oculares involuntarios y rítmicos alrededor del eje antero-posterior de los ojos. || **n. vertical** (*vertical n.*) Aquel que cursa con movimientos oculares involuntarios y rítmicos en sentido vertical.

nitidez (*brightness*)
RADIO. f. Claridad. || Idea abstracta, no cuantificable, relacionada con la capacidad de distinguir de manera clara los bordes de un elemento, diferenciándolo de otro situado en la vecindad. Se trata de un término contrapuesto a borrosidad.

nitidus (*nitidus*)
DERMATOL. adj. Que brilla o produce reflejos. Se aplica al liquen nítidus.

nitrato (*nitrates*)
CARDIOL. m. Sal del ácido nítrico. Cada uno de los constituyentes del grupo de fármacos ampliamente utilizados en cardiología debido a sus propiedades de relajación del músculo liso vascular, tanto arterial como venoso, lo que les confiere propiedades vasodilatadoras. Se emplean preferentemente en el tratamiento de la cardiopatía isquémica como antianginosos, como vasodilatadores en la insuficiencia cardiaca, y, en ocasiones, como antihipertensivos. Su gran variedad de formulaciones y

rutas de administración (oral, intravenosa, transdérmica, sublingual) les hacen muy útiles en una gran variedad de situaciones.

nitrendipino (*nitrendipine*)
FARMCLÍN. m. Antagonista del calcio utilizado en el tratamiento de la hipertensión arterial.

nitrito (*nitrite*)
FARMCLÍN. m. Cualquier sal o éster de ácido nitroso. || **n. de amilo** (*amyl n.*) Fármaco relajante del músculo liso vascular. Se utiliza como antídoto de la intoxicación por cianuro.

nitrofurantoina (*nitrofurantoin*)
FARMCLÍN. f. Antibacteriano quimioterápico que se utiliza en el tratamiento de infecciones urinarias.

nitrógeno (*nitrogen*)
MEDNUCL. m. Elemento químico, de símbolo N, de naturaleza gaseosa, que forma con el oxígeno el aire atmosférico. Su peso molecular es 14. || **n. 13** (*n. 13*) Isótopo radiactivo del carbono, cuyo núcleo está constituido por siete protones y seis neutrones. Decae con un periodo de semidesintegración de 9,97 minutos mediante la emisión de positrones con una energía máxima de 1.190 KeV. Tras su incorporación a diversos radiofármacos, se utiliza con fines diagnósticos en tomografía de emisión de positrones.

nitrógeno ureico plasmático (*blood urea nitrogen*)
NEFROL. Ver **BUN.**

nitroglicerina (*nitroglycerin*)
CARDIOL. f. Éster del glicerol con el ácido nítrico. Ver **nitrato.**

nitroimidazólico (*nitroimidazole*)
FARMCLÍN. m. Antiinfeccioso quimioterápico de amplio espectro. Resulta activo frente a bacterias anaerobias, amebas, tricomonas y giardia.

nitroprusiato (*nitroprusside*)
ANEST. m. Fármaco vasodilatador directo, no selectivo, de uso hospitalario para tratar crisis hipertensivas. Produce relajación del músculo liso vascular con vasodilatación arterial y venosa.

nitroprusiato sódico (*sodium nitroprusside*)
FARMCLÍN. Potente vasodilatador arterial utilizado por vía intravenosa en el tratamiento de las urgencias hipertensivas.

nivel (*level*)
RADIO. m. Grado o altura que alcanza una persona o cosa. || **n. de ventana** (*window's l.*) Unidad media del rango de magnitudes de densidad o brillo incluidas en una imagen.

niveles de Breslow (*Breslow's levels*)
ANATPATOL. Clasificación del grado de crecimiento del melanoma maligno cutáneo que depende del grosor de la lesión, con un importante valor pronóstico de la evolución de la enfermedad: nivel I < 0,76 mm; nivel II entre 0,76 y 1,5 mm y nivel III > 1,5 mm.

no discriminar (*do not discriminate*)
BIOÉT. Ver **discriminación médica, discriminación del paciente.** || **n. hacer daño** (*do not harm*) Adagio médico sobre la primera condición de toda actuación diagnóstica o terapéutica: ante todo, no hacer daño. Ver **principio de no maleficencia.** || **n. instaurar tratamiento** (*do not treatment*) Ver **futilidad.** || **n. reanimar** (*do not resuscitate*) Ver **órdenes de no reanimación.**

Nocardia (*Nocardia*)
MICROBIOL. Género de bacterias gram-positivas, aerobias estrictas y pertenecientes a la familia nocardiáceas. Su forma es bacilar, pero pueden presentar ramificaciones, tanto en los cultivos como en las lesiones. Una propiedad importante es que responden, parcialmente, a la decoloración con ácidos, hecho que puede ponerse en evidencia con métodos especiales de coloración y que tienen un gran valor diagnóstico. Algunas de las más conocidas son la *Nocardia asteroides*: agente etiológico de lesiones pulmonares y la *N. brasiliensis*: agente etiológico de lesiones cutáneas.

nocardiosis (*nocardiosis*)
PNEUMOL. f. Infección producida por *Nocardia asteroides*. Suele ser una neumonía, a menudo cavitada y asociada a abscesos crónicos en el cerebro y los tejidos subcutáneos.

nocicepción (*nociception*)
ANEST. f. Término que hace referencia al mecanismo de transducción (activación del receptor) y conversión de una forma de energía (térmica, mecánica o química) en una forma accesible (impulso nervioso) a las regiones superiores del sistema nervioso central, implicadas en la percepción de la sensación dolorosa. En la transducción y transmisión del impulso a la

médula espinal están implicadas las fibras A-delta (mielínicas) y las fibras C (amielínicas) polimodales. La transmisión a los centros supraespinales se produce por los fascículos espinotalámico, espinorreticular, espinomesencefálico, espinosolitario, espinocervicotalámico y fibras postsinápticas de los cordones posteriores. En la modulación de la nocicepción están implicados más de 21 neurotransmisores (excitadores e inhibidores), que pueden actuar, tanto durante la ascensión del estímulo, como a nivel segmentario y descendente desde el córtex, el tálamo y el tronco cerebral.

nociceptor *(nociceptor)*
ANAT. m. Terminación nerviosa libre que se estimula ante lesiones tisulares. Se encuentra en todos los órganos, si bien el estímulo algógeno que los excita es diferente (calor, hipoxia, presión, sustancias químicas, como la bradiquinina y algunas prostaglandinas, etc.).

nodisyunción *(nondisjunction)*
GENÉT. f. Error en la separación de cromosomas homólogos (en mitosis o en la primera división meiótica) o de cromátides hermanas (en la segunda división meiótica) hacia polos opuestos, lo que provoca aneuploidías en las células hijas.

nodo *(node)*
CARDIOL. m. Pequeña masa de tejido o células. || **n. de Aschoff-Tawara** *(Aschoff-Tawara's n.)* Ver **nodo auriculoventricular**. || **n. auriculoventricular** *(atrioventricular n.)* Parte del sistema específico de conducción cardiaca, situada en la porción postero-inferior del septo interauricular, cerca del surco interauricular, que se continúa con el haz de His, para conducir el estímulo cardiaco desde las aurículas a los ventrículos. || **n. sinusal** *(sinoatrial n.)* Estructura localizada en la porción superior de la aurícula derecha alta, cerca de la desembocadura de la vena cava superior, formada por un conjunto de células miocárdicas, con una alta capacidad de automatismo, y que, en condiciones normales, gobierna el ritmo cardiaco, constituyendo su marcapasos fisiológico. || **n. de Tawara** *(Tawara's n.)* Ver **nodo auriculoventricular**.

nodosa *(nodosa)*
DERMATOL. adj. Se dice de la lesión que tiene morfología de nodo; p. ej., la periarteritis nodosa.

nodosidad *(nodosity)*
DERMATOL. f. Perteneciente o relativo al nodo.

nodriza *(wet-nurse)*
PEDIAT. f. Mujer que amamanta a un lactante que no es hijo suyo.

nodulectomía *(nodulectomy)*
ENDOCRINOL. f. Extirpación quirúrgica de un nódulo.

nodulillo *(micronodule)*
RADIO. m. Imagen redondeada de tamaño inferior a un centímetro.

nódulo *(nodule)*
ANAT. m. Pequeña eminencia o vegetación, nudosidad. Se trata de una palabra que se emplea para definir estructuras diferentes || **n. atrioventricular** *(atrioventricular n.)* Conjunto de células miocárdicas, poco diferenciadas, que se encuentra en la pared interauricular, próximo al tabique atrioventricular y a la desembocadura del seno coronario. Se estimula, inducido por el nódulo sinusal, pero cuando este estímulo desaparece, imprime su ritmo, que es más lento (unos 30 latidos por minuto). || **n. primitivo** *(primitive n.)* Grupo de células con forma de disco, que se encuentra en el extremo cefálico de la línea primitiva. Estas células proliferan activamente y forman la notocorda y el mesodermo intraembrionario. || **n. de Ranvier** *(Ranvier's n.)* Estrangulación que aparece en las fibras mielínicas en intervalos regulares. Corresponde al límite entre dos células de Schwann. || **n. sinusal** *(sinoatrial n.)* Conjunto de células miocárdicas, poco diferenciadas, que se encuentran en la aurícula derecha, junto a la desembocadura de la vena cava superior. Tiene la propiedad de autoestimularse y marca el ritmo de contracción cardiaca (marcapasos del corazón), que suele oscilar entre 40 y 70 por minuto.

nódulo caliente *(hot nodule)*
MEDNUCL. Ver **área caliente**. || **n. frío** *(cold n.)* Ver **área fría**.

nódulo coloide *(colloid nodule)*
ENDOCRINOL. Crecimiento circunscrito benigno del tejido tiroideo a expensas de tejido folicular, con un gran componente de material coloide. || **n. suprarrenal** *(adrenal n.)* Crecimiento tisular localizado en la glándula suprarrenal. Puede estar constituido por tejido cortical o medular. En cualquier caso, puede cursar con

nódulo

una producción hormonal aumentada, dando lugar al síndrome de Cushing en el caso del cortisol, al hiperaldosteronismo primario o al feocromocitoma, si es a expensas de tejido medular y produce catecolaminas. Todos los casos pueden mostrar un comportamiento benigno o maligno. Otras formaciones, como los mielolipomas, los quistes simples o las hemorragias pueden producir, igualmente, un nódulo suprarrenal.

nódulo de Heberden (*Heberden's nodule*)
ORTOP. Nódulo dorsal que afecta a las articulaciones interfalángicas distales de las manos en la artrosis. Este tipo de nódulos es consecuencia de la osteofitosis articular. Se acompaña de dolores lancinantes de los dedos, parestesias e inflamación.

nódulo de los ordeñadores (*milker's node*)
DERMATOL. Afección causada por el virus-paravacuna que aparece en los pacientes que están en contacto con ganado vacuno.

nódulo pulmonar (*lung nodule*)
PNEUMOL. Estructura de pequeño tamaño, redonda, similar a un nodo.

nódulo radiológico (*radiological nodule*)
RADIO. Imagen redondeada de tamaño inferior a 4 cm.

nódulo tiroideo frío (*cold thyroid nodule*)
CIRGEN. Parte aumentada y palpable a la exploración del tiroides, que no capta el isótopo radiactivo de la gammagrafía tiroidea y, por tanto, aparece como un defecto de la captación en el parénquima tiroideo. La importancia de los nódulos fríos radica en que el 20% de ellos son carcinomas de tiroides. Por eso, cuando en la gammagrafía un nódulo tiroideo es sospechoso de malignidad en la citología por punción y, además, es frío, debe intervenirse para extirparlo. Ver **tiroidectomía.**

nódulo vocal (*vocal cord nodule*)
OTORRIN. Tumefacción de la cuerda vocal en la unión del tercio anterior y los dos tercios posteriores. Suele ser bilateral y, desde el punto de vista histológico, se observa una importante hiperplasia del epitelio malpigiano, acompañado de una maduración córnea superficial. El corion subyacente suele estar edematizado. Se distingue de los pólipos vocales, unilaterales, en los que las lesiones predominan en el corion.

nódulos de Busacca (*Busacca's nodules*)
OFTALMOL. Acúmulo de células inflamatorias en la parte periférica del iris, como sucede, normalmente, en el curso de una uveítis anterior. ‖ **n. de Dalen-Fuchs** (*Dalen-Fuchs' n.*) Lesiones retinianas de aspecto blanquecino, que corresponden a una reacción inflamatoria de tipo granulomatoso, secundaria a procesos autoinmunes, como la oftalmía simpática o en el síndrome de Vogt-Koyanagi-Harada. Ver **oftalmia simpática, síndrome de Vogt-Koyanagi-Harada.** ‖ **n. de Koeppe** (*Koeppe's n.*) Acúmulo de células inflamatorias en el borde pupilar del iris, que sucede, normalmente, en el curso de una uveítis anterior. ‖ **n. de Lisch** (*Lisch's n.*) Nevus melanocíticos que se localizan en la superficie del iris en pacientes afectos de facomatosis.

nódulos de Osler (*Osler's nodes*)
CARDIOL. Lesiones dérmicas de color púrpura, ligeramente elevadas y localizadas en el pulpejo de los dedos de las manos y los pies, generalmente acompañadas de dolor local, y que pueden observarse en algunos casos de endocarditis bacteriana subaguda.

noma (*noma*)
OTORRIN. m. Gangrena bucofacial con punto de partida bucal, que destruye las partes blandas adyacentes. Es de causa desconocida y se observa en países en vías de desarrollo.

nomifensina (*nomifensine*)
ENDOCRINOL. f. Agonista dopaminérgico indirecto que inhibe la recaptación de dopamina en la

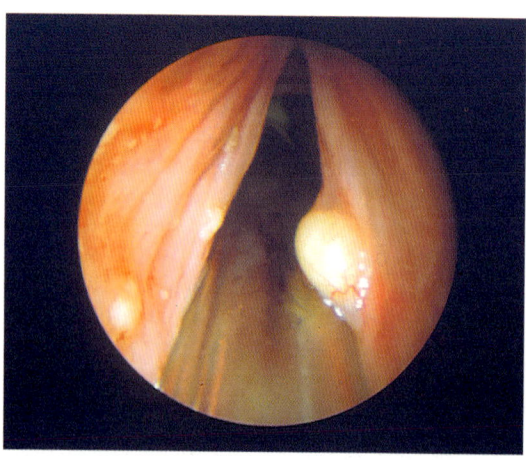

nódulo vocal. Quiste y nódulo vocales

sinapsis. Se ha empleado, terapéuticamente, como antidepresivo.

nootropo *(del griego noos, mente, y trópos, vuelta) (nootropo)*
FARM. f. Fármaco que mejora los procesos de memoria, particularmente en personas de edad avanzada con un deterioro cognitivo.

noradrenalina *(norephinefrine)*
ANEST. f. Compuesto del grupo de las catecolaminas, que actúa como neurotransmisor central y en las terminaciones adrenérgicas del sistema nervioso vegetativo. Es secretada, también, por la médula suprarrenal y por los tejidos cromafines. Tiene, de forma preferente, una actividad α-adrenérgica y algo de la actividad β-adrenérgica. Se diferencia de la adrenalina por la ausencia del grupo N-metilo. Se utiliza por vía intravenosa, en perfusión continua y resulta útil en situaciones de vasoplejia, como el *shock* séptico.

norepinefrina *(norepinephrine)*
CARDIOL. Ver **noradrenalina.**

noretindrona *(norethindrone)*
ENDOCRINOL. f. Fármaco progestágeno activo, por vía oral, que puede emplearse en una administración exclusiva o asociado a un estrógeno.

norfloxacino *(norfloxacin)*
FARMCLÍN. m. Quinolona de primera generación.

norgestrel *(norgestrel)*
ENDOCRINOL. m. Fármaco de acción gestagénica, que posee un efecto anovulatorio. La forma levógira (levonorgestrel) posee una potencia superior a la racémica.

norma *(norm)*
ANAT. f. Visión del cráneo desde una perspectiva determinada; p. ej., norma frontal, norma lateral, etc. || En el lenguaje habitual, norma es una regla o patrón de conducta. Lo que sigue esas reglas se dice que es normal.

norma ideal *(ideal norm)*
PSICOL. Idea que contiene el máximo de perfección pensable con respecto a una determinada propiedad y que servirá de canon para juzgar en qué medida los objetos o acciones se aproximan a ella. || **n. social** *(social n.)* Expectativa de comportamiento en un grupo social. Reglas de conducta que se espera que los individuos sigan en sus relaciones sociales.

normalidad *(normality)*
BIOÉT. f. Marco de parámetros fisiológicos, psicológicos y vitales de una persona que se considera que no se apartan de lo debido. No es lo habitual, es decir, la media en una población, sino lo que se capta que debe ser.

normetanefrina *(normetanephrine)*
ENDOCRINOL. f. Metabolito inactivo de la noradrenalina, cuya estimación en la orina o el plasma es útil en el diagnóstico de los tumores funcionantes del sistema nervioso simpático, como feocromocitomas, meduloblastomas o paragangliomas.

normoblasto *(normoblast)*
HEMATOL. m. Célula nucleada que es el precursor normal del eritrocito circulante adulto.

normocito *(normocyte)*
HEMATOL. m. Hematíe adulto normal con un diámetro de siete micras.

normocrómico *(normochromic)*
HEMATOL. adj. Se dice del hematíe adulto que presenta un color normal, porque contiene una cantidad adecuada de hemoglobina.

normoglucémico *(normoglycemic)*
FISIOL. adj. Se dice de la persona o análisis que muestra una glucemia que está entre los límites normales.

normotenso *(normotensive)*
FISIOL. adj. Se dice de la persona con tensión sanguínea normal.

nortriptilina *(nortriptyline)*
ENDOCRINOL. f. Fármaco antidepresivo de estructura tricíclica.

nostalgia *(nostalgia)*
PSICOL. f. Emoción de pena y añoranza provocada por la situación de alejamiento de la patria y del ambiente familiar. Se acompaña de tristeza melancólica, tendencia al aislamiento y de la idea fija de regresar. Si el malestar sobrepasa ciertos límites de intensidad y tiempo, con una alteración significativa de las actividades sociolaborales y de las relaciones interpersonales, se considera un trastorno de adaptación.

notocorda *(notochord)*
ANAT. f. Columna de células que se forma a partir del nódulo primitivo y avanza, en sentido craneal, hasta la placa procordal (que cierra la

comunicación entre la primitiva cavidad bucal y la faringe). La notocorda induce al ectodermo de la línea media del escudo embrionario, que se encuentra adyacente a ella, para formar la placa neural, de la que se desarrollará el sistema nervioso. La notocorda comienza a desarrollarse al inicio de la tercera semana del embarazo, pero después degenera y solo queda, como resto de ella, el núcleo pulposo del disco intervertebral.

novocaína *(novocaine)*
ANEST. f. Polvo blanco cristalino muy soluble en agua y alcohol. Es el clorhidrato de procaína. Anestésico local tipo éster, menos tóxico que la cocaína y desprovisto de la acción vasoconstrictora de esta, pero relativamente ineficaz en las mucosas íntegras.

NSCLC *(NSCLC)*
ONCOL. Siglas del inglés *not small cells lung carcinoma*, que designan al carcinoma de pulmón que no es de células pequeñas. Con este término se denomina también el carcinoma escamoso, el adenocarcinoma de células grandes y el carcinoma indiferenciado.

NSE *(NSE)*
ONCOL. Siglas del inglés *neuronal specific enolasa*, enolasa neuronal específica, producida por tumores de origen neuroendocrino, fundamentalmente, el tumor de pulmón microcítico. Es, por tanto, un indicador de la posible presencia de este tumor.

nubécula *(nubecula)*
OFTALMOL. Ver **leucoma**.

nuca *(nucha)*
ANAT. f. Parte posterior de la cabeza y adyacente al cuello.

nuclear *(nuclear)*
RADIO. adj. Relativo al núcleo.

núcleo *(nucleus)*
ANAT. m. Cuerpo central de las células o conjuntos de neuronas, bien delimitados, que se encuentran en el sistema nervioso central. Unos núcleos están formados por neuronas sensitivas, otros por neuronas motoras, y todavía se puede considerar un tercer grupo, formado por neuronas internunciales, es decir, núcleos que no son ni sensitivos, ni motores, sino que tienen una significación moduladora; p. ej., la oliva bulbar y los núcleos del puente. En el cuadro sinóptico adjunto aparecen reseñados los principales núcleos y centros nerviosos. ‖ **n. caudado** *(caudate n.)* Uno de los tres componentes del sistema estriado, junto con el putamen y el globus pallidus. El caudado y el putamen forman el neoestriado. Tiene forma de C y en él se distinguen: cabeza, cuerpo y cola. ‖ **n. nervioso** *(neural n.)* Agrupación de neuronas con unos límites bien definidos y normalmente con una significación funcional definida. Esto no quiere decir que todas las neuronas que constituyen el núcleo en cuestión sean del mismo tipo y utilicen el mismo neurotransmisor. ‖ **n. pulposo** *(pulposus n.)* Núcleo derivado de la notocorda que se encuentra encerrado por el anillo fibroso. Ambos constituyen el disco intervertebral que une las vértebras. ‖ **n. del rafe** *(raphe n.)* Cada uno de los núcleos serotonérgicos que se sitúan junto a la línea media del tronco del encéfalo.

núcleo arcuato *(nucleus arcuatus)*
ENDOCRINOL. Núcleo hipotalámico de gran importancia en la síntesis de péptidos hipotalámicos y neurotransmisores reguladores de la función hipofisaria. ‖ **n. paraventricular** *(paraventricular n.)* Grupo de núcleos neuronales, situado en el hipotálamo anterior en la vecindad del III ventrículo. Se encuentra, funcionalmente, relacionado con la síntesis de hormonas hipotalámicas moduladoras de la secreción hipofisaria y, de forma especial, con la producción de hormona liberadora de ACTH (CRH), vasopresina y oxitocina. ‖ **n. supraquiasmático** *(suprachiasmatic n.)* Núcleo neuronal hipotalámico localizado en su región anterior, rico en inervación serotoninérgica, al que se le atribuye, entre otras funciones, un papel preponderante en el control de los ritmos circadianos.

nucleoide *(nucleoide)*
MICROBIOL. adj. Se dice de la región en la que se encuentra concentrado el material genético de un procariota, sin estar separado por una membrana del resto del contenido celular.

nucleósido *(nucleoside)*
BIOQUÍM. m. Molécula relacionada estructuralmente con los nucleótidos, pero que carece de grupo fosfato y está, por lo tanto, compuesta por una unidad de azúcar, unida a una base nitrogenada.

TABLA 24. *Núcleos y centros nerviosos*

Dadas las múltiples conexiones existentes en la mayor parte de los centros nerviosos, en este cuadro solo figuran las más importantes. En el apartado «Significación funcional» se ha mencionado exclusivamente la función principal, sin entrar en más detalles. El segundo nombre corresponde a la nómina anatómica.

Nombre	Localización	Principales conexiones	Significación funcional
Abducens *Abducens* (VI par)	Forma, con el asa del facial, el colículo facial, situado en el suelo del IV ventrículo junto a la línea media	Recibe fibras del área motora y del nervio vestibular. Sus axones inervan el músculo recto externo del ojo	Núcleo motor que actúa provocando la rotación externa del globo ocular
Accesorio *Accessorius* (XI par)	Forma parte del asta anterior de los mielómeros CI-IV (aunque el nervio sale por el agujero rasgado posterior)	Recibe fibras de la corteza motora e inerva el músculo trapecio y el esternocleidomastoideo	Núcleo motor somático
Ambiguo *Ambiguus*	Forma parte de la columna de los núcleos motores branquiógenos. Se encuentra en el bulbo	Recibe fibras de la corteza motora y sus fibras salen con los pares craneales IX y X	Inerva la musculatura faríngea y laríngea
Amígdala *Amygdala* Ver también **amigdalinos**	Polo de lóbulo temporal, donde termina la cola del núcleo caudado	El grupo nuclear corticomedial tiene conexiones subcorticales y olfatorias. El grupo basolateral recibe fibras del tálamo, del córtex prefrontal y de la circunvolución cingular. Conexiones eferentes con hipotálamo y en menor proporción con tálamo e hipocampo	La estimulación del grupo nuclear corticomedial produce cambios en la actividad visceral. El grupo nuclear basolateral provoca un aumento del estado de vigilia y de la atención
Amigdalinos *Corpus amygdaloideum*	Lóbulo temporal, por delante del asta inferior del ventrículo lateral	Olfatorias, recíprocas con la corteza límbica y proyecta fibras al hipocampo, al septum, al tálamo y al hipotálamo	Forma parte del sistema límbico
Anterior del tálamo *Anterior thalami*	Parte anterior del tálamo. Se divide en tres núcleos: anterodorsal, anteroventral y anteromedial	Recibe fibras del haz mamilotalámico y proyecta a la circunvolución del cíngulo	Forma parte del circuito límbico
Arcuato *Arcuatus*	Porción inferior del túber, abrazando la base del infundíbulo	Recibe fibras del sistema rinencefálico, la amígdala y FR. Proyecta a la superficie de contacto tuberohipofisaria y a la sustancia gris periacueductual	Interviene en la regulación de la función endocrina de la adenohipófisis y en la modulación del dolor (mediante la β-endorfina)
Asta de Ammon *Cornu Ammonis*	Forma un relieve, como de asta de toro, en el cuerno temporal del ventrículo lateral. Se divide en cuatro campos conocidos como CA 1, CA 2, CA 3 y CA 4	El campo CA 3 recibe fibras de la circunvalación dentada, y envía fibras al CA 1 y este al subículo	Es una parte del hipocampo, por tanto, interviene en el proceso mnésico
Basal magnocelular *Basalis magnocellularis*	Es difuso y de morfología muy irregular. Se extiende desde la comisura anterior al cuerpo mamilar y se sitúa en la base del cerebro	Recibe conexiones de la amígdala, del septum, de la corteza orbitaria y entorrinal y proyecta a toda la corteza cerebral (fibras colinérgicas) y al hipocampo	Modula la actividad cortical y la del hipocampo

núcleo

Nombre	Localización	Principales conexiones	Significación funcional
Basales *Basales*	Comprende el cuerpo estriado, el claustro y el complejo amigdalino	Ver los correspondientes núcleos	
Burdach *Cuneatus*	Bulbo. En el lado externo del núcleo grácil	Tiene conexiones similares al nervio grácil	Eslabón en la vía táctil
Caudado *Caudatus*	Sigue al ventrículo lateral. La cabeza y el cuerpo están situados en el suelo del ventrículo; la cola, en el techo del cuerno temporal, ocupa una posición lateral con respecto al tálamo	Recibe conexiones de la corteza frontal, del núcleo ventral anterior del tálamo y de la sustancia negra. Proyecta al putamen y al núcleo ventral anterior del tálamo	Forma parte del complejo estriado
Centromediano *Centromedianus*	Tálamo, englobado por la lámina medular interna	Recibe conexiones del núcleo subtalámico, del globus pallidus, de la formación reticular y de las fibras espinales nociceptivas. Sus fibras eferentes se dirigen al nervio talámico ventral anterior al putamen y a la corteza parietal	Es un núcleo intralaminar, relacionado principalmente con la vía nociceptiva no específica
Cervical lateral *Cervicalis lateralis*	Borde lateral del asta posterior, en los miolómeros C1 y C2	Recibe fibras espinotalámicas, principalmente relacionadas con temperatura y dolor. Envía fibras al núcleo talámico ventral lateral posterior del lado contrario	Es uno de los eslabones de la vía espinotalámica lateral
Ciliar *Oculomotorius accesorius*	Mesencéfalo, en el lado medial del III par	Sus aferencias provienen del área pretectal (información lumínica) y del hipotálamo. Inerva los músculos esfínter del iris y los ciliares	Es un núcleo parasimpático que regula la acomodación del ojo a la luz y a la distancia
Circunvolución dentada *Gyrus dentatus*	Forma una interdigitación con los campos de Ammon. Como éstos, se encuentra formando parte del hipocampo	Recibe fibras de la corteza entorrinal y proyecta sobre CA 3	Es un eslabón del circuito mnésico. Cuando alguno de estos eslabones se altera, se pierde la memoria anterógrada
Clarke *Columna thoracica*	Base del asta posterior de la médula, entre los miolómeros C8 y L3	Recibe fibras de la raíz posterior (de tipo propioceptivo) y proyecta al paleocerebelo del mismo lado	Envía al cerebelo información de la situación de músculos y articulaciones (no consciente)
Coclear dorsal *Cochlearis dorsalis*	En la transición bulbopontina; dorsal al pedúnculo cerebeloso inferior	Recibe fibras del nervio coclear y proyecta al colículo inferior del lado opuesto y, en menor medida, a la oliva inferior y al núcleo del cuerpo trapezoide	Es un eslabón de la vía acústica

Nombre	Localización	Principales conexiones	Significación funcional
Coclear ventral *Cochlearis ventralis*	Junto al nervio coclear dorsal, en la porción ventral de este	Recibe conexiones del nervio coclear y del colículo inferior. Sus fibras eferentes se dirigen, preponderantemente, al colículo inferior	Es un eslabón de la vía acústica
Colículo inferior *Colliculus caudalis*	En el techo del mesencéfalo	Recibe información acústica (lemnisco lateral) y envía fibras al cuerpo geniculado medial y a la médula	Es un eslabón de la vía acústica e interviene en el aprestamiento ante los ruidos
Colículo superior *Colliculus cranialis*	Techo del mesencéfalo (delante del colículo inferior)	Recibe información visual (cintilla óptica) y envía fibras al cuerpo geniculado lateral y a la médula	Interviene en la vía óptica y en el aprestamiento ante las imágenes visuales
Cuerpo estriado *Corpus striatum* V. **núcleo caudado, globus pallidus**	Entre el tálamo y la ínsula	Ver los respectivos núcleos	Sistema extrapiramidal
Cuerpo geniculado lateral *Corpus geniculatum laterale*	Parte posterior del tálamo, debajo del pulvinar	Recibe fibras de tracto óptico y envía fibras al pulvinar y al área primaria visual (área 17)	Es un eslabón de la vía óptica
Cuerpo geniculado medial *Corpus geniculatum mediale*	Parte posterior del tálamo, debajo del pulvinar, por dentro del cuerpo geniculado lateral	Recibe fibras del colículo inferior y envía fibras al pulvinar y al área primaria de la audición (área 41)	Es un eslabón de la vía acústica
Cuerpo mamilar *Corpus mamillare*	Suelo del hipotálamo, por detrás del infundíbulo	Recibe fibras del hipocampo (a través del fórnix) y envía fibras al grupo talámico anterior (haz mamilotalámico) y al tegmento mesencefálico (haz mamilotegmental)	Forma parte del circuito de Papez y del mesencefálico-límbico
Del cuerpo trapezoide *Corporis trapezoidei*	Tegmento pontino, porción caudal	Sus fibras aferentes provienen de los nervios cocleares y proyecta a la oliva superior y al colículo inferior	Es un eslabón de la vía acústica
De Darkschewitsch	Junto a la sustancia gris periacueductal, porción caudolateral	Recibe fibras de los nervios vestibulares y proyecta al globo pálido	Interviene en la coordinación de los movimientos oculares
Dentado *Dentatus*	Incluido en la sustancia blanca del hemisferio cerebeloso	Recibe conexiones de la corteza neocerebelosa y proyecta al núcleo rojo y al nervio ventral lateral del tálamo opuestos	Interviene en la regulación de los movimientos y en el equilibrio
Dorsal del rafe *Raphe dorsalis*	Mesencéfalo: incluido en la sustancia gris periacueductal, porción medial	Sus conexiones son múltiples: con la FR, con el hipotálamo, con la corteza cerebral	Es un núcleo serotonérgico que influye en la modulación del dolor

Nombre	Localización	Principales conexiones	Significación funcional
Dorsomedial del hipotálamo *Hypothalamicus dorsomedialis*	En el hipotálamo medio, zona dorsomedial	Recibe abundantes y variadas conexiones: del fórnix, del prosencefálico medial, del tronco del encéfalo y del cerebelo. Sus fibras eferentes van por el fascículo longitudinal dorsal y terminan en el área hipotalámica anterior, núcleo dorsomedial del tálamo y centros vegetativos del tronco del encéfalo	Regulación visceral y de la actividad secretora de la hipófisis
Dorsomedial del tálamo *Dorsomedialis thalami*	Como indica el nombre, está situado en la zona dorsomedial del tálamo, en toda la longitud de este	La parte medial (magnocelular) recibe fibras de la amígdala y proyecta a la región preóptica y amígdala. La parte lateral (parvocelular) tiene conexiones con la corteza prefrontal y con el hipotálamo	Es un eslabón en la integración hipotálamo-cortical, en relación con las reacciones emotivo-afectivas
Del fascículo solitario *Nucleus solitarius*	Bulbo: zona dorsal, en torno al fascículo solitario	Recibe fibras vegetativas parasimpáticas de los pares craneales IX y X y fibras gustativas del VII par	Recibe sensibilidad de las vísceras cefálicas, torácicas y abdominales, así como la sensibilidad gustativa
Globoso *Globosus*	Cerebelo, entre el núcleo dentado y el fastigial	Recibe conexiones de la corteza paleocerebelosa y envía fibras a los núcleos vestibulares y a la FR	Interviene en la regulación de los movimientos a través de los haces vestíbulo y reticuloespinales
Globus pallidus *Globus pallidus*	Parte medial del núcleo lenticular; por su lado medial limita con la cápsula interna	Recibe conexiones del putamen, del núcleo caudado y del núcleo subtalámico; proyecta al tálamo y al tegmento mesencefálico.	Interviene en el desarrollo armónico de los movimientos
Grácil *Gracilis*	Bulbo, lateral al borde del IV ventrículo	Sus conexiones aferentes proceden del fascículo grácil (o de Goll), que conduce impulsos táctiles epicríticos. Proyecta al núcleo talámico ventral lateral posterior	Eslabón en la vía táctil
Habénula *Habenula*	Forma parte del epitálamo; se sitúa por encima de la parte posterior del tálamo	Aferencias: por la estría medular de los núcleos del septo, de la sustancia perforada anterior, región preóptica y amígdala. Proyecta a tegmento mesencefálico (fascículo retroflejo) y al colículo superior	Integración visceral y regulación de biorritmos
Hipocampo *Hippocampus* V. **asta de Ammon, circunvolución dentada**	Lado medial del lóbulo temporal, junto al cuerno temporal del ventrículo lateral	Recibe fibras del córtex entorrinal y envía fibras a este mismo córtex y, por el fórnix, a los núcleos hipotalámicos	Interviene en los procesos mnésicos y en el componente afectivo de las sensaciones

Nombre	Localización	Principales conexiones	Significación funcional
Del hipogloso *Nucleus hypoglossalis*	Bulbo: suelo del IV ventrículo, junto a la línea media	Recibe fibras de la corteza motora y sus fibras eferentes inervan la musculatura de la lengua	Motor de la lengua
Hipotalámico lateral *Hipothalamicus lateralis*	Hipotálamo, lateral con respecto a los núcleos mediales	Tiene múltiples conexiones a través del fascículo telencefálico medial y la estría terminal	Entre otras funciones, es el centro del apetito (su lesión produce anorexia)
Hipotalámico posterior *Hipothalamicus posterior*	Hipotálamo, por encima del cuerpo mamilar	Recibe fibras de la corteza orbitaria posterior y del lóbulo frontal. Proyecta a los nervios vegetativos del tronco del encéfalo y de la médula espinal	Su estimulación eleva la temperatura. Modula la actividad de los núcleos vegetativos con los que conecta
Inespecíficos del tálamo *Inespecifici thalami*	Son los núcleos intralaminares, de la línea media y, en parte, el ventral anterior	Son difusas: los núcleos intralaminares conectan con el globus pallidus y el área 4; los de la línea media reciben conexiones espinales y trigeminales y proyectan a la corteza cerebral	Los núcleos intralaminares están relacionados con el sistema extrapiramidal y los de la línea media con la modulación del dolor, especialmente el núcleo submedio
Intermediolateral *Columna intermediolateralis*	Zona intermedia de la médula entre los mielómeros C8 y L2	Recibe conexiones de centros vegetativos supraespinales y del asta posterior de la médula. Proyecta sobre neuronas ganglionares de la columna simpática paravertebral y, especialmente, sobre los ganglios prevertebrales	Regula la actividad simpática de las vísceras
Intermedio medial *Columna intermedio medialis*	Zona intermedia de la médula: segmentos T1-L2	Recibe fibras de los mismos orígenes que el nervio intermediolateral y envía fibras a la cadena ganglionar paravertebral	Actúa sobre vasos y glándulas sudoríparas, principalmente
Interpeduncular *Interpeduncularis*	Mesencéfalo: dorsal a la fosa interpeduncular	Recibe conexiones del hipotálamo y de la habénula y proyecta a los nervios vegetativos troncoencefálicos	Es un eslabón en el circuito mesencefálico-límbico
Lacrimonasal *Lacrimalis*	Tegmento bulbopontino caudal al nervio salivar superior	Recibe fibras del hipotálamo. Envía sus fibras, con el facial, a la glándula lagrimal y a la mucosa de la nariz	Núcleo de naturaleza parasimpática, que favorece la secreción de la glándula lagrimal y de la mucosa de la nariz
Lateral dorsal del tálamo *Lateralis dorsalis thalami*	Tálamo: porción dorsolateral	Sus principales conexiones aferentes las tiene con la porción inferior del lóbulo parietal y posterior del cíngulo. Las eferentes también van a los centros que acabamos de mencionar	Expresión emocional
Lateral posterior del tálamo *Lateralis posterior thalami*	Tálamo: porción posterolateral	Conexiones recíprocas con el lóbulo parietal	Integración de la información sensorial

núcleo

Nombre	Localización	Principales conexiones	Significación funcional
Laterodorsal del tegmento *Tegmentalis dorsolateralis*	Adyacente al locus coeruleus, en el lado medial	Conexiones con los centros del sistema límbico	Expresión motora de las emociones
Lateroventral del tegmento *Tegmentalis ventrolateralis*	Puente, en la parte dorsal del lemnisco medio	Conexiones con los centros del sistema límbico	Expresión motora de las emociones
Del lemnisco lateral *Lemnisci lateralis*	Mesencéfalo, junto al lemnisco lateral	Aferencias del lemnisco lateral; proyecta al colículo inferior	En relación con la vía acústica
Lenticular *Lentiformis*	Cerebro, entre la cápsula interna y la externa	V. **globus pallidus**	Está formado por el putamen y el globus pallidus. Es uno de los centros del sistema extrapiramidal
De la línea media del tálamo	Tálamo: junto a la superficie del III ventrículo	Reciben conexiones de la FR y proyectan a otros núcleos talámicos y a centros del sistema límbico	Función vegetativa
Locus coeruleus *Locus coeruleus*	Suelo del IV ventrículo, entre los límites del puente y el mesencéfalo	Recibe fibras de la médula, de la formación reticular y del núcleo paraventricular del hipotálamo. Proporciona inervación noradrenérgica a todo el córtex cerebral, al hipocampo y al hipotálamo	Acción facilitadora sobre los centros que inerva, sobre todo, el córtex cerebral
Magno del rafe *Raphe magnus*	Bulbo, junto a la línea media	Conexiones recíprocas con la médula. Recibe fibras de la sustancia gris periacueductal	Es un núcleo serotonérgico que tiene gran importancia en la modulación del dolor
Mesencefálico del V par *Mesencephalicus nervus trigemini*	Mesencéfalo: porción tegmental	Aferencias de los receptores periodontales y de los músculos masticadores y articulación temporo-mandibular. Envía conexiones a los núcleos que rigen la musculatura masticadora (XII y V)	Equivale a un ganglio espinal, que recibe información propioceptiva de los movimientos masticadores
Motor del trigémino *Motorius nervus trigemini*	Puente, a la altura del origen aparente del V par	Conexiones de la corteza motora y del núcleo mesencefálico del trigémino. Sus fibras, que van por la rama mandibular del V, inervan la musculatura masticadora	Centro motor de la masticación
Motor dorsal de vago *Dorsalis nervi vagi*	Bulbo: parte lateral del hipogloso	Recibe fibras del hipotálamo, del núcleo del tracto solitario y también de la corteza orbitaria. Sus fibras eferentes inervan la musculatura y las glándulas de las vísceras torácicas y abdominales	Es de naturaleza parasimpática, por lo cual activa la digestión y disminuye la actividad circulatoria y respiratoria

Nombre	Localización	Principales conexiones	Significación funcional
Oculomotor *Nervi oculomotorii*	Mesencéfalo: parte ventral de la sustancia gris periacueductal	Conexiones aferentes de la corteza motora, de los nervios vestibulares. Sus fibras inervan la musculatura extrínseca del ojo (rectos superior, inferior, interno, músculo oblicuo inferior y elevador del párpado superior)	Motilidad del globo ocular y apertura de la hendidura palpebral
Olivar inferior *Olivaris caudalis*	Bulbo: forma la eminencia olivar	Fibras aferentes de la médula, del núcleo rojo y de la corteza motora. Sus fibras eferentes, cruzadas, se dirigen al cerebelo y a la médula espinal	Regulación de los movimientos
Olivar superior *Olivaris cranialis*	Puente: lateral al cuerpo trapezoide, porción ventral del tegmento	Recibe fibras de los núcleos cocleares, cuerpo trapezoide y colículo inferior y proyecta a los núcleos cocleares y al órgano de Corti	Es un centro de la vía auditiva, que interviene, sobre todo, en la inhibición de los ruidos
Parabraquial *Parabrachialis*	Límite pontomesencefálico del tegmento, junto al pedúnculo cerebeloso superior	Aferencias del nervio paraventricular del hipotálamo, núcleo del tracto solitario, de la FR bulbar y de la médula. Conexiones eferentes: médula espinal FR lateral del bulbo, el hipotálamo y la corteza insular	Está relacionado con la función gustativa e interviene en el control cardiovascular
Paraventricular del hipotálamo *Hypothalamicus paraventricularis*	Hipotálamo: a uno y otro lado del III ventrículo, porción anterior	Tiene muy diversas conexiones tanto con centros craneales como caudales a él: aferencias del núcleo del tracto solitario, parabraquial, FR. Envía fibras con neurosecreción al lóbulo posterior de la hipófisis. También influye sobre la sustancia gris periacueductal, el locus coeruleus y el núcleo motor del vago	Función oxitocinérgica y vasopresinérgica; regulación visceral
Paraventricular del tálamo *Thalamicus paraventricularis*	Tálamo: junto al III ventrículo	Conexiones con hipotálamo medio, amígdala y corteza entorrinal	Estimulación de la actividad cortical
Principal del V par *Principalis nervis trigemini*	Columna longitudinal, que desde el puente llega hasta el tercer mielómero cervical; ocupa una posición laterotegmental	Las fibras que alcanzan este núcleo provienen de las tres ramas del trigémino. Sus fibras eferentes forman el lemnisco trigeminal, que camina junto al lemnisco medio, por su lado medial. Son fibras cruzadas, alcanzado el núcleo talámico ventral lateral posterior	A este núcleo va a parar la sensibilidad de la cara y la parte anterior del cráneo

núcleo

Nombre	Localización	Principales conexiones	Significación funcional
Pretectales	Por delante de la lámina cuadrigémina	Reciben conexiones de la cintilla óptica y envían fibras a los núcleos motores de los músculos extrínsecos del ojo y al núcleo accesorio del motor ocular común	Intervienen en la acomodación a la luz y a la distancia
Del puente *Pontis*	Puente: zona ventral	Aferencias de la corteza cerebral. Proyecta al neocórtex cerebeloso	Control del equilibrio
Reticular caudal del puente *Reticularis pontis caudalis*	Puente, porción caudal. Corresponde, como el núcleo gigantocelular, a la FR, situada próxima a la línea media a nivel tegmental	Tiene unas conexiones similares al núcleo reticular oral (v.)	Su significación funcional es similar al núcleo reticular oral
Reticular gigantocelular *Reticularis giganto-cellularis*	Se sitúa detrás y sobre todo medialmente con respecto a la oliva bulbar	Recibe fibras de la médula y envía fibras a la médula y a formaciones reticulares troncoencefálicas y núcleos inespecíficos del tálamo	Regulador de la actividad de los centros con los que conecta. Interviene en la modulación del dolor
Reticular lateral *Reticularis lateralis*	Bulbo, detrás de la oliva bulbar	Conexiones aferentes de la médula y eferentes con el cerebelo	Interviene en la función cardiorrespiratoria
Reticular oral del puente *Reticularis oralis pontis*	Puente, porción oral de la zona tegmental, próxima a la línea media	Recibe fibras de la médula espinal y de los núcleos sensitivos tronco y diencefálicos. Proyecta a los núcleos inespecíficos del tálamo, la zona incierta, los núcleos hipotalámicos laterales, el área preóptica, la sustancia innominada y el córtex frontal medial. Entre las conexiones descendentes están las espinales	Modula la actividad de los centros con los que conecta. Interviene en la regulación del ritmo vigilia-sueño
Reticular del tálamo *Reticulares thalami*	Forma una delgada cápsula en la superficie lateral del tálamo	Recibe aferencias de toda la corteza cerebral, del globo pálido y de la FR del tronco del encéfalo. Sus fibras eferentes se dirigen a la FR mesencefálica, al globus pallidus y a los núcleos inespecíficos del tálamo	Regula la actividad de los núcleos inespecíficos del tálamo

Nombre	Localización	Principales conexiones	Significación funcional
Reticulares	Son grupos de neuronas no bien delimitados que se encuentran en todo el tronco del encéfalo, situados en la región tegmental	Los núcleos reticulares del bulbo y del puente reciben conexiones de la médula espinal y del núcleo del trigémino, así como de los núcleos cocleares. Sus eferencias se dirigen principalmente a la médula espinal y a los núcleos reticulares situados más cranealmente. Los núcleos reticulares del mesencéfalo reciben fibras de los núcleos reticulares más caudales y envían fibras a la corteza y a los otros núcleos reticulares	Intervienen en la activación de la corteza cerebral en la regulación del ciclo vigilia-sueño y en la modulación de la actividad espinal, sobre todo del asta posterior
Reuniens *Reuniens*	En la masa intertalámica	Aferencias de la médula, del hipotálamo y de la amígdala. Envía fibras a la corteza cerebral y al núcleo reticular del tálamo	Interviene en la modulación de la actividad cortical
Rojo *Ruber*	Mesencéfalo: entre la sustancia negra y la gris	Recibe conexiones del neocerebelo y de la corteza cerebral motora. Proyecta al núcleo talámico ventral lateral, a la oliva inferior y a la médula espinal	Es un eslabón de uno de los circuitos extrapiramidales
Salivador inferior *Salivatorius caudalis*	Porción caudal del puente, región tegmental	Recibe fibras del hipotálamo y del V par. Sus fibras salen con el nervio glosofaríngeo, pasan al nervio timpánico, hacen sinápsis en el ganglio ótico e inervan a la glándula parótida	Es un núcleo parasimpático, que estimula la secreción de la glándula parótida
Salivador superior *Salivatorius cranialis*	Puente: junto a las fibras descendentes del asa del facial	Aferencias procedentes del hipotálamo y del V par. Sus fibras eferentes van con el nervio facial y después pasan a los ganglios pterigo-palatino y submandibular	Es de naturaleza parasimpática y estimula la secreción de las glándulas submandibular y sublingual
Subtalámico *Subthalamicus*	Porción postero-inferior del diencéfalo, junto a la cara medial de la cápsula interna	Fibras aferentes del globus pallidus. Proyecciones eferentes al globus pallidus	Es un centro extrapiramidal. Su lesión produce hemibalismo
Supraóptico *Supraopticus*	Hipotálamo, por encima del quiasma óptico	Recibe fibras de la amígdala, del núcleo dorso medial del tálamo. Sus fibras eferentes terminan en el lóbulo posterior de la hipófisis	Segrega, en forma de prohormonas, la oxitocina y la vasopresina
Troclear *Nucleus nervi trochlearis*	Mesencéfalo, porción inferior, junto a la línea media y debajo de la SGP	Aferencias de la corteza motora y núcleos vestibulares. Sus fibras se dirigen al músculo oblicuo superior	Motor del músculo oblicuo superior al ojo

Nombre	Localización	Principales conexiones	Significación funcional
Ventral anterior del tálamo *Ventralis anterior*	Porción ventrolateral del tálamo	Recibe conexiones del núcleo dentado del cerebelo, del núcleo rojo, de la sustancia negra, del globus pallidus y del núcleo subtalámico. Proyecta a la corteza orbitofrontal y motora	Eslabón de la vía propioceptiva
Ventral lateral del tálamo *Ventralis lateralis*	Porción ventrolateral del tálamo entre el anterior y el posterior	Aferencias de la corteza motora, del globus pallidus, de la sustancia negra, del núcleo rojo y del núcleo dentado. Tiene conexiones recíprocas con la corteza precentral	Eslabón en el circuito corticopontocerebelorrubrotalámico
Ventral lateral posterior del tálamo *Ventralis posterolateralis*	Tálamo: región posterolateral, por detrás del nervio lateral del tálamo	Recibe el haz espinotalámico y el trigeminotalámico. Conexiones eferentes son la corteza somestésica	Eslabón en la vía de la sensibilidad general
Ventromedial del hipotálamo *Hypothalamicus ventromedialis*	Hipotálamo: zona media a uno y otro lado del III ventrículo	Conexiones aferentes que proceden de la amígdala, del hipocampo, de la corteza orbitaria y del septum. Sus axones se dirigen a la superficie de contacto tuberohipofisaria, al núcleo basal de Meynert y a la amígdala	Está relacionado con el control neuroendocrino de la adenohipófisis y con la conducta instintiva
Vestibular inferior *Vestibularis caudalis*	Región bulbopontina, formando parte del suelo del IV ventrículo (zona lateral)	Fibras aferentes del utrículo y sáculo y haz espinovestibular. Proyecta bilateralmente a la médula y al núcleo fastigio del cerebelo	Interviene en el equilibrio del cuerpo y de la cabeza
Vestibular lateral *Vestibularis lateralis*	Región bulbopontina, lateral y craneal con respecto al núcleo vestibular inferior	Recibe fibras de la ampolla del conducto semicircular horizontal. Sus fibras eferentes van a la médula y al núcleo fastigio	Control del equilibrio
Vestibular medial *Vestibularis medialis*	Dentro del complejo vestibular ocupa la porción medial	Aferencias del núcleo vestibular (conductos semicirculares). Proyecta al arquicerebelo	Control del equilibrio
Vestibular superior	Se encuentra en la posición más craneal, dentro del ala blanca externa	Aferencias procedentes de los conductos semicirculares superior y posterior. Proyecta a los núcleos motores de la musculatura extrínseca del ojo y al arquicerebelo	Control del equilibrio

nucleótido (*nucleotide*)
GENÉT. m. Molécula constituida por una base nitrogenada, una pentosa y un grupo de ácido fosfórico. Es la unidad básica de la que se compone un ácido nucleico.

nucleotomía (*nucleotomy*)
NEUROCIR. f. Técnica quirúrgica mediante la que se extirpa el núcleo pulposo. ‖ **n. percutánea** (*percutaneous n.*) Técnica a cielo cerrado en la que se intenta evacuar el núcleo pulposo por medio de la punción del disco intervertebral, con un control radiológico y la extracción del mismo con instrumentación o con aspiración. Ver **discectomía percutánea**.

nudillo (*knuckle*)
ORTOP. m. Nombre vulgar para designar la cara dorsal de la articulación interfalángica de la mano, en actitud de flexión, o la metacarpofalángica.

nuevas tecnologías reproductivas (*new reproductive technologies*)
BIOÉT. Ver **reproducción asistida**.

nuligrávida (*nuligravida*)
GINECOL. adj. Se dice de la mujer que nunca ha tenido un embarazo.

nulípara (*nulipara*)
GINECOL. adj. Se dice de la mujer que nunca ha tenido partos.

número atómico (*atomic number*)
MEDNUCL. Número de protones que hay en el núcleo de un átomo.

número de Reynolds (*Reynolds' number*)
ANEST. Índice que caracteriza el flujo de un fluido en el que se producen fenómenos de rozamiento o fricción.

numular (*numular*)
DERMATOL. adj. Se dice de la lesión que tiene forma de moneda.

nutación (*nutation*)
ANAT. f. Movimiento involuntario de cabeceo. En anatomía y obstetricia designa el movimiento de báscula que realiza el sacro al pasar la cabeza fetal por el estrecho superior de la pelvis.

nutrición (*nutrition*)
BIOÉT. Ver **eutanasia, EVP, futilidad, hidratación, tratamiento desproporcionado, tratamiento proporcionado**.

nutrición (*nutrition*)
FISIOL. f. Conjunto de procesos que comienzan con la ingestión de los alimentos, continúan con la digestión, para finalizar con la asimilación.

nutrición enteral (*enteral nutrition*)
NEFROL. Alimentación artificial administrada, en forma líquida, al estómago o, directamente, al intestino mediante sondas introducidas hasta el estómago o el intestino, a través de la nariz o de la pared abdominal (gastrostomía o yeyunostomía). ‖ **n. parenteral** (*parenteral n.*) Administración de nutrientes, por una vía diferente a la del tubo digestivo, y que es, habitualmente, la vía intravenosa con la infusión, gota a gota, de hidrolizados proteicos, mezclas de aminoácidos, hidratos de carbono (glucosa y levulosa, en solución salina fisiológica o Ringer), electrólitos y vitaminas. A veces, puede ser total y duradera y se utiliza un catéter permanente, colocado en la vena cava superior (en cuadros graves de malabsorción, fístulas intestinales, quemaduras extensas, en comas prolongados, etc.).

nylon (*nylon*)
CIRPLÁS. m. Material sintético, compuesto de poliamidas. Se utiliza como estructura monofilamentosa por su gran capacidadténsil en diversos ámbitos, como el quirúrgico, para la confección de suturas irreabsorbibles.

nystatina (*nystatin*)
FARMCLÍN. f. Antifúngico poliénico que se utiliza, por vía tópica, en la profilaxis y tratamiento de infecciones por *Candida*.

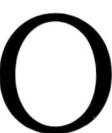

obediencia del paciente *(patient's compliance)* BIOÉT. Ver **cumplimiento**.

obesidad *(obesity)*
ENDOCRINOL. f. Condición clínica que se define como un excesivo peso corporal a expensas del acúmulo de tejido adiposo blanco. Desde el punto de vista antropométrico, se considera la existencia de obesidad cuando el índice de masa corporal (peso en kilogramos/talla en metros al cuadrado) supera los 30 kg/m². ‖ **o. armónica** *(generalized o.)* Obesidad en la que el acúmulo de tejido adiposo es uniforme por todas las regiones corporales. ‖ **o. cushingoide** *(cushingoid o.)* Obesidad con acúmulo graso de predominio centrípeto, afectando a la cara, el cuello y el abdomen, que cursa con atrofia muscular de las extremidades, plétora facial y, con frecuencia, con estrías rojo-vinosas en las zonas de distensión. Se produce como consecuencia de la administración exógena de corticoides o del hipercortisolismo endógeno. ‖ **o. troncular** *(truncal o.)* Obesidad con un acúmulo graso centrípeto que afecta a la cara, el cuello y el abdomen. Ocurre con frecuencia en situaciones de hipercortisolismo endógeno (síndrome de Cushing), exógeno o yatrogénico.

obeso *(obese)*
ENDOCRINOL. adj. Se dice del individuo con obesidad.

objeción de ciencia *(science objection)*
BIOÉT. Negativa de raíz técnica a la práctica de alguna actuación que se exige al médico. Dentro de la práctica de la medicina, pueden existir varias opiniones distintas sobre la misma cuestión técnica y solo las descabelladas deben tenerse por incorrectas. Ver **consulta médica, lex artis, mala práctica, segunda opinión.** ‖ **o. de conciencia** *(conscience o.)* Negativa de raíz ética a la práctica de alguna actuación que se exige al médico. Es el último reducto de defensa de la conciencia del médico cuando, a pesar de las objeciones meramente técnicas (ver **objeción de ciencia**), y de su posible sustitución por un colega, es presionado para hacer algo que, en conciencia, no puede admitir como bueno. En nuestro ordenamiento jurídico, esta negativa está admitida como un derecho del médico con respecto a ciertas actuaciones, como la práctica del aborto.

objetividad *(objectivity)*
BIOÉT. f. Cualidad de una información que refleja de modo adecuado la realidad a la que se refiere. Cabe en el plano de los hechos observables científicamente (ver **fraude científico**) y en el plano de la apreciación humana de la situación de un enfermo, de la naturaleza y los objetivos de un experimento. Ver **decir la verdad, formación de la conciencia, formación humana.**

objeto *(object)*
PSICOL. m. Todo lo que puede ser materia de conocimiento o sensibilidad por parte del sujeto, incluido él mismo. En psicoanálisis, todo aquello que orienta la existencia del ser humano, en tanto sujeto deseante. ‖ **o. transicional** *(transitional o.)* Término empleado

por D. W. Winnicott para designar el juguete, animal preferido, muñeco, etc., que suelen utilizar los niños, hacia los dos o tres años, dentro de los llamados rituales de adormecimiento, para conjurar la angustia de la separación de la madre. Una vez superada la inseguridad de la separación, el objeto de que se trate pierde su importancia y se abandona.

obligación de atender *(assisting obligation)*
BIOÉT. Ver **deber de atender.** || **o. de investigar** *(investigating o.)* Ver **investigación clínica.** || **o. de salud** *(health o.)* Ver **deber de preservar la salud.**

obliterans *(obliterans)*
DERMATOL. adj. Se dice de aquello que se cierra y dificulta la salida; como la balanitis xeroticans obliterans.

obnubilación *(obnubilation)*
PSICOL. f. Disminución del nivel de conciencia que se caracteriza por la existencia de confusión, torpeza de movimientos, lentitud psíquica y disminución de la atención y de la percepción. Aparece en intoxicaciones producidas por un gran número de sustancias psicoactivas (barbitúricos, tranquilizantes), después de traumatismos craneoencefálicos, con posterioridad a una crisis convulsiva epiléptica y en otras muchas enfermedades que cursan con una afectación cerebral.

obsesión *(obsession)*
PSICOL. f. Pensamiento, impulso o imagen recurrente y persistente, que se experimenta en algún momento del trastorno como intruso e inapropiado (aunque se reconoce como producto de la propia mente), causa ansiedad o malestar significativo y no se reduce a una simple preocupación excesiva sobre problemas de la vida real.

obstetricia *(obstetric)*
GINECOL. f. Parte de la medicina que se dedica al estudio del embarazo, el parto y el puerperio normal y patológico.

obstetricia médico-legal *(obstetrics medico-legal)*
MEDLEGAL. Parte de la medicina legal que estudia los problemas médico-legales en relación con la obstetricia.

obstinación terapéutica *(therapeutic obstinacy)*
BIOÉT. Ver **encarnizamiento terapéutico.**

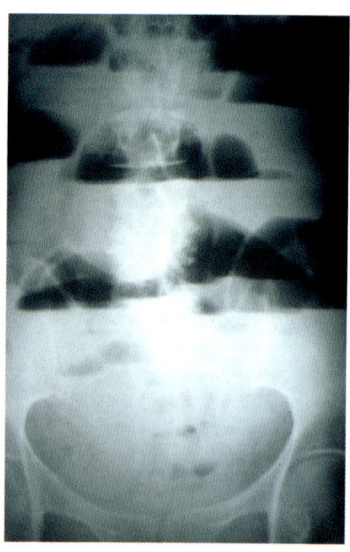

obstrucción intestinal mecánica. Radiografía simple de abdomen en posición ortostática, en la que se observan múltiples niveles hidroaéreos del intestino delgado, sin aire en el colon, indicativos de obstrucción intestinal mecánica completa, en este caso por peritonitis plástica

obstrucción *(occlusion)*
OFTALMOL. f. Ocluir, cerrar el paso. || **o. de la arteria central de la retina** *(retinal central arterial o.)* Obstrucción del aporte sanguíneo, a nivel retiniano, que se traduce por una pérdida inmediata, completa e indolora de la agudeza visual. El aspecto del fondo de ojo es el de una retina blanca e isquémica, con la presencia de una mancha oscura en la fóvea, conocida como mancha rojo cereza. Después de unas horas de oclusión, la restauración del flujo sanguíneo no trae consigo la recuperación de la visión, dado que se produce una lesión irreparable a nivel retiniano. Existe el riesgo de desarrollar un glaucoma neovascular. || **o. de la vena central de la retina** *(retinal central venous o.)* Obstrucción del drenaje sanguíneo a nivel retiniano, que se traduce por una pérdida inmediata, incompleta e indolora de la agudeza visual. El fondo de ojo muestra una retina con abundantes hemorragias y un aspecto edematoso de la cabeza del nervio óptico. Puede ser preciso realizar una fotocoagulación con láser, a fin de tratar el edema macular asociado o para disminuir el riesgo de desarrollar un glaucoma neovascular.

obstrucción intestinal estrangulante *(strangulating intestinal obstruction)*
CIRGEN. Imposibilidad de progresión del contenido intestinal por un obstáculo mecánico que, además, produce una estrangulación del intestino. Entre las causas más frecuentes están las hernias incarceradas, los vólvulos intestinales y las oclusiones intestinales por bridas. || **o. intestinal mecánica** *(mechanical intestinal o.)* Obstrucción intestinal sin compromiso del riego del intestino obstruido.

occipital *(occipital)*
ANAT. adj. Relacionado con el occipucio.

occipitalización del atlas *(atlas occipitalization)*
NEUROCIR. Anomalía del desarrollo por la que la primera vértebra cervical queda fusionada, total o parcialmente, con el hueso occipital.

occipucio *(occiput)*
ANAT. m. Región posterior de la cabeza.

occisión *(violent death)*
MEDLEGAL. f. Término muy poco usado que equivale a muerte violenta.

occiso *(violent dead)*
MEDLEGAL. adj. Se dice del muerto violentamente.

ocena *(ozena)*
OTORRIN. f. Forma particular de rinitis crónica, de etiología imprecisa, que se caracteriza por una atrofia mucosa, con formación de costras, que desprenden un olor fétido.

oclusión *(obstruction)*
CIRGEN. f. Obstrucción, taponamiento de una estructura orgánica con flujo líquido o aéreo en su interior; p. ej., arterias, venas, vía aérea y tubo digestivo.

oclusión congénita del esófago *(esophageal atresia)*
ANAT. Oclusión que se produce en el esófago del bebé por lo que el lactante, al poco de ingerir leche, la devuelve. || **o. dental** *(dental o.)* Interdigitación de las cúspides de los dientes maxilares y mandibulares. Puede ser *céntrica*, cuando la oclusión es perfeca, o *acéntrica*, cuando no lo es. || **o. valvular** *(valvular o.)* Oclusión que se puede producir en cualquiera de los orificios cardíacos: mitral, tricúspide, aórtico y pulmonar.

oclusión de los orificios respiratorios *(smothering, suffocation)*
MEDLEGAL. Modalidad de asfixia en la que se produce una anoxia anóxica, al no llegar el aire a los alveolos pulmonares por estar tapados los orificios nasales y de la boca. También se denomina amordazamiento. En la oclusión intrínseca de las vías respiratorias, la asfixia mecánica se produce por la entrada de un cuerpo extraño en las vías respiratorias.

ocronosis *(ochronosis)*
DERMATOL. f. Pigmentación de la piel, los cartílagos y los tendones de color amarillento.

octreótido *(octreotide)*
ENDOCRINOL. m. Análogo de somatostatina de duración prolongada. Permite el tratamiento de la acromegalia o de tumores endocrinos de origen digestivo, mediante la administración subcutánea en dos o tres inyecciones diarias. Si el compuesto se marca con iodo radiactivo o con indio, puede ser útil en la exploración gammagráfica de tumores que poseen receptores somatostatinérgicos. Se elimina casi por completo por vía renal y en una proporción mínima por excreción hepatobiliar.

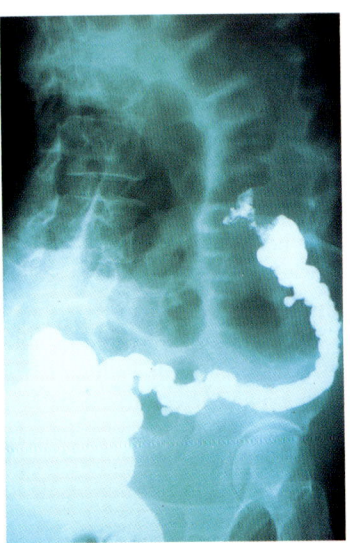

oclusión. Enema opaco realizado de urgencia ante la sospecha de obstrucción completa de colon, que confirma una tumoración en «corazón de manzana» en el colon descendente, que obstruye completamente el colon porque no pasa el contraste y proximalmente se observa una marcada dilatación del colon descendente y transverso por gas, que no puede progresar distalmente

oculomotor (*oculomotor*)
NEUROL. adj. Referente o relativo a los movimientos de los globos oculares.

ocultar la verdad (*to hide the truth*)
BIOÉT. No comunicar al paciente la verdad sobre su enfermedad (ver **decir la verdad**). Puede ser éticamente correcto en algunos casos en los que el conocimiento de la verdad puede hacer más daño que beneficio al paciente. Entre estos casos excepcionales no se cuenta el hecho de que se trate de una enfermedad fatal: esta situación solo obliga a comunicar la verdad con tacto o progresivamente, pero no justifica el engaño al paciente sobre los últimos momentos de su vida.

odinofagia (*odynophagia*)
OTORRIN. f. Deglución dolorosa.

odontalgia (*odontalgia*)
ANAT. f. Dolor de dientes.

odontoblasto (*odontoblast*)
ANAT. m. Célula de la papila dental que da lugar a la dentina del diente.

odontogénesis (*odontogenesis*)
ANAT. f. Proceso de formación de los dientes. Hay dos denticiones: la de leche y la definitiva.

odontoides (*odontoid*)
NEUROCIR. f. Apófisis del axis mediante la cual se articula con el atlas. || **o. hipoplásica** (*hypoplasic o.*) Grado diverso de la osificación de la apófisis odontoides que puede conllevar, por inestabilidad, el tratamiento quirúrgico. || **o. móvil de Bevan** (*Bevan's o.*) Falta de unión entre la odontoides y el cuerpo al axis por un defecto en la osificación de la odontoides.

odontología (*dentistry*)
ANAT. f. Especialidad que estudia las alteraciones y el tratamiento de los dientes. En España constituye una carrera aparte de la medicina, por lo que, para distinguir a los odontólogos de los médicos que han hecho la especialidad de estomatología, a estos se les denomina estomatólogos.

oestro (*oestrus*)
ANAT. Ver **estro**.

ofiasis (*ophiasis*)
DERMATOL. f. Alopecia areata que se localiza en los bordes del cuero cabelludo, que tiende a ser decalvante.

ofloxacino (*ofloxacin*)
FARMCLÍN. m. Quinolona de segunda generación.

ofriogenes (*ophryogenes*)
DERMATOL. f. Aumento de las cejas.

oftalmia (*ophthalmia*)
OFTALMOL. f. Inflamación de las estructuras profundas del ojo. || **o. simpática** (*sympathetic o.*) Inflamación uveal que aparece en un ojo como consecuencia de una herida perforante en el ojo contralateral. Se debe a una reacción de autoinmunidad y puede llegar a poner en peligro la visión del ojo no lesionado en el traumatismo.

oftálmico (*ophthalmic*)
ANAT. adj. Relacionado con el ojo.

oftalmología (*ophthalmology*)
OFTALMOL. f. Especialidad que se ocupa del cuidado médico y quirúrgico del ojo y sus anexos.

oftalmólogo (*ophthalmologist*)
OFTALMOL. m. y f. Médico especialista en oftalmología.

oftalmopatía (*ophtalmopathy*)
OFTALMOL. f. Cualquier enfermedad de los ojos.

oftalmopatía de Graves-Basedow (*Graves-Basedow's ophtalmopathy*)
ENDOCRINOL. Afectación ocular que con frecuencia acompaña al hipertiroidismo en la enfermedad de Graves-Basedow. En su forma completa se caracteriza por edema periorbitario, retracción palpebral, exoftalmos y oftalmoplejía. Puede evolucionar hacia la oftalmopatía congestiva o exoftalmos maligno, en cuyo caso puede afectar a la agudeza visual por la compresión del nervio óptico. || **o. tiroidea** (*thyroid o.*) Alteraciones oculares que acompañan con frecuencia a la enfermedad tiroidea autoinmune, especialmente a la enfermedad de Graves. Consta de edema periorbitario, retracción del párpado superior, exoftalmos y oftalmpolejía. En casos avanzados puede evolucionar hacia la oftalmopatía congestiva, glaucoma y la pérdida de visión.

oftalmoplejía (*ophtalmoplegia*)
NEUROL. f. Parálisis total o parcial de la motilidad ocular extrínseca. Puede deberse a una afectación de los músculos, como ocurre en la oftalmopatía tiroidea, o a lesiones de los pares craneales que los inervan. || **o. dolorosa de Tolosa-Hunt** (*Tolosa-Hunt's o.*) Parálisis do-

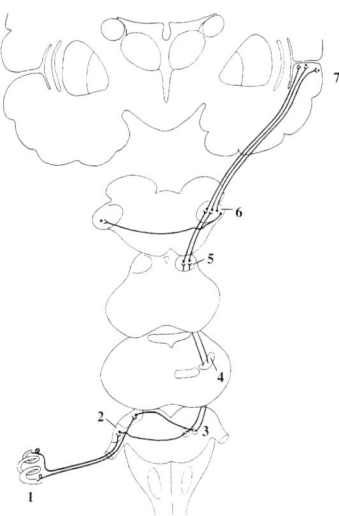

oído. Esquema de la vía acústica: 1) órgano espiral de Corti; 2) núcleos cocleares ventral y dorsal; 3) oliva pontina y núcleo del cuerpo trapezoide; 4) lemnisco lateral; 5) tubérculo cuadrigémino inferior; 6) cuerpo geniculado medial; 7) corteza auditiva

lorosa, habitualmente unilateral, de los pares craneales III, IV, VI y primera rama del V. Suele ser debida a un proceso inflamatorio, de tipo granulomatoso en el seno cavernoso y provoca la parálisis de los movimientos oculares. ‖ **o. externa** *(external o.)* Parálisis de los músculos extrínsecos del globo ocular. ‖ **o. internuclear progresiva** *(progressive internuclear o.)* Parálisis de la motilidad ocular debida a la lesión de la cintilla longitudinal medial. Se produce una paresia en la aducción del ojo, al mirar al lado contralateral, con nistagmus en el ojo abducido.

oftalmoscopio *(ophthalmoscope)*
OFTALMOL. m. Instrumento empleado para la visualización del fondo de ojo. ‖ **o. binocular** *(binocular o.)* Aquel que posee dos oculares, de tal forma que se visualiza una imagen, en relieve, del fondo de ojo. ‖ **o. directo** *(direct o.)* Aquel en el que la imagen del fondo de ojo se corresponde, de forma directa, con la posición real de los elementos anatómicos. ‖ **o. indirecto** *(indirect o.)* Aquel en el que la imagen del fondo de ojo se corresponde, de forma invertida, con la posición real de los elementos anatómicos. De esta manera, lo que se ve arriba, en realidad se encuentra abajo, y lo que se ve a la derecha, se encuentra a la izquierda. En cambio, presenta la ventaja de que el campo de visualización es mucho más amplio que con la oftalmoscopía directa.

ofuscación *(obfuscation)*
PSICOL. f. Confusión del pensamiento que se produce por una emoción que inhibe y perturba su normal desarrollo. Es típica la producida en situaciones de prueba o examen.

oído *(ear)*
ANAT. m. Órgano de la audición. En él se distinguen tres partes: oído externo, medio e interno. ‖ **o. externo** *(external e.)* Está formado por el pabellón de la oreja y el conducto auditivo externo. ‖ **o. interno** *(internal e.)* Parte propiamente sensorial del oído. Consta de utrículo, con los conductos semicirculares, sáculo y caracol. El utrículo, sáculo y conductos semicirculares están relacionados con el sentido del equilibrio y el caracol con el de la audición. ‖ **o. medio** *(middle e.)* Corresponde a la caja del tímpano, en la que se encuentra la cadena de huesecillos (martillo, yunque y estribo), que transmite las vibraciones de la membrana del tímpano a la perilinfa de la rampa vestibular, por medio de la platina del estribo.

ojo *(eye)*
FISIOL. m. Órgano de la visión. Tiene una forma prácticamente esférica, con un diámetro apro-

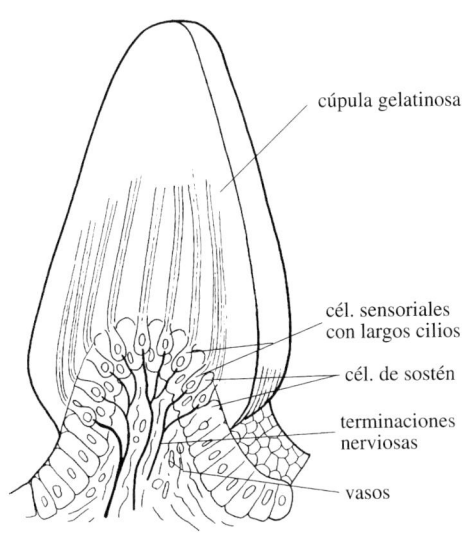

oído interno. Cresta ampular

ximado de 2,5 cm y se encuentra alojado en la cavidad orbitaria. Lo forman tres cubiertas que, de fuera a dentro, son: la esclerótica, la coroides y la retina. La esclerótica es la capa protectora, por su consistencia dura. La coroides es la túnica vascular y la retina la capa visual. La esclerótica, en su parte anterior, presenta un radio menor, por lo que es prominente; la córnea es, por otra parte, transparente, permitiendo que los rayos luminosos puedan penetrar en el globo ocular. Además de las cubiertas, el ojo posee un sistema de refringencia que se constituye por el humor acuoso y el vítreo y un sistema de lentes: la córnea y el cristalino (v.).

ojo (*dry eye*)
OFTALMOL. Ver **queratoconjuntivitis seca**.

OKT3 (*OKT3*)
INMUNOL. Anticuerpo monoclonal comercial (ortho) de ratón, dirigido contra la molécula CD3 humana. Se utiliza como un tratamiento del rechazo agudo en los trasplantes. Induce una depleción, casi total, de los linfocitos T, por un doble mecanismo: lisis de células T por activación del complemento y fagocitosis de células T opsonizadas. Un pequeño número de linfocitos T sobrevive a costa de regular negativamente su molécula CD3 de membrana.

olécranon (*olecranon*)
ANAT. m. Apófisis del cúbito que encaja en la cavidad olecraniana del húmero.

olfacción (*olfaction*)
FISIOL. f. Facultad del olfato. Corresponde a la mucosa pituitaria olfativa, donde existen las células neuroepiteliales, que se impresionan por las partículas olorosas disueltas en la secreción pituitaria. Ver **vía olfatoria**.

olfactómetro (*olfactometer*)
OTORRIN. m. Instrumento empleado para medir la sensibilidad de la percepción olfativa.

olfato (*smell*)
ANAT. m. Sentido que es estimulado por los olores. Está formado por la mucosa pituitaria, que recubre la parte postero-superior de las fosas nasales (techo, pared medial y pared lateral). Las partículas olorosas se disuelven en la secreción seromucosa que envuelve el neuroepitelio olfatorio y excita sus células, las cuales transmiten el estímulo al bulbo olfatorio.

oligoamnios (*oligoamnios*)
GINECOL. m. Disminución del volumen del líquido amniótico. Se puede denominar también oligohidramnios.

oligodendrocito (*oligodendrocyte*)
NEUROL. m. Célula glial del sistema nervioso central de los vertebrados, cuya función es mielinizar los axones en el sistema nervioso central.

oligodendrocito de Cajal (*Cajal's oligodendrocyte*)
HISTOL. Tipo de oligodendrocito, con un cuerpo neuronal de un tamaño de 20 a 40 micrómetros (μm), de forma poligonal, que está presente en la sustancia blanca, envolviendo fibras de grueso calibre.

oligodendroglía (*oligodendroglia*)
ANAT. f. Tipo de célula glial con escasas prolongaciones. Entre otras misiones, tiene la de envolver las fibras nerviosas del sistema nervioso central y producir la cubierta mielínica. Equivale a las células de Schwann, en las fibras nerviosas periféricas.

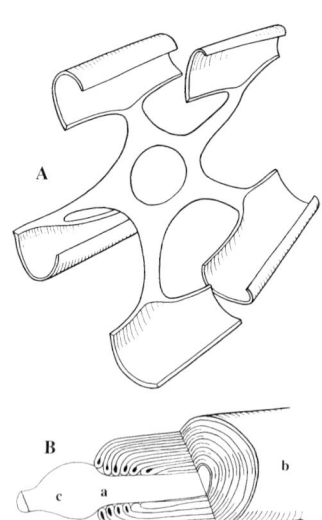

oligodendrocito. A) Oligodendrocito con varias prolongaciones, cada una de las cuales forma una vaina en torno a una fibra nerviosa (solo aparece iniciada); B) fibra nerviosa (a) cubierta por una vaina de mielina enrollada varias veces (b) La zona dilatada de la fibra (c) corresponde a un nódulo de Ranvier, lugar donde se interrumpe la vaina mielínica

oligofrenia (*oligophrenia*)
PSICOL. f. Patología psíquica que consiste en una deficiencia mental grave. Su esencia es el impedimento del desarrollo de la inteligencia, dificultada para desplegarse, como consecuencia de alteraciones del tejido cerebral, sufridas durante el periodo intrauterino o en la primera infancia. Ver **deficiencia mental.**

oligofrénico (*oligophrenic*)
NEUROL. adj. Que presenta oligofrenia.

oligohidria (*oligohidria*)
DERMATOL. f. Disminución de la sudoración.

oligomenorrea (*oligomenorrhoea*)
GINECOL. f. Disminución de la frecuencia del número de menstruaciones. Aparece, por ejemplo, con intervalos superiores a los 35 días. Puede asociarse, también, a la disminución de la cantidad de la pérdida menstrual (oligohipomenorrea). Otras veces se acompaña de un aumento en la pérdida menstrual (oligohipermenorrea).

oligonucleótido (*oligonucleotide*)
GENÉT. m. Secuencia lineal de nucleótidos, unidos por enlaces fosfodiéster, habitualmente no mayor de 50 nucleótidos.

oligosacárido (*oligosaccharide*)
BIOQUÍM. m. Molécula que resulta de la unión de varios monosacáridos (entre dos y diez) mediante un enlace glucosídico. Según el número de unidades glucídicas de que estén compuesto, se denominan disacáridos, trisacáridos, etc.

oligospermia (*oligospermia*)
ANAT. f. Número escaso de espermatozoides en el semen.

oliguria (*oliguria*)
NEFROL. f. Reducción del volumen urinario por debajo del necesario (0,3 ml/min, 400 ml/24 horas en adulto o 1 ml/kg/hora en niños) para eliminar los residuos metabólicos producidos en condiciones basales. Es una expresión de fracaso renal agudo prerrenal o funcional por una falta de la perfusión renal, por nefropatía tubulointersticial, por glomerulonefritis, vasculitis o una obstrucción urinaria.

oliva (*olivary nucleus*)
ANAT. f. Cada una de las dos formaciones que hay en el tronco del encéfalo. Una está en el bulbo y se denomina *oliva bulbar* (o inferior) y la otra está en el puente y se denomina *oliva pontina* (o superior). La primera está implicada en la regulación de los movimientos y la segunda, en la audición.

olvido (*forgetting, neglect*)
PSICOL. m. Incapacidad, parcial o total, de recordar algunas de las informaciones almacenadas en la memoria. Entre las teorías psicológicas que pretenden explicar el fenómeno del olvido destacan: la teoría del desuso, según la cual los aprendizajes (las huellas mnésicas) si no se ejercitan se debilitan con el paso del tiempo (se desvanecen), hasta desaparecer totalmente; la teoría del desplazamiento, según la cual los nuevos contenidos que entran en el almacén limitado de la memoria desplazan a los que ya estaban allí; y la teoría de la interferencia, que explica el olvido de contenidos de la memoria por la dificultad (inhibición) que otros contenidos suponen para su retención. Dicha inhibición puede ser tanto retroactiva (la retención de un aprendizaje se ve deteriorada por un aprendizaje posterior, a causa de su parecido) como proactiva (ciertos contenidos, retenidos con anterioridad, influyen, de forma negativa, en el aprendizaje posterior).

ombligo (*umbilicus*)
ANAT. m. Pequeña depresión irregular en el centro de la pared abdominal anterior, que corresponde al punto de entrada del cordón umbilical.

omentectomía (*omentectomy*)
CIRGEN. f. Extirpación del epiplón mayor. Se realiza no a causa de enfermedades del propio epiplón, sino como parte de otra intervención, generalmente de cirugía oncológica. Las más frecuentes son las gastrectomías, en las que se extirpa la parte del epiplón que cuelga del estómago resecado, debido a que el epiplón comparte ganglios, arterias y venas con la curvatura mayor en los tumores del colon transverso y en las laparotomías de estadiaje o de exéresis del cáncer de ovario, ya que el epiplón es un lugar donde se suelen implantar las células malignas del ovario. Ver **cirugía citorreductora, cirugía oncológica, gastrectomía.**

omeprazol (*omeprazole*)
FARM. m. Fármaco inhibidor selectivo e irreversible de la bomba de protones de la célula parietal de la mucosa gástrica. Inhibe la secre-

ción ácida gástrica y es muy eficaz en el tratamiento de la úlcera péptica y en el síndrome de Zollinger-Ellison.

omisión (*omission*)
BIOÉT. f. Decisión que consiste en no realizar una acción. Comporta responsabilidad (v.) de los efectos (ver **efectos tolerados**), como cualquier otra decisión. Ver **eutanasia pasiva**.

omnipotencia (*omnipotence*)
PSICOL. f. Mecanismo de defensa por el que el individuo se enfrenta a conflictos emocionales y a amenazas de origen interno o externo, pensando o actuando como si dispusiera de poderes o capacidades especiales y fuera superior a los demás. Corresponde a un nivel menor de distorsión de las imágenes.

omnívoro (*ominorous*)
ANAT. adj. Se dice del individuo que se nutre de plantas y animales.

omofagia (*omophagia*)
ANAT. f. Ingestión de alimentos crudos.

omóplato (*omoplato*)
ORTOP. Ver **escápula**.

onco- (*onco-*)
ONCOL. Prefijo griego que significa tumor.

oncocito (*oncocyte*)
ONCOL. m. Célula tumoral.

oncocitoma (*oncocytoma*)
UROL. m. Tumor benigno que aparece sobre todo en el riñón. ‖ **o. renal** (*renal o.*) Tumor renal benigno compuesto por células denominadas oncocitos, que rara vez exhiben mitosis. Procede, probablemente, del túbulo distal. Se han descrito oncocitomas en las glándulas salivares, tiroides, paratiroides y adrenales. Constituye el 5-7% de todos los tumores renales. La clínica y la radiología son similares al adenocarcinoma. Su pronóstico es muy bueno ya que excepcionalmente se han descrito metástasis. Cuando así sucede, el tumor tiene un componente de adenocarcinoma. La dificultad de realizar un diagnóstico preoperatorio preciso hace que, lamentablemente, la nefrectomía sea el tratamiento habitual.

oncogén (*oncogen*)
ONCOL. m. Gen que estimula el desarrollo de neoplasias cuando está alterado.

oncólisis (*oncolysis*)
ONCOL. f. Destrucción o lisis de las células tumorales.

oncológico (*oncologic*)
ONCOL. adj. Relativo o perteneciente a la oncología.

oncólogo (*oncologist*)
ONCOL. m. y f. Médico especializado en el estudio y el tratamiento de los tumores.

oncovirus (*oncovirus*)
MICROBIOL. m. Virus de la familia *Retroviridae*, asociada a procesos cancerígenos y trastornos neuronales, aunque algunos no son oncogénicos. Pueden causar tumores tanto en animales (p. ej., el virus del sarcoma de Rous) como en humanos (p. ej., el virus linfotrópico de células T humanas I y II o HTLV-I y II). Como el resto de los retrovirus, son virus esféricos con envoltura (80-120 nm). El genoma está compuesto por dos cadenas idénticas de RNA monocatenario (3,5-9 Kb) de sentido positivo. Son, por tanto, diploides. Incluyen en su cápside 10-50 copias de la enzima DNA polimerasa dependiente de RNA (transcriptasa inversa). Son virus de la clase VI, según la clasificación de Baltimore. Una copia del genoma DNA vírico puede integrarse en el cromosoma de la célula hospedadora (provirus) y transcribirse como un gen celular. Algunos oncovirus pueden modificar, de forma directa, el crecimiento celular y producir una transformación celular con una cierta rapidez, por expresar genes análogos a los que controlan dicho crecimiento (oncogenes). Otros, en cambio, producen cáncer tras un largo periodo de latencia. En estos casos, el efecto del oncovirus es indirecto, debido a la integración del genoma del oncovirus cerca de un gen de control del crecimiento, o a la producción de una proteína transactivadora capaz de activar dichos genes, favoreciendo el desarrollo celular. Ver **retrovirus**.

onda (*wave*)
RADIO. f. Forma sinusoidal en la que se propaga una perturbación o vibración en un medio físico o en el vacío.

onda aguda (*sharp wave*)
FISIOL. Término utilizado en electroencefalografía para denominar ondas que presentan una duración mayor de 100 milisegundos, con morfología puntiaguda. ‖ **o. alfa** o **α** (*alpha w.*)

Onda electroencefalográfica de una frecuencia entre 8 y 13/seg. Este trazado de ondas α aparece en sujetos despiertos, en reposo y con los ojos cerrados. || **o. beta** o **β** *(beta w.)* Onda del electroencefalograma de una frecuencia entre 18-25/seg, que aparece cuando el cerebro desarrolla una gran actividad. || **o. bifásica** *(biphasic w.)* Onda compuesta de dos fases de polaridad contraria. || **o. delta** o **δ** *(delta w.)* Término utilizado en electroencefalografía para denominar ondas de frecuencia lenta por debajo de 3-4 Hz. Se presenta durante el sueño profundo. || **o. lenta** *(slow w.)* Término utilizado en electroencefalografía para denominar la onda de frecuencia lenta, habitualmente por debajo de 8 Hz. || **o. P** *(P w.)* Onda del electrocardiograma que corresponde a la excitación auricular. || **o. Q** *(Q w.)* Onda que corresponde a la fase de despolarización (dentro del complejo QRS) del electrocardiograma. || **o. R** *(R w.)* Sigue a la onda Q y junto con la δ corresponde a la excitación ventricular. || **o. T** *(T w.)* Onda electrocardiográfica inscrita tras el complejo QRS y el espacio ST, que corresponde a parte de la repolarización ventricular. || **o. theta** o **θ** *(theta w.)* Onda lenta (4-7 seg) y de elevado potencial, que aparece en el electroencefalograma de los niños y de los adultos bajo la acción de un estrés emocional.

onda en el registro de presión intracraneal *(intracranial pressure wave)*
NEUROCIR. Morfología del registro de la presión intracraneal que nos indica si la curva es o no patológica. Los tipos de onda A y C indican una compresión intracraneal severa. Las ondas B estan relacionadas con las ondas de la respiración.

onda trifásica *(triphasic wave)*
NEUROL. Onda que presenta tres fases. Es un término utilizado en electroencefalografía para denominar a las ondas típicas observadas en ciertas patologías, como las encefalopatías metabólicas, especialmente, la encefalopatía hepática.

ondansetrón *(ondansetron)*
ANEST. m. Fármaco que bloquea selectivamente los receptores 5-HT3. Presentan una actividad antiemética y fue inicialmente utilizado para prevenir los vómitos inducidos por los citostáticos. Facilita el vaciado gástrico, pero enlentece el tránsito intestinal. Se absorbe por vía oral con una biodisponibilidad del 50%. Se fija a las proteínas en un 75% y su semivida plasmática es de 3-4 horas.

onfalectomía *(omphalectomy)*
CIRGEN. f. Extirpación del ombligo. Intervención que se practica con muy poca frecuencia. Las causas principales para realizarla son las infecciones de repetición en el ombligo y las hernias umbilicales que producen una gran destrucción del ombligo. Ver **onfalitis.**

onfalitis *(omphalitis)*
CIRGEN. f. Inflamación del ombligo por la falta de higiene local, generalmente a causa de gérmenes de la piel. En ocasiones, se puede cronificar por la fistulización crónica de un pequeño absceso umbilical, que puede, incluso, precisar la extirpación del ombligo para su curación. Ver **onfalectomía.**

onfalocele *(omphalocele, exomphalos)*
CIRGEN. m. Herniación congénita a través del ombligo, de tamaño variable, pero siempre con contenido de vísceras del abdomen, cubierta por dos capas de tejido: peritoneo y cordón umbilical. Se diferencia de la gastrosquisis en que el contenido abdominal herniado no está directamente en contacto con el exterior, sino cubierto por el peritoneo y el cordón umbilical. Requiere un tratamiento quirúrgico urgente para reintroducir el contenido en el abdomen y cerrar el defecto parietal congénito. Ver **gastrosquisis.**

onfalorragia *(omphalorragic)*
GINECOL. f. Hemorragia producida a través del cordón umbilical.

onfalotomía *(omphalotomy)*
GINECOL. f. Corte del cordón umbilical después del parto. Se debe hacer a unos pocos centímetros del ombligo.

onicogrifosis *(onychogryphosis)*
DERMATOL. f. Uña curvada en forma de gancho.

onicolisis *(onycholisis)*
DERMATOL. f. Desprendimiento de la uña.

onicomadesis *(onychomadesis)*
DERMATOL. f. Despegamiento de la uña que comienza en la lúnula.

onicomalacia *(onychomalacia)*
DERMATOL. f. Reblandecimiento ungueal.

onicoquicia *(onychochizia)*
DERMATOL. f. Agrietamiento, fisuración de las uñas.

onicotilomasia *(onychotimalacia)*
DERMATOL. f. Reblandecimiento ungueal.

oniquia *(onychia)*
DERMATOL. f. Inflamación del lecho ungueal producida por hongos o bacterias.

onirismo *(onirism)*
PSICOL. m. Percepción alucinatoria de escenas, figuras, formas, etc., de temática variada, que se suceden en el campo visual en estado de vigilia, y que presentan para el sujeto un carácter onírico. Con frecuencia se manifiesta asociado a confusión mental, denominándose entonces delirio confuso-onírico, y tiene lugar en estados de etiología tóxicoinfecciosa, como el delirium tremens y el delirio febril.

onlay *(onlay)*
CIRPLÁS. m. Reconstrucción de metal colado, que abarca la superficie masticatoria de la corona dental. También se refiere a la situación relativa de cierto material (normalmente injerto) implantado en relación a la base o soporte que lo sustenta. Comúnmente significa «en aposición» y se diferencia del término *inlay*, que significa «intercalado».

ONR *(DNR)*
BIOÉT. Siglas de órdenes de no reanimación (v.).

ontogenia *(ontogeny)*
ANAT. f. Ciencia que estudia el desarrollo desde el cigoto hasta el nacimiento. También se denomina embriología.

onycoatrofia *(onychatrophy)*
DERMATOL. f. Disminución de la uña de forma congénita o adquirida.

oocito *(oocyte)*
ANAT. m. Célula sexual femenina en la fase previa a la formación del óvulo.

ooforectomía *(oophorectomy)*
GINECOL. f. Extirpación del ovario. Puede ser unilateral o bilateral.

ooforitis *(oophoritis)*
GINECOL. f. Inflamación del ovario que habitualmente se asocia a la salpingitis (infección de la trompa de Falopio). La salpingo-ooforitis produce pelviperitonitis. ‖ **o. autoinmune** *(autoimmune o.)* Inflamación ovárica mediada por fenómenos de autoinmunidad, que se caracteriza histológicamente por una infiltración linfoplasmocitaria, que es causante de insuficiencia ovárica primaria. Puede ocurrir de forma aislada o asociada a otras insuficiencias glandulares en el marco de un síndrome pluriglandular autoinmune.

oogénesis *(oogenesis)*
ANAT. f. Proceso de maduración de las células sexuales femeninas desde las oogonias hasta el óvulo maduro.

oogonia *(oogonia)*
ANAT. f. Célula primordial progenitora de los oocitos, que se divide activamente dando lugar a los óvulos primordiales.

oótide *(ootid)*
ANAT. m. Célula originada por la división meiótica de un oocito secundario, de la que deriva el óvulo maduro.

opacidad *(opacity)*
RADIO. f. Calidad de opaco. ‖ Propiedad que impide el paso de los rayos de la luz o de los rayos X.

opacificación *(opacification)*
RADIO. f. Proceso que genera un aumento de la densidad o capacidad de atenuación de los rayos X.

opacificación de la cápsula posterior *(posterior capsule opacification)*
OFTALMOL. Ver **catarata secundaria**.

opacificado *(opacificated)*
RADIO. adj. Que ha aumentado la densidad o capacidad de atenuación a los rayos X.

opaco *(opaque)*
RADIO. adj. Que muestra opacidad.

operación *(surgery)*
CIRGEN. f. Intervención quirúrgica.

operación de Baldy-Franke *(Baldy-Franke's technique)*
GINECOL. Operación que se realizaba para corregir la retroversión uterina. Actualmente casi no se practica. ‖ **o. de Brunschwig** *(Brunschwig's t.)* Intervención quirúrgica suprarradical que se emplea en algunos casos de cáncer genital avanzado o recidivado. Supone la amputación de la vejiga, el útero, la vagina y el recto. La exenteración puede ser anterior (extirpación de la vejiga y el útero) o posterior (extirpación del útero y del recto). ‖ **o. de Latzko** *(Latzko's t.)* Cesárea baja extraperitoneal con

rechazo lateral de la vejiga. En la actualidad no se realiza. ‖ **o. de Schauta** *(Schauta's surgery)* Histerectomía vaginal radical para el tratamiento del carcinoma del cuello uterino. ‖ **o. de Shirodkar** *(Shirodkar's surgery)* Intervención quirúrgica que se realiza para el tratamiento de la incompetencia del cuello uterino. Ver **cerclaje**. ‖ **o. de Strassmann** *(Strassmann's t.)* Intervención quirúrgica que se realiza para la corrección de malformaciones uterinas (útero doble, septos). ‖ **o. de Wertheim-Meigs** *(Wertheim-Meigs' t.)* Intervención quirúrgica que se realiza en el tratamiento del cáncer de cuello de útero. Consiste en la extirpación completa del útero y parte de la vagina, así como la liberación de los uréteres y la realización de linfadenectomía pélvica.

operación de Blalock-Taussig *(Blalock-Taussig's operation)*
CARDIOL. Técnica quirúrgica empleada en el tratamiento paliativo de determinadas cardiopatías congénitas. Consiste en la creación de una anastomosis subclaviopulmonar para derivar flujo sanguíneo de la circulación sistémica a la pulmonar. ‖ **o. de Brock** *(Brock's o.)* Valvulotomía o infundibulectomía pulmonar. ‖ **o. de Mustard** *(Mustard's o.)* Intervención quirúrgica para la corrección fisiológica de la transposición de grandes vasos. Consiste en la excisión del septo interauricular y la creación de uno nuevo mediante un parche de pericardio, para derivar el retorno venoso sistémico, a través de la válvula mitral, al ventrículo izquierdo y la arteria pulmonar, y el retorno venoso pulmonar, a través de la válvula tricúspide, al ventrículo derecho y la circulación sistémica.

operación de Fukala *(Fukala's operation)*
OFTALMOL. Extracción intracapsular del cristalino como tratamiento refractivo de la miopía elevada.

operación de Juvara *(Juvara's operation)*
ORTOP. Artrodesis de rodilla con resección amplia de uno de los extremos articulares y reconstrucción con injerto invertido de la mitad del extremo del otro segmento. ‖ **o. de Krogius** *(Krogius's o.)* Operación para la limitación de la luxación recidivante de rótula por tenoplastia latero-patelar. ‖ **o. de Sever** *(Sever's o.)* Osteotomía desrotativa para corregir una rotación interna irreductible del húmero, consecutiva a una parálisis braquial obstétrica.

operador *(operator)*
RADIO. m. y f. Persona formada específicamente que maneja los equipos de adquisición de imagen y realiza algunas exploraciones, en los departamentos de radiología.

operón *(operon)*
BIOQUÍM. m. Zona del DNA que constituye una unidad de expresión génica en procariotas compuesto por varios genes y por secuencias promotoras y reguladoras que comparten.

opiáceo *(opiates)*
ANEST. m. Cualquier fármaco analgésico que se caracteriza por poseer afinidad selectiva por los receptores opioides. Su principal representante es la morfina. En el mismo opio coexisten la metilmorfina (codeína), de menor actividad analgésica, y la dimetilmorfina (tebaína), que carece de propiedades analgésicas, la papaverina y la noscapina. A partir de estos se han conseguido derivados sintéticos como la heroína, la dihidrocodeína, la nalorfina, etc. Ver **analgesia**.

opio *(opium)*
FARM. m. Extracto obtenido de la adormidera *(Papaver somniferum)* que contiene numerosos alcaloides, entre ellos la morfina. Tiene fundamentalmente propiedades narcóticas, analgésicas y astringentes.

opioide *(opioid)*
FARM. adj. Que tiene características similares a las del opio, sobre todo en lo referente a la acción analgésica y euforizante. Se aplica preferentemente a sustancias endógenas (ver **endorfina**).

opistótonos *(opisthotonos)*
NEUROL. m. Posición de hiperextensión corporal debida a un espasmo muscular intenso de los músculos erectores espinales, y prolongado, que hace que la espalda se arquee de forma marcada, la cabeza se desplace hacia atrás sobre el cuello, los talones se inclinen posteriormente sobre las piernas y los brazos y las manos se flexionen.

oposición *(opposition)*
ANAT. f. Movimiento que lleva el pulgar a contactar con los otros dedos de la misma mano.

opsina *(opsin)*
FISIOL. f. Proteína que forma parte del pigmento visual rodopsina junto con cisretineno. Bajo la acción de la luz la rodopsina se descompone en estos dos componentes.

opsoclonus *(opsoclonus)*
OFTALMOL. m. Sacudidas multidireccionales de amplitud variable, irregulares, repetidas y caóticas, indicativas de lesión cerebelosa.

opsonina *(opsonin)*
INMUNOL. f. Molécula que se une a las células, los microorganismos o las partículas para facilitar su fagocitosis por células fagocíticas. Las opsoninas principales son los anticuerpos, que se unen a la partícula por su región variable y a la célula fagocítica por su fracción Fc, facilitando de esta forma que esta fagocite a aquella. Se comportan también como opsoninas la fracción C3b del complemento o la fibronectina.

opsonización *(opsonization)*
INMUNOL. f. Recubrimiento de células, microorganismos o partículas por opsoninas.

óptico *(optic)*
ANAT. adj. Relacionado con el ojo.

optimismo *(optimism)*
PSICOL. m. Sentimiento y actitud que propenden a ver y juzgar las cosas en su aspecto más favorable, a transformar la indeterminación del porvenir, en esperanza y certeza de lo mejor. Es una de las características que se han relacionado con el estilo saludable de afrontamiento del estrés.

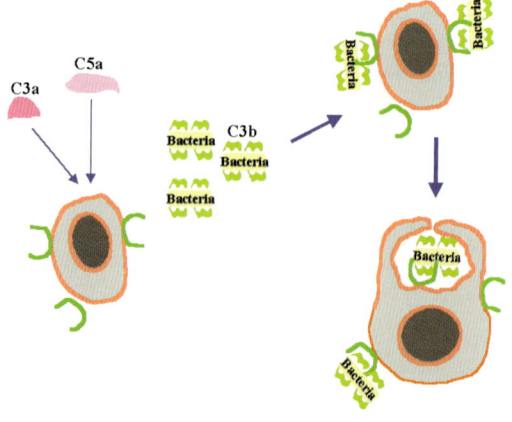

Efectos biológicos del complemento: *opsonización*

optimismo cientifista *(scientificistic optimism)*
BIOÉT. Cualidad que generalmente está presente en el cientifismo (v.); los cientifistas suelen suponer, sin fundamento sólido, que el desarrollo técnico futuro conseguirá la desvelación de los secretos que todavía oculta la naturaleza, y que su dominio mediante la técnica llevará la paz y la felicidad a la humanidad. Cabe objetarle que, aunque el desarrollo técnico puede conseguir un mundo más humano, también puede conseguir lo contrario, como la historia ha mostrado repetidamente (ver **formación humana**).

optometría *(optometry)*
FISIOL. f. Medición del poder visual y selección de lentes adecuadas para corregir los defectos visuales.

optotipo *(optotype)*
OFTALMOL. m. Conjunto de paneles utilizados en la valoración de la agudeza visual.

ora serrata *(ora serrata)*
OFTALMOL. Borde anterior de la parte óptica de la retina, localizada dentro de la coroides y el cuerpo ciliar.

oral *(oral)*
ANAT. adj. Perteneciente a la boca.

orbicular *(orbicular)*
ANAT. adj. Que tiene forma redondeada o circular.

órbita *(orbit)*
ANAT. f. Cavidad donde se aloja el ojo y sus estructuras auxiliares: los músculos extrínsecos del globo ocular, la glándula lagrimal y el tejido graso, que forma un almohadillado para proteger al ojo de los golpes frontales.

orbitectomía *(orbitectomy)*
CIRPLÁS. f. Técnica quirúrgica que consiste en la resección de la pared ósea orbitaria. Puede estar dirigida a la propia resección de la porción ósea orbitaria en cuestión, o bien tratarse de una orbitectomía temporal con una finalidad de permitir del abordaje y acceso a estructuras más profundas, de forma que, una vez realizado el propósito de la intervención, se repone la pieza de hueso orbitario resecada temporalmente.

orden de no resucitar *(do not resuscitate order)*
BIOÉT. Ver **órdenes de no reanimación**. || **ó. anticipadas** *(advanced decisions)* Ver **decisión anticipada**. || **ó. de no reanimación** *(do not resuscitate o.)* Órdenes que se hacen figurar

en la historia clínica de un paciente para que, en caso de parada cardiaca, ni el equipo de enfermería ni el médico de urgencias intenten maniobras para reanimar al paciente y le dejen morir. Se emplea en caso de pacientes en que se sabe positivamente que dichas maniobras constituirían encarnizamiento terapéutico (v.) o serían fútiles (ver **futilidad, tratamiento desproporcionado, tratamiento proporcionado**). ‖ **ó. de no reanimación sin consentimiento** *(do not resuscitate o. without consent)* Orden de no reanimación establecida por causas no médicas (para evitar sufrimientos o problemas económicos, familiares o sociales (ver **futilidad**), sin contar con la opinión del paciente capaz, que es la única que debería tenerse en cuenta para poder valorar la repercusión personal, económica, etc., de la enfermedad (ver **consentimiento informado**). Su aplicación es éticamente incorrecta.

oreja *(ear)*
ANAT. f. Pabellón que recoge las ondas sonoras, conduciéndolas hacia el conducto auditivo externo. Presenta varios relieves: hélix, antehélix, trago y antitrago, y dos depresiones, la profunda, llamada concha, y la fosita triangular. El lóbulo es de constitución grasa y el resto está formado por cartílago elástico.

orexia *(orexia)*
PEDIAT. f. Apetito.

orexígeno *(orexigenic)*
PEDIAT. m. Sustancia que aumenta el apetito.

orf *(orf)*
DERMATOL. m. Infección viral caracterizada por la formación de papulopústulas en las manos y la cara, que aparece en personas que están en contacto con el ganado.

orgánico *(organic)*
BIOQUÍM. adj. Se dice de lo que pertenece a un órgano. ‖ m. Sustancia que procede de un organismo vivo. ‖ Compuesto químico que contiene carbono.

orgánico *(organic)*
PSIQUIAT. adj. Se dice del cuadro similar a la alucinosis alcohólica. Está producido por el alcohol, las drogas, los fármacos o las lesiones cerebrales.

organismo *(organism)*
ANAT. m. Todo ser cuyos órganos, perfectamente integrados, le permiten mantenerse vivo.

organizador *(organizer)*
ANAT. m. Conjunto de células que, a través de enzimas, influyen en la época embrionaria en la diferenciación de las células vecinas.

órgano *(organ)*
ANAT. m. Parte de un aparato con una función bien definida; p. ej., el estómago, el riñón, etc. ‖ **ó. homólogo** *(homology o.)* Aquel que, bien por su origen o función, se corresponde con otros; p. ej., las apófisis costiformes de las vértebras lumbares son homólogas de las costillas.

órgano de Corti *(Corti's organ)*
FISIOL. Órgano formado por las células epitelio-sensoriales que se estimulan por los sonidos. Descansan sobre la membrana basilar, a todo lo largo de la rampa coclear y se sitúan a uno y otro lado del túnel de Corti: las externas son las más numerosas (unas 15.000, cantidad unas cuatro veces superior al de las internas). Estas células neuroepiteliadas tienen, en su polo libre, pestañas que, al vibrar la lámina basilar, contactan con la lámina tectoria y estos contactos son los que las estimulan, estímulo que es transmitido a las fibras del nervio acústico que inervan dichas células. ‖ **ó. de Golgi** *(Golgi's o)* Ver **corpúsculo de Golgi**. ‖ **ó. gustativo** *(taste o.)* Ver **corpúsculo gustativo**.

órgano linfoide *(lymphoid organ)*
INMUNOL. Tejido en que la célula predominante es el linfocito. Se distinguen dos tipos de órga-

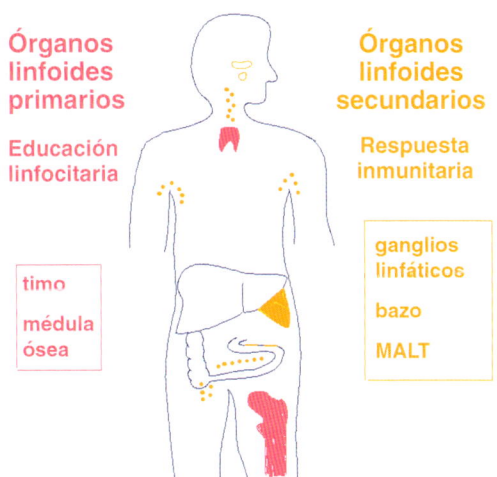

órgano linfoide. Órganos linfoides primarios y secundarios

nos linfoides, denominados *primarios* y *secundarios*. || **o. linfoide primario** (*primary lymphoid o.*) Órgano linfoide, también denominado *central,* en que tiene lugar la maduración de los linfocitos T o B a células capaces de reconocer un antígeno concreto. Los órganos linfoides primarios son dos: el timo, donde tiene lugar el desarrollo de los linfocitos T a células funcionalmente maduras y competentes, y la médula ósea, donde ocurre lo equivalente para linfocitos B. || **o. linfoide secundario** (*secondary lymphoid o.*) Órgano linfoide, también denominado *periférico,* en que tiene lugar el reconocimiento del antígeno por los linfocitos T y B, con su subsiguiente proliferación y diferenciación. Los órganos linfoides secundarios incluyen el bazo, los ganglios linfáticos y el tejido linfoide asociado a mucosas (MALT).

órgano para trasplante (*organ for transplantation*)
BIOÉT. Ver **trasplante de órganos y ética.**

organofosforado (*organophosphorated*)
FARM. m. Cualquier sal orgánica del ácido fosfórico con acción inactivadora irreversible sobre la enzima acetilcolinesterasa. Los organofosforados son sustancias generalmente muy tóxicas, por lo que se utilizan como pesticidas y como agentes potenciales de guerra química.

organogénesis (*organogenesis*)
ANAT. f. Proceso de formación de los órganos. En el desarrollo humano este periodo se extiende entre la cuarta y la novena semanas del embarazo.

orgasmo (*orgasm*)
FISIOL. m. Momento de máximo placer sexual.

orientación (*orientation*)
PSICOL. f. Capacidad de los individuos para conocer su propio yo, así como el tiempo y/o espacio en el que se desarrollan sus acontecimientos vitales. En función de la esfera a que se refiera en un momento determinado se pueden distinguir dos tipos: 1) Orientación alopsíquica: relativa al mundo externo, incluye tanto la orientación temporal, o capacidad para conocer el momento (año, mes, día) en que se vive realmente, como la espacial, o capacidad para conocer el lugar (ciudad, calle, edificio) en que la persona se encuentra, y la situacional, o capacidad para conocer las circunstancias en que se encuentra (qué está haciendo, por qué y con quién). 2) Orientación autopsíquica o personal: capacidad para conocer la propia identidad. || **o. sexual** (*sexual o.*) Dirección de la tendencia sexual, estimada según el género de las personas ante las que el individuo siente atracción erótica.

orificial (*orificial*)
DERMATOL. adj. Perteneciente a algún orificio (oral, genital o anal).

orina (*urine*)
FISIOL. f. Líquido excretado por los riñones, cuya composición es bastante estable, si bien la proporción de los distintos componentes varía según la dieta. En condiciones normales es transparente, de un color anaranjado y ligeramente ácida. Su principal componente (además del agua) es la urea (unos 82 g/día). La composición patológica de la orina puede orientar en el diagnóstico de diversas enfermedades.

orinar (*to urinate*)
FISIOL. tr. Acto en el que se evacua la orina contenida en la vejiga. Es un acto voluntario en el que el esfínter externo de la uretra se relaja, así como el de la vejiga, se contrae la musculatura vesicular y la prensa abdominal, por lo cual pasa la orina de la vejiga a la uretra y de esta al exterior.

ornidazol (*ornidazole*)
FARMCLÍN. m. Quimioterápico nitroimidazólico.

ornitina (*ornithine*)
BIOQUÍM. f. Aminoácido no proteico que participa en el ciclo de la urea.

orofaringe (*oropharinx*)
ANAT. f. Porción de la faringe que se encuentra detrás de la cavidad bucal, siendo los pilares anteriores de paladar los que establecen el límite entre ambas cavidades.

orotato (*orotate*)
BIOQUÍM. m. Base nitrogenada que participa en la síntesis de nucleótidos.

orotidilato (*orotidylate*)
BIOQUÍM. m. Nucleótido compuesto de ribosa, fosfato y orotato, precursor del uridilato (UMP).

orquidoepididimitis (*orchiepididymitis*)
ENDOCRINOL. f. Inflamación testicular y del epidídimo. Cursa con inflamación y dolor local.

Puede reconocer una etiología viral, traumática, tuberculosa o idiopática.

orquidofuniculisis *(orchiofuniculisis)*
UROL. f. Liberación quirúrgica del testículo y del cordón y colocación del mismo en el escroto. Técnica exclusivamente utilizada en el tratamiento quirúrgico de la criptorquidia (ver **orquidopexia).**

orquidómetro *(orchidometer)*
ENDOCRINOL. m. Aparato que permite la estimación del tamaño testicular. Puede llevarse a cabo de forma directa, mediante un calibrador que valora los ejes testiculares, o indirectamente, a través de la comparación con elipses de distintos volúmenes (orquidómetro de Prader).

orquidopexia *(orchiopexy)*
UROL. f. Denominación que se utiliza para la técnica de orquidofuniculisis (v.).

orquiectomía *(orchiectomy)*
UROL. f. Extirpación quirúrgica del testículo. ‖ **o. por cáncer de testículo** *(o. in testicular carcinoma)* Extirpación total del testículo, el epidídimo y las cubiertas, utilizando la vía inguinal. ‖ **o. subalbugínea** *(o. in prostate adenocarcinoma)* Extirpación quirúrgica de la pulpa testicular. Indicada en el cáncer de próstata diseminado. Ver **adenocarcinoma de próstata.**

orquioepididimitis *(orchioepididymitis)*
UROL. f. Infección del testículo y del epidídimo, de etiología bacteriana, originada en una infección de uretra posterior que alcanza el epidídimo por vía canalicular. En pacientes por encima de los 35 años, los gérmenes usuales son enterobacterias (50-80% de *E. coli*). En menores de 35 años el germen más común es la *Clamydia trachomatis*. Ver **epididimitis.**

orquiopexia *(orchiopexy)*
UROL. f. Denominación similar a orquidopexia (v.) y a orquidofuniculisis (v.).

orquitis *(orchitis)*
UROL. f. Infección testicular menos frecuente que la uretritis o la epididimitis. A diferencia de ellas, la vía de diseminación más frecuente es la hematógena y la etiología vírica es más frecuente que la bacteriana. De las orquitis virales, la del virus de la parotiditis es la más común. Excepcionalmente causa orquitis en la edad prepuberal, pero en la edad adulta, entre un 20-30% de pacientes con parotiditis padecen orquitis, y el 15% de los casos de forma bilateral. El curso clínico es benigno, pero las secuelas sobre la función germinal son importantes e irreversibles. El 25% de los pacientes con afectación bilateral padecen infertilidad. No tiene tratamiento médico. La orquitis bacteriana es mucho menos frecuente y consecuencia habitualmente de epididimitis que infecta el testículo por contigüidad. Un apartado especial lo constituye la infección por *Brucella*. El cuadro es severo, el dolor intenso, pero tras la curación con tratamiento específico las secuelas sobre la fertilidad son mínimas.

ortodiagrafía *(orthodiagraphy)*
RADIO. f. Representación radiológica bien delimitada de un órgano, obtenida mediante el aprovechamiento de la porción central de haz de radiación, realizando un movimiento de traslación del tubo para incidir de forma perpendicular a los bordes del órgano y evitar la magnificación radiológica debida a la divergencia de la radiación.

ortodiametría *(orthodiametry)*
RADIO. f. Procedimiento para la medición de estructuras anatómicas en base a las imágenes obtenidas por procedimientos que evitan el efecto de magnificación por la divergencia del haz de radiación.

ortodoncia *(orthodontia)*
ANAT. f. Rama de la odontología que se ocupa de la oclusión defectuosa y de las irregularidades de los dientes.

ortodrómico *(orthodromic)*
NEUROL. adj. Que realiza la trasmisión de los impulsos nerviosos en condiciones fisiológicas.

ortofonía *(speech therapy)*
OTORRIN. f. Disciplina que se ocupa del tratamiento de los trastornos de la fonación.

ortoforia *(orthophoria)*
OFTALMOL. f. Posición alineada de los dos ojos, tanto en presencia como en ausencia de la fusión.

ortofosfato *(orthophosphate)*
ENDOCRINOL. m. Sal inorgánica del ácido fosfórico.

ortognatia *(orthognathia)*
ANAT. f. Rama de la estomatología que se ocupa del tratamiento de la posición anormal de maxilar.

ortomixovirus *(orthomyxovirus)*
MICROBIOL. m. Virus de la familia *Orthomyxoviridae*, con genoma RNA segmentado (7-8 fragmentos de entre 0,9-2,4 Kb), lineal, monocatenario de sentido negativo. Las partículas virales incluyen una enzima RNA polimerasa dependiente de RNA. La cápside es helicoidal y poseen envoltura. Los viriones, de un tamaño de 80-120 nm, suelen ser pleomórficos con formas esféricas o tubulares. Son virus de la clase V según la clasificación de Baltimore. A diferencia de la mayoría de los virus con genoma RNA, la replicación del virus se realiza en el núcleo celular. El virus influenza (gripe) forma parte de los ortomixovirus. Existen tres tipos de virus influenza: los de tipo A y B, que están implicados en enfermedades humanas, contienen ocho fragmentos de RNA; y el de tipo C contiene siete. Las proteínas más importantes son los antígenos hemaglutinina (HA) y neuraminidasa (NA), ambas glucoproteínas de la envoltura. La HA es responsable de la adhesión a la célula hospedadora al unirse a los residuos de ácido siálico de la membrana plasmática. La NA posee actividad enzimática y rompe el enlace entre la HA y el receptor celular. Tanto la HA como la NA sufren cambios menores debidos a mutaciones puntuales del genoma (derivas antigénicas) o cambios mayores debidos a reordenaciones de genes entre dos virus diferentes que infectan a una misma célula hospedadora (desviaciones antigénicas). Estos cambios causan una enorme variabilidad del virus y dificultan la obtención de vacunas efectivas. Las distintas cepas del virus de la influenza se clasifican por el tipo de virus, la localización geográfica y fecha de aislamiento, y por el tipo antigénico de HA y NA (p. ej., A/Hong Kong/1/68/H3N2). A lo largo de la historia han sido varias las pandemias causadas por el virus influenza. El virus se transmite por vía respiratoria. La amantadina, que bloquea la unión del virus con el receptor celular, es el medicamento más eficaz frente a los casos graves de infección con el virus influenza tipo A.

ortopantomografía *(orthopantomography)*
RADIO. f. Técnica radiográfica que obtiene una imagen tomográfica mediante la realización de una traslación rotatoria del tubo emisor de rayos X, confrontado con el chasis, manteniendo una distancia constante respecto a la zona a radiografiar. Es utilizado especialmente para el estudio de los maxilares y las arcadas dentarias.

ortopantomógrafo *(orthopantomograph)*
RADIO. m. Equipo diseñado específicamente para la realización de ortopantomografías.

ortopnea *(orthopnea)*
PNEUMOL. f. Forma de disnea (sensación subjetiva de falta de aire) en la que el paciente es incapaz de respirar correctamente en decúbito supino, obligándole a mantener una postura en sedestación.

ortóptica *(orthoptics)*
OFTALMOL. f. Conjunto de ejercicios oculares que tienen por objeto mejorar la capacidad de fusión de los ojos cuando existe una descoordinación de los ejes visuales. En ocasiones, sus beneficios son transitorios y desaparecen cuando se dejan de realizar los ejercicios.

ortostático *(orthostatic)*
CARDIOL. adj. Perteneciente o relativo a la posición erecta, o causado por ella.

ortostatismo *(orthostatism)*
CARDIOL. m. Postura erecta.

ortovoltaje *(orthovoltage)*
RADIO. m. Aplicación del voltaje correcto o adecuado para la obtención de una imagen de calidad.

orzuelo *(stye)*
OFTALMOL. m. Inflamación aguda de las glándulas accesorias del párpado. ‖ **o. externo** *(external s.)* Inflamación aguda localizada en el borde libre del párpado por la infección de las glándulas de Moll o de Zeis. ‖ **o. interno** *(internal s.)* Inflamación aguda localizada en el borde libre del párpado por la infección de las glándulas de Meibomio.

oscilopsia *(oscillopsia)*
NEUROL. f. Sensación de oscilación de pequeña amplitud del entorno o del propio cuerpo. Puede presentarse durante episodios vertiginosos.

osciloscopio *(oscilloscope)*
CARDIOL. m. Instrumento que produce una representación visual de las variaciones eléctricas sobre la pantalla fluorescente de un tubo de rayos catódicos.

oscuro *(dark)*
RADIO. adj. Se dice de la imagen que ha recibido mayor cantidad de luz o radiación que la conveniente.

óseo *(oseus)*
ANAT. adj. Relativo al hueso.

osículo odontoideo *(osiculum odontoideo)*
NEUROCIR. Porción superior del hueso odontoides que no se ha fusionado con su base por la persistencia del núcleo de osificación apical. || **o. accesorios** *(accessory o.)* Grupo de pequeños huesos en el borde inferior del agujero occipital, que pueden estar libres o fusionados a este.

osificación *(ossification)*
ANAT. f. Proceso de formación de hueso, bien de una matriz cartilaginosa (osificación encondral), bien de una membrana (osificación membranosa).

osmol *(osmole)*
ANAT. m. Unidad de presión osmótica equivalente a la cantidad de soluto, disociado en la solución, necesaria para formar un mol. Su abreviatura es Osm.

osmolalidad *(osmolality)*
FISIOL. f. Concentración en osmoles por kilogramo de solvente. || **o. de la orina** *(urine o.)* Número de partículas disueltas por unidad de volumen de agua en la orina. || **o. del suero** *(serumosmolality)* Número de partículas disueltas por unidad de volumen de agua en suero. La determinación de la osmolalidad del suero informa acerca del estado de hidratación intracelular y extracelular. El valor normal es de 270-300 mOsm/kg de agua.

osmolar *(osmolarity)*
FISIOL. m. Concentración de partículas osmóticamente activas que se encuentran en una solución.

osmolaridad *(osmolarity)*
FISIOL. f. Concentración de una solución expresada en osmoles de soluto por litro de solución.

osmorreceptor *(osmoreceptor)*
FISIOL. m. Receptor nervioso que se estimula por partículas disueltas. Son osmorreceptores los corpúsculos gustativos, las células neuroepiteliales de la mucosa olfatoria, algunas neuronas de los núcleos supraópticos y paraventricular del hipotálamo, etc.

osmorregulación *(osmoregulation)*
FISIOL. f. Mecanismo por el cual la presión osmótica en los tres componentes (mixta y extracelular y sanguíneo) se halla en equilibrio dinámico.

ósmosis *(osmosis)*
FISIOL. f. Difusión de un fluido a través de una membrana semipermeable por la que la diferencia de concentración entre ambos lados de la membrana tiende a igualarse.

ósmosis inversa *(reverse osmosis)*
NEFROL. Mecanismo de depuración del agua corriente mediante la aplicación de una elevada presión hidrostática a través de una membrana semipermeable, bien de celulosa sustituida, poliamida, polisulfona u otras. Logra eliminar el 90-95% de los iones univalentes y el 95-99% de los iones divalentes; además se depuran las sustancias inorgánicas (como aluminio, calcio, cobre, hierro, zinc, magnesio, sulfato o nitrato), compuestos orgánicos (pesticidas, herbicidas, etc.), microorganismos y pirógenos. Se incrementa su eficacia asociando un filtro de carbón activado y un descalcificador previo al paso del agua por la membrana. Esta agua se almacena en un gran depósito (agua osmotizada).

osmótico *(osmotic)*
RADIO. adj. Que permite la difusión entre dos soluciones a través de una membrana o tabique semipermeable que las separa.

osteítis *(osteitis)*
ANATPATOL. f. Inflamación del hueso.

osteítis fibrosa quística *(osteitis fibrosa)*
NEFROL. Lesión clásica del hiperparatiroidismo primario (adenoma) o secundario (insuficiencia renal severa y en fase avanzada de hiperparatiroidismo). Frecuentemente tienen adenomas grandes y cursan con hipercalcemia acusada y clínica ósea grave y progresiva con deformidades esqueléticas, pérdida de talla, dolores óseos con fracturas o sin estas y quistes óseos. La radiología del hueso revela osteopenia, reabsorción o erosión subperióstica (falanges, sínfisis pubiana, cráneo, hombro, clavículas), fracturas, osteoesclerosis, tumores pardos y quistes óseos.

osteoartritis crónica *(cronic osteoarthritis)*
ORTOP. Enfermedad degenerativa no inflamatoria, que afecta sobre todo a ancianos e implica una degeneración del cartílago articular, la hi-

pertrofia del borde de los huesos y modificaciones en la membrana sinovial.

osteoartropatía *(osteoathropathy)*
ANATPATOL. f. Alteración de alguna de las articulaciones óseas.

osteoartropatía hipertrófica *(hypertrophic osteoathropathy)*
PNEUMOL. Cuadro caracterizado por la deformación de los dedos de las manos y de los pies en palillo de tambor. En su forma completa comprende cuatro síndromes: *articular,* con aparición de una poliartritis simétrica subaguda o crónica; *morfológico,* con deformación hipocrática de los dedos; *vasomotor,* con cianosis local, alteraciones de la sudación, parestesias; *radiológico,* con aparición de periostitis. Puede ser primario o secundario, siendo en este caso frecuente descubrir una neoplasia intratorácica, si bien hay otras muchas enfermedades que pueden producirla.

osteoblástico *(osteoblastic)*
RADIO. adj. Que forma o contiene mayor cantidad de mineral óseo que el considerado como normal.

osteoblasto *(osteoblast)*
FISIOL. m. Célula formadora de hueso.

osteocalcina *(osteocalcin)*
ENDOCRINOL. f. Proteína de 49 aminoácidos, dependiente de la vitamina K y sintetizada por osteoblastos y odontoblastos, que en presencia de calcio promueve su fijación a la hidroxiapatita y su acumulación a la matriz ósea. Su estimación en suero constituye un parámetro bioquímico que refleja los fenómenos de aposición ósea.

osteocito *(osteocyte)*
ANAT. m. Célula ósea, incluida en las lagunas óseas, con abundantes ramificaciones. Constituyen la parte viva del hueso.

osteoclasto *(osteoclast)*
ANAT. m. Célula que destruye el hueso, destrucción necesaria para que el hueso pueda crecer. Los osteoblastos son células grandes y plurinucleadas.

osteoclastoma *(osteoclastoma)*
ENDOCRINOL. f. Tumor óseo constituido por una red vascularizada de células del estroma entremezcladas con células multinucleadas gigantes. Puede ser benigno o maligno. Aparece con más frecuencia después de la segunda década de la vida y preferentemente en los extremos de los huesos largos.

osteocondensante *(osteocondensans)*
RADIO. adj. Que genera una mayor densidad o capacidad de atenuación de los rayos X en el hueso.

osteodensitometría *(osteoradiodensitometry)*
RADIO. f. Técnica que aplica la densitometría para el cálculo del contenido de materia mineral en los huesos.

osteodistrofia *(osteodistrophy)*
ANATPATOL. f. Alteración degenerativa de los huesos.

osteodistrofia hereditaria de Albright *(Albright's hereditary osteodistrophy)*
NEFROL. Osteodistrofia de carácter hereditario que se asocia, a menudo, al seudohipoparatiroidismo que se caracteriza por hipocalcemia, hiperfosforemia y respuesta inadecuada o resistencia tisular a los niveles normales o aumentados de parathormona. Afecta a niños que presentan nanismo o corta estatura, retardo mental, cuello corto, fallo olfatorio, cara redondeada, obesidad y acortamiento característico de tercer y cuarto metacarpianos y metatarsianos. Hay una respuesta disminuida del AMPc a la hormona paratiroidea, con defecto de proteínas Gs. || **o. renal** *(renal o.)* Enfermedad ósea que se manifiesta en pacientes con insuficiencia renal crónica. Incluye muy diversos tipos de lesiones, como la osteítis fibrosa (hiperparatiroidismo, enfermedad ósea de alto remodelado), la osteomalacia y la enfermedad ósea adinámica (enfermedad ósea de bajo remodelado, aluminio), raquitismo en niños, osteosclerosis y osteoporosis. Está relacionada con trastornos del calcio (hipocalcemia), fósforo (hiperfosfatemia), parathormona (elevación, resistencia o degradación alterada), magnesio, aluminio (incremento) y vitamina D (resistencia al Calcitriol). Se manifiesta con dolores óseos, artritis y periartritis, debilidad muscular y miopatía, ruptura espontánea de tendones, calcifilaxia, prurito, nanismo, deformidades óseas, anemia, trastornos del sistema nervioso central y del corazón, etc.

osteoesclerosis u **osteosclerosis** *(osteosclerosis)*
ORTOP. f. Lesión consistente en un engrosamiento del hueso, aumento de su densidad, con posible disminución del espacio medular y la consiguiente atrofia de la médula ósea. Radiológicamente se presenta un aumento marcado

de la opacidad. Se distinguen dos variedades etiogénicas, las hereditarias y las congénitas (osteopetrosis, pirnodisartrosis, paquidermoperiartrosis) y las sintomáticas de intoxicaciones (flúor) hemopáticas (mielosclerosis), enfermedades renales crónicas, osteomielitis, neoplasias, etc. || **o. diseminada** (*disseminated o.*) Nombre dado a la osteopoiquilia y la osteopatía estriada. || **o. endóstica pneumica de Faneras** (*Faneras' o*) La que afecta a los huesos cortos y planos, asociado a una enfermedad crónica broncopulmonar asintomática. || **o. del flúor** (*fluor o.*) Ver **osteofluorosis**. || **o. osteopetrosis** (*osteopetrosis o.*) Displasia conocida con el nombre de enfermedad de Albers Schonberg.

osteoesclerótico (*osteosclerotic*)
RADIO. adj. Que presenta un aumento de la densidad o capacidad de atenuación de las estructuras óseas.

osteofluorosis (*osteofluorosis*)
ORTOP. f. Modificaciones que sufre el esqueleto por la ingesta de grandes cantidades de fluoruro.

osteogénesis (*osteogenesis*)
FISIOL. f. Proceso de formación del tejido óseo. Los primeros focos de osteogénesis aparecen en el feto de unas seis semanas localizados en la zona media de las diáfisis condrales. Según parta la osificación de una matriz fibrosa o cartilaginosa, se distingue entre osteogénesis *desmal* y *endocondral*, respectivamente. Ejemplo de la primera lo tenemos en los huesos de la bóveda craneal y de la segunda, en los huesos largos como el fémur. || **o. imperfecta** (*defective o.*) Trastorno del colágeno tipo I caracterizado por la fragilidad ósea en huesos osteoporóticos; otros defectos que pueden aparecer son escleróticas zules y articulaciones laxas. Este trastorno se manifiesta con distinta intensidad y se han descrito cuatro variantes: 1) tipo I, el más común, clásico, más leve, debido a un rasgo autosómico dominante en la osteogénesis imperfecta tardía, llamada también enfermedad de Lobstein; aparece en la infancia y suele mejorar hacia la adolescencia en la cual son más raras las fracturas; 2) tipo II, perinatal letal, tiene tres subtipos. La forma recesiva se conoce como enfermedad de Vrolik, en la que aparece fracturas ya en la vida intrauterina por las contracciones uterinas apreciables en las radiografías.

osteoinducción (*osteoinduction*)
CIRPLÁS. f. Término que se refiere a la transformación de células mesenquimales indiferenciadas perivasculares en células osteoformadoras, en presencia de ciertas sustancias polipeptídicas, como la BMP (*bone morphogenic protein*), y de un ambiente tisular favorable. Una de las formas de regeneración ósea y de incorporación de los injertos óseos.

osteólisis (*osteolysis*)
RADIO. f. Disminución de la densidad o capacidad de atenuación de las estructuras óseas, que puede estar ocasionado por una disminución o destrucción de las trabéculas óseas, o ser consecuencia de una escasa mineralización de las mismas.

osteolítico (*osteolytic*)
RADIO. adj. Que presenta una disminución de la densidad o capacidad de atenuación de las estructuras óseas. || Que produce osteólisis.

osteoma (*osteoma*)
ORTOP. f. Tumor benigno (o hamartoma) de crecimiento lento, formado por hueso bien diferenciado, densamente escleroso y compacto, que suele presentarse en huesos de origen membranoso, especialmente en el cráneo y los huesos de la cara.

osteoma osteoide (*osteoid osteoma*)
NEUROCIR. Tumor benigno constituido por hueso maduro, propio de gente joven, que se caracteriza por producir dolor que cede a los antiinflamatorios no esteroideos. El tratamiento es la resección completa.

osteomatosis (*osteomatosis*)
DERMATOL. f. Tumor duro de estructura semejante a la del tejido óseo.

osteomielitis (*osteomyelitis*)
ANATPATOL. f. Infección piógena de un hueso.

osteomielitis craneal (*osteomyelitis cranial*)
NEUROCIR. Infección, normalmente bacteriana, de los huesos que constituyen el cráneo. Suele ser secundaria a un traumatismo, a la cirugía, o a la diseminación de una infección en las proximidades. || **o. vertebral** (*o. vertebral*) Infección del cuerpo vertebral, generalmente de origen bacteriano. Se contrae con más frecuencia por diseminación hematógena.

osteona (*osteon*)
ANAT. f. Unidad estructural básica del tejido óseo. Está constituida por el canal de Havers y las láminas que lo rodean.

osteonecrosis (*osteonecrosis*)
ORTOP. f. Necrosis ósea.

osteoonicodisplasia (*osteonaildysplasia*)
ORTOP. f. Enfermedad hereditaria con carácter autosómico dominante, caracterizada por la hipoplasia o ausencia de uñas de las manos (sobre todo la del pulgar y a veces también del dedo gordo del pie), con hipoplasia o ausencia de rótulas, hipoplasia de los cóndilos humerales y de la cabeza de radio y presencia de excrecencias como cuernos ilíacos. También recibe el nombre de síndrome uña-rótula.

osteopatía (*osteopathy*)
ORTOP. f. Nombre genérico de las enfermedades óseas. ‖ **o. condensante diseminada** (*disseminated condensing o.*) Ver **osteopoiquilia**. ‖ **o. estriada** (*striated o.*) Variedad de osteopoiquilia. ‖ **o. de pubis** (*pubis o.*) Afección propia de atletas y deportistas diversos, caracterizada por un dolor localizado en la zona del pubis, irradiado a las ingles y a la cara interna de los muslos, con alteraciones radiológicas análogas a la osteítis del pubis.

osteopenia (*osteopenia*)
ORTOP. f. Término general que hace referencia a los trastornos de la remodelación ósea en la que existe pérdida de masa ósea o densidad esquelética. Bajo este epígrafe se incluyen los conceptos de osteomalacia y osteoporosis. ‖ Reducción de la masa ósea a causa de una disminución del ritmo de síntesis de osteoide a un nivel insuficiente para compensar la lisis ósea normal. El término se emplea también para referirse a cualquier disminución de la masa ósea por debajo de lo normal.

osteoperióstico (*osteoperiosteal*)
ORTOP. adj. Relativo o perteneciente al hueso y al periostio.

osteopetrosis (*osteopetrosis*)
ORTOP. f. Afección displásica hereditaria, poco frecuente, consistente en una esclerosis generalizada por fallo de la reabsorción del tejido óseo condroide primitivo. Se produce una aposición desordenada del tejido óseo de nueva formación, con ausencia de osteoclastia. Puede presentar fracturas y anemia por obliteración de la médula ósea y puede presentar compromiso de nervios craneales por obliteración de los agujeros de la base del cráneo. También se la conoce como enfermedad de Albers-Schonberg o enfermedad de los huesos de mármol o de marfil. Existe una forma precoz autosómica recesiva, que se puede observar intraútero, por radiología o en la primera infancia, y es grave, y una autosómica dominante de la adolescencia, que es benigna.

osteoplasto (*osteoplast*)
ORTOP. m. Nombre que se da a cada una de las cavidades ovaladas situadas en el seno de la matriz ósea o sustancia insterticial, ocupada completamente por el osteocito. En sus paredes se encuentra el agujerito de salida de los canalículos óseos, que relacionan la totalidad de las cavidades entre sí. También reciben el nombre de lagunas óseas.

osteopoiquilia (*osteopoikylia*)
ORTOP. f. Afección ósea hereditaria con carácter autosómico dominante, que en el examen radiológico presenta múltiples manchas opacas que corresponden a condensaciones de tejido óseo. Este se encuentra en las epífisis de los huesos largos y en algunos huesos del carpo y del tarso. Suele asociarse a dermopatías diversas.

osteoporomalacia (*osteoporomalacia*)
ORTOP. f. Atrofia ósea mixta (osteoporosis y osteomalacia) que se observa en algunos síndromes de malabsorción en personas ancianas, especialmente mujeres.

osteoporosis (*osteoporosis*)
ORTOP. f. Atrofia ósea mixta, muy frecuente, caracterizada por una reducción de la masa o del volumen del tejido óseo con relación al volumen o masa del hueso anatómico. La composición química del hueso porótico es normal, al contrario de lo que ocurre en la osteomalacia. La esponjosa ofrece el aspecto de malla ancha y escasa de trabéculas y la cortical es delgada. Puede ser primaria, constituyendo un hecho común en el proceso fisiológico de envejecimiento, o secundaria a diferentes enfermedades endocrinometabólicas (hipogonodismo, síndrome de Cushing, escorbuto, etc.), reumáticas, neoplásicas hemáticas y genéticas. Clínicamente se manifiestan por dolores óseos, a veces intensos, fracturas por traumatismos míni-

mos en las vértebras, en el cuello del fémur, en la extremidad inferior del radio (Colles). Frecuentemente se presenta cifosis vertebral. ‖ **o. por inactividad** *(inactivity o.)* La que presentan algunos enfermos (poliomielíticos, parapléjicos, artríticos, nefróticos, dementes) que permanecen por fuerza en reposo excesivo. No existe estímulo de la osteogénesis y la osteoclastia puede estar aumentada. Se produce un balance negativo de calcio con hipercalciuria y formación de cálculos urinarios. ‖ **o. posmenopáusica** *(postmenopausal o.)* Relativamente frecuente, se presenta en mujeres de edad comprendida entre los 45 y 65 años. También se le llama presenil. ‖ **o. postraumática** *(postraumatic o.)* Distrofia refleja. ‖ **o. presenil** *(presenil o.)* La que aparece precediendo a la menopausia, por lo que también se denomina osteoporosis premenopáusica. ‖ **o. senil** *(senil o.)* La que presenta en personas de más de 65 años y con una alimentación hipoproteica e hipocálcica, que hacen una vida sedentaria y toman poco el sol. ‖ **o. yatrogénica** *(iatrogenic o.)* La causada por corticosteroides, tiroxina, etc.

osteoporótico *(osteoporotic)*
ORTOP. adj. Relativo o perteneciente a la osteoporosis o caracterizado por ella.

osteopsatirosis *(osteopsathyrosis)*
ORTOP. f. Displasia ósea, también conocida como osteogénesis imperfecta tardía, enfermedad de Lobstein u osteopsatirosis idiopática.

osteorradiología *(osteoradiology)*
RADIO. f. Parte de la radiología que estudia, aplicando las diferentes técnicas de imagen, la patología osteoarticular.

osteorradionecrosis *(osteoradionecrosis)*
ORTOP. f. Necrosis ósea consecutiva a la irradiación.

osteosarcoma *(osteosarcoma)*
ORTOP. m. Tumor maligno del hueso, constituido por tejido óseo u osteoide, cartilaginoso y conectivo. Tiene un caracter invasivo muy acusado. El crecimiento subperióstico hace que este se separe de la cortical y dibuje una imagen radiológica consecuencia de la reacción perióstica, que al destruirse parcialmente da lugar a la imagen radiológica llamada triángulo de Codman. La localización preferente es la región metafisaria de los huesos largos en las vecinas de la fisis más fértiles (extremidad inferior del fémur y superior de la tibia y en superior del húmero). El 65% está alrededor de la rodilla. Da metástasis, sobre todo pulmonares. Generalmente se presenta en personas jóvenes, con preferencia en el sexo masculino entre los 10 y los 25 años. También se le llama sarcoma oosteogénico. ‖ **o. de células pequeñas** *(small cell o.)* Variante del osteosarcoma, parecido al sarcoma de Ewing. Formado por células pequeñas redondas o fusiformes. Tiene áreas de formación osteoide. Condición necesaria para etiquetarlo de osteosarcoma. ‖ **o. condroblástico** *(chondroblastic o.)* Aquel en el que predominan los elementos cartilaginoso. ‖ **o. extraes-**

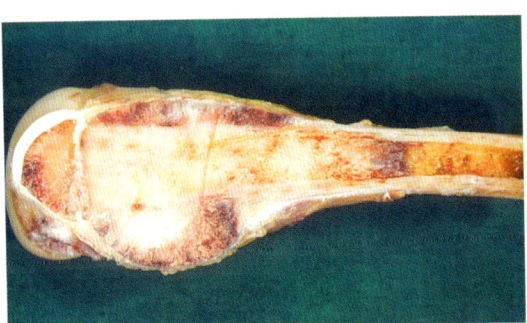
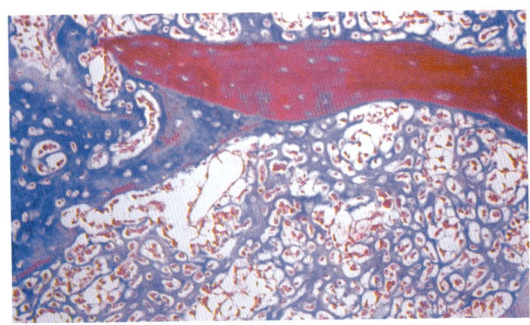

Aspecto macroscópico de un ***osteosarcoma***. El osteosarcoma, tumor maligno originado a partir de las células formadoras de hueso, suele aparecer con mayor frecuencia en las extremidades de niños y adultos jóvenes. Las células tumorales forman un hueso que deforma el hueso normal, como se aprecia en la imagen de la izquierda, donde la masa tumoral parecida al hueso normal se extiende fuera y le confiere un aspecto de «porra». Corresponde a un osteosarcoma del fémur en la zona de la rodilla. En la imagen de la derecha se ve la diferencia entre el hueso normal (teñido de color rojo), en forma de bandas gruesas, y el hueso tumoral teñido de color azul y dispuesto en bandas más finas e intrincadas en el espacio entre el hueso normal (tricrómico de Masson)

quelético *(extraskeletal o.)* El que se presenta en partes blandas sin relación de origen con el esqueleto. Es muy maligno. Histológicamente es indistinguible del osteosarcoma esquelético. || **o. fibroblástico** *(fibroblastic o.)* Aquel en que predominan los elementos conectivos. || **o. multifocal** *(multifocal o.)* El que presenta varios osteosarcomas de aparición simultánea o sucesiva. Son de carácter osteoblástico. No es seguro que sean metástasis óseas de un osteosarcoma o si es un osteosarcoma único de origen multicéntrico. || **o. osteoblástico** *(osteoblastic o.)* Aquel en el que predomina el tejido óseo. || **o. perióstico** *(periostic o.)* El que se inicia en el periostio. || **o. telangiectásico** *(telangiectatic o.)* Osteosarcoma muy indiferenciado que junto a la proliferación ósea presenta una gran vascularización. Se le ha llamado también aneurisma maligno del hueso. A veces se puede confundir con el quiste aneurismático. El diagnóstico diferencial es importante. || **o. yuxtacortical** *(juxtacortical o.)* El que comienza junto a la cortical del hueso, también se denomina osteosarcoma parostal.

osteosíntesis *(osteosynthesis)*
ORTOP. f. Unión quirúrgica de los fragmentos de un hueso mediante elementos (en general metálicos) diversos: alambres, cintas, pernos, placas y tornillos y clavos intramedulares. El material empleado no ha de provocar sobre los tejidos ninguna clase de irritación (química, mecánica o eléctrica), ni ha de experimentar ningún fenómeno de osteólisis (ni primaria ni secundaria a electrólisis por uso de metales de diferente composición). Los metales que reúnen estas condiciones son el acero inoxidable, formado por hierro y pequeñas cantidades de carbono, cromo, níquel y molibdeno, y el vitalio, aleación de cromo, cobalto y pequeñas cantidades de níquel, molibdeno y volframio. Actualmente está muy en uso el titanio. Se la denomina también fijación interna.

osteosis *(osteosis)*
ORTOP. f. Formación anómala de tejido óseo, especialmente la infiltración ósea por tejido conectivo. || **o. paratiroidea** *(parathyroid o.)* Osteosis fibrosa generalizada debida a la hiperfunción de las paratiroides. También se denomina osteítis fribroquística o enfermedad ósea de Recklinhausen.

osteotomía *(osteotomy)*
ORTOP. f. Sección quirúrgica del hueso. || **o. de abducción** *(abduction o.)* La que se realiza generalmente en la extremidad superior del fémur para conseguir la valguización del mismo, practicando para ello una resección cuneiforme en la región subtrocantera. Se realiza tanto en niños como en adultos para la corrección de la coxa vara. || **o. de adducción** o **varizante** *(adduction o.)* Empleada para la corrección en el niño de la coxa valga subluxans, secuela de la luxación congénita. || **o. de Chiari** *(Chiari's o.)* Técnica quirúrgica consistente en una osteotomía del coxal en la zona supraacetabular para ampliar la cobertura de la cabeza femoral en cótilos displásicos. || **o. cuneiforme** *(cuneiform o.)* Osteotomía de resección de un fragmento óseo en forma de cuña. || **o. de desplazamiento** *(displacement o.)* Sección quirúrgica de un hueso y desviación de los fragmentos divididos para cambiar la dirección del hueso. || **o. en bloque** *(block o.)* Osteotomía en la que se reseca un segmento del hueso. || **o. esférica** *(cup- and ball o.)* Osteotomía en la que el corte es cóncavo-convexo. || **o. ilíaca** *(iliac o.)* Osteotomía pélvica con la finalidad de reorientar el acetábulo o ampliarlo (de Salter y de Chiari). || **o. valguizante** o **varizante** *(valgus or varus o.)* La que se realiza en la metáfisis inferior del fémur o superior de la tibia para la corrección de las deformidades axiales de estas localizaciones.

osteotomo *(osteotome)*
ORTOP. m. Formón o instrumento de corte para practicar la osteotomía.

ostium *(ostium)*
ANAT. m. Palabra latina que significa orificio y sirve para designar dos orificios que aparecen sucesivamente en el tabique interauricular en desarrollo: *ostium primum* y *ostium secundum*. Este último es el que da lugar al agujero oval, que persiste hasta el nacimiento.

ostomía *(ostomy)*
CIRGEN. Ver **estoma.**

ostráceo *(ostraceus)*
DERMATOL. adj. Que tiene costras con forma similar a las ostras; como la psoriasis ostrácea.

otalgia *(otalgia)*
OTORRIN. f. Dolor en el oído. Puede producirse por una afección en el oído externo o en el oído

medio, pero también por afectaciones circundantes: articulación temporomandibular, faringe, dientes, lengua, nervio glosofaríngeo (apófisis estiloides larga) o del territorio de las raíces nerviosas C2-C3 (otalgia referida).

ótico (*otic*)
ANAT. adj. Relativo al oído.

otitis (*otitis*)
OTORRIN. f. Inflamación del oído. Puede producir dolor, fiebre, trastornos de la audición, hipoacusia, tinnitus y vértigo. || **o. adhesiva** (*adhesive o. media*) Otitis en la que la membrana timpánica se atrofia y adhiere a la pared medial de la caja timpánica. || **o. barotraumática** (*barotraumatic o. media*) Conjunto de lesiones traumáticas del oído medio ligadas a un desequilibrio de presiones importante entre la caja timpánica y el aire ambiental. Se observa en el descenso en avión y en el submarinismo. La sintomatología puede ir desde la simple congestión timpánica a la aparición de subfusiones hemorrágicas y ruptura de la membrana timpánica. || **o. externa** (*o. externa*) Dermoepidermitis aguda del conducto auditivo externo, de origen bacteriano, viral o micológico, favorecido por la humedad y los traumatismos locales. Puede evolucionar hacia un forúnculo. || **o. externa maligna** (*malignant, o. externa*) Infección por bacilos piociánicos (*Pseudomona aeruginosa*) del conducto auditivo externo, casi siempre en diabéticos e inmunodeprimidos, de evolución muy severa. Puede existir necrosis osteocartilaginosa progresiva del conducto con osteítis del temporal, de la base del cráneo, afectación del nervio facial, de otros pares craneales como en el síndrome de Gradenigo, afectación del seno sigmoide y de las meninges. El tratamiento se basa en la antibioterapia. || **o. media aguda** (*acute, o. media*) Inflamación de la mucosa del oído medio de origen viral o bacteriano, de menos de tres semanas de evolución. || **o. media crónica** (*chronic, o. media*) Proceso inflamatorio de la mucosa del oído medio de más de tres semanas de evolución. Se denomina «a tímpano cerrado» la que evoluciona sin perforación timpánica, acompañándose o no de un abombamiento, o «a tímpano abierto» cuando se acompaña de supuración u otorrea. Cuando se asocia a un colesteatoma se denomina otitis media colesteatomatosa. Algunas otitis crónicas están ligadas a una causa específica, como la tuberculosis. || **o. seromucosa** (*seromucous o.*) Presencia de ocupación en las cavidades del oído medio detrás de un tímpano normal. Según las características de la ocupación se habla de otitis serosa, mucosa o seromucosa. || **o. media fibro-adhesiva** (*fibroadhesive o. media*) Proceso inflamatorio del oído medio con formación de zonas de adherencia entre el sistema tímpano-osicular y las paredes de la caja. || **o. serosa** (*serous o.*) Presencia de un líquido seroso dentro de la caja timpánica. Si es aguda puede deberse a un barotrauma o tener un origen infeccioso; si es crónica puede estar provocada por una disfunción de la trompa auditiva, por obstrucción de la nasofaringe o compresión extrínseca de la trompa por una hipertrofia adenoidea o un proceso tumoral.

otodinia (*otodynia*)
OTORRIN. Ver **otalgia**.

otoemisión (*otoemission*)
OTORRIN. f. Emisión de impulsos acústicos por parte de la cóclea. || **o. acústica** (*acoustic o.*) La otoemisión espontánea es un impulso acústico emitido espontáneamente por el oído interno en ausencia de cualquier estimulación sonora. La otoemisión provocada aparece tras la estimulación del oído por un ruido de corta duración, como un clic. Las otoemisiones acústicas se emplean en la exploración funcional de la cóclea, sobre todo para el despistaje y la cuantificación de una sordera en el niño pequeño.

otolito (*otolith*)
ANAT. m. pl. Cristales de carbonato cálcico que se encuentra incluido en la sustancia gelatinosa que cubre las manchas del utrículo y del sáculo. En los movimientos de la cabeza choca con los cilios de las células neuroepiteliales de las máculas y las estimula. Se obtiene así información sobre los movimientos lineales de la cabeza. También se denomina estatoconia.

otología (*otology*)
OTORRIN. f. Rama de la medicina que trata la anatomía, la fisiología, la exploración funcional y la patología del oído.

otomicosis (*otomycosis*)
OTORRIN. f. Infección por hongos circunscrita al conducto auditivo externo. Produce un exu-

otoplastia

dado fluido algodonoso, de coloración variable y prurito. Frecuentemente está asociada a una sobreinfección bacteriana.

otoplastia *(otoplasty)*
OTORRIN. f. Corrección quirúrgica de los pabellones auriculares malformados o mal implantados.

otorragia *(otorrhagia)*
OTORRIN. f. Hemorragia que se exterioriza en el conducto auditivo externo.

otorrea *(otorrhea)*
OTORRIN. f. Secreción mucosa, serosa o purulenta, que se exterioriza en el conducto auditivo externo.

otorrinolaringología *(otorhinolaryngology)*
OTORRIN. f. Disciplina médica que se ocupa del estudio de la anatomía, la fisiología y la patología del oído, las fosas nasales, la faringolaringe y, más globalmente, de la cabeza y el cuello.

otosclerosis *(otosclerosis)*
OTORRIN. f. Osteodistrofia primitiva del laberinto óseo de carácter hereditario. Produce una hipoacusia mixta progresiva y presencia de acúfenos, ligada a una anquilosis estapedovestibular. La estapedectomía trata el componente de transmisión de la hipoacusia.

otoscopio *(otoscope)*
OTORRIN. m. Instrumento constituido por un espéculo y una fuente de luz, que se emplea para la inspección del conducto auditivo externo y de la membrana timpánica.

ototóxico *(ototoxic)*
OTORRIN. m. Producto que ejerce un efecto nocivo sobre el par VIII o sobre los órganos de la audición y el equilibrio.

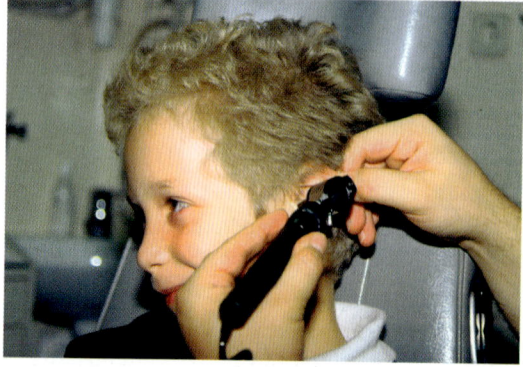

otoscopio

Otto, Adolph Wilheim
ORTOP. Cirujano alemán (1786-1845).

ovalocito *(ovalocyte)*
HEMATOL. m. Hematíe con forma de óvalo.

ovárico *(ovarian)*
FISIOL. adj. Perteneciente o relativo al ovario.

ovariectomía *(ovariectomy)*
GINECOL. f. Extirpación quirúrgica de uno o de los dos ovarios. Ver **ooforectomía.**

ovario *(ovary)*
ANAT. m. Gónada femenina, situada en la fosita ovárica de la pelvis. En la mujer adulta tiene una forma ovalada, con un eje mayor de unos 3,5 cm. Está unido al ligamento ancho del útero por el mesovario. En el ovario se encuentran folículos en distintos grados de maduración. Durante la época fértil de la mujer, cada 28 días llega a la madurez uno (a veces más) de los folículos, denominándose entonces folículo de Graaf. En la ovulación la pared del folículo se rompe, en la zona que provoca mayor procidencia en la pared del ovario, quedando libre el óvulo, que pasa enseguida a la porción ampular de la trompa de Falopio.

ovocito *(ovocyte)*
GINECOL. m. Célula germinal femenina producida en el ovario, que se desarrolla a lo largo de la gametogénesis en el proceso de maduración folicular. Ver **oocito.**

ovogénesis *(ovogenesis)*
ANAT. Ver **oogénesis.**

ovotestis *(ovostestis)*
GINECOL. f. Gónada mixta (masculina y femenina) presente en los individuos con hermafroditismo verdadero.

ovulación *(ovulation)*
ANAT. f. Proceso durante el cual tiene lugar la ruptura de la pared del folículo de Graaf y la salida del óvulo con el líquido folicular. La ovulación suele producirse hacia la mitad del ciclo estral, es decir, hacia el decimocuarto día después de la menstruación.

óvulo *(ovum)*
ANAT. m. Célula sexual o germinal femenina liberada en el momento de la ovulación. Se encuentra en la fase de oocito secundario, que ha de sufrir, para ser apto para la fertilización, la meiosis, es decir, una división por la cual

el número de cromosomas se reduce a la mitad (los gametos son células haploides).

óvulo vaginal *(vaginal ovul)*
GINECOL. m. Forma de administración de preparados farmacéuticos por vía vaginal en forma de supositorios.

oxalacetato *(oxaloacetate)*
BIOQUÍM. m. Intermediario metabólico que participa en la vía del ácido cítrico. Su transformación reversible en malato por la malato deshidrogenasa se emplea para intercambiar poder reductor entre el citoplasma y la mitocondria (ver **lanzadera del malato-aspartato**).

oxaliplatino *(oxaliplatin)*
ONCOL. m. Fármaco antitumoral análogo del platino, que funciona como agente alquilante. Se ha encontrado actividad de este fármaco en una amplia variedad de tumores.

oxalosis o **hiperoxaluria primaria** *(oxalosis or primary hyperoxaluria)*
NEFROL. f. Enzimopatía congénita de herencia autosómica recesiva, con alteración en la resorción tubular de orina y en la estructura y metabolismo del ácido glocosiacético. Hay una secreción excesiva (mantenida y crónica) de ácido oxálico en la orina, que condiciona una nefropatía (litiasis urinaria de cristales de oxalato cálcico insoluble, nefrocalcinosis) que evoluciona a la uremia crónica y a la muerte. Los depósitos de oxalato cálcico se dan también en otros órganos, como el corazón, los huesos, los vasos y el aparato genital en el varón. En fase terminal se puede tratar con diálisis y trasplante renal, pero el cuadro recidiva en el injerto.

oxandrolona *(oxandrolone)*
ENDOCRINOL. f. Hormona sintética con propiedades anabólicas y androgénicas, que se emplea para promover la aparición de caracteres sexuales secundarios en varones con retraso del desarrollo puberal.

oxicefalia *(oxicephalia)*
NEUROCIR. f. Cráneo cónico que se produce por la fusión rápida de múltiples suturas.

oxidación *(oxidation)*
FARM. f. Combinación de un elemento con el oxígeno o pérdida de hidrógeno.

oxidación de ácidos grasos *(fatty acid oxidation)*
ENDOCRINOL. Proceso catabólico en el que se utilizan los ácidos grasos como fuente de energía, comportando la formación de coenzima A.

oxidante *(oxidant)*
FISIOL. adj. Que tiene capacidad de oxitar; es receptor de electrones en una reacción de oxidorreducción.

oxidar *(to oxidize)*
FISIOL. tr. Reacción en la que hay aceptación de oxígeno o bien eliminación de hidrógeno.

óxido *(oxide)*
FARM. m. Compuesto formado por oxígeno y otro elemento químico.

óxido nítrico *(nitric oxide)*
FISIOL. Gas difusible que va cobrando gran importancia porque interviene en la regulación del calibre de los pequeños vasos, como neurotransmisor y en otros muchos procesos tanto entre los mamíferos como en animales inferiores. Las primeras comunicaciones sobre su importancia biológica son del año 1987 y por ahora solo se conoce una parte de sus acciones. Un paso importante se dio al identificar el factor relajante endotelial con el NO; después sus acciones como neurotransmisor para determinado tipo de neuronas (las que son positivas a la sintetasa NO). Su símbolo es NO. ‖ **ó. nítrico sintetasa** *(NO synthetase)* Enzima que cataliza la síntesis de NO: actúa sobre la arginina produciendo NO libre.

óxido nitroso *(nitrous oxide)*
ANEST. Protóxido de nitrógeno (N_2O). Gas incoloro de olor dulzón. Anestésico inhalatorio con propiedades analgésicas, que también se llama gas hilarante.

oxigenación *(oxygenation)*
FISIOL. f. Saturación de oxígeno.

oxigenador *(oxygenator)*
CARDIOL. m. Aparato empleado para la oxigenación artificial de la sangre arterial durante la circulación extracorpórea. ‖ **o. de Björk** *(Björk's o.)* Modelo de oxigenador de discos rotatorios frecuentemente empleado en cirugía extracorpórea.

oxigenasa *(oxigenase)*
BIOQUÍM. f. Enzima que cataliza reacciones en las que se cede oxígeno a una molécula aceptora.

oxígeno *(oxygen)*
FISIOL. m. Elemento químico, con peso atómico 15,99. Es un gas incoloro e inodoro, el elemento más abundante en la naturaleza e imprescindible para la vida de todos los organis-

mos aerobios. En nuestro organismo, el oxígeno del aire es captado por la hemoglobina de los capilares que rodean los alveolos pulmonares y, a nivel de los tejidos, pasa de la hemoglobina al espacio intersticial. Tanto el paso de los alveolos a los capilares como de estos al espacio intersticial se hace por difusión, regida por la presión parcial. Su símbolo es O_2.

oxígeno 15 *(oxiygen-15)*
MEDNUCL. Isótopo radiactivo del carbono cuyo núcleo está constituido por ocho protones y siete neutrones. Decae con un período de semidesintegración de 2,05 minutos, mediante la emisión de positrones con una energía máxima de 1.720 KeV. Tras su incorporación a diversos radiofármacos, se utiliza con fines diagnósticos en tomografía de emisión de positrones.

oxigenoterapia *(oxygenotherapy)*
PNEUMOL. f. Administración de oxígeno a fracciones inspiratorias mayores, con el fin de mantener una presión arterial de oxígeno adecuada. Existen numerosas formas de administración: en un paciente sin respiración espontánea será necesario el empleo de ventilación mecánica; si hay respiración espontánea pueden emplearse dispositivos de flujo alto (mascarillas de Venturi) o de flujo bajo (lentillas nasales, gafas nasales o mascarillas simples).

oxihemoglobina *(oxyhemoglobin)*
HEMATOL. f. Compuesto formado por la unión de la hemoglobina con el oxígeno, siendo esta la forma en que es transportado en la sangre.

oximetría *(oxymetry)*
FISIOL. f. Determinación de la saturación de oxígeno de la sangre mediante un oxímetro.

oxímetro *(oximeter)*
FISIOL. m. Aparato para medir la saturación de oxígeno en la sangre, registrando la cantidad de luz transmitida o reflejada, que diferencia claramente la oxihemoglobina de la hemoglobina.

oximioglobina *(oxymyoglobin)*
BIOQUÍM. f. Forma oxigenada de la mioglobina que se obtiene por unión de una molécula de oxígeno al grupo hemo de la mioglobina.

oxitetraciclina *(oxytetracycline)*
FARMCLÍN. f. Antibiótico tetraciclina.

oxitócico *(oxytocic)*
FISIOL. m. Fármaco que favorece el inicio y el trabajo del parto estimulando las contracciones del miometrio. Ver **oxitocina.**

oxitocina *(oxytocin)*
FISIOL. f. Hormona segregada por los núcleos mangocelulares del hipotálamo y almacenada en el lóbulo posterior de la hipófisis, de donde pasa a la sangre. El miometrio, al final del embarazo, es muy sensible a la acción de la oxitocina, que estimula su contracción, iniciando y manteniendo el trabajo del parto. La oxitocina también estimula el inicio de la secreción láctea al ocurrir el parto.

oxitocinasa *(oxitocynasa)*
GINECOL. f. Enzima que cataboliza la oxitocina, impidiendo que esta hormona facilite el comienzo de las contracciones uterinas durante el embarazo. La oxitocinasa es la L-cisteina-aminopeptidasa formada en la placenta.

oxprenolol *(oxprenolol)*
FARMCLÍN. m. Fármaco que antagoniza receptores β-adrenérgicos.

ozono *(ozone)*
ANAT. m. Forma alotrópica del oxígeno (O_3). Es antiséptico e irritante para los pulmones y se encuentra en pequeñas cantidades en la atmósfera.

P

p *(p)*
GENÉT. En nomenclatura citogenética, brazo corto (del francés, *petit*) de un cromosoma.

p *(p)*
RADIO. Símbolo del fósforo. Elemento base de los compuestos químicos empleados en radiología en la composición de los elementos que generan fluorescencia o luminiscencia.

p53 *(p53)*
ONCOL. Fosfoproteína nuclear que se une al ácido desoxirribonucleico y actúa como un regulador celular. Las alteraciones mutacionales del gen codificante de dicha proteína son las que se encuentran con mayor frecuencia en los tumores humanos.

PAAF *(fine needle aspiration, FNAP)*
ENDOCRINOL. Siglas de punción-aspiración con aguja fina, procedimiento a través del cual es posible obtener, mediante una aguja transdérmica, una muestra de un órgano o tejido específico para realizar un análisis citológico o bacteriológico con fines diagnósticos.

paciente *(patient)*
BIOÉT. m. y f. Enfermo (ver **enfermedad**) en cuanto sujeto de la acción médica (ver **medicina**). ‖ **p. capaz** *(competent p.)* Ver **consentimiento informado, incapacidad, paciente incapaz**. ‖ **p. caro** *(expensive p.)* Ver **costo de la medicina**. ‖ **p. como persona** *(p. as person)* Ver **apoyo moral, personalidad**. ‖ **p. difícil** *(difficult p.)* Enfermo que, por sus peculiaridades clínicas, de psicología, de carácter o de creencias, exige mucha más dedicación del equipo sanitario que el paciente normal. Ver **deber de atender, diversidad cultural, testigos de Jehová**. ‖ **p. importante** *(important p.)* Paciente que, por su cargo público o por su trabajo de especial responsabilidad, es acreedor de una especial atención del médico. Paradójicamente, esta mejor atención se presta atendiéndole con la misma solicitud que a los demás pacientes. Puede plantear problemas con el secreto profesional, que pueden resolverse haciendo que el médico informe al paciente o a su representante; este, dada la relevancia del enfermo, comunicará posteriormente los datos que estime pertinentes a los medios informativos. ‖ **p. incapaz** *(incompetent p.)* Paciente que, debido a la enfermedad que padece, no puede ser adecuadamente informado ni prestar su aquiescencia a los procedimientos diagnósticos o terapéuticos que se emplean sobre él (ver **consentimiento informado, incapacidad**). ‖ **p. incompetente** *(incompetent p.)* Ver **paciente incapaz**. ‖ **p. inválido** *(disabled p.)* Ver **deber de atender, debilidad**. ‖ **p. peligroso** *(dangerous p.)* Ver **confinamiento involuntario, derogación del secreto médico**. ‖ **p. pobre** *(poor p.)* Ver **discriminación del paciente**. ‖ **p. terminal** *(terminal p.)* Ver **autonomía, cuidados terminales, futilidad, órdenes de no reanimación**.

paciente sensibilizado *(sensitized patient)*
NEFROL. Paciente en cuyo suero existen anticuerpos linfocitotóxicos. Los pacientes en lista de espera de un trasplante de órgano sólido

son periódicamente estudiados para la detección de anticuerpos contra un panel de linfocitos de 30 a 50 donantes, que representan la totalidad de los antígenos del sistema HLA. El grado de sensibilización depende de la proporción de reactividad positiva contra los linfocitos del panel con el suero del paciente. Las principales causas de sensibilización son los embarazos, las transfusiones sanguíneas, el rechazo de injertos previos, las infecciones virales y las enfermedades autoinmunes. Los criterios utilizados para definir la hipersensibilización varían de unos laboratorios a otros desde un 50 a un 90% de anticuerpos reactivos contra el panel.

paconiquia *(pachonychia)*
DERMATOL. f. Engrosamiento de los dedos.

PACS *(picture achieving and comunicating system)*
RADIO. Siglas inglesas que sirven para denominar a los sistemas informáticos con terminales y herramientas específicas, los cuales permiten la transmisión, la visualización, el archivo y la impresión de imágenes digitales.

paidofilia *(pedophilia)*
PSIQUIAT. f. Trastorno de las inclinaciones sexuales (ver **parafilia**), que consiste en la inclinación persistente o predominante hacia la actividad sexual con uno o más prepúberes.

países en desarrollo *(developing countries)*
BIOÉT. Ver **deber de atender, industria farmacéutica, investigación clínica en el tercer mundo.**

pala de laringoscopio de Macintosh *(Macintosh's laringoscope bladder)*
ANEST. Instrumento diseñado por sir Robert Macintosh, profesor de la Universidad de Oxford, en 1941. Este tipo de pala tiene la ventaja de producir menor traumatismo sobre los dientes, dejando un mayor espacio para pasar el tubo endotraqueal y una menor contusión sobre la epiglotis, porque la punta de la pala se coloca en el espacio que hay entre la base de la lengua y la superficie faríngea de aquella estructura (vallécula).

palabra percha *(peg-word)*
PSICOL. Método mnemotécnico en el cual los elementos que hay que recordar son asociados («colgados») con ciertas palabras claves.

paladar *(palate)*
ANAT. m. Techo de la boca. Se divide en paladar duro y paladar blando: *paladar duro* es el que está formado por la apófisis palatina del maxilar y la apófisis horizontal del palatino; el *paladar blando* es la parte movible del paladar merced a los músculos tensor y elevador del velo del paladar. Tensando y elevando el velo del paladar se impide que los líquidos, en la deglución, refluyan a las fosas nasales. El paladar blando se sitúa por detrás del paladar óseo. || **p. hendido** *(cleft p.)* Malformación congénita que consiste en una fisura aislada del velo del paladar, o también del paladar duro, debido a una ausencia en la fusión. El techo de la boca se abre a la cavidad nasal y se extiende anteriormente al premaxilar, donde se desvía hacia la derecha o izquierda, siguiendo la línea de fusión.

palanca *(lever)*
ORTOP. f. Máquina simple que puede ser esquematizada en una barra rígida móvil que, apoyada en un punto llamado fulcro, permite vencer un esfuerzo denominado resistencia al aplicársele otro llamado potencia. || **p. ósea** o **esquelética** *(skeletal or osseous l.)* En los diversos desplazamientos que tiene lugar bajo la influencia de las contracciones musculares, las piezas esqueléticas pueden compararse con la palanca. El punto fijo corresponde a la articulación; la potencia se halla representada en el músculo que mueve el hueso, que actúa de brazo de palanca, y la resistencia es la fuerza que ha de vencer. Los tres tipos de palancas que existen se encuentran en el sistema musculoesquelético. La de primer género es relativamente abundante; un ejemplo es la cabeza mantenida en equilibrio sobre la columna vertebral. La de segundo género solo cuenta con un ejemplo en el hombre: cuando se levanta el talón y todo el cuerpo descansa sobre la punta de los pies. La de tercer género es con mucho la más frecuente en el organismo: se la encuentra en la mayoría de movimientos de las extremidades, especialmente en los movimientos de flexoextensión del codo, de la rodilla, etc.

palatinoscopia *(palatoscopy)*
MEDLEGAL. f. Técnica de identificación de las personas mediante el estudio de las rugosidades del paladar duro (se estudian la impresiones palatinas), basada en la gran variabilidad de

esta formación anatómica. Es una técnica que, por lo engorrosa de ejecutar y por las dificultades que entraña su clasificación, no se utiliza regularmente.

palatoplastia *(palatoplasty)*
OTORRIN. f. Reconstrucción del paladar, fundamentalmente como corrección quirúrgica de las hendiduras.

paleocerebelo *(paleocerebellum)*
ANAT. m. Parte del cerebelo que comprende la corteza de casi todo el vermis y los núcleos globoso y emboliforme.

paleocórtex *(paleo cortex)*
ANAT. m. Corteza cerebral de transición entre el arqui y el neocórtex, que rodea al hipocampo.

paleorradiología *(paleoradiology)*
RADIO. f. Parte de la radiología que se dedica a la obtención de imágenes de objetos antiguos o restos arqueológicos.

palidez *(pallor)*
HEMATOL. f. Ausencia del color normal de la piel.

pálido *(pallido)*
DERMATOL. Ver **treponema**.

palidotomía *(pallidotomy)*
NEUROL. f. Lesión del globus pallidus medial, habitualmente a través de cirugía esterotáxica, con fines terapéuticos. Se utiliza para el tratamiento sintomático de la enfermedad de Parkinson y de algunos otros trastornos del movimiento.

palilalia *(palilalia)*
NEUROL. f. Repetición compulsiva de una frase o palabra, con aumento del volumen inicial y disminución del final.

palíndromo *(palindrome)*
GENÉT. m. En sentido estricto, palabra o frase que se lee igual del derecho que del revés. Aplicado al DNA, se utiliza tanto para las secuencias nucleotídicas, que se leen igual en ambos sentidos sobre la misma hebra (repeticiones invertidas en tándem), como para las secuencias que se leen igual en sentido 5' a 3' sobre hebras complementarias. Ejemplos: 5'-ACCGTGCTAATCGTGCCA-3' (repetición invertida en tándem), 3'-TGGCACGATTAGCACGGT-5', 5'-GAATTC-3' (palíndromo), 3'-CTTAAG-5'.

palinopsia *(palinopsia)*
NEUROL. f. Conjunto de ilusiones visuales que se presentan como perseveración de imágenes visuales.

palio *(pallium)*
ANAT. m. Manto; es sinónimo de corteza cerebral.

palma *(palm)*
ORTOP. m. Región anterior de la mano, hueco de la mano.

palmar *(palmar, palmoris)*
ORTOP. adj. Perteneciente o relativo a la palma.

palmitato *(palmitate)*
BIOQUÍM. m. Ácido graso saturado de 16 carbonos.

palpación *(palpation)*
CARDIOL. f. Acción de percibir o sentir con las manos. Parte de la exploración física que consiste en la aplicación de las manos sobre la superficie corporal o las cavidades corporales accesibles, con el propósito de valorar la consistencia, la elasticidad, la movilidad y la sensibilidad al dolor de los distintos órganos.

palpación tiroidea *(thyroid palpation)*
ENDOCRINOL. Examen de la glándula tiroides mediante el tacto. Debe llevarse a cabo en situación basal y tras la deglución. Es un procedimiento clínico básico en la exploración física de un paciente con sospecha de bocio o disfunción tiroidea, ya que permite apreciar las características del tiroides en cuanto a tamaño, superficie, consistencia, dolor a la presión, y realizar una aproximación a su relación con la tráquea.

palpitación *(palpitation)*
FISIOL. f. Latido cardiaco que, bien por su intensidad o rapidez o por ser extrasistólico, se hace consciente. En muchas ocasiones, las palpitaciones no tienen significación patológica, como las que aparecen tras un intenso ejercicio físico; otras veces, en cambio, pueden ser síntoma de una cardiopatía.

paludismo *(paludism)*
ANATPATOL. m. Enfermedad infecciosa grave, endémica, causada por protozoos del género *Plasmodium* y transmitida al hombre por la picadura de mosquitos del género *Anopheles* infectados. Se caracteriza por fiebre, escalofríos, anemia y esplenomegalia, así como por la

presencia de parásitos en los eritrocitos, a los que destruye: los parásitos penetran en ellos, maduran y se reproducen, saliendo periódicamente tras reventar la célula. Los paroxismos del paludismo se producen a intervalos regulares, coincidiendo con el desarrollo de una nueva generación de parásitos en el organismo. También se conoce con el nombre de malaria o fiebre de los pantanos.

pamidronato (*pamidronate*)
ENDOCRINOL. m. Fármaco perteneciente al grupo de los bifosfonatos, que posee un intenso efecto antirreabsortivo a nivel óseo, por lo que se emplea en el tratamiento de la osteoporosis. Debe administrarse en ciclos por vía intravenosa.

panadizo (*felon, whitow*)
ORTOP. m. Infección inespecífica de los dedos, especialmente los de la mano, producida habitualmente por estafilococos o estreptococos, los cuales penetran a través de las pequeñas heridas superficiales de la piel (pinchazo, pequeño corte). ‖ **p. óseo** (*osseous w.*) Osteitis de la falange, casi siempre de la tercera, formado a partir de un panadizo del pulpejo. ‖ **p. periungueal** (*perionychial w.*) Panadizo superficial extendido alrededor de los bordes de las uñas. Suele deberse a un «repelo» del ángulo de la piel que cubre la base de la uña, lesión que se conoce como paroniquie. La colección purulenta puede permanecer sobre la matriz de la uña (forma supraungueal) o bien propagarse por debajo de la matriz (forma supra y subungueal). ‖ **p. profundo** (*deep w.*) Panadizo del tejido celular subcutáneo de la cara palmar de los dedos. ‖ **p. del pulpejo** (*w. of the finger tip*) Panadizo profundo de la tercera falange, que se observa preferentemente en el pulgar y el índice. Se caracteriza por la existencia de un foco de necrosis (tapón necrótico) rodeado de edema. La supuración se presenta después y se propaga hacia la superficie o hacia la profundidad (osteitis, artritis).

panal de abeja o **de miel** (*honeycomb*)
RADIO. Nombre que recibe la imagen en forma de retícula que, habitualmente, indica un engrosamiento importante y generalizado del intersticio en el parénquima pulmonar.

panarteritis (*panarteritis*)
ANATPATOL. f. Inflamación generalizada de las arterias. ‖ **p. nodosa** (*nodosa p.*) Enfermedad polimórfica progresiva del tejido conjuntivo, que se caracteriza por la aparición de muchos nódulos a lo largo del trayecto de las arterias, especialmente cerca de los puntos de bifurcación. Produce obstrucción del vaso, por lo que aparecen isquemia regional, hemorragia, necrosis y dolor.

panartrodesis (*panarthrodesis*)
ORTOP. f. Inflamación de todas las estructuras de una articulación (huesos cápsula sinovial y ligamentos). ‖ Inflamación difusa de las articulaciones.

pancarditis (*pancarditis*)
CARDIOL. f. Inflamación conjunta del pericardio, del miocardio y del endocardio. Ver **endocarditis, miocarditis, pericarditis.**

pancitopenia (*pancytopenia*)
HEMATOL. f. Disminución anormal de los elementos celulares de la sangre: hematíes, leucocitos y plaquetas.

páncreas (*pancreas*)
ANAT. f. Glándula originada del intestino medio. Tiene una forma prismática triangular, con cabeza, cuerpo y cola. Se encuentra adosado a la pared posterior del abdomen (es retropitoneal) y su cabeza se halla enmarcada por el duodeno. Tiene dos tipos de secreción: digestiva y endocrina. El jugo pancreático actúa, mediante las correspondientes enzimas, sobre los glúcidos, las proteínas y las grasas. Se excreta, mediante el conducto pancreático, en la segunda porción del duodeno. La secreción interna del páncreas tiene lugar en los islotes pancreáticos (o de Langerhans) y corresponde a la insulina y al glucagón.

páncreas anular (*annular pancreas*)
CIRGEN. Rara malformación congénita, que consiste en la presencia de tejido pancreático rodeando y estenosando la segunda porción duodenal, por encima de la ampolla de Vater. Se puede presentar en niños (por vómitos) o en el adulto (por episodios de pancreatitis aguda). Su tratamiento consiste en una duodenoyeyunostomía o una duodenoduodenostomía, para derivar la obstrucción. ‖ **p. divisum** (*p. divisum*) Malformación congénita que afecta al 5-10% de la población y consiste en la falta de fusión de la porción ventral y dorsal del páncreas, de modo que la ampolla de Vater drena solo la secreción de la cabeza

del páncreas, mientras que el conducto pancreático principal drena al duodeno a través del conducto accesorio de Santorini, por encima de la ampolla de Vater. Esta entidad se ha relacionado como la causa de algunas de las pancreatitis agudas idiopáticas. Ver **pancreatitis aguda.** || **p. ectópico** *(ectopic p.)* Tejido pancreático fuera del páncreas, normalmente en la pared del estómago, el duodeno o el intestino delgado. Generalmente es menor de 0,5 cm de diámetro, no suele producir síntomas y suele ser hallazgo.

pancreatectomía *(pancreatectomy)*
CIRGEN. f. Extirpación de todo o de una parte del páncreas. || **p. cefálica** *(right or proximal p.)* Duodenopancreatectomía cefálica. Extirpación quirúrgica del duodeno y de la cabeza del páncreas. Ver **intervención de Whipple.** || **p. corporocaudal** *(left p.)* Extirpación del cuerpo y de la cola del páncreas (páncreas izquierdo). Ver **pancreatectomía distal.** || **p. distal** *(distal p.)* Cualquier intervención del páncreas que extirpe al menos la cola de este (pancreatectomía caudal), pero también puede extirpar el cuerpo (pancreatectomía corporocaudal) o casi todo el páncreas, respetando solo el parénquima que rodea el colédoco (pancreatectomía subtotal). || **p. total** *(total p.)* Extirpación quirúrgica de todo el páncreas y del duodeno.

pancreatitis *(pancreatitis)*
ENDOCRINOL. f. Inflamación del páncreas, que puede ser aguda o crónica. El cuadro agudo cursa con dolor epigástrico, vómitos, contractura abdominal y aumento de amilasa y lipasa. La afección crónica puede evolucionar hacia la fibrosis pancreática, dando lugar a una insuficiencia pancreática exocrina, y favorecer la aparición de diabetes mellitus.

pancreatitis aguda *(acute pancreatitis)*
CIRGEN. Inflamación aguda del páncreas. Puede ser de etiología variada, pero las dos causas más frecuentes son la litiasis biliar y el alcoholismo. Aunque la mayoría son leves y sin mortalidad, aproximadamente un 10% son graves y con alta mortalidad según los factores de riesgo que presenten. Ver **seudoquiste.** || **p. aguda necrohemorrágica** *(acute hemorrhagic p.)* Forma muy grave de pancreatitis aguda, en la que se produce necrosis isquémica y hemorrágica de gran parte del parénquima pancreático, con todas las consecuencias sistémicas que ello conlleva. || **p. aguda necrotizante** *(acute necrotizing p.)* Forma grave de pancreatitis aguda en la que se necrosa el tejido pancreático. Su diagnóstico se hace con TAC, en el que se observa que el parénquima pancreático no capta el contraste intravenoso. Evoluciona hacia la infección del tejido necrótico, lo que obliga a intervenir al paciente para hacer una necrosectomía. La infección tiende a producirse a partir en la segunda o tercera semana desde el inicio de la pancreatitis. Ver **necrosectomía pancreática.** || **p. biliar** *(biliary p.)* Pancreatitis aguda provocada por el paso de un cálculo biliar, habitualmente migrado desde la vesícula, a través del colédoco intrapancreático. Los cálculos responsables suelen ser pequeños y más del 90% se han expulsado al duodeno cuando se interviene al paciente, por lo que raras veces es necesario abrir el colédoco para extraer una coledocolitiasis. El tratamiento quirúrgico de la pancreatitis biliar es la colecistectomía con colangiografía. Ver **colecistectomía, coledocolitiasis, colelitiasis.** || **p. crónica** *(chronic p.)* Inflamación crónica del páncreas que histológicamente tiende a producir fibrosis del tejido, por lo que puede provocar la aparición, con el tiempo, de insuficiencia pancreática exocrina y diabetes. Aunque episodios repetidos de pancreatitis aguda y sus secuelas pueden conducir a una pancreatitis crónica, la causa más frecuente de esta es el alcoholismo. El síntoma principal de la pancreatitis

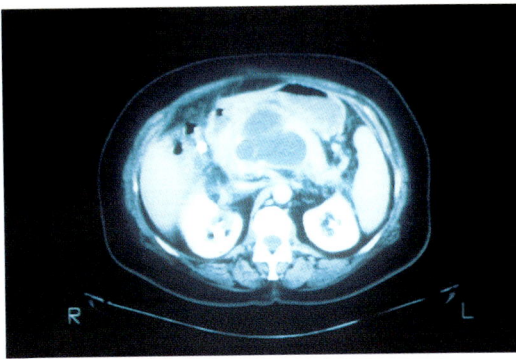

pancreatitis aguda. TAC del abdomen superior, en el que se observa la sustitución de la cabeza y del cuerpo del páncreas por una gran colección líquida encapsulada que corresponde a un pseudoquiste del páncreas que se ha formado en la evolución de una pancreatitis aguda grave

crónica, que también es el que conduce al tratamiento quirúrgico, es el dolor pancreático (dolor epigástrico irradiado en barra a la espalda). Ver **alcoholismo, analgesia.** || **p. crónica calcificante** (*chronic calcific p.*) Normalmente producida por alcoholismo, suele existir un gran componente de litiasis intraductal en el páncreas, con poca dilatación del conducto de Wirsung, inflamación pancreática y pequeños seudoquistes, como mecanismo principal del dolor. || **p. crónica obstructiva** (*obstructive chronic p.*) Forma de pancreatitis crónica en la que el mecanismo principal de dolor es la obstrucción al drenaje de la secreción pancreática, con dilatación de los conductos pancreáticos. Se suele mezclar con calcificaciones, y también el alcohol es la causa principal, aunque algunas lesiones pancreáticas obstructivas primarias pueden evolucionar a esta forma de pancreatitis crónica (páncreas divisum, estenosis pancreáticas inflamatorias, etc.).

pancreatitis aguda hemorrágica (*acute hemorrhagic pancreatitis*)
ANATPATOL. Inflamación del páncreas caracterizada por hemorragia, necrosis hística y parálisis del tubo digestivo.

pancreatografía (*pancreatography*)
CIRGEN. f. Exploración radiológica con fines diagnósticos, que se realiza con contraste radioopaco, el cual rellena los conductos pancreáticos. Se suele realizar en el curso de la CPRE, pero también en intervenciones con el abdomen abierto, canulando el conducto de Wirsung a través de la ampolla de Vater, o bien por punción directa en el cuerpo del páncreas, si está dilatado. Esta exploración se realiza fundamentalmente con la finalidad de diagnosticar las enfermedades que producen dolor o insuficiencia pancreática (cáncer de páncreas, pancreatitis crónica y seudoquistes de páncreas). En esta prueba pueden observarse obstrucciones del Wirsung, dilataciones, cálculos intraductales y arrosariamiento. Ver **colangiografía retrógrada endoscópica, CPRE, intervención de Puestow, pancreatitis crónica.**

pancreatoyeyunostomía (*pancreatojejunostomy*)
CIRGEN. f. Anastomosis entre el páncreas y el yeyuno. Puede ser una de las fases de una intervención de resección de parte del páncreas (p. ej., la intervención de Whipple), de una intervención derivativa (como la pancreatitis crónica, el seudoquiste de páncreas), o para el tratamiento de una fístula o un traumatismo del páncreas. Ver **intervención de Puestow, intervención de Whipple.** || **p. laterolateral** (*laterolateral p.*) Intervención que se realiza para el tratamiento de la pancreatitis crónica obstructiva. Ver **intervención de Puestow, pancreatitis crónica obstructiva.**

pancreocimina (*pancreozymine*)
ENDOCRINOL. f. Colecistoquinina. Péptido de 33 aminoácidos secretado por la mucosa del intestino delgado, que se ha localizado también en el sistema nervioso central. Estimula la contracción de la vesícula biliar y la liberación de enzimas pancreáticas, así como la sensación de saciedad.

pancuronio (*pancuronium*)
ANEST. m. Relajante muscular no despolarizante, constituido por un anillo esteroidal en el cual se colocan dos moléculas modificadas de acetilcolina. Su DE95 es de 0,05 mg/kg. Su tiempo de eficacia clínica es de 60 minutos, su metabolismo, principalmente hepático, y su excreción, renal. Produce taquicardia, aumento de la tensión arterial y del gasto cardiaco.

panencefalitis (*panencephalitis*)
NEUROL. f. Inflamación golbal del encéfalo, con frecuencia de origen viral, que causa lesiones tanto en la sustancia gris como en la blanca. || **p. esclerosante subaguda** (*subacute sclerosing p.*) Encefalopatía infantil secundaria y tardía, que provoca el deterioro de las funciones superiores, espasmos musculares y un patrón electroencefalográfico típico, consistente en complejos lentos periódicos. Es debida a una infección antigua por el virus del sarampión.

panhipopituitarismo (*panhypopituitarism*)
ENDOCRINOL. m. Cuadro clínico derivado de la insuficiencia global de la secreción de hormonas hipofisarias. Habitualmente se refiere a la deficiencia de las hormonas segregadas por el lóbulo anterior de la hipófisis. Incluye insuficiencia suprarrenal secundaria, hipotiroidismo secundario, hipogonadismo hipogonadotrópico, agalactia y deficiencia de hormona de crecimiento. Entre sus causas destacan los adenomas hipofisarios no funcionantes, la necrosis

tras hemorragia posparto y la yatrogenia derivada de la hipofisectomía o la radioterapia.

paniculitis *(panniculitis)*
DERMATOL. f. Inflamación del panículo adiposo.

panículo *(panniculum)*
ANAT. m. Capa de tejido adiposo situado debajo de la piel (panículo adiposo).

panmixia *(panmixia)*
GENÉT. f. Sistema de apareamiento en el que la elección de pareja se realiza al azar.

pannus *(pannus)*
ANATPATOL. m. Formación de tejido conjuntivo muy vascularizado, de carácter inflamatorio-reactivo. || Trastorno de la córnea en la que se vasculariza y existe infiltración de tejido granular bajo su superficie. || Tejido de granulación formado por la sinovial, que recubre la superficie articular en la artritis.

panoftalmitis *(panophthalmitis)*
OFTALMOL. f. Infección de todas las estructuras del globo ocular que puede conducir no solo a la pérdida de la visión sino incluso a la pérdida del ojo. Ver **endoftalmitis.**

panorámico *(panoramic)*
RADIO. adj. Que ofrece una visión amplia o en perspectiva general.

pantalla de refuerzo *(intensifying screen)*
RADIO. Hoja de cartulina que contiene un material con propiedad luminiscente, que al interactuar con los fotones de rayos X produce luz, lo que incrementa la impresión de la película radiográfica al sumarse a la acción directa de los fotones de rayos X. Habitualmente se colocan en el interior del chasis, en contacto directo con cada lado de la película. Se clasifican dependiendo del color de la luz que generan y de su velocidad (cantidad de luz producida por cada fotón incidente).

pantorrilla *(calf)*
ANAT. f. Relieve producido por los músculos gemelos en la parte posterior de la pierna.

pantotenato *(pantothenate)*
BIOQUÍM. m. Vitamina hidrosoluble precursora del coenzima A.

panuveítis *(panuveitis)*
OFTALMOL. f. Inflamación de todas las estructuras uveales del ojo. Ver **uveítis anterior, uveítis intermedia, uveítis posterior.**

papaína *(papain)*
ORTOP. f. Enzima proteilítica procedente del tronco, las hojas y el fruto de la papaya, que hionoliza las proteínas y algunos polipéptidos sintéticos. Se utiliza para destruir bridas cicatriciales y para fomentar la cicatrización superficial, con aplicación tónica para el desbridamiento enzimático.

Papanicolaou *(Papanicolau)*
GINECOL. m. Método de tinción para el citodiagnóstico. Ver **test de Pap.**

papel o **rol** *(rol)*
PSICOL. m. Conjunto de expectativas de comportamiento que se espera de una posición social o estatus. || **p.** o **rol sexual** *(sexual r.)* Actitudes, patrones de comportamiento y atributos de personalidad definidos por la cultura en que el individuo vive como papeles sociales estereotipadamente «masculinos» o «femeninos».

papila *(papilla)*
ANAT. f. Prominencia en forma de pezón, como la papila mamaria. Papilas de menor tamaño son: las de la lengua (papilas fungiformes, valladas, foliadas); las papilas dérmicas, la papila duodenal, provocada por la desembocadura del colédoco y conducto pancreático; la papila lagrimal, en el ángulo interno de la hendidura palpebral; la papila óptica (más frecuentemente llamada disco óptico), relieve en el polo posterior de la retina debido a la salida del nervio óptico; las papilas renales, las que se introducen en la concavidad de los cálices menores, etc.

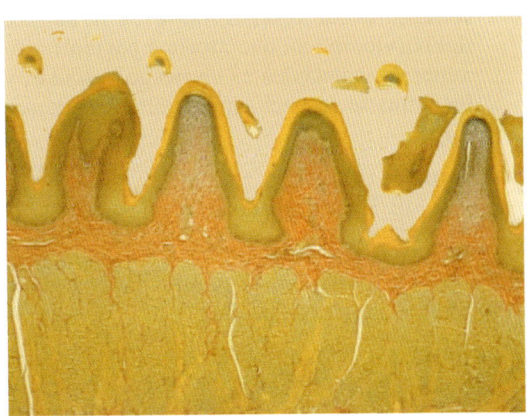

papila

papila accesoria (*minor duodenal papilla*)
CIRGEN. Orificio de drenaje en el duodeno, próximo a la ampolla de Vater, para el conducto de Santorini (conducto de drenaje del páncreas dorsal, que normalmente drena en el conducto de Wirsung, pero que puede drenar directamente en el duodeno a través de la papila accesoria). Ver **páncreas divisum.**

papila conjuntivale (*conjunctival papilla*)
OFTALMOL. Formación constituida por elementos del sistema inmune y que, centrados por un vaso sanguíneo, se localiza en la conjuntiva ocular. Suele asociarse a procesos infecciosos, alérgicos o irritativos crónicos.

papilar (*papillary*)
CARDIOL. adj. Que tiene forma de verruga o papila. ‖ Se dice de los músculos que se insertan en las paredes miocárdicas y en las cuerdas tendinosas y que forman parte del aparato subvalvular de las válvulas cardiacas auriculoventriculares. Su principal función es la de evitar la eversión de dichas válvulas durante la sístole.

papiledema (*papilledema*)
NEUROL. f. Inflamación de la papila óptica por aumento de la presión intracraneal, generalmente bilateral.

papilífero (*papilliferum*)
DERMATOL. adj. Que está formado por papilas.

papilitis (*papillitis*)
OFTALMOL. f. Inflamación de la cabeza del nervio óptico. Ver **atrofia óptica, edema de papila, neuritis óptica.**

papiloflebitis (*papillophlebitis*)
OFTALMOL. f. Proceso obstructivo en la cabeza del nervio óptico, que afecta a pacientes jóvenes sin antecedentes de riesgo vascular, y en el que se sospecha una etiología inflamatoria.

papiloma (*papilloma*)
DERMATOL. m. Hipertrofia de las papilas.

papilomatosis (*papillomatosis*)
FISIOL. f. Proliferación del tejido mucoso que adopta la forma de papilas.

papilomatosis laríngea (*laryngeal papillomatosis*)
OTORRIN. Aparición de formaciones pediculadas centradas sobre un eje conjuntivovascular con proliferación epitelial regular no queratinizada. De origen viral, afecta a las cuerdas vocales, las bandas ventriculares, los aritenoides y más raramente la epiglotis. Aparece en niños o en jóvenes, produciendo disfonía, afonía y luego disnea. Su tratamiento se realiza mediante la extirpación de las lesiones con láser CO_2 y con frecuencia son necesarias varias sesiones. El tratamiento complementario con interferón mejora en muchos casos el pronóstico.

papilomatosis maligna (*papillomatosis malignant*)
DERMATOL. Síndrome maligno cutáneo intestinal que cursa con una erupción papulosa. También recibe el nombre de enfermedad de Degos.

papilomatoso (*papillomatous*)
ANATPATOL. adj. Que forma papilomas.

papovavirus (*papovavirus*)
MICROBIOL. Virus de la familia *Papovaviridae*. El término papovavirus proviene de los dos géneros de que consta este grupo, *Papillomavirus* y *Polyomavirus,* y de su efecto de vacuolización del citoplasma en la célula infectada (agentes vacuolantes). Son virus de la clase I según la clasificación de Baltimore. Los papilomavirus humanos (HPV) producen las verrugas (en manos, pies o región anogenital) y pueden inducir la aparición de tumores benignos. Los viriones son icosaédricos, sin envoltura, de un tamaño de 50 nm. El genoma está constituido por un fragmento pequeño (5 Kb) y circular de DNA bicatenario. La infección por VHP suele regresar de forma espontánea, aunque el genoma del virus puede permanecer en las células infectadas. Los poliomavirus humanos son ligeramente más pequeños y contienen menos DNA que los papilomavirus. El SV40 (*simian virus 40*) es un poliomavirus que afecta a los simios. Ha sido muy estudiado por haber sido detectado contaminando lotes de vacuna contra la poliomielitis preparada en células de riñón de mono. Aunque han sido muchas las personas vacunadas con estos lotes contaminados, no se ha detectado la presencia de tumores relacionados con el SV40 durante más de veinticinco años de seguimiento.

pápula (*papule*)
DERMATOL. f. Elevación circunscrita de la piel de contenido sólido.

papular *(papular)*
DERMATOL. adj. Perteneciente o relativo a la pápula.

panulonecrótica *(papulonecrotic)*
DERMATOL. f. Forma clínica de tuberculide cutánea.

papulopustulosa *(papulopustular)*
DERMATOL. adj. Se dice de la lesión inicialmente papulosa, transformada posteriormente en pústula.

papulovesiculosa *(papulovesicular)*
DERMATOL. adj. Se dice de la lesión inicialmente papular transformada en vesícula.

paquicefalia *(pachicephalia)*
NEUROCIR. f. Aplanamiento de la porción posterior del cráneo por sinostosis de ambas suturas lambdoideas.

paquidermatocele *(pachydermatocele)*
DERMATOL. f. Hipertrofia cutánea con tendencia a la formación de pliegues.

paquidermia *(pachydermia)*
DERMATOL. f. Engrosamiento e hipertrofia cutánea.

paquidermia de laringe *(pachyderma laryngis)*
OTORRIN. Hiperplasia e hiperqueratinización localizada en la comisura posterior y el tercio posterior de las cuerdas vocales verdaderas. No es premaligna.

paquidermoperiostosis *(pachydermoperiostosis)*
ORTOP. f. Enfermedad familiar heredable, de transmisión autosómica demonante, que se caracteriza por el engrosamiento de la piel y de los huesos de la cabeza y de la cara, proporcionando a las facciones el aire acromegaloide. También se denomina hiperóstosis generalizada, porque puede afectar a los huesos largos y a los dedos.

paquigiria *(pachigyra)*
NEUROCIR. f. Malformación de la migración neuronal, que hace que las circunvoluciones cerebrales se muestren muy aplanadas y engrosadas y en menor número.

paquimeninge *(pachymeninx)*
ANAT. f. Duramadre. Esta designación se suele utilizar para los primeros momentos de la diferenciación de las meninges.

paquimeningitis *(pachimeningitis)*
NEUROL. f. Enfermedad inflamatoria limitada a la duramadre.

paquimetría *(pachymetry)*
OFTALMOL. f. Medida del grosor corneal.

paquioniquia *(pachyonichia)*
DERMATOL. f. Engrosamiento de las uñas.

paquipleuritis *(pleural fibrosis)*
ANATPATOL. f. Fibrosis pleural, engrosamiento de la pleura debido a la reorganización fibrinosa y cicatricial de un derrame. Generalmente es adhesiva y cursa con depósito de cal y osificación.

paquisinovitis *(pachysinovitis)*
ORTOP. f. Hiperplasia de la membrana sinovial de origen inflamatorio.

paquiteno *(pachytene)*
GENÉT. m. Tercer estadio de la profase de la primera división meiótica, en el que los bivalentes se convierten en tétradas al hacerse visibles las dos cromátides de cada homólogo.

par de bases (pb) *(base pair, bp)*
GENÉT. Dos nucleótidos complementarios en una molécula de DNA bicatenario.

paraaminohipúrico (PAH) *(paraaminohipurate)*
NEFROL. m. Sustancia que se utiliza en trabajos de investigación para la medición del flujo plasmático renal a través del cálculo del aclaramiento del ácido paraaminohipúrico. Requiere una perfusión intravenosa continua de paraaminohipurato, que se elimina completamente del plasma a su paso por el riñón, por filtración glomerular y secreción tubular simultánea.

paracentesis *(paracentesis)*
CIRGEN. f. Extracción de líquido ascítico del abdomen para obtener una muestra para su análisis o para vaciar la cavidad peritoneal de ascitis (paracentesis evacuadora). La paracentesis evacuadora es uno de los tratamientos de la ascitis del paciente cirrótico que no se controla con diuréticos, y a veces de la carcinomatosis peritoneal con ascitis a tensión. Ver **abdominocentesis, ascitis, hipertensión portal, lavado peritoneal.**

paracentesis abdominal *(abdominal paracentesis)*
CARDIOL. Punción de la cavidad peritoneal para la obtención de líquido ascítico, generalmente con fines diagnósticos o terapéuticos (evacuación de la ascitis).

paracentesis ocular (*ocular paracentesis*)
OFTALMOL. Punción del ojo con una aguja, que generalmente se realiza a través de la cámara anterior.

paracentesis del tímpano (*tympanocentesis*)
OTORRIN. Punción a través de la membrana del tímpano. En el lenguaje médico corriente, incisión de la membrana timpánica. También se denomina paracentesis verdadera o timpanocentesis.

paracentesis torácica (*paracentesis thoracic*)
PNEUMOL. Toracocentesis o extracción de líquido de la cavidad pleural (derrame pleural o hidrotórax) por punción a través de la pared torácica.

paracetamol (*acetaminofen*)
ANEST. m. N-Acetil-p-Aminofenol. Analgésico y antitérmico sin efecto antiinflamatorio. Se absorbe bien por el tracto gastrointestinal, alcanzando el pico plasmático máximo de 30 a 120 minutos después de su ingestión. Atraviesa las barreras hematoencefálica y placentaria y se une a las proteínas plasmáticas en un 20-50%. Su Vm es de 1 a 4 horas. Metabolización hepática y eliminación renal. No produce alteraciones de la hemostasia ni del metabolismo del ácido úrico. La intoxicación por sobredosificación provoca necrosis hepática y se trata con N-acetilcisteína. Para su administración intravenosa se utiliza su percursor, el propacetamol.

paraclorofenilalanina (*parachlorophenylalanine*)
ENDOCRINOL. f. Fármaco inhibidor de la síntesis de serotonina, cuyo mecanismo se basa en el bloqueo de la enzima triptófano hidroxilasa.

paradídimo (*paradidymis*)
ANAT. m. Restos de los conductillos mesonéfricos, que se pueden observar en la parte superior de la cabeza del epidídimo.

paraeidolia (*paraeidolia*)
PSICOL. f. Reconstrucción con significado de un estímulo ambiguo. Ver **ilusión paraeidólica**.

parafasia (*paraphasia*)
PSICOL. f. Trastorno del lenguaje caracterizado porque en su expresión hablada se producen deformaciones o sustituciones de sílabas o palabras completas, causadas por un defecto inconsciente en la elección de las formas de expresión. El lenguaje hablado será más o menos comprensible, en función del número de errores que se cometan. No se acompaña necesariamente de trastornos del contenido del pensamiento. Se presenta habitualmente en la afasia de Wernicke.

parafilia (*paraphilia*)
PSIQUIAT. f. Desviación o perversión sexual, que se caracteriza por la presencia de intensas fantasías sexuales de tipo excitatorio, de impulsos o comportamientos sexuales que, por lo general, engloban objetos no humanos, niños u otras personas que no consienten o el sufrimiento y la humillación de uno mismo o de la pareja.

parafrenia (*paraphrenia*)
PSIQUIAT. f. Término obsoleto con el que se designaba a formas de esquizofrenia caracterizadas por la presencia de delirios como único síntoma. Actualmente este término designa a todas las formas delirantes y de curso crónico de la esquizofrenia.

paraganglioma (*paraganglioma*)
ANATPATOL. m. Neoplasia originada en un paraganglioma o constituida por tejido del mismo, generalmente cromafín. Las formas malignas, a excepción del feocromocitoma, son bastante raras y metastatizan a los pulmones, el hígado y los huesos.

paraganglioma yugulotimpánico (*jugulotympanic paraganglioma*)
NEUROCIR. Ver **glomus yugular.**

Paragonimus (*Paragonimus*)
MICROBIOL. Género de helmintos perteneciente al filo *Platyhelminthes* y la clase *Digenea*, que es parásito de los bronquios y otros órganos del hombre y otros animales. La especie tipo es *Paragonimus westermani* (duela pulmonar), que es el causante de la paragonimiasis. Se adquiere por ingestión de larvas enquistadas en cangrejos de agua dulce.

paragrafía (*paragraphia*)
NEUROL. f. Incorrecta combinación de letras, cuya morfología es normal. || Jerga escrita.

paralexia (*paralexia*)
NEUROL. f. Conjunto de errores observados en individuos con problemas específicos de la lectura. Las letras de una palabra son confundidas

por otras visualmente semejantes, y se sustituye una palabra en relación semántica con otra escrita.

parálisis *(paralysis, palsy)*
NEUROL. f. Abolición de la función motora en una parte del cuerpo a causa de una lesión del sistema nervioso o muscular. || **p. central** *(central p.)* Por afectación de la neurona central. || **p. periférica** *(perypheral p.)* Por afectación de la neurona del asta anterior o su prolongación.

parálisis cerebral infantil *(infantile cerebral paralysis)*
NEUROL. Trastorno neurológico motor de origen cerebral, que se manifiesta precozmente en la vida y es el resultado de una lesión cerebral cuya causa puede o no establecerse, pero que no es evolutiva. Puede estar afectado cualquier grupo muscular, aunque los patrones más usuales son las cuadriplejías, diplejías y hemiplejías. || **p. espástica** *(spastic p.)* Parálisis de cualquier topografía asociada a espasticidad. Se observa en lesiones de la vía piramidal. || **p. facial** *(facial p.)* Parálisis de la musculatura de una hemicara debida a una lesión del nervio facial, del núcleo o de sus aferencias corticales. || **p. flácida** *(flaccid p.)* Parálisis de cualquier grupo muscular o topografía, asociada a hipotonía. Se pueden observar en lesiones de nervios motores, o en lesiones medulares en el estado de *shock* medular. || **p. general progresiva** *(general progressive p.)* Complicación neurológica de la sífilis. Ver **sífilis**. || **p. periódica familiar** *(familial periodic p.)* Término que agrupa distintas entidades neurológicas, caracterizadas por pérdida aguda y transitoria de fuerza, debida a una alteración del metabolismo del potasio. || **p. periódica hipercaliémica** *(hyperkaliemic periodic p.)* Trastorno que aparece en la infancia y que se caracteriza por debilidad muscular y por episodios de parálisis flácida. Se hereda como rasgo autosómico dominante. Puede ser asimétrica y durar horas e incluso días, afectando a la musculatura proximal y a los miembros inferiores antes que la distal o los miembros superiores. Los ataques de debilidad se desencadenan por el descanso tras un ejercicio, la ingestión de potasio o el estrés. El potasio sérico se eleva a 5-7 mmol/l y raras veces afecta la función cardiaca. Se puede tratar con gluconato cálcico y acetazolamida. || **p. periódica hipocaliémica** *(hypokalemic periodic p.)* Parálisis periódica familiar con episodios provocados por una disminución del potasio en sangre. Ver **parálisis periódica familiar.** || **p. periódica normocaliémica** *(normokalemic periodic p.)* Parálisis periódica familiar con niveles de potasio en sangre normales. Ver **parálisis periódica familiar.** || **p. del sueño** *(sleep p.)* Trastorno que se observa en la narcolepsia que tiene lugar al despertarse en fase del sueño MOR, como consecuencia de un susto o un sobresalto. La persona está consciente, pero es incapaz de realizar ningún movimiento voluntario, existiendo una disociación entre el estado de conciencia y el movimiento. Estos episodios duran pocos segundos. || **p. supranuclear progresiva** *(progressive supranuclear p.)* Enfermedad neurológica caracterizada por un síndrome rígido-acinético con distonía extensora del cuello, imposibilidad para la elevación de los globos oculares y caídas al suelo por trastorno postural. Neuropatológicamente se observa una lesión de los ganglios basales y la formación reticular mesencefálica con degeneración neurofibrilar.

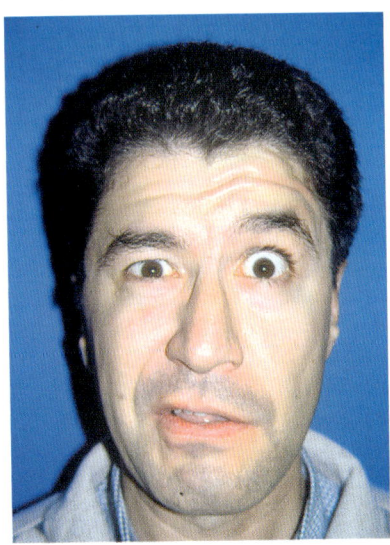

parálisis facial. Síndrome de Bell (parálisis facial idiopática): estado tras la recuperación parcial espontánea a los nueve meses de la instauración del cuadro

parálisis de Bell *(Bell's palsy)*
OTORRIN. Parálisis facial idiopática de curso limitado. Puede ser recurrente y haber historia familiar. Se presenta de forma súbita, sin signos de afectación central. Suele cursar con pródromos viral, dolor en el oído, la cara o el cuello, disgeusia, hiperacusia y disminución del lagrimeo. Es de curso limitado y se resuelve en 4-6 meses, siempre antes del año. ‖ **p. laríngea** *(laryngeal p.)* Parálisis de uno o varios músculos de la laringe. Puede ser uni o bilateral, aislada o asociada, de origen periférico o central. La cuerda vocal puede quedar en distintas posiciones (media, paramedia, intermedia, lateral).

parálisis de Erb *(Erb's palsy)*
NEUROCIR. Lexion del plexo superior braquial, de causa obstétrica. ‖ **p. de Todd** *(Todd's posstepileptic p.)* Parálisis muscular de una porción corporal después de una crisis epiléptica, habitualmente una crisis parcial motora en el mismo territorio. ‖ **p. del sábado noche** *(saturday night p.)* Parálisis del nervio adial en alcohólicos que se quedan dormidos usando el brazo como almohada.

parálisis obstétrica *(obstetric paralysis)*
GINECOL. Parálisis en el neonato adquirida durante el parto. Puede ser consecuencia de lesiones del sistema nervioso central secundarios a la hipoxia durante el parto, y suele dejar secuelas importantes. También la parálisis obstétrica puede ser periférica, por afectación, por ejemplo, del plexo braquial o del nervio facial. Estas parálisis se producen por compresiones al usar los fórceps o las espátulas, o son secundarias al estiramiento de los plexos nerviosos en las maniobras de extracción fetal.

parálisis del yo *(ego paralysis)*
PSICOL. Trastorno de la conciencia de la autonomía (actividad o agencialidad) del yo psíquico o personal, en el que el yo pierde el dominio y la posesión de los diferentes procesos psíquicos que ocurren en él, hasta llegar a la inmovilidad y a la parálisis. Es frecuente en la esquizofrenia.

paramagnéticamente *(paramagnetically)*
RADIO. adv. Realizado mediante un procedimiento paramagnético.

paramagnético *(paramagnetic)*
RADIO. adj. Que posee propiedades paramagnéticas. ‖ Que genera una variación en las propiedades de resonancia magnética de los tejidos. Ver **contraste.**

parametrio *(parametrium)*
ANAT. m. Conjunto de estructuras que unen el útero a las paredes de la pelvis. La principal es el ligamento ancho.

parametritis *(parametritis)*
GINECOL. f. Infección del tejido conjuntivo alrededor del cuello uterino que, con gran frecuencia, se asocia a la infección endometrial (endometritis).

paramimia *(paramimia)*
PSICOL. f. Variedad de apraxia que se caracteriza porque la alteración en la capacidad para realizar movimientos coordinados se localiza en la musculatura facial. Como consecuencia de ello, se producen expresiones mímicas defectuosas o inapropiadas, que no se corresponden con la idea o estado emocional que quiere expresar el enfermo.

paramiotonía *(paramyotonia)*
NEUROL. f. Ataques periódicos de parálisis asociados con miotonía generalizada, provocados por el frío. Es característica de la paramiotonía congénita de Von Eulemberg, y se ha descrito en algún caso de parálisis periódica hipercaliémica.

paramixovirus *(paramyxovirus)*
MICROBIOL. m. Virus de la familia *Paramixoviridae,* con genoma RNA lineal (17-20 Kb), monocatenario de sentido negativo. Las partículas virales incluyen una enzima RNA polimerasa dependiente de RNA. La cápside es helicoidal y posee envoltura. A diferencia de los ortomixovirus, el genoma no está segmentado, los viriones son de mayor tamaño (150-300 nm), la replicación se realiza en el citoplasma celular, y las actividades hemaglutinina y neuraminidasa se localizan en la misma glucoproteína de la envoltura. Son virus de la clase V, según la clasificación de Baltimore. Existen tres géneros de paramixovirus: *Morbillivirus,* en el que se incluye el virus del sarampión; *Paramyxovirus,* en el que se incluyen los virus de la parainfluenza y de la parotiditis; *Pneumovirus,* en el que se incluye el virus respiratorio sincitial. Todos ellos son muy contagiosos y se transmiten por vía respiratoria.

paramnesia *(paramnesia)*
PSICOL. f. Alteración de la memoria que se caracteriza por la distorsión de los recuerdos. El sujeto tiene falsos recuerdos (que cree verdaderos) y que sustituyen a los hechos reales que no puede recordar. Incluye la confabulación, la seudología fantástica, los falsos reconocimientos y la ilusión del «ya visto» y «ya vivido». Aparece con bastante frecuencia en los cuadros de alcoholismo crónico y en los síndromes orgánicos cerebrales.

paranoia *(paranoia)*
PSIQUIAT. f. Trastorno mental que se caracteriza por el desarrollo gradual de ideas delirantes, como ser perseguido, envenenado, amado a distancia o engañado por el cónyuge. En los sistemas de clasificación actuales se ha eliminado el término paranoia como trastorno mental para sustituirlo por el de trastorno delirante.

paranoide *(paranoid)*
PSICOL. m. Término utilizado para caracterizar tanto un tipo de personalidad como una variedad de esquizofrenia. En ambos casos, junto a otros rasgos definitorios, se ecuentra un comportamiento presidido por la suspicacia y la desconfianza hacia quienes le rodean, motivadas por la presencia continua de ideas de perjuicio y reivindicación.

paraoóforo *(paraoophoron)*
ANAT. m. Resto embrionario de tubulillos mesonéfricos, situado en el ligamento ancho junto al útero.

paraovario *(paraovary)*
GINECOL. m. Restos embrionarios del conducto de Wolff, que se localizan debajo de la trompa y que son vestigios que recuerdan al epidídimo del sexo masculino.

paraparesia *(paraparesia)*
NEUROCIR. f. Disminución de fuerza en los miembros inferiores (más frecuentemente) o los superiores.

parapertussis *(parapertussis)*
PEDIAT. f. Infección parecida a la tos ferina (pertussis), producida por *Bordella parapertussis*. Es más leve que la pertussis.

paraplejía *(paraplegia)*
NEUROL. f. Parálisis motora de las extremidades inferiores. ‖ **p. espástica** *(spastic p.)* Cualquiera del grupo de las enfermedades caracterizadas por espasticidad de los músculos. ‖ **p. espástica familiar** *(hereditary spastic p.)* Enfermedad caracterizada por paraplejía progresiva, con espasticidad de carácter hereditario. ‖ **p. espástica tropical** *(tropical spastic p.)* Paraplejía debida a una mielopatía por infección con el virus HTLV-I.

paraproteinemia *(paraproteinemia)*
NEFROL. f. Aparición de paraproteínas que se detectan mediante electroforesis o, sobre todo, por inmunoelectroforesis en el suero y en la orina concentrada. En sentido estricto se conoce como gammapatía monoclonal.

parapsicología *(parapsychology)*
PSICOL. f. Estudio de los fenómenos paranormales; es decir, de aquellos fenómenos psíquicos que no tienen explicación a partir de los principios científicos reconocidos. Se distinguen dos tipos principales de fenómenos paranormales: la psicocinesis, también llamada telecinesis, y la percepción extrasensorial. La primera se refiere al poder de las voliciones del sujeto sobre la materia. La percepción extrasensorial (ESP o *extrasensory perception*) consiste en la adquisición de información del ambiente sin emplear modalidades sensoriales conocidas.

parapsosiaris *(parapsoriasis)*
DERMATOL. f. Dermatosis que se caracteriza por la erupción de lesiones eritematoescamosas, no pruriginosas, persistentes y rebeldes al tratamiento.

paraqueratosis *(parakeratosis)*
ANATPATOL. f. Alteración de la queratinización, en la que desaparece el estrato granuloso y persisten los núcleos en el estrato córneo.

parasimpático *(parasympathetic)*
ANAT. m. Parte del sistema nervioso vegetativo formado por el núcleo y el nervio vago y el núcleo y el nervio ciliar, así como de otros pequeños núcleos que están situados, como los anteriores, en el tronco del encéfalo (el nervio salivar superior e inferior y el mucolagrimal). Además de este parasimpático craneal, está el parasimpático sacro, formado por la porción intermedia de la médula sacra comprendida entre los mielómeros sacros 2.º y 4.º; las fibras de estas neuronas parasimpáticas parten a las vísceras pélvicas. El parasimpático

favorece los procesos de nutrición y recuperación, y el neurotransmisor que utiliza es la acetilcolina.

parasimpaticolítico *(parasympaticolitic)*
ANEST. adj. Que destruye o bloquea la acción de las fibras nerviosas parasimpáticas del sistema nervioso autónomo.

parasimpaticomimético *(parasympathicomimetic)*
ANAT. m. Fármaco que produce unos efectos semejantes a los obtenidos con la estimulación del parasimpático. Es sinónimo de agonista o agente muscarínico.

parasistolia *(parasystole)*
CARDIOL. f. Alteración en el ritmo cardiaco que se caracteriza por la competencia entre dos focos distintos (generalmente el nodo sinusal y un foco ectópico), que inician de manera independiente impulsos cardiacos a ritmos diferentes.

parasitaria *(parasitaria)*
DERMATOL. adj. Relativa a los parásitos.

parasitismo *(parasitism)*
MICROBIOL. m. Tipo de asociación interespecífica que implica una relación estrecha y obligatoria en la cual uno de los asociados (el parásito) depende fisiológicamente del otro (huésped u hospedador). Esta dependencia fisiológica se concreta fundamentalmente en la dependencia de tipo nutricional. Aunque el objeto del parasitismo no es ni mucho menos la producción de efectos dañinos o patógenos, en el curso de este tipo de relación el parásito produce un daño variable a su huésped, que puede dar lugar o no a enfermedad. En el parasitismo estricto el parásito no es capaz de sobrevivir en ausencia de su hospedador. Esta condición es consecuencia de una larga evolución conjunta entre las dos especies asociadas (el huésped y el parásito), en el curso de la cual se han producido importantes adaptaciones morfológicas y fisiológicas.

parásito *(parasite)*
ANATPATOL. m. Organismo que vive dentro o sobre otro organismo y se nutre de él. Existen dos tipos: facultativo (puede vivir independiente del huésped) u obligado (no puede sobrevivir sin él).

parasitología *(parasitology)*
MICROBIOL. f. Ciencia que estudia los parásitos y las relaciones entre estos y sus hospedadores. Incluye el estudio de los protozoos parásitos, helmintos y artrópodos.

parasomnia *(parasomnia)*
PSIQUIAT. f. Trastornos episódicos durante el sueño. Durante la infancia están relacionados con las fases del desarrollo del niño, mientras que en la madurez son fundamentalmente psicógenos. Incluyen el sonambulismo, los terrores nocturnos y las pesadillas.

parathormona *(parathormone)*
ENDOCRINOL. Ver **hormona paratiroidea.**

paratifoidea *(paratyphoid fever)*
MICROBIOL. f. Enfermedad infecciosa producida por *Salmonella paratyphi* A o B. El cuadro clínico, aunque mas leve, es muy similar al de la fiebre tifoidea. El diagnóstico diferencial con la fiebre tifoidea se hace mediante aislamiento de la bacteria y con pruebas serológicas que demuestran la presencia de anticuerpos frente a los antígenos flagelares.

paratimia *(parathymia)*
PSICOL. f. Trastorno caracterizado por la inadecuación del impacto afectivo que causa una determinada situación en una persona. Dicha inadecuación puede referirse tanto al sentido (p. ej., se expresa alegría cuando debería mostrarse tristeza) como a la intensidad (excesiva o inferior a la esperable) del componente afectivo que acompaña a la vivencia. Puede presentarse en trastornos como la esquizofrenia y la psicosis maniacodepresiva.

paratiroidectomía *(parathiroidectomy)*
CIRGEN. f. Extirpación de una o varias de las glándulas paratiroides. Es el tratamiento del hiperparatiroidismo primario por adenoma o por carcinoma de paratiroides. Ver **cirugía endocrina, hiperparatiroidismo.** || **p. subtotal** *(subtotal p.)* Extirpación de tres glándulas paratiroides y aproximadamente la mitad de la cuarta. Es el tratamiento del hiperparatiroidismo secundario y del hiperparatiroidismo primario por hiperplasia de paratiroides. Su alternativa es la paratiroidectomía total con autotrasplante y criopreservación de tejido paratiroideo.

paratiroides *(parathyroids)*
ANAT. f. Cada una de las cuatro glándulas (dos pares) que están situadas en la cara posterior del tiroides, en los extremos de los lóbulos tiroideos. Tienen el tamaño de un guisante y segregan la parathormona, hormona de gran im-

portancia para la regulación del metabolismo del calcio.

paratopo *(paratope)*
INMUNOL. m. Región del anticuerpo que se une al antígeno. Es complementario del epítopo, para el que es específico.

paraungueal *(paraungual)*
DERMATOL. adj. Parecido o relativo a la uña.

paravertebral *(paravertebral)*
ANAT. adj. Que está situado a uno y otro lado de la columna vertebral o de una vértebra; p. ej., la cadena paravertebral simpática.

paraxial *(paraxial)*
ANAT. adj. Que está situado a uno y otro lado del eje axial, como sucede con una de las tres divisiones del mesodermo intraembrionario (mesodermo paraxial), del que se forman los somitos.

parche *(patch)*
DERMATOL. m. Método para determinar la sensibilidad a un supuesto alérgeno (test del parche).

parche aórtico *(aortic cuff)*
NEFROL. Trozo de aorta que rodea la salida de la arteria renal y que se preserva en la extracción de riñones de un donante cadáver para facilitar la anastomosis con la arteria ilíaca primitiva o externa, con el fin de evitar la estenosis a dicho nivel. El mismo proceso se realiza a nivel de la vena renal (parche de vena cava). No es posible hacerlo en el donante de vivo, pues daría lugar a una estenosis aórtica. En la actualidad la extracción renal se efectúa en bloque, con un buen trozo de aorta y de cava.

pared *(wall)*
ANAT. f. Nombre utilizado para designar las estructuras que limitan o separan las cavidades, como la pared abdominal, la pared torácica, la pared arterial, etc.

parénquima *(parenchyma)*
ANAT. m. Tejido propio de un órgano (sostenido por la red trabecular del mesénquima).

parenquimatoso *(parenchimatous)*
NEUROL. adj. Perteneciente al parénquima cerebral.

parenteral *(parenteral)*
ANATPATOL. adj. Se dice de la forma de administrar alimento u otras sustancias evitando el tubo digestivo.

pares craneales *(cranial nerves)*
ANAT. Nervios que tienen su origen aparente en el tronco del encéfalo y salen por algunos de los orificios de la base del cráneo. Son nueve numerados, en orden cráneo-caudal, con los números romanos del III al XII. Los dos primeros pares craneales, el olfatorio y el óptico, no son propiamente pares craneales, sino tractos nerviosos, ya que tanto el bulbo olfatorio como la retina, de donde proceden, son vesículas encefálicas. Los nombres de los doce pares craneales son: I, olfatorio; II, óptico; III, motor ocular común; IV, troclear; V, trigémino; VI, motor ocular externo; VII, facial; VIII, estatoacústico; IX, glosofaríngeo; X, vago; XI, accesorio o espinal; XII, hipogloso.

paresia *(paresis)*
NEUROL. f. Pérdida de fuerza muscular parcial, independientemente de la topografía.

parestesias *(paresthesias)*
NEUROL. f. Sensación de hormigueo en un territorio cutáneo, que se observa cuando se comprime o se lesiona parcialmente un nervio.

parietal *(parietal)*
ANAT. adj. Relacionado con la pared.

parkinsonismo *(parkinsonism)*
NEUROL. m. Transtorno con síntomas que semejan una enfermedad de Parkinson.

paro cardiaco *(cardiac arrest)*
FISIOL. Detención de la contracción cardiaca. La mayor parte de las veces sobreviene por fibrilación ventricular; también puede suceder cuando, por lesión ateromatosa, cesa el flujo sanguíneo por la fina arteria que irriga el nódulo atrioventricular.

paromomicina *(paromomycin)*
FARMCLÍN. f. Antibiótico aminoglucósido, con especial actividad frente a diversos protozoos.

paroniquia *(paronychia)*
DERMATOL. f. Inflamación alrededor de la uña.

parosmia *(parosmia)*
NEUROL. f. Alteración del olfato.

parotidectomía *(parotidectomy)*
CIRPLÁS. f. Excisión quirúrgica de la glándula parótida. Durante el acto quirúrgico se procura respetar la integridad de todas las ramas del nervio facial que están en relación directa con la glándula. Los motivos más frecuentes de exé-

resis de la glándula suelen ser los tumores, tanto benignos como malignos, o las parotiditis recidivantes por infecciones repetidas o por obstrucciones del conducto de Stensen. || **p. profunda** *(deep p.)* Consiste en realizar una resección en bloque de la porción profunda de la glándula parótida, aunque dicha técnica empieza con una parotidectomía superficial. || **p. superficial** *(superficial p.)* Exéresis quirúrgica del tejido glandular parotídeo, que se sitúa por encima del tronco y de las ramas intraparotídeas del nervio facial. Existe una división quirúrgica de la glándula parótida en dos porciones: la porción superficial y la profunda. La mayor parte de la glándula se encuentra debajo de las ramas troncales del nervio facial, mientras que aproximadamente el 20% se sitúa por encima de las mismas, por ello se denomina glándula parótida superficial. || **p. total** *(total p.)* Exéresis completa de la glándula parótida (porciones superficial y profunda); durante el acto quirúrgico se intenta respetar la integridad del nervio facial.

paroxetina *(paroxetine)*
ENDOCRINOL. f. Fármaco con acción agonista serotoninérgica indirecta, que actúa inhibiendo la recaptación del neurotransmisor en la sinapsis. Se emplea en el tratamiento de los síndromes depresivos.

paroxismo *(paroxysm)*
NEUROL. m. Elemento que aparece y finaliza de forma brusca. Se utiliza el término para referirse a ciertas ondas características del electroencefalograma.

paroxístico *(paroxysmal)*
NEUROL. adj. De inicio y final brusco.

párpado *(eyelid)*
ANAT. m. Pliegues móviles (superior e inferior) que protegen el globo ocular frente a los cuerpos extraños, la luz y la desecación. El músculo orbicular de los párpados permite el cierre de estas «cortinas» del ojo. Además, el superior posee un músculo propio: el elevador del párpado superior.

parrilla antidifusora *(grill)*
RADIO. Ver **rejilla**.

pars distalis de la hipófisis *(pars distalis of the hypophysis)*
ENDOCRINOL. Conjunto de la adenohipófisis y el vestigio de la pars intermedia en el humano. ||
p. intermedia de la hipófisis *(p. intermedia of the hypophysis)* Porción de la hipófisis situada entre el lóbulo anterior y posterior. En los seres humanos sufre una involución, careciendo de significado funcional, mientras que en los anfibios es el tejido que sintetiza la melanotropina. || **p. tuberalis de la hipófisis** *(p. tuberalis of the hypophysis)* Parte de la adenohipófisis que rodea al infundíbulo, formando el tallo hipofisario.

pars planitis *(pars planitis)*
OFTALMOL. Inflamación de la parte posterior del cuerpo ciliar, denominada pars plana. Se caracteriza por depósitos de células inflamatorias en la parte más periférica e inferior de la retina, denominados bancos de nieve. Puede ser un proceso asintomático, o bien producir pérdida de agudeza visual y visión de moscas volantes.

partes fetales *(fetal parts)*
GINECOL. Distintas partes que pueden estudiarse en el feto (cabeza, nalgas, tórax, abdomen). Pueden diagnosticarse mediante las maniobras de Leopold.

partes pudendas *(pudenda pars)*
ANAT. Partes que, por pudor, se llevan cubiertas. Son los genitales externos: pene y bolsa escrotal en el hombre; labios mayores y menores de la vulva y clítoris, en la mujer.

partición *(partition)*
RADIO. f. Cada una de las partes en que se divide una cosa.

participación y divulgación de vivencias *(participation and divulgation internal experience)*
PSICOL. Trastorno de la conciencia de la consistencia o de la cohesión (delimitación) del yo psíquico o personal, en el que el yo tiene la vivencia de participar en los fenómenos psíquicos internos de otras personas (de su pensamiento) y/o en la existencia y propiedades de objetos u otros seres vivientes, y la vivencia de que el propio pensamiento es divulgado y conocido por otros. Es típico del trastorno esquizofrénico.

parto *(delivery)*
GINECOL. m. Fenómeno que ocurre al final del embarazo y que termina con el nacimiento de un recién nacido y la expulsión de la placenta. En el parto se distinguen los siguientes periodos: pródromos, primeros síntomas del comienzo del parto; periodo de dilatación, en el

que el cuello uterino se dilata hasta alcanzar los 10 cm (dilatación completa); expulsivo, tercer periodo, que termina con la salida completa del feto; y, por último, periodo de alumbramiento, en el que se expulsa la placenta. En cuanto a los tipos de parto, pueden ser: *eutócico*, se refiere al parto fisiológico normal, y *distócico*, parto que no es normal (patológico). Según la presentación fetal, el parto puede producirse *de vértice o cefálico*, o *de nalgas* (completas o incompletas). Las demás presentaciones fetales no permiten el parto por vía vaginal y se terminan habitualmente mediante cesárea. *A término* es aquel que tiene lugar entre las semanas 37 y 42 de gestación. *Pretérmino* es el que termina entre las semanas 30 y 37. Se denomina parto *inmaduro* al que tiene lugar entre las semanas 20 y 27. El parto puede ser *inducido* o *provocado*, cuando se desencadenan las contracciones uterinas mediante la administración de oxitocina. *Instrumental* es aquel parto que se termina mediante la aplicación de algún instrumento quirúrgico (fórceps, ventosa, espátulas).

partograma *(partogram)*
GINECOL. f. Recogida en una gráfica de los parámetros del parto, como las contracciones uterinas (intensidad, frecuencia y duración de las mismas), la frecuencia cardiaca fetal, la dilatación cervical y la altura de la presentación fetal en la pelvis. La recogida de esos cuatro parámetros en un gráfico constituye el partograma.

parvovirus *(parvovirus)*
MICROBIOL. m. Virus de la familia *Parvoviridae*, muy pequeño (20-25 nm), con cápside icosaédrica, sin envoltura. Estos virus contienen una molécula lineal de DNA monocatenario de unos 5,5 Kb. Son virus de la clase II, según la clasificación de Baltimore, que se replican en el núcleo celular. Su estudio ha sido muy limitado, debido a la imposibilidad de cultivarlo en células in vitro. Son la causa del eritema infeccioso.

PAS diastasa o **ácido periódico de Schiff** *(periodic acid Schiff reaction, PAS)*
ANATPATOL. Método histoquímico para detectar polisacáridos.

pasantía *(internship)*
BIOÉT. f. Periodo de aprendizaje del estudiante de medicina que tiene lugar en contacto con los enfermos. ‖ **p. y ética** *(p. and ethics)* Este periodo obliga al estudiante a los mismos deberes que al médico, en tanto que le atañen en su situación (ver **secreto médico**).

paseo cromosómico *(cromosome walking)*
GENÉT. Método utilizado en mapeo físico y clonación posicional, que consiste en aislar sucesivamente clones con insertos de DNA que se solapan parcialmente.

pasivo-agresivo *(passive-aggressive)*
PSICOL. m. Término utilizado para caracterizar un tipo de personalidad presidido por actitudes de oposición y resistencia pasiva ante las demandas, tendencia a quejarse de incomprensión y de ser despreciados por los demás, hostilidad, críticas a la autoridad y visión negativa del futuro. Si dichas características alcanzan un nivel de inflexibilidad que provoca malestar clínicamente significativo o deterioro social, laboral o de otras áreas importantes de la actividad del individuo, se consideran patológicas, constituyendo lo que se conoce como trastorno pasivo-agresivo de la personalidad.

paso al acto *(acting out)*
PSICOL. Expresión inconsciente de conflictos o sentimientos emocionales mediante actos, en lugar de hacerlo verbalmente. El individuo no está al corriente conscientemente del significado de tales actos. Ver **acto**.

Pasteurella *(Pasteurella)*
MICROBIOL. Género que comprende distintas especies de patógenos primarios de animales. Únicamente la especie *Pasteurella multocida* produce infecciones en el hombre. Es un bacilo gram-negativo, inmóvil, capsulado, con tendencia a la coloración bipolar y que forma parte de la flora normal presente en la boca de los animales domésticos. Las infecciones locales (celulitis, abscesos, osteomielitis) son las más frecuentes, y aparecen como consecuencia de mordeduras por animales (perros las más frecuentes). También se han descrito infecciones respiratorias y cuadros septicémicos. Se aísla en medios que no contengan sales biliares y su identificación se realiza mediante pruebas bioquímicas y serológicas.

pasteurización *(pasteurization)*
MICROBIOL. f. Tratamiento que consigue la destrucción de microorganismos sensibles al calor.

Su nombre se debe a Luis Pasteur, que utilizó el calor por primera vez para controlar el deterioro del vino. Pasteurización no es sinónimo de esterilización, porque no destruye a todos los microorganismos. En la pasteurización se emplea temperaturas inferiores a 100° C, suficientes para destruir las formas vegetativas de un buen número de microorganismos patógenos y saprofitos. Las bacterias esporuladas y otras denominadas termodúricas resisten, normalmente, a este proceso. Muchos alimentos, sobre todo bebidas, se pasteurizan; la leche es el ejemplo más clásico. Sin embargo, los alimentos pasteurizados son inocuos debido a la posibilidad de que contengan microorganismos supervivientes, su caducidad es corta y requieren ser conservados en frío.

pastilla *(pastille)*
FARM. f. Forma farmacéutica. Comprimido.

pastoral de enfermos *(pastoral of sick persons)*
BIOÉT. Práctica de la asistencia religiosa (v.) a que tienen derecho los enfermos.

patentes biológicas *(biological patents)*
BIOÉT. Patentes de organismos o partes de los mismos. Según la legislación europea, son factibles en tanto que tales organismos o alguna de sus partes no se encuentran espontáneamente en la naturaleza y han exigido alguna invención o aplicación técnica previa por parte del investigador.

paternalismo *(paternalism)*
BIOÉT. m. Modo de llevar la relación del médico con su paciente en que todo el peso de las decisiones lo lleva el médico. Está justificado hasta cierto punto en el caso de dificultades de comprensión de la situación clínica por parte del enfermo o de su familia. Muy frecuente hace unas décadas; es un tópico corriente de la crítica liberal al modo clásico de ejercer la medicina. Ver **autonomía, incapacidad, mejor interés del paciente, relación médico-enfermo**.

paternidad *(paternity)*
BIOÉT. f. Vínculo biológico, psicológico y espiritual que existe entre un padre y su hijo. La paternidad biológica hoy puede diagnosticarse mediante el estudio de los grupos sanguíneos, antígenos HLA y con técnicas específicas de biología molecular. Se llega prácticamente al 100% de certeza en el diagnóstico biológico de paternidad. || **p. legal en reproducción asistida** *(legal p. in assisted reproduction)* Atribución arbitraria de la paternidad desde el punto de vista legal, sea al marido de la madre, sea al donante de los espermatozoides que han permitido la reproducción de la mujer. En España se aplica siempre al marido de la madre. Ver **maternidad, reproducción asistida**. || **p. responsable** *(responsible p.)* Cualidad de la paternidad (v.) y la maternidad (v.), que consiste en la capacidad de decidir el número más adecuado de hijos en la situación concreta en que se encuentra el matrimonio. Ver **prudencia**.

patético *(trochlear nerve)*
NEUROL. m. Denominación del IV par craneal.

patogenia *(pathogenia)*
ANATPATOL. f. Causa de una enfermedad o trastorno.

patogenicidad *(pathogenicity)*
MICROBIOL. f. Capacidad de un microorganismo de infectar (invadir y multiplicarse en un ser vivo), produciendo unos síntomas (enfermedad).

patognomónico *(pathognomonic)*
ANATPATOL. adj. Se dice de lo que es característico de una enfermedad determinada.

patología *(pathology)*
ANATPATOL. f. Parte de la medicina que estudia las enfermedades. Según los aparatos, se diferencian las distintas especialidades médicas: patología digestiva, neurológica, cardiovascular, etc.

patología forense *(forensic pathology)*
MEDLEGAL. Conjunto de conocimientos médicos que se aplican en los procesos patológicos, los cuales tienen relación con la aplicación del derecho.

patrón *(pattern)*
RADIO. m. Regla de referencia que sirve para comparar. || Dibujo o esquema que sirve de modelo o referencia para la comparación de una imagen. || **p. geográfico** *(geographic p.)* Imagen de destrucción o alteración de un tejido que semeja un área geográfica, al tener los bordes bien definidos y ser homogénea. || **p. moteado** *(mottled p.)* Imagen de destrucción de un tejido por una lesión que se halla circunscrita a un territorio, pero con bordes mal definidos, observándose zonas de aspecto conservado en-

tremezcladas con las alteradas. || **p. parcheado** (*patchy p.*) Imagen de un tejido, órgano o zona que muestra áreas de diferentes características, distribuidas de forma irregular. || **p. permeativo** (*permeative p.*) Patrón de destrucción de un tejido, que muestra un aspecto muy infiltrante, con escasos cambios de sus características y sin bordes definidos.

pauta de diálisis (*dialysis schedule*)
NEFROL. Marcha a seguir en la diálisis. Existen numerosas pautas que dependen de la edad, peso, tipo y superficie de membrana de diálisis, etc. El tratamiento debe ser individualizado en cada caso y lo habitual es efectuar tres sesiones de 3-4 horas por sesión (9-12 horas por semana), con alto flujo sanguíneo y de líquido de diálisis y con membranas de gran permeabilidad y mayor superficie de las que se utilizaban en la década de los años setenta (18-24 horas por semana).

PCI (*infantile cerebral paralysis, ICP*)
NEUROL. Siglas de parálisis cerebral infantil (v.).

peca (*freckle, ephelis*)
DERMATOL. f. Pequeña mancha parduzca, de localización preferente en la cara.

pectoral (*pectoral*)
ORTOP. adj. Relativo al tórax o pecho o que pertenece a él.

pectoriloquia (*pectoriloquy*)
PNEUMOL. f. Signo de la auscultación que consiste en la percepción de la voz del paciente superficialmente en el sitio donde se ausculta y a la vez perfectamente articulada. Se produce sobre todo en las cavernas pulmonares, en la consolidación pulmonar y en la parte alta de los derrames pleurales.

pectus (*pectus*)
ORTOP. m. Pecho o tórax.

pectus carinatum (*pectus carinatum*)
PNEUMOL. Malformación de la caja torácica con protusión del esternón. Es de causa desconocida. También se denomina tórax en quilla. || **p. excavatum** (*p. excavatum*) Malformación de la caja torácica que ocurre por alteración en el tejido conectivo periesternal, que determina una depresión del mismo. También se denomina tórax en embudo.

pedagogía de la ética (*pedagogy of ethics*)
BIOÉT. Ver **enseñanza de ética médica**.

pediatría (*pedriatics*)
PEDIAT. f. Parte de la medicina que se ocupa del desarrollo, cuidados y patología de los niños.

pedículo (*pedicle*)
CIRGEN. m. Parte más estrecha de un órgano o colgajo, que sirve de implantación y unión con el resto del cuerpo. || Paquete vasculonervioso que penetra en un órgano.

pediculosis (*pediculosis*)
DERMATOL. f. Infectación por piojos.

pedigrí (*pedigree*)
GENÉT. m. Diagrama que representa la descendencia de unos ancestros, estableciendo la relación entre los diferentes miembros de la familia. Se elabora siguiendo un sistema de símbolos, aprobado por convención.

pedofilia (*pedophilia*)
PSIQUIAT. f. Parafilia (v.) consistente en la realización de actividades sexuales con niños prepúberes.

pedúnculo (*peduncle*)
ANAT. m. Estructura con forma de tronco que permite la conexión de dos formaciones. Entre los pedúnculos más importantes están los cerebelosos (superior, medio e inferior) y el pedúnculo cerebral, que corresponde a la porción anterior del mesencéfalo. || **p. cerebeloso** (*cerebellar p.*) Cada uno de los tres pares (superior, medio e inferior) que están formados por las fibras que entran y salen del cerebelo. El superior se dirige al mesencéfalo; el medio, al puente, y el inferior, al bulbo. || **p. cerebral** (*cerebral p.*) Par situado en la porción ventral del mesencéfalo que contiene fibras piramidales y extrapiramidales.

pedúnculo (*crus, peduncle*)
CIRPLÁS. m. Pierna o parte semejante a una pierna. Normalmente se utiliza este término para designar estructuras anatómicas, como crus lateral y medial de los cartílagos alares nasales, crus del hélix de la zona auricular, etc.

peeling químico (*chemical peel*)
CIRPLÁS. Quimiocirugía, quimioexfoliación. Aplicación de sustancias químicas dermoabrasivas en la piel para realizar una descamación controlada de los estratos más superficiales de la epidermis y/o dermis, con el fin de tratar ritidosis, pigmentaciones cutáneas, cicatrices postacné y queratosis. La principal indicación

pefloxacino

se centra en la cirugía estética, aunque también se aplica a diversas secuelas postraumáticas y poscicatriciales. Es una técnica muy antigua que en los últimos treinta años ha adquirido una gran popularidad. Las sustancias más empleadas son el fenol, el ácido tricloracético y diversos alfa-hidroxiácidos, fundamentalmente el ácido glicólico. Las complicaciones postoperatorias pueden evitarse haciendo una selección adecuada de los pacientes, empleando técnicas estandarizadas, adaptando la técnica a los tipos de piel y realizando un cuidado postoperatorio adecuado.

pefloxacino *(pefloxacin)*
FARMCLÍN. m. Quinolona de segunda generación.

pelada *(pelade)*
DERMATOL. f. Calvicie en forma de placas redondeadas.

pelage *(pelage)*
DERMATOL. m. Conjunto de cabellos y pelos de todo el cuerpo.

pelagra *(pellagra)*
DERMATOL. f. Enfermedad carencial, que se caracteriza por trastornos digestivos, debilidad general, neurosis, parálisis y eritema en las áreas expuestas al sol, debida al déficit en la ingestión de ácido micotínico.

pelagroide *(pellagroid)*
DERMATOL. adj. Que se asemeja o recuerda a la pelagra.

pelagroso *(pellagrin)*
DERMATOL. adj. Que padece pelagra.

película *(film, pellicle)*
DERMATOL. f. Lámina o escama delgada.

película impresionada *(impresed film)*
RADIO. Película radiográfica que ha sido sometida al efecto de la luz o de radiaciones X. ‖ **p. virgen** *(virgin f.)* Película radiográfica no impresionada.

peliosis *(peliosis)*
ANATPATOL. f. Púrpura. ‖ Trastorno grave caracterizado por la existencia de hemorragias en los tejidos bajo la piel o mucosas, provocando la aparición de equimosis o petequias.

pellet *(pellet)*
FARM. m. Forma farmacéutica sólida preparada para su implantación debajo de la piel con el fin de lograr una absorción lenta y sostenida.

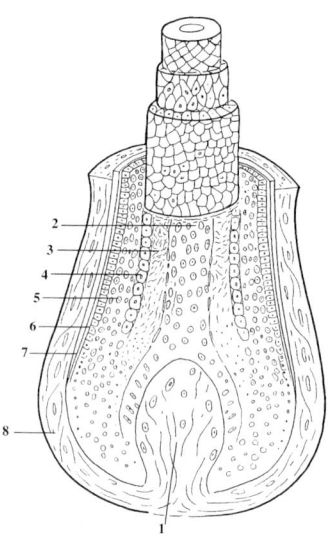

pelo. Esquema de la estructura de un pelo y su folículo: 1) papila; 2) corteza; 3) capa de Huxley; 4) capa de Henle; 5) estrato espinoso; 6) estrato basal; 7) membrana basal; 8) vaina fibrosa

pelo *(hair)*
ANAT. m. Estructura derivada de la piel, en la que se distinguen la raíz y el tallo. La raíz queda incluida en la piel y su extremo profundo está invaginado por la papila pilosa, que es la que le aporta la nutrición. El color de pelo depende de la riqueza pigmentaria de la piel: los albinos carecen prácticamente de color.

pelo kinky *(kinky hair)*
DERMATOL. Aspecto ensortijado y retorcido del cabello, característico de algunas etnias.

peloteo fetal *(fetal knocking)*
GINECOL. Impresión que se obtiene mediante la tercera maniobra de Leopold, cuando se hace la exploración de la cabeza fetal en contacto con el estrecho superior de la pelvis materna.

peltosis *(peltosis)*
DERMATOL. f. Deformación en forma de escudo.

pelúcido *(pellucid)*
ANAT. adj. Se dice del fino septo, translúcido, que se encuentra entre el cuerpo calloso y el fórnix, a uno y otro lado de la línea media.

pelvimetría *(pelvimetry)*
ANAT. f. Medición de los diámetros de la pelvis, tanto del estrecho superior como del inferior. Antes de la existencia de los métodos radio-

lógicos actuales, la pelvimetría manual tenía gran importancia, sobre todo cuando se sospechaba una estrechez pélvica que podía dificultar el paso del feto por el canal del parto.

pelviperitonitis *(pelviperitonitis)*
GINECOL. f. Infección del peritoneo pélvico y que suele ser secundaria a la salpingitis aguda.

pelvis *(pelvis)*
ANAT. f. Cinturón que une la extremidad inferior al tronco. Está formada por el sacro y los dos huesos coxales, y se suele dividir en *pelvis mayor,* que es continuación de la cavidad abdominal, sin ninguna frontera entre ambas, y *pelvis menor,* que se extiende entre su estrecho superior e inferior. En la pelvis menor es donde se hallan alojados los órganos pélvicos: recto, vejiga, y en la mujer el útero. El estrecho inferior de la pelvis está cerrado por el diafragma pélvico, también llamado periné. || **p. renal** *(renal p.)* Zona renal, ensanchada, del uréter, de la que parten los cálices mayores.

pelvis cifoescoliótica *(kiphoscoliotic pelvis)*
ORTOP. Deformidad a consecuencia de la cifoescoliosis raquídea. || **p. de caucho** o **de goma** *(gum p.)* Ver **pelvis osteomalácica**. || **p. osteomalácica** *(osteomalacic p.)* Deformidad derivada de la decalcificación de los huesos pelvianos, que se vuelven blandos y flexibles, provocando sobre todo una estenosis del estrecho superior. Se conoce también como pelvis de caucho o de goma. || **p. de Otto** *(Otto's p.)* Protrusión del acetábulo dentro de la pelvis. || **p. raquítica** *(rachitic p.)* Deformación de la pelvis como consecuencia del raquitismo.

pelviscopia *(pelviscopy)*
GINECOL. f. Exploración de la cavidad pelviana mediante laparoscopia, con fines diagnósticos o terapéuticos: cromoperturbación, salpinguectomía, ovariectomía, adheriolisis, extirpación de endometriomas, incluso histerectomías con extracción del útero por vía vaginal.

pena de muerte *(capital punishment)*
BIOÉT. Los médicos tienen prohibido, por los códigos de ética profesional internacionales, participar como verdugos en la ejecución de la pena de muerte. Cuando esta se ejecuta por medios médicos (inyección letal), solamente pueden actuar como forenses, con el fin de certificar que el condenado ha fallecido.

pendular *(pendular)*
DERMATOL. adj. Que tiene forma de péndulo o de pera.

pene *(penis)*
ANAT. m. Órgano genital externo del varón, constituido por el tejido erectil y la uretra peneana. El tejido eréctil corresponde a los dos cuerpos cavernosos y al cuerpo esponjoso, en cuyo interior se encuentra la uretra. La extremidad libre del cuerpo esponjoso está dilatada formando el glande, cubierto por un repliegue de piel llamado prepucio.

penetración *(penetration)*
RADIO. f. Propiedad de los rayos X que indica su capacidad para atravesar la materia.

penetrancia *(penetrance)*
GENÉT. f. Proporción de individuos portadores de un genotipo que muestran el fenotipo esperado en unas condiciones ambientales concretas.

penetrante *(penetrans)*
DERMATOL. adj. Que se introduce profundamente.

pénfigo *(pemphigus)*
DERMATOL. m. Dermatosis grave que se caracteriza por la aparición de ampollas.

penicilina *(penicillin)*
FARMCLÍN. f. Cualquier antibacteriano que presenta en su estructura química central el anillo betalactámico. El primer fármaco, la penicilina G, fue descubierto de forma casual por Alexander Fleming en 1929 y empezó a utilizarse en 1945. Existen varios grupos de penicilinas de acuerdo a su estructura química que se diferencian por su actividad antibacteriana.

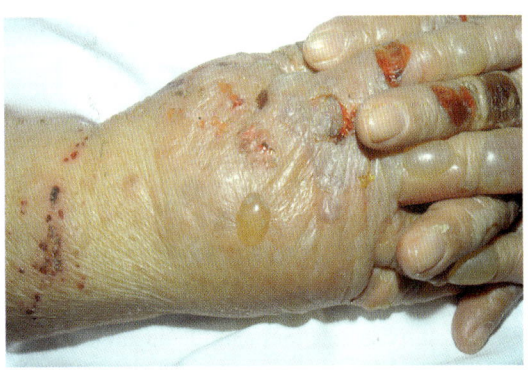

pénfigo

- **Acilureidopenicilinas**
  - Azlocilina, mezlocilina, piperacilina

- **Aminobencilpenicilinas**
  - Amoxicilina, ampicilina y su ésteres: metampicilina, pivampicilina, bacampicilina

- **Bencilpenicilinas**
  - Penicilinas G, penicilina V

- **Carboxipenicilinas**
  - Carbenicilina, ticarcilina

- **Isoxazolilpenicilinas**
  - Cloxacilina, oxacilina

- **Otras**
  - Meticilina

TABLA 25. *Clasificación de las penicilinas*

Producen efecto bactericida mediado por la inhibición de la síntesis de la pared bacteriana al fijarse a enzimas PFP (proteínas fijadoras de penicilina) que resultan fundamentales. Las bacterias desarrollan resistencia, con frecuencia moderada, mediante la producción de enzimas inactivadoras, denominadas betalactamasas, o por la modificación de las PFP. Son antibióticos bien tolerados, aunque sobresale la frecuencia con que provocan reacciones alérgicas, que resultan cruzadas entre todos ellos. ‖ **p. G** *(p. G)* Penicilina del grupo de las bencilpenicilinas. ‖ **p. V** *(p. V)* Penicilina del grupo de las bencilpenicilinas.

penniforme *(penniform)*
ANAT. adj. Se dice de la estructura con forma semejante a una pluma. Algunos músculos presentan sus fibras insertándose a uno y otro lado de un tendón, como las barbas de una pluma; a tales músculos se les llama penniformes.

pensamiento *(thinking)*
ANTROPOL. m. Este término puede tener varias acepciones: 1) capacidad y ejercicio de la actividad intelectiva del hombre; 2) proceso del pensar; 3) fruto o término del pensar. Pero todas tienen en común que lo consideran algo exclusivamente humano; de hecho, aquí nos vamos a referir solamente a la capacidad de pensar. Esta capacidad se resume en dos actividades: abstraer y reflexionar. La abstracción es el proceso por el que la mente capta aquello que es esencial en lo que percibimos. Los sentidos nos suministran la imagen de lo concreto y de lo individual, es decir, de las cualidades accidentales, cambiantes, como el color, la forma, el sonido, el peso, etc., de los objetos sensibles. Si esto lo referimos a una mesa, p. ej., ninguna de esas cualidades constituye lo esencial de una mesa. Hay mesas de madera o de mármol, las hay cuadradas, redondas, elipsoidales, pueden tener un soporte, cuatro o múltiples, y todas son mesas. Así, la información que nos proporcionan los sentidos no corresponde al concepto, a la idea, de mesa. Para llegar a una idea que convenga a toda esa diversidad de mesas hay que prescindir de lo accidental, de todo lo sensorial, o, en otras palabras, de toda la información que llega a la corteza sensorial. Queda claro, pues, que la abstracción o ideación es una función distinta de la sensación: esta es material, neuronal, aquella no es material, ni se realiza a nivel neuronal. Que en el proceso de abstracción se prescinda de lo sensible no quiere decir que la información sensorial sea superflua. Continúa teniendo vigencia el viejo aforismo: «no hay nada en el entendimiento que no haya pasado antes por los sentidos». De hecho, el conocimiento, o quizá mejor, el reconocimiento de los objetos concretos, tiene lugar cuando aplicamos el concepto al objeto particular. Porque, volviendo al ejemplo de la mesa, esta no es un color por un lado, una forma por otro, unas relaciones con lo que le rodea, sino un todo con una organización y un significado bien definidos, como le corresponde a esa mesa en concreto. Esa integración, ese significado «holista», no se obtiene directamente a través de la información sensorial, sino que en un segundo paso lo abstracto lo aplicamos al objeto singular. Por tanto, si lo que es propio de los sentidos y del sistema nervioso es lo que eliminamos, para llegar a la idea, es lógico pensar que la abstracción es una facultad que no radica en el cerebro. Algo parecido sucede con la reflexión. Somos conscientes de nuestra actividad de pensar, como Aristóteles dice en la *Ética a Nicómaco*: «sentimos que sentimos y entendemos que entendemos». Hay una reflexión de la inteligencia sobre su propio acto. El entendimiento, lo primero que cono-

ce de sí mismo, es la propia acción de entender, y, después (si bien en el tiempo es simultáneo), el sujeto del entendimiento. De esta forma se capta el yo, como sujeto real del actuar y del vivir. Los que, por su concepción reduccionista del hombre, admiten que el cerebro es el último responsable del pensar y reflexionar no encuentran fácil explicación a estos fenómenos. Asumiendo que la reflexión tenga lugar en el cerebro, hay que admitir una de estas dos posibilidades: 1) que la reflexión tenga lugar en las neuronas; 2) que la reflexión sea consecuencia de la interacción entre una o varias unidades (columnas) funcionales de neuronas. Si la primera de estas posibilidades fuera cierta, existirían múltiples estados de consciencia, tantos como «neuronas conscientes», dado que los impulsos que llegan a ellas no son exactamente los mismos. La realidad, sin embargo, nos muestra que la consciencia es unitaria. Si fuera la segunda hipótesis, habría que admitir una serie indefinida de centros de integración, pues cada uno de esos centros estaría constituido por neuronas que necesitarían ser, a su vez, integradas. Esta sucesión indefinida de centros integradores no se puede admitir y, naturalmente, no se da en la realidad. Por tanto, se puede concluir que la reflexión exige una facultad no compuesta de partes y suficiente por sí misma. En definitiva, es la persona la que piensa y la que reflexiona, no una de sus partes, aunque sea la más noble, como el cerebro, pero sin perder de vista que la persona es alma y cuerpo en perfecta unidad y que sería caer en un dualismo admitir que la primera parte del proceso intelectual (la información que proporcionan los sentidos) es corporal y la abstracción y reflexión es espiritual. La persona no se desdobla en cada una de estas actividades: es la actora de ambas. La persona es la que siente, percibe y piensa.

pensamiento arcaico o **premágico** (*premagic thinking*)

PSICOL. Pensamiento correspondiente al periodo comprendido entre los dos y los cuatro años de vida (1.ª fase preoperacional de Piaget), que se caracteriza porque está determinado por el estado emocional. Es una especie de proyección imaginativa de los impulsos, y tiene por ello una tonalidad alucinatoria. En él se borran los límites entre pensador y pensamiento, entre sensaciones, imágenes y representaciones. Es donde, según Jung, aparecen los «arquetipos». || **p. automático** (*automatical t.*) En la teoría cognitiva de Beck, ideas o imágenes, de contenido negativo en la depresión y de contenido excesivamente optimista en la manía, estereotipadas, de aparición repetitiva e involuntaria, difíciles de controlar, psicológicamente perjudiciales y aceptadas sin crítica por el individuo. || **p. concreto** (*concrete t.*) Tipo de pensamiento que se caracteriza por la experiencia mediata en lugar de la abstracción. Puede ser primario (defecto del desarrollo) o secundario a un trastorno orgánico cerebral o esquizofrénico. || **p. ilógico** (*illogical t.*) Pensamiento que contiene claras contradicciones internas o que conduce a conclusiones claramente erróneas, dadas las premisas iniciales. Puede observarse en individuos sin trastornos mentales, sobre todo en situaciones de distraibilidad o fatiga. Solo tiene significación psicopatológica cuando es llamativo y puede conducir a o ser resultado de una creencia delirante. || **p. lógico** u **objetivo** (*logical t.*) Pensamiento correspondiente al periodo de operaciones formales de Piaget (11-15 años), que se caracteriza por seguir los tres principios lógicos. 1) El principio de contradicción (o de ordenación esencial), por el que, si una cosa es una cosa, no puede ser otra. 2) El principio de causalidad (o de ordenación temporal), por el que la causa produce el efecto y es anterior a él. 3) El principio de subordinación integrativa (o de ordenación espacial), por el que todo se encuentra relacionado y jerarquizado, todo está formado por partes y a su vez es parte de algo. || **p. mágico** o **egocéntrico** (*magical t.*) Pensamiento correspondiente al periodo comprendido entre los cuatro y seis años de la vida (2.ª fase preoperacional de Piaget), caracterizado por seguir el principio de «la parte por el todo»: una parte posee las propiedades del todo al cual pertenece. Es incapaz de diferenciar la apariencia de la esencia. Se guía por conexiones asociativas (de proximidad, continuidad o semejanza), sin una relación realista entre causa y efecto, y no capta el principio lógico de contradicción (todo es posible, nada es estable). Se rige por la convicción de que pensar es igual a hacer. Suele presentarse en los pueblos primitivos y en pacientes con diversos trastornos psicóticos. Puede ser la base de los rituales obsesivos. ‖ **p. prelógico** *(prelogic t.)* Pensamiento correspondiente al periodo de operaciones concretas de Piaget (6-10 años), que se caracteriza por la aparición de procesos mentales basados en la interiorización de objetos concretos, reales y presentes. El pensamiento solo puede operar con operaciones concretas, es decir, con lo que puede ser manipulado. Aunque sigue principios lógicos y es capaz de tener en cuenta varios puntos de vista que le permiten sacar consecuencias, no consigue todavía operar, utilizando exclusivamente enunciados verbales o, aún menos, hipótesis. Con todo, el pensamiento se libera del característico egocentrismo del pensamiento mágico. ‖ **p. primitivo** *(primitive t.)* Pensamiento correspondiente al periodo sensoriomotor de Piaget, que comprende los dos primeros años de vida. Se caracteriza por estar basado en conexiones congénitas y operar con datos sensoriales y motores, sin tener una formulación verbal. Solo se manifiesta en condiciones de emergencia, surge bruscamente e impulsa a una reacción global y unitaria.

pentamidina *(pentamidine)*
FARMCLÍN. f. Fármaco utilizado en el tratamiento de las infecciones producidas por *Pneumocistis carinii*, leishmaniasis y tripanosomiasis.

pentatreotido *(pentatreotide)*
ENDOCRINOL. m. Análogo de somatostatina marcado con indio radiactivo, que se emplea para investigar la localización de tumores con receptores somatostatinérgicos, como son las neoplasias endocrinas de origen gastrointestinal.

pentazocina *(pentazocine)*
ANEST. f. Opiáceo sintético derivado del benzomorfano (estructura tricíclica). Se caracteriza por su actividad agonista parcial-antagonista de los receptores opiáceos. Produce analgesia, sedación, depresión respiratoria y miosis. Está indicado para el tratamiento del dolor intenso. Farmacocinética: biodisponibilidad del 20% (importante metabolismo de primer paso). Presenta una rápida velocidad de absorción y de comienzo de acción, el 60% se une a proteínas plasmáticas, el metabolismo es principalmente hepático y la eliminación, renal. Tiene efectos secundarios frecuentes, aunque de importancia moderada, similares al resto de opiáceos (desorientación, mareos, nauseas y vómitos, sedación, alucinaciones, etc.). Produce dependencia.

pentobarbital *(pentotal, tiopental)*
ANEST. m. Barbitúrico de acción rápida utilizado por vía endovenosa para la inducción de la anestesia o para el tratamiento del *status* epiléptico. Inicia su acción 30 segundos después de ser administrado, presenta alta liposolubilidad, metabolismo hepático y eliminación renal, así como efectos adversos moderados pero frecuentes: depresión respiratoria, espasmo bronquial, espasmo laríngeo, hipo, estornudos y tos.

pentosuria *(pentosuria)*
ENDOCRINOL. f. Presencia de pentosas en orina.

pepsina *(pepsin)*
FISIOL. f. Enzima del jugo gástrico que actúa sobre las proteínas formando polipéptidos. Las glándulas principales de la mucosa gástrica la segregan en forma de epsinógeno, el cual se convierte en pepsina en presencia del pH ácido del estómago (1,5-2).

pepsinógeno *(pepsinogen)*
FISIOL. m. Proenzima de la pepsina (v.).

peptidasa *(peptidase)*
FISIOL. f. Enzima de la clase hidrolasas que cataliza la hidrólisis de enlaces peptídicos.

peptidil transferasa *(peptydil transferase)*
BIOQUÍM. Actividad enzimática presente en los ribosomas, que cataliza la formación de un enlace peptídico entre un nuevo aminoácido y la cadena peptídica naciente. Depende del RNA y no de la parte proteica del ribosoma.

péptido *(peptide)*
FISIOL. m. Cualquier componente de las proteínas. Tienen un peso molecular bajo y, por hidrólisis, dan dos o más aminoácidos. ‖ **p. C** *(C-p.)* Residuo de la síntesis de insulina por las células beta de los islotes pancreáticos, que es biológicamente inactivo.

péptido activador de la adenil ciclasa hipofisaria *(pituitary adenyl-cyclase activating peptide, PACAP)*
ENDOCRINOL. Polipéptido de 38 aminoácidos aislado del hipotálamo bovino, que estimula la actividad adenil-ciclasa a nivel hipofisario,

adrenal y de los acinis pancreáticos. Aun cuando su papel fisiológico no está bien establecido, además de poseer un significativo efecto vasodilatador, se han descrito efectos estimuladores de la secreción de la insulina y el glucagón, la vasopresina y la aldosterona en el hombre. ‖ **p. atrial natriurético** *(atrial natriuretic p.)* Péptido de 151 aminoácidos secretado por los miocitos auriculares en respuesta a la distensión atrial, que posee un potente efecto hipotensor, natriurético y diurético. ‖ **p. histidina-metionina** *(p. histidine-methionine)* Péptido de 27 aminoácidos de origen intestinal, que se encuentra en el sistema nervioso y otros tejidos de diversa naturaleza. Actúa sobre los sistemas gastrointestinal, cardiovascular, respiratorio y nervioso central. ‖ **p. liberador de gastrina** *(gastrin-releasing p., GRP)* Péptido homólogo a la bombesina con capacidad de estimular la secreción de gastrina. En los humanos se ha localizado en el pulmón, el sistema nervioso, el intestino, el útero y el páncreas. Su papel fisiológico se encuentra aún por establecer. ‖ **p. liberador de hormona de crecimiento** *(growth hormone-releasing p.)* Familia de péptidos sintéticos con potente efecto estimulador de la secreción de hormona de crecimiento. Actúan a través de mecanismos hipotalámicos e hipofisarios. Su efecto no es específico, pues adicionalmente promueven la liberación de prolactina y ACTH. ‖ **p. opiáceo** *(opioid p.)* Sustancia peptídica endógena con actividad opioide. Los tres grupos más importantes son las encefalinas, las dinorfinas y las endorfinas, cuyos precursores son la proencefalina, la prodinorfina y la proopiomelanocortina, respectivamente. Actúan a través de la interacción con receptores opiáceos, entre los que se reconocen los tipos μ, δ y κ. ‖ **p. relacionado con el gen de la calcitonina** *(calcitonin gene related p.)* Péptido de 37 aminoácidos derivado del gen de la calcitonina. Se encuentra distribuido en las terminaciones nerviosas intestinales y perivasculares y en el sistema nervioso central. Posee un potente efecto vasodilatador. Puede desempeñar un papel fisiopatológico en la hipertensión arterial, la enfermedad de Raynaud y en las alteraciones del tono vascular cerebral en la migraña. Su estimación en plasma puede jugar un papel significativo en el seguimiento de algunos casos de carcinoma medular de tiroides. ‖ **p. relacionado con la parathormona** *(parathyroid hormone-related p.)* Péptido con tres isoformas de 139, 141 y 173 aminoácidos, que posee similitud estructural en su porción aminoterminal con la parathormona. El péptido se expresa a bajo nivel en la piel, el sistema nervioso y los islotes pancreáticos. Constituye uno de los mediadores de la hipercalcemia, que se asocia a algunos tumores malignos, como el carcinoma escamoso de pulmón, de mama y renal. Interacciona con el receptor de parathormona.

peptidoglicano *(peptidoglicane)*
MICROBIOL. f. Cadenas de aminoazúcares unidas entre sí por péptidos de bajo número de aminoácidos, para formar una trama que rodea a la membrana plasmática y da forma y resistencia osmótica a la bacteria. Ver **esferoplasto, forma L, mureína, protoplasto.**

per primam intentionem *(per primam intentionem)*
ORTOP. Locución latina para denominar la curación por primera intención de una herida, de una fractura, etc.

per secundam intentionem *(per secundam intentionem)*
ORTOP. Locución latina para denominar la curación por segunda intención.

percepción *(perception)*
ANTROPOL. f. Concienciación de la sensación. Es frecuente, tanto en el lenguaje popular como en el científico, utilizar como sinónimos percepción y sensación. Sin embargo, tanto por la etimología como por la acepción, que tradicionalmente se ha asignado a ambos términos, tienen un significado muy diferente. La sensación, neurológicamente, es el proceso nervioso mediante el cual un receptor, excitado por un estímulo, trasmite un impulso nervioso que, tras sucesivos relevos, llega a la corteza cerebral. La percepción, en cambio, es darnos cuenta de que sentimos. Mientras que el proceso sensitivo transcurre de forma similar en el hombre y en los animales, la percepción, en cambio, es muy distinta en ambos. En este sentido Kant distinguía entre sensación *(Empfindung)*, causada por la acción del estímulo sobre los sentidos, la percepción *(Wahrnehmung)*, mediante la que la sensación se hace consciente, y el acto de síntesis por el que se alcanza la representación

formal *(Erscheinung)*. Esta representación formal apunta a un principio de orden y organización, que solo puede provenir de una facultad metaneuronal. Avicena había dejado bien clara la distinción entre sensación y percepción: «hay diferencia entre aprehender formas y aprehender la intención. La forma es lo que aprehende el sentido externo (lo que ahora llamamos simplemente sentidos) de lo sensible. La intención es lo que aprehende el alma». La intención es el significado que tiene lo sentido para el que siente y, como es lógico, es totalmente diferente en el animal y en el hombre y, también, aunque con menor grado de diferencia, entre un hombre y otro. Pasando a un ejemplo: cuando en el campo visual de una leona hambrienta aparece una cebra, el estímulo visual llega a la corteza visual primaria y se integra en las áreas visuales secundarias y en las multimodales, hasta aquí es una sensación. Pero la imagen de la cebra no es como la del río en el que está abrevando, la cebra para la leona tiene un sentido preciso, es una presa comestible. En cambio, para un hombre que ve la misma escena, la sensación nerviosa es similar pero, a diferencia de la leona, en la cebra ve un animal de gran belleza y agilidad, que está alerta para huir del animal depredador, etc. El significado, la intencionalidad, en definitiva la percepción, es muy distinta en el animal y en el hombre. La percepción, con lo que tiene de consciencia e intencionalidad, es pues un proceso distinto al de la sensación, lo que lleva consigo una diferencia en cuanto a las facultades en las que se desarrollan: la sensación es proceso neurológico, con una vía y unos centros nerviosos bien conocidos, mientras que la percepción no tiene una localización cerebral, sino que es un proceso metaneuronal. En efecto, con la percepción se inicia un proceso de reflexión que permite, tanto al animal como al hombre, tomar conciencia de lo sentido. Esta consciencia no puede radicar ni en las neuronas aisladas ni en las unidades funcionales, constituidas por redes neuronales a las que Eccles ha dado el nombre de «dendron». A las neuronas solo llegan impulsos nerviosos codificados, pero no vemos u oímos impulsos codificados, sino la imagen visual o auditiva de los objetos sentidos. Esa transformación de los impulsos nerviosos codificados en una imagen real es un proceso metaneuronal, lo mismo que la vertiente intencional de la percepción.

percepción *(perception)*
PSICOL. f. Función psíquica que permite aprehender (recibir y elaborar) los objetos de la realidad a través de los sentidos. ‖ **p. delirante** *(delirious p.)* Idea delirante primaria que consiste en la interpretación delirante de una percepción normal. ‖ **p. extrasensorial** *(extrasensorial p.)* Fenómeno paranormal que puede definirse como la «respuesta a un estímulo exterior al sujeto, que se recibe sin utilizar ningún sentido conocido». Ejemplos de percepción extrasensorial son la telepatía (el sujeto recibe información del cerebro de otra persona), la clarividencia (el sujeto recibe información de una fuente externa y física) y la precognición (anticipación del futuro que no depende de la inferencia). ‖ **p. social** *(social p.)* Representación y juicio que un individuo se hace de las personas y de su entorno social.

perceptibilidad *(perceptibility)*
RADIO. f. Capacidad para la detección o el reconocimiento, a través de los sentidos, de una alteración.

percutáneo *(percutaneous)*
RADIO. adj. Se dice de aquello que se realiza a través de la piel. ‖ Procedimiento que se realiza introduciendo el material mediante una punción cutánea.

pérdida de funcion del injerto *(graf function loss)*
NEFROL. Incapacidad de un órgano trasplantado (corazón, hígado, riñón, páncreas, pulmón, etc.) para cumplir su función y que condiciona la muerte del paciente, si es un órgano vital (corazón, hígado, pulmón), o la vuelta del paciente al programa de diálisis (riñón). En el trasplante renal, las principales causas precoces de pérdida del injerto son: el rechazo hiperagudo o agudo, fallo técnico, rotura del injerto, etc.; y las causas tardías son: el rechazo crónico, la toxicidad por drogas, la recidiva de la nefropatía en el injerto y la muerte del paciente, con injerto funcionante, por causas cardiovasculares, infecciosas, hepatopatías o tumores.

perfección corporal *(corporal perfection)*
BIOÉT. Concepto idealizado de la salud (v.) que no se corresponde con la realidad, pues dicha

perfección no existe; tiene en su raíz un intento cientifista de definir la salud, basándose, por tanto, exclusivamente en parámetros orgánicos. Ver **cientifismo.**

perfeccionismo (*perfectionism*)
PSICOL. m. Afán de perfección, de hacerlo todo muy bien, que genera cierta frustración (siempre se pueden hacer las cosas mejor; no salen tan bien como se esperaba) y parálisis de la actividad (por miedo a hacer mal las cosas).

perfil uretral (*urethral profile*)
UROL. Exploración urodinámica que mide la presión a lo largo de toda la uretra, en situación estática y en reposo.

perfluorocarbono líquido (*liquid perfluorocarbon*)
OFTALMOL. Sustancia utilizada en el curso de una vitrectomía para extender la retina cuando se encuentra desprendida.

perforación (*perforation*)
CIRGEN. f. Lesión que rompe la pared de una víscera hueca, derramando su contenido al exterior (perforación de la vesícula, el estómago, el intestino). Ver **abdomen agudo, neumoperitoneo, peritonitis.**

perforación timpánica (*tympanic perforation*)
OTORRIN. Perforación de la membrana del tímpano que comunica el conducto auditivo externo con la caja timpánica. Puede ser espontánea (en el curso de una otitis), provocada por un traumatismo, o quirúrgica (miringotomía).

perforador (*drill*)
ORTOP. m. Instrumento cortante rotatorio que se emplea para hacer agujeros en huesos, y del que existen diversos modelos. En el extremo del cuerpo del perforador hay un sistema para aprisionar una broca o también una fresa o una aguja de Kirschner.

perforante (*perforans*)
DERMATOL. adj. Que penetra en otro órgano o atraviesa la piel.

perforina (*perforin*)
INMUNOL. f. Proteína presente en el interior de los gránulos citoplasmáticos de linfocitos T citotóxicos y células NK, que induce a la formación de poros en la membrana de la célula diana, a la que se enfrentan los citados tipos celulares.

perfusión (*perfusion*)
CARDIOL. f. Aporte o circulación sanguínea, bien sea natural o artificial, a un órgano, tejido o territorio. || Administración intravascular continua de un fármaco o una sustancia.

pergolide (*pergolide*)
NEUROL. m. Agonista dopaminérgico empleado en el tratamiento de la enfermedad de Parkinson y de otros movimientos anormales.

periadenitis (*periadenitis*)
DERMATOL. f. Inflamación que rodea a una glándula o ganglio linfático.

periangeitis (*periangiitis*)
CARDIOL. f. Inflamación de los tejidos circundantes a un vaso sanguíneo. También se denomina perivasculitis.

periapendicitis (*periappendicitis*)
ANATPATOL. f. Inflamación de los tejidos próximos al apéndice vermiforme durante la apendicitis. Puede ser serosa limitada o invadir la pared.

periarteritis (*periarteritis*)
CARDIOL. f. Inflamación de las túnicas externas de una arteria, especialmente la adventicia, y del tejido conectivo que la rodea. || **p. nodosa** (*nodosa p.*) Ver **panarteritis nodosa.**

periarticular (*periarticular*)
ANATPATOL. adj. Relativo a la región situada alrededor de una articulación.

periartritis (*periarthritis*)
ORTOP. f. Inflamación de los tejidos que cubren o rodean una articulación, especialmente de sus bolsas serosas. || **p. escapulohumeral** (*scapulohumeral p.*) Síndrome que comprendía varias afecciones de la región del hombro (mera bursitis, tendinitis del supraespinoso, del bíceps); actualmente se concreta, sobre todo, en la llamada capsulitis retráctil.

pericárdico (*pericardic*)
CARDIOL. adj. Referente o relativo al pericardio.

pericardiectomía (*pericardiectomy*)
CARDIOL. f. Resección quirúrgica, total o parcial, del pericardio. Se emplea sobre todo en casos de pericarditis constrictiva o en derrames pericárdicos recidivantes y rebeldes a otros tratamientos.

pericardio (*pericardium*)
ANAT. m. Saco fibroso que envuelve el corazón. Posee dos hojas: una parietal y otra visceral.

pericardiocentesis

Esta se une, íntimamente, al miocardio y forma el epicardio. Entre las dos hojas queda un espacio prácticamente virtual, pues solo contiene unos mililitros de líquido pericárdico.

pericardiocentesis *(pericardiocentesis)*
CARDIOL. f. Punción del espacio pericárdico para drenar el líquido, con fines terapéuticos, generalmente para la evacuación de un derrame pericárdico o un taponamiento cardiaco, o con una finalidad diagnóstica.

pericardiografía *(pericardiography)*
RADIO. f. Técnica radiográfica que consiste en la opacificación del espacio pericárdico mediante la introducción de contraste, obteniéndose imágenes con fines diagnósticos.

pericardiostomía *(pericardiostomy)*
CARDIOL. f. Apertura quirúrgica del pericardio, generalmente con el objeto de drenar derrames pericárdicos recidivantes. También se denomina pericardiotomía. Ver **ventana pericárdica.**

pericardiotomía *(pericardiotomy)*
CARDIOL. Ver **pericardiostomía**.

pericarditis *(pericarditis)*
CARDIOL. f. Inflamación del pericardio. Su causa es desconocida o se produce como consecuencia de infecciones, habitualmente virales o tuberculosis, pero también se asocia a diversas conectivopatías, infarto agudo de miocardio (ver **síndrome de Dressler**), enfermedades metabólicas como la insuficiencia renal, o procesos tumorales. Cursa de manera aguda, con dolor precordial recidivante, fiebre y alteraciones electrocardiográficas y auscultatorias típicas. En ocasiones, se asocia al derrame pericárdico, que si es de instauración brusca puede provocar un taponamiento cardiaco. Su tratamiento, generalmente, es el de la causa que lo provoca y la administración de antiinflamatorios. || **p. constrictiva** *(constrictive p.)* Proceso inflamatorio del pericardio que provoca el engrosamiento y la retracción fibrosa del pericardio, a consecuencia del cual se produce una restricción al llenado diastólico del ventrículo. Se suele producir tras uno o varios episodios de pericarditis aguda, generalmente asociados a un derrame pericárdico. Cursa, de forma específica, con signos y síntomas de insuficiencia cardiaca y de congestión venosa sistémica y su trata-

miento consiste en la pericardiectomía. || **p. fibrinosa** *(fibrinous p.)* Pericarditis crónica que se caracteriza por la formación de un tejido fibroso y adherencias. || **p. seca** *(dry p.)* Pericarditis fibrinosa aguda sin formación de exudado. || **p. urémica** *(uremic p.)* Pericarditis, habitualmente fibrinosa, que puede aparecer en pacientes con insuficiencia renal crónica y uremia.

pericaryon *(pericaryon)*
ANAT. m. Cuerpo de la neurona.

pericondrio *(perichondrium)*
ORTOP. m. Capa de tejido conjuntivo fibroso denso que recubre el cartílago, a excepción del cartílago articular de las articulaciones sinoviales.

pericondritis *(perichondritis)*
OTORRIN. f. Inflamación del pericondrio. || **p. auricular** *(auricula p.)* Inflamación del pabellón auricular, de origen bacteriano, que puede evolucionar a la necrosis. Puede surgir tras un traumatismo, un hematoma, una intervención sobre el cartílago o una otitis media crónica.

periesplenitis *(perisplenitis)*
ANATPATOL. f. Inflamación de la zona que rodea al bazo, incluida la cápsula esplénica.

perifoliculitis *(perifolliculitis)*
DERMATOL. f. Inflamación que rodea a los folículos pilosos.

perilinfa *(perilympha)*
ANAT. f. Líquido, semejante al suero, que rellena las rampas vestibular y timpánica del caracol, el espacio comprendido entre los conductos semicirculares óseos y membranosos y del utrículo y sáculo.

perimenopausia *(perimenopause)*
ENDOCRINOL. f. Periodo fisiológico, que precede al climaterio, durante el que tiene lugar la regresión de la función ovárica, hasta el cese definitivo de la actividad menstrual o menopausia.

perimetrio *(perimetrium)*
ANAT. m. Membrana que recubre al útero y está unida al miometrio.

perímetro *(perimeter)*
ANAT. m. Circunferencia de una parte del cuerpo: perímetro torácico, abdominal, cefálico, etc., cuya medición proporciona datos sobre su normalidad.

perímetro de Baudelocque *(Baudelocque's perimeter)*
GINECOL. El llamado también conjugado externo, que mide la distancia entre el borde superior de la sínfisis del pubis hasta la apófisis espinosa de la última vértebra lumbar.

perimisio *(perimysium)*
ANAT. m. Cubierta conectiva que individualiza los haces musculares que forman el músculo.

perinatología *(perinatology)*
PEDIAT. f. Rama de la pediatría que se ocupa del lactante en los primeros días de su existencia.

perindoprilo *(perindopril)*
FARMCLÍN. m. Inhibidor de la enzima convertidora, útil en el tratamiento de la hipertensión arterial y de la insuficiencia cardiaca.

perineorrafia *(perineorraphy)*
GINECOL. f. Sutura de las incisiones practicadas en el periné. Puede realizarse después de efectuar una episotomía en el parto, denominado también episorrafia, o en las intervenciones de prolapso genital (colpoperineorrafia).

perineuritis *(perineuritis)*
ANATPATOL. f. Inflamación del perineuro.

perineuro *(perineurium)*
ANAT. m. Fina capa conjuntiva que rodea un fascículo de fibras nerviosas, dentro del nervio.

periodo *(period)*
PSICOL. Ver **estadio, etapa.** ‖ **p. crítico** o **sensitivo** *(critical or sensitive p.)* Espacio de tiempo en el periodo evolutivo de cada especie en el que los individuos se hallan especialmente dispuestos para ciertos aprendizajes. En los animales, estos periodos críticos se limitan a intervalos temporales precisos, fuera de los cuales es difícil el aprendizaje (y en ciertos casos imposible). En el ser humano, estos periodos críticos son menos restrictivos y en absoluto vinculantes. Ocurre, sin embargo, que fuera de ellos, el aprendizaje requiere mayor coste (tiempo, recursos, repeticiones) y el nivel de competencia alcanzado suele ser menor al que se hubiera logrado en su tiempo óptimo. ‖ **p. óptimo** *(optimal p.)* Espacio de tiempo, en el proceso evolutivo humano, en el que ciertos aprendizajes (hablar, leer, escribir, etc.) se realizan con mayor facilidad. Cada tipo relevante de aprendizaje tiene su periodo óptimo.

periodo gestacional *(gestational period)*
FISIOL. Periodo de desarrollo intrauterino. En la especie humana es de unos 280 días (40 semanas, 10 meses lunares) ‖ **p. menstrual** *(menstrual p.)* Tiempo que dura la menstruación (4-5 días). Ver **ciclo ovárico.** ‖ **p. refractario** *(refractory p.)* Tiempo en el que la membrana celular permanece despolarizada, es decir, no reacciona a un segundo estímulo. Tiene lugar después de una excitación de la célula.

periodo de incubación *(incubation period)*
MICROBIOL. Tiempo que transcurre entre la entrada del parásito en el huésped y la aparición de los síntomas.

periodo latente o **latencia** *(latency period)*
ANATPATOL. Periodo de incubación que transcurre entre la exposición a un estímulo y la respuesta que se produce (p. ej., entre la infección de una bacteria por un fago y la lisis bacteriana, o entre la exposición a una noxa y la aparición de los síntomas o signos detectables).

periodo libre de enfermedad *(disease-free survival)*
ONCOL. Parámetro que sirve para valorar la eficacia de los diferentes tratamientos antitumorales. Valora el tiempo transcurrido desde la desaparición de la evidencia clínica, radiológica y analítica de la enfermedad tumoral, hasta la recurrencia de la misma o el fallecimiento del paciente por otra causa. ‖ **p. libre de progresión** *(progression-free s.)* Variedad del periodo libre de enfermedad usada en los casos en los que no se obtiene ausencia de enfermedad o su remisión completa, sino más bien una respuesta parcial o estabilidad de la misma. Aquí se valora el tiempo transcurrido desde el momento de máxima respuesta hasta que vuelve a progresar la enfermedad.

periodo premenstrual *(premenstrual period)*
ENDOCRINOL. Días previos a la menstruación que coincide con la etapa final de la fase luteal del ciclo menstrual.

periodontitis *(periodontitis)*
ANAT. f. Inflamación del tejido que rodea a los dientes (periodonto).

periodonto *(periodontium)*
ANAT. m. Conjunto de fibras que unen la raíz dental a la pared de la cavidad alveolar permitiendo, a la vez, una sólida fijación del diente y una cierta elasticidad.

periostio (*periostium*)
ANAT. m. Membrana mesenquimatosa que envuelve los huesos, excepto en las superficies articulares. Durante el periodo de desarrollo, permite el crecimiento en grosor de los huesos y, en el caso de fracturas, es el encargado de formar el callo óseo. Está ricamente inervado, por lo que posee una buena sensibilidad, sobre todo, para el dolor.

periostitis (*periostitis*)
ORTOP. f. Inflamación del periostio aguda o crónica, manifestada por un dolor espontáneo, o cierta presión, y tumefacción. Frente a una irritación séptica tumoral o traumática puede reaccionar osificándose, dando lugar a lo que se conoce como reacción perióstica.

periostótomo (*periostotome*)
ORTOP. m. Instrumento a modo de legra para despegar el periostio del hueso, separándolo del mismo.

peripatelar (*peripatellar*)
ORTOP. adj. Situado alrededor de la rótula.

periporitis (*periporitis*)
DERMATOL. f. Abscesos multiples de los lactantes, localizados preferentemente en la espalda.

periproctitis (*periproctitis*)
DIGEST. f. Proceso inflamatorio del tejido conjuntivo que rodea al recto y ano. Aparece con frecuencia en algunos procesos hemorroidales.

periprostático (*periprostatic*)
UROL. adj. Se dice del tejido situado en la periferia de la glándula prostática.

periprostatitis (*periprostatitis*)
UROL. f. Inflamación de los tejidos periprostáticos, siempre secundaria a una infección prostática. Ver **prostatitis**.

perirrenal (*perirenal*)
UROL. adj. Se dice del espacio situado alrededor del riñón, compuesto de grasa y limitado por la cápsula de Gerota y que tiene un carácter protector. En los traumatismos renales, con rotura renal, es el espacio natural ocupado por el hematoma. La cápsula de Gerota, que lo delimita, es un factor decisivo para la limitación del hematoma y la compresión hemostásica. Es en este espacio en el que ocasionalmente, en pacientes con severas infecciones renales, pueden aparecer abscesos.

perisalpingitis (*perisalpingitis*)
ANATPATOL. f. Inflamación de la capa serosa de la trompa de Falopio, que se extiende desde el interior de la misma, invadiendo la cavidad abdominal. Da lugar a ciertas adherencias.

peristáltico (*peristaltic*)
FISIOL. adj. Que tiene que ver con la peristalsis.

peristaltismo (*peristalsis*)
FISIOL. m. Contracción de la musculatura del tubo digestivo, que avanza en sentido distal y hace progresar los alimentos y, finalmente, las heces en sentido aboral.

perito forense (*forensic expert, expert witness*)
MEDLEGAL. Experto en medicina legal que en los casos litigiosos que se le someten a estudio, a petición de jueces o tribunales, informa a los mismos, bajo juramento, del resultado de su investigación. Su informe se conoce con el nombre de peritación médico-legal. También se denomina a este profesional médico forense.

peritoneo (*peritoneum*)
ANAT. m. Membrana serosa que recubre la pared de la cavidad abdominal (peritoneo parietal) y las vísceras intraperitoneales (peritoneo viceral). Entre ambas hojas peritoneales existe la cavidad peritoneal, que es virtual, pues en condiciones normales solo contiene unos mililitros de líquido peritoneal.

peritoneografía (*peritoneography*)
RADIO. f. Técnica radiográfica que consiste en la introducción de contraste mediante una punción para la delineación de los espacios peritoneales, obteniéndose de este modo imágenes con fines diagnósticos.

peritonitis (*peritonitis*)
ANATPATOL. f. Inflamación del peritoneo producida por bacterias o sustancias irritantes, que se introducen en la cavidad abdominal por una herida penetrante o por la perforación de un órgano del aparato digestivo o reproductor. Los signos y síntomas que se producen son: distensión abdominal, rigidez y dolor, dolor a la descompresión, disminución o ausencia de ruidos intestinales, náuseas, vómitos y taquicardia. || **p. aguda** (*acute p.*) Inflamación difusa, o más o menos localizada, del peritoneo visceral y parietal por una infección o irritación de la cavidad peritoneal. Es una situación grave que, habitualmene, requiere ciru-

gía urgente para tratar tanto la infección como su causa. Raramente son peritonitis primarias (no relacionadas con la infección de una víscera intraperitoneal): en este caso, casi siempre se deben a una infección de líquido ascítico, en los pacientes con cirrosis, síndrome nefrótico o con diálisis peritoneal; y muy pocas veces se producen por una invasión de la cavidad abdominal, por gérmenes de la piel, en el curso de intervenciones abdominales. La inmensa mayoría de las peritonitis agudas son secundarias a la salida, a la cavidad peritoneal, de contenido visceral, por perforación del tubo digestivo, de la vesícula, por fuga de suturas digestivas y urinarias o por infecciones ginecológicas. Con gran diferencia, las situaciones más frecuentes son la perforación del apéndice en la apendicitis aguda, de úlceras gástricas o duodenales, de diverticulitis aguda del colon, de obstrucción del colon y de dehiscencias de suturas digestivas. Ver **abdomen agudo, defensa abdominal, irritación peritoneal, laparoscopia diagnóstica, laparotomía exploradora, lavado peritoneal, paracentesis.** || **p. biliar** *(biliary p.)* Peritonitis aguda que se produce por una fuga de bilis a la cavidad peritoneal. Ver **coleperitoneo.** || **p. difusa** *(generalized-difuse-extended p.)* Aquella en la que el líquido irritante del peritoneo está libre en la cavidad peritoneal, sin compartimentar por el epiplón o las vísceras vecinas, en forma de absceso. || **p. fecaloidea** *(fecal p.)* Aquella que se produce por la salida de contenido fecal a la cavidad peritoneal (por perforación de intestino delgado o grueso o por una dehiscencia de una sutura intestinal). || **p. plástica** *(adhesive p.)* Situación de extensas, firmes e intensas adherencias entre las vísceras de la cavidad peritoneal, lo que dificulta gravemente las intervenciones abdominales por el riesgo de lesionar vísceras, sobre todo el intestino, en la disección de las adherencias. Es consecuencia de operaciones anteriores en las que se ha manipulado mucho toda la cavidad abdominal o se ha intervenido en varias ocasiones: aunque la tendencia al desarrollo de adherencias es individual, la cantidad e intensidad de las adherencias es, generalmente, proporcional al número de intervenciones previas. Ver **adherencia, brida.** || **p. por hongos** *(fungal p.)* Inflamación del peritoneo por una infección, con diversas variedades de hongos. Es una complicación grave en los pacientes en diálisis peritoneal y la especie más frecuente es la *Candida*. Las vías de entrada pueden ser el catéter (intraluminal o perluminal), intestinal, hematógena o transvaginal. El tratamiento consiste en la extracción del catéter (contaminado) y la realización de hemodiálisis temporal. Tras el tratamiento con antifúngicos (anfotericina B, fluconazol, ketoconazol, miconazol, etc.) por vía oral, intravenosa o intraperitoneal y la curación del proceso, se puede reinsertar el catéter, a partir de las dos o tres semanas, y reiniciar la diálisis peritoneal. || **p. primaria** *(primary p.)* Aquella que se produce por una infección espontánea del líquido ascítico, sin manipulación desde el exterior, ni salida de contenido del tubo digestivo como fuente contaminante. La causa más frecuente es la infección de la ascitis en los pacientes cirróticos. Ver **ascitis, hepatocirrosis.** || **p. secundaria** *(secondary p.)* Cualquiera que se produce por el vertido, en la cavidad peritoneal, del contenido digestivo (gástrico, intestinal, biliar o pancreático). Ver **perforación.**

periumbilical *(periumbilical)*
ANAT. adj. Lo que está situado alrededor del ombligo.

periungueal *(periungual)*
DERMATOL. adj. Lo que está situado alrededor de la uña.

perla de Epstein *(Epstein's pearl)*
OTORRIN. Conjunto de pequeños quistes blanco-amarillentos (milia) situados a cada lado del rafe del paladar duro en el recién nacido.

perlas de Elschning *(Elschning's pearls)*
OFTALMOL. Proliferación celular sobre la cápsula posterior del cristalino, que ocurre en el postoperatorio de una cirugía extracapsular de catarata. Ver **catarata secundaria.**

perleche *(perleche)*
DERMATOL. m. Proceso inflamatorio de los ángulos labiales. Este término es sinónimo de boquera.

permanente *(permanent)*
RADIO. adj. Que dura siempre o está mucho tiempo sin cambiar.

permeabilidad *(permeability)*
NEFROL. f. Propiedad de una estructura porosa, especialmente de una membrana (p. ej., la mem-

brana celular, el endotelio vascular, la membrana peritoneal, la membrana semipermeable de diálisis, etc.), que deja pasar las sustancias (agua, electrólitos, solutos, etc.), dependiendo de la magnitud de los poros, del grosor de la membrana y del tamaño de las partículas. Las membranas de diálisis se caracterizan por ser semipermeables, efectuándose el intercambio mediante difusión y convección. Un exceso de permeabilidad capilar puede dar lugar a una extravasación de líquido y a la formación de edemas. La permeabilidad cutánea puede facilitar la absorción o la penetración de diversas sustancias, con fines terapéuticos, o ser la causa de intoxicaciones. ‖ **p. selectiva** (*selective p.*) Propiedad de una membrana que no deja atravesar solutos, a partir de un determinado tamaño, dependiendo del grosor de la membrana y del tamaño de los poros. Así, la membrana basal glomerular del riñón es muy permeable para el agua, pequeños solutos e iones y de muy baja permeabilidad para proteínas plasmáticas y macromoléculas. Su función es servir de barrera para las macromoléculas, ser selectiva para el tamaño y la carga. En situaciones patológicas como la glomerulonefritis por cambios mínimos, el trastorno de la permeselectividad de la membrana basal glomerular condiciona una proteinuria selectiva (predominio de la albúmina y de las globulinas de bajo peso molecular). Una proteinuria no selectiva indicaría un mayor daño lesional de la membrana basal glomerular y, por tanto, un peor pronóstico evolutivo.

permeabilidad capilar (*capillary permeability*)
FISIOL. La que poseen los vasos capilares. La permeabilidad de los vasos arteriales permite el paso de los nutrientes y O_2 al espacio intersticial y la de los capilares venosos permite el paso de catabolitos y CO_2 a la sangre. A estos intercambios se les denomina respiración interna.

permeable (*permeable*)
FISIOL. adj. Se utiliza este término en medicina con dos acepciones: refiriéndose a la propiedad de ciertas membranas que permiten el paso de sustancias disueltas; y para indicar que una vía está abierta, p. ej., la vía aérea.

pérnico (*pernio*)
DERMATOL. adj. Perteneciente o relativo a los sabañones.

peromelia (*peromelia*)
ORTOP. f. Deformidad congénita de las extremidades.

peroné (*fibula*)
ORTOP. m. Hueso largo, delgado, situado en la cara externa de la pierna, al lado de la tibia. Representa, sobre todo, una zona de inserción muscular, puesto que la función de sostén corresponde a la tibia; su extremo distal, unido a la tibia por sindesmosis, es importante para la estabilidad del tobillo al conformar con la extremidad distal de la tibia la mortaja tibio peronea. También se le llama fíbula. ‖ Se utiliza como injerto óseo libre o vascularizado en cirugía ósea.

peroneo (*peroneal*)
ORTOP. adj. Perteneciente o relativo al peroné. También se denomina fibular.

peroperatorio (*intraoperation*)
ORTOP. adj. Se dice del tratamiento que tiene lugar en el curso de una operación. También se denomina intraoperatorio.

peroral (*peroral*)
ANAT. adj. Que se administra por la boca (sinónimo de *per os*).

peroxidasa tiroidea (*thyroid peroxidase*)
ENDOCRINOL. Enzima que cataliza la oxidación del iodo, etapa clave en la biosíntesis de las hormonas tiroideas.

peroxisoma (*peroxisome*)
HISTOL. f. Orgánulo citoplasmático rodeado de una membrana de un tamaño aproximado de 0,2-0,8 micras, que contiene en su interior numerosas enzimas de tipo oxidativo. Es osmiófilo y, en algunas ocasiones, como en los peroxisomas del riñón o del hígado, puede presentar en su interior estructuras cristalinas llamadas nucleoide o cristaloide. Las enzimas más importantes contenidas en estos orgánulos son la catalasa, la peroxidasa, la D-amino-oxidasa y la aurato-oxidasa. La catalasa es la enzima universal, presente en los peroxisomas, y representa un 40% del total enzimático; el resto de las enzimas puede estar ausente. Las funciones de los peroxisomas son la β-oxidación de ácidos grasos (del 25 al 50% tiene lugar en peroxisomas y el resto en las mitocondrias); la oxidacción de determinadas sustancias, como los aminoácidos, el ácido úrico, el ácido láctico, etc.; la eliminación del

peróxido de hidrógeno, formado en las reacciones oxidativas; la catabolización de las purinas y los aminoácidos; y la destoxificación de las sustancias nocivas para el organismo, como el alcohol. La mitad del etanol ingerido en la dieta se oxida a acetaldehído en los peroxisomas.

perseveración (*perseveration*)
PSICOL. f. Tendencia a mantener y a repetir el mismo tipo de respuesta ante preguntas, situaciones o estímulos diferentes. Aparece en algunos trastornos de la personalidad, en la esquizofrenia y en la demencia senil.

persistencia (*persistence*)
RADIO. f. Capacidad de mantenerse sin cambios durante un largo tiempo.

persistencia del ductus arteriosus (*patent ductus arteriosus*)
CARDIOL. Cardiopatía congénita que se caracteriza por la persistencia del conducto arterioso tras el nacimiento. Provoca un cortocircuito izquierda-derecha que puede cursar con una sobrecarga de las cavidades izquierdas y un desarrollo progresivo de la hipertensión pulmonar. Se asocia con frecuencia a niños pretérmino, en cuyo caso suele cerrarse espontáneamente o con medidas farmacológicas, y a hijos de madres que han padecido la rubéola durante el primer trimestre. También puede formar parte de otras cardiopatías congénitas complejas. Su tratamiento, en caso de fallar las maniobras conservadoras, consiste en el cierre percutáneo o quirúrgico del ductus.

persona (*person*)
ANTROPOL. f. Individuo de naturaleza racional. La recta concepción de «persona» es fundamental para conocerse a sí mismo y a los semejantes. Como cabe suponer, no hay una opinión unánime sobre el concepto de persona. La diferencia más radical se da entre los que admiten la transcendencia del ser humano y los que la niegan. Para los primeros los tres rasgos esenciales de la persona son: que existe en sí, que es una sustancia individuada y con una naturaleza racional. Para los segundos, aunque admiten estos tres caracteres de la persona, no comparten su significación. Sobre todo, donde hay una mayor diferencia es en el aspecto racional. La razón, para los primeros (ver **mente-cerebro, pensamiento, razón**) es espiritual; para los inmanentistas no lo es. Una consecuencia inmediata es que estos niegan la libertad del hombre, mientras que los primeros consideran la libertad como su don más alto e inalienable. Todo el derecho está basado en esta concepción, en cuanto que considera que persona es todo ser capaz de derechos y obligaciones. Para Kant la persona, por tener un alma inmortal, es dignidad y, por ello, no puede ser tratada por ningún otro hombre, ni por sí mismo, como un simple medio. Teniendo en cuenta este carácter espiritual y trascendente del hombre, sostenía Kierkegaard que la persona es tal por estar delante de Dios, por ser existencia dialogada entre el Yo humano y el Tú de Dios. Solo en referencia a Él puede hablarse del ser personal del hombre. Y en términos parecidos se expresaba Guardini: el hombre es persona porque Dios es su Tú. Esta transcendencia y dignidad de la persona es la que lleva a respetar la vida humana, tanto en su inicio como en su final, por encima de cualquier razonamiento economista o de comodidad. Cuando el médico tiene esta concepción del hombre no solo respeta su vida como algo sagrado, sino que trata a sus pacientes como lo que realmente son: como personas dignas del máximo respeto y de una cuidadosa atención profesional.

personalidad (*personality*)
BIOÉT. f. Cualidad de persona (v.). Si existe la suficiente madurez física y psicológica, y no obstan problemas de salud, se manifiesta en el hombre como un comportamiento racional, consciente y libremente decidido. La personalidad no son las manifestaciones, sino la posesión de un modo de ser personal, que puede manifestarse, o no, en un momento dado (por ejemplo, durante la vigilia o el sueño). ‖ **p. del embrión humano** (*p. of the human embryo*) Cualidad de persona del embrión humano. Existe desde el momento de la concepción, en que podemos afirmar que existe un nuevo individuo de la especie humana. Ver **gemelación.**

perspiración (*perspiration*)
DERMATOL. f. Transpiración insensible a través de la piel.

perstans (*perstans*)
DERMATOL. adj. Lo que es persistente; como el eritema perstans.

persuasión (*persuasion*)
BIOÉT. f. Convicción razonada que el médico debe desarrollar en numerosas ocasiones con su paciente para hacerle llegar al convencimiento de la conveniencia de un tratamiento (ver **cumplimiento**) o de un cambio de estilo de vida (ver **discurso moral en medicina**). Aunque el paciente es libre, de hecho, para seguir el consejo del médico (ver **autonomía del paciente**), el médico debe iniciar su razonamiento persuasivo, si estima que su consejo es lo más conveniente para su paciente: la medicina no puede ser un servicio mudo, atento solo a las órdenes del paciente.

pertussis (*pertussis*)
PEDIAT. f. Cocobacilo gram-negativo del género *Bordella*, productor de la tos ferina.

pesadilla (*nightmare*)
PSIQUIAT. f. Sueño terrorífico que despierta a la persona. Al contrario de lo que ocurre con los terrores nocturnos, la persona que ha tenido una pesadilla está consciente tras el despertar y es capaz de recordar el sueño.

pesario (*pessary*)
GINECOL. m. Anillo de material plástico que se coloca en el interior de la vagina para corregir el prolapso genital. También se refiere a los anillos colocados en el interior de la vagina que ocluyen el cuello uterino y actúan como método de barrera anticonceptivo. Se denomina *pesario intrauterino* al dispositivo intrauterino.

peso corporal (*body weight*)
ENDOCRINOL. Parámetro cuantitativo imprescindible para la valoración del crecimiento, el desarrollo y el estado nutricional del individuo.

pestaña (*eyelashe*)
ANAT. f. Pelo corto y grueso que en conjunto se dispone en doble fila en el borde libre de los párpados.

peste (*plague*)
MICROBIOL. f. Enfermedad producida por *Yersinia pestis*. ‖ **p. selvática** (*wild p.*) La que se manifiesta en roedores salvajes y se transmite entre ellos mediante pulgas infectadas. ‖ **p. urbana** (*urban p.*) La que aparece en el hombre, que se infecta a partir de un roedor salvaje, y se transmite después entre ellos por medio de la picadura de las pulgas (peste bubónica) o gotitas respiratorias (peste neumónica).

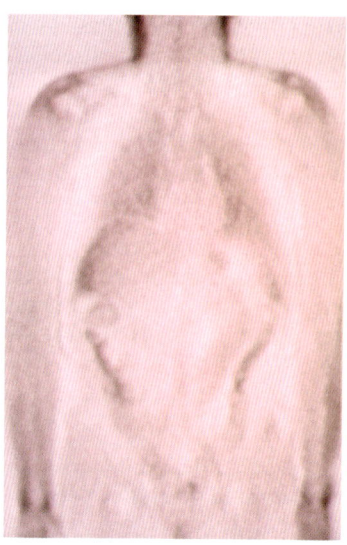

Exploración de cuerpo entero con **PET** (tomografía por emisión de positrones)

pesticida (*pesticide*)
MICROBIOL. m. Compuesto orgánico que se utiliza para destruir plagas que afectan a las plantas del campo. Ver **insecticida**.

PET (*positron emision tomography*)
MEDNUCL. Siglas inglesas de tomografía por emisión de positrones. Técnica de diagnóstico que recoge información del cuerpo humano a través de la radiación gamma producida por isótopos emisores de positrones gamma, que son emitidos desde un órgano o sistema, y es reconstruida mediante ordenador.

petequia (*petechiae*)
HEMATOL. f. Hemorragia dérmica o submucosa de tamaño muy pequeño. ‖ Manchas diminutas de la piel, en forma de punto pequeño, de color rojo o violáceo, que aparecen como consecuencia de unas mínimas hemorragias intradérmicas o submucosas.

petición de consejo (*advice petition*)
BIOÉT. Ver **consulta de ética clínica, consulta médica, prudencia**.

petidina (*petidine*)
ANEST. f. Analgésico opiáceo, agonista puro. Derivado del fenilpiperidina, con propiedades similares a la morfina pero de más rápida aparición, más corta duración y abundantes efectos adicionales (sedación, euforia, antitusígeno...).

Presenta una actividad anticolinérgica. En cuanto a su farmacocinética es necesario señalar que el inicio de su acción es de 10-15 min., después de su administración. El 60-80% se une a proteínas plasmáticas. Su metabolismo es hepático y su eliminación renal. Está indicado para el tratamiento del dolor intenso y de la ansiedad preoperatoria. Su toxicidad sigue un perfil semejante al resto de los opiáceos y produce una dependencia psíquica, física y tolerancia.

petit mal *(petit mal)*
NEUROL. Término en desuso que se utilizaba para referirse a las crisis epilépticas de ausencia.

pétrissage *(pétrissage)*
ORTOP. f. Forma de masaje. Consiste en el amasamiento que se efectúa con el borde cubital de la mano, friccionando como si esta fuera una cuchara.

petrositis *(petrositis)*
OTORRIN. f. Inflamación de la porción petrosa del hueso temporal.

pexia *(pexy)*
CIRGEN. f. Fijación de una víscera que está libre o móvil, en su lugar normal, mediante suturas. Las más frecuentes son la gastropexia, la rectopexia, la cecopexia y la colopexia.

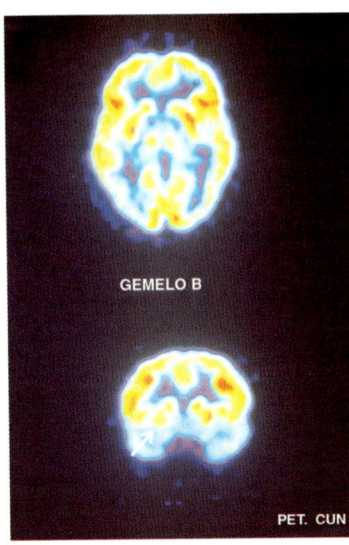

PET-18 FDG que muestra la actividad metabólica en ambos hemisferios cerebrales. La sección superior corresponde a un plano horizontal del cerebro y la inferior, a uno frontal

pezón *(nipple)*
ANAT. m. Protuberancia cilindrocónica situada en el centro de la mama. En su extremo presenta de 15 a 20 finos orificios, que corresponden a la desembocadura de los conductos galactóforos. Igual que la areola mamaria, presenta una coloración más oscura que el resto de la piel.

pH *(pH)*
FISIOL. Símbolo que indica la concentración de hidrogeniones. Se considera el pH de valor 7 como neutro; los valores inferiores a 7 son ácidos y los superiores, alcalinos. El pH es el logaritmo inverso de la concentración de hidrogeniones, expresada en términos de molaridad.

pial *(pial)*
NEUROL. adj. Perteneciente o relativo a la piamadre.

piamadre *(pia mater)*
ANAT. f. La cubierta más interna de las tres que envuelven al sistema nervioso central. Es muy fina, está adherida a la corteza, a la que acompaña hasta el fondo de los surcos y fisuras y posee una fina vascularización, pasando la mayor parte de estos vasos piales a la corteza a la que nutren.

pian *(pian)*
DERMATOL. m. Enfermedad contagiosa con expresividad cutánea, que se produce por el *Treponema pertenue*.

PIC *(PIC)*
GENÉT. Siglas inglesas de *polymorphism information content*, contenido de información de un polimorfismo. Se emplea como medida de la informatividad de un marcador genético, que depende del número de alelos para ese locus y de sus frecuencias relativas.

pica *(pica)*
PSIQUIAT. f. Trastorno de la conducta alimentaria que consiste en la ingestión de sustancias no nutritivas, como suciedad o pintura. Ver **alotriofagia**.

picadura *(sting)*
DERMATOL. f. Herida punzante producida por el aguijón de mosquitos, arañas, abejas, etc. ǁ **p. de barbero** *(barber's puncture)* Chancro sifilítico localizado en la cara, de una posible

inoculación en las maniobras de afeitado. || Foliculitis de etiología microbiana o micótica. || **p. de Copra** *(Copra's puncture)* Acariasis producida por la infestación por *Pycmotes* (pediculoides) *ventricosum.*

pícnico *(pyknic)*
PSICOL. m. Uno de los tres tipos constitucionales descritos por E. Kretschmer, que se caracteriza por una estructura corporal gruesa y redondeada (musculatura blanda, cráneo de gran perímetro, rostro redondo, cuello corto, manos cortas y anchas, etc.). Le corresponde un carácter de tipo ciclotímico y en caso de enfermedad mental tendría una tendencia a la psicosis maniacodepresiva.

picnoepilepsia *(pyknoepylepsy)*
NEUROL. Ver **petit mal.**

picogramo *(picogram)*
ANAT. m. Unidad de peso que equivale a 10^{-12} g.

picornavirus *(picornavirus)*
MICROBIOL. m. Virus de la familia *Picornaviridae.* Virus muy pequeños (pico) de unos 20-30 nm, con cápsides icosaédricas, sin envoltura, con genoma RNA pequeño (7-9 Kb), lineal, monocatenario, de sentido positivo. Son virus de la clase IV, según la clasificación de Baltimore. El genoma codifica una poliproteína que se procesa para dar lugar a las proteínas enzimáticas y las estructurales del virus. Se replican en el citoplasma celular. Debido a su pequeño tamaño, la mayoría de los picornavirus son termoestables, resistentes a los detergentes y estables a un pH ácido. Dentro de los picornavirus se incluyen cinco géneros: *Enterovirus* (poliovirus, virus coxsackie, echovirus), *Rhinovirus, Hepatovirus* (virus de la hepatitis A), *Cardiovirus* y *Apthovirus.* Algunos son patógenos importantes para el hombre y los animales.

pie *(foot)*
ORTOP. m. Parte terminal de la extremidad inferior del hombre, que comprende el tarso, el metatarso y los dedos, sobre la que el ser humano se mantiene en bipedestación y camina. || **p. adducto** *(per adductus f.)* Aquel en que la parte anterior mira hacia afuera en relación al eje vertical de la pierna. || **p. de atleta** *(athlete's f.)* Tricofilosis del pie producido por el hongo *Candida albigens,* que se caracteriza por cierto enrojecimiento. Es una micosis interdigital de los dedos de los pies, frecuentemente adquirida en piscinas y gimnasios. || **p. bot** *(bot f.)* Contrahecho. Pie deforme por desviación permanente (pie de piña). || **p. caído** *(drop f.)* Pie paralítico en posición de flexión plantar a causa de una lesión neurológica, como la parálisis del ciático poplíteo externo u otra que parece la musculatura dorsiflexora del pie. || **p. cavo** *(pes cavus)* Deformidad que se caracteriza por la incurvación de la punta hacia el talón por una exageración de la bóveda o arco plantar, con ápex en la articulación medio tarsiana, que deja cóncava la planta del pie y este en equinismo. || **p. de Charcot** *(Charcot's f.)* Secundario a una neuropatía heredo-degenerativa. Pie deforme propio de la artropatía tabética. || **p. en balancín** *(balancing f.)* Pie valgo, convexo, congénito, adquirido a causa de una anomalía tarso-metatarsiana (astrágalo vertical). || **p. en pronación** *(pes varus)* Pie varo del antepié debido a una fractura de estrés de un metatarsiano, que se presenta a consecuencia de una marcha forzada. Descrito inicialmente en soldados, también se le llama pie de marcha o enfermedad de Deutschlander. || **p. en supinación** *(supination f.)* Ver **pie valgo.** || **p. equino** *(pes equinus)* Pie que se presenta en flexión plantar forzada. || **p. equino valgo** *(pes equino-valgus)* Pie equino que apoya del borde interno de la planta. || **p. equino varo** *(clubfoot, talipes equino varus)* Pie equino en el que apoya el borde externo del pie. || **p. forzado** o **por sobrecarga** *(overload f.)* Pie que presenta una tumefacción dolorosa. || **p. de Friederich** *(Friederich's f.)* Pie cavo con una hiperextensión de los dedos propios de la ataxia hereditaria. || **p. metatarso varo** *(metarso-varus pes)* Abducción de los metatarsianos con cierto varismo del metatarso. || **p. plano** *(planus p.)* Pie que se caracteriza por un hundimiento del arco longitudinal, de forma que apoya toda la planta en el suelo. || **p. plano espástico** *(planus spasticus p.)* Pie plano en el que es imposible la supinación por causas diversas congénitas o adquiridas (puede ser por sinóstosis del tarso). || **p. plano valgo doloroso** *(dolorous valgus talipes p.)* Pie propio del adolescente. || **p. talo varo-talo valgo** *(talo varus-talo valgus p.)* Pie en el que se combinan estas deformidades, generalmente congénitas, o paralítico. || **p. valgo** *(valgus p.)* Deformidad en la que el pie está desviado en pronación y apoya el bor-

de interno. ‖ **p. varo** *(varus p.)* Deformidad en la que el pie está desviado en supinación y apoya el borde externo. ‖ **p. zambo** *(dub f.)* Pie contrahecho, generalmente del tipo equino varo.

pie de inmersión *(inmersion foot)*
DERMATOL. Maceración e intértrigo de los pies que han permanecido en una inmersión prolongada. ‖ **p. de Mossy** *(Mossy's f.)* Maceración de las plantas de los pies después de marchas prolongadas.

piebaldismo *(piebaldism)*
DERMATOL. m. Anomalía cutánea que consiste en placas coloreadas en blanco y negro o en marrón y blanco.

piedra *(stone)*
DERMATOL. f. Micosis localizada en el vello axilar, adquiriendo este un aspecto arrosariado. ‖ **p. blanca** *(white s.)* La causada por el *Piedroia horta*. ‖ **p. negra** *(black s.)* La producida por el *Trichosporum beigeli*.

piel *(skin)*
ANAT. f. Membrana que recubre la superficie del cuerpo. Es elástica, resistente (debido a la capa de células queratinizadas) y protege a los órganos más profundos no solo por su elasticidad y resistencia, sino porque el sudor contiene lisozima, que destruye las bacterias, por lo que a pesar de contener infinidad de microbios son infrecuentes las infecciones. Además de las glándulas sudoríparas posee también glándulas sebáceas que la lubrifican y pelos. En la piel se distinguen dos capas, la epidermis (superficial) y la dermis. El color más o menos oscuro de la piel es debido a la mayor o menor cantidad de melanóforos.

piel anserina *(cutis anserina)*
MEDLEGAL. Aspecto granuloso de la piel del cadáver, similar a la llamada piel de gallina que se observa en el sujeto vivo sometido al frío. Se debe a la rigidez posmortal de los erectores pilori. Es un fenómeno cadavérico no relacionado con el frío ni con otros factores, por lo que no tiene ningún valor diagnóstico.

piel india-rojo *(india-rubber skin)*
DERMATOL. Aspecto de la piel blanda y elástica en el síndrome de Ehlers-Danlos. ‖ **p. de marino** *(sailor's s.)* Piel envejecida prematuramente por la exposición continuada a la radiación solar. ‖ **p. senil** *(senile s.)* Piel de las personas de edad que se caracteriza por atrofia, arrugas y telangiectasias.

pielitis *(pyelitis)*
UROL. f. Término vacío de contenido que no debe ser utilizado. Cuando existe pielitis existe una afectación renal y es mejor denominarlo pielonefritis.

pielocistitis *(pyelocystitis)*
UROL. Término que en la actualidad no se emplea, sinónimo de pielonefritis (v.).

pielografía *(pyelography)*
UROL. f. Técnica radiológica que consiste en la introducción de contraste mediante diferentes métodos, opacificando las vías urinarias, para la obtención de imágenes con fines diagnósticos. ‖ **p. ascendente** *(antegrade p.)* Exploración radiológica que consiste en la visualización del uréter y la pelvis mediante la inyección, por vía endoscópica, de un contraste en el uréter terminal. ‖ **p. descendente** *(descendent p.)* Técnica radiológica que consiste en la introducción de contraste por vía intravenosa o por una punción renal percutánea, opacificando las vías urinarias para la obtención de imágenes con fines diagnósticos. ‖ **p. retrógrada** *(retrograde p.)* Técnica radiológica que consiste en la introducción de con-

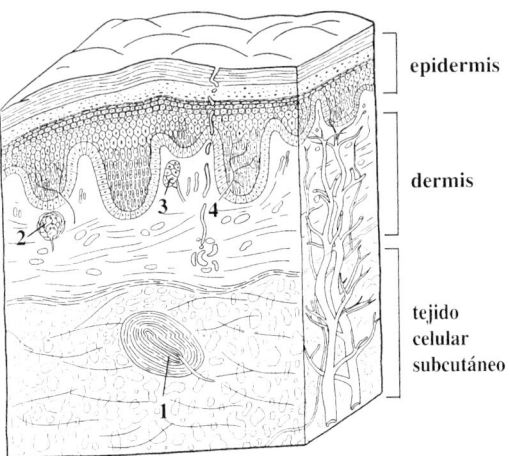

piel. Corte de la piel en el que aparecen representados diferentes corpúsculos sensitivos: en el tejido celular subcutáneo un corpúsculo de Pacini (1); en la dermis, un corpúsculo de Krause (2) y otro de Meissner (3). En la epidermis se pueden observar terminaciones nerviosas libres (4)

traste desde la porción distal, generalmente mediante una cateterización cistoscópica para la opacificación de las vías urinarias, obteniéndose imágenes con fines diagnósticos.

pielograma *(pyelogram)*
RADIO. f. Imagen obtenida en una pielografía.

pielolitotomía *(pyelolithotomy)*
UROL. f. Técnica quirúrgica que consiste en la extracción de un cálculo situado en la pelvis renal, por vía abierta, y practicando una incisión en la pelvis renal.

pielonefritis *(pyelonephritis)*
ANATPATOL. f. Infección difusa por bacterias piógenas de la pelvis y del parénquima renal. Se origina a través de las vías urinarias de salida o bien por vía sanguínea.

pielonefritis aguda *(acute pyelonephritis)*
NEFROL. Afección que se caracteriza por una infección bacteriana inespecífica del parénquima renal y de las vías urinarias superiores (pelvis y cálices). Hay un infiltrado celular inflamatorio de polimorfonucleares y, a veces, microabscesos en el intersticio renal. La infección puede tener un origen hematógeno, habitualmente ascendente, con factores favorecedores como las uropatías (tipo litiasis, obstrucción, reflujo vesicoureteral), enfermedades predisponentes (diabetes mellitus, nefropatía por analgésicos, etc.). Cursa con fiebre, escalofríos y dolor lumbar o abdominal, náuseas, vómitos, mialgias y disuria-polaquiuria. Puede ocasionar infecciones metastásicas (esqueleto, endocardio, ocular, sistema nervioso central) y sepsis generalizada. Los gérmenes pueden alcanzar el riñón por vía hematógena, ascendente desde la vejiga (la mayoría), o por vía linfática desde el intestino. Son más frecuentes en mujeres y sus factores facilitadores son el embarazo o la presencia de una obstrucción urinaria, reflujo vesicoureteral, vejiga neurógena o maniobras urológicas (sondaje, litotricia, etc.). La identificación del germen se efectúa con cultivos de orina y de sangre. Se trata con antibióticos, a veces de forma prolongada. ‖ **p. crónica** *(chronic p.)* Cuadro de fiebre con escalofríos y tiritona, dolor lumbar y una gran sensibilidad a la puñopercusión en ángulo costovertebral, donde se localiza el riñón. Se asocia, con frecuencia, a un dolor cólico abdominal, con náuseas y vómitos, y sintomatología del bajo aparato urinario como disuria, polaquiuria y nicturia. En la analítica de orina se detecta piuria, microhematuria y bacteriuria con urocultivo positivo, y en la sanguínea se encuentra una leucocitosis con desviación izquierda y una elevación de la velocidad de sedimentación y de la proteína C reactiva. ‖ **p. enfisematosa** *(emphysematous p.)* Formación de gas, en el parenquimatoso renal (rayos X de abdomen o TAC), en el contexto de una pielonefritis aguda, típica en pacientes diabéticos (fermentación mixta de la glucosa). Su mortalidad es del 100% si no se somete el paciente a un tratamiento y del 9 al 40% con un tratamiento óptimo. Este consiste en un drenaje inmediato y en la administración de antibióticos sensibles a los gérmenes gram-negativos, que son los habitualmente responsables. ‖ **p. xantogranulomatosa** *(xanthogranulomatous p.)* Tipo raro de pielonefritis crónica (5%) que se caracteriza por la presencia de granulomas, abscesos y un acúmulo de macrófagos cargados con lípidos. Es más frecuente entre los cincuenta y setenta años y en las mujeres, y cursa con fiebre, mal estado general, pérdida de peso, dolor lumbar, infección urinaria recurrente, nefromegalia, hipertensión y anemia. Se asocia, con frecuencia, a una historia clínica de cálculos renales, uropatía obstructiva, diabetes mellitus y en el 50% de los casos los pacientes presentan antecedentes de manipulación urológica. Los gérmenes más frecuentemente aislados en la orina son el *Proteus mirabillis* y el *Escherichia coli*. El tratamiento más adecuado es la nefrectomía.

pieloplastia *(pyeloplasty)*
UROL. f. Técnica quirúrgica abierta que es indicada para reparar la estenosis de la unión pieloureteral.

pierna *(leg)*
ANAT. f. En sentido amplio equivale al miembro inferior del cuerpo humano; en sentido estricto, al segmento comprendido entre la rodilla y el pie. La pierna, como extremidad inferior, se divide en muslo, pierna y pie. Tiene una estructura comparable al brazo, pero dispuesta para la bipedestación, la carrera y el salto. Por ello, tiene una mayor longitud y robustez que

el brazo. La pierna, en sentido estricto, está formada por dos huesos: la tibia y el peroné, y se articula con el muslo a nivel de la rodilla y con el pie a nivel del tobillo. Los músculos de la pierna actúan sobre el pie, siendo los más potentes los flexores plantares del pie, sin cuya acción sería imposible el salto y el poder andar, se arrastraría la punta del pie. El más potente de estos músculos es el tríceps sural.

pierna artificial *(artificial leg)*
ORTOP. Aparato protésico que se destina a reemplazar la pierna amputada. || **p. del tenista** *(tennis l.)* Alteración resultante del desgarro súbito de la unión músculo-tendinosa del gemelo interno, que suele ocurrir en personas mayores que practican tenis (u otros deportes). Su producción se conoce como signo de la pedrada, porque se percibe como el impacto de una pequeña piedra en la pantorrilla.

pieza en T de Ayre *(Ayre's piece)*
ANEST. Dispositivo anestésico que se utiliza para conectar una fuente de oxígeno humidificado al tubo endotraqueal, de forma que se pueda conectar un espirómetro para medir el volumen corriente en reposo. Se denomina también circuito de Mapleson.

piezoeléctrico *(piezoelectric)*
RADIO. adj. Se dice de aquellos materiales que pueden variar su tamaño o su diámetro cuando son sometidos al efecto de una corriente eléctrica, generando ondas de ultrasonidos con su movimiento. || Material empleado para la generación de los ultrasonidos; es la base del diagnóstico que emplea esta técnica.

pigmentación *(pigmentation)*
DERMATOL. f. Color de la piel normal o de origen patológico debido a enfermedades o pigmentos propios de las mismas.

pigmentario *(pigmentary)*
DERMATOL. adj. Perteneciente o relativo al pigmento.

pigmento *(pigment)*
DERMATOL. m. Material coloreado que, por diversas circunstancias, aparece en la piel. Se distinguen, p. ej., la melanina, de color negruzco; el hemosidérico, gris y marrón; el caroteno, pigmento amarillo. También se definen como artefactos los pigmentos artificiales, como los tatuajes.

pihemia *(pyemia)*
ANATPATOL. f. Infección purulenta. || Septicemia generalizada que se origina por la penetración en la sangre de los gérmenes piógenos y se caracteriza por la formación de numerosos abscesos en distintas partes del cuerpo. Se acompaña de fiebre, sudor, escalofríos, ictericia y dolores articulares.

pilar *(arch)*
ANAT. m. Término con el que se denominan diferentes estructuras anatómicas. || **p. del diafragma** *(diaphram a.)* Dos manojos de fibras conjuntivomusculares que se entrecruzan cerca de la línea media, delimitando el orificio esofágico. || **p. del fórnix** *(crus fornicis)* Los que nacen del cuerpo del fórnix: los anteriores terminan en los cuerpos mamilares y los posteriores son continuación de la fimbria. || **p. del paladar** *(palatine a.)* Nombre de dos pilares: el anterior, que es el palatogloso, y el posterior, el palatofaríngeo; entre ambos se encuentra la fosita tonsilar, que alberga la amígdala palatina. Los anteriores forman el límite entre la boca y la orofaringe, denominado istmo de las fauces.

pilar crus *(pilar crus)*
CIRPLÁS. Ver **pedúnculo**.

píldora *(pill)*
GINECOL. f. Forma de presentación farmacéutica en la que el medicamento presenta un aspecto redondeado u oval. Popularmente se refiere a la administración oral de los contraceptivos hormonales, si bien el término píldora debe hacer referencia a la forma de administrar un fármaco por vía oral.

píldoras anticonceptivas *(birth-control pills)*
BIOÉT. Ver **contracepción hormonal**.

pileflebitis *(pylephlebitis)*
CIRGEN. f. Inflamación con trombosis séptica de la vena porta o de alguna de sus tributarias, generalmente por extensión de un proceso séptico intrabdominal (p. ej., apendicitis aguda, diverticulitis aguda, enfermedad inflamatoria intestinal, etc.). Ver **sepsis, trombosis**.

pili *(pili)*
MICROBIOL. m. pl. Término procedente del latín que es el plural de *pilus* (pelo). Son apéndices cortos, a modo de pelos, anclados en la membrana de ciertas bacterias, involucradas en la conjugación bacteriana. En ocasiones, tam-

bién se denominan pili a las *fimbriae,* estructuras similares a los pili pero con una función de adhesina.

pili torti *(pili torti)*
DERMATOL. Cabellos retorcidos.

pilocarpina *(pilocarpine)*
FARM. f. Alcaloide con una acción colinérgica muscarínica. Se utiliza en la instilación ocular para el tratamiento del glaucoma de ángulo abierto.

piloerección *(piloerection)*
ANAT. f. Pelos que se erizan debido a la acción de los músculos erectores del pelo, llamados piloerectores o pilomotores.

pilonidal *(pilonidal)*
CIRGEN. adj. Referido al quiste, fístula o absceso pilonidal. El quiste pilonidal es la patología primaria, que tiende a la infección y a fistulizarse. Ver **absceso, fístula pilonidal, quiste pilonidal.**

píloro *(pylorus)*
ANAT. m. Lugar de paso del estómago al duodeno. Etimológicamente significa portero y esa es, precisamente, la función del píloro: controlar el paso del quimo al duodeno. Posee un esfínter que mantiene cerrada la comunicación del estómago y el duodeno, salvo en los momentos en que, por estar terminada la digestión gástrica, una onda peristáltica del estómago va seguida de la relajación del esfínter pilórico.

piloroestenosis *(pylorus stenosis)*
DIGEST. f. Estrechamiento del canal pilórico del estómago que conlleva una dificultad de la evacuación gástrica. Puede ser congénita, por una hipertrofia de la musculatura del píloro, y es más frecuente en los niños. La mayoría de las veces es secundaria a úlceras bulbares o del antro gástrico, así como a carcinomas de esta localización.

piloromiotomía *(pyloromyotomy)*
CIRGEN. f. Intervención quirúrgica que se realiza en lactantes para el tratamiento de la estenosis pilórica hipertrófica del recién nacido. Se manifiesta con vómitos de repetición en las primeras semanas de vida e intolerancia al alimento. La técnica consiste en la sección longitudinal de la serosa y la muscular hipertrofiada del músculo pilórico, dejando que se evagine la mucosa del duodeno y del estómago. Se denomina intervención de Ramstedt a la piloromiotomía extramucosa.

piloroplastia *(pyloroplasty)*
CIRGEN. f. Plastia que secciona el píloro para facilitar el drenaje del contenido gástrico. Es una intervención que se asocia a la vagotomía troncular, dado que la sección de los vagos disminuye la motilidad gástrica y así se evita la dificultad del vaciamiento gástrico que se asociaría. La técnica más usada es la de Heinecke-Miculitz (sección longitudinal y cierre transversal del píloro), aunque también existe la de Finney, que se realiza cuando hay una estenosis pilórica cicatricial por *ulcus.*

pilorospasmo *(pylorospasm)*
DIGEST. m. Contracción por espasmo del orificio pilórico a causa de una contracción o una hipertrofia de la musculatura del esfínter. Puede ser de causa nerviosa o por enfermedades gastroduodenales.

pilosebáceo *(pilosebaceous)*
DERMATOL. adj. Perteneciente o relativo a los pelos y las glándulas sebáceas.

pilosis *(pilosis)*
DERMATOL. f. Alteración inespecífica del pelo.

piloso *(pilose)*
DERMATOL. adj. Que tiene mucho pelo.

pineal *(pineal)*
FISIOL. f. Glándula situada en el epitálamo. En el hombre, esta glándula tiene menos importancia que en muchos animales. Interviene en la regulación sexual a través de la información luminosa que recibe, lo que determina la actividad sexual cíclica de una gran parte de los animales. Además, por medio de la melanotonina que segrega, influye en la secreción de gonadotropina hipofisaria.

pinealectomía *(pinealectomy)*
NEUROL. f. Extirpación de la pineal.

pinealocito *(pinealocyte)*
NEUROL. m. Célula de la glándula pineal.

pinealoma *(pinealoma)*
NEUROL. m. Término utilizado para describir las tumoraciones de distinto tipo anatomopatológico, que se asientan en la glándula pineal.

pineoblastoma (*pineoblastoma*)
NEUROL. m. Tumoración situada en la glándula pineal derivada de las células embrionarias de aquellas células precursoras de los pinealocitos.

pineocitoma (*pineocytoma*)
NEUROL. m. Tumor situado en la glándula pineal derivado de los pineocitos o células de la glándula.

pinguécula (*pinguecula*)
OFTALMOL. f. Proliferación de tejido en la conjuntiva, de carácter benigno. Es de color amarillento, de forma triangular, se sitúa próxima al limbo esclerocorneal sin invadir la córnea y con más frecuencia en el lado interno del ojo.

pinzamiento (*narrowed space*)
RADIO. m. Disminución del espacio comprendido entre dos estructuras. Compresión de un nervio o vaso que discurre entre ellas al disminuir el espacio que las separa.

pinzas (*forceps*)
ORTOP. f. pl. Instrumento metálico de dos ramas generalmente, que se emplea para coger, sujetar, atraer o comprimir tejidos en intervenciones quirúrgicas y para hacer curas estériles. Cuando son de ramas robustas se denominan también fórceps, aunque este nombre suele referirse a un instrumento obstétrico; también se aplica a unas pinzas usadas en cirugía ósea. || **p. de disección** (*thumb f.*) Las que poseen uno o más dientes finos en el extremo de cada hoja para sostener tejidos con un traumatismo mínimo, durante la cirugía. || **p. de Kocher** (*Kocher's f.*) Pinzas de foricipresión con puntas afiladas en sus extremos y una serie de dientes de sierra transversales en toda su longitud. Se emplean para sujetar tejidos durante la intervención o para comprimir un tejido hemorrágico. || **p. de mosquito** (*mosquito f.*) Pinza hemostática pequeña. || **p. oligator** (*oligator f.*) Pinzas largas y muy anguladas con un mecanismo similar a una mandíbula en la punta (pinza de biopsia). || **p. de sutura** (*suture f.*) Las utilizadas para sostener la aguja al hacer una sutura. También se denomina porta-agujas.

pinzas de Magill (*Magill's forceps*)
ANEST. Pinzas anguladas introducidas por sir Ivan Magill (1888-1986), anestesista británico. Estas pinzas siguen manteniendo la forma original que él diseñó en 1920. Su forma angulada facilita la colocación de tubos endotraqueales, sondas nasogástricas, termómetros esofágicos y otros dispositivos, manipulando las pinzas a través de la boca.

piocele (*pyocele*)
NEUROCIR. m. Infección de un mucocele, que es una colección mucosa progresivamente encapsulada.

pioderma (*pyoderma*)
DERMATOL. f. Ver **piodermia**. || **p. chancriforme** (*chancriforme p.*) Úlcera crónica de la piel del prepucio que recuerda al chancro sifilítico.

piodermia (*pyodermia*)
DERMATOL. f. Dermatosis supurativa de frecuente etiología microbiana.

piodermitis (*pyoderma*)
ANATPATOL. f. Enfermedad cutánea causada por gérmenes piógenos, sobre todo por *Streptococcus* y *Staphilococcus*, incluyendo la erisipela, los flemones, los abscesos y las formas crónicas y vegetantes, aunque no las dermatosis sobreinfectadas. También se denomina piodermia.

piógeno (*pyogenic*)
ANATPATOL. adj. Que produce pus o desencadena una supuración a consecuencia de un proceso supurativo.

piohemotórax (*pyohemothorax*)
PNEUMOL. m. Acumulación de sangre y pus en la cavidad pleural.

piometra (*pyometra*)
GINECOL. m. Colección purulenta en el interior de la cavidad uterina. Suele aparecer en las endometritis postaborto, en los cuadros de fiebre puerperal y en la patología tumoral del cuerpo y cuello de útero.

pionefritis (*pyonephritis*)
UROL. f. Infección renal por vía hematógena producida por bacterias gram-negativas, que proceden de lesiones infectadas en la piel, la garganta, los oídos, etc. Es la fase clínica previa a la formación de los abscesos renales hematógenos (ántrax renal). Desde el punto de vista clínico producen dolor lumbar, sin alteraciones miccionales, y fiebre alta. El sedimento urinario es normal; el cultivo de orina,

negativo. El diagnóstico es clínico, ya que solo excepcionalmente la urografía puede evidenciar signos indirectos de afectación renal. El tratamiento es con antibióticos, si es posible selectivo y tras un hemocultivo. Si se trata precozmente, la evolución clínica es muy favorable, con recuperación *ad-integrum* del parénquima renal. Si el tratamiento es inadecuado o el diagnóstico tardío, evoluciona a un absceso renal (ántrax renal).

pionefrosis *(pyonephrosis)*
NEFROL. f. Dilatación de la pelvis renal y de los cálices, habitualmente por una obstrucción en la unión ureteropiélica o ureterovesical (hidronefrosis), asociado a una infección con formación de líquido purulento. En la ecografía se objetivan numerosos ecos en la pelvis renal.

pioneumopericardio *(pyopneumopericardium)*
CARDIOL. m. Pericarditis purulenta con acúmulo de gas y pus dentro de la cavidad pericárdica.

piopericardio *(pyopericardium)*
CARDIOL. m. Pericarditis purulenta con acúmulo de pus en la cavidad pericárdica.

piorrea *(pyorrhea)*
ANAT. f. Flujo de pus. Se suele aplicar esta designación a la inflamación purulenta del periostio alveolar.

piosálpinx *(pyosalpinx)*
GINECOL. f. Colección purulenta en las trompas de Falopio. La vía de infección suele ser a través de la mucosa endometrial (endometritis), que por vía canalicular llega a afectar a las trompas. Con una gran frecuencia el piosálpinx produce pelviperitonitis.

piotórax *(pyothorax)*
CARDIOL. m. Empiema torácico. Acúmulo de pus en la cavidad pleural.

piovario *(pyoovary)*
GINECOL. m. Colección purulenta que afecta al ovario, formando abscesos en este órgano. Con gran frecuencia acompaña a la salpingitis, produciéndose, secundariamente, el cuadro de pelviperitonitis.

pipecuronio *(pipecuronium)*
ANEST. m. Fármaco relajante muscular de origen sintético. Bloqueante neuromuscular no despolarizante. Actúa inhibiendo, de forma competitiva y reversible, a los receptores colinérgicos de la placa neuromotriz, produciendo una parálisis muscular de tipo flácido. Se utiliza como coadyuvante a la anestesia general. Tiene una prolongada duración, pero casi no se emplea en la práctica clínica.

piperacilina *(piperacillin)*
FARMCLÍN. f. Penicilina del grupo de las acilureidopenicilinas.

piperazina *(piperazine)*
FARMCLÍN. f. Fármaco utilizado en el tratamiento de las ascariadiasis.

piracinamida *(pyrazinamide)*
PNEUMOL. f. Fármaco tuberculostático bactericida utilizado frecuentemente en el tratamiento de la tuberculosis, cuyo mecanismo de acción es desconocido. Sus principales efectos secundarios son: la hepatotoxicidad, no mayor que la observada en la asociación con isoniacida y rifampicina, y la hiperuricemia, que disminuye si se asocia rifampicina.

piramidal *(pyramidal)*
ANAT. adj. Se dice de toda estructura con forma de pirámide. Con este nombre se designan un músculo y un hueso.

pirámide *(pyramide)*
ANAT. f. Nombre de varias estructuras anatómicas que recuerdan esa forma geométrica. || **p. bulbar** *(bulbar p.)* Cada una de las dos prominencias, a uno y otro lado del surco bulbar anterior, debidas al haz piramidal (recibe este nombre por formar las pirámides bulbares). || **p. renal** *(renal p.)* Cada una de las que forman la sustancia medular del riñón y están separadas por las columnas renales. El vértice redondeado de las pirámides renales se denomina papila renal y está rodeada por el borde de un cáliz menor.

pirantel *(pyrantel)*
FARMCLÍN. m. Fármaco utilizado en el tratamiento de las ascaridiasis y las enterobiasis.

pirazinamida *(pyrazinamide)*
FARMCLÍN. f. Quimioterápico antituberculoso muy utilizado. Puede ser hepatotóxico.

pirazolona *(pyrazolone)*
FARM. f. Hetrociclo pentagonal con dos átomos de nitrógeno contiguos y un grupo carbonilo. Se utiliza, fundamentalmente, para designar a los miembros de una familia de antiinflamatorios no esteroideos. Ver **analgésico**.

pirenzepina *(pirenzepine)*
ENDOCRINOL. f. Fármaco anticolinérgico antagonista de los receptores muscarínicos M1, que inhibe la motilidad gástrica y su secreción, así como la salivar. Posee efectos anticolinérgicos en las áreas ocular, cardiocirculatoria y de la vejiga urinaria. Cruza escasamente la barrera hematoencefálica. Se ha empleado en el tratamiento de la úlcera duodenal.

pirético *(pyretic)*
PEDIAT. adj. Relativo a la fiebre.

piridinolina *(pyridinoline)*
ENDOCRINOL. f. Fragmento molecular derivado del tejido cartilaginoso y óseo, cuya estimación urinaria constituye un parámetro de la tasa de reabsorción ósea, siendo especialmente útil en el diagnóstico y el seguimiento terapéutico de la osteoporosis.

piridostigmina *(pyridostigmine)*
ANEST. f. Parasimpaticomimético y anticolinesterásico que actúa inhibiendo la hidrólisis de la acetilcolina, al competir con esta frente al ataque de la colinesterasa, enzima encargada del metabolismo y de la inactivación de la acetilcolina. De este modo, consigue un aumento de la presencia de la acetilcolina endógena, que ejercerá sus efectos activadores sobre los receptores nicotínicos y muscarínicos. Es especialmente importante en el tratamiento de las patologías de la placa neuromuscular (miastenia gravis, bloqueo neuromuscular...). || En farmacocinética, manifiesta una pobre absorción gastrointestinal, un extenso metabolismo hepático, y su eliminación es renal. Los efectos adversos son infrecuentes y afectan, sobre todo, al sistema nervioso autónomo (efectos colinérgicos). La crisis colinérgica se trata con atropina endovenosa.

piriforme *(piriform)*
ANAT. adj. Con forma de pera.

pirimetamina *(pyrimetamine)*
FARMCLÍN. f. Fármaco antipalúdico utilizado en el tratamiento del paludismo y de las infecciones por *Toxoplasma gondii*.

pirofosfato *(pyrophosphate)*
MEDNUCL. m. Radiofármaco formado por un compuesto fosforado marcado con ^{99m}Tc, que se emplea en la obtención de gammagrafías cardiacas para detectar el infarto agudo de miocardio.

pirógeno *(pyrogen)*
PEDIAT. m. Agente que produce fiebre. El más frecuente es la toxina de las bacterias. Además de los agentes exógenos, hay pirógenos endógenos, en concreto, una proteína de bajo peso molecular liberada por los leucocitos fagocíticos como respuesta a las proteínas extrañas.

piromanía *(pyromania)*
PSIQUIAT. f. Trastorno del control de los impulsos que se caracteriza por la reiteración de actos o intentos de prender fuego a las propiedades u otros objetos, sin motivo aparente, junto a una insistencia constante sobre temas relacionados con el fuego y la combustión.

pirosis *(pyrosis)*
DIGEST. f. Sensación de quemazón, ardor o dolor punzante que se percibe por debajo del esternón. Se debe al reflujo del contenido gástrico ácido y, con frecuencia, puede ascender por el esófago. Se facilita su aparición cuando se adoptan distintas posiciones como la inclinación, el decúbito, etc. Es uno de los síntomas más comunes de la indigestión.

piroxicam *(piroxicam)*
ANEST. m. Antiinflamatorio, analgésico y antipirético de tipo no esteroideo, del grupo de los oxicams. Actúa impidiendo la síntesis de prostaglandinas mediante la inhibición competitiva y reversible de la cicloxigenasa. Es utilizado para el tratamiento del dolor (sobre todo inflamatorio), de la artritis reumatoide, de la osteoartritis, de la espondilitis anquilosante, de la inflamación no reumática, de la dismenorrea primaria, del ataque agudo de gota, etc. La farmacocinética es la siguiente: absorción rápida y amplia a través del tracto gastrointestinal. El 99% se une a proteínas plasmáticas, proporcionándole una semivida muy larga. Su metabolismo hepático es extenso y su eliminación es, principalmente, renal. Puede producir una amplia gama de efectos secundarios, siendo los más frecuentes de origen digestivo (náuseas, gastralgia, anorexia, diarrea, hemorragia gastrointestinal, úlcera gástrica o duodenal...).

piroximona *(piroximone)*
ANEST. f. Fármaco inhibidor de la fosfodiesterasa III. Incrementa la cantidad de AMPc disponible en el citoplasma de las células miocárdicas, por lo que mejora la función contráctil de las mismas. Todavía no está muy extendido su uso clínico.

pirrol *(pyrrole)*
BIOQUÍM. m. Heterociclo de carbono y nitrógeno de cinco eslabones, presente en las porfirinas; como el grupo hemo.

piruvato *(piruvate)*
BIOQUÍM. m. Metabolito que se obtiene a partir de la glucosa en la glucólisis.

Pit-1 *(Pit-1)*
ENDOCRINOL. Factor de transcripción específico de la hipófisis anterior, de estructura proteica, compuesto de 291 aminoácidos. Regula la expresión de los genes que codifican la síntesis de la hormona de crecimiento, prolactina y beta subunidad de la hormona estimulante del tiroides (TSH), desempeñando un papel importante en la diferenciación de las correspondientes células hipofisarias.

pitiatismo *(pithiaticism)*
PSICOL. m. Término propuesto por Babinski como equivalente al de histerismo, que se define como el conjunto de trastornos causados por la sugestión, que son susceptibles de desaparecer por contrasugestión o persuasión.

pitiriasis *(pityriasis)*
DERMATOL. f. Formación de abundantes escamas, especialmente en el cuero cabelludo.

pitresina *(pitressin)*
NEFROL. f. Solución acuosa que contiene el principio presor y antidiurético del lóbulo posterior de la hipófisis. Se utiliza para el diagnóstico diferencial de las poliurias (diabetes insípida central, diabetes insípida nefrogénica, potomanía, etc.) y para el tratamiento de la diabetes insípida central.

pituicito *(pituicyte)*
ENDOCRINOL. m. Célula de estirpe glial localizada en el lóbulo posterior de la hipófisis. Su significación funcional, en lo que respecta a la neurosecreción de oxitocina y vasopresina, no es bien conocida.

pituicitoma *(pituicytoma)*
NEUROCIR. m. Tumor de la neurohipófisis. ‖ **p. granular** *(granular p.)* Tumor originado de los pituicitos granulares de la neurohipófisis.

piuria *(pyuria)*
NEFROL. f. Presencia de glóbulos de pus en la orina, procedentes de la transformación de los leucocitos; se suele asociar a una infección urinaria. Ver **leucocituria.**

pivampicilina *(pivampicillin)*
FARMCLÍN. f. Éster de la ampicilina que presenta una mejor absorción cuando se administra por vía oral.

pixel *(pixel)*
RADIO. m. Término inglés para denominar a cada uno de los puntos de un objeto, representados como un punto de información y situados en una matriz; es decir, en las imágenes digitales.

placa *(plate)*
RADIO. f. Lámina o cuerpo de forma plana y poco espesor. También se denomina filme o película radiográfica.

placa coriónica *(chorionic plate)*
ANAT. Zona del corion de donde parten las vellosidades coriales. ‖ **p. epifisaria** *(epiphyseal p.)* Placa de cartílago de crecimiento situada entre la diáfisis y las epífisis. ‖ **p. motora** *(motor p.)* Terminación de una fibra nerviosa motora en una placa de tejido muscular no diferenciado, donde se inicia la respuesta ante un impulso nervioso motor. ‖ **p. neural** *(neural p.)* Zona diferenciada de ectodermo, situada en la línea media del escudo embrionario, dorsal a la notocorda. De esta placa se origina todo el sistema nervioso. ‖ **p. de Peyer** *(Peyer's patches)* Placas de tejido linfoide que se encuentran en la pared del íleon, haciendo una ligera prominencia en la luz intestinal.

placa hiliar *(hilar plate, porta hepatis)*
CIRGEN. Área fibrosa del hilio hepático donde se fusionan el peritoneo del pedículo hepático y la cápsula de Glisson. El interés quirúrgico que tiene es que cuando se incide, permite el acceso a los tramos intrahepáticos de las ramas del conducto hepático común, de la arteria hepática y de la vena porta.

placa muscular *(muscle plate)*
ANAT. Ver **placa motora.**

placebo *(placebo/dummy)*
PSICOL. m. Sustancia que no posee efectos farmacológicos, pero que puede ejercer un efecto psicológico o psicofisiológico debido a las expectativas que tiene el receptor sobre su tratamiento activo.

placenta *(placenta)*
ANAT. f. Órgano materno-fetal que es responsable de la nutrición y de la eliminación de los ca-

tabolitos procedentes del feto. La parte fetal de la placenta es el corion frondoso y la materna la decidua basal. Cuando la placenta alcanza su máximo desarrollo tiene una forma de disco de unos 15 cm de diámetro, pesa aproximadamente 500 g, y contiene unos 150 ml de sangre. Está dividida por los tabiques placentarios en 15-20 cotiledones. La superficie de contacto de la sangre materna, alojada en las lagunas o espacios intervellosos, con las vellosidades coriales es considerable. El intercambio de sustancias entre madre y feto se hace a través de las vellosidades coriales. La pared (barrera placentaria) que separa la sangre materna de la fetal (que circula por los capilares de las vellosidades) está constituida por el endotelio capilar y el trofoblasto (sincitiotrofoblasto y una capa discontinua de citotrofoblasto). De la madre pasan al feto el oxígeno y los principios inmediatos: sales, agua; y del feto pasan a la madre los catabolitos: dióxido de carbono, urea, bilirrubina, etc. La sangre materna llega a la placenta por ramas de las arterias uterinas. La circulación placentaria fetal procede de las arterias umbilicales y vuelve al feto por la vena umbilical. El flujo sanguíneo, durante el pleno desarrollo placentario, es de unos 500 ml por minuto. Otra misión de la placenta es la secreción de hormonas que pasan tanto a la madre como al feto: hormonas esteroides, testosterona progestinas, etc. No pueden atravesar la barrera placentaria, ni las moléculas de gran tamaño como las proteínas, y menos aún los virus y las bacterias. Si se produce una infección del feto es porque el correspondiente virus o bacteria ha destruido en algunos puntos la barrera placentaria.

placenta de Duncan *(Duncan's placenta)*
GINECOL. Forma en la que puede desprenderse la placenta después del periodo expulsivo. Primero se forma el hematoma retroplacentario en el borde de la inserción placentaria y va ocupando posteriormente todo el lecho de la misma. || **p. previa** *(p. praevia)* Inserción de la placenta en el canal del parto. Se clasifica en cuatro grados: *placenta previa central y total,* que ocluye totalmente el cuello uterino; *placenta previa parcial,* en la que el cuello uterino se encuentra parcialmente ocupado por la placenta; *placenta marginal,* en la que el borde inferior de la placenta llega al orificio cervical interno; *inserción baja,* en la que la placenta se encuentra inserta en el segmento uterino inferior. El síntoma fundamental de la placenta previa es la hemorragia del tercer trimestre del embarazo. Al iniciarse las contracciones uterinas, el desprendimiento placentario se acompaña de hemorragia, que afecta a la madre o que puede producir también hipoxia en el feto. El tratamiento habitual de la placenta previa es la cesárea.

placentación *(placentation)*
GINECOL. f. Inserción de la placenta y desarrollo de las vellosidades coriales y del espacio intervelloso. A lo largo del embarazo se va produciendo la maduración placentaria, que facilitará el intercambio materno fetal.

placer *(pleasure)*
PSICOL. m. Estado satisfactorio derivado de la consecución de un deseo, la eliminación o reducción de una necesidad o el logro de un objetivo. El placer va unido al alivio de la tensión y a la tendencia a conservar ese estado.

placoda *(placode)*
ANAT. f. Engrosamiento del ectodermo del embrión que, mediante sucesivos cambios, va originando una parte de tres órganos de los sentidos: el cristalino, el oído interno y la pituitaria olfatoria || **p. del cristalino** *(lens p.)* Se origina en el ectodermo, situado delante de la vesícula óptica, e inducido por esta forma el esbozao del cristalino. || **p. olfatoria** *(olfactory p.)* Engrosamiento ectodérmico en la zona que más tarde formará el techo de las fosas nasales. Sus células se diferencian en células olfatorias. || **p. ótica** *(optic p.)* Aparece a ambos lados del rombencéfalo. Da origen a la vesícula ótica y esta conforma las diferentes partes del oído interno: utrículo, sáculo, conductos semicirculares y caracol.

plagiocefalia *(plagiocephaly)*
NEUROL. f. Cráneo asimétrico con prominencia de la región frontal de un lado y de la occipital del lado opuesto.

planificación de cuidados médicos *(medical care policy)*
BIOÉT. Ver **política sanitaria**. || **p. familiar** *(family planning)* Conjunto de servicios sanita-

rios destinados a permitir a las parejas decidir de forma responsable sobre el número de hijos que desean tener. Normalmente se interpreta en sentido restringido, como servicios para evitar tener hijos, mediante métodos de barrera, contracepción hormonal (v.), DIU (v.) o administración poscoital de hormonas para impedir la nidación del embrión. Propiamente, deberían plantear abiertamente los métodos naturales (v.), cuyos principios básicos son ignorados por la mayoría de los ginecólogos, dejando así abierta la puerta a la libertad de la pareja de tener o no tener hijos. Habitualmente, se considera que es necesario limitar la natalidad en los países en desarrollo, olvidando que la riqueza no es estática, sino producto de la actividad humana: es necesario que se mantenga la natalidad en esos países para que se supere el subdesarrollo, aunque son necesarios más factores.

planificación familiar (*family planning*)
GINECOL. Control de natalidad mediante el empleo de métodos contraceptivos que permiten planificar el momento y el número de embarazos.

planigrafía (*tomography*)
RADIO. f. Término que significa imagen de un plano. Ver **tomografía**.

plano (*plane*)
ANAT. m. Elementos de referencia topográfica de diferentes estructuras. Los principales son los que corresponden a los tres planos del espacio: *plano frontal,* pasa por delante de la frente y viene determinado por dos ejes vertical y transverso; *plano sagital,* divide el cuerpo en dos mitades, simétricas, lo determinan el eje vertical y el antero-posterior; *plano transversal,* también llamado horizontal, lo forman el eje antero-posterior y el transverso.

plano horizontal de Frankfurt (*Francfort horizontal plane*)
CIRPLÁS. Plano cefalométrico que pasa por el punto infraorbitario (punto más bajo del reborde inferior de la órbita) y por el porion (punto más alto del conducto auditivo externo).

planta del pie (*planta pedis*)
ANAT. Superficie inferior del pie, la que sirve de apoyo.

plantar (*plantaris*)
ANAT. adj. Relativo a la planta del pie (músculos, arterias y nervios plantares).

plantilla (*template*)
ORTOP. f. Patrón, molde o modelo. ‖ Pieza laminar que, interpuesta entre la planta del pie y el calzado, contribuye a la corrección de ciertas deformidades del pie. ‖ Guía para ciertas osteotomías o para calcular la prótesis adecuada, que está acorde con la anatomía de la región.

plaqueta (*platelet*)
ANAT. f. Elemento constituyente de la sangre, de forma discoidal, con un diámetro entre 2 y 4 μm. Se encuentra en la sangre en un número aproximado de 250.000/mm^3 y se origina por la fragmentación de los megacariocitos. Tiene una gran importancia en la coagulación de la sangre.

plaquetas marcadas (*labeled platelets*)
MEDNUCL. Plaquetas, antólogas o heterólogas, marcadas radiactivamente con 111-in-oxina. Se utilizan en medicina nuclear para la detección de tromboembolismos, en el rechazo a los trasplantes renales y en estudios de la vida media plaquetaria, entre otros.

plasma (*plasma*)
HEMATOL. m. Parte líquida de la sangre en la cual están suspendidos los elementos celulares. Del total del volumen sanguíneo, el 55% está compuesto por plasma. Es un líquido claro, de color amarillo. No contiene células y está constituido por agua, electrólitos, proteínas, sales inorgánicas, nutrientes, hormonas, enzimas, gases y materiales de desecho de las células. Es esencial para el transporte de los elementos celulares de la sangre, a través de la circulación, y de los nutrientes, para el mantenimiento del equilibrio ácido-base del organismo y para el transporte de productos de desecho procedentes de los tejidos. El plasma y el líquido intersticial tienen un contenido y una concentración de proteínas muy similar, y, por lo tanto, el plasma es importante para mantener la presión osmótica y el intercambio hidroelectrolítico entre los capilares y los tejidos. ‖ **p. fresco congelado** (*fresh-frozen p.*) Una unidad de plasma fresco congelado es el componente que se obtiene tras la centrifugación de una unidad de 450 ml de sangre total, en las seis horas que siguen a su

obtención. Tiene un volumen que oscila entre 200-250 ml. Puede almacenarse hasta un año a −30º C. El plasma de donante único puede obtenerse en mayores cantidades mediante la plasmaféresis. Su transfusión está indicada en pacientes con sintomatología hemorrágica y que presentan alteraciones de las pruebas de la coagulación. Dada la presencia de isoaglutininas de grupo ABO, el plasma que se puede transfundir debe ser isogrupo ABO con el receptor, o compatible. Otro uso que se le puede dar al plasma fresco es como materia prima para la obtención de hemoderivados: albúmina, inmunoglobulinas, factores de coagulación, etc. ‖ **p. sobrenadante de crioprecipitado** *(cryosupernatant fraction of p.)* Fracción del plasma fresco que queda después de retirar el crioprecipitado. Puede ser útil en pacientes con púrpura trombótica trombocitopénica.

plasmaféresis *(plasmapheresis)*
HEMATOL. f. Obtención de plasma a través de separadores celulares, con la devolución al donante o al paciente del resto de los componentes celulares de la sangre. Puede utilizarse como técnica de obtención de plasma de donante, con una extracción de 600 ml, con fines transfusionales; o como plasmaféresis terapéutica, que supone la separación y eliminación del enfermo de un volumen igual o superior a su volumen plasmático, con el fin de eliminar un constituyente plasmático anormal o aportar un componente plasmático normal, en el que el enfermo sea deficitario.

plásmido *(plasmid)*
MICROBIOL. m. Fragmento circular de DNA extracromosomal, capaz de una replicación autónoma y que codifica funciones no esenciales para la célula. Pueden tener un tamaño desde 1 Kb hasta, los más grandes, 300 Kb, y pueden aparecer entre 1 y 100 copias por célula. La mayoría son moléculas circulares covalentemente cerradas. En una misma célula pueden coexistir más de un tipo de plásmidos con diferente modo de replicación. Sin embargo, plásmidos con el mismo modo de replicación son incompatibles y no pueden mantenerse de manera estable en la misma célula. Este fenómeno de incompatibilidad permite clasificar a los plásmidos en distintos grupos de incompatibilidad. En el caso de las bacterias, algunos plásmidos pueden promover su propia transferencia de una célula a otra mediante el proceso de conjugación. La información que codifican incluye la resistencia a los antibióticos, metales pesados y la expresión de exotoxinas y otros factores de virulencia bacteriana.

plasmina *(plasmin)*
HEMATOL. Ver **fibrinolisina.**

plasminógeno *(plasminogen)*
HEMATOL. m. Glucoproteína de una sola cadena de secuencia conocida que está presente en el plasma. La molécula posee cinco bucles que contienen los lugares *lysin binching sites* por los que se fija a la fibrina o a la α-antiplasmina. La ruptura del enlace Arg^{560}-Val^{561} convierte el plasminógeno en plasmina. Entre los activadores fisiológicos del plasminógeno están el t-PA y la urokinasa.

plasmocito *(plasmocyte)*
ANATPATOL. m. Célula ovalada, de mayor tamaño que los linfocitos, con basofilia citoplasmática y un núcleo excéntrico con cromatina en grumos (núcleo en rueda de carro) y zona de Golgi alrededor del núcleo. Se forman por diferenciación de los linfocitos B activados, y su función es producir anticuerpos. También se le conoce como célula plasmática.

plasmocitoma *(plasmocytoma)*
ANATPATOL. f. Neoplasia por proliferación de células plasmáticas y formación de paraproteínas, que puede ocurrir en la médula ósea o fuera de ella.

Plasmodium *(Plasmodium)*
MICROBIOL. Género de protozoos parásitos perteneciente al filo *Apicomplexa* y la familia *Plasmodiidae*, causantes del paludismo o la malaria. El género incluye unas cincuenta especies, cuatro de las cuales producen el paludismo humano; estas son: *Plasmodium vivax, Plasmodium malariae, Plasmodium falciparum* y *Plasmodium ovale*. Son parásitos intracelulares capaces de multiplicarse en el hombre, en el hepatocito (esquizogonia hepática) y, más tarde, en el eritrocito (esquizogonia sanguínea), donde dan lugar a un cuadro muy característico de la enfermedad, en el que predomina la fiebre, normalmente en accesos periódicos cada 48 horas (fiebres tercianas) o cada 72 horas (fiebres cuartanas). Los plasmodios del paludismo son transmitidos al

hombre mediante la picadura de mosquitos del género *Anopheles*.

-plastia *(-plasty)*
ORTOP. Sufijo que indica la operación quirúrgica que tiene por objeto modificar la forma de una estructura deformada; le precede, en general, el nombre de la estructura u órgano que corrige. Por ejemplo, acetabuloplastia significa la corrección de la forma del acetábulo. En otros casos, le sigue otro término; p. ej., plastia tendinosa.

plastia en S *(S-plasty)*
ORTOP. En cirugía plástica, técnica usada para distribuir las fuerzas contráctiles de cicatrización de la herida en más de una dirección, realizando una incisión en forma de S, en lugar de una línea recta. || **p. en W** *(W-plasty)*. Técnica usada principalmente para la reparación de cicatrices rectas, que exige una redistribución de la tensión, en la que se invierten los pequeños colgajos.

plastia de Sturmdorf *(Sturmdorf's technique)*
GINECOL. Técnica quirúrgica que se emplea para la amputación del cuello del útero. La sutura se realiza cubriendo los labios del cuello uterino.

plasticidad *(plasticity)*
ANAT. f. En biología, se da este nombre a la propiedad que tanto los organismos vivos como sus órganos y células tienen para acomodarse a las nuevas situaciones, originadas muchas por la pérdida de una parte del parénquima funcionante. Es bien conocida, p. ej., la capacidad que tienen las neuronas para aumentar su arobirzación neurítica y el número de sinapsis cuando hay una pérdida neuronal, bien por traumatismo, bien por envejecimiento.

plata *(silver)*
RADIO. f. Metal noble de símbolo químico Ag, de número atómico 47 y de masa molar atómica 107,9, de color blanco, y que, en forma de sales, se utiliza para las emulsiones del papel fotográfico y radiográfico.

Platelmintos *(Platyhelminthes)*
MICROBIOL. Grupo de helmintos parásitos incluidos en el filo *Platyhelminthes* (impropiamente denominados «gusanos planos»). Se caracterizan por presentar un cuerpo aplanado, en sentido dorso-ventral, que puede ser o no segmentado y son especies monoicas (hermafroditas). Comprende las clases *Monogenea*, *Digenea* (trematodos digenéticos) y *Cestoidea*.

platibasia *(platybasia)*
NEUROL. f. Anomalía congénita de la base del cráneo que consiste en su aplanamiento, con un aumento del ángulo formado por la intersección de dos rectas: una sigue el plano de la fosa anterior y la otra está formada por el clibus.

platirrinia *(platyrrhine)*
OTORRIN. f. Nariz amplia, con un índice nasal superior a 53.

platirrino *(platyrrhine)*
ANAT. adj. Sujeto con nariz ancha.

platisma *(platysma)*
ANAT. f. Músculo cutáneo que se extiende desde la mandíbula hasta la clavícula. Frunce la piel del cuello y desciende la mandíbula.

pleiotropía *(pleiotropy)*
GENÉT. f. Fenómeno por el cual un solo gen es responsable de efectos fenotípicos distintos y no relacionados.

-plejía *(-plegia)*
NEUROL. Sufijo que indica cualquier parálisis motora.

pleocitosis *(pleocytosis)*
NEUROL. f. Aumento del número de células en un fluido corporal.

pleomórfico *(pleomorphic)*
ANATPATOL. adj. Que tiene la capacidad de adquirir distintas formas.

pletismografía *(plethysmography)*
FISIOL. f. Determinación de los cambios de volumen mediante un pletismógrafo.

pletismografía respiratoria *(respiratory plethysmography)*
PNEUMOL. Prueba funcional respiratoria utilizada para la medición de los volúmenes pulmonares.

pletismógrafo *(plethysmograph)*
FISIOL. m. Aparato o dispositivo que permite registrar las variaciones de volumen de las extremidades o del tórax.

pleura *(pleura)*
ANAT. f. Membrana de dos hojas que envuelve, por un lado, los pulmones *(pleura visceral)* y, por otro, la pared interna de la cavidad torácica

(pleura parietal). La pleura parietal, según la zona que recubre, recibe distintos nombres: pleura costal, pleura mediastínica y pleura diafragmática. Entre ambas hojas pleurales se encuentra la cavidad pleural, que solo contiene unos mililitros de líquido pleural.

pleurectomía *(pleurectomy)*
PNEUMOL. f. Escisión de una porción de la pleura.

pleuresía *(pleurisy)*
PNEUMOL. Ver **derrame pleural.**

pleuritis *(pleuritis)*
ANATPATOL. f. Pleuresía, inflamación difusa o circunscrita de la pleura, que puede originarse por un proceso infeccioso o hematógeno-metastásico. Histológicamente se observa descamación, proliferación de las células mesoteliales, edema e infiltración del tejido conjuntivo.

pleurodesis *(pleurodesis)*
PNEUMOL. f. Procedimiento que consiste en la eliminación del espacio pleural ocupado por líquido mediante la inyección de un agente que genera una intensa inflamación, provocando la fusión de ambas hojas pleurales.

pleurohepatitis *(pleurohepatitis)*
PNEUMOL. f. Hepatitis combinada con la inflamación de la porción de la pleura proximal.

pleuroneumonía *(pleuropneumonia)*
PNEUMOL. f. Inflamación combinada de la pleura y del parénquima pulmonar.

pleuropericarditis *(pleuropericarditis)*
PNEUMOL. f. Inflamación conjunta de la pleura y el pericardio.

pleuroscopia *(pleuroscopy)*
PNEUMOL. f. Observación de la cavidad pleural y obtención de muestras de esta mediante la introducción de un toracoscopio a través de la cavidad torácica. Se emplea, fundamentalmente, para facilitar el diagnóstico de derrames pleurales cuando la toracocentesis o la biopsia pleural a ciegas han sido insuficientes. También se denomina toracoscopia.

plexitis *(plexitis)*
NEUROL. f. Inflamación de un plexo.

plexo *(plexus)*
ANAT. m. Red formada por nervios o por vasos; como el plexo nervioso. Unos están formados, principalmente, por nervios somáticos (plexo braquial, plexo lumbar y plexo lumbosacro) y otros son exclusivamente vegetativos. Estos se encuentran en la proximidad de las vísceras que van a inervar (plexos pulmonar, cardiaco, celíaco, etc.) o bien dentro de la pared de la víscera (plexos intramurales). ‖ **p. celíaco** *(celiac p.)* Plexo nervioso vegetativo que está situado en torno a la salida del tronco celíaco en la aorta. ‖ **p. coroideo** *(choroid p.)* Pelotones de finos vasos que, arrastrando consigo al epéndimo, protruyen en los ventrículos encefálicos. Son los encargados de secretar el líquido cefalorraquídeo. Son plexos vasculares, rodeados de un estrato de células ependimarias, que hacen procidencia en los ventrículos encefálicos: plexos de los ventrículos laterales, del III y IV ventrículos. ‖ **p. vascular** *(vascular p.)* Plexo venoso y linfático.

plexo de Auerbach *(Auerbach's plexus)*
FISIOL. Ver **plexo mientérico.** ‖ **p. mientérico** *(myenteric p.)* Plexo situado en la túnica muscular del intestino (entre el estrato de fibras circulares y longitudinales), de naturaleza parasimpática. Está constituido por fibras y neuronas (ganglios intramurales) y regula (aumentan) la tonicidad y el peristaltismo intestinal. También se le denomina plexo de Auerbach. ‖ **p. submucoso** *(submucous p.)* Se encuentra en la submucosa intestinal y actúa sobre las glándulas intestinales. Es, como el mientérico, de naturaleza parasimpática.

plexopatía *(plexopathy)*
NEUROL. f. Lesión de un plexo. Se utiliza, habitualmente, para referirse a lesiones de plexo braquial o plexo lumbosacro o a cualquier otro tipo de plexo.

plica *(plica)*
ORTOP. f. Término general con el que se designan los repliegues o rebordes de una membrana. También se denomina pliegue. ‖ **p. sinovial** *(p. synovialis)* Formación, a modo de tabique sinovial, que puede encontrarse dentro de la articulación de la rodilla y que al plegarse puede dar lugar a trastornos articulares dolorosos. ‖ **p. sinovial infrapatelar** *(p. synovialis infrapatellaris)* Pliegue sinovial infrarrotuliano. Gran saliente de membrana sinovial que contiene una cierta cantidad de grasa. Se proyecta hacia la cavidad articular de la rodilla. Se en-

cuentra unida al paquete adiposo infrarrotuliano y pasa hacia atrás y arriba, en dirección a la fosa intercondílea del fémur. ‖ **p. sinovial mediopatelar** *(p. synovialis mediopatellaris)* Pliegue sinovial medio rotuliano, que se extiende en sentido oblicuo a lo largo de la pared medial de la articulación y se inserta en el revestimiento sinovial del paquete adiposo infrarrotuliano. ‖ **p. sinovial suprapatelar** *(p. synovialis suprapatellaris)* Pliegue de la membrana sinovial que se extiende desde la parte inferior del tendón cuadricipital hasta el borde medial de la articulación de la rodilla.

plica polaca *(plica polonica)*
DERMATOL. Aspecto abigarrado del cuero cabelludo con placas eritematosas, supuración y mal olor en los sujetos poco aseados y tiñosos.

plica ventricularis *(plica ventricularis)*
OTORRIN. Pliegue de la membrana mucosa que separa el ventrículo del vestíbulo laríngeo. Contiene el ligamento tiroaritenoideo superior y fascículos musculares del músculo tiroaritenoideo.

plicatura gástrica en la obesidad *(gastric banding)*
ENDOCRINOL. Intervención quirúrgica cuya finalidad consiste en reducir la capacidad gástrica, impidiendo así la ingestión de grandes volúmenes de alimentos. Se emplea en el tratamiento de la obesidad mórbida, resistente a la terapéutica convencional.

pliegue *(crease, fold, plica)*
ORTOP. m. Margen o doblez curvado de escaso espesor.

pliegue coroideo *(choroidal fold)*
OFTALMOL. Línea de la coroides situada en el polo posterior. Puede estar asociada a tumores coroideos u orbitarios, a hipotensión ocular, al hipertiroidismo, o a una hipermetropía aguda o ser idiopática.

pliegue inguinal *(plica inguinalis)*
ANAT. Pliegue que separa el abdomen del muslo.

plomado *(leaded)*
RADIO. adj. Que contiene plomo.

plomo *(lead)*
RADIO. m. Metal noble de símbolo químico Pb, de número atómico 82 y de masa molar atómica 207,2; de color gris, pesado, blando y muy maleable, utilizado ampliamente como barrera de protección contra los rayos X por su capacidad de absorción de los fotones.

pluralismo en bioética *(pluralism in bioethics)*
BIOÉT. Ver **bioética civil, diversidad cultural.** ‖ **p. moral** *(moral p.)* Ver **diversidad cultural.**

pluriorificial *(plurioficialis)*
DERMATOL. adj. Se dice de la afección localizada simultáneamente en varios orificios naturales: oral, genital, anal, etc.

pneumococo *(pneumococcus)*
MICROBIOL. m. Estreptococo patógeno que típicamente causa neumonías. Se le conoce también como neumococo.

Pneumocystis *(Pneumocystis)*
MICROBIOL. Género de organismos de posición taxonómica incierta aunque se clasifica, en general, entre los protozoos del subfilo *Apicomplexa*. La única especie conocida, *Pneumocystis carinii*, produce infecciones pulmonares en el hombre y otros organismos. La neumocistosis es habitual en enfermos inmunocomprometidos y lactantes, y cursa, habitualmente, con neumonía (neumonía intersticial de las células plasmáticas).

pobre *(poor)*
BIOÉT. Ver **discriminación del paciente.**

podagra *(podagra)*
ORTOP. f. Dolor gotoso en el dedo gordo del pie.

podálico *(podalic)*
ANAT. adj. Relativo al pie. En obstetricia se habla de presentación podálica cuando la parte del feto que avanza primero por el canal del parto son los pies.

poder médico *(medical power)*
BIOÉT. Ver **responsabilidad, responsabilidad médica.**

podocito *(podocyte)*
NEFROL. m. Célula de la capa visceral de la cápsula de Bowman, de morfología estrellada, con prolongaciones primarias, dirigidas hacia las asas capilares y que, a su vez, originan prolongaciones secundarias, llamadas pedicelos, que se adosan contra la pared de los capilares. Estos pedicelos se interdigitan con los de las células vecinas, dejando entre ellos hendiduras de filtración, ocupadas por un diafragma de filtración de 4 a 6 nm, que se extiende de la membrana de un pedicelo a la de otro,

en su porción más distal. Los podocitos tienen un núcleo grande y plegado.

podograma *(podogram)*
ORTOP. f. Impresión gráfica que deja la planta del pie (al ser marcada por procedimientos apropiados) sobre un papel, con el objeto de estudiar cómo el pie se apoya sobre el suelo y para ser considerada en la confección de una plantilla.

podología *(podology)*
ORTOP. f. Estudio o tratado de los pies. ‖ Rama de la medicina que estudia la fisiología del pie y sus enfermedades, así como el tratamiento de las mismas.

podólogo *(podologne)*
ORTOP. m. y f. Especialista o experto en las enfermedades de los pies.

poiquilocitosis *(poikilocytosis)*
HEMATOL. f. Grado anormal de variación en la forma de los eritrocitos sanguíneos.

poiquilodermia *(poikilodermia)*
DERMATOL. f. Atrofia cutánea con pigmentación y telangiectasias. ‖ **p. de Civatte** *(Civatte's p.)* Dermatosis poiquilodérmica reticulada y pigmentada que afecta particularmente a la cara y el cuello.

poiquilotermia *(poikilothermy)*
FISIOL. f. Temperatura de los animales que no la mantienen constante, sino que varía según la temperatura ambiente.

polaquiuria *(polaquiuria, pollakiunia)*
UROL. f. Síntoma urinario que se caracteriza por micción frecuente y de escaso volumen. Es característica de los cuadros obstructivos del tramo común inferior (el ejemplo más carácterístico sería el prostatismo) y de los cuadros irritativos vesicales (como la infección urinaria).

polarización *(polarization)*
PSICOL. f. Mecanismo de defensa por el que el individuo se enfrenta a conflictos emocionales y a amenazas de origen interno o externo, viéndose a sí mismo o a los demás como completamente buenos o malos, sin conseguir integrar, en imágenes cohesionadas, las cualidades positivas o negativas de cada uno. Al no poder experimentar simultáneamente afectos ambivalentes, el individuo excluye de su conciencia emocional una visión y unas expectativas equilibradas de sí mismo y de los demás. A menudo idealiza y devalúa, alternativamente, a la misma persona o a sí mismo. Corresponde a un nivel mayor de distorsión o atribución incorrecta de las imágenes de uno mismo o de los demás.

polémica en ética *(polemic in ethics)*
BIOÉT. Ver **desacuerdo en bioética**.

poliangeitis *(polyangiitis)*
HEMATOL. f. Inflamación generalizada de los vasos sanguíneos.

poliangeitis microscópica *(microscopic polyangiitis)*
NEFROL. Vasculitis necrotizante que afecta a los vasos muy pequeños, tipo arteriolas de muy pequeño calibre, capilares y vénulas, fundamentalmente el capilar glomerular y, en ocasiones, el capilar pulmonar. En algunos casos, puede haber una arteritis necrotizante de las arterias de pequeño tamaño e incluso de tamaño mediano. Se presenta en la edad avanzada y se inicia con síntomas constitucionales (fiebre, malestar general, adelgazamiento...) y afectación extrarrenal, siendo la piel y el pulmón los órganos más afectados. Posteriormente aparece la afectación renal. La determinación de ANCA (anticuerpos anticitoplasma del neutrófilo) suele ser positivo. Se trata con corticoides e inmunosupresores.

poliarteritis *(polyarteritis)*
HEMATOL. f. Inflamación generalizada de las arterias.

poliarteritis nodosa clásica *(classic polyarteritis nodosa)*
NEFROL. Inflamación que afecta a vasos del tipo de las arterias renales lobares, arcuatas o interlobares. Se inicia con síntomas constitucionales en forma de fiebre, malestar general, adelgazamiento y artromialgias, asociado a manifestaciones según la localización de la vasculitis (neuropatía periférica, afectación del sistema nervioso central, manifestaciones cutáneas, intestinales y, más raramente, hepáticas o coronarias). Cursa con hipertensión arterial por isquemia renal y es característica la presencia de microaneurismas arteriales visibles por arteriografía. Se trata con corticoides o ciclofosfamida en forma de pulsos intravenosos.

poliartritis *(polyarthritis)*
ORTOP. f. Inflamación simultánea de varias articulaciones a la vez. ‖ **p. aguda febril** *(acute febrile p.)* Fiebre reumática. Reumatismo articular agudo. ‖ **p. crónica primaria** *(chronic primary p.)* Artritis reumatoide. ‖ **p. crónica progresiva** *(chronic progressive p.)* Artritis reumatoide. ‖ **p. crónica progresiva de la infancia** *(chronic progressive p. of childhood)* Ver **enfermedad de Still**.

policitemia *(policythemia)*
HEMATOL. f. Aumento del número de eritrocitos en la sangre periférica por encima de las cifras normales. ‖ **p. vera** *(vera p.)* Síndrome mieloproliferativo crónico que se caracteriza por una proliferación incontrolada de la línea eritropoyética. Los pacientes presentan astenia, pérdida de peso, cefaleas, vértigo, alteraciones visuales, parestesias, prurito intolerable después de la ducha, sudoración, dolores articulares y molestias epigástricas. En la exploración física destaca una cianosis rojiza de la piel y de las mucosas, hipertensión, hepatomegalia en un 40% de pacientes y esplenomegalia en un 70%. Pueden presentar complicaciones trombóticas y hemorrágicas. En la analítica presentan un hematocrito elevado, con aumento de la masa eritrocitaria, con leucocitosis y trombocitosis. En estos pacientes la saturación arterial de oxígeno es normal. El tratamiento más adecuado es con flebotomías para reducir el hematocrito a menos del 46%, hidroxiurea, fósforo P^{32}, busulfán e interferón alfa.

policromasia *(polychromasia)*
HEMATOL. Ver **policromatofilia**.

policromatofilia *(polychromatophilia)*
HEMATOL. f. Tendencia anormal de una célula, en particular de un eritrocito, a teñirse con distintas tinciones del laboratorio.

policromatófilo *(polychromatophile)*
HEMATOL. m. Cualquier célula que pueda teñirse con contrastes distintos.

polidactilia *(polydactily)*
ORTOP. f. Anomalía congénita que consiste en la presencia de dedos supernumerarios en las manos o en los pies.

polidipsia *(polydipsia)*
ANATPATOL. f. Sensación de sed aumentada patológicamente. Ocurre en las diabetes mellitus e insípida, pero también puede ser de origen psicógeno (potomanía).

poliembrioma *(polyembryoma)*
GINECOL. m. Tumor maligno del ovario derivado de células embrionarias. Su pronóstico es muy malo.

polifagia *(polyphagia)*
ANAT. f. Ingestión excesiva de alimentos.

polifasia *(polyphasia)*
NEUROL. f. Potencial que presenta varias fases o componentes que atraviesan la línea de base. Se utiliza el término en neurofisiología para describir morfológicamente los potenciales.

poligamia *(polygamy)*
MEDLEGAL. f. Matrimonio de un hombre con varias mujeres (poliginia) o de una mujer con varios hombres (poliandria).

poligeminismo *(poligeminy)*
CARDIOL. m. Trastorno del ritmo cardiaco, en el cual se observa un número variable de extrasístoles tras un latido normal.

poligénico *(polygenic)*
GENÉT. adj. Relativo al rasgo fenotípico (o enfermedad) causado por la acción conjunta de varios genes.

poligiria *(polygiria)*
NEUROL. f. Malformación encefálica que se caracteriza por el aumento del número de circunvoluciones.

polihidramnios *(polyhydramnios)*
GINECOL. m. Producción excesiva de líquido amniótico. Ver **hidramnios**.

polimastia *(polymastia)*
GINECOL. f. Desarrollo de más de una mama fuera de la situación anatómica normal. Son frecuentes restos embrionarios mamarios en la axila y en la línea perpendicular a ambas mamas hasta la raíz de los muslos. El tejido mamario aberrante axilar suele modificarse por la acción de las hormonas del embarazo y al iniciarse la lactancia después del parto.

polimenorrea *(polymenorrhea)*
GINECOL. f. Aumento del número de menstruaciones en el tiempo. La intensidad y duración de la pérdida menstrual puede ser normal. Los ciclos se acortan y duran menos de veinticinco días.

polimicrogiria *(polymicrogiria)*
NEUROL. Ver **micropoligiria.**

polimioclonía *(polymyoclonus)*
NEUROL. f. Mioclonías multifocales de poca intensidad.

polimixina E *(polimixin E)*
FARMCLÍN. Ver **colistina.**

polimorfismo *(polymorphism)*
GENÉT. m. Locus genético que está presente en dos o más alelos distintos, de forma que el alelo más raro tiene una frecuencia mayor o igual a 1% (0,01) en la población general. Un polimorfismo puede ser transitorio (las frecuencias alélicas tienden a cambiar, debido a una ventaja selectiva) o estable (las frecuencias alélicas permanecen constantes durante muchas generaciones). ‖ **p. de longitud de fragmentos de restricción** *(restriction fragment length p.)* Ver **RFLP.**

polimorfo *(polymorphic)*
DERMATOL. adj. Que cursa o aparece con lesiones simultáneas de distintas formas: eritema, pápulas, vesículas, liquenificación, etc.

polimorfonuclear *(polymorphonuclear)*
HEMATOL. adj. Que tiene un núcleo con varias lobulaciones o segmentos, unidos por un fino filamento.

polineuropatía *(polyneuropathy)*
NEUROL. f. Lesión sistematizada de los troncos nerviosos periféricos con afectación bilateral y simétrica. El cuadro típico comienza por una afectación de las partes distales de las extremidades, especialmente de las extremidades inferiores. Puede existir afectación de las fibras motoras, sensitivas y vegetativas.

polineuropatía diabética *(diabetic polyneuropathy)*
ENDOCRINOL. Afectación del sistema nervioso periférico o autónomo como consecuencia de las complicaciones derivadas de la diabetes mellitus. La polineuropatía periférica puede ser sensitiva, motora o mixta y afectar a un nervio (mononeuropatía) o a un grupo de nervios de forma más difusa. La polineuropatía autonómica puede afectar al sistema simpático o parasimpático, dando lugar a una hipotensión ortostática, arritmias, atonía vesical, impotencia coeundi y trastornos de la motilidad gastrointestinal, entre otras manifestaciones.

polinosis *(pollen allergy)*
ALERGOL. f. Alergia al polen. Sinónimo de rinitis, rinosinupatías o asma estacional de origen alérgico.

poliomielitis *(poliomyelitis)*
ORTOP. f. Enfermedad infecciosa aguda, actualmente endémica, originada por un grupo de enterovirus con propiedades hemotróficas. Después de penetrar el virus por vía faríngea o intestinal, se produce una fase de uremia, que da origen a una enfermedad menor o poliomielitis abortiva. Tres o cuatro días después se produce la invasión del sistema nervioso, especialmente de las células motoras del asta anterior de la médula, lo que da origen a la enfermedad paralítica (parálisis flácida, con hipotonía, arreflexia y posteriormente atrofia). ‖ **p. abortiva** *(abortive p.)* Enfermedad menor de la poliomielitis. ‖ **p. anterior aguda** *(acute anterior p.)* Enfermedad mayor de la poliomielitis. ‖ **p. ascendente** *(ascending p.)* De comienzo distal en las piernas, se va extendiendo con rapidez hacia la cabeza. ‖ **p. bulbar** *(bulbar p.)* Forma grave de polio con afectación del bulbo raquídeo. ‖ **p. posvacunal** *(vaccination p.)* Poliomielitis que aparece después de que una persona se haya vacunado contra la poliomielitis o alguna otra enfermedad. Puede aparecer como reacción a la vacuna o puede ser el resultado de la infección por un virus nuevo, por lo general otro enterovirus o polio virus resistente.

poliopía *(polyopia)*
OFTALMOL. f. Visión de múltiples imágenes en presencia de un solo objeto.

poliopsia *(polyopsia)*
NEUROL. f. Ilusiones visuales que se presentan como una distorsión de lo real, aumentando el número de los objetos o elementos de una imagen.

poliosis *(poliosis)*
DERMATOL. f. Coloración grisácea del cuero cabelludo.

polipéptido *(polypeptide)*
GENÉT. m. Polímero formado por aminoácidos que están unidos por enlaces peptídicos.

polipéptido pancreático *(pancreatic polypeptide)*
ENDOCRINOL. Péptido de 36 aminoácidos sintetizado en las células PP de los islotes de Langer-

hans, estimulable por la ingesta proteica y la distensión gástrica. Posee funciones reguladoras de la secreción pancreática exocrina y del vaciamiento de la vesícula biliar.

poliploide *(polyploid)*
GENÉT. adj. Se dice de la célula o individuo que tiene tres o más complementos cromosómicos (3N, 4N, etc.).

pólipo *(polyp)*
ANATPATOL. m. Tumor, pediculado o sésil, que se desarrolla a expensas de los elementos de una membrana mucosa. Puede corresponder a una tumoración, a una inflamación del tejido de granulación o a una hiperplasia. Se produce en los órganos huecos, en las cavidades paranasales y en los órganos dentarios.

pólipo vocal *(vocal cord polyp)*
OTORRIN. Seudotumor inflamatorio pediculado que se desarrolla en la unión del tercio medio y el tercio anterior de la cuerda vocal, como consecuencia de una inflamación local por un mal uso vocal. Produce disfonía y requiere una extirpación quirúrgica y reeducación vocal.

poliposis *(polyposis)*
ANATPATOL. f. Trastorno que se caracteriza por la presencia de numerosos pólipos en una región.

poliposis crónica familiar *(chronic familiar polyposis)*
DIGEST. Enfermedad hereditaria que suele comenzar en la pubertad y se caracteriza por la aparición de numerosos pólipos adenomatosos, con tendencia a la malignización, que se localizan principalmente en el colon.

poliposis nasal *(nasal polyposis)*
OTORRIN. Proliferación multifocal benigna de la mucosa nasal de naturaleza alérgica, inflamatoria, vasomotora y tumoral. La sintomatología se caracteriza por rinorrea, obstrucción nasal y anosmia. Puede aparecer en una fosa nasal o en las dos, y puede asociarse a asma, mucoviscidosis e intolerancia a la aspirina.

polipótomo *(polypotome)*
OTORRIN. m. Instrumento cortante empleado en la extirpación de pólipos.

polipunta *(multi-spike)*
NEUROL. m. Grafoelemento electroencefalográfico que se caracteriza por presentar varias puntas. Se puede observar en los epilépticos. Ver **punta**.

poliquistosis *(polycystic)*
ENDOCRINOL. f. Enfermedad caracterizada por la aparición de múltiples quistes. || **p. ovárica** *(p. ovary)* Enfermedad quística del ovario que cursa con un aumento de los folículos atrésicos, quistes subcapsulares, hiperplasia de las células tecales y proliferación del estroma ovárico. Desde el punto de vista clínico, cursa con anovulación e hiperandrogenismo. La elevación de testosterona, androstendiona y la desproporción LH/FSH (hormona luteizante/hormona foliculoestimulante) a favor de la primera constituyen las características bioquímicas más relevantes.

poliquistosis renal *(polycystic kidney disease)*
NEFROL. Enfermedad hereditaria autosómica dominante que se presenta en la cuarta o quinta década de la vida. Hay un agrandamiento progresivo de los riñones, que puede ser diagnosticado por palpación, ecografía, urografía o tomografía axial computarizada. Conduce a un deterioro progresivo de la función renal entre ocho y quince años. Es frecuente la hematuria, las infecciones de quistes y la nefrolitisis. Se asocia a quistes hepáticos, quistes pancreáticos y aneurismas del círculo de Willis del cerebro. En fases avanzadas se trata mediante técnicas de diálisis y trasplante renal.

poliquistosis renal autosómica dominante *(polycystic kidney disease autosomal dominant)*
UROL. Es la responsable del 10% de los pacientes en diálisis y la tercera causa de enfermedad renal terminal. Incidencia: 1/400-1.000 nacimientos. Autosómica dominante, bilateral en el 96% de los casos, asociada a quistes en otros órganos (hígado en el 50%, páncreas en el 10%, círculos de Willis en el 10-40%). En el 90% de los casos se produce una alteración genética situada en el brazo corto del cromosoma 16. En el 10% restante, se debe a una alteración genética no localizada, pero situada en el brazo corto del cromosoma 16. Evoluciona, inexorablemente, a una insuficiencia renal crónica hacia los 40-60 años (el 45% está en diálisis a los 60 años). Desde el punto de vista clínico, el 30% de los niños y el 60% de los adultos que no han alcanzado la insuficiencia renal son hipertensos. Cuando padecen insuficiencia renal terminal, el 80% son hipertensos. El diagnóstico es radiológico

mediante ecografía, urografía o TAC. Se objetivan dos riñones, significativamente aumentados de tamaño, y repletos de un incontable número de quistes. ‖ **p. renal autosómica recesiva** *(p. kidney disease autosomal recessive)* Uno de cada 40.000 nacidos padecen poliquistosis renal autosómica recesiva, asociada, en todos los casos, con alguna forma de alteración hepática, especialmente dilatación de las vías biliares y, sobre todo, fibrosis periportal (fibrosis hepática congénita). Cuando la afectación renal es precoz, lo que sucede con mucha frecuencia, presentan oligohidramnios y, como consecuencia, el distrés respiratorio es común por fibrosis pulmonar. La expresión clínica es variable; si se presenta en el periodo neonatal conduce, rápidamente, a una insuficiencia renal terminal, pero si su evolución es más lenta, desde el punto de vista clínico, predominan las alteraciones secundarias a las lesiones hepáticas. Histológicamente, presenta un aumento notable del tamaño renal (de 10 a 12 veces mayor), con quistes múltiples de pequeño tamaño, corticales y medulares, con una disposición radial hacia la médula, que sugiere que los quistes son glomérulos dilatados en su totalidad.

polirradiculitis *(polyradiculitis)*
NEUROL. f. Afectación inflamatoria sistematizada de las raíces raquídeas, dando un cuadro bilateral y simétrico bastante semejante a la polineuropatía. Ver **polineuropatía.**

polirradiculoneuritis *(polyradiculoneuritis)*
NEUROL. f. Polirradiculitis con afectación también de los troncos nerviosos. Ver **polineuropatía.**

polisacárido *(polysaccharide)*
FISIOL. m. Hidrato de carbono que al hidrolizarse da lugar a monosacáridos.

polisacárido complejo neutro *(neutral complex polysaccharide)*
ANATPATOL. Ver **glicógeno.**

polisialia *(ptyalism)*
OTORRIN. f. Exageración patológica de la excreción de saliva.

polisulfona *(polysulfone)*
NEFROL. f. Membrana semipermeable sintética hidrofóbica de alta o baja permeabilidad y que se utiliza en técnicas de depuración extrarrenal mediante hemodiálisis o hemofiltración.

politelia *(politelia)*
CIRPLÁS. f. Aumento fuera de lo habitual del número de pezones. Se denomina también hipertelia o pezones supernumerarios.

politetrafluoretileno *(polytetrafluoretilene, PTFE)*
CIRPLÁS. m. Polímero formado por carbono y flourano. Entre ellos se establecen puentes muy fuertes que hacen que este material sea difícilmente degradado por el organismo. Produce además una mínima reacción tisular. Es ampliamente utilizado en diversos campos de la cirugía para la reparación de defectos tisulares de refuerzo (en forma de mallas, p. ej., para abdomen), reparación vascular (prótesis vasculares), reparación pericárdica, etc. También es empleado como material aloplástico de relleno con finalidad tanto de corrección de secuelas morfológicas, en el contexto de la cirugía plástica, como para la corrección de signos de envejecimiento facial (surcos pronunciados, arrugas). Se emplea como membrana barrera en los procedimientos de regeneración tisular guiada, tanto en periodoncia y cirugía orodental como en cirugía reparadora ósea.

política biomédica *(biomedical policy)*
BIOÉT. Ver **política sanitaria.** ‖ **p. de investigación** *(investigation p.)* Conjunto de medidas, estatales o de una entidad privada, encaminadas a fomentar la investigación científica (ver **deber de saber, investigación clínica**) y a establecer unas normas que aporten un control de raíz ética a dicha investigación (ver **legislación científica**). ‖ **p. de obtención de órganos para trasplante** *(p. of obtaining organs for transplantation)* Ver **política sanitaria sobre trasplantes.** ‖ **p. de salud** *(health p.)* Ver **política sanitaria.** ‖ **p. sanitaria** *(sanitary p.)* Conjunto de medidas estatales encaminadas a prevenir la enfermedad y a mejorar la salud de una población. ‖ **p. sanitaria sobre trasplantes** *(transplantation's sanitary p.)* Medidas organizativas que tratan de facilitar la conexión entre los receptores en lista de espera para trasplantes y los posibles donantes, dondequiera que surjan, así como para fomentar las donaciones. En España es muy eficaz.

politomografía *(polytomography)*
RADIO. f. Término que significa «imagen de varios planos». Ver **tomografía.**

politraumatismo (*politraumatism*)
CIRGEN. m. Traumatismo que afecta a más de una parte del cuerpo (cabeza, tórax, abdomen y extremidades).

politraumatizado (*multiinjured*)
CIRGEN. adj. Se dice del paciente que ha sufrido un politraumatismo.

poliuretano (*polyurethane*)
CIRPLÁS. m. Polímero de disocianato que se presenta de forma sólida o esponjosa. Se utiliza como material de implantación.

poliuria (*polyuria*)
NEFROL. f. Aumento del volumen de la orina en una cuantía superior a 2 ml/min (más de 2 litros en 24 horas). Las causas más frecuentes son la sobrecarga de solutos, la insuficiencia renal crónica, la diabetes mellitus, la ingesta compulsiva de agua (potomanía), la diabetes insípida por déficit de la hormona antidiurética, la intoxicación por litio, la hipercalcemia o la hipopotasemia. El tratamiento es anticausal.

pollex (*pollex*)
ANAT. m. Designación latina del pulgar.

polo (*pole*)
ANAT. m. Nombre que recibe cada uno de los extremos de un eje o de un órgano: polo anterior del ojo, polo frontal, polo occipital y polo temporal del cerebro, etc.

polvo (*powder*)
DERMATOL. m. Forma o componente farmacológico que tiene este particular aspecto.

pomada (*pomade*)
DERMATOL. f. Preparación para uso tópico con base grasa.

pomfolix (*pompholix*)
DERMATOL. m. Erupción vesicular de los pies y las manos con alteración sudoral.

pontaje aortocoronario (*aortocoronary bypass*)
CARDIOL. Ver **bypass**.

pontino (*pontine*)
ANAT. adj. Lo que tiene relación con el puente o la protuberancia.

poplíteo (*popliteal*)
ANAT. adj. Relativo a la región poplítea, que es la situada en la parte posterior de la articulación de la rodilla.

porencefalia (*porencephaly*)
NEUROL. f. Quiste formado por un acúmulo de líquido cefalorraquídeo debido a la lesión del parénquima cerebral al cual reemplaza.

porfiria (*porphyria*)
HEMATOL. f. Grupo de enfermedades hereditarias con carácter autosómico, de predominio dominante, que se caracteriza por una acumulación de porfirinas o de sus precursores debido a defectos enzimáticos. Estos acúmulos van a producir fotosensibilidad cutánea (acumulación de porfirinas) y/o alteraciones neurológicas (acumulación de precursores porfirínicos). Desde el punto de vista clínico, se clasifican en porfirias eritropoyéticas o porfirias hepáticas. ‖ **p. eritropoyética** (*erytropoietic p.*) La porfiria eritropoyética congénita (PEC) se conoce también con el nombre de enfermedad de Günther. Es una enfermedad muy rara, de transmisión hereditaria autosómica recesiva, que produce un acúmulo de porfiria en los eritroblastos y otros tejidos como huesos y dientes, eliminándose por las heces y orina. Aparece en la infancia, con erupciones bullosas en las regiones descubiertas de la piel, que pueden infectarse y necrosarse. La hipertricosis es constante y hay una coloración rojiza de los dientes.

porina (*porin*)
MICROBIOL. f. Proteína que forma poros en la membrana externa de las bacterias gram-negativas para la penetración, por difusión pasiva, de sustratos de bajo peso molecular.

poriomanía (*poriomania*)
PSICOL. f. Tendencia a abandonar el hogar y hacerse vagabundo.

poro (*pore*)
ANAT. m. Abertura pequeña.

poro de Kohn (*Kohn's pore*)
PNEUMOL. Orificio muy pequeño en los alveolos pulmonares.

porocarcinoma (*porocarcinoma*)
CIRPLÁS. m. Tumor firme que aparece en la piel palmar o plantar, de aspecto sésil, rojizo, papular o que forma una ligera depresión rodeada por una cresta hiperqueratótica. También conocido como poroma ecrino.

poroqueratosis (*porokeratosis*)
DERMATOL. f. Dermatosis que se caracteriza por cornificación alrededor de los poros. ‖ **p. de**

Mibelli *(p. of Mibelli)* Atrofia benigna cutánea, con hiperqueratosis alrededor de las glándulas sudoríparas.

poroscopia *(porescopy)*
MEDLEGAL. f. Método de identificación, basado en el estudio de los poros, que corresponden a la salida de los conductos sudoríficos que se encuentran en las crestas de las impresiones dactilares. Su importancia reside en que son únicos para cada individuo y en que es muy difícil su falsificación.

porropsia *(porropsia)*
PSICOL. f. Distorsión sensorial de la visión, con alteración de la forma (dismorfopsia), por la que los objetos se ven de distinto tamaño cuando se ponen a distintas distancias. Se produce como consecuencia de enfermedades de la retina, trastornos de la acomodación y convergencia o lesiones del lóbulo temporal, por una parte; por otra, se presenta en delirios febriles, epilepsia, psicosis esquizofrénicas agudas y en estados psicasténicos.

porta *(porta)*
ANAT. f. Término latino que significa puerta.

portaagujas *(needle holder)*
CIRGEN. f. Instrumento quirúrgico para montar las agujas quirúrgicas entre sus patas y dar puntos con ellas.

portador *(carrier)*
GENÉT. adj. Se dice del individuo que desde el punto de vista clínico está sano, pero transmite una enfermedad, por poseer un alelo patológico. Suele aplicarse a individuos heterocigotos para un gen recesivo, o a individuos heterocigotos para un gen dominante que no expresan la enfermedad.

portador *(carrier)*
MICROBIOL. adj. Se dice del individuo sin signos ni síntomas de enfermedad, colonizado por microorganismos patógenos que puede transmitir a huéspedes susceptibles, que sí desarrollarán la enfermedad. ‖ **p. persistente** *(chronic c.)* Individuo portador de un microorganismo patógeno durante largos periodos de tiempo, incluso de por vida. ‖ **p. transitorio** *(transient c.)* Individuo portador ocasional de un microorganismo patógeno.

portio *(portio)*
GINECOL. f. Parte o división de un órgano; p. ej., el portio vaginalis es la parte del cuello uterino que hace procidencia en la luz vaginal. Ver **cuello uterino, hocico tenca.**

portoenterostomía *(portoenterostomy)*
CIRGEN. Ver **atresia biliar, intervención de Kasai.**

portografía *(portography)*
RADIO. f. Técnica radiográfica que consiste en la introducción de contraste en las estructuras vasculares que drenan al sistema portal para el estudio de los vasos portales, obteniendo imágenes con fines diagnósticos.

poscarga *(afterload)*
CARDIOL. f. Fuerza ejercida sobre la pared ventricular durante su contracción. En condiciones normales está influenciada por la presión arterial y las resistencias periféricas.

poscrítico *(postcritical)*
NEUROL. adj. Se dice del periodo posterior a un episodio crítico, término muy utilizado en las crisis epilépticas.

posición *(position)*
ORTOP. f. Actitud o postura en que se coloca un enfermo espontáneamente o con una finalidad determinada o la disposición particular del cuerpo o de las extremidades para facilitar la ejecución de ciertos procedimientos de diagnóstico o terapéuticos. ‖ **p. anatómica** *(anatomical p.)* Posición del cuerpo humano, erguido con las palmas de las manos vueltas hacia adelante (supinadas). Se emplea como posición de referencia para describir el sitio o la dirección de diversas estructuras o partes, según se ha establecido en la nomenclatura anatómica oficial. ‖ **p. antálgica** *(antalgic p.)* La que adopta el enfermo con el fin de evitar el dolor. ‖ **p. decúbito** *(decubitus p.)* Posición de un individuo que reposa sobre una superficie horizontal. Se designa según la parte que descansa sobre la superficie: *decúbito dorsal* o *supino* (sujeto recostado sobre el dorso), *decúbito lateral izquierdo* (sujeto recostado sobre el lado izquierdo), *decúbito lateral derecho* (sujeto recostado sobre el lado derecho) o *decúbito ventral* o *prono* (sujeto descansando boca abajo, sobre el abdomen). ‖ **p. funcional** *(functional p.)* Posición en que se coloca una extremidad inmovilizada con un vendaje enyesado o una férula para que sus

posición

articulaciones tengan una recuperación funcional favorable. Para cada articulación hay una; por ejemplo, para el codo, flexión de 90°, la muñeca en ligera extensión, la rodilla en ligera flexión, etc. ‖ **p. genu pectoral** *(p. genupectoralis)* Posición de rodillas y pecho. ‖ **p. de rana** *(Lorenz's p.)* Utilizada para el tratamiento de la luxación congénita de cadera, implica la flexión y abducción máxima de la cadera y la flexión de las rodillas (posición de Lorenz). Actualmente está muy desacreditada por producir necrosis de la cabeza femoral.

posición fetal *(fetal position)*
GINECOL. Relación entre el dorso del feto y el diámetro longitudinal del abdomen materno.

posición de litotomía *(lithotomy position)*
CIRGEN. La que adopta el paciente en decúbito supino, apoyado sobre la cabeza, torso y nalgas, con las piernas levantadas y apoyadas sobre los complementos de la mesa quirúrgica o de exploración. Es la posición más empleada para la exploración ginecológica y el parto, para las intervenciones en el ano y periné y para la cirugía transuretral. ‖ **p. ortostática** *(orthostatic p.)* Posición de pie y erecta. ‖ **p. supina** *(supine p.)* Posición de decúbito apoyado el cuerpo sobre el plano horizontal por su parte posterior. ‖ **p. de Trendelenburg** *(Trendelenburg p.)* Consiste en poner al paciente en decúbito supino, pero con la cabeza más baja que los pies, de manera que se facilita, por el efecto de la gravedad, el retorno de un gran volumen de sangre desde el sistema de la vena cava inferior al corazón. Es una de las primeras medidas para el tratamiento de la hipotensión en el *shock* hipovolémico y neurogénico.

posicionamiento *(positioning)*
RADIO. m. Colocación de un paciente u objeto en la forma y el lugar adecuados para la realización de procedimientos u obtención de imágenes.

posináptico *(postsynaptic)*
NEUROL. adj. Distal a la hendidura sináptica.

positrón *(positron)*
RADIO. m. Antielectrón. Partícula elemental con carga positiva (e⁻, β⁻). Opuesto al electrón, con el cual se combina formando un cuanto gamma, generando, así, la denominada radiación desintegradora o destructora. Es una de las partículas resultantes de la interacción de la radiación con el núcleo atómico, con efecto de formación de pares.

posmadurez *(postmatirity)*
GINECOL. f. Se refiere al embarazo que dura más de 42 semanas. Al prolongarse el embarazo se da lugar, con frecuencia, a la aparición de insuficiencia placentaria que puede afectar al desarrollo fetal. La postmadurez verdadera puede afectar al feto, produciéndose hipoxia con lesiones cerebrales.

posmenopausia *(postmenopause)*
GINECOL. f. Se refiere a la época de la vida de la mujer después de la última menstruación de su vida. Es una época dentro del climaterio.

posnatal *(postnatal)*
GINECOL. adj. Se dice del tiempo de recuperación después del parto. Suele terminar en el puerperio a los 40 días del posparto.

posología *(posology)*
FARM. f. Rama de la terapéutica que se ocupa de la dosificación de los medicamentos, tanto de la cantidad de medicamento como del intervalo de tiempo entre las administraciones sucesivas.

posoperatorio *(postoperative period)*
CIRGEN. adj. Se dice del tiempo de recuperación de una intervención quirúrgica en ingreso hospitalario.

posparto *(postpartum)*
GINECOL. m. Tiempo inmediatamente después del parto.

posprandial *(postprandial)*
ANAT. adj. Después de las comidas.

post mortem *(post mortem)*
ANAT. adj. Que tiene lugar después de la muerte.

posterior *(posterior)*
ANAT. adj. Lo que se encuentra en la posición dorsal del cuerpo o más proximo a ella.

postirradiación *(postirradiation)*
RADIO. f. Síndrome o conjunto de signos y síntomas que son consecuencia de los efectos biológicos que la radiación produce en el organismo.

postitis *(posthitis)*
DERMATOL. f. Inflamación del prepucio.

postulados de Koch (*Koch's postulates*)
MICROBIOL. Serie de condiciones que, según el microbiólogo alemán Robert Koch (1843-1910), deben cumplirse para que un organismo pueda ser considerado como el agente causal de una enfermedad: el organismo debe encontrarse en todos los individuos que presentan la enfermedad; el organismo debe ser aislado en cultivo puro; el cultivo puro debe causar la enfermedad cuando se inocula a un animal de experimentación; el organismo causal debe ser aislado de nuevo, a partir del animal enfermo, e identificarlo otra vez en cultivo puro. Existen numerosos casos de patógenos humanos (p. ej., organismos no cultivables en medios artificiales como la bacteria *Treponema pallidum* o los virus) que no cumplen los postulados de Koch y, no obstante, su implicación directa, como causantes de una determinada enfermedad, está perfectamente establecida.

potasio (*potasium*)
NEFROL. m. Metal alcalino de peso atómico 39, valencia 1 y símbolo K. En el organismo humano el 98% se encuentra en el líquido intracelular. Se elimina el 95% por el riñón y el resto por el sudor, la saliva y las heces. Los valores séricos normales son 3,5-5 mEq y sus alteraciones pueden dar lugar a hipopotasemias o hiperpotasemias (v.). Es un catión intracelular esencial para la electroneutralidad, la osmolaridad, la hidratación, la actividad nerviosa y muscular, las reacciones enzimáticas y el metabolismo proteico y del glucógeno. Mediante la bomba de potasio se intercambia en la membrana celular 3K por 2 Na y 1 H. Su salida de las células va asociado a la liberación de energía y a la acidosis intracelular, junto a alcalosis extracelular. Las sales de fósforo se utilizan en terapéutica de sustitución, intoxicación por digital o por bario, etc.

potencia (*potence*)
FARM. f. Capacidad para realizar una función. Relación entre la cantidad de un fármaco o medicamento y su efecto terapéutico.

potencia coeundi y concipiendi (*coeundi and concipiendi potence*)
MEDLEGAL. Capacidad para efectuar el coito y para concebir, respectivamente.

potenciación (*potentiation*)
FARM. f. Capacidad de un fármaco que carece de un determinado efecto, para aumentar la eficacia de otro administrado conjuntamente.

potenciación (*potentiation*)
RADIO. f. Comunicación de fuerza o aumento de la que ya tiene.

potenciado (*potenciated*)
RADIO. adj. Que ha recibido fuerza o que ha aumentado la que tenía. || En resonancia magnética, secuencia programada para obtener un predominio de uno de los tipos de emisión de energía durante la relajación del *spin*. Imagen obtenida mediante dicha secuencia.

potenciador (*enhancer*)
GENÉT. m. Secuencia de DNA que aumenta la actividad transcripcional de un promotor cercano. Los potenciadores son elementos reguladores que actúan en *cis*, es decir, sobre promotores que están en la misma molécula de DNA. La distancia entre el promotor (v.) y el potenciador es muy variable.

potencial de acción (*action potential*)
FISIOL. Actividad eléctrica desarrollada por una célula excitable cuando recibe un estímulo. Los que presentan un mayor interés en clínica son los desarrollados por el sistema nervioso y por el corazón. Su registro se realiza mediante el electroencefalógrafo y el electrocardiógrafo. || **p. evocado auditivo** (*auditory evoked p.*) Potencial eléctrico generado al aplicar un estímulo auditivo a lo largo de las distintas estructuras nerviosas que componen la vía auditiva. Es una técnica neurofisiológica utilizada para la valoración funcional de la vía auditiva y para la detección, de forma objetiva, de las hipoacusias. || **p. evocado sensitivo** (*sensory evoked p.*) Potencial de acción nerviosa provocado al estimular las fibras sensitivas de un tronco nervioso o sus receptores cutáneos. || **p. evocado somatosensorial** (*somatosensory evoked p.*) Potencial generado a lo largo del trayecto de la vía cordonal posterior, el lemnisco medio y la corteza somestésica, al aplicar un estímulo eléctrico en un nervio cutáneo o mixto. Es una técnica neurofisiológica utilizada para valorar el estado funcional de la vía cordonal posterior y de la corteza somestésica primaria, con el fin de descartar lesiones a dicho nivel. || **p. evocado visual** (*visual evoked p.*) Potencial generado

potencial de oxidorreducción

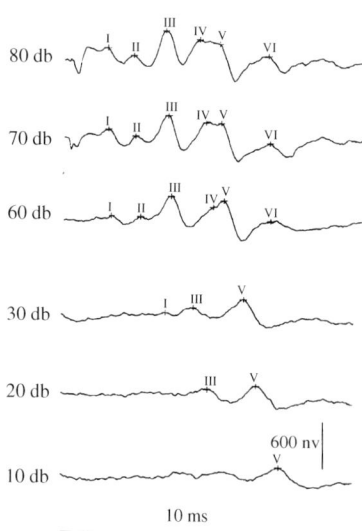

potenciales evocados auditivos del tronco cerebral, realizados a distintas intensidades de estimulación con el fin de hacer una audiometría

en la corteza occipital por la estimulación luminosa estructurada, habitualmente un flash o un damero. Se utiliza para valorar funcionalmente la vía visual, con el fin de descartar lesiones. ‖ **p. de membrana** *(membrane p.)* El que existe a ambos lados de una membrana; p. ej., la membrana celular. ‖ **p. premovimiento** *(pre-movement p.)* Cambio de la actividad eléctrica cortical que precede a un movimiento voluntario. Un segundo antes de la realización del movimiento se observa, una negatividad progresiva que alcanza su máximo en el inicio del movimiento. ‖ **p. de reposo** *(resting p.)* Diferencia de potencial a uno y otro lado de la membrana de una célula en reposo, es decir, ya repolarizada.

potencial de oxidorreducción *(oxidation-reduction potential)*
BIOQUÍM. Magnitud termodinámica de una reacción redox, que equivale a la diferencia de potencial entre las semirreacciones de oxidación y reducción cuando estas forman parte de una pila voltaica. Informa en qué medida una reacción se encuentra alejada del equilibrio termodinámico y en qué dirección transcurrirá, si se deja al sistema evolucionar espontáneamente. ‖ **p. de oxidorreducción estándar** *(standard oxidation-reduction p.)*

Potencial de oxidorreducción de una reacción redox a 25° C y unas concentraciones de 1M de las formas oxidada y reducida. Es una medida de la tendencia de un determinado agente reductor a ceder electrones. Su símbolo es Eo, y en condiciones fisiológicas de pH 7, Eo'.

potencialidad *(potentiality)*
BIOÉT. f. Capacidad no llevada todavía al acto. Entre los argumentos que sitúan el inicio de la persona humana (v.) en un momento distinto a su origen biológico figura el reducir la persona a la manifestación actual de las cualidades personales. La potencialidad de desarrollar actos racionales no implicaría la existencia de personalidad (que estaría en potencia de actuar racionalmente, aunque quizá no lo hiciera nunca). Este argumento choca siempre con la dificultad de que un hombre dormido tampoco sería persona.

poxvirus *(poxvirus)*
MICROBIOL. m. Virus de la familia *Poxviridae*. Los poxvirus, entre los que se encuentra el virus de la viruela, son los virus de mayor tamaño (230-300 nm) y poseen una estructura muy compleja, que no muestra la típica simetría helicoidal o icosaédrica de la mayoría de las partículas virales. El DNA viral (un filamento lineal, bicatenario, de gran tamaño) y varias proteínas virales se organizan en el centro o «core», que está flanqueado por dos cuerpos laterales de función desconocida. Los viriones están rodeados de una membrana externa y de una envoltura que contiene lípidos de la célula hospedadora y proteínas específicas del virus. Se han descrito más de 100 proteínas distintas, codificadas por el propio virus. Aunque se dispone ya de la secuencia completa del genoma del virus de la viruela, todavía no se comprende bien la estructura de las partículas virales. Son virus de la clase I según la clasificación de Baltimore. Su replicación es única entre los virus con genoma DNA, ya que todo el ciclo de multiplicación tiene lugar en el citoplasma de la célula hospedadora. Además, la síntesis de la envoltura del virus se realiza «de novo» en el citoplasma celular. El virus penetra en la célula por fagocitosis y, tras la pérdida de la membrana externa, se realiza la transcripción precoz dentro mismo del interior del «core» del vi-

rus de proteínas que liberan al DNA viral. Este se replica en el citoplasma, formando unas inclusiones electrodensas denominadas factorías. También en el citoplasma se realiza la morfogénesis de las partículas, que se liberan, una vez maduras, por rotura celular. El rasgo patológico clásico de los poxvirus son las lesiones o erupciones cutáneas. Dentro del grupo de los poxvirus se distinguen dos géneros que infectan al hombre: los *Orthopoxvirus,* que comprende al virus de la viruela y a otros que infectan a otros animales y pueden causar zoonosis, y los *Molluscipoxvirus,* que comprende al virus del *molluscum contagiosum*. La viruela es la única enfermedad infecciosa que desde 1980 ha sido declarada por la OMS como enfermedad humana erradicada del planeta. El virus de la vacuna está siendo empleado como vector para la producción de vacunas recombinantes de virus vivos.

PPoma *(PPoma)*
ENDOCRINOL. m. Tumor productor de polipéptido pancreático. Habitualmente es de gran tamaño, muy vascularizados, y, con frecuencia, presenta una diseminación metastásica en el diagnóstico. La elevación del nivel de polipéptido pancreático no es diagnóstica, pues tiene lugar también en otros tumores neuroendocrinos y en pacientes con diabetes mellitus e insuficiencia renal crónica.

práctica médica *(medical practice)*
BIOÉT. Ver **ética empírica.**

prandial *(prandial)*
DIGEST. f. Término utilizado en relación al tiempo de una comida. Puede ser antes (preprandial) o posterior (posprandial).

pravastatina *(pravastatin)*
ENDOCRINOL. f. Fármaco inhibidor de la enzima hidroximetilglutaril coenzima A reductasa, de reconocida eficacia en el tratamiento de las hipercolesterolemias.

praxia *(praxis)*
NEUROL. f. Capacidad para ejecutar actos motores simples o complejos.

prazosin *(prazosin)*
ENDOCRINOL. m. Fármaco bloqueante de los receptores α-1-adrenérgicos possinápticos, que se emplea en el tratamiento de la hipertensión arterial, la insuficiencia cardiaca, el síndrome de Raynaud, la feocromocitoma y la hipertrofia prostática.

prazosina *(prazosin)*
FARMCLÍN. f. Fármaco bloqueante α-adrenérgico, utilizado en el tratamiento de la hipertensión arterial y de la hipertrofia prostática.

prealbúmina *(prealbumin)*
ENDOCRINOL. f. Proteína tetramérica de peso molecular entre 50.000 y 70.000. Es capaz de ligar hormonas tiroideas, especialmente tiroxina, en circulación. Su afinidad por estas hormonas es inferior a la mostrada por la globulina transportadora de tironinas (TBG).

preanestesia *(preanaestesia)*
ANEST. f. Constituye la evaluación preoperatoria y la prescripción de una medicación preanestésica en pacientes que van a ser sometidos a una intervención quirúrgica. La premedicación tiene como objetivo tranquilizar, potenciar los fármacos que se van a utilizar en el acto anestésico, prevenir efectos colaterales indeseables de dichos fármacos, proteger frente a la agresión quirúrgica y proporcionar amnesia anterógrada y retrógrada. La valoración preanestésica debe permitir optimizar el estado preoperatorio del paciente, identificar aquellas alteraciones que pudieran causar complicaciones y planificar el tratamiento perioperatorio más apropiado.

prebetalipoproteína *(prebetalipoprotein)*
CARDIOL. f. Lipoproteína de muy baja densidad. (VLDL) (v.), que en la electroforesis se desplazan por delante de las lipoproteínas beta.

precapilar *(precapillar)*
FISIOL. m. Vaso situado entre la arteriola y el capilar arterial.

precarga *(preload)*
CARDIOL. f. Fuerza ejercida sobre la pared ventricular relajada en el final de la diástole, lo que condiciona la longitud de los sarcómeros de las fibras miocárdicas al inicio de la contracción cardiaca. Fisiológicamente viene determinada por el retorno venoso y la actividad mecánica auricular.

precarga *(preload)*
FISIOL. f. Volumen de sangre en los ventrículos al final del sístole auricular.

precesión *(precesion)*
RADIO. Ver **frecuencia de precesión.**

precipitación *(falling)*
MEDLEGAL. f. Politraumatismo, con frecuencia de carácter mortal, producido por una caída desde una altura. Suele ser suicida o accidental y alguna vez ha sido medio de ejecución de la pena capital. También se denomina despeñamiento o despeño.

precipitado *(precipitate)*
BIOQUÍM. m. Depósito de partículas en el fondo de una solución.

precipitado querático *(keratic precipitate)*
OFTALMOL. Depósito sobre el endotelio corneal causado, generalmente, por células inflamatorias en el curso de una uveítis anterior.

preclínico *(preclinical)*
ANAT. adj. Periodo anterior a la manifestación de los síntomas de una enfermedad. En el currículum de medicina se habla de cursos o periodo preclínico refiriéndose a los años de estudio de la antropología normal (cielo básico) que preceden a los cursos clínicos.

precocidad sexual *(sexual precocity)*
ENDOCRINOL. Desarrollo de los caracteres sexuales secundarios con antelación a lo esperado, de acuerdo con las características propias de la comunidad, que se han desarrollado en el niño.

preconsciente *(preconscious)*
PSICOL. m. Conjunto de contenidos implícitos en la actividad mental que sin ser conscientes ni objetos actuales de la conciencia pueden llegar a serlo (son susceptibles de recordarse). Por ejemplo, los conocimientos no actualizados, pero que en un momento dado pueden recordarse como respuesta a una demanda, pasando de esta forma a la consciencia.

precordial *(precordial)*
ANAT. adj. Lo que está situado delante del corazón.

precursor *(precursor)*
ANAT. m. En biología, sustancia de la que procede otra, que es la forma activa.

prediabetes *(prediabetes)*
ENDOCRINOL. f. Término con el que se califica a los individuos con una anomalía potencial de la tolerancia a la glucosa. Poseen una tolerancia hidrocarbonada normal, pero un alto riesgo de desarrollo de la diabetes mellitus. Son los gemelos de pacientes con diabetes tipo 1; los que presentan un haplotipo idéntico a parientes con diabetes mellitus tipo 1; los que poseen anticuerpos antiislote o antiinsulina; y aquellos con una disminución en la primera fase de la secreción de insulina, en respuesta a la administración intravenosa de la glucosa. En lo referente a la diabetes mellitus tipo 2, son los parientes de primer grado de diabético tipo 2; los obesos con familiares diabéticos tipo 2; los pertenecientes a una etnia de gran prevalencia de diabetes tipo 2; los gemelos monocigóticos de diabético tipo 2; y los hijos de padre y madre con diabetes tipo 2.

predicados verbales de Hummel *(Hummel's probability)*
MEDLEGAL. Probabilidad expresada en tanto por ciento de que, como resultado de las pruebas biológicas de la paternidad, el sujeto sometido a estudio sea realmente el padre del hijo que ha procreado con una determinada madre. Con el estudio de los marcadores genéticos la certeza absoluta, 100 %, no se alcanza nunca, pero cuando se llega al 99,79 %, la paternidad se considera prácticamente probada.

predigestión *(predigestion)*
FISIOL. f. Digestión parcial de los alimentos realizada artificialmente para facilitar la que ha de realizar el propio individuo.

prednisolona *(prednisolone)*
ENDOCRINOL. f. Glucocorticoide sintético que se emplea terapéuticamente con fines antiinflamatorios y antialérgicos, así como en el tratamiento sustitutivo de la insuficiencia suprarrenal.

prednisona *(prednisone)*
FISIOL. f. Glucocorticoide sintético, unas cuatro veces más potente que el cortisol. Se utiliza como antiinflamatorio y antialérgico.

preeclampsia *(preeclampsia)*
GINECOL. f. Enfermedad que se produce en el tercer trimestre de la gestación y que se caracteriza por la aparición de hipertensión, edemas y proteinuria. Si no se trata adecuadamente puede evolucionar hacia el ataque eclámptico (convulsiones). Ver **gestosis**.

preembrión *(preembryo)*
BIOÉT. m. Término acuñado, a principios de los años noventa, para designar el embrión de menos de catorce días de vida. Como se ha reconocido en la literatura médica posterior, este término es un mero maquillaje para des-

cargar de peso moral la muerte de embriones de esa edad, que sucede en la práctica de la fecundación in vitro (v.). El *cribado genético de preembriones* es la eliminación de los embriones jóvenes en los que el estudio de alguna de sus células demuestra anomalías genéticas o cromosómicas. Ver **aborto provocado eugenésico, cribado genético, eugenesia.**

preexcitación *(preexcitation)*
CARDIOL. f. Excitación prematura de una parte del ventrículo. Se produce en el caso del síndrome de Wolff-Parkinson-White (v.) por impulsos cardiacos que son trasmitidos tanto por el sistema normal de conducción como por una vía accesoria de conducción auriculoventricular. Desde el punto de vista electrocardiográfico se caracteriza por la presencia de un intervalo PR corto y la aparición de una onda delta.

prefrontal *(prefrontal)*
ANAT. adj. Se dice de la parte del lóbulo frontal situada delante de la circunvolución frontal ascendente del cerebro y también lo situado delante del hueso frontal.

preganglionar *(preganglionic)*
ANAT. adj. Se dice de lo que se encuentra proximal con respecto al ganglio. Se refiere, principalmente, a las neuronas vegetativas situadas en la médula y tronco del encéfalo.

pregnancia *(pregnancy)*
PSICOL. f. Capacidad de una forma para destacar, como la figura de un fondo. Es una de las leyes principales de la teoría de la Gestalt. Hace referencia al hecho de que, ante un campo estimulador complejo, la percepción que surge con mayor precisión y rapidez es la que corresponde a aquella forma más destacada, en el sentido de más sencilla, más completa, más simétrica, mejor equilibrada y mejor centrada.

pregnandiol *(pregnandyol)*
GINECOL. m. Metabolito de la progesterona que se elimina por la orina. Aparece después de la ovulación, al formarse el cuerpo lúteo productor de progesterona.

pregnantriol *(pregnanetriol)*
ENDOCRINOL. m. Metabolito de la 17-hidroxiprogesterona, cuya eliminación urinaria se encuentra aumentada en la hiperplasia adrenal congénita debido a una deficiencia de 21 hidroxilasa.

pregnenolona *(pregnenolone)*
BIOQUÍM. f. Molécula esteroidea derivada del colesterol y precursora de las hormonas esteroideas.

prehensión *(prehension)*
ANAT. f. Acto de asir algo, como cuando agarramos con la mano un objeto.

prejuicio *(prejudice)*
PSICOL. m. Juicio anticipado, según los esquemas mentales previos del individuo, sin tener un conocimiento adecuado de los hechos que se juzgan. ‖ **p. social** *(social p.)* Actitud y juicio hacia una persona o una cosa, negativa o positiva, fundada en una creencia y capaz de resistir a la información correcta.

prejuicios cientifistas *(scientificistic prejudices)*
BIOÉT. Ver **cientifismo.** ‖ Respecto de las medicinas alternativas, el que desecha, por sistema, todo dato sobre curación de pacientes que no esté basado en conocimientos adquiridos científicamente. Ver **medicina científica.** ‖ **p. en la evaluación del enfermo** *(p. in the patient evaluation)* Ver **diversidad cultural.**

prematuro *(premature)*
PEDIAT. adj. Se dice del nacido antes de tiempo. A partir de los siete meses los prematuros ya son viables.

premenarquia *(premenarchia)*
GINECOL. f. Época de la vida de la niña que es previa al comienzo de la primera menstruación (menarquia).

premenopausia *(premenopause)*
GINECOL. f. Periodo de la vida de la mujer que es previa a la retirada de la menstruación (menopausia). Forma parte de uno de los periodos del climaterio.

premenstruo *(premenstrual)*
GINECOL. m. Días previos a la aparición de la menstruación. En muchas mujeres se caracteriza por la aparición de tensión premenstrual.

premicótico *(premycotic)*
DERMATOL. adj. Se dice de los cambios cutáneos que preceden a las infecciones por hongos o micosis fungoide.

premolar *(premolar)*
ANAT. m. Cada una de las dos piezas dentarias que se encuentran entre el canino y los molares.

premoriencia *(premorientia)*
MEDLEGAL. f. Determinación del orden en que se produjo la muerte de dos o más personas, es un problema médico-legal de una gran trascendencia cuando se trata de determinar el orden sucesorio entre varios fallecidos. Es también un término jurídico para indicar una muerte previa a otra.

prenatal *(prenatal)*
ANAT. adj. Anterior al nacimiento.

prensa de Herófilo *(torcular Herophili)*
ANAT. Confluencia de los senos cerebrales longitudinal superior, recto y transversos. Se encuentra junto a la protuberancia occipital interna.

preocupación *(preocupation)*
PSICOL. f. Intento cognitivo-verbal dirigido a evitar posibles eventos negativos futuros. ‖ **p. patológica** *(pathologic p.)* Preocupación excesiva en frecuencia e intensidad, e incontrolable por el individuo. La preocupación se refiere a eventos que poseen muy poca probabilidad de ocurrir. Es un elemento esencial del trastorno de ansiedad.

preocupación social *(social concern)*
BIOÉT. Ver **deber de preservar la salud.**

preparación al parto Read *(Read's delibery preparation)*
GINECOL. Método de preparación psicoprofiláctica al parto. En él se explican los procesos fisiológicos del parto y se realizan ejercicios respiratorios y relajantes para un mejor control del dolor de las contracciones uterinas durante el parto.

preparto *(prepartum)*
GINECOL. m. Periodo previo al parto y que tiene un significado prácticamente similar al término prenatal.

preproencefalina *(preproenkephalin)*
ENDOCRINOL. f. Molécula precursora de las encefalinas.

preproinsulina *(preproinsulin)*
ENDOCRINOL. f. Molécula precursora de la proinsulina y la insulina, sintetizada en la célula beta de los islotes de Langerhans.

preprosomatostatina *(preprosomatostatin)*
ENDOCRINOL. f. Molécula precursora de la somatostatina.

prepuberal *(prepuberal)*
ANAT. adj. Antes de la pubertad.

prepucio *(prepuce)*
ANAT. m. Pliegue de la piel que cubre total o parcialmente el glande. Se elimina en la circuncisión.

presacro *(presacral)*
ANAT. adj. Se dice de lo que está situado por delante del sacro; p. ej., el plexo vegetativo presacro (también denominado plexo hipogástrico superior).

presbiacusia *(presbycusia)*
OTORRIN. f. Hipoacusia fisiológica del anciano. Es bilateral, simétrica, neurosensorial, o de percepción, y progresiva.

presbicia *(presbytia)*
OFTALMOL. f. Dificultad para el enfoque correcto de los objetos en distancias cortas, que ocurre en sujetos mayores de 40 años. Es debida al esclerosamiento del cristalino, lo que dificulta su flexibilidad y, por tanto, su capacidad para adaptarse en el enfoque de distintas distancias.

presbiopía *(presbyopia)*
OFTALMOL. Ver **presbicia.**

prescripción *(prescription)*
FARM. f. Nota escrita por un médico en la que se indica el medicamento que debe proporcionarse a un paciente, así como las normas para su correcta administración. También se denomina receta.

prescripción farmacéutica *(pharmaceutical prescription)*
BIOÉT. Recomendación de un medicamento por el farmacéutico. Aunque lo habitual es la prescripción por parte del médico, en España se admite, comúnmente, la prescripción farmacéutica para problemas de entidad menor, aunque en otros países está radicalmente vetada.

presenilina *(presenilin)*
NEUROL. f. Proteína implicada en la etiopatogenia de la enfermedad de Alzheimer.

presentación antigénica *(antigen presentation)*
INMUNOL. Proceso por el cual una célula presentadora (célula dendrítica, macrófago o linfocito B) procesa un antígeno proteico extracelular hasta péptidos de una longitud entre 10 y 20

aminoácidos, y, posteriormente, los asocia a moléculas MHC de clase II, expresando en la membrana el complejo resultante que le será presentado a los linfocitos T CD4+. Cualquier tipo celular es capaz de procesar proteínas citoplasmáticas, hasta péptidos de una longitud entre 8 y 10 aminoácidos, y asociarlos después a moléculas MHC de clase I, para expresar el complejo resultante en la membrana y presentárselo a linfocitos T CD8+.

presentación de cara *(face presentation)*
GINECOL. La parte del feto que al comenzar el parto se pone en contacto con el estrecho superior de la pelvis. En esta presentación el parto es más lento y la cara debe rotar hacia adelante para que el parto sea posible por vía vaginal.

presentación fetal *(fetal presentation)*
GINECOL. Parte del feto que se pone en contacto con el estrecho superior de la pelvis materna. La presentación más frecuente es la cefálica, que tiene diversas variantes (bregmática, deflexionada, cara, frente). Otras veces, la presentación puede ser de nalgas, de nalgas y pies, de pies solos, de hombro, braquial.

preservación *(preservation)*
CIRGEN. f. Referido al trasplante de órganos, es la manipulación de un órgano en el donante. Ordinariamente, se realiza mediante el lavado de la sangre que contiene y su enfriamiento a 4º C con soluciones frías infundidas por el sistema vascular. Ver **extracción de órganos,**

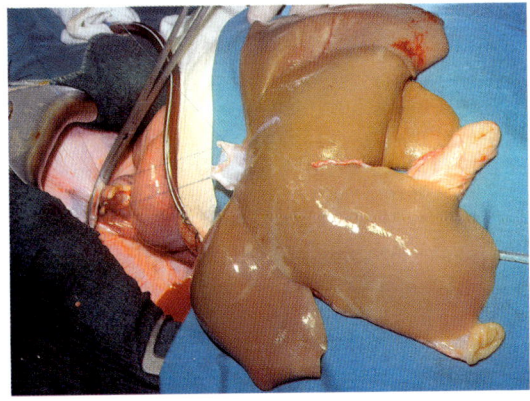

preservación. Hígado, páncreas y duodeno de cerdo, previamente preservado (lavada la sangre con soluciones frías de preservación, por lo que obtienen estos órganos un color pálido) y en el momento en que están siendo implantados de forma ortotópica en otro cerdo

solución de Collins, solución de Wisconsin, trasplante.

preservación renal *(renal preservation)*
NEFROL. Consiste en la perfusión renal con solución de preservación, durante la extracción y posterior almacenamiento en dicha solución, a 4º C en un recipiente con hielo. Su objetivo es evitar el daño isquémico al riñón, mantener el metabolismo aerobio, proveer el aporte metabólico con glucosa, prevenir el edema celular, modificar los niveles de calcio, tratar la lesión de reperfusión, etc. Además permite efectuar el tipaje tisular, realizar la selección y preparación del receptor, realizar el transporte del riñón, etc. Existen muy diversas soluciones de preservación como el Euro-Collins, la solución de Wisconsin, la solución de citrato isotónico, etc. El método de preservación más frecuente es el del almacenamiento hipotérmico, pero es posible efectuar la perfusión aerobia hipotérmica continua. Es conveniente que el tiempo de isquemia fría sea el mínimo posible, e inferior a 24 horas, para facilitar la función precoz o inmediata del injerto renal.

preservación renal para trasplante *(kidney preservation)*
UROL. Ver **trasplante renal.**

preservativo *(preservative)*
GINECOL. m. Método anticonceptivo mecánico fabricado con látex. Se coloca en el pene en erección antes del acto sexual. Puede proteger de las enfermedades de transmisión sexual. Ver **condón.**

presináptico *(presynaptic)*
FISIOL. adj. Se dice de lo que está próximo a la sinapsis. Se trata de los botones sinápticos axonales (que contactan con los correspondientes de las dendritas) y liberan un neurotransmisor en la hendidura sináptica, que es ligado por los correspondientes receptores possinápticos.

presión *(pressure)*
CARDIOL. f. Magnitud definida como fuerza por unidad de superficie. Esfuerzo o tensión. ||
p. arterial *(arterial p.)* Presión que ejerce la sangre contra las paredes de las arterias. Depende del rendimiento cardiaco, de la resistencia de las arterias, determinada por el tono vascular y su elasticidad, y de la viscosidad

de la sangre. Constituye la fuerza impulsora de la circulación sanguínea. La presión máxima se produce cerca del final de la sístole cardiaca (presión arterial máxima o sistólica), mientras que la presión mínima se produce en la parte final de la diástole ventricular y se denomina presión mínima o diastólica. La presión arterial media corresponde al promedio de los niveles de presión arterial obtenidos durante el ciclo cardiaco. La regulación de la presión arterial se realiza de acuerdo con las necesidades metabólicas del momento, siguiendo unos complejos mecanismos de los que entran a formar parte señales, que provienen de mecanorreceptores y quimiorreceptores eferentes y aferentes de los centros circulatorios, variaciones en la contractilidad y frecuencia cardiaca, etc.

presión abdominal (*abdominal pressure*)
FISIOL. Presión que existe en la cavidad abdominal. Varía en cada movimiento respiratorio, aumenta en la espiración y disminuye en la inspiración. || **p. capilar** (*capillary p.*) Presión sanguínea de los capilares. En los capilares arteriales es mayor que la presión oncótica y osmótica de la sangre, por lo que pasa suero al líquido intersticial. En cambio, en los capilares venosos es menor, por lo que el paso es en sentido contrario. || **p. cefalorraquídea** (*cerebrospinal p.*) Presión del líquido cefalorraquídeo que oscila entre 100 y 150 mm de agua. || **p. coloidosmótica** (*coloidosmotic p.*) Presión osmótica ejercida por las proteínas plasmáticas (debido a que en el plasma su concentración es unas tres veces superior a la que existe en el líquido intersticial). También se la conoce como presión oncótica. Ver **presión osmótica**. || **p. diastólica** (*diastolic p.*) Presión sanguínea en la diástole. Se denomina corrientemente presión mínima (6-8 cm/Hg). || **p. intracraneal** (*intracranial p.*) Presión del líquido subaracnoideo, es decir, del líquido cefalorraquídeo que se encuentra en ese espacio (entre la pía y la aracnoidea). Suele oscilar entre 50 y 180 mm de agua. Momentáneamente, a consecuencia de determinados ejercicios, sobre todo los que aumentan la presión intraabdominal, puede aumentar considerablemente. || **p. osmótica** (*osmotic p.*) La presión máxima desarrollada por ósmosis en una solución separada de otra por una membrana semipermeable. ||

p. de perfusión cerebral (*cerebral perfusion p.*) Presión arterial media, menos la presión intracraneana. || **p. del pulso** (*pulse p.*) Diferencia entre las presiones sistólica y diastólica. || **p. sistólica** (*systolic p.*) La presión sanguínea que se alcanza en la sístole se la conoce con el nombre de presión máxima (12-14 cm/Hg). || **p. venosa** (*venous p.*) Presión del sistema venoso. Oscila entre 5 y 15 mm de Hg. || **p. venosa central** (*central venous p.*) La presión en la aurícula derecha. Para su medida se introduce un catéter por vena hasta llegar a la aurícula. Su valor oscila entre 1 y 5 mm de agua. || **p. venosa yugular** (*yugular venous p.*) Dado que no hay a ese nivel presión hidrostática, la presión de la sangre en la yugular es 0 y aun puede llegar a ser negativa debido al flujo de la sangre cefálica hacia el corazón cuando este se encuentra a un nivel inferior.

presión de enclavamiento (*wedge pressure*)
PNEUMOL. Presión capilar en la aurícula izquierda que se determina midiendo la presión en un catéter enclavado en el segmento más distal de la arteria pulmonar. || **p. espiratoria máxima** (*maximum expiratory p.*) Presión generada al intentar espirar lo más fuerte posible contra la vía aérea ocluida, partiendo desde la capacidad pulmonar total.

presión intraocular (*intraocular pressure*)
OFTALMOL. Tensión ejercida por el humor acuoso sobre las cubiertas del ojo. El humor acuoso es producido en el cuerpo ciliar y eliminado por la malla trabecular. La elevación de la presión intraocular está relacionada con el glaucoma. Ver **glaucoma crónico simple**.

presión oncótica (*oncotic pressure*)
NEFROL. Presión osmótica de una disolución o dispersión coloidal. En los sistemas biológicos es relativamente baja debido al tamaño de las partículas coloidales (p. ej., de las proteínas), pero muestra grandes diferencias en función del espacio o compartimiento corporal (p. ej., es de 25 mm/Hg en el plasma y de 2 mm/Hg en el espacio intersticial). || **p. oncótica peritubular** (*peritubular oncotic p.*) El porcentaje de reabsorción de líquido en los túbulos contorneados proximales y en el intersticio peritubular es sensible a factores físicos, como la presión hidrostática o la presión coloidosmótica (oncótica) a través de los

capilares peritubulares. El incremento de la presión oncótica en los capilares peritubulares que salen de la arteriola eferente (hemoconcentración) es superior a la presión hidrostática, y ello condiciona la reabsorción (en oposición a la filtración glomerular), y el balance de las fuerzas de Starling modulará el porcentaje de la reabsorción de líquido a nivel de los capilares. || **p. sanguínea** *(blood p.)* La existente en el interior de los vasos de la circulación corporal (intravascular); en sentido estricto es la presión arterial la que se mide en el sistema arterial a la altura del corazón y frente a la presión atmosférica y que depende, por un lado, del rendimiento cardiaco y de la resistencia de los vasos (tono y elasticidad), y, por el otro, de la viscosidad de la sangre; constituye la fuerza impulsora o hemodinámica para la circulación de la sangre. Su regulación se efectúa mediante barorreceptores y quimiorreceptores que envían señales a los centros circulatorios, y los efectores son el sistema nervioso simpático y parasimpático, hormonas suprarrenales, etc.

presístole *(presystole)*
CARDIOL. f. Lapso de tiempo inmediatamente anterior a la sístole.

presistólico *(presystolic)*
CARDIOL. adj. Que se presenta inmediatamente antes de la sístole. Perteneciente o relativo a la presístole.

presorreceptor *(pressoreceptor)*
FISIOL. adj. Se dice del receptor que se estimula cuando aumenta la presión sanguínea, provocando, por vía refleja, una disminución de la misma. Se encuentran, principalmente, en el seno carotídeo y en el aórtico. También se denomina baroceptor.

presos *(prisoners)*
BIOÉT. Ver **huelga de hambre en la cárcel.**

prestación de servicios sanitarios *(benefit of sanitary facilities)*
BIOÉT. Ver **deber de atender**, **medicina socializada.**

prevención *(prevention)*
BIOÉT. f. Conjunto de medidas encaminadas a evitar la aparición de enfermedades. || **p. del SIDA y ética** *(p. of AIDS and ethics)* Dado que el único medio eficaz de impedir su difusión es no compartir jeringuillas con alguien infectado, y la abstención de relaciones sexuales, o mantenerlas con una pareja sana y mutuamente fiel (el fallo del preservativo oscila entre el 14 y el 36%), resultan contraproducentes las campañas de difusión de jeringuillas y preservativos, pues crean la falsa confianza de que se está a salvo de la enfermedad. El «sexo seguro» no existe, salvo dentro de la fidelidad a una pareja sana.

priapismo *(priapism)*
UROL. m. Persistente erección no relacionada con el deseo sexual, que no desaparece tras la eyaculación. Frecuentemente, se acompaña de dolor. Puede ser idiopática o secundaria a una patología neurológica, traumatica o neoplásica. La enfermedad típicamente asociada al priapismo es la anemia falciforme (casi un 40% de los pacientes la padecen en algún momento), la causa habitual de priapismo en niños. En la actualidad, la causa más frecuente es la autoinyección de sustancias vasoactivas intracavernosas, utilizadas en el tratamiento de la disfunción eréctil. Si las medidas conservadoras (aspiración de la sangre de cuerpo cavernoso, inyección intracavernosa de adrenalina al 1/10.000, etc.) no son eficaces, el tratamiento debe ser quirúrgico. Si el priapismo se prolonga más de 12 horas se produce una disfunción eréctil.

prick-test *(prick-test)*
ALERGOL. m. Prueba cutánea de diagnóstico alergológico, también denominada prueba de punción, que consiste en depositar una gota de extracto del alérgeno en la piel e introducir este en la dermis, mediante una lanceta de Morrow-Brown o de Osterballe; al cabo de 20 minutos se procede a la visualización de los resultados mediante la formación de una pápula y de eritema.

prilocaína *(prilocaine)*
ANEST. f. Anestésico local de tipo amida que se caracteriza por ser el que menos toxicidad presenta, si es comparado con otros anestésicos locales.

primario *(primary)*
ANATPATOL. adj. Que se encuentra al principio, en el primer estadio; originario.

primigrávida *(primigravida)*
GINECOL. adj. Se dice de la mujer en su primera gestación.

primípara *(primipara)*
GINECOL. f. Mujer que se encuentra en su primer parto.

primordio *(primordium)*
ANAT. m. Esbozo de un órgano en el periodo inicial de organogénesis.

principio de autonomía *(principle of autonomy)*
BIOÉT. Principio de la bioética (ver **bioética principlista**) que postula el respeto absoluto a las decisiones autónomas del paciente, de las que el médico sería un mero servidor (ver **autonomía**). Cabe aceptar una versión moderada, que considera la existencia de unos límites naturales a las peticiones del paciente (ver **objeción de ciencia, objeción de conciencia**). ‖ **p. de beneficencia** *(p. of beneficence)* Principio de la bioética que postula el deber de dar a los demás lo que desean y pagan en un intercambio económico justo (ver **beneficencia**). Cabe aceptar una versión moderada, que equivaldría al deber de atender (ver **amistad terapéutica, beneficencia, solidaridad**) que, como todo deber positivo (v.) no puede deducirse racionalmente (ver **prudencia**). ‖ **p. del doble efecto** *(p. of the double effect)* Regla de actuación moral que, correctamente aplicada, permite saber si es correcto realizar una acción que produce, simultáneamente, efectos buenos y malos (ver **tratamiento desproporcionado, tratamiento proporcionado**). ‖ **p. de justicia** *(p. of justice)* Principio de la bioética que intenta hacer frente al problema de asignación de recursos escasos (v.) mediante la aplicación de reglas de reparto, variables según los autores, desde un liberalismo a ultranza, hasta una socialización completa de los medios sanitarios (ver **conflictos de intereses, dilema ético, justicia**). ‖ **p. de no maleficencia** *(p. of non maleficence)* Principio de la bioética que afirma el deber de no hacer a los demás algo que no desean. En la bioética liberal, este principio se entiende como no hacer lo que los demás no desean de hecho, independientemente de todo baremo (ver **autonomía**). En la ética médica hipocrática, este principio (ver **no hacer daño**) se entiende como no hacer a los demás algo que es razonablemente inadecuado para el hombre (ver **prudencia**). ‖ **p. morales** *(moral p.)* Evidencias morales que son el punto de partida para el razonamiento moral (ver **bienes, juicio de valor, valores**). Muchos de los que se autodenominan principios de la bioética no son principios morales, estrictamente hablando, pues no permiten deducir conclusiones morales concretas (ver **prudencia**) y, a partir de ellos, se puede llegar a resultados completamente contradictorios.

principio de Finck *(Finck's principle)*
ANEST. m. La cantidad de una sustancia captada por un órgano, en la unidad de tiempo, es igual al producto de la diferencia de la concentración arteriovenosa de dicha sustancia y el flujo de sangre que pasa (por unidad de tiempo) por dicho órgano. A partir de la cantidad de sustancia captada y de la diferencia arteriovenosa en la concentración de la misma, puede determinarse el flujo de sangre que pasa por un órgano determinado (como el gasto cardiaco).

principio de Monro-Kellie *(Monro-Kellie's principle)*
NEUROCIR. Ver **teoría de Monro-Kellie**.

principio de Premack *(Premack's principle)*
PSICOL. Principio del aprendizaje y modificación de la conducta que formula que las conductas de alta probabilidad natural de aparición refuerzan la elicitación de las conductas menos probables. Gracias a ello, las respuestas adecuadas (menos probables) pueden ser reforzadas por la oportunidad de facilitar la aparición de otras más deseables y frecuentes (p. ej., poder jugar si se terminan los deberes).

principlismo *(principlism)*
BIOÉT. m. Modo pragmático de resolver las dudas morales aplicando mecánicamente los principios de la bioética (ver **bioética principlista**).

prión *(prion)*
MICROBIOL. m. Partícula infecciosa de naturaleza proteica. Término empleado para designar a los patógenos que inducen algunas alteraciones neurológicas en los vertebrados, como la encefalopatía espongiforme bovina (BSE), el *scrapie* de las ovejas o la enfermedad de Creutzfeldt-Jakob (CJD) en el hombre. Todas estas encefalopatías se caracterizan por una vacuolización de la materia gris del sistema nervioso central (carácter espongiforme), por la acumulación de fibras proteicas en las cé-

lulas nerviosas y por ser transmisibles. El término prión fue propuesto por Stanley Prusiner (premio Nobel de Medicina en 1997), según el cual, los priones son proteínas capaces de autorreplicarse a formas infecciosas, mediante cambios conformacionales, y serían la causa de las encefalopatías espongiformes transmisibles.

prioridades entre pacientes (*priorities among patients*)
BIOÉT. Ver **discriminación del paciente.**

prisiones (*prisons*)
BIOÉT. Ver **huelga de hambre en la cárcel, médico asalariado.**

prisma (*prism*)
OFTALMOL. m. Medio refringente constituido por dos planos limitados por una base. Se utiliza por su capacidad para desviar la trayectoria de la luz. Se emplea en casos de desviaciones oculares para evitar la visión doble de las imágenes.

PRK (*PRK*)
OFTALMOL. Ver **queratectomía fotorrefractiva.**

probabilístico (*probabilistic*)
RADIO. adj. Se dice del tipo de efecto biológico de la radiación que está relacionado con el azar y cuyas consecuencias no son predecibles. Ver **estocástico.**

probenecid (*probenecid*)
ENDOCRINOL. m. Fármaco que incrementa la excreción renal de ácido úrico al inhibir su reabsorción tubular, por lo que se emplea en el tratamiento de la hiperuricemia.

probucol (*probucol*)
ENDOCRINOL. m. Fármaco hipolipemiante que aumenta el catabolismo de partículas LDL incrementando su aclaramiento plasmático por mecanismos que implican cambios en la conformación molecular de las lipoproteínas. Posee un efecto adicional antioxidante. Se encuentra indicado en las hipercolesterolemias. Reduce también el nivel de partículas de lipoproteína de alta densidad (HDL) y carece de efectos sobre la concentración de triglicéridos.

procainamida (*procainamide*)
FARMCLÍN. f. Antiarrítmico de la clase Ia, de efectos parecidos a los de la quinidina. Puede producir un síndrome de seudolupus, que desaparece al suspender el tratamiento.

procariota (*prokaryote*)
GENÉT. adj. Perteneciente al superreino *Procariotas,* que incluye los microorganismos que se multiplican por división binaria y carecen de un núcleo delimitado por una envoltura nuclear.

procedimiento (*procedure*)
RADIO. m. Método o conjunto de operaciones llevadas a cabo para realizar una actividad o proceso.

procesado (*processed*)
RADIO. adj. Que ha sido tratado por diversos métodos para alcanzar su estado final. ‖ En imagen, conjunto de labores realizadas para el revelado de la película radiográfica.

procesador (*processator*)
RADIO. m. En informática, programa o dispositivo capaz de recibir instrucciones o información y procesarla o tratarla para obtener un resultado determinado. ‖ En fotografía, equipo que realiza las labores de revelado de una forma automática.

procesamiento (*processing*)
PSICOL. m. Se designa así, en el ámbito de la psicología cognitiva y las teorías del procesamiento de la información, al conjunto de procesos que intervienen en la recepción, decodificación, almacenamiento, estructuración y emisión de conductas de la información suministrada. ‖ **p. automático** (*automatical p.*) Conjunto de operaciones rutinarias sobreaprendidas, que se realizan sin conciencia ni intencionalidad por parte del sujeto. Los procesos automáticos no consumen recursos atencionales, por lo que pueden realizarse de modo simultáneo (en paralelo) a otros procesos, sin producir interferencias. Una vez adquiridos son difíciles de modificar y suponen una considerable economía cognitiva para el sujeto. ‖ **p. controlado** (*control p.*) Proceso deliberado y consciente, de carácter flexible, que se realiza más lentamente que el proceso automático y con la impresión subjetiva de esfuerzo. Es especialmente adecuado para enfrentarse a situaciones nuevas, y relativamente problemáticas, para las que no existen rutinas automáticas establecidas. Interviene en las operaciones cognitivas más complejas (como en los razonamientos deductivos), que requieren un procesamiento controlado de la información previa en la memoria activa. ‖

p. emocional *(emotional p.)* Se produce cuando se activan las estructuras de la memoria emocional por un acceso de información relevante. El procesamiento emocional es necesario para que se activen los programas de acción y para reducir el miedo-ansiedad (la eficacia terapéutica puede depender de que ocurra tal procesamiento). ‖ **p. en paralelo** *(parallel p.)* Forma de procesamiento de la información, en la que dos o más actividades se procesan de forma simultánea. ‖ **p. en serie** *(series p.)* Procesamiento lineal de la información: al procesamiento de una etapa le sigue el procesamiento de otra, de forma secuencial. ‖ **p. de la información** *(information p.)* Modelo descriptivo y explicativo de los mecanismos subyacentes al funcionamiento del individuo humano, que se sitúa en el marco de la psicología cognitiva y que ha superado algunas de las deficiencias metodológicas y conceptuales de otros enfoques, abriendo nuevas vías de acceso al estudio de los procesos psicológicos. ‖ **p. jerárquico** *(hierarchical p.)* Procesamiento que denota la existencia de una interacción entre el procesamiento de unas tareas y el de otras, produciéndose entre ellas diferentes niveles de control jerárquico (el procesamiento de unas actividades depende del procesamiento de otras, de orden jerárquico superior).

procesamiento antigénico *(antigen processing)*
INMUNOL. Generación de péptidos antigénicos cortos, a partir de proteínas extracelulares o intracelulares en una célula presentadora. Los péptidos han de tener una longitud determinada para poder asociarse posteriormente a moléculas MHC.

procidencia *(procidentia)*
ANAT. f. Prolapso de una víscera. El más típico es el prolapso del cuello uterino en la cavidad vaginal y, en los casos más pronunciados, en la hendidura vulvar.

procinético *(prokinetic)*
FARM. adj. Se dice del fármaco que promueve la motilidad gástrica e intestinal.

procolágeno *(procollagen)*
ENDOCRINOL. m. Precursor biosintético del colágeno.

procreación *(procreation)*
BIOÉT. f. Denominación propia de la reproducción humana; hace referencia a que los fenómenos biológicos que generan un nuevo hombre son insuficientes para explicar su espiritualidad (inteligencia y libertad), que proceden de un acto directo de creación por Dios. Esto es sostenido por la tradición judeocristiana, por la filosofía pagana clásica y por las religiones de muchos pueblos primitivos, y es negado por los cientifistas (ver **cientifismo**) en su optimismo (ver **optimismo cientifista**). La explicación meramente biológica de la procreación deja fuera sus aspectos psicológicos y espirituales más profundos de la sexualidad humana.

proctectomía *(proctectomy)*
CIRGEN. f. Extirpación quirúrgica del recto.

proctocolectomía *(proctocolectomy)*
CIRGEN. f. Extirpación quirúrgica de todo el colon y el recto. Las dos indicaciones más frecuentes son la colitis ulcerosa, que no responde al tratamiento médico, y la poliposis cólica familiar. Ver **colectomía, colitis ulcerosa, poliposis crónica familiar.** ‖ **p. total** *(total p.)* Resección completa del colon y del recto.

proctodeo *(proctodeum)*
ANAT. m. Depresión ectodérmica en la región anal del feto que se dirige hacia la cloaca (y posteriormente al recto) y es el esbozo del conducto anal.

proctología *(proctology)*
CIRGEN. f. Ciencia que se ocupa de las enfermedades del recto.

proctoptosis *(proctoptosis)*
CIRGEN. f. Ptosis o prolapso del recto. Ver **prolapso**.

proctoscopia *(proctoscopy)*
DIGEST. f. Exploración o examen del recto y colon sigmoideo bajo con un instrumento introducido a través del ano. Debe ir precedido de un tacto rectal. Recoge datos patológicos de esta zona, permite practicar biopsias, e incluso realizar intervenciones quirúrgicas, etc.

pródromo *(prodrome)*
ANAT. m. Síntoma premonitor del comienzo de una enfermedad.

productos de degradación del plasminógeno (PDF) *(fibrin degradation products)*
HEMATOL. Productos de degradación del fibrinógeno y de la fibrina, resultado de la acción de la plasmina sobre ambos.

profago (*prophage*)
MICROBIOL. m. Genoma de un fago que se ha perpetuado en la bacteria hospedadora al integrarse en su cromosoma. Los fagos capaces de mantenerse en forma de profago se denominan fagos temperados, lisogénicos o avirulentos (p. ej., los fagos lambda o P1). Este tipo de fagos pueden crecer en la célula bacteriana hospedadora de dos maneras distintas: un ciclo lítico, durante el cual el fago se replica activamente y termina lisando la célula; o un ciclo lisogénico, durante el cual el genoma del fago se inserta en el cromosoma bacteriano, en forma de profago. Durante esta fase lisogénica, la replicación viral está suprimida y el genoma del fago se transmite a las bacterias descendientes en cada división celular. Algunas bacterias son capaces de adquirir propiedades patógenas, o características antigénicas nuevas, al ser infectadas por un fago lisogénico que codifica para dichas propiedades, fenómeno que se denomina conversión fágica. Por ejemplo, el gen que codifica para la exotoxina de la difteria de *Corynebacterium diphtheriae* es introducido en la bacteria por un fago lisogénico. Por tanto, las cepas de *C. diphtheriae* que no están infectadas por este fago no producen la toxina.

profármaco (*prodrug*)
FARM. m. Sustancia biológicamente inactiva que es metabolizada en el organismo a una sustancia activa.

profase (*prophase*)
GENÉT. f. Primera fase de la división celular, en la que los cromosomas se hacen visibles como entidades aisladas. Ver **mitosis.**

profesión (*profession*)
BIOÉT. f. Ámbito de dedicación laboral de una persona. Ver **vocación.**

profibrinolisina (*profibrinolysin*)
HEMATOL. Ver **plasminógeno.**

profilaxis (*prophylaxis*)
MICROBIOL. f. Prevención de enfermedades mediante las medidas oportunas. ‖ **p. antibiótica** (*antibiotic p.*) Administración intravenosa, inmediatamente antes de una intervención, de una dosis de antibiótico, en prevención de las infecciones de la herida y del lecho quirúrgico, que se producen con mayor o menor incidencia según el tipo de intervención de que se trate. Ver **cirugía.**

profilaxis de Credé (*Credé's prophylaxis*)
GINECOL. Tratamiento preventivo que consiste en la instilación de unas gotas de solución de nitrato de plata al 1% o un antibiótico (penicilina) con el fin de prevenir la conjuntivitis del recién nacido, fundamentalmente secundaria al gonococo.

progenie (*subship*)
ANAT. f. Descendientes de unos mismos padres.

progeria (*progeria*)
DERMATOL. f. Envejecimiento prematuro de la piel.

progestágeno (*progestagen*)
FISIOL. m. Hormonas, o equivalentes, que provocan cambios en el endometrio, a fin de que este sea apto para la anidación del cigoto y, en definitiva, para la gestación.

progesterona (*progesterone*)
FISIOL. f. Hormona esteroidea progestacional. Desempeña un papel importante en el ciclo ovárico. Se produce en el cuerpo lúteo (o amarillo) del ovario y lleva la mucosa uterina (endometrio) a la fase de secreción, fase en la que tiene lugar la anidación del cigoto (si es que la ovulación fue seguida de fertilización). Durante el embarazo disminuye las contracciones uterinas y favorece el crecimiento de la placenta y de las glándulas mamarias.

proglucagón (*proglucagon*)
ENDOCRINOL. m. Polipéptido que da origen al glucagón, péptido análogo al glucagón, glicentina y oxintomodulina. Se encuentra en el páncreas y el intestino.

prognatismo (*prognatism*)
ANAT. m. Protrusión de la mandíbula (la más frecuente) o del maxilar. Hay un importante componente genético en esta malformación.

programas de reforzamiento (*reinforcement programs*)
PSICOL. Pautas de recompensa o reforzamiento que marcan su frecuencia relativa. Son uno de los parámetros más estudiados dada la influencia que tienen sobre la actuación del sujeto, especialmente sobre su tasa de respuestas (número de respuestas por unidad de tiempo). ‖ **p. de reforzamiento constante** (*constant reinforcement p.*) Programa en el que se refuerza la respuesta deseada, cada vez que esta se manifiesta. ‖ **p. de reforzamiento parcial**

o **intermitente** (*partial or intermittent reinforcement p.*) Programa en el que se refuerza una respuesta, solo cada determinado tiempo. La adquisición de una conducta es más lenta que con el refuerzo constante, pero su resistencia a la extinción es mucho mayor. ‖ **p. de reforzamiento parcial** o **intermitente de intervalo fijo** (*fixed interval reinforcement p.*) Programa en el que el refuerzo se produce después de la primera respuesta que realiza el sujeto, una vez transcurrido un periodo de tiempo fijo tras el último refuerzo. Como esta pauta permite determinar cuándo va a ocurrir el refuerzo, se registra una elevación de la tasa de respuestas hacia el final del intervalo. ‖ **p. de reforzamiento parcial** o **intermitente de intervalo variable** (*variable interval reinforcement p.*) La recompensa se suministra después de un periodo de tiempo cuya duración varía aleatoriamente en torno a una media desde el último refuerzo. La tasa de estos programas es estable debido a que la variabilidad de la administración del refuerzo impide anticipar su ocurrencia de forma consistente, pero esta tasa es menor que la obtenida con un programa de razón variable debido a que la frecuencia del refuerzo no tiene relación con la tasa de respuestas del sujeto. ‖ **p. de reforzamiento parcial** o **intermitente de razón fija** (*fixed ratio reinforcement p.*) El sujeto recibe el refuerzo cada determinado número de respuestas. Con este tipo de programas la actuación es alta y estable debido a que los propios sujetos determinan la frecuencia de la recompensa. ‖ **p. de reforzamiento parcial** o **intermitente de razón variable** (*variable ratio reinforcement p.*) El número de respuestas requerido para la aplicación del refuerzo varía aleatoriamente en torno a una media. Con este tipo de programas, la tasa de respuestas es muy alta (como en el programa de razón fija, responder con rapidez produce un refuerzo más rápido) y estable (la variabilidad del programa impide que se descubran fácilmente las pautas del refuerzo).

progresión tumoral (*tumor progression*)
ONCOL. Aumento del 25-50% en el diámetro de las lesiones apreciables de un tumor o aparición de nuevas lesiones.

prohormona (*prohormone*)
ENDOCRINOL. f. Molécula precursora de una hormona. En algunos casos, poseen un efecto biológico. La práctica totalidad de las hormonas peptídicas derivan de prohormonas de mayor peso molecular.

proinsulina (*proinsulin*)
FISIOL. f. Prohormona de la insulina, con escasa actividad biológica.

prolactina (*prolactine*)
GINECOL. f. Hormona producida en el lóbulo anterior de la hipófisis y que estimula la producción de leche por la mama.

prolactinoma (*prolactinoma*)
GINECOL. m. Tumor del lóbulo anterior de la hipófisis, derivado de las células productoras de prolactina.

prolapso (*prolapse*)
ANAT. m. Descenso con protrusión de una víscera. ‖ **p. rectal** (*rectal p.*) Protrusión de la mucosa rectal a través del orifico anal. ‖ **p. uterino** (*uterus p.*) Protrusión del cuello uterino en la vagina que, en los casos más pronunciados, puede aparecer entre los labios mayores de la vulva.

prolapso del cordón (*cord prolapse*)
GINECOL. Aparición del cordón umbilical a través del cuello del útero. Se produce, habitualmente, al romperse la bolsa amniótica. La compresión del cordón umbilical por la presentación produce hipoxia grave en el feto, que puede llegar a morir intraútero. El tratamiento es la extracción fetal urgente, habitualmente mediante cesárea. ‖ **p. vaginal** (*vaginal p.*) Salida de la vagina a través de la

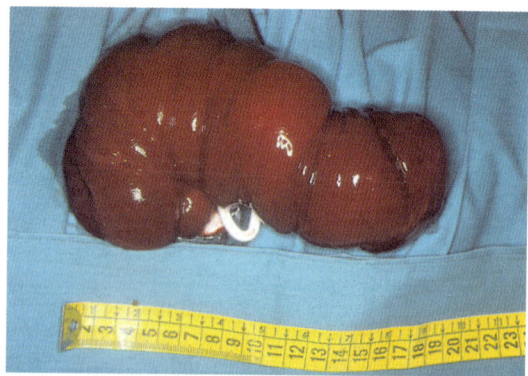

Exteriorización, por ***prolapso***, de gran parte del colon transverso, tres días después de realizar una colostomía lateral del colon transverso

vulva. Puede acompañarse de un descenso vesical y/o rectal, y se denomina cistocele y rectocele, respectivamente. Suele prolapsarse también el útero, y se habla de prolapso uterino. Otras veces, en mujeres con antecedentes de histerectomía, el descenso es solamente vaginal.

proliferación (*proliferation*)
INMUNOL. f. Proceso de replicación celular por el cual se produce la expansión del clon linfocitario, que reconoce específicamente un antígeno concreto. El sentido biológico de la proliferación linfocitaria, en el contexto de la respuesta inmunitaria, es generar una progenie de células específicas de antígeno suficientemente numerosa como para eliminar eficazmente dicho antígeno.

proliferación mesangial (*mesangial proliferation*)
NEFROL. Incremento patológico de la matriz mesangial, de las células del mesangio o de ambas, que sirven de soporte al glomérulo. Puede darse en diversas nefropatías como la glomerulonefritis mesangial IgA, por depósitos de inmunocomplejos que contienen IgA polimérica; en el síndrome de Schonlein-Henoch; en la glomerulonefritis membranoproliferativa; en la glomerulonefritis mesangial IgM, en la que predominan los depósitos de IgM, etc.

proliferación vascular (*vascular proliferation*)
ENDOCRINOL. Fenómeno que implica el desarrollo de nuevos vasos sanguíneos. Es característica la que tiene lugar en las formas más severas de retinopatía diabética, en donde el factor que estimula el proceso es la isquemia derivada de las alteraciones de la microcirculación.

proliferación vitreorretiniana (*proliferative vitreoretinopathy*)
OFTALMOL. Proceso de proliferación no neoplásica, que da lugar a la aparición de membranas epirretinianas y subretinianas, en el curso de un desprendimiento de retina. Es la principal causa de fracaso de la cirugía del desprendimiento de retina.

prolijidad (*prolixity*)
PSICOL. f. Trastorno cualitativo de la asociación de ideas que da lugar a una gran minuciosidad y a un exceso de detalles en el relato. Se observa en ciertos epilépticos, en casos de debilidad mental.

prolina (*proline*)
BIOQUÍM. f. Aminoácido presente en las proteínas que contiene un grupo imino. Es muy abundante en el colágeno.

prolongación de la vida (*continuation of the life*)
BIOÉT. Ver **futilidad, tratamiento desproporcionado, tratamiento proporcionado.**

promielocito (*promyelocyte*)
HEMATOL. m. Precursor en la serie granulocítica, intermedio entre el mieloblasto y el mielocito. Es una célula mononuclear grande que contiene gránulos citoplasmáticos indiferenciados.

promiscuidad (*promiscuity*)
GINECOL. f. Relaciones sexuales que se caracterizan por el cambio habitual de pareja. Son causa frecuente de enfermedades de transmisión sexual.

promontorio (*promontory*)
ANAT. m. Prominencia que forma, en el estrecho superior de la pelvis, la unión de la quinta vértebra lumbar con el sacro.

promotor (*promoter*)
GENÉT. m. Región de DNA que contiene diferentes dominios de unión a factores de transcripción y que determina el lugar donde el ácido ribonucleico polimerasa comienza la transcripción de un gen.

pronación (*pronation*)
ORTOP. f. Acción y efecto de asumir la posición prona. || Con respecto a la mano, movimiento del antebrazo que tiene por resultado una especie de rotación de la mano de fuera a dentro. || Situación en que se encuentra el antebrazo después de efectuar la pronación, la palma de la mano mira hacia dentro y atrás, debido a una subluxación de la cabeza del radio, producida por una tracción brusca, como la que se hace para evitar la caída de un niño cuando se le da la mano o se le fuerza a subir un escalón o la acera (síndrome de la niñera). || En relación con el pie, movimientos combinados de eversión y abducción, que ocurren en las articulaciones del tarso y el metatarso, lo cual hace descender el borde interno del pie y, por tanto, el arco longitudinal.

pronefros (*pronephros*)
ANAT. m. Primer esbozo del sistema néfrico. En los mamíferos es tan rudimentario que no llega a funcionar. Sin embargo, su conducto colector es el comienzo del conducto mesonéfrico.

pronóstico (*prognosis*)
MEDLEGAL. m. Juicio médico con respecto a la importancia, duración y consecuencias finales de un proceso patológico. || **p. quoad funtionem** (*quoad funtionem p.*) Pronóstico relativo al mantenimiento de una determinada función. || **p. quoad valetudinem** (*quoad valetudinem p.*) El que se refiere al estado en que quedará el enfermo, una vez acabado el tiempo de curación o, dicho de otro modo, si el mismo podrá valerse por sí mismo o no. || **p. quoad vitam** (*quoad vitam p.*) Pronóstico en cuanto a la vida, es decir, opinión del facultativo en cuanto a si la enfermedad puede conducir a la muerte del individuo o no. || **p. reservado** (*reserved p.*) El que no se emite, guardando en secreto el médico su opinión al respecto. No debería emplearse, al menos en medicina legal, ya que es un contrasentido hablar de un pronóstico que en realidad no se hace.

pronóstico médico (*medical prognosis*)
BIOÉT. Predicción acerca de la evolución (v.) de un enfermo y del resultado final de la enfermedad. Solo puede hacerse fiablemente mediante un estudio estadístico serio que asocie el pronóstico con ciertos síntomas o signos clínicos, aunque la experiencia clínica puede permitir realizar pronósticos bastante aproximados. Ver **decir la verdad.**

proopiomelanocortina (*proopiomelanocortin*)
ENDOCRINOL. f. Proteína de peso molecular 30.000, a partir de la cual se origina una familia de hormonas peptídicas, entre las que se encuentran la betalipotropina, adrenocorticotropina, melanotropina, endorfinas y metencefalina. Se sintetiza en la adenohipófisis, pero también se encuentra en el hipotálamo y otros lugares del sistema nervioso central.

propafenona (*propafenone*)
FARMCLÍN. f. Antiarrítmico de la clase Ic, utilizado en el tratamiento de arritmias supraventriculares.

propanolol (*propranolol*)
ENDOCRINOL. m. Fármaco con efecto bloqueante no cardioselectivo de los receptores β-adrenérgicos. Se emplea como hipotensor y antiarrítmico, así como tratamiento complementario de la hiperfunción tiroidea y migraña.

propantelina (*propantheline*)
ENDOCRINOL. f. Antagonista muscarínico que se emplea en el tratamiento de la incontinencia urinaria, así como antiespasmódico.

propiltiouracilo (*propylthiouracil*)
ENDOCRINOL. m. Fármaco antitiroideo de síntesis del grupo de las tionamidas. Actúa inhibiendo la organificación y el acoplamiento de iodotironinas, así como bloqueando la conversión periférica de tiroxina en triiodotironina.

propiocepción (*proprioception*)
ANAT. f. Sensación recogida por los propioceptores, situados en las articulaciones y músculos.

propioceptor (*propioceptor*)
ANAT. m. Cualquiera de los receptores situados en el sistema osteoarticular y muscular, que informa de la posición del cuerpo.

propofol (*propofol*)
ANEST. m. Agente hipnótico que se caracteriza por su rapidez de inicio y cese de efecto, metabolización rápida, y efecto miorrelajante y ligeramente antiemético. Se presenta en una solución lipídica, lo que condiciona su administración durante largos periodos de tiempo en perfusión.

propositus (*propositus*)
GENÉT. m. Individuo con una enfermedad hereditaria que es el primer miembro de un pedigrí en ser identificado. También denominado probando o, en epidemiología, caso índice.

propranolol (*propranolol*)
FARMCLÍN. m. Fármaco que antagoniza receptores β-adrenérgicos.

proptosis (*proptosis*)
OFTALMOL. f. Protusión ocular, normalmente como consecuencia de una masa inflamatoria o tumoral localizada por detrás del ojo.

prorrenina (*prorenin*)
NEFROL. f. Precursor enzimáticamente inactivo de la renina, de peso molecular de 47.000 dal-

tons, procesado a renina por la actividad de proteasas intracelulares (catepsina B) y otras localizadas en los gránulos secretores de las células yuxtaglomerulares humanas. El riñón es la fuente más importante de prorrenina circulante, pero también es secretada por la decidua, los ovarios, etc. Constituye el 50-90% de la renina circulante.

prosopagnosia (*prosopagnosia*)
NEUROL. f. Agnosia que se caracteriza por la incapacidad para el reconocimiento de caras debido a una lesión neurológica habitualmente temporooccipital. Término por el que también se conoce la parálisis facial periférica. Ver **parálisis facial**.

prosoplejía (*prosoplegia*)
NEUROL. f. Parálisis de la musculatura facial.

prostaciclina (PGI$_2$) (*prostacyclin*)
NEFROL. f. Eicosanoide derivado del ácido araquidónico por la vía de la cicloxigenasa y con la participación de la prostaciclina sintetasa. Es de corta vida media y se hidroliza espontáneamente en la sangre. La prostaciclina de síntesis es empleada en clínica como alternativa a la heparina en la diálisis renal, cuando existe un grave riesgo de hemorragia, o en la circulación extracorpórea, por su potente acción vasodilatadora y antiagregante plaquetaria. ‖
p. sintetasa (*p. synthase*) Enzima que en el endotelio vascular metaboliza las prostaglandinas PGG$_2$ y PGH$_2$ (liberado por las plaquetas) a prostaciclina o PGI$_2$, que tiene una acción vasodilatadora e inhibidora de la función plaquetaria.

prostaglandina (*prostaglandin*)
NEFROL. Uno de los compuestos perteneciente a los ácidos grasos básicos de 20 carbonos, que contienen un anillo ciclopentano y constituyen una familia de mediadores celulares del grupo de los eicosanoides, con efectos diversos y, a menudo, contrapuestos. Las prostaglandinas (PG) se sintetizan a partir del ácido araquidónico (AA) y por la acción de diferentes enzimas oxidativas (cicloxigenasas, lipoxigenasas, el citocromo P-450, peroxidasas, etc.). La ciclooxigenasa da lugar a PG, tromboxano A-II y prostaciclina (PGI$_2$); la lipoxigenasa da lugar a los ácidos HPETE$_s$, HETE y leucotrienos; el citocromo P-450 ge-

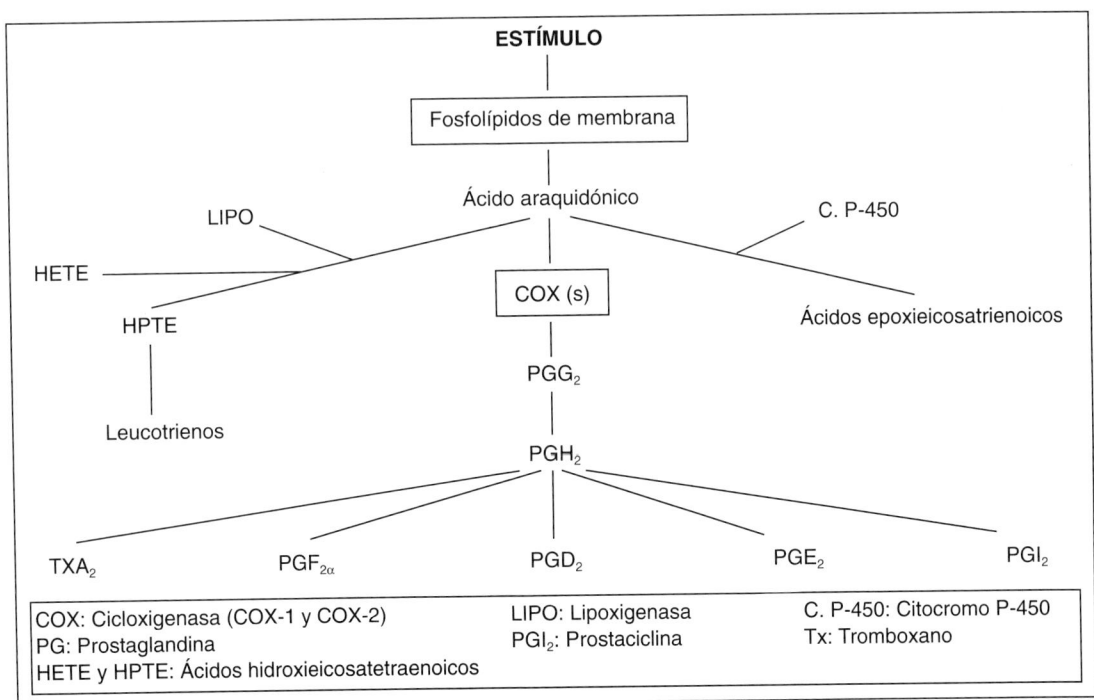

TABLA 26. *Prostaglandinas*

nera HETE$_s$ y hepóxidos (EET$_s$). La vía por la cual el AA se metaboliza a eicosanoides depende del tejido, del estímulo, de la presencia de inductores o inhibidores endógenos y farmacológicos, etc. Las PG ejercen su efecto sobre las células de origen y las adyacentes, actuando como hormonas autocrinas y paracrinas, siendo destruidas en los pulmones. Las acciones son múltiples y algunas tienen utilidad práctica, como la PGE$_1$, que se utiliza en clínica para mantener abierto el ductus arteriosus, en niños con cardiopatías congénitas (alprostadil) y para el tratamiento o prevención de la úlcera gastroduodenal (misoprostol). La PGE$_2$ (dinoprostona) se emplea como oxitócico en la inducción del parto, la expulsión del feto muerto y el tratamiento de la mola hidatiforme o el aborto espontáneo.

próstata (*prostate*)
ANAT. f. Glándula masculina situada en el comienzo de la uretra (uretra prostática), a la que rodea. Consta de tres lóbulos: uno medio y dos laterales; su tamaño es como el de una castaña. Su secreción se realiza por múltiples conductillos en la uretra, pasando a formar parte del semen eyaculado.

prostatectomía (*prostatectomy*)
CIRGEN. f. Extirpación quirúrgica de la próstata.

prostatectomía radical (*radical prostatectomy*)
UROL. Intervención quirúrgica que consiste en la extirpación de la próstata en su totalidad y las vesículas seminales. Está indicada exclusivamente en el adenocarcinoma de próstata clínicamente localizado. La vía de abordaje habitual es suprapúbica. La vía perineal se utiliza poco, porque no permite la realización de linfadenectomía regional. En pacientes con carcinoma de próstata localizado (T1-T2) procura una supervivencia libre de progresión bioquímica, que oscila entre el 69 y 87% en cinco años y 47-77% en diez años. Tiene como efectos secundarios más importantes la impotencia, que en la cirugía tradicional alcanza el 90% de los casos. En casos seleccionados (tumores pequeños y bien localizados) puede realizarse una técnica conservadora que procura la conservación de la potencia en un 30-60% de los pacientes. La incontinencia es el segundo efecto más importante. Afecta al 5-15% de los pacientes. Puede ser tratada con la colocación de un esfínter artificial. ||
p. simple (*simple p.*) Técnica quirúrgica que consiste en la extirpación de aquella parte de la próstata que ha sufrido una hiperplasia benigna. La intervención puede hacerse por vía suprapúbica (cirugía convencional) o mediante resección endoscópica transuretral. En ambos casos, la técnica y los resultados son idénticos; sin embargo, la resección endoscópica es la técnica habitual por su escasa morbilidad y agresividad. En la actualidad, solo los pacientes con hiperplasia benigna de próstata de gran tamaño (más de 60-70 g) son sometidos a prostatectomía quirúrgica convencional. Ambas técnicas tienen escasos efectos secundarios (incontinencia: 0,5%, estenosis: 1,5%).

prostatitis (*prostatitis*)
UROL. f. Existen tres formas clínicas de prostatitis: a) *Prostatitis aguda o crónica de etiología bacteriana*. Asociada con una infección del tracto urinario, se caracteriza, desde el punto de vista clínico, en el caso de prostatitis aguda, por molestias urinarias, fiebre alta con tiritona y, ocasionalmente, retención aguda de orina, por aumento del tamaño prostático. En la exploración física, el tacto rectal es característico, la próstata es turgente, extremadamente dolorosa y blanda. Cuando el cuadro es muy intenso, evidencia una supuración uretral tras el masaje prostático. Los gérmenes involucrados son *Enterobacterias*, predominando *E. coli*, de la misma manera que en las infecciones urinarias inespecíficas. El tratamiento antibiótico, si es posible específico después de un cultivo de orina, resuelve el cuadro. El tratamiento debe ser prolongado (intenso durante 2 semanas y profiláctico durante 6) porque el riesgo de prostatitis repetidas es alto si el tratamiento es corto; b) *Prostatitis no bacteriana*, y c) *Prostatodinia*. Estos dos últimos cuadros denotan una inflamación prostática de causa indeterminada. Son superpuestos y en la actualidad constituyen uno solo. Desde el punto de vista clínico, producen un síndrome de dolor pélvico, que se caracteriza por un grupo de síntomas de aparición irregular, que incluyen dolor perineal, síntomas de irritación uretral, molestia suprapúbica, dolor poscoital, etc. Nunca se evidencia una infección urinaria y los culti-

vos son reiteradamente negativos. El diagnóstico es exclusivamente clínico. El tratamiento es sintomático e incluye alfa-bloqueantes, relajantes musculares y vasodilatadores venosos. Los resultados clínicos son variables, en general mejora la sintomatología clínica, sin desaparecer. La enfermedad tiene carácter crónico y benigno.

prostigmina *(prostigmine)*
ANEST. f. Fármaco anticolinesterásico utilizado para conseguir la reversión de los relajantes musculares no despolarizantes y para el tratamiento farmacológico del íleo y de la miastenia gravis.

protamina *(protamine)*
ANEST. f. Antídoto de la heparina, procedente del esperma de salmón, utilizado para revertir su efecto.

protanopsia *(protanopsia)*
OFTALMOL. f. Alteración en la percepción del color rojo.

proteasa *(protease)*
BIOQUÍM. f. Enzima, como la tripsina o la pepsina, que cataliza la hidrólisis de una proteína durante los primeros pasos de su degradación.

proteasomas *(proteasomes)*
BIOQUÍM. f. pl. Grupo de proteínas que se asocian formando grandes complejos, cuya función es digerir proteínas citoplasmáticas, generando péptidos que posteriormente quedarán expuestos en la superficie de la célula, unidos al complejo mayor de histocompatibilidad de clase I.

protección *(protection)*
RADIO. f. Conjunto de acciones o medidas para evitar riesgos a una persona. || **p. radiológica** *(radiologyc p.)* Conjunto de medidas adoptadas para limitar, al máximo, los efectos estocásticos y evitar la aparición de los efectos deterministas, que pueden ser generados por las radiaciones ionizantes en su interacción con los seres vivos.

protección del enfermo *(patient protection)*
BIOÉT. Ver **deber de atender, deber del paciente, respeto.** || **p. jurídica de los descubrimientos biotecnológicos** *(legal p. of the biotechnical discoveries)* Ver **patentes biológicas.** || **p. jurídica de las investigaciones biotecnológicas** *(legal p. of the biotechnical investigations)* Ver **patentes biológicas.** || **p. profesional contra el VIH** *(VIH professional p.)* Ver **derogación del secreto médico.**

proteína *(protein)*
BIOQUÍM. f. Macromolécula compuesta por una o varias cadenas polipeptídicas, cada una de las cuales tiene una secuencia característica de aminoácidos unidos entre sí por enlaces peptídicos. Están ampliamente distribuidas en todos los seres vivos y son esenciales para la vida. El nombre viene del griego *prôtos,* que significa primero o más importante. || **p. Fos** *(Fos p.)* Proteína, producto del oncogén Fos, que se asocia con la proteína Jun, formando el factor de transcripción AP-1. || **p. G** *(G p.)* Grupo de proteínas que llevan unido GTP, el cual hidrolizan a GDP, en respuesta a un estímulo, desencadenando una respuesta intracelular. Generalmente, están asociadas con receptores hormonales y sensoriales con siete dominios transmembrana. Muchas proteínas G son inactivadas por la toxina del cólera o la toxina pertúsica. || **p. integral de membrana** *(membrane integral p.)* Proteína fuertemente unida a una membrana mediante interacciones hidrofóbicas. || **p. Jun** *(Jun p.)* Proteína, producto del oncogén Jun, que se asocia con la proteína Fos formando el factor de transcripción AP-1. || **p. portadora de carboxibiotina** *(carboxybiotin carrier p.)* Una de las subunidades de la acetil-CoA carboxilasa presente en las bacterias, que contiene un grupo prostético de biotina, a la cual se une el grupo carboxilo, como paso previo a la carboxilación del acetil-CoA, para rendir malonil-CoA, necesario para la síntesis de ácidos grasos. || **p. rho** *(rho p.)* Proteína hexamérica encontrada en los procariotas, necesaria para el proceso de terminación de la transcripción de algunos genes. || **p. src** *(src p.)* Abreviatura inglesa de *stored response chain.* Familia de proteínas (v-src, c-src, e-erb), derivadas del protooncogén src, que activan a tirosina quinasas de membrana o citoplasmáticas. || **p. transportadora de grupos acilos ACP** *(acyl carrier protein)* Proteína que forma parte del complejo enzimático de la ácido grasosintasa. Su misión es mantener unido el ácido graso durante la síntesis. Contiene un grupo prostético de fosfopantoteína. || **p. quinasas** *(p. kinases)* Enzimas que introducen grupos fosfato, en ciertos residuos aminoácidos, en proteí-

nas específicas. Especialmente, fosforilán serina, treonina y tirosina.

proteína ácida fibrilar glial *(acid gliofibrillar protein)*
HISTOL. Proteína que constituye los gliofilamentos citoplasmáticos y de las prolongaciones citoplasmáticas de los astrocitos. Estas proteínas forman filamentos de unos 8 nm de diámetro, clasificándose como filamentos de tipo intermedio.

proteína C *(protein C)*
HEMATOL. Agente inhibidor de los factores V y VIII activados. Para ejercer su actividad anticoagulante por destrucción protoctílica de dichos factores, la proteína C debe ser activada (PCa). La trombina es el único activador fisiológico de la proteína C que se conoce. ‖ **p. S** *(p. S)* Glucoproteína calciodependiente que funciona como un cofactor en la inactivación de los factores Va y VIIIa por la proteína C. Es una glucoproteína dependiente de la vitamina K.

proteína C reactiva *(C-reactive protein)*
FISIOL. Globulina que con el polisacárido C de los neumococos da lugar a un precipitado. Esta proteína se forma cuando se padece una inflamación o hay una degradación tisular, por lo cual su determinación tiene un cierto valor diagnóstico. ‖ **p. plasmáticas** *(plasma p.)* Todas las proteínas que contiene el plasma sanguíneo, incluidas las inmunoglobulinas. Hay 5 fracciones principales de proteínas plasmáticas: albúmina, α-1-globulinas, α-2-globulinas, β-globulinas y γ-globulinas. Mediante procedimientos inmunoquímicos, es posible establecer subgrupos en cada una de las fracciones globulínicas. La fracción albúmina es la más abundante (mayor que las globulinas juntas). ‖ **p. sanguíneas** *(blood p.)* Ver **proteínas plasmáticas.** ‖ **p. séricas** *(seroproteins)* Son todas las plasmáticas excepto el fibrinógeno.

proteína transportadora *(binding protein)*
ENDOCRINOL. Proteína del plasma cuya función es la de ligar compuestos circulantes con objeto de facilitar su transporte a los tejidos y de modular la fracción libre de los mismos y, por ende, su actividad biológica. La proteína transportadora de hormonas sexuales, las de hormonas tiroideas y la de cortisol son ejemplos clásicos en este sentido.

proteinasa *(proteinase)*
FISIOL. f. Enzima que cataliza la división de las uniones peptídicas interiores de las proteínas, por lo que también se denomina endopeptidasa.

proteinemia *(proteinemia)*
FISIOL. f. Exceso de proteínas en la sangre.

proteinorraquia *(proteinorachia)*
NEUROL. f. Aumento de la tasa de proteínas en el líquido cefalorraquídeo.

proteinosis *(proteinosis)*
ANATPATOL. f. Acumulación excesiva de proteínas en los tejidos.

proteinosis alveolar *(alveolar proteinosis)*
PNEUMOL. Enfermedad pulmonar que se produce por el acúmulo intraalveolar de material acelular, proteináceo y PAS$^+$, formado por surfactante, proteínas e inmunoglobulinas de la pared alveolar. Se ha incluido entre las enfermedades intersticiales del pulmón, aunque estrictamente no lo sea, ya que se ha visto que, histológicamente, las paredes de los alveolos no muestran inflamación y la estructura septal es normal.

proteinosis lipoídica *(lipoid proteinosis)*
DERMATOL. Enfermedad que se caracteriza por la aparición de nódulos en la cara, la boca, la orofaringe y la laringe, causada por alteraciones de complejos lipoproteínicos.

proteinuria *(proteinuria)*
NEFROL. f. Presencia de proteínas en la orina en cuantía superior a 150 mg en la orina de 24 horas. Se detecta mediante el uso de tiras reactivas que responden a proteínas aniónicas y son sensibles, pues son positivas con concentraciones superiores a 250/300 mg/litro de orina. Atendiendo a sus causas, la proteinuria puede ser transitoria, permanente, ortostática y monoclonal o de sobrecarga (proteinuria de Bence-Jones). Puede clasificarse también en glomerular (cuantía superior a 500 mg/24 horas) o tubular (cuantía inferior a 500 mg/24 horas), y selectiva (predominio de la albúmina) o no selectiva (pérdida de globulinas y otras proteínas de gran peso molecular asociadas a la albúmina). Por su intensidad se clasifican en leve ($\leq$ 1 gr en 24 horas), moderada (1 a 3,5 gr en 24 horas) y masiva o intensa (> 3,5 gr en 24 horas). Todo ello permite una aproximación diagnóstica al tipo de entidad respon-

sable. Así, por ejemplo, una proteinuria glomerular masiva selectiva corresponde, casi siempre, a una glomerulonefritis de cambios mínimos. ‖ **p. de Bence-Jones** *(Bence-Jones' p.)* Presencia de cadenas ligeras, kappa o lambda, de globulinas monoclonales, en la orina de enfermos que presentan cuadros de mieloma múltiple (plasmocitoma). Se asocia a la nefropatía del mieloma, relacionada, en parte, con la reabsorción tubular de dichas cadenas, y es un dato de mal pronóstico evolutivo del mieloma. ‖ **p. ortostática** *(ortostatic p.)* Proteinuria que se caracteriza porque es de carácter transitorio y aparece solo cuando el individuo se halla de pie (posición ortostática), pero es negativa en posición de tumbado (decúbito o clinostática). En general, su cuantía es inferior a 1-2 g en 24 horas. No se asocia a anomalías del sedimento urinario, como hematuria o cilindruria, ni a otros signos de enfermedad renal, por lo que carece de trascendencia clínica. El diagnóstico se efectúa determinando la proteinuria durante el día y tras el reposo nocturno. ‖ **p. de sobrecarga** *(overflow p.)* Proteinuria que se presenta cuando aumenta, de modo anormal, la concentración plasmática de algunas proteínas de pequeño peso molecular (proteinuria de Bence-Jones, mioglobinuria, hemoglobinuria y lisozimuria). La filtración de dichas proteínas (incremento de la carga filtrada) supera la capacidad de reabsorción tubular y por lo tanto aparecen en orina. Se distingue de la proteinuria tubular en que en la proteinuria por sobrecarga hay un exceso de producción de una proteína individual que se excreta en exceso en la orina y puede ser identificada mediante la inmunoelectroforesis (p. ej., la proteinuria de Bence-Jones). ‖ **p. transitoria** o **benigna** *(benign p.)* Aquella que aparece solo después de una actividad física intensa, y se relaciona habitualmente con la aparición de la fiebre, la exposición al frío y la presencia de insuficiencia cardiaca. Carece de relevancia clínica y no precisa de estudios adicionales. ‖ **p. tubular** *(tubular p.)* Anomalía que se observa cuando está disminuida la capacidad de reabsorción de las proteínas filtradas normalmente, sobre todo en algunas nefropatías tubulares o intersticiales. En condiciones normales, atraviesan la barrera glomerular no más de 500 mg de albúmina en 24 horas, siendo casi totalmente reabsorbida por los túbulos. Cuando se manifiesta la ausencia total de reabsorción tubular de albúmina, la albuminuria sería inferior a 500 mg en 24 horas. El suero contiene también proteínas de bajo peso molecular como la β_2-microglobulina (11.600 daltons), lisozima (14.000 daltons) y cadenas ligeras (22.000 daltons), que se filtran libremente y se reabsorben, casi en su totalidad, a nivel tubular. El daño tubular puede permitir la excreción de 1 a 3 gramos en la orina de 24 horas de estas pequeñas proteínas, pero con un tope máximo de albúmina de 500 mg. La inmunoelectroforesis en la orina permite identificar la proteína predominante.

proteólisis *(proteolysis)*
BIOQUÍM. f. Hidrólisis de los enlaces peptídicos en las proteínas.

prótesis *(prosthesis)*
ORTOP. f. Sustitución de una parte del esqueleto o de un órgano por una pieza o implante especial, que reproduce más o menos exactamente lo que ha de sustituir. También se denomina de este modo a la pieza o implante artificial implantado en el organismo. ‖ En ortopedia, aparato que sustituye una extremidad que falta o una parte de la extremidad (mano, pie, etc.).

prótesis de aceite de soja *(soja oil implant or triglicerid filled mammary implant)*
CIRPLÁS. Implante mamario formado por una estructura elastómera de silicona, como envoltura que contiene triglicéridos derivados del aceite de soja en su interior (Trilipid-Z6®). La

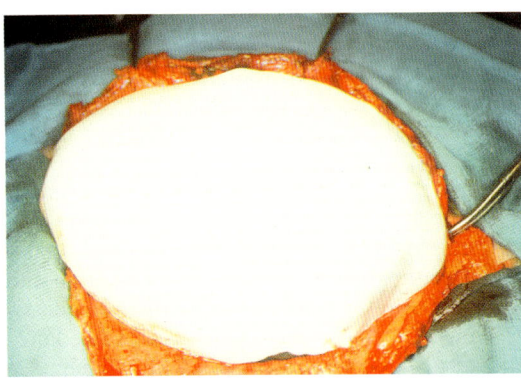

prótesis de politetrafluoroetileno expandido (goretex), de gran tamaño, que se emplea en la reparación de eventraciones y para la sustitución de resecciones de pared abdominal y torácica

estructura elastómera puede ser de superficie lisa o rugosa. Tiene una consistencia o textura similar a la de las prótesis de silicona, aunque no tan natural. Presenta la ventaja, frente a los demás tipos de prótesis mamarias (silicona, suero), de tener una mayor radiotransparencia, prácticamente similar a la de la grasa mamaria normal, de modo que provoca una menor interferencia radiológica en las mamografías para el control o detección precoz de patologías mamarias. ‖ **p. combinada** *(combined prosthesis, double-lumen mammary i.)* Implante mamario diseñado para actuar como expansor tisular y de largo plazo. Suele estar constituido por una cámara rellena de gel de silicona, junto a una segunda cámara capaz de rellenarse con suero salino progresivamente, a través de un dispositivo valvular accesible desde el exterior, con la finalidad de ajustar el volumen de la reconstrucción de forma diferida. Se utilizan para las reconstrucciones mamarias en un tiempo quirúrgico o para los aumentos mamarios convencionales. ‖ **p. gemelar** *(calf prosthesis)* Para aumentar el volumen de la pantorrilla por disarmonía anatómica, poliomielitis, defectos congénitos o para reconstruir las partes blandas de esa zona, por motivos traumáticos u oncológicos, se pueden emplear prótesis gemelares. Se suelen utilizar las de silicona, cuyo envoltorio está constituido por una estructura elastómera de silicona y que presentan distintas tallas. Algunas de ellas presentan un bolsillo, en el que se puede colocar un introductor que facilita la colocación final. ‖ **p. mamaria** *(mammary i.)* Implantes constituidos por una estructura elastómera de gel de silicona, que se utilizan para reconstrucción mamaria o para realizar mamoplastias de aumento. Otras están constituidas por una estructura de poliuretano. Existen distintos modelos disponibles en el mercado. Las prótesis mamarias más utilizadas en la práctica clínica diaria son las que contienen en su interior gel de silicona, aceite de soja o suero. ‖ **p. de silicona** *(silicon filled i.)* Implante mamario formado por una estructura elastómera de silicona como envoltura que contiene a su vez en su interior gel de silicona. La estructura está formada por polímeros de silicona, de peso molecular medio a elevado; los polímeros están reforzados con un relleno de sílice, mediante una reacción de adición a temperatura moderada. Los polímeros de silicona para formar el elastómero son una mezcla, cuya parte dominante es el polidimetilsiloxano. El polimetilvinilsiloxano y el polimetilhidrogenosiloxano están presentes en cantidades menores. Los grupos vinilo e hidrógeno son necesarios para la reacción de adición. Esta reacción produce redes que transforman las siliconas de una masa blanda en un material elástico como la goma. El gel que rellena la envoltura es una mezcla de polímeros, similar a la empleada para la envoltura, pero en este caso, de bajo peso molecular y sin el relleno de refuerzo. La gelificación de la mezcla se realiza por las uniones entrecruzadas de los polímeros. Las prótesis de silicona presentan diversas formas para ser empleadas en distintos lugares de la anatomía. Las que más se han empleado en los últimos años son las prótesis de silicona para reconstrucción y aumento mamario. En el mercado se pueden encontrar de superficie rugosa o lisa, aunque las de superficie rugosa tienen una menor tendencia a formar una cápsula periprotésica. Sus perfiles pueden ser moderados o altos y las formas son redondeadas o anatómicas. Hasta el momento no parece existir relación entre la colocación de implantes mamarios de silicona y la incidencia de cáncer de mama o el favorecimiento del desarrollo de enfermedades reumáticas, aunque sí es un hecho constatable que, debido a su radioopacidad en las mamografías, pueden dificultar la detección precoz o el seguimiento de patologías mamarias, fundamentalmente oncológicas. Existen prótesis de silicona para aportar volumen a los glúteos, gemelos, testículos o implantes sólidos para la región malar o el mentón, entre otros. ‖ **p. de suero** *(saline-filled mammary i.)* Implante mamario formado por una estructura elastómera de silicona como envoltura, que contiene en su interior suero salino. La estructura elastómera puede ser de superficie lisa o rugosa. Las prótesis de superficie rugosa presentan una menor tendencia a la formación de una cápsula periprotésica. Existen modelos de perfil moderado o alto y de formas redondas o anatómicas. La consistencia de estas prótesis suele ser más pobre que la de las de silicona o las de aceite de soja, pero presentan la ventaja de poder ser implantadas deshinchadas, con lo cual precisan de una incisión menor o pueden abordarse desde accesos más alejados a la propia mama, procediendo a su relleno una vez introducidas en el paciente.

prótesis fonatoria (*vocal prosthesis*)
OTORRIN. Cánula con una válvula insertada entre el orificio del traqueostoma y la hipofaringe de un laringectomizado total, permitiéndole recuperar la fonación. La inspiración se realiza a través del traqueostoma. Con la oclusión del orificio traqueal, durante la espiración, el aire de los pulmones atraviesa la válvula y hace vibrar la mucosa de la faringe produciendo la fonación.

prótesis ocular (*ocular prosthesis*)
OFTALMOL. Ojo artificial utilizado tras la evisceración o enucleación del ojo.

prótesis peneana (*penile prosthesis*)
UROL. Prótesis de silicona que se coloca, quirúrgicamente, en el interior de los cuerpos cavernosos, en pacientes con disfunción eréctil, no tratable con medicación. Existen modelos múltiples (rígidos, semirrígidos, inflables). Procuran una rigidez a los cuerpos cavernosos que facilita el coito. En el 10% de los casos la prótesis debe ser extraída por infección o intolerancia. Los resultados subjetivos son buenos.

protirelina (*protirelin*)
ENDOCRINOL. f. Péptido de tres aminoácidos que es sintetizado en el hipotálamo y cuya misión es estimular la síntesis y secreción de la hormona tireotropa por parte de las células de la hipófisis anterior. En los humanos estimula también la secreción de prolactina. Adicionalmente actúa como neurotransmisor en el sistema nervioso central.

protocolo (*protocol*)
BIOÉT. m. Conjunto de acciones que se aplican, de modo normalizado, bien para el tratamiento de una cierta enfermedad (ver **lex artis**), bien para realizar una investigación (ver **protocolo experimental**). Aunque suele ser razonable aplicar un protocolo de tratamiento ante una cierta enfermedad, hay que tener además en cuenta las peculiaridades del paciente, que pueden obligar a modificarlo (ver **salud**). || **p. experimental** (*experimental p.*) Protocolo que se lleva a cabo para realizar una investigación. Debe estar aprobado por un comité de ética (v.).

protocolo diagnóstico (*diagnostic protocol*)
ENDOCRINOL. Sucesión de exploraciones complementarias, a menudo organizadas en forma de algoritmo, que permite investigar un determinado cuadro clínico y efectuar su diagnóstico diferencial. || **p. terapéutico** (*therapeutic p.*) Organización de procederes de tratamiento que se indican de acuerdo con las características de un cuadro clínico o con la respuesta a abordajes terapéuticos previos.

protodiástole (*protodiastole*)
CARDIOL. f. Primera fase de la diástole cardiaca.

protodiastólico (*protodiastolic*)
CARDIOL. adj. Referente o relativo a la protodiástole.

protooncogén RET (*RET protooncogen*)
ENDOCRINOL. Gen que codifica el receptor para la tirosinquinasa, cuya mutación se encuentra implicada en la adenomatosis endocrina múltiple tipo IIA.

protoplasma (*protoplasm*)
ANATPATOL. m. Citoplasma de la célula junto con el plasma nuclear. Es un sistema coloidal de sustancias que consiste en agua, azúcares, proteínas, grasas, vitaminas y sales minerales.

protoplasto (*protoplast*)
MICROBIOL. m. Célula desprovista de pared. En el caso de las bacterias, se refiere a las gram-positivas que han perdido la capacidad de producir peptidoglicano pero conservan la membrana plasmática. Ver **forma L**.

protoporfirina (*protoporphyrin*)
BIOQUÍM. f. Molécula orgánica formada por un anillo tetrapirrólico. Esta molécula se une al hierro, originando los grupos hemo existentes en la hemoglobina y la mioglobina.

protosístole (*protosystole*)
CARDIOL. f. Primera fase de la sístole cardiaca.

protosistólico (*protosystolic*)
CARDIOL. adj. Referente o relativo a la protosístole.

prototrofo (*prototroph*)
MICROBIOL. Ver **auxótrofo**.

protrombina (*prothrombin*)
HEMATOL. f. Proteína plasmática precursora de la trombina. La transformación de protrombina en trombina, que es el primer paso de la for-

mación del coágulo, ocurre cuando la primera está en presencia de calcio y tromboplastina. Su síntesis se realiza a nivel hepático, dependiente de vitamina K. También denominada factor II.

protrusión *(protrusion)*
ORTOP. f. Desplazamiento de un segmento o un órgano por aumentar de volumen o empujado por otro.

protuberancia *(protuberance)*
ANAT. f. Parte que sobresale, generalmente en los huesos. Con este nombre también se designa al metencéfalo, habitualmente conocido como puente.

protuberancial *(pontine)*
NEUROL. adj. Relacionado o que asienta en la protuberancia.

provirus *(provirus)*
MICROBIOL. m. Genoma viral integrado en el genoma de la célula hospedadora. Este DNA viral es replicado, por tanto, de forma pasiva por la maquinaria celular y se transmite a las células descendientes en cada división celular.

proximal *(proximal)*
ANAT. adj. Se dice de lo que queda más cerca del centro del cuerpo. (opuesto a distal).

proyección *(projection)*
PSICOL. f. Mecanismo de defensa por el que el individuo se enfrenta a conflictos emocionales y a amenazas de origen interno o externo, atribuyendo incorrectamente a los demás sentimientos, impulsos o pensamientos propios que le resultan inaceptables. Corresponde a un nivel defensivo de encubrimiento.

proyección *(projection, vision)*
RADIO. f. Figura o imagen en un plano, que representa a otra del espacio de tres dimensiones (ver **posición**). || Cada una de las imágenes obtenidas en un estudio radiográfico, que representa una diferente orientación espacial del objeto o un momento distinto del estudio. || **p. antero-posterior** *(antero-posterior p.)* Proyección en la que el paciente está situado de frente a la parte generadora o a la fuente de energía, en el momento de la adquisición de una imagen. || **p. axial** *(axial p.)* Proyección realizada de una zona en rotación sobre su eje. || **p. de Cadwell** *(Cadwell's p.)* Proyección radiológica para el estudio del macizo facial, también denominada frontonaso placa, de utilidad en la valoración de los senos frontoetmoidales. || **p. caudocraneal** *(caudo-cranial p.)* Proyección radiológica obtenida con una incidencia oblicua de los rayos X desde una posición inferior. || **p. cráneo-caudal** *(craneo-caudal p.)* Proyección radiológica obtenida con una incidencia oblicua de los rayos X desde una posición superior. || **p. en carga** *(orthostatic p.)* Proyección radiológica de una zona anatómica en posición ortostática. || **p. en decúbito** *(decubitus p.)* En posición tumbada. || **p. en decúbito lateral** *(decubito lateral p.)* En posición tumbada, apoyando un costado. || **p. en extensión** *(extension p.)* Proyección con la zona a estudiar en esa actitud. || **p. en flexión** *(flexion p.)* Proyección con la zona a estudiar en esa actitud. || **p. forzada** *(forced p.)* Proyección radiológica realizada sobre una articulación en estado de estrés o desplazando sus elementos en direcciones opuestas para valorar su inestabilidad. || **p. de Hirtz** *(Hirtz's p.)* Proyección de la base de cráneo. || **p. lateral** *(lateral p.)* Visión de perfil del objeto o área de estudio. || **p. lordótica** *(lordotic p.)* Ver **lordótica**. || **p. de Mazas** *(Mazas' p.)* Proyección radiográfica para la valoración del ángulo de anteversión del cuello femoral. || **p. oblicua** *(oblique p.)* Proyección obtenida con el paciente en posición intermedia entre la antero-posterior y la lateral. || **p. ortostática** *(orthostatic p.)* Ver **posición ortostática**. || **p. postero-anterior** *(posteroanterior p.)* Proyección en la que el paciente está situado de espalda a la parte generadora o fuente de energía. || **p. de Schuller** *(Schuller's p.)* Proyección de mastoides. || **p. de Stenver** *(Stenver's p.)* Proyección de peñascos. || **p. supino** *(decubitus supinus p.)* Ver **posición supina**. || **p. de Towne** *(Towne's p.)* Proyección de la escama occipital. || **p. de Watters** *(Watters' p.)* Proyección radiológica para el estudio del macizo facial, también denominada nasomento placa, de utilidad en la valoración de los senos paranasales.

proyectil *(bullet)*
MEDLEGAL. m. En sentido amplio, todo objeto arrojadizo. Se emplea, especialmente, para designar la bala o granada que lanza a gran velocidad un arma de fuego. || **p. múltiple** *(multiple b.)* Conjunto de proyectiles de plomo

aislados que salen de la boca del arma a la vez en el momento de disparar. Son esféricos. Se llaman perdigones y los de mayor tamaño son empleados en la caza mayor, postas. || **p. único** (*unique b.*) Bala de plomo, por lo general forrada con una funda de cobre o latón, que sale aislada al efectuar un disparo con un arma de fuego.

proyecto genoma (*genome project*)
BIOÉT. Proyecto de investigación internacional, iniciado en los años ochenta, que tiene como misión conocer, de modo exhaustivo, la dotación genética humana. El conocimiento del patrimonio genético humano puede ayudar al tratamiento de muchas enfermedades; sin embargo, es erróneo pensar que nos proporcionará un conocimiento completo de la biología humana y la posibilidad de manipularla a nuestro antojo. Ver **manipulación genética**.

prudencia (*prudence*)
BIOÉT. f. Hábito intelectual que permite captar adecuadamente los diversos factores técnicos y valores (v.) implicados en una actuación, de modo que se pueda tomar la decisión más acertada para el caso (ver **formación de la conciencia**). Dicha decisión no es una deducción a partir de los datos conocidos. Implica la petición de consejo en caso de duda (ver **consulta de ética clínica**). En el lenguaje ordinario significa simplemente precaución.

prueba (*test*)
ANAT. f. Examen para facilitar el diagnóstico de una enfermedad.

prueba de Adson (*Adson's test*)
CARDIOL. Desaparición o atenuación del pulso radial cuando el paciente sentado y el cuello extendido, y en inspiración profunda, gira la cabeza hacia el lado afectado.

prueba de aglutinación (*agglutination test*)
MICROBIOL. Utilizada en el diagnóstico serológico de antígenos particulados. Se realiza en un medio líquido. El entramado tridimensional, formado entre estos antígenos y los anticuerpos polivalentes específicos, es visualizado macroscópicamente. || **p. de precipitación** (*precipitation t.*) Utilizada en el diagnóstico serológico de los antígenos solubles. Se realiza en un gel con objeto de que los antígenos y anticuerpos puedan difundir libremente y que, por el contrario, el entramado tridimensional formado entre antígenos y anticuerpos específicos quede atrapado en el gel, formando un precipitado macroscópico.

prueba antiglobulínica (*antiglobulin test*)
HEMATOL. Aquella que utiliza como reactivo un anticuerpo (antiglobulina) capaz de unirse a las moléculas de IgG o de la fracción C_3d del complemento fijadas a la membrana de los hematíes y de provocar la aglutinación de estos. También llamada prueba de Coombs directa, sirve para diagnosticar la anemia hemolítica autoinmune, anemia hemolítica inducida por fármacos, la enfermedad hemolítica del recién nacido, hematíes transfundidos en reacciones transfusionales de naturaleza inmune. La prueba indirecta de antiglobulina o Coombs indirecto pone de manifiesto la sensibilización de los hematíes que se ha producido in vitro con diversos fines: pruebas cruzadas pretransfusionales, investigación de anticuerpos antieritrocitarios en un suero problema, determinación del fenotipo eritrocitario mediante sueros específicos. || **p. de Coombs** (*Coombs' test*) Ver **prueba antiglobulínica**. || **p. de Schilling** (*Schilling's t.*) Prueba diagnóstica de anemia perniciosa. Consiste en cuantificar la excreción urinaria de cobalamina marcada que es ingerida por vía oral. Los pacientes con déficit de absorción apenas eliminan un 0-2%. En una segunda fase se administra cobalamina y factor intrínseco; si la malabsorción obedece a una falta de factor intrínseco, se producirá la normalización de la prueba, eliminándose una notable cantidad de cobalamina por la orina.

prueba de Aschheim-Zondek (*Aschheim-Zondek's test*)
GINECOL. Prueba antigua que trataba de detectar la presencia de gonadotropina coriónica (HCG) en la orina de mujer, supuestamente embarazada. Se inyectaba a ratones infantiles. Esta prueba hoy ya no se usa. En la actualidad se hacen pruebas de embarazo inmunológicas. || **p. de Clements** (*Clements' t.*) Prueba que sirve para diagnosticar la madurez pulmonar del feto mediante el estudio de la concentración de fosfolípidos en el líquido amniótico.

prueba de ayuno (*prolonged fast test*)
ENDOCRINOL. Deprivación de alimentos que se lleva a cabo, con fines diagnósticos, en la investigación de los síndromes hipoglucémicos. Requie-

re determinaciones periódicas de los niveles plasmáticos de glucosa e insulina a fin de evaluar la existencia de hiperinsulinismo endógeno. || **p. de Cosinor** (*Cosinor's t.*) Modelo matemático que permite la representación de la oscilación cronobiológica de una variable con comportamiento rítmico. Los parámetros cuantitativos que definen la oscilación son el mesor y la acrofase. || **p. de descarga con perclorato** (*perchlorate discharge t.*) Prueba diagnóstica que evalúa la capacidad que tiene la administración de perclorato para reducir la permanencia de iodo radiactivo en el tiroides. Una descarga significativa de iodo es compatible con defectos de la organificación. || **p. de dexametasona** (*dexamethasone t.*) Prueba diagnóstica que evalúa la supresibilidad de la función hipotálamo-hipófiso-adrenal, por lo que se emplea en la investigación del hipercortisolismo endógeno o síndrome de Cushing. La administración oral de un miligramo nocturno se utiliza como prueba de despistaje. La de dos miligramos diarios, durante dos días, como prueba de confirmación, y la de ocho miligramos diarios, durante dos días, sirve para realizar el diagnóstico diferencial de la enfermedad de Cushing. || **p. de Ellsworth-Howard** (*Ellsworth-Howard's t.*) Prueba diagnóstica que evalúa la sensibilidad del túbulo renal a la acción de la pathormona. Consiste en medir la eliminación urinaria de fosfato antes y tras la administración de PTH. En condiciones normales se obtiene una elevación de la fosfaturia cinco o seis veces superior al valor basal. || **p. de glucagón** (*glucagon t.*) Inyección intravenosa de un miligramo de glucagón, que se lleva a cabo para evaluar la respuesta de insulina o péptido-C y así conocer la reserva insular pancreática. También se puede emplear en la administración subcutánea para evaluar la reserva de la hormona de crecimiento o de la hormona adenocorticotropa (ACTH). || **p. de GnRH** (*GnRH t.*) Prueba diagnóstica que consiste en la administración intravenosa de la hormona liberadora de gonadotropina (GnRH) (habitualmente 100 microgramos) a fin de observar el patrón de respuesta de la hormona foliculoestimulante (FSH) y de la hormona luteizante (LH). Puede llevarse a cabo administrando un solo bolo intravenoso, en infusión intravenosa continua, lo que facilita la valoración de los depósitos preformados y los de nueva síntesis, y en administración repetitiva durante varios días, si se precisa realizar un efecto de primado previo de las células gonadotropas. || **p. de la hipoglucemia insulínica** (*insulin tolerance t.*) Descenso de la glucosa circulante inducido por una inyección intravenosa de insulina que se emplea como prueba diagnóstica para estimular la secreción de hormona de crecimiento, hormona adenocorticotropa (ACTH), cortisol y prolactina. La dosis más frecuentemente utilizada es 0,1 unidades de insulina regular por kilogramo de peso. Se requiere una reducción de glucemia por debajo de 40 mg% para otorgar validez a la prueba. Se encuentra indicada en el diagnóstico de la deficiencia de la hormona de crecimiento, así como en el de la hipofunción del eje hipotálamo-hipófiso-adrenal. || **p. de la leucina** (*leucine t.*) Prueba diagnóstica que consiste en la administración de leucina oral y en la estimación subsiguiente de los niveles de glucemia e insulinemia para investigar la existencia de hipoglucemia reactiva a este aminoácido. || **p. de pentagastrina** (*pentagastrin t.*) Prueba bioquímica que se emplea en el despistaje de pacientes con hiperplasia de células C, productoras de calcitonina, o de carcinoma medular de tiroides. Consiste en la inyección de 0,5 microgramos por kilogramo de peso de pentagastrina, evaluando la respuesta de calcitonina a los 2, 5, 7, 10 y 15 minutos. || **p. de pentolinio** (*pentolinium t.*) Consiste en la administración del antagonista nicotínico pentolinio, que, actuando como bloqueante ganglionar, suprime los niveles de catecolaminas en pacientes hipertensos, pero no en aquellos con feocromocitoma. Su efecto secundario más importante es la hipotensión arterial. || **p. de propanolol** (*pranolol t.*) Prueba diagnóstica de la deficiencia de hormona de crecimiento que se basa en la administración oral de propanolol, en la mayoría de casos combinada con la inyección de glucagón, fármacos ambos con capacidad de estimular la secreción de somatotropina. || **p. de tolerancia a insulina** (*insulin tolerance t.*) Ver **prueba de la hipoglucemia insulínica**. || **p. funcionales hormonales** (*hormonal t.*) Exploraciones analíticas encaminadas a la valoración de la secreción de una determinada hormona o sistema hormonal. Pueden llevarse a cabo en condiciones basales o tras la aplicación de maniobras de estimulación o de inhibición. || **p. funcionales hormonales de estimulación** (*hormonal stimulation t.*) Exploraciones analíticas que implican la promoción de la capacidad secretoria de un órgano endocrino con objeto de comprobar su reserva funcional. Se emplean, habitualmente, para establecer un diagnóstico de insuficiencia glandular o de autonomía funcional. || **p. funcionales hormonales de inhibición** *(hormonal inhibition t.)* Exploraciones encaminadas a demostrar la capacidad de un órgano endocrino de reducir o normalizar su secreción mediante la aplicación de influencias supresoras. En general, su indicación se relaciona con el diagnóstico de los síndromes hiperfuncionantes.

prueba de Barany *(Barany's test)*
NEUROL. Prueba exploratoria utilizada en neurología con el fin de determinar la función vestibular, consistente en extender los brazos y los dedos, señalando al frente, para observar si existen desviaciones laterales de los brazos o del cuerpo hacia el lado del sistema vestibular hipofuncionante. || **p. de Rinne** *(Rinne's t.)* Prueba para valorar la audición mediante un diapasón, forma parte de la exploración neurológica general. Se aplica un diapasón en la apófisis mastoides, y en el momento en que cesa el sonido, se coloca el diapasón frente al meato auditivo. En caso de sordera de trasmisión, el paciente no es capaz de oír el sonido del diapasón cuando se coloca junto al meato auditivo. || **p. de Weber** *(Weber's t.)* Prueba utilizada en la exploración neurológica para detectar hipoacusias, consiste en la colocación de un diapasón en el vértice la cabeza, pidiendo al paciente que diga si el sonido que emite se lateraliza hacia alguno de los lados.

prueba calórica *(caloric test)*
OTORRIN. Método de estimulación vestibular para determinar el estado de cada laberinto por separado. Se realiza mediante la inyección de agua fría (30° C) o caliente (44° C) en el conducto auditivo externo, provocando un nistagmo cuya sacudida rápida se dirige al oído no irrigado, en la prueba del agua fría, y al irrigado, en la de la caliente. Este mecanismo actúa de igual manera a la inclinación de la cúpula provocada por una aceleración angular. Se asocia a ello una desviación de los índices en la sacudida lenta del nistagmo. La intensidad del nistagmo y de la desviación son función del gradiente térmico y de la integridad del oído examinado. También se denomina prueba térmica o de Barany.

prueba cruzada *(crossmatch test)*
NEFROL. Test de laboratorio que se realiza previamente al trasplante, enfrentando el suero del receptor prospectivo frente a células o linfocitos del donante, procedentes de la sangre periférica, del ganglio o del bazo con el fin de detectar anticuerpos preformados específicos y prevenir el rechazo hiperagudo. La positividad de esta prueba se considera una contraindicación absoluta del trasplante. Habitualmente se efectúa con suero reciente, extraído del paciente unas horas antes del trasplante y con una selección de sueros previamente positivos. La introducción de esta técnica a mediados de los años sesenta, condujo a una disminución drástica en la incidencia de los rechazos hiperagudos o acelerados del injerto. Se sigue utilizando la técnica clásica de microlinfocitotoxicidad de Terasaki, pero en los últimos años se están utilizando, de forma asociada, técnicas más sensibles, como el incremento del tiempo de incubación tras la incorporación del complemento a dos horas, la adición de antiglobulina humana al test, técnicas de citometría de flujo, etc.

prueba de la ducción forzada *(forced duction test)*
OFTALMOL. Prueba utilizada para diferenciar las desviaciones oculares, originadas por una fibrosis, de las que son causadas por una lesión neurológica. || **p. de la oclusión alterna** *(cover t.)* Prueba en la que se sucede la oclusión de uno y otro ojo para detectar estrabismos, incluso en presencia de desviaciones latentes. || **p. de la rejilla de Amsler** *(Amsler's grid t.)* Cuadrícula utilizada para poner de manifiesto lesiones maculares que inducen cierta distorsión de las líneas. Ver **metamorfopsia**. || **p. de Seidel** *(Seidel's t.)* Prueba utilizada para descartar la presencia de una comunicación entre la cámara anterior del ojo y la exterior. Consiste en verificar el lavado del colirio de fluoresceína, previamente instilado por la salida del humor acuoso.

prueba de Queckendstedt *(Queckendstedt's test)*
NEUROCIR. La compresión de una de las venas yugulares en el cuello aumenta la presión intracraneal al disminuir el retorno venoso. Si esto no ocurre se infiere que hay un bloqueo en la circulación de líquido cefalorraquídeo.

prueba de la tuberculina *(tuberculin skin test)*
PNEUMOL. Ver **Mantoux**.

pruebas de detección del VIH y ética *(VIH detection tests and ethics)*
BIOÉT. Deben realizarse para permitir la protección adecuada del personal sanitario que atiende al paciente (ver **autonomía del paciente, derogación del secreto médico, secreto médico**), aunque puede existir oposición del paciente a su realización (ver **derecho a no saber, diversidad cultural**), que habrá que solventar con el adecuado diálogo (ver **persuasión**).

pruebas de muerte real *(death's tests)*
MEDLEGAL. Pruebas o signos que se han propuesto para el diagnóstico diferencial entre la muerte real y la muerte aparente: a) reacción sulfhídrica o signo vulgar de Icard, que determina la presencia de ácido sulfhídrico por un ennegrecimiento de un papel impregnado en acetato de plomo, que se coloca ante los orificios nasales del cadáver; b) constatación del pH ácido en el tejido hepático o esplénico del cadáver mediante una punción (Brissemoret y Ambard); c) investigación del pH en el tejido celular subcutáneo (De Dominicis); d) determinación del pH en el humor acuoso del globo ocular (De Laet); e) determinación del pH en tejido celular subcutáneo, obtenido por forcipresión de la piel (Icard); f) investigación del pH en la secreción lacrimal (Lecha-Marzo); g) estudio del pH en tejido muscular (Tordes); h) técnica del sedal, que determina el pH en un hilo de seda o algodón que se hace pasar primero a través de un pliegue de la piel (Icard, Leonard, Rebello); i) prueba de Bouchut, que consiste en la auscultación de los tonos cardiacos; j) signo de Rebouillat: una pequeña cantidad de éter inyectado por la vía subcutánea, se difunde en el sujeto vivo, mientras que en la muerte real, escapa por el orificio de la inyección; la prueba se hace visible tiñendo el éter con ácido pícrico o azul de metileno; k) signo de Ripauld: la presión externa sobre el globo ocular altera la forma de la pupila en todos los casos, pero esta deformación es permanente en caso de muerte cierta; l) signo de Salibury y Melvin: cuando la muerte es inminente, cesa la circulación en los vasos de la retina, por lo que se fragmenta la columna sanguínea, lo cual se evidencia por la observación con el oftalmoscopio; m) signo de Magnus: la constricción de un miembro, como el brazo, no produce una congestión venosa en su parte distal, lo que se debe a la inexistencia de la circulación sanguínea en la muerte real; n) signo de Monteverde: si la muerte es real, la inyección subcutánea de amoniaco no provoca ninguna reacción local; ñ) signo de D'Halluin: la instilación en la conjuntiva de una solución de dionina provoca en el vivo rubefacción y lagrimeo, lo que no sucede en caso de muerte real; o) capilarotanatodiagnóstico: comprobación de la existencia de circulación en los capilares (Aznar); p) dinamoscopia: auscultación de la musculatura por medio de un estetoscopio, que su autor denominó necroscopio (Collonges); q) demostración del cese de las reacciones redox en el cadáver, que se realiza comprobando la existencia de una oxidación de una aguja introducida en el interior de un músculo; la muerte sería real si en el plazo de una hora no se oxida (Laborde). De todas ellas, la prueba más sensible y de más fácil ejecución es la de Lecha-Marzo, que, incluso, en un tiempo, fue de uso obligatorio en España. En la actualidad, todas estas pruebas están en desuso. El diagnóstico de muerte real, importante sobre todo en los casos en que las constantes vitales se mantienen por medios artificiales, y se plantea la posibilidad de extraer algún órgano para trasplante, se realiza, ahora, por la constatación de una serie de síntomas neurológicos, que incluso pueden estar protocolizados y fijados por la legislación. El estudio de un solo signo neurológico es insuficiente. Por ejemplo, la existencia de un electroencefalograma plano, al que se le ha dado mucho valor, puede ser debida a una intoxicación por barbitúricos.
|| **p. de paternidad** *(proofs of paternity)* Técnicas empleadas en medicina legal para determinar una paternidad disputada. Hasta hace poco, el estudio de los marcadores genéticos en la madre, el hijo y el presunto padre permitían, fundamentalmente, excluir una paternidad, pero no afirmarla absolutamente. En la actualidad, el problema ha quedado prácticamente resuelto con el estudio del DNA.

pruriginoso *(pruriginous)*
DERMATOL. adj. Perteneciente o relativo al picor.

prurigo *(prurigo)*
DERMATOL. m. Pequeña pápula pruriginosa que se caracteriza morfológicamente por presentar una vesícula en su centro.

prurito *(pruritus)*
ALERGOL. m. Sensación de picor cutáneo que provoca la necesidad de rascar.

prurito anal *(pruritus ani)*
PEDIAT. Picazón intensa y duradera en el ano.

PSA *(PSA)*
ONCOL. Antígeno prostático específico. Es una proteína producida por el epitelio prostático. Se utiliza como un marcador tumoral del carcinoma de próstata. Su valor normal de sangre es de 0,2-5 ng/ml.

psamo- *(psammo-)*
ANAT. Prefijo que significa parecido a la arena.

pseudo- *(pseudo-)*
ANATPATOL. Ver **seudo-**.

Pseudomonas *(Pseudomonas)*
MICROBIOL. Género que agrupa a bacterias gramnegativas bacilares, aerobias, quimiorganotrofas (o quimiolitotrofas facultativas), oxidasa positivas, con metabolismo respiratorio y, generalmente, dotadas de movilidad mediada por uno o varios flagelos polares. El género incluye una gran diversidad de especies saprofíticas, que habitan en el suelo o en hábitats acuáticos, así como otras muchas que parasitan y causan enfermedades en plantas, animales y en el ser humano. La enorme versatilidad metabólica de las especies de *Pseudomonas* las ha convertido en los organismos de elección, en procesos industriales de biodeterioro o biorremedio. La especie tipo, *Pseudomona aeruginosa,* es un habitante común del suelo, aunque también se asocia, frecuentemente (parece que siempre como oportunista) a infecciones de los tractos urinario y respiratorio (p. ej., fibrosis quística) en el hombre y causa también importantes infecciones hospitalarias.

psicalgia *(psychalgia)*
NEUROL. f. Dolores de origen psicógeno tras descartar un diagnóstico médico o psiquiátrico más preciso.

psicoacústica *(psychoacustics)*
OTORRIN. f. Rama de la psicofísica que estudia las relaciones entre los parámetros de una estimulación auditiva y la cualidad de la sensación auditiva obtenida. Además señala las características elementales de la percepción auditiva como la sonoridad, la altura, la percepción en el espacio y los procesos cognitivos implicados.

psicoanaléptico *(psychoanalectic)*
FARM. m. Fármaco psicotropo con propiedades estimulantes del sistema nervioso central y sobre la actividad psíquica. Incluye tanto fármacos que aumentan el rendimiento físico y mental como fármacos antidepresivos.

psicoanálisis *(psychoanalysis)*
PSICOL. m. Teoría y técnica, descrita y desarrollada por S. Freud, utilizada inicialmente como una modalidad terapéutica, destinada a modificar la estructura de la personalidad y conseguir la corrección de determinadas enfermedades psíquicas, que se fue desarrollando, posteriormente, como un método de investigación psicológica y de exploración clínica, para terminar conformando una teoría de la personalidad y de la conducta humana, normal y patológica. Frente a los enfoques tradicionales, el psicoanálisis centra la vida psíquica alrededor de la noción del inconsciente, considerando que sus contenidos juegan un papel decisivo en la conducta humana y en la patología mental. Establece que, por medio de la exploración de la parte inconsciente del psiquismo, llevada a cabo de manera conjunta entre el paciente y el psicoanalista, se puede llegar a descubrir los conflictos internos existentes, que son la causa de las enfermedades psíquicas.

psicobiología *(psychobiology)*
PSICOL. f. Término que engloba todas las aproximaciones al estudio de la conducta desde una perspectiva biológica. Es aplicable, por tanto, siempre que se da la explicación biológica de un fenómeno conductual o psicológico. Debido a su amplitud, pueden incluirse como disciplinas psicobiológicas numerosas ramas científicas que se han desarrollado a lo largo de este siglo: la psicología fisiológica, que se ocupa de los fenómenos de la conducta y de la conciencia desde un punto de vista fisiológico (físico y químico); el conjunto de lo que se ha dado en llamar neurociencias, cuyo interés se centra en el estudio del sistema nervioso y de sus funciones; la psicofarmacología, en especial la farmacología de la conducta; la neuropsicología; la genética de la conducta y la sociobiología.

psicodiagnóstico *(psychodiagnosis)*
PSICOL. m. Evaluación psicológica mediante los procedimientos teóricos y prácticos que se utilizan para el diagnóstico o el conocimiento de las características psíquicas de un individuo o de un grupo.

psicodinamia *(psycho dynamics)*
PSICOL. f. Término utilizado por algunas escuelas para referirse al funcionamiento del psiquismo. Este estaría constituido por un sistema de elementos interrelacionados, que funcionaría de acuerdo con una serie de fuerzas o motivaciones conscientes e inconscientes.

psicodisléptico *(psychodysleptic)*
FARM. m. Fármaco que produce cambios mentales que distorsionan la percepción normal o que induce alucinaciones. También se denomina psicodélico, psicotomimético, alucinógeno, etc.

psicodrama *(psychodrama)*
PSICOL. m. Técnica psicoterápica diseñada por J. L. Moreno, que consiste en la representación dramática de determinados aspectos de la realidad psíquica de un sujeto, que va transformando de modo espontáneo sus experiencias íntimas en acción, según se vaya sintiendo impulsado a ello.

psicoestimulante *(psychostimulant)*
FARM. m. Fármaco psicotropo que aumenta el rendimiento mental.

psicofisiología *(psychophysiology)*
PSICOL. f. Disciplina que estudia la interrelación entre las funciones corporales, especialmente del sistema nervioso y de las glándulas endocrinas, y el comportamiento humano.

psicogénico *(psychogenic)*
PSICOL. m. Término usado para designar de forma general aquellos procesos patológicos que tienen como génesis una causa psíquica. Se opone a fisiogénico o somatogénico, términos que se refieren a los procesos que tienen una causa física o somática.

psicoléptico *(psycholeptic)*
FARM. m. Fármaco psicotropo con propiedades depresoras de la actividad mental. Incluye ansiolíticos, hipnóticos y antipsicóticos.

psicología *(psychology)*
PSICOL. f. Ciencia que estudia preferentemente los fenómenos de la conducta humana y los procesos mentales con que aquellos se relacionan. || **p. clínica** *(clinical p.)* Especialidad aplicada de la psicología que trata de aplicar los principios psicológicos al estudio y a la resolución de los problemas y alteraciones psicológicos del individuo humano. || **p. cognitiva** *(cognitive p.)* Estudio del procesamiento de la información que los organismos adquieren y usan para ordenar su comportamiento o, lo que es lo mismo, de las operaciones funcionales de los procesos mentales (sensoriales, perceptivos, imaginativos, de memoria e intelectuales) a través de los cuales un input sensorial es recogido, transformado, elaborado, almacenado, recobrado y utilizado, hasta desembocar en cualquier actividad humana. || **p. diferencial** *(differential p.)* Estudio de las diferencias en el comportamiento, producidas por variables y factores internos y externos al propio individuo o grupo de individuos, concretando la aplicación de los conocimientos psicológicos a sujetos y situaciones singulares o específicas. || **p. dinámica** *(dynamic p.)* Rama de la psicología que estudia las fuerzas que se ejercen sobre el individuo y sus consecuencias en la organización de la personalidad. Observa al sujeto en su campo psicológico, actuando y reaccionando, sometido a tensiones interiores y exteriores, en su red de relaciones humanas. Acude a los datos de la psicología social y del psicoanálisis para comprender los comportamientos y motivaciones (a menudo inconscientes) de los individuos. || **p. evolutiva** *(development p.)* Disciplina que estudia los cambios, y su evolución, que acaecen en el desarrollo humano. Incluye la descripción, explicación e intervención sobre dichos cambios. || **p. médica** *(medical p.)* Especialidad aplicada de la psicología que proporciona al médico los conocimientos psicológicos necesarios para optimizar la relación médico-enfermo y, en su caso, estudiar y resolver los problemas y alteraciones psicológicos de los pacientes. || **p. patológica** *(psychopathology p.)* Ciencia que estudia la conducta humana anormal y los procesos mentales con los que aquella se relaciona. || **p. de la salud** *(health p.)* Conjunto de contribuciones científicas, educativas y profesionales que las diferentes disciplinas psicológicas hacen a la promoción y mantenimiento de la salud, a la prevención y tratamiento de la enfermedad y a la identificación de correlatos etiológicos y diagnósti-

cos de la salud, la enfermedad y las disfunciones relacionadas. || **p. social** *(social p.)* Psicología que estudia el comportamiento individual en situaciones sociales y, principalmente, aquellas conductas por las que el individuo interacciona o se relaciona con otros y participa en una sociedad estructurada y en las distintas formaciones sociales que la integran.

psicometría *(psychometry)*
PSICOL. f. Parte de la psicología que tiene por objeto la medición de las variables psicológicas del individuo. Para ello utiliza diferentes métodos e instrumentos de medida, entre los que destacan las escalas y los test.

psicomotricidad *(psychomotility)*
PSICOL. f. Interrelación entre la actividad psíquica y la función motriz, que se pone de manifiesto en las estrechas relaciones que unen las anomalías psíquicas y las anomalías motrices.

psicopatía *(psychopathy)*
PSICOL. f. Término clásico acuñado por K. Schneider en el que se incluían todas las personas que, sin presentar manifiestas alteraciones emocionales (angustia, sufrimiento subjetivo, etc.) ni intelectuales, reflejaban claros problemas de personalidad, que producían alteraciones de conducta y adaptación. En la actualidad, el término se ha sustituido por el concepto más moderno de trastorno de personalidad.

psicopatología *(psychopathology)*
PSICOL. f. Parte importante de las ciencias de la conducta que estudia las leyes que regulan el comportamiento anormal. Ver **psicología patológica**.

psicosíndrome postraumático *(postraumatic psicosyndrome)*
NEUROCIR. Ver **síndrome postraumático**.

psicosis *(psychosis)*
PSIQUIAT. f. Término genérico con el que se designa a los trastornos mentales en los que se altera la estructura de la personalidad del enfermo y en el que, entre otras alteraciones psicopatológicas, se presentan, característicamente, alucinaciones y delirios.

psicosis de Korsakoff *(Korsakoff's psychosis)*
NEUROL. Síndrome amnésico, habitualmente de origen alcohólico, que se caracteriza por una alteración de la memoria a corto y a largo plazo, al que se asocia desorientación y fabulación.

psicosomático *(psychosomatic)*
PSICOL. m. Término genérico utilizado para definir la existencia de alteraciones o síntomas físicos que, después de las oportunas exploraciones clínicas y analíticas, resultan tener su origen en procesos o cuadros de tipo psíquico. La relación entre el cuadro psíquico y el signo físico producido puede ser explicada, en ocasiones, por un mecanismo fisiológico conocido, por ejemplo las alteraciones del ritmo cardiaco producidas en situaciones de ansiedad. En otras ocasiones, sin embargo, dicha relación no se puede evidenciar, como en los fenómenos de conversión que se producen en la histeria.

psicoterapia *(psychotherapy)*
PSICOL. f. Tratamiento de una enfermedad psíquica, de un trastorno psicosomático o de una inadaptación mediante métodos psicológicos. En concreto, se trata de la relación interpersonal de ayuda (de asistencia), técnica-profesional, dirigida al consuelo y a la curación, alivio y/o prevención de síntomas y trastornos biopsicosociales mediante técnicas de comunicación, interacción y aprendizaje. || **p. analítica de Yung** *(Yung analytic p.)* Persigue instaurar y llevar a término el «proceso de individuación» («autoposesión del hombre por sí mismo, ensanchamiento de la esfera de la conciencia y desarrollo de su individualidad») que no se ha logrado, o se ha podido perder, por autolimitaciones personales o por la adopción de un papel externo, o con una significación imaginaria que la persona se da a sí misma, ajeno a la propia personalidad. Cuando el paciente ha asumido conscientemente todos los contenidos personales asequibles, la individuación ha tenido lugar. La autorregulación y la síntesis de los contrarios son igualmente índices de que la persona ha logrado su autoposesión. Para alcanzar estos objetivos el terapeuta, con la colaboración activa del paciente, utiliza el análisis de los sueños y el de otras creaciones del paciente, como dibujos o escritos; material que amplifica en todas sus connotaciones e implicaciones posibles. || **p. de apoyo** *(support p.)* Psicoterapia que tiene como objetivo primordial fortalecer las conductas apropiadas ya existentes y utilizarlas o extenderlas en la resolución de nuevas situaciones. || **p. bioenergética** *(bioenergetic p.)* Terapia creada por

A. Lowen, que tiene como finalidad obtener un «flujo rápido de energía interna» que recorra todo el cuerpo. Utiliza técnicas para descubrir y reducir los «bloqueos energéticos» o rigideces musculares, por medio de ejercicios y movilizaciones, que favorecen el afloramiento de los sentimientos (ira, ansiedad, rabia, etc.). La disolución de una rigidez muscular no solo liberaría energía vegetativa, sino que además volvería a traer a la memoria situaciones infantiles o recuerdos en los que se habría efectuado la represión. ǁ **p. centrada en el cliente** (*client centered p.*) Terapia creada por C. R. Rogers, prototipo de la terapia no directiva, que tiene como objetivo final que el paciente consiga una autoconsideración positiva. Dado que el conflicto estaría basado en la «incongruencia entre el yo real y el yo ideal», el objetivo principal de la terapia es ayudar al paciente a empezar a aceptarse tal y como es. El terapeuta, mediante la creación de un clima de aceptación y empatía, le ofrece una experiencia y un modelo a imitar, de una aceptación no condicionada de su personalidad. ǁ **p. cognitiva** (*cognitive p.*) Terapia basada en el supuesto de que los desórdenes psíquicos (ansiedad, depresión, etc.) son el resultado de un patrón de pensamiento defectuoso y desadaptativo, y de actitudes distorsionadas hacia uno mismo y hacia los demás. En consecuencia, el objetivo de la terapia es la «reestructuración cognitiva», proceso consistente en identificar esos pensamientos y actitudes negativos y reemplazarlos por otros más realistas. El terapeuta toma un papel activo en la dirección del proceso terapéutico, llevando al paciente a tomar conciencia de sus pensamientos automáticos erróneos y ayudándole a revisarlos y corregirlos a partir de la evidencia. ǁ **p. cognitivo-conductual** (*cognitive-behavior p.*) Psicoterapia que se dirige, fundamentalmente, a la modificación conductual. Dado que la conducta desviada se adquiere por una relación inadecuada con el medio, la terapia se dirige a romper esta relación, ofreciendo al sujeto conductas alternativas más apropiadas, enseñándole la forma de modificar su conducta o de alterar el medio en el que se mueve. Aunque utiliza técnicas características del condicionamiento (reforzamiento, castigo, extinción, inhibición, etc.), enfatiza los aspectos cognoscitivos como determinantes de la conducta y destaca el papel de las verbalizaciones internas (autorreforzamiento, procesos de retroalimentación, feedback, etc.) en el comportamiento adaptativo. ǁ **p. conductual** (*behavioral therapy p.*) Serie de enfoques terapéuticos en los que se pretende efectuar cambios en la conducta, fundamentalmente por la aplicación de principios de aprendizaje, experimentalmente establecidos, así como de los conocimientos, con fundamento empírico, derivados de otras áreas de la psicología y ciencias afines. Las técnicas utilizadas incluyen: técnicas derivadas del condicionamiento operante (moldeamiento, tiempo fuera, contratos de contingencia, economía de fichas); técnicas derivadas del condicionamiento clásico y el contracondicionamiento (desensibilización sistemática, inundación estimular, implosión); técnicas basadas en el aprendizaje social (modelado); y modificación cognitiva de la conducta. ǁ **p. conyugal** o **de pareja** (*conjugal or partner p.*) Psicoterapia que pretende la modificación de la interacción entre los miembros de un matrimonio o pareja cuando esta es conflictiva en alguno de los ámbitos que comparten (social, emocional, sexual, económico) ayudando a que solventen sus diferencias de un modo más eficaz y satisfactorio para ambos. ǁ **p. existencial** (*existencial p.*) Enfoque psicoterápico, con raíces teóricas en el psicoanálisis y en la filosofía existencial, que hace recaer el énfasis del tratamiento en la existencia, tal como es percibida por el individuo, en la experiencia actual («aquí», «ahora») y en la propia relación terapéutica. La experiencia vital del sujeto es compartida y comparada con otras experiencias ajenas. Representantes de este enfoque son Binswanger, Frankl y May. ǁ **p. familiar** (*family p.*) Modalidad terapéutica que centra su foco de atención y su intervención en el grupo familiar. Se basa en el principio de que toda persona que forma parte de un sistema (en este caso el familiar) es afectada por cada uno de los otros miembros que componen dicho sistema. Si uno o más miembros afectos de trastornos de conducta influyeran en otro que es «identificado como paciente», su tratamiento individual no resolvería el problema. ǁ **p. de grupo** (*group p.*) Técnicas destinadas a ejercer una acción psicoterápica simultánea sobre un grupo de individuos reunidos a tal fin.

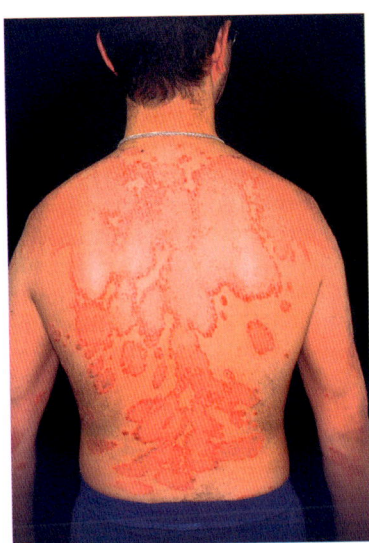

psoriasis generalizada

‖ **p. psicoanalítica** *(psychoanalytical p.)* Técnica psicoterápica que utiliza como instrumento la interpretación de toda la producción mental, libremente expresada por el analizado, especialmente la referida a la relación emocional (inconsciente) que el paciente establece con el analista (la llamada transferencia), en la cual se reproduciría el conflicto original infantil.

psicotomimético *(psychomimetic)*
FARM. Ver **psicodisléptico**.

psique *(psique)*
PSICOL. f. Término griego que hacía referencia al principio vital incorpóreo o alma, en oposición al cuerpo material o soma. Desde el punto de vista psicológico, se aplica al conjunto de los actos y funciones mentales, tanto de tipo cognitivo como conativo o motivacional. Incluye los aspectos conscientes e inconscientes y se opone a los aspectos puramente orgánicos.

psiquiatría *(psychiatry)*
PSIQUIAT. f. Rama de la medicina que se ocupa del estudio, prevención, tratamiento y rehabilitación de los trastornos psíquicos, entendiendo como tales tanto a las enfermedades propiamente psiquiátricas como otras patologías psíquicas, entre las que se incluyen los trastornos de la personalidad.

psiquismo *(psychism)*
PSICOL. m. Conjunto de funciones y procesos psicológicos (percepción, pensamiento, memoria, emoción, motivación, etc.) que constituyen la actividad «mental» de una persona. Este término se emplea como sinónimo de mente para evitar las connotaciones metafísicas que suelen acompañar a este último.

psoriásico *(psoriatic)*
DERMATOL. adj. Perteneciente o relativo al psoriasis.

psoriasiforme *(psoriasiform)*
DERMATOL. adj. Que tiene un aspecto parecido al de la psoriasis.

psoriasis *(psoriasis)*
DERMATOL. f. Dermatosis crónica, de etiología desconocida, que se caracteriza por la localización en codos, rodillas, tronco y cuero cabelludo de placas eritematoescamosas, generalmente paucisintomática. Se distinguen los siguientes tipos de psoriasis: *pustulosa,* con pequeñas pústulas; *artropática,* con afectación articular; *puntata* de pequeños elementos; *eritrodérmica,* con una fina descamación, intenso eritema y de extensa localización. ‖ **p. pustulosa de Von Zumbush** *(pustular p. of Von Zumbush)* Forma grave del psoriasis caracterizada por la erupción generalizada de micropústulas que, por confluencia, forman lesiones microampollosas supurativas.

pterigión *(pterigion)*
OFTALMOL. m. Proliferación membranosa de la conjuntiva, de forma triangular, que invade la córnea.

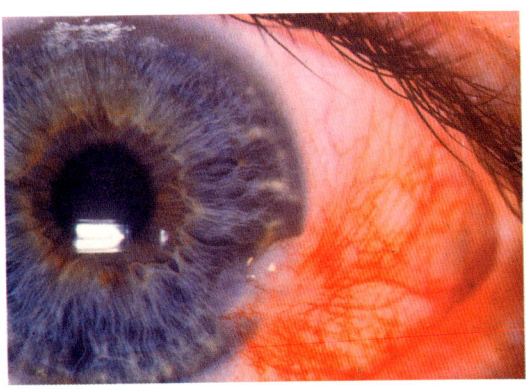

pterigión

pterigoideo (*pterigoideus*)
ANAT. adj. Con forma de ala. Se aplica esta denominación a un hueso del cráneo, *hueso pterigoides,* que tiene dos expansiones bilaterales en forma de alas (alas mayores y menores). Varias estructuras que tienen relación con el hueso pterigoides reciben el nombre de pterigoideo; p. ej., los músculos pterigoideos medial y lateral y el plexo venoso pterigoideo.

ptialina (*ptyalin*)
FISIOL. f. Amilasa de la saliva.

ptialógeno (*ptyalogenic*)
FISIOL. adj. Que produce saliva.

ptialorrea (*ptyalorrhea*)
FISIOL. f. Secreción excesiva de saliva. También se denomina ptialismo.

ptomaína (*ptomaine*)
MEDLEGAL. Ver **tomaína**.

ptosis (*ptosis*)
ANAT. f. Descenso de una víscera, como la *ptosis gástrica,* que es el estómago descendido; la *ptosis del párpado superior,* por una lesión del nervio motor ocular común, etc.

ptosis bulbi (*ptosis bulbi*)
OFTALMOL. f. Atrofia del globo ocular.

ptosis del implante mamario (*ptosis of the mammary implant*)
CIRPLÁS. Descenso de la prótesis mamaria implantada por una aproximación indebida del tejido subcutáneo al plano fascial o por una reabsorción del tejido subcutáneo del polo inferior mamario (p. ej., tiempo después de aplicar corticoides dentro del bolsillo de la prótesis). A menudo, se trata de un descenso relativo con respecto al tejido mamario presente, dando lugar a un doble arco mamario inferior o doble polo inferior. ‖ **p. mamaria** (*mammary p.*) Descenso o «caída» de la mama. Se considera ptosis mamaria aquella situación de la mama en la que el pezón se sitúa por debajo del nivel del surco submamario. Por consenso, se considera una escala de la ptosis con 4 grados, de I al IV. En muchas mujeres, tras el parto, se produce una involución mamaria que altera la forma y el volumen de la misma. Ocurre algo parecido en la menopausia, motivado por la disminución de los estrógenos y de la progesterona. Más tarde, el tejido alveolar mamario casi desaparece, originando un tejido ductal, como vestigio similar al de las mamas prepuberales. La grasa y el tejido conectivo van a ser los que predominen ahora en la mama. Estas razones u otras como la sensibilidad a ciertas hormonas, la predisposición genética o el sobrepeso podrían influir en la tendencia de la mama a «caer», lo cual, en último extremo, pone de manifiesto una insuficiencia de los sistemas de suspensión de la mama (ligamentos y fascias) para mantener a la glándula en una posición relativa constante. ‖ **p. palpebral** (*palpebral p.*) Descenso del párpado superior por debajo de lo habitual. Suele manifestarse, desde el punto de vista clínico, por una ausencia de pliegues palpebrales, por la falta de tracción del músculo elevador del párpado, piel flácida y lisa y si llega a tapar la pupila puede producir una ambliopía. La distancia normal, desde el pliegue palpebral superior hasta el borde palpebral, en varones es de 10-12 mm y en mujeres 7-8 mm. El nivel de elevación del párpado depende, finalmente, de la acción del músculo elevador del párpado superior más la longitud del músculo de Müller. El motivo más importante de la ptosis es la parálisis del músculo elevador del párpado superior. Cuando el músculo de Müller está paralizado, o es cortado, se produce una ptosis de 2 a 3 mm. Las causas de ptosis palpebral pueden ser neurógenas, traumáticas, miógenas, aponeuróticas, tumorales, posquirúrgicas (cataratas) o incluso por vendajes incorrectos.

pubarquia (*pubarche*)
GINECOL. f. Desarrollo del vello pubiano a lo largo de la pubertad.

pubertad (*puberty*)
PEDIAT. f. Periodo en el cual se van desarrollando los caracteres sexuales secundarios y se alcanza la capacidad genésica. ‖ **p. precoz** (*p. praecox*) Aparición de los caracteres sexuales secundarios muy anticipadamente, p. ej., a los cinco años, que, generalmente, se debe a tumores hipotalámicos. El sujeto no suele alcanzar la capacidad genésica.

pubertad precoz isosexual (*isosexual precocious puberty*)
ENDOCRINOL. Desarrollo precoz de los caracteres sexuales secundarios, acorde con el sexo ge-

nético. La pubertad precoz verdadera induce el desarrollo isosexual. ‖ **p. retrasada** *(delayed p.)* Retardo en la aparición del desarrollo de los caracteres sexuales secundarios propios de la pubertad en relación a lo esperado para la comunidad a la que pertenece el individuo. En las fases iniciales puede plantear el diagnóstico diferencial con situaciones de hipogonadismo.

pubiotomía *(pubiotomy)*
GINECOL. f. Sección del pubis a nivel de la sínfisis. Se realizaba antiguamente para resolver las estrecheces de la pelvis en el parto; sin embargo, en la actualidad esta práctica no se utiliza.

pubis *(pubis)*
ANAT. m. Uno de los tres huesos que, en la época fetal, forman el hueso coxal. Después se fusionan entre sí, ocupando el pubis la porción anterior. Ambos pubis se unen en la sínfisis pubiana.

publicaciones biomédicas *(biomedical publications)*
BIOÉT. Ver **decir la verdad**.

pudor *(pudicity)*
BIOÉT. m. Resistencia a mostrar la intimidad (v.), tanto en sus aspectos personales como físicos (que van unidos, por ser el hombre una unidad psicofísica).

puente *(pons)*
ANAT. m. En neuroanatomía corresponde al metencéfalo, segmento del tronco del encéfalo, situado entre el bulbo y el mesencéfalo. Se le conoce también como protuberancia por el resalte que hace en la superficie del tronco encefálico.

puentes disulfuro *(disulfide bond)*
BIOQUÍM. Unión covalente entre dos átomos de azufre. Este tipo de enlaces se forman por la oxidación de dos grupos sulfhidrilo (SH), cada uno perteneciente a una molécula de cisteína. Son frecuentes entre cadenas polipeptídicas diferentes de una misma proteína.

puerperio *(puerperium)*
GINECOL. m. Tiempo que transcurre desde el parto hasta la recuperación de los cambios gestacionales. Dura aproximadamente unos 40 días. En este tiempo, la mujer vuelve a la situación anterior al embarazo.

puesta a plano *(lay-down, lay-open)*
CIRGEN. Tratamiento quirúrgico de un quiste o fístula subcutánea mediante la extirpación del tejido que le hace de techo, sin extirpar el resto de quiste o fístula. Ver **fístula, quiste**.

pulga *(flea)*
MICROBIOL. f. Insecto áptero de hábitos hematófagos, perteneciente al orden *Siphonaptera* (*Aphaniptera* o *Suctoria*). Ectoparásito del hombre y de ciertos animales de pequeño tamaño, adaptados a desplazarse entre el pelaje de sus hospedadores (aplanamiento lateral) y con el tercer par de patas bien desarrollado, adaptado para el salto. Las especies más importantes, desde el punto de vista sanitario, incluyen a la pulga del hombre o doméstica, *Pulex irritans;* las pulgas del perro y gato, *Ctenocephalides canis* y *C. felis;* y la pulga de la rata, *Xenopsylla cheopis*. Esta especie es la principal responsable de la transmisión de la bacteria *Yersinia pestis* (antes *Pasteurella pestis),* agente de la peste bubónica y causante de las importantes pandemias de esta zoonosis.

pulgar *(thumb)*
ORTOP. m. Dedo grueso de la mano, el más externo de los cinco, oponente a todos los demás, con solo dos falanges, llamado también pollex.

pulgarización *(pollicitation)*
CIRPLÁS. f. Técnica quirúrgica encaminada a la reconstrucción del primer dedo de la mano (pulgar) dañado o perdido mediante la transferencia completa de otro dedo de la misma mano, generalmente el segundo. La transferencia se realiza conservando la funcionalidad de la articulación metacarpofalángica, así como la inervación sensitiva y la vascularización propia del dedo transferido, implantando el dedo pulgarizado en posición adecuada para la función de oposición.

pulicosis *(pulicosis)*
DERMATOL. f. Perteneciente o relativo a la picadura de pulga.

pulmón *(lung)*
ANAT. m. Cualquiera de los dos órganos que penden de los bronquios principales. Están alojados en la cavidad torácica, separados por el tabique mediastinal y cubiertos por la pleura visceral. Se dividen en lóbulos (dos en el pulmón izquierdo y tres en el derecho)

y los lóbulos, a su vez, en segmentos. Cada uno de estos segmentos tiene su bronquio y arteria. Las venas, en cambio, forman un plexo por la superficie de los segmentos pulmonares. La última división del árbol bronquial corresponde a los bronquiolos respiratorios, que se dividen en sacos alvolares, donde tiene lugar el intercambio gaseoso entre el aire y la sangre. La arteria pulmonar lleva sangre venosa al pulmón, y, en cambio, las venas pulmonares conducen la sangre arterial (oxigenada) del pulmón al corazón.

pulmonía *(pneumony)*
PNEUMOL. Ver **neumonía**.

pulpitis *(pulpitis)*
ANAT. f. Inflamación de la pulpa dentaria; es sinónimo de endodontitis.

pulsación *(pulsation)*
FISIOL. f. Latido rítmico del corazón o de las arterias.

pulsado *(doppler)*
RADIO. Ver **efecto Doppler**.

pulsátil *(pulsatile)*
FISIOL. adj. Se dice del órgano que late.

pulsatilidad *(pulsatility)*
ENDOCRINOL. f. Propiedad de algunos fenómenos de producirse intermitentemente. ‖ **p. de secreción hormonal** *(hormonal p.)* Fenómeno por el cual la secreción de las hormonas no se lleva a cabo de forma lineal, sino a modo de brotes o pulsos de distinta amplitud y frecuencia. La pulsatilidad de una determinada hormona puede variar dependiendo de los factores cronobiológicos o de otras influencias hormonales, como sucede con la secreción de gonadotropinas, en las distintas fases del ciclo menstrual.

pulsión *(drive, impulse)*
PSICOL. f. Impulso, en lenguaje psicoanalítico.

pulsioximetría *(pulse oximetry)*
PNEUMOL. f. Técnica no invasiva que es utilizada para la medición de la oxigenación de la sangre arterial mediante un sensor colocado en un dedo.

pulso *(pulse)*
ANATPATOL. m. Expansión y contracción regulares y repetidas de una arteria, provocadas por la eyección de sangre desde el ventrículo izquierdo del corazón al contraerse. Se detecta fácilmente en las arterias superficiales (como la radial o las carótidas), correspondiéndose con cada latido del corazón. El número normal de pulsaciones por minuto en un adulto oscila entre 60 y 80, apareciendo variaciones con el ejercicio, los traumatismos, las enfermedades y las reacciones emocionales.

pulso alternante *(alternating pulse)*
FISIOL. Pulso en el que se alternan los latidos fuertes con los débiles, sin que se registren cambios en la duración del ciclo. ‖ **p. bigémino** *(bigeminal p.)* Pulso que se caracteriza por dos latidos que se suceden rápidamente, seguidos de un intervalo más largo. ‖ **p. carotídeo** *(carotid p.)* Pulso que se puede palpar en la región carotídea. ‖ **p. dicroto** *(dicrotic p.)* Pulso que se caracteriza porque presenta dos picos, apareciendo el segundo en la diástole y no es sino una onda dicrótica exagerada. ‖ **p. duro** *(hard p.)* A la palpación de la radial se percibe una resistencia superior a la normal cuando se presiona sobre la arteria. ‖ **p. filiforme** *(thready p.)* Pulso apenas perceptible. ‖ **p. paradójico** *(paradoxical p.)* Pulso que, durante la inspiración, disminuye mucho de amplitud. Suele aparecer en la pericarditis constrictiva. ‖ **p. saltón** *(jerky p.)* Pulso en el que la arteria se distiende brusca y ampliamente. ‖ **p. tricrótico** *(tricrotic p.)* El trazado muestra tres picos en cada latido arterial. ‖ **p. venoso** *(venous p.)* Pulsación que se suele percibir en algunas venas, especialmente en la vena yugular derecha. ‖ **p. yugular** *(jugular p.)* Ver **pulso venoso**.

pulso de Corrigan *(Corrigan's pulse)*
CARDIOL. Expansión amplia de cada onda de pulso arterial, seguida de un colapso súbito, que se observa, habitualmente, en pacientes con insuficiencia aórtica severa.

pulso de presaturación *(pre-saturation p.)*
RADIO. En resonancia magnética, banda de radiofrecuencias que se envía sobre el organismo en una determinada zona para anular la influencia de la señal emitida por dicha zona en el momento de obtener la imagen. ‖ **p. de radiofrecuencia** *(radiofrecuency p.)* Cada una de las emisiones aisladas de ondas de radiofrecuencia en un equipo de resonancia magnética.

pulvinar *(pulvinar)*
ANAT. m. Parte posterior, prominente, del tálamo, situada encima de los cuerpos geniculados, de los que recibe conexiones.

punch *(punch)*
DERMATOL. m. Instrumento quirúrgico para la obtención de biopsias.

punción *(puncture)*
RADIO. f. Procedimiento de introducción de una aguja a través de la piel.

punción cisternal *(cysternal puncture)*
NEUROCIR. Técnica a ciegas en la que se intenta, a través de un trépano, la fenestración de una cisterna aracnoidea. ‖ **p. ventricular** *(ventricular p.)* Técnica a ciegas con la que se punciona el ventrículo con una cánula o catéter a través de un trépano para evacuar líquido cefalorraquídeo (LCR) o medir su presión.

punción lumbar *(lumbar puncture)*
NEUROL. Procedimiento que consiste en la introducción de una aguja hueca, con fiador, en el interior del espacio subaracnoideo del saco dural, por debajo de la terminación del cono medular, a través del espacio interespinoso de las vértebras lumbares 3-4 (L3-L4) o 4-5 (L4-L5). La finalidad es extraer líquido cefalorraquídeo para su análisis o bien introducir sustancias o fármacos con fines diagnósticos o terapéuticos.

punción-aspiración con aguja fina *(fine needle aspiration biopsy)*
ENDOCRINOL. Ver **PAAF**.

punta *(spike)*
NEUROL. f. Grafoelemento característico del electroencefalograma que consiste en una onda de morfología aguda, con una duración inferior a los 100 ms. Se puede observar en pacientes epilépticos. ‖ **p.-onda** *(s. and wave)* Grafoelemento muy característico del electroencefalograma de pacientes epilépticos. Consiste en una punta seguida de una onda lenta. Ver **punta**.

puntata *(puntata)*
DERMATOL. adj. De tamaño pequeño como la cabeza de un alfiler.

punteado *(stippling)*
GINECOL. m. Imagen colposcópica que se caracteriza por la aparición de puntos habitualmente lugol negativo en el cuello de útero. Es una imagen sospechosa y requiere la realización de una biopsia.También se denomina colposcopia.

punteado basófilo *(basophilic stippling)*
HEMATOL. Inclusiones eritrocitarias, en forma de punteados de color azul grisáceo, que se encuentran en el saturnismo, anemias hemolíticas, síndromes mielodisplásicos, leucemias, carcinomas.

punto o **núcleo de osificación de Beclard** *(Bleclard's osification point)*
MEDLEGAL. Núcleo vascular lentiforme de osificación, perfectamente visible en la epífisis inferior del fémur, que aparece ya en el octavo mes de la vida intrauterina, por lo que se encuentra en los nacidos a término y es de gran utilidad en medicina legal para determinar si el nacimiento fue a término y, por consiguiente, si el recién nacido era viable.

punto de Erb *(Erb's point)*
NEUROL. Zona situada en la fosa supraclavicular, donde es fácil realizar la estimulación eléctrica del plexo braquial, habitualmente con fines diagnósticos neurofisiológicos.

punto isoeléctrico *(isoelectric point)*
BIOQUÍM. Condición en la que una sustancia no tiene una carga eléctrica neta. Aplicado a una proteína, es el valor de pH en el cual su carga neta es cero y, por lo tanto, su movilidad electroforética es nula.

punto de vista católico *(catholic point of view)*
BIOÉT. Ver **fundamentación teológica de la bioética**.

puntos rubíes *(ruby spots)*
DERMATOL. Pequeños angiomas que aparecen en la edad madura, con carácter hereditario.

puntos de Valleix *(Valleix's signs)*
NEUROCIR. Puntos dolorosos a lo largo del trayecto del nervio ciático, en la región posterior del miembro inferior, que se desencadenan por palpación, cuando existe una radiculopatía lumbosacra.

puntuación de Apgar *(Apgar score)*
ANEST. Método utilizado en la evaluación del recién nacido. Se conceden puntos hasta un máximo de diez en consonancia con los apartados indicados en la tabla siguiente. La pun-

Puntuación	0	1	2
Ritmo cardiaco	Ausente	<100 latidos/minuto	>100 latidos/minuto
Esfuerzo respiratorio	Ausente	Llanto débil	Llanto fuerte
Tono muscular	Atónico	Tono pobre	Buen tono muscular
Irritabilidad	No respuesta	Algún movimiento	Retirada
Color	Azul pálido, cianótico	Cuerpo rosa, extremidades azules	Cuerpo y extremidades rosas

TABLA 27. *Puntuación de Apgar*

tuación se realiza al minuto y a los diez minutos del nacimiento, teniendo un valor pronóstico sobre el niño.

puntuación lod *(lod score)*
GENÉT. Logaritmo base 10 del cociente de verosimilitudes (en inglés, *odds ratio*) entre la hipótesis de ligamiento de dos loci (para una determinada frecuencia de recombinación) y la hipótesis nula (no ligamiento). Se calcula mediante la determinación del número de individuos de un pedigrí, que son recombinantes para dos loci (p. ej., la enfermedad y un marcador polimórfico). En humanos, una puntuación lod superior a 3 indica ligamiento entre dos loci con una fiabilidad del 95%.

punzada *(stitch)*
ANAT. f. Dolor repentino, lancinante.

pupila *(pupil)*
ANAT. f. Orificio circular (en nuestra especie) en el centro del iris, que permite el paso de los rayos luminosos. El diámetro de la pupila puede aumentar (cuando hay poca luz) y se habla de midriasis, controlada por el simpático, o bien puede disminuir (por exceso de luz, o al mirar objetos próximos), reflejo que se denomina miosis, y está producido por el parasimpático.

pupila de Adie *(Adie's pupil)*
NEUROL. Dilatación pupilar, generalmente unilateral, con ausencia de reacción a la luz directa y consensual. A la acomodación se puede observar una contracción pupilar extremadamente lenta. || **p. de Hutchinson** *(Hutchinson's p.)* Trastorno pupilar, presente en la hipertensión intracraneal, que consiste en la constricción pupilar del lado afecto, seguida de una dilatación y, posteriormente, del mismo fenómeno en la pupila contralateral. || **p. de Marcus-Gunn** *(Marcus-Gunn's p.)* Alteración pupilar debida a la lesión del nervio óptico o a causa de una lesión masiva retiniana. Se mantiene el reflejo consensual y una falta del reflejo fotomotor directo en esa pupila.

pupila de Argyll-Robertson *(Argyll-Robertson's pupil)*
OFTALMOL. Pupila que no se contrae con el estímulo luminoso, pero mantiene la respuesta a la acomodación. || **p. tónica de Adie** *(Adie's tonic p.)* Pupila midriática que reacciona a la luz y a la acomodación de forma lenta y perezosa.

pureza radionucleida *(radionucleidic purity)*
MEDNUCL. Relación, expresada en porcentaje, de la radiactividad del radionucleido considerado y la radiactividad total de la fuente. Los términos «pureza radiactiva» y «pureza radiosiotópica» se utilizan, a veces, con el mismo sentido.

purgante *(purgative)*
FARM. m. Fármaco que produce la evacuación del intestino.

púrpura *(purpura)*
HEMATOL. f. Trastorno hemorrágico que se caracteriza por la presencia de hemorragias en los tejidos, especialmente bajo la piel o las membranas mucosas, y que produce equimosis o petequias. || **p. anafilactoide** *(anaphylactoid p.)* Ver **púrpura Henoch-Schönlein**. || **p. de Henoch-Schönlein** *(Henoch-Schönlein's p.)* Vasculitis reactiva inflamatoria con una reacción granulocítica asociada. Se suele dar en la infancia, evolucionando mediante la aparición de brotes, y es autolimitada. Cursa con una clínica de malestar general, púrpura petequial «palpable», de predominio en las extremidades inferiores, simétrica, artralgias de grandes articulaciones, sobre todo en las extremidades inferiores, abdominoalgias que a veces se acompaña de hemorragias digestivas y nefropatía. No hay ningún tratamiento eficaz; pero se recomienda reposo para evitar las hemorra-

gias, antibioterapia, antiinflamatorios y corticoides que mejoran las artralgias, y la nefropatía se trata con inmunosupresores. ‖ **p. trombocitopénica** *(thrombocytopenic p.)* Trastorno hemorrágico que se caracteriza por un intenso descenso del número de plaquetas, que da lugar a una sintomatología hemorrágica. Puede deberse a múltiples causas, como infecciones, tóxicos y sensibilidad a ciertos medicamentos. Hoy se la considera producto de una respuesta autoinmune. Existen dos tipos clínicos: forma aguda y crónica. La aguda suele darse en niños de entre los dos y los seis años, es benigna y, por lo general, hay una recuperación completa en el plazo de seis semanas. La crónica suele darse en adultos de entre los 20 y los 50 años, la recuperación espontánea es poco frecuente y suele ser necesario administrar corticoides y realizar esplenectomía o administrar inmunoglobulinas intravenosas. ‖ **p. trombocitopénica idiopática** *(idiophatic thrombocytopenic p.)* Trombocitopenia aislada, con un número normal o aumentado de megacariocitos en la médula ósea, sin otra enfermedad o alteración subyacente, no atribuible a una afección viral o bacteriana, ni a la acción de tóxicos químicos o medicamentosos. El mecanismo patogénico fundamental se debe a la eliminación prematura y seleccionada de las plaquetas cubiertas por anticuerpos, por parte de las células del sistema mononuclear fagocítico (SMF) en el bazo. El tratamiento se realiza con corticoides, la esplenectomía o las inmunoglobulinas intravenosas. También se denomina enfermedad de Werlhoff. ‖ **p. trombocitopénica postransfusional** *(postransfusion thrombocytopenic p.)* Cuadro clínico, poco frecuente, que se caracteriza por la aparición de una trombocitopenia, generalmente severa, tras una semana de una transfusión de sangre total o de hematíes, plaquetas o plasma. Está producida por la presencia de un aloanticuerpo, dirigido contra un antígeno presente en las plaquetas del producto transfundido, pero ausente en las del paciente. El tratamiento de elección es la administración de dosis elevadas de Ig-ev. La plasmaféresis también suele ser eficaz. ‖ **p. trombótica trombocitopénica** *(thrombotic thrombocytopenic p.)* Síndrome clínico, de carácter generalizado, que se caracteriza por cinco signos guía que constituyen el clásico síndrome de Moschcowitz: a) anemia hemolítica; b) trombocitopenia; c) neuropatía; d) fiebre, y e) insuficiencia renal. La base fisiopatológica es una vasculitis generalizada que afecta al endotelio vascular de numerosos órganos vitales. Con ello, se facilita la agregación plaquetaria local y la formación de microtrombos y/o mallas de fibrina, que obstruyen parcialmente la luz vascular. La interacción de los eritrocitos con estas lesiones conlleva la aparición de una hemólisis intravascular. El consumo de plaquetas, secundario a la formación de microtrombos, es la causa de la intensa trombocitopenia.

purpúrico *(purpuric)*
DERMATOL. adj. Perteneciente o relativo a la púrpura.

pus *(pus)*
ANATPATOL. m. Exudado líquido cremoso, viscoso, de color amarillo claro o verdoso, producido de una necrosis por licuefacción. Está constituido, fundamentalmente, por leucocitos polimorfonucleares, generándose sobre todo en las infecciones bacterianas.

pústula *(pustule)*
DERMATOL. f. Elevación ampollosa de contenido purulento.

pustular *(pustular)*
DERMATOL. adj. Perteneciente o relativo a la púrpura.

pustuliforme *(pustuliform)*
DERMATOL. adj. Que tiene aspecto o forma de pústula.

pustulosis *(pustulosis)*
DERMATOL. f. Síntoma que se presenta en algunas enfermedades y que se caracteriza por la aparición de pústulas. ‖ **p. exantemática aguda generalizada** *(acute generalized exantemal p.)* Pustulosis amicrobiana que comienza con fiebre y con un brote, en el tronco, de pústulas generalizadas. Suele ser debida al tratamiento con antibióticos.

putamen *(putamen)*
ANAT. m. Componente lateral y más amplio del núcleo lenticular. Es, junto con el núcleo caudado, el que forma el neoestriado.

putrefacción *(putrefaction)*
MEDLEGAL. f. Proceso destructor del cadáver que consiste en una fermentación de sus componentes bioquímicos realizada por bacterias, aerobias y anaerobias. Se realiza en cuatro etapas: cromática, cuyo comienzo está en la mancha verde abdominal; enfisematosa, colicuativa y de reducción esquelética.

Q

Q *(Q)*
RADIO. Letra que representa el factor de calidad de una radiación y que refleja la capacidad del tipo particular de radiación para provocar un daño.

Para los fotones (rayos X y gamma)	1
Electrones con energía > 30Kev	1
Radiación β del tritio	2
Neutrones	25
Protones, iones pesados, partículas α	25

TABLA 28. *Valores de Q para diferentes tipos de radiación*

QALY *(QALY)*
BIOÉT. Acrónimo del inglés *quality-adjusted life years,* que en castellano significa años de vida ajustados según la calidad.

QRS *(QRS complex)*
CARDIOL. Segunda onda del electrocardiograma que corresponde a la despolarización de ambos ventrículos.

QT *(QT interval)*
CARDIOL. Intervalo comprendido entre el inicio del complejo QRS y el final de la onda T del electrocardiograma de superficie.

quantum *(quantum)*
ANAT. m. Unidad elemental de energía, emitida o absorbida por átomos o moléculas.

queilectomía *(cheilectomy)*
ORTOP. f. Regularización de los rebordes de una articulación para facilitar los movimientos de la misma. ‖ **q. de la articulación coxofemoral** *(coxofemoral ch.)* Resección del reborde óseo producido en la zona extruida de la cabeza femoral, como una secuela de la enfermedad de Perthes para mejorar la congruencia articular. También se denomina capitectomía parcial.

queilitis *(cheilitis)*
DERMATOL. f. Inflamación de los labios.

queilitis angular *(angular cheilitis)*
OTORRIN. Inflamación de la comisura labial por causa infecciosa, mecánica, nutricional o alérgica.

queiloplastia *(cheiloplastia)*
DERMATOL. f. Reconstrucción quirúrgica del labio.

queilorrafia *(queilorraphy)*
DERMATOL. f. Sutura de las lesiones en el labio.

quejas y rechazo de ayuda *(complaints and help rejection)*
PSICOL. Mecanismo de defensa por el que el individuo se enfrenta a los conflictos emocionales y a las amenazas de origen interno o externo mediante quejas o demandas de ayuda (sobre síntomas físicos o psicológicos o sobre problemas de la vida) que esconden sentimientos encubiertos de hostilidad o resentimiento hacia los demás y que luego se expresan en forma de rechazo a cualquier sugerencia, consejo u ofrecimiento de ayuda. Corresponde a un nivel defensivo de acción.

queloide

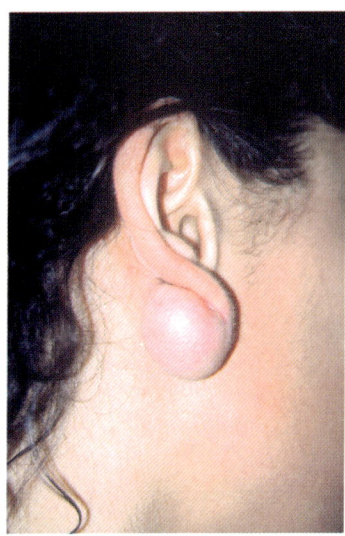

queloide en lóbulo auricular, secundario a perforación para el pendiente

queloide *(keloid)*
DERMATOL. m. Tumor benigno intradérmico que forma relieve sobre la superficie cutánea.

queloma *(keloma)*
DERMATOL. Ver **queloide.**

quemadura *(burn)*
CIRPLÁS. f. Lesión tisular causada por la aplicación de calor al cuerpo. La afectación y la gravedad de la quemadura dependerá de la extensión corporal lesionada, la profundidad de la misma, la afectación de la vía aérea u otros órganos vitales, y de otros factores propios del paciente, como son la edad, el estado nutricional y de hidratación o la presencia de enfermedades asociadas. La profundidad de la lesión resultante dependerá de la intensidad y duración de la aplicación del calor y también de la conductividad de los tejidos afectados. Las fuentes de calor más comunes son una llama viva o algún líquido caliente. Además, puede producirse una lesión térmica en pacientes que han estado expuestos en contacto directo con metal caliente, sustancias lesivas o corriente eléctrica. La lesión como resultado de calor rara vez se produce a menos de 45º C. Entre 45º C y 50º C suele ocurrir cierto grado de lesión celular y por encima de los 50º C, las proteínas se desnaturalizan. Una diferencia importante entre la lesión térmica y la química es el tiempo que dura la destrucción tisular, ya que el agente químico causa una lesión progresiva, hasta que es inactivado por su reacción con los tejidos, mientras que la térmica cesa poco después de haberse suspendido la aplicación de calor. ||
q. de primer grado *(first degree b.)* Aquellas quemaduras que se denominan epidérmicas. El signo clínico típico es el eritema: la piel presenta un aspecto enrojecido, eritematoso, no exudativo. A lo largo de su evolución no suelen aparecer ampollas ni flictenas. Pueden molestar pero no producen demasiado dolor. A los cuatro o cinco días se resuelven espontáneamente, tras un proceso de descamación furfurácea. Su causa más frecuente suele ser la exposición solar excesiva o prolongada. ||
q. de segundo grado *(second degree b.)* Aquellas quemaduras en las que la afectación tisular comprende a la epidermis y a parte de la dermis. El signo clínico clásico es la flictena o ampolla. En función de la profundidad dérmica afectada, se dividen en superficiales o profundas. Las superficiales destacan por la formación de flictenas o ampollas. Son lesiones exudativas, hiperémicas, pero se conservan los folículos pilosebáceos. Si se tratan correctamente, la curación se produce a los ocho o diez días, por reepitelización, a partir de los remanentes epidérmicos presentes en los anejos cutáneos. Un tratamiento incorrecto puede hacer que la quemadura pase de ser superficial a profunda. Las profundas son dolorosas y los folículos pilosebáceos son resistentes a la tracción. Las quemaduras de se-

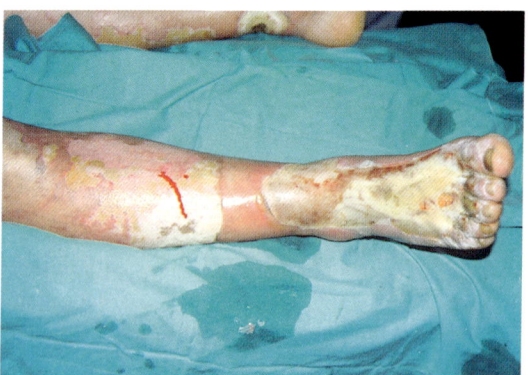

quemadura. Lesiones por llama en extremidades inferiores, con quemaduras de primer (eritema), segundo (flictenas, rotas en este caso) y tercer grado (escara necrótica)

gundo grado profundo afectan a estratos más profundos de la dermis; no forman ampollas (o bien se forman y rompen, llegando a la consulta sin ellas); son exudativas y con un aspecto rojizo marcado y son dolorosas. A diferencia de las superficiales, las profundas, a la tracción de los pelos estos se desprenden fácilmente, traduciendo una afectación de profundidad hasta el nivel de los folículos pilosebáceos. Cuando se tratan correctamente, la curación se produce a los diez o quince días. Toda quemadura de segundo grado profunda, que no epiteliza en un periodo máximo de veinte días, es subsidiaria de tratamiento quirúrgico. || **q. de tercer grado** *(third degree b.)* La lesión afecta a la epidermis, y todo el espesor de la dermis, pudiendo alcanzar el tejido subcutáneo. El signo clínico clásico es la escara, aunque, según el mecanismo de acción y el tiempo transcurrido desde el accidente, el aspecto de las mismas puede ser blanco o carbonáceo. Son indoloras, por la completa destrucción de las terminaciones nerviosas. Son subsidiarias de un tratamiento quirúrgico precoz, y la curación no se da espontáneamente, sino que precisa del aporte de tejidos mediante técnicas de cirugía plástica.

quemadura solar *(solar burn)*
DERMATOL. Reacción cutánea como ante el daño solar.

quemodectoma *(chemodectoma)*
PNEUMOL. m. Tumor benigno de los quimiorreceptores vasculares que se localiza, con más frecuencia, en el glomo yugular, pero también en el glomo carotídeo u otros. Es rara su evolución maligna, pero la recidiva es frecuente.

quemosis *(chemosis)*
OFTALMOL. f. Edema de la conjuntiva bulbar.

quemosis conjuntival *(chemosis conjunctival)*
NEUROCIR. Edema de la conjuntiva ocular.

queratán sulfato *(keratan sulphate)*
BIOQUÍM. Tipo de glicosaminoglicano con numerosas cargas negativas debido a la presencia de grupos sulfato. Es abundante en el tejido cartilaginoso.

queratectomía *(keratectomy)*
OFTALMOL. f. Modificación quirúrgica de la curvatura de la córnea que consiste en la eliminación desigual de la parte superficial de la córnea, consiguiendo, de esta manera, corregir defectos de refracción. || **q. fotorrefractiva** *(photorefractive k.)* Exéresis mediante el láser excimer de una parte superficial de la córnea para la corrección de los defectos refractivos. Ver **láser excimer.**

queratina *(keratin)*
BIOQUÍM. f. Proteína fibrosa e insoluble, formada por cadenas polipeptídicas paralelas en conformaciones α-helicoidal o lámina β. Es el principal constituyente del pelo y de las uñas.

queratinización *(keratinization)*
DERMATOL. f. Proceso de formación de la queratina.

queratitis *(keratitis)*
OFTALMOL. f. Inflamación de la córnea. || **q. dendrítica** *(dendritic k.)* Infección de la córnea por el herpes virus. Da lugar a unas úlceras, de aspecto arborescente, con tendencia a recidivar y que curan dejando leucomas corneales. Se trata con la aplicación de pomada de aciclovir, mientras que los corticoides están contraindicados. Ver **leucoma, queratitis disciforme, queratitis metaherpética.** || **q. disciforme** *(disciform k.)* Inflamación de la córnea central, de aspecto redondeado, que provoca una pérdida de la transparencia corneal, sin presencia de úlcera. Se debe a fenómenos de hipersensibilidad al virus herpes, sin existir una infección activa. Se trata con corticoides tópicos, pudiendo llegar a precisar la realización de un trasplante de córnea. || **q. estriada** *(striate k.)* Alteración corneal que se caracteriza por la presencia de líneas paralelas como consecuencia de una pérdida de la celularidad en el endotelio. Puede suceder en el postoperatorio de la cirugía intraocular y suele ser, generalmente, transitoria. || **q. filamentosa** *(filamentosa k.)* Aquella que presenta excrecencias de material mucoso, adherido al epitelio corneal. Suele asociarse a cuadros de ojo seco, mejorando con la instilación de lubricantes oculares. Ver **queratoconjuntivitis seca.** || **q. herpética** *(herpetic k.)* Infección de la córnea por el virus herpes o por reacciones inmunes al mismo. Ver **queratitis dendrítica, queratitis disciforme, queratitis metaherpética.** || **q. intersticial** *(intersticial k.)* Inflamación crónica del estroma corneal, sin afectación del epitelio ni del endotelio, cuyo origen puede ser tuberculoso, sifilítico o en el curso de un síndrome de Cogan. || **q. lagoftálmica** *(lagophthalmic k.)*

Aquella debida a la exposición del globo ocular, secundaria a una parálisis del nervio facial. || **q. metaherpética** *(metaherpetic k.)* Proceso que se caracteriza por una ulceración, infiltración del estroma corneal, uveítis anterior y glaucoma secundario, producido por un virus herpes recurrente. || **q. neuroparalítica** *(neuroparalytic k.)* Aquella debida a una exposición inadecuada de la córnea, debida a una parálisis, que disminuye la frecuencia o la amplitud del parpadeo. Esto produce una desecación de la córnea y una mayor facilidad para la aparición de úlceras corneales e infecciones. || **q. numular** *(numular k.)* Opacidad corneal subepitelial, de aspecto redondeado, que aparece en el curso de las queratoconjuntivitis epidémicas y tiene una evolución lenta, aunque benigna. Puede producir una disminución transitoria de la visión. También puede aparecer en las infecciones por herpes simple, por varicela-zóster, por Epstein-Barr, o en la mononucleosis. Ver **queratoconjuntivitis epidémica.** || **q. parenquimatosa** *(parenchymatous k.)* Ver **queratitis intersticial.** || **q. punteada** *(punctate k.)* Presencia de ulceraciones puntiformes del epitelio corneal que cursan con dolor, fotofobia intensa, lagrimeo y blefaroespasmo. La causa más frecuente es el trabajo con el arco fotovoltaico o con la soldadura, sin usar la adecuada protección. También puede ser debida a procesos alérgicos, infecciones víricas, irradiación solar (esquiadores o marineros) o desecación corneal. || **q. puntiforme superficial de Thygeson** *(Thygeson superficial punctate k.)* Proceso de queratitis punteada bilateral que cursa de forma recidivante y no se asocia a una inflamación de la conjuntiva ni del párpado. Aunque se sospecha una etiología vírica, su origen es desconocido. Se cura rápidamente con la instilación de un colirio de corticoides.

queratoacantoma *(keratoacanthoma)*
ANATPATOL. f. Verrucoma, proliferación nodular epitelial benigna de crecimiento rápido, con un tapón central de queratina. Aparece, generalmente, en la cara y en el dorso de las manos y brazos.

queratoconjuntivitis *(keratoconjunctivitis)*
OFTALMOL. f. Inflamación simultánea de la conjuntiva y de la córnea. || **q. epidémica** *(epidemic k.)* Proceso infeccioso de origen vírico y de naturaleza muy contagiosa. Se caracteriza por una afectación de la conjuntiva, con secreciones e infiltración de la córnea de aspecto numular. Debido a la naturaleza infecciosa suele haber una tumefacción de los ganglios linfáticos preauriculares. Ver **queratitis numular.** || **q. límbica superior** *(limbic superior k.)* Proceso de inflamación crónica de la conjuntiva, situada por encima del limbo esclerocorneal, con una afectación corneal asociada. Pese a ser de etiología desconocida, con frecuencia se la ha relacionado con problemas tiroideos. || **q. seca** *(k. sicca)* Proceso de inflamación crónica de la conjuntiva y de la córnea debido a la hiposecreción lagrimal. Es un proceso extremadamente frecuente, sobre todo en mujeres después de la menopausia. Da lugar a irritación crónica de los ojos, con sensación de cuerpo extraño, enrojecimiento y, en ocasiones, lagrimeo reflejo. El tratamiento consiste en la aplicación de lubricantes oculares del tipo de lágrimas artificiales. || **q. vernal** *(vernal k.)* Ver **conjuntivitis vernal.**

queratocono *(keratoconus)*
OFTALMOL. m. Protusión anterior de la córnea de aspecto cónico debida a una ectasia del tejido en su eje axial. Es un proceso generalmente bilateral y no inflamatorio. Suele producir un astigmatismo miópico irregular que, a medida que va avanzando, puede llevar a precisar de un trasplante de córnea.

queratodermia *(keratodermia)*
DERMATOL. f. Hipertrofia de la capa córnea de la piel. || **q. palmo plantar** *(palmo plantar k.)* Queratodermia de localización en palmas y plantas. || **q. de Vohwinkel** *(Vohwinkel's k.)* Queratodermia palmoplantar, hereditaria, de forma autosómica dominante. Su característica principal es la de ser mutilante. || **q. de Vorner** *(Vorner's k.)* Queratodermia con aspecto rocoso y herencia autosómica dominante.

queratoglobo *(keratoglobus)*
OFTALMOL. m. Alteración del aspecto corneal, en el que este es de forma glóbulosa.

queratólisis *(keratolysis)*
DERMATOL. f. Disolución o reparación de la epidermis. También se denomina epidermólisis.

queratoma *(keratoma)*
DERMATOL. m. Formación córnea de carácter benigno. También se denomina callosidad.

queratomalacia *(keratomalacia)*
OFTALMOL. f. Proceso de ulceración corneal que puede llevar a la perforación, sin que exista una causa inflamatoria de base.

queratometría *(keratometry)*
OFTALMOL. f. Medida de los radios y potencia corneales.

queratomileusis *(keratomileusis)*
OFTALMOL. f. Proceso de la cirugía refractiva en el que, tras extirpar una lámina de la córnea, esta se remodela para volver a ser implantada.

queratopatía *(keratopathy)*
OFTALMOL. f. Enfermedad no inflamatoria de la córnea. || **q. bullosa** *(bullous k.)* Edema de la córnea con formación de quistes en su superficie, que pueden romperse y dar lugar a úlceras dolorosas. Produce una disminución de la agudeza visual y una percepción de halos alrededor de las luces. Es debida a una pérdida de las células endoteliales de la córnea. Ver **edema corneal**. || **q. en banda** *(band q.)* Depósito de calcio en la parte central de la córnea, en el curso de procesos inflamatorios crónicos del ojo. || **q. lipídica** *(lipidic q.)* Proceso degenerativo de la córnea que se caracteriza por el depósito de lípidos en su estroma.

queratoplastia *(keratoplasty)*
OFTALMOL. f. Proceso quirúrgico en el que se sustituye, total o parcialmente, una córnea lesionada o que ha perdido su transparencia por otra sana, procedente de una donación de un cadáver.

queratosis *(keratosis)*
ANATPATOL. f. Enfermedad de la piel que se caracteriza por hiperplasia y un engrosamiento del epitelio queratinizado. Ciertos tipos son adquiridos y otros son hereditarios. || **q. folicular** *(k. follicular)* Alteración de la piel caracterizada por la aparición de pápulas en las zonas seborreicas del cuerpo. Las pápulas forman placas que pueden endurecerse e infectarse y derivar en verrugas y crecimientos polipomatosos.

queratosis actínica *(actinic keratosis)*
CIRPLÁS. Proliferaciones epidérmicas que aparecen, generalmente, en pacientes de edad avanzada como consecuencia del daño cutáneo producido por la radiación solar, por ello se denomina también queratosis solar o queratosis senil.

queratotomía *(keratotomy)*
OFTALMOL. f. Sección de la córnea. || **q. con láser excimer** *(laser excimer k.)* Ver **láser excimer, queratectomía fotorrefractiva**. || **q. radial** *(radial k.)* Cirugía refractiva en la que se realizan unos cortes en la córnea, con dirección radial, a fin de cambiar su curvatura y, con ello, corregir el defecto de graduación existente. Se realiza con un instrumento cortante, denominado queratótomo, en vez de con láser.

querion de Celso *(kerion of Celso)*
DERMATOL. Infección micósica inflamatoria del cuero cabelludo.

quiasma *(chiasma)*
ANAT. m. Cruce de fibras. || **q. óptico** *(optic ch.)* Cruce de las fibras mediales de los nervios ópticos, de tal forma que, aproximadamente, la mitad de las fibras pasan del nervio óptico derecho a la cinta óptica izquierda, y viceversa. El quiasma óptico se encuentra en la fosa cerebral anterior, delante de la silla turca.

quiasma *(chiasma)*
GENÉT. m. Manifestación citológica de un sobrecruzamiento entre cromátides no hermanas.

quilomicrón *(chylomicron)*
BIOQUÍM. m. Lipoproteína plasmática que consiste en una gran gota de triacilgliceroles estabilizados por una capa externa de fosfolípidos y proteína. Transporta lípidos desde el intestino a los tejidos.

quilotórax *(quilotórax)*
CARDIOL. m. Acumulación de linfa intestinal en la cavidad pleural, generalmente como consecuencia de lesiones traumáticas.

quiluria *(chyluria)*
UROL. f. Signo clínico que se caracteriza por la presencia de líquido linfático en la orina. Se-

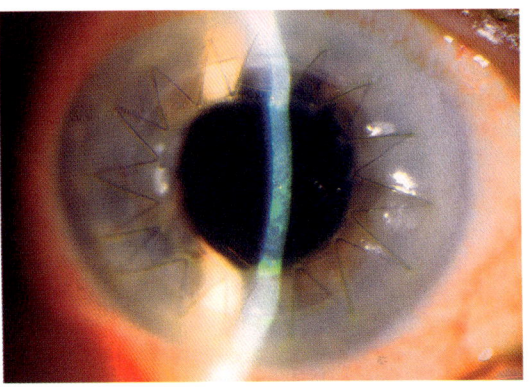

queratoplastia. Trasplante de córnea

quimera

cundario a una obstrucción masiva de los ganglios linfáticos abdominales, que es característica de la filariasis avanzada. En el hemisferio occidental la aparición de la quiluria tiene un carácter excepcional y su origen es poco conocido.

quimera *(chimera)*
GENÉT. f. Individuo compuesto por líneas celulares genéticamente distintas, que proceden de cigotos diferentes.

quimiocauterio *(chemocautery)*
DERMATOL. m. Aparato para cauterización con medios químicos.

quimionucleolisis *(chemonucleolysis)*
NEUROCIR. f. Técnica percutánea que persigue la destrucción, por métodos enzimáticos (quimopapaina), del núcleo pulposo del disco intervertebral.

quimioprevención *(chemoprevention)*
ONCOL. f. Administración de sustancias naturales o químicas con el objeto de prevenir el proceso de carcinogénesis celular, suprimiendo o haciendo reversible la progresión desde un estado premaligno a un cáncer invasivo.

quimiorreceptor *(chemoreceptor)*
FISIOL. m. Receptor que se estimula por los cambios químicos de la sangre o de los líquidos que están en contacto con él. Los principales son los cuerpos aórtico y carotídeo (v.). Los cambios a los que son sensibles son diferentes, pueden ser las concentraciones del O_2 de CO_2, de hidrogeniones, etc. Una clase especial de quimiorreceptores la constituyen los corpúsculos gustativos (v.) y las células olfatorias.

quimiotáctico *(chemotactic)*
FISIOL. adj. Se dice de la sustancia que induce a determinadas células a migrar hacia el órgano diana.

quimioterapia *(chemotherapy)*
ONCOL. f. Tratamiento de determinadas enfermedades mediante agentes químicos. Una de las quimioterapias más utilizadas es la antimitósica.

quimioterapia I. A. *(intraarterial chemotherapy)*
RADIO. Tratamiento farmacológico aplicado sobre la vascularización arterial de una lesión mediante la introducción percutánea de catéteres y su guía a la zona de interés utilizando métodos de imagen.

quimioterápico *(chemotherapeutic)*
FARMCLÍN. m. Término utilizado habitualmente para referirse a los fármacos antiinfecciosos que tienen su origen en una síntesis química. ‖ **q. urinario** *(urinary q.)* Antibacteriano que solo resulta útil en el tratamiento de la infección urinaria.

quimiotrofo *(chemotrophe)*
BIOQUÍM. m. Organismo que obtiene su energía metabolizando compuestos orgánicos producidos por otros organismos.

quimo *(chyme)*
FISIOL. m. El alimento tras la acción digestiva del estómago. Es un líquido homogéneo y cremoso, preparado para pasar al duodeno.

quimotripsina *(chymotrypsin)*
BIOQUÍM. f. Enzima hidrolítica que digiere proteínas en el intestino delgado. La secreta el páncreas en una forma inactiva llamada quimotripsinógeno.

quimotripsinógeno *(chymotrypsinogen)*
BIOQUÍM. m. Proteína presente en el jugo pancreático que da origen a la quimotripsina en el intestino delgado.

quina *(quina)*
FARM. f. Corteza de árboles del género *Cinchona* que contiene la quinina y otros alcaloides.

quinagolide *(quinagolide)*
ENDOCRINOL. m. Agonista dopaminérgico de los receptores D2 de estructura no ergótica. Puede utilizarse en el tratamiento de la enfermedad de Parkinson y de la hiperprolactinemia.

quinaprilo *(quinapril)*
FARMCLÍN. m. Inhibidor de la enzima convertidora, útil en el tratamiento de la hipertensión arterial y de la insuficiencia cardiaca.

quinasa *(kinase)*
BIOQUÍM. f. Enzima que cataliza la transferencia de un grupo fosfato desde un nucleósido trifosfato (ATP) hasta otra molécula.

quinidina *(quinidin)*
CARDIOL. f. Alcaloide de la quina con propiedades antiarrítmicas de clase IA. Empleado en el tratamiento de arritmias supraventriculares y ventriculares. Entre sus principales efectos secundarios destaca la depresión de la contractilidad cardiaca y la proarritmia.

quinina (*quinine*)
FARM. f. Alcaloide utilizado en el tratamiento del paludismo.

quinolona (*quinolone*)
FARMCLÍN. f. Antibacteriano quimioterápico que actúa inhibiendo la actividad de la topoisomerasa, enzima que produce el superenrollamiento de la cadena del DNA bacteriano. En general se trata de fármacos bien tolerados, aunque se recomienda evitar su administración durante el embarazo y en niños, dado que pueden producir alteraciones osteoarticulares. Existen tres generaciones: la primera presenta una actividad frente a bacterias gram negativas; por sus características farmacocinéticas estos fármacos solo se utilizan en el tratamiento de las infecciones urinarias; los de la segunda generación pueden utilizarse en el tratamiento de cualquier tipo de infección, siempre que la bacteria sea sensible, presentan una actividad frente a bacterias gram-negativas y de forma más moderada frente a gram-positivas; los fármacos de la tercera generación presentan una gran actividad antibacteriana, que incluye bacterias resistentes a los fármacos de las restantes generaciones.

quinta enfermedad (*fifth disease*)
PEDIAT. Infección infantil levemente contagiosa, que se caracteriza por una erupción extendida por las extremidades y de un curso benigno. El nombre de quinta proviene de que un médico francés, de comienzos de siglo XX, distinguió, mediante números, las distintas enfermedades infantiles que presentaban erupciones.

quipazina (*quipazine*)
ENDOCRINOL. f. Agonista serotoninérgico de receptor que estimula la contracción de la musculatura lisa.

quiral (*chiral*)
BIOQUÍM. Ver **molécula quiral**.

quiralidad (*chirality*)
BIOQUÍM. f. Propiedad de las moléculas quirales por la que se hace girar el plano de luz polarizada al incidir esta sobre ellas. También se le denomina actividad óptica.

quiromegalia (*chiromegaly*)
ORTOP. f. Aumento anormal del tamaño de las manos sin acromegalia.

quiroplastia (*chiroplasty*)
ANAT. f. Cirugía plástica de la mano.

quiropraxia (*chiropractic*)
ANAT. f. Manipulación de la columna para corregir las pequeñas desviaciones vertebrales que causan, según los quiroprácticos, dolor y alteraciones viscerales.

quiste (*cyst*)
ORTOP. m. Formación patológica, en forma de bolsa cerrada, provista de una membrana que contiene una sustancia líquida o semilíquida (plasta, sinovial, mucina, etc.). Muchas formaciones parecidas no tienen membrana y son, en realidad, falsos quistes, aunque se les llama quistes erróneamente. ‖ **q. de Acrel** (*Acrel's c.*) Ganglión de los tendones de la cara posterior de la muñeca. ‖ **q. de Baker** (*Baker's c.*) Quiste artrosinovial de la región poplítea. ‖ **q. óseo aneurismático** (*aneurysmal bone c.*) Lesión tumoral ósea, benigna, situada en el extremo de huesos largos, vértebras y huesos planos (coxal), que contiene una masa esponjosa hemorrágica de expansión excéntrica, la cual destruye la cortical (diagnóstico diferencial con el osteosarcoma telangectásico). ‖ **q. óseo solitario** (*solitary osseous c.*) Quiste óseo esencialmente benigno que es frecuente en el niño y el adolescente, localizado en la metáfisis superior del húmero y del fémur, expansivo, aunque sin romper la cortical, y con un contenido líquido claro. ‖ **q. sinovial** (*synovial c.*) Tumoración quística indolora que surge en contacto con articulaciones o vainas tendinosas; es más frecuente en la muñeca y en la mano. También se denomina gaglión.

quiste aracnoideo (*arachnoid cyst*)
ENDOCRINOL. Formación quística derivada de la aracnoides que puede inducir trastornos funcionales hipofisarios del tipo del hipopituitarismo. ‖ **q. de la bolsa de Rathke** (*Rathke's pouch c.*) Formación quística derivada de los restos embrionarios de la bolsa de Rathke. Plantea el diagnóstico diferencial con tumores hipofisarios. ‖ **q. coloide** (*colloidal c.*) Nódulo tiroideo, ecográficamente anecoico, que se encuentra ocupado en su interior por material coloide con un escaso contenido celular. Pueden resolverse espontáneamente o ser drenados mediante una punción externa.

quiste de la cápsula de Tenon (*Tenon's cyst*)
OFTALMOL. Ver **ampolla encapsulada**.

quiste chocolate (*chocolate cyst*)
GINECOL. Quiste que suele desarrollarse en el ovario, como consecuencia de una endometriosis de esa localización (endometrioma). ‖ **q. folicular** (*follicular c.*) Formación quística producida por el desarrollo del folículo en el ovario, sin que se produzca ovulación. Se denomina también folículo persistente. Habitualmente desaparece espontáneamente en unas semanas. ‖ **q. lúteo** (*luteal c.*) Formación quística que se desarrolla en el ovario como consecuencia de la luteinización de las células de la granulosa. No se produce ovulación. Son habituales en la mola, así como en el corioepitelioma. ‖ **q. mesonefroide** (*mesonephroic c.*) Quiste de paraovario que aparece como consecuencia de la proliferación de restos embrionarios del conducto de Gartner. ‖ **q. de Naboth** (*Naboth's c.*) Retención de moco en el cuello de útero, lo cual conforma quistes. Se debe a la obstrucción de los conductos de las glándulas cervicales. ‖ **q. paraovario** (*paraovarian c.*) Quiste derivado de los restos embrionarios que se localiza a lo largo del ligamento ancho del útero. ‖ **q. tuboovárico** (*tuboovarian c.*) Formación de una cavidad quística común que engloba al ovario y a la trompa. Pueden ser tumorales o inflamatorios (anexitis crónica).

quiste dentígero (*dentigerous cyst*)
CIRPLÁS. Lesión quística de aparición en los huesos maxilares, que es originado por tejidos procedentes de los estadios dentales embrionarios. Frecuentemente aparece en relación con piezas dentarias incluidas o no erupcionadas, sobre todo terceros molares. ‖ **q. dermoide** (*dermoid c.*) Quiste que se desarrolla a partir de las láminas epiteliales, que quedan atrapadas durante el desarrollo embrionario, en las zonas de fusión ósea. No se debe confundir con los teratomas. Se localiza debajo de la piel y se adhiere al periostio, pudiendo invadir el hueso subyacente. Está recubierto de un epitelio estratificado completo, que incluye folículos pilosos, glándulas sebáceas y sudoríparas. En su interior contiene lípidos, queratina y, en ocasiones, otras formaciones epiteliales complejas, como pelos, uñas e incluso dientes. ‖ **q. epidérmico** (*epidermal c.*) Quiste dérmico cuya pared está formada por la epidermis, la cual produce queratina. Es el más frecuente de los quistes cutáneos. La pared que los recubre está formada por el epitelio estratificado idéntico a la epidermis. Aunque no suelen ser inflamatorios, en los casos en que se libere queratina fuera del quiste, esta ocasiona una reacción del cuerpo extraño con una inflamación. Algunos son de origen genético. ‖ **q. sebáceo** (*sebaceous c.*) Lesión quística cutánea que surge por el acúmulo de material graso, por el cierre u obstrucción del conducto sebáceo (del folículo pilosebáceo). Su aparición es muy frecuente y, a menudo, se presentan como múltiples lesiones de tipo familiar, que aparecen en la adolescencia. Se suelen localizar en tronco, axilas, brazos y superficie anterior del tórax. No suelen presentar poro central, pero sí abundancia de comedones. A la punción se aprecia la salida de un líquido oleoso y en ocasiones pelo velloso.

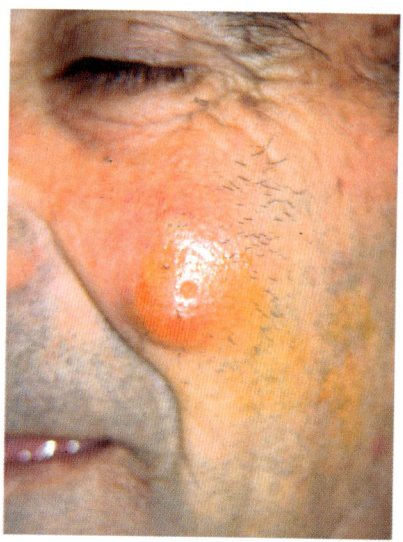

quiste cutáneo. Quiste epidérmico complicado con sobreinfección

quiste de epidídimo (*epididymal cyst*)
UROL. Formación líquida de carácter benigno, de tamaño variable, asintomático y transparente a transiluminación. El tratamiento quirúrgico debe incluir la extirpación del epidídimo, para evitar recidivas. Una forma particular de quiste de epidídimo es el espermatocele. Suelen ser pequeños y contienen espermatozoides. Rara vez necesitan ser intervenidos. A veces pueden producir una obstrucción epididimaria. ‖ **q. renal multilocular** (*multi-*

locular c. nephroma, benign multilocular c.) Lesión displásica renal, constituida por una masa quística multilocular de carácter benigno, que se discute si es una forma de displasia renal, una malformación hamartomatosa o una enfermedad neoplásica. Debe distinguirse del tumor quístico de Wilms. Puesto que esta diferenciación clínica no es posible, el tratamiento es quirúrgico (nefrectomía). ǁ **q. renal simple** *(simple renal c.)* Patología quística benigna, cuya frecuencia aumenta con la edad, teniendo a los 60 años una incidencia del 33%. El tamaño de los quistes es variable (2-18 cm). Este tipo de quistes carece de significado patológico. El diagnóstico es ecográfico y su fiabilidad es del 99%. No presenta una tendencia a la malignización, ni es influyente en la aparición de hipertensión u otras alteraciones. El tratamiento es expectante. Excepcionalmente, en los quistes de gran tamaño, que causan obstrucción pielocalicial, está indicado su tratamiento quirúrgico convencional o la punción percutánea e inyección de un agente esclerosante. En el 2% de los casos la superficie del quiste está calcificada.

quiste hidatídico *(hydatid cyst)*
CIRGEN. Lesión quística, llena de líquido y vesículas hidatídicas, que es producto de parasitosis hidatídica. Su localización más frecuente es el hígado, seguida por los pulmones, si bien puede afectar a cualquier parte del cuerpo. Ver **hidatidosis.** ǁ **q. pilonidal** *(pilonidal c.)* Pequeña cavidad subcutánea, por encima del hueso sacro, que contiene pelos y que, con frecuencia, tiene trayectos fistulosos secundarios por diseminación de sus infecciones. ǁ **q. tirogloso** *(thyroglossal duct c.)* Quiste que se localiza en algún punto de la trayectoria seguida por el esbozo tiroideo, desde el agujero ciego en la base de la lengua, hasta su destino definitivo, debajo del cartílago tiroides. Se suele manifestar en niños mediante un nódulo que crece o se inflama, a la altura del hueso hioides o por debajo de él, en la línea media del cuello. Su tratamiento consiste en la extirpación del remanente del tejido tiroideo, junto con la parte central del hioides. Ver **fístula.**

quiste de implantación *(implantation cyst)*
DERMATOL. Proceso quístico como consecuencia de un traumatismo o de la implantación artificial de un tejido en otro.

quiste de moco *(mucous cyst)*
OTORRIN. Quiste de retención que contiene moco. ǁ **q. de retención** *(retention c.)* Quiste desarrollado por la retención de la secreción de una glándula. ǁ **q. seroso** *(serous c.)* Quiste que contiene líquido claro o suero. ǁ **q. simple** *(simple c.)* Cavidad rodeada por un revestimiento epitelial. ǁ **q. vocal** *(intracordal c.)* Quiste desarrollado en el eje de la cuerda vocal, bordeado por el epitelio poliestratificado regular. Se distinguen los quistes mucosos, situados en el borde libre de la cuerda vocal o en su cara posterior, y los quistes epidermoides, que forman bolsas blanquecinas, debajo de la mucosa normal de la cuerda. Dan lugar a una disfonía importante y son menos frecuentes que los nódulos.

quiste renal *(renal cyst)*
NEFROL. Masa benigna renal con contenido líquido que puede ser único o múltiple y puede afectar a uno o ambos riñones. Se presenta en forma de quiste simple (benigno, asintomático, en relación con el envejecimiento, desde el punto de vista clínico irrelevante) o riñón multiquístico. Otros constituyen patologías serias, como las enfermedades quísticas hereditarias (poliquistosis renal tipo infantil o tipo adulto), que tienen un mal pronóstico, pues, por ejemplo, en la forma infantil conduce a la muerte en los primeros meses de vida. En la poliquistosis renal del adulto, que se transmite por vía autosómica dominante, es frecuente la evolución a la insuficiencia renal crónica terminal, en la década de los 40

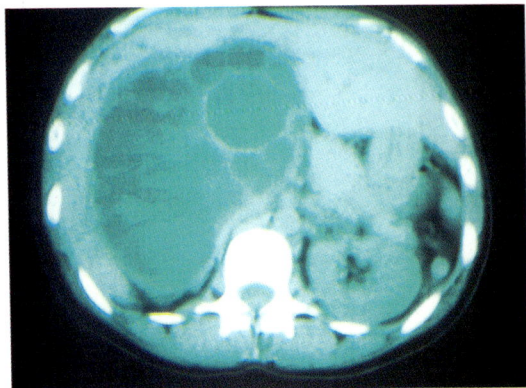

quiste hidatídico. TAC del abdomen a la altura del hígado, en el que se observa un gran quiste hidatídico con múltiples vesículas hijas de menor tamaño en su interior

a los 50 años, y su tratamiento requiere técnicas sustitutivas de la función renal mediante diálisis periódica y trasplante renal. Muy raramente puede ser un quiste asiento de una neoplasia. La ecografía es la mejor técnica diagnóstica.

quistoduodenostomía *(cystduodenostomy)*
CIRGEN. f. Intervención quirúrgica para el tratamiento de algunos seudoquistes de la cabeza de páncreas, que consiste en abrir el seudoquiste directamente a la luz duodenal, suturando la pared del quiste a la curvadura menor del duodeno. Ver **seudoquiste**.

quistogastrostomía *(cystgastrostomy)*
CIRGEN. f. Intervención quirúrgica para algunos seudoquistes de cuerpo y cola de páncreas de un gran tamaño, que se abomban sobre la cara posterior del estómago. La intevención se realiza abriendo la cara anterior del estómago y desde dentro del estómago se realiza una ventana en la pared común entre la cara posterior del estómago y la pared anterior del seudoquiste. Una vez suturada la pared del quiste a la pared del estómago queda permanentemente comunicado y vacía al estómago hasta su colapso completo. Ver **seudoquiste**.

quistografía *(cystography)*
RADIO. f. Técnica radiográfica que consiste en la introducción de contraste de forma percutánea para el estudio de las cavidades cerradas con contenido líquido, obteniendo de este modo imágenes con fines diagnósticos.

quistoperiquistectomía subtotal *(subtotal cystopericystectomy)*
CIRGEN. Intervención más común para los quistes hidatídicos hepáticos que crecen hacia la profundidad del hígado. Consiste en la aspiración del contenido del quiste y la extirpación de toda la adventicia del quiste, que sobresale de la superficie del hígado. Es una intervención relativamente sencilla, pero que tiene el riesgo de dejar en la adventicia que no se extirpa fístulas biliares por perforación del quiste a los conductos biliares. Ver **quiste hidatídico**. || **q. total** *(total c.)* Extirpación de un quiste hidatídico entero, sin abrirlo durante la intervención, y extirpando no solo todo el contenido del quiste, sino toda la adventicia. Es la intervención de quistes hidatídicos con menor riesgo de recidiva del quiste, dado que este no se abre y se extirpa toda la adventicia, que a veces es la fuente de la recidiva de la enfermedad. Ver **quiste hidatídico**.

quistoyeyunostomía *(cystojejunostomy)*
CIRGEN. f. Intervención para el tratamiento quirúrgico de la mayoría de los seudoquistes de páncreas que no se reabsorben. Consiste en abrir el seudoquiste, vaciar su contenido y suturar las paredes del quiste al yeyuno con montaje en Y de Roux. Ver **seudoquiste**.

quitina *(chitin)*
BIOQUÍM. f. Polisacárido formado por residuos de N-acetilglucosamina unidos por enlaces α-1,4. Forma el exoesqueleto de los insectos, los crustáceos y los artrópodos.

R

r *(röentgen)*
RADIO. Símbolo de la unidad de dosis de exposición a la radiación en el sistema tradicional.

R o r *(R or r)*
RADIO. Abreviatura de la unidad electromagnética roentgen (v.).

rabadilla *(coccieal zone)*
ORTOP. f. Extremo inferior de la columna vertebral formado por el cóccix y la última porción del sacro.

rabdomioblasto *(rhabdomyoblast)*
ANATPATOL. m. Célula característica de los tumores malignos derivados del músculo esquelético. Tiene una forma típica de raqueta (redondeada en la zona que contiene el núcleo y afilada en el otro extremo) o fusiforme. En las más diferenciadas, dentro del citoplasma, pueden percibirse estriaciones que recuerdan a las de las células musculares maduras.

rabdomiólisis *(rhabdomyolysis)*
ANATPATOL. f. Desintegración de las fibras musculares, que se acompaña de una excreción de mioglobina en la orina. Se detecta en situaciones de ejercicio prolongado, hipertermia o en relación con la ingestión de tóxicos o medicamentos.

rabdomiosarcoma *(rhabdomyosarcoma)*
ANATPATOL. f. Tumor maligno de las partes blandas derivado de las células mesenquimales primitivas con cierto grado de diferenciación muscular (ver **rabdomioblasto**). Se distinguen tres tipos: alveolar, embrionario y pleomórfico.

rabia *(rabies)*
NEUROL. f. Encefalomielitis provocada por el virus de la rabia, que se contagia por la mordedura de animales. Ver **cuerpos de Negri**.

racionalidad *(rationality)*
BIOÉT. f. Cualidad de la mente humana que le permite conectar los distintos fenómenos que observa y establecer inferencias lógicas que le aportan nuevos conocimientos. || **r. ética** *(ethical r.)* Proceso racional que permite juzgar acerca de los fines que deben conseguirse con la acción, aportando así objetivos a la racionalidad técnica. Ver **falacia naturalista**. || **r. técnica** *(technical r.)* Proceso racional que permite averiguar los medios más adecuados para conseguir un fin predeterminado.

racionalización *(rationalitation)*
PSICOL. f. Mecanismo de defensa por el que el individuo se enfrenta a conflictos emocionales y a amenazas de origen interno o externo, inventando sus propias explicaciones, tranquilizadoras pero incorrectas, para encubrir las verdaderas motivaciones que rigen sus pensamientos, acciones o sentimientos. Corresponde a un nivel defensivo de encubrimiento.

racionamiento *(rationing)*
BIOÉT. Ver **costo de la medicina, futilidad, justicia en distribución de atención de salud, triage**.

racismo *(racism)*
BIOÉT. Ver **discriminación del paciente**.

rad *(radiation absorved dose)*
RADIO. m. Unidad de dosis de absorción, en el sistema tradicional, que equivale a la absorción de una energía de 100 hertzios por cada gramo de sustancia irradiada. En los tejidos blandos, equivale a la exposición de radiación X o gamma (γ) de 1 R (rad). Su equivalente en el sistema internacional es el gray (Gy).

radiación *(radiation)*
RADIO. f. Conjunto de ondas y/o partículas emitidas por una fuente de energía. ‖ **r. característica** *(characteristic r.)* Radiación X o espectro de fotones, generado por una sustancia de forma particular y específica, y cuyo origen está en los fotones emitidos tras la reorganización interna de las capas de electrones que pasan a niveles de menor energía, tras haber sufrido la interacción o choque de su materia con electrones a gran velocidad. ‖ **r. difusa** o **dispersa** *(disperse r.)* Conjunto de fotones que tras su interacción con la materia o debido a su baja energía se desvían del eje tubo-placa o tubo-detector y no contribuyen a formar la imagen. ‖ **r. divergente** *(divergent r.)* Radiación que tiende a separarse de forma progresiva de su eje central. ‖ **r. electromagnética** *(electromagnetic r.)* Conjunto de fotones o partículas de diferentes energías que tienen en común su forma de transmisión ondulatoria y su velocidad de transmisión, variando su frecuencia (número de vibraciones por segundo).

radiación α *(α radiation)*
MEDNUCL. Radiación constituida por núcleos de helio-4, formado por dos protones y dos neutrones. ‖ **r. β** *(β r.)* Radiación constituida por partículas β. Estas pueden ser electrones o positrones.

radiación infrarroja *(infrared radiation)*
ANAT. Radiación cuya longitud de onda es superior a las que puede captar el ojo humano. Oscila entre 0,75 y 1.000 μm. Los rayos infrarrojos se subdividen en rayos de onda larga (entre 3 y 1000 μm) y de onda corta (entre 0,75 y 3 μm). Estos últimos pueden penetrar en los tejidos hasta una profundidad de 10 mm y se utilizan con fines terapéuticos.

radiacion del injerto *(graft radiation)*
NEFROL. Ver **irradiación local del injerto**.

radiactivo *(radiactive)*
RADIO. adj. Se dice del material que es capaz de emitir radiaciones electromagnéticas o partículas radiactivas.

radial *(radial)*
ORTOP. adj. Relativo al hueso radio o a la superficie radial (lateral o externa) del brazo, en contraste con la superficie cubital (medial o interna).

radical *(radical)*
FARM. adj. Dirigido hacia la raíz o causa de un proceso morboso. En química hace referencia a un átomo o grupo de átomos que solo existen formando combinaciones con otros elementos.

radical libre de oxígeno *(oxygen free radical)*
NEFROL. Oxígeno libre (O_2^-) que se produce durante el metabolismo normal y que se incluye dentro de los reactivos intermediarios de oxígeno (RIO), y su excesiva producción puede desembocar en un daño tisular, que a menudo consiste en la generación de radicales libres de hidróxido altamente reactivos (OH), en presencia de iones catalíticos de hierro o de cobre. La coenzima mitocondrial Q, la ubicuinona y sus complejos enzimáticos son los principales sitios de pérdida de electrones que convierten el oxígeno molecular en O_2^-. Los RIO han sido implicados en la patogenia de algunas enfermedades renales y de otro tipo, como procesos inflamatorios, metabólicos, tóxicos, la lesión por isquemia-reperfusión, en la carcinogénesis, envejecimiento, aterosclerosis, etc. Los quelantes o inhibidores de los radicales libres (superóxido dismutasa, alopurinol, etc.) podrían tener una utilidad terapéutica para mejorar la lesión tisular.

radicotomía *(radicotomy)*
ORTOP. f. Sección quirúrgica de unas raíces nerviosas en su trayecto intrameníngeo. También se denomina rizotomía.

radiculalgia *(radiculalgia)*
ORTOP. f. Neuralgia de las raíces nerviosas, localizada en el territorio sensitivo inervado por esta o estas raíces.

radicular *(radicular)*
NEUROL. adj. Relativo o referente a una raíz nerviosa.

radiculitis (*radiculitis*)
ORTOP. f. Inflamación de las raíces nerviosas (en sus vainas conectivas).

radiculografía (*radiculography*)
RADIO. Ver **saculorradiculografía**.

radículo-neuritis (*radiculoneuritis*)
ORTOP. f. Afectación inflamatoria de las raíces espinales y los nervios raquídeos. También se denomina síndrome de Guillain-Bane.

radiculopatía (*radiculopathy*)
NEUROL. f. Lesión de una raíz nerviosa. Se utiliza mucho el término para referirse a las lesiones de las raíces raquídeas, provocadas por hernias discales u otra patología del canal raquídeo.

radio- (*radio-*)
RADIO. Prefijo que entra a formar parte de palabras con el significado de relacionado con la radiación o la radiactividad.

radio (*radius*)
ANAT. m. Hueso del antebrazo, situado lateralmente con respecto al cúbito, con el que se articula tanto por su epífisis superior como inferior. El movimiento conjunto de estas dos articulaciones permite los movimientos de pronación y supinación. El radio también se articula con el húmero, participando con el cúbito en los movimientos de flexión y extensión del antebrazo. Por su extremidad distal se articula con el cóndilo carpiano, que permite los movimientos de flexión y extensión, y de aproximación y separación de la mano.

radio (*radius*)
ORTOP. m. Distancia del centro de un círculo o de una esfera a cualquier punto de la circunferencia del círculo o de la superficie esférica, respectivamente.

radiobiología (*radiobiology*)
RADIO. f. Ciencia que estudia los efectos de las radiaciones sobre los seres o tejidos vivos. Estudio de la serie de sucesos que se producen después de la absorción de la energía, del esfuerzo del organismo para compensar los efectos de esa absorción y de las lesiones que se pueden producir en el organismo.

radiobiológico (*radiobiologic*)
RADIO. adj. Relativo a la radiobiología.

radiocarpiano (*radiocarpal*)
ORTOP. adj. Relativo o perteneciente al radio y al carpo a la vez.

radiocirugía (*radiosurgery*)
NEUROCIR. f. Técnica que combina la radioterapia craneal y la estereotaxia para concentrar la radiación en un punto elegido dentro del cráneo. Se utiliza en el tratamiento de lesiones tumorales y vasculares, de menos de 3 cm de tamaño, o en la terapia coadyuvante de las lesiones residuales posquirúrgicas.

radiocubital (*radioulnar*)
ORTOP. adj. Relativo o perteneciente al radio y al cúbito.

radiodensidad (*radiodensity*)
RADIO. f. Similar a radioopacidad. Área que muestra la alta capacidad de atenuación de los fotones de rayos X.

radiodensitometría (*radiodensitometry*)
RADIO. f. Técnica de medición de la densidad de un material o del volumen de un tejido, basado en su capacidad de atenuación de los fotones de rayos X. Se realiza mediante cálculos porcentuales de la atenuación de la cantidad de fotones emitidos por un foco de radiación y los que son detectados tras haber atravesado dicho material. La capacidad de atenuación de un material depende de la naturaleza de la sustancia (su número atómico), de su densidad y espesor y de las características de la radiación.

radiodenso (*radiodense*)
RADIO. adj. Que muestra la alta densidad o capacidad de atenuación de los fotones de rayos X. Similar a radioopaco.

radiodermitis (*radiodermitis*)
DERMATOL. f. Inflamación de la piel como consecuencia de una excesiva exposición a la energía electromagnética.

radiodiagnóstico (*radiodiagnostic*)
RADIO. m. Rama o especialidad de la medicina que emplea medios físicos para la obtención de imágenes con fines diagnósticos. Es un término similar a radiología, si bien este último permite incluir la parte de esta especialidad dedicada a la terapéutica guiada por técnicas de imagen.

radiofarmacia (*radiopharmacy*)
MEDNUCL. f. Ciencia que se ocupa del estudio de los radiofármacos. Incluye todos los aspectos relacionados con el radiomarcaje, el control de ca-

lidad de los radiofármacos y su administración, ya sea con fines terapéuticos o diagnósticos.

radiofármaco (*radiopharmaceutical*)
MEDNUCL. m. Cualquier producto que, preparado para su uso con una finalidad terapéutica o diagnóstica, contiene uno o más radionucleidos. El término «medicamento radiofármaco» se usa, a veces, en el mismo sentido. A menudo, los radiofármacos no muestran ningún efecto farmacodinámico medible, ya que contienen solamente pequeñas cantidades de principios activos.

radiofrecuencia (*radiofrecuency*)
RADIO. f. Frecuencia de las ondas de radio.

radiografía (*radiography*)
RADIO. f. Imagen en un sustrato fotográfico, obtenida mediante la exposición a una fuente de emisión de rayos X, de una parte del organismo situada entre el tubo emisor y un chasis con película radiográfica o una placa de detectores. Procedimiento para realizar fotografías de las estructuras internas de un cuerpo u organismo mediante la aplicación de rayos X.

radiográficamente (*radiographycally*)
RADIO. adv. Por medio de radiografía.

radiográfico (*radiographyc*)
RADIO. adj. Relativo a la radiografía.

radiografista (*radiographer*)
RADIO. m. y f. Operador de los equipos de radiología.

radioinmunoensayo (*radioimmunoassay*)
INMUNOL. m. y f. Técnica cuantitativa basada en la competición que se establece entre un antígeno, marcado radiactivamente, y el mismo antígeno no marcado por unirse a un anticuerpo específico.

radioiodo (*radioactive iodine*)
ENDOCRINOL. m. Isótopo de iodo radiactivo que se emplea en la clínica práctica con fines diagnósticos (gammagrafía tiroidea) o terapéuticos (tratamiento del hipertiroidismo y del carcinoma diferenciado de tiroides). Se emplean el I^{131} y el I^{123}.

radioisótopo (*radioisotope*)
RADIO. m. Elemento atómico en forma isotópica que emite partículas radiactivas.

radiólisis (*radiolysis*)
MEDNUCL. f. Efecto de ruptura de los enlaces químicos por la acción de la radiactividad. La radió-

lisis del agua celular es uno de los efectos diuréticos más importantes de la radiactividad. Este fenómeno origina especies químicas muy reactivas que alteran las moléculas biológicas.

radiología (*radiology*)
RADIO. f. Rama o especialidad de la medicina que emplea medios físicos para la obtención de imágenes con fines diagnósticos. En ella se han incluido no solo las técnicas que utilizan radiaciones ionizantes, sino, en general, todas aquellas con las que se obtienen imágenes de la morfología de las estructuras internas y de las variaciones de dicha forma durante su función. También incluye a todos aquellos procedimientos intervencionistas que precisan de una técnica de imagen para poder ser realizados. ‖ **r. digital** (*dygital r.*) Parte de la radiología que obtiene imágenes digitales o basadas en procedimientos informáticos. ‖ **r. intervencionista** (*interventional r.*) Parte de la radiología que, empleando medios de imagen para su guía, realiza procedimientos terapéuticos, generalmente poco invasivos. ‖ **r. simple** o **convencional** (*conventional r.*) Parte de la radiología que obtiene imágenes sobre un sustrato fotográfico de forma directa por la interacción de los rayos X sobre la película fotográfica.

radiólogo (*radiologist*)
RADIO. m. y f. Médico especialista en radiología.

radiolucencia (*radiolucency*)
RADIO. f. Transparencia o escasa capacidad de atenuación a los rayos X.

radiolucente (*radiolucyd*)
RADIO. adj. Se dice del elemento o área que muestra radiolucencia.

radiomarcaje (*radiolabeling*)
MEDNUCL. m. Incorporación de un radionucleido a una molécula, bien sea mediante síntesis química o mediante la formación de complejos.

radionecrosis (*radionecrosis*)
RADIO. f. Necrosis celular o tisular generada por efecto de la radiación.

radionúcleo (*radionucleus*)
RADIO. m. Núcleo atómico radiactivo.

radionúclido (*radionuclide*)
MEDNUCL. m. Isótopo que sufre desintegración radiactiva y se utiliza para el tratamiento de tumores y en la obtención de imágenes como en el caso de la PET.

radioopacidad (*radioopacity*)
RADIO. f. Zona que muestra una mayor densidad o capacidad de atenuación de los rayos X.

radioopaco (*radioopaque*)
RADIO. adj. Que muestra una mayor densidad o capacidad de atenuación a los rayos X.

radiopelvimetría (*radiopelvimetry*)
RADIO. f. Técnica radiográfica para la obtención de diversas proyecciones de la región pélvica que permitan la medición de diferentes parámetros para establecer su amplitud y morfología. Su indicación habitual es la sospecha de una desproporción pelvifetal en los embarazos a término.

radioprotección (*radioprotection*)
RADIO. Ver **protección radiológica**.

radiorreceptor (*radioreceptor*)
RADIO. m. Aparato capaz de detectar las ondas de radio y de transformarlas en sonidos. Ver **antena**.

radiorresistente (*radioresistent*)
RADIO. adj. Que muestra resistencia biológica a los efectos de la radiación.

radioscopia (*radioscopy*)
RADIO. f. Técnica radiográfica que utiliza la propiedad que tienen los rayos X de generar fluorescencia para la obtención de imágenes, al interactuar con algunas sustancias. Ver **fluoroscopia**. || Exploración realizada con esta técnica.

radioscópico (*radioscopic*)
RADIO. adj. Relativo a la radioscopia.

radiosensibilidad (*radiosensitivity*)
RADIO. f. Capacidad o susceptibilidad a la radiación de una célula o tejido vivo, para mostrar alteraciones, debido a los efectos biológicos de la radiación. Está regido por las leyes de Bergonie y Tribondeau, que indican que una célula es más radiosensible cuanto mayor sea su capacidad reproductora, más largo sea su porvenir cariocinético y cuanto menos diferenciada sea.

radiosensible (*radiosensible*)
RADIO. adj. Que muestra susceptibilidad a los efectos biológicos de la radiación.

radioterapia (*radiotherapy*)
RADIO. f. Rama de la medicina que se ocupa del tratamiento de las lesiones o enfermedades mediante radiaciones ionizantes, utilizando la capacidad de generar alteraciones biológicas sobre los tejidos.

radioterapia metabólica (*metabolic radiotherapy*)
MEDNUCL. Administración terapéutica de radiaciones ionizantes, utilizando isótopos radiactivos emisores beta que, bien por sí mismos o unidos a radiotrazadores, se incorporan en el metabolismo del órgano diana o del tumor. Ejemplos: ^{131}I en el carcinoma diferenciado de tiroides y el hipertiroidismo; ^{131}I-metaiodo becilguanidina en el neuroblastoma.

radiotomografía (*radiotomography*)
RADIO. f. Técnica radiográfica que permite la obtención de imágenes tomográficas.

radiotrazador (*radiotracer*)
MEDNUCL. m. Radionucleido empleado con fines diagnósticos o terapéuticos, que suplanta al elemento químico que se quiere investigar.

rafe (*raphe*)
ANAT. m. Línea de unión de dos unidades simétricas; p. ej., el rafe escrotal y el rafe lingual.

ragadiforme (*ragadiform*)
DERMATOL. adj. Que tiene forma de ragade, fisura cutánea dolorosa en los bordes de la mucosa labial, anal o del periné.

raíz (*root*)
ANAT. f. Término utilizado para designar diversas estructuras anatómicas con la característica general de ser la prolongación del tronco del que proceden; p. ej., la raíz del hélix: la parte terminal, libre, del hélix; la raíz dorsal y ventral y de la médula, son los haces de fibras que, en cada mielómero, salen de la médula espinal. La raíz dorsal lleva fibras sensitivas, y la ventral o anterior, motoras.

rama (*ramus*)
ANAT. f. Término empleado en angiología y neurología para referirse a las colaterales que parten de los vasos y los nervios.

ramiprilo (*ramipril*)
FARMCLÍN. m. Inhibidor de la enzima convertidora, útil en el tratamiento de la hipertensión arterial y en el tratamiento de la insuficiencia cardiaca.

rampa (*cramp*)
ORTOP. f. Calambre.

rango dinámico *(dynamic range)*
RADIO. Amplitud del movimiento, de la función estudiada o del tiempo de duración del estudio.

ranitidina *(ranitidine)*
FARM. f. Fármaco antihistamínico bloqueante de los receptores H_2 de la histamina. Inhibe la secreción ácida gástrica y se utiliza, sobre todo, en el tratamiento de la úlcera péptica.

ránula *(ranula)*
OTORRIN. f. Quiste mucoide situado en la parte anterior del suelo de la boca por la retención de la glándula sublingual.

rapamicina *(rapamicin)*
INMUNOL. f. Fármaco inmunosupresor derivado de un hongo de Rapa Nui, en Islandia. Su estructura presenta similitudes con la del FK-506, pero difiere en el mecanismo de acción. La rapamicina inhibe tanto la proliferación de los linfocitos T como B, así como la síntesis de linfoquinas.

rapport *(rapport)*
PSICOL. m. Término inglés utilizado como sinónimo de comunicación, relación y conexión. Designa el clima general de comunicación producido por la interacción, en el curso del contacto entre dos personas.

raquiestenosis *(rachistenosis)*
ANAT. f. Reducción del diámetro del conducto raquídeo.

raquiestenosis cervical *(cervical stenosis)*
NEUROCIR. Estrechamiento congénito, constitucional o adquirido del canal medular cervical, que produce una compresión medular y se traduce en una mielopatía cervical. || **r. lumbar** *(lumbar s.)* Disminución del diámetro del canal lumbar, de causa congénita o adquirida, que produce una compresión del saco dural y de sus contenidos, dando lugar a un cuadro de claudicación neurógena.

raquis *(rachis)*
ORTOP. m. Columna vertebral.

raquisquisis *(rachischisis)*
ANAT. f. Malformación congénita que consiste en que, en una zona más o menos amplia, no se ha cerrado el arco neural de las vértebras.

raquisquisis parcial *(partial rachischisis)*
ORTOP. Fisura que afecta solo una parte de la columna vertebral (neurorraquisquisis). || **r. posterior** *(dorsal r.)* Espina bífida. || **r. total** *(r. totalis)* Fisura de toda la columna vertebral.

raquitismo *(rickets)*
PEDIAT. m. Conjunto de alteraciones provocadas por la deficiencia de vitamina D, especialmente durante la infancia. Los trastornos más sobresalientes son los esqueléticos: rosario raquítico, tórax en quilla, piernas en paréntesis, retraso en el cierre de las fontanelas, etc. || **r. resistente a la vitamina D** *(vitamin D resistant r.)* Aquel que puede ser producido bien por hipofosfatemia o por hipocalcemia. Desde el punto de vista clínico, no se distingue del causado por la deficiencia de vitamina D, pero sí etiológicamente. || **r. tardío** *(late r.)* Raquitismo que aparece en niños mayores.

raquitismo renal *(renal rickets)*
NEFROL. Forma de raquitismo (déficit de vitamina D con alteración del metabolismo calcio-fósforo propio de la infancia) secundario a una insuficiencia renal crónica progresiva en niños, que cursa con uremia, hiperfosforemia, hipocalcemia e hiperparatiroidismo severo, provocando un enanismo hiperfosfatémico. Se manifiesta en forma de osteoporosis grave o como raquitismo florido, similar al secundario al déficit de vitamina D (raquitismo clásico). Los factores principales implicados son la malnutrición, la osteodistrofia, la acidosis metabólica crónica, el déficit de vitamina D y la disminución de la hormona de crecimiento o somatomedina. Se asocia a un retraso del crecimiento e infantilismo y da lugar a fracturas óseas espontáneas. Se da también en otras enfermedades renales no relacionadas con la insuficiencia renal crónica terminal, como la acidosis tubular renal hipofosfatémica (hipofosfatemia familiar vitamina D resistente), en el síndrome de Fanconi, en acidosis tubular renal distal, etc.

rarefacción *(rarefaction)*
ANAT. f. Proceso por el que un cuerpo o una sustancia se hacen menos densos.

rasgo *(trait)*
PSICOL. m. Característica distintiva de un sujeto o grupo humano que implica, generalmente, una disposición a un determinado tipo de conductas ante un determinado tipo de situaciones. Suelen distinguirse dos tipos de rasgos: los unipolares (que mantienen constante

la calidad y variable la cantidad; p. ej., la altura) y los bipolares (en los que las variaciones de cantidad comportan cambios de cualidad; p. ej., introversión-extroversión).

rash *(rash)*
DERMATOL. m. Término inglés que se refiere a la erupción cutánea, de etiología conocida y bien caracterizada.

raspado *(curettage)*
GINECOL. m. Legrado de la cavidad endometrial para la obtención de restos abortivos o de tejido endometrial para su estudio anatomopatológico. Ver **legrado.**

rastreo genético *(genetic screening)*
GENÉT. Búsqueda sistemática y generalizada de un genotipo concreto en todos los individuos de una población.

rastreo isotópico en el carcinoma de tiroides *(isotopic body scan in thyroid carcinoma)*
ENDOCRINOL. Imagen gammagráfica que se obtiene tras la administración de una dosis trazadora o terapéutica de iodo radiactivo, que se emplea para la detección de metástasis de carcinoma diferenciado del tiroides.

rayos catódicos *(cathodic rays)*
RADIO. Haz de electrones que se emite en el polo negativo o cátodo y que son atraídos por el polo positivo, o ánodo, en un tubo de vacío. ‖ **r. X** *(X. r.)* Ondas electromagnéticas en una determinada frecuencia o longitud de onda, constituidas por fotones generados, durante los fenómenos de frenado o de choque, en la interacción de los electrones con la materia. Por sus propiedades de atravesar la materia, su capacidad de ionización y de generar luz al interactuar con determinadas sustancias, son utilizados para la obtención de imágenes del interior del organismo.

rayos gamma *(gamma rays)*
MEDNUCL. Fotones procedentes del núcleo del átomo debido a la transición desde un estado energético excitado a otro de menor energía.

rayos infrarrojos *(infrared rays)*
FISIOL. Radiaciones con longitudes de onda entre 0,75 y 1.000 µm, no visibles por el ojo humano. ‖ **r. ultravioleta** *(ultraviolet r.)* Radiación más allá del violeta en el espectro visible por el ojo humano. Son los que estimulan la reacción de los melanóforos de la piel, aumentando la cantidad de su pigmento. Esta radiación también da lugar a la transformación de la provitamina D en vitamina D. Tiene propiedades bactericidas.

razón *(rational faculty)*
ANAT. f. Este término tiene varias acepciones. Tres son las habituales: razón como facultad del conocimiento intelectual; razón como uso del conocimiento y razón como concepto. De estas tres acepciones, la primera es la primordial. Así, cuando se define al hombre como «animal racional», se destaca la diferencia específica del hombre respecto de los animales, que es el conocimiento. La razón, como constitutivo esencial del hombre, compuesto de cuerpo y alma, tiene un comienzo sensorial para llegar, por un proceso discursivo, al conocimiento intelectual: parte de lo sensible para llegar a lo inteligible. La razón como uso de la capacidad de conocer se divide en espectulativa y práctica. La especulativa se limita a considerar el orden establecido en la naturaleza de las cosas; la razón práctica se encamina a dirigir las acciones del hombre. La razón como concepto se refiere al término de las operaciones del entendimiento humano y así se habla de razón objetiva y razón formal, según se refiera a la forma de una cosa, en cuanto está en esa cosa, o a la forma de una cosa, en cuanto está en el entendimiento. Ver **conocimiento, entendimiento, ideación.**

reabsorbible *(reabsorbable)*
CIRGEN. adj. Que se puede reabsorber. En cirugía suele referirse a los materiales quirúrgicos, sobre todo los hilos de sutura, que son integrados en el tejido y metabolizados hasta su completa desaparición. Los hilos reabsorbibles más usados son cat-gut, poliglactin, poligluconato y ácido poliglicólico. Ver **sutura.**

reabsorción tubular *(tubular reabsortion)*
NEFROL. Proceso por el que el ultrafiltrado glomerular (orina primitiva) pasa a lo largo de los túbulos, por un gradiente de presión hidrostática, y sufre modificaciones cuantitativas y cualitativas. Así, por ejemplo, en el túbulo proximal se reabsorben la totalidad de la glucosa, los aminoácidos y las proteínas, y junto a otros niveles de la nefrona se reabsorbe una gran parte de sodio, calcio, agua, etc. Por este proceso, el ultrafiltrado glomerular de unos 120 ml/min

queda reducido a 1 ml/min (orina definitiva correspondiente a 1,5 litros en 24 horas).

reacción *(reaction)*
DERMATOL. f. Mecanismo biológico que tiende a contrarrestar la influencia de un agente provocador. || También puede definirse como prueba.

reacción adversa *(adverse reaction)*
RADIO. Reacción alérgica, de rechazo o no deseada en el organismo, que se genera tras la administración de un fármaco o sustancia.

reacción anafiláctica *(anaphylactic reaction)*
FARM. Síndrome desencadenado por la acción de una sustancia con propiedades antigénicas en un individuo previamente sensibilizado a la misma.

reacción antígeno-anticuerpo *(antigen-antibody interactions)*
MICROBIOL. Interacción específica, reversible, que puede visualizarse in vitro mediante la realización de diferentes pruebas serológicas (aglutinación, precipitación, inmunoenzimáticas, etc.). Pueden utilizarse para la identificación de antígenos en tejidos, células, o bien, para la detección de anticuerpos específicos, en muestras de suero u otros fluidos. || **r. serológica** *(serological r.)* Reacción antígeno-anticuerpo realizada en condiciones de laboratorio.

reacción cruzada *(cross-reaction)*
INMUNOL. Reacción que se establece entre un determinante antigénico y el anticuerpo específico para otro antígeno. || **r. en cadena de la polimerasa** *(polymerase chain r.)* Técnica que amplifica un pequeño fragmento de DNA localizado entre dos cebadores complementarios para sus extremos. A lo largo de múltiples ciclos de amplificación, la enzima Taq DNA polimerasa copia dicho fragmento de DNA a partir de la hebra patrón y empezando desde el cebador. Es una técnica que cuenta con una sensibilidad extraordinaria, dado que la amplificación ocurre de forma exponencial. Sus aplicaciones son muy diversas: detección de VIH, tipaje HLA, etc.

reacción hemolítica postransfusional *(hemolytic transfusion reaction)*
HEMATOL. Hemólisis que aparece tras una transfusión por una incompatibilidad del grupo sanguíneo. La causa es la combinación in vivo de un anticuerpo con hematíes que poseen el antígeno correspondiente, después de la administración de sangre incompatible. La más grave es la incompatibilidad ABO, producida, la mayoría de las veces, por una incorrecta identificación del paciente o de sus muestras de sangre. Tras la transfusión de un pequeño volumen, el enfermo manifiesta un gran malestar, con dolor y quemazón a lo largo de la vena de perfusión, sensación de opresión precordial y dolor lumbar. Si la transfusión no se detiene aparecen varios cuadros sucesivos o concomitantes: *shock* transfusional, coagulación intravascular diseminada (CID) e insuficiencia renal. De forma inmediata, debe procederse a suspender la transfusión e iniciar el tratamiento adecuado. El resto de los anticuerpos (anti-Kell, anti-Kidd, anti-Duffy) causan reacciones hemolíticas extravasculares mucho menos severas. Otras causas que pueden producir hemólisis son: sobrecalentamiento o congelación de la sangre, contaminación, entrada en la circulación de soluciones hipotónicas, etc. || **r. leucomoide** *(leukemoid r.)* Leucocitosis reactiva que puede aparecer como una forma de respuesta medular a diversas enfermedades causadas por infecciones bacterianas y virales, alergia, enfermedades inflamatorias o que cursan con necrosis tisular, en procesos malignos y durante y después de diversos procesos agudos, como estímulos físicos o emocionales, anemia hemolítica, hemorragias o quemaduras. || **r. transfusional** *(transfusion r.)* Efectos adversos e indeseables que pueden producirse en la transfusión de sangre y de sus componentes, aunque son poco frecuentes ya que es una terapéutica segura. Sin embargo, es necesario valorar los posibles riesgos. Las reacciones transfusionales pueden ser inmediatas o retardadas. Las inmediatas son las que se producen durante la transfusión, o poco tiempo después. Pueden estar desencadenadas por mecanismos inmunológicos o no. Las más importantes son: reacciones de escalofrío-hipertermia, producida por anticuerpos antileucocito; reacciones alérgicas, como la urticaria, producida por anticuerpos antiproteínas del plasma; reacción anafiláctica, producida por anticuerpos anti-IgA; edema agudo de pulmón, producido por anticuerpos antileucocito y reacción hemolítica por transfusión de sangre incompatible. Otras reacciones no inmunológicas serían: insuficiencia cardiaca

congestiva, *shock* séptico, hipotermia, embolia e hipocalcemia. Las reacciones transfusionales tardías de base inmunológica incluyen: hemólisis, púrpura postransfusional, enfermedad de injerto contra huésped. Las de base no inmunológica son: hemosiderosis y transmisión de enfermedades (hepatitis C, hepatitis B, citomegalovirus, SIDA). Actualmente, cada unidad de sangre se somete a un riguroso escrutinio para evitar la transmisión de enfermedades infecciosas. Con ello se ha logrado disminuir el riesgo de transmisión de hepatitis B a 1/200.000 unidades transfundidas, el riesgo de hepatitis C a 1/100.000 unidades y el riesgo de VIH a 1/500.000 unidades transfundidas.

reacción de Kveim *(Kveim's reaction)*
PNEUMOL. Prueba cutánea que se utiliza en el diagnóstico de la sarcoidosis, que consiste en la producción de lesiones del tipo sarcoidótico por la inyección intradérmica de una suspensión de bazo con sarcoidosis. En la actualidad apenas se emplea, dada la posibilidad de acceder directamente a la lesión por biopsia transbronquial.

reacción vital *(vital reaction)*
MEDLEGAL. Reacción que tienen tejidos y órganos cuando existe una integridad vital de sus células. Presenta un alto interés para la medicina legal, pues sirve para distinguir las lesiones producidas en vida, que tienen una reacción vital, de las que no la tienen y que, por consiguiente, han tenido lugar después de la muerte del individuo.

reacción de Zimmerman *(Zimmerman's reaction)*
ENDOCRINOL. Método colorimétrico de estimación del nivel de 17-cetosteroides urinarios, que se basa en la reacción con dinitrobenceno. Su valor diagnóstico ha sido superado por las determinaciones plasmáticas de andrógenos. Sin embargo, aún puede tener utilidad en la valoración de carcinomas suprarrenales virilizantes.

reagina *(reagin)*
ALERGOL. f. Término establecido por Coca y Grove en 1925 para designar a la inmunoglobulina E (IgE).

realce *(enhance)*
RADIO. m. Acentuación de una cosa o cualidad. || Aumento de la densidad o intensidad de una estructura, órgano o tejido tras la administración de contraste.

reamputación *(reamputation)*
ORTOP. f. Práctica repetida de la amputación en un mismo miembro, generalmente por insuficiencia de la practicada la primera vez.

reanimación *(reanimation)*
ANEST. f. Conjunto de primeros auxilios y medidas utilizadas para conseguir la recuperación del paciente en caso de fallo cardiaco y/o respiratorio. La reanimación cardiaca básica comprende el masaje cardiaco, la desfibrilación y las medidas *antishock*. La reanimación respiratoria implica restablecer el intercambio gaseoso en el pulmón mediante la respiración artificial aplicada con medios manuales (respiración boca a boca o boca nariz) o mecánicos. Tras estas medidas iniciales se debe proceder a aplicar el tratamiento etiológico desencadenante y las medidas farmacológicas que definen a la reanimación cardiaca avanzada (adrenalina, calcio, bicarbonato, bretilio).

reanimación intrauterina *(intrauterine resuscitation)*
GINECOL. Inhibición de las contracciones uterinas mediante fármacos tocolíticos para conseguir una mejor oxigenación fetal durante el parto. De esa forma, se consigue inhibir las contracciones uterinas, facilitando la oxigenación fetal. Si no se produce la recuperación fetal, debe terminarse el parto para evitar lesión cerebral en el recién nacido.

rebasculación *(rebasculation)*
RADIO. f. Maniobra en el estudio del canal espinal que trata de aprovechar los restos de contraste que fueron introducidos en una exploración previa, y que no han sido retirados o absorbidos, para obtener información sobre la forma del canal y, de manera indirecta, de su patología.

reborde *(ridge)*
ANAT. m. Línea saliente, correspondiente, por lo general, a la inserción de músculos en un hueso.

rebote de urea *(urea rebound)*
NEFROL. Término utilizado en terapias de diálisis que indica el rápido incremento de la urea en la sangre. Oscila entre el 5 y el 20% y tiene lugar durante la primera hora desde el final de la sesión de la diálisis. Hay tres tipos de rebo-

te: 1) por recirculación del acceso vascular; 2) por recirculación cardiopulmonar, y 3) por desequilibrio intercompartimental (debido a que la difusión de la urea entre los compartimentos intra y extravascular no es instantánea). Hay que tenerlo muy en cuenta para hacer el cálculo de la diálisis adecuada por cada paciente.

recambio plasmático *(plasmatic exchange)*
HEMATOL. Separación y eliminación del enfermo de un volumen de plasma igual o superior a su volumen plasmático con el fin de eliminar un constituyente plasmático anormal o aportar un componente plasmático normal en el que el enfermo sea deficitario. La cantidad de plasma eliminado tiene que ser reemplazada por plasma de donante o, más frecuentemente, con sustitutos del plasma. La obtención del plasma se realiza a través de separadores celulares, con devolución al paciente del resto de los componentes celulares de la sangre.

recaptación *(recaptation)*
FARM. f. Proceso de transporte dependiente de energía a través de una membrana biológica, mediante el cual determinadas sustancias, por ejemplo los neurotransmisores, vuelven a ingresar en la célula de la que previamente se habían liberado.

receptor *(receptor)*
FISIOL. m. Término que designa cosas diferentes, si bien todas ellas tienen en común la propiedad de recibir algo, ya sea incorporándolo a su estructura o bien estimulándose. Se habla de *receptores sensoriales,* que se impresionan por los estímulos sensoriales adecuados (acústicos, luminosos, etc.); y también de *receptores moleculares,* que son moléculas o complejos moleculares, situados, habitualmente, en la membrana celular, que reconocen determinadas moléculas y se ligan a ellas. || **r. olfatorio** *(olfactory r.)* Célula neuroepitelial situada en la mucosa pituitaria que recubre la porción posterosuperior de las fosas nasales. Se impresiona por las partículas olorosas, disueltas en la secreción serosa de dicha mucosa. Su prolongación central pasa por los agujeros de la lámina cribosa del etmoides y termina en el bulbo olfatorio. Ver **vía olfatoria.** || **r. opiáceo** *(opiate r.)* El que reconoce la morfina y demás derivados del opio con los que se liga. Están ampliamente distribuidos por el sistema nervioso central. || **r. opioide** *(opioid r.)* El que liga los péptidos opioides. Al descubrirse los receptores opiáceos se pensó que tales receptores debían de estar destinados a unas sustancias endógenas con propiedades similares a las de los opiáceos. Los estudios que se emprendieron para descubrirlas dieron enseguida con el grupo de las endorfinas y encefalinas, que fueron denominadas, de forma genérica, opioides. || **r. propioceptivo** *(propioceptive r.)* Receptor que informa del grado de contracción de los músculos. Está representado por los husos neuromusculares y los órganos tendinosos de Golgi. || **r. térmicos** *(termic r.)* Ver **corpúsculo de Krause, corpúsculo de Ruffini.**

receptor adrenérgico *(adrenoceptor)*
ENDOCRINOL. Complejo molecular que en las células del organismo recibe selectivamente la señal de la adrenalina y noradrenalina, y responde transformándose en una respuesta celular específica. Se clasifican en receptores α (subdivididos en α-1 y α-2) y receptores β (β-1 y β-2). La localización de receptores α y β y su proporción es variable en los diversos órganos, tejidos y células (músculo liso, corazón, sistema nervioso central, linfocitos, etc.) y, por tanto, la respuesta a su activación es también diversa. Los adrenoceptores α-1 y β-1 se localizan en la membrana postsináptica de las sinápsis noradrenérgicas y su función es recibir la señal de la noradrenalina liberada en la terminación. Los adrenoceptores α-2 y β-2 están en contacto con las catecolaminas circulantes y tienen, además, una localización presináptica en las terminaciones noradrenérgicas con función inhibidora (α-2) o facilitadora (β-2) de la liberación de noradrenalina. Existen diversos fármacos que actúan sobre estos receptores, bien estimulando o bloqueando su acción. || **r. α-adrenérgico** *(α-adrenergic receptor)* Aquel que en su clasificación distingue dos tipos: 1) *α-1*: estimulan la contracción del músculo liso y a su vez se dividen en cuatro subtipos (1-A, 1-B, 1-C y 1-D), que difieren en su secuencia de aminoácidos y en su afinidad por distintos agonistas y antagonistas, y 2) *α-2*: tienen un efecto inhibidor sobre la contracción del músculo liso y se dividen en tres subtipos (2-A, 2-B y 2-C). ||

r. β-adrenérgico *(β-adrenergic r.)* Molécula que interacciona con los fármacos agonistas β-adrenérgicos para posibilitar su efecto biológico. La activación del tipo β-1 induce la potenciación del inotropismo cardiaco y lipólisis en el tejido adiposo. La activación del receptor β-2 genera una relajación del músculo liso vascular y bronquial. Los receptores β-3 se encuentran en el tejido adiposo pardo y su activación resulta en promoción de la termogénesis. ‖ **r. colinérgico** *(cholinergic r.)* Proteína de membrana aceptora de la acetilcolina y sus agonistas. Se diferencian en receptores nicotínicos (inhibidos por curare) y muscarínicos (inhibidos por atropina), cuya activación da lugar a efectos biológicos diferentes. ‖ **r. dopaminérgico** *(dopaminergic r.)* Proteínas de membrana que se aceptan dopamina o sus agonistas, induciendo, como consecuencia, cambios en el comportamiento celular. ‖ **r. de estrógenos** *(estrogen r.)* Molécula intracelular de localización citoplasmática que acepta las moléculas de estrógenos y emigra al núcleo, donde regula la transcripción del ácido desoxirribonucleico y la consecuente síntesis de proteínas, que constituye el efecto estrogénico en la correspondiente célula diana. ‖ **r. muscarínico** *(muscarinic r.)* Receptor colinérgico que acepta muscarina, con preferencia sobre nicotina. Es antagonizado por atropina. Existen distintos subtipos. ‖ **r. nicotínico** *(nicotinic r.)* Receptor cuya activación media los efectos nicotínicos del sistema colinérgico.

receptor de asentamiento *(homing receptor)*
INMUNOL. Moléculas de una membrana celular que dirigen el tráfico de dicha célula hacia una localización determinada. De este modo, los linfocitos T vírgenes presentan en su membrana unos receptores de asentamiento que los dirigen hacia los ganglios linfáticos. Sin embargo, las células T efectoras tienen unos receptores de asentamiento diferentes, que las dirigen al sitio de inflamación. ‖ **r. de citoquinas** *(cytokine r.)* Molécula de la membrana celular capaz de unir específicamente una citoquina concreta. Los receptores de citoquinas suelen presentar un dominio extracelular, que es la región a la que se une la citoquina, un dominio transmembrana y un dominio citoplasmático, el cual lleva asociada una actividad enzimática. La unión de la citoquina al dominio extracelular conlleva un cambio en dicha actividad enzimática citoplasmática, el cual origina un efecto sobre la célula, que es en lo que se concreta la acción de la citoquina. ‖ **r. de complemento** *(complement r.)* Proteína de membrana celular capaz de unir diferentes fracciones de complemento. Existen tres tipos, denominados, respectivamente, RC1, RC2 y RC3. Cada uno de ellos se expresa en diferentes tipos celulares y reconoce diferentes fracciones de complemento. El más importante es el RC3, expresado por monocitos, macrófagos y neutrófilos, que une C3bi, importante opsonina de bacterias. De este modo, el RC3 facilita la fagocitosis de las bacterias opsonizadas. ‖ **r. Fc** *(Fc r.)* Ver **CD64, CD32, CD16.**

receptor J *(J fiber)*
PNEUMOL. Terminación nerviosa sensitiva, situada en las paredes alveolares y yuxtapuesta a los capilares pulmonares, que se estimula fundamentalmente cuando los capilares están ingurgitados de sangre o cuando se produce un edema pulmonar. Su papel funcional no es del todo conocido, aunque probablemente tenga que ver con la aparición de la sensación de disnea.

receptor de trasplante renal *(kidney transplant recipient)*
NEFROL. Paciente que va a ser intervenido (o es receptor) de un injerto renal procedente de un donante vivo o de un cadáver, que se coloca en una de las dos fosas ilíacas. La asignación de un órgano de un cadáver a un receptor concreto debe realizarse bajo estrictos principios de justicia, equidad, eficiencia y utilidad médica. Para ello se establecen unos criterios consensuados y aceptados por la mayoría de los profesionales que intervienen en la donación, en el cuidado de los pacientes de la lista de espera de un trasplante y en su realización. Estos criterios deben ser lo más objetivos posibles y de dominio público, especialmente para los pacientes que están en lista de espera de trasplante. Los criterios de selección del receptor vienen dados por el grado de urgencia, por la compatibilidad de los grupos sanguíneos ABO, la compatibilidad de los antígenos del sistema HLA, la compatibilidad de edad, la compatibilidad en el tamaño del órgano y, finalmente, la presencia de una prueba cruzada (cross-match) negativa frente a

linfocitos T del donante. Los receptores pediátricos y los hiperinmunizados tienen prioridad a la hora del trasplante renal. || **r. Fc** *(Fc-receptor)* Receptor de superficie de membrana de algunas células (monocitos, macrófagos, neutrófilos, basófilos, mastocitos, etc.) para el fragmento Fc de las inmunoglobulinas (se obtiene de la proteólisis de la IgG por enzimas líticas, tipo papaína y pepsina, que lo desdobla en dos fragmentos Fab y en el fragmento Fc que corresponde al tronco de la Y). La unión del fragmento Fc al receptor de la membrana celular le condiciona funciones efectoras de endocitosis, fagocitosis, citólisis (citotoxicidad celular dependiente de anticuerpo o ADCC) y a veces enfermedades (anafilaxia).

recesión de los músculos oculares *(recession of ocular muscle)*
OFTALMOL. Técnica quirúrgica que consiste en desinsertar el músculo para volver a insertarlo en una posición posterior. De esta forma se debilita su acción en casos de estrabismo.

recesivo *(recessive)*
GENÉT. adj. Se dice del rasgo fenotípico (y los alelos que lo determinan) que solo se manifiesta en el estado homocigoto o hemicigoto. Ver **dominante**.

receso *(recess)*
ANAT. m. Zona más estrechada de una cavidad. En el cuerpo humano hay un buen número de recesos. || **r. costodiafragmático** *(costodiaphragmatic r.)* Zona estrechada de la cavidad pleural, comprendida entre la pared costal y el diafragma. También se le conoce como seno costodiafragmático. || **r. costomediastínico** *(costomediastinic r.)* La parte estrechada de la cavidad pleural, situada entre la pared costal y el mediastino. || **r. epitimpánico** *(epitympanic r.)* Receso situado por encima de la membrana timpánica, donde se aloja la cabeza del martillo y el cuerpo del yunque. || **r. piriforme** *(piriform r.)* Receso situado entre el pliegue aritenoepiglótico y el cartílago tiroideo. Es el lugar donde se suelen enclavar en los niños los pequeños objetos que tragan. || **r. retrocecal** *(retrocecal r.)* Bolsa peritoneal en la porción posterior derecha del ciego.

rechazo *(rejection)*
INMUNOL. m. Respuesta del organismo ante un tejido u órgano que le es trasplantado y que no pertenece al mismo grupo tisular que el receptor.

rechazo agudo *(acute rejection)*
NEFROL. Respuesta inmune de tipo celular y humoral del receptor que trata de destruir el injerto. Es la principal causa de pérdida del injerto renal en el primer año después del trasplante. Puede ser hiperagudo (mediado por anticuerpos citotóxicos preformados, ocurre inmediatamente tras el desclampaje arterial y es irreversible), acelerado (similar al hiperagudo, pero acontece entre el segundo y el sexto día del trasplante) y agudo (es el más frecuente y aparece fundamentalmente entre los cinco y los noventa días después del trasplante renal). Los síntomas clásicos del rechazo agudo son fiebre, molestia en el área del injerto, oliguria, sensación de malestar general, hipertensión y aumento del tamaño del injerto. Se asocia siempre a un aumento de la creatinina sérica. Desde la introducción de la ciclosporina, como inmunosupresor, los mencionados síntomas pueden ser muy leves. Se da también en trasplantes de otros órganos (corazón, hígado, páncreas, etc.). Entre los métodos diagnósticos del rechazo destacan tres: la ecografía, la gammagrafía y la biopsia del injerto.

rechazo del tratamiento *(treatment rejection)*
BIOÉT. Ver **cumplimiento**.

recidiva *(recidivation, recidivism)*
ANATPATOL. f. Reaparición de los síntomas de una enfermedad después de su desaparición. || Referido a tumores, reaparición de la enfermedad después de una aparente desaparición de la misma tras un tratamiento quirúrgico o médico. || **r. a distancia** *(remoteness r.)* Aquella que es una metástasis no detectada inicialmente. || **r. local** *(local r.)* Reaparición que tiene lugar en la zona inicialmente afectada.

recirculación *(recirculation)*
NEFROL. f. Paso repetido de parte de la sangre ya dializada por el dializador por captación en la línea arterial de la sangre de retorno por la vía venosa (recirculación a nivel del acceso vascular). Se asocia a una disminución de la eficacia de la diálisis y su cuantía depende del grado de recirculación. Se puede cuantificar me-

diante fórmulas matemáticas. A la hora de valorar las diversas fórmulas del modelo cinético de la urea (v.) conviene tenerlo en cuenta. También puede darse recirculación durante la sesión de diálisis, a nivel cardiopulmonar, cuando el dializador recibe sangre de la circulación arterial vía fístula arteriovenosa.

recirculación linfocitaria (*lymphocyte recirculation*)
INMUNOL. Proceso de recirculación continua que sufren los linfocitos entre la circulación sanguínea y la linfática, durante el cual rastrean los tejidos linfoides periféricos, en busca del antígeno para el que son específicos, para una vez encontrado, reconocerlo e iniciar una respuesta inmunitaria que efectúe su eliminación.

reclutamiento (*recruitment*)
FISIOL. m. Aumento progresivo de fascículos musculares que responden a un estímulo prolongado de intensidad variable.

recombinación (*recombination*)
GENÉT. f. Intercambio de material genético que se produce por sobrecruzamiento durante la meiosis y, en ocasiones, durante la mitosis.

recombinación del DNA (*DNA recombination*)
BIOQUÍM. Reagrupamiento de los genes producido por el entrecruzamiento de los cromosomas durante la meiosis. Intercambio de pequeños fragmentos entre dos moléculas distintas de DNA.

recombinante (*recombinant*)
GENÉT. adj. Se dice del individuo con combinaciones de alelos distintas a las encontradas en sus ancestros como resultado de una recombinación en una de las meiosis progenitoras.

recombinante del DNA (*recombinant DNA*)
BIOQUÍM. Molécula de DNA híbrida, generada in vitro mediante la combinación de fragmentos de DNA de diferente origen.

recompensa (*reward*)
PSICOL. f. Estímulo gratificante o placentero que recibe un organismo.

reconstrucción (*reconstruction*)
RADIO. f. Recreación de una cosa o suceso a partir del material o la información adquiridos previamente. || **r. informática** (*informatic r.*) Formación de una imagen por métodos informáticos a partir de la información adquirida por una técnica de imagen.

rectal (*rectal*)
DIGEST. adj. Término referente al recto.

rectalgia (*rectalgia*)
DIGEST. f. Proctalgia, neuralgia en la parte inferior del recto.

rectitis (*rectitis*)
DIGEST. f. Inflamación de la mucosa rectal.

recto (*rectum*)
ANAT. m. Porción terminal del intestino grueso, de unos 12 cm de longitud. Es una continuación del colon sigmoideo y termina en el canal anal. Presenta una dilatación, la ampolla rectal, en la que, con frecuencia, se almacenan heces.

rectocele (*proctocele*)
GINECOL. m. Prolapso (v.) de la pared vaginal posterior acompañado del recto.

rectopexia (*rectopexy*)
CIRGEN. f. Intervención que se realiza en el tratamiento del prolapso rectal. Esta intervención se denomina rectopexia de Repstein, y se realiza disecando el recto desde el abdomen, traccionándolo hacia arriba y evitando su descenso mediante una malla que lo rodea; después se sutura a la cara anterior del sacro. Otras intervenciones para el prolapso de recto son la resección anterior del recto y la intervención de Delorme. Ver **prolapso rectal.**

rectorragia (*haematochezia*)
CIRGEN. f. Emisión por el ano de sangre de color rojo vivo o coágulos en variable cantidad, mezclada o no con heces. Es un signo de hemorragia digestiva baja, habitualmente originada en el ano, el recto o el sigma. Puede ser causada por muchas enfermedades; las más frecuentes son las hemorroides internas, el cáncer colorrectal, la diverticulosis de colon y la enfermedad inflamatoria intestinal. Ver **hemorragia digestiva.**

recuento diferencial de leucocitos (*differential leukocites count*)
FISIOL. Recuento en el que, junto a la cifra global de leucocitos, se ofrece el porcentaje de cada una de sus variedades.

recuento sanguíneo (*blood count*)
HEMATOL. Determinación del número de hematíes, leucocitos y plaquetas por milímetro cúbico de sangre.

recuerdo *(recall, recollection)*
PSICOL. m. Representación, idea o contenido de la memoria que reaparece en la conciencia. || **r. delirante** *(delirious r.)* Idea delirante primaria que consiste en la reconstrucción delirante de un recuerdo real, o bien en el recuerdo de un contenido delirante. || **r. libre** *(free r.)* Tarea de memoria que consiste en la reproducción de un material, que se ha presentado previamente sin un orden determinado y sin ningún tipo de indicio o de ayuda externa. El recuerdo libre implica una dificultad mayor que el simple reconocimiento.

recurrente *(recurrent)*
DERMATOL. adj. Que vuelve hacia atrás, que retorna a su comienzo.

recursos escasos *(scarce resources)*
BIOÉT. Ver **costo de la medicina, justicia en distribución de atención de salud, triage.** || **r. médicos escasos** *(scarce medical r.)* Ver **costo de la medicina, justicia en distribución de atención de salud, triage.**

red arterial *(rete arteriosum)*
ANAT. Red formada por pequeñas arterias antes de su división en arteriolas. || **r. venosa** *(r. venosum)* Red formada por la anastomosis de pequeñas venas.

redes de asistencia primaria *(facilities of primary care)*
BIOÉT. Ver **medicina socializada.**

redistribución de recursos *(redistribution of resources)*
BIOÉT. Ver **costo de la medicina, justicia en distribución de atención de salud, triage.**

reducción *(reduction)*
ORTOP. f. Reposición de una parte, especialmente hueso o hernia, a su lugar o situación normal. La reducción puede ser abierta o cerrada, dependiendo de si se realiza a través de una incisión, en el lugar de la fractura, o sin ella.

reducción mamaria *(reduction mammaplasty)*
CIRPLÁS. Técnica quirúrgica diseñada para reducir el tamaño de las mamas por motivos estéticos o terapéuticos. Comprende dos objetivos básicos: la reducción del volumen del parénquima mamario y la modificación (reducción) del envoltorio cutáneo de la mama, según un patrón que permita el modelado de la mama, la conformación armónica de la misma en el nuevo volumen y la elevación o reposicionado del complejo areola-pezón, generalmente descendido. Existen numerosas técnicas de reducción mamaria y las diferencias básicas entre unas u otras consisten en el diseño del pedículo de tejido, que permita transportar el complejo areola-pezón, llevándole el aporte vascular y, en la medida de lo posible, la inervación sensitiva específica. Así, existen técnicas de pedículo superior, inferior, lateral, vertical (bipediculado), que suelen denominarse con los nombres de los cirujanos que las inventaron: Lejour, Lassus, Skooj, Pitanguy, McKissock, Höllander. Una segunda consideración sobre las distintas técnicas vendría dada por el patrón de resección cutáneo planificado y, por tanto, por la disposición de las cicatrices resultantes: técnicas en «T invertida», técnicas de cicatriz vertical, técnicas periareolares.

reduccionismo *(reductionism)*
ANAT. m. Enfoque biológico-metafísico, según el cual todo se reduce a la materia. Por tanto, las funciones superiores del hombre, según esta visión reduccionista, son producto de la actividad cerebral y no de la actividad de la persona como unidad somatopsíquica. Ver **cientifismo, mente-cerebro.**

reducir *(to reduce)*
ORTOP. tr. Reponer en su sitio o restablecer la relación normal de las partes; p. ej., reducir una fractura.

reductasa *(reductase)*
ENDOCRINOL. f. Enzima capaz de reducir un sustrato. Entre otros ejemplos destaca la enzima 5-alfa-reductasa, que amplifica la acción androgénica al transformar testosterona en dihidrotestosterona.

reeducación *(reeducation)*
ORTOP. f. Método de tratamiento que consiste en enseñar a un paciente la práctica de actos o movimientos impedidos o dificultosos a causa de una lesión nerviosa o de otra naturaleza.

reentrada *(reentry)*
CARDIOL. f. Fenómeno electrofisiológico que consiste en la persistencia y reexcitación del miocardio, dos o más veces, mediante un único estímulo. Las condiciones para que esto ocurra son dos: presencia de una zona de blo-

queo unidireccional en un punto, que solo permite la propagación del estímulo en una única dirección y una velocidad de conducción lenta, de manera que el tiempo que tarda el estímulo en recorrer el circuito sea mayor que el periodo refractario del punto en el que se inició la circulación del impulso. Constituye el mecanismo más frecuente de las arritmias cardiacas.

reflejo *(reflex)*
ANAT. m. En neurociencia se denomina reflejo a la actividad nerviosa desarrollada en la espina dorsal y en el troncoencefálico, que consiste en la respuesta involuntaria a un estímulo sensorial. Los reflejos pueden ser *somáticos* y *vegetativos* (o viscerales), pero también *mixtos* (vegetativosomáticos, como, p. ej., el vómito; o somatovegetativos, como la palidez provocada por un dolor somático). Los reflejos pueden tener un mayor o menor grado de integración; el más simple es el *reflejo tendinoso*, en el que intervienen solo dos neuronas. El *reflejo de retirada*, o nociceptivo, implica la participación de neuronas intercalares. El reflejo que requiere el mayor grado de integración es el *reflejo de la marcha*. La exploración de los reflejos informa sobre las posibles lesiones de los nervios motores, espinales y troncoencefálicos. Uno de los reflejos tendinosos examinados con mayor frecuencia es el *reflejo rotuliano*: golpeando con un martillo de reflejos el tendón rotuliano se produce una contracción del cuádriceps (extensión de la pierna).

reflejo de acomodación *(accommodation reflex)*
FISIOL. Propiamente no es un reflejo puesto que interviene la corteza visual, informando que la visión es borrosa. ‖ **r. aquíleo** *(achilles r.)* Ver **reflejo del tendón de Aquiles.** ‖ **r. autonómico** *(autonomic r.)* Reflejo que se desarrolla en el sistema nervioso vegetativo. El mecanismo de los reflejos autonómicos es semejante a los de la vida de relación. Las únicas diferencias radican en los centros donde tiene lugar su integración (centros simpáticos y parasimpáticos) y que en la vía eferente, que intercala una neurona ganglionar situada en la cadena ganglionar simpática paravertebral, o bien en los ganglios prevertebrales, y, en el caso del parasimpático, se sitúan dentro de la pared de la misma víscera que inervan (ganglios intramurales). La actividad refleja autónoma es la encargada de regular las funciones viscerales y endocrinas. ‖ **r. axónico** *(axon r.)* Aquel reflejo que no todos admiten que existe. Los que sí lo hacen, suponen que tal reflejo se desarrolla extraespinalmente: el impulso nervioso que camina por una neurita pasa por una de sus ramas y actúa sobre el órgano efector. ‖ **r. de Babinski** *(Babinski's r.)* Aquel que se manifiesta en el lactante y en el adulto cuando está afectado el sistema piramidal. Se produce cuando se desliza con fuerza un objeto romo a lo largo del borde externo del pie: se extiende el primer dedo y se separan en abanico los restantes. ‖ **r. de Bainbridge** *(Bainbridge's r.)* Aquel que se produce al distenderse la pared de la aurícula izquierda. La respuesta es un aumento de la frecuencia cardiaca. ‖ **r. bicipital** *(bicipital r.)* Reflejo tendinoso que se obtiene al golpear con el martillo de reflejos el tendón del músculo bíceps braquial. Se desarrolla en el segmento espinal cervical V. ‖ **r. ciliar** *(ciliar r.)* Parte del mecanismo de acomodación del ojo a la visión próxima (que además del reflejo ciliar implica la convergencia de los ojos y una cierta miosis). La visión próxima exige una mayor capacidad dióptrica del ojo, la cual se consigue mediante la contracción de los músculos ciliares, que destensan el cristalino, con lo que aumenta su convexidad y, con ello, su capacidad dióptrica. El centro donde tiene lugar la integración del reflejo es el núcleo ciliar o de Edinger-Wesphal, y su vía eferente, lo mismo que el citado núcleo, es parasimpática. ‖ **r. corneal** *(corneal r.)* Reflejo que se produce ante cualquier estímulo que actúa sobre la córnea y provoca el cierre palpebral. Es un reflejo de defensa, cuya vía aferente corresponde a la rama oftálmica del trigémino y la eferente al facial. ‖ **r. cremastérico** *(cremasteric r.)* Reflejo que se produce al estimular la piel de la parte superointerna del muslo y dando lugar a la contracción del músculo cremáster de ese lado, lo que se traduce en un ascenso del testículo ipsilateral (integración en S2-S3). ‖ **r. cruzado** *(cross r.)* La estimulación de un lado del cuerpo puede producir, además de la respuesta ipsilateral, otra contralateral; así, cuando en un animal espinal se le pincha con fuerza en una extremidad, flexiona la pata herida y extiende la del lado opuesto. ‖ **r. del cuerpo carotídeo** *(carotid body r.)* El cuerpo carotídeo se es-

timula cuando aumenta la presión carotídea; provoca una brusca disminución de la misma, pudiendo llegar hasta el síncope. || **r. de defecación** *(rectal r.)* Ver **reflejo rectal**. || **r. de deglución** *(swallow r.)* El desencadenado por el bolo alimenticio cuando llega a la entrada de la orofaringe. Consiste en la contracción de los músculos faríngeos y los que proyectan la lengua hacia arriba y hacia atrás. El centro de la deglución se encuentra en el bulbo y tanto la vía aferente como la eferente corresponden al nervio glosofaríngeo. || **r. depresor** *(depressor r.)* Reflejo que se produce al estimularse las áreas presoceptoras (como el seno carotídeo). La respuesta es una vasodilatación, con la subsiguiente disminución de la presión arterial. || **r. en masa** *(mass r.)* Reflejo masivo que se puede observar en individuos con sección espinal (una vez superada la fase de *shock*). Se produce por estímulos en la piel por debajo del nivel de la sección y la respuesta afecta no solo a los músculos somáticos, sino también a los viscerales (micción, defecación, etc.), además de una sudoración profusa y un aumento de la presión arterial. || **r. de enderezamiento** *(righting r.)* Actúa siempre que, estando de pie, se tiende a perder esta posición: los músculos erectores de la columna vertebral y los extensores de las piernas, cuando comienzan a flexionarse, despiertan un reflejo miotático que mantiene la posición erecta. || **r. de estiramiento** *(myotatic r.)* Ver **reflejo miotático**. || **r. extensor** *(extensor thrust)* Aquel que se presenta en los dos primeros meses del lactante y se manifiesta como una exageración del reflejo de apoyo, que consiste en la extensión brusca de la extremidad inferior cuando se hace una ligera presión sobre la planta del pie. || **r. de eyección de leche** *(let down r.)* El que se produce tanto por un mecanismo neural (es el reflejo propiamente dicho) como por la acción de la oxitocina. Se estimula por contacto con la areola mamaria, como sucede cuando el lactante aplica sus labios sobre el pezón. || **r. gastrocólico** *(gastrocolic r.)* Movimiento peristáltico masivo del colon, provocado por la entrada de alimentos en el estómago. La consecuencia es una descarga diarreica. || **r. de Hering-Breuer** *(Hering-Breuer's r.)* Reflejos cuyo punto de origen son los alveolos pulmonares, cuando se distienden por la entrada de aire y provocan un movimiento de espiración; al contrario, cuando quedan vacíos, el reflejo que provocan es de inspiración. La vía aferente es vagal, el centro de integración es el respiratorio, de localización bulbar, y la vía eferente es somática, músculos respiratorios. || **r. de inmersión** *(inmersion r.)* Aquel que se produce cuando la boca y nariz quedan sumergidas, dando lugar a una disminución de la frecuencia cardiaca y a una reducción del flujo sanguíneo a todos los órganos excepto al cerebro. || **r. lagrimal** *(lacrimal r.)* Reflejo que se produce ante estímulos anormales en la conjuntiva y la córnea. La respuesta es un aumento en la secreción lagrimal. || **r. laríngeo** *(laryngeal r.)* Aquel que se produce al estimularse la laringe por un cuerpo extraño. La respuesta es la tos. La vía aferente es vagal y la eferente mixta: vagal y somática (músculos espiradores). || **r. luminoso consensual** *(consensual light r.)* Reflejo cruzado: el estímulo luminoso en un ojo produce una miosis en el ojo del otro lado (además de la ipsilateral). || **r. mandibular** *(mandibular r.)* Reflejo que se produce al percutir el masetero; si la boca se mantiene abierta, se produce una elevación de la mandíbula. || **r. de micción** *(micturition r.)* Reacción anormal que tiene lugar ante el aumento de la presión intravesical: se contrae la musculatura vesical y se relaja el esfínter uretral, produciéndose, de forma refleja, la micción. || **r. miotático** *(myotatic r.)* El que se produce ante el estiramiento de un músculo esquelético. Normalmente tiene lugar al golpear suavemente, con el martillo de reflejos, el tendón de un músculo, lo cual provoca la contracción de ese músculo. Es el reflejo más simple, pues en él solo intervienen la neurona sensitiva y la motora. La exploración de este tipo de reflejos informa sobre la normalidad o no del segmento espinal, donde tiene lugar la integración de dicho reflejo. Según la intensidad de la respuesta muscular, se habla de hiperreflexia y de hiporreflexia. A los reflejos miotáticos también se les conoce con el nombre de reflejos tendinosos y reflejos de estiramiento. || **r. monosináptico** *(monosynaptic r.)* Aquel en el que en su desarrollo solo interviene una sinapsis, como es el caso del reflejo miotático. || **r. nauseoso** *(nauseal r.)* Aquel que viene provocado por un estímulo anormal de la mucosa de la faringe, del estómago o de parte proximal del intestino. La vía aferente discurre por el nervio vago; el centro de integración se encuentra a nivel bulbar y la vía eferente es doble: por un lado, el nervio vago (que provoca movimientos antiperistálticos en el estómago) y, por otro, los nervios raquídeos (que actúan sobre la prensa abdominal). || **r. nociceptivo** (*nociceptive r.*) El provocado por estímulos dolorosos cuya respuesta consiste en la retirada de la parte herida. En este reflejo, además de las neuronas sensitiva y motora, intervienen neuronas intercaladas entre ambas, permitiendo una respuesta más o menos compleja, según la intensidad del estímulo (reflejo polisináptico). || **r. oculocardiaco** (*oculocardiac r.*) Aquel que se produce ejerciendo presión sobre los globos oculares y da lugar a una bradicardia. La vía aferente de este reflejo es trigeminal, el centro donde se integra la respuesta corresponde al bulbo y la vía eferente, al nervio vago. || **r. pilomotor** (*pilomotor r.*) Aquel que se produce como respuesta a estímulos fríos sobre la piel, que provoca la contracción de los músculos piloerectores. También impresiones emocionales fuertes, sobre todo de temor, pueden provocar esta reacción (poner los pelos de punta). || **r. postural** (*postural r.*) Aquellos que permiten mantener una postura determinada, especialmente la bípeda. Son reflejos miotáticos. Si no actuaran los músculos extensores del tronco y de las piernas, un individuo en posición erecta acabaría plegándose sobre sí mismo. Esto no sucede porque al comenzar a flexionarse se produce un estiramiento de los músculos extensores, lo cual provoca un reflejo miotático por el que se contraen dichos músculos. || **r. de presión** (*grasp r.*) Aquel que se da en los lactantes o en los adultos con alteración del sistema piramidal. Se produce al hacer presión en la palma de la mano: el niño flexiona los dedos como para agarrar el objeto. || **r. pupilar** (*pupillar r.*) Reflejo cuya manifestación es doble: el que produce miosis y el responsable de la midriasis. El primero se produce cuando al ojo llega un exceso de luz, que provoca una disminución del diámetro pupilar, y la vía eferente corresponde al nervio ciliar (parasimpático). La midriasis se produce cuando se pasa a un lugar más oscuro y la respuesta viene mediada por el simpático. || **r. rectal** (*rectal r.*) La distensión de la pared rectal despierta un reflejo de defecación. || **r. de retirada** (*shortening r.*) Ver **reflejo nociceptivo**. || **r. sexual** (*sexual r.*) La estimulación de las zonas erógenas provoca como respuesta la erección del pene o del clítoris. || **r. de succión** (*sucking r.*) Aquel que aparece cuando en el lactante se estimula los labios o la zona perioral. || **r. del tendón de Aquiles** (*Achilles tendon r.*) Aquel que surge al golpear este tendón, dando lugar a una contracción del trípces sural, la cual provoca una flexión plantar del pie. La integración de este reflejo tiene lugar en L5-S1. || **r. timpánico** (*tympanic r.*) El reflejo también denominado del músculo martillo es un mecanismo defensivo ante los ruidos intensos: se contrae el músculo martillo y el tímpano se tensa, con lo cual quedan muy limitados sus movimientos. || **r. vesical** (*vesical r.*) Ver **reflejo de micción**. || **r. vestibuloocular** (*vestibuloocular r.*) Reflejo que provoca el movimiento del globo ocular, de tal manera que ante un giro de la cabeza, los globos oculares giran en sentido contrario al de aquella, como si quisieran continuar mirando al mismo sitio. || **r. condicionados** (*conditioned r.*) Reflejos descritos por Pavlov a comienzos de siglo. Se obtienen, experimentalmente, asociando a un estímulo absoluto (p. ej., la presentación de comida a un perro es un estímulo eficaz para producir salivación) un estímulo indiferente (condicionado), como puede ser el sonido de una campanilla. Al repetir varias veces esta asociación, el estímulo condicionado (el de la campanilla, en este caso) produce la misma respuesta que el estímulo absoluto (salivación). En la vida normal de los hombres y los animales un buen número de respuestas se deben a reflejos condicionados. Pavlov explicaba la creación de los reflejos condicionados por la formación de un lazo temporal, entre el estímulo absoluto y el condicionado, lazo que, admitía, tenía lugar a nivel cortical. En la actualidad esta explicación está superada.

reflejo de la amenaza (*menace reflex*)
NEUROL. Cierre reflejo de los ojos provocado por el movimiento rápido de la mano hacia el ojo. || **r. bulbocavernoso** (*bulbocavernosus r.*) Reflejo de integración en el cono medular, que consiste en la contracción del músculo bulbocavernoso a la estimulación del glande. || **r. cilioespinal** (*ciliospinal r.*) Dilatación pupilar evocada por la estimulación dolorosa. ||

r. cúbito-pronador *(pronator r.)* Reflejo osteotendinoso integrado en la médula espinal en C8-D1, que consiste en la pronación de la muñeca, a la percusión con el martillo, sobre la apófisis estiloides del cúbito. || **r. cutaneo-abdominal** *(superficial abdominal r.)* Conjunto de reflejos cutáneos integrados en la médula espinal, en el nivel de la estimulación, que consiste en la contracción muscular del recto anterior del abdomen al estimular la piel que lo recubre mediante un suave raspado con una aguja. || **r. escrotal** *(scrotal r.)* Reflejo cutáneo integrado en el cono medular, que consiste en la contracción de la musculatura del escroto cuando se produce una estimulación cutánea. || **r. estilorradial** *(brachiradialis r.)* Reflejo osteotendinoso o clínico-muscular provocado por el estiramiento de dicho músculo al percutir sobre la apófisis estiloides del radio (integración VII C). || **r. de Gonda** *(Gonda's r.)* Extensión del dedo gordo del pie que se suscita mediante un golpe seco en la falange distal de los dedos del pie. Se observa en el síndrome piramidal. || **r. de Gordon** *(Gordon's r.)* Extensión del primer dedo del pie que se desencadena por la compresión de los músculos de la pantorrilla. Se observa en el síndrome piramidal. || Reflejo anormal desencadenado por la compresión de los músculos del antebrazo, que se caracteriza por la flexión de los dedos pulgar e índice. Se observa en el síndrome piramidal. || **r. H** *(H r.)* Reflejo obtenido mediante la estimulación eléctrica de las fibras A procedentes de los usos neuromusculares primarios de un nervio y que consiste en la contracción de dicho músculo. Se encuentra mediado por el arco reflejo monosináptico espinal y es el equivalente eléctrico de los reflejos clínico-musculares. || **r. de hociqueo** *(snout r.)* Protrusión de los labios u hociqueo al golpear con el dedo o el martillo de reflejos la región perioral. || **r. maseterino** *(masseter r.)* Reflejo osteotendinoso o clínico-muscular que consiste en la contracción del músculo masetero y de la musculatura masticatoria al percutir con el martillo de reflejos sobre el dedo que se ha colocado en el mentón. Se encuentra mediado por el nervio trigémino. || **r. de moro** *(moro r.)* Reflejo presente en el recién nacido hasta los seis meses, que consiste en un movimiento de extensión o apertura de los brazos y una oscilación de la cabeza, seguido de flexión y aducción de los brazos, que se produce al retirar el explorador la mano que estaba sosteniendo e incorporando la espalda del niño. || **r. oculovestibular** *(oculovestibular r.)* Movimientos oculares provocados por la estimulación vestibular. || **r. de Oppenheim** *(Oppenheim's r.)* Respuesta extensora del dedo gordo del pie a la estimulación cutánea a lo largo de la cresta tibial, que se realiza mediante el desplazamiento de los nudillos de los dedos del explorador a lo largo de la superficie interna de la tibia, empezando por debajo de la rodilla. Su aparición indica una lesión de la vía piramidal. || **r. palmomentoniano** *(palmomental r.)* Contracción de los músculos del mentón a la estimulación cutánea de la palma de la mano. Se puede encontrar en personas ancianas o demenciadas. Se considera un reflejo arcaico, que se libera ante lesiones neurológicas. || **r. pectoral** *(pectoralis r.)* Reflejo osteotendinoso o clínico-muscular, evocado mediante la percusión sobre el dedo del explorador, que se sitúa sobre el tendón del pectoral y que consiste en la contracción del músculo. Se encuentra mediado por el arco reflejo monosináptico espinal y explora el segmento cervical 5. || **r. peroneo** *(peroneal r.)* Reflejo osteotendinoso o clínico-muscular que se obtiene mediante la percusión con el martillo de reflejos sobre el tendón del músculo peroneo lateral, evocando la contracción de este. Se encuentra mediado por el arco reflejo monosináptico espinal (integración en S1-S2). || **r. policomentoniano** *(pollicomental r.)* Reflejo similar al palmomentoniano, pero variando la zona de provocación, que en este caso es la estimulación cutánea sobre la eminencia tenar. Ver **reflejo palmomentoniano**. || **r. pubiano** *(puboadductor r.)* Reflejo obtenido mediante la percusión de la mano con el martillo de reflejos que se sitúa sobre el pubis. La respuesta consiste en una aproximación a la línea media de ambos muslos. Es un reflejo osteotendinoso o clínico-muscular mediado por el arco reflejo monosináptico. || **r. pupilar consensuado** *(consensual pupillary r.)* Constricción de la pupila al estimular luminosamente la pupila contralateral. || **r. pupilar directo** *(direct pupillary r.)* Constricción refleja de una pupila al estimularla luminosamente. || **r. rossolino** *(rossolino r.)* Reflejo osteotendinoso que consiste en la flexión de los dedos de los pies al percutir con el martillo de reflejos sobre la planta. || **r. rotuliano** (*patellar r.*) Reflejo osteotendinoso evocado por la percusión con el martillo de reflejos sobre el tendón rotuliano y que consiste en la contracción del músculo cuádriceps. Reflejo monosináptico espinal que se encuentra mediado a nivel de los mielomenos L2, L3 y L4. || **r. suprarrotuliano** (*suprapatellar r.*) Reflejo osteotendinoso evocado por la percusión con el martillo de reflejos del dedo del explorador, que se sitúa por encima de la rótula, desplazándola discretamente hacia abajo. Es un equivalente del reflejo rotuliano. Ver **reflejo rotuliano**. || **r. tricipital** (*tricipital r.*) Reflejo osteotendinoso que se obtiene por percusión con el martillo de reflejos sobre el tendón del músculo tricipital, dando como resultado la contracción muscular de este. Se encuentra mediado en C7. || **r. trigeminofacial** (*trigeminofacial r.*) Parpadeo reflejo obtenido mediante la estimulación eléctrica de la rama supraorbitaria del nervio trigémino. Se emplea para referirse a todos los reflejos mediados por el trigémino y el facial. || **r. tusígeno** (*cough r.*) Reflejo de la tos. || **r. osteomusculares** (*muscle stretch r.*) Ver **reflejos osteotendinosos**. || **r. osteotendinosos** (*muscle stretch r.*) Reflejos obtenidos en la exploración neurológica clínica por percusión, con un martillo de reflejos, del tendón de un músculo para provocar su contracción refleja. Estos reflejos se encuentran desencadenados por la activación de los husos neuromusculares primarios y las fibras tipo Ia que hacen sinapsis con las motoneuronas espinales, constituyendo el arco reflejo monosináptico espinal. Ver **reflejo aquíleo, reflejo bicipital, reflejo rotuliano**.

reflejo estapedial (*acoustic reflex*)
OTORRIN. Reflejo acusticofacial cuya vía aferente está representada por el nervio auditivo y las conexiones centrales auditivas hasta los núcleos cocleares y cuya vía eferente la constituyen las conexiones entre los núcleos cocleares y el núcleo motor del nervio facial. Produce una contracción del estribo, tras una estimulación del oído con un sonido de al menos 80 dB por encima del umbral auditivo del paciente. Su estudio es de un gran valor para la determinación de algunas alteraciones de la audición y también para el diagnóstico topográfico de la patología del nervio facial.

reflejo oculocardiaco (*oculocardiac reflex*)
OFTALMOL. Bradicardia cardiaca como consecuencia de la manipulación del ojo.

reflexoterapia (*reflexotherapy*)
ANAT. f. Terapia que se sirve de los reflejos para el tratamiento de algunas afecciones. Se basa en que estimulando la piel, las mucosas o los nervios sensitivos se producen respuestas reflejas no solo en el segmento estimulado, sino también en órganos distantes. P. ej., en la auriculoterapia, la estimulación del punto de unión de los dos brazos del antehélix disminuye y corrige el dolor ciático; la estimulación de la mucosa nasal mejora la dismenorrea, etc.

reflujo gastroesofágico (*gastrooesophageal reflux*)
CIRGEN. Existencia del paso de contenido gástrico (ácido o biliar) en sentido opuesto al peristaltismo hacia el esófago, con una frecuencia y duración superior al reflujo que se considera fisiológico. La causa fundamental es la hipotonía del esfínter esofágico inferior, que se facilita por las hernias de hiato y por la obesidad. La consecuencia es la presencia de síntomas como acidez y ardor retroesternal, dolor epigástrico, regurgitaciones y vómitos. Si el reflujo es grave puede producir esofagitis, en cualquiera de sus grados. El tratamiento inicialmente es médico, con adelgazamiento en los obesos y medidas dietéticas, posturales y antiácidos. Cuando no se produce una mejora o hay complicaciones graves de la esofagitis (hemorragia, esófago de Barrett, úlceras esofágicas o estenosis péptica) se indica la cirugía antirreflujo, pudiéndose utilizar múltiples técnicas; la más conocida y usada es la funduplicatura de Nissen. Ver **esfínter esofágico inferior, esofagitis por reflujo, esófago de Barrett, funduplicatura de Nissen, hernia de hiato**.

reflujo hepatoyugular (*hepatoyugular reflux*)
FISIOL. Reflujo que se produce al hacer presión en el abdomen (de medio a un minuto), de forma que aparecen ingurgitadas las venas yugulares. Indica la probable existencia de una insuficiencia cardiaca derecha.

reflujo vésico-renal (*vesicoureteral reflux*)
UROL. Paso de orina de la vejiga al uréter-riñón. Es siempre patológico y puede deberse a una obstrucción del tramo común inferior, a un

aumento de la presión intravesical no obstructiva, a infecciones urinarias y a lesiones quirúrgicas del meato ureteral. En estos casos, se denomina reflujo secundario. El reflujo primario es un defecto congénito de la unión ureterovesical. El uréter terminal, en condiciones fisiológicas, sigue un trayecto submucoso que impide el reflujo. El reflujo primario es consecuencia de un trayecto submucoso corto o anómalo. Esto explica que el reflujo cure espontáneamente en un 40-80% de los casos debido a que con el crecimiento del niño aumenta el trayecto submucoso ureteral y se resuelve el problema. La incidencia del reflujo es desconocida, pero probablemente afecta al 1% de la población pediátrica. El reflujo se clasifica en grado I (afecta solo al uréter), grado II (alcanza el uréter y la pelvis renal), grado III (afecta al uréter y la pelvis, con cierto grado de dilatación) y grado IV (dilatación importante del uréter, la pelvis y los cálices). Se asocia, típicamente, a una infección sintomática o asintomática. El 25-50% de los niños con infección urinaria tienen reflujo (si son menores de un año, el 70%; si tienen cuatro años, el 25%; si tienen doce años, el 15%). El 30-60% de los pacientes con reflujo vésico-renal tienen cicatrices renales. El 70% de los niños con cicatrices renales padece reflujo vésico-renal. Las cicatrices renales se producen sobre todo en menores de cinco años y por asociación de reflujo e infección. Son la consecuencia más grave del reflujo vésico-renal. Pueden conducir a una atrofia renal y, excepcionalmente, son la causa de una insuficiencia renal crónica. El diagnóstico se realiza mediante una cistografía de relleno (prueba radiológica en la que se introduce, mediante una sonda, contraste en vejiga, que evidencia el reflujo ascendiendo por los uréteres). El objetivo del tratamiento es evitar infecciones, evitar cicatrices y asegurar el crecimiento renal. Como quiera que el reflujo vésico-renal se cura espontáneamente en una proporción alta de pacientes, está indicado un tratamiento conservador no quirúrgico en los pacientes grado I y II. En estos casos, el tratamiento consiste en profilaxis antibiótica en bajas dosis, para evitar la infección, que cuando no existe evita siempre la aparición de cicatrices renales. Los buenos resultados son del 80% en estos casos. En los grados III y IV la indicación de cirugía está justificada. Las técnicas quirúrgicas consiguen la resolución del reflujo en el 90% de los casos. Son técnicas extravesicales (la más conocida, técnica de Gregoir) o intravesicales (la más utilizada es la técnica de Cohen y la más clásica la técnica de Ladbetter-Politano). En la actualidad, la inyección endoscópica de Teflon o colágena submeatal está sustituyendo a la cirugía convencional.

reforzador (*reinforcer*)
PSICOL. Ver **refuerzo**.

reforzamiento (*reinforcement*)
PSICOL. m. Método experimental utilizado principalmente por E. L. Thorndike y B. F. Skinner en sus investigaciones con animales mediante el que se demuestra que la aplicación de un reforzador, como consecuencia de una conducta concreta (la asociación respuesta-reforzador), determina un aumento de la probabilidad de emisión de dicha respuesta en situaciones similares.

refracción ocular (*ocular refraction*)
OFTALMOL. Término utilizado para definir la graduación ocular. Se basa en la refracción de la luz producida al atravesar los diferentes medios del ojo, fruto de lo cual se concentran las imágenes en un punto.

refractario (*refractory*)
ANATPATOL. adj. Relativo a la falta de respuesta de una enfermedad a un determinado tratamiento.

refractómetro (*refractometer*)
OFTALMOL. m. Instrumento empleado para determinar la graduación del ojo.

refractura (*refracture*)
ORTOP. f. Operación de fracturar de nuevo un hueso fracturado y curado con deformidad. También se denomina osteoclasia. || Fractura espontánea que se produce en el curso de la curación de una fractura ya sea con osteosíntesis, que es lo más frecuente, o no.

refuerzo (*reinforcement*)
PSICOL. m. Contingencia que aplicada a una conducta aumenta su probabilidad de aparición. También se denomina reforzador. || **r. negativo** (*negative r.*) Todo estímulo cuya omisión o retirada aumenta la probabilidad de la apa-

rición de una respuesta. ‖ **r. positivo** *(positive r.)* Todo estímulo cuya presentación aumenta la probabilidad de que ocurra una conducta. ‖ **r. primario** *(primary r.)* Todo estímulo que implica un modo innato de refuerzo. Reduce directamente una necesidad en la mayoría de los miembros de una especie y no depende, por tanto, de la historia de reforzamiento del individuo. ‖ **r. secundario** *(secondary r.)* Todo estímulo originariamente neutro que ha adquirido sus propiedades reforzantes por medio de la asociación con otros reforzadores.

refuerzo acústico *(acoustic reinforcement)*
RADIO. Incremento de la ecogenicidad observado en las zonas situadas tras las estructuras líquidas o anecoicas y que es consecuencia de haber mostrado una menor atenuación de las ondas de ultrasonido que los tejidos circundantes.

regeneración *(regeneration)*
ANATPATOL. f. Renovación natural de una estructura perdida o dañada.

región *(region)*
ANAT. f. Cada uno de los territorios en que la anatomía topográfica divide el cuerpo humano con el fin de permitir una más fácil descripción y localización espacial del lugar donde se encuentra una determinada estructura del cuerpo.

región bisagra *(hinge region)*
INMUNOL. Región de la cadena pesada de la inmunoglobulina, situada entre el primero y el segundo dominios constantes. Su alto contenido en prolina le confiere una gran flexibilidad, lo que permite que el Fab rote sobre esta región y, de este modo, se combine con facilidad con moléculas de una membrana celular. ‖ **r. hipervariable** *(hypervariable r.)* Región que presenta seis sitios de alta variabilidad, los cuales se encuentran en la región variable de una inmunoglobulina, y que es responsable de la conformación y especificidad del sitio de unión para el antígeno en un anticuerpo.

registro *(registration)*
FISIOL. m. Inscripción en papel o cinta magnética de una determinada actividad corporal, p. ej., de la actividad bioeléctrica del cerebro (EEG) o del corazón (ECG), etc.

registro de presión intracraneal *(intracranial pressure registration)*
NEUROCIR. Monitorización de la presión dentro de la cavidad craneana mediante la colocación de distintos aparatos a nivel epidural, parenquimatoso o intraventricular.

regla *(rule)*
GINECOL. f. Término que se refiere popularmente a la menstruación (v.). ‖ **r. de Naegele** *(Naegele's r.)* Cálculo que se realiza para fijar la fecha probable del parto. Se obtiene sumando siete días a la fecha de la última regla y restando tres meses al resultado.

regresión *(regression)*
PSICOL. f. Mecanismo de defensa por el que el individuo se enfrenta a conflictos emocionales y a amenazas de origen interno o externo, a través de la adopción de patrones de conducta apropiados a una etapa anterior del desarrollo. Es frecuente su aparición en pacientes que adoptan actitudes de dependencia infantil ante enfermeras y médicos. Durante la etapa aguda de la enfermedad es, casi siempre, una respuesta adaptativa que permite al individuo aceptar los requerimientos de cuidados intensivos; no obstante, si persiste, termina siendo un obstáculo para la rehabilitación.

regulación *(regulation)*
ANAT. f. Actuación según unas reglas o parámetros. Así, se habla de la regulación de la presión sanguínea, del nivel de glucosa en la sangre, etc.

regulación alostérica *(allosteric regulation)*
BIOQUÍM. Ver **alosterismo**.

regulación de la fertilidad *(fertility regulation)*
BIOÉT. Ver **contracepción**. ‖ **r. natural de la fertilidad** *(natural fertility r.)* Ver **método natural**. ‖ **r. natural de la natalidad** *(natality natural r.)* Ver **método natural**. ‖ **r. por el gobierno** *(government r.)* Ver **legalismo, legislación**.

regurgitación *(regurgitation)*
PEDIAT. f. Término que se aplica a la regurgitación gástrica y a la regurgitación sanguínea. La regurgitación gástrica es el reflujo de parte del contenido del estómago a la boca. La regurgitación sanguínea se produce cuando, por una insuficiencia valvular, hay un reflujo de la sangre ventricular a las aurículas, o de la sangre bombeada a la aorta, o pulmonar hacia los ventrículos.

reimplantación *(reimplantation)*
ORTOP. f. Reaplicación de un tejido o una parte que ha sido separada de su asiento natural. La reimplantación de un dedo amputado o de un miembro es una operación relativamente frecuente, y dados los adelantos en la técnica quirúrgica, en buena parte de los casos el resultado de esta operación es bueno.

reimplante *(replantation)*
CIRPLÁS. m. Acto quirúrgico (normalmente acompañado de técnicas de microcirugía) destinado a reubicar un miembro amputado en su posición natural y a ser posible hacerlo funcional. El mecanismo de la amputación de la extremidad puede desaconsejar el reimplante (aplastamientos, desgarros masivos con desestructuración importante de la extremidad, etc.). Durante la intervención ha de realizarse una osteosíntesis del tejido óseo amputado, se han de suturar las estructuras tendinosas y musculares y se han de realizar las anastomosis arteriales, venosas y nerviosas. Los apéndices, como la oreja o la nariz, también son susceptibles de ser reimplantados.

reinfección *(reinfection)*
MICROBIOL. f. Segunda infección con un microorganismo igual u otro semejante.

reintervención *(reoperation)*
CIRGEN. f. Realización de una segunda intervención a un paciente, habitualmente por algo relacionado con la primera y más o menos cerca de la primera en el tiempo. Ver **complicación quirúrgica**.

rejilla *(grid)*
RADIO. f. Retícula. En radiología se utilizan rejillas de plomo para reducir la dispersión de la radiación que llega a una película de rayos X. ||
r. antidifusora *(antidiffusion g.)* Elemento constituido por varillas finas de metal, generalmente de plomo, dispuestas en paralelo o con una ligera inclinación, que actúan absorbiendo la radiación difusa, que no incide de forma perpendicular en los espacios existentes entre ellas, y mejoran la calidad de la imagen. Puede ser fija o móvil. También se denominan Bucky o Potter-Bucky en honor de sus inventores.

relación enfermera-paciente *(nurse-patient relationship)*
BIOÉT. Ver **defensa del paciente**. || **r. médico-enfermo** *(doctor-patient r.)* Relación de amistad que se establece entre el médico y su paciente con vistas a la curación (v.), alivio (v.) y apoyo (v.) en la enfermedad. || **r. médico-familia** *(doctor-family r.)* Ver **apoyo moral**. || **r. médico-paciente** *(doctor-patient r.)* Ver **relación médico-enfermo**. || **r. paciente-familia** *(patient-family r.)* Ver **apoyo moral**.

relajación *(relaxation)*
RADIO. f. Disminución de la tensión o retorno a la posición de reposo de una estructura, generalmente liberando la energía sobrante. Esta puede ser detectada y cuantificada para la obtención de imágenes.

relajante muscular *(muscle relaxant)*
ANEST. m. Fármaco que induce a la relajación muscular. Hay diversos tipos: pueden ser *de tipo central,* actuando a nivel del sistema nervioso central, como las benzodiacepinas, y *de tipo periférico,* que actúan como antagonistas de los receptores colinérgicos nicotínicos de las placas motoras terminales, impidiendo la despolarización de la membrana postsináptica, inducida fisiológicamente por la acetilcolina o la nicotina. Dentro de los relajantes musculares periféricos se distinguen dos tipos, según su mecanismo de acción: los relajantes musculares despolarizantes (suxametonio, hexacarbolina, anectine) inducen una despolarización sostenida de las placas motoras terminales, con la imposibilidad, por parte de la acetilcolina, de transmitir el estímulo; los relajantes musculares no despolarizantes (atracurio, vecuronio, pancuronio, mivacurio) antagonizan los receptores nicotínicos, y se utilizan, conjuntamente con otros fármacos, durante las anestesias generales y para la adaptación de los enfermos con ventilación mecánica en las unidades de cuidados intensivos.

relativismo moral *(moral relativism)*
BIOÉT. Postura ética que defiende la equivalencia ética de todas las elecciones, sin que se pueda mostrar que ninguna es superior, preferible o más humana que su contraria. Está vacía de contenido la discusión ética, que pasa de ser una discusión sobre lo más adecuado para el hombre a ser una discusión que gira sobre quién ejecuta sus elecciones arbitrarias y quién no. Ver **conflictos de intereses, dilema ético, diversidad cultural**.

relaxina *(relaxin)*
ENDOCRINOL. f. Hormona peptídica segregada por el cuerpo lúteo en el embarazo, que facilita el parto a través de la inducción de cambios en la movilidad de las articulaciones sacroilíaca y de la sínfisis pubiana. Adicionalmente aumenta la respuesta uterina a la oxitocina y promueve el crecimiento tubuloalveolar de la glándula mamaria.

religión *(religion)*
BIOÉT. Ver **asistencia religiosa, diversidad cultural, fundamentación teológica de la bioética.**

rem *(radiation equivalent measure, REM)*
RADIO. Unidad de dosis equivalente en el sistema tradicional y que se obtiene del producto de la dosis absorbida (D) por el factor de calidad de dicha radiación (Q). Es equivalente a 0,01 Sv en el sistema internacional.

remate *(cap)*
GENÉT. m. Residuo de 7-metilguanosina que se añade al extremo 5' de un ácido ribonucleico (RNA) mensajero que está siendo transcrito.

remodelado óseo en diálisis *(bone turnover in dialysis)*
NEFROL. Las lesiones óseas de la insuficiencia renal crónica (osteodistrofia) difieren según las alteraciones del remodelado óseo, que depende de los niveles séricos de paratohormona (PTH), vitamina D o calcitriol, calcio, fósforo, aluminio, del grado de acidosis metabólica y de otros factores urémicos. Factores añadidos son la edad, el tipo de diálisis y el tipo de nefropatía (diabetes). Se clasifican en enfermedades de alto remodelado, con niveles elevados de PTH (aumento de osteoblastos y osteoclastos) y tasa de mineralización normal o elevada, que conduce a la fibrosis de la médula (osteítis fibrosa) y a enfermedades de bajo remodelado; en esta se puede dar: 1) osteomalacia (disminución del número de osteoblastos y osteoclastos, síntesis de osteoide deficitario, mineralización escasa o nula, con predominio de osteoide no mineralizado, siendo el aluminio el agente causal más habitual); 2) enfermedad ósea adinámica o aplástica (reducción de la actividad celular ósea y de la mineralización, se atribuye al aluminio, cursa con niveles bajos de PTH, es frecuente en programas de diálisis peritoneal, en diabéticos y en pacientes de edad avanzada), y 3) enfermedad mixta, en la que se asocian lesiones de alto y de bajo remodelado. Los síntomas (dolor óseo, debilidad ósea, periartritis, fracturas, prurito, etc.) son inespecíficos y solo la biopsia puede aclarar el tipo de remodelado y la posible entidad responsable.

renal *(renal)*
ANAT. adj. Se dice de lo que está en relación con el riñón; p. ej., circulación renal, fascia renal, malformación renal, etc.

rendimiento radioquímico *(radiochemical yield)*
MEDNUCL. Relación, expresada en porcentaje, de la radiactividad del radionucleido, con el que se empieza un procedimiento de radiomarcaje, y la radiactividad, que se encuentra en la preparación bajo la forma química deseada. En los procedimientos de radiomarcaje, en los que se utilizan isótopos de periodo de semidesintegración muy reducido, suele hablarse de «rendimiento radioquímico corregido» que expresa el rendimiento radioquímico corregido por el decaer radiactivo.

renina *(renin)*
NEFROL. f. Proteasa ácida altamente específica sintetizada, almacenada y secretada en el aparato yuxtaglomerular (células epitelioides) y que escinde el angiotensinógeno de origen hepático (α-2-glucoproteína) para formar el decapéptido angiotensina I. El riñón es la fuente principal de renina circulante y disminuye tras la nefrectomía, pero se localiza también por técnicas inmunorreactivas en la hipófisis, suprarrenales y ciertos tumores secretores de renina. La liberación de renina está controlada por varorreceptores y quimorreceptores a nivel del aparato yuxtaglomerular, por los receptores betadrenérgicos intrarrenales, las catecolaminas circulantes y por los diversos factores humorales (vasopresina, ANP, endotelina, angiotensina II, etc.).

reninoma *(reninoma)*
ENDOCRINOL. m. Tumor de las células del aparato yuxtaglomerular productor de renina. Es una causa de la activación del sistema renina-angiotensina, por lo que cursa con hipertensión arterial. Se le conoce también como hemangiopericitoma.

renograma *(renography)*
NEFROL. f. Registro de la radiactividad del riñón mediante un detector (gammacámara), tras la

inyección de un radioisótopo de eliminación renal (ejemplo, ortoiodohipurato marcado con ^{131}I). Hay una fase de captación y secreción tubular y otra de eliminación, que permiten establecer la relación entre la cantidad de isótopo que llega por la arteria renal y la cantidad excretada por la vía urinaria (curvas del renograma). Es útil en la detección de lesiones estenosantes de la arteria renal y tambien, aunque menos actualmente, en cuadros de obstrucción de la vía urinaria (sustituida por la ecografía).

renoscopia *(renoscopy)*
UROL. f. Visualización endoscópica de las cavidades renales. Se puede acceder por dos vías: a) ascendente: mediante un uretero-renoscopio, que se introduce en la vejiga por vía uretral y que, a través del meato ureteral, asciende por el uréter y alcanza la pelvis y los cálices; b) percutánea: mediante la punción lumbar y la colocación de un renoscopio translumbar intrapélvico. En la actualidad, las indicaciones diagnósticas de la renoscopia son excepcionales. Su indicación más precisa es la litotricia percutánea, en pacientes con litiasis coraliforme, no susceptible de litotricia extracorpórea con ondas de choque y, ocasionalmente, la resección de algunos tumores de urotelio alto.

renoscopio *(renoscope)*
UROL. m. Aparato utilizado en endoscopia renal.

reología *(rheology)*
CARDIOL. f. Ciencia que estudia la deformación y el flujo de la materia, como el flujo de la sangre en el sistema circulatorio.

reóstato *(rheostat)*
RADIO. m. Resistencia que sirve para variar la intensidad en un circuito eléctrico.

reovirus *(reovirus)*
MICROBIOL. m. Acrónimo de las palabras inglesas *respiratory enteric orphan,* virus de la familia *Reoviridae,* icosaédricos sin envoltura (60-80 nm), con genoma compuesto de 10-12 segmentos de RNA bicatenario. Estos virus poseen una doble cápside proteica, que les hace resistentes a disolventes orgánicos y estables en un amplio intervalo de pH y de temperaturas. En general, son virus ubicuos que se distribuyen por todo el mundo. Son virus de la clase III según la clasificación de Baltimore. Se replican en el citoplasma celular. Algunos causan infecciones en plantas y en animales. Tres géneros causan enfermedades en el hombre: *Orthoreovirus, Orbivirus* y *Rotavirus*. Los orthorreovirus, o reovirus de mamíferos, causan infecciones respiratorias y gastrointestinales leves. El nombre de rotavirus deriva del latín *rota,* que significa rueda, debido a la forma de rueda que se observa en las preparaciones de microscopía electrónica de este tipo de virus. Es la causa más frecuente de diarrea grave en niños pequeños.

reparación *(repair)*
ANATPATOL. f. Restauración física o mecánica de un tejido dañado o enfermo por el crecimiento de las células nuevas sanas o por procedimiento quirúrgico.

reparadora *(repair surgery)*
ORTOP. adj. Se dice de la cirugía que tiene como objeto el tratar de restituir la anatomía o la función, por medios quirúrgicos, de las estructuras dañadas por traumatismo o enfermedad.

repens *(repens)*
DERMATOL. adj. Se dice de la dermatitis que es progresiva.

reperfusión *(reperfusion)*
CIRGEN. f. Revascularización. Proceso que permite nuevamente el flujo sanguíneo de un territorio previamente clampado (en cirugía arterial, en cirugía cardiaca) o de un órgano para el trasplante en el receptor. Ver **aloinjerto, trasplante.**

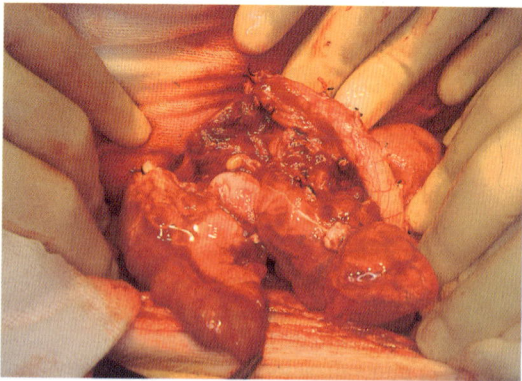

reperfusión. Trasplante experimental de páncreas en el que se observa un injerto de páncreas y de duodeno de cerdo, edematoso pero bien vascularizado, tras la reperfusión arterial

repetición *(repeat)*
GENÉT. Ver **DNA repetitivo**.

repleción *(repletion)*
RADIO. f. Relleno. Ver **defecto de repleción**.

replicación viral *(viral replication)*
MICROBIOL. Proceso de multiplicación de las partículas virales en el interior de la célula hospedadora. Los virus son patógenos intracelulares obligados, lo que quiere decir que requieren de los sustratos, energía y maquinaria bioquímica celular para la replicación de su genoma y la síntesis de sus proteínas. Las fases de la replicación viral son: 1) reconocimiento y fijación a la célula hospedadora, mediado por receptores específicos; 2) penetración del virus al interior de la célula mediante endocitosis o fusión de membranas; 3) pérdida de la cápside y liberación del genoma viral; 4) síntesis precoz de RNAm viral y de proteínas virales no estructurales necesarias para la replicación y la transcripción viral; 5) replicación del genoma viral; 6) síntesis tardía de RNAm viral y de proteínas estructurales; 7) modificación postranscripcional de las proteínas virales; 8) ensamblaje y formación de las partículas virales, que se puede realizar en distintas partes de la célula (núcleo, citoplasma, membrana plasmática, etc.); 9) liberación del virus mediante lisis celular, exocitosis o gemación; 10) maduración de la partícula viral (partícula infectiva). El periodo previo al ensamblaje viral (desde la penetración del virus hasta la aparición intracelular de partículas infectivas recién sintetizadas) se denomina periodo de eclipse. Durante el periodo de eclipse, por tanto, no es posible detectar partículas virales infectivas. El periodo anterior a la liberación del virus, y por tanto a su detección, se denomina periodo de latencia.

representación de Eadie-Hoffstee *(Eadie-Hoffstee's plot)*
BIOQUÍM. Representación gráfica de la velocidad de una reacción enzimática frente al cociente entre la velocidad y la concentración de sustrato. Resulta una línea recta para aquellas enzimas que siguen una cinética de Michaelis-Menten. || **r. de Lineweaver-Burk** *(Lineweaver-Burk's p.)* Transformación de la representación de Michaelis-Menten para la cinética enzimática, que se obtiene tomando la inversa de los valores de *v,* velocidad, y *s,* sustrato; por este motivo se denomina también representación de dobles recíprocos.

represión *(repression)*
PSICOL. f. Mecanismo de defensa por el que el individuo se enfrenta a conflictos emocionales y a amenazas de origen interno o externo, expulsando de su conciencia o no dándose por enterado, cognoscitivamente, de los deseos, pensamientos o experiencias que le causan malestar. El componente afectivo puede mantenerse activo en la conciencia, desprendido de sus ideas asociadas. Corresponde a un nivel defensivo de inhibiciones mentales o de formación de compromisos.

represión catabólica *(catabolite repression)*
BIOQUÍM. Reducción en la síntesis de enzimas implicadas en el catabolismo de azúcares, causada por la abundancia de glucosa o alguno de los derivados de esta.

represor *(repressor)*
BIOQUÍM. m. Molécula, generalmente una proteína, que se une al operador de un gen, bloqueando su transcripción.

reproducción *(reproduction)*
BIOÉT. f. Faceta meramente biológica de la procreación (v.) humana. || **r. artificial** *(artificial r.)* Ver **reproducción asistida**. || **r. asistida** *(assisted r.)* Denominación genérica de las diversas técnicas de procreación introducidas en las últimas dos décadas, que tienen en común, generalmente, la manipulación de los gametos de la pareja y la ausencia de la necesidad de que la pareja mantenga relaciones conyugales normales Ver **fecundación in vitro, GIFT**.

reproducción *(reproduction)*
RADIO. f. Creación de una cosa de acuerdo con un modelo ya existente. Copia o imitación de una cosa. || **r. de imagen** *(image's r.)* Creación de una imagen en diferente sustrato. Se dice de la impresión en una placa de una imagen digital.

reproductibilidad *(reproductibility)*
RADIO. f. Capacidad de reproducir o de ser reproducido.

resección *(resection)*
CIRGEN. f. Extirpación quirúrgica de parte o de todo un órgano o de una lesión. Ver **excisión**. || **r. anterior de recto** *(anterior r. of the rectum,*

resección

anterior rectal excision) Intervención quirúrgica que consiste en extirpar todo o parte del recto y anastomosar de nuevo el colon al remanente de recto o al ano. Se realiza exclusivamente por la vía abdominal, y la sutura, según a la altura que se realice, puede hacerse de forma manual o con suturas mecánicas. La principal indicación de esta intervención son los tumores del recto. ‖ **r. intestinal** *(gut r.)* Extirpación de una parte del intestino. ‖ **r. transanal** *(transanal r.)* Extirpación de alguna lesión del recto, accediendo a ella a través del ano previamente dilatado. Su principal indicación es la extirpación de pólipos benignos o de pequeños tumores del recto, que si no precisarían para su exéresis de una amputación abdominoperineal. Ver **cirugía transanal, proctología, recto.**

resección articular *(articular resection)*

ORTOP. Extirpación de los cartílagos articulares, sinovial, cápsula y una rodaja de las superficies o extremos óseos, para lograr la anquilosis quirúrgica o facilitar la colocación de una prótesis articular. ‖ **r. en cuña** *(wedge r.)* Resección de un segmento triangular en forma de cuña, generalmente para la corrección de una deformidad ósea. ‖ **r. ortopédica** *(ortopedic r.)* Resección correctora de un hueso para corregir una actitud viciosa. ‖ **r. subperióstica** *(subperiostic r.)* Extirpación de una porción de un hueso largo, conservando el periostio, para posibilitar la regeneración de la parte extirpada.

resección cuneiforme del ovario *(wedge resection of the ovary)*

ENDOCRINOL. Extirpación de una cuña de tejido ovárico que reduce el nivel de andrógenos y mejora los trastornos menstruales y la infertilidad, en pacientes con síndrome del ovario poliquístico.

resección de los músculos oculares *(resection of ocular muscle)*

OFTALMOL. Técnica quirúrgica que consiste en acortar el músculo, para reforzar su acción, en casos de estrabismo.

resección transuretral de próstata *(transurethral prostatectomy)*

UROL. Tratamiento de elección de la hiperplasia prostática benigna. Utiliza un resector que se introduce por vía uretral, con un asa conectada a un bisturí eléctrico, con la que se corta y coagula el tejido prostático bajo una visión directa. La eficacia es similar a la de la cirugía convencional y su limitación es que no se puede aplicar a próstatas mayores de 70 g. Las complicaciones (incontinencia, estenosis) son escasas. ‖ **r. transuretral de tumor vesical** *(transurethral of tumor bladder)* Extirpación endoscópica de los tumores de vejiga. Se utiliza un resectoscopio con un asa metálica conectada a un bisturí eléctrico, que se introduce en la vejiga, a través de la uretra, y permite el corte y la coagulación bajo la visión directa. Se utiliza en el tratamiento de todos los tumores de vejiga. En el caso de los superficiales, constituye el tratamiento fundamental; en los tumores profundos, es el fundamento del diagnóstico.

reserpina *(reserpin)*

FARMCLÍN. f. Fármaco que inhibe la actividad adrenérgica y dopaminérgica en el sistema nervioso central. Se ha utilizado en el tratamiento de la hipertensión arterial.

reservorio *(reservoir)*

MICROBIOL. m. Portador alterno o pasivo que hospeda organismos patógenos, que pueden afectar a otros individuos.

reservorio ileal *(ileal reservoir)*

CIRGEN. Bolsa creada quirúrgicamente con el íleon, a fin de que las heces puedan almacenarse en ella por algún tiempo. Suele ser una opera-

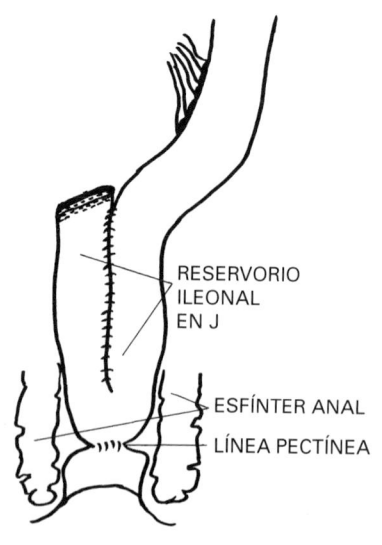

reservorio ileoanal. Dibujo que representa un reservorio ileoanal en J, suturado al canal anal, entre los esfínteres anales

ción temporal, hasta que puede restablecerse el curso de las heces hacia la región anal. ‖ **r. ileoanal** (*ileal pouch*) Neorrecto que se construye utilizando el íleon, al plegarlo varias veces sobre sí mismo, uniendo esos tramos con suturas mecánicas tipo GIA. Así se construye una bolsa de unos 150 ml de capacidad que sustituye, en parte, la función de almacenamiento que hace el recto. El reservorio puede construirse con forma de S, de W o de J; esta última es la que más se emplea. Esta es una de las formas de completar la proctocolectomía total, que puede asociarse a una ileostomía terminal, si no se quiere la continencia, o a un reservorio ileal suturado al canal anal, si se busca la continencia y el tránsito por vía anal. Es una intervención arriesgada por el riesgo de dehiscencia de sutura y sepsis pélvica, pero que actualmente se realiza, casi siempre, tras una proctocolectomía. Su resultado funcional es variable en cuanto a la continencia y al número de deposiciones diarias, que puede oscilar aproximadamente entre 4 y 15. Ver **colitis ulcerosa, continencia, íleon, ileostomía, poliposis crónica familiar, proctocolectomía.**

resfriado (*common cold*)
OTORRIN. m. Inflamación aguda de la mucosa nasal de origen viral que habitualmente se complica con una infección bacteriana.

residencias de ancianos (*nursing homes*)
BIOÉT. Ver **derecho a la atención.**

residente (*resident*)
BIOÉT. m. Médico en periodo de formación de una especialidad. Desde el punto de vista ético, la formación del residente debe ser seriamente supervisada por los médicos que le tienen a su cargo, no se le deben encargar tareas que sobrepasan su capacidad presente y debe tener razonables periodos de descanso entre guardias (ver **horario de trabajo y ética**). Una adecuada supervisión de su trabajo por sus superiores jerárquicos disminuye el gasto médico (ver **costo de la medicina**) y los diagnósticos y los tratamientos incorrectos (ver **error médico, mala práctica**).

residuo (*bulk*)
ANAT. m. Lo que queda después de que, en una actividad determinada, se elimine o se absorba la mayor parte de la sustancia; p. ej., en la digestión y la absorción de los alimentos.

resina (*resins*)
FARM. f. Sustancia amorfa de distintas especies vegetales que fluye espontáneamente o tras una incisión en la corteza del árbol.

resina de intercambio iónico (*ionic exchange resins*)
NEFROL. Sustancia sólida no soluble (polielectrólitos) que intercambia iones presentes en su superficie con otros de igual signo, presentes en una disolución iónica. Estas sustancias son desionizadores que sirven para eliminar todo tipo de iones inorgánicos disueltos en el agua. Pueden ser catiónicos (intercambio de hidrogeniones por sodio, potasio, calcio, magnesio), aniónicos (intercambio de iones hidroxilo por bicarbonato, cloro, flúor y sulfato), mixtos (mezcla de los previos) o de doble techo (dos tanques consecutivos aniónicos y catiónicos). En los últimos la sustitución de aniones y cationes hace que se forme agua por la unión de hidrógeno e hidróxido. La efectividad se monitoriza mediante la resistividad del efluente. Las resinas son regenerables mediante lavados y adición de ácidos o bases fuertes. Se utilizan, en las unidades de diálisis, para obtención de agua de gran pureza y requiere una monitorización periódica del efluente.

resistencia (*resistance*)
PSICOL. f. Defensa psicológica, consciente o inconsciente, dirigida a impedir la emergencia a la conciencia de los pensamientos reprimidos (inconscientes). Es un concepto introducido por Freud para designar el rechazo del individuo a reconocer y a aceptar los motivos inconscientes de su comportamiento y los conflictos psíquicos que le afectan. Se manifiesta por la oposición que se produce durante el proceso terapéutico a la entrada en la conciencia de los deseos y necesidades que fueron reprimidos. ‖ **r. al estrés** (*hardiness*) Resistencia o «dureza» personal ante el estrés. Capacidad para resistir el estrés sin que se produzcan desadaptaciones ni trastornos. Dicho nivel de resistencia parece estar relacionado con la mayor o menor tendencia a tres tipos de disposiciones: al compromiso personal (seguridad en las propias metas y recursos), a valorar las situaciones de estrés como un desafío y a la sensación personal de control de los eventos.

resistencia a la insulina (*insulin resistance*)
ENDOCRINOL. Disminución del efecto periférico de la insulina como consecuencia de una alteración en el número o afinidad de sus receptores o en los eventos intracelulares, que tienen lugar después de la interacción insulina-receptor. Habitualmente, cursa en las fases iniciales con hiperinsulinemia. Constituye uno de los mecanismos etiopatogénicos que conducen a la diabetes mellitus tipo 2.

resistencia antibacteriana (*antibacterial resistance*)
MICROBIOL. Capacidad natural o adquirida que tienen las bacterias para desarrollar mecanismos para evitar la acción de los agentes antibacterianos.

resistencia farmacológica (*drug resistance*)
ONCOL. Mecanismo de defensa de las células tumorales a ser destruidas por la acción de fármacos citostáticos. Puede ser primaria o pleiotrópica (innata en la célula tumoral) o secundaria o adquirida con los tratamientos con ese fármaco.

resistencia vascular pulmonar (*pulmonary vascular resistance*)
PNEUMOL. Resistencia que existe al paso de la sangre a través de los pulmones. Se calcula según la siguiente fórmula:

$$\text{RVP} = \frac{Ppa - Pla}{Qt}$$

en la que *RVP* es la resistencia vascular pulmonar; *Ppa* es la presión arterial pulmonar; *Pla*, la presión en la aurícula izquierda, y *Qt*, el gasto cardiaco.

resolución (*resolution*)
ANATPATOL. f. Desaparición progresiva de un estado patológico; p. ej., la resolución de una inflamación. ‖ Capacidad para percibir como separados dos puntos u objetos muy próximos entre sí. ‖ Aplicado a las técnicas médicas, se utiliza respecto de un microscopio o una radiografía.

resolución espacial (*spatial resolution*)
MEDNUCL. Capacidad de un equipo de distinguir como diferentes puntos separados en el espacio. ‖ **r. temporal** (*temporal r.*) Capacidad de un equipo de distinguir como diferentes dos sucesos separados en el tiempo.

resonador (*resonator*)
OTORRIN. m. Cavidad que amplifica las vibraciones producidas por las cuerdas vocales. Constituyen ejemplos de estas cavidades la laringe, la laringofaringe, la orofaringe y la boca.

resonancia (*resonance*)
RADIO. f. Estimulación de un sistema acústico o eléctrico vibrátil a través de una de sus frecuencias características. Capacidad de producir un sonido de respuesta. ‖ **r. magnética (RM)** (*magnetic resonance*) Modificación del estado energético nuclear por resonancia.

respeto (*respect*)
BIOÉT. m. Actitud ética de benevolencia (v.), beneficencia (v.) y solidaridad (v.) correspondiente a la bondad (ver **bienes**) intrínseca de algo o alguien. Es el fundamento ético de la conducta profesional del médico. ‖ **r. a la vida humana** (*r. for the human life*) Respeto (v.) debido a toda vida humana, correspondiente a su dignidad (v.) irrepetible. Los médicos tienen una obligación de respeto aún mayor, debido al ethos de la medicina (v.). ‖ **r. a las convicciones** (*r. for the convictions*) Respeto que debe el médico a las convicciones profundas del paciente, que no puede violar durante su actuación profesional (ver **diversidad cultural**). Solo es moralmente vinculante para el médico cuando no se trata de elecciones arbitrarias o caprichosas del paciente. ‖ **r. al paciente** (*r. for the patient*) Ver **ethos de la medicina**.

respiración (*respiration*)
FISIOL. f. Función mediante la cual tiene lugar el intercambio gaseoso (O_2 y CO_2) en las células. En los mamíferos consta de dos partes: una, la de respiración externa, tiene lugar en los alveolos pulmonares entre el aire y la sangre; la otra, la respiración interna, se verifica entre los capilares sanguíneos y los tejidos. El paso entre el O_2 y el CO_2 se verifica por difusión a través de la fina pared endotelial de alveolos y capilares. ‖ **r. abdominal** (*diaphragmatic r.*) La que se realiza, preponderantemente, por la contracción del diafragma (inspiración) y de la prensa abdominal (espiración). ‖ **r. aerobia** (*aerobic r.*) Respiración interna en la que los principios inmediatos, por oxidación, liberan energía. ‖ **r. anaerobia** (*anaerobic r.*) La energía no se produce por oxidación, como ocurre con los productos fi-

nales del desdoblamiento de glucosa. La glucólisis, es decir, la fracción de la molécula de glucosa para formar dos moléculas de ácido pirúvico, es anaerobia y libera muy escasa energía. Por lo general el ácido pirúvico entra en las mitocondrias de las células musculares y reacciona con el O_2 resulta insuficiente, la mayor parte del ácido pirúvico se transforma en ácido láctico, formándose cantidades considerables de ATP sin gasto alguno de O_2. || **r. artificial** (*artifitial r.*) La que se realiza mediante la intervención de otra persona (p. ej., en el boca a boca) o de un aparato (p. ej., un respirador). || **r. superficial** (*superficial r.*) Aquella en la que los movimientos respiratorios se realizan con un escaso desplazamiento del diafragma y las costillas.

respiración de Cheyne-Stokes (*Cheyne-Stokes' respiration*)
PNEUMOL. Respiración periódica o cíclica que se caracteriza por oscilaciones periódicas en la amplitud de la ventilación, que decrece de forma progresiva, pudiendo llegar a producirse apneas de segundos de duración, para aumentar en amplitud posteriormente, también de forma progresiva, hasta iniciar una nueva disminución y repetir el ciclo. Se produce por una disminución de la sensibilidad del centro respiratorio a la PCO_2 arterial. || **r. de Kussmaul** (*Kussmaul's r.*) Patrón respiratorio amplio, profundo y regular, propio de todos los estados de acidosis. En condiciones normales surge cuando se realiza ejercicio.

responsabilidad (*responsibility*)
BIOÉT. f. Atribución de unos hechos a una persona, por derivarse de su decisión libre. Origina relaciones de justicia (v.) y los correspondientes deberes. Ver **efectos tolerados, ética teleologista**. || **r. científica** (*scientific r.*) Responsabilidad (v.) principal del coordinador y director de un trabajo de investigación o de una publicación científica. Su responsabilidad no anula la de sus subordinados (ver **responsabilidad personal en un equipo**), ni la responsabilidad parcial de estos anula la suya, pues tiene el deber de supervisar su correcta actuación. || **r. compartida** (*shared r.*) Responsabilidad (v.) de todos los miembros de un equipo médico que interviene en el tratamiento de un paciente (ver **responsabilidad personal en un equipo**). || **r. comunitaria** (*community r.*) Ver **responsabilidad social**. || **r. médica** (*medical r.*) Responsabilidad profesional del médico; origina el deber de atender (v.) y los demás deberes positivos del médico, así como el deber de reparar lesiones iatrogénicas. Este último deber, si es posible llevarlo a cabo, es obligado por los tribunales cuando las lesiones iatrogénicas son debidas a negligencia y en ciertos casos también se exige aunque no haya negligencia. || **r. personal** (*personal r.*) Ver **responsabilidad**. || **r. personal en un equipo** (*personal r. in a team*) Responsabilidad de las propias decisiones tomadas en un equipo médico. Aunque debe de existir un médico coordinador del equipo, responsable ante el paciente del conjunto de los cuidados que se proporcionan, su responsabilidad personal no anula la de quienes trabajan en su equipo. Ver **objeción de ciencia, objeción de conciencia**. || **r. profesional** (*professional r.*) Ver **responsabilidad médica**. || **r. de la propia salud** (*r. of the own health*) Responsabilidad (v.) de cada persona con respecto a su propio cuerpo y a su correcto funcionamiento para poder llevar una vida correctamente humana. Ver **cumplimiento, deber de preservar la salud**. || **r. social** (*social r.*) Responsabilidad inherente a la profesión médica con respecto a la sociedad en que vive. Aunque un acto médico suela tener por objeto inmediato a un paciente concreto, el médico debe mirar más allá; entre otros, debe estar atento a los aspectos epidemiológicos, sanitarios y económicos de su actividad profesional. Dado que posee el monopolio de la atención a la salud, tiene el deber correspondiente de velar por todos sus aspectos sociales. Ver **deber de preservar la salud**. || **r. social del gasto médico** (*social r. of the medical expenses*) Ver **costo de la medicina**. || **r. sociopolítica del médico** (*doctor's sociopolitical r.*) Ver **responsabilidad social**.

respuesta (*response*)
PSICOL. f. Comportamiento suscitado por un estímulo. Unidad de análisis de la conducta susceptible de ser medida o cuantificada. Las respuestas pueden ser directamente observables (motoras y verbales), no observables directamente, pero medibles (fisiológicas), y no observables y medibles solo indirectamente (cognitivas). || **r. condicionada** (*conditioned r.*) Respuesta aprendida que se produce ante el estímulo condicionado y que se

respuesta

asemeja a la respuesta incondicionada. Por ejemplo, la sensación nauseosa que aparece ante la visión del hospital, donde se padecieron vómitos por el efecto de un determinado tratamiento. || **r. de estrés** *(stress r.)* Conjunto de las manifestaciones fisiológicas y psicológicas características asociadas a un sobreesfuerzo o gravamen impuesto al funcionamiento normal del individuo. Suele producirse cuando la persona valora las demandas externas como peligrosas para el propio bienestar y como algo que grava o excede sus propios recursos. || **r. no condicionada** *(unconditional r.)* Respuesta no aprendida que se suscita, de forma regular, por un estímulo incondicionado; p. ej., el cierre de los párpados ante un estímulo irritante de la córnea. En fisiología, es la reacción ante un estímulo; p. ej., un pinchazo tiene como respuesta a la retirada de la zona herida.

respuesta completa *(complete response)*
ONCOL. Desaparición de toda evidencia del cáncer, por lo menos en dos valoraciones separadas, en al menos cuatro semanas. || **r. parcial** *(partial r.)* Disminución del 50% o más de la suma de los productos del diámetro mayor y el diámetro perpendicular al mismo, de todas las lesiones tumorales medibles, sin aparición de nuevas lesiones, al menos durante cuatro semanas. Cuando hay más de tres o cuatro lesiones medibles, habitualmente se miden solo las lesiones representativas, y no suele realizarse la suma de todas las lesiones.

respuesta F *(F response)*
NEUROL. Potencial muscular generado por la descarga de un pequeño grupo de motoneuronas espinales al estimular el tronco nervioso que lo inerva supramaximalmente. Es debido a la conducción antidrómica del impulso nervioso, que produce la descarga por rebote de algunas motoneuronas. || **r. M** *(M r.)* Respuesta eléctrica muscular evocada por la estimulación de un nervio motor o mixto. Se debe a la excitación de las fibras nerviosas que conducen los impulsos en sentido ortodrómico o fisiológico. La respuesta M está formada por la suma de todos los potenciales de la unidad motora activados.

respuesta humoral *(humoral response)*
FISIOL. Respuesta que tiene lugar ante cambios que pueden alterar la homeostasia y que implica, principalmente, la intervención del sistema endocrino.

respuesta inmunitaria *(immune response)*
INMUNOL. Reacción del sistema inmunitario ante un estímulo inmunogénico, que incluye la producción de anticuerpos y/o una respuesta celular. || **r. inmunitaria adaptativa** *(adaptive immunity r.)* Mecanismo del sistema inmunitario que se caracteriza por su especificidad antigénica y memoria inmunológica. Incluye a todos aquellos procesos en los que participan los linfocitos T o B. || **r. inmunitaria adquirida** *(acquired immunity r.)* Ver **respuesta inmunitaria adaptativa**. || **r. inmunitaria innata** *(innate immunity r.)* Ver **respuesta inmunitaria natural**. || **r. inmunitaria natural** *(natural immunity r.)* Mecanismo del sistema inmunitario que no depende de un contacto previo con el antígeno. Incluye la piel, las mucosas, la lisozima de las secreciones, el sistema del complemento, las células fagocíticas como neutrófilos o macrófagos, las células NK, etc. Se caracteriza por ponerse en marcha de forma inmediata, carecer de memoria inmunológica y de especificidad antigénica. || **r. inmunitaria primaria** *(primary immune r.)* Respuesta inmunitaria que se lleva a cabo al primer contacto con un antígeno concreto. Su latencia oscila entre siete y diez días y el isotipo producido de forma predominante es IgM, generalmente a título bajo y de baja afinidad. || **r. inmunitaria secundaria** *(secondary immune r.)* Respuesta inmunitaria que se lleva a cabo al segundo contacto o en contactos sucesivos con un antígeno concreto. Su latencia es mucho menor que en la respuesta primaria (entre uno y tres días), y

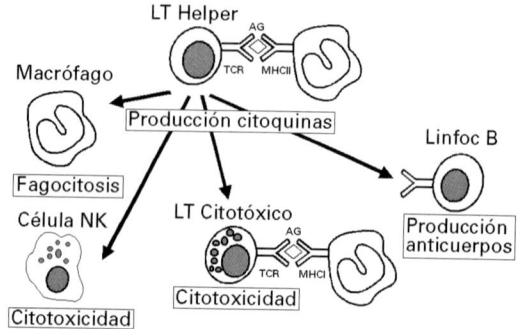

Esquema general de la *respuesta inmunitaria*

el isotipo predominante es IgG, de alta afinidad y a título alto. La eficiencia y magnitud de la respuesta secundaria es mucho mayor que la de la primaria, porque se organiza a partir de las células memoria, que se generaron en la respuesta primaria.

restricción MHC *(MHC restriction)*
INMUNOL. Reconocimiento del péptido antigénico por el linfocito T, únicamente si se encuentra unido a una molécula MHC en la membrana de la célula presentadora. Los linfocitos T CD8$^+$ tienen una restricción MHC de clase Y, porque solamente son capaces de reconocer péptidos antigénicos que se presenten unidos a moléculas MHC de clase I en la membrana de otra célula. Los linfocitos T CD4$^+$ tienen una restricción MHC de clase II, porque solo reconocen péptidos unidos a moléculas MHC de clase II en la membrana de las células presentadoras.

resucitación *(resuscitation)*
BIOÉT. f. Anglicismo por reanimación (v.).

resucitación cardiopulmonar *(cardiopulmonar resuscitation)*
CARDIOL. Conjunto de maniobras encaminadas a dar soporte vital en caso de parada cardiorrespiratoria. El soporte vital puede ser básico (reanimación cardiopulmonar básica) o avanzado (reanimación cardiopulmonar avanzada). El apoyo vital básico comprende la regla «ABCD» (vía aérea, respiración, circulación, desfibrilación), en donde A *(airway,* en inglés) es el mantenimiento de la permeabilidad de la vía aérea; B *(breathing)* es la valoración de la insuficiencia respiratoria para proporcionar ventilación al paciente; C *(circulation)* es la confirmación de la ausencia de pulso y debe proporcionarse un masaje cardiaco, y D *(desfibrillation),* en caso de poder comprobar que el ritmo cardiaco es fibrilación ventricular o taquicardia ventricular sin pulso. El apoyo vital avanzado comprende las maniobras más avanzadas como la intubación orotraqueal y la ventilación mecánica, el acceso intravenoso, etc.

retardado *(delayed)*
RADIO. adj. Que se produce más tarde.

retardo *(delay)*
CIRPLÁS. m. Técnica mediante la cual se demora el levantamiento completo de un colgajo; en el campo de la cirugía reparadora, se realiza para que se desarrolle paulatinamente una vascularización complementaria, a partir de circulacion colateral, de modo que se pueda mejorar sus posibilidades de supervivencia de cara a su transferencia. Se aplica, generalmente, a los colgajos cutáneos randomizados, en los que se realizan secciones parciales secuenciales de sus márgenes, en sesiones quirúrgicas separadas por varios días (de cinco a siete días), hasta que queda un único pedículo, en relación al cual interesa realizar la transferencia. Una vez que el colgajo ha sido trasladado a su lecho receptor debe sobrevivir, a menos que presente tensión, presión, retorcimientos, hematomas o infección.

rete mirabile *(rete mirabile)*
ANAT. f. Doble red capilar (consecutivas) que se encuentra en algunos territorios vasculares.

retención *(retention)*
ANAT. f. Término con el que se designan operaciones distintas, si bien guardan entre sí una cierta relación, que es la no eliminación completa. Así se habla de *retención urinaria,* cuando en la micción no se elimina todo el contenido vesical, o de *retención de líquidos,* cuando se produce un fallo en la excreción de los líquidos del organismo.

reticular *(reticular)*
DERMATOL. adj. Que tiene parecido o es semejante a una red.

retículo *(reticulum)*
ANAT. m. Red fina que aparece en algunas células y tejidos.

retículo marmóreo *(marbling reticulum)*
MEDLEGAL. Coloración rojiza de los vasos superficiales del cadáver que se han hecho muy visibles en los comienzos de la fase cromática de la putrefacción. Se debe a la formación de gases que empujan a la sangre hacia la periferia.

reticulocito *(reticulocyte)*
HEMATOL. m. Eritrocito joven que se caracteriza por la presencia de una red o malla formada por filamentos, restos de las fases previas nucleadas.

reticuloide actínico *(actinic reticuloid)*
DERMATOL. Fotodermatosis crónica y severa de carácter idiopático.

retina

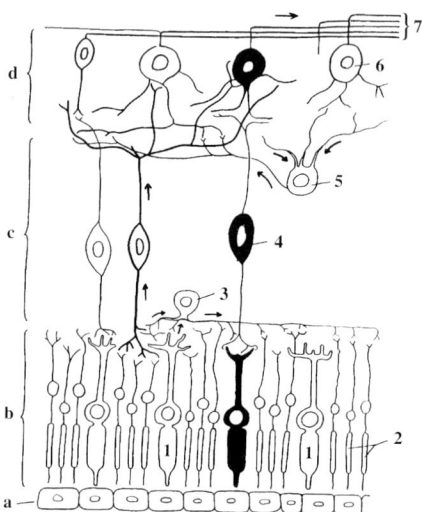

retina. Esquema de las capas y conexiones de las células retinianas: a) capa de las células pigmentadas; b) capa de conos y bastones; c) capa de células bipolares; d) capa de células ganglionares; 1) conos; 2) bastones; 3) células horizontales; 4) cuerpo de las neuronas bipolares; 5) célula amacrina; 6) células ganglionares; 7) lámina de fibras del nervio óptico. Las flechas indican la dirección de la corriente nerviosa

retina *(retina)*
ANAT. f. Membrana nerviosa del ojo, la más profunda de las tres cubiertas que forman el globo ocular. Se distinguen varias partes. Atendiendo a su capacidad visual, se divide en parte óptica y parte ciega. La *parte ciega* es la que se encuentra en el hemisferio anterior, donde solo presenta un desarrollo rudimentario. La *parte visual* de la retina está formada por tres capas celulares: la de conos y bastones, la de células bipolares y la capa ganglionar. En la parte visual se distingue la mácula lútea, lugar de máxima acuidad visual, y el punto ciego, lugar por donde salen las fibras que forman el nervio óptico.

retináculo *(retinaculum)*
ANAT. m. Brazalete membranoso que impide que los tendones, al contraerse sus músculos, deformen la superficie del brazo o de la pierna y pierdan eficacia; como el retináculo de los músculos flexores de la mano y el retináculo de los músculos extensores de la mano, ambos a nivel de la muñeca; el retináculo de los músculos extensores del pie y el retináculo de los músculos flexores del pie, ambos en el tobillo.

retinitis *(retinitis)*
OFTALMOL. f. Inflamación de la retina. ‖ **r. actínica** *(actinic r.)* Lesión retiniana que se produce por la exposición a los rayos solares. Normalmente surge cuando se mira directamente al sol, como en el caso de un eclipse. ‖ **r. pigmentaria** *(pigmentary r.)* Ver **retinitis pigmentosa**. ‖ **r. pigmentosa** *(r. pigmentosa)* Conjunto de enfermedades hereditarias que se caracterizan por una degeneración de la retina que cursa con ceguera nocturna y pérdida del campo visual. El aspecto de la retina es muy característico, con presencia de acúmulos de pigmento en forma de espículas, vasos retinianos muy estrechos y atrofia del nervio óptico. Da lugar a un electrorretinograma plano. Es una enfermedad progresiva que conduce a la ceguera en la edad media de la vida. También se denomina retinosis pigmentaria. ‖ **r. pigmentosa sine pigmento** *(r. pigmentosa sine pigmento)* Forma atípica de retinosis pigmentosa en la que no se encuentran los cambios pigmentarios característicos del fondo de ojo. ‖ **r. por citomegalovirus** *(citomegalovirus r.)* Infección vírica que conduce a extensas áreas de necrosis retiniana. Es la principal causa de ceguera en pacientes con SIDA, siendo un proceso muy frecuente en este tipo de población.

retinoblastoma *(retinoblastoma)*
OFTALMOL. m. Tumor maligno intraocular, que normalmente afecta a niños de hasta seis años. Existe un número importante de casos de origen hereditario, en los que la afectación es bilateral. El tratamiento debe ser agresivo con radioterapia, quimiorreducción o crioterapia, gracias a lo cual se puede llegar incluso a conservar la visión. En casos especialmente agresivos puede llegar a ser necesaria la enucleación del ojo.

retinocoroidopatía serosa central *(central serous retinochoroidopathy)*
OFTALMOL. Ver **coriorretinopatía serosa central.**

retinografía *(ocular fundus photograph)*
OFTALMOL. f. Fotografía del fondo de ojo.

retinopatía *(retinopathy)*
OFTALMOL. f. Alteración retiniana, no inflamatoria, de origen vascular. ‖ **r. circinada** *(circinate r.)*

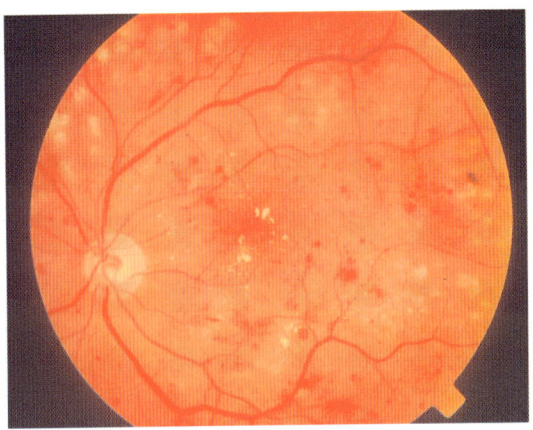

Edema macular en la *retinopatía diabética* proliferante

Alteración retiniana que se caracteriza por el depósito de exudados lipídicos de color amarillento en forma de guirnalda. || **r. de células falciformes** *(falciform cell r.)* Alteraciones retinianas secundarias a la presencia de una anemia de células falciformes. Se caracteriza por la presencia de una isquemia retiniana periférica, que pone en marcha mecanismos de neovascularización y hemorragias vítreas secundarias, similares a los de la retinopatía diabética proliferante. Ver **retinopatía diabética proliferante.** || **r. diabética** *(diabetic r.)* Conjunto de alteraciones retinianas que suceden como consecuencia de la diabetes. || **r. diabética de fondo** *(background r.)* Aquella en la que predominan los fenómenos de exudación ocular, con presencia de anomalías vasculares del tipo de microaneurismas y telangiectasias. Estas alteraciones vasculares dan lugar a la aparición de exudados lipídicos y edema macular. Es la principal causa de ceguera en los pacientes diabéticos. El tratamiento consiste en la fotocoagulación focal con láser. Ver **fotocoagulación láser focal.** || **r. diabética preproliferante** *(preproliferative diabetic r.)* Aquella en la que comienzan a aparecer fenómenos de oclusión vascular con isquemia, sin haber llegado a desarrollarse neovasos retinianos. || **r. diabética proliferante** *(proliferative diabetic r.)* Aquella en la que los fenómenos de isquemia dan lugar a la aparición de neovasos retinianos. Estos neovasos pueden ir acompañados de un tejido fibroso, cuya contracción origina desprendimientos de retina traccionales. La ruptura de los neovasos provoca la aparición de hemorragias vítreas. El tratamiento consiste en la fotocoagulación panretiniana con láser, y vitrectomía en casos de hemorragias y desprendimientos de retina. Ver **fotocoagulación panretiniana, vitrectomía.** || **r. diabética simple** *(background r. simple)* Ver **retinopatía diabética de fondo.** || **r. exudativa** *(exudative r.)* Ver **enfermedad de Coats.** || **r. hipertensiva** *(hipertensive r.)* Cambios retinianos asociados al aumento de la presión arterial sistémica. Se caracteriza por la presencia de cruces arteriovenosos, aumento del reflejo de las paredes de los vasos y, en los casos avanzados, exudación lipídica, hemorragias, exudados algodonosos e incluso edema de papila. En los casos leves, las alteraciones son indistinguibles de las asociadas a la arteriosclerosis, por la que se suele hablar de retinopatía esclerohipertensiva. || **r. leucémica** *(leukemic r.)* Lesiones retinianas que aparecen en el curso de una leucemia. Se caracteriza por la presencia de infiltrados de células tumorales en la la retina y coroides, así como de edema de papila y hemorragias diseminadas por el fondo de ojo. || **r. del prematuro** *(r. of prematurity)* Procesos retinianos que tienen lugar en recién nacidos de bajo peso que han sido sometidos a unas concentraciones altas de oxígeno en la incubadora. Esto da lugar a una isquemia vascular periférica, fruto de lo cual aparece un tejido fibroso con neovasos que, a su vez, provoca desprendimientos de retina traccionales y hemorragias vítreas. El trata-

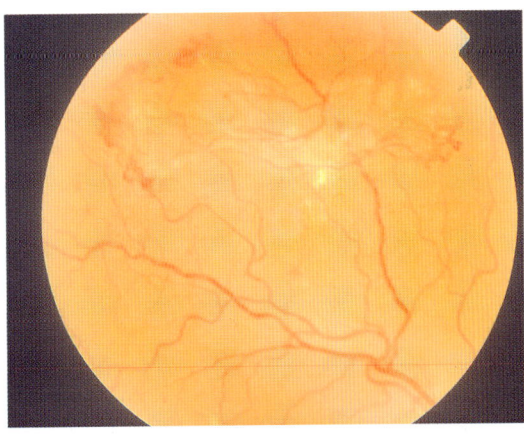

Neovasos en la *retinopatía diabética* proliferante

miento consiste en la destrucción de la retina periférica isquémica, bien mediante fotocoagulación con láser o bien mediante crioterapia. || **r. proliferante** (*proliferative r.*) Procesos de proliferación retiniana no tumoral formada por un tejido fibroso, cuya contracción da lugar a desprendimientos de retina traccionales. Este tejido puede ser avascular, como en la proliferación vitreorretiniana, o vascularizado, como en la retinopatía diabética proliferante, en la retinopatía del prematuro o en la retinopatía por células falciformes. Ver **proliferación vitreorretiniana, retinopatía diabética proliferante, retinopatía por células falciformes, retinopatía del prematuro.** || **r. de Purtscher** (*Purtscher's r.*) Alteraciones retinianas producidas por embolizaciones de aire o grasa secundarias a aplastamiento del tórax o de huesos largos. También se ha implicado, en su origen, al aumento de presión torácica y a la activación del complemento. Se caracteriza por la presencia de exudados algodonosos y hemorragias retinianas, junto con una disminución de la agudeza visual. || **r. serosa central** (*central serous r.*) Ver **coriorretinopatía serosa central.**

retinopexia (*retinopexy*)
OFTALMOL. f. Creación de una cicatriz entre el epitelio pigmentado de la retina y la retina neurosensorial, con el fin de tratar o prevenir los desprendimientos de retina. Ver **crioterapia, desprendimiento de retina, fotocoagulación.** || **r. neumática** (*pneumatic r.*) Procedimiento quirúrgico utilizado en casos concretos de desprendimiento de retina, que consiste en la inyección de un gas expansible para provocar la reaplicación de la retina y la realización de una retinopexia, bien con crioterapia o bien con láser. Ver **crioterapia, desprendimiento de retina, gas expansible, retinopexia.**

retinoscopia (*retinoscopy*)
OFTALMOL. f. Método objetivo para cuantificar la graduación ocular. Se realiza mediante la proyección de un haz de luz sobre el ojo, que debe ser neutralizado con distintos cristales correctores. La graduación del cristal que neutralice el reflejo de la luz cuando esta es movida por el explorador indicará el número de dioptrías que precisa el ojo.

retinosis (*retinosis*)
OFTALMOL. Ver **retinitis.** || **r. pigmentaria** (*r. pigmentary*) Ver **retinitis pigmentosa.**

retinosquisis (*retinoschisis*)
OFTALMOL. f. Separación de la retina sensorial en dos capas. El diagnóstico diferencial debe realizarse con el desprendimiento de retina. || **r. idiopática** (*idiopathic r.*) Retinosquisis bilateral que afecta, fundamentalmente, a la retina temporal inferior de personas mayores. Se considera como una forma pronunciada de la degeneración microquística de la retina. || **r. ligada al sexo** (*X. linked r.*) Retinosquisis de carácter hereditario que afecta únicamente a varones y que se asocia a una degeneración quística de la mácula y que presenta condensaciones vítreas en forma de cordones o velos. || **r. senil** (*senile r.*) Ver **retinosquisis idiopática.**

retinotomía (*retinotomy*)
OFTALMOL. f. Corte realizado en la retina en el curso de una cirugía de desprendimiento de retina, complicado por una proliferación vitreorretiniana, para permitir la relajación y extensión de la misma. Ver **desprendimiento de retina, proliferación vitreorretiniana, vitrectomía.**

retirada apática (*apathetic retreat*)
PSICOL. Mecanismo de defensa por el que el individuo se enfrenta a conflictos emocionales y a amenazas de origen interno o externo a través de la desmotivación, el desinterés y la indiferencia apática. Corresponde a un nivel defensivo de acción.

retirada de nutrición-hidratación (*removing nutrition-hidration*)
BIOÉT. Ver **eutanasia, futilidad, hidratación, nutrición.** || **r. de respirador** (*r. breather*) Ver **futilidad.**

retracción (*retraction*)
ANAT. f. Término empleado en medicina con dos sentidos: uno, el etimológico, para indicar un movimiento hacia atrás; el otro, que hace referencia a una célula o tejido que ha sufrido una disminución del volumen.

retracción palpebral (*lid retraction*)
ENDOCRINOL. Signo clínico que forma parte de la oftalmopatía de Graves. Puede desarrollarse como consecuencia de la hiperfunción tiroidea en sí, independientemente de la causa de la misma. Puede ser espástica y tónica.

retrasados mentales (*mentally handicapped person*)
BIOÉT. Ver **malformación**.

retraso de crecimiento constitucional (*constitutional growth delay*)
ENDOCRINOL. Periodo del desarrollo de un niño durante el cual se hace más lento el crecimiento estatural así como su maduración ósea. Con posterioridad, la velocidad de crecimiento puede ser normal, permaneciendo la evolución de la talla en percentiles correspondientes al límite inferior de la normalidad. No se detectan anomalías hormonales de significación.

retraso mental (*mental retardation*)
PSICOL. Ver **deficiencia mental**.

retroalimentación (*feedback*)
FISIOL. Término tomado de la cibernética con él se indica que el resultado de un fenómeno influye frenando o inhibiendo su desarrollo. Por ejemplo, el cortisol secretado por la acción de la hormona adenocorticotropa (ACTH) inhibe la liberación de ACTH. ∥ **r. negativa** (*negative f.*) Mecanismo de retroalimentación que influye disminuyendo la respuesta. ∥ **r. positiva** (*positive f.*) Retroalimentación que tiende a incrementar la desviación de un valor crítico.

retrobulbar (*retrobulbar*)
OFTALMOL. adj. Lo que se encuentra detrás del globo ocular. Este espacio orbitario está ocupado por los músculos extrínsecos del ojo, tejido graso, el nervio óptico, vasos y nervios destinados al globo ocular. Es el lugar elegido para la inyección de anestésico en el curso de muchas cirugías oftalmológicas realizadas con anestesia local. Ver **hemorragia retrobulbar**.

retrofiltración (*retrofiltration*)
NEFROL. f. Sistema de control de la presión hidráulica que tienen los monitores de diálisis, con el fin de evitar el paso de líquido de diálisis hacia la sangre, a través del dializador. Aseguran, de forma permanente, una presión en el compartimento del dializado, no superior a la existente en el compartimento de la sangre, ya que la ultrafiltración siempre debe realizarse en el sentido de la sangre dializada y no al contrario, lo cual provocaría un riesgo de sepsis o reacciones tóxico-pirógenas.

retrognatia (*retrognatia*)
CIRPLÁS. f. Mandíbula de tamaño normal, pero retraída, que suele presentarse con un complemento disoclusivo.

retroiluminación (*retroilumination*)
OFTALMOL. f. Técnica en la que, mediante una iluminación indirecta, se consiguen detectar alteraciones en el estroma del iris, cristalino, córnea e incluso tumores intraoculares.

retrolistesis (*retrolystesis*)
RADIO. f. Deslizamiento, en sentido posterior, de una estructura respecto a su parte inferior.

retroneumoperitoneografía (*retropneumoperitoneography*)
RADIO. f. Técnica radiográfica que consiste en la introducción de aire, por punción, en el espacio retroperitoneal para delinear los contornos de las estructuras y lesiones en él contenidas, obteniéndose imágenes con fines diagnósticos.

retroperitoneo (*retroperitoneum*)
ANATPATOL. m. Región anatómica abdominopélvica, localizada por detrás del peritoneo, que contiene, entre otros órganos, el páncreas, los grandes vasos abdominales, los riñones y las glándulas suprarrenales.

retrotransposón (*retroposon*)
GENÉT. m. Elemento móvil de DNA que se transpone utilizando un intermediario de ácido ribonucleico (RNA). Ver **transposón**.

retrovirus (*retrovirus*)
MICROBIOL. m. Virus de la familia *Retroviridae*, cuyo genoma está compuesto por dos cadenas idénticas de RNA monocatenario (3,5-9,8 Kb) de sentido positivo (son, por tanto, diploides) que se replican a través de un producto intermedio de DNA. Incluyen en su cápside de 10 a 50 copias de la enzima DNA polimerasa dependiente de RNA (transcriptasa inversa). Son virus de la clase VI, según la clasificación de Baltimore. Son virus esféricos con envoltura (80-120 nm). El genoma de los retrovirus contiene al menos tres regiones genómicas: 1) región *gag*, que codifica proteínas estructurales de la cápside; 2) región *pol*, que codifica proteínas enzimáticas con acción transcriptasa inversa, endonucleasa y proteasa; y 3) región *env*, que codifica las glucoproteínas de la envoltura. Además, algunos retrovirus poseen regiones que codifi-

can diversas proteínas con función reguladora. La replicación de los retrovirus comienza con la unión de las glucoproteínas virales de la envoltura con proteínas receptoras específicas de la membrana plasmática de la célula hospedadora. La entrada del virus a la célula ocurre por fusión de la envoltura vírica con la membrana plasmática. Tras la descapsidación, la replicación comienza con la transcripción reversa del RNA viral monocatenario a DNA bicatenario. La enzima transcriptasa inversa viral, además de actividad retrotranscriptasa, posee actividad RNAsa (capaz de digerir el RNA en un híbrido RNA-DNA) e integrasa. De esta forma, una copia del genoma DNA vírico puede integrarse en el cromosoma de la célula hospedadora en forma de provirus y transcribirse como un gen celular, dando lugar tanto al RNA genómico como a los MRNA víricos. Las proteínas víricas se sintetizan como una poliproteína que se rompe en proteínas funcionales y se procesan en el retículo endoplasmático y en el aparato de Golgi. El ensamblaje de la partícula viral ocurre a nivel de la membrana plasmática, donde adquiere su envoltura y sale de la célula por un proceso de gemación o extrusión, no por lisis celular. Dentro de los retrovirus se incluyen tres subfamilias: *Oncovirus, Spumavirus* y *Lentivirus*. Los *Oncovirus* (ver **oncovirus**) pueden transformar o inmortalizar las células hospedadoras. Los *Spumavirus* producen un efecto citopático característico, pero no causan ninguna infección de interés clínico. Los *Lentivirus* son virus lentos que causan enfermedades neurológicas o inmunosupresoras, como el virus de la inmunodeficiencia humana (HIV). Ver **virus de la inmunodeficiencia humana**.

reumatismo (*rheumatism*)
ANAT.PATOL. m. Cualquiera de las diversas enfermedades que se caracterizan por la inflamación y degeneración o alteración metabólica del tejido conectivo del cuerpo, especialmente en las articulaciones y las estructuras relacionadas (músculos, bolsas articulares, tendones y tejido fibroso).

reutilización (*hemodialyzer reuse*)
NEFROL. f. Empleo en más de una ocasión de los dializadores capilares o de placas que, en principio, son de único uso. Una potencial ventaja de este procedimiento es que aumenta la biocompatibilidad debido a la capa proteica que tapiza la membrana la primera vez que se utiliza, previniendo la activación del complemento y sus consecuencias. No obstante, tiene tres grandes desventajas: pérdida de eficacia para transferir solutos y de la capacidad de ultrafiltración; posible capacidad potencial de contaminación por bacterias y endotoxinas y, finalmente, riesgo de transmisión de los agentes infecciosos. El principal criterio para practicar el reempleo (por no decir el único) es el económico, ya que se abarata el precio de la diálisis.

revascularización (*revascularization*)
CARDIOL. f. Restablecimiento del flujo sanguíneo en un tejido isquémico, bien de manera fisiológica, o bien artificialmente, mediante el empleo de un injerto o de una prótesis vascular o la realización de una angioplastia.

revelado (*developed*)
RADIO. m. Proceso que consiste en hacer visible una imagen fotográfica que se halla en estado latente, sensibilizada por la luz o por radiaciones X, mediante la acción de soluciones reveladoras, que provocan la reducción de las moléculas de bromuro de plata, presentes en la imagen latente a plata metálica.

revelador (*developer*)
RADIO. m. Conjunto de compuestos químicos que interactúan con la emulsión de haluros de plata, ya sensibilizada por la luz, produciendo su reducción a plata metálica, que queda fijada sobre el sustrato.

reveladora (*film processing*)
RADIO. f. Equipo de revelado automático que contiene cubetas con los líquidos revelador y fijador, con agua y con un secador en su porción final, por el que se transporta la película radiográfica mediante un engranaje de rodillos, acomodándose la velocidad de paso de una película al tiempo requerido para que se produzca una correcta interacción con los líquidos y conseguir así el proceso de revelado adecuado. Es similar a una procesadora. || **r. seca** (*dry processing f.*) Aparato que permite reproducir, sobre diferentes sustratos y utilizando la luz o el calor, una información o imagen, transmitida por vía electrónica, realizándose el revelado de la película por sistemas de procesado en seco.

revisión *(check-up)*
CIRGEN. f. Consulta médica de un paciente que ha sido visto o tratado previamente por el médico en el mismo proceso. Ver **posoperatorio, seguimiento.**

revulsivo *(revulsive)*
FARM. adj. Que produce una inflamación superficial (revulsión) para contrarrestar los efectos de otro proceso inflamatorio más profundo y peligroso.

RFLP *(restriction filaments longitudinal polymorphism, RFLP)*
GENÉT. Siglas inglesas de polimorfismo en la longitud de fragmentos de restricción. Se debe a una diferencia en la secuencia de nucleótidos que permite reconocer los distintos alelos mediante digestión del DNA con enzimas de restricción, ya que la presencia o ausencia de un lugar de restricción hace que se generen fragmentos de distinta longitud.

Rhabdoviridae *(Rhabdoviridae)*
MICROBIOL. Familia de virus con genoma RNA lineal (11 Kb), monocatenario de sentido negativo. Las partículas virales incluyen una enzima RNA polimerasa dependiente de RNA. Son virus de la clase V, según la clasificación de Baltimore. Los viriones tienen forma de «bala», la cápside es helicoidal y poseen envoltura (80×380 nm). Son patógenos de mamíferos, peces, aves, invertebrados y plantas. La superficie del virus está cubierta de grandes proyecciones formadas por la glucoproteína de la envoltura, que interviene en la adherencia a la célula hospedadora. La entrada a la célula tiene lugar por endocitosis. La replicación viral ocurre en el citoplasma celular donde las nucleocápsides forman unas inclusiones características, denominadas cuerpos de Negri (ver **cuerpos de inclusión**). El virus sale a través de la membrana plasmática por gemación. El virus de la rabia es el rhabdovirus, que produce la infección más importante en el ser humano. Su replicación queda limitada al tejido neuronal. Normalmente, el virus infecta al hombre tras la mordedura de algún animal rabioso, portador del virus en la saliva. Tras multiplicarse en el músculo lugar de la inoculación, el virus penetra en el sistema nervioso periférico, pudiendo progresar hacia el sistema nervioso central. Normalmente, la rabia clínica sigue un curso mortal.

Rhinovirus *(Rhinovirus)*
MICROBIOL. Género de virus de la familia *Piconaviridae*. Constituye la causa más importante del catarro común y de la infección de las vías respiratorias altas. A diferencia de los enterovirus, son incapaces de replicarse en el tracto gastrointestinal. Ver **picornavirus.**

RIA *(RIA)*
MEDNUCL. Acrónimo de radioinmunoanálisis, técnica de análisis por inmunocompetición que se utiliza con fines diagnósticos, capaz de determinar, en muestras obtenidas del paciente, hormonas u otras sustancias en concentraciones muy bajas.

ribavirina *(ribavirin)*
FARMCLÍN. f. Antivírico de amplio espectro. Es útil cuando se administra por vía inhalatoria en el tratamiento de la infección producida por el virus sincitial respiratorio.

riboflavina *(riboflavin)*
FARM. f. Vitamina B_2, esencial en la dieta humana y abundante en los huevos, la leche y las frutas. Es precursora de dos coenzimas, el FMN y el FAD, necesarios para la actividad de flavoproteínas, en las que funcionan como transportadores electrónicos en reacciones de óxido-reducción. Su deficiencia se manifiesta por fisuras en las comisuras labiales, glositis, etc.

ribonucleasa *(ribonuclease)*
BIOQUÍM. f. Enzima que rompe los enlaces éster fosfato del RNA.

ribonucleoproteína nuclear *(nuclear ribonucleoprotein)*
BIOQUÍM. Proteína conjugada que tiene una o varias moléculas de RNA asociadas como grupo prostético. Interviene en el proceso de corte y empalme de exones, durante la maduración del RNA.

ribosa *(ribose)*
BIOQUÍM. f. Monosacárido de cinco carbonos del grupo de las aldosas, presente en la estructura de los ácidos nucleicos y nucleótidos.

ribozima *(ribozyme)*
BIOQUÍM. f. Molécula de RNA que tiene capacidad para catalizar reacciones bioquímicas, especialmente durante el procesamiento de algunos RNA.

ribulosa *(ribulose)*
BIOQUÍM. f. Monosacárido de cinco carbonos del grupo de las cetosas.

Rickettsia *(Rickettsia)*
MICROBIOL. Género que agrupa a bacterias gram-negativas (familia *Rickettsiaceae*) bacilares, parásitas intracelulares obligadas de los vertebrados (incluyendo el hombre) y de artrópodos (garrapatas, pulgas, piojos, etc.). Los segundos actúan como vectores y facilitan la transmisión de las rickettsias entre los diferentes hospedadores. Las rickettsias crecen generalmente en el citoplasma de la célula hospedadora y, con menor frecuencia, en el núcleo. La especie tipo, *Rickettsia prowazekii*, es el agente causal del tifus epidémico (exantemático), enfermedad transmitida por la picadura del piojo, que provocó una enorme mortalidad en épocas de guerra debido a las condiciones de hacinamiento y a los bajos niveles sanitarios. Los síntomas clínicos más característicos del tifus epidémico son, inicialmente, fiebre, debilidad generalizada, dolor de cabeza, escalofríos, y, más tarde, la aparición de un exantema que comienza en las axilas y luego se extiende por todo el cuerpo, respetando la cara y palmas de las manos y de los pies. Si no se trata, la enfermedad puede dar lugar a graves complicaciones (daños en el sistema nervioso, pulmones, corazón) que pueden ser mortales. *R. typhi* es el agente causal del tifus murino, enfermedad más leve que la anterior y que se transmite por la picadura de la pulga. *R. rickettsii* y *R. tsutsugamushi* son los agentes causales de la fiebre manchada (o exantemática) de las Montañas Rocosas, y del tifus de los matorrales, respectivamente, dos graves enfermedades con síntomas similares a los del tifus exantemático. Las ricketsias se pueden propagar en animales de laboratorio, piojos, saco vitelino de embriones de pollo y en varias líneas celulares.

rico *(rich)*
BIOÉT. Ver **paciente importante**.

riesgo *(risk)*
BIOÉT. Ver **efectos tolerados**. || **r. aceptable** *(acceptable r.)* Ver **efectos tolerados, futilidad**. || **r. biológicos** *(biological r.)* Ver **prevención del SIDA y ética**. || **r. de contagio** *(infection r.)* Ver **prevención del SIDA y ética**. || **r. de salud** *(health r.)* Ver **deber de preservar la salud**.

riesgo de recurrencia *(recurrence risk)*
GENÉT. Probabilidad de que un nuevo descendiente, de una familia con un trastorno heredado, sufra ese trastorno. Para trastornos que siguen una herencia mendeliana monogénica, se calcula aplicando los principios de la genética mendeliana y el análisis de Bayes. Para trastornos que no siguen una herencia mendeliana, se utiliza el riesgo empírico. || **r. empírico** *(empiric r.)* Riesgo de ocurrencia o de recurrencia que se calcula directamente a partir de los datos epidemiológicos de un trastorno hereditario.

riesgo de sensibilización *(risk of sensitization)*
NEFROL. En los pacientes en lista de espera de trasplante renal es la posibilidad de generar anticuerpos linfocitotóxicos frente a un papel de linfocitos procedentes de treinta a cincuenta donantes de sangre. Las principales causas de sensibilización son los embarazos (antígenos de histocompatibilidad del feto procedentes del padre y no compartidos por la madre), las transfusiones sanguíneas, el rechazo de injertos previos, las infecciones virales y las enfermedades autoinmunes. La principal causa de sensibilización severa es la pérdida precoz del injerto por rechazo agudo.

rifabutina *(rifabutin)*
FARMCLÍN. f. Antibiótico ansamicina.

rifampicina *(rifampicin)*
FARMCLÍN. f. Antibiótico ansamicina.

rigidez *(rigidity)*
NEUROL. f. Aumento de la resistencia al estiramiento pasivo de un músculo, grado de estiramiento dependiente. La resistencia puede ser discontinua, dando la sensación de estar moviendo una rueda dentada. Se observa en la enfermedad de Parkinson y en otros síndromes rígido-acinéticos, habitualmente debidos a enfermedades de los ganglios basales. Ver **signo de Negro**. || **r. de decorticación** *(decorticate r.)* Hipertonía que provoca una posición característica de los brazos y de las piernas de los pacientes en coma. Los brazos presentan una posición flexionada, a nivel del codo, y de las muñecas y las piernas extendidas, en el lado contralateral a la lesión, o en ambos lados. Se puede observar en distintos daños neurológicos que provoca una compresión diencefálica baja. || **r. de descerebración** *(decerebrate r.)* Hipertonía

que provoca una postura en extensión de los brazos y piernas, presente en pacientes en coma y cuando es motivada por una lesión o compresión mesencefálica. Esta posición aparece, en ocasiones, ante estímulos dolorosos, observándose entonces una extensión y rotación interna del brazo. || **r. en rueda dentada** *(cog-wheel r.)* Ver **rigidez, signo de Negro.** || **r. de nuca** *(nuchal r.)* Dificultad y limitación a la flexión del cuello, siendo imposible que el paciente, de forma pasiva, lleve su barbilla contra el esternón. Es un signo de irritación meníngea y se observa en cuadros como la meningitis y las hemorragias subaracnoideas.

rigidez cadavérica *(rigor mortis)*
MEDLEGAL. Estado de contracción permanente de los músculos, que les confiere una gran dureza e inflexibilidad, quedando fijas las articulaciones, lo que imposibilita su movilidad pasiva. Esta contractura aparece también en los músculos de fibra lisa, como el diafragma y el corazón. Su instauración es descendente, comenzando por los músculos masticatorios hasta llegar a las extremidades inferiores. Aparece a las tres a seis horas después de la muerte, suele ser completa a las ocho o diez horas y su intensidad máxima ocurre a las veinticuatro horas. Se debe al agotamiento de las reservas de ácido adenosintrifosfato (ATP), que pasa a ácido adenosindifosfato, no estableciéndose la reacción inversa de regeneración del ATP. La rigidez desaparece al instaurarse la putrefacción.

rigor *(rigor)*
FISIOL. m. Palabra latina equivalente a rigidez. || **r. mortis** *(r. mortis)* La rigidez que aparece varias horas después de producirse la muerte (ver **rigidez cadavérica**).

rija *(chronic dacryocystitis)*
OFTALMOL. Ver **dacriocistitis crónica.**

rima *(rima)*
ANAT. f. Abertura comprendida entre dos labios. || **r. de la glotis** *(r. glottidis)* Hendidura delimitada por las cuerdas vocales. || **r. oral** *(r. oris)* Hendidura delimitada por los labios de la boca. || **r. de los párpados** *(r. palpebrarum)* Hendidura de los párpados. || **r. pudenda** *(r. pudenda)* Hendidura por los labios mayores de la vulva.

rinal *(rinal)*
ANAT. adj. Relacionado con la nariz.

rinencéfalo *(rhinencephalon)*
ANAT. m. Etimológicamente es la parte del encéfalo que tiene que ver con la olfación. Desde un punto de vista funcional, el sistema rinencefálico, además de intervenir en la función olfatoria, también toma parte en otras funciones, como son todas aquellas en que hay una integración emotivo-visceral.

rinion *(rhinion)*
CIRPLÁS. m. Extremo inferior de la sutura entre los huesos nasales o sutura interna.

rinitis *(rhinitis)*
ALERGOL. f. Inflamación de la mucosa de las fosas nasales, que puede tener un origen alérgico, vasomotor, infeccioso o bien por factores físico-químicos irritativos. Según la duración de los síntomas, se pueden clasificar en *perennes* o *estacionales.*

rinitis alérgica *(allergic rhinitis)*
OTORRIN. Inflamación de la mucosa de las fosas nasales de causa alérgica. Puede ser aguda o crónica, perenne o estacional (fiebre del heno). || **r. atrófica** *(atrophic r.)* Patología de la mucosa nasal con formación de costras, que al desprenderse objetivan una cavidad nasal ensanchada. La mucosa aparece atrófica y desecada, hay una transformación fibrosa subepitelial y un aretracción de los cornetes inferiores. Si se acompaña de exudación fétida se llama ocena. || **r. medicamentosa** *(drug r.)* Inflamación de la mucosa nasal como consecuencia del abuso de vasoconstrictores locales. Es crónica y se caracteriza por la obstrucción nasal. || **r. vasomotora** *(vasomotor r.)* Rinitis de curso paroxístico, con presencia de una mucosa nasal pálida, y durante la crisis se produce una secreción acuosa profusa y la tumefacción de cornetes, como en la rinitis alérgica. Se debe a una hiperreactividad nasal inespecífica y se produce en situaciones de ansiedad, tensión y frío.

rinne *(rinne)*
OTORRIN. f. Prueba empleada para la comparación monoaural entre vía aérea y vía ósea. El diapasón, que emite sonido, se coloca delante del conducto auditivo externo (audición vía aérea) y después se sitúa en la mastoides del mismo lado y se pregunta al paciente en cuál

de los dos lugares obtiene una audición del sonido más intensa. Se denomina rinne positivo cuando el paciente percibe mejor por vía aérea, sugiriendo un sistema auditivo normal o una hipoacusia de percepción. Se denomina rinne negativo cuando es mayor la percepción ósea, sugiriendo una hipoacusia de transmisión. También se denomina prueba acústica.

rinoantritis *(rhinoantritis)*
OTORRIN. f. Inflamación de la cavidad nasal y del antro de Highmore (seno maxilar).

rinofima *(rhinophyma)*
CIRPLÁS. m. Engrosamiento permanente del tejido conectivo, vasos e hipertrofia de las glándulas sebáceas de la pirámide nasal, fundamentalmente de la punta, con el consiguiente agrandamiento y dilatación, aportando un aspecto lobulillado. Es una forma clínica de rosácea *(rosácea hipertrófica)*. Resulta más característica en los adultos varones. La edad media de los pacientes afectados es de 50 años. Presenta un potencial de malignización (carcinoma vasocelular, espinocelular y angiosarcoma).

rinofina *(copper nose)*
DERMATOL. f. Hipertrofia de los tejidos blandos de la nariz.

rinolalia *(rhinolalia)*
OTORRIN. f. Alteración de la fonación debido a la participación excesiva (rinolalia abierta) o insuficiente (rinolalia cerrada) de la nasofaringe y de las fosas nasales como resonadores supralaríngeos, dando lugar a alteraciones en el timbre de la voz.

rinolicuorrea *(rhinolicuorrhea)*
NEUROL. f. Salida del líquido cefalorraquídeo por la nariz.

rinomanometría *(rhinomanometry)*
OTORRIN. f. Medida de la resistencia nasal al flujo aéreo. Puede ser anterior o posterior.

rinomanómetro *(rhinomanometer)*
OTORRIN. m. Manómetro empleado en la rinomanometría.

rinoplastia *(rhinoplasty)*
CIRPLÁS. f. Cirugía plástica o reparadora de la pirámide nasal, destinada a corregir una deformación, congénita o adquirida, en su estructura externa o con una finalidad puramente estética. Incluye operaciones en las estructuras óseas y cartilaginosas nasales, así como en la piel o mucosa. Con frecuencia, se asocia a actuaciones encaminadas a mejorar la función nasal (rinoplastia funcional), entre las que detacan la desviación septal o la insuficiencia valvular interna. ‖ **r. abierta** *(open r.)* Procedimiento de cirugía plástica en el que se realiza una incisión en la parte más estrecha de la columella y marginal al vestíbulo nasal, con una posterior exposición del tercio inferior de la nariz. Tiene un gran valor para los pacientes con asimetría de la punta. También llamada rinoplastia externa. ‖ **r. cerrada** *(closed r.)* La técnica más clásica de la rinoplastia que consiste en la esqueletonización del armazón osteocartilaginoso, con una ulterior adaptación de los tejidos blandos a la nueva forma del armazón nasal, realizando esta operación mediante incisiones mucoisas, intranasales, sin realizar ninguna incisión cutánea.

rinorrea *(rhinorrhea)*
OTORRIN. f. Descarga de una secreción mucosa, serosa o purulenta por las narinas (rinorrea anterior) o por las coanas (rinorrea posterior).

rinosalpingitis *(rhinosalpingitis)*
OTORRIN. f. Inflamación de la mucosa de la nariz y de la trompa de Eustaquio.

rinoscleroma *(rhinoscleroma)*
DERMATOL. m. Afección nodular que se localiza en la nariz y debida a la infección por *Klebsiella rhinoscleromatis*.

rinoscopia *(rhinoscopy)*
OTORRIN. f. Exploración de las fosas nasales mediante un espéculo. Puede ser anterior, si el

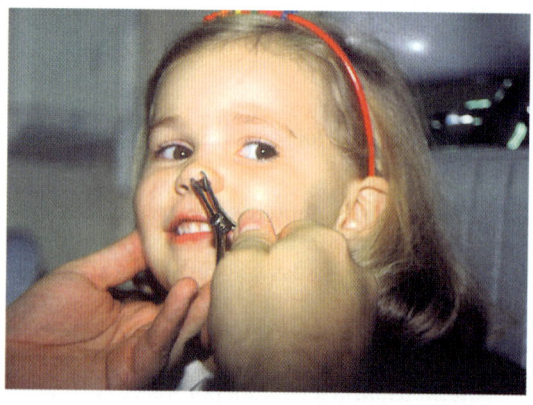

rinoscopia anterior

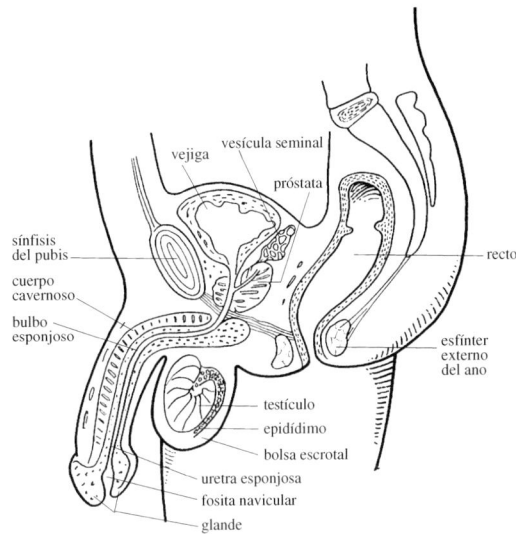

riñón. Corte sagital de la pelvis masculina para mostrar las relaciones de los órganos genitourinarios

espéculo se introduce por las narinas, o posterior, si se sitúa un espejo por detrás del velo del paladar observando las fosas nasales desde el cavum y las coanas.

rinosinubronquial *(rhinosinubronchial)*
ALERGOL. f. Afección que se caracteriza por una inflamación de la mucosa nasal, paranasal y bronquial, generalmente de origen infectivo o alérgico.

rinosinupatía *(rhinosinupathology)*
ALERGOL. f. Afectación de la mucosa nasal y paranasal. ‖ Inflamación de la mucosa nasal y de los senos paranasales.

riñón *(kidney)*
ANAT. m. Órgano urinario adosado a la pared posterior del abdomen. Se extiende entre la última vértebra torácica y la tercera lumbar (el riñón derecho se encuentra un par de centímetros más bajo que el izquierdo debido al hígado). Tiene forma de habichuela y, cuando se secciona longitudinalmente, se observan en él dos porciones de una estructura diferente: la corteza, de un color rojo burdeos, y la médula, de una tonalidad rosácea. El borde medial del riñón está excavado formando el seno renal. El riñón está rodeado por una fuerte cápsula y rodeándolo se encuentra un tejido adiposo, envuelto por la cápsula adiposa; el peritoneo cubre su cara anterior. El parénquima renal está constituido por las unidades denominadas nefronas, encargadas de filtrar la sangre y reabsorber las sustancias útiles del filtrado. La orina es vertida a los conductos colectores que desembocan en los cálices menores de la pelvis renal. La cantidad de sangre que filtran ambos riñones es aproximadamente de 1.300 litros diarios. ‖ **r. de Ask-Upmark** *(Ask Upmark's k.)* Ver **hipoplasía renal segmentaria.**

riñón con arterias múltiples *(multiple renal arteries kidney)*
NEFROL. Anomalía que se detecta en un 20-30% de los individuos normales y, habitualmente, procede de divisiones precoces de la arteria renal que sale de la aorta (o directamente de la aorta, o aberrantes de la mesentérica superior, suprarrenal, testicular u ováricas). Estos vasos se dirigen, generalmente, al polo inferior del riñón y no son de hecho arterias accesorias, ya que cada una de ellas irriga una parte del riñón y su obstrucción daría lugar a una isquemia completa o a un infarto parcial del área de su distribución. Conviene valorarlo a la hora de efectuar una nefrectomía de un donante vivo o de un cadáver, para que no pase inadvertido. ‖ **r. en esponja medular** *(medullary sponge k.)*

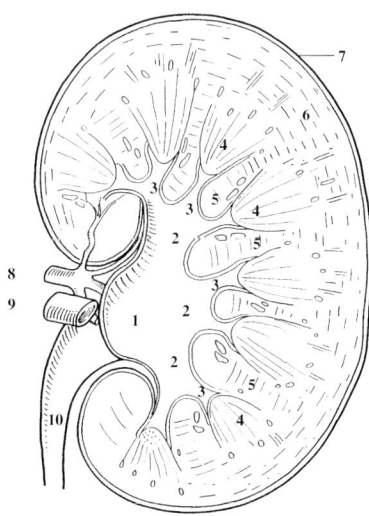

riñón seccionado por la mitad: 1) pelvis renal; 2) cálices mayores; 3) cálices menores; 4) pirámides renales; 5) columnas renales; 6) corteza del riñón; 7) cápsula renal; 8) arteria renal; 9) vena; 10) uréter

Trastorno congénito no hereditario que se caracteriza por la presencia de túbulos colectores dilatados en una o varias papilas renales. Su incidencia es de 1/5.000 y, en general, es una afección benigna y asintomática. Puede dar complicaciones en forma de infecciones urinarias de repetición, nefrolitiasis y hematurias. En muy raras ocasiones evoluciona hacia una insuficiencia renal. Se denomina también enfermedad de Cachi-Ricci o ectasia tubular precalicilar || **r. en herradura** *(horseshoe k.)* Anomalía congénita que se caracteriza por la unión de ambos riñones, habitualmente por el polo inferior. La incidencia suele ser de un caso cada 600-800 nacimientos. Se asocia con otras malformaciones congénitas, síndromes polimalformativos y alteraciones cromosómicas, con frecuencia incompatibles con la vida. Puede no producir síntomas o cursar con ciertas manifestaciones de infecciones urinarias, hematuria, masa abdominal o dolor abdominal inespecífico. El diagnóstico se realiza a través de una ecografía, un estudio isotópico o de una tomografía axial computarizada. || **r. hipoplásico** *(renal hypoplasia k.)* Disminución congénita del tamaño del riñón, asociada a un número reducido de nefronas. Representa el 8% de las causas de insuficiencia renal crónica terminal en el niño y existen tres variedades: el riñón enano o en miniatura, la oligomeganefronia y la hipoplasia renal segmentaria (v.) o riñón de Ask-Upmark. || **r. del mieloma** *(myeloma k.)* Lesiones características túbulo-intersticiales por la excreción de cadenas ligeras, con una precipitación intraluminal y formación de los típicos cilindros de proteínas de Bence-Jones, atrofia tubular y fibrosis intersticial con inflamación. Los cilindros son multilaminados, eosinófilos y, a menudo, calcificados. Están rodeados de células gigantes multinucleadas y detrinis celulares. Predominan en los túbulos distales y los colectores. || **r. poliquístico** *(policystic k.)* Ver **poliquistosis renal**.

riñón flotante *(nefroptosis)*
UROL. Término en desuso que indicaba el descenso espontáneo en el ortostatismo de los riñones, especialmente del lado derecho en pacientes delgadas. En la actualidad no se considera patológico.

ritidectomía *(ritidectomy)*
CIRPLÁS. f. Plastia que consiste en la eliminación de las arrugas, la flacidez o el relajamiento de los tejidos envejecidos mediante el estiramiento de la piel. Suele aplicarse en concreto al estiramiento y la resección cutánea realizada en el *lifting* facial, considerándose sinónimo de esta palabra inglesa.

ritmo *(rhythm)*
FISIOL. f. Periodicidad con que se suceden determinados fenómenos o movimientos. || **r. biológico** *(biological r.)* Cualquiera de los múltiples ritmos que presentan los seres vivos. || **r. cardiaco** *(cardiac r.)* Periodicidad con que se suceden las contracciones cardiacas. Cuando se acelera se habla de taquicardia, y si se se hace más lento, de bradicardia. || **r. nodal** *(nodal r.)* El que corresponde al nódulo atrioventricular, que suele oscilar alrededor de 30 estímulos por minuto. || **r. respiratorio** *(respiratory r.)* Aquel con el que se suceden los movimientos respiratorios. Cuando es superior al normal (unas 16 por minuto) se habla de taquipnea, y cuando es inferior, de bradipnea.

ritmo α *(α rhythm)*
NEUROL. Actividad electroencefalográfica de frecuencia comprendida entre 8 y 12 Hz. Se observa en sujetos normales, en las regiones occipitales, con los ojos cerrados. || **r. β** *(β r.)* Actividad electroencefalográfica de frecuencias comprendidas entre 12 y 20 Hz. || **r. δ** *(δ r.)* Actividad electroencefalográfica de frecuencia por debajo de 3,5 Hz. || **r. sueño-vigilia** *(sleep-wake r.)* Alternancia normal del periodo de sueño con el periodo de vigilia. Todo el ciclo tiene 24 horas, aunque existen patologías en las que este tiempo puede estar aumentado o disminuido. || **r. θ** *(θ r.)* Actividad electroencefalográfica de frecuencia entre 4 y 8 Hz.

ritmo circadiano *(circadian rhythm)*
ENDOCRINOL. Variación periódica de un parámetro biológico cuyo ciclo completo es de 24 horas. || **r. circanual** *(circannual r.)* Variación periódica de un parámetro biológico cuyo ciclo completo es un año. || **r. circhoral** *(circhoral, r.)* Variación periódica de un parámetro biológico cuyo ciclo completo es de una hora. || **r. ultradiano** *(ultradian r.)* Variación periódica de un parámetro biológico cuyo ciclo completo es inferior a veinticuatro horas.

ritmo de galope de Gallavardin *(Gallavardin's gallop rhythm)*
CARDIOL. Ritmo de galope presistólico típico del bloqueo auriculoventricular. || **r. sinusal** *(si-*

nusal r.) Ritmo cardiaco fisiológico originado en el nódulo sinoauricular. Electrocardiográficamente, el ritmo sinusal normal se caracteriza por la presencia de ondas P positivas en las derivaciones DI, DII, aVF, y de V3 a V6, y negativas en aVR; intervalos PR constantes y comprendidos entre 120 y 220 mseg, intervalos PP constantes o con variaciones menores del 10%, ondas P siempre seguidas de complejos QRS, y frecuencia comprendida entre 50 y 100 latidos por minuto.

ritonavir *(indinavir)*
FARMCLÍN. m. Antirretroviral útil en el tratamiento del SIDA. Presenta un efecto sinérgico al asociarlo a otros antirretrovirales.

ritual *(ritual)*
PSIQUIAT. m. Acto repetitivo que se realiza de manera compulsiva para aliviar la ansiedad. La presencia de rituales es característica del trastorno obsesivo compulsivo.

rizólisis *(rhizolysis)*
ORTOP. f. Neurotomía percutánea mediante ondas de radiofrecuencia.

rizotomía *(rhizotomy)*
ORTOP. f. Interrupción de una de las raíces de los nervios raquídeos. También se denomina radicotomía. ‖ **r. anterior** *(anterior r.)* Sección de las raíces anteriores o motoras. ‖ **r. posterior** *(posterior r.)* Sección de las raíces nerviosas posteriores sensitivas. Se efectúa para aliviar un dolor intratable.

RM *(MRI)*
RADIO. Siglas de resonancia magnética (v.).

RNA *(RNA, ribonucleic acid)*
BIOQUÍM. Siglas inglesas de ácido ribonucleótido. Molécula formada por un polirribonucleótido de longitud variable que contiene uracilo en vez de iimina. Hay tres tipos: RNA mensajero (mRNA), RNA ribosomal (rRNA) y RNA transferente (tRNA). ‖ **RNA autoempalmante** *(ribozime)* Ver **ribozima**. ‖ **RNA cebador** *(RNA primer)* Pequeña molécula de RNA (aproximadamente 5 nucleótidos), complementaria a una de las hebras del DNA molde, que sintetiza la primasa durante el proceso de replicación del DNA de *E. coli*. Este RNA cebador es eliminado al final de la replicación por la actividad exonucleasa 5'→3' de la DNA polimerasa I. En eucariotas la propia DNA polimerasa, que replica el DNA, sintetiza el cebador. ‖ **RNA mensajero (mRNA)** *(messenger RNA, mRNA)* Molécula de RNA que es el resultado de la transcripción de una secuencia de DNA. Salvo ciertas exepciones aisladas, un RNA mensajero madura en el núcleo y es exportado al citoplasma para ser traducido. ‖ **RNA mensajero antisentido** *(antisense RNA)* Molécula de RNA cuya secuencia es total o parcialmente complementaria a la de un RNA mensajero. Puede, por tanto, hibridar con ella e interferir en su función biológica, p. ej., inhibiendo su traducción. ‖ **RNA mensajero policistrónico** *(polycistronic messenger RNA)* Molécula de RNA que es el producto de la transcripción de varios genes dispuestos en tándem, normalmente de función relacionada. Son típicos de procariotas y se forman en la transcripción de un operón. ‖ **RNA-polimerasa** *(RNA-polymerase)* Complejo enzimático que cataliza la síntesis de RNA (transcripción), utilizando como molde la cadena antisentido de una molécula de DNA. ‖ **RNA transferente** *(transferent RNA)* Ver **tRNA**.

roce pleural *(pleural friction rub)*
PNEUMOL. Sonido chirriante que se produce por el movimiento de la pleura visceral sobre la pleura parietal cuando la superficie de ambas hojas presenta asperezas. Generalmente se puede oír hacia el final de la inspiración y justo después del comienzo de la espiración. También se denomina frote pleural.

rochalimaea *(rochalimaea)*
MICROBIOL. Ver **Bartonella**.

rocuronio *(rocuronium)*
ANEST. m. Fármaco agente bloqueante neuromuscular de tipo no dcspolarizante, de la familia *Aminoesteroidea*. Presenta el comienzo de acción más rápido de todos los relajantes no despolarizantes. A dosis de 0,6 mg/kg se logra la intubación orotraqueal en 90 segundos. Su duración es de 30 a 45 minutos.

rodete articular *(labrum articulare)*
ANAT. Anillo de fibrocartílago que se adosa al borde de una de las dos superficies articulares. Se encuentra rodeando tanto la cavidad cotiloidea (articulación coxofemoral) como la cavidad glenoidea (articulación escapulohumeral). Su misión es ampliar la superficie articular, dificultando la luxación de la cabeza

femoral o humeral. ‖ **r. del cuerpo calloso** (*splenium*) Porción caudal del cuerpo calloso, que se incurva hacia abajo. ‖ **r. tubárico** (*torus tubaricus*) Reborde prominente que rodea el orificio faríngeo de la trompa de Eustaquio.

rodilla (*knee*)
ANAT. f. Región y articulación fémoro-tibial. En la articulación de la rodilla intervienen tres huesos: fémur, tibia y rótula. La articulación entre el fémur y la tibia es una doble condílea, y la del fémur con la rótula, troclear. En la primera se pueden realizar movimientos de flexión y extensión, y también una ligera rotación, cuando la rodilla está flexionada. La articulación fémoro-rotuliana permite el deslizamiento de la rótula en los movimientos de extensión de la pierna. La diáfisis superior del peroné se articula con la tibia, pero no forma parte de la articulación de la rodilla.

rodopsina (*rhodopsin*)
BIOQUÍM. f. Pigmento sensible a la luz, presente en los discos de los conos y bastones de la retina de la mayor parte de los vertebrados. Está compuesta por una proteína inserta en la membrana (opsina) unida, covalentemente, al retinal.

roentgen o **röntgen** (*röntgen*)
RADIO. Unidad tradicional de dosis de exposición que equivale a la exposición a la radiación que al atravesar un volumen de aire, en condiciones normales de presión y temperatura, provoca la liberación por cada centímetro cúbico, de iones y electrones que totalizan una unidad electrostática (unidad de carga eléctrica en el antiguo sistema cegesimal). Equivale a $2,58 \times 10^{-4}$ C/kg en el sistema internacional.

Roentgen, William Conrad
RADIO. Físico alemán (1845-1923) que en 1895, realizando estudios con tubos de rayos catódicos, describió las propiedades de una nueva radiación, a la que llamó rayos X, y de cuyo aprovechamiento surgió la posibilidad del diagnóstico basado en la imagen así obtenida.

roentgenografía (*roentgenography*)
RADIO. Ver **radiología**.

roentgenográfico (*roentgenographyc*)
RADIO. adj. Relativo a la radiología.

rol (*role*)
PSICOL. m. Conjunto de expectativas de comportamiento exigidas a los que ocupan una posición social determinada.

role-playing (*role-playing*)
PSICOL. Término inglés que puede traducirse por dramatización de situaciones, ensayo de roles o representación de conductas. Es una técnica que se inscribe en las de dinámica de grupos y que se fundamenta en la transferencia de vivencias. En la escenificación, los participantes desempeñan papeles o roles distintos a los que tienen asignados en la situacion real. La asunción de una determinada conducta, rol o papel (ponerse en lugar de) facilita la comprensión de los problemas que comporta y de las estructuras psicosociológicas que lo configuran.

rombo de Michaelis (*Michaelis's rhombo*)
GINECOL. Espacio anatómico comprendido entre la apófisis espinosa de la quinta vértebra lumbar, las espinas ilíacas postero-superiores y el punto de unión de los glúteos. Tiene forma romboidal. Se modifica cuando existen alteraciones en la pelvis de la mujer.

roncar (*snoring*)
OTORRIN. intr. Producir ruido por la vibración inspiratoria de las paredes de la faringe. Se asocia a una alteración en el funcionamiento del velo del paladar, de la base de la lengua y de la pared lateral de la faringe. Es un síntoma importante en pacientes que presentan el síndrome de apnea obstructiva del sueño.

roncus (*ronchus*)
PNEUMOL. m. Ruido pulmonar accesorio que se produce al pasar el aire por los bronquios de gran tamaño, estrechados por tumefacciones de la mucosa o por mucosidades. Suena como un ronquido y, generalmente, se modifica por la tos.

ropivacaína (*ropivacaine*)
ANEST. f. Primer fármaco anestésico local enantioméricamente puro. Presenta una menor toxicidad cardiaca y nerviosa que la bupivacaína, por lo que se puede utilizar en dosis mayores. Proporciona una analgesia más prolongada que la bupivacaína, con un menor bloqueo motor. Precisa de altas dosis para conseguir un bloqueo sensitivo y motor.

rosa de Bengala (*rose bengal*)
OFTALMOL. Colorante utilizado en oftalmología para teñir la mucina y las células muertas de la córnea y la conjuntiva.

rosácea (*rosacea*)
DERMATOL. f. Dermatosis acneiforme que se caracteriza por un intenso eritema facial con telangiectasias.

roséola (*roseola*)
PEDIAT. f. Nombre genérico para las erupciones de color rosado. || **r. infantil** (*r. infantum*) Infección viral bastante frecuente en los niños hasta los dos años. Aparece un exantema de forma súbita y desaparece en pocos días, pero se manifiesta con fiebre alta, aunque no reviste gravedad.

roseta (*rosette formation*)
NEFROL. f. Figura resultante de la adherencia de los glóbulos rojos alrededor de un linfocito por la presencia de receptores celulares. Es una técnica sencilla, pero en desuso en la actualidad, ya que se dispone de mejores marcadores de las subpoblaciones linfocitarias (anticuerpos monoclonales anti-CD para los linfocitos T y antiinmunoglobulinas para las células B). || **r. B** (*B-cell r.*) Propiedad que tienen los linfocitos B (con receptores en su superficie para el fragmento Fc de las inmunoglobulinas) de producir rosetas con hematíes recubiertos de anticuerpos antieritrocitarios (p. ej., hematíes D recubiertos de anticuerpos anti-D). Se le denomina test de rosetas EA (eritrocito-anticuerpo), pues no precisa complemento. Estas células son, en su mayoría, theta negativas. No es un buen marcador de linfocitos B, pues otras células distintas de las células B tienen dicho marcador, como los monocitos, las células T activadas y las células K. Además, no todas las células B tienen receptor para el fragmento Fc de las inmunoglobulinas. || **r. T** (*T-cell r.*) Propiedad que tienen un 50-80% de los linfocitos humanos de sangre periférica de formar rosetas en presencia de hematíes de cRNAero. Es una técnica basada en la inmunocitoadherencia en relación con la presencia, en la superficie celular, de receptores (corresponde al receptor CD2). No son específicos del antígeno y, al no ser inhibidas por los sueros antiinmunoglobulinas, solo los producen los linfocitos T. Estas células carecen de inmunoglobulinas de membrana y de receptores para el complemento propio de las células B. El número de linfocitos formadores de rosetas desciende cuando lo está el número de células T (aplasia tímica, leucemia linfoide crónica B, etc.). Representa la forma más sencilla de numerar los linfocitos T en el hombre. Esta técnica ha sido sustituida en la actualidad por el uso de anticuerpos monoclonales anti-CD, que permiten diferenciar las diversas poblaciones linfocitarias.

rostral (*rostral*)
ANAT. adj. Se dice de la parte de un órgano que se encuentra más cerca de la cara.

rotación (*rotation*)
ANAT. f. Movimiento de giro en torno a un eje vertical. Se puede realizar en las articulaciones esferoideas y trocoides.

rotación del parto (*delibery rotation*)
GINECOL. Se produce a lo largo del parto, como el mecanismo que adapta los diámetros de la cabeza fetal a los diámetros de la pelvis materna. La cabeza fetal en el periodo expulsivo se flexiona y rota a lo largo del canal del parto. A esa rotación se le denomina interna. Una vez expulsada, la cabeza rota fuera de la pelvis materna, produciéndose el descenso y la rotación de los hombros.

rotacional (*rotational*)
RADIO. adj. Que produce alternancia o giro sobre un eje.

rotámetro (*rotameter*)
ANEST. m. Medidor del flujo de los gases administrados por los respiradores anestésicos. Existen dos grandes tipos: *de orificio variable* (con presión constante) y *de orificio fijo* (con presión variable). Todos ellos deben ser calibrados individualmente para cada gas.

rotenona (*rotenone*)
BIOQUÍM. f. Molécula con actividad insecticida, aislada de plantas del género *Lonchocarpus*, que inhibe el transporte electrónico mitocondrial a nivel de la NADH deshidrogenasa.

rótula (*patella*)
ANAT. f. Hueso pequeño de forma triangular (con el pico dirigido hacia abajo) que forma parte de la articulación de la rodilla. Sirve para que el tendón del cuádriceps (en el cual la rótula queda incluida) no roce la articulación.

rotura *(rupture)*
ANATPATOL. f. Pérdida en la continuidad de un tejido u órgano, por lo general de forma violenta.

rotura capsular *(capsular rupture)*
OFTALMOL. Rotura de la cápsula posterior que se produce durante la cirugía de catarata. Se registra en un número pequeño de casos, pudiéndose acompañar de la invasión de la cámara anterior por el humor vítreo. Esto obliga a realizar una vitrectomía anterior y puede ser, en ocasiones, necesario colocar la lente intraocular en el sulcus ciliar o, incluso, apoyarla en la cámara anterior. Aunque esta rotura aumenta la incidencia de complicaciones postoperatorias, normalmente no impide una buena recuperación visual. ‖ **r. retiniana** *(retinal r.)* Solución de continuidad que afecta al espesor total de la retina neurosensorial. Puede deberse a desgarros, producidos por tracciones del vítreo, o a agujeros de carácter trófico, en zonas en las que la retina se encuentra adelgazada. Se deben rodear con láser para evitar que la entrada de humor vítreo por ellos dé lugar a un desprendimiento de retina. Ver **cerclaje, crioterapia, desprendimiento de retina, fotocoagulación láser.** ‖ **r. retiniana gigante** *(giant retinal r.)* Desgarro que ocupa más de 90º de la circunferencia de la retina. Debe ser tratado mediante vitrectomía.

rotura vesical espontánea *(bladder spontaneus rupture)*
UROL. Rotura que es debida a una patología previa (habitualmente, retención urinaria crónica), aunque su aparición es muy rara. ‖ **r. vesical traumática** *(bladder traumatic r.)* Rotura secundaria a heridas penetrantes, manipulaciones endoscópicas (la complicación más importante de las resecciones endoscópicas vesicales o prostáticas), traumatismo externo cerrado (80% del total de las roturas vesicales y asociado, en el 89%, a fracturas pélvicas). La hematuria, que aparece en el 95% de los casos, es el signo clínico fundamental. Se confirma el diagnóstico mediante una cistografía de relleno. El tratamiento es quirúrgico inmediato en las roturas penetrantes y en las roturas cerradas intraperitoneales. Las roturas extraperitoneales pueden ser tratadas sin intervención, mediante sonda uretral.

roxitromicina *(roxythromycin)*
FARMCLÍN. f. Antibiótico macrólido.

RU 486 *(RU 486)*
ENDOCRINOL. Ver **mifepristona.**

rubefaciente *(rubefacient)*
DERMATOL. adj. Se dice de la acción externa sobre la piel que produce enrojecimiento.

rubéola *(rubella)*
PEDIAT. f. Infección aguda, benigna, predominantemente infantil. Se caracteriza por dolor de garganta, fiebre, inflamación de los ganglios cefálicos y cervicales y la aparición de una erupción rosada, que se inicia en la cara y después se extiende a todo el cuerpo. Está producida por un togavirus, que cuando afecta a una embarazada puede anidar en la placenta y, rompiendo la barrera placentaria, llegar a la circulación fetal e infectar al feto. Si esta infección se produce en el periodo de embriogénesis puede generar malformaciones en el feto.

rubeosis del iris *(rubeosis iridis)*
OFTALMOL. Presencia de neovasos en el iris como consecuencia de fenómenos isquémicos en la retina. Ver **glaucoma neovascular.** ‖ **r. retiniana** *(retinal r.)* Presencia de neovasos a nivel retiniano. Ver **obstrucción de la vena central de la retina, retinopatía diabética proliferante.**

rubor *(flush)*
DERMATOL. m. Enrojecimiento de la cara y del cuello por pudor o vergüenza.

rugoso *(rugous)*
DERMATOL. adj. Que tiene arrugas.

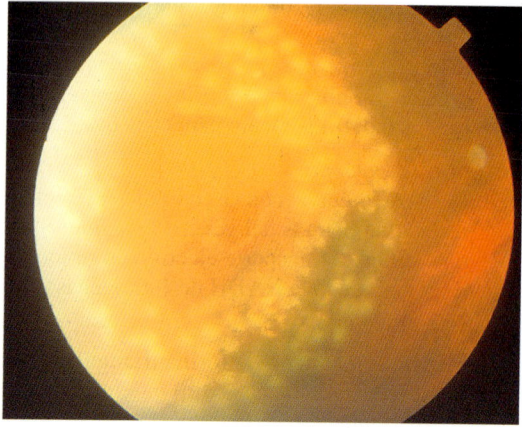

rotura retiniana. Fotocoagulación con láser de un desgarro retiniano

ruido respiratorio *(bronchial breath sound)*
PNEUMOL. Sonido producido por las vibraciones de las cuerdas vocales al pasar el flujo turbulento por la laringe, durante la inspiración y la espiración. Este ruido se transmite por la tráquea y los bronquios y a través de los pulmones hasta la pared torácica. Al sonido normalmente producido de cualidad susurrante, que aumenta de forma constante durante la inspiración y desaparece durante la espiración, se le llama murmullo vesicular. Cualquier alteración de las vías aéreas o del parénquima modifica este sonido y da lugar a diferentes ruidos adventicios (roncus, sibilancias, crepitantes, etc.).

rumiación *(rumination)*
PSIQUIAT. f. Preocupación constante por temas generalmente desagradables y relacionados con la situación actual de la persona. Este término también se emplea para designar los pensamientos obsesivos, por ejemplo en el trastorno obsesivo compulsivo.

rupia *(rupia)*
DERMATOL. f. Lesión costrosa de escamas estratificadas en la piel, semejantes a las ostras o a las rocas.

rupiode *(rupioid)*
DERMATOL. adj. Que tiene forma de rupia.

S

sabañón *(chilblain)*
DERMATOL. m. Tumefacción localizada en dedos, pabellones auriculares y nariz, producida por el frío. A veces se ulceran.

sacada *(saccade)*
NEUROL. f. Movimiento involuntario rápido, de ambos globos oculares, de una posición a otra.

sacarina *(saccharin)*
ENDOCRINOL. f. 1,1 dióxido de 1,2-bencisotiazolin-3-ona. Edulcorante acalórico que carece de efecto hiperglucemiante y puede ser empleado por pacientes con diabetes mellitus.

sacarosa *(sucrose or saccharose)*
BIOQUÍM. f. Disacárido formado mediante la unión de glucosa y fructosa. Se emplea como azúcar de mesa.

saciedad *(satiety)*
ENDOCRINOL. f. Sensación de plenitud que colma el deseo o la necesidad previa de comer. Su centro de regulación se localiza en el hipotálamo ventromedial.

saco *(sac)*
ANAT. m. Formación anatómica cuya forma recuerda la de un saco. ‖ **s. conjuntival** *(conjunctival s.)* Espacio comprendido entre los párpados y el globo ocular. ‖ **s. de Douglas** *(Douglas' s.)* El que forma la vejiga (en el hombre) o el útero (en la mujer) con la pared anterior del recto. ‖ **s. dural** *(dural s.)* El formado por la duramadre, debajo de la terminación de la médula espinal. ‖ **s. lagrimal** *(lacrimal s.)* El que continúa a los dos conductos lagrimales y desemboca en el meato inferior. ‖ **s. vitelino** *(yolk s.)* Pequeña vesícula (en los mamíferos) que desemboca en el intestino medio y tiene una breve duración en el desarrollo intrauterino.

saco amniótico *(amniotic sac)*
GINECOL. Saco formado por las membranas ovulares, que contienen en su interior al embrión o feto y el líquido amniótico.

saco herniario *(hernial sac)*
CIRGEN. Bolsa peritoneal que acompaña siempre a cualquier hernia de la pared anterior del abdomen, que contiene las vísceras abdominales herniadas en su interior y constituye la capa más profunda de la pared de la hernia (por debajo de la piel, grasa subcutánea y, a veces, fascias y músculos). Donde no hay saco herniario no se puede diagnosticar una hernia. La mayoría de las veces el tratamiento quirúrgico de la hernia exige la extirpación del saco herniario. Ver **hernia, herniorrafia, peritoneo.**

sacorradiculografía *(sacculoradiculography)*
RADIO. f. Técnica radiográfica para el estudio de la porción caudal del canal raquídeo, que consiste en la introducción de contraste, por vía percutánea, en el espacio subdural, opacificándolo para la obtención de imágenes con fines diagnósticos. Valora la patología medular o radicular, de forma directa e indirecta, al permitir detectar las alteraciones producidas sobre la amplitud del espacio subdural, la dis-

torsión o alteración de las raíces y permitiendo realizar estudios dinámicos.

sacralgia *(sacralgia)*
GINECOL. f. Dolor en la región lumbar y sacra que puede ser secundario a enfermedades musculares, ligamentosas o esqueléticas de la columna lumbosacra. Asimismo, puede ser debida a enfermedades ginecológicas diversas (tumores genitales, infecciones).

sacralización *(sacralization)*
ORTOP. f. Desarrollo exagerado de las apófisis transversas de la vértebra L5 y fusión de esta con el primer segmento sacro.

sacro *(sacrum)*
ANAT. m. Hueso en forma de cuña truncada, formado por cuatro vértebras fusionadas. Su cara anterior es excavada y su borde superior, prominente, forma parte del estrecho superior de la pelvis (el promontorio). Se articula con los dos huesos coxales, pero esta articulación solo adquiere una cierta capacidad del balanceo anteroposterior (movimientos de nutación y contranutación) en el periodo final del embarazo. Tales movimientos favorecen el paso de la cabeza fetal por ambos estrechos pelvianos, superior e inferior.

sacrococcígeo *(sacroccygeal)*
ORTOP. adj. Relativo o perteneciente a los huesos del sacro y del cóccix.

sactosálpinx *(sactosalpinx)*
GINECOL. Ver **piosálpinx, salpingitis.**

saculorradiculografía *(saculo-radiculography)*
NEUROL. f. Radiografía obtenida tras inyectar un medio de contraste en el espacio subdural, que permite ver el saco dural y las raíces de la «cola de caballo».

S-adenosilhomocisteína *(S-adenosylhomocysteine)*
BIOQUÍM. f. Compuesto producido cuando el grupo metilo de la S-adenosilmetionina se transfiere a un aceptor como la etanolamina. La S-adenosilhomocisteína se rompe inmediatamente dando homocisteína y adenosina.

S-adenosilmetionina *(S-adenosylmethionine)*
BIOQUÍM. f. Compuesto utilizado como cofactor para la transferencia de grupos metilo. Se sintetiza a partir de adenosintrifosfato (ATP) y metionina, por acción de la enzima metionina adenosil transferasa.

sadismo *(sadism)*
PSIQUIAT. Ver **sadomasoquismo.**

sadomasoquismo *(sadomasochism)*
PSIQUIAT. m. Trastorno de la inclinación sexual que consiste en la preferencia por actividades sexuales que implican infligir dolor o humillación. Si la preferencia se orienta a ser receptor de tales estimulaciones se denomina masoquismo; por el contrario, si se pretende ocasionarlas, se denomina sadismo. Con frecuencia, ambas preferencias se presentan de manera conjunta.

safenectomía *(saphenectomy)*
CARDIOL. f. Extracción quirúrgica de la vena safena. Suele emplearse como tratamiento quirúrgico de las varices y para la obtención de injertos venosos en las intervenciones de pontaje aortocoronario.

safeno *(saphenous)*
ANAT. adj. Se dice de las dos venas y un nervio de la extremidad inferior.

sagital *(sagittal)*
ANAT. adj. Se dice del eje antero-posterior y del plano que divide el cuerpo en dos mitades simétricas.

sagú *(sagu)*
ANATPATOL. adj. Relativo al aspecto macroscópico del bazo en la amiloidosis sistémica, por analogía con el tubérculo de algunas plantas, rico en fécula. El material amiloide de color gris y aspecto homogéneo es similar a la fécula.

sal *(salt)*
NEFROL. f. Compuesto químico heteropolar, de carácter inorgánico (por ejemplo, sal común, cloruro sódico o ClNa) u orgánico (acetato sódico), casi siempre muy hidrosoluble (disociación electrolítica), que constituye un retículo cristalino compuesto de cationes y aniones. Se pueden diferenciar diversas sales como la sal neutra (sulfato disódico), sal ácida (bisulfato potásico), sal alcalina (acetato de aluminio), sales urinarias (se precipitan en la orina y son visibles al microscopio), etc.

sala de operaciones *(operating room)*
ANEST. f. Lugar habitual en donde se realizan las intervenciones quirúrgicas y que presenta las siguientes características: control ambiental para disminuir la contaminación aérea, servi-

cios para el equipamiento quirúrgico y anestésico, mesa de operaciones que permita el posicionamiento adecuado del paciente, iluminación artificial adecuada a los requerimientos quirúrgicos y medidas de seguridad para el enfermo y el personal sanitario. Además, debe tener zonas adyacentes de preparación para la anestesia y el instrumental, así como servicios de esterilización y lavado quirúrgico. || **s. de recuperación** *(recovery r.)* Elemento esencial del área quirúrgica del hospital en el que se lleva a cabo la vigilancia de los pacientes durante el periodo postoperatorio inmediato, y que debe contar con toma de gases, dispositivo de aspiración, punto de luz, monitores de saturación arterial de oxígeno, frecuencia cardiaca y presión arterial. Asimismo, deben estar disponibles un desfibrilador, un electrocardiograma y drogas de resucitación.

salado *(salty)*
NEUROL. adj. De sabor a sal.

salbutamol *(salbutamol)*
FARM. m. Fármaco agonista de los receptores β-2-adrenérgicos, con acción broncodilatadora. Se emplea en el tratamiento del asma bronquial y de las enfermedades obstructivas de las vías respiratorias.

sales biliares *(bile salt)*
BIOQUÍM. Sales de los ácidos biliares. Se forman por una combinación de los ácidos biliares con taurina o glicina.

salicilato *(salicylate)*
FARM. m. Sal del ácido salicílico (hidroxi-benzoico). Algunos salicilatos se emplean como antisépticos, queratolíticos o analgésicos.

salino *(saline)*
FISIOL. Ver **suero salino**.

saliva *(saliva)*
ANAT. f. Líquido acuoso segregado por las glándulas salivales y las de la mucosa de la lengua. Su composición es semejante a la del suero, pero además contiene mucina y un fermento, la ptialina, que actúa sobre los hidratos de carbono. Tiene tres misiones importantes: humedecer la boca, facilitar la masticación y deglución y comenzar la digestión de los glúcidos. La composición de la saliva varía según el tipo de alimentos ingeridos.

Salmonella *(Salmonella)*
MICROBIOL. Género que pertenece a las enterobacteriáceas y contiene más de 2.000 serovariedades. En la actualidad se admite que existe una sola especie, que se denomina *Salmonella enterica* y en la que se distinguen siete subespecies, según los resultados de las pruebas bioquímicas. Las *Salmonellas* patógenas para el hombre y los animales de sangre caliente pertenecen a la subespecie I. Hoy en día se recomienda que no se utilicen los adjetivos que se empleaban para definir una determinada especie, pues se consideran que son serovariedades de *Salmonella enterica I*. Los serotipos o serovariedades se identifican según los resultados del análisis de los distintos antígenos O (factores antigénicos situados en el lipopolisacárido), antígenos Vi y antígenos H (factores antigénicos situados en los flagelos en fase 1 y 2). Los factores O permiten clasificarlas en grupos (A, B, C, etc.) y los H sirven para diferenciar las *Salmonellas* que pertenecen al mismo grupo (esquema de Kauffmann-White). Los resultados del análisis bioquímico y antigénico deben quedar reflejados en la denominación final, de tal manera que debe ser, p. ej., *S. enterica*, subespecie *typhi*. En relación con su adaptación al huésped se distinguen dos grupos: 1) *Salmonellas* adaptadas a un huésped específico, y que solamente infectan ese huésped; p. ej., *Salmonella typhi* solamente produce infecciones en el hombre; 2) *Salmonellas* que pueden provocar infecciones cruzadas entre diferentes huéspedes; p. ej., *S. typhimurium* puede infectar a los animales y al hombre. En relación con la patología humana se distinguen tres cuadros clínicos: síndromes tíficos (ver **fiebre tifoidea**), gastroenterocolitis e infecciones óseas por *S. cholera-suis*.

salpingitis *(salpingitis)*
GINECOL. Ver **piosálpinx, sactosálpinx**.

salpingografía *(salpingography)*
GINECOL. f. Visualización, mediante el contraste radiológico, de las trompas de Falopio. Ver **histerosalpingografía**.

salpingólisis *(salpingolysis)*
GINECOL. f. Liberación de las adherencias tubáricas mediante técnicas de cirugía (laparotomía o laparoscopia).

salpingotomía *(salpingotomy)*
GINECOL. f. Tratamiento quirúrgico que consiste en la apertura del trompa de Falopio y la extracción del embarazo ectópico tubárico. También puede realizarse la apertura tubárica en el tratamiento de las obstrucciones de este órgano, que son causa de esterilidad.

salpinguectomía *(salpingotomy)*
GINECOL. f. Extirpación quirúrgica de la trompa de Falopio.

salto cromosómico *(chromosome jumping)*
GENÉT. Modalidad de paseo cromosómico que utiliza aberraciones cromosómicas para clonar fragmentos de DNA, situados a una gran distancia (más de 100 kb) del clon inicial.

salubre *(salubrious)*
ANAT. adj. Que va bien para la salud.

salud *(health)*
PSICOL. f. Estado corporal y psíquico que permite desarrollar las actividades diarias. Dado que la vida cotidiana de cada persona tiene unas exigencias distintas de tipo físico, el estado de la salud depende de la forma de vida de la persona. El médico no puede aplicar tratamientos de modo normalizado basándose solamente en las lesiones que observa, sino que debe hacerlo tomando como base el tipo de vida que lleva el paciente, que ha de conocer por medio del diálogo con él. Así, aunque padezcan la misma enfermedad, los distintos pacientes exigen distinta intensidad de tratamiento o alivio, dependiendo de sus características peculiares. || **s. mental** *(mental h.)* Salud de una persona capaz de adaptarse y afrontar las tensiones recurrentes de la vida diaria.

sangrado *(bleeding)*
CIRGEN. m. Hemorragia interna o hacia el exterior, espontánea o provocada.

sangre *(blood)*
HEMATOL. f. Líquido que circula por el sistema cardiovascular. Es el intermediario entre el exterior y los tejidos: a la sangre van a parar, por una parte, los alimentos digeridos y el oxígeno del aire que respiramos, y, por otra, los catabolitos que el metabolismo genera y que han de ser expulsados por el riñón y los pulmones. Los dos componentes principales de la sangre son el plasma y las células sanguíneas. El plasma representa un 55% del volumen total de la sangre. Su composición es: 93% agua, 7% proteínas y >1% sales inorgánicas. Al componente celular le corresponde el 45% restante y sus componentes son los eritrocitos, los leucocitos y las plaquetas (v.). Los cambios que experimenta continuamente la sangre (en el nivel de glucosa, aminoácidos, sales, etc.) son rápidamente compensados, manteniéndose su composición muy estable Ver **homeostasia** || **s. arterial** *(arterial b.)* Sangre que es bombeada en el sístole, por el ventrículo izquierdo, a la arteria aorta. La sangre de la arteria pulmonar tiene un carácter venoso, por lo que los anatómicos antiguos la denominaban arteria venosa. || **s. total** *(whole b.)* La unidad de sangre total (ST) es el producto que resulta de la adición de 63 ml de solución anticoagulante-conservadora, a los 450 ml de sangre obtenida de un donante. Su almacenamiento se realiza a 4º C. El valor hematocrito de la ST oscila entre 35-40%, dependiendo del valor hematocrito del donante. Durante el almacenamiento, las plaquetas y los leucocitos dejan de ser funcionantes a las pocas horas de la extracción, y los niveles de los factores V y VIII descienden paulatinamente. La indicación de la ST es la hemorragia aguda asociada a *shock* hipovolémico. || **s. venosa** *(venous b.)* Sangre que retorna al corazón por el sistema venoso después de haber cedido en los capilares glucosa, aminoácidos, O_2, etc. Su color es azulado, en el caso de la circulación general (o círculo mayor de la sangre). En el caso de la circulación pulmonar la sangre, que por las venas pulmonares retorna a la aurícula izquierda, es sangre rica en O_2 (sangre arterial). El volumen total de sangre en un individuo depende de su peso corporal. Un varón de 70 kg posee alrededor de 4,9 l de sangre en su cuerpo.

sanguijuela *(leech)*
ANAT. f. Gusano que se alimenta de sangre y que antiguamente se utilizaba para extraer sangre, en vez de aplicar la sangría.

sanguíneo *(sanguineous)*
HEMATOL. adj. Relativo a la sangre.

sanitario *(physician extender)*
ANAT. m. Empleado que presta servicios a los pacientes. || Establecimiento destinado al tratamiento de pacientes con enfermedades crónicas o para la convalecencia de los que han padecido una enfermedad.

santidad de la vida humana (*sanctity of the human life*)
BIOÉT. Ver **dignidad humana.**

saponificación del cadáver (*corpse saponification*)
MEDLEGAL. Proceso natural de conservación del cadáver, cuyos tejidos se transforman en una coraza grasa (adipocira), con lo que se detiene la putrefacción ya iniciada.

sapremia puerperal (*sapremia puerperal*)
GINECOL. Intoxicación séptica materna secundaria a la fiebre puerperal (v.).

saprofito (*saprophilous*)
MICROBIOL. m. Microorganismo que emplea la materia orgánica producida por otros seres vivos como fuente de materia y energía.

saquinavir (*ritonavir*)
FARMCLÍN. m. Fármaco antirretroviral útil en el tratamiento del SIDA. Presenta un efecto sinérgico al asociarlo a otros antirretrovirales.

saralasina (*saralasin*)
ENDOCRINOL. f. Octapéptido análogo de la angiotensina II, con efecto antagonista competitivo de su receptor.

sarampión (*measles*)
PEDIAT. m. Enfermedad infecciosa que afecta principalmente a los niños y es altamente contagiosa. Produce hiperplasia linfoide, coriza, conjuntivitis, fiebre y una erupción típica que consiste en lesiones maculopapulosas generalizadas. Comienza en la zona retroauricular, se extienden a la cara y de ahí al tronco y extremidades. El sarampión es benigno y lo que tiene más importancia son las complicaciones que se pueden producir por infecciones bacterianas secundarias: otitis media, neumonía, etc. El agente es un paramixovirus. || **s. negro** (*black m.*) Forma poco frecuente y grave de sarampión. El color negro se debe a las hemorragias cutáneas que produce y que también afectan a las mucosas. Se acompaña de fiebre alta, estupor, delirio, convulsiones y, a veces, ocasiona la muerte. Se le conoce también como sarampión hemorrágico.

sarcoidosis (*sarcoidosis*)
DERMATOL. f. Conjunto de enfermedades que cursan con nódulos; p. ej., el eritema indurado, el sarcoidosis de Boeck y de Darier, el lupus pernio, la tuberculosis nodular, etc.

sarcoma (*sarcoma*)
FISIOL. m. Neoplasia maligna que se origina en los tejidos derivados del mesénquima: tejido muscular, conectivo, óseo, etc.

sarcoma de Ewing (*Ewing's sarcoma*)
ANATPATOL. Tumor maligno de hueso y partes blandas, que es carácterístico de los niños y las personas jóvenes, constituido por células de pequeño tamaño, casi sin citoplasma, con una gran tendencia a producir metástasis pulmonares y óseas. Su pronóstico depende de la extensión en el momento del diagnóstico y de su respuesta al tratamiento combinado radio-quimioterápico y quirúrgico. || **s. inmunoblástico** (*immunoblastic s.*) Proliferación neoplásica maligna de naturaleza linfoide, compuesta por células grandes con más citoplasma de lo habitual en los linfocitos y con anaplasia discernible. Pertenece al grupo de los linfomas con un alto grado de malignidad, la mayoría de los cuales proceden de los linfocitos B. || **s. de Kaposi** (*Kaposi's s.*) Tumor maligno de origen vascular, que se caracteriza por la aparición de múltiples nódulos cutáneos, generalmente en las extremidades inferiores. Histológicamente es una mezcla de canales y espacios vasculares, recubiertos por células tumorales y masas sólidas de células tumorales fusiformes. En pacientes con SIDA se presenta como una lesión agresiva, de crecimiento y extensión rápida, a diferencia de la forma clásica esporádica, de evolución mucho más lenta.

sarcoma ocular de células reticulares (*reticulum cell ocular sarcoma*)
OFTALMOL. Neoplasia de tipo linfoma histiocítico en el que la invasión del vítreo puede ser la única manifestación. Puede anteceder a la afectación del sistema nervioso central, que aparece unos meses, o incluso años, más tarde.

sarcoma sinovial (*sarcoma synovial*)
ANATPATOL. Ver **sinoviosarcoma.**

sarcomas meníngeos (*meningeal sarcoma*)
NEUROCIR. Malignización de un meningioma con componente sarcomatoso.

sarcomatosis meníngea (*meningeal sarcomatosis*)
NEUROCIR. Diseminación de un meningioma por la cubierta meníngea.

sarcomatosis peritoneal *(peritoneal sarcomatosis)*
CIRGEN. Diseminación de un sarcoma libremente en la cavidad peritoneal. Como la carcinomatosis peritoneal, es un signo de una enfermedad metastásica, pero el pronóstico no es tan malo, porque los sarcomas son tumores de crecimiento mucho más lento y menos infiltrantes que los carcinomas.

Sarcoptes *(Sarcoptes)*
DERMATOL. Género de ácaros, de entre los cuales el *Sarcoptes scabiei* es el causante de la sarna humana.

sarna *(scabies)*
DERMATOL. f. Dermatosis contagiosa debida al *Sarcoptes scabiei*. Cursa con un intenso prurito de preferencia nocturno, siendo sus lesiones características el surco acarino y las vesículas perladas. Se localiza, preferentemente, en espacios interdigitales, la cara interna de las muñecas, los genitales masculinos y las areolas mamarias femeninas. || **s. noruega** *(norwegian s.)* Variedad de sarna que cursa con escamocostras en diferentes áreas.

satélite cromosómico *(chromosomal satellite)*
GENÉT. Segmento distal de algunos cromosomas, que está separado del resto del cromosoma por un pedúnculo o constricción secundaria. No se debe confundir con DNA satélite (v.).

satelitosis *(satellitosis)*
ANATPATOL. f. Acumulación de células neurogliales alrededor de las neuronas dañadas. || Por extensión, acumulación de células inflamatorias alrededor de las células individuales dañadas; p. ej., hepatocitos.

satiriasis *(satyriasis)*
PSIQUIAT. f. Disfunción sexual masculina que consiste en un impulso sexual excesivo.

saturación *(saturation)*
FISIOL. f. Acción de saturar, bien sea a nivel atómico, bien a nivel del soluto, que puede contener una solución.

saturación *(saturation)*
RADIO. f. En la resonancia magnética (RM), mantenimiento de la excitación de los protones mediante pulsos de ondas de radiofrecuencia lo suficientemente seguidos como para evitar que se relajen de forma completa y así evitar la influencia de su señal sobre el resto de los tejidos en el momento de la adquisición de la imagen en RM.

saturnismo *(saturnism)*
ANATPATOL. m. Envenenamiento por plomo.

sauriasis *(sauriasis)*
DERMATOL. f. Enfermedad de la piel que le confiere un aspecto parecido al de los saurios; p. ej., en la ictiosis y algunas formas de psoriasis.

scalp *(scalp)*
CIRPLÁS. m. Voz inglesa para definir el área que recubre la cabeza y el cuello, y que comprende la piel, el tejido subcutáneo, la aponeurosis, el músculo y el periostio. || Herida de trayecto tangencial que levanta un colgajo cutáneo de patrón vascular variable.

scan *(scan)*
RADIO. Voz inglesa que significa corte (v.).

Scheuermann, Holfer-Werfel
ORTOP. Cirujano danés (1877-1960).

schwannoma *(schwannoma)*
NEUROCIR. m. Tumor benigno originado por las células de Schwann. || **s. maligno** *(malignant s.)* Ver **neurinoma**.

SCLL *(small cells lung, SCLL)*
ONCOL. Siglas del inglés que sirven para denominar al tumor pulmonar de células pequeñas.

scratch-test *(scratch-test)*
ALERGOL. m. Prueba cutánea de diagnóstico alergológico por escarificación, que consiste en depositar una gota de extracto de alergeno sobre una escarificación lineal, realizada en la piel de la zona interna del antebrazo. Las reacciones positivas se visualizan a los 10 o 15 minutos. También se denomina prueba de escarificación.

SDS-electroforesis en gel de poliacrilamida *(SDS-PAGE)*
BIOQUÍM. Ver **electroforesis**.

sebáceo *(sebaceous)*
DERMATOL. adj. Perteneciente o relativo a la secreción de la glándula sebácea.

sebo *(sebum)*
DERMATOL. m. Producto de secreción de las glándulas sebáceas: mezcla de ácidos grasos, ceras, alcoholes, glicéridos y fosfolípidos del ostium pilosebáceo.

seborrea *(seborrhea)*
DERMATOL. f. Producción exagerada de sebo.

seborreico *(seborrheal)*
DERMATOL. adj. Perteneciente o relativo a la seborrea.

seborroide *(seborrhoid)*
DERMATOL. adj. Relativo a la disfunción de la glándula sebácea o pobre composición del sebo.

secador *(dryer)*
RADIO. m. Parte de los equipos de revelado que produce una desecación de la película radiográfica tras el proceso de lavado.

sección *(section)*
RADIO. f. Cada una de las partes en que se divide un todo. Imagen o corte tomográfico.

second-look *(second-look)*
ONCOL. f. Vocablo tomado del inglés que significa segunda mirada o segunda intervención; término que se utiliza para designar la intervención que se lleva a cabo después de administrar los ciclos previstos de quimioterapia, con el fin de apreciar directamente la evolución del tumor. Suele hacerse en el caso de tumores de ovario.

secreción *(secretion)*
FISIOL. f. Proceso de elaboración y liberación de una sustancia por parte de las glándulas. || El producto de esa secreción. || **s. apocrina** *(apocrine s.)* Secreción que contiene, además del producto segregado, células secretoras. || **s. externa** *(exocrine s.)* Liberación de la sustancia elaborada en la superficie de la piel (p. ej., las glándulas sudoríparas) o en el tubo digestivo (p. ej., la bilis) o bien en el tubo respiratorio (p. ej., secreción bronquial). || **s. interna** *(endocrine s.)* Secreción que se vierte a la sangre y a través de ella llega a los órganos diana (p. ej., las secreciones de la hipófisis, del tiroides, etc.).

secreción holocrina *(holocrine secretion)*
HISTOL. Secreción en la cual la totalidad de la célula entra a formar parte de los productos secretados. Las glándulas sebáceas o las glándulas caliciformes tienen secreción holocrina. || **s. merocrina** *(merocrine s.)* Modelo de secreción celular donde el producto a secretar es liberado por medio de exocitosis, sin pérdida de membrana por parte de la célula. También se llama secreción ecrina.

secreción hormonal *(hormonal secretion)*
ENDOCRINOL. Fenómeno por el cual una glándula es capaz de verter su producción a la sangre para que sea transportada a otro lugar del organismo, donde se encuentran las células efectoras, con las que va a interaccionar dando lugar a una acción específica. Implica un proceso intracelular en el que se encuentran implicados el retículo endoplásmico, el aparato de Golgi y los mecanismos moleculares, que posibilitan el transporte y la salida de la secreción celular al torrente circulatorio.

secreción tubular *(tubular secretion)*
NEFROL. Proceso de secreción, desde los capilares hacia el interior de la luz tubular, de diversos ácidos y bases orgánicos y sustancias extrañas al organismo.

secretina *(secretin)*
FISIOL. f. Hormona que estimula la secreción de jugo pancreático. Su secreción por parte del duodeno y yeyuno es estimulada por la acción del quimo sobre la mucosa duodenal. Esta hormona pasa a la sangre y con ella llega al páncreas.

secreto médico *(medical secret)*
BIOÉT. Obligación del médico de guardar secreto absoluto de todo lo que haya llegado a su conocimiento con motivo de su relación profesional con un paciente. Implica la custodia segura de las historias clínicas (v.). Puede decaer en circunstancias muy concretas (ver **derogación del secreto médico**). Debe mantenerse también ante la entidad contratante (ver **médico asalariado**) y a pesar de las posibles presiones, buscando vías alternativas para resolver conflictos potenciales. Ver **compañía de seguros, paciente importante.**

secuela *(sequela)*
ORTOP. f. Lesión o afección consecutiva a una lesión o enfermedad.

secuencia *(sequence)*
RADIO. f. Sucesión de cosas que siguen un orden y que están relacionadas entre sí. || Conjunto de pasos o actuaciones sucesivas, establecidas por un equipo para la provocación de una respuesta de los tejidos u órganos, que permita ser cuantificado y ordenado para crear una imagen. Este término se aplica principalmente en resonancia magnética (RM). || **s. de densidad protónica** *(proton density s.)* Tipo

de imagen obtenida en RM mediante secuencia spin-echo y cuya señal está en relación con la cantidad de protones presentes en cada estructura. También se denomina primer eco del T2. || **s. eco de gradiente** *(grandient echo s.)* Secuencias de resonancia magnética que emplean una angulación del spin inferior a 90º, generándose la sincronización en la fase de los spines mediante la aplicación de gradientes alternativos, uno frente al otro. Presentan como ventaja la disminución del tiempo de adquisición en secuencias potenciadas en T2 y como desventaja relativa, que registran una mayor susceptibilidad ferromagnética. || **s. eco planar** *(echo planar s.)* Secuencia empleada en RM, que se caracteriza por su gran rapidez y alta sensibilidad. || **s. de saturación** *(saturation s.)* Secuencia empleada en RM, que se caracteriza por la disminución de la influencia de la señal de un determinado tejido, mediante el empleo de pulsos de estimulación específicos, en tiempo diferente al adecuado para su escucha. || **s. spin eco** *(spin echo s.)* Secuencia empleada en resonancia magnética, que se caracteriza por la emisión de un pulso de radiofrecuencia de 90º sobre el spin, seguido de otro de 180º a un tiempo intermedio entre el primero y el momento de detección del eco. || **s. de STIR** *(short than inversion recovery s.)* Secuencia empleada en resonancia magnética que permite suprimir la señal de determinados elementos o tejidos de forma específica (grasa, agua). || **s. de gradiente** *(grandient's s.)* Ver **secuencia**.

secuencia de aminoácido *(amino acid sequence)*
BIOQUÍM. Posición que ocupan los aminoácidos que forman parte de una proteína, siendo el primero aquel situado en el extremo amino y el último aquel que ocupa el extremo carboxilo. De esta secuencia depende, directamente, la estructura tridimensional de la proteína. || **s. Pribnow** *(Pribnow s.)* Secuencia de nucleótidos, que es característica de los promotores procariotas, rica en adeninas y timinas (TATAAT) y está situada antes del punto de inicio de la transcripción, donde se une la RNA polimerasa.

secuencia de consenso *(consensus sequence)*
GENÉT. Secuencia ideal que representan los nucleótidos o aminoácidos que se encuentran con mayor frecuencia en cada posición de un fragmento de DNA o de una proteína, respectivamente.

secuencial *(secuential)*
RADIO. adj. Que está ordenado en una secuencia.

secuencias intensificadoras *(enhancers s.)*
BIOQUÍM. Secuencias de DNA presentes en eucariotas, que cuando se encuentran unidas a factores específicos aumentan la velocidad de transcripción de un gen, pero que son incapaces por sí solas de provocar su expresión. Estas secuencias pueden encontrarse, a distancias variables, delante, detrás e incluso dentro del propio gen.

secuestro *(sequestrum)*
ORTOP. m. Parte necrótica de un tejido, especialmente óseo, que queda incluido en un tejido sano y más o menos separado de este por el proceso de inflamación eliminatorio.

secuestro broncopulmonar *(bronchopulmonary sequestration)*
PNEUMOL. Región del parénquima pulmonar que no tiene o es incompleta en la unión con las vías aéreas y está irrigado por una artria aberrante que nace de la aorta o de una de sus ramas. Pude ser intralobar o extralobar, según esté en contacto o no con la pleura visceral del resto del pulmón.

secularismo en bioética *(secularism in bioethics)*
BIOÉT. Ver **bioética civil, diversidad cultural**.

secundario *(secondary)*
CIRGEN. adj. Se dice de algo que se produce como consecuencia de otra cosa que ha ocurrido antes. En medicina suele referirse a complicaciones, esperadas o no, de otros procesos o enfermedades.

sed *(thirst)*
ENDOCRINOL. f. Sensación asociada con la necesidad de ingerir líquidos por parte del organismo. Constituye uno de los mecanismos más importantes para mantener la homeostasia hidroelectrolítica.

sedación *(sedation)*
ANEST. f. Inducción farmacológica de un estado de disminución de la consciencia sin que se produzca una pérdida de la misma, pudiéndose despertar al paciente con una llamada o con un leve estímulo doloroso. No debe confundirse el término con el de ansiolisis, que pue-

de realizarse con fármacos, como los barbitúricos y opiáceos, que no presentan esta propiedad.

sedimento *(sediment)*
NEFROL. m. Parte indisoluble contenida en un líquido que cuando este está en reposo, se deposita en el fondo del receptáculo que lo contiene. ‖ **s. urinario** *(urine s.)* Sedimento que se obtiene de una muestra de orina de emisión reciente, de la cual se centrifugan 10 cm a 2.000 revoluciones por minuto, durante cinco minutos, y se desechan los 9 cm del sobrenadante. En una persona sana, la orina contiene menos de 3 hematíes por campo, menos de 5 leucocitos por campo y algunos cilindros hialinos, células epiteliales y cristales. La aparición, en el estudio del sedimento urinario, de elementos anormales como cilindros hemáticos, cilindros leucocitarios, cilindros granulosos, etc., hace pensar en diversas nefropatías o enfermedades parenquimatosas renales. El examen del sedimento urinario es un procedimiento diagnóstico sencillo y muy útil.

sedoheptulosa *(sedoheptulose)*
BIOQUÍM. f. Azúcar de siete átomos de carbono, que es un intermediario del ciclo de las pentosas fosfato y del ciclo de Calvin.

segmentación *(cleavage)*
ANAT. f. Las sucesivas divisiones que se producen en el cigoto, dando lugar a un conjunto de células (blastóneras) que forman la mórula.

segmentación *(segmentation)*
RADIO. f. Signo de patología en los estudios del intestino delgado, que se caracteriza por la pérdida de la continuidad de la columna de contraste en varios segmentos.

segmentectomía *(segmentectomy)*
CIRGEN. f. Extirpación quirúrgica de un segmento de un órgano. En cirugía suele referirse al hígado. Ver **bisegmentectomía, lobectomía, segmentectomía lateral del hígado**. ‖ **s. lateral del hígado** *(lateral s. of the liver)* Ablación del segmento lateral del hígado, respetando el resto del órgano. ‖ **s. lateral izquierda** *(left lateral s.)* Extirpación del lóbulo izquierdo del hígado.

segregación *(segregation)*
GENÉT. f. Proceso de separación de los alelos de un locus durante la meiosis: al separarse los dos cromosomas homólogos de un par, cada alelo pasa a un gameto distinto. En un sentido más amplio, se aplica a la separación de los alelos y su distribución a células hijas diferentes, que se produce tanto en la meiosis como en la mitosis.

seguimiento *(follow-up)*
ONCOL. m. Periodo de tiempo que transcurre, en el ámbito de los estudios clínicos, desde que el paciente recibe el tratamiento en estudio hasta la fecha de último control.

segunda opinión *(second opinion)*
BIOÉT. Resultado de la consulta del paciente a un segundo médico con objeto de confirmar el diagnóstico o pronóstico realizado por el primer médico. Para obtenerla el paciente suele solicitar los resultados de los análisis y pruebas realizados (ver **historia clínica**) por el primer médico y es frecuente que esto despierte el recelo del médico, infundado si su actuación ha sido correcta, puesto que el paciente solo trata de estar más seguro. Por esta razón, la solicitud de la historia clínica debe realizarse con el mayor tacto y cortesía por parte del enfermo, y el médico que recibe la petición de una segunda opinión debe abstenerse de criticar a su colega aunque su opinión técnica sea distinta.

segundo mensajero *(second messenger)*
BIOQUÍM. Señal química que se genera dentro de una célula cuando una hormona (el primer mensajero) se une a su receptor. Son segundos mensajeros, por ejemplo, el AMPc, el inositol trifosfato y el ion calcio.

seguridad *(security)*
PSICOL. f. Confianza, tranquilidad interior resultante de la creencia de que no existe peligro para el individuo. Vivencia básica que hace referencia a la tendencia o disposición estable de la persona a sentirse estimada, protegida y valorada. La vivencia de seguridad otorga a la persona una mayor capacidad para establecer lazos afectivos y relaciones sociales más duraderas derivadas de la confianza en el otro, así como una mayor espontaneidad e independencia de acción.

seguridad social *(social security)*
BIOÉT. Ver **medicina socializada**.

seguro libre *(free insurance)*
BIOÉT. Ver **compañía de seguros**.

seguros *(insurance companies)*
BIOÉT. Ver **compañía de seguros**. ‖ **s. médicos** *(medical i.)* Ver **compañía de seguros**. ‖ **s. de salud** *(health i.)* Ver **compañía de seguros**.

selección *(selection)*
GENÉT. f. Propagación preferencial y no aleatoria de los genotipos presentes en una población debido a la diferente eficacia biológica determinada por cada uno de ellos.

selección clonal *(clonal selection)*
INMUNOL. Proceso de estimulación específica por un antígeno concreto del linfocito individual capaz de reconocerlo. Dicha estimulación conducirá a la activación y proliferación celular, dando lugar a un clon linfocitario específico de antígeno.

selección de pacientes *(patients selection)*
BIOÉT. Ver **triage**.

selección de receptores *(receptor selection)*
NEFROL. Asignación de un determinado órgano (riñón, corazón, hígado, etc.) para un paciente en lista de espera informatizada de trasplante de órganos. Por ejemplo, en el trasplante renal de un cadáver (además de los estrictos principios de justicia, equidad, eficiencia y utilidad clínica) se tienen en cuenta diversos criterios para la selección: grado de urgencia clínica, probabilidad de éxito del trasplante, grado de compatibilidad HLA donante-receptor, negatividad de la prueba cruzada, compatibilidad de edad, compatibilidad de tamaño, valoración de situaciones especiales como pacientes hiperinmunizados o niños, etc. En circunstancias normales se valora, sobre todo, el grado de compatibilidad HLA y la negatividad de la prueba cruzada entre el donante y el receptor.

selectina *(selectin)*
INMUNOL. Ver **CD62**.

selectividad de la proteinuria *(selective proteinuria)*
NEFROL. Determinación del tipo de proteínas normales que se eliminan por la orina atendiendo a la cuantía de albúmina. Es selectiva cuando hay un predominio de la albúmina, fundamentalmente, y de las globulinas de bajo peso molecular. Se mide por el cociente entre el aclaramiento de IgG y el aclaramiento de transferrina, y su valor es inferior a 0,1 en la selectiva. Aparece, de forma casi exclusiva, en la glomerulonefritis de cambios mínimos, en la que existe una alteración de la permeabilidad de la barrera electrostática en la membrana basal glomerular. En la proteinuria no selectiva se pierden albúmina y otras globulinas de gran peso molecular, en relación con disrupción y lesiones morfológicas en la membrana basal glomerular (p. ej., en muchos tipos de glomerulonefritis crónicas).

selegilina *(selegiline)*
NEUROL. f. Fármaco inhibidor de la MAO B utilizado en el tratamiento preventivo de la enfermedad de Parkinson.

selenio *(selenium)*
RADIO. m. Elemento químico de símbolo Se, de número atómico 34 y de masa molar atómica 79, de color oscuro o negro y de aspecto metálico, que por sus propiedades es empleado como elemento conductor en técnicas de imagen, como la xerorradiografía o la radiología digital directa.

semen *(semen)*
GINECOL. m. Secreción producida por el testículo y las glándulas que contienen espermatozoides, más los productos de secreción glandulares. En conjunto forman el líquido seminal. Ver **esperma**.

semilunar *(semilunar)*
ORTOP. m. Hueso segundo de la primera fila del carpo a partir del lado del pulgar. La luxación del semilunar suele presentarse con cierta frecuencia y puede acarrear la necrosis de este hueso o un síndrome del calcal carpiano. La necrosis progresiva del semilunar se produce en la enfermedad de Kiembock.

semilunas *(crescents)*
NEFROL. m. y f. Proceso de proliferación extracapilar en los glomérulos, que adquieren forma de semilunas epiteliales, y es característica de las glomerulonefritis rápidamente progresivas. Está constituido por una proliferación de las células epiteliales, los leucocitos polimorfonucleares, los linfocitos, los macrófagos y la fibrina. Puede ser masiva y abarcar todo el ovillo glomerular, que queda retraído y colapsado. Evolucionan a una fibrosis progresiva de las semilunas y a una esclerosis glomerular, siendo esta fase un indicio de muy mal pronóstico renal.

semimembranoso *(semimembranous)*
ORTOP. adj. Formado, en parte, por una membrana o aponeurosis. Se dice del músculo del muslo que, en su tercio superior, está constituido por una amplia membrana. Por su extremo distal se bifurca con una vaina para contribuir a la formación de la pata de ganso y otra para tensar la cápsula posterior de la rodilla.

seminífero *(seminiferous)*
ANAT. adj. Se dice de los conductillos que transportan los espermatozoides a la red del testículo; también se denominan túbulos seminíferos.

seminoma *(seminoma)*
UROL. m. El tipo más frecuente de carcinoma de las células germinales. En relación con los otros carcinomas germinales, tiene una característica particular y es que es exquisitamente radiosensible. El tratamiento es el mismo de todos los tumores germinales testiculares. Ver **carcinoma de células germinales de testículo.**

semitendinoso *(semitendinous)*
ORTOP. adj. Formado en parte por tendón.

semivida *(half life)*
FARM. f. Tiempo que tarda en reducirse a la mitad un determinado parámetro. Se usa, habitualmente, en relación con la concentración plasmática de los fármacos.

senectud *(old age)*
PSICOL. f. Periodo de la vida humana que va desde los 68 o los 70 años en adelante, durante el cual se produce la definitiva disminución y decadencia de las fuerzas psicofísicas, hasta llegar a la muerte. Para referirse al normal deterioro de esta edad se utiliza el término «senescencia».

senilidad *(senescence, senility)*
PSICOL. f. Proceso patológico de deterioro y pérdida progresiva de las funciones orgánicas y de las capacidades psíquicas, propio de la vejez.

seno *(sinus)*
ANAT. m. Cavidad de un hueso o de una víscera hueca. ‖ **s. aórtico** *(aortic s.)* Cualquiera de las tres dilataciones que presenta la aorta justamente por encima de la válvula sigmoidea. ‖ **s. carotídeo** *(carotic s.)* Dilatación de la arteria carótida, junto a su bifurcación en carótida interna y externa. ‖ **s. cavernoso** *(cavernous s.)* Canal formado por la duramadre y la pared lateral del cuerpo del esfenoides. Además de contener sangre, como los demás senos venosos, caminan por su interior la carótida interna, el nervio motor ocular externo, y, adosados a su pared lateral, los pares craneales III, IV y el nervio oftálmico. ‖ **s. coronario** *(coronary s.)* Conducto venoso situado en el surco auriculoventricular posterior, encargado de recoger la sangre venosa del corazón y verterla en la aurícula derecha. ‖ **s. sigmoideo** *(sigmoid s.)* Conducto venoso que recoge toda la sangre venosa del encéfalo y se continúa con la vena yugular interna. ‖ **s. paranasales** *(paranasal s.)* Senos situados junto a las fosas nasales: seno maxilar, seno esfenoideal y seno frontal y cuyas desembocaduras se hallan en los meatos nasales. ‖ **s. venosos** *(venous s.)* Senos formados por un desdoblamiento de la duramadre; en ellos desembocan las venas encefálicas. Toda la sangre venosa del encéfalo va a desembocar en el seno sigmoideo, que en el territorio exocraneal se continúa con la vena yugular interna.

seno dérmico *(dermal sinus)*
NEUROCIR. Invaginación cutánea que forma un tracto revestido de epitelio escamoso estratificado, más o menos permeable, que se localiza sobre o en la vecindad de la línea media. La localización más frecuente es a nivel lumbosacro y occipital. Se produce por la interposición del mesénquima entre el ectodermo epineural y el tubo neural. A veces, por el orificio cutáneo salen pelos o exudados. Produce ciertos síntomas cuando se infecta: meningitis recurrentes y abscesos. En la localización espinal puede comunicarse con una espina bífida.

seno esfenoidal *(sphenoid sinus)*
ENDOCRINOL. Seno paranasal localizado en el cuerpo del hueso esfenoidal. ‖ **s. frontal** *(frontal s.)* Seno paranasal localizado en el cuerpo del hueso frontal. ‖ **s. petroso** *(petrosal s.)* Estructura venosa que conecta el seno cavernoso con la vena yugular interna. ‖ **s. urogenital** *(urogenital s.)* Estructura embrionaria de donde se originan los genitales externos y la uretra. En el sexo masculino da lugar a la próstata y a la uretra prostática, mientras que en la mujer origina la uretra y una porción de la vagina.

sensación *(sensation)*
FISIOL. f. Proceso por el cual llegan a la corteza cerebral los impulsos nerviosos generados al

estimularse los correspondientes receptores. Hay, por tanto, tantos tipos de sensación como sensibilidades (v.). Es frecuente distinguir sensación de percepción: esta última es la sensación cuando se hace consciente. ‖ **s. referida** *(referred s.)* La que se percibe en un área corporal diferente de la que se originó. ‖ **s. subjetiva** *(subjetive s.)* La referida por el sujeto, pero sin tener una base real.

sensibilidad *(sensibility)*
BIOÉT. f. Cualidad de una prueba diagnóstica para detectar todos los casos de una determinada enfermedad o alteración (ver **fiabilidad**).

sensibilidad *(sensibility)*
FISIOL. f. Capacidad de sentir. Se distinguen tantos tipos de sensibilidad como sentidos existen. La primera división divide en sensibilidad especial y general. La primera corresponde a los sentidos especiales: vista, oído, olfato y gusto; y la segunda engloba varias sensibilidades: táctil, presión, dolorosa, térmica, vibratoria, etc. ‖ **s. dolorosa** *(algogenic s.)* Sensación producida por la estimulación de las terminaciones nerviosas (receptores) del dolor. Son terminaciones libres que se encuentran en todos los órganos, si bien su densidad es muy variable. Los estímulos que producen dolor son variados, pero se pueden englobar en dos grupos: químicos y físicos. Entre los químicos están los derivados de la degradación del ácido araquidónico, la bradiquinina, histamina, etc. Entre los físicos están el calor y la presión. Estos también producen dolor, pues originan sustancias irritantes para los receptores nociceptivos. Para conocer el comportamiento de los impulsos nociceptivos, hasta alcanzar la corteza cerebral, y las posibilidades de su modulación. ‖ **s. epicrítica** *(epicritic s.)* Sensibilidad que permite una buena discriminación, tanto de la calidad como en la localización anatómica del estímulo. Se opone a sensibilidad protopática. (v.) ‖ **s. de presión** *(pressure s.)* La producida por los estímulos que deforman la piel o las vísceras. Los receptores que se estimulan por la presión son los corpúsculos de Pacini. ‖ **s. propioceptiva** *(propioceptive s.)* Sensación que se capta en los músculos, los tendones y las articulaciones. Los receptores que informan del estado de contracción de los músculos son los husos neuromusculares (v.) y los órganos tendinosos de Golgi. La sensación propioceptiva permite conocer la posición de las diferentes partes del cuerpo. Esta información sirve para el control reflejo de la posición y el equilibrio del cuerpo. ‖ **s. protopática** *(protopathic s.)* Sensación con escasa capacidad discriminativa, sobre todo en relación con el área estimulada. Es la opuesta a la epicrítica (v.). ‖ **s. táctil** *(tactile s.)* Sensibilidad que se despierta por el contacto sobre la piel. A diferencia de la sensibilidad profunda, o de presión, basta una ligera deformación de la piel para que los receptores táctiles (discos de Merkel y corpúsculos de Meissner), situados inmediatamente debajo de la epidermis, se estimulen. Ver **espinotalámico, vía de la sensibilidad táctil.** ‖ **s. vibratoria** *(vibratory s.)* La sensación vibratoria es captada por los receptores táctiles (vibraciones de baja frecuencia) y los de la presión (vibraciones de gran frecuencia).

sensibilidad *(sensibility)*
RADIO. f. Magnitud recíproca de la exposición necesaria para obtener una densidad neta determinada. Es sinónimo de velocidad en una película radiográfica.

sensibilidad al contraste *(contrast sensitivity)*
OFTALMOL. Capacidad para distinguir entre dos tonos diferentes dentro de una escala de grises.

sensibilización *(sensitization)*
ALERGOL. f. Situación en la que el reiterado aporte de un determinado antígeno induce a la creación de anticuerpos específicos o a una respuesta inmune celular, capaces de producir manifestaciones clínicas ante una nueva exposición al antígeno. La sensibilización induce el estado de hipersensibilidad, dando lugar a una respuesta inmunológica patológica, que inducirá a alteraciones inflamatorias o necróticas en la unidad hística tisular correspondiente. Como consecuencia, entran aquí en consideración las respuestas de inmunidad humoral y celular patológicas. A esta sensibilización se llega por vía activa, pasiva o prenatal.

sensitometría *(sensitometry)*
RADIO. f. Método práctico de relacionar la exposición a la radiación con la densidad de una película. Permite valorar la capacidad de respuesta de la película a la radiación mediante la cuantificación del ennegrecimiento producido por la intensidad de luz o de radiación previamente conocida.

sensitómetro (*sensitometer*)
RADIO. m. Aparato utilizado para la realización de una sensitometría.

sensor (*sensor*)
RADIO. m. Elemento de un equipo que permite detectar y cuantificar la intensidad de la energía recibida y sus variaciones. ‖ Dispositivo que gobierna la acción de un circuito.

sensorial (*sensory*)
FISIOL. adj. Perteneciente a los órganos de los sentidos y a sus sensaciones.

sensorio (*sensorium*)
FISIOL. m. Área cortical del cerebro donde se coordinan las distintas sensibilidades. Ver **áreas de asociación**.

sentido (*sense*)
FISIOL. m. Órgano capaz de responder a los estímulos adecuados, dando origen a una sensación (sentido de la vista, del oído, etc.). ‖ Facultad que permite conocer (percibir) las cosas sentidas.

sentido del humor (*humour*)
PSICOL. Mecanismo de defensa por el que el individuo se enfrenta a los conflictos emocionales y a amenazas de origen interno o externo, haciendo hincapié en los aspectos divertidos o irónicos de los conflictos o de las situaciones estresantes. Se enmarca en un nivel de defensa adaptativo elevado, ya que da lugar a una óptima adaptación en el manejo de los acontecimientos estresantes, maximiza la gratificación, permite tener conciencia de los sentimientos, las ideas y sus consecuencias, y promueve un buen equilibrio entre las opciones conflictivas.

sentido de la vida (*meaning of life*)
BIOÉT. Orientación última que el paciente da a su vida. Es fundamental su conocimiento, por parte del médico, para poder dar un apoyo adecuado al enfermo (ver **apoyo moral, asistencia religiosa**), cosa que solo podrá hacer si ha cultivado una adecuada sensibilidad (ver **formación humana**). En el médico el sentido de la vida se confunde con su profesión (ver **vocación**).

sentimiento (*feeling*)
PSICOL. m. Estado de ánimo o disposición afectiva, especialmente de agrado o desagrado, en cuyo reflejo se nos muestra lo que encontramos en el mundo y desde el cual queda orientada nuestra conducta con respecto a él. Se fundamenta tanto en la disposición biológica como en la modulación afectiva producida por la estimulación emocional.

sentimiento de culpabilidad (*feeling of guilt*)
BIOÉT. Ver **medicalización**.

señal (*signal*)
RADIO. f. Cualquier cosa que demuestra la existencia de algo. ‖ **s. eléctrica** (*electric s.*) Señal generada por el impacto de los electrones en el tubo de rayos catódicos de una cámara, que está en relación con la densidad lumínica de los puntos de la imagen. También se denomina señal de vídeo. ‖ **s. de resonancia** (*resonance s.*) Energía, en forma de ondas de radiofrecuencia, emitida por un volumen de tejido al volver a su posición de relajación, detectada por una antena y cuya intensidad determina el grado de brillo con que se representa ese volumen en una imagen de resonancia magnética. ‖ **s.-ruido** (*s.-noise*) Relación existente entre la intensidad de la señal, emitida por una estructura y la detectada en el receptor, a la que se añaden las señales generadas por otras estructuras o elementos del entorno.

separación-individualización (*separation-individualitation*)
PSICOL. Fase de la relación madre-hijo, descrita por M. Mahler, que sigue al estado simbiótico y que proporciona al niño, que empieza a autopercibirse como un ente distinto de la madre, la consciencia psicológica de la propia identidad individual.

sepsis (*sepsis*)
CIRGEN. f. Situación clínica grave con manifestaciones sistémicas de una infección (las más frecuentes urinarias, peritonitis por perforación, neumonías, infecciones biliares, etc.). La gravedad puede ser variable, pero habitualmente requiere el ingreso en una unidad de cuidados intensivos, por el deterioro hemodinámico de la función renal y respiratoria, hasta la resolución del foco séptico. Ver **bacteriemia, fallo multiorgánico**. ‖ **s. abdominal** (*abdominal s.*) Sepsis causada por un proceso abdominal. Hay multitud de procesos sépticos abdominales que pueden producir sepsis, pero los más frecuentes son las peritonitis por perforación de colon, apéndice o

septicemia

intestino delgado, dado que estos órganos son los que contienen en su flora normal un número mayor y más variado de gérmenes agresivos (anaerobios y bacilos gram-negativos). Ver **absceso, complicación quirúrgica, dehiscencia de sutura, perforación, peritonitis.**

septicemia *(septicemia)*
CIRGEN. f. Presencia de hongos o bacterias en la sangre causando un cuadro de sepsis. Los signos clínicos de sepsis, especialmente la fiebre alta y brusca, se suelen asociar a la liberación, a la sangre, de gérmenes o sus toxinas pirógenas. En esos momentos la extracción de muestras de sangre para su cultivo (hemocultivos) en el laboratorio suele identificar los gérmenes que están libres en la sangre, de modo que se puede administrar el antibiótico más adecuado al germen responsable. Ver **bacteriemia, sepsis.**

septo *(septum)*
CARDIOL. m. Elemento, habitualmente plano y delgado, que actúa como pared o partición divisoria entre dos cavidades. También se denomina tabique.

septorrinoplastia *(rhinoseptoplasty)*
OTORRIN. f. Combinación de técnicas quirúrgicas empleadas con el fin de reconstruir la forma de la nariz y el tabique nasal.

septostomía de Rashkind *(Rashkind's septostomy)*
CARDIOL. Ver **atrioseptostomía.**

septum cartilaginoso *(cartilaginous nasal septum)*
CIRPLÁS. Pieza cartilaginosa mayor, independiente, en el tabique nasal, situada entre la lámina perpendicular del hueso etmoides y el vómer. || **s. nasal óseo** *(bone nasal s.)* Parte posterosuperior ósea del septo nasal formada por la lámina perpendicular del etmoides, el vómer, la espina nasal del hueso frontal y la cresta formada por la aposición del maxilar y el hueso palatino.

sepultamiento *(burial)*
MEDLEGAL. m. Asfixia mecánica en que produce la muerte al quedar privada de aire respirable la víctima que ha resultado enterrada dentro de un medio sólido. Fue un método de ejecución de la pena capital, a veces enterrando al reo sobre el cadáver de su víctima.

seriado *(seriated)*
RADIO. adj. Realizado de forma sucesiva. || Obtención de imágenes de forma sucesiva, representadas en una placa o en varias sucesivas.

seriador *(seriator)*
RADIO. m. Parte de los equipos de adquisición de imagen que permite dividir las zonas de impresión de una placa para la obtención de varias imágenes sucesivas en la misma placa. Equipo que permite la impresión de varias películas sucesivamente, cambiándolas a una gran velocidad.

serie *(serie)*
RADIO. f. Conjunto de elementos puestos sucesivamente de forma ordenada, de manera que unos suceden a los otros.

serina *(serine)*
BIOQUÍM. f. Aminoácido proteico no esencial en la dieta, que puede encontrarse fosforilado en algunas proteínas.

sermorelina *(sermorelin)*
ENDOCRINOL. f. Fragmento 1-29 de la hormona hipotalámica, liberadora de la hormona de crecimiento. Posee una actividad biológica completa, por lo que se emplea como una prueba diagnóstica de la capacidad hipofisaria para segregar somatotropina.

seroconversión *(seroconversion)*
INMUNOL. f. Demostración de la presencia de anticuerpos específicos para un antígeno concreto en el suero de un individuo, previamente negativo para dicha especificidad antigénica.

serología *(serology)*
DERMATOL. f. Estudio biomédico del suero.

serológico *(serologic)*
DERMATOL. adj. Perteneciente a la serología.

seroma *(seroma)*
CIRPLÁS. m. Colección localizada de suero retenido en un tejido u órgano, herida cerrada, sutura o cicatriz quirúrgica. Puede comprometer la vitalidad de la piel y, por la presión ejercida contra la sutura, producir una dehiscencia. Su presencia también favorece la infección y su tratamiento consiste en la evacuación.

seronegativo *(seronegative)*
MICROBIOL. adj. Se dice del individuo que no presenta anticuerpos específicos frente a un de-

terminado antígeno. Normalmente se refiere al diagnóstico serológico de las infecciones microbianas.

seropositivo *(seropositive)*
MICROBIOL. adj. Se dice del individuo que presenta anticuerpos específicos frente a un determinado antígeno.

seroterapia *(seroterapy)*
MICROBIOL. f. Tratamiento activo frente a un proceso generalmente infeccioso o tóxico, mediante el empleo de anticuerpos específicos, frente a dicho agente o sustancia.

serotonina *(serotonine)*
FARM. f. Amina fisiológica que se genera a partir del aminoácido triptófano y que tiene multiples funciones, entre las que cabe destacar su papel como neurotransmisor en la periferia y en el sistema nervioso central. También se conoce como 5-hidroxitriptamina, 5-HT.

serotoninérgico *(serotoninergic)*
FARM. adj. Referido a la serotonina. Que contiene serotonina o que tiene acciones relacionadas con la serotonina.

serpentina *(serpentine)*
DERMATOL. f. Lesión que adopta un crecimiento serpenteante (serpiente).

serpiginoso *(serpiginous)*
DERMATOL. adj. Se dice de las lesiones de la piel que cursan y progresan como rastreando. Ver **serpentina.**

serpinas *(serpins)*
BIOQUÍM. f. pl. Superfamilia de proteínas, muchas de las cuales inhiben a serina proteasas, que tienen un alto grado de homología en su secuencia. Incluye a inhibidores de proteasas, como la alfa-1-antitripsina o la antitrombina, y a moléculas como la ovoalbúmina y al factor derivado del epitelio pigmentado (PDEF) sin una actividad inhibidora conocida.

Serratia *(Serratia)*
ANATPATOL. Género de bacterias gram-negativas, anaerobias facultativas de la familia *Enterobacteriaceae*. Son bacilos flagelados móviles, a veces con cápsula, presentes en las plantas de tierra y agua. Actúan como patógenos oportunistas en pacientes inmunodeprimidos, afectando al endocardio, a los tractos urinarios y respiratorio y a las heridas.

serrato anterior *(serratus anterior)*
ANAT. Músculo del cinturón escapular, se origina en el borde espinal de la escápula y se inserta en las diez primeras costillas. Al contraerse adosa la escápula al tórax y con ello fija la extremidad superior al tronco. || **s. posteriores** *(serrati posteriores)* Serrato que se divide en dos, superior e inferior. Su origen está en las apófisis espinosas y su inserción en las costillas. Su acción, cuando actúan conjuntamente, es inspiradora.

servicio nacional de salud *(national health service)*
BIOÉT. Ver **medicina socializada.**

sesamoideo *(sesamoid)*
ORTOP. m. Hueso de pequeño tamaño, parecido por su forma y tamaño a una semilla de sésamo (de lo que le viene el nombre), y que se encuentra en el seno de algunos tendones o en una cápsula.

sesamoiditis *(sesamoiditis)*
ORTOP. f. Inflamación de los huesos sesamoideos; es más frecuente en los que se encuentran debajo de la cabeza del primer metatarsiano.

sesgo *(bias)*
PSICOL. m. Desviación que se da, sistemáticamente, en una muestra a favor de un determinado sector analizado y en perjuicio de otros. || **s. atencional** *(attencional b.)* Tendencia a dirigir la atención, selectivamente, hacia el procesamiento del material que posee un contenido congruente con el estado de ánimo. || **s. cognitivo** *(cognitive b.)* Tendencia a realizar inferencias y juicios desviados, de forma sistemática y consistente, a lo largo de momentos y situaciones específicas. || **s. de respuesta** *(response b.)* Sesgo provocado por la información espacial y temporal, que actúa tanto inhibiendo ciertas categorías de información, de entre aquellas que alcanzan la consciencia, y facilitando otras. Este sesgo utiliza la redundancia espacial y temporal para reducir las necesidades del procesamiento de la información. Se piensa que se halla alterado en los pacientes con esquizofrenia.

sésil *(sessile)*
ANATPATOL. adj. Que está unido a una superficie externa. || Que carece de pedúnculo o tallo.

seudartrosis *(pseudoarthrosis)*
ORTOP. Ver **seudoartrosis.**

seudo- *(pseudo-)*
ANATPATOL. Prefijo que significa aparente aunque falso.

seudoacantosis nigricans *(pseudoacantosis nigricans)*
DERMATOL. Dermatosis benigna que se caracteriza por presentar placas papilomatosas, hiperqueratósicas, localizadas en las ingles y las axilas de las personas obesas.

seudoagujero macular *(macular pseudohole)*
OFTALMOL. Falsa imagen de un agujero macular debida a un adelgazamiento del espesor macular.

seudoalucinación *(pseudohallucination)*
PSICOL. f. Alucinación psíquica, también llamada alucinación falsa, que se caracteriza porque el enfermo la refiere como experimentada (dice que tiene lugar) en su mente, sin relacionarla con ninguna modalidad sensorial (visión, audición, tacto, etc.), aunque la vive como real y sin sentido del absurdo. Cuando se consigue demostrar la existencia de una seudoalucinación, indica que puede diagnosticarse un cuadro de esquizofrenia.

seudoartrosis *(non-union, pseudoarthrosis)*
ORTOP. f. Falsa articulación producida por la falta de consolidación de una fractura, permitiendo movimientos de mayor o menor amplitud. ‖ **s. atrófica** *(atrophic p.)* Seudoartrosis que se produce cuando la producción de hueso en el foco de fractura es escasa o nula. ‖ **s. hipertrófica** *(hypertrophic p.)* Seudoartrosis que se produce cuando se acompaña de una gran formación de hueso, generalmente escleroso, pero compatible con cierta movilidad en el foco de la fractura. Por la hiperplasia en los bordes puede darse una imagen en pata de elefante.

seudobulbar *(pseudobulbar)*
NEUROL. f. Síndrome debido a una lesión de las fibras corticobulbares y que se expresa por un aumento de la excitabilidad de algunos reflejos integrados a nivel del tronco del encéfalo, como el reflejo maseterino. Es también característica la risa y el llanto espasmódicos.

seudoclaudicación *(pseudoclaudication)*
ORTOP. f. Debilidad de las piernas que aparece con la marcha y desaparece al detenerse y descansar, de origen no isquémico. A menudo está producida por alguna afección, generalmente de la cola de caballo, o por estenosis del canal raquídeo.

seudocrisis *(non-epileptic-seizure)*
NEUROL. m. Episodios de origen psicógeno que simulan crisis epilépticas, habitualmente tónico-clónicas.

seudocroup *(pseudocroup)*
OTORRIN. m. Acceso paroxístico de disnea laríngea, durante el curso de una infección de las vías respiratorias superiores en un niño. También se denomina laringitis estridulosa.

seudodemencia *(pseudodementia)*
PSIQUIAT. f. Demencia fingida. Ver **síndrome de Ganser.** ‖ **s. depresiva** *(depressive p.)* Cuadro clínico descrito en trastornos depresivos en el que aparecen trastornos de la atención, concentración, memoria, orientación, pararrespuestas y conductas extravagantes, junto a la presencia de síntomas depresivos, pero que mejora y desaparece al tratar la depresión.

seudodominante *(pseudodominant)*
GENÉT. Ver **cuasidominante.**

seudoembarazo *(pseupregnancy)*
GINECOL. m. Embarazo imaginado o fantasma. Se acompaña de trastornos psiquiátricos.

seudoespondilolistesis *(pseudospondilolistesis)*
NEUROCIR. f. Imagen radiológica imitando a la espondilolistesis.

seudogén *(pseudogene)*
GENÉT. m. Gen inactivo (no produce un producto proteico) cuya secuencia tiene un alto grado de homología con otro gen funcional, que está en un locus distinto. Un seudogén procesado es una copia de otro gen, pero que carece de intrones, tiene una pequeña cadena de poliadeninas y está flanqueado por repeticiones cortas; se piensa que proviene de la integración en el genoma de un RNA maduro retrotranscrito. Un seudogén no procesado (o tradicional) surge por la duplicación de un gen y la posterior acumulación de mutaciones inactivantes y suele estar cerca del gen funcional del que se originó.

seudogota *(pseudogout)*
ENDOCRINOL. f. Artritis causada por depósitos articulares de pirofosfato cálcico. La rodilla y otras grandes articulaciones son las que con más frecuencia se ven afectadas. Radiológica-

mente se caracteriza por una calcificación del los cartílagos articulares. Desde el punto de vista clínico semeja la artritis gotosa.

seudogravidez (*pseudogravidity*)
GINECOL. f. Tratamiento hormonal realizado con estrógenos y gestágenos para corregir la hipoplasia genital. Ver **seudoembarazo.**

seudohermafroditismo (*pseudohermafroditism*)
ENDOCRINOL. m. Afectación de la morfología de los genitales externos que sugiere un sexo opuesto al determinado por el mapa cromosómico. Los cuadros virilizantes, como la hiperplasia adrenal congénita y los tumores secretores de andrógenos, son causa de seudohermafroditismo femenino. Las alteraciones en la biosíntesis y en la acción tisular androgénica representan la etiología del seudohermafroditismo masculino.

seudohermafroditismo (*ambigous genitalia*)
MEDLEGAL. m. Hermafroditismo espurio, falso o aparente. Se distingue: el femenino o *ginandria*, en el que los carácteres sexuales externos aparecen como masculinos, pero el sujeto posee ovarios, y el masculino o *androginia*, en el que los carácteres sexuales externos parecen femeninos, pero existen testículos. Se debe al desarrollo deficiente o exagerado de algunos de los órganos genitales, como en el caso del hipospadias profundo.

seudohipertelorismo (*pseudo-hypertelorism*)
CIRPLÁST. m. Aumento de las distancias intercautales con las distancias entre las órbitas normales.

seudohipertrofia (*pseudohypertrofia*)
ANATPATOL. f. Aumento de tamaño sin un aumento real del tejido componente; p. ej., la seudohipertrofia muscular, en la que los músculos aumentan de tamaño sin que lo hagan las fibras musculares, pero sí se incrementa el tejido adiposo.

seudohipoaldosteronismo (*pseudohypoaldosteronism*)
ENDOCRINOL. m. Resistencia a la acción de la aldosterona. El tipo I se debe a una disminución del número de receptores de aldosterona en el túbulo contorneado distal y cursa con un síndrome de pérdida salina en la infancia, heredándose con un patrón no definido. El tipo II se debe a un defecto postreceptor que cursa con hiperpotasemia e hipertensión sin pérdida salina.

seudohipohiperparatiroidismo (*pseudohypohyperparathyroidism*)
ENDOCRINOL. m. Término que define a pacientes con seudohipoparatiroidismo que poseen una acción aumentada de parathormona a nivel óseo, dando lugar a signos de osteítis fibrosa quística. Se desconoce la base etiopatogénica, pero parece implicar una resistencia selectiva a la parathormona a nivel renal.

seudohipoparatiroidismo (*pseudohypoparathyroidism*)
ENDOCRINOL. m. Resistencia periférica a la acción de la parathormona. Cursa con hipocalcemia, hiperfosfatemia y falta de respuesta fosfatúrica a la administración de parathormona. Se asocia con rasgos somáticos de osteodistrofia hereditaria de Albright, como son el retraso de talla, la facies redondeada, el cuello corto, la obesidad, el retraso mental, el acortamiento de 4 o 5º del metacarpiano y las calcificaciones subcutáneas. Dependiendo del nivel de localización del defecto (subunidad G, distal a la formación de AMP cíclico), se diferencian los tipos 1A, 1B y 2.

seudología (*pseudology*)
PSICOL. f. Trastorno de la memoria que consiste en una tendencia incontrolable a relatar hechos o historias que son producto de la fantasía y que llegan a ser creídas por quien las sufre. En ocasiones, el pseudólogo puede reconocer la falsedad de sus relatos, pero se siente inclinado, compulsivamente, a inventar nuevas historias. Aparece frecuentemente en la histeria y en los trastornos facticios.

seudomenstruación (*pseudomenstruation*)
GINECOL. f. Se refiere a la hemorragia genital que puede aparecer después de un tratamiento con estrógenos, sin que haya habido ovulación. También hace referencia a la falta de hemorragia genital externa en mujeres con atresia de vagina o de himen, en las que se produce la retención de la sangre menstrual.

seudomiopático (*pseudomyopathic*)
NEUROL. adj. Que semeja una miopatía.

seudomixoma peritoneal (*pseudomyxoma peritonei*)
CIRGEN. Enfermedad que consiste en la diseminación libre, en la cavidad peritoneal, de sustancias gelatinosas y mucinosas, constituidas por mucopolisacáridos, a partir de la rotura de tu-

mores mucinosos, habitualmente malignos, de ovario y apéndice sobre todo, con siembra peritoneal de células productoras de moco. Su pronóstico es variable y depende, sobre todo, del grado de extensión en la cavidad abdominal. Suele presentarse con una gran distensión abdominal, con síntomas compresivos de las vísceras. Su tratamiento fundamental es la cirugía, que, en ocasiones, hay que repetir por recidiva, ya que mejora el pronóstico. Se puede asociar a un tratamiento quimioterápico.

seudoobstrucción intestinal *(intestinal pseudoobstruction)*
CIRGEN. Cuadro abdominal que simula una obstrucción intestinal, pero en el que no hay obstáculo mecánico al tránsito intestinal, sino una disminución del peristaltismo, con dilatación intestinal por una alteración de los plexos nerviosos del intestino. Puede afectar al intestino delgado y al grueso. Se trata con agentes procinéticos, pero puede llegar a necesitar un trasplante de intestino como único tratamiento posible. Ver **motilidad**.

seudoparálisis *(pseudoparalysis)*
NEUROL. f. Pérdida aparente de la fuerza muscular, sin que esta se produzca.

seudopelada *(pseudopelade)*
DERMATOL. f. Proceso caracterizado por la destrucción lenta y progresiva de los folículos sebáceos. También se denomina seudopelada de Brocq.

seudoprolactinoma *(pseudoprolactinoma)*
ENDOCRINOL. f. Macroadenoma hipofisario, no productor de prolactina, que induce hiperprolactinemia por reducir el flujo de dopamina, como consecuencia de un efecto compresivo sobre el tallo hipofisario o el hipotálamo.

seudopubertad *(pseudopoberty)*
GINECOL. f. Aparición precoz de los caracteres sexuales secundarios, sin un desarrollo paralelo de la función gonadal, por lo que no existe ovulación en estas pacientes.

seudopubertad precoz *(pseudoprecocious puberty)*
ENDOCRINOL. Desarrollo precoz de los caracteres sexuales secundarios debido al aumento de los esteroides sexuales, derivados de la hipersecreción adrenal u ovárica, independiente de la activación del eje hipotálamo-hipofisario.

La hiperplasia adrenal congénita y los tumores ováricos y suprarrenales son ejemplos clásicos. También incluye los efectos clínicos derivados de la administración exógena de esteroides androgénicos o estrogénicos.

seudoquilotórax *(pseudochylothorax)*
PNEUMOL. m. Derrame pleural de aspecto lechoso (parecido al quilotórax) que se desarrolla en derrames muy crónicos y se caracteriza por un elevado contenido en colesterol y bajo en triglicéridos.

seudoquiste *(pseudocyst)*
CIRGEN. m. Cavidad, habitualmente intrabdominal, que contiene líquido. Sus paredes no están constituidas por epitelio, como los quistes verdaderos, sino por tejido fibroso cicatricial, por reacción de los tejidos circundantes al contenido patológico del quiste. Los más frecuentes son los seudoquistes pancreáticos, secundarios a episodios de pancreatitis aguda. Los hematomas de larga duración también pueden generar seudoquistes que no se terminan de reabsorber. Ver **hematoma, pancreatitis aguda**.

seudoseudohipoparatiroidismo *(pseudopseudohypoparathyroidism)*
ENDOCRINOL. m. Cuadro con características somáticas propias de seudohipoparatiroidismo, que cursa sin alteraciones en el metabolismo fosfocálcico ni en la secreción o en la acción de la parathormona.

seudotabes *(pseudotabes)*
NEUROL. adj. Que semeja una tabes dorsal.

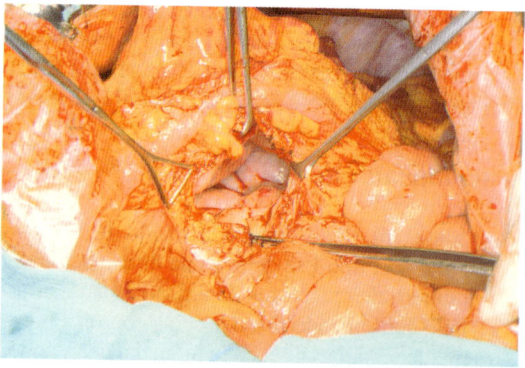

seudoquiste crónico de cuerpo y cola de páncreas, que ha sido abierto a través del mesocolon transverso para realizar una quistoyeyunostomía

seudotrombocitopenia *(pseudothrombocytopenia)*
HEMATOL. f. Falsa disminución de plaquetas. En presencia de un anticoagulante como el EDTA (etilén diamino tetra acetato), las plaquetas pueden aglutinarse entre sí o con los leucocitos, por lo que los contadores automáticos pueden dar unos resultados falsamente bajos. Esta situación se puede diagnosticar efectuando el recuento en paralelo en sangre anticoagulada con EDTA y con citrato y observando la extensión sanguínea.

seudotumor cerebral *(pseudotumor cerebral)*
NEUROL. Hipertensión intracraneal benigna. Ver **hipertensión intracraneal benigna.**

seudotumor orbitario *(orbital pseudotumor)*
OFTALMOL. Proceso inflamatorio del tejido retrobulbar que produce proptosis y edema palpebral.

seudouridina *(pseudouridin)*
BIOQUÍM. f. Nucleósido cuya presencia se restringe, casi exclusivamente, al tRNA. Se forma por una modificación de los residuos de uridilato, después de la transcripción.

sevoflurano *(sevoflurane)*
ANEST. m. Agente anestésico volátil de nueva generación. Se caracteriza por ser no inflamable y tener un agradable olor. Permite una inducción inhalatoria rápida, sin irritar la vía aérea superior, y permite un rápido despertar, tras el cese de su administración.

sexología *(sexology)*
MEDLEGAL. f. Parte de la medicina legal que estudia las cuestiones médico-legales en relación con el instinto sexual. También se denomina afrodisiología.

sexualidad *(sexuality)*
BIOÉT. Ver **procreación.**

Shigella *(Shigella)*
MICROBIOL. Género de la familia de las enterobacteriáceas. Son inmóviles, no fermentan la lactosa ni producen gas de la glucosa. Este género comprende cuatro especies, que se diferencian por su estructura antigénica y sus propiedades bioquímicas: *Shigella dysenteriae, S. flexneri, S. boydii* y *S. sonnei*. Son bacterias patógenas estrictas que causan la disentería bacilar.

shimmer *(shimmer)*
OTORRIN. m. Parámetro acústico de la voz que informa sobre la perturbación de la intensidad.

shock *(shock)*
CARDIOL. m. Choque, conmoción, colapso. Término habitualmente empleado para referirse a los síndromes asociados a una disminución aguda en el flujo sanguíneo efectivo, que condiciona un fallo en el mantenimiento del transporte y/o la liberación de los sustratos esenciales para el normal funcionamiento de los órganos vitales (ver **insuficiencia circulatoria**). Existen, básicamente, tres mecanismos fisiopatológicos que permite clasificarlo en cardiogénico, hipovolémico y distributivo. La forma de presentación clínica habitual cursa con una hipotensión arterial, palidez y sudoración fría por vasoconstricción periférica, oliguria o anuria y obnubilación. El tratamiento habitualmente incluye terapias intensivas para el mantenimiento del estado cardiocirculatorio y respiratorio y para la eliminación de la(s) causa(s) desencadenante(s). || **s. anafiláctico** *(anaphilactic s.)* Ver **hipersensibilidad inmediata.** || **s. cardiogénico** *(cardiogenic s.)* Estado de *shock* causado por el fallo primario del corazón, en el mantenimiento de un gasto cardiaco adecuado para mantener las funciones basales de los distintos órganos (ver **insuficiencia cardiaca, insuficiencia circulatoria**). La causa más frecuente es el infarto agudo de miocardio, aunque existen otras muchas causas (bradicardias y taquicardias extremas, valvulopatías, miocardiopatías, taponamiento cardiaco, etc.). || **s. distributivo** *(distributive s.)* Forma de *shock* provocada por alteraciones en la distribucón del flujo sanguíneo, de manera que la perfusión tisular de los órganos vitales se halla comprometida en el contexto de infecciones, alteraciones neurológicas, efecto de algunos fármacos o por sustancias que alteran la reactividad vascular. || **s. endotóxico** *(endotoxic s.)* Ver **shock séptico.** || **s. hipovolémico** *(hypovolemic s.)* Estado de *shock* causado por una falta de volumen intravascular, generalmente como consecuencia de una hemorragia aguda. || **s. séptico** *(septic s.)* Forma especial de *shock* distributivo, provocado por alteraciones hemodinámicas causadas por agentes infecciosos. La forma más frecuente es la provocada por las endotoxinas, liberadas durante las bacteriemias por bacilos gram-negativos.

shock espinal *(spinal shock)*
NEUROCIR. Bloqueo de las funciones de la médula espinal tras un traumatismo; suele ser transitorio y la recuperación es variable.

shunt *(shunt)*
ANATPATOL. f. Anglicismo que significa desviación o derivación.

shunt de Scribner *(Scribner's shunt)*
NEFROL. Acceso vascular permanente, descrito en 1960 para el tratamiento de los pacientes con insuficiencia renal aguda o crónica terminal mediante hemodiálisis y que consiste en la canulación y conexión de los vasos a nivel de la muñeca (arteria radial y vena cefálica o arteria cubital y vena basílica) por un puente externo de material sintético (fístula arteriovenosa externa). Se puede utilizar de inmediato y no requiere puncionar los vasos, pues la desconexión del puente permite extraer la sangre por la rama arterial, que tras pasar por el dializador, una vez purificada, vuelve por la rama venosa al paciente. Las complicaciones más frecuentes son la trombosis, la infección y la erosión de la piel. La duración de este tipo de acceso es limitada y en la actualidad son preferibles las fístulas arteriovenosas internas. Ver **fístula de Cimino-Brescia**.

SIADH *(syndrome inadequate antidiuretic hormone, SIADH)*
ENDOCRINOL. Siglas inglesas que significan síndrome de secreción inadecuada de hormona andiurética. Sus causas más frecuentes son las derivadas de enfermedades del sistema nervioso central (traumatismos, accidentes vasculares, infecciones, tumores), enfermedades respiratorias (enfisema, tuberculosis, neumonías, mesotelioma), neoplasias (pulmón, linfomas), fármacos (clorfibrato, carbamazepina, clorpropamida) y una miscelánea donde se incluyen la insuficiencia suprarrenal, el hipotiroidismo y la psicosis. Ver **síndrome de Schwartz-Bartter**.

sialadenitis *(sialadenitis)*
OTORRIN. f. Inflamación de una glándula salivar.

sialectasia *(sialectasia)*
OTORRIN. f. Dilatación de un conducto salivar.

sialismo *(sialorrhea)*
GINECOL. m. Secreción aumentada de la saliva que fluye a través de la boca. Puede ser secundaria a trastornos irritativos locales y a alteraciones nerviosas. Durante el embarazo aparece como gestosis de primer trimestre.

sialitis *(sialitis)*
OTORRIN. f. Inflamación de una glándula salivar o de un canal salivar con una alteración de la saliva.

sialoadenitis *(sialoadenitis)*
OTORRIN. Ver **sialadenitis**.

sialoadenosis *(sialoadenosis)*
OTORRIN. f. Tumefaciones recidivantes, bilaterales, indoloras, predominantemente en las parótidas. Pueden aparecer por trastornos endocrinometabólicos, disfunciones del sistema nervioso central y vegetativo y por acciones farmacológicas.

sialógeno *(sialogen)*
DIGEST. Ver **sialogogo**.

sialoglicoproteína *(sialoglycoprotein)*
NEFROL. f. Elemento que forma parte, junto con los glicosaminoglicanos, de los dos principales componentes de carbohidratos (no colágenos) de la membrana basal glomerular. Están cargadas muy negativamente y tapizan las células epiteliales glomerulares, los pericelos de los podocitos y el diafragma interepitelial de 25-65 nm (slit diafragma). Una pérdida de la mencionada carga negativa en la membrana basal glomerular puede ser responsable de la fusión de los pedicelos de los podocitos y la pérdida de proteínas (proteinuria), como sucede en la glomerulonefritis por cambios mínimos o en la glomerulonefritis diabética.

sialogogo *(sialogogue)*
DIGEST. m. Sustancia, alimento o fármaco que estimulan la secreción de las glándulas salivales.

sialografía *(sialography)*
RADIO. f. Técnica radiográfica para el estudio de las glándulas salivares y sus conductos, consiste en la introducción de contraste por vía retrógrada, mediante la canulación selectiva de los conductos, opacificándolos para la obtención de imágenes con fines diagnósticos.

sialográfico *(sialographyc)*
RADIO. adj. Relativo a la sialografía.

sialolitiasis *(sialolithiasis)*
CIRPLÁS. f. Presencia o formación de cálculos en los conductos y glándulas salivares. Suele

ser una situación unilateral y recidivante. La más frecuente es la de la glándula submandibular.

sialoproteína *(sialoprotein)*
ENDOCRINOL. f. Glucoproteína que cuenta en su estructura con el ácido siálico y se encuentra formando parte de elementos y membranas celulares.

sialorrea *(sialorrhea)*
OTORRIN. f. Excreción excesiva de saliva por la boca como resultado de un aumento de su producción. Puede deberse a afecciones de la mucosa oral y de la lengua, estados de dentición y factores psicógenos.

sialosis *(sialosis)*
OTORRIN. Ver **sialoadenosis**.

sibilancia *(wheeze)*
PNEUMOL. f. Ruido pulmonar accesorio producido por el paso del aire a través de los pequeños bronquios con la luz estrechada. Suena como un pito.

sicosiforme *(sycosiform)*
DERMATOL. adj. Parecido a las lesiones cutáneas de sicosis.

sicosis *(sycosis)*
DERMATOL. f. Dermatosis que se caracteriza por pústulas localizadas en los folículos pilosebáceos, en especial los de la barba. || **s. lupoide** *(lupoid s.)* Foliculitis folicular que recuerda el proceso tuberculoso.

SIDA *(acquired inmune deficienciy syndrome, AIDS)*
ANATPATOL. m. Siglas que significan síndrome de inmunodeficiencia adquirida, enfermedad viral causada por el virus de la inmunodeficiencia humana, que se caracteriza por la destrucción progresiva de los linfocitos T, especialmente T cooperadores, y termina ocasionando un cuadro de inmunodeficiencia celular, marcado por frecuentes infecciones a causa de gérmenes oportunistas (toxoplasmosis, criptococosis, tuberculosis atípicas, neumocistosis, etc.).

siderocito *(siderocyte)*
HEMATOL. m. Inclusión eritrocitaria, en forma de gránulos verdes, por la tinción de Perls, que se encuentra en la postesplenectomía, anemias sideroacrésticas, aplasias, anemias hemolíticas, sobrecarga férrica, etc.

siderófago *(siderophage)*
ANATPATOL. m. Célula de la médula ósea, perteneciente al sistema mononuclear fagocítico, encargada de almacenar hierro para suministrarlo a las células madre eritrocitarias durante la eritropoyesis. || Por extensión, células que contengan hierro en su citoplasma por haberlo fagocitado.

sideróforo *(siderophil)*
MICROBIOL. m. Molécula soluble que capta hierro para facilitar el transporte de este por los microorganismos. Suele ser específico del microorganismo que lo produce y, por ello, puede tener una acción antibiótica. Hay una gran variedad de este tipo de moléculas (enteroquelina o enterobactina, aerobactina, micobactina, etc.).

siderosis *(siderosis)*
ANATPATOL. f. Acúmulo tisular de hierro.

siderosis ocular *(ocular siderosis)*
OFTALMOL. Alteraciones intraoculares secundarias a la presencia de un cuerpo extraño intraocular de hierro. No se trata tanto de las lesiones producidas por la trayectoria del cuerpo extraño, sino por la liberación lenta de productos tóxicos derivados del hierro.

siderosoma *(siderosome)*
ANATPATOL. m. Orgánulo citoplasmático de los siderófagos donde se almacena el hierro y las diferentes proteínas para hacerlo fisiológicamente inerte y poder transferirlo posteriormente a los eritroblastos.

sien *(temple)*
ANAT. f. Región anterior de la fosa temporal del cráneo, por encima de la apófosis cigomática.

sierra *(saw)*
ORTOP. f. Instrumento quirúrgico, propio para la sección ósea, compuesta de una hoja de acero de borde dentado sujeta a un mango, bastidor u otro armazón adecuado. || **s. circular** *(circular s.)* Disco dentado que recubre la impulsión de una manivela, transmitida por una serie de ruedas de engranaje. || **s. de Gigli** *(Gigli's s.)* Alambre con dientes de sierra empleado en las operaciones craneales, del coxal, etc. || **s. oscilante** *(oscilating s.)* Ver **sierra vibratoria**. || **s. vibratoria** *(vibratory s.)* Sierra usada actualmente, en vez de la circular, para evitar lesiones de las partes blandas.

sievert *(sievert)*
MEDNUCL. m. Unidad de dosis efectiva en el sistema internacional de unidades. Su símbolo es Sv.

sifílide *(syphilid)*
DERMATOL. f. Denominación general de las lesiones cutáneas de la sífilis.

sífilis *(syphilis)*
DERMATOL. f. Enfermedad de transmisión sexual que se caracteriza, desde el punto de vista clínico, por cursar con periodos sintomáticos y otros asintomáticos (latencias) y puede transmitirse con carácter hereditario (madre embarazada a feto). || **s. secundaria** *(secondary s.)* Periodo o estado de la infección sifilítica que sucede al primario y está caracterizado, desde el punto de vista clínico, por la roseola sifilítica.

sífilis congénita *(congenital syphilis)*
PEDIAT. Sífilis adquirida en el periodo intrauterino del desarrollo. Afecta al feto por la ruptura de la barrera placentaria, lo que permite el paso del *treponema pallidum* de la madre al feto. Produce algunas malformaciones en unos u otros órganos dependiendo del momento en el que se produjo la infección del feto. Quizá las más frecuentes son la queratitis y la sordera.

sifiloderma *(syphiloderm)*
DERMATOL. Ver **sifílide.**

sifilografía *(syphilography)*
DERMATOL. f. Escrito, atlas u otro medio que describe la sífilis.

sifilógrafo *(syphilographe)*
DERMATOL. m. y f. Persona que escribe, investiga o trata la sífilis.

sifilomanía *(syphilophobia)*
DERMATOL. f. Obsesión de padecer sífilis.

sigma *(sigmoid colon)*
CIRGEN. f. Último tramo del colon o intestino grueso, justo antes de comenzar el recto, con el que se continúa. En condiciones normales mide unos 40 cm. Es uno de los tramos del colon más afectado por ciertas patologías (tumores, divertículos, hemorragia digestiva baja, obstrucción de colon, etc.). Ver **colon.**

sigmoide *(sigmoid)*
ANAT. adj. Que tiene forma de sigma (una *s* muy poco curvada).

sigmoidectomía *(sigmoidectomy, sigmoid colon resection)*
CIRGEN. f. Extirpación quirúrgica del sigma con anastomosis del colon, descendente al recto. Ver **colectomía, sigma.**

significación *(significance)*
ANAT. f. En estadística, indica la probabilidad de que un determinado hecho o fenómeno tenga lugar. Una significación estadística del 1% ($p < 0,01$) indica que solo hay una posibilidad entre cien de que el resultado sea debido al azar. En embriología, indica lo que, prospectivamente, va a dar lugar un grupo de células.

significado de enfermedad *(illness meaning)*
BIOÉT. Ver **sentido de la vida.**

signo *(sign)*
ORTOP. m. Indicio o señal de alguna cosa. Manifestación objetiva o física de una alteración orgánica o enfermedad. En patología, manifestación de una enfermedad perceptible por el observador, que una vez evaluada será un factor de diagnóstico. Convencionalmente se distingue signo, una anomalía objetivable de síntoma, de la anomalía solo percibida por el propio enfermo. || Fenómeno o síntoma objetivo y propio de una enfermedad o estado que el médico reconoce o provoca. || **s. del cazador** *(hunter's s.)* Dedo pulgar en valgo por una lesión crónica del ligamento lateral. Su nombre proviene de la lesión reiterada de este ligamento a causa de la maniobra que se realiza al sacrificar el conejo o la liebre desnucándolos || **s. de Lasègue** *(Lasègue's s.)* En la ciática, la flexión de la cadera es dolorosa cuando la rodilla está extendida, pero lo es menos cuando está flexionada. Esto permite el diagnóstico diferencial entre el dolor por la ciática y el motivado por una afección de la cadera. En esta la flexión de la rodilla no le mejora. || **s. de Ortolani** *(Ortolani's s.)* Presencia de un chasquido palpable en la cadera y fuera de ella cuando esta se reduce por abducción y se luxa en adducción, en la luxación congénita de la cadera. || **s. del pulgar** *(thumb s.)* En la contractura por hemiplejía, se dobla el pulgar espontáneamente al extender los otros dedos. Signo que no se observa en la hemicontracción histérica. || **s. de reflejo** *(reflex s.)* Flexión dorsal (extensión) del dedo gordo, obtenida por la estimulación de una zona plantar externa, de atrás hacia ade-

lante, mediante un objeto que produzca una molestia moderada sin dolor, y que expresa una disfunción de la vía piramidal.

signo de Amusat *(Amusat's sign)*
MEDLEGAL. Desgarro de la túnica interna de la carótida primitiva que se produce en el ahorcamiento. ‖ **s. de Benassi** *(Benassi's s.)* Anillo ahumado que aparece alrededor del orificio de entrada de un proyectil en el hueso del cráneo subyacente, en los disparos por arma de fuego realizados con la boca del cañón apoyada en la piel del cráneo. ‖ **s. de boca de mina de Hoffmann** *(Hoffmann's s.)* Orificio de entrada de un proyectil que tiene forma estrellada y sus bordes se encuentran despegados del hueso, en las heridas por arma de fuego efectuadas con el cañón apoyado sobre la piel del cráneo. ‖ **s. de Martin** *(Martin's s.)* En el ahorcamiento se encuentran infiltraciones hemorrágicas en los músculos del cuello y en las adventicias de los vasos del mismo. ‖ **s. de Otto** *(Otto's s.)* Desgarros en las íntimas de las yugulares internas que se encuentran en los ahorcados.

signo de Argyll-Robertson *(Argyll-Robertson's sign)*
OFTALMOL. Ver **pupila de Argyll-Robertson**. ‖ **s. de Arlt** *(Arlt's s.)* Línea blanquecina de la conjuntiva palpebral superior, formada por un tejido granular de cicatrización y secundaria a una antigua infección por tracoma. ‖ **s. de Bielchowsky** *(Bielchowsky's s.)* Aumento de la desviación vertical del ojo en los casos de parálisis del IV par craneal al inclinar la cabeza hacia el mismo lado de la lesión. ‖ **s. de Bonnet** *(Bonnet's s.)* Dilatación de la porción distal de la vena, en un cruce arteriovenoso, en el curso de la retinopatía hipertensiva (v.). ‖ **s. de Munson** *(Munson's s.)* Distorsión del párpado inferior provocada por la protusión de la córnea al mirar hacia abajo, en casos de queratocono. ‖ **s. de Seidel** *(Seidel's s.)* Ver **prueba de Seidel**. ‖ **s. de Uthhoff** *(Uthhoff's s.)* Empeoramiento del escotoma central con el ejercicio, en casos de neuropatías desmielinizantes.

signo de Auspitz *(Auspitz's sign)*
DERMATOL. Signo que se produce al raspar una placa de psoriasis y aparece debajo de una fina membrana una superficie roja con gotas de sangre.

signo de Babinski *(Babinski's sign)*
NEUROL. Extensión del primer dedo del pie, como consecuencia de la estimulación de la planta del pie, que se realiza durante la obtención del reflejo cutáneo plantar. Es significativo de una lesión de la vía corticoespinal. ‖ **s. de Brudzinski** *(Brudzinski's s.)* Signo clínico que se puede encontrar en la exploración de un paciente con inflamación de las meninges. Consiste en la flexión de las piernas al doblar pasivamente el cuello. ‖ **s. de Chvostek** *(Chvostek's s.)* Signo clínico carácterístico de la tetania, que consiste en el desencadenamiento de un espasmo en los músculos de la cara por la percusión sobre ellos con el martillo de reflejos. ‖ **s. de Froment** *(Froment's s.)* Aumento de la resistencia al estiramiento de un grupo muscular al realizar un movimiento voluntario con la otra extremidad. Es característico de la rigidez presente en los síndromes parkinsonianos. ‖ **s. de Hoffmann** *(Hoffmann's s.)* Flexión de los dedos de la mano al golpear la uña del segundo o tercer dedo. Esta respuesta refleja anormal se encuentra presente en el síndrome piramidal. ‖ **s. de Kernig** *(Kernig's s.)* Signo presente en la irritación meníngea, que consiste en la dificultad o imposibilidad para extender la rodilla del paciente de forma pasiva cuando tiene el muslo flexionado sobre la pelvis en ángulo recto. ‖ **s. de Lhermitte** *(Lhermitte's s.)* Sensación de calambre a lo largo de toda la espalda, con sensación de parestesias en los brazos, provocada por la flexión voluntaria o pasiva del cuello. Se puede observar en los distintos tipos de lesión del cordón posterior de la médula espinal, a nivel cervical. ‖ **s. meníngeo** *(meningeal s.).* Conjunto de signos observados en cuadros de irritación meníngea, como las meningitis, las hemorragias subaracnoideas, etc. Son signos meníngeos la rigidez de nuca (v.), el signo de Lasègue (v.), etc. ‖ **s. de Negro** *(Negro's s.)* Se observa en la parálisis facial periférica y consiste en que, al elevar la mirada, el ojo del lado de la parálisis gira más ampliamente que el normal. ‖ **s. de Romberg** *(Romberg's s.)* Imposibilidad para mantener la bipedestación con los pies juntos cuando el sujeto cierra los ojos. Se observa en pacientes con alteración de las fibras cordonales posteriores, que provoca una alteración de la sensibilidad posicional. ‖ **s. de la rueda dentada** *(cog-wheel s.)* Ver **rigidez, signo de Negro**. ‖

s. de Stewart-Holmes *(Stewart-Holmes's s.)* Signo visto en lesiones cerebelosas, denominado también fenómeno de rebote de Holmes. Se confirma pidiendo al paciente que flexione su brazo contra la resistencia del explorador, de forma que al retirar la resistencia el paciente no puede controlar su movimiento de flexión y se golpea la cara con su brazo. Se debe a un retraso en la contracción del tríceps que, ordinariamente, detendría la excesiva flexión del brazo. ‖ **s. de Trousseau** *(Trousseau's s.)* Espasmo del carpo evocado por la isquemia del brazo, inducida con un esfingomanómetro. Indica la existencia de una tetania latente.

signo de Battle *(Battle's sign)*
NEUROCIR. Equimosis perimastoidea que, tras un traumatismo craneal, indicaría una fractura de la base del cráneo (fosa media). ‖ **s. de Naffziger-Jones** *(Naffziger-Jones's s.)* Provocación del dolor ciático al comprimir las venas yugulares. ‖ **s. de Tinel** *(Tinel's s.)* Percusión en la región volar de la muñeca que desencadena dolor y parestesias si hay una compresión del nervio mediano.

signo de Blumberg *(Blumberg's sign)*
CIRGEN. Dolor a la palpación de la fosa ilíaca derecha, con irritación peritoneal, de modo que se desencadena dolor al comprimir la zona y se incrementa, intensamente, hasta desaparecer, en fracciones de segundo, cuando se descomprime bruscamente al levantar la mano del médico. Es un signo exploratorio característico de la apendicitis aguda. La presencia de este signo en esta área, y en otras cercanas, suele constituir una peritonitis originada en la fosa ilíaca derecha; sin embargo, si estos signos exploratorios se localizan en áreas del abdomen, distintas de la fosa ilíaca derecha, no se puede llamar signo de Blumberg, solo se puede decir que hay signos de irritación peritoneal en el área dolorosa. Ver **abdomen agudo, apendicitis aguda, fosa ilíaca, irritación peritoneal.** ‖ **s. de Courvoisier** *(Courvoisier's s.)* Palpación de la vesícula distendida en el hipocondrio derecho, sin inflamación de su pared (sin colecistitis aguda), por una obstrucción completa del colédoco. Habitualmente puede producir una ligera molestia, pero no un dolor intenso, y casi siempre es causado por tumores que obstruyen completamente el colédoco y, por ello, se acompaña de una gran dilatación de las vías biliares y de la vesícula con ictericia franca. La causa más frecuente es el cáncer de cabeza de páncreas. Ver **ictericia obstructiva, vesícula biliar.** ‖ **s. de Cullen** *(Cullen's s.)* Equimosis periumbilical, por extensión de un hematoma de pancreatitis aguda necrohemorrágica, a través del ligamento redondo del hígado. Es un signo excepcional en la pancreatitis necrohemorrágica, porque la hemorragia de la pancreatitis aguda es, preferentemente, retroperitoneal y solo si es muy extensa y está situada en la cabeza del páncreas puede llegar a extenderse hacia el hígado por el epiplón menor. Ver **pancreatitis aguda necrohemorrágica.** ‖ **s. de Grey-Turner** *(Grey-Turner's s.)* Equimosis cutánea en la región lumbar por extensión de hematoma retroperitoneal, causado por pancreatitis aguda necrohemorrágica. No es un signo raro de la pancreatitis necrohemorrágica, pero sí indica una gran extensión de una necrosis pancreática y varios días de evolución, ya que la sangre tarda varios días en difundirse a través de la musculatura lumbar hasta la piel. Por todo ello, es un signo de suma gravedad. Ver **pancreatitis aguda necrohemorrágica.** ‖ **s. de Murphy** *(Murphy's s.)* Dolor que se provoca al comprimir sobre el área de la vesícula biliar en el hipocondrio derecho, a la vez que el paciente realiza una inspiración profunda. Es un signo característico de la colecistitis aguda. Ver **colecistitis aguda.**

signo del broncograma aéreo *(bronchogram sign)*
RADIO. Signo radiológico o imagen que indica la ocupación del espacio aéreo distal, que consiste en la visualización de las estructuras bronquiales aireadas, como líneas oscuras, en el interior de una consolidación pulmonar. Es un signo frecuente en los procesos neumónicos. ‖ **s. cérvico-torácico** *(cervico-thoracic s.)* Signo radiológico de las lesiones localizadas en la transición entre el cuello y el mediastino, basado en el signo de la silueta. ‖ **s. hilio tapado** *(hilar obliteration s.)* Aplicación del signo de la silueta para la localización de lesiones que se hallan proyectadas sobre la región hiliar e indica, en el caso de no observarse las estructuras que forman parte del hilio, que la lesión está en contacto con ellas y borra sus contornos. ‖ **s. silueta** *(siluet s.)*

Signo de localización de las lesiones en una imagen, basado en borrar los contornos de las estructuras cuando estas se hallan en contacto y tienen la misma densidad.

signo de Gauss *(Gauss' sing)*
GINECOL. Signo probable del embarazo, consecuencia de la relajación del segmento uterino inferior, que puede desplazarse fácilmente en el tacto vaginal. || **s. de Hegar** *(Hegar's s.)* Signo de embarazo que se obtiene palpando el istmo uterino, que se reblandece durante el embarazo. Se produce, así, una relajación del istmo, que permite sospechar la existencia de embarazo. || **s. de Kehr** *(Kehr's s.)* Dolor en el hombro que acompaña a la ruptura del embarazo ectópico. || **s. de Pinard** *(Pinard's s.)* Signo por el que se recogen los movimientos fetales y que permiten diagnosticar, con certeza, la existencia de embarazo. || **s. de Piskacek** *(Piskacek's s.)* Signo descrito por el ginecólogo austriaco Ludwig Piskacek (1854-1932), y que hace referencia a la asimetría del útero cuando se inicia el embarazo. La asimetría se produce en la zona de inserción placentaria.

signo de Hamman *(Hamman's sing)*
PNEUMOL. Dato semiológico de la auscultación en algunos pacientes con neumomediastino, que consiste en un ruido de crujido o chasquido que se oye sincrónico con los latidos del corazón, sobre el precordio y mejor en decúbito lateral, debido a la presencia de aire en los tejidos. || **s. de Kussmaul** *(Kussmaul's s.)* Dato de la exploración física que se define como el aumento paradójico de la presión venosa yugular en la inspiración. Se ha descrito, clásicamente, en la pericarditis constrictiva o en la insuficiencia cardiaca derecha de cualquier causa.

signo de Mc Burney *(Mc Burney's sign)*
DIGEST. Punto de máxima sensibilidad dolorosa cuando está afectado el apéndice. Se localiza en el tercio externo de una línea rectal, entre la espina ilíaca anterior derecha y el ombligo.

signo de Moebius *(Moebius's sign)*
ENDOCRINOL. Incapacidad para llevar a cabo la convergencia ocular que tiene lugar en la oftalmopatía de Graves. || **s. de Stellwag** *(Stellwag's s.)* Alteraciones en el parpadeo que tienen lugar en la oftalmopatía de Graves. En algunos textos hace referencia a la suboclusión palpebral, que puede ocurrir en el marco de la afectación ocular de la enfermedad de Graves-Basedow. || **s. de Von Graefe** *(Von Graefe's s.)* Retracción del párpado superior que puede tener lugar en situación basal o de mirada forzada hacia abajo. Constituye una de las manifestaciones clínicas de la oftalmopatía de Graves.

signo de Musset *(Musset's sign)*
CARDIOL. Signo observado en el poeta francés Alfred de Musset por Delpeuch y que consiste en una inclinación de la cabeza sincrónica con el pulso como consecuencia de una insuficiencia aórtica grave.

signo de Tinel *(Tinnel's sign)*
CIRPLÁS. Sensación eléctrica o de hormigueo al percutir sobre el extremo de un miembro, que traduce la irritabilidad de un nervio dañado.

silicosis *(silicosis)*
PNEUMOL. f. Enfermedad pulmonar intersticial de origen ambiental, producida por la inhalación de partículas de sílice libre o cuarzo cristalizado. La fibrosis pulmonar progresiva que determina suele estar en relación con la dosis y ocurre años después de la exposición.

silla turca *(sella turcica)*
ENDOCRINOL. Porción superior del hueso esfenoides que alberga la glándula hipofisaria. En su estructura destacan las apófisis clinoides anteriores y posteriores y el dorso selar. Su integridad anatómica puede verse alterada por procesos expansivos intraselares, como los adenomas hipofisarios, o por la herniación del diafragma selar que tiene lugar en el síndrome de silla turca vacía.

silvestre *(wild-type)*
GENÉT. m. Fenotipo o alelo que se encuentra con mayor frecuencia en la naturaleza y que, por tanto, se designa arbitrariamente como «normal».

simbionte *(symbiontic)*
MICROBIOL. adj. Se dice del ser vivo que vive en algún grado de asociación (simbiosis) con otro. La asociación puede ser para un beneficio mutuo (mutualismo), en beneficio de uno de los miembros (comensalismo) o en perjuicio de uno de ellos (parasitismo).

simbiosis *(symbiosis)*
PSICOL. f. Relación mutuamente reforzante entre dos personas dependientes entre sí. El término fue acuñado por M. Mahler para denomi-

nar la fase del desarrollo del niño en la que este vive en una dependencia absoluta, en una «fusión» psicosomática con su madre.

simbléfaron *(simblefaron)*
OFTALMOL. m. Adherencia entre la conjuntiva palpebral y la conjuntiva bulbar de los ojos, lo que provoca un acortamiento de los fondos de saco oculares.

simbolización *(symbolization)*
PSICOL. f. Mecanismo general del pensamiento humano por el que una representación mental sustituye a una cosa o a un atributo de algo. Es el mecanismo que subyace a la formación de los sueños y de algunos síntomas, tales como las reacciones de conversión, las obsesiones y las compulsiones. El vínculo entre el significado latente del síntoma y su símbolo suele ser inconsciente.

simetría *(symetry)*
ORTOP. f. Disposición regular de las partes alrededor de un eje, centro o plano común. || Hipometría simétrica es la que se produce en el enanismo.

simiesco *(apelike)*
ANATPATOL. adj. Se dice del rasgo similar al de un simio; p. ej., el pliegue simiesco de la mano que presentan los pacientes con síndrome de Down, que es semejante al de la mano de un simio.

similar a la ouabaina *(ouabaine similar)*
NEFROL. Sustancia que actúa de forma similar a la ouabaina, un glucósido cardiotónico que, actuando sobre la membrana celular, inhibe de manera específica y reversible la Na^+-K^+-AT-Pasa (bomba de sodio) y, por tanto, la reabsorción de Na^+ a través de la membrana vasolateral del túbulo renal. La capacidad de una preparación enzimática o tejido para fijar la ouabaina expresaría el número de unidades de Na^+-K^+-ATPasa presentes en ese tejido. Podrían existir factores endógenos que, fisiológicamente, utilicen tal receptor y regulen la bomba de sodio (sustancias con actividad tipo ouabaina o digital). La ouabaina no se absorbe por vía oral, es poco liposoluble y tiene una escasa fijación a proteínas; su eliminación es renal y la duración del efecto es de un día.

simpatectomía *(sympatectomy)*
CARDIOL. f. Resección quirúrgica de alguna porción del sistema nervioso simpático. Se aplica, sobre todo, en el tratamiento de algunos casos de hipertensión rebelde o isquemia grave de alguna extremidad. El término se emplea también para describir la supresión farmacológica del sistema nervioso simpático mediante fármacos simpaticolíticos.

simpatía *(sympthy)*
PSICOL. f. Estado afectivo por el cual un individuo comparte y participa de los estados psicológicos de otro.

simpático *(sympathetic)*
ANAT. m. Parte del sistema nervioso vegetativo que actúa principalmente en situaciones de estrés y lucha. Activa la circulación y la respiración y hace más lentos los procesos digestivos.

simpaticoblasto *(sympaticoblast)*
ANAT. m. Célula embrionaria derivada de la cresta neural, que formará los ganglios simpáticos y la médula suprarrenal.

simpaticolítico *(sympaticolitic)*
ANEST. m. Sustancia que inhibe, parcial o completamente, los efectos de la estimulación del sistema nervioso simpático o de la descarga de la médula adrenal. Puede ser bloqueante de los receptores α o β. Los fármacos betabloqueantes ejercen efectos antiarrítmicos, antihipertensivos y antianginosos. Los fármacos alfabloqueantes se usan, fundamentalmente, como vasodilatadores y relajantes de la musculatura uretral.

simpaticomimético *(sympathomimetic)*
ANEST. m. Fármacos cuya acción es similar a la de los transmisores adrenérgicos adrenalina-noradrenalina, actuando sobre los terminales posganglionares del sistema nervioso simpático. Produce efectos diversos, como broncodilatación, vasoconstricción o taquicardia.

simpaticotonía *(sympatheticotonia)*
CARDIOL. f. Alteración del sistema nervioso autonómico en favor del sistema simpático. Cursa con taquicardia, midriasis, hiperhidrosis y con un aumento de la excitabilidad vasomotora.

simultagnosia *(simultagnosia)*
NEUROL. f. Alteración perceptiva o agnosia debida a la lesión neurológica de la corteza cerebral, que consiste en la incapacidad para diferenciar distintos objetos presentados simultáneamente en una imagen.

simvastatina *(symvastatin)*
ENDOCRINOL. f. Fármaco hipolipemiante que pertenece al grupo de los inhibidores de la enzima hidroximetilglutaril coenzima A reductasa. Su principal indicación es el tratamiento de la hipercolesterolemia, en el que se ha demostrado eficaz para reducir la tasa de los eventos coronarios.

sinapsis *(synapse)*
ANAT. f. Superficie de contacto entre dos terminaciones nerviosas. En la superficie presináptica se libera el neurotransmisor (noradrenalina, serotonina, acetilcolina, etc.), y en la postsináptica existen receptores que captan el neurotransmisor, produciendo cambios iónicos, responsables del paso del impulso nervioso de una fibra a la otra. Las sinapsis pueden ser axodendríticas (las más frecuentes), axosomáticas y axoaxónicas (más bien raras). En las sinapsis el impulso nervioso siempre pasa en el mismo sentido (polarización sináptica). || **s. axoaxónica** *(axoaxonic s.)* Sinapsis que tiene lugar entre los axones de dos neuronas; son poco frecuentes. || **s. axodendrítica** *(axodendritic s.)* La que se produce entre el axón de una neurona y una dendrita de otra neurona; son las más numerosas. || **s. axosomática** *(axosomatic s.)* La que se efectúa entre un axón y el soma de otra neurona; son bastante frecuentes. Dado que un solo axón presenta múltiples botones sinápticos, se dan, simultáneamente, sinapsis axo-dendro-somáticas. || **s. neuromuscular** *(neuromuscular s.)* Sinapsis que tiene lugar entre un axón motor y la placa muscular.

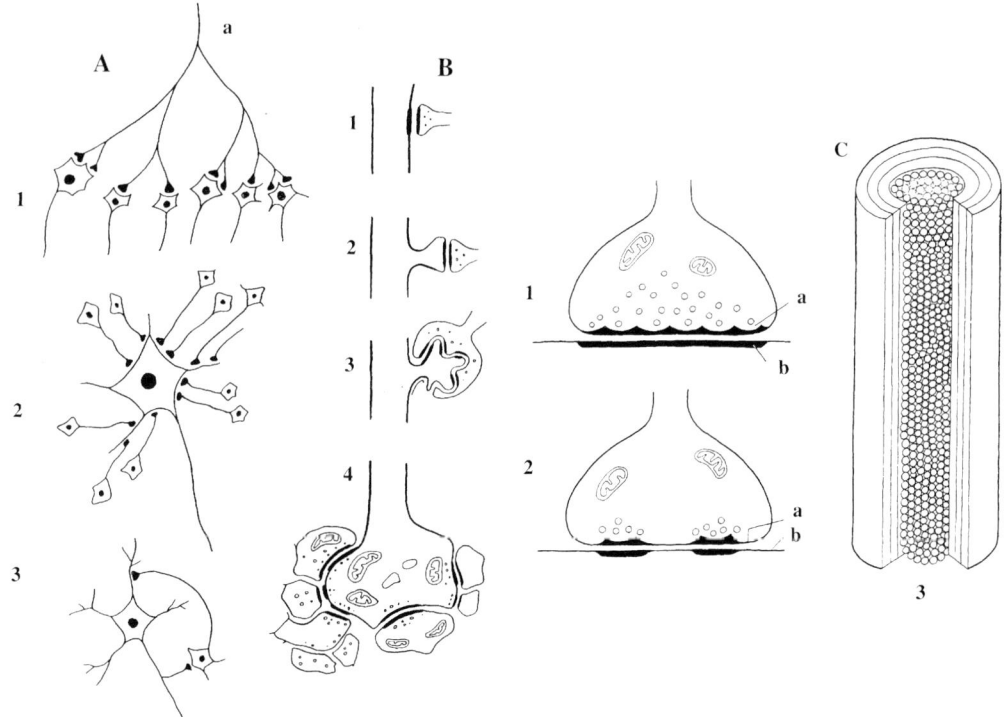

sinapsis. A) Tres esquemas para mostrar: 1) cómo los impulsos que caminan por un axón pueden influir sobre varias neuronas; 2) cómo sobre una neurona pueden influir otras muchas, y 3) cómo hay circuitos reverberantes, es decir, que una neurona, bien directamente, bien por intermedio de una neurona intercalar, puede autoestimularse. B) Cuatro esquemas con diferentes tipos de sinapsis: 1) sinapsis paralela; 2) espinosa; 3) compleja; 4) glomérulo sináptico: sobre un botón sináptico terminan otros varios. C) Esquemas de sinapsis: la fig. 1 corresponde al tipo 1 de sinapsis (zona densa que abarca toda la extensión de la superficie sináptica, tanto en la membrana pre como postsináptica). La fig. 2, una sinapsis tipo 2, en la que la zona densa solo ocupa una parte de la superficie sináptica, y la fig. 3, un neurotúbulo abierto parcialmente para ver su interior

sinartrosis

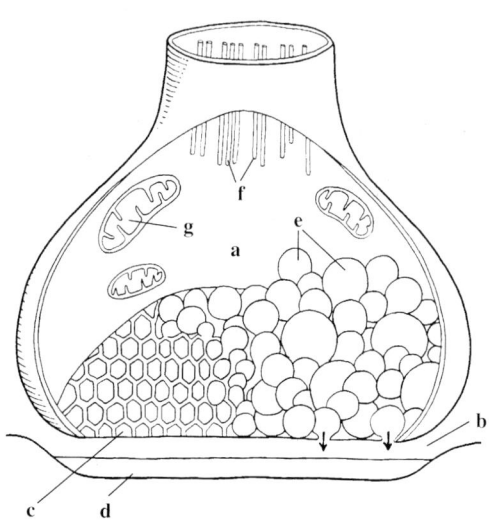

sinapsis. Botón sináptico (a), con hendidura sináptica (b), membrana presináptica (c), membrana postsináptica (d), vesículas sinápticas (e), microtúbulos (f) y mitocondria (g)

sinartrosis *(synarthrosis)*
ANAT. f. Articulación sin movimiento. Comprende varios tipos, pero todos ellos presentan el rasgo común de que entre ambas superficies articulares existen fibras colágenas, que unen entre sí ambos huesos e impiden el movimiento. Según la configuración de las superficies articulares, se dividen en armónicas (superficies planas y perpendiculares), biseladas (en pico de flauta); dentadas, como la que forman los parietales entre sí, y gónfosis (la raíz del diente con la cavidad alveolar). Hay un tipo especial de sinartrosis y es el de aquellas articulaciones que presentan un abundante tejido conjuntivo, interpuesto entre ambas superficies articulares, lo cual permite un ligero movimiento; p. ej., la sínfisis púbica y la intervertebral.

sinceridad *(sincerity)*
BIOÉT. Ver **decir la verdad, paciente difícil.**

sincinesia *(synkinesis)*
NEUROL. f. Movimiento asociado a otros movimientos de carácter normal o patológico.

sincitiotrofoblasto *(syncytiotrophoblast)*
ANAT. m. Capa que forma la cubierta externa de las vellosidades coriales en la que se han perdido los límites celulares, por lo que forma un citoplasma continuo, sembrado de núcleos.

sincondrosis *(synchondrosis)*
ANAT. f. Articulación sin movimiento entre dos cartílagos; p. ej., entre la apófisis basilar del occipital y el cuerpo del esfenoides, cuando ambos todavía son cartilaginosos. Al tener lugar la osificación, normalmente se fusionan ambas superficies articulares, como sucede en la articulación citada.

sincopal *(syncopal)*
CARDIOL. adj. Perteneciente o relativo al síncope. || Con forma o parecido a un síncope.

síncope *(syncope)*
CARDIOL. m. Pérdida de la conciencia temporal, de aparición repentina, con una recuperación espontánea y frecuentemente asociada a una pérdida del tono postural, secundaria a una disminución crítica y momentánea del flujo sanguíneo cerebral. Las causas más frecuentes del síncope son de origen cardiogénico (bradi y taquiarritmias, hipotensión arterial brusca, estenosis aórtica, mixoma auricular, miocardiopatía hipertrófica, etc.), aunque existen causas vasculares (síndrome del robo de la subclavia, síndrome del seno carotídeo, síncopes vasovagales) y algunas entidades neurológicas que exigen el diagnóstico diferencial con los episodios sincopales. || **s. cardiogénico** *(cardiogenic s.)* Cualquier episodio sincopal atribuible a una causa cardiaca. Sus principales características clínicas son la aparición brusca y prácticamente sin pródromos, y su duración es limitada. || **s. defecatorio** *(defecation s.)* Síncope desencadenado durante la defecación. Su mecanismo es el de un reflejo vagal, que provoca una hipotensión y/o bradicardia, de magnitud suficiente como para desencadenar una pérdida de conocimiento. || **s. deglutorio** *(swallowing s.)* Síncope desencadenado durante la deglución. Su mecanismo es similar al del síncope defecatorio. || **s. miccional** *(micturition s.)* Síncope desencadenado durante la micción. Su mecanismo es similar al del síncope defecatorio. || **s. neurocardiogénico** *(neurocardiogenic s.)* Ver **síncope vasovagal.** || **s. por venopunción** *(venipuncture s.)* Síncope vasovagal desencadenado por la punción de una vena. || **s. del seno carotídeo** *(carotid sinus s.)* Síncope provocado por la hipersensibilidad del seno carotídeo. Habitualmente se desencadena por la presión o roce sobre uno o ambos senos carotídeos, que condiciona una exage-

rada respuesta vagal cardioinhibidora, vasodepresora o mixta. ‖ **s. situacional** (*situational s.*) Síncope desencadenado ante determinadas actividades. Los ejemplos más clásicos son los síncopes deglutorios, defecatorios, miccionales y tusígenos. ‖ **s. tusígeno** (*cough s.*) Síncope desencadenado durante los accesos paroxísticos e intensos de tos. Su mecanismo parece ser similar al del síncope deglutorio, además de acompañarse de una hipotensión mediada por la disminución del retorno venoso debido a un aumento de la presión intratorácica. ‖ **s. vasovagal** (*vasovagal s.*) Síncope provocado por una disminución brusca de la presión arterial, secundaria a un efecto vasodepresor o cardioinhibidor, mediado por una acción central del vago. Su presentación más típica incluye la presencia de un desencadenante (ortostatismo prolongado, visiones u olores desagradables, dolor, etc.) y de pródromos típicos (mareo, palidez, hiperventilación, palpitaciones, etc.). Suele ser frecuente en personas jóvenes sin ninguna cardiopatía estructural. También se denomina lipotimia.

sincretismo (*syncretism*)
PSICOL. m. Interpretación de la realidad global por un aspecto parcial sin tener en cuenta las relaciones que lo ligan al conjunto. Según J. Piaget, el sincretismo, en cuanto aprehensión global, vaga y no estructurada de la realidad, es un rasgo característico del pensamiento del niño en la etapa preoperacional.

sindactilia (*syndactyly*)
ORTOP. Malformación congénita determinada por un gen dominante, que consiste en tener algunos dedos unidos. Puede afectar a los dedos de la mano o a los del pie. La unión puede ser solo de las partes blandas (mediante una especie de membrana de piel) o también ósea. Constituye la anomalía congénita más común de la mano y el pie. ‖ **s. completa** (*complete s.*) La que se extiende desde la base hasta la punta de los dedos. ‖ **s. complicada** (*complicated s.*) Aquella en que existe la fusión de los huesos y las uñas de los dedos afectados. ‖ **s. doble** (*double s.*) Aquella en que resultan afectados tres dedos y, por tanto, presenta dos zonas de unión. ‖ **s. membranosa** (*membranous s.*) Aquella en que la unión está constituida solamente por la piel. También se denomina sindactilia simple. ‖ **s. parcial** (*partial s.*) Aquella en la que la membrana de unión se extiende solo a lo largo de una parte de los dedos. ‖ **s. sencilla** (*simple s.*) La que afecta solamente a dos dedos y, por tanto, solo presenta una zona de unión. ‖ **s simple** (*simple s.*) Ver **sindactilia membranosa**. ‖ **s. triple** (*triple s.*) Aquella en la que están afectados cuatro dedos y, por tanto, presenta tres zonas de unión.

sindactilismo (*syndactylism*)
ORTOP. Ver **sindactilia**.

sindesmofito (*syndesmophite*)
ORTOP. m. Excrecencia o neoformación ósea por la osificación de un ligamento.

sindesmosis (*syndesmosis*)
ANAT. f. Articulación en la cual una parte de la superficie articular, o una zona marginal de la misma, presenta un conjunto de fibras que unen ambos huesos (sindesmosis tibioperonea, cubitoradial, etc.).

sindesmotomía (*syndesmotomy*)
ORTOP. f. Disección o corte de un ligamento.

síndrome (*syndrome*)
PSICOL. m. Conjunto de signos y síntomas que configuran una enfermedad. ‖ **s. de abstinencia** (*withdrawal s.*) Conjunto de molestias (síntomas físicos y psíquicos) que aparecen en los sujetos habituados al consumo de una determinada droga, cuando se interrumpe su administración o se influye en su acción, mediante la aplicación de un antagonista específico. Dichos síntomas, llamados también de privación o retirada, son específicos y característicos de cada tipo de droga y su aparición denota, con frecuencia, aunque no siempre, la existencia de dependencia física o adicción. ‖ **s. de Adams-Stokes** (*Adams-Stokes' s.*) Ver **crisis de Stokes-Adams**. ‖ **s. amnésico** (*amnesic's s.*) Denominación general para los casos «puros» de amnesia en los que una lesión cerebral produce un déficit global y permanente de memoria sin que haya otros deterioros intelectuales. Se caracteriza por una gran dificultad para retener información nueva (amnesia anterógrada), y puede o no ir acompañada de amnesia retrógrada. ‖ **s. de Capgras** (*Capgras' s.*) Delirio de que los otros, o uno mismo, han sido reemplazados por impostores. Sigue, típicamente, al desarrollo de sentimientos negativos hacia el otro, que al ser inaceptables por el sujeto, atribuye al im-

postor. El síndrome ha sido descrito en la esquizofrenia paranoide e, incluso, con mayor frecuencia, en el trastorno orgánico cerebral. || **s. de Estocolmo** (*Stockholm's s.*) Identificación y simpatía de los rehenes hacia sus secuestradores, de los cuales dependen para sobrevivir. || **s. hipocondriaco** (*hypochondriac's s.*) Conjunto de síntomas cuyo núcleo central es la preocupación por la salud. La hipocondría se entiende, bien como una entidad diagnóstica independiente (hipocondría primaria) o bien como una condición secundaria a algún otro trastorno psicopatológico (hipocondría secundaria). || **s. de hospitalismo** (*hospital's s.*) Término introducido por R. Spitz para designar el conjunto de trastornos que aparece en niños pequeños (de seis a dieciocho meses) cuando son separados de sus madres e internados en una institución (orfelinato, hospital, etc.). La escasez de contactos humanos durante gran parte del día y la carencia de cuidados maternos hacen que, a pesar de que los niños reciban una perfecta atención dietética e higiénica, entren en un estado de aletargamiento y estupor denominado «depresión anaclítica», que, si no se corrige por el contacto con la madre o con una sustituta aceptable, puede llevar incluso a la muerte. Los estudios acerca del hospitalismo han provocado profundas reformas en las condiciones de hospitalización de los niños. || **s. de Korsakoff** (*Korsakoff's s.*) Fuerte deterioro de las funciones de la memoria anterógrada y de la memoria retrógrada y la apatía, con preservación de las capacidades sensoriales y de otras capacidades intelectuales. Se presenta junto con la encefalopatía de Wernicke, asociada a su vez al alcoholismo.

síndrome adiposogenital (*adiposegenital syndrome*)

ENDOCRINOL. Asociación de obesidad e hipogonadismo que se caracteriza por un retraso de los caracteres sexuales secundarios, microorquidismo y micropene. Etiológicamente puede encontrarse relacionado con hipogonadismo hipogonadotrópico. || **s. de Ahumada del Castillo** (*Ahumada del Castillo's s.*) Síndrome de amenorrea-galactorrea (v.) que tiene lugar fuera del periodo posparto. || **s. de Albright** (*Albright's s.*) Osteodistrofia hereditaria que cursa con talla baja, bradidactilia, obesidad, facies redondeada y seudohipoparatiroidismo. Etiológicamente se ha relacionado con mutaciones de la subunidad alfa de la proteína Gs, que acopla los receptores hormonales a la estimulación de la enzima adenilciclasa. || **s. de Alström** (*Alström's s.*) Enfermedad autosómica recesiva que se caracteriza por obesidad, hipogonadismo, sordera de conducción, degeneración retiniana y ceguera. Puede cursar también en la edad adulta con una intolerancia hidrocarbonada, hiperlipemia e hiperuricemia. || **s. de amenorrea-galactorrea** (*amenorrhoea-galactorrhoea s.*) Cuadro clínico que cursa con la ausencia de menstruaciones y secreción mamaria fuera del periodo postparto. En la mayoría de las ocasiones se debe a hiperprolactinemia ya derivada de un prolactinoma, de lesiones hipotalámicas o del tallo hipofisario o de causa yatrogénica o funcional. || **s. de Babinski-Froelich** (*Babinski-Froelich's s.*) Asociación de hipogonadismo hipogonadotrópico, obesidad y diabetes insípida. || **s. de Beckwith-Wiedemann** (*Beckwith-Wiedemann's s.*) Síndrome constituido por gigantismo, onfalocele y macroglosia. Puede cursar también con esplacnomegalia, hemihipertrofia y nevus. || **s. de Burnett** (*Burnett's s.*) Síndrome derivado de la ingesta excesiva de leche y compuestos alcalinos que se caracteriza por astenia, mialgias, irritabilidad y apatía que cursa con hipercalcemia y alcalosis. || **s. carcinoide** (*carcinoid s.*) Cuadro clínico derivado de la hipersecreción, por parte de un tumor carcinoide, de serotonina, prostaglandinas y otras sustancias vasoactivas, que se caracteriza por episodios de enrojecimiento facial, diarrea acuosa, broncoconstricción e hipotensión arterial. Puede ocasionar fibrosis endocárdica de las válvulas tricúspide y pulmonar. Habitualmente, el tumor se encuentra localizado en el tubo digestivo, siendo el hígado un asiento frecuente de metástasis. || **s. de Carpenter** (*Carpenter's s.*) Acrocefalopolisindactilia tipo II. Se hereda según un patrón autosómico recesivo. Está constituido por retraso mental, acrocefalia, polidactilia y/o sindactilia e hipogonadismo masculino. || **s. de Chiari-Frommel** (*Chiari-Frommel's s.*) Asociación de galactorrea y amenorrea persistente tras la lactancia. En muchas ocasiones se corresponde con prolactinomas. || **s. de Conn** (*Conn's s.*) Hiperaldosteronismo primario causado por adenoma funcionante de la capa glomerular de la corteza suprarrenal productor de aldosterona. ‖ **s. DIDMOAD** *(DIDMOAD s., Wolfram s.)* Asociación hereditaria de diabetes insípida, diabetes mellitus, atrofia óptica y sordera. Se transmite según un patrón autosómico recesivo. ‖ **s. de feminización testicular** *(testicular feminization s.)* Condición clínica en la que un individuo con sexo cromosómico masculino presenta un fenotipo femenino como consecuencia de la falta de receptores androgénicos. El tejido gonadal es testicular, pudiendo encontrarse a nivel abdominal o inguinal. El útero y las trompas son inexistentes o rudimentarias. En la forma incompleta se observa una fusión parcial de los pliegues labioescrotales y clitoromegalia. También se denomina síndrome de Morris. ‖ **s. de Forbes-Albright** *(Forbes-Albright's s.)* Síndrome de amenorrea-galactorrea (v.) que se produce fuera del periodo pospartum. ‖ **s. de Fröehlich** *(Fröehlich's s.)* Síndrome adiposo-genital. Asociación de hipogonadismo hipogonadotrópico, obesidad y retraso mental y del desarrollo estatural. ‖ **s. de Laron** *(Laron's s.)* Retraso del crecimiento debido a la insensibilidad hacia el efecto de la hormona de crecimiento, que cursa con una incapacidad tisular para la producción de IGF-1. Los pacientes muestran signos clínicos compatibles con una deficiencia de la hormona de crecimiento, si bien presentan niveles elevados de somatotropina. Se han descrito mutaciones en el gen que codifica el receptor de la hormona de crecimiento. Se han obtenido buenos resultados con el tratamiento con IGF-1. ‖ **s. de Lawrence-Moon-Bield** *(Lawrence-Moon-Bield's s.)* Trastorno hereditario que se caracteriza por obesidad, retraso mental, hipogonadismo, retinitis pigmentaria y polidactilia o sindactilia. ‖ **s. de Maestre de San Juan** *(Maestre de San Juan's s.)* Asociación de hipogonadismo hipogonadotrópico con anosmia o hiposmia. También se le conoce con el nombre de síndrome de Kallmann. ‖ **s. de McCune-Albright** *(McCune-Albright's s.)* Displasia fibrosa poliostótica, asociada a una pubertad precoz y a manchas de color café con leche en la piel. Cursa con deformidades óseas y fracturas patológicas, especialmente de las extremidades inferiores y de la pelvis. Puede asociarse con hipertiroidismo. Se produce de forma esporádica o se transmite hereditariamente, según un patrón autosómico dominante. ‖ **s. de Nelson** *(Nelson's s.)* Desarrollo de corticotropinoma, secundario a una suprarrenalectomía bilateral por la enfermedad de Cushing. Cursa con una marcada hiperpigmentación y signos compresivos propios de un macroadenoma hipofisario, de comportamiento agresivo como cefalea, alteraciones campimétricas y de los pares craneales II, IV y VI, hipopituitarismo de otras hormonas, diferentes a la hormona adenocorticotropa (ACTH), y, eventualmente, hipertensión intracraneal a causa de un bloqueo de la circulación del líquido cefalorraquídeo. ‖ **s. de Noonan** *(Noonan's s.)* Síndrome que presenta una asociación de retraso mental, retraso de talla e hipogonadismo. Se conoce como seudoTurner. Puede afectar a ambos sexos y presenta muchas de las anomalías somáticas, propias del síndrome de Turner, aunque con una intensidad atenuada. Se transmite hereditariamente, según un patrón multifactorial. ‖ **s. de Pendred** *(Pendred's s.)* Cuadro de hipotiroidismo debido a bocio dishormonogenético, por un defecto en la organificación del iodo, asociado a una sordera neural. Se hereda de forma autosómica recesiva. El diagnóstico se basa en la realización del test de descarga con perclorato, estimando la depleción de iodo radiactivo que se produce tras la administración de esta sustancia. ‖ **s. pluriglandular autoinmune** *(autoimmune pluriglandular s.)* Asociación de enfermedades autoinmunes organoespecíficas que afectan a diversas glándulas endocrinas. El tipo I incluye hipoparatiroidismo, candidiasis mucocutánea, enfermedad de Addison, insuficiencia ovárica primitiva, hipotiroidismo, hepatitis crónica, alopecia y vitíligo. El tipo II, más frecuente, se asocia con una insuficiencia suprarrenal primaria e hipotiroidismo, cursando, frecuentemente, con diabetes mellitus. Otros cuadros clínicos, a considerar en este capítulo, incluyen los síndromes con anticuerpos antirreceptor de la insulina, el síndrome POEMS (polineuropatía, organomegalia, endocrinopatía, gammapatía monoclonal y alteraciones dérmicas), tumores tímicos asociados a la enfermedad de Graves, diabetes mellitus o enfermedad de Addison y los síndromes de anticuerpos, antihormonas o antiiones. ‖ **s. de Rabson-Mendehall** *(Rabson-Mendehall's s.)* Asociación de insulinorresistencia con acantosis nigricans, anomalías de la dentición y uñas, hiperplasia pineal, crecimiento acelerado y seudopubertad precoz. Puede evolucionar hacia el desarrollo de diabetes mellitus. ‖ **s. de Refetoff** *(Refetoff's s.)* Síndrome de resistencia a hormonas tiroideas. Cursa con bocio sin disfunción tiroidea. En el caso de afectar solo a la hipófisis, da lugar a un hipertiroidismo con cifras elevadas de la hormona estimulante del tiroides (TSH). Se transmite según un patrón autosómico dominante. ‖ **s. de resistencia a los glucocorticoides** *(glucocorticoid resistance s.)* Síndrome derivado de la disminución de la afinidad del receptor glucocorticoide por el cortisol. Cursa con niveles elevados de cortisol en la sangre y en la orina, sin presentar el síndrome de Cushing. Puede dar lugar a hirsutismo y alcalosis hipopotasemia, con hipertensión arterial debido a una estimulación de la corteza adrenal por la secreción elevada de la hormona adenocorticotropa (ACTH). Se han descrito mutaciones en el gen que codifica el receptor glucocorticoide. ‖ **s. de resistencia a las hormonas tiroideas** *(thyroid hormone resistance s.)* Ver **síndrome de Refetoff**. ‖ **s. de resistencia androgénica** *(androgen resistance s.)* El trastorno de intensidad completa da lugar al síndrome de feminización testicular, que cursa con fenotipo femenino y cariotipo XY. La afectación puede ser parcial, traduciéndose en estados de ambigüedad sexual o alteraciones menores como hipospadias, ginecomastia o infertilidad, como tiene lugar en el síndrome de Reifenstein. La feminización testicular completa se transmite ligada al cromosoma X. ‖ **s. de Russell-Silver** *(Russell-Silver's s.)* Retraso de talla para la edad gestacional, con asimetría y hemihipertrofia que afectan al cráneo, columna y extremidades. Puede asociarse a una precocidad sexual, manchas color de café con leche de la piel, retraso mental e hipospadias. ‖ **s. de Schmidt** *(Schmidt's s.)* Síndrome pluriglandular autoinmune tipo II, que asocia la adrenalitis y la tiroiditis autoinmune, causando una insuficiencia suprarrenal e hipotiroidismo primario respectivamente. Tiene lugar preferentemente entre los treinta y cincuenta años de edad y puede cursar con diabetes mellitus insulinodeficiente y, en casos más raros, con una insuficiencia gonadal primaria y vitíligo. ‖ **s. de Schwartz-Bartter** *(Schwartz-Bartter's s.)* Secreción inadecuada de la hormona antidiurética inicialmente descrita en pacientes con carcinoma broncopulmonar. Cursa con un cuadro clínico derivado de la hiponatremia e hipoosmolaridad plasmática, que reconocen una causa dilucional, como consecuencia de la absorción excesiva de agua en los túbulos colectores. Su tratamiento se basa en la restricción hídrica, la administración de suero salino hipertónico y furosemida y el empleo de antagonistas de la acción de la vasopresina, como litio o demeclociclina. ‖ **s. de Simonds** *(Simonds' s.)* Insuficiencia de la función de la adenohipófisis. Se ha descrito también con el nombre de caquexia de Simonds, en referencia a la pérdida de peso a la que puede dar lugar la insuficiencia suprarrenal secundaria. Cursa con hipotiroidismo, insuficiencia suprarrenal, hipogonadismo y deficiencia de la hormona de crecimiento. Entre las etiologías más frecuentes se encuentran los adenomas hipofisarios, desde el punto de vista clínico no funcionantes, infecciones, traumatismos y la hipofisectomía por adenoma hipofisario. ‖ **s. de Sipple** *(Sipple's s.)* Adenomatosis endocrina múltiple tipo 2A. Está constituido por carcinoma medular de tiroides en el 100% de casos, feocromocitoma en el 50% de casos e hiperparatiroidismo primario. Se hereda según un patrón autosómico dominante. ‖ **s. de Sotos** *(Sotos' s.)* Cuadro clínico que se caracteriza por gigantismo, hipertelorismo, dolicocefalia, frente prominente y retraso mental. Aunque se considera causado por mecanismos genéticos, no se han descubierto alteraciones cromosómicas u hormonales. ‖ **s. de Swyer** *(Swyer's s.)* Disgenesia gonadal en una mujer fenotípicamente normal, con cariotipo 46XY, en la que los ovarios se encuentran sustituidos por cintillas fibrosas. ‖ **s. de Ullrich** *(Ullrich's s.)* Asociación de cuello alado, cúbito valgo, retraso de talla e hipogonadismo primario en el varón. Se le conocce como síndrome de Turner masculino. ‖ **s. X** *(X s.)* Asociación de obesidad abdominal con hipertrigliceridemia, aumento de partículas VLDL, descenso de lipoproteínas HDL, insulinorresistencia, intolerancia hidrocarbonada e hipertensión arterial. Recientemente se ha considerado también a la elevación de la concentración de leptina, como un componente más del síndrome. Se asocia con un riesgo elevado de morbimortalidad cardiovascular.

síndrome adrenogenital *(adrenogenital syndrome)*
GINECOL. Conjunto de las enfermedades producidas por un aumento en la secreción de andrógenos en la corteza suprarrenal. Este síndrome puede ser congénito o adquirido. ‖ **s. Allen-Masters** *(Allen-Masters' s.)* Alteraciones ginecológicas, fundamentalmente dolor, secundarias a la rotura de ligamento ancho del útero. Suele aparecer después de partos distócicos. ‖ **s. Argonz del Castillo** *(Argonz del Castillo's s.)* Síndrome que se caracteriza por la presencia de galactorrea y amenorrea. Suele ser secundario a trastornos diencefálicos. ‖ **s. de Asherman** *(Asherman's s.)* Sinequia de la cavidad uterina, habitualmente secundaria a legrados endometriales intensos o procesos inflamatorios (endometritis). ‖ **s. de Cooper** *(Cooper's s.)* Dolor mamario que aumenta los días premenstruales. ‖ **s. de Couvelaire** *(Couvelaire's s.)* Apoplejía uteroplacentaria que se produce como consecuencia del desprendimiento prematuro de la placenta. El hematoma retroplacentario que se forma invade las fibras musculares uterinas y con gran frecuencia se asocia a coagulopatía de consumo, que agrava la hemorragia de este síndrome. ‖ **s. de Klinefelter** *(Klinefelter's s.)* Disgenesia gonadal. Se caracteriza por presentar una trisomía 47 (XXY). Son individuos estériles, con fenotipo masculino y cromatina sexual positiva. ‖ **s. de Meigs** *(Meigs' s.)* Cuadro clínico descrito por Meigs y que se caracteriza por la presencia de ascitis e hidrotórax, en relación con la presencia de tumores ováricos habitualmente benignos. Una vez extirpado el tumor ovárico desaparece la ascitis y el hidrotórax. ‖ **s. de Rokitansky-Küster** *(Rokitansky-Küster's s.)* Malformación congénita del aparato genital femenino que se caracteriza por la ausencia o aplasia de trompas, útero y conducto vaginal. La función ovárica se mantiene. Con frecuencia se asocia a otras malformaciones congénitas (renales y de las vías urinarias). Cursa con amenorrea primaria. El cariotipo es normal femenino (46-XX). ‖ **s. de Sheehan** *(Sheehan's s.)* Insuficiencia del lóbulo anterior de la hipófisis como consecuencia de una hemorragia producida durante el parto y que determina la aparición de una necrosis hipofisaria. De esta forma se registra una insuficiencia hipofisaria, que afecta a la función de las glándulas periféricas (suprarrenal, ovario, tiroides). ‖ **s. de Stein-Leventhal** *(Stein-Leventhal's s.)* Síndrome clínico que se caracteriza por amenorrea, obesidad e hirsutismo. Ver **poliquistosis ovárica.** ‖ **s. de Youssef** *(Youssef's s.)* Fístula vesicouterina que afecta al istmo. Es consecuencia de la intervención cesárea y se caracteriza por la aparición de hematurias periódicas que coinciden con la menstruación. El tratamiento es quirúrgico.

síndrome del agua dura *(hard water syndrome)*
NEFROL. Cuadro agudo que aparece durante la sesión de hemodiálisis y se caracteriza por náuseas, vómitos, cefaleas, debilidad, *flushing*, hipertensión y raramente pancreatitis. Está relacionado con hipercalcemia e hipermagnesemia del agua para generar el líquido de diálisis (no tratada o por un fallo del sistema de tratamiento por desionizadores u ósmosis inversa). Obliga a la suspensión inmediata de la diálisis y a su reanudación, con un ajuste del calcio a menos de 3 mEq/l. En la actualidad, su incidencia es prácticamente nula. ‖ **s. de Alport** *(Alport's s.)* Nefropatía hereditaria que cursa con una hematuria microscópica o macroscópica, iniciada los primeros días de vida, y la aparición posterior de proteinuria, que puede llegar a ser de rango nefrótico. Se asocia a alteraciones auditivas (sordera) y a alteraciones oculares (del cristalino o de la retina). En la forma clásica con herencia dominante ligada al cromosoma X (85-90% de los casos), evoluciona, en los varones, a la insuficiencia renal crónica terminal (forma juvenil y forma adulta). En las mujeres es más rara la evolución a la insuficiencia renal. Recientemente han sido descritas una forma autosómica recesiva y una forma autosómica dominante, asociada o no a macrotrombocitopenia. El defecto primario, en la forma clásica, afecta a la cadena alfa-5 del colágeno de tipo IV alfa-5. ‖ **s. de aplastamiento** *(renal crush s.)* Insuficiencia renal aguda grave, que cursa con anuria y uremia secundaria a la destrucción de grandes masas musculares, debido a lesiones graves por aplastamiento (terremotos, huracanes, etc.). Se asocia frecuentemente a *shock* e ictericia, por necrosis del parénquima hepático. Tras salida de la fase oligoanúrica y la reanudación de la diuresis, se produce, con frecuencia, proteinuria, hemoglobinuria y mioglobinuria. Síntomas simila-

res al presente cuadro se dan tras las quemaduras extensas, descarga eléctrica, intoxicación por monóxido de carbono, necrosis isquémicas amplias de músculos, etc. || **s. de Bartter** *(Bartter's s.)* Trastorno tubular renal hereditario, compuesto por hipopotasemia, debida a la pérdida renal de potasio, actividad de renina plasmática y secreción de aldosterona elevada, tensión arterial normal, escasa respuesta de la tensión arterial a la angiotensina II, e hiperplasia de las células granulares del aparato yuxtaglomerular del riñón. || **s. de Churg-Strauss** *(Churg-Strauss' s.)* Inflamación granulomatosa rica en eosinófilos, que afecta al tracto respiratorio, con vasculitis necrotizante de vasos de tamaño pequeño o mediano y que se asocia a asma y eosinofilia. Se inicia en forma de asma o rinitis alérgica, siendo menos frecuente la afectación cardiaca (arritmia, angina de pecho o infarto agudo de miocardio), la neurológica del sistema nervioso central o la del riñón. La determinación de anticuerpos anticitoplasma de los neutrófilos (ANCA) es positiva hasta en un 75% de los casos. || **s. de desequilibrio** *(disequilibrium s.)* Conjunto de síntomas sistémicos (náuseas, vómitos, inquietud, cefalea) y neurológicos (raros y graves, tipo convulsiones, obnubilación y coma), asociados a alteraciones electroencefalográficas, que acontecen durante la diálisis o poco después de acabada la sesión. Se sospecha que es debido a un incremento agudo del contenido del agua cerebral (edema cerebral) o a causa de cambios agudos del pH del líquido cefalorraquídeo. Es más frecuente en los pacientes con uremia aguda, tratados con diálisis enérgica. Se previene, en parte, con soluciones de diálisis, con niveles altos de sodio y ricos en glucosa y con sesiones suaves (menos duración o menos enérgicas). || **s. de Fanconi** *(Fanconi's s.)* Grupo de enfermedades por disfunción múltiple del túbulo proximal, que se caracteriza por glucosuria, aminoaciduria, fosfaturia y, con frecuencia, bicarbonaturia (acidosis tubular renal proximal) por trastorno de reabsorción tubular. A veces, se asocia a proteinuria, hiperuricosuria y pérdidas excesivas de sodio y orina, con poliuria y polidipsia. Es secundario a un trastorno enzimático inespecífico del túbulo proximal. Puede ser idiopático o secundario (enfermedades genéticas o adquiridas como cistinosis, glucogenosis, mieloma múltiple, trasplante renal, medicamentos, tóxicos, etc.). En el niño produce retraso de crecimiento y raquitismo renal. Enfermedad poco frecuente, generalmente congénita, que cursa con anemia aplásica y diferentes malformaciones, siendo las más frecuentes la hiperpigmentación cutánea, ausencia o hipoplasia de los pulgares, aplasia del radio, alteración de los riñones, retraso en el desarrollo pondostatural y sexual, microcefalia y otras. El tipo de herencia es autosómico recesivo. Existe una gran variabilidad en la expresividad del proceso y es frecuente la instauración tardía o incluso la posibilidad de formas subclínicas. || **s. de Goodpasture** *(Goodpasture's s.)* Entidad anatomo-clínica que asocia, en un adulto joven, una alveolitis hemorrágica, causante de hemoptisis, y una glomerulonefritis, rápidamente progresiva o maligna, secundarias a la presencia de autoanticuerpos dirigidos contra la membrana basal glomerular (MBG) y de los capilares septos alveolares. Cursa con síndrome nefrítico o nefrótico y con hematuria, anemia ferropénica, insuficiencia renal y radiología de tórax y gasometría arterial patológicas (infiltrados e hipoxemia). El diagnóstico de confirmación requiere la presencia de anticuerpos circulantes anti-MBG y su hallazgo en la biopsia de dichos depósitos, mediante inmunofluorescencia (depósitos glomerulares de IgG con carácter lineal) asociado a una glomerulonefritis extracapilar o glomerulonefritis necrosante segmentaria y focal. Se trata con corticoides, ciclofosfamida y plasmaféresis intensiva. || **s. hemolítico urémico** *(hemolytic uremic s.)* Microangiopatía trombótica que se manifiesta por anemia hemolítica, trombocitopenia con coagulopatía por consumo e insuficiencia renal aguda, con frecuencia oligoanúrica. Hay una lesión del endotelio vascular con una activación local de la coagulación y la formación de trombosis en los vasos pequeños. La causas son múltiples: infecciosas *(Escherichia coli, Salmonella,* etc.), tóxicas o medicamentosas (ciclosporina A, antiinflamatorios no esteroideos), en el transcurso de las colagenosis (lupus eritematoso diseminado, esclerodermia, etc.), del embarazo o pueden ser idiopáticas. Cursa con anemia hemolítica microangiopática, trombocitopenia, alteración de factores de la coagulación (fibrinógeno, factores dependientes de la vitamina K, factores V y VII, etc.), hematuria, proteinuria y elevación de la creatinina y urea plasmática. Son típicos los hallazgos de la biopsia renal (lesión arteriolar con engrosamiento y necrosis de la pared, trombosis capilar y depósitos de fibrinógeno o fibrina). ‖ **s. de Liddle** *(Liddle's s.)* Tubulopatía renal primaria rara, que asocia hipertensión arterial con hipocaliemia, alcalosis metabólica y supresión de las secreciones de renina y de aldosterona. Se han observado casos esporádicos, pero la herencia más habitual es de tipo autosómico dominante. Cursa, desde el punto de vista clínico, con hipertensión arterial, poliuria y polidipsia. ‖ **s. de Marfan** *(Marfan's s.)* Displasia mesoectodérmica, de herencia autosómica dominante, que tiene como signo guía las extremidades finas y alargadas (aracnodactilia, dolicostenomelia) con los huesos largos gráciles y alargados e hiperlaxitud articular. Se asocia a cara de pájaro, malposición dentaria y a una alteración del desarrollo adiposo-muscular. Puede acompañarse de anomalías pulmonares, cardiacas, vasculares, oculares y endocrinas. ‖ **s. nefrítico** *(nephritic s.)* Cuadro clínico brusco de afectación glomerular que cursa con hematuria, oliguria, edemas, congestión circulatoria, hipertensión arterial y grados variables de proteinuria e insuficiencia renal. Puede ser por glomerulonefritis primaria (postestreptocócica como prototipo o modelo, o tras otros procesos infecciosos, membranoproliferativa, mesangial IgA, etc.), o secundaria (enfermedad sistémica con afectación renal como poliarteritis nudosa, lupus eritematoso, Wegener, endocarditis bacteriana, síndrome hemolítico urémico, etc.). ‖ **s. nefrótico** *(nefrotic s.)* Pérdida urinaria masiva de proteínas séricas normales, en cuantía superior a 3,5 g en 24 horas en adultos o 40 mg/hora/m^2 en niños, asociado de forma secundaria a hipoalbuminemia, edemas, hipercolesterolemia, lipiduria, reducción de la diuresis y sed. La clave fundamental radica en la alteración de la barrera de filtración glomerular (permeabilidad), que permite el paso intenso de proteínas a la orina. Está causada por enfermedades glomerulares, bien primarias o primitivas (glomerulonefritis de cambios mínimos, glomerulonefritis segmentaria focal, glomerulonefritis membranosa, etc.), o secundarias (diabetes mellitus, amiloidosis, lupus eritematoso sistémico, asociado a tumores sólidos y otras enfermedades multisistémicas, metabólicas o infecciosas). La causa más frecuente en el niño es la glomerulonefritis por cambios mínimos, y en el adulto la diabetes mellitus y la glomerulonefritis membranosa. Las complicaciones principales consisten en infecciones y trombosis venosa. ‖ **s. de reperfusión** *(reperfusion s.)* Daño tisular que acontece tras la reperfusión del injerto (renal, hepático, cardiaco, etc.) con sangre del receptor después de la preservación. Es debido al edema celular, por el paso del sodio al espacio intracelular, activación del metabolismo anaeróbico, producción de radicales libres de oxígeno, procedentes de la degradación de la hipoxantina por la xantino-oxidasa o por los neutrófilos activados. Los radicales libres condicionan inestabilidad y la ruptura de las membranas lisosomiales, peroxidación de los fosfolípidos de la membrana celular y de otras organelas, lesión letal de los ácidos nucleicos, que llega hasta la muerte celular. Dependiendo del grado lesional puede ser causa de la no función del injerto (transitoria o permanente). ‖ **s. de Reye** *(Reye's s.)* Afección hepatocerebral aguda, con frecuencia mortal (síndrome hepatocerebral), que afecta, sobre todo, a los niños en la última fase de la lactancia y en la primera infancia, en relación con una infección febril de las vías respiratorias. Cursa con fiebre alta, vómitos, desorientación, estupor y espasmos tónico-clónicos que pueden evolucionar al coma. Hay acidosis, hiperglucemia, hipernatremia, elevación de las transaminasas con hepatomegalia y alteración de la coagulación. En la autopsia se objetiva edema cerebral y esteatosis en el hígado. La causa es desconocida y puede jugar un importante papel la infección, la toma de aspirina, la contaminación alimenticia, etc. ‖ **s. de robo arterial** *(arterial steal s.)* Síndrome descrito en pacientes en programa de diálisis, con más frecuencia en diabéticos o ancianos, y parece estar relacionado con una patología arterial obstructiva acompañante. Afecta el brazo de la fístula arteriovenosa y se caracteriza por dolor, frialdad, palidez de la mano, parestesias, afectación muscular en el territorio del nervio mediano, aumento de las manifestaciones durante los días de diálisis, la resistencia a los analgésicos comunes, y por su aparición precoz, tras la construcción del acceso vascular. Su aparición tardía es rara e implica obstrucciones vasculares severas en la arteria pre o posfístula. Es conveniente siempre hacer el diagnóstico diferencial con el síndrome del túnel carpiano. El tratamiento más eficaz consiste en la prevención del robo, evitando la construcción de un acceso vascular, en pacientes sin pulso distal, sin evaluación previa de la perfusión, en pacientes con sospecha de arteriopatía o ligaduras arteriales por fístula fallida previa. || **s. de secreción inadecuada de ADH** *(s. of inappropriate ADH secretion)* Exceso mantenido de liberación de hormona antidiurética (ADH), en presencia de una osmolalidad plasmática disminuida, y un balance de agua libre positivo continuo. La hipervolemia resultante incrementa el filtrado glomerular, disminuye la reabsorción de sodio en el túbulo proximal, incrementa la natriuresis y acentúa la hiponatremia. Hay una supresión del eje renina-angiotensina-aldosterona, hiponatremia y una orina menos diluida de la capacidad máxima. Las causas son los trastornos neurohipofisarios (traumatismo craneal, tumor cerebral, etc.), medicamentos (clorpropamida, tiazidas, etc.). Los síntomas son los de una intoxicación acuosa (ver **hiponatremia**). || **s. de Stevens-Johnson** *(Stevens-Johnson's s.)* Cuadro que se caracteriza por exantema, que cursa con fiebre alta, efloresecencias vesiculares inicialmente de mucosas (estomatitis, conjuntivitis, vulvitis, uretritis, proctitis) y luego de la piel (ectodermosis erosiva pluriorificial). Se atribuye a una alergia medicamentosa, infección por micoplasma, etc.

síndrome del agujero rasgado posterior *(jugular foramen syndrome)*
NEUROL. Lesión asociada de los pares craneales IX, X y XI, debido a tumoraciones o aneurismas, habitualmente en la región del agujero rasgado posterior. || **s. de Aicardi** *(Aicardi's s.)* Síndrome neuropediátrico que se caracteriza por agenesia del cuerpo calloso, retraso psicomotor, encefalopatía epiléptica y malformaciones retinianas. || **s. del ángulo pontocerebeloso** *(pontocerebellar angle s.)* Síndrome provocado por procesos del ángulo formado por el cerebelo y la protuberancia, consistente en la lesión del V, VII y VIII par. La causa más frecuente son los neurinomas del acústico y los meningiomas de dicha localización. || **s. antifosfolípido** *(antiphospholipid s.)* Síndrome poco frecuente, que se caracteriza por una hipercoagulabilidad, debida a la presencia de anticuerpos contra los fosfolípidos. El paciente presenta una tendencia a sufrir en edad joven episodios isquémicos, tanto miocárdicos como cerebrales, y en la mujer una tendencia a presentar abortos espontáneos. || **s. de Apert** *(Apert's s.)* Síndrome de aparición en la infancia que se caracteriza por malformaciones del cráneo debido al cierre prematuro de las suturas craneales, anomalías de las manos y de los pies y una tendencia a la fusión de otras estructuras óseas. Se puede acompañar de retraso mental variable y otras malformaciones del sistema nervioso. Se ha sugerido que es debido a una mutación en el gen, que codifica el receptor 2 del factor de crecimiento fibroblástico. || **s. de apneas del sueño** *(sleep apnea s.)* Síndrome que se caracteriza por apneas, habitualmente obstructivas, que tienen lugar durante el sueño. Se suele acompañar de hipersomnia diurna, hipertensión u otros trastornos respiratorios. Las causas más frecuentes son la obesidad, el tabaquismo o malformaciones de la región orofaríngea. Su tratamiento es importante, ya que son causantes de hipoxia, hipertensión y, ocasionalmente, muerte súbita por arritmias cardiacas. || **s. de Avellis** *(Avellis' s.)* Síndrome neurológico debido a una lesión bulbar, que provoca una parálisis del paladar y de la cuerda bucal con hemiplejía contralateral, debida a la lesión del X par craneal y a las fibras corticoespinales. || **s. de Balint** *(Balint's s.)* Parálisis psíquica de la mirada. Incapacidad para dirigir los ojos hacia un punto determinado del campo visual, a pesar de que el movimiento ocular no esté afectado. Imposibilidad de coger o tocar un objeto, presentado en el campo visual, a pesar de no existir alteraciones motoras o visuales. Desatención visual con indemnidad de la atención de los estímulos en otras esferas. || **s. de Bassen-Kornzweig** *(Bassen-Kornzweig's s.)* Trastorno hereditario que se caracteriza por ataxia y polineuropatía debido a una incapacidad del cuerpo para producir quilomicrones, proteínas de baja y muy baja densidad. Los pacientes que lo padecen son incapaces de digerir adecuadamente las grasas. El tratamiento incluye la vitamina E. || **s. de Benedikt** *(Benedikt's s.)* Síndrome provocado por una lesión

del tegmento mesencefálico que afecta al III par y a la vía corticoespinal. Desde el punto de vista clínico, se caracteriza por una parálisis oculomotora con ataxia cerebelosa contralateral, temblor y signos corticoespinales. ‖ **s. de Biemond** (*Biemond's s.*) Ataxia tabética hereditaria. ‖ **s. de Brown-Séquard** (*Brown-Séquard's s.*) Síndrome producido por una lesión hemimedular. Se caracteriza por el síndrome piramidal ipsilateral, alteración cordonal posterior ipsilateral y alteraciones de la sensibilidad táctil, térmica y dolorosa contralateral al lado lesionado. ‖ **s. de Brueghel** (*Brueghel's s.*) Distonía focal de la cara que se caracteriza por blefarospasmo y, ocasionalmente, por distonía oromandibular. ‖ **s. del canal del tarso** (*tarsal tunnel s.*) Compresión del nervio tibial posterior en el canal del tarso, que provoca dolor y sensaciones parestésicas en planta del pie. Si la compresión es importante se puede producir un déficit motor y atrofia de la musculatura plantar. ‖ **s. centromedular** (*syringomyelic s.*) Conjunto de signos clínicos que se observa en las lesiones centrales de la médula espinal. La característica más importante es la alteración termoalgésica en el segmento mielomérico afectado. ‖ **s. de Claude-Bernard-Horner** (*Claude-Bernard-Horner's s.*) Síndrome neurológico que se caracteriza por presentar una pupila miótica, disminución de la hendidura palpebral y enoftalmos. Se debe a una lesión del simpático cervical. ‖ **s. de Cockayne** (*Cockayne's s.*) Síndrome clínico que se caracteriza por una leucodistrofia, con neuropatía desmielinizante que, desde el punto de vista clínico, se manifiesta por progeria, sordera, retinitis pigmentosa, retraso intelectual y fotosensibilidad. ‖ **s. de Costen** (*Costen's s.*) Síndrome doloroso facial debido a una disfunción de la articulación temporomandibular. ‖ **s. de Déjerine-Roussy** (*Déjerine-Roussy's s.*) Pérdida sensitiva de todas las formas de sensación en un hemicuerpo debida a la lesión talámica contralateral, de etiología diversa. ‖ **s. de Denny-Brown** (*Denny-Brown's s.*) Distonía hemipléjica. ‖ **s. de Eaton-Lambert** (*Eaton-Lambert's s.*) Síndrome miasteniforme paraneoplásico. Se debe a una alteración de la liberación de los cuantos de acetilcolina en la hendidura de la placa neuromuscular debido a la existencia de anticuerpos contra los canales del calcio. Desde el punto de vista clínico, se manifiesta por una debilidad muscular proximal y fatigabilidad. Se asocia a múltiples tumores, pero, especialmente, a los pequeños carcinomas pulmonares de células y a los adenocarcinomas de colon. Ver **miastenia gravis.** ‖ **s. de Emery-Dreyfus** (*Emery-Dreyfus' s.*) Distrofia muscular que se caracteriza por hipertrofia muscular con contracturas de los codos y limitación flexora cervical. ‖ **s. de Fazio-Londe** (*Fazio-Londe's s.*) Parálisis bulbar progresiva de la niñez. ‖ **s. de la fisura esfenoidal** (*sphenoidal fissure s.*) Síndrome neurológico debido a una lesión en la región de la hendidura esfenoidal, donde se afectan los pares craneales III, IV, VI y la rama oftálmica del V. ‖ **s. del foramen yugular** (*yugular foramen s.*) Ver **síndrome del agujero rasgado posterior.** ‖ **s. de Garcin** (*Garcin's s.*) Afectación de todos los pares craneales de un lado. Habitualmente debido a una infiltración tumoral de la base del cráneo. ‖ **s. de Gerstmann** (*Gerstmann's s.*) Síndrome topográfico neurológico que asocia afasia sensitiva, deterioro del esquema corporal, desorientación espacial, confusión derecha e izquierda y discalculia. Se debe, habitualmente, a una lesión cortical parietal posterior izquierda. ‖ **s. de Gilles de la Tourette** (*Gilles de la Tourette's s.*) Síndrome de aparición en la infancia que se caracteriza por tics múltiples crónicos, que se asocian a ecolalia, ecopraxia y trastornos del comportamiento. Aunque no se conoce con exactitud su fisiopatología, parecen deberse a una alteración de la función de los ganglios basales, ya que su sintomatología mejora con fármacos antidopaminérgicos. ‖ **s. de Guillain-Barré** (*Guillain-Barré's s.*) Polirradiculoneuritis inflamatoria de presentación aguda debida a una desmielinización de los troncos nerviosos o de las raíces. Se acompaña de una disociación albuminocitológica en el líquido cefalorraquídeo. Su causa se desconoce, pero tienen un importante papel los factores inmunológicos. ‖ **s. de Kearns-Sayre** (*Kearns-Sayre's s.*) Tipo de miopatía mitocondrial que se caracteriza por oftalmoplejía externa progresiva, déficit motor, atrofia muscular facial y proximal progresiva. Se pueden asociar a alteraciones electrocardiográficas, deterioro cognitivo progresivo, sordera y degeneración retiniana. ‖ **s. de Kleine-Levin** (*Kleine-Levin's s.*) Tipo de hipersomnia infantil, a la que se asocian trastornos del comportamiento e hiperfagia con carácter recurrente. ‖ **s. de Klüver-Bucy** (*Klüver-Bucy's s.*) Síndrome caracterizado por hipersexualidad, hiperfagia y trastornos del comportamiento, presente en lesiones bitemporales. ‖ **s. de Kojewnikow** (*Kojewnikow's s.*) Ver **epilepsia parcial continua**. ‖ **s. de Landau-Klegffner** (*Landau-Klegffner's s.*) Afasia epiléptica adquirida infantil. ‖ **s. de Lennox-Gastaut** (*Lennox-Gastaux's s.*) Síndrome epiléptico criptogenético o sintomático, grave, que se caracteriza por crisis tónicas de breve duración, crisis atónicas y ausencias. Se pueden asociar a otro tipo de crisis, como crisis tónico-clónicas o crisis parciales. El electroencefalograma muestra una punta-onda lenta, muy característica. ‖ **s. locked-in** (*locked-in s.*) Parálisis completa de toda la musculatura corporal, a excepción de la musculatura de los ojos, con conservación de la conciencia, debida a una lesión de la protuberancia. El paciente queda incomunicado por su parálisis, pudiendo expresarse únicamente a través del movimiento vertical de los ojos. ‖ **s. de Louis-Barr** (*Louis-Barr's s.*) Denonimado también ataxia-telangiectasia. Se caracteriza por ataxia infantil hereditaria, con una afectación del sistema nervioso periférico, movimientos anormales y telangiectasias en la parte exterior de las conjuntivas. Se ha descrito una disminución de las inmunoglobulinas (IgA). ‖ **s. de McLeod** (*McLeod's s.*) Distrofia muscular ligada al cromosoma X, asociada con acantocitosis y con una alteración en el grupo sanguíneo Kaeld. ‖ **s. de Meige** (*Meige's s.*) Distonía focal de la cara que afecta a los párpados. También se denomina blefarospasmo. ‖ **s. de Melas** (*Melas' s.*) Enfermedad mitocondrial que cursa con alteraciones en el sistema nervioso central, que se caracteriza por miopatía, epilepsia, acidosis láctica y accidentes cerebrovasculares. ‖ **s. Merrf** (*Merrf's s.*) Grupo de enfermedades mitocondriales que se caracterizan por epilepsia mioclónica y fibras musculares «rotas-rojas». ‖ **s. de Millard-Gubler** (*Millard-Gubler's s.*) Síndrome debido a una lesión pontina inferior y caracterizado, desde el punto de vista clínico, por parálisis facial y del VI par, ipsilateral a la lesión y parálisis braquiocrural contralateral. ‖ **s. de Miller-Fisher** (*Miller-Fisher's s.*) Afectación de los pares craneales, de causa inflamatoria, que se puede asociar a una polirradiculoneuritis o síndrome de Guillain-Barré. ‖ **s. de Möbius** (*Möbius' s.*) Síndrome que se caracteriza por diplejía facial, con estrabismo convergente, de carácter congénito. ‖ **s. de movimientos periódicos de las piernas** (*periodical limb movement s.*) Movimientos rítmicos de las piernas que tienen lugar durante el sueño, exceptuando la fase REM y predominando en la primera mitad de la noche. Los movimientos consisten en la contracción de los músculos flexores, especialmente de los tibiales anteriores y con una duración de alrededor de un segundo y con un intervalo entre contracciones de entre 15 y 30 segundos. ‖ **s. neuroléptico maligno** (*malignant neuroleptic s.*) Hipertermia con severa rigidez, destrucción muscular que provoca mioglobinuria, observado, excepcionalmente, en pacientes que toman neurolépticos o antagonistas dopaminérgicos. El cuadro es muy similar al síndrome de hipertermia maligna por anestésicos. ‖ **s. de Parinaud** (*Parinaud's s.*) Parálisis en la mirada vertical de los ojos, especialmente en la mirada vertical superior y, en ocasiones, de la convergencia que se observa en las lesiones del tectum mesencefálico. ‖ **s. de Parsonage-Turner** (*Parsonage-Turner's s.*) Lesión inflamatoria de las raíces del plexo braquial, probablemente debido a un proceso viral, que provoca un severo dolor en el hombro y una parálisis de los músculos correspondientes a las raíces afectas. ‖ **s. de piernas inquietas** (*restless legs s.*) Movimientos anormales involuntarios de los dedos de los pies y de las piernas, que tienen lugar especialmente durante la noche por necesidad imperiosa del paciente de mover las piernas. Se puede asociar o no al síndrome de movimientos periódicos de las piernas durante el sueño. Son más frecuentes en mujeres y existen muchas etiologías que lo provocan. ‖ **s. de Prader-Willi** (*Prader-Willi's s.*) Síndrome genético causado por una alteración en el cromosoma 15. ‖ **s. de la punta del peñasco** (*apex partis petrosae s.*) Síndrome neurológico debido a lesiones en el vértice del peñasco y en la que se asocian la lesión del V y del VI par. ‖ **s. de Raymond-Foville** (*Raymond-Foville's s.*) Síndrome provocado por una lesión de la base de la protuberancia que afecta al VII, con frecuencia al VI par craneal, y al tracto corticoespinal. ‖ **s.**

rígido-acinético *(Parkinson's s.)* Cuadro neurológico en el que domina la rigidez y la acinesia-bradicinesia; se observa en las lesiones de los ganglios basales, especialmente por afectación de la vía nigroestriada. La enfermedad más típica donde se presenta este cuadro es la enfermedad de Parkinson. Ver **bradicinesia, parkinsonismo, rigidez.** ‖ **s. de Riley-Day** *(Riley-Day's s.)* Polineuropatía hereditaria que afecta a las fibras finas, predominantemente amielínicas, y que provoca una disautonomía y una alteración de la percepción del dolor. ‖ **s. de Roussy-Levy** *(Roussy-Levy's s.)* Polineuropatía hereditaria motora y sensitiva asociada a un temblor de acción. ‖ **s. del seno cavernoso** *(cavernous sinus s.)* Síndrome observado en aneurismas del seno cavernoso, trombosis o tumores invasores de dicha localización y en el que se asocian la lesión del III, IV, VI y rama oftálmica del V par craneal. ‖ **s. de Shy-Drager** *(Shy-Drager's s.)* Entidad degenerativa que se agrupa dentro de las atrofias multisistema y en la que dominan los trastornos vegetativos por una afectación de las neuronas del sistema correspondiente. ‖ **s. de la silla turca vacía** *(empty sella s.)* Crecimiento anómalo de la silla turca sin que exista un tumor hipofisario. La glándula puede ser más pequeña de lo normal o puede estar ausente. ‖ **s. de Steel-Richardson-Olzewski** *(Steel-Richardson-Olzewski's s.)* Ver **parálisis supranuclear progresiva.** ‖ **s. de stiff-man** *(stiff-man s.)* Trastorno que se caracteriza por una rigidez gradual, progresiva y simétrica de musculatura axial y proximal de las extremidades debida a una hiperactividad de la unidad motora, que provoca un cuadro de actividad muscular continua. ‖ **s. de Strachan** *(Strachan's s.)* Trastorno que semeja a la pelagra y que se supone asociado a un déficit de riboflavina, que consiste en ambliopía, neuropatía dolorosa y dermatitis orogenital. ‖ **s. de Tolosa-Hunt** *(Tolosa-Hunt's s.)* Ver **síndrome del seno cavernoso.** ‖ **s. del top de la basilar** *(top of the basilar s.)* Síndrome neurológico producido por la obstrucción de la parte alta del tronco basilar. ‖ **s. del túnel carpiano** *(carpal tunnel s.)* Compresión crónica del nervio mediano a nivel del túnel carpiano, que provoca como sintomatología las siguientes anomalías: acroparestesias nocturnas en los cuatro primeros dedos y pérdida de fuerza en la musculatura de la mano que depende de dicho nervio. ‖ **s. de Weber** *(Weber's s.)* Síndrome neurológico debido a la lesión focal en la base del mesencéfalo, habitualmente vascular, y que provoca una parálisis del III par y una lesión de la vía corticoespinal, produciendo una parálisis oculomotora con hemiplejía cruzada. ‖ **s. de Wernicke-Korsakoff** *(Wernicke-Korsakoff's s.)* Encefalopatía provocada por el déficit de tiamina debido, en general, a alcoholismo crónico y que consiste en lesiones hemorrágicas en todo el cerebro, con una afectación predominante de estructuras como los tubérculos mamilares, pares craneales, tálamo, etc. Desde el punto de vista clínico, se manifiesta por anomalías de los movimientos oculares, ataxia, alteraciones de la conciencia y de la memoria. ‖ **s. de West** *(West's s.)* Síndrome epiléptico que tiene lugar en el recién nacido, que se caracteriza por espasmos en flexión y un trazado electroencefalográfico ipsarrítmico. Ver **espasmo de Salaam.** ‖ **s. de Zellweger** *(Zellweger's s.)* Enfermedad hereditaria autosómica recesiva que provoca alteraciones cerebrales, hepáticas y renales.

síndrome de Albright-Turner *(Albright-Turner's syndrome)*
ORTOP. Ver **síndrome de Turner.** ‖ **s. de Aspect** *(Aspect's s.)* Ver **sindactilia sencilla.** ‖ **s. Aspect-Crouzon acrocéfalo** *(Aspect-Crouzon's s.)* Ver **sindactilia doble.** ‖ **s. de Bechterev-Strumpell** *(Bechterev-Strumpell's s.)* Ver **espondilitis anquilopoyética.** ‖ **s. de Caffey** *(Caffey's s.)* Hiperostosis cortical subperióstica infantil, con afectación preferente del maxilar inferior, de la clavícula y de la escápula. Afección benigna que suele ir acompañada de edemas dolorosos en la cara y que desaparece espontáneamente. ‖ **s. del canal carpiano** *(canalis carpi s.)* Compresión del nervio mediano en el ligamento anular del carpo, que ocasiona dolor, quemazón o parestesias en los dedos de la mano, principalmente el dedo índice y el medio. A veces, se extienden las molestias hasta el codo. ‖ **s. del canal tarsiano** *(canalis tarsi s.)* Compresión del nervio tibial posterior o de los nervios plantares a su paso por el canal tarsiano: dolor, paresia, parestesias en la planta del pie. ‖ **s. cervical** *(cervical s.)* Alteración causada por una irritación o compresión de la raíz de los nervios

cervicales y caracterizada por cierto dolor en la nuca, en la espalda, el brazo o el antebrazo, según los nervios afectados. || **s. cervical inferior** *(cervical inferior s.)* Síndrome producido por la espondilartrosis de la quinta, sexta y séptima vértebras cervical, que además de dolores locales puede causar dolores a distancia en los brazos, antebrazos, en la región escapular y en la región precordial. || **s. cervical mediano** *(cervical median s.)* El producido por la artrosis de la tercera y cuarta vértebras cervicales, causa dolor en la región cervical (nucalgia). || **s. cervical postraumático** *(cervical postraumatic s.)* Cefalalgia tensional motivada por una fuerte contusión de la región del cuello. || **s. cervical superior** *(superior cervical s.)* Síndrome producido por una artrosis occipitoabloidea u occipitoaxoidea o por una espondilartrosis de la segunda y tercera vértebras cervicales. Causa dolores occipitales y, en la parte alta de la región cervical, una limitación de la flexoextensión y una rotación de la cabeza, con conservación de las flexiones laterales de la cabeza. || **s. cervicobraquial** *(cervicobraquial s.)* Síndrome de la costilla cervical. También es conocido como síndrome del escaleno. || **s. de la cola de caballo** *(cauda equina s.)* Afectación sensitivo-motora de L3 a S5, que produce parálisis flácida del pie, la pierna, la región posterior del muslo y las nalgas. Hay una abolición de los reflejos aquíleo, peroneofemoral posterior y cutáneoplantar, anestesia superficial y profunda en la región, dolores de tipo radicular, retención urinaria, constipación intestinal, impotencia y anestesia genital. || **s. compartimental** *(compartiment's s.)* Síndrome que se debe a un aumento de la presión dentro de un compartimento anatómico. La compresión afecta la circulación sanguínea y la integridad de los tejidos contenidos en el compartimento. || **s. del compartimento tibial anterior** *(anterior tibial compartiment's s.)* Necrosis isquémica de los músculos del compartimento tibial anterior por un compromiso vascular. || **s. de compresión** *(compression s.)* Serie de reacciones consecutivas a la compresión prolongada o aplastamiento de miembros o masas musculares en el derrumbamiento de edificios por bombardeos u otros accidentes: tumefacción, enrojecimiento, parálisis y anestesia de la parte aplastada, hematuria, oliguria, descenso de la presión sanguínea. También se denomina síndrome de aplastamiento (v.). || **s. del escaleno** *(scalen s.)* Compromiso vásculo-nervioso ocasionado por la presión ejercida por este músculo. || **s. de Mafucci** *(Mafucci's s.)* Asociación de discondroplasia (encondromatosis) con angiomatosis subcutánea. || **s. del nervio cubital** *(nervus ulnaris s.)* Síndrome ocasionado por un compromiso del epitrócleo-olecranino, en la parte postero-lateral interna del codo. || **s. del niño apaleado** *(battered-child s.)* Lesiones traumáticas óseas y de tejidos blandos en niños que han sido sometidos a malos tratos físicos reiterados, generalmente por sus padres. || **s. de Putti** *(Putti's s.)* Artrosis de las pequeñas articulaciones que se consideró que constituyen un factor etiológico de ciertas ciáticas. || **s. de Turner** *(Turner's s.)* Anomalía genética que afecta a individuos con OX y que se caracteriza por gónadas rudimentarias, enanismo, infantilismo sexual y cúbito valgo.

síndrome alcohólico fetal *(fetal alcohol syndrome)*

PEDIAT. Conjunto de alteraciones que presentan los niños nacidos de madres alcohólicas. Lógicamente la importancia y el número de las alteraciones dependen, directamente, del grado de alcoholemia materna. Unas alteraciones tienen lugar en el feto y otras aparecen después del nacimiento. El número de reabsorciones y fetos malformados es claramente superior en las mujeres alcohólicas. El peso de los recién nacidos es menor, el desarrollo mental es más lento y son niños hiperactivos e irritables. || **s. de dificultad respiratoria del neonato** *(respiratory distress of newborn s.)* Síndrome que se caracteriza por disnea y cianosis y la causa es la deficiente secreción alveolar de surfactante, lo cual provoca que las paredes alveolares no se desplieguen en la inspiración. Puesto que la secreción de surfactante aumenta en los dos últimos meses de gestación, este síndrome se produce, principalmente, en los prematuros y es la principal causa de la muerte de estos. || **s. de Down** *(Down's s.)* Conjunto de alteraciones producidas por la trisomía 21. La incidencia es más alta en los hijos de madres de edad avanzada. El aspecto físico de los niños afectos de este síndrome es muy característico: epicanto (por lo que presentan un aspecto mongoloide), cráneo aplanado, ojos bastante separados, nariz corta, lengua grande, que en los casos más pronunciados puede protuir, pies y manos cortos y anchos. El nivel intelectual, aunque variable según los casos, es bastante más bajo que el normal. || **s. del maullido de gato** *(cri-du chat s.)* Síndrome hereditario en el que el niño emite una especie de maullido plañidero. Las principales alteraciones son: profunda deficiencia mental, microcefalia e hipertelorismo. La causa radica en la delección del brazo corto del cromosoma 5. || **s. de Whisplash** *(Whiplash's s.)* Conjunto de alteraciones producidas al agitar con violencia a un niño pequeño cuando se le sostiene por el tronco: la torsión y la extensión exageradas de la cabeza produce una compresión de los vasos cerebrales y contusión de la masa encefálica.

síndrome anterior de la médula *(anterior medullar syndrome)*
NEUROCIR. Cuadro de pérdida de fuerza segmentaria, secundario a la lesión del asta motora y del haz corticoespinal anterior. || **s. del canal del carpo** *(carpal tunnel s.)* Neuropatía por atrapamiento más frecuente en la extremidad superior. El nervio mediano queda comprimido entre los huesos del carpo y el ligamento transverso. Aparece dolor y parestesias en la muñeca y en la mano. Los síntomas son más intensos durante la noche. Hay una atrofia de la eminencia tenar e hipoestesia a ese nivel. || **s. del canal de Guyón** *(Guyon's tunnel s.)* Compresión del nervio cubital a nivel de la muñeca y que afecta a la musculatura intrínseca de la mano y, sensitivamente, a la región cubital de la mano y de los dedos. || **s. centromedular** *(centro-spinal cord syndrome)* Se produce cuando la lesión afecta, en primer lugar, a la zona del conducto ependimario, como sucede en la siringomielia. Se destruyen las fibras que cruzan la línea media, como las termoalgésicas, por lo que aparece una disociación de sensibilidades, ya que se conserva la táctil y la profunda. || **s. de compresión medular** *(compression medullar s.)* Cuadro de déficit neurológico sensitivo motor que es secundario a un trauma mecánico medular. || **s. de compresión radicular** *(compression radicular s.)* Cuadro doloroso de disminución de la fuerza y de la sensibilidad correspondiente al territorio inervado por la raíz afectada. || **s. del cono anclado** *(tethering conus s.)* Síndrome que se caracteriza por dolor lumbar bajo y un déficit neurológico del cono medular y/o cola de caballo, secundario a la tracción de estas estructuras, por una banda fibrosa de tejido, que las sujeta al fondo del saco dural, o a un tumor benigno o maligno. Es muy común en el disrrafismo. || **s. de contusión-edema cerebral** *(contussion-edema cerebral s.)* Grado de traumatismo encefálico de mayor gravedad, se acompaña de lesiones estructurales en la neuroimagen, que implican un edema cerebral, aumento la presión intracraneal y una disminución del nivel de conciencia. || **s. costoclavicular** *(costoclavicular s.)* Lesión del plexo braquial, por compresión del mismo a nivel supraclavicular. La etiología es muy variada: vasos subclavios, costilla cervical, inserción anómala de los músculos escalenos, entre otras muchas. || **s. de hidrocefalia aguda** *(acute hydrocephalus s.)* Secundario al bloqueo del paso de líquido cefalorraquídeo, produce una hipertensión craneal aguda que se caracteriza por cefaleas, vómitos y una alteración del nivel de conciencia. || **s. de hipertensión intracraneal** *(intracranial hypertension s.)* Síndrome que se produce por un aumento de la presión endocraneana de cualquier causa y que se manifiesta con: cefalea, vómitos y alteración del nivel de conciencia, junto con bradicardia, bradipnea e hipertensión sistémica. || **s. de hipertensión intracraneal benigna** *(benign intracranial hypertension s.)* Síndrome que se caracteriza por aumento de la presión intracraneal, seguida de cefalea y vómitos, edema papilar, pero no va acompañada de signos neurológicos. || **s. de Horner** *(Horner's s.)* Síndrome producido por una lesión del simpático cervical en cualquier punto de su recorrido; se manifiesta como miosis, ptosis y enoftalmos en el ojo del lado afecto. || **s. de Klippel-Feil** *(Klippel-Feil's s.)* Fusión congénita anómala de las vértebras causada por un fallo en la segmentación del mesodermo somítico durante la época embrionaria. Se distinguen tres tipos, dependiendo de la cantidad de vértebras afectadas, y su asociación con otras anomalías del desarrollo. || **s. del ligamento de Struthers** *(Struthers' s.)* Atrapamiento del nervio mediano en codo. Se caracteriza por un dolor en la extensión del codo, localizado en la cara medial del brazo y del antebrazo. || **s. medular anterior** *(anterior medullar s.)* Síndro-

síndrome

me que se caracteriza por una parálisis y anestesia infralesional, con perservación de la sensibilidad propioceptiva. || **s. medular central.** Ver **síndrome centro-medular.** || **s. medular posterior** *(posterior medullar s.)* Consiste en paraplejía y pérdida de la sensibilidad propioceptiva. || **s. del opérculo torácico superior** *(thoracic outlet s.)* Conjunto de síntomas, variables según los casos, provocados por la compresión de la vena y arteria subclaviar y, a veces, del plexo braquial, originada por la anomalía de alguno de los elementos que forman el orificio torácico superior. || **s. postraumático** *(postraumatic s.)* Cuadro de ansiedad, alteración de la memoria y de la concentración tras un traumatismo craneal. || **s. de pronador redondo** *(pronator teres s.)* La compresión del nervio mediano a su paso por el músculo pronador redondo produce una disminución de la fuerza en la pronación flexión de la muñeca y oposición del primer dedo. || **s. de receso lateral** *(recessus lateralis s.)* Conjunto de síntomas neurológicos provocados por la alteración de la zona bulbar correspondiente al receso lateral del IV ventrículo. || **s. de regresión caudal** *(caudal regression s.)* Fallo en la formación total o parcial de la regiones inferiores del raquis. Es muy frecuente en fetos de madre diabética. El saco dural suele acabar por encima de la malformación, a la altura del último segmento vertebral sano. Se puede asociar a otras lesiones disráficas. || **s. de Saethre-Chotzen** *(Saethre-Chotzen's s.)* Variante de acrocéfalo-sindactilia. Ver **síndrome de Apert, síndrome de Crouzon.** || **s. del túnel del tarso** *(tarsal tunnel s.)* Atrapamiento del nervio tibal posterior en el tobillo maléolo lateral. Origina un dolor que se irradia a la planta del pie.

síndrome de Apert-Cooke *(Apert-Cooke's syndrome)*
CIRPLÁS. Ver **síndrome de Apert-Gallais.** || **s. de Apert-Cushing** *(Apert-Cushing's s.)* Disfunción suprarrenal e hipofisaria. || **s. de Apert-Gallais** *(Apert-Gallais' s.)* Síndrome genitosuprarrenal. || **s. de Crouzon** *(Crouzon's s.)* Disostosis craneofacial. Proceso autosómico dominante, más frecuente en varones, en el que se produce un cierre prematuro de las suturas craneales, con un daño cerebral secundario debido a la consiguiente hipertensión intracraneal. Es característica la frente prominente, el prognatismo, el exoftalmos, con una posible luxación del globo ocular, nariz en pico, hipertelorismo, papiledema, labio superior acortado y pabellones auriculares de implantación baja, pero morfología normal. || **s. de Franceschetti** *(Franceschetti's s.)* Disostosis mandibulofacial. Con una mayor prevalencia en caucasianos y con un patrón de herencia autosómico dominante. Se debe a una alteración durante el desarrollo del embrión en su primer arco branquial. Se caracteriza por hipoplasia o aplanamiento de los huesos malares e hipoplasia mentoniana, sordera (hipoacusia de transmisión), situación antimongoloide de las hendiduras palpebrales, con coloboma más o menos acentuado, aplanamiento del ángulo frontonasal y distintas malformaciones óticas; el CAE suele ser estenótico o atrésico y su inteligencia es normal. También se denomina síndrome de Treacher-Collins. || **s. de Franceschetti-Thier** *(Franceschetti-Thier's s.)* Síndrome de etiología desconocida con herencia autosómica recesiva, numerosos lipomas, retraso mental y distrofia corneal. || **s. de Frey** *(Frey's s.)* Síndrome auriculotemporal. Hiperhidrosis y enrojecimiento de la frente, del labio superior, de la región perioral, de la preauricular o del esternón, al masticar alimentos amargos, picantes o chocolate. El *flushing* es más frecuente en mujeres y el sudor excesivo en hombres. Probablemente debido a la anastomosis entre el facial y el trigémino a través del nervio de Jacobson. Puede ser causada por una infección de la glándula parótida o por cirugía de la misma, generalmente resectiva (parotidectomía). Se trata mediante la sección de este nervio. || **s. de Peyronie** *(Peyronie's s.)* Induración plástica y dolorosa de los cuerpos cavernosos, encontrándose el pene incurvado. Su causa es desconocida, aunque se asocia con frecuencia a la contractura de Dupuytren. Puede ser inducida por bloqueantes adrenérgicos, como el propanolol o el practolol. || **s. de Poland** *(Poland's s.)* Síndrome de etiología desconocida que se caracteriza por simbraquidactilia e hipoplasia de la cabeza esternal del pectoral mayor. Un 10% de los casos presenta sindactilia asociándose a una ausencia bilateral de la cabeza esternal del pectoral mayor. En las mujeres ocasiona una asimetría de las mamas, con hipoplasia más o menos marcada del lado afecto, así como alteraciones en la posición y ta-

maño del complejo areola pezón, que puede estar ausente. ‖ **s. de Raynaud** *(Raynaud's s.)* Crisis de palidez, cianosis y rubor, seguida de dolor y parestesia en los dedos de las manos, de forma asimétrica y en ausencia de manifestaciones sistémicas. El precipitante suele ser la exposición al frío o el estrés emocional. Existe una mayor prevalencia en mujeres, comenzando en la primera o segunda década de la vida. Su etiología es desconocida y puede ser secundaria a distintas afecciones como crioglobulinemias, síndromes cervicobraquiales, arteriosclerosis obliterante, colagenosis o trombangitis obliterante. ‖ **s. de Romberg** *(Romberg's s.)* Hemiatrofia facial progresiva. Atrofia progresiva de alguno o de todos los tejidos de una hemicara con la consiguiente asimetría facial. Hay trastornos de pigmentación en las áreas cutáneas afectas y, a veces, se asocia a alteraciones oculares, caída del cabello, cejas y pestañas, así como trastornos neurológicos contralaterales. ‖ **s. de Romberg-Paessler** *(Romberg-Paessler's s.)* Conjunto de síntomas debidos a la dilatación de los vasos sanguíneos viscerales, con una disminución de la presión sanguínea, taquicardia, timpanismo y *shock*. ‖ **s. de Romberg-Wood** *(Romberg-Wood's s.)* Hipertensión pulmonar primaria. Síndrome caracterizado por síncope de esfuerzo, angina de pecho, astenia, disnea, fatiga, hepatomegalia. A veces se relaciona con el fenómeno de Raynaud. En la auscultación se escucha un segundo ruido pulmonar reforzado. ‖ **s. de Treacher-Collins** *(Treacher-Collins's.)* Ver **síndrome de Franceschetti**.

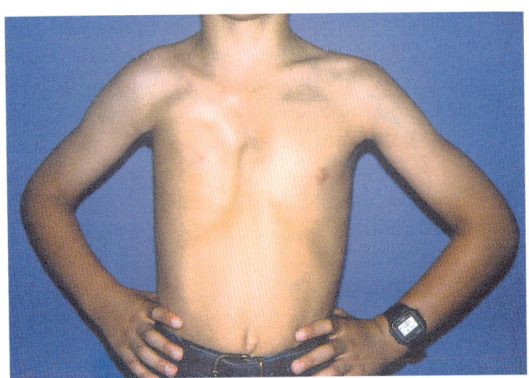

síndrome de Poland

síndrome de asa aferente *(afferent loop syndrome)*

CIRGEN. Conjunto de síntomas y signos que se producen por una obstrucción del asa aferente de un montaje intestinal. La descripción del cuadro clínico típico es sensación nauseosa, sensación de plenitud, molestia o dolor epigástrico, intolerancia alimentaria y vómitos de repetición bruscos, copiosos y biliosos, a pesar de estar en ayunas. La causa es la obstrucción del asa aferente por adherencias o tumor, o su acodamiento, normalmente por ser excesivamente larga. Ocasionalmente hay episodios de desobstrucción, que alivian los síntomas con un vómito bilioso abundante. Suele requerir de un tratamiento quirúrgico para su resolución. Ver **asa aferente, gastrectomía, obstrucción intestinal, vómito, Y de Roux**. ‖ **s. de Boerhaave** *(Boerhaave's s.)* Perforación espontánea del esófago, provocada por un vómito brusco y simultáneo con el cierre del esfínter esofágico superior. De este modo, se produce un aumento muy brusco de la presión esofágica, que provoca su estallido. La perforación suele producirse en la cara izquierda del esófago abdominal o de la parte más inferior del esófago torácico. Requiere un diagnóstico precoz y cirugía urgente para evitar sepsis por mediastinitis. Ver **mediastinitis, perforación, sepsis, vómito**. ‖ **s. de dumping** *(dumping s.)* Síndrome de vaciamiento. El conjunto de signos y síntomas del vaciamiento rápido del estómago, que se produce en algunos pacientes sometidos a gastrectomías (sobre todo, Billroth II) o a procedimientos de drenaje del estómago (gastroyeyunostomía, piloroplastia). Hay dos formas. La forma precoz que se caracteriza por diarrea líquida y brusca, inmediatamente después de las comidas, junto con marco, por la secreción acuosa rápida del intestino, al recibir una brusca carga osmótica, especialmente cuando se mezclan líquidos y carbohidratos. La forma tardía se produce varias horas después de la ingesta y se manifiesta como un cuadro de hipoglucemia reactiva a la brusca liberación de insulina, que se produce por la rápida absorción de carbohidratos que conlleva el síndrome. Muchos casos mejoran espontáneamente con el paso del tiempo, pero la mayoría requieren un tratamiento dietético y solo algunos una intervención correctora del *dumping* (sobre todo convertir un montaje Billroth II a Billroth I o Y de Roux). Ver **gastrectomía**, **vagotomía**. ‖ **s. de Ogilvie** *(Ogilvie's s.)* Cuadro de seudoobstrucción del colon. Suele tratarse con procinéticos, a veces requiere colonoscopia para la aspiración de aire y raramente precisa cirugía (colostomía o cecostomía). Ver **íleo, motilidad, obstrucción intestinal, seudoobstrucción intestinal**. ‖ **s. posgastrectomía** *(postgastrectomy s.)* Ver **síndrome de dumping**. ‖ **s. posvagotomía** *(postvagotomy s.)* Diarrea explosiva que se produce ocasionalmente tras una vagotomía troncular, en general al poco tiempo de las comidas.

síndrome de Behcet *(Behcet's syndrome)*
DERMATOL. Síndrome complejo formando por la asociación de úlceras genitales recurrentes, aftosis bucal, uveítis o iridociclitis. ‖ **s. de Cobb** *(Cobb's s.)* Síndrome compuesto por angioma plano, asociado a un angioma de la médula espinal y, posteriormente, parálisis espástica y pérdida de la percepción sensorial. ‖ **s. de CREST** *(CREST s.)* Acrónimo formado por las iniciales de los síntomas que caracterizan este síndrome: calcinosis, Raynaud, esclerodermia y telangiectasias. ‖ **s. de Gardner** *(Gardner's s.)* Síndrome compuesto por poliposis intestinal, asociada a tumores de la piel y los huesos. ‖ **s. de Kasabach Merrit** *(Kasabach Merrit's s.)* Angioma gigante del lactante con trombopenia, localizado generalmente en las extremidades inferiores. ‖ **s. de Klipper-Trenaunay-Weber** *(Klipper-Trenaunay-Weber's s.)* Hemangioma unilateral con hipertrofia de los huesos y los tejidos blandos. ‖ **s. de Leopard** *(Leopard's s.)* Acrónimo compuesto de las palabras en inglés que significan: lentiginosis múltiples, trastornos electrocardiográficos, hipertelorismo ocular, estenosis de la arteria pulmonar, anomalías genitales, retraso del crecimiento, sordera, autosómico dominante. ‖ **s. de Peutz-Jehgers** *(Peutz-Jehgers' s.)* Síndrome constituido por poliposis intestinal y lentiginosis cutánea. ‖ **s. de Werner** *(Werner's s.)* Síndrome de neoplasias endocrinas múltiples.

síndrome de Bellantyne *(Bellantyne's syndrome)*
HEMATOL. Afectación por un aumento de bilirrubina, secundaria a una anemia hemolítica que aparece en la incompatibilidad Rh. ‖ **s. de Bernard-Soulier** *(Bernard Soulier's s.)* Defecto de adherencia de las plaquetas al subendotelio, heredado de forma autosómica recesiva, provocado por un déficit de glucoproteína Ib de la membrana plaquetar, la cual se considera el principal receptor plaquetario del factor Von Willebrand. ‖ **s. de Diamond-Blackfan** *(Diamond-Blackfan's s.)* Trastorno congénito raro que se debe a una formación insuficiente de eritroblastos. La enfermedad se pone de manifiesto en los tres primeros meses de vida y se caracteriza por una anemia grave con una intensa reticulopenia. Los recuentos de leucocitos y plaquetas son normales. La médula ósea presenta una marcada reducción de los elementos de la serie eritropoyética. ‖ **s. de Donath-Landsteiner** *(Donath-Landsteiner's s.)* Síndrome hemolítico agudo que se conoce con el nombre de hemoglobinuria paroxística a frigore. Se asocia con sífilis y otras infecciones virales. El trastorno se inicia algunas horas después de la exposición al frío, con la aparición de ictericia, cefalea, dolor lumbar y/o abdominal y emisión de orinas oscuras. El pronóstico es, en general, bueno, debiéndose procurar mantener al enfermo alejado de ambientes fríos. En los casos asociados a sífilis el tratamiento de la misma hace remitir el cuadro. ‖ **s. hemofagocítico reactivo** *(react hemophagocytic s.)* Síndrome que se caracteriza por una proliferación de histiocitos de aspecto normal, que presentan una intensa actividad fagocítica de las células hematopoyéticas. Puede aparecer durante el curso de numerosas enfermedades como infecciones, linfomas, carcinomas, síndromes mielodisplásicos, lupus eritematoso sistémico y en enfermos en tratamiento inmunosupresor. Desde el punto de vista clínico, se manifiesta por fiebre, citopenias, hepatoesplenomegalia, adenopatías, trastornos funcionales hepáticos y alteraciones de la coagulación (CID). No existe un tratamiento específico del síndrome. El mismo debe ir dirigido al de la enfermedad de base. ‖ **s. del histiocito azul marino** *(navy blue histiocyte s.)* Lipidosis de herencia recesiva que se caracteriza por la proliferación de histiocitos azul marino. Desde el punto de vista clínico, cursa con hepatoesplenomegalia moderada, púrpura trombocitopénica y ocasionales alteraciones oculares, nerviosas y pulmonares. En el aspirado medular se observan abundantes histiocitos azul marino, junto con una celularidad hematopoyética normal. ‖ **s. histio-**

cítico *(histiocytic s.)* Enfermedad cuya principal característica es el aumento de los macrófagos o histiocitos. Puede tratarse de proliferaciones reactivas, de trastornos metabólicos y de proliferaciones malignas. ‖ **s. mielodisplásico** *(mielodisplastic s.)* Conjunto de enfermedades de naturaleza clonal, que se caracterizan por la presencia de anormalidades cualitativas y cuantitativas de las distintas líneas hemopoyéticas en la sangre y médula ósea, como consecuencia de una alteración de la capacidad de proliferación y una diferenciación de las células progenitoras hemopoyéticas. Existen cinco subtipos: anemia refractaria (AR), AR con sideroblastos en anillo (ARSA), AR con exceso de blastos (AREB), AREB en transformación (AREBT) y leucemia mielomonocítica crónica (LMMC). ‖ **s. de Sézary** *(Sézary's s.)* El síndrome de Sézary (SS) constituye, junto a la micosis fungoide (MF), la representación genuina de los linfomas cutáneos, siendo considerado por muchos autores como la variante leucémica de la MF. Ambos son linfomas T postímicos. Clásicamente, se distinguen tres etapas evolutivas: 1) fase premicótica, 2) fase infiltrativa y 3) fase tumoral. Al principio, la enfermedad está limitada a la piel, siendo habitual que las lesiones sean relativamente inespecíficas. Posteriormente adquieren un carácter infiltrativo o de auténtica eritrodermia exfoliativa difusa con prurito. En las fases más avanzadas puede haber adenopatías, visceromegalias e invasión de la médula ósea y, lo que es más característico, de la sangre periférica. La leucocitosis puede ser moderada ($10\text{-}15 \times 10^9/l$) o extrema (superior a $200 \times 10^9/l$). El porcentaje de las células de Sézary también varía mucho de un caso a otro. Estas células tienen como característica fundamental la irregularidad del núcleo, que adopta forma cerebriforme. El curso evolutivo viene condicionado por el estadio de la enfermedad, así como el tipo de tratamiento, que puede ser tópico con aplicaciones de mostaza (mecloretamina), puvoterapia sin y con radioterapia convencional o electronterapia. Otra modalidad es la fotoquimioterapia extracorpórea. Y como tratamiento sistémico, en las fases avanzadas, se usan poliquimioterapias, como las empleadas en los linfomas de alta malignidad. ‖ **s. mieloproliferativos crónicos** *(chronic myeloproliferative s.)* Conjunto de enfermedades hematológicas, con características clínicas y evolutivas muy afines y de etiopatogenia probablemente común. Son procesos de evolución crónica, habitualmente esplenomegálicos, que suelen cursar con recuentos hemáticos aumentados (poliglobulia, leucocitosis o trombocitosis) en una proporción variable, según la entidad de que se trate, con frecuente eosinofilia y basofilia, y también una tendencia a desarrollar una fibrosis reticulínica y colágena. Las enfermedades incluidas son: policitemia vera, leucemia mieloide crónica, metaplasia mieloide agnogénica y trombocitemia esencial.

síndrome de Bloom *(Bloom's syndrome)* ANATPATOL. Enfermedad hereditaria autosómica recesiva que se caracteriza por enanismo, rostro afilado y abundantes telangiectasias cutáneas en la cara y en los brazos. Genéticamente se observa una extremada fragilidad de los cromosomas. Con frecuencia presenta tumores malignos. ‖ **s. de Budd-Chiari** *(Budd-Chiari's s.)* Cuadro clínico producido por la oclusión de las venas suprahepáticas como consecuencia de un proceso intra o extrahepático. Puede ser agudo (p. ej., por trombosis de las venas) o crónico. En ambos casos, la clínica depende de la afectación hepática aguda o crónica con hepatoesplenomegalia, ascitis y coma hepático. ‖ **s. de Cohn** *(Cohn's s.)* Hiperaldosteronismo primario, aumento de la producción de aldosterona por un adenoma de la glándula suprarrenal o, menos frecuentemente, por hiperplasia difusa. Se caracteriza por hipertensión arterial, alcalosis hipocaliémica, parestesias musculares y tetania. ‖ **s. de Dubin-Johnson** *(Dubin-Johnson's s.)* Enfermedad metabólica congénita por un defecto en la excreción hepatocitaria de bilirrubina, con un aumento de la bilirrubina no conjugada en el plasma. Es de carácter autosómico y se caracteriza por la aparición de un pigmento pardo o negro en el citoplasma de los hepatocitos del hígado. También se denomina icteria crónica idiopática. ‖ **s. de Edwards** *(Edwards' s.)* Trisomía del cromosoma 18. Es la segunda trisomía autosómica en frecuencia y se caracteriza por su alta mortalidad perinatal (raramente se sobrepasa el año de vida), las alteraciones del desarrollo del sistema nervioso central, el déficit del crecimiento y las múltiples malformaciones

cardiacas, esqueléticas y cráneo-faciales. ||
s. de Ehlers-Danlos (*Ehlers-Danlos' s.*) f. Grupo de trastornos hereditarios generalizados del tejido conectivo, cuyas manifestaciones clínicas comunes son piel frágil e hiperextensible, contusiones fáciles y relajación articular. Existen, al menos, ocho tipos que varían en manifestaciones clínicas e intensidad. La transmisión puede ser autosómica recesiva, dominante o recesiva ligada al sexo. En todos ellos la alteración bioquímica básica tiene lugar en la síntesis de alguno de los tipos de fibras de colágeno, dependiendo las manifestaciones clínicas de los tejidos donde más abundante sea ese tipo de colágeno, básicamente la piel, el sistema músculo-esquelético y el sistema cardiovascular. || **s. de Job** (*Job's s.*) Síndrome de granulocitos defectuosos, de herencia ligada al cromosoma X, que se manifiesta por una susceptibilidad aumentada a los gérmenes piógenos y se expresa en forma de abscesos fríos y recidivantes, y granulomas cutáneos, que aparecen en los ganglios linfáticos, los pulmones y el hígado. Si la cifra de leucocitos es normal, los gérmenes podrán ser fagocitados, pero no digeridos. Existe un déficit de NADPH y citocromo b245. || **s. de Letterer-Siwe** (*Letterer-Siwe's disease*) Enfermedad tumoral maligna de las células del sistema mononuclear fagocítico, que aparece en niños pequeños y produce afectación del hígado (hepatomegalia), el bazo (esplenomegalia), la médula ósea (anemia hemorrágica), los ganglios linfáticos (adenopatías generalizadas), los huesos y la piel. Junto con el granuloma eosinófilo y la enfermedad de Hand-Schuller-Cristian, forma el grupo de enfermedades denominado histiocitosis X. || **s. de Patau** (*Patau's s.*) Conjunto de síntomas debidos a la trisomía D1 o del cromosoma 13, aberración cromosómica numérica con un pronóstico desfavorable. Consiste en distrofia intrauterina, retraso del crecimiento postnatal, occipucio prominente, deformación de los ojos, nariz y labios, el dedo índice sobre el dedo corazón; déficit mental grave y muerte prematura. || **s. de Sanfilippo** (*Sanfilippo's s.*) Grupo heterogéneo, pero bioquímicamente diferenciable de cuatro formas, clínicamente indistinguibles, de mucopolisacaridosis, que se caracterizan por la excreción de heparansulfato en la orina y, desde el punto de vista clínico, por un deterioro mental rápido y con, relativamente, escasos síntomas somáticos. Se conoce también como mucopolisacaridosis tipo III. || **s. de Schönlein-Henoch** (*Schönlein-Henoch's s.*) Vasculitis sistémica de causa desconocida, de aparición más frecuente en niños y adultos jóvenes, con una variada presentación clínica: urticaria y eritema purpúrico, artritis y artropatía, sintomatología gastrointestinal y afectación renal. También se denomina púrpura anafilactoide alérgica. || **s. de Wiscott-Aldrich** (*Wiscott-Aldrich's s.*) Enfermedad hereditaria ligada al sexo, que consiste en una inmunodeficiencia con disgammaglobulinemia, trombocitopenia, susceptibilidad a las infecciones bacterianas y dermatitis eccematoide.

síndrome del bloqueo del nistagmo (*nystagmus blockage syndrome*)
OFTALMOL. Proceso en el que el paciente consigue amortiguar, o incluso abolir, un nistagmus, gracias a una convergencia forzada y voluntaria de los ojos, mientras mantiene un punto de fijación lejano. || **s. de Brown** (*Brown's s.*) Limitación de la elevación en abducción del ojo debida a una restricción fibrosa en la vaina del tendón del músculo oblicuo superior. || **s. de Chandler** (*Chandler's s.*) Variante del síndrome endotelial iridocorneal en la que predomina la aparición de un edema corneal. Ver **síndrome endotelial iridocorneal**. || **s. de Cogan-Reese** (*Cogan-Reese's s.*) Proceso que se caracteriza por la presencia de múltiples lesiones pigmentadas en el iris, de aspecto nodular, pediculadas, o difusas, que producen un cambio de su coloración. Puede asociarse a un edema de córnea y a glaucoma. Ver **síndrome endotelial iridocorneal**. || **s. de dispersión pigmentaria** (*pigment dispersion s.*) Cambios en el segmento anterior del ojo, que incluyen depósitos de pigmento en el endotelio corneal, defectos en el epitelio pigmentado del iris, detectables mediante transiluminación, y pigmentación densa de la malla trabecular. Cuando estos cambios aparecen en ausencia de glaucoma se habla de síndrome de dispersión pigmentaria para diferenciarlo del glaucoma pigmentario (v.), propiamente dicho. || **s. endotelial iridocorneal** (*endotelio-iridocorneal s.*) Conjunto de síndromes en los que existen alteraciones en el iris, presencia de molestias oculares secundarias al edema de córnea y alteraciones en la

presión intraocular. Ver **síndrome de Chandler, síndrome de Cogan-Reese, síndrome del iris nevo** ‖ **s. de erosión corneal recidivante** (*recurrent corneal erosion s.*) Úlceras corneales de repetición, que aparecen semanas después de una erosión corneal producida generalmente por un traumatismo del tipo de un arañazo. ‖ **s. de esotropía en A** (*A esotropy s.*) Estrabismo convergente en el que la desviación es mayor en la mirada superior que en la mirada inferior. ‖ **s. de esotropía en V** (*V esotropy s.*) Estrabismo convergente en el que la desviación es mayor en la mirada inferior que en la mirada superior. ‖ **s. de exotropía en A** (*A exotropy s.*) Estrabismo divergente en el que la desviación es mayor en la mirada inferior que en la mirada superior. ‖ **s. de exotropía en V** (*V exotropy s.*) Estrabismo divergente en el que la desviación es mayor en la mirada superior que en la mirada inferior. ‖ **s. de Foster-Kennedy** (*Foster-Kennedy's s.*) Aquel que, como consecuencia de un tumor intracraneal en la base del lóbulo frontal, produce una atrofia del nervio óptico del mismo lado y un edema de papila en el lado contralateral secundario a una hipertensión intracraneal. ‖ **s. ICE** (*ICE s.*) Ver **síndrome endotelial iridocorneal**. ‖ **s. de insuficiencia de convergencia** (*convergence insufficiency s.*) Incapacidad para mantener una adecuada convergencia ocular para la visión próxima, lo que produce síntomas de astenopia. Ver **astenopia, astenopia acomodativa**. ‖ **s. del iris nevo** (*iris nevo s.*) Forma del síndrome endotelial iridocorneal en el que predomina una atrofia progresiva del estroma del iris. Ver **síndrome endotelial iridocorneal**. ‖ **s. del iris plateau** (*iris plateau s.*) Inserción anormalmente anterior de la raíz del iris que facilita la oclusión del ángulo iridocorneal y la aparición de un glaucoma agudo. Está producido por la obstrucción de la vía de drenaje del humor acuoso por la invasión del endotelio pigmentario del iris. ‖ **s. de Irvine-Gass** (*Irvine-Gass' s.*) Edema macular cistoide que sucede en el postoperatorio de la cirugía de catarata. Ver **edema macular cistoide**. ‖ **s. de isquemia del segmento anterior** (*anterior segment ischemia s.*) Alteración ocular acontecida como consecuencia de un déficit en el aporte sanguíneo del segmento anterior por una manipulación de los músculos rectos del ojo tras la cirugía del estrabismo. Provoca edemas y úlceras corneales, uveítis anterior, neovascularización del iris, elevación de la presión intraocular y dolor severo. ‖ **s. de las lágrimas de cocodrilo** (*paroxysmal tearing s.*) Proceso de regeneración aberrante del nervio facial tras una parálisis, que provoca la aparición de un lagrimeo reflejo ante la presencia de estímulos gustativos. ‖ **s. de Marcus-Gunn** (*Marcus-Gunn's s.*) Ptosis congénita unilateral, que desaparece al abrir la boca, debido a una conexión anómala entre el músculo elevador del párpado y el músculo pterigoideo. ‖ **s. de mascarada** (*masquerade s.*) Proceso maligno que simula una inflamación benigna. ‖ **s. de ojo seco** (*dry eye s.*) Ver **queratoconjuntivitis seca**. ‖ **s. del párpado flácido** (*floppy eyelid s.*) Proceso en el que el párpado superior se evierte, de manera espontánea, por su excesiva flacidez. Esto ocurre especialmente durante el sueño, lo que provoca la irritación crónica de la conjuntiva palpebral y la córnea. Son especialmente susceptibles de padecer este síntoma los varones obesos con crisis de apnea del sueño. ‖ **s. de Pössner-Schlossman** (*Pössner-Schlossman's s.*) Ver **crisis glaucomatociclítica**. ‖ **s. de Refsum** (*Refsum's s.*) Enfermedad hereditaria en la que se asocia la retinosis pigmentaria con sordera, neuropatía periférica y ataxia cerebelosa. Se debe al acúmulo en el organismo de ácido fitánico. ‖ **s. de Rieger** (*Rieger's s.*) Síndrome de herencia autosómica dominante, que cursa con microftalmía, hipoplasia del iris, microcórnea y glaucoma. A nivel sistémico existen varias alteraciones dentales y un desarrollo deficiente del maxilar. ‖ **s. de seudoexfoliación** (*pseudoexfoliation s.*) Conjunto de cambios que suceden, fundamentalmente, en el segmento anterior del ojo y que incluyen el depósito de un material blanquecino, similar a la caspa, en la cápsula anterior del cristalino, en el iris, en el cuerpo ciliar y en la malla trabecular, así como una atrofia del iris y dispersión de pigmento. Cuando estos cambios aparecen, junto con glaucoma, se habla de un glaucoma seudoexfoliativo (v.). ‖ **s. de Sturge-Weber** (*Sturge-Weber's s.*) Angiomatosis sistémica con afectación ocular y del sistema nervioso central. Se pueden producir hemangiomas en la conjuntiva, en el coroides y en los vasos episclerales, donde pueden dar lugar a un glaucoma secundario. ‖ **s. del uno y medio de Fisher** (*one and a half*

síndrome

of Fisher s.) Parálisis en la mirada horizontal, en ambas direcciones, asociada a una parálisis en la mirada horizontal, en una sola dirección, en el otro ojo. Se debe a lesiones en la protuberancia como hemorragias, infartos o esclerosis múltiple. El único movimiento horizontal que permanece conservado es la abducción del ojo contralateral a la lesión. ‖ **s. de Usher** *(Usher's s.)* Síndrome que cursa con retinosis pigmentaria y sordera neurosensorial. Ver **retinosis pigmentaria**. ‖ **s. uveítis-glaucoma-hipema** *(uveitis-glaucoma-hiphema s.)* Síndrome causado por una lente intraocular, de cámara anterior, y que, como su nombre indica, cursa con uveítis, glaucoma e hipema. Se ha relacionado con defectos en la fabricación de las primeras lentes intraoculares. Sin embargo, y una vez desaparecida esta causa, siguen produciéndose casos atribuidos a una reacción de idiosincrasia. ‖ **s. de la vaina del tendón oblicuo superior** *(Brown's s.)* Ver **síndrome de Brown**. ‖ **s. de Vogt-Koyanagi-Harada** *(Vogt-Koyanagi-Harada's s.)* Enfermedad inmune que cursa con desprendimientos serosos de retina, uveítis anterior, signos meníngeos, vitíligo, alopecia, sordera y pestañas blancas.

síndrome de Bonnier *(Bonnier syndrome)*
OTORRIN. Patología causada por una lesión del núcleo de Deiter y su conexión, dando lugar a trastornos oculares, sordera, náuseas, sed y anorexia, así como otros síntomas referentes a la implicación de los centros vagales, pares craneales VIII, IX, X y XI, y el núcleo vestibular lateral. Puede parecerse a la enfermedad de Ménière. ‖ **s. de Cogan** *(Cogan's s.)* Síndrome que se caracteriza por queratitis intersticial, no sifilítica, junto a síntomas audiovestibulares. Hay una degeneración de los ganglios vestibular y espiral, con un edema de la cóclea membranosa, canales semicirculares e inflamación del ligamento espiral. Puede asociarse a una vasculitis sistémica, afectando a vasos de distinto calibre, así como a la válvula aórtica. Cursa con remisiones y exacerbaciones y da lugar a una rápida pérdida de la visión, episodios severos de vértigo con tinitus, nistagmo espontáneo, ataxia y sordera neurosensorial progresiva. ‖ **s. de Collet-Sicart** *(Collet-Sicart's s.)* Parálisis unilateral de los nervios glosofaríngeo, vago, espinal e hipogloso, en relación con un meningioma o una lesión que compromete los nervios al nivel de la fosa craneal posterior. También se denomina síndrome del agujero yugular. ‖ **s. de Gerhardt** *(Gerhardt's s.)* Parálisis bilateral abductora de las cuerdas vocales, produciendo disnea laríngea inspiratoria. ‖ **s. de Gradenigo** *(Gradenigo's s.)* Conjunto de síntomas formado por otorrea, neuralgia trigeminal ipsilateral, parálisis del abducens y diplopia; junto a ello se presentan alteraciones del nervio facial, vago y glosofaríngea y síntomas de una laberintitis. Todo ello debido a una fractura o a una osteítis de la punta del peñasco, por su vecindad con el nervio trigémino y el abducens, o incluso como una complicación de una otitis media. ‖ **s. de Lermoyez** *(Lermoyez's s.)* Forma particular del síndrome de Ménière, en la que existe una disminución progresiva de la audición unilateral, seguida de una crisis vertiginosa, que conduce a una mejoría clara de la capacidad auditiva. ‖ **s. de Melkersson-Rosenthal** *(Melkersson-Rosenthal's s.)* Tríada formada por parálisis facial uni o bilateral recurrente, edema facial recurrente (alguna vez permanente y, en particular, del labio) y plicatura de la lengua. ‖ **s. de Ramsay-Hunt** *(Ramsay-Hunt's s.)* Síndrome que consiste en una parálisis facial severa, asociada a una erupción vesicular en la faringe, conducto auditivo externo. A menudo se percibe también afectación del VIII par craneal. Da lugar a una otalgia severa, alteración del lagrimeo, salivación y gusto y, si afecta el VIII par craneal, aparece vértigo y sordera neurosensorial. Presumiblemente se debe a una afectación del ganglio geniculado por herpes zóster. ‖ **s. de Sluder** *(Sluder neuralgia)* Neuralgia de la mitad inferior de la cara, congestión nasal y rinorrea asociada a lesiones del ganglio esfenopalatino. Puede haber también hiperemia ocular y lagrimeo. ‖ **s. de Tapia** *(Tapia's s.)* Parálisis unilateral de la lengua y de la laringe asociada a atrofia de la lengua. El paladar blando y el músculo cricotiroideo están intactos. Generalmente se debe a una lesión donde los pares craneales XII y X se cruzan entre sí, junto a la arteria carótida interna.

síndrome de brugada *(brugada syndrome)*
CARDIOL. Síndrome de etiología desconocida que se caracteriza por la presencia en el electro-

cardiograma de una imagen de bloqueo de la rama derecha con elevación del espacio ST en V1 y una alta incidencia de muerte súbita. || **s. de Dressler** (*Dressler's s.*) También denominado síndrome postinfarto de miocardio, consiste en una pleuropericarditis fibrinosa, a veces recurrente, que cursa con fiebre y dolor torácico típico de pericarditis. Su etiología es, probablemente, autoinmune y tiene lugar semanas o meses después de un infarto agudo de miocardio. || **s. de Eisenmenger** (*Eisenmenger's s.*) Inversión del cortocircuito que puede tener lugar en las cardiopatías congénitas, con cortocircuito izquierda-derecha, cuando desarrollan una hipertensión arterial pulmonar como consecuencia del incremento de las resistencias vasculares pulmonares. El cortocircuito derecha-izquierda resultante provoca cianosis e implica un pobre pronóstico vital. || **s. de pospericardiotomía** (*postpericardiotomy s.*) Conjunto de signos y síntomas que pueden aparecen entre 4 y 21 días tras las intervenciones de cirugía cardiaca, muy similares en su presentación y fisiopatología al síndrome de Dressler (v.). || **s. QT largo** (*long QT s.*) Síndrome hereditario que se caracteriza por la prolongación del intervalo QT. Puede cursar con arritmias ventriculares, típicamente taquicardias ventriculares en torsades de Pointes (v.), potencialmente letales. Existen dos variedades básicas, el síndrome de Jervell y Lange-Nielsen, asociado a la sordera, y el síndrome de Romano-Ward, que cursa sin sordera. También pueden observarse formas adquiridas de la prolongación del intervalo QT, especialmente durante el tratamiento con diversos fármacos antiarrítmicos, que, de manera similar, también cursan con arritmias ventriculares. || **s. de Stokes-Adams** (*Stokes-Adams' s.*) Episodios sincopales bruscos y, a menudo, recidivantes, provocados por la disminución de la perfusión cerebral secundaria a una interrupción temporal de la actividad mecánica cardiaca, por alteraciones externas, del ritmo cardiaco, especialmente bloqueo auriculoventricular completo. || **s. de Taussig-Bing** (*Taussig-Bing's s.*) Infrecuente cardiopatía congénita que se caracteriza por la trasposición de los grandes vasos, con comunicación interventricular, sobre la que se superpone la arteria pulmonar. || **s. de Wolff-Parkinson-White** (*Wolff-Parkinson-White's s.*) Síndrome que se caracteriza por la presencia de una vía accesoria (v.) de conducción auriculoventricular, con capacidad de conducción anterógrada (y la mayor parte de las veces, también retrógrada), que provoca una típica imagen de preexcitación (v.) ventricular que se define por la presencia de intervalo PR corto, onda delta y alteraciones de la repolarización. Desde el punto de vista clínico, suele manifestarse por la aparición de taquicardias paroxísticas supraventriculares (v.). Su tratamiento curativo consiste en la ablación, mediante radiofrecuencia (v.), de la vía accesoria.

síndrome de Caplan (*Caplan's syndrome*) PNEUMOL. Neumoconiosis que se caracteriza por la triple asociación de silicosis, factor reumatoide positivo e imágenes radiológicas redondeadas, bilaterales y periféricas. || **s. de Chediak-Higashi** (*Chediak-Higashi's s.*) Enfermedad hereditaria autosómica recesiva en la que los pacientes presentan infecciones de repetición por alteración en el normal funcionamiento de los neutrófilos. || **s. de Felty** (*Felty's s.*) Cuadro clínico que consiste en una artritis reumatoide de larga evolución, esplenomegalia y neutropenia. Generalmente aparece en pacientes con títulos elevados de factor reumatoide y un largo tiempo de evolución de la enfermedad. || **s. de Hamman-Rich** (*Hamman-Rich's s.*) Fibrosis pulmonar, de causa desconocida, que evoluciona rápidamente hacia el desarrollo de un pulmón en panal, con una insuficiencia respiratoria restrictiva. || **s. de Heerfordt** (*Heerfordt's s.*) Ver **fiebre uveoparotídea**. || **s. de Hermansky-Pudlak** (*Hermansky-Pudlak's s.*) Trastorno de la coagulación por una alteración de la función plaquetaria, en el que se asocia hipopigmentación oculocutánea, diátesis hemorrágica, trompopatía y presencia de depósitos granulares ceroides en las células del sistema mononuclear fagocítico. || **s. de Kartagener** (*Kartagener's s.*) Trastorno de la estructura ciliar con una alteración en la movilidad de los mismos, que además se asocia a situs inversus, bronquiectasias, sinusitis e infertilidad. || **s. de lóbulo medio** (*middle lobe s.*) Evidencia crónica o recurrente de afectación del lóbulo medio del pulmón derecho debida, generalmente, a la peculiar anatomía del bronquio lobar o a una hipoventilación de esa zona, lo que obliga a descartar la presencia de una obstrucción a ese nivel. ‖ **s. de Löeffgren** *(Löeffgren's s.)* Forma clínica de la sarcoidosis de presentación subaguda, en la que se asocian eritema nodoso y adenopatías hiliares bilaterales, con o sin infiltrado pulmonar, en la radiografía del tórax. Suele acompañarse también de síntomas articulares, fiebre moderada y, en ocasiones, uveítis anterior. ‖ **s. de Menkes** *(Menkes' s.)* Trastorno recesivo ligado al sexo, en el que se observa una alteración en el transporte de cobre a través de las membranas. Los pacientes presentan un fenotipo especial, con una facies característica, cabello erizado, retraso mental grave y una disminución de las colágenas y elásticas maduras, lo que determina la aparición de aneurismas disecantes, bruscas roturas cardiacas, enfisema y osteoporosis. La muerte de estos pacientes suele producirse en los primeros cinco años de vida. ‖ **s. de Mondor** *(Mondor's s.)* Flebitis superficial de la pared torácica, que causa dolor torácico agudo. ‖ **s. de Pancoast** *(Pancoast's s.)* Cuadro neurológico producido por la extensión local de un tumor del vértice pulmonar, con una afectación del plexo braquial, las costillas, las vértebras y los ganglios simpáticos paravertebrales. Aparece como un síndrome que presenta dolor en el hombro irradiado hacia el borde cubital. ‖ **s. de Potter** *(Potter's s.)* Agenesia renal asociada con hipoplasia pulmonar y, generalmente, oligohidramnios. ‖ **s. de Tietze** *(Tietze's s.)* Tumefacción dolorosa de una o más articulaciones costocondrales. Por lo general, se manifiesta, antes de los 40 años, como un dolor de aparición brusca o gradual, en la parte anterior del tórax, que empeora al respirar, al toser y con los movimientos de torsión del tórax. ‖ **s. de vena cava superior** *(superior vena cava s.)* Cuadro clínico causado por la oclusión de la vena cava superior, que se manifiesta como un edema en esclavina (edema de los párpados, de la parte superior del tórax y de las extremidades superiores); cianosis cutánea; ingurgitación de las venas subcutáneas del tórax, cabeza y cuello; y, en ocasiones, signos de congestión cerebral (cefaleas, vértigos). ‖ **s. de Williams-Campbell** *(Williams-Campbell's s.)* Déficit congénito, quizá hereditario, que afecta al cartílago bronquial de las vías respiratorias de mediano tamaño, que facilita la aparición de bronquiectasias. ‖ **s. de Young** *(Young's s.)* Enfermedad hereditaria o congénita, en la que aparece azoospermia, por obstrucción del epidídimo, a causa de secreciones espesas y bronquiectasias.

síndrome de déficit de MHC clase I *(MHC class I deficiency syndrome)* INMUNOL. Infrecuente inmunodeficiencia combinada severa, de herencia autosómica recesiva, que se caracteriza por la falta de expresión de moléculas del complejo principal de histocompatibilidad de la clase I. ‖ **s. de déficit de MHC clase II** *(MHC class II deficiency s.)* Inmunodeficiencia combinada de carácter congénito y herencia autosómica recesiva, que se caracteriza por el déficit en la expresión de moléculas del complejo principal de histocompatibilidad de la clase II, en linfocitos B, macrófagos y células dendríticas. Aparece, principalmente, en niños del norte de África, y se caracteriza por la presencia de un número normal de linfocitos B y T, con agammaglobulinemia y una disminución de la inmunidad celular, que condiciona la presencia de infecciones de repetición, asociada con frecuencia a una malabsorción y a diarrea. También se denomina síndrome del linfocito desnudo. ‖ **s. de Di George** *(Di George's s.)* Infrecuente trastorno congénito debido a la dismorfogénesis de la tercera y cuarta bolsa faríngea, lo que conduce a la hipoplasia o aplasia del timo y paratiroides, así como al desarrollo anormal de otras estructuras formadas a la misma edad. El desarrollo anormal del paratiroides provoca tetania e hipocalcemia, mientras que la hipoplasia tímica, cursa con inmunodeficiencia de las células T, con una maduración normal de las células progenitoras y linfocitos B. Por este motivo, los pacientes afectos de este síndrome presentan concentraciones normales de inmunoglobulinas y una elevada susceptibilidad a las infecciones oportunistas, así como a la enfermedad de injerto contra huésped a causa de transfusiones de sangre. No suele requerir tratamiento, porque la función de la célula T tiende a mejorar con la edad, llegando a ser normal hacia los cinco años probablemente debido a que localizaciones extratímicas asumen las funciones madurativas para linfocitos T, propias del timo. ‖ **s. de hiper-IgE** *(hyperinmunoglobulin E s.)* Inmunodeficiencia primaria que se caracteriza por el aumento notable de las concentraciones séricas de IgE, que es incapaz de fijar complemento y, por tanto, de iniciar los fenómenos inflamatorios en el lugar de la infección. Este fenómeno es el causante de la principal manifestación clínica de esta enfermedad, la aparición de abscesos estafilocócicos recurrentes y otras infecciones localizadas, especialmente en la dermis, pulmones y articulaciones. Además, la existencia de anticuerpos IgG contra IgE forma complejos, que se unen a células mononucleares, provocando la liberación de citoquinas, que inducen una resorción ósea, favoreciendo la osteoporosis y las fracturas óseas. También se denomina síndrome de Job. || **s. hiper-IgM** (*hyper IgM s.*) Ver **inmunodeficiencia con hiperproducción de IgM**. || **s. de inmunodeficiencia adquirida (SIDA)** (*acquired immune deficiency s., AIDS*) Enfermedad descrita, por primera vez, en la década de los ochenta, inducida por la infección del retrovirus de la inmunodeficiencia humana (VIH), y caracterizada por una profunda inmunosupresión, con características clínicas diversas, incluidas las infecciones oportunistas, las neoplasias malignas y la degeneración del sistema nervioso central. Las formas de transmisión del VIH son los principales determinantes de las características epidemiológicas del SIDA, e incluyen el contacto sexual, tanto en parejas homosexuales masculinas como en parejas heterosexuales, la inoculación de sangre o productos sanguíneos, especialmente debida al empleo de agujas compartidas por los consumidores de drogas, y la transmisión de la madre al hijo, bien en el útero, durante el nacimiento o, menos frecuentemente, en la lactancia. De dos a cuatro semanas, después de la exposición, los pacientes infectados pueden experimentar el denominado síndrome del VIH agudo, similar a un cuadro gripal, tras lo cual comienza una fase clínicamente latente que puede durar hasta diez años. Durante esta fase hay una progresión constante de la infección en los tejidos linfoides, con un mayor número de linfocitos T CD4$^+$, macrófagos y células dendríticas infectadas. Algunos individuos pueden experimentar en esta fase el denominado complejo relacionado con el SIDA, que se caracteriza por fiebre, sudoración nocturna, pérdida de peso, linfadenopatías y diarrea, que también puede durar meses o años antes de progresar a SIDA. El diagnóstico del SIDA se realiza basándose en una combinación de pruebas de laboratorio para la detección del virus, y la presencia de muchas combinaciones de infecciones oportunistas (entre ellas, neumonía por *Pneumocystis carinii* o infecciones por protozoos y microbacterias), neoplasias (hasta el 30% desarrollan sarcoma de Kaposi), caquexia y afectación del sistema nervioso central. En cuanto a los mecanismos inmunopatogénicos de la infección del VIH, se sabe que el retrovirus se une mediante glicoproteínas de su cubierta a las moléculas CD4 (v.) de linfocitos T y células de la línea monocito/macrofágica. La inmunosupresión se produce como consecuencia de una eliminación de los linfocitos T CD4$^+$, por efectos citopáticos, tanto directos como indirectos, además de por otras alteraciones funcionales del sistema inmunitario. Actualmente no existe un tratamiento curativo para esta enfermedad, aunque la administración conjunta de varios fármacos antivirales y el tratamiento específico de las infecciones ha mejorado mucho los resultados. Se están realizando intensos esfuerzos encaminados a la obtención de vacunas eficaces y a la prevención de la transmisión de esta enfermedad.

síndrome de desobstrucción (*postobstruction poliuria syndrome*)
UROL. Intensa poliuria que ocurre después de ser liberados los riñones de una obstrucción aguda o crónica. Se manifiesta en pacientes en los que la obstrucción había producido una insuficiencia renal, con cifras elevadas de creatinina. El mecanismo es fisiológico (respuesta del riñón a la retención de urea, sodio y agua) y patológico (secundario a una alteración de la capacidad de concentración y reabsorción de sodio, causadas por la obstrucción). El cuadro clínico suele remitir de forma espontánea cuando se normaliza el balance hidroelectrolítico. || **s. en vientre de ciruela pasa de Eagle-Barrett** (*prune-belly s.*) Síndrome que se caracteriza por la ausencia, deficiencia o hipoplasia de la musculatura abdominal, acompañada por presentar una vejiga grande, hipotónica y un uréter dilatado y tortuoso, con criptorquidia bilateral. Su frecuencia es de 1 por cada 35.000-50.000 nacidos vivos y su causa es desconocida. En el 50% de los casos se acompaña de algún grado de

displasia renal y no es infrecuente la hidronefrosis. El uréter presenta una disminución global del número de fibras musculares. El reflujo vesicouretral afecta al 85% de los pacientes. La musculatura vesical está disminuida y sustituida por tejido conectivo. La compliancia vesical es normal pero la capacidad de contracción vesical está significativamente disminuida, de manera que solo el 50% de los pacientes vacía espontáneamente, aunque con evidente residuo posmiccional. La uretra prostática está dilatada como consecuencia de una hipoplasia prostática. Aunque la uretra y el pene son normales, en la mayor parte de los pacientes, a veces el síndrome se asocia a megalouretra, tanto en su variedad escafoidea como en su variedad fusiforme. En relación con la criptorquidia bilateral es un hecho permanente y, en la mayor parte de los casos, ambos tests son intrabdominales. La razón es desconocida, aunque se sugiere una anormalidad intrínseca testicular que explica la ausencia de espermatogonias en los testes de la mayor parte de los pacientes. Aunque la erección y el orgasmo son aparentemente normales, no se ha descrito ningún caso de paternidad. La potencial fertilidad está comprometida no solo por las anormalidades testiculares, sino también por las alteraciones de epidídimo, vesículas seminales, ausencia de epitelio prostático y cuello vesical abierto. En relación con el defecto de la pared abdominal, característicamente los músculos abdominales faltan en la parte inferior y media de la pared abdominal, aunque los músculos rectosuperior y oblicuo interno suelen estar desarrollados. La deficiencia oscila entre una pequeña hipoplasia y una completa ausencia de músculos. El pobre soporte de la pared del tórax inferior dificulta un efectivo mecanismo de tos y contribuye que proliferen las infecciones respiratorias. Las complicaciones pulmonares más frecuentes incluyen la tendencia a atelectasia lobar y neumonía. En cuanto a la presentación clínica, cabe decir que la considerable variabilidad, en la severidad de las alteraciones, hace que el síndrome se clasifique en tres categorías: categoría I, incluye neonatos con displasia renal severa o pulmonar, la supervivencia de estos pacientes es limitada; categoría II, estos pacientes sobreviven habitualmente el periodo neonatal, deben ser tratados en centros médicos bien dotados; categoría III, incluye pacientes con alteraciones incompletas o no muy marcadas del síndrome. ‖ **s. de Hinman** *(Hinman's s.)* Hinman, que lo describió en 1973, lo denominó vejiga neurógena no neurogénica. Se caracteriza por megavejiga, ureterohidronefrosis y, en la mitad de los casos, por un reflujo vesicorrenal, sin evidencia de una obstrucción mecánica ni de una afectación neurógena. Se debe, probablemente, a una contracción activa del esfínter externo, durante el vaciado. Desde el punto de vista clínico se caracteriza por un cuadro de «disfunción de vaciado» (urgencia, incontinencia de esfuerzo, vaciado voluntario infrecuente, infecciones urinarias de repetición) que remeda una vejiga neurógena. Suele asociarse a un ambiente familiar desfavorable. El tratamiento está enfocado a mejorar la relajación del esfínter, durante la micción, mediante técnicas de biofeed-back. La medicación con anticolinérgicos y alfa-bloqueantes es necesaria para disminuir las contracciones no inhibidas y facilitar la micción. ‖ **s. Klinefelter** *(Klinefelter's s.)* Enfermedad genética que se caracteriza por una alteración numérica de los cromosomas sexuales (el cariotipo es, en el 90% de los casos, 47XXY, y en el 10%, un mosaico 47XXY-46XY). Afecta a 1 de cada 500 nacidos vivos y constituye el 14% de los pacientes azoospérmicos. El 99% padece azoospermia, severo hipogonadismo y una variable alteración de la potencia sexual. No es infrecuente que el cuadro se acompaña de talla alta, retraso mental, aumento de peso, varices en las extremidades inferiores, diabetes mellitus. Los afectados tienen 20 veces más riesgo de padecer cáncer de mama que el varón normal. El 20-25% de los tumores germinales mediastínicos lo padecen pacientes con Klinefelter. No existe un tratamiento específico. ‖ **s. de Reiter** *(Reiter's s.)* Su causa es desconocida y se caracteriza por uretritis, conjuntivitis y artritis. Afecta predominantemente a hombres jóvenes. ‖ **s. de Wunderlich** *(Wunderlich's s.)* Hematoma perirrenal espontáneo, que acontece sin un traumatismo previo. La causa habitual es un tumor renal que sangra, situado a nivel cortical. El angiomiolipoma renal es responsable de la mitad de los casos. La sintomatología incluye dolor lumbar (de carácter repentino), muy ocasionalmente intenso, y *shock* hipovolémico.

El diagnóstico es radiológico (TAC abdominal) y el tratamiento ha de ser quirúrgico.

síndrome doloroso regional complejo tipo 1 *(regional complex pain syndrome I)*
ANEST. Cuadro sindrómico que engloba multitud de patologías, que se caracterizan, todas ellas, por la presencia de un dolor continuo, quemante, hiperpatía y alodinia; patologías asociadas, habitualmente, a cambios vasomotores, sudomotores y tróficos, consecutivas a un traumatismo (a veces incluso pasa inadvertido), cirugía o problemas vasculares. Se localiza habitualmente en las extremidades. El síndrome es debido a cambios autónomos reflejos o bien por alteraciones en la transmisión del dolor central y/o en la producción, liberación o recaptación de neurotransmisores. También se denomina distrofia simpaticorrefleja. ‖ **s. doloroso regional complejo tipo 2** *(regional complex pain s. II)* Cuadro sindrómico similar al anterior, pero caracterizado por localizarse en el territorio de inervación de un tronco nervioso y cuyo origen es debido a un traumatismo sobre ese tronco nervioso. Se denomina también causalgia. ‖ **s. de fallo multiorgánico** *(multiorganic failure, MOF s.)* Síndrome clínico observado en Unidades de Cuidados Intensivos, que se caracteriza por la presencia de disfunciones de más de un sistema orgánico (respiratorio, cardiaco, digestivo, renal, hematológico). Su aparición implica un empeoramiento en el pronóstico del enfermo, directamente relacionado con el número de sistemas orgánicos en situación de fallo. ‖ **s. de Mendelsson** *(Mendelsson's s.)* Complicación de la anestesia, potencialmente mortal, que consiste en una neumonía por aspiración perioperatoria del contenido gástrico.

síndrome explosivo *(blast's syndrome)*
MEDLEGAL. Lesiones de los órganos corporales producidas por la compresión y decompresión posterior del aire, que se produce a consecuencia de una explosión. ‖ **s. explosivo abdominal** *(abdominal blast s.)* Lesiones, producidas por el efecto de una explosión, que afectan a los órganos abdominales. ‖ **s. explosivo auditivo** *(auditive blast s.)* Rotura del tímpano por efecto de una explosión. ‖ **s. explosivo neurológico** *(neurologic blast s.)* Lesiones encefálicas producidas por una explosión. ‖ **s. explosivo ocular** *(ocular blast s.)* El que produce lesiones en los globos oculares.

síndrome de Ganser *(Ganser's syndrome)*
PSIQUIAT. Trastorno disociativo (histérico) descrito por Ganser en 1898 en ciertos presidiarios. Está caracterizado por la emisión de respuestas erróneas a preguntas sencillas (p. ej., a la pregunta de qué color es el cielo, responder verde), para fingir un estado mental patológico, con la finalidad de conseguir ser liberados. Se le ha denominado también psicosis carcelaria, psicosis de prisión o, erróneamente, seudodemencia.

síndrome de genes contiguos *(contiguous gene syndrome)*
GENÉT. Síndrome causado por una aneusomía segmentaria, es decir, una deleción que incluye varios genes distintos, situados en un mismo segmento cromosómico. Citogenéticamente, a menudo se presenta como una microdeleción.

síndrome de inmunodeficiencia adquirida y ética *(acquired inmunodeficiency syndrome and ethics)*
BIOÉT. Ver **deber de atender, derogación del secreto médico, diversidad cultural, prevención del SIDA y ética, secreto médico.**

síndrome de irradiación *(irradiation syndrome)*
RADIO. Conjunto de signos y síntomas derivados de los efectos biológicos de la radiación sobre el organismo.

síndrome de Kwashriorkor *(Kwashriorkor's syndrome)*
FISIOL. Síndrome cuya causa es una dieta proteica muy pobre. Sus síntomas más destacados son: retraso en el crecimiento, edema, infiltración grasa del hígado, apatía y alteraciones gastrointestinales.

síndrome de Lesch-Nyhan *(Lesch-Nyhan's syndrome)*
BIOQUÍM. Enfermedad de los varones ligada al cromosoma X, provocada por la deficiencia de hipoxantina fosforribosiltransferasa, una de las enzimas claves en la recuperación de las bases purínicas. Desde el punto de vista clínico, la enfermedad comienza a manifestarse alrededor de los dos años y se caracteriza por hiperuricemia, retraso mental, mala coordinación, hostilidad y tendencia a la automutilación. La muerte normalmente ocurre en la segunda o en la tercera década de la vida.

síndrome paraneoplásico (*paraneoplasia syndrome*)
ONCOL. Serie de síntomas y signos que, sin depender directamente del tumor, aparecen ante la presencia del mismo. En algunos casos, puede ser el primer síntoma de la presencia de un tumor. Los síndromes paraneoplásicos más frecuentes son: endocrino-metabólicos, dermatológicos, neurológicos y cardiovasculares. || Síndrome clínico asociado a la liberación de sustancias producidas por las células tumorales.

sinequia (*synechya*)
OFTALMOL. f. Cualquier tipo de adherencia, pero se utiliza fundamentalmente este término para referirse a las adherencias del iris con las estructuras vecinas. || **s. anterior** (*anterior s.*) Adherencia patológica entre el iris y la córnea. || **s. posterior** (*posterior s.*) Adherencia entre el iris y el cristalino.

sinestesia (*sinestesia*)
PSICOL. f. Variedad patológica de aglutinación perceptiva, en la que una sensación se asocia con una imagen, que pertenece a un órgano o una modalidad sensorial distinta.

sínfisis (*symphysis*)
ORTOP. f. Tipo de articulación cartilaginosa en la cual las superficies óseas en contacto están unidas primeramente por una lámina fibrocartilaginosa. Articulación fibrocartilaginosa. || **s. intervertebral** (*intervertebral s.*) Unión entre los cuerpos vertebrales constituido por los discos intervertebrales y los ligamentos anterior y posterior. || **s. púbica** (*pubic s.*) Articulación formada por la unión de ambos huesos del pubis, en el plano medio, por una masa densa de fibrocartílago.

sinistrodelto (*left loop*)
MEDLEGAL. m. Dactilograma monodelto cuyo delta se sitúa a la izquierda del observador. En otras clasificaciones se designa como presilla externa.

sinoptóforo (*synoptophore*)
OFTALMOL. m. Instrumento utilizado para la exploración de los estrabismos, el análisis de la visión binocular y la realización de ejercicios de convergencia.

sinostosis (*synostosis*)
ORTOP. f. Fusión de dos huesos al osificarse el tejido conjuntivo que los une. || **s. radiocubital** (*radio ulnar s.*) Puente óseo que une el radio y el cúbito y puede ser congénito (generalmente localizado en la parte superior de estos huesos) o traumático posfractura. Esta sinostosis bloquea la pronosupinación del antebrazo.

sinovectomía (*synovectomy*)
ORTOP. f. Extirpación de la membrana sinovial de una articulación (p. ej., la rodilla), generalmente por una escisión quirúrgica. Puede ser realizada con sustancias químicas: osmio o con rayos láser. || Se suele llamar tenosinovectomía a la sinovectomía de las vainas tendinosas, generalmente en los flexores de los dedos en la muñeca.

sinovia (*synovia*)
ANAT. f. Líquido viscoso, transparente, segregado por la membrana sinovial, que lubrifica las superficies articulares.

sinoviografía (*synoviography*)
RADIO. f. Técnica radiográfica para el estudio del espacio sinovial, que consiste en la introducción de contraste, por vía percutánea, en el espacio articular o peritendinoso, opacificándolo para la obtención de imágenes con fines diagnósticos.

sinoviosarcoma (*synoviosarcoma*)
ANATPATOL. m. Tumor maligno de las partes blandas, generalmente localizado cerca de las

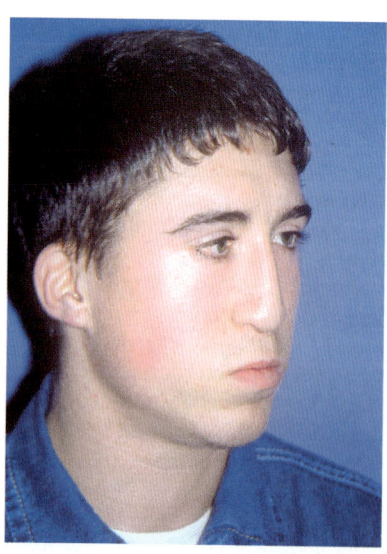

Síndrome de Binder o *sinostosis* vómero-premaxilar

grandes articulaciones de las extremidades, que se caracteriza por tener un doble componente de células fusiformes y células epiteliales, que forman seudoglándulas (sarcoma sinovial bifásico) o un único componente de células fusiformes con rasgos inmunohistoquímicos y ultraestructurales focales de diferenciación epitelial (sarcoma sinovial monofásico). También se denomina sarcoma sinovial.

sinovitis (*synovitis*)
ORTOP. f. Inflamación de la membrana sinovial, especialmente de las articulaciones o de las vainas tendinosas. Suele ser dolorosa, en particular al hacer los movimientos, y se caracteriza por una tumefacción fluctuante, causada por un aumento del contenido del líquido sinovial. || **s. bursae** (*bursae s.*) Ver **bursitis**. || **s. crepitante** (*crepitant s.*) Inflamación aguda de la sinovial de las vainas tendinosas, que se caracteriza por un dolor vivo, especialmente al movimiento, y una crepitación muy fina y es más frecuente en los tendones del pulgar. || **s. dentrítica** (*dendrosynovitis*) Variedad en la que se desarrollan vellosidades sinoviales dentro de la cavidad sinovial. || **s. fungosa** (*fungiform s.*) Forma parecida a la sinovitis dentrítica, generalmente tuberculosa. || **s. purulenta** (*purulent s.*) Variedad de sinovitis aguda que se caracteriza por la formación de pus. || **s. serosa** (*serous s.*) Sinovitis con un acúmulo de líquido no purulento. || **s. simple** (*simple s.*) Sinovitis que se se produce cuando el líquido que sale por ella es claro o ligeramente turbio. || **s. supurada** (*suppurant s.*) Ver **sinovitis purulenta**. || **s. tarsal** (*tarsal s.*) La que se presenta entre los huesos del tarso. || **s. tuberculosa** (*tuberculous s.*) La de esta etiología, que no se acompaña, habitualmente, de calor ni rubor. Se localiza en la rodilla, por lo se le ha llamado tumor blanco. || **s. vellonodular** (*villonodular s.*) Proliferación de tejido sinovial, especialmente de la articulación de la rodilla y en vainas sinoviales, compuesta por vellosidades sinoviales y nódulos fibrosos infiltrados de células gigantes y macrófagos, que contiene lípidos y hemosiderina.

sínquisis centelleante (*synchysis scintillans*)
OFTALMOL. Presencia de opacidades refringentes en la cavidad vítrea del ojo.

sintasa (*synthase*)
BIOQUÍM. f. Enzima que cataliza una reacción de síntesis, en la que se unen dos unidades sin la participación directa del ATP u otro nucleótido trifosfato.

sinténico (*syntenic*)
GENÉT. adj. Se dice de dos o más genes que están localizados en el mismo cromosoma, tanto si están en ligamiento como si no.

sintetasa (*synthetase*)
BIOQUÍM. f. Enzima que cataliza la unión de dos sustratos, mediante un enlace carbono-carbono, carbono-oxígeno, carbono-azufre o carbono-nitrógeno, en una reacción que utiliza la energía de hidrólisis del ATP o de otro nucleótido trifosfato.

síntoma (*sympton, symptome*)
ORTOP. m. Dato subjetivo de enfermedad o situación del paciente. || Cualquier fenómeno anormal funcional o sensitivo, percibido por el enfermo, indicativo de una enfermedad. Convencionalmente, es opuesto a signo, anomalía perceptible por el observador.

síntomas negativos (*negative symptoms*)
PSIQUIAT. Ver **esquizofrenia**.

sintomatología (*symptomatology*)
ANAT. f. Rama de la patología médica que estudia los síntomas de las enfermedades.

sintonización (*sintonization*)
RADIO. f. Adecuación de la antena de un aparato receptor de ondas de radio, a la frecuencia con que se emiten las mismas, para así poder captarlas de forma adecuada.

sinugrafía (*sinugraphy*)
RADIO. f. Técnica radiográfica para el estudio de las cavidades sinusales, que consiste en la introducción de contraste por vía retrógrada, opacificándolas para la obtención de imágenes con fines diagnósticos.

sinugrama (*sinugram*)
RADIO. m. Imagen obtenida durante la realización de una sinugrafía.

sinus dental (*dental sinus*)
DERMATOL. Sinónimo de fístula dental.

sinusal (*sinus*)
CARDIOL. adj. Perteneciente o relativo a un seno.

sinusitis *(sinusitis)*
OTORRIN. f. Inflamación de los senos óseos paranasales. En adultos el seno más frecuentemente afectado es el maxilar y en el niño las celdas etmoidales. Cuando hay varios senos afectados se habla de polisinusitis, y si están afectados todos, pansinusitis. Puede ser uni o bilateral. ǁ **s. aguda** *(acute s.)* Complicación de una infección viral de las vías respiratorias altas que produce edema, inflamación y bloqueo del ostium del seno. También puede deberse a un tabique nasal desviado, alergia nasal, pólipos, tumores, cuerpos extraños y traumatismos. Aparece dolor y pesadez en el seno afectado, obstrucción nasal y supuración mucopurulenta. Por transiluminación el seno puede aparecer opaco y en la radiografía hay un aumento de la densidad, adelgazamiento de la mucosa y puede haber un nivel hidroaéreo. Los organismos gram-positivos suelen estar presentes. ǁ **s. crónica** *(chronic s.)* Consecuencia de una sinutisitis aguda insuficientemente tratada o no tratada. Puede no presentarse dolor ni pesadez, pero sí la obstrucción y la supuración nasal. A veces, se desarrollan pólipos. Las radiografías muestran un adelgazamiento de la mucosa del seno con una reacción ósea esclerótica y un adelgazamiento de sus paredes. Los organismos anaerobios son los más frecuentemente hallados. ǁ **s. frontal** *(frontal s.)* Inflamación del seno frontal dando lugar a dolor frontal y cefaleas intensas y dolor en el punto de emergencia del nervio supraorbitario. ǁ **s. maxilar** *(maxillary s.)* Inflamación del seno maxilar que produce dolor en la región media de la cara, hiperestesia de la piel de la cara, tumefacción de los cornetes homolateral y exudación purulenta, a través del meato medio.

sinusotomía *(sinusotomy)*
OTORRIN. f. Incisión en un seno.

siringobulbia *(syringobulbia)*
NEUROL. f. Cavitación en la región central de bulbo raquídeo, asociado habitualmente a siringomielia (v.).

siringoma *(syringoma)*
ANATPATOL. m. Tumor cutáneo originado en los conductos de las glándulas sudoríparas.

siringomielia *(syringomyelia)*
NEUROL. f. Cavitación central degenerativa de la médula espinal, situada habitualmente en los segmentos cervicales y que, en ocasiones, se extiende al bulbo raquídeo, generando una siringobulbia. Desde el punto de vista clínico, se caracteriza por un síndrome centromedular (v.).

siringomielia postraumática *(postraumatic syringomyelia)*
NEUROCIR. Cavidad centromedular que se origina tras un traumatismo medular.

siringomielomeningocele *(syringomeningocele)*
NEUROCIR. m. Siringomielia asociada a un mielomeningocele.

SISI *(short increment sensitivity index)*
OTORRIN. Índice que examina si un individuo es capaz o no de detectar un aumento de intensidad de 1 dB a un sonido de 20 dB SL. Se fundamenta este examen en la teoría de que los pacientes con sordera de origen coclear (con reclutamiento) son capaces de detectar este incremento de 1 dB al escuchar un tono puro (20 dB SL) como «pip». Las personas con audición normal o disfunción retrococlear no son capaces de detectar este incremento de 1 dB.

sistema *(system)*
ORTOP. m. Conjunto de elementos (objetos, órganos, ideas, etc.) relacionados entre ellos, que constituyen una unidad funcional orien-

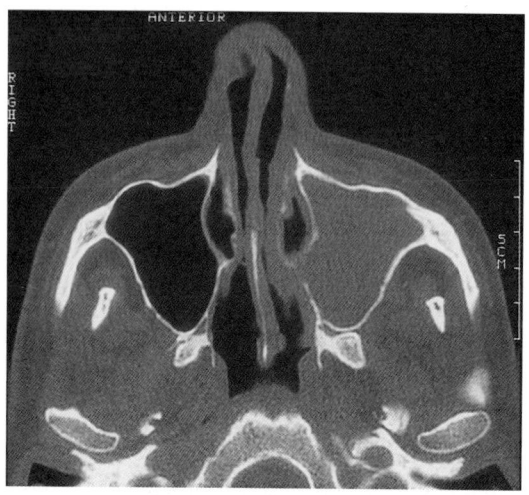

sinusitis maxilar. TAC axial

tada a una determinada finalidad. En el campo de la anatomía y la fisiología, conjunto de órganos, generalmente del mismo origen embrionario, íntimamente interdependiente en el cumplimiento de una función, que ninguno de ellos podría llevar a término aisladamente. En este sentido, a menudo el término sistema es sinónimo al de aparato. También se da el nombre de sistema al organismo, considerado en su conjunto, y por eso se habla de «enfermedad sistémica». || **s. locomotor** *(locomotor s.)* El formado por los huesos, los músculos y las articulaciones. También se denomina aparato locomotor.

sistema antigénico leucocitario *(leucocyte antigenic system)*
HEMATOL. Además de los antígenos del sistema de antígenos lecocitarios humanos (HLA), los neutrófilos expresan antígenos específicos, descubiertos a partir del hallazgo de sus anticuerpos; responsables de las reacciones transfusionales no hemolíticas, así como casos de neutropenia neonatal aloinmune y neutropenias autoinmunes. || **s. antigénico plaquetario** *(platelet antigenic s.)* En las plaquetas circulantes pueden distinguirse dos grupos de antígenos, los que comparten con otros tipos de células y los que se consideran como específicos de la membrana plaquetaria. Los primeros están implicados en la refractariedad inmunológica a la transfusión de plaquetas; los segundos serían responsables en la patogenia de la trombopenia neonatal aloinmune, de la púrpura postransfusional y de la púrpura trombopénica autoinmune.

sistema de Bayley *(frontal plane reference system)*
CARDIOL. Sistema de referencia electrocardiográfico, en el cual se representan las tres derivaciones bipolares del plano frontal, en un sistema de tres ejes (sistema triaxial de Bayley) o las seis derivaciones, bipolares y monopolares, del plano frontal en un sistema de seis ejes (sistema hexaxial de Bayley). Se emplea para el cálculo del eje eléctrico medio del complejo QRS en el plano frontal. || **s. circulatorio** *(circulatory s.)* Unidad funcional de los órganos y sistemas encargados del aporte y distribución de sangre a las diferentes partes del organismo.

sistema binario *(binary system)*
MEDNUCL. Sistema en el que solo se cuenta con los números 0 y 1.

sistema calicreína-cinina *(kallicrein-kinin system)*
NEFROL. Importante componente vasodilatador-vasopresor del control cardiovascular. En los mamíferos, las principales cininas son la bradicinina y la lisil-bradicinina (calidina). Se liberan a partir de los sustratos conocidos como cininógenos, mediante enzimas llamadas cininogenasas, de las cuales las principales son la calicreína plasmática y la tisular (glandular), que tienen funciones diferentes. Existen dos cininógenos principales: el cininógeno de alto peso molecular (actúa sobre ella la calicreína plasmática) y el de bajo peso molecular, ambos sintetizados en el hígado. Las cininas son destruidas por las enzimas denominadas cininasas, que se localizan en los pulmones y otros tejidos (enzima conversora de la angiotensina o cininasa II, endopeptidasas, aminopeptidasas y carboxipeptidasas). Las cininas actúan sobre receptores β-1 y β-2 (vasodilatación) y tienen un efecto natriurético y diurético. Hay un sistema renal y otro vascular de calicreína-cinina. || **s. del complemento** *(complement s.)* Complejo multiproteico sérico (más de 20 proteínas) que intervienen en el control de la inflamación, en la activación de la fagocitosis y en el ataque lítico sobre las membranas celulares. Puede activarse por vía clásica (componentes C1, C4, C2 y C3; mediado por inmunocomplejos que contienen IgG o IgM o por bacterias, virus, lipopolisacáridos, etc.) o por vía alternativa (ver **vía alterna del complemento**). Ambas vías funcionan como sistemas de amplificación en cascada, siendo la enzima C3-convertasa la que activa el C3 (componente principal del sistema del complemento, generando péptidos con efectos múltiples: opsonización, quimiotaxis, vasodilatación y aumento de la permeabilidad, lisis celular, etc.). || **s. inmunitario** *(immune s.)* Mecanismo de defensa del organismo que se divide en inmunidad innata (elementos moleculares tipo proteínas de la fase aguda, colectinas y defensinas, el sistema del complemento, interferones y otras citocinas, células tipo fagocíticas mononucleares, células ase-

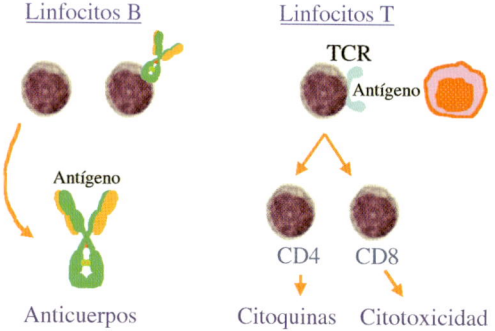

Componentes del *sistema inmunitario*

sinas naturales) e inmunidad adquirida (linfocitos T y B con receptores específicos, inmunoglobulinas). Su alteración da lugar a diversas patologías (enfermedades autoinmunes, inmunodeficiencias primarias o secundarias, infecciones, tumores, reacciones alérgicas, etc.). ‖ **s. mayor de histocompatibilidad** *(major histocompatibility s.)* Región genética presente en todos los mamíferos, cuyos productos son responsables del rechazo rápido de los injertos entre los individuos y que actúan como señales entre los linfocitos y las células que expresan antígenos. Llamado también complejo mayor de histocompatibilidad. ‖ **s. renina-angiotensina-aldosterona** *(renin-angiotensin-aldosterone s.)* Grupo de proteínas y péptidos que interactúan en cascada produciendo la angiotensina II (octapéptido) que tiene potentes efectos vasoconstrictores y participa en la homeóstasis del volumen líquido extracelular. La angiotensina II actúa sobre las células glomerulosas de la suprarrenal, induciendo la producción de aldosterona. Hay una variedad de sistemas renina-angiotensina en diversos órganos y tejidos, con funciones muy diversas.

sistema cardiaco de excitoconducción *(conduction system of heart)*
FISIOL. Marcapasos del corazón, que está constituido por el nódulo sinoauricular y el atrioventricular. De esta parte el fascículo de His, que se divide en dos ramas derecha e izquierda, que se resuelven en una fina arborización (de Purkinje) por los respectivos ventrículos. Este sistema está formado por tejido muscular muy poco diferenciado, que tiene la propiedad de excitarse y descargarse rítmicamente. El nódulo sinoauricular es el que se excita más frecuentemente (entre 60 y 80 por minuto) y, por ello, es el que impone su ritmo, por lo que se le considera el verdadero marcapasos del corazón. Solo cuando falla este nódulo, es el nódulo atrioventricular el que provoca la contracción cardiaca, pero con un ritmo más lento, entre 25 y 35 por minuto. ‖ **s. endocrino** *(endocrine s.)* Es un sistema de integración, de gran importancia para la homeostasia, y para regular los diferentes procesos como el crecimiento, el metabolismo, las funciones sexuales, etc. Está constituido por las glándulas de secreción interna, entre las que la hipófisis ocupa el primer lugar, por regular, a su vez, el funcionamiento de otras glándulas endocrinas como el tiroides, las suprarrenales y las gónadas. ‖ **s. extrapiramidal** *(extrapyramidal s.)* Sistema que regula los movimientos automáticos y permite que los movimientos voluntarios se realicen de forma ordenada, sin que se pierda el equilibrio. Son diversos los centros que forman parte de este sistema: las áreas corticales extrapiramidales, núcleos talámicos, sistema estriado, núcleo rojo, sustancia negra, cerebelo, etc. Estructuras motoras del sistema nervioso, no englobadas en la vía piramidal. Habitualmente se utiliza el término para referirse a los ganglios basales y sus conexiones. Ver **vía extrapiramidal**. ‖ **s. muscular** *(muscular s.)* El constituido por los músculos y, normalmente, cuando no se es-

Componentes del *sistema inmunitario* innato y adquirido

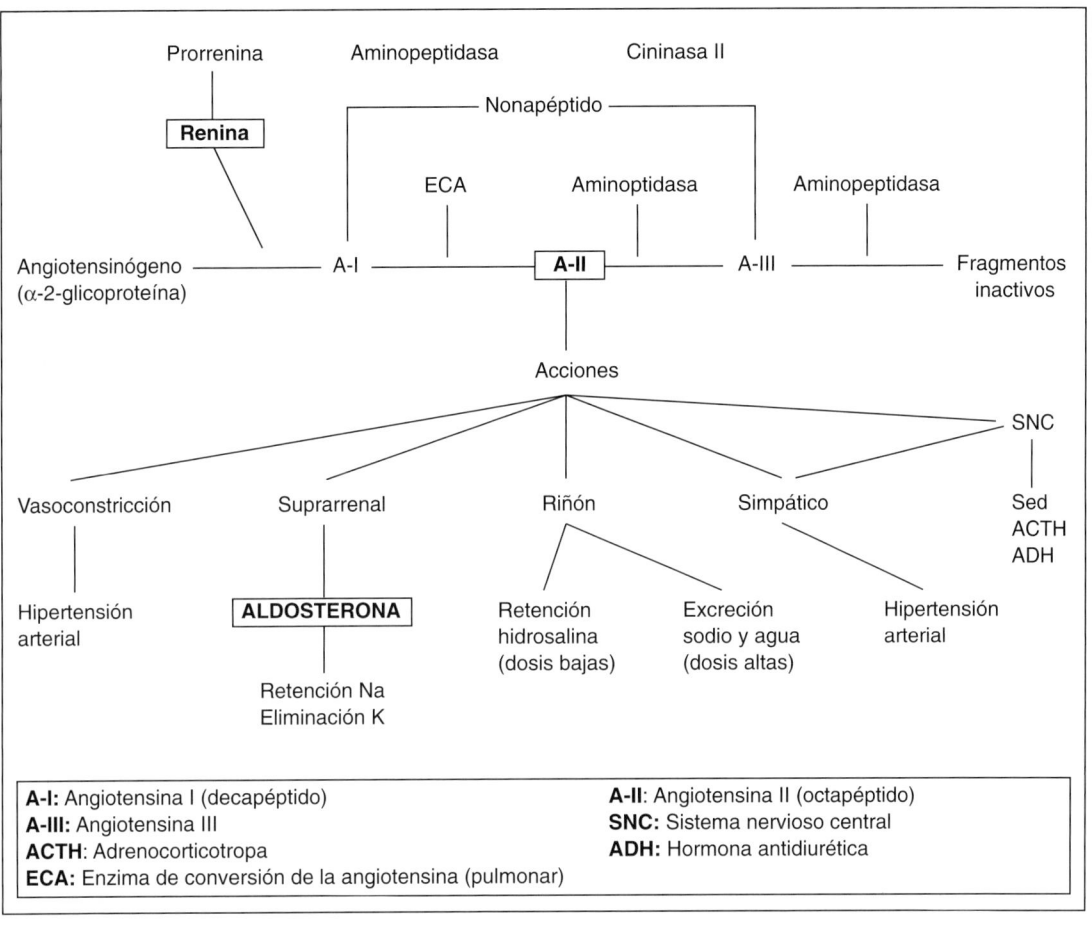

TABLA 29. *Sistema renina-angiotensina-aldosterona*

pecífica, se suele considerar como tal al formado por los músculos esqueléticos, que son de contracción voluntaria. Ver **músculo**. ‖ **s. músculo-esquelético** *(musculoskeletal s.)* Sistema constituido por los músculos esqueléticos, responsables de la capacidad de movimiento de los vertebrados, así como de las articulaciones y huesos que permiten tales movimientos. ‖ **s. nervioso** *(nervous s.)* Sistema integrador de todas las funciones de los seres que lo poseen. Se divide en sistema nervioso de la vida de relación y de la vida vegetativa (o autónomo). A su vez, en cada una de estas partes se distingue el sistema nervioso central y el periférico. El central está constituido por el encéfalo y la médula espinal y el periférico por los ganglios y los nervios. ‖ **s. nervioso autónomo** *(autonomic nervous s.)* También se le conoce con el nombre de sistema nervioso vegetativo y visceral. Estas denominaciones indican sus características: es autónomo, en cuanto que no depende de la voluntad; es visceral, pues se encarga de inervar las vísceras, que son las que intervienen en la vida vegetativa. El sistema nervioso autónomo se divide en simpático y parasimpático (v.). ‖ **s. nervioso central** *(central nervous s.)* Parte del sistema nervioso constituida por el eje encéfalo-espinal. ‖ **s. nervioso parasimpático** *(parasympathetic nervous s.)* Parte del sistema vegetativo que se encarga de regular el trofismo; por tanto, activa las funciones digestivas y las que permiten al organismo recuperarse del desgaste sufrido por el ejercicio: aumenta las secreciones digestivas y el peristaltismo, dismi-

sistema

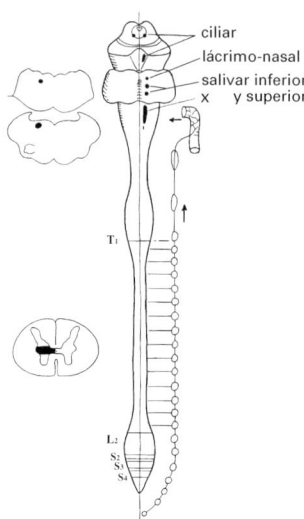

sistema nervioso autónomo. Esquema de los componentes principales del sistema nervioso vegetativo. El simpático, en blanco. Se puede observar que, mientras el parasimpático ocupa los extremos del neuroeje, el simpático se sitúa en la porción central. En el lado derecho se ha situado la cadena ganglionar simpática con tantos ganglios como mielómeros hay con representación simpática. Pero además sus fibras se extienden hacia arriba, donde se encuentran los tres ganglios cervicales, superior, medio e inferior, y hacia abajo, donde recibe el refuerzo de los dos segmentos sacros, de naturaleza parasimpática

nuye la frecuencia cardiaca y el calibre de la musculatura bronquial, etc. Su neurotransmisor es la acetilcolina. || **s. nervioso periférico** *(peripheral nervous s.)* Parte del sistema nervioso formada por los ganglios y los nervios. Incluye tanto al sistema nervioso de la vida de relación como al vegetativo. || **s. nervioso simpático** *(sympathetic nervous s.)* Parte del sistema nervioso autónomo que regula las funciones que intervienen en las fases de actividad, ejercicio y estrés. Tiene, por tanto, una función, en cierto modo, contrapuesta al sistema nervioso parasimpático. Aumenta la frecuencia cardiaca y respiratoria, la presión arterial, la secreción de adrenalina por parte de la médula suprarrenal, etc. Su neurotransmisor (en sus terminaciones nerviosas) es la noradrenalina. || **s. nervioso visceral** *(autonomic nervous s.)* Ver **sistema nervioso autónomo.** || **s. piramidal** *(pyramidal s.)* Corresponde a la vía motora piramidal, es decir, es el responsable de los movimientos voluntarios. Se llama piramidal porque la mayor parte de sus fibras pasan por la pirámide bulbar. Está constituido por el área cortical motora (área 4 de Brodmann), situada delante del surco central (o de Rolando), las fibras corticotroncoencefálicas y corticoespinales, las neuronas de los núcleos motores troncoencefálicos y del asta anterior de la médula espinal y, finalmente, por los nervios motores cuyas fibras provocan la contracción de los músculos esqueléticos. || **s. porta** *(porta s.)* Aquel que, a semejanza del sistema portahepático, posee una doble red capilar. En este caso, la primera red capilar se encuentra en la pared del intestino, es la encargada de absorber los productos de la digestión, y la segunda se halla en el hígado, donde la vena porta acaba resolviéndose en una red capilar, de la que se originan las venas hepáticas. Otro sistema porta es el portahipofisario || **s. reproductor** *(reproduction s.)* Sistema constituido por los órganos que intervienen en la reproducción. El masculino está formado por los testículos y el conducto excretor que forma, primero, el epidídimo, después el conducto deferente, que llega hasta la próstata y la vesícula seminal. En la próstata recibe el nombre de conducto eyaculador y desemboca en la uretra prostática. A partir de este punto la vía espermática es la misma que la urinaria: uretra membranosa, esponjosa y balánica. A estos elementos hay que sumar el pene (órgano de copulación) y las glándulas (prostáticas y de Cooper) que contribuyen a la formación del líquido seminal. || **s. reticuloendotelial** *(reticuloendothelial s.)* Sistema más funcional que anatómico, pues está integrado por células que se encuentran en todo el organismo. Está compuesto por macrófagos móviles, macrófagos tisulares fijos y algunas células especializadas de la médula ósea, bazo, hígado y ganglios linfáticos. Casi todas estas células se originan a partir de las células madre monocíticas. Su misión principal consiste en destruir, por fagocitosis, partículas extrañas, microorganismos, toxinas, etc. || **s. tegumentario** *(integumentary s.)* Sistema compuesto por la piel y sus derivados: pelos, uñas y glándulas exocrinas. Desempeña el importantísimo papel de recubrir el cuerpo, protegerlo de roces y traumas, por un lado, y de infecciones, por otro. A la vez es un elemento termorregulador, permitiendo la pérdida de calor mediante la sudoración y la dilatación de sus vasos. ‖ **s. de tratamiento del agua** *(methods or water t.)* Los que se utilizan en las unidades de diálisis para la obtención de un agua de gran pureza (mínima contaminación química y miocrobiológica) para la generación de la solución de diálisis, de la que el agua constituye el 97%. Están compuestos por distintos elementos (filtros de sedimentación, membranas de ultrafiltración, descalcificadores, filtros de carbón activado, equipos de ósmosis inversa, desionizadores y equipos de radiación ultravioleta). Esto evita las complicaciones relacionadas con posibles contaminantes del agua, como son la reacción a pirógenos, el síndrome de agua dura (v.), la intoxicación por aluminio, etc. ‖ **s. vegetativo** *(autonomous s.)* Ver **sistema nervioso autónomo.**

sistema digestivo *(digestive system)*
DIGEST. Conjunto de órganos, estructuras y glándulas que tienen como función el proceso digestivo, es decir, la ingestión, digestión, absorción y eliminación de los alimentos y otros nutrientes. Incluye la boca, esófago, estómago, intestino, páncreas, hígado y vías biliares principalmente.

sistema fagocítico mononuclear *(mononuclear phagocytic system)*
HISTOL. Conjunto de células derivadas de monocitos, que tienen funciones comunes de fagocitosis de bacterias, virus, partículas nocivas, células viejas, etc., participando así en los mecanismos de defensa del organismo. Entran a fomar parte también en otras funciones, como la presentación de antígenos a los linfocitos T y en la producción de citocinas. Pertenecen a este grupo de células: macrófagos, células de la microglía, osteoclastos, células reticulares, células veladas de la linfa y células de Langerhans de la piel.

sistema reticuloendotelial *(reticuloendothelial system)*
ANAT. Sistema constituido por los macrófagos, las células de Kupffer del hígado y las células reticulares del pulmón, de la médula ósea, del bazo y de los ganglios linfáticos. Tiene este sistema una gran importancia en la lucha contra las infecciones y en la eliminación de cuerpos extraños.

sistema tuberoinfundibular dopaminérgico *(tubero-infundibular dopaminergic system)*
ENDOCRINOL. Grupo de neuronas dopaminérgicas que posee un papel básico en el control de la secreción adenohipofisaria, especialmente de prolactina. ‖ **s. hormonales** *(hormonal s.)* Grupo o grupos de hormonas que se encuentran interrelacionados entre sí, en lo que respecta a su regulación o acción. Los ejes hormonales hipotálamo-hipófiso-efectores (hipotálamo-hipófiso-tiroideo, hipotálamo-hipófiso-adrenal) constituyen un ejemplo en este sentido.

sistema vertebrobasilar *(vertebrobasilar system)*
NEUROCIR. Conjunto de ramas arteriales, derivadas de las arterias vertebrales y de la arteria basilar, que irrigan el tronco del encéfalo y el cerebelo, sus ramas terminales son las arterias cerebrales posteriores, que a su vez se conectan con el sistema carotideo. El drenaje venoso desemboca, principalmente, en la venas espinales, el seno petroso y venas cerebrales internas.

sistemas expertos *(expert systems)*
BIOÉT. Ver **diagnóstico por ordenador.** ‖ **s. públicos de protección** *(public s. of protection)* Ver **medicina socializada.**

sistemas de Mapleson *(Mapleson systems)*
ANEST. Mapleson describió y analizó cinco sistemas diferentes de administración de gases anestésicos, según la disposición de varios elementos del mismo (flujo de gas fresco, tubuladuras, mascarilla, bolsa reservorio y válvula espiratoria). Estos circuitos se definen, clásicamente, como sistemas de Mapleson A, B, C, D y E. El Mapleson A (circuito de Magill) consiste en un tubo rugoso, una bolsa reservorio, un flujo de gas fresco cerca de la bolsa reservorio y una válvula espiratoria cerca del paciente (muy útil en la ventilación espontánea). El Mapleson B tiene la entrada de gas fresco justo distal a la válvula espiratoria (funciona de forma similar durante la ventilación espontánea o controlada). El Mapleson C (circuito de Waters) es similar al anterior pero con un tubo rugoso más corto (reduce el volumen del reservorio y permite una buena mezcla del gas espirado con el fresco). El Mapleson D puede describirse como una pieza en «t» con una rama espira-

toria, en la que la entrada de gas fresco está cerca del paciente y la válvula espiratoria cerca de la bolsa reservorio (es más útil que los sistemas C y D en ventilación controlada). El Mapleson E («t» de Ayre modificada) consiste en una entrada de gas fresco y un tubo rugoso largo, con un mínimo espacio muerto, sin válvulas y una resistencia mínima (se usa habitualmente para administrar oxígeno a pacientes que respiran espontáneamente).

sístole *(systole)*
FISIOL. f. Contracción de las cavidades cardiacas: aurículas y ventrículos ‖ **s. auricular** *(atrial s.)* Contracción de las aurículas, que provoca el paso de su sangre al respectivo ventrículo, a través de las válvulas auriculoventriculares. ‖ **s. prematura** *(extra s.)* Contracción auricular o ventricular que se produce anticipadamente, manteniéndose el ritmo básico de contracción. ‖ **s. ventricular** *(ventricular s.)* Contracción de los ventrículos que bombea la sangre a las arterias pulmonar y aorta a través de las válvulas sigmoideas.

sistólico *(systolic)*
CARDIOL. adj. Perteneciente o relativo a la sístole.

situación fetal *(fetal situation)*
GINECOL. Relación que se establece entre el eje longitudinal del feto y el de la madre. Puede ser longitudinal cuando coinciden ambos ejes; transversa cuando forma un ángulo de 90º, u oblicua.

SMAS (sistema músculoaponeurótico superficial) *(superficial musculoaponeurothic system)*
CIRPLÁS. Capa fribomuscular continua que envuelve la cara y el cuello. Está constituido por una fascia que conecta y distribuye la acción de la musculatura mímica facial. A nivel frontal está formado por la galea y los músculos frontal y piramidal (y los músculos auriculares); a nivel temporal, por la extensión de la galea (fascia pretemporal); anteriormente por el músculo orbicular; más caudalmente por la fascia superficial de la cara. Se continúa con el músculo cutáneo del cuello o platisma. Junto con la galea aponeurótica y el platisma constituyen el remanente en la especie humana del llamado *músculo cutáneo* de los mamíferos.

snRNA *(small nuclear RNA)*
BIOQUÍM. Ácido ribonucleico de pequeño tamaño, normalmente de 70 a 500 nucleótidos de longitud, que se encuentran en el núcleo de las células eucarióticas como componentes de las snRNP (v.).

snRNP *(small nuclear ribonucleoprotein)*
BIOQUÍM. Cualquiera de los diversos complejos de proteínas con snRNA que se encuentran en el núcleo de las células eucariotas. Están implicados en la maduración y el empalme, de los RNA mensajeros. Los enfermos con lupus eritematoso sistémico, una enfermedad autoinmune que a menudo es fatal, fabrican anticuerpos dirigidos contra una o más snRNPs.

sobrecarga *(loading)*
ORTOP. f. Carga añadida a la carga ordinaria o regular. ‖ Aplicación de una fuerza de estiramiento sobre un músculo o ligamento.

sobrecarga de cloruro amónico *(ammonium chloride loading)*
NEFROL. Prueba de acidificación renal que consiste en una sobrecarga ácida de cloruro amónico por vía oral (0,1g/kg) y la recolección de muestras de orina, durante un periodo de seis a ocho horas. Trata de conocer la capacidad máxima de acidificación urinaria y detectar, por tanto, defectos tubulares, sobre todo para el diagnóstico de la acidosis tubular renal. Si el pH urinario (en presencia de un filtrado glomerular normal) es superior a 5,4, es diagnóstico de acidosis tubular. ‖ **s. oral de glucosa** *(oral glucose tolerance test)* Prueba diagnóstica que consiste en la administración de una dosis oral de glucosa (75 gramos en 300 cc de agua) y la extracción de sangre a los 0 (basal), 30, 60, 90 y 120 minutos. El paciente debe estar en ayunas desde 12 horas antes de la prueba. Cifras superiores a 200 mg/dl, en cualquier momento (o glucemia basal superior a 140 mg/dl), asociado a síntomas de diabetes, tienen un valor diagnóstico definitivo. También lo es la glucemia a los 120 minutos superior a 200 mg/dl. También es conocida como curva de glucemia.

sobrecompensación *(overcompensation)*
PSICOL. Ver **compensación**.

sobrecruzamiento *(crossing-over)*
GENÉT. m. Intercambio recíproco de segmentos de material genético entre cromosomas homólo-

gos, producido mediante una rotura simétrica y la unión cruzada de los extremos. Tiene lugar durante la meiosis y, más raramente, durante la mitosis, y proporciona una base biológica al fenómeno de la recombinación. || **s. desigual** (*unequal c.*) Sobrecruzamiento que tiene lugar entre segmentos no homólogos y que, por tanto, da lugar a duplicaciones y deleciones de segmentos cromosómicos en las células resultantes.

sobredosis (*overdose*)
RADIO. f. Administración de una dosis por encima de la adecuada.

sobreexposición (*overexposition*)
RADIO. f. Exceso de exposición a la radiación que en radiología genera un ennegrecimiento excesivo de la película radiográfica.

sobreexpuesto (*overexposed*)
RADIO. adj. Que ha recibido una mayor dosis de radiación que la necesaria.

sobrehidratación (*fluid overload*)
NEFROL. f. Expansión del volumen líquido en el compartimento intravascular o en el intersticial (edema). Cuando el edema es generalizado se denomina anasarca y se asocia, invariablemente, a una retención renal de sodio. Las principales causas de edema generalizado son la insuficiencia cardiaca, la cirrosis con ascitis y el síndrome nefrótico.

sociabilidad (*sociability*)
PSICOL. f. Rasgo de la personalidad que es la expresión de la tendencia del ser humano a vivir en sociedad y que facilita la interacción del individuo con su medio.

socialización (*socialization*)
PSICOL. f. Proceso que transforma al individuo biológico en individuo social por medio de la transmisión y el aprendizaje de la cultura de su sociedad.

sociedad pluralista (*pluralistic society*)
BIOÉT. Ver **diversidad cultural.**

sociobiología (*sociobiology*)
BIOÉT. f. Teoría ética que atribuye el fundamento de la bondad y maldad de las acciones a su utilidad biológica para la especie. Las conductas que denominamos buenas serían las que han reportado algo al progreso biológico de la especie por selección natural, y las malas serían las que no han actuado en dicho sentido. Tiene el mérito de intentar una explicación, exclusivamente biológica, de la conducta humana, pero vacía de sentido el lenguaje moral sobre lo bueno o lo malo, que queda reducido a lo útil o no útil. || **s. y ética médica** (*s. and medical ethics*) La sociobiología vacía de sentido el respeto (v.) al ser humano, fundamento de la actividad médica, que es tildado de «especiecismo», preferencia infundada por la especie *homo sapiens* sobre otras especies animales o vegetales.

sociograma (*sociogram*)
PSICOL. m. Diagrama o figura que representa los resultados del test sociométrico ideado por J. L. Moreno, para expresar las relaciones o actitudes positivas y negativas entre los miembros de un grupo.

sociometría (*sociometry*)
PSICOL. f. Técnica de análisis y evaluación cuantitativa de la organización de las relaciones interpersonales en el seno de un grupo y de la posición que en él ocupan los individuos.

sociopatía (*sociopathy*)
PSICOL. f. Trastorno básico de la personalidad que se expresa preferentemente por problemas de inadaptación social y por comportamientos antisociales.

socioterapia (*sociotherapy*)
PSICOL. f. Conjunto de técnicas terapéuticas que se centran en la reinserción social y en la readaptación de los individuos minusválidos o marginados.

sociotropía (*sociotropia*)
PSICOL. f. En la teoría de Beck, dimensión de personalidad que incluye actitudes y creencias que implican una consideración muy elevada de las relaciones interpersonales y una alta dependencia emocional de los demás.

sodio (*sodium*)
BIOQUÍM. m. Metal alcalino de color grisáceo, cuyo símbolo es Na y su peso atómico 22,99. Es uno de los electrólitos más importantes de nuestro organismo. Unido al cloro forma la sal común.

sodio intercambiable (*interchangeable sodium*)
NEFROL. Corresponde al sodio corporal total menos el sodio no intercambiable (fijo) que se encuentra en el hueso. En el adulto normal

representa unos 40 mEq/kg de peso corporal (el sodio global del organismo es aproximadamente de unos 58 mEq/kg). Incluye el sodio del plasma (11,2% del contenido corporal total), el del líquido intersticial (29%), el del tejido conectivo denso y cartílago (11,7%), el sodio óseo intercambiable (13,8%), el sodio intracelular (2,4%) y el sodio transcelular (2,6%). Del sodio óseo total (43,1%), el 29,3% corresponde al sodio no intercambiable, unido dentro de la estructura cristalina del hueso, y el 13,8% es intercambiable. El cuerpo adulto en promedio contiene, aproximadamente, 4.000 mEq de sodio, de los cuales 2.800 mEq están en equilibrio dinámico entre los diversos compartimentos y representa un reservorio, que puede actuar para volver a llenar cualquier compartimento en el que se redujo su contenido.

sodio-potasio ATPasa (Na+ K+ ATPasa) *(sodium-potasium ATPasa)*
NEFROL. Mecanismo de transporte activo con consumo de energía a nivel celular y que efectúa la bomba Na+ K+ ATPasa. Por ejemplo, en el túbulo proximal renal se intercambian tres Na+, por dos K+. || Proteína transportadora constituida por una subunidad alfa (subunidad transmembrana de 112 kD que fija ATP en el lado citosólico) y otra beta (40 kD). Existen isoformas de las subunidades que se expresan en los diversos tejidos y presentan propiedades diferentes. Por cada ATP que es hidrolizado se intercambian 3 Na+ hacia fuera por 2 K+ hacia dentro de la célula, de ahí que la bomba genere una corriente electrogénica de importancia para explicar el potencial de membrana de las células excitables y los movimientos iónicos de diversas células endoteliales y epiteliales (túbulo renal, epitelio intestinal, etc.), así como del músculo cardiaco y hematíes.

sofocación *(suffocation, smothering)*
MEDLEGAL. f. Asfixia mecánica en que la muerte sobreviene por anoxia anóxica, sin otros mecanismos sobreañadidos. Hay sofocación en la oclusión de los orificios respiratorios, en la oclusión intrínseca de las vías respiratorias o atragantamiento y en la compresión toraco-abdominal.

sofoco *(flush)*
GINECOL. m. Trastorno neurovegetativo que produce congestión, fundamentalmente de la cara, y que se acompaña de enrojecimiento. Aparece con gran frecuencia en el climaterio o menopausia.

sofrología *(sophrology)*
PSICOL. f. Disciplina que estudia los cambios de conciencia del hombre, obtenidos mediante técnicas psicológicas, así como sus posibilidades terapéuticas. Ha dado lugar a una serie de técnicas de relajación, utilizadas en modificación de conducta.

solenoide *(solenoid)*
RADIO. m. Alambre enrollado en forma de espiral, que puede conducir la electricidad, creando un campo electromagnético.

solidaridad *(solidarity)*
BIOÉT. f. Comportamiento dirigido a un fin común con otra persona. En el caso de la atención sanitaria, actuación médica dirigida al bien del enfermo Ver **amistad terapéutica, autonomía, beneficencia, benevolencia, consentimiento informado, empatía.**

solubilidad *(solubility)*
FARM. f. Grado en que una sustancia (soluto) se disuelve en un determinado líquido (solvente).

solución *(solution)*
FISIOL. f. Resultado de disolver uno o más productos en un líquido, el disolvente más común es el agua. || **s. hiperbárica** *(hyperbaric s.)* La que tiene un peso específico superior al estándar para esa solución. || **s. hipertónica** *(hypertonic s.)* Solución cuya presión osmótica es superior a la estándar de referencia. || **s. hipotónica** *(hypotonic s.)* La que presenta una presión osmótica inferior a la estándar. || **s. isotónica** *(isotonic s.)* La que tiene una presión osmótica igual a la estándar. || **s. molar** *(molar s.)* La que contiene 1 mol de sustancia disuelta por litro. || **s. de Ringer** *(Ringer's s.)* Solución que contiene cloruro sódico, cloruro potásico y cloruro de calcio en agua purificada. Se utiliza para la aplicación tópica. || **s. salina** *(saline s.)* Solución de cloruro sódico en agua purificada. Se considera fisiológica cuando tiene la misma presión osmótica que el plasma sanguíneo (0,9% de ClNa). || **s. salina fisiológica** *(physiologic saline)* Solución acuosa cuyo componente principal es el

cloruro sódico, con la misma presión osmótica que el suero sanguíneo. ‖ **s. salina saturada** *(sated s.)* Solución que contiene la máxima cantidad disuelta de soluto. ‖ **s. tampón** *(buffer s.)* La que sirve para mantener el equilibrio ácido-base.

solución acuosa *(water's solution)*
NEFROL. Preparación líquida que contiene una o más sustancias químicas solubles disueltas en agua.

solución de Burrow *(Burrow's solution)*
DERMATOL. Solución antiséptica por acetato de plomo y alumbre (25.5).

solución coloide *(colloid fluid)*
CIRGEN. Líquidos para infusión intravenosa que, por su composición con albúmina o con polímeros de carbohidratos, tienen una ventaja sobre los cristaloides de difundir menos que estos al espacio intersticial y aumentar mejor la presión oncótica. En la resucitación del *shock* se suele emplear cuando hay poca respuesta a la infusión de cristaloides y mientras se reciben los hemoderivados necesarios. Son más caras que los cristaloides y tienen un mayor riesgo de reacciones anafilácticas. Ver **expansor del plasma, hemorragia, hipovolemia**. ‖ **s. de Collins** *(Collins' s.)* Solución de preservación de los órganos para infusión intravascular, que constituyó un gran avance en los trasplantes, porque con ella se logró prolongar en varias horas el tiempo de isquemia que toleran los órganos, especialmente el riñón, que puede llegar hasta las 24 horas. Su composición es similar a la del líquido intracelular: pobre en cloro y sodio, rica en potasio, fósforo y glucosa, y de pH y osmolaridad similar a la del plasma. Gracias a esa composición, y a su administración a menos de 5º C, disminuye la acidosis y el edema intracelular que se produce por la isquemia. Desde su descripción en 1969, hasta la aparición de la solución de la Universidad de Wisconsin en 1988, ha sido la más empleada. Ver **extracción de órganos, perfusión, preservación, trasplante**. ‖ **s. cristaloide** *(crystaloid f.)* Sueros salinos sin glucosa que se emplean, ordinariamente, como fluidoterapia. Son los más empleados también en la resucitación del *shock*, ya que no se ha demostrado desventaja sobre las soluciones coloides. Ver **hemorragia, hipovolemia, sepsis**. ‖ **s. de Hartmann** *(Hartmann's s.)* Solución salina para infusión intravenosa, que contiene concentraciones de sodio, potasio y cloro similares a las del plasma. Además contiene lactato, como precursor metabólico del bicarbonato. Es el cristaloide más empleado para infusión intravenosa y para resucitación. También es conocida como Ringer Lactato. Ver **hipovolemia, resucitación, solución salina, suero**. ‖ **s. de Wisconsin** *(Wisconsin's s.)* Solución de preservación de órganos, diseñada por Belzer, que ha desplazado el uso de la solución de Collins al lograr prolongar aún más el tiempo de isquemia, sobre todo para el hígado y el páncreas, gracias a algunos de sus componentes, que disminuyen el daño por isquemia-reperfusión: lleva ATP, glutatión, alopurinol, y no lleva glucosa, que contribuye a la acidosis intracelular, sobre todo en el hígado y en el páncreas. También es conocida como solución de Belzer. Ver **extracción de órganos, perfusión, preservación, trasplante**.

solución de Euro-Collins *(Euro-Collins' solution)*
UROL. Solución utilizada para conservación del riñón para trasplante. Es un líquido de composición intracelular compuesto por: fosfato potásico (15 mmol/l), cloruro potásico (15 mmol/l), fosfato potásico (42.5 mmol/l), bicarbonato sódico (10 mmol/l) y glucosa (35 g/l). Durante la extracción los riñones para trasplante se perfunden por vía arterial con la solución citada a 4º C. Su objetivo es el lavado del riñón de elementos sanguíneos, su enfriamiento progresivo y la disminución de las lesiones por isquemia. Gracias a esta perfusión, el riñón perfundido y sumergido en la solución de Euro-Collins y mantenido a 4º C puede conservarse durante 30 horas. Aunque durante muchos años la solución de Euro-Collins ha sido la más utilizada en Europa, en la actualidad, y debido a que las extracciones orgánicas son múltiples, está siendo desplazada por la solución de Wisconsin.

solución de Ringer *(Ringer's solution)*
ANEST. m. Solución salina isotónica que es utilizada como cristaloide de reposición volémica y fluidoterapia. La solución estándar contiene cloruro sódico (0,6 g/dl), cloruro potásico (0,04 g/dl) y cálcico (0,02 g/dl), cloruro magnésico (0,02 g/dl) y bicarbonato sódico.

soluto *(solute)*
NEFROL. m. Sustancia disuelta en un solvente. Una solución consiste en un soluto y un solvente; p. ej., la solución de cloruro sódico.

soma *(soma)*
ANAT. m. Nombre griego que se utiliza en medicina para designar el cuerpo.

somatización *(somatization)*
PSICOL. f. Tendencia a expresar el malestar *(distress)* psicológico en forma de síntomas somáticos (que el sujeto interpreta erróneamente como signo de alguna enfermedad física severa) y a solicitar por ello asistencia médica.

somatocrinina *(somatocrinin)*
ENDOCRINOL. f. Hormona hipotalámica liberadora de la hormona de crecimiento. Tiene una estructura peptídica con formas moleculares de 40 y 44 aminoácidos. También se le conoce con el nombre GHRH. Conjuntamente con la somatostatina regula la actividad de la célula somatotropa para generar la secreción pulsátil de la hormona de crecimiento.

somatomedina *(somatomedin)*
ENDOCRINOL. f. Denominación que agrupa a un conjunto de factores de crecimiento de estructura análoga a la insulina, que poseen efectos promotores del crecimiento tisular. Inicialmente se clasificaron en somatomedina A, B y C. Esta última se corresponde con la IGF-I (factor de crecimiento análogo a la insulina -I) es la que, fisiológicamente, posee una mayor importancia.

somatopleura *(somatopleure)*
ANAT. f. Hoja pleural, que recubre la pared costal y la mediastínica.

somatostatina *(somatostatin)*
FISIOL. f. Hormona hipotalámica que inhibe la secreción de la somatotropina. Está compuesta por catorce péptidos y actúa también como neurotransmisor. Además del hipotálamo es secretada por las células delta de los islotes pancreáticos (inhibiendo la liberación de glucogón y de insulina).

somatostatinoma *(somatostatinoma)*
ENDOCRINOL. m. Tumor productor de somatostatina, derivado de las células delta de los islotes de Langerhans. Puede originarse en el duodeno o yeyuno, si bien en el 60% de casos el origen es pancreático. Cursa con diabetes mellitus o intolerancia hidrocarbonada. Con frecuencia cosecreta otras hormonas gastrointestinales como insulina o glucagón.

somatotónico *(somatotonic)*
PSICOL. m. Uno de los tres temperamentos descritos por W. H. Sheldon. Corresponde al tipo constitucional mesomorfo, entre cuyos rasgos más característicos destacan: un comportamiento enérgico, gusto por y necesidad de ejercicio físico, cierto placer ante el riesgo e insensibilidad psicológica.

somatotropina *(somatotropin)*
FISIOL. f. Hormona del crecimiento, segregada por la adenohipófisis bajo la acción de la correspondiente hormona de liberación del hipotálamo (GHRH). La somatotropina, también denominada hormona del crecimiento (growth hormon) y abreviada con la sigla GH, es una proteína de bajo peso molecular (contiene 101 aminoácidos), que actúa sobre todos los tejidos capaces de crecimiento. || **s. coriónica** *(chorionic s.)* Como indica su nombre, se secreta por la placenta a partir de la quinta semana de la gestación y aumenta a medida que crece el tamaño de la placenta. Uno de sus efectos es el mamotrópico, es decir, produce un crecimiento de las mamas.

somatotropinoma *(somatotropinoma)*
ENDOCRINOL. Adenoma hipofisario productor de hormona de crecimiento. Da lugar al cuadro clínico de acromegalia o gigantismo, según el momento del desarrollo en que haga su aparición.

sombra *(shadow)*
RADIO. f. Zona de menor luminosidad o brillo. || **s. acústica** *(acoustic s.)* En ecografía, zona de menor brillo, producida como consecuencia de la llegada de una menor cantidad de ondas de ultrasonidos a dicha zona al haber sido reflejadas en capas más superficiales.

somnífero *(somniferous)*
FARM. adj. Que produce sueño. Ver **hipnótico**.

somniloquia *(somniloquy)*
NEUROL. f. Hablar durante el sueño.

somnolencia *(somnolence)*
NEUROL. f. Tendencia al sueño.

sonambulismo *(somnambulism)*
NEUROL. m. Parasomnia o trastorno del sueño, habitualmente se produce en las fases III o IV, que consiste en actividades motoras complejas, que habitualmente culminan en el abandono de la cama y deambulación, sin que exista un recuerdo del episodio al despertar. Los episodios pueden durar varios minutos.

sonda *(probe)*
GENÉT. f. Término utilizado en biología molecular para designar un ácido nucleico monocatenario unido a algún tipo de marcador (radiactivo, fluorescente, enzimático), que se emplea para detectar una secuencia de DNA o RNA específica mediante técnicas de hibridación.

sonda *(tube, catheter)*
NEFROL. f. Instrumento flexible, rígido o elástico, que se introduce en cavidades corporales naturales o patológicas con fines exploratorios diagnósticos o terapéuticos (ver **catéter**). Existe una gran variedad de sondas (sonda balón, acanalada para biopsias, de alimentación, para medicación, drenaje, etc.). La indicación del grosor se realiza en unidades *french* o *charriere*; p. ej., sonda nasogástrica, gastroduodenal, rectal, vesical o uretral, ureteral, sonda guía, intestinal, oclusiva, sondas dilatadoras, etc. Pueden ser de una única vía o bien bilumen o trilumen.

sonda *(sound)*
RADIO. f. Parte emisora y receptora de las ondas de ultrasonidos en los equipos de ecografía. Ver **transductor**.

sonda de DNA *(DNA probe)*
MICROBIOL. Fragmento de DNA de origen sintético o natural, que se emplea en experimentos de hibridación de DNA-DNA (p. ej., un *Southern Blot*) o DNA-RNA (p. ej., un *Northern Blot*) para detectar la presencia de moléculas de DNA o de RNA, respectivamente, que posean una secuencia de nucleótidos similar. Para ello, las sondas de DNA se marcan con isótopos radiactivos (típicamente con ^{32}P) o con moléculas no radiactivas (p. ej., biotina, digoxigenina). El desarrollo de ensayos de hibridación con sondas de DNA ha supuesto una revolución en disciplinas tan dispares como la filogenia (permitiendo, por ejemplo, esclarecer las relaciones de parentesco entre los seres vivos) o la microbiología clínica (ayudando al diagnóstico de ciertas enfermedades infecciosas).

sonda de Foley *(Foley's catheter)*
CIRGEN. Catéter urinario para su introducción en la vejiga, a través de la uretra, con el fin de vaciarla, sobre todo para conocer el ritmo de producción de la orina en algunos pacientes hospitalizados. Tiene dos luces: una de ellas para la salida de la orina y otra para insuflar un balón, que tiene en su extremo, con el fin de hincharlo dentro de la vejiga impidiendo que se salga la sonda por la uretra. Ver **sonda vesical**. ‖ **s. vesical** *(urinary c.)* Cualquier catéter que se emplea para vaciar la vejiga, introduciéndolo a través de la uretra. Universalmente la más empleada es la sonda de Foley.

sonda nasogástrica *(nasogastric tube)*
ENDOCRINOL. Instrumento tubular que se introduce por la vía nasal hacia el tubo digestivo pasando por las fosas nasales, la faringe y el esófago para alojar su último extremo a nivel gástrico o duodenal. Puede cumplir misiones de aspiración de la secreción gastroduodenal o constituir la vía a través de la cual se administra la alimentación enteral. Ver **obstrucción intestinal**.

sondeo *(sounding)*
PSICOL. m. En psicoterapia, técnica directiva, de intervención verbal durante la entrevista, en la que el terapeuta realiza una pregunta (qué, cómo, cuándo, dónde o quién) abierta, ofrece al paciente la posibilidad de responder de acuerdo con sus categorías y valores y no con aquellos previamente fijados por el entrevistador, y se trata de una pregunta referida, directamente, a los problemas del paciente. El sondeo se utiliza, sobre todo, para comenzar la entrevista, animar al paciente a revelar o elaborar una información y demandar la expresión de sus sentimientos u opiniones.

sonografía *(sonography)*
RADIO. Ver **ecografía**.

sonográfico *(sonographyc)*
RADIO. Ver **ecográfico**.

sonografista *(sonographer)*
RADIO. Ver **ecografista**.

sonógrafo *(sonograph)*
RADIO. Ver **ecógrafo**.

sonograma *(sonogram)*
OTORRIN. m. Gráfico tridimensional que objetiva la variación de la frecuencia de un sonido o de la voz, en función de la intensidad y del tiempo.

sonolucente *(sonolucens)*
RADIO. adj. Transparente a las ondas de ultrasonido. Que transmite bien las ondas de ultrasonido, sin generar reflexión.

soplo *(murmur)*
CARDIOL. m. Sonido auscultatorio producido por el efecto de una turbulencia que distorsiona el normal discurrir de un fluido al paso de una estructura, generalmente tubular. || **s. de Austin-Flint** *(Austin-Flint's m.)* Soplo telediastólico en foco mitral que es típico de la insuficiencia aórtica severa, probablemente es producto de la estenosis mitral funcional que provoca. || **s. cardiaco** *(heart m.)* Soplo producido en las estructuras cardiacas. Serie de vibraciones auditivas más prolongadas que un tono cardiaco, producido por el efecto del discurrir del flujo sanguíneo a través de las estructuras cardiacas, y que se caracteriza por su intensidad, frecuencia, cualidad, configuración, duración, localización e irradiación, y que ocurre en el ciclo cardiaco. Su principal clasificación se basa en esta última característica, de manera que los soplos pueden ser *sistólicos,* cuando empiezan con o después del primer ruido cardiaco; *diastólicos,* si lo hacen con o tras el segundo ruido cardiaco, o *continuos,* cuando ocupan, sin interrupción, todo el ciclo cardiaco. Dentro de cada una de esas fases, los soplos pueden ocurrir antes, durante o después del sístole o diástole, o bien ser holosistólicos u holodiastólicos, si ocupan la fase completa. En cuanto a su intensidad, los soplos cardiacos suelen graduarse en una escala creciente, de cuatro o seis grados, además de clasificarse como soplos *crecientes,* cuando su intensidad aumenta de manera continua; *decrecientes,* cuando disminuye; *constantes,* cuando su intensidad es constante, y *fusiformes o romboidales,* cuando su intensidad crece inicialmente y decrece al final. La cualidad del sonido es muy variable y, dependiendo de ella, se habla de soplos rugosos, suaves, en graznido de gaviota, piantes, musicales, etc. En general, los soplos cardiacos son debidos a la formación de turbulencias en los cambios abruptos de calibre vascular, secundarios a la presencia de una alteración cardiaca (soplos orgánicos o secundarios a una cardiopatía), aunque, en algunas ocasiones, se auscultan en corazones sanos, sin ninguna evidencia de afectación cardiaca (soplos funcionales o inocentes). || **s. de Carey-Coombs** *(Carey-Coombs' m.)* Soplo protodiastólico mitral, de baja frecuencia, que se ausculta en insuficiencias mitrales severas, como un signo de estenosis mitral relativa funcional por hiperaflujo diastólico. || **s. de Graham-Steell** *(Graham Steell's m.)* Soplo diastólico por una insuficiencia pulmonar, secundaria a una dilatación de la válvula pulmonar, se produce en casos de hipertensión arterial pulmonar. || **s. vascular** *(vascular m.)* Soplo producido en una estructura vascular, arterial o venosa.

soplo diastólico apical *(apical diastolic souffle)*
FISIOL. Soplo que se escucha en la punta del corazón e indica una estenosis mitral. || **s. diastólico basal** *(basal diastolic s.)* Soplo que se escucha en la base del corazón, se produce a consecuencia de una insuficiencia bien de la arteria aorta, bien de la arteria pulmonar. || **s. de eyección** *(ejection s.)* Soplo que equivale a soplos sistólicos (v.). || **s. fisiológico** *(physiological s.)* Soplo que no tiene una base orgánica y, por consiguiente, no se le debe dar importancia. || **s. funcional** *(functional s.)* Ver **soplo fisiológico**. || **s. mitral** *(mitral s.)* Soplo que se ausculta en el vértice del corazón e indica una alteración de la válvula mitral. || **s. pulmonar** *(pulmonar s.)* Soplo que se origina por una alteración de las válvulas sigmoideas de la arteria pulmonar. Se ausculta en el segundo espacio intercostal izquierdo, a unos 2 cm del esternón. || **s. sistólico** *(systolic s.)* Soplo que se escucha durante el sístole. Suele producirse por el retorno de la sangre de los ventrículos a la correspondiente aurícula. || **s. tricuspídeo** *(tricuspid s.)* Soplo que es consecuencia de la alteración de la válvula tricúspide. Se ausculta en el cuarto espacio intercostal derecho, junto al borde del esternón.

sopor *(drowsiness)*
NEUROL. m. Estado estuporoso. Tendencia continua al sueño profundo.

sorbinil *(sorbinil)*
ENDOCRINOL. m. Fármaco inhibidor de la enzima aldosa reductasa, cuyo efecto es reducir la síntesis de sorbitol y bloquear, de este modo, uno de los mecanismos etiopatogénicos que se considera implicado en la neuropatía diabética.

sordera *(deafness)*
OTORRIN. f. Síntoma principal de una alteración del sistema auditivo a nivel periférico o central. Se distinguen las *sorderas de transmisión,* causadas por lesiones del oído externo o medio, como otitis agudas y crónicas y sus secuelas, y la otoespongiosis; las *sorderas de percepción* causadas por lesiones en el oído interno o en las vías auditivas, como la presbiacusia; las *sorderas ototóxicas,* vasculares, virales, bacterianas, traumatismos sonoros y la enfermedad de Ménière. La sordera se denomina *mixta* cuando es de transmisión y de percepción simultáneamente.

sordera central *(central deafness)*
FISIOL. Ver **sordera cerebral.** ǁ **s. cerebral** *(cerebral deafness)* Sordera producida por la alteración de alguno de los centros auditivos o de sus conexiones.

sordomudo *(deafmute)*
OTORRIN. m. Persona que no es capaz de oír ni de hablar. Se ha demostrado, sin embargo, que personas sordas tienen la capacidad de hablar.

sotalol *(sotalol)*
FARMCLÍN. m. Fármaco que antagoniza receptores β-adrenérgicos.

SPECT *(single photon emision computer tomography)*
MEDNUCL. Técnica de diagnóstico que recoge información del cuerpo humano, a través de la radiación gamma emitida por un órgano o sistema, y adquirida mediante ordenador. Ver **tomografía de emisión de fotón único.**

spilus *(spilus)*
DERMATOL. m. Forma de *nevus* que se caracteriza por pequeñas manchas más oscuras sobre otras más claras.

spin *(spin)*
RADIO. m. Término inglés para denominar al protón con su movimiento giromagnético (rotación sobre su propio eje y sobre otro eje, al

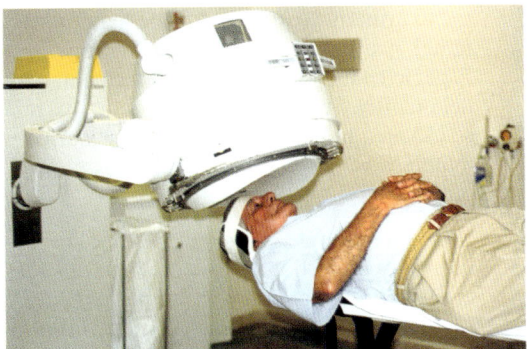

Exploración de cabeza con **SPECT**

igual que la Tierra posee los movimientos de rotación y traslación).

Sporothrix *(Sporothrix)*
MICROBIOL. Género de los hongos que se encuentran habitualmente en el suelo sobre restos orgánicos vegetales y que causan la esporotricosis. La especie implicada es *Sporothrix schenckii.*

Staphylococcus *(Staphylococcus)*
MICROBIOL. Género de bacterias de la familia *Micrococaceae,* orden eubacteriales. Los estafilococos son cocos gram-positivos, en general más pequeños que los cocos de otros géneros, inmóviles, anaerobios facultativos, catalasa positivos. Incluye a un total de 27 especies y 7 subespecies, de las cuales 14 especies y 2 subespecies se han aislado del hombre. Las especies más frecuentemente asociadas con infección humana son *Staphylococcus aureus, S. epidermidis, S. saprophyticus, S. haemolyticus, S. lugdunensis* y *S. schleiferi.* ǁ **s. aureus** *(s. aureus)* Especie coagulasa positiva, β-hemolítica y generalmente fementadora del manitol, que se asocia con forúnculos, sepsis cutánea, infección de la herida postoperatoria, síndrome de piel escaldada, intoxicación alimentaria, septicemia, endocarditis, síndrome del *shock* tóxico, infección urinaria, osteomielitis y neumonía. ǁ **s. epidermidis** *(s. epidermidis)* Especie coagulasa negativa y no fermentadora del manitol, patógena oportunista asociada con sepsis, relacionada con dispositivos protésicos (sepsis asociada a catéter, endocarditis sobre válvula protésica, infección de prótesis articulares, infecciones de cortocircuitos), infección del

tracto urinario y osteomielitis de la herida esternal. ‖ **s. saprophyticus** *(s. saprophyticus)* Especie coagulasa negativa, no fermentadora del manitol y resistente a la novobiocina, que se asocia a la infección del tracto urinario en mujeres jóvenes sexualmente activas.

status epiléptico *(status epilepticus)*
NEUROL. Repetición de crisis epilépticas, tan frecuentes y prolongadas que convierte la situación del enfermo en un estado permanente y fijo de descarga epiléptica. ‖ **s. migrañoso** *(s. migrainosus)* Situación de repetición continua de episodios de migraña.

stent *(stent)*
CARDIOL. Término anglosajón empleado para referirse a prótesis endovasculares, generalmente en forma de malla, empleadas en los procedimientos de angioplastia (v.) percutánea.

Streptococcus *(Streptococcus)*
MICROBIOL. Género de estreptococos (v.) que incluye importantes patógenos. Se acostumbran a dividir en los subgrupos *pyogenes*, típico del tracto respiratorio, y *viridans*, de la boca e intestino. El *Streptococcus pneumoniae* (ver **pneumococo**) se considera por separado.

STS *(sequence-tagged site)*
GENÉT. Siglas inglesas que significan lugar marcado por secuencia, cualquier fragmento de DNA genómico de secuencia conocida, cuya posición en el mapa genético o físico ha sido determinada.

subacromial *(subacromial)*
ANAT. adj. Localizado debajo del acromion; como la bolsa subacromial.

subagudo *(subacute)*
ANATPATOL. adj. De duración intermedia entre agudo y crónico.

subaracnoideo *(subarachnoid)*
ANAT. adj. Se dice del espacio comprendido entre la aracnoides y la piamadre. Está ocupado por el líquido cefalorraquídeo.

subconsciente *(subconscious)*
PSICOL. m. Término ambiguo que se utiliza en el lenguaje coloquial más que en el científico. En sentido general, lo que se halla por debajo del umbral de la conciencia; por ello es sinónimo, tanto de inconsciente subliminal como de preconsciente o inconsciente mnémico (conjunto de contenidos psíquicos no activados en la conciencia en un determinado momento, pero susceptibles de serlo).

subcortical *(subcortical)*
NEUROL. adj. Relativo o situado por debajo de la corteza cerebral.

subcutáneo *(subcutaneous)*
ANAT. adj. Lo que está situado debajo de la piel.

subdesarrollo *(underdevelopment)*
BIOÉT. Ver **países en desarrollo**.

subdural *(subdural)*
NEUROL. adj. Relativo al espacio subdural o espacio situado por debajo de la duramadre.

subependimoma *(subependimoma)*
NEUROCIR. m. Tumor de baja densidad celular y muy fibrilar. En él las celulas ependimarias se disponen en nidos y roseta. Está bien diferenciado y se considera benigno.

súbito *(subitum)*
DERMATOL. adj. Con rapidez de forma espontánea; p. ej., el eritema o el exantema súbito.

subjetivo *(subjective)*
ANAT. adj. Interpretación de la realidad, de lo objetivo, por el sujeto. En unos casos hay una perfecta congruencia entre lo objetivo y subjetivo, mientras que en otros hay una gran divergencia.

sublimación *(sublimation)*
PSICOL. f. Mecanismo de defensa por el que el individuo se enfrenta a conflictos emocionales y a amenazas de origen interno o exteriorizando sentimientos o impulsos potencialmente desadaptativos a través de comportamientos socialmente aceptables (p. ej., deportes de contacto para canalizar impulsos agresivos). Se enmarca en un nivel de defensa adaptativo elevado, ya que da lugar a una óptima adaptación en el manejo de los acontecimientos estresantes, maximiza la gratificación, permite tener conciencia de los sentimientos, las ideas y sus consecuencias y promueve un buen equilibrio entre las opciones conflictivas.

subliminal *(subliminal)*
PSICOL. adj. Término que hace referencia a aquellos estímulos que no alcanzan la intensidad necesaria (intensidad liminal o umbral) para ser percibidos o diferenciados de forma consciente, pero que pueden producir respuestas

semejantes a las de un estímulo similar, aunque de intensidad superior al umbral.

sublingual *(sublingual)*
ANAT. adj. Lo que se encuentra debajo de la lengua.

subluxación *(subluxation)*
ORTOP. f. Luxación parcial o incompleta. Se presenta, con relativa frecuencia, en la articulación coxofemoral en algunas patologías (congénita, enfermedad de Perthes, etc.). ‖ **s. atlantoaxial** *(atlantoaxial s.)* Complicación de la artritis reumatoide de la columna cervical, que puede ocasionar una mala alineación entre estas dos vértebras y provocar un compromiso neurológico. ‖ **s. vertebral cervical** *(vertebrocervical s.)* Luxación incompleta de las vértebras cervicales, en las que las superficies articulares quedan parcialmente en contacto.

subluxar *(to subluxale)*
ORTOP. tr. Luxar incompletamente.

submandibular *(submandibular)*
ANAT. adj. Lo que está debajo de la mandíbula.

submucosa *(submucosa)*
ANAT. f. Capa de tejido laxo situada debajo de las mucosas. En ella se encuentran los vasos y los nervios destinados a la mucosa y un buen número de las glándulas mucosas.

suboclusión *(subocclusion)*
ANATPATOL. f. Oclusión parcial de una formación tubular (vaso sanguíneo, intestino, etc.).

suboclusión intestinal *(partial bowel obstruction)*
CIRGEN. Obstrucción parcial del intestino que se puede manifestar clínicamente con una ausencia de la emisión de gases y heces por el ano durante horas o días, distensión abdominal, náuseas y vómitos. Normalmente permite el paso de parte del contenido intestinal y suele solucionarse de forma espontánea, por lo que no suele precisar intervención, sino tratamiento médico con aspiración nasogástrica, dieta absoluta y fluidoterapia. Cualquier causa de obstrucción intestinal se puede presentar antes como una suboclusión, pero la más frecuente, con diferencia, es la obstrucción intestinal por adherencias, que la mayoría de las veces se resuelve con un tratamiento médico y sin intervención quirúrgica. Ver **obstrucción intestinal**.

suborbitario *(suborbital)*
ANAT. adj. Lo que está situado en el suelo de la órbita o por debajo de él; como la arteria y el nervio suborbitarios (o infraorbitarios), que salen al exterior por el agujero infraorbitario.

subperitoneal *(subperitoneal)*
ANAT. adj. Lo que está situado debajo del diafragma y cubierto por el peritoneo, como sucede con una buena parte de las vísceras abdominales.

subpoblación *(subpopulation)*
INMUNOL. f. Fracción de una población celular que comparte unas características determinadas, como determinados marcadores de membrana.

subrogación *(subrogation)*
BIOÉT. f. Anglicismo que se utiliza en vez de decisión delegada (v.).

substracción *(substraction)*
RADIO. Ver **sustracción**.

subtálamo *(subthalamus)*
ANAT. m. Parte del diencéfalo, que se localiza debajo y detrás del tálamo, limitado posteriormente por el mesencéfalo. Lo integran el núcleo subtalámico y la zona incerta. Funcionalmente pertenece al sistema extrapiramidal.

subtalamotomía *(subthalamotomy)*
NEUROL. f. Lesión del núcleo subtalámico, realizada habitualmente mediante cirugía esterotáxica, empleada, con carácter experimental, en el tratamiento de la enfermedad de Parkinson.

subungueal *(subungual)*
DERMATOL. adj. Situado debajo de la uña.

subunidad α *(α subunit)*
ENDOCRINOL. Componente común a la molécula de la hormona estimulante del tiroides (TSH), de la hormona foliculoestimulante (FSH) y de la hormona luteinizante (LH) y gonadotropina coriónica carente de actividad biológica. Algunos adenomas hipofisarios clínicamente no funcionantes, gonadotropinomas y TSHomas *(thireo stimulating hormone)* segregan subunidad α, lo que permite contar con un marcador bioquímico que ayuda a conocer su actividad, progresión o resolución. El nivel circulante de la subunidad α se encuentra fisiológicamente elevado en la menopausia y en enfermedades como el hipotiroi-

dismo primario. || **s. β** *(β s.)* Parte de la molécula de la hormona foliculoestimulante (FSH), de la hormona luteinizante (LH), de la hormona estimulante del tiroides (TSH) y gonadotropina coriónica, que confiere a cada hormona la especificidad inmunológica y de acción. Se encuentra unida a la subnunidad α, que es común a las hormonas citadas.

subvalvular *(subvalvular)*
CARDIOL. adj. Situado por debajo de una válvula.

succinilcolina *(succinylcoline)*
ANEST. f. Relajante muscular de tipo despolarizante, que se caracteriza por su rápido inicio de acción (30 segundos) y su vida media breve (5 minutos). Se usa, de forma electiva, en situaciones en que se debe proceder a la intubación orotraqueal de forma urgente o rápida.

succión *(suction)*
ENDOCRINOL. m. Aspiración de secreciones gas o fluido, procedente de cavidades u órganos tubulares, por medio de un mecanismo de presión negativa. Se aplica a la obtención de leche materna por parte del neonato, actuando sobre el pezón de la glándula mamaria materna.

sucralfato *(sucralphate)*
FARM. m. Fármaco utilizado en el tratamiento de la úlcera péptica por su acción citoprotectora sobre la mucosa gástrica.

sucusión *(sucussion)*
PNEUMOL. f. Sacudimiento del cuerpo o de una parte del mismo para descubrir la presencia de líquido.

sudación *(sweating)*
FISIOL. f. Secreción de sudor más intensa de lo normal (que se suele denominar perspiración). También se conoce como diaforesis.

sudamina *(sudamen)*
DERMATOL. f. Erupción cutánea de pequeñas vesículas cristalinas, transparentes y muy pruriginosas, que se producen después de una sudoración intensa. Se denomina también milaria.

Sudeck, Paul Hermann Martin
ORTOP. Cirujano de Hamburgo (1866-1938).

sudomotor *(sudomotor)*
FISIOL. adj. Se dice del impulso simpático que estimula la producción de sudor.

sudor *(sweat)*
FISIOL. m. Secreción de las glándulas sudoríparas; su composición es parecida a la del suero. Cumple varias funciones, pero la principal es la pérdida de calor; por ello la secreción de sudor es más profusa cuando hace calor o se realiza un ejercicio muscular intenso. También humedece la piel y la defiende frente a los microorganismos, por la acción de la lisozima que contiene.

sudoración *(sweating)*
DERMATOL. f. Excreción de sudor por las glándulas sudoríparas de la piel. Es un mecanismo de defensa frente al calor.

sudorífero *(sudoriferous)*
DERMATOL. adj. Que produce sudor. También se denomina diaforético.

sueldo de los médicos *(medical salary)*
BIOÉT. Ver **honorarios, médico asalariado**.

sueño *(sleep)*
ANAT. m. Situación en la que la consciencia está, más o menos, abolida (según la profundidad del sueño), se caracteriza por relajación muscular, disminución del metabolismo y mayor predominio vagal. Hay varias fases en el sueño. Normalmente se distinguen cinco, cuatro de ellas corresponden al llamado sueño lento

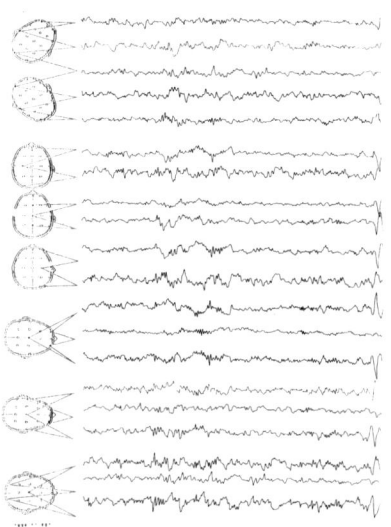

sueño. Trazado electroencefalográfico típico de la fase II de sueño en un sujeto sano. Se pueden observar los típicos husos de sueño de predominio en regiones medias y característicos de esta fase

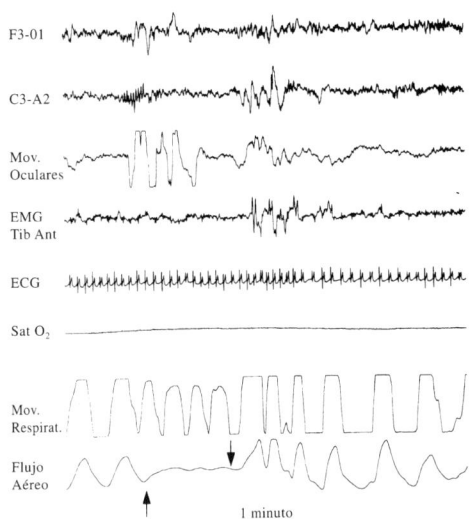

sueño REM. Registro polisomnográfico durante la fase REM de sueño en un paciente con síndrome de apnea obstructiva de sueño. Se puede observar entre las flechas una apnea obstructiva, donde típicamente existe una ausencia de flujo aéreo pero persiste la lucha respiratoria

(porque el EEG muestra ondas lentas y de mayor voltaje) y la quinta sueño rápido, porque el trazado EEG se caracteriza por ondas rápidas y de escaso voltaje. Las cuatro fases del sueño lento se distinguen con números romanos del I al IV. Las fases I y II corresponden al sueño superficial y las dos últimas al sueño profundo. Al sueño rápido se le conoce como sueño MOR (movimientos oculares rápidos), pues, de vez en cuando, aparecen rachas de movimientos oculares, casi siempre en el plano horizontal. Habitualmente cada noche el sueño pasa por tres o cuatro ciclos y en cada ciclo se recorren las cinco fases. El ritmo vigilia-sueño está regulado por diversos centros nerviosos, siendo los principales la formación reticular y el llamado centro del sueño, que se encuentra en la sustancia gris periventricular del tálamo. || **s. REM** *(REM d.)* Fase del sueño en que las ondas cerebrales son rápidas, de voltaje rápido, y los latidos cardiacos son irregulares. Son frecuentes los sueños y las sacudidas musculares.

sueños *(dreams)*
ANTROPOL. m. pl. Escenas con un componente emocional que se vivencian mientras dormimos. La mayor parte de los sueños tiene lugar en la fase MOR, según se ha comprobado mediante trazados poligráficos. La duración de los sueños suele ser breve, aunque la secuencia de escenas soñadas abarquen un largo tiempo. Se ha estudiado el efecto de estímulos luminosos, acústicos, táctiles, etc., sobre el contenido de los sueños, comprobándose que en un tanto por ciento (que puede oscilar entre 10 y 30%) hay una relación entre el tipo de estímulo y la naturaleza de las escenas soñadas. Desde la antigüedad se viene intentando descifrar lo que los sueños significan. Freud escribió en 1900 un libro, muy difundido, sobre *El significado de los sueños*. Sostenía que en los sueños, tras lo patente hay un contenido latente, que se puede descifrar conociendo la simbología onírica. Dada la importancia que Freud concedía a la libido en la vida del hombre, no es de extrañar que la mayor parte de su simbología sea sexual. Un buen número de los seguidores de Freud no compartieron estas ideas ni la importancia que daba este psiquiatra a la interpretación de los sueños como método complementario del psicoanálisis.

suero *(serum)*
FISIOL. m. Líquido que queda después de eliminar los elementos sólidos de la sangre. || **s. fisiológico hipertónico** *(hypertonic saline s.)* Suero salino que contiene entre 1 y 15% de cloruro sódico (el normal contiene 0,9%). || **s. fisiológico hipotónico** *(hypotonic saline s.)* Suero salino que contiene cloruro sódico por debajo de 0,9%. || **s. sanguíneo** *(blood s.)* El líquido sanguíneo que queda después de eliminar los elementos formes de la sangre y el fibrinógeno. Es de un color paja y transparente, que queda después de la coagulación de la sangre.

suero antilinfocitario *(antilymphocyte serum)*
INMUNOL. Antisuero que se obtiene al inmunizar una especie (generalmente caballo o conejo) con linfocitos que provienen de otra especie (generalmente el hombre), utilizado con fines inmunosupresores.

suero fisiológico *(fisiologic plasm)*
ANEST. Solución cristaloide isoosmótica que se utiliza para la reposición volémica y fluidoterapia. Contiene 154 mmol/l de sodio y cloruro respectivamente.

suero salino *(saline solution)*
CIRGEN. Solución para infusión intravenosa compuesta por agua, cloruro sódico y, a veces, por otros iones, pero nunca por soluciones glucosadas. Las más empleadas son el suero fisiológico (v.), el suero hiposalino, el suero hipertónico y la solución de Hartmann (v.).

suerte *(lottery)*
BIOÉT. f. Conjunto de circunstancias peculiares de una persona, que determina su posibilidad de una atención sanitaria correcta. Es empleada como argumento por la bioética liberal (v.): quien tenga mala suerte y no pueda pagarse un tratamiento, que se quede sin él.

sufentanilo *(sufentanyl)*
ANEST. m. Opiáceo sintético, unas mil veces más potente que la morfina, que se caracteriza por su rápido inicio de acción y su corta vida media.

suffodiens *(suffodiens)*
DERMATOL. Participio latino que significa socavar y se usa en oposición a *abscedens*; p. ej., foliculitis *abscedens et suffodiens*.

sufrimiento *(suffering)*
BIOÉT. m. Apreciación subjetiva de las situaciones de dolor físico, psíquico o moral. Es muy variable, incluso ante las mismas circunstancias objetivas, pues depende del carácter, temple y convicciones del paciente (ver **sentido de la vida**). Su alivio (v.) es uno de los objetivos de la medicina; ha de realizarse, en parte, tratando las causas del sufrimiento (analgesia, tratamiento de la ansiedad o depresión) y en parte mediante el apoyo moral (v.). || **s. como expiación** *(s. like expiation)* Aceptación personal del sufrimiento como una consecuencia de un sentido religioso de la vida (ver **sentido de la vida**). No puede ser impuesto al enfermo (ver **analgesia**), aunque su reflexión, en la situación de sufrimiento, junto con el diálogo con el equipo asistencial, pueden llevarle a dicha aceptación. Ver **apoyo moral, asistencia religiosa**.

sufrimiento cutáneo *(cutaneous distress)*
CIRPLÁS. Complicación existente en injertos y colgajos a causa de un compromiso vascular (normalmente congestión venosa).

sufrimiento fetal *(fetal asphyxia)*
GINECOL. Cuadro de hipoxia que afecta al feto durante el parto. Se caracteriza por la caída del pH en la sangre fetal como consecuencia de la hipoxia (acidosis), que se acompaña habitualmente de hipercapnia. Se puede diagnosticar mediante el registro de la frecuencia cardiaca fetal, simultáneamente con las contracciones uterinas. El diagnóstico más exacto lo da el estudio del equilibrio ácido base en la sangre del feto.

sugestión *(suggestion)*
PSICOL. f. Influencia ejercida por una persona sobre el pensamiento, conducta o sentimientos de otra, que produce una modificación de sus patrones de conducta, opiniones, creencias, etc., sin presentar una respuesta crítica.

suicidio *(suicide)*
PSICOL. m. Atentado voluntario contra la propia vida. Se considera la forma extrema de autoagresión. Puede generarse de forma consciente, meditada y voluntaria, en un correcto estado de salud mental, o bien aparecer como complicación de un trastorno mental, generalmente relacionado con aquellas alteraciones psíquicas que cursan con depresión. || **s. ampliado** *(amplified s.)* Cuando la persona ha decidido llevar a cabo la conducta autoagresiva y previamente acaba con la vida de otras personas de su entorno, generalmente el cónyuge y/o los hijos. Es muy característico de los cuadros depresivos. || **s. indirecto** *(indirect s.)* El individuo que quiere quitarse la vida se expone de forma voluntaria a situaciones de riesgo o peligro, de forma que el mecanismo de muerte es puesto en marcha por otra persona.

suicidio asistido y ética *(assisted suicide)*
BIOÉT. Ver **ayuda al suicidio, eutanasia**. || Además, difunde la convicción de que una vida, con menor número de satisfacciones puede no ser digna de ser vivida, lo cual es falso (ver **nacimiento erróneo**). Cuando se da un caso de suicidio, no se le debe dar publicidad, en parte por obligación general del médico (ver **secreto médico**), en parte por su efecto desencadenante de otros suicidios (ver **deber de preservar la salud**). || **s. racional** *(rational s.)* Suicidio fríamente decidido por una persona que recibe los adecuados cuidados paliativos y apoyo moral para su enfermedad. Ver **derecho a morir**.

sujeto *(subject)*
ANAT. m. Persona a la que se atribuyen las cualidades que la caracterizan. De hecho, atendiendo

a su etimología, es lo que subyace, lo que sirve de apoyo a esas cualidades.

sujetos de experimentación (*subject of experimentation*)
BIOÉT. Ver **consentimiento informado, investigación clínica**.

sulbactam (*sulbactam*)
FARMCLÍN. m. Fármaco betalactámico, sulfona del ácido peniciloico, que se utiliza asociado a ampicilina. La asociación amplía el espectro de la penicilina frente a las bacterias que producen betalactamasas. Se administra por vía oral o intravenosa.

sulfadiazina (*sulfadiazine*)
FARMCLÍN. Ver **sulfamida**.

sulfametoxazol (*sulfametoxazole*)
FARMCLÍN. m. Sulfamida utilizada habitualmente en asociación con trimetroprim.

sulfamida (*sulfonamide*)
FARMCLÍN. f. Antibacteriano quimioterápico de efecto bacteriostático. Inhibe la síntesis de ácido fólico por similitud con su sustrato, el PABA (*para amino benzoic acid*).

sulfatidosis (*sulfatidoses*)
NEUROL. f. Forma de leucodistrofia metacromática que cursa con una deficiencia en alguno de los sulfátidos.

sulfato (*sulfate*)
BIOQUÍM. m. Sal de ácido sulfúrico.

sulfato de dehidroepiandrosterona (*dehidroepiandrosterona sulfate*)
ENDOCRINOL. Forma sulfatada de dehidroepiandrosterona de procedencia cortical suprarrenal.

sulfona del ácido peniciloico (*peniciloic acid sulfone*)
FARMCLÍN. Fármaco betalactámico. Carece de actividad antibacteriana, pero inhibe de forma irreversible la mayoría de las betalactamasas. Se utiliza asociado a otros fármacos betalactámicos.

sulfonilurea (*sulfonylurea*)
ENDOCRINOL. f. Grupo farmacológico de antidiabéticos orales, cuyo mecanismo de acción implica la interacción con receptores específicos, localizados en la superficie de la célula beta pancreática, a través de la cual estimulan la secreción endógena de insulina. La glibenclamida, glipizida, gliclazida y glimepirida

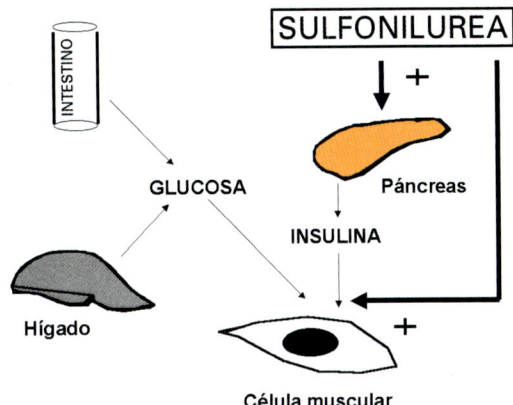

Las *sulfonilureas* estimulan la secreción de insulina por el páncreas y su efecto a nivel tisular

constituyen ejemplos de moléculas de uso rutinario en el tratamiento de la diabetes mellitus tipo 2.

sulpiride (*sulpiride*)
ENDOCRINOL. m. Antagonista de los receptores dopaminérgicos D2, que posee un potente efecto estimulador de la secreción de prolactina, por lo que se ha empleado como prueba de estimulación de la secreción de esta hormona. Terapéuticamente se emplea como antidepresivo o antipsicótico.

sumación (*summation*)
FISIOL. f. Efecto acumulativo debido a la activación simultánea de un mayor número de fibras nerviosas o a la liberación de una mayor cantidad de un neurotransmisor. La sumación puede tener lugar de forma temporal o espacial.

sumatriptán (*sumatriptan*)
NEUROL. m. Fármaco utilizado en el tratamiento de las crisis de migraña.

sumersión (*drowning*)
MEDLEGAL. f. Asfixia mecánica que se produce cuando la víctima se ha sumergido en el agua. Se distingue la sumersión asfíctica (ahogados azules) de la sumersión-inhibición (ahogados blancos). En este último caso, la víctima no ha respirado bajo el agua, sino que el óbito es debido a un fenómeno reflejo de inhibición, debido al choque del agua con la laringe. Su etiología médico-legal es fundamentalmente suicida o acciden-

tal. Se ha utilizado también como método de ejecución de la pena capital.

superagonista (*superagonist*)
ENDOCRINOL. m. Análogo estructural de una sustancia, en el que las modificaciones estructurales realizadas confieren a la molécula una actividad superior, relacionada con distintas variables como la afinidad por el receptor, duración de acción o resistencia a la degradación.

superantígeno (*superantigen*)
INMUNOL. m. Antígeno capaz de estimular múltiples linfocitos T, especialmente CD4$^+$, lo que conduce a la liberación de grandes cantidades de linfoquinas (v.). Son antígenos timodependientes que no requieren ser procesados. En lugar de presentarse en el interior de la hendidura de la molécula MHC, se unen a la parte exterior del receptor para el antígeno del linfocito T y, simultáneamente, a la molécula MHC de clase II. De este modo, son capaces de reaccionar con todos aquellos TCR cuya estructura externa sea similar, por lo que estimulan múltiples linfocitos T. Típicamente corresponden a las toxinas bacterianas.

superconductivo (*superconductor*)
RADIO. m. Sustancia o elemento que permite la transmisión de una energía sin generar la pérdida de la misma.

superego (*superego*)
PSICOL. m. En la teoría psicoanalítica, parte de la estructura de la personalidad relacionada con la ética, las normas y la autocrítica. Representa las demandas interiorizadas del mundo exterior (la introyección de las figuras paternas y la asimilación de las normas sociales) que se configuran en un sistema de valores, actitudes e ideales propios. El superyo, como también se denomina, ejercería la función de conciencia y censura, actuando sobre el yo para que este inhiba los deseos que, moralmente, son intolerables y actuando como ideal para premiar la propia conducta.

superenrollamiento del DNA (*DNA supercoiling*)
BIOQUÍM. Arrollamiento del DNA sobre sí mismo como consecuencia del desenrollamiento o sobreenrollamiento de la hélice de DNA. En DNAs circulares o con lazos cerrados, al retorcer el DNA alrededor de su propio eje, cambia el número de vueltas de la doble hélice, de modo que para recuperar la estabilidad, la molécula se arrolla sobre sí misma (superenrollamiento) formando una superhélice de sentido opuesto al giro inicial. Si el giro se produce en el sentido de las agujas del reloj, de modo que se aumenta el número de vueltas de la cadena de DNA, se forma una superhélice levógira (superenrollamiento positivo), y si es en sentido contrario, se forma una superhélice dextrógira (superenrollamiento negativo). En la naturaleza, el DNA circular normalmente se encuentra superenrollado negativamente. El DNA eucariótico también se encuentra superenrollado como consecuencia de su asociación con los nucleosomas.

superfecundación (*superfecundation*)
GINECOL. f. Fecundación de dos óvulos en dos coitos diferentes en el mismo ciclo. Ello dará lugar al desarrollo de gemelos biovulares.

superfetación (*superfetation*)
GINECOL. f. Fecundación de dos óvulos en dos ciclos ováricos distintos. Esta posibilidad no se acepta en la especie humana dado que una vez iniciado el primer embarazo no sería posible la penetración de nuevos espermatozoides a través del moco cervical modificado por el embarazo.

superficial (*superficial*)
ORTOP. adj. Perteneciente o relativo a la superficie, situado cerca de ella. Término utilizado en anatomía para designar una estructura más cercana de la superficie del cuerpo que otra (flexor superficial-flexor profundo).

superficie (*surface*)
ORTOP. f. Parte exterior o cara externa de un cuerpo que lo limita y lo separa del espacio o de otro cuerpo. || **s. articular** (*articular s.*) Superficie de un hueso cubierta de cartílago que forma parte de una articulación. || **s. de extensión** (*extension s.*) Cada uno de los planos de una articulación de las extremidades (sobre todo codo y rodilla) hacia donde se dirige el movimiento de extensión.

superficie corporal (*body surface*)
ONCOL. Extensión o superficie de la piel del paciente, usada habitualmente para calcular la dosis absoluta de los fármacos citostáticos que le corresponde, de acuerdo a su peso y talla.

superficie de membrana *(membrane surface area)*
NEFROL. En las membranas semipermeables de hemodiálisis, la superficie varía de 0,8 a 2,1 m². A mayor superficie del dializado le corresponde un mayor aclaramiento de la urea y, por tanto, una mayor eficacia, pero el tipo de membrana y su grosor son factores muy importantes (celulosa, celulosa sustituida, celulosa sintética o de membrana de síntesis tipo polisulfona o poliacrilonitrilo, etc.). Así, un dializador de alta eficacia de 0,8 m² puede tener un mayor aclaramiento de la urea que un dializador menos eficiente de 1,3 m². Por ello, el área de superficie de membrana *per se* es de escasa importancia clínica. En membranas biocompatibles, el aumento de la superficie no se asocia a un incremento de la activación del complemento.

superhembra *(X-triploid)*
GINECOL. f. Se denomina así a las pacientes portadoras de una triploidia X (XXX). Estas pacientes no tienen un desarrollo fenotípico femenino exagerado, sino que presentan un fenotipo normal o infantil.

supernumerario *(supernumerary)*
DERMATOL. m. Que aparece en número mayor de lo habitual; p. ej., mama supernumeraria o dedo supernumerario.

superovulación *(superovulation)*
GINECOL. f. Hiperestimulación de la ovulación mediante la administración de hormonas estimulantes (FSH, HMG, clomifeno).

superposición *(superposition, oversampling)*
RADIO. f. Colocación de una cosa sobre o delante de otra.

supersensibilidad *(supersensibily)*
FARM. f. Sensibilidad exagerada frente a un determinado estímulo. Se aplica, sobre todo, a la respuesta inmunitaria y a la respuesta a un estímulo doloroso. También se denomina hipersensibilidad.

supervivencia *(survival)*
BIOÉT. Ver **pronóstico**.

supervivencia global *(overall survival)*
ONCOL. Periodo que transcurre desde la administración del tratamiento en estudio hasta el último control realizado o el fallecimiento del paciente.

supervivencia del injerto *(graft survival)*
NEFROL. Duración de la función del injerto que puede darse en días, meses o años. En los trasplantes de órganos vitales (cardiaco, hepático) es similar a la supervivencia del paciente, excepto si se efectúa retrasplante, pero en el trasplante renal (órgano no vital), el paciente puede volver al programa de diálisis y continuar viviendo. En los estudios estadísticos se calcula la supervivencia actuarial del injerto.

supervoltaje *(supervoltage)*
RADIO. m. Alto voltaje.

supinación *(supination)*
ORTOP. f. Acción de colocarse en posición supina o estado de encontrarse en ella (que descansa sobre el dorso, que se encuentra con la cara hacia arriba). En relación con la mano, movimiento del antebrazo por el cual se dirige la palma de la mano hacia arriba o hacia adelante, según el antebrazo esté en flexión o en extensión. La supinación es opuesta a la pronación. En relación con el pie, implica, por lo general, movimientos que llevan a la elevación del borde interno del pie y, por tanto, del arco longitudinal.

supino *(supine)*
RADIO. Ver **posición**.

supositorio *(suppository)*
FARM. m. Forma farmacéutica sólida de administración rectal que, al fundirse a la temperatura corporal, libera el fármaco que contiene.

supracondíleo *(supracondylar)*
ORTOP. adj. Se dice de lo que está situado encima del cóndilo o que ocurre allí.

suprahioideo *(suprahyoid)*
ANAT. adj. Se dice del elemento que se encuentra por encima del hioides; como los músculos suprahioideos (milohioideo, genihioideo, estilohioideo).

supranuclear *(supranuclear)*
NEUROL. adj. Situado por encima de un núcleo o una estructura nerviosa.

supraóptico *(supraoptic nucleus)*
ENDOCRINOL. m. Núcleo neuronal, de localización hipotalámica, desde donde parten fibras que, con el haz procedente del núcleo paraventricular, constituyen la conexión hipotálamo-neurohipofisaria, responsable de la síntesis y transporte de oxitocina y vasopresina.

supraorbitario *(supraorbitary)*
ANAT. adj. Lo que se encuentra en el techo de la órbita o por encima de él; como el agujero supraorbitario, orificio o escotadura por la que sale el nervio supraorbitario y los vasos supraorbitarios.

suprapubiano *(suprapubic)*
ANAT. adj. Lo que está situado por encima del pubis.

suprarrenal *(adrenal)*
ANAT. adj. Lo que está encima del riñón.

supratentorial *(supratentorial)*
NEUROL. adj. Que está situado en la cavidad intracraneana por encima del tentorio o tienda del cerebelo.

supravalvular *(supravalvular)*
CARDIOL. adj. Que está situado por encima de una válvula.

supraventricular *(supraventricular)*
CARDIOL. adj. Que está localizado u originado por encima de los ventrículos, generalmente en las aurículas o la unión auriculoventricular.

supresión *(suppression)*
PSICOL. f. Mecanismo de defensa por el que el individuo se enfrenta a conflictos emocionales y a amenazas de origen interno o externo, evitando, intencionadamente, pensar en problemas, deseos, sentimientos o experiencias que le producen malestar. Se enmarca en un nivel de defensa adaptativo elevado, ya que da lugar a una óptima adaptación en el manejo de los acontecimientos estresantes, maximiza la gratificación, permite tener conciencia de los sentimientos, las ideas y sus consecuencias, y promueve un buen equilibrio entre las opciones conflictivas.

supresor tumoral *(tumor supresor)*
ONCOL. Producto de un gen que actúa previniendo la transformación de las células normales en células tumorales.

sural *(suralis)*
ANAT. adj. Lo que pertenece a la pierna o se distribuye por ella.

suramina *(suramin)*
ENDOCRINOL. f. Fármaco antiparasitario, con propiedades antineoplásicas, que inhibe la actividad de mitógenos celulares como factor de crecimiento derivado de las plaquetas (PDGF), factor de crecimiento análogo a la insulina tipo 1 (IGF-1) y factor de crecimiento fibroblástico (FGF). Adicionalmente, posee efectos bloqueantes de la esteroidogénesis adrenal y gonadal.

surco *(groove)*
ANAT. m. Depresión lineal, por ejemplo, surcos cerebrales, surcos óseos, surcos de la piel, etc. || **s. primitivo** *(primitive g.)* El que se forma en la línea primitiva del escudo embrionario.

surco mayor del DNA *(DNA major groove)*
BIOQUÍM. La más ancha de las dos hendiduras helicoidales, que se encuentran en la superficie de la doble hélice. || **s. menor del DNA** *(DNA minor g.)* La menor de las dos hendiduras helicoidales, que se encuentran en la superficie de la doble hélice.

susceptibilidad *(susceptibility)*
RADIO. f. Capacidad para ser estimulado, cambiar de posición o de estado.

suspensión *(suspension)*
DERMATOL. f. Preparación farmacéutica en la que el principio activo no está disuelto, tomando una apariencia turbia.

suspensión de cuidados *(discontinuation of care)*
BIOÉT. Cese de la aplicación de tratamientos de enfermería, generalmente ante la consideración de la pronta defunción del enfermo. Desde el punto de vista ético, no está nunca justificada, pues, aunque no exista posibilidad de curación, siempre se puede proporcionar alivio (v.) y consuelo (ver **apoyo al enfermo, futilidad**). || **s. del tratamiento** *(d. of the treatment)* Cese de la aplicación de las medidas terapéuticas por considerarse fútiles. Ver **futilidad, iniciar tratamiento.** || **s. del tratamiento a incapaces, deficientes y discapacitados** *(d. of the treatment to incompetent, deficient and handicapped persons)* Desde el punto de vista ético, no se debe dar la impresión a la familia del paciente de que se está buscando su muerte, y sólo se debe llevar a cabo cuando aquella esté convencida de que no hay nada que hacer. Ver **deficiencia, eutanasia, mejor interés del paciente.**

sustancia *(substance)*
ANAT. f. Término que en medicina se utiliza para definir tanto a los fármacos como a las entidades biológicas. || **s. blanca** *(white s.)* Tejido

nervioso formado por fibras nerviosas mielinizadas. Hay sustancia blanca en el cerebro, en el cerebelo y en la médula espinal. En los dos primeros se encuentra cubierta por la corteza (que es sustancia gris), mientras que en la médula se halla en superficie. ‖ **s. gris** (*grey s.*) Tejido constituido por cuerpos neuronales y fibras. Forma la corteza cerebral y cerebelosa, los núcleos y la porción central de la médula espinal. ‖ **s. negra** (*substantia nigra*) Centro nervioso, situado en el mesencéfalo, entre el pie peduncular y el tegmento. Sus neuronas contienen un pigmento melánico, por lo que aparece de un color oscuro. Por su función, se considera un centro nervioso de la vía extrapiramidal.

sustancia cromidial (*chromidial substance*)
HISTOL. Material que aparece en el citoplasma de algunas células, que presenta una afinidad por colorantes básicos. Este término fue designado por Garnier en el año 1900. La sustancia cromidial o basofilia se corresponde con la presencia de una gran cantidad de ribosomas libres en citoplasma o adosados en el retículo endoplasmático rugoso.

sustancia P (*sustance P*)
FISIOL. Neurotransmisor polipeptídico (nonapéptido) que se libera, periféricamente, por las fibras nerviosas, produciendo vasodilatación y, centralmente, en el asta posterior, por las fibras nociceptivas, facilitando la transmisión de los impulsos algógenos. También se libera a nivel intestinal, en las glándulas salivales y en otros centros nerviosos.

sustitución (*substitution*)
PSICOL. f. Mecanismo de defensa por el que el individuo se enfrenta a conflictos emocionales y a amenazas, de origen interno o externo, reemplazando una meta, emoción u objeto inasequible o inaceptable, por otro más asequible o aceptable.

sustitutos de la sangre (*blood substitute*)
HEMATOL. La complejidad de la sangre humana hace prácticamente imposible elaborar un producto artificial que realice todas sus funciones, pero sí es posible preparar sustitutos para muchos de sus componentes. Entre los sustitutos del plasma las soluciones utilizadas para la reposición de la volemia pueden ser cristaloides o coloides como gelatinas, el hidroxietilalmidón y los dextranos. Entre los sustitutos celulares se encuentran las soluciones de hemoglobina y los perfluorocarbonos, capaces de transportar oxígeno a los tejidos.

sustracción (*substraction*)
RADIO. f. Cálculo de la diferencia entre dos cantidades. Ver **técnica de sustracción**.

sustracción de fondo (*grownd substraction*)
MEDNUCL. Acción de restar, mediante ordenador, la actividad circundante al órgano que es objeto de la exploración con el fin de obtener una imagen digital más contrastada.

sustrato (*substrate*)
RADIO. m. Capa que está situada debajo de la que se toma como referencia. ‖ Material que sirve de base a la emulsión fotográfica en las películas radiográficas.

sutura (*suture*)
ANAT. f. Denominación de la sinartrosis, ya que entre ambas superficies articulares se hallan múltiples y cortas fibras colágenas que recuerdan un zurcido. ‖ **s. armónica** (*s. plana*) Sutura en la que las superficies articulares óseas son planas. ‖ **s. escamosa** (*squamosal s.*) También se le llama sutura en bisel, pues las superficies óseas que se ponen en contacto son biseladas. ‖ **s. serrada** (*s. serrata*) La superficie articular de ambos huesos es dentada y, estando inversamente configuradas, encajan perfectamente entre sí.

sutura (*suture*)
CIRGEN. f. Acción de coser tejidos o también el material empleado para realizarla, que pueden ser grapas o hilo con aguja. ‖ **s. de aposición** (*apposition s.*) Aquella que coapta los bordes de la piel, dejándolos debidamente afrontados. ‖ **s. de aproximación** (*approximation s.*) Aquella que pone en contacto los tejidos blandos, más profundos que la piel, para facilitar la cicatrización de una herida abierta. ‖ **s. de colchonero** (*mattress s.*) Sutura continua en la que cada punto atraviesa perpendicularmente la herida, en sentido opuesto al punto anterior. ‖ **s. continua** (*running s.*) Cosido para unir tejidos no con puntos sueltos y separados, sino con un mismo hilo que continúa un punto con el siguiente sin cortarlo. ‖ **s. en bolsa de tabaco** (*purse-string s.*) Sutura continua en la que la línea de sutura tiene una forma circular, de modo que al estirarla y anudar los dos extremos del hilo, el tejido su-

turado tiende a aproximarse al punto central del círculo, de modo que se cierra como una talega. || **s. en cadena** *(lock-stitch s.)* Sutura cruzada. Sutura continua en la que cada asa del hilo enlaza con el asa anterior. || **s. mecánica** *(staple s.)* Instrumento quirúrgico que cose los tejidos con grapas metálicas o de plástico, de manera que las suturas se hacen más rápido que manualmente, más herméticas y con menos contaminación de las heridas, por el contenido de las vísceras. Se emplean, sobre todo, en cirugía digestiva. Pueden ser rectas (p. ej., la GIA y la TA) o circulares, para realizar a la vez anastomosis terminoterminales, al introducir el instrumento dentro de la luz del tubo digestivo (EEA y CEEA).

sutura absorbible *(absorbable suture)*
ORTOP. Sutura con sustancias asimilables por los tejidos orgánicos, digeridas por las enzimas proteolíticas, p. ej., el catgut o material sintético hidrolizable. || **s. anatómica** *(anatomical s.)* Articulación inmóvil de los huesos del cráneo y de la cara. También se denomina sinartrosis. || **s. atraumática** *(atraumatic s.)* Aquella en la que se utiliza una aguja sin agujero y que se continúa directamente con el hilo, con lo que se reduce al mínimo el traumatismo de los tejidos que atraviesa (se emplea en la sutura de nervios, vasos, en la piel para la corrección estética). || **s. de Bunnell** *(Bunnell's s.)* Sutura de un tendón con un alambre que atraviesa la piel y se anuda sobre un botón, colocado por fuera de la misma, que sirve de *ancorage* y que permite retirar el alambre después de seccionarlo. || **s. interrumpida** *(interrupted s.)* La que se hace con una serie de puntos independientes. || **s. quirúrgica** *(surgical s.)* Reunión de los bordes de una herida o de la solución de continuidad en los tejidos mediante el cosido con hilos o grapas para asegurar su unión y acelerar su curación. || Material que se emplea para cerrar la herida con puntos.

sutura nerviosa *(nerves suture)*
NEUROCIR. Técnica quirúrgica que busca el alineamiento anatómico, lo más exacto posible, de los dos cabos de un nervio seccionado. Se distingue el tipo epineural, el perineural y el injerto nervioso.

SUV *(standard uptake value)*
MEDNUCL. Siglas inglesas de valor normalizado de captación, magnitud que expresa la captación de un radiofármaco, en términos de concentración de la actividad, medida en la imagen, dividido por la dosis inyectada al paciente normalizada por su peso (Bq/ml)/(Bq/g).

T

T *(T)*
RADIO. Letra que representa a la intensidad de un campo magnético, tesla.

T1 *(T1)*
RADIO. En una resonancia magnética, componente de magnetización longitudinal del spin. Energía que el spin transfiere al entorno durante su relajación. También se denomina transferencia *spin-lattice*. Las secuencias de RM pueden programarse para obtener, predominantemente, este tipo de señal (secuencias potenciadas en T1).

T2 *(T2)*
RADIO. En una resonancia magnética (RM), componente de magnetización transverso del spin. Energía que el spin transfiere a otros spines durante su relajación. También se denomina transferencia *spin-spin*. Las secuencias de RM pueden programarse para obtener, predominantemente, este tipo de señal (secuencias potenciadas en T2).

TA *(thoraco-abdominal)*
CIRGEN. Siglas de toracoabdominal. Sutura mecánica recta que solo grapa el tejido, pero no lo corta, a diferencia de la GIA. Su nombre deriva de que puede emplearse tanto en cirugía torácica como abdominal. Ver **sutura mecánica.**

tabaco y ética *(tobacco and ethics)*
BIOÉT. Ver **deber de preservar la salud.**

tabaquera anatómica *(anatomic snuffbox)*
ANAT. Depresión triangular en la porción lateral de la muñeca, que se produce al contraerse los músculos extensores corto y largo del pulgar. Cuando se tomaba rapé, era costumbre depositarlo en la tabaquera anatómica, para después aspirarlo por la nariz.

tabes dorsal *(tabes dorsalis)*
NEUROL. Neurosífilis tabética. Afectación sifilítica cerebral y meníngea, así como de los cordones posteriores de la médula espinal y las raíces nerviosas, que provoca un cuadro de ataxia y arreflexia por la abolición de la sensibilidad profunda. Secundariamente se pueden observar lesiones tróficas de la piel y una degeneración artrósica de las articulaciones.

tabique *(septum)*
ANAT. m. Pared que separa dos cavidades (se usa también el nombre de septum); p. ej., tabique interauricular, interventricular, auriculoventricular, nasal, etc.

tacrina *(tacrine)*
FARM. f. Inhibidor de la acetilcolinesterasa, utilizado para el tratamiento de la enfermedad de Alzheimer, en la que produce una mejoría de la capacidad cognitiva.

tacto *(touch)*
ANAT. m. Sentido que nos permite detectar los contactos en la piel. En medicina se suele distinguir entre el tacto propiamente dicho y la presión, existiendo para cada una de estas sensaciones receptores distintos: para el tacto tenemos los receptores de Meisner y de Merkel, y para la presión, los de Pacini.

Taenia *(Taenia)*
MICROBIOL. Género de helmintos, parásitos pertenecientes a la clase *Cestoidea*, familia *Taeniidae*, cuyos adultos son parásitos intestinales de diversos vertebrados. Ver **cestodo**.

tafefobia *(taphephobia)*
PSIQUIAT. Ver **fobia**.

talamotomía *(thalamotomy)*
NEUROL. f. Lesión de los núcleos talámicos, habitualmente del ventral intermedio medial, que se realiza mediante cirugía estereotáxica, y que se utiliza para el tratamiento del temblor u otros movimientos anormales.

talasemia *(thalasemia)*
HEMATOL. f. Grupo muy heterogéneo de alteraciones cuantitativas de la hemoglobina, en el que se produce un déficit en la síntesis de alguna de sus subunidades polipeptídicas. Ello da como resultado una producción disminuida de hemoglobina, por lo que los hematíes son microcíticos e hipócromos. Afectan a la población originaria del área mediterránea, Asia y población negra de África. Las talasemias se clasifican según la globina, cuya síntesis está disminuida, en alfa, beta, delta, delta-beta, alfa-beta, y gamma-delta-beta talasemias. 1) *Alfatalasemia*: consiste en un déficit de síntesis de cadena alfa. Existe una gran heterogeneidad genética responsable de este tipo de talasemia, así como una gran variabilidad clínica. 2) *Betatalasemia*: las personas afectadas pueden estarlo de forma homocigota, heterocigota o doble heterocigota, con una gran heterogeneidad molecular. La *betatalasemia menor* no suele acompañarse de patologías clínicas. La *betatalasemia mayor*, o anemia de Cooley, es una enfermedad hereditaria, con graves repercusiones clínicas. La sintomatología suele presentarse en los primeros meses de vida y se manifiesta como un síndrome anémico grave, con una intensa microcitosis e hipocromía. Suele conllevar ciertas alteraciones esqueléticas por la expansión de la médula eritroide. El niño en raras ocasiones puede vivir sin transfusiones, lo que origina, como complicación, una hemosiderosis. El tratamiento es fundamentalmente como soporte, y se basa en la transfusión de concentrados de hematíes, el uso de quelantes del hierro, esplenectomía y en la administración de ácido fólico. El trasplante de médula ósea es el único tratamiento curativo.

talasofobia *(thalassophobia)*
PSIQUIAT. Ver **fobia**.

talidomida *(thalidomide)*
PEDIAT. f. Fármaco sedante e hipnótico que, cuando lo toman mujeres gestantes, produce malformaciones fetales, principalmente en los miembros, que pueden oscilar entre la amelia (carencia total de extremidades) y focomelia. La aparición de un gran número de estas malformaciones, en un periodo corto de tiempo, hizo sospechar que eran producidas por algún fármaco de uso corriente y, en efecto, se comprobó que las madres con hijos mélicos tomaban la talidomida. Desde entonces, se considera obligatorio examinar el posible efecto teratogénico de los medicamentos que se van a lanzar al mercado.

talipés *(talipes)*
ORTOP. m. Término que procede del latín *talus*, talón, y *pes*, pie. Cualquier deformidad del pie (generalmente congénita) y especialmente si en ella está involucrado el astrágalo. Los tipos de deformidades más comunes son: calcáneo cavo, calcáneo valgo, calcáneo, caro varo, cavo, equino valgo, equino varo, equino, valgo, varo.

talla *(height)*
ORTOP. f. Estatura de una persona, medida desde la planta del pie hasta el vértice de la cabeza. ‖ Talla en posición sentada, desde el vértice de la cabeza a la superficie donde está sentada. ‖ Paño estéril que circunscribe el campo operatorio en las intervenciones quirúrgicas.

tallo hipofisario *(pituitary stalk)*
ENDOCRINOL. Prolongación hipotalámica que nace en la eminencia media y constituye el nexo anatómico entre el hipotálamo y la hipófisis. Alberga los vasos sanguíneos del sistema porta hipofisario, que conduce los péptidos hipotalámicos a la hipófisis anterior, donde modulan la síntesis y la secreción de hormonas hipofisarias.

talón *(heel)*
ANAT. m. Parte posterior del pie, formada por el hueso calcáneo (en latín *talus*).

tampón (*buffer*)
FISIOL. m. Sistema (de muy variada índole) que tiene la función de amortiguar, impidiendo cambios bruscos e intensos en las soluciones. Uno de los más importantes es el tampón de bicarbonato que mantiene el pH estable, impidiendo la acidosis.

tanatocronología (*thanatocronology*)
MEDLEGAL. f. Parte de la tanatología que estudia los procedimientos para determinar la data o fecha en que ocurrió la muerte.

tanatofilia (*thanatophilia*)
MEDLEGAL. f. Tendencia al suicidio.

tanatofobia (*thanatophobia*)
PSIQUIAT. Ver **fobia**.

tanatología (*thanatology*)
MEDLEGAL. f. Conjunto de conocimientos relativos a la muerte. Etimológicamente, tratado de la muerte. Forma una parte muy importante de la medicina legal.

tanatomanía (*thanatomania*)
MEDLEGAL. f. Manía suicida u homicida.

tanatómetro (*thanatometer*)
MEDLEGAL. m. Termómetro especial para medir la temperatura rectal del cadáver con fines de tanatocronodiagnóstico.

tanatopsia (*thanatopsy*)
MEDLEGAL. Ver **necropsia**.

tanatoquimia (*thanatochemistry*)
MEDLEGAL. f. Estudio de la evolución de las transformaciones bioquímicas que ocurren en el cadáver y su evolución en el tiempo.

tangencialidad (*tangenciality*)
PSICOL. f. Forma de responder evasiva o irrelevante; es frecuente en la esquizofrenia.

tanicito (*tanycyte*)
ENDOCRINOL. m. Células de contacto entre el III ventrículo y la eminencia media hipotalámica. Su función no es bien conocida, y se les ha atribuido un papel de transporte de sustancias entre ambas estructuras.

tapón de cerumen (*cerumen plug*)
OTORRIN. Masa amarillenta o marrón formada por la acumulación de la secreción de las glándulas sebáceas y ceruminosas, descamación epidérmica, pelos y partículas de suciedad, obstruyendo el conducto auditivo externo y provocando una hipoacusia cuando el cierre del conducto es completo. La producción de tapones se favorece por el uso de bastones de algodón para limpiar el conducto auditivo externo.

tapón mucoso cervical (*mucous plug*)
GINECOL. Moco segregado por el epitelio endocervical, que cierra este conducto durante el embarazo. Se expulsa al iniciarse el parto.

taponamiento cardiaco (*cardiac tamponade*)
CARDIOL. Compresión de las cavidades cardiacas debida a un acúmulo, generalmente agudo y cuantioso, de líquido en la cavidad pericárdica (ver **derrame pericárdico**). Provoca una importante limitación al llenado cardiaco y, por tanto, cursa con una disminución del gasto cardiaco efectivo y *shock* cardiogénico. Suele ser debido a trastornos neoplásicos, infecciosos, traumatismos o enfermedades del tejido conectivo. Constituye una urgencia médica cuyo tratamiento inmediato es la pericardiocentesis.

taponamiento nasal (*nasal packing*)
OTORRIN. Colocación de una gasa dentro de la fosa nasal para producir una compresión, con el fin de asegurar la hemostasia de una epistaxis. El taponamiento puede ser vestibular, y se denomina anterior, o coanal, y se denomina posterior. Este último se emplea cuando el anterior no es suficiente para mantener la hemostasia.

taquiarritmia (*tachyarrhythmia*)
CARDIOL. Ver **taquicardia**.

taquicardia (*tachycardia*)
CARDIOL. f. Cualquier tipo de arritmia (v.) cardiaca rápida. Generalmente se define como el incremento mantenido de la frecuencia cardiaca por encima de 100 latidos por minuto. Según su origen, se dividen en supraventriculares, originadas por encima del haz de His, y ventriculares, cuando se originan por debajo del haz de His. Su mecanismo puede ser un aumento del automatismo, la reentrada (v.) o la actividad desencadenada. Algunos tipos de taquicardia (p. ej., la taquicardia sinusal) son procesos fisiológicos normales, generalmente destinados a incrementar el gasto cardiaco, mientras que otros son consecuencia de alteraciones patológicas de la conducción o de la formación del estímulo eléctrico cardiaco. ||

taquicardia

t. auricular *(atrial t.)* Taquicardia supraventricular originada generalmente por la reentrada o el incremento del automatismo en el miocardio auricular. Desde el punto de vista clínico, suele manifestarse como episodios de palpitaciones paroxísticas. Ver **taquicardia paroxística supraventricular**. ‖ **t. de Gallavardin** *(Gallavardin's t.)* Taquicardia ventricular paroxística, descrita por Gallavardin en individuos jóvenes sin alteración estructural cardiaca. Corresponde a las taquicardias ventriculares idiopáticas del tracto de salida del ventrículo derecho. ‖ **t. intranodal** *(atioventricular node reentrant t.).* Tipo de taquicardia supraventricular paroxística (v.) producida por una reentrada localizada en el nodo auriculoventricular. Es el tipo más frecuente de taquicardia paroxística supraventricular. ‖ **t. paroxística supraventricular** *(paroxysmal supraventricular t.)* Taquicardia paroxística originada por encima del haz de His. Dejando aparte la fibrilación (v.) y el flúter auricular (v.), existen tres mecanismos básicos de taquicardia paroxística supraventricular, la taquicardia por reentrada intranodal, las taquicardias por reentrada a través de una vía accesoria y las taquicardias auriculares. Suelen aparecer en los corazones sin cardiopatía estructural, y provocan, generalmente, una clínica de accesos paroxísticos de palpitaciones rápidas y regulares. Su tratamiento definitivo consiste en la ablación mediante radiofrecuencia. ‖ **t. sinusal** *(sinus t.)* Aceleración de la frecuencia sinusal por encima de los 100 latidos por minuto. Es el mecanismo fisiológico más eficiente, destinado a incrementar el gasto cardiaco en caso necesario (p. ej., durante el ejercicio, la tensión emocional, la fiebre, etc.). ‖ **t. ventricular** *(ventricular t.)* Taquicardia originada por debajo del haz de His. A diferencia de la taquicardia supraventricular, generalmente se asocia a una enfermedad cardiaca, típicamente cardiopatía isquémica. Su mecanismo electrofisiológico más frecuente es la reentrada en el miocardio ventricular. Electrocardiográficamente se distingue, entre otros signos, por la presencia de complejos QRS anchos taquicárdicos, disociación auriculoventricular, etc. Su manifestación clínica es muy variable, desde simples episodios de palpitaciones hasta insuficiencia cardiaca o *shock* cardiogénico, dependiendo de varios factores, como la frecuencia de la taquicardia o la severidad de la cardiopatía de base.

taquicardia nodal *(nodal tachycardia)*
FISIOL. Taquicardia que se produce por la estimulación más frecuente del nódulo sinusal o de un foco ectópico próximo a este nódulo. ‖ **t. supraventricular** *(supraventricular t.)* Ritmo cardiaco superior a las 100 contracciones por minuto y cuyo origen está en una excesiva frecuencia de los impulsos nodales y, a veces, del nódulo atrioventricular. ‖ **t. ventricular paroxística** *(paroxysmal ventricular t.)* Ritmo patológico provocado por los estímulos producidos a causa de un foco ectópico ventricular y que se caracteriza por latidos rápidos al inicio y una brusca terminación.

taquifemia *(tachyphemia)*
NEUROL. f. Aumento del ritmo de la emisión de la palabra.

taquifilaxia *(tachyphilaxia)*
FARM. f. Disminución rápida de la respuesta a un fármaco por una administración repetida del mismo.

taquipnea *(tachypnea)*
PNEUMOL. f. Aumento de la frecuencia respiratoria.

taraceo *(tattoo)*
MEDLEGAL. Ver **tatuaje**.

tarda *(tarda)*
DERMATOL. adj. Tardía; p. ej., la porfiria cutánea tarda.

tardía *(late)*
RADIO. Ver **captación tardía**.

tarjetas inteligentes *(intelligent cards)*
BIOÉT. Tarjetas electrónicas personales que contienen datos sobre el historial clínico, consumo de medicamentos y otros datos médicos relevantes, que facilitan la atención médica. Ver **historia clínica informatizada**.

tarsal *(tarsal)*
ORTOP. adj. Relativo o perteneciente a los huesos del tarso. ‖ Relativo al empeine del pie.

tarsalgia *(tarsalgia)*
ORTOP. f. Dolor en la región del tarso, especialmente el que acusan los adolescentes después de andar o permanecer de pie un largo tiempo, a causa de poseer una bóveda plantar insuficiente. También se le llama pie valgo doloro-

so. || Puede ser ocasionada por la discondrosis del escafoides del niño.

tarsectomía *(tarsectomy)*
ORTOP. f. Resección del tarso o de alguno de sus huesos. || **t. cuneiforme** *(cuneiform t.)* Resección en cuña en el metatarso para corregir el pie cavo inveterado.

tarso *(tarsus)*
ANAT. m. Región posterior del pie, cuyo esqueleto está formado por el calcáneo y el artrágalo, en la fila posterior de los huesos y las tres cuñas y el cuboides en la anterior. Se articula con la tibia y peroné, en el tobillo, y con los metatarsianos, en su parte distal.

tarsoplastia *(tarsoplasty)*
OFTALMOL. f. Reconstrucción quirúrgica del tarso palpebral.

tarsorrafia *(tarsorraphy)*
OFTALMOL. f. Sutura de los bordes libres de los párpados superior e inferior a fin de acortar la hendidura palpebral. Se realiza, fundamentalmente, en casos de úlceras corneales, secundarias a parálisis faciales. || **t. lateral** *(lateral t.)* Aquella que se realiza solo en la porción más externa de la comisura palpebral. || **t. media** *(medial t.)* Aquella que se realiza en la porción media de la comisura palpebral.

tartamudeo *(stuttering)*
NEUROL. m. Disartria silábica. Se produce por una falta de coordinación entre la respiración y la vocalización, producida por espasmos que obligan a repetir algunas sílabas, con dificultad para pronunciar otras.

tasa *(measure)*
RADIO. f. Número o porcentaje con el que se expresa el grado o la intensidad de generación de la radiación. || Cantidad de radiación en la unidad de tiempo.

tasa de formación ósea *(bone formation rate)*
NEFROL. Se estudia en la biopsia ósea de los pacientes, en diálisis, con enfermedad ósea de origen incierto. Se efectúa mediante el marcaje con tetraciclina (entre dos tomas orales con un intervalo de 12 días prebiopsia). Dado que la tetraciclina emite fluorescencia, la observación con el microscopio de fluorescencia mostrará el depósito de tetraciclina y permitirá una determinación de la cuantía de hueso formada, en el intervalo de 12 días, entre las dos tomas de tetraciclina.

tasa de mutación *(mutation rate)*
GENÉT. Número de mutaciones (representado por *m*) que se generan en cada locus por cada nueva generación.

tatuaje *(tattoo)*
MEDLEGAL. m. Dibujo indeleble en la piel humana, que se efectúa introduciendo, por medio de agujas, sustancias insolubles, de diversos colores, debajo de la epidermis. Es más frecuente en personas que viven en ambientes marginales. En medicina legal es útil como signo de identificación. || En las heridas por arma de fuego, se llama tatuaje a la zona situada alrededor del orificio de entrada del proyectil, en la que se ha depositado humo y las partículas de pólvora. Es una característica de los disparos efectuados a corta distancia.

taurina *(taurine)*
BIOQUÍM. f. Ácido aminosulfónico derivado metabólicamente de la cisteína, que forma sales biliares combinando ácidos biliares, como el taurocolato y el taurodesoxicolato, y que es un detoxificador.

taurocolato *(taurocolato)*
BIOQUÍM. m. Sal biliar, abundante en el hombre y otros mamíferos, formada mediante la conjugación del ácido taurocólico con la taurina, que actúa como detergente.

tazobactam *(tazobactam)*
FARMCLÍN. m. Fármaco betalactámico, sulfona del ácido peniciloico, que se utiliza asociado a piperacilina. La asociación amplía el espectro de la penicilina frente a las bacterias que producen betalactamasas. Se administra por vía intravenosa.

TC *(CT)*
RADIO. Siglas de tomografía computarizada.

TE *(Te)*
RADIO. Siglas de tiempo de eco.

teca *(theca)*
ANAT. f. Cubierta fibrosa del folículo ovárico.

tecnecio 99m *(technetium-99m)*
MEDNUCL. Tecnecio 99 metaestable. Isótopo radiactivo del tecnecio, cuyo núcleo está constituido por 43 protones y 56 neutrones. Se obtiene como radionucleido hijo en la desinte-

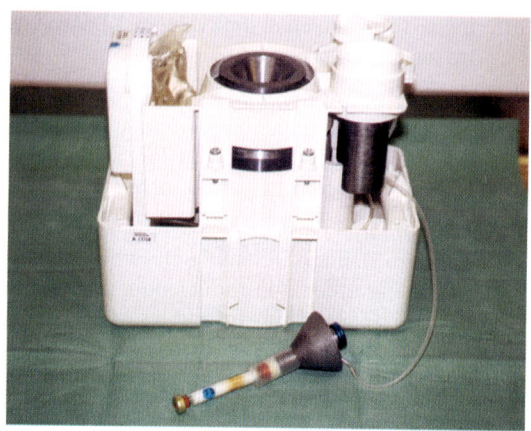

Generador de *tecnecio*

gración del molibdeno-99. El tecnecio 99m decae con un periodo de semidesintegración de 6,05 horas, originando un isótopo estable. El tecnecio 99m es el radionucleido más utilizado con fines diagnósticos en las exploraciones de medicina nuclear.

técnica *(technique)*

RADIO. f. Conjunto de aplicaciones prácticas de las ciencias, que sirven para resolver y satisfacer las necesidades humanas. || **t. de aspiración** *(aspiration t.)* Toma de muestra, generalmente citológica, mediante la generación de vacío o presión negativa en el extremo contrario a la punta de una aguja de la punción para facilitar la entrada de material en su interior. Ver **PAAF**. || **t. coaxial** *(coaxial t.)* Técnica que utiliza un catéter como guía de otro de menor calibre. || **t. de Czepa** *(Czepa's t.)* Técnica radiológica que consiste en la administración de contraste baritado, por vía oral durante 48 horas, para el estudio de la región ileocecal y apendicular. || **t. de Dotter** *(Dotter's t.)* Técnica de dilatación vascular, de forma ortógrada o retrógrada, sobre vasos parcialmente estenosados, realizada por vía percutánea no quirúrgica mediante catéteres portadores de un globo en su porción terminal. || **t. de imagen digital** *(digital image t.)* La que elabora una imagen, basada en la cuantificación de cada punto de información obtenido en una matriz, aplicando un tono proporcional a dicho valor en una gama o escala de grises. || **t. de sustracción** *(substraction t.)* Ver **sustracción**.

técnica de Asopa *(Asopa's tecnic)*
UROL. Técnica quirúrgica de reparación de hipospadias. Utiliza un colgajo de la mucosa del prepucio; y con él, sustituye a la uretra que falta. || **t. de Camey** *(Camey's neobladder)* Sustitución vesical ortotópica tras una cistectomía. Se crea un reservorio con íleon tubulizado (Camey I) o detubulizado (Camey II), que se aboca a la uretra restante. Como complicación más habitual se encuentra la incontinencia (30-90% de los casos). || **t. de Cohen** *(cross trigonal t.)* Técnica de tratamiento quirúrgico del reflujo vesicorrenal; es la técnica de corrección del reflujo más utilizada en la actualidad. Consiste en la liberación del uréter terminal por vía transvesical y su enterramiento submucoso, con el objeto de aumentar el trayecto intramural. Obtiene unos buenos resultados en el 90% de los casos. || **t. de corrección de incontinencia Marshall-Marchetti-Kranz** *(Marshall-Marchetti-Kranz's t.)* Técnica quirúrgica de corrección de la incontinencia de esfuerzo en la mujer, es una operación muy utilizada. Se realiza una incisión suprapúbica y consiste en la corrección del ángulo uretrovesical mediante la colocación de puntos de vagina a pubis. Se obtienen unos buenos resultados en un 60-80% de los casos. || **t. de derivación urinaria continente Benchecround** *(urinary continent diverssion of Benchecround)* Técnica descrita por Benchecround, médico marroquí, en 1975. Utiliza la valva hidráulica como un método de continencia. Basa la continencia en la utilización de un segmento de íleon de 14 cm, que es invertido sobre sí mismo, fijando los bordes entre sí con sutura semicircular. La valva así creada, valva hidráulica, se sitúa en el extremo del reservorio, que puede ser detubulizado o no. La continencia inmediata se consigue en el 75% de los pacientes. || **t. de Devine-Horton** *(Devine-Horton's t.)* Técnica quirúrgica utilizada para el tratamiento del hipospadias anterior, que en la actualidad está en desuso. || **t. de Duckett** *(meatoplasty and granuloplasty repair, MAGPI)* Técnica quirúrgica utilizada para la corrección de lipospadias balanoprepucial. || **t. de Gregoir** *(Gregoir's t.)* Técnica extravesical de corrección del reflujo vesicorrenal. Descrita por el urólogo belga W. Gregoir. Consiste en el aumento del trayecto intramural del uréter terminal por vía extravesical. Presenta como ventaja, en

relación con las técnicas transvesicales, de prescindir de catéteres ureterales y de sonda uretral, lo cual disminuye significativamente la estancia hospitalaria. Su eficacia es del 90%.

técnica de Cloward *(Cloward's technique)*
NEUROCIR. Artrodesis cervical por vía anterior, formulada y descrita por el neurocirujano que le ha dado su nombre. Se caracteriza por la realización de un trépano entre las dos vértebras que se van a fusionar, a traves del cual el cirujano, con el instrumental adecuado, podrá extirpar el fragmendo discal u osteofito y descomprimir la raíz afecta. Posteriormente se coloca un injerto óseo cilíndrico para favorecer la neoformación ósea. ‖ **t. de Frazier** *(Frazier's t.)* Sección extradural de las raíces sensitivas del trigémino en el ganglio de Gasser. ‖ **t. de Hakanson** *(Hakanson's t.)* Inyección de glicerol en el ganglio de Gasser con una técnica percutánea. ‖ **t. de Kronlein** *(Kronlein's t.)* Abordaje de la órbita, a través de su pared externa, constituida por el ala mayor del esfenoides y el hueso malar. ‖ **t. de Smith-Robinson** *(Smith-Robinson's t.)* Artrodesis cervical segmentaria por vía anterior, en la que tras realizar la discectomía se coloca un injerto óseo, en forma de paralelepípedo, para estimular la fusión ósea.

técnica de Judkins *(Judkins' technique)*
CARDIOL. Angiografía coronaria realizada a través de la arteria femoral, empleando catéteres específicamente diseñados para tal fin. ‖ **t. de Seldinger** *(Seldinger's t.)* Técnica empleada para la cateterización percutánea de los vasos sanguíneos. Consiste en la introducción de una guía metálica flexible por la luz de la cánula con la que se ha realizado la punción del vaso. El catéter que se desea emplear se introduce entonces a través de la citada guía, tras lo cual es retirada, quedando el catéter colocado en el interior del vaso sanguíneo que se desea. ‖ **t. de Mustard** *(Mustard's inflow correction)* Operación ideada para corregir la transposición de los grandes vasos.

técnica de Millard *(Millard's procedure)*
CIRPLÁS. Técnica quirúrgica de queiloplastia de rotación y avance para la reparación y reconstrucción del labio hendido unilateral o de las fisuras bilaterales de cualquier extensión. ‖ **t. de Tennison-Randall** *(Tennison-Randall's p.)* Técnica quirúrgica para la corrección del labio hendido mediante la introducción medial de un colgajo triangular de tejido proveniente de la porción lateral. Está especialmente indicada en las fisuras unilaterales y, sobre todo, en las fisuras amplias con grandes deficiencias de tejidos.

técnicamente *(technically)*
RADIO. adv. En relación con la técnica.

técnicas de relajación *(relaxation techniques)*
PSICOL. Procedimientos sistemáticos de reducir la tensión muscular, la activación del sistema nervioso autónomo y/o los sentimientos de ansiedad. ‖ **t. de relajación condicionada** *(conditioned relaxation t.)* Técnica en la que se establece un condicionamiento asociando una palabra o pensamiento (p. ej., calma) a un estado de relajación, conseguido por alguno de los otros métodos de relajación, hasta que el individuo consigue relajarse solo con recordar o verbalizar la palabra o el pensamiento ‖ **t. de relajación imaginaria** *(imaginary relaxation t.)* El individuo se imagina que tensa y relaja los músculos, experimentando las sensaciones correspondientes. ‖ **t. de relajación progresiva de E. Jacobson** *(Jacobson's progresive relaxation t.)* Técnica que consiste en ir tensando y relajando secuencialmente (por orden y de uno en uno) los diferentes músculos del cuerpo, al tiempo que se identifica la sensación corporal y el grado de bienestar asociado, respectivamente, a la tensión y a la relajación. ‖ **t. de relajación de Schultz** *(Schultz's relaxation t.)* Autorrelajación por la concentración o «entrenamiento autógeno», que se basa en la imaginación voluntaria de sensaciones corporales, como calor y peso, y en la concentración de la atención en la función cardiorrespiratoria. ‖ **t. de relajación de Wolpe** *(Wolpe's relaxation t.)* Modificación de la técnica de Jacobson que consiste en la relajación de determinados grupos de músculos conjuntamente, con lo que se reduce de forma sustancial el tiempo necesario para la relajación completa.

técnicas de reproducción asistida *(technical of assisted reproduction)*
BIOÉT. Ver **reproducción asistida**.

técnico *(technic)*
RADIO. m. y f. Persona con conocimientos teóricos y prácticos sobre una ciencia, arte u oficio. ‖

tecnología

Relacionado con el campo de las aplicaciones prácticas de las ciencias.

tecnología *(technology)*
RADIO. f. Conjunto de los instrumentos, procedimientos y métodos que permiten la realización de actividades productivas para satisfacer las necesidades humanas en las distintas actividades industriales, sociales o relacionadas con la salud.

tecnología médica y ética *(medical technology and ethics)*
BIOÉT. Ver **costo de la medicina, indicación, futilidad**. || **t. reproductiva** *(reproductive t.)* Ver **reproducción asistida**.

tecnológico *(technological)*
RADIO. adj. Relativo a la tecnología.

tecoma *(thecoma)*
ANATPATOL. m. Tumoración ovárica originada a partir de la teca (capa externa del folículo ovárico), generalmente de pequeño tamaño, y, a veces, con una producción de hormonas sexuales que pueden originar hiperplasias endometriales y metrorragias.

tegumento *(tegument)*
DERMATOL. m. Envoltura cutánea.

teicoplanina *(teicoplanin)*
FARMCLÍN. f. Antibiótico glucopéptido menos nefrotóxico que la vancomicina que puede utilizarse por vía intramuscular o intravenosa.

tejido *(tissue)*
ANAT. m. Estructura formada por células del mismo tipo y que realizan una función específica. Los principales tejidos constitutivos de los órganos del cuerpo humano son: *de revestimiento* (tejido epitelial); los de *sostén* (óseo y cartilaginoso); los *de unión y relleno* (conjuntivo y adiposo); el *de defensa* (linfoide). Algunos de estos tejidos presentan diferentes variedades, así en el tejido conjuntivo se distinguen: conjuntivo fibroso, elástico, laxo, etc.; en el adiposo: blanco y pardo, etc. || **t. adenoide** *(adenoid t.)* Tejido linfático que forma las amígdalas faríngeas. || **t. conectivo** *(connective t.)* Tejido derivado del mesodermo embrionario, que tiene como misión servir de unión y sostén de los órganos. Según predomine un tipo u otro de fibras y células, se subdivide en varios tipos de tejido. || **t. epi-**

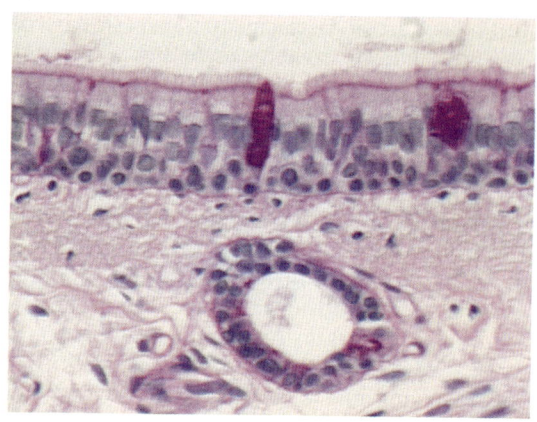

tejido epitelial. Epitelio traqueal

telial *(epithelial t.)* Tejido de revestimiento de la superficie del cuerpo (como la epidermis), o del interior de las vísceras huecas (tubo digestivo, respiratorio), o de los vasos. En unos casos es uniestratificado, como es el caso del endotelio vascular, y en otros pluriestratificado, como en las mucosas digestiva y respiratoria. || **t. fibroso** *(fibrous t.)* Modalidad de tejido conjuntivo en el que predominan las fibras (sobre todo colágenas) sobre las células. Es el que constituye aponeurosis, tendones y fascias. || **t. friable** *(friable t.)* Tejido que se desmenuza o se aplasta con facilidad; p. ej., el tejido cerebral. || **t. óseo** *(bone t.)* Tipo de tejido conectivo en el que la sustancia fundamental se calcifica. Las unidades morfológicas del hueso son las osteonas.

tejido adiposo *(adipose tissue)*
ENDOCRINOL. Variedad de tejido conjuntivo constituido por células grasas en una red de tejido areolar. || **t. adiposo blanco** *(white adipose t.)* Tejido adiposo de color blanco o amarillento, de escaso contenido mitocondrial y pobre control neuroendocrino. || **t. adiposo pardo** *(brown adipose t.)* Tejido adiposo de color marronáceo, de contenido celular, muy rico en mitocondrias, con una gran inervación adrenérgica, que es responsable, en gran parte, de las reacciones de termogénesis en los animales. En el hombre su proporción es más escasa y su significado funcional no se encuentra aún totalmente esclarecido.

tejido conjuntivo mucoide *(mucoid conective tissue)*
HISTOL. Tejido conectivo embrionario que se localiza alrededor de los vasos sanguíneos del cordón umbilical, cerca de su inserción con la placa coriónica. Esta gelatina está compuesta por células estrelladas o fusiformes, que se parecen a las células mesenquimales. Sus extensiones, a menudo, contactan con las células adyacentes. Este tejido presenta abundante ácido hialurónico, agua y escasas fibras de colágeno, poco desarrolladas. También llamado tejido gelatinoso o gelatina de Wharton. || **t. muscular cardiaco** *(cardiac striated t.)* Tipo de tejido muscular compuesto por fibras musculares estriadas ramificadas, que se anastomosan para formar una red tridimensional, que constituye el miocardio. Las células cardiacas se separan entre sí en medio de unas estructuras llamadas discos intercalares. La estriación de las células es parecida a las del músculo esquelético. Entre las fibras musculares existe un abundante endomisio, rico en capilares sanguíneos y linfáticos, así como en fibras nerviosas. || **t. muscular estriado esquelético** *(striated skeletal muscular t.)* Tejido compuesto por numerosas fibras esqueléticas, agrupadas en fascículos y envueltas en sucesivas vainas de tejido conjuntivo, encagado de desarrollar el movimiento corporal. Cada fibra muscular está rodeada por endomisio; varias fibras musculares se asocian en fascículos que, a su vez, quedan envueltos por el perimisio. Varios de estos fascículos componen el músculo esquelético individual, que queda rodeado por otra envoltura de tejido conjuntivo llamada epimisio. ||

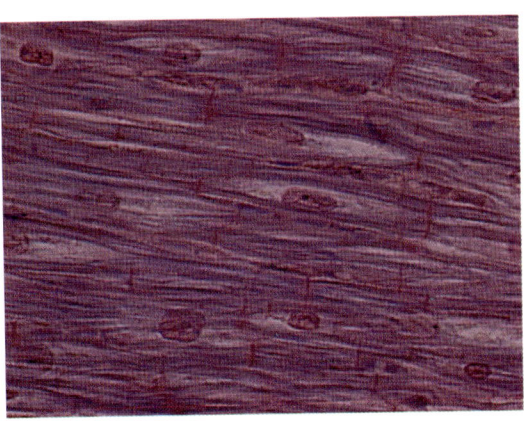

tejido muscular cardiaco

t. muscular liso *(smooth muscular t.)* Conjunto de numerosas células musculares que forman la porción contráctil de varios órganos, como el tracto gastrointestinal, los conductos de algunas glándulas, el árbol bronquial, el sistema genitourinario, las arterias, venas, vasos linfáticos de gran tamaño, etc. Este tejido está también presente en la piel del pene, del escroto, de la areola de la mama, del pezón y en el músculo horripilador del pelo. Las células musculares se caracterizan por presentar una morfología alargada (alrededor de 20 a 500 micras de longitud por 5 a 8 micras de espesor) en las cuales el núcleo está situado en una posición central y posee uno o dos nucleolos. El citoplasma contiene numerosos haces de filamentos de actina y miosina, dispuestos de un modo menos regular que en las fibras musculares estriadas. Están envueltas por una membrana basal, desarrollada por ellas mismas, y por una fina red de fibras de colágeno, reticulares y elásticas.

tejido de granulación *(granulation tissue)*
CIRGEN. Tejido normal que se produce en las primeras semanas de cicatrización de las heridas, sobre todo en las partes blandas, para rellenar los espacios muertos. Es muy rico en fibroblastos, vasos capilares y colágeno, pero tiene poca consistencia hasta que no madura y se produce la fibrosis, con el paso de las semanas. Ver **cicatrización.**

telangiectasia *(telangiectasia)*
DERMATOL. f. Dilatación de los capilares de pequeño tamaño.

telangiectasia hemorrágica hereditaria *(hereditary hemorrhagic telangiectasia)*
HEMATOL. Angiopatía neoformativa de telangiectasias circunscritas, en forma de manchas puntiformes, de color rojo violáceo. Se caracteriza por la presencia de telangiectasias angiomatosas (múltiples dilataciones venulares y capilares de la piel y mucosas); la propensión a hemorragias localizadas, principalmente nasales y urinarias (hematuria) y también, aunque con menos frecuencia, digestivas y respiratorias y la transmisión hereditaria de tipo autosómico dominante. También es conocida como enfermedad de Rendu-Osler.

telangiectasia retiniana *(retinal telangiectasia)*
OFTALMOL. Alteración sacular de los capilares sanguíneos retinianos, con frecuencia asociada a la exudación de lípidos. || **t. yuxtafoveolar**

telangiectasia

  idiopática *(idiopathic yuxtafoveolar t.)* Alteración de los capilares retinianos próximos a la fóvea, lo que provoca la aparición de un edema macular y la disminución de la agudeza visual.

telangiectasias capilares *(capillar telangiectasia)*
NEUROCIR. Grupo de vasos capilares de luces dilatadas, sin fibras musculares ni elásticas y situados, preferentemente, en el mesencéfalo y en la protuberancia.

telangiectásico *(telangiectasious)*
DERMATOL. adj. Perteneciente o relativo a la telangiectasia.

telarquia *(telarquia)*
GINECOL. f. Fases del desarrollo de la mama, que incluye tanto la glándula como el pezón y la areola.

telecanto *(telecantus)*
CIRPLÁS. m. Malformación congénita que se caracteriza por un aumento del espacio intercantal, siendo la distancia interpupilar normal y existiendo un aumento de los tejidos blandos frontonasales.

telediastólico *(telediastolic)*
CARDIOL. adj. Relativo o perteneciente al final de la diástole.

telemando *(telecommand)*
RADIO. m. Equipo de rayos X que es manejado a distancia, habitualmente empleado para la realización de exploraciones complejas o con radioscopia.

teleología *(teleology)*
ANTROPOL. f. Ciencia que estudia la finalidad en biología. Como ya sostenía Aristóteles, en toda organización hay una causa final, está dispuesta con «miras a» y «para». Sin embargo, entre los biólogos, incluidos los médicos, hay, frecuentemente, una cierta alergia al «para». Es conocida la afirmación de Goethe: «el toro no tiene cuernos "para" embestir, sino que embiste porque tiene cuernos». En el fondo de esta resistencia a admitir la teleología en los fenómenos biológicos está el convencimiento, más o menos consciente, de que suponer la existencia de una causa final es admitir que Dios está detrás de cada uno de esos fenómenos. Y los biólogos, incluso los creyentes, piensan que lo biológico y sus leyes (que son comprobables y medibles) no son cosas en las que Dios, ser transcendente, ha de mezclarse. Claudio Bernard, uno de los «padres» de la fisiología, escribió: «Cuando vemos en los fenómenos naturales el encadenamiento existente, de tal modo que las cosas parecen hechas con una meta de previsión... como el estómago con vistas a los alimentos... hay que suponer que esas cosas están hechas con un fin determinado... no se puede admitir que el azar es el responsable de todo.» Y más próximo a nosotros, Luis de Broglie opinaba: «No parece creíble que órganos como el ojo y el oído, de los animales superiores, hayan podido ser producidos por efectos del azar, incluso prolongado durante tiempos enormes.»

teleologismo *(teleologism)*
BIOÉT. Ver **ética teleologista.**

teleorbitismo *(teleorbitism)*
CIRPLÁS. m. Hipertelorismo orbitario. Deformidad del esqueleto cráneo-facial con un aumento de la distancia interorbitaria. Para su determinación se emplean métodos como la medición de la distancia interpupilar, la valoración de la distancia intercantal interna, el índice interorbitario circunferencial, el índice cantal, la distancia intercantal externa y la distancia intercrestal. El tratamiento se basa en la reducción quirúrgica de la distancia interorbitaria.

telerradiografía *(teleradiography)*
RADIO. f. Realización de radiografías, con larga distancia entre el foco o tubo emisor y el objeto (superior a dos metros), con la finalidad de disminuir el efecto de la magnificación en la imagen obtenida.

telesistólico *(telesystolic)*
CARDIOL. adj. Relativo o perteneciente al final de la sístole.

telofase *(telophase)*
GENÉT. f. Cuarta y última fase de la mitosis, durante la cual desaparece el huso acromático y se forman las membranas nucleares alrededor de cada uno de los grupos de los cromosomas.

telógeno *(telogen)*
DERMATOL. m. Estadio final de las fases del crecimiento del cabello.

telomerasa *(telomerase)*
BIOQUÍM. f. DNA polimerasa implicada en la formación del telómero, con la rara particularidad de que solo es capaz de sintetizar oligonucleótidos con la secuencia telomérica. La enzima contiene un oligonucleótido de 159 nucleótidos de RNA, que es esencial para su actividad y que suministra el patrón para la replicación de la secuencia del telómero (de modo que en realidad se trata de un tipo de transcriptasa inversa).

telómero *(telomere)*
GENÉT. m. Extremo libre de los cromosomas lineales de eucariotas. En los seres humanos, el DNA de los telómeros está compuesto por repeticiones en tándem de la secuencia TTAGGG.

temblor *(tremor)*
NEUROL. m. Movimiento involuntario anormal, que se caracteriza por oscilaciones rítmicas, realizadas por una parte del cuerpo o por todo él, alrededor de su eje de equilibrio. || **t. de acción** *(action t.).* Ver **temblor cinético**. || **t. cinético** *(kinetic t.)* Temblor que aparece durante la realización de movimientos voluntarios. El temblor cinético más característico es debido a lesiones cerebelosas y, en concreto, del pedúnculo superior. || **t. esencial** *(essential t.)* Tipo de temblor postural, de frecuencia entre 7 y 9 Hz habitualmente. Puede mejorar con la ingesta de alcohol y es frecuente la presencia de antecedentes familiares. || **t. postural** *(postural t.)* Tipo de temblor que parece durante la toma de una postura, actitud o la contracción tónica y voluntaria de una extremidad. || **t. de reposo** *(rest t.)* Temblor que aparece durante el reposo muscular. Es característico de la enfermedad de Parkinson y presenta una frecuencia de 5-6 Hz.

temblor fibrilar *(fine tremor)*
ENDOCRINOL. Temblor de unas mínimas oscilaciones, especialmente evidente en las manos, que aparece, con frecuencia, en pacientes con hipertiroidismo.

temor *(fear)*
PSICOL. m. Estado emocional de caracteres parecidos al miedo. Se distingue del miedo por su menor intensidad, la baja entidad del correlato somático y por su mayor persistencia. Debido a estas características, se le considera como una forma atenuada de miedo, por lo que también puede ser el origen de conductas de evitación y de sumisión.

temperamento *(temperament)*
PSICOL. m. Aspecto de la personalidad que depende de factores constitucionales. En general, fenómenos de tipo emocional y actitud afectiva básica.

temperatura *(temperature)*
FISIOL. f. Calor corporal producido por el metabolismo. Oscila entre límites bastante próximos y existe un ritmo de cuatro fases por día. Las personas con un metabolismo muy activo presentan una temperatura superior a las que lo tienen bajo. Lógicamente, aumenta cuando se hace ejercicio, si bien los mecanismos de pérdida de calor (sudoración y vasodilatación periférica) consiguen que ese aumento sea poco pronunciado. La temperatura cutánea es menor que la de la mucosa oral o rectal, lugares estos donde también se suele colocar el termómetro (36,5, 37,0 y 37,5 respectivamente) || **t. central** *(core t.)* La que se registra en las estructuras profundas. || **t. corporal basal** *(body basal t.)* Es la que se toma cuando el individuo está en ayunas y reposo. || **t. oral** *(oral t.)* Se toma introduciendo el termómetro en la boca. Suele ser medio grado superior a la axilar. || **t. rectal** *(rectal t.)* Se toma en el conducto anal y suele ser medio grado superior a la oral.

temporal *(temporal)*
ANAT. m. Nombre de un músculo, un hueso y vasos del cuerpo humano.

temporomandibular *(temporomandibular)*
ANAT. adj. Se refiere a la articulación entre el cóndilo de la mandíbula y la cavidad glenoidea del temporal. Permite los movimientos del ascenso y descenso de la mandíbula, así como los de diducción.

tenar *(thenar)*
ANAT. f. Región de la palma de la mano que es continuación del pulgar. Forma una eminencia provocada por los músculos cortos que actúan sobre el pulgar: abductor corto flexor corto, oponente y aductor.

tendinografía *(tendinography)*
RADIO. f. Técnica radiológica para la valoración de los tendones, que consiste en la opacificación del espacio peritendinoso, limitado por la vaina sinovial, mediante la introducción de con-

traste por vía percutánea, obteniéndose imágenes con fines diagnósticos.

tendón *(tendon)*
ORTOP. m. Haz de fibras, blanco y brillante, constituido por un tejido conjuntivo denso, que une los músculos a los huesos o a alguna otra estructura. Algunos pueden estar recubiertos por una membrana sinovial, si parte de su recorrido circula por dentro de una vaina, como los flexores de la mano, o por un paratendón de tejido conectivo laxo, si son subcutáneos, como los extensores de los dedos, para poder deslizarse debajo de la piel. ‖ **t. de Aquiles** *(Achilles' t.)* Potente tendón de inserción del músculo tríceps sural (formado por los dos gemelos y el soleo) a la tuberosidad del calcáneo. Está recubierto de paratendón. La denominación procede de la leyenda de la vulnerabilidad de Aquiles, que se limitaba a este nivel. ‖ **t. de canguro** *(kangaaroo t.)* Tendón preparado de la cola del canguro, empleado en el pasado como material de sutura. ‖ **t. común** *(common t.)* El que sirve de inserción a más de un músculo. ‖ **t. cuadricipital** *(quadricipetal t.)* Tendón común a los cuatro músculos correspondientes del músculo cuádriceps y que se inserta en el borde superior de la rótula. ‖ **t. intermedio** *(intermediate t.)* Tendón intercalado entre dos vientres musculares. ‖ **t. perforado** *(perforated t.)* Cada uno de los tendones del músculo flexor común superficial de los dedos o del músculo flexor corto del pie, entre cuyas fibras pasan los correspondientes tendones de los respectivos músculos flexores profundos. ‖ **t. perforante** *(perforator t.)* Cada uno de los tendones del flexor común profundo palmar o del músculo flexor largo común plantar, que pasa a través de los tendones del músculo flexor común superficial de los dedos o del músculo flexor corto plantar. ‖ **t. rotuliano** *(patellar t.)* Ligamento rotuliano que fija la rótula a la tuberosidad anterior de la tibia.

tenesmo *(tenesmus)*
ANAT.PATOL. m. Sensación de deseo continuo, generalmente improductivo, de orinar o defecar (vesical o rectal, respectivamente).

tenífugo *(teniafuge)*
MICROBIOL. adj. Que produce la expulsión o eliminación intestinal de las tenias.

tenografía *(tenography)*
RADIO. Ver **tendinografía**.

tenólisis *(tenolysis)*
ORTOP. f. Liberación de las adherencias producidas en un tendón, que bloquea su deslizamiento por su vaina o tejidos vecinos. También se denomina tendólisis.

TENS *(TENS)*
ANAT. Siglas del inglés *trascutaneous electric nerve stimulation*, método terapéutico que se basa en la estimulación (con una frecuencia e intensidad que se pueden graduar) de la zona cutánea suprayacente a un nervio. Estos estímulos vibratorios, transmitidos al sistema nervioso central por las fibras nerviosas, hiperpolarizan las neuronas que están recibiendo estímulos nociceptivos, por lo cual bloquean la transmisión del dolor hasta la corteza.

tensiómetro *(tensiometer)*
FISIOL. m. Aparato para medir la tensión superficial de un líquido.

tensión *(tension)*
FISIOL. f. Fuerza que produce tirantez o deformación (por ejemplo, tensión arterial) ‖ La situación creada por la tirantez. ‖ **t. arterial** *(arterial t.)* Distensión que produce en la pared arterial la presión de la sangre. ‖ **t. de dióxido de carbono** *(carbon dioxide t.)* Presión parcial del dióxido de carbono en la sangre y los alveolos, se expresa por PCO_2. ‖ **t. muscular** *(muscular t.)* Grado de contracción de las fibras musculares. El grado de contracción en situación de reposo del músculo se denomina tono muscular. ‖ **t. de oxígeno** *(oxygen t.)* Presión parcial del oxígeno en la sangre y en los alveolos pulmonares. Se expresa por PO_2. ‖ **t. superficial** *(surface t.)* Propiedad de los líquidos por la que tienden a conservar la integridad de su superficie y a no mezclarse con otro líquido con el que establece contacto.

tensión intraocular *(intraocular pressure)*
OFTALMOL. Ver **presión intraocular**.

teofilina *(theophylline)*
PNEUMOL. f. Fármaco con acción broncodilatadora, que además ejerce efectos estimuladores sobre la respiración, cardiotónicos y diuréticos.

teofilinemia *(theophylline determination)*
ALERGOL. f. Determinación en la sangre del nivel de teofilina. Se utiliza para determinar y establecer los niveles terapéuticos de la teofilina.

teología *(theology)*
BIOÉT. Ver **fundamentación teológica de la bioética**. || **t. moral católica** *(catholic moral th.)* Ver **fundamentación teológica de la bioética**.

teoría *(theory)*
BIOÉT. f. Conjunto de conocimientos intelectuales sobre un determinado asunto. Hipótesis científica (v.). || **t. cientifista de la vida** *(scientifistic t. of the life)* Ver **cientifismo**.

teoría celular *(cell theory)*
ANAT. Teoría que sostiene que la célula es la unidad morfológica y funcional de los seres vivos. También afirma que toda célula proviene de otra célula *(omnis cellula e cellula)*. || **t. epigenética** *(epigenetic t.)* Teoría que afirma que los seres vivos, sobre todo los mamíferos, se desarrollan paso a paso, de lo más indiferenciado a lo más diferenciado. || **t. evolucionista** *(Darwinian t.)* Teoría que mantiene que la multiplicidad de los seres vivos que existen en la actualidad es el fruto de una evolución, de tal manera que de los seres más simples, paso a paso, como consecuencia de la lucha por la vida y por el efecto de las mutaciones, han dado lugar a los seres más elevados de la escala filogenética. || **t. del «gate control»** *(gate control t.)* Teoría de la compuerta del dolor que fue propuesta por Melzack y Wall en 1965 y, con pocas modificaciones, permanece vigente en la actualidad. Sostiene que los impulsos dolorosos, que llegan a las neuronas del asta posterior, pueden ser bloqueados por otros estímulos sensoriales, que llegan también a esas neuronas, y por los impulsos nerviosos procedentes de los centros nerviosos supraespinales, que desarrollan una actividad moduladora del dolor. || **t. preformacionista** *(preformationism t.)* Teoría opuesta a la epigénesis. Para los preformacionistas todo el ser está ya formado en el cigoto. Incluso algunos admitían que lo estaba en el óvulo (ovistas) o en el espermatozoo (espermatozoístas). Hablaban, por ello, del homúnculo existente ya desde el primer momento. En la actualidad se sabe que no hay un homúnculo en el cigoto, pero es cierto que este posee un genoma, en el cual están inscritas todas las características desde las morfológicas y funcionales, hasta el color del pelo, que ha de desarrollar ese ser.

teoría de James-Lange *(James Lange's theory)*
PSICOL. Teoría que sostiene que nuestra experiencia de la emoción es la conciencia de nuestras respuestas fisiológicas a los estímulos que suscitan la emoción.

teoría de Monro-Kellie *(Monro-Kellie's theory)*
NEUROCIR. Teoría que sostiene que al ser el volumen total intracraneal constante y estar constituido por cerebro, el líquido cefalorraquídeo y la sangre, un cambio en uno de los tres elementos tendrá que ser compensado por los otros dos componentes.

TER *(radiographer)*
RADIO. Siglas de técnico especialista en radiología u operador de equipos radiológicos.

terapéutica *(therapeutics)*
FARM. f. Parte de la medicina que se ocupa del tratamiento de las enfermedades.

terapéutica racional *(rational therapy)*
BIOÉT. Ver **medicina científica**.

terapia *(therapy)*
PSICOL. f. Conjunto de las acciones que se ejercen sobre una persona y que se dirigen a curar una alteración o enfermedad. Ver **psicoterapia**.

terapia alcalina *(alkalitherapy)*
NEFROL. Tratamiento con sustancias alcalinas, que se puede utilizar por vía oral (bicarbonato) o intravenosa, para el tratamiento; p. ej., de la úlcera péptica, de situaciones de hiperclorhidria, en acidosis metabólica de origen diverso, etc.

terapia electroconvulsiva *(electroconvulsive therapy)*
PSIQUIAT. Técnica que utiliza la corriente eléctrica para producir convulsiones. Se utiliza para tratar la depresión y también en algunas formas de esquizofrenia cuando no responden el tratamiento farmacológico.

terapia génica *(gene therapy)*
BIOÉT. Ver **manipulación genética**.

teratocarcinoma *(teratocarcinoma)*
ANATPATOL. m. Carcinoma con varias clases de células de tipo fetal.

teratocarcinoma de testículo *(testis teratocarcinoma)*
UROL. Uno de los tipos de tumor testicular no seminomatoso. Su diagnóstico y tratamiento es el de todos los tumores de las células germi-

teratógeno

nales. Ver **carcinoma de células germinales de testículo.**

teratógeno *(teratogen)*
ANAT. adj. Lo que produce malformaciones durante el desarrollo prenatal. Pueden ser agentes físicos, como los rayos X; químicos, como la talidomida, y virásicos, como la rubéola. El periodo de mayor peligro es el de la órganogénesis, que comprende de la cuarta a la novena semana del embarazo.

teratología *(teratology)*
ANAT. f. Ciencia que estudia las causas y efectos de las malformaciones congénitas.

teratoma *(teratoma)*
ANATPATOL. m. Tumor constituido por varios tipos de tejido (óseo, cartilaginoso, nervioso, epitelial), con diferentes grados de diferenciación. Puede ser benigno o maligno y se localiza típicamente en el ovario, el testículo, el mediastino y el retroperitoneo.

terbinafina *(terbinafine)*
FARMCLÍN. f. Antifúngico que se administra por vía oral, que resulta útil en el tratamiento de la dermatofitosis y de las infecciones producidas por *Candida*.

terbutalina *(terbutaline)*
FARM. f. Fármaco agonista de los receptores β-2-adrenérgicos y tiene una acción broncodilatadora. Ver **salbutamol.**

tercer mundo *(third world)*
BIOÉT. Ver **deber de atender, industria farmacéutica, investigación clínica en el tercer mundo.**

terciana *(tertian fever)*
MICROBIOL. f. Variedad de fiebre palúdica en la que los accesos febriles aparecen cada 48 horas. ‖ **t. doble** *(double t.)* Terciana en la que hay dos accesos cada 48 horas. ‖ **t. maligna** *(malignant t.)* Terciana causada por *Plasmodium falciparum,* que cursa además con náuseas, vómitos y diarrea.

terciario *(terciary)*
DERMATOL. adj. Perteneciente o relativo al periodo terciario de la sífilis.

terebrante *(terebrans)*
DERMATOL. adj. Que en su crecimiento perfora.

terminación *(terminatio)*
BIOQUÍM. Ver **factor de terminación.**

terminal *(terminal)*
CIRGEN. adj. Se dice de la situación médica de la persona sin esperanza de curación, por su longevidad o por la incurabilidad de la enfermedad, con una previsión próxima de su fallecimiento.

termoanalgesia *(thermoanalgesia)*
NEUROL. f. Ausencia de sensibilidad térmica y dolorosa.

termocauterio *(thermocautery)*
CIRGEN. m. Bisturí eléctrico.

termocoagulación *(thermocoagulation)*
CIRGEN. f. Coagulación por corrientes de alta frecuencia.

termocoagulación del trigémino *(trigeminal thermocoagulation)*
NEUROCIR. Tratamiento de la neuralgia idiopática del V par en la que se introduce, mediante una técnica percutánea, un electrodo en el agujero oval, para llegar al ganglio de Gasser y al segmento más proximal de la segunda y la tercera rama para producir una lesión térmica a ese nivel.

termogenina *(termogenin)*
BIOQUÍM. f. Proteína presente en las mitocondrias del tejido adiposo marrón, que desacopla el transporte electrónico de la fosforilación oxidativa, permitiendo que la energía se libere en forma de calor. La grasa marrón está presente en los recién nacidos y en los mamíferos que hibernan.

termografía *(thermography)*
RADIO. f. Técnica de obtención de imágenes, basada en la diferente emisión de calor en las diversas zonas del organismo, dependiendo, principalmente, del grado de su vascularización y que es representado por una gama de colores en relación a su intensidad.

termorreceptor *(thermoreceptor)*
FISIOL. m. Receptor que se estimula por los cambios de temperatura, son los descritos por Ruffini y se encuentran en la dermis, en su porción superficial, adyacente a la epidermis. Cuando la temperatura rebasa los 45º C, la sensación térmica pasa a ser dolorosa.

termorregulación *(thermoregulation)*
FISIOL. f. Proceso por el cual el calor central debe mantenerse entre límites muy próximos; esto se consigue mediante los centros termorregula-

dores hipotalámicos y espinales. El hipotálamo anterior regula los mecanismos de pérdida de calor (vasodilatación periférica y sudoración) y el hipotálamo posterior aquellos que producen calor (activación del metabolismo, vasoconstricción periférica y disminución de la transpiración). Estos centros termorreguladores reaccionan ante los cambios de temperatura de la sangre y de la piel, en este caso a través de la información que reciben por la vía térmica espinohipotalámica. Los centros termorreguladores pueden ser estimulados por toxinas, sustancias absorbidas en quemaduras, heridas, etc., que dan lugar a la aparición de fiebre.

terror nocturno *(night terror)*
PSIQUIAT. Trastorno del sueño que se presenta normalmente durante el primer tercio del sueño nocturno, cuyo síntoma predominante es la presencia de episodios nocturnos de despertarse durante el sueño; comienzan con un grito de pánico y se caracterizan por una ansiedad extrema, agitación psicomotriz y manifestaciones de hiperactividad vegetativa (taquipnea, sudoración). Su duración es de cinco a diez minutos. Hay una escasa respuesta frente al intento, por parte de otros, de influir en la ansiedad. A estos episodios suceden, por lo general, unos minutos de desorientación y ciertos movimientos perseverantes. Al despertar no hay recuerdo del acontecimiento o este es mínimo.

tesaurismosis *(thesaurismosis)*
DERMATOL. f. Acumulación patológica de sustancias endógenas o exógenas en los tejidos debida a algún déficit enzimático. Las más frecuentes son las glucogénicas y la cistínica.

tesla *(tesla)*
RADIO. m. Unidad del sistema internacional de inducción o polarización magnética: 1T = 1 Wb /m². En el sistema tradicional equivale a 10.000 gauss. Se calcula que el campo magnético terrestre oscila entre 0,3 y 0,7 gauss.

test *(test)*
PSICOL. m. Medida objetiva y tipificada de una muestra de conducta a partir de la cual se pueden hacer predicciones relativas a otras conductas o a esa misma conducta en situaciones distintas a la de la prueba. ‖ **t. de apercepción temática (TAT)** *(tematic apercepcion t., TAT)* Test proyectivo en el que el paciente expresa sus intereses, esperanzas y temores, a través de los relatos que inventa, tomando como punto de partida una serie de escenas ambiguas. ‖ **t. de aptitudes** *(aptitude t.)* Instrumento que permite un análisis de los diferentes aspectos de la inteligencia, proporcionando, como resultado, un perfil intelectual. ‖ **t. de eficiencia** *(efficiency t.)* Grupo de test que estudia los aspectos intelectuales y cognoscitivos de la personalidad. Según el aspecto que abordan, se clasifican en test de inteligencia, de aptitudes y de conocimientos y aprovechamientos. ‖ **t. de inteligencia** *(intelligence t.)* Test para evaluar las aptitudes mentales de un individuo y poder compararlas con otras mediante el empleo de puntuaciones numéricas. ‖ **t. de personalidad** *(personality t.)* Test que mide las características de la personalidad, propiamente dicha, como la estabilidad emocional, la sociabilidad, los intereses, las actitudes, etc. ‖ **t. de rendimiento** *(achievement t.)* Test que mide las adquisiciones culturales del sujeto en determinadas áreas o materias, es decir, lo que una persona ha aprendido. También se denomina test de conocimiento y aprovechamiento. ‖ **t. de Rorschach** *(Rorschach's t.)* Test proyectivo, concebido por H. Rorschach, que trata de identificar los sentimientos proyectados por el individuo, analizando su interpretación de un conjunto de diez manchas de tinta. ‖ **t. gestáltico visomotor** *(gestaltic-visualmotor t.)* Test de retención visual que consiste en que el sujeto debe reproducir, de memoria, una serie de dibujos, inmediatamente después de habérselos presentado. Mide el deterioro intelectual, la memoria inmediata, la coordinación visomotriz y la existencia de organicidad o lesión cerebral. ‖ **t. proyectivo** *(projective t.)* Prueba de personalidad en la que se presentan estímulos poco estructurados, fundamentada en la hipótesis de que la forma en la que el individuo percibe e interpreta dicho material refleja los aspectos básicos de su funcionamiento psicológico.

test de Allen-Doisy *(Allen-Doisy test)*
GINECOL. Test de queratinización del epitelio vaginal después de administrar estrógenos. Se ha utilizado, experimentalmente, en ratas. ‖ **t. de Pap** *(Pap's t.)* Técnica de coloración para el estudio de la citología cervicovaginal. Es la prueba más empleada en el diagnóstico precoz del cáncer cervicovaginal, y también se

emplea para el diagnóstico de las enfermedades infecciosas de la vagina y del cuello del útero. Asimismo, permite valorar la respuesta del epitelio cervicovaginal a los niveles hormonales ováricos.

test de Ames *(Ames' test)*
MICROBIOL. Prueba diagnóstica utilizada para la detección de agentes mutagénicos, algunos de los cuales pueden ser cancerígenos. Se basa en la habilidad de dichos agentes para producir una mutación (retromutación) en cepas auxotrofas de *Salmonella typhimurium*.

test apomorfina *(apomorphine test)*
NEUROL. Prueba farmacológica aguda que consiste en la inyección subcutánea de apomorfina, que se emplea para valorar la respuesta de los pacientes parkinsonianos a los fármacos dopaminérgicos. ‖ **t. del edrofonio** *(edrophonium t.)* Prueba farmacológica aguda que consiste en la inyección de edrofonio al paciente con el fin de observar su efecto sobre la fatigabilidad muscular y, en concreto, sobre la ptosis palpebral. Se utiliza en el diagnóstico de la miastenia gravis y para valorar la respuesta a los fármacos anticolinesterásicos. ‖ **t. de Wada** *(Wada's t.)* Inyección intracarotídea de barbitúricos (amital sódico) con el fin de deprimir un hemisferio y poder localizar la situación de los centros de lenguaje y de la memoria. Se utiliza para estudiar la lateralización hemisférica en pacientes neuroquirúrgicos, especialmente en cirugía de epilepsia.

test de Bending *(Bending's test)*
RADIO. Término que proviene del inglés que indica incurvación o flexión. Proyecciones empleadas en radiología para el estudio de la flexibilidad del raquis en casos de escoliosis. ‖ **t. de Langman** *(Langman's t.)* Proyección radiológica que se emplea para valorar la estabilidad de la rodilla.

test de Cover *(Cover's test)*
OFTALMOL. Ver **prueba de la oclusión alterna.** ‖ **t. de Farnsworth** *(Farnsworth's t.)* Prueba en la que se tienen que ordenar, de manera sucesiva, fichas de distintas gradaciones de color. Se utiliza para explorar la discriminación cromática del paciente.

test epicutáneo *(epicutaneous skin test)*
ALERGOL. Prueba que se utiliza para determinar la posible existencia de una hipersensibilidad celular, de tipo tuberculínico o tardía, correspondiente a la reacción de tipo IV, en la clasificación de Gell y Coombs. También se denomina prueba del parche. Consiste en aplicar directamente sobre la piel la sustancia a estudiar con el objetivo de reproducir una lesión dérmica de forma experimental. La sustancia se mantendrá en contacto con la piel durante un tiempo suficiente, habitualmente 48 horas, procediéndose posteriormente a la visualización de los resultados. ‖ **t. intracutáneo** *(intradermal skin t.)* Prueba que consiste en la inyección intradérmica de 0,05 a 0,07 cc del extracto alergénico a testar, utilizando para ello una fina aguja. Tras 20 minutos se procede a la visualización de los resultados. También se denomina prueba intradérmica.

test de inclinación *(tilt-table test)*
CARDIOL. Exploración cardiovascular destinada a la provocación de síncopes vasovagales mediante el ortostatismo pasivo prolongado.

test de infusión *(infussion test)*
NEUROCIR. Método de diagnóstico que se utiliza en los casos de hidrocefalia arreabsortiva a presión normal. Por medio de una infusión lumbar de líquido cefalorraquídeo artificial, se observa la capacidad de reabsorción del espacio subaracnoideo, monitorizando la presión de este mientras realizamos la prueba. ‖ **t. presión-volumen** *(pressure-volume t.)* Test en el que se observa la respuesta de la presión del líquido cefalorraquídeo después de la inyección de 1 cc de suero salino, realizada en un segundo, a través de una cánula intraventricular. El aumento de la presión no debe sobrepasar los 3-4 mm de mercurio.

test de Lepromin *(Lepromin's test)*
DERMATOL. Prueba practicada en un extracto de lepromas (lepromina), demostrativa del estado inmunitario del paciente. ‖ **t. de Mitsuda** *(Mitsuda's t.)* Reacción que produce el antígeno en la piel con una infección intracutánea. Actúa como indicador del estado inmunitario del paciente. El antígeno es el material obtenido a partir de tejidos lepromatosos.

test de limulus *(limulus amebocyte assay)*
NEFROL. Test que se basa en que los amebocitos procedentes de la sangre del cangrejo *Limulus polifemus* gelifican en presencia de míni-

mas concentraciones de endotoxina (ng/ml de sangre). Resulta positivo en el 60% de las bacteriemias por bacilos entéricos gram negativos y en estos pacientes el *shock* y la muerte serían dos veces más frecuentes que en el 40% de los pacientes con prueba negativa. Puede ser positivo en casos con hemocultivos negativos. En la actualidad, no se lo considera un test muy fiable.

test de papaverina *(papaverin test)*
UROL. Inyección intracavernosa de 60 mg de papaverina. En los varones normales provoca una erección a los 10 minutos, de unos 30 minutos de duración. Se utiliza en el diagnóstico y terapéutica de las disfunciones eréctiles. En la actualidad la papaverina ha sido sustituida por la prostaglandina E1, con un efecto similar y menores problemas secundarios. Produce una relajación de la musculatura lisa intracavernosa, que facilita el flujo arterial y, como consecuencia, la erección. La prueba está alterada en pacientes con patología vascular, arterial o venosa. Es un método muy útil en pacientes con una disfunción eréctil de origen psicógeno, en los que produce una excelente erección. En una patología arterial leve facilita la erección y es en la actualidad el tratamiento de elección.

test de SIDA obligatorio *(compulsory AIDS test)*
BIOÉT. Ver **pruebas de detección del VIH y ética**.

testamento vital *(living will)*
BIOÉT. Denominación inadecuada de las decisiones anticipadas (v.), pues el testamento implica la muerte del testador. Suele ser uno de los cauces que emplean las asociaciones pro eutanasia para hacerse oír en la sociedad: fomentar la elaboración de decisiones anticipadas, que ordenen la supresión de toda la atención, en caso de preverse que el paciente vaya a sufrir limitaciones crónicas e irreversibles. Sin embargo, aunque el estado final del paciente deba tenerse en cuenta, a la hora de las decisiones clínicas no es un factor decisivo la mayor parte de las veces Ver **futilidad, órdenes de no reanimación**.

testículo *(testis)*
ANAT. m. Gónada masculina, alojada en la bolsa escrotal, con unas dimensiones aproximadas de 4 cm de largo por 2,5 de ancho y un peso de unos 12 g. Está cubierto por una membrana resistente, la túnica albugínea, de la que parten tabiques hacia el interior, que dividen al testículo en lóbulos. Cada lóbulo testicular está formado por túbulos seminíferos que, mediante los conductos rectos, se reúnen en la red testicular, y esta, mediante los conductillos eferentes, desemboca en el epidídimo. Los túbulos seminíferos están formados por varias capas de células sexuales: las más periféricas son las espermatogonias, que se dividen de forma muy activa, seguidas por los espermatocitos, las espermatides y, finalmente, los espermatozoides, que se encuentran junto a la luz del túbulo seminífero.

testigos de Jehová *(Jehovah witnesses)*
BIOÉT. Movimiento religioso cuya atención sanitaria plantea a veces serios problemas por su negativa a la infusión de sangre o sus hemoderivados (ver **diversidad cultural**). Esta negativa no es planteada por todas sus ramas ni por todos sus miembros. No es una actitud suicida, sino el mantenimiento de las convicciones que dan sentido a su vida (ver **sentido de la vida**). No puede hacer que se abandone la atención del enfermo (ver **deber de atender**); en caso de que la negativa sea rotunda, habrá que buscar, con ingenio, soluciones terapéuticas alternativas a la transfusión.

testolactona *(testolactone)*
ENDOCRINOL. f. Fármaco inhibidor de la enzima aromatasa que convierte los andrógenos en estrógenos. Se utiliza como coadyuvante en el tratamiento del carcinoma de mama avanzado en mujeres posmenopáusicas, pero también puede emplearse en situaciones clínicas en las que conviene reducir la secreción de estrógenos.

testosterona *(testosterone)*
BIOQUÍM. f. Hormona sexual producida en los testículos. Induce y mantiene los caracteres masculinos y tiene, además, una acción anabolizante. Es el principal y más potente andrógeno. Es responsable de la virilización durante el desarrollo embrionario y después promueve y mantiene las características sexuales secundarias en el hombre. También se sintetiza en el ovario, pero la mayoría es convertido en estradiol.

testotoxicosis *(testis toxicosis syndrome)*
ENDOCRINOL. f. Hiperplasia testicular que cursa con una elevación de la testosterona y niveles bajos de gonadotropinas, en una relación proba-

ble con la existencia de un factor humoral, estimulador de las células de Leydig.

tetania *(tetany)*
NEUROL. f. Síndrome clínico que se manifiesta mediante espasmos tónicos intermitentes, con una predilección por las partes distales de las extremidades, como el espasmo carpopedal. Desde el punto de vista electromiográfico se acompaña de descargas de potenciales de alta frecuencia agrupadas (dupletes, tripletes o multipletes). La causa más frecuente es la hipocalcemia.

tetanización *(tetanization)*
NEUROL. f. Contracción repetida de un músculo a una frecuencia, por encima de la frecuencia de la fusión tetánica, debida a la estimulación del mismo o del nervio correspondiente, no permitiendo la relajación entre las distintas contracciones.

tétanos *(tetanus)*
NEUROL. m. Enfermedad causada por la acción de la toxina del *clostridium tetani* o toxina tetánica. El cuadro clínico se caracteriza por la contracción tónica de la musculatura corporal, produciendo una posición en opistótonos de la espalda, trismus y espasmos de las extremidades, que se acentúan por estímulos ligeros.

tetrabenacina *(tetrabenazine)*
NEUROL. f. Fármaco con propiedades antidopaminérgicas debido a la deplección de las vesículas de dopamina en las terminales presinápticas.

tetracaína *(pontocaine)*
ANEST. f. Anestésico local, de tipo éster, que se metaboliza predominantemente por seudocolinesterasa. Su hidrólisis es rápida y sus metabolitos se eliminan por la orina. Uno de ellos es el p-amino-benzoico, que se ha asociado a reacciones alérgicas. Es el éster que tiene una mayor potencia y solubilidad en lípidos y mayor duracion en la fijación en proteínas. Resulta útil en la anestesia local y raquídea.

tetraciclina *(tetracycline)*
FARMCLÍN. f. Antibacteriano de efecto bacteriostático. Inhibe la síntesis de las proteínas bacterianas por la fijación en el ribosoma bacteriano. Presenta una buena actividad frente a las bacterias gram-positivas y frente a las denominadas bacterias intracelulares: *Brucella,* *Chlamydia, Coxiella* y *Mycoplasmas*. Está contraindicada durante el embarazo y en niños, pues produce alteraciones en la formación de los huesos y dientes.

tetracosáctido *(tetracosactide)*
ENDOCRINOL. m. Polipéptido sintético constituido por la secuencia 1-24 de la molécula de la hormona adenocorticotropa (ACTH), que posee una actividad biológica estimuladora de la corteza suprarrenal, empleándose, por este motivo, con fines diagnósticos y terapéuticos.

tetracosanoato *(tetracosanoate)*
BIOQUÍM. m. Ácido graso saturado de 24 átomos de carbono, también conocido como ácido lignocérico.

tétrada *(tetrad)*
GENÉT. f. Grupo de las cuatro cromátides (dos por cada cromosoma homólogo de un bivalente) que están en sinapsis durante la primera división meiótica.

tetradecanoato *(tetradecanoate)*
BIOQUÍM. m. Ácido graso saturado de 14 átomos de carbono, también conocido como ácido mirístico.

tetrahidrobiopterina *(tetrahydrobiopterin)*
BIOQUÍM. f. Coenzima que participa en las reacciones de hidroxilación y en la transformación de la fenilalanina en tirosina. Es la forma reducida de la biopterina, que actúa también como un factor de crecimiento para algunos protozoos e insectos.

tetrahidrofolato *(tetrahydrofolate)*
BIOQUÍM. m. Coenzima que interviene en las reacciones de transferencia de las unidades monocarbonadas en diversas reacciones biosintéticas de algunos aminoácidos y nucleótidos. El tetrahidrofolato es esencial para la síntesis de nucleótidos de timina, por lo que sus análogos, como el metotrexato, se utilizan como agentes anticancerígenos.

tetrahidrolipstatina *(tetrahydrolipstatin)*
ENDOCRINOL. f. Fármaco con efecto inhibidor sobre la lipasa pancreática, que posee un potencial uso terapéutico en el tratamiento de la obesidad. Reduce la absorción intestinal de grasa, especialmente de triglicéridos.

tetraiodotironina *(thyroxine)*
BIOQUÍM. f. Tiroxina, T4. 3,3',5,5'-tetraiodotironina. Principal hormona segregada por la glán-

dula tiroidea. La tiroxina es esencial para el metabolismo normal y el desarrollo físico. Estimula la velocidad metabólica, provocando un aumento en el consumo de oxígeno y la producción de calor en los tejidos.

tetralogía *(tetralogy)*
CARDIOL. f. Síndrome que se caracteriza por la combinación de cuatro elementos o defectos concurrentes. ‖ **t. de Fallot** *(Fallot's t.)* Cardiopatía congénita compleja, que se caracteriza por la combinación de la obstrucción al tracto de salida del ventrículo derecho (generalmente estenosis subpulmonar), dextroposición aórtica con acabalgamiento, comunicación interventricular e hipertrofia ventricular derecha. Da lugar a un cortocircuito derecha-izquierda, que cursa con un hipoaflujo pulmonar. Se manifiesta generalmente en el momento de nacer, y sus principales síntomas son la cianosis y la disnea. El tratamiento definitivo es quirúrgico.

tetrapirrol *(tetrapyrrole)*
BIOQUÍM. m. Estructura que compone el grupo hemo y otras porfirinas, clorofilas, bacterioclorofilas, fitocromos y ficobilinas. Consiste en cuatro anillos de pirrol unidos entre sí por los carbonos en posición alfa. Con frecuencia se encuentra unido a un metal con los nitrógenos pirrólicos, mediante enlaces de coordinación, como el hierro (en hemos) o el magnesio (en clorofilas).

tetraplejía *(tetraplegia)*
NEUROL. f. Parálisis motora de las cuatro extremidades.

tetrazolio *(tetrazolium)*
ANATPATOL. m. Cualquiera de las sales orgánicas que comparten una estructura común de anillo, con cuatro moléculas de nitrógeno y una de carbono, que, por reducción oxidativa, dan un colorante insoluble (formazán). Se utiliza en histoquímica para detectar, p. ej., una actividad oxidativa mitocondrial.

tetrodotoxina *(tetrodotoxin)*
FARM. f. Toxina que bloquea los canales de sodio dependientes de voltaje, impidiendo así la excitación neuronal.

tetrosa *(tetrose)*
BIOQUÍM. f. Cualquier aldosa que posea una cadena de cuatro átomos de carbono en la molécula.

thalamonal *(thalamonal)*
ANEST. m. Compuesto utilizado para producir neuroleptoanalgesia. Contiene una mezcla de fentanilo (50 microgramos/cc) y dehidrobenzoperidol (2,5 miligramos/cc).

T-helper *(T-helper)*
ALERGOL. m. Denominación inglesa de linfocito T cooperador.

thiotepa *(thiotepa)*
ONCOL. m. Fármaco antitumoral alquilante del grupo de las aziridinas, eficaz frente a leucemias y linfomas, carcinomas de ovario, mama y vejiga. Dado que su toxicidad es sobre todo hematológica, se emplea en tratamientos de altas dosis y en los trasplantes de médula ósea.

tiabendazol *(thiabendazole)*
FARMCLÍN. m. Fármaco que se utiliza en el tratamiento de infecciones por oxiuros, ascaris y trichuris.

tialismo gravídico *(gravidic ptialism)*
GINECOL. Aumento de la secreción de saliva en el primer trimestre del embarazo. Puede considerarse una gestosis. Ver **sialismo.**

tiamina *(thianim)*
BIOQUÍM. Ver **vitamina B$_1$.** ‖ **t. pirofosfato (TPP)** *(t. pyrophosphate)* Coenzima que participa en la rotura de los enlaces adyacentes a un grupo carbonilo, como la descarboxilación de alfa-cetoácidos. Se sintetiza a partir de la tiamina (vitamina B$_1$), una vitamina hidrosoluble presente en las verduras frescas y carnes. La deficiencia en el hombre de esta vitamina causa el beriberi; se caracteriza por una acumulación de fluidos corporales, dolor, parálisis, insuficiencia cardiaca y, en último término, la muerte.

tianfenicol *(tiamphenicol)*
FARMCLÍN. m. Antibiótico fenicol.

tiazida *(thiazide)*
FARM. f. Familia de diuréticos ampliamente utilizados, que actúan sobre el túbulo distal de la nefrona, aumentando la excreción de ión sodio y de agua.

tibia *(tibia)*
ANAT. f. Hueso de la pierna, paralelo al peroné. Por su epífisis superior se articula con el fémur y por la inferior con el astrágalo. Su cara anterointerna es subcutánea, por lo que los golpes en esta región son muy dolorosos.

tibial *(tibialis)*
ANAT. adj. Lo que tiene relación con la tibia.

tibolona *(tibolone)*
ENDOCRINOL. m. Esteroide sintético con propiedades estrogénicas, y en menor grado progestagénicas y androgénicas, que se emplea en el tratamiento de los síntomas derivados de la deprivación estrogénica y de la osteoporosis postmenopáusica. La ausencia de efectos negativos sobre el control de la tensión arterial y el escaso efecto estimulador sobre el endometrio le confiere ventajas significativas sobre la estrogenoterapia.

tic *(tic)*
NEUROL. m. Movimiento involuntario anormal, repetitivo, estereotipado y, en ocasiones, muy complejo. Puede ser brusco o tónico y, en todos los casos, se puede inhibir voluntariamente. Mejora con la aplicación de fármacos antidopaminérgicos.

tic doloroso *(tic doloreux)*
NEUROCIR. Cuadro paroxístico de dolor lancinante en el territorio de distribución del V par craneal. Se denomina también neuralgia del trigémino.

ticarcilina *(ticarcillin)*
FARMCLÍN. f. Penicilina del grupo de las carboxipenicilinas.

ticlopidina *(ticlopidine)*
NEUROL. f. Fármaco antiagregante plaquetario que se utiliza para la prevención de los distintos procesos isquémicos.

tiempo *(time)*
RADIO. m. Periodo de duración determinada que se invierte en la realización de una actividad. ‖ **t. de adquisición** *(adquisition t.)* Tiempo empleado por un equipo para la obtención de una imagen o conjunto de imágenes. ‖ **t. de eco** *(echo t.)* En resonancia magnética, tiempo transcurrido entre la emisión del pulso de las ondas de radiofrecuencia, estimulador de los spines, y el momento en el que se obtiene la señal emitida por los mismos durante su relajación. ‖ **t. de inversión** *(inversion t.)* En resonancia magnética, tiempo transcurrido entre la emisión del pulso de las ondas de radiofrecuencia, estimulador de los spines, y el momento en el que se emite un segundo pulso, para invertir la orientación del spin en 180º. ‖ **t. de repetición** *(repetition t.)* En resonancia magnética, tiempo transcurrido entre la emisión de dos pulsos de ondas de radiofrecuencia, estimuladores de la misma banda de tejido.

tiempo de coagulación *(clotting time)*
FISIOL. Tiempo que tarda la sangre en coagularse. Para determinarlo se coloca una pequeña cantidad de sangre en un tubo de vidrio y se observa el tiempo que transcurre hasta la formación del coágulo. El valor normal es de 5-11 minutos. Es una prueba poco sensible, ya que depende de muchas variables ‖ **t. de conducción SA** *(SA conduction t.)* Tiempo que discurre desde que se inicia un impulso en el nódulo sinusal hasta que alcanza el miocardio auricular. ‖ **t. de respuesta** *(response t.)* Tiempo que transcurre entre la aplicación de un estímulo y su respuesta.

tiempo de isquemia caliente *(warm ischaemia time)*
NEFROL. Referido al trasplante renal, intervalo transcurrido, en minutos, entre el clampaje de los vasos renales y el enfriamiento del injerto con el líquido de preservación a 4º C. Lo ideal es que ambas cosas se realicen al unísono y sea de 0 minutos. A veces, por problemas técnicos o una extracción tras la parada cardiaca del donante, se puede prolongar hasta 60 minutos. No es recomendable utilizar riñones de un cadáver con isquemia caliente superior a los 60 minutos (severo daño isquémico). A mayor tiempo transcurrido, mayor será la incidencia de la disfunción precoz del injerto (no se produce una función renal inicial). ‖ **t. de isquemia fría** *(cold ischaemia t.)* Intervalo transcurrido, en horas, entre la perfusión del órgano, con la solución de la preservación fría a 4º C, y el desclampaje arterial en el receptor (paso de la sangre del receptor por el órgano del donante, tras finalizar la anastomosis venosa y arterial). El tiempo de isquemia fría prolongada superior a 24 horas se asocia a un riesgo incrementado de la disfunción precoz del injerto. En el trasplante de corazón, hígado, páncreas y pulmón no debe ser superior a cuatro u ocho horas. ‖ **t. de sangría** *(bleeding t.)* Prueba de hemostasia (orientativa) para el diagnóstico de los trastornos hemorrágicos. Hay dos métodos, el de Duke y el de Ivy, siendo el último más exacto y reproducible. Se realiza con un esfigmomanómetro en el brazo, a una presión

constante de 40 mmHg, y una posterior incisión de un centímetro de largo y un milímetro de profundidad en la cara anterior del antebrazo. La sangre que fluye se recoge con un papel de filtro, hasta que se detiene la hemorragia. El tiempo que transcurre de la sangría normal es inferior a 9,5 minutos. Aumenta en diversas trombocitopenias y trombocitopatías, que requieren pruebas analíticas más específicas para su correcto diagnóstico.

tiempo de protrombina *(prothombin time)*
HEMATOL. Prueba que consiste en la determinación del tiempo de coagulación del plasma descalcificado en presencia de un exceso de tromboplastina tisular y calcio. Mide, conjuntamente, la protrombina y los factores VII, X y V (vía extrínseca de la coagulación), siempre que la tasa de fibrinógeno sea suficiente y no existan anticoagulantes circulantes. Tiene un especial interés en el control del tratamiento con cumarínicos. También se denomina tiempo de Quick. ‖ **t. de tromboplastina parcial** *(partial thromboplastin t.)* Prueba para detectar defectos de coagulación del sistema intrínseco, añadiendo tromboplastina parcial activada a una muestra de plasma-problema y a otra de plasma-control, plasma normal. El tiempo necesario para la formación de un coágulo en el plasma-problema se compara con el determinado en el plasma-normal. Cuando ese tiempo es prolongado, hay que pensar que existe una anomalía en uno o más factores del sistema intrínseco. El tiempo parcial de la tromboplastina es una de las pruebas básicas, que se utiliza para medir la actividad de los factores específicos y diagnosticar la hemofilia. También se puede emplear un fármaco anticoagulante para controlar la actividad de la heparina.

tiempo de ruptura lagrimal *(break up time)*
OFTALMOL. Ver **BUT**.

tienda del cerebelo *(tentorium cerebelli)*
ANAT. Tabique de la duramadre que separa los lóbulos occipitales del cerebelo, que queda debajo.

tifoidea *(thyphoid fever)*
MICROBIOL. Ver **fiebre tifoidea**.

tifus *(typhus)*
MICROBIOL. m. Enfermedad que cursa con fiebre, delirio e indiferencia (estupor). ‖ **t. abdominal** *(abdominal t.)* Fiebre tifoidea cuyo agente etiológico es la *Salmonella typhi*. En España se conoció como tabardillo de las tripas, porque en el curso de la fiebre tifoidea aparece un exantema (roseola) que se localiza fundamentalmente en el abdomen. ‖ **t. exantemático** *(exanthematous t.)* Tifus denominado como *lenticularis*, porque aparece un exantema formado por pequeños elementos roseólicos del tamaño de una lenteja. En España, teniendo en cuenta la morfología del exantema, se denominó en la antigüedad tabardillo pintado. Si se considera el vector y la especie de *Rickettsia* se distinguen: tifus exantemático epidémico y tifus exantemático endémico o murino. ‖ **t. exantemático endémico o murino** *(endemic exanthematic t. or murine t.)* Tifus cuyo agente etiológico es la *Rickettsia mooseri*. Los reservorios son las ratas y ratones y se transmite al hombre por la picadura de las pulgas *(Xepnosylla cheopis)*. También se denomina tifus de las ratas, de las pulgas, mexicano, etc. ‖ **t. exantemático epidémico** *(epidemic exanthematous t.)* Tifus que aparece en formas epidémicas y el agente etiológico es la *Rickettsia prowazekii*. El reservorio de esta bacteria es la especie humana y la enfermedad se transmite de hombre a hombre por los piojos del cuerpo *(pediculus corporis var corporis)*. Una epidemia, por tanto, aparece cuando existan enfermos parasitados por piojos. Los sujetos curados pueden recidivar, y entonces se denomina enfermedad de Brill-Zinsser. También es conocido como tifus *bellicus*, de los piojos, de los navegantes, etc.

tilectomía *(tilectomy)*
GINECOL. f. Intervención quirúrgica para la extirpación de los nódulos mamarios, incluido el carcinoma. En este caso es obligado conseguir márgenes de resección tumoral amplios y realizar, asimismo, una linfadenectomía axilar. El tratamiento se completará con radioterapia postoperatoria y/o quimioterapia.

tiloma *(tylome)*
DERMATOL. m. Callo o callosidad.

tilosis *(tylosis)*
DERMATOL. f. Formación de callos.

tilótico *(tylotic)*
DERMATOL. adj. Perteneciente o relativo al callo.

timectomía 1186

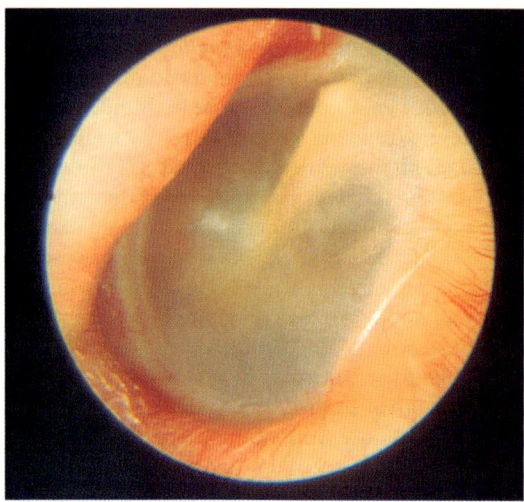

tímpano (otoscopia)

timectomía *(thymectomy)*
NEUROL. f. Extirpación del timo.

timidina *(thymidine)*
BIOQUÍM. f. Desoxinucleósido de la timina, abundante en la célula pero presente únicamente en forma de ésteres fosfóricos de timidina en los desoxinucleótidos y en el DNA. Puesto que no está presente en el RNA, la incorporación de timidina, marcada radiactivamente por las células, se suele utilizar como medida de síntesis de DNA y crecimiento celular.

timina *(thymine)*
BIOQUÍM. f. Una de las dos principales bases pirimidínicas presentes en el DNA como timidilato, pero no en el RNA, a excepción del ribotimidilato, que puede encontrarse en posiciones concretas del RNA transferente.

timo *(thymus)*
ANAT. m. Órgano que se encuentra a la entrada del tórax, delante del pedículo vascular del corazón. Desde la infancia sufre un proceso de regresión, de tal forma que en los adultos solo quedan islotes de tejido tímico dispersos entre los lóbulos adiposos. Fabrica linfocitos T, que son células que destruyen otras células extrañas y bacterias. El timo, con un contorno irregular, presenta dos lóbulos, que están envueltos por una membrana.

timoma *(thymoma)*
ANATPATOL. m. Tumoración benigna o maligna originada en las células epiteliales del timo.

timoxamina *(thymoxamine)*
ENDOCRINOL. f. Fármaco bloqueante de los receptores α-1-adrenérgicos, que puede emplearse como tratamiento de la enfermedad de Raynaud.

timpanitis *(tympanitis)*
OTORRIN. f. Congestión vascular y enrojecimiento del tímpano, que puede aparecer en el curso de una otitis externa u otitis media.

tímpano *(eardrum)*
ANAT. m. Membrana que cierra el paso del conducto auditivo externo al medio. En su espesor queda incluido el mango del martillo, por lo cual, al vibrar el tímpano, se mueve el martillo y, con él, toda la cadena de huesecillos, transmitiendo la vibración al caracol.

timpanocentesis *(tympanocentesis)*
OTORRIN. f. Incisión quirúrgica de la membrana timpánica y aspiración del fluido del oído medio y colocación de un drenaje timpánico.

timpanograma *(tympanogram)*
FISIOL. f. Representación gráfica de la impedancia acústica y de la movilidad de la membrana timpánica. Se utiliza para ver si el tímpano está alterado.

timpanometría *(tympanometry)*
OTORRIN. f. Registro de la impedancia y medida indirecta de la presión en el oído medio por cambios de presión en el conducto auditivo externo. Se practica cuando el tímpano está intacto, no en presencia de perforación. Este registro, durante una variación de la presión en el conducto auditivo externo,

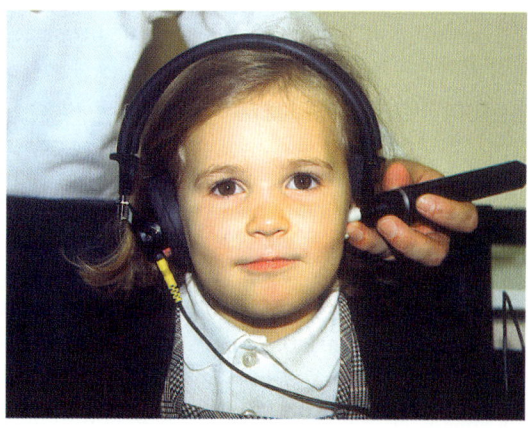

timpanometría

permite medir la diferencia de presión a uno y otro lado de la membrana timpánica y, así, despistar una ruptura de la cadena osicular y evaluar la presión dentro de la caja timpánica.

timpanoplastia *(tympanoplasty)*
OTORRIN. f. Intervención quirúrgica que se destina a reconstruir la caja timpánica para la protección sonora de la ventana redonda y restaurar la transformación de la presión sonora entre el tímpano y la ventana oval. Se denomina miringoplastia, si solo se reconstruye la membrana del tímpano, y osiculoplastia, si hay una reconstrucción de la cadena osicular.

timpanosclerosis *(tympanosclerosis)*
OTORRIN. f. Degeneración fibrohialina de la mucosa del oído medio, afectando a la membrana timpánica (miringoesclerosis) o bloqueando la cadena de huesecillos. Aparecen unas placas blancas nacaradas. Puede ser consecuencia de una inflamación del oído medio.

tinción de Giemsa *(stain Giemsa)*
HISTOL. Mezcla de azul de metileno y eosina. Se usa, típicamente, para la tinción de las extensiones de la sangre.

tinidazol *(tindazole)*
FARMCLÍN. m. Quimioterápico nitroimidazólico.

tinnitus *(tinnitus)*
OTORRIN. m. Sensación auditiva anormal percibida, la mayoría de las veces, por el propio sujeto (acúfeno subjetivo) o, más raramente, por otro (acúfeno objetivo). Pueden percibirse de manera difusa en la cabeza o unilateralmente en un oído. Algunos son sincrónicos con el pulso y son sospechosos de una patología vascular.

tintura *(tincture)*
DERMATOL. f. Preparación farmacéutica líquida, generalmente antiséptica.

tiña *(tinea)*
DERMATOL. f. Enfermedad micósica de la piel y anejos cutáneos: cabellos, uñas. Diferentes tipos de tiña son: capitis, circinada, corporis, cruris, favosa, imbricata, inguinalis, pedis, unguium, versicolor y onsorante.

tiocianato *(tyocianate)*
ANEST. m. Producto químico formado al metabolizarse el nitroprusiato sódico. El uso de nitroprusiato sódico como hipotensor tiene a veces como contrapartida la toxicidad potencial de este metabolito. El nitroprusiato contiene cinco grupos cianuro y al descomponerse algunos iones se difunden a eritrocitos y se metabolizan en el hígado y riñón, formando tiocianato. Se han descrito hipoxia, náuseas, acúfenos, espasmo muscular, desorientación y psicosis cuando los niveles del tiocianato son superiores a 10 mg/100 ml. Por este motivo, la administración prolongada de nitroprusiato está contraindicada y se prefiere el trimetafán o la nitroglicerina para el tratamiento de las crisis hipertensivas.

tioconazol *(tioconazole)*
FARMCLÍN. m. Antifúngico imidazólico de uso tópico en el tratamiento de la dermatofitosis y de las infecciones cutáneas por *Candida*.

tionamidas *(thionamides)*
ENDOCRINOL. f. pl. Grupo de fármacos con un efecto inhibidor de la síntesis de las hormonas tiroideas como consecuencia de su acción bloqueante de la organificación del iodo y del acoplamiento de iodotirosinas. Se encuentran indicados en el tratamiento del hipertiroidismo. Carbimazol, metimazol y propiltiouracilo son los más utilizados. Este último posee, adicionalmente, un efecto inhibidor de la conversión periférica de tiroxina en triiodotironina.

tiopental *(thiopental)*
ANEST. m. Agente anestésico no volátil. Barbitúrico usado en la inducción anestésica y en la sedación que es administrado por vía endovenosa. Actúa deprimiendo el sistema reticular activador. Se une a las proteínas en un 80%, pero su gran solubilidad en los lípidos y su fracción no-ionizada (60%) causan una captación encefálica máxima en 30 segundos. Se redistribuye en compartimentos periféricos (sobre todo muscular), produciéndose así el fin del efecto clínico. Induce a una pérdida de la consciencia en 30 segundos.

tiorredoxina *(thioredoxin)*
BIOQUÍM. f. Cualquier miembro de una clase de proteínas termoestables, que actúan donando átomos de hidrógeno en diversas reacciones de reducción, particularmente en la transformación de ribonucleótidos difosfato en desoxirribonucleótidos difosfato y en la fotoactivación, mediante la reducción de

varias enzimas de cloroplastos. Puede encontrarse en forma reducida, en forma tiol, o en forma oxidada, configurando un puente disulfuro, que es reducido a la forma activa mediante la acción de tiorredoxina reductasas.

tipaje HLA *(HLA typing)*
INMUNOL. Caracterización de los antígenos del sistema de histocompatibilidad en un determinado individuo. Ver **HLA**.

tipificación de los grupos sanguíneos *(blood typing)*
FISIOL. Determinación del grupo al que pertenece la sangre de un individuo. Es un requisito indispensable antes de proceder a una transfusión de sangre.

tipo *(type)*
PSICOL. m. Forma de agrupar a los individuos según sus características físicas o psíquicas. Es un constructo teórico que se emplea para clasificar empíricamente a los individuos. ‖ **t. de reacción al estrés** *(stress reaction t.)* Tendencias personales de reaccionar ante situaciones estresantes, que denotan vulnerabilidad a los trastornos psicosomáticos. Han sido definidos los seis tipos siguientes: 1) Hipoestimulación: predisposición al cáncer. 2) Hiperexcitación: predisposición a enfermedades cardiovasculares. 3) Ambivalente. 4) Autonomía: saludable. 5) Racional-antiemocional: predisposición a la depresión y/o al cáncer. 6) Antisocial: predisposición al consumo de drogas. También denominados tipos psicosociales o tipos de reacción al estrés.

TIPS *(transjugular intrahepathic portosystemic shunt)*
RADIO. Técnica radiológica intervencionista que consiste en la realización, por vía percutánea, de una vía de comunicación intrahepática entre el sistema vascular portal y las venas suprahepáticas para disminuir la hipertensión portal.

tiramina *(tyramine)*
ENDOCRINOL. f. Base orgánica derivada del cornezuelo del centeno, que posee un efecto hipertensivo y estimulador de la contracción uterina. Induce la liberación de catecolaminas de las terminales nerviosas. Se ha utilizado como prueba provocadora en el diagnóstico del feocromocitoma.

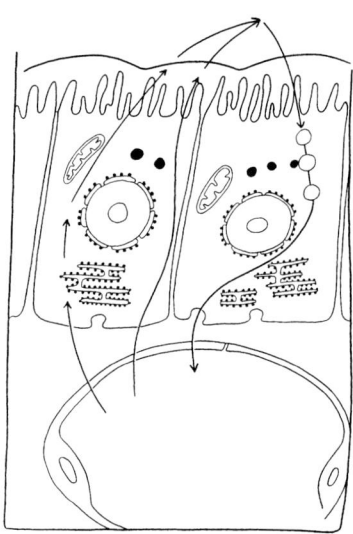

tiroides. Célula de un folículo tiroideo y su relación con los vasos y la cavidad folicular. Las flechas indican el movimiento de los productos elaborados por la célula

tirocalcitonina *(thyrocalcitonin)*
FISIOL. Ver **calcitonina**.

tiroglobulina *(thyroglobulin)*
FISIOL. f. Extracto purificado del tiroides de cerdo. Se empleaba antes para el tratamiento del cretinismo.

tiroidectomía *(thyroidectomy)*
CIRGEN. f. Cualquier intervención sobre la glándula tiroides en la que se extirpe toda o una parte de ella. Las indicaciones más frecuentes son los tumores tiroideos, el bocio, el hipertiroidismo y algunas tiroiditis, además de ciertos tumores de laringe y del cuello que invaden el tiroides. Ver **cirugía endocrina**. ‖ **t. subtotal** *(subtotal th.)* Intervención en la que se extirpa una gran parte del tiroides pero no todo, con el fin de no causar hipetiroidismo. Normalmente se extirpa todo el tiroides de un lado y se deja el polo del lóbulo tiroideo superior del otro lado. Las indicaciones más frecuentes para realizarla son el hipertiroidismo, por enfermedad de Graves-Basedow, y el bocio multinodular y, pocas veces, algunos tumores del tiroides, sobre todo benignos. ‖ **t. total** *(total th.)* Intervención en la que se extirpa completamente toda la glándula tiroides. La indicación principal son los tumores malignos del tiroides.

tiroides *(thyroid)*
ANAT. m. Nombre que reciben dos formaciones: un cartílago de la laringe y la glándula que se encuentra delante del cartílago tiroides. Inicialmente el nombre fue del cartílago, por su forma de escudo *(thyros* en griego), y posteriormente se aplicó el nombre de tiroides a la glándula por su proximidad al cartílago.

tiroides lingual *(lingual thyroid)*
OTORRIN. Tiroides ectópico situado debajo de la mucosa de la base de la lengua como resultado de un defecto de migración del desarrollo embrionario de la glándula. Puede ser asintomático, producir molestias faríngeas o disfonía.

tiroiditis *(thyroiditis)*
ENDOCRINOL. f. Inflamación de la glándula tiroides. Puede presentar un origen bacteriano, viral o autoinmune. ∥ **t. aguda** *(acute t.)* Inflamación de la glándula tiroides de etiología bacteriana que habitualmente es consecuencia de un proceso séptico de otro origen y cursa con dolor local y síndrome febril. ∥ **t. de De Quervain** *(De Quervain's t.)* Inflamación de la glándula tiroides, de probable etiología viral, que cursa con dolor local, síndrome gripal y síntomas derivados del hipertiroidismo secundario a la destrucción tisular. Es característica la ausencia de captación del yodo radiactivo en la gammagrafía, con un aumento de la velocidad de sedimentación globular. Se le conoce con el nombre de tiroiditis subaguda. ∥ **t. de Hashimoto** *(Hashimoto's t.)* Inflamación del tiroides mediada por fenómenos autoinmunes. Existe una forma atrófica y otra bociosa. Cursa con una infiltración del tiroides por linfocitos y células plasmáticas. Inicialmente puede presentarse una fase de hipertiroidismo (hashitoxicosis) para evolucionar hacia hipotiroidismo. Exceptuando las áreas geográficas con una deficiencia de iodo, constituye la causa más frecuente de hipotiroidismo primario. La elevación de anticuerpos antimicrosomales es habitual.

tiroiditis de Riedel *(Riedel's thyroiditis)*
ANATPATOL. Proceso inflamatorio crónico fibrosante, de etiología desconocida, que afecta a uno o a ambos lóbulos del tiroides, con extensión, a veces, a la tráquea y a otros tejidos adyacentes.

tiroidología *(thyroidology)*
ENDOCRINOL. f. Ciencia que se dedica al estudio del tiroides.

tiroidopatía *(thyroidopathy)*
ENDOCRINOL. f. Enfermedad de la glándula tiroides.

tironina *(thyronine)*
FISIOL. Ver **hormona tiroidea.**

tiroplastia *(thyroplasty)*
OTORRIN. f. Cirugía destinada a mejorar la calidad de la voz, que consiste en aproximar a la línea media una cuerda vocal inmovilizada en abducción.

tirosina *(thyrosine)*
FISIOL. f. Aminoácido sintetizado por el organismo a partir del aminoácido esencial fenilalanina o que puede provenir de la dieta. Se encuentra en la mayor parte de las proteínas. Es precursor de la tiroxina y de la adrenalina.

tirotomía *(thyrotomy)*
OTORRIN. f. Apertura quirúrgica de la laringe por una incisión del cartílago laríngeo, usualmente sobre la línea media.

tirotoxicosis *(thyrotoxicosis)*
ANATPATOL. f. Situación de enfermedad por la presencia de cantidades anormalmente elevadas de hormonas tiroideas, bien por un aumento de la producción endógena o bien por la administración exógena.

tirotropina *(thyrotropin)*
FISIOL. f. Hormona segregada por la adenohipófisis, que estimula la secreción de tiroxina por parte del tiroides.

tiroxina *(thyroxine)*
FISIOL. f. Hormona tiroidea derivada de la tirosina y que activa notablemente el metabolismo.

tisis *(phthisis)*
ANATPATOL. f. Sinónimo de tuberculosis, aunque su sentido etimológico es consunción.

titmus *(titmus)*
OFTALMOL. f. Prueba utilizada en la exploración de la visión binocular, que se basa en la capacidad para reconocer estructuras en seudorrelieve gracias a la utilización de unas gafas con cristales polarizados.

título *(titer)*
INMUNOL. m. Estimación del contenido de un reactivo presente en una solución. Suele utilizarse, con frecuencia, referido a la cantidad de los anticuerpos presentes en una muestra, y se expresa como la dilución máxima de la

tizanidina *(tizanidine)*
NEUROL. f. Fármaco con acción gabaérgica que se emplea en el tratamiento de la espasticidad.

TNF *(TNF)*
ONCOL. Factor de necrosis tumoral, liberado en situaciones de sepsis o reacción inflamatoria sistémicas, que además tiene una actividad antitumoral cuando es administrado en dosis altas. Es empleado en los tumores de pulmón, testículo, leucemias, linfoma de Hodgkin o sarcoma de Kaposi.

TNO *(TNO)*
OFTALMOL. Prueba utilizada en la exploración de la visión binocular que se basa en la capacidad para reconocer estructuras en seudorrelieve gracias a la utilización de unas gafas con cristales rojo-verde.

tobramicina *(tobramycin)*
FARMCLÍN. f. Antibiótico aminoglucósido que se caracteriza por su actividad frente a *Pseudomonas aeruginosa*.

tococardiografía *(tococardiography)*
GINECOL. f. Registro simultáneo de las contracciones uterinas maternas y de la frecuencia cardiaca fetal. Constituye la denominada monitorización biofísica del parto. Ver **cardiotocografía**.

tocoferol *(tocopherol)*
BIOQUÍM. m. Vitamina E. Término genérico utilizado para referirse a un grupo de lípidos que contienen un anillo aromático sustituido y una cadena lateral hidrocarbonada larga. El alfa-tocoferol es la forma más activa de la vitamina E, que se cree posee la capacidad de prevenir la destrucción oxidativa de los lípidos de las membranas celulares. Otros tocoferoles también tienen una actividad de vitamina E. Los tocoferoles son abundantes en los huevos de gallina, aceites vegetales y germen de trigo. La deficiencia de la vitamina E es muy rara en el hombre. Los tocoferoles se emplean, comercialmente, para retardar el deterioro de ciertos alimentos.

tocografía *(tocography)*
GINECOL. f. Registro de las contracciones uterinas durante el parto. Permite controlar la intensidad, frecuencia y duración de las mismas. La tocografía puede ser externa o interna. En la primera, se registran las contracciones del útero a través de la pared abdominal de la madre, y en la tocografía interna se registran las contracciones mediante la colocación de un catéter en la cavidad uterina.

tocólisis *(tocolysis)*
GINECOL. f. Inhibición de las contracciones uterinas. Puede hacerse durante el embarazo para prevenir el parto prematuro. Durante el parto se emplea para corregir la hipertonía o la hiperdinamia, producida por el exceso de las contracciones uterinas, que puede determinar la aparición del sufrimiento fetal. Los fármacos tocolíticos más empleados son los beta simpático miméticos.

tocología *(tocology)*
GINECOL. f. Ciencia que se ocupa del estudio del parto (*tócos*, parto, y *lógos*, tratado).

tofo *(tophus)*
ORTOP. m. Depósito de urato sódico que se produce en caso de gota. Los tofos se forman, con mayor frecuencia alrededor de las articulaciones en el tejido cartilaginoso, óseo, bursal o subcutáneo, produciendo una reacción inflamatoria crónica por un cuerpo extraño.

toilette *(toilette)*
ORTOP. f. Galicismo que significa limpieza y cura de una herida accidental u operatoria u otra. || **t. articular** *(articular t.)* Limpieza y cura del interior de una cavidad articular.

toilette cadavérica *(cadaveric toilette)*
MEDLEGAL. Limpieza, restauración y maquillaje del cadáver con el fin de recuperar la fisionomía que tuvo en vida y facilitar de este modo su identificación.

tolazamida *(tolazamide)*
ENDOCRINOL. f. Antidiabético oral del grupo de las sulfonilureas de primera generación que se emplea en el tratamiento de la diabetes mellitus tipo 2.

tolbutamida *(tolbutamide)*
ENDOCRINOL. f. Antidiabético oral del grupo de las sulfonilureas de primera generación que se emplea en el tratamiento de la diabetes mellitus tipo 2. Se ha utilizado, por vía intravenosa, en el diagnóstico diferencial del hiperinsulinismo endógeno.

tolerancia *(tolerance)*
ALERGOL. f. Capacidad del sistema inmune, natural o adquirida, para reconocer un antígeno sin que se desencadene una respuesta inmunológica. Mediante la inmunoterapia conseguimos una inmunotolerancia en el órgano de choque, es decir, la disminución del grado de sensibilidad, que el individuo presenta, mediante el establecimiento de inmunotolerancia frente al agresor.

tolerancia *(tolerance)*
BIOÉT. f. Como se trata de un término con connotación positiva, sirve a los partidarios de la bioética liberal (v.) para defender sus posturas extremas, como el derecho al aborto provocado o el derecho a morir (v.) anulando la libertad profesional del médico. Ver **diversidad cultural, objeción de ciencia, objeción de conciencia.** || **t. a la deficiencia** *(t. to the defectiveness)* Ver **eugenesia.**

tolerancia *(tolerance)*
PSICOL. f. Conjunto de actitudes y conductas de respeto o consideración hacia las opiniones o conductas de los demás, aunque contradigan, o sean opuestas, al propio sistema de valores, creencias, opiniones, etc. || **t. a la frustración** *(frustration t.)* Expresión, introducida por Rosenzweig, para designar la capacidad de soportar la frustración, durante un largo periodo de tiempo, sin intentar satisfacer la motivación en la forma originaria ni buscar un modo indirecto de atenuar la tensión. || **t. de sustancias psicoactivas** *(psychoactives substances t.)* Característica de la dependencia de sustancias, que consiste en el hecho de que una sustancia psicoactiva, administrada a un sujeto, debe ser incrementada progresivamente en sus dosis para llegar a alcanzar los mismos efectos que antes se producían con la administración de dosis menores. Se produce como consecuencia del consumo repetido, lo que condiciona que la intensidad de la acción de la sustancia sea cada vez menor.

tolerancia a la glucosa *(glucose tolerance)*
FISIOL. Capacidad del organismo para metabolizar la glucosa. Cantidad máxima de glucosa repartida en tres comidas (con una dieta balanceada) que no produzca glucosuria a lo largo de veinticuatro horas.

tolerógeno *(tolerogen)*
INMUNOL. m. Sustancia que induce la tolerancia inmunológica.

tolnaftato *(tolnaftate)*
FARMCLÍN. m. Antifúngico de uso tópico.

toma de decisiones *(decision-making)*
BIOÉT. En la bioética liberal (v.) estadounidense, proceso de raciocinio lógico que lleva a la decisión médica más adecuada a una determinada situación clínica, conjugando los distintos intereses enfrentados en ella. Ver **conflictos de intereses, decisión.** || **t. de decisiones por ordenador** *(computer aided d.-m.)* Ver **diagnóstico por ordenador.**

tomaína *(ptomaine)*
MEDLEGAL. f. Producto resultante de la putrefacción de las proteínas de carácter básico que da las reacciones de los alcaloides, como la cadaverina y la putrescina. También se denomina ptomaína.

tomoartrografía *(tomoarthrography)*
RADIO. f. Técnica que consiste en el estudio de una articulación, mediante la introducción de contraste (positivo, negativo o ambos), que permita delinear o diferenciar los componentes internos de la misma para la obtención de imágenes tomográficas con fines diagnósticos.

tomocámara *(tomographic gamma camara)*
MEDNUCL. f. Equipo para escintigrafía que produce una imagen tomográfica mediante la detección simultánea de la radiación gamma emitida por el objeto.

tomodensitometría *(tomodensitometry)*
RADIO. f. Técnica de medición del contenido en materia mineral de un tejido, basada en su capacidad de atenuación de los fotones de rayos X, estudiada mediante tomografía computarizada. Ver **densitometría.**

tomografía *(tomography)*
RADIO. f. Técnica de obtención de imágenes por planos o cortes que, dependiendo del equipo empleado, es analógica o digital. || **t. computarizada** *(computed t.)* Técnica y equipo de adquisición de imágenes tomográficas transversas de un paciente u objeto, basado en las propiedades de atravesar la materia y de ionización de los rayos X. Consta de un tubo emisor de rayos X, que gira alrededor del objeto o paciente, confrontado con un arco o anillo de detectores. Estos están compuestos por pequeñas cámaras de ionización o materiales cerámicos, que permiten detectar y cuantifi-

car la cantidad de radiación que ha atravesado al objeto en cada punto del giro. Los datos así obtenidos son procesados por un ordenador, calculando una matriz de puntos o Transformada de Fourier. El valor de cada punto de la matriz es representado por una intensidad de gris, que oscila entre el negro y el blanco, para generar una imagen. El valor numérico del brillo está definido por unidades de densidad Hounsfield, oscilando entre −1.000 y +1.000, siendo el 0 el correspondiente a la densidad agua. ‖ **t. computarizada espiral** *(spiral-CT)* Técnica de adquisición de información volumétrica en un equipo de TC, realizado mediante la emisión continua de rayos X, durante el movimiento de giro del tubo emisor, asociado al desplazamiento longitudinal del paciente, de forma simultánea. Esta técnica permite aumentar la rapidez del estudio, pudiendo mejorar la calidad al obtener posteriormente imágenes en diferentes planos con distintos grosores de corte, permitiendo mejores reconstrucciones tridimensionales. ‖ **t. lineal** *(lineal t.)* Técnica radiográfica que obtiene imágenes de un plano del organismo u objeto radiografiado. Se consigue mediante la realización de un movimiento de traslación del tubo de rayos X, en un sentido, y del chasis, en el sentido contrario, quedando únicamente los puntos de ese plano focalizados o representados por puntos en la película radiográfica. El resto de los puntos situados en un plano diferente aparecen difusos, no conformando una imagen nítida.

tomografía axial computarizada *(computer axial tomography)*
RADIO. Técnica radiológica que se sustenta en la obtención de imágenes por planos, basada en la emisión de rayos X y un algoritmo computadorizado para reconstruir la imagen.

tomografía de emisión de fotón único *(single photon emission tomography)*
RADIO. Técnica que utiliza, como trazadores, emisores de radiación gamma. Se suele conocer esta técnica con las iniciales inglesas SPET.

tomografía por emisión de positrones *(positrón emisión tomography)*
MEDNUCL. Ver **PET**.

tomógrafo *(tomograph)*
RADIO. m. Equipo que permite la realización de tomografías.

tomograma *(tomogram)*
RADIO. m. Imagen obtenida mediante técnicas tomográficas.

tónico *(tonic)*
NEUROL. adj. Que mantiene o es de larga duración. El término se utiliza para referirse habitualmente a respuestas fisiológicas reflejas o voluntarias de duración prolongada.

tono *(tone)*
NEUROL. m. Calidad de un sonido, dependiendo de la frecuencia relativa de las vibraciones por las que se produce. Resistencia de un músculo o grupo muscular a su estiramiento pasivo.

tonofilamento *(tonofilament)*
ANATPATOL. m. Filamento proteico citoplasmático, que forma parte del citoesqueleto o esqueleto celular, más desarrollado en algunos tipos celulares (p. ej. en los estratoespinos de la epidermis), encargado de mantener la forma y dar resistencia a las células.

tonografía *(tonography)*
OFTALMOL. f. Prueba que da una estimación indirecta de la facilidad que tiene el humor acuoso del ojo para ser evacuado.

tonometría *(tonometry)*
OFTALMOL. f. Medida de la presión intraocular. ‖ **t. de aplanación** *(aplanation t.)* Medición de la presión intraocular, basándose en la fuerza necesaria para aplanar la córnea. ‖ **t. de indentación** *(indentation t.)* Medición de la presión intraocular, basándose en la fuerza necesaria para indentar la córnea.

tonómetro de aire *(air tonometer)*
OFTALMOL. Instrumento utilizado para medir la presión intraocular, basándose en la utilización de un chorro de aire para aplanar la córnea. ‖ **t. de Goldman** *(Goldman's t.)* Tonómetro de aplanación montado en la lámpara de hendidura. Ver **tonometría de aplanación**. ‖ **t. de Perkins** *(Perkins' t.)* Tonómetro de aplanación portátil. Ver **tonometría de aplanación**. ‖ **t. de Schiötz** *(Schiötz's t.)* Tonómetro de indentación, actualmente en desuso.

tonsila *(tonsile)*
ANAT. f. Ver **amígdala**.

tonsilectomía *(tonsillectomy)*
OTORRIN. Ver **amigdalectomía**.

tonsilitis *(tonsillitis)*
OTORRIN. Ver **amigdalitis.**

tonsilolito *(tonsillolith)*
OTORRIN. m. Cálculo en una amígdala.

tópico *(topical)*
ANATPATOL. adj. Se dice del modo de aplicación de un medicamento o un agente, que se limita a una superficie externa.

topográfico *(topographic)*
RADIO. adj. Relativo a la forma en que se distribuye una lesión en una zona.

topograma *(topogram)*
RADIO. f. Imagen obtenida al inicio de una exploración sobre la que se programa el resto de la misma en función de las zonas de interés y la orientación de los cortes deseados.

topoisomerasa *(topoisomerase)*
BIOQUÍM. f. Enzima presente en todas las células que cambia el grado de superenrollamiento del DNA, cortando una hebra del DNA (topoisomerasas de tipo I) o ambas hebras (topoisomerasas de tipo II). En *E. coli* las topoisomerasas tipo I relajan el DNA superenrollado negativamente y las de tipo II (DNA girasa); además de esa actividad pueden aumentar el grado de superenrollamiento negativo del DNA, con gasto de ATP. Se inhibe por varios antibióticos, incluyendo el ácido oxolínico y la novobiocina.

torácico *(thoracic)*
CARDIOL. adj. Perteneciente o relativo al tórax.

toracocentesis *(thoracocentesis)*
CARDIOL. f. Punción de la cavidad pleural, generalmente con el objeto de tomar una muestra diagnóstica o evacuar un derrame pleural.

toracodinia *(thoracodynia)*
PNEUMOL. f. Dolor torácico.

toracoplastia *(thoracoplasty)*
PNEUMOL. f. Resección de algunas o todas las costillas de un hemitórax para disminuir la capacidad de este y facilitar el colapso pulmonar.

toracoscopia *(thoracoscopy)*
PNEUMOL. Ver **pleuroscopia.**

toracotomía *(thoracotomy)*
CARDIOL. f. Incisión quirúrgica de la pared torácica.

tórax *(chest)*
ANAT. f. Caja cuyo esqueleto está formado por las costillas, la columna vertebral torácica y el esternón. Reúne dos condiciones: por su resistencia sirve de la protección a las vísceras torácicas y, por su elasticidad y capacidad de movimiento, permite los movimientos respi-

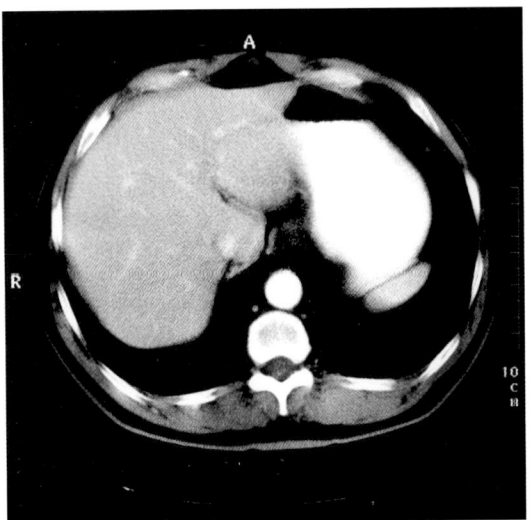
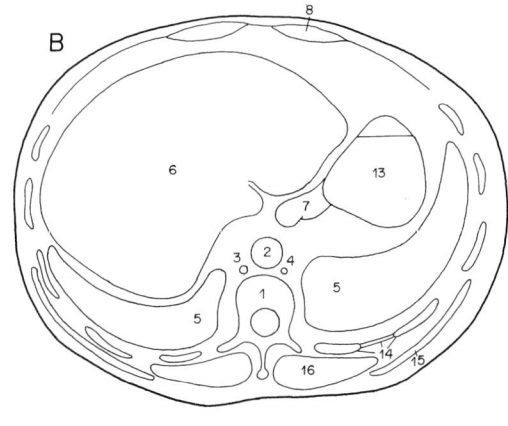

tórax. Tomografía axial computarizada a nivel T10 y esquema de las estructuras que aparecen en la figura A: 1) cuerpo de la vértebra T10; 2) aorta; 3) vena ácigos; 4) vena hemiácigos; 5) pulmón; 6) hígado; 7) porción cardial del estómago; 8) músculo recto anterior del abdomen; 13) fondo del estómago; 14) costillas y músculos intercostales;15) músculo dorsal ancho; 16) músculo erector de la columna

tórcula

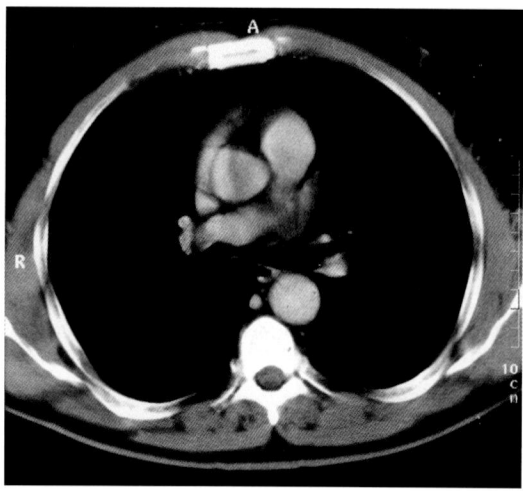
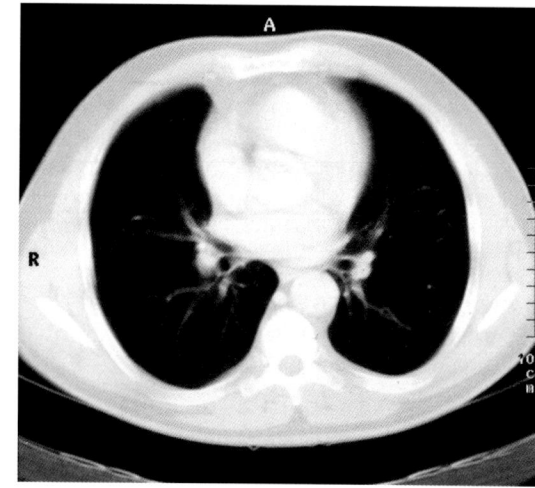
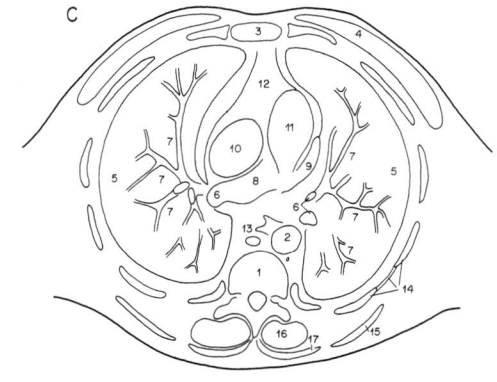

tórax. Tomografía axial computarizada efectuada a nivel T6 (fig. superior-izquierda); el mismo corte en el que se puede apreciar mejor la estructura pulmonar (fig. superior-derecha) y esquema para mostrar las estructuras que aparecen (fig. derecha): 1) cuerpo de la vértebra T6; 2) aorta; 3) esternón; 4) músculo pectoral mayor; 5) pulmón; 6) arteria pulmonar; 7) ramas de la arteria pulmonar; 8) tronco a. pulmonar; 9) pared superior del ventrículo izquierdo; 10) aorta ascendente; 11) infundíbulo del ventrículo derecho; 12) bolsa pericárdica; 13) esófago; 14) costillas y músculo intercostales; 15) músculo dorsal ancho; 16) músculo erector de la columna; 17) músculo trapecio

ratorios. La cavidad torácica queda separada de la abdominal por el diafragma. La morfología del tórax varía según se trate de tipo asténico, atlético o pícnico. ‖ **t. enfisematoso** *(emphysematous c.)* Tórax considerablemente dilatado a consecuencia del aumento del volumen pulmonar provocado por el enfisema. Se encuentra permanentemente en posición inspiratoria. ‖ **t. en quilla** *(pigeon c.)* Defecto en la morfología del tórax, normalmente congénito, en que este se proyecta como la quilla de un barco, o como el esternón de las aves, hacia adelante. ‖ **t. en tonel** *(barrel c.)* Tórax que presenta la morfología de un tonel, se considera normal en individuos anchos y robustos, que viven en zonas altas.

tórcula *(torcula)*
ANAT. f. Prensa. En anatomía recibe este nombre la prensa de Herófilo, punto de confluencia del seno venos longitudinal, seno recto y seno lateral del encéfalo. En cirugía es el instrumento para comprimir las arterias.

tormenta tiroidea *(thyroid storm)*
ENDOCRINOL. Síndrome de fracaso multisistémico, derivado de la exacerbación del hipertiroidismo, que cursa con fiebre, diarrea, deshidratación, arritmia taquicárdica, insuficiencia cardiaca, agitación y delirio y puede evolucionar hacia el coma.

torniquete *(tourniquet)*
ORTOP. m. Instrumento para comprimir un vaso sanguíneo o la circulación, en general, de un miembro, que se aplica alrededor de este, a fin de detener la circulación e impedir el flujo de la sangre hacia la región distal o desde la misma. Los torniquetes son de diversas clases. El torniquete se puede improvisar en una emergen-

cia con una tira de trapo, con una lazada a través de la cual se introduce un palo corto con el fin de retorcer la lazada. ‖ **t. neumático** *(pneumatic t.)* Banda neumática estrecha, de caucho, que se coloca alrededor de la raíz de la extremidad y con la que se aplica presión, al introducir aire, dentro de este manguito hinchable, con una presión superior a la tensión arterial.

torque *(torque)*
RADIO. m. Cualidad o grado de flexibilidad de un alambre guía para mantener su forma original tras haber sufrido deformaciones en su manipulación.

torsades de Pointes *(torsades du Pointes)*
CARDIOL. Término francés que describe un tipo especial de taquicardia ventricular polimorfa, también denominada taquicardia ventricular helicoidal o en torsión de puntas, debido a su típica morfología rotatoria. Suele asociarse a fenómenos de prolongación del intervalo QT.

torsión *(torsion)*
CIRGEN. f. Giro de un órgano móvil sobre su pedículo vascular. Suele aplicarse, sobre todo, al ovario, que, cuando presenta grandes quistes, puede torsionarse produciendo necrosis del ovario y presentándose como un abdomen agudo (v.). Ver **escroto agudo.**

torsión testicular *(testicular torsion)*
UROL. Giro del cordón espermático, que provoca una obstrucción venosa y arterial que conduce a la necrosis del testículo y que requiere, con urgencia, una intervención quirúrgica. El cuadro se presenta a cualquier edad, pero es más frecuente entre los 12 y los 18 años. Las características clínicas se caracterizan por intenso dolor y tumefacción escrotal, sin fiebre. Debe hacerse un diagnóstico diferencial con torsión de los apéndices del testículo o epidídimo y con epididimitis aguda. La exploración con eco-Doppler es fundamental en el diagnóstico. El tratamiento debe ser inmediato y quirúrgico, pues los retrasos de más de seis horas conducen a una necrosis irreversible. En la primera infancia y en periodo neonatal, la torsión habitual es extravaginal. El testículo y la cubierta giran como consecuencia de una incompleta formación del *gubernaculum testis*. En los adolescentes, la torsión es intravaginal habitualmente.

torti *(torti)*
DERMATOL. adj. Se dice de lo retorcido; p. ej., *pili torti.*

tortícolis *(torticollis, wryneck)*
ORTOP. m. Inclinación viciosa de la cabeza y cuello por causas diversas, especialmente musculares. ‖ Cuello torcido. Estado de contracción o retracción de los músculos del cuello, que produce su torcedura y una posición no natural de la cabeza. ‖ **t. adquirido** *(adquired t.)* Tortícolis de diversa etiología. ‖ **t. congénito** *(congenital t.)* Tortícolis debido a una lesión del esternocleidomastoideo en el acto del parto, lesión que provoca la transformación fibrosa del músculo. ‖ **t. dermatógeno** *(dermatogen t.)* Aquel provocado por una retracción de la piel del cuello, a veces causado por una quemadura. ‖ **t. fijo** *(fixed t.)* Tortícolis que se mantiene a causa de una fibrosis muscular. ‖ **t. histérico** *(hysteric t.)* El causado por una contractura muscular psicógena. ‖ **t. intermitente** *(intermittent t.)* Tortícolis espasmódico que es provocado por una contractura de origen nervioso. ‖ **t. mental** *(mental t.)* Forma de tic o espasmo habitual, en el que hay contracciones espasmódicas de los músculos del cuello con una desviación de la cabeza. Esta desviación suele ceder con el sueño. ‖ **t. ocular** *(ocular t.)* Tortícolis causado por un grado elevado de astigmatismo o paresia de músculos oculares.

tortura *(torture)*
BIOÉT. f. Provocación de dolor o sufrimiento a una persona para obtener de ella algo que en condiciones ordinarias no estaría dispuesta a hacer o decir. ‖ **t. y ética** *(t. and ethics)* Debido a que es contraria al ethos de la medicina, los médicos tienen prohibida, en las declaraciones internacionales de ética médica, su participación en cualquier modo de tortura.

tos *(cough)*
PNEUMOL. f. Acto reflejo o voluntario mediante el que se origina una veloz corriente de aire en las vías respiratorias, que expulsa al exterior su contenido. ‖ **t. bitonal** *(bitonal c.)* Mezcla de tonos bajos y altos, que sugieren una parálisis de la cuerda vocal a causa de una afectación del nervio recurrente. ‖ **t. coqueluchoide** *(whooping c.)* Tos espasmódica en la que la primera inspiración ocurre con la glotis semicerrada, produciendo un ruido característico. ‖ **t. emetizante** *(emetic c.)* Tos acompañada de vómitos.

|| **t. espasmódica** *(paroxysmal c.)* Aquella en la que se suceden rápidamente varios golpes de tos. || **t. húmeda** *(productive c.)* Tos acompañada de expectoración; también se denomina tos productiva. || **t. no productiva** *(non productive c.)* Aquella de carácter irritativo que no se acompaña de producción de moco. || **t. perruna** *(hacking c.)* Tos ronca, de tonos bajos, que caracteriza a las infecciones de las vías respiratorias altas. || **t. seca** *(non productive c.)* Tos no acompañada de expectoración.

tos ferina *(whooping cough)*
PEDIAT. Ver **pertussis**.

toxemia gravídica *(toxemia of pregnancy)*
NEFROL. Enfermedad propia del embarazo (último trimestre, en el parto o en el postparto inmediato), que se caracteriza por una hipertensión arterial severa, proteinuria, edemas, insuficiencia renal y convulsiones generalizadas tónico-clónicas, que pueden llevar a una situación de coma. Puede afectar al hígado (ictericia, necrosis hepática, etc.), a la placenta (infarto, desprendimiento prematuro, insuficiencia placentaria, etc.) y a otros órganos. Es frecuente la coagulación intravascular diseminada con una afectación multisistémica. La lesión orgánica más característica se localiza en el riñón (tumefacción de las células endoteliales glomerulares y depósitos subendoteliales de fibrina e IgM). Requiere la hospitalización urgente del paciente por su elevada morbimortalidad, tanto materna como fetal. También se denomina eclampsia.

toxicidad *(toxicity)*
FARM. f. Capacidad de cualquier sustancia o microorganismo para inducir efectos perjudiciales o la muerte.

toxicidad por aluminio en diálisis *(aluminum-toxicity dialysis)*
NEFROL. Afección que se da con alguna frecuencia en pacientes en diálisis por una incapacidad renal de eliminación del aluminio (AL) y a causa de factores de riesgo asociados (uso de quelantes del fósforo que contienen aluminio, soluciones contaminantes de la diálisis, contenido de aluminio en algunos preparados de albúmina-hiperalimentación-medicamentos, posparatiroidectomía, diabetes, ferropenia, que se aplique la diálisis a niños, etc.). Las consecuencias clínicas incluyen un síndrome neurológico (agudo o crónico), enfermedad ósea (dolor óseo, fracturas espontáneas, biopsia ósea típica con depósito de aluminio), miopatía (debilidad muscular) y anemia (microcítica, resistente a la eritropoyetina). Se trata con desferroxiamina.

toxicodermia *(toxicoderma)*
DERMATOL. f. Dermatosis de origen tóxico.

toxicología *(toxicology)*
MEDLEGAL. f. Tratado de los venenos o tóxicos, su composición química, su mecanismo de acción en los organismos y el tratamiento de las intoxicaciones o envenenamientos.

toxicomanía *(drug dependence)*
MEDLEGAL. f. Estado de dependencia física o psíquica con respecto a un producto psicotropo, como los opiáceos, cocaína, anfetaminas, etc., que suprimen el dolor, dan lugar a sensaciones agradables y evaden de la vida real. Da lugar a situaciones de drogodependencia o drogadicción.

Toxocara *(Toxocara)*
MICROBIOL. Género de helmintos parásitos pertenecientes al filo *Plathyhelminthes*, clase *Nematoda*, familia *Ascaridae*, cuyos adultos son parásitos del tubo digestivo de numerosos animales silvestres y domésticos. De forma accidental pueden parasitar al hombre, sobre todo en la infancia, y causar el síndrome de «larva migrans viceral». Las especies más frecuentes son *Toxocara canis* y *T. cati*. Ver **larva migrans**.

toxocariasis *(toxocariasis)*
OFTALMOL. f. Infección por el parásito *Toxocara canis*. Puede ocasionar un cuadro sistémico denominado «larva migrans viceral» que cursa con hepatoesplenomegalia, dolor abdominal, náuseas, fiebre y alteraciones del comportamiento, o un cuadro oftalmológico con la presencia de granulomas coriorretinianos.

Toxoplasma *(Toxoplasma)*
MICROBIOL. Género de protozoos que consta solo de una especie, *Toxoplasma gondii*, agente etiológico de la toxoplasmosis. Son esporozoos de crecimiento intracelular obligado, que infectan a la mayoría de los animales de sangre caliente. En su ciclo vital hay que diferenciar el huésped definitivo del intermediario, y tres formas infestantes: los *taquizoítos* (que aparecen en grupos y son las formas que se reproducen asexualmente en el hués-

ped), los *bradizoítos* (presentes en los quistes tisulares) y los *esporozoítos* (dentro de los ooquistes). El huésped definitivo (el más importante es el gato doméstico) ingiere las tres formas, y en el tracto gastrointestinal, como consecuencia de mecanismos de reproducción sexual y asexual, da lugar a la formación de millones de ooquistes inmaduros, que son eliminados por las heces al medio ambiente, donde esporulan, formándose en su interior ocho esporozoítos. El huésped susceptible de sangre caliente (vaca, oveja, cerdo, etc.) se infesta mediante la ingestión de ooquistes maduros, de los que se liberan los esporozoítos, que son fagocitados por los macrófagos y transportados, por vía linfática, al resto del organismo. En el huésped intermediario, el parásito se multiplica asexualmente, siendo finalmente enquistado en el cerebro, corazón y músculos estriados. La especie humana se puede infestar por la ingestión de ooquistes (con esporozoítos) o ingestión de carnes conteniendo quistes tisulares (conteniendo bradizoítos). En las mujeres embarazadas los taquizoítos pueden pasar la barrera placentaria y producir abortos.

toxoplasmosis (*toxoplasmosis*)
GINECOL. f. Infección producida por el *Toxoplasma gondi*. Durante el embarazo puede afectar al feto, produciéndose la toxoplasmosis congénita, que es causa de malformaciones fetales (hidrocefalia, calcificaciones cerebrales, ictericia, hepatoesplenomegalia, coriorretinitis). La infección primaria por toxoplasma, en el primer trimestre del embarazo, supone un serio peligro para el feto que puede padecer la enfermedad. Es menos frecuente su afectación en el segundo y tercer trimestre de la gestación. Puede prevenirse evitando el comer carne poco hecha y no tener contacto con gatos, ya que este animal es el principal agente transmisor del toxoplasma.

TR (*TR*)
RADIO. Siglas de tiempo de repetición empleado en resonancia magnética.

trabajo cardiaco dinámico (*dynamic cardiac work*)
FISIOL. Traspaso de energía durante el periodo de bombeo de la sangre ventricular. ‖ **t. cardiaco estático** (*static cardiac w.*) Traspaso de energía durante la contracción isométrica ventricular.

trabécula (*trabecula*)
ORTOP. f. Cada una de las pequeñas prolongaciones óseas entrecruzadas que forman una malla ósea y que limitan, compartimentando, las cavidades medulares del tejido esponjoso.

trabécula carnosa (*trabeculae carneae*)
ANAT. Banda que hace una prominencia en la luz de los ventrículos y que da a la pared de estas cavidades un aspecto muy accidentado. Están provocadas por haces miocárdicos. ‖ **t. del cuerpo cavernoso y esponjoso** (*corporis cavernosis t.*) Haz conectivo con algunas fibras musculares que existe en las formaciones del pene y de las fosas nasales.

trabeculectomía (*trabeculectomy*)
OFTALMOL. f. Intervención quirúrgica que tiene por objeto crear una fístula entre la cámara anterior del ojo y el espacio subconjuntival a fin de facilitar la evacuación del humor acuoso y conseguir una disminución de la presión intraocular. En ocasiones, se emplean sustancias antimitóticas, como la mitomicina-C o el 5-fluorouracilo, que impiden que una cicatrización postoperatoria excesiva cierre la fístula y, por tanto, fracase en su objetivo de descender la presión intraocular. Ver **glaucoma crónico simple**.

trabeculoplastia (*trabeculoplasty*)
OFTALMOL. f. Intervención con láser que se realiza sobre la malla trabecular a fin de facilitar la evacuación del humor acuoso y conseguir una disminución de la presión intraocular. Ver **glaucoma crónico simple**.

tracción (*traction*)
ORTOP. f. Acción de tender a mover una cosa hacia el punto de donde procede el esfuerzo. ‖ Acción de estirar, atraer. ‖ **t. ambulatoria** (*ambulatory t.*) Tracción ejercida mediante un vendaje adecuado, que permite al enfermo deambular y moverse en el caso de fracturas de los miembros; cuando se trata de la extremidad inferior, puede efectuarse valiéndose de una férula de Thomas, con la tracción desde su extremo inferior. ‖ **t. de Byant** (*Byant's t.*) Tracción ejercida sobre una extremidad inferior, colocada verticalmente, mediante un vendaje adhesivo; se emplea en el tratamiento de las fracturas del fémur en el niño. ‖ **t. cervical** (*cervical t.*) Tracción que se aplica al cuello por medio de un cabestrillo que se ajusta al mentón y por detrás al occipucio (puede ha-

cerse también mediante un compás o un halo aplicado al cráneo). Se emplea en las lesiones de la columna cervical (infección vertebral, fracturas, etc.). ‖ **t. cutánea** *(cutaneous t.)* La ejercida sobre una extremidad mediante un aparato fijado a la superficie de la piel, a través de un vendaje adhesivo. ‖ **t. elástica** *(elastic t.)* La ejercida mediante una fuerza elástica o un dispositivo elástico. ‖ **t. esquelética** *(skeletical t.)* La que se aplica directamente sobre un hueso por medio de una alambre (Kirschner) o clavo (Stein) que lo traspasa y sobre el que se aplica la tracción. ‖ **t. manual** *(manual t.)* La que se practica con la fuerza de las manos: se emplea en la reducción de alguna fractura (como la de Colles de la muñeca).

tracción vitrorretiniana *(vitreoretinal traction)*
OFTALMOL. Fuerza ejercida, bien por el vítreo o bien por una membrana vitrorretiniana, sobre la retina, y que puede originar la aparición de desgarros, edemas maculares y agujeros maculares.

tracoma *(trachoma)*
OFTALMOL. m. Infección causada por la *Chlamydia trachomatis* que origina una conjuntivitis cicatrizante, con una afectación severa de la córnea.

tracto *(tract)*
ANAT. m. Haz, bien individualizado, de fibras dentro del sistema nervioso central. En muchas ocasiones tracto viene a ser sinónimo de haz. A nivel internacional el nombre utilizado es tracto, mientras que en España se utiliza indistintamente el nombre de tracto y de haz. ‖ **t. digestivo** *(digestive t.)* Tubo digestivo. Tiene una longitud total de unos 9 m y se extiende desde la boca al ano. Comprende la boca, faringe, esófago, estómago, intestino delgado y el intestino grueso. La mucosa digestiva proviene de la hoja endodérmica, de la que también derivan no sólo las glándulas alojadas en la pared del tracto, sino las glándulas de gran desarrollo, como el hígado y el páncreas. El tracto digestivo tiene encomendada la función digestiva, que consiste en la trituración, digestión, absorción de los alimentos y eliminación de los residuos no absorbibles. ‖ **t. nervioso** *(neural t.)* Conjunto de haces de fibras que discurren por el sistema nervioso central, el tracto espinal del trigémino; p. ej., tracto rubroespinal, etc. ‖ **t. respiratorio** *(respiratory t.)* Tubo y árbol respiratorio. Se distingue el tracto respiratorio superior, formado por la nariz, la faringe, la laringe, la tráquea; y el tracto respiratorio inferior, formado por las distintas divisiones bronquiales, hasta las cavidades alveolares. ‖ **t. urinario** *(urinary t.)* Tubo excretor renal, constituido por los cálices renales, la pelvis renal, el uréter, vejiga urinaria y uretra.

tractotomía subcaudada *(subcaudate tractotomy)*
NEUROCIR. Lesión en la región subcortical supraorbitaria, en el plano esfenoidal y a un centímetro a cada lado de la línea media. Resulta efectiva en casos de depresión. Ver **innominotomía.**

tradición *(tradition)*
BIOÉT. Ver **diversidad cultural.**

traducción *(translation)*
GENÉT. f. Proceso por el que se sintetiza un polipéptido tomando un RNA mensajero como molde. Se lleva a cabo en los ribosomas.

tráfico linfocitario *(lymphocytic homing)*
INMUNOL. Conjunto de procesos que incluyen la recirculación linfocitaria a través de los sistemas sanguíneo y linfático, así como su posterior extravasación a los tejidos linfoides o no linfoides. El patrón de tráfico linfocitario depende del estado de la activación del linfocito: los linfocitos vírgenes se extravasan en los tejidos linfoides, mientras que los activados se extravasan en los sitios de la inflamación.

trago *(tragus)*
ANAT. m. Prominencia triangular situada delante del orificio del conducto auditivo externo, provocada por una lámina del cartílago de este conducto.

tramina *(thiamin)*
FARM. f. Vitamina B_1. Su deficiencia provoca síntomas neurológicos, reducción de la motilidad intestinal y disfunción cardiovascular.

trance *(trance)*
PSIQUIAT. m. Término general referido a estados próximos al sueño y, generalmente, patológicos. Este término se aplica actualmente a un tipo de trastornos disociativos, denominados trastornos de trance y posesión, para designar un estado que se caracteriza por una pérdida temporal del sentido de la identidad personal

y de la plena conciencia del entorno. En algunos casos, el enfermo puede actuar como poseído por otra persona, espíritu, deidad o «fuerza». La atención y la conciencia del entorno pueden limitarse a solo uno o dos aspectos inmediatos. Son frecuentes los movimientos, posturas y manifestaciones expresivas.

trandolaprilo (*trandolapril*)
FARMCLÍN. m. Inhibidor de la enzima convertidora, resulta útil en el tratamiento de la hipertensión arterial.

tranquilizante (*tranquilizer*)
PSIQUIAT. m. Cualquiera de los fármacos que se prescribe para combatir la ansiedad o la agitación, con escasa acción sobre el nivel de consciencia. Se dividen en mayores y menores. Los mayores se emplean para el tratamiento de las psicosis y los menores para las neurosis. Los tranquilizadores mayores también se denominan neurolépticos.

transaminación (*transamination*)
BIOQUÍM. f. Reacción catalizada por una aminotransferasa, en la que el grupo alfa-amino de un aminoácido es transferido al grupo carbonilo de un alfa-oxoácido. Como consecuencia, el alfa oxoácido es convertido en un aminoácido, mientras que el aminoácido, que ha donado el grupo amino, se convierte en el correspondiente alfa-oxoácido.

transaminasa (*transaminase*)
ANATPATOL. f. Enzima que cataliza la transferencia de grupos amino de aminoácidos a cetoácidos. Su mayor concentración se produce en el hígado y, por tanto, sus niveles aumentados en el plasma reflejan el grado de destrucción de las células hepáticas. Hay dos tipos principales: GOT, o glutámico-oxalacética, y GPT, o glutámico-pirúvica.

transaminasemia (*transaminasemia*)
ANATPATOL. f. Nivel de transaminasas en el plasma.

transcavidad de los epiplones (*bursa omentalis*)
CIRGEN. Espacio real que queda por detrás del epiplón menor y por delante del páncreas y los pilares del diafragma. Está cerrado respecto a la cavidad peritoneal por todos sus lados excepto por el hiato de Winslow, espacio que queda por detrás del hilio hepático y por delante de la cava inferior. Ver **epiplón menor, retroperitoneo**.

transcortina (*transcortin*)
ENDOCRINOL. f. Glucoproteína con una elevada afinidad para el cortisol, progesterona, deoxicorticosterona, corticosterona y algunos esteroides sintéticos. En condiciones normales transporta el 75% del cortisol que circula en el plasma.

transcripción (*transcription*)
GENÉT. f. Proceso de síntesis de una molécula de RNA por acción de la RNA-polimerasa, tomando como molde la cadena antisentido del DNA genómico.

transcriptasa (*transcriptase*)
BIOQUÍM. f. Enzima que induce transcripción. ‖ **t. inversa** (*reverse t.*) DNA polimerasa presente en retrovirus y, posiblemente, en las células de los animales, que puede utilizar tanto DNA como RNA a modo de patrón. Es también capaz de degradar el RNA de híbridos DNA-RNA (actividad ribonucleasa H). Esta enzima es la diana de los diversos fármacos que inhiben la replicación del virus del SIDA, como el AZT y el ddC, que se emplean en la terapia del SIDA.

transdérmico (*transdermal*)
FARM. adj. Se dice de lo que se realiza a través de la piel. Transcutáneo.

transducción (*transduction*)
GENÉT. f. Introducción de un ácido nucleico exógeno en una célula por medio de un virus. Originalmente designaba la transferencia de material genético entre bacterias por medio de un fago.

transductor (*transductor*)
RADIO. m. Parte del equipo de ultrasonidos que contiene el material piezoeléctrico, generador y detector de las ondas de ultrasonido, que se coloca en la piel o se introduce en diferentes cavidades para la obtención de imágenes.

transección (*transection*)
CIRGEN. f. Sección quirúrgica completa y transversal de un órgano alargado. Suele aplicarse al esófago. ‖ **t. esofágica** (*oesophageal t.*) Operación, relativamente sencilla, para el tratamiento quirúrgico de la hemorragia por varices esofágicas, que consiste en seccionar el esófago abdominal y volver a anastomosarlo, para así seccionar y ocluir las venas que llenan las varices esofágicas. De forma habitual se realiza con una sutura mecánica circular,

tipo CEEA, a través de una gastrotomía. Es una de las partes integrantes de la intervención de Sugiura o desconexión ácigos-portal.

transección medular *(medullar section)*
NEUROCIR. Sección transversal de la médula espinal, se manifiesta como *shock spinal*.

transexuación *(transexualization)*
BIOÉT. f. Intervención quirúrgica que transforma la apariencia de los genitales externos en los del sexo contrario. Se acompaña de castración (v.) y de tratamiento hormonal sustitutorio. Se realiza en algunos casos de problemas psicológicos de identificación personal con el propio sexo, pero la intervención pocas veces consigue solventar el problema psíquico subyacente, que muchas veces se complica con una depresión (v.).

transexualismo *(transsexualism)*
PSIQUIAT. m. Trastorno de la identidad sexual que consiste en el deseo de vivir y ser aceptado como un miembro del sexo opuesto. Suele acompañarse por sentimientos de malestar o desacuerdo con el sexo anatómico propio y con la intención de someterse a un tratamiento quirúrgico u hormonal para hacer que el propio cuerpo concuerde, lo más posible, con el sexo preferido.

transfección *(transfection)*
GENÉT. f. Término general que se utiliza para referirse a la introducción de DNA exógeno al interior de una célula eucariota.

transferencia *(transference)*
PSICOL. f. Fenómeno general de percepción o interpretación de situaciones actuales a la luz de situaciones pasadas. Equivale prácticamente al concepto de generalización en la teoría del aprendizaje. ‖ En psicoanálisis, se entiende como la reactualización focalizada de un conflicto psíquico infantil que, por estar reprimido, escaparía a la verbalización y, por tanto, a la conciencia del paciente. Se trataría así de un fenómeno inconsciente, en el que los sentimientos, las actitudes y los deseos, originariamente ligados a importantes figuras de los primeros años de la vida, son proyectados en otras personas (p. ej., en el médico) que representan a aquellas en el momento actual. Sin embargo, la manifestación transferencial no es una repetición literal de las experiencias previas, sino una representación simbólica de las mismas.

transferencia embrionaria *(embryo transfer)*
GINECOL. Fase de la fertilización in vitro que consiste en la transferencia de los embriones al interior de la cavidad uterina. También puede hacerse la transferencia embrionaria al interior de los conductos tubáricos. En este caso se denomina GIFT *(gamete intra falopian transfer)*. Ver **FIV**.

transferencia de energía *(energy transference)*
RADIO. Comunicación de la energía que se da entre dos elementos.

transferencia intratubárica de gametos *(gamete intrafallopian transfer)*
BIOÉT. Intervención destinada al tratamiento de la infertilidad, que consiste en llevar los gametos masculinos y femeninos a la trompa de Falopio de la mujer para facilitar de este modo, las condiciones naturales de la fecundación. Apenas se practica, ya que el afán de efectividad hace preferir la fecundación in vitro que registra unos resultados algo mejores. ‖ **t. intratubárica de gametos y ética** *(gamete intrafallopian transfer and ethics)* Esta técnica respeta la dignidad de la procreación y su ámbito natural (el amor conyugal), pero produce un número de abortos espontáneos mayor que el embarazo normal, lo que la hace éticamente desaconsejable, a no ser que se perfeccione mediante la experimentación animal y pueda evitar este efecto. También es poco aconsejable desde el punto de vista técnico, pues suele limitarse a ser un ensayo sin fundamento serio, que se aplica en casos de infertilidad idiopática, sin ser un tratamiento etiológico.

transferencia de masas *(convective mass transfer)*
NEFROL. Cantidad de un soluto que es transferida desde un compartimento a otro, separado por una membrana semipermeable, por unidad de tiempo. En diálisis, se transfieren solutos urémicos desde el compartimento sanguíneo al compartimento de líquido de diálisis, y tampones desde el líquido de diálisis hasta el compartimento sanguíneo. El sentido de la transferencia se determina por las concentraciones respectivas de los solutos y por las condiciones de presión que existe en uno y otro lado de la membrana. Los mecanismos que intervienen en la transferencia de masas son la difusión y la convección. Se puede calcular mediante fórmulas matemáticas.

transferrina *(transferrina)*
HEMATOL. f. Globulina sérica que se combina con el hierro y lo transporta.

transfixión *(transfixion)*
ORTOP. f. Procedimiento quirúrgico que consiste en atravesar un miembro de un lado a lado con una aguja o clavo; p. ej., para colocar una tracción esquelética o un fijador externo.

transformación *(transformation)*
GENÉT. f. Transferencia de genes mediante la captación de fragmentos de DNA por células competentes.

transformación *(transformation)*
MICROBIOL. f. Cambios que se producen en una célula o bacteria. Algunas células experimentan cambios del estado normal al tumoral (alteraciones del crecimiento celular, inmortalización, etc.). También en algunas bacterias se han observado fenómenos de transformación natural *(Haemophilus, Neisseria, Streptococcus, Staphylococcus, Bacillus)*; sin embargo, en otras (enterobacterias) se ha conseguido una transformación artificial por una alteración de la envoltura bacteriana, que facilita la captación de DNA. Una vez en el interior de la célula el fragmento captado de DNA puede degradarse, recombinarse con una secuencia homóloga del hospedador o replicarse independientemente como un plásmido.

transformación de Fourier *(Fourier's transformation)*
RADIO. Procedimiento matemático que permite calcular los valores incluidos en una cuadrícula o matriz de puntos, conociendo los valores de los puntos situados en la periferia, y que es utilizado en tomografía computarizada y resonancia magnética para la generación de las imágenes en una gama de grises, proporcionales a los valores calculados.

transfusión *(transfusión)*
HEMATOL. f. Terapéutica sustitutiva de la sangre o de algunos de sus componentes, reposición de algo que resulta deficitario para el organismo, siendo esto causa de manifestaciones clínicas importantes. La transfusión de sangre está indicada en algunas de estas circunstancias: cuando existe la necesidad de restaurar, conjuntamente, el volumen sanguíneo del enfermo y su capacidad de transporte de oxígeno, deplecionados ambos por una hemorragia aguda, o cuando exista la necesidad de reponer determinados elementos de la sangre, deficitarios en el enfermo, por ser dicho déficit un motivo de manifestaciones clínicas importantes. Ver **concentrado de hematíes, concentrado de plaquetas, crioprecipitado, plasma fresco congelado.** ∥ La práctica totalidad de la sangre para la transfusión procede de las donaciones, altruistas, de las personas (donantes de sangre), cuyo estado de salud es valorado mediante una historia clínica realizada antes de cada donación, y de un estudio biológico de la sangre obtenida antes de que se considere apta para su uso. La mayoría de las donaciones de la sangre total son sometidas a un proceso de centrifugación y fraccionamiento para la obtención de sus diferentes componentes: concentrado de hematíes, concentrado de plaquetas, plasma fresco o congelado. Ello permite administrar a cada paciente únicamente el componente que precisa. En un porcentaje más reducido se consiguen unidades de autotransfusión, procedimiento que permite obtener sangre, o alguno de sus componentes, de un determinado paciente para su posterior reinfusión a sí mismo.

transfusión donante específica *(donor specific transfusion)*
NEFROL. Protocolo introducido en 1981 por Salvatierra (EE.UU.), que consiste en transferirle al receptor del trasplante renal hasta un total de tres transfusiones procedentes del donante vivo emparentado haploidéntico antes de efectuarse el trasplante renal. Se demostró que mejoraba la supervivencia del injerto, en comparación con receptores no transfundidos y tratados con el tratamiento clásico de corticoesteroides y azatioprina. Con el inicio y la generalización de la utilización de la ciclosporina, a partir del año 1985, se abandonó este tipo de protocolo, pues esta droga por sí misma incrementaba la supervivencia del injerto al año en un 15-20% sobre el tratamiento clásico.

transfusión de sangre y ética *(blood transfusion and ethics)*
BIOÉT. Ver **testigos de Jehová, trasplante de órganos y ética.**

transgénico *(transgenic)*
GENÉT. adj. Se dice de la célula u organismo que contiene, en su línea germinal un DNA exógeno que se ha introducido experimentalmente.

transición *(transition)*
GENÉT. f. Mutación puntual que consiste en el cambio de un nucleótido por otro de su misma clase (es decir, purina por purina o pirimidina por pirimidina).

transiluminación *(transillumination)*
OTORRIN. f. Paso de luz a través de un tejido para su examen. La zona que se va a observar está interpuesta entre el examinador y la fuente de luz; p. ej., la diafanoscopia.

transitivismo *(transitivism)*
PSICOL. m. Trastorno de la conciencia, de la consistencia o cohesión (delimitación) del yo, en el que se atribuyen a otros los sentimientos propios. Es típico de la esquizofrenia paranoide, aunque también se da en otros trastornos psicóticos.

tránsito *(transit)*
RADIO. m. Circulación o paso de elementos por determinadas vías. ‖ **t. esofágico** *(oesofagic t.)* Estudio radiológico que se realiza con contraste ingerido por vía oral para la valoración morfológica y funcional del esófago y la obtención de imágenes con fines diagnósticos. ‖ **t. faringoesofágico** *(pharingoesofagic t.)* Estudio radiológico realizado con contraste, ingerido por vía oral, para la valoración morfológica y funcional de la porción media e inferior de la faringe y del esófago, obteniéndose imágenes con fines diagnósticos. ‖ **t. gastroduodenal** *(gastroduodenal t.)* Estudio radiológico realizado con contraste, ingerido por vía oral, para la valoración morfológica y funcional del estómago y duodeno, obteniéndose imágenes con fines diagnósticos. ‖ **t. intestinal** *(intestinal t.)* Estudio radiológico realizado con contraste, ingerido por vía oral o introducido mediante sonda, para la valoración morfológica y funcional del intestino delgado, obteniéndose imágenes con fines diagnósticos.

translocación *(translocation)*
GENÉT. f. Anomalía cromosómica que se debe al cambio de posición de un segmento cromosómico. El segmento translocado puede situarse en el mismo cromosoma (translocación intracromosómica) o a otro cromosoma (translocación intercromosómica). La translocación que se produce por el intercambio de segmentos entre dos cromosomas sin pérdida de material genético se denomina translocación recíproca o equilibrada, cuando da lugar a cromosomas monocéntricos. ‖ **t. robertsoniana** *(robertsonian t.)* Fusión de dos cromosomas acrocéntricos por sus centrómeros, a menudo acompañada por la pérdida de los brazos cortos de los cromosomas implicados. También se denomina fusión céntrica.

translucencia *(translucency)*
RADIO. Ver **transparencia.**

translucente *(translucens)*
RADIO. Ver **transparente.**

transmisión efáptica *(ephactic transmission)*
FISIOL. Transmisión de un impulso nervioso de una fibra a otra a través de las membranas, no de la sinapsis. ‖ **t. neuromuscular** *(neuromyal t.)* Paso del impulso nervioso de la fibra motora a la fibra muscular a través de la placa neuromuscular. ‖ **t. sináptica** *(synaptic t.)* Paso de un impulso nervioso, a través de una sinapsis, mediante la liberación de un neurotransmisor por la superficie presináptica y su captación por los receptores de la superficie postsináptica.

transmisión de la vida *(life transmission)*
BIOÉT. Ver **procreación.**

transparencia *(transparency)*
RADIO. f. Capacidad para permitir el paso de las ondas de fotones o del sonido.

transparente *(transparent)*
RADIO. adj. Que permite el paso de los rayos de luz, por lo cual se puede ver lo que hay detrás.

transpiración *(perspiration)*
FISIOL. f. Eliminación, por parte de las glándulas sudoríparas, de una cantidad mínima de sudor, que permite mantener húmeda la piel y la defiende de las posibles infecciones, gracias a la lisozima que el sudor transpirado contiene. Solo cuando por el aumento de la temperatura corporal es necesario aumentar la pérdida de calor la secreción de las glándulas sudoríparas aumenta y se habla de sudoración.

transplante *(graft)*
CIRGEN. Ver **trasplante.**

transplacentario *(transplacentary)*
GINECOL. adj. Se dice del paso a través de la barrera placentaria.

transportador *(transporter)*
BIOQUÍM. m. Proteína de membrana que cataliza el paso de moléculas desde una cara de una membrana hasta la otra.

transportador de glucosa (*glucose transporter*)
ENDOCRINOL. Proteína estereoespecífica de la membrana plasmática, que capta glucosa e iones sodio para posibilitar la difusión del monosacárido al interior de la célula.

transportadores de membrana (*membrane transporters*)
NEFROL. Aquellos que participan en el transporte activo de solutos transmembrana, mediado por enzimas plasmáticas específicas, conocidas como transportadores iónicos ATPasa, como, por ejemplo, la Na$^+$-K$^+$-ATPasa, que es la principal de las situadas a lo largo de la nefrona, y que usa la energía procedente de la hidrólisis del ATP intracelular para transportar solutos. Otros transportadores son el Ca^{2+}ATPasa, H$^+$ATPasa, CO^{3}H$^-$ATPasa, etc. Hay también sistemas de transporte específicos para aminoácidos, azúcares, vitaminas, agua, etc., cuyo defecto puede generar enfermedades (p. ej., cistinuria, fibrosis quística, diabetes insípida, acidosis tubular, etc.).

transporte (*transport*)
FISIOL. m. Transferencia de sustancias de un sitio a otro. ‖ **t. de bicarbonato** (*bicarbonate t.*) Vía por la que el carbónico llega al torrente sanguíneo, donde se combina con agua y forma el ácido carbónico, que en seguida se ioniza en iones de hidrógeno y bicarbonato. ‖ **t. de oxígeno** (*oxygen t.*) Paso del oxígeno de los alveolos a los capilares, donde es captado por la hemoglobina de los hematíes y así es transportado hasta los tejidos. ‖ **t. pasivo** (*passive t.*) Paso de las pequeñas moléculas a través de una membrana por difusión. No lleva consigo gasto energético, como sucede en el activo.

transporte activo (*active transport*)
NEFROL. Transporte que se efectúa contra un gradiente de concentraciones o de potenciales eléctricos (gradiente electroquímico) desfavorable y, por consiguiente, consume energía. Implica siempre un consumo de oxígeno, producción de CO_2 y liberación de lactato. La energía requerida proviene del metabolismo tisular y es utilizada por las denominadas bombas transportadoras (tipo ATPasa) que utilizan la energía que desprende la hidrólisis del ATP al ADP. ‖ **t. activo de sodio (Na$^+$)** (*sodium active t.*) Propiedad de la mayoría de las células de los mamíferos que bombean hacia el exterior iones de sodio en intercambio con iones extracelulares de potasio (K$^+$). Este bombeo se lleva a cabo mediante la enzima Na$^+$, K$^+$-ATPasa (bomba de sodio) que consume energía para crear los gradientes electromecánicos para el Na$^+$ y el K$^+$. ‖ **t. tubular renal** (*renal tubular t.*) Reabsorción desde la luz tubular, hasta los capilares peritubulares, de la mayor parte del agua y de los solutos filtrados. Esta reabsorción es muy elevada (de 170 l de filtrado se reabsorben 168,5 l, orina definitiva 1,5 l) y selectiva. Se realiza mediante un mecanismo de transporte activo primario (p. ej., bombas Na$^+$ K$^+$ ATPasa, Ca^{++}-ATPasa, H$^+$-ATPasa), activo secundario (cotransporte) y transporte pasivo (a favor de un gradiente de presión o electroquímico y sin consumo energético). Es muy variable en cada segmento tubular (más intenso en el túbulo proximal).

transporte óseo (*bone transport*)
ORTOP. Procedimiento quirúrgico ideado para llenar un defecto óseo diafisario mediante el deslizamiento de un fragmento diafisario vecino y seguido de la consiguiente osteogénesis a distracción, cuyo regenerado óseo va a rellenar el defecto.

transposición (*transposition*)
CARDIOL. f. Desplazamiento de un órgano hacia el lado opuesto. Intervención quirúrgica que consiste en transferir un tejido u órgano al lado opuesto. ‖ **t. corregida de grandes arterias** (*corrected t. of great vessels*) Cardiopatía congénita que se caracteriza por la transposición de grandes vasos, asociada a una inversión ventricular. De esta manera, la sangre venosa pulmonar llega a la aurícula izquierda, pasa por la tricúspide al ventrículo morfológicamente derecho y de ahí a la aorta. Por su parte, la sangre venosa sistémica pasa a través de la aurícula derecha y la válvula tricúspide, al ventrículo morfológicamente izquierdo y a la arteria pulmonar. Aunque, si no existen otras anomalías, la hemodinámica puede llegar a ser normal, inicialmente no es infrecuente la presencia de otros defectos asociados, como la comunicación interventricular, estenosis pulmonar o malformación tipo Ebstein de la válvula auriculoventricular izquierda (tricúspide). ‖ **t. de grandes arterias** (*t. of great vessels*) Cardiopatía congénita que se caracteriza por el nacimiento de la aorta del ventrículo derecho y de la arteria pulmonar del ventrículo izquierdo. Esta malformación implica que el retorno

venoso, desde la circulación periférica, recircula por el ventrículo derecho, a través de la aorta, hacia la circulación general, sin oxigenarse en los pulmones, es decir, con una total independencia entre los dos circuitos. Por este motivo, la vida resulta imposible, a menos que se asocie a un cortocircuito para la mezcla de sangre (generalmente una comunicación interauricular, interventricular o persistencia del ductus). Los síntomas, entre los que destaca la cianosis, suelen aparecer en el periodo neonatal. El tratamiento incluye la atrioseptostomía con balón (v.) en primera instancia, para aumentar la mezcla venosa a nivel auricular, y la corrección quirúrgica mediante técnicas denominadas fisiológicas (ver **técnica de Mustard**) o anatómicas *(switch* arterial). También se denomina transposición de grandes vasos.

transposición *(transposition)*
ORTOP. Operación quirúrgica que consiste en trasplantar un injerto sin separarlo completamente de su lugar de origen, hasta que se haya unido a su nuevo emplazamiento (p. ej., en el *cross leg*) o dejándose, definitivamente, de este modo, como en la transposición músculo-tendinosa, en la que solo se desplaza una de sus inserciones (p. ej., la transposición de la inserción distal del bíceps a la rótula). Cuando se desconectan ambos extremos hablamos de transplantación.

transposon *(transposon, Tn)*
MICROBIOL. m. Fragmento móvil de DNA capaz de insertarse él mismo en otra secuencia de DNA dentro de la célula. Se han encontrado transposones en genomas de insectos, levaduras, plantas y en el hombre. Con frecuencia, además de codificar las funciones necesarias para la transposición, incluyen genes que confieren una resistencia a los antibióticos, metales pesados o producción de exotoxinas. Algunos transposones, simples o de clase II, poseen, en sus extremos, pequeñas secuencias de DNA repetidas e invertidas (p. ej., el Tn*3*); otros, compuestos o de clase I, poseen secuencias de inserción (p. ej., el Tn*10*).

transtiretina *(transthyretin)*
ENDOCRINOL. f. Proteína conocida anteriormente como prealbúmina transportadora de tiroxina. También forma complejos con la proteína transportadora de retinol, modulando el transporte de la vitamina A.

transvenoso *(transvenous)*
CARDIOL. adj. Que se realiza a través de una vena.

transversectomía *(transversectomy)*
ORTOP. f. Intervención quirúrgica que consiste en la extirpación de la apófisis transversa de una o más vértebras.

transversión *(transversion)*
GENÉT. f. Mutación puntual que consiste en el cambio de un nucleótido por otro de distinta clase (es decir, purina por pirimidina o pirimidina por purina).

transverso *(tranversus)*
ANAT. adj. Calificativo que se utiliza para varios músculos, y para distinguirlos entre sí se añade el nombre de la región donde se encuentran.

transverso *(transverse)*
RADIO. m. Plano del espacio también llamado horizontal, que es perpendicular al coronal y al sagital.

transversotomía *(transversotomy)*
ORTOP. f. Intervención quirúrgica que consiste en la sección de la apófisis transversa de una o más vértebras. Se utiliza, por ejemplo, en el abordaje lateral del raquis.

travestismo *(transvestism)*
PSIQUIAT. m. Trastorno de la identidad sexual que consiste en llevar ropas del sexo opuesto durante una parte de la propia existencia a fin de disfrutar de la experiencia transitoria de pertenecer al sexo opuesto, pero sin ningún deseo de llevar a cabo un cambio de sexo permanente y, menos aún, de ser sometido a una intervención quirúrgica para ello. Debe diferenciarse del travestismo fetichista, en el que hay una excitación sexual que acompaña a estas experiencias de cambio de vestido.

trapecio *(trapezius)*
ORTOP. m. Músculo ancho, de forma triangular, cuya base corresponde a la columna vertebral y el vértice se dirige hacia el músculo. || Hueso corto de forma cuboidea, el primero de la segunda polea del carpo.

tráquea *(trachea)*
ANAT. f. Tubo que continúa la laringe y termina bifurcándose en los dos bronquios principales. Se encuentra en la porción anteroinferior del cuello, donde es palpable, penetrando después en la cavidad torácica. Está formada por

una serie de cartílagos superpuestos, tienen forma circunferencial, pero están abiertos por detrás y unidos entre sí por los ligamentos anulares. La parte abierta del cartílago está cerrada por un músculo (músculo traqueal) de fibra lisa. El interior de la tráquea está revestido por una mucosa ciliada.

traqueobroncomalacia *(tracheobroncomalacia)*
PNEUMOL. f. Trastorno congénito de la formación de las vías aéreas en las que existe una debilidad de sus paredes, con el consiguiente riesgo de la obstrucción de las mismas.

traqueomalacia *(tracheomalacia)*
OTORRIN. f. Inmadurez del cartílago de los anillos traqueales, pudiendo producir un colapso traqueal. Genera un estridor, principalmente espiratorio, que se exacerba con las infecciones respiratorias. Suele resolverse espontáneamente, antes del año de vida, pero, en ocasiones, se precisa la traqueotomía e intubación con una presión positiva.

traqueostoma *(tracheostoma)*
OTORRIN. m. Orificio creado quirúrgicamente para comunicar la tráquea con la piel. Hay una continuidad de la mucosa traqueal con la piel del cuello. Puede ser definitivo o no.

traqueostomía *(tracheostomy)*
PNEUMOL. f. Comunicación de la luz de la tráquea con el exterior, a través de una incisión en el cuello, a nivel del cartílago cricoides.

traqueotomía *(tracheotomy)*
OTORRIN. f. Apertura quirúrgica transcutánea de la tráquea. Se distingue la traqueotomía superior cuando la incisión se practica por encima del istmo del tiroides, y la inferior si se realiza por debajo del istmo.

trasplantar *(to transplant)*
ORTOP. tr. Cambiar un tejido u órgano de un sitio a otro; cuando se trata de un mismo individuo, se denomina autoplastia, y cuando es de un individo a otro, aloplastia.

trasplante *(transplantation)*
INMUNOL. m. Implantación de un órgano o tejido a otro organismo o, menos frecuentemente, a otro lugar del organismo. Los trasplantes pueden ser *singénicos,* cuando existe identidad genética entre el donante y receptor; *alogénicos,* entre dos individuos genéticamente diferentes de la misma especie, y *xenogénicos,* entre individuos de especies diferentes. De acuerdo con el lugar del implante, los trasplantes pueden ser *isotópicos,* cuando hay coincidencia local e hística del punto de la extracción e implantación; *ortotópicos,* cuando hay coincidencia local, y *heterotópicos,* cuando no hay coincidencia local. En general, los trasplantes se realizan debido a enfermedades graves e irreversibles de los distintos órganos. Los órganos más frecuentemente trasplantados son el riñón, corazón, hígado, médula ósea, córnea, hueso y piel. Una de las principales limitaciones de la mayoría de los trasplantes sigue siendo el rechazo del injerto, que suele depender, en gran medida, del grado de histocompatibilidad existente entre el donante y el receptor. || **t. heterotópico** *(heterotopic t.)* Alotrasplante de un órgano, implantándolo fuera de su lugar normal. Se realiza en aquellos casos en que no se extirpa el órgano enfermo del receptor (trasplante renal y de páncreas). || **t. ortotópico** *(orthotopic t.)* Alotrasplante de un órgano implantado en su lugar normal, tras extirpar el órgano enfermo al que sustituye. Es el caso del trasplante de corazón, hígado y pulmón.

trasplante de córnea *(corneal transplant)*
OFTALMOL. Ver **queratoplastia.**

trasplante HLA idéntico *(HLA-identical transplant)*
NEFROL. Trasplante efectuado con un donante vivo emparentado (o de cadáver), que comparte con el receptor los dos haplotipos o los seis antígenos del sistema HLA. La evidencia de que el sistema HLA es el complejo de mayor histocompatibilidad en el humano procede de los experimentos de injertos de piel, trasplantes de donante vivo relacionado y trasplantes de médula ósea. Dentro de una familia, el grado de histocompatibilidad entre los hermanos puede ser que compartan dos haplotipos (HLA idéntico) un haplotipo (haplo-idéntico) o ninguno. Los padres y los hijos comparten un haplotipo. En los trasplantes de un donante vivo emparentado, los mejores resultados corresponden a los efectuados entre hermanos HLA idénticos, seguido de los que comparten un haplotipo y, finalmente, de los que no comparten haplotipo alguno. Dichos resultados disminuyen desde una supervivencia del injerto al año del 95-98% para el pri-

mer caso, al 90-95% para el segundo y finalmente al 80-90% para estos últimos.

trasplante de médula ósea (*bone marrow transplantation*)

HEMATOL. Infusión de progenitores hematopoyéticos con el fin de restablecer la función medular en un paciente con una médula ósea defectuosa o destruida por el tratamiento antineoplásico. Según la identidad donante-receptor podemos hablar de: 1) *trasplante alogénico:* la médula procede de un donante sano. Los posibles donantes son: hermano con un sistema HLA idéntico (es el tipo más frecuente), hermano gemelo univitelino, con identidad inmunológica y genética (hablamos en este caso de trasplante singénico); donante altruista no familiar (recogidos en registros internacionales), y 2) *trasplantes análogos:* los progenitores hematopoyéticos proceden del propio paciente. Las fuentes de progenitores hematopoyéticos puede ser la médula ósea, o la sangre periférica, aunque en los últimos años también se está ensayando la obtención a partir de cordón umbilical. Sin embargo, el pequeño volumen de sangre que se puede obtener de cada cordón hace que el número de progenitores totales no sea muy alto. Por ello, la mayoría de estos trasplantes se han realizado en niños y en adultos de menos de 50 kg de peso. La extracción de la médula ósea se realiza bajo la anestesia general mediante varias punciones aspirativas en las crestas ilíacas. En el caso de los trasplantes de sangre periférica, se necesita una movilización previa de las células madre de la médula a la sangre periférica. El método más empleado es la administración de unas sustancias llamadas factores de crecimiento. En ocasiones, se combina la utilización de quimioterapia y de factores de crecimiento. La recogida de las células progenitoras de la sangre periférica se realiza mediante separadores celulares. Los aparatos más utilizados son de flujo continuo. La máquina recoge la capa linfomonocitaria, devolviendo el resto de los componentes de la sangre al paciente. El proceso dura unas cuatro horas. La criopreservación consiste en las células obtenidas, bien a partir de médula ósea o de la sangre periférica, se congelan con una sustancia crioprotectora, el dimetilsulfóxido, y se conservan en nitrógeno

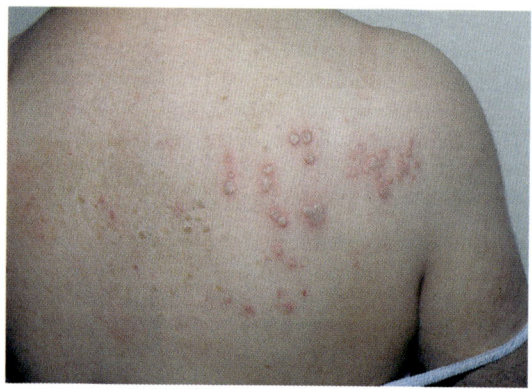

trasplante renal. Paciente trasplantada renal, que presenta herpes zóster costal. Se observan múltiples vesículas en distintas fases en la parte posterior de hemitórax derecho

líquido hasta el momento de la realización del trasplante. La descongelación se realiza en un baño a 37º C, y la infusión se lleva a cabo a través de un catéter en los siguientes 15 minutos. Por otra parte es necesario destacar que en el momento actual se trabaja en la expansión ex vivo de los progenitores hematopoyéticos. Esto puede permitir que, en unos años, solo se precise de una pequeña cantidad de médula ósea o sangre periférica para la realización del trasplante. ‖ **t. hemopoyético** (*hemopoietic t.*) Ver **trasplante de médula ósea.**

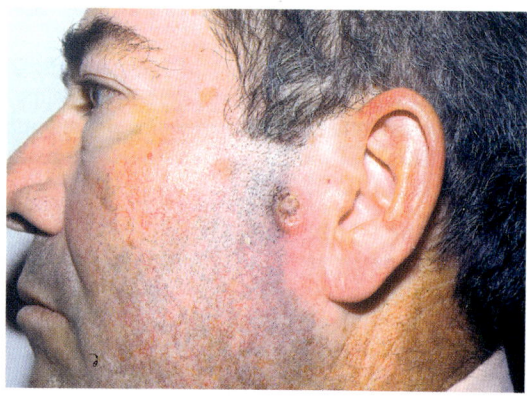

trasplante renal. Paciente trasplantado, desde hace cinco años, con injerto renal de cadáver que presenta un carcinoma escamoso en la zona preauricular izquierda. El cáncer de piel tiene una alta incidencia en trasplantados de órganos y está en relación con la inmunosupresión que requieren para prevenir el rechazo del injerto. Su incidencia se incrementa con el paso del tiempo

trasplante de órganos y ética *(organ transplantation and ethics)*

BIOÉT. El trasplante, como otra técnica médica, debe ofrecer expectativas razonables de éxito (ver **futilidad**) y garantías de que no dañará al donante (ver **costo de la medicina**). ‖ **t. de tejido fetal** *(fetal tissue t.)* Trasplante de tejidos embrionarios humanos, obtenidos mediante abortos provocados (v.) coordinados con el trasplante, con objeto de reemplazar tejidos lesionados o degenerados, de modo que el trasplante, que generalmente no experimenta rechazo, se integre, funcionalmente, en el receptor. Se ha postulado su utilidad para el tratamiento del Parkinson, lesiones medulares, etc., pero los resultados son, por ahora, muy pobres; para evitar los abortos provocados, existe la posibilidad alternativa, más práctica, de emplear líneas de células embrionarias cultivadas in vitro.

trasplante pancreático *(pancreatic transplant)*

ENDOCRINOL. Implantación de un páncreas total de un cadáver o de un segmento de un donante vivo. Constituye un tratamiento de la diabetes mellitus tipo 1. Habitualmente se lleva a cabo a la vez que el trasplante renal.

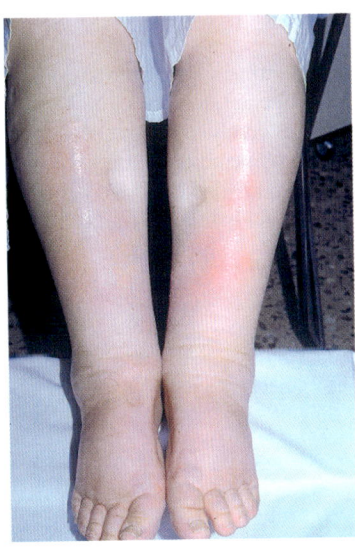

trasplante renal. Edemas importantes en ambas extremidades inferiores en una paciente de 30 años, en relación con síndrome nefrótico secundario a glomerulonefritis proliferativa difusa por lupus eritematoso sistémico. En la parte media interna de las piernas se objetiva la importante depresión digital persistente (fóvea)

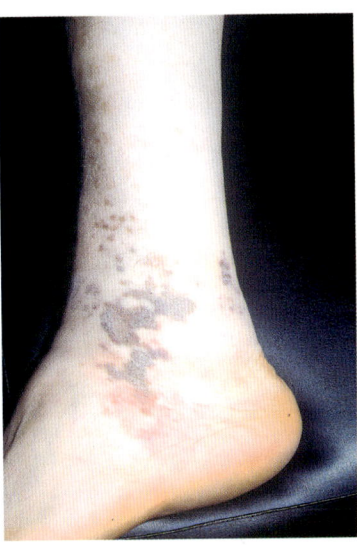

trasplante renal. Paciente trasplantado renal con lesiones en la cara externa del tobillo izquierdo, que corresponden a sarcoma de Kaposi en relación con la inmunosupresión crónica

trasplante renal *(renal transplantation)*

UROL. Intervención quirúrgica que consiste en la colocación de un riñón, procedente de un donante vivo o de un cadáver, en un receptor que padece una insuficiencia renal crónica terminal, en tratamiento con hemodiálisis o diálisis peritoneal. Es el tratamiento ideal de los pacientes con una insuficiencia renal terminal, porque mejora significativamente su calidad de vida, tiene una supervivencia funcional excelente y con probabilidad mejora la supervivencia global. El primer trasplante de éxito se realizó en Boston en 1954. El descubrimiento de la azatioprina en 1961, la descripción de la técnica de cross-match en 1966, la aparición de los líquidos de preservación renal en 1967, fueron hitos que hicieron posible en los años setenta, la universalización del trasplante renal. La introducción de la ciclosporina, en la década de los ochenta, supuso la madurez de este tipo de intervenciones. El riñón para un trasplante puede proceder de un donante cadáver o de un donante vivo. Para que un cadáver pueda ser utilizado es imprescindible que cumpla los requisitos de muerte cerebral, evaluados por especialistas, que el corazón lata y mantenga presiones aceptables (parada cardiaca superior a 15 minutos es una contraindicación absoluta), que no padezca una patología tumoral (excepto

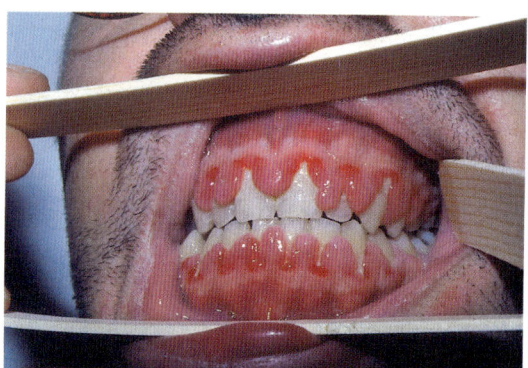

trasplante renal. Hipertrofia gingival severa relacionada con la toma de ciclosporina, en un paciente portador de un trasplante renal de cadáver

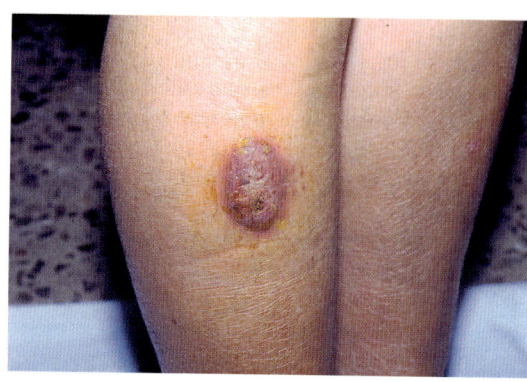

trasplante renal. Lesión en la cara externa de pierna derecha, en relación con una infección por hongos (micosis profunda), en una paciente trasplantada con injerto renal de cadáver

tumores cerebrales primarios o tumores de piel tratados) y que tenga serología negativa para HIV y hepatitis B. Son condiciones relativas las siguientes: la edad del paciente (óptima entre 18 meses y 55 años), la función renal (niveles de creatinina y urea), que no padezca otras enfermedades intercurrentes (infección, hipertensión arterial o diabetes). El donante vivo debe, necesariamente, tener una relación de parentesco con el receptor y ser altruista. El único riesgo del donante vivo es el que se deriva de la cirugía, ya que recupera el 80% de la función renal y el riesgo de padecer hipertensión es mínimo. La extracción de los riñones para el trasplante debe efectuarse extirpando, con los riñones, la grasa perirrenal del polo inferior y el uréter completo y el pedículo renal con parches de vena cava y aorta. Los riñones son después perfundidos con una solución conservante (Eurocolins, Belzer) y se mantienen a 4º C, lo que permite su conservación durante 24-30 horas. Para el receptor son codiciones genéricas obligadas, para ser incluido en lista de trasplante, ser paciente en diálisis, no haber padecido ni padecer patología tumoral, no estar infectado por virus HIV y, en el momento del trasplante, no tener una infección aguda de cualquier naturaleza. En la elección del receptor son condiciones imprescindibles, en cada caso, que donante y receptor tengan identidad de grupo sanguíneo ABO y cross-match negativo (ausencia de anticuerpos citotóxicos preformados). Otras condiciones que se valoran, aunque no son imprescindibles, son la histocompatibilidad HLA, la edad del donante y del receptor, los pacientes hiperinmunizados. La técnica qui-

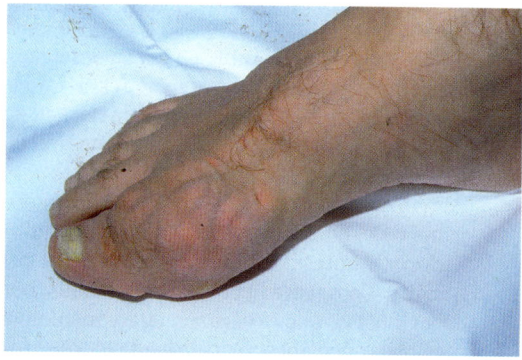

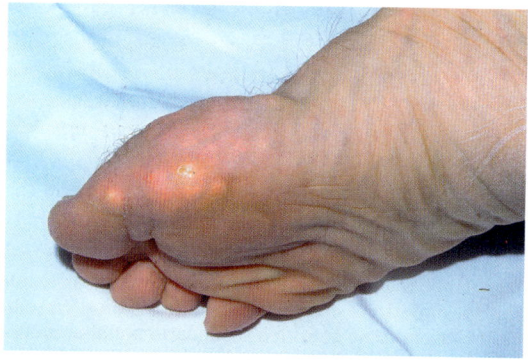

trasplante renal. Inflamación en el pulgar del pie derecho, en relación con episodios repetidos de gota y donde se objetivan tofos gotosos, en un paciente portador de trasplante renal y rechazo crónico severo

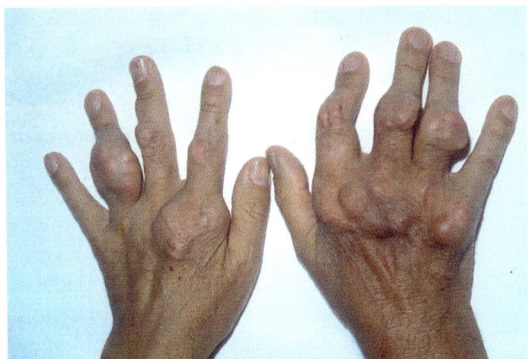

trasplante renal. Artropatía gotosa severa en un paciente de 60 años con múltiples tofos crónicos en ambas manos y deformidades severas en los dedos

rúrgica se realiza colocando el riñón en fosa ilíaca derecha (ocasionalmente en fosa ilíaca izquierda y en fosa renal). La arteria y vena renales se colocan en los vasos ilíacos y el uréter directamente en la vejiga. El tratamiento inmunosupresor tiene por objeto evitar el rechazo y, en la actualidad, se utiliza una terapia triple con corticoides, azatioprina y ciclosporina. Como resultados ha de señalarse que la supervivencia del paciente es de un 95% en el primer año y que el trasplante no altera la supervivencia global de los pacientes en diálisis. La supervivencia del injerto en el primer año, en trasplante de vivo idéntico, es del 95%; en trasplante de cadáver del 80% y retrasplante de cadáver, del 70%. Se consideran factores influyentes en la supervivencia del injerto: la función diferida, la compatibilidad HLA, y la edad del receptor.

trasplante de tejidos *(tissue transplantation)*
CIRPLÁS. Aplicación de los tejidos, formados en otra parte del cuerpo o de otro individuo, a una zona receptora. Existen cuatro tipos básicos de trasplantes o injertos libres de tejidos: *isoinjertos,* entre individuos genéticamente iguales (gemelos univitelinos); *autoinjertos* (injerto autógeno), entre dos zonas del mismo individuo; *aloinjerto* u *homoinjerto,* entre individuos de la misma especie pero genéticamente diferentes; *xenoinjertos* (heteroinjerto), entre miembros de diferentes especies.

trasplantectomía *(transplantectomy)*
UROL. f. Técnica quirúrgica que consiste en la extirpación de un injerto renal trasplantado. La indicación habitual es la ausencia de la función renal, sin posibilidad de recuperación. En ocasiones tiene un carácter de urgencia en pacientes con problemas agudos de rechazo o sangrado.

trastorno *(disorder)*
PSIQUIAT. m. Presencia de un comportamiento o de un grupo de síntomas, identificables en la práctica clínica, que, en la mayoría de los casos, se acompañan de malestar o interfieren con la actividad del individuo. Se trata de un término ampliamente utilizado en la edición española del Capítulo F (V) sobre Trastornos Mentales y del Comportamiento de la décima edición de la Clasificación Internacional de Enfermedades (CIE-10) de la Organización Mundial de la Salud. Algunos ejemplos de la tipología de los trastornos son los siguientes: trastornos mentales orgánicos, trastornos del humor o afectivos, trastorno esquizotípico, trastorno de ideas delirantes, trastornos neuróticos, trastornos de la personalidad, etc. ‖ **t. de estrés postraumático** *(posttraumatic stress d.)* Trastorno que surge

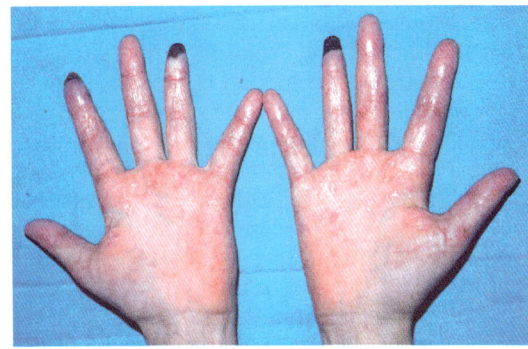

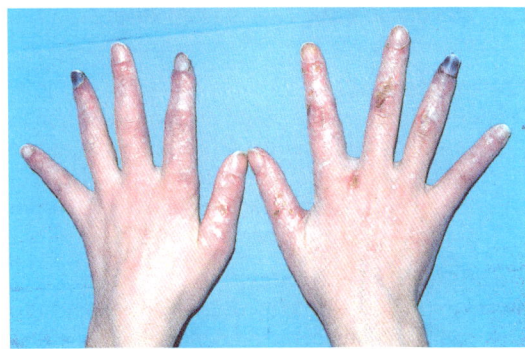

trasplante renal. Lesiones secundarias a vasculitis en los dedos de ambas manos, con necrosis distal en el cuarto dedo, en un paciente de 26 años con lupus eritematoso diseminado muy agresivo

como una respuesta, tardía o diferida, a un acontecimiento estresante o a una situación de naturaleza excepcionalmente amenazante o catastrófica. Se caracteriza por la presencia de episodios reiterados que vuelven a vivenciar el trauma (en forma de sueños o reviviscencias), sensación de embotamiento emocional, de despego de los demás, de falta de capacidad de respuestas al medio, de anhedonia (v.) y de la evitación de actividades y situaciones evocadoras del trauma. ‖ **t. de somatización** (*somatization d.*) Trastorno mental incluido dentro de los denominados trastornos somatomorfos. Se caracteriza por la presencia de síntomas somáticos diversos para los cuales no se ha encontrado una adecuada explicación somática. El paciente se niega, persistentemente, a aceptar las explicaciones y garantías de diversos médicos que le aseguran que no existe una explicación somática para los síntomas que presenta. La naturaleza de los síntomas y la propia conducta consecuente conllevan un cierto grado de deterioro social y familiar. ‖ **t. somatomorfo** (*somatoform d.*) Grupo de trastornos mentales y del comportamiento que incluyen los trastornos de somatización, somatomorfo indiferenciado, hipocondríaco, la disfunción vegetativa somatomorfa y el trastorno de dolor somatomorfo persistente. La característica principal, y común a todos ellos, es la presencia reiterada de síntomas somáticos, acompañados de demandas reiteradas de exploraciones clínicas, a pesar de las continuas garantías de los médicos de la falta de justificación somática de los síntomas y de la negatividad de los resultados de las diversas pruebas ya efectuadas. En estos trastornos aparecen comportamientos que denotan una demanda de atención o histrionismo (v.).

trasudado (*transudate*)
ANATPATOL. m. Líquido pobre en proteínas, que es resultado de la salida del torrente sanguíneo sin una alteración de la permeabilidad vascular a causa de procesos inflamatorios o por procesos exclusivamente mecánicos.

tratamiento (*treatment*)
BIOÉT. m. Aplicación de medidas técnicas encaminadas a la recuperación de la salud. Ver **fines de la medicina.** ‖ **t. desproporcionado** (*disproportionate t.*) Tratamiento que no es razonable aplicar por sus expectativas de producir uno pobres resultados, las molestias que puede provocar al enfermo, el costo y los problemas familiares o sociales que puede originar. Ver **futilidad.** ‖ **t. extraordinario** (*extraordinary t.*) Ver **tratamiento desproporcionado.** ‖ **t. forzoso** (*mandatory t.*) Ver **confinamiento involuntario.** ‖ **t. indicado** (*indicated t.*) Ver **indicación.** ‖ **t. ordinario** (*ordinary t.*) Ver **tratamiento proporcionado.** ‖ **t. proporcionado** (*proportionate t.*) Tratamiento que es razonable aplicar por sus expectativas de producir resultados, las molestias que puede provocar al enfermo, el costo y los problemas familiares o sociales que puede originar. Ver **futilidad.**

tratamiento (*treatment*)
ORTOP. m. Conjunto de medios (higiénicos, dietéticos, farmacológicos, quirúrgicos o físicos) que se ponen en práctica para curar o aliviar una enfermedad. También se dice de un medio especial de cura. ‖ **t. activo** (*active t.*) El que tiene como finalidad inmediata curar una enfermedad o lesión traumática. ‖ **t. causal** (*causal t.*) Tratamiento cuya finalidad es eliminar la causa de la enfermedad. ‖ **t. paliativo** (*palliative t.*) Tratamiento cuya finalidad es aliviar el dolor y el malestar, pero que no tiene como finalidad lograr la curación. ‖ **t. quirúrgico** (*surgical t.*) El que se caracteriza por el empleo principal de métodos quirúrgicos. ‖ **t. radical** (*radical t.*) Tratamiento no conservador que opta por la terapia más agresiva.

tratamiento adyuvante (*adjuvant treatment*)
CIRGEN. Tratamiento oncológico (radioterapia, quimioterapia o inmunoterapia) que se realiza como complemento de la cirugía por un tumor. ‖ **t. coadyuvante** (*coadjuvant t.*) Aquel tratamiento adyuvante que se realiza tras la cirugía del cáncer. Ver **cirugía oncológica.** ‖ **t. neoadyuvante** (*neoadjuvant t.*) Aquel tratamiento adyuvante que se realiza, previamente, a la cirugía por cáncer con el fin de mejorar las posibilidades de practicar la intervención y sus resultados con vistas a la curación. Ver **cirugía oncológica.**

tratamiento antirrechazo (*anti-rejection treatment*)
NEFROL. Administración de inmunosupresores que se utilizan en el trasplante de órganos para prevenir el rechazo (profiláctico) o para el tratamiento de los episodios de rechazo agudo ya establecidos. Las pautas inmunosupre-

soras son muy variables, pero la mayoría utilizan ciclosporina y/o tacrólimus (asociado o no a dosis variables de corticoesteroides, azatioprina, micofenolato mofetil) como preventivo, y para los rechazos agudos, en curso, se utilizan dosis altas de corticoesteroides e inmunoglobulinas policlonales o monoclonales. || **t. conservador** (*conservative t.*) Utilización de terapias clásicas de eficacia conocida, evitando, si ello fuera posible, tratamientos agresivos como técnicas de diálisis. Así, en la insuficiencia renal aguda el tratamiento consistiría en el mantenimiento de un balance líquido equilibrado, con una restricción de la ingesta líquida y de sal, quelantes del potasio y del fósforo, dieta hipoproteica, bicarbonato por vía oral o intravenosa, etc. La resolución del cuadro clínico, con medidas conservadoras, indicaría una menor gravedad del cuadro y un mejor pronóstico. || **t. escalonado** (*stepped t.*) En farmacoterapia, por ejemplo en el tratamiento de la hipertensión arterial, se aconseja un enfoque escalonado, iniciándose con dosis pequeñas de un solo agente (ejemplo, diurético, betabloqueante o inhibidor de la enzima de conversión, etc.), con un posterior incremento gradual de la dosis, hasta lograr el objetivo deseado de la cifra de presión arterial adecuada. Si no se logra, se agrega otro agente antihipertensivo, en forma gradual, y así sucesivamente. Este enfoque deja lugar para la flexibilidad e individualización y permite el uso de interacciones complementarias de los diversos hipotensores. || **t. inmunosupresor** (*immunosuppressive t.*) Aquel tratamiento que tiene como objetivo reducir o suprimir la capacidad de una respuesta inmune y se utiliza en enfermedades autoinmunes como el lupus eritematoso diseminado y en trasplante de órganos (riñón, corazón, hígado, páncreas, pulmón, etc.). En el trasplante clínico, a menos que el donante y el receptor sean genéticamente idénticos, la norma es que se produzca una respuesta de rechazo inmunológico por parte del receptor, y para evitarlo, se utilizan agentes o drogas inmunosupresoras (irradiación, corticosteroides, azatioprina, ciclosporina, micofenolato mofetil, tacrólimus, rapamicina, anticuerpos policlonales o monoclonales antilinfocito, etc.). No obstante, la inmunosupresión es inespecífica, y si bien facilitan la tolerancia al injerto, se asocian también con una frecuente aparición de enfermedades infecciosas o tumores a largo plazo.

tratamiento de disfunción eréctil prostaglandina E1 (*prostaglandin E1, intravenous injection*)
UROL. Fármaco que se utiliza en los pacientes con una disfunción eréctil de etiología psicógena, neurológica, vascular, con el objeto de provocar una erección que facilite el coito. Se fundamenta en la relajación que produce en la musculatura lisa del cuerpo cavernoso, la cual facilita el flujo sanguíneo y, como consecuencia, la erección. || **t. de tumores vesicales bacilo de Calmette-Guerin** (*bacille Calmette-Guerin in bladder cancer*) El bacilo de *Calmette-Guerin*, una cepa atenuada de *Micobacterium bobis*, se utiliza como tratamiento complementario en los tumores superficiales de vejiga, después de la resección endoscópica, con el objeto de disminuir el número de recidivas y retrasarlas. Produce una reacción inmunitaria inespecífica en la vejiga. Su utilidad más precisa es el tratamiento del carcinoma in situ. En los tumores superficiales su eficacia es similar a la obtenida con los quimioterápicos habituales. Su aplicación tiene como efectos secundarios la irritación vesical, que afecta al 90% de los pacientes, es temporal y se controla con medicación oral. Tan solo un 6% de los pacientes requiere un tratamiento antituberculoso. En estos casos la administración de isoniazida 300 mg/día es suficiente. Excepcionalmente, se requiere una terapia triple.

tratamiento de Goeckerman (*Goeckerman's treatment*)
DERMATOL. Tratamiento del psoriasis que consiste en la aplicación de alquitrán de hulla, seguido de radiación ultravioleta B.

tratamiento preventivo (*preventive treatment*)
FARM. Conjunto de medidas farmacológicas, higiénicas, quirúrgicas o de cualquier otro tipo, dirigidas a prevenir la aparición de una enfermedad. || **t. de sostén** (*maintenance t.*) Administración de medicamentos, a dosis usualmente más bajas que las iniciales, con el fin de mantener la eficacia terapéutica o una determinada concentración plasmática. || **t. sustitutivo** (*substitutive t.*) Administración de una sustancia o fármaco de la que

carece el organismo o de la que es deficitario en un momento determinado.

trato humano *(human treatment)*
BIOÉT. Ver **apoyo moral, cientifismo.**

trauma *(trauma)*
ORTOP. m. Herida o lesión local que se produce por una violencia exterior, sea de origen físico o psíquico. || Traumatismo, generalmente entendido como de origen físico.

trauma *(trauma)*
PSICOL. m. Emoción vivida con tal intensidad que impide al sujeto reaccionar adecuadamente, marca su personalidad y la sensibiliza ante hechos de la misma naturaleza. El trauma hace referencia tanto al choque emocional intenso, ocurrido en un cierto momento, como a la impresión o huella que ese choque deja en el inconsciente.

traumático *(traumatic)*
ORTOP. adj. Perteneciente o relativo a un trauma o traumatismo causado por este.

traumatismo *(traumatism)*
ORTOP. m. Término general que se emplea para designar todas las lesiones internas o externas provocadas por una violencia exterior. || Estado del organismo afectado de una herida o contusión grave. || Proceso o lesión traumática.

traumatismo abdominal *(abdominal traumatism)*
CIRGEN. Golpe en la región abdominal que provoca un aumento repentino de la presión intrabdominal. Si es suficientemente intenso, puede producir la rotura del hígado y/o del bazo. || **t. abdominal abierto** *(open abdominal t.)* Aquel que se produce con una herida sobre la pared abdominal. Generalmente suele ser por arma blanca o arma de fuego, aunque algunos traumatismos romos puede romper la pared abdominal. || **t. abdominal cerrado** *(Blunt abdominal t.)* Aquel que se produce por un golpe directo sobre el abdomen, sin penetrar en la pared abdominal, pero que puede producir lesiones internas. Generalmente el mecanismo es romo y la causa más frecuente son los accidentes de tráfico.

traumatismo craneoencefálico *(cranioencephalic trauma)*
NEUROCIR. Traumatismo que afecta al cráneo y al cerebro. || **t. por herida de bala** *(missile wound t.)* El proyectil lesiona tejido a su paso y aquel situado alrededor de la entrada de la bala, a causa de la onda expansiva. || **t. obstétricos del plexo braquial** *(birt t. of the brachial plexus)* Traumatismos que se producen por la tracción del miembro superior en las maniobras de extracción del feto. || **t. raquimedulares** *(spinal cord t.)* Los que lesionan las vértebras y el tejido nervioso medular.

traumatismo renal *(renal trauma)*
UROL. El traumatismo más común del aparato urinario. Más frecuente en los varones jóvenes (84% en menores de 40 años), habitualmente cerrados (80-90%), y entre los abiertos (10-20%), el 80-90% son producidos por un arma de fuego. Cuando el traumatismo renal no lesiona la cápsula propia del riñón, se produce un hematoma intrarrenal; el cuadro se denomina contusión renal, tiene un carácter leve y no requiere tratamiento. Cuando el traumatismo lesiona la cápsula renal, se produce un hematoma perirrenal traumático. En general, suele ser limitado al espacio perirrenal y, excepcionalmente, es tan importante que requiere un tratamiento quirúrgico inmediato. El traumatismo renal se acompaña, en el 90% de los casos, de hematuria, y esta no tiene que ver con la intensidad del traumatismo. Las contusiones renales leves pueden tener una intensa hematuria y grandes hematomas perirrenales o una hematuria escasa. El diagnóstico se realiza mediante TAC abdominal. La contusión renal no requiere de un tratamiento, y cuando existe un hematoma perirrenal, la actitud general es expectante. El 80% de los hematomas perirrenales se resuelven sin cirugía; cuando esta es necesaria, debe realizarse de forma diferida (de tres a siete días después del traumatismo) con el objeto de que el hematoma se encuentre estabilizado y la cirugía conservadora sea posible. Excepcionalmente, en pacientes con hematoma pulsátil, a causa de un *shock* importante o lesiones vasculares graves, se realiza una cirugía de urgencia. || **t. uretrales** *(urethral t.)* De acuerdo con la etiología el tratamiento, las consecuencias se dividen en dos grandes grupos: rotura de la uretra posterior y rotura de la uretra anterior. La *rotura de uretra posterior* se debe, exclusivamente, a fracturas de la pelvis ósea (el 7-15% de las fracturas pélvicas producen

lesiones uretrales). La lesión uretral puede ser completa o parcial. Se diagnostica por la uretrorragia (emisión de sangre por la uretra en un paciente con fractura ósea). Se acompaña a veces de un hematoma en el periné. Se confirma el diagnóstico con una uretrografía retrógrada. Este traumatismo jamás debe ser tratado con sondaje uretral, sino que debe colocarse una sonda suprapúbica y esperar la evolución. Cuando la rotura uretral es incompleta, la recuperación espontánea, sin estenosis, se produce en el 60-80% de los casos. Si la fractura es completa, la consecuencia inevitable es la estenosis uretral, que debe ser tratada quirúrgicamente de forma diferida (dos meses después del traumatismo). El tratamiento quirúrgico inmediato obtiene, probablemente, peores resultados. La *rotura de uretra anterior* se produce por una caída a horcajadas o por un golpe directo sobre pene o periné. No se asocia a fractura pélvica y el diagnóstico y el tratamiento son similares a la fractura de uretra posterior.

traumatología *(traumatology)*
ORTOP. f. Conjunto de conocimientos sobre los traumatismos, sus efectos y su reparación. || Parte de la medicina y, más concretamente, de la cirugía que se dedica al estudio y tratamiento de los traumatismos.

traumatólogo *(traumatologist)*
ORTOP. m. y f. Médico especialista en traumatología.

traumatropismo *(traumarorpism)*
ORTOP. m. Movimiento de orientación de ciertos organismos o microorganismos hacia las zonas lesionadas.

trayecto *(traject)*
ORTOP. m. Extensión o línea de un nervio o de un vaso. También se dice del recorrido del pus procedente del foco séptico o absceso. || Trayecto fistuloso. || Camino recorrido en el cuerpo por un proyectil, arma penetrante, cuerno de un animal astado, etc.

trazado *(tracing)*
ANAT. m. Registro gráfico de una actividad fisiológica, que lleva consigo o bien un movimiento o bien cambios bioeléctricos. Así hablamos del trazado electroencefalográfico (EEG), para el registro de los cambios bioeléctricos que ocurren en el encéfalo, o del trazado electrocardiográfico (ECG) para los que tienen lugar en el corazón.

trazador *(tracer)*
ANAT. m. Isótopo o sustancia que incorporado a las células puede localizarlas, mediante un detector de radiación o por métodos histoquímicos, según los casos, y conocer de este modo su distribución en el organismo, o bien el camino que han seguido.

trematodos *(trematodes)*
MICROBIOL. m. pl. Organismos parásitos, pertenecientes al *Phylum Platyhelminthes,* clase *Trematoda.* Se caracterizan por presentar un aspecto foliáceo, con una o dos ventosas. Son parásitos del tubo digestivo y de las glándulas anejas y del sistema respiratorio de diversos vertebrados. Entre las especies parásitas del hombre cabe destacar *Fasciola hepatica, Schistosoma mansoni, Paragonimus westermani, Clonorchis sinensis,* etc.

tremofobia *(tremophoby)*
PSIQUIAT. Ver **fobia.**

Trendelenburg, Friederich
ORTOP. Cirujano alemán (1844-1925).

treonina *(threonine)*
BIOQUÍM. f. Aminoácido proteico que es esencial en la dieta de los mamíferos. La forma D se encuentra en algunas toxinas de hongos, como la faloidina.

treosa *(threose)*
BIOQUÍM. f. Azúcar de cuatro átomos de carbono.

trepanación *(foration, trepanation)*
CIRGEN. f. Intervención quirúrgica que se realiza sobre el hueso, habitualmente en el cráneo, para descomprimir la hipertensión intracraneal. Ver **politraumatismo.**

trépano *(fraise)*
CIRGEN. m. Instrumento quirúrgico, en forma de broca, para perforar y realizar agujeros perforantes en el hueso.

treponema *(treponema)*
MICROBIOL. f. Bacteria del género *Treponema,* gramnegativa, móvil. El *Treponema pallidum* es el agente de la sífilis.

trepopnea *(trepopnea)*
PNEUMOL. f. Forma de disnea en la que existe una intolerancia para el decúbito lateral debido a un derrame contralateral o a una distopia cardiaca con acodadura de los grandes vasos.

TRH *(TRH)*
ENDOCRINOL. Tripéptido de estructura piroGlu-His-Prol-NH$_2$, que se ha identificado como la hormona hipotalámica liberadora de la hormona estimulante del tiroides (TSH). Se emplea como prueba diagnóstica en la acromegalia y la hiperprolactinemia.

triacilgliceroles *(triacylglycerols)*
ENDOCRINOL. m. pl. Nombre químico de los triglicéridos.

tríada *(triad)*
ORTOP. f. Grupo de tres entidades (conceptos, nombre, lesiones) relacionados entre ellos, como el conjunto de tres síntomas o lesiones. || **t. desgraciada de la rodilla** *(knee t.)* Conjunto de lesiones capsuloligamentosas y meniscales graves de la rodilla, constituido por la ruptura de uno de los ligamentos laterales interno o externo, por una lesión del menisco interno o externo y un ligamento cruzado.

tríada cognitiva de Beck *(Beck's cognitive triade)*
PSICOL. En la teoría cognitiva de Beck, cogniciones que implican una visión del yo, del ambiente y del futuro, o bien negativa (que formarían parte de la depresión) o bien grandiosa y excesivamente optimista (que formarían parte intrínseca de la manía).

tríada de Hakim *(Hakim's triad)*
NEUROL. Tríada sintomática que está presente en la hidrocefalia a normopresión y que consiste en demencia, incontinencia urinaria y trastornos de la marcha.

triage *(triage)*
BIOÉT. m. Selección inicial de pacientes para establecer el orden y la prioridad en la la atención cuando no pueden ser atendidos todos o de inmediato. Aunque este término se suele circunscribir a las situaciones catastróficas, la selección se aplica también a otras circunstancias con medios médicos escasos (ver **costo de la medicina, triage neonatal**). Habitualmente, en medicina de urgencia, después de examinar a todos los pacientes, se seleccionan para su tratamiento los no muy graves, que pueden ser salvados con los medios disponibles, pues si se emplean con los pacientes con un peor pronóstico solo se podrían tratar unos pocos, muriendo más de los que podrían haber sido salvados. || **t. neonatal** *(neonatal t.)* Selección de neonatos para su tratamiento en la unidad de cuidados intensivos neonatales, en caso de imposibilidad de tratarlos a todos. Se debe realizar según el pronóstico, establecido mediante parámetros objetivos. Ver **índice de calidad de vida, índice de supervivencia, índice de supervivencia ajustado a la calidad de vida**.

triángulo *(triangle)*
ANAT. m. Área o figura de tres esquinas. || Varias regiones del cuerpo, entre ellas el triángulo carotídeo, situado en el cuello, y limitado por el músculo esternocleidomastoideo, el vientre posterior del músculo digástrico y el vientre superior del músculo omohioideo, triángulo femoral (también denominado triángulo de Scarpa), donde suelen sufrir cornadas los toreros, está limitado por el ligamento inguinal y los músculos sartorio y aductor largo.

triángulo de Codman *(Codman's triangle)*
ORTOP. Área triangular visible en la radiografía, en la que el periostio, elevado por un tumor óseo, adquiere en los extremos de dicho tumor esta imagen.

triazolam *(triazolam)*
ANEST. m. Hipnótico benzodiacepínico que ejerce sus efectos sobre el sistema nervioso central. Tiene una semivida de eliminación breve (2,1-5 h.) y de metabolización hepática. Este fármaco es usado, principalmente, como inductor del sueño.

tríceps *(triceps)*
ORTOP. m. Músculo que cuenta con tres terminaciones músculo-tendinosas para fijarse al hueso. || **t. braquial** *(t. brachialis)* Músculo extensor del codo. || **t. sural** *(t. suralis)* Músculo integrado por los dos gemelos y el soleo, que, unidos, se muestran en la tuberosidad posterior del calcáneo, para la flexión plantar del pie.

Trichinella *(Trichinella)*
MICROBIOL. Género de helmintos perteneciente al filo *Nematoda*, familia *Trichinellidae*. La única especie del género es *Trichinella spiralis* (triquina), parásito del hombre y de diversos animales. El hombre puede albergar tanto los gusanos adultos (en el intestino delgado) como las larvas (enquistadas en el músculo). La infestación por *T. spiralis* o triquinosis se adquiere por ingestión de carnes de cerdo o jabalí que no han sido suficientemente cocinadas y puede dar lugar a una enfermedad grave.

Trichomonas *(Trichomonas)*
MICROBIOL. Género de protozoos parásitos flagelados piriformes, perteneciente a la familia *Trichomonadidae,* con cuatro flagelos anteriores y membrana ondulante recorrida por un quinto flagelo; se encuentran en el intestino de algunos animales. En el hombre se han hallado las especies *Trichomonas hominis* o *intestinalis,* en deposiciones diarreicas; *T. tenax,* en el aparato bucal, y *T. vaginalis,* en la vagina con una secreción ácida. ‖ **T. vaginalis** *(T. vaginalis)* Descrito por Donné en 1836, en la descarga purulenta de los órganos genitales femeninos. Aparentemente, se alimenta en la mucosa de la vagina, donde hay leucocitos y bacterias, aunque también se ha observado en la descarga uretral masculina. El pH más adecuado para su desarrollo es ácido o ligeramente alcalino. El síntoma más frecuente de la tricomoniasis vaginal es el flujo vaginal, a menudo asociado con escozor, picor o irritación. En el hombre la infección es, con frecuencia, asintomática, pero puede aparecer una afectación sintomática de la próstata, vesícula seminal y uretra.

Trichuris *(Trichuris)*
MICROBIOL. Género de helmintos perteneciente al filo *Nematoda,* familia *Trichuridae,* que son parásitos del intestino del hombre y otros vertebrados. La especie que parasita al hombre es *Trichuris trichiura* (tricocéfalo), que presenta una morfología muy característica pues la extremidad anterior es mucho más delgada que la posterior. Se localiza en el intestino grueso, especialmente en el apéndice y ciego; en casos de infestación masiva puede producirse un prolapso rectal.

tricoatrofia *(trichoathrophy)*
DERMATOL. f. Atrofia del cabello.

tricoclasia *(trichoclasia)*
DERMATOL. f. Fragilidad del cabello, que produce la rotura del mismo.

tricocriptomanía *(trichocryptomania)*
DERMATOL. f. Hábito patológico de romperse el cabello.

tricocriptosis *(trichocryptosis)*
DERMATOL. f. Afección de los folículos sebáceos que tienden a reinsertarse.

tricofagia *(trichophagy)*
DERMATOL. f. Hábito patológico de morderse o comerse el pelo.

tricofobia *(trichophobia)*
DERMATOL. f. Rechazo patológico a tener mucho pelo, especialmente las mujeres en la cara.

tricoglosia *(trichoglossia)*
DERMATOL. f. Aspecto piloso de la lengua.

tricoleucemia *(hairy-cell leukemia)*
HEMATOL. f. Afección que se manifiesta predominantemente en varones de mediana edad (45-50 años) y presenta síntomas derivados de citopenias, tales como episodios infecciosos o anemia, distensión abdominal y/o, más raramente, puede ser un hallazgo casual en un análisis de rutina. La tricoleucemia (TL) también se denomina leucemia de linfocitos vellosos. La exploración física demuestra una esplenomegalia y en un tercio de pacientes se objetivan adenopatías intraabdominales, especialmente peripancreáticas, mediante tomografía. Las pruebas de laboratorio muestran, en general, un mayor o menor grado de citopenia que derivan de la infiltración medular y/o hiperesplenismo. Por otra parte, la monocitopenia resulta característica. La mayoría de pacientes muestran en la sangre periférica un porcentaje variable de células linfoides atípicas, designadas tricoleucocitos. Estas poseen un tamaño relativamente grande, citoplasma amplio y claro, con proyecciones finas y un núcleo arriñonado o redondeado. El aspirado medular es generalmente seco y la biopsia de la médula ósea muestra un grado variable de infiltración por las células linfoides de citoplasma abundante y rodeadas de un halo claro, patrón que se describe como «huevo frito», y que es característico de la TL. La fibrosis medular está aumentada. El inmunofenotipo del TL es el de una célula B madura, con una intensa expresión de Ig en su superficie. El curso evolutivo de la TL es crónico y las infecciones constituyen el problema clínico principal. En la última década, los avances terapéuticos en la TL han sido espectaculares con el uso de dos análogos de las purinas: deoxicoformicina y clorodeoxiadenosina. Las repuestas a estos fármacos se logran en el 95% de los pacientes y, en su mayoría, son completas y mantenidas. La esplenectomía todavía posee un papel importante, en especial en casos «esplenomegálicos» con una

mínima infiltración medular, ya que permite reducir la masa tumoral, mejorar las citopenias y facilitar el tratamiento posterior.

tricoma *(trichoma)*
DERMATOL. m. Placa de tiña supurativa.

tricomatosis *(trichomatosis)*
DERMATOL. Ver **tricoma**. || **t. palmelina** *(t. palmelina)* Infección micósica nodular que se localiza en las axilas, causada por procardias.

tricopatofobia *(trichopathophobia)*
DERMATOL. f. Miedo patológico a padecer enfermedades del cabello.

tricoquinesia *(tricokinesis)*
DERMATOL. Ver **pili torti**.

tricorexis *(trichorhexis)*
DERMATOL. f. Fractura transversal del pelo.

tricorexomanía *(trichorhexomania)*
DERMATOL. f. Variante de tricotilomanía, prácticamente con el mismo significado.

tricorrea *(trichorrhea)*
DERMATOL. f. Caída anormal del cabello.

tricosis *(trichosis)*
DERMATOL. f. Enfermedad o anomalía del pelo.

tricostasis *(trichostasis)*
DERMATOL. f. Detención en el desarrollo del pelo. || **t. espinulosa** *(t. spinulosa)* Estado patológico del pelo en forma de espina.

tricotilomanía *(trichotillomania)*
PSIQUIAT. f. Trastorno del control de los impulsos que se caracteriza por el fracaso reiterado para resistir los impulsos de arrancarse el pelo. Se produce una pérdida apreciable de cabello. Este comportamiento suele ser precedido por un aumento de la tensión y se sigue de una sensación de alivio o gratificación.

tricuspidalización *(tricuspidalization)*
CARDIOL. f. Insuficiencia tricúspide funcional, que se manifiesta en la estenosis mitral por la hipertensión pulmonar y la insuficiencia ventricular derecha.

tricúspide *(tricuspid)*
ANAT. f. Válvula del tabique auriculoventricular derecho, constituida por tres valvas.

tridimensional *(tridimensional)*
RADIO. adj. Que está representado en tres dimensiones.

trifilocefalia *(trifilocephalia)*
NEUROCIR. f. Cráneo en forma de trébol por la fusión precoz de las suturas lambdoidea y escamosa. Produce un anillo de constricción y la protusión de las regiones frontal y temporales.

trifluridina *(trifluridine)*
FARMCLÍN. f. Antivírico útil, cuando se administra por vía tópica, en el tratamiento de las infecciones producidas por el virus herpes símplex y varicela-zóster.

triflusal *(triflusal)*
NEUROL. m. Fármaco antiagregante plaquetario que se utiliza en la prevención de una patología vascular isquémica.

trigémino *(trigeminus)*
ANAT. m. Quinto par craneal; el origen de este nervio se encuentra en el núcleo del trigémino, que se extiende a lo largo de todo el tronco del encéfalo y alcanza hasta el tercer segmento de la médula espinal. Su ganglio (ganglio del trigémino o de Gasser) se encuentra apoyado en la cara anterosuperior del peñasco y de este parten tres ramas, cada una de las cuales sale del cráneo por un orificio distinto: la rama oftálmica por la fisura orbitaria superior, la rama maxilar por el agujero redondo mayor y la mandibular por el agujero oval. El trigémino recoge la sensibilidad de la cara y de sus cavidades y una parte de la cabeza. La rama mandibular lleva también fibras motoras para los músculos masticadores.

triglicérido *(triglyceride)*
ENDOCRINOL. m. Molécula de glicerol en la que los tres grupos hidroxilo se encuentran esterificados por ácidos grasos. Son constituyentes de las grasas animales y vegetales. La elevación de su concentración plasmática da lugar a hiperlipemias.

trígono *(trigone)*
ANAT. m. Término que se emplea para designar las áreas triangulares. || **t. de la habénula** *(trigonum habenulare)* Forma, junto con la epífisis, el epitálamo. || **t. vesical** *(t. vesicale)* Trígono delimitado por los orificios de los uréteres y el de la uretra. El origen de esta mucosa (que no es rugosa como en el resto de la vejiga) corresponde al conducto mesonéfrico, en tanto que en el resto es derivada de la cloaca. También se denomina trígono de Lietaud.

trigonocefalia *(trigonocephalia)*
NEUROCIR. f. Forma de craneoestenosis que se caracteriza por exhibir una frente estrecha y afilada e hipotelorismo. Está producida por sinostosis prematura de la sutura metópica.

triiodotironina *(triiodothyronine)*
ENDOCRINOL. f. Hormona producida por el tiroides, derivada, en gran parte, de la conversión periférica de la tiroxina por efecto de la enzima 5'-desiodasa. Posee una mayor actividad metabólica y una menor duración de la acción que la tiroxina, por lo que se ha empleado en el tratamiento del coma mixedematoso.

trillizo *(triplet)*
GINECOL. m. Cada uno de los tres fetos de un embarazo múltiple.

trilogía *(trilogy)*
CARDIOL. f. Síndrome que se caracteriza por la combinación de tres elementos o defectos concurrentes. || **t. de Fallot** *(Fallot's t.)* Infrecuente cardiopatía congénita que se caracteriza por la combinación de estenosis pulmonar, comunicación interauricular e hipertrofia del ventrículo derecho.

trilostane *(trilostane)*
ENDOCRINOL. m. Fármaco inhibidor de la enzima 3-beta-hidroxiesteroide deshidrogenasa que puede emplearse terapéuticamente en pacientes con síndrome de Cushing para reducir la hipercortisolemia.

trimetoprim *(trimethoprim)*
FARMCLÍN. m. Quimioterápico con actividad frente a los bacilos gram-negativos.

trinitrina *(trinitrin)*
FARMCLÍN. Ver **nitroglicerina**.

tripanosomiasis *(trypanosiomiasis)*
MICROBIOL. f. Infección provocada por tripanosomas. || **t. africana** *(african t.)* Afección en la que deben distinguirse dos formas, pues presentan una diferente evolución clínica, la forma aguda que es más virulenta, causada por *Trypanosoma rhodesiense*, que evoluciona rápidamente y puede sobrevenir la muerte en unos seis u ocho meses y la forma producida por *Trypanosoma gambiense*, conocida con el nombre de enfermedad del sueño o como la forma crónica de la tripanosomiasis africana. Ambos tipos son transmitidos por las moscas tse-tse, pertenecientes al género *Glossina*. Desde el punto de vista clínico, comienza con una lesión en el lugar de la inoculación, aparece fiebre y adenopatías. Al cabo de unos meses, se instaura una fase nerviosa o de polarización cerebral, que corresponde a una meningoencefalitis difusa, fase que se conoce con el nombre de enfermedad del sueño y cursa con alteraciones tales como parestesias, hiperestesias, parálisis, trastornos del sueño, letargia, somnolencia diurna e insomnio nocturno. || **t. americana** *(american t. or chagas disease)* Proceso patológico causado por *Trypanosoma cruzi* y transmitida por insectos hematófagos (chinches de la familia *Reduviidae*) muy extendida por las zonas rurales del centro y el sur de América. La forma aguda cursa con una lesión en el lugar de la picadura, la cara o alguna otra zona descubierta; se acompaña de fiebre con esplenomegalia y adenopatías. La fase crónica (que puede aparecer 10 o 20 años después) se caracteriza por alteraciones de los plexos nerviosos y se manifiesta por la afectación cardiaca (cardiopatía chagásica crónica) y por la aparición de las denominadas formas «mega», que corresponden a la dilatación de los órganos afectados (megaesófago, megaintestino, megacolon, etc.).

triple X *(triple x)*
GINECOL. m. Presencia de tres cromosomas sexuales X. Las mujeres portadoras de triple X desarrollan un fenotipo femenino con hipogonadismo e hipogenitalismo frecuentes. Algunas pueden ser fértiles. Ver **superhembra**.

triplegia *(triplegia)*
ORTOP. f. Parálisis de tres extremidades. || Hemiplegia que se acompaña de la parálisis de un miembro del otro lado.

tríplex *(triplex)*
RADIO. m. Posibilidad de estudios con un triple nivel de información. || Modo de funcionamiento de los equipos de ecografía, que permiten mostrar imágenes en tiempo real, con la información obtenida con una técnica doppler color y doppler pulsado.

triploide *(triploid)*
GENÉT. m. Célula u organismo con tres complementos cromosómicos, de forma que posee un número total de cromosomas que es triple del haploide (3N).

tripsina *(trypsin)*
FISIOL. f. Enzima proteolítica, segregada por el páncreas exocrino, que fracciona las proteínas en peptonas, péptidos y aminoácidos.

tripsinógeno *(trypsinogen)*
FISIOL. m. Forma precursora de la tripsina, inactiva, segregada por el páncreas. Se convierte en tripsina por la acción de la entorocinasa intestinal.

triptasa *(tryptase)*
ALERGOL. f. Proteasa neutra sintetizada por los mastocitos, que se libera durante las reacciones alérgicas. Su determinación en la sangre u orina es utilizada para establecer la posible existencia de reacciones alérgicas por la activación de mastocitos.

triptófano *(tryptophan)*
BIOQUÍM. m. Uno de los 20 aminoácidos presente en las proteínas. En el hombre es un componente esencial en la dieta y es precursor de la nicotinamida que está en el NAD^+ y el $NADP^+$.

triptorelina *(triptorelin)*
ENDOCRINOL. f. Análogo de GnRH (D-Trp6-GnRH) que posee un efecto antigonadotrópico y se emplea en el tratamiento de la pubertad precoz y en otras condiciones en las que interesa inhibir la secreción de la hormona foliculoestimulante (FSH) y de la hormona luteinizante (LH) o la esteroidogénesis gonadal, como el carcinoma de próstata o la endometriosis.

triquiasis *(trichiasis)*
OFTALMOL. f. Crecimiento de las pestañas en dirección hacia la córnea, lo que provoca un roce que la lesiona y produce una úlcera.

triquina *(trichina)*
MICROBIOL. f. Nematodo tisular, *Trichinella spiralis*, cuyas formas adultas, machos (1,5 mm de longitud) y hembras (2-3 mm de longitud), viven en la mucosa del duodeno y yeyuno de numerosos roedores (ratas) y animales domésticos (cerdo). Estos animales se infectan por la ingestión de carnes que contienen en sus músculos larvas de triquina. Ver **triquinosis**.

triquinosis *(trichinosis)*
MICROBIOL. f. Enfermedad producida por la *Trichinella spiralis*. El hombre se infecta por la ingestión de carnes (cerdo o jabalí) que contienen en sus músculos larvas enquistadas, sexualmente inmaduras, pero que en dos o tres días, después de ser ingeridas, se convierten en el intestino en machos y hembras adultas. Las hembras, una vez que han sido fecundadas por el macho, producen numerosas larvas, que pasan a la circulación y se distribuyen por todo el organismo, sobreviviendo, únicamente, las que se enquistan en los músculos esqueléticos. La sintomatología depende del número de larvas ingeridas. Muchas veces la enfermedad es benigna y de breve duración, pero en los casos graves las manifestaciones clínicas pueden durar de tres a cuatro semanas. En la forma más grave se distinguen dos fases. La primera se denomina fase intestinal y se caracteriza por la aparición de un cuadro de gastroenteritis febril, y la segunda, que se denomina fase extraintestinal, corresponde al paso de las larvas al torrente circulatorio y su depósito en el tejido muscular, y se caracteriza por la aparición de fiebre con una gran postración, edema palpebral, dolores musculares y un cuadro de eosinofilia. Esta enfermedad puede ser letal.

trisegmentectomía *(trisegmentectomy)*
CIRGEN. f. Extirpación de, aproximadamente, las tres cuartas partes del hígado. Pueden ser trisegmentectomía derecha (segmentos hepáticos IV, V, VI, VII y VIII) o izquierda (segmentos hepáticos II, III, IV, V y VIII). Ver **hepatectomía, lobectomía.** ‖ **t. hepática derecha** *(right-hepatic t.)* Ablación de los tres segmentos hepáticos derechos.

trismus *(trismus)*
NEUROL. m. Contracción involuntaria tónica de los músculos de la mandíbula.

trisomía *(trisomy)*
GENÉT. f. Aneuploidía debida a la presencia de una copia adicional de un cromosoma en un individuo que, de otro modo, sería diploide. El número total de cromosomas es $2N + 1$.

tristeza *(sadness)*
PSICOL. f. Vivencia afectiva de aflicción y opresión interna, de pesadumbre, abatimiento y vacío, de melancolía (etimológicamente, humor negro), de «falta de claridad» y de lentificación del tiempo. Puede acompañarse de una disminución de las energías vitales, sensación de cansancio y lentitud de movimientos, y, por lo normal, invita al aislamiento y a la soledad. Se produce, generalmente, tras una experiencia de pérdida, y su correlato fisiológico, que

se traduce en un retardo de las acciones y de los procesos de pensamiento, se interpreta como una forma de defenderse el organismo ante posibles las reacciones de desesperación precipitadas, dificultando una respuesta psicomotriz inmediata y favoreciendo los procesos mentales lentos, que permiten reorganizar las ideas relacionadas con la orientación de la existencia. ‖ **t. anormal** *(abnormal s.)* Tristeza exagerada, tanto por su intensidad como por su persistencia o por su presentación ante situaciones normalmente no depresógenas y suficientemente grave como para interferir, significativamente, en las actividades y relaciones habituales.

tritanopsia *(tritanopsia)*
OFTALMOL. f. Ceguera para el color azul.

tRNA *(tRNA)*
BIOQUÍM. Abreviatura del RNA de transferencia. Molécula de RNA que se une a un aminoácido específico y lo transporta a un codón específico del RNA mensajero durante la síntesis de proteínas. Une el aminoácido a su extremo 3' a través de un enlace éster y posee una secuencia, anticodón, que es complementaria al codón del mRNA con el que se empareja.

trocánter *(trochanter)*
ANAT. m. Cada una de las dos prominencias existentes en la epífisis superior del fémur. Ambos trocánteres están unidos por la cresta intertrocantérica. ‖ **t. mayor** *(greater t.)* El tubérculo que prolonga el cuello hacia arriba y sirve de inserción a varios músculos. ‖ **t. menor** *(lesser t.)* Prominencia situada entre el cuello y la diáfisis del fémur, en su porción inferior, sirve para la inserción del músculo psoasilíaco.

trócar *(trocar)*
ORTOP. m. Instrumento quirúrgico que consiste en un punzón introducido en una vaina o cánula, la cual se puede retirar una vez realizada la punción. Es utilizado para punciones evacuativas y exploradoras (biopsias).

tróclea *(trochlea)*
ANAT. f. Tipo de articulación con un eje de movimiento. Una de las superficies articulares aparece configurada como el canal de una polea y la otra presenta una cresta, que se desliza por el canal de la polea. A este tipo de articulación pertenece la tróclea humeral (en la articulación del codo).

troclear *(trochlear)*
NEUROL. adj. Relativo a la tróclea o al nervio troclear.

trofoedema *(trophoedema)*
ORTOP. m. Edema crónico persistente, duro e indoloro, de repartición segmentaria en los miembros (pies o piernas), sin causa aparente. También se denomina trofedema.

troglitazona *(troglitazone)*
ENDOCRINOL. f. Fármaco con estructura del tipo de la tiazolidinediona, que posee un marcado efecto sensibilizador de la acción insulínica en el receptor y de los mecanismos postreceptor en el tejido hepático y periférico.

trombectomía *(thrombectomy)*
CARDIOL. f. Extirpación quirúrgica de un trombo alojado en el interior de un vaso sanguíneo.

trombina *(thrombin)*
HEMATOL. f. Enzima formada en el plasma, durante el proceso de coagulación, a partir de la protrombina, calcio y tromboplastina. Induce el paso del fibrinógeno a fibrina, resulta esencial para la formación del coágulo.

trombo *(trombus)*
HEMATOL. m. Agregación de plaquetas, fibrina, factores de coagulación y elementos celulares de la sangre en el interior de una vena o arteria, que a veces produce oclusión de la luz vascular.

tromboangeítis *(thromboangeitis)*
ANATPATOL. f. Inflamación de un vaso sanguíneo seguida de la formación de un trombo. ‖ **t. obliterante** *(t. obliterans)* Inflamación destructiva con una posterior trombosis de las arterias y venas de las extremidades, generalmente en personas jóvenes con isquemia posterior de la zona afectada. Está muy relacionada con el hábito de fumar tabaco. También se conoce con el nombre de enfermedad de Bueger.

tromboastenia *(thrombasthenia)*
HEMATOL. Ver **enfermedad de Glanzmann.**

trombocitemia *(trombocytemia)*
ANATPATOL. f. Elevación anormal del número de plaquetas en la sangre.

trombocitemia esencial hemorrágica *(hemorrhagic essential thrombocythemia)*
HEMATOL. Síndrome mieloproliferativo crónico, que se caracteriza por la proliferación predominante de una célula pluripotente, que conduce a un incremento absoluto de la cifra de plaquetas. Su diagnóstico, al no haberse identificado un

marcador clonal característico, se establece por la exclusión de otros procesos que cursan con trombocitosis. Afecta, por igual, a ambos sexos, con una máxima incidencia entre la quinta y séptima década, pero con otro pico en la edad juvenil. Se han descrito casos familiares. No se han identificado factores predisponentes. Desde el punto de vista clínico, se manifiesta por una tendencia a presentar complicaciones trombóticas y/o hemorrágicas. Un 15-20% de los pacientes presentan esplenomegalia. Las plaquetas presentan anomalías morfológicas, bioquímicas y funcionales. La finalidad del tratamiento es prevenir las complicaciones trombohemorrágicas. Una vez se haya decidido aplicar un tratamiento citorreductor, se puede utilizar hidroxiurea, interferón y anagrelide.

trombocito *(thrombocyte, platelet)*
HEMATOL. Ver **plaqueta**.

trombocitopatía *(thrombocythopathy)*
HEMATOL. Ver **trombopatía**.

trombocitopenia *(thrombocytopenia)*
HEMATOL. f. Situación hematológica anormal en la que el número de plaquetas está disminuido, debido a la destrucción del tejido eritrocítico en la médula ósea, por ciertas enfermedades neoplásicas o por la respuesta inmunológica a un medicamento. La disminución puede afectar a la producción de plaquetas, a su vida media, o bien registrase un aumento del gasto de las mismas, asociado a esplenomegalia. Es la causa más frecuente de los trastornos hemorrágicos.

trombocitosis *(thrombocytosis)*
HEMATOL. f. Aumento anormal del número de plaquetas. La forma benigna, o trombocitosis secundaria, es asintomática y suele ser consecutiva a esplenectomía, enfermedad inflamatoria, anemia hemolítica, hemorragia o deficiencia de hierro, como respuesta al ejercicio o debida al tratamiento con vincristina. También puede asociarse a carcinomas o fases avanzadas de la enfermedad de Hodgkin u otros síntomas. La trombocitemia esencial se caracteriza por episodios de sangrado espontáneo, alternando con otros de trombosis. Las plaquetas pueden superar la cifra de 1.000.000/mm³.

tromboembolismo *(thromboembolism)*
ANATPATOL. m. Oclusión de un vaso sanguíneo por un trombo que se desprendió del lugar de origen.

tromboembolismo pulmonar *(pulmonary thromboembolism)*
PNEUMOL. Obstrucción parcial o completa del flujo arterial pulmonar, de la parte distal pulmonar, por un trombo originado, generalmente, en las extremidades inferiores.

tromboflebitis *(thrombophlebitis)*
HEMATOL. f. Inflamación de una vena, acompañada, a menudo, de un trombo. Puede deberse a un traumatismo vascular, hipercoagulación sanguínea postoperatoria, bipedestación o sedestación prolongada, inmovilidad o canulación intravenosa mantenida durante un largo periodo. También se denomina flebitis. ‖ **t. migraus** *(t. migraus)* Flebitis que afecta a las venas superficiales periféricas y en ocasiones a las venas mayores.

trombogénesis *(thrombogenesis)*
HEMATOL. f. Proceso de formación del trombo sanguíneo.

trombolítico *(thrombolytic)*
HEMATOL. m. Agente que logra una rápida disolución de los coágulos intravasculares. El mecanismo por el que actúa la medicación trombolítica es la transformación del plasminógeno en plasmina, la cual tiene un efecto lítico sobre la fibrina del trombo. La medicación trombolítica disponible, para uso clínico, la constituyen la estreptocinasa (SK) y urocinasa (UK) y los fármacos de segunda generación: activador tisular del plasminógeno obtenido por tecnología recombinante (rt-PA); el complejo activador estreptocinasa-plasminógeno aislado (APSAC), obtenido mediante acilación de un complejo de plasminógeno y estreptocinasa, y la urocinasa de cadena única o prouriocinasa (pro-UK o scu-PA), también obtenida por recombinación genética.

trombomodulina *(thrombomodulin)*
HEMATOL. f. Proteína endotelial que incrementa intensamente la actividad anticoagulante de la proteína C. La trombomodulina purificada forma un complejo estequiométrico reversible en proporción 1:1 con la trombina, que incrementa la activación de la proteína C alrededor de 1.000 veces en presencia de calcio.

trombopatía *(thrombopathy)*
HEMATOL. f. Se considera que existe un estado trombopático cuando las plaquetas son cualitativamente deficientes, lo que se traduce en

manifestaciones hemorrágicas de mayor o menor importancia; las trombopatías se pueden dividir en congénitas o adquiridas, según estén asociadas a una transmisión hereditaria o a determinados procesos patológicos o fármacos.

trombopenia *(thrombopenia)*
HEMATOL. f. Escasez de plaquetas debida a su destrucción por anticuerpos antiplaquetarios. ||
t. neonatal *(neonatal t.)* Afección presente en hijos de madres que sufren o han sufrido trombocitopenia inmunológica (las cuales transfieren al feto, por vía placentaria, los anticuerpos antiplaquetarios) y en caso de incompatibilidad plaquetaria maternofetal (púrpura neonatal isoinmune). Estos últimos se han atribuido al antígeno PL[11] que está presente en el 97-98% de la población normal, a los antígenos Pl[EZ] y, más rara vez, al Bak[a]. En casi la mitad de los casos los anticuerpos aparecen en el primer embarazo. El tratamiento de elección, si la gravedad de las manifestaciones hemorrágica, lo requiere, es la exsanguinotransfusión.

tromboplastina *(thromboplastin)*
HEMATOL. f. Sustancia compleja que inicia el proceso de coagulación transformando la protrombina en trombina en presencia de iones de calcio. Se encuentra en la mayoría de los tejidos y, con algunas variedades, en eritrocitos y leucocitos.

trombopoyetina *(thrombopoietin)*
HEMATOL. f. Factor indispensable para la maduración de los megacariocitos y para la formación de las plaquetas.

trombosis *(thrombosis)*
HEMATOL. f. Situación vascular anormal en la que se desarrolla un trombo en el interior de un vaso sanguíneo.

trombosis traumática de carótida *(carotid traumatic thrombosis)*
NEUROCIR. Oclusión producida tras un traumatismo, en el se puede lesionar la íntima carotidea, con la subsiguiente formación de un hematoma subintimal disecante. Este puede ocluir la luz del vaso, produciendo una isquemia cerebral.

trombosis de la vena central de la retina *(central retinal vein occlusion)*
OFTALMOL. Ver **obstrucción de la vena central de la retina**.

trombosis de la vena renal *(renal vein thrombosis)*
NEFROL. Obstrucción por trombos de la vena renal, uni o bilateral, de modo agudo o crónico por causas diversas: tromboflebitis ascendente de la vena cava, invasión neoplásica, traumatismos, deshidrataciones en lactantes, embarazo o uso de anticonceptivos orales, etc. Lo desarrolla entre el 5 y el 30% de los pacientes con síndrome nefrótico (de modo especial en la glomerulonefritis membranosa y membrano proliferativa, amiloidosis, nefritis lúpica). Las formas agudas pueden producir dolor lumbar, hematuria, nefromegalia, y si es bilateral cursa con oliguria o anuria. El diagnóstico se realiza con una flebografía selectiva de las venas renales y el tratamiento es con un anticoagulante a largo plazo.

trombosis venosa profunda *(deep vein thrombosis)*
PNEUMOL. Formación de un trombo en el interior de las venas del sistema profundo de la extremidad, que determina la aparición de la tríada de dolor, tumefacción e impotencia funcional. Es importante que el diagnóstico y el tratamiento se establezcan en un breve tiempo, por el peligro que existe de producirse una embolia pulmonar o el desarrollo de una insuficiencia venosa crónica.

tromboxano *(thromboxane)*
BIOQUÍM. m. Metabolito del ácido araquidónico, generado por la acción de la tromboxano sintetasa sobre endoperóxidos cíclicos de prostaglandina. El tromboxano A_2 es el principal tromboxano in vivo y es sintetizado por las plaquetas, cuando estas son activadas con otros compuestos agregantes. Provoca una constricción arteriolar y es un potente inductor de la agregación plaquetaria. Otro producto de los endoperóxidos, la prostaciclina, tiene efectos opuestos.

tromboxano A_2 *(thromboxane A_2)*
HEMATOL. Agente formado a partir de la liberación de ácido araquidónico, de los fosfolípidos de la membrana plaquetar. La enzima cicloogenasa transforma el ácido araquidónico en endoperóxidos cíclicos (PGG_2 y PGH_2), a partir de los cuales se forma TXA_2 mediante la acción de la enzima tromboxano sintetasa. La síntesis de TXA_2 determina un aumento del calcio citoplasmático, que procede del sistema tubular

tromomanía *(tromomania)*
PSIQUIAT. Ver **manía**.

trompa de Falopio *(Fallopian tube)*
GINECOL. Conducto bilateral que comunica al útero funcionalmente con el ovario. En el tercio externo de la trompa se produce la fecundación del óvulo por el espermatozoide y, posteriormente, la migración tubárica hasta la implantación en el endometrio.

tronco *(truncus)*
ANAT. m. Estructura de la que parten ramas. Así, se habla de troncos nerviosos, troncos arteriales, etc. ‖ **t. arterial** *(t. arterialis)* Ramas gruesas de la aorta; así, se habla de tronco arterial braquiocefálico, tronco celíaco, etc. ‖ **t. arterial braquiocefálico** *(t. arterialis brachiocephalicus)* El que parte de la aorta (en el lado derecho) y se bifurca en arteria carótida y arteria subclavia. ‖ **t. celíaco** *(tripus halleri)* Arteria visceral de la aorta que, tras un trayecto de un par de centímetros, se divide en tres ramas: arteria gástrica izquierda, esplénica y hepática. ‖ **t. del encéfalo** *(brain stem)* Tronco que sostiene a los dos hemisferios cerebrales, comprende bulbo, puente y mesencéfalo. ‖ **t. pulmonar** *(t. pulmonalis)* Arteria que parte del ventrículo derecho y se divide, debajo del cayado aórtico, en arteria pulmonar derecha e izquierda. ‖ **t. simpático** *(sympathetic t.)* Cadena bilateral de ganglios, situada a ambos lados de las vértebras. Los ganglios están unidos entre sí por haces de fibras. A ellos van a parar las ramas segmentarias, nacidas de la columna simpática de la médula espinal. ‖ **t. tirocervical** *(t. thyrocervicalis)* Rama de la arteria subclavia, cuyas dos principales ramas son la arteria tiroidea inferior y la cervical ascendente. ‖ **t. venoso braquiocefálico** *(t. venosus brachiocephalicus)* Tronco formado por la vena yugular interna y la vena subclavia. El del lado izquierdo es más largo que el derecho, ya que la vena cava superior, donde ambos desembocan, se encuentra a la derecha de la línea media.

tronco *(truncus)*
ORTOP. m. Parte del cuerpo de los vertebrados, constituida por el tórax y el abdomen, en la que se implantan la cabeza y las extremidades.

tropia *(tropia)*
OFTALMOL. f. Desviación manifiesta de los ojos. Ver **estrabismo**.

tropomiosina *(tropomyosin)*
FISIOL. f. Componente proteico de los filamentos del sarcómero. Regula, junto con la tropina, las interacciones de la actina y miosina en la contracción muscular.

troponina *(troponin)*
FISIOL. f. Componente proteico de las fibras miocárdicas que modula la interacción entre la actina y la miosina.

troquin *(lesser tubercle of humerus)*
ORTOP. m. Tuberosidad menor de la cabeza del húmero. Proporciona la inserción al músculo subescapular.

troquiter *(trochiter)*
ORTOP. m. Tuberosidad mayor del húmero situada en su extremidad superior, también llamada tubérculo. Proporciona la inserción al músculo supraespinoso y redondo menor.

trovafloxacino *(trovafloxacin)*
FARMCLÍN. m. Quinolona de tercera generación.

Trypanosoma *(Trypanosoma)*
MICROBIOL. Género de los protozoos flagelados parásitos perteneciente al filo *Protozoa*, familia *Trypanosomatidae*, que incluye numerosas especies parásitas del torrente circulatorio y de diferentes órganos del hombre y otros vertebrados. Presentan un aspecto alargado, con un único núcleo situado en la zona central, y un flagelo libre con una membrana ondulante más o menos marcada. Todas las especies son parásitos heteroxenos, con ciclos biológicos de dos hospedadores, un hospedador vertebrado y un hospedador invertebrado, y la transmisión se realiza por una picadura. Las principales especies parásitas del hombre son *Trypanosoma cruzi*, agente de la tripanosomiasis americana o enfermedad de Chagas; *T. gambiense* y *T. rhodesiense*, agentes de las tripanosomiasis africanas.

TSH *(thireo stimulating hormon, TSH)*
ENDOCRINOL. Siglas de hormona hipofisaria de estructura glucoproteica, cuya acción es estimular la función del tiroides. Participa en todas las fases de la síntesis de hormonas tiroideas, siendo, por tanto, imprescindible para que la secreción de tiroxina y triiodotironina tenga lugar con normalidad.

tuber cinereum (*tuber cinereum*)
ENDOCRINOL. Zona hipotalámica que forma parte del suelo del III ventrículo, de donde se origina la eminencia media.

tubérculo (*tubercle*)
ANAT. m. Prominencia redondeada frecuente en los huesos. En el sistema nervioso central hay cuatro estructuras que reciben el nombre de tubérculo; son los cuadrigéminos (dos a cada lado). Se encuentran formando el techo del mesencéfalo: el inferior se relaciona con la audición y el superior con la visión. || **t. anterior** (*t. anterius*) El situado en las apófisis transversas de las vértebras cervicales. || **t. conoideo** (*t. conoideum*) El situado en la cara inferior del extremo escapular de la clavícula. || **t. costal** (*t. costalis*) El situado entre el cuello y el cuerpo de las costillas, etc.

tubérculo (*tuberculum*)
ANATPATOL. m. Lesión característica de la tuberculosis, que consiste en la presencia de masas de material necrótico, grumoso, amarillento o gris, similar a la fécula.

tubérculo del escafoides carpiano (*tubercle scaphoideum*)
ORTOP. Tubérculo grande de la cara externa del escafoides carpiano, donde se inserta el ligamento lateral externo de la articulación de la muñeca. También es llamado tuberosidad del escafoides carpiano. || **t. del escafoides tarsiano** (*t. naviculare*) Eminencia muy pronunciada del extremo interno del escafoides tarsiano, donde se inserta el tendón principal del tibial posterior. || **t. del escaleno anterior** (*Lisfranc's t.*) Tubérculo provocado por la inserción del escaleno anterior en la primera costilla. También se denomina tubérculo de Linsfranc. || **t. externo del astrágalo** (*t. tali*) Eminencia rugosa en la parte externa de la cara posterior del astrágalo, donde se insertan los ligamentos peroneo astragalino posterior y el posterior de la articulación astrágalo-calcánea. || **t. externo del calcáneo** (*t. calcanei*) Tubérculo de la cara externa del calcáneo, que separa el canal del tendón peroneo corto, situado encima del canal del tendón peroneo largo, que se sitúa por debajo.

tuberculoide (*tuberculoid*)
DERMATOL. adj. Se dice de la lesión parecida a la tuberculosis cutánea.

tuberculoma (*tuberculoma*)
ANATPATOL. m. Lesión compuesta por múltiples tubérculos fusionados, que parece una tumoración por su tamaño.

tuberculosis (*tuberculosis*)
PNEUMOL. f. Infección bacteriana crónica, originada por el *Mycobacterium tuberculosis*, que se caracteriza por la formación de granulomas caseificantes en los tejidos afectados y por una hipersensibilidad mediada por células.

tuberculosis genitourinaria (*genitourinary tuberculosis*)
UROL. Infección crónica del aparato urinario, provocada por diversos tipos de *Micobacterium*. Es siempre secundaria a una infección primaria en otro órgano (habitualmente pulmón), con un tiempo de latencia medio de ocho a diez años. Afecta, fundamentalmente, a adultos jóvenes (el 60% tienen de 20 a 40 años). Los gérmenes implicados son: el *Micobacterium tuberculosis*, el más común, el más virulento; el *Micobacterium kansasii*, poco virulento, escasamente contagioso (solo cinco casos descritos de tuberculosis renal); el *Micobacterium bovis*, muy poco común, gracias a la pasteurización de la leche. Entre un 1 y un 27% son gérmenes atípicos. La infección alcanza al riñón por vía hematógena, se establece en el córtex, provocando una reacción aguda que, habitualmente, cura. Si no lo hace, alcanza la papila renal, da lugar a lesiones inflamatorio-exudativas y se disemina por la vía urinaria a la vejiga y, menos frecuentemente, a la próstata y la por vía canalicular al epidídimo (puede haber una diseminación hematógena a la próstata y al epidídimo). En este momento, la enfermedad ya no cura espontáneamente. Si hay una afectación epididimaria y no se trata, fistuliza a escroto. La sintomatología irritativa vesical (polaquiuria y escozor miccional) que no cede ante un tratamiento médico convencional y hematuria son los signos característicos de la enfermedad. En la orina se encuentra piuria, cultivo convencional negativo y presencia de bacilos ácido-alcohol resistentes. El diagnóstico se realiza mediante el cultivo del bacilo de Koch, en medio del Löwelstein-Hensen. La urografía intravenosa fundamenta el diagnóstico de la enfermedad. El 90% de los casos tiene lesiones evidentes en el riñón, el 43% en el uréter y el 33% en la vejiga. Las

lesiones incipientes solo evidencian una pequeña alteración calicial. Mucho más característica es la aparición de cavernas que se caracterizan por el aumento y la deformación de un cáliz, con estenosis calicial que, en los casos más extremos, anula la función del cáliz y se transforma en una espícula tuberculosa patognomónica de la enfermedad. Las lesiones pueden calcificarse precoz o tardíamente (el 25-37% las tienen), en lesiones avanzadas con la anulación funcional, las calcificaciones del riñón son típicas (riñón *mastic*). Las estenosis de la unión pieloureteral y uréter terminal es una característica de la enfermedad. En la vejiga, la ulceración y la retracción provocan una disminución significativa de la capacidad funcional (vejiga trigonal). La pauta modelo del tratamiento dura seis meses (piracinamida 25 mg/kg/día, rifampicina 600 mg/día e isoniacida 300 mg/día, durante cuatro meses, continuando con rifampicina e isonacida 300 mg al día, durante dos meses más). Ocasionalmente, se utilizan corticoides, en las lesiones estenóticas o la cirugía, en casos obstructivos. ‖ **t. vesical** *(t. of bladder)* Infección tuberculosa de la vejiga, siempre secundaria a una tuberculosis renal. Desde el punto de vista clínico, produce lesiones ulcerosas, que ocasiona hematuria, escozor miccional y polaquiuria, resistentes al tratamiento médico convencional. Las lesiones ulceradas, no tratadas, evolucionan hacia la cicatrización. Cuando las lesiones son múltiples, el resultado final es la reducción de la capacidad funcional de la vejiga, que puede quedar reducida a un reservorio de la mínima capacidad (vejiga trigonal). Ver **tuberculosis genito-urinaria.**

tuberculosis micropapular *(micropapular tuberculoide)*
DERMATOL. Forma de tuberculosis cutánea caracterizada morfológicamente por la aparición de pequeñas pápulas.

tuberculosis primaria *(primary t.)*
ANATPATOL. Enfermedad resultante de la primera infección por el bacilo de la tuberculosis, que consiste en la necrosis caseosa focal del órgano afecto y de los ganglios linfáticos regionales. Generalmente su curación es espontánea, con calcificación posterior. También se denomina tuberculosis exógena. ‖ **t. secundaria** *(postprimary t.)* Enfermedad resultante de la reinfección o reactivación de una infección previa por el bacilo de la tuberculosis. A diferencia de la primaria, suele extenderse prácticamente por cualquier órgano (miliar) o afectar a varios órganos y regiones ganglionares, habitualmente por la diseminación hematógena del bacilo. También se denomina tuberculosis posprimaria, de reinfección o de reactivación.

tuberculosis renal *(renal tuberculosis)*
NEFROL. Infección renal por el bacilo de Koch y que, habitualmente, se extiende por la vía canalicular a las vías urinarias y genitales (pelvis, uréter, próstata, uretra, epidídimo). El origen es, frecuentemente, pulmonar y se da en el 4-8% de los pacientes con tuberculosis pulmonar, tras un intervalo de cinco a ocho años. Predomina en varones entre los 30 y los 50 años. Suele cursar con disuria, polaquiuria, nicturia, leucocituria persistente, hematuria, cólico nefrítico por cálculos o coágulos, etc. A veces, la primera manifestación es una epididimitis uni o bilateral. En estados avanzados presenta un cuadro de nefropatía intersticial crónica con poliuria, polidipsia e insuficiencia renal. El diagnóstico se realiza con el aislamiento del bacilo de Koch en la orina (cultivos repetidos en medio de Lowenstein). Se estudia la intensidad y extensión de las lesiones con exámenes radiológicos (ecografía, urografía, cistografía, etc.). Un hallazgo típico es el *riñón mastik* (calcificación total del riñón y del uréter) y son frecuentes la estenosis urinaria y las calcificaciones. Se trata con tuberculostáticos y ocasionalmente puede asociarse a cirugía (catéter ureteral, nefrectomía, etc.).

tuberculostático *(tuberculostatics)*
PNEUMOL. m. Fármaco utilizado en el tratamiento de la tuberculosis. Generalmente no se utilizan en monoterapia, sino en asociación de varios de ellos.

tuberosidad *(tuberosity)*
ANAT. f. Protuberancia ósea, redondeada, rugosa, que sirve de inserción tendinosa. ‖ **t. bicipital** *(bicipital t.)* Eminencia anterointerna de la parte superior de la diáfisis del radio, que sirve de inserción al tendón del bíceps. ‖ **t. del calcáneo** *(calcaneal t.)* Tubérculo en el borde posterior del calcáneo, donde se inserta el tendón de Aquiles. ‖ **t. del cúbito** *(ulnar t.)*

Prominencia en el extremo superior del cúbito, debajo de la apófisis coronoides, que sirve para la inserción del tendón del músculo branquial. || **t. isquiática** *(ischial t.)* Gran protuberancia del isquión sobre la que descansamos en la posición de sentados; en ella se insertan varios músculos. || **t. tibial** *(tibial t.)* Prominencia en la extremidad superior del borde tibial anterior, sirve de inserción al tendón rotuliano.

tuberoso *(tuberosum)*
DERMATOL. adj. Semejante a un tubérculo.

tubo *(tube)*
ANAT. m. Estructura cilíndrica hueca. || **t. digestivo** *(digestive tract)* El tubo que se extiende de la boca al ano. Su mucosa deriva del endodermo. Ver **tracto digestivo**. || **t. de ensayo** *(test t.)* Tubo de material transparente, generalmente vidrio, con uno de sus extremos cerrado. Es de uso muy frecuente en el laboratorio. || **t. neural** *(neural t.)* Fase en el desarrollo embriológico en la que, por fusión de los labios del canal neural, se forma un tubo. La parte craneal de este tubo presenta dilataciones (las vesículas encefálicas) y formará el encéfalo. La parte caudal mantiene su morfología tubular y dará lugar a la médula espinal.

tubo de Kehr *(Kehr's tube)*
CIRGEN. Tubo de goma o de silicona con forma de T, que se emplea como drenaje biliar, al dejar las ramas horizontales de la T dentro del colédoco y la rama vertical exteriorizada, a través de la pared abdominal, de modo que la bilis fluye a través del tubo hacia el duodeno, a la vez que en parte sale hacia el exterior. Ver **colangiografía, coledocolitiasis, vía biliar**. || **t. de Sengstaken-Blakemore** *(Sengstaken-Blakemore's t.)* Sonda de doble luz que se introduce hasta el estómago, por vía nasal u oral, en casos de hemorragia digestiva por varices esofágicas o gástricas sangrantes, que no se logran controlar con medios endoscópicos (esclerosis de varices) o médicos (vasopresina, somatostatina, betabloqueantes, etc.). Una de las luces permite hinchar un balón en el fundus gástrico y mediante la tracción sobre el cardias se cohíben las varices gástricas, mientras que la otra luz hincha un segundo balón en el esófago, de modo que comprime las varices esofágicas. Puede ser un método que salve la vida del enfermo mientras se logra estabilizar y hacer el tratamiento definitivo. Ver **hemorragia digestiva, hipertensión portal, variz esofágica**.

tubo de rayos X *(X ray tube)*
RADIO. Parte de los equipos que genera los rayos X, que consiste en una ampolla de vidrio al vacío, que contiene el cátodo y el ánodo, que está recubierto por una carcasa protectora y aislante, para evitar el paso de la radiación dispersa y está rodeado de un sistema de refrigeración, para la dispersión del calor generado en los fenómenos de choque y frenado, entre los electrones y el ánodo.

tubo torácico *(chest tube)*
PNEUMOL. Tubo empleado en las técnicas de drenaje de la cavidad torácica (neumotórax, derrame pleural, etc.).

tubocurarina *(tubocurarine)*
FARM. f. Alcaloide procedente del curare (v.) con una acción bloqueante neuromuscular.

túbulo *(tubule)*
ANAT. m. Tubo de pequeño diámetro. Túbulos renales, en los que se distinguen varias partes: túbulo contorneado proximal, asa de Henle, contorneado distal y túbulo colector. || **t. seminífero** *(tubuli seminiferi)* Túbulo que se encuentra en los lóbulos del testículo, está formado por las células germinales de sus paredes y conduce los espermatozoides a los túbulos rectos, los cuales desembocan en la red testicular.

túbulo colector *(collecting duct)*
NEFROL. Continuación del túbulo contorneado distal, que discurre a lo largo de los rayos medulares, donde unos túbulos convergen con otros similares, para descender hasta la médula interna y confluir cerca de la pelvis, en los llamados conductos papilares de Bellini, que se abren en el área cribosa del vértice de cada papila. || **t. contorneado distal** *(distal convoluted tubule)* Ver **túbulo distal**. || **t. contorneado proximal** *(proximal convoluted tubule)* Ver **túbulo proximal**. || **t. distal** *(distal tubule)* Túbulo que se inicia allí donde aumenta el grosor de la porción delgada del asa de Henle en su segmento ascendente y, por tanto, su inicio es medular, dirigiéndose hasta la corteza, donde se localiza en la entrada del polo vascular del corpúsculo renal de la nefrona que le pertenece. En ese lugar, al-

gunas células de su pared constituirán la mácula densa, que forma parte del aparato yuxtaglomerular. Posteriormente, el túbulo efectúa una serie de tortuosidades, para formar la porción contorneada (túbulo contorneado distal), que desemboca en el túbulo colector. || **t. proximal** *(proximal tubule)* Segmento más largo de la nefrona, que arranca del polo urinario, tras las células epiteliales de la cápsula de Bowman. Se contornea en las proximidades del corpúsculo renal, originando una porción tortuosa (túbulo contorneado proximal) que se dirige hacia la superficie del riñón, reflejándose para volver a la proximidad del corpúsculo y, de aquí, desciende hacia la médula, formando la porción recta *(pars recta)*. Está tapizado por un epitelio cúbico simple que dispone de un ribete en cepillo en su cara luminal, que amplía veinte veces la superficie apical.

tularemia *(tularemia)*
MICROBIOL. Enfermedad infecciosa producida por la bacteria *Francisella tularensis,* microorganismo presente en muchos animales, si bien el conejo es uno de los principales reservorios. El hombre se contagia por el contacto directo con animales infectados o por un vector como la garrapata o la mosca. Tras un periodo de incubación de dos a cinco días, aparece la fiebre y los escalofríos, cefalea, mialgias, hepato y esplenomegalia. Algunos pacientes presentan un exantema maculopapuloso que puede volverse pustuloso y, en ocasiones, un eritema nudoso. La turalemia puede, además, presentar diversos síndromes. La *tularemia pulmonar* es la forma más grave, se produce por la inhalación de la bacteria y se manifiesta con tos, disnea, dolor y derrame pleural. La *tularemia ulceroglandular* se contrae por inoculación cutánea, iniciándose con una pápula eritematosa, con dolor o picor, que se ulcera, y una gruesa linfadenopatía regional dolorosa. En la tularemia oculoglandular la bacteria penetra a través de la conjuntiva, produciéndose conjuntivitis purulenta, linfadenopatía cervical, submandibular y preauricular. Por último, la *tularemia gastrointestinal,* aunque poco frecuente, se produce por comer carne contaminada; estar poco cocida y se caracteriza por la aparición de diarrea, náuseas, vómitos, dolor abdominal y adenopatías cervicales y mesentéricas.

tumefacción *(tumefaction)*
ORTOP. f. Aumento del volumen de una parte del cuerpo por inflamación, edema o tumor. También se puede denominar tumescencia.

tumescencia *(tumescence)*
ANATPATOL. f. Hinchazón de un órgano con aumento de su consistencia.

tumescencia peneana nocturna *(nocturnal penile tumescence)*
UROL. Erección fisiológica y espontánea, no relacionada con estímulos eróticos, que se produce en todos los varones potentes durante la fase MOR del sueño. La evaluación de este fenómeno permite identificar pacientes con impotencia psicógena. Desgraciadamente, los métodos utilizados para su medición (Regiscan) son imperfectos.

tumor *(tumor)*
NEUROCIR. m. Genéricamente, hinchazón bulto o tumefacción. En el contexto de neoplasia, proliferación celular excesiva y desordenada, que origina un crecimiento excesivo del tejido. Existen de varios tipos: cerebrales; de Koenen, nódulos en el lecho ungueal de los pacientes que sufren esclerosis tuberosa; de la adenohipófisis, propios o en la región de la glándula hipofisaria; de la base del cráneo *(skull base),* son los que afectan a la región ósea basicraneal y zonas faciales adyacentes; de la neurohipófisis, localizados en la región posterior de la glándula hipofisaria; de la región pineal, dependientes o en la región de la cisterna pineal; de la región selar *(sella),* próximos a la silla turca; de la región yuxtaventricular, adyacentes a los ventrículos cerebrales; de las fosas nasales y senos paranasales, son los derivados de la mucosa o del hueso que componen estas estructuras cráneo-faciales; de las meninges, procedentes de las cubiertas que recubren el sistema nervioso central; de los nervios periféricos, son los derivados de la glía que protege a estos nervios; de los plexos coroideos; del ángulo pontocerebeloso, localizados anatómicamente en esa cisterna del mismo nombre; del cerebelo; del cuarto ventrículo; del lóbulo anterior de la hipófisis; del plexo braquial; del sistema nervioso; del sistema ventricular (ver **ventricular**); del tronco cerebral, los derivados de esa estructura anatómica; disembrioplásicos, los derivados de remanentes del desarrollo

embrionario; ependimarios, derivados del epéndimo que recubre a los ventrículos; epicraneales, derivados de las estructuras mensenquimales que recubren el cráneo; germinales, derivados de las capas germinales; glómicos, derivados del glomus carotideo y yugular; intradurales-extramedulares, los que se sitúan por dentro de la duramadre, pero no infiltran el cerebro; intramedulares, dentro del cordón medular; metastásicos en el sistema nervioso, implantes tumorales de otro origen que se desarrollan dentro del sistema nervioso central; neuroectodérmicos primitivos, procedentes de las células nerviosas embrionarias ectodérmicas; neuronales, procedentes de la neurona; raquídeos, extramedulares, intramedulares; del raquis, por dentro de la duramadre, por fuera del cordón medular, dentro del tejido medular y por fuera de las meninges; raquimedulares, tumores espinales.

tumor de Brenner *(Brenner's tumor)*
GINECOL. Tumor sólido de ovario que habitualmente es benigno. Son poco frecuentes los que revisten un carácter maligno.

tumor de Buschke-Löwenstein *(Buschke-Löwenstein's tumor)*
UROL. Tumor compuesto de células escamosas bien diferenciadas, que no muestran anaplasia celular. Han sido descritos tumores similares en la laringe y la vulva. Aunque el carcinoma verrugoso, de localización no peneana, tiene capacidad de metastatizar, las metástasis del Buschke-Löwenstein son muy raras. El tumor crece localmente, invadiendo y destruyendo los tejidos adyacentes. Se diferencia del condiloma acominado en que este jamás invade los tejidos adyacentes. Su etiología puede ser viral, aunque no existe certeza sobre ello. El tratamiento debe ser quirúrgico. La terapia tópica con podofilino o 5-fluoracilo, así como la radioterapia, son ineficaces. También se conoce como carcinoma verrugoso gigante de pene. ‖
t. paratesticular *(paratesticular t.)* Tumor procedente de las estructuras testiculares anexiales (epidídimo, albugínea, cordón espermático). Los tumores más frecuentes de este tipo son los tumores adenomatoides epididimarios (30% de la totalidad). Son pequeños tumores que aparecen, fundamentalmente, entre los 20 y los 40 años. Son pequeños nódulos indoloros, anatomopatológicamente bien caracterizados y que tienen un carácter benigno. El mesotelioma tiene un carácter maligno y el cistoadenoma, un carácter benigno y un origen epitelial y una asociación, en el tercio de los casos, con la enfermedad de Von Hipel Lindau. El más común de los tumores malignos paratesticulares es el rabtomiosarcoma, en su forma juvenil, que afecta a niños y a adolescentes. Es extremadamente agresivo y se trata con cirugía radical, radioterapia y quimioterapia. La supervivencia depende del estadio patológico. Leiomiosarcoma, liposarcoma y una miscelánea de tumores mesenquimales se dan con muy poca frecuencia en esta localización. ‖
t. de pelvis y uréter *(upper urinary tract t.)* Carcinoma de células transicionales (90-95%), rara vez escamoso (5-10%) y, excepcionalmente, adenocarcinoma. De etiología desconocida, tiene una presentación bastante elevada en pacientes con nefropatía de los Balcanes (riesgo 100 veces más alto que en la población normal) y en nefropatía por analgésicos (riesgo 70-80 veces superior a la población normal). Recidivan en la vejiga en un 30-50% (son metacrónicos en el 24% de los casos). La hematuria es el síntoma más común (60-80%) de este tipo de tumores. La urografía intravenosa muestra una imagen lacunar diagnóstica en el 50-70% de los casos. El TAC es, ocasionalmente, indispensable para un diagnóstico de precisión. La citología en la orina tiene un índice de falsos negativos de un 30-40% y un 10% de falsos positivos. El tratamiento incluye nefroureterectomía. ‖ **t. del seno endodérmico** *(yolk sac t.)* Tumor testicular de células germinales no seminomatoso. Constituye el 60% de los carcinomas no seminomatosos de los pacientes jóvenes y adolescentes. El diagnóstico y tratamiento es el propio de los tumores no seminomatosos. El pronóstico depende del estadio patológico. Ver **carcinoma de células germinales de testículo**. ‖ **t. de Wilms** *(Wilms' t.)* Embrioma infantil, el tumor más común del tracto urinario en los niños. Su aparición es habitualmente esporádica, y en muy raras ocasiones es hereditario y asociado a la alteración de un gen denominado Wt-1, localizado en el cromosoma 11. Desde el punto de vista clínico, se diagnostica en torno a los tres años, habitualmente por presentar una masa abdominal palpable (80%), hematuria o hipertensión (25-60%). El diagnóstico definitivo se realiza mediante una radiología (ecografía y/o TAC). Dependiendo de la localización y el tamaño, se

califica como estadio I al tumor localizado en riñón; estadio II, al tumor que se extiende más allá del riñón, pero que es totalmente resecado; estadio III, al tumor residual en el abdomen tras la cirugía; estadio IV, a la diseminación hematógena; estadio V, al bilateral. Histológicamente, los pacientes se dividen en tumores de histología favorable (85-88%) y tumores de histología desfavorable (12-15%). Esta clasificación tiene un carácter de pronóstico, ya que los tumores de histología desfavorable son responsables del 52-60% de las muertes. Se trata de un tumor muy sensible a la quimioterapia y radioterapia. Los estadios I y II se tratan mediante cirugía radical y quimioterapia complementaria. Los estadios III y IV se tratan con cirugía, radioterapia y quimioterapia. El pronóstico indica que la supervivencia por estadios es del 95 y 90% en los estadios I y II, y 84 y 54% en los estadios III y IV. En el estadio IV, con histología favorable, la supervivencia es del 83%. En los estadios I-III, con histología desfavorable, la supervivencia es del 68%. En el estadio IV con histología desfavorable la supervivencia es del 54%.

tumor de células de Leydig (*Leydig cell tumor*)
ENDOCRINOL. Tumor testicular derivado de las células no germinales. Es habitualmente unilateral y pocas veces maligno. Desde el punto de vista clínico, se manifiesta como un aumento del volumen testicular, dando lugar a seudopubertad precoz isosexual. Puede originar ginecomastia y es productor de testosterona. || **t. hipofisario** (*pituitary t.*) Neoformación celular de la hipófisis anterior que habitualmente posee una estructura adenomatosa y un comportamiento benigno. Pueden ser funcionantes, y dar lugar a síndromes endocrinos, dependiendo de la hormona que hipersecreten como acromegalia (hormona de crecimiento), enfermedad de Cushing (ACTH), hiperprolactinemia (prolactina), hipertiroidismo (TSH); o no funcionantes y generar hipopituitarismo por compresión de las células vecinas. De acuerdo con el tamaño se clasifican en microadenomas (inferiores a 10 mm) y macroadenomas, los cuales pueden dar lugar a una compresión quiasmática o a una afectación de los pares craneales II, IV y VI. || **t. pardo** (*brown t.*) Osteítis fibrosa que evoluciona, en forma nodular, semejando un tumor que reemplaza el tejido óseo normal. Es consecuencia de los efectos del hiperparatiroidismo primario a nivel óseo, donde constituye una fase avanzada de afectación.

tumor desmoide (*desmoid tumor*)
CIRGEN. Tejido fibroso no maligno (no produce metástasis, ni contiene células malignas), pero su crecimiento es invasivo, se asocia a algunas poliposis intestinales, invadiendo, de forma progresiva, tanto la pared abdominal como las vísceras subyacentes, sobre todo el intestino.

tumor epidermoide (*epidermoid tumor*)
DERMATOL. Tumor formado por células epidérmicas, pero de localización extraepidérmica.

tumor de Krukenberg (*Krukenberg's tumor*)
ANATPATOL. Fibrosarcoma ovárico mucocelular carcinomatoso, que produce metástasis cancerosas extensas (por implantación o contigüidad) en ambos ovarios, en los carcinomas gástrico e intestinal y, más raramente, en el mamario. Desde el punto de vista histológico, presenta un aspecto típico, con células en anillo de sello, productoras de moco.

tumor de Pancoast (*Pancoast's tumor*)
PNEUMOL. Carcinoma pulmonar, casi siempre epidermoide, que se desarrolla en el vértice pulmonar. Puede originar un síndrome de Pancoast.

tumor perlado (*cholesteatoma*)
NEUROCIR. Ver **tumor epidermoide**.

tumor secretor de renina (*renin secreting tumor*)
NEFROL. Tumor primario, benigno, excepcional, originado en el riñón (aparato yuxtaglomerular) o extrarrenal (tracto reproductivo, etc.). La renina secretada origina una hipertensión

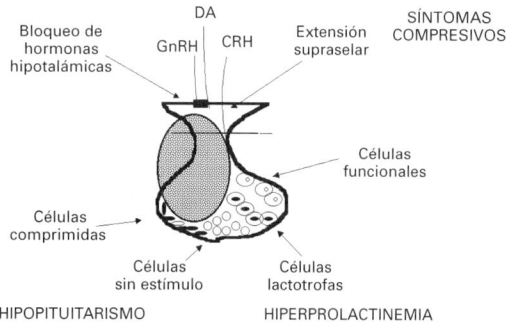

tumor hipofisario. Efectos de los tumores hipofisarios no funcionantes

arterial con hiperreninismo, hiperaldosteronismo, hipopotasemia e hipocalcemia. Por inmunohistoquímica se demuestra la presencia de renina en el interior del tumor. Tiene un curso benigno y el tratamiento es quirúrgico.

tumorectomía *(tumorectomy)*
CIRGEN. f. Extirpación de un tumor con un pequeño margen de tejido sano a su alrededor para evitar que se reproduzca. Se aplica en los tumores benignos y en algunos tumores malignos, como los cánceres de mama, en los que, asociado a un tratamiento con radioterapia, obtienen un resultado igual que con las mastectomías clásicas. Ver **cirugía oncológica, tratamiento coadyuvante.**

tungsteno *(tungsten)*
RADIO. m. Nombre antiguo del elemento químico wolframio.

túnica *(tunica)*
ANAT. f. Membrana que envuelve un órgano. ∥ **t. adventicia** *(cuter coat)* Cubierta externa de los vasos, por ella caminan las fibras nerviosas y los pequeños vasos, destinados a la pared de la arteria o vena. ∥ **t. albugínea** *(t. albuginea)* Cubierta blanca, resistente, del testículo, fuertemente adherida al tejido gonadal. ∥ **t. íntima** *(inne coat)* La que tapiza la luz de los vasos, el estrato que está en contacto con la sangre, es una fina capa de endotelio. ∥ **t. media** *(middle coat)* Capa comprendida entre la adventicia y la íntima de los vasos. Está compuesta por fibras elásticas y musculares. En las arterias de grueso calibre, como la aorta, predomina el tejido elástico, en tanto que en las de mediano y pequeño calibre predomina el tejido muscular. ∥ **t. vaginal** *(t. vaginalis)* Membrana serosa que envuelve al testículo y es una prolongación del peritoneo.

turricefalia *(turricephaly)*
ANAT. f. Deformación del cráneo que presenta un diámetro vertical exagerado. Algunas tribus incaicas provocaban esta deformación aplicando a los recién nacidos vendajes circulares en torno al neurocráneo. La turricefalia se produce por el cierre prematuro de las suturas coronal y lambdoidea

Tyndall *(Tyndall)*
OFTALMOL. Ver **fenómeno de Tyndall.**

U

ubiquinol *(ubiquinol)*
BIOQUÍM. m. Ubiquinona reducida.

ubiquinona *(ubiquinone)*
BIOQUÍM. f. Coenzima Q. Molécula pequeña e hidrosoluble con una cadena pequeña hidrocarbonada, normalmente compuesta por varias unidades de isopreno, que se utiliza como un importante transportador electrónico en la cadena respiratoria. La adquisición de un átomo de hidrógeno, por la ubiquinona, produce ubisemiquinona (un radical libre) y la adición de un segundo átomo de hidrógeno la transforma en dihidroubiquinona o ubiquinol. La plastoquinona, que es prácticamente idéntica a la ubiquinona, es su equivalente en las plantas.

ubiquitina *(ubiquitin)*
BIOQUÍM. f. Proteína pequeña de 76 aminoácidos, muy conservada a lo largo de la evolución, denominada así por su ubicua distribución en las células de todos los organismos. La ubiquitina se une covalentemente, en un proceso que requiere adenosintrifosfato (ATP), a grupos lisina de proteínas destinadas a ser degradadas.

UCI *(ICU)*
BIOÉT. Siglas de unidad de cuidados intensivos (v.).

UDP *(UDP)*
BIOQUÍM. Siglas de uridina difosfato.

úlcera *(ulcer)*
ANATPATOL. f. Excavación patológica en la superficie de la piel o del estómago.

úlcera de decúbito *(decubital ulcer)*
CARDIOL. Pérdida de la sustancia de la piel, secundaria a la isquemia, producida por la presión prolongada sobre una zona cutánea de apoyo, generalmente en pacientes que permanecen un largo tiempo encamados. Se producen, sobre todo, en la región sacra, los tobillos y el occipucio. Su tratamiento es la limpieza y desbridamiento; y su profilaxis, los cambios posturales en los pacientes que están necesariamente encamados. || **ú. perforante** *(perforating u.)* Úlcera que abarca todo el espesor de un órgano, generalmente debida a defectos severos en la irrigación sanguínea. Suele observarse en el pie (úlcera perforante del pie, la pared del estómago o el intestino. || **ú. trófica** *(trophic u.)* Úlcera producida por una alteración en el trofismo. || **ú. varicosa** *(varicous u.)* Úlcera de estasis, causada por las venas varicosas, generalmente despues de una varicoflebitis o una periflebitis.

úlcera diabética *(diabetic ulcer)*
ENDOCRINOL. Interrupción de la continuidad epidérmica que tiene lugar en pacientes diabéticos, especialmente en las extremidades inferiores. Tanto la macroangiopatía, como la microangiopatía y neuropatía diabéticas, pueden participar en el proceso. Mientras las que reconocen un componente isquémico son dolorosas, las que se deben a una afectación neuropática son, habitualmente, indoloras.

úlcera duodenal *(duodenal ulcer)*
DIGEST. Úlcera frecuente que aparece cuando hay una erosión de la mucosa, generalmente del bulbo duodenal. Es tres veces más frecuente en el varón. El tabaco es un factor de riesgo y predispone a la recurrencia. Tienen una me-

úlcera

nor influencia el alcohol, la dieta, los medicamentos (antiinflamatorios, etc.). Los pacientes con grupo sanguíneo 0, tienen un mayor riesgo de padecerla. || **u. gástrica** (*gastric u.*) Úlcera gástrica benigna que suele localizarse, con más frecuencia, en la curvadura menor del estómago. Los factores que predisponen a estas úlceras gástricas son los siguientes: reflujo biliar, fármacos antiinflamatorios no esteroideos, el ácido acetil salicílico, el tabaco, el alcohol y la retención gástrica. Ambos sexos se ven afectados por igual. Es imprescindible realizar una endoscopia con biopsia y observar su evolución, ante la posibilidad de un proceso de malignización. Se manifiesta más frecuentemente en pacientes del grupo sanguíneo A. || **ú. gastroduodenal** (*gastroduodenal u.*) Úlcera que se asienta en la mucosa próxima al píloro, bien en la zona gástrica o en la duodenal (aunque también puede localizarse, si bien con menos frecuencia, en cualquiera otra región de la mucosa gastroduodenal). La úlcera aguda suele afectar solo a la mucosa la crónica se hace más profunda, incluyendo la submucosa y la muscular. La causa principal es la acción de la secreción gástrica (pepsina y clorhídrico) sobre la mucosa debilitada, bien por la acción del *Helicobacter pylori* o por una menor secreción de moco, etc. || **ú. péptica** (*peptic u.*) Pérdida circunscrita de la mucosa del tubo digestivo, que está bañada por una secreción ácida y pepsina. Este término es utilizado para designar a las que se localizan en el estómago y duodeno. Sigue vigente el aforismo de «sin ácido, no hay úlcera». Su forma ordinaria es redonda, crónica y perforante. Resulta más frecuente en la edad media de la vida y pueden cicatrizar mediante el relleno con un tejido granular y fibroso y, posteriormente, se puede recubrir con epitelio. La localización más frecuente es en la primera porción del duodeno. Aun siendo de distinta localización, su etiología clínica y su tratamiento hacen que se estudien como una sola entidad. Se trata de un proceso muy frecuente, que afecta al 10% de la humanidad. Su sintomatología es muy similar y, a veces, resulta difícil diferenciarlas: dolor, acidez, aumento de salivación, pesadez, vómitos, etc. Las complicaciones suelen ser la hemorragia, perforación, estenosis, etc.

úlcera de Hünner (*Hünner's ulcer*)
UROL. Lesión ulcerosa en la mucosa de la cúpula vesical, patognomónica de las pacientes que padecen cistitis intersticial. Esta lesión aparece en el 10% de las pacientes con cistitis intersticial (v.).

úlcera de Mooren (*Mooren's ulcer*)
OFTALMOL. Úlcera provocada por una reacción inmune que produce una necrosis de la porción más periférica de la córnea, con dolor e inflamación conjuntival, pudiendo llegar a la perforación. || **u. serpiginosa** (*serpiginous u.*) Ver **queratitis dendrítica**.

úlcera oriental (*oriental sore*)
DERMATOL. Lesión chancriforme de la leishmaniosis cutánea.

ulceración (*ulceration*)
DERMATOL. f. Proceso de evolución por necrosis de una úlcera.

ulcerado (*ulcerate*)
DERMATOL. adj. Que ha sufrido el proceso de ulceración.

ulcerativo (*ulcerative*)
DERMATOL. adj. Que produce úlcera.

ulceroso (*ulcerous*)
DERMATOL. adj. Que padece úlcera.

ulcus (*ulcus*)
DERMATOL. Ver **úlcera**.

ulcus gástrico (*peptic ulcus*)
DIGEST. Ver **úlcera gástrica**. || **u. gastroduodenal** (*peptic u.*) Ver **úlcera gastroduodenal**.

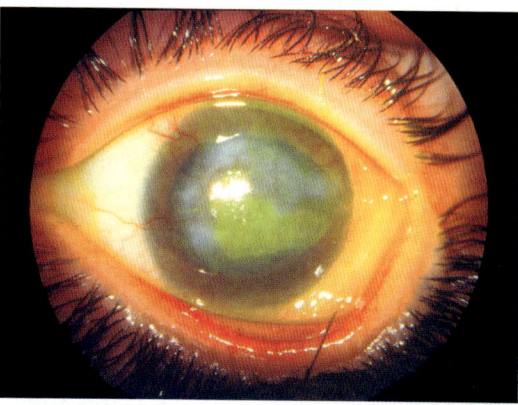

úlcera de Mooren. Úlcera corneal teñida con fluoresceína

ulegiria *(ulegyria)*
NEUROCIR. f. Necrosis laminar cortical, con una atrofia de circunvoluciones previamente normales. La etiología es múltiple e incluye una intoxicación materna por CO, infección por citomegalovirus, anoxia perinatal, vasculitis. Puede ser focal o generalizado y ocurre intraútero.

uleritema *(ulerhytema)*
DERMATOL. m. Proceso inflamatorio que, eventualmente, puede complicarse con atrofia o escara.

ulgeria *(ulegyrus)*
DERMATOL. f. Pliegues cutáneos producidos por la retracción cicatricial.

ungüento *(ointment)*
DERMATOL. m. Preparación farmacéutica grasa, compuesta básicamente por ceras y resinas.

ultrafiltración *(ultrafiltration)*
NEFROL. f. Extracción o remoción de un líquido del organismo. Puede efectuarse durante la técnica de diálisis o como un proceso aislado. En este último caso es similar a la hemofiltración, pero sin reposición de líquido, y se realiza a una baja velocidad o flujo de extracción de líquido. ‖ **u. glomerular** *(glomerular u.)* Proceso del paso de líquidos (prácticamente sin proteínas) a través del capilar glomerular. El capilar puede ser atravesado por moléculas neutras, con radio molecular inferior a 20 amstroms (que se filtran libremente), pero no por los que son superiores a 50 amstroms. Se rige por la ley de Starling, en la que el factor clave es el gradiente de la presión hidráulica transcapilar. Puede ser estudiada en nefronas, aisladas mediante diversas técnicas. En su control participan diversas hormonas y sustancias vasoactivas, tanto vasodilatadoras como vasoconstrictoras.

ultrafiltrado *(ultrafiltrate)*
NEFROL. m. Orina primitiva que se produce por un proceso de filtración en las membranas capilares glomerulares. Este proceso es de unos 120 ml de plasma por minuto, no precisa gasto energético y se realiza mediante la pura presión del sistema cardiovascular. La tasa de formación del filtrado glomerular (fg) depende de la permeabilidad y de la superficie de la membrana (kf) y de la hemodinámica del suministro de sangre a la nefrona (Dpf).

ultrasónico *(ultrasonic)*
RADIO. adj. De velocidad superior a la del sonido. Relativo a la ultrasonografía.

ultrasonido *(ultrasound)*
CARDIOL. m. Espectro acústico formado por ondas de frecuencias superiores al ámbito acústico humano, es decir, por encima de 20 kHz. Poseen importantes aplicaciones terapéuticas y diagnósticas en medicina. Ver **ecocardiografía**.

ultrasonografía *(ultrasonography)*
RADIO. f. Técnica de imagen basada en la diferente capacidad de los tejidos para reflejar o refractar las ondas de ultrasonido emitidas por el equipo. Estas son emitidas y detectadas por un equipo que, mediante la codificación, en un plano, de los diferentes puntos de reflexión generados por el tejido, los representa en una imagen en gama de grises, de forma proporcional a la intensidad de la reflexión, según su frecuencia y el tiempo en que son detectados.

ultrasonografía renal *(renal ultrasonography)*
NEFROL. Ver **ecografía renal**.

ultrasonográfico *(ultrasonographyc)*
RADIO. adj. Relativo a la ultrasonografía.

umbilical *(umbilical)*
ANAT. adj. Relativo al ombligo.

umbral *(threshold)*
FISIOL. m. Nivel mínimo de un estímulo para que produzca una respuesta. ‖ **u. absoluto** *(absolute th.)* El estímulo más débil que puede provocar una reacción o excitación. ‖ **u. de audición** *(auditory th.)* Nivel mínimo en la intensidad de un estímulo acústico para que sea percibido. ‖ **u. de dolor** *(pain th.)* Intensidad mínima de los estímulos nociceptivos, necesaria para estimular las terminaciones nerviosas libres (que son las receptoras del dolor). Aunque la percepción del dolor varía mucho, según las personas, el umbral propiamente dicho apenas varía, lo que indica que en la percepción del dolor influye mucho el aspecto subjetivo. ‖ **u. sensitivo** *(sensory th.)* Nivel mínimo de la intensidad de un estímulo sensorial para que excite los correspondientes receptores.

umbral epileptógeno *(epileptic threshold)*
NEUROL. Cantidad de estimulación mínima necesaria para producir una convulsión o una crisis epiléptica.

uncartrosis (*uncarthrosis*)
ORTOP. f. Lesión degenerativa artrósica de la articulación unciforme de los cuerpos vertebrales. Pueden crear sus osteofitos un conflicto de espacio en el agujero de conjunción con compromiso radicular.

unidad coronaria (*coronary care unit*)
CARDIOL. Unidad hospitalaria dedicada al diagnóstico y tratamiento intensivo de los síndromes coronarios agudos, especialmente el infarto agudo de miocardio y la angina inestable. Entre sus funciones principales destaca la monitorización electrocardiográfica continua y el tratamiento precoz de los trastornos del ritmo cardiaco, que han contribuido, en gran manera, al descenso de la mortalidad provocado por estas patologías. || **u. de cuidados intensivos** (*intensive care u.*) También denominada unidad de vigilancia intensiva, UCI o UVI. Unidad hospitalaria dedicada al diagnóstico y tratamiento intensivo de enfermedades agudas o fases críticas de una enfermedad que requieren atención especializada, inmediata y continua. || **u. de cuidados intermedios** (*intermediate care u.*) Unidad hospitalaria semiespecializada que se dedica al tratamiento de patologías que precisan una atención médica y de enfermería superior a la de una planta de hospitalización convencional.

unidad de cuidados intensivos y ética (*intensive care unit and ethics*)
BIOÉT. Ver **futilidad, tratamiento desproporcionado, tratamiento proporcionado.**

unidad fetoplacentaria (*fetoplacental unit*)
GINECOL. Unidad funcional formada por el feto, la placenta y la madre. Es la responsable de la síntesis de las hormonas esteroideas, así como del resto de las hormonas del embarazo. || **u. de Montevideo** (*Montevideo's u.*) El producto de la intensidad de las contracciones en mmHg por el número de contracciones en diez minutos. Para ello es necesario el registro tocográfico de la intensidad, frecuencia y duración de las contracciones uterinas.

unidad motora (*motor unit*)
NEUROL. Conjunto de fibras musculares inervadas por una misma motoneurona espinal.

unidad respiratoria (*breathing unit*)
PNEUMOL. Unidad funcional formada por el bronquiolo respiratorio, los conductos alveolares, los atrios y los alveolos.

unidades de cambio vital (UCV) (*vital change units*)
PSICOL. Medidas estándar del grado de cambio o reajuste social que, potencialmente, produce un suceso vital específico. La suma de UCV determina el riesgo del individuo a enfermar, según los siguientes criterios de valoración (con referencia al último año transcurrido) 300 o más UCV = 80%; 150-299 UCV = 50%; menos de 150 UCV = 30%.

unilateral (*unilateral*)
ANAT. adj. Estructura que se encuentra o camina por un único lado.

unión (*juntion, attachment*)
ORTOP. f. Conexión por medio de la cual una cosa se une a otra. Adhesión estructural de los fragmentos de un hueso fracturado. || **u. fibrosa** (*fibrous j.*) Resolución imperfecta de una fractura por tejido fibroso, en vez de tejido óseo. || **u. primaria** (*primary j.*) Unión por primera intención. || **u. secundaria** (*secundary j.*) Unión por segunda intención. || **u. viciosa** (*malunion*) Consolidación de una fractura en posición defectuosa de los fragmentos.

unión aleatoria (*random mating*)
GENÉT. Ver **panmixia.**

unión corticomedular (*corticomedullary junction*)
NEFROL. Unión de la corteza con la médula del riñón. El límite entre ambas es nítido por la diferencia de color: la corteza es más oscura que la médula. En los seres humanos la médula se divide entre 8 y 18 masas cónicas estriadas, llamadas pirámides renales, y su base está en la región corticomedular y el vértice se extiende hacia la pelvis renal, para formar la papila. La corteza tiene un grosor de un centímetro (contiene la mayoría de los glomérulos) y se extiende entre las pirámides, para formar las columnas de Bertin.

unión mioneural (*myoneural union*)
FISIOL. Ver **placa muscular.**

unipunción (*single-needle dialysis*)
NEFROL. f. Técnica de hemodiálisis efectuada utilizando una sola toma de sangre, en vez de la ha-

bitual de doble toma. Requiere tubos especiales con cámaras de expansión y sistema de doble bomba que optimiza el flujo de la sangre a través de la rama arterial y venosa de la unión en Y. Es más cómodo para el paciente, pero disminuye la eficiencia de la diálisis por una reducción del volumen de la sangre total que fluye a través del dializador y la frecuente recirculación de la sangre ya dializada hacia la línea arterial. También se denomina unipuntura.

unipuntura (*unipuncture*)
NEFROL. Ver **unipunción**.

universal (*universal*)
DERMATOL. adj. Se dice de la erupción cutánea que se localiza en la mayor parte de la superficie cutánea; p. ej., psoriasis universal.

uña (*nail*)
ANAT. f. Estructura derivada de la piel, de forma laminar, que cubre dorsalmente la extremidad de las falanges distales de los dedos de la mano y del pie. Cada uña se divide en raíz (porción oculta de la uña, situada en el seno ungueal) y cuerpo, que es la parte visible. En su unión con la raíz se aprecia la lúnula (porción blanquecina). La matriz ungueal es la parte del tejido epidérmico que se encuentra debajo de la raíz y de la lúnula. A ella se debe el crecimiento de la uña.

uña en raqueta (*racket nails*)
DERMATOL. Uña deprimida en su centro, que le da un aspecto parecido a una raqueta.

uracilo (*uracil*)
BIOQUÍM. m. Base pirimidínica que se encuentra en el RNA, pero no en el DNA. En el DNA puede encontrarse algún uracilo como consecuencia de la desaminación de la citosina. La presencia de uracilo indica a los sistemas de reparación que existe una lesión en el DNA.

uraco (*urachus*)
ANAT. m. Conducto que une la alantoides a la cloaca. Al avanzar el crecimiento fetal, el conducto se transforma en un cordón, que después del nacimiento queda como ligamento umbilical medio (va del vértice de la vejiga al ombligo).

urapidilo (*urapidil*)
FARMCLÍN. m. Fármaco bloqueante α-adrenérgico utilizado en el tratamiento de la hipertensión arterial.

urato (*urate*)
BIOQUÍM. m. Ácido úrico. Producto de la degradación de purinas en primates, aves, reptiles e insectos. Una concentración elevada de ácido úrico en la sangre y tejidos puede provocar la deposición de cristales de urato monosódico en las articulaciones, una enfermedad conocida como gota. Las articulaciones se inflaman, producen dolor y desarrollan artritis.

urea (*urea*)
FISIOL. f. Compuesto que se forma a partir del amoniaco, a nivel hepático. Es el principal catabolito del metabolismo de las proteínas.

Ureaplasma (*Ureaplasma*)
MICROBIOL. Género de bacterias perteneciente a la familia *Mycoplasmataceae* de la clase *Mollicutes* (*mollis*, blando; *kutis*, piel) que incluye una sola especie, *Ureaplasma urealyticum*. También denominado micoplasma T (T del inglés *tiny*, diminuto) debido al pequeño tamaño de las colonias (15-60 μm), al igual que otros micoplasmas carece de pared celular, pero a diferencia de estos es capaz de metabolizar la urea, con la producción de amoniaco. Forma parte de la microbiota vaginal de, al menos, el 60% de las mujeres sanas y se ha asociado con la enfermedad humana, especialmente uretritis y fiebre *postpartum;* también se ha implicado en la mortalidad perinatal.

uremia (*uremia*)
NEFROL. f. Manifestaciones sistémicas relacionadas con una disminución del filtrado glomerular (aclaramiento de creatinina, valor normal 100 ml/min/1,73 m^2), por debajo del 5-10% de lo normal (insuficiencia renal severa). Puede ser *aguda* o *crónica* y los principales síntomas son: embotamiento, letargia, somnolencia, anorexia, náuseas y vómitos, gusto desagradable, pérdida de peso, dolores óseos y fracturas, prurito, calambre, desorientación, etc. En la uremia grave puede darse coma urémico, convulsiones, pericarditis, neuropatía motora y sensitiva, etc.

uremia extrarrenal (*extrarenal uremia*)
FISIOL. Tipo de uremia cuya causa más frecuente es la alcolosis por ingesta excesiva de álcalis o por vómitos repetidos. ‖ **u. prerrenal** (*prerenal u.*) Uremia originada por la inhibición de la función renal a causa de alteraciones que no tienen relación con el riñón.

uréter *(ureter)*
ANAT. m. Conducto excretor urinario, que se extiende entre la pelvis renal y la vejiga. Tiene una longitud aproximada de 30 cm y un diámetro de 0,5 cm. Su pared, gruesa, está constituida, en su mayor parte, por la túnica muscular, revestida interiormente por la mucosa, provista, como todo el tracto urinario, de un epitelio de transición. Por fuera la túnica muscular está cubierta por la adventicia. Una parte del trayecto del uréter es abdominal y otra pélvica. En ambas regiones camina adosado a la pared abdominopélvica. El avance de la orina por el interior de los uréteres se consigue por ondas peristálticas de una a tres por minuto.

ureterocele *(ureterocele)*
UROL. m. Dilatación quística del uréter intramural. Habitualmente, se presenta en uréteres dobles y, en estos casos, siempre en el uréter ectópico (el que procede del hemirriñón superior). Con menos frecuencia, el ureterocele aparece en uréteres simples. En este tipo, la repercusión funcional suele ser pequeña. El diagnóstico es radiológico y endoscópico. Se objetiva radiológicamente o ecográficamente una imagen lacunar intravesical. Desde el punto de vista endoscópico, el ureterocele es una formación prominente y patognomónica. La repercusión es variable y oscila entre la anulación funcional del hemirriñón o riñón correspondiente hasta mínimas alteraciones morfofuncionales. El tratamiento es quirúrgico y dependiente de la repercusión funcional. Ver **duplicidad ureteral**.

ureterosigmoidostomía *(ureterosigmoidostomy)*
UROL. f. Anastomosis de ambos uréteres directamente al sigma. El paciente, como consecuencia, elimina heces y orina por vía rectal. Supone un notable riesgo de deterioro de la función renal, trastornos metabólicos y riesgo de desarrollar tumores en sigma. Esta fórmula no debe ser utilizada, salvo en casos excepcionales. Se ha descrito una alternativa, denominada Mainz Pouch, que consiste en la detubulación de un fragmento de sigma, sin pérdida de la continuidad intestinal. Parece que los efectos secundarios son menores.

ureterostomía *(ureterostomy)*
UROL. f. Apertura quirúrgica del uréter en un lugar diferente a la vejiga. ‖ **u. cutánea** *(cutaneous u.)* Derivación urinaria alta que se realiza mediante el abocamiento directo de los uréteres a la piel. Es la técnica de derivación urinaria de peores resultados y debe ser utilizada de forma excepcional. Es además una condición indispensable para su realización que al menos uno de los uréteres esté dilatado.

uretra *(urethra)*
ANAT. f. Tubo excretor que constituye la última parte del tracto urinario, se extiende de la vejiga al exterior. Su longitud en el hombre es de unos 20 cm y en la mujer de unos 3 cm. En la uretra masculina se distinguen tres porciones: prostática, membranosa y esponjosa. La primera corresponde a su trayecto prostático, la segunda a su paso por el suelo perineal y la última al pene. En el pene la uretra está rodeada por el cuerpo esponjoso. En la uretra femenina no existe ni la porción prostática ni peneana. Se abre en el vestíbulo vaginal, por delante del orificio externo de la vagina.

uretritis *(urethritis)*
UROL. f. Inflamación de la uretra. ‖ **u. gonocócica** *(gonoccocal u.)* Ver **gonococia**. ‖ **u. inespecífica** *(nongonoccocal u.)* Inflamación de la uretra de causa desconocida. Desde el punto de vista clínico se acompaña de irritación, dolor miccional y ausencia de supuración. Hay que hacer, siempre, un diagnóstico diferencial con uretritis gonocócica o por *Clamydia*. ‖ **u. no gonocócica** *(nongonococal u.)* Infección uretral de transmisión sexual más frecuente (2,5 veces más frecuente que la uretritis gonocócica). Es consecuencia, en el 30-60% de los casos, de una infección por *Clamydia trachomatis* y en el 20-50% por *Ureoplasma ureolitico*. Desde el punto de vista clínico, se caracteriza por una supuración uretral leve, que aparece entre una y cuatro semanas después del contacto sexual y que debe ser diferenciada de la uretritis gonocócica, mediante tinción de gram. Debe cultivarse *Clamydia trachomatis* en la supuración para hacer un diagnóstico de precisión. El tratamiento se realiza con doxiciclina 100 mg, tres veces al día durante siete días. El tratamiento alternativo se realiza con Eritromicina 2 g distribuidos en cuatro dosis durante 24 horas. En los pacientes con síntomas persistentes, de difícil calificación, se aconseja la administración de ciprofloxacina durante dos semanas.

uretrografía (*uretrography*)
RADIO. f. Técnica radiográfica para el estudio del tracto urinario común inferior, que consiste en la introducción de contraste por vía retrógrada, mediante sondas o catéteres, para su opacificación, obteniéndose imágenes con fines diagnósticos.

uretroplastia (*urethroplasty*)
UROL. f. Grupo de técnicas quirúrgicas utilizadas en el tratamiento de la estenosis de uretra e hipospadias. La más elemental y eficaz es la uretroplastia término terminal, indicada en estenosis corta, y que consiste en la extirpación de la zona uretral afectada y la sutura término terminal. Los resultados son excelentes (70% de buenos resultados). El resto de las técnicas sustituyen a la uretra o a la parte lesionada con injertos libres o pediculados. Las técnicas quirúrgicas son innumerables. Los resultados favorables se obtienen en un 30-60% de los casos.

uretrostomía (*urethrostomy*)
UROL. f. Técnica quirúrgica que consiste en el abocamiento de una zona de la uretra a la piel con el objeto de facilitar el vaciado vesical. La indicación *princeps* es la estenosis, que no puede ser tratada o vencida de otra manera.

uretrotomía interna (*internal urethrotomy*)
UROL. Sección endoscópica de la estenosis uretral. Los buenos resultados son, habitualmente, temporales y de corta duración. Es el primer tratamiento en pacientes con estenosis de uretra. Sus ventajas incluyen la posibilidad de repetir el procedimiento cuantas veces se quiera y su baja morbilidad.

urgencia (*emergency*)
CIRGEN. f. Necesidad de hacer un procedimiento médico con rapidez. Ver **electivo**.

urgente (*urgency*)
UROL. adj. Que corre prisa. Se suele hablar de urgencia para referirse a la necesidad perentoria de orinar.

uricasa (*uricase*)
ENDOCRINOL. f. Enzima que cataliza la conversión de urato en alantoína.

uricosúrico (*uricosuric agent*)
NEFROL. m. Sustancia que aumenta la eliminación de ácido úrico a través del riñón; p. ej., probenecid, sulfinpirazona, etc.

uridilato (*uridilato*)
BIOQUÍM. m. Uridina monofosfato.

uridina (*thymidine*)
BIOQUÍM. f. Ribonucleósido de uracilo, abundante en la célula pero presente únicamente en forma de ésteres fosfóricos de uracilo en los ribonucleótidos y en el RNA. Los derivados de uridina-5'-difosfato, en los que el grupo fosfato terminal se encuentra formando un enlace glucosídico con un monosacárido, como la UDP-glucosa, son particularmente importantes como coenzimas de varios tipos de reacción, que implican la transferencia del residuo monosacárido a oligosacáridos o polisacáridos en crecimiento, como el glucógeno.

uridosis (*uridosis*)
DERMATOL. f. Sudor que contiene ácido úrico o urea.

urinario (*urinary*)
ANAT. adj. Relativo al sistema secretor y excretor de la orina.

urocortina (*urocortin*)
ENDOCRINOL. f. Neuropéptido aislado del cerebro de un mamífero, con una estructura que guarda homología, en un 43%, con la hormona liberadora de la hormona adenocorticotropa ACTH (CRH) que se ha demostrado capaz de activar los receptores de CRH tipo 1 y 2.

urofilia (*urophilia*)
PSIQUIAT. Ver **parafilia**.

urogastrona (*urogastrone*)
ENDOCRINOL. f. Polipéptido de 52 aminoácidos que posee una actividad biológica similar al factor de crecimiento epidérmico. Promueve el crecimiento y la proliferación celular en las estructuras epidérmicas e inhibe la secreción de ácido gástrico.

urografía (*urography*)
RADIO. f. Técnica radiográfica para el estudio morfológico y funcional del riñón y las vías urinarias, que consiste en la introducción de contraste por vía intravenosa, siendo este eliminado, selectivamente, por el riñón, lo que genera un aumento de su densidad o capacidad de atenuación, así como la opacificación de los cálices, pelvis, uréteres y vejiga para la obtención de imágenes con fines diagnósticos. Actualmente estos estudios pueden realizarse tanto de forma convencional como me-

diante tomografía computarizada (TC) o resonancia magnética (RM) con reconstrucción tridimensional.

urografía descendente (*urography intravenous*)
UROL. Exploración radiológica que consiste en la inyección endovenosa de un contraste, que se elimina, selectivamente, por los riñones, que es radioopaco y permite valorar la función renal y la morfología de las vías urinarias.

urolagnia (*urolagnia*)
PSIQUIAT. f. Parafilia que consiste en experimentar excitación sexual en la contemplación de ver orinar a alguien, en la manipulación o ingestión de orina de otra persona. Ver **parafilia**.

urolitiasis (*urolithiasis*)
ENDOCRINOL. f. Condición asociada con cálculos urinarios.

urología (*urology*)
ANAT. f. Disciplina médica que estudia la estructura, función y alteraciones del aparato urinario.

urólogo (*urologist*)
UROL. m. y f. Médico especializado en el diagnóstico y tratamiento de las enfermedades del aparato urinario masculino y femenino y genital masculino. Especialidad conocida y desarrollada desde el siglo XIX.

uropatía obstructiva (*obstructive uropathy*)
NEFROL. Presencia de un impedimento al flujo urinario, debido a cambios estructurales o funcionales, que van desde la pelvis renal a la uretra distal, que necesita un aumento de la presión proximal, para transportar la orina más allá de la zona de obstrucción, con o sin daño parenquimatoso renal asociado. Pueden clasificarse por su duración (aguda, subaguda o crónica), por su localización y por su grado. Las causas pueden ser congénitas (unión uretero-piélica, válvulas ureterales, reflujo vesicoureteral, divertículos vesicales, válvulas o divertículos uretrales, etc.) o adquiridas (bien extrínsecas o intrínsecas, como cálculos, tumores, en relación con el embarazo, etc.). La ecografía es útil para el diagnóstico y el tratamiento depende de la causa.

urorradiología (*uroradiology*)
RADIO. f. Parte de la radiología que estudia, aplicando las diferentes técnicas de imagen, la patología nefrourológica.

urostomía (*urostomy*)
UROL. f. Apertura quirúrgica del uréter a la pared abdominal.

urticaria (*urticaria*)
ALERGOL. f. Erupción cutánea caracterizada por pápulas de límites netos, elevadas y, casi siempre, acompañadas de eritema y prurito. Su origen se debe a una dilatación capilar de la dermis por la acción de mediadores vasoactivos.

urticaria pigmentosa (*urticaria pigmentosa*)
DERMATOL. Reacción cutánea debida a mastocitos.

US (*US*)
RADIO. Abreviatura de ultrasonidos.

uso del cadáver (*cadaver use*)
BIOÉT. Empleo del cadáver de una persona para un trasplante (v.), para la investigación o la docencia médica. Aunque la ley española permite el uso del cadáver para trasplante si no ha habido voluntad expresa contra la donación, lo correcto es emplearlo solo si esta se ha dado de modo expreso y con el consentimiento de los familiares más cercanos. Ver **consentimiento informado, donación**. ‖ **u. racional de medicamentos** (*drugs rational u.*) Ver **farmacia y ética, medicina científica**. ‖ **u. de tejidos** (*tissues u.*) Empleo de los tejidos obtenidos de una biopsia, autopsia o donación con fines científicos, de investigación básica o aplicada. ‖ **u. de tejidos y ética** (*tissues u. and ethics*) Empleo de los tejidos que debe contar con la autorización del enfermo o su familia, según los casos. Ver **consentimiento informado, trasplante de órganos y ética**.

útero (*uterus*)
ANAT. m. Órgano del aparato reproductor femenino. Tiene una forma triangular, de base superior, su longitud es de unos 8 cm y su anchura máxima de 5 cm. Se encuentra en la cavidad pélvica, delante del recto y detrás (y en parte encima) de la vejiga urinaria. Se distinguen, en el útero, tres porciones: el cuerpo, que es la más amplia (unos 5 cm de longitud), el istmo (1 cm) y el cuello (2 cm). La parte superior del cuerpo, redondeada, forma el fondo uterino, a cuyos lados se abren las trompas uterinas (o de Falopio). El cuello hace una ligera procidencia en la vagina, en cuya cavidad se abre. Por su estructura, el útero está formado por tres capas: la mucosa (o endometrio), la muscular

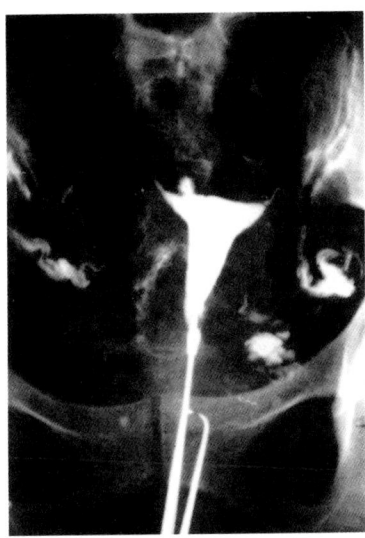

Radiografía del *útero,* que aparece relleno de medio de contraste. Las trompas contienen muy poco, por lo que apenas son visibles; en cambio, la porción ampular de las trompas, a ambos lados, pero especialmente a la derecha, contiene una buena cantidad

(miometrio) y fascia envolvente (perimetrio). El cuello del útero está sólidamente fijado al marco óseo de la pelvis. En cambio, el cuerpo puede girar, sobre todo hacia delante y hacia atrás. La posición normal del utero es la de flexión y anteversión, por lo cual cuando la vejiga está vacía la cara anterior del útero descansa sobre la cara superior de la vejiga. El útero durante la gestación crece de forma considerable y, lógicamente, varía su posición y sus relaciones.

utilitarismo *(utilitarianism)*
BIOÉT. Ver **ética teleologista.**

utilización de cadáveres para investigación *(cadavers use for investigation)*
BIOÉT. Ver **uso del cadáver.**

utrículo *(utricle)*
ANAT. m. Dos formaciones que reciben este nombre (que es el diminutivo de útero); el utrículo prostático, que es un pequeño divertículo en la pared posterior de la uretra prostática y por su origen embrionario corresponde al útero; y el utrículo del oído interno, pequeña bolsa de la que parten los conductos semicirculares. Su epitelio presenta una zona diferenciada, sensorial, que es la mancha acústica.

úvea *(uvea)*
ANAT. f. Nombre que antes se daba a la capa vascular del ojo. Ver **coroides.**

uveítis *(uveitis)*
OFTALMOL. f. Inflamación del tejido uveal. || **u. anterior** *(anterior u.)* Inflamación de la úvea anterior formada por el iris y el cuerpo ciliar. Provoca un ojo rojo y doloroso, con una disminución de la agudeza visual, fenómeno de *tyndall* en la cámara anterior, formación de sinequias posteriores, miosis y precipitados queráticos. || **u. endógena** *(endogenous u.)* Aquella debida a gérmenes provenientes de otro lugar del organismo o a reacciones autoinmunes. || **u. exógena** *(exogenous u.)* Aquella debida a agentes exteriores al propio paciente. || **u. de Fuchs** *(Fuchs' heterocrhomic u.)* Ver **ciclitis heterocrómica.** || **u. intermedia** *(intermediate uveitis)* Ver **pars planitis.** || **u. posterior** *(posterior u.)* Inflamación de la úvea posterior, formada por la coroides. Da lugar a una inflamación por continuidad de la retina, con turbidez vítrea y, en ocasiones, inflamación del nervio óptico y edema macular quístico. Una vez cicatrizado, se producen focos de bordes nítidos de atrofia e hipertrofia reactiva del epitelio pigmentado de la retina.

UVI *(ICU)*
CARDIOL. Ver **unidad de cuidados intensivos.**

úvula *(uvula)*
ANAT. f. Masa carnosa colgante. || **ú. bífida** *(u. bifid)* Malformación, relativamente frecuente, de la úvula palatina (v.) considerada como la forma menor de la división palatina. || **ú. palatina** *(u. palatina)* Pequeña masa triangular que pende del borde del velo del paladar. || **ú. del vermis** *(u. vermis)* Se encuentra entre las amígdalas cerebelosas en la porción postero-inferior del cerebelo. || **ú. vesical** *(u. vesicae urinariae)* Pequeña prominencia de la mucosa de la vejiga, situada por encima y detrás del orificio interno de la uretra.

uvulectomía *(uvulectomy)*
OTORRIN. f. Extirpación de la úvula.

uvulopalatofaringoplastia *(uvulopalatopharyngoplasty)*
OTORRIN. f. Resección de parte del velo del paladar y de las amígdalas, como tratamiento quirúrgico del ronquido y de la apnea obstructiva del sueño.

V

vacío *(flank)*
CIRGEN. m. Cada una de las áreas laterales del abdomen comprendidas entre el hipocondrio y la fosa ilíaca.

vacío *(void)*
RADIO. adj. Se dice de la exploración o imagen realizada sin la introducción o administración de medios de contraste.

vacuna *(vaccine)*
MICROBIOL. f. Material procedente de un microorganismo, célula tumoral, etc., cuya inoculación en un organismo induce una resistencia inmunológica frente a una enfermedad específica. Dicho material vacunal puede ser natural o bien un producto de síntesis. Inicialmente se denominó vacuna al material seropurulento que obtenido de las pústulas de las vacas afectadas por una infección parecida a la viruela humana servía para infectar a nuestra especie, produciendo una enfermedad benigna que inmunizaba frente a la viruela. ‖ **v. antirrábica** *(rabies v.)* Vacuna consistente en virus de la rabia completos inactivados. Puede administrarse tras la exposición, conjuntamente, con un antisuero. ‖ **v. atenuada** *(attenuated v.)* Vacuna viva, que consiste en microorganismos de reducida virulencia. La reducción de su virulencia puede conseguirse mediante pases sucesivos en condiciones de laboratorio, manipulaciones genéticas, etc. ‖ **v. autógena** *(autovaccine)* Ver **autovacuna**.

vacunación *(vaccination)*
MICROBIOL. f. Inducción de una inmunidad específica, con objeto de evitar la invasión microbiana y de neutralizar toxinas. Es decir, normalmente, se refiere a la prevención de enfermedades infecciosas. Sin embargo, no siempre tiene esta finalidad; de hecho, podemos hablar de vacunas frente a enfermedades alérgicas, o incluso frente a tumores. Por ello, es preferible referirse a la prevención de una enfermedad tras la estimulación del sistema inmune específico. En el caso de una enfermedad infecciosa, se emplean los propios componentes microbianos que estimularían a esas mismas células tras una infección natural.

vacuoextractor *(vacuun)*
GINECOL. m. Aparato de vacío que, aplicado sobre la presentación cefálica fetal, sirve como un instrumento de ayuda en el periodo expulsivo del parto. Para su aplicación, exige una dilatación completa y una adecuada proporción pelvifetal.

vagal *(vagal)*
ANAT. adj. Relativo al nervio vago.

vagina *(vagina)*
ANAT. f. Órgano genital femenino que continúa al útero y se abre en el vestíbulo vaginal, limitado por los labios menores de la vulva. Presenta una cavidad virtual, pues las dos paredes anterior y posterior de la vagina están adosadas. La mucosa, que recubre la cavidad, presenta una gran cantidad de arrugas transversales, lo que permite que puede ampliarse, de forma considerable, sus dimensiones (p. ej., al paso de la cabeza fetal en el parto). Entre el cuello uterino, que hace procidencia en la va-

gina, y la pared anterior y posterior de esta, se encuentra un repliegue llamado fórnix vaginal anterior y posterior, este último es el más profundo. El orificio de entrada a la vagina está cubierto, parcialmente, por el himen.

vaginismo *(vaginismus)*
GINECOL. m. Espasmo vaginal que impide las relaciones sexuales normales. Se produce una contracción refleja de los músculos vulvocavernosos, así como del músculo elevador del ano. Suele ser debida a causas psicógenas.

vaginitis *(vaginitis)*
GINECOL. f. Infección vaginal. Ver **colpitis**.

vaginoplastia *(citoplasty)*
GINECOL. f. Intervención quirúrgica, realizada sobre la vagina, para corregir el cistocele y/o rectocele.

vaginosis *(vaginosis)*
GINECOL. f. Infección vaginal atípica, colonización, por distintos gérmenes como la *Gardnerella vaginalis*, que producen una leucorrea característica de color gris.

vago *(vagus)*
ANAT. m. Décimo par craneal, de naturaleza parasimpática, cuyo núcleo se encuentra en el suelo del IV ventrículo encefálico, a nivel bulbar, e inerva la mayor parte de las vísceras.

vagotomía *(vagotomy)*
CIRGEN. f. Sección quirúrgica de un nervio vago. ‖ **v. supraselectiva** *(highly-selective v.)* Intervención que consiste en la sección de las ramas de los vagos anterior y posterior que van al fundus y cuerpo gástrico. De esta forma, se logra el mismo efecto antiácido que la vagotomía troncular, sin eliminar la función motora de los vagos, para el vaciamiento gástrico, de modo que no se necesita asociar un procedimiento de drenaje del estómago denervado. Ver **úlcera gastroduodenal, vagotomía troncular.** ‖ **v. troncular** *(truncal v.)* Sección completa de los troncos de los vagos anterior y posterior, que discurren paralelamente al esófago abdominal, entrando en el hiato esofágico procedentes del mediastino. Es una intervención que se practica para el tratamiento de las úlceras duodenales rebeldes al tratamiento médico, y que logra disminuir la secreción ácida del estómago al cortar su inervación colinérgica. Debe asociarse a una intervención de drenaje del estómago (piloroplastia o gastroyeyunostomía) para evitar una retención gástrica, dado que los vagos tienen también una inervación motora del antro gástrico. Ver **perforación, úlcera gastroduodenal**.

vagotonía *(vagotonia)*
FISIOL. f. Predominio del tono vagal (ver **vago**), es decir, del tono parasimpático. Se caracteriza por bradicardia, hipotonía, aumento de la actividad gastrointestinal, etc.

vaina *(sheat)*
ANAT. f. Estructura tubular que cubre y protege lo que va por su interior. ‖ **v. de las fibras nerviosas** *(nerve s.)* Estructura o bien periférica o bien central; la periférica está formada por células de Schwann. En unos casos contiene mielina (fibras mielínicas) y en otros carecen de ella (fibras amielínicas). Las fibras centrales tienen una estructura semejante a las periféricas, pero en vez de estar envueltas por células de Schwann lo están por oligodendrocitos. ‖ **v. sinovial** *(synovial s.)* La que reviste a tendones que se deslizan sobre un sustrato óseo, evitando así el roce del tendón sobre el hueso. Casi todos los tendones de la mano y del pie tienen su vaina sinovial. Todas estas vainas sinoviales tienen una capa superficial fibrosa y una interior serosa, que segrega sinovia, reduciéndose así al mínimo el roce del correspondiente tendón. ‖ **v. vasculonerviosa** *(vasculo nerval s.)* La que rodea a los paquetes vasculonerviosos, una de las más característica es la vaina carotídea, que envuelve, conjuntamente, la carótida primitiva, la vena yugular interna y el nervio vago.

vaina de Schwann *(Schwann's sheath)*
FISIOL. Vaina que envuelve las fibras nerviosas periféricas. Está formada por células de Schwann. Estas células, en algunos casos, forman mielina, dando lugar a las fibras mielínicas, más gruesas que las amielínicas y con una mayor velocidad de conducción. La vaina de Schwann se enrolla en torno a la fibra nerviosa, por lo que una sección transversal de la misma da la impresión de estar formada por varias cubiertas.

valaciclovir *(valacyclovir)*
FARMCLÍN. m. Fármaco que, una vez absorbido, se transforma en penciclovir; antivírico útil en el tratamiento de las infecciones producidas por virus herpes símplex y varicela-zóster.

valina *(valine)*
BIOQUÍM. f. L-valina, aminoácido proteico esencial en la dieta. Pueden encontrarse residuos de D-valina en una variedad de antibióticos peptídicos, como actinomicinas o gramicidinas.

vallecula epiglótica *(epiglottic vallecula)*
OTORRIN. f. Depresión mucosa situada en el ángulo entre la epiglotis y la base de la lengua. En ocasiones, son difíciles de observar y pueden ser el asiento de quistes, cuerpos extraños y tumores malignos.

valor ético *(ethical value)*
BIOÉT. Ver **valores**. ‖ **v. de la vida humana** *(v. of the human life)* Apreciación subjetiva de la dignidad humana (v.). Si esta apreciación es correcta, se atribuirá a la vida humana un valor máximo, que no puede ser equiparado con ninguno de otra índole. Ver **respeto**. ‖ **v. de la vida prenatal** *(v. of the prenatal life)* Ver **debilidad, valor de la vida humana**.

valoración de la vida *(valuation of the life)*
BIOÉT. Evaluación, en términos económicos, de la vida humana, que suelen hacer las compañías de seguros para calcular sus primas, según los costes de atención médica de las enfermedades, según su frecuencia y el lucro cesante del enfermo.

valores *(values)*
BIOÉT. m. pl. Bienes (v.) apreciados subjetivamente. La apreciación subjetiva de los bienes solo se corresponde fielmente con los bienes reales si existe una conciencia bien formada. Ver **conciencia, formación de la conciencia, prudencia**. ‖ **v. morales** *(moral v.)* Ver **valores**.

valproato *(valproic acid)*
NEUROL. m. Fármaco utilizado en el tratamiento de las crisis epilépticas tanto generalizadas como parciales.

valsartán *(valsartan)*
FARMCLÍN. m. Antagonista de la angiotensina II, utilizado en el tratamiento de la hipertensión arterial.

valva *(valvula)*
ANAT. f. Cada una de las partes que compone una válvula; p. ej., las tres cúspides que forman la válvula tricúspide. Hay que señalar que en castellano se ha invertido la significación de los términos latinos *valva* y *válvula; valva* en latín es el todo y *válvula,* una parte del todo; en castellano sucede lo contrario.

valva *(valve)*
CIRGEN. f. Instrumento quirúrgico, habitualmente metálico, que se emplea para mantener separados o elevados los tejidos y facilitar el trabajo del cirujano.

válvula *(valva)*
ANAT. f. Disposición anatómica que permite el paso en un sentido y lo impide en el contrario. ‖ **v. ileocecal** *(ileocecal v.)* Válvula que se encuentra en la desembocadura del íleo en el ciego.‖ **v. mitral** *(mitral v.)* La que se sitúa en el tabique auriculoventricular izquierdo. ‖ **v. tricúspide** *(tricuspid v.)* La que se localiza en el tabique auriculoventricular derecho. ‖ **v. linfática** *(v. of lymphatics)* La situada a lo largo de los vasos linfáticos. ‖ **v. sigmoidea** *(semilunar v.)* La que se encuentran en la entrada de las arterias aorta y pulmonar. ‖ **v. venosa** *(venous v.)* La que se encuentra en el trayecto de las venas cuya corriente va en sentido contrario a la gravedad, de esta manera se favorece que la sangre no retroceda.

válvula de Björk-Shiley *(Björk-Shiley's valve)*
CARDIOL. Modelo de prótesis valvular cardiaca mecánica monodisco.

válvula de LCR *(CSF valvule)*
NEUROL. Dispositivo a través del cual se deriva el líquido cefalorraquídeo de los ventrículos laterales al peritoneo o a la aurícula. Se utiliza para el tratamiento de las hidrocefalias.

válvula nasal *(nasal valve)*
OTORRIN. Ángulo, de aproximadamente 15º, entre la plica nasal y la parte superior del tabique nasal. Constituye el límite fisiológico entre el vestíbulo de la narina y la fosa nasal. Actúa como una válvula limitando el flujo aéreo, en función del movimiento de los cartílagos que la rodean.

válvula uretral posterior *(posterior urethral valve)*
UROL. Patología congénita, exclusiva del varón, que se caracteriza por la presencia de unos repliegues mucosos, de carácter obstructivo, en la uretra posterior, a nivel del «veru-montanum». Es poco frecuente (1 por cada 5.000-8.000 nacidos), aunque la causa más común es la obstrucción del tramo común inferior en los niños. Su repercusión es variable y oscila

desde ligeras alteraciones miccionales, con un normal funcionamiento y morfología vesicorrenal, hasta una severa obstrucción y graves alteraciones morfofuncionales vesicales, ureterales y renales. En cuanto a la patofisiología, cabe decir que la obstrucción provoca, si es severa, oligoamnios y, con frecuencia, hipoplasia pulmonar, una gran dilatación de la uretra posterior, entre las válvulas y el cuello vesical, hipertrofia del detrusor con disfunción vesical, ureterohidronefrosis, reflujo vesicorrenal secundario y un grado variable de insuficiencia renal (25-40% de los pacientes). La presentación clínica depende del grado de obstrucción y del momento del diagnóstico. Si se diagnostica en el recién nacido el cuadro suele ser importante: vejiga distendida, hidronefrosis, insuficiencia renal, deshidratación, distrés respiratorio, si hay hipoplasia pulmonar (los neonatos que mueren con válvulas uretrales lo hacen por una patología respiratoria y los pacientes con válvulas e hipoplasia fallecen en el periodo neonatal, en el 50% de los casos). Si se diagnostican cuando el paciente tiene entre 1 y 4 años, la clínica suele ser más leve y la repercusión menor. El cuadro sugestivo suelen ser infecciones urinarias o problemas de vaciado. En la edad escolar los síntomas son, casi siempre, de vaciado. Para el diagnóstico, la cistouretrografía miccional seriada es la prueba de elección. Pone en evidencia una dilatación marcada en la uretra posterior y una vejiga generalmente grande, trabeculada y, frecuentemente, diverticular, con o sin reflujo vesicorrenal. El tratamiento debe asegurar el drenaje vesical, mediante la colocación de una sonda uretral, y estabilizar, desde el punto de vista clínico, a los pacientes que lo requieran. Una vez estabilizado el paciente, y si la función renal es normal, se practica una resección endoscópica de las válvulas. Si la función renal es deficitaria y la ablación de las válvulas no es suficiente, debe realizarse una vesicostomía temporal. Las derivaciones temporales altas (ureterostomía o pielostomía) no aseguran mejores resultados. El pronóstico evidencia que el 38% de los pacientes padece una insuficiencia renal terminal a los 20 años. Son factores influyentes en el pronóstico: el nivel de creatinina sérica después de la desobstrucción, la edad en el momento del diagnóstico, el reflujo bilateral y la incontinencia en un niño de cinco años.

valvulopatía *(valvular defect)*
CARDIOL. f. Cualquier anomalía de una válvula cardiaca.

valvuloplastia *(valvuloplasty)*
CARDIOL. f. Reparación de una válvula cardiaca mediante una intervención quirúrgica (valvuloplastia quirúrgica) o mediante técnicas percutáneas (valvuloplastia percutánea), este último caso está generalmente reservado a la estenosis mitral o a la estenosis pulmonar.

valvulotomía *(valvulotomy)*
CARDIOL. f. Corrección quirúrgica de una válvula cardiaca estenótica mediante la escisión quirúrgica de las adherencias cicatriciales de las comisuras (comisurotomía) y el aparato subvalvular.

valvulotomo *(valvulotome)*
CARDIOL. m. Instrumento quirúrgico empleado en las valvulotomías.

vanadio *(vanadium)*
ENDOCRINOL. m. Elemento de transición, cuyas formas oxidadas vanadato tetravalente y pentavalente poseen propiedades insulinomiméticas en animales de experimentación, como son la estimulación del transporte de hexosas en adipocito y célula muscular, de la oxidación de la glucosa, la lipogénesis y de la glucógeno sintasa, así como inhibición de la lipólisis.

vancomicina *(vancomycin)*
FARMCLÍN. f. Antibiótico glucopéptido de administración intravenosa. Puede producir toxicidad renal y auditiva y el denominado síndrome de cuello rojo, relacionado con la perfusión rápida.

vanillismo *(vanillism)*
DERMATOL. m. Intoxicación cutánea con coriza, producida por una infestación de *pediculoides ventricosus* de los frutos de la vainilla.

vaporizador *(vaporizater)*
ANEST. m. Recipiente en el cual se lleva a cabo la mezcla de los gases líquidos con agentes anestésicos volátiles. El gas que entra al vaporizador pasa a través del anestésico y se satura con vapor. Contiene una cámara en la que un gas portador se satura con el agente volátil. Se usa el cobre como metal para su construcción, debido a su calor específico relativamente alto (cantidad de calor reque-

rida para elevar la temperatura de 1 gramo de sustancia en 1º C) y conductividad térmica (la velocidad de la conductancia de calor a través de la sustancia) aumenta la propiedad del vaporizador para mantener una temperatura constante. Cada vaporizador es específico de cada gas. La cantidad de vapor que sale de una marmita de cobre depende de la presión de vapor del agente anestésico, de la velocidad del flujo del gas transportado al vaporizador y de la presión barométrica.

variable *(variable)*
DERMATOL. adj. Se dice de la dermatosis que en su desarrollo está sujeta a variación; por ejemplo, eritema variabilis.

variable encubierta *(deceits variable)*
PSICOL. Variable mediacional de tipo cognitivo, no observable directamente, tal como la imaginación o los procesos de pensamiento. Desde la teoría conductual se supone que está sometida a leyes de aprendizaje, semejantes a las que rigen para las variables directamente observables.

variación circadiana *(circadian variation)*
ENDOCRINOL. Oscilación de un parámetro biológico que tiene lugar según ciclos de 24 horas.

variación de energía libre *(gibbs free energy change)*
BIOQUÍM. Variación de una magnitud termodinámica en una reacción química. Indica cuánto se encuentra alejada la reacción del equilibrio termodinámico y en qué dirección se producirá la reacción, si se deja al sistema evolucionar espontáneamente.

varicela *(chickenpox)*
DERMATOL. f. Enfermedad infecciosa de la infancia, aunque pueden padecerla los adultos, producida por el virus varicela-zóster del grupo herpesvirus. Desde el punto de vista clínico se caracteriza por fiebre alta y exantema, con brote de vesículas que posteriormente se secan sin dejar cicatriz.

variceliforme *(varicelliform)*
DERMATOL. adj. Lo semejante a la erupción de la varicela.

varicocele *(varicocele)*
UROL. m. Dilatación varicosa del plexo pampiniforme del testículo. Afecta al 10% de la población masculina y, en el 90% de los casos, su localización es izquierda. En la mayor parte de los casos tiene un carácter asintomático y carece de cualquier tipo de repercusión. En algunos casos tiene relación con la fertilidad. En algunos pacientes infértiles con varicocele, su corrección quirúrgica mejora el recuento de los espermatozoides en el semen. El tratamiento del varicocele es quirúrgico, bien con cirugía convencional, bien con embolización percutánea de la vena espermática. Está indicado el tratamiento en pacientes infértiles con varicocele y en pacientes sintomáticos, y en adolescentes, por razones profilácticas. En los adultos asintomáticos no es necesario ningún tipo de tratamiento.

varicosidad *(varicosty)*
DERMATOL. f. Aspecto de venas dilatadas.

varicoso *(varicose)*
DERMATOL. adj. Perteneciente o relativo al estado de venas dilatadas.

varigerata *(variegated)*
DERMATOL. f. Proceso eritematoescamoso de carácter crónico y resistencia al tratamiento, caracterizado por pápulas eritematosas que se transforman en vesículas.

variola *(variola)*
DERMATOL. Ver **viruela.**

varioliforme *(varioliform)*
DERMATOL. adj. Semejante a la viruela.

variz *(varix)*
CARDIOL. f. Dilatación tortuosa permanente de un vaso sanguíneo (generalmente venoso), habitualmente como consecuencia de una insuficiencia de la pared o de las válvulas venosas. Con frecuencia afecta al sistema venoso de las extremidades inferiores. ||
v. esofágica *(esophageal v.)* Varicosidad localizada en la submucosa del esófago, en las ramas esofágicas de la vena ácigos, producida por la hipertensión portal (v.). Su rotura o erosión puede provocar severas hemorragias digestivas altas, que constituyen una urgencia médica.

variz esofágica *(oesophageal pile)*
CIRGEN. Dilatación de las venas submucosas del esófago distal debida a una hipertensión del sistema portal. Es una de las manifestaciones de la hipertensión portal, que se puede

complicar gravemente por su rotura espontánea, con la consiguiente hemorragia, difícil de detener, y de gran cuantía. Ver **hepatocirrosis, hemorragia digestiva, hipertensión portal.**

varniz *(varnish)*
DERMATOL. m. Forma farmacéutica tópica que consiste en un impediente activo y un retículo, que al evaporarse deja una fina película.

vascular *(vascular)*
ANAT. adj. Relativo a los vasos sanguíneos.

vascularización *(vascularization)*
ANAT. f. La forma en que los vasos se distribuyen en un determinado órgano.

vasculitis *(vasculitis)*
NEFROL. f. Inflamación de los vasos sanguíneos. Constituye un grupo de enfermedades que se caracterizan por la inflamación multifocal y la necrosis de los vasos sanguíneos, que puede tener diferentes formas de expresión, desde la forma local autolimitada hasta la forma difusa grave. Su incidencia es de veinticinco casos por cada millón de población. Los tratamientos con corticoides e inmunosupresores consiguen el control de la enfermedad en el 90% de los casos. Existen diversos marcadores para su diagnóstico, pero el más útil es la determinación de anticuerpos anticitoplasma del neutrófilo (ANCA). La clasificación de las vasculitis es muy diversa atendiendo a criterios clínicos, anatomopatológicos, etiopatogénicos y al tamaño del vaso afecto. La más reciente es la efectuada por un comité de expertos en Chapel Hill en 1993 (Carolina del Norte, EE.UU.) basada en criterios anatómicos de tamaño del vaso. Distingue la vasculitis de grandes vasos (arteritis de células gigantes, arteritis de Takayasu), de medianos vasos (poliarteritis nodosa clásica, enfermedad de Kawasaki) y de pequeños vasos (granulomatosis de Wegener, poliangeitis microscópica, síndrome de Churg-Strauss, púrpura de Schönlein-Henoch, vasculitis de la crioglobulinemia esencial y la vasculitis leucocitoclástica cutánea).

vasculitis nodular *(nodular vasculitis)*
CARDIOL. Vasculitis crónica, cuya etiología no es bien conocida, caracterizada por la presencia de lesiones nodulares rojo-azuladas que son dolorosas y a veces se ulceran.

vasculopatía *(vasculopathy)*
CARDIOL. f. Término general empleado para describir cualquier trastorno de los vasos sanguíneos. Ver **angiopatía**. ‖ **v. diabética** *(diabetic v.)* Angiopatía diabética Ver **diabetes mellitus.** ‖ **v. del injerto** *(graft v)* Conjunto de alteraciones observadas en las arterias de los injertos trasplantados, habitualmente referido a los trasplantes cardiacos, que consisten, generalmente, en el desarrollo de una aterosclerosis acelerada, probablemente en relación a los fenómenos inmunológicos.

vasectomía *(vasectomy)*
UROL. f. Ligadura de los conductos deferentes con el objeto de asegurar un eyaculado seminal sin espermatozoides. Se indica en los varones que desean evitar la natalidad. En ocasiones se utiliza en pacientes ancianos sometidos a prostatectomía simple, con el objeto de evitar las infecciones epididimarias por vía canalicular. Carece de efectos secundarios significativos.

vaso *(vessel)*
ANAT. m. Conducto que transporta sangre o linfa. ‖ **v. quilífero** *(lacteal v.)* Vaso que se encuentra en el interior de las vellosidades intestinales, destinado a transportar el quilo absorbido por la mucosa. Su número es mayor, cuanto mayor es la cantidad de quilo a absorber, en la parte proximal del intestino delgado. ‖ **v. sanguíneo** *(blood v.)* Cualquier vaso de la red circulatoria que transporta sangre.

vaso deferente *(vas deferens)*
ENDOCRINOL. Formación tubular que comunica el epidídimo con el conducto eyaculador, cuya función es la conducción de espermatozoides.

vasoconstricción *(vasoconstriction)*
FISIOL. f. Acción y efecto de disminuir el diámetro de los vasos. Los vasos que poseen una mayor capacidad vasoconstrictora son los que tienen una túnica muscular gruesa, como es el caso de las arterias de mediano y pequeño calibre. Por lo general, el simpático se comporta como vasoconstrictor, salvo en algunas ocasiones, como sucede con las arterias coronarias, en las que se comporta como vasodilatador.

vasoconstrictor *(vasoconstrictor)*
CARDIOL. m. Fármaco o sustancia que produce vasoconstricción, generalmente debido a un au-

mento del tono de la musculatura vascular. Los más empleados, en medicina, son las aminas simpaticomiméticas, como la adrenalina o la noradrenalina.

vasodepresor *(vasodepressor)*
CARDIOL. m. Fármaco o sustancia que deprime el tono vascular.

vasodilatación *(vasodilatation)*
CARDIOL. f. Dilatación de la luz de los vasos sanguíneos, bien como consecuencia de un aumento de la presión intravascular (vasodilatación pasiva), o, más frecuentemente, por una disminución del tono vasomotor, como consecuencia de la relajación de la musculatura vascular.

vasodilatador *(vasodilating agent)*
CARDIOL. m. Fármaco o sustancia que produce la dilatación de la luz arterial (vasodilatador arterial), venosa (vasodilatador venoso) o de ambos tipos de vasos (vasodilatador mixto). Pueden ser de acción central, a través del sistema nervioso central, o periférica, con un efecto directo sobre la musculatura vascular. Entre las principales familias de fármacos vasodilatadores se encuentran los nitratos, los antagonistas del calcio, los inhibidores de la enzima conversora de la angiotensina y los alfabloqueantes. Son con frecuencia empleados en el tratamiento de la hipertensión arterial, la cardiopatía isquémica (antianginosos), la insuficiencia cardiaca y otros trastornos circulatorios. ‖ **v. coronario** *(coronary v.)* Sustancia vasodilatadora que actúa, predominantemente, sobre el árbol arterial coronario. Suelen emplearse en el tratamiento de la cardiopatía isquémica.

vasoespasmo *(vasospasm)*
NEUROL. m. Contracción tónica de la pared de un vaso sanguíneo.

vasopresina *(vasopressin)*
FISIOL. f. Hormona secretada por los núcleos magnocelulares del hipotálamo, de ahí pasa a la neurohipófisis y finalmente a la sangre. Provoca la contracción de la musculatura lisa (de arteriolas, intestino y útero), que se traduce en un aumento de la presión arterial y del peristaltismo. Favorece, asimismo, la reabsorción del agua a nivel del tubo renal (hormona antidiurética).

vasopresor *(vasopressor)*
FISIOL. m. Agente que provoca una vasoconstricción; p. ej., son los simpaticomiméticos. También se denomina vasoconstrictor.

vaso de resistencia *(resistance vessel)*
FISIOL. Término bajo el que se incluyen las arterias de pequeño calibre, las arteriolas y metaarteriolas, y a ellas se debe la parte principal de la resistencia periférica al flujo sanguíneo. ‖ **v. linfático** *(lympha-v.)* Conducto que transporta la linfa. Prácticamente se encuentran en todos los órganos y en su trayecto se intercalan los ganglios linfáticos. Dado que el sistema linfático no posee un órgano pulsátil, como el corazón, la linfa avanza por la contracción de los músculos, de la zona donde se hallan los vasos linfáticos, y por la existencia de válvulas que impiden el retroceso de la linfa. La mayor parte de la linfa va a terminar en el conducto torácico, que desemboca en el origen del tronco branquiocefálico venoso izquierdo.

vasovasostomía *(vasovasostomy)*
UROL. f. Técnica quirúrgica que consiste en la repermeabilización de los conductos deferentes, que han sido seccionados mediante vasectomía. Consiste en una sutura término-terminal de los extremos de los conductos deferentes seccionados con el objeto de su repermeabilización, que se alcanza en el 40-70% de los casos. La recuperación de un espermiograma normal, después de vasovasostomía, oscila entre un 30-50%.

vasto *(vastus)*
ANAT. adj. Se dice de tres de las cuatro porciones del músculo cuádriceps femoral: vasto lateral, vasto intermedio y vasto medial.

VCAM-1 *(VCAM-1)*
INMUNOL. Siglas del inglés, *vascular cell adhesion molecule-1*. Ver **CD106.**

vectocardiografía *(vectocardiography)*
CARDIOL. f. Exploración cardiovascular, actualmente en desuso, basada en el registro del vector instantáneo del potencial de acción cardiaco.

vectocardiograma *(vectocardiogram)*
FISIOL. f. Registro gráfico de la dirección y magnitud de las fuerzas eléctricas generadas por la actividad del corazón, correspondientes a un ciclo cardiaco. Se suelen registrar simultáneamente las tres derivaciones estándar.

vector *(vector)*
GENÉT. m. Término que, en sentido amplio, es sinónimo de vehículo. Se aplica a moléculas de DNA que se replican y sirven para transferir fragmentos de DNA entre células (plásmidos, cósmidos, PACs, BACs, YACs, etc.); a sistemas de transferencia de genes utilizados en terapia génica (virus, liposomas, etc.); o a organismos que transmiten una bacteria o un parásito (como el mosquito anófeles).

vector *(vector)*
RADIO. m. Representación de una magnitud que está orientada en una dirección determinada.

vecuronio *(vecuronium)*
ANEST. m. Relajante muscular no despolarizante, metabolizado en el hígado y con una excreción biliar y renal. Su eliminación es más rápida que el pancuronio. Dosis de intubación 0,08 a 0,12 mg/kg. La edad no afecta a los requerimientos de este fármaco. La dosis de perfusión es de 1-2 mg/kg/min.

vegetaciones *(adenoid vegetations)*
OTORRIN. m. pl. Hiperplasia de la amígdala faríngea, frecuente en la infancia, produciendo una obstrucción nasal, trastornos de la alimentación, respiración ruidosa, ronquido, voz gangosa y facies adenoidea, boca abierta, expresión atontada, pliegues nasolabiales borrados, alas nasales hundidas, protusión y una mala implantación de los dientes superiores.

vegetante *(vegetans)*
DERMATOL. adj. Que produce vegetaciones.

vejiga *(bladder, vesica)*
ANAT. f. Receptáculo para la recogida de la orina, con una capacidad entre 300 y 500 ml. Se encuentra en la pelvis, delante del recto (en el hombre), y del útero (en la mujer). Cuando la vejiga está vacía tiene una forma de pirámide triangular, con una base, que mira hacia atrás, dos caras laterales, un techo y un vértice, situado en la parte anterosuperior, que se continúa con el ligamento umbilical medio que llega hasta el ombligo. Cuando la vejiga está llena tiene forma globiforme y rebasa la cavidad pélvica. Tiene una pared compuesta por tres capas: la mucosa, la muscular (bastante gruesa) y la serosa. Presenta tres orificios en su base: dos corresponden a los uréteres y el tercero a la uretra.

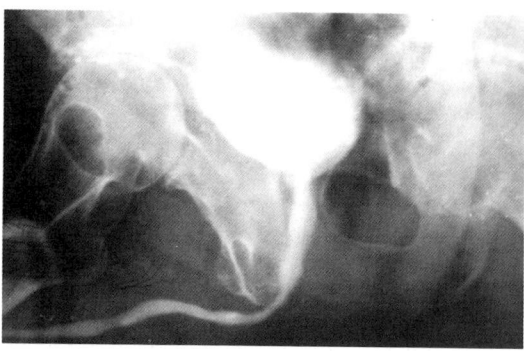

Radiografía de *vejiga* y uretra rellenas de medio de contraste, por lo que destacan frente al esqueleto (fémur e isquión)

Los tres orificios delimitan un triángulo, donde la mucosa es permanentemente lisa; en el resto, cuando la vejiga está vacía, es rugosa.

vejiga ileal *(ileal bladder)*
UROL. Bolsa, preparada quirúrgicamente, con asas del íleo para abocar a ella uno o los dos uréteres. ‖ **v. neurógena** *(neurogenic b.)* Cualquier alteración de la inervación de la vejiga y la uretra, que modifica la dinámica miccional y cuya expresión más característica, que no la única, es la incontinencia. Es un problema grave, especialmente en la infancia, porque mal tratada puede conducir al deterioro progresivo de la función renal. Su etiología, en los niños, es el mielo-mengocele (alteración congénita del cierre del conducto raquídeo, que da lugar a una herniación de las meninges, médula o raíces nerviosas), es la causa más frecuente (90%), pero otras alteraciones, como la disrafia vertebral oculta (grupo de anomalías estructurales del extremo terminal de la columna y la médula, asociadas generalmente a anomalías de la piel adyacente) y la agenesia sacra, también la producen. En el adulto, la causa más común es la lesión medular traumática. Su clasificación se basa en el nivel de afectación neurológica: 1) lesión cerebral que comprende las enfermedades con una afectación neurógena vesical, situadas a nivel cerebral; desde el punto de vista clínico, producen urgencia o incontinencia urgente como consecuencia de la presencia de contracciones no inhibidas y las causas más comunes son la enfermedad de Parkinson y los accidentes cerebrovasculares;

2) lesión medular alta que está situada por encima de S2-S4; desde el punto de vista clínico se manifiesta por una micción refleja, involuntaria, incontinente; presenta hiperreflexia vesical y disinergia detrusor-esfínter, y 3) lesión medular baja, que afecta a S2-S4, presenta una micción involuntaria por rebosamiento con insensibilidad. El objetivo fundamental del tratamiento es impedir que la enfermedad afecte a la función renal. Los factores de riesgo, relacionados con la afectación renal, son la presión intravesical y el vaciamiento incompleto. El objetivo del tratamiento es disminuir la presión intravesical y facilitar el vaciamiento a baja presión. Estos objetivos se alcanzan mediante el tratamiento médico o quirúrgico. El sondaje intermitente, que facilita el vaciado vesical y mantiene las presiones aceptables, en los intervalos, es el tratamiento princeps, especialmente en los niños. La medicación puede ayudar a conseguir los objetivos indicados. La cirugía (esfinterotomía interna, agrandamiento vesical, etc.) se indica dependiendo de las circunstancias particulares de cada paciente.

vello *(hair)*
ANAT. m. Proliferación capilar más extensa e intensa en el varón que en la mujer. En ambos sexos se da en la región pudenda y en la axilar. En el resto del cuerpo es muy variable, dependiendo, entre otras cosas, de la raza.

vello pubiano *(pubic hair)*
ENDOCRINOL. Proliferación pilosa localizada en el area púbica que anuncia la adrenarquia y el posterior desarrollo de los cambios en los caracteres sexuales secundarios propios de la pubertad. Puede clasificarse de acuerdo con los estadios de Tanner.

vellosidad *(villous)*
ANAT. f. Prominencias cilíndricas o cónicas en la superficie de las mucosas o en las lagunas coriónicas. || **v. aracnoidea** *(arachnoid v.)* Prolongaciones de la aracnoides que penetran en el seno venoso longitudinal superior y en él vierten líquido cefalorraquídeo. || **v. corial** *(chorionic v.)* Vellosidades a través de las cuales tienen lugar el intercambio entre la sangre materna y la fetal. De la madre pasan a la sangre fetal los nutrientes y el oxígeno y del feto a la madre los catabolitos y el dióxido de carbono. No pueden atravesar la barrera de las vellosidades (barrera placentaria) las moléculas de gran tamaño y las bacterias, células sanguíneas, etc. || **v. intestinal** *(intestinal v.)* Arborescencia de la mucosa intestinal, tanto más compleja cuanto más cercana se halla al píloro, que aumenta, considerablemente, la superficie de absorción de la mucosa intestinal.

velo *(velum)*
ANAT. m. Estructura que, teniendo forma laminar, cubre determinadas formaciones. || **v. medular anterior** *(v. medullare craniale)* Lámina medular situada entre los pedúnculos cerebelosos superiores, formando el techo de la parte anterior del IV ventrículo. || **v. medular inferior** *(v. medullare posterius)* Formación semejante a la anterior que cubre el triángulo inferior del IV ventrículo. || **v. medular posterior** *(v. medullare caudale)* Fina lámina medular situada entre los pedúnculos cerebelosos medios, formando parte del techo del IV ventrículo. || **v. medular superior** *(v. medullare anterius)* Lámina, colocada entre los pedúnculos cerebelosos superiores, que cubre el triángulo superior del IV ventrículo. || **v. del paladar** *(v. palatini)* Corresponde al paladar blando; es accionado por los músculos del velo que al contraerse tensan y elevan el velo del paladar, cerrando así la comunicación de la oro con la rinofaringe, impidiendo el reflujo de los líquidos en la deglución. || **v. palatino** *(v. palatum molle)* Porción blanda del paladar situada en la parte posterior.

velo *(velum)*
RADIO. m. Valor del tono de gris o densidad que posee la base de una película radiográfica, una vez procesada, sin haber estado expuesta a la luz o a la radiación.

velocidad *(speed)*
RADIO. f. Magnitud recíproca de la exposición necesaria para obtener una densidad neta determinada en una película radiográfica. Es sinónimo de sensibilidad.

velocidad de flujo *(flow rate)*
NEFROL. Ver **flujo**.

velocidad de sedimentación globular (VSG) *(erythrocyte sedimentation rate)*
HEMATOL. Velocidad a la que los eritrocitos se depositan en la sangre no coagulada en el término de una y dos horas. La sangre se toma con un anticoagulante y se deja sedimentar en una columna de vidrio calibrada.

vena *(vein)*

ANAT. f. Vaso que conduce la sangre en sentido centrípeto, es decir, hacia el corazón. Las más gruesas son las que desembocan en la aurícula derecha: las venas cava superior e inferior. Las más finas son las que continúan a los capilares venosos. Se diferencian de las arterias en que su pared es menos gruesa (dado que la tensión a la que está sometida es mucho menor), pero constan de las mismas capas: adventicia, media e íntima. Las venas de pequeño y mediano calibre, que conducen la sangre en sentido opuesto a la gravedad, presentan válvulas para favorecer el retorno de la sangre. (Ver cuadro.) || **v. oftálmica** *(ophtalmic v.)* Vena que puede ser superior e inferior, vierte la sangre venosa de la cavidad orbitaria en el seno cavernoso. || **v. porta** *(porta v.)* La formada por la unión de las venas mesentéricas superior e inferior y esplénica. || **v. safena magna** *(great saphenous v.)* Vena que va por el lado interno de la pierna y el muslo, desembocando en la vena femoral. || **v. safena parva** *(small saphenous v.)* La que se encuentra en la parte posterior de la pierna y desemboca, a nivel de la rodilla, en la vena poplitea, ambas son subcutáneas.

TABLA 30. *Venas*

Las venas, en la mayoría de los casos, acompañan a las arterias y reciben el mismo nombre que estas. Por ello, en este cuadro solo figuran aquellas venas que no cuentan con la correspondiente arteria o no se corresponde totalmente con ella. Por lo general, las arterias de pequeño y mediano calibre llevan a su lado dos venas, y las arterias de diámetro amplio llevan una. El nombre que figura en segundo lugar corresponde al de la nómina anatómica internacional

Nombre	Origen	Ramas	Desembocadura
Ácigos *Azygos*	Vena lumbar ascendente	Intercostales posteriores, hemiácigos, esofágicas, bronquiales, pericárdicas, frénicas, plexos vertebrales	Vena superior
Basílica *Basilica*	Vena del meñique	Venas cutáneas del antebrazo	Vena humeral
Cardiaca magna *Cordis magna*	Vena interventricular anterior	Posterior del ventrículo izquierdo, cardiacas anteriores, oblicua de la aurícula izquierda	Seno coronario
Cardiaca media *Cordis media*	Vena del surco interventricular posterior		Seno coronario
Cardiaca menor *Cordis parva*	Vena del borde derecho del corazón		Seno coronario
Cava inferior *Cava inferior*	Unión de las dos ilíacas primitivas	Todas las venas de la región abdominal	Aurícula derecha
Cava superior *Cava superior*	Unión de los dos troncos braquiocefálicos	Vena ácigos	Aurícula derecha
Cefálica *Cephalica*	Venas del pulgar	Venas cutáneas del antebrazo	Axilar
Central de la retina *Centralis retinae*	Venas de la retina	Coroidea superior Venas directas laterales Venas del cuerpo calloso	Vena oftálmica superior
Central de la suprarrenal *Suprarrenalis*	Venas de la suprarrenal		Vena renal (la izquierda) y cava inferior (la derecha)
Cerebral interna *Cerebri internae*	Unión de la talamoestriada con la vena anterior del septo		Vena cerebral magna
Cerebral magna (impar) (de Galeno) *Cerebri magna*	Unión de las dos venas cerebrales internas		Seno recto

Nombre	Origen	Ramas	Desembocadura
Cerebral media profunda *Cerebri media profunda*	Venas de la ínsula		Vena basal
Cerebral media superficial *Cerebri media superficialis*	Unión de las venas anastomóticas superior e inferior	Venas del lóbulo parietal, temporal y frontal	Vena basal
De Labbé o anastomótica inferior *Anastomotica inferior*	Une el surco longitudinal superior con la vena cerebral media superficial		Vena cerebral media superficial
Diploicas *Diploicae*	Venas del diploe		En los senos venosos próximos
Dorsal del cuerpo calloso *Corporis callosi dorsalis*		Vena posterior del cuerpo calloso	Vena cerebral magna
Emisarias *Emissariae*	Comunican los senos venosos con las venas superficiales del cráneo		
Hemiácigos *Hemiazygos*	Vena lumbar ascendente	Venas intercostales	Vena ácigos
Hemorroidales *Rectales*	Acompañan a las arterias homónimas		Superior: vena mesenterica inferior. Media: vena mesentérica inferior. Inferior: vena pudenda (anatomosis entre sistema porta y cava)
Medianas basílica y cefálica *Intermediae basilica et cephalica*	Venas intermedias del antebrazo		Venas basílica o cefálica
Vena porta *Portae*	Unión de las venas mesentérica superior e inferior	Gástrica. Prepilórica. Paraumbilicales	Se divide en dos venas dcha. e izda. que se ramifican hasta formar una segunda red capilar
Venas profundas del pene *Profundae penis*		Venas del cuerpo esponjo y cavernoso	Plexo vesicoprostático
Venas profundas del clítoris *Profundae clitoridis*	Corresponden a las del pene		Vena pudenda
Venas pulmonares (dos por cada pulmón) *Pulmonales*	Venas lobares		Aurícula izquierda
Venas subcutáneas del abdomen *Subcutaneae abdominis*	Venas de la piel abdominal		Epigástricas superiores
Vena talamoestriada superior *Thalamostriata superior*		Venas del núcleo caudado	Vena cerebral interna
Vena umbilical *Umbilicalis*	Venas abdominales de la zona anterior		Vena portaepigástrica superior
Vena yugular anterior *Jugularis anterior*	Venas suprahioideas	Venas de la región anterior del cuello	Vena yugular externa
Vena yugular externa *Vena jugularis externa*	Unión de las venas occipital y auricular posterior		Vena subclavia
Vena yugular interna *Vena jugularis interna*	Continuación del seno sigmoideo	Plexo faríngeo. Vena lingual	Tronco braquiocefálico

vena interlobulillar *(interlobular vein)*
NEFROL. Forma parte del sistema de retorno venoso en el riñón, drenando la sangre procedente de las venas estrelladas y abocándolas a las venas arciformes. A su vez, las venas arciformes drenan a las venas interlobulares, seguidas de las venas tributarias mayores del hilio renal y, finalmente, la vena renal que drenará hacia la vena cava inferior. ‖ **v. renal** *(renal v.)* Conduce la sangre que sale del riñón (en trayecto opuesto a la circulación arterial), a través de las venas tributarias mayores del hilio renal, que forman la vena renal, que drenará hacia la cava inferior.

vena de Labbé *(Labbé's vein)*
NEUROCIR. Vena anastomótica inferior que drena la sangre venosa cortical a los senos venosos de la base del cráneo.

venenata *(venenata)*
DERMATOL. f. Alteración patológica producida por veneno o tóxicos; p. ej., la dermatitis venenata.

veneno *(venom)*
FARM. m. Sustancia que al pasar, por cualquier vía, a un organismo vivo, produce daños graves, o incluso la muerte, en dosis generalmente pequeñas.

venérea *(venerea)*
DERMATOL. adj. Se dice de la enfermedad contraída por transmisión sexual.

venereología *(venereology)*
DERMATOL. f. Parte de la dermatología que estudia las enfermedades de transmisión sexual.

venografía *(venography)*
RADIO. Ver **flebografía.**

venoso *(venous)*
CARDIOL. adj. Relativo o referente a las venas o al sistema venoso.

venostasis *(venostasis)*
CARDIOL. f. Estasis en la circulación venosa.

venotomía *(venotomy)*
CARDIOL. f. Flebotomía. Incisión quirúrgica sobre una vena.

ventaja a disminuidos *(preferential treatment to the handicapped)*
BIOÉT. Ver **debilidad.**

ventaja selectiva *(selective advantage)*
GENÉT. Aumento en la eficacia biológica, producido por un genotipo determinado, de manera que la frecuencia de ese genotipo tiende a aumentar en la población. Ver **eficacia biológica.**

ventana *(window)*
ANAT. f. Orificio abierto en una superficie. En anatomía se describen diversas ventanas como la oval, la redonda, etc.

ventana *(window)*
RADIO. f. Rango de unidades de densidad o brillo incluidas en una imagen. ‖ **v. acústica** *(acoustic w.)* Zona del organismo que permite la transmisión de las ondas de ultrasonido hacia el interior, sin generar artefactos o provocar distorsiones que impidan la obtención de una imagen de calidad.

ventana pericárdica *(pericardial window)*
CARDIOL. Intervención quirúrgica destinada a establecer una comunicación entre la pleura parietal y el tejido exterior, como tratamiento de los derrames pericárdicos recidivantes.

ventilación *(ventilation)*
PNEUMOL. f. Proceso de renovación constante del aire contenido en el árbol traqueobronquial, que comprende los procesos de inspiración y espiración. La inspiración requiere de la función de los músculos inspiratorios, fundamentalmente el diafragma, que generen una presión negativa intratorácica, gracias a la cual entra el aire. La espiración es un fenómeno pasivo, dependiente de la elasticidad pulmonar y de la capacidad retráctil de los alveolos. ‖ **v. mecánica** *(mechnical v.)* Utilización de dispositivos médicos que proporcionan un soporte externo para el mantenimiento adecuado de la ventilación pulmonar, en casos de insuficiencia respiratoria, mientras se procede al tratamiento definitivo de la enfermedad subyacente.

ventosa obstétrica *(obstetric vacuum)*
GINECOL. Instrumento quirúrgico que facilita la extracción de la cabeza fetal durante el parto. Para su aplicación es necesaria la dilatación cervical completa. Ver **vacuoextractor.**

ventricular *(ventricular)*
CARDIOL. adj. Referente a los ventrículos.

ventriculitis *(ventriculitis)*
NEUROCIR. f. Cuadro grave, consecuencia de la inflamación de la superficie ependimaria que rodea al ventrículo. Aparece, normalmente, tras una meningitis de cualquier etiología. Se acompaña de hidrocefalia.

ventrículo *(ventricle)*
ANAT. m. Etimológicamente significa pequeño estómago y, en efecto, los ventrículos son cavidades pequeñas. ‖ **v. cardiaco** *(cardiac v.)* Cada uno de los ventrículos derecho e izquierdo del corazón poseen una potente capa de miocardio, especialmente el izquierdo. Su superficie endocárdica es muy rugosa debido a la existencia de los músculos papilares y a las trabéculas carnosas. De los músculos papilares parten hacia las valvas auriculoventriculares las cuerdas tendinosas, que en la sístole ventricular impiden que las valvas se eviertan hacia la cavidad auricular y vuelva una parte de la sangre a la aurícula. Dentro de la cavidad ventricular se distingue el cono de inyección (se encuentra frente a la válvula auriculoventricular, y el de eyección, frente a la válvula sigmoidea). ‖ **v. cerebral** *(cerebral v.)* Cada uno de los ventrículos que se encuentran en ambos hemisferios cerebrales, derecho e izquierdo, y se numeran I y II; ventrículo diencefálico o ventrículo III y V; rombencefálico o ventrículo IV. En cada uno de los ventrículos se encuentran los correspondientes plexos coroideos, encargados de segregar el líquido cefalorraquídeo que llena todas estas cavidades. ‖ **v. laríngeo** *(laryngeal v.)* Espacio que existe en la laringe entre los repliegues vestibulares, por arriba, y los vocales, por abajo.

ventriculografía *(ventriculography)*
RADIO. f. Técnica radiológica que consiste en la valoración de las cámaras ventriculares (cardiacas o cerebrales), mediante la introducción de contraste positivo o negativo, para la obtención de imágenes con fines diagnósticos.

ventriculostomía *(ventriculostomy)*
NEUROL. f. Intervención quirúrgica por la que se crea una apertura que comunica un ventrículo con el espacio subaracnoideo.

ventriculotomía *(ventriculotomy)*
CARDIOL. f. Incisión quirúrgica sobre un ventrículo.

vénula *(venule)*
ANAT. f. Vena, de muy pequeño calibre, que recoge la sangre del plexo capilar.

vénula de endotelio alto *(high endothelial venule)*
INMUNOL. Tipo especializado de vénulas postcapilares en las que se produce la extravasación de los linfocitos durante el tráfico linfocitario (v.). Su endotelio cuboideo permite a los linfocitos su paso hacia el tejido.

veracidad *(truthfulness)*
BIOÉT. Ver **decir la verdad.**

verapamilo *(verapamil)*
FARMCLÍN. m. Antagonista del calcio, utilizado en el tratamiento de la hipertensión arterial, de la cardiopatía isquémica y en el de algunas taquiarritmias supraventriculares.

verborrea *(verbiage)*
PSICOL. f. Alteración cuantitativa del flujo del lenguaje, que se caracteriza por la aceleración y prolijidad del discurso y la dificultad para ser interrumpido. Es un síntoma típico de los estados maníacos. También puede encontrarse en otras psicosis (por lo general de tipo orgánico), en cuadros de agitación, en estados ansiosos, etc.

vergencia *(vergence)*
OFTALMOL. f. Movimiento conjugado de ambos ojos que se mueven de forma sincronizada en direcciones opuestas. Ver **convergencia, divergencia.**

vermis *(vermis)*
ANAT. m. Porción cerebelosa que se encuentra entre ambos hemisferios del cerebro (*vermis* significa gusano en latín y recibe este nombre porque tiene un aspecto segmentado). Es más evidente cuando se observa por su cara inferior. El vermis corresponde al paleocerebelo.

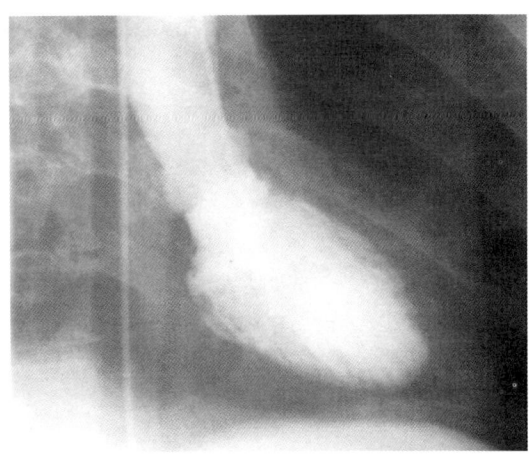

ventriculografía izquierda

vernix caseosa (*vernix caseosa*)
ANAT. Barniz blanquecino que recubre la piel del feto. Está formado por una secreción sebácea y células descamadas. Protege la piel de la acción del líquido amniótico.

verruciforme (*verruciform*)
DERMATOL. adj. Que tiene forma de verruga.

verrucosa (*verrucose*)
DERMATOL. adj. De aspecto hiperqueratósico con grandes fisuras; p. ej., la tuberculosis verrucosa.

verruga (*wart*)
DERMATOL. f. Excrecencia hiperqueratósica, de etiología viriásica. || **v. en mosaico** (*mosaic w.*) Variedad de verrugas plantares que se agrupan y se circunscriben a un área concreta.

versicolor (*versicolor*)
DERMATOL. adj. Que cambia de color o colores; p. ej., la tiña versicolor.

versión (*version*)
OFTALMOL. f. Movimientos conjugados de ambos ojos que se mueven de forma sincronizada en la misma dirección.

versión obstétrica (*version*)
GINECOL. Modificación de la situación fetal para convertirla en longitudinal. Puede ser externa o interna: en la versión externa se trata de conseguir la situación longitudinal, mediante maniobras a través de la pared abdominal de la madre; la versión interna no tiene indicaciones en la obstetricia moderna.

vértebra (*vertebra*)
ORTOP. f. Cada una de las piezas óseas que forman el raquis, eje óseo, también llamado columna vertebral, que tiene 33 o 34 vértebras distribuidas de la siguiente manera: 7 en la región cervical, 12 en la dorsal, 5 en la lumbar y 9 o 10 en la región pelviana. Las vértebras cervicales, dorsales y lumbares son libres e independientes, mientras que las sacrococcígeas se sueldan, más o menos, entre ellas, forman el sacro y el cóccix. Las características comunes de las vértebras son: una masa compacta o cuerpo (que forma la parte anterior), el agujero vertebral, las apófisis (espinosas, transversas y articulares), las láminas (de la apófisis espinosa a las articulares), los pedículos, que unen la masa apofisaria (arco posterior) al cuerpo vertebral. || **v. cuneiforme** (*cuneiform v.*) Vértebra cuyo cuerpo es de menor altura en su parte posterior que en la anterior, generalmente a consecuencia de la osteoporosis.

vertebral (*vertebral*)
ANAT. adj. Perteneciente o relativo a las vértebras.

vertical (*vertical*)
ANAT. adj. Se dice del eje cráneo-caudal.

vértice (*vertex*)
ANAT. m. Parte más alta o prominente terminada en punta. || **v. del corazón** (*cardiac apex*) Parte más prominente del ventrículo izquierdo y se nota su latido en el 5.º espacio intercostal, a unos 5 cm del borde esternal. || **v. del sacro** (*sacral apex*) Extremo inferior del sacro, que se articula con el cóccix. || **v. de la vejiga** (*vesical apex*) Vértice que se encuentra en la porción antero-superior de este órgano y se continúa hacia el ombligo, con el ligamento umbilical medio.

vértigo (*vertigo*)
OTORRIN. m. Ilusión de movimiento, en general rotatorio del propio sujeto sobre sí mismo o de objetos alrededor del sujeto. || **v. posicional paroxístico benigno** (*benign paroxysmal positional v.*) Vértigo rotatorio, de pocos segundos de duración, repetitivo, desencadenado por la adopción de ciertas posiciones de la cabeza en el espacio, que colocan al canal semicircular posterior en posición de declive.

vesicante (*vesicant*)
DERMATOL. adj. Perteneciente o relativo a la ampolla o la formación de la misma.

vesicatorio (*vesicatory*)
DERMATOL. adj. Que produce vesículas o ampollas.

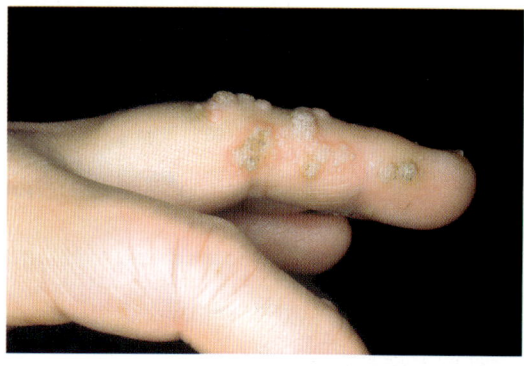

verrugas vulgares

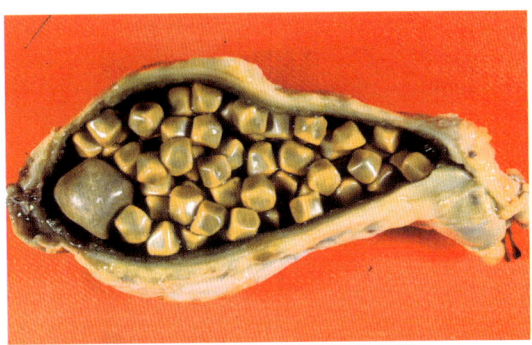

vesícula biliar procedente de una colecistectomía repleta de cálculos (colelitiasis), que tiene además engrosada la pared por la inflamación (colecistitis crónica) debido a la presencia de los cálculos

vesícula *(vesicle)*
ANAT. f. Receptáculo para el almacenamiento de una secreción. Diminutivo de *vesica* (vejiga), vejiga pequeña. ‖ **v. biliar** *(gallbladder v.)* Pequeño saquito, de unos 40 ml de capacidad y 10 cm de largo, donde se almacena y concentra la bilis segregada durante los periodos interdigestivos. La bilis llega a ella por medio del conducto cístico. La vesícula se encuentra en la cara visceral del hígado, haciendo un ligero relieve en su borde anterior que corresponde, en su proyección cutánea, al borde costal derecho a unos 4 cm de la línea media. ‖ **v. seminal** *(seminal v.)* Pequeño saco, varicoso, situado, como un divertículo, en cada uno de los conductos deferentes, en su porción terminal. Se encuentra adosada a la base de la vejiga urinaria. El conducto de la vesícula seminal y el deferente forman el conducto eyaculador, que desemboca en la uretra prostática. Se le llama también glándula seminal.

vesiculación *(vesiculation)*
DERMATOL. f. Proceso de formación de vesículas o de ampollas.

vesicular *(vesicular)*
DERMATOL. adj. Perteneciente o relativo a las vesículas.

vesiculitis *(seminal vesiculitis)*
UROL. f. Inflamación de la vesícula seminal, de etiología infecciosa, de incidencia muy baja y secundaria a una infección prostática. El tratamiento antibiótico resuelve el cuadro.

vesículo-ampolloso *(vesiculo-bullous)*
DERMATOL. adj. Se dice de la erupción formada por vesículas y ampollas. ‖ **v.-pustulosa** *(v.-pustular)* Erupción formada por vesículas y pústulas.

vesiculografía *(vesiculography)*
RADIO. f. Técnica radiográfica que consiste en la opacificación de una cavidad, comunicada al exterior por un conducto, para la obtención de imágenes con fines diagnósticos. Puede estar relacionada con las vesículas seminales o con la vesícula biliar. Ver **colecistografía.**

vestíbulo *(vestibule)*
ANAT. m. Cavidad que precede a otra más amplia. ‖ **v. de la boca** *(vestibulum oris)* Espacio comprendido entre los labios y carrillos, por un lado, y las arcadas dentarias, por otro. ‖ **v. de la laringe** *(v. of larynx)* Espacio laríngeo por encima de los repliegues vestibulares. ‖ **v. de la nariz** *(v. nasi)* Porción de la fosa nasal por delante de los cornetes. ‖ **v. del oído interno** *(ear v.)* Cavidad ósea donde se alojan el utrículo y el sáculo. ‖ **v. vaginal** *(v. vaginae)* Espacio comprendido entre el orificio externo de la vagina y los labios menores de la vulva.

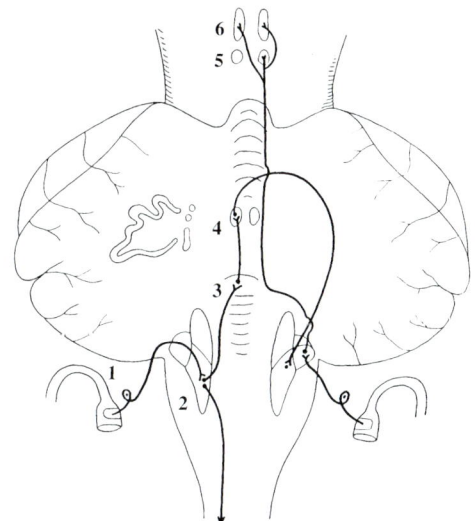

vestíbulo. Esquema de las vías vestibulares. En la izquierda se ha representado la vía vestíbulo-cerebelosa y a la derecha, la vía vestíbulo-ocular: 1) conducto semicircular con la cresta ampular; 2) complejo vestibular; 3) vermis cerebeloso; 4) núcleo del techo; 5) núcleo del IV par; 6) núcleo del III par

vía

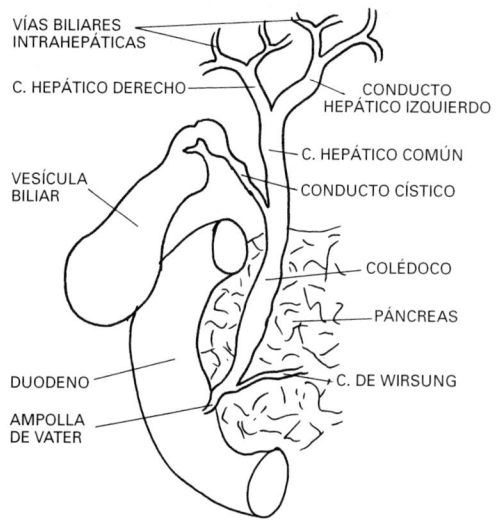

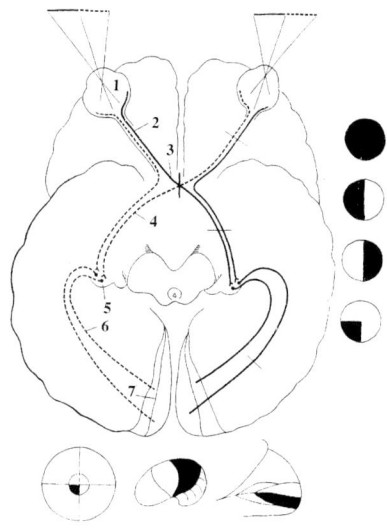

vía biliar. Dibujo que representa el árbol biliar: vías biliares intrahepáticas y conducto hepático común que, al confluir con el cístico que vacía la vesícula, forma el colédoco. El colédoco atraviesa la cabeza del páncreas y desemboca conjuntamente con el conducto de Wirsung en el duodeno, a través de la ampolla de Vater

Esquema de la ***vía óptica:*** 1) globo ocular; 2) nervio óptico; 3) quiasma; 4) cinta óptica; 5) cuerpo geniculado externo; 6) radiación óptica; 7) cisura calcarina, rodeada por el área visual. En los esquemas de la derecha se muestran las consecuencias de la interrupción de la vía óptica a diferentes niveles. En las figuras de la parte inferior se representa la extensión de la mácula lútea en el ojo, en el cuerpo geniculado y en la corteza (en negro)

vía *(pathway, tract, via)*
ANAT. f. Término anatómico utilizado para indicar el camino excretor o de los impulsos nerviosos. || **v. biliar** *(bile ducts)* Camino que recorre la bilis hasta llegar al duodeno. Está formada por los canalículos biliares que confluyen en los conductos biliares, estos en el conducto hepático común, continuándose este con el colédoco. Esta vía tiene una derivación y es el conducto cístico, que conduce la bilis a la vesícula biliar, donde se almacena en los periodos interdigestivos. || **v. extrapiramidal** *(extrapyramidal p.)* Vía que no pasa por la pirámide bulbar y que tiene como principal función facilitar la acción de la vía piramidal. || **v. nerviosa** *(nervous p.)* Camino que siguen los estímulos nerviosos. Se dividen en sensitivas y motoras. Las sensitivas comienzan en el órgano receptor y terminan en el área correspondiente de la corteza cerebral. Unas son de la sensibilidad general, otras de la especial (acústica, óptica, del gusto y olfatoria). Las vías motoras se suelen dividir en piramidal y extrapiramidal; la primera es la voluntaria. || **v. respiratoria** *(respiratory p.)* Ver **tracto respiratorio**. || **v. urinaria** *(urinary p.)* Ver **tracto urinario**.

vía accesoria *(accessory pathway)*
CARDIOL. Alteración congénita que consiste en la presencia de un sistema alternativo de con-

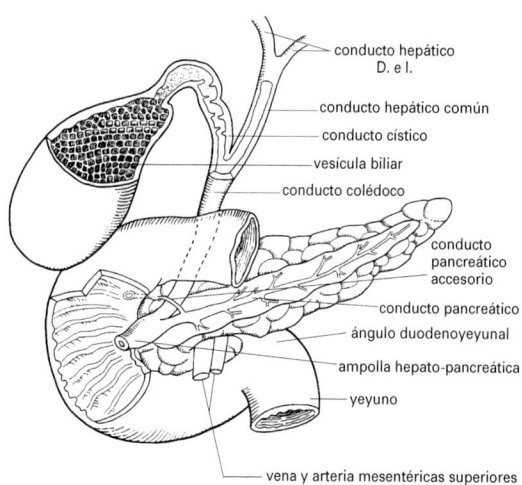

vía biliar. Esquema de las vías biliares y pancreáticas

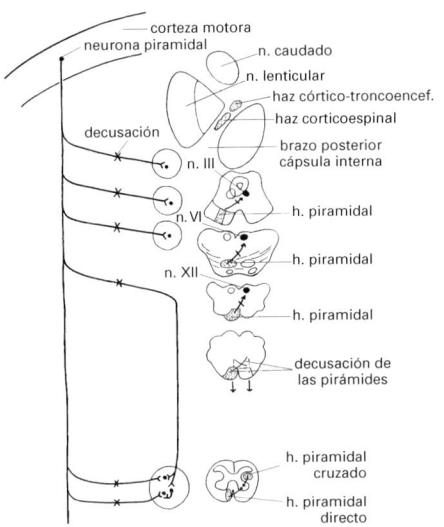

Esquema de la *vía piramidal*. Para simplificar el esquema no se han representado todos los núcleos motores del tronco del encéfalo

ducción eléctrica auriculoventricular, con capacidad de conducción anterógrada (síndrome de Wolff-Parkinson-White) y/o retrógrada, que puede predisponer al desarrollo de una taquicardia paroxística supraventricular (v.).

vía alterna del complemento *(alternative complement pathway)*

NEFROL. Vía de activación del complemento en la que intervienen C3 y los factores B, D, P, H e I que interactúan en la vecindad de una superficie activadora para constituir una vía alternativa C3-convertasa. Esta enzima hidroliza C3 a C3b que se une a la célula, inmunocomplejo o partícula, produciéndose una C3-convertasa más estable (C3b, Bb) que genera un gran número de moléculas C3b. Su activación no requiere anticuerpos y se efectúa por diversos gérmenes (como bacterias, virus, hongos, células infectadas, tripanosomiasis, etc.), por inmunocomplejos, en enfermedades tipo hemoglobinuria paroxística nocturna, etc.

vía de Embden-Meyerhoff *(Embden-Meyerhoff pathway)*

ENDOCRINOL. Vía metabólica de la glucólisis anaerobia. Comienza con la fosforilación de la glucosa y termina produciendo ácido láctico en condiciones anaerobias, mientras que en aerobiosis da lugar a ácido pirúvico, que da lugar a acetil coenzima A, compuesto que entra a formar parte del ciclo de Krebs. ||
v. del poliol *(polyol p.)* Vía metabólica a través de la cual se produce la conversión de glucosa en sorbitol merced al concurso de la enzima aldosa reductasa. El acúmulo intracelular de sorbitol y la depleción de mioinositol son alteraciones que poseen un papel reconocido en la etiología de la neuropatía diabética.

vía olfatoria *(olfatory pathway)*

ANAT. Camino que recorre la sensibilidad olfatoria desde la pituitaria hasta el bulbo y el tubérculo olfatorio. || **v. de la sensibilidad táctil** *(tactil p.)* Camino seguido por los im-

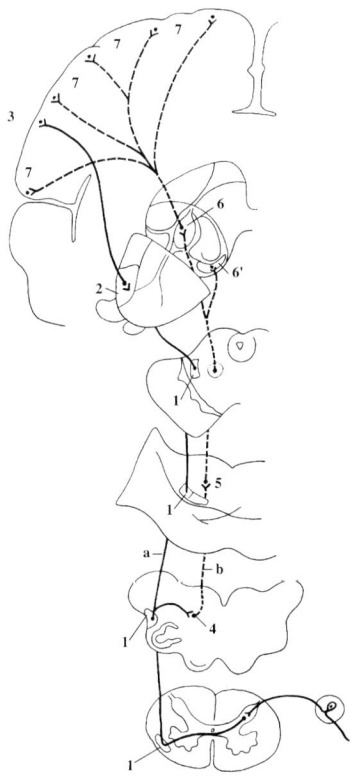

vía sensitiva. Vía de la sensibilidad nociceptiva: a) haz espinotalámico, y b) haz espinorreticular: 1) haz espinotalámico lateral; 2) núcleo talámico posterior; 3) corteza somestésica; 4) núcleo reticular gigantocelular; 5) núcleo reticular oral de puente; 6) centro mediano; 6') núcleos talámicos de la línea media; 7) corteza somestésica

viabilidad

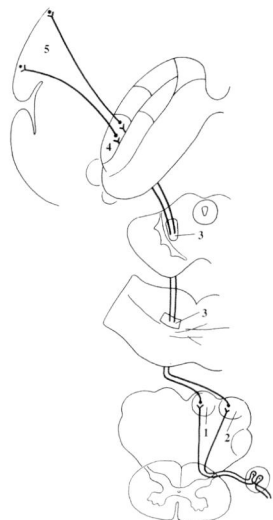

vía de la sensibilidad táctil epicrítica y profunda consciente: 1 y 2) núcleo de Goll y de Burdach; 3) lemnisco medial; 4) núcleo talámico ventral lateral posterior; 5) corteza somestésica

pulsos táctiles, desde el corpúsculo receptor cutáneo, hasta la corteza cerebral somestésica.

viabilidad *(viability)*
FISIOL. f. Capacidad para vivir. Por extensión, también se habla de proyectos viables cuando se pueden realizar.

vibrato *(vibrato)*
OTORRIN. m. Fluctuación regular de la frecuencia de la vibración de la cuerda vocal. Es un ornamento empleado en el canto que consiste en oscilaciones (5-7 por segundo) de la frecuencia fundamental.

Vibrio (*Vibrio*)
MICROBIOL. Género de bacterias perteneciente a la familia *Vibrionaceae*. Son bacterias gramnegativas, curvadas, anaerobias facultativas, oxidasa positivas y móviles por un solo flagelo polar. Son habitantes del agua de mar y de agua dulce y se encuentran como microbiota normal de muchos animales acuáticos. Incluye treinta y cuatro especies de las cuales once son patógenas para el hombre: *Vibrio cholerae*, *V. parahaemolyticus*, *V. vulnificus*, *V. alginolyticus*, *V. hollisae*, *V. damsela*, *V. mimicus*, *V. fluvialis*, *V. furnisii*, *V. metschnikovii* y *V. cincinnatiensis*. Se asocia a gastroenteritis, bacteriemia, infección de una herida y tejidos blandos, celulitis, otitis y meningitis. || **V. cholerae** (*V. cholerae*) Especie fermentadora de la sacarosa que produce una enterotoxina responsable del cólera. Los biotipos Clásico y El Tor del serogrupo O1 son los más frecuentemente asociados a esta enfermedad. Un nuevo serogrupo, el O139, está causando un gran número de casos de cólera en Asia. Anteriormente se le denominaba *V. comma*. || **V. parahaemolyticus** (*V. parahaemolyticus*) Agente etiológico de una toxiinfección alimentaria, vehiculizado por pescados y mariscos de agua salada. Produce una citotoxina que hemoliza los hematíes humanos (prueba de Kanagawa).

vibrisa *(vibrissa)*
ANAT. f. Término que designa dos formaciones pilosas distintas en el hombre y en los animales. En el hombre, las vibrisas se encuentran en el vestíbulo de la nariz y son cortas. En los animales, sobre todo en roedores como la rata, se encuentran en el labio superior, son largas y en su base poseen receptores abundantes, que captan los contactos de las vibrisas con los objetos que rozan. En animales de vida nocturna les permiten caminar sin chocar con lo que les rodea.

vicariante *(vicarious)*
ANAT. adj. Lo que actúa en lugar de otro; p. ej., las neuronas que, al faltar otras, asumen su función.

vida *(life)*
BIOÉT. f. Actividad integrada de un cuerpo orgánico. Ver **muerte**. || **v. errónea** *(wrongful l.)* Calificación de una vida enferma, por comparación a no haber nacido; se emplea como argumento para apoyar el aborto provocado (v.). La comparación no ha lugar, pues no nacer no da origen a ningún tipo de vida, y la nada no es mejor ni peor que vivir con o sin limitaciones. || **v. humana** *(human l.)* Ver **dignidad humana, personalidad**. || **v. humana y origen** *(starting point)* Ver **potencialidad**. || **v. indigna** *(unworthy l.)* Ver **dignidad humana, sentido de la vida, vida errónea**. || **v. terminal** *(terminal l.)* Ver **cuidados terminales**. || **v. vegetativa** *(vegetative l.)* Ver **estado vegetativo persistente**.

vida media de un radionúclido *(radionuclide half life)*
MEDNUCL. Tiempo necesario para que la mitad de un radionúclido se desintegre. Es recíproco de la constante de desintegración radiactiva.

videofluoroscopia *(videofluoroscopy)*
RADIO. f. Técnica fluoroscópica, a la que se acopla una cámara de vídeo o televisión, que permite visualizar las imágenes en un monitor.

videonistagmografía *(videonystagmography)*
OTORRIN. f. Registro gráfico del nistagmo ocular, observado mediante una cámara de vídeo infrarroja tras el tratamiento informático de la imagen ocular.

vidrio deslustrado *(groundglass)*
RADIO. Imagen radiológica de aumento de la densidad o de la capacidad de atenuación de forma leve y de bordes mal definidos en una parte de una víscera u órgano. En el pulmón, habitualmente, indica un proceso inflamatorio activo del espacio intersticial, y en el hueso, una pérdida de la trabeculación, sustituida por un tejido denso homogéneo.

vientre *(belly)*
ANAT. m. Término que equivale a abdomen. Por extensión este nombre se utiliza en anatomía para designar estructuras que presentan un abultamiento; p. ej., el vientre muscular: algunos músculos se denominan biventer o digástrico, porque poseen dos porciones musculares, separados por un tendón intermedio, como sucede en el músculo digástrico y en el omohioideo.

vigabatrina *(vigabatrin)*
NEUROL. f. Fármaco con acción gabaérgica, utilizado en el tratamiento de las crisis epilépticas.

VIH *(HIV)*
BIOÉT. Siglas de virus de la inmunodeficiencia humana. Ver **síndrome de inmunodeficiencia adquirida.**

vinorelbine *(vinorelbine)*
ONCOL. m. Alcaloide de la vinca, que actúa inhibiendo la formación del uso mitótico por los microtúbulos. Posee un amplio espectro antitumoral (carcinomas de mama, ovario, pulmón, etc.). Su principal toxicidad es hematológica, siendo la neurotoxicidad menos intensa que la de la vincristina y vinblastina.

violación *(violation, rape)*
MEDLEGAL. f. Acto sexual realizado contra la voluntad del agredido. La mayor parte de las veces la violada es la mujer, pero también puede producirse la violación de un hombre por otro. Además se considera violación si la mujer se encuentra privada de razón o sentido o no ha cumplido una determinada edad fijada por la legislación penal.

VIP *(vasoactive intestinal polypeptide, VIP)*
ENDOCRINOL. Polipéptido intestinal vasoactivo. Polipéptido aislado de la mucosa intestinal que se encuentra también a nivel del sistema nervioso periférico y central, donde actúa como neurotransmisor. Posee un amplio rango de acciones biológicas sobre el sistema cardiovascular, gastrointestinal, respiratorio y endocrino. Su concentración se eleva en los VIPomas (tumores que producen VIH) que cursan con diarrea acuosa, hipopotasemia e hipoclorhidria.

viril *(virile)*
ANAT. adj. Relativo o característico del varón.

virilización *(viritization)*
GINECOL. f. Síntomas de masculinización en la mujer con la aparición de caracteres sexuales secundarios propios del varón (hirsutismo, alopecia, cambios en el tono de voz, seborrea y, en ocasiones, hipertrofia del clítoris).

virión *(virion)*
MICROBIOL. m. Unidad infecciosa de un virus.

viroide *(viroid)*
MICROBIOL. m. Patógeno capaz de replicarse autónomamente, que consiste, únicamente, en moléculas de RNA monocatenario, circular, de 200-400 nucleótidos y sin cápside proteica. Debido a la existencia de secuencias homólogas en las moléculas de RNA, estas poseen una estructura secundaria compleja, que les confiere una gran resistencia a los factores ambientales. Los viroides no codifican proteínas. Algunos poseen una actividad ribozima (autocorte). Se ha demostrado que los viroides muestran una cierta homología con un grupo de intrones y se ha propuesto que su efecto patógeno puede ser debido a la interferencia con el procesamiento posttranscripcional del rRNA de la célula hospedadora. La mayoría son patógenos de las plantas.

virología *(virology)*
ANAT. f. Rama de la biología que estudia los virus y las infecciones por ellos producidas.

virtual *(virtual)*
ANAT. adj. Lo que tiene existencia (o capacidad de hacer algo), potencialmente, pero no en el momento presente. Así, se dice que es una cavidad virtual la que existe entre las dos hojas pleurales o del peritoneo; en condiciones normales las dos hojas están en contacto, por lo que no hay cavidad, pero si se produce un derrame pleural o peritoneal, entonces sí que aparece una cavidad real, donde se aloja el líquido del derrame.

virtud *(virtue)*
BIOÉT. f. Hábito operativo bueno. Es una disposición de la persona que la orienta en su acción hacia la conducta más adecuada. Se adquiere mediante actos repetidos con esfuerzo. Su contenido no se puede determinar mediante la deducción a partir de unas reglas o principios formales, como pretenden los tratados éticos racionalistas (ver **formación de la conciencia**). Son fundamentales para una correcta práctica clínica.

viruela *(smallpox)*
DERMATOL. f. Dermatosis viriásica que produce unas vesículas que se transforman en pústulas y fiebre alta. En la actualidad está erradicada. || **v. de Kaffir** *(Kaffir's s.)* Forma de viruela menor, padecida por algunas tribus bantú.

virulencia *(virulence)*
MICROBIOL. f. Expresión de la patogenicidad de un microorganismo.

virus *(virus)*
MICROBIOL. m. Agentes infecciosos compuestos por una o varias moléculas de RNA o DNA (nunca ambos a la vez), rodeados de una cubierta protectora, de naturaleza proteica o cápside. El ácido nucleico puede ser mono- o bicaternario, circular o lineal. Son parásitos intracelulares obligados. Su ácido nucleico contiene la información necesaria para su replicación en el interior de una célula hospedadora susceptible. Carecen de sistemas enzimáticos productores de energía, ribosomas para la síntesis proteicas u otros orgánulos celulares. Prácticamente todas las enzimas necesarias para la síntesis de proteínas virales y la replicación del genoma viral son proporcionadas por la célula hospedadora. Los virus son, por tanto, reproducidos por la célula. Algunos virus poseen, además, una envoltura lipoproteica, cuyos lípidos provienen de la célula infectada, y las proteínas son codificadas por el propio genoma viral. Su tamaño oscila entre 20 nm los más pequeños (picornavirus, parvovirus) hasta 450 nm los más grandes (poxvirus). Se ha descrito que infectan tanto animales (vertebrados e invertebrados) como plantas, hongos y bacterias. Según el tipo de genoma y la estrategia de expresión de los genes virales, se distinguen siete clases de virus (clasificación de Baltimore): clase I, virus con genoma DNA bicatenario; clase II, virus con genoma DNA monocatenario; clase III, virus con genoma RNA bicatenario; clase IV, virus con genoma RNA monocatenario de sentido positivo (es decir, homólogo al RNAm viral y que, por tanto, puede ser traducido directamente por la célula); clase V, virus con genoma RNA monocatenario de sentido negativo (es decir, complementario al RNAm viral y que, por tanto, para ser traducido por la célula, debe sintetizarse antes la hebra complementaria); clase VI, virus con genoma RNA monocatenario que se retrotranscribe a DNA; clase VII, virus con genoma DNA bicatenario parcial con un RNA intermedio, que se retrotranscribe nuevamente a DNA. Ver **cápside**, re-

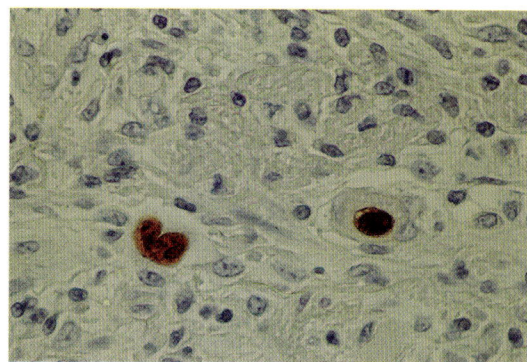

virus. Las proteínas virales, además de en el citoplasma, pueden acumularse en el núcleo dependiendo del tipo de virus. Por inmunohistoquímica es posible su detección permitiendo la identificación correcta del tipo de virus. En este caso aparecen teñidas de color marrón en el núcleo y corresponden a citomegalovirus en una neumonía de un paciente con SIDA

plicación viral. || **v. DNA** *(DNA v.)* Virus con genoma DNA. Puede ser mono o bicatenario, lineal o circular y de distintos tamaños. Algunos ejemplos de virus DNA son: poxvirus (bicatenario lineal, 230-300 Kb), herpesvirus (bicatenario lineal, 100-230 Kb), adenovirus (bicatenario lineal, 30-38 Kb), parvovirus (monocatenario lineal, 5 Kb), papovavirus (bicatenario circular, 5 Kb), hepaDNAvirus (parcialmente bicatenario circular, 3,2 Kb). || **v. de la hepatitis** *(hepatitis v.)* Virus que causa hepatitis, hasta el momento actual se han descrito al menos siete virus distintos. Todos ellos se multiplican en los hepatocitos, pero se diferencian en cuanto a la estructura, ciclo de replicación, curso de la infección y vía de transmisión. El virus de la hepatitis A (HAV) pertenece a la familia *Picornaviridae*. Posee una cápside icosaédrica muy pequeña (20-30 nm), sin envoltura, con genoma RNA pequeño (7-9 Kb), lineal, monocatenario, de sentido positivo. La hepatitis A (hepatitis infecciosa) se transmite por vía fecal-oral, suele estar relacionada con el consumo de mariscos u otros alimentos y agua contaminados. No causa infecciones crónicas ni se asocia a cáncer de hígado, y los casos mortales son raros. El virus de la hepatitis B (HBV) pertenece a la familia *HepaDNAviridae*. El virión, denominado partícula de Dane, posee una cápside con envoltura de 42 nm, con genoma DNA muy pequeño (3-4 Kb), circular, parcialmente bicatenario. Codifica una transcriptasa inversa y se replica a través de un RNA intermediario. La cápside posee un antígeno central (HBcAg) y la envoltura no superficial (HBsAg o antígeno australiano) de importancia en el diagnóstico. El suero de los individuos infectados puede contener partículas virales incompletas de tamaños muy diversos (filamentosas de hasta 700 nm de longitud). La hepatitis B (hepatitis sérica) se transmite por vía parenteral, sexual o transplacentaria. Puede causar infecciones crónicas, mortales, así como carcinomas hepáticos. El virus de la hepatitis C (HCV) muestra las características de la familia *Flaviviridae*. Posee una cápside icosaédrica con envoltura, con genoma RNA (10 Kb) lineal, monocatenario, de sentido positivo. La hepatitis C (hepatitis noA noB) se transmite por vía parenteral o sexual. También puede causar infecciones crónicas, mortales, así como carcinomas hepáticos. El virus de la hepatitis D o delta es un virus satélite, que solo puede replicarse en células infectadas con el HBV. Posee un genoma RNA, de unos 2 Kb, que codifica el antígeno delta de la cápside. El antígeno HBsAg del HBV rodea el agente delta y le permite unirse y entrar a las mismas células que infecta el HBV. Provoca hepatitis agudas y crónicas. En los últimos años se han descrito otros agentes víricos causantes de hepatitis (virus de la hepatitis E, F y G).|| **v. influenza** *(influenza v.)* Ver **ortomixovirus.** || **v. de la inmunodeficiencia humana** *(human immunodeficiency v., HIV)* Retrovirus de la subfamilia de los *Lentivirus*, causante del síndrome de la inmunodeficiencia adquirida (SIDA). Existen dos tipos de HIV: HIV-I y HIV-II. El HIV-I es más frecuente en Europa y Estados Unidos. El HIV-II es más parecido al virus de la inmunodeficiencia de simios y es más frecuente en pacientes del continente africano. El HIV-I también se ha denominado virus linfotrópico de células T humanas tipo III (HTLV-III), virus asociado a linfocitos (LAV), virus asociado al SIDA (ARV) y virus asociado a inmunodeficiencia (IDAV). La replicación del HIV comienza con la unión de la glucoproteína gp120 de la envoltura viral, con el receptor celular CD4 de células T, macrófagos y células cerebrales y epiteliales. También se han descrito recientemente otras proteínas celulares que pueden actuar como correceptores. El virus, en el interior de la célula, puede pasar a un estado de latencia que puede durar mucho tiempo. Cuando se activa en las células T CD4 es capaz de destruir la célula. Además, la diseminación del HIV entre las células aumenta por su capacidad de formar células gigantes multinucleadas o sincitios, lo que favorece la actividad citolítica del virus. Las alteraciones de la función celular de las células T CD4, infectadas por el HIV, y su disminución lenta y progresiva, originan una inmunodepresión grave. El HIV por su capacidad de infectar linfocitos y macrófagos (que pueden actuar como reservorio del virus y facilitar su transporte por el organismo), de incapacitar al sistema inmune, de causar infecciones latentes, de variar antigénicamente las glucoproteínas de su envoltura y por la enorme glucosidación de las mismas, puede escapar fácilmente del control del sistema inmune. Además, el HIV puede tener un efecto citopático directo sobre las células de la microglía y las neuronas, lo que puede originar trastornos neuronales. La transmisión de la infección del HIV es por inoculación de sangre contaminada, por vía sexual y perinatal. Actualmente se están estudiando otras sustancias inhibidoras de la replicación del HIV, como los inhibidores de las proteasas virales, la azidotimidina, un derivado de la timidina bloquea la acción de la transcriptasa inversa viral. Ver **retrovirus**. || **v. de la rabia** *(rabies v.)* Ver **rhabdovirus**. || **v. respiratorio sincitial** *(respiratory syncytial v.)* Ver **paramixovirus**. || **v. RNA** *(RNA v.)* Virus con genoma RNA. Puede ser mono o bicatenario, lineal o circular y de distintos tamaños. Algunos pueden presentar, además, su genoma segmentado. Los genomas monocatenarios pueden ser de sentido positivo (si su secuencia es homóloga al RNAm viral) o de sentido negativo (si su secuencia es complementaria al RNAm viral). Los genomas RNA sentido positivo son traducidos directamente por la célula hospedadora, por lo que son en sí mismos infecciosos. Por el contrario, los virus con genoma RNA sentido negativo incluyen en su cápside una enzima RNA polimerasa, dependiente de RNA. Debido a la fragilidad del RNA, los genomas de los virus RNA suelen ser más pequeños que los de los virus DNA y raramente superan las 30 Kb. Además, la frecuencia de mutación, y por tanto la variabilidad genética, es mucho más alta que la de los virus DNA. Algunos ejemplos de virus RNA son: reovirus (10-12 segmentos de RNA bicatenario lineal), togavirus y flavivirus (monocatenario lineal, sentido positivo, 11 Kb), picornavirus (monocatenario lineal, sentido positivo, 7-9 Kb), coronavirus (monocatenario lineal, sentido positivo, 30 Kb), ortomixovirus (7-8 segmentos de RNA monocatenario lineal, sentido negativo), paramixovirus (monocatenario lineal, sentido negativo, 17-20 Kb), rhabdovirus (monocatenario lineal, sentido negativo, 11 Kb), retrovirus (monocatenario lineal, sentido positivo, 3,5-9 Kb). || **v. satélite** *(satellite v.)* Pequeñas moléculas de RNA (500-2.000 nucleótidos), que dependen de la presencia de un virus cooperador (helper) para su replicación, pero que, a diferencia de los virus defectivos, no muestra una homología con la secuencia del genoma del virus cooperador. Causan enfermedades distintas a las que produce el virus cooperador solo, y su replicación interfiere con la del virus cooperador. Codifican sus propias proteínas de la cápside. Algunos, sin embargo, emplean las proteínas de la cápside del virus cooperador. En este caso, se denominan RNA satélites o virusoides. Ver **virus de la hepatitis D**. || **v. del SIDA** *(AIDS v.)* Ver **retrovirus, virus de la inmunodeficiencia humana**.

víscera *(viscus)*
ANAT. f. Órgano que se encuentra en una de las cavidades del cuerpo.

víscera hueca *(hollow viscera)*
CIRGEN. Cualquiera de los tramos del tubo digestivo, especialmente en el abdomen. Casi siempre va referido a su perforación, que conlleva un mismo modo de diagnóstico (neumoperitoneo), un mismo pronóstico (peritonitis difusa) y un mismo tratamiento (laparotomía exploradora). Ver **tubo digestivo**.

visión *(vision)*
OFTALMOL. f. Acto o facultad de ver. || **v. acromática** *(achromatic v.)* En blanco y negro es la que se da, en buena parte, en los animales. || **v. binocular** *(binocular v.)* Visión en tres dimensiones (con sensación de profundidad) que resulta de la fusión en el cerebro de las imágenes procedentes de ambos ojos. La visión binocular permite captar la profundidad de los objetos o la distancia. Este término es sinónimo de percepción en profundidad. || **v. central** *(central v.)* Visión dependiente de la zona macular que es la que permite reconocer las caras de las personas, la lectura, y en la que reside la máxima agudeza visual. || **v. cromática** *(chromatic v.)* Visión en color, como es la del hombre. || **v. doble** *(double v.)* Diplopia, por defecto, de los músculos rectos internos, o por la desviación lateral de uno de los ojos. || **v. en cañón de escopeta** *(tunnel v.)* Ver **visión en túnel**. || **v. en túnel** *(tunnel v.)* Aquella en

la que, tras producirse una gran reducción del campo visual periférico, el paciente tiene la sensación de estar viendo a través del cañón de una escopeta. ‖ **v. escotópica** *(scotopic v.)* Visión en condiciones de baja luminosidad. ‖ **v. estereoscópica** *(stereoscopic v.)* Ver **visión binocular**. ‖ **v. fotópica** *(fotopic v.)* Visión en condiciones de alta luminosidad.

visión cráneo-caudal *(craneocaudal norma)*
RADIO. Orientación de la visión de una imagen desde una posición superior.

visión foveal *(foveal vision)*
FISIOL. Se refiere a la visión central. Dado que en la macula lútea, que ocupa una parte de la fóvea, es donde hay una mayor proporción de conos, ello quiere decir que la visión foveal es la que permite una mayor acuidad visual. ‖ **v. monocular** *(monocular v.)* Visión que se produce cuando solo se ve con un ojo, no se percibe la profundidad y no se juzga bien la distancia.

vital *(vital)*
ANAT. adj. Relativo a la vida.

vitalismo *(vitalism)*
ANAT. m. Teoría que mantiene que la vida no es solo un producto de reacciones bioquímicas, sino que hay un principio vital responsable de la animación.

vitamina *(vitamin)*
FARM. f. Sustancias orgánicas que se encuentran en cantidades pequeñas en muchos alimentos y que son indispensables para el funcionamiento normal del organismo. El déficit de cualquiera de ellas provoca estados carenciales característicos. Se dividen en hidrosolubles y liposolubles. ‖ **v. A** *(v. A)* Vitamina liposoluble, necesaria par el mantenimiento de las mucosas, la agudeza visual y el crecimiento esquelético. Procede de los carotenos y está presente en los vegetales, especialmente en las zanahorias y también en varios aceites como el hígado de bacalao. ‖ **v. B** *(v. B)* Denominación genérica de un complejo de vitaminas hidrosolubles, entre las que se cuentan la vitamina B_1 o tiamina, la B_2 o riboflavina, la B_6 o piridoxina, la B_{12} o cianocobalamina y la B_{17} o laetrilo. ‖ **v. B_1** *(v. B_1)* Vitamina hidrosoluble indispensable para el metabolismo de los hidratos de carbono, también denominada tiamina o aneurina, que está presente de manera natural en los cereales, las frutas y el hígado, y es sintetizada por la flora intestinal. Su déficit provoca trastornos gastrointestinales y neurológicos, especialmente la enfermedad de beriberi, y en alcohólicos, la enfermedad de Wernicke-Korsakow. ‖ **v. C** *(v. C)* Vitamina hidrosoluble; químicamente es al ácido ascórbico; se encuentra en casi todos los frutos, especialmente en naranja, tomate y limón. Juega un papel muy importante en los procesos de oxidorreducción. Su carencia produce el escorbuto. ‖ **v. D** *(v. D)* Vitamina liposoluble que resulta esencial para la formación normal de huesos y dientes, y para la absorción del calcio a nivel intestinal. El déficit de vitamina D produce el raquitismo en los niños y la osteomalacia en los adultos. ‖ **v. E** *(v. E)* Vitamina liposoluble, esencial para la reproducción, el desarrollo muscular y la resistencia de los glóbulos rojos. Además de en otros alimentos, se encuentra en abundancia en los aceites de germen de trigo, de soja y de cacahuetes. ‖ **v. H** *(v. H)* Biotina a la que se considera perteneciente al complejo B. Actúa como coenzima en la oxidación de los ácidos grasos y carbohidratos. ‖ **v. H_2** *(v. H_2)* Ácido paraaminobenzoico; tiene un papel protector de la piel. ‖ **v. hidrosolubles** *(hydrosoluble v.)* Vitaminas que incluyen el complejo B (fundamentalmente vitaminas B_1, B_2, B_6, B_{12}) y la vitamina C. ‖ **v. liposolubles** *(liposoluble v.)* Incluyen las vitaminas A, D, E y K. ‖ **v. K** *(v. K)* Vitamina liposoluble, esencial para la síntesis hepática de protrombina. Se encuentra en casi todos los alimentos, tanto vegetales como animales, y también es producida por la flora intestinal. También influyen en los procesos de fosforilación y transporte de electrones. La deficiencia de la vitamina K produce hipoprotrombinemia, que se caracteriza por la disminución de la coagulación sanguínea, con hemorragias. Se emplea como fármaco para reducir el tiempo de coagulación en ciertos estados hemorrágicos.

vitíligo *(vitiligo)*
DERMATOL. m. Dermatosis que se caracteriza por la aparición de manchas blancas o blanquecinas por todo el tegumento, a veces de forma

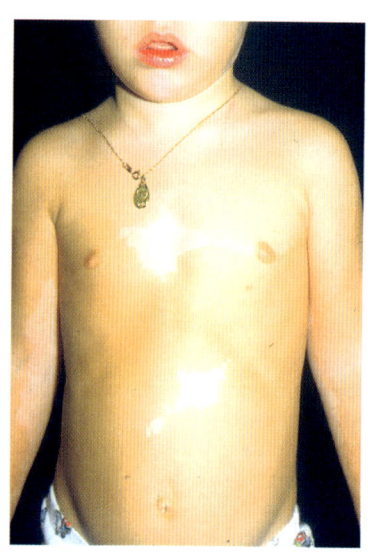
vitíligo

simétrica. En algunos casos, existe un componente hereditario y su etiología es desconocida.

vitiligoideo *(vitiligoideo)*
DERMATOL. adj. De aspecto parecido al del vitíligo.

vitrectomía *(vitrectomy)*
OFTALMOL. f. Intervención quirúrgica en la que, mediante un sistema de corte y aspiración, se extrae el humor vítreo del interior del ojo. Esto permite manipular la retina en casos de desprendimientos de retina complicados, proliferación vitreorretiniana, agujero macular, membranas epirretinianas y tracciones vitreomaculares. También es útil cuando el vítreo ha perdido su transparencia, como en una hemorragia.

vítreo *(vitreous)*
OFTALMOL. m. Humor que ocupa el ojo por detrás del cristalino. ‖ **v. primario hiperplásico persistente anterior** *(anterior persistent hyperplastic primary v.)* Persistencia postnatal del vítreo, presente durante el desarrollo embrionario, lo que provoca la presencia de una masa opaca por detrás del cristalino, con tracción del cuerpo ciliar. Se suele asociar a microftalmos, cámara anterior estrecha y un aumento de la presión intraocular. Normalmente la retina no se encuentra afectada, salvo en los raros casos de participación posterior.

vitreorragia *(vitreous loss)*
OFTALMOL. f. Invasión, por parte del humor vítreo, de la cámara anterior del ojo como consecuencia de una rotura de la cápsula posterior del cristalino.

vitreorretinopatía familiar exudativa *(familial exudative vitreoretinopathy)*
OFTALMOL. Enfermedad de carácter hereditario, que aparece en recién nacidos a término y que cursa con una ausencia del desarrollo vascular en la retina periférica. Aunque, con frecuencia, es asintomática puede evolucionar con la aparición de neovasos retinianos, glaucoma neovascular, hemorragias vítreas, exudación lipídica y desprendimiento traccional de retina.

vitriolaje *(vitriolation)*
MEDLEGAL. m. Acto criminal que arroja ácido sulfúrico (vitriolo), o cualquier otro producto cáustico, al rostro y partes descubiertas del cuerpo, con el fin de desfigurarla produciendo cicatrices deformes en la víctima.

vitritis *(vitritis)*
OFTALMOL. f. Presencia de células inflamatorias en la cavidad vítrea.

vivencia *(internal experience)*
PSICOL. f. Experiencia vivida. Tipo de interrelación con el ambiente en la que el ser vivo, afectado por sus necesidades y por lo que percibe en el ambiente (favorable o no para la satisfacción de aquellas), se comporta. ‖ **v. impuestas** *(i. experience imposed)* Trastorno de la conciencia de la autonomía (actividad o agencialidad) del yo psíquico o personal, en el que el yo siente que los procesos psíquicos, que normalmente están bajo su dominio y posesión, le son impuestos en forma de pensamientos, mentismo, actos o movimientos no queridos, actividad mental obligada, inmovilizaciones, etc. Son muy frecuentes en la esquizofrenia.

vivíparo *(viviparous)*
ANAT. adj. Animales con desarrollo intrauterino, que cuando salen al exterior aparecen ya vivos, a diferencia de los ovíparos, cuyo desarrollo embrionario se realiza fuera de la madre.

vivisección *(vivisection)*
ANAT. f. Intervención quirúrgica con el animal vivo. Se aplica esta designación, más que a las intervenciones hospitalarias, a las de ciru-

gía experimental en animales, que, por otra parte, también deben realizarse con las medidas adecuadas de anestesia, asepsia, etc.

VLDL (*VLDL*)
CARDIOL. Siglas del inglés, *very low density lipoproteins,* lipoproteínas de muy baja densidad.

VNTR (*VNTR*)
GENÉT. Siglas del inglés de *variable number of tandem repeats,* locus cuyos alelos difieren por tener un número variable de repeticiones en tándem. Son muy polimórficos, por lo que se utilizan como marcadores en estudios de ligamiento y en la determinación de identidad en medicina legal.

vocación (*vocation*)
BIOÉT. f. Conjunto de deberes positivos (v.) que una persona se siente llamada a realizar en su vida, con preferencia a otros, sin que medie urgencia u otras circunstancias especiales. Ver **sentido de la vida.**

vocal (*vocal*)
ANAT. adj. En relación con las cuerdas vocales.

volátil (*volatile*)
ANAT. adj. Se dice de los líquidos que se evaporan a la temperatura ambiente, o que hierven a una baja temperatura.

volición (*volition*)
PSICOL. f. Iniciación voluntaria de una acción; acto de la voluntad.

voltaje (*voltage*)
RADIO. m. Magnitud de la diferencia de potencial entre dos puntos, medida en voltios.

volumen de cebado (*blood compartment volume*)
NEFROL. Capacidad o volumen de la sangre que se contiene en el interior de los dializadores, bien capilar o de fibra hueca, o dializadores de placas, que son los que actualmente se utilizan. Los filtros capilares tienen muy poca capacidad en el compartimento sanguíneo, no viéndose incrementada al aumentar la presión transmembrana, ya que la sección interna de las fibras no es distensible. Su volumen de cebado es de 60 a 90 ml/m^2 de superficie. Los dializadores de placas tienen una capacidad de cebado mayor, de 100 a 120 ml/m^2, que se incrementa al elevar la presión transmembrana por el abombamiento de sus placas (compliance). || **v. líquido extracelular** (*extracelular fluid volume*) El contenido líquido extracelular se mantiene en la persona normal dentro de límites normales, a pesar de las variaciones diarias en la ingesta de sal y agua. Se divide en volumen extravascular y el intravascular (plasmático), que también permanecen estables, siendo el sodio el ion clave. En su homeostasia o control participan diversos sensores (cardiopulmonares, arteriales, del sistema nervioso central, etc.) y mecanismos efectores, fundamentalmente renales (filtrado glomerular, factores peritubulares y luminales, factores humorales tipo renina-angiotensina-aldosterona, vasopresina, prostaglandinas, péptidos atriales, factores derivados del endotelio, nervios renales, etc.).

volumen corpuscular medio (VCM) (*mean corupuscular volume*)
HEMATOL. Evaluación del volumen medio de cada hematíe. Se obtiene dividiendo el hematocrito por el número total de hematíes. Sirve como criterio para clasificar las anemias. Así, una anemia puede clasificarse en tres grandes grupos: normocítica (VCM = 82-98 Fl), macrocítica (VCM > 98 Fl) y microcítica (VCM < 82 Fl).

volumen corriente (*tidal volume*)
PNEUMOL. Cantidad de aire que entra en los pulmones con cada inspiración normal. Su valor normal es de 500 ml aproximadamente. || **v. de reserva espiratorio** (*expiratory reserve v.*) Volumen de aire movilizado, mediante una espiración forzada, después de una espiración normal. Normalmente es de unos 1.000 ml. || **v. de reserva inspiratorio** (*inspiratory reserve v.*) Volumen de aire introducido en el tórax realizando una inspiración forzada después de una normal. Normalmente es de unos 2.500-3.000 ml. || **v. residual** (*residual v.*) Volumen de aire que queda en los pulmones tras una espiración forzada.

volumetría (*volumetry*)
RADIO. f. Técnica para el cálculo de volúmenes de forma informática, tomando como referencia los ejes de una imagen, o mediante la sumación de áreas de imágenes tomográficas, multiplicadas por el grosor de cada corte, añadiendo, en cada caso, el espacio que pueda existir entre los cortes.

volumétrico (*volumetric*)
RADIO. adj. Relativo a la volumetría.

vólvulo *(volvulus)*
CIRGEN. m. Obstrucción intestinal por giro del intestino sobre el mesenterio, habitualmente acompañado de estrangulación, lo que hace que su tratamiento sea muy urgente, para evitar el infarto intestinal. Ver **brida, colon, malrotación intestinal, obstrucción intestinal estrangulante, sigma.**

vómer *(vomer)*
ANAT. m. Hueso del esplacnocráneo. Su nombre proviene de su forma, que semeja la reja de un arado *(vomer* en latín). Es, en efecto, un hueso aplanado y con el borde anterior y posterior oblicuos que forma parte del tabique nasal.

vómito *(vomit)*
DIGEST. m. Expulsión por boca del contenido gástrico.

vorticilo *(whorl)*
MEDLEGAL. m. Dactilograma bidelto.

voyerismo *(voyeurism)*
PSIQUIAT. Ver **escoptofilia.**

voz *(voice)*
ANAT. f. Sonido producido por la laringe y modificado en la faringe, las fosas nasales y los senos paranasales, donde adquiere resonancia y gana en armónicos.

voz esofágica *(esophageal voice)*
OTORRIN. Voz sustitutiva formada por la inyección o deglución de aire en el esófago (fuelle) y su expulsión controlada, que conlleva la vibración de la mucosa en la boca esofágica o repliegues faríngeos (neoglotis), aprendida por los pacientes laringectomizados para su rehabilitación.

vulnerabilidad *(vulnerability)*
PSICOL. f. Grado en el que un individuo puede ser propenso a desarrollar un trastorno bajo la acción de determinados estresores ambientales.

vulva *(vulva)*
ANAT. f. Órgano genital externo de la mujer, constituido por los labios mayores y menores de la vulva, el vestíbulo de la vagina y el monte de venus.

vulvectomía *(vulvectomy)*
GINECOL. f. Intervención quirúrgica que consiste en la extirpación de los genitales externos (vulva).

vulvitis *(vulvitis)*
GINECOL. f. Infección de los genitales externos (vulva).

vulvovaginitis *(vulvovaginitis)*
GINECOL. f. Infección simultánea de los genitales externos (vulva) y la vagina.

W

Wb *(Wb)*
RADIO. Símbolo del weber.

weber *(weber)*
OTORRIN. m. Comparación binaural de la conducción auditiva por vía ósea. Se coloca el diapasón en la cabeza sobre el eje simétrico del cuerpo. En ausencia de patología auditiva el sonido se percibe en el centro. En la hipoacusia de transmisión unilateral, el sonido se lateraliza hacia el oído enfermo; en la hipoacusia de percepción se lateraliza al oído sano.

weber *(weber)*
RADIO. m. Unidad en el sistema internacional del flujo magnético, equivalente al creado por 1 voltio/segundo.

wolframio *(wolframio)*
RADIO. m. Metal de símbolo químico W, de número atómico 74 y de masa molar atómica 183,9; de color blanquecino, de alta densidad y un elevado punto de fusión, por lo que se utiliza en la fabricación de filamentos y ánodos para los tubos de rayos X.

w-plastia *(w-plasty)*
CIRPLÁS. Plastia cutánea por deslizamiento lateral, descrita por Borges en 1959 para rebajar las tensiones en cicatrices visibles y mejorar su aspecto estético. La resección de la cicatriz se realiza mediante dos incisiones en zigzag. El ángulo en el diseño de la plastia debe ser de aproximadamente de 60º.

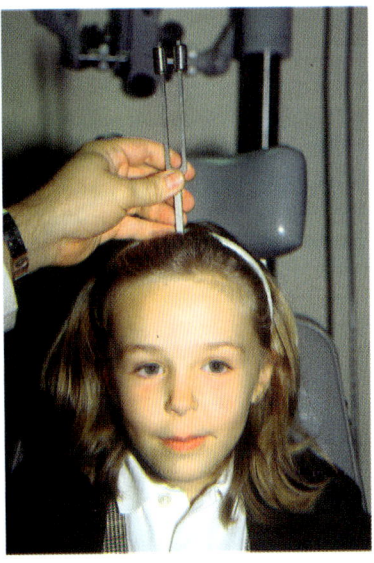

weber acumétrico

X

xantelasma *(xanthelasma)*
DERMATOL. f. Placas amarillentas que están formadas por colesterol, localizadas, preferentemente, en los párpados.

xantelasmoidea *(xanthelasmoidea)*
DERMATOL. adj. De aspecto y color parecido al xantoma.

xantilato *(xanthilato)*
BIOQUÍM. m. Xantosina monofosfato. Intermediario en la síntesis de guanilato.

xantina *(xanthine)*
BIOQUÍM. f. Base purínica formada como producto de la degradación de adenina y guanina, pero que no se encuentra en los ácidos nucleicos.

xantoastrocitoma pleomórfico *(pleomorphic xanthoastrocytoma)*
NEUROCIR. Tumor raro que surge en personas jóvenes, con un buen pronóstico. Se implanta en la duramadre y su localización preferente es en la superficie del lóbulo temporal. Está compuesto de células gigantes multinucleadas con inclusiones lipídicas. El tratamiento de elección es la exéresis total.

xantocromía *(xanthochromya)*
DERMATOL. f. Color amarillento de la piel por depósitos de oro.

xantodermia *(xanthodermia)*
DERMATOL. f. Coloración amarilla inespecífica de la piel.

xantogranuloma *(xanthogranuloma)*
ANATPATOL. m. Tumor que reúne las características de granuloma y xantoma.

xantogranuloma de plexos coroides *(choroidal plexus xanthogranuloma)*
NEUROCIR. Lesión disembrioplásica de los plexos coroideos, que cursa de forma asintomática y que, ocasionalmente, puede dar un síndrome de interferencia de la circulación de líquido cefalorraquídeo.

xantoma *(xanthoma)*
DERMATOL. m. Afección cutánea que se caracteriza por la aparición de placas o nódulos de color amarillo.

xantomatosis *(xanthomatosis)*
DERMATOL. f. Erupción que se caracteriza por presentar elementos papulosos de color amarillento.

xantomatosis cerebrotendinosa *(cerebrotendinous xanthomatosis)*
NEUROL. Enfermedad que se caracteriza por la aparición de depósitos de colesterol o xantomas en los tendones y en el sistema nervioso, que provoca una lesión en distintos sistemas.

xantomatoso *(xantomatous)*
DERMATOL. adj. Perteneciente o relativo al xantoma.

xenofobia *(xenophobia)*
PSIQUIAT. Ver **fobia.**

xenograft *(xenograft)*
ONCOL. m. Proceso de implantación de células de una especie en otra distinta, p.ej., implantación de células tumorales humanas en un ratón.

xenoinjerto *(xenograft)*
CIRPLÁS. m. Heteroinjerto procedente de otra especie. Ver **heteroinjerto**.

xenotrasplante *(xenograft)*
NEFROL. m. Transplante efectuado entre miembros de diferentes especies y, por tanto, con una gran disparidad genética (ejemplo del mono o del cerdo al hombre). La norma en este tipo de trasplantes es el rechazo hiperagudo de los órganos vascularizados, mediante anticuerpos naturales de clase IgM, pudiendo actuar en una segunda fase el rechazo mediado por células. Los xenotrasplantes o xenoinjertos no viables como piel de cerdo, vasos sanguíneos o válvulas, una vez tratados para reducir su inmunogenicidad, pueden trasplantarse al ser humano, sin que sean rechazados.

xerodermia *(xerodermia)*
DERMATOL. f. Aspecto seco y escamoso de la piel.

xeroftalmía *(xerophthalmia)*
OFTALMOL. f. Conjunto de alteraciones oculares asociadas a un déficit nutricional de vitamina A. Aunque por la traducción etimológica significa ojo seco, el espectro completo de la enfermedad incluye ceguera nocturna, retinopatía, sequedad conjuntival y corneal, con la aparición de úlceras e incluso perforación corneal.

xerografía *(xerography)*
RADIO. f. Término que deriva de la palabra griega *xerós* (seco). Técnica radiográfica que obtiene la imagen mediante la incidencia de los rayos X sobre una fina capa de selenio amorfo, aplicada sobre una placa de aluminio. El selenio previamente ha sido cargado electrostáticamente. Los rayos X incidentes provocan la descarga de las partículas del selenio y la transmiten a la de aluminio, creando una imagen latente. Dicha placa es introducida en un procesador que extiende una capa de polvo azul, en forma de aerosol, que queda fijada sobre las zonas no descargadas de forma proporcional. Esta imagen de polvo se transfiere a un papel mediante la aplicación de un proceso térmico. La placa puede reutilizarse mediante la limpieza del polvo residual y la recarga electrostática. Fue ampliamente utilizada para el estudio de la mama, debido a que posee una propiedad denominada realce de bordes, que resalta los pequeños cambios de densidad entre las partes blandas.

xeromamografía *(xeromamography)*
GINECOL. f. Técnica xerográfica para el estudio de las mamas. Se puede emplear, en algunos casos, como complemento de la mamografía.

xerorradiografía *(xeroradiography)*
RADIO. Ver **xerografía**.

xerosis *(xerosis)*
DERMATOL. f. Anormal estado cutáneo que se caracteriza por piel seca deshidratada.

xerostomía *(xerostomia)*
DERMATOL. f. Sequedad en la boca.

xerotomografía *(xerotomography)*
RADIO. f. Técnica que obtiene cortes tomográficos lineales, basados en la técnica convencional de movimiento del tubo, teniendo como base de la imagen la técnica xerográfica.

xifocostal *(xiphocostal)*
ANAT. adj. Se dice del ángulo formado entre el xifoides y los bordes costales.

xifoides *(xiphoid)*
ANAT. m. Apéndice del esternón, situado debajo de su porción media o cuerpo.

xilitol *(xylitol)*
ENDOCRINOL. m. Edulcorante artificial, derivado de la reducción del grupo carbonilo de la xilosa.

xilosa *(xyloe)*
BIOQUÍM. f. Pentosa que forma parte de los polisacáridos de las plantas. En el hombre la xilosa prácticamente no es metabolizada y la mayoría se elimina por la orina, lo que se utiliza en el test de absorción de la xilosa para estudiar la absorción de los carbohidratos.

xilulosa *(xilulosa)*
BIOQUÍM. f. Monosacárido de 5 átomos de carbono de la familia de las cetosas.

Y

Y de Roux *(Roux-en-Y)*
CIRGEN. Forma de anastomosar el tubo digestivo en muchas intervenciones de cirugía abdominal, más frecuente en la cirugía del estómago. Ver **asa aferente, asa eferente, gastrectomía total.**

yatrogenia *(iatrogeny)*
FARM. f. Reacciones adversas producidas como consecuencia del uso de medicamentos o de un determinado tratamiento médico.

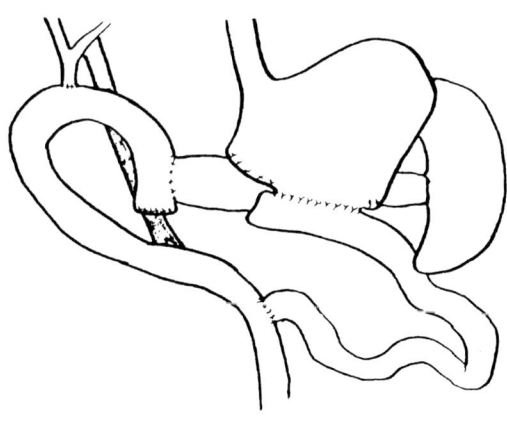

Y de Roux. Dibujo de la reconstrucción intestinal tras la intervención de Whipple (duodenopancreatectomía cefálica, colecistectomía y hemigastrectomía). La reconstrucción del tránsito digestivo se ha realizado de modo que las secreciones biliares y pancreáticas vacían el asa aferente, sin que por ella pase el tránsito alimentario, y el drenaje gástrico se realiza al asa eferente, cuyo contenido alimentario se mezcla unos 50 cm más abajo con el líquido biliopancreático del asa aferente. Del mismo modo, se reconstruye habitualmente tras una gastrectomía total o para hacer derivaciones biliares o pancreáticas

yaws *(yaws)*
DERMATOL. m. Enfermedad no venérea causada por un treponema *(T. pertenuis)* con lesiones similares a la sífilis.

Yersinia *(Yersinia)*
MICROBIOL. Género de la familia de las enterobacteriáceas y que comprende varias especies. Se distinguen varias especies según los resultados de las pruebas bioquímicas y del estudio del análisis antigénico, pero únicamente tres son patógenas para la especie humana: *Yersinia enterocolitica*, responsable de cuadros de gastroenterocolitis, adenitis mesentérica, seudoapendicitis y cuadros septicémicos, estos últimos ocurren en pacientes con trastornos que cursan con acumulación de Fe; *Y. pestis*, agente etiológico de la peste; *Y. pseudotuberculosis*, agente causal de cuadros de adenitis mesentérica (enfermedad de Malassez y Vignal).

yeyunal *(jejunal)*
CIRGEN. adj. Referido al yeyuno.

yeyuno *(jejunum)*
ANAT. m. Porción de intestino delgado comprendido entre el duodeno y el íleon. El paso del duodeno al yeyuno forma un ángulo agudo (ángulo duodeno-yeyunal), que queda fijado al diafragma mediante el ligamento de Treitz.

yeyunografía *(jejunography)*
RADIO. f. Estudio radiológico realizado con contraste ingerido por vía oral para la valoración morfológica y funcional del intestino delgado en su porción yeyunal y la obtención de imágenes con fines diagnósticos.

yo *(self, ego)*
PSICOL. m. Función psíquica que identifica (que «sujeta») la vivencia, que conoce (conciencia) al sujeto (autocociencia) y al objeto (heteroconciencia). El niño empieza a tener experiencia de su yo aproximadamente hacia los dos años de vida, y con dicha experiencia emergen las vivencias individuales de poder y dominio, de valer y de autoestima.

yodación *(iodization)*
ENDOCRINOL. f. Acción de incrementar el contenido en yodo de alimentos o agua con fines terapéuticos. También se refiere al hecho de instaurar un tratamiento con suplementos de yodo en una comunidad con deficiencia de este mineral.

yodado *(iodate)*
RADIO. Ver **iodado**.

yodo *(iodine)*
BIOQUÍM. Ver **iodo**.

yodo unido a proteínas *(protein-bound ioidine)*
FISIOL. Iodo transportado por las proteínas plasmáticas.

yodoproteína *(iodoproteins)*
ENDOCRINOL. f. Proteína que contiene iodo en su molécula.

yodotironinas *(iodotironine)*
ENDOCRINOL. Ver **iodotironinas**.

yoduro *(iodide)*
FARM. m. Sal del iodo con un catión. Los ioduros sódico y potásico se utilizan como antitiroideos.

yohimbina *(yohimbine)*
FARM. f. Alcaloide con acción antagonista de los receptores α-2-adrenérgicos. Se ha empleado, con una utilidad discutible, en el tratamiento de la impotencia.

yugular *(jugular)*
ANAT. adj. f. Relativo a las venas situadas en el cuello (*jugulum* significa cuello en latín). Vena *yugular interna,* es la de mayor calibre y a ella van a desembocar las otras venas yugulares; es una continuación del seno sigmoideo y forma, al unirse a la vena subclavia, la vena cava superior. Las otras venas yugulares son la vena *yugular anterior* y la *vena yugular externa.*

yunque *(incus)*
ANAT. m. Huesecillo del oído medio; se articula con el martillo y con el estribo.

Z

Z *(Z)*
RADIO. Letra que representa la impedancia acústica de un medio.

zalcitabina *(zalcitabine)*
FARMCLÍN. f. Antirretroviral útil en el tratamiento del SIDA. Presenta un efecto sinérgico al asociarlo a otros antirretrovirales.

zidovudina *(zidovudine)*
INMUNOL. f. Fármaco antiviral, análogo de la timidina, que inhibe, de manera competitiva, la transcriptasa inversa. Empleado en el tratamiento del Síndrome de Inmunodeficiencia Adquirida (SIDA).

zigoto y ética *(zygote and ethics)*
BIOÉT. Ver **debilidad**.

zona *(zona)*
ANAT. f. Superficie que corresponde a la proyección topográfica de una víscera sobre la superficie del cuerpo. También se utiliza esta designación para referirse a una superficie corporal de distribución metamérica, como sucede con el herpes zona.

zona de Looser *(Looser's zone)*
ENDOCRINOL. Conjunto de bandas radiolúcidas que se disponen perpendicularmente a la superficie de los huesos que aparecen en la osteomalacia. El cuello femoral, la pelvis, la cara externa de la escápula y los metatarsianos son huesos donde su localización es más típica. Habitualmente son simétricas y se desarrollan en las zonas de contacto entre el hueso y las arterias.

zona de transformación del cuello uterino *(transformation zoneof teh uterine cervix)*
GINECOL. Corresponde al círculo escamocolumnar del cuello uterino. Separa el epitelio plano poliestratificado del exocérvix del epitelio cilíndrico endocervical.

zona gatillo *(trigger zone)*
NEUROCIR. Punto en la superficie corporal que al ser palpado reproduce el dolor referido por el paciente.

zona respiratoria *(respiratory zone)*
FISIOL. Área pulmonar donde tiene lugar el recambio gaseoso entre los alveolos y los capilares sanguíneos.

zonografía *(zonography)*
RADIO. f. Técnica radiológica similar a la tomografía, diferenciándose, únicamente, en que el grosor de corte es mayor.

zónula *(zonula)*
ANAT. f. Franja circular de fibras que se sitúa entre el cuerpo ciliar y la zona ecuatorial de la coroides. Tambien se denomina zónula ciliar.

zoofilia *(zoophilia)*
PSIQUIAT. Ver **filia**.

zoofobia *(zoophobia)*
PSIQUIAT. Ver **fobia**.

zoonosis *(zoonosis)*
MICROBIOL. f. Enfermedad de etiología bacteriana, viral o parasitaria, que se transmite al hombre

a partir de los animales que actúan como reservorios.

zoopsia *(zoopsie)*
PSICOL. f. Alucinación visual de animales de apariencia terrorífica (monstruos) o repulsiva (serpientes, ratas, arañas, etc.). Son muy frecuentes en los delirios alcohólicos y, en general, en los estados confusionales por causas toxiinfecciosas.

zosteriforme *(zosteriform)*
DERMATOL. adj. Afección que se localiza de forma similar al herpes zóster, es decir, con una topografía metamérica.

zurdo *(left-handed)*
NEUROL. adj. Se dice del individuo que utiliza preferencialmente la mano izquierda o el lado izquierdo del cuerpo para la escritura u otras actividades motoras.